CURRENT
Diagnóstico e Tratamento
PEDIATRIA

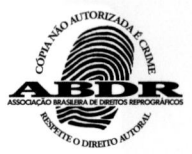
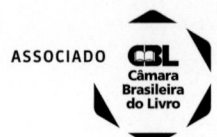

C976	CURRENT pediatria : diagnóstico e tratamento / Maya Bunik ... [et al.] ; [tradução: Alessandra Dorigon... et al.] ; [revisão técnica: Clarissa Gutiérrez Carvalho... et al.]. – 26. ed. – Porto Alegre : AMGH, 2024. xxxiv, 1470 p. : il. ; 25 cm. ISBN 978-65-5804-026-2 1. Pediatria. 2. Medicina – Tratamento. 3. Medicina – Diagnóstico. I. Bunik, Maya. CDU 616-053.2

Catalogação na publicação: Karin Lorien Menoncin – CRB 10/2147

Um livro médico LANGE

CURRENT
Diagnóstico e Tratamento
PEDIATRIA

26ª Edição

MAYA BUNIK, MD, MPH
Professor, Department of Pediatrics
Section of General Academic Pediatrics
University of Colorado School of Medicine and
Children's Hospital Colorado

MYRON J. LEVIN, MD
Professor, Departments of Pediatrics and Medicine
Section of Pediatric Infectious Diseases
University of Colorado School of Medicine and
Children's Hospital Colorado

WILLIAM W. HAY JR, MD
Professor of Pediatrics, University of Colorado, Retired

MARK J. ABZUG, MD
Professor, Department of Pediatrics
Section of Pediatric Infectious Diseases
University of Colorado School of Medicine and
Children's Hospital Colorado

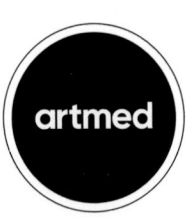

Porto Alegre
2024

Obra originalmente publicada sob o título *Current Diagnosis and Treatment in Pediatrics*, 26th Edition
ISBN 9781264269983 / 1264269986

Original edition copyright © 2022 by McGraw-Hill, LLC, New York, NY 10019. All rights reserved.

Portuguese-language translation copyright © 2024 by AMGH Editora Ltda, a Grupo A Educação S.A. company. All rights reserved.

Gerente editorial: *Letícia Bispo de Lima*

Colaboraram nesta edição:

Coordenador editorial: *Alberto Schwanke*

Assistente editorial: *Alexandra Martins Vieira*

Preparação de originais: *Ana Laura Vedana, Leonardo Foschiera de Mesquita e Tiele Patricia Machado*

Leitura final: *Lavínia Neres Feronato, Liz Ribeiro Diaz, Nathália Oliva Marcon, Roberta Kühn Barboza Morais*

Arte sobre capa original: *Kaéle Finalizando Ideias*

Editoração: *Clic Editoração Eletrônica Ltda.*

> **Nota**
> A medicina é uma ciência em constante evolução. À medida que novas pesquisas e a própria experiência clínica ampliam o nosso conhecimento, são necessárias modificações na terapêutica, onde também se insere o uso de medicamentos. Os autores desta obra consultaram as fontes consideradas confiáveis, num esforço para oferecer informações completas e, geralmente, de acordo com os padrões aceitos à época da publicação. Entretanto, tendo em vista a possibilidade de falha humana ou de alterações nas ciências médicas, os leitores devem confirmar estas informações com outras fontes. Por exemplo, e em particular, os leitores são aconselhados a conferir a bula completa de qualquer medicamento que pretendam administrar, para se certificar de que a informação contida neste livro está correta e de que não houve alteração na dose recomendada nem nas precauções e contraindicações para o seu uso. Essa recomendação é particularmente importante em relação a medicamentos introduzidos recentemente no mercado farmacêutico ou raramente utilizados.

Reservados todos os direitos de publicação, em língua portuguesa, à
AMGH EDITORA LTDA., uma empresa GRUPO A EDUCAÇÃO S.A.
Rua Ernesto Alves, 150 – Bairro Floresta
90220-190 – Porto Alegre – RS
Fone: (51) 3027-7000

SAC 0800 703 3444 – www.grupoa.com.br

É proibida a duplicação ou reprodução deste volume, no todo ou em parte, sob quaisquer formas ou por quaisquer meios (eletrônico, mecânico, gravação, fotocópia, distribuição na Web e outros), sem permissão expressa da Editora.

IMPRESSO NO BRASIL
PRINTED IN BRAZIL

Tradução

Alessandra Dorigon (*Caps. 15 e 26*)
Médica residente de Pediatria no Hospital de Clínicas de Porto Alegre (HCPA).

Ana Paula Martinez Jacobs (*Caps. 12 e 41*)
Médica pediatra da Emergência Pediátrica do Hospital Geral de Caxias do Sul e na atenção primária no município de Caxias do Sul. Professora de Pediatria do Curso de Medicina da Universidade de Caxias do Sul (UCS). Preceptora do Programa de Residência Médica de Pediatria do Hospital Geral de Caxias do Sul. Mestranda no Programa de Saúde da Criança e do Adolescente da Universidade Federal do Rio Grande do Sul (UFRGS).

Ana Paula Radünz Vieira (*Caps. 13 e 28*)
Médica com Residências em Pediatria e em Reumatologia Pediátrica pelo HCPA. Mestranda no Programa de Pós-graduação em Saúde da Criança e do Adolescente (PPGSCA) da UFRGS.

Ana Rita Peixoto (*Caps. 3 e 39*)
Histeroscopista no Hospital da Unimed, Hospital Baia Sul e Clínica Santa Helena. Médica ginecologista e obstetra do Hospital Universitário, da Universidade Federal de Santa Catarina (UFSC). Especialista em Ginecologia e Obstetrícia pelo Hospital Nossa Senhora da Conceição, do Grupo Hospitalar Conceição. Doutoranda no Programa de Pós-graduação em Ciências Médicas da UFSC.

Beatriz Piccaro de Oliveira (*Cap. 38*)
Médica formada pela Pontifícia Universidade Católica do Rio Grande do Sul (PUCRS). Médica residente de Pediatria no HCPA.

Calebe Nogueira Schmid (*Caps. 23 e 36*)
Médico com Residência em Pediatria pelo HCPA. Bacharel em Relações Internacionais pela Universidade de Brasília (UnB).

Débora Kempf da Silva (*Cap. 22*)
Médica com Residência em Pediatria pelo HCPA. Planejou e auxiliou na criação da Liga Acadêmica de Gastroenterologia e Hepatologia do HCPA.

Débora Perin Decol (*Cap. 7*)
Médica com Residência em Pediatria pelo HCPA.

Gabriela Predebon Marquezan (*Cap. 20*)
Médica com Residência em Pediatria pelo HCPA.

Gabriela Travi Garcez (*Cap. 2*)
Médica com Residência em Pediatria pelo HCPA.

Isabela Fernandes Araújo (*Caps. 33 e 37*)
Médica com Residência em Pediatria pelo HCPA.

Isabelle Martins Pescador (*Caps. 31, 32 e 35*)
Médica com Residência em Pediatria pelo HCPA.

Isadora Flesch da Silva Moreira (*Cap. 40*)
Médica com Residência em Pediatria pelo HCPA.

Jhoana Uribe (*Cap. 25*)
Médica. Doutoranda no Programa de Pós-graduação em Ciências Médicas da UFRGS.

Joana Mattioni Ourique (*Caps. 8, 29 e 45*)
Médica com Residência em Pediatria pelo HCPA. Mestra pelo PPGSCA da UFRGS.

Julia Cachafeiro Requia (*Caps. 9, 10 e 34*)
Médica com Residência em Pediatria pelo HCPA.

Letícia Guimarães da Silveira (*Cap. 42*)
Médica com Residência em Pediatria pelo HCPA.

Maiara da Silva Minetto (*Caps. 4 e 5*)
Médica com Residência em Pediatria pelo HCPA.

Maithe Antonello Ramos (*Caps. 11 e 27*)
Médica com Residência em Pediatria pelo HCPA.

Marina Picolo Menegolla (*Caps. 2, 16, 18, 24 e 46*)
Médica com Residência em Pediatria pelo HCPA. Médica contratada do Serviço de Pediatria do HCPA. Título de especialista pela Sociedade Brasileira de Pediatria (SBP).

Matheus Brunstein Camargo (*Caps. 19 e 30*)
Médico com Residência em Pediatria pelo HCPA.

Patricia Trevisol Dalmora (*Caps. 6 e 43*)
Médica com Residência em Pediatria pelo HCPA.

Roberta Lemos Porto França (*Caps. 17 e 21*)
Médica com Residência em Pediatria pelo HCPA.

Thaymê Luísa de Souza Pires (*Caps. 14 e 44*)
Médica com Residência em Pediatria pelo HCPA.

Tiago Chagas Dalcin (*Cap. 1*)
Médico com Residência em Medicina Intensiva Pediátrica pela PUCRS. Médico pediatra no HCPA. Consultor médico de projetos no Hospital Moinhos de Vento (HMV). Especialização em Qualidade em Saúde e Segurança do Paciente pela Escola Nacional de Saúde Pública Sérgio Arouca (ENSP)/Fiocruz. Mestre em Pediatria pela PUCRS. Doutorando em Pediatria na Universidade Federal de Ciências da Saúde de Porto Alegre (UFCSPA).

Revisão Técnica

Clarissa Gutiérrez Carvalho (Coordenação) (*Caps. 01, 02, 04, 07, 13, 14, 15, 16, 17, 24, 26, 29, 34, 35, 36, 42, 43, 44 e 45*)
Médica pediatra. Professora adjunta do Departamento de Pediatria da Faculdade de Medicina da UFRGS. Preceptora do Alojamento Conjunto do Serviço de Neonatologia do Hospital de Clínicas de Porto Alegre, do Ambulatório de Toxoplasmose Congênita e do Ambulatório do Programa de Anormalidades da Diferenciação Sexual (PADS) do HCPA. Mestra e Doutora em Saúde da Criança e do Adolescente pela UFRGS.

Alícia Dorneles Dornelles (*Caps. 03, 06, 09, 10, 12, 33 e 37*)
Médica com Residência em Pediatria pelo HCPA. Preceptora do Ambulatório de Pediatria e Puericultura do Hospital Moinhos de Vento. Professora do Departamento de Pediatria da Faculdade de Medicina da UFRGS. Mestra em Genética Aplicada à Medicina pelo Programa de Pós-graduação em Saúde da Criança e do Adolescente da UFRGS. Doutora pelo Programa de Pós-graduação em Ciências Médicas da UFRGS.

Edgar Enrique Sarria Icaza (*Caps. 05, 11, 18, 19, 22, 32, 38 e 40*)
Médico pediatra. Professor adjunto do Departamento de Pediatria da Faculdade de Medicina da UFRGS. Mestre em Pediatria pela UFRGS. Doutor em Pneumologia pela UFRGS. Pós-doutor em Pneumologia Pediátrica pela Indiana University.

Fabrízia Rennó Sodero (*Caps. 08, 20, 27, 30, 31, 39, 41 e 46*)
Médica pediatra. Mestre em Saúde da Criança e do Adolescente pela UFRGS. Doutora em Saúde da Criança e do Adolescente pela UFRGS.

Josemar Marchezan (*Caps. 21, 23, 25 e 28*)
Médico neurologista infantil e neurofisiologista clínico. Professor adjunto do Departamento de Pediatria da Faculdade de Medicina da UFRGS. Preceptor da Residência Médica em Pediatria e Neurologia Infantil do HCPA/UFRGS. Especialista em Pediatria e em Neurologia Pediátrica pelo HCPA. Mestre e Doutor em Saúde da Criança e do Adolescente pela UFRGS.

Autores

Aaina Kochhar, MBBS
Assistant Professor, Department of Pediatrics, Section of Clinical Genetics and Metabolism, University of Colorado School of Medicine and Children's Hospital Colorado, Aurora, Colorado
Capítulo 37: Genética e dismorfologia

Aaron J. Powell, MD
Assistant Professor, Department of Physical Medicine and Rehabilitation Medicine, University of Colorado School of Medicine and Children's Hospital Colorado, Aurora, Colorado
Capítulo 28: Medicina física e de reabilitação

Abigail S. Angulo, MD, MPH
Assistant Professor, Department of Pediatrics, Section of Developmental Pediatrics, University of Colorado School of Medicine and Children's Hospital Colorado, Aurora, Colorado
Capítulo 3: Desenvolvimento e comportamento da criança

Aimee LeDoux, MT (ASCP)
Department of Pathology and Laboratory Medicine, Children's Hospital Colorado, Aurora, Colorado
Capítulo 46: Intervalos de referência em bioquímica e hematologia

Alex Tagawa, BS
Research Coordinator, Department of Orthopedic Surgery, University of Colorado School of Medicine and Children's Hospital Colorado, Aurora, Colorado
Capítulo 26: Ortopedia

Alice Campbell, MHA, MLS(ASCP)^{CM}
Department of Pathology and Laboratory Medicine, Children's Hospital Colorado, Aurora, Colorado
Capítulo 46: Intervalos de referência em bioquímica e hematologia

Amy C. Clevenger, MD, PhD
Associate Professor, Department of Pediatrics, Section of Pediatric Critical Care Medicine, University of Colorado School of Medicine and Children's Hospital Colorado, Aurora, Colorado
Capítulo 14: Medicina intensiva

Amy E. Sass, MD, MPH
Associate Professor, Department of Pediatrics, Section of Adolescent Medicine, University of Colorado School of Medicine and Children's Hospital Colorado, Aurora, Colorado
Capítulo 4: Adolescência

Amy G. Feldman, MD, MSCS
Associate Professor, Department of Pediatrics, Section of Pediatric Gastroenterology, Hepatology and Nutrition, University of Colorado School of Medicine and Children's Hospital Colorado, Aurora, Colorado
Capítulo 22: Fígado e pâncreas

Amy K. Keating, MD
Associate Professor, Department of Pediatrics, Section of Pediatric Hematology, Oncology, and Bone Marrow Transplant, Center for Cancer and Blood Disorders, University of Colorado School of Medicine and Children's Hospital Colorado, Aurora, Colorado
Capítulo 31: Doença neoplásica

Andrew Haynes, MD
Instructor, Department of Pediatrics, Section of Pediatric Infectious Diseases and Epidemiology, University of Colorado School of Medicine and Children's Hospital Colorado, Aurora, Colorado
Capítulo 39: Terapia antimicrobiana

Andrew P. Sirotnak, MD
Professor and Vice Chair for Faculty Affairs, Department of Pediatrics, University of Colorado School of Medicine, Kempe Center for the Prevention and Treatment of Child Abuse and Neglect, Children's Hospital Colorado, Aurora, Colorado
Capítulo 8: Abuso infantil e negligência

Angela S. Czaja, MD, MSc, PhD
Associate Professor, Department of Pediatrics, Section of Pediatric Critical Care Medicine, University of Colorado School of Medicine and Children's Hospital Colorado, Aurora, Colorado
Capítulo 14: Medicina intensiva

Ann Reynolds, MD
Professor, Department of Pediatrics, Section of Developmental Pediatrics, Medical Director of Developmental Pediatrics, University of Colorado School of Medicine and Children's Hospital Colorado, Aurora, Colorado
Capítulo 3: Desenvolvimento e comportamento da criança

Anna R.K. Franklin, MD
Associate Professor, Department of Pediatrics, Section of Pediatric Hematology, Oncology, and Bone Marrow Transplant, Center for Cancer and Blood Disorders, University of Colorado School of Medicine and Children's Hospital Colorado, Aurora, Colorado
Capítulo 31: Doença neoplásica

Ann-Christine Nyquist, MD, MSPH
Professor, Department of Pediatrics, Section of Pediatric Infectious Diseases and Epidemiology, University of Colorado School of Medicine, Chief Safety and Epidemiology Officer, Children's Hospital Colorado, Aurora, Colorado
Capítulo 1: Melhorando a qualidade e a segurança do cuidado
Capítulo 10: Imunizações
Capítulo 44: Infecções sexualmente transmissíveis

Anne Wilson, DDS, MS
Professor and Delta Dental of Colorado Endowed Chairperson, Department of Pediatric Dentistry, University of Colorado School of Dental Medicine and Children's Hospital Colorado, Aurora, Colorado
Capítulo 17: Medicina bucal e odontologia

AUTORES

Antonia Chiesa, MD
Associate Professor, Department of Pediatrics, University of Colorado School of Medicine, Kempe Center for the Prevention and Treatment of Child Abuse and Neglect, Children's Hospital Colorado, Aurora, Colorado
Capítulo 8: Abuso infantil e negligência

Armando Vidal, MD
Complex Knee, Shoulder, and Sports Surgery, The Steadman Clinic and Steadman Philippon Research Institute; Clinical Associate Professor, Department of Orthopedics, University of Colorado School of Medicine, Aurora, Colorado
Capítulo 27: Medicina do esporte

Aubrey Armento, MD, CAQSM
Assistant Professor, Department of Orthopedic Surgery, University of Colorado School of Medicine, Sports Medicine for Youth Athletes, Children's Hospital Colorado Orthopedics Institute, Aurora, Colorado
Capítulo 27: Medicina do esporte

Austin A. Larson, MD
Assistant Professor, Department of Pediatrics, Section of Clinical Genetics and Metabolism, University of Colorado School of Medicine and Children's Hospital Colorado, Aurora, Colorado
Capítulo 36: Erros inatos do metabolismo

Austin Skinner, BS
OMS1, Kansas City University, Joplin, Missouri
Capítulo 26: Ortopedia

Ayelet Talmi, PhD
Professor, Departments of Psychiatry and Pediatrics, Director of Integrated Behavioral Health, Pediatric Mental Health Institute, Director, Project CLIMB, Co-Director, Harris Program in Infant Mental Health, University of Colorado School of Medicine and Children's Hospital Colorado, Aurora, Colorado
Capítulo 7: Transtornos psiquiátricos em crianças e adolescentes e aspectos psicossociais em pediatria

Barry H. Rumack, MD
Professor of Clinical Practice, Department of Pediatrics, University of Colorado School of Medicine, Aurora, Colorado; Director Emeritus, Rocky Mountain Poison and Drug Center, Denver Health Authority, Denver, Colorado
Capítulo 13: Intoxicação e envenenamento

Brian S. Greffe, MD
Professor of Pediatrics, Department of Pediatrics, Section of Pediatric Hematology, Oncology, and Bone Marrow Transplant, Center for Cancer and Blood Disorders, University of Colorado School of Medicine and Children's Hospital Colorado, Aurora, Colorado
Capítulo 31: Doença neoplásica
Capítulo 32: Controle da dor e cuidados pediátricos paliativos e ao fim da vida

Brian W. Herrmann, MD
Associate Professor, Department of Otolaryngology, Head and Neck Surgery, Division of Pediatric Otolaryngology, University of Colorado School of Medicine and Children's Hospital Colorado, Aurora, Colorado
Capítulo 18: Ouvido, nariz, garganta

Brigitte I. Frohnert, MD, PhD
Associate Professor, Department of Pediatrics, Barbara Davis Center for Childhood Diabetes, University of Colorado School of Medicine, Aurora, Colorado
Capítulo 35: Diabetes melito

C. Rashaan Ford, MD
Assistant Professor, Department of Pediatrics, University of Colorado School of Medicine, Kempe Center for the Prevention and Treatment of Child Abuse and Neglect, Children's Hospital Colorado, Aurora, Colorado
Capítulo 8: Abuso infantil e negligência

Cameron F. Gunville, DO
Associate Professor, Department of Pediatrics, Section of Pediatric Critical Care Medicine, University of Colorado School of Medicine and Children's Hospital Colorado, Aurora, Colorado
Capítulo 14: Medicina intensiva

Cara L. Mack, MD
Professor, Department of Pediatrics, Section of Gastroenterology, Hepatology and Nutrition, University of Colorado School of Medicine and Children's Hospital Colorado, Aurora, Colorado
Capítulo 22: Fígado e pâncreas

Carla X. Torres-Zegarra, MD
Assistant Professor, Departments of Pediatrics and Dermatology, Section of Pediatric Dermatology, University of Colorado School of Medicine and Children's Hospital Colorado, Aurora, Colorado
Capítulo 15: Pele

Chaitanya P. Puranik, BDS, MS, MDS, PhD
Assistant Clinical Professor, Director of Predoctoral Education in Pediatric Dentistry, Department of Pediatric Dentistry, University of Colorado School of Dental Medicine and Children's Hospital Colorado, Aurora, Colorado
Capítulo 17: Medicina bucal e odontologia

Christiana Smith-Anderson, MD, MSc
Assistant Professor of Pediatrics, Department of Pediatrics, Section of Pediatric Infectious Diseases and Epidemiology, University of Colorado School of Medicine and Children's Hospital Colorado, Aurora, Colorado
Capítulo 41: Infecção pelo vírus da imunodeficiência humana
Capítulo 44: Infecções sexualmente transmissíveis

Christina Chambers, MD
Instructor, Department of Pediatrics, Section of Pediatric Endocrinology, University of Colorado School of Medicine and Children's Hospital Colorado
Capítulo 34: Doenças endocrinológicas

Christine Cho, MD
Associate Professor of Clinical Practice, Department of Pediatrics, Section of Pediatric Allergy and Clinical Immunology, University of Colorado School of Medicine and Children's Hospital Colorado, Aurora, Colorado
Capítulo 38: Doenças alérgicas

AUTORES

Christine E. MacBrayne, PharmD, MSC, BCIDP
Department of Pharmacy, University of Colorado Skaggs School of Pharmacy and Pharmaceutical Sciences, Aurora, Colorado
Capítulo 39: Terapia antimicrobiana

Christine M. Chan, MD
Associate Professor, Department of Pediatrics, Section of Pediatric Endocrinology, University of Colorado School of Medicine and Children's Hospital Colorado, Aurora, Colorado
Capítulo 34: Doenças endocrinológicas

Christopher McKinney, MD
Assistant Professor, Department of Pediatrics, Section of Pediatric Hematology, Oncology, and Bone Marrow Transplant, Center for Cancer and Blood Disorders, University of Colorado School of Medicine and Children's Hospital Colorado, Aurora, Colorado
Capítulo 30: Distúrbios hematológicos

Christopher Ruzas, MD
Assistant Professor, Department of Pediatrics, Section of Pediatric Critical Care Medicine, University of Colorado School of Medicine and Children's Hospital Colorado, Aurora, Colorado
Capítulo 14: Medicina intensiva

Cortney Braund, MD
Assistant Professor, Department of Pediatrics, Section of Pediatric Emergency Medicine, University of Colorado School of Medicine and Children's Hospital Colorado, Aurora, Colorado
Capítulo 12: Emergências e lesões

Cullen M. Dutmer, MD
Assistant Professor, Department of Pediatrics, Section of Pediatric Allergy and Immunology, University of Colorado School of Medicine and Children's Hospital Colorado, Aurora, Colorado
Capítulo 33: Imunodeficiência

Dale Burkett, MD
Assistant Professor, Department of Pediatrics, Section of Pediatric Cardiology, University of Colorado School of Medicine and Children's Hospital Colorado, Aurora, Colorado
Capítulo 20: Doenças cardiovasculares

Daniel H. Reirden, MD
Associate Professor, Departments of Medicine and Pediatrics, Sections of Adolescent Medicine and Pediatric Infectious Diseases and Epidemiology, University of Colorado School of Medicine and Children's Hospital Colorado, Aurora, Colorado
Capítulo 44: Infecções sexualmente transmissíveis

Daniel Hyman, MD, MMM
Professor, Clinical Pediatrics, Chief Safety and Quality Officer, Children's Hospital Philadelphia, Department of Pediatrics, University of Pennsylvania Perelman School of Medicine, Philadelphia, Pennsylvania
Capítulo 1: Melhorando a qualidade e a segurança do cuidado

Daniel Nicklas, MD
Associate Professor, Department of Pediatrics, Director of Primary Care Education, Children's Hospital Colorado Residency Program, University of Colorado School of Medicine and Children's Hospital Colorado, Aurora, Colorado
Capítulo 9: Ambulatório e consultório de pediatria

Daniel Olson, MD
Associate Professor, Department of Pediatrics, Section of Pediatric Infectious Diseases and Epidemiology, University of Colorado School of Public Health, Center for Global Health, and Children's Hospital Colorado, Aurora, Colorado
Capítulo 40: Infecções virais e rickettsiais

Danielle Smith, MD
Associate Professor of Clinical Practice, Department of Pediatrics, Section of Neonatology, University of Colorado School of Medicine and Children's Hospital Colorado, Aurora, Colorado
Capítulo 2: O recém-nascido

David Brumbaugh, MD
Associate Professor, Department of Pediatrics, Section of Pediatric Gastroenterology, Hepatology, and Nutrition; Chief Medical Officer, University of Colorado School of Medicine and Children's Hospital Colorado, Aurora, Colorado
Capítulo 21: Trato gastrintestinal

David Fox, MD
Associate Professor, Department of Pediatrics, Section of General Academic Pediatrics, University of Colorado School of Medicine and Children's Hospital Colorado, Aurora, Colorado
Capítulo 9: Ambulatório e consultório de pediatria

David M. Fleischer, MD
Professor, Department of Pediatrics, Section of Pediatric Allergy and Clinical Immunology, University of Colorado School of Medicine and Children's Hospital Colorado, Aurora, Colorado
Capítulo 38: Doenças alérgicas

Diana Walleigh, MD
Assistant Professor, Department of Pediatrics, Section of Child Neurology, University of Colorado School of Medicine and Children's Hospital Colorado, Aurora, Colorado
Capítulo 25: Distúrbios neurológicos e musculares

Edward Goldson, MD
Professor Emeritus, Department of Pediatrics, Section of Developmental Pediatrics, University of Colorado School of Medicine and Children's Hospital Colorado, Aurora, Colorado
Capítulo 3: Desenvolvimento e comportamento da criança

Edward J. Hoffenberg, MD
Professor, Department of Pediatrics, Section of Pediatric Gastroenterology, Hepatology and Nutrition, Digestive Health Institute, University of Colorado School of Medicine and Children's Hospital Colorado, Aurora, Colorado
Capítulo 21: Trato gastrintestinal

Edwin J. Asturias, MD
The Jules Amer Chair in Community Pediatrics at Children's Hospital Colorado, Professor, Department of Pediatrics, Section of Pediatric Infectious Diseases and Epidemiology, University of Colorado School of Medicine, Center for Global Health, University of Colorado School of Public Health, Aurora, Colorado
Capítulo 40: Infecções virais e rickettsiais

AUTORES

Eliza Blanchette, MD, MS
Assistant Professor, Department of Pediatrics, Section of Pediatric Nephrology, Associate Pediatric Nephrology Fellowship Director, University of Colorado School of Medicine and Children's Hospital Colorado, Aurora, Colorado
Capítulo 24: Rim e trato urinário

Elizabeth J. McFarland, MD
Professor, Department of Pediatrics, Section of Pediatric Infectious Diseases and Epidemiology, University of Colorado School of Medicine and Children's Hospital Colorado, Aurora, Colorado
Capítulo 41: Infecção pelo vírus da imunodeficiência humana

Elizabeth Troy, MD
Assistant Professor, Department of Pediatrics, Section of Child Neurology, University of Colorado School of Medicine and Children's Hospital Colorado, Aurora, Colorado
Capítulo 25: Distúrbios neurológicos e musculares

Emily M. DeBoer, MD
Associate Professor, Department of Pediatrics, Section of Pediatric Pulmonology and Sleep Medicine, University of Colorado School of Medicine and Children's Hospital Colorado, Aurora, Colorado
Capítulo 19: Trato respiratório e mediastino

Eric J. Sigel, MD
Professor, Department of Pediatrics, Section of Adolescent Medicine, University of Colorado School of Medicine and Children's Hospital Colorado, Aurora, Colorado
Capítulo 6: Transtornos alimentares

George Sam Wang, MD
Associate Professor, Department of Pediatrics, Emergency Medicine/Medical Toxicology, University of Colorado School of Medicine, Aurora, Colorado
Capítulo 13: Intoxicação e envenenamento

Gerald H. Clayton, PhD
Senior Instructor (retired), Department of Physical Medicine and Rehabilitation Medicine, University of Colorado School of Medicine and Children's Hospital Colorado, Aurora, Colorado
Capítulo 28: Medicina física e de reabilitação

Glenn T. Furuta, MD
Professor of Pediatrics, Section of Pediatric Gastroenterology, Hepatology and Nutrition, Digestive Health Institute, Director Gastrointestinal Eosinophil Disease Program - National Jewish Health, University of Colorado School of Medicine and Children's Hospital Colorado, Aurora, Colorado
Capítulo 21: Trato gastrintestinal

Gregory E. Kobak, MD
Senior Instructor, Department of Pediatrics, Section of Pediatric Gastroenterology, Hepatology and Nutrition, Digestive Health Institute, University of Colorado School of Medicine and Children's Hospital Colorado, Aurora, Colorado
Capítulo 21: Trato gastrintestinal

H. Peter Chase, MD
Professor Emeritus, Department of Pediatrics, Clinical Director Emeritus, Barbara Davis Center for Childhood Diabetes, University of Colorado School of Medicine, Aurora, Colorado
Capítulo 35: Diabetes melito

Jacob A. Mark, MD
Assistant Professor, Department of Pediatrics, Section of Pediatric Gastroenterology, Hepatology and Nutrition, University of Colorado School of Medicine and Children's Hospital Colorado, Aurora, Colorado
Capítulo 22: Fígado e pâncreas

James Gaensbauer, MD, MScPH
Associate Professor, Department of Pediatrics, Section of Pediatric Infectious Diseases and Epidemiology, Denver Health, Denver Metro TB Clinic, University of Colorado School of Medicine and Children's Hospital Colorado, Center for Global Health, University of Colorado School of Public Health, Aurora, Colorado
Capítulo 42: Infecções bacterianas e de espiroquetas
Capítulo 43: Infecções parasitárias e micóticas

Janet A. Thomas, MD
Professor, Department of Pediatrics, Section of Clinical Genetics and Metabolism, University of Colorado School of Medicine and Children's Hospital Colorado, Aurora, Colorado
Capítulo 36: Erros inatos do metabolismo

Jason Child, PharmD
Co-Director, Antimicrobial Stewardship, Department of Pharmacy, University of Colorado Skaggs School of Pharmacy and Pharmaceutical Sciences, Aurora, Colorado
Capítulo 39: Terapia antimicrobiana

Jason Soden, MD
Professor of Clinical Practice, Department of Pediatrics, Section of Pediatric Gastroenterology, Hepatology and Nutrition, Digestive Health Institute, University of Colorado School of Medicine and Children's Hospital Colorado, Aurora, Colorado
Capítulo 21: Trato gastrintestinal

Jason T. Rhodes, MD, MS
Associate Professor, Department of Orthopedic Surgery, Director of the Cerebral Palsy Program, University of Colorado School of Medicine and Children's Hospital Colorado, Aurora, Colorado; Adjunct Associate Professor, Department of Mechanical and Materials Engineering, University of Denver, Denver, Colorado
Capítulo 26: Ortopedia

Jean Mulcahy Levy, MD
Associate Professor, Department of Pediatrics, Section of Pediatric Hematology, Oncology, and Bone Marrow Transplant, Center for Cancer and Blood Disorders, Morgan Adams Foundation Pediatric Brain Tumor Research Program, University of Colorado School of Medicine and Children's Hospital Colorado, Aurora, Colorado
Capítulo 31: Doença neoplásica

AUTORES

Jeffrey L. Galinkin, MD
Anesthesiologist, US Anesthesia Partners, Greenwood Village, Colorado
Capítulo 32: Controle da dor e cuidados pediátricos paliativos e ao fim da vida

Jennifer B. Soep, MD
Professor, Department of Pediatrics, Section of Pediatric Rheumatology, University of Colorado School of Medicine and Children's Hospital Colorado, Aurora, Colorado
Capítulo 29: Doenças reumáticas

Jennifer Lee Jung, MD
Assistant Professor, Department of Ophthalmology, University of Colorado School of Medicine and Children's Hospital Colorado, Aurora, Colorado
Capítulo 16: Olho

Jessica Duis, MD
Assistant Professor, Department of Pediatrics, Section of Clinical Genetics and Metabolism, University of Colorado School of Medicine, Director, Special Care Clinic, Children's Hospital Colorado, Aurora, Colorado
Capítulo 37: Genética e dismorfologia

Jessica Knight-Perry, MD, MB
Assistant Professor, Department of Pediatrics, Section of Pediatric Hematology, Oncology, and Bone Marrow Transplant, Center for Cancer and Blood Disorders, University of Colorado School of Medicine and Children's Hospital Colorado, Aurora, Colorado
Capítulo 31: Doença neoplásica

Jessica R. Cataldi, MD, MSCS
Assistant Professor, Department of Pediatrics, Section of Pediatric Infectious Disease, University of Colorado School of Medicine and Children's Hospital Colorado, Aurora, Colorado
Capítulo 10: Imunizações

Jillian Nelson, MD
Fellow, Department of Pediatrics, Section of Developmental Pediatrics, University of Colorado School of Medicine and Children's Hospital Colorado, Aurora, Colorado
Capítulo 3: Desenvolvimento e comportamento da criança

Johan L. K. Van Hove, MD, PhD, MBA
Professor, Department of Pediatrics, Section of Clinical Genetics and Metabolism, University of Colorado School of Medicine and Children's Hospital Colorado, Aurora, Colorado
Capítulo 36: Erros inatos do metabolismo

Johannes Von Alvensleben, MD
Assistant Professor, Department of Pediatrics, Section of Pediatric Cardiology, University of Colorado School of Medicine and Children's Hospital Colorado, Aurora, Colorado
Capítulo 20: Doenças cardiovasculares

John S. Kim, MD
Assistant Professor, Department of Pediatrics, Section of Pediatric Cardiology, University of Colorado School of Medicine and Children's Hospital Colorado, Aurora, Colorado
Capítulo 20: Doenças cardiovasculares

Jonathan Orsborn, MD
Assistant Professor, Department of Pediatrics, Emergency Med/Urgent Care/NOC, University of Colorado School of Medicine, Co-Director of Emergency Ultrasound, Children's Hospital Colorado, Aurora, Colorado
Capítulo 12: Emergências e lesões

Jordan K. Abbott, MD, MA
Associate Professor of Pediatrics, Section of Pediatric Allergy and Immunology, University of Colorado School of Medicine and Children's Hospital Colorado, Aurora, Colorado
Capítulo 33: Imunodeficiência

Jordana Hoppe, MD
Assistant Professor, Department of Pediatrics, Section of Pediatric Pulmonology and Sleep Medicine, University of Colorado School of Medicine and Children's Hospital Colorado, Aurora, Colorado
Capítulo 19: Trato respiratório e mediastino

Joshua T. B. Williams, MD
General Pediatrician, Ambulatory Care Services, Denver Health & Hospital Authority, Denver, Colorado; Assistant Professor, Department of Pediatrics, University of Colorado School of Medicine, Aurora, Colorado
Capítulo 10: Imunizações

Karin VanBaak, MD, CAQSM
Assistant Professor, Departments of Family Medicine and Orthopedics, University of Colorado School of Medicine, Aurora; UCHealth Family Medicine Clinic – Boulder, CU Sports Medicine and Performance Center, Boulder, Colorado
Capítulo 27: Medicina do esporte

Katherine L. Chin, DDS, MS
Associate Clinical Professor, Clinical Medical Director, Department of Pediatric Dentistry, University of Colorado School of Dental Medicine and Children's Hospital Colorado, Aurora, Colorado
Capítulo 17: Medicina bucal e odontologia

Katherine S. Dahab, MD, CAQSM
Sapphire Pediatrics, Denver, Colorado
Capítulo 27: Medicina do esporte

Kelly Glaze, PsyD
Assistant Professor, Department of Psychiatry, University of Colorado School of Medicine and Children's Hospital Colorado, Aurora, Colorado
Capítulo 7: Transtornos psiquiátricos em crianças e adolescentes e aspectos psicossociais em pediatria

Kelly Maloney, MD
Professor, Department of Pediatrics, Section of Pediatric Hematology, Oncology, and Bone Marrow Transplant, Center for Cancer and Blood Disorders, University of Colorado School of Medicine and Children's Hospital Colorado, Aurora, Colorado
Capítulo 31: Doença neoplásica

Kimberly Kelsay, MD, MS
Associate Professor, Department of Psychiatry, University of Colorado School of Medicine and Children's Hospital Colorado, Aurora, Colorado
Capítulo 7: Transtornos psiquiátricos em crianças e adolescentes e aspectos psicossociais em pediatria

AUTORES

Kyle Annen, DO
Associate Professor, Department of Pathology, Section of Pediatric Pathology, University of Colorado School of Medicine and Children's Hospital Colorado, Aurora, Colorado
Capítulo 46: Intervalos de referência em bioquímica e hematologia

Lalit Bajaj, MD, MPH
Professor, Department of Pediatrics, Section of Emergency Medicine, University of Colorado School of Medicine; Chief Quality and Outcomes Officer, Children's Hospital Colorado, Aurora, Colorado
Capítulo 1: Melhorando a qualidade e a segurança do cuidado

Laura E. Primak, RD, CNSC
Professional Research Assistant/Dietitian, Department of Pediatrics, Section of Pediatric Nutrition, Nutrition Electives Coordinator, University of Colorado School of Medicine and Children's Hospital Colorado, Aurora, Colorado
Capítulo 11: Nutrição e distúrbios alimentares na infância

Lauren Mehner, MD, MPH
Assistant Professor, Department of Ophthalmology, University of Colorado School of Medicine and Children's Hospital Colorado, Aurora, Colorado
Capítulo 16: Olho

Leslie A. Ridall, DO
Associate Professor of Clinical Practice, Department of Pediatrics, Section of Pediatric Critical Care Medicine, University of Colorado School of Medicine and Children's Hospital Colorado, Aurora, Colorado
Capítulo 14: Medicina intensiva

Liliean K. Diab, MD
Assistant Professor, Department of Pediatrics, Section of Pediatric Nutrition, Clinical Director, Growth and Parenting, University of Colorado School of Medicine and Children's Hospital Colorado, Aurora, Colorado
Capítulo 11: Nutrição e distúrbios alimentares na infância

Lori D. Prok, MD
Associate Professor, Departments of Dermatology and Pathology, University of Colorado School of Medicine and Children's Hospital Colorado, Aurora, Colorado
Capítulo 15: Pele

Margarita Saenz, MD
Associate Professor of Clinical Practice, Department of Pediatrics, Section of Clinical Genetics and Metabolism, University of Colorado School of Medicine and Children's Hospital Colorado, Aurora, Colorado
Capítulo 37: Genética e dismorfologia

Margret E. Bock, MD, MS
Associate Professor, Department of Pediatrics, Section of Pediatric Nephrology, Clinic Medical Director and Medical Director of Kidney Transplantation, University of Colorado School of Medicine and Children's Hospital Colorado, Aurora, Colorado
Capítulo 23: Distúrbios hidroeletrolíticos e ácido-base e terapia
Capítulo 24: Rim e trato urinário

Marian Rewers, MD, PhD
Professor, Department of Pediatrics, Clinical Director, Barbara Davis Center for Childhood Diabetes, University of Colorado School of Medicine, Aurora, Colorado
Capítulo 35: Diabetes melito

Mark Boguniewicz, MD
Professor, Department of Pediatrics, Section of Pediatric Allergy-Immunology, University of Colorado School of Medicine, Aurora, Colorado, National Jewish Medical and Research Center, Denver, Colorado
Capítulo 38: Doenças alérgicas

Mary Shull, MD
Assistant Professor, Department of Pediatrics, Section of Pediatric Gastroenterology, Hepatology and Nutrition, Digestive Health Institute, Center for Celiac Disease, University of Colorado School of Medicine and Children's Hospital Colorado, Aurora, Colorado
Capítulo 21: Trato gastrintestinal

Matthew A. Haemer, MD, MPH
Associate Professor, Department of Pediatrics, Section of Pediatric Nutrition, Associate Director – Clinical Nutrition Fellowship for Physicians, Medical Director Lifestyle Medicine Level 1, University of Colorado School of Medicine, Children's Hospital Colorado, Aurora, Colorado
Capítulo 11: Nutrição e distúrbios alimentares na infância

Matthew F. Daley, MD
Senior Investigator, Institute for Health Research, Kaiser Permanente Colorado; Associate Professor, Department of Pediatrics, University of Colorado School of Medicine and Children's Hospital Colorado, Aurora, Colorado
Capítulo 10: Imunizações

Meghan Breheney, MD
Assistant Professor, Department of Pediatrics, Section of Developmental Pediatrics, University of Colorado School of Medicine and Children's Hospital Colorado, Aurora, Colorado
Capítulo 3: Desenvolvimento e comportamento da criança

Meghan Treitz, MD
Associate Professor, Department of Pediatrics, Section of General Academic Pediatrics, University of Colorado School of Medicine and Children's Hospital Colorado, Aurora, Colorado
Capítulo 9: Ambulatório e consultório de pediatria

Melanie Cree-Green, MD, PhD
Associate Professor, Department of Pediatrics, Section of Pediatric Endocrinology, Director, Multi-disciplinary PCOS Clinic, University of Colorado School of Medicine and Children's Hospital Colorado, Aurora, Colorado
Capítulo 34: Doenças endocrinológicas

Melisha G. Hanna, MD, MS
Associate Professor, Department of Pediatrics, Section of Pediatric Nephrology, Medical Director, Pediatric Dialysis Unit, University of Colorado School of Medicine and Children's Hospital Colorado, Aurora, Colorado
Capítulo 23: Distúrbios hidroeletrolíticos e ácido-base e terapia
Capítulo 24: Rim e trato urinário

Melissa A. Scholes, MD
Associate Professor, Department of Otolaryngology, Head and Neck Surgery, Division of Pediatric Otolaryngology, University of Colorado School of Medicine and Children's Hospital Colorado, Aurora, Colorado
Capítulo 18: Ouvido, nariz, garganta

Melissa Wright, MD, PhD
Assistant Professor, Department of Pediatrics, Section of Child Neurology, University of Colorado School of Medicine and Children's Hospital Colorado, Aurora, Colorado
Capítulo 25: Distúrbios neurológicos e musculares

Melkon G. DomBourian, MD
Assistant Professor, Department of Pediatrics, Section of Pediatric Pathology, Medical Director, Core Lab & Point of Care Testing; Associate Medical Director, Transfusion Medicine Services, University of Colorado School of Medicine and Children's Hospital Colorado, Aurora, Colorado
Capítulo 46: Intervalos de referência em bioquímica e hematologia

Michael Wang, MD
Professor, Department of Pediatrics, Section of Pediatric Hematology, Oncology, and Bone Marrow Transplant, Center for Cancer and Blood Disorders, University of Colorado School of Medicine and Children's Hospital Colorado, Aurora, Colorado
Capítulo 30: Distúrbios hematológicos

Michele L. Yang, MD
Assistant Professor, Departments of Pediatrics and Neurology, Section of Child Neurology, Director, EMG Laboratory, University of Colorado School of Medicine and Children's Hospital Colorado, Aurora, Colorado
Capítulo 25: Distúrbios neurológicos e musculares

Michele Loi, MD
Assistant Professor, Department of Pediatrics, Section of Pediatric Critical Care Medicine, University of Colorado School of Medicine and Children's Hospital Colorado, Aurora, Colorado
Capítulo 14: Medicina intensiva

Molly J. Richards, MD
Associate Professor, Department of Pediatrics, Section of Adolescent Medicine, University of Colorado School of Medicine and Children's Hospital Colorado, Aurora, Colorado
Capítulo 4: Adolescência

Nancy A. King, MSN, RN, CPNP
Senior Instructor, Department of Pediatrics, Section of Pediatric Hematology, Oncology, and Bone Marrow Transplant, Center for Cancer and Blood Disorders, University of Colorado School of Medicine and Children's Hospital Colorado, Aurora, Colorado
Capítulo 32: Controle da dor e cuidados pediátricos paliativos e ao fim da vida

Naomi J. L. Meeks, MD
Assistant Professor, Department of Pediatrics, Section of Clinical Genetics and Metabolism, University of Colorado School of Medicine and Children's Hospital Colorado, Aurora, Colorado
Capítulo 37: Genética e dismorfologia

Pamela E. Wilson, MD
Associate Professor, Department of Physical Medicine and Rehabilitation Medicine, University of Colorado School of Medicine and Children's Hospital Colorado, Aurora, Colorado
Capítulo 28: Medicina física e de reabilitação

Paritosh Kaul, MD
Professor, Department of Pediatrics, Section of Adolescent Medicine, University of Colorado School of Medicine, Denver Health Medical Center and Children's Hospital Colorado, Aurora, Colorado
Capítulo 5: Transtornos por uso de substâncias por adolescentes

Patricia J. Yoon, MD
Associate Professor, Department of Otolaryngology, Head and Neck Surgery, Division of Pediatric Otolaryngology, University of Colorado School of Medicine and Children's Hospital Colorado, Aurora, Colorado
Capítulo 18: Ouvido, nariz, garganta

Paul Houin, MD
Instructor, Department of Pediatrics, Section of Pediatric Pulmonology and Sleep Medicine, University of Colorado School of Medicine and Children's Hospital Colorado, Aurora, Colorado
Capítulo 19: Trato respiratório e mediastino

Paul Stillwell, MD
Senior Instructor, Department of Pediatrics, Section of Pediatric Pulmonology and Sleep Medicine, University of Colorado School of Medicine and Children's Hospital Colorado, Aurora, Colorado
Capítulo 19: Trato respiratório e mediastino

Pei-Ni Jone, MD
Professor, Department of Pediatrics, Section of Pediatric Cardiology, University of Colorado School of Medicine and Children's Hospital Colorado, Aurora, Colorado
Capítulo 20: Doenças cardiovasculares

Peter R. Baker II, MD
Associate Professor, Department of Pediatrics, Section of Clinical Genetics and Metabolism, University of Colorado School of Medicine and Children's Hospital Colorado, Aurora, Colorado
Capítulo 36: Erros inatos do metabolismo

Pia J. Hauk, MD
Associate Professor, Department of Pediatrics, Section of Pediatric Allergy and Immunology, University of Colorado School of Medicine, Aurora, Colorado
Capítulo 33: Imunodeficiência

Rachelle Nuss, MD
Professor, Department of Pediatrics, Section of Pediatric Hematology, Oncology, and Bone Marrow Transplant, Sickle Cell Center, University of Colorado School of Medicine and Children's Hospital Colorado, Aurora, Colorado
Capítulo 30: Distúrbios hematológicos

AUTORES

Richard C. Dart, MD, PhD
Professor, Department of Surgery, Director, Rocky Mountain Poison and Drug Center, Denver Health and Hospital Authority, University of Colorado School of Medicine and Children's Hospital Colorado, Aurora, Colorado
Capítulo 13: Intoxicação e envenenamento

Ricka Messer, MD, PhD
Associate Professor, Department of Pediatrics, Section of Child Neurology, Director, Pediatric Neurohospitalist Program, Medical Director of Clinical Informatics for Neurology, University of Colorado School of Medicine and Children's Hospital Colorado, Aurora, Colorado
Capítulo 25: Distúrbios neurológicos e musculares

Robert E. Kramer, MD
Professor, Department of Pediatrics, Section of Pediatric Gastroenterology, Hepatology and Nutrition, Digestive Health Institute, University of Colorado School of Medicine and Children's Hospital Colorado, Aurora, Colorado
Capítulo 21: Trato gastrintestinal

Ronald J. Sokol, MD
Professor and Vice Chair, Department of Pediatrics, Head Section of Pediatric Gastroenterology, Hepatology and Nutrition, Director, Colorado Clinical Translational Sciences Institute, University of Colorado School of Medicine and Children's Hospital Colorado, Aurora, Colorado
Capítulo 22: Fígado e pâncreas

Roni Jacobsen, MD
Assistant Professor, Departments of Pediatrics and Internal Medicine, Sections of Pediatric and Adult Cardiology, University of Colorado School of Medicine and Children's Hospital Colorado, Aurora, Colorado
Capítulo 20: Doenças cardiovasculares

Ronina A. Covar, MD
Associate Professor, Department of Pediatrics, Section of Pediatric Allergy-Immunology, University of Colorado School of Medicine, Aurora, Colorado, National Jewish Medical and Research Center, Denver, Colorado
Capítulo 38: Doenças alérgicas

Roopa P. Gandhi, BDS, MSD
Associate Clinical Professor, Clinical Medical Residency Program Director, Department of Pediatric Dentistry, University of Colorado School of Dental Medicine and Children's Hospital Colorado, Aurora, Colorado
Capítulo 17: Medicina bucal e odontologia

Ryan J. Good, MD
Assistant Professor, Department of Pediatrics, Section of Pediatric Critical Care Medicine, University of Colorado School of Medicine and Children's Hospital Colorado, Aurora, Colorado
Capítulo 14: Medicina intensiva

Sarah Bartz, MD
Assistant Professor, Department of Pediatrics, Section of Pediatric Endocrinology, Clinical Lead for Colorado Springs Pediatric Endocrinology, University of Colorado School of Medicine and Children's Hospital Colorado, Aurora, Colorado
Capítulo 34: Doenças endocrinológicas

Sarah Parker, MD
Professor, Department of Pediatrics, Section of Pediatric Infectious Diseases and Epidemiology, Medical Director of Antimicrobial Stewardship, University of Colorado School of Medicine and Children's Hospital Colorado, Aurora, Colorado
Capítulo 39: Terapia antimicrobiana

Sayan De, MD
Assistant Professor, Department of Orthopedic Surgery, University of Colorado School of Medicine and Children's Hospital Colorado, Aurora, Colorado
Capítulo 26: Ortopedia

Scott Miller, BS
Research Assistant, Department of Orthopedic Surgery, University of Colorado School of Medicine and Children's Hospital Colorado, Aurora, Colorado
Capítulo 26: Ortopedia

Sean T. O'Leary, MD, MPH
Professor, Department of Pediatrics, Section of Pediatric Infectious Disease, University of Colorado School of Medicine and Children's Hospital Colorado, Aurora, Colorado
Capítulo 10: Imunizações

Seth Septer, MD
Associate Professor, Department of Pediatrics, Section of Pediatric Gastroenterology, Hepatology and Nutrition, Digestive Health Institute, University of Colorado School of Medicine and Children's Hospital Colorado, Aurora, Colorado
Capítulo 21: Trato gastrintestinal

Shanlee Davis, MD, PhD
Assistant Professor, Department of Pediatrics, Section of Pediatric Endocrinology, Director of the eXtraOrdinary Kids Turner Syndrome Clinic, University of Colorado School of Medicine and Children's Hospital Colorado, Aurora, Colorado
Capítulo 34: Doenças endocrinológicas

Sheryl J. Kent, PhD
Associate Professor of Clinical Practice, Anesthesiology, University of Colorado School of Medicine and Children's Hospital Colorado, Aurora, Colorado
Capítulo 32: Controle da dor e cuidados pediátricos paliativos e ao fim da vida

Shikha S. Sundaram, MD, MSCI
Associate Professor, Department of Pediatrics, Section of Pediatric Gastroenterology, Hepatology and Nutrition, University of Colorado School of Medicine and Children's Hospital Colorado, Aurora, Colorado
Capítulo 22: Fígado e pâncreas

AUTORES

Stephanie Hsu, MD, PhD
Associate Professor of Clinical Practice, Department of Pediatrics, Section of Endocrinology, University of Colorado School of Medicine and Children's Hospital Colorado, Aurora, Colorado
Capítulo 34: Doenças endocrinológicas

Stephanie W. Mayer, MD
Associate Professor, Department of Orthopedic Surgery (Sports Medicine and Hip Preservation), University of Colorado School of Medicine and Children's Hospital Colorado, Aurora, Colorado; Team Physician, Colorado Avalanche Hockey Club, University of Denver, University of Colorado
Capítulo 27: Medicina do esporte

Suchitra Rao, MBBS, MSCS
Associate Professor, Department of Pediatrics, Section of Pediatric Infectious Diseases and Epidemiology, University of Colorado School of Medicine and Children's Hospital Colorado, Aurora, Colorado
Capítulo 45: Medicina de viagem

Teri L. Schreiner, MD, MPH
Associate Professor, Department of Pediatrics, Section of Child Neurology, Director, Neuroimmunology Center for Kids, University of Colorado School of Medicine and Children's Hospital Colorado, Aurora, Colorado
Capítulo 25: Distúrbios neurológicos e musculares

Thomas Walker, MD
Professor, Department of Pediatrics, Section of Pediatric Gastroenterology, Hepatology and Nutrition, Digestive Health Institute, University of Colorado School of Medicine and Children's Hospital Colorado, Aurora, Colorado
Capítulo 21: Trato gastrintestinal

Timothy Price Garrington, MD
Professor, Department of Pediatrics, Section of Pediatric Hematology, Oncology, and Bone Marrow Transplant, Center for Cancer and Blood Disorders, University of Colorado School of Medicine and Children's Hospital Colorado, Aurora, Colorado
Capítulo 31: Doença neoplásica

Wade Coomer, BS
Donald and Barbara Zucker School of Medicine, Hofstra/Northwell University, Hempstead, New York
Capítulo 26: Ortopedia

Yosuke Nomura, MD
Instructor, Department of Pediatrics, Section of Pediatric Infectious Diseases and Epidemiology, University of Colorado School of Medicine and Denver Health Medical Center, Denver, Colorado
Capítulo 42: Infecções bacterianas e de espiroquetas

Prefácio

A 26ª edição de CURRENT Pediatria: diagnóstico e tratamento (CPDT) apresenta informações práticas, atualizadas e referenciadas sobre a assistência a crianças desde o nascimento, ao longo da infância e na adolescência. CPDT dá ênfase aos aspectos clínicos da assistência pediátrica, cobrindo, também, princípios básicos importantes. CPDT é um guia para o diagnóstico, a compreensão e o tratamento dos problemas médicos de todos os pacientes pediátricos, em um formato fácil de usar e em linguagem acessível.

PÚBLICO-ALVO

Como todos os livros médicos da Lange, CPDT é uma fonte concisa, porém abrangente, de informações atualizadas. Estudantes encontrarão aqui uma introdução à pediatria elaborada por autoridades da área, e uma excelente fonte para referências e revisões. Residentes de pediatria (e de outras especialidades) apreciarão as descrições detalhadas das doenças, assim como de procedimentos diagnósticos e terapêuticos. Pediatras, médicos de família, enfermeiros e demais profissionais que trabalham com lactentes e crianças encontrarão em CPDT uma referência útil sobre o manejo na medicina pediátrica.

ESCOPO

Quarenta e seis capítulos abordam uma ampla variedade de tópicos, incluindo medicina neonatal, desenvolvimento e comportamento da criança, medicina de emergência e de cuidados intensivos e diagnóstico e tratamento de distúrbios específicos de acordo com problemas principais, etiologias e sistemas orgânicos. Uma variedade de quadros e figuras proporciona o rápido acesso a informações importantes, como procedimentos de cuidados intensivos na sala de parto, no consultório, na sala de emergência e na unidade de terapia intensiva; agentes anti-infecciosos; dosagens de fármacos; esquemas de imunizações; diagnóstico diferencial e transtornos do desenvolvimento.

NOVIDADES DESTA EDIÇÃO

A 26ª edição de CPDT foi revisada de modo abrangente por seus organizadores e autores. Houve um cuidado especial em tornar o conteúdo mais objetivo, condensando textos em tabelas, adaptando trechos mais densos e atualizando as referências. Novas referências, bem como sites da web atualizados e úteis foram acrescentados, permitindo que o leitor consulte as fontes originais e vá além dos limites do livro. Como organizadores e pediatras, tentamos garantir que cada capítulo refletisse as necessidades e realidades da prática cotidiana.

CAPÍTULOS COM REVISÕES E ATUALIZAÇÕES IMPORTANTES

- 3 Desenvolvimento e comportamento da criança
- 4 Adolescência
- 7 Transtornos psiquiátricos em crianças e adolescentes e aspectos psicossociais em pediatria
- 9 Ambulatório e Consultório de Pediatria
- 10 Imunizações
- 14 Medicina intensiva
- 15 Pele
- 17 Medicina bucal e odontologia
- 19 Trato respiratório e mediastino
- 21 Trato gastrintestinal
- 22 Fígado e pâncreas
- 23 Distúrbios hidroeletrolíticos e ácido-base e terapia
- 24 Rim e trato urinário
- 25 Distúrbios neurológicos e musculares
- 28 Medicina física e de reabilitação
- 32 Controle da dor e cuidados pediátricos paliativos e ao fim da vida
- 33 Imunodeficiência
- 35 Diabetes melito
- 37 Genética e dismorfologia
- 40 Infecções virais e rickettsiais
- 41 Infecção pelo vírus da imunodeficiência humana
- 42 Infecções bacterianas e de espiroquetas
- 43 Infecções parasitárias e micóticas
- 46 Intervalos de referência em bioquímica e hematologia

REVISÕES E ATUALIZAÇÕES DE CAPÍTULOS

Todos os capítulos foram revisados, com novos autores incluídos em vários casos, e refletem o conteúdo substancialmente atualizado em cada uma de suas áreas da medicina pediátrica de maneira objetiva e com fácil leitura. Especialmente importantes são as atualizações dos capítulos sobre imunização, endocrinologia, distúrbios neurológicos e musculares, e medicina do adolescente. Informações sobre a covid-19 foram adicionadas no capítulo sobre infecções virais e rickettsiais. O capítulo sobre HIV inclui diretrizes atualizadas para prevenção e tratamento do HIV, além de informações recentes sobre novas terapias antirretrovirais. O capítulo sobre imunização contém as mais recentes recomendações publicadas, discute as contraindicações e precauções relevantes para populações especiais e inclui as novas vacinas licenciadas e novas recomendações. Toda as tabelas do Capítulo 46, "Intervalos de referência em bioquímica e hematologia", incluindo os intervalos de referência, foram atualizadas. Dezenove novos autores contribuíram para essas revisões.

AGRADECIMENTOS

Agradecemos a Robin Pence, RN, do Children's Hospital, Colorado, responsável pela foto da Dra. Brandi Freeman e seu paciente Elijah Hodge incluída na capa do livro.

Maya Bunik, MD, MPH
William W. Hay Jr., MD
Myron J. Levin, MD
Mark J. Abzug, MD

Sumário

1. Melhorando a qualidade e a segurança do cuidado 1

Daniel Hyman, MD; Lalit Bajaj, MD, MPH e Ann-Christine Nyquist, MD, MSPH

Introdução	1
Contexto atual	1
Estratégias e modelos para melhoria da qualidade (QI)	4
Princípios de segurança do paciente (relatório de incidentes, cultura justa, divulgação, FMEA, RCA, confiabilidade, dados e listas de verificação)	7

2. O recém-nascido 10

Danielle Smith, MD

Introdução	10
A anamnese neonatal	10
Avaliação de crescimento e idade gestacional	10
O exame físico na sala de parto	11
O exame físico no berçário	12
Cuidados com o neonato saudável	14
Alimentando o neonato saudável	14
Circuncisão	15
Exame de audição	16
Triagem para doença cardíaca congênita crítica	16
Alta precoce do recém-nascido	16
Problemas comuns no recém-nascido a termo	17
Icterícia neonatal	17
Avaliação da hiperbilirrubinemia	20
Tratamento da hiperbilirrubinemia indireta	21
Hipoglicemia	21
Desconforto respiratório no recém-nascido a termo	23
Sopros cardíacos	25
Trauma ao nascimento	25
Bebês de mães com transtornos por uso de substâncias	25
Nascimentos múltiplos	28
Cuidados intensivos neonatais	29
Reanimação perinatal	29
Tratamento da criança asfixiada	31
Asfixia ao nascer: resultado a longo prazo	31
Neonato pré-termo	31
O recém-nascido pré-termo tardio	40
Problemas cardíacos no recém-nascido	41
Doença cardíaca estrutural	41
Hipertensão pulmonar persistente	42
Arritmias	43
Condições cirúrgicas gastrintestinais e abdominais no recém-nascido	43
Atresia de esôfago e fístula traqueoesofágica	43
Obstrução intestinal	44
Defeitos da parede abdominal	45
Hérnia diafragmática	46
Sangramento gastrintestinal	46
Refluxo gastresofágico	46
Infecções no recém-nascido	47
Infecções bacterianas	47
Sepse fúngica	49
Infecções congênitas	49
Infecções adquiridas no perinatal	51
Distúrbios hematológicos no recém-nascido	53
Distúrbios hemorrágicos	53
Anemia	54
Policitemia	55
Distúrbios renais no recém-nascido	55
Insuficiência renal	56
Anomalias do trato urinário	56
Trombose de veia renal	56
Problemas neurológicos no recém-nascido	57
Convulsões	57
Hipotonia	58
Hemorragia intracraniana	58
Distúrbios metabólicos no recém-nascido	58
Hiperglicemia	58
Hipocalcemia	59
Erros inatos do metabolismo	59
Avaliação e melhoria da qualidade no berçário e UTI neonatal	60

3. Desenvolvimento e comportamento da criança 61

Ann Reynolds, MD; Abigail Angulo, MD; Meghan Breheney, MD; Jillian Green, MD e Edward Goldson, MD

Introdução	61
Desenvolvimento normal	61
Os dois primeiros anos	61
Idade de 2 a 4 anos	66
Anos escolares iniciais: dos 5 aos 7 anos	67
Infância: entre 7 e 11 anos	67
Variações comportamentais e de desenvolvimento	67
Normalidade e temperamento	68
Enurese e encoprese	68
Enurese	69
Encoprese	69
Preocupações comuns do desenvolvimento	70
Cólica	70

Transtornos alimentares em lactentes e crianças	72
Distúrbios do sono	73
Ataques de birra e crises de perda de fôlego	76
Vigilância e rastreamento em puericultura	78
Distúrbios do desenvolvimento	78
Transtorno de déficit de atenção/hiperatividade	80
Transtornos do espectro autista	82
Deficiência intelectual	86
Formas específicas de deficiência intelectual e questões terapêuticas associadas	88
Referências	91

4. Adolescência — 92

Amy E. Sass, MD, MPH e Molly J. Richards, MD

Introdução	92
Epidemiologia	92
Dados de mortalidade	92
Dados de morbidade	92
Oferecendo um domicílio médico para adolescentes	94
Empatia com o paciente adolescente	94
A estrutura da visita	94
Diretrizes para serviços de prevenção ao adolescente	96
Triagem adolescente	96
Promoção de comportamentos saudáveis	97
Transição para cuidados adultos	101
Crescimento e desenvolvimento	102
Puberdade	102
Crescimento físico	103
Maturação sexual	103
Desenvolvimento psicossocial	104
Ginecologia adolescente e saúde reprodutiva	106
Exame de mama	106
Massas mamárias	107
Secreção mamilar e galactorreia	108
Ginecomastia	109
Cuidados ginecológicos e distúrbios ginecológicos na adolescência	111
Contracepção	121
Métodos de aconselhamento	121
Métodos de barreira	123
Métodos hormonais combinados	123
Métodos apenas com progestagênio	125
Contracepção de emergência	126
Gravidez	127
Gravidez ectópica	129

5. Transtornos por uso de substâncias por adolescentes — 130

Paritosh Kaul, MD

Introdução	130
O escopo do problema	130
Uso de suplementos	134
Morbidade associada ao uso/abuso de substâncias	135
Prevendo a progressão do uso ao abuso	136
Avaliação do uso de substâncias	136
Tratamento e encaminhamento	140
Prevenção	143
Referências	144
Referências adicionais	144

6. Transtornos alimentares — 145

Eric J. Sigel, MD

Introdução	145
Etiologia	145
Incidência	146
Fatores de predisposição e perfil clínico	147
Anorexia nervosa	147
Bulimia nervosa	153
Transtorno de compulsão alimentar	155
Outros transtornos alimentares especificados	155
Transtorno alimentar restritivo evitativo	156
Referências	156
Prognóstico, avaliação de qualidade e métricas de desfechos	157
Recursos para médicos e famílias	157

7. Transtornos psiquiátricos em crianças e adolescentes e aspectos psicossociais em pediatria — 158

Kimberly Kelsay, MD Kelly Glaze, PsyD e Ayelet Talmi, PhD

Introdução	158
Modelos de cuidado abrangendo saúde comportamental no ambiente de atenção primária	159
Prevenção, identificação precoce e contexto de desenvolvimento	159
Recomendações de estilo de vida	161
Identificação e avaliação durante visitas de supervisão de saúde	161
Ferramentas para triagem em saúde mental no ambiente da atenção primária	162
Ferramentas de rastreamento dirigido e medidas de avaliação	162
Avaliação de sinais e sintomas comportamentais e emocionais	162
Situações que exigem avaliação psiquiátrica urgente ou mais extensa	162
Risco de suicídio em crianças e adolescentes	164
Avaliação do risco de suicídio	165
Intervenção	165
Pacientes de alto risco e homicídio	166
Ameaças e sinais de alarme que requerem avaliação imediata	167

Fatores associados a aumento do risco de comportamento violento e/ou perigoso	167
Como adultos podem responder às preocupações com comportamento violento e/ou perigoso	167
O exame do estado mental	168
Transtornos psiquiátricos da infância e da adolescência	171
Considerações especiais na prescrição de medicações psicotrópicas	171
Transtornos de ansiedade	172
Transtorno obsessivo-compulsivo e doenças relacionadas	178
Transtorno de déficit de atenção e hiperatividade	181
Transtornos de humor	183
Transtornos disruptivos, de conduta e de controle de impulsos	188
Transtornos de sintomas somáticos e relacionados	190
Transtornos de adaptação	191
Transtornos psicóticos	192
Outras condições psiquiátricas	194
Referências	194

8. Abuso infantil e negligência — 198

C. Rashaan Ford, MD; Antonia Chiesa, MD e Andrew P. Sirotnak, MD

Introdução	198
Prevenção	199
Achados clínicos	199
Abuso emocional e negligência	204
Privação de cuidados médicos	205

9. Ambulatório e consultório de pediatria — 208

Meghan Treitz, MD; Daniel Nicklas, MD e David Fox, MD

Introdução	208
História pediátrica	208
Exame físico pediátrico	209
Consultas de puericultura	210
Avaliações do desenvolvimento e do comportamento	210
Parâmetros para avaliação do crescimento	213
Pressão arterial	214
Triagem de distúrbios da visão e da audição	215
Aconselhamento preventivo	219
Aconselhamento nutricional	221
Aconselhamento sobre televisão e outras mídias	222
Imunizações	223
Outros tipos de assistência pediátrica geral	223
Saúde mental e comportamental	225
Saúde mental e comportamental integrada no contexto da atenção primária	225
Manejo telefônico e informação com base na internet	225
Pediatria comunitária e advocacia pelos direitos dos pacientes	226
Estresse tóxico	227
Problemas pediátricos gerais comuns	227
Febre	227
Deficiência do crescimento	229

10. Imunizações — 231

Matthew F. Daley, MD; Sean T. O'Leary, MD, MPH; Ann-Christine Nyquist, MD, MSPH; Jessica R. Cataldi, MD, MSCS e Joshua T. B. Williams, MD

Introdução	231
Padrões para práticas de imunização pediátrica	232
Imunizações rotineiras da infância e da adolescência	233
Segurança das vacinas	241
Vacinação em circunstâncias especiais	241
Comunicação com os pais sobre vacinas	242
Vacinação contra hepatite B	243
Vacinação do rotavírus	245
Vacinação acelular contra difteria-tétano-pertússis	246
Vacinação para *Haemophilus influenzae* tipo B	248
Vacinação pneumocócica	250
Vacinação contra poliomielite	252
Vacinação contra influenza	252
Vacinação contra sarampo, caxumba e rubéola	254
Vacinação contra varicela	256
Vacinação contra hepatite A	258
Vacinação meningocócica	259
Vacinação difteria-tétano-pertússis acelular (adolescentes e adultos)	261
Vacinação contra papilomavírus humano	261
Vacinação contra a covid-19	262
Vacinação para situações especiais	264
Vacinação antirrábica	264
Vacinação contra febre tifoide	265
Vacinação contra cólera	266
Vacinação contra encefalite japonesa	266
Vacinação contra tuberculose	267
Vacinação contra febre amarela	267
Profilaxia passiva	268

11. Nutrição e distúrbios alimentares na infância — 269

Liliane K. Diab, MD; Matthew A. Haemer, MD, MPH; Laura E. Primak, RD, CNSD, CSP e Nancy F. Krebs, MD, MS

Necessidades nutricionais	269
Nutrição e crescimento	269
Energia	269
Proteína	270

Lipídeos	271
Carboidratos	272
Minerais principais	273
Oligoelementos essenciais	273
Vitaminas	273
Alimentação na infância	277
Amamentação	277
Produtos alimentares especiais para bebês	284
Nutrição infantil a partir de 2 anos	285
Desnutrição em pediatria	286
Sobrepeso e obesidade infantil	288
Suporte nutricional	291
Enteral	291
Nutrição parenteral	292
Necessidades e demandas nutricionais	293

12. Emergências e lesões — 299

Jonathan Orsborn, MD e Cortney Braund, MD

Introdução às emergências e lesões pediátricas	299
Abordagem inicial ao bebê ou criança com doença aguda	299
O ABC da ressuscitação	300
Manejo do choque	304
Resumo da abordagem inicial ao bebê ou criança gravemente doente	305
Medicamentos de emergência pediátrica	305
Abordagem ao paciente de trauma pediátrico	306
Mecanismo da lesão	306
Avaliação inicial e manejo	307
Avaliação primária	307
Avaliação secundária	309
Traumatismo craniano	311
Queimaduras	313
Queimaduras térmicas	313
Queimaduras elétricas	315
Alterações devido a ambientes extremos	316
Doenças relacionadas ao calor e insolação	316
Hipotermia	317
Lesões por afogamento	318
Lacerações	318
Mordidas animais e humanas	319
Mordidas de cachorro	319
Mordidas de gato	320
Mordidas humanas	320
Manejo da dor e procedimentos para sedação	321

13. Intoxicação e envenenamento — 322

George Sa Wang, MD; Richard C. Dart, MD, PhD e Barry H. Rumack, MD

Introdução	322
Princípios farmacológicos de toxicologia	322
Prevenção de intoxicação e envenenamento infantil	323
Abordagem geral de intoxicação e envenenamento	323
Contato telefônico inicial	323
Manejo inicial no departamento de emergência	323
Tratamento da intoxicação ou envenenamento	324
Manejo específico de intoxicações comuns	325
Paracetamol	325
Álcool etílico (etanol)	325
Anfetaminas e drogas relacionadas (estimulantes, metanfetamina, 3,4-metilenodioxi-n-metilanfetamina)	327
Anestésicos locais	327
Anti-histamínicos e preparações para tosse e resfriado	328
Barbitúricos e benzodiazepínicos	329
Alcaloides da beladona (atropina, figueira-do-diabo, folhas de batata, escopolamina, estramônio)	329
β-bloqueadores e bloqueadores do canal de cálcio	330
Monóxido de carbono (CO)	330
Agentes cáusticos	330
Agonistas $α_2$-adrenérgicos de ação central	331
Cocaína	331
Cosméticos e produtos relacionados	332
Antidepressivos tricíclicos	332
Digitálicos e outros glicosídeos cardíacos	332
Loperamida e difenoxilatos com atropina	333
Desinfetantes e desodorizadores	333
Baterias botão	334
Etilenoglicol e metanol	334
γ-hidroxibutirato, γ-butirolactona, butanodiol, flunitrazepam e cetamina ("boa noite cinderela" e "drogas de estupro")	334
Hidrocarbonetos (benzeno, líquido de isqueiro, gasolina, querosene, destilados de petróleo, terebintina)	335
Ibuprofeno	335
Ferroadas de insetos (abelhas, vespas e zangões)	335
Inseticidas	336
Ferro	337
Chumbo	337
Imãs	338
Maconha	338
Cogumelos	338
Nitritos, nitratos, anilina, pentaclorofenol e dinitrofenol	339
Opioides e opiáceos	339
Antidiabéticos orais (sulfonilureias, metformina)	340
Antipsicóticos (típicos e atípicos)	340
Plantas	341
Drogas psicotrópicas	341
Salicilatos	341
Picada de escorpião	343
Inibidores da recaptação de serotonina	343
Mordedura de cobra	343
Sabonetes e detergentes	344
Mordedura de aranhas	345

Vitaminas	345
Varfarina e novos anticoagulantes	346

14. Medicina intensiva — 347

Amy C. Clevenger, MD, PhD; Angela S. Czaja, MD, PhD; Ryan J. Good, MD; Cameron F. Gunville, DO; Michele Loi, MD; Leslie A. Ridall, DO e Christopher Ruzas, MD

Introdução	347
Monitorização e tecnologia	347
Monitorização	347
Tecnologia	348
Cuidados respiratórios intensivos	351
Insuficiência Respiratória Aguda	351
Principais doenças respiratórias na UTI pediátrica	356
Síndrome da angústia respiratória aguda	356
Exacerbação grave da asma	359
Cuidados cardiovasculares críticos	362
Choque	362
Sepse	366
Cuidados neurológicos críticos	368
Traumatismo cranioencefálico	368
Encefalopatia hipóxico-isquêmica	371
Estado de mal epiléptico	372
Lesão renal aguda e terapia de substituição renal	373
Manejo de fluidos e suporte nutricional em crianças gravemente doentes	374
Sedação e analgesia na UTI pediátrica	377
Cuidados de fim da vida e morte na UTIP	380
Iniciativas para avanço da qualidade na UTIP	383

15. Pele — 384

Lori D. Prok, MD e Carla X. Torres-Zegarra, MD

Princípios gerais	384
Diagnóstico dos distúrbios da pele	384
Distúrbios da pele em recém-nascidos	384
Doenças transitórias em recém-nascidos	384
Marcas de nascença, nevos e melanoma	386
Nevos melanocíticos	387
Marcas de nascença vasculares	387
Marcas de nascença epidérmicas	389
Marcas de nascença derivadas do tecido conjuntivo (elastoma juvenil, colagenoma)	389
Distúrbios hereditários da pele	389
Doenças de pele comuns em lactentes, crianças e adolescentes	390
Acne	390
Infecções bacterianas da pele	392
Infecções fúngicas da pele	393
Infecções virais da pele	394
Lesões tumorais causadas por vírus	395
Infestações por insetos	396
Dermatite (eczema)	397
Tumores de pele comuns	400
Erupções papuloescamosas	401
Perda de cabelo (alopecia)	402
Outros eritemas	403
Distúrbios de pele diversos vistos na prática pediátrica	404
Tratamento	404

16. Olho — 405

Lauren Mehner, MD e Jennifer Lee Jung, MD

Introdução	405
Sinais e sintomas não específicos	405
Olho vermelho	405
Lacrimejamento	405
Secreção	405
Dor e sensação de corpo estranho	405
Fotofobia	405
Reflexo vermelho anormal	405
Erros de refração	406
Miopia	406
Hipermetropia	407
Astigmatismo	407
Exame oftalmológico	407
História	407
Acuidade visual	407
Teste do reflexo vermelho	408
Exame externo	408
Pupilas	409
Avaliação de alinhamento e motilidade	409
Exame oftalmoscópico	410
Trauma ocular	411
Prevenção de lesões oculares	411
Abrasão da córnea	411
Corpos estranhos oculares	411
Corpos estranhos intraoculares e lesões oculares perfurantes	412
Trauma contuso orbitário	413
Lacerações	414
Queimaduras	414
Hifema	415
Traumatismo craniano por abuso e trauma não acidental	416
Distúrbios das estruturas oculares	417
Doenças das pálpebras	417
Doença viral das pálpebras	419
Infecções diversas das pálpebras	420
Ptose palpebral	420
Síndrome de Horner	420
Tiques da pálpebra	421
Distúrbios do sistema nasolacrimal	421
Obstrução do duto nasolacrimal	421
Dacriocistocele congênita	422
Dacriocistite	423
Doenças da conjuntiva	424
Oftalmia neonatal	424

Conjuntivite bacteriana	425
Conjuntivite viral	426
Conjuntivite alérgica	426
Doenças mucocutâneas	428
Distúrbios da íris	428
Coloboma da íris	428
Aniridia	429
Albinismo	430
Condições variadas da íris	430
Glaucoma	430
Uveítes	431
Uveíte anterior/iridociclite/irite	431
Uveítes intermediárias	432
Uveíte posterior	432
Distúrbios da córnea	433
Córnea nebulosa	433
Ceratite viral	434
Úlcera de córnea	435
Distúrbios do cristalino	435
Catarata	435
Deslocamento do cristalino/ectopia lentis	436
Distúrbios da retina	436
Hemorragias retinianas no recém-nascido	436
Retinopatia da prematuridade	437
Retinoblastoma	438
Descolamento da retina	439
Retinopatia diabética	439
Doenças do nervo óptico	440
Neuropatia óptica	440
Hipoplasia do nervo óptico	440
Papiledema	441
Neurite óptica	442
Atrofia óptica	443
Doenças da órbita	443
Celulite pré-septal e orbital	443
Anomalias craniofaciais	444
Tumores orbitais	445
Nistagmo	445
Ambliopia	446
Estrabismo	447
Esotropia (olhos cruzados)	447
Exotropia	448
Diminuição inexplicável da visão em bebês e crianças	449
Distúrbios de aprendizagem e dislexia	450

17. Medicina bucal e odontologia   451

Roopa P. Gandhi, BDS, MSD; Chaitanya P. Puranik, BDS, MS, MDentSci, PhD; Anne Wilson, DDS, MS e Katherine L. Chin, DDS, MS

Saúde oral pediátrica	451
Conceito de domicílio odontológico	451
Fatores pré-natais, fatores perinatais e cuidados de saúde bucal infantil	451
Exame oral da criança	452
Posicionamento para o exame	452
Exame extraoral	452
Exame intraoral de tecidos moles	452
Freios	452
Variações dos tecidos moles	453
Tecido duro intraoral	454
Sistemas de numeração dos dentes	454
Variações dos tecidos duros	454
Sintomas de erupção	455
Patologias da erupção dentária	455
Cáries dentárias	456
Cárie na primeira infância	456
Doença periodontal	458
Emergências odontológicas	459
Dentes decíduos	459
Dentes permanentes	460
Fratura alveolar	460
Abscesso alveolar	461
Celulite facial	461
Populações especiais de pacientes	461
Considerações sobre tratamento odontológico	462
Encaminhamento ortodôntico	463

18. Ouvido, nariz, garganta   464

Patricia J. Yoon, MD; Melissa A. Scholes, MD e Brian W. Herrmann, MD

A orelha	464
Infecções da orelha	464
Trauma agudo na orelha média	473
Corpo estranho no canal auditivo e cerume impactado	474
Hematoma auricular	474
Malformações congênitas da orelha	474
Identificação e manejo da perda auditiva	474
Manejo da perda auditiva	476
Prevenção	477
Nariz e seios paranasais	477
Rinite viral aguda	477
Rinossinusite	479
Atresia de coanas	481
Rinite Recorrente	481
Epistaxe	481
Infecção nasal	482
Trauma nasal	482
Corpo estranho no nariz	482
Garganta e cavidade oral	483
Estomatite aguda	483
Faringite	484
Celulite ou abscesso peritonsilar	487
Abscesso retrofaríngeo	487
Angina de Ludwig	487
Adenite cervical aguda	487
Tonsilectomia e adenoidectomia	488

Adenoidectomia	489
Distúrbios dos lábios	489
Distúrbios da língua	490
Halitose	490
Distúrbios das glândulas salivares	490
Malformações congênitas orais	491

19. Trato respiratório e mediastino — 492

Emily M. DeBoer, MD; Paul Stillwell, MD; Paul Houin, MD e Jordana Hoppe, MD

Trato respiratório	492
Crescimento e desenvolvimento	492
Auxílio diagnóstico	492
Exame físico do trato respiratório	492
Testes de função pulmonar	493
Avaliação de oxigenação e ventilação	495
Diagnóstico de infecções do trato respiratório	495
Imagem do trato respiratório	495
Laringoscopia e broncoscopia	496
Terapia geral para doenças pulmonares pediátricas	497
Oxigenioterapia	497
Medicamentos inalados	497
Terapia de desobstrução das vias aéreas	498
Prevenção de riscos ambientais	498
Distúrbios de obstrução ao fluxo aéreo	498
Obstrução das vias aéreas superiores	499
Laringomalácia	499
Outras causas de obstrução congênita das vias aéreas superiores	500
Obstrução infecciosa das vias aéreas superiores	500
Imobilidade das pregas vocais	503
Obstrução laríngea induzida	503
Estenose subglótica	503
Obstrução congênita das vias aéreas intratorácicas	504
Traqueobroncomalácia	504
Anéis vasculares e *slings*	504
Cistos broncogênicos	505
Aspiração de corpo estranho e asfixia	506
Malformações congênitas do parênquima pulmonar	507
Agenesia e hipoplasia pulmonar	507
Sequestro pulmonar	507
Hiperinsuflação lobar congênita	508
Malformação congênita das vias aéreas pulmonares	509
Displasia broncopulmonar (também conhecida como doença pulmonar crônica neonatal)	510
Doenças pulmonares difusas	511
Síndrome da doença pulmonar intersticial infantil	511
Pneumonite de hipersensibilidade	513
Bronquiolite obliterante	514
Disfagia com pneumonite (ou pneumonia) aspirativa	515
Doenças da circulação pulmonar	516
Hemoptise	516
Embolia pulmonar	517
Edema pulmonar	518
Distúrbios pulmonares linfáticos	519
Linfangiectasia pulmonar congênita	519
Obstrução linfática adquirida	519
Infecções do trato respiratório inferior	519
Pneumonia viral e bronquiolite	519
Pneumonia por *mycoplasma*	521
Pneumonia bacteriana adquirida na comunidade	522
Derrame parapneumônico e empiema	523
Abscesso pulmonar	524
Pneumonia no paciente imunocomprometido	525
Distúrbios da depuração mucociliar	526
Fibrose cística	526
Discinesia ciliar primária	528
Bronquiectasias	529
Distúrbios da parede torácica	530
Escoliose	530
Pectus excavatum e pectus carinatum	531
Distúrbios neuromusculares e doença pulmonar	531
Distúrbios da pleura e da cavidade pleural	532
Hemotórax	532
Quilotórax	532
Pneumotórax e síndromes relacionadas de escape de ar	533
Mediastino	534
Massas mediastinais	534
Distúrbios respiratórios do sono	535
Ronco primário e apneia obstrutiva do sono	535
Respiração periódica e apneia central do sono	537
Eventos breves, inexplicados e resolvidos (anteriormente eventos aparentemente fatais)	537
Morte súbita inesperada do lactente e síndrome da morte súbita do lactente	539
Avaliação de qualidade e métricas de desfechos	540

20. Doenças cardiovasculares — 541

Pei-Ni Jone, MD; John S. Kim, MD; Dale Burkett, MD; Roni Jacobsen, MD e Johannes Von Alvensleben, MD

Introdução	541
Avaliação diagnóstica	541
História	541
Exame físico	541
Eletrocardiograma	544
Radiografia de tórax	546
Dextrocardia	547
Ecocardiograma	547
Ressonância magnética	548
Teste de estresse cardiopulmonar	548
Gasometria arterial e oximetria de pulso	549

Cateterismo cardíaco e angiografia	549
Angiografia	550
Cateterismo cardíaco intervencionista	550
Circulação perinatal e neonatal	551
Insuficiência cardíaca	551
Bases genéticas das cardiopatias congênitas	554
Cardiopatia congênita acianótica	554
Defeitos na septação	554
Ducto arterioso patente (persistente)	559
Lesões obstrutivas do coração direito	560
Lesões obstrutivas do coração esquerdo	563
Doenças da aorta	567
Anormalidades das artérias coronárias	568
Cardiopatia congênita cianótica	569
Tetralogia de Fallot	569
Atresia pulmonar com defeito do septo ventricular	571
Atresia pulmonar com septo ventricular intacto	571
Atresia tricúspide	572
Síndrome do coração esquerdo hipoplásico	573
Transposição das grandes artérias	575
Retorno venoso pulmonar anômalo total	576
Truncus arteriosus	578
Melhora da qualidade nas cardiopatias congênitas	579
Doença cardíaca adquirida	579
Febre reumática	579
Doença de Kawasaki	581
Endocardite infecciosa	583
Pericardite	584
Miocardiopatia	585
Miocardite	588
Cardiologia preventiva	589
Hipertensão	589
Aterosclerose e dislipidemias	590
Dor torácica	591
Aspectos gerais	591
Transplante cardíaco	592
Imunossupressão	592
Rejeição ao enxerto	592
Hipertensão pulmonar	593
Distúrbios de frequência e ritmo cardíacos	595
Distúrbios do nó sinusal	595
Batimentos prematuros	595
Taquicardia supraventricular	596
Taquicardia ventricular	600
Síndrome do QT longo	601
Morte súbita cardíaca	601
Distúrbios da condução atrioventricular	602
Síncope (desmaio)	603
Introdução	603
Avaliação diagnóstica	603
Síncope vasovagal/neurocardiogênica	604

21. Trato gastrintestinal 606

David Brumbaugh, MD; Glenn T. Furuta, MD; Edward J. Hoffenberg, MD; Gregory E. Kobak, MD; Robert E. Kramer, MD; Seth Septer, MD; Mary Shull, MD; Jason Soden, MD e Thomas Walker, MD

Distúrbios do esôfago	606
Refluxo gastresofágico e DRGE	606
Esofagite eosinofílica	608
Acalasia esofágica	609
Lesões cáusticas do esôfago	610
Corpo estranho no sistema digestivo	611
Distúrbios do estômago e duodeno	612
Hérnia de hiato e paraesofágica	612
Estenose pilórica	613
Úlcera gástrica e duodenal	614
Hérnia diafragmática congênita	615
Obstrução duodenal congênita	616
Distúrbios do intestino delgado	617
Atresia e estenose intestinais	617
Má rotação intestinal	617
Síndrome do intestino curto	618
Intussuscepção	619
Hérnia inguinal	620
Hérnia umbilical	621
Ducto onfalomesentérico patente	621
Divertículo de meckel	621
Apendicite aguda	622
Duplicações do trato gastrintestinal	622
Distúrbios do cólon	623
Megacólon aganglônico congênito (doença de Hirschsprung)	623
Constipação	624
Fissura anal	625
Anomalias anorretais congênitas	625
Infecção por *clostridium difficile* em crianças	626
Distúrbios da cavidade peritoneal	628
Peritonite	628
Ascite quilosa	628
Tumores e neoplasias gastrintestinais	628
Pólipos juvenis	628
Cânceres do esôfago, intestino delgado e cólon	629
Cistos mesentéricos	629
Hemangiomas e malformações vasculares intestinais	630
Principais sinais e sintomas gastrintestinais	631
Diarreia aguda	631
Diarreia crônica	632
Sangramento gastrintestinal	634
Vômitos	637
Dor abdominal	638
Abdome agudo	640
Síndromes disabsortivas	640
Doença inflamatória intestinal	644

22. Fígado e pâncreas — 648

Ronald J. Sokol, MD; Jacob A. Mark, MD; Cara L. Mack, MD; Amy G. Feldman, MD, MSCS e Shikha S. Sundaram, MD, MSCI

Doenças hepáticas	648
Icterícia neonatal colestática	648
Colestase intra-hepática	648
Colestase neonatal extra-hepática	657
Outras condições neonatais de hiperbilirrubinemia (não hemolíticas e não colestáticas)	659
Hepatite A	662
Hepatite B	664
Hepatite C	666
Hepatite D (agente delta)	667
Hepatite E	667
Outras hepatites virais	667
Insuficiência hepática aguda	668
Hepatite autoimune	669
Doença hepática gordurosa não alcoólica	671
Doença hepática por deficiência de α_1-antitripsina	672
Doença de Wilson (degeneração hepatolenticular)	673
Doença hepática induzida por fármacos	675
Cirrose	675
Hipertensão portal	677
Doenças das vias biliares	680
Abscesso hepático amebiano e piogênico	684
Tumores hepáticos	685
Transplante hepático	686
Doenças pancreáticas	687
Pancreatite aguda	687
Pancreatite crônica	689
Manifestações gastrintestinais e hepatobiliares da fibrose cística	690
Síndromes com insuficiência pancreática exócrina	690
Defeito isolado de enzima pancreática exócrina	690
Tumores pancreáticos	693
Referências	694

23. Distúrbios hidroeletrolíticos e ácido-base e terapia — 695

Melisha G. Hanna, MD, MS e Margret E. Bock, MD, MS

Regulação dos fluidos corporais, eletrólitos e tonicidade	695
Sede	695
Hormônio antidiurético	695
Aldosterona	696
Peptídeo natriurético atrial (ANP) e peptídeo natriurético cerebral (BNP)	696
Equilíbrio ácido-base	696
Manejo de fluidos e eletrólitos	697
Desidratação	698
Hiponatremia	700
Hipernatremia	701
Distúrbios do potássio	702
Desequilíbrios ácido-base	703
Acidose metabólica	703
Alcalose metabólica	704
Acidose respiratória	704
Alcalose respiratória	704

24. Rim e trato urinário — 705

Margret E. Bock, MD, MS; Eliza Blanchette, MD, MS e Melisha G. Hanna, MD, MS

Avaliação do rim e trato urinário	705
História clínica	705
Exame físico	705
Avaliação laboratorial da função renal	705
Avaliação laboratorial da função imunológica	708
Avaliação radiológica	709
Biópsia renal	709
Anomalias congênitas do trato urinário	709
Anomalias do parênquima renal	709
Anomalias do trato urinário distal	710
Hematúria e doença glomerular	711
Hematúria	711
Glomerulonefrites	711
Doença tubulointersticial	713
Nefrite intersticial aguda	713
Proteinúria e doença renal	713
Nefrose congênita e infantil	713
Síndrome nefrótica idiopática da infância	714
Glomeruroesclerose segmentar e focal	715
Nefropatia membranosa (glomerulonefrite membranosa)	715
Doenças dos vasos renais	716
Trombose da veia renal	716
Doença arterial renal	716
Síndrome hemolítico-urêmica	716
Insuficiência renal	717
Lesão renal aguda	717
Doença renal crônica	720
Hipertensão	722
Defeitos renais congênitos ou adquiridos	725
Distúrbios dos túbulos renais	725
Síndromes de Fanconi hereditária	726
Distúrbios tubulares genéticos	727
Diabetes insípido nefrogênico	727
Nefrolitíase	728
Infecções do trato urinário	729
Garantia de qualidade em nefrologia pediátrica	731

25. Distúrbios neurológicos e musculares — 732

Ricka Messer, MD, PhD; Teri L. Schreiner, MD, MPH; Elizabeth Troy, MD; Diana Walleigh, MD; Melissa Wright, MD, PhD e Michele L. Yang, MD

- Avaliação neurológica e neurodiagnóstico — 732
  - histórico e exame — 732
  - Avaliações diagnósticas — 732
  - Procedimentos neurorradiológicos pediátricos — 734
- Distúrbios que afetam o sistema nervoso em bebês e crianças — 737
  - Estados alterados de consciência (coma) — 737
  - Crises epilépticas e epilepsia — 739
  - Distúrbios do sono — 749
  - Cefaleia primária — 750
  - Hipertensão intracraniana (HIC) — 753
  - Acidente vascular cerebral isquêmico — 754
  - Tamanho anormal da cabeça — 757
  - Malformações congênitas do sistema nervoso — 760
  - Distúrbios neurocutâneos — 762
  - Leucodistrofias da primeira e segunda infância — 765
  - Paralisia cerebral — 765
- Transtornos do movimento — 768
  - Ataxias da infância — 768
  - Transtornos do movimento hipercinético — 770
  - Transtornos do movimento hipocinético — 773
- Infecções e distúrbios inflamatórios do sistema nervoso central — 773
  - Infecções do SNC — 774
  - Doenças inflamatórias não infecciosas do sistema nervoso central — 776
- Síndromes neuromusculares — 777
  - Síndromes que se apresentam com paralisia flácida aguda — 777
  - Distúrbios dos músculos que afetam a infância — 780
  - Miosite aguda benigna da infância — 786
  - Distúrbios da transmissão neuromuscular — 786
  - Lesões dos nervos cranianos e periféricos — 788
  - Distúrbios dos neurônios motores — 790
  - O bebê hipotônico — 791

26. Ortopedia — 794

Jason T. Rhodes, MD, MS; Alex Tagawa, BS; Wade Coomer, BS; Austin Skinner, BS; Scott Miller, BS e Sayan De, MD

- Introdução — 794
- Distúrbios de origem pré-natal — 794
  - Amputações congênitas e deficiências dos membros — 794
- Deformidades das extremidades — 795
- Problemas comuns dos pés — 795
  - Metatarso varo — 795
  - Pé torto (talus equinovarus) — 795
  - Talus calcaneovalgus — 796
  - Pé chato — 797
  - Pé cavo — 797
  - Joanete (hálux valgo) — 798
  - Joelho varo e joelho valgo — 798
  - Torção tibial e anteversão femoral (marcha com os pés virados para dentro) — 798
  - Displasia do desenvolvimento do quadril — 799
  - Epifisiólise proximal do fêmur — 801
- Problemas comuns da coluna — 803
  - Dor nas costas — 803
  - Torcicolo — 803
  - Escoliose — 803
  - Cifose — 804
- Síndromes com envolvimento musculoesquelético — 805
  - Artrogripose múltipla congênita (amioplasia congênita) — 806
  - Síndrome de Marfan — 806
  - Deformidade de Sprengel — 807
  - Osteogênese imperfeita — 808
  - Acondroplasia — 809
- Distúrbios neurológicos envolvendo o sistema musculoesquelético — 810
  - Aspectos ortopédicos da paralisia cerebral — 810
  - Aspectos ortopédicos da espinha bífida — 811
- Trauma — 812
  - Trauma de tecidos moles — 812
  - Contusões — 812
  - Miosite ossificante — 812
- Subluxações e luxações traumáticas — 813
  - Luxação acromioclavicular — 813
  - Subluxação da cabeça do rádio (pronação dolorosa) — 813
  - Luxação da patela — 814
- Fraturas — 814
  - Fraturas epifisárias — 814
  - Fraturas subperiosteais — 815
  - Fraturas em galho verde — 815
  - Fraturas supracondilianas do úmero — 816
  - Comentários gerais sobre outras fraturas em crianças — 816
- Infecções dos ossos e das articulações — 817
  - Osteomielite — 817
  - Artrite piogênica (séptica) — 818
  - Sinovite transitória do quadril (*versus* artrite séptica do quadril) — 819
  - Discite — 820
- Lesões vasculares e necrose avascular (osteocondroses) — 820
  - Necrose avascular da cabeça do fêmur (doença de Legg-Calvé-Perthes) — 820
- Neoplasias do sistema musculoesquelético — 821
  - Osteocondroma — 821
  - Osteoma osteoide — 822
  - Encondroma — 822
  - Condroblastoma — 823

Fibroma não ossificante	823
Osteossarcoma	823
Sarcoma de Ewing	824
Doenças diversas dos ossos e articulações	825
Displasia fibrosa	825
Cistos ósseos, cistos de Baker e gânglions	826
Cisto ósseo unicameral	826
Cisto ósseo aneurismático	826
Cisto de Baker	826
Gânglions	826
Iniciativas de garantia e de melhoria da qualidade em ortopedia	826

27. Medicina do esporte — 827

Aubrey Armento, MD, CAQSM; Karin VanBaak, MD, CAQSM; Stephanie W. Mayer, MD; Katherine S. Dahab, MD, FAAP, CAQSM e Armando Vidal, MD

Princípios básicos	827
Padrões de lesões pediátricas	827
Exercícios e condicionamento	827
Treinamento de força	828
Nutrição esportiva	828
Avaliação física pré-participação	828
Reabilitação de lesões esportivas	834
Problemas e lesões comuns em medicina esportiva	836
Doenças infecciosas	836
Lesões ósseas por estresse	836
Lesões de cabeça e pescoço	836
Lesões na coluna	839
Lesões no ombro	840
Lesões no cotovelo	842
Lesões de mão e punho	844
Lesões de quadril	845
Lesões no joelho	848
Lesões no pé e no tornozelo	851
Prevenção	853

28. Medicina física e de reabilitação — 854

Aaron J. Powell, MD; Pamela E. Wilson, MD e Gerald H. Clayton, PhD

Introdução	854
Lesão cerebral pediátrica	854
Lesão de medula espinal	859
Lesão do plexo braquial	861
Problemas comuns na reabilitação	862
Garantia de qualidade/melhora das iniciativas em medicina de reabilitação	864

29. Doenças reumáticas — 865

Jennifer B. Soep, MD

Artrite idiopática juvenil	865
Lúpus eritematoso sistêmico	868
Dermatomiosite	871
Vasculites	872
Fenômeno de Raynaud	873
Síndromes dolorosas não inflamatórias	873

30. Distúrbios hematológicos — 875

Rachelle Nuss, MD; Christopher McKinney, MD e Michael Wang, MD

Valores hematológicos normais	875
Falência da medula óssea	875
Anemia aplástica constitucional (anemia de Fanconi)	875
Anemia aplásica adquirida	877
Anemias	878
Abordagem à criança com anemia	878
Aplasia eritrocitária pura	880
Anemias nutricionais	881
Anemias de doença crônica	884
Anemias hemolíticas congênitas: defeitos de membrana eritrocitária	884
Anemias hemolíticas congênitas: hemoglobinopatias	886
Anemias hemolíticas congênitas: distúrbios do metabolismo eritrocitário	893
Anemia hemolítica adquirida	895
Policitemia e metemoglobinemia	897
Metemoglobinemia	897
Distúrbios dos leucócitos	898
Neutropenia	898
Neutrofilia	900
Distúrbios da função de neutrófilos	900
Linfocitose	903
Eosinofilia	903
Distúrbios da hemostasia	903
Anormalidades de número ou função plaquetária	904
Distúrbios hemorrágicos hereditários	909
Doença de Von Willebrand	913
Distúrbios hemorrágicos adquiridos	914
Anormalidades vasculares associadas a sangramento	916
Distúrbios trombóticos	917
Anormalidades esplênicas	920
Esplenomegalia e hiperesplenismo	920
Asplenia e esplenectomia	920
Medicina transfusional	921
Triagem de doadores e processamento de sangue: gerenciamento de riscos	921
Armazenamento e preservação do sangue e componentes do sangue	923
Testagem pré-transfusional	923
Prática transfusional	923
Referências	930

31. Doença neoplásica — 931

Amy K. Keating, MD; Jessica Knight-Perry, MD, MSc; Kelly Maloney, MD; Jean M. Mulcahy Levy, MD; Brian S. Greffe, MD; Anna R.K. Franklin, MD e Timothy Prince Garrington, MD

Introdução	931
Principais doenças neoplásicas pediátricas	931
Leucemia linfoblástica aguda	931
Leucemia mieloide aguda	934
Doenças mieloproliferativas	937
Tumores cerebrais	938
Linfomas e distúrbios linfoproliferativos	942
Neuroblastoma	947
Tumor de Wilms (nefroblastoma)	949
Tumores ósseos	951
Rabdomiossarcoma	953
Retinoblastoma	954
Tumores hepáticos	956
Histiocitose de células de Langerhans	957
Transplante de medula óssea e terapia celular	959
Considerações gerais	959
Complicações do TMO	959
Terapia celular	961
Efeitos tardios da terapia do câncer pediátrico	961
Complicações de crescimento	961
Complicações endócrinas	961
Complicações cardiopulmonares	962
Complicações renais	962
Complicações neuropsicológicas	963
Segunda malignidade	963

32. Controle da dor e cuidados pediátricos paliativos e ao fim da vida — 964

Brian S. Greffe, MD; Sheryl J. Kent, PhD; Nancy A. King, MSN, RN, CPNP e Jeffrey L. Galinkin, MD, FAAP

Introdução	964
Avaliação da dor	964
Populações especiais	964
Dor aguda	965
Manejo da dor crônica	966
Cuidados pediátricos paliativos e ao fim da vida	969
Introdução	969
Crianças que podem se beneficiar de intervenções de cuidados paliativos	970
Manejo da dor em cuidados paliativos pediátricos	970
Componentes de qualidade de vida e manejo de sintomas em cuidados paliativos pediátricos	970
Medicina complementar e alternativa	971
Aspectos psicossociais dos cuidados paliativos pediátricos	972
Conceito infantil de morte	972
Suporte cultural e espiritual	972
Retirada do suporte de vida médico	973
Planejamento antecipado de cuidados	974
Referências	975

33. Imunodeficiência — 976

Jordan K. Abbott, MD, MA; Cullen M. Dutmer, MD e Pia J. Hauk, MD

Introdução	976
Avaliação das imunodeficiências: considerações principais	976
Imunodeficiência combinada grave	980
Classificação SCID	981
Síndrome de Omenn	982
Outras imunodeficiências combinadas	983
Síndromes de deficiência de anticorpos	985
Classificação da deficiência de anticorpos	987
Desenvolvimento defeituoso de células B	987
Defeitos de fagócitos	988
Neutropenia	989
Doença granulomatosa crônica	989
Defeitos de adesão leucocitária tipos I e II	989
Deficiências do sistema imune inato	990
Doenças de imunodeficiência que se apresentam com autoimunidade	991
Doenças de imunodeficiência sobreposta à alergia	992

34. Doenças endocrinológicas — 995

Sarah Bartz, MD; Christine M. Chan, MD; Melanie Cree-Green, MD, PhD; Shanlee Davis, MD, PhD e Stephanie Hsu, MD, PhD

Conceitos gerais	995
Tipos de hormônios	995
Controle da secreção hormonal por retroalimentação	995
Distúrbios do crescimento	996
Altura-alvo e maturação esquelética	997
Baixa estatura	997
Alta estatura	1003
Distúrbios da hipófise posterior	1004
Fisiologia da arginina-vasopressina (hormônio antidiurético)	1004
Diabetes insípido central	1004
Glândula tireoide	1005
Desenvolvimento fetal da tireoide	1005
Fisiologia	1005
Hipotireoidismo (congênito e adquirido)	1005
Tireoidite	1007
Hipertireoidismo	1008
Câncer de tireoide	1009
Distúrbios do metabolismo do cálcio e do fósforo	1010
Distúrbios hipocalcêmicos	1010

Pseudo-hipoparatireoidismo (resistência à ação do paratormônio)	1014
Estados hipercalcêmicos	1014
Hipercalcemia hipocalciúrica familiar (hipercalcemia benigna familiar)	1015
Hipervitaminose D	1015
Síndrome de Williams	1015
Hipercalcemia por Imobilização	1015
Hipofosfatasia	1016
Gônadas (ovários e testículos)	1016
Desenvolvimento	1016
Distúrbios do desenvolvimento sexual	1016
Anormalidades do desenvolvimento puberal feminino e da função ovariana	1019
Puberdade precoce em meninas	1019
Variantes benignas da puberdade precoce	1020
Puberdade tardia	1020
Amenorreia secundária	1021
Síndrome dos ovários policísticos	1021
Anormalidades do desenvolvimento puberal masculino e da função testicular	1022
Puberdade precoce em meninos	1022
Puberdade tardia	1023
Criptorquidismo	1024
Ginecomastia	1024
Córtex adrenal	1025
Insuficiência adrenocortical	1025
Hiperplasia suprarrenal congênita	1026
Hiperfunção adrenocortical	1028
Hiperaldosteronismo primário	1029
Uso de glicocorticoides e de hormônio adrenocorticotrófico no tratamento de doenças não endócrinas	1030
Feocromocitoma da medula adrenal	1030

35. Diabetes melito — 1032

Brigitte I. Frohnert, MD, PhD; H. Peter Chase, MD e Marian Rewers, MD, PhD

Avaliação de qualidade e métricas de resultados	1041
Doenças autoimunes associadas ao diabetes tipo 1	1046
Condições associadas ao diabetes tipo 2	1046

36. Erros inatos do metabolismo — 1047

Janet A. Thomas, MD; Johan L.K. Van Hove, MD, PhD, MBA; Austin A. Larson, MD e Peter R. Backer II, MD

Introdução	1047
Diagnóstico	1047
Suspeitando de erros inatos	1047
Exames laboratoriais	1048
Manejo de emergências metabólicas	1049
Triagem neonatal	1050
Doenças do metabolismo dos carboidratos	1051
Doenças do depósito de glicogênio	1051
Galactosemia	1052
Intolerância hereditária à frutose	1053
Doenças do metabolismo energético	1053
Doenças do metabolismo dos aminoácidos	1056
Distúrbios do ciclo da ureia	1056
Fenilcetonúria e as hiperfenilalaninemias	1057
Tirosinemia hereditária	1058
Doença do xarope de bordo (cetoacidúria de cadeia ramificada)	1059
Homocistinúria	1060
Hiperglicinemia não-cetótica	1060
Acidemias orgânicas	1061
Acidemia propriônica e metilmalônica (hiperglicemias cetóticas)	1061
Deficiência de carboxilase	1063
Acidemia glutárica tipo 1	1063
Distúrbios da oxidação dos ácidos graxos e carnitina	1064
Distúrbios da oxidação dos ácidos graxos	1064
Carnitina	1065
Distúrbios do metabolismo da purina	1065
Doenças lisossômicas	1066
Doenças peroxissômicas	1069
Doenças congênitas da glicosilação	1069
Síndrome Smith-Lemli-Opitz e doenças da síntese do colesterol	1070
Distúrbios específicos do metabolismo cerebral: neurotransmissores, síntese de aminoácidos e transporte de glicose	1071
Distúrbios da síntese da creatina	1072
Iniciativas de qualificação no campo das doenças metabólicas	1072

37. Genética e dismorfologia — 1074

Naomi J. L. Meeks, MD; Aaina Kochhar, MD; Jessica Duis, MD e Margarita Saenz, MD

Fundamentos do diagnóstico genético	1074
Citogenética	1074
Genética molecular	1077
Princípios das doenças humanas hereditárias	1080
Herança mendeliana	1080
Herança multifatorial	1082
Herança não mendeliana	1083
Regulação epigenética	1083
Imprinting	1084
Antecipação genética	1084
Herança mitocondrial	1085
História familiar e genealogia	1085
Dismorfologia & embriologia humana	1085
Mecanismos	1085
Dismorfologia clínica	1086

Distúrbios cromossômicos: número anormal 1087
　Trissomias 1087
　Anormalidades do cromossomo sexual 1088
Anormalidades cromossômicas: estrutura anormal 1089
Distúrbios de deleção cromossômica 1090
Distúrbios genéticos contíguos 1090
Distúrbios mendelianos 1091
　Distúrbios autossômicos dominantes 1091
　Distúrbios autossômicos recessivos 1093
　Distúrbios ligados ao X 1095
Distúrbios não mendelianos 1095
　Distúrbios de impressão 1095
　Distúrbios associados a antecipação 1096
Distúrbios de herança multifatorial 1097
　Fenda labial e fenda palatina 1097
　Defeitos do tubo neural 1098
Distúrbios reconhecidos comuns com causas variáveis ou desconhecidas 1099
Avaliação genética da criança com deficiências de desenvolvimento 1101
　História clínica: pontos chave 1101
Genética perinatal 1102
　Teratógenos 1102
　Reprodução assistida 1103
　Diagnóstico pré-natal 1103

38. Doenças alérgicas 1105

Ronina A. Covar, MD; David M. Fleischer, MD; Christine Cho, MD e Mark Boguniewicz, MD

Introdução 1105
　Asma 1105
　Rinoconjuntivite alérgica 1126
　Dermatite atópica 1132
　Urticária e angioedema 1137
　Anafilaxia 1139
　Reações adversas a fármacos e agentes biológicos 1141
　Alergia alimentar 1144
　Alergia a insetos 1146

39. Terapia antimicrobiana 1148

Andrew S. Haynes, MD; Christine E. MacBrayne, PharmD, MSCS; Jason Child, PharmD e Sarah K. Parker, MD

Princípios da terapia antimicrobiana 1148
　Conceitos para uso judicioso de antimicrobianos 1148
　Testes de suscetibilidade e propriedades de dosagem de fármacos 1150
　Conceitos farmacodinâmicos 1151
　Uso de agentes antimicrobianos para prevenir a doença 1152
　Escolha de agentes antimicrobianos 1152

Agentes antimicrobianos específicos 1163
　Antibióticos β-lactâmicos 1163
　β-lactâmicos: penicilinas 1163
　β-lactâmicos: cefalosporinas 1169
　β-lactâmicos: monobactâmicos 1170
　β-lactam: carbapenêmicos 1170
　Agentes glicopeptídeos 1170
　Daptomicina 1171
　Sulfametoxazol-trimetoprima 1171
　Metronidazol 1171
　Macrolídeos 1171
　Lincosamidas 1172
　Oxazolidinonas 1172
　Tetraciclinas 1172
　Aminoglicosídeos 1173
　Rifamicinas 1173
　Fluoroquinolonas 1174
　Outros antibióticos 1174
　Antifúngicos 1174
　Antivirais 1175

40. Infecções virais e rickettsiais 1176

Daniel Olson, MD e Edwin J. Asturias, MD

Infecções virais 1176
Infecções respiratórias 1176
　Vírus que causam resfriado comum 1176
　Adenovírus 1183
　Influenza 1184
　Parainfluenza 1185
　Vírus sincicial respiratório (VSR) 1186
　Metapneumovírus humano (hMPV) 1187
　Coronavírus humanos (HCoVs) 1188
　Infecções por enterovírus e parechovírus 1189
　Doença febril aguda 1190
　Doenças respiratórias 1190
　Rashes cutâneos (incluindo a doença mão-pé-boca) 1190
Doenças do sistema nervoso central 1191
　Poliomielite, mielite flácida aguda e paralisia flácida aguda 1191
　Meningite viral não pólio 1192
Infecções por herpes-vírus 1193
　Infecções por herpes simplex 1193
　Varicela e herpes-zóster 1197
　Herpes-vírus humano 6 (HHV-6, *roseola infantum*) 1199
　Citomegalovírus (CMV) 1200
　Infecção *in utero* por citomegalovírus 1200
　Infecção perinatal por citomegalovírus 1201
　Infecção por citomegalovírus adquirida na infância e adolescência 1202

Infecção por citomegalovírus em crianças imunocomprometidas	1202
Vírus Epstein-Barr (EBV)	1203
Infecções virais propagadas por insetos vetores	1205
Encefalite	1205
Dengue	1209
Chikungunya	1210
Zika	1211
Febre do carrapato do colorado	1212
Outras infecções virais importantes na infância	1213
Eritema infeccioso	1213
Sarampo	1214
Rubéola	1216
Infecções por outros vírus	1217
Síndrome cardiopulmonar por hantavirus	1217
Caxumba	1218
Raiva	1219
Riquetsioses e febre Q	1220
Erliquiose e anaplasmose humana	1220
Febre maculosa das montanhas rochosas	1221
Tifo endêmico (Tifo murino)	1222
Febre Q	1223

41. Infecção pelo vírus da imunodeficiência humana — 1224

Christiana Smith, MD, MSc e Elizabeth J. McFarland, MD

Patogênese e epidemiologia	1224
Patogênese e transmissão	1224
Prevenção	1227
Diagnóstico laboratorial de HIV	1228
Manejo de crianças expostas ao HIV no período perinatal	1229
Infecção aguda por HIV em adolescentes	1231
Doença progressiva por HIV	1231
Tratamento	1233
Terapia antirretroviral	1233
Outras considerações do tratamento	1234
Garantia de qualidade e métricas de resultado	1236

42. Infecções bacterianas e de espiroquetas — 1237

James Gaensbauer, MD, MScPH e Yosuke Nomura, MD

Infecções bacterianas	1237
Infecções por estreptococos do grupo A	1237
Infecções por estreptococos do grupo B	1241
Outras infecções estreptocócicas e enterocócicas	1245
Infecções pneumocócicas	1246
Infecções estafilocócicas	1249
Infecções meningocócicas	1253
Infecções gonocócicas	1255
Botulismo	1258
Tétano	1260
Gangrena gasosa	1262
Difteria	1263
Infecções por enterobacteriaceae	1264
Infecções por *Pseudomonas*	1266
Gastrenterite por *Salmonella*	1268
Febre tifoide e febre paratifoide	1270
Shigelose (disenteria bacteriana)	1271
Cólera	1272
Infecção por *Campylobacter*	1274
Tularemia	1275
Peste	1276
Infecções invasivas por *Haemophilus influenzae*	1277
Bordetella pertussis (Coqueluche)	1280
Listeriose	1282
Tuberculose	1283
Infecções por micobactérias não-tuberculosas	1286
Infecção por *Legionella*	1288
Infecções por *Chlamydophila* e *Chlamydia* (psitacose, *C. pneumoniae* e *C. trachomatis*)	1289
Doença da arranhadura do gato	1291
Infecções por espiroquetas	1292
Sífilis	1292
Febre recorrente	1295
Leptospirose	1297
Doença de Lyme	1298

43. Infecções parasitárias e micóticas — 1301

James Gaensbauer, MD, MScPH

Infecções parasitárias	1301
Seleção de pacientes para avaliação	1301
Processamento de espécimes	1301
Eosinofilia e infecções parasitárias	1301
Protozooses	1302
Infecções sistêmicas	1302
Infecções gastrointestinais	1309
Tricomoníase	1314
Infecções por metazoários	1314
Infecções nematoides	1314
Infecções por cestoides (vermes)	1320
Infecção por trematódeos	1323
Infecções micóticas	1325
Blastomicose	1326
Candidíase	1327
Coccidioidomicose	1330
Criptococose	1332
Histoplasmose	1333
Esporotricose	1335
Pneumocystis e outras infecções fúngicas oportunistas	1335
Infecção por *pneumocystis jiroveci*	1337

44. Infecções sexualmente transmissíveis — 1340

Christiana Smith, MD, MSc; Daniel H. Reirden, MD e Ann-Christine Nyquist, MD, MSPH

Introdução	1340
A sexualidade na adolescência	1340
Fatores de risco	1341
Prevenção de infecções sexualmente transmissíveis	1341
Triagem para infecções sexualmente transmissíveis	1341
Infecções bacterianas sexualmente transmissíveis mais comuns	1343
Infecção por *Chlamydia trachomatis*	1343
Infecção por *Neisseria gonorrhoeae*	1348
Apresentações sindrômicas de infecções sexualmente transmissíveis	1349
Cervicite	1350
Doença inflamatória pélvica	1350
Uretrite	1352
Epididimite	1353
Proctite, proctocolite e enterite	1353
Corrimento vaginal	1354
Vaginose bacteriana	1354
Tricomoníase	1354
Candidíase vulvovaginal	1355
Úlceras genitais	1355
Infecção pelo vírus herpes simples (ver também Capítulo 40)	1356
Sífilis	1357
Cancro mole	1359
Linfogranuloma venéreo	1359
Granuloma inguinal	1360
Verrugas genitais e papilomavírus humano	1360
Outras infecções virais	1361
Hepatite	1361
Vírus da Imunodeficiência Humana	1361
Profilaxia de pós exposição sexual ao HIV	1362
Profilaxia pré-exposição ao HIV	1363
Infecções ectoparasitárias	1363
Pediculose pubiana	1363
Escabiose	1363
Referências	1364

45. Medicina de viagem — 1365

Suchitra Rao, MBBS, MSCS

Introdução	1365
Preparando crianças e bebês para a viagem	1365
Vacinação – vacinas de rotina da infância modificadas para viagem	1367
Vacinações específicas para viagem	1369
Diarreia do viajante	1371
Profilaxia e prevenção da malária	1373
Outros tópicos relacionados a viagens	1376
HIV e infecções sexualmente transmissíveis	1376
Febre no indivíduo que retorna de viagem	1376
Pontos-chave/resumo	1377
Referências	1380

46. Intervalos de referência em bioquímica e hematologia — 1381

Melkon G. DomBourian, MD; Kyle Annen, DO; Aimee LeDoux, MT (ASCP) e Alice Campbell, MT (ASCP)

Introdução	1381
Desafios na determinação e interpretação dos intervalos de referência pediátrica	1381
Diretrizes para uso de dados em um estudo de intervalo de referência	1381
Cálculo estatístico de intervalos de referência	1382
Por que os intervalos de referência variam	1383
Sensibilidade, especificidade e valores preditivos	1383
Intervalos de referência pediátricos	1384

Índice — 1397

Melhorando a qualidade e a segurança do cuidado

Daniel Hyman, MD
Lalit Bajaj, MD, MPH
Ann-Christine Nyquist, MD, MSPH

▼ INTRODUÇÃO

O famoso ditado de Hipócrates *primum non nocere* (antes de tudo, não causar danos), de 2.500 anos atrás, pode ser a primeira reflexão sobre a importância da segurança do paciente, mas foi o relatório referência do Institute of Medicine (IOM, Instituto de Medicina) de 1999 intitulado *To Err is Human* (*Errar é humano*) que realmente catalisou o foco atual de eliminar danos evitáveis nos cuidados de saúde. Seu dado estatístico mais citado de que 44 mil a 98 mil americanos morrem todo ano por erro médico, foi baseado em estudos sobre mortalidade hospitalar no Colorado (Utah) e em Nova Iorque e extrapolado para uma estimativa anual para o país. O IOM publicou um segundo relatório, *Crossing the Quality Chasm* (*Cruzando o abismo da qualidade*), no qual consta que "A assistência médica hoje em dia causa danos com muita frequência e rotineiramente falha em conceder seus benefícios potenciais.... Entre o cuidado de saúde que nós temos e o que nós poderíamos ter não existe somente uma lacuna, mas um abismo." Esses dois relatórios serviram como elementos centrais para um movimento de reivindicação que engajou partes interessadas advindas de todo o *continuum* do sistema de saúde e que modificou a maneira como pensamos sobre a qualidade e a segurança do cuidado que fornecemos e recebemos.

Em 1966, Avedis Donabedian escreveu uma revisão da literatura, na época escassa, sobre os métodos de avaliar a qualidade do cuidado em saúde. Ele mencionou que "é provável que nunca haja um critério único completo para medirmos a qualidade do cuidado em saúde". Isso foi reconhecido pelo IOM na publicação do relatório de referência *Cruzando o abismo da qualidade*, que propôs uma definição elegante para a palavra "qualidade" quando aplicada aos cuidados em saúde. Eles definiram seis domínios da qualidade do cuidado em saúde: (1) *seguro*: livre de danos evitáveis; (2) *efetivo*: desfechos clínicos ótimos, ou seja, fazer o que devemos fazer e não fazer o que não devemos fazer, de acordo com a evidência; (3) *eficiente*: sem desperdício de recursos, sejam eles humanos, financeiros ou de suprimentos/equipamentos; (4) *oportuno*: sem atrasos desnecessários; (5) *centrado no paciente/família*: de acordo com os desejos e valores dos pacientes e seus familiares; e (6) *equitativo*: eliminando disparidades nos desfechos entre pacientes de diferentes raças, gêneros e níveis socioeconômicos.

Nos anos seguintes à publicação destes dois relatórios seminais, muitas pessoas preocupadas com a efetividade, segurança e custo dos cuidados em saúde nos Estados Unidos, e também ao redor do mundo, têm acelerado o seu envolvimento individual e coletivo na avaliação e melhoria do cuidado. Nos Estados Unidos, numerosas agências governamentais, grandes grupos empregadores, seguradoras de planos de saúde, pacientes/clientes, profissionais de saúde e sistemas de serviços de saúde estão entre os principais componentes-chave demandando e trabalhando para um cuidado em saúde melhor e mais seguro por um custo menor. Esforços similares estão ocorrendo internacionalmente. De fato, o conceito de Triple Aim (objetivo triplo) tem sido amplamente aceito como um estruturador organizacional por considerar os objetivos amplos nacionais de melhoria dos cuidados em saúde.

Committee on Quality Health Care in America, Institute of Medicine: *Crossing the Quality Chasm: A New Health System for the 21st Century*. Washington, DC: National Academy Press; 2001.
Donabedian A: Evaluating the quality of medical care. Milbank Q 2005;83(4):691–729 [PMID: 16279964].
Kohn L, Corrigan JM: *To Err Is Human: Building a Safer Health System*. Washington, DC: National Academy Press; 2000.

CONTEXTO ATUAL

A transformação do setor de cuidados em saúde tem sido dirigida por pelo menos quatro fatores convergentes: (1) reconhecimento de sérias lacunas na segurança e qualidade do cuidado que oferecemos (e recebemos), (2) aumento insustentável da porcentagem dos custos com saúde na economia nacional, (3) envelhecimento da população, e (4) aumento do papel da tecnologia da informação do cuidado em saúde como uma ferramenta em potencial para melhorar o cuidado. Esses fatores estão impactando tanto organizações quanto profissionais de saúde individuais de várias maneiras que podem ser conectadas às expectativas em relação à transparência dos resultados e à crescente responsabilização pelos mesmos. Como retratado na **Figura 1-1**, o Quadruple Aim (objetivo quádruplo) (que expande o conceito original de Triple Aim) inclui os objetivos simultâneos de proporcionar cuidados

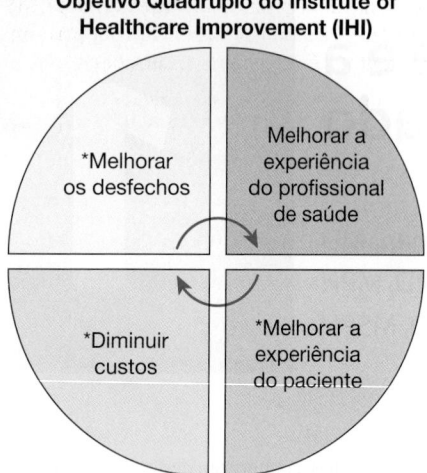

▲ **Figura 1-1** Objetivo quádruplo (*Quadruple Aim*).

melhores (desfechos e experiência) para os pacientes e seus familiares, melhorar o estado de saúde da população, reduzir os custos dos cuidados de saúde e melhorar a experiência dos trabalhadores da saúde. Profissionais e estudantes (e profissionais de saúde em geral) devem se adaptar a um novo conjunto de prioridades direcionadas a novos objetivos de ampliar nosso foco histórico na relação médico-paciente e na autonomia na tomada de decisão médica. Esses novos imperativos são práticas baseadas em evidências que melhoram a segurança e reduzem gastos desnecessários. Há também um crescente reconhecimento de que precisamos continuamente avaliar a resiliência e o bem-estar dos nossos trabalhadores da saúde se queremos atingir nossos objetivos centrados no paciente. Os profissionais precisam estar seguros, tanto física como psicologicamente, e programas para abordar esses conceitos devem ser um foco dos sistemas de saúde em todo o país. Finalmente, depois da disseminação dos protestos contra o racismo e em defesa de justiça social nos Estados Unidos e globalmente durante 2020, há um crescente reconhecimento da necessidade de avaliar de maneira generalizada os cuidados em saúde e suas disparidades e inequidades. Conforme os líderes dos serviços de saúde e as comunidades assumem a responsabilidade de avaliar essas lacunas no cuidado, esperamos ver esforços de longa data, mas modestos e de impacto limitado, na direção do domínio da equidade se disseminar e se fortalecer. Para esse trabalho, serão necessários esforços não somente dentro do sistema de saúde, mas principalmente nas interfaces entre sistemas de saúde, escolas, comunidade, pagadores e governo.

O impacto do movimento de melhoria da qualidade dos cuidados de saúde está influenciando cada vez mais a prática clínica e a fornecimento do cuidado pediátrico. Esse capítulo provê um sumário de alguns dos elementos centrais da melhora da qualidade e da segurança dos cuidados em saúde e oferece recursos para o leitor obter informações adicionais e entendimento sobre esses tópicos.

Para entender as influências externas que impulsionam muitas dessas mudanças, há ao menos seis organizações nos EUA centrais para as mudanças em curso:

1. Center for Medicare and Medicaid Services (CMS, Centro de Serviços do Medicare e Medicaid [Department of Health and Human Services, Departamento de Serviços de Saúde e Humanos]) – www.cms.gov
   O CMS supervisiona programas de saúde financiados pelo governo federal dos Estados Unidos, incluindo o Medicare, Medicaid e outros programas relacionados. O CMS provê, juntamente com a Veterans Affairs Divisions (Divisão de Assuntos dos Veteranos), um financiamento correspondente a aproximadamente 1,2 trilhões do total dos 3,8 trilhões de dólares gastos em saúde nos Estados Unidos em 2018 (https://www.taxpolicycenter.org/briefing-book/how-much-does-federal-government-spend-health-care). O CMS atualmente tem mecanismos de pagamento que restringem o pagamento de custos de complicações evitáveis associadas ao cuidado e dá incentivos aos profissionais para atingir melhores desfechos para seus pacientes, principalmente na população atendida pelo seu programa Medicare. A agência também tem possibilitado e defendido maior transparência de resultados e disponibiliza no seu *site* indicadores comparativos de performance na sua população do Medicare. O CMS está também utilizando cada vez mais seus padrões, de acordo com os quais hospitais e instituições de saúde são licenciados para prover cuidados de saúde, como ferramentas para assegurar maior conformidade com essas regulações. A organização instituiu o Hospital-Acquired Condition (HAC) Reduction program (programa de Redução de Condições Adquiridas em Hospitais) (https://www.cms.gov/medicare/medicare-fee-for-service-payment/acuteinpatientpps/HAC-reduction-program.html) que foca em uma gama de condições, com reduções de pagamento no Medicare dependendo das taxas de ocorrência. O CMS pode gerar dados nacionais comparativos somente para a população Medicare porque, diferentemente do Medicaid, ele é um programa federal único com uma base única de financiamento. Como o programa Medicaid funciona como acordos de cooperação entre os 51 estados e o governo federal, a experiência do paciente e os custos são capturados em 51 bancos de dados estaduais diferentes. Entretanto, os programas estaduais Medicaid têm aumentado para criar incentivos para os hospitais que cuidam de uma quantidade desproporcional de pacientes Medicaid, tais como os programas de Incentivo à Reforma do Sistema de Entrega do Cuidado (Delivery System Reform Incentive). O CMS também tem alavancado legislações para publicação de indicadores Medicaid que possam ser aplicados à população pediátrica, primariamente no cenário ambulatorial.

2. National Quality Forum (NQF, Fórum Nacional de Qualidade) – www.qualityforum.org
   O NQF é uma organização privada e sem fins lucrativos cujos membros incluem grupos de defesa do consumidor, profissionais da saúde, organizações credenciadoras, empregadores e outros aquisitores de cuidados, bem como organizações de pesquisa. Sua missão é "conduzir melhorias mensuráveis em saúde" de forma que "todas as pessoas experienciem cuidados

MELHORANDO A QUALIDADE E A SEGURANÇA DO CUIDADO

valiosos e desfechos ótimos". O NQF promove melhoria na qualidade do sistema de saúde dos EUA principalmente através da definição de prioridades para a melhoria, da aprovação consensual de padrões e métricas de relatórios de desempenho, e de esforços educacionais. Por exemplo, o NQF endorsou uma lista de 29 "eventos graves reportáveis" em cuidados de saúde que inclui eventos relacionados a procedimentos cirúrgicos ou invasivos, falhas em produtos ou dispositivos, proteção do paciente, manejo do cuidado, questões ambientais, eventos radiológicos e eventos potencialmente criminosos (https://www.qualityforum.org/Topics/SREs/List_of_SREs.aspx). Essa lista e a lista do CMS de condições adquiridas em hospitais estão tanto sendo utilizadas por seguradoras para reduzir o pagamento a hospitais/provedores, quanto para requerer relatórios para agências estaduais para revisão pública. Em 2012, o NQF divulgou um conjunto de 44 indicadores de qualidade do cuidado em pediatria que representava, de forma ampla, serviços ambulatoriais de prevenção e manejo de condições crônicas e indicadores populacionais aplicáveis a planos de saúde, como taxas de imunização e frequência de visitas de puericultura.

3. Leapfrog – www.leapfroggroup.org
O Leapfrog é um grupo de grandes empregadores que buscam utilizar o poder aquisitivo para influenciar a comunidade de saúde a atingir grandes "saltos" em segurança do paciente e qualidade do cuidado. Ele promove transparência e publica relatórios de quão bem hospitais individuais atingem os padrões recomendados, incluindo sistemas de prescrição médica computadorizada, modelos de dimensionamento de equipe em unidades de terapia intensiva (UTIs) e taxas de infecções associadas a cuidados de saúde (IACS). Há algumas evidências de que atingir esses padrões está associado à melhor qualidade hospitalar e/ou desfechos de mortalidade. Em 2020, nove hospitais pediátricos faziam parte desse grupo.

4. Agency for Healthcare Research and Quality (AHRQ, Agência de Pesquisa e Qualidade em Saúde) – www.ahrg.gov
A AHRQ é atualmente uma das 12 agências dentro do Departamento de Serviços Humanos e de Saúde dos Estados Unidos. Sua missão primária é produzir evidências para tornar o sistema de saúde mais seguro e prover suporte às iniciativas de pesquisa dos serviços em saúde que buscam melhorar a qualidade do cuidado nos Estados Unidos. As competências essenciais da AHRQ incluem Pesquisa em Sistemas de Saúde, Melhoria das Práticas, e Dados e Análises. Suas atividades se estendem muito além do suporte à pesquisa e atualmente incluem o desenvolvimento de indicadores de qualidade do cuidado e de segurança do paciente, relatórios sobre disparidades na performance, indicadores de cultura de segurança do paciente nas organizações e promoção de ferramentas para melhorar o cuidado. A colaboração entre agências federais americanas é melhor descrita como a AHRQ financiando pesquisa e criando ferramentas para intervenções em segurança do paciente, o Centers for Disease Control and Prevention (CDC, Centro de Controle e Prevenção de Doenças) pesquisando as melhores práticas e transmitindo-as na forma de diretrizes clínicas e sistemas de rastreio (ou seja, National Healthcare Safety Network [NHSN, Rede Nacional de Segurança do Paciente]), e o CMS utilizando seu poder regulatório de pagamento por performance para prover incentivos financeiros e penalidades.

5. Conselhos de sociedades de especialidades
Os conselhos de sociedades de especialidades, como o American Board of Pediatrics (ABP, Conselho Americano de Pediatria), juntamente com outras organizações de certificação de especialidades, responderam ao apelo por maior responsabilização perante os consumidores aprimorando seus programas de manutenção de certificação (MOC, de *maintenance of certification*). Todos os recém-formados, e uma proporção crescente de profissionais em atividade, estão agora sujeitos aos requisitos do programa MOC, incluindo a participação em atividades de melhoria da qualidade na prática clínica do formado. A missão do Conselho é garantir ao público que os detentores de certificados foram treinados de acordo com seus padrões e atendem aos requisitos de avaliação contínua em seis áreas de competências centrais: cuidado ao paciente, conhecimento médico, aprendizado e melhoria baseados na prática, habilidades interpessoais e de comunicação, profissionalismo e prática baseada em sistemas. Essas mesmas competências são exigidas dos residentes em programas de treinamento certificados pelo Accreditation Council on Graduate Medical Education (ACGME, Conselho de Acreditação de Educação Médica na Graduação). Os profissionais precisam não apenas estar familiarizados com os princípios de melhoria da qualidade e segurança do paciente, mas também devem demonstrar a implementação de esforços de melhoria da qualidade em seus contextos de prática. O American Board of Medical Specialties (ABMS, Conselho Americano de Especialidades Médicas) está abordando preocupações significativas com relação ao programa MOC e, em maio de 2021, solicitou comentários sobre suas novas diretrizes propostas para os conselhos membros certificarem seus médicos. A estrutura geral que exige profissionalismo, aprendizado ao longo da vida e melhoria contínua no atendimento é mantida nas novas diretrizes propostas pelo ABMS, apesar das prováveis mudanças na estrutura existente nos próximos anos.

A American Academy of Pediatrics (AAP, Academia Americana de Pediatria) tem seus próprios programas para apoiar os pediatras em sua busca de certificação contínua e, mais importante, melhoria contínua na prática. Um exemplo seria a Quality Improvement Innovation Network (QuINN, Rede de Inovação na Melhoria da Qualidade), projetada para "melhorar o cuidado para crianças e suas famílias em contexto ambulatorial". Informações sobre certificações do conselho podem ser encontradas em https://www.abp.org/content/maintenance-certification-moc, e informações sobre a QuINN podem ser encontradas em https://www.aap.org/en-us/professional-resources/quality-improvement/Pages/Quality-Improvement-Innovation-Network.aspx.

6. The Joint Commission (TJC) – www.jointcommission.org
A TJC (Comissão Conjunta) é uma agência privada sem fins lucrativos licenciada para credenciar organizações prestadoras de serviços de saúde, incluindo hospitais, asilos e outras entidades prestadoras de serviços de saúde nos Estados Unidos e

internacionalmente. Sua missão é melhorar continuamente a qualidade do cuidado por meio de avaliação, educação e aplicação de padrões regulatórios. Desde 2003, a TJC adota anualmente um conjunto de National Patient Safety Goals (Metas Nacionais de Segurança do Paciente) destinadas a ajudar a promover a segurança dos cuidados prestados em todos os ambientes de assistência à saúde. Os exemplos incluem o uso de dois identificadores de paciente para reduzir o risco de atendimento a um paciente errado; o uso de um protocolo universal para prevenir cirurgia em local errado, com procedimento errado ou na pessoa errada; e adesão às recomendações de higiene das mãos para reduzir o risco de propagação de IACS, para citar apenas algumas. Com o tempo, esses objetivos muitas vezes se tornam padrões regulatórios e de adoção generalizada. O não cumprimento desses padrões pode resultar em ações contra o licenciamento do prestador de cuidados de saúde ou, mais comumente, exigir planos de ação corretiva, mensurações para demonstrar melhorias e novas pesquisas, dependendo da gravidade dos resultados. O TJC publica um jornal mensal sobre qualidade e segurança disponível em http://store.jcrinc.com/the-joint-commission-journal-on-quality-and-patient-safety/.

Por fim, os impactos governamentais contínuos sobre a qualidade e a segurança provavelmente estarão sujeitos a modificações em quaisquer mudanças futuras do governo dos EUA na Patient Protection and Affordable Care Act (PPACA, Lei de Proteção ao Paciente e Cuidados Acessíveis) promulgada pelo governo dos EUA em 2010. Essa legislação federal de saúde procurou fornecer acesso quase universal à assistência médica e através de trocas de cuidados de saúde com desconto que complementavam o sistema existente, em grande parte baseado no empregador. As mudanças nos mecanismos de pagamento dos cuidados de saúde continuarão independentemente do que aconteça com a PPACA, e as práticas atuais e futuras dos provedores serão afetadas econômica, estrutural e funcionalmente por essas tendências emergentes. Além disso, mudanças no financiamento e na estrutura do sistema de saúde dos Estados Unidos também podem, em última instância, resultar em mudanças em outros países. Muitos países têm sistemas de pagador único para fornecer cuidados de saúde aos seus cidadãos e muitas vezes são líderes na definição de novas estratégias para a melhoria dos cuidados de saúde.

Agency for Healthcare Research and Quality: www.ahrq.gov. Accessed May 26, 2021.

American Board of Pediatrics: https://www.abp.org. Accessed May 26, 2021.

Berwick D, Nolan T, Whittington J: The triple aim: care, health, and cost. Health Aff (Millwood) 2008;27(3):759–769. doi:10.1377/hlthaff.27.3.759 [PMID: 18474969]. https://pubmed.ncbi.nlm.nih.gov/18474969/. Accessed May 26, 2021.

Center for Medicare and Medicaid Services: www.cms.gov. Accessed May 26, 2021.

CMS list of Hospital-Acquired Conditions: https://www.cms.gov/medicare/medicare-fee-for-service-payment/acuteinpatientpps/HAC-reduction-program.html. Accessed May 26, 2021.

Connors E, Gostin L: Health care reform—a historic moment in US social policy. JAMA 2010;303(24):2521–2522. doi:10.1001/jama.2010.856 [PMID: 20571019]. https://pubmed.ncbi.nlm.nih.gov/20571019/. Accessed May 26, 2021.

Hawkins RE, Weiss KB: Commentary: building the evidence base in support of the American Board of Medical Specialties maintenance of certification program. Acad Med 2011;86(1):67. doi:10.1097/ACM.0b013e318201801b [PMID: 21191200]. https://pubmed.ncbi.nlm.nih.gov/21191200/. Accessed May 26, 2021.

http://www.nejm.org/doi/full/10.1056/NEJMp0804658. Accessed May 26, 2021.

Jha A, Oray J, Ridgway A, Zheng J, Eptein A: Does the Leapfrog program help identify high-quality hospitals? Jt Comm J Qual Patient Saf 2008;34(6):318–325 [PMID: 18595377].

Leapfrog: www.leapfroggroup.org. Accessed May 26, 2021.

Miller T, Leatherman S: The National Quality Forum: a "me-too" or a breakthrough in quality measurement and reporting? Health Aff (Millwood) 1999;18(6):233–237 [PMID: 10650707].

National Health Expenditure Data: https://www.cms.gov/Research-Statistics-Data-and-Systems/Statistics-Trends-and-Reports/NationalHealthExpendData/index.html. Accessed May 26, 2021.

NQF 29 Serious Reported Events List: http://www.qualityforum.org/Topics/SREs/List_of_SREs.aspx. Accessed May 26, 2021.

Reference on 44 NQF Pediatric measures: http://www.qualityforum.org/Publications/2012/01/Child_Health_Quality_Measures_2010_Final_Report.aspx. Accessed May 26, 2021.

Rosenthal M: Beyond pay for performance—emerging models of provider-payment reform. New Engl J Med 2008;359:1197–1200 [PMID: 18799554].

Shekelle P et al: Advancing the science of patient safety. Ann Intern Med 2011;154(10):693–696 [PMID: 21576538].

Straube B, Blum JD: The policy on paying for treating hospital-acquired conditions: CMS officials respond. Health Aff (Millwood) 2009;28(5):1494–1497 [PMID: 19738268].

The Joint Commission: www.jointcommission.org. Accessed May 26, 2021.

ESTRATÉGIAS E MODELOS PARA MELHORIA DA QUALIDADE (QI)

Embora existam muitas abordagens para melhorar a qualidade do cuidado em ambientes de assistência à saúde, as três ferramentas a seguir são comumente usadas para conduzir o trabalho de melhoria clínica. O Modelo de Melhoria (MFI, de *Model for Improvement*) é enfatizado principalmente por sua facilidade de adoção e por ser a base para a maioria dos esforços de melhoria incluídos no programa de Manutenção de Certificação do ABP. Resumos mais breves dos métodos Lean e Six Sigma também estão incluídos, com listas de recursos onde o leitor pode encontrar informações adicionais.

▶ Modelo de melhoria

Amplamente ensinado e promovido pelo Institute for Healthcare Improvement (IHI) – uma organização educacional e de reivindicação com sede em Boston –, o MFI é baseado em três perguntas simples que orientam o trabalho do líder e da equipe de melhoria. A estrutura do modelo inclui uma declaração de objetivo, uma estratégia de mensuração e, em seguida, o uso de mudanças de "ciclo rápido" para atingir o objetivo. O site do IHI, www.ihi.org, possui uma extensa biblioteca de recursos e hospeda uma "Escola Aberta" que inclui um currículo modular de melhoria da qualidade (QI, de *quality improvement*) e de segurança do paciente para estudantes da área da saúde e seus professores em www.ihi.org/openschool.

MELHORANDO A QUALIDADE E A SEGURANÇA DO CUIDADO

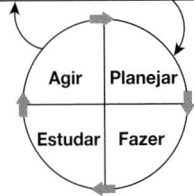

Modelo de Melhoria

- O que estamos tentando alcançar?
- Como saberemos se uma mudança é uma melhoria?
- Que mudanças podemos fazer que resultarão em melhoria?

Agir / Planejar / Estudar / Fazer

▲ **Figura 1-2** Modelo de Melhoria. (Adaptado com permissão de Langley G, Moen R, Nolan K, et al: *The Improvement Guide: AIM Model for Improvement*. San Francisco, CA: Jossey-Bass; 2009.)

▶ Declaração de objetivo

A declaração de objetivo responde à pergunta: "O que queremos alcançar?" A questão sobre indicadores é: "Como saberemos se uma mudança é uma melhoria?" E a questão sobre o componente de mudança é: "Que mudanças podemos fazer que resultarão em melhoria?" Esse modelo é representado na **Figura 1-2**.

As declarações de objetivo são uma descrição *por escrito* de qual é a meta de melhoria da equipe e incluem informações sobre qual população de pacientes está envolvida e um prazo dentro do qual a melhoria será alcançada. Elas identificam uma meta de melhoria "ampliada", mas atingível e, muitas vezes, alguma declaração geral sobre como a melhoria será alcançada. As declarações de objetivo às vezes são caracterizadas usando o mnemônico SMAARW: Specific, Measurable, Achievable, Actionable, Relevant, Timely (específica, mensurável, atingível, executável, relevante e oportuna). Devem ser precisas e compreensíveis para as partes interessadas e têm maior probabilidade de serem alcançadas se estiverem alinhadas com os objetivos estratégicos da equipe ou organização.

Por exemplo, a seguinte declaração atende aos critérios para uma declaração de objetivo SMAART: "reduziremos em 25% a frequência de atendimentos de emergência e hospitalizações de pacientes com asma atendidos no E Street Pediatrics até 31 de dezembro de 2022", enquanto a próxima declaração não: "melhoraremos o atendimento aos pacientes com asma prescrevendo adequadamente os medicamentos indicados e educando melhor as famílias sobre seu uso".

O primeiro exemplo fornece uma meta específica e mensurável, um cronograma, e clareza com relação a quem são os pacientes. Uma redução de 25% nas consultas de emergência/internação para asma exigirá uma mudança no sistema de atendimento de toda a população de crianças com asma; essa extensão do nível de melhoria é ambiciosa, mas é muito mais alcançável do que seria uma meta definida para "eliminar" tais encontros. O segundo exemplo não é claro em relação à medida de melhoria, ao prazo para que a meta seja atingida e até mesmo à população em questão. A declaração fornece uma ideia dos processos que poderiam ser utilizados para melhorar o tratamento da asma, mas falta a especificidade necessária.

▶ Indicadores

Indicadores específicos fornecem um meio para avaliar se o esforço de melhoria está no caminho certo. Três tipos de indicadores são úteis. Os *indicadores de resultado* respondem a perguntas sobre o impacto dos cuidados de saúde nos pacientes, como de que forma seu estado de saúde mudou. Os *indicadores de processo* estão relacionados ao próprio sistema de prestação de cuidados de saúde. Eles respondem a perguntas sobre o desempenho do sistema. Os *indicadores de equilíbrio* buscam identificar possíveis consequências não intencionais relacionadas ao esforço de melhoria que está sendo realizado. Exemplos são úteis para contextualizar essas definições conceituais.

A **Tabela 1-1** traz alguns exemplos de tipos de medidas que podem ser empregadas em uma iniciativa de melhoria da qualidade em relação à asma.

Tabela 1-1 Exemplos de tipos de indicadores empregados em uma iniciativa de melhoria da qualidade em relação à asma

Indicadores de resultado	Indicadores de processo	Indicadores de equilíbrio
Porcentagem de crianças com asma vistas na emergência ou hospitalizadas por asma nos últimos 6 meses	Proporção de crianças com uma avaliação da gravidade de asma em seu prontuário médico no ano passado	Diferença média no tempo entre a hora da última consulta agendada do paciente do consultório e a hora real do fechamento do consultório
Porcentagem de crianças com asma persistente com menos de 5 dias de aula perdidos devido a asma no último ano	Porcentagem de crianças com asma persistente, de qualquer gravidade, com prescrição de medicação de controle em sua visita mais recente	Satisfação da equipe com seu trabalho
	Porcentagem de crianças com prescrição de medicação de controle que relatam tomar seus remédios	
	Porcentagem de crianças em um registro de asma que receberam um plano de manejo completo da asma nos últimos 12 meses	

Pode-se argumentar que a adesão a um plano de tratamento (terceiro indicador de processo) é resultado do trabalho do clínico/profissional que prescreve o medicamento. É mais consistente, no entanto, considerar a passagem do plano de tratamento para a ação como parte do processo de cuidado, e que o estado de saúde ou o indicador de resultado serão melhorados por meio da melhoria completa dos indicadores dos processos de cuidado, incluindo a adesão do paciente ao plano de tratamento.

Os indicadores são elementos essenciais de qualquer trabalho de melhoria. É uma boa ideia escolher um número gerenciável (4-6) de indicadores, todos os quais possam ser obtidos com pouco ou nenhum esforço extra e com uma combinação de indicadores de resultado, processo e equilíbrio. Idealmente, os melhores indicadores de processo são aqueles que estão diretamente ligados ao objetivo do resultado. Nesse exemplo específico, a hipótese seria de que a avaliação da gravidade da asma e o uso adequado de medicamentos de controle e planos de manejo contribuiriam para reduzir o número de dias perdidos na escola e a frequência da necessidade de utilização do pronto-socorro/hospital.

É importante observar que a mensuração no cenário de um projeto de melhoria é diferente da mensuração em um estudo de pesquisa. Projetos de melhoria requerem dados "minimamente suficientes" para orientar os esforços contínuos da equipe. Muitas vezes, o resultado observado em uma sequência de 10 pacientes é suficiente para dizer se um determinado sistema está funcionando consistentemente ou não. Por exemplo, considerando o primeiro indicador de processo na **Tabela 1-1**, se nos últimos 10 pacientes atendidos com asma, apenas 2 tiveram a gravidade da asma documentada, mais quantos prontuários precisam ser verificados para concluir que o sistema não está funcionando como pretendido e quais mudanças são necessárias? Outros indicadores podem exigir tamanhos de amostra maiores, especialmente ao avaliar o impacto das mudanças nos cuidados em uma população de pacientes com uma condição específica. O excelente resumo de Randolph fornece uma descrição mais completa da mensuração para implementar melhorias (https://www.pediatric.theclinics.com/article/S031-3955(09)00066-2/pdf).

▶ Mudanças e ideias

Uma vez que o objetivo da equipe é estabelecido e os indicadores são selecionados, o terceiro componente do MFI se baseia na engenharia industrial e se concentra em quais mudanças devem ser feitas no sistema para resultar nas melhorias almejadas. Para responder à pergunta "que mudanças resultarão em melhorias?", a equipe de melhoria deve incorporar ciclos "planejar-fazer-estudar (ou verificar)-agir", geralmente chamados de ciclos PDSA (de plan-do-study-act). Os ciclos incluem as seguintes etapas.

- *Planejar*: Que mudanças podemos fazer e que provavelmente melhorarão os indicadores de processo vinculados à meta de resultado? Quem as fará? Onde? Quando? Como? Como os dados serão coletados?

- *Fazer*: Implementação da(s) mudança(s) planejada(s). Dica: é bom reduzir ao máximo os ciclos de mudança, por exemplo, tentar um novo processo nos próximos cinco pacientes atendidos por um profissional, em vez de implementar um novo formulário de documentação de prontuário em larga escala em toda a clínica.

- *Estudar (ou verificar)*: Uma vez que o pequeno teste de mudança é realizado, seus resultados são avaliados. Quantas vezes o processo funcionou conforme planejado para os cinco pacientes incluídos no ciclo?

- *Agir*: Com base nos resultados do estudo do ciclo, são feitas recomendações sobre quais devem ser os próximos passos para atingir a meta. Neste ponto, o ciclo recomeça e se inicia o planejamento para o próximo ciclo.

Ao longo de um esforço de melhoria, vários testes de mudança podem ser implementados para qualquer um ou todos os indicadores de processo considerados prováveis de impactar os indicadores de resultado relevantes para o projeto.

O MFI tem sido usado por equipes de melhoria em vários ambientes de assistência à saúde em todo o mundo. Mais informações sobre o modelo e outros exemplos podem ser encontrados em www.ihi.org/openschool ou no *The Improvement Guide* (Langley et al).

Os módulos IHI Open School são um excelente recurso *online* para profissionais interessados em aprender mais sobre os fundamentos da melhoria da qualidade e segurança do paciente. Essas aulas educacionais são gratuitas para estudantes da área da saúde, residentes e membros do corpo docente da universidade e, para outros profissionais, estão disponíveis por uma modesta taxa de inscrição. Eles também são gratuitos para profissionais de saúde em países em desenvolvimento. Uma excelente fonte original sobre a implementação desse modelo na prática clínica está no artigo de revisão de Berwick de 1998.

Berwick DM: Developing and testing changes in delivery of care. Ann Intern Med 1998;128:651–656 [PMID: 9537939].
Berwick D: The science of improvement. JAMA 2008:299(10):1182–1184 [PMID: 18334694].
Langley G, Moen R, Nolan K, Nolan T, Norman C, Provost L: *The Improvement Guide: AIM Model for Improvement*. San Francisco, CA: Jossey-Bass; 2009:24.
Randolph G, Esporas M, Provost L, Massie S, Bundy D: Model for improvement—Part Two: measurement and feedback for quality improvement efforts. Pediatr Clin North Am 2009;56(4):779–798 [PMID: 19660627].

▶ Lean

Também fundamentado na engenharia industrial, um método cada vez mais popular para conduzir esforços de melhoria em ambientes de saúde é o "Lean" ou "processamento Lean". O pensamento inicial sobre os processos Lean é creditado à Toyota Manufacturing Company no Japão. A passagem da manufatura para os cuidados de saúde é um fenômeno relativamente recente, mas vários hospitais e estabelecimentos de prestação de cuidados de saúde, incluindo clínicas individuais, se beneficiaram da aplicação desses princípios em suas operações clínicas. Os métodos de melhoria Lean focam na redução de erros e variabilidade em etapas repetitivas que fazem parte de qualquer processo. Nos cuidados de saúde, exemplos de processos repetitivos incluiriam como os pacientes são registrados e suas informações obtidas; e como os medicamentos são ordenados, compostos, distribuídos e administrados.

O Lean é uma filosofia de melhoria contínua. Baseia-se no reconhecimento de que a maneira como fazemos as coisas hoje é meramente o "estado atual". Com tempo, esforço, foco e pensamento de longo prazo, podemos criar um "estado futuro" melhor do que o *status quo*. Isso é feito a partir de um foco na identificação do valor de todas as etapas em qualquer processo e eliminando aquelas etapas que não contribuem para o valor buscado pelo cliente ou, nos cuidados de saúde, pelo paciente/família. Ao fazer isso, podem ser alcançadas melhorias nos resultados, incluindo custo e produtividade, e nas medidas clínicas de eficácia. Consulte Young para uma avaliação crítica inicial da incorporação do Lean em configurações de cuidados de saúde.

Existem quatro categorias que descrevem os elementos essenciais da adoção do "Lean" pela Toyota como uma estratégia de gestão. Essas quatro categorias são (1) *filosofia* (enfatizar o pensamento de longo prazo sobre o ganho de curto prazo); (2) *processo* (p. ex., eliminar o desperdício por meio de abordagens bem definidas, incluindo ênfase no fluxo do processo e uso de sistemas puxados para reduzir a superprodução); (3) *pessoas/parceiros* (respeitar, desafiar e desenvolver a equipe); e (4) *resolução de problemas* (criar uma cultura de aprendizado e melhoria contínua).

Vários hospitais integraram totalmente o gerenciamento Lean como base primária para sua abordagem organizacional de melhoria e são apresentados em um "*White Paper*" publicado pelo IHI em 2005.

Going Lean in Health Care, Innovation Series White Paper. Institute for Healthcare Improvement: 2005. http://www.ihi.org/resources/Pages/IHIWhitePapers/GoingLeaninHealthCare.aspx Accessed May 26, 2021.
Liker JK: *The Toyota Way*. Madison, WI: McGraw-Hill; 2004.
Young TP, McClean SI: A critical look at Lean Thinking in healthcare. BMJ Qual Saf Health Care 2008;17:382–386 [PMID: 18842980].

▶ Seis sigma

Uma terceira metodologia de melhoria da qualidade também surgiu na indústria manufatureira. A Motorola é geralmente creditada por promover o Seis Sigma como uma estratégia de gerenciamento projetada para reduzir a variabilidade em seus processos e, assim, reduzir o número de defeitos em seus resultados. As organizações que adotam o Seis Sigma como uma estratégia de melhoria utilizam estratégias baseadas em medidas que se concentram na melhoria do processo e na redução da variação para eliminar defeitos em seu trabalho e reduzir os tempos de ciclo, aumentando assim a lucratividade e a satisfação do cliente. Sigma é a medida estatística de desvio padrão, e a Motorola adotou o Seis Sigma como indicador de desempenho, promovendo a consistência dos processos para ter menos de 3,4 defeitos por milhão de oportunidades. Desde então, essa meta de desempenho tornou-se o descritor comum para essa abordagem de melhoria tanto na manufatura quanto nas indústrias de serviços, incluindo a saúde. Semelhante ao Lean, a tradução das estratégias de manufatura e negócios para a área da saúde tem vários desafios, mas há muitos processos que ocorrem repetidamente na área da saúde que podem ser rotinizados e tornados mais consistentes. Muitos processos de assistência médica falham com muito mais frequência do que 3,4 vezes por milhão de oportunidades. Considere erros de dispensação de farmácia, erros de pedido ou administração de medicamentos e erros de agendamento de pacientes, apenas para citar alguns. Esses são apenas alguns dos muitos exemplos de processos que poderiam se beneficiar do tipo de análise rigorosa que é parte integrante da abordagem Seis Sigma.

Em um típico projeto de melhoria estruturado Seis Sigma, existem cinco fases geralmente referidas como DMAIC (de *define, measure, analyze, improve, control*): (1) definir (qual é o problema, qual é o objetivo?), (2) medir (quantificar o problema e a oportunidade de melhoria), (3) analisar (utilização de observações e dados para identificar as causas), (4) melhorar (implementação de soluções com base na análise de dados) e, finalmente, (5) controlar (mudança sustentável).

Um dos aspectos centrais do Seis Sigma como estratégia de melhoria é seu foco definido na compreensão das razões dos defeitos em qualquer processo. Ao entender essas causas, é possível revisar a abordagem do processo de fabricação ou das funções de serviço para reduzir esses erros e falhas.

O "Lean-Seis Sigma" é uma entidade mais recente que se baseia em ambas as metodologias para simplificar o trabalho de melhoria sempre que possível, mas retém o método estatístico rigoroso que é uma marca registrada dos projetos Seis Sigma. O Lean se concentra em encontrar, em qualquer processo, pontos em que se perde tempo e pode identificar oportunidades para eliminar etapas ou reduzir o tempo. O Seis Sigma visa reduzir ou eliminar defeitos no processo, resultando assim em um produto de maior qualidade por meio de um processo mais eficiente e de menor custo.

Independentemente do método usado, a melhoria acontece porque uma organização, equipe ou indivíduo define uma meta para melhorar um processo atual por meio da análise sistemática da maneira como as coisas são feitas no momento e, em seguida, implementa as mudanças planejadas para ver como elas afetam os resultados.

Para obter informações adicionais sobre o Lean e o Seis Sigma, consulte www.isixsigma.com (acessado em 09/04/19) ou www.asq.org/sixsigma (acessado em 09/04/19).

Pande P, Holpp L: *What Is Six Sigma?* New York, NY: McGraw-Hill; 2002.

PRINCÍPIOS DE SEGURANÇA DO PACIENTE (RELATÓRIO DE INCIDENTES, CULTURA JUSTA, DIVULGAÇÃO, FMEA, RCA, CONFIABILIDADE, DADOS E LISTAS DE VERIFICAÇÃO)

Assistência segura ao paciente previne o surgimento de danos evitáveis; é uma assistência que não provoca danos ao tentar curar. A lista de eventos adversos considerados evitáveis está evoluindo.

Conforme mencionado anteriormente, tanto o CMS quanto o NQF endossaram listas de várias complicações do cuidado como sendo "eventos que nunca devem ocorrer" (*never events*) ou "eventos sérios reportáveis" pelos quais os prestadores muitas vezes não são reembolsados e que são cada vez mais divulgáveis ao público por meio de vários programas estaduais de transparência.

Uma rede nacional de hospitais infantis está ativa desde 2012, colaborando com o objetivo comum de eliminar danos graves em suas mais de 145 organizações. Inicialmente financiado como uma Rede de Engajamento Hospitalar pelo programa Center for Medicare and Medicaid Innovation (Centro de Inovação no Medicare e Medicaid), as Children's Hospitals Solutions for Patient Safety (Soluções em Segurança do Paciente para Hospitais Pediátricos) combinam abordagens para obter confiabilidade em práticas de prevenção baseadas em evidências ("pacotes") com práticas de segurança tanto a nível de equipe quanto de liderança para reduzir eventos graves de segurança (SSEs, de *serious safety events*) e HACs em geral. Vários hospitais demonstraram reduções drásticas nas taxas de ocorrência de HACs e SSEs com as seguintes intervenções: (1) implementação de processos estruturados para melhorar a consistência dos processos de prevenção, (2) educação e reforço dos princípios da cultura de segurança do paciente projetados para melhorar a comunicação e reduzir erros, (3) análises de causa estruturadas e eficazes após SSEs, e (4) uso de sistemas de dados, incluindo recursos humanos e tecnologia da informação, para apoiar uma atenção contínua na melhoria da confiabilidade do processo e nas reduções contínuas de danos.

Independentemente da opinião de alguém sobre várias complicações serem totalmente evitáveis no estado atual da ciência ou não, essas abordagens refletem uma mudança de paradigma que está impactando muitos aspectos da prestação de cuidados de saúde. A transparência dos resultados é cada vez mais esperada. Perspectivas e dados sobre como esses tipos de esforços estão impactando a melhoria real dos resultados são mistos.

Dadas essas tendências, os prestadores de cuidados de saúde precisam ter sistemas robustos para medir e melhorar a segurança dos cuidados prestados aos pacientes, bem como a segurança dos empregados e funcionários em funções relacionadas aos cuidados de saúde. Os métodos para melhorar a qualidade analisados anteriormente são frequentemente usados para reduzir danos, assim como podem ser usados para melhorar a eficácia ou a eficiência. Por exemplo, hospitais que tentam reduzir infecções têm usado com sucesso esses tipos de abordagens de melhoria de processo para aprimorar o uso de antibióticos antes de procedimentos cirúrgicos ou para aperfeiçoar as práticas de higiene das mãos.

As ferramentas comuns de segurança do paciente estão resumidas aqui.

Sistemas de notificação de incidentes: Os esforços para promover a segurança em qualquer organização exigem uma compreensão clara dos tipos de danos que ocorrem dentro dessa organização, bem como os tipos de "quase erro" que estão ocorrendo. Esses sistemas de notificação podem variar desde um simples formulário de notificação em papel, a uma "linha telefônica direta", até um banco de dados computadorizado que está disponível para a equipe (e para pacientes/famílias em potencial) dentro da instituição. Os eventos são tradicionalmente classificados de acordo com a gravidade do dano resultante do incidente. Um exemplo é o National Coordinating Council for Medication Error Reporting and Prevention Index (NCC MERP Index, Índice do Conselho Nacional de Coordenação para a Comunicação e Prevenção de Erros de Medicação dos EUA), que classifica eventos de A (potencial para causar dano) a I (resultando em morte do paciente). Erros que são reconhecidos representam apenas uma fração dos erros reais e quase erros que estão presentes no sistema. Os sistemas de notificação de incidentes dependem de as pessoas reconhecerem o erro ou quase erro, sentirem-se à vontade para relatá-lo, saber como e quando relatar e, então, realmente fazê-lo. Assim, não é surpresa que as estimativas de frequência de incidentes que poderiam ou deveriam ser relatados em sistemas de notificação de incidentes variem de 1,5 a 30%, dependendo do tipo de evento adverso ou quase erro. As "ferramentas de gatilho" (revisões manuais de prontuários para indicações de eventos adversos ou relatórios automatizados de registros médicos eletrônicos) têm sido usadas para aumentar o reconhecimento de episódios de dano em ambientes de assistência à saúde.

"Cultura justa": A eficácia dos sistemas de notificação de incidentes depende muito da cultura da organização na qual a notificação está ocorrendo. Os sistemas de relatórios de segurança da indústria da aviação são frequentemente destacados por seus sucessos nas últimas décadas na promoção de relatórios de eventos de aviação que poderiam ter levado a acidentes. O Aviation Safety Reporting System (ASRS, Sistema de Relatos de Segurança na Aviação) prioriza a confidencialidade para incentivar a denúncia e protege os denunciantes de punições, com certas limitações quando relatam incidentes, mesmo que relacionados ao não cumprimento dos regulamentos da aviação. Embora o sistema seja voluntário, até 2019, mais de 1,7 milhão de relatórios foram enviados e usados pela Federal Aviation Administration (Administração Federal de Aviação) para melhorar a segurança das viagens aéreas.

Na assistência à saúde, tanto o reconhecimento variável de eventos adversos quanto o medo de represálias por relatar eventos funcionam para reduzir a notificação consistente de eventos. O conceito de "cultura justa" tem sido promovido como uma estratégia para aumentar o conforto dos funcionários em relatar a ocorrência de erros ou quase erros, mesmo que tenham realmente feito algo errado. O trabalho de David Marx e a "Just Culture Community" fornecem mais informações sobre como avaliar o erro de forma a apoiar relatórios e práticas mais seguras nas organizações. Um grande volume de informações sobre os princípios da "cultura justa" está disponível em https://www.outcome-eng.com.

Análise de modos de falha e efeitos potenciais (FMEA, de failure modes and effects analyses*)*: Uma FMEA é uma metodologia sistemática usada para identificar proativamente maneiras pelas quais qualquer processo pode falhar e, em seguida, priorizar entre as estratégias a redução do risco ou do impacto das possíveis falhas identificadas. Ao conduzir uma FMEA, algo que todos os hospitais são obrigados a fazer anualmente, uma equipe descreve e analisa cuidadosamente cada etapa de um processo específico, considera o que pode dar errado, como e por que isso aconteceria e qual seria o impacto de tais falhas. Assim como o Lean e o Six Sigma, a FMEA foi adotada na área da saúde a partir de suas origens em ambientes militares e industriais. A FMEA é um método efetivo para identificar estratégias para reduzir os riscos em ambientes de cuidados de saúde, protegendo assim os pacientes se as intervenções forem implementadas como resultado da análise. Uma ferramenta para uso na condução de uma FMEA está disponível no IHI (http://www.ihi.org/resources/Pages/Tools/FailureModesandEffectsAnalysisTool.aspx). Seu site inclui informações e recursos adicionais sobre o processo de FMEA.

Análises de causa raiz (RCAs, de root-cause analyses) (revisões pós-evento): Em contraste com o processo pró-ativo da FMEA, uma RCA é uma análise retrospectiva de uma ocorrência adversa (ou quase erro) que já aconteceu. Também é um processo sistemático que permite que uma equipe entenda por que certas coisas ocorreram, quais fatores humanos e do sistema contribuíram para a ocorrência e quais defeitos no sistema podem ser alterados para reduzir a probabilidade de recorrência. As RCAs são projetadas não para perguntar quem foi o culpado, mas sim quais razões do sistema contribuíram para o evento, sendo chave para um processo de RCA eficaz e semelhantes aos princípios discutidos acima relacionados à "cultura justa". "Por que", não "quem" é a pergunta essencial a ser feita. A resposta à pergunta "por que isso ocorreu" quase invariavelmente resulta em uma combinação de fatores, muitas vezes ilustrados por uma série de pedaços de queijo suíço onde todos os buracos se alinham. Retirado dos escritos de James Reason, o "Modelo do Queijo Suíço" ilustra as muitas possíveis falhas do sistema que podem contribuir para um erro e contribui para a identificação de possíveis alterações do sistema que reduzam o risco de recorrência do erro. Estratégias para abordar a RCA retrospectiva e as causas de erro humano e do sistema estão disponíveis em http://www.ncbi.nlm.nih.gov/pmc/articles/pmc1117770. O uso de processos de revisão retrospectiva para aprender com eventos adversos atualmente é referido com frequência como abordagem de "Segurança 1" para a melhoria dos cuidados de saúde. Cada vez mais, os especialistas em segurança estão se concentrando em "Segurança 2", que é uma estratégia complementar direcionada a aprender com situações em que "as coisas dão certo" e projetar sistemas para confiabilidade usando abordagens comuns no campo da engenharia de fatores humanos. Alguns materiais de leitura selecionados para o estudante interessado estão listados a seguir.

Comunicação e treinamento da equipe: Como as falhas de comunicação são os fatores mais comumente identificados na análise de situações graves de saúde notificadas, muitas organizações de saúde incorporaram ferramentas de outros setores, principalmente da aviação, para aumentar a segurança do paciente. Como resultado do conhecimento obtido por meio da análise de acidentes aéreos trágicos, a indústria de linhas aéreas implementou métodos como treinamento da tripulação para gerenciamento de recursos para garantir que a comunicação entre os membros da equipe do *cockpit* seja eficaz e clara, reduzindo assim o risco de acidentes aéreos. Métodos semelhantes foram usados para treinar equipes em salas de cirurgia, salas de parto e outros ambientes baseados em equipes. A maioria desses currículos inclui alguns elementos comuns: apresentações para garantir que todos os membros da equipe saibam o nome uns dos outros, aumentando a probabilidade de se manifestarem; clareza do líder com os membros da equipe sobre a expectativa de que todos falarão se alguém tiver uma preocupação; e linguagem estruturada e outras ferramentas como "ler de volta" (*read-back*) verbalmente as informações críticas para garantir clareza nas comunicações interpessoais ou interdisciplinares. Esse treinamento também visa nivelar a hierarquia, tornando mais provável que os riscos ou problemas potenciais sejam identificados e tratados de forma eficaz. Ferramentas comuns usadas na promoção da comunicação eficaz da equipe incluem linguagem estruturada, como a SBAR (situação, histórico [*background*], avaliação e recomendação), retirada da Marinha, para promover a clareza da comunicação.

Existem vários recursos de domínio público para apoiar um melhor trabalho em equipe e comunicação. Um bom ponto de partida é o programa TeamSTEPPS da Agency for Healthcare Research and Quality (Agência de Pesquisa e Qualidade em Cuidados de Saúde). Ele pode ser encontrado em http://teamstepps.ahrq.gov/.

Ashley L, Armitage G, Neary M, Hoolingsworth G: A practical guide to failure mode and effects analysis in health care: making the most of the team and its meetings. Jt Comm J Qual Patient Saf 2010;36(8): 351–358 [PMID: 20860241].

Children's Hospitals Solutions for Patient Safety: http://www.solutions-forpatientsafety.org. Accessed June 13, 2021.

Hollnagel E: A Tale of Two Safeties. http://erikhollnagel.com/A%20Tale%20of%20Two%20Safeties.pdf. Accessed May 26, 2021.

http://www.ihi.org/resources/Pages/Tools/FailureModesandEffectsAnalysisTool.aspx. Accessed May 26, 2021.

Incident Reporting Systems: http://www.nccmerp.org/. Accessed May 26, 2021.

Marx D: *A Primer for Health Care Executives: Patient Safety and the "Just Culture."* New York, NY: Columbia University; 2011.

Mills R: *Collaborating With Industry to Ensure Regulatory Oversight: The Use of Voluntary Safety Reporting Programs by the Federal Aviation Administration.* Kent State University, College of Arts and Sciences; 2011. [dissertation]. https://etd.ohiolink.edu/apexprod/rws_olink/r/1501/10?p10_etd_subid=54852&clear=10. Accessed May 26, 2021.

Reason J: Human error: models and management. BMJ 2000;320:768–770. doi:10.1136/bmj.320.7237.768:2000 [PMID: 10720363].

Reference on 29 Serious Reportable Events NQF: http://www.qualityforum.org/Topics/SREs/List_of_SREs.aspx. Accessed May 26, 2021.

Shekelle P et al: Advancing the science of patient safety. Ann Intern Med 2011;154(10):693–696 [PMID: 21576538].

Stockwell DC et al: Development of an electronic pediatric all-cause harm measurement tool using a modified Delphi method. J Patient Saf 2014 Aug 26. http://www.ncbi.nlm.nih.gov/pubmed/25162206. Accessed May 26, 2021.

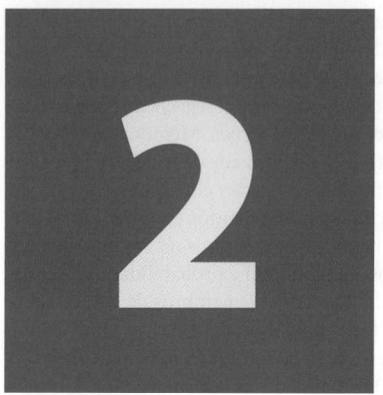

O recém-nascido

Danielle Smith, MD

▼ INTRODUÇÃO

O período neonatal é definido como os primeiros 28 dias de vida. Na prática, entretanto, recém-nascidos (RNs) doentes ou prematuros podem necessitar de cuidados neonatais por muitos meses. Existem quatro níveis de cuidados neonatais. O nível 1 se refere aos cuidados básicos de recém-nascidos saudáveis, reanimação neonatal e estabilização antes do transporte. O nível 2 se refere a cuidados neonatais de bebês prematuros com peso maior do que 1.500 g ou idade gestacional superior a 32 semanas. O nível 3 é a subespecialidade de cuidados de neonatos de maior complexidade sem limitações baseadas no tamanho do recém-nascido e na idade gestacional. O nível 4 inclui a disponibilidade de cirurgia pediátrica especializada, cirurgia cardíaca e oxigenação por membrana extracorpórea (ECMO, de *extracorporeal membrane oxygenation*). Os cuidados de nível 4 frequentemente fazem parte de um centro perinatal que oferece cuidados intensivos e transporte para mãe e feto de alto risco, bem como para o recém-nascido.

▼ A ANAMNESE NEONATAL

A história médica do recém-nascido tem três componentes principais:

7. História médica e genética materna e paterna
8. História obstétrica materna pregressa
9. Histórico obstétrico atual anteparto e intraparto

A história médica materna inclui doenças crônicas, medicamentos tomados durante a gravidez, hábitos alimentares incomuns, história de tabagismo, história de abuso de substâncias, exposição ocupacional a produtos químicos ou infecções de potencial risco para o feto, e qualquer história social que possa aumentar o risco de problemas parentais e abuso infantil. Deve-se investigar doenças familiares e história de anomalias congênitas com implicações genéticas. A história obstétrica pregressa inclui idade materna, número de gestações, paridade, tipo sanguíneo e desfechos gestacionais. A história obstétrica atual inclui os resultados de exames e procedimentos durante a gravidez atual, como ultrassonografia, amniocentese, testes de triagem (anticorpos contra rubéola, antígeno de superfície da hepatite B [HBsAg, de *hepatitis B surface antigen*],* triagem sérica quádrupla para doenças genéticas, anticorpos contra o vírus da imunodeficiência humana, e avaliação de bem-estar fetal (p. ex., perfil biofísico fetal, cardiotocografia anteparto, ou avaliação por Doppler dos padrões de fluxo sanguíneo fetal). Devem ser registradas complicações maternas relacionadas à gravidez, como infecção do trato urinário, hipertensão gestacional, eclâmpsia, diabetes gestacional, sangramento vaginal e trabalho de parto prematuro. Eventos significativos periparto incluem tempo de bolsa rota, febre materna, ansiedade do feto, líquido amniótico meconial, via de parto (vaginal ou cesariana), anestesia e analgesia utilizadas, motivo para cesariana ou para uso de fórceps, estado do bebê ao nascer, medidas de reanimação e escore de Apgar.

▼ AVALIAÇÃO DE CRESCIMENTO E IDADE GESTACIONAL

É importante saber a idade gestacional do bebê tendo em vista que o desenvolvimento esperado e possíveis complicações são previstas com base neste fator. A data da última menstruação é o melhor indicador da idade gestacional associada à ultrassonografia fetal precoce, que fornece informações de suporte.

As definições comumente aceitas de gestação a termo e pré-termo são as seguintes:

- RN a termo: parto com 37 semanas ou mais de gestação
- RN prematuros: parto antes de 37 semanas de gestação
  - Prematuros tardios: parto entre 34 e 37 semanas de gestação
  - RN extremamente prematuro: parto antes de 28 semanas de gestação

---

*N. de R.T. No Brasil, as infecções triadas são HIV, sífilis, hepatite B, toxoplasmose e coleta de estreptococos do grupo B.

As características físicas pós-natais e o desenvolvimento neurológico também são indícios da idade gestacional. O método Ballard usa critérios físicos e neurológicos de maturidade para estimar a idade gestacional (https://perinatology.com/calculators/Ballard.htm). A soma das pontuações atribuídas a cada característica física e neuromuscular neonatal produz uma pontuação correspondente à idade gestacional.

O peso ao nascer e a idade gestacional são colocados em curvas de crescimento fetal para determinar se o peso ao nascer é apropriado para idade gestacional (AIG), pequeno para a idade gestacional (PIG), ou grande para a idade gestacional (GIG). O peso ao nascer para a idade gestacional varia de acordo com gênero, raça, nutrição materna, acesso a cuidados obstétricos e fatores ambientais, como altitude, tabagismo, uso de drogas e uso de álcool. Sempre que possível, devem ser usados padrões para peso do recém-nascido e idade gestacional baseados em dados locais ou regionais. O peso ao nascer relacionado à idade gestacional é uma ferramenta de triagem que deve ser complementada por dados clínicos ao considerar um diagnóstico de restrição de crescimento intrauterino (RCIU) ou crescimento fetal excessivo. Esses dados incluem o exame físico do RN e outros fatores, como o tamanho dos pais e o peso ao nascer associado à idade gestacional dos irmãos.

Uma distinção importante, particularmente em lactentes PIG, é se o distúrbio de crescimento é simétrico (peso, comprimento e circunferência occipitofrontal [COF] todos ≤ 10%) ou assimétrico (apenas peso ≤ 10%). Uma restrição de crescimento assimétrica remete a um problema no final da gravidez, como hipertensão induzida por gestação ou insuficiência placentária. A restrição de crescimento simétrica deve-se a um evento ocorrido no início da gravidez, como: anormalidade cromossômica, uso de drogas ou álcool, ou infecções congênitas. Lactentes PIG, quando comparados a lactentes AIG da mesma idade gestacional, têm maiores taxas de morbidade e mortalidade. Em geral, as perspectivas de crescimento e desenvolvimento normais são melhores em bebês com restrição de crescimento assimétrica cujo desenvolvimento cerebral intrauterino foi poupado.

O conhecimento do peso ao nascer em relação à idade gestacional permite antecipar alguns problemas neonatais. Recém-nascidos GIG têm maior risco de trauma ao nascimento. Bebês GIG de mães diabéticas também correm risco de hipoglicemia, policitemia, anomalias congênitas, cardiomiopatia, hiperbilirrubinemia e hipocalcemia. Bebês PIG correm maior risco de sofrimento fetal durante o trabalho de parto e o parto, policitemia, hipoglicemia e hipocalcemia.

O EXAME FÍSICO NA SALA DE PARTO

A extensão e a duração do exame físico do recém-nascido dependem da condição do bebê e do ambiente. O exame na sala de parto consiste principalmente na observação, bem como na ausculta cardiopulmonar e na inspeção de anomalias congênitas e de possíveis traumas físicos no nascimento. As principais anomalias congênitas ocorrem em 1,5% dos nascidos vivos e respondem por 20% a 25% dos partos perinatais e óbitos neonatais. Como os bebês ficam fisicamente estressados durante o parto, o exame na sala de parto não deve ser extenso. A escala de Apgar (Tabela 2-1) deve ser registrada aos minutos 1 e 5 de vida. Em bebês gravemente deprimidos, o escore também pode ser registrado aos 20 minutos de vida. Embora o primeiro e o quinto minutos da escala de Apgar sozinhos quase não tenham valor preditivo para desfechos a longo prazo, as pontuações seriadas fornecem uma descrição útil da gravidade da depressão perinatal e da resposta às manobras de reanimação na sala de parto.

A coloração da pele é um indicador do débito cardíaco devido ao alto fluxo normal de sangue para a pele. Eventos estressores que desencadeiam uma resposta das catecolaminas redirecionam o débito cardíaco para longe da pele visando preservar a oferta de oxigênio para órgãos nobres. Cianose e palidez são, portanto, dois sinais úteis sugestivos de débito cardíaco inadequado. Sabe-se que a avaliação da cianose pode ser mais difícil em neonatos de pele escura; portanto, a mucosa oral deve ser examinada para avaliar a presença de cianose central.

O exame musculoesquelético na sala de parto serve para detectar anomalias congênitas e para identificar traumas ocorridos no nascimento, particularmente em bebês GIG ou nascidos após um trabalho de parto prolongado, podendo-se encontrar fraturas ósseas, principalmente de clavícula ou de úmero.

A placenta e o cordão umbilical devem ser examinados logo após o nascimento. O número de vasos do cordão umbilical deve ser determinado. Normalmente, existem duas artérias e uma veia. Em 1% dos partos (5-6% dos partos gemelares), o cordão tem apenas uma artéria e uma veia. Esta anomalia aumenta ligeiramente

Tabela 2-1 Avaliação do recém-nascido – Escala de Apgar

	Característica clínica	0	1	2
A = **A**parência	Cor da pele	Cianose	Cianose de extremidades	Rosado
P = **P**ulso	Frequência cardíaca	Ausente	< 100 batimentos cardíacos por minuto	> 100 batimentos cardíacos por minuto
G = **G**rimace (Careta)	Irritabilidade reflexa	Sem resposta a estímulo	Careta	Tosse, espirro
A = **A**tividade	Tônus muscular	Flácido	Alguma flexão	Movimentação ativa
R = Esforço **R**espiratório	Respiração	Ausente	Fraca, irregular	Forte, choro vigoroso

A soma dos pontos gera o escore total. Normal: 7-10. Requer reanimação imediata: 0-3.

o risco de defeitos associados, como cromossomopatias, anormalidades renais, cardiovasculares e musculoesqueléticas. A placenta também deve ser examinada no parto. Placentas pequenas costumam estar associadas a bebês pequenos. O exame da placenta também inclui a identificação de membranas e vasos (particularmente em gestações múltiplas), bem como infartos ou coágulos placentários – fatores que podem ser indicadores de descolamento da placenta – no lado materno da placenta.

O EXAME FÍSICO NO BERÇÁRIO

O objetivo do exame físico do recém-nascido é identificar anormalidades que possam influenciar o desenvolvimento adequado do bebê e avaliar qualquer doença aguda ou dificuldade na transição da vida intrauterina para a extrauterina. O examinador deve estar com as mãos aquecidas e ter uma abordagem gentil. O exame começa com a observação, depois ausculta do tórax e, em seguida, palpação do abdome. Exames dos olhos, orelhas, garganta e quadris devem ser executados por último, pois envolvem manobras mais desconfortáveis para o bebê. A frequência cardíaca deve variar de 120 a 160 batimentos/minuto, e a frequência respiratória, de 30 a 60 respirações/minuto. A pressão arterial sistólica no primeiro dia de vida varia de 50 a 70 mmHg e aumenta constantemente durante a primeira semana de vida. Uma frequência cardíaca irregular, geralmente causada por contrações atriais prematuras, é comum, benigna e geralmente se resolve nos primeiros dias de vida.

Aproximadamente 15% a 20% dos RNs saudáveis têm uma anomalia menor (uma variante comum que não influenciaria o bem-estar do bebê, p. ex., uma prega palmar [símia] transversa unilateral ou uma artéria umbilical única). Aqueles com uma anomalia menor têm um risco de 3% de uma anomalia maior associada. Aproximadamente 0,8% dos recém-nascidos têm duas anomalias menores, e 0,5% têm três ou mais, com risco de 10% e 20%, respectivamente, de também ter uma malformação maior. Outras anomalias menores comuns que não requerem investigação especial em lactentes saudáveis incluem fossas pré-auriculares, fosseta sacral sem outra anormalidade cutânea e com distância inferior a 2,5 cm do ânus, e três ou menos manchas café com leite em um bebê branco ou cinco ou menos em um bebê negro.

▶ Pele

Observe se há hematomas, petéquias (comuns sobre a parte de apresentação fetal), impregnação por mecônio e icterícia. Uma icterícia visível nas primeiras 24 horas nunca é normal e geralmente indica um processo hemolítico ou hepatite congênita, sendo sempre necessária uma avaliação mais aprofundada. Geralmente há cianose periférica quando as extremidades estão frias ou quando o bebê é policitêmico. A cianose generalizada merece avaliação imediata. A palidez pode ser causada por doença aguda, hemorragia crônica ou acidose. Em bebês de pele escura, deve-se avaliar palidez e cianose nos lábios, boca e leito ungueal. A presença de pletora sugere policitemia. Uma pele seca com rachaduras e descamação das camadas superficiais é comum em bebês pós-termo. O edema, quando presente, pode ser generalizado (hidropsia) ou localizado (p. ex., no dorso dos pés, que pode ocorrer na síndrome de Turner).

É importante verificar se há marcas de nascença, como hemangiomas capilares e nevos cinza nas costas e nádegas. Existem muitas erupções de pele benignas presentes no período neonatal, como mília, miliária, eritema tóxico e melanose pustulosa. Consulte o **Capítulo 15** para uma descrição mais detalhada dessas condições.

▶ Cabeça

Verifique se há céfalo-hematoma (edema sobre um ou ambos os ossos parietais, limitado às linhas de sutura) e bossa serossanguinolenta (edema do couro cabeludo sobre a parte de apresentação fetal, devido ao trabalho de parto, que cruza as linhas de sutura). Hemorragias subgaleais (abaixo do couro cabeludo) são incomuns, mas podem causar hemorragia extensa, resultando em choque hipovolêmico (ver seção Trauma ao nascimento). As fraturas do crânio podem ser lineares ou abauladas e podem estar associadas a céfalo-hematoma. Verifique a presença e o tamanho das fontanelas. A fontanela anterior varia de 1 a 4 cm em qualquer direção; a fontanela posterior deve ter diâmetro inferior a 1 cm. Uma terceira fontanela é um defeito ósseo ao longo da sutura sagital nos ossos parietais e pode ser observada em síndromes genéticas, como trissomia do cromossomo 21. As suturas devem ser livremente móveis, mas muitas vezes se sobrepõem logo após o nascimento. A craniossinostose, uma sutura fundida precocemente causando um formato de crânio anormal, é mais facilmente diagnosticada alguns dias após o nascimento.

▶ Face

Fácies incomuns podem estar associadas a alguma síndrome específica. Hematomas por trauma de nascimento (especialmente com apresentação cefálica) e aplicação de fórceps devem ser identificados. A apresentação cefálica pode causar inchaço dos tecidos moles ao redor do nariz e boca e distorção facial significativa. A paralisia do nervo facial é mais evidente durante o choro; o lado não afetado da boca move-se normalmente, resultando em assimetria facial.

▶ Olhos

As hemorragias subconjuntivais são consequências frequentes de algum trauma mecânico no nascimento. Menos comumente, pode ocorrer uma ruptura da córnea (apresentando-se como uma córnea turva) ou um hifema (uma camada de sangue na câmara anterior do olho). Uma consultoria oftalmológica é indicada nesses casos. Movimentos extraoculares devem ser avaliados. Movimentos oculares incoordenados ocasionais são comuns, mas movimentos irregulares persistentes são anormais. A íris deve ser inspecionada quanto a anormalidades, como manchas (manchas de Brushfield vistas na trissomia 21) e colobomas. Os reflexos vermelhos da retina devem estar presentes e ser simétricos. Manchas escuras, reflexo vermelho unilateral, reflexo ausente ou reflexo branco requerem avaliação oftalmológica. A leucocoria pode ser causada por glaucoma (córnea opaca), catarata ou tumor (retinoblastoma). Lactentes com suspeita ou confirmação de infecção viral congênita devem ser avaliados na busca de coriorretinite.

Nariz

Examine o nariz quanto ao tamanho e forma. A compressão intraútero pode causar deformidades. Tendo em vista que crianças menores de 1 mês são respiradores nasais obrigatórios, qualquer obstrução nasal (p. ex., atresia ou estenose de coanas) pode causar desconforto respiratório. A atresia coanal unilateral pode ser diagnosticada ocluindo uma narina por vez, embora a patência seja melhor verificada segurando uma superfície de metal ou um pequeno espelho sob o nariz, e observando a névoa de ambas as narinas. Uma secreção nasal purulenta ao nascimento sugere sífilis congênita.

Orelhas

Orelhas malformadas ou mal posicionadas (inferiores ou rotadas posteriormente) são frequentemente associadas a outras anomalias congênitas. Fossas e marcas pré-auriculares são variantes secundárias comuns e podem ter origem familiar. Qualquer anormalidade da orelha externa pode estar associada à perda auditiva.

Boca

Pérolas epiteliais (Epstein) são cistos benignos cheios de queratina ao longo das margens da gengiva e na junção entre o palato duro e mole. Os nódulos de Bohn são cistos de glândulas mucosas que comumente ocorrem ao longo da crista alveolar. Ambos os tipos de lesões se resolvem espontaneamente nas primeiras semanas após o nascimento. Dentes podem estar presentes no nascimento e às vezes devem ser removidos para evitar sua aspiração. Verifique a integridade e a forma do palato para fissuras e outras anormalidades. Micrognatia e retração da língua com fenda palatina são achados vistos na sequência de Pierre Robin e podem cursar com sintomas de dificuldade respiratória, pois a língua oclui a via aérea; a posição prona pode ser benéfica. Uma língua protrusa pode ser vista na trissomia 21 e na síndrome de Beckwith-Wiedemann. Secreções orais aumentadas sugerem atresia esofágica ou algum transtorno de deglutição.

Pescoço

Uma pele do pescoço redundante, com implantação baixa da linha capilar, é vista na síndrome de Turner. Os tratos sinusais cervicais podem ser vistos como remanescentes de fendas branquiais. Procure por possíveis massas nas seguintes regiões: linha média (cistos do ducto tireoglosso), anterior ao esternocleidomastóideo (cistos da fenda branquial), dentro do esternocleidomastóideo (hematoma e torcicolo) e posterior ao esternocleidomastóideo (higroma cístico).

Tórax e pulmões

Verifique se há clavículas fraturadas (crepitação, hematomas e sensibilidade). Verifique a entrada de ar bilateralmente e a posição do mediastino localizando o frêmito cardíaco máximo e avaliando as bulhas cardíacas. Sons respiratórios diminuídos com desconforto respiratório e uma mudança nas bulhas cardíacas sugere pneumotórax (tensão) ou uma lesão ocupando espaço (p. ex., hérnia diafragmática). O pneumomediastino causa sons cardíacos abafados. O sibilo expiratório e a diminuição da entrada de ar são observados na doença da membrana hialina. Estertores não são de importância clínica nesta idade.

Coração

Sopros cardíacos são comuns nas primeiras horas de vida e são, na maioria das vezes, benignos; por outro lado, doença cardíaca congênita grave no recém-nascido pode estar presente sem sopro. As duas apresentações mais comuns de doenças cardíacas no recém-nascido são (1) cianose e (2) insuficiência cardíaca congestiva com anormalidade de pulsos e perfusão. No coração esquerdo hipoplásico e na estenose aórtica crítica, os pulsos são diminuídos em todos os locais. Na coarctação da aorta e na interrupção aórtica, os pulsos são diminuídos nas extremidades inferiores.

Abdome

Verifique se é depressível, há distensão e ruídos intestinais. Se houver polidrâmnio ou aumento de secreção oral, passe a sonda gástrica para descartar atresia esofágica. A maioria das massas abdominais no recém-nascido estão associadas a distúrbios renais (p. ex., rim multicístico ou displásico e hidronefrose). Quando o abdômen está relaxado, rins normais podem ser sentidos, mas não são proeminentes. Um abdome nitidamente escafoide associado a dificuldade respiratória sugere hérnia diafragmática. A ausência de musculatura abdominal (síndrome de Prune Belly) pode ocorrer em associação a alterações renais. O fígado e o baço são superficiais no neonato e podem ser sentidos à palpação leve. Uma bexiga distendida pode ser vista e palpada acima da sínfise púbica.

Genitália e ânus

Os órgãos genitais masculinos e femininos apresentam características diferentes conforme a idade gestacional. No recém-nascido do sexo feminino, durante os primeiros dias de vida, a presença de secreção vaginal esbranquiçada com ou sem sangue é considerada normal. Verifique a patência e a localização do ânus.

Esqueleto

Verifique se há anomalias visíveis, como ausência de osso, pé torto, fusão ou entrelaçamento de dedos e dedos extras. Examine a luxação do quadril tentando deslocar o fêmur posteriormente e, em seguida, abduzindo as pernas para realocar o fêmur notando um clique quando a cabeça femoral se desloca. É importante procurar por fraturas de extremidades e por paralisias (especialmente lesões do plexo braquial) e evidências de deformidades da coluna vertebral (p. ex., escoliose, cistos, mielomeningocele). A artrogripose (múltiplas contraturas articulares) resulta da limitação crônica de movimento intrauterino que pode resultar da falta de líquido amniótico ou de doença neuromuscular congênita.

Exame neurológico

Recém-nascidos normais têm reflexos que facilitam a sobrevivência (p. ex., reflexos de busca e sucção) e habilidades sensoriais (p. ex., audição e olfato) que permitem que eles façam reconhecimento materno logo após o nascimento. Embora a retina esteja bem desenvolvida no nascimento, a acuidade visual é restrita (20/400) por causa de uma lente relativamente imóvel. A acuidade melhora rapidamente nos primeiros 6 meses, com fixação do olhar e acompanhamento de movimentos bem desenvolvidas aos 2 meses de idade.

Observe a posição de repouso do recém-nascido. Recém-nascidos a termo devem apresentar flexão dos membros superiores e inferiores e movimentos espontâneos simétricos. Extensão das extremidades deve resultar em recuo espontâneo para a posição flexionada. Avalie o caráter do choro; um choro agudo com ou sem hipotonia pode indicar doença do sistema nervoso central (SNC), como hemorragia ou infecção, um distúrbio neuromuscular congênito ou doença sistêmica. Verifique os seguintes reflexos do recém-nascido:

1. *Reflexo de sucção*: O recém-nascido suga em resposta a um mamilo na boca; observado na 14ª semana de gestação.
2. *Preensão palmar*: Evidente com a colocação do dedo do examinador na palma da mão do recém-nascido; se desenvolve em 28 semanas de gestação e desaparece aos 4 meses de idade.
3. *Reflexo de Moro (sobressalto)*: Segure o bebê em decúbito dorsal enquanto sustenta a cabeça. Deixe a cabeça cair 1 a 2 cm repentinamente. Os braços irão se abduzir no ombro e se estender no cotovelo, com a abertura dos dedos. Posteriormente, ocorre adução com flexão. Esse reflexo se desenvolve com 28 semanas incompletas de gestação e desaparece aos 3 meses de idade.

CUIDADOS COM O NEONATO SAUDÁVEL

A principal responsabilidade de uma enfermaria nível 1 (no Brasil, conhecida como alojamento conjunto) é cuidar do recém-nascido saudável – promovendo o vínculo mãe-bebê, estabelecendo a amamentação e ensinando os cuidados básicos com o recém-nascido. A equipe deve monitorar os bebês quanto a sinais e sintomas de doenças, incluindo instabilidade de temperatura, mudança de atividade, recusa alimentar, palidez, cianose, icterícia precoce ou excessiva, taquipneia, desconforto respiratório, atraso (> 24 h) na primeira evacuação ou primeira micção e vômitos biliosos.

Várias medidas preventivas são rotineiras para o recém-nascido. A pomada profilática de eritromicina é aplicada nos olhos dentro de 1 hora após o nascimento para prevenir oftalmia gonocócica. A vitamina K (1 mg) é administrada por via intramuscular ou por via subcutânea dentro de 4 horas após o nascimento para prevenir a doença hemorrágica do recém-nascido.

Todas as crianças devem receber a vacina contra hepatite B. Ambas as vacinas contra hepatite B e imunoglobulina contra hepatite B (HBIG, de *hepatitis B immune globulin*) são administradas se a mãe for positiva para HBsAg. Se o *status* materno para HBsAg é desconhecido, a vacina deve ser administrada antes de 12 horas de vida, o sangue materno deve ser testado para HBsAg e HBIG deve ser administrada ao neonato antes dos 7 dias de vida se o teste for positivo.

O sangue do cordão umbilical coletado do bebê no nascimento pode ser usado para tipagem sanguínea e teste de Coombs se a mãe for do tipo O ou Rh negativo a fim de ajudar a avaliar o risco de desenvolvimento de icterícia

O teste de glicose à beira do leito deve ser realizado em lactentes com risco de hipoglicemia (filho de mãe diabética, prematuros, PIG, GIG). Valores abaixo de 45 mg/dL devem ser confirmados por testes laboratoriais de glicemia e tratados. O hematócrito deve ser medido entre 3 e 6 horas de idade em lactentes com risco ou naqueles que apresentam sintomas de policitemia ou anemia (ver seção Distúrbios hematológicos no recém-nascido).

Exames genéticos de recém-nascidos garantidos por políticas nacionais (para erros do metabolismo, como fenilcetonúria [PKU, de *phenylketonuria*], galactosemia, doença falciforme, hipotireoidismo, hiperplasia suprarrenal congênita e fibrose cística) são realizados antes da alta, após 24 a 48 horas de idade, se possível. Em muitos estados dos EUA, a repetição do teste é necessária dos 8 aos 14 dias de idade porque o teste de PKU pode ser falsamente negativo quando obtido antes de 48 horas de idade. Nem todos os exames exigidos por cada estado incluem o mesmo painel de doenças. Muitos estados agora incluem um painel expandido que testa outros erros inatos do metabolismo, como defeitos de oxidação de ácidos graxos e distúrbios de aminoácidos ou ácidos orgânicos. Alguns países também oferecem triagem para síndrome de imunodeficiência combinada grave.

Os bebês devem ser rotineiramente posicionados em decúbito dorsal para minimizar o risco de síndrome de morte súbita do lactente (SMSL). A posição prona é contraindicada, a menos que haja razões clínicas para essa posição. Compartilhamento da cama com adultos e posição prona estão associados a um risco aumentado de SMSL.

ALIMENTANDO O NEONATO SAUDÁVEL

Um neonato está pronto para mamar se (1) estiver alerta e vigoroso, (2) não apresentar distensão abdominal, (3) apresentar bons ruídos intestinais e (4) apresentar choro de fome normal. Esses sinais geralmente ocorrem dentro de 6 horas após o nascimento, mas o sofrimento fetal ou o parto traumático podem prolongar esse período. O bebê nascido a termo e saudável deve poder se alimentar a cada 2 a 5 horas sob regime de livre demanda. A primeira mamada deve ocorrer dentro de 1 hora após o nascimento se a mãe e o bebê estiverem clinicamente estáveis. Para bebês alimentados com fórmula, a primeira mamada geralmente ocorre por volta das 3 horas de vida. O volume de alimentação geralmente aumenta de 15 a 30 mL por mamada inicialmente para 45 a 60mL por mamada no terceiro dia de vida. No dia 3, o recém-nascido médio a termo consome cerca de 100 mL/kg/dia de leite (**Tabela 2-2**).

Uma ampla gama de fórmulas infantis satisfaz as necessidades nutricionais da maioria dos recém-nascidos. O leite materno é o padrão no qual se baseiam as fórmulas (ver **Capítulo 11**). Apesar das baixas concentrações de várias vitaminas e minerais no leite materno, a biodisponibilidade é alta. Todos os nutrientes, vitaminas, minerais e água necessários são fornecidos pelo leite humano durante os primeiros 6 meses de vida, exceto vitamina K (1 mg administrado por via intramuscular [IM] ao nascer), vitamina D (400 UI/dia para todos os bebês começando logo após o nascimento) e vitamina B12 e zinco (se a mãe for vegetariana restrita e não tomar suplementos). Outras vantagens do leite materno incluem (1) fatores imunológicos, antimicrobianos e anti-inflamatórios, como imunoglobulina A (IgA) e componentes celulares, proteicos

O RECÉM-NASCIDO

Tabela 2-2 Medidas para uma amamentação satisfatória

	Até 8 h de vida	Entre 8-24 h de vida	2 dias de vida	3 dias de vida	4 dias de vida	5 dias de vida	6 dias de vida ou mais
Fornecimento de leite	A mãe pode conseguir extrair algumas gotas de leite.		O leite deve vir entre o segundo e o quarto dia.			Os seios podem estar firmes ou vazar leite. Já há leite presente.	Os seios devem ficar mais macios após as mamadas.
Atividade do bebê	O bebê geralmente fica bem acordado na primeira hora de vida. Colocar o bebê no peito em 30 minutos após o nascimento.	Os bebês podem não acordar sozinhos para se alimentar e devem ser acordados.	O bebê deveria ser mais cooperativo e menos sonolento.	O bebê exibirá sinais iniciais de fome, como torcer, estalar os lábios e colocar as mãos no rosto.			O bebê deve parecer satisfeito após as mamadas.
Rotina de alimentação	O bebê pode entrar em sono profundo 2-4 horas após o nascimento.	O bebê deve ser alimentado a cada 1-4 horas ou quantas vezes quiser – pelo menos 8-12 vezes ao dia.				Pode haver um intervalo maior (até 5 horas entre as mamadas) em um período de 24 horas.	
Produção de urina do bebê		O bebê deve ter no mínimo uma fralda molhada nas primeiras 24 horas.	O bebê deve ter pelo menos uma fralda molhada a cada 8 a 11 horas.	Aumento de fraldas molhadas (até quatro a seis) em 24 horas.	A urina do bebê deve ser amarelo claro.	O bebê deve ter de seis a oito fraldas molhadas por dia de urina incolor ou amarelo claro.	
Evacuações		O bebê pode ter fezes muito escuras (mecônio).	O bebê pode ter um segundo episódio de fezes muito escura (mecônio).	As fezes do bebê devem estar na transição de preto-esverdeado para amarelo.		O bebê deve ter três ou quatro fezes amarelas e com grumos por dia.	O número de evacuações pode diminuir gradualmente após 4 a 6 semanas.

e enzimáticos que diminuem a incidência de infecções respiratórias superiores e gastrintestinais (GI); (2) possível diminuição da frequência e gravidade do eczema e asma na infância; (3) melhor vínculo mãe-bebê; e (4) melhor resultado do neurodesenvolvimento.

Embora 85% das mães nos Estados Unidos amamentem no começo, apenas cerca de 50% continuam a fazê-lo aos 6 meses. As práticas hospitalares que facilitam o início bem-sucedido da amamentação incluem alojamento conjunto, amamentação sob livre demanda e evitação de prescrição desnecessária de fórmula. A equipe do berçário deve ser treinada para reconhecer os problemas associados à amamentação e oferecer ajuda e apoio às mães no hospital. Um profissional experiente deve observar e auxiliar em várias mamadas para documentar uma boa pega. Uma boa pega é importante na prevenção de problemas comuns de mamilos doloridos, lactentes insatisfeitos, ingurgitamento mamário, baixo suprimento de leite e hiperbilirrubinemia.

American Academy of Breastfeeding Medicine: www.bfmed.org. Accessed April 2019.
Moon RY: Task Force on Sudden Infant Death Syndrome: SIDS and other sleep-related infant deaths: evidence base for 2016 updated recommendations for a safe infant sleeping environment. Pediatrics 2016;138:1 [PMID: 27940804].

CIRCUNCISÃO

A circuncisão é um procedimento eletivo a ser realizado apenas em bebês saudáveis e estáveis. O procedimento tem benefícios médicos, incluindo a prevenção de infecções do trato urinário, diminuição da incidência de câncer de pênis e diminuição da incidência de doenças sexualmente transmissíveis (incluindo vírus da imunodeficiência humana [HIV, de *human immunodeficiency virus*]). A maioria das decisões dos pais em relação à circuncisão são religiosas e sociais, não médicas. Os riscos da circuncisão incluem infecção local, sangramento, remoção de muita pele e lesão uretral. A incidência combinada de complicações é inferior a 1%. A anestesia local por bloqueio do nervo peniano dorsal ou bloqueio do anel circunferencial com lidocaína a 1% sem epinefrina ou creme anestésico tópico são métodos seguros e eficazes que devem ser sempre utilizados. As técnicas que permitem a visualização da glande durante todo o procedimento (Plastibell e pinça Gomco) são preferidas às técnicas cegas (pinça Mogen), pois a amputação ocasional da glande pode ocorrer com esta última técnica. A circuncisão é contraindicada em bebês com anormalidades genitais. Uma triagem de coagulação deve ser realizada antes do procedimento em bebês com histórico familiar de distúrbios hemorrágicos graves.

EXAME DE AUDIÇÃO

A audição normal é fundamental para o desenvolvimento normal da linguagem. A perda auditiva bilateral significativa está presente em 1 a 3 a cada 1.000 neonatos saudáveis e em 2 a 4 a cada 100 neonatos na população internada em unidade de terapia intensiva (UTI). Os bebês devem ser rastreados quanto à perda auditiva o mais cedo possível por meio das respostas auditivas evocadas do tronco cerebral ou das emissões otoacústicas evocadas, porque até 40% das perdas auditivas deixarão de ser detectadas quando forem analisados apenas recém-nascidos com fatores de risco. Os responsáveis devem ser avisados sobre a possibilidade de perda auditiva e devem ser encaminhados imediatamente em casos suspeitos. Com o uso da triagem universal, a idade média em que a perda auditiva é confirmada caiu de 24 a 30 meses para 2 a 3 meses. Se a correção for iniciada aos 6 meses, o desenvolvimento social e de linguagem é compatível com o desenvolvimento físico.

TRIAGEM PARA DOENÇA CARDÍACA CONGÊNITA CRÍTICA

A triagem para doença cardíaca congênita crítica (DCCC) é uma prática padrão em unidades de recém-nascidos. O objetivo da triagem é identificar recém-nascidos com doença cardíaca estrutural significativa o suficiente para exigir intervenção no primeiro ano de vida, antes do desenvolvimento dos sintomas. Recém-nascidos são triados por meio de oximetria de pulso, o chamado teste do coraçãozinho, no segundo dia de vida. Uma triagem com falha é definida como: qualquer medida de saturação de oxigênio abaixo de 90%; saturação de oxigênio abaixo de 95% na mão e pé direitos em três medidas, cada uma separada por 1 hora, ou existe uma diferença absoluta acima de 3% na saturação de oxigênio entre a mão direita e o pé em três medidas, cada uma separada por 1 hora. Os lactentes que falham na triagem são avaliados por ecocardiograma antes da alta hospitalar. A triagem de DCCC visa as seguintes lesões cardíacas primárias: síndrome do coração esquerdo hipoplásico, atresia pulmonar, tetralogia de Fallot, retorno anômalo total das veias pulmonares, transposição das grandes artérias, atresia tricúspide e *truncus arteriosus*.

ALTA PRECOCE DO RECÉM-NASCIDO

A alta em 24 a 36 horas de idade é segura e apropriada para alguns recém-nascidos se não houver contraindicações (**Tabela 2-3**) e se for garantida uma consulta de acompanhamento dentro de 48 horas.* A maioria dos lactentes com distúrbios cardíacos, respiratórios ou infecciosos é identificada nas primeiras 12 a 24 horas de vida. A exceção pode ser o bebê para quem foi indicada profilaxia antibiótica intraparto materna para colonização ou infecção materna por estreptococos do grupo B (EGB). O Centers for Disease Control and Prevention (CDC, Centro de Controle e Prevenção de Doenças) e a American Academy of Pediatrics (AAP, Academia Americana de Pediatria) recomendam que esses bebês sejam observados no hospital por pelo menos 48 horas se suas mães não receberam profilaxia antibiótica intraparto, ou se inadequada, se receberam cefazolina. A observação hospitalar por mais de 24 horas pode não ser necessária para bebês nascidos a termo com boa aparência cujas mães receberam quimioprofilaxia intraparto adequada e para os quais o acesso imediato a cuidados médicos pode ser garantido, se necessário. Outros problemas, como icterícia e problemas de amamentação, geralmente ocorrem após 48 horas e geralmente podem ser tratados em nível ambulatorial.

A AAP recomenda uma consulta de seguimento dentro de 48 horas para todos os recém-nascidos com alta antes de 72 horas de vida. Bebês PIG ou prematuros tardios – especialmente se estiverem sob regime de aleitamento materno exclusivo – correm um risco particular de ingestão inadequada; a visita precoce é especialmente importante para esses bebês. As diretrizes sugeridas para a entrevista de acompanhamento e exame físico são apresentadas na **Tabela 2-4**. O momento ideal da alta deve ser determinado em cada caso com base em fatores médicos, sociais e financeiros.

Tabela 2-3 Contraindicações para a alta precoce do recém-nascido

Contraindicações para a alta precoce do recém-nascido
1. Icterícia ≤ 24 h
2. Alto risco para infecção neonatal (p. ex., corioamnionite materna); alta hospitalar permitida após 24 h se sem intercorrências
3. Dependência ou abstinência de narcóticos conhecida ou suspeita
4. Defeitos físicos que requerem avaliação
5. Defeitos orais (fendas, micrognatia)

Contraindicações relativas à alta precoce do recém-nascido (bebês com alto risco de falha na alimentação, icterícia excessiva)
1. Prematuridade ou recém-nascido prematuro (< 38 semanas de gestação)
2. Peso ao nascer < 2.700 g
3. Bebê difícil de despertar para alimentação; não demanda regularmente no berçário
4. Problemas médicos ou neurológicos que interferem na alimentação (síndrome de Down, hipotonia, problemas cardíacos)
5. Gêmeos ou múltiplos superiores
6. Incompatibilidade do grupo sanguíneo ABO ou icterícia grave em filho anterior
7. Mãe cujo bebê anterior que foi amamentado ganhou pouco peso
8. Mãe com cirurgia de mama envolvendo áreas periareolares (se em aleitamento materno)

American Academy of Pediatrics Task Force on Circumcision: Male circumcision. Pediatrics 2012;130:e756 [PMID: 22926175].
Newborn Screening: Critical Congenital Heart Defects. www.aap.org/en-us/advocacy-and-policy/aap-health-initiatives/PEHDIC/Pages/Newborn-Screening-for-CCHD.aspx. Accessed May 2021.
Prevention of perinatal group B streptococcal disease revised guidelines from CDC, 2010. MMWR 2010;59:132 [PMID: 21088663].

---

*N. de R.T. No Brasil, essa prática acaba sendo desaconselhada devido às dificuldades de acesso a consultas de puericultura, que acabam ocorrendo após a primeira semana de vida nas unidades básicas.

O RECÉM-NASCIDO

Tabela 2-4 Diretrizes para avaliação de acompanhamento ambulatorial precoce

História
Sucção rítmica e deglutição audível por pelo menos 10 minutos no total por mamada?
O bebê acorda e exige mamar a cada 2-3 h (pelo menos 8-10 mamadas em 24 h)?
Os seios parecem cheios antes das mamadas e mais macios depois?
Pelo menos 6 fraldas visivelmente molhadas a cada 24 h?
Fezes de aspecto amarelado (não mais mecônio) – pelo menos 4 vezes em 24 h?
O bebê ainda está com fome depois de mamar (chupa os dedos e apresenta reflexo de busca com frequência)?

Avaliação física
Peso sem roupa: não deve estar mais de 8-10% abaixo do peso ao nascer
Extensão e gravidade da icterícia
Avaliação da hidratação, estado de alerta, bem-estar geral
Exame cardiovascular: sopros, pulsos braquial e femoral, respirações

▼ PROBLEMAS COMUNS NO RECÉM-NASCIDO A TERMO

ICTERÍCIA NEONATAL

▶ Considerações gerais

Aproximadamente 65% dos recém-nascidos desenvolvem icterícia visível com nível de bilirrubina sérica total (BT) superior a 6 mg/dL durante a primeira semana de vida. Aproximadamente 8% a 10% dos recém-nascidos desenvolvem hiperbilirrubinemia excessiva (BT > 17 mg/dL) e 1% a 2% têm BT acima de 20 mg/dL. Níveis de bilirrubina total extremamente altos e potencialmente perigosos são raros, mas podem causar *kernicterus*, caracterizado por lesões nos gânglios da base e no tronco cerebral.

O *kernicterus* causado por hiperbilirrubinemia era comum em recém-nascidos com isoimunização Rh até a instituição de transfusão de troca (exsanguineotransfusão) para crianças afetadas e tratamento materno pós-parto com imunoglobulina Rho (D) para prevenir a sensibilização de mães Rh negativas. Por várias décadas após a introdução da exsanguineotransfusão e fototerapia com o objetivo de manter a bilirrubina total do neonato abaixo de 20 mg/dL, não houve casos relatados de *kernicterus* nos Estados Unidos. Desde o início da década de 1990, no entanto, houve um reaparecimento do *kernicterus*. Fatores comuns em casos recentes são alta do recém-nascido antes de 48 horas, amamentação exclusiva deficiente, atraso na medição da BT, hemólise não reconhecida, falta de acompanhamento precoce pós-alta e falha em reconhecer os primeiros sintomas de encefalopatia bilirrúbica.

A bilirrubina é produzida pela degradação do heme (protoporfirina de ferro) no sistema reticuloendotelial e na medula óssea. O heme é clivado pela heme oxigenase em ferro, que é armazenado; em monóxido de carbono, que é exalado; e em biliverdina, que é convertida em bilirrubina pela bilirrubina redutase. Essa bilirrubina não conjugada liga-se à albumina e é transportada para o fígado, onde é captada pelos hepatócitos. Na presença da enzima uridina difosfato-glicuronil transferase (UDPGT, ou glucuronil transferase), a bilirrubina é conjugada a uma ou duas moléculas de glicuronídeo. A bilirrubina conjugada é então excretada através da bile para o intestino. Na presença de flora intestinal normal, a bilirrubina conjugada é metabolizada em estercobilinas e excretada nas fezes. A ausência de flora intestinal e a motilidade gastrintestinal lenta, ambas características do recém-nascido, causam estase da bilirrubina conjugada no lúmen intestinal, onde a β-glicuronidase na mucosa intestinal remove as moléculas de glicuronídeos e deixa a bilirrubina não conjugada para ser reabsorvida (circulação entero-hepática). O acúmulo excessivo de bilirrubina no sangue depende tanto da taxa de produção de bilirrubina quanto da taxa de excreção. É melhor determinada comparando um nível de BT específico com uma curva padrão de concentração de bilirrubina total por horas de vida.

1. Icterícia fisiológica

FUNDAMENTOS DO DIAGNÓSTICO E CARACTERÍSTICAS TÍPICAS

▶ Icterícia visível aparecendo após 24 horas de vida.
▶ A bilirrubina total aumenta em < 5 mg/dL (86 mmol/L) por dia.
▶ O pico de bilirrubina ocorre dos 3 aos 5 dias de idade, com uma bilirrubina total não superior a 15 mg/dL (258 mmol/L).
▶ A icterícia visível desaparece em 1 semana no lactente a termo e em 2 semanas no lactente prematuro.

Os fatores que contribuem para a icterícia fisiológica em neonatos incluem baixa atividade da enzima uridina difosfato-glicuronil transferase, massa relativamente alta de hemácias, ausência de flora intestinal, motilidade intestinal lenta e aumento da circulação entero-hepática de bilirrubina nos primeiros dias de vida.

2. Hiperbilirrubinemia patológica não conjugada

A hiperbilirrubinemia patológica não conjugada pode ser agrupada em duas categorias principais: superprodução de bilirrubina ou diminuição da conjugação de bilirrubina (**Tabela 2-5**). A bilirrubina total é um reflexo do equilíbrio entre esses processos. A icterícia visível com uma BT maior que 5 mg/dL antes de 24 horas de idade mais comumente resulta de hemólise significativa.

A. Produção aumentada de bilirrubina

1. Hemólise mediada por anticorpos (teste de Coombs positivo)

A. Incompatibilidade do grupo sanguíneo ABO: Este achado pode acompanhar qualquer gravidez em uma mãe tipo O. A hemólise geralmente é leve, mas a gravidade é imprevisível devido à variabilidade na quantidade de anticorpos maternos anti-A

Tabela 2-5 Causas de hiperbilirrubinemia não conjugada patológica

Superprodução de bilirrubina
1. Causas hemolíticas do aumento da produção de bilirrubina (contagem de reticulócitos elevada)
   a. Imunomediada: teste de anticorpo direto positivo (teste de Coombs direto positivo)
      • Incompatibilidade do grupo sanguíneo ABO, incompatibilidade Rh, incompatibilidade de antígeno de grupo sanguíneo menor
   b. Não imune: teste de anticorpo direto negativo (teste de Coombs direto positivo)
      • Formas anormais de glóbulos vermelhos: esferocitose, eliptocitose, picnocitose, estomatocitose
      • Anormalidades enzimáticas dos glóbulos vermelhos: deficiência de glicose-6-fosfato desidrogenase, deficiência de piruvato cinase, deficiência de hexocinase, outros defeitos metabólicos
   c. Pacientes com sepse bacteriana ou viral
2. Causas não hemolíticas do aumento da produção de bilirrubina (contagem de reticulócitos normal)
   a. Hemorragia extravascular: céfalo-hematoma, hematomas extensos, hemorragia intracraniana
   b. Policitemia
   c. Circulação entero-hepática exagerada de bilirrubina: obstrução intestinal, íleo funcional
   d. Icterícia associada à amamentação (ingestão inadequada de leite materno causando circulação entero-hepática aumentada de bilirrubina)

Diminuição da taxa de conjugação
1. Síndrome de Crigler-Najjar (raro, grave)
   a. Deficiência de glucuronil transferase do tipo I, autossômica recessiva
   b. Deficiência de glucuronil transferase tipo II, autossômico dominante
2. Síndrome de Gilbert (comum, mais leve)
3. Hipotireoidismo

---

ou anti-B que ocorrem naturalmente. Embora 15% das gestações sejam "configuradas" para incompatibilidade ABO (mãe O, bebê A ou B), apenas 33% dos bebês nesses casos têm um teste de Coombs direto positivo e menos de 10% desses bebês desenvolvem icterícia que requer terapia. Como os anticorpos maternos podem persistir por vários meses após o nascimento, o recém-nascido pode tornar-se progressivamente mais anêmico nas primeiras semanas de vida, ocasionalmente a ponto de necessitar de transfusão.

B. Rh-isoimunização: Este processo hemolítico é menos comum, mas mais grave e mais previsível do que a incompatibilidade ABO. A gravidade aumenta a cada gestação devido a uma resposta de memória a anticorpos IgG maternos. A maioria das doenças causadas por uma isoimunização Rh pode ser evitada pela administração de imunoglobulina Rho (D) à mulher Rh negativa após procedimentos invasivos durante a gravidez ou após aborto espontâneo, aborto ou parto de uma criança Rh positiva. Os recém-nascidos afetados são frequentemente anêmicos ao nascer, e a hemólise contínua rapidamente causa hiperbilirrubinemia e anemia mais grave. A forma mais grave de isoimunização Rh, a eritroblastose fetal, é caracterizada por anemia com risco de vida, edema generalizado e insuficiência cardíaca fetal ou neonatal. Sem intervenção pré-natal, geralmente ocorre morte fetal ou neonatal. A pedra angular do manejo pré-natal é a transfusão do feto com células Rh negativas, diretamente na veia umbilical ou na cavidade abdominal fetal. A fototerapia geralmente é iniciada nesses bebês no momento do parto, com exsanguineotransfusão frequentemente necessária. A imunoglobulina intravenosa (IgIV 0,5-1 g/kg) administrada ao lactente assim que o diagnóstico é feito pode diminuir a necessidade de exsanguineotransfusão. A hemólise contínua ocorre até que todos os anticorpos maternos desapareçam; portanto, esses bebês precisam ser monitorados por 2 a 3 meses para anemia recorrente grave o suficiente para exigir transfusão.

2. Hemólise não imune (teste de Coombs negativo)

A. Esferocitose hereditária: Esta condição é o mais comum dos defeitos da membrana dos glóbulos vermelhos e causa hemólise ao diminuir a deformabilidade dos mesmos. Os bebês afetados podem ter hiperbilirrubinemia grave o suficiente para exigir exsanguineotransfusão. Pode haver esplenomegalia. Suspeita-se do diagnóstico por esfregaço de sangue periférico e história familiar. Consulte o **Capítulo 30** para uma discussão mais aprofundada.

B. Deficiência de G6PD: Esta condição é o defeito enzimático mais comum que causa hemólise das hemácias, especialmente em crianças de ascendência africana, mediterrânea ou asiática. O início da icterícia geralmente ocorre mais tarde do que na doença hemolítica isoimune, por volta de 1 semana de idade. O papel da deficiência de glicose-6-fosfato-desidrogenase (G6PD) na icterícia neonatal é provavelmente subestimado, pois até 10% a 13% dos afro-americanos são deficientes em G6PD. Embora o distúrbio seja ligado ao cromossomo X, as mulheres heterozigotas também correm maior risco de hiperbilirrubinemia devido à inativação do cromossomo X. Sua produção aumentada de bilirrubina é ainda mais exagerada por uma taxa diminuída de conjugação de bilirrubina. Como a atividade da enzima G6PD é alta nos reticulócitos, recém-nascidos com um grande número de reticulócitos podem apresentar testes enzimáticos falsamente normais. Um baixo nível de G6PD deve sempre levantar suspeitas. A repetição do teste em casos suspeitos com resultados inicialmente normais é indicada dos 2 aos 3 meses de idade. Consulte também o **Capítulo 30** para obter mais detalhes.

3. Aumento não hemolítico da produção de bilirrubina – A hemorragia interna, como céfalo-hematoma, hemorragia intracraniana ou hematomas extensos na pele, podem levar à icterícia. A policitemia leva à icterícia pelo aumento da massa eritrocitária, com aumento do número de células que atingem a senescência diariamente. A obstrução intestinal, funcional ou mecânica leva a um aumento da circulação entero-hepática da bilirrubina.

B. Diminuição da taxa de conjugação

1. Deficiência da glucuronil transferase (UDPGT) – síndrome de Crigler-Najjar tipo I (deficiência completa, autossômica recessiva) e tipo II (deficiência parcial, autossômica dominante)

Estas condições raras resultam de mutações no éxon ou região de codificação do gene *UDPGT* que causam ausência completa ou quase completa de atividade enzimática. Ambos podem causar hiperbilirrubinemia não conjugada grave, encefalopatia bilirrubínica e morte se não forem tratados. No tipo II, a atividade da enzima pode ser induzida com fenobarbital, que pode reduzir os níveis de bilirrubina em 30% a 80%. O transplante de fígado é curativo.

2. Síndrome de Gilbert – Este é um distúrbio autossômico dominante leve comum, caracterizado pela diminuição da atividade hepática de UDPGT causada por polimorfismo genético na região promotora do gene *UDPGT*. Aproximadamente 9% da população é homozigota e 42% é heterozigota para essa anormalidade, com frequência gênica de 0,3. Os indivíduos afetados tendem a desenvolver hiperbilirrubinemia na presença de condições que aumentam a carga de bilirrubina, incluindo a deficiência de G6PD. Eles também são mais propensos a ter icterícia neonatal prolongada e icterícia do leite materno.

C. Hiperbilirrubinemia causada por fatores desconhecidos ou múltiplos

1. Diferenças raciais – Asiáticos (23%) são mais propensos do que brancos (10%-13%) ou afro-americanos (4%) a ter um pico de BT neonatal maior que 12 mg/dL (206 mmol/L). É provável que essas diferenças resultem de variações raciais na prevalência de polimorfismos do gene *UDPGT* ou deficiência de G6PD associada.

2. Prematuridade – Bebês prematuros frequentemente apresentam baixa ingestão enteral, atraso nas eliminações de fezes e aumento da circulação entero-hepática, bem como uma vida mais curta das hemácias. Bebês com 35 a 36 semanas de gestação têm 13 vezes mais chances do que bebês a termo de serem readmitidos por hiperbilirrubinemia. Mesmo bebês prematuros tardios (36-37 semanas incompletas de gestação) têm quatro vezes mais probabilidade do que recém-nascidos a termo de ter BT maior que 13 mg/dL (224 mmol/L).

3. Amamentação e icterícia

A. ICTERÍCIA DO LEITE MATERNO: A hiperbilirrubinemia não conjugada que dura de 2 até 3 meses de idade é comum em lactentes amamentados no seio materno. Uma prevalência aumentada do polimorfismo genético na região promotora do gene UDPGT provavelmente está envolvida. A hiperbilirrubinemia não conjugada moderada por 6 a 12 semanas em um lactente clinicamente bem e amamentado sem evidências de hemólise, hipotireoidismo ou outra doença sugere fortemente esse diagnóstico.

B. ICTERÍCIA ASSOCIADA À AMAMENTAÇÃO: Esta condição comum também tem sido chamada de icterícia por "falta de leite materno". Bebês amamentados têm uma incidência maior (9%) de níveis séricos de bilirrubina não conjugada maiores que 13 mg/dL (224 mmol/L) do que bebês alimentados com fórmula (2%). A patogênese é provavelmente ingestão enteral deficiente e circulação entero-hepática aumentada. Não há aumento aparente na produção de bilirrubina medida pela exalação de monóxido de carbono. Embora raramente grave o suficiente para causar encefalopatia bilirrubínica, quase 100% das crianças com *kernicterus* relatadas nos últimos 20 anos eram exclusivamente amamentadas e, em 50%, a amamentação foi o único fator de risco conhecido. A icterícia excessiva deve ser considerada um possível sinal de falha no estabelecimento de uma oferta adequada de leite e deve levar a investigações específicas. A melhor maneira de avaliar o sucesso da amamentação é monitorar o peso, a urina e a produção de fezes do bebê (ver **Tabela 2-3**). Se a ingestão for inadequada, o lactente deve receber fórmula suplementar e a mãe deve ser instruída a amamentar com mais frequência e usar uma bomba elétrica a cada 2 horas para aumentar a produção de leite. Deve-se considerar uma consulta com um especialista em amamentação. Como a alta hospitalar de recém-nascidos normais ocorre antes do estabelecimento da oferta de leite e antes do pico de icterícia, a AAP recomenda uma visita de acompanhamento 2 dias após a alta para avaliar a adequação da ingestão e o grau de icterícia.

3. Toxicidade da bilirrubina

O ânion não conjugado da bilirrubina (fração livre da bilirrubina) é o agente da neurotoxicidade da bilirrubina. O ânion liga-se aos fosfolipídios (gangliosídeos) das membranas plasmáticas neuronais causando lesão, que então permite que mais ânions entrem no neurônio. O ânion intracelular liga-se aos fosfolipídios da membrana das organelas subcelulares, causando comprometimento do metabolismo energético e morte celular. Sem dúvida, a barreira hematoencefálica tem um papel na proteção do bebê contra danos cerebrais, mas sua integridade é impossível de ser medida clinicamente. A quantidade de albumina disponível para ligar a fração livre da bilirrubina e a presença de outros ânions que podem deslocar a bilirrubina dos locais de ligação da albumina também são importantes. Não se sabe se existe um nível fixo de bilirrubina acima do qual sempre ocorre dano cerebral. O termo *kernicterus* descreve o achado patológico de coloração dos gânglios da base e núcleos do tronco encefálico, bem como a síndrome clínica de lesão cerebral crônica por hiperbilirrubinemia. O termo *encefalopatia bilirrubínica aguda* descreve os sinais e sintomas da evolução da lesão cerebral no recém-nascido.

O risco de encefalopatia bilirrubínica é pequeno em recém-nascidos a termo saudáveis, mesmo com níveis de bilirrubina de 25 a 30 mg/dL (430-516 mmol/L). O risco depende da duração da hiperbilirrubinemia, da concentração de albumina sérica, da doença associada, da acidose e das concentrações de ânions concorrentes, como sulfonamida e ceftriaxona. Os bebês prematuros correm maior risco do que bebês nascidos a termo devido à maior frequência de doenças associadas que afetam a integridade da barreira hematoencefálica, redução dos níveis de albumina e diminuição da afinidade dos locais de ligação à albumina. Por essas razões, o "nível de troca" (o nível no qual se acredita que a encefalopatia bilirrubínica provavelmente ocorre) em bebês prematuros pode ser menor do que em um bebê a termo.

4. Encefalopatia bilirrubínica aguda

FUNDAMENTOS DO DIAGNÓSTICO E CARACTERÍSTICAS TÍPICAS

► Letargia, má alimentação.
► Irritabilidade, choro agudo.
► Arqueamento do pescoço (retrocolo) e do tronco (opistótono).
► Apneia, convulsões e coma (tardio).

Os recém-nascidos com encefalopatia bilirrubínica aguda em evolução podem ser descritos como "sonolentos e sem interesse em se alimentar". Embora esses sintomas sejam inespecíficos, eles também são os primeiros sinais de encefalopatia bilirrubínica aguda e devem suscitar, no lactente ictérico, a realização de uma avaliação detalhada da história de nascimento e pós-natal, história de alimentação e eliminações, uma avaliação urgente de sinais neurológicos induzidos por bilirrubina e uma medição de bilirrubina total e albumina. A correlação entre o nível de bilirrubina total e neurotoxicidade é fraca. Embora 65% dos casos recentemente relatados de *kernicterus* tivessem níveis de bilirrubina total acima de 35 mg/dL, 15% tinham níveis abaixo de 30 mg/dL e 8% tinham níveis abaixo de 25 mg/dL. Atualmente, o meio mais sensível de avaliar a neurotoxicidade é a resposta auditiva evocada do tronco encefálico, que mostra efeitos previsíveis e precoces da toxicidade da bilirrubina.

5. Encefalopatia bilirrubínica crônica (*kernicterus*)

FUNDAMENTOS DO DIAGNÓSTICO E CARACTERÍSTICAS TÍPICAS

- ▶ Distúrbio do movimento extrapiramidal (paralisia cerebral coreoatetoide).
- ▶ Anormalidade do olhar, especialmente limitação do olhar para cima.
- ▶ Distúrbios auditivos (surdez, falha na resposta auditiva evocada pelo tronco encefálico com emissões otoacústicas evocadas normais, neuropatia auditiva, dissincronia auditiva).
- ▶ Displasia do esmalte dos dentes decíduos.

O *kernicterus* é uma lesão cerebral irreversível caracterizada por paralisia cerebral coreoatetoide e deficiência auditiva. A inteligência provavelmente é normal, mas pode ser difícil de avaliar devido a problemas associados de audição, comunicação e coordenação. O diagnóstico é clínico, mas é reforçado se o teste audiológico mostrar neuropatia auditiva e dissincronia auditiva em que o teste de emissão otoacústica é normal, mas a resposta auditiva do tronco encefálico está ausente. Bebês com tais achados geralmente são surdos. Bebês com *kernicterus* mais leve podem ter audiogramas normais, mas processamento auditivo anormal e problemas subsequentes com a compreensão da fala. A ressonância magnética (RM) do cérebro é quase diagnóstica se mostrar anormalidades isoladas no globo pálido, nos núcleos subtalâmicos ou em ambos.

AVALIAÇÃO DA HIPERBILIRRUBINEMIA

Como a maioria dos recém-nascidos recebe alta entre 24 a 48 horas de idade, antes do pico de icterícia fisiológica e antes do suprimento de leite materno ser estabelecido, recomenda-se uma medição pré-alta de BT sérica ou de bilirrubina transcutânea para ajudar a prever quais bebês correm risco de hiperbilirrubinemia grave. Em todos os bebês, uma avaliação do risco de hiperbilirrubinemia grave deve ser realizada antes da alta (**Tabela 2-6**). Quanto maior o número de fatores de risco, maior a probabilidade de desenvolver hiperbilirrubinemia grave. Conforme recomendado pela AAP, é imperativo o acompanhamento dentro de 24 a 48 horas para todos os bebês que recebem alta antes de 72 horas de idade. A estimativa visual do nível de bilirrubina é imprecisa. A BT sérica deve ser medida e interpretada com base na idade da criança, medida em horas, no momento da amostragem. Bebês nascidos a termo com nível de BT maior que o percentil 95 para a idade em horas têm 40% de risco de desenvolver hiperbilirrubinemia significativa. Os níveis seriados de bilirrubina devem ser obtidos de um único laboratório, sempre que possível, para tornar a interpretação das medidas seriadas mais significativa. É importante lembrar que esses nomogramas se aplicam apenas a bebês com 36 semanas ou mais.

Tabela 2-6 Fatores que afetam o risco de hiperbilirrubinemia grave em bebês com 35 semanas ou mais de gestação (em ordem aproximada de importância)

Fatores de risco maiores
Nível pré-alta de BT sérica ou transcutânea na zona de alto risco
Icterícia observada nas primeiras 24 horas
Incompatibilidade de grupo sanguíneo com teste de Coombs direto positivo, outra doença hemolítica conhecida (p. ex., deficiência de G6PD) ou monóxido de carbono expirado elevado
Idade gestacional 35-36 semanas
Irmão anterior necessitou de fototerapia
Céfalo-hematoma ou hematomas significativos
Aleitamento materno exclusivo, especialmente se a perda de peso for excessiva
Etnia do Leste Asiático[a]
Fatores de risco menores
Nível pré-alta de BT sérica ou transcutânea na zona de alto risco intermediário
Idade gestacional 37-38 semanas
Icterícia observada antes da alta
Irmão anterior com icterícia
Bebê macrossômico de mãe diabética
Diminuição do risco (esses fatores estão associados à diminuição do risco de icterícia significativa, listados em ordem decrescente de importância)
Nível de BT sérica ou transcutânea na zona de baixo risco
Idade gestacional ≥ 41 semanas
Aleitamento exclusivo com mamadeira
Etnia negra[a]
Alta hospitalar após 72 h

BT, bilirrubina total; G6PD, glicose-6-fosfato-desidrogenase.
[a]Etnia definida conforme a descrição da mãe.

Lactentes com icterícia visível no primeiro dia de vida ou que desenvolvem icterícia excessiva requerem avaliação adicional. A avaliação mínima consiste no seguinte:

- Histórico de alimentação e eliminações.
- Peso ao nascer e alteração percentual do peso desde o nascimento.
- Busca de fontes de degradação excessiva de heme.
- Avaliação do tipo sanguíneo, teste de Coombs, hemograma completo com esfregaço, albumina sérica e BT.
- Teste para deficiência de G6PD se a icterícia for inexplicável e em bebês negros com icterícia grave.
- Nível de bilirrubina fracionada (bilirrubina indireta e direta) em lactentes que parecem doentes, aqueles com icterícia prolongada, fezes acólicas, hepatoesplenomegalia ou urina escura para avaliar colestase.

TRATAMENTO DA HIPERBILIRRUBINEMIA INDIRETA

A. Fototerapia

A fototerapia é o tratamento mais comum para hiperbilirrubinemia indireta. É relativamente não invasiva e segura. A luz de comprimento de onda entre 425 e 475 nm (espectro verde-azulado) é absorvida pela bilirrubina não conjugada na pele, convertendo-a em um estereoisômero solúvel em água que pode ser excretado na bile sem conjugação. A fototerapia intensiva deve diminuir a BT em 30% a 40% nas primeiras 24 horas, mais significativamente nas primeiras 4 a 6 horas. Os olhos do bebê devem ser protegidos para evitar danos à retina.

A fototerapia é iniciada eletivamente quando a BT é de aproximadamente 6 mg/dL (102 mmol/L) menor do que o nível de exsanguineotransfusão previsto para aquela criança (p. ex., em 16-19 mg/dL [272-323 mmol/L] para um recém-nascido a termo para quem a exsanguineotransfusão seria considerada com uma BT de aproximadamente 22 a 25 mg/dL [374-425 mmol/L]). As diretrizes da AAP para fototerapia e exsanguineotransfusão em bebês com 35 semanas ou mais de gestação estão disponíveis online por meio do BiliTool™ (https://bilitool.org). Os lactentes hiperbilirrubinêmicos devem ser alimentados por via oral, se possível, para diminuir a circulação entero-hepática da bilirrubina. A fórmula de hidrolisado de caseína para complementar o leite materno diminui a circulação entero-hepática ao inibir a atividade da β-glucuronidase na mucosa. A IgIV (0,5-1,0 g/kg) na hemólise grave mediada por anticorpos pode interromper o processo hemolítico. Embora a fototerapia tenha demonstrado diminuir a necessidade de exsanguineotransfusão, seus benefícios a longo prazo, se houver, em lactentes com icterícia menos grave são desconhecidos.

B. Exsanguineotransfusão

Embora a maioria dos lactentes com hiperbilirrubinemia indireta possa ser tratada com fototerapia, a hiperbilirrubinemia indireta extrema é uma emergência médica. Os bebês devem ser internados imediatamente em uma UTI neonatal, onde a exsanguineotransfusão possa ser realizada antes que ocorram danos neurológicos irreversíveis. A fototerapia intensiva deve ser instituída imediatamente, se possível durante o transporte para o hospital. À medida que a BT se aproxima do intervalo potencialmente tóxico, a albumina sérica deve ser determinada. A albumina (1 g/kg) ajudará na ligação e remoção da bilirrubina durante a exsanguineotransfusão, além de fornecer alguma neuroproteção durante a preparação para o procedimento.

A exsanguineotransfusão de duplo volume (~160-200 mL/kg de peso corporal) é mais frequentemente necessária em lactentes com hiperbilirrubinemia extrema secundária à isoimunização Rh, incompatibilidade ABO ou esferocitose hereditária. O procedimento diminui a bilirrubina sérica de forma aguda em aproximadamente 50% e remove cerca de 80% dos glóbulos vermelhos sensibilizados ou anormais e do anticorpo agressor, de modo que a hemólise em curso é diminuída. A exsanguineotransfusão também é indicada em qualquer lactente com BT acima de 30 mg/dL, em lactentes com sinais de encefalopatia ou quando a fototerapia intensiva não reduziu a BT em pelo menos 0,5 mg/dL/h após 4 horas. A decisão de realizar exsanguineotransfusão deve ser baseada no nível da BT, e não na fração indireta da bilirrubina.

A exsanguineotransfusão é invasiva, potencialmente arriscada e raramente realizada. Portanto, deve ser realizada em um centro de referência. A mortalidade é de 1% a 5% e é maior em bebês menores, mais imaturos e instáveis. A morte súbita durante o procedimento pode ocorrer em qualquer criança. Existe um risco de 5% a 10% de complicações graves, como enterocolite necrotizante (ECN), infecção, distúrbios eletrolíticos ou trombocitopenia. A troca isovolêmica (retirada através de uma linha arterial com infusão através de uma linha venosa) pode diminuir o risco de algumas complicações.

Bhutani VK, Johnson L, Sivieri EM: Predictive ability of a predischarge hour-specific serum bilirubin test for subsequent hyperbilirubinemia in healthy term and near-term newborns. Pediatrics 1999;103:6 [PMID: 9917432].

Bilitool.org. Accessed May 2021.

Lauer BJ, Spector NJ: Hyperbilirubinemia in the newborn. Pediatr Rev 2011;32:341 [PMID: 21807875].

HIPOGLICEMIA

FUNDAMENTOS DO DIAGNÓSTICO E CARACTERÍSTICAS TÍPICAS

- ▶ Glicemia < 40 mg/dL desde o nascimento até 4 horas, ou < 45 mg/dL entre 4 e 24 horas de vida.
- ▶ Bebês GIG, PIG, prematuros, e bebês com sofrimento fetal em risco.
- ▶ Pode ser assintomática.
- ▶ Os bebês podem apresentar letargia, dificuldade de alimentação, irritabilidade ou convulsões.

Considerações gerais

A concentração de glicose sanguínea no feto é aproximadamente 15 mg/dL menor que a concentração de glicose materna. A concentração de glicose diminui no período pós-natal imediato, chegando a 30 mg/dL em muitos bebês saudáveis 1 a 2 horas após o nascimento. Concentrações abaixo de 40 mg/dL após a primeira alimentação são consideradas hipoglicemia. Em 3 horas, a concentração de glicose em lactentes normais a termo se estabiliza em 45 mg/dL ou mais. Os dois grupos de recém-nascidos a termo com maior risco de hipoglicemia são os filhos de mães diabéticas e os de crescimento restrito.

A. Bebês de mães diabéticas

O recém-nascido filho de mãe diabética tem reservas abundantes de glicose na forma de glicogênio e gordura, mas desenvolve hipoglicemia por causa da hiperinsulinemia induzida pela hiperglicemia materna e fetal. O aumento do suprimento de energia para o feto a partir da circulação materna resulta em um bebê macrossômico. Esse recém-nascido tem maior risco de múltiplos problemas neonatais, incluindo trauma durante o parto, cardiomiopatia (hipertrofia septal assimétrica), que pode se apresentar com sopro, desconforto respiratório ou insuficiência cardíaca, e microcólon, o que causa sintomas de obstrução intestinal baixa semelhantes aos da doença de Hirschsprung. Outros problemas neonatais incluem hipercoagulabilidade e policitemia, uma combinação que predispõe o bebê a grandes tromboses venosas (especialmente a veia renal). Além disso, são muitas vezes imaturos para sua idade gestacional e correm maior risco de deficiência de surfactante, hipocalcemia, dificuldades para alimentar e hiperbilirrubinemia.

B. Bebês com restrição de crescimento intrauterino

O lactente com restrição de crescimento intrauterino (RCIU) tem estoques de glicose reduzidos na forma de glicogênio e gordura corporal e é propenso a hipoglicemia. Por outro lado, o desenvolvimento de uma hiperglicemia marcada e uma síndrome transitória semelhante a diabetes melito pode ocorrer, especialmente nos muito prematuros. Esses problemas geralmente respondem ao ajuste na ingestão de glicose, embora às vezes a insulina seja necessária temporariamente. Alguns bebês com RCIU têm hiperinsulinemia que persiste por 1 semana ou mais.

C. Outras causas de hipoglicemia

A hipoglicemia ocorre em distúrbios como hiperplasia de células das ilhotas pancreáticas, incluindo a síndrome de Beckwith-Wiedemann e formas genéticas de hiperinsulinismo. A hipoglicemia também ocorre em certos erros inatos do metabolismo, como doença do armazenamento de glicogênio e galactosemia. As causas endócrinas de hipoglicemia incluem insuficiência suprarrenal e o hipopituitarismo que devem ser suspeitados no cenário de hipoglicemia e micropênis. A hipoglicemia também ocorre em lactentes com asfixia ao nascer, hipoxia e sepse bacteriana ou viral. Bebês prematuros correm risco de hipoglicemia devido à diminuição dos estoques de glicogênio.

Achados clínicos e monitoramento

Os sinais de hipoglicemia no recém-nascido podem ser inespecíficos e sutis, tais como letargia, má alimentação, irritabilidade, tremores, apneia e convulsões. Bebês filhos de mães diabéticas e com RCIU que apresentam policitemia correm maior risco de hipoglicemia sintomática. A hipoglicemia devido ao aumento da insulina é a mais grave e mais resistente ao tratamento. A hipoglicemia em estados hiperinsulinêmicos pode se desenvolver nos primeiros 30 a 60 minutos de vida.

A glicemia pode ser medida por punção do calcanhar usando um glicosímetro capilar. Todos os bebês em risco devem ser rastreados, incluindo filhos de mães diabéticas, bebês com RCIU, bebês prematuros e qualquer bebê com sintomas sugestivos. Todos os valores baixos ou limítrofes devem ser confirmados por medição laboratorial da concentração de glicose no sangue. É importante continuar a vigilância da concentração de glicose até que o bebê esteja em alimentação enteral completa sem suplementação intravenosa por 24 horas, tendo como meta uma glicemia pré-prandial superior a 45 mg/dL. A recidiva da hipoglicemia posteriormente é improvável.

Bebês com hipoglicemia que requerem infusões intravenosas de glicose por mais de 5 dias devem ser avaliados quanto a distúrbios menos comuns, incluindo erros inatos do metabolismo, estados hiperinsulinêmicos e deficiências de hormônios contrarreguladores.

Tratamento

A terapia é baseada no fornecimento de glicose enteral ou parenteral. As diretrizes de tratamento são mostradas na **Tabela 2-7**. A glicose enteral é o tratamento preferido para um bebê hipoglicêmico assintomático que é vigoroso e capaz de se alimentar por via oral. O gel de dextrose oral pode ser usado para complementar a alimentação oral e demonstrou diminuir a separação mãe-bebê e promover a amamentação efetiva na alta. Em estados hiperinsulinêmicos, deve-se evitar bolus de glicose e usar uma taxa de infusão de glicose mais alta. A infusão de glicose deve ser aumentada gradualmente conforme necessário a partir de uma taxa inicial de 6 mg/kg/min e diminuída lentamente assim que o lactente estiver normoglicêmico.

Prognóstico

O prognóstico da hipoglicemia é bom se a terapia for imediata. As sequelas no sistema nervoso central são mais comuns em lactentes que apresentaram convulsões devido a hipoglicemia e em neonatos com hipoglicemia hiperinsulinêmica persistente. A hipoglicemia também pode potencializar a lesão cerebral após a depressão perinatal e deve ser evitada.

Adamkin DH; Committee on Fetus and Newborn: Clinical report—postnatal glucose homeostasis in late preterm and term infants. Pediatrics 2011;127:575 [PMID: 21357346].

Rozance PJ, Hay WW Jr: New approaches to management of neonatal hypoglycemia. Matern Health Neonatol Perinatol 2016 May;10:3 [PMID: 2716842].

O RECÉM-NASCIDO

Tabela 2-7 Hipoglicemia: esquemas terapêuticos sugeridos

Teste de triagem (HGT)[a]	Presença de sintomas	Manejo
30-45 mg/dL	Assintomática	Confirmar com glicemia sérica[b]; se a criança estiver alerta e vigorosa, dieta via oral; seguir com monitoramento frequente da glicose. Considerar gel oral de glicose 40% (0,5 mL/kg) para complementar a alimentação. Se a criança continuar a ter glicemia < 40 mg/dL ou for incapaz de se alimentar, fornecer glicose intravenosa a 6 mg/kg/min (soro glicosado 10% a 3,6 mL/kg/h).
< 45 mg/dL	Sintomática	Confirmar glicemia sérica[b]; fornecer bolus com soro glicosado 10% (2 mL/kg) seguido de uma infusão de 6 mg/kg/min (3,6 mL/kg/h).
< 30 mg/dL	Independente da sintomatologia	Confirmar glicemia sérica[b]; fornecer bolus de soro glicosado 10% seguido por uma infusão de 6 mg/kg/min. Se o acesso venoso não puder ser obtido imediatamente, a veia umbilical deve ser cateterizada.

HGT, hemoglicoteste.
[a]Determinação rápida à beira do leito.
[b]Confirmação laboratorial.

Tabela 2-8 Causas de desconforto respiratório no recém-nascido a termo

Anomalias/obstrução das vias aéreas
  Atresia de coanas
  Paralisia das cordas vocais
  Sequência de Pierre-Robin
  Estenose subglótica

Doença pulmonar primária
  Taquipneia transitória
  Síndromes de aspiração
    Fluido amniótico
    Sangue
    Mecônio
  Pneumonia
  Pneumotórax
  Deficiência de surfactante
  Disfunção do surfactante
  Derrame pleural
  Lesões com efeito de massa
    Malformação adenomatoide congênita
    Hérnia diafragmática congênita
    Sequestro broncopulmonar
  Displasia alveolar capilar

Doença cardíaca congênita
  Lesões cianóticas
  Obstrução da via de saída do lado esquerdo
  Obstrução da via de saída do lado direito
  Retorno venoso pulmonar anômalo total

Outras causas
  Distúrbios neuromusculares
  Lesão do sistema nervoso central
  Displasia esquelética

DESCONFORTO RESPIRATÓRIO NO RECÉM-NASCIDO A TERMO

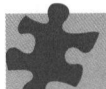

FUNDAMENTOS DO DIAGNÓSTICO E CARACTERÍSTICAS TÍPICAS

▶ Taquipneia, frequência respiratória > 60 respirações/min.
▶ Retrações intercostais e esternais.
▶ Gemência expiratória.
▶ Cianose em ar ambiente.

▶ Considerações gerais

O desconforto respiratório é um dos sintomas mais comuns do recém-nascido. Pode ser resultado de um insulto nas vias aéreas, no pulmão, no coração, entre outras causas **(Tabela 2-8)**. Radiografia de tórax, gasometria arterial e oximetria de pulso são úteis para avaliar a causa e a gravidade do desconforto. É importante considerar as causas não cardiopulmonares, pois a tendência natural é focar no coração e nos pulmões. A maioria das causas não cardiopulmonares pode ser descartada pela história, exame físico e alguns exames laboratoriais simples. As causas pulmonares mais comuns de desconforto respiratório no recém-nascido a termo são taquipneia transitória, síndromes de aspiração, pneumonia congênita e pneumotórax.

A. Taquipneia transitória

O desconforto respiratório está tipicamente presente ao nascimento, geralmente associado a uma necessidade de oxigênio leve a moderada (entre 25% a 50% de O_2). O bebê geralmente é nascido a termo ou pré-termo tardio, não asfixiado e nascido após um trabalho de parto curto ou cesariana sem trabalho de parto. A patogênese do distúrbio está relacionada ao atraso na depuração do fluido pulmonar fetal via circulação e vasos linfáticos pulmonares. A radiografia de tórax mostra estrias peri-hilares e líquido nas fissuras interlobares. A resolução geralmente ocorre dentro de 12 a 24 horas. A pressão positiva contínua nas vias aéreas (CPAP, de *continuous positive airway pressure*) nasal pode ser útil.

B. Síndromes de aspiração

Ocorrem tipicamente em bebês nascidos a termo ou prematuros tardios com sofrimento fetal antes do parto ou depressão no momento do parto. Pode haver sangue ou mecônio no líquido amniótico. A aspiração de mecônio ocorre mais comumente intraútero, quando o estresse crônico faz o feto aumentar os movimentos respiratórios e com isso aspirar o conteúdo líquido meconial. O manejo desses bebês na sala de parto é discutido na seção Ressuscitação perinatal. O desconforto respiratório está presente desde o nascimento, muitas vezes acompanhado por sons respiratórios grosseiros. A pneumonite pode causar uma necessidade crescente de oxigênio e pode exigir intubação e ventilação. A radiografia de tórax mostra infiltrados assimétricos grosseiros, hiperexpansão e, nos piores casos, consolidação lobar. Em alguns casos, devido à deficiência secundária de surfactante, a radiografia mostra um padrão de infiltrado homogêneo difuso. Bebês que aspiram correm o risco de pneumotórax devido à aeração desigual com hiperdistensão segmentar e correm o risco de hipertensão pulmonar persistente (ver seção Problemas cardíacos no recém-nascido).

C. Pneumonia congênita

Os pulmões são os locais mais comuns de infecção no neonato. As infecções geralmente ascendem do trato genital antes ou durante o trabalho de parto, sendo a flora vaginal ou retal os agentes mais prováveis (estreptococos do grupo B e *Escherichia coli*). Os lactentes de qualquer idade gestacional, com ou sem história de ruptura prolongada de membranas, corioamnionite ou administração materna de antibióticos, podem ser afetados. O desconforto respiratório pode começar no nascimento ou pode ser atrasado por várias horas. A radiografia de tórax pode assemelhar-se à do líquido pulmonar retido ou à deficiência de surfactante. Raramente, pode haver um infiltrado lobar ou derrame pleural. A pneumonia congênita pode ser complicada por sepse sistêmica.

O diagnóstico de choque séptico, má perfusão, neutropenia absoluta (< 2.000/mL) e níveis elevados de proteína C-reativa ou procalcitonina fornecem evidências de suporte para pneumonia. A coloração de Gram do aspirado traqueal pode ser útil. Como nenhum sinal ou achado laboratorial pode confirmar o diagnóstico de pneumonia, a obtenção de uma hemocultura e o tratamento com antibióticos de amplo espectro devem ser considerados em todos os recém-nascidos a termo com dificuldade respiratória.

D. Pneumotórax espontâneo

O pneumotórax espontâneo ocorre em 1% de todos os partos. O risco é aumentado por intervenções como ventilação com pressão positiva (VPP) na sala de parto. O desconforto respiratório (principalmente taquipneia) está presente desde o nascimento e geralmente é leve. O murmúrio respiratório pode estar diminuído no lado afetado; as bulhas cardíacas podem estar hipofonéticas e deslocadas para o lado oposto. A radiografia de tórax mostra o pneumotórax.

O tratamento geralmente consiste em oxigênio suplementar e observação contínua. A drenagem por toracocentese com agulha ou toracostomia com drenagem é ocasionalmente necessária. Sabe-se que há um risco aumentado de anomalias renais associado ao pneumotórax espontâneo. Assim, indica-se um exame físico renal cuidadoso e monitoramento do débito urinário. Se houver suspeita de hipoplasia pulmonar com pneumotórax, a ultrassonografia renal é indicada.

E. Outras causas do trato respiratório

As outras causas de desconforto respiratório com origem no trato respiratório são raras. Deve-se suspeitar de atresia de coanas bilateral se não houver movimentação de ar quando a criança respirar pelo nariz. Esses bebês têm boa cor e frequência cardíaca adequada durante o choro na hora do parto, mas tornam-se cianóticos e bradicárdicos quando retomam a respiração nasal normal. Outras causas de obstrução das vias aéreas superiores geralmente produzem algum grau de estridor ou má movimentação do ar, apesar do bom esforço respiratório.

O derrame pleural é provável em lactentes com hidropsia fetal. As lesões que ocupam espaço causam um deslocamento do mediastino com sons respiratórios assimétricos e são aparentes nas radiografias de tórax. Muitos estão associados a problemas respiratórios graves. Outras causas raras de desconforto respiratório em recém-nascidos a termo incluem deficiências de proteínas do surfactante, resultando em disfunção do surfactante e displasia capilar alveolar. Esses distúrbios apresentam dificuldade respiratória grave logo após o nascimento. Muitos podem ser identificados com testes genéticos direcionados.

▶ Tratamento

Seja qual for a causa, o desconforto respiratório neonatal é tratado com oxigênio suplementar para manter uma PaO_2 entre 60 e 70 mm Hg e uma saturação de oxigênio por oximetria de pulso (SpO_2) entre 92% e 96%. O oxigênio deve ser aquecido, umidificado e fornecido por meio de um misturador de ar. A concentração deve ser medida com um analisador de oxigênio calibrado. Uma linha arterial periférica ou umbilical deve ser considerada em lactentes que requerem mais de 45% da fração inspirada de oxigênio (FiO_2) por volta de 4 a 6 horas de vida para permitir aferições frequentes de gasometrias. Deve-se usar monitoramento não invasivo com oximetria de pulso.

O tratamento de suporte inclui soro glicosado IV de manutenção. A menos que uma infecção possa ser descartada, hemoculturas devem ser obtidas e antibióticos de amplo espectro devem ser iniciados. A expansão de volume (solução salina normal) pode ser administrada em infusões de 10 mL/kg em 30 minutos na hipotensão, má perfusão e acidose metabólica. Outros testes específicos devem ser feitos conforme indicado pela história e exame físico. Na maioria dos casos, radiografia de tórax, gasometrias, hemograma e determinação de glicose no sangue permitem um diagnóstico.

A intubação e a ventilação mecânica devem ser realizadas se houver insuficiência respiratória, comumente definida como $PaO_2 < 60$ mmHg em $FiO_2 > 60\%$; $PaCO_2 > 60$ mmHg ou apneia repetida. O objetivo da ventilação mecânica é manter uma PaO_2 de 60 a 70 mmHg e uma $PaCO_2$ de 45 a 55 mmHg.

Prognóstico

A maioria das condições respiratórias do recém-nascido a termo é aguda e desaparece nos primeiros dias. Aspiração de mecônio e pneumonia congênita apresentam uma taxa de mortalidade de até 10% e podem levar a morbidade pulmonar significativa a longo prazo. A mortalidade tem reduzido pelo uso de ventilação oscilatória de alta frequência e óxido nítrico inalatório para o tratamento da hipertensão pulmonar. Apenas raramente é necessária ECMO como terapia de resgate.

Edwards MO, Kotecha SJ, Kotecha K: Respiratory distress of the term newborn infant. Paediatr Resp Rev 2013;14(1):2937 [PMID: 23347658].

SOPROS CARDÍACOS

Os sopros cardíacos são comuns nos primeiros dias de vida e geralmente não significam problemas cardíacos estruturais (ver também Problemas cardíacos no recém-nascido). Se um sopro estiver presente no nascimento, ele deve ser considerado um problema valvular até que se prove o contrário, porque os sopros transicionais benignos comuns (p. ex., persistência do canal arterial) não são audíveis até minutos ou horas após o nascimento.

Se um lactente não estiver cianótico, estiver bem perfundido e sem dificuldade respiratória, com pulsos palpáveis e simétricos (pulso braquial direito não mais forte que o pulso femoral), o sopro é provavelmente transitório. Os sopros transitórios são suaves (grau 1-3/6), ouvidos na borda esquerda superior a médio-esternal e geralmente mais altos durante as primeiras 24 horas. Se o sopro persistir além de 24 horas de idade, a pressão arterial no braço direito e em um membro inferior deve ser aferida. Se houver uma diferença de mais de 15 mmHg (braço > perna) ou se os pulsos nas extremidades inferiores forem difíceis de palpar, a criança deve ser avaliada quanto à possibilidade de uma coarctação da aorta. Se não houver diferença, a criança pode receber alta para casa com acompanhamento em 2 a 3 dias para nova ausculta cardíaca e avaliação de sinais de insuficiência congestiva. Se houver sinais de insuficiência congestiva ou cianose, a criança deve ser encaminhada para avaliação imediatamente. Se o sopro persistir sem esses sinais, a criança pode ser encaminhada para avaliação eletiva com 2 a 4 semanas de vida.

TRAUMA AO NASCIMENTO

A maioria dos traumas de nascimento está associada a parto difícil (p. ex., feto grande, posição de apresentação anormal ou sofrimento fetal que requer extração rápida). As lesões mais comuns são hematomas nos tecidos moles, fraturas (clavícula, úmero ou fêmur) e paralisias do plexo cervical. Também podem ocorrer fraturas de crânio, hemorragias intracranianas (principalmente subdural e subaracnóidea) e lesões da medula espinal cervical.

As fraturas geralmente são diagnosticadas pelo obstetra, que pode sentir ou ouvir um estalo durante o parto. Fraturas claviculares podem causar diminuição da movimentação espontânea do braço, com sensibilidade local e crepitação. As fraturas do úmero ou do fêmur geralmente causam aumento da sensibilidade local e edema sobre a diáfise óssea e sempre causam limitação do movimento. As fraturas epifisárias são mais difíceis de diagnosticar radiograficamente devido à natureza cartilaginosa da epífise. Após 8 a 10 dias, o calo ósseo é visível nas radiografias. O tratamento em todos os casos é de manipulação suave, com imobilização por 8 a 10 dias: o úmero contra o tórax com o cotovelo flexionado; o fêmur com uma tala posterior desde abaixo do joelho até a nádega.

As lesões do plexo braquial podem resultar da tração quando a cabeça é afastada do ombro durante o parto. A lesão nas raízes C5-C6 é a mais comum (paralisia de Erb-Duchenne). O braço está flácido, aduzido e rotado internamente, estendido e pronado no cotovelo e flexionado no punho (a chamada postura em gorjeta de garçom). Os movimentos do punho e mão não estão afetados, ou seja, o reflexo da preensão palmar está preservado. Se as raízes nervosas inferiores (C8-T1) forem lesadas (paralisia de Klumpke), a mão ficará flácida. Se todo o plexo for lesado, o braço e a mão ficarão flácidos, com déficit sensorial associado. O tratamento precoce da lesão do plexo braquial é conservador, porque a função geralmente retorna ao longo de várias semanas. O encaminhamento deve ser feito a um fisioterapeuta para que os pais possam ser instruídos sobre exercícios de amplitude de movimento, imobilização e avaliação adicional, se necessário. O retorno da função começa no deltoide e bíceps, com recuperação em 3 meses na maioria dos casos.

A lesão da medula espinal pode ocorrer durante o nascimento, especialmente em extrações pélvicas difíceis com hiperextensão do pescoço ou em rotações intermediadas pelo uso do fórceps quando o corpo não consegue girar em conjunto com a cabeça. Os lactentes são flácidos, tetraplégicos e sem movimentos respiratórios ao nascimento. Os movimentos faciais são preservados. A perspectiva de longo prazo para esses bebês é ruim.

A paralisia do nervo facial às vezes está associada ao uso de fórceps, mas mais frequentemente resulta da pressão intraútero da cabeça do bebê contra o sacro da mãe. O lactente apresenta movimentos assimétricos da boca e fechamento dos olhos com pobre movimentação facial no lado afetado. A maioria dos casos se resolve espontaneamente em alguns dias a semanas.

A hemorragia subgaleal sob o couro cabeludo (**Figura 2-1**) está associada a partos vaginais difíceis e tentativas repetidas de extração a vácuo. Pode levar a choque hipovolêmico e morte por perda de sangue ou coagulopatia desencadeada pelo consumo de fatores de coagulação. Esta é uma emergência que requer reposição rápida de sangue e fatores de coagulação.

BEBÊS DE MÃES COM TRANSTORNOS POR USO DE SUBSTÂNCIAS

Estudos atuais estimam que até 15% das gestantes consomem álcool e 5% a 15% usam drogas ilícitas durante a gravidez, dependendo da população estudada e dos métodos de verificação. As drogas mais comumente usadas são tabaco, álcool, maconha, cocaína e metanfetamina. Como as mães podem usar várias substâncias ou fornecer uma história não confiável de uso de drogas, é difícil identificar qual droga está causando a morbidade observada

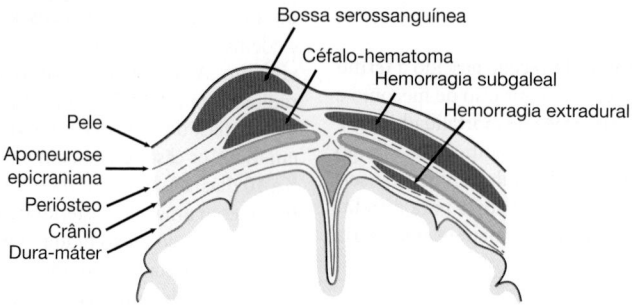

▲ **Figura 2-1** Locais de sangramento extracraniano no recém-nascido. (Reproduzida com permissão de Pape KE, Wigglesworth JS: Haemorrhage, ischemia, and the perinatal brain. *Clinics in Developmental Medicine*. Spastics International Medical Publications. London, UK: William Heinemann Medical Books Limited; Philadelphia, PA: JB Lippincott Company; 1979.)

em um recém-nascido. A alta hospitalar precoce dificulta o reconhecimento desses bebês com base em achados físicos e comportamento anormal. Com exceção do álcool, não foi definida uma síndrome de defeito congênito específica a qualquer substância de abuso.

1. Cocaína e metanfetamina

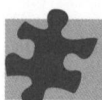

FUNDAMENTOS DO DIAGNÓSTICO E CARACTERÍSTICAS TÍPICAS

► Cuidado pré-natal limitado ou inexistente.
► Parto prematuro.
► Descolamento da placenta.
► Possível RCIU.
► Irritabilidade.

A cocaína e a metanfetamina são frequentemente usadas em associação com outras drogas, como tabaco, álcool e maconha. Esses estimulantes podem causar hipertensão materna, diminuição do fluxo sanguíneo uterino, hipoxemia fetal, contrações uterinas e descolamento prematuro da placenta. As taxas de natimorto, descolamento prematuro da placenta, RCIU simétrica e parto prematuro são maiores em usuárias de substâncias. Diante do cenário de alto risco de ausência de cuidado pré-natal, ocorrência de descolamento prematuro da placenta e trabalho de parto prematuro, é necessário a realização de exames toxicológicos de urina na mãe e no bebê; pode ser necessário o consentimento da mãe para testar sua urina. Uma amostra de mecônio ou cordão umbilical deve ser enviada para triagem de drogas, pois melhora o diagnóstico, e consegue identificar uma exposição cumulativa a drogas desde o primeiro trimestre. Embora nenhum complexo de malformação específico ou síndrome de abstinência seja descrito para o abuso de cocaína e metanfetamina, os bebês podem apresentar irritabilidade, tremores, aumento da resposta ao estresse e má regulação do estado geral.

Os filhos de mães que usam metanfetaminas correm um risco particularmente alto de negligência e abuso. A avaliação dos serviços sociais é especialmente importante para avaliar o ambiente doméstico para esses riscos. O risco de SMSL é três a sete vezes maior em bebês de usuárias do que em não usuárias (0,5%-1% de bebês expostos). O risco pode ser diminuído por intervenções ambientais, como evitar a fumaça do tabaco e posicionar o bebê em decúbito dorsal.

2. Opioides

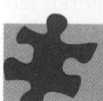

FUNDAMENTOS DO DIAGNÓSTICO E CARACTERÍSTICAS TÍPICAS

► Sistema nervoso central: irritabilidade, hiperatividade, hipertonicidade, choro agudo incessante, tremores, convulsões.
► Gastrintestinais: vômitos, diarreia, perda de peso, má aceitação de dieta, fome incessante, salivação excessiva.
► Metabólicas e respiratórias: congestão nasal, espirros, bocejos, sudorese, hipertermia.
► Frequentemente RCIU.

► Achados clínicos

Os sinais de abstinência observados em bebês nascidos de mães usuárias de narcóticos, seja heroína, narcóticos prescritos (fentanil, morfina, entre outros) ou metadona, são semelhantes e são referidos como síndrome de abstinência neonatal a opioides. Esses sintomas incluem dificuldades com a alimentação e sono, febre, aumento do tônus, tremores e convulsões. Os sintomas em bebês nascidos de mães que recebem metadona podem ter início mais tardio, serem mais graves e mais prolongados do que aqueles observados com o uso de heroína. Os sintomas geralmente começam dentro de 1 a 3 dias de vida. O quadro clínico é típico o suficiente para sugerir um diagnóstico, mesmo que uma história materna de uso de opioides não tenha sido obtida. A confirmação deve ser feita com triagem toxicológica materna e neonatal.

Tratamento

Se houver suspeita de abuso ou abstinência de opioides, a criança não é candidata a alta precoce. Um sistema de pontuação seriada deve ser usado para diagnosticar objetivamente a síndrome de abstinência neonatal a opioides, e quantificar a gravidade dos sintomas. O tratamento de suporte inclui envolver o bebê em cobertas, ninhos e proporcionar um ambiente silencioso e pouco iluminado, minimizando os procedimentos e perturbando o bebê o mínimo possível. O tratamento específico deve ser usado quando a criança apresenta sintomas graves. Nenhuma droga isolada foi identificada como otimamente eficaz. A morfina oral e metadona são os agentes de primeira linha mais comumente usados. O fenobarbital pode ser usado nos casos de maior irritabilidade, particularmente em pacientes que foram expostos a múltiplas drogas. O tratamento pode ser reduzido ao longo de vários dias a 2 semanas, conforme tolerado. Também é importante revisar os testes maternos para HIV, hepatite B e hepatite C, pois todos são comuns em usuários de drogas intravenosas.

Prognóstico

Esses bebês geralmente apresentam deficiências neurocomportamentais crônicas; no entanto, é difícil distinguir os efeitos da exposição intraútero à droga daqueles do ambiente. Bebês de usuárias de opioides têm um risco quatro a cinco vezes maior de SMSL.

3. Álcool

O álcool é a única droga recreativa de abuso claramente teratogênica, e a exposição pré-natal ao álcool é a causa evitável mais comum de retardo mental. As estimativas de prevalência da síndrome alcoólica fetal (SAF) nos Estados Unidos variam de 0,5 a 2 por 1.000 nascidos vivos, com até 1 em 100 apresentando efeitos menores (transtornos do espectro alcoólico fetal). Os efeitos do álcool no feto e no recém-nascido são determinados pelo grau e tempo de exposição ao etanol e pelo metabolismo materno, fetal e placentário do etanol, que provavelmente é determinado geneticamente. Embora não haja evidências claras de que quantidades mínimas de álcool sejam prejudiciais, não há dose segura estabelecida. O crescimento e o desenvolvimento fetal são prejudicados se o consumo de álcool continuar durante a gravidez, e os bebês podem ocasionalmente experimentar abstinência semelhante à associada ao abuso materno de opioides. As características clínicas da SAF que podem ser observadas no período neonatal estão listadas na **Tabela 2-9**. Este diagnóstico geralmente é mais fácil de reconhecer em bebês e crianças mais velhas.

4. Tabagismo

O feto é exposto intraútero a concentrações de nicotina 15% maiores do que a concentração no sangue materno. Fumar tem um efeito negativo na taxa de crescimento fetal. Quanto mais a mãe fuma, maior é o grau de RCIU. Há um aumento de duas vezes no baixo peso ao nascer, mesmo em fumantes leves (< 10 cigarros por dia). Bebês expostos à nicotina no período pré-natal também correm maior risco de trabalho de parto prematuro e SMSL. O ato de fumar durante a gravidez tem sido associado a irritabilidade, hipertonicidade, hiperexcitabilidade e tremores no recém-nascido.

Tabela 2-9 Características observadas na síndrome alcoólica fetal no recém-nascido

Craniofacial
Fissuras palpebrais curtas
Lábio superior fino
Filtro nasolabial liso
Crescimento
Deficiência de crescimento pré e pós-natal (pequeno para a idade gestacional, falha no crescimento)
Sistema nervoso central
Microcefalia
Agenesia parcial ou completa do corpo caloso
Hipoplasia do nervo óptico
Hipotonia, má aceitação da dieta

5. Maconha

A maconha é a droga ilícita mais consumida e, agora que é legal em muitos estados no Estados Unidos, há preocupação com o aumento do uso entre mulheres grávidas. Não parece ser teratogênica e, embora tenha sido descrita uma síndrome leve do tipo abstinência, os bebês expostos à maconha intrauterina raramente requerem tratamento. Foram observados alguns problemas de neurodesenvolvimento de longo prazo, particularmente aumento da impulsividade e hiperatividade e problemas no raciocínio abstrato e visual.

6. Outras drogas

Outras drogas com efeitos potenciais no recém-nascido dividem-se em duas categorias. A primeira são as drogas às quais o feto é exposto por causa do tratamento medicamentoso para condições maternas. A placenta humana é relativamente permeável, particularmente a solutos lipofílicos. Se possível, a terapia medicamentosa materna deve ser adiada até depois do primeiro trimestre para evitar efeitos teratogênicos. Drogas com potencial toxicidade fetal incluem antineoplásicos, agentes antitireoidianos, varfarina, lítio e inibidores da enzima conversora de angiotensina (p. ex., captopril e enalapril). Anticonvulsivantes, especialmente em terapia com altas doses ou múltiplas drogas, podem estar associados a anormalidades craniofaciais. O uso de inibidores seletivos de recaptação de serotonina (ISRS), benzodiazepínicos e medicamentos antipsicóticos parece ser seguro, mas deve ser pesado o risco-benefício. No entanto, até 33% dos bebês expostos intraútero aos ISRS apresentam sinais de abstinência durante os primeiros dias de vida. A paroxetina parece ter a maior propensão a causar sintomas de abstinência. O fenobarbital pode ser usado para irritabilidade grave em casos de abstinência de ISRS.

Na segunda categoria estão as drogas transmitidas ao bebê pelo leite materno. A maioria das drogas ingeridas pela mãe atinge alguma concentração no leite materno, embora geralmente não represente problema para o bebê. Se o medicamento for do tipo que pode ter efeitos adversos no lactente, pode ser útil programar a amamentação para coincidir com as concentrações mínimas na mãe.

> Doheny KK: Addictive disorders in women: the impact of maternal substance use on the fetus and newborn. NeoReviews 2017;18:e576.
> Patrick SW, Barfield WD, Poindexter BB; Committee on Fetus and Newborn, Committee on Substance Use and Prevention: Neonatal opioid withdrawal syndrome. Pediatrics 2020 Nov;146(5):e2020029074 [PMID: 33106341].

NASCIMENTOS MÚLTIPLOS

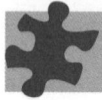

FUNDAMENTOS DO DIAGNÓSTICO E CARACTERÍSTICAS TÍPICAS

▶ Gêmeos monocoriônicos
- Sempre monozigóticos (gêmeos idênticos) e com o mesmo sexo.
- Podem ser diamnióticos ou monoamnióticos.
- Têm risco de desenvolver a síndrome de transfusão feto-fetal.
- Maior risco de anomalias congênitas, problemas de neurodesenvolvimento e paralisia cerebral.

▶ Gêmeos dicoriônicos
- Podem ser dizigóticos (gêmeos fraternos) ou monozigóticos (gêmeos idênticos); podem ter sexo diferente ou igual.
- Podem ter restrição de crescimento intrauterino por implantação anormal da placenta.
- Não correm risco de síndrome de transfusão feto-fetal; têm menos risco de anomalias e atrasos de neurodesenvolvimento quando comparados com os monocoriônicos.

Historicamente, a gemelaridade ocorria a uma taxa de 1 em 80 gestações (1,25%). A incidência de gêmeos e de múltiplos de ordem superior nos Estados Unidos aumentou devido às tecnologias de reprodução assistida. Em 2017, gêmeos ocorreram em 3,3% dos nascidos vivos nos Estados Unidos, um aumento superior a 70% desde 1980.

Uma distinção deve ser feita entre gêmeos dizigóticos (fraternos) e monozigóticos (idênticos). Fatores como raça, paridade materna e idade materna afetam a incidência de gêmeos dizigóticos, mas não monozigóticos. As drogas usadas para induzir a ovulação, como citrato de clomifeno e gonadotrofinas, aumentam a incidência de gêmeos dizigóticos ou polizigóticos. A chance de gêmeos monozigóticos também parece ser mais comum após a reprodução assistida. A incidência de malformações também é maior em gêmeos idênticos e pode afetar apenas um dos gêmeos. Se um defeito for encontrado em um gêmeo, o outro deve ser examinado cuidadosamente para graus menores do mesmo defeito.

A ultrassonografia transvaginal precoce e o exame da placenta após o nascimento podem ajudar a estabelecer o tipo de gemelaridade. Duas membranas amnióticas e duas membranas coriônicas são encontradas em todos os gêmeos dizigóticos e em um terço dos gêmeos monozigóticos, mesmo quando os discos placentários parecem estar fundidos em um. Uma única membrana coriônica sempre indica gêmeos monozigóticos. A rara situação monocoriônica e monoamniótica (1% dos gêmeos) é especialmente perigosa, com alto risco de emaranhamento do cordão pré-natal e morte de um ou ambos os gêmeos. A vigilância fetal rigorosa é indicada e normalmente ocorre interrupção da gravidez antes do termo.

▶ Complicações de partos múltiplos

A. Restrição de crescimento intrauterino

Existe algum grau de RCIU na maioria das gestações múltiplas, especialmente após 32 semanas, embora geralmente não seja clinicamente significativa, com duas exceções. Em primeiro lugar, na gravidez gemelar monocoriônica, pode desenvolver-se um *shunt* arteriovenoso entre os gêmeos (conhecido como síndrome de transfusão entre gêmeos). O gêmeo do lado venoso (receptor) torna-se pletórico e maior do que o gêmeo anêmico menor (doador), que pode morrer ou ter seu crescimento gravemente restrito. A ocorrência de polidrâmnio no gêmeo maior e oligodrâmnio grave no menor pode ser o primeiro sinal desse problema. Em segundo lugar, também pode ocorrer discordância de tamanho (pesos de nascimento significativamente diferentes) quando há placentas separadas, se uma placenta se desenvolver mal devido a um local de implantação inadequado. Nesse caso, não ocorre troca fetal de sangue, mas as taxas de crescimento dos dois bebês são diferentes.

B. Parto prematuro

A duração da gestação tende a ser inversamente proporcional ao número de fetos. A idade média no parto para gestações únicas é de 38,8 semanas, para gêmeos 35,3 semanas, para trigêmeos 32,2 semanas e para quadrigêmeos 29,9 semanas. A taxa de prematuridade em gestações múltiplas é de 5 a 10 vezes maior do que nas gestações únicas, com 50% de gêmeos e 90% de trigêmeos nascidos antes de 37 semanas. Há um aumento da incidência de paralisia cerebral em nascimentos múltiplos, mais em bebês monocoriônicos do que dicoriônicos. A prematuridade é a principal causa de aumento da mortalidade e morbidade em gêmeos, embora, no caso de gêmeos monocoriônicos, a troca intravascular através de anastomoses placentárias, particularmente após a morte de um gêmeo, também aumente o risco substancialmente.

C. Complicações obstétricas

Polidrâmnio, hipertensão induzida pela gravidez, ruptura prematura de membranas, apresentações fetais anormais e prolapso do cordão umbilical ocorrem com mais frequência em mulheres com fetos múltiplos. Gestações múltiplas sempre devem ser identificadas no pré-natal com exames de ultrassom; isso permite que o obstetra e o pediatra planejem o parto em conjunto. Como as complicações neonatais geralmente estão relacionadas à prematuridade, o prolongamento da gravidez reduz significativamente a morbidade neonatal.

CUIDADOS INTENSIVOS NEONATAIS

REANIMAÇÃO PERINATAL

A ressuscitação perinatal refere-se às medidas tomadas pelo obstetra para apoiar o bebê durante o trabalho de parto e às medidas de ressuscitação tomadas pelo pediatra após o parto. O suporte intraparto inclui manter a pressão arterial materna, oxigenoterapia materna, posicionar a mãe para melhorar a perfusão placentária, reajustar as infusões de ocitocina ou administrar um tocolítico, se apropriado, minimizar o trauma para o bebê, obter todas as amostras de sangue do cordão umbilical necessárias e completar com o exame da placenta. O foco do pediatra é em manter a temperatura corporal do recém-nascido, iniciar e manter uma ventilação eficaz, manter uma boa perfusão, hidratação e regulação da glicose.

Várias condições associadas à gravidez e ao trabalho de parto colocam o bebê em risco para asfixia perinatal: (1) doenças maternas, como diabetes, hipertensão induzida pela gravidez, doenças cardíacas, renais e doenças do colágeno; (2) condições fetais como prematuridade, nascimentos múltiplos, restrição de crescimento e anomalias fetais; e (3) condições no trabalho de parto, incluindo sofrimento fetal com ou sem mecônio no líquido amniótico e administração de anestésicos e analgésicos opioides.

▶ Fisiologia da asfixia ao nascer

A asfixia ao nascer pode ser o resultado de (1) interrupção aguda do fluxo sanguíneo umbilical (p. ex., prolapso do cordão com compressão do cordão), (2) descolamento prematuro da placenta, (3) hipotensão ou hipoxia materna, (4) insuficiência crônica placentária, e (5) falha na execução da ressuscitação perinatal.

A resposta neonatal à asfixia segue um padrão previsível. A resposta inicial à hipoxia é um aumento da frequência respiratória e um aumento da frequência cardíaca e da pressão arterial. O *drive* respiratório é interrompido (apneia primária) quando a frequência cardíaca e a pressão sanguínea começam a diminuir. O período inicial de apneia dura de 30 a 60 segundos. As respirações não efetivas (3-6/min) então começam, enquanto a frequência cardíaca e a pressão arterial diminuem gradualmente. Segue-se então a apneia secundária ou terminal, com maior declínio da frequência cardíaca e da pressão arterial. Quanto maior a duração da apneia secundária, maior é o risco de lesão de órgãos por hipoxia. Uma característica fundamental da resposta fisiológica contra a hipoxia é a perfusão de órgãos nobres (ou seja, coração, cérebro e adrenais), em detrimento dos demais leitos teciduais (p. ex., pele, músculo, rins e trato gastrintestinal).

A resposta à ressuscitação também segue um padrão previsível. Durante o período de apneia primária, praticamente qualquer estímulo físico faz o recém-nascido iniciar movimentos respiratórios. Os pacientes em apneia secundária requerem VPP. O primeiro sinal de recuperação é um aumento da frequência cardíaca, seguido por um aumento da pressão arterial com melhora da perfusão. O tempo necessário para que ocorram respirações espontâneas rítmicas está relacionado à duração da apneia secundária. Como regra geral, para cada minuto após o último *gasp* (suspiro), são necessários 2 minutos de VPP antes do início do próximo movimento respiratório e 4 minutos para atingir a respiração rítmica. Somente algum tempo depois os reflexos espinais e corneanos retornam. O tônus muscular melhora gradualmente ao longo das próximas horas.

▶ Gestão da sala de parto

Quando a asfixia é prevista, uma equipe de reanimação de pelo menos duas pessoas deve estar presente: uma para controlar as vias aéreas e outra para monitorar os batimentos cardíacos e prestar assistência. Os equipamentos e medicamentos necessários estão listados na **Tabela 2-10**.

Tabela 2-10 Equipamento necessário para reanimação neonatal

Necessidade clínica	Equipamento
Monitoramento	Estetoscópio; oxímetro de pulso; eletrodos e monitor de ECG; cronômetro para pontuação de Apgar
Termorregulação	Fonte de calor radiante; fonte de calor com temperatura controlada; cobertores quentes; toucas Prematuros: saco plástico; colchão exotérmico
Manejo/ventilação das vias aéreas	*Sucção:* bulbo de sucção; sucção mecânica com cateteres estéreis; aspirador de mecônio *Ventilação com pressão positiva:* bolsa de ressuscitação, oxigênio e fonte de ar para fornecer oxigênio misturado até 100%; máscara para lactentes a termo e prematuros; ventilador em T *Intubação:* laringoscópio neonatal com lâmina nº 0 e 1 (nº 00 para RNs < 1.000 g); tubos endotraqueais (diâmetro externo de 2,5, 3,0 e 3,5 mm); detector de CO_2 expirado; fita para fixar o tubo *Manejo alternativo das vias aéreas:* via aérea oral, máscara laríngea
Descompressão gástrica	Sonda nasogástrica
Administração medicamentosa	Cateter venoso umbilical (3,5 Fr e 5,0 Fr); solução de epinefrina 1:10.000; solução salina normal; seringas estéreis, dânulas

ECG, eletrocardiograma; RN, recém-nascido.

A. Etapas do processo de ressuscitação

1. Seque bem o bebê e coloque-o sob uma fonte de calor radiante. Cuide também com a hipertermia.
2. Posicione o bebê para abrir as vias aéreas. Aspire suavemente a boca e depois o nariz, quando necessário.
3. Avalie rapidamente a condição do bebê. Os melhores critérios são o esforço respiratório do lactente (apneico, ofegante ou regular) e a frequência cardíaca (> 100 ou < 100 batimentos/min). Uma frequência cardíaca deprimida – indicativa de depressão miocárdica por hipoxemia – é o indicador mais confiável da necessidade de ressuscitação.
4. Bebês que estão respirando e têm frequência cardíaca acima de 100 batimentos/min normalmente não requerem nenhuma outra intervenção além de oxigênio suplementar se persistentemente cianóticos. Lactentes com frequência cardíaca inferior a 100 batimentos/min e apneia ou movimentos respiratórios irregulares devem ser estimulados suavemente. Deve-se friccionar as costas da criança e/ou dar leves petelecos nos calcanhares.
5. Se o bebê não responder à estimulação tátil em alguns segundos, inicie a ventilação com bolsa e máscara, usando uma máscara macia que sele bem ao redor da boca e do nariz. A adequação da ventilação é avaliada pela observação da expansão do tórax do bebê acompanhada por uma melhora na frequência cardíaca, perfusão e cor. O movimento do peito deve se assemelhar a uma respiração fácil, em vez de um suspiro profundo. Deve-se colocar a monitorização com oxímetro de pulso na mão direita do bebê.
6. A maioria dos neonatos pode ser ressuscitada efetivamente com ventilação com balão e máscara. Se o lactente não responder à ventilação com bolsa e máscara, reposicione a cabeça (leve extensão), reaplique a máscara para obter uma boa vedação, considere aspirar a boca e a orofaringe e tente ventilar com a boca aberta. Um aumento na pressão de pico também deve ser tentado, mas se a criança não responder em 30 segundos, a intubação é apropriada. A falha em responder à intubação e à ventilação pode resultar de (1) dificuldades mecânicas, (2) asfixia profunda com depressão miocárdica e (3) volume sanguíneo circulante inadequado. Descarte rapidamente causas mecânicas, como equipamento com defeito ou oxigênio não conectado. Verifique se o tubo endotraqueal passa pelas cordas vocais. Um detector de CO_2 colocado entre o tubo endotraqueal e as traqueias do ventilador ou bolsa pode ser útil como uma confirmação rápida da posição adequada do tubo nas vias aéreas. Deve-se suspeitar de oclusão do tubo quando houver resistência à bolsa e ausência de movimento da parede torácica. São raros os recém-nascidos que requerem compressões cardíacas ou drogas durante a ressuscitação (~0,1%). Quase todos os recém-nascidos respondem à ventilação, se realizada de forma eficaz. Todas as ressuscitações em lactentes a termo devem começar com ar ambiente. A concentração de oxigênio pode ser aumentada usando um misturador de oxigênio durante a VPP. Não é esperado que a saturação de oxigênio pré-ductal (mão direita) atinja 90% até os 10 minutos de idade. O uso de oxigênio a 100% pode aumentar o risco de lesão oxidativa pós-ressuscitação sem qualquer melhora na eficácia.
7. Se causas mecânicas forem descartadas e a frequência cardíaca permanecer menor que 60 batimentos/min após intubação e VPP efetiva por 30 segundos, as compressões cardíacas devem ser iniciadas. As compressões torácicas devem ser sincronizadas com a ventilação na proporção de 3:1 (90 compressões e 30 respirações/min). O uso de ECG é indicado para monitorar a frequência cardíaca durante a realização das compressões torácicas.
8. Se for necessária terapia com fármacos, a droga de eleição é a solução de epinefrina 1:10.000 administrada por via venosa umbilical. Se houver suspeita de hipovolemia, deve-se administrar solução salina normal (cloreto de sódio 0,9%) por meio de uma linha de veia umbilical.

B. Medidas continuadas de ressuscitação

A adequação dos esforços continuados de ressuscitação deve ser reavaliada em lactentes que não respondem às medidas iniciais. Na prática atual, os esforços de ressuscitação são feitos mesmo em natimortos aparentes (ou seja, bebês cujo índice de Apgar em 1 minuto é 0-1). Técnicas modernas de ressuscitação levaram a uma melhora na sobrevida desses bebês, com 60% dos sobreviventes apresentando desenvolvimento normal. Embora esteja claro que a ressuscitação desses bebês deve ser realizada, o suporte contínuo subsequente depende da resposta à ressuscitação. Se o índice de Apgar não melhorar acentuadamente nos primeiros 10 minutos de vida, a taxa de mortalidade e a incidência de deficiências graves de desenvolvimento entre os sobreviventes são altas.

C. Considerações especiais

1. Clampeamento tardio do cordão – As recomendações atuais para ressuscitação neonatal consideram que o clampeamento do cordão deve ser adiado por pelo menos 30 a 60 segundos para os recém-nascidos a termo e prematuros mais vigorosos. Nos casos em que a circulação placentária esteja comprometida (descolamento da placenta, compressão ou avulsão do cordão umbilical), o cordão umbilical deve ser clampeado imediatamente e iniciadas as etapas iniciais de reanimação.

2. Bebês prematuros

A. Minimizar a perda de calor melhora a sobrevivência. Campos pré-aquecidos devem estar disponíveis. A temperatura ambiente da sala de parto deve ser aumentada para mais de 25 °C (especialmente para bebês com peso < 1.500 g). Uma cobertura de pele oclusiva, como um saco plástico com uma abertura para deslizar sobre a cabeça do bebê e um colchão exotérmico, deve ser usado para minimizar a perda de calor em recém-nascidos de extremo baixo ao nascer (< 1.000 g).

B. Os pulmões de prematuros são especialmente propensos a lesões por VPP devido ao volutrauma. Por esta razão, se possível, o ideal seria a utilização de CPAP em vez de VPP. Se a VPP for necessária, um dispositivo de ressuscitação com peça em T deve ser usado para permitir uma regulação precisa e consistente do fornecimento de pressão. A ressuscitação no pré-termo deve começar com uma concentração de oxigênio misturado de 21% a 30% com titulação para atingir as saturações de oxigênio alvo.

C. Em lactentes com idade gestacional extremamente baixa (< 26 semanas), a intubação imediata para administração de surfactante pode ser considerada em alguns serviços.

D. Os expansores de volume devem ser infundidos lentamente para minimizar as oscilações rápidas da pressão arterial, o que é especialmente importante no recém-nascido de extremo baixo peso ao nascer.

3. Depressão narcótica – No caso de administração de opioides à mãe dentro de 4 horas até o parto, institua a reanimação conforme descrito anteriormente. O uso de naloxona não é recomendado durante a reanimação neonatal devido a evidências insuficientes de segurança e eficácia.

4. Líquido amniótico com mecônio – A ressuscitação do bebê deve seguir os mesmos passos iniciais de um bebê nascido sem líquido amniótico com mecônio.

5. Precauções universais – Na sala de parto, precauções universais devem sempre ser observadas.

TRATAMENTO DA CRIANÇA ASFIXIADA

A asfixia manifesta-se por disfunção de múltiplos órgãos, convulsões, encefalopatia neonatal e acidemia metabólica. A criança com hipoxia perinatal significativa e isquemia corre o risco de disfunção de múltiplos órgãos terminais **(Tabela 2-11)**. O órgão de maior preocupação é o cérebro.

As características da encefalopatia neonatal são diminuição do nível de consciência, hipotonia, diminuição dos movimentos motores espontâneos, respiração periódica ou apneia, e convulsões.

Tabela 2-11 Sinais e sintomas causados por asfixia

Encefalopatia neonatal, convulsões
Desconforto respiratório devido a aspiração ou deficiência secundária de surfactante, hemorragia pulmonar
Hipertensão pulmonar persistente
Hipotensão devido a disfunção miocárdica
Insuficiência transitória da válvula tricúspide
Anúria ou oligúria por necrose tubular aguda
Intolerância alimentar; enterocolite necrotizante
Aminotransferases elevadas devido a lesão hepática
Insuficiência suprarrenal devido a hemorragia
Coagulação intravascular disseminada
Hipocalcemia
Hipoglicemia
Acidemia metabólica persistente
Hipercalemia

Também pode haver sinais do tronco cerebral (distúrbios oculomotores e pupilares, reflexo de vômito ausente). A gravidade e a duração dos sinais clínicos correlacionam-se com a gravidade do insulto. Outras avaliações úteis na avaliação da gravidade em bebês nascidos a termo incluem eletrencefalograma (EEG) e RM com imagens ponderadas em difusão. Um EEG marcadamente anormal com supressão de voltagem e lentificação evoluindo para um padrão de supressão de explosão está associado a sintomas clínicos graves. A RM pode mostrar defeitos de perfusão e áreas de lesão isquêmica na imagem ponderada em difusão.

O manejo é direcionado para cuidados de suporte e tratamento de anormalidades específicas. Os fluidos devem ser restritos inicialmente a 60 a 80 mL/kg/dia; a oxigenação deve ser mantida com ventilação mecânica se necessário; a pressão arterial deve ser mantida com expansão criteriosa do volume (se hipovolêmico) e suporte vasopressor; e a glicose deve estar na faixa normal de 45 a 100 mg/dL. Hipocalcemia, anormalidades de coagulação e acidemia metabólica devem ser corrigidas e as convulsões tratadas. A hipotermia terapêutica iniciada dentro de 6 horas após o nascimento demonstrou melhorar o resultado aos 24 meses e o acompanhamento dos 6 aos 7 anos de bebês com encefalopatia moderada. A eficácia não foi comprovada nos casos mais graves de encefalopatia neonatal.

ASFIXIA AO NASCER: RESULTADO A LONGO PRAZO

Os traçados da frequência cardíaca fetal, o pH do cordão e os escores de Apgar de 1 minuto são preditores imprecisos do resultado a longo prazo. Os escores de Apgar de 0 a 3 aos 5 minutos em bebês nascidos a termo estão associados a um risco aumentado de morte no primeiro ano de vida. Os riscos de mortalidade e morbidade aumentam com a depressão mais prolongada do índice de Apgar. O melhor e único preditor de resultado é a gravidade da encefalopatia neonatal clínica (uma sintomatologia grave, incluindo coma, carrega uma chance de 75% de morte e uma taxa de 100% de sequelas neurológicas entre os sobreviventes). A principal sequela da encefalopatia neonatal é a paralisia cerebral com ou sem atraso cognitivo e epilepsia. Outras características prognósticas são convulsões prolongadas refratárias à terapia, EEG acentuadamente anormal e RM com evidência de lesão isquêmica importante.

Papile LA et al: Committee on Fetus and Newborn: hypothermia and neonatal encephalopathy. Pediatrics 2014;133(6):1146 [PMID: 24864176].

Perlman JM: Highlights of the new neonatal resuscitation program guidelines. NeoReviews 2016;17:e435–e446.

Weiner GM: *Textbook of Neonatal Resuscitation*. 7th ed. American Heart Association/American Academy of Pediatrics; 2016.

NEONATO PRÉ-TERMO

Os bebês prematuros constituem a maioria dos recém-nascidos de alto risco. O bebê prematuro enfrenta uma variedade de deficiências fisiológicas:

1. A capacidade de coordenar sucção, deglutição e respiração não é alcançada até 34 a 36 semanas de gestação. Portanto, a alimentação enteral deve ser fornecida por gavagem.
2. A falta de reservas de gordura corporal causa diminuição da capacidade de manter a temperatura corporal e pode predispor à hipoglicemia.
3. Imaturidade pulmonar: a deficiência de surfactante está associada à imaturidade estrutural em bebês com menos de 26 semanas de gestação. Essa condição é exacerbada pela combinação de pulmões não complacentes e parede torácica extremamente complacente, causando mecânica respiratória ineficiente.
4. O controle respiratório imaturo leva à apneia e bradicardia.
5. A persistência do canal arterial aberto compromete a troca gasosa pulmonar devido a hiperfluxo e edema dos pulmões.
6. Vasculatura e estrutura cerebral imaturas predispõem a hemorragia subependimária e intraventricular e leucomalácia periventricular (LPV).
7. A má absorção dos nutrientes pelo trato gastrintestinal compromete o manejo nutricional.
8. A função renal imatura (incluindo filtração e funções tubulares) complica o gerenciamento de fluidos e eletrólitos.
9. Maior suscetibilidade a infecções.
10. A imaturidade dos processos metabólicos predispõe à hipoglicemia e à hipocalcemia.

1. Cuidados na sala de parto

Consulte a seção Ressuscitação perinatal.

2. Cuidados no berçário

A. Termorregulação

Manter a temperatura corporal estável é um equilíbrio entre a produção e conservação de calor e a perda de calor. A produção de calor em resposta ao estresse pelo frio ocorre por meio de atividade muscular voluntária, atividade muscular involuntária (tremores) e termogênese não causada por tremores. Os recém-nascidos produzem calor principalmente por meio do último desses três mecanismos. Essa produção de calor metabólico depende da quantidade de gordura marrom, que é muito limitada no prematuro. Além da diminuição da produção de calor em bebês prematuros, a perda de calor é acelerada devido a uma alta proporção de área de superfície em relação à massa corporal, ao isolamento reduzido pelo tecido subcutâneo e à perda de água pela pele imatura.

O ambiente térmico do recém-nascido pré-termo deve ser cuidadosamente regulado. O bebê pode ser mantido aquecido em uma incubadora, na qual o ar é aquecido e a perda de calor por convecção é minimizada. A criança também pode ser mantida aquecida em uma cama aberta com uma fonte de calor radiante. Idealmente, o lactente deve ser mantido em um ambiente térmico neutro. O ambiente térmico neutro permite que a criança mantenha uma temperatura corporal central estável com um mínimo de produção de calor metabólico através do consumo de oxigênio. O ambiente térmico neutro depende de tamanho, idade gestacional e idade pós-natal da criança. O ambiente térmico neutro pode ser obtido mantendo uma temperatura da pele abdominal de 36,5 °C. Geralmente, quando os bebês atingem 1.700 a 1.800 g, eles são capazes de manter a temperatura enquanto estão acondicionados em um berço aberto.

B. Monitorando o lactente de alto risco

No mínimo, equipamentos para monitorar frequência cardíaca, respiração e pressão arterial devem estar disponíveis. A saturação de oxigênio é avaliada continuamente por oximetria de pulso, correlacionada com a tensão arterial de oxigênio (PaO_2) conforme necessário. O PO_2 e PCO_2 transcutâneos também podem ser usados para avaliar a oxigenação e a ventilação em lactentes mais doentes. Gasometrias arteriais, eletrólitos, glicose, cálcio, bilirrubina e outras substâncias químicas devem ser medidas em pequenos volumes de sangue. No início do cuidado de um bebê prematuro doente, a maneira mais eficiente de coletar amostras de sangue para exames, bem como fornecer fluidos e monitorar a pressão arterial, é através de uma linha arterial umbilical. Assim que o recém-nascido estiver estável e a necessidade de amostras de sangue frequentes for reduzida (geralmente 4-7 dias), a linha umbilical deve ser removida. Todas as linhas de demora estão associadas à morbidade por trombose, infecção e sangramento.

C. Terapia com fluidos e eletrólitos

A necessidade de líquidos em prematuros é decorrente de (1) perdas insensíveis (pele e trato respiratório), (2) débito urinário, (3) débito fecal (< 5% do total) e (4) outras perdas, como perdas nasogástricas. Na maioria das circunstâncias, a necessidade de líquidos é determinada em grande parte pelas perdas insensíveis mais as perdas de urina. A maior contribuição para a perda insensível de água é a perda através da pele por evaporação. A taxa de perda de água é em função da idade gestacional (peso corporal, espessura da pele e maturidade), ambiente (as perdas são maiores sob um aquecedor radiante do que em um isolado) e o uso de fototerapia. As perdas respiratórias são mínimas quando se utiliza oxigênio umidificado. A contribuição renal para a necessidade de água é influenciada pela capacidade limitada do recém-nascido pré-termo tanto de concentrar a urina e conservar água quanto de excretar água em excesso.

As necessidades de eletrólitos são mínimas nas primeiras 24 a 48 horas até que haja excreção urinária significativa. As necessidades basais a partir daí são as seguintes: sódio, 3 mEq/kg/dia; potássio, 2 mEq/kg/dia; cloreto, 2 a 3 mEq/kg/dia; e bicarbonato, 2 a 3 mEq/kg/dia. No lactente com menos de 30 semanas de gestação, as perdas de sódio e bicarbonato na urina costumam ser elevadas, aumentando assim as necessidades do lactente.

O manejo inicial de fluidos após o nascimento varia de acordo com o tamanho e a gestação do bebê. Bebês com mais de 1.200 g devem começar com 80 a 100 mL/kg/dia de soro glicosado 10% ($D_{10}W$). Aqueles com peso menor devem começar com 100 a 120 mL/kg/dia de $D_{10}W$ ou D_5W (bebês < 800g e nascidos antes de 26 semanas de gestação muitas vezes tornam-se hiperglicêmicos com $D_{10}W$ nessas taxas de infusão). A questão mais crítica no gerenciamento de fluidos é o monitoramento. O monitoramento do peso corporal, débito urinário, ingestão de líquidos e eletrólitos, eletrólitos séricos e urinários e glicose permite a determinação bastante precisa das necessidades de água, glicose e eletrólitos do lactente. A nutrição parenteral deve ser iniciada precocemente, preferencialmente no primeiro dia, e continuada até que uma ingestão enteral adequada seja alcançada.

D. Suporte nutricional

A necessidade calórica média para o bebê prematuro em crescimento é de 120 kcal/kg/dia. O ganho de peso desejado é de 15 a 20 g/kg/dia para bebês com menos de 35 semanas e 15 g/kg/dia para aqueles com mais de 35 semanas; o crescimento linear e do perímetro cefálico deve ser em média de 1 cm/semana. Bebês inicialmente requerem infusão IV de glicose para manter a concentração de glicose no sangue na faixa de 60 a 100 mg/dL. Geralmente são necessárias infusões de 5 a 7 mg/kg/min (~80-100 mL/kg/dia $D_{10}W$). O suporte nutricional no recém-nascido de muito baixo peso deve ser iniciado o mais cedo possível após o nascimento, com soluções de alimentação parenteral contendo 3 a 4 g/kg/dia de aminoácidos **(Tabela 2-12)**. Inicia-se com gavagem de pequeno volume de dieta trófica com leite materno ou fórmula infantil para prematuros de 700 cal/g em volume de 10% ou menos da ingestão nutricional do bebê o mais rápido possível, geralmente nos primeiros dias após o nascimento. Após vários dias de alimentação trófica, o bebê pode avançar lentamente para as necessidades calóricas completas em 5 a 7 dias. Mesmo alimentações extremamente pequenas podem aumentar a prontidão intestinal para aceitar volumes maiores de alimentação. As alimentações intermitentes em bólus são preferidas porque parecem estimular a liberação de hormônios relacionados ao intestino e podem acelerar a maturação do trato gastrintestinal, embora no recém-nascido de extremo baixo peso (< 1.000 g) ou no recém-nascido pós-cirúrgico, a alimentação contínua por bomba de infusão seja melhor tolerada.

Em geral, o suporte nutricional de longo prazo para bebês de muito baixo peso ao nascer consiste em leite materno, suplementado para aumentar a proteína, a densidade calórica e o conteúdo de minerais, ou em fórmulas infantis modificadas para bebês prematuros. Nessas fórmulas, as concentrações proteicas e calóricas são relativamente altas. Além disso, as fórmulas para prematuros contêm alguns triglicerídeos de cadeia média – que não requerem bile para absorção – como fonte de energia. Cálcio e fósforo aumentados são fornecidos para aumentar a mineralização óssea. Ao lactente, devem ser gradualmente oferecidos alimentos de maior densidade calórica após um volume substancial (80-100 mL/kg/dia) de 700 cal/g de leite materno ou fórmula, se bem toleradas. O sucesso das alimentações é avaliado pela passagem oportuna de alimentos para fora do estômago sem êmese, um exame abdominal sem distensão e um padrão de fezes normal.

Quando o bebê prematuro se aproxima do termo, a fonte nutricional para o bebê alimentado com mamadeira pode ser alterada para uma fórmula de transição (770 cal/g) até os 6 a 9 meses de idade. A suplementação adicional de ferro (2-4 mg/kg/dia) é

Tabela 2-12 Uso de soluções de alimentação parenteral

	Volume (mL/kg/dia)	Carboidratos (g/dL)	Proteínas (g/kg)	Lipídios (g/kg)	Calorias (kcal/kg)
Acesso periférico: curto prazo (7 a 10 dias)					
Solução inicial	100-150	$D_{10}W$	3	1	56-84
Solução alvo	150	$D_{12,5}W$	3-4	3	80-110
Acesso central: longo prazo (> 10 dias)					
Solução inicial	100-150	$D_{10}W$	3	1	56-84
Solução alvo	130	$D_{12,5}W$ ou $D_{15}W$	3-4	3	80-110

Notas:
1. Avançar o aporte de glicose no acesso central conforme tolerado por dia, e conforme necessário para alcançar ganho de peso adequado, desde que a glicemia permaneça normal, mantendo a glicose em 40% a 60% do total de calorias administradas.
2. Aumentar os lipídios em 0,5 a 1,0 g/kg/dia, desde que os triglicerídeos estejam normais. Usar concentração de 20%.
3. O total de água deve ser de 100 a 150 mL/kg/dia, dependendo das necessidades hídricas da criança.

Monitoramento:
1. Glicemia duas ou três vezes ao dia ao alterar a concentração de glicose, depois diariamente.
2. Eletrólitos diariamente, depois duas vezes por semana quando a criança estiver recebendo uma solução estável.
3. A cada 1 a 2 semanas: ureia e creatinina séricas; proteína total e albumina sérica; cálcio sérico, fosfato, magnésio, bilirrubina direta e hemograma completo com contagem de plaquetas.
4. Nível de triglicerídeos após 24 horas a 2 g/kg/dia e 24 horas a 3 g/kg/dia, depois a cada duas semanas.

recomendada para bebês prematuros, começando com 2 semanas a 2 meses de idade, dependendo da idade gestacional e do número de transfusões prévias. Bebês tratados com eritropoietina para anemia da prematuridade requerem uma dosagem mais alta de ferro (4-6 mg/kg/dia). A sobrecarga de ferro é uma possibilidade em recém-nascidos prematuros doentes com múltiplas transfusões; esses lactentes devem ser avaliados quanto aos níveis séricos de ferritina antes de iniciar a suplementação de ferro.

Abrams SA; Committee on Nutrition: Calcium and vitamin D requirements of enterally fed preterm infants. Pediatrics 2013;131(5):e1676 [PMID: 23629620].

Belfort MB, Ehrenkranz RA: Neurodevelopmental outcomes and nutritional strategies in very low-birth-weight infants. Semin Fetal Neonatal Med 2017 Feb;22:42 [PMID: 27692935].

3. Apneia no recém-nascido prematuro

FUNDAMENTOS DO DIAGNÓSTICO E CARACTERÍSTICAS TÍPICAS

► Pausa respiratória de duração suficiente para resultar em cianose ou bradicardia.
► Mais comum em bebês nascidos antes de 34 semanas de gestação; início antes de 2 semanas de idade.
► Metilxantinas (p. ex., cafeína) fornecem tratamento eficaz.

► Considerações gerais

A apneia é definida como uma pausa respiratória com duração superior a 20 segundos. Pausas respiratórias mais curtas associadas a cianose ou bradicardia também se qualificam como apneia significativa, enquanto a respiração periódica, que é comum em bebês nascidos a termo e prematuros, é definida como ciclos ventilatórios regularmente recorrentes interrompidos por pausas curtas *não* associadas a bradicardia ou mudança de cor. Por definição, a apneia da prematuridade não está associada a um fator predisponente e é um diagnóstico de exclusão. Vários processos podem precipitar apneia **(Tabela 2-13)** e devem ser considerados antes que o diagnóstico de apneia da prematuridade seja estabelecido.

A apneia da prematuridade é a causa mais frequente de apneia. A maioria das apneias da prematuridade é apneia mista, caracterizada por uma pausa respiratória mediada centralmente (tronco cerebral) precedida ou seguida por obstrução das vias aéreas. Menos comum é a apneia obstrutiva pura ou central pura. A apneia da prematuridade é resultado da imaturidade tanto dos centros reguladores respiratórios centrais quanto dos mecanismos protetores que auxiliam na manutenção da perviedade das vias aéreas.

► Achados clínicos

O início ocorre tipicamente durante as primeiras 2 semanas de vida. A frequência de episódios aumenta gradualmente com o tempo. Deve-se suspeitar de apneia patológica se as crises forem

Tabela 2-13 Causas de apneia no prematuro

Instabilidade de temperatura – estresse por frio ou calor
Resposta à passagem de uma sonda oro ou nasogástrica para alimentação
Refluxo gastresofágico
Hipoxemia
Doença do parênquima pulmonar
Persistência do canal arterial
Anemia
Infecção
Sepse (viral ou bacteriana)
Enterocolite necrotizante
Causas metabólicas
Hipoglicemia
Hemorragia intracraniana
Hidrocefalia pós-hemorrágica
Convulsões
Drogas (p. ex., morfina)
Apneia da prematuridade

de início súbito, incomumente frequentes ou muito graves. A apneia ao nascimento ou no primeiro dia de vida é incomum, mas pode ocorrer em prematuros não ventilados. No recém-nascido a termo ou prematuro tardio, a apresentação ao nascimento sugere anormalidades neuromusculares de natureza aguda (asfixia, trauma de nascimento ou infecção) ou crônica (p. ex., hipotonia congênita ou lesão estrutural do SNC).

Todos os bebês – independentemente da gravidade e frequência da apneia – requerem uma avaliação mínima de triagem, incluindo uma avaliação geral de bem-estar (p. ex., tolerância às mamadas, temperatura estável, exame físico normal), uma verificação da associação de crises com a alimentação, medição de PaO_2 ou SaO_2, glicemia, hematócrito e revisão da história medicamentosa. Lactentes com apneia grave de início súbito requerem avaliação mais extensa para causas primárias, especialmente infecção.

► Tratamento

Qualquer causa subjacente deve ser tratada. Se a apneia se deve simplesmente à prematuridade, o tratamento sintomático é ditado pela frequência e gravidade dos episódios. Requerem tratamento as crises frequentes o suficiente para interferir em outros aspectos do cuidado (p. ex., alimentação) ou graves o suficiente para causar cianose ou bradicardia, necessitando de intervenção significativa ou ventilação com balão e máscara. O citrato de cafeína é a droga de escolha. Os efeitos colaterais da cafeína são geralmente leves e incluem taquicardia e intolerância alimentar ocasional. A CPAP nasal, por tratar o componente obstrutivo da apneia, é eficaz em alguns lactentes. A intubação e a ventilação podem eliminar as crises de apneia, mas carregam os riscos associados à intubação endotraqueal. Embora muitos bebês prematuros sejam tratados clinicamente para possível apneia associada ao refluxo, há pouca evidência para apoiar essa intervenção. Se houver suspeita, o teste diagnóstico e terapêutico com alimentação gástrica ou transpilórica por bomba de infusão contínua pode ser útil.

O RECÉM-NASCIDO

Prognóstico

Na maioria dos bebês prematuros, os episódios de apneia e bradicardia cessam por volta de 34 a 36 semanas de idade pós-menstrual. Em bebês nascidos com menos de 28 semanas de gestação, os episódios podem continuar além do termo. Episódios de apneia e bradicardia no berçário não são preditores de SMSL, embora a sua incidência seja ligeiramente aumentada em bebês prematuros. Assim, o monitoramento domiciliar de lactentes que apresentaram apneia no berçário é semelhante a qualquer recém-nascido.

4. Síndrome do desconforto respiratório (Doença da Membrana Hialina)

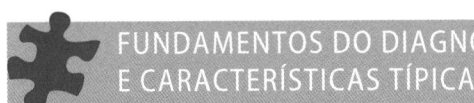
FUNDAMENTOS DO DIAGNÓSTICO E CARACTERÍSTICAS TÍPICAS

- Taquipneia, cianose e gemido expiratório.
- Movimentação de ar insuficiente apesar do aumento do trabalho respiratório.
- Radiografia de tórax mostrando hipoexpansão e broncogramas aéreos.

Considerações gerais

A causa mais comum de dificuldade respiratória no recém-nascido prematuro é a doença da membrana hialina. A incidência aumenta de 5% em bebês nascidos com 35 a 36 semanas de gestação para mais de 50% em bebês nascidos com 26 a 28 semanas de gestação. Essa condição é causada por uma deficiência na produção de surfactante, bem como pela inativação do surfactante pelo vazamento de proteínas nos espaços aéreos. O surfactante diminui a tensão superficial no alvéolo durante a expiração, permitindo que o alvéolo permaneça parcialmente expandido e mantenha uma capacidade residual funcional. A ausência ou inativação do surfactante resulta em baixa complacência pulmonar e atelectasia. O lactente deve fazer um grande esforço para expandir os pulmões a cada respiração, resultando em insuficiência respiratória.

Achados clínicos

Os lactentes com doença da membrana hialina apresentam todos os sinais clínicos de dificuldade respiratória. Na ausculta, o movimento do ar é diminuído apesar do esforço respiratório vigoroso. A radiografia de tórax demonstra atelectasia bilateral difusa, causando aspecto de vidro fosco. As vias aéreas principais são destacadas pelos sacos aéreos atelectásicos, criando broncogramas aéreos. Na criança não intubada, ocorre abaulamento do diafragma e hipoinsuflação.

Tratamento

O manejo é realizado com oxigênio suplementar, CPAP nasal, intubação precoce para administração de surfactante e ventilação, e passagem de linhas umbilicais (arterial e venosa) como intervenções iniciais necessárias. Em lactentes estáveis, o uso de CPAP nasal com pressão de 5 a 6 cm H_2O é tentado rotineiramente, antes da intubação e administração de surfactante. As indicações para ventilação mecânica incluem acidose respiratória, hipoxia progressiva e apneia. A reposição do surfactante pode ser usada tanto na sala de parto como profilaxia para bebês nascidos antes de 26 semanas de gestação quanto em caso de doença da membrana hialina estabelecida como resgate, preferencialmente dentro de 2 a 4 horas após o nascimento. A terapia com surfactante diminui tanto a taxa de mortalidade em bebês prematuros quanto as complicações de síndromes de escape de ar. Durante o curso agudo, as configurações do ventilador e as necessidades de oxigênio são significativamente menores em lactentes tratados com surfactante do que em controles. Pode ser necessário um total de duas a três doses administradas com 8 a 12 horas de intervalo. À medida que a doença evolui, as proteínas que inibem a função do surfactante vazam para os espaços aéreos, tornando a reposição do surfactante menos eficaz.

Para pacientes que necessitam de ventilação mecânica, deve ser usado um ventilador que possa fornecer respirações sincronizadas com os esforços respiratórios do bebê (ventilação mandatória intermitente sincronizada) e fornecer com precisão um volume corrente predefinido. Alternativamente, a ventilação limitada por pressão com medição dos volumes correntes expirados pode ser usada. Ventiladores de alta frequência estão disponíveis para resgate de bebês que apresentam piora na ventilação convencional. Para aqueles que necessitam de ventilação mecânica, a extubação para CPAP nasal deve ser feita o mais precocemente possível para minimizar a lesão pulmonar e a evolução da doença pulmonar crônica. A ventilação com pressão positiva intermitente nasal (VPPIN) é outra modalidade que pode ser tentada para o suporte ventilatório do recém-nascido de extremo baixo peso ao nascer, com potencial de menor morbidade.

A administração antenatal de corticosteroides à mãe é uma estratégia importante para acelerar a maturação pulmonar. Bebês cujas mães receberam corticosteroides mais de 24 horas antes do parto prematuro têm menos probabilidade de ter síndrome do desconforto respiratório e têm menor taxa de mortalidade.

5. Doença pulmonar crônica no recém-nascido prematuro

Considerações gerais

A doença pulmonar crônica, definida como sintomas respiratórios, necessidade de oxigênio e anormalidades na radiografia de tórax com 36 semanas de idade pós-menstrual, ocorre em cerca de 20% dos bebês prematuros ventilados por deficiência de surfactante. A incidência é maior em idades gestacionais mais baixas e em lactentes expostos a corioamnionite antes do nascimento. O desenvolvimento de doença pulmonar crônica é uma função da imaturidade pulmonar ao nascimento, inflamação e exposição a altas concentrações de oxigênio e volume do ventilador. A terapia de reposição de surfactante ou CPAP nasal precoce diminuiu a gravidade da doença pulmonar crônica. A doença pulmonar crônica resulta em morbidade significativa secundária a sintomas reativos das vias aéreas e reinternações hospitalares durante os primeiros 2 anos de vida por infecção respiratória intercorrente.

Tratamento

O uso de oxigênio suplementar de longo prazo, ventilação mecânica e CPAP nasal são as terapias primárias para doença pulmonar crônica do bebê prematuro. Diuréticos, inalação de β_2-adrenérgicos, corticosteroides inalatórios e corticosteroides sistêmicos são usados como terapia adjuvante. O uso de corticosteroides sistêmicos permanece controverso. Embora uma diminuição na inflamação pulmonar possa ajudar os lactentes no desmame do suporte ventilatório, existem dados que associam o uso de dexametasona na primeira semana de vida com um aumento da incidência de paralisia cerebral. Este risco deve ser ponderado contra o maior risco de deficiência no neurodesenvolvimento em bebês com doença pulmonar crônica grave. É provável que haja um ponto no curso dessas crianças em que o benefício do uso de corticosteroide sistêmico pelo menor período, na menor dose possível, supere o risco de ventilação mecânica contínua. Após a alta hospitalar, alguns desses bebês precisarão de oxigênio em casa. Isso pode ser monitorado por oximetria de pulso com uma meta de SaO_2 de 94% a 96%. Após o crescimento, ainda alguns continuarão a manifestar sintomatologia pulmonar até a adolescência.

> Committee on Fetus and Newborn: Respiratory support in preterm infants at birth. Pediatrics 2014 Jan;133(1):171–174 [PMID: 24379228].
> Hwang JS, Rehan VK: Recent advances in bronchopulmonary dysplasia: pathophysiology, prevention, and treatment. Lung 2018 Apr;196(2):129–138 [PMID: 29374791].
> Jobe A: Surfactant for respiratory distress syndrome. NeoReviews 2014;15:e236.

6. Persistência do canal arterial

FUNDAMENTOS DO DIAGNÓSTICO E CARACTERÍSTICAS TÍPICAS

- ▶ Precórdio hiperdinâmico.
- ▶ Pressão de pulso ampliada.
- ▶ Hipotensão.
- ▶ Presença de sopros cardíacos sistólicos em muitos casos.

Considerações gerais

A persistência do canal arterial clinicamente significativa geralmente se apresenta entre os dias 3 a 7 de vida, à medida que o desconforto respiratório da doença da membrana hialina melhora. A apresentação pode ocorrer já no dia 1 ou 2, especialmente em bebês nascidos antes de 28 semanas de gestação e naqueles que receberam terapia de reposição de surfactante. Os sinais incluem precórdio hiperdinâmico, pulsos periféricos aumentados e pressão de pulso alargada com ou sem sopro cardíaco tipo maquinaria sistólica.

As primeiras apresentações às vezes se manifestam por hipotensão sistêmica sem sopro ou circulação hiperdinâmica. Frequentemente, esses sinais são acompanhados de aumento da necessidade de suporte respiratório e acidemia metabólica. A presença de persistência do canal arterial é confirmada por ecocardiograma.

Tratamento

O tratamento da persistência do canal arterial é por tratamento medicamentoso ou ligadura cirúrgica. Um ducto clinicamente significativo pode ser fechado com indometacina em cerca de dois terços dos casos. Se o ducto reabrir ou não fechar completamente, um segundo curso de medicamento pode ser usado. Para bebês que permanecem sintomáticos, o ducto pode ser fechado por cateterismo cardíaco ou ligadura cirúrgica. Além disso, no recém-nascido de extremo baixo peso (< 1.000 g) com risco muito alto de desenvolver ducto sintomático, pode ser usada uma estratégia profilática de indometacina começando no primeiro dia de vida, com um possível benefício adicional de diminuir a incidência de hemorragia intracraniana grave, embora não haja evidência de efeito na mortalidade ou no neurodesenvolvimento. O efeito colateral mais comum da indometacina é a oligúria transitória, que pode ser controlada pela restrição hídrica até que o débito urinário melhore. A indometacina não deve ser usada se o lactente for hipercalêmico, se a creatinina for superior a 2 mg/dL ou se a contagem de plaquetas for inferior a 50.000/mL. Há um aumento da incidência de perfuração intestinal se a indometacina for usada concomitantemente com hidrocortisona em recém-nascidos com peso extremamente baixo (9% vs. 2% para qualquer um dos fármacos isoladamente). O ibuprofeno pode ser usado como alternativa à indometacina. A oligúria é menos grave e menos frequente do que com a indometacina.

> Sallmon H, Koehne P, Hansmann G: Recent advances in the treatment of preterm newborn infants with patent ductus arteriosus. Clin Perinatol 2016;43(3):113 [PMID: 26876125].

7. Enterocolite necrosante

FUNDAMENTOS DO DIAGNÓSTICO E CARACTERÍSTICAS TÍPICAS

- ▶ Intolerância alimentar com presença de resíduos gástricos ou vômitos.
- ▶ Fezes com sangue.
- ▶ Distensão e sensibilidade abdominal.
- ▶ Pneumatose intestinal na radiografia abdominal.

Considerações gerais

A enterocolite necrosante (ECN) é a emergência gastrintestinal adquirida mais comum no recém-nascido. É mais comum em prematuros, com incidência de 10% em lactentes com menos de 1.500 g. Em lactentes nascidos a termo, ocorre em associação com policitemia, cardiopatia congênita e asfixia ao nascer. A patogênese da ECN é multifatorial. Fatores de predisposição considerados importantes são isquemia, imaturidade, disbiose microbiana (proliferação de bactérias patogênicas com menos colonização por bactérias benéficas ou comensais) e genética. Em até 20% dos bebês afetados, o único fator de risco é a prematuridade. Bebês com RCIU com história de fluxo diastólico final ausente ou reverso na artéria umbilical antes do parto apresentam anormalidades do fluxo esplâncnico após o parto e risco aumentado de ECN.

▶ Achados clínicos

O sinal de apresentação mais comum é a distensão abdominal. Outros sinais são vômitos, resíduos gástricos aumentados, hematoquezia, sensibilidade abdominal, instabilidade de temperatura, aumento dos episódios de apneia e bradicardia, diminuição do débito urinário e má perfusão. Pode haver aumento da contagem de leucócitos com aumento da contagem de bandas ou, conforme a doença progride, neutropenia absoluta. A trombocitopenia geralmente ocorre junto com hiperglicemia induzida por estresse e acidose metabólica. O diagnóstico é confirmado pela presença de pneumatose intestinal (ar na parede do intestino) ou ar no trato biliar em uma radiografia abdominal simples. Existe um espectro da doença, e os casos mais leves podem exibir apenas distensão das alças intestinais com edema da parede intestinal.

▶ Tratamento

A. Tratamento clínico

A ECN é manejada com jejum, nada por via oral (NPO), descompressão nasogástrica do intestino, manutenção da oxigenação, ventilação mecânica, se necessário, e fluidos IV para repor as perdas gastrintestinais do terceiro espaço. Deve ser administrado líquido suficiente para restaurar a boa produção de urina. Outras medidas incluem antibióticos de amplo espectro (geralmente ampicilina, uma cefalosporina de terceira geração ou um aminoglicosídeo e possivelmente cobertura anaeróbica adicional), monitoramento rigoroso dos sinais vitais e exames físicos e laboratoriais seriados (gasometria, hemograma, contagem de plaquetas e radiografias). Embora não existam estratégias comprovadas para prevenir a ECN, uma dieta trófica especialmente com leite materno com aumento gradual e cauteloso do volume, bem como agentes probióticos, podem fornecer alguma proteção.

B. Tratamento cirúrgico

As indicações para cirurgia são evidência de perfuração (ar livre presente em decúbito lateral esquerdo), alça intestinal dilatada fixa em radiografias seriadas, celulite da parede abdominal ou deterioração apesar do suporte clínico máximo. Todos esses sinais são indicativos de intestino necrótico. Na sala de cirurgia, o intestino necrótico é removido e ostomias são criadas, embora ocasionalmente uma anastomose término-terminal primária possa ser realizada. Em recém-nascidos de extremo baixo peso, o manejo cirúrgico inicial pode simplesmente ser a colocação de drenos peritoneais. A reanastomose em lactentes com ostomias é realizada após a resolução da doença e quando o lactente é maior (geralmente > 2 kg e após 4 a 6 semanas).

▶ Curso e prognóstico

Os lactentes tratados clinicamente ou cirurgicamente não devem ser realimentados até que a doença seja resolvida (exame abdominal normal e resolução da pneumatose), geralmente após 7 a 10 dias. O suporte nutricional durante esse período deve ser fornecido por nutrição parenteral total.

Ocorre morte em 10% dos casos. A cirurgia é necessária em menos de 25% dos casos. O prognóstico a longo prazo é determinado pela quantidade de intestino perdida. Os lactentes com intestino curto requerem suporte de longo prazo com nutrição IV (ver **Capítulo 21**). Estenoses tardias – cerca de 3 a 6 semanas após o diagnóstico inicial – ocorrem em 8% dos pacientes, sejam tratados clinicamente ou cirurgicamente, e geralmente requerem tratamento cirúrgico. Lactentes com ECN tratada cirurgicamente têm um risco aumentado para desfechos piores no neurodesenvolvimento.

> Rich BS, Dolgin SE: Necrotizing enterocolitis. Pediatr Rev 2017 Dec; 38(12);552–559 [PMID 29196510].

8. Anemia no prematuro

▶ Considerações gerais

No recém-nascido prematuro, a concentração de hemoglobina atinge seu ponto mais baixo por volta de 8 a 12 semanas e é 2 a 3 g/dL menor do que a do bebê a termo. O nadir mais baixo em bebês prematuros parece ser o resultado da diminuição da resposta da eritropoietina à baixa massa de hemácias. Os sintomas da anemia incluem má alimentação, letargia, aumento da frequência cardíaca, baixo ganho de peso e talvez respiração periódica.

▶ Tratamento

A transfusão não é indicada em um bebê assintomático simplesmente por causa de um hematócrito baixo. A maioria dos lactentes torna-se sintomática se o hematócrito cair para menos de 20%. Bebês em ventiladores e oxigênio suplementar geralmente são mantidos com hematócritos acima de 25% a 30%. Alternativamente, os bebês podem ser tratados com eritropoietina. O objetivo terapêutico é minimizar as coletas de sangue e usar diretrizes conservadoras para transfusão. O clampeamento tardio do cordão 1 a 2 minutos após o nascimento, se possível, pode diminuir significativamente a necessidade de transfusão futura. O uso de eritropoietina pode aumentar a taxa e a gravidade da retinopatia da prematuridade e deve ser usado com cautela.

> Hensch LA, Indrikovs AJ, Shattuck KE: Transfusion in extremely low--birth-weight premature neonates: current practice trends, risks, and early interventions to decrease the need for transfusion. NeoReviews 2015;16:e287.

9. Hemorragia intraventricular

FUNDAMENTOS DO DIAGNÓSTICO E CARACTERÍSTICAS TÍPICAS

▶ Sangramentos grandes causam hipotensão, acidose metabólica e estado neurológico alterado; sangramentos menores podem ser assintomáticos.

▶ A ultrassonografia craniana de rotina é essencial para o diagnóstico em lactentes nascidos antes de 32 semanas de gestação.

Considerações gerais

A hemorragia periventricular-intraventricular ocorre quase exclusivamente em prematuros. A incidência é de 15% a 25% em bebês nascidos antes de 31 semanas de gestação e com peso inferior a 1.500 g. A maior incidência ocorre em lactentes de menor idade gestacional (< 26 semanas). O sangramento ocorre mais comumente na matriz germinativa subependimária (uma região de células indiferenciadas que revestem os ventrículos laterais). O sangramento pode se estender para a cavidade ventricular. A patogênese proposta do sangramento é apresentada na **Figura 2-2**. O evento crítico é a isquemia com lesão de reperfusão dos capilares da matriz germinativa no período perinatal imediato, diante da imaturidade cerebral na autorregulação pressórica.

A quantidade real de sangramento também é influenciada por fatores que afetam o gradiente de pressão na parede capilar lesada, como congestão venosa. Esse esquema patogenético também se aplica ao sangramento intraparenquimatoso (infarto venoso em uma região tornada isquêmica) e à leucomalácia periventricular, também conhecida como LPV (lesão isquêmica da substância branca em uma região divisora de suprimento arterial). As complicações do SNC em prematuros são mais frequentes em lactentes expostos à infecção intrauterina e pós-natal, implicando também o envolvimento de mediadores inflamatórios na patogênese da lesão cerebral.

Achados clínicos

Até 50% das hemorragias ocorrem antes das 24 horas de idade e praticamente todas ocorrem por volta do quarto dia. A síndrome clínica varia de uma deterioração rápida (coma, hipoventilação, postura descerebrada, pupilas fixas, abaulamento da fontanela anterior, hipotensão, acidose ou queda aguda do hematócrito) a uma deterioração mais gradual com alterações neurológicas mais sutis, ou ainda ausência de qualquer sintoma específico, sinais fisiológicos ou neurológicos.

O diagnóstico pode ser confirmado por ultrassonografia em tempo real. A triagem de rotina deve ser feita em 10 a 14 dias em todos os bebês nascidos antes de 29 semanas de gestação. As hemorragias são graduadas da seguinte forma: grau I, apenas hemorragia da matriz germinativa; grau II, sangramento intraventricular sem dilatação ventricular; grau III, sangramento intraventricular

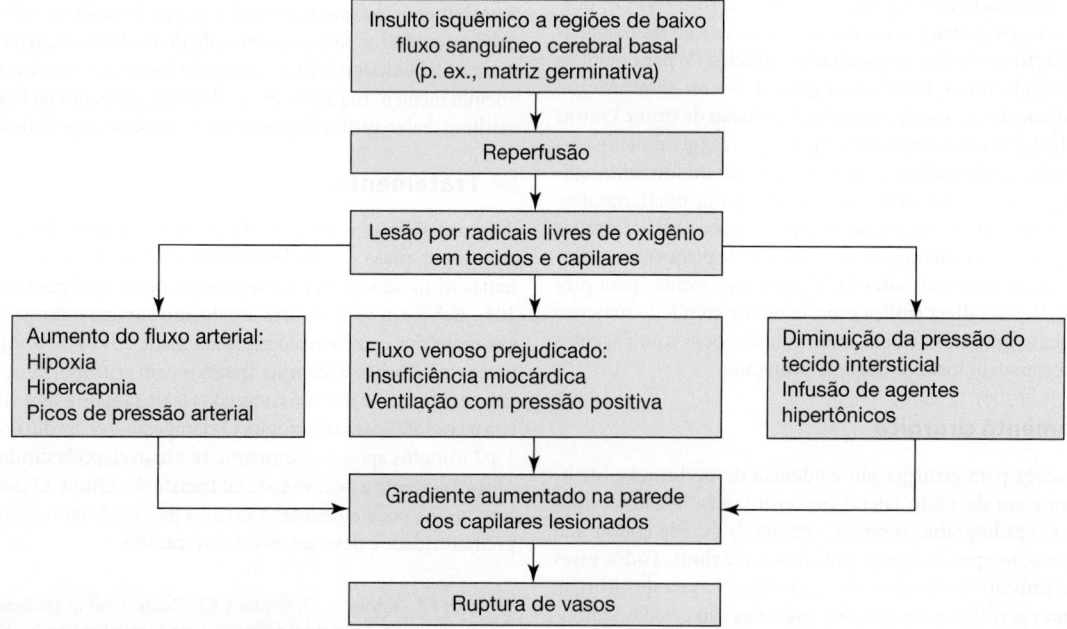

▲ **Figura 2-2** Patogênese da hemorragia periventricular e intraventricular.

com dilatação ventricular; ou grau IV, qualquer sangramento intraparenquimatoso. A quantidade de sangramento é menor (grau I ou II) em 75% dos lactentes que sangram. Os exames de ultrassom de acompanhamento são agendados com base nos resultados do exame inicial. Bebês sem sangramento ou hemorragia da matriz germinativa requerem apenas um único exame de acompanhamento na idade de 4 a 6 semanas para procurar leucomalácia periventricular. Uma criança com sangue no sistema ventricular corre o risco de desenvolver ventriculomegalia pós-hemorrágica. Isso geralmente é resultado do prejuízo na reabsorção do líquido cerebrospinal (LCS), mas também pode ocorrer secundariamente a fenômenos obstrutivos. Um exame inicial de acompanhamento deve ser feito 1 a 2 semanas após o primeiro exame. Bebês com sangramento intraventricular e dilatação ventricular devem ser acompanhados a cada 7 a 10 dias até que a dilatação ventricular se estabilize ou diminua. Bebês nascidos com idade gestacional de 29 a 32 semanas precisam apenas de um único exame tardio feito com 4 a 6 semanas de idade para procurar LPV ou ventriculomegalia.

▶ **Tratamento**

Durante a hemorragia aguda, deve ser fornecido tratamento de suporte (restauração de volume e hematócrito, oxigenação e ventilação) para evitar mais isquemia cerebral. A hidrocefalia pós-hemorrágica progressiva é tratada inicialmente com uma derivação subgaleal. Quando a criança é grande o suficiente, isso pode ser convertido em uma derivação ventrículo-peritoneal.

Embora a incidência e a gravidade do sangramento intracraniano em prematuros tenham diminuído, ainda são necessárias estratégias para prevenir essa complicação. Os corticosteroides pré-natais maternos parecem diminuir o risco de sangramento intracraniano. O sulfato de magnésio administrado à mãe parece reduzir a taxa de paralisia cerebral, embora não a taxa de hemorragia intracraniana por si só. A via de parto pode ser importante, pois os bebês nascidos por cesariana têm uma taxa reduzida de sangramento intracraniano. As estratégias pós-natais são menos eficazes. A administração precoce de indometacina pode ter algum benefício na minimização do sangramento, especialmente em meninos, com influência pouco clara no resultado a longo prazo.

▶ **Prognóstico**

Nenhuma morte ocorre como resultado de hemorragias de graus I e II. Já as hemorragias de graus III e IV têm uma taxa de mortalidade de 10% a 20%. O alargamento ventricular pós-hemorrágico raramente é observado em hemorragias de grau I, mas é observado em 54% a 87% das hemorragias de graus II a IV. Desses bebês, são raros os que precisarão de uma derivação ventrículo-peritoneal. As sequelas neurológicas de longo prazo são observadas com uma frequência ligeiramente maior em lactentes com hemorragias graus I e II do que em lactentes prematuros sem sangramento. Em lactentes com hemorragias graus III e IV, ocorrem sequelas graves em 20% a 25% dos casos, sequelas leves em 35% dos casos, mas nenhuma sequela em 40% dos casos. Leucomalácia periventricular grave, grandes sangramentos parenquimatosos, especialmente se bilaterais, e hidrocefalia progressiva podem aumentar o risco de sequelas neurológicas. É importante observar que bebês com peso extremamente baixo ao nascer sem achados ultrassonográficos importantes também apresentam risco aumentado de paralisia cerebral e atrasos cognitivos. Relatórios recentes usando exames quantitativos de RM demonstram que achados sutis de substância cinzenta e branca não observados com ultrassom são predominantes em sobreviventes prematuros e são preditivos de deficiência no desenvolvimento neurológico. Isso é especialmente verdadeiro em bebês nascidos com peso inferior a 1.000 g e menos de 28 semanas de gestação.

Ballabh P: Pathogenesis and prevention of intraventricular hemorrhage. Clin Perinatol 2014 Mar;41(1):47–67 [PMID:24524446].
Bass WT: Periventricular leukomalacia. NeoReviews 2011;12:e76.
Whitelaw A: Core concepts: intraventricular hemorrhage. NeoReviews 2011;12:e94.

10. Retinopatia da prematuridade

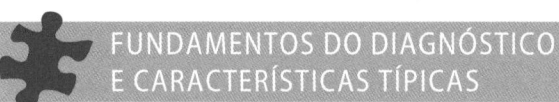

FUNDAMENTOS DO DIAGNÓSTICO E CARACTERÍSTICAS TÍPICAS

▶ O risco de retinopatia grave é maior nos bebês mais imaturos.
▶ O diagnóstico depende de exames oftalmológicos de triagem em bebês prematuros de risco.
▶ O exame avalia o estágio do desenvolvimento vascular retiniano anormal, a extensão do descolamento da retina e a distribuição e quantidade de retina envolvida.

A retinopatia da prematuridade ocorre apenas na retina incompletamente vascularizada do recém-nascido prematuro. A incidência de retinopatia em lactentes com peso inferior a 1.250 g é de 66%, mas apenas 6% apresentam retinopatia grave o suficiente para justificar intervenção. A incidência é maior em lactentes de menor idade gestacional. A condição parece ser desencadeada por uma lesão inicial nos vasos retinianos em desenvolvimento e baixos níveis de fator de crescimento semelhante à insulina-1. Após a lesão inicial, pode ocorrer desenvolvimento normal dos vasos ou vascularização anormal devido ao fator de crescimento endotelial vascular (VEGF, de *vascular endothelial growth factor*) excessivo, com formação de crista na retina. A labilidade nos níveis de oxigênio com períodos de hipoxia/hiperoxia provavelmente potencializa essa progressão. A frequência da progressão da retinopatia para a necessidade de tratamento pode ser diminuída pelo monitoramento cuidadoso dos níveis de saturação de oxigênio do bebê. O processo pode regredir neste ponto ou pode continuar, com crescimento de tecido fibrovascular no vítreo associado a inflamação, cicatrização e dobras ou descolamento da retina. A doença é graduada por estágios de desenvolvimento vascular anormal e descolamento da retina (I-V), pela zona do olho envolvida (1-3, sendo a zona 1 a região posterior ao redor da mácula) e pela quantidade de retina envolvida, em "horas do relógio" (p. ex., um descolamento no quadrante superior externo do olho esquerdo seria definido como afetando a retina esquerda das 12 às 3 horas).

O exame oftalmológico inicial deve ser realizado com 31 semanas de idade pós-menstrual ou com 4 semanas de idade, o que ocorrer primeiro, em bebês nascidos com 30 semanas de gestação ou menos, bem como em bebês com até 32 semanas de gestação com curso clínico instável. O acompanhamento ocorre em intervalos de 1 a 3 semanas, dependendo dos achados, até que a retina esteja totalmente vascularizada. A terapia a laser é usada em bebês com doença progressiva em risco de descolamento de retina. Embora esse tratamento nem sempre previna o descolamento da retina, ele reduz a incidência de maus resultados com base na acuidade visual e na anatomia da retina. Uma terapia alternativa é o bevacizumabe intravítreo, um anticorpo monoclonal anti-VEGF, que pode se mostrar superior à terapia a *laser* para retinopatia da prematuridade grave da zona I e II.

11. Alta e acompanhamento do prematuro

A. Alta hospitalar

Os critérios para alta do prematuro incluem a manutenção da temperatura normal em um berço aberto, ingestão oral adequada, ganho de peso aceitável e ausência de crises de apneia e bradicardia que requeiram intervenção. Os bebês indo para casa com oxigênio suplementar não devem dessaturar abaixo de 80% em ar ambiente ou devem demonstrar a capacidade de despertar em resposta à hipoxia. Fatores como o apoio à mãe em casa e a estabilidade da situação familiar influenciam o momento da alta. Podem ser realizadas visitas domiciliares de enfermagem e acompanhamento médico precoce para acelerar a alta. Além disso, a AAP recomenda que os bebês prematuros tenham um período de observação em uma cadeirinha, preferencialmente própria, antes da alta hospitalar, com posicionamento cuidadoso para simular a contenção ideal como ocorreria no carro, para ver se eles não têm apneia obstrutiva ou dessaturação por períodos de até 90 a 120 minutos.

B. Acompanhamento

Com os avanços nos cuidados obstétricos e maternos, a sobrevivência de bebês nascidos após 28 semanas de gestação ou pesando apenas 1.000 g ao nascer é agora superior a 90%. A sobrevida na idade gestacional de 25 semanas varia de 75% a 85%, e a sobrevida em 24 semanas, de 60% a 70%. A sobrevida para bebês nascidos com 23 semanas é de 35% a 55%. O tratamento pré-natal com esteroides aumenta a sobrevida, diminui a morbidade significativa e pode ser considerado para gestações a partir de 22 semanas se os pais desejarem uma intervenção completa para o bebê.

Essas altas taxas de sobrevivência vêm com alguma morbidade. Sequelas neurológicas graves, incluindo paralisia cerebral, atraso cognitivo e hidrocefalia ocorrem em 10% a 25% dos sobreviventes com peso ao nascer inferior a 1.500g. A taxa dessas sequelas tende a ser maior em lactentes com mais baixo peso ao nascer. Bebês com peso de nascimento inferior a 1.000 g também apresentam uma taxa aumentada de deficiências menores, incluindo problemas de aprendizagem, comportamentais e psiquiátricos. Os fatores de risco para sequelas neurológicas incluem convulsões, hemorragia intracraniana grau III ou IV, leucomalácia periventricular, dilatação ventricular, anormalidades da substância branca em exames de RM, crescimento intrauterino grave, baixo crescimento inicial da cabeça, necessidade de ventilação mecânica, doença pulmonar crônica, ECN, e classe socioeconômica baixa. A febre materna e a corioamnionite estão associadas a um risco aumentado de paralisia cerebral. Outras morbidades incluem: doença pulmonar crônica e doença reativa das vias aéreas, resultando em aumento da gravidade das infecções respiratórias e reinternações hospitalares nos primeiros 2 anos; retinopatia da prematuridade com perda associada da acuidade visual e estrabismo; perda de audição; e déficit de crescimento. Todas essas questões requerem um acompanhamento ambulatorial multidisciplinar próximo. Bebês com doença pulmonar residual são candidatos a injeções mensais de palivizumabe durante o primeiro inverno após a alta hospitalar para prevenir a infecção pelo vírus sincicial respiratório. As imunizações de rotina devem ser administradas na idade cronológica apropriada e não devem ser corrigidas pela idade para prematuridade.

O RECÉM-NASCIDO PRÉ-TERMO TARDIO

A taxa de partos prematuros nos Estados Unidos aumentou mais de 30% nos últimos 30 anos, de modo que os bebês prematuros agora representam 10% a 11% de todos os nascimentos. Os nascimentos prematuros tardios, aqueles de 34 semanas até 36 semanas e 6 dias de gestação, aumentaram mais e agora representam mais de 70% de todos os nascimentos prematuros. Enquanto os nascimentos com menos de 34 semanas de gestação aumentaram 10% desde 1990, os nascimentos prematuros tardios aumentaram 25%. Isso se deve em parte a mudanças na prática obstétrica, com aumento das induções do parto e aumento das cesáreas (atualmente > 30% de todos os nascimentos), bem como aumento de nascimentos múltiplos e aumento da demanda por cesarianas "a pedido materno".

Comparados com bebês nascidos a termo, os prematuros tardios têm maior prevalência de problemas neonatais agudos, incluindo desconforto respiratório, instabilidade de temperatura, hipoglicemia, kernicterus, apneia, convulsões, problemas de alimentação e reinternação após a alta hospitalar. Os problemas respiratórios são causados pela depuração tardia do fluido pulmonar ou deficiência de surfactante, ou ambos, e podem progredir para insuficiência respiratória que requer ventilação mecânica, hipertensão pulmonar persistente e até suporte de ECMO. Os problemas de alimentação são causados pela coordenação imatura de sucção e deglutição, o que pode interferir na alimentação com mamadeira e causar falha no estabelecimento de uma amamentação bem-sucedida, colocando o bebê em risco de perda excessiva de peso e desidratação. Esses bebês são quase cinco vezes mais propensos do que bebês nascidos a termo a necessitar de fluidos suplementares IV ou alimentação por sondas. Relacionados tanto a problemas de alimentação quanto à imaturidade, os prematuros tardios têm pelo menos quatro vezes mais risco de desenvolver um nível de bilirrubina acima de 20 mg/dL quando comparados aos bebês nascidos após 40 semanas completas. Como consequência, a gestação prematura tardia é um importante fator de risco para hiperbilirrubinemia excessiva e *kernicterus*. As reinternações por icterícia, infecção confirmada ou suspeita, dificuldades de alimentação e déficit de crescimento são muito mais comuns do que em bebês nascidos a termo. O desenvolvimento a longo prazo também pode ser afetado adversamente, com alguns grandes estudos populacionais mostrando uma maior incidência de paralisia cerebral, atraso no desenvolvimento e distúrbios comportamentais e emocionais em comparação com bebês nascidos a termo.

Os bebês prematuros tardios, mesmo que tenham tamanho semelhante aos a termo, devem ser considerados prematuros e requerem monitoramento hospitalar mais próximo após o nascimento para complicações. Embora possam se alimentar razoavelmente bem no primeiro ou segundo dia, muitas vezes não conseguem aumentar o volume da alimentação e ficam mais sonolentos e menos interessados em se alimentar à medida que perdem peso e ficam ictéricos, especialmente se tiverem menos de 36 semanas. A alta desses recém-nascidos deve ser adiada até que eles demonstrem ingestão confiável e apropriadamente crescente, apesar da perda de peso e icterícia esperadas, e ausência de outros problemas, como hipotermia, hipoglicemia ou apneia. Se estiver amamentando, o uso de uma bomba tira-leite para garantir o esvaziamento adequado da mama e a produção de leite também deve ser instituído, juntamente com a suplementação da amamentação do bebê com leite ordenhado por mamadeira ou gavagem. É melhor garantir uma alimentação adequada e comportamentos maduros por mais um ou dois dias no hospital do que ter uma readmissão por "letargia e má alimentação, possível sepse" após uma alta prematura. Após a alta do berçário, é indicado um acompanhamento ambulatorial rigoroso, geralmente dentro de 48 a 72 horas, para garantir a ingestão adequada contínua e o ganho de peso.

▼ PROBLEMAS CARDÍACOS NO RECÉM-NASCIDO

DOENÇA CARDÍACA ESTRUTURAL

1. Apresentações cianóticas

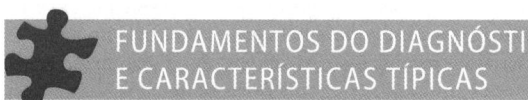

FUNDAMENTOS DO DIAGNÓSTICO E CARACTERÍSTICAS TÍPICAS

▶ Cianose, inicialmente sem dificuldade respiratória associada.

▶ Falha em aumentar a PaO_2 com oxigênio suplementar.

▶ Radiografia de tórax com trama vascular diminuída sugere obstrução cardíaca direita, enquanto trama vascular aumentada sugere transposição ou obstrução venosa pulmonar.

▶ Considerações gerais

As causas de cardiopatia cianótica no recém-nascido são transposição dos grandes vasos, retorno venoso pulmonar anômalo total, *truncus arteriosus* (alguns tipos), atresia tricúspide e atresia pulmonar ou estenose pulmonar crítica. Muitos são diagnosticados no período pré-natal por ultrassom.

▶ Achados clínicos

Os bebês com esses distúrbios apresentam cianose precoce. A marca registrada de muitas dessas lesões é a cianose sem dificuldade respiratória associada. Na maioria dessas crianças, a taquipneia se desenvolve ao longo do tempo devido ao aumento do fluxo sanguíneo pulmonar ou secundária à acidemia metabólica da hipoxemia progressiva. Os auxílios diagnósticos incluem comparar a gasometria ou a saturação de oxigênio no ar ambiente com aquela em 100% de FiO_2. A falha no aumento de PaO_2 ou SaO_2 sugere cardiopatia cianótica. (**Nota:** A PaO_2, se viável, é a medida preferida. A saturação no recém-nascido pode ser enganosamente alta, apesar da PaO_2 patologicamente baixa devido à curva de dissociação da oxi-hemoglobina deslocada para a esquerda observada com a hemoglobina fetal.) Outros auxílios úteis são radiografia de tórax, eletrocardiografia e ecocardiograma.

A transposição dos grandes vasos é a forma mais comum de cardiopatia cianótica que se apresenta no recém-nascido. O exame pode revelar sopro sistólico e B2 único. A radiografia de tórax mostra cardiomegalia e um mediastino estreito com trama vascular pulmonar normal ou aumentada. Há pouca mudança na PaO_2 ou SaO_2 com oxigênio suplementar. O retorno venoso pulmonar anômalo total, no qual o retorno venoso está obstruído, apresenta-se precocemente com cianose grave e insuficiência respiratória por causa do edema pulmonar grave. A radiografia de tórax geralmente mostra um coração de tamanho pequeno a normal com edema pulmonar acentuado. Lactentes com obstrução cardíaca direita (atresia pulmonar e tricúspide, estenose pulmonar crítica e algumas formas de *truncus arteriosus*) têm trama vascular pulmonar diminuída nas radiografias de tórax e, dependendo da gravidade da hipoxia, podem desenvolver acidemia metabólica. As lesões com coração direito subdesenvolvido terão predominância do lado esquerdo no eletrocardiograma. Embora a tetralogia de Fallot seja a forma mais comum de cardiopatia cianótica, a obstrução da válvula pulmonar muitas vezes não é grave o suficiente para resultar em cianose no recém-nascido. Em todos os casos, o diagnóstico pode ser confirmado por ecocardiograma.

2. Apresentações acianóticas

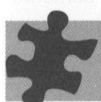

FUNDAMENTOS DO DIAGNÓSTICO E CARACTERÍSTICAS TÍPICAS

▶ A maioria dos recém-nascidos com cardiopatia acianótica sintomática apresenta obstrução do fluxo de saída do lado esquerdo.
▶ Pulsos diminuídos diferencialmente (coarctação) ou pulsos diminuídos por toda parte (atresia aórtica).
▶ Acidemia metabólica.
▶ Radiografia de tórax mostrando grande volume cardíaco e edema pulmonar.

▶ Considerações gerais

Os recém-nascidos que apresentam cardiopatia acianótica grave geralmente apresentam insuficiência cardíaca congestiva secundária à obstrução da via de saída do lado esquerdo. Lactentes com lesões de *shunt* esquerda-direita (p. ex., defeito do septo ventricular) podem apresentar sopros no período neonatal, mas os sintomas clínicos não ocorrem até que a resistência vascular pulmonar caia o suficiente para causar *shunt* significativo e subsequente insuficiência cardíaca congestiva (geralmente em 3-4 semanas de idade).

▶ Achados clínicos

Os lactentes com obstrução do fluxo de saída do lado esquerdo geralmente evoluem bem nos primeiros dias de vida até que o canal arterial – a fonte de todo ou parte do fluxo sistêmico – se feche. Ocorrem taquipneia, taquicardia, insuficiência cardíaca congestiva e acidose metabólica. Ao exame, esses bebês apresentam pulsos anormais. Na atresia aórtica (síndrome do coração esquerdo hipoplásico) e na estenose, todos os pulsos periféricos estão diminuídos. Na coarctação da aorta, os pulsos diferenciais (diminuídos ou ausentes nas extremidades inferiores) são evidentes, e a SpO_2 e a pressão arterial podem ser menores nas pernas do que na extremidade superior direita. Radiografias de tórax nesses lactentes mostram cardiomegalia e edema pulmonar. O diagnóstico é confirmado com ecocardiograma.

3. Tratamento de lesões cianóticas e acianóticas

A estabilização precoce inclui terapia de suporte conforme necessário (p. ex., glicose IV, oxigênio, ventilação para insuficiência respiratória e suporte pressórico com drogas vasoativas). A terapia específica inclui infusões de prostaglandina E1 (0,0125 a 0,025 mcg/kg/min) para manter o canal arterial aberto. Em algumas lesões cianóticas (p. ex., atresia pulmonar, atresia tricúspide e estenose pulmonar crítica) nas quais o fluxo sanguíneo pulmonar é dependente do ducto, isso melhora o fluxo sanguíneo pulmonar e a PaO_2 por permitir o *shunt* através do ducto para a artéria pulmonar. Na obstrução da via de saída do lado esquerdo, o fluxo sanguíneo sistêmico é dependente do ducto; as prostaglandinas melhoram a perfusão sistêmica e a acidose. O manejo específico adicional – incluindo cirurgia paliativa e procedimentos de cateterismo cardíaco – é discutido no **Capítulo 20**. O resultado do neurodesenvolvimento com cardiopatia congênita depende da lesão, defeitos e síndromes associados, gravidade da apresentação neonatal e complicações relacionadas à cirurgia paliativa e corretiva.

HIPERTENSÃO PULMONAR PERSISTENTE

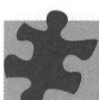

FUNDAMENTOS DO DIAGNÓSTICO E CARACTERÍSTICAS TÍPICAS

▶ Início dos sintomas no primeiro dia de vida.
▶ Hipoxia com resposta insatisfatória a altas concentrações de oxigênio inspirado (FiO_2).
▶ *Shunts* da direita para a esquerda através do forame oval, canal arterial ou ambos.
▶ Mais frequentemente associada à doença do parênquima pulmonar.

▶ Considerações gerais

A hipertensão pulmonar persistente do recém-nascido (HPPRN) ocorre quando não ocorre a diminuição normal da resistência vascular pulmonar após o nascimento. A maioria dos bebês afetados são a termo ou pós-termo, e muitos sofreram asfixia perinatal. Outras associações clínicas incluem síndrome de aspiração de mecônio, doença da membrana hialina, depressão perinatal, sepse neonatal, hipoxia intrauterina crônica e hipoplasia pulmonar.

Existem três mecanismos fisiopatológicos subjacentes à HPPRN: (1) vasoconstrição devido à hipoxia perinatal relacionada a um evento agudo, como sepse ou asfixia; (2) aumento pré-natal no desenvolvimento do músculo liso vascular pulmonar; e (3) diminuição da área transversal do leito vascular pulmonar associada à hipoplasia pulmonar (p. ex., hérnia diafragmática).

▶ Achados clínicos

Clinicamente, a síndrome é caracterizada pelo início no primeiro dia de vida, geralmente desde o nascimento. O desconforto respiratório é proeminente e a PaO_2 geralmente responde mal a altas concentrações de oxigênio inspirado. Muitos lactentes têm depressão miocárdica associada com hipotensão sistêmica. O ecocardiograma revela *shunt* da direita para a esquerda no nível do canal arterial ou forame oval, ou ambos. A radiografia de tórax pode mostrar infiltrados pulmonares relacionados a patologia pulmonar associada (p. ex., aspiração de mecônio ou doença da membrana hialina). Se a maior parte do *shunt* da direita para a esquerda estiver no nível ductal, serão observadas diferenças pré e pós-ductais em PaO_2 e SaO_2.

Tratamento

A terapia para HPPRN envolve o tratamento da disfunção de múltiplos órgãos. A terapia específica visa aumentar a pressão arterial sistêmica e diminuir a pressão arterial pulmonar para reverter o *shunt* direita-esquerda pelas vias fetais. A terapia de primeira linha inclui oxigênio e ventilação (para reduzir a resistência vascular pulmonar) e infusões de cristaloides (10-30 mL/kg) para melhorar a pressão sistêmica. Idealmente, a pressão sistólica deve ser superior a 50 a 60 mmHg. Com a função cardíaca comprometida, os vasopressores sistêmicos podem ser usados como terapia de segunda linha (p. ex., dopamina, epinefrina ou ambos). A acidemia metabólica deve ser corrigida porque a acidemia exacerba a vasoconstrição pulmonar. A vasodilatação pulmonar pode ser aumentada com o uso de óxido nítrico inalatório. A ventilação oscilatória de alta frequência provou ser eficaz em muitos desses lactentes, particularmente naqueles com doença pulmonar grave associada, melhorando a expansão e o recrutamento pulmonar. Nos casos em que a terapia convencional está falhando (má oxigenação apesar do suporte máximo), utiliza-se a ECMO. Os pulmões estão essencialmente em repouso durante a ECMO e, com a resolução da hipertensão pulmonar, os bebês são desmamados da ECMO de volta à terapia ventilatória. Aproximadamente 10% a 15% dos sobreviventes de HPPRN apresentam sequelas neurológicas significativas, como paralisia cerebral ou atrasos cognitivos. Também foram relatadas outras sequelas, como doença pulmonar crônica, perda auditiva neurossensorial e problemas de alimentação.

ARRITMIAS

As frequências cardíacas irregulares, comumente associadas a contrações atriais prematuras e menos comumente a contrações ventriculares prematuras, são comuns nos primeiros dias de vida de recém-nascidos saudáveis. Essas arritmias são tipicamente benignas. As bradiarritmias clinicamente significativas são observadas em associação com bloqueio cardíaco congênito. O bloqueio cardíaco pode ser observado em um coração estruturalmente normal (associado ao lúpus materno) ou com anormalidades cardíacas estruturais. Na ausência de hidropisia fetal, a bradiarritmia costuma ser bem tolerada. A estimulação cardíaca pode ser necessária se houver sintomas de débito cardíaco inadequado.

As taquiarritmias podem ser de complexo amplo (taquicardia ventricular) ou complexo estreito (taquicardia supraventricular) no ECG. A taquicardia supraventricular é a taquiarritmia neonatal mais comum e pode ser um sinal de doença cardíaca estrutural, miocardite, aumento do átrio esquerdo, vias de condução aberrantes, ou pode ser um evento isolado. O tratamento agudo é gelo no rosto para induzir uma resposta vagal e, se sem reposta, adenosina IV. Podem ser necessárias múltiplas doses de adenosina. A terapia antiarrítmica profilática de longo prazo é geralmente indicada; sugere-se consulta com cardiologista pediátrico. A cardioversão raramente é necessária para taquicardia supraventricular, mas é necessária de forma aguda para taquicardia ventricular hemodinamicamente instável.

Lakshminrusimha S, Keszler M: Persistent pulmonary hypertension of the newborn. NeoReviews 2015;16:e680 [PMID: 26783388].

CONDIÇÕES CIRÚRGICAS GASTRINTESTINAIS E ABDOMINAIS NO RECÉM-NASCIDO

ATRESIA DE ESÔFAGO E FÍSTULA TRAQUEOESOFÁGICA

FUNDAMENTOS DO DIAGNÓSTICO E CARACTERÍSTICAS TÍPICAS

- ▶ Polidrâmnio (ver também **Capítulo 21**).
- ▶ Excesso de salivação e secreções; engasgos durante dieta via oral.
- ▶ Incapacidade de passar um tubo orogástrico para o estômago.

Considerações gerais

A atresia esofágica é caracterizada por uma bolsa esofágica cega com ou sem uma conexão fistulosa entre o esôfago proximal ou distal e a traqueia. Em 85% dos lactentes, a fístula está entre o esôfago distal e a via aérea. O polidrâmnio é comum devido à obstrução alta do trato gastrintestinal. A incidência é de aproximadamente 1 em 3.000 nascimentos.

Achados clínicos

Os lactentes apresentam, nas primeiras horas de vida, secreções abundantes, engasgos, cianose e dificuldade respiratória. O diagnóstico é confirmado com radiografia de tórax após a colocação cuidadosa de uma sonda nasogástrica (SNG) até o ponto em que a resistência é encontrada. O tubo será visto radiograficamente na bolsa cega. Se uma fístula traqueoesofágica estiver presente no esôfago distal, haverá gás no intestino. Na atresia esofágica sem fístula traqueoesofágica, nenhum gás é observado no intestino.

Tratamento

A sonda nasogástrica na bolsa proximal deve ser colocada em baixa sucção intermitente para drenar as secreções e prevenir a aspiração. A cabeceira da cama deve ser elevada para evitar o refluxo do conteúdo gástrico através da fístula distal para os pulmões. Deve-se fornecer glicose e fluidos IV e administrar oxigênio conforme necessário. O tratamento definitivo é cirúrgico, e a técnica utilizada depende da distância entre os segmentos do esôfago. Se a distância for curta, a fístula pode ser ligada e as extremidades do esôfago anastomosadas. Se as extremidades do esôfago não puderem ser unidas, a cirurgia inicial é a ligadura da fístula e um tubo de gastrostomia para alimentação. Um ecocardiograma deve ser realizado antes da cirurgia para descartar um arco aórtico do lado direito (para o qual seria preferível uma toracotomia do lado esquerdo).

▶ Prognóstico

O prognóstico é determinado principalmente pela presença ou ausência de anomalias associadas, particularmente cardíacas, e baixo peso ao nascer. A mortalidade é maior quando a criança tem menos de 2.000 g e tem um defeito cardíaco grave associado. Podem ser observadas anomalias vertebrais, anais, cardíacas, renais e dos membros (associação VACTERL). A avaliação de anomalias associadas deve ser iniciada precocemente.

> Kunisaki SM, Foker JE: Surgical advances in the fetus and neonate: esophageal atresia. Clin Perinatol 2012;39(2):349361 [PMID: 22682384].

OBSTRUÇÃO INTESTINAL

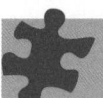

FUNDAMENTOS DO DIAGNÓSTICO E CARACTERÍSTICAS TÍPICAS

- ▶ Lactentes com obstrução intestinal alta apresentam vômitos logo após o nascimento.
- ▶ Vômitos biliosos sugerem má rotação intestinal com vólvulo do intestino médio, até que se prove o contrário.
- ▶ A obstrução intestinal baixa é caracterizada por distensão abdominal e início tardio dos vômitos, muitas vezes com retardo ou ausência de evacuação.

▶ Considerações gerais

A obstrução intestinal é a emergência cirúrgica mais comum observada em neonatos. Uma história de polidrâmnio é comum, e o líquido, se tingido de bile, pode ser facilmente confundido com mecônio fino. Quanto mais alta a localização da obstrução no intestino, mais cedo o lactente desenvolve vômitos e menos proeminente é a distensão abdominal. A obstrução intestinal inferior apresenta-se com distensão abdominal e posterior aparecimento dos vômitos. A maioria das obstruções são atresias intestinais, muitas vezes causadas por um evento isquêmico durante o desenvolvimento. Aproximadamente 30% dos casos de atresia duodenal estão associados à síndrome de Down. O íleo meconial é uma obstrução distal do intestino delgado causada por mecônio viscoso produzido no útero e pode ser o sintoma de apresentação da fibrose cística. A doença de Hirschsprung é causada por uma falha na migração neuronal para o plexo mioentérico do intestino distal. O intestino distal carece de células ganglionares, causando falta de peristaltismo nessa região com obstrução funcional.

A má rotação com vólvulo do intestino médio é uma emergência cirúrgica que aparece nos primeiros dias a semanas como vômito bilioso sem distensão ou sensibilidade abdominal. Se a má rotação não for tratada prontamente, a torção do intestino ao redor da artéria mesentérica superior levará à necrose de todo o intestino delgado. Por esta razão, o vômito bilioso no recém-nascido sempre exige atenção e avaliação imediata.

▶ Achados clínicos

O diagnóstico de obstruções intestinais depende de radiografias simples do abdome com série gastrintestinal superior (suspeita de obstrução alta) ou enema de contraste (obstrução inferior aparente) para definir a área de obstrução. A **Tabela 2-14** resume as descobertas esperadas.

Presume-se que bebês com íleo meconial tenham fibrose cística, embora bebês com doença pancolônica de Hirschsprung, síndrome de pseudo-obstrução do cólon ou disgenesia ou atresia colônica também possam apresentar mecônio impactado no íleo distal. Deve ser realizado um teste definitivo para fibrose cística pelo teste de cloreto de suor ou teste genético. A perfuração intestinal intraútero resulta em peritonite meconial com calcificações intra-abdominais residuais. Muitas perfurações são completamente curadas no nascimento. Se a criança não apresentar sinais de obstrução ou perfuração contínua, nenhuma avaliação imediata é necessária. A obstrução intestinal baixa pode apresentar-se com atraso nas evacuações (> 24 h em lactentes a termo é anormal) com distensão leve. Achados radiográficos de distensão gasosa devem levar à realização de enema de contraste para diagnosticar (e tratar) a síndrome do tampão de mecônio. Se nenhum tampão for encontrado, o diagnóstico pode ser síndrome do cólon esquerdo pequeno (ocorrendo em recém-nascidos de mães diabéticas) ou doença de Hirschsprung. É necessária biópsia retal para esclarecer esses dois diagnósticos. Um ânus imperfurado geralmente é aparente no exame físico, embora uma fístula retovaginal com um ânus de aparência levemente anormal possa ocasionalmente ser confundida com normal. A presença de ânus imperfurado alto em meninos pode estar associada a fístula retouretral ou retovesical, com "pérolas" de mecônio vistas ao longo da rafe mediana do escroto e mecônio passando pela uretra.

▶ Tratamento

O manejo é feito por meio de passagem de sonda orogástrica (SOG) para descomprimir o intestino, glicose IV, reposição de fluidos e eletrólitos e suporte respiratório conforme necessário. Os antibióticos são geralmente indicados no cenário de distensão intestinal devido ao risco de translocação bacteriana. O tratamento definitivo para essas condições (com exceção da síndrome do tampão meconial, síndrome do cólon esquerdo pequeno e alguns casos de íleo meconial) é cirúrgico.

O RECÉM-NASCIDO

Tabela 2-14 Obstrução intestinal

Local de obstrução	Achados clínicos	Radiografias simples	Estudos contrastados
Atresia duodenal	Síndrome de Down (30-50%); vômito precoce, às vezes bilioso	"Dupla bolha" (estômago e duodeno proximal dilatados, sem ar distal)	Não são necessários
Má rotação e volvo	Vômitos biliosos com início a qualquer momento nas primeiras semanas	Estômago e duodeno proximal dilatados; escassez de ar distalmente (pode ser um padrão de gás normal)	O estudo de contraste do trato gastrintestinal superior mostra a junção duodenojejunal deslocada com deformidade em "saca-rolha" no intestino torcido
Atresia jejunoileal, íleo meconial	Conteúdo gástrico bilioso > 25 mL ao nascer; distensão progressiva e vômitos biliosos	Múltiplas alças intestinais dilatadas; calcificações intra-abdominais se ocorreu perfuração intraútero (peritonite meconial)	Enema de bário ou contraste osmótico mostra microcólon; o contraste refluído para o íleo distal pode demonstrar e aliviar a obstrução do mecônio (com sucesso em cerca de 50% dos casos)
Síndrome do tampão de mecônio; doença de Hirschsprung	Distensão, atraso na evacuação (> 24 h)	Distensão intestinal difusa	Enema de bário ou contraste osmótico contorna e alivia o tampão; pode mostrar zona de transição na doença de Hirschsprung; esvaziamento tardio (> 24 h) sugere doença de Hirschsprung

▶ Prognóstico

Até 10% das crianças com síndrome do tampão de mecônio são posteriormente diagnosticadas com fibrose cística ou doença de Hirschsprung. Por esta razão, é apropriado considerar um teste de cloreto de suor e biópsia retal em todos esses bebês antes da alta, especialmente o bebê com síndrome do tampão de mecônio que ainda é sintomático após o enema de contraste.

Na atresia duodenal associada à síndrome de Down, o prognóstico depende das anomalias associadas (p. ex., defeitos cardíacos) e da gravidade da dilatação duodenal pré-estenótica e subsequente dismotilidade duodenal. Caso contrário, essas condições geralmente carregam um excelente prognóstico após o reparo cirúrgico.

Juang D, Snyder C: Neonatal bowel obstruction. Surg Clin North Am 2012;92(3):685711 [PMID: 22595716].

DEFEITOS DA PAREDE ABDOMINAL

1. Onfalocele

A onfalocele é uma herniação, coberta por membrana, do conteúdo abdominal na base do cordão umbilical; a incidência é de 2 em 10.000 nascidos vivos. Mais de 50% dos casos apresentam um cariótipo anormal ou uma síndrome associada. O saco pode conter fígado e baço, bem como intestino. O prognóstico varia com o tamanho da lesão, a presença de hipoplasia pulmonar e insuficiência respiratória e a presença de anormalidades associadas.

No momento do parto, a onfalocele é coberta com um curativo estéril embebido em solução salina morna para evitar a perda de líquido. A descompressão com sonda nasogástrica é realizada e fluidos IV e glicose são administrados. Se o conteúdo da onfalocele couber no abdome e puder ser coberto por pele, músculo ou ambos, o fechamento cirúrgico primário é feito. Caso contrário, o fechamento gradual é realizado, com a colocação de um adesivo Gore-Tex sobre o conteúdo exposto e cobertura gradual do adesivo pela pele ao longo de dias a semanas. Resta uma grande hérnia ventral, que futuramente é reparada.

2. Gastrosquise

Na gastrosquise, o intestino descoberto sai através de um pequeno defeito na parede abdominal à direita do cordão umbilical. Não há membrana ou saco e nem fígado ou baço fora do abdome. A gastrosquise está associada à atresia intestinal em aproximadamente 10% a 20% dos lactentes e à RCIU. Acredita-se que a evisceração esteja relacionada à involução anormal da veia umbilical direita ou a um acidente vascular envolvendo a artéria onfalomesentérica, embora a causa exata seja desconhecida. A prevalência de gastrosquise vem aumentando em todo o mundo nos últimos 20 anos, de 0,03% para 0,1%. Fatores ambientais, incluindo o uso de drogas ilícitas, como metanfetamina e cocaína, e inibidores da ciclo-oxigenase, como ácido acetilsalicílico e ibuprofeno, tomados durante a gravidez, podem estar envolvidos. A idade materna jovem também está fortemente ligada à ocorrência de gastrosquise.

A terapia inicialmente envolve colocar o intestino ou a metade inferior do bebê em uma bolsa intestinal Silastic para diminuir as perdas de fluidos e eletrólitos, bem como para conservar o calor. São necessários fluidos IV, antibióticos e sucção gástrica intermitente baixa. A criança é colocada com o lado direito para baixo para preservar a perfusão intestinal. A terapia subsequente envolve a recolocação do intestino na cavidade abdominal. Isso é feito através de um único procedimento primário se a quantidade de intestino a ser substituída for pequena. Se a quantidade de intestino for grande ou se o intestino estiver muito dilatado, é preferível o fechamento gradual com a colocação de um silo Silastic e a redução gradual do intestino na cavidade abdominal subdesenvolvida ao longo de vários dias. No período perioperatório, as perdas de líquido no terceiro espaço podem ser extensas; a terapia com fluidos e eletrólitos, portanto, deve ser monitorada cuidadosamente. A motilidade intestinal pode demorar para retornar se o intestino estiver dilatado, espesso, emaranhado e coberto com uma "casca" fibrinosa no momento do parto. A nutrição parenteral prolongada é frequentemente necessária, mas o resultado a longo prazo é muito bom.

Lakshminarayanan B, Lakhoo K: Abdominal wall defects. Early Hum Dev 2014;90(12):917920 [PMID: 25448781].

HÉRNIA DIAFRAGMÁTICA

FUNDAMENTOS DO DIAGNÓSTICO E CARACTERÍSTICAS TÍPICAS

▶ Desconforto respiratório desde o nascimento.
▶ Sons respiratórios fracos; abdome plano ou escafoide.
▶ Alças intestinais observadas no tórax com desvio do mediastino para o lado oposto na radiografia de tórax.

Essa malformação congênita consiste na herniação de órgãos abdominais para o hemitórax (geralmente do lado esquerdo) por meio de um defeito póstero-lateral no diafragma. A incidência geral é de 1 em 2.500 nascimentos. Geralmente é diagnosticada no pré-natal por ultrassom e, nesse caso, o parto deve ocorrer em um centro perinatal de referência. Se não diagnosticado, deve-se suspeitar em qualquer lactente com desconforto respiratório grave, sons respiratórios fracos e abdome escafoide. A rapidez e a gravidade da apresentação dependem de vários fatores: o grau de hipoplasia pulmonar decorrente da compressão pulmonar pelo conteúdo abdominal intratorácico intraútero; grau de hipertensão pulmonar associada; e anomalias associadas, especialmente anormalidades cromossômicas e defeitos cardíacos congênitos. Os lactentes afetados são propensos ao desenvolvimento de pneumotórax durante as tentativas de ventilação dos pulmões hipoplásicos.

O tratamento inclui intubação ainda em sala de parto, ventilação mecânica e descompressão do trato gastrintestinal com SOG. Uma infusão IV de glicose e fluido deve ser iniciada. A radiografia de tórax confirma o diagnóstico. A cirurgia para reduzir o conteúdo abdominal do tórax e fechar o defeito diafragmático é adiada até que o bebê esteja estabilizado e a hipertensão pulmonar e a complacência pulmonar tenham melhorado, geralmente após 24 a 48 horas. Tanto no pré quanto no pós-operatório, a hipertensão pulmonar pode requerer terapia com ventilação oscilatória de alta frequência, óxido nítrico inalatório, vasopressores ou ECMO. O uso de um estilo de ventilação suave e hipercapnia permissiva é recomendado para evitar barotrauma e mais lesões pulmonares. A sobrevida depende da gravidade do defeito e da hipoplasia pulmonar resultante, variando de 20% para o caso mais grave a mais de 70% para pacientes com defeitos leves. Muitos desses bebês têm problemas contínuos com hipertensão pulmonar e refluxo gastresofágico grave e correm o risco de problemas de neurodesenvolvimento, problemas de comportamento, perda auditiva e crescimento deficiente.

SANGRAMENTO GASTRINTESTINAL

▶ Hemorragia digestiva alta

A hemorragia digestiva alta às vezes ocorre no berçário, mas raramente é grave. Sangue velho (material de "borra de café") no estômago do recém-nascido pode ser sangue materno engolido ou sangue infantil de gastrite ou úlcera de estresse. Sangue vermelho brilhante do estômago provém mais provavelmente de sangramento agudo devido a gastrite ou iatrogênico de trauma relacionado a uma sonda nasogástrica. O tratamento geralmente consiste em lavagem gástrica para obter uma amostra para teste de Apt ou tipagem sanguínea para determinar se é sangue da mãe ou do bebê e medicação inibidora de bomba de próton gástrica. Se o volume de sangramento for grande, monitoramento intensivo, reposição de fluidos e sangue e endoscopia são indicados. Estudos de coagulação também devem ser enviados e a administração de vitamina K confirmada ou repetida.

▶ Hemorragia digestiva baixa

O sangramento retal no recém-nascido é menos comum do que o sangramento gastrintestinal superior e está associado a infecções (p. ex., salmonela adquirida da mãe no período perinatal), intolerância à proteína do leite (estrias de sangue com diarreia) ou, em lactentes doentes, ECN. Uma radiografia abdominal deve ser obtida para descartar pneumatose intestinal ou outras anormalidades no padrão gasoso que sugiram inflamação, infecção ou obstrução. Se a radiografia for negativa e o exame for benigno, deve-se tentar uma fórmula hidrolisada de proteína ou fórmula elementar. A mãe que amamenta deve ser instruída a evitar todos os produtos de proteína do leite de vaca em sua dieta. Se a quantidade de sangramento retal for grande ou persistente, pode ser necessária endoscopia.

Boyle JT: Gastrointestinal bleeding in infants and children. Pediatr Rev 2008;29:39 [PMID: 18245300].

REFLUXO GASTRESOFÁGICO

A regurgitação fisiológica é comum em lactentes. O refluxo é patológico e deve ser tratado quando resulta em déficit de crescimento devido a regurgitação excessiva, má ingestão devido à disfagia ou sintomas respiratórios crônicos de sibilância e pneumonias recorrentes sugestivas de aspiração. O diagnóstico é clínico, com confirmação por sonda de pH ou estudo de impedância. A radiografia com bário é útil para descartar anormalidades anatômicas que causam retardo no esvaziamento gástrico, mas não é diagnóstica de refluxo patológico.

A maioria das terapias antirrefluxo não foi sistematicamente estudada em lactentes, especialmente em prematuros, e aqui há pouca correlação entre os sintomas clínicos e os eventos de refluxo gastresofágico documentados quando estudados. As modalidades de tratamento incluem alimentação espessa para aqueles com regurgitação frequente e baixo ganho de peso, e posicionamento em decúbito ventral ou com o lado esquerdo para baixo por 1 hora após a alimentação, embora isso possa aumentar o risco de SMSL. Supressores de ácido gástrico, como ranitidina ou lansoprazol, também podem ser usados, especialmente se houver irritabilidade associada; no entanto, estes podem estar associados a um aumento da incidência de ECN e infecções invasivas em crianças pequenas e/ou prematuras. Agentes procinéticos como eritromicina ou metoclopramida são de pouco benefício e têm efeitos colaterais significativos. Como a maioria dos bebês melhora por volta dos 12 a 15 meses de idade, a cirurgia é reservada para os casos mais graves.

Rosen R: Gastroesophageal reflux in infants: more than just a phenomenon. JAMA Pediatr 2014;168(1):83–89 [PMID: 24276411].

INFECÇÕES NO RECÉM-NASCIDO

Existem três vias principais de infecção perinatal: (1) infecção transplacentária do feto transmitida pelo sangue (p. ex., citomegalovírus [CMV], rubéola e sífilis); (2) infecção ascendente com rompimento da barreira fornecida pelas membranas amnióticas (p. ex., infecções bacterianas após 12 a 18 horas de ruptura das membranas); e (3) infecção na passagem por um canal de parto infectado ou exposição a sangue infectado durante o parto (p. ex., herpes simples, hepatite B, HIV e infecções bacterianas).

A suscetibilidade do recém-nascido à infecção está relacionada à imaturidade do sistema imunológico ao nascer. Esta característica aplica-se particularmente ao recém-nascido pré-termo. A proteção passiva contra alguns organismos é fornecida pela transferência de IgG através da placenta, particularmente durante o terceiro trimestre da gravidez. Bebês prematuros, especialmente aqueles nascidos antes de 30 semanas de gestação, não possuem a quantidade total de anticorpos adquiridos passivamente.

INFECÇÕES BACTERIANAS

1. Sepse bacteriana

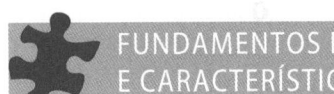

FUNDAMENTOS DO DIAGNÓSTICO E CARACTERÍSTICAS TÍPICAS

- ► A maioria dos lactentes com sepse de início precoce apresenta < 24 horas de idade.
- ► A dificuldade respiratória é o sintoma de apresentação mais comum.
- ► Hipotensão, acidose e neutropenia são achados clínicos associados.
- ► A apresentação da sepse de início tardio é mais sutil.

► Considerações gerais

A incidência de infecção bacteriana neonatal de início precoce (< 3 dias) é de 1 a 2 em 1.000 nascidos vivos. Se a ruptura das membranas ocorrer mais de 24 horas antes do parto, a taxa de infecção aumenta para 1 em 100 nascidos vivos. Se ocorrer ruptura precoce das membranas com corioamnionite, a taxa de infecção aumenta ainda mais para 1 em 10 nascidos vivos. Independentemente da ruptura da membrana, as taxas de infecção são cinco vezes maiores em prematuros do que em bebês nascidos a termo.

► Achados clínicos

As infecções bacterianas de início precoce aparecem mais comumente no primeiro dia de vida, a maioria por volta das 12 horas de idade. O desconforto respiratório devido à pneumonia é o sinal de apresentação mais comum. Outras características incluem índices de Apgar baixos inexplicáveis sem sofrimento fetal, má perfusão e hipotensão. A infecção bacteriana tardia (> 3 dias de idade) apresenta-se de forma mais sutil, com má alimentação, letargia, hipotonia, instabilidade de temperatura, perfusão alterada, necessidade nova ou aumentada de oxigênio e apneia. A sepse bacteriana de início tardio é mais frequentemente associada à meningite ou outras infecções localizadas.

Contagem total de leucócitos baixa, neutropenia absoluta (< 1.000/mL) e proporção elevada de neutrófilos imaturos em comparação com maduros sugerem infecção bacteriana neonatal. A trombocitopenia é outra característica comum. Outros sinais laboratoriais são hipoglicemia ou hiperglicemia, acidose metabólica inexplicável e proteína C-reativa e procalcitonina elevadas. Na infecção bacteriana de início precoce, a pneumonia está frequentemente presente. A radiografia de tórax mostra infiltrados, mas não é possível distingui-los daqueles resultantes de outras causas de doença pulmonar neonatal. A presença de um derrame pleural torna o diagnóstico de pneumonia mais provável. O diagnóstico definitivo é feito por culturas positivas de sangue, líquido cerebrospinal (LCS) ou outros fluidos corporais.

A infecção de início precoce é mais frequentemente causada por estreptococos β-hemolíticos do grupo B (EGB) e patógenos entéricos Gram-negativos (mais comumente *E. coli*). Outros organismos a serem considerados são *Haemophilus influenzae* não tipável, *Enterococcus*, *Staphylococcus aureus*, outros estreptococos e *Listeria monocytogenes*. A sepse de início tardio é causada por estafilococos coagulase-negativos (mais comuns em lactentes com linhas venosas centrais), *S. aureus*, EGB, *Enterococcus* e organismos Gram-negativos, além de espécies de *Candida* (ver seção Sepse fúngica).

► Tratamento

Um alto índice de suspeição é importante no diagnóstico e tratamento da infecção neonatal. Lactentes com fatores de risco (ruptura de membranas > 18 horas, corioamnionite materna, prematuridade) precisam ser cuidadosamente observados quanto a sinais de infecção. Avaliação com hemograma completo e culturas diferenciais de sangue e LCS são indicadas em lactentes com sinais clínicos de sepse precoce. A sepse de início precoce geralmente é causada por EGB ou organismos entéricos Gram-negativos; a cobertura de amplo espectro, portanto, deve incluir ampicilina mais um aminoglicosídeo ou uma cefalosporina de terceira geração. As infecções de início tardio também podem ser causadas pelos mesmos organismos, mas a cobertura pode precisar ser expandida para incluir estafilococos. Em particular, o recém-nascido prematuro com acesso venoso central corre o risco de infecção por estafilococos coagulase-negativos, para os quais a vancomicina é a droga de escolha. A cobertura inicial de amplo espectro também deve incluir uma cefalosporina de terceira geração ou um aminoglicosídeo. Para evitar o desenvolvimento de organismos resistentes à vancomicina, a vancomicina deve ser interrompida assim que as culturas e as sensibilidades indicarem que não ela é mais necessária. A avaliação de sintomas de início tardio deve incluir culturas de sangue, urina e LCS. A duração do tratamento para sepse comprovada é de 10 a 14 dias de antibióticos IV. Em lactentes doentes, os fundamentos de uma boa terapia de suporte devem ser fornecidos: glicose IV e suporte nutricional, expansão de volume, vasopressores e suporte ventilatório conforme necessário.

▶ Prevenção

A prevenção da infecção neonatal por EGB de início precoce se dá com a administração de penicilina mais de 4 horas antes do parto, com taxas gerais de infecção em 0,3 a 0,4 casos em 1.000 nascidos vivos. As diretrizes clínicas atuais indicam a realização de uma cultura de EGB vaginal e retal entre 35 e 37 semanas de gestação em todas as mulheres grávidas. A profilaxia com penicilina ou ampicilina é dada a mulheres EGB positivas para aquelas que tiveram bacteriúria por EGB durante a gravidez atual, para aquelas que tiveram um bebê anterior com doença invasiva por EGB e para aquelas que têm status de EGB desconhecido no parto com os seguintes fatores de risco para infecção: parto antes de 37 semanas de gestação, temperatura materna intraparto igual ou superior a 38 °C ou ruptura da membrana amniótica igual ou superior a 18 horas. A prevenção secundária de infecções por EGB de início precoce em recém-nascidos envolve avaliação laboratorial e antibióticos empíricos para pacientes com risco aumentado de infecção por EGB com base em fatores de risco e na administração ou não de profilaxia antibiótica adequada para as mães antes do parto. Diretrizes clínicas para profilaxia antibiótica intraparto e tratamento do recém-nascido estão disponíveis no site do CDC (https://www.cdc.gov/groupbstrep/guidelines/index.html).

2. Meningite

Qualquer recém-nascido com sepse bacteriana corre o risco de contrair meningite. A incidência é baixa em lactentes que se apresentam no primeiro dia de vida e maior em lactentes com infecção de início tardio. A investigação de qualquer recém-nascido com possíveis sinais de infecção do SNC deve incluir uma punção lombar porque as hemoculturas podem ser negativas em neonatos com meningite. A presença de convulsões deve aumentar a suspeita de meningite. O diagnóstico é sugerido por um nível de proteína no LCS superior a 150 mg/dL, glicose inferior a 30 mg/dL, leucócitos superiores a 20/μL e uma coloração de Gram positiva. O diagnóstico é confirmado pela cultura. Os organismos mais comuns são EGB e bactérias entéricas Gram-negativas. Embora a sepse possa ser tratada com antibióticos por 10 a 14 dias, a meningite requer 14 a 21 dias. As infecções Gram-negativas, em particular, são difíceis de erradicar e podem recidivar. A taxa de mortalidade da meningite neonatal é de aproximadamente 10%, com morbidade neurológica significativa presente em um terço dos sobreviventes.

3. Pneumonia

O sistema respiratório pode ser infectado no útero, na passagem pelo canal do parto ou no pós-natal. A infecção neonatal de início precoce geralmente está associada à pneumonia. A pneumonia também deve ser suspeitada em neonatos mais velhos com início recente de taquipneia, retrações e cianose. Em lactentes que já recebem suporte respiratório, um aumento na necessidade de oxigênio ou suporte ventilatório, talvez com alteração das secreções traqueais, pode indicar pneumonia. Não apenas bactérias comuns, mas também vírus (CMV, vírus sincicial respiratório, adenovírus, influenza, herpes-vírus simples, parainfluenza) e *Chlamydophila* podem causar pneumonia. Em lactentes com doença respiratória preexistente, infecções pulmonares intercorrentes contribuem para o desenvolvimento de doença pulmonar crônica.

4. Infecção do trato urinário

A infecção da urina é incomum nos primeiros dias de vida. A infecção do trato urinário no recém-nascido pode ocorrer associada a anomalias geniturinárias e geralmente é causada por patógenos entéricos Gram-negativos ou enterococos. A urina sempre deve ser avaliada como parte da investigação de infecção de início tardio. A cultura deve ser obtida por aspiração suprapúbica ou cateterismo vesical. A terapia com antibiótico IV é continuado por 3 a 5 dias se a hemocultura for negativa e os sinais clínicos se resolverem rapidamente e, em seguida, é completada com medicamentos orais. A avaliação de anomalias geniturinárias com um exame de ultrassom e uma uretrocistografia miccional deve ser feita na maioria dos casos.

5. Onfalite

Um coto de cordão umbilical normal atrofia e se separa no nível da pele. Uma pequena quantidade de material purulento na base do cordão é comum e pode ser minimizada mantendo o cordão aberto ao ar e seco. O cordão pode ser colonizado por estreptococos, estafilococos ou organismos Gram-negativos que podem causar infecção local. As infecções são mais comuns em cordões manipulados para linhas venosas ou arteriais. A onfalite é diagnosticada quando ocorre vermelhidão e edema nos tecidos moles ao redor do coto. Devem ser obtidas culturas locais e sistêmicas. O tratamento é feito com antibióticos IV de amplo espectro, geralmente nafcilina ou vancomicina, uma cefalosporina de terceira geração e cobertura anaeróbica com metronidazol, pois a infecção pode ser polimicrobiana. As complicações são determinadas pelo grau de infecção dos vasos do coto e incluem tromboflebite séptica, abscesso hepático, fasceíte necrotizante e trombose da veia porta. Deve-se obter uma consulta cirúrgica devido ao potencial de fasceíte necrosante.

6. Conjuntivite

A *Neisseria gonorrhoeae* pode colonizar um recém-nascido durante a passagem por um canal de parto infectado. A oftalmite gonocócica apresenta-se em 3 a 7 dias com conjuntivite purulenta copiosa. Pode-se suspeitar do diagnóstico quando diplococos intracelulares Gram-negativos são vistos em um esfregaço de Gram e confirmados por cultura. O tratamento para doença não disseminada é com ceftriaxona IV ou IM, administrada uma vez. Para doença disseminada (sepse, artrite ou meningite), a cefotaxima por 7 a 10 dias é preferida. A profilaxia ao nascimento é com pomada de eritromicina a 0,5%. Bebês nascidos de mães com doença gonocócica conhecida também devem receber uma dose única de ceftriaxona. Se houver hiperbilirrubinemia significativa, a cefotaxima é preferida.

A *Chlamydophila trachomatis* é outra causa importante de conjuntivite, aparecendo entre 5 dias e várias semanas de idade com congestão conjuntival, edema e secreção mínima. O organismo é adquirido no nascimento após a passagem por um canal de parto infectado. A aquisição ocorre em 50% dos bebês nascidos de mulheres infectadas, com risco de 25% a 50% de conjuntivite. A prevalência na gravidez é superior a 10% em algumas populações. O diagnóstico é feito por isolamento do organismo ou por testes rápidos de detecção de antígenos. O tratamento é feito com eritromicina oral por 14 dias ou azitromicina oral por 3 dias. O tratamento tópico sozinho não erradicará o transporte nasofaríngeo, deixando a criança em risco de desenvolver posteriormente (meses depois) pneumonite afebril do lactente.

Camacho-Gonzalez A et al: Neonatal infectious diseases: evaluation of neonatal sepsis. Pediatr Clin North Am 2013;60:367389 [PMID: 23481106].

Puopolo KM, Lynfield R, Cummings JJ; Committee on Fetus and Newborn and Committee on Infectious Diseases: Management of infants at risk for group B streptococcal disease. Pediatrics 2019 Aug;144(2): e20191881 [PMID: 31285392].

SEPSE FÚNGICA

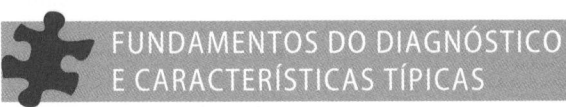

FUNDAMENTOS DO DIAGNÓSTICO E CARACTERÍSTICAS TÍPICAS

▶ Os fatores de risco incluem baixo peso ao nascer, cateteres centrais permanentes e múltiplas exposições a antibióticos.
▶ A colonização por espécies de *Candida* é comum; ocorre infecção sistêmica em 5% a 7% dos lactentes.
▶ Apresenta-se frequentemente com deterioração clínica sutil, trombocitopenia e hiperglicemia.

Com a sobrevivência de bebês menores e mais doentes, a infecção por espécies de *Candida* tornou-se mais comum. Bebês com peso extremamente baixo ao nascer com cateteres centrais que tiveram exposições repetidas a antibióticos de amplo espectro correm maior risco. Para bebês com peso ao nascer inferior a 1.500 g, foram demonstradas taxas de colonização de 27% a 64%. Muitos desses lactentes desenvolvem lesões cutâneas, sendo o trato gastrintestinal o local inicial de colonização. Uma porcentagem muito menor desenvolve doença sistêmica. A infecção é mais comum nos bebês menores e menos maduros; até 20% em lactentes com 24 semanas de gestação e 7% em geral naqueles com menos de 1.000 g.

As características clínicas da sepse fúngica podem ser indistinguíveis daquelas da sepse bacteriana de início tardio, mas geralmente são mais sutis. Trombocitopenia ou hiperglicemia podem ser os primeiros e únicos sinais. O envolvimento de órgãos profundos (renal, ocular ou endocardite) é comumente associado à candidíase sistêmica. O tratamento é feito com fluconazol IV ou anfotericina B desoxicolato. A profilaxia com fluconazol pode ser usada para os lactentes de maior risco, por exemplo, aqueles com acesso venoso central e recebendo nutrição parenteral. A profilaxia com fluconazol diminui a colonização intestinal por leveduras e diminui a frequência de doença sistêmica, com redução global de 83% da doença invasiva por *Candida*, sem efeitos adversos significativos ou resistência ao fluconazol. Unidades com baixa incidência de infecções invasivas por *Candida* podem não se beneficiar da profilaxia com fluconazol. A profilaxia com nistatina também pode ser eficaz, mas foi testada com menos rigor.

INFECÇÕES CONGÊNITAS

FUNDAMENTOS DO DIAGNÓSTICO E CARACTERÍSTICAS TÍPICAS

▶ Podem ser adquiridas intraútero, no perinatal e no pós-natal.
▶ Podem ser assintomáticas no período neonatal.
▶ Os sintomas clínicos incluem RCIU, coriorretinite, catarata, icterícia colestática, trombocitopenia, erupção cutânea e calcificações cerebrais.
▶ O diagnóstico pode ser confirmado usando teste de reação em cadeia da polimerase (PCR), estudos de antígenos e anticorpos e cultura.

1. Infecção por citomegalovírus

O citomegalovírus (CMV) é o vírus mais comumente transmitido no útero, afetando aproximadamente 1% de todos os recém-nascidos (ver também **Capítulo 40**). A doença sintomática no período neonatal ocorre em 10% desses lactentes com infecção congênita, com um espectro de achados que inclui hepatoesplenomegalia, petéquias e manchas em "*muffin* de mirtilo" (hematopoese extramedular), restrição de crescimento, microcefalia, hiperbilirrubinemia direta, trombocitopenia, calcificações intracranianas e coriorretinite. Mais da metade desses bebês desenvolverá sequelas de longo prazo, incluindo surdez neurossensorial em 20% a 30%. A perda auditiva neurossensorial é comum mesmo em bebês assintomáticos, levando à surdez em outros 10% a 15%. A transmissão do CMV pode ocorrer durante a infecção materna primária ou reativada; o risco de doença neonatal sintomática é maior quando a mãe adquire uma infecção primária na primeira metade da gravidez. O diagnóstico no neonato deve ser confirmado pela cultura do vírus na urina. Alternativamente, o diagnóstico rápido é possível com teste de reação em cadeia da polimerase (PCR, de *polymerase chain reaction*) de urina ou saliva. O diagnóstico também pode ser confirmado intraútero a partir de uma amostra de amniocentese. A terapia oral com valganciclovir por 6 meses é recomendada para recém-nascidos com infecção congênita sintomática moderada a grave, particularmente infecções que afetam o SNC, para prevenir a progressão da perda auditiva e danos neuronais. A infecção também pode ser adquirida na época do parto e no período pós-natal por meio de transfusão de sangue ou ingestão de leite materno infectado por CMV. Essas infecções geralmente não causam sintomas ou sequelas, embora possa ocorrer hepatite, pneumonia e doenças neurológicas em prematuros soronegativos comprometidos. O risco de transfusão pode ser minimizado usando glóbulos vermelhos lavados e congelados; sangue leucodepletado; ou doadores negativos para anticorpos CMV.

2. Rubéola

A infecção congênita por rubéola ocorre como resultado da infecção materna por rubéola durante a gravidez (ver também **Capítulo 40**). O risco de infecção fetal e defeitos congênitos é de 80% a 85% em mães infectadas durante o primeiro trimestre, mas após 12 semanas de gestação, o risco de malformação congênita diminui acentuadamente. As características da síndrome da rubéola congênita incluem microcefalia e encefalite; defeitos cardíacos (persistência do canal arterial e estenose arterial pulmonar e hipoplasia arterial); catarata, retinopatia e microftalmia; restrição de crescimento, hepatoesplenomegalia, trombocitopenia e púrpura; e surdez. Os lactentes afetados podem ser assintomáticos ao nascimento, mas desenvolvem sequelas clínicas durante o primeiro ano de vida, pois a infecção viral é persistente devido a uma resposta imune inadequada. O diagnóstico deve ser suspeitado em casos de doença clínica característica na mãe (erupção cutânea, adenopatia e artrite) confirmada pela detecção de IgM específica para rubéola sérica ou IgG específica para rubéola estável/aumentada no lactente ou por cultura positiva ou PCR de secreções faríngeas no lactente. A rubéola congênita é agora rara em países industrializados devido à imunização generalizada, mas ainda é possível devido à prevalência de indivíduos não imunizados na população e viagens internacionais frequentes.

3. Varicela

A síndrome da varicela congênita é rara (1%-2% após infecção materna por varicela adquirida durante as primeiras 20 semanas de gravidez) e pode incluir hipoplasia de membros, cicatrizes cutâneas, microcefalia, atrofia cortical, coriorretinite e catarata. A exposição perinatal (5 dias antes a 2 dias após o parto) pode causar varicela disseminada grave a fatal no lactente. Se a infecção materna por varicela se desenvolver dentro desse período de risco perinatal, o recém-nascido deve receber imunoglobulina contra varicela-zóster ou IgIV. Se isso não tiver sido feito, a doença subsequente pode ser tratada com aciclovir IV.

Os bebês prematuros hospitalizados com pelo menos 28 semanas de gestação cujas mães não têm histórico de varicela – e todos os bebês com menos de 28 semanas de idade gestacional, independentemente do histórico materno – devem receber imunoglobulina contra varicela após qualquer exposição pós-natal.

4. Toxoplasmose

A toxoplasmose é causada pelo protozoário *Toxoplasma gondii* (ver também **Capítulo 43**). A infecção materna ocorre em 0,1% a 0,5% das gestações e geralmente é assintomática; estima-se que entre 1 em 1.000 e 1 em 10.000 bebês estejam infectados, e 70% a 90% sejam inicialmente assintomáticos. Essas crianças podem desenvolver retardo mental, deficiência visual e dificuldades de aprendizado dentro de meses ou anos. As fontes de infecção incluem exposição a fezes de gato e ingestão de carne crua ou malcozida. Embora o risco de transmissão aumente para 90% perto do termo, é mais provável que ocorra dano fetal quando a infecção materna ocorre entre o segundo e o sexto mês de gestação.

Os achados clínicos podem incluir restrição de crescimento, coriorretinite, convulsões, icterícia, hidrocefalia, microcefalia, calcificações intracranianas, hepatoesplenomegalia, adenopatia, catarata, erupção cutânea maculopapular, trombocitopenia e pneumonia. O diagnóstico sorológico é baseado em teste positivo para IgA, IgE ou IgM específica para toxoplasma nos primeiros 6 meses de vida, aumento nos níveis seriados de IgG em comparação com os da mãe ou IgG persistente além dos 12 meses. Os recém-nascidos com suspeita de infecção devem fazer exames oftalmológicos, auditivos e de imagem do SNC, inicialmente com ultrassonografia, mas complementado com TC de crânio se suspeita de alterações. O isolamento do organismo da placenta ou sangue do cordão umbilical e testes de PCR no líquido amniótico ou LCS também estão disponíveis para diagnóstico.

O tratamento da infecção materna primária com espiramicina (um medicamento experimental não aprovado pela Food and Drug Administration [FDA, Administração de Alimentos e Medicamentos]) é usado para tentar reduzir a transmissão para o feto. O tratamento neonatal com pirimetamina e sulfadiazina com ácido folínico pode melhorar o resultado a longo prazo.

5. Infecção por parvovírus B19

O parvovírus B19 é um pequeno vírus de DNA de fita simples não envelopado que causa eritema infeccioso (quinta doença) em crianças, com pico de incidência entre 6 e 7 anos de idade. A transmissão para a mãe ocorre principalmente por secreções respiratórias. O vírus se replica inicialmente nas células progenitoras eritroides e induz a interrupção do ciclo celular, resultando em anemia grave, miocardite, hidropisia não imune ou morte fetal em aproximadamente 3% a 6% dos fetos infectados durante a gravidez. A resolução da hidropisia pode ocorrer intraútero, espontaneamente ou após transfusão fetal. As mães que foram expostas podem fazer testes sorológicos específicos e ultrassonografia seriada, exames Doppler e amostragem percutânea de sangue do cordão umbilical do feto para avaliar anemia. Se o feto sobreviver, o resultado a longo prazo é bom, sem efeitos tardios da infecção.

6. Sífilis congênita

A sífilis materna primária e secundária ativa leva à passagem transplacentária do *Treponema pallidum* para o feto em quase 100% das gestações afetadas, enquanto a infecção materna latente leva à infecção transplacentária do feto em 40% dos casos, e a infecção materna tardia, em 10% (ver também **Capítulo 42**). A infecção fetal é rara antes de 18 semanas de gestação. A infecção fetal pode resultar em natimorto ou prematuridade. Os achados da sífilis congênita precoce (apresentação antes dos 2 anos de idade) incluem lesões mucocutâneas, linfadenopatia, hepatoesplenomegalia, alterações ósseas e hidropisia, embora os recém-nascidos sejam frequentemente assintomáticos. As manifestações tardias (após 2 anos de idade) em lactentes não tratados envolvem o SNC, ossos e articulações, dentes, olhos e pele. Um lactente deve ser avaliado para sífilis se tiver sífilis congênita comprovada ou provável, definida como um exame sugestivo, um título não treponêmico quantitativo sérico maior do que quatro vezes o da mãe, teste de campo escuro ou de anticorpo fluorescente de fluidos corporais positivo, ou nascimento de uma mãe com testes não treponêmicos positivos confirmados por um teste treponêmico positivo, mas sem tratamento adequado documentado (penicilina G parenteral), incluindo a esperada diminuição de quatro vezes no título de anticorpos não treponêmicos. Bebês de mães tratadas menos de 1 mês antes do parto também requerem avaliação. A avaliação deve incluir exame físico, teste sorológico não treponêmico quantitativo para sífilis, hemograma completo, exame do LCS para contagem de células e proteínas, testes laboratoriais de pesquisa de doenças venéreas e radiografias de ossos longos. O tratamento na maioria dos casos é penicilina G cristalina (50.000 U/kg a cada 12 horas) ou penicilina G procaína (50.000 U/kg IM diariamente) por 10 dias.*

7. Infecção congênita por Zika

O vírus Zika é um vírus transmitido por mosquitos que geralmente causa uma infecção leve e autolimitada. A síndrome congênita do Zika é uma constelação de anomalias congênitas, incluindo microcefalia, calcificações intracranianas ou outras anormalidades cerebrais ou oculares associadas à infecção materna pelo vírus Zika durante a gravidez. O risco de complicações para o feto em mulheres com infecção confirmada por Zika durante a gravidez é de 5% a 10%. A recomendação atual do CDC é testar a infecção por Zika em bebês nascidos de mães com evidência laboratorial de infecção por Zika durante a gravidez e bebês com características clínicas de infecção congênita por Zika, independentemente da história materna sugestiva de exposição ao Zika (viajar para áreas com alta prevalência de infecção). O teste deve ser feito diretamente no sangue da criança (não no sangue do cordão) dentro de 2 dias após o nascimento, se possível. Tanto o teste molecular (PCR de sangue) quanto o teste imunológico (IgM) são recomendados. Não há tratamento para a infecção congênita por Zika.

American Academy of Pediatrics: In: Pickering LD et al (eds): *Red Book: 2018 Report of the Committee on Infectious Diseases*. 31th ed. American Academy of Pediatrics; 2018.

Swanson ED, Schleiss MR: Congenital cytomegalovirus infection: new prospects for prevention and therapy. Pediatr Clin North Am 2013;60(2):335349 [PMID: 23481104].

Zika and Pregnancy: https://www.cdc.gov/pregnancy/zika/index.html. Accessed May 2021.

INFECÇÕES ADQUIRIDAS NO PERINATAL

1. Herpes simples

A infecção por herpes-vírus simples geralmente é adquirida no nascimento durante a passagem por um canal de parto infectado (ver também **Capítulo 40**). A mãe pode ter infecção primária ou secundária reativada. A infecção materna primária, devido ao alto título de organismos e à ausência de anticorpos, representa o maior risco para a criança. O risco de infecção neonatal com parto vaginal neste cenário é de 25% a 50%. Setenta e cinco por cento das mães com herpes primária no momento do parto são assintomáticas. O risco para uma criança nascida de uma mãe com herpes simples recorrente é muito menor (< 1%). O tempo de apresentação da doença localizada (pele, olho ou boca) ou disseminada (pneumonia, choque ou hepatite) no lactente é geralmente de 5 a 14 dias de idade. A doença do SNC se apresenta mais tarde, entre 14 e 28 dias, com letargia, febre e convulsões. Em casos raros, a apresentação ocorre já no primeiro dia de vida, sugerindo infecção intraútero. Em cerca de 45% dos pacientes, as doenças localizadas na pele, olhos e boca são a primeira indicação de infecção. Outros 30% apresentam doença do SNC, enquanto os 25% restantes apresentam doença disseminada ou multiorgânica que pode ser indistinguível da sepse bacteriana. A infecção por herpes deve ser considerada em recém-nascidos com sinais de sepse, resultados negativos de cultura bacteriana e disfunção hepática ou coagulopatia. O herpes-vírus simples também deve ser considerado como agente causador em neonatos com febre, irritabilidade e achados anormais no LCS, especialmente na presença de convulsões. O teste de PCR de vesículas, nasofaringe, conjuntiva, ânus/reto, sangue e LCS é realizado para diagnóstico (pode ser realizada cultura de locais da mucosa e lesões vesiculares, se disponível), mas o teste pode ser falso negativo no LCS no início do curso.

---

*N. de R.T. No Brasil, devido ao caráter epidêmico da sífilis, procedemos a investigação em todos os neonatos expostos intraútero, seja a mãe adequadamente tratada ou não, garantindo seguimento ambulatorial até 18 meses. Fluxograma de investigação disponível em: https://bvsms.saude.gov.br/bvs/publicacoes/protocolo_clinico_hiv_sifilis_hepatites.pdf

O aciclovir é a droga de escolha para infecção por herpes neonatal. A doença localizada é tratada por 14 dias, e um curso de 21 dias é usado para doença disseminada ou do SNC. O início imediato da terapia melhora a sobrevida de recém-nascidos com SNC e doença disseminada e previne a disseminação de doença localizada. A cesariana reduz, mas não elimina a infecção neonatal. As cesáreas são recomendadas em mães com lesões ativas (primárias ou recorrentes) no momento do parto. Dada a baixa incidência de infecção no recém-nascido por infecção materna recorrente, a cesariana não é indicada para mães assintomáticas com história de herpes recorrente. Bebês nascidos de mães com histórico de infecção pelo herpes-vírus simples, mas sem lesões ativas, podem ser observados de perto após o nascimento e não precisam ser isolados. As recomendações para avaliação laboratorial e tratamento de lactentes nascidos de mães com lesões ativas são complexas e dependem da história materna de infecção, testes virológicos neonatais e testes sorológicos específicos. Diretrizes clínicas detalhadas estão disponíveis no *Red Book/Report of the Committee on Infectious Diseases* da AAP.

O maior problema que os neonatologistas enfrentam é o alto percentual de infecção materna primária assintomática. Nestes casos, a infecção no recém-nascido não é evitável. Em qualquer criança que se apresente na idade certa com sintomas consistentes com herpes neonatal, os exames para o diagnóstico devem ser coletados e o aciclovir iniciado enquanto se aguarda os resultados dos testes.

O prognóstico é bom para doenças localizadas de pele e mucosas que não progridem, embora recorrências cutâneas sejam comuns. A taxa de mortalidade por herpes disseminado é alta (aproximadamente 30%), com morbidade significativa entre os sobreviventes de infecções disseminadas e do SNC, apesar do tratamento. As recorrências cutâneas são comuns em todos os tipos, e o exame do LCS deve ser considerado nas recorrências cutâneas. Lactentes com infecções neonatais por herpes-vírus simples (doença da pele/mucosa, disseminada ou do SNC) devem receber aciclovir oral por 6 meses após o término do tratamento intravenoso.

2. Hepatite B e C

Os bebês são infectados com hepatite B no momento do nascimento; a transmissão intrauterina é rara. A doença clínica é rara no período neonatal, mas crianças nascidas de mães positivas correm o risco de se tornarem portadoras crônicas de HBsAg e desenvolverem hepatite crônica ativa e até mesmo carcinoma hepatocelular. A presença de HBsAg deve ser determinada em todas as mulheres grávidas. Se o resultado for positivo, a criança deve receber HBIG e vacina contra hepatite B o mais rápido possível (dentro de 12 horas após o nascimento), seguida de duas doses subsequentes de vacina com 1 e 6 meses de idade*. Se o HBsAg não tiver sido testado antes do nascimento, o teste deve ser feito após o parto e vacina contra hepatite B administrada até 12 horas após o nascimento. Se a mãe for posteriormente considerada positiva, deve-se administrar imunoglobulina o mais rápido possível (de preferência dentro de 48 horas, mas não depois de 1 semana após o nascimento). As doses subsequentes da vacina devem ser administradas com 1 e 6 meses de idade. Em bebês prematuros nascidos de mães HBsAg positivas, a vacina e a imunoglobulina devem ser administradas até 12 horas após o nascimento, mas uma série de três vacinas contra hepatite B deve ser administrada a partir de 1 mês de idade.

A transmissão perinatal da hepatite C ocorre em cerca de 5% dos bebês nascidos de mães portadoras do vírus; a coinfecção materna com HIV aumenta o risco de transmissão. Anticorpos séricos para hepatite C e RNA da hepatite C foram detectados no colostro, mas o risco de transmissão da hepatite C é semelhante em lactentes em amamentação materna ou com fórmula infantil. Até 12 a 18 meses de idade, a PCR pode ser usada para detectar a transmissão perinatal. Após 18 meses, a presença de anticorpos contra hepatite C no lactente sugere fortemente a ocorrência de infecção.

3. Infecção por enterovírus

As infecções por enterovírus ocorrem com mais frequência no final do verão e início do outono. A infecção geralmente é adquirida no período perinatal. Frequentemente, há história de febre materna, diarreia e/ou erupção cutânea na semana anterior ao parto. A doença aparece na criança nas primeiras 2 semanas de vida e é mais comumente caracterizada por febre, letargia, irritabilidade, diarreia e/ou erupção cutânea. Ocasionalmente ocorrem formas mais graves, especialmente se a infecção ocorrer antes de 1 semana de idade, incluindo meningoencefalite, miocardite, hepatite, pneumonia, choque e coagulação intravascular disseminada. O diagnóstico é melhor confirmado por PCR.

O tratamento é um cuidado de suporte. O prognóstico é bom na maioria dos casos, exceto naqueles com hepatite grave, miocardite ou doença disseminada, que apresentam altas taxas de mortalidade.

4. Infecção pelo HIV

O HIV pode ser adquirido no útero ou no momento do parto, ou pode ser transmitido no pós-parto através do leite materno (ver também **Capítulo 41**). O teste de HIV deve ser realizado em todas as mulheres grávidas. Sem tratamento, a transmissão do vírus ocorre em 13% a 39% dos nascimentos de mães infectadas, principalmente no momento do parto. A combinação de tratamento materno com zidovudina durante a gravidez e do bebê nas primeiras 4 semanas de vida, cesariana eletiva e evitação de amamentação pode reduzir a transmissão para 1% a 2%. As diretrizes atuais para medicamentos antirretrovirais em mulheres grávidas infectadas pelo HIV são semelhantes àquelas para pacientes não grávidas (p. ex., terapia combinada antirretroviral altamente ativa) e, com a supressão virológica materna, são alcançadas taxas de transmissão inferiores a 1% a 2%. Em casos de status HIV desconhecido na apresentação no trabalho de parto, deve ser oferecido um teste rápido de HIV e, se positivo, deve-se prover tratamento materno intraparto e o tratamento neonatal pós-parto. O risco de transmissão aumenta em mães com doença avançada, altas cargas

---

*N. de R.T. No Brasil, devido à estratégia de vacinação pentavalente, os lactentes acabam recebendo doses da vacina aos 2, 4 e 6 meses.

virais, baixas contagens de CD4 e eventos intraparto, como corioamnionite e ruptura prolongada de membrana, que aumentam a exposição do feto ao sangue materno.

Os recém-nascidos com HIV adquirido de forma congênita geralmente são assintomáticos. Bebês de mulheres infectadas por HIV devem ser testados por PCR de DNA ou RNA do HIV em menos de 48 horas, em 2 semanas, em 1 a 2 meses e em 2 a 4 meses. Se uma criança de 4 meses tiver um resultado de PCR negativo, a infecção pode ser razoavelmente excluída. Mães HIV positivas devem ser aconselhadas a não amamentar seus filhos se alternativas seguras de alimentação estiverem disponíveis.*

Allen UD, Robinson JL; Canadian Paediatric Society Infectious Diseases and Immunization Committee: Prevention and management of neonatal herpes simplex virus infections. Paediatr Child Health 2014;19(4):201206 [PMID: 24855418].

American Academy of Pediatrics: In: Kimberlin DW et al (eds): *Red Book: 2021 Report of the Committee on Infectious Diseases.* 32nd ed. American Academy of Pediatrics; 2021.

Chappell CA, Cohn SE: Prevention of perinatal transmission of human immunodeficiency virus. Infect Dis Clin North Am 2014;28(4):529547 [PMID: 25455313].

▼ DISTÚRBIOS HEMATOLÓGICOS NO RECÉM-NASCIDO

DISTÚRBIOS HEMORRÁGICOS

O sangramento no recém-nascido pode resultar de deficiências hereditárias de coagulação (p. ex., deficiência de fator VIII) ou distúrbios adquiridos – doença hemorrágica do recém-nascido (deficiência de vitamina K), coagulação intravascular disseminada, insuficiência hepática e trombocitopenia isolada.

1. Sangramento do recém-nascido por deficiência de vitamina K

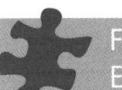

FUNDAMENTOS DO DIAGNÓSTICO E CARACTERÍSTICAS TÍPICAS

▶ Frequentemente se apresenta em lactentes em amamentação exclusiva, clinicamente bem.

▶ Sangramento em membranas mucosas, no trato gastrintestinal, na pele ou interno (intracraniano).

▶ Tempo de protrombina (TP) prolongado, tempo de tromboplastina parcial (TTP) relativamente normal, fibrinogênio e contagem de plaquetas normais.

---

*N. de R.T. No Brasil, a fórmula láctea é disponibilizada para os bebês expostos até o sexto mês de vida, sendo um direito garantido. Consulte https://www.gov.br/aids/pt-br/centrais-de-conteudo/pcdts/2017/hiv-aids/pcdt_crianca_adolescentel_04_2019_web.pdf/view.

O sangramento é causado pela deficiência dos fatores de coagulação dependentes da vitamina K (II, VII, IX e X). O sangramento ocorre em 0,25% a 1,7% dos recém-nascidos que não recebem profilaxia com vitamina K após o nascimento, geralmente nos primeiros 5 dias a 2 semanas em um bebê saudável. Existe um risco aumentado em bebês de mães recebendo terapia com anticonvulsivantes que interferem no metabolismo da vitamina K. O sangramento precoce por deficiência de vitamina K (0-2 semanas) pode ser prevenido pela administração parenteral ou oral de vitamina K, enquanto a doença tardia (início em 2 semanas a 6 meses) é melhor evitada pela administração parenteral de vitamina K. Locais mais comuns de equimoses e sangramento de superfície incluem trato gastrintestinal, cordão umbilical, local da circuncisão e nariz, embora possa ocorrer hemorragia intracraniana devastadora. A ocorrência de sangramento por deficiência de vitamina K é mais provável em lactentes exclusivamente amamentados por causa de quantidades muito baixas de vitamina K no leite materno e colonização bacteriana intestinal mais lenta e restrita. O diagnóstico diferencial inclui coagulação intravascular disseminada e insuficiência hepática. Os estudos de coagulação revelam um TP prolongado com TTP normal e nível de fibrinogênio normal.

O tratamento consiste em 1 mg de vitamina K subcutânea ou IV. As injeções IM devem ser evitadas em bebês sangrando ativamente. Esses lactentes podem necessitar de reposição de fator além da administração de vitamina K.

2. Trombocitopenia

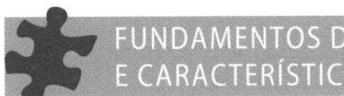

FUNDAMENTOS DO DIAGNÓSTICO E CARACTERÍSTICAS TÍPICAS

▶ Petéquias generalizadas; sangramento principalmente no coto ou em locais de punção.

▶ Trombocitopenia, frequentemente acentuada (plaquetas < 10.000-20.000/mL).

▶ Em um lactente saudável, deve-se suspeitar de trombocitopenia isoimune.

▶ Em um lactente doente ou asfixiado, suspeitar de coagulação intravascular disseminada.

Os lactentes com trombocitopenia apresentam petéquias generalizadas e contagem de plaquetas inferior a 150.000/mL. A trombocitopenia neonatal pode ser isolada em uma criança aparentemente saudável ou pode ocorrer em associação com uma deficiência de outros fatores de coagulação em uma criança doente. O diagnóstico diferencial para trombocitopenia é apresentado na **Tabela 2-15**. O tratamento da trombocitopenia neonatal é a transfusão de plaquetas (10 mL/kg de plaquetas aumenta a contagem de plaquetas em ~70.000/mL). As indicações para transfusão no recém-nascido a termo são sangramento clínico ou contagem total de plaquetas inferior a 10.000 a 20.000/mL. No recém-nascido prematuro com risco de hemorragia intraventricular, a transfusão é indicada para contagens inferiores a 40.000 a 50.000/mL.

Tabela 2-15 Diagnóstico diferencial de trombocitopenia neonatal

Distúrbio	Achados clínicos
Imune Anticorpo adquirido passivamente; púrpura trombocitopênica idiopática, lúpus eritematoso sistêmico induzido por drogas	História adequada, trombocitopenia materna.
Sensibilização isoimune a antígeno HPA-1a	Sem aumento na contagem de plaquetas de transfusão de plaquetas de doadores aleatórios. Anticorpos antiplaquetários positivos no soro do bebê, aumento sustentado de plaquetas por transfusão de plaquetas da mãe.
Infecções Infecções bacterianas Infecções virais congênitas	Lactentes doentes com outros sinais consistentes com infecção
Síndromes Agenesia do rádio Anemia de Fanconi	Anomalias congênitas, pancitopenia associada
Coagulação intravascular disseminada	Lactentes doentes, anormalidades dos fatores de coagulação
Hemangioma gigante	
Trombose	Lactentes com hiperviscosidade, cateteres vasculares
Lactente de alto risco com síndrome do desconforto respiratório, hipertensão pulmonar, etc.	A diminuição isolada das plaquetas não é incomum em lactentes doentes, mesmo na ausência de coagulação intravascular disseminada

HPA, antígeno plaquetário humano.

A trombocitopenia isoimune (aloimune) é análoga à isoimunização Rh, com mãe negativa para o antígeno plaquetário humano HPA-1a (em 80%) ou HPA-5b (em 15%) e feto positivo para um dos antígenos. A passagem transplacentária do anticorpo IgG leva à destruição das plaquetas. O tratamento inclui transfusão de plaquetas para sangramento ativo e infusão de IgIV 1 g/kg/dia por 2 a 3 dias, até que a contagem de plaquetas tenha dobrado ou esteja acima de 50.000/mL. Das crianças com trombocitopenia isoimune, 20% a 30% apresentarão hemorragia intracraniana, metade delas antes do nascimento. A terapia materna pré-natal com IgIV com ou sem esteroides pode reduzir esse risco.

Os bebês nascidos de mães com púrpura trombocitopênica idiopática apresentam baixo risco de hemorragia grave, apesar da trombocitopenia, e o tratamento geralmente é desnecessário. Se ocorrer sangramento, pode-se usar IgIV em adição à transfusão de plaquetas.

ANEMIA

FUNDAMENTOS DO DIAGNÓSTICO E CARACTERÍSTICAS TÍPICAS

▶ Hematócrito < 40% no nascimento a termo.
▶ Perda aguda de sangue – sinais de hipovolemia, reticulócitos normais.
▶ Perda sanguínea crônica – palidez sem hipovolemia, contagem elevada de reticulócitos.
▶ Anemia hemolítica – acompanhada por hiperbilirrubinemia excessiva.

O recém-nascido com anemia por perda aguda de sangue apresenta sinais de hipovolemia: taquicardia, má perfusão e hipotensão. O hematócrito inicial pode ser normal e cair após reposição volêmica. A anemia por perda sanguínea crônica é evidenciada por palidez sem sinais de hipovolemia, com hematócrito inicialmente baixo e reticulocitose.

A anemia pode ser causada por hemorragia, hemólise ou falha na produção de glóbulos vermelhos. A anemia que ocorre nas primeiras 24 a 48 horas de vida é o resultado de hemorragia ou hemólise. A hemorragia pode ocorrer intraútero (fetoplacentária, fetomaternal ou de gêmeo a gêmeo), durante o parto (ruptura do cordão umbilical, placenta prévia, descolamento prematuro da placenta ou incisão através da placenta em cesariana) ou internamente (hemorragia intracraniana, céfalo-hematoma ou fígado ou baço rompidos). A hemólise é causada por incompatibilidades de grupos sanguíneos, anormalidades enzimáticas ou de membrana, infecção e coagulação intravascular disseminada, e é acompanhada por hiperbilirrubinemia significativa.

A avaliação inicial deve incluir uma revisão da história perinatal, avaliação do estado volêmico do bebê e um exame físico completo. Um teste de Kleihauer-Betke para células fetais na circulação da mãe pode ser feito. Deve-se obter hemograma completo, esfregaço de sangue, contagem de reticulócitos e testes de Coombs direto e indireto. Esta avaliação simples deve sugerir um diagnóstico na maioria dos lactentes. Muitos lactentes toleram muito bem a anemia devido ao aumento da disponibilidade de oxigênio no ambiente extrauterino; no entanto, o tratamento com eritropoietina ou transfusão pode ser necessário se a criança desenvolver sinais de comprometimento cardiopulmonar. Além disso, se a perda de sangue é a causa da anemia, é necessária a suplementação precoce com ferro. É importante lembrar que a hemólise relacionada à incompatibilidade de grupos sanguíneos pode continuar por semanas após o nascimento. Hematócritos seriados devem ser acompanhados, pois pode ser necessária transfusão tardia.

POLICITEMIA

FUNDAMENTOS DO DIAGNÓSTICO E CARACTERÍSTICAS TÍPICAS

- ► Hematócrito > 65% (venoso) no RN a termo.
- ► Pletora, taquipneia, retrações.
- ► Hipoglicemia, irritabilidade, letargia, má alimentação.

A policitemia no recém-nascido manifesta-se por pletora, cianose, desconforto respiratório com taquipneia e necessidade de oxigênio, hipoglicemia, má alimentação, vômitos, irritabilidade e letargia. A hiperbilirrubinemia é esperada. A consequência da policitemia é a hiperviscosidade com diminuição da perfusão dos leitos capilares. A sintomatologia clínica pode afetar vários sistemas de órgãos (**Tabela 2-16**). A trombose venosa ou arterial profunda é uma complicação grave. A triagem pode ser feita medindo um hematócrito capilar (punção de calcanhar). Se o valor for acima de 68%, deve-se medir o hematócrito venoso periférico. Valores acima de 65% devem ser considerados consistentes com hiperviscosidade.

Hematócritos elevados ocorrem em 2% a 5% dos nascidos vivos. O clampeamento tardio do cordão é a causa mais comum de policitemia neonatal benigna. Embora 50% dos lactentes policitêmicos sejam AIG, a prevalência de policitemia é maior nas populações PIG e GIG. Outras causas de aumento do hematócrito incluem (1) transfusão entre gêmeos, (2) transfusão materno-fetal e (3) hipoxia intrauterina crônica.

O tratamento deve ser considerado para lactentes sintomáticos. O tratamento para lactentes assintomáticos baseado estritamente no hematócrito não é indicado, pois não há benefício comprovado a longo prazo para o neurodesenvolvimento. O tratamento para lactentes sintomáticos é a transfusão de troca parcial isovolêmica com solução salina normal, diminuindo efetivamente o hematócrito. O valor a trocar (em mililitros) é calculado pela seguinte fórmula:

$$\text{Número de mililitros a trocar} = (PVH - DH)/PVH \times BV (mL/kg) \times Peso (kg)$$

Nesta fórmula, PVH é o hematócrito venoso periférico, DH é o hematócrito desejado e BV é o volume de sangue em mL/kg.

O sangue é retirado a uma taxa constante de uma linha venosa umbilical, enquanto a solução de reposição é infundida na mesma taxa através de uma linha IV periférica durante 15 a 30 minutos. O valor de hematócrito desejado é de 50% a 55%; o volume de sangue assumido é de 80 mL/kg.

Watchko JF: Common hematologic problems in the newborn nursery. Pediatr Clin North Am 2015 Apr;62(2):509–524 [PMID: 25836711].

▼ DISTÚRBIOS RENAIS NO RECÉM-NASCIDO

A função renal e a velocidade de maturação após o nascimento dependem da idade pós-menstrual (ver também **Capítulo 24**). A taxa de filtração glomerular é de 20 mL/min/1,73 m^2 em recém-nascidos a termo e 10 a 13 mL/min/1,73 m^2 em lactentes nascidos com 28 a 30 semanas de gestação. A creatinina pode ser usada como um marcador clínico da taxa de filtração glomerular. Os valores no primeiro mês de vida são mostrados na **Tabela 2-17**. A creatinina ao nascer reflete o nível materno e deve diminuir lentamente ao longo das primeiras 3 a 4 semanas. Um aumento da creatinina sérica nunca é normal.

A capacidade de concentrar a urina e reter o sódio também depende da idade gestacional. Bebês nascidos antes de 28 a 30 semanas de gestação são mais imaturos e podem facilmente ficar desidratados e hiponatrêmicos. Bebês prematuros também têm uma excreção aumentada de bicarbonato e são propensos a desenvolver acidose metabólica.

Tabela 2-16 Sintomas de hiperviscosidade de acordo com os sistemas

SNC	Irritabilidade, agitação, convulsões, letargia
Cardiopulmonares	Desconforto respiratório secundário a insuficiência cardíaca congestiva ou hipertensão pulmonar persistente
Gastrintestinais	Vômitos, fezes heme positivas, distensão, enterocolite necrotizante
Renais	Diminuição do débito urinário, trombose da veia renal
Metabólicos	Hipoglicemia
Hematológicos	Hiperbilirrubinemia, trombocitopenia

SNC, sistema nervoso central.

Tabela 2-17 Valores normais de creatinina sérica (mg/dL)

Idade gestacional ao nascer (semanas)	Idade pós-natal (dias)	
	0-2 dias	28 dias
< 28	1,2	0,7
29-32	1,1	0,6
33-36	1,1	0,45
36-42	0,8	0,3

INSUFICIÊNCIA RENAL

FUNDAMENTOS DO DIAGNÓSTICO E CARACTERÍSTICAS TÍPICAS

- Cenário clínico: hipoatividade ao nascimento, hipovolemia, hipotensão, choque.
- Débito urinário baixo (< 1 mL/kg/h).
- Aumento da creatinina sérica; hipercalemia; acidose metabólica; sobrecarga de fluidos.

A insuficiência renal é mais comumente observada no cenário de asfixia ao nascimento, hipovolemia ou choque de qualquer causa. A taxa normal de fluxo de urina é de 1 a 3 mL/kg/h. Após um insulto hipóxico ou isquêmico, pode ocorrer necrose tubular aguda. Normalmente, 2 a 3 dias de anúria ou oligúria estão associados a hematúria, proteinúria e aumento da creatinina sérica. O período de anúria ou oligúria é seguido por um período de poliúria e depois uma recuperação gradual. Durante a fase poliúrica, podem ocorrer perdas urinárias excessivas de sódio e bicarbonato.

O manejo inicial é a restauração do estado volêmico do bebê. A partir daí, deve-se instituir a restrição de líquidos para perda insensível de água (40-60 mL/kg/dia) sem adição de eletrólitos, além de reposição de urina mililitro por mililitro. Eletrólitos séricos e urinários e peso corporal devem ser monitorados com frequência. Essas medidas devem ser mantidas durante a fase poliúrica. A hipercalemia, que pode se tornar uma ameaça à vida, pode ocorrer nesta situação, apesar da falta de adição de potássio endovenoso. Se o potássio sérico atingir 7 mEq/L, a terapia deve ser iniciada com infusão de glicose e insulina. A nebulização com salbutamol, furosemida endovenosa e resinas retais de troca também podem ser usadas para diminuir rapidamente os níveis séricos de potássio. O cloreto de cálcio (20 mg/kg em bólus) e a correção da acidose metabólica com bicarbonato também são úteis no manejo agudo das arritmias resultantes da hipercalemia.

A diálise peritoneal é ocasionalmente necessária para o manejo da insuficiência renal aguda neonatal e para a remoção de resíduos e excesso de líquido. A hemodiálise, embora possível, é difícil devido ao pequeno volume sanguíneo do lactente e aos problemas de acesso vascular. Embora a maior parte da insuficiência renal aguda no recém-nascido seja reversível, pode ocorrer lesão isquêmica grave o suficiente para resultar em necrose cortical aguda e insuficiência renal crônica. Essas crianças também correm o risco de desenvolver hipertensão.

ANOMALIAS DO TRATO URINÁRIO

As massas abdominais no recém-nascido são mais frequentemente causadas por aumento renal. O mais comum é um rim multicístico ou displásico, seguido por hidronefrose congênita. Anormalidades cromossômicas e síndromes com múltiplas anomalias frequentemente incluem anormalidades renais. O primeiro passo para o diagnóstico é um ultrassom. Em gestações complicadas por oligoidrâmnio, deve-se considerar agenesia renal ou obstrução da saída da bexiga secundária a válvulas uretrais posteriores.

Apenas a doença bilateral ou doença em rim único está associada a oligoidrâmnio, morbidade significativa e morte. Esses bebês geralmente também têm hipoplasia pulmonar e apresentam insuficiência pulmonar em vez de renal.

A ultrassonografia identifica muitos bebês com anomalias renais (na maioria das vezes hidronefrose) antes do nascimento. A avaliação pós-natal de bebês com hidronefrose deve incluir ultrassonografia renal com cerca de 1 semana de idade e, dependendo da gravidade dos achados pré-natais, possivelmente uma uretrocistografia miccional. A ultrassonografia pós-natal precoce pode subestimar a gravidade da hidronefrose devido às baixas taxas de filtração glomerular nos primeiros dias de vida, embora os casos em que há suspeita de oligoidrâmnio ou anormalidade renal grave sejam diagnosticados com precisão mesmo no primeiro dia de vida. A uretrocistografia miccional é indicada para determinar a gravidade do refluxo vesicoureteral no contexto de hidronefrose significativa.

TROMBOSE DE VEIA RENAL

FUNDAMENTOS DO DIAGNÓSTICO E CARACTERÍSTICAS TÍPICAS

- Nascido de mãe diabética, hipoatividade ao nascimento, desidratação.
- Hematúria, oligúria.
- Trombocitopenia, policitemia.
- Aumento renal ao exame.

A trombose da veia renal ocorre mais frequentemente em recém-nascidos policitêmicos desidratados. Em risco particular está o recém-nascido filho de mãe diabética com policitemia. A trombose é unilateral em 70%, geralmente começa em vênulas intrarrenais, podendo se estender para veias maiores e para a veia cava. Os achados clínicos que favorecem a suspeita diagnóstica são hematúria, oligúria, trombocitopenia e possivelmente um rim aumentado. Com a ocorrência da trombose venosa renal bilateral, ocorre anúria. O diagnóstico pode ser confirmado com um exame de ultrassom que inclui estudos de fluxo Doppler dos rins. O tratamento envolve a correção da condição predisponente; a heparinização sistêmica ou o uso de trombolíticos para essa condição é controverso. O prognóstico para uma recuperação completa é incerto. Muitos bebês desenvolverão atrofia significativa do rim afetado e alguns desenvolverão hipertensão sistêmica. Todos requerem um acompanhamento cuidadoso.

Mistry K: Renal and urologic diseases of the newborn: neonatal acute kidney injury. Curr Pediatr Rev 2014;10(2):8891 [PMID: 25088261].
Poudel A, Afshan S, Dixit M: Congenital anomalies of the kidney and urinary tract. NeoReviews 2016 Jan;17(1):e18–e27.

PROBLEMAS NEUROLÓGICOS NO RECÉM-NASCIDO

CONVULSÕES

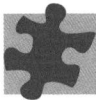

FUNDAMENTOS DO DIAGNÓSTICO E CARACTERÍSTICAS TÍPICAS

▶ Início usual em 12 a 48 horas.
▶ Os tipos de convulsão incluem focais, tônicas, clônicas, generalizadas.
▶ As causas mais comuns incluem encefalopatia hipóxico-isquêmica, sangramentos intracranianos e infecção.

Os recém-nascidos raramente apresentam crises tônico-clônicas de padrão organizado devido à sua disposição cortical incompleta e predominância de sinapses inibitórias. O tipo mais comum de convulsão é caracterizado por uma constelação de achados, incluindo desvio horizontal dos olhos com ou sem espasmos; pálpebra piscando ou tremulando; sucção e outros movimentos orobucais; movimentos de natação ou ciclismo; e dessaturação e crises apneicas. Episódios clônicos estritamente tônicos ou multifocais também são observados.

▶ Achados clínicos

O diagnóstico diferencial de convulsões neonatais é apresentado na **Tabela 2-18**. A maioria das convulsões neonatais ocorre entre 12 e 48 horas de idade. As convulsões de início tardio sugerem meningite, convulsões familiares benignas ou hipocalcemia. Devem ser obtidas informações sobre uso pré-natal de drogas, presença de asfixia ou trauma no nascimento e histórico familiar (relativo a distúrbios hereditários). O exame físico enfoca as características neurológicas, sinais simultâneos de infecção, características dismórficas e crescimento intrauterino. Em todos os casos, os exames de triagem devem incluir glicemia, cálcio ionizado e eletrólitos. A investigação adicional depende dos diagnósticos sugeridos pela história e pelo exame físico. Na maioria dos casos, uma punção lombar deve ser feita. Hemorragias, acidente vascular cerebral perinatal e doenças estruturais do SNC podem ser abordadas com imagens cerebrais (ultrassonografia,

Tabela 2-18 Diagnóstico diferencial de convulsões neonatais

Diagnóstico	Comentários
Encefalopatia hipóxico-isquêmica	Causa mais comum (40%), início nas primeiras 24 horas
Hemorragia intracraniana	Até 15% dos casos, hemorragia periventricular/intraventricular, sangramento subdural ou subaracnóideo
AVC isquêmico	20% dos casos
Infecção	< 5% dos casos
Hipoglicemia	PIG, recém-nascidos filhos de mãe diabética
Hipocalcemia, hipomagnesemia	Recém-nascidos com baixo peso ao nascer, filhos de mãe diabética
Hiponatremia	Raro, visto com SIADH
Distúrbios do metabolismo de aminoácidos e ácidos orgânicos, hiperamonemia	Acidose associada, alteração do nível de consciência < 5% dos casos
Dependência de piridoxina	Convulsões refratárias à terapia de rotina; cessação das convulsões após a administração de piridoxina
Defeitos de neurodesenvolvimento	Malformações cerebrais congênitas, síndromes cromossômicas
Retirada de medicamentos	
Causas genéticas da epilepsia de início neonatal	Até 10% dos casos
Convulsões neonatais familiares benignas	

AVC, acidente vascular cerebral; PIG, pequeno para a idade gestacional; SIADH, síndrome de secreção inapropriada de hormônio antidiurético.

TC, RM). A investigação metabólica deve ser realizada quando apropriado. Deve-se realizar um EEG; a presença de picos de descarga deve ser notada e o padrão de onda avaliado. Às vezes, não há correlação entre as alterações do EEG e a atividade clínica das crises, tornando um EEG prolongado com monitoramento por vídeo uma ferramenta útil.

▶ Tratamento

A ventilação e perfusão adequadas devem ser asseguradas. Deve-se tratar a hipoglicemia imediatamente com uma infusão de 2 mL/kg de $D_{10}W$. Outros tratamentos, como infusão de cálcio ou magnésio e antibióticos, são indicados para tratar hipocalcemia, hipomagnesemia e suspeita de infecção. As anormalidades eletrolíticas devem ser corrigidas. O fenobarbital IV é o agente de primeira linha usado para interromper as convulsões em recém-nascidos. Se as convulsões persistirem apesar da maximização da terapia com fenobarbital, pode-se indicar uso de fenitoína ou levetiracetam. Para convulsões refratárias, pode-se tentar o uso de piridoxina.

▶ **Prognóstico**

O resultado está relacionado com a causa subjacente da convulsão. Os resultados para encefalopatia hipóxico-isquêmica e hemorragia intraventricular foram discutidos anteriormente neste capítulo. Nesses cenários, as convulsões de difícil controle apresentam um prognóstico ruim para o desenvolvimento normal. Convulsões resultantes de hipoglicemia, infecção do SNC, alguns erros inatos do metabolismo e defeitos do desenvolvimento também têm uma alta taxa de mau resultado. As convulsões causadas por hipocalcemia ou hemorragia subaracnóidea isolada geralmente se resolvem sem sequelas.

HIPOTONIA

Deve-se ficar atento ao diagnóstico de hipotonia congênita quando a mãe apresenta polidrâmnio e existe história de má movimentação fetal. O recém-nascido pode apresentar movimentos respiratórios fracos e asfixia ao nascer. Para uma discussão sobre causas e avaliação, consulte o **Capítulo 25**.

HEMORRAGIA INTRACRANIANA

1. Hemorragia subaracnóidea primária

A hemorragia subaracnóidea primária é o tipo mais comum de hemorragia intracraniana neonatal. No lactente a termo, pode estar relacionada ao trauma do parto, enquanto a hemorragia subaracnóidea no lactente prematuro pode ser observada em associação com hemorragia da matriz germinativa. Clinicamente, essas hemorragias podem ser assintomáticas ou apresentar-se com convulsões e irritabilidade no dia 2 ou, raramente, uma hemorragia maciça com um rápido curso descendente. As convulsões associadas à hemorragia subaracnóidea são muito características – geralmente breves, com exame intercrise normal. O diagnóstico pode ser suspeitado na punção lombar e confirmado com TC ou RM. O seguimento deve ser realizado a longo prazo.

2. Hemorragia subdural

A hemorragia subdural está relacionada ao trauma de nascimento; o sangramento é causado por rompimento nas veias que unem o espaço subdural. Mais comumente, o sangramento subdural é proveniente de veias cerebrais superficiais rompidas, com sangue nas convexidades cerebrais. Essas hemorragias podem ser assintomáticas ou causar convulsões, com início nos dias 2 a 3 de vida, vômitos, irritabilidade e letargia. Achados associados incluem hemorragias retinianas e fontanela abaulada. O diagnóstico é confirmado por TC ou RM.

Raramente é necessário tratamento específico com drenagem por agulha do espaço subdural. A maioria dos bebês sobrevive; 75% são normais no acompanhamento.

3. Acidente vascular cerebral neonatal (AVC neonatal)

A lesão cerebral isquêmica focal pode ocorrer no contexto de hemorragia intraventricular no prematuro e encefalopatia hipóxico-isquêmica. O AVC neonatal também foi descrito no contexto de distúrbios subjacentes de trombólise, uso materno de drogas (cocaína), história de infertilidade, pré-eclâmpsia, ruptura prolongada de membrana e corioamnionite. Em alguns casos, a origem não é clara. A lesão geralmente ocorre no pré-natal. A apresentação clínica mais comum de um infarto cerebral isolado é a convulsão e o diagnóstico pode ser confirmado agudamente com RM ponderada em difusão. O território mais frequentemente acometido é o da artéria cerebral média.

O tratamento é direcionado ao controle das convulsões. O uso de anticoagulantes e trombolíticos é controverso. O resultado a longo prazo é variável, variando de quase normal a hemiplegia e déficits cognitivos.

Soul JS: Acute symptomatic seizures in term neonates: etiologies and treatments. Semin Fetal Neonatal Med 2018 Jun;23(3):183–190 [PMID: 29433814].

van der Aa NE et al: Neonatal stroke: a review of the current evidence on epidemiology, pathogenesis, diagnostics, and therapeutic options. Acta Paediatr 2014;103(4):356–364 [PMID: 24428836].

▼ **DISTÚRBIOS METABÓLICOS NO RECÉM-NASCIDO**

HIPERGLICEMIA

A hiperglicemia pode se desenvolver em bebês prematuros, particularmente aqueles com peso extremamente baixo ao nascer que também são PIG. As concentrações de glicose podem exceder 200 a 250 mg/dL, particularmente nos primeiros dias de vida. Essa síndrome transitória semelhante ao diabetes geralmente dura aproximadamente 1 semana.

O manejo pode incluir simplesmente reduzir a ingestão de glicose enquanto permanece o aporte de aminoácidos IV, para prevenir catabolismo proteico por meio da gliconeogênese e piora da hiperglicemia. Infusões IV de insulina podem ser necessárias em lactentes que permanecem hiperglicêmicos, apesar das taxas de infusão de glicose inferiores a 5 a 6 mg/kg/min, mas deve-se ter cuidado, pois a hipoglicemia é uma complicação frequente.

HIPOCALCEMIA

FUNDAMENTOS DO DIAGNÓSTICO E CARACTERÍSTICAS TÍPICAS

- Irritabilidade, nervosismo, convulsões (ver também **Capítulo 34**).
- Glicemia normal.
- Possíveis características dismórficas e cardiopatia congênita (síndrome de DiGeorge).

A concentração de cálcio no período neonatal imediato diminui em todos os lactentes. A concentração no plasma fetal é superior à do recém-nascido ou do adulto. A hipocalcemia é geralmente definida como uma concentração sérica total inferior a 7 mg/dL (equivalente a uma atividade de cálcio de 3,5 mEq/L), embora a fração fisiologicamente ativa, o cálcio ionizado, deva ser medida sempre que possível, e geralmente seja normal mesmo quando o cálcio total é tão baixo quanto 6 a 7 mg/dL. Um nível de cálcio ionizado acima de 0,9 mmol/L (1,8 mEq/L; 3,6 mg/dL) provavelmente não é prejudicial.

▶ Achados clínicos

Os sinais clínicos de hipocalcemia e tetania hipocalcêmica incluem choro estridente, irritabilidade, tremores e convulsões.

A hipocalcemia tende a ocorrer em dois momentos distintos no período neonatal. A hipocalcemia de início precoce ocorre nos primeiros 2 dias de vida e tem sido associada à prematuridade, diabetes materno, asfixia e, raramente, hipoparatireoidismo materno. A hipocalcemia de início tardio ocorre em aproximadamente 7 a 10 dias e é observada em bebês que recebem leite de vaca modificado em vez de fórmula infantil (alta ingestão de fósforo), em bebês com hipoparatireoidismo (síndrome de DiGeorge, deleção 22q11) ou em bebês nascidos de mães com deficiência grave de vitamina D. Uma avaliação para hipomagnesemia deve ser realizada nos casos de hipocalcemia resistente ao tratamento e, se identificada, deve ser tratada.

▶ Tratamento

A. Terapia de cálcio oral

A administração oral de sais de cálcio, muitas vezes junto com vitamina D, é o método preferido de tratamento para formas crônicas de hipocalcemia resultantes do hipoparatireoidismo (ver **Capítulo 34**).

B. Terapia de cálcio intravenoso

A terapia com cálcio IV geralmente é necessária para lactentes com hipocalcemia sintomática ou um nível de cálcio ionizado abaixo de 0,9 mmol/L. Várias precauções devem ser observadas quando o cálcio é administrado IV. A infusão deve ser administrada lentamente para que não haja aumento súbito da concentração de cálcio no sangue que entra no átrio direito, o que poderia causar bradicardia grave e até parada cardíaca. Além disso, a infusão deve ser observada com cuidado, pois um infiltrado IV contendo cálcio pode causar necrose de espessura total da pele, necessitando de enxerto. Por essas razões, a terapia com cálcio IV deve ser administrada criteriosamente e através de uma linha venosa central, se possível. A administração IV de gluconato de cálcio a 10% pode ser feita em bólus ou infusão contínua. O cloreto de cálcio a 10% pode resultar em um grande aumento no cálcio ionizado e grande melhora na pressão arterial média em lactentes hipocalcêmicos doentes. **Nota:** Os sais de cálcio não podem ser adicionados a soluções IV que contenham bicarbonato de sódio porque precipitam como carbonato de cálcio.

▶ Prognóstico

O prognóstico é bom para convulsões neonatais inteiramente causadas por hipocalcemia prontamente tratada.

ERROS INATOS DO METABOLISMO

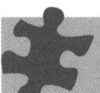

FUNDAMENTOS DO DIAGNÓSTICO E CARACTERÍSTICAS TÍPICAS

- Nível alterado de consciência (dificuldade de alimentação, letargia, convulsões) em um lactente previamente com boa apresentação (ver também **Capítulo 36**).
- Taquipneia sem hipoxemia ou angústia respiratória.
- Hipoglicemia, alcalose respiratória, acidose metabólica.
- "Sepse" recorrente sem infecção comprovada.

Cada erro inato do metabolismo individual é raro, mas coletivamente eles têm uma incidência de 1 em 1.000 nascidos vivos. A triagem genética neonatal ampliada auxilia no diagnóstico desses distúrbios; no entanto, muitos lactentes apresentam sintomas antes que esses resultados estejam disponíveis. Esses diagnósticos devem ser considerados quando bebês inicialmente saudáveis começam a apresentar síndromes semelhantes à sepse, hipoglicemia recorrente, convulsões, níveis alterados de consciência ou acidose inexplicada (sugestiva de acidemias orgânicas).

No período neonatal imediato, os distúrbios do ciclo da ureia apresentam-se como uma alteração do nível de consciência (coma) secundária à hiperamonemia. Uma pista clínica que dá suporte a esse diagnóstico é a hiperventilação com alcalose respiratória primária, juntamente com baixo nível de nitrogênio ureico no sangue. A outra categoria diagnóstica importante a ser considerada em lactentes com alteração da consciência é a acidemia grave e persistente secundária a acidemias orgânicas.

AVALIAÇÃO E MELHORIA DA QUALIDADE NO BERÇÁRIO E UTI NEONATAL

As iniciativas de melhoria da qualidade são críticas para que as UTIs neonatais (UTINs) forneçam o melhor atendimento possível aos pacientes. Isso envolve o reconhecimento de que existe uma lacuna entre o cuidado como ele é e o cuidado como ele poderia e deveria ser. As unidades clínicas, individualmente ou como parte de um consórcio, precisam identificar metas de melhoria e realizar mudanças usando uma abordagem de planejamento, estudo e ação para melhorias rápidas no ciclo de atendimento. Isso envolve planejar e implementar uma mudança, estudar e analisar os dados coletados durante a mudança e, em seguida, agir para avaliar quais mudanças devem ser feitas. Unidades individuais podem comparar seus cuidados por meio da participação em bancos de dados multicêntricos, como o Vermont Oxford Network ou o Children's Hospitals Neonatal Consortium, ao qual muitas UTINs enviam dados. Esses dados ajudam a criar estratégias para melhorar o desempenho de uma unidade que esteja desempenhando abaixo dos padrões de rede em determinados aspectos assistenciais. Exemplos de iniciativas possíveis incluem diminuir a incidência de bacteremia associada à linha central, diminuir a incidência de pneumonia associada ao ventilador ou protocolos de progressão da alimentação para diminuir a incidência de ECN.

Garber SJ, Puopolo KM: Prevention of central line-associated bloodstream infections among infants in the neonatal intensive care unit. NeoReviews 2015;16:e211.

Spitzer AR: Has quality improvement really improved outcomes for babies in the neonatal intensive care unit? Clin Perinatol 2017; 44:469–483.

Desenvolvimento e comportamento da criança

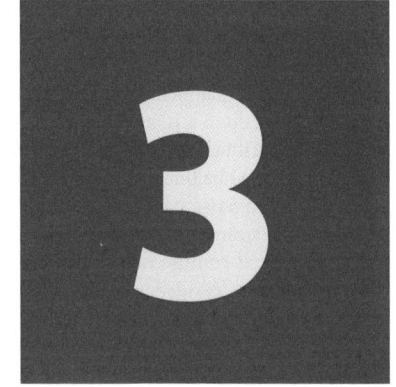

Ann Reynolds, MD
Abigail Angulo, MD
Meghan Breheney, MD
Jillian Green, MD
Edward Goldson, MD

INTRODUÇÃO

Este capítulo oferece uma visão geral do desenvolvimento típico, identifica variações e discute inúmeros distúrbios do desenvolvimento. O capítulo não aborda o desenvolvimento típico no período neonatal ou na adolescência (ver **Capítulos 2** e **4**, respectivamente). Ele aborda variáveis comportamentais que refletem o espectro de desenvolvimento normal, junto com desordens do desenvolvimento e comportamento, bem como seu tratamento. O princípio da mudança e do amadurecimento contínuos no desenvolvimento é parte integrante da prática diária de pediatria. É a ciência básica da pediatria. Por exemplo, nós reconhecemos que um bebê de 3 meses de idade é muito diferente de uma criança de 3 anos de idade ou uma adolescente de 13 anos de idade, não apenas no que diz respeito ao que uma criança é capaz de fazer, como também em termos de patologias que ele ou ela pode ter. Da perspectiva da pediatria geral, todas essas áreas devem ser vistas no contexto de "lar médico". O *lar médico* é definido como um contexto que fornece um cuidado consistente, continuado, culturalmente competente, compreensivo e sensível para as crianças e suas famílias. É um contexto que advoga por todas as crianças, sejam elas típicas ou crianças que têm desafios ou deficiências no desenvolvimento. Ao incorporar os princípios do desenvolvimento infantil – o conceito de que as crianças estão em constante mudança –, o *lar médico* é o cenário ideal para compreender e realçar o desenvolvimento típico e para lidar com as variações, atrasos e desvios como podem ocorrer na trajetória de vida da criança e da família.

DESENVOLVIMENTO NORMAL

Crianças típicas seguem uma trajetória de aumento do tamanho físico e aumento da complexidade das funções, especialmente durante os primeiros 5 anos de vida. A criança triplica seu peso corporal dentro do primeiro ano de vida e atinge dois terços do seu tamanho cerebral adulto na idade de dois anos e meio a três anos de idade. Uma criança totalmente dependente ao nascer se torna um ser móvel e verbal capaz de expressar suas necessidades e desejos aos 2 a 3 anos de idade. Nos três anos subsequentes, a criança desenvolve a capacidade de interagir com pares e adultos, atinge considerável destreza verbal e física e torna-se pronta para entrar no mundo acadêmico de aprendizagem e socialização.

É crítico que o médico identifique distúrbios do desenvolvimento durante esses primeiros anos, visto que há janelas de oportunidade ou períodos sensíveis em que intervenções apropriadas podem ser instituídas para atender efetivamente os desafios do desenvolvimento.

OS DOIS PRIMEIROS ANOS

De uma perspectiva motora, crianças se desenvolvem em uma direção craniocaudal. Elas podem erguer suas cabeças com bom controle aos três meses, sentar de maneira independente aos 6 meses, engatinhar aos 9 meses, caminhar aos 12 meses e correr aos 18 meses. Uma criança que está aprendendo a caminhar, inicialmente, possui uma marcha de base ampla. Em seguida, ela caminha com as pernas mais próximas e com os braços movendo-se medialmente; assim, desenvolve-se um andar sobre os calcanhares, e os braços balançam simetricamente dos 18 a 24 meses.

Os médicos frequentemente focam no desenvolvimento motor grosseiro, mas uma avaliação da motricidade fina e destreza, particularmente a preensão, pode ser instrutiva não apenas no monitoramento do desenvolvimento normal, como também na identificação das variáveis do desenvolvimento. Por exemplo, a lateralidade precoce pode fornecer pistas para lesões neurológicas. A preensão palmar inicia como um movimento de varredura envolvendo a face ulnar da mão, na idade de 3 a 4 meses. O polegar é adicionado a esse movimento próximo à idade de 5 meses, quando o foco do movimento é alterado para o lado radial da mão. O polegar se opõe aos dedos para pegar objetos próximo em uma preensão radial palmar aos 7 meses e a preensão de pinça imatura surge aos 9 meses de idade. A preensão de pinça madura é solidificada próximo ao primeiro aniversário. A maioria das crianças jovens apresentam movimentos simétricos. Tipicamente, as crianças não apresentam uma preferência significativa por alguma das mãos antes de 1 ano de idade e desenvolvem lateralidade entre 18 e 30 meses.

A linguagem também é uma área crítica a considerar. A comunicação é importante desde o nascimento, particularmente, a comunicação não verbal recíproca entre criança e cuidador. Por volta dos 2 meses, essas interações começam a incluir sons vocais melódicos chamados *arrulhos* e um jogo vogal recíproco entre pais e criança. O balbucio, que acrescenta consoantes às vogais, inicia por volta dos 6 a 10 meses, e a repetição dos sons como "da--dada-da" é facilitada pelo aumento do controle da musculatura oral da criança. O balbucio atinge seu pico aos 12 meses de idade. A criança então passa para um estágio em que suas necessidades são atendidas usando palavras individuais para representar objetos ou ações. É comum nessa idade que as crianças expressem seus desejos e necessidades apontando para objetos ou usando gestos. Elas normalmente apresentam 5 a 10 palavras compreensíveis entre os 12 a 18 meses; aos 2 anos elas estão colocando 2 a 3 palavras em frases flexíveis, 50% das quais estranhos são capazes de compreender (**Tabelas 3-1** e **3-2**), e usam fluentemente 50 palavras para diversas necessidades. A aquisição de vocabulário expressivo expande significativamente entre os 12 e os 24 meses de idade. À medida que envelhecem, a fala das crianças se torna mais compreensível, com aproximadamente 75% do discurso compreensível aos 3 anos de idade e 100% compreensível aos 4 anos de idade. Como grupo, meninos e crianças bilíngues tendem a desenvolver linguagem expressiva mais lentamente durante esse período, embora dentro do prazo típico. O gênero e a exposição a 2 línguas nunca devem ser usados como desculpa para não encaminhar uma criança com atraso significativo na aquisição da fala e linguagem para avaliação posterior. Também é importante notar que a maioria das crianças não são verdadeiramente bilíngues – com a mesma habilidade em 2 ou mais idiomas. A maioria das crianças tem um idioma primário, e quaisquer outras línguas são secundárias. A exposição a vários idiomas ao longo da infância pode melhorar as habilidades de aquisição futuras (preparando o cérebro para os sons distintos em cada idioma) e auxiliar o desenvolvimento social da criança.

A linguagem receptiva geralmente se desenvolve mais rapidamente do que a linguagem expressiva. A compreensão das palavras começa a aumentar aos 9 meses, e aos 12 meses, o vocabulário receptivo das crianças pode ter 20 a 100 palavras. Após os 18 meses, os vocabulários expressivo e receptivo aumentam drasticamente e ao final do segundo ano normalmente há um salto quântico no desenvolvimento da linguagem. A criança começa a juntar palavras em frases e a usar a linguagem para representar um novo mundo, o mundo simbólico. As crianças começam a colocar verbos em frases e concentram grande parte de sua linguagem na descrição de suas novas habilidades: por exemplo, "eu saí". Elas começam a incorporar sujeitos como "eu" e "você" na fala e a usar perguntas com "por quê?" e "o quê?" mais frequentemente. Elas também começam a apreciar fatores temporais e a entender e utilizar esse conceito em seu discurso.

Uma ferramenta de triagem frequentemente utilizada no ambulatório de pediatria é o Questionário de Idades e Estágios (ASQ).

Pode-se memorizar os marcos de desenvolvimento que caracterizam a trajetória da criança típica; contudo, esses marcos tornam-se mais significativos e clinicamente úteis em contextos teóricos e empíricos. Os primeiros 2 anos de vida têm sido descritos como período sensório-motor, durante o qual as crianças aprendem com crescente sofisticação como vincular o estímulo sensorial do ambiente a uma resposta motora. As crianças se baseiam em padrões reflexivos primitivos de comportamento (chamados *esboços*; p. ex., sugar) e constantemente incorporam ou assimilam novas experiências. O esboço evolui ao longo do tempo à medida que as crianças acomodam novas experiências e à medida que novos níveis de habilidade cognitiva se desdobram em uma sequência ordenada. Esse período de desenvolvimento comportamental segue o desenvolvimento neurológico de redes neurais através da ramificação dendrítica e poda (apoptose).

No primeiro ano de vida, a percepção da realidade da criança gira em torno dela mesma e daquilo que ela pode ver ou tocar. A criança segue a trajetória de um objeto através do seu campo de visão, mas, antes dos 6 meses de idade, o objeto deixa de existir uma vez que sai do campo de visão do bebê. Na idade de 9 a 12 meses, a criança desenvolve gradualmente o conceito de permanência do objeto ou a percepção de que os objetos existem mesmo quando não são vistos. O desenvolvimento da permanência do objeto está correlacionado com a atividade frontal pronunciada, visível no eletroencefalograma. O conceito anexa-se primeiro à imagem do cuidador por sua importância emocional e é parte crítica do comportamento de apego (discutido no próximo parágrafo). No segundo ano, as crianças ampliam sua habilidade de manipular objetos por meio do uso de instrumentos, primeiro por imitação e depois por tentativa e erro.

No primeiro ano de vida, ocorre um processo bidirecional de apego chamado *vínculo*. Os cuidadores aprendem a estar cientes e interpretar os sinais do bebê, que refletem suas necessidades. Desenvolve-se um processo de interação emocional e social mais sensível que pode ser visto no espelhamento de expressões faciais do cuidador principal do bebê e no engajamento mútuo de ambos em ciclos de atenção e inatenção, que se desenvolvem ainda mais no jogo social. Confiança básica *versus* desconfiança é outra forma de descrever a interação recíproca que caracteriza esse estágio. As brincadeiras em que cada um tem sua vez, como "toca aqui" ou repetir os sons de arrulho do outro, que ocorrem entre as idades de 3 e 6 meses, são prazerosos para ambos os pais e a criança, e são uma extensão do comportamento de espelhamento. Eles também representam uma forma precoce de comportamento imitativo, que é importante no desenvolvimento social e cognitivo mais tarde. Jogos mais sofisticados, como esconde-esconde, se tornam significativos aproximadamente aos 9 meses de idade. A vibração do bebê ao ver reaparecer um rosto que desapareceu momentaneamente demonstra uma compreensão emergente do sentido de permanência do objeto. A idade entre 8 e 9 meses também é um momento crítico para o processo de apego, pois é quando a ansiedade de separação e a ansiedade perante estranhos se tornam marcantes. A criança nessa fase é capaz de apreciar eventos discrepantes que não correspondem aos esboços anteriormente conhecidos. Esses novos eventos causam incerteza e, consequentemente, medo e ansiedade. O bebê deve ser capaz de recuperar esboços anteriores e incorporar novas informações durante um tempo prolongado. Essas habilidades são desenvolvidas por volta dos 8 meses e dão origem aos medos que podem se desenvolver mais tarde: ansiedade perante estranhos e ansiedade de separação. Na ansiedade perante

Tabela 3-1 Gráficos de desenvolvimento

1 a 2 meses de idade

Atividades a observar:
- Mantém a cabeça ereta e levanta a cabeça.
- Vira-se de deitado de lado para deitado de costas.
- Reconhece rostos e segue objetos através do campo visual.
- Derruba brinquedos.
- Torna-se alerta em resposta à voz.

Atividades relatadas pelos pais:
- Reconhece os pais.
- Envolve-se em vocalizações.
- Sorri espontaneamente.

3 a 5 meses

Atividades a observar:
- Agarra o cubo – primeiro preensão ulnar e depois com oposição do polegar.
- Alcança e leva objetos à boca.
- Faz som de estalo com os lábios.
- Senta-se com apoio.

Atividades relatadas pelos pais:
- Ri.
- Antecipa a comida à vista.
- Vira-se de deitado de costas para deitado de lado.

6 a 8 meses

Atividades a observar:
- Senta-se sozinho por um curto período.
- Faz gesto de que quer alcançar algo com uma mão.
- Primeiro recolhe uma bolinha com a mão em concha; em seguida, agarra-a usando a oposição do polegar.
- Imita "tchau-tchau".
- Passa o objeto de de uma mão para a outra na linha média.
- Balbucia.

Atividades relatadas pelos pais:
- Rola de costas para deitado de barriga para baixo.
- É inibido pela palavra *não*.

9 a 11 meses

Atividades a observar:
- Fica de pé sozinho.
- Imita "toca-aqui" e brincadeiras de "cadê? achou!".
- Usa o polegar e o dedo indicador para pegar a bolinha.

Atividades relatadas pelos pais:
- Anda sozinho ou apoiando-se em móveis.
- Segue comandos verbais de 1 passo, por exemplo, "Venha aqui", "Dê para mim".

1 ano

Atividades a observar:
- Caminha de forma independente.
- Diz "mama" e "papa" com significado.
- Consegue usar bem o aperto de pinça para pegar uma bolinha.
- Coloca o cubo no copo após a demonstração.
- Dá brinquedos quando solicitado.
- Tenta construir uma torre de 2 cubos.

Atividades relatadas pelos pais:
- Aponta para objetos desejados.
- Diz 1 ou 2 palavras.

18 meses

Atividades a observar:
- Constrói uma torre de 3 a 4 cubos.
- Lança bola.
- Senta sozinho na cadeira.
- Derruba a bolinha de dentro da garrafa.

Atividades relatadas pelos pais:
- Sobe e desce escadas com ajuda.
- Diz 4 a 20 palavras.
- Compreende um comando de 2 etapas.
- Carrega e abraça uma boneca.
- Alimenta-se sozinho.

24 meses

Atividades a observar:
- Fala frases curtas, de 2 palavras ou mais.
- Chuta a bola quando solicitado.
- Constrói uma torre de 6 a 7 cubos.
- Aponta para objetos ou imagens nomeados.
- Salta do chão com os dois pés.
- Equilibra-se em um pé sozinho.
- Usa pronomes.

Atividades relatadas pelos pais:
- Verbaliza as necessidades de ir ao banheiro.
- Coloca roupas simples.
- Vira as páginas do livro individualmente.
- Brinca de imitação doméstica.

30 meses

Atividades a observar:
- Anda para trás.
- Começa a pular em um pé.
- Usa preposições.
- Copia um círculo bruto.
- Aponta para objetos descritos por uso.
- Refere-se a si mesmo como *eu*.
- Segura o giz de cera no punho.

Atividades relatadas pelos pais:
- Ajuda a arrumar as coisas.
- Continua uma conversa.

3 anos

Atividades a observar:
- Segura giz de cera com os dedos.
- Constrói torre de 9 a 10 cubos.
- Imita ponte de 3 cubos.
- Copia círculos.
- Fala seu nome e sobrenome.

Atividades relatadas pelos pais:
- Anda de triciclo usando pedais.
- Veste-se com supervisão.

(continua)

Tabela 3-1 Gráficos de desenvolvimento *(Continuação)*

3 a 4 anos

Atividades a observar:
- Sobe escadas alternando os pés.
- Começa a abotoar e desabotoar.
- "O que você gosta de fazer que é divertido?" (Responde usando plurais, pronomes pessoais e verbos).
- Responde ao comando para colocar o brinquedo dentro, sobre ou debaixo da mesa.
- Desenha um círculo quando solicitado a desenhar uma pessoa.
- Conhece o próprio sexo. ("Você é um menino ou uma menina?")
- Fala o nome completo.
- Copia um círculo já desenhado. ("Você consegue fazer um assim?")

Atividades relatadas pelos pais:
- Alimenta-se sozinho na hora das refeições.
- Tira sapatos e jaquetas.

4 a 5 anos

Atividades a observar:
- Corre e gira sem perder o equilíbrio.
- Consegue se equilibrar em uma perna por pelo menos 10 segundos.
- Abotoa roupas e coloca o cadarço nos sapatos (não dá o laço).
- Conta até 4 de cor. "Dê-me 2 paus." (Pode fazê-lo a partir de uma pilha de 4 abaixadores de língua.)
- Desenha uma pessoa. (Cabeça, 2 anexos e possivelmente 2 olhos. Sem torso ainda.)
- Conhece os dias da semana. ("Que dia vem depois de terça-feira?")
- Dá respostas apropriadas para: "O que você deve fazer se estiver com sono? Com fome? Com frio?"
- Copia um sinal de + em imitação.

Atividades relatadas pelos pais:
- Autocuidado no banheiro. (Pode precisar de ajuda para se limpar.)
- Brinca ao ar livre por pelo menos 30 minutos.
- Veste-se sozinho, exceto quando precisa amarrar algo.

5 a 6 anos

Atividades a observar:
- Consegue pegar bola que foi lançada.
- Pula por cima de obstáculos suavemente.
- Copia um sinal de + já desenhado.
- Diz a idade.
- Conceito de 10 (p. ex., conta 10 abaixadores de língua). Pode contar até um número maior "de cabeça".
- Conhece a mão direita e a esquerda.
- Desenha uma pessoa reconhecível com pelo menos 8 detalhes.
- Consegue descrever o programa de televisão favorito com algum detalhe.

Atividades relatadas pelos pais:
- Faz tarefas simples em casa (p. ex., tirar o lixo, secar talheres).
- Vai para a escola ou ao encontro do ônibus escolar desacompanhado.
- Boa capacidade motora, mas pouca consciência dos perigos.

6 a 7 anos

Atividades a observar:
- Copia um Δ.
- Define palavras por uso. ("O que é uma laranja?" "Para comer.")
- Sabe se é de manhã ou de tarde.
- Desenha uma pessoa com 12 detalhes.
- Lê várias palavras impressas de 1 sílaba. (Meu, cachorro, veja, garoto.)

7 a 8 anos

Atividades a observar:
- Conta de 2 em 2 e 5 em 5.
- Amarra os sapatos.
- Copia um ◊.
- Sabe que dia da semana é. (Não data ou ano.)
- Nenhuma evidência de substituição de som na fala (p. ex., *s* por *ch*).
- Desenha um homem com 16 detalhes.
- Lê o parágrafo nº 1 Durrell:

Leitura:
Muff é uma gatinha amarela. Ela bebe leite. Ela dorme em uma cadeira. Ela não gosta de se molhar.

Aritmética correspondente:

$$\begin{array}{cccc} 7 & 6 & 6 & 8 \\ +4 & +7 & -4 & -3 \end{array}$$

Soma e subtrai números de 1 dígito.

8 a 9 anos

Atividades a observar:
- Define as palavras melhor do que pelo uso. ("O que é uma laranja?" "Uma fruta.")
- Pode dar uma resposta adequada ao seguinte: "O que você deve fazer se...
  - você quebrou algo que pertence a outra pessoa?
  - um colega bate em você sem querer?
- Lê o parágrafo nº 2 Durrell:

Leitura:
Um cachorrinho preto fugiu de casa. Ele brincou com dois cachorros grandes. Eles fugiram dele. Começou a chover. Ele foi para baixo de uma árvore. Ele queria ir para casa, mas não sabia o caminho. Ele viu um menino que ele conhecia. O menino levou ele para casa.

Aritmética correspondente:

$$\begin{array}{cccc} & 67 & & \\ 67 & 16 & 14 & -84 \\ +4 & +27 & -8 & -36 \end{array}$$

Está aprendendo processos de empréstimo e transporte na adição e na subtração.

9 a 10 anos

Atividades a observar:
- Sabe o mês, dia e ano.
- Nomeia os meses em ordem. (15s, 1 erro)
- Faz uma frase com estas 3 palavras: (1 ou 2. Pode usar palavras oralmente no contexto adequado.)
  1. trabalho... dinheiro... homens
  2. menino... rio... bola
- Lê o parágrafo nº 3 Durrell:

Leitura:
Seis meninos armaram uma barraca à beira de um rio. Eles levaram coisas para comer com eles. Quando o sol se pôs, eles foram para a barraca para dormir. À noite, uma vaca veio e começou a comer grama ao redor da barraca. Os meninos estavam com medo. Eles achavam que era um urso. Deve compreender e responder à pergunta: "O que a vaca estava fazendo?"

Aritmética correspondente:

$$\begin{array}{ccc} 5204 & 23 & 837 \\ -530 & \times 3 & \times 7 \end{array}$$

Está aprendendo multiplicação simples.

(continua)

DESENVOLVIMENTO E COMPORTAMENTO DA CRIANÇA

Tabela 3-1 Gráficos de desenvolvimento *(Continuação)*

10 a 12 anos

Atividades a observar:
Deve ler e compreender o parágrafo nº 5 Durrell:

Leitura:
Em 1807, Robert Fulton fez a primeira longa viagem em um barco a vapor. Ele subiu cento e cinquenta milhas pelo rio Hudson. O barco andava a cinco milhas por hora. Isso foi o mais rápido que um barco a vapor já tinha ido antes. Multidões se reuniram nas duas margens do rio para ver este novo tipo de barco. Eles temiam que seu barulho e respingos afastariam todos os peixes.
Responder: "Em que rio foi feita a viagem?"
Pedir para escrever a frase: "Os pescadores não gostaram do barco".

Aritmética correspondente:

420   9)72   31)62
×89

Deve fazer multiplicação e divisão simples.

12 a 15 anos

Atividades a observar:
Lê o parágrafo nº 7 Durrell:

Leitura:
O golfe originou-se na Holanda como um jogo praticado sobre o gelo. Em sua forma atual, o esporte surgiu na Escócia. Ele se tornou extraordinariamente popular, e os reis o consideravam tão prazeroso que ele ficou conhecido como "o esporte da realeza". Contudo, James IV achava que as pessoas negligenciavam o trabalho para praticar este esporte fascinante, de modo que ele foi proibido em 1457. James cedeu quando descobriu o quanto o esporte era atraente, e o esporte imediatamente recuperou sua antiga popularidade. O golfe espalhou-se gradualmente para outros países, chegando aos Estados Unidos em 1890. Ele cresceu tanto em popularidade até que dificilmente haja uma cidade que não se orgulhe de ter uma quadra privada ou pública.
Peça para escrever uma frase: "O golfe surgiu na Holanda como um jogo jogado no gelo."
Responde perguntas:
"Por que o golfe foi proibido por James IV?"
"Por que ele mudou de ideia?"

Aritmética correspondente:

536)4762   □ $7^1/_6$
               +□ $-3^1/_6$

Reduz as frações para as formas mais baixas.
Faz divisão longa, soma e subtrai frações.

Dados de Berry MF: *Language Disorders of Children*. New York, NY: Appleton-Century-Crofts; 1969; e de Bzoch K, League R: *Receptive Expressive Emergent Language Scale*. University Park Press; 1970.

---

estranhos, a criança analisa a face de um estranho, detecta a discrepância com esboços prévios ou com o que é familiar e responde com medo ou ansiedade, tendendo a chorar. Na ansiedade de separação, a criança percebe a diferença entre a presença e a ausência do cuidador principal, relembrando o esboço da presença do cuidador. Percebendo a inconsistência na ausência do cuidador, a criança, primeiro, se torna insegura, depois, temerosa e ansiosa. Isso começa por volta dos 8 meses de idade, atinge um pico aos 15 meses e desaparece próximo aos 2 anos em uma progressão relativamente ordenada à medida que a maturação do sistema nervoso central (SNC) facilita o desenvolvimento de novas habilidades. Os pais podem tirar bom proveito da compreensão da criança sobre a permanência de objeto colocando a imagem dos cuidadores próximo à criança ou deixando um objeto de conforto (como uma blusa do cuidador ou cobertor especial) em um local onde a criança possa ver durante a ausência. Uma substituição visual para os pais pode confortar a criança.

Uma vez que a criança seja capaz de caminhar de maneira independente, ela pode se afastar dos pais e explorar o ambiente. Embora a criança use os pais como "porto seguro", retornando frequentemente para se tranquilizar, ela agora deu um grande passo em direção à independência. Esse é o começo do domínio sobre o ambiente e um senso emergente de si mesmo. Os "terríveis 2 anos" e o uso frequente e autoafirmativo do "não" são a tentativa da criança de desenvolver uma ideia melhor do que está ou pode estar sob seu controle. Ela está começando a afirmar sua autonomia. Conforme a criança desenvolve um senso de si, eles começam a entender os sentimentos alheios e desenvolvem empatia. Elas abraçam outra criança que está em sofrimento ou ficam preocupadas quando alguém é ferido. Elas começam a entender como outra criança se sente quando está machucada, e essa percepção as ajuda a inibir seu próprio comportamento agressivo. As crianças também começam a entender o certo e o errado, e as expectativas dos pais. Elas reconhecem que fizeram algo "ruim" e podem demonstrar essa consciência dizendo "opa" ou com outras expressões de aflição. Elas também sentem prazer com suas conquistas e se tornam mais conscientes dos seus corpos.

Além disso, está em desenvolvimento nessa idade o importante comportamento de brincar. Brincar é a forma da criança aprender e é um processo muito complexo cujo propósito pode incluir praticar e ensaiar papéis, habilidades e relacionamentos; um meio de revisitar o passado; um meio de dominar efetivamente uma série de experiências; e uma forma de integrar as experiências de vida da criança na compreensão do seu ambiente. Brincar envolve desenvolvimento emocional (regulação do afeto e a identificação do indivíduo e seus papéis), desenvolvimento cognitivo (função verbal e não verbal, funcionamento executivo e criatividade) e desenvolvimento social/motor (coordenação motora, tolerância a frustrações e interações sociais, como esperar sua vez). O interessante é que brincar tem uma progressão de desenvolvimento. Uma criança típica de idade entre 6 a 12 meses se envolve no jogo de "cadê? achou!", que é uma forma de interação social. Ao longo dos próximos meses, embora as crianças se envolvam cada vez mais em interações sociais complexas e imitações, suas brincadeiras são principalmente solitárias. No entanto, elas começam a se envolver em brincadeiras simbólicas, como beber de um copo de brinquedo e depois dando a uma boneca uma bebida de um copo de brinquedo. Aos 2 anos, as crianças começam a se envolver em brincadeiras paralelas

Tabela 3-2 Desenvolvimento normal da fala e da linguagem

Idade	Fala	Linguagem	Articulação
1 mês	Sons de garganta		Vogais: \a\, \ã\, \i\
2 meses	Sons de vogais ("e"), arrulhos		
2 meses e meio	Gritos		
3 meses	Balbucios, vogais iniciais		
4 meses	Sons guturais ("ah", "gugu")		Consoantes: m, p, b
5 meses			Vogais: \o\, \u\
7 meses	Imita os sons da fala		
8 meses			Sílabas: da, ba, ca
10 meses		"Papa" ou "mama" não especificamente	Aproxima nomes: gaga/garrafa
12 meses	Começam jargões (língua própria)	1 palavra diferente de "mama" ou "papa"	Compreensível: 2-3 palavras
13 meses		3 palavras	
16 meses		6 palavras	Consoantes: t, d, n, rr
18-24 meses		Frases de 2 palavras	Frases compreensíveis de 2 palavras
24-30 meses		Frases de 3 palavras	Frases compreensíveis de 3 palavras
2 anos	Vogais pronunciadas corretamente	Aproximadamente 270 palavras; usa pronomes	Aproximadamente 270 palavras; usa frases
3 anos	Algum grau de hesitação e incerteza comum	Aproximadamente 900 palavras; frases inteligíveis de 4 palavras	Aproximadamente 900 palavras; frases inteligíveis de 4 palavras
4 anos		Aproximadamente 1.540 palavras; frases ou orações inteligíveis de 5 palavras	Aproximadamente 1540 palavras; frases inteligíveis de 5 palavras
6 anos		Aproximadamente 2560 palavras; orações inteligíveis de 6 ou 7 palavras	Aproximadamente 2560 palavras; orações inteligíveis de 6 ou 7 palavras
7-8 anos	Proficiência adulta		

Dados de Berry MF: *Language Disorders of Children*. New York, NY: Appleton-Century-Crofts; 1969; e de Bzoch K, League R: *Receptive Expressive Emergent Language Scale*. University Park Press; 1970.

(envolvendo-se em comportamentos que imitam colegas). Essa maneira de brincar evolui gradualmente em brincadeiras mais interativas e colaborativas aos 3 a 4 anos e também tem uma natureza mais temática. É claro que existem amplas variações no desenvolvimento do brincar, refletindo variáveis culturais, educacionais e socioeconômicas. No entanto, o desenvolvimento da brincadeira segue uma sequência que pode ser muito informativa na avaliação da criança.

A maturação cerebral prepara para o treinamento ao banheiro. Após os 18 meses, as crianças têm capacidade sensorial para percepção do reto ou bexiga cheios e são fisicamente capazes de controlar os esfíncteres do trato intestinal e urinário. Elas também sentem grande prazer em suas conquistas, particularmente nas eliminações apropriadas, se reforçadas positivamente. Deve ser dado à criança algum controle sobre quando as eliminações ocorrem. Se os pais impõem restrições severas, a conquista deste marco de desenvolvimento pode se tornar uma batalha entre pais e filhos. O desenvolvimento do controle intestinal está relacionado a um tema mais generalizado de comportamento socializado.

IDADE DE 2 A 4 ANOS

A fase de 2 a 4 anos começa quando a linguagem facilita a criação de imagens mentais no sentido simbólico. A criança começa a manipular o mundo simbólico; separa a realidade de fantasia imperfeitamente; e pode ter pavor de sonhos, de desejos e de ameaças tolas. A percepção de mundo da maioria das crianças é interpretada em referência às suas necessidades ou influências. As relações causa-efeito são confundidas com as relações temporais ou interpretadas em relação a si mesmas. Por exemplo, as crianças podem concentrar sua compreensão do divórcio em si mesmos ("Meu pai foi embora porque me comportei mal" ou "Minha mãe foi embora porque ela não me ama"). A doença e a necessidade de cuidados médicos também são comumente mal interpretadas nessa idade. As crianças podem fazer conexões mentais entre irmãos doentes e discussões recentes, comentários negativos, ou um desejo de que o irmão ficasse doente. As crianças podem experimentar uma culpa significativa, a menos que os cuidadores estejam cientes dessas impressões equivocadas e reservem tempo para lidar com elas.

Nessa idade, crianças também dotam objetos inanimados de sentimentos humanos. Elas também assumem que os humanos causam ou criam todos os eventos naturais. Por exemplo, quando questionadas sobre por que o sol se põe, elas podem dizer: "O sol vai para sua casa" ou "É empurrado por outra pessoa." O pensamento mágico floresce entre as idades de 3 e 5 anos, pois o pensamento simbólico incorpora fantasias mais elaboradas. A fantasia facilita a interpretação de papéis e o crescimento emocional. As crianças testam novas experiências na fantasia, tanto em sua imaginação quanto no jogo. Em suas brincadeiras, as crianças, muitas vezes, criam histórias mágicas e cenários de ficção, situações que refletem questões com as quais estão lidando, como agressão, relacionamentos, medos e controle. As crianças frequentemente inventam amigos imaginários neste período, e os pesadelos e medo de monstros são comuns. Nesta fase, a presença de outras crianças se torna importante para facilitar as brincadeiras, como em turmas na pré-escola. Brincar se torna gradualmente mais cooperativo; fantasias compartilhadas levam a jogos.

ANOS ESCOLARES INICIAIS: DOS 5 AOS 7 ANOS

Frequentar o jardim de infância aos 5 anos de idade marca uma aceleração no processo de separação e individuação iniciado nos anos pré-escolares. A criança está pronta para se relacionar com colegas de uma forma mais interativa. O cérebro alcançou 90% do seu peso adulto. As habilidades de coordenação sensório-motora estão amadurecendo e facilitando tarefas de lápis e papel e esportes, ambos parte da experiência escolar. As habilidades cognitivas ainda estão no estágio pré-operacional e as crianças se concentram em uma variável de cada vez para resolver um problema. No entanto, a maioria das crianças domina a conservação do comprimento aos 5 anos e meio, a conservação da massa e peso aos 6 anos e meio e conservação de volume aos 8 anos.

Na primeira série, há mais pressão sobre a criança para dominar as tarefas acadêmicas – reconhecer números, letras e palavras e aprender a escrever. As operações concretas geralmente começam após os 6 anos, quando a criança é capaz de realizar operações mentais relativas a objetos concretos que envolvam a manipulação de mais de uma variável. A criança é capaz de ordenar, numerar e classificar, porque essas atividades estão relacionadas a objetos concretos no ambiente e porque essas atividades são enfatizadas no início da escolarização. O pensamento mágico diminui muito neste momento, a realidade das relações de causa e efeito é bem mais compreendida. A fantasia e a imaginação ainda são fortes e se refletem em temáticas de brincadeiras.

INFÂNCIA: ENTRE 7 E 11 ANOS

Dos 7 aos 11 anos de idade, as crianças dedicam a maior parte de sua energia à escola e às interações entre pares. Para uma criança de 7 anos de idade, as principais tarefas de desenvolvimento são o desempenho escolar e a aceitação pelos pares. Expectativas acadêmicas se intensificam, se tornam mais abstratas, e exigem que a criança se concentre, atenda e processe informações auditivas e visuais cada vez mais complexas. Crianças com dificuldades de aprendizagem ou problemas de atenção, organização e impulsividade podem ter dificuldade com tarefas acadêmicas. Isso pode, posteriormente, levar a um reforço negativo de professores, colegas e até mesmo pais. Essas crianças podem desenvolver uma autoimagem negativa manifestada como dificuldades comportamentais. O pediatra deve avaliar potenciais dificuldades de aprendizagem em qualquer criança que não esteja se desenvolvendo adequadamente nesta fase ou que apresente problemas emocionais ou comportamentais. O status do desenvolvimento das crianças em idade escolar não é documentado tão facilmente quanto o das crianças mais novas devido à complexidade dos marcos. Na criança em idade escolar, a qualidade da resposta, as habilidades de atenção e a abordagem emocional da criança para a tarefa pode fazer uma diferença drástica no sucesso na escola. O médico deve considerar todos esses aspectos no diagnóstico diferencial de deficiências da aprendizagem e distúrbios comportamentais.

Carey WB, Crocker AC, Elias ER, Feldman HM, Coleman WL: *Developmental-Behavioral Pediatrics*. 4th ed. Philadelphia, PA: Saunders/Elsevier; 2009.
Dixon SD, Stein MT: *Encounters With Children: Pediatric Behavior and Development*. 4th ed. St. Louis, MO: Mosby-Year Book; 2006.
Early Language Milestone Scale Second Edition. Pro-Ed Publisher.
Squires J, Bricker D: *Ages and Stages Questionnaires*. 3rd ed. Baltimore, MD: Brookes Publishing; 2009.
Voigt RG, Macias MM, Myers SM, Tapia CD (eds): *Developmental and Behavioral Pediatrics*. 2nd ed. Itasca, IL: American Academy of Pediatrics; 2018.

▼ VARIAÇÕES COMPORTAMENTAIS E DE DESENVOLVIMENTO

As variações no comportamento das crianças refletem uma mistura de características biológicas intrínsecas aos ambientes com os quais as crianças interagem. Muitas vezes identificadas através de queixas por parte dos pais, essas variações normais do comportamento são reflexo dos traços biológicos e de temperamentos individuais e únicos a cada criança e das respostas dos pais. Não há cura para estes comportamentos, mas existem estratégias de manejo que podem melhorar a compreensão dos pais sobre a criança e a relação dela com o meio ambiente. Essas estratégias também facilitam o cuidado dos pais com o bebê e a criança em crescimento.

A última seção deste capítulo discute os distúrbios do desenvolvimento de competência cognitiva e social. O diagnóstico e o gerenciamento dessas condições requerem uma abordagem ampla e muitas vezes multidisciplinar. O profissional de saúde pode desempenhar um papel importante no diagnóstico, coordenando a avaliação da criança, interpretando os resultados para a família e fornecendo segurança e apoio.

Hagan Jr JF, Shaw JS, Duncan PM (eds): *Bright Futures: Guidelines for Health Supervision of Infants, Children, and Adolescents*. 4th ed. Elk Grove Village, IL: American Academy of Pediatrics; 2017.

Medical Home Initiatives for Children With Special Needs Project Advisory Committee, American Academy of Pediatrics: The medical home. Pediatrics 2002;110:184 [PMID: 12093969].

Voigt RG, Macias MM, Myers SM: *American Academy of Pediatrics Developmental and Behavioral Pediatrics*. Elk Grove Village, IL: American Academy of Pediatrics; 2010.

Wolraich ML et al (eds): *Developmental-Behavioral Pediatrics: Evidence and Practice*. Philadelphia, PA: Mosby/Elsevier; 2008.

NORMALIDADE E TEMPERAMENTO

O médico confrontado por um distúrbio na função fisiológica raramente tem dúvidas sobre o que é atípico. Variações no temperamento e no comportamento não são tão simples. **Não raro, há uma sobreposição entre os sinais comportamentais e fisiológicos que requerem outras estratégias de intervenção para resolvê-los**. Rotular tais variações como distúrbios geralmente não é produtivo em seu diagnóstico e manejo.

O temperamento é o estilo com o qual a criança interage com o meio ambiente. É uma disposição comportamental geneticamente influenciada que é estável ao longo do tempo. Ele é às vezes pensado para ser o "como" do comportamento, distinguindo-se do "porquê" (motivação) e do "o quê" (habilidade). A influência do temperamento é bidirecional: o efeito de uma experiência particular será influenciado pelo temperamento da criança, e o temperamento da criança irá influenciar as respostas dos outros no ambiente dela.

As percepções e expectativas dos pais devem ser consideradas quando o comportamento de uma criança é avaliado. Uma criança que um dos pais descreve como hiperativa pode não ser caracterizada como tal pelo outro. Esse truísmo pode ser expandido para incluir todas as dimensões do temperamento. Assim, o conceito de "qualidade de ajuste" entra em jogo. Por exemplo, se os pais querem e esperam que seu filho seja previsível, mas este não é o estilo comportamental da criança, os pais podem perceber como má ou que está tendo um transtorno comportamental em vez de ter uma variação de desenvolvimento. Tomar nota desse fenômeno é importante, porque o médico pode ser capaz de melhorar a compreensão dos pais sobre a criança e influenciar suas respostas às necessidades dela. Quando há qualidade de ajuste, haverá mais harmonia e um maior potencial de desenvolvimento saudável, não apenas da criança, mas também da família. Quando a qualidade de ajuste não está presente, tensão e estresse podem resultar em raiva dos pais, decepção, frustração e conflito com a criança.

Todos os modelos de temperamento buscam identificar características comportamentais intrínsecas que levam a criança a responder ao mundo de maneiras particulares. Uma criança pode ser altamente emocional e outra menos (ou seja, mais calma) em resposta a uma variedade de experiências, estressantes ou agradáveis. O médico deve reconhecer que cada criança traz alguns traços intrínsecos, biologicamente baseados para seu ambiente e que tais características não são boas ou más, certas ou erradas, normais nem anormais; elas são simplesmente parte da criança. Assim, quando se olha para as variações de desenvolvimento, deve-se abandonar o modelo de doença e considerar esta construção como uma ajuda para entender a natureza do comportamento da criança e sua influência na relação entre pais e filho.

Caring for Your School Age Child: Ages 5 to 12. American Academy of Pediatrics; 2015.

DePauw SSW, Merviled I: Temperament, personality, and developmental psychopathology: a review of the conceptual dimensions underlying childhood traits. Child Psychiatry Hum Dev 2010;41:313–329 [PMID: 20238477].

How to Understand Your Child's Temperament. Healthychildren.org.

Nigg JT: Temperament and developmental psychopathology. J Child Psychol Psychiatr 2006;47:395–422 [PMID: 16492265].

Prior M: Childhood temperament. J Child Psychol Psychiatr 1992;33:249 [PMID: 1737829].

ENURESE E ENCOPRESE

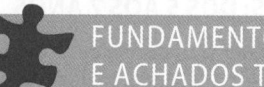

FUNDAMENTOS DO DIAGNÓSTICO E ACHADOS TÍPICOS

▶ Enurese: uma criança com mais de 5 anos com incontinência urinária pelo menos 2 vezes na semana por 3 meses.

▶ Encoprese: uma criança com mais de 4 anos com episódios de incontinência fecal ocorrendo mensalmente, por pelo menos 3 meses.

▶ Normalmente a criança não apresenta nenhuma patologia de base para a qual a incontinência possa ser atribuída. A maioria dos casos de encoprese, entretanto, é secundária a constipação.

Enurese e encoprese são problemas comuns na infância encontrados por profissionais da atenção primária. A enurese é particularmente comum, sendo que cerca de 20% das crianças na primeira série urinam na cama ocasionalmente e 4%, duas ou mais vezes por semana. A enurese é mais comum em meninos do que em meninas. Em um grande estudo recente nos Estados Unidos, a prevalência de enurese entre os meninos de 7 e 9 anos foi de 9% e 7%, respectivamente, e entre as meninas nessas idades, 6% e 3%. Os dados sobre constipação e encoprese parecem menos claros, com cerca de 1% a 3% das crianças apresentando esse problema, mas com algo entre 0,3% e 29% das crianças em todo o mundo apresentando constipação. Em geral, encoprese/constipação contribuem para 3% dos encaminhamentos para consultórios de pediatras. O que é mais surpreendente, no entanto, é que constipação e enurese muitas vezes ocorrem concomitantemente; nesse caso, a constipação precisa ser tratada antes que a enurese possa ser manejada.

ENURESE

A *enurese* é definida como a micção repetida na roupa durante o dia e na cama à noite por uma criança com idade cronológica e de desenvolvimento superior a 5 anos; este padrão de micção deve ocorrer pelo menos duas vezes por semana por 3 meses. A enurese foi classificada pela International Children's Continence Society (ICCS, Sociedade Internacional de Continência Infantil) como monossintomática ou não monossintomática. A enurese monossintomática é a enurese noturna (EN) não complicada (nunca deve ter estado seca à noite por mais de 6 meses sem acidentes diurnos); é um reflexo de um distúrbio maturacional e não há nenhum problema orgânico subjacente. A enurese complicada ou não monossintomática geralmente envolve EN e incontinência diurna e, muitas vezes, reflete um distúrbio subjacente. A avaliação de ambas as formas precisa levar em consideração as implicações tanto médicas quanto psicológicas dessas condições.

A enurese monossintomática reflete um atraso na obtenção de continência noturna e na maturação dos sistemas urológico e neurológico. Tanto a micção quanto a evacuação anorretal são dependentes de conexões neurais e comunicações entre lobos frontais, lócus cerúleo, ponte média, centro miccional sacral e bexiga e reto. Com relação à enurese, a maioria das crianças se torna continente à noite dentro de 2 anos após alcançar o controle diurno. No entanto, 15,5% das crianças de 7,5 anos urinam na cama, mas apenas cerca de 2,5% atendem aos critérios para enurese. A cada ano de idade, a frequência de enurese diminui: aos 15 anos, apenas cerca de 1% a 2% das crianças continuam a urinar na cama. Isso ocorre mais comumente entre meninos do que meninas.

As causas da EN são variadas e provavelmente interagem entre si. Fatores genéticos estão fortemente implicados, uma vez que a enurese apresenta um componente familiar. Muitas crianças com EN têm um limiar mais alto de excitação e não despertam com a sensação de bexiga cheia. A EN também pode ser resultado de superprodução de urina devido à diminuição da produção de desmopressina ou resultado de resistência ao hormônio antidiurético. Em tais casos, a bexiga tem capacidade funcional diminuída e esvazia antes de ser preenchida.

A avaliação de uma criança com EN envolve uma história completa e exame físico para descartar quaisquer anormalidades anatômicas, patologias subjacentes ou a presença de constipação. Além disso, toda criança com EN deve ser submetida a um exame de urina que inclua densidade urinária. Uma cultura de urina deve ser obtida, especialmente em meninas.

O tratamento envolve educar e evitar julgar e envergonhar a criança. A maioria das crianças sente vergonha e o objetivo do tratamento é ajudar a criança a estabelecer a continência e manter sua autoestima. Diversas estratégias comportamentais têm sido empregadas, como limitar líquidos antes de dormir e acordar a criança à noite para que ela possa ir ao banheiro. O ponto central para o sucesso dessa estratégia simples é a consistência por parte dos pais e a necessidade da criança estar completamente acordada. Se esta abordagem simples não for bem sucedida, sugere-se o uso de alarmes de micção noturna. Toda vez que o alarme dispara, a criança deve ir ao banheiro e urinar. A terapia precisa ser continuada por pelo menos 3 meses e usada todas as noites. É fundamental para o sucesso da terapia que os pais sejam participantes ativos e se levantem com a criança, pois muitas crianças simplesmente desligam o alarme e voltam a dormir. Descobriu-se que o sistema de alarme, que é uma forma de terapia cognitivo-comportamental, cura dois terços das crianças afetadas e deve ser altamente recomendado para elas e seus pais como um tratamento seguro e eficaz para a EN. A causa mais comum de falha desta intervenção é que a criança não acorda sozinha ou os pais não a acordam.

Embora as estratégias comportamentais devam ser a primeira linha de tratamento, quando elas falham, pode ser necessário recorrer a medicamentos. O acetato de desmopressina (DDAVP), um análogo do hormônio antidiurético, tem sido utilizado com sucesso. O DDAVP diminui a produção de urina. A imipramina, um antidepressivo tricíclico, também tem sido utilizada com sucesso no controle da EN, embora o mecanismo de ação não seja compreendido. No entanto, potenciais efeitos colaterais adversos, incluindo o risco de morte por overdose, sugerem que a imipramina deve ser usada apenas como último recurso. Infelizmente, quando esses medicamentos são interrompidos, há uma taxa de recaída muito alta.

A incontinência diurna ou enurese não monossintomática é mais complicada do que a EN. A continência diurna é alcançada por 70% das crianças aos 3 anos de idade e por 90% das crianças aos 6 anos. Quando este não for o caso, é preciso considerar patologias subjacentes, incluindo cistite, diabetes insipidus, diabetes mellitus, distúrbios convulsivos, bexiga neurogênica, anormalidades anatômicas do sistema urinário como obstrução uretral, constipação, estresse psicológico e maus-tratos infantis. Uma história e exame físico completos devem ser obtidos, juntamente com um diário que inclua registros diários de micção e eliminação fecal. O tratamento deve ser direcionado à patologia subjacente e muitas vezes requer a participação de subespecialistas pediátricos. Após o diagnóstico, o apoio familiar e a educação são essenciais.

ENCOPRESE

A *encoprese* é descrita no *Diagnostic and Statistical Manual of Mental Disorders, Fifth Edition* (DSM-5, *Manual Diagnóstico e Estatístico de Transtornos Mentais, 5ª edição*), como a passagem repetida de fezes para locais inadequados (como na cueca) por uma criança com idade cronológica ou de desenvolvimento maior que 4 anos. Ocorre a cada mês por pelo menos 3 meses e não é atribuível aos efeitos fisiológicos de uma substância ou outra condição médica, exceto ao mecanismo que envolve a constipação. Em casos raros, as crianças têm fobia de banheiro grave e, portanto, não defecam nele. É fundamental notar que mais de 90% dos casos de encoprese resultam de constipação. Assim, na avaliação de uma criança com encoprese, deve-se descartar patologia subjacente associada à constipação (ver **Capítulo 21**) e, ao mesmo tempo, abordar questões funcionais e comportamentais. As condições associadas à constipação incluem distúrbios metabólicos como hipotireoidismo, distúrbios neurológicos como paralisia cerebral ou síndrome da medula espinal ancorada (ou medula presa), e anormalidades anatômicas do ânus. Além disso, as crianças que foram continentes também podem desenvolver encoprese como resposta ao estresse ou aos maus tratos infantis.

A prevalência da encoprese é um pouco difícil de determinar com precisão, pois é um assunto muitas vezes mantido em segredo pela família e pela criança. No entanto, alguns autores relatam que 1% a 3% das crianças de 4 a 11 anos sofrem de encoprese. A maior prevalência é entre 5 e 6 anos de idade.

Uma história completa e exame físico devem ser realizados, incluindo o exame da coluna vertebral. Um exame retal pode ser considerado. Uma radiografia abdominal pode ser útil para determinar o grau de constipação, a aparência do intestino e se há obstrução. Assumindo que não há anormalidades gastrointestinais, a intervenção inicial começa com o tratamento da constipação. Posteriormente, educação, apoio e orientação sobre a evacuação são essenciais, incluindo estratégias comportamentais, como pedir para a criança sentar no vaso sanitário após as refeições para aproveitar o reflexo gastrocólico. É muito importante evitar punir a criança e fazê-la se sentir culpada e envergonhada. Ajudar a criança a limpar a si mesma e a sua roupa de maneira não julgadora e não punitiva é uma abordagem muito mais produtiva do que críticas e reprovações. Ao mesmo tempo, se houver um distúrbio psiquiátrico subjacente, como depressão, a criança deve ser tratada para o problema de saúde mental juntamente com o tratamento da constipação.

Quando é indicado o tratamento médico da constipação, deve-se usar medicação oral ou enema para "limpeza intestinal" seguida de medicação oral. Um regime intestinal precisa ser estabelecido com o objetivo de que a criança alcance a continência e possa evacuar no banheiro regularmente. A criança deve ser encorajada a evacuar diariamente. O uso de fibras, laxantes e óleo mineral pode ser útil. Garantir a ingestão diária adequada de água também é importante. A consulta com um gastroenterologista deve ser considerada em casos mais refratários.

Culbert TP, Banez GA: Integrative approaches to childhood constipation and encopresis. Pediatr Clin North Am 2007; 54(6):927–947 [PMID: 18061784].

Nijman, RJM: Diagnosis and management of urinary incontinence and functional fetal incontinence (encopresis) in children. Gastroenterol Clin North Am 2008;37(3):731–748 [PMID: 18794006].

Reiner W: Pharmacotherapy in the management of voiding and storage disorders, including enuresis and encopresis. J Am Acad Child Adolesc Psychiatry 2008;47:491–498 [PMID: 18438186].

Robson WLM: Clinical practice. Evaluation and management of enuresis. N Engl J Med 2009;360:1429–1436 [PMID: 19339722].

Schonwald A, Rappaport LA: Elimination conditions. In: Wolraich ML et al (eds): *Developmental-Behavioral Pediatrics: Evidence and Practice*. Philadelphia, PA: Mosby/Elsevier, 2008:791–804.

PREOCUPAÇÕES COMUNS DO DESENVOLVIMENTO

CÓLICA

 FUNDAMENTOS DO DIAGNÓSTICO E ACHADOS TÍPICOS

▶ Um bebê saudável de 2 a 3 meses que parece estar com dor, chora por mais de 3 horas por dia, por mais de 3 dias por semana, por mais de 3 semanas ("regra dos três").

A cólica infantil é caracterizada por choro intenso e paroxístico que ocorre principalmente no final da tarde. Os joelhos do bebê ficam dobrados e seus punhos cerrados, os flatos são expelidos, a face tem uma aparência dolorosa, e há resposta mínima às tentativas de acalmá-lo. Estudos nos Estados Unidos mostraram que, entre bebês de classe média, o choro ocupa cerca de 2 horas por dia às 2 semanas de idade, cerca de 3 horas por dia às 6 semanas e diminui gradualmente para cerca de 1 hora por dia aos 3 meses. A palavra "cólica" é derivada do grego *kolikos* ("relativo ao cólon"). Embora a cólica tenha sido tradicionalmente atribuída a distúrbios gastrointestinais, isso nunca foi comprovado. Outros sugeriram que a cólica reflete um distúrbio no ciclo sono-vigília do bebê ou um distúrbio de regulação do estado infantil. Em qualquer caso, a cólica é um sinal ou sintoma comportamental que começa nas primeiras semanas de vida e atinge o pico aos 2 a 3 meses de idade. Em cerca de 30% a 40% dos casos, a cólica adentra o quarto e quinto meses.

Um *bebê com cólica* é saudável e bem alimentado, mas chora por mais de 3 horas por dia, por mais de 3 dias por semana e por mais de 3 semanas – comumente referido como a "regra dos três". A palavra importante nesta definição é "saudável". Assim, antes que o diagnóstico de cólica possa ser feito, o pediatra deve descartar doenças que possam causar choro. Com exceção dos poucos bebês que respondem à eliminação do leite de vaca da própria dieta ou da dieta da mãe, existem poucas evidências fortes de uma associação da cólica com distúrbios alérgicos. O refluxo gastroesofágico é frequentemente suspeito como causa de choro por cólica em lactentes pequenos. Abrasão corneana não detectada, infecção do trato urinário e lesões traumáticas não reconhecidas, incluindo abuso infantil, devem estar consideradas entre as causas físicas do choro na avaliação desses bebês. Algumas tentativas foram feitas para eliminar gases com simeticona e diminuir a motilidade intestinal com dicicloverina. A simeticona não demonstrou melhorar as cólicas. A dicicloverina tem sido associada à apneia em lactentes e é contraindicada.

Isso então deixa características intrínsecas à criança (isto é, temperamento) e padrões de cuidado dos pais como contribuintes para a cólica. Os estados comportamentais têm três características: (1) eles são auto-organizados – isto é, são mantidos até que seja necessário mudar para outro; (2) são estáveis durante vários minutos; e (3) o mesmo estímulo provoca uma resposta específica do estado que é diferente em outros estados. Os estados comportamentais são (entre outros) um estado de choro, um estado de alerta silencioso, um estado de alerta ativo, um estado de transição e um estado de sono profundo. Os estados de importância em relação à cólica são o estado de choro e o estado de transição. Durante a transição de um estado para outro, o comportamento infantil pode ser mais facilmente influenciado. Uma vez que a criança esteja em um estado estável (p. ex., chorando), torna-se mais difícil provocar uma mudança (p. ex., acalmar). A maneira como essas transições são realizadas provavelmente é influenciada pelo temperamento e pela maturidade neurológica do bebê. Alguns bebês mudam de um estado para outro facilmente e podem ser facilmente desviados; outras crianças mantêm um estado particular e são resistentes à mudança.

Outro fator a ser considerado na avaliação do lactente com cólica é o comportamento de alimentação e manuseio do cuidador. A cólica é um fenômeno comportamental que envolve a interação entre o bebê e o cuidador. Diferentes cuidadores percebem e respondem ao comportamento de choro de forma diferente. Se o cuidador percebe o choro do bebê como sendo mimado e exigente e não é sensível ou conhecedor das pistas e ritmos do bebê – ou é apressado e "ríspido" com ele – a capacidade do bebê de se organizar e acalmar a si mesmo ou responder às tentativas de apaziguamento do cuidador pode ser comprometida. Alternativamente, se o temperamento de uma criança com cólica for compreendido e os ritmos e pistas decifrados, o choro pode ser antecipado e o cuidador pode intervir antes que o comportamento se torne "organizado" no estado de choro e mais difícil de extinguir.

▶ Manejo

1. Os pais precisam aprender sobre as características de desenvolvimento do comportamento de choro e conscientizados de que ele aumenta normalmente no segundo mês e diminui no terceiro ao quarto mês.

2. Os pais precisam ter certeza, com base em uma história completa e exame físico, de que o bebê não está doente. Uma discussão das causas diferenciais/potenciais e porque elas foram descartadas pode ser útil. Embora esses comportamentos sejam estressantes, são variantes normais e geralmente autolimitadas. Essa discussão pode ser facilitada fazendo com que os pais mantenham um diário de choro e ganho de peso. Se houver um padrão diurno e ganho de peso adequado, é menos provável que um processo de doença subjacente esteja presente. É importante aliviar a ansiedade dos pais.

3. Para que os pais acalmem e confortem efetivamente o bebê, eles precisam entender os sinais dele. O pediatra (ou enfermeiro) pode ajudar observando o comportamento do bebê e elaborando intervenções destinadas a acalmar tanto a criança quanto os pais. Deve-se incentivar um ambiente tranquilo sem manipulação excessiva. A estimulação rítmica, como balançar ou embalar suavemente, tocar uma música suave, andar de carro ou no carrinho, pode ser útil, especialmente se os pais forem capazes de antecipar o início do choro. Outra abordagem é mudar os hábitos alimentares para que a criança não seja apressada, tenha ampla oportunidade de arrotar, usar mamilo adaptativo se alimentada com mamadeira e, se necessário, possa ser alimentada com mais frequência para diminuir a distensão gástrica, se isso parecer estar contribuindo com o problema.

4. Medicamentos como xarope de fenobarbital e dicicloverina não devem ser usados devido ao risco de reações adversas e superdosagem. Um teste de cloridrato de ranitidina ou outro inibidor da bomba de prótons pode ser útil se o refluxo gastroesofágico estiver comprovadamente contribuindo para o desconforto da criança.

5. Para cólicas refratárias ao manejo comportamental, pode ser indicado tentar mudar as mamadas e eliminar o leite de vaca da fórmula ou da dieta da mãe, se ela estiver amamentando. O uso de fórmulas extensamente hidrolisadas para lactentes alimentados com fórmula foi sugerido. Há evidências conflitantes sobre o uso de probióticos para tratar cólica infantil.

6. Não há evidências conclusivas de intervenções complementares e alternativas para o tratamento da cólica. Embora os remédios à base de ervas tenham sido sugeridos, não há estudos bem projetados que apoiem as terapias à base de ervas no tratamento da cólica. Além disso, os remédios à base de ervas têm potencial de toxicidade e comprometimento neurológico agravado pela falta de conhecimento da dosagem apropriada em crianças. O mesmo vale para o uso de intervenções quiropráticas e reflexologia; não há estudos bem desenhados para apoiar o uso dessas intervenções, e os riscos de eventos adversos superam os possíveis benefícios. No entanto, existem vários estudos sugerindo que os probióticos – *Lactobacillus reuteri* – podem ser úteis no manejo da cólica em bebês amamentados, mas não em bebês alimentados com mamadeira.

Bellaïche M, Levy M, Jung C: Treatments for infant colic. J Pediatr Gastroenterol Nutr 2013;57(Suppl 1):S27–S30.

Biagoli E et al: Pain-relieving agents for infantile colic. Cochrane Database Syst Rev 2016 Sep 16;9:CD009999 [PMID: 27631535].

Cohen-Silver J, Ratnapalan S: Management of infantile colic: a review. Clin Pediatr (Phila) 2009;48:14–17 [PMID: 18832537].

Schreck BA et al: Probiotics for the treatment of infantile colic: a systemic review. J Pharm Pract 2017 Jun;30(3):366–374 [PMID: 26940647].

Shamir R et al: Infant crying, colic, and gastrointestinal discomfort in early childhood: a review of the evidence and most plausible mechanisms. J Pediatr Gastroenterol Nutr 2013 Dec;57(Suppl 1): S1–S45 [PMID: 24356023].

TRANSTORNOS ALIMENTARES EM LACTENTES E CRIANÇAS

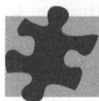

FUNDAMENTOS DO DIAGNÓSTICO E ACHADOS TÍPICOS

▶ Ingestão inadequada ou desordenada de alimentos devido a qualquer uma das seguintes condições:
- Má coordenação motora oral.
- Fadiga resultante de uma doença crônica.
- Falta de apetite.
- Questões comportamentais relacionadas à interação entre pais e filhos.
- Dor associada à alimentação.

Problemas de alimentação são comuns na população pediátrica em geral. As crianças podem apresentar problemas de alimentação por vários motivos, incluindo déficits de habilidades motoras finas, disfunção motora oral (engasgos, dificuldade na mastigação e/ou deglutição, aspiração), distúrbios cardiopulmonares que levam à fadiga, distúrbios gastrointestinais causando dor ou desconforto, condições neuromusculares, problemas sociais, ou questões emocionais e problemas com a regulação alimentar. Crianças com condições médicas ou deficiências de desenvolvimento são mais propensas a ter problemas de alimentação. Bebês e crianças pequenas podem se recusar a comer se for doloroso ou assustador para eles. O bebê ou criança pode se recusar a comer se o ritmo da experiência de alimentação com o cuidador não for harmonioso. Uma criança que precisa arrotar com mais frequência ou que precisa de tempo entre as mordidas, mas é apressada pelo cuidador, pode se recusar a comer. Uma criança que teve um reparo de atresia de esôfago e tem uma estenose pode achar desconfortável comer. Um lactente muito jovem com candidíase oral grave pode se recusar a comer por causa da dor. Uma criança que teve uma experiência de asfixia associada à alimentação pode ficar com medo de comer. Uma criança que é forçada a comer por um pai abusivo ou um cuidador excessivamente zeloso pode recusar alimentos. Crianças que necessitaram de alimentação nasogástrica ou que necessitaram de períodos de jejum e nutrição intravenosa nos primeiros 1 a 2 meses de vida são mais propensas a apresentar comportamento de recusa alimentar após a introdução de alimentação oral. A recusa alimentar pode se apresentar com a criança se recusando a comer, cuspindo a comida ou virando a cabeça. Se a criança for verbal, ela pode expressar que não está com fome e rejeitar verbalmente a comida que lhe é oferecida. Os estágios normais de desenvolvimento e alimentação interativa através dos quais a criança normalmente progride são o estabelecimento da homeostase (0-2 meses), apego (2-6 meses) e separação e individuação (6 meses a 3 anos). Durante o primeiro estágio, a alimentação pode ser realizada mais facilmente quando os pais permitem que o bebê determine o momento, a quantidade e o ritmo da ingestão de alimentos. Durante a fase de apego, deixar que o bebê controle a alimentação permite que os pais envolvam o bebê de maneira positiva. Isso abre caminho para a fase de separação e individuação. Quando ocorre uma perturbação na relação pais-filho em qualquer um desses níveis de desenvolvimento, pode ocorrer dificuldade na alimentação, com o pai/mãe e a criança contribuindo para a interação disfuncional. Uma das manifestações mais marcantes da recusa alimentar ocorre durante a fase de separação e individuação. O conflito pode surgir se os pais procuram dominar a criança por meio de um comportamento alimentar intrusivo e controlador ao mesmo tempo em que a criança está se esforçando para alcançar a autonomia. O cenário então observado é dos pais forçando a criança a comer enquanto a criança se recusa a fazê-lo. Isso muitas vezes leva a extrema frustração e raiva para os pais, já que a criança pode ser alimentada inadequadamente e frustrada em termos de desenvolvimento e emocionais.

Quando o pediatra está tentando identificar os fatores que contribuem para a recusa alimentar, é essencial primeiro obter uma história completa, incluindo uma história social. Isso deve incluir informações sobre a percepção dos pais sobre o comportamento da criança e suas expectativas em relação à criança, com que frequência a recusa está acontecendo, se acontece com alimentos ou texturas específicas, qual o ambiente ou cenário em que a criança come, como a família gerencia a recusa alimentar, quando os desafios alimentares começaram e se alguma mudança ou estressor ocorreu naquele momento. Também é importante obter informações sobre como e o que a criança está comendo durante o dia. Por exemplo, a criança está petiscando ou consumindo líquidos em excesso, o que pode diminuir o apetite na hora das refeições? Outras informações importantes para incluir na história são perguntas sobre possíveis desconfortos ou dores associadas à alimentação. Se a criança estiver com dor de dente, pode ser mais provável que ela recuse alimentos que exijam o uso da dentição, como alimentos mastigáveis ou crocantes. Se a criança estiver com desconforto gastrointestinal, ela pode apresentar refluxo, vômitos frequentes, engasgos, ou dificuldade para engolir devido a dor ou desconforto no esôfago. A constipação também pode afetar a alimentação se a criança estiver desconfortável e com dor.

Em segundo lugar, um exame físico completo deve ser realizado, com ênfase no comportamento motor oral e outras pistas sugestivas de anormalidades neurológicas, anatômicas ou fisiológicas que possam dificultar a alimentação. O estado emocional e o nível de desenvolvimento da criança devem ser determinados. Isso é particularmente importante se houver preocupação com depressão ou histórico de atrasos no desenvolvimento. Em terceiro lugar, a interação alimentar precisa ser observada ao vivo, se possível. Por fim, o médico precisa ajudar os pais a entender que bebês e crianças podem ter diferentes estilos de alimentação e preferências alimentares, e podem recusar alimentos de que não gostam. Isso não é necessariamente anormal, mas pode refletir diferenças de temperamento e variações na maneira da criança processar estímulos olfativos, gustativos e táteis.

Quando a queixa principal é a falta de ganho de peso, é necessária uma abordagem diferente. O diagnóstico diferencial deve incluir não apenas a recusa alimentar, mas também distúrbios médicos e maus tratos. A razão mais comum para o não ganho de peso é a ingestão calórica inadequada. A perda excessiva de peso pode ser devido a vômitos ou diarreia, má absorção ou a uma combinação desses fatores. Nesta situação, uma avaliação diagnóstica mais extensa pode ser necessária. Os exames laboratoriais podem incluir um hemograma completo; taxa de sedimentação de eritrócitos; urinálise e cultura de urina; nível de ureia no sangue; eletrólitos séricos e creatinina; e exame de fezes para gordura, sangue oculto, óvulos e parasitas. Alguns profissionais também incluem perfis de fígado e tireoide. Ocasionalmente, uma avaliação da função de deglutição ou da presença de refluxo gastroesofágico pode ser indicada. Devido à complexidade do problema, uma abordagem em equipe para o diagnóstico e tratamento de déficit de crescimento ou ganho de peso insuficiente pode ser mais apropriada.

▶ **Manejo**

O objetivo da intervenção é identificar os fatores que contribuem para o problema e trabalhar para superá-los. Os pais podem ser encorajados a ver o comportamento da criança de forma diferente e tentar não impor suas expectativas e desejos. Alternativamente, o comportamento da criança pode precisar ser modificado para que os pais possam fornecer cuidados adequados. Recomenda-se uma abordagem multidisciplinar na avaliação e tratamento de problemas de alimentação em crianças. A equipe deve incluir médico, enfermeiro, terapeuta ocupacional e fonoaudiólogo. A equipe deve determinar se exames adicionais e encaminhamentos seriam indicados para fornecer um tratamento abrangente do problema.

Os objetivos do tratamento da criança com dificuldades alimentares são estabelecer um padrão de alimentação que seja harmonioso com os objetivos da família ou dos cuidadores. As diretrizes para atingir esses objetivos incluem o seguinte: (1) estabelecer um diagnóstico abrangente que considere todos os fatores que contribuem para a má alimentação; (2) monitorar a interação alimentar e garantir ganho de peso adequado; (3) monitorar o progresso do desenvolvimento da criança e as mudanças na dinâmica familiar que facilitam o ganho de peso ideal e o desenvolvimento psicossocial; e (4) dar apoio à família enquanto ela procura ajudar a criança.

Aldridge V et al: Identifying clinically relevant feeding problems and disorders. J Child Health Care 2010;14:261–270 [PMID: 20153948].

Bryant-Waugh R et al: Feeding and eating disorders in childhood. Int J Eat Disord 2010;43:98–111 [PMID: 20063374].

Hvelplund K et al: Perinatal risk factors for feeding and eating disorders in children 0-3 years. Pediatrics 2016;137(2):e20152575 [PMID: 26764360].

Lask B, Bryant-Waugh R (eds): *Eating Disorders in Childhood and Adolescence*. 4th ed. East Essex, England: Routledge; 2013.

Morris N, Knight RM, Bruni T, Sayers L, Drayton A: Feeding disorders. Child Adolesc Psychiatr Clin N Am 2017;26(3), 571–586. doi:10.1016/j.chc.2017.02.011 [PMID: 28577610].

Williams KE, Field DG, Seiverling L: Food refusal in children: a review of the literature. Res Dev Disabil 2010;31:625–633 [PMID: 20153948].

DISTÚRBIOS DO SONO

FUNDAMENTOS DO DIAGNÓSTICO E ACHADOS TÍPICOS

▶ Crianças < 12 anos:
- Dificuldade em iniciar ou manter o sono que é vista como um problema pela criança ou cuidador.
- Resistência na hora de dormir ou necessidade de intervenção do cuidador para iniciar o sono ou voltar a dormir.
- Pode ser caracterizada por sua gravidade, cronicidade, frequência e prejuízo associado à função diurna na criança ou na família.
- Pode ser devido a um distúrbio primário do sono ou ocorrer em associação com outros distúrbios do sono, médicos ou psiquiátricos.

▶ Adolescentes: dificuldade em iniciar ou manter o sono, despertar de manhã cedo, sono não restaurador ou uma combinação desses problemas.

Os problemas de sono impactam na qualidade de vida e são considerados um problema de saúde pública. O sono ruim em crianças está associado aos comportamentos diurnos mal-adaptativos, pior resultado de desenvolvimento, maior estresse parental, obesidade, resistência à insulina, alterações no tônus simpático e disfunção imunológica. O sono é um processo fisiológico complexo influenciado por propriedades biológicas intrínsecas, temperamento, normas e expectativas culturais e condições ambientais. Entre 20% e 40% das crianças apresentam distúrbios do sono em algum momento dos primeiros 4 anos de vida. A porcentagem diminui para 10% a 12% em crianças em idade escolar. O distúrbio do sono mais comum encontrado pelos pediatras é a insônia, ou dificuldade iniciar e manter o sono. As parassonias são anormalidades na excitação, excitação parcial e nas transições entre os estágios do sono. Outros distúrbios do sono incluem distúrbios respiratórios do sono (abordados em maior profundidade no **Capítulo 19**), síndrome das pernas inquietas (SPI)/transtorno do movimento periódico dos membros (TMPM), narcolepsia e distúrbios do ritmo circadiano. A narcolepsia, a mioclonia neonatal benigna do sono e a epilepsia noturna do lobo frontal serão abordadas no **Capítulo 25**. O DSM-5 não diferencia mais entre insônia primária e secundária em um esforço para reconhecer a importância de gerenciar problemas de sono, não importa qual seja a causa percebida, e reconhecer os efeitos bidirecionais e interativos entre problemas de sono e condições coexistentes.

O sono é controlado por dois mecanismos. Um deles é o impulso homeostático, que é o aumento da pressão para adormecer ao longo do dia. O segundo é o ritmo circadiano, que é o impulso para estar alerta. Este impulso para o estado de alerta aumenta ao longo da manhã, diminui no início da tarde e depois sobe novamente para os níveis mais altos várias horas antes de dormir. Esse aumento no estado de alerta antes da hora de dormir é frequentemente chamado de "zona proibida", porque pode ser mais difícil adormecer durante esse período. É muito importante levar esse fator em consideração ao tentar fazer uma criança adormecer antes da sua hora de dormir atual. Se a criança normalmente adormece às 22h e o cuidador gostaria que a criança adormecesse às 20h, eles podem estar pedindo que a criança adormeça quando seu corpo está muito alerta. A mudança precisaria ser feita gradualmente. Há também dois relógios biológicos diferentes. O primeiro é o ritmo circadiano – o ciclo de sono-vigília diário. O segundo é um ritmo ultradiano que ocorre várias vezes por noite – os estágios do sono. Os estágios do sono progridem de um a outro a cada 50 a 60 minutos em bebês e a cada 90 minutos em adolescentes. O relógio circadiano diário é superior a 24 horas. A distribuições ambientais sincronizam o ciclo sono-vigília em um ciclo de 24 horas. Os indicadores incluem luz-escuridão, temperatura ambiente, temperatura corporal central, ruído, interação social, fome, dor e produção de hormônios. Sem a capacidade de perceber essas pistas (p. ex., cegueira), uma criança pode ter dificuldade em entrar em um ciclo sono-vigília de 24 horas.

Dois estágios principais do sono foram identificados clinicamente e com o uso da polissonografia: movimento rápido dos olhos (REM, de *rapid eye movement*) e movimento não rápido dos olhos (NREM, de *non rapid eye movement*). No sono REM, o tônus muscular está relaxado, a pessoa adormecida pode se contorcer e fazer caretas, e os olhos se movem de forma irregular sob as pálpebras fechadas. O sono REM ocorre durante toda a noite, mas aumenta durante a segunda metade da noite. O sono NREM é dividido em três fases. No processo de adormecer, o indivíduo entra no estágio N1, sono leve, caracterizado por movimentos corporais reduzidos, rolamento lento dos olhos e, às vezes, abertura e fechamento das pálpebras. O sono do estágio N2 é caracterizado pela desaceleração dos movimentos oculares, desaceleração da respiração e da frequência cardíaca e relaxamento dos músculos. A maioria dos indivíduos maduros passa cerca de metade do seu tempo de sono nesta fase. O estágio N3 é o sono de ondas lentas durante o qual o corpo está relaxado, a respiração é lenta e superficial e a frequência cardíaca é lenta. O sono NREM mais profundo ocorre durante as primeiras 1 a 3 horas depois de adormecer. A maioria das parassonias ocorre no início da noite durante o sono NREM profundo. Sonhos e pesadelos que ocorrem no final da noite ocorrem durante o sono REM.

O sono é claramente um fenômeno de desenvolvimento. Os bebês não nascem com um ciclo sono-vigília. O sono REM é mais comum do que o sono NREM em recém-nascidos e diminui aos 3 a 6 meses de idade. Os padrões de sono amadurecem lentamente ao longo da infância e adolescência até se tornarem adultos.

Os recém-nascidos dormem de 10 a 19 horas por dia em blocos de 2 a 5 horas. Ao longo do primeiro ano de vida, o bebê consolida lentamente o sono noturno em um bloco de 9 a 12 horas e os cochilos diminuem gradualmente para um por dia por cerca de 12 meses. A maioria das crianças para de cochilar entre as idades de 3 e 5 anos. Em 2015, a National Sleep Foundation publicou recomendações para o número total de horas de sono por dia em diferentes faixas etárias: crianças de 1 a 2 anos – 11 a 14 horas por dia; crianças de 3 a 5 anos – 10 a 13 horas por dia; crianças de 6 a 13 anos – 9 a 11 horas por dia. Os adolescentes precisam de 9 a 9 horas e meia de sono por noite, mas geralmente só recebem de 7 a 7 horas e meia. Isso é agravado por um atraso de aproximadamente 1 a 3 horas nas fases do sono na adolescência, devido a alterações fisiológicas na regulação hormonal do sistema circadiano. Muitas vezes, os adolescentes não se sentem cansados até 2 horas após a hora de dormir típica, mas ainda precisam se levantar no mesmo horário pela manhã. Alguns distritos escolares implementaram horários de início mais tardios para alunos do ensino médio por causa desse fenômeno.

1. Parassonias

As parassonias incluem tanto distúrbios do despertar NREM, como despertares confusionais, terrores noturnos, falar durante o sono (sonilóquio) e sonambulismo, quanto distúrbios do sono REM associados, que estão além do escopo deste capítulo.

▶ Terrores noturnos e sonambulismo

Os terrores noturnos geralmente ocorrem dentro de 2 horas após adormecer, durante o estágio mais profundo do sono NREM, e são frequentemente associados ao sonambulismo. Ocorrem em cerca de 3% das crianças e a maioria dos casos ocorre entre as idades de 3 e 8 anos. Durante um terror noturno, a criança pode sentar-se na cama gritando, se debatendo e exibindo respiração rápida, taquicardia e sudorese. A criança é muitas vezes incoerente e não responde ao conforto. O episódio pode durar até 30 min, e após esse tempo ela volta a dormir e não tem memória do evento no dia seguinte. O manejo dos terrores noturnos consiste em tranquilizar os pais, além de tomar medidas para evitar estresse, horários irregulares de sono ou privação, a qual prolonga o sono profundo, que é quando ocorrem terrores noturnos. O despertar programado (acordar a criança 30 a 45 minutos antes do horário em que os terrores noturnos geralmente ocorrem) tem sido usado em crianças com terror noturno frequente ou ocorrendo todas as noites, mas há poucas evidências de que isso seja eficaz.

O sonambulismo também ocorre durante o sono profundo/de ondas lentas e é comum entre os 4 e 8 anos de idade. É frequentemente associado a outros comportamentos complexos durante o sono. É tipicamente benigno, exceto quando a criança pode se ferir enquanto se movimenta. Devem ser tomadas medidas para garantir que o ambiente esteja livre de obstáculos e que as portas para o exterior estejam trancadas. Os pais também podem querer colocar um sino na porta do filho para alertá-los de que a criança está fora da cama. Tal como acontece com os terrores noturnos, devem ser tomadas medidas para evitar o estresse e a privação do sono.

Pesadelos

Pesadelos são sonhos assustadores que ocorrem durante o sono REM, normalmente seguidos pelo despertar, que geralmente ocorre na última parte da noite. O pico de ocorrência é dos 3 a 5 anos, com incidência entre 25% e 50%. Uma criança que desperta durante esses episódios geralmente está alerta. Ela, muitas vezes, pode descrever as imagens assustadoras, recordar o sonho e falar sobre isso durante o dia. A criança procura e responderá positivamente à segurança dos pais. Ela muitas vezes terá dificuldade em voltar a dormir e deseja ficar com seus pais. Os pesadelos geralmente são autolimitados e precisam de pouco tratamento. Eles podem estar associados ao estresse, ao trauma, à ansiedade, à privação de sono, que pode causar um rebote no sono REM, e medicamentos que aumentam o sono REM.

2. Insônia

A insônia inclui dificuldade em iniciar o sono e despertares noturnos. Embora as parassonias sejam assustadoras, a insônia é frustrante. Ela pode resultar em fadiga diurna tanto para os pais quanto para a criança, discórdia dos pais sobre o manejo e ruptura familiar.

Vários fatores contribuem para essas perturbações. A quantidade e o momento da alimentação no primeiro ano de vida influenciarão o despertar noturno. A maioria dos bebês com idade superior a 6 meses pode passar a noite sem ser alimentado. Assim, em circunstâncias normais, o despertar noturno para as mamadas é provavelmente um comportamento aprendido e é uma função da excitação da criança e da resposta dos pais a essa excitação.

Os hábitos na hora de dormir podem influenciar a preparação para a noite de sono, bem como o despertar noturno. Se a criança aprende que ir dormir está associado a um comportamento parental agradável, como embalar, cantar, ler ou amamentar, pode ser difícil voltar a dormir após a excitação noturna sem essas atenções agradáveis dos pais. Isso é chamado de distúrbio de associação do início do sono e geralmente é o motivo do despertar noturno. Toda vez que a criança chega à parte do sono leve do ciclo sono-vigília, ela pode acordar. Isso geralmente é breve e não lembrado na manhã seguinte, mas para a criança que não tem estratégias para adormecer de forma independente, voltar a dormir pode exigir as mesmas intervenções necessárias para adormecer inicialmente. A maioria dessas intervenções requer um dos pais. O despertar noturno ocorre em 40% a 60% dos bebês e crianças pequenas.

Os pais precisam estabelecer limites para a criança enquanto reconhecem os ritmos biológicos individuais dela. Eles devem resistir às tentativas da criança de adiar a hora de dormir ou de ser atendida durante os despertares noturnos. O objetivo é estabelecer rituais claros na hora de dormir, colocar a criança na cama ainda acordada e criar um ambiente escuro, tranquilo e seguro para dormir.

O temperamento da criança é outro fator que contribui para o sono. Tem sido relatado que crianças com baixos limiares sensoriais e menos ritmicidade (distúrbio regulatório) são mais propensas ao despertar noturno. O despertar noturno geralmente começa por volta de 9 meses quando a ansiedade de separação está começando. Os pais devem receber orientação antes desse momento para que saibam tranquilizar seu filho sem tornar a interação prolongada ou prazerosa. Finalmente, estressores psicossociais e mudanças na rotina podem desempenhar um papel no despertar noturno.

A insônia é comum em crianças com condições médicas complexas e distúrbios neurológicos, de desenvolvimento e psiquiátricos.

3. Distúrbio Respiratório do Sono

O distúrbio respiratório do sono, ou apneia obstrutiva do sono, é caracterizado por respiração obstruída durante o sono acompanhada de ronco alto, retrações torácicas, dores de cabeça matinais, boca seca e sonolência diurna. A apneia obstrutiva do sono ocorre em 1% a 3% dos pré-escolares. Tem seu pico mais alto na infância entre as idades de 2 e 6 anos. Tem sido associada a distúrbios comportamentais diurnos, incluindo transtorno de déficit de atenção/hiperatividade (TDAH). (Ver o **Capítulo 19**.)

4. Síndrome das pernas inquietas e distúrbios do movimento periódico dos membros

A síndrome das pernas inquietas (SPI) e o transtorno do movimento periódico dos membros (TMPM) são distúrbios comuns em adultos e frequentemente ocorrem juntos. A frequência desses distúrbios em crianças é de cerca de 2%. A SPI está associada a uma sensação desconfortável nas extremidades inferiores que ocorre à noite ao tentar adormecer, é aliviada pelo movimento e às vezes é descrita pelas crianças como "arrepio" ou "coceira nos ossos". O TMPM é um movimento estereotipado e repetitivo dos membros, muitas vezes associado a uma excitação ou despertar parcial. Esses distúrbios têm sido associados à deficiência de ferro. Um diagnóstico de SPI geralmente é feito pela história, e um diagnóstico de TMPM pode ser feito com um estudo do sono. Cafeína, nicotina, antidepressivos e outras drogas têm sido associadas com SPI e TMPM. A avaliação médica inclui a obtenção de um nível sérico de ferritina e proteína C-reativa (PCR), pois a ferritina pode ser falsamente elevada durante a inflamação. Se a PCR for normal e a ferritina for inferior a 30 a 50 ng/mL, o tratamento com sulfato ferroso deve ser considerado. Foram estudados medicamentos para o tratamento de SPI e TMPM em adultos, mas não em crianças.

Manejo dos distúrbios do sono

O BEARS é um mnemônico que tem sido recomendado para triagem de problemas do sono na atenção primária: resistência à hora de dormir (*Bedtime resistance*), sonolência diurna excessiva (*Excessive daytime sleepiness*), despertar durante a noite (*Awakening during the night*), regularidade e duração do sono (*Regularity and duration of sleep*), distúrbios respiratórios do sono (*Sleep-disordered breathing*). A triagem da qualidade e quantidade do sono em todas as consultas de puericultura foi recomendada por Honaker e Meltzer (2016) devido ao impacto dos problemas de sono e as evidências de que os pais não vão necessariamente trazer à tona problemas de sono ou estar cientes do que constitui um sono ruim. Uma vez identificado um problema com o sono, uma história médica e psicossocial completa deve ser obtida e um exame físico realizado. Um histórico detalhado do sono e um diário devem ser preenchidos, e ambos os pais devem contribuir. Avaliação de alergias, radiografias laterais do pescoço e polissonografia podem ser indicadas para completar a avaliação, especialmente se houver suspeita de distúrbios respiratórios do sono. É importante considerar distúrbios como o refluxo gastroesofágico, que pode causar desconforto ou dor em decúbito. Dor dental ou eczema podem causar despertar noturno. Também é importante certificar-se de que quaisquer medicamentos que a criança esteja tomando não interfiram no sono.

A chave para o tratamento de crianças que têm dificuldade em adormecer ou que acordam durante a noite e perturbam os outros é que o médico e os pais compreendam os padrões normais de sono, os hábitos diurnos e noturnos que promovem o sono, as respostas que inadvertidamente reforçam o comportamento indesejável do sono e os traços de temperamento individual da criança. Os *ABCs of SLEEPING* (ABCs do sono) foram desenvolvidos por Allen et al (2016) como um mnemônico para recomendações típicas oferecidas para melhorar o sono: horas de dormir e acordar apropriadas para a idade com consistência (*Age-appropriate Bedtimes and wake times with Consistency*), horários e rotinas (*Schedules and Routines*), local – calmo, escuro, ambiente fresco – (*Location*), exercício e dieta (*Exercise and diet*), sem eletrônicos no quarto ou antes de dormir (*no Electronics in the bedroom or before bed*), positividade – ambiente doméstico positivo – (*Positivity*), independência ao adormecer (*Independence when falling asleep*), necessidades da criança atendidas durante o dia (*Needs of child met during the day*), são iguais a um ótimo sono (*Great sleep*). Uma boa higiene do sono inclui a interrupção de qualquer atividade estimulante uma hora antes de dormir. Também é importante diminuir as luzes e evitar a luz azul durante o tempo de "relaxamento". A televisão e os videogames são particularmente estimulantes. Há aplicativos disponíveis para diminuir a luz azul e aumentar a luz vermelha/laranja à noite em computadores, telefones e tablets. A exposição a luz e atividade física durante o dia é útil e é importante perguntar sobre a ingestão de cafeína. Muitas recomendações para melhorar o sono em pacientes pediátricos têm uma base de evidências limitada. Allen et al revisaram a literatura disponível e encontraram evidências moderadas a fortes para apoiar uma associação entre um bom sono e as seguintes recomendações: implementar horários de soneca, sono e vigília consistentes e adequados à idade, hora de dormir às 21h e agenda regular; limitar o acesso a eletrônicos durante e após a hora de dormir, removendo-os do quarto; ensinar a adormecer de forma independente; estabelecer um ambiente de vida positivo; e apoiar as necessidades emocionais durante o dia. A literatura não recomenda limitar a atividade física nas 1 a 4 horas antes de dormir. Outras intervenções tinham evidências insuficientes, limitadas ou ambíguas. Mais estudos são necessários para estabelecer práticas baseadas em evidências.

A educação em higiene do sono e a terapia cognitivo-comportamental para insônia são considerados tratamentos de primeira linha para a insônia pediátrica.

Há pouca evidência sobre o manejo farmacológico dos distúrbios do sono em crianças. Intervenções não farmacológicas devem ser tentadas primeiro. Embora o papel da melatonina em crianças com desenvolvimento típico não seja claro, há evidências crescentes de que ela pode ser eficaz em crianças com deficiências visuais, deficiências de desenvolvimento e transtornos do espectro autista (TEA). Medicamentos como a clonidina são frequentemente usados para distúrbios do sono, especialmente em crianças com TDAH e TEA, mas há poucos dados para apoiar seu uso.

Accardo J (ed): *Sleep in Children With Neurodevelopmental Disabilities.* Chennai, India: Springer Nature; 2018.
Allen SL et al: ABCs of SLEEPING: a review of the evidence behind pediatric sleep practice recommendations. Sleep Med Rev 2016;29:1–14 [PMID: 26551999].
American Academy of Sleep Medicine: http://sleepeducation.org//.
Badin et al: Insomnia: the sleeping giant of pediatric public health. Curr Psychiatry Rep 2016;18:47 [PMID: 26993792].
Braam W, Smits MG, Didden R, Korzilius H, Van Geijlswijk IM, Curfs LM: Exogenous melatonin for sleep problems in individuals with intellectual disability: a meta-analysis. Dev Med Child Neurol 2009;51(5):340–349 [PMID: 19379289].
Cortese S et al: Assessment and management of sleep problems in youths with attention-deficit/hyperactivity disorder. J Am Acad Child Adolesc Psychiatry 2013;52(8):784–796 [PMID: 23880489].
Economou NT, Ferini-Strambi L, Steiropoulos P: Sleep-related drug therapy in special conditions: children. Sleep Med Clin 2018;13(2):251–262 [PMID: 29759275].
Hirshkowitz M et al: National Sleep Foundation's sleep time duration recommendations: methodology and results summary. Sleep Health 2015;1:40–43 [PMID: 29073412].
Honaker SM, Meltzer LJ: Sleep in pediatric primary care: a review of the literature. Sleep Med Rev 2016;25:31–39 [PMID: 26163054].
Jan JE et al: Sleep hygiene for children with neurodevelopmental disabilities. Pediatrics 2008;122(6):1343–1350 [PMID: 19047255].
Meltzer LJ, Crabtree VM: *Pediatric Sleep Problems: A Clinician's Guide to Behavioral Interventions.* American Psychological Association; 2015.
Mindell JA, Owens JA: *A Clinical Guide to Pediatric Sleep: Diagnosis and Management of Sleep Problems.* 3rd ed. Philadelphia, PA: Wolters Kluwer Health, Lippincott Williams & Wilkins; 2015.
National Sleep Foundation: http://www.sleepforkids.org/ http://www.sleepfoundation.org.
Owens J, Midell J (eds): Pediatric sleep medicine update. Pediatr Clin North Am 2011;58.

ATAQUES DE BIRRA E CRISES DE PERDA DE FÔLEGO

FUNDAMENTOS DO DIAGNÓSTICO E ACHADOS TÍPICOS

▶ Respostas comportamentais ao estresse, frustração e perda de controle.

▶ Ataques de birra – a criança pode se jogar no chão, chutar, gritar ou atacar os outros.

▶ Crises de perda de fôlego – a criança se envolve em uma expiração prolongada que é reflexiva e pode ficar pálida ou cianótica.

DESENVOLVIMENTO E COMPORTAMENTO DA CRIANÇA

▶ Descartar doença orgânica subjacente em crianças com crises de apneia (p. ex., anormalidades do SNC, síndrome de Rett, convulsões).

1. Ataques de birra

Os ataques de birra são comuns entre as idades de 12 meses e 4 anos, ocorrendo cerca de uma vez por semana em 50% a 80% das crianças nessa faixa etária. A criança pode se jogar no chão, chutar e gritar, bater em pessoas ou objetos na sala e prender a respiração. Esses comportamentos podem ser considerados normais, pois a criança pequena busca alcançar autonomia e domínio sobre o ambiente. Eles são muitas vezes um reflexo de imaturidade, pois a criança se esforça para realizar tarefas de desenvolvimento apropriadas à idade e encontra dificuldades devido a habilidades motoras e de linguagem inadequadas, impulsividade ou restrições dos pais. Em casa, esses comportamentos podem ser irritantes. Em público, eles podem ser embaraçosos.

Algumas crianças toleram bem a frustração, são capazes de perseverar nas tarefas e lidar facilmente com as dificuldades; outras têm uma dificuldade muito maior para lidar com experiências além de seu nível de desenvolvimento. Os pais podem minimizar os ataques de birra entendendo o temperamento da criança e o que ela está tentando comunicar. Os pais também devem se comprometer a apoiar o instinto da criança de dominar seus sentimentos.

▶ Manejo

A intervenção apropriada pode oferecer uma oportunidade para estimular o crescimento da criança. O ataque de birra é uma perda de controle por parte da criança que pode ser um evento assustador e um baque para a sua autoimagem. Os pais e o médico precisam ver esses comportamentos dentro do contexto de desenvolvimento da criança, e não de uma perspectiva negativa, adversativa e raivosa. Várias sugestões podem ser oferecidas aos pais e médicos para ajudar a controlar as birras:

1. Minimize a necessidade de dizer "não" ao deixar o ambiente "à prova de crianças" para que menos restrições sejam impostas.
2. Use a distração quando a frustração aumentar; direcione a criança para outras atividades menos frustrantes; e recompense a resposta positiva.
3. Apresente opções dentro das capacidades da criança para que ela possa alcançar domínio e autonomia.
4. Lute apenas as batalhas que precisam ser vencidas e evite aquelas que geram conflitos desnecessários.
5. Não abandone a criança em idade pré-escolar quando ocorrer um ataque de birra. Fique por perto durante o episódio sem se intrometer. Uma criança pequena pode precisar ser contida. Uma criança mais velha pode ser convidada a ir para o seu quarto. Ameaças não servem para nada e não devem ser usadas.
6. Não use termos negativos quando a birra estiver ocorrendo. Em vez disso, mostre que a criança está fora de controle e elogie quando ela recuperar o controle.
7. Nunca deixe que uma criança machuque a si mesma ou aos outros.
8. Não "guarde rancor" após o término da birra, mas não conceda as exigências da criança que levaram à birra.
9. Procure manter um ambiente que forneça reforço positivo para o comportamento desejado. Não reaja exageradamente ao comportamento indesejado, mas estabeleça limites razoáveis e forneça uma orientação responsável para a criança.
10. Aproximadamente 5% a 20% das crianças pequenas têm acessos de raiva graves que são frequentes e disruptivos. Esses ataques de birra podem resultar de uma perturbação na interação pais-filho, habilidades parentais deficientes, falta de estabelecimento de limites e permissividade. Eles podem fazer parte de um transtorno comportamental ou de desenvolvimento maior ou podem surgir em condições socioeconômicas adversas, em circunstâncias de depressão materna e disfunção familiar, ou quando a criança está com problemas de saúde. O encaminhamento a um psicólogo ou psiquiatra é apropriado enquanto o pediatra continua apoiando e trabalhando com a família.

2. Crises de perda de fôlego

Enquanto as birras podem ser frustrantes para os pais, as crises de fôlego podem ser aterrorizantes. O nome para esse comportamento em inglês pode ser um equívoco, pois conota inspiração prolongada (*breath-holding-spells*). Na verdade, a perda de fôlego ocorre durante a expiração e é de natureza reflexiva – não intencional. É um evento paroxístico que ocorre em 0,1% a 5% das crianças saudáveis dos 6 meses aos 6 anos. As crises geralmente começam durante o primeiro ano de vida, muitas vezes em resposta à raiva ou a uma lesão leve. A criança é provocada ou surpreendida, começa a chorar – brevemente ou por um tempo considerável – e depois silencia na fase expiratória da respiração. Isto é seguido por uma mudança de cor. As crises foram descritas como pálidas (acianóticas) ou cianóticas, com as últimas, geralmente, associadas à raiva e as primeiras a uma lesão, como uma queda. A crise pode se resolver espontaneamente, ou a criança pode perder a consciência. Em casos graves, a criança pode ficar flácida e evoluir para opistótono, espasmos corporais e incontinência urinária. Apenas raramente uma crise prossegue para assistolia ou convulsão.

▶ Manejo

Para a criança com crises frequentes, é preciso considerar distúrbios subjacentes como convulsões, hipotensão ortostática, apneia obstrutiva do sono, anormalidades do SNC, tumores, disautonomia familiar e síndrome de Rett (quase exclusivamente em meninas). Existe uma associação entre a apneia, as convulsões, a pica e a anemia ferropriva. Essas condições podem ser descartadas com base na história, exame físico e estudos laboratoriais. Uma vez determinado que a criança é saudável, o foco do tratamento é comportamental. Os pais devem ser ensinados a lidar com as crises de maneira prática e monitorar a criança para quaisquer eventos adversos. A realidade é que os pais não podem proteger completamente a criança de experiências perturbadoras e frustrantes e, provavelmente, não deveriam tentar fazê-lo. Assim como nos ataques de birra, os pais precisam ajudar a criança a controlar suas reações à frustração. Eles precisam ter cuidado para não serem muito permissivos e se submeterem a todos os caprichos da criança por medo de que ela possa ter uma crise.

Se ocorrer perda de consciência, a criança deve ser colocada de lado para proteger contra traumatismo craniano e aspiração. A manutenção de uma via aérea oral patente é essencial, mas a ressuscitação cardiopulmonar deve ser evitada. Não há medicamentos profiláticos. Tem sido usada atropina (0,01 mg/kg administrada por via subcutânea) com algum benefício em crises acompanhadas de bradicardia ou assistolia.

> AAP recommendations for parents: http://www.healthychildren.org/English/family-life/family-dynamics/communication-discipline/pages/Temper-Tantrums.aspx.
> Baker J (ed): *No More Meltdowns: Positive Strategies for Managing and Preventing Out-of-Control Behavior.* Arlington, TX: Future Horizons; 2008.
> Beers NS, Howard B: Managing temper tantrums. Pediatr Rev 2003;24:70–71 [PMID: 12563041].
> Bright Futures, 2017: https://www.aap.org/en-us/Documents/periodicity_schedule.pdf.
> Daniels et al: Assessment, management and prevention of temper tantrums. J Am Acad Nurse Pract 2012;24(10):569–573 [PMID: 23006014].
> Mayo Clinic Staff: *Temper Tantrums in Toddlers: How to Keep the Peace*, 2016.
> Temper tantrums: a normal part of growing up. Am Acad Pediatr 2015.

VIGILÂNCIA E RASTREAMENTO EM PUERICULTURA

O Cronograma de Periodicidade da American Academy of Pediatrics (AAP, Academia Americana de Pediatria) fornece diretrizes para vigilância e triagem em consultas de puericultura. A vigilância é um procedimento para reconhecer crianças em risco de um transtorno do desenvolvimento e envolve perguntar aos pais se eles têm preocupações sobre o desenvolvimento de seus filhos. A Pediatric Evaluation of Developmental Status (PEDS, Avaliação Pediátrica do Status do Desenvolvimento) pode ser usada para esse fim. A triagem envolve o uso de uma ferramenta padronizada para esclarecer o risco identificado. Uma avaliação deve ser feita por um especialista e envolver uma avaliação mais definitiva do desenvolvimento da criança.

A vigilância deve ocorrer em todas as consultas de puericultura. A triagem do desenvolvimento deve ocorrer aos 9, 18 e 30 meses. Como uma visita de 30 meses não faz parte do cronograma padrão de consultas de puericultura e pode não ser reembolsada, a triagem pode ocorrer aos 24 meses.* A triagem deve aumentar com frequência quando a criança está em risco de atraso no desenvolvimento (p. ex., distúrbios genéticos conhecidos, triagens anteriores que foram sinalizadas como preocupações, preocupação dos pais ou do pediatra por atraso no desenvolvimento, etc.). Recomenda-se também que a triagem específica do autismo ocorra nas visitas de 18 e 24 meses. Como as crianças com TEA geralmente experimentam uma regressão ou platô nas habilidades entre 12 e 24 meses de idade, algumas crianças podem sofrer perdas se forem avaliadas somente aos 18 meses. Da mesma forma, se houver risco aumentado para TEA (p. ex., história familiar positiva), recomenda-se aumentar a frequência de rastreamento. A Screening Tool for Autism in Toddlers and Young Children (STAT, Ferramenta de Triagem para Autismo em Bebês e Crianças Pequenas) é uma ferramenta de triagem de segunda linha para crianças que apresentaram preocupações com TEA na triagem de primeira linha, como a Modified Checklist for Autism in Toddlers, Revised with Follow-up (MCHAT-R/F, Lista de Verificação Modificada para Autismo em Crianças – Revisada com Acompanhamento). A STAT inclui interação direta com a criança e foi projetado para diferenciar crianças com TEA de crianças com atraso no desenvolvimento. A STAT leva cerca de 20 minutos para ser concluída e deve ser usada por uma ampla gama de profissionais da comunidade, incluindo profissionais da atenção primária. A medida e o treinamento podem ser encontrados em http://stat.vueinnovations.com/about. Os médicos devem ter em mente que se estiverem administrando uma triagem e a criança passar, eles ainda devem agendar uma visita de acompanhamento precoce para garantir que o progresso apropriado do desenvolvimento tenha sido feito e que não haja mais preocupações.

A implementação da triagem requer planejamento da administração durante as visitas ao consultório, definição do processo de encaminhamento e elaboração de folhetos antes do início da triagem. O objetivo é otimizar o desenvolvimento da criança. No entanto, também demonstra aos pais o interesse que o profissional da atenção primária tem, não apenas pelo bem-estar físico da criança, mas também pelo bem-estar de desenvolvimento e psicossocial dela. Pais de crianças que recebem uma avaliação de desenvolvimento expressam maior satisfação com seu provedor de cuidados.

> Committee on Practice and Ambulatory Medicine; Bright Futures Periodicity Schedule Workgroup: 2016 Recommendations for preventive pediatric health care. Pediatrics 2016;137(1):1–3.
> Hagan JF, Shaw JS, Duncan PM (eds): *Bright Futures: Guidelines for Health Supervision of Infants, Children, and Adolescents.* 4th ed. Elk Grove Village, IL: American Academy of Pediatrics; 2017.
> https://www.aap.org/en-us/Documents/periodicity_schedule.pdf.
> http://stat.vueinnovations.com/about.
> Squires J, Bricker D: *Ages and Stages Questionnaires.* 3rd ed. Baltimore, MD: Brookes Publishing; 2009.

DISTÚRBIOS DO DESENVOLVIMENTO

Os distúrbios do desenvolvimento incluem anormalidades em um ou mais aspectos do desenvolvimento, como habilidades de linguagem, motoras, visuoespaciais, de atenção e sociais. Os problemas com o desenvolvimento são frequentemente notados pelos pais

---

*N. de T. No SUS, são realizadas consultas com 24 e 36 meses. A ANS prevê a realização de consultas com 24, 30 e 36 meses.

quando uma criança não atende aos marcos motores e de linguagem típicos. Os distúrbios do desenvolvimento também podem incluir dificuldades de comportamento ou atenção. O TDAH é o transtorno mais comum do neurodesenvolvimento. O TDAH ocorre em 2% a 10% das crianças em idade escolar e pode ocorrer em combinação com uma variedade de outros problemas de aprendizado ou desenvolvimento. Distúrbios leves do desenvolvimento geralmente não são notados até que a criança esteja na idade escolar.

Muitos fatores biológicos e psicossociais influenciam o desempenho de uma criança em testes de desenvolvimento. Na avaliação da criança, é importante documentar fatores psicossociais adversos, como negligência ou pobreza, que podem influenciar negativamente o progresso do desenvolvimento. Muitos dos fatores biológicos que influenciam o desenvolvimento são genéticos.

Os critérios diagnósticos para distúrbios do desenvolvimento são encontrados no DSM-5. O termo *retardo mental* foi substituído por deficiência intelectual (DI). Os critérios diagnósticos para TEA mudaram drasticamente no DSM-5 com algumas mudanças nos critérios para TDAH. Há também mudanças sutis em distúrbios de comunicação, distúrbio específico de aprendizagem e distúrbios motores. Estes podem ser encontrados no *site*: https://www.psychiatry.org/psychiatrists/practice/dsm/educational-resources/dsm-5-fact-sheets.

▶ Avaliação

A avaliação do neurodesenvolvimento deve se concentrar em (1) definir o nível de desenvolvimento das habilidades da criança em uma variedade de domínios, incluindo habilidades de linguagem, motoras, visuoespaciais, de atenção e sociais; (2) tentar determinar a etiologia dos atrasos no desenvolvimento da criança; e (3) planejar um programa de tratamento. Esses objetivos são idealmente alcançados por uma equipe multidisciplinar que pode incluir um médico, um psicólogo, um fonoaudiólogo, um terapeuta ocupacional e um pedagogo. Esse tipo de avaliação é ideal, mas nem sempre está prontamente disponível.

▶ Exame médico e de neurodesenvolvimento

O histórico médico deve incluir a gravidez, o trabalho de parto e o parto para identificar condições que possam comprometer a função do SNC da criança. Isso inclui exposições pré-natais a toxinas, medicamentos, álcool, drogas, tabagismo e infecções; doença crônica materna; complicações da gravidez ou parto; e curso neonatal. Problemas como baixo ganho de peso, doenças crônicas, hospitalizações e maus-tratos podem interferir no desenvolvimento típico. Doenças graves ou hospitalizações devem ser discutidas. Quaisquer problemas do SNC, como trauma, infecção ou encefalite, devem ser documentados. A presença de doenças metabólicas e a exposição a toxinas ambientais, como o chumbo, devem ser determinadas. Doenças crônicas como otite média crônica, hiper ou hipotireoidismo e insuficiência renal crônica podem afetar o desenvolvimento típico. A presença de tiques motores ou vocais, convulsões, distúrbios gastrointestinais ou do sono devem ser documentados. Além disso, os pais devem ser questionados sobre qualquer regressão motora, cognitiva ou comportamental.

O médico deve revisar e documentar os marcos de desenvolvimento da criança. Também deve revisar o temperamento, dificuldades com sono ou alimentação, ataques de birras, falta de atenção, impulsividade, hiperatividade, ansiedade/medos e agressividade. Ao fazer perguntas sobre comportamentos problemáticos, é importante que os pais descrevam o comportamento, incluindo frequência e duração. Também é importante tentar determinar os gatilhos desses comportamentos e as consequências ou potenciais reforçadores (ABC – antecedente [*antecedent*]/comportamento [*behavior*]/consequência [*consequence*]).

Um histórico detalhado de eventos relacionados à escola deve ser registrado, incluindo apoio educacional especial prévio, avaliações acadêmicas, histórico de repetência, dificuldades com áreas acadêmicas específicas, problemas com colegas e impressões do professor sobre as dificuldades da criança, particularmente em relação a problemas com atenção, impulsividade ou hiperatividade. A contribuição dos professores pode ser inestimável e deve ser solicitada antes da avaliação.

Um aspecto importante da história médica é uma história familiar detalhada de problemas emocionais ou comportamentais, dificuldades de aprendizagem, TEA, DI ou distúrbios psiquiátricos. Os pontos fortes e fracos dos pais em relação a aprendizagem e suas dificuldades de temperamento ou problemas de atenção podem ser transmitidos à criança. Por exemplo, a dislexia é altamente hereditária.

O exame do neurodesenvolvimento deve incluir uma avaliação cuidadosa de características dismórficas, como pregas epicânticas, tamanho da fissura palpebral, forma e comprimento do filtro nasolabial, orelhas de implantação baixa ou giradas posteriormente, pavilhões auriculares proeminentes, dermatóglifos incomuns (p. ex., uma única prega palmar transversal), hiperextensibilidade das articulações, sindactilia, clinodactilia ou outras anomalias. Um exame físico e neurológico detalhado precisa ser realizado com ênfase nos achados neurológicos leves e graves. Sinais suaves podem incluir incoordenação motora, que pode estar relacionada a problemas de caligrafia e atrasos acadêmicos na linguagem escrita ou no desenho. As habilidades de coordenação visual-motora podem ser avaliadas fazendo a criança escrever, copiar formas e desenhos ou desenhar uma pessoa.

Os parâmetros de crescimento da criança, incluindo altura, peso e perímetro cefálico, precisam ser avaliados. Audição e acuidade visual normais devem ser documentadas ou avaliadas. Anormalidades dos nervos cranianos e problemas de coordenação motora oral precisam ser observados. O examinador deve observar atentamente os tiques motores ou vocais. As habilidades motoras finas e grossas devem ser avaliadas. A marcha em *tandem*, a capacidade de se equilibrar em um pé e a coordenação motora para um salto devem ser avaliadas com base na idade. A coordenação motora fina pode ser notada ao observar uma criança empilhar blocos ou desenhar.

Os aspectos de desenvolvimento do exame podem incluir uma avaliação do processamento auditivo e da capacidade perceptiva com tarefas simples, como com comandos de dois a cinco passos e avaliação de direcionalidade direita e esquerda, de memória para uma série de palavras faladas ou extensão de dígitos e de compreensão de um parágrafo graduado. Ao avaliar as habilidades de linguagem expressiva, o examinador deve procurar dificuldades na recuperação de palavras, formulação, articulação e adequação do vocabulário. As habilidades de percepção visual podem ser avaliadas por tarefas simples de memória visual, quebra-cabeças ou montagem de objetos e por avaliação da capacidade da criança de decodificar palavras ou organizar problemas matemáticos. A integração e coordenação visual-motora podem ser avaliadas com caligrafia, cópia de desenho e desenho de uma pessoa. Ao longo da avaliação, o médico deve prestar atenção especial à capacidade da criança de focalizar a atenção e concentração e a outros aspectos do comportamento ou afeto, como evidência de depressão ou ansiedade.

Questionários e listas de verificação adicionais – como a Lista de Verificação do Comportamento Infantil de Achenbach; Escalas de TDAH como a Escala de Avaliação de Pais/Professores de Conners; as Escalas de Avaliação de Pais/Professores para Diagnóstico de TDAH de Vanderbilt; e o Questionário-IV de Swanson, Nolan e Pelham – podem ser usados para ajudar nessa avaliação.

É fundamental encaminhar a família para recursos da comunidade, assim como um lar médico (descrito anteriormente neste capítulo).

> American Academy of Pediatrics Council on Children With Disabilities: Care coordination in the medical home: integrating health and related systems of care for children with special health care needs. Pediatrics 2005;116:1238 [PMID: 16264016].
> https://www.uptodate.com/contents/children-and-youth-with-special-health-care-needs.
> Voigt RG, Macias MM, Myers SM, Tapia CD (eds): *Developmental and Behavioral Pediatrics*. 2nd ed. Itasca, IL: American Academy of Pediatrics; 2018.

TRANSTORNO DE DÉFICIT DE ATENÇÃO/HIPERATIVIDADE

O TDAH é um transtorno do neurodesenvolvimento comum que pode afetar cerca de 7% a 8% das crianças e 2,5% dos adultos. Está associado a uma tríade de sintomas: desatenção, hiperatividade e impulsividade. O DSM-5 descreve três subtipos de TDAH: hiperativo-impulsivo, desatento e combinado. Para ser classificada de acordo com um ou outro desses subtipos, a criança deve apresentar seis ou mais dos sintomas listados na **Tabela 3-3**. O DSM-5 inclui as seguintes alterações: os critérios abordam os sintomas ao longo da vida, os sintomas que causam a deficiência precisam estar presentes antes dos 12 anos e não dos 7 anos, e alguns sintomas precisam estar presentes em mais de um contexto. No geral, deve haver desafios significativos no funcionamento acadêmico e nas interações sociais. Um diagnóstico é permitido em crianças com TEA, e os limiares de sintomas são menores em adolescentes de 17 anos ou mais e em adultos (apenas cinco sintomas necessários de cada categoria).

A maioria das crianças com TDAH apresenta o tipo combinado, com sintomas de desatenção, assim como de hiperatividade e impulsividade. As meninas têm maior prevalência do subtipo desatento; os meninos apresentam maior prevalência do subtipo hiperativo. Embora os sintomas comecem na primeira infância, eles podem diminuir entre as idades de 10 e 25 anos. A hiperatividade diminui mais rapidamente e a impulsividade e a desatenção geralmente persistem na adolescência e na idade adulta. O TDAH pode ser combinado com outras condições psiquiátricas, como transtorno de humor, em aproximadamente 20% dos pacientes, transtornos de conduta, em 20%, e transtorno desafiador opositivo, em até 40%. Até 25% das crianças com TDAH atendidas em uma clínica de referência têm tiques ou síndrome de Tourette. Por outro lado, bem mais de 50% dos indivíduos com síndrome de Tourette também têm TDAH.

O TDAH tem um componente genético substancial. Vários genes candidatos foram identificados, mas explicam apenas uma pequena parte da variação, embora haja fortes evidências de que o TDAH é um distúrbio que envolve vários genes. O TDAH também está associado a uma variedade de distúrbios genéticos, incluindo síndrome do X frágil, síndrome de Williams, síndrome de Angelman, síndrome XXY (síndrome de Klinefelter) e síndrome de Turner. A síndrome alcoólica fetal (SAF) também está fortemente associada ao TDAH. História de trauma do SNC, infecções do SNC, prematuridade e evolução neonatal difícil com lesão cerebral também podem estar associados ao TDAH posteriormente. Problemas metabólicos, como hipertireoidismo, às vezes podem causar TDAH. Essas causas orgânicas do TDAH devem ser consideradas na avaliação de qualquer criança que apresente problemas de desatenção, hiperatividade ou impulsividade. No entanto, na maioria das crianças com TDAH, a causa permanece desconhecida. Além disso, outras causas de desatenção e/ou hiperatividade também devem ser consideradas. Em particular, a desatenção e a hiperatividade podem ocorrer com apneia obstrutiva do sono. Crianças com ansiedade, dificuldades de aprendizagem ou problemas de linguagem também podem apresentar desatenção.

▶ Manejo

O tratamento do TDAH varia de acordo com a complexidade do caso individual, o que inclui transtornos comórbidos como ansiedade, distúrbios do sono e dificuldades de aprendizagem. É importante conscientizar a família sobre os sintomas do TDAH e esclarecer que se trata de um distúrbio neurológico que dificulta o controle dos sintomas pela criança. Apesar disso, as técnicas de modificação de comportamento costumam ajudar essas crianças e devem incluir estrutura consistente na rotina diária, reforço positivo sempre que possível e tempo limite para comportamentos negativos. Uma variedade de intervenções educacionais pode ser útil, incluindo assentos preferenciais na sala de aula, um sistema de reforço consistente de comportamento positivo, estrutura consistente, repetição de informações quando necessário e o uso de instruções que incorporam modalidades visuais e auditivas. Muitas crianças com TDAH têm dificuldades sociais significativas, e o treinamento de habilidades sociais pode ser útil. O aconselhamento individual é benéfico para aliviar a baixa autoestima, o comportamento de oposição e conduzir problemas. Em crianças com menos de 6 anos de idade, recomenda-se uma tentativa de terapia comportamental antes de considerar tratamentos medicamentosos.

Medicamentos estimulantes (metilfenidato, dexanfetamina, anfetamina mista e lisdexanfetamina) estão disponíveis em preparações de ação curta e prolongada e em comprimidos, cápsulas,

Tabela 3-3 Transtorno de déficit de atenção/hiperatividade

Critérios diagnósticos
A. Um padrão persistente de desatenção e/ou hiperatividade-impulsividade que interfere no funcionamento ou desenvolvimento, caracterizado por (1) e/ou (2):
   1. **Desatenção:** Seis (ou mais) dos seguintes sintomas persistiram por pelo menos 6 meses em um grau que é inconsistente com nível de desenvolvimento e que impacta direta e negativamente as atividades sociais e acadêmicas/profissionais.
      Nota: Os sintomas não são apenas uma manifestação de comportamento de oposição, desafio, hostilidade ou falha na compreensão de tarefas ou instruções. Para adolescentes e adultos mais velhos (idade ≥ 17), são necessários pelo menos cinco sintomas.
      a. Frequentemente, não presta muita atenção aos detalhes ou comete erros por descuido nos trabalhos escolares, no trabalho ou durante outras atividades (p. ex., faz vista grossa ou perde detalhes, o trabalho é impreciso).
      b. Frequentemente, tem dificuldade em manter a atenção em tarefas ou atividades lúdicas (p. ex., tem dificuldade em manter o foco durante palestras, conversas, leitura demorada).
      c. Muitas vezes, parece não ouvir quando abordado diretamente (p. ex., a mente parece estar em outro lugar, mesmo na ausência de qualquer distração óbvia).
      d. Frequentemente, não segue as instruções até o fim e falha em terminar trabalhos escolares, tarefas domésticas ou deveres no local de trabalho (p. ex., rapidamente perde o foco e é facilmente desviado).
      e. Muitas vezes, tem dificuldade em organizar tarefas e atividades (p. ex., dificuldade em gerenciar tarefas sequenciais; dificuldade em manter materiais e pertences em ordem); trabalho confuso e desorganizado; tem má gestão do tempo; não cumpre os prazos).
      f. Frequentemente, evita, não gosta ou reluta em se envolver em tarefas que exijam esforço mental prolongado (p. ex., trabalhos de escola ou tarefas de casa; para adolescentes mais velhos e adultos, preparação de relatórios, preenchimento de formulários, revisão de documentos extensos).
      g. Frequentemente, perde coisas necessárias para tarefas ou atividades (p. ex., materiais escolares, lápis, livros, ferramentas, carteiras, chaves, papéis, óculos, telefones celulares).
      h. É facilmente distraído por estímulos exteriores (para adolescentes e adultos mais velhos, pode incluir pensamentos não relacionados).
      i. Com frequência é esquecido em relação a atividades cotidianas (p. ex., realizar tarefas e obrigações; para adolescentes mais velhos e adultos, retornar ligações, pagar contas, manter horários agendados).
   2. **Hiperatividade e impulsividade:** Seis (ou mais) dos seguintes sintomas persistiram por pelo menos 6 meses em um grau que é inconsistente com o nível de desenvolvimento e que impacta direta e negativamente as atividades sociais e acadêmicas/profissionais:
      Nota: Os sintomas não são apenas uma manifestação de comportamento de oposição, desafio, hostilidade ou falha na compreensão de tarefas ou instruções. Para adolescentes e adultos mais velhos (idade ≥ 17), são necessários pelo menos cinco sintomas.
      a. Muitas vezes, remexe ou bate nas mãos ou pés ou se contorce no assento.
      b. Frequentemente, abandona a cadeira em situações em que se espera que permaneça sentado (p. ex., abandona o seu lugar na sala de aula, no escritório ou outro local de trabalho ou em outras situações que exijam permanência no local).
      c. Frequentemente, corre ou escala em situações em que não é apropriado. (Nota: em adolescentes ou adultos, pode limitar-se a sentir-se inquieto.)
      d. Muitas vezes é incapaz de brincar ou se envolver em atividades de lazer silenciosamente.
      e. Está frequentemente "em movimento", agindo como se estivesse "conduzido por um motor" (p. ex., é incapaz ou se sente desconfortável de ficar parado por muito tempo, como em restaurantes, reuniões; pode ser percebido por outros como sendo inquieto ou difícil de acompanhar).
      f. Muitas vezes fala excessivamente.
      g. Frequentemente, deixa escapar uma resposta antes que uma pergunta tenha sido concluída (p. ex., completa as frases das pessoas; não consegue esperar pela sua vez na conversação).
      h. Muitas vezes, tem dificuldade em esperar sua vez (p. ex., enquanto espera na fila).
      i. Com frequência, interrompe ou se intromete (p. ex., se intromete em conversas, jogos ou atividades; pode começar a usar as coisas de outras pessoas sem pedir ou receber permissão; para adolescentes e adultos, pode se intrometer ou assumir o que os outros estão fazendo).
B. Vários sintomas de desatenção ou hiperatividade-impulsividade estavam presentes antes dos 12 anos de idade.
C. Vários sintomas de desatenção ou hiperatividade-impulsividade estão presentes em dois ou mais ambientes (p. ex., em casa, escola ou trabalho; com amigos ou parentes; em outras atividades).
D. Há evidências claras de que os sintomas interferem ou reduzem a qualidade do funcionamento social, acadêmico ou ocupacional.
E. Os sintomas não ocorrem exclusivamente durante o curso da esquizofrenia ou outro transtorno psicótico e não são melhor explicados por outro transtorno mental (p. ex., transtorno de humor, transtorno de ansiedade, transtorno dissociativo, transtorno de personalidade, intoxicação por substância ou cancelamento).

Reproduzida com autorização de *Diagnostic and Statistical Manual of Mental Disorders*. 5th ed. (Copyright ©2013). American Psychiatric Association. Todos os direitos reservados.

líquidos e adesivos dérmicos. Medicamentos alternativos para o tratamento do TDAH incluem clonidina de liberação prolongada ou guanfacina, que são agonistas pré-sinápticos α_2-adrenérgicos. A atomoxetina, um inibidor da recaptação de norepinefrina, também tem sido usada como medicação de segunda linha ou como tratamento adjuvante com os estimulantes. Deve-se observar que os estimulantes agem rapidamente, enquanto a atomoxetina leva mais tempo para fazer efeito (ou seja, 2 a 4 semanas). Um estudo recente dos Centers for Disease Control and Prevention (CDC, Centros de Controle e Prevenção de Doenças) descobriu que 6 em cada 10 crianças entre 2 e 17 anos com TDAH estavam tomando medicação para TDAH. É muito importante que, independentemente do medicamento usado, o diagnóstico esteja correto e a dosagem correta seja prescrita. Um estudo recente demonstrou que entre os principais fatores que contribuem para o fracasso do tratamento está na dosagem inadequada ou a falha em reconhecer a presença de comorbidades, como dificuldade de aprendizado, transtornos de ansiedade e depressão.

Entre 70 e 90% das crianças com habilidades intelectuais normais respondem bem aos medicamentos estimulantes. Os estimulantes aumentam a neurotransmissão de dopamina e norepinefrina, o que parece melhorar o controle de impulsos, a atenção e a hiperatividade. Os principais efeitos colaterais do metilfenidato e da dexanfetamina incluem supressão do apetite e, consequente perda de peso, bem como distúrbios do sono. Alguns indivíduos experienciam aumento da ansiedade com doses mais altas de medicamentos estimulantes. A atomoxetina é um inibidor seletivo do transportador de norepinefrina pré-sináptico, que aumenta a norepinefrina e a dopamina, e tem um perfil de efeitos colaterais semelhante aos estimulantes, bem como efeitos colaterais associados aos antidepressivos. Crianças com autismo e deficiências de desenvolvimento podem estar em maior risco de efeitos colaterais com estimulantes que podem exacerbar os sintomas psicóticos e os tiques motores em 30% dos pacientes, mas em 10% deles, os tiques motores podem melhorar.

Os efeitos cardiovasculares dos medicamentos estimulantes passaram por um escrutínio significativo nos últimos anos e não parecem aumentar o risco de morte súbita em relação ao risco na população em geral, especialmente em crianças sem qualquer risco subjacente. Antes de iniciar uma medicação estimulante, recomenda-se que os médicos obtenham qualquer história de síncope, palpitações, dor torácica e história familiar de morte súbita antes dos 30 anos que possam predispor a criança à morte súbita. Produtos estimulantes e atomoxetina geralmente não devem ser usados em pacientes com problemas cardíacos graves ou naqueles para quem um aumento da pressão arterial (PA) ou frequência cardíaca (FC) seria problemático. É indicado consultar o cardiologista da criança antes de tomar uma decisão sobre o uso de estimulantes. A Food and Drug Administration (FDA) dos Estados Unidos inclui esta declaração na rotulagem dos estimulantes: "foi relatada morte súbita em associação com o tratamento com estimulantes do SNC em doses usuais em crianças e adolescentes com anormalidades cardíacas estruturais ou outros problemas cardíacos graves". A FDA recomendou que os pacientes tratados com medicamentos para TDAH sejam monitorados quanto a alterações na FC ou PA.

ADHD CDC website: http://www.cdc.gov/ncbddd/adhd/guidelines.html.
Attention Deficit Disorder Association: http://www.add.org.
Children and Adults With Attention Deficit/Hyperactivity Disorder: http://www.chadd.org.
Diagnostic and Statistical Manual of Mental Disorders. 5th ed. American Psychiatric Association; 2013.
FDA Drug Safety Communication: http://www.fda.gov/Drugs/DrugSafety/ucm277770.htm.
Feldman HM, Reif MI: Attention-deficit hyperactivity disorder in children and adolescents. New Eng J Med 2014;370:838–846

http://www2.aap.org/pubserv/adhd2/1sted.html.
Questions and Answers: Safety of Pills for Treating ADHD: http://www.aap.org/healthtopics/adhd.cfm.
Reiff MI: *ADHD: What Every Parent Needs to Know.* Elk Grove Village, IL: American Academy of Pediatrics; 2011.
Wolraich M et al: Subcommittee on Attention-Deficit/Hyperactivity Disorder; Steering Committee on Quality Improvement and Management: ADHD: clinical practice guideline for the diagnosis, evaluation, and treatment of attention-deficit/hyperactivity disorder in children and adolescents. Pediatrics 2011;128(5):1007–1022 [PMID: 22003063].

TRANSTORNOS DO ESPECTRO AUTISTA

FUNDAMENTOS DO DIAGNÓSTICO E CARACTERÍSTICAS TÍPICAS

▶ Duas características principais:
- Déficits persistentes na comunicação social e interação social em vários contextos.
- Padrões de comportamento, interesses ou atividades restritos e repetitivos.

O transtorno do espectro autista (TEA) é um transtorno neurológico caracterizado por (1) déficits persistentes na comunicação social e interação social em vários contextos e (2) padrões restritos e repetitivos de comportamento, interesses ou atividades. O DSM-5 combina autismo, transtorno global do desenvolvimento sem outra especificação e síndrome de Asperger em TEA. A **Tabela 3-4** lista os critérios do DSM-5 para diagnóstico de TEA. As características do TEA geralmente estão presentes antes dos 3 anos de idade, mas algumas características podem não estar presentes até que as demandas sociais se tornem maiores e que possam ser difíceis de reconhecer em um indivíduo que aprendeu estratégias compensatórias. Como acontece com qualquer transtorno, as características típicas devem causar "comprometimento clinicamente significativo" na função. Como TEA e DI podem ser diagnosticados no mesmo indivíduo, a função de comunicação social deve ser prejudicada em comparação com o "nível geral de desenvolvimento" do indivíduo. A gravidade agora é especificada como: nível I, "exigindo suporte"; nível II, "exigindo suporte substancial"; e nível III, "exigindo suporte muito substancial".

Os TEAs são relativamente comuns, ocorrendo em aproximadamente 1 em 54 crianças, com base em dados de vigilância do CDC em 2016 (~1,9%). Os homens têm maior representatividade, com cerca de 4:1. Cerca de 31% das crianças com TEA também têm DI. Uma variante genética rara presumivelmente patogênica que pode ser encontrada em 10% a 30% dos indivíduos com TEA ou em até 30% a 40% dos que tiveram uma "avaliação genética clínica completa" ou têm "autismo complexo", o termo usado para crianças com microcefalia concomitante, convulsões, características dismórficas ou anomalias congênitas maiores. Essa porcentagem pode aumentar à medida que técnicas mais recentes,

Tabela 3-4 Transtorno do espectro autista

Critérios diagnósticos
A. Déficits persistentes na comunicação social e interação social em vários contextos, conforme manifestado pelos itens seguintes, atualmente ou pela história (os exemplos são ilustrativos, não exaustivos; ver texto):
 1. Déficits na reciprocidade socioemocional, variando, p. ex., desde abordagem social anormal e falha na conversa normal de vai-e-vem; a compartilhamento reduzido de interesses, emoções ou afetos; a falha em iniciar ou responder a interações sociais.
 2. Déficits em comportamentos comunicativos não verbais usados para interação social, variando, p. ex., desde comunicação verbal e não verbal mal integradas; a anormalidades no contato visual e linguagem corporal ou déficits na compreensão e uso de gestos; a uma total falta de expressões faciais e comunicação não verbal.
 3. Déficits no desenvolvimento, manutenção e compreensão de relacionamentos, variando, p. ex., de dificuldades em ajustar o comportamento para se adequar a vários contextos; a dificuldades em compartilhar brincadeiras imaginativas ou em fazer amigos; a falta de interesse pelos pares.

Especifique a gravidade atual:
A gravidade é baseada em deficiências de comunicação social e padrões de comportamento restritos e repetitivos.

B. Padrões de comportamento, de interesses ou de atividades restritos e repetitivos, manifestados por pelo menos dois dos seguintes ou pela história (os exemplos são ilustrativos, não exaustivos; ver texto):
 1. Movimentos motores, uso de objetos, ou fala estereotipados ou repetitivos (p. ex., estereotipias motoras simples, alinhar brinquedos ou virar objetos, ecolalia, frases idiossincráticas).
 2. Insistência na uniformidade, adesão inflexível a rotinas ou padrões ritualizados de comportamento verbal ou não verbal (p. ex., angústia extrema causada por pequenas mudanças, dificuldade com transições, padrões rígidos de pensamento, rituais de saudação, necessidade de seguir o mesmo caminho ou comer a mesma comida todos os dias).
 3. Interesses altamente restritos e fixos que são anormais em intensidade ou foco (p. ex., forte apego ou preocupação com objetos incomuns, interesses excessivamente circunscritos ou perseverantes).
 4. Hiper ou hiporreatividade a estímulos sensoriais ou interesse incomum em aspectos sensoriais do ambiente (p. ex., aparente indiferença à dor/temperatura, resposta adversa a sons ou texturas específicas, cheiro ou toque excessivo de objetos, fascínio visual por luzes ou movimento).

Especifique a gravidade atual:
A gravidade é baseada em deficiências de comunicação social e padrões de comportamento restritos e repetitivos.

C. Os sintomas devem estar presentes no período inicial do desenvolvimento (mas podem não se manifestar completamente até que as demandas sociais excedam os limites de capacidades, ou podem ser mascarados por estratégias aprendidas mais tarde na vida).
D. Os sintomas causam prejuízo clinicamente significativo no funcionamento social, ocupacional ou em outras áreas importantes do funcionamento atual.
E. Essas dificuldades não são melhor explicadas por deficiência intelectual (transtorno do desenvolvimento intelectual) ou atraso global do desenvolvimento. A deficiência intelectual e o transtorno do espectro autista frequentemente ocorrem concomitantemente; para fazer diagnósticos comórbidos de transtorno do espectro autista e deficiência intelectual, a comunicação social deve estar abaixo do esperado para o nível geral de desenvolvimento.

Reproduzida com autorização de *Diagnostic and Statistical Manual of Mental Disorders*. 5th ed. (Copyright ©2013). American Psychiatric Association. Todos os direitos reservados.

---

como o sequenciamento de exoma inteiro, se tornam mais amplamente utilizadas. Há um forte componente familiar. Os pais de uma criança com TEA de etiologia desconhecida têm 7% a 23% de chance de ter um segundo filho com TEA. A prevalência é maior se o segundo filho for do sexo masculino ou se a criança afetada for do sexo feminino. A taxa de concordância entre gêmeos monozigóticos é alta, mas não absoluta, e há um aumento da incidência de distúrbios de fala, linguagem, leitura, atenção e afetividade em familiares de crianças com TEA. A genética do TEA é complexa e os padrões de herança parecem ser multifatoriais. O TEA é um distúrbio heterogêneo para o qual distúrbios de um único gene não são comumente encontrados. Mais de 2.500 genes de suscetibilidade foram identificados. Esses genes geralmente têm penetrância e expressão variáveis, bem como "pleiotropia" (um genótipo associado a diferentes fenótipos neuropsiquiátricos ou físicos, como TEA, convulsões ou esquizofrenia). Além disso, epigenética, interações gene-gene e interações gene-ambiente também podem ter influência.

▶ Avaliação e manejo

Crianças com TEA geralmente não são diagnosticadas até os 3 a 4 anos de idade, quando suas diferenças na interação social e comunicação recíprocas se tornam mais aparentes. No entanto, a comunicação e o comportamento atípico podem frequentemente ser reconhecidos nos primeiros 12 a 18 meses de vida. As características iniciais mais comuns são uma falha consistente em se orientar a partir do próprio nome, olhar para as pessoas diretamente, usar gestos e desenvolver a fala. Mesmo que uma dessas habilidades esteja presente, muitas vezes, é diminuída em frequência, inconsistente ou fugaz. Compartilhar afeto ou prazer é um importante precursor da interação social. Aos 16 a 18 meses, uma criança deve ter "atenção conjunta", que ocorre quando duas pessoas direcionam atenção à mesma coisa ao mesmo tempo. Isso geralmente ocorre mudando a direção do olhar, apontando, ou dizendo "olhe". Com um ano de idade, espera-se que os bebês sejam capaz de apontar regularmente para objetos a fim de terem suas necessidades ("eu quero isso") e sejam capazes de mostrar ("olhe isso"). Aos 18 meses, um bebê deve ser capaz de seguir um ponto, imitar os outros e se envolver em brincadeiras funcionais (usar brinquedos da maneira que eles devem ser usados, como rolar um carro, jogar uma bola ou alimentar uma boneca).

Há evidências crescentes de que um diagnóstico de TEA pode ser feito de forma confiável aos 14 meses de idade e geralmente é estável ao longo do tempo. No entanto, há uma pequena porcentagem de crianças que foram diagnosticadas de forma confiável com TEA que não atendem mais aos critérios após os 3 anos de idade. Além disso, evidências emergentes mostram que cerca de 9% das crianças diagnosticadas com TEA em idade jovem não atendem aos critérios para TEA no início da idade adulta. Deixar de atender aos critérios para um diagnóstico na idade adulta está associado a intervenção precoce, pontuações cognitivas mais altas aos 2 anos e uma diminuição nos comportamentos repetitivos à medida que amadurecem. Como há evidências de que um diagnóstico feito dos 14 a 18 meses se mantém estável aos 3 anos e que a intervenção precoce é particularmente importante para crianças com TEA, a Lista de Verificação Modificada para Autismo em Crianças – Revisada com Acompanhamento (M-CHAT-R/F) foi projetada para crianças de 16 a 30 meses de idade. Trata-se de uma medida, a partir de relato dos pais, com 20 perguntas de sim ou não. Ela oferece perguntas de acompanhamento administradas pelo médico para aquelas crianças com triagem positiva. Pouco menos de 50% das crianças com triagem positiva inicialmente (escore M-CHAT-R/F ≥ 3) e após o acompanhamento (escore M-CHAT-R/F ≥ 2) serão diagnosticadas com TEA; entretanto, 95% terão algum tipo de preocupação com o desenvolvimento. A Ferramenta de Triagem para Autismo em Crianças Pequenas e Bebês (STAT) é uma ferramenta de triagem de segunda linha. O STAT inclui interação direta com a criança e foi projetado para diferenciar crianças com TEA de crianças com atraso no desenvolvimento. (Consulte a seção acima sobre triagem e vigilância para obter mais informações sobre o STAT.) Para uma revisão dos testes de triagem precoce de TEA, consulte Hyman et al, 2020.

Uma triagem específica para autismo é recomendada aos 18 meses e aos 24 a 30 meses. A segunda triagem é recomendada porque alguns dos sintomas podem ser mais óbvios em uma criança mais velha e porque muitas crianças com TEA experienciam regressão ou platô nas habilidades entre 12 e 24 meses. Realizar uma única triagem aos 18 meses pode deixar de fora muitas dessas crianças.

Quando são observados comportamentos que suscitam preocupação com o TEA, o profissional da atenção primária deve realizar uma história e exame completos, conforme discutido na seção anterior, sobre transtornos do desenvolvimento, e a criança deve ser encaminhada a uma equipe de especialistas experientes na avaliação do TEA. Ao mesmo tempo, a criança também deve ser encaminhada a um programa local de intervenção precoce e a um fonoaudiólogo para iniciar a terapia o mais rápido possível. Se as características diagnósticas estiverem claramente presentes, um profissional da atenção primária pode fazer um diagnóstico de TEA usando os critérios do DSM-5 para iniciar tratamentos específicos para autismo o mais rápido possível. Todas as crianças com TEA devem passar por uma avaliação fonoaudiológica formal.

Análise cromossômica por microarranjo (CMA, de *chromosomal microarray analysis*) para exclusão de cromossomopatias e pesquisa de variantes no gene associado à síndrome do X frágil são atualmente considerados testes de primeira linha em crianças com TEA. Testes de segunda linha, como sequenciamento de todo o exoma (WES, de *whole-exome sequencing*), sequenciamento de genoma completo (WGS, de *whole-genome sequencing*) e painéis de genes do autismo (compostos por cerca de 2.500 genes associados ao TEA) estão sendo usados com mais frequência e são usados como primeira linha por alguns profissionais. Variantes genéticas raras são consideradas causais em 10% a 30% dos indivíduos com TEA, e combinações de variantes genéticas comuns são consideradas causais em 15% a 50%. A discussão do risco de recorrência para TEA é importante. Em famílias com uma criança com TEA de etiologia desconhecida, o risco de recorrência é de pelo menos 4% a 14%. Uma descrição mais detalhada da investigação genética está além do escopo deste capítulo (veja as referências abaixo). A triagem metabólica, o nível de chumbo e os estudos da tireoide também podem ser feitos se indicados por achados na história e no exame físico. Embora mais evidências sejam necessárias, sugere-se a triagem de rotina para distúrbios metabólicos, incluindo triagem para distúrbios mitocondriais se houver evidência de exame neurológico anormal ou acidose lática. Uma avaliação por um geneticista clínico deve ser considerada. Um exame com lâmpada de Wood para esclerose tuberosa também deve ser considerado. A neuroimagem não é indicada rotineiramente, mesmo na presença de macrocefalia leve/relativa, porque as crianças com autismo geralmente têm cabeças relativamente grandes. A neuroimagem deve ser considerada se forem observadas microcefalia, macrocefalia moderada ou maior, regressão atípica ou sinais neurológicos focais. Estudos retrospectivos descobriram que aproximadamente 20% a 30% das crianças com TEA têm um histórico de platô ou perda de habilidades (geralmente apenas linguagem e/ou habilidades sociais) entre 12 e 24 meses de idade. No entanto, estudos longitudinais prospectivos de bebês irmãos de alto risco, que são posteriormente diagnosticados com TEA, descobriram que uma porcentagem maior das crianças terão uma regressão/platô mais sutil nas habilidades. Isso é constatado quando o estudo avalia habilidades presentes antes dos 12 meses de idade: contato visual, interesse social e resposta ao nome. A perda é muitas vezes gradual, oscilante e pode ocorrer concomitantemente com o desenvolvimento atípico. Geralmente, ocorre antes que a criança atinja um vocabulário de 10 palavras. Se uma criança apresentar regressão, ela pode ser encaminhada a um neurologista infantil. Teste metabólico, ressonância magnética (RM) do cérebro e um eletrencefalograma (EEG) no sono para descartar estado de mal epiléptico elétrico do sono devem ser considerados quando há história de regressão, especialmente se a regressão for atípica (ocorre após 30 meses, inclui regressão nas habilidades motoras, ou vários episódios claros de regressão são relatados).

A intervenção comportamental precoce e intensiva (até 25 horas por semana) para crianças com TEA é essencial para uma função cognitiva e adaptativa ideal. O custo dos cuidados e/ou suportes para um indivíduo com TEA ao longo da vida é estimado em 1,4 a 2,4 milhões de dólares por pessoa. A intervenção antes dos 2,5 a 3,5 anos de idade pode reduzir os custos ao longo da vida em até dois terços. Modelos de treinamento naturalista para crianças com TEA implementados antes dos 3 anos resultam em 90% das crianças atingindo uso funcional da linguagem em comparação com 20% que iniciam a intervenção após os 5 anos de idade. As intervenções devem incluir treinamento e envolvimento dos pais no tratamento e avaliação contínua, avaliação do programa e ajuste programático conforme necessário. Outras intervenções se concentram na comunicação, interação social e habilidades lúdicas que podem ser generalizadas em um ambiente naturalista. O uso funcional da linguagem leva a melhores resultados comportamentais e médicos. O Early Start Denver Model (ESDM, Modelo de Início Precoce de Denver) é para intervenção precoce. Em um estudo, 48 crianças de 18 a 30 meses de idade foram aleatoriamente designadas para ESDM por 20 horas por semana por 2 anos ou intervenção comunitária. A pontuação padrão do grupo ESDM, em testes de desenvolvimento, melhorou em média 17,6 pontos em comparação com 7 no grupo controle. Os escores padrão para função adaptativa foram mantidos no grupo ESDM e diminuíram no grupo controle. Existem muitos modelos para esse tipo de intervenção e muita variabilidade no que está disponível em diferentes regiões do país. As famílias devem ser encorajadas a encontrar um modelo que melhor se adapte às necessidades da criança e da família.

Um dos papéis do profissional da atenção primária é garantir que sejam abordadas as preocupações médicas como problemas de sono, problemas de alimentação com dieta limitada, constipação, muitas vezes acompanhada de retenção e convulsões **(Tabela 3-5)**. Qualquer piora do comportamento em uma criança com autismo pode ser secundária a problemas médicos não reconhecidos, como dor de um abscesso dentário ou esofagite. Foram desenvolvidos caminhos práticos para profissionais da atenção primária para o gerenciamento de várias condições concomitantes em crianças. Um caminho prático para a identificação, avaliação e manejo da insônia em crianças com TEA enfatiza a importância da triagem para problemas de sono nessas crianças com TEA e de entrevistar sobre condições médicas comórbidas que podem afetar o sono. A individualização das estratégias de comportamento/higiene do sono para a criança com TEA também é muito importante, muitas vezes exigindo criatividade e flexibilidade para adaptar estratégias utilizadas para crianças com desenvolvimento típico. Além disso, comorbidades psiquiátricas como ansiedade e TDAH são comuns em crianças com TEA e devem ser abordadas pelo profissional da atenção primária ou especialista. O manejo psicofarmacológico pode ser necessário para lidar com problemas de atenção, hiperatividade, ansiedade, irritabilidade, agressão e outros comportamentos que têm um impacto significativo na função diária. Várias revisões recentes de tratamentos psicofarmacológicos estão disponíveis. Um caminho de prática clínica para avaliação e escolha de medicamentos para sintomas de TDAH em crianças com TEA também foi desenvolvido. As crianças com TEA são menos propensas a responder aos estimulantes do que as crianças com desenvolvimento típico e são mais propensas a ter efeitos colaterais que exigem a descontinuação dos estimulantes. Doses menores e não estimulantes, como a guanfacina, devem ser consideradas especialmente em crianças menores de 5 anos, crianças com quociente de inteligência (QI) menor que 50 a 70, ansiedade severa, humor instável ou baixo peso/pouco apetite. Um caminho prático para o gerenciamento de irritabilidade e comportamento problemático (agressão à propriedade, a si mesmo ou outros) em crianças com TEA foi publicado em 2016. O caminho inclui avaliação de condições que podem contribuir para irritabilidade e comportamento problemático: condições médicas (problemas de sono, efeitos colaterais de medicamentos e controle da dor ou desconforto associado a condições gastrointestinais, dentárias ou outras condições médicas); deficiência na capacidade de comunicação; condições psiquiátricas (ansiedade, depressão); estressores ambientais (psicossociais, suportes educacionais e comportamentais inadequados, mudança na rotina); e reforço não intencional (atenção, evitação de tarefas, remoção de estímulos sensoriais angustiantes ou recompensa tangível, como dar um lanche para acalmar a criança). Uma avaliação comportamental funcional (FBA, de *functional behavioral assessment*) é útil para caracterizar o comportamento e identificar o antecedente e a consequência associados ao comportamento. Reforçar o comportamento positivo, fornecer suporte no ambiente para auxiliar na tolerância aos gatilhos, fornecer comportamentos de substituição para comportamentos negativos e evitar o reforço são estratégias para melhorar este comportamento. A risperidona e o aripiprazol são os únicos medicamentos que têm indicação da FDA para tratamento de irritabilidade e agressividade em crianças com TEA. Alguns autores, indicados nas referências, recomendam uma via prática para a consideração de clonidina e *N*-acetilcisteína antes de antipsicóticos atípicos quando não houvesse preocupações significativas de segurança que exigissem o uso urgente da medicação com maior probabilidade de melhorar o comportamento. Esses medicamentos têm evidências limitadas de segurança e eficácia, mas parecem ter menos efeitos colaterais a longo prazo.

Tabela 3-5 Condições concomitantes em crianças com TEA

	Prevalência
Problemas de sono	50%-80%
Alimentação/dieta limitada	70%-90%
Problemas gastrointestinais	50%-80%
Obesidade	~23%
Convulsões	7%-38%
Transtornos de ansiedade	~22%-84%
Transtorno de déficit de atenção/hiperatividade (TDAH)	~30%-50%
Irritabilidade, agressão, desregulação	~20%-50%
Comportamento autolesivo	~30%
Pica	~25%
Comportamento errante	~30%
Dentário	Poucos dados

A ansiedade é comum em crianças com TEA, aproximadamente 40% delas têm pelo menos um transtorno de ansiedade. Ela pode ser difícil de diagnosticar em crianças com TEA devido à dificuldade de comunicação e discernimento/reconhecimento de sentimentos e devido a alguma sobreposição com os próprios sintomas. A ansiedade em crianças com TEA pode se apresentar com irritabilidade/comportamentos externalizantes e com desregulação ou sintomas que mimetizam o TDAH. Uma revisão recente do diagnóstico e manejo da ansiedade em crianças com TEA recomendou o uso de feedback de várias fontes, como a criança, os pais, o médico, os terapeutas e a equipe da escola ao avaliar a presença de um transtorno de ansiedade. Ensaios controlados randomizados (ECRs) para o tratamento da ansiedade em crianças com TEA mostram eficácia moderada com o uso da terapia cognitivo-comportamental. Não há, até então, ECRs para medicamentos para tratar a ansiedade em crianças com TEA. Inibidores seletivos de recaptação de serotonina (ISRSs) podem ser usados, mas os médicos devem começar com doses baixas e aumentar lentamente enquanto monitoram a ativação comportamental. Os α-agonistas propranolol e hidroxizina também podem ser úteis, embora existam poucos dados para apoiar seu uso. Muitos tratamentos complementares e alternativos (TCAs) para o autismo foram propostos. Cerca de 33% das famílias usam dietas especiais e 54% das famílias usam suplementos para seus filhos com TEA com base em dados da Interactive Autism Network. A maioria tem evidências limitadas em relação à segurança e eficácia. A revisão dos TCAs preparada pela Força-Tarefa da AAP sobre Medicina Complementar e Alternativa e pela Seção Provisória sobre Medicina Complementar, Holística e Integrativa é particularmente valiosa.

AAP Autism Tool Kit: Autism: caring for children with autism spectrum disorders: a resource toolkit for clinicians, 2012. www.aap.org/autism.

Autism Speaks publishes many toolkits for families: http://www.autismspeaks.org.

Buie T et al: Recommendations for evaluation and treatment of common gastrointestinal problems in children with ASDs. Pediatrics 2010 Jan;125(Suppl 1):S19–S29 [PMID: 20048084].

Diagnostic and Statistical Manual of Mental Disorders. 5th ed. American Psychiatric Association; 2013.

FDA Center for Safety and Applied Nutrition: http://www.cfsan.fda.gov/%7Edms/ds-warn.html.

First Signs (educational site on autism): http://firstsigns.org.

Golnik A, Scal P, Wey A, Gaillard P: Autism-specific primary care medical home intervention. J Autism Dev Disord 2012; 42(6):1087–1093 [PMID: 21853373].

Hanen Centre (information on family-focused early intervention programs): http://www.hanen.org.

http://www.cdc.gov/ncbddd/autism/data.html.

Hyman SL, Levy SE, Myers SM; AAP Council on Children With Disabilities, Section on Developmental and Behavioral Pediatrics: Identification, evaluation, and management of children with autism spectrum disorder. Pediatrics 2020;145(1):e20193447. doi.org/10.1542/peds.2019-3447 [PMID: 31843864].

Kemper KJ, Vohra S, Walls R; Task Force on Complementary and Alternative Medicine; Provisional Section on Complementary, Holistic, and Integrative Medicine: The use of complementary and alternative medicine in pediatrics. Pediatrics 2008;122;1374–1386 [PMID: 19047261].

Learn the Signs, Act Early (website with resources and free handouts for families): www.cdc.gov/actearly.

Maenner M et al: Prevalence of autism spectrum disorder among children aged 8 years—Autism and Developmental Disabilities Monitoring Network, 11 Sites, United States, 2016. MMWR Surveill Summ 2020;69(No. SS-4): 1–12. doi: 10.15585/mmwr.ss6904a1 [PMID: 32214087].

Mahajan R et al; Autism Speaks Autism Treatment Network Psychopharmacology Committee: Clinical practice pathways for evaluation and medication choice for attention-deficit/hyperactivity disorder symptoms in autism spectrum disorders. Pediatrics 2012 Nov;130(Suppl 2):S125–S138. doi: 10.1542/peds.2012-0900J [PMID: 23118243].

Malow BA et al; Sleep Committee of the Autism Treatment Network: A practice pathway for the identification, evaluation, and management of insomnia in children and adolescents with autism spectrum disorders. Pediatrics 2012 Nov;130(Suppl 2):S106–S124. doi: 10.1542/peds.2012-0900I [PMID: 23118242].

M-CHAT-RF/Validation: http://pediatrics.aappublications.org/content/early/2013/12/18/peds.2013-1813.full.pdf+html.

McGuire K et al: Irritability and problem behavior in autism spectrum disorder: a practice pathway for pediatric primary care. Pediatrics 2016;137(Suppl 2):A136–S148 [PMID: 26908469].

NCCAM sponsors and conducts research using scientific methods and advanced technologies: http://nccam.nih.gov/. [The National Center for Complementary and Alternative Medicine (NCCAM) was established in 1998.]

Schaefer GB, Mendelsohn NJ; Professional Practice and Guidelines Committee: Clinical genetics evaluation in identifying the etiology of autism spectrum disorders: 2013 guideline revisions. Genet Med 2013;15(5):399–407 [PMID: 23519317].

Vasa RA et al: Assessment and treatment of anxiety in youth with autism spectrum disorders. Pediatrics 2016;137(Suppl 2): S115–S123 [PMIID: 26908467].

Vorstman JAS, Parr JR, Moreno-De-Luca D, Anney RJL, Nurnberger JI Jr, Hallmayer JF: Autism genetics: opportunities and challenges for clinical translation. Nat Rev Genet 2017 Jun;18(6):362–376 [PMID: 28260791].

www.dsm5.org.

Yin J, Schaaf C: Autism genetics—an overview. Prenat Diagn 2017;37:14–30 [PMID: 27743394].

DEFICIÊNCIA INTELECTUAL

O campo das deficiências do desenvolvimento vem evoluindo e redefinindo os construtos de deficiência e usando novos termos para refletir essa evolução. O termo *retardo mental* é considerado pejorativo, degradante e desumanizante; portanto, o termo *deficiência intelectual* (DI) é usado. O DSM-5 utiliza o diagnóstico *deficiência intelectual* (transtorno do desenvolvimento intelectual) e enfatiza a necessidade de avaliação da função adaptativa além do teste cognitivo (QI) para fazer esse diagnóstico. O termo *deficiência* é usado por profissionais e grupos de apoio.

Recentemente, surgiu uma reformulação do construto de deficiência que muda o foco das limitações no funcionamento intelectual e na capacidade adaptativa (um traço centrado na pessoa) para um fenômeno humano com sua fonte em fatores biológicos ou fatores e contextos sociais. A visão atual é uma concepção socioecológica da deficiência que articula o papel da doença ou transtorno, levando a deficiências na estrutura e função, limitações nas atividades e restrição na participação nas interações pessoais e ambientais. O termo *deficiência intelectual* é consistente com essa visão mais ampla e reflete uma apreciação da humanidade e do potencial do indivíduo. Os critérios diagnósticos, atualmente, permanecem os mesmos; no entanto, a construção e o contexto mudaram.

Tendo observado isso, é importante reconhecer que atrasos significativos no desenvolvimento da linguagem, habilidades motoras, atenção, raciocínio abstrato, habilidades visuoespaciais e realizações acadêmicas ou vocacionais estão associados ao DI. Déficits em testes padronizados no funcionamento cognitivo e adaptativo maiores que dois desvios padrão abaixo da média para a população são considerados dentro da faixa de DI. A maneira mais comum de relatar os resultados desses testes é usando um quociente de inteligência. O quociente de inteligência é um número derivado estatisticamente que reflete a proporção da função cognitiva apropriada para a idade e o nível real da função cognitiva da criança. Uma série de ferramentas de medição padronizadas e aceitas, como a Escala Wechsler de Inteligência para Crianças, quinta edição, podem ser usadas para avaliar essas capacidades. Para receber um diagnóstico de DI, uma criança não deve apenas ter um quociente de inteligência inferior a 70, mas também deve demonstrar habilidades adaptativas com mais de dois desvios padrão abaixo da média. A função adaptativa refere-se à capacidade da criança de funcionar em seu ambiente e pode ser medida por uma entrevista com os pais ou professores usando um instrumento como as Escalas de Comportamento Adaptativo de Vineland ou o Sistema de Avaliação de Comportamento Adaptativo. A função cognitiva tende a prever o sucesso acadêmico e a função adaptativa tende a prever o nível de independência nas habilidades da vida diária. Os níveis de gravidade são baseados na função adaptativa, que determina o nível de suporte necessário.

O atraso no desenvolvimento global (GDD, de *global development delay*) é o diagnóstico usado para crianças com atrasos significativos em pelo menos dois domínios do desenvolvimento (cognitivo, de fala e linguagem, motor grosso e fino, social e de habilidades de vida diária). Este diagnóstico é normalmente usado em crianças menores de 5 anos devido à baixa validade preditiva dos testes cognitivos antes dos 5 aos 6 anos de idade. O diagnóstico de GDD também é usado em crianças maiores de 5 anos que não podem participar adequadamente de testes padronizados.

A prevalência de DI é de aproximadamente 1% a 3% na população geral e pode variar de acordo com a idade. Níveis leves de DI são mais comuns e mais propensos a ter uma causa sociocultural do que níveis mais graves. Pobreza, privação ou falta de exposição a um ambiente estimulante podem contribuir para atrasos no desenvolvimento e baixo desempenho em testes padronizados.

▶ Avaliação

As crianças que apresentam atrasos no desenvolvimento devem ser avaliadas por uma equipe de profissionais conforme descrito no início desta seção. Para crianças de 0 a 3 anos e meio de idade, a escala Bayley de desenvolvimento infantil, terceira edição, é um teste de desenvolvimento bem padronizado. Para crianças com mais de 3 anos, testes cognitivos padronizados – como a Escala Wechsler de Inteligência para Idade Pré-Escolar e Primária, quarta edição; a Escala de Inteligência Wechsler para Crianças, quinta edição (WISC-IV); o Stanford-Binet V; ou a Escala de Habilidades Diferenciais, segunda edição – devem ser administrados para avaliar a função cognitiva em uma ampla gama de habilidades, incluindo escalas verbais e não verbais. Para o paciente não verbal, uma escala como a Leiter, terceira edição, avaliará habilidades que não envolvem linguagem. Uma avaliação psicológica completa em crianças em idade escolar deve incluir uma avaliação emocional se houver suspeita de problemas psiquiátricos ou emocionais. Tais problemas são comuns em crianças com atrasos no desenvolvimento ou DI.

A avaliação de uma criança com DI ou GDD deve incluir um histórico médico e familiar completo; bem como um exame físico, incluindo perímetro cefálico, exame neurológico, exame dismorfológico e exame de pele para estigmas neurocutâneos. Os médicos também devem rastrear condições concomitantes, como problemas de sono, problemas de alimentação, obesidade, distúrbios gastrointestinais e condições comportamentais e psiquiátricas. As famílias devem receber uma avaliação genética. É consenso entre especialistas realizar testes genéticos moleculares do X frágil e CMA (microarranjo cromossômico) como a investigação inicial para DI/GDD, a menos que o fenótipo da criança sugira testes mais direcionados, como no caso da síndrome de Down ou Williams. Se houver uma história familiar de abortos espontâneos múltiplos sugerindo uma possível translocação balanceada, um cariótipo é recomendado além de CMA. Em crianças com DI/GDD, o CMA será positivo em cerca de 15% a 20% das vezes e o teste de X frágil será positivo em cerca de 2% a 3%. As famílias devem ser aconselhadas sobre a possibilidade de o CMA encontrar uma variação no número de cópias de relevância clínica desconhecida ou com relevância clínica não relacionada à DI/GDD. Uma criança com um resultado anormal deve receber aconselhamento genético de um médico geneticista ou conselheiro genético certificado*. Os testes de segunda linha podem incluir genes de DI não sindrômicos ligados ao X e X-CMA de alta densidade em homens e deleção, duplicação e sequenciamento de MECP2 em mulheres (para exclusão de Síndrome de Rett) ou testes com um painel de genes de DI direcionado. O sequenciamento de todo o exoma também pode ser considerado em pacientes para os quais há um alto índice de suspeita de que existe uma etiologia citogenética, mas cuja investigação foi negativa. Uma avaliação audiológica deve ser concluída, mesmo que a criança tenha passado por uma avaliação auditiva no nascimento. Um exame oftalmológico também deve ser considerado. Um EEG deve ser considerado se houver alguma preocupação com convulsões ou regressão nas habilidades.

A neuroimagem deve ser considerada em pacientes com microcefalia, macrocefalia, convulsões, perda de habilidades psicomotoras ou sinais neurológicos específicos, como espasticidade, distonia, ataxia ou reflexos anormais. Um teste de níveis de chumbo deve ser considerado em crianças que frequentemente colocam

---

*N. de T. Especialidade não existente no Brasil.

brinquedos ou outros itens não alimentares na boca. Os estudos da função tireoidiana devem ser realizados em qualquer paciente que apresente características clínicas associadas ao hipotireoidismo.

A triagem para erros inatos do metabolismo (EIM) tem um rendimento relativamente baixo (0%-5%) em crianças que apresentam atraso no desenvolvimento ou DI. A maioria dos pacientes com EIM será identificada pela triagem neonatal ou apresentará indicações específicas para testes mais focados, como deficiência de crescimento, doenças recorrentes inexplicáveis, platô ou perda de habilidades de desenvolvimento, características faciais grosseiras, catarata, coma recorrente, diferenciação sexual anormal, aracnodactilia, hepatoesplenomegalia, surdez, anormalidades estruturais do cabelo, alterações do tônus muscular e anormalidades da pele. No entanto, formas tratáveis de EIM podem se apresentar mais tarde ou sem regressão ou platô. Existem atualmente pelo menos 89 tipos "tratáveis" de EIM. Os tratamentos podem visar a melhora dos sintomas, retardar a progressão da doença ou fornecer suporte durante uma doença. Embora exista controvérsia sobre o custo-benefício da triagem de doenças raras, van Karnebeek et al propuseram uma abordagem em duas etapas para a triagem de EIM tratáveis, baseada em "disponibilidade, acessibilidade, rendimento e invasividade". Os testes de primeira linha, ou "testes de triagem não direcionados" incluem exames de sangue para lactato, amônia, aminoácidos plasmáticos, homocisteína total, perfil de acilcarnitina, cobre, ceruloplasmina e exames de urina para ácidos orgânicos, purinas e pirimidinas, metabolismo da creatina, oligossacarídeos e glicosaminoglicanos. Testes para 7 e 8-desidrocolesterol para triagem da síndrome de Smith-Lemli Opitz e triagem para defeitos congênitos de glicosilação também podem ser incluídos nos testes de primeira linha. Os testes de segunda linha geralmente incluem testes que são os únicos para uma doença ou são mais invasivos, como testes de líquido cerebrospinal. As diretrizes da AAP para testes de primeira linha são um pouco diferentes e incluem exames de sangue para aminoácidos plasmáticos, homocisteína total, perfil de acilcarnitina e exames de urina para ácidos orgânicos, purinas e pirimidinas, metabolismo da creatina, oligossacarídeos e mucopolissacarídeos. Foi desenvolvido um aplicativo que é útil para identificar testes apropriados para etiologias tratáveis de DI/GDD.

O acompanhamento seriado dos pacientes é importante, pois o fenótipo físico e comportamental muda ao longo do tempo e os testes diagnósticos melhoram com o tempo. Embora o teste citogenético possa ter sido negativo 10 anos antes, os avanços nas técnicas de alta resolução podem agora revelar uma anormalidade que não foi identificada anteriormente. Uma abordagem passo a passo para o teste de diagnóstico também pode ser mais econômica, de modo que o teste com maior probabilidade de ser positivo seja feito primeiro.

▶ **Manejo**

Uma vez feito o diagnóstico de DI, o tratamento deve incluir uma combinação de terapias individuais, como terapia de fala e linguagem, terapia ocupacional ou fisioterapia, apoio educacional especial, terapia ou aconselhamento comportamental e intervenção médica, que pode incluir psicofarmacologia. Para ilustrar como essas intervenções funcionam juntas, dois distúrbios são descritos em detalhes na próxima seção.

Moeschler JB, Shevell M; Committee on Genetics: Comprehensive evaluation of the child with intellectual disability or global developmental delays. Pediatrics 2014 Sep;134(3):e903–e918 [PMID: 25157020].

Shapiro BK, Accardo PQ: *Neurogenetic Syndromes: Behavioral Issues and Their Treatment*. Baltimore, MD: Paul H Brookes; 2010.

The Arc of the United States (grassroots advocacy organization for people with disabilities): http://www.thearc.org.

van Karnebeek CD, Shevell M, Zschocke J, Moeschler JB, Stockler S: The metabolic evaluation of the child with an intellectual developmental disorder: diagnostic algorithm for identification of treatable causes and new digital resource. Mol Genet Metab 2014 Apr;111(4):428–438 [PMID: 24518794].

www.treatable-id.org.

FORMAS ESPECÍFICAS DE DEFICIÊNCIA INTELECTUAL E QUESTÕES TERAPÊUTICAS ASSOCIADAS

1. Síndrome do X frágil

A causa hereditária mais comum de DI é a síndrome do X frágil, que é causada por uma expansão de trinucleotídeos dentro do gene de retardo mental do X frágil I (*FMR1*) (ver **Capítulo 37**). A mutação completa está associada à metilação do gene, que desliga a transcrição, resultando em uma deficiência na proteína FMR1. Essa proteína regula o receptor metabotrópico de glutamato 5. A síndrome do X frágil inclui uma ampla gama de sintomas. Crianças com síndrome do X frágil geralmente apresentam atrasos no desenvolvimento, ansiedade social, hiperatividade e comportamento difícil na primeira infância. A maioria dos indivíduos do sexo masculino terá DI com sintomas como evitação do olhar, linguagem perseverante, mordidas nas mãos e hipersensibilidade significativa a estímulos ambientais. Cerca de 20% dos homens com síndrome do X frágil atendem aos critérios para um TEA. As meninas geralmente são menos afetadas pela síndrome porque possuem um segundo cromossomo X que produz a proteína FMR1. No entanto, devido à inativação aleatória do X, o fenótipo nas meninas varia muito, desde ausência de sintomas até DI moderada. Aproximadamente 30% das meninas com a mutação completa apresentam déficits cognitivos, e uma proporção maior tem TDAH, ansiedade e timidez. Orelhas proeminentes, rosto comprido e fino, mandíbula e testa proeminentes, hiperextensibilidade articular, e macrorquidia (em meninos) são comuns; entretanto, aproximadamente 30% das crianças com síndrome do X frágil podem não apresentar essas características. O diagnóstico deve ser suspeitado em qualquer criança com problemas comportamentais e atrasos no desenvolvimento. À medida que os meninos entram na puberdade, o macrorquidismo se torna mais óbvio, e as características faciais podem se tornar mais alongadas. As condições médicas comumente associadas à síndrome do X frágil incluem convulsões, estrabismo, otite média, refluxo gastroesofágico, prolapso da válvula mitral e luxação do quadril.

Manejo

Uma variedade de terapias é útil para indivíduos com síndrome do X frágil. A terapia da fala e da linguagem pode diminuir a hipersensibilidade oral, melhorar a articulação, melhorar a produção e a compreensão verbal e estimular as habilidades de raciocínio abstrato. Como aproximadamente 10% dos meninos com a síndrome serão não-verbais aos 5 anos de idade, o uso de técnicas de comunicação aumentativa pode ser útil. A terapia ocupacional pode ser útil para fornecer técnicas para acalmar a hiperexcitação a estímulos e para melhorar a coordenação motora fina e grossa da criança e o planejamento motor. Se os problemas comportamentais forem graves, pode ser útil envolver um psicólogo comportamental que enfatize o reforço positivo, intervalos, consistência na rotina e o uso de modalidades auditivas e visuais, como um cronograma de imagens, para ajudar nas transições e novas situações.

A psicofarmacologia também pode ser útil para tratar TDAH, agressividade, ansiedade ou instabilidade grave do humor. Clonidina ou guanfacina podem ser úteis em doses baixas para tratar hiperexcitação, ataques de birras ou hiperatividade. Medicamentos estimulantes, como metilfenidato e dexanfetamina, geralmente são benéficos aos 5 anos de idade e, ocasionalmente, mais cedo. Doses relativamente baixas são usadas porque, com doses mais altas, a irritabilidade é frequentemente um problema.

A ansiedade também pode ser um problema significativo e o uso de um ISRS muitas vezes é útil. Os ISRSs também podem diminuir a agressividade ou o mau humor, embora, em aproximadamente 25% dos casos, possa ocorrer um aumento na agitação ou ativação. A agressão pode se tornar um problema significativo na infância ou adolescência para indivíduos com síndrome do X frágil. Além do manejo comportamental, pode ser necessária medicação. Clonidina, guanfacina ou um ISRS podem diminuir a agressão e, às vezes, pode ser necessário um antipsicótico atípico.

Foram iniciados ensaios clínicos em adultos e crianças com síndrome do X frágil para avaliar tratamentos direcionados, como antagonistas do receptor metabotrópico de glutamato 5 e agonistas do ácido γ-aminobutírico (GABA, de *gamma-aminobutyric acid*). Esses medicamentos mostraram resultados promissores em modelos de camundongos com síndrome do X frágil.

Um componente importante do manejo é o aconselhamento genético. Os pais devem consultar com um geneticista após o diagnóstico da síndrome do X frágil, porque há um alto risco de que outros membros da família sejam portadores ou possam ser afetados pela síndrome. Uma história familiar detalhada é essencial. Mulheres portadoras têm 50% de risco de ter um filho com a mutação do X frágil. Os portadores do sexo masculino correm o risco de desenvolver síndrome de tremor e ataxia associada ao X frágil (FXTAS, de *fragile x-associated tremor and ataxia syndrome*), um distúrbio neurodegenerativo, à medida que envelhecem.

Também é útil encaminhar uma família recém-diagnosticada para um grupo de apoio aos pais. Materiais educativos e informações de apoio podem ser obtidos no *site* da National Fragile X Foundation (Fundação Nacional do X Frágil).

Fragile X Research Foundation: http://www.fraxa.org.
Hersh JH, Saul RA; Committee on Genetics: Health supervision for children with fragile X syndrome. Pediatrics 2011;127(5): 994–1006 [PMID: 21518720].
Lozano R, Azarang A, Wilaisakditipakorn T, Hagerman RJ: Fragile X syndrome: a review of clinical management. Intractable Rare Dis Res 2016 Aug;5(3):145–157 [PMID: 27672537].
National Fragile X Foundation: http://www.FragileX.org.
van Karnebeek CD, Bowden K, Berry-Kravis E: Treatment of neurogenetic developmental conditions: from 2016 into the future. Pediatr Neurol 2016 Dec;65:1–13 [PMID: 27697313].

2. Transtornos do espectro alcoólico fetal

A exposição ao álcool *in utero* está associada a um amplo espectro de problemas de desenvolvimento, que vão desde dificuldades de aprendizagem até DI severa. *Transtornos do espectro alcoólico fetal* (TEAF) é um termo abrangente que descreve a gama de efeitos que podem ocorrer em um indivíduo exposto ao álcool no período pré-natal. A prevalência de TEAF é de cerca de 1% a 5%. Assim, os médicos devem sempre perguntar sobre a ingestão de álcool (e outras drogas) durante a gravidez ao avaliar uma criança com atraso no desenvolvimento. As características associadas ao TEAF incluem anomalias faciais, como fissuras palpebrais curtas (≤ percentil 10), lábio superior fino e filtro liso (guia de posicionamento labial/filtro está disponível para algumas raças/etnias); baixo crescimento pré-natal ou pós-natal (altura ou peso ≤ percentil 10); anormalidades do SNC, incluindo crescimento deficiente do cérebro (perímetro da cabeça ≤ percentil 10), morfogênese ou neurofisiologia (convulsões não febris recorrentes sem outra etiologia conhecida); comprometimento neurocomportamental; e grandes malformações ou displasias cardíacas, esqueléticas, renais, oculares ou auditivas congênitas.

Novas diretrizes de consenso clínico para o diagnóstico ou TEAF foram publicadas em 2016 por Hoyme et al (**Tabela 3-6**). As novas diretrizes incluem definições para exposição pré-natal ao álcool e disfunção neurocomportamental, uma definição atualizada de defeitos congênitos relacionados ao álcool, um sistema de classificação de dismorfologia, um guia de posicionamento labial/filtro e um aumento percentual nos pontos de corte para perímetro cefálico, crescimento e fissura palpebral em menos de 3 a 10% a fim de aumentar a sensibilidade para identificar crianças com TEAF. As diretrizes fornecem critérios para Exposição Pré-Natal ao Álcool Documentada: seis ou mais doses por semana durante 2 semanas ou mais durante a gravidez; três ou mais bebidas por ocasião em duas ou mais ocasiões durante a gravidez; problemas sociais ou legais documentados relacionados ao álcool; intoxicação documentada; biomarcador positivo de exposição ao álcool durante a gravidez ou no nascimento, como ésteres etílicos de ácidos graxos, fosfatidiletanol ou etil glicuronídeo; ou aumento do risco pré-natal em uma ferramenta de triagem validada. Isso não significa que o uso de álcool durante a gravidez em quantidades inferiores às recomendadas pelas diretrizes seja seguro. A posição da AAP é que nenhuma quantidade de álcool durante a gravidez é considerada segura. As diretrizes também recomendam que uma

Tabela 3-6 Transtornos do espectro alcoólico fetal (TEAF)

Diagnóstico TEAF	Características clínicas necessárias	Exposição pré-natal confirmada
Síndrome alcoólica fetal	1) Pelo menos 2 de 3 anomalias faciais especificadas[a] 2) Crescimento pré-natal ou pós-natal deficiente[b] 3) Pelo menos 1 anormalidade do SNC[c] 4) Comprometimento neurocomportamental	±
Síndrome alcoólica fetal parcial (com exposição conhecida)	1) Pelo menos 2 de 3 anomalias faciais especificadas[a] 2) Comprometimento neurocomportamental	+
Síndrome alcoólica fetal parcial (sem exposição conhecida)	1) Pelo menos 2 de 3 anomalias faciais especificadas[a] 2) Deficiência de crescimento ou anormalidade do SNC[b,c] 3) Comprometimento neurocomportamental	–
Transtornos do neurodesenvolvimento relacionados ao álcool	Comprometimento neurocomportamental (não pode ser feito antes dos 3 anos de idade)	+
Defeitos congênitos relacionados ao álcool	Uma malformação congênita significativa	+

SNC, sistema nervoso central.
[a]Anomalias faciais: fissuras palpebrais curtas (≤ percentil 10), lábio superior fino e filtro liso (guia de posicionamento labial/filtro está disponível para algumas raças/etnias).
[b]Baixo crescimento pré-natal ou pós-natal (altura ou peso ≤ percentil 10).
[c]Anormalidades do SNC: crescimento deficiente do cérebro (perímetro da cabeça ≤ percentil 10), morfogênese ou neurofisiologia (convulsões não febris recorrentes sem outra etiologia conhecida)
[d]Grandes anomalias, malformações ou displasias congênitas: cardíacas, esqueléticas, renais, oculares ou auditivas.

equipe multidisciplinar faça o diagnóstico e que outros transtornos sejam considerados ou descartados.

Transtornos com características sobrepostas incluem Cornelia de Lange, síndrome de deleção 22q11.2*, síndrome de duplicação 15q, síndrome de Noonan, síndrome de Dubowitz e exposição a outros teratógenos, como ácido valproico. O sistema de classificação de dismorfologia foi desenvolvido para auxiliar nesse processo. O DSM-5 também acrescentou o diagnóstico de transtorno neurocomportamental com exposição pré-natal ao álcool (ND-PAE, de *neurobehavioral disorder with prenatal alcohol exposure*), ao mesmo tempo em que estipula que mais estudos são indicados.

▶ **Manejo**

Indivíduos com TEAF geralmente têm dificuldade significativa com tarefas cognitivas complexas e funções executivas (planejamento, mudança de conjunto conceitual, mudança de conjunto afetivo, inibição de resposta e fluência). Eies processam as informações lentamente. Eles podem se dar bem com tarefas simples, mas têm dificuldade com tarefas mais complexas. Têm dificuldade com atenção e memória de curto prazo. Eles também estão sob risco de dificuldades sociais e transtornos de humor. As avaliações funcionais em sala de aula podem ser uma parte muito útil de uma avaliação completa. A estrutura é muito importante para indivíduos com TEAF. Os tipos de estrutura que podem ser úteis são a estrutura visual (codificar com cores cada área de conteúdo), a estrutura do ambiente (manter a área de trabalho organizada, evitar decorações) e a estrutura da tarefa (demarcar início, meio e fim com clareza). A intervenção psicofarmacológica pode ser necessária para abordar questões como atenção e humor. Crianças com TEAF são menos propensas a ter melhora nos sintomas de TDAH com estimulantes, mas pelo menos um subconjunto delas responderá a estimulantes. Elas podem ser mais propensas a responder às anfetaminas do que ao metilfenidato.

FASD: http://www.cdc.gov/ncbddd/fasd/facts.html.
FASD Center for Excellence: http://www.fasdcenter.samhsa.gov/.
Hoyme HE et al: Updated clinical guidelines for diagnosing fetal alcohol spectrum disorders. Pediatrics 2016 Aug;138(2) [PMID: 27464676].
National Organization on Fetal Alcohol Syndrome: http://www.nofas.org.
Ordenewitz L et al: Evidence-based interventions for children and adolescents with fetal alcohol spectrum disorders—a systematic review. Eur J Paediatr Neurol 2021;33:50–60 [PMID: 34058625].
Ritfeld GJ, Kable JA, Holton JE, Coles CD: Psychopharmacological treatments in children with fetal alcohol spectrum disorders: a review. Child Psychiatry Hum Dev 2021 Jan 27. doi: 10.1007/s10578-021-01124-7. Epub ahead of print [PMID: 33502703].
Williams JF, Smith VC; Committee on Substance Abuse: Fetal alcohol spectrum disorders, American Academy of Pediatrics Clinical Report. Pediatrics 2015;136(5):e1395–e1406 [PMID: 26482673].

*N. de T. Também conhecida como Síndrome de DiGeorge.

REFERÊNCIAS

Recursos impressos

Carey WB, Crocker AC, Coleman WL, Elias ER, Feldman HM (eds): *Developmental Behavioral Pediatrics.* 4th ed. Philadelphia PA: Elsevier Saunders; 2009.

Diagnostic and Statistical Manual of Mental Disorders. 5th ed. American Psychiatric Association; 2013.

Dixon SD, Stein MT (eds): *Encounters With Children; Pediatric Behavior and Development.* 4th ed. Philadelphia PA: Mosby/Elsevier; 2006.

Parker S, Zuckerman B (eds): *Behavioral and Developmental Pediatrics: A Handbook for Primary Care.* Philadelphia, PA; London, England: Lippincott Williams & Wilkins; 2005.

Voigt RG, Macias MM, Myers SM: *American Academy of Pediatrics Developmental and Behavioral Pediatrics.* Elk Grove Village, IL: American Academy of Pediatrics; 2010.

Wolraich ML: *Disorders of Development and Learning: A Practical Guide to Assessment and Management.* 3rd ed. Ontario, Canada: BC Decker; 2003.

Wolraich ML et al: *Developmental-Behavioral Pediatrics: Evidence and Practice.* Philadelphia, PA: Mosby/Elsevier; 2008.

Recursos *online*

American With Disabilities Act Information: National Access for Public Schools Project: http://www.adaptenv.org.

Family Voices (website devoted to children and youth with special health care needs): http://www.familyvoices.org.

Hanen Centre (information on family-focused early intervention programs): http://www.hanen.org.

National Association of Developmental Disabilities Councils: http://www.naddc.org.

National Dissemination Center for Children with Disabilities: http://www.nichcy.org.

Parent Training and Information Centers: Alliance Coordinating Office: http://www.taalliance.org.

The American Psychiatric Association (APA) has proposed new diagnostic criteria in the *Diagnostic and Statistical Manual of Mental Disorders*, Fifth Edition (DSM-5) which were released in May 2013: www.psych.org, www.dsm5.org.

The Arc of the United States (grassroots advocacy organization for people with disabilities): http://www.thearc.org.

Title V Program Information: Institute for Child Health Policy: http://www.ichp.edu.s.

Adolescência

Amy E. Sass, MD, MPH
Molly J. Richards, MD

INTRODUÇÃO

O Centers for Disease Control and Prevention (CDC, Centro de Controle e Prevenção de Doenças) e a Organização Mundial da Saúde (OMS) definem a adolescência como a fase da vida entre a infância e a idade adulta, geralmente entre as idades de 10 e 19 anos. A adolescência é um período de rápido desenvolvimento físico, emocional, cognitivo e social. Há considerável variabilidade no ritmo de desenvolvimento do adolescente e a idade cronológica pode ser um indicador insatisfatório de maturidade física, fisiológica e emocional. A maioria dos adolescentes completa a puberdade aos 16 a 18 anos; na sociedade ocidental, no entanto, por razões educacionais e culturais, o período da adolescência é prolongado para permitir um maior desenvolvimento psicossocial antes que o indivíduo assuma o *status* de adulto. A transição para a idade adulta geralmente continua até as idades de 20 a 24 anos (idade adulta jovem). A passagem do desenvolvimento da infância para a idade adulta inclui as seguintes etapas: (1) completar a puberdade e o crescimento somático; (2) desenvolver socialmente, emocionalmente e cognitivamente, e passar do pensamento concreto ao abstrato; (3) estabelecer uma identidade independente e se separar da família; e (4) preparar-se para uma carreira ou vocação.

EPIDEMIOLOGIA

Adolescentes e jovens adultos representam 21% da população dos Estados Unidos. A adolescência é tipicamente um período de vida saudável, mas vários problemas sociais e de saúde pública importantes podem afetar de maneira expressiva a morbidade e a mortalidade durante esses anos. As causas mais comuns de doença, lesão e morte em adolescentes são evitáveis. Os fatores ambientais são críticos para desafiar ou apoiar a saúde de um adolescente. Os padrões comportamentais estabelecidos durante os períodos de desenvolvimento da adolescência ajudam a determinar o estado de saúde atual dos jovens e seu risco de desenvolver doenças crônicas na vida adulta.

DADOS DE MORTALIDADE

Em 2019, ocorreram 10.258 óbitos entre adolescentes de 15 a 19 anos, representando uma taxa de 48,7 em 100.000. Os fatores culturais e ambientais, em vez de fatores orgânicos, representam as maiores ameaças à vida. As três principais causas de morte de adolescentes de 15 a 19 anos em 2019 foram lesões não intencionais (34,6%), suicídio (23,4%) e homicídio (17,1%). A principal causa de morte por lesão não intencional foi acidentes de trânsito (62%), seguida de envenenamento (20%), que inclui *overdoses* de medicamentos prescritos. Nos Estados Unidos, a taxa de acidentes fatais por milha percorrida para jovens de 16 a 19 anos foi quase três vezes a taxa para motoristas com 20 anos ou mais, com maior risco de morte entre 16 e 17 anos. Desde 2000, as mortes por overdose de opioides aumentaram mais de duas vezes entre os jovens de 15 a 24 anos. As mortes por homicídio foram predominantemente atribuíveis a armas de fogo (93%) e as armas de fogo também foram um dos principais mecanismos de morte por suicídio (45%).

A taxa de mortalidade de adolescentes difere por sexo, sendo a taxa significativamente maior entre meninos de 15 a 19 anos em comparação com meninas (73 *versus* 27 em 100.000, respectivamente, em 2018). Isso reflete as diferenças de gênero nas três principais causas de morte de adolescentes. Entre os adolescentes do sexo masculino, o suicídio foi a principal causa de morte em 2018 (2.149 mortes), seguido por acidentes automobilísticos (1.582 mortes) e homicídios (1.564 mortes). Entre as mulheres, os acidentes automobilísticos foram a principal causa de morte entre adolescentes do sexo feminino em 2018 (904 mortes), seguido por suicídio (675 mortes) e homicídio (293 mortes). O suicídio de jovens se tornou uma questão de saúde pública cada vez mais proeminente; a taxa nacional de suicídio entre pessoas de 10 a 24 anos aumentou 57,4% entre 2007 e 2018. Isso tem sido atribuído a aumento do sofrimento psicológico grave, da depressão grave e de pensamentos e tentativas de suicídio entre adolescentes e jovens adultos.

DADOS DE MORBIDADE

As principais causas de morbidade na adolescência são psicossociais, incluindo gravidez indesejada, infecção sexualmente

ADOLESCÊNCIA

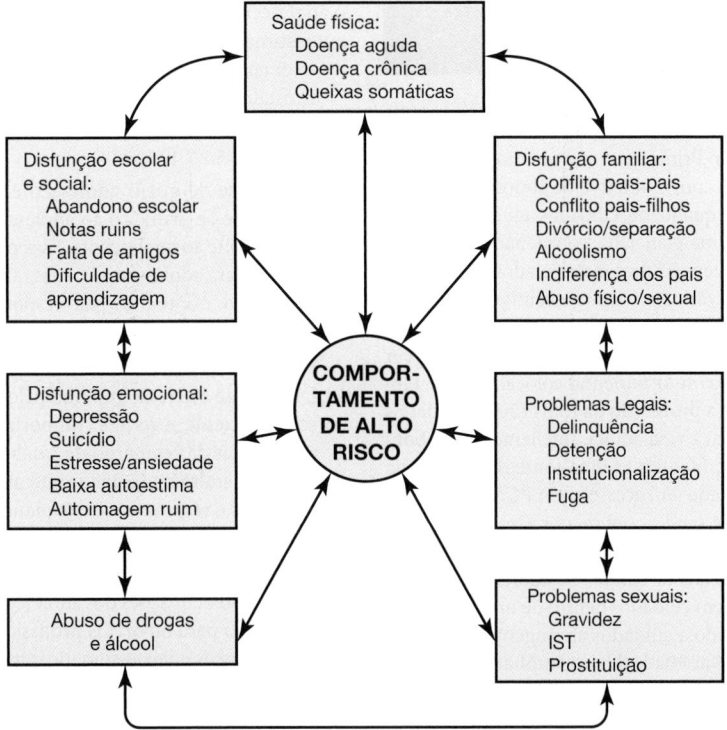

▲ **Figura 4-1** Inter-relação do comportamento adolescente de alto risco. IST, infecção sexualmente transmissível.

transmissível (IST), abuso de substâncias, tabagismo, abandono escolar, depressão, fuga de casa, violência física e delinquência juvenil. O comportamento de alto risco em uma área é frequentemente associado a problemas em outra **(Figura 4-1)**. Por exemplo, adolescentes que vivem em uma família disfuncional (p. ex., alcoolismo ou abuso físico ou sexual) são muito mais propensos a desenvolver depressão. Um adolescente deprimido corre maior risco de abuso de drogas e álcool, fracasso acadêmico, ISTs, gravidez e suicídio.

As principais causas de morbidade durante a adolescência geralmente se correlacionam com a pobreza e, como resultado, as mudanças demográficas e econômicas na família americana tiveram um efeito profundo nas crianças e adolescentes. Em 2019, quase um em cada cinco (18%) adolescentes vivia em famílias com renda abaixo da linha de pobreza federal. Além disso, existem disparidades raciais e étnicas significativas: 27% das crianças negras não hispânicas, quase 21% das crianças hispânicas e 21% das crianças indígenas/nativas do Alasca não hispânicas vivem na pobreza, em comparação com 8,3% das crianças brancas não hispânicas. As famílias monoparentais são particularmente vulneráveis à pobreza. Em 2019, 60% das crianças que viviam em famílias chefiadas por mulheres experienciaram pobreza em comparação com 8,4% das crianças que vivem em famílias chefiadas por homens e 6,4% das crianças que vivem em famílias com dois pais. Adolescentes que vivem na pobreza têm piores resultados acadêmicos e são mais propensos a sofrer de problemas de saúde comportamental e a se envolver em comportamentos de alto risco. Infelizmente, eles também são menos propensos a ter acesso aos cuidados de saúde.

A identificação precoce do adolescente em risco de morbidade é importante na prevenção de complicações imediatas e futuras.

Alderman EM, Johnston BD; Committee on Adolescence; Council on Injury, Violence, and Poison Prevention: The Teen Driver. Pediatrics 2018 Oct;142(4):e20182163. doi: 10.1542/peds.2018-2163 [PMID: 30249622].

Centers for Disease Control and Prevention, National Center for Health Statistics. Underlying Cause of Death 1999-2019 on CDC WONDER Online Database, released in 2020. Data are from the Multiple Cause of Death Files, 1999-2019, as compiled from data provided by the 57 vital statistics jurisdictions through the Vital Statistics Cooperative Program. Accessed at http://wonder.cdc.gov/ucd-icd10.html on Jun 30, 2021 6:03:41 PM

https://www.childrensdefense.org/wp-content/uploads/2020/12/Child-Poverty-in-America-2019-National-Factsheet.pdf

https://www.iihs.org/topics/fatality-statistics/detail/teenagers#yearly-snapshot

Miron O, Yu KH, Wilf-Miron R, Kohane IS: Suicide rates among adolescents and young adults in the United States, 2000–2017. JAMA 2019 Jun 18;321(23):2362–2364. doi: 10.1001/jama.2019.5054 [PMID: 31211337] [PMCID: PMC6582264].

Murphy SL, Xu JQ, Kochanek KD, Arias E, Tejada-Vera B: Deaths: Final data for 2018. *National Vital Statistics Reports*; vol 69, no 13. Hyattsville, MD: National Center for Health Statistics; 2020.

OFERECENDO UM DOMICÍLIO MÉDICO PARA ADOLESCENTES

A American Academy of Pediatrics (AAP, Academia Americana de Pediatria) desenvolveu o Primary Care Medical Home (PCMH, Domicílio Médico de Atenção Primária) como um modelo de prestação de cuidados primários com o objetivo de abordar e integrar a promoção da saúde de alta qualidade, cuidados agudos e manejo de condições crônicas de forma planejada, coordenada e centrada na família. Adolescentes e jovens adultos matriculados em PCMHs têm mais chances de receber vários serviços preventivos, incluindo imunizações, triagem de ISTs e aconselhamento contraceptivo. Os PCMHs que atendem adolescentes também costumam oferecer acesso a cuidados de saúde comportamental colocalizados e têm programação integrada para a promoção da transição de cuidados de saúde da adolescência para a vida adulta. Infelizmente, embora muitos adolescentes possam identificar uma fonte de assistência médica, apenas cerca de metade tem acesso a um PCMH. Existem disparidades nos cuidados de saúde, com menor acesso a PCMHs entre as minorias, aqueles que vivem na pobreza e aqueles com múltiplas necessidades especiais de saúde. Os adolescentes, portanto, frequentemente recebem cuidados dentro de uma variedade de serviços com acesso variado a cuidados abrangentes ou cuidados especializados e de uma variedade de profissionais com diversos níveis de treinamento em atendimento ao adolescente. Eles são frequentemente atendidos em clínicas pediátricas que podem não ser voltadas para adolescentes, tornando-os menos confortáveis e menos propensos a acessar cuidados preventivos primários. Muitos só procuram cuidados de saúde agudos em situações de urgência ou emergência. Os adolescentes respondem positivamente a ambientes e serviços que comunicam sensibilidade à sua idade e sua autonomia progressiva e oferecem informações de saúde inclusivas e apropriadas ao desenvolvimento e materiais educativos sobre questões de saúde e bem-estar adolescente.

Martone C et al: Adolecent access to patient-centered medical homes. J Pediatr 2019 Oct;213:171–179. doi: 10.1016/j.jpeds.2019.06.036. Epub 2019 Aug 6 [PMID: 31399246].

EMPATIA COM O PACIENTE ADOLESCENTE

A adolescência é um dos períodos fisicamente mais saudáveis da vida. O desafio de cuidar da maioria dos adolescentes não está no manejo de doenças orgânicas complexas, mas em acomodar as mudanças cognitivas, emocionais e psicossociais que influenciam o comportamento de saúde. Um adolescente pode inicialmente se apresentar mal-humorado, frustrado ou zangado, mas isso geralmente é resultado de experiências passadas negativas em um ambiente de saúde, como se sentir intimidado, julgado ou ignorado. É benéfico que os profissionais estejam cientes e gerenciem efetivamente quaisquer preconceitos implícitos que possam ter em relação a adolescentes e problemas de saúde de adolescentes. O profissional da atenção primária deve criar um espaço seguro para o adolescente discutir abertamente as questões de saúde. Como a autoestima de muitos adolescentes jovens é frágil, o profissional deve ter cuidado para não dominar e intimidar o paciente.

O estabelecimento de conexão com um adolescente pode não acontecer durante a primeira visita, mas é mais fácil de conseguir observando as seguintes dicas:

11. Lembre-se de que o adolescente é o seu principal paciente. Apresente-se primeiro ao adolescente e dirija suas perguntas diretamente ao adolescente. Essa pode ser uma mudança significativa para adolescentes e suas famílias a partir de um modelo pediátrico, no qual os pais/responsáveis são quem mais fala. Trata-se de uma transição importante e pode ser inicialmente difícil tanto para o adolescente quanto para a família.

12. Demonstre interesse genuíno pelo adolescente, como pessoa e como paciente, e aponte comportamentos e realizações positivas. Apesar da reputação de "mal-humorados" dos adolescentes, eles geralmente estão muito ansiosos para falar sobre seus interesses e respondem bem quando as muitas coisas positivas em suas vidas são reconhecidas ao invés de apenas comportamentos negativos receberem atenção.

13. Trate as preocupações dos adolescentes com seriedade e reserve um tempo para ouvir. Os profissionais geralmente ficam frustrados com as queixas somáticas inespecíficas dos adolescentes. Dedicar alguns minutos extras para discutir, explorar e validar essas queixas geralmente revela as principais preocupações subjacentes que precisam ser abordadas durante a visita, incluindo questões físicas e psicológicas. Uma abordagem compartilhada de tomada de decisão geralmente resulta em um encontro mais produtivo e econômico, evitando testes desnecessários e várias visitas repetidas (especialmente em salas de emergência).

14. Use uma abordagem orientada para o desenvolvimento. Embora seja importante cobrir tópicos delicados, o profissional deve estar ciente da idade e do estágio de desenvolvimento cognitivo e psicológico do adolescente. Fazer perguntas de maneira apropriada ao desenvolvimento provavelmente produzirá informações mais úteis.

A ESTRUTURA DA VISITA

▶ A entrevista

Os primeiros minutos podem determinar todo o resultado da entrevista. Começar a entrevista com perguntas neutras e impessoais pode ajudar o adolescente a se sentir mais confortável e diminuir a ansiedade. Fazer com que o adolescente e os pais/responsáveis preencham um questionário de histórico de saúde em papel ou eletrônico antes do início da consulta é útil para identificar problemas de saúde e coletar dados históricos médicos e cirúrgicos anteriores, uso de medicamentos e alergias a medicamentos, histórico familiar de problemas médicos e psiquiátricos e uma revisão dos sistemas. O questionário também deve conter questões da história social que avaliem comportamentos saudáveis, bem como comportamentos de risco que podem ser prejudiciais à saúde. Muitas vezes no questionário os adolescentes relatam preocupações e comportamentos de saúde que verbalmente talvez não articulam. Idealmente, o adolescente deve preencher o questionário em particular, sem que os pais/responsáveis vejam as respostas, principalmente sobre comportamentos de risco confidenciais. Os cuidadores continuam sendo cruciais para apoiar a saúde e o desenvolvimento psicossocial dos adolescentes. Eles oferecem informações vitais sobre o ambiente doméstico e escolar, o histórico médico e familiar e outras questões que os adolescentes podem não conhecer ou oferecer. Os profissionais devem passar algum tempo conversando com os cuidadores e podem dar a eles seus próprios questionários.

▶ Confidencialidade

A confidencialidade é um componente essencial da atenção à saúde dos adolescentes. A garantia de cuidados confidenciais é necessária para que os adolescentes tenham acesso aos serviços de saúde. É também uma parte importante da relação médico-paciente. Os adolescentes são mais propensos a divulgar informações confidenciais, ter percepções positivas sobre o cuidado, sentir-se mais ativamente envolvidos em seus próprios cuidados de saúde e retornar para cuidados futuros se os médicos garantirem a confidencialidade. Apesar da importância da confidencialidade, muitos adolescentes não identificam seus médicos da atenção primária como fontes de cuidados confidenciais.

Embora os cuidadores sejam parte integrante de uma visita abrangente, começando no início da adolescência, os profissionais devem rotineiramente passar pelo menos parte de cada visita a sós com cada paciente a fim de transmitir aos pacientes jovens e seus pais que essa é uma parte padrão dos cuidados de saúde do adolescente. Isso enfatiza a relação médico-paciente independente, um passo importante no processo de transição para o modelo de cuidado adulto. É essencial discutir a importância da confidencialidade com os adolescentes e seus pais, bem como os limites da confidencialidade, por exemplo, preocupações com risco de vida. Embora os pais tenham pontos de vista complexos em relação à confidencialidade dos adolescentes, estudos mostraram que os pais geralmente apoiam a ideia de que os adolescentes devem ter a oportunidade de se comunicar abertamente sozinhos com seus profissionais. Aos 18 anos, é apropriado perguntar aos adolescentes se eles querem ou não que os pais participem de suas consultas médicas.

É importante lembrar aos adolescentes que assuntos delicados são discutidos porque são importantes para a saúde. No início da entrevista é útil dizer: "Vou fazer algumas perguntas pessoais. Isso não é porque estou tentando me intrometer em seus assuntos pessoais, mas porque essas perguntas são importantes para sua saúde. Quero assegurar-lhe de que o que conversamos é confidencial, apenas entre nós dois, exceto em certas circunstâncias. Se você me disser que está se machucando ou que outra pessoa está machucando você ou se você pretende machucar outra pessoa, teremos que compartilhar essas informações com seus pais (ou responsáveis)".

Confidential health care for adolescents: position paper of the Society for Adolescent Medicine. J Adolesc Health 2004;35:160–167 [PMID 15298005].

▶ A avaliação HEADSS

Os profissionais de saúde que atendem adolescentes devem ser capazes e estar dispostos a obter uma história psicossocial apropriada ao desenvolvimento. O acrônimo de avaliação HEADSS (casa [*home*], educação/emprego, atividades, drogas, sexualidade e suicídio/depressão) é útil para organizar esse histórico (**Tabela 4-1**). Idealmente, os aspectos sensíveis da história devem ser obtidos apenas com o adolescente. Os profissionais podem precisar ser flexíveis com a anamnese para permitir que isso aconteça depois que os pais/responsáveis deixarem a sala de exames.

▶ Perguntando sobre abuso e violência

Usar um cenário generalizante para discutir esses tópicos difíceis pode ser útil. Por exemplo: "Alguns de meus pacientes me disseram que seus pais podem ficar muito bravos e bater neles. Acontece algo assim na sua família?" Também devem ser feitas perguntas sobre violência no namoro e abuso/agressão sexual; por exemplo, "Você já foi pressionado ou forçado a fazer sexo quando não queria?" Também é importante perguntar aos adolescentes sobre seu histórico pessoal de ter sido vítima e/ou perpetrador de violência como brigas, prisões e envolvimento com a aplicação da lei, envolvimento com gangues, uso de armas de fogo e outras armas, questões de violência entre colegas e a presença e segurança de armas de fogo ou outras armas em casa, pois esses fatores podem colocar o adolescente em maior risco de lesão não intencional e morte.

▶ Exame físico

Um exame físico completo deve ser realizado nas visitas anuais de supervisão de saúde do adolescente (**Tabela 4-2**). Durante o início da adolescência, os adolescentes podem ser tímidos e contidos. O examinador deve abordar essa preocupação diretamente, pois ela pode ser amenizada reconhecendo a inquietação verbalmente e explicando o objetivo do exame. Por exemplo: "Muitos meninos que eu atendo que são da sua idade têm vergonha de ter seu pênis e testículos examinados. Essa é uma parte importante do exame por algumas razões. Primeiro, quero ter certeza de que não há problemas físicos e, segundo, isso me ajuda a determinar se seu desenvolvimento puberal está ocorrendo normalmente". Isso também introduz o tema do desenvolvimento sexual para discussão. Podem ser necessários acompanhantes para partes do exame físico (mamas, genitais). A AAP recomenda acompanhantes para exames genitais, mas também afirma que o uso de acompanhantes deve ser uma decisão compartilhada entre o paciente e o médico. Deve-se perguntar aos adolescentes se preferem que seus pais/responsáveis estejam na sala durante o exame físico. Devem ser feitas tentativas para manter o exame o mais discreto possível, mantendo todas as partes do corpo que não estão sendo examinadas cobertas por um lençol, bata ou roupa.

Tabela 4-1 Avaliação HEADSS

	Perguntas	Motivos
Casa e ambiente	Onde você mora e quem mora com você? Como você se relaciona com seus pais, irmãos? Existe alguma coisa que você gostaria de mudar em sua família?	A vida doméstica tem um impacto importante na capacidade de um adolescente de ter sucesso. É importante saber se eles vivem em um ambiente seguro e de apoio.
Educação e emprego	Você está na escola? No que você é bom na escola? O que você gosta na escola? O que é difícil para você? Que notas você tira? Quantas aulas você perdeu no ano passado? Por quê? Você já foi suspenso ou expulso? Por quê? Como você se relaciona com seus professores/colegas? Você já esteve envolvido com *bullying*? Quais são seus planos/objetivos futuros?	A escola é provavelmente a principal atividade social na vida do adolescente. Problemas na escola, academicamente ou socialmente, podem ser um indicador de outras questões (médicas e/ou psicossociais). Metas e planos futuros podem ser motivadores importantes na mudança de comportamento de alto risco.
Atividades	Conte-me sobre seus relacionamentos com amigos. O que você (ou seus amigos) fazem para se divertir? Você está envolvido em alguma atividade extracurricular ou atividades em sua comunidade? Você trabalha? Quantas horas por semana você trabalha? Você pratica esportes ou se exercita? Quais atividades você faz e com que frequência? Quantas horas de tela você tem por dia?	O desengajamento e o afastamento podem ser um sinal de outros problemas.
Drogas	Muitos jovens experimentam maconha, drogas, fumam cigarros ou bebem álcool. Você ou seus amigos já os experimentaram? O que você testou? Com que frequência você usa essas coisas? Você já dirigiu um veículo sob a influência de drogas ou álcool ou andou com um motorista alcoolizado?	Respostas positivas podem levar a uma avaliação mais aprofundada do uso (ver **Capítulo 5**).
Sexualidade/ relacionamentos	Você se sente atraído por garotos, garotas, ambos ou nenhum? Você está em um relacionamento romântico ou já esteve em um no passado? Conte-me sobre o seu parceiro. Você sente que tem um relacionamento saudável? Como você define um relacionamento saudável? Como você define sexo? Você (ou seus amigos) já fizeram sexo? Como você se sente com isso?	É importante normalizar sentimentos sexuais mesmo na ausência de atividade sexual. Adolescentes que ainda não praticaram sexo podem ter conversas sobre sexualidade, incluindo masturbação. Também é importante evitar suposições sobre a orientação sexual dos pacientes e não julgar as práticas sexuais.
Suicídio/depressão	Você já teve longos períodos de tempo em que se sentiu para baixo, deprimido ou irritado? Você já pensou em morte, morrer ou suicídio?	A história psicossocial deve revelar indicadores de depressão.

HEADSS, casa (*home*), educação/emprego, atividades, drogas, sexualidade e suicídio/depressão.

Um gráfico pictórico do desenvolvimento sexual é útil para mostrar ao paciente como o desenvolvimento está ocorrendo e quais mudanças esperar. A **Figura 4-2** mostra a relação entre a altura, o desenvolvimento do pênis e dos testículos e o crescimento dos pelos pubianos no sexo masculino, e a **Figura 4-3** mostra a relação entre a altura, o desenvolvimento das mamas, a menstruação e o crescimento dos pelos pubianos no sexo feminino. Para os pacientes, pode ser útil saber que a puberdade progride em uma ordem previsível, mas que a taxa de progressão é variável. Essa discussão é particularmente útil no aconselhamento de adolescentes que ficam atrás de seus pares no desenvolvimento físico.

DIRETRIZES PARA SERVIÇOS DE PREVENÇÃO AO ADOLESCENTE

TRIAGEM ADOLESCENTE

O guia da AAP intitulado *Bright Futures: Guidelines for Health Supervision of Infants, Children, and Adolescents* (*Futuros brilhantes: Diretrizes para supervisão de saúde de bebês, crianças e adolescentes*) abrange triagem e orientação de saúde, imunização e prestação de cuidados de saúde. Os objetivos dessas diretrizes são (1) impedir que os adolescentes participem de comportamentos que comprometam a saúde; (2) detectar precocemente problemas físicos,

PROMOÇÃO DE COMPORTAMENTOS SAUDÁVEIS

▶ Entrevista motivacional

A maior parte da morbimortalidade de adolescentes está relacionada a comportamentos não saudáveis e é evitável. O papel de um profissional pediátrico nas visitas de adolescentes é rastrear comportamentos não saudáveis e promover comportamentos saudáveis. É possível que os profissionais relatem frustração com os adolescentes se os perceberem resistentes à mudança. A entrevista motivacional (EM) tem se mostrado uma ferramenta eficaz para mudar vários comportamentos de saúde em adolescentes, incluindo uso de tabaco, uso de substâncias e controle do diabetes tipo 1.

A EM é um estilo de aconselhamento que orienta os pacientes para a mudança de comportamento, ajudando a resolver a ambivalência. Os adolescentes podem saber que certos comportamentos são ruins para eles (tabagismo, uso de drogas, sexo sem proteção, compulsão alimentar, etc.), mas também têm motivos para não querer mudar (sensação de melhora do humor com o uso de maconha, uso com colegas, etc.) e/ou não estão confiantes em sua capacidade de mudar. A EM promove a colaboração entre o profissional de saúde e o paciente, com o paciente adolescente decidindo fundamentalmente quais objetivos gostaria de alcançar e como alcançá-los (**Tabela 4-4**).

A EM começa com um profissional avaliando a motivação e a prontidão do paciente para a mudança. Alguns profissionais fazem isso pedindo ao paciente que indique em uma escala de 0 a 10 quão importante é para o adolescente mudar, quão pronto o adolescente está para começar a fazer uma mudança e quão confiante o adolescente está na capacidade de fazer uma mudança. Se o paciente classificar a importância de fazer uma mudança de comportamento como "5 de 10", o profissional pode perguntar sobre esse nível de importância. "Por que não é um 3 ou um 4?" Isso oferece ao paciente a oportunidade de dizer ao profissional por que é importante mudar, em vez de dizer ao profissional razões convincentes pelas quais não é importante realizar mudanças. Isso é chamado de "conversa de mudança" e é uma marca registrada da EM. O profissional pode então perguntar o que seria necessário para aumentar o número. O profissional deve evitar perguntar ao adolescente por que *não* é importante mudar, pois isso colocará o paciente na posição de indicar motivos pelos quais não pode ou não quer mudar.

Outros componentes da EM são "aceitar a resistência" e resistir ao "reflexo de endireitamento". Os profissionais de saúde muitas vezes procuram resolver problemas ou desafiar as barreiras declaradas pelos pacientes, fazendo com que os pacientes apresentem novas razões para não conseguirem fazer mudanças. Se o profissional for o único a argumentar a favor da mudança, os pacientes e as famílias podem se tornar ainda mais inexoráveis em não mudar. Eles começam a argumentar contra o profissional e se convencem efetivamente das razões que não podem mudar. Em vez de progredir para essa postura conflitante, o profissional deve se concentrar nos próprios objetivos individuais do paciente e refletir sobre os desafios do paciente.

Tabela 4-2 Exame físico de adolescentes

Um exame físico completo é incluído como parte de cada visita de supervisão de saúde. Os seguintes componentes do exame são especialmente importantes no paciente adolescente:
Sinais vitais: meça e represente a altura e o peso nos gráficos de crescimento clínico do CDC (http://www.cdc.gov/growthcharts/clinical_charts.htm). Calcule e represente o IMC nos gráficos de crescimento clínico do CDC. Meça a PA e avalie a PA elevada por percentis de idade e altura para determinar o grau de hipertensão de acordo com as tabelas de PA para crianças e adolescentes do National Heart, Lung, and Blood Institute (Instituto Nacional do Coração, Pulmão e Sangue) (https://www.nhlbi.nih.gov/files/docs/guidelines/child_tbl).
Pele: Inspecione para acne, acantose nigricans, nevos atípicos, tatuagens, *piercings* e sinais de abuso ou lesão autoinfligida.
Coluna: Examine as costas em busca de escoliose com o teste de inclinação para frente de Adam (avalie também a discrepância no comprimento das pernas).
Mama
  Feminina: Avalie a CMS. Realizar exame clínico da mama para distúrbios da mama se houver uma preocupação relatada.
  Masculina: Examine as mamas se a inspeção mostrar hipertrofia mamária e ginecomastia *versus* outra patologia mamária estiver sob suspeita.
Genitália
  Feminina: Realize inspeção visual da genitália externa para avaliar a CMS, anormalidades anatômicas e cutâneas e sinais de ISTs (verrugas, vesículas, corrimento vaginal patológico).
  Masculino: Realize inspeção visual para verificar o *status* da circuncisão, CMS e sinais de ISTs (verrugas, vesículas, corrimento peniano).
  Examine os testículos em busca de anormalidades (hidroceles, hérnias, varicoceles ou massas).

CDC, Centers for Disease Control and Prevention; CMS, classificação da maturidade sexual; IMC, índice de massa corporal (altura [cm]/peso [kg^2]); IST, infecção sexualmente transmissível; PA, pressão arterial.

emocionais e comportamentais e intervir prontamente; (3) reforçar e estimular comportamentos que promovam uma vida saudável; e (4) fornecer imunização contra doenças infecciosas. As diretrizes recomendam que adolescentes entre 11 e 21 anos tenham visitas anuais de saúde de rotina. Os serviços de saúde devem ser adequados ao desenvolvimento e culturalmente sensíveis. A confidencialidade entre paciente e profissional deve ser assegurada. A **Tabela 4-3** lista as diretrizes atuais de triagem de adolescentes da AAP, do U.S. Department of Health and Human Services (Departamento de Saúde e Serviços Humanos dos EUA), e do CDC.

> Recommendations for Preventive Pediatric Health Care; Bright Futures/American Academy of Pediatrics: https://downloads.aap.org/AAP/PDF/periodicity_schedule.pdf Accessed June 1, 2021.
> Sexually Transmitted Infections Treatment Guidelines, 2021: https://www.cdc.gov/std/treatment-guidelines/adolescents.htm. Accessed June 1, 2021.
> U.S. Preventive Services Task Force, Published Recommendations: https://www.uspreventiveservicestaskforce.org/uspstf/topic_search_results?topic_status=P&age_group%5B%5D=9&type%5B%5D=5&searchterm=. Accessed June 1, 2021.

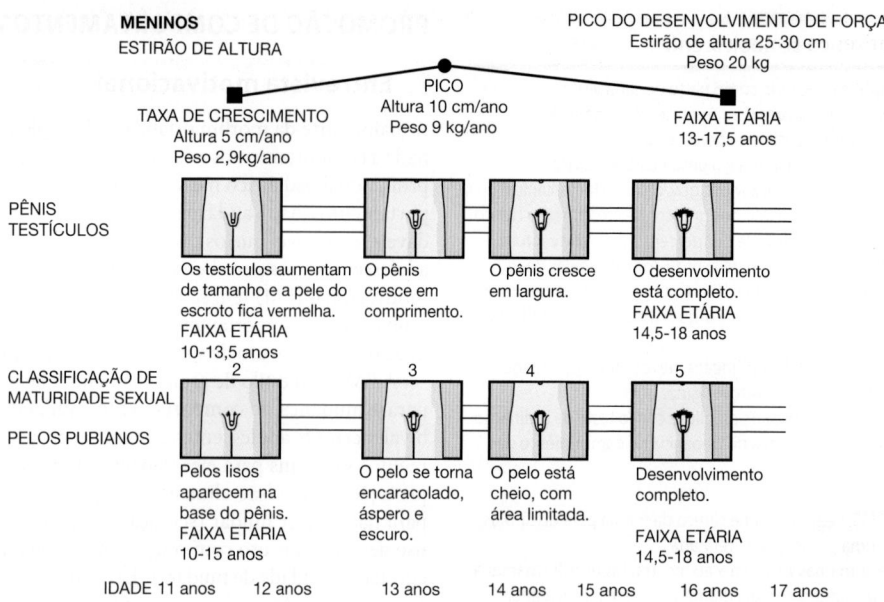

▲ **Figura 4-2** Maturação e crescimento sexual masculino adolescente.

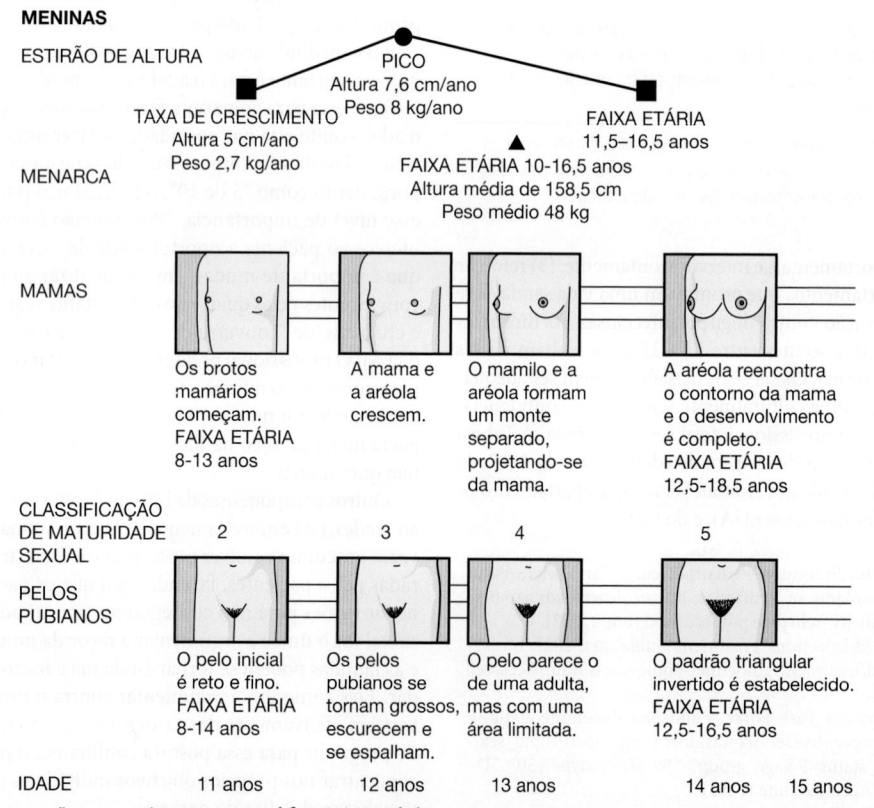

▲ **Figura 4-3** Maturação e crescimento sexual feminino adolescente.

Tabela 4-3 Diretrizes de triagem de adolescentes

	AAP	USPSTF	CDC
Cardiovascular (CV)			
Pressão arterial	Verificar anualmente.	As evidências atuais são insuficientes para avaliar o equilíbrio entre benefícios e malefícios do rastreamento de hipertensão arterial em crianças e adolescentes.	
Níveis lipídicos	Rastreio universal com painel lipídico uma vez aos 9-11 anos e uma vez aos 17-21 anos. Triagem seletiva aos 12-16 anos de idade se houver novo conhecimento de FRs (infarto do miocárdio, angina, enxerto de revascularização do miocárdio/ *stent*/angioplastia, morte súbita cardíaca em pais, avós, tios, homem < 55 anos, mulher < 65 anos).	As evidências atuais são insuficientes para avaliar o equilíbrio de benefícios e malefícios da triagem para distúrbios lipídicos em crianças e adolescentes com idade ≤ 20 anos.	
Saúde geral			
Obesidade	Rastrear o IMC anualmente.	Rastrear crianças com idade ≥ 6 anos para obesidade e encaminhar conforme apropriado para intervenção comportamental abrangente e intensiva para promover melhora no *status* de peso.	
Diabetes	Triagem baseada em risco para adolescentes com diabetes tipo 2 com IMC > percentil 85 para idade e sexo, peso para altura > percentil 85, ou peso > 120% do ideal para altura e com um ou mais FRs (história materna de DM durante a gestação, HF de DM2, grupo étnico de alto risco, sinais de resistência à insulina (dislipidemia, hipertensão, síndrome dos ovários policísticos, acantose nigricans).		
Escoliose	Meninas aos 10 e 12 anos de idade. Meninos uma vez aos 13 ou 14 anos.	As evidências atuais são insuficientes para avaliar o equilíbrio dos benefícios e danos da triagem para escoliose idiopática do adolescente em crianças e adolescentes de 10 a 18 anos.	
Anemia	Rastrear todas as mulheres não grávidas a cada 5-10 anos, começando na adolescência com Hb ou Ht. Avaliar FRs para anemia (dieta pobre em alimentos ricos em ferro, história de anemia por deficiência de ferro, sangramento menstrual excessivo, pobreza, insegurança alimentar) anualmente. Rastrear aqueles com FRs com Hb ou Ht no mínimo.		

(continua)

Tabela 4-3 Diretrizes de triagem de adolescentes *(Continuação)*

	AAP	USPSTF	CDC
Saúde comportamental			
Depressão	Rastrear jovens ≥ 12 anos usando o PHQ2 ou outras ferramentas disponíveis no kit de ferramentas GLAD-PC: http://www.glad-pc.org/.	Rastrear adolescentes de 12 a 18 anos para transtorno depressivo grave. A triagem deve ser implementada com sistemas adequados para garantir diagnóstico preciso, tratamento eficaz e acompanhamento adequado.	
Uso de substâncias	Rastrear jovens ≥ 11 anos com a ferramenta de triagem CRAFFT: http://www.ceasar-boston.org/CRAFFT/index.php.	As evidências atuais são insuficientes para avaliar o equilíbrio entre benefícios e malefícios da triagem para uso de drogas não saudáveis em adolescentes.	
Tabagismo	Rastrear jovens ≥ 11 anos.	Os médicos devem fornecer intervenções, incluindo educação ou aconselhamento breve, para prevenir o início do tabagismo entre crianças e adolescentes em idade escolar.	
Infecções sexualmente transmissíveis			
Chlamydia Trachomatis	Igual a USPSTF.	Rastrear mulheres sexualmente ativas ≤ 24 anos.	Rastrear todas as mulheres sexualmente ativas < 25 anos e HSH pelo menos uma vez por ano (incluindo teste faríngeo, urinário e retal com base no comportamento sexual e no local anatômico da exposição). Considerar a triagem de homens jovens sexualmente ativos com alta prevalência de infecções por clamídia (p. ex., clínicas de atendimento para adolescentes, estabelecimentos correcionais e clínicas de IST).
Neisseria Gonorrhoeae	Igual a USPSTF.	Rastrear mulheres sexualmente ativas ≤ 24 anos.	Rastrear todas as mulheres sexualmente ativas < 25 anos e HSH pelo menos uma vez por ano (incluindo faringe, urina, teste retal com base no comportamento sexual e no local anatômico da exposição).
HIV	Igual a USPSTF.	Rastrear adolescentes > 15 anos e adolescentes mais jovens se houver FRs para infecção[a].	O rastreamento do HIV deve ser discutido e oferecido a todos os adolescentes. A frequência de exames repetidos deve ser baseada nos comportamentos sexuais do paciente e na prevalência local da doença.

(continua)

ADOLESCÊNCIA

Tabela 4-3 Diretrizes de triagem de adolescentes *(Continuação)*

	AAP	USPSTF	CDC
Sífilis	Igual a USPSTF.	Triagem para infecção por sífilis em pessoas com risco aumentado de infecção (HSH, pessoas vivendo com HIV, história de encarceramento, história de trabalho sexual comercial, geografia, raça/etnia, homem < 29 anos).	Rastrear HSH sexualmente ativos pelo menos uma vez por ano.

AAP, Academia Americana de Pediatria; CDC, Centro de Controle e Prevenção de Doenças; DM, diabetes melito; DM2, diabetes melito tipo 2; FR, fator de risco; GLAD-PC, diretrizes de depressão em adolescentes na atenção primária; HF, história familiar; Ht, hematócrito; Hb, hemoglobina; HIV, vírus da imunodeficiência humana; HSH, homens que fazem sexo com homens; IMC, índice de massa corporal; IST, infecção sexualmente transmissível; PHQ2, Questionário de Saúde do Paciente 2; USPSTF, Força-Tarefa de Serviços Preventivos dos EUA.

ᵃHistória de ISTs, múltiplos parceiros sexuais, uso inconsistente de preservativos, trabalho sexual, uso de drogas ilícitas, pacientes que procuram atendimento em locais de alta prevalência (p. ex., clínicas localizadas em áreas geográficas de alta prevalência [prevalência ≥ 1%], clínicas de IST, instalações correcionais, abrigos para sem-teto, clínicas de tuberculose, clínicas que atendem HSH, clínicas de adolescentes com altas taxas de IST).

Os princípios norteadores da EM são expressar empatia com os pacientes e aceitar o estágio em que eles estão no processo de mudança, pois muitos pacientes são ambivalentes. O processo da EM busca progredir através de estágios de mudança (pré-contemplativo, contemplativo, preparação, ação), mas com o entendimento de que o profissional não pode forçar um paciente adolescente a um estágio para o qual não está preparado. Em vez de impor metas e ficar desapontado ou frustrado quando essas metas não são alcançadas, o paciente precisa estabelecer metas de forma independente, se motivado a fazê-lo, mesmo que as metas pareçam insignificantes para o profissional. É aceitável levar algum tempo para atravessar esse processo, desde que não haja perigo agudo. Em situações de instabilidade médica ou psiquiátrica, a EM não é uma ferramenta adequada.

O desenvolvimento de discrepâncias é outra estratégia da EM. Isso pode ser feito perguntando ao paciente sobre metas específicas de saúde e do futuro e como o adolescente sente que essas metas se alinham com a saúde e/ou comportamentos atuais (p. ex., reprovação na escola e desejo de ir para a faculdade de medicina). Apoiar a autoeficácia e usar as soluções do paciente para quebrar as barreiras à mudança são importantes, pois trarão mudanças mais duradouras. O mais essencial é que o profissional ouça reflexivamente, evite confrontos e aceite a resistência do paciente. Pode ser frustrante ver os pacientes colocando sua saúde em risco, mas é importante, quando apropriado, acompanhar o ritmo em que os pacientes estão prontos para mudar. Isso permite que eles encontrem suas motivações internas, incentiva a autonomia e estabelece a colaboração entre pacientes e profissionais para alcançar objetivos saudáveis e atingíveis.

Barnes AJ, Gold MA: Promoting healthy behaviors in pediatrics. Pediatr Rev 2012 Sep;33:9:e57–e68 [PMID: 22942370].
Naar S, Mariann S: *Motivational Interviewing with Adolescents and Young Adults*. 2nd ed. New York: The Guildford Press; 2021.

TRANSIÇÃO PARA CUIDADOS ADULTOS

É importante que os prestadores de cuidados de saúde possam oferecer um processo de transição dos cuidados primários e médicos de subespecialidade de adolescentes para adultos. Esse processo deve incorporar educação, orientação e planejamento passo a passo. Os pacientes devem estar ativamente envolvidos nesse processo para maximizar sua autoeficácia. Mesmo adolescentes mais velhos e jovens adultos precisam da assistência dos profissionais e de suas famílias quando entram no sistema de saúde para adultos.

O relatório clínico da AAP "Supporting the Health Care Transition from Adolescence to Adulthood in the Medical Home" ("Apoiando a transição de cuidados de saúde da adolescência para a idade adulta no domicílio médico") descreve três componentes principais da transição: prontidão do profissional, prontidão da família e prontidão do jovem.

- Prontidão do profissional: Refere-se às políticas de prática que permitem uma transição suave. As políticas que abordam a transição devem ser discutidas precoce e regularmente com os pacientes e familiares, e os pacientes devem ser avaliados quanto à prontidão para a transição (geralmente com o uso de *checklists*).

- Prontidão da família: O domicílio médico deve entender e atender às necessidades da família durante a transição, pois o processo de transição pode ser complexo e emocional. Isso inclui educação e comunicação com as famílias sobre o processo de transição e as diferenças entre os modelos de atendimento pediátrico e adulto.

- Prontidão do paciente: O paciente deve ser o condutor do processo de transição. É importante capacitar e encorajar os jovens a assumirem cada vez mais responsabilidade pelos seus próprios cuidados de saúde. É importante, nesse processo, documentar a prontidão do paciente e as etapas necessárias para alcançar uma transição bem-sucedida (p. ex., capacidade de agendar suas próprias consultas médicas, obter medicamentos, conhecer medicamentos e doses).

Tabela 4-4 Técnicas de entrevista motivacional

Técnica	Descrição
Evocar motivações e compromisso com a mudança	
Faça perguntas abertas	"Conte-me sobre..., Descreva para mim..., Conte-me mais..."
Explore as motivações do paciente para mudar	"Você já tentou parar? Por que você tentou parar?" Você se vê fumando maconha em 5 anos? Por que não?
Evoque a conversa de mudança e reflita-a de volta	"Quais são as coisas boas de fumar maconha? Quais são as coisas não tão boas sobre fumar maconha? Quando você olha para esta lista de prós e contras, o que você acha?"
Use "réguas" de prontidão e confiança	"Em uma escala de 0 a 10, onde 10 é o máximo e 0 é o mínimo, onde você diria que está agora?"
Afirmar e aceitar	As afirmações são declarações que fornecem *feedback* positivo sobre comportamentos orientados a objetivos ou características ou pontos fortes pessoais, reforçando a autonomia e a autoeficácia. "Posso ver que você está chateado por estar aqui, mas gostaria de dizer que estou impressionado por você ter escolhido vir de qualquer maneira."
Ouvir reflexivamente	A escuta reflexiva mostra que você está ouvindo e compreendendo. Paciente: *"Eu sei que isso realmente incomoda meus pais, mas não é grande coisa"*. Profissional: *"Você não acha que é grande coisa, mas sabe que seus pais estão realmente preocupados com você e parece que você se sente mal com isso"*.
Expressar empatia	"Você trabalhou duro neste problema e é frustrante saber que ainda não melhorou muito."
Desenvolver discrepâncias	"Você não quer largar a maconha porque a maioria dos seus amigos fuma e você acha que isso te ajuda a relaxar. Ao mesmo tempo, você sabe que isso deixa seus pais com raiva e você quer jogar futebol e tem medo de que isso lhe traga problemas com seu treinador."
Abstrair a resistência	Aceite as declarações de resistência dos pacientes em vez de confrontá-los diretamente: Paciente: "A maioria das pessoas que conheço fica chapada. Por que ainda temos que falar sobre isso?" Profissional: "É difícil entender por que temos que falar sobre isso quando está tão presente *ao seu redor*. De certa forma faz você se perguntar como pode ser o único que está tendo problemas com maconha."
Evitar o reflexo de endireitamento	Evite o desejo de consertar as coisas, a persuasão direta e o confronto.
Apoiar a autoeficácia	Aumentar a percepção do paciente sobre suas habilidades, recursos e dons que pode acessar para atingir os objetivos desejados. "Você diz que já parou de fumar antes, então você deve ter boas ideias sobre como fazer isso novamente. Diga-me quais são."
Incentivar a autonomia	Deixe claro que a responsabilidade de fazer a mudança é do paciente ou dos pais, que devem decidir se, como e quando a mudança ocorrerá.
Incentivar a autodireção	Paciente: *"Eu sei que cometi um erro, mas os obstáculos que eles estão me pedindo para superar estão ficando ridículos"*. Profissional: *"Você não gosta do que os outros estão pedindo para você fazer, mas até agora você está escolhendo seguir o que eles estão pedindo. É preciso muita coragem para fazer isso. Diga-me o que te motiva."*

A etapa final da transição ocorre quando o profissional implementa um modelo de atendimento para adultos ou o paciente se transfere para um profissional de domicílio médico adulto. A comunicação direta entre os profissionais pediátricos e adultos é essencial para uma transição suave, especialmente no caso de pacientes com necessidades especiais.

White PH, Cooley WC; Transitions Clinical Report Authoring Group; American Academy of Pediatrics; American Academy of Family Physicians; American College of Physicians: Supporting the health care transition from adolescence to adulthood in the medical home. Pediatrics 2018 Nov;142(5):e20182587. doi: 10.1542/peds.2018-2587. Epub 2018 Oct 22. Erratum in: Pediatrics 2019 Feb ;143(2) [PMID: 30348754].

CRESCIMENTO E DESENVOLVIMENTO

PUBERDADE

O crescimento puberal e o desenvolvimento físico são resultado da ativação do eixo hipotálamo-hipófise-gonadal no final da infância. Antes da puberdade, os níveis de hormônios hipofisários e gonadais são baixos. Estima-se que pelo menos 50% do tempo puberal seja determinado pela genética, e a etnia é um desses fatores. A nutrição e a saúde geral também podem afetar o processo puberal. No início da puberdade, a inibição do hormônio liberador de gonadotrofinas no hipotálamo é removida, permitindo a produção e a liberação pulsáteis de gonadotrofinas, hormônio luteinizante

(LH, de *luteinizing hormone*) e hormônio folículo-estimulante (FSH, de *follicle-stimulating hormone*). Do início ao meio da adolescência, a frequência de pulso e a amplitude da secreção de LH e FSH aumentam, estimulando as gônadas a produzir estrogênio ou testosterona.

No sexo feminino, o FSH estimula a maturação ovariana, a função das células da granulosa e a secreção de estradiol. O LH é importante na ovulação, na formação do corpo lúteo e na secreção de progesterona. Inicialmente, o estradiol inibe a liberação de LH e FSH. Eventualmente, o estradiol se torna estimulador e a secreção de LH e FSH se torna cíclica. Os níveis de estradiol aumentam progressivamente, resultando na maturação do trato genital feminino e no desenvolvimento das mamas.

No sexo masculino, o LH estimula as células intersticiais dos testículos a produzirem testosterona. O FSH estimula a produção de espermatócitos na presença de testosterona. Os testículos também produzem inibina, uma proteína das células de Sertoli que inibe a secreção de FSH. Durante a puberdade, os níveis circulantes de testosterona aumentam mais de 20 vezes. Os níveis de testosterona se correlacionam com os estágios físicos da puberdade e o grau de maturação esquelética.

CRESCIMENTO FÍSICO

O peso de um adolescente quase dobra na adolescência, e a altura aumenta em 15% a 20%. Durante a puberdade, os órgãos principais dobram de tamanho, exceto o tecido linfoide que diminui em massa. Antes da puberdade, há pouca diferença na força muscular de meninos e meninas. A massa muscular e a força muscular aumentam durante a puberdade, sendo que a força máxima é atingida muitos meses depois do aumento da massa. Os meninos atingem maior massa e força, sendo que a força continua a aumentar na puberdade tardia. Nos meninos, a massa magra corporal aumenta de 80% a 85% do peso corporal para aproximadamente 90% na maturidade. A massa muscular dobra entre 10 e 17 anos. Em contraste, nas meninas, a massa corporal magra diminui de aproximadamente 80% do peso corporal no início da puberdade para aproximadamente 75% na maturidade. Embora o desenvolvimento de coordenação motora seja atrasado em relação ao crescimento em estatura e musculatura, ela continua a melhorar à medida que a força aumenta.

Há grande variabilidade no início e no ritmo da puberdade e do crescimento, e o desenvolvimento psicossocial nem sempre acompanha as mudanças físicas. A maturação esquelética se correlaciona bem com o crescimento e o desenvolvimento puberal. A idade cronológica, portanto, pode ser um indicador ruim de desenvolvimento fisiológico e psicossocial. O estirão de crescimento puberal começa quase 2 anos mais cedo nas meninas do que nos meninos. As meninas atingem o pico de velocidade de estatura entre as idades de 11 ½ e 12 anos, e os meninos entre as idades de 13 ½ e 14 anos. O crescimento linear no pico de velocidade é de 9,5 cm/ano ± 1,5 cm em meninos e 8,3 cm/ano ± 1,2 cm em meninas. O crescimento puberal dura cerca de 2 a 4 anos e continua por mais tempo nos meninos do que nas meninas. Aos 11 anos nas meninas e aos 12 anos nos meninos, 83% a 89% da altura final é atingida. Um adicional de 18 a 23 cm nas mulheres e 25 a 30 cm nos homens é alcançado durante o crescimento puberal tardio. Após a menarca, a altura raramente aumenta mais de 5 a 7,5 cm. A capacidade dos meninos de crescer mais dois anos antes do pico de velocidade de altura e sua maior velocidade média permite que eles saiam da puberdade em média 13 cm mais altos do que as meninas, apesar de entrarem na puberdade em alturas semelhantes.

MATURAÇÃO SEXUAL

A classificação de maturidade sexual (CMS) é útil para categorizar o desenvolvimento genital. O estadiamento CMS inclui faixas etárias de desenvolvimento normal e descrições específicas para cada estágio do crescimento de pelos pubianos, do desenvolvimento de pênis e testículos em meninos e da maturação mamária em meninas. As **Figuras 4-2** e **4-3** mostram esse desenvolvimento cronológico. A CMS 1 corresponde à pré-puberdade e a CMS 5 corresponde à maturidade adulta. Na CMS 2, os pelos pubianos são esparsos, finos, não pigmentados e macios; na CMS 3, o pelo fica pigmentado e crespo e aumenta em quantidade; e na CMS 4, o pelo tem textura adulta, mas área limitada. O aparecimento dos pelos pubianos precede os pelos axilares em mais de 1 ano.

Os adolescentes começaram a entrar na puberdade mais cedo no século passado por causa de uma melhor nutrição e condições socioeconômicas. Embora o primeiro sinal mensurável da puberdade nas meninas seja o início do estirão, o primeiro sinal visível é geralmente o desenvolvimento de brotos mamários entre 8 e 11 anos. Um grande estudo longitudinal relatou uma idade mediana da telarca de 8,8 anos para meninas negras, 9,3 anos para hispânicas e 9,7 anos para brancas e asiáticas. Um índice de massa corporal (IMC) mais alto também foi associado à obtenção precoce de CMS 2. Embora o desenvolvimento da mama geralmente preceda o crescimento dos pelos pubianos, a ordem pode ser invertida. O desenvolvimento da mama feminina segue uma sequência previsível. Pequenos brotos mamários elevados aparecem na CMS 2. Na CMS 3, a mama e o tecido areolar geralmente aumentam e ficam elevados. A aréola e o mamilo formam um montículo separado da mama na CMS 4, e na CMS 5 a aréola assume o mesmo contorno da mama. Uma preocupação comum para as meninas nesse momento é se os seios terão o tamanho e a forma certos, especialmente porque o crescimento inicial dos seios geralmente é assimétrico. O surto de crescimento pode preceder o desenvolvimento da mama e dos pelos pubianos em aproximadamente 1 ano. As meninas ganham seu pico de velocidade de altura durante a CMS 2, com idade média de 11,5 anos. As meninas que amadurecem cedo atingirão o pico de velocidade de altura mais cedo e atingirão sua altura final mais cedo. As meninas que amadurecem mais tarde atingirão uma altura final maior por causa do período mais longo de crescimento antes que o estirão termine. A altura final está relacionada à idade esquelética no início da puberdade, bem como a fatores genéticos. O estirão de altura se correlaciona mais intimamente com os estágios de desenvolvimento da mama do que com os estágios dos pelos pubianos. Nos Estados Unidos, a idade média da menarca é de 12,5 anos e geralmente ocorre durante a CMS 3 ou 2 anos após o brotamento mamário. A faixa é variável, de 9 a 15 anos, e depende de muitos fatores, incluindo raça e etnia, bem como nutrição e genética.

O primeiro sinal da puberdade em meninos (CMS 2) é um aumento do volume testicular para 4 mL ou 2,5 cm no eixo longo, acompanhado de vermelhidão e espessamento da pele escrotal; essas mudanças geralmente ocorrem entre as idades de 10 e 12 anos. O desenvolvimento de pelos pubianos pode ser o primeiro sinal perceptível da puberdade e pode aparecer a qualquer momento entre as idades de 10 e 15 anos. O pênis começa a crescer significativamente cerca de um ano após o início do desenvolvimento dos pelos testiculares e pubianos. Na CMS 3, o pênis se alonga e na CMS 4, o pênis aumenta no tamanho total e a pele escrotal fica pigmentada. A primeira ejaculação, juntamente com a evidência de espermarca, geralmente ocorre na CMS 3. O estirão de altura começa aos 11 anos, mas aumenta rapidamente entre 12 e 13 anos, com o pico de velocidade de altura atingido aos 13 ½ anos (CMS 3-4). Tal como acontece com as meninas, parece haver diferenças raciais e étnicas no início da puberdade. As idades médias para o desenvolvimento genital são 10,14 anos para meninos brancos não hispânicos, 9,14 anos para meninos negros e 10,04 anos para meninos hispânicos. A duração média de tempo para o desenvolvimento genital é de 3 anos, mas pode variar de 2 a 5 anos, e a idade média de conclusão é de 15 anos. O desenvolvimento de pelos axilares, o engrossamento da voz e o desenvolvimento de pelos no peito em meninos geralmente ocorrem na metade da puberdade, cerca de 2 anos após o início do crescimento dos pelos pubianos. Os pelos faciais e corporais começam a aumentar aos 16 a 17 anos. A duração do desenvolvimento puberal dura mais nos meninos do que nas meninas e pode não ser concluída até os 18 anos.

Biro FM et al: Onset of breast development in a longitudinal cohort. Pediatrics 2013;132(6):1019–1027 [PMID: 24190685].

Herman-Giddens ME et al: Secondary sexual characteristics in boys: data from the Pediatric Research in Office Settings Network. Pediatrics 2012;130(5):e1058e1068 [PMID: 23085608].

Rosenfield RL, Lipton RB, Drum ML: Thelarche, pubarche, and menarche attainment in children with normal and elevated body mass index. Pediatrics 2009;123:84 [PMID: 19117864].

Susman EJ et al: Longitudinal development of secondary sexual characteristics in girls and boys between ages 9½ and 15½ years. Arch Pediatr Adolesc Med 2010;164(2):166173 [PMID: 20124146].

DESENVOLVIMENTO PSICOSSOCIAL

A adolescência é um período de progressiva individuação e separação da família. Os adolescentes devem aprender quem são, decidir o que querem fazer e identificar seus pontos fortes e fracos pessoais. Devido à rapidez do crescimento físico, emocional, cognitivo e social durante a adolescência, é útil dividir o desenvolvimento psicológico em três fases (**Tabela 4-5**). A adolescência inicial se estende aproximadamente dos 10 aos 13 anos de idade; a adolescência intermediária, dos 14 aos 16 anos; e a adolescência tardia, a partir dos 17 anos.

▶ Adolescência inicial

A adolescência inicial é caracterizada pelo rápido crescimento e desenvolvimento de características sexuais secundárias. A imagem corporal, o autoconceito e a autoestima flutuam dramaticamente. As preocupações sobre como o crescimento e o desenvolvimento pessoal se desviam dos colegas podem ser significativas. Embora haja certa curiosidade sobre a sexualidade, os jovens adolescentes geralmente se sentem mais à vontade com colegas

Tabela 4-5 Fases do desenvolvimento do adolescente

Fases da adolescência	Desenvolvimento cognitivo	Desenvolvimento socioemocional
Adolescência inicial: ~10-13 anos	• Capacidade crescente de pensamento abstrato • Interessado no presente, pensamento limitado ao futuro • Interesses intelectuais se expandem • Pensamento moral mais profundo	• Tem dificuldades com o senso de identidade • Preocupa-se em ser normal, sente-se estranho consigo mesmo e com o corpo • Percebe que os pais não são perfeitos; maior conflito com os pais • Desejo de independência • Tendência a retornar ao comportamento "infantil" especialmente quando estressado • Mau humor • Teste de regras e limites • Maior interesse em privacidade
Adolescência intermediária: ~14-16 anos	• Crescimento contínuo da capacidade de pensamento abstrato • Maior capacidade de estabelecer de metas • Interesse pelo raciocínio moral • Pensamento sobre o sentido da vida	• Autoenvolvimento intenso • Adaptação contínua às mudanças corporais e preocupações em ser normal • Distanciamento dos pais, busca pela independência • Colegas ganham importância • Sentimentos de amor e paixão
Adolescência tardia: ~ ≥ 17 anos	• Capacidade de considerar ideias com profundidade • Capacidade de adiar a gratificação • Exame de experiências internas • Maior preocupação com o futuro • Interesse contínuo no raciocínio moral	• Senso de identidade mais firme • Maior estabilidade emocional • Maior preocupação com os outros • Maior independência e autoconfiança • Relações entre pares continuam importantes • Desenvolvimento de relacionamentos mais sérios

Dados da American Academy of Child and Adolescent's Facts for Families (Academia Americana de Fatos Sobre Crianças e Adolescentes para Famílias) (2008).

que se identificam como do mesmo gênero. As relações com os colegas se tornam cada vez mais importantes. Os adolescentes jovens ainda pensam concretamente e não conseguem conceituar facilmente sobre o futuro. Eles podem ter objetivos profissionais vagos e irreais, como se tornar uma estrela de cinema ou atleta profissional.

▶ Adolescência intermediária

Durante a adolescência intermediária, à medida que o desenvolvimento puberal rápido diminui, os adolescentes ficam mais confortáveis com seus novos corpos. Emoções intensas e grandes mudanças de humor são típicas. Embora alguns adolescentes passem por essa experiência de forma relativamente pacífica, outros têm dificuldades. Cognitivamente, o adolescente intermediário passa do pensamento concreto para as operações formais e o pensamento abstrato. Com esse novo poder mental vem um senso de onipotência e uma crença de que o mundo pode ser mudado simplesmente pensando nele. Adolescentes sexualmente ativos podem achar que não precisam se preocupar em usar contraceptivos porque não podem engravidar ("não vai acontecer comigo"). Com o surgimento do pensamento abstrato, os adolescentes começam a se ver como os outros os veem e podem se tornar extremamente autocentrados. Porque eles estão estabelecendo suas próprias identidades, os relacionamentos com colegas e outros são narcisistas. Experimentar diferentes autoimagens é comum. À medida que a sexualidade aumenta em importância, os adolescentes podem começar a namorar e ter experiências sexuais. Os pares determinam os padrões de identificação, comportamento, atividades e roupas e fornecem apoio emocional, intimidade, empatia e o compartilhamento de culpa e ansiedade durante a luta pela autonomia. A luta pela independência e pela autonomia é muitas vezes um período estressante tanto para os adolescentes quanto para os pais.

▶ Adolescência tardia

Durante o final da adolescência, o jovem geralmente se torna menos egocêntrico e mais preocupado com os outros. As relações sociais mudam do grupo de pares para o indivíduo. O namoro se torna muito mais íntimo. No 9º ano, 19,2% dos adolescentes relataram ter tido relações sexuais, e no 12º ano, esse índice aumenta para 56,7%. O pensamento abstrato permite que adolescentes mais velhos pensem de forma mais realista sobre seus planos para o futuro. Este é um período de idealismo; adolescentes mais velhos têm conceitos rígidos do que é certo ou errado.

▶ Identidade e expressão de gênero

A identidade de gênero é o senso interno de quem se é. A identidade pode ser masculina, feminina, em algum lugar no meio, uma combinação de ambos ou nenhum (ou seja, não se conformando a uma conceituação binária de gênero). O autorreconhecimento da identidade de gênero se desenvolve ao longo do tempo e, para algumas pessoas, a identidade de gênero pode ser fluida e mutável. A expressão de gênero se refere à ampla variedade de maneiras pelas quais as pessoas exibem seu gênero por meio de roupas, estilos de cabelo, maneirismos ou papéis sociais. Uma pessoa que não está em conformidade com o gênero expressa seu(s) gênero(s) de forma diferente de como a família, a cultura ou a sociedade esperam que o indivíduo se comporte, se vista e aja. Uma pessoa transgênero tem profunda consciência de que sua identidade de gênero difere do sexo biológico que foi designado ao nascer. Essa incongruência pode levar à disforia de gênero, que inclui um forte desejo de ser do(s) gênero(s) identificado(s) e está associada a sofrimento psicológico significativo ou prejuízo no funcionamento social, ocupacional ou em outras áreas.

A transição é o processo de mudança para um papel de gênero diferente daquele atribuído no nascimento, que pode incluir transição social, como novos nomes, pronomes e roupas, e/ou transição médica, como terapia hormonal e cirurgia de afirmação de gênero.

▶ Orientação sexual e sexualidade

Além das rápidas mudanças físicas durante a puberdade, a adolescência também é caracterizada por mudanças emocionais e sexuais durante as quais a descoberta, a exploração e a experimentação sexual fazem parte do processo de incorporação da sexualidade à identidade. A orientação sexual é o termo preferido usado quando se refere à identidade sexual de uma pessoa em relação ao(s) gênero(s) pelo qual ela se sente atraída. Normalmente, a orientação sexual surge antes ou no início da adolescência. Indivíduos que se auto identificam como heterossexuais se atraem por pessoas do gênero oposto, indivíduos homossexuais se identificam como atraídos por pessoas do mesmo gênero e adolescentes bissexuais relatam atração por ambos os gêneros. Geralmente, pessoas que se identificam como homossexuais são chamadas de "gays" se homens e "lésbicas" se mulheres. Algumas pessoas que sentem atração ou têm relações com o mesmo sexo podem se identificar como "*queer*". Algumas pessoas, por uma série de razões pessoais, sociais ou políticas, podem optar por não se identificar com esses ou quaisquer rótulos. A sexualidade e a formação da identidade são processos dinâmicos, e os adolescentes que estão tendo dificuldade com suas atrações sexuais são chamados de "questionadores". Em geral, os adolescentes que se identificam como lésbicas, *gays*, bissexuais, transgênero, *queer* ou questionadores (LGBTQ) compõem uma população de minoria sexual.

O heterossexismo é a visão da sociedade de que a heterossexualidade é a norma e que os jovens LGBTQ são "anormais". Alguns jovens LGBTQ podem sentir que é necessário esconder sua sexualidade da família e dos amigos e essa não divulgação pode ser prejudicial para uma autoimagem em desenvolvimento. Para as pessoas LGBTQ, se assumir é o processo de autoidentificação e autoaceitação que envolve o compartilhamento de sua identidade com os outros. Se assumir pode ser um processo incrivelmente pessoal e transformador que se desenrola ao longo de toda a vida. Como prestadores de cuidados de saúde, é fundamental respeitar onde cada pessoa se encontra no processo de autoidentificação; cabe a cada pessoa decidir se e quando e para quem se assumir ou divulgar. As reações dos pais e outros membros da família a um jovem "se assumindo" ou declarando sua sexualidade autoidentificada variam; a rejeição dos pais de jovens de minorias sexuais é, infelizmente, comum.

Embora muitos jovens LGBTQ sejam resilientes, eles são uma população vulnerável e experimentam muitas disparidades de saúde de que os profissionais devem estar cientes. Estudos populacionais e dados de saúde pública demonstram que os jovens de minorias sexuais correm maior risco de tabagismo e abuso de substâncias; ser vítimas de violência, incluindo *bullying* e abuso físico e sexual; aquisição de IST e vírus da imunodeficiência humana (HIV, de *human immunodeficiency virus*); evasão e insucesso escolar; depressão e suicídio; desabrigo; e outras crises.

Como parte da prestação de cuidados culturalmente eficazes para reduzir as disparidades de saúde experienciadas por jovens de minorias sexuais, os profissionais devem perguntar a seus pacientes quais pronomes relacionados à sua identidade de gênero eles preferem que o profissional use e incentivar os adolescentes a discutir quaisquer dúvidas que tenham sobre sua orientação sexual e/ou comportamentos sexuais. Os profissionais otimizarão as oportunidades de aprender sobre os comportamentos dos jovens, criando um ambiente de aceitação e fornecendo cuidados sem julgamento e confidenciais. Para jovens transgênero, os profissionais devem validar seus sentimentos de disforia de gênero e fornecer encaminhamentos para profissionais de saúde mental e médicos qualificados para que eles possam obter mais informações sobre a transição de gênero. Os profissionais também podem ser fontes de apoio para pais e familiares de jovens de minorias sexuais. Organizações como a AAP (healthy-children.org) e a Parents, Families and Friends of Lesbians and Gays (PFLAG, Pais, Famílias e Amigos de Lésbicas e Gays) (www.pflag.org) fornecem recursos valiosos. As organizações locais de defesa da saúde sexual e LGBTQ são recursos adicionais para jovens de minorias sexuais e suas famílias.

> Brewster KL, Tillman KH: Sexual orientation and substance use among adolescents and young adults. Am J Public Health 2012;102(6):1168–1176 [PMID: 22021322].
> Institute of Medicine, Committee on Lesbian, Gay, Bisexual, and Transgender Health Issues and Research Gaps and Opportunities: *The Health of Lesbian, Gay, Bisexual, and Transgender People: Building a Foundation for Better Understanding.* Washington, DC: National Academic Press; 2011.
> Levine DA et al: Office-based care for lesbian, gay, bisexual, transgender, and questioning youth. Pediatrics 2013;132(1):e297e313 [PMID: 23796737].
> Rafferty J; Committee on Psychosocial Aspects of Child and Family Health; Committee on Adolescence; Section on Lesbian, Gay, Bisexual, and Transgender Health and Wellness. Ensuring comprehensive care and support for transgender and gender-diverse children and adolescents. Pediatrics 2018 Oct;142(4):e20182162. doi: 10.1542/peds.2018-2162. Epub 2018 Sep 17 [PMID: 30224363].
> Substance Abuse and Mental Health Services Administration: *A Practitioner's Resource Guide: Helping Families to Support Their LGBT Children.* HHS Publication No. PEP14-LGBTKIDS. Rockville, MD: Substance Abuse and Mental Health Services Administration; 2014.
> Underwood JM et al: Overview and methods for the youth risk behavior surveillance system—United States, 2019. MMWR Suppl 2020 Aug 21;69(1):1–10. doi: 10.15585/mmwr.su6901a1 [PMID: 32817611] [PMCID: PMC7440204].

GINECOLOGIA ADOLESCENTE E SAÚDE REPRODUTIVA

EXAME DE MAMA

O exame das mamas deve fazer parte do exame físico de rotina em meninas assim que ocorrer o brotamento mamário. Assim, a pré-adolescente aceitará o exame das mamas como parte rotineira dos cuidados de saúde e o procedimento pode servir como uma oportunidade para oferecer segurança e educação. O exame das mamas começa com a inspeção das mamas para verificar a simetria e o estágio da CMS. O desenvolvimento assimétrico da mama é comum em adolescentes jovens e geralmente é transitório, embora 25% das mulheres possam continuar apresentando assimetria quando adultas. As causas orgânicas da assimetria mamária incluem hipoplasia mamária unilateral, amastia, ausência do músculo peitoral maior e hipertrofia juvenil unilateral, na qual há rápido crescimento excessivo de tecido mamário geralmente imediatamente após a telarca.

O exame das mamas é realizado com a paciente em decúbito dorsal e o braço ipsilateral colocado atrás da cabeça. Usando dedos planos, o examinador palpa o tecido mamário em círculos concêntricos, começando nas bordas externas do tecido mamário ao longo do esterno, clavícula e axila e, em seguida, movendo-se em direção à aréola. A aréola deve ser comprimida suavemente para verificar secreção no mamilo. As regiões supraclavicular, infraclavicular e axilar devem ser palpadas em busca de linfonodos.

Ensinar adolescentes a realizar o autoexame das mamas é controverso. Especialistas recomendam o autoexame de adolescentes como meio de ajudá-las a desenvolver conforto com seus corpos em mudança e para a detecção futura de câncer. Especialistas também questionam se o autoexame pode, de fato, resultar em ansiedade, aumento de consultas médicas e procedimentos invasivos desnecessários, uma vez que a grande maioria das massas mamárias em adolescentes é benigna. A U.S. Preventive Services Task Force (Força-Tarefa de Serviços Preventivos dos EUA) encontrou poucas evidências de que ensinar ou realizar o autoexame de mama de rotina em adolescentes reduz a mortalidade por câncer de mama. Apesar da falta de dados a favor ou contra ensinar ou realizar o autoexame das mamas durante a adolescência, há certo consenso de que mulheres jovens com risco aumentado de câncer de mama – adolescentes com histórico de malignidade, adolescentes que receberam radioterapia no tórax há pelo menos 10 anos, e adolescentes de 18 a 21 anos de idade cujas mães carregam o gene *BRCA1* ou *BRCA2* devem realizar autoexame mensal das mamas após cada período menstrual.

MASSAS MAMÁRIAS

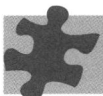

FUNDAMENTOS DO DIAGNÓSTICO E CARACTERÍSTICAS TÍPICAS

- O câncer de mama primário durante a adolescência é excepcionalmente raro.
- Os fibroadenomas são as massas mamárias mais comuns.
- As características típicas dos fibroadenomas incluem massa móvel de 2 a 3 cm, indolor, com consistência de borracha, lisa, bem circunscrita.

A maioria das massas mamárias em adolescentes são benignas (Tabelas 4-6 e 4-7). As malignidades raras em meninas adolescentes incluem carcinoma secretor juvenil, carcinoma intraductal, rabdomiossarcoma, cistossarcoma filoide maligno e tumor metastático. Estudos retrospectivos indicam que biópsias de massas mamárias em adolescentes mais comumente mostram fibroadenoma (67%), alteração fibrocística (15%) e abscesso ou mastite (3%).

Tabela 4-6 Massas mamárias em adolescentes do sexo feminino

Comum
Fibroadenoma
Alterações fibrocísticas
Cistos mamários (incluindo cistos subareolares)
Abscesso mamário ou mastite
Necrose gordurosa (após trauma)
Menos comum (benigno)
Linfangioma
Hemangioma
Papiloma intraductal
Papilomatose juvenil
Fibroadenoma gigante
Neurofibromatose
Adenoma mamilar ou ceratoma
Ectasia do ducto mamário
Linfonodo intramamário
Lipoma
Hematoma
Hamartoma
Galactocele
Raro (maligno ou potencialmente maligno)
Carcinoma secretor juvenil
Carcinoma intraductal
Cistossarcoma filoide
Sarcomas (fibrossarcoma, histiocitoma fibroso maligno, rabdomiossarcoma)
Câncer metastático (carcinoma hepatocelular, linfoma, neuroblastoma, rabdomiossarcoma)

Tabela 4-7 Características e manejo das lesões mamárias em adolescentes do sexo feminino

Fibroadenoma	Medindo 2 a 3 cm, com consistência de borracha, bem circunscrito, móvel, indolor. Comumente encontrado no quadrante superior externo da mama. O manejo é observação.
Fibroadenoma juvenil gigante	Fibroadenoma grande, > 5 cm, com estiramento da pele sobrejacente e veias superficiais dilatadas. Benigno, mas requer excisão para confirmação do diagnóstico e por razões estéticas.
Cistos mamários	Geralmente causados por ectasia ductal ou tubérculos de Montgomery bloqueados, ambos os quais podem ter secreção mamilar associada. O ultrassom pode ajudar a diferenciar de massa sólida. A maioria resolve espontaneamente.
Alterações fibrocísticas	Mais comum com o avanço da idade após a adolescência. Edema leve e nodularidade palpável nos quadrantes externos superiores. Associado à mastalgia pré-menstrual cíclica.
Abscesso	Frequentemente associado a mastite subjacente e/ou secreção mamilar purulenta. Culturar material do abscesso e/ou secreção mamilar antes de iniciar antibióticos.
Cistossarcoma filoide	Tumor grande e de crescimento rápido associado a alterações cutâneas sobrejacentes, veias dilatadas e necrose cutânea. Requer excisão. Na maioria das vezes benigno, mas pode ser maligno.
Papiloma intraductal	Tumor intraductal palpável, frequentemente subareolar com secreção mamilar associada, mas que pode estar na periferia da mama em adolescentes. Requer excisão cirúrgica.
Papilomatose juvenil	Tumor de mama raro caracterizado por uma massa mamária grosseiramente nodular descrita como tendo uma aparência de "queijo suíço". Requer excisão cirúrgica.
Necrose gordurosa	Processo inflamatório localizado na mama; geralmente após trauma (lesões esportivas ou de cinto de segurança). As cicatrizes subsequentes podem ser confundidas com alterações semelhantes àquelas associadas à malignidade.

1. Fibroadenoma

Os fibroadenomas são as massas mamárias mais comuns em meninas adolescentes. São compostos de tecido glandular e fibroso. Um fibroadenoma é tipicamente indolor e diagnosticado clinicamente com achados no exame físico de uma massa com consistência de borracha, lisa, bem circunscrita e móvel, mais frequentemente no quadrante superior externo da mama, embora possam ser encontrados em qualquer quadrante. Uma faixa de 10% a 25% das meninas tem lesões múltiplas ou bilaterais. Os fibroadenomas são tipicamente de crescimento lento, com tamanho médio de 2 a 3 cm. Eles podem permanecer estáticos em tamanho por meses a anos, com 10% a 40% se resolvendo completamente durante a adolescência. O tecido fibroglandular denso da mama adolescente pode causar resultados falso-positivos em mamografias padrão. Assim, a ultrassonografia é a melhor modalidade de imagem para avaliar uma massa mamária em adolescente, caso seja necessária uma avaliação adicional além do exame clínico. Os fibroadenomas com menos de 5 cm podem ser monitorados quanto a crescimento ou regressão ao longo de 3 a 4 meses. A avaliação adicional será ditada pela evolução do paciente, com exames clínicos semestrais por alguns anos seguidos de exames anuais para uma massa que esteja regredindo. As pacientes com massas mamárias preocupantes, incluindo fibroadenomas maiores do que 5 cm, massas mamárias não diagnosticadas que estão aumentando ou têm alterações na pele sobrejacente, e qualquer massa mamária suspeita em uma paciente com histórico de malignidade prévia, devem ser encaminhadas a um especialista em cuidados com a mama.

2. Alterações fibrocísticas da mama

As alterações fibrocísticas da mama são muito mais comuns em adultas do que em adolescentes. Os sintomas incluem edema leve e nodularidade palpável, mais comumente nos quadrantes superiores externos. A mastalgia é tipicamente cíclica, geralmente ocorrendo pouco antes da menstruação. Às vezes, é necessário apenas tranquilizar a jovem sobre a natureza benigna do processo. Os medicamentos anti-inflamatórios não esteroides (AINEs), como ibuprofeno ou naproxeno sódico, ajudam a aliviar os sintomas. As pílulas anticoncepcionais orais (ACOs) também podem ser benéficas. Os sutiãs de suporte podem proporcionar alívio sintomático. Estudos não mostraram associação entre metilxantina e mamas fibrocísticas; no entanto, algumas mulheres relatam sintomas reduzidos quando descontinuam a cafeína.

3. Abscesso mamário

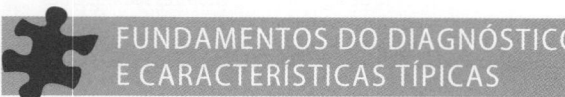

FUNDAMENTOS DO DIAGNÓSTICO E CARACTERÍSTICAS TÍPICAS

▶ As causas comuns de mastite e abscesso mamário durante a adolescência incluem manipulação de pelos periareolares e *piercing* no mamilo, com infecção subsequente com flora cutânea normal.

▶ As características típicas incluem dor mamária, eritema e calor sobrejacentes.

▶ A ultrassonografia mamária pode ser útil para diferenciar entre mastite e abscesso mamário.

Embora a amamentação seja a causa mais comum de mastite, remoção dos pelos periareolares com lâmina ou pinça, colocação de *piercings* no mamilo e traumas ocorridos durante a atividade sexual são fatores predisponentes em adolescentes. Os organismos causadores mais comuns são a flora normal da pele. A mulher com abscesso mamário geralmente se queixa de dor mamária unilateral e o exame revela alterações inflamatórias subjacentes. O exame pode ser enganoso, pois a infecção pode se estender mais profundamente na mama do que se suspeita. O *Staphylococcus aureus* é o patógeno mais comum. Estreptococos β-hemolíticos, *Escherichia coli* e *Pseudomonas aeruginosa* também foram implicados. Os abscessos flutuantes devem ser incisados, drenados e cultivados em fluido. A cobertura antimicrobiana para *S. aureus* (incluindo cepas resistentes à meticilina) deve ser administrada inicialmente (geralmente por via oral, a menos que a infecção seja grave) e o paciente deve ser monitorado de perto quanto à resposta à terapia até que os resultados da cultura e do teste de sensibilidade estejam disponíveis.

O tempo de cicatrização após o *piercing* no mamilo é de 3 a 6 meses. Os riscos para a saúde associados ao *piercing* no mamilo, além do abscesso mamário, incluem reações alérgicas a joias, formação de cicatriz queloide e risco de hepatite B e C e HIV. As complicações associadas à formação de abscesso secundário ao *piercing* no mamilo incluem endocardite, lesão da válvula cardíaca, infecção de prótese cardíaca, reação de corpo estranho metálico no tecido mamário e infecção recorrente.

SECREÇÃO MAMILAR E GALACTORREIA

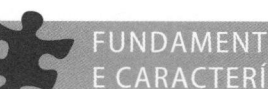

FUNDAMENTOS DO DIAGNÓSTICO E CARACTERÍSTICAS TÍPICAS

▶ A secreção sanguinolenta ou serossanguinolenta pode indicar um problema no ducto; a secreção mamilar leitosa é típica de galactorreia.

▶ A galactorreia é tipicamente benigna e causada por estimulação crônica do mamilo, certos medicamentos psiquiátricos prescritos ou uso de drogas ilícitas.

A ectasia ductal é uma causa comum de secreção mamilar na mama em desenvolvimento e está associada à dilatação dos ductos mamários, fibrose periductal e inflamação. Pode se apresentar com secreção mamilar multicolorida sanguinolenta, marrom ou pegajosa e/ou uma massa mamária cística, que geralmente está na região subareolar. Ductos bloqueados e coleções líquidas geralmente se resolvem espontaneamente, mas podem se infectar, produzindo mastite. Os pacientes devem procurar por eritema, calor e sensibilidade indicando mastite. Os antibióticos orais cobrindo a flora da pele devem ser iniciados se houver suspeita de infecção. A secreção mamilar serosa ou serossanguinolenta é comum e pode estar associada a alterações fibrocísticas da mama. Os tubérculos de Montgomery são pequenas glândulas localizadas na face

Tabela 4-8 Medicamentos e ervas associados com galactorreia

Anticonvulsivantes (ácido valproico)
Antidepressivos (inibidores seletivos de recaptação da serotonina, antidepressivos tricíclicos)
Ansiolíticos (alprazolam)
Anti-hipertensivos (atenolol, metildopa, reserpina, verapamil)
Antipsicóticos
Típicos (haloperidol, fenotiazina, pimozida)
Atípicos (risperidona, olanzapina, molindona)
Antieméticos (proclorperazina)
Ervas (anis, cardo abençoado, erva-doce, semente de feno-grego, urtiga)
Anticoncepcionais hormonais
Isoniazida
Drogas ilícitas (anfetaminas, *Cannabis*, opiáceos)
Agentes de motilidade (metoclopramida)
Relaxantes musculares (ciclobenzaprina)

externa da aréola que podem drenar líquido claro ou acastanhado através de uma abertura ectópica na aréola e podem estar associadas a uma pequena massa subareolar. Essas lesões e secreção geralmente se resolvem espontaneamente. Os papilomas intraductais decorrentes da proliferação de células ductais que se projetam no lúmen do ducto são uma causa rara de secreção mamilar sanguinolenta ou serossanguinolenta e também podem se apresentar com massa subareolar ou periférica. Essas lesões estão associadas a um risco aumentado de malignidade em adultos.

A galactorreia é distinguível de outras causas de secreção mamilar por seu caráter leitoso e sua tendência a envolver ambas as mamas. Geralmente é benigna. As causas mais comuns incluem estimulação crônica ou irritação do mamilo, medicamentos e drogas ilícitas (drogas que causam galactorreia estão listadas na **Tabela 4-8**), gravidez, parto ou aborto. Os tumores secretores de prolactina (prolactinomas) e hipotireoidismo são causas patológicas comuns de galactorreia durante a adolescência. Causas menos comuns de hiperprolactinemia e galactorreia incluem doenças no ou perto do hipotálamo ou hipófise que interferem na secreção de dopamina ou na sua entrega ao hipotálamo. Estão inclusos tumores do hipotálamo e/ou hipófise, tanto benignos (p. ex., craniofaringiomas) quanto malignos (p. ex., doença metastática), doenças infiltrativas do hipotálamo (p. ex., sarcoidose) e danos no pedúnculo hipofisário (p. ex., secção devido a traumatismo craniano, cirurgia ou compressão). A estimulação dos nervos intercostais (p. ex., cirurgia da parede torácica ou infecção por herpes-zóster), insuficiência renal (depuração de prolactina diminuída), síndrome dos ovários policísticos (SOP) e estresse emocional ou físico também podem causar hiperprolactinemia, o que pode induzir galactorreia.

▶ **Achados clínicos**

A ultrassonografia mamária pode ser útil para determinar a causa da secreção mamilar e das massas mamárias. Dependendo de achados adicionais da história e do exame, a avaliação da galactorreia pode incluir um teste de gravidez, nível de prolactina e estudos da função da tireoide. Se houver dúvida se a secreção é uma galactorreia verdadeira, a coloração de gordura da secreção pode ser confirmatória. O hormônio estimulante da tireoide (TSH, de *thyroid stimulating hormone*) elevado confirma o diagnóstico de hipotireoidismo. A prolactina elevada e o TSH normal, muitas vezes acompanhada de amenorreia, na ausência de medicação conhecida por causar hiperprolactinemia, sugere um tumor hipotalâmico ou hipofisário. Nesses casos, está indicada a ressonância magnética (RM) do cérebro e a consulta com um endocrinologista pediátrico.

▶ **Tratamento**

A observação com exames seriados é recomendada para secreção mamilar associada a massa mamária, a menos que haja suspeita de papiloma pela presença de secreção mamilar sanguinolenta ou serossanguinolenta com ou sem massa subareolar ou periférica. Esta última entidade requer avaliação adicional e excisão por um cirurgião de mama. Para a galactorreia, o tratamento da causa subjacente geralmente é eficaz. A galactorreia devida a hipotireoidismo deve ser tratada com reposição de hormônio tireoidiano. Uma medicação alternativa pode ser prescrita em casos de galactorreia induzida por medicamentos. Os adolescentes com galactorreia sem massa mamária que apresentam níveis normais de prolactina e TSH podem ser acompanhados clinicamente e aconselhados sobre medidas de suporte, como evitar estimulação do mamilo, redução do estresse e manter um calendário menstrual para monitorar oligomenorreia, o que pode indicar um problema hormonal sistêmico como hiperprolactinemia ou doença da tireoide. Em muitos casos, os sintomas desaparecem espontaneamente e nenhum diagnóstico subjacente é feito. O tratamento médico de prolactinomas com agonistas dopaminérgicos, como a bromocriptina, é a abordagem preferida.

GINECOMASTIA

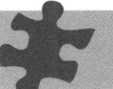 **FUNDAMENTOS DO DIAGNÓSTICO E CARACTERÍSTICAS TÍPICAS**

▶ A ginecomastia é comum em homens durante a puberdade e pode durar de 1 a 3 anos.

▶ As características típicas incluem uma massa fibroglandular palpável localizada concentricamente abaixo do complexo areolopapilar. Pode ser unilateral ou bilateral.

▶ A observação clínica é apropriada; no entanto, a avaliação adicional pode ser necessária para casos atípicos, incluindo: ginecomastia pré-puberal, posição excêntrica, aumento rápido das mamas, presença de massa testicular ou persistência prolongada.

A ginecomastia, aumento mamário glandular subareolar benigno, afeta até 65% dos adolescentes do sexo masculino. Geralmente aparece pelo menos 6 meses após o início das características sexuais secundárias, com pico de incidência durante os estágios 3 e 4 da CMS. O aumento do tecido mamário geralmente regride em 1 a 3 anos e a persistência além dos 17 anos é incomum. Aproximadamente metade dos homens jovens com ginecomastia tem história familiar positiva de ginecomastia. A patogênese da ginecomastia puberal tem sido atribuída a um desequilíbrio transitório entre os estrogênios que estimulam a proliferação do tecido mamário e os androgênios que antagonizam esse efeito. A leptina tem sido implicada no desenvolvimento de ginecomastia, uma vez que seus níveis são mais elevados em adolescentes saudáveis do sexo masculino não obesos com ginecomastia em comparação com os controles. Existem vários mecanismos propostos nos quais a leptina age bioquimicamente para alterar a relação estrogênio-androgênio.

Achados clínicos

A palpação das mamas é necessária para distinguir o tecido adiposo (pseudoginecomastia) do tecido glandular encontrado na ginecomastia verdadeira, que é palpável como uma massa fibroglandular localizada concentricamente abaixo do complexo areolopapilar. A ginecomastia é bilateral em quase dois terços dos pacientes. Achados que indicam doença mais grave incluem tecido mamário duro ou firme, crescimento unilateral da mama, massas excêntricas fora do complexo areolopapilar e alterações na pele sobrejacente. Um exame geniturinário é necessário para avaliar a CMS puberal, volume e massas testiculares ou irregularidades dos testículos.

Na ausência de anormalidades na história ou no exame físico, o monitoramento clínico da ginecomastia masculina por 12 a 18 meses é suficiente. A avaliação laboratorial é necessária se o paciente com ginecomastia for pré-púbere, parecer pouco virilizado, tiver uma massa mamária excêntrica, tiver uma progressão rápida do aumento mamário, tiver uma massa testicular ou tiver persistência da ginecomastia além do período de observação habitual. A avaliação laboratorial inicial inclui testes de função tireoidiana e níveis de testosterona, estradiol, gonadotrofina coriônica humana (hCG, de *human chorionic gonadotropin*) e LH. Estudos adicionais, dependendo dos achados preliminares, incluem estudos de cariótipo, função hepática e renal e níveis de sulfato de desidroepiandrosterona e prolactina. Qualquer paciente com massa testicular ou resultados laboratoriais sugerindo possível tumor, como testosterona sérica, hCG ou estradiol elevados, deve fazer uma ultrassonografia testicular. A avaliação adicional inclui imagem suprarrenal ou cerebral se houver suspeita de tumor hipofisário secretor de prolactina ou tumor suprarrenal.

Diagnóstico diferencial

A ginecomastia pode ser induzida por drogas **(Tabela 4-9)**. Tumores testiculares, suprarrenais ou hipofisários, síndrome de Klinefelter, hipogonadismo secundário, síndrome de insensibilidade androgênica parcial ou completa, hipertireoidismo ou doenças crônicas (p. ex., fibrose cística, colite ulcerativa, doença hepática, insuficiência renal e síndrome da imunodeficiência adquirida [AIDS]) que levam à desnutrição e podem estar associados a ginecomastia. O câncer de mama em adolescentes do sexo masculino é extraordinariamente raro.

Tabela 4-9 Medicamentos associados à ginecomastia

	Exemplos
Antiandrogênios	Ciproterona, finasterida, flutamida, cetoconazol, nilutamida, espironolactona
Antineoplásicos e imunomoduladores	Agentes alquilantes, bleomicina, cisplatina, ciclosporina, imatinibe, metotrexato, nitrosureia, vincristina
Drogas antiulcerosas	Cimetidina, metoclopramida, omeprazol, ranitidina
Drogas cardiovasculares	Amiodarona, inibidores da enzima conversora de angiotensina, bloqueadores dos canais de cálcio, digitoxina, reserpina, espironolactona
Drogas de abuso	Álcool, anfetaminas, maconha, opiáceos
Hormônios	Esteroides anabólicos androgênicos, estrogênios, testosterona, gonadotrofina coriônica
Agentes infecciosos	Antirretrovirais, cetoconazol, isoniazida, metronidazol
Medicamentos psicoativos	Diazepam, antidepressivos tricíclicos, haloperidol, antipsicóticos atípicos, fenotiazinas

Tratamento

Se a ginecomastia for idiopática, pode-se tranquilizar o paciente destacando a natureza comum e benigna do processo. A resolução pode demorar até 2 anos. A cirurgia é reservada para aqueles com aumento grave e persistente da mama e/ou trauma psicológico significativo. Em casos de ginecomastia induzida por drogas, o agente desencadeante deve ser descontinuado, se possível. O paciente deve ser encaminhado a um endocrinologista ou oncologista se outras etiologias patológicas forem diagnosticadas.

De Silva NK: Breast development and disorders in the adolescent female. Best Pract Res Clin Obstet Gynaecol 2018;48:40–50 [PMID: 28935365].

Di Vasta A, Weldon C, Labow BI: The breast: examination and lesions. In: Emans SJ, Laufer MR, Amy D (eds): *Pediatric and Adolescent Gynecology.* 7th ed. Philadelphia, PA: Lippincott Williams & Wilkins; 2019:781–798.

Guss CE, Divasta AD: Adolescent gynecomastia. Pediatri Endocrinol Rev 2017;14(4):371–377 [PMID: 28613047].

Hagan JF, Shaw JS, Duncan PM (eds): *Bright Futures: Guidelines for Health Supervision of Infants, Children, and Adolescents.* 4th ed. Elk Grove Village, IL: American Academy of Pediatrics; 2017.

CUIDADOS GINECOLÓGICOS E DISTÚRBIOS GINECOLÓGICOS NA ADOLESCÊNCIA

Fisiologia da menstruação

O ciclo menstrual ovulatório é dividido em três fases consecutivas: folicular (dias 1-14), ovulatória (meio ciclo) e lútea (dias 16-28). Durante a fase folicular, o hormônio liberador de gonadotrofina pulsátil do hipotálamo estimula a hipófise anterior a secretar FSH e LH. Sob a influência do FSH e do LH, um folículo ovariano dominante emerge do 5º ao 7º dia do ciclo menstrual e os outros folículos se tornam atrésicos. O aumento dos níveis de estradiol produzidos pelo folículo em maturação causa a proliferação do endométrio. Na fase folicular média, o FSH começa a declinar secundariamente ao *feedback* negativo mediado pelo estradiol, enquanto o LH continua a aumentar como resultado do *feedback* positivo mediado pelo estradiol.

O LH em ascensão promove a secreção de progesterona e a luteinização das células da granulosa do folículo. A progesterona, por sua vez, estimula ainda mais o LH e o FSH. Isso leva ao aumento de LH, que faz com que o folículo se rompa e expulse o ovócito. Durante a fase lútea, o LH e o FSH diminuem gradualmente. O corpo lúteo secreta progesterona e o endométrio entra na fase secretora em resposta aos níveis crescentes de estrogênio e progesterona, com maturação 8 a 9 dias após a ovulação. Se a gravidez e a liberação placentária de hCG não ocorrerem, inicia-se a luteólise; os níveis de estrogênio e progesterona diminuem e o revestimento endometrial é eliminado como fluxo menstrual aproximadamente 14 dias após a ovulação. Nos primeiros 2 anos após a menarca, a maioria dos ciclos (50-80%) são anovulatórios. Entre 10% e 20% dos ciclos são anovulatórios por até 5 anos após a menarca.

Exame pélvico

O exame pélvico em uma adolescente pode ser considerado como parte da avaliação de dor abdominal ou pélvica, massa intra-abdominal ou pélvica, sangramento vaginal anormal ou outros distúrbios menstruais e/ou corrimento vaginal patológico. A American Cancer Society (Sociedade Americana do Câncer) publicou uma diretriz atualizada para o rastreamento do câncer de colo de útero para indivíduos de risco médio em 2020 que inclui a recomendação de iniciar o rastreamento aos 25 anos, em comparação com a recomendação anterior de 21 anos. A gravidez na adolescência não altera as diretrizes de triagem. De acordo com as diretrizes para ISTs do CDC de 2021, as adolescentes infectadas por HIV devem ter uma citologia de triagem cervical obtida 1 ano após o início da atividade sexual (mas não depois dos 21 anos) usando citologia convencional à base de líquido e, se os resultados forem normais, anualmente depois disso. Após 3 anos de resultados citológicos normais consecutivos, o intervalo de triagem pode ser aumentado para cada 3 anos. O coteste (citologia e teste de papilomavírus humano [HPV, de *human papilloma virus*]) não é recomendado para indivíduos com idade inferior ou igual a 30 anos.

A adolescente pode ficar apreensiva com o primeiro exame pélvico. Deve-se fornecer, sem pressa, aconselhamento sensível e educação apropriada à idade sobre o objetivo do exame, a anatomia pélvica e os componentes do exame. O uso de diagramas e modelos pode facilitar a discussão. Deve haver tempo para que a adolescente faça perguntas. Idealmente, o exame deve ocorrer em um ambiente controlado e confortável. A adolescente pode solicitar a presença de sua mãe ou familiar durante o exame para tranquilizá-la; no entanto, em muitos casos, a adolescente solicitará que o exame ocorra de forma confidencial. Ter outra funcionária do sexo feminino presente para apoiar a adolescente nesse cenário pode ser útil. Uma acompanhante feminina da equipe deve estar presente com examinadores do sexo masculino.

O exame pélvico começa se colocando a paciente em posição de litotomia dorsal após o equipamento e os suprimentos estarem prontos **(Tabela 4-10)**. As pacientes com deficiências ortopédicas ou outras deficiências físicas precisam de acomodação para posicionamento e conforto adequados. O examinador inspeciona a genitália externa, observando a classificação de maturidade sexual; a estrogenização da mucosa vaginal (mucosa úmida, rosada e mais elástica); a forma do hímen; o tamanho do clitóris (2-5 mm de largura é normal); quaisquer erupções cutâneas ou lesões incomuns na vulva, como foliculite por depilação, verrugas ou outras lesões de pele; e *piercing* genital ou arte corporal. Pode ser útil perguntar à adolescente se ela tem alguma dúvida sobre seu corpo durante a inspeção, pois ela pode ter preocupações e ser muito tímida para perguntar (p. ex., normalidade da hipertrofia labial). Em casos de suposto abuso ou agressão sexual, deve-se observar a presença de quaisquer lesões, incluindo lacerações, hematomas, cicatrizes ou sinéquias próximas ao hímen, vulva ou ânus.

A paciente deve estar preparada para a inserção do espéculo para ajudá-la a permanecer relaxada. O espéculo deve ser inserido na vagina posteriormente com uma direção para baixo para evitar

Tabela 4-10 Itens para o exame pélvico

Gerais	Luvas, boa fonte de luz, espéculos de tamanho apropriado, cotonetes estéreis, cotonetes grandes para remover o excesso de sangramento ou secreção, etiquetas do paciente, espelho de mão para educação do paciente
Preparação úmida de corrimento vaginal	Papel de pH, lâminas de microscópio e lamínulas, soluções de NaCl e KOH
Papanicolaou	Meio líquido de esfregaço de Papanicolaou ou lâminas com fixador; espátula cervical e escova citológica endocervical; ou vassoura para coleta
Teste de IST	Meios de teste de gonorreia e *Chlamydia* com *swabs* de coleta específicos
Exame bimanual	Luvas, lubrificante à base de água

IST, infecção sexualmente transmissível.

a uretra. Um espéculo médio de Pedersen é mais frequentemente usado em pacientes sexualmente experientes; um Huffman estreito é usado para pacientes virgens. Em uma paciente virgem antes do exame com espéculo, o exame de um dedo na vagina pode ajudar o profissional a identificar a posição do colo do útero e pode dar à paciente uma apreciação da sensação que ela pode esperar com a colocação do espéculo. Aquecer o espéculo com água da torneira antes da inserção pode ser mais confortável para a paciente e também proporcionar lubrificação. Tocar simultaneamente a parte interna da coxa da paciente ou aplicar uma leve pressão no períneo para longe do intróito ao inserir o espéculo ajuda a desviar a atenção da colocação do espéculo. As paredes vaginais e o colo do útero são inspecionados quanto a anormalidades anatômicas, inflamação e lesões, e a quantidade e qualidade da secreção aderida às paredes vaginais e acumulada na vagina são observadas. A presença de um ectrópio cervical, que é uma extensão do epitélio colunar endocervical para fora do orifício cervical na face do colo do útero, é comumente observada em adolescentes como eritema ao redor do orifício cervical.

As amostras são obtidas na seguinte ordem: pH vaginal, soluções salinas e preparações úmidas de KOH, triagem por citologia cervical (Papanicolaou) se indicado e *swabs* vaginais para gonorreia e *Chlamydophila trachomatis* (**Tabela 4-11**). As ISTs são discutidas com mais detalhes no **Capítulo 44**. O espéculo é então removido e o exame bimanual é realizado com um ou dois dedos na vagina e a outra mão no abdome para palpar o útero e anexos quanto ao tamanho, posição e sensibilidade.

▶ Distúrbios menstruais

1. Amenorreia

A *amenorreia primária* é definida como ausência de menstruação na presença de características sexuais secundárias aos 15 anos de idade. Na adolescente que atingiu a menarca, a *amenorreia secundária* é definida como a ausência de menstruação por três ciclos consecutivos ou por 6 meses em uma paciente com ciclos irregulares.

A. Avaliação da amenorreia primária e secundária

Ao avaliar a amenorreia, é útil considerar os níveis anatômicos de possíveis anormalidades do hipotálamo ao trato genital (**Tabela 4-12**).

Uma abordagem gradual, usando história clínica, gráficos de crescimento, exame físico e estudos laboratoriais apropriados permitirá que os profissionais de saúde determinem a etiologia da amenorreia na maioria das adolescentes. A avaliação começa com uma história sexual e do desenvolvimento completa. Estabelecer uma linha do tempo puberal, incluindo idade na telarca, adrenarca, estirão de crescimento e menarca, é útil para avaliar o desenvolvimento puberal. Embora possa haver variações no início, grau e tempo desses estágios, a progressão dos estágios é previsível. Os androgênios suprarrenais são amplamente responsáveis pelos pelos axilares e pubianos. O estrogênio é responsável pelo desenvolvimento da mama; pela maturação da genitália externa, vagina e útero; e pela menstruação. A falta de desenvolvimento sugere insuficiência hipofisária ou ovariana ou disgenesia gonadal. Determinar a idade ginecológica da paciente (tempo em anos e meses desde a menarca) é útil para avaliar a maturidade do eixo hipotálamo-hipófise-ovariano. Uma história menstrual inclui a data da última menstruação (DUM), frequência e duração dos períodos, quantidade de sangramento e sintomas pré-menstruais. Os ciclos menstruais irregulares são comuns nos primeiros 1 a 2 anos após a menarca. Dois terços das adolescentes com idade ginecológica superior a 2 anos têm ciclos menstruais regulares.

Os componentes relevantes das histórias médicas e cirúrgicas passadas incluem história neonatal, tratamento para malignidades, presença de distúrbios autoimunes ou endocrinopatias e medicamentos atuais (prescritos e de venda livre). A história familiar inclui a idade da menarca de parentes maternas,

Tabela 4-11 Testes diagnósticos e procedimentos realizados durante o exame vaginal especular

pH vaginal	Use um *swab* aplicador para recolher amostras de corrimento vaginal aderido à parede ou na piscina vaginal se um espéculo estiver colocado; aplique-o imediatamente em papel de pH para leitura.
Preparações úmidas salinas e de KOH	Colete a amostra de corrimento como descrito acima com diferentes *swabs*, espalhe uma pequena amostra na lâmina de vidro, aplique uma pequena gota de solução salina ou KOH e cubra imediatamente com lamínula e avalie ao microscópio.
Papanicolau[a]	Remova suavemente o corrimento excessivo da superfície do colo do útero. As células exocervicais são amostradas com uma espátula aplicando uma leve pressão no colo do útero com a espátula enquanto a gira em torno do orifício cervical. As células endocervicais são amostradas inserindo suavemente a escova citológica no orifício cervical e girando-a. Ambos os tipos de células são coletados pela escova quando ela é centrada sobre o orifício cervical e girada.
Teste de IST	Insira cotonetes de teste específicos (p. ex., Dacron para a maioria dos meios de teste de *Chlamydia*) no orifício cervical e gire para obter amostras endocervicais para *Chlamydia* e gonorreia, ou, se estiver usando um teste aprovado para coleta vaginal, insira o cotonete na vagina e gire, tocando a parede vaginal. O teste vaginal para *Trichomonas vaginalis* também está disponível.

IST, infecção sexualmente transmissível.
[a]Consulte as instruções do fabricante para coleta e processamento de amostras.

Tabela 4-12 Diagnóstico diferencial de amenorreia pelo local anatômico da causa

Eixo hipotálamo-hipófise
  Supressão hipotalâmica
    Doença crônica
    Estresse
    Desnutrição
    Atletismo extenuante
    Medicamentos (haloperidol, fenotiazinas, antipsicóticos atípicos)
  Lesão do sistema nervoso central
    Lesão hipofisária: adenoma, prolactinoma
    Craniofaringioma, tronco cerebral ou tumores parasselares
    Traumatismo craniano com contusão hipotalâmica
    Processo infiltrativo (sarcoidose)
    Doença vascular (vasculite hipotalâmica)
  Condições congênitas[a]
    Síndrome de Kallmann (anosmia)

Ovários
  Disgenesia gonadal[a]
    Síndrome de Turner (XO)
    Mosaico (XX/XO)
  Lesão no ovário
    Doença autoimune (ooforite)
    Infecção (caxumba)
    Toxinas (agentes quimioterápicos alquilantes)
    Irradiação
    Trauma, torção (raro)
  Síndrome dos ovários policísticos
  Falha ovariana

Via de saída uterovaginal
  Disgenesia mülleriana[a]
    Deformidade congênita ou ausência de útero, tubas uterinas ou vagina
  Hímen imperfurado, septo vaginal transverso, agenesia vaginal, agenesia do colo do útero[a]
  Síndrome de insensibilidade androgênica (útero ausente)[a]
  Defeito de revestimento uterino
    Síndrome de Asherman (sinéquias intrauterinas pós-curetagem ou endometrite)
    Tuberculose, brucelose

Defeito na síntese ou ação hormonal (pode haver virilização)
  Hiperplasia suprarrenal[a]
  Doença de Cushing
  Tumor suprarrenal
  Tumor ovariano (raro)
  Drogas (esteroides, ACTH)

ACTH, hormônio adrenocorticotrófico.
[a]Indica condição que geralmente se apresenta como amenorreia primária.

Tabela 4-13 Componentes do exame físico para amenorreia

Aparência geral	Características sindrômicas (p. ex., síndrome de Turner com pescoço alado, tórax em escudo, mamilos amplamente espaçados, aumento do ângulo de carga dos braços)
Antropometria	Altura, peso, IMC e percentis para idade, sinais vitais (FC, PA)
Oftalmológico	Cortes do campo visual, papiledema
Pescoço	Tireomegalia
Mamas	Estadiamento CMS, galactorreia
Abdômen	Massas
Genital	Estadiamento CMS, estrogenização da mucosa vaginal (rosa e úmida vs. mucosa vermelha fina de hipoestrogenização), permeabilidade himenal, clitoromegalia (comprimento > 10 mm)
Pélvica e bimanual	Profundidade vaginal por inserção de um *swab* aplicador umedecido com solução salina na vagina ou por exame bimanual (normal > 2 cm); palpação do útero e ovários por exame bimanual
Pele	Acne, hirsutismo, acantose nigricans

CMS, classificação da maturidade sexual; FC, frequência cardíaca; IMC, índice de massa corporal; PA, pressão arterial.

problemas ginecológicos ou de fertilidade familiares, doenças autoimunes ou endocrinopatias. Uma revisão dos sistemas deve se concentrar nos sintomas da doença hipotálamo-hipofisária, como alteração de peso, dor de cabeça, distúrbio visual, galactorreia, poliúria e/ou polidipsia. Uma história de dor abdominal e/ou pélvica cíclica em uma adolescente madura com amenorreia pode indicar uma anormalidade anatômica, como um hímen imperfurado. Acne e hirsutismo são marcadores clínicos de excesso de andrógenos. Tanto o hipo como o hipertireoidismo podem causar irregularidades menstruais; alterações no peso, na qualidade da pele e do cabelo e no padrão de fezes podem indicar um problema de tireoide. Uma história social confidencial deve incluir atividade sexual, uso de anticoncepcionais, possibilidade de gravidez e uso de tabaco, drogas ou álcool. A paciente também deve ser questionada sobre os principais estressores, sintomas de depressão e ansiedade, hábitos alimentares, incluindo qualquer comportamento alimentar desordenado ou perda de peso, e participação atlética.

Um exame físico completo deve incluir os componentes listados na **Tabela 4-13**. Se a paciente não tolerar um exame pélvico ou bimanual, pode-se avaliar a presença do útero por exame retoabdominal ou ultrassonografia. A ultrassonografia fornece avaliação da anatomia pélvica e possível obstrução do trato genital, medição da faixa endometrial como indicador de estimulação de estrogênio e identificação de cistos ou massas ovarianas.

A **Figura 4-4** ilustra uma abordagem para a avaliação laboratorial e radiológica da amenorreia primária ou secundária. Os estudos iniciais devem incluir um teste de gravidez na urina, hemograma completo, TSH, prolactina e FSH. Se houver evidência de hiperandrogenismo (acne, hirsutismo) e suspeita de SOP, deve-se obter testosterona total e livre. Podem ser considerados testes adicionais de androgênios, incluindo

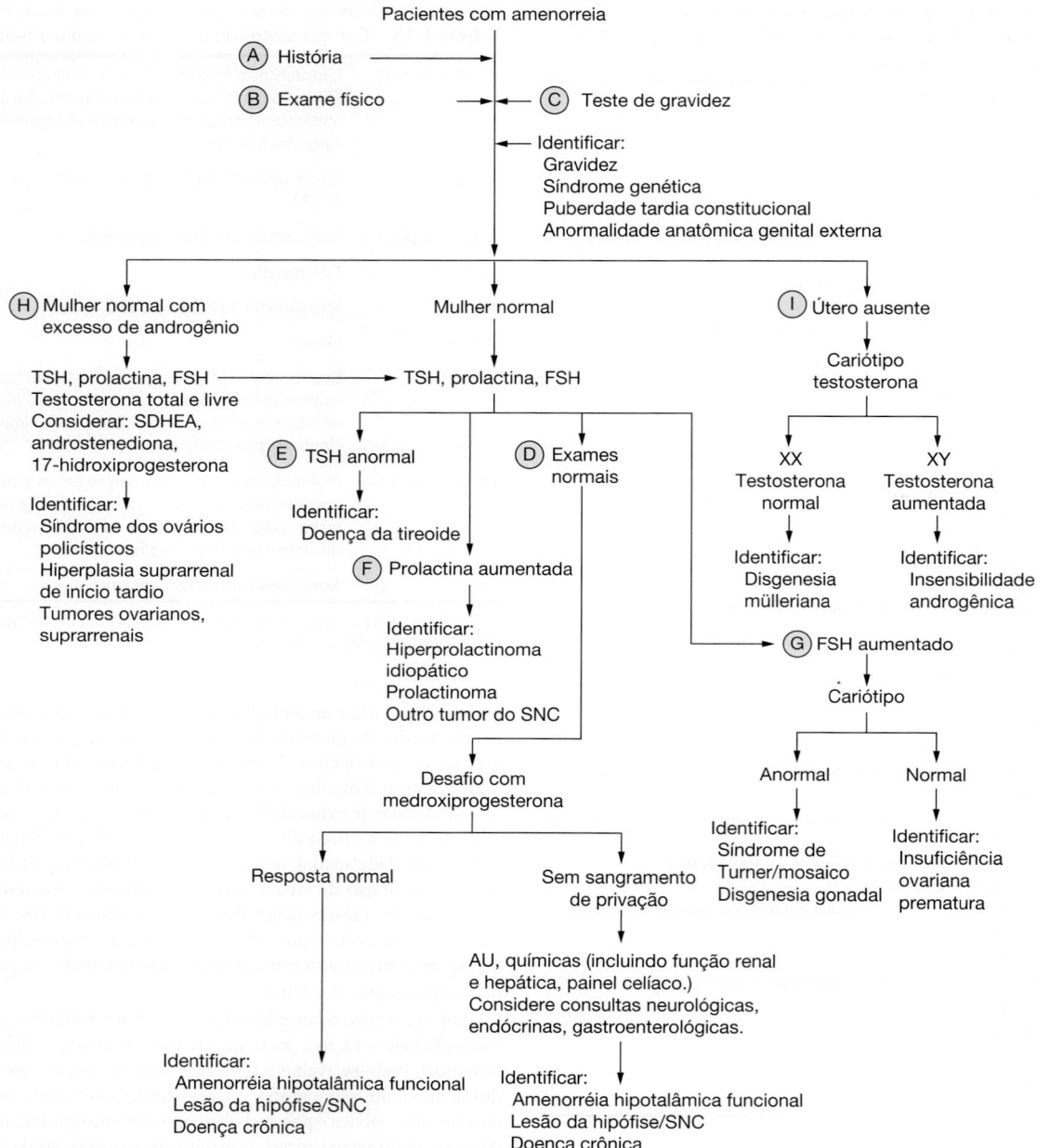

▲ **Figura 4-4** Avaliação da amenorreia primária e secundária. AU, análise de urina; FSH, hormônio folículo-estimulante; SDHEA, sulfato de deidroepiandrosterona; SNC, sistema nervoso central; TSH, hormônio estimulante da tireoide.

sulfato de de-hidroepiandrosterona (SDHEA), androstenediona e 17-hidroxiprogesterona, para a avaliação de tumores secretores de andrógenos e deficiência de 21-hidroxilase. Se houver suspeita de doença sistêmica, um exame de urina e um painel de química (incluindo testes de função renal e hepática) e velocidade de hemossedimentação devem ser obtidos. Se houver baixa estatura e puberdade tardia, deve-se obter a idade óssea e o cariótipo.

Se o exame pélvico ou ultrassonografia revelar genitália externa e órgãos pélvicos femininos normais e a paciente não estiver grávida, a paciente deve receber medroxiprogesterona oral, 10 mg diariamente por 10 dias. A resposta positiva ao desafio de progesterona com sangramento de privação é sugestiva da presença de um útero normal estimulado por estrogênio.

A prolactina sérica elevada indica um possível tumor secretor de prolactina. O teste de prolactina é sensível e pode ser elevado devido a estresse, alimentação ou relação sexual. Um teste levemente elevado deve ser repetido antes de uma RM do cérebro para um prolactinoma. O FSH elevado indica insuficiência ovariana ou disgenesia gonadal e deve-se obter um cariótipo para síndrome de Turner ou mosaico de Turner. A ooforite autoimune deve ser avaliada por anticorpos antiovarianos se a análise cromossômica for normal. Gonadotrofinas séricas normais ou baixas indicam supressão hipotalâmica e amenorreia funcional se o peso da paciente for normal e houver uma explicação razoável, como exercício vigoroso. A amenorreia funcional, embora relativamente comum, é um diagnóstico de exclusão. A baixa concentração sérica de gonadotrofina também pode ser causada por desnutrição como na anorexia nervosa, endocrinopatias e doenças crônicas ou por um tumor do sistema nervoso central.

Se o exame físico ou ultrassom revelar um útero ausente, a análise cromossômica e a testosterona sérica devem ser obtidas para diferenciar entre disgenesia mülleriana e insensibilidade androgênica. A disgenesia mülleriana, ou síndrome de Mayer-Rokitansky-Küster-Hauser (MRKH), é a ausência congênita da vagina com desenvolvimento uterino variável. Essas mulheres têm níveis séricos normais de testosterona. A RM pélvica é útil para esclarecer a natureza da agenesia vaginal e diferenciá-la do septo vaginal transverso baixo, agenesia do útero e da vagina e hímen imperfurado. Indivíduos com insensibilidade androgênica são fenotipicamente femininos, mas têm a parte superior da vagina, útero e trompas de falópio ausentes, um cariótipo masculino e uma testosterona sérica elevada (intervalo normal para homens).

O manejo da amenorreia primária ou secundária depende da patologia subjacente. O tratamento hormonal é usado em pacientes com causas hipotalâmicas, hipofisárias e ovarianas. O reparo cirúrgico pode ser necessário em pacientes com anomalias da via de saída.

B. Síndrome dos ovários policísticos

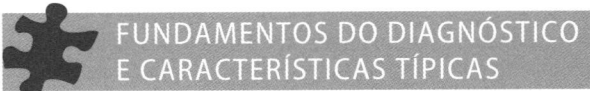

FUNDAMENTOS DO DIAGNÓSTICO E CARACTERÍSTICAS TÍPICAS

- As características típicas da SOP incluem irregularidades menstruais, sinais clínicos de hiperandrogenismo (p. ex., hirsutismo e acne moderada a grave) e sobrepeso ou obesidade.
- A anormalidade laboratorial primária é um nível elevado de testosterona.
- As adolescentes obesas com SOP devem ser rastreadas para anormalidades lipídicas, intolerância à glicose e/ou diabetes tipo 2, esteatose hepática, apneia obstrutiva do sono, depressão e ansiedade.

A síndrome dos ovários policísticos (SOP) é o distúrbio endócrino mais comum em mulheres em idade reprodutiva. Afeta 6 a 15% das mulheres em idade reprodutiva. A SOP é caracterizada por disfunção ovariana, secreção desordenada de gonadotrofina e hiperandrogenismo que causam menstruação irregular, hirsutismo e acne. Muitas adolescentes com SOP apresentam excesso de peso e a associação da SOP com resistência à insulina em adultas está bem estabelecida. As adolescentes com SOP apresentam risco aumentado para morbidades relacionadas à obesidade, incluindo diabetes melito tipo 2; doença cardiovascular incluindo dislipidemia; esteatose hepática; apneia obstrutiva do sono; baixa autoestima, depressão e ansiedade; e problemas de saúde reprodutiva em adultas, incluindo infertilidade e câncer de endométrio.

A hiperandrogenemia ocorre durante a puberdade normal e também em função de ciclos anovulatórios prolongados à medida que o eixo hipotálamo-hipófise-ovariano amadurece durante os primeiros anos do desenvolvimento puberal típico. A normalidade dessa hiperandrogenemia confunde o diagnóstico de SOP no início da adolescência se forem aplicados os critérios adultos de evidência de hiperandrogenemia química. Portanto, muitos autores recomendam evitar testar os níveis de andrógenos até 2 anos após a menarca para adolescentes sintomáticas. Os critérios diagnósticos atuais para SOP em adolescentes incluem sinais e sintomas clínicos de excesso de andrógenos, níveis aumentados de andrógenos e exclusão de outras causas de hiperandrogenemia no contexto de oligomenorreia.

▶ Avaliação

A avaliação laboratorial padrão para SOP inclui avaliação laboratorial dos níveis de testosterona total e livre. Se houver suspeita de outras etiologias de hiperandrogenemia e virilização, como tumores secretores de andrógenos ou hiperplasia suprarrenal congênita de início tardio, devem ser coletados testes adicionais de andrógenos, incluindo SDHEA, androstenediona e 17-hidroxiprogesterona logo no início da manhã. Um teste de cortisol urinário ou de supressão com dexametasona é realizado se houver suspeita de síndrome de Cushing. Se o paciente estiver acima do peso e/ou tiver acantose nigricans, recomenda-se um painel lipídico em jejum e teste de glicose. Um teste oral de tolerância à glicose (TOTG) de 2 horas para avaliar a tolerância diminuída à glicose também deve ser considerado, pois uma glicemia de jejum normal pode ser falsamente tranquilizadora. Um teste de hemoglobina A1c também pode ser considerado em conjunto ou como alternativa ao TOTG. Ainda, visto que apneia obstrutiva do sono, depressão e ansiedade têm sido associadas ao diagnóstico de SOP, os médicos devem rastrear as pacientes para essas comorbidades. A consulta com um endocrinologista pediátrico pode auxiliar na avaliação e no manejo de andrógenos significativamente elevados e possíveis endocrinopatias.

▶ Tratamento

Incentivar mudanças no estilo de vida que promovam a perda de peso é o principal objetivo da terapia para SOP na adolescência. A perda de peso está associada à melhora da regulação menstrual, diminuição dos sintomas de hiperandrogenemia e melhora das comorbidades relacionadas à obesidade. O uso de contraceptivos hormonais combinados melhorará a regularidade menstrual e reduzirá o risco de hiperplasia endometrial, diminuirá a produção de andrógenos ovarianos e suprarrenais e aumentará a globulina ligadora de hormônios sexuais (SHBG, de *sex hormone–binding globulin*). Não há diretrizes atuais para o uso de metformina no tratamento da SOP em adolescentes; no entanto, ela é prescrita para intolerância à glicose ou diabetes tipo 2. Os profissionais de saúde devem estar cientes de que a metformina melhorará a frequência da ovulação e também é necessário prescrever contracepção para adolescentes sexualmente ativas.

2. Dismenorreia

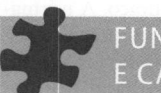

FUNDAMENTOS DO DIAGNÓSTICO E CARACTERÍSTICAS TÍPICAS

▶ A maioria das adolescentes apresenta dismenorreia primária.
▶ As características típicas incluem cólicas abdominais inferiores que irradiam para a parte inferior das costas e coxas, e náuseas e/ou vômitos que começam alguns dias antes do início da menstruação e duram alguns dias após a menstruação.
▶ O uso de AINEs programados e contraceptivos para suprimir a ovulação são os pilares do tratamento.

A dismenorreia ou dor com os períodos menstruais é a queixa ginecológica mais comum das adolescentes, com até 90% das adolescentes que menstruam relatando alguns sintomas e 15% descrevendo seus sintomas como graves. A prevalência da dismenorreia aumenta com a idade ginecológica devido à sua associação com os ciclos ovulatórios. A dismenorreia pode ser designada como primária ou secundária dependendo da ausência ou presença de patologia pélvica subjacente **(Tabela 4-14)**. Prostaglandinas potentes são os mediadores da dismenorreia, produzindo contrações uterinas, isquemia tecidual e hipersensibilidade das fibras dolorosas no útero.

▶ Avaliação

Além de obter uma história ginecológica e sexual, é importante obter uma caracterização precisa da dor (tempo com a menstruação, intensidade, duração, uso de analgésicos) para determinar o comprometimento funcional. O exame pélvico geralmente pode ser adiado em adolescentes não sexualmente ativas com provável dismenorreia primária.

▶ Tratamento

As adolescentes devem ser incentivadas a acompanhar seus ciclos menstruais usando um calendário para prever quando uma menstruação é iminente, permitindo assim o uso mais proativo de AINEs 1 a 2 dias antes do início do período previsto ou no primeiro indício de desconforto. Os AINEs são normalmente continuados por mais 2 a 3 dias após o início da dor. Os medicamentos recomendados são ibuprofeno 400 a 600 mg a cada 6 horas ou naproxeno 500 mg duas vezes ao dia. Se a paciente não responder aos AINEs, a supressão da ovulação com ACOs ou outros contraceptivos hormonais combinados, como o adesivo transdérmico ou o anel intravaginal, pode ser eficaz. Os ACOs e o anel intravaginal também podem ser usados continuamente para estender os ciclos a fim de diminuir a frequência dos períodos menstruais. Isso é feito pulando a semana da pílula placebo e iniciando imediatamente um novo pacote de pílulas anticoncepcionais ou pulando o intervalo padrão de 1 semana após a remoção do anel intravaginal e colocando imediatamente um novo anel. O acetato de medroxiprogesterona de depósito (DMPA, de *depot medroxyprogesterone acetate*) e contraceptivos reversíveis de longa ação (LARCs, de *long-acting reversible contraceptives*), incluindo o implante de etonogestrel e o dispositivo intrauterino (DIU) de levonorgestrel, também são eficazes e podem ser preferíveis para pacientes que podem ter dificuldades com adesão. Se as pacientes apresentarem sintomas persistentes apesar do uso de um anticoncepcional para supressão da ovulação e AINEs programados, uma avaliação adicional para dismenorreia secundária é indicada. Um exame pélvico, imagem pélvica com ultrassonografia ou RM e laparoscopia diagnóstica podem ser necessários para o diagnóstico. A dismenorreia secundária está mais provavelmente associada à dor pélvica crônica, dor no meio do ciclo, dispareunia e metrorragia.

3. Sangramento uterino anormal

FUNDAMENTOS DO DIAGNÓSTICO E CARACTERÍSTICAS TÍPICAS

▶ As características típicas de sangramento uterino anormal incluem sangramento menstrual intenso por mais de 7 dias ou perda de sangue que excede 80 mL por menstruação.
▶ A gravidade do sangramento uterino anormal é categorizada de acordo com o estado hemodinâmico e o grau de anemia, sendo classificado como leve, moderado ou grave.
▶ O manejo agudo depende da gravidade do problema e de sua etiologia específica e geralmente consiste no manejo hormonal.

Tabela 4-14 Dismenorreia na adolescente

	Etiologia	Início e duração	Sintomas	Exame pélvico	Tratamento
Dismenorreia primária[a]					
Primária	Quantidade excessiva de prostaglandina $F_2\alpha$, que se liga ao miométrio, causando contrações uterinas, hipóxia e isquemia. Além disso, sensibiliza diretamente os receptores de dor.	Começa imediatamente antes ou com o início do fluxo menstrual e dura 1 a 2 dias. Normalmente não começa até 1-2 anos após a menarca, quando os ciclos passam a ser ovulatórios com mais regularidade.	Cólicas abdominais inferiores irradiando para a parte inferior das costas e coxas. Náuseas, vômitos e diarreia associados devido ao excesso de prostaglandinas.	Normal. Pode esperar para examinar se nunca foi sexualmente ativa e se a história for consistente com dismenorreia primária.	Leve: calendário menstrual, iniciar AINEs um dia antes do sangramento ou no início do sangramento ou dor se o tempo do ciclo for difícil de prever. Moderada a grave: AINEs e ACOs ou outro produto anticoncepcional para suprimir a ovulação.
Dismenorreia secundária[b]					
Infecção	Na maioria das vezes devido a uma IST, como *Chlamydia* ou gonorreia.	Início recente de dor pélvica. Também pode ter dor crônica com infecção prolongada não tratada.	Dor pélvica, sangramento menstrual excessivo ou irregular, corrimento vaginal incomum.	Secreção mucopurulenta ou purulenta do orifício cervical, friabilidade cervical, movimento cervical, sensibilidade uterina ou anexial, preparação úmida positiva para vaginose bacteriana, teste positivo para IST.	Antibióticos apropriados.
Endometriose	Implantes ectópicos de tecido endometrial na pelve ou abdome; pode resultar de menstruação retrógrada. O diagnóstico definitivo requer laparoscopia.	Geralmente começa > 2 anos após a menarca, não responde significativamente ao AINE padrão e à supressão das terapias de ovulação e piora com o tempo.	Dor pélvica crônica cíclica ou acíclica.	Sensibilidade leve a moderada tipicamente no fórnice vaginal posterior ou ao longo dos ligamentos uterossacros.	Supressão da ovulação com métodos contraceptivos hormonais combinados. O uso contínuo pode fornecer controle adicional. Se a dor persistir, encaminhar a um ginecologista para avaliação adicional da dor pélvica crônica e consideração de agonistas do hormônio liberador de gonadotropina.
Complicação da gravidez	Aborto espontâneo, gravidez ectópica.	Início agudo.	Dor pélvica ou abdominal associada a sangramento vaginal após período menstrual perdido.	hCG positivo, útero aumentado ou massa anexial.	US pélvica se hemodinamicamente estável para avaliar a gravidez intrauterina. Consulta obstétrica ou cirúrgica imediata em caso de gravidez ectópica.
Anomalias congênitas	Anomalias da via de saída: hímen imperfurado, septo vaginal transversal ou longitudinal, útero septado.	Início na menarca.	Dor pélvica ou abdominal cíclica que pode se tornar crônica.	Hímen imperfurado pode ser visível no exame externo. US pélvica para anatomia geral. A RM pélvica é o teste mais sensível e específico para septos.	Consulta ginecológica para avaliação e manejo adicionais.
Aderências pélvicas	Cirurgia abdominal prévia ou doença inflamatória pélvica.	Início tardio após cirurgia ou DIP.	Dor abdominal, podendo ou não estar associada aos ciclos menstruais; possível alteração no padrão intestinal.	Variável.	Consulta ginecológica para possível lise de adesão.

AINE, anti-inflamatório não esteroide; ACO, anticoncepcional oral; DIP, doença inflamatória pélvica; hCG, gonadotrofina coriônica humana; IST, infecção sexualmente transmissível; RM, ressonância magnética; US, ultrassonografia.
[a]Sem patologia pélvica.
[b]Patologia subjacente presente.

Tabela 4-15 Diagnóstico diferencial de SUA em adolescentes

Condição	Exemplos
Anovulação	
Infecções sexualmente transmissíveis	Cervicite, doença inflamatória pélvica
Complicações na gravidez	Ectópica, aborto espontâneo
Distúrbios de sangramento	Doença de von Willebrand, anormalidades da função plaquetária, trombocitopenia, coagulopatia
Distúrbios endócrinos	Hipo/hipertireoidismo, hiperprolactinemia, insuficiência suprarrenal, SOP
Anomalias anatômicas	Anomalias congênitas, cistos ou tumores ovarianos, pólipos cervicais
Trauma	Laceração vaginal
Corpo estranho	Absorvente retido
Doença crônica	Hepática, renal, intestino inflamatório, lúpus
Malignidade	Leucemia
Drogas	Contracepção, anticoagulantes

SOP, síndrome dos ovários policísticos; SUA, sangramento uterino anormal.

O sangramento uterino anormal (SUA) descreve qualquer aberração do volume menstrual, regulação, frequência e duração. Exemplos de SUA incluem períodos caracterizados por sangramento menstrual intenso (SMI), como menorragia (sangramento prolongado que ocorre em intervalos regulares) e menometrorragia (sangramento prolongado intenso que ocorre irregularmente e com mais frequência do que o normal). Os diagnósticos diferenciais de etiologias comuns e menos comuns na adolescência estão listados na **Tabela 4-15**.

▶ **Avaliação**

Além de se obter uma história menstrual e sexual, o padrão de sangramento deve ser caracterizado pela extensão do ciclo, duração e quantidade de sangramento (p. ex., número de absorventes externos ou internos embebidos em 24 horas, número de acidentes menstruais). É considerado anormal um sangramento por mais de 7 dias ou uma perda de sangue que excede 80 mL por menstruação. A paciente deve ser avaliada quanto a sintomas de anemia, incluindo fadiga, tontura, síncope e taquicardia, e outros sangramentos anormais (gengiva, fezes, hematomas fáceis). O exame físico inclui uma avaliação da estabilidade hemodinâmica com medidas de frequência cardíaca ortostática e pressão arterial. As membranas mucosas e a pele devem ser avaliadas quanto à palidez; o coração para taquicardia e sopro; o abdômen para organomegalia; e a genitália externa para sinais de trauma ou anomalias congênitas. Se a paciente nunca teve atividade sexual e o exame externo é normal, o exame pélvico geralmente é desnecessário. Em uma paciente sexualmente experiente, um exame pélvico e bimanual para examinar a vagina, colo do útero e anexos pode ser útil para elucidar o diagnóstico. Os estudos laboratoriais iniciais devem incluir um teste de gravidez, hemograma completo, tempo de protrombina, tempo de tromboplastina parcial, TSH, nível de fibrinogênio e estudos de ferro. Se a paciente apresentar sinais de comprometimento hemodinâmico potencialmente necessitando de transfusão de sangue, deve-se obter o tipo sanguíneo e a prova cruzada. Entre as adolescentes com SMI, até 20% relatam ter um distúrbio hemorrágico subjacente. A avaliação de distúrbios hemorrágicos subjacentes, como deficiência de von Willebrand, deve ser considerada para pacientes que endossam qualquer um dos seguintes: feridas insignificantes que levam a sangramento prolongado; sangramento intenso, prolongado ou recorrente após cirurgia ou procedimentos odontológicos; epistaxe com duração superior a 10 minutos ou com necessidade de atendimento médico; sangramento inexplicável do trato gastrintestinal; SMI com deficiência de ferro; hemorragia pós-parto; e/ou história familiar de distúrbios hemorrágicos. Também podem ser consideradas anormalidades na função e/ou agregação plaquetária e pode ser útil consultar um hematologista pediátrico para avaliação adicional dessas possíveis etiologias. Para pacientes com suspeita de SOP, deve-se medir testosterona total e livre, sulfato de deidroepiandrosterona e androstenediona. Para pacientes sexualmente experientes, devem ser obtidos testes cervicais ou vaginais ou à base de urina para *C. trachomatis* e gonorreia.

▶ **Tratamento**

Os objetivos do tratamento incluem (1) estabelecimento e/ou manutenção da estabilidade hemodinâmica, (2) correção da anemia aguda ou crônica, (3) retomada dos ciclos menstruais normais, (4) prevenção de recorrência e (5) prevenção de consequências a longo prazo da anovulação. A gravidade do SUA é categorizada de acordo com o estado hemodinâmico e o grau de anemia, sendo classificada como leve, moderada ou grave. O manejo depende da gravidade do problema e sua etiologia específica (**Tabela 4-16**). Os ACOs monofásicos contendo uma progestina potente, como norgestrel 0,3 mg com etinilestradiol 30 mcg ou levonorgestrel 0,15 mg com etinilestradiol 30 mcg, são frequentemente usados para pacientes sem contraindicações médicas para estrogênios exógenos (ver **Tabela 4-19**). As pílulas ativas em formulações monofásicas contêm concentrações fixas de progestágenos e estrogênio e são preferidas em relação às formulações multifásicas que contêm concentrações variáveis de estrogênio que podem potencialmente aumentar o risco de sangramento de escape. É importante lembrar às adolescentes e seus familiares que a adesão às medicações para controle do sangramento e tratamento da anemia é imprescindível. As adolescentes devem ser tratadas até que a anemia seja resolvida, frequentemente com a adição de 6 meses ou mais se houver um problema subjacente, como anormalidade da função plaquetária ou doença de von Willebrand. Para pacientes

ADOLESCÊNCIA

Tabela 4-16 Manejo de SUA

	Leve	Moderado	Grave
Valor de Hb (g/dL)	Hb > 12	Hb 9-12	Hb < 9
Tratamento agudo	Calendário menstrual; suplementação de ferro. AINE na menstruação pode ajudar a reduzir o fluxo. Considere ACOs se a paciente for sexualmente ativa e desejar contracepção.	ACO bid até o sangramento parar, continuar pílula ativa qd por 21 dias seguido por 1 semana de pílulas de placebo.	Admitir ao hospital se Hb < 7 g/dL ou paciente hemodinamicamente instável. Transfusão com base no grau de instabilidade hemodinâmica e capacidade de controlar o sangramento. Estrogênios conjugados, 25 mg IV a cada 4-6 h por até 48 h. Fornecer antiemético IV programado. Quando o sangramento parar, diminua o ACO para 50 mcg VO qid (ou tid) e, em seguida, diminua conforme abaixo. Se o sangramento não parar, consulta ginecológica para melhor avaliação e possível dilatação e curetagem. Ou Um ACO de 30-35 mcg VO qid até o sangramento parar, então diminua para tid por 2 dias (e até 7 dias), então bid por 2 dias (e até 7 dias), então qd (pulando as pílulas de placebo) até Ht > 30%. Antiemético 2 h antes dos ACOs conforme necessário para náuseas.
Manejo a longo prazo	Monitorar calendário menstrual e Hb. Acompanhamento em 2-3 meses.	Suplementação de ferro. Monitore a Hb de perto para melhorar. Pode ser necessário reverter para a dosagem bid de ACO se o sangramento persistir. Se o sangramento estiver controlado, ciclo com ACOs (pacote de 28 dias) ou outro agente contraceptivo hormonal combinado por no mínimo 3-6 meses.	Suplementação de ferro. Hematócritos seriados. Se Ht > 30%, ciclo com ACOs (pacote de 28 dias) ou outro agente contraceptivo hormonal combinado por no mínimo 3-6 meses. Considere a colocação do sistema intrauterino de levonorgestrel uma vez que a anemia melhorar como alternativa ao método de ação curta.

ACO, anticoncepcional oral; AINE, anti-inflamatório não esteroide; bid, duas vezes ao dia (a cada 12 horas); Ht, hematócrito; Hb, hemoglobina; IV, intravenoso; qd, diariamente; qid, quatro vezes ao dia (a cada 6 horas); SUA, sangramento uterino anormal; tid, três vezes ao dia (a cada 8 horas); VO, via oral.

com contraindicações ao uso de estrogênios exógenos, existem métodos disponíveis apenas com progesterona para manejo agudo e tratamento de manutenção do SUA **(Tabela 4-17)**.

4. Mittelschmerz

Mittelschmerz (alemão: "dor no meio") é o desconforto no meio do ciclo resultante da ovulação. A causa da dor é desconhecida, mas foi sugerida como sendo a irritação do peritônio devido ao derramamento de fluido do cisto folicular rompido no momento da ovulação. A paciente apresenta história de dor abdominal no meio do ciclo, unilateral ou dolorosa, com duração de alguns minutos até 8 horas. Em raros casos, a dor imita a de apendicite aguda, torção ou ruptura de um cisto ovariano ou gravidez ectópica. A paciente deve ser tranquilizada e tratada sintomaticamente.

5. Síndrome pré-menstrual e transtorno disfórico pré-menstrual

Estima-se que 51% a 86% das mulheres adolescentes experienciam alguns sintomas pré-menstruais. A síndrome pré-menstrual (SPM) é um conjunto de sintomas físicos e psicológicos que ocorrem durante a fase lútea do ciclo menstrual e desaparecem com a menstruação. Os sintomas físicos incluem inchaço, sensibilidade mamária, fadiga, dor de cabeça, mialgia, aumento do apetite e desejo por comida. Os sintomas emocionais pré-menstruais podem incluir fadiga, labilidade do humor, ansiedade, depressão, irritabilidade, hostilidade, disfunção do sono e função social prejudicada. A SPM pode ser diagnosticada quando pelo menos um sintoma físico ou psicológico incapacitante é documentado prospectivamente por pelo menos dois ciclos menstruais consecutivos, é restrito à fase lútea do ciclo menstrual, desaparece ao final da menstruação, resulta em comprometimento funcional e não é uma exacerbação de outro distúrbio subjacente. A SPM grave com comprometimento funcional afeta 1,8% a 5,8% das mulheres em idade reprodutiva e é classificada no *Manual diagnóstico e estatístico de transtornos mentais (DSM)*, 5ª edição, como transtorno disfórico pré-menstrual (TDPM). O diagnóstico clínico de TDPM requer uma combinação de um mínimo de cinco sintomas físicos e psicológicos na maioria dos ciclos que devem estar presentes na última semana antes do início da menstruação, começar a melhorar dentro de alguns dias após o

Tabela 4-17 Regimes hormonais apenas de progesterona para o manejo do SUA

Hormônio	Regime decrescente
Acetato de noretisterona	5-10 mg VO a cada 4 h até o sangramento parar, então qid por 4 dias, e depois tid por 3 dias, bid por 2 dias-2 semanas e, por fim, qd. Uma vez que a anemia melhorar, pode-se fazer a transição para DMPA 150 mg IM a cada 12 semanas ou colocação de sistema intrauterino de levonorgestrel. Os ACOs somente de progesterona também podem ser uma alternativa, mas exigem excelente adesão.
Medroxiprogesterona	10 mg VO a cada 4 h (máx. 80 mg) até o sangramento parar, então qid por 4 dias, e depois tid por 3 dias, bid por 2 dias-2 semanas e, por fim, qd. Uma vez que a anemia melhorar, pode-se fazer a transição para DMPA 150 mg IM a cada 12 semanas ou colocação de sistema intrauterino de levonorgestrel. Os ACOs somente de progesterona também podem ser uma alternativa, mas exigem excelente adesão.

ACO, anticoncepcional oral; bid, duas vezes ao dia (a cada 12 horas); DMPA, acetato de medroxiprogesterona de depósito; IM, intramuscular; PO, via oral; qd, diariamente; qid, quatro vezes ao dia (a cada 6 horas); SUA, sangramento uterino anormal; tid, três vezes ao dia (a cada 8 horas).

início da menstruação e se tornar mínimos ou ausentes na semana pós-menstruação.

A fisiopatologia da SPM não é bem compreendida; entretanto, há algumas evidências de desregulação da atividade serotoninérgica e/ou do funcionamento do receptor GABAérgico (ácido γ-aminobutírico [de *gamma-aminobutyric acid*]) durante a fase lútea do ciclo menstrual com sensibilidade aumentada aos metabólitos circulantes da progesterona. A SPM e o TDPM estão altamente associados ao transtorno depressivo unipolar e transtornos de ansiedade, como transtorno obsessivo-compulsivo, transtorno do pânico e transtorno de ansiedade generalizada. Durante a adolescência, pode ser difícil determinar se os sintomas afetivos representam um transtorno de humor ou ansiedade, uma exacerbação pré-menstrual de um transtorno psiquiátrico ou SPM simples.

O tratamento atual para a SPM na adolescência é baseado em achados de estudos em adultas e inclui recomendações de estilo de vida e agentes farmacológicos que suprimem a ascensão e queda de esteroides ovarianos ou aumentam a serotonina. Intervenções comprovadamente eficazes que devem ser tentadas incluem educação sobre fisiopatologia, mudanças no estilo de vida (p. ex., aumento da atividade física e cessação do tabagismo), redução do estresse e terapia cognitivo-comportamental. Se a contracepção ou o controle do ciclo for importante, uma pílula anticoncepcional hormonal combinada pode ser benéfica. A pílula que contém 20 mcg de etinilestradiol e 3 mg de drospirenona demonstrou ser terapêutica em estudos com mulheres adultas com TDPM. Se essas intervenções não controlarem adequadamente os sintomas, pode-se considerar a administração contínua ou durante a fase lútea de inibidores seletivos da recaptação da serotonina (ISRSs). Os ISRSs são cada vez mais usados como terapia de primeira linha para SPM e TDPM em adultas, e uma recente revisão Cochrane dos ISRSs em SPM grave em adultas determinou que os ISRS administrados continuamente ou durante a fase lútea foram eficazes na redução dos sintomas pré-menstruais. Os relatos de caso indicam que adolescentes com TDPM respondem bem à dosagem de fluoxetina na fase lútea na dosagem padrão para adultos de 20 mg/dia. Os ISRSs não são formalmente aprovados pela Food and Drug Administration para o tratamento da SPM ou TDPM em adolescentes.

6. Cistos ovarianos

Os cistos ovarianos funcionais representam a maioria dos tumores ovarianos benignos em adolescentes pós-púberes e são resultado do processo normal de ovulação. Eles podem ser assintomáticos ou podem causar irregularidades menstruais ou dor pélvica. Cistos grandes podem causar constipação ou frequência urinária. Os cistos foliculares são os cistos funcionais mais comuns. Geralmente são unilaterais, com menos de 3 cm de diâmetro e desaparecem espontaneamente em 1 a 2 meses. A dor no cisto ocorre à medida que o diâmetro do cisto aumenta, esticando o córtex e a cápsula ovariana sobrejacentes. Se o desconforto da paciente for tolerável, ela pode ser reexaminada mensalmente e observada para resolução. Pode-se iniciar o uso de produtos contraceptivos hormonais que suprimem a ovulação para evitar a formação de cistos adicionais. As pacientes com cistos devem ser aconselhadas sobre os sinais e sintomas de torção ovariana e/ou tubária, as quais são complicações graves. A torção anexial se apresenta com o início súbito de dor, náusea e vômito. Podem ser encontrados febre baixa, leucocitose e desenvolvimento de sinais peritoneais com rebote e defesa. A torção é uma emergência cirúrgica devido ao risco de isquemia e morte do ovário. As pacientes devem ser encaminhadas a um ginecologista para uma possível laparoscopia se o cisto tiver um componente sólido e medir mais de 6 cm por ultrassonografia, se houver sinais ou sintomas de hemorragia ou torção ou se o cisto não regredir em 2 meses. Os cistos do corpo lúteo ocorrem menos comumente e podem ser grandes, com 5 a 10 cm de diâmetro. A paciente com cisto de corpo lúteo pode ter amenorreia associada ou, à medida que o cisto se torna atrésico, sangramento vaginal intenso. Pode haver sangramento no cisto ou ruptura com hemorragia intraperitoneal. Para determinar se o sangramento é autolimitado, podem ser feitas medições seriadas do hematócrito e ultrassonografias. Se a paciente estiver estável, a contracepção hormonal que suprime a ovulação pode ser iniciada para evitar a formação de cistos adicionais e a paciente pode ser monitorada por 3 meses para resolução. A laparoscopia pode ser indicada se o cisto for maior que 6 cm ou se houver dor intensa ou hemorragia.

Braverman PK, Breech L; Committee on Adolescence: Gynecologic examination for adolescents in the pediatric office setting. Pediatrics 2010;126(3):583-590 [PMID: 20805151].

Fontham ETH et al: Cervical cancer screening for individuals at average risk: 2020 guideline update from the American Cancer Society. CA Cancer J Clin 2020 Sep;70(5):321-346. doi: 10.3322/caac.21628. Epub 2020 Jul 30 [PMID: 32729638] [PMID: 32729638].

Gordon CM et al: Functional hypothalamic amenorrhea: an Endocrine Society Clinical Practice Guideline. J Clin Endocrinol Metab 2017;102(5):1413-1439 [PMID: 28368518].

Haamid F, Sass AE, Dietrich JE: Heavy menstrual bleeding in adolescents. J Pediatr Gynecol 2017;30(3):335-340 [PMID: 28108214].

Jamieson MA: Disorders of menstruation in adolescent girls. Pediatr Clin North Am 2015;62(4):943-961 [PMID: 26210626].

Ryan SA: The treatment of dysmenorrhea. Pediatr Clin North Am 2017;64(2):331-342 [PMID: 28292449].

Teede HJ et al; International PCOS Network: Recommendations from the international evidence-based guideline for the assessment and management of polycystic ovary syndrome. Fertil Steril 2018 Aug;110(3):364-379. doi: 10.1016/j.fertnstert.2018.05.004. Epub 2018 Jul 19 [PMID: 30033227] [PMCID: PMC6939856].

Workowski KA et al: Sexually Transmitted Infections Treatment Guidelines, 2021. MMWR Recomm Rep 2021 Jul 23;70(4):1-187 [PMID: 34292926].

CONTRACEPÇÃO

De acordo com a Youth Risk Behavior Survey (Pesquisa de Comportamento de Risco Juvenil) de 2019 do CDC, 38% dos alunos do ensino médio relataram ter tido relações sexuais e 27% relataram ser sexualmente ativos. Cinquenta e quatro por cento relataram o uso de preservativo masculino na última relação sexual. A maioria dos jovens têm a primeira relação sexual por volta dos 17 anos, mas não se casa até meados ou final dos vinte anos. Isso significa que, por quase uma década, jovens adultos correm maior risco de gravidez indesejada e ISTs. Uma mulher sexualmente ativa que não usa anticoncepcionais tem quase 90% de chance de engravidar dentro de um ano.

▶ Abstinência e tomada de decisão

Conversar com adolescentes sobre relações sexuais e suas implicações pode ajudá-los a tomar decisões informadas sobre o envolvimento em atividades sexuais. A AAP endossa uma abordagem abrangente para a educação sexual que incorpora o encorajamento da abstinência ao mesmo tempo em que fornece aconselhamento apropriado para redução de riscos em relação a comportamentos sexuais. O aconselhamento deve incluir discussões sobre confidencialidade, prevenção e testagem para ISTs e métodos contraceptivos, incluindo abstinência e contracepção de emergência (Tabela 4-18). As diretrizes de melhores práticas recomendam que a história sexual de um adolescente seja coletada apenas com o adolescente, de maneira honesta e cuidadosa, com uma atitude sem julgamento e uma abordagem prática e confortável para fazer perguntas. O CDC tem um *Guide to Taking a Sexual History* (*Guia para obter uma história sexual*) útil para profissionais de saúde, que cobre os "cinco Ps" da saúde sexual: parceiros, práticas, proteção contra ISTs, passado de ISTs e prevenção de gravidez (http://www.cdc.gov/std/treatment/SexualHistory.pdf). Os adolescentes muitas vezes demoram a consultar um médico para serviços de contracepção após iniciarem a atividade sexual. A preocupação com a falta de confidencialidade é uma razão importante para esse atraso.

Tabela 4-18 Eficácia contraceptiva

Método	Porcentagem de mulheres que tiveram uma gravidez indesejada no primeiro ano de uso	
	Uso típico	Uso perfeito
Nenhum método	85	85
Coito interrompido	20	4
Diafragma	17	16
Preservativo		
Feminino	21	5
Masculino	13	2
Pílula anticoncepcional	7	0,3
Adesivo Evra	7	0,3
NuvaRing	7	0,3
Depo-Provera	4	0,2
DIU		
Cobre	0,8	0,6
Mirena	0,1	0,1
Nexplanon	0,1	0,1

DIU, dispositivo intrauterino.
Adaptada com permissão de Hatcher RA: *Contraceptive Technology*, 21st ed (revised). New York, NY: Bridging the Gap Communications; 2018.

MÉTODOS DE ACONSELHAMENTO

Os objetivos de aconselhar adolescentes sobre contracepção incluem a promoção de um comportamento sexual seguro e responsável, retardando o início da atividade sexual, reforçando o uso consistente de preservativos para aqueles que são sexualmente ativos e discutindo outras opções contraceptivas para fornecer proteção contra gravidez indesejada. Incentivar os adolescentes a usar métodos contraceptivos quando se envolvem em relações sexuais não leva a taxas mais altas de atividade sexual. A EM pode ser usada para abordar ambivalência e discrepâncias entre os comportamentos sexuais e contraceptivos dos adolescentes, seus valores sexuais e de relacionamento e objetivos de vida futura. Os profissionais devem se familiarizar com suas políticas estaduais em relação à capacidade de menores de consentir a cuidados de saúde sexual e reprodutiva. Esses dados estão acessíveis nos *sites* do Guttmacher Institute (Instituto Guttmacher, http://www.guttmacher.org) e do Center for Adolescent Health and the Law (Centro de Saúde e do Direito Adolescente, http://www.adolescenthealthlaw.org).

Os profissionais devem considerar o estilo de vida do adolescente, os possíveis desafios para adesão, a necessidade de confidencialidade sobre o uso de contracepção, experiências anteriores com contracepção e razões para descontinuação e quaisquer equívocos sobre as opções contraceptivas. Devem ser identificadas barreiras ao acesso dos cuidados de saúde, incluindo transporte e limitações financeiras. A prescrição de anticoncepcionais por outras razões médicas (p. ex., controle da dismenorreia) pode criar oportunidades para os profissionais de saúde e os pacientes adolescentes conscientizarem os pais sobre o uso do medicamento, mantendo a confidencialidade sobre comportamentos sexuais.

▶ Mecanismo de ação

O principal mecanismo de ação dos contraceptivos hormonais combinados contendo estrogênio e progestagênio (ACOs, adesivo transdérmico, anel intravaginal) e os métodos somente de progestagênio (pílulas, DMPA e implante de etonogestrel) é a inibição da ovulação. O espessamento do muco cervical também dificulta a penetração do esperma, e a atrofia do endométrio diminui a chance de implantação. (Os mecanismos de ação dos sistemas intrauterinos [SIUs] e DIUs são discutidos mais adiante neste capítulo, na seção Sistemas e dispositivos intrauterinos.)

Iniciar todos os métodos anticoncepcionais durante o período menstrual (seja no primeiro dia de sangramento ou no primeiro domingo de sangramento) produz a supressão mais confiável da ovulação. Os ACOs convencionais, adesivos transdérmicos e anéis intravaginais normalmente exigem que a adolescente espere o início da próxima menstruação antes de começar. Dados mostram que muitas mulheres que recebem prescrições ou mesmo amostras de medicamentos nunca iniciam o método prescrito. Além disso, essas mulheres podem engravidar enquanto esperam para começar o uso. O "quick start" ("começo rápido") é uma abordagem alternativa para iniciar a contracepção que permite à paciente iniciar a contracepção no dia da consulta, independentemente do dia do ciclo menstrual, após um teste de gravidez negativo. Essa abordagem tem sido estudada em adolescentes e aumenta a adesão ao método de escolha. Infelizmente, esses estudos também destacam a adesão geralmente ruim a longo prazo ao tratamento anticoncepcional nessa faixa etária.

▶ Considerações médicas

A avaliação de uma adolescente que solicita contracepção deve incluir uma revisão das condições médicas atuais e passadas, medicamentos e alergias atuais, história menstrual, história social confidencial incluindo história sexual, e história médica familiar. Componentes importantes de uma história sexual incluem idade da primeira relação sexual, número de parceiros ao longo da vida, história de ISTs e doença inflamatória pélvica (DIP), uso de preservativo, uso atual e passado de outros contraceptivos e motivos para descontinuação, história de gravidez e desfechos. É útil ter uma linha de base de peso, altura, IMC e pressão arterial. Um exame pélvico não é necessário antes de iniciar a contracepção. No entanto, se a paciente for sexualmente ativa e tiver períodos menstruais atrasados ou apresentar sintomas de gravidez, é necessário fazer um teste de gravidez. Deve-se oferecer triagem para ISTs se uma paciente com experiência sexual for assintomática e deve-se indicar o teste para ISTs se ela for sintomática.

A publicação da OMS, *Improving Access to Quality Care in Family Planning: Medical Eligibility Criteria for Contraception Use* (Melhorando o Acesso a Cuidados de Qualidade em Planejamento Familiar: Critérios Médicos de Elegibilidade para Uso de Anticoncepcionais), é um guia baseado em evidências que fornece critérios para iniciar e continuar métodos anticoncepcionais com base em uma avaliação de risco das características de um indivíduo ou condição médica preexistente conhecida. A **Tabela 4-19** lista as contraindicações absolutas (uma condição que representa um risco inaceitável para a saúde se o método contraceptivo for usado) e relativas (uma condição em que os riscos teóricos ou comprovados geralmente superam as vantagens do uso do método) para o uso de pílulas anticoncepcionais hormonais combinadas.

Tabela 4-19 Contraindicações para pílulas anticoncepcionais orais combinadas (AOC)

Contraindicações absolutas
Gravidez
Amamentação (dentro de 6 semanas após o parto)
Hipertensão PAS > 160 mm Hg ou PAD > 100 mm Hg
História de tromboflebite; distúrbio tromboembólico atual, doença cerebrovascular ou doença cardíaca isquêmica
Mutações trombogênicas conhecidas (fator V de Leiden; mutação da protrombina; proteína S, proteína C e deficiências de antitrombina)
Lúpus eritematoso sistêmico
Doença cardíaca valvar complicada (com hipertensão pulmonar; fibrilação atrial; história de endocardite bacteriana)
Diabetes com nefropatia; retinopatia; neuropatia
Doença hepática: hepatite viral ativa; cirrose grave; tumor (adenoma hepatocelular ou hepatoma)
Câncer de mama (atual)
Enxaquecas com aura
Cirurgia de grande porte com imobilização prolongada
Contraindicações relativas
Pós-parto (primeiras 3 semanas)
Amamentação (6 semanas-6 meses após o parto)
Hipertensão (hipertensão adequadamente controlada; qualquer história de hipertensão em que a PA não possa ser avaliada; PAS 140-159 mm Hg ou PAD 90-99 mm Hg)
Enxaqueca sem aura (para continuação do AOC)
Histórico de câncer de mama com remissão há 5 anos
Doença ativa da vesícula biliar ou história de colestase induzida por AOC
Uso de drogas que afetam as enzimas hepáticas (rifampicina, fenitoína, carbamazepina, barbitúricos, primidona, topiramato, oxcarbazepina, lamotrigina, inibidores da protease potenciados com ritonavir)

PA, pressão arterial; PAD, pressão arterial diastólica; PAS, pressão arterial sistólica.

ADOLESCÊNCIA

Essas contraindicações podem ser estendidas a outros produtos hormonais combinados que contenham estrogênio e progestagênios, incluindo o adesivo transdérmico e o anel intravaginal. O CDC também publicou os *US Medical Eligibility Criteria for Contraceptive Use* (*Critérios de Elegibilidade Médica para Uso de Anticoncepcionais nos EUA*), que foi adaptado da publicação da OMS; esse documento permite a consideração do uso de produtos contraceptivos hormonais combinados em mulheres ou meninas que estão atualmente recebendo terapia anticoagulante.

É importante avaliar as pacientes quanto a possíveis fatores de risco para eventos tromboembólicos venosos (TEVs) antes de iniciar qualquer produto contraceptivo contendo estrogênio. O risco de TEV para mulheres em idade reprodutiva é extremamente baixo (1-5/10.000 mulheres-ano para mulheres não grávidas que não usam produtos contraceptivos contendo estrogênio). O uso de estrogênio aumenta o risco de TEV em mulheres não grávidas (3-15/10.000 mulheres-ano); no entanto, a própria gravidez aumenta acentuadamente o risco de TEV (5-20/10.000 mulheres-ano durante a gravidez e 40-65/10.000 mulheres-ano pós-parto). Tendo em vista o baixo risco populacional de TEV, não há bom custo-benefício em rastrear todas as mulheres em idade reprodutiva para trombofilia hereditária (fator V de Leiden, mutação da protrombina, proteína S, proteína C e deficiências de antitrombina). A **Tabela 4-20** mostra perguntas de triagem úteis para história pessoal e familiar de TEV. Se um parente próximo teve um TEV, deve-se determinar se o teste para trombofilia hereditária foi realizado. Se um defeito específico foi identificado, é necessário testar a paciente para esse defeito antes de iniciar um produto contendo estrogênio. Se o teste for desconhecido, mas a história familiar for altamente sugestiva de trombofilia hereditária, deve-se considerar o teste para todos os distúrbios trombofílicos hereditários antes de iniciar o estrogênio. Além disso, se o teste for indicado, mas não for possível, os profissionais devem considerar produtos contraceptivos alternativos que não contenham estrogênio.

▶ Dicas para prescrever e monitorar o uso de anticoncepcionais

É importante revisar minuciosamente as vantagens, desvantagens, possíveis efeitos colaterais e instruções de uso de métodos contraceptivos de maneira concisa e adequada à idade com pacientes adolescentes. Instruções escritas claras e com nível educacional adequado também podem ser úteis (www.youngwomenshealth.org é uma fonte útil de instruções). Alguns consultórios utilizam formulários de consentimento para garantir ainda mais que a adolescente tenha um entendimento completo do método contraceptivo escolhido. As adolescentes precisam ser lembradas de que a contracepção hormonal não as protegerá da transmissão de ISTs (incluindo infecção por HIV) e os preservativos precisam ser usados de forma consistente. Incentivar as adolescentes a serem criativas sobre lembretes pessoais, como definir um alarme de telefone celular para tomar um pílula, pode ajudar na conformidade. As adolescentes geralmente interrompem o controle de natalidade por razões não médicas ou efeitos colaterais menores e devem ser encorajadas a entrar em contato com seus cuidadores se surgirem dúvidas ou preocupações sobre o método escolhido para evitar gravidez involuntária. Visitas frequentes de acompanhamento (a cada poucos meses) com um profissional também podem melhorar a adesão. Essas visitas também oferecem oportunidades para mais educação sobre saúde reprodutiva e triagens de IST.

MÉTODOS DE BARREIRA

Os preservativos masculinos têm sido usados mais amplamente nas últimas décadas como resultado de esforços educacionais e de *marketing* impulsionados pela epidemia de Aids. Todos os adolescentes sexualmente ativos devem ser aconselhados a usar preservativos de forma correta e consistente em todos os comportamentos íntimos (relações orais, vaginais e anais). Os preservativos oferecem proteção contra ISTs, fornecendo uma barreira mecânica. Os preservativos de poliuretano podem ser usados por adolescentes com alergia ao látex. Os espermicidas contendo nonoxinol-9 não são mais recomendados, pois a exposição ao espermicida pode causar irritação genital, que pode facilitar a aquisição de ISTs, incluindo HIV. Os pacientes devem ser aconselhados a usar lubrificantes à base de água com os preservativos.

Os métodos de barreira vaginal incluem o preservativo feminino, o diafragma e o capuz cervical. O preservativo feminino é uma bolsa vaginal de poliuretano que pode ser usada como alternativa ao preservativo masculino. Os preservativos femininos têm menor eficácia na prevenção de gravidez e ISTs e são mais caros do que os preservativos masculinos. Diafragmas e capuzes cervicais podem não ser viáveis para adolescentes, pois requerem prescrição, adaptação profissional e habilidade para inserção.

MÉTODOS HORMONAIS COMBINADOS

▶ Pílulas anticoncepcionais orais

As pílulas anticoncepcionais orais combinadas (AOC) são o método contraceptivo mais comumente usado na faixa etária adolescente. As pílulas AOC também são utilizadas para indicações não contraceptivas **(Tabela 4-21)**. Todas as pílulas AOC contêm estrogênio (etinilestradiol). As pílulas AOC de "baixa dose" contêm 20 a 35 mcg de etinilestradiol por pílula. Há uma variedade de progestagênios que são usados nas pílulas AOC, a maioria feita de testosterona com diferentes perfis androgênicos. A drospirenona

Tabela 4-20	Perguntas de triagem para trombofilia hereditária
Você ou um parente de primeiro grau...	... já teve coágulos sanguíneos nas pernas ou nos pulmões?
	... já foi hospitalizado por causa de coágulos sanguíneos nas pernas ou nos pulmões?
Quais foram as circunstâncias em que o coágulo de sangue ocorreu?	Câncer, viagens aéreas, obesidade, imobilidade, pós-parto
Você ou um membro da família precisou de medicação para diluir o sangue?	

Tabela 4-21 Benefícios paralelos das pílulas anticoncepcionais orais

Proteção contra condições de risco de vida
Câncer de ovário
Câncer do endométrio
Doença inflamatória pélvica
Gravidez ectópica
Morbidade e mortalidade por gravidez indesejada
Aliviar condições que afetam a qualidade de vida
Anemia ferropriva
Doença benigna da mama
Dismenorreia
Ciclos menstruais irregulares
Cistos ovarianos funcionais
Síndrome pré-menstrual
Acne

é um progestagênio derivado da espironolactona que possui atividade antiandrogênica e antimineralocorticoide. Essa formulação tem apelo para uso em pacientes com SOP, mas não deve ser prescrita para pacientes com risco de hipercalemia (aquelas com insuficiência renal, hepática ou suprarrenal ou que tomam certos medicamentos, incluindo inibidores da enzima conversora de angiotensina e antagonistas dos receptores da angiotensina II). Estão disponíveis regimes de ciclos prolongados que permitem às pacientes diminuir a frequência menstrual de doze ciclos por ano para quatro ciclos por ano. Também estão disponíveis formulações que fornecem pílulas hormonais diariamente durante todo o ano, eliminando completamente as menstruações. Novas formulações com menos pílulas de placebo (4 contra o padrão 7) diminuem a duração do período menstrual. Existe também um AOC mastigável para quem não consegue engolir comprimidos.

Em geral, os efeitos colaterais da pílula AOC são leves e melhoram ou diminuem durante os primeiros 3 meses de uso. A **Tabela 4-22** mostra os efeitos estrogênicos, progestogênicos e combinados (estrogênicos e progestogênicos) mais comuns das pílulas AOC. Esses sintomas também podem ser observados com os outros métodos hormonais combinados. Se uma paciente que toma pílulas anticoncepcionais apresentar efeitos colaterais leves persistentes por mais de 3 meses, pode-se tentar um tipo diferente de AOC para obter os efeitos hormonais desejados (p. ex., diminuir o teor de estrogênio ou alterar o progestagênio). O sangramento de escape é um efeito colateral comum nos primeiros meses de uso do AOC e geralmente desaparece sem intervenção. Se o sangramento de escape for persistente, o profissional deve verificar e descartar outras etiologias possíveis, como esquecimento de pílulas, gravidez, infecção ou interação com outros medicamentos. Para as pacientes que apresentam escape ou sangramento antes de completar as pílulas hormonais ativas, aumentar o conteúdo de progestagênio fornecerá mais suporte endometrial. Para aquelas com escape ou sangramento contínuo após a menstruação, aumentar o teor de estrogênio fornecerá mais suporte endometrial.

Tabela 4-22 Efeitos estrogênicos, progestagênicos e combinados dos AOCs por sistema.

Sistema	Efeitos do estrogênio	Efeitos do progestagênio	Efeitos do estrogênio e do progestagênio
Geral		Inchaço	Ganho de peso cíclico devido à retenção de líquidos
Cardiovascular	Hipertensão		Hipertensão
Gastrintestinal	Náusea; adenomas hepatocelulares	Aumento do apetite e ganho de peso; aumento dos níveis de colesterol LDL; diminuição dos níveis de colesterol HDL; diminuição da tolerância a carboidratos; aumento da resistência à insulina	
Mamas	Aumento do tamanho das mamas	Aumento da sensibilidade mamária ou tamanho da mama	Mastalgia
Geniturinário	Leucorreia; eversão cervical ou ectopia		
Hematológico	Complicações tromboembólicas, incluindo embolia pulmonar (raro), trombose venosa profunda, acidente vascular cerebral ou infarto do miocárdio (raro)		
Neurológico			Cefaleia
Pele	Telangiectasia, melasma	Acne, pele oleosa	
Psicológico		Depressão, fadiga, diminuição da libido	

AOC, anticoncepcional oral combinado; HDL, lipoproteína de alta densidade; LDL, lipoproteína de baixa densidade.
Adaptada com permissão de Hatcher RA: *Contraceptive Technology*, 20th ed (revised). New York, NY: Ardent Media; 2011.

Adesivo transdérmico

O adesivo transdérmico anticoncepcional libera 20 mcg de etinilestradiol e 150 mcg de norelgestromina diariamente. Um adesivo é usado por 7 dias e trocado semanalmente por 3 semanas consecutivas. O adesivo é uma alternativa atraente às pílulas AOC para adolescentes que têm dificuldade em se lembrar de tomar uma pílula todos os dias. Assim como com outros produtos anticoncepcionais contendo estrogênio, as pacientes devem ser aconselhadas a evitar fumar e considerar a descontinuação planejada desses métodos em caso de cirurgia de grande porte e imobilização prolongada. Em ensaios clínicos, os efeitos colaterais mais comuns incluíram distúrbios da mama (dor e inchaço), dor de cabeça, náusea e irritação da pele. O adesivo pode ser menos eficaz em mulheres com peso superior a 90 kg e naquelas com problemas de pele que impeçam a absorção.

Anel intravaginal

O anel intravaginal libera 15 mcg de etinilestradiol e 120 mcg de etonogestrel por dia. A paciente coloca o anel dentro da vagina por 3 semanas e o remove no primeiro dia da quarta semana para permitir o sangramento de privação. Um novo anel é inserido a cada mês. Em ensaios clínicos, os efeitos colaterais mais comuns incluíram vaginite e corrimento vaginal, dor de cabeça, ganho de peso e náusea.

MÉTODOS APENAS COM PROGESTAGÊNIO

Pílulas anticoncepcionais orais

As pílulas apenas de progestagênio (PPs) não contêm estrogênio. Elas são usadas em mulheres com contraindicações para produtos contendo estrogênio, como a presença de fatores de risco hereditários para trombofilia ou efeitos colaterais inaceitáveis relacionados ao estrogênio com pílulas AOC. A eficácia das PPs na prevenção da gravidez é ligeiramente inferior à dos comprimidos AOC. Elas exigem adesão estrita e um esquema posológico regular devido à meia-vida mais curta do progestagênio; a paciente deve tomar PPs diariamente no mesmo horário (dentro de uma margem de 3 horas). Os principais mecanismos pelos quais a gravidez é evitada incluem o espessamento do muco cervical e o adelgaçamento do revestimento endometrial. A ovulação é inibida em aproximadamente 50% das mulheres. O principal efeito colateral das PPs são os padrões menstruais imprevisíveis. A necessidade de adesão estrita e a possibilidade de sangramento de escape podem tornar as PPs um método menos desejável para adolescentes.

Contracepção hormonal injetável

O DMPA é um contraceptivo progestagênio injetável de longa duração. É injetado no músculo glúteo ou deltoide a cada 12 semanas na dose de 150 mg. A primeira injeção deve ser administrada durante os primeiros 5 dias do ciclo menstrual para garantir proteção contraceptiva imediata. O método de início rápido também pode ser usado com DMPA após um teste de gravidez negativo.

As adolescentes que foram sexualmente ativas nas 2 semanas anteriores à administração de DMPA usando o método de início rápido devem ser informadas sobre a possibilidade de gravidez e instruídas a retornar para repetir o teste de gravidez 2 semanas após receber DMPA. Com uma taxa de falha de menos de 0,3%, natureza de ação prolongada que reduz problemas de adesão, reversibilidade e ausência de efeitos colaterais relacionados ao estrogênio, o DMPA é uma opção contraceptiva atraente para muitas adolescentes. Porém, o estado hipoestrogênico que resulta da supressão do DMPA do eixo hipotálamo-hipófise-ovariano reduz o efeito normal do estrogênio para inibir a reabsorção óssea. A FDA emitiu um aviso de caixa preta em 2004 de que o uso prolongado (> 2 anos) de DMPA era uma causa de diminuição da densidade óssea. Isso é particularmente preocupante, pois a adolescência é o momento crítico do pico de crescimento ósseo. As recomendações atuais são de que o uso prolongado de DMPA deve ser limitado a situações em que outros métodos anticoncepcionais são inadequados. Embora o uso de DMPA esteja associado à diminuição da densidade óssea, há estudos mostrando que a densidade mineral óssea se recupera após a interrupção do DMPA. Até o momento, não há estudos que respondam à questão se a diminuição da densidade óssea decorrente do uso de DMPA na adolescência aumenta o risco de osteoporose e fraturas na idade adulta. O consenso dos especialistas nesse momento é de que as vantagens do DMPA geralmente superam os riscos teóricos de fraturas mais tarde na vida. Como acontece com qualquer outro método anticoncepcional, os profissionais precisam ajudar suas pacientes a avaliar os prós e os contras de iniciar e continuar com esse método de contracepção. Adolescentes em uso de DMPA devem ser aconselhadas a ingerir cálcio dietético adequado (1.300 mg/dia) e vitamina D (400 UI/dia), evitar o tabagismo e praticar atividade física regular de levantamento de peso para a saúde óssea em geral. Outros efeitos adversos do DMPA incluem padrões menstruais imprevisíveis, ganho de peso (normalmente 2,5 kg/ano nos primeiros 2 anos de uso) e alterações de humor.

Implante anticoncepcional

É mais comum as adolescentes usarem métodos anticoncepcionais hormonais de ação curta descritos anteriormente. Infelizmente, esses métodos têm taxas de falha relativamente altas (**ver Tabela 4-18**) e baixas taxas de continuação. Taxas de falha mais altas combinadas com baixas taxas de continuação diminuem a eficácia dos métodos contraceptivos de ação curta em adolescentes. Os LARCs, que incluem os implantes anticoncepcionais e SIUs e DIUs, têm taxas mais baixas de falha e descontinuação. Em um estudo comparando as taxas de continuação em 1 ano para contraceptivos de ação curta *versus* LARCs, a taxa de continuação para métodos de ação curta foi de 55% *versus* 86% para LARCs. A taxa de gravidez associada ao uso de contraceptivos de curta duração foi 22 vezes maior do que a taxa de gravidez indesejada associada ao uso de LARCs. As adolescentes devem ser encorajadas a considerar os LARCs como os melhores métodos reversíveis para prevenir gravidez indesejada, gravidez de repetição rápida e aborto.

O Nexplanon é um LARC de implante de haste única que contém o progestagênio etonogestrel, um metabólito do desogestrel. Ele também contém sulfato de bário, o que o torna radiopaco. O Nexplanon é colocado subdermicamente e fornece contracepção altamente eficaz por 3 anos, com taxas de falha inferiores a 1%. Ele suprime a ovulação e espessa o muco cervical como o DMPA, mas não suprime a produção de estradiol ovariano ou induz um estado hipoestrogênico. O risco de diminuição da densidade óssea é menor do que o associado ao DMPA. A colocação deve ocorrer durante os primeiros 5 dias do período menstrual ou a qualquer momento se a paciente estiver usando corretamente um método anticoncepcional hormonal diferente. A escolha do momento de início adequado minimiza a probabilidade de o implante ser colocado durante o início da gravidez ou em uma mulher não grávida tarde demais para inibir a ovulação no primeiro ciclo de uso. O sangramento menstrual irregular é a razão mais comum para interromper o uso em ensaios clínicos. Em média, o volume de sangramento é semelhante aos períodos menstruais típicos da mulher, mas o cronograma de sangramento é irregular e imprevisível. Outros efeitos colaterais incluem dor de cabeça, ganho de peso, acne, dor nas mamas e labilidade emocional. O retorno à fertilidade é rápido após a remoção. A eficácia do Nexplanon não foi formalmente definida em mulheres com IMC acima de 130% do ideal e teoricamente poderia ser menos eficaz nessas mulheres. O implante de etonogestrel não é recomendado para mulheres que fazem uso crônico de medicamentos que são indutores potentes de enzimas hepáticas porque os níveis de etonogestrel podem ser substancialmente reduzidos.

▶ Dispositivos intrauterinos

Os dispositivos intrauterinos (DIUs) são LARCs aprovados para uso em nulíparas e adolescentes multíparas e têm alta eficácia, com taxas de falha de menos de 1%. Existem quatro formas de DIU que liberam o progestagênio levonorgestrel: Mirena, que libera 20 mcg de levonorgestrel por dia e é aprovado para contracepção por até 6 anos; Liletta, que libera 18,6 mcg/dia inicialmente e diminui progressivamente para 12,6 mcg/dia 3 anos após a inserção e é aprovado para contracepção por até 6 anos; Kyleena, que tem uma taxa de liberação de 17,5 mcg/dia após 24 dias, diminuindo para 7,4 mcg/dia após 5 anos e é aprovado para contracepção por até 5 anos; e Skyla, que libera uma média de 6 mcg/dia e é aprovado para contracepção por até 3 anos. Os DIUs de levonorgestrel têm muitas ações contraceptivas, incluindo espessamento do muco cervical, inibição da capacitação e sobrevivência do esperma, supressão do endométrio e supressão da ovulação em algumas mulheres. Dado que o efeito contraceptivo do levonorgestrel no DIU se deve principalmente ao seu efeito local *versus* absorção sistêmica, a ovulação nem sempre é suprimida, podendo ocorrer cistos relacionados à ovulação normal. O sangramento irregular é comum nos primeiros meses após a inserção porque a supressão endometrial leva vários meses para evoluir. Após esse período, o sangramento diminui acentuadamente e pode ocorrer amenorreia secundária. Outros efeitos colaterais incluem dor abdominal e/ou pélvica, acne, cistos ovarianos e dor de cabeça. Além da prevenção da gravidez, as mulheres com DIU relatam redução dos sintomas de dismenorreia e redução da dor da endometriose. As cólicas são comuns durante a inserção, e pode ocorrer expulsão espontânea. A perfuração uterina durante a inserção é um risco incomum.

O DIU de cobre T 380A, ParaGard, não contém hormônios e pode fornecer contracepção por até 10 anos. Suas ações contraceptivas incluem a liberação de íons de cobre que inibem a migração do esperma e o desenvolvimento de uma reação inflamatória estéril que é tóxica para o esperma e os óvulos e impede a implantação. Dor menstrual e sangramento intenso são os motivos mais comuns para a descontinuação.

Um equívoco comum sobre o uso do DIU é que ele aumenta o risco de DIP. Pesquisas atuais mostram que o risco de DIP aumenta acima da linha de base apenas nos primeiros 20 dias após a inserção. O uso do DIU também não demonstrou aumentar o risco de infertilidade tubária ou gravidez ectópica. As contraindicações para a colocação do DIU incluem gravidez, DIP ou sepse pós-aborto nos últimos 3 meses; IST atual; cervicite purulenta; sangramento vaginal anormal não diagnosticado; malignidade do trato genital; anomalias uterinas; ou leiomiomas distorcendo a cavidade uterina e tornando a inserção incompatível. A alergia a qualquer componente do DIU é uma contraindicação. As pacientes com distúrbios do metabolismo do cobre (doença de Wilson) não devem usar o DIU contendo cobre. Adolescentes devem ser rastreados para ISTs antes da inserção de um DIU.

CONTRACEPÇÃO DE EMERGÊNCIA

A contracepção de emergência (CE) é o único método contraceptivo desenvolvido para prevenir a gravidez após uma relação sexual desprotegida ou subprotegida **(Tabela 4-23)**. As indicações para CE incluem relação vaginal desprotegida, falha de métodos anticoncepcionais (preservativos quebrados, falta de três ou mais pílulas anticoncepcionais ativas, adesivo anticoncepcional removido, anel vaginal removido ou injeção tardia de DMPA) e abuso sexual. Os medicamentos de CE incluem produtos rotulados e aprovados para uso como CE pela FDA (levonorgestrel e acetato de ulipristal) e o uso "*off-label*" de pílulas AOC (método Yuzpe).

O contraceptivo de emergência de levonorgestrel é um regime de um comprimido apenas de progesterona que contém 1,5 mg de levonorgestrel, tomado imediatamente após a relação sexual desprotegida. O mecanismo exato da CE de levonorgestrel é desconhecido, mas acredita-se que iniba a ovulação, interrompe o desenvolvimento folicular ou interfere na maturação do corpo lúteo. A CE não é teratogênica e não interrompe uma gravidez já implantada no revestimento uterino. Portanto, não é necessário realizar um teste de gravidez antes do uso. Recomenda-se que as pacientes tomem esses produtos em até 72 horas após a relação sexual desprotegida. A CE foi estudada até 120 horas após a relação sexual desprotegida; no entanto, sua eficácia diminui com

Tabela 4-23. Regimes de contracepção de emergência

Apenas progestagênio	Dose: uma vez
Plan B One-Step, Take Action, Next Choice One Dose, My Way	1 comprimido
Acetato de ulipristal	**Dose: Uma vez**
Ella	1 comprimido
Estrogênio e progestagênio	**Dose: repetir em 12h**
Ovral, Ogestrel	2 comprimidos brancos
Levlen, Nordette	4 comprimidos laranjas
Lo/Ovral, Low-Ogestrel, Levora, Quasense, Cryselle	4 comprimidos brancos
Jolessa, Portia, Seasonale, Trivora	4 comprimidos rosas
Triphasil, Tri-Levlen	4 comprimidos amarelos
Seasonique	4 comprimidos verde azulados claros
Enpresse	4 comprimidos laranjas
Alesse, Lessina, Levlite	5 comprimidos rosas
Aviane	5 comprimidos laranjas
Lutera	5 comprimidos brancos

o tempo após o evento. A CE tem 90% de eficácia se usada em 24 horas, 75% de eficácia se usada em 72 horas e aproximadamente 60% de eficácia se usada em 120 horas. Portanto, é importante aconselhar as pacientes a tomar o medicamento o mais rápido possível após uma relação sexual desprotegida ou falha na contracepção. A CE poderia potencialmente prevenir aproximadamente 80% das gestações indesejadas e deve fazer parte da orientação antecipada dada a adolescentes sexualmente ativas. Esses produtos estão disponíveis sem receita médica. Uma consulta de acompanhamento deve ser realizada 10 a 14 dias após a administração de CE para teste de gravidez, triagem de IST e aconselhamento sobre saúde reprodutiva e uso de anticoncepcionais.

Se um medicamento aprovado para CE não estiver disponível, certas pílulas AOC contendo levonorgestrel ou norgestrel também podem ser usadas para CE em regime de duas doses separadas por 12 horas; essa abordagem é conhecida como método Yuzpe (ver **Tabela 4-23**). Um medicamento antiemético tomado 30 minutos antes das pílulas contendo estrogênio pode ajudar a controlar a náusea. Um teste de gravidez não é necessário antes da prescrição e administração de CE.

O ulipristal, comercializado como Ella, é um comprimido único contendo 30 mg de acetato de ulipristal que está disponível apenas com receita e pode ser usado dentro de 120 horas após a relação sexual desprotegida. O ulipristal se liga ao receptor de progesterona humano e impede a ligação da progesterona. Ao contrário do CE com levonorgestrel, um teste de gravidez deve ser realizado para excluir a gravidez existente antes de tomar ulipristal devido ao risco de perda fetal se usado no primeiro trimestre. As pacientes também devem ser informadas de que um teste de gravidez é indicado se a menstruação atrasar mais de 7 dias além do esperado após o uso de ulipristal. Se ocorrer dor abdominal intensa 3 a 5 semanas após o uso, as pacientes devem ser instruídas a retornar para avaliação da rara ocorrência de gravidez ectópica.

Os profissionais devem estar cientes de que a inserção de DIU de cobre dentro de 5 dias após a relação sexual desprotegida é um método adicional de contracepção de emergência disponível nos Estados Unidos.

Committee on Adolescence: Contraception and adolescents. Pediatrics 2014;134:e1257–e1281 [PMID: 17974753].

Hatcher RA et al: Contraceptive efficacy. In: Hatcher RA et al (eds): *Contraceptive Technology*. 21st ed. New York, NY: Ayer Company Publishers, Inc.; 2018.

Menon S; Committee on Adolescence; Long-acting reversible contraception: specific issues for adolescents. Pediatrics 2020 Aug;146(2):e2020007252. doi: 10.1542/peds.2020-007252. Epub 2020 Jul 20 [PMID: 32690806].

Pfeifer S et al: Combined hormonal contraception and the risk of venous thromboembolism: a guideline. Fertil Steril 2017;107(1):43–51 [PMID: 27793376].

Szucs LE et al: Condom and contraceptive use among sexually active high school students—youth risk behavior survey, United States, 2019. MMWR Suppl 2020 Aug 21;69(1):11-18. doi: 10.15585/mmwr.su6901a2 [PMID: 32817600] [PMCID: PMC7440201].

World Health Organization: *Medical Eligibility Criteria for Contraceptive Use*. 5th ed. Geneva: World Health Organization, Reproductive Health and Research, Family and Community Health; 2015 [PMID: 26337268].

GRAVIDEZ

Nos Estados Unidos, aproximadamente 456.000 mulheres com menos de 20 anos engravidam a cada ano. De todas as gestações em adolescentes, estima-se que 18% a 35% das gestações envolvam um pai com menos de 20 anos no momento do nascimento. A maioria das gestações na adolescência não é intencional. Tanto a taxa de gravidez na adolescência quanto a taxa de natalidade nos Estados Unidos diminuíram constantemente nas últimas duas décadas, o que foi atribuído ao melhor acesso a contraceptivos para jovens e ao aumento do uso de LARCs. Em 2018, a taxa de natalidade de adolescentes, 17,4 nascimentos em 1.000 mulheres, foi a mais baixa desde o pico de 61,8 em 1991 para todos os grupos raciais e étnicos. No entanto, apesar dessa tendência, as disparidades raciais e étnicas persistem, sendo a taxa de gravidez entre adolescentes brancas não hispânicas menos da metade daquela entre negras não hispânicas e hispânicas. Baixo nível socioeconômico e baixa escolaridade materna são fatores de risco para gravidez na adolescência, independentemente do grupo racial ou étnico. Aproximadamente 60% das gestações na adolescência resultam em nascidos vivos, 25% terminam em aborto e 15% em aborto espontâneo.

Apresentação

A gravidez é a causa mais comum de amenorreia secundária e deve ser considerada como causa mesmo de um atraso menstrual apenas. O nível de negação sobre a possibilidade de gravidez é alto e adolescentes com gravidez não diagnosticada podem apresentar dor abdominal, náuseas ou vômitos, sensibilidade mamária, polaciúria, tontura ou outros sintomas inespecíficos. Além da negação, situações sociais difíceis podem contribuir para atrasos no diagnóstico e na busca pelo pré-natal. Adolescentes jovens recém-grávidas podem temer violência por parte do parceiro ou abandono por parte da família. Os médicos devem ter um limiar baixo para suspeitar de gravidez e obter testes de gravidez.

Diagnóstico

Os *kits* de teste de imunoabsorção enzimática específicos para a subunidade β-hCG e sensíveis a menos de 50 mIU/mL de hCG sérico podem ser realizados na urina (de preferência na primeira amostra do dia, porque é mais concentrada) em menos de 5 minutos e, em quase todas as pacientes, têm boa precisão na data em que se esperava ter início a próxima menstruação. O radioimunoensaio sérico, também específico para a subunidade β-hCG, é preciso dentro de 7 dias após a fertilização e é útil para descartar gravidez ectópica ou ameaça de aborto, pois o resultado quantitativo desse ensaio pode ser rastreado ao longo do tempo e pode ser comparado a intervalos normais para a idade gestacional. O hCG sérico dobra aproximadamente a cada 2 dias nas primeiras 6 a 7 semanas de gravidez e um saco gestacional é identificável usando ultrassonografia transvaginal com níveis de hCG de 1.000 a 2.000 mIU/mL. As gestações são datadas a partir do primeiro dia da DUM. A data estimada do parto pode ser calculada adicionando 7 dias à DUM, subtraindo 3 meses e adicionando 1 ano. Os calendários de gravidez estão amplamente disponíveis na Internet. Na ausência de uma DUM precisa, pode-se obter ultrassonografia para confirmação da presença de gravidez intrauterina e datação precisa.

O exame especular não é obrigatório no momento do diagnóstico de gravidez para uma adolescente assintomática. Se houver manchas ou sangramento vaginal, corrimento vaginal incomum, sintomas de IST, dor pélvica ou dor abdominal, é necessário um exame especular. O diagnóstico diferencial inclui infecção, aborto espontâneo, gravidez ectópica e outros distúrbios do início da gravidez. Um útero de idade gestacional de 8 semanas tem aproximadamente o tamanho de uma laranja e um útero de 12 semanas tem aproximadamente o tamanho de uma toranja no exame bimanual. O fundo uterino é apenas palpável na sínfise púbica com 12 semanas de idade gestacional, a meio caminho entre a sínfise e o umbigo com 16 semanas e tipicamente no umbigo com 20 semanas. Se o útero for menor do que o esperado para as datas de gravidez, os possíveis diagnósticos incluem datas imprecisas, teste falso-positivo, gravidez ectópica ou aborto incompleto ou retido. Um útero maior do que o esperado pode ser causado por datas imprecisas, gestação gemelar, gravidez molar ou um cisto de corpo lúteo da gravidez.

Manejo

A. Aconselhamento na hora do teste de gravidez

Quando uma adolescente se apresenta para o teste de gravidez, é útil, antes de realizar o teste, descobrir o que ela espera que seja o resultado e o que ela acha que fará se o teste for positivo. O diagnóstico de gravidez pode ser recebido com choque, medo, ansiedade, felicidade ou, mais provavelmente, uma combinação de emoções. O médico deve discutir todas as opções de gravidez com a paciente, incluindo interromper ou continuar com a gravidez e colocar o bebê para adoção ou criá-lo. As pacientes devem ser informadas sobre a idade gestacional e os prazos necessários para as diferentes opções. Se os profissionais não se sentirem à vontade para discutir a opção de interrupção, a adolescente deve ser encaminhada a um profissional que se sinta confortável com opções abrangentes de aconselhamento. Muitas adolescentes precisam de ajuda para contar a seus pais e envolvê-los. Também é importante verificar a segurança da adolescente e fazer o encaminhamento adequado aos serviços sociais se houver preocupações legítimas. Se a paciente souber o que quer fazer, ela deve ser encaminhada aos recursos adequados. Se a adolescente é ambivalente sobre seus planos, é útil fazer uma consulta de acompanhamento em 1 semana para ter certeza de que uma decisão foi tomada. Evitar uma decisão reduz as opções da adolescente e pode levar a maus resultados na gravidez. Os profissionais de saúde podem ajudar a garantir que a paciente obtenha cuidados pré-natais caso tenha optado por continuar a gravidez. Além disso, aconselhamento sobre alimentação saudável; suplementação de ácido fólico (400 mcg/dia); e evitar álcool, tabaco e outras drogas são medidas importantes.

B. Desfechos da gravidez

Idade materna jovem, baixo peso materno pré-gestacional, baixo ganho de peso, atraso no pré-natal, depressão materna, exposição à violência doméstica e baixo nível socioeconômico contribuem para baixo peso ao nascer e aumento da mortalidade neonatal. O mau estado nutricional de algumas adolescentes, o abuso de substâncias e a alta incidência de ISTs também desempenham um papel nos maus resultados. As adolescentes correm maior risco do que as adultas de pré-eclâmpsia, eclâmpsia, anemia por deficiência de ferro, desproporção cefalopélvica, trabalho de parto prolongado, trabalho de parto prematuro e morte materna. Bom apoio familiar, pré-natal precoce e boa nutrição podem impactar positivamente em vários desses problemas.

As consequências psicossociais para a mãe adolescente e seu bebê estão listadas na **Tabela 4-24**. Adolescentes grávidas precisam de apoio adicional de seus cuidadores. As clínicas multidisciplinares para mães jovens, se disponíveis, podem ser os melhores prestadores para adolescentes grávidas. Mães adolescentes tendem a ser mais negativas e autoritárias quando disciplinam seus filhos. Elas podem ter conhecimento inadequado do comportamento e desenvolvimento normais. Os profissionais podem ajudar educando a mãe adolescente durante as visitas de rotina sobre como

Tabela 4-24. Consequências psicossociais da gravidez para a mãe adolescente e sua criança

Mãe	Criança
Aumento da morbidade relacionada à gravidez Maior risco de eclâmpsia, anemia, trabalho de parto prolongado, trabalho de parto prematuro Maior chance de abortos espontâneos, natimortos Maior chance de mortalidade materna **Diminuição do desempenho acadêmico** Menos probabilidade de obter o diploma do ensino médio, ir para a faculdade ou se formar Educação atrasada (média de 2 anos) **Menor realização ocupacional e prestígio** Menor chance de emprego estável (alguma resolução ao longo do tempo) Menor satisfação no trabalho Rendimentos e salários mais baixos Maior dependência da ajuda pública Relações conjugais menos estáveis Taxas mais altas de maternidade solo Casamento precoce (embora menos comum do que no passado) Ritmo acelerado de casamento, separação, divórcio e novo casamento **Ritmo mais rápido de gravidez subsequente** Alta taxa de repetição de gravidez indesejada Mais nascimentos fora do casamento Intervalo menor entre nascimentos Famílias maiores	**Maiores riscos à saúde** Maior chance de baixo peso ao nascer ou prematuridade Aumento do risco de morte infantil Aumento do risco de lesões e hospitalização aos 5 anos de idade **Diminuição de realizações educacionais** Pontuações cognitivas mais baixas Diminuição do desenvolvimento Maior chance de atraso acadêmico ou de necessidade de ajuda corretiva Menor chance de envolvimento acadêmico avançado Menor aptidão acadêmica na adolescência e talvez maior probabilidade de abandono escolar **Consequências psicossociais** Maior risco de problemas de comportamento Pobreza Maior probabilidade de morar em um lar conturbado durante o ensino médio Maior risco de gravidez na adolescência

disciplinar o filho de forma adequada e quais as expectativas para o comportamento do seu filho.

Aproximadamente 17% dos nascimentos em adolescentes são nascimentos repetidos. O acompanhamento e aconselhamento contraceptivo pós-parto podem ajudar a prevenir gestações adicionais. As opções contraceptivas hormonais combinadas podem ser iniciadas 6 semanas após o parto em adolescentes que não amamentam; métodos só de progestagênio podem ser iniciados imediatamente após o parto, mesmo em adolescentes que amamentam.

GRAVIDEZ ECTÓPICA

Nos Estados Unidos, aproximadamente 2% das gestações são ectópicas. As adolescentes têm a maior taxa de mortalidade por gravidez ectópica, provavelmente relacionada ao diagnóstico tardio. Os fatores de risco incluem história de DIP ou ISTs. As infecções repetidas por *C. trachomatis* aumentam o risco de gravidez ectópica, assim como o tabagismo. A concepção durante o uso de métodos contraceptivos apenas com progestagênio também aumenta o risco de gravidez ectópica devido à diminuição da motilidade tubária mediada pelo progestagênio. A apresentação clássica é ausência de menstruação, dor abdominal e sangramento vaginal. O teste de gravidez na urina geralmente é positivo no momento da apresentação. A paciente pode ter sensibilidade abdominal ou pélvica, sensibilidade anexial e/ou uma massa anexial ao exame. O útero tipicamente tem tamanho normal ou ligeiramente aumentado. O diagnóstico é baseado em níveis séricos quantitativos de hCG em série e ultrassonografia transvaginal. As pacientes devem ser encaminhadas com urgência a um ginecologista obstetra para tratamento, a fim de evitar uma gravidez ectópica rompida. A gravidez ectópica rompida geralmente se apresenta com choque e abdome cirúrgico agudo e é uma emergência cirúrgica.

ACOG Practice Bulletin No. 191: Tubal ectopic pregnancy. Obstet Gynecol 2018;131(2):e65–e77 [PMID: 29232273].

Hornberger LL; Committee on Adolescence: Diagnosis of pregnancy and providing options counseling for the adolescent patient. Pediatrics 2017;140(3):e20172273 [PMID: 28827383].

Martin JA et al: Births in the United States, 2018. NCHS Data Brief, no. 346. Hyattsville, MD: National Center for Health Statistics; 2019.

Powers ME, Takagishi J; Committee on Adolescence, Council on Early Childhood: Care of adolescent parents and their children. Pediatrics 2021 May;147(5):e2021050919. doi: 10.1542/peds.2021-050919 [PMID: 33903162].

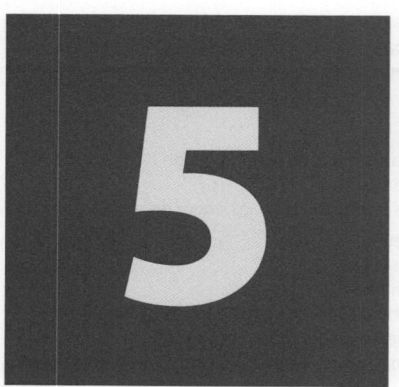

Transtornos por uso de substâncias por adolescentes

Paritosh Kaul, MD

INTRODUÇÃO

Experimentar álcool ou tabaco pela primeira vez é comum entre os adolescentes. Ao chegarem no último ano do ensino médio, quase 70% dos alunos já experimentaram álcool, 50% usaram uma droga ilegal, quase 40% fumaram um cigarro e mais de 20% usaram indevidamente um medicamento prescrito para uma finalidade não médica. O uso contínuo de substâncias, no entanto, é um comportamento de risco não normativo com potencial para comprometer o desenvolvimento do adolescente e levar a um transtorno por uso de substância (TUS).

A American Psychiatric Association (APA, Associação Americana de Psiquiatria) definiu critérios para avaliar a gravidade dos TUS. A versão mais recente, o *Manual Diagnóstico e Estatístico de Transtornos Mentais*, 5ª edição (DSM-5), mudou os termos anteriores "abuso de substância" e "dependência de substância" para TUS leve, moderado e grave. Existem 11 características descritas no DSM-5. Pacientes com TUS leve apresentam duas ou três características, enquanto aqueles com TUS moderado apresentam quatro ou cinco características sem perda de controle ou características compulsivas. Pacientes com TUS grave têm mais de seis características, incluindo perda de controle ou características compulsivas.

Os efeitos e sintomas fisiológicos comuns de intoxicação (que podem ocorrer em qualquer estágio do uso da substância) e abstinência (um sintoma de dependência) para as principais classes de substâncias são mostrados nas **Tabelas 5-1** e **5-2**.

American Psychiatric Association: *Diagnostic and Statistical Manual of Mental Disorders*: DSM-5. Washington, DC: American Psychiatric Association; 2013.
NIDA: Principles of Adolescent Substance Use Disorder Treatment: A Research-Based Guide. National Institute on Drug Abuse website. https://www.drugabuse.gov/publications/principles-adolescent-substance-use-disorder-treatment-research-based-guide. Accessed July 5, 2021.
Miech RA, Johnston LD, O'Malley PM, Bachman JG, Schulenberg JE, Patrick ME: *Monitoring the Future National Survey Results on Drug Use, 1975–2020: Volume I, Secondary School Students.* Ann Arbor, MI: Institute for Social Research, The University of Michigan; 2021. http://monitoringthefuture.org/pubs.html#monographs.

O ESCOPO DO PROBLEMA

A melhor fonte atual de informações sobre a prevalência de TUS entre adolescentes dos Estados Unidos é o estudo *Monitoring the Future*, de 2020, que rastreia comportamentos relacionados ao uso de substâncias em uma amostra de 11.821 alunos da 8ª, 10ª e 12ª séries nos Estados Unidos. A amostra foi menor do que as amostras anteriores devido à pandemia da COVID-19. Além disso, esse estudo provavelmente subestima a magnitude do problema do TUS porque exclui grupos de adolescentes de alto risco – os que abandonaram a escola ou fugiram e aqueles no sistema de justiça juvenil. Duas outras pesquisas periódicas são a Youth Risk Behavior Survey (Pesquisa de Comportamentos de Risco da Juventude) (bianual) de alunos do 9º ao 12º ano e a National Survey of Drug Use and Health (Pesquisa Nacional de Uso de Drogas e Saúde) que é uma entrevista domiciliar assistida por computador de indivíduos com 12 anos ou mais. O TUS entre os jovens estadunidenses aumentou nas décadas de 1960 e 1970, diminuiu na década de 1980, atingiu o pico na década de 1990 e diminuiu no início dos anos 2000. A descoberta mais importante que surgiu das pesquisas mais recentes do *Monitoring the Future* é o aumento dramático no *vaping* por adolescentes observado em 2018 a 2019, após o qual a prevalência se nivelou e foi parcialmente revertida em 2020. O *vaping* de três substâncias específicas, nicotina, maconha e aromatizante, é um fenômeno relativamente novo que aumentou substancialmente em 2018; o estudo *Monitoring the Future* registrou alguns dos maiores aumentos absolutos no *vaping* de todas as três substâncias que esta pesquisa já rastreou para qualquer substância. Dispositivos *vape* e cigarros eletrônicos rapidamente se tornaram os produtos de tabaco mais comuns usados pelos jovens, impulsionados em grande parte pelo *marketing* e publicidade das empresas de cigarros eletrônicos. Os cigarros eletrônicos são dispositivos operados por bateria projetados para aquecer líquidos em um aerossol que os usuários inalam. O aerossol pode conter nicotina, glicerol, propilenoglicol, formaldeído, cádmio, ácido benzoico, chumbo, maconha, cromo, níquel, diferentes sabores e outros produtos químicos. Os cigarros eletrônicos à base de cápsulas que usam uma nicotina à base de sal popularizada pela Juul Labs aumentaram a disponibilidade deste produto. Dado que a

Tabela 5-1 Efeitos fisiológicos de substâncias alteradoras do humor comumente abusadas, classificadas por órgão/sistema

Olhos/pupilas	
Midríase	Anfetaminas, MDMA ou outros estimulantes; cocaína; glutetimida; estramônio; LSD. Abstinência de álcool e opioides.
Miose	Álcool, barbitúricos, benzodiazepínicos, opioides, PCP.
Nistagmo	Álcool, barbitúricos, benzodiazepínicos, inalantes, PCP.
Injeção conjuntival	LSD, maconha.
Lacrimejamento	Inalantes, LSD. Abstinência de opioides.
Cardiovascular	
Taquicardia	Estimulantes, incluindo anfetaminas, MDMA, cocaína; LSD; maconha; PCP. Abstinência de álcool, barbitúricos, benzodiazepínicos.
Hipertensão	Anfetaminas, MDMA ou outros estimulantes; cocaína; LSD; maconha; PCP. Abstinência de álcool, barbitúricos, benzodiazepínicos.
Hipotensão	Barbitúricos, opioides. Ortostático: maconha. Abstinência de depressores.
Arritmia	Anfetaminas, MDMA ou outros estimulantes; cocaína; inalantes; opioides; PCP.
Respiratório	
Depressão	Opioides, antidepressivos, GHB.
Edema pulmonar	Opioides, estimulantes.
Temperatura corporal central	
Elevada	Anfetaminas, MDMA ou outros estimulantes; cocaína; PCP. Abstinência de álcool, barbitúricos, benzodiazepínicos, e opioides.
Reduzida	Álcool, barbitúricos, benzodiazepínicos, opioides, GHB.
Resposta do sistema nervoso periférico	
Hiperreflexia	Anfetaminas, MDMA ou outros estimulantes; cocaína; LSD; maconha; metaqualona; PCP. Abstinência de álcool, barbitúricos, benzodiazepínicos.
Hiporreflexia	Álcool, barbitúricos, benzodiazepínicos, inalantes, opioides.
Tremor	Anfetaminas ou outros estimulantes, cocaína, LSD. Abstinência de álcool, barbitúricos, benzodiazepínicos, opioides.
Ataxia	Álcool, anfetaminas, MDMA ou outros estimulantes; barbitúricos; benzodiazepínicos; inalantes; LSD; PCP; GHB.
Resposta do sistema nervoso central	
Hiperalerta	Anfetaminas, MDMA ou outros estimulantes; cocaína.
Sedação, sonolência	Álcool, barbitúricos, benzodiazepínicos, inalantes, maconha, opioides, GHB.
Convulsões	Álcool; anfetaminas, MDMA ou outros estimulantes; cocaína; inalantes; metaqualona; opioides (particularmente meperidina, propoxifeno). Abstinência de álcool, barbitúricos, benzodiazepínicos, opioides.
Alucinações	Anfetaminas, MDMA ou outros estimulantes; cocaína; inalantes; LSD; maconha; PCP. Abstinência de álcool, barbitúricos, benzodiazepínicos, opioides.
Gastrointestinal	
Náuseas, vômitos	Álcool, anfetaminas ou outros estimulantes, cocaína, inalantes, LSD, opioides, peiote, GHB. Abstinência de álcool, barbitúricos, benzodiazepínicos, cocaína, opioides.

GHB, γ-hidroxibutirato; LSD, dietilamida do ácido lisérgico; MDMA, metilenodioximetanfetamina (*ecstasy*); PCP, cloridrato de fenciclidina.

Tabela 5-2 Efeitos de substâncias alteradoras do humor comumente abusadas, classificadas por agente

Substância	Farmacologia	Intoxicação	Abstinência	Uso crônico
Álcool (etanol)	Depressor; 10 g/dose Dose: 360 mL de cerveja, 120 mL de vinho, 45 mL de licor; uma dose de bebida aumenta o nível sanguíneo em aproximadamente 0,025 g/dL (varia de acordo com o peso)	Legal: 0,05–0,1 g/dL (varia de acordo com o local) Leve (< 0,1 g/dL): desinibição, euforia, sedação leve e coordenação prejudicada Moderado (0,1–0,2 g/dL): mentalização e julgamento prejudicados, fala arrastada, ataxia Grave: > 0,3 g/dL: confusão, estupor > 0,4 g/dL: coma, respiração deprimida	Leve: dor de cabeça, tremores, náuseas e vômitos ("ressaca") Grave: febre, sudorese, convulsão, agitação, alucinação, hipertensão, taquicardia *Delirium tremens* (uso crônico)	Hepatite, cirrose, doença cardíaca, encefalopatia de Wernicke, síndrome de Korsakoff
Maconha (*Cannabis*)	THC; 4%-6% em maconha; 20%-30% em haxixe	Baixa: euforia, relaxamento, pensamento prejudicado. Alta: alterações de humor, despersonalização, alucinações Tóxico: pânico, delírios, paranoia, psicose	Irritabilidade, sono perturbado, tremor, nistagmo, anorexia, diarreia, vômito	Tosse, ginecomastia, baixa contagem de espermatozoides, infertilidade, síndrome amotivacional, apatia
Cocaína	Estimulante; libera aminas biogênicas; a concentração varia com a preparação e a via de administração	Hiperalerta, aumento de energia, confiança, insônia, ansiedade, paranoia, pupilas dilatadas, tremores, convulsões, hipertensão, arritmia, taquicardia, febre, boca seca Tóxico: coma, psicose, convulsão, infarto do miocárdio, acidente vascular cerebral, hipertermia, rabdomiólise	Desejo por drogas, depressão, disforia, irritabilidade, letargia, tremores, náuseas, fome	Ulceração do septo nasal, epistaxe, lesão pulmonar, uso de drogas intravenosas
Opioides (heroína, morfina, codeína, metadona, ópio, fentanil, meperidina, propoxifeno)	Depressor; liga-se ao receptor opioide central; concentrações variáveis conforme a substância	Euforia, sedação, pensamento prejudicado, baixa pressão arterial, pupila puntiforme, retenção urinária Tóxico: hipotensão, arritmia, respiração deprimida, estupor, coma, convulsão, morte	Somente após > 3 semanas de uso regular: desejo por drogas, rinorreia, lacrimejamento, dores musculares, diarreia, ansiedade, tremores, hipertensão, taquicardia	Uso de drogas intravenosas: celulite, endocardite, embolias, HIV
Anfetaminas	Estimulante; simpaticomimético	Euforia, estado de hiperalerta, hiperatividade, hipertensão, arritmia, febre, rubor, pupilas dilatadas, tremor, ataxia, boca seca	Letargia, fadiga, depressão, ansiedade, pesadelos, cãibras musculares, dor abdominal, fome	Paranoia, psicose
MDMA (*ecstasy*)	Estimulante, psicodélico; libera serotonina, dopamina e norepinefrina; inibe a recaptação de neurotransmissores; aumenta a síntese de dopamina; inibe a MAO	Aumento da empatia, euforia, aumento da energia e autoestima, taquicardia, hipertensão, aumento do impulso psicomotor, aprimoramento sensorial, ilusões, dificuldade de concentração e retenção de informações, dores de cabeça, palpitações, rubor, hipertermia Tóxico: psicose franca, coma, convulsões, hemorragia intracraniana, infarto cerebral, assistolia, edema pulmonar, falência multissistêmica de órgãos, insuficiência renal ou hepática aguda, SDRA, CIVD, SIADH, morte	Nenhum	Psicose paranoica

(continua)

Tabela 5-2 Efeitos de substâncias alteradoras do humor comumente abusadas, classificados por agente *(Continuação)*

Substância	Farmacologia	Intoxicação	Abstinência	Uso crônico
GHB (*ecstasy* líquido)	Depressor, transmissor do SNC endógeno; influencia a atividade dopaminérgica, níveis mais altos de atividade GABA-B	10 mg/kg: sono 30 mg/kg: perda de memória 50 mg/kg: anestesia geral Tóxico: depressão de SNC e respiratória, agressividade, convulsões, bradicardia, apneia	Somente após uso crônico com dosagem a cada 3 h. Precoce: tremor leve, taquicardia, hipertensão, sudorese, ansiedade moderada, insônia, náusea, vômito Progressivo: confusão, delírio, alucinações, instabilidade autonômica, morte	Síndrome de Wernicke-Korsakoff
Sedativo-hipnóticos (barbitúricos, benzodiazepínicos, metaqualona)	Depressor	Sedação, letargia, fala arrastada, pupilas puntiformes, hipotensão, psicose, convulsões Tóxico: estupor, coma, parada cardíaca, convulsões, edema pulmonar, morte	Somente após semanas de uso: agitação, delírio, psicose, alucinações, febre, rubor, hiper/hipotensão, morte	Paranoia
Alucinógenos (LSD, peiote, mescalina, cogumelos, noz moscada, estramônio)	Inibição da liberação de serotonina	Ilusões, despersonalização, alucinação, ansiedade, paranoia, ataxia, pupilas dilatadas, hipertensão, boca seca Tóxico: coma, terror, pânico, "sensação de loucura"	Nenhum	Flashbacks
Fenciclidina	Anestésico dissociativo	Dose baixa (< 5 mg): ilusões, alucinações, ataxia, hipertensão, rubor Dose moderada (5-10 mg): hipertermia, salivação, mioclonia Dose alta (> 10 mg): rigidez, convulsão, arritmia, coma, morte	Nenhum	Flashbacks
Inalantes (tolueno, benzeno, hidrocarbonetos e fluorocarbonos)	Estimulação evoluindo para depressão	Euforia, tontura, julgamento prejudicado, ataxia, rinorreia, salivação, alucinação Tóxico: depressão respiratória, arritmia, coma, estupor, delirium, morte súbita	Nenhum	Danos permanentes aos nervos, fígado, coração, rim, cérebro
Nicotina	Libera dopamina, 1 mg de nicotina por cigarro	Relaxamento, taquicardia, vertigem, anorexia	Desejo por drogas, irritabilidade, ansiedade, fome, concentração prejudicada	Danos permanentes ao pulmão, coração, sistema cardiovascular
Esteroides anabolizantes[a]	Liga-se ao receptor de esteroides Empilhamento: usa vários tipos simultaneamente Pirâmide: aumenta a dosagem	Aumento do volume muscular, força, resistência, aumento do impulso, hipogonadismo, baixa contagem de espermatozoides, ginecomastia, diminuição da libido, virilização, menstruação irregular, hepatite, fechamento epifisário precoce, agressividade	Desejo por drogas, disforia, irritabilidade, depressão	Ruptura de tendão, cardiomiopatia, aterosclerose, peliose hepática (derivados C17 oralmente ativos da testosterona são especialmente hepatotóxicos)

CIVD, coagulação intravascular disseminada; GABA, ácido γ-aminobutírico; GHB, γ-hidroxibutirato; HIV, vírus da imunodeficiência humana; LSD, dietilamida do ácido lisérgico; MAO, monoamina oxidase; MDMA, metilenodioximetanfetamina; SDRA, síndrome do desconforto respiratório agudo; SIADH, síndrome de secreção inapropriada de hormônio antidiurético; SNC, sistema nervoso central; THC, δ-9-tetrahidrocanabinol.

[a] Apesar das suposições convencionais, estudos científicos mostram que os esteroides anabolizantes não melhoram o desempenho atlético aeróbico e melhoram a força apenas em atletas já treinados em levantamento de peso antes do início do uso de esteroides e que continuam treinando e consumindo uma dieta rica em proteínas.

nicotina está presente na maioria dos *vapes* e é uma substância altamente viciante, este produto representa uma séria ameaça ao progresso conquistado com dificuldade na diminuição do abuso de substâncias por adolescentes nas últimas décadas. Embora os danos a longo prazo do uso regular de cigarros eletrônicos sejam desconhecidos, vários estudos, incluindo dados longitudinais iniciais, sugerem que o uso de cigarros eletrônicos está associado a doenças respiratórias independentemente do uso simultâneo de cigarros tradicionais.

A pesquisa *Monitoring the Future* e outras mostram que o álcool é a substância mais consumida nos Estados Unidos. A experimentação com álcool geralmente começa no ensino fundamental 2 ou antes. É mais comum entre meninos do que meninas. É mais comum entre brancos, menos comum entre hispânicos e indígenas e ainda menos comum entre negros e asiáticos. Quase dois terços (59%) dos adolescentes consomem álcool antes de terminar o ensino médio. Aproximadamente um décimo (9%) dos alunos da 8ª série e 46% dos alunos do ensino médio relatam ter ficado bêbados pelo menos uma vez na vida.

A maconha é a droga ilícita mais usada nos Estados Unidos depois do álcool e do tabaco. As primeiras experiências com maconha e outras substâncias listadas na **Tabela 5-2** geralmente ocorrem durante a segunda metade do ensino fundamental ou no ensino médio. A prevalência de uso de maconha ao longo da vida relatada por alunos do 12º ano em 2020 foi de 38%. Na pesquisa *Monitoring the Future* mais recente, houve pouca mudança nas taxas de prevalência diária e anual de maconha e no uso anual de qualquer droga ilícita. A prevalência anual do uso de maconha se manteve bastante estável por vários anos, em aproximadamente 36%. A maconha sintética, muitas vezes chamada de *spice* e K-2, foi cadastrada pela Drug Enforcement Agency (Agência de Fiscalização de Drogas) em 2011. Desde essas intervenções, a prevalência anual do uso de maconha sintética diminuiu consideravelmente, relatada mais recentemente em 2,4% entre os alunos do 12º ano.

O aumento do uso de opioides tem sido outra tendência nos Estados Unidos. Essa questão abrange uma série de comportamentos, desde o uso indevido de opioides (consumir um opioide de uma forma diferente à contemplada quando prescrito) até o uso de opioides ilícitos (como heroína) ou opioides sintéticos (como fentanil). O início do uso indevido de opioides geralmente ocorre com opioides prescritos, e, entre aqueles com histórico de uso de heroína, a maioria relata que a primeira exposição a opioides foi um opioide prescrito. Os jovens geralmente adquirem opioides de familiares ou amigos ou consomem opioides prescritos a eles por indicação médica. As visitas ao dentista são a principal fonte de prescrições de opioides para os jovens, e o uso dessas prescrições pode estar associado a um risco aumentado de uso e abuso subsequentes de opioides. Em um estudo, um a cada 10 alunos do ensino médio relataram uso não médico de opioides prescritos e quase metade (45%) usou opioides para "aliviar sintomas físicos" no último ano. Embora o uso de *Vicodin* tenha diminuído entre alunos do último ano do ensino médio para 2,9% em 2016, ele continua sendo uma das drogas ilícitas mais usadas.

Nos últimos 10 anos, também houve aumento no uso recreativo de outros medicamentos de prescrição e medicamentos de venda livre (MVL) para tosse e resfriado entre adolescentes. Em geral, as drogas psicoterapêuticas (anfetaminas, sedativos, tranquilizantes e narcóticos, que não sejam a heroína) constituem uma grande parte do problema geral das drogas nos EUA. Os medicamentos usados no tratamento da dor crônica, da depressão, da ansiedade e do transtorno de déficit de atenção/hiperatividade podem ser drogas de abuso. O uso de dietilamida do ácido lisérgico (LSD, de *lysergic acid diethylamide*), metanfetamina e cocaína diminuiu na última década. Recentemente, o consumo de *ecstasy* aumentou após um declínio constante de vários anos.

Estudos indicam que variações na popularidade de uma substância de abuso são influenciadas por mudanças na percepção de riscos e benefícios da substância entre usuários adolescentes. Por exemplo, o uso de inalantes estava em ascensão até 2006, quando tanto a experiência quanto os esforços educacionais resultaram na percepção dessas substâncias como "perigosas". À medida que a percepção de perigo diminui, drogas antigas podem reaparecer no uso comum. Esse processo é chamado de "esquecimento geracional". A variação cíclica no uso de LSD, inalantes e *ecstasy* refletem os efeitos do esquecimento geracional. A legalização da maconha em certos estados dos Estados Unidos pode aumentar o escopo e a amplitude do problema do abuso de substâncias. Um estudo recente mostrou um aumento no uso de maconha medicinal entre adolescentes em programas de abuso de substâncias. A American Academy of Pediatrics (AAP, Academia Americana de Pediatria) reafirmou sua posição contra a legalização da maconha e sua oposição à "maconha medicinal"; ela oferece recomendações para proteger crianças e adolescentes em estados que legalizaram a maconha para fins medicinais ou recreativos.

Committee on Substance Abuse, Committee on Adolescence, Committee on Substance Abuse Committee on Adolescence: the impact of marijuana policies on youth: clinical, research, and legal update. Pediatrics 2015 Mar;135(3):584–587 [PMID: 25624383].

Hamberger ES, Halpern-Felsher B: Vaping in adolescents: epidemiology and respiratory harm. Curr Opin Pediatr 2020 Jun;32(3):378–383. doi: 10.1097/MOP.0000000000000896 [PMID: 32332328].

Hudgins JD et al: Trends in opioid prescribing for adolescents and young adults in ambulatory care settings. Pediatrics 2019 Jun;143(6) [PMID: 31138669].

Robinson CA, Wilson DJ: Management of opioid misuse and opioid use disorders among youth. Pediatrics 2020 May;145(Suppl 2): S153–S164. doi: 10.1542/peds.2019-2056C [PMID: 32358206].

Schroeder AR, Dehghan M, Newman TB, Bentley JP, Park KT: Association of Opioid Prescriptions From Dental Clinicians for US Adolescents and Young Adults With Subsequent Opioid Use and Abuse. JAMA Intern Med 2019;179(2):145–152 [PMID: 30508022].

Underwood JM et al: Youth risk behavior surveillance system—United States, 2019. MMWR Suppl. 2020;69(1).

USO DE SUPLEMENTOS

O uso de suplementos ou dietas especiais para melhorar o desempenho atlético é usado desde a antiguidade. Atualmente, muitos atletas, tanto de elite quanto casuais, usam suplementos ergogênicos (que melhoram o desempenho) na tentativa de otimizar sua performance. Os produtos mais populares usados pelos adolescentes são esteroides anabólicos androgênicos, precursores de hormônios esteroides, creatina, hormônio do crescimento humano, diuréticos e suplementos proteicos. Os esteroides anabólicos androgênicos aumentam a força e a massa corporal magra e diminuem a degradação muscular. No entanto, estão associados a efeitos colaterais incluindo acne, tumores hepáticos, hipertensão, fechamento prematuro da epífise, lesão ligamentar e puberdade precoce. Nas mulheres, podem causar hirsutismo, calvície de padrão masculino e virilização; nos meninos, podem causar ginecomastia e atrofia testicular. A creatina aumenta a força e melhora o desempenho em exercícios breves e de alta intensidade, mas pode causar desidratação, cãibras musculares e tem potencial para toxicidade renal. O hormônio do crescimento humano pode aumentar a massa corporal magra e diminuir a massa gorda, mas tem efeito limitado na força e no desempenho atlético. Os riscos potenciais incluem o engrossamento das características faciais e doenças cardiovasculares. Atletas de força (ou seja, levantadores de peso) usam proteínas em pó e *shakes* para aumentar a massa e o reparo muscular. O consumo excessivo de proteína não fornece força ou massa muscular adicional e pode provocar insuficiência renal na presença de disfunção renal subjacente. O uso dessas substâncias deve ser considerado como uma porta de entrada potencial para o uso problemático de álcool no futuro e comportamentos de risco relacionados ao consumo de álcool, principalmente entre os homens jovens. A AAP adverte contra o uso de substâncias que melhoram o desempenho.

À medida que o uso de suplementos e ervas aumenta, é cada vez mais importante que os prestadores de cuidados pediátricos estejam familiarizados com seus efeitos colaterais comuns. A internet se tornou uma fonte de informação e distribuição desses produtos. A fácil acessibilidade, o baixo risco percebido e o baixo custo desses produtos aumentam significativamente a probabilidade de se tornarem substâncias de abuso por adolescentes.

Breuner CC: Performance-enhancing substances. Adolesc Med State Art Rev 2014 Apr;25(1):113–125 [PMID: 25022190].
Ganson KT et at: Legal performance-enhancing substances and substance use problems among young adults. Pediatrics 2020 Sep;146(3):e20200409. doi: 10.1542/peds.2020-0409 [PMID: 32868471].

MORBIDADE ASSOCIADA AO USO/ABUSO DE SUBSTÂNCIAS

O uso de álcool ou outras substâncias alteradoras do humor por adolescentes nos Estados Unidos está intimamente ligado às principais causas de morte de adolescentes, ou seja, acidentes automobilísticos, lesões não intencionais, homicídio e suicídio. O TUS também está associado ao abuso físico e sexual. O uso e abuso de drogas contribuem para outros comportamentos de alto risco, como atividade sexual sem proteção, gravidez indesejada e infecções sexualmente transmissíveis. Os adolescentes também podem estar envolvidos com a venda de drogas.

Os riscos associados ao tabaco, álcool e cocaína estão listados na **Tabela 5-2**. Foi documentado que o uso de cigarros eletrônicos pode levar a efeitos prejudiciais à saúde no coração, nos pulmões e nos vasos sanguíneos. A nicotina também altera a química do cérebro adolescente, tornando-os vulneráveis ao vício e ao uso de outras substâncias. O uso por adolescentes pode levá-los a se tornarem dependentes da nicotina, aumentando o risco de desenvolverem problemas de saúde mental. A American Psychological Association (Associação Americana de Psicologia) observa que os fumantes dependentes de nicotina são até oito vezes mais propensos a desenvolver transtornos psicóticos, transtornos depressivos, ansiedade e delírio do que os fumantes que não são dependentes de nicotina ou aqueles que nunca fumaram. Como os cigarros eletrônicos passaram a ser usados há apenas uma década, seus danos a longo prazo são desconhecidos. Além disso, são menos conhecidas ainda as morbidades na adolescência de longo e curto prazo relacionadas às drogas ilícitas mais populares atualmente: a maconha e a maconha sintética. O ingrediente ativo da maconha, o δ-9-tetrahidrocanabinol (THC), causa transitoriamente taquicardia, hipertensão leve e broncodilatação. O uso regular pode causar alterações pulmonares semelhantes às observadas em fumantes de tabaco. O uso intenso diminui a fertilidade em ambos os sexos e prejudica a imunocompetência. Também está associado a anormalidades de cognição, aprendizagem, coordenação, memória e desempenho acadêmico reduzido. É possível que o uso pesado de maconha seja a causa da chamada "síndrome amotivacional", caracterizada por desatenção a estímulos ambientais e prejuízos no pensamento e no comportamento direcionados a objetivos. O uso precoce e frequente de maconha durante a adolescência, comparado ao uso ocasional ou ao não uso, tem sido associado ao desenvolvimento de maior incidência de problemas psiquiátricos. O uso de maconha tem sido associado a aumento da incidência de dependência e uso comórbido de substâncias, a suicídio e a psicose de início recente. A análise da maconha confiscada recentemente mostrou aumento da concentração de THC e da adulteração com outras substâncias.

Um aumento no número de estados nos Estados Unidos que legalizaram a maconha coincide com uma diminuição na nocividade percebida dessa droga. Essa mudança é uma preocupação crítica devido ao potencial impacto nocivo da exposição à maconha em adolescentes e à falta de dados sobre os impactos a longo prazo do seu uso. Além disso, a presença de produtos de maconha em casa contribuiu para um aumento da exposição e consumo acidental por crianças mais novas. Um estudo no Colorado, após a legalização da maconha, mostrou um aumento nas hospitalizações associadas a códigos relacionados à maconha de 274 (2010) para 593 (2015) por 100.000 e um aumento de cinco vezes nas visitas à emergência de saúde mental com códigos de doença relacionados à maconha. As ligações para prontos-socorros relacionadas à exposição à maconha aumentaram em 79,7%. Muitas das questões relacionadas à legalização da maconha são detalhadas no relatório técnico da AAP (referência abaixo) e diferentes políticas para a maconha medicinal entre os estados dos EUA estão descritas no *site* da AAP (referência abaixo).

A popularidade e a acessibilidade do *ecstasy* estão novamente aumentadas entre os adolescentes. O uso crônico está associado ao declínio progressivo da memória imediata e tardia, e a alterações no humor, sono e apetite que podem ser permanentes. Mesmo os usuários de primeiro uso podem desenvolver psicose franca indistinguível da esquizofrenia. Cardiomiopatia, edema pulmonar não cardiogênico e hipertensão pulmonar irreversíveis podem ocorrer com o uso prolongado. A superdosagem aguda pode causar hipertermia e falência de múltiplos órgãos.

A exposição pré-natal e ambiental a tabaco, a maconha e ao álcool também traz riscos à saúde. O tabagismo dos pais está associado ao baixo peso ao nascer em recém-nascidos, síndrome da morte súbita infantil, bronquiolite, asma, otite média e lesões relacionadas ao fogo. O uso materno de maconha durante a gravidez está associado a um risco aumentado de síndrome da morte súbita infantil. A exposição *in utero* ao álcool pode produzir malformações fetais, restrição de crescimento intrauterino e lesão cerebral.

American Academy of Pediatrics: https://pediatrics.aappublications.org/content/135/3/584. Accessed July 5, 2021.

Ladegard K et al: Marijuana legalization and youth. Pediatrics 2020 May;145(Suppl 2):S165–S174. doi: 10.1542/peds.2019-2056D [PMID: 32358207].

Ryan SA et al: Counseling parents and teens about marijuana use in the era of legalization of marijuana. Pediatrics 2017 Mar;139(3) [PMID: 28242859].

Wang GS et al: Impact of marijuana legalization in Colorado on adolescent emergency and urgent care visits. J Adolesc Health 2018;63(2):239–241 [PMID: 29609916]

PREVENDO A PROGRESSÃO DO USO AO ABUSO

Inicialmente, a maioria dos adolescentes usa substâncias que alteram o humor de forma intermitente ou experimental. O desafio para os prestadores de cuidados de saúde pediátricos é reconhecer os sinais de alerta e intervir de forma eficaz antes que o TUS produza morbidade. A previsão da progressão do uso para o abuso é melhor visualizada dentro do modelo biopsicossocial. Ferramentas de triagem eficazes e validadas podem ser usadas no consultório. Como existe uma relação direta entre o número de fatores de risco listados na **Tabela 5-3** e a frequência do abuso de substâncias, uma combinação de fatores de risco é o melhor indicador. Mesmo assim, a maioria dos adolescentes com múltiplas características de risco nunca evoluem para o abuso de substâncias. Não está claro por que apenas uma minoria de jovens que exibem as características de alto risco listadas na **Tabela 5-3** passam a abusar de substâncias, mas presumivelmente os fatores de proteção listados na **Tabela 5-3** dão à maioria dos adolescentes a resiliência para lidar com o estresse de formas mais socialmente adaptativas.

Simmons S et al: Substance abuse and trauma. Child Adolesc Psychiatr Clin N Am 2016 Oct;25(4):723–734 [PMID: 27613348].

Siqueira LM et al: Nicotine and tobacco as substances of abuse in children and adolescents. Pediatrics 2017 Jan;139(1) [PMID: 27994114].

AVALIAÇÃO DO USO DE SUBSTÂNCIAS

 FUNDAMENTOS DO DIAGNÓSTICO E CARACTERÍSTICAS TÍPICAS

▶ Pistas para possíveis transtornos por uso de substâncias incluem evasão escolar, notas baixas, problemas com relacionamentos interpessoais, delinquência, afeto depressivo, fadiga crônica e queixas físicas inexplicáveis.

▶ Comorbidades, especialmente transtornos psiquiátricos como transtorno afetivo, transtorno de ansiedade e mania, são comuns entre adolescentes com transtornos por uso de substâncias.

▶ Quando a história psicossocial sugerir a possibilidade de uso de substâncias, reúna informações sobre a extensão e as circunstâncias do problema.

▶ A triagem farmacológica deve ser reservada para situações em que a disfunção comportamental e/ou a condição médica do paciente são suficientemente preocupantes para superar as desvantagens práticas e éticas do teste.

▶ Triagem de consultório

A *Screening, Brief Intervention, and Referral to Treatment* (SBIRT) é uma técnica rápida e eficaz para gerenciar TUS em adolescentes durante as visitas de supervisão de saúde de rotina. Os três principais objetivos da triagem SBIRT integrada e baseada em algoritmos são: determinar se os adolescentes usaram álcool ou drogas; determinar onde os adolescentes estão no espectro de uso de substâncias; e, finalmente, que o profissional de saúde inicie uma breve discussão com seus pacientes adolescentes sobre o uso de substâncias e forneça educação, conselhos e encaminhamentos dentro de um modelo de entrevista motivacional.

Um objetivo importante dessa estrutura é identificar o espectro do uso de substâncias por jovens, desde a abstinência até um uso que está crescendo para o nível de um TUS. Dada a alta incidência de TUS e a sutileza de seus primeiros sinais e sintomas, uma avaliação psicossocial geral é a melhor maneira de rastrear TUS em adolescentes. Em uma atmosfera de confiança e confidencialidade, os médicos devem rastrear universalmente todos os adolescentes. As pistas para possível abuso de substâncias incluem evasão escolar, notas baixas, problemas com relacionamentos interpessoais, delinquência, afeto depressivo, fadiga crônica, dor abdominal recorrente, dores ou palpitações no peito, dor de cabeça, tosse crônica, corrimento nasal persistente e queixas recorrentes de dor de garganta. O abuso de substâncias deve ser incluído no diagnóstico diferencial de todos os problemas comportamentais, familiares, psicossociais e médicos. Uma história familiar de dependência ou abuso de drogas deve aumentar o nível de preocupação sobre TUS entre adolescentes. A posse de produtos promocionais como camisetas e bonés com logotipos de cigarro ou álcool também deve ser uma bandeira vermelha, porque os adolescentes que possuem esses itens são mais propensos a usar os produtos que anunciam.

Tabela 5-3 Fatores que influenciam a progressão do uso para o abuso de substâncias

Fatores de risco facilitadores	Fatores potencialmente protetores
Social e comunidade	
Racismo estrutural Violência Trauma Determinantes sociais da saúde Experimentação incentivada pela mídia Substâncias ilícitas disponíveis Privação econômica extrema Desorganização do bairro, aglomeração Tolerância ao uso de substâncias lícitas e ilícitas	Envolvimento regular em organizações religiosas Apoio às normas e valores da sociedade Recursos da vizinhança; adultos acolhedores
Escola	
Falta de compromisso com a escola ou educação Vadiagem Fracasso acadêmico Problemas de comportamento precoces e persistentes	Forte compromisso com a escola ou educação Objetivos voltados para o futuro Guiado por conquistas
Família	
Modelos/exemplos de uso de substâncias Estilos parentais disfuncionais; autoridade excessiva ou permissividade Conflito familiar importante; pouca proximidade	Apego aos pais Família coesa Estilos parentais acolhedores
Colegas	
Rejeição de colegas no ensino fundamental Uso prevalente de substâncias entre os colegas Atitudes dos colegas favoráveis ao uso de substâncias	Popular entre os colegas Amigos abstinentes Atitudes dos colegas favorecem alternativas ao uso de substâncias
Individual	
Predisposição genética Diagnósticos psicológicos (transtorno de déficit de atenção/hiperatividade; personalidade antissocial) Depressão e baixa autoestima Alienação e rebeldia Abuso sexual ou físico Início precoce de comportamento antissocial ou delinquência Início precoce de comportamento sexual Comportamento agressivo	Autoconceito positivo, boa autoestima Intolerância ao desvio social Motivado internamente, encarrega-se dos problemas

No cenário da atenção primária, o tempo insuficiente e a falta de treinamento são as maiores barreiras no rastreamento de adolescentes para abuso de substâncias. Questionários breves podem ser usados se o tempo não permitir uma investigação mais detalhada. O uso de um instrumento validado para detectar TUS é significativamente mais eficaz do que o uso de um não validado ou da intuição do profissional. Questionários computadorizados oferecem oportunidades para aumentar a eficiência e a escalabilidade da triagem. Um instrumento de triagem que vem sendo rigorosamente estudado em ambientes de atenção primária é o questionário CAGE. O CAGE é um mnemônico derivado das quatro primeiras perguntas feitas aos pacientes sobre o uso da substância: percepção da necessidade de reduzir o consumo *(Cut down)*, irritação se questionado sobre o assunto *(Annoyed)*, sentimento de culpa pelo uso *(Guilty)* e necessidade da droga/álcool ao acordar *(Eye opener)*. Uma pontuação de 2 ou mais é altamente sugestiva de abuso de substâncias. Embora construído como uma ferramenta de triagem para abuso de álcool em adultos, o questionário CAGE pode ser adaptado para obter informações sobre o uso de outras substâncias que alteram o humor por pacientes pediátricos e seus contatos próximos (p. ex., pais e irmãos mais velhos). Os médicos podem achar útil usar esses questionários para estimular uma discussão sobre a autopercepção do paciente sobre seu uso de substâncias. Por exemplo, se um adolescente admitir uma tentativa anterior de reduzir o consumo de álcool, isso oferece uma oportunidade de perguntar sobre eventos que podem ter levado à tentativa. Infelizmente, apesar das orientações para rastrear adolescentes quanto ao abuso de substâncias, estudos recentes demonstram que os médicos geralmente não perguntam/aconselham regularmente os adolescentes sobre este uso.

Utilizando a técnica do SBIRT, os pediatras devem focar sua breve intervenção na redução dos riscos associados ao uso contínuo de substâncias e em entrevistas motivacionais para envolver os jovens no tratamento do TUS. Essa estratégia de redução de danos centrada no paciente se concentra nos comportamentos de risco identificados durante a admissão e visa atender os jovens de uma forma empática, reconhecer seus pontos fortes inerentes e sua motivação para estar bem, respeitar seus direitos e criar uma estratégia personalizada de promoção da saúde em colaboração com eles. Os profissionais da atenção primária fornecem educação, aconselhamento e referências dentro de um modelo de entrevista motivacional. A Harm Reduction Coalition (Coalizão de Redução de Danos) (https://harmreduction.org) possui inúmeros recursos que podem ser aplicados no cenário da atenção primária.

Borus J et al: Screening, brief intervention, and referral to treatment. Child Adolesc Psychiatr Clin N Am 2016 Oct;25(4):579–601 [PMID: 27613340].

Levy SJ et al: Substance use screening, brief intervention, and referral to treatment. Pediatrics 2016 Jul;138(1) [PMID: 27325634].

Roberts E, Martinez J: Harm Reduction Approach, 2016. https://harmreduction.org/wp-content/uploads/2017/07/Webinar-HReduxn_092716.pdf. Accessed June 20, 2019.

Substance Abuse and Mental Health Services Administration: Evidence Supporting the Effectiveness of an SBIRT. https://www.samhsa.gov/sites/default/files/sbirtwhitepaper_0.pdf. Accessed July 7, 2021.

▶ Diagnóstico

Quando a história psicossocial sugere a possibilidade de uso de substâncias, as tarefas primárias da entrevista diagnóstica são as mesmas da avaliação de outros problemas médicos **(Tabela 5-4)**.

Primeiro, são coletadas informações específicas sobre a extensão e as circunstâncias do problema. A obtenção de informações por meio de perguntas de múltipla escolha é uma técnica útil.

Tabela 5-4 Avaliação de triagens psicossociais positivas para transtorno por uso de substâncias

I. Defina a extensão do problema, determinando:
Idade de início do uso da substância
Quais substâncias estão sendo usadas
Circunstâncias de uso
  Onde?
  Quando?
  Com quem?
Até que ponto as substâncias estão sendo usadas
  Com que frequência?
  Quanto (quantidade)?
  Com que sintomas associados (p. ex., tolerância, abstinência)?
Com que resultado?
  O que o paciente ganha ao ficar entorpecido?
  O paciente entra em situações de risco enquanto está entorpecido?
  Enquanto está entorpecido, o paciente se envolve em comportamentos dos quais mais tarde se arrepende?
II. Defina a causa do problema

Por exemplo, "Já aconteceu algo muito bom com você enquanto você estava chapado? Alguns dos meus pacientes gostam de ficar chapados porque se sentem bem; outros acham que os ajuda a relaxar e ser sociáveis com os amigos; e alguns acham que os ajuda a esquecer seus problemas. Alguma dessas coisas é verdade para você?"

Em segundo lugar, o profissional deve determinar por que o paciente progrediu desde a iniciação até a fase de continuação ou manutenção de um TUS. A causa pode ser variada em diferentes períodos de desenvolvimento. Embora as características do grupo de pares sejam um dos melhores preditores do uso de substâncias entre os adolescentes precoces e intermediários, isso não ocorre entre adolescentes mais velhos e adultos jovens.

Embora poucas crianças e adolescentes abusem de substâncias por tempo suficiente para desenvolver sinais e sintomas evidentes, é importante procurá-los no exame físico. Achados físicos positivos podem ser uma ferramenta para penetrar na negação de um paciente e convencê-lo do significado do uso de álcool ou drogas.

Harrop E et al: Evidence-based prevention for adolescent substance use. Child Adolesc Psychiatr Clin N Am 2016 Jul;25(3):387–410 [PMID: 27338963].

▶ Comorbidade

Comorbidades, especialmente outros transtornos psiquiátricos, são comuns entre adolescentes com TUS **(Tabela 5-5)**. Além disso, os adolescentes com TUS e outras condições comórbidas geralmente apresentam resultados piores no tratamento do uso de substâncias. O transtorno afetivo, o transtorno de ansiedade e a mania estão mais fortemente associados à dependência de álcool e de drogas. O déficit de atenção/hiperatividade também tem sido intimamente associado ao abuso de substâncias na adolescência. Adolescentes com depressão tendem a usar drogas na tentativa de sentir prazer, mas esse tipo de automedicação pode exacerbar sua condição subjacente. Embora seja difícil determinar qual diagnóstico é primário, é importante que os profissionais de saúde pediátricos reconheçam a possibilidade de uma comorbidade e forneçam o tratamento adequado. Apesar do consenso entre médicos e pesquisadores de que o tratamento de adolescentes com TUS e transtornos psiquiátricos comórbidos concomitantes deve ser integrado, poucos adolescentes recebem este cuidado. Por fim, além de identificar comorbidades psiquiátricas, é imperativo que os profissionais procurem por condições médicas que mimetizem sintomas de abstinência ou intoxicação.

Tabela 5-5 Condições comórbidas comumente associadas ao transtorno por uso de substâncias na adolescência

1. Transtorno de déficit de atenção/hiperatividade
2. Transtorno bipolar
3. Transtorno depressivo
4. Transtornos de ansiedade (geralmente com transtornos depressivos)

Hanna RC et al: Cannabis and development of dual diagnoses: a literature review. Am J Drug Alcohol Abuse 2017;43(4);442–455 [PMID: 27612527].

Mason MJ et al: Psychiatric comorbidity and complications. Child Adolesc Psychiatr Clin N Am 2016 Jul;25(3):521–532 [PMID: 27338972].

Robinson ZD et al: Cooccurring psychiatric and substance use disorders. Child Adolesc Psychiatr Clin N Am 2016 Oct;25(4):713–722. doi: 10.1016/j.chc.2016.05.005 [PMID: 27613347].

▶ Triagem farmacológica

O uso de exames de urina e de sangue para detectar o uso de substâncias é controverso. O consenso é que a triagem farmacológica deve ser reservada para situações em que a disfunção comportamental é suficientemente preocupante para superar as desvantagens práticas e éticas do teste. A AAP recomenda o teste sob certas circunstâncias (p.ex., um paciente inexplicavelmente obnubilado no departamento de emergência), mas desencoraja a triagem de rotina pelas seguintes razões: (1) a triagem voluntária raramente é verdadeiramente voluntária devido às consequências negativas para aqueles que se recusam a participar; (2) os usuários infrequentes ou indivíduos que não usaram substâncias recentemente podem ser perdidos; (3) confrontar adolescentes com TUS com evidências objetivas de seu uso tem pouco ou nenhum efeito sobre o comportamento; e (4) o papel dos profissionais da saúde é fornecer aconselhamento e tratamento, não aplicação da lei, e, portanto, o teste toxicológico não deve ser feito com a finalidade de detectar o uso ilegal. Se o teste for realizado, o profissional deve discutir o plano de triagem com o paciente, explicar as razões para isso e obter o consentimento informado. A AAP não considera a solicitação e a permissão dos pais como justificativas suficientes para a triagem involuntária de menores mentalmente competentes. Ela também se opõe à testagem generalizada para escolas devido à falta de evidências sólidas de sua eficácia.

Se o teste for realizado, é imperativo que seja feito com precisão e que as limitações dele sejam compreendidas. Os testes variam desde os cromatográficos pontuais de baixo custo, que podem ser realizados no consultório, até os de cromatografia gasosa e espectrometria de massa, que exigem equipamentos laboratoriais especializados e geralmente são reservados para investigações forenses. A maioria dos laboratórios médicos comerciais usa a técnica de imunoensaio de multiplicação enzimática, na qual uma amostra do fluido a ser testado é adicionada a um reagente de teste contendo uma quantidade conhecida do fármaco índice radiomarcado. Se o fármaco índice estiver presente na urina ou no soro do paciente, ele compete com o fármaco radiomarcado por locais de ligação no anticorpo do *kit* de teste. O fármaco não ligado ou em excesso pode então ser quantificado com um espectrofotômetro. A maioria das substâncias que alteram o humor comumente abusadas, com exceção de solventes e inalantes, podem ser detectadas por esse método.

A interpretação dos resultados é complicada por falsos positivos resultantes de reações cruzadas de anticorpos com alguns medicamentos e substâncias (**Tabela 5-6**) ou da exposição passiva de um paciente a substâncias ilícitas. A causa mais comum de testes falso-negativos é o uso infrequente. A **Tabela 5-7** mostra a duração da detectabilidade na urina após o último uso por classe de substância e por duração do uso. A detectabilidade varia de algumas horas para o álcool a várias semanas para o uso regular de maconha. Resultados falso-negativos também podem ocorrer se o paciente alterar ou adulterar a amostra de teste. Alguns dos produtos comerciais usados para adulterar amostras incluem

Tabela 5-6 Causas de exames toxicológicos falso-positivos

Opioides
Sementes de papoula
Dextrometorfano
Clorpromazina
Difenoxilato
Anfetaminas
Efedrina
Fenilefrina
Pseudoefedrina
N-acetilprocainamida
Cloroquina
Procainamida
Fenciclidinas
Dextrometorfano
Difenidramina
Clorpromazina
Doxilamina
Tioridazina

Tabela 5-7 Duração da positividade na urina para drogas selecionadas

Classe de drogas	Tempo de detecção
Anfetaminas	< 48h
Barbitúricos	Curta ação: 1 dia Longa ação: 2-3 semanas
Benzodiazepínicos	Dose única: 3 dias Uso habitual: 4-6 semanas
Metabólitos de cocaína	Uso agudo: 2-4 dias Uso habitual: 2 semanas
Etanol	2-14h
Metadona	≤ 3 dias
Opioides	≤ 2 dias
Propoxifeno	≤ 2 dias
Canabinoide	Uso moderado: 5 dias Uso habitual: 10-20 dias
Metaqualona	2 semanas
Fenciclidina	Uso agudo: 1 semana Uso habitual: 3 semanas
Esteroides anabolizantes	Variável (dias a semanas)

glutaraldeído, nitrito, clorocromato de piridíneo, peroxidase e peróxido (conhecido como *stealth*). Produtos domésticos como água sanitária, vinagre, colírio Visine® (para maconha), limpadores de ralo alcalinos fortes e detergentes também são usados. Os adolescentes devem ser avisados de que, apesar do conhecimento popular, a ingestão desses compostos é uma maneira ineficaz e potencialmente perigosa de evitar a detecção de drogas na urina. A observação cuidadosa durante a coleta e a testagem de temperatura, densidade específica e pH das amostras de urina podem detectar tentativas de fraude.

Produtos caseiros para testagem de uso de drogas estão disponíveis para os pais e podem ser adquiridos pela internet; no entanto, esses produtos têm limitações e riscos potenciais. A AAP recomenda que o teste de drogas em casa (e na escola) não seja implementado até que a segurança e a eficácia desses procedimentos possam ser estabelecidas. Recomenda, ainda, que os pais sejam encorajados a consultar o médico do adolescente em vez de confiar em produtos caseiros de teste de drogas.

Levy S, Schizer M: Committee on substance abuse: adolescent drug testing policies in schools. Pediatrics 2015 Apr;135(4):782–783 [PMID: 25825537].

Levy S, Siqueira LM: Committee on substance abuse: testing for drugs of abuse in children and adolescents. Pediatrics 2014;133(6):e1798–e1807 [PMID: 24864184].

TRATAMENTO E ENCAMINHAMENTO

FUNDAMENTOS DO DIAGNÓSTICO E CARACTERÍSTICAS TÍPICAS

▶ Os adolescentes com TUS geralmente precisam de discussões recorrentes sobre a interrupção do uso da substância.
▶ A avaliação da disposição do paciente para mudar é um primeiro passo crítico na intervenção em consultório.
▶ Os profissionais devem adequar suas mensagens de aconselhamento ao estágio de disposição do paciente para mudar.
▶ Quando é indicado o encaminhamento para tratamento, os adolescentes com TUS são mais bem tratados em instituições de tratamento voltadas para adolescentes.
▶ Os elementos-chave de um programa eficaz de tratamento de uso de drogas em adolescentes incluem abordagem terapêutica abrangente e integrada, envolvimento da família, programa apropriado para o desenvolvimento, engajamento e retenção.

▶ Tratamento baseado em consultório

A AAP recomenda aconselhamento universal por profissionais da atenção primária sobre os perigos dos TUSs. Ao oferecer serviços de saúde confidenciais e aconselhamento rotineiro sobre os riscos associados ao TUS, os profissionais da atenção primária podem ajudar a maioria dos pacientes a evitar as consequências adversas da experimentação com substâncias alteradoras do humor. No entanto, é necessária mais intervenção para jovens em ambientes onde o TUS é visto como um comportamento recreativo aceitável. As estratégias de aconselhamento apropriadas para pacientes que desejam mudar seu comportamento podem ser ineficazes para pacientes que não consideram o uso de substâncias alteradoras do humor como um problema. Portanto, pode ser preferível iniciar discussões sobre tratamento ajudando os jovens a considerar formas alternativas de atender às necessidades que o uso de substâncias esteja atendendo atualmente. Dessa forma, o clínico pode ajudar o paciente a criar alternativas mais atraentes do que o uso de substâncias. As intervenções breves para adolescentes renderam algumas melhorias. No entanto, poucos adolescentes com TUS optarão por parar por causa de uma única conversa, mesmo com um profissional de saúde altamente respeitado. A mensagem é mais eficaz quando oferecida repetidamente de muitas fontes – família, colegas, orientadores e professores. As entrevistas motivacionais, a triagem facilitada por computador e os conselhos breves para adolescentes com TUS se mostraram promissores.

A avaliação da prontidão do paciente para mudar é um primeiro passo crítico na intervenção em consultório. Os médicos devem considerar o construto apresentado na **Tabela 5-8**. Em teoria, os indivíduos passam por essa série de estágios no curso da mudança de comportamentos problemáticos. Para serem eficazes ao máximo, os profissionais de saúde devem adequar suas mensagens de aconselhamento ao estágio de prontidão do paciente para mudar.

Tabela 5-8 Estágios de mudança e tarefas de intervenção

Estágio do paciente	Tarefas de motivação
Pré-contemplação	Criar hesitação, aumentar a conscientização do paciente sobre riscos e problemas com os padrões atuais de uso
Contemplação	Auxiliar o paciente na avaliação dos riscos e benefícios relativos de mudar o uso de substâncias; foco nas razões para mudar e nos riscos de não mudar; fortalecer a autoeficácia do paciente para mudar o uso atual
Determinação	Auxiliar o paciente a determinar o melhor curso de ação para mudar o uso de substâncias dentre as alternativas disponíveis
Ação	Ajudar o paciente a estabelecer um plano de ação claro para mudar o uso de substâncias
Manutenção	Auxiliar o paciente a identificar e implementar estratégias para prevenir recaídas
Recaída	Auxiliar o paciente a renovar o processo de mudança a partir da contemplação

Barclay RP et al: Integrated care for pediatric substance abuse. Child Adolesc Psychiatr Clin N Am 2016 Oct;25(4):769–777 [PMID: 27613351].

Cagande CC, Pradhan BK, Pumariega AJ: Treatment of adolescent substance use disorders. Adolesc Med State Art Rev 2014;25(1):157–171 [PMID: 25022192].

Hammond CJ et al: Pharmacotherapy for substance use disorders in youths. J Child Adolesc Subst Abuse 2016;25(4):292–316 [PMID: 28082828].

Harris SK et al: Computer-facilitated substance use screening and brief advice for teens in primary care: an international trial. Pediatrics 2012 Jun;129(6):1072–1082 [PMID: 22566420].

Horigian VE et al: Family-based treatments for adolescent substance use. Child Adolesc Psychiatr Clin N Am 2016 Oct;25(4):603–628 [PMID: 27613341].

Levy S et al: Medication-assisted treatment of adolescents with opioid use disorders. Pediatrics 2016;138(3):e20161893 [PMID: 27550978].

Fadus MC et al: Adolescent substance use disorder treatment: an update on evidence-based strategies. Review Curr Psychiatry Rep 2019 Sep 14;21(10):96. doi: 10.1007/s11920-019-1086-0 [PMID: 31522280].

Stubbs S, Bennett D: Young people and alcohol use: contextualizing and responding to the challenge of problematic drinking. Adolesc Med State Art Rev 2014;25(1):50–69 [PMID: 25022186].

▶ Cessação do tabagismo em pediatria

Embora mais da metade dos adolescentes que fumam regularmente digam que querem parar e tentaram parar, apenas uma minoria relata que foram aconselhados ou ajudados a fazê-lo por um profissional de saúde. Os profissionais não familiarizados com as abordagens para parar de fumar podem achar que essas intervenções são demoradas, não reembolsáveis e impraticáveis em um consultório movimentado. Uma diretriz fácil para os profissionais de saúde são os "cinco As" para parar de fumar (**Tabela 5-9**), publicados pelo US Public Health Service (Serviço de Saúde Pública dos EUA) e endossados pela AAP.

A recaída deve ser considerada uma parte normal do abandono do uso de nicotina (e de outras substâncias), em vez de evidência de fracasso pessoal ou uma razão para renunciar a novas tentativas. Os pacientes podem, na verdade, se beneficiar de recaídas se forem ajudados a identificar as circunstâncias que levaram à recaída e elaborar estratégias para prevenir recaídas subsequentes ou responder a circunstâncias predisponentes de maneira diferente.

Tabela 5-9 "Cinco As" para cessação do tabagismo

(**Ask**) Perguntar sobre o tabagismo de todos os pacientes
(**Advise**) Aconselhar todos os tabagistas a parar
(**Assess**) Avaliar a disposição e a motivação do tabagista para tentar parar
(**Assist**) Auxiliar na tentativa de parar
(**Arrange**) Arranjar acompanhamento

Reproduzido com permissão de Treating Tobacco Use and Dependence: 2008 Update. Conteúdo revisado pela última vez em fevereiro de 2020. Agency for Healthcare Research and Quality, Rockville, MD. https://www.ahrq.gov/prevention/guidelines/tobacco/index.html

A nicotina é uma substância física e psicologicamente viciante. Os profissionais de saúde devem estar cientes de que os adolescentes podem não apresentar os mesmos sintomas de dependência de nicotina que os adultos e de que a dependência pode ocorrer em menos de 4 semanas. A terapia de reposição melhora as taxas de cessação do tabagismo e pode aliviar os sintomas de abstinência. Ambas as terapias de reposição com goma de nicotina ou com adesivo de nicotina transdérmico são recomendadas para adolescentes. Aqueles que não se sentem à vontade para prescrever e monitorar terapias de reposição de nicotina devem limitar seu envolvimento com pacientes que fumam àqueles que não apresentam sinais de dependência de nicotina (p.ex., pacientes que fumam menos de um maço de cigarros por dia ou não sentem desejo de fumar o primeiro cigarro 30 minutos depois de acordar). Os pacientes que apresentam dependência de nicotina podem ser encaminhados para programas comunitários de cessação do tabagismo, incluindo "linhas para parar de fumar". Além das terapias de reposição de nicotina, foi demonstrado, em estudos randomizados, que as formas de liberação sustentada de bupropiona, clonidina e nortriptilina ajudam os fumantes a parar de fumar e diminuem as taxas de recaída em cinco vezes. A AAP e a Organização Mundial da Saúde (OMS) não recomendam o uso de cigarros eletrônicos como auxílio para a cessação ou tratamento da dependência de nicotina para adolescentes.

Ver o uso do tabaco e a dependência do tabaco através de uma perspectiva de competência estrutural promove o reconhecimento das forças sistêmicas maiores que perpetuam o uso do tabaco, incluindo direcionamento deliberado de grupos pela indústria, falta de aplicação das leis de idade mínima para venda, acesso inferior a seguros de saúde e assistência médica, falta de acesso a recursos de cessação e estresse econômico. As recomendações de políticas públicas incluem apoio à legislação (regulamentação de todos os produtos do tabaco e financiamento adequado do controle do tabaco), educação continuada para médicos, pesquisa e avaliação do uso de cigarros eletrônicos, disseminação de mensagens eficazes de controle do tabaco, aumento da tributação sobre os produtos do tabaco e proibição de todos os produtos aromatizados.

Berry KM et al: Association of Electronic Cigarette Use With Subsequent Initiation of Tobacco Cigarettes in US Youths. JAMA Network Open 2019;2(2):e187794 [PMID: 30707232].

Camenga DR et al: Tobacco use disorders. Child Adolesc Psychiatr Clin N Am 2016 Jul;25(3):445–460 [PMID: 27338966].

Gorzkowski JA et al: Pediatrician knowledge, attitudes, and practice related to electronic cigarettes. J Adolesc Health 2016 Jul;59(1):81–86 [PMID: 27338665].

Marbin J, SECTION ON TOBACCO CONTROL: Health disparities in tobacco use and exposure: a structural competency approach. Pediatrics 2021 Jan;147(1):e2020040253. doi: 10.1542/peds.2020-040253. Epub 2020 Dec 21 [PMID: 33386642].

McKelvey K et al: Adolescents' and young adults' use and perceptions of pod-based electronic cigarettes. JAMA Network Open 2018;1(6) [PMID: 30646249].

McMillen R et al: Changes and factors associated with tobacco counseling: results from the AAP Periodic Survey. Acad Pediatr 2017 Jan 17; pii: S1876-2859(17)30004-9 [PMID: 28104489].

Pbert L et al: State-of-the-art office-based interventions to eliminate youth tobacco use: the past decade. Pediatrics 2015;135(4):734–747 [PMID: 25780075].

Spindle T, Eissenberg T. Pod mod electronic cigarettes—an emerging threat to public health. JAMA Network Open 2018;1(6):e183518 [PMID: 30646245].

Stanford Tobacco Prevention Toolkit: https://med.stanford.edu/tobaccopreventiontoolkit.html. Accessed June 20, 2019.

Walley SC et al: A public health crisis: electronic cigarettes, vape, and JUUL. Pediatrics 2019 Jun;143(6) [PMID: 31122947].

▶ Encaminhamento

Não há consenso sobre quais pacientes com TUS podem ser tratados adequadamente no consultório, quais requerem encaminhamento e quais requerem hospitalização. Os fatores a serem considerados antes do encaminhamento estão resumidos na **Tabela 5-10**. Quando houver dúvida sobre a gravidade do problema ou a conveniência do manejo em consultório, deve-se procurar uma consulta com especialista.

Embora a maioria dos pediatras de atenção primária não assuma a responsabilidade pelo tratamento de adolescentes com TUS, eles podem contribuir ao rastrear e motivar os jovens a procurar tratamento e guiá-los para recursos terapêuticos apropriados. Os adolescentes com TUS são mais bem tratados em programas de tratamento voltados para adolescentes. Apesar das semelhanças entre o abuso de substâncias em adultos e adolescentes, os programas para adultos geralmente são inadequados em termos de desenvolvimento e ineficazes para adolescentes. Muitos adolescentes pensam de forma concreta e sua incapacidade de raciocinar dedutivamente, especialmente sobre questões emocionalmente desafiadoras, dificulta a compreensão de conceitos abstratos (como negação) que são um componente integral da maioria dos programas orientados para adultos. Isso invariavelmente frustra os conselheiros que interpretam erroneamente a falta de compreensão como resistência à terapia e as respostas concretas como evidência de enganação.

As abordagens para o tratamento do abuso de substâncias em crianças e adolescentes são tipicamente modeladas com base em programas de tratamento para adultos. Os elementos-chave de um programa eficaz de tratamento de drogas para adolescentes incluem avaliação e tratamento adequado, abordagem de tratamento abrangente e integrada, envolvimento da família, programa apropriado para o desenvolvimento, envolvimento e retenção de adolescentes, equipe qualificada, competência cultural e de gênero, cuidados continuados e resultados de tratamento satisfatórios. As evidências recentes sugerem que tratamentos psicossociais bem estabelecidos, como terapia baseada na família, terapia cognitivo-comportamental e abordagens de multicomponentes, continuam sendo os métodos de tratamento mais eficazes. Para a maioria dos adolescentes, a família é um sistema central em seu desenvolvimento. A terapia familiar de base ecológica provou ser a mais eficaz das abordagens para o TUS em adolescentes. Vários tratamentos baseados na família têm sido amplamente estudados, têm evidências robustas de eficácia e efetividade e estão sendo implementados em ambientes comunitários. Formas inovadoras de melhorar essas estratégias de tratamento podem incluir intervenções digitais e culturais. Os novos avanços em tratamentos adjuvantes como farmacoterapia, exercícios, *mindfulness* e centros educacionais voltados para a recuperação também podem ter alguma utilidade clínica. O atendimento integrado ao abuso de substâncias, caracterizado por parcerias dos profissionais da atenção primária, profissionais de saúde mental e especialistas com pacientes e familiares (em ambientes de atenção primária, ambientes de saúde comportamental e/ou via telessaúde), possui benefícios bem estabelecidos em adultos, porém um conjunto abrangente de evidências em crianças e adolescentes ainda está surgindo.

A farmacoterapia, em combinação com intervenções comportamentais, tem o potencial de aumentar a probabilidade de sucesso do tratamento para jovens que lutam com TUS, mas a literatura nesta área é limitada. Os achados farmacológicos mais promissores para essa faixa etária são para o uso de opioides (buprenorfina; aprovado para adolescentes de 16 anos ou mais) e tabaco (bupropiona e vareniclina). Apenas dois outros medicamentos foram testados em adolescentes com TUS: naltrexona para álcool e N-acetilcisteína para transtorno por uso de maconha. A pesquisa em farmacoterapia para adolescentes com TUS geralmente é limitada por amostras pequenas e demograficamente homogêneas; poucos estudos com um número substancial de jovens com menos de 18 anos; baixa retenção; baixas taxas de adesão à medicação; e informações mínimas sobre níveis de dosagem eficazes e resultados a longo prazo. Embora a farmacoterapia possa ser uma estratégia de tratamento potencialmente eficaz, estudos de pesquisa mais rigorosos são necessários em adolescentes.

Os programas de tratamento variam de programas de baixa intensidade, ambulatoriais, assistidos por estudantes e baseados

Tabela 5-10 Fatores a serem considerados antes do encaminhamento por abuso de substâncias

Duração e frequência do uso da substância
Tipo de substâncias usadas
Presença de outros transtornos psicológicos
Transtorno de déficit de atenção/hiperatividade
Depressão
Transtorno de personalidade antissocial
Presença de outras morbidades sociais
Insucesso escolar
Delinquência
Situação de rua
Abuso físico ou sexual em curso ou passado
Avaliação do programa
Visualiza o abuso de substâncias como um transtorno primário *versus* sintoma
Oferece uma avaliação abrangente do paciente e consegue gerenciar problemas associados identificados na avaliação inicial (p. ex., comorbidades)
Adesão à filosofia da abstinência
Proporções paciente-equipe
Programas de tratamento separados para adolescentes e adultos
Acompanhamento e cuidado continuados

em escolas, que dependem muito de colegas e não profissionais, programas residenciais, baseados em hospitais, com equipe de psiquiatras e outros profissionais. Os programas de aconselhamento ambulatorial são mais apropriados para pacientes motivados que não têm problemas relevantes de saúde mental ou comportamentais significativos e não correm risco de abstinência. Programas de tratamento diurno mais intensivos estão disponíveis para aqueles que precisam de um ambiente estruturado. O tratamento hospitalar deve ser considerado para pacientes que precisam de cuidados médicos e desintoxicação, além de aconselhamento, educação e terapia familiar. Finalmente, instalações especiais de diagnóstico duplo estão disponíveis para pacientes que abusam de substâncias e que também têm outras condições psicológicas. Esses pacientes são difíceis de diagnosticar e tratar porque muitas vezes não está claro se seus sintomas são uma consequência do uso de substâncias ou um sintoma de um transtorno psicológico comórbido. O reconhecimento de tais transtornos é fundamental porque eles devem ser tratados em programas que incluem especialização psiquiátrica.

Há uma escassez de dados sobre cuidados abrangentes e integrados para o abuso de substâncias em adolescentes, mas vários estudos mostram que muitos programas de tratamento não abordam adequadamente todos os componentes importantes da terapia. O cuidado bem-sucedido e integrado do uso de substâncias para jovens é desafiado por muitas questões. A troca de informações pode ser dificultada por barreiras ao compartilhamento de dados eletrônicos, regulamentação federal (limitando o compartilhamento do diagnóstico de abuso de substâncias) e questões de confidencialidade de adolescentes. As barreiras financeiras incluem a inadequação/falta de reembolso para atividades consultivas e de coordenação de cuidados. Os profissionais de saúde podem se sentir desconfortáveis com o diagnóstico e tratamento de transtorno mental/TUS devido ao tempo, treinamento, conhecimento de recursos e acesso a especialidades inadequados. Além disso, os adolescentes que iniciam o tratamento por uso de substâncias muitas vezes não completam o programa recomendado, retornando ao uso regular de substâncias e não iniciam os serviços de cuidados continuados. Abordagens assertivas (cuidados continuados em casa ou na escola iniciados por conselheiro) aumentam a ligação com os cuidados continuados, e o início rápido dos cuidados continuados faz a diferença na redução do uso de substâncias. Evidências sugerem que direcionar adolescentes a grupos de *12 passos* e outros grupos de apoio apropriados para a idade também pode ajudar na recuperação.

Barclay RP et al: Integrated care for pediatric substance abuse. Child Adolesc Psychiatr Clin N Am 2016 Oct;25(4):769–777. doi: 10.1016/j.chc.2016.05.007 [PMID: 27613351].

Horigian VE et al: Family-based treatments for adolescent substance use. Child Adolesc Psychiatr Clin N Am 2016 Oct;25(4):603–628. doi: 10.1016/j.chc.2016.06.001 [PMID: 27613341].

Passetti LL et al: Continuing care for adolescents in treatment for substance use disorders. Child Adolesc Psychiatr Clin N Am 2016 Oct;25(4):669–684. doi: 10.1016/j.chc.2016.06.003 [PMID: 27613345].

Squeglia LM et al: Pharmacological treatment of youth substance use disorders. J Child Adolesc Psychopharmacol 2019 Aug;29(7):559–572. doi: 10.1089/cap.2019.0009 [PMID: 31009234].

PREVENÇÃO

A prevenção do TUS em adolescentes tem sido uma prioridade de saúde pública desde a década de 1980. Os pediatras são importantes defensores e educadores da comunidade e do governo sobre programas adequados ao desenvolvimento.

Os programas de *nível primário* se concentram na prevenção do início do uso de substâncias. O programa Drug Awareness and Resistance Education (D.A.R.E., Educação de Conscientização e Resistência às Drogas) é um exemplo familiar de um programa de prevenção primária que tenta educar alunos do ensino fundamental e médio sobre as consequências adversas do abuso de substâncias e capacitá-los a resistir às pressões dos colegas. Este programa continua a ser utilizado nos sistemas escolares, apesar dos dados indicarem sua falta de eficácia.

Os programas de *nível secundário* visam populações com risco aumentado de uso de substâncias. Seu objetivo é prevenir a progressão desde a iniciação até a continuação e manutenção, contando com a intervenção individualizada para reduzir o risco e aumentar os fatores de proteção listados na **Tabela 5-3**. Essa abordagem permite que o profissional concentre os escassos recursos naqueles com maior probabilidade de se beneficiar deles. A Alateen, que apoia os filhos de pais alcoólatras, tipifica a prevenção de nível secundário.

Os programas de prevenção de *nível terciário* têm como alvo os jovens que foram identificados como usuários de drogas. Seu objetivo é prevenir as consequências mórbidas do uso de substâncias. Um exemplo é a identificação de adolescentes que fazem uso indevido de álcool e drogas em festas e lhes proporcionar uma carona segura para casa. Como a prevenção é mais eficaz se direcionada a reduzir o início do uso de substâncias do que a diminuir o uso ou a morbidade associada, a prevenção terciária é a abordagem menos eficaz.

Uma porção muito pequena dos programas de base populacional passam por uma avaliação científica rigorosa, e poucos têm se mostrado eficazes. Embora os programas de prevenção terciária sejam a abordagem menos eficaz, é consenso entre os educadores sobre drogas que os programas de prevenção primária, como o D.A.R.E., também têm efeito limitado. Os pais e outros devem entender que a maioria dos adolescentes que abusam de álcool e drogas não o fazem apenas pelo efeito entorpecente. Em vez disso, esses comportamentos geralmente são estratégias de enfrentamento propositais e apropriadas ao desenvolvimento. Na medida em que esses comportamentos atendem às necessidades de desenvolvimento dos jovens, não é provável que eles sejam abandonados, a menos que alternativas igualmente atraentes estejam disponíveis. Por exemplo, embora muitos adolescentes citem o estresse e a ansiedade como razões para fumar, os programas de cessação do tabagismo orientados para adolescentes raramente abordam a necessidade do jovem fumante de estratégias alternativas de enfrentamento, oferecendo treinamento em gerenciamento de estresse. Da mesma forma, para o jovem que cresce em um ambiente urbano empobrecido, os custos reais do abuso de substâncias podem ser muito baixos e as recompensas muito altas para serem influenciadas apenas pela conversa e pelo conhecimento.

É irracional esperar que uma intervenção baseada em conversas mude atitudes e comportamentos em uma direção oposta à do próprio meio social do adolescente. A eficácia dos modelos de prevenção e intervenções mais promissores tende a diminuir com o tempo, a menos que as mudanças no ambiente social forneçam aos adolescentes usuários de substâncias formas alternativas realistas de atender às suas necessidades de desenvolvimento.

Lynam D et al: Project DARE: no effects at 10-year follow-up. J Consult Clin Psychol 1999;67(4):590–593 [PMID: 10450631].

REFERÊNCIAS

Recursos *online*

American Lung Association (site for and by teens): http://www.lungusa.org/smokefreeclass. Monitoring the Future Study (detailed information and longitudinal data): http://www.monitoringthefuture.org. Accessed July 7, 2021.
National Clearinghouse Drug and Alcohol Abuse (information and resources, including free publications for providers, parents, and adolescents): http://www.health.org. Accessed July 7, 2021.
National Institute on Drug Abuse: http://www.nida.nih.gov. Accessed June 20, 2019.
Substance Use and Mental Health Services Administration (SAMSA; resources for both substance use and mental health services): http://www.samhsa.gov. Accessed July 7, 2021.
Substance Abuse and Mental Health Services Administration: Key substance use and mental health indicators in the United States: results from the 2016 National Survey on Drug Use and Health. Rockville, MD: Center for Behavioral Health Statistics and Quality, Substance Abuse and Mental Health Services Administration; 2017. Report No.: HHS, Publication No.: SMA 17-5044, NSDUH Series H-52.
Tobacco Free Kids: https://www.tobaccofreekids.org. Accessed July 7, 2021.

REFERÊNCIAS ADICIONAIS

Ammerman S et al: The impact of marijuana policies on youth: clinical, research, and legal update. Pediatrics 2015 Mar;135(3):e769–e785 [PMID: 25624385].
Biggs JM et al: Abuse and misuse of selected dietary supplements among adolescents: a look at poison center data. J Pediatr Pharmacol Ther 2017 Nov–Dec;22(6):385–393 [PMID: 29290737].
Callahan ST: Opioids and the urgent need to focus on the health care of young adults. Pediatrics Jun 2019;143(6) [PMID: 31138665].
Chartier KG et al: Development and vulnerability factors in adolescent alcohol use. Child Adolesc Psychiatr Clin N Am 2010 Jul;19(3):493–504 [PMID: 20682217].
Ewing JA: Detecting alcoholism. The CAGE questionnaire. JAMA 1984 Oct;252(14):1905–1907 [PMID: 6471323].
Grenard JL et al: Exposure to alcohol advertisements and teenage alcohol-related problems. Pediatrics 2013 Feb;131(2): e369–e379 [PMID: 23359585].
Harris SK, Louis-Jacques J, Knight JR: Screening and brief intervention for alcohol and other abuse. Adolesc Med State Art Rev 2014 Apr;25(1):126–156 [PMID: 25022191].
Jenkins EK et al: Developing harm reduction in the context of youth substance use: insights from a multi-site qualitative analysis of young people's harm minimization strategies. Harm Reduct J 2017;14(1):53 [PMID: 28760146].
Kokotailo B: Alcohol use by youth and adolescents: a pediatric concern. Pediatrics 2010 May;125(5):1078–1087 [PMID: 20385640].
Kuehn BM: Teen perceptions of marijuana risks shift: use of alcohol, illicit drugs, and tobacco declines. JAMA 2013 Feb 6; 309(5):429–430 [PMID: 23385247].
Meyers JL et al: Genetic and environmental risk factors for adolescent-onset substance use disorders. Child Adolesc Psychiatr Clin N Am 2010 Jul;19(3):465–477 [PMID: 20682215].
National Institute for Alcohol Abuse and Alcoholism Alcohol Screening and Brief Intervention for Youth: A Practitioner's Guide; 2011. http://pubs.niaaa.nih.gov/publications/Practitioner/YouthGuide/YouthGuide.pdf. Accessed June 20, 2019.
Salomonsen-Sautel S et al: Medical marijuana use among adolescents in substance abuse treatment. J Am Acad Child Adolesc Psychiatry 2012 Jul;51(7):694–702 [PMID: 22721592].
Siqueira L et al: Binge drinking. Pediatrics 2015 Sep;136(3):e718–e726 [PMID: 26324872].
Strasburger VC: Policy statement—children, adolescents, substance abuse, and the media. Pediatrics 2010 Oct;126(4):791–799 [PMID: 20876181].
Walton MA et al: Sexual risk behaviors among teens at an urban emergency department: relationship with violent behaviors and substance use. J Adolesc Health 2011 Mar;48(3):303–305 [PMID: 21338903].
Wang GS et al: Marijuana and acute health care contacts in Colorado. Prev Med 2017 Mar 30; pii: S0091-7435(17)30120-2 [PMID: 28365373].

Transtornos alimentares

Eric J. Sigel, MD

INTRODUÇÃO

Crianças e adolescentes têm apresentado incidência preocupante de alterações no comportamento alimentar, com vários deles desenvolvendo transtornos alimentares (TAs). O grupo de TAs inclui anorexia nervosa (AN), bulimia nervosa (BN), transtorno de compulsão alimentar (TCA), outros transtornos alimentares especificados (OTAE), e transtorno alimentar restritivo evitativo (TARE). Todos esses transtornos devem ser compreendidos e interpretados de acordo com o contexto biopsicossocial.

ETIOLOGIA

Há uma forte evidência da influência genética sobre os TAs. A incidência de AN é de 7% entre parentes de primeiro grau comparada com 1% a 2% na população geral. O índice de associação em gêmeos monozigóticos é de 55% comparado à 7% naqueles dizigóticos. Ainda, a herança genética estimada em gêmeos é de 33% a 84% na AN e de 28% a 83% na BN. Ademais, a maioria dos estudos relaciona uma maior incidência de TAs em parentes de primeiro grau de pacientes com bulimia nervosa.

Há evidências de alteração no funcionamento de neurotransmissores serotoninérgicos e dopaminérgicos, bem como de neuropeptídeos e peptídeos intestinais, na anorexia nervosa (AN) e na bulimia nervosa (BN). Não se sabe se é o mecanismo alterado dos neurotransmissores que leva ao desenvolvimento de TAs ou se os TAs e sua fisiopatologia acabam resultando em alterações na função dos neurotransmissores. Pacientes com BN e TCA parecem ter uma resposta serotoninérgica abafada frente à alimentação e à saciedade. Com o centro de saciedade com função alterada, os pacientes continuam a se alimentar, o que resulta no comportamento compulsivo. O tratamento com inibidores seletivos da recaptação da serotonina (ISRSs) reestabelece o controle sobre o centro de saciedade. As alterações dopaminérgicas também parecem estar correlacionadas aos TAs, mas sem significância estabelecida. Na AN, as adiponectinas estão em níveis elevados, embora não esteja bem estabelecido se essa alteração é meramente secundária ao estado de desnutrição. A colecistocinina tem valores reduzidos na BN, o que pode contribuir para a desregulação no controle de saciedade pós-prandial, que perpetua o comportamento compulsivo. A grelina, um peptídeo intestinal, é elevado em pacientes com AN e não reduz os níveis séricos após a ingesta alimentar, o que deveria ocorrer em situações normais. Outro peptídeo intestinal que também se encontra elevado na AN é a obestatina, que atua como um inibidor do apetite.

A fisiologia da leptina é alterada em pacientes com AN. Anormalidades na leptina podem mediar mudanças energéticas que comprometem, secundariamente, o funcionamento do eixo hipotálamo-hipófise, contribuindo para perpetuar a anorexia nervosa no organismo. Os níveis de leptina aumentam excessivamente à medida em que os pacientes com AN ganham peso. Isso pode acabar contribuindo para a dificuldade que os pacientes têm de ganhar peso, visto que níveis elevados de leptina são traduzidos pelo organismo como um sinal para redução na ingesta alimentar. A leptina também contribui para as sequelas da AN, pois em menores níveis acaba sinalizando para a inibir a produção de hormônios sexuais pelo hipotálamo.

Alguns autores sugerem que o hormônio antimulleriano intrauterino influencie nas diferentes prevalências dos TAs entre os gêneros masculino e feminino. Procopio e Marriott estudaram o risco de desenvolver AN no mesmo sexo e em sexos diferentes entre gêmeos, quando um dos irmãos tem a doença. Houve um risco cerca de oito vezes maior em meninos que tinham irmã gêmea com AN do que em meninos com gêmeo do mesmo sexo com AN. Apesar de não terem sido capazes de separar fatores ambientais, estudos em animais sugerem que a exposição aumentada ao estrogênio e/ou reduzida aos androgênios influencia no desenvolvimento cerebral, o que pode contribuir para determinar quais indivíduos estão sob risco para AN.

Teorias psicológicas tradicionais sugerem vários fatores ambientais como contribuintes no desenvolvimento dos transtornos alimentares. Uma das possíveis condições de predisposição parece ser o envolvimento materno na vida das filhas a ponto de dificultar o desenvolvimento de uma identidade própria nas adolescentes (um marco de desenvolvimento crucial da adolescência). As adolescentes podem lidar com a situação controlando a própria alimentação, à medida em que se sentem sem controle sobre o próprio desenvolvimento. Uma segunda teoria se refere à falta de intimidade entre pai e filha. À medida em que há avanço na puberdade e desenvolvimento da sexualidade feminina, os pais muitas vezes encontram dificuldades para conviver e lidar com esse desenvolvimento e reagem com um distanciamento físico e emocional. A filha adolescente pode, de forma inconsciente, reconhecer o comportamento paterno e reduzir a ingesta alimentar com o objetivo de voltar à fase pré-puberal. Uma terceira teoria tem relação com o desenvolvimento puberal. Algumas adolescentes podem temer ou não gostar das mudanças corporais dessa fase. Ao reduzir a ingesta alimentar, acabam por perder peso, entram em amenorreia e interrompem o desenvolvimento puberal. A literatura recente relacionada relata que jovens transgêneros muitas vezes administram o desenvolvimento puberal por meio da restrição alimentar e comportamentos compensatórios. Junto a isso, sabe-se que os transtornos alimentares são mais comuns entre os transgêneros se comparados aos jovens cisgêneros. O maior estudo mostra que 17% dos jovens transgêneros americanos na universidade relataram diagnósticos recentes (no último ano) de transtorno alimentar.

A sociedade atual tem promovido a ideia de que ser magro ou musculoso é necessário para o sucesso e a atratividade. Isso, aliado ao fácil acesso a produtos dietéticos – alimentos e medicamentos – e informações *online*, torna rápida e simples a busca pela magreza/definição muscular por parte dos adolescentes.

Além disso, a pandemia pelo SARS-CoV-2 contribuiu para o aparecimento de diversos problemas de saúde mental entre os adolescentes, o que aumentou a prevalência de transtornos alimentares. De forma anedótica, pacientes com doenças mentais tiveram um atraso de 2 a 4 meses para iniciar os acompanhamentos e tratamentos durante a pandemia. As teorias que explicam o porquê de a pandemia estar associada com aumento nos TAs incluem: (1) falta de rotina, bem como menor acesso às atividades físicas, o que pode ter levado ao aumento de peso e, secundariamente, preocupação com a aparência física; (2) maior exposição a mídias que provocam ansiedade ou específicas sobre TAs, que pode ter aumentado o risco de TA; e (3) isolamento social e estresse elevado como fatores contribuintes para o desenvolvimento de transtornos alimentares.

A suscetibilidade genética, os fatores ambientais e os psicológicos provavelmente se combinam, criando um contexto que favorece o desenvolvimento de TAs.

> Bulik CM, Slof-Op't Landt MC, van Furth EF, Sullivan PF: The genetics of anorexia nervosa. Annu Rev Nutr 2007a;27:263–275 [PMID: 17430085].
> Campbell IC, Mill J, Uher R, Schmidt U: Eating disorders, gene-environment interaction, and epigenetics. Neurosci Biobehav Rev 2011;35:784–793 [PMID: 20888360].
> Coelho JS, Suen J, Clark BA, Marshall SK, Geller J, Lam PY: Eating disorder diagnoses and symptom presentation in transgender youth: a scoping review. Curr Psychiatry Rep 2019 Oct 15;21(11):107 [PMID: 31617014].
> Disanto G et al: Season of birth and anorexia nervosa. Brit J Psych 2011;198(5):404–407 [PMID: 21415047].
> Duffy ME, Henkel KE, Joiner TE: Prevalence of self-injurious thoughts and behaviors in transgender individuals with eating disorders: a national study. J Adolesc Health 2019;64(4):461–466. https://doi.org/10.1016/j.jadohealth.2018.07.016.
> Grzelak T et al: Neurobiochemical and psychologic factors influencing the eating behaviors and attitudes in anorexia nervosa. J Physiol Biochem 2017;73(2):297–305 [PMID: 27924450].
> Procopio M, Marriott P: Intrauterine hormonal environment and risk of developing anorexia nervosa. Arch Gen Psych 2007;64(12):1402 [PMID: 18056548].
> Rodgers RF et al: The impact of the COVID-19 pandemic on eating disorder risk and symptoms. Int J Eat Disord 2020 Jul;53(7):1166-1170. doi: 10.1002/eat.23318 [Epub 2020 Jun 1] [PMID: 32476175].
> Warren MP: Endocrine manifestations of eating disorders. J Clin Endocrin Metab 2011;96(2):333 [PMID: 21159848].

INCIDÊNCIA

A anorexia nervosa é a terceira doença crônica mais comum entre adolescentes do sexo feminino nos Estados Unidos. Desde 1930 há uma incidência crescente de casos e, apesar de não se ter o número exato, a maioria dos estudos demonstra que cerca de 1% a 2% dos adolescentes desenvolvem AN e 2% a 4% evoluem com BN. O número de adolescentes supera o de adultos na proporção de 5:1, embora a quantidade de adultos acometidos venha aumentando. Pacientes pré-púberes, muitas vezes, têm doenças psiquiátricas associadas. O sexo masculino corresponde a cerca de 10% dos pacientes com TAs, embora a prevalência pareça estar em progressão, provavelmente secundária à ênfase midiática crescente na aparência muscular e definida como o ideal estético masculino.

Pré-adolescentes com TAs, em comparação com adolescentes com TAs, são em sua maioria do gênero masculino e, geralmente, apresentam perda de peso mais rápida, menor índice de massa corporal (IMC) e menor incidência de comportamentos bulímicos.

O autorrelato da prevalência de TAs entre adolescentes é muito maior do que a real incidência de AN ou BN. De acordo com a Youth Risk Behavior Survey of US teenagers (Pesquisa de Comportamento de Risco entre adolescentes dos EUA) (2013), 63% das meninas e 33% dos meninos tentaram perder peso nos 30 dias anteriores. Treze por cento dos que responderam fizeram jejum por mais de 24 horas a fim de perder peso, e 5% utilizaram medicações com o mesmo objetivo (6,6% do sexo feminino e 3,4% do sexo masculino). Além disso, 6,6% das meninas e 2,2% dos meninos reportaram o uso de medicações laxativas ou indução de vômito. Em relação à compulsão alimentar, 46% do sexo feminino e 30% do masculino relatou ao menos um episódio de compulsão durante a vida. Apesar de o número de jovens em relação à quantidade de pacientes com TAs "full-spectrum" seja pequeno, é alarmante que tantos adolescentes apresentem hábitos pouco saudáveis quanto ao controle de peso. Esses comportamentos podem preceder TAs, e os médicos devem estar atentos a esses sinais em todos os pacientes adolescentes.

> Halmi KA: Anorexia nervosa: an increasing problem in children and adolescents. Dialogues Clin Neurosci 2009;11(1):100–103 [PMID: 19432392].
> Kann L et al: Centers for Disease Control and Prevention (CDC): youth risk behavior surveillance—United States 2013. MMWR Surveill Summ 2014 Jun 13;63(SS-4):39–41 [PMID: 24918634]. http://www.cdc.gov/mmwr/pdf/ss/ss6304.pdf.
> Peebles R et al: How do children with eating disorders differ from adolescents with eating disorders at initial evaluation? J Adolesc Health 2006;39:800 [PMID: 17116508].

FATORES DE PREDISPOSIÇÃO E PERFIL CLÍNICO

Crianças envolvidas em atividades físicas que enfatizam corpos magros – ginástica, patinação artística, balé – têm maior risco de desenvolverem AN do que aquelas em outros esportes que não se preocupam com a imagem corporal. Ademais, adolescentes que acreditam na magreza como o ideal do corpo feminino, aquelas insatisfeitas com o próprio corpo e aquelas com história de dietas alimentares também apresentam risco aumentado de TAs. Mudanças repentinas nos hábitos alimentares, como tornar-se vegetariano, pode ser o primeiro sinal de anorexia, especialmente se a mudança for abrupta e sem fundamentos justificáveis.

O perfil típico do paciente bulímico é o de impulsividade e de engajamento em comportamentos de risco, como uso de álcool, de drogas e de experimentação sexual. Pacientes com bulimia tendem a apresentar peso adequado para estatura ou um pouco acima do esperado. Além disso, eles geralmente apresentam desempenho escolar mediano. Jovens com diabetes têm risco aumentado para BN. Em meninos, a prática de luta livre predispõe à bulimia, e a orientação homossexual está correlacionada com hábitos de compulsão alimentar.

Shaw H et al: Body image and eating disturbances across ethnic groups: more similarities than differences. Psychol Addict Behav 2004;18:8 [PMID: 15008651].
Striegel-Moore RH, Bulik CM: Risk factors for eating disorders. Am Psychol 2007;62:181 [PMID: 17469897].

ANOREXIA NERVOSA

De acordo com a National Eating Disorders Association (Associação Nacional de Transtornos Alimentares), os critérios diagnósticos para AN, adaptados do *Manual Diagnóstico e Estatístico de Transtornos Mentais*, 5ª edição (DSM-5), estão descritos abaixo.

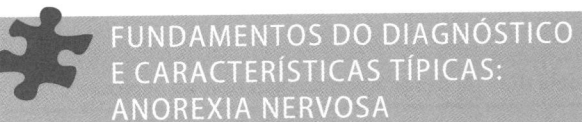

FUNDAMENTOS DO DIAGNÓSTICO E CARACTERÍSTICAS TÍPICAS: ANOREXIA NERVOSA

▶ Restrição da ingesta de calorias, levando a um baixo peso corporal em relação a idade, sexo, saúde física e trajetória de desenvolvimento.

▶ Medo intenso de ganhar peso ou de se tornar gordo, ainda que esteja com baixo peso.

▶ Pertubação no modo de vivenciar o peso, tamanho ou forma corporal, excessiva influência do peso ou forma corporal na autoavaliação, ou negação da gravidade do atual baixo peso.

https://www.nationaleatingdisorders.org/anorexia-nervosa

Existem dois tipos principais de AN. Na forma restritiva, os pacientes geralmente não apresentam comportamentos de compulsão ou purgação alimentar. Já no tipo compulsão purgação, a anorexia se mostra junto do comportamento compulsivo ou purgativo, ou ambos. A distinção entre as duas apresentações é importante já que ambas implicam em diferentes prognósticos e tratamentos. Apesar de os pacientes não exibirem todas as características clínicas de AN, eles ainda podem ter sintomas deletérios associados à AN.

▶ Achados clínicos

A. Sinais e sintomas

Os médicos devem estar aptos a reconhecer os sintomas iniciais de AN já que a intervenção precoce pode prevenir o desenvolvimento completo da síndrome. Os pacientes podem apresentar alguns comportamentos típicos de AN, como a redução no consumo de alimentos gordurosos ou uma preocupação intensa com a imagem corporal, antes mesmo que a amenorreia ou a perda de peso ocorram.

O estabelecimento do diagnóstico da AN pode ser desafiador já que os adolescentes muitas vezes tentam esconder a doença. A avaliação da imagem corporal do paciente é essencial para determinar o diagnóstico. A **Tabela 6-1** lista perguntas de rastreio que ajudam a avaliar a percepção do adolescente sobre a própria imagem corporal. Outra ferramenta diagnóstica (p. ex., o Inventário de TAs) avalia um espectro amplo de comportamentos e hábitos alimentares. A observação pelos cuidadores é importante para determinar se o paciente está insatisfeito com a aparência do corpo e quais métodos para perda de peso tem usado. Se o adolescente está relutante para compartilhar as próprias preocupações acerca da imagem corporal, o médico pode encontrar pistas diagnósticas considerando outros sinais ou sintomas presentes. A perda de peso em um paciente com peso corporal adequado é um sinal de alerta para a presença de um TA. Além disso, a AN deve ser considerada em qualquer menina com amenorreia secundária e que tenha apresentado perda de peso.

Tabela 6-1 Perguntas de rastreio para auxiliar o diagnóstico da anorexia e bulimia nervosa

Como você se sente com relação ao seu corpo?
Existe alguma(s) parte(s) do seu corpo que você gostaria de modificar?
Quando você se olha no espelho, você se enxerga com sobrepeso, abaixo do peso ou com peso satisfatório?
Se enxerga sobrepeso, o quanto de peso você gostaria de perder?
Se o seu peso é adequado, teve algum momento em que esteve preocupado em perder peso?
Se acima do peso (abaixo do peso), o que você modificaria no corpo?
Você já fez alguma dieta?
O que você já fez para perder peso?
Você costuma contar calorias ou gramas de gordura?
Você controla a sua ingesta alimentar de acordo com o número de calorias?
Você já utilizou algum suplemento alimentar, pílulas dietéticas ou laxativos para ajudar na perda de peso?
Você já provocou vômitos alimentares para se livrar do que comeu ou para perder peso?

Os sinais e sintomas físicos costumam ser secundários à perda de peso e proporcionais ao grau de desnutrição. O organismo entra em um estado de hibernação, resultando no hipotireoidismo (eutireoideo doente) a fim de poupar energia. A temperatura corporal cai, e os pacientes reportam se sentirem frios. A frequência cardíaca reduz, especialmente em posição supina, resultado de um aumento no tônus vagal e conservação de energia. Ainda, tontura, vertigem e síncope podem ocorrer como resultado de ortostase e hipotensão. A massa do ventrículo esquerdo se encontra reduzida, a fração de ejeção fica comprometida e há aumento da resistência vascular periférica, o que contribui para uma disfunção sistólica do ventrículo esquerdo. Os pacientes podem desenvolver síndrome do QTc longo e aumento no intervalo QT (intervalo QT irregular), colocando-os em risco para arritmias cardíacas. A circulação periférica diminui. As mãos e os pés podem ficar cianóticos e frios. O cabelo fica mais fino, as unhas quebradiças e a pele ressecada. Os lanugos surgem como uma resposta primitiva à restrição alimentar. O trato gastrointestinal (GI) pode ser acometido; podem surgir perda da habilidade de ingerir quantidades normais de comida, saciedade precoce e refluxo gastroesofágico, à medida em que o corpo se adapta à baixa ingesta alimentar. O refluxo gastrocólico fisiológico pode se perder devido à falta de estímulo pelos alimentos, resultando em distensão e constipação abdominais. Ainda, pode haver gastroparesia. A reabilitação nutricional melhora os sintomas dispépticos e de atraso no esvaziamento gástrico naqueles pacientes com AN do tipo restritiva, mas não nos pacientes vomitadores. Do ponto de vista neurológico, os pacientes podem ter desenvolvido déficit cognitivo, dificuldade de concentração, irritabilidade aumentada e sintomas depressivos, o que pode estar relacionado a alterações estruturais do cérebro e redução de fluxo sanguíneo para o sistema nervoso central.

A determinação do IMC é crucial para classificar o estado da desnutrição. A forma mais acurada de pesar o paciente é com uma peça de roupa única e após a micção. Os pacientes tendem a vestir roupas volumosas, esconderem objetos de peso nos bolsos ou beber grandes quantidades de líquidos para confundir o examinador. O IMC abaixo do percentil 25 indica risco de desnutrição, e abaixo do percentil 5 indica desnutrição grave. O peso corporal médio pode ser calculado para determinar em qual percentual de peso o paciente se encontra e para estabelecer uma meta de peso durante a fase de reabilitação. O peso médio para altura é calculado usando o percentil 50 do IMC para a idade e o sexo. Assim, qualquer indivíduo abaixo do percentil 75 para o peso médio é considerado gravemente desnutrido, o que muitas vezes requer internação hospitalar.

A combinação entre desnutrição e estresse pode causar hipogonadismo hipotalâmico. O eixo hipotálamo-hipófise-gonadal para de funcionar à medida em que o corpo luta para sobreviver, poupando energia para as funções vitais. Essa alteração pode ser mediada pelo efeito da leptina sérica em baixa concentração no eixo hipotálamo-hipófise. O desenvolvimento puberal e o crescimento ósseo podem ser interrompidos e os adolescentes podem apresentar uma redução da libido.

A amenorreia continua sendo um importante sinal clínico de que o corpo está malnutrido. Ela ocorre por duas razões. O eixo hipotálamo-hipófise-ovariano para de funcionar em situações de estresse, resultando em amenorreia hipotalâmica. Além disso, o tecido adiposo é necessário para que o estrogênio se converta na sua forma ativa. Em situações em que a perda de peso é significativa, não há substrato suficiente para a ativação desse hormônio. A retomada da menstruação ocorre apenas quando tanto o peso quanto a gordura corporal são recuperadas.

Aproximadamente, 73% das meninas pós-menarca voltam a menstruar quando atingem 90% do peso corporal médio. Uma adolescente precisa de cerca de 17% de gordura corporal para retomar os ciclos menstruais e 22% de gordura corporal para dar início à menarca em caso de amenorreia primária. Algumas evidências sugerem que o ganho de peso alvo para retornar à menstruação é de aproximadamente 1 quilo acima do peso em que começou a amenorreia.

B. Achados laboratoriais

O paciente anoréxico pode ter comprometimento, em algum grau, de todos os órgãos e sistemas, de acordo com a gravidade e duração da doença (**Tabela 6-2**). O rastreio inicial deve incluir hemograma completo com contagem diferencial de células; nível sérico de eletrólitos; ureia sérica, creatinina, fósforo, cálcio, magnésio e hormônios da tireoide; testes de função hepática; e urinálise. Um aumento nos lipídios, provavelmente em função de uma alteração na função hepática, é encontrado em até 18% dos pacientes com AN, com retorno aos níveis normais assim que o peso for reestabelecido. Um eletrocardiograma (ECG) deve ser realizado, pois anormalidades eletrocardiográficas significativas podem ser encontradas, principalmente a síndrome do QTc longo. A densitometria óssea deve ser feita caso a doença persista por mais de 6 meses, já que há aumento progressivo no risco de desenvolver osteoporose.

▶ Diagnóstico diferencial

Em casos de dúvida diagnóstica (ou seja, se o paciente perdeu grande quantidade de peso mas não tem distorção de imagem

Tabela 6-2 Achados laboratoriais: anorexia nervosa

Aumento na ureia e creatinina séricas secundário à insuficiência renal
Contagem reduzida na linhagem celular branca, plaquetas, e, menos comumente, na linhagem celular vermelha e hematócritos, secundária à supressão da medula óssea ou atrofia da gordura da medula
Aumento de AST e ALT secundário à desnutrição
Aumento de colesterol, que pode estar relacionado à alteração do metabolismo de ácidos graxos
Redução da fosfatase alcalina secundária à deficiência de zinco
Hormônio estimulante da tireoide e tiroxina normal-baixos a baixos
Redução do hormônio folículo-estimulante (FSH), hormônio luteinizante (LH), estradiol e testosterona, secundários à inibição do eixo hipotálamo-hipófise-gonadal
Alteração eletrolítica relacionada ao estado de hidratação
Hipofosfatemia
Redução do fator do crescimento semelhante à insulina
Aumento no cortisol
Redução da densidade urinária em casos de intoxicação hídrica intencional

ALT, alanina-aminotransferase; AST, aspartato-aminotransferase.

corporal ou gordofobia), o especialista deve considerar diagnósticos diferenciais para perda de peso em adolescentes. Estes incluem doença inflamatória intestinal, diabetes, hipertireoidismo, doenças malignas, depressão e doenças infecciosas crônicas como o vírus da imunodeficiência humana (HIV, de *human immunodeficiency virus*). Dentre os diagnósticos menos comuns estão insuficiência adrenal e as síndromes de má absorção, a exemplo da doença celíaca. A história e o exame físico devem direcionar os exames laboratoriais e radiológicos específicos.

▶ Complicações (Tabela 6-3)

A. Complicações a curto prazo

1. Saciedade precoce – Os pacientes podem apresentar dificuldade em tolerar os alimentos, ainda que em quantidade modesta, quando aumentam a ingesta; isso normalmente se resolve depois que o paciente se ajusta às refeições maiores. O esvaziamento gástrico é alterado. As secreções pancreática e biliar estão reduzidas.

2. Síndrome da artéria mesentérica superior – À medida que o paciente vai se tornando desnutrido, o tecido gorduroso localizado entre a artéria mesentérica superior e o duodeno encolhe e uma compressão do duodeno transverso pode causar obstrução e vômitos, especialmente com alimentos sólidos. No exame de imagem, o trato GI superior demonstra fluxo de contraste de bário para frente e para trás no duodeno descendente e transverso proximais à obstrução. O tratamento inclui dieta líquida ou por sonda nasoentérica até a recuperação do tecido gorduroso, o que se dá com a recuperação de peso.

3. Constipação – Os pacientes podem estar muito constipados. Dois mecanismos contribuem para isso – perda do reflexo gastrocólico e do tônus muscular colônico. Medicamentos que amolecem as fezes normalmente não são efetivos já que há redução na amplitude dos movimentos peristálticos do cólon. Já os fármacos que induzam peristalse, como bisacodil, bem como agentes osmóticos como o polietilenoglicol, tendem a ajudar. A constipação

Tabela 6-3 Complicações da anorexia e bulimia nervosa por sistemas

Cardiovascular	**Hematológico**
Bradicardia (PP/DN)	Leucopenia (PP/DN)
Hipotensão postural (PP/DN, VAI, AL)	Anemia (PP/DN)
Arritmia, morte súbita (PP/DN, VAI, AL)	Trombocitopenia (PP/DN)
Insuficiência cardíaca congestiva (durante realimentação) (PP/DN)	↓ VHS (PP/DN)
Tamponamento cardíaco (PP/DN)	Imunidade celular prejudicada (PP/DN)
Prolapso de valva mitral (PP/DN)	**Metabólico**
Alterações de ECG (QT longo, baixa voltagem, anormalidades de onda T, defeitos de condução) (PP/DN)	Desidratação (PP/DN, VAI, AL, AD)
	Acidose (AL)
Endócrino	Alcalose (VAI)
↓ LH, FSH (PP/DN)	Hipocalemia (VAI, AL, AD)
↓ T_3, ↑ rT_3, ↓ T_4, TSH (PP/DN)	Hiponatremia (VAI, AL, AD, PP/DN)
Irregularidade menstrual (PP/DN, C/P)	Hipocloremia (VAI)
Amenorreia (PP/DN)	Hipocalcemia (PP/DN, VAI)
Hipercortisolismo (PP/DN)	Hipofosfatemia (PP/DN)
Déficit de crescimento (PP/DN)	Hipomagnesemia (PP/DN)
Atraso puberal (PP/DN)	Hipercarotenemia (PP/DN)
Redução da libido (PP/DN)	**Neurológico**
Gastrointestinal	Atrofia cortical de substância branca e cinzenta (PP/DN)
Erosão dentária (VAI)	Neuropatia periférica (PP/DN)
Edema de parótida (VAI)	Convulsões (PP/DN, VAI, AL)
Esofagite, laceração esofágica (VAI)	Anormalidades de termorregulação (PP/DN)
Gastroparesia (PP/DN, VAI)	↓ REM e sono de ondas longas (todos)
Dilatação gástrica (raramente ruptura) (VAI)	**Renal**
Pancreatite (PP/DN)	Hematúria (PP/DN)
Constipação (PP/DN, AL)	Proteinúria (PP/DN)
Diarreia (AL)	↓ Capacidade de concentração renal (PP/DN, AD)
Síndrome da artéria mesentérica superior (PP/DN)	Enurese (PP/DN)
Hipercolesterolemia (PP/DN)	**Esquelético**
↑ Testes de função hepática (infiltração hepática gordurosa) (PP/DN)	Osteopenia (PP/DN)
	Fraturas (PP/DN)

AD, abuso de diuréticos; AL, abuso de laxativos; C/P, compulsão-purgação; ECG, eletrocardiograma; FSH, hormônio folículo estimulante; LH, hormônio luteinizante; PP/DN, perda de peso/desnutrição; REM, movimento rápido dos olhos; rT_3, triiodotironina reversa; T_3, triiodotironina; T_4, tiroxina; TSH, hormônio estimulante da tireoide; VAI, vômitos autoinduzidos; VHS, velocidade de hemossedimentação pode persistir por até 6 a 8 semanas após a realimentação do paciente, e em algumas situações o enema se faz necessário.

4. Síndrome da realimentação – Essa síndrome é descrita na seção Tratamento.

5. Tamponamento cardíaco – A prevalência de tamponamento cardíaco aumenta com o grau de desnutrição. Há um estudo que demonstra que 22% dos pacientes com AN têm tamponamento cardíaco silencioso, sendo 88% dos casos resolvidos após a recuperação do peso.

B. Complicações a longo prazo

1. Osteoporose – Aproximadamente 50% das mulheres com AN apresentam um ou mais locais de massa óssea reduzida. A coluna lombar, região de *turnover* mais rápido, normalmente é a primeira área afetada. Os adolescentes são grupos de risco já que acumulam 40% da massa mineral óssea durante essa fase da vida. O baixo peso é o maior preditor para perda de massa óssea. As causas de osteopenia e osteoporose são múltiplas. Hormônios como estrogênio e testosterona são essenciais para potencializar o desenvolvimento ósseo. Na ausência de estrogênio, os minerais ósseos são reabsorvidos. Ainda, níveis elevados de cortisol e reduzidos de fator do crescimento semelhante à insulina (IGF-1, de *insulin-like growth factor*) também contribuem para a reabsorção óssea. Além disso, a amenorreia tem grande correlação com osteoporose. Os estudos mostram que amenorreia durante 6 meses ou mais está associada tanto a osteopenia como a osteoporose. Já no sexo masculino, a perda de massa óssea está relacionada tanto ao grau de desnutrição, bem como aos níveis reduzidos de testosterona e aumentados de cortisol.

O tratamento mais eficaz para a perda de massa óssea em meninas com AN é o reganho de peso e de gordura corporal suficientes para reiniciar o ciclo menstrual. Os estudos não demonstram embasamento da terapia de reposição hormonal oral para a recuperação óssea; entretanto, um estudo randomizado controlado demonstrou que a administração de doses fisiológicas de estrogênio via transdérmica durante 18 meses resultou em melhora na densidade óssea. Assim, os profissionais de saúde podem considerar o tratamento com estrogênio por via transdérmica em pacientes resistentes às demais terapias ou naqueles que não recuperaram o peso em tempo hábil. Ainda, os bisfosfonatos mostraram efeitos benéficos moderados em adultos com AN, mas não em adolescentes. O uso de desidroepiandrosterona, combinada com contraceptivos orais, tem conseguido manter a densidade mineral óssea em adolescentes com AN em comparação com o grupo de controle, embora essa abordagem ainda não tenha sido estabelecida como tratamento padrão nesses casos.

2. Alterações neurológicas – À medida em que a desnutrição se instala, o tecido cerebral – tanto substância branca como cinzenta – é perdido, com um aumento compensatório de líquido cerebrospinal nos sulcos e ventrículos. Estudos de seguimento de recuperação de peso em pacientes anoréxicos mostram uma contínua perda de substância cinzenta cerebral, enquanto a substância branca é recuperada. Não parece haver uma correlação funcional direta entre a cognição e a perda de tecido cerebral, embora estudos tenham encontrado um decréscimo na habilidade cognitiva e de fluxo sanguíneo cerebral em pacientes mal nutridos. A tomada de consciência por parte dos pacientes e familiares de que o tecido cerebral pode ser perdido pode melhorar a percepção sobre a gravidade dessa doença.

3. Efeitos em gestações futuras – Os efeitos nessa área estão sendo estudados recentemente. Achados sugerem que lactentes cujas mães têm história de AN ou BN podem apresentar problemas para alimentar-se. Ainda, crianças cujas mães têm história de AN têm maiores dificuldades alimentares dos 0 a 6 meses e tendem a ter baixo peso (percentil 30 em média). Já as crianças nascidas de mães com história de BN tendem a apresentar sobrepeso e crescimento mais rápido do que a média. Assim, os pediatras devem pesquisar a história materna para TAs em crianças que apresentam problemas alimentares.

Fazeli PK, Klibanski A: Effects of anorexia nervosa on bone metabolism. Endocr Rev 2018 Dec;39(6):895–910 [PMID: 30165608].

Golden NH et al: Update on the medical management of eating disorders in adolescents. J Adolesc Health 2015;56:370–375 [PMID: 25659201].

Kastner S, et al: Echocardiographic findings in adolescents with anorexia nervosa at beginning of treatment and after weight recovery. Eur Child Adolesc Psychiatry 2012 Jan;21(1):15–21 [PMID: 22086424].

Micali N, Simonoff E, Treasure J: Infant feeding and weight in the first year of life in babies of women with eating disorders. J Pediatr 2009;154(1):55–60.e1 [PMID: 18783793].

Misra M et al: Physiologic estrogen replacement increases bone density in adolescent girls with anorexia nervosa. J Bone Miner Res 2011 Oct;26(10):2430–2438 [PMID: 21698665].

Nagata J et al: Assessment of sex differences in bone deficits among adolescents with anorexia nervosa. Int J Eat Disord 2017 Apr;50(4):352–358 [PMID: 27611361].

Sachs KV, Harnke B, Mehler PS, Krantz MJ: Cardiovascular complications of anorexia nervosa: a systematic review. Int J Eat Disord 2016 Mar;49(3):238–248 [PMID: 26710932].

Vo M, Accurso EC, LeGrange D: The impact of DSM-5 on eating disorder diagnoses. Int J Eat Disord 2016 Nov;50(5) [PMID: 27862127].

C. Mortalidade

Pacientes com TAs têm maior risco de morte em comparação com a população em geral, e aqueles com AN apresentam a maior mortalidade dentre os TAs. Uma metanálise estima que a taxa de mortalidade associada à AN seja de 5,9. O óbito em pacientes anoréxicos se dá devido ao suicídio, distúrbios eletrolíticos e arritmias cardíacas.

▶ Tratamento

A. Abordagem geral

O tempo de tratamento depende da gravidade e duração da doença, manifestações clínicas, abordagens e resultados de manejos anteriores, disponibilidade de terapias e programas, recursos financeiros e cobertura dos planos de saúde. As opções terapêuticas incluem manejo ambulatorial, programas de internação parcial,

TRANSTORNOS ALIMENTARES

internação hospitalar ou psiquiátrica e tratamento residencial. Os fatores decisivos sobre o nível de intervenção terapêutica são o grau da desnutrição, a velocidade da perda de peso, o grau de comprometimento médico e a presença de anormalidades eletrolíticas com risco de vida. Não existem critérios absolutos que determinem o nível da intervenção. O profissional deve examinar o grau de comprometimento médico e considerar tanto os riscos imediatos como o potencial para que o indivíduo reverta a situação por conta própria. O tratamento é caro. Os pacientes podem não ter recursos financeiros que o cubram, o que leva a um importante dilema para os pais e profissionais de saúde sobre como oferecer o melhor tratamento apesar das restrições financeiras. Entretanto, legalmente, os TAs já são reconhecidos como diagnósticos de saúde mental – semelhante a outros diagnósticos de doenças de saúde mental de base biológica – em vários estados, o que aumenta a facilidade de obter cobertura pelo seguro/sistema de saúde.

A abordagem multidisciplinar é a mais efetiva e deve incluir monitorização médica, terapia nutricional e psicoterapias, individual e familiar, realizadas por profissionais experientes. A terapia familiar é uma abordagem importante para auxiliar as famílias na compreensão da doença e sua evolução, e também na abordagem de questões que possam ser fatores dificultadores da recuperação clínica do paciente. Ambos os tipos de terapia são indicados na maioria dos programas de tratamento e é incomum que o paciente se recupere sem psicoterapia. O tempo médio de terapia vai de 6 a 9 meses, embora alguns pacientes continuem as sessões por períodos mais longos. Outras possibilidades de abordagem adjunta incluem arteterapia, terapia por horticultura, recreação terapêutica e massoterapia.

A terapia familiar manualizada, desenvolvida na Inglaterra por Maudsley e adaptada por Lock e LeGrange, modificou a abordagem terapêutica de pacientes com AN. A psicoterapia tradicional deixava que os adolescentes controlassem a própria ingesta alimentar, e os pais permaneciam sem envolvimento nessa parte alimentar da recuperação. Já a abordagem manualizada devolve o poder e controle de volta aos pais.

O tratamento prescrito é de 20 sessões, uma por semana. As primeiras 10 semanas são dedicadas ao empoderamento parental, colocando-os no controle dos exercícios e nutrição de seus filhos. Os pais são orientados sobre os perigos da desnutrição e instruídos a supervisionar todas as refeições. Na próxima fase, das sessões 11 a 16, o controle sobre a alimentação volta para o adolescente, uma vez que esse tenha aceitado as demandas paternas. A última fase do tratamento, das sessões 17 a 20, ocorre quando o paciente consegue manter um peso saudável e desvia o foco para além do TA, conseguindo enxergar o impacto que a doença teve no estabelecimento da própria identidade. Essa abordagem tem relatos de desfechos bons ou medianos em 90% dos adolescentes tratados.

Orientações de nutrição cuidadosa ajudam o adolescente e a família a sanar dúvidas sobre a nutrição, identificar objetivos e normalizar a alimentação. Inicialmente, a educação alimentar parece ser a principal intervenção à medida em que o adolescente supera o medo das gorduras alimentares e de ganhar peso. O paciente começa a confiar na nutricionista, recupera o peso e eventualmente volta a se alimentar de forma balanceada e saudável.

Independente do nível de tratamento em que o paciente inicia, o objetivo é que ele atinja um peso saudável. Idealmente, há uma nutricionista integrando a equipe, o que pode ajudar a determinar o peso alvo para cada paciente. Eventualmente, o peso médio e o peso alvo são semelhantes, porém, se os registros de crescimento do paciente demonstram um desenvolvimento consistente no percentil 25 de IMC, por exemplo, é razoável que o peso alvo do paciente seja definido também no percentil 25 de IMC.

B. Tratamento hospitalar

A **Tabela 6-4** lista os critérios para internação hospitalar geralmente utilizados pelas equipes médicas. Na maioria das vezes, há grande dificuldade para que o paciente que estava em rápida perda de peso (1 kg/semana) consiga reverter essa perda, já que o organismo se encontra em estado catabólico.

Os objetivos do tratamento hospitalar incluem a cessação da perda de peso e a estabilização hemodinâmica. A nutrição é o remédio mais vital para o paciente internado. Os médicos podem iniciar com um plano alimentar contendo aproximadamente 250 kcal a mais do que o paciente recebia de rotina, o que normalmente se garante por via oral. Alguns estudos sugerem que cardápios alimentares possam começar com até 1750 kcal, independente da ingesta basal prévia. Os planos alimentares devem ser balanceados, com proporções adequadas de carboidratos, proteínas e lipídios. A dieta via oral normalmente é tolerada, e é importante que a ingesta seja supervisionada pela equipe médica. Se houver relutância por parte do paciente, a alimentação por via nasogástrica pode ser considerada. Além das calorias necessárias, o médico deve avaliar a hidratação do paciente e incluir quantidades adequadas de líquidos no plano alimentar. A desidratação deve ser corrigida lentamente. A correção por via oral é normalmente adequada. A administração agressiva de fluidos endovenosos deve ser evitada, porque a massa do ventrículo esquerdo se

Tabela 6-4 Critérios para hospitalização em transtornos alimentares

Um ou mais dos seguintes critérios justificam a hospitalização:
1. Peso corporal: < 75% do peso corporal médio
2. Desidratação
3. Distúrbios eletrolíticos (hipocalemia, hiponatremia, hipofosfatemia)
4. Anormalidades de ECG (QTc longo, bradicardia severa)
5. Instabilidade fisiológica
   Frequência cardíaca na supina < 45 batimentos/min
   Hipotensão sintomática ou síncope
   Hipotermia
6. Falha no tratamento ambulatorial
7. Recusa alimentar aguda
8. Compulsão ou purgação incontroláveis
9. Complicações agudas da desnutrição (síncope, convulsões, insuficiência cardíaca, pancreatite)
10. Comorbidades psiquiátricas ou condição médica que contraindique ou limite um manejo ambulatorial adequado (depressão grave, ideação suicida, transtorno obsessivo-compulsivo, diabetes tipo 1)

encontra comprometida e um rápido aumento de volume pode não ser bem tolerado. O controle sobre a ingestão de líquidos é muito importante, já que uma intoxicação por água pode contribuir para anormalidades eletrolíticas e falso peso.

Durante a introdução alimentar inicial, o médico deve monitorizar o paciente para o risco de síndrome de realimentação, um fenômeno que ocorre se a ingesta calórica é aumentada de forma rápida. Os sinais dessa síndrome de realimentação são: redução do fósforo sérico (à medida que o organismo retoma a síntese de adenosina trifosfato), redução de potássio sérico (uma vez que o aumento de insulina causa desvio do potássio do espaço extracelular para o intracelular) e, raramente, edema relacionado às mudanças de fluidos ou à insuficiência cardíaca congestiva.

Apesar de não existirem diretrizes específicas, muitos profissionais iniciam a suplementação de fósforo se o paciente está gravemente desnutrido (< 70% do peso corporal médio) ou se a ingestão alimentar é considerada menor do que 500 kcal/dia.

A ingestão calórica pode progredir em até 250 kcal/dia desde que não ocorra síndrome da realimentação. As metas de peso variam de acordo com os objetivos pré-estabelecidos. Normalmente, o consumo é ajustado a fim de garantir um ganho de peso de 0,1 a 0,25 kg/dia.

A monitorização noturna da frequência cardíaca ajuda a avaliar o grau de comprometimento metabólico. Em geral, quanto mais rápida for a perda de peso, pior será a bradicardia. A melhora na bradicardia também parece ter correlação com a recuperação do peso. Além disso, a hipotensão ortostática tende a ser mais grave ao redor do quarto dia de internação hospitalar, melhorando de forma gradual e se resolvendo em torno da terceira semana de reabilitação. Um ECG deve ser realizado porque o paciente está sob risco de desenvolver síndrome do QTc longo e arritmias juncionais relacionadas com a gravidade da bradicardia.

Os objetivos iniciais da internação hospitalar são normalmente atingidos dentro de 1 a 2 semanas – estabilização no ganho de peso, tolerância à dieta oral sem sinais de síndrome de realimentação, resolução das bradicardias (frequência cardíaca > 45 batimentos/minuto) e correção da hipotensão ortostática. Critérios específicos de peso são usados em vários programas para a consideração da alta hospitalar. O peso da admissão tem influência parcial na decisão. Idealmente, o paciente deve ganhar pelo menos 5% do peso médio corporal. Alguns programas consideram para alta 80%, 85% ou 90% do peso corporal médio. Ainda assim, os desfechos do paciente são melhores com um peso corporal maior, e algumas evidências sugerem que os pacientes evoluem melhor com 95% do peso corporal médio. Na experiência de alguns profissionais, as taxas de recaída são maiores se os pacientes têm alta hospitalar com menos de 75% do peso corporal médio.

C. Farmacoterapia

Os médicos utilizam com frequência medicamentos psicotrópicos no tratamento da AN, apesar de não existirem evidências que suportem a eficácia do uso. Vários ensaios abertos sugerem que antipsicóticos atípicos (risperidona, olanzapina, quetiapina) podem ajudar. Uma revisão encontrou que a olanzapina (2,5-15 mg/dia) foi associada à melhora no peso corporal, redução nos pensamentos delirantes, melhora na imagem corporal e menor agitação e ansiedade pré-refeições. Porém, um ensaio randomizado controlado não encontrou nenhuma diferença nos desfechos entre a risperidona e o placebo.

Os ISRSs têm sido demonstrados como não tendo utilidade na terapia inicial da AN. Um estudo recente mostrou que o uso de ISRSs pode reduzir a densidade mineral óssea quando utilizado em pacientes desnutridos. Entretanto, uma vez que o paciente tenha atingido aproximadamente 85% do peso corporal médio, os ISRSs (fluoxetina, citalopram ou sertralina) podem ajudar a prevenir a recaída.

A deficiência de zinco é comum na AN, e vários estudos suportam a suplementação nas fases iniciais do tratamento. Como a deficiência de zinco tem efeitos adversos sobre os neurotransmissores, a reposição desse elemento ajuda a reestabelecer sua ação. Além disso, a suplementação também pode melhorar o apetite e o humor depressivo. A administração pode ser realizada por cerca de 2 meses após o início da terapia e com doses de no mínimo 14 mg de zinco elementar/dia no início do tratamento.

Devido ao déficit nutricional global, multivitamínicos contendo ferro são recomendados diariamente. Além disso, tratamentos sintomáticos para constipação e refluxo devem ser realizados até que esses sintomas sejam resolvidos.

D. Tratamento ambulatorial

Dentre as várias possibilidades terapêuticas existentes, há programas de hospitalização parcial (8-11 h por dia, 5-7 dias por semana), programas ambulatoriais intensivos (3 h por dia, 2-3 dias/semana) e cuidados ambulatoriais de rotina. Os jovens podem transicionar entre um tratamento hospitalar para um cuidado ambulatorial menos intensivo ou já podem iniciar com a terapia extra hospitalar. Nem todos os pacientes com AN requerem internação, especialmente se os pais e os médicos reconhecem precocemente os sinais de alarme. De forma ideal, o tratamento, independente do nível de complexidade necessário, requer uma abordagem multidisciplinar. A terapia manualizada e baseada na família é a ideal para o ambiente ambulatorial caso um terapeuta especializado esteja disponível. Ainda, o aconselhamento nutricional apropriado é indispensável para guiar o paciente e a família durante as primeiras fases da recuperação. À medida que o nutricionista trabalha para o aumento da quantidade de calorias ingeridas, o médico precisa monitorar o peso e os sinais vitais do paciente. Muitas vezes, o nível de atividade física deve ser reduzido para auxiliar na reversão do estado catabólico. Uma meta de ganho de peso razoável deve estar entre 0,2-0,5 kg/semana. Se a perda de peso persiste, uma monitorização cuidadosa dos sinais vitais, incluindo frequência cardíaca em supina, é importante para determinar quando o paciente precisa de cuidados mais intensivos. Concomitantemente, o paciente deve ser encaminhado para um psicoterapeuta e, se necessário, avaliado por um psiquiatra.

E. Objetivos e resultados do tratamento

Os objetivos do tratamento incluem atingir um peso saudável, eliminar sequelas médicas e retomar a menstruação. Os sintomas podem aumentar e diminuir por um longo período de tempo. Aproximadamente 50% dos adolescentes conseguem se recuperar em um curto período. Porém, 30% podem demorar vários anos para retornar a um estado saudável, e os sintomas podem reaparecer ocasionalmente. Além disso, cerca de 20% dos adolescentes podem desenvolver AN crônica e sem remissão.

Arcelus J et al: Mortality rates in patients with anorexia nervosa and other eating disorders. A meta-analysis of 36 studies. Arch Gen Psychiatry 2011;68(7):724–731 [PMID: 21727255].

Birmingham CL, Gritzner S: How does zinc supplementation benefit anorexia nervosa? Eat Weight Disord 2006;11:e109 [PMID: 17272939].

Claudino AM et al: Antidepressants for anorexia nervosa. Cochrane Database Syst Rev 2006;(1):CD004365 [PMID: 16437485].

DiVasta AD, Feldman HA, O'Donnell JM: Effect of exercise and antidepressants on skeletal outcomes in adolescent girls with anorexia nervosa. J Adolesc Health 2017 Feb;60(2):229–232 [PMID: 27939877].

Garber AK et al: A systematic review of approaches to refeeding in patients with anorexia nervosa. Int J Eat Disord 2016 Mar;49(3):293–310 [PMID: 26661289].

Hagman J et al: A double-blind, placebo-controlled study of risperidone for the treatment of anorexia nervosa. J Am Acad Child Adolesc Psychiatry 2011;50(9):915–924 [PMID: 21871373].

LeGrange D et al: Manualized family-based treatment for anorexia nervosa: a case series. J Am Acad Child Adolesc Psychiatry 2005;44:41 [PMID: 15608542].

Swenne I: Weight requirements for return of menstruations in teenage girls with eating disorders, weight loss, and secondary amenorrhea. Acta Paediatr 2004;93:1449 [PMID: 08035253].

BULIMIA NERVOSA

Os critérios diagnósticos para BN são descritos na seção *Fundamentos do Diagnóstico e Características Típicas*. A compulsão alimentar se dá tanto pela ingestão de quantidades excessivas de alimento durante uma refeição ou por uma refeição que dure mais tempo do que o normal. Pacientes bulímicos sentem-se sem controle enquanto comem, incapazes ou relutantes em reconhecer os sinais de saciedade. Qualquer tipo de alimento pode ser ingerido durante a compulsão, apesar de tipicamente serem carboidratos ou comidas não saudáveis. Uma culpa extrema é comumente associada ao episódio. Em algum momento, tanto antes ou durante a compulsão, o paciente bulímico pode decidir purgar com o objetivo de evitar o ganho de peso. As formas mais comuns de purgação são os vômitos auto induzidos, exercícios e uso de laxativos. Alguns pacientes vomitam várias vezes durante um episódio de purgação, depois de ingerir grandes quantidades de água a fim de limpar o organismo. Tudo isso pode resultar em anormalidades eletrolíticas como hiponatremia e hipocalemia, o que pode colocar o paciente em risco de arritmias ou convulsões. Outros métodos de purgação incluem diuréticos, pílulas dietéticas, catárticos e suplementos nutricionais que promovam a perda de peso.

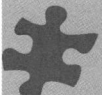

FUNDAMENTOS DO DIAGNÓSTICO E CARACTERÍSTICAS TÍPICAS: BULIMIA NERVOSA

▶ Episódios recorrentes de purgação alimentar, caracterizados por:
  • Ingerir, em um curto período de tempo, uma quantidade de comida maior do que a maioria das pessoas comeria durante o mesmo tempo e sob as mesmas circunstâncias;
  • Sentimento de falta de controle durante o episódio (p. ex., sensação de não conseguir parar de comer ou controlar a quantidade que está sendo ingerida).
▶ Comportamentos compensatórios recorrentes e inapropriados para prevenir o ganho de peso (p. ex., vômitos autoinduzidos; uso impróprio de laxativos, diuréticos ou outras substâncias; exercícios em excesso; jejum).
▶ Compulsão alimentar e comportamento compensatório inapropriado que ocorra ao menos uma vez na semana por 3 meses (em média).

https://www.nationaleatingdisorders.org/bulimia-nervosa

O diagnóstico da BN pode ser difícil, a menos que o adolescente seja receptivo ou os pais ou cuidadores possam fornecer observações diretas sobre a pessoa. Os pacientes bulímicos geralmente têm peso mediano ou um pouco acima da média e não apresentam anormalidades físicas. É muito importante que seja feita triagem de todos os adolescentes a respeito de preocupações com a imagem corporal. Caso o adolescente expresse preocupações sobre estar acima do peso, o médico precisa rastreá-lo com relação aos hábitos alimentares. Questionar se o paciente tem tido comportamentos compulsivos, se se sente fora do controle enquanto come, ou se não consegue parar de comer, pode ajudar no diagnóstico. Os pais podem relatar grandes quantidades de alimento faltando ou desaparecendo mais frequentemente que o normal. Se houver suspeita clínica, perguntar diretamente sobre as formas de purgação pode ajudar. Informar, logo de início, que o comportamento não é incomum pode tornar o questionamento menos ameaçador e com mais chances de obter uma resposta verdadeira. Por exemplo, o médico pode falar, "Alguns adolescentes que tentam perder peso provocam vômitos após a ingesta alimentar. Você já considerou fazer ou fez isso consigo mesmo?". (Ver **Tabela 6-1** para outras perguntas de triagem.)

▶ **Achados clínicos**

A. Sinais e sintomas

Os sintomas estão associados à purgação. Os problemas GI são os mais relevantes. A dor abdominal é comum. O refluxo gastroesofágico ocorre à medida em que o esfíncter esofagiano inferior se torna comprometido devido aos vômitos repetitivos. Os vômitos frequentes podem causar esofagite ou gastrite, secundárias à irritação da mucosa pela exposição ao ácido. Saciedade precoce, vômitos involuntários e queixa de que a comida "está subindo" por conta própria são frequentes. Ainda, houve relatos de hematêmese e ruptura esofágica. Os pacientes podem se queixar de diarreia ou constipação, especialmente se houve uso de laxativos. Os vômitos frequentes podem levar à sialoadenite (dor e edema de parótida). A exposição oral ao ácido durante os vômitos pode resultar em erosão do esmalte dentário. Já que a depressão é uma comorbidade comum na BN, os pacientes podem relatar dificuldades para dormir, pouca energia, pouca motivação e cefaleias. Tonturas ou síncopes podem surgir secundariamente à desidratação.

É importante perceber que a maioria dos métodos de purgação são ineficazes. Quando os pacientes têm um episódio compulsivo, eles podem consumir milhares de calorias. A digestão começa rapidamente. Apesar de o paciente poder vomitar algo do alimento, a maior parte é digerida e absorvida. Além disso, os laxantes atuam no intestino grosso, levando à perda hidroeletrolítica, mas as calorias já consumidas ainda são absorvidas no intestino delgado. O uso de diuréticos também pode resultar em diminuição do peso líquido e desequilíbrio eletrolítico.

Durante o exame físico, os pacientes bulímicos podem estar desidratados e apresentar hipotensão ortostática. Os achados mais comuns são sialoadenite, erosão do esmalte dentário, cáries dentárias e sensibilidade abdominal. A abrasão das articulações interfalangeanas proximais pode ocorrer secundariamente à raspagem dos dedos nos dentes durante a indução dos vômitos. Raramente, um sopro cardíaco é auscultado, o que pode ser resultado de um prolapso de valva mitral. Miocardiopatias irreversíveis podem se desenvolver secundariamente ao uso de ipeca.*

B. Achados laboratoriais

Os distúrbios eletrolíticos são achados comuns. Os métodos de purgação resultam em alterações específicas. Por exemplo, os vômitos provocam alcalose metabólica, hipocalemia e hipocloremia. Os laxantes podem causar acidose metabólica, hipocalemia e hipocloremia. O uso de diuréticos pode levar à hipocalemia, hiponatremia, hipocalcemia e alcalose metabólica. A amilase pode estar aumentada secundariamente ao estímulo crônico da parótida.

▶ Complicações

A. Complicações a curto prazo

São relatadas complicações em pacientes bulímicos com peso normal devido aos mecanismos de purgação: muitas dessas estão listadas acima em Sinais e sintomas. Outras alterações da bulimia incluem ruptura esofágica, esofagite aguda ou crônica e, raramente, esôfago de Barrett. Os vômitos crônicos podem levar à alcalose metabólica, e o abuso de laxantes pode causar acidose metabólica. O uso de pílulas para emagrecer pode provocar insônia, hipertensão, taquicardia, palpitações, convulsões e morte súbita.

Os pacientes que interrompem de forma abrupta o uso de laxantes podem ter constipação grave. O tratamento dessa constipação pode ser difícil psicologicamente, porque o médico muitas vezes precisa prescrever medicamentos similares aos que eram usados de forma abusiva durante o TA.

B. Mortalidade

A taxa de mortalidade em pacientes bulímicos é similar à de pacientes anoréxicos. A morte, geralmente, resulta de suicídio ou de distúrbios eletrolíticos.

▶ Tratamento

O tratamento da BN depende da frequência dos episódios de compulsão e de purgação e da gravidade das alterações bioquímicas e psiquiátricas. Se o K^+ é menor do que 3,0 mEq/L, o paciente deve ser hospitalizado. Tipicamente, o K^+ extracelular é poupado às custas de K^+ intracelular, por isso o paciente pode ficar hipocalêmico vários dias depois de a concentração sérica de K^+ ter sido aparentemente corrigida. Geralmente, o fim da purgação é suficiente para corrigir a concentração dos níveis de K^+, e a recomendação é intervir se K^+ abaixo de 3,0 mEq/L. Se o K^+ está entre 2,5 a 2,9 mEq/L, é sugerida a suplementação oral. Se estiver abaixo de 2,5 mEq/L, a terapia intravenosa é recomendada. A correção pode ser interrompida assim que os níveis de K^+ estiverem acima de 3,5 mEq/L. Ainda, o K^+ corporal total pode ser considerado normal quando o K^+ sérico é corrigido, e ele permanece normal cerca de 2 dias após a interrupção dos suplementos. A hospitalização continuada também depende do estado psicológico do paciente.

Alguns pacientes bulímicos que abusam de laxantes podem ter desidratação crônica. O sistema renina-angiotensina-aldosterona é ativado, e o hormônio antidiurético pode se elevar para compensação. Esses hormônios não normalizam assim que os laxantes são suspensos, e uma retenção de líquidos de até 10 kg/semana pode ocorrer. Isso coloca os pacientes em risco de insuficiência cardíaca congestiva e pode assustá-los à medida que o peso aumenta de forma dramática. A diurese geralmente ocorre após 7 a 10 dias.

A hospitalização de pacientes bulímicos também é recomendada se houver falha no manejo ambulatorial. O ciclo compulsão-purgação é vicioso, e pode ser difícil para os pacientes interrompê-lo por conta própria. A internação pode levar à interrupção "forçada" desse ciclo, permitindo que o paciente normalize a alimentação, cesse o comportamento vicioso, e recupere a habilidade de reconhecer os sinais de saciedade.

O manejo de pacientes ambulatoriais é uma opção se os pacientes estão clinicamente estáveis. A terapia cognitivo-comportamental é crucial para ajudar os pacientes bulímicos no entendimento da própria doença. A terapia nutricional fornece ferramentas para que os pacientes regularizem os padrões alimentares a fim de evitar a compulsão. A monitorização clínica deve ser realizada periodicamente, a depender do método de purgação utilizado, para avaliação eletrolítica.

Os ISRSs geralmente ajudam no tratamento do ciclo compulsão-purgação. A fluoxetina tem sido muito estudada, e a dose de 60 mg/dia é a mais eficaz em adolescentes. Outros ISRSs também parecem efetivos e podem ser usados em pacientes com efeitos colaterais pelo uso da fluoxetina. Ainda assim, o tratamento para o

---

*N. de R.T. Planta brasileira utilizada para provocar vômitos.

refluxo gastroesofágico e gastrite deve ser realizado quando indicado. A dor e o edema da glândula parótida de tamanho aumentado podem ser aliviados chupando doces azedos e aplicando calor local.

O objetivo do tratamento é interromper o ciclo compulsão-purgação, e chegar à remissão é o resultado almejado.

Hail L, LeGrange D: Bulimia nervosa in adolescents: prevalence and treatment challenges. Adolesc Health Med Ther 2018 Jan;9:11–16 [PMID: 29379324].
Mehler PS: Medical complications of bulimia nervosa and their treatments. Int J Eat Disord (0276–3478) 2011 Mar;44(2):95 [PMID: 21312201].
Steinhausen HC, Weber S: The outcome of bulimia nervosa: findings from one-quarter century of research. Am J Psychiatry 2009;166:1331–1341 [PMID: 19884225].
Sysko R, Sha N, Wang W: Early response to antidepressant treatment in bulimia nervosa. Psychol Med 2010;40(6):999 [PMID: 20441691].

TRANSTORNO DE COMPULSÃO ALIMENTAR

O transtorno de compulsão alimentar (TCA) está atualmente descrito no DSM-5. Os estudos mostram que a maioria dos adultos que tiveram TCA (prevalência de 2%-4%) desenvolveram os primeiros sintomas durante a adolescência. A seguir estão os critérios diagnósticos para TCA.

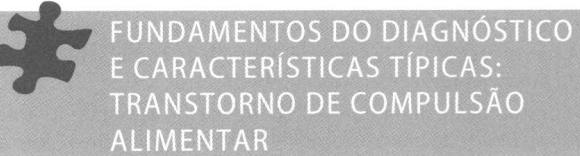

FUNDAMENTOS DO DIAGNÓSTICO E CARACTERÍSTICAS TÍPICAS: TRANSTORNO DE COMPULSÃO ALIMENTAR

▶ Episódios recorrentes de compulsão alimentar:
  • Comer quantidades maiores de comida em um período menor do que a maioria das pessoas comeria em circunstâncias similares;
  • Episódios marcados por sentimentos de falta de controle.
▶ A compulsão alimentar está associada a um sofrimento acentuado.
▶ A compulsão alimentar ocorre pelo menos uma vez na semana por 3 meses (em média).

https://www.nationaleatingdisorders.org/sites/default/files/ResourceHandouts/MultiPageRGB.pdf

▶ Achados clínicos

A. Sinais e sintomas

O TCA é mais comumente encontrado em pessoas com sobrepeso ou obesidade. Cerca de 80% desses pacientes relatam compulsão pelo menos uma vez no último ano. Pacientes com TCA têm uma incidência aumentada de depressão e abuso de substâncias. A possibilidade de TCA deve ser levantada em qualquer paciente com sobrepeso significativo. Existem questionários específicos disponíveis para avaliação de pacientes com suspeita clínica de TCA.

B. Achados laboratoriais

O médico deve avaliar as causas e as complicações da obesidade, e a avaliação laboratorial deve incluir testes de função tireoidiana e medidas dos níveis de colesterol e de triglicerídeos.

▶ Tratamento

A combinação entre terapia cognitivo-comportamental e medicação antidepressiva tem sido eficaz no tratamento de TCA em adultos. O uso de ISRSs em adolescentes não foi estudado, mas, em adultos, a fluoxetina e o citalopram ajudam a reduzir os episódios de compulsão, melhorar os sintomas depressivos e possivelmente diminuir o apetite. Essas evidências sugerem que os ISRSs também podem ser úteis em adolescentes com TCA. Estudos demonstraram que o uso de dimesilato de lisdexanfetamina em uma dose de 50mg em adultos, bem como o de topiramato, levaram a uma redução estatisticamente significativa dos episódios de compulsão alimentar, apesar dessas medicações não terem sido estudadas para o TCA especificamente em adolescentes. Já que o TCA foi reconhecido apenas recentemente, os desfechos ainda não foram estudados e há pouco conhecimento sobre o prognóstico a longo prazo.

Bello NT, Yeomans BL: Safety of pharmacotherapy options for bulimia nervosa and binge eating disorder. *Expert Opin Drug Saf* 2018;17(1):17–23. doi:10.1080/14740338.2018.1395854.
Fairburn CG et al: The natural course of bulimia nervosa and binge-eating disorder in young women. Arch Gen Psychiatry 2000;57:659 [PMID: 10891036].
McElroy SL et al: Citalopram in the treatment of binge-eating disorder: a placebo-controlled trial. J Clin Psychiatry 2003;64:807 [PMID: 12934982].
Reas DL, Grilo CM: Pharmacological treatment of binge eating disorder: update review and synthesis. *Expert Opin Pharmacother* 2015;16(10):1463–1478. doi:10.1517/14656566.2015.1053465.
Schneider M: Bulimia nervosa and binge-eating disorder in adolescents. Adolesc Med State Art Rev 2003;14:119 [PMID: 12529196].

OUTROS TRANSTORNOS ALIMENTARES ESPECIFICADOS

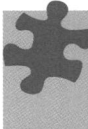

FUNDAMENTOS DO DIAGNÓSTICO E CARACTERÍSTICAS TÍPICAS: OUTROS TRANSTORNOS ALIMENTARES ESPECIFICADOS (OTAE)

▶ O paciente deve apresentar comportamentos alimentares que causem angústia e sofrimento clinicamente significativos, mas que não preencham todos os critérios para qualquer outro transtorno.

A seguir estão os diferentes tipos de OTAE:

- **Anorexia nervosa atípica:** todos os critérios de AN são atendidos, exceto que, apesar de perda de peso significativa, o peso do paciente está dentro ou acima da média.
- ▶ Transtorno de compulsão alimentar (em menor frequência e/ou duração limitada): todos os critérios de TCA são atendidos, exceto em menor frequência e/ou por um período inferior a 3 meses.
- ▶ Bulimia nervosa (em menor frequência e/ou duração limitada): todos os critérios de BN são atendidos, com exceção de que a compulsão alimentar e os comportamentos compensatórios inapropriados ocorrem em menor frequência e/ou por um período inferior a 3 meses.
- ▶ Transtorno de purgação: comportamento de purgação recorrente que influencia o peso ou a forma corporal na ausência de compulsão alimentar.
- ▶ Síndrome do comer noturno: episódios recorrentes de alimentação noturna, como comer depois de acordar durante a noite ou consumo excessivo de alimentos após o jantar. O comportamento não é melhor explicado por influências ambientais ou normas sociais ou outro transtorno de saúde mental (p. ex., TCA) e provoca angústia/sofrimento significativos.
- ▶ A categoria dos OSFED abrange uma grande variedade de transtornos de comportamento alimentar que não cumprem todos os critérios para AN, BN, TCA ou TARE.

▶ Achados clínicos

Os achados clínicos pertinentes estão diretamente relacionados ao tipo de transtorno alimentar existente. Por exemplo, um paciente que perdeu 30 kg em 6 meses, mas continua com sobrepeso, pode ter AN atípica e apresentar vários dos achados clínicos da AN: bradicardia, ortostase, tontura, etc. Da mesma forma, um paciente que preenche critérios para transtorno de purgação – com vômitos auto induzidos como comportamento purgativo – pode apresentar alterações eletrolíticas, sialoadenose, e/ou problemas gástricos similares à BN. A avaliação clínica e laboratorial deve ser guiada pelo comportamento e apresentação do paciente.

TRANSTORNO ALIMENTAR RESTRITIVO EVITATIVO

O TARE foi adicionado ao DSM-5 que complementa o diagnóstico de transtorno alimentar da infância ou primeira infância do *Manual Diagnóstico e Estatístico de Transtornos Mentais*, 4ª edição (DSM-4). A característica mais marcante é a de evitação ou restrição da ingesta alimentar por via oral, na ausência de critérios para AN (distúrbios de imagem corporal, medo de ganho de peso/gordura). Para os adolescentes, a evitação alimentar pode estar associada com dificuldades emocionais mais generalizadas que não fecham critérios para ansiedade ou depressão. Apesar de a epidemiologia do TARE não estar bem estabelecida, um estudo com pacientes dos 8 a 13 anos de idade demonstrou que 3,2% tinham alguns critérios para TARE. Outro estudo apontou que 45% dos diagnosticados com TARE tiveram um diagnóstico de comorbidade psiquiátrica. Os critérios de reconhecimento do TARE estão descritos abaixo. Desfechos semelhantes aos da AN podem ser encontrados no TARE, dependendo do grau de desnutrição e de como o indivíduo se torna desnutrido.

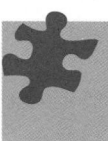

FUNDAMENTOS DO DIAGNÓSTICO E CARACTERÍSTICAS TÍPICAS: TRANSTORNO ALIMENTAR RESTRITIVO EVITATIVO

- ▶ Perturbação alimentar ou ao comer (incluindo desinteresse em comer, evitação devido às características sensoriais do alimento; preocupação com efeitos adversos da comida) demonstrado por falha em atender às necessidades nutricionais e/ou energéticas adequadas e relacionado a um ou mais dos seguintes:
  - Perda de peso (ou falha para alcançar o peso esperado ou crescimento prejudicado).
  - Deficiências nutricionais.
  - Dependência de dieta enteral ou de suplementação nutricional oral.
  - Interferência no funcionamento psicossocial.
- ▶ A perturbação não é explicada por falta de comida disponível ou prática cultural restritiva.
- ▶ A perturbação alimentar não ocorre exclusivamente durante AN ou BN, e não há transtorno relacionado à imagem ou forma corporais.
- ▶ Perturbação alimentar não atribuível a condição médica concomitante ou explicada por um transtorno mental diferente, *ou*, quando há perturbação alimentar no contexto de outra condição ou transtorno, a gravidade da perturbação alimentar excede a associada à outra condição ou transtorno.

REFERÊNCIAS

Bourne L, Bryant-Waugh R, Cook J, Mandy W: Avoidant/restrictive food intake disorder: a systematic scoping review of the current literature. Psychiatry Res 2020 Jun;288:112961. doi: 10.1016/j.psychres.2020.112961 [Epub 2020 Apr 4] [PMID: 32283448].

Iron-Segev S, et al: Feeding, eating, and emotional disturbances in children with avoidant/restrictive food intake disorder (ARFID). Nutrients 2020;12(11):3385. Published 2020 Nov 4. doi:10.3390/nu12113385.

Kambanis PE et al: Prevalence and correlates of psychiatric comorbidities in children and adolescents with full and subthreshold avoidant/restrictive food intake disorder. Int J Eat Disord 2020 Feb;53(2):256-265. doi: 10.1002/eat.23191 [Epub 2019 Nov 8] [PMID: 31702051] [PMCID: PMC7028456].

PROGNÓSTICO, AVALIAÇÃO DE QUALIDADE E MÉTRICAS DE DESFECHOS

Os desfechos dos TAs, especialmente da AN, têm sido muito estudados. As métricas anteriores, geralmente, definiam a remissão ou recuperação como um peso corporal saudável e retorno dos ciclos menstruais. À medida que os critérios diagnósticos de AN se modificaram, um esforço colaborativo nacional que incluiu 14 centros de TAs definiu, como critério de recuperação de AN, atingir ao menos 90% do peso corporal médio pelo IMC, sem considerar o retorno da menstruação. A maioria dos estudos foca especificamente nos programas de tratamento de pacientes hospitalizados e poucos avaliam pacientes menos doentes e que não precisam de internação hospitalar. Cerca de 40% a 50% dos pacientes em tratamento se recuperam, 20% a 30% apresentam recaídas, e 20% têm doença crônica e sem remissão. Quanto maior o tempo para reconhecimento do início do quadro, menor é a taxa de recuperação e maior é a mortalidade associada à AN e BN. Um estudo sueco sobre TAs relatou que 55% dos participantes estavam em remissão e aproximadamente 85% estavam com um peso saudável ao final do tratamento (cerca de 15 meses). Os dados da colaboração nacional demonstraram que 65% dos pacientes se recuperaram dentro de 1 ano, com um aumento no IMC como preditor mais significativo de recuperação.

A história da AN geralmente apresenta flutuações de peso ao longo do tempo, e isso pode se manter por anos até que a recuperação seja completa. O curso da BN, frequentemente, apresenta recaídas de compulsão-purgação, apesar de os pacientes bulímicos inicialmente apresentarem uma recuperação mais rápida do que os anoréxicos. Até 50% dos pacientes com anorexia podem desenvolver bulimia, bem como complicações psicológicas importantes, incluindo depressão, ansiedade, e transtornos de abuso de substâncias. Pacientes bulímicos também apresentam doenças psicológicas semelhantes, mas raramente desenvolvem anorexia. Sequelas médicas, baixo peso corporal e amenorreia a longo prazo não foram amplamente estudados, apesar de a AN ser conhecida por evoluir com várias complicações, incluindo osteoporose e alterações estruturais do cérebro.

É incerto se a idade do início do quadro tem influência no desfecho, mas um menor tempo entre o primeiro sintoma e o início do tratamento parece melhorar os desfechos. Várias modalidades terapêuticas se mostraram eficazes e resultados favoráveis foram encontrados em internação hospitalar curta, em internação psiquiátrica longa ou em tratamento domiciliar. Um maior peso corporal na alta, bem como ganho de peso mais rápido durante a internação hospitalar (> 0,8 kg/semana), parece melhorar o desfecho inicial. É difícil comparar os diferentes tipos de tratamentos, já que os números são pequenos e o tipo do paciente e da doença também variam entre os estudos. Não há estudos que comparem pacientes internados e ambulatoriais ou os efeitos da hospitalização parcial na recuperação clínica.

> Forman SF et al: Predictors of outcome at 1 year in adolescents with DSM-5 restrictive eating disorders: report of the National Eating Disorders Quality Improvement Collaborative. J Adolescent Health 2014;55(6):750–756 [PMID: 25200345].
> Lindstedt K, Kiellin L, Gustafson SA: Adolescents with full or subthreshold anorexia nervosa in a naturalistic sample—characteristics and treatment outcome. J Eat Disord March 2017; 5(1):4 [PMID: 28265410].
> Lund BC et al: Rate of inpatient weight restoration predicts outcome in anorexia nervosa. Int J Eat Disord 2009;42(4):301–305 [PMID: 19107835].
> Steinhausen HC: Outcome of eating disorders. Child Adolesc Psychiatr Clin N Am 2009;18(1):225–242 [PMID: 19014869].

RECURSOS PARA MÉDICOS E FAMÍLIAS

Recursos *online*

> Academy for Eating Disorders: (The Academy for Eating Disorders [AED] is a global, multidisciplinary professional organization that provides cutting-edge professional training and education; inspires new developments in eating disorders research, prevention, and clinical treatments; and is the international source for state-of-the-art information in the field of eating disorders.) www.aedweb.org. Accessed June 14, 2021.
> Eating Disorder Hope: Detailed information for patients and families about eating disorders, and treatment centers, and individual providers. https://www.eatingdisorderhope.com.
> National Eating Disorders Association: (Information available to help individuals/families locate resources and treatment for eating disorders around the world.) http://www.nationaleatingdisorders.org/. Accessed June 14, 2021.

Transtornos psiquiátricos em crianças e adolescentes e aspectos psicossociais em pediatria

Kimberly Kelsay, MD
Kelly Glaze, PsyD
Ayelet Talmi, PhD

INTRODUÇÃO

As unidades de atenção primária pediátricas são frequentemente as portas de entrada para a identificação de problemas de saúde mental e comportamental e a conexão com serviços de saúde mental para os 14 a 20% das crianças que são afetados por esses problemas. Além de tratar condições mentais identificadas e diagnosticáveis, as unidades de atenção primária pediátricas têm as tarefas de (1) prevenção e promoção de saúde, (2) rastreamento e vigilância, (3) identificação precoce, (4) triagem e tratamento inicial de problemas de baixa complexidade e (5) encaminhamento de problemas comportamentais e psicossociais complexos para as crianças, suas famílias e os ambientes com os quais as crianças interagem.

Os provedores da atenção primária atendem aproximadamente 75% das crianças com distúrbios psiquiátricos, e metade de todas as consultas pediátricas envolvem assuntos comportamentais, psicossociais ou educacionais. Os pais e as crianças frequentemente preferem discutir esses assuntos com um pediatra que eles já conhecem e em quem confiam. Como resultado, a equipe da atenção primária pediátrica desempenha um importante papel na prevenção, identificação, início de tratamento, manejo, e coordenação das questões de saúde mental, além de providenciar cuidados com comportamento e desenvolvimento e suporte para crianças e adolescentes. Infelizmente, a escassez de profissionais de saúde mental especialmente em regiões rurais e populações com carência de cuidados médicos, o estigma associado ao uso de serviços de saúde mental, o déficit crônico de investimento em serviços de saúde mental/comportamental, as barreiras institucionais dentro do sistema público de saúde, e a desigualdade entre os benefícios dos planos de saúde contribuem para que apenas 15 a 25% das crianças com problemas diagnosticáveis tenham acesso a e sejam atendidos por profissionais especialistas em saúde mental.

Noventa por cento das crianças estiveram em um serviço de atenção primária no último ano. Os profissionais dos serviços de atenção primária estão idealmente posicionados para identificar questões comportamentais e de saúde mental, mas relatam a restrição de tempo e a falta de treinamento como barreiras para identificar crianças com problemas emocionais e comportamentais durante as consultas de rotina. Além disso, essas questões podem não ser identificadas no início do quadro, quando são mais receptivas ao tratamento. Esse papel de porta de entrada tem se tornado cada vez mais importante na última década, conforme os avanços na atenção à saúde mental e nos tratamentos, aumentam as oportunidades de identificação e intervenção precoces. Esse papel é especialmente importante porque a saúde mental é uma especialidade escassa em muitas áreas do país, especialmente as rurais, as de baixo nível socioeconômico, e as não-metropolitanas. Em contraste, mais de 78.000 pediatras certificados pelo conselho e inúmeros provedores pediátricos de nível intermediário estão em uma posição única para identificar problemas que afetem a saúde emocional de crianças e iniciar tratamento ou referenciar para outros profissionais.

Os problemas emocionais que se desenvolvem durante a infância e adolescência podem impactar significativamente o desenvolvimento e continuar na fase adulta. Na verdade, a maioria dos distúrbios psiquiátricos em adultos têm início ainda na infância. Muitos desses distúrbios não se apresentam de forma clara, mas geralmente progridem de questões menos graves, como dificuldade de ajustamento ou problemas de funcionamento, para distúrbios maiores. Os pediatras são capazes de lidar com problemas emocionais e condições comportamentais em seu início, quando pode-se obter melhora com intervenções menos invasivas. Quando os pediatras perdem oportunidades de engajar-se em atividades de prevenção e promoção de saúde, identificar corretamente problemas de saúde, e iniciar ou dar suporte a intervenções, os distúrbios de origem na infância têm maiores chances de persistir, causando maiores prejuízos e levando a uma espiral de piora nas dificuldades sociais e escolares, menores oportunidades de emprego, piores condições financeiras na idade adulta, e aumento no uso e nos gastos com serviços de saúde na idade adulta. Esses desfechos são ainda mais acentuados em crianças e adolescentes com origem em famílias de baixo nível socioeconômico e com maior dificuldade de acesso aos serviços de saúde.

Pediatras e outros profissionais da atenção básica podem ser os primeiros, e às vezes únicos, a identificar um problema mental/comportamental. Os pediatras trabalhando em ambientes de atendimento de especialidades, hospitais ou unidades de tratamento intensivo também vão encontrar e precisar tratar crianças e adolescentes com esse tipo de problema. Esse capítulo revisa prevenção, vigilância e rastreamento de questões em saúde mental e comportamental; situações que podem surgir no contexto dessas avaliações; doenças psiquiátricas que são comumente identificadas e diagnosticadas durante a infância ou adolescência; recomendações terapêuticas atuais; e indicações de encaminhamento do paciente ao profissional especialista em saúde mental.

MODELOS DE CUIDADO ABRANGENDO SAÚDE COMPORTAMENTAL NO AMBIENTE DE ATENÇÃO PRIMÁRIA

Saúde mental, comportamento e desenvolvimento são rotineiramente abordados no contexto de atenção primária pediátrica. O *continuum* dos serviços de saúde comportamental na atenção primária abrange desde prover orientação antecipada sobre desenvolvimento, comportamento e bem-estar socioemocional até implementar processos de rastreamento para a identificação de problemas e fazer encaminhamentos externos (cuidado pediátrico de rotina), utilizar consultorias externas de resposta rápida (modelo de consultoria), e/ou providenciar serviços no próprio local de atendimento para abordar os problemas identificados (modelos integrado e de colocação). A **Tabela 7-1** descreve esses modelos. Além disso, os profissionais podem utilizar uma combinação de elementos dos modelos para desenvolver programas individualizados e serviços que vão ao encontro da necessidade da população assistida.

PREVENÇÃO, IDENTIFICAÇÃO PRECOCE E CONTEXTO DE DESENVOLVIMENTO

Os contextos de desenvolvimento e os ambientes em que cada criança e adolescente cresce têm um papel significativo no seu desenvolvimento e bem-estar. Os ambientes fornecem acesso a recursos, relacionamentos, e suportes, além de serem o cenário para o aprendizado, o crescimento, e o desenvolvimento. Estudos longitudinais e retrospectivos correlacionam intervenções precoces, como o Perry Preschool Project (Projeto Perry de Educação Infantil), com boa saúde, relacionamentos estáveis, maiores salários na vida adulta e melhores desfechos para as crianças participantes, enquanto experiências adversas na infância são relacionadas a problemas de saúde significativos e duradouros. Em um estudo com mais de 17.000 adultos segurados pela empresa Kaiser Permanente, pesquisadores descobriram que experienciar adversidades na infância (p. ex., abuso infantil, negligência, ou disfunção familiar) estava correlacionado com piores desfechos em saúde (p. ex., uso de substâncias, doenças cardiovasculares, ou depressão), pior qualidade de vida, e longevidade reduzida. Entender os determinantes sociais da saúde ajuda os profissionais a atenderem as necessidades das crianças individualmente e de suas famílias em um contexto de experiências e ambientes complexos.

Contudo, as maiores ameaças à saúde das crianças dos EUA surgem cada vez mais de problemas que não podem ser adequadamente abordados somente pelo modelo de prática médica. Esses problemas incluem taxas inaceitáveis de morbimortalidade materna e infantil em comunidades não-brancas, níveis extraordinários de lesões intencionais e não-intencionais, aumento nas taxas de obesidade na infância, abuso e dependência de substâncias, consequências de desenvolvimento e comportamento causadas por acesso inadequado ao cuidado, exposição a violência na família e na comunidade, infecções sexualmente transmissíveis, gravidez não-planejada, e ausência de domicílio médico. A declaração da política da American Academy of Pediatrics (AAP, Academia Americana de Pediatria), "nós devemos nos tornar parceiros uns dos outros, ou nós nos tornaremos cada vez mais irrelevantes para a saúde das crianças", implica que o trabalho dos pediatras se estende ao ativismo e ao trabalho em comunidade. O pediatra que atua na atenção primária dos dias de hoje procura providenciar um cenário clínico muito mais realista e completo, tomando responsabilidade por todas as crianças em uma comunidade, facilitando o acesso a serviços preventivos e curativos e entendendo os determinantes e as consequências da saúde e da doença nas crianças, assim como a efetividade dos serviços prestados.

O **Bright Futures** (Futuros Brilhantes) é uma iniciativa nacional nos EUA de promoção de saúde e prevenção de doenças que abrange as necessidades de saúde das crianças no contexto da família e da comunidade. Além do uso na prática pediátrica, muitos estados usam os princípios, diretrizes e ferramentas do Bright Futures para fortalecer as conexões entre o estado e os programas locais, a atenção primária pediátrica, as famílias, e as comunidades. As *Diretrizes Bright Futures*, que agora estão em sua quarta edição, foram desenvolvidas para fornecer diretrizes compreensíveis de supervisão em saúde, incluindo recomendações sobre imunizações, rastreamentos de rotina em saúde, e orientação antecipada. Além disso, o Bright Futures for Mental Health (Futuros Brilhantes pela Saúde Mental) fornece diversas diretrizes, ferramentas, e estratégias para melhorar a identificação, abordagem, iniciativa, manejo e coordenação em saúde mental.

Os programas de prevenção e intervenção precoce estão se mostrando promissores em ajudar a reduzir os riscos para o paciente e suas famílias. Programas e estratégias promissores e baseados em evidências incluem, mas não se limitam a:

- HealthySteps (Passos Saudáveis): www.healthysteps.org
- Parent–Child Interaction Therapy (PCIT, Terapia de Interação Pais-Filhos): www.pcit.org
- Triple P (Positive Parenting Program, Programa de Parentalidade Positiva): www.triplep-america.com
- Nurse-Family Partnership (Parceria Enfermeiro-Família): www.nursefamilypartnership.org
- Incredible Years (Anos Incríveis): www.incredibleyears.com
- Strengthening Families for Parents and Youth (Fortelecendo Famílias para Pais e Jovens): www.extension.iastate.edu/sfp
- The Safe Environment for Every Kid (SEEK, Ambiente Seguro para Todas as Crianças): http://umm.edu/programs/childrens/services/child-protection/seek-project
- Child Parent Psychotherapy (CPP, Psicoterapia Filhos-Pais): https://childtrauma.ucsf.edu/child-parent-psychotherapy-resources
- Bright Futures: https://brightfutures.aap.org

Tabela 7-1 Modelos de cuidado em saúde mental usados na atenção primária pediátrica

	Cuidado de rotina/referência	Consultoria externa	Colocação	Cuidado integrado/colaborativo
Descrição do modelo	Vigilância e rastreamentos de rotina recomendados Orientações antecipadas Referência do paciente para especialidades de saúde mental e serviços de desenvolvimento quando identificadas as necessidades	Os vários modelos podem incluir consultas via telefone ou videochamada com opção de 1 a 2 consultas subsequentes de telepsiquiatria ou presencial com profissional de saúde comportamental	Profissional de saúde comportamental atuando no mesmo espaço físico que o profissional de atenção primária, frequentemente com um consultório no local O profissional de saúde comportamental tem consultas agendadas para avaliar pacientes com necessidades identificadas de saúde comportamental	Profissional de saúde comportamental disponível para consultas ou cuidados imediatos Opera como um membro da equipe de atenção primária
Vantagens	Sem necessidade de mudanças nas práticas de rotina Sem custos adicionais	Resposta rápida Acesso preferencial a provedores de saúde comportamental As consultas podem aumentar o conhecimento e conforto do profissional de atenção primária Sem lista de espera	Pode cuidar de pacientes agudos e com alta necessidade no próprio local de atendimento Conveniência de ser atendido tanto por profissional de atenção primária quanto de saúde comportamental em um mesmo ambiente Transferências suaves entre provedores de cuidados primários e de saúde comportamental Os pacientes têm mais chance de seguir o acompanhamento com o profissional de saúde comportamental para quem foram apresentados pelo profissional de saúde primária Menos estigma para os pacientes	Sem lista de espera Capacidade de abordar todo o *continuum* das necessidades de saúde comportamental, desde a prevenção e promoção da saúde até a identificação precoce, consulta, intervenção e encaminhamento Comunicação direta entre os profissionais, incluindo registros de prontuário compartilhados O profissional de saúde comportamental pode gerenciar e acompanhar os encaminhamentos O paciente recebe cuidados em equipe com o provedor de cuidados primários e o de saúde comportamental O conhecimento e o conforto do profissional com os cuidados em saúde comportamental geralmente aumentam com o comanejo dos casos
Desvantagens	Tempo limitado para os profissionais discutirem necessidades antecipadas de saúde comportamental Pouco tempo para avaliar problemas identificados em rastreamentos ou vigilância O profissional deve gerenciar encaminhamentos e fazer o seguimento dos seus resultados O acompanhamento de encaminhamentos é ≤ 10% Não há mecanismo para melhorar o conhecimento e o conforto do profissional em relação às questões de saúde comportamental Comunicação deficiente entre o sistema de saúde comportamental e a atenção primária devido a barreiras sistêmicas e de regulação	Profissional de atenção primária fica responsável por manejar encaminhamentos para sistemas de saúde mental conforme recomendação de um consultor Deve haver uma estrutura para pagar pelo sistema (p. ex., fundos públicos, taxa de prática pediátrica, financiamento de subsídios)	O profissional de saúde comportamental geralmente fica com horários "cheios" e novos pacientes devem esperar abertura de vagas A comunicação direta entre os prestadores de serviços não está incorporada ao modelo, incluindo desafios na documentação e transferência de informações sobre o paciente Capacidade limitada de melhorar o conhecimento e conforto dos prestadores de serviços em relação a questões de saúde comportamental	A maioria dos pacientes mais graves são referenciados para sistemas externos de saúde comportamental Custos da contratação de equipe de saúde comportamental (tipicamente podem ser cobertos através de faturamento, apoio institucional, financiamento de subsídios e otimização de práticas de utilização de saúde)

- Centers for Disease Control and Prevention, Injury Prevention & Control: Division of Violence Prevention (Centros de Controle e Prevenção de Doenças, Prevenção e Controle de Lesões: Divisão de Prevenção de Violência): http://www.cdc.gov/violenceprevention/acestudy/
- The Center of Excellence for Infant and Early Childhood Mental Health Consultation (Centro de Excelência em Consulta de Saúde Mental em Lactentes e na Primeira Infância): https://www.samhsa.gov/iecmhc
- Zero to Three (Zero a Três): http://www.zerotothree.org
- A equação de Heckman e outros recursos sobre o retorno e os investimentos da intervenção precoce: https://heckmanequation.org/

RECOMENDAÇÕES DE ESTILO DE VIDA

Rastreamento, avaliação, diagnóstico e tratamento adequados dos problemas são aspectos fundamentais da prática clínica. Além disso, é igualmente importante que o profissional da atenção primária se familiarize aos fatores que podem ajudar a promover saúde física e mental. Portanto, atividades que sustentam um estilo de vida saudável podem impactar positivamente na saúde e, em alguns casos, podem ajudar a prevenir futuros problemas. Muitos estudos demonstram claros benefícios para a saúde física e comportamental de exercícios regulares, melhor nutrição, meditação, ioga, e participação em atividades sociais. Outros fatores contribuidores que impactam diretamente na saúde como um todo incluem sono adequado e uso de técnicas de relaxamento. A AAP recomenda engajar as famílias em bate-papos para encorajar o consumo de frutas e vegetais, evitar bebidas que contêm açúcar, encorajar a realização de atividades físicas, e montar um plano familiar acerca de limites no uso de telas. Enquanto essas diretrizes se concentram na saúde física, o sucesso na implementação e adesão a elas se encontra dentro da família e dos ambientes em que as crianças vivem.

▶ Resumo do papel do pediatra

Dados os chamados para um novo papel do pediatra como porta de entrada para a saúde socioemocional e bem-estar, a expansão do papel do profissional de saúde primária pediátrica abrange as seguintes categorias amplas: prevenção e promoção de saúde, identificação precoce, avaliação, iniciação, manejo, coordenação e colaboração (Tabela 7-2).

IDENTIFICAÇÃO E AVALIAÇÃO DURANTE VISITAS DE SUPERVISÃO DE SAÚDE

As abordagens possíveis para identificação de problemas incluem vigilância, rastreamento e avaliação. A *vigilância* consiste nos seguintes elementos: verificar a situação geral da criança, descobrir preocupações, fazer perguntas abertas, identificar sinais de alerta, identificar fatores de risco, e monitorar atentamente ao longo do tempo. Assim como os sinais vitais, que representam um importante componente do exame físico, os componentes essenciais da vigilância da atenção básica para problemas de saúde mental deveriam geralmente incluir uma revisão do funcionamento geral da criança em diferentes aspectos de sua vida. Cinco questões formando o mnemônico PSYCH fornecem uma ferramenta útil para abrir a discussão acerca dos tópicos de vigilância (Tabela 7-3).

Muitos serviços de atendimento pediátrico enfrentam desafios relacionados à falta de continuidade de provedores da atenção primária ao longo da infância e adolescência e falta de tempo suficiente para vigilância aprofundada. Tipicamente, as famílias passam apenas alguns minutos em consultas de rotina presenciais com seu pediatra. As atividades de vigilância são ainda mais dificultadas por não serem permitidas como serviços separados e faturáveis pelos serviços de reembolso do Medicaid e dos planos de saúde, em contraste ao rastreamento formal, que é passível de faturamento e reembolso. Dado o tempo limitado disponível durante as consultas pediátricas e o fato de que apenas 18% dos pais que relatam problemas importantes de comportamento nas crianças falam sobre isso com os profissionais de saúde, a vigilância deve ser combinada com o rastreamento universal de fatores de risco de desenvolvimento, saúde mental, comportamentais, psicossociais e ambientais. O *rastreamento ou triagem*, por sua vez, envolve o uso de instrumentos padronizados para identificar áreas de risco, atraso, ou preocupação. Triagens de audição, visão e desenvolvimento de recém-nascidos são comuns na prática pediátrica atual. Entretanto, a morbidade associada com problemas de desenvolvimento, emocionais e psicossociais exige que o rastreamento socioemocional e psicossocial também seja realizado para identificar a presença de sintomas de distúrbios emocionais, comportamentais, ou de relacionamento e dos fatores ambientais que influenciam negativamente o desenvolvimento. As ferramentas de rastreamento são breves, fáceis de usar, e podem ser administradas na forma de questionário ou entrevista. Muitos instrumentos de rastreamento comuns estão também disponíveis em formato digital, permitindo a administração eletrônica (p. ex., iPad/*tablet*

Tabela 7-2 O papel do profissional de atenção primária pediátrica na saúde mental

Papel	Atividades específicas
Prevenção e promoção de saúde	Orientações antecipadas acerca de tópicos socioemocionais, comportamentais e de desenvolvimento Rastreamento e avaliação de fatores de risco sociais Rastreamento e encaminhamento de casos de risco socioemocional precoce
Identificação	Preocupações compartilhadas pela família Preocupações clínicas e observações comportamentais Vigilância Rastreamento
Avaliação	Entrevista e exame físico Ferramentas de avaliação Condições comórbidas
Iniciação	Educação acerca da condição e das opções de tratamento Colaboração e avaliação continuadas com a família Referência para serviço de saúde comportamental para avaliação adicional Referência para terapia Início de medicação
Manejo	Monitoramento de melhora dos sintomas Monitoramento de efeitos colaterais Orientações quanto a tratamento e manejo
Coordenação	Com serviço social, terapeutas, psicólogos, psiquiatras e/ou enfermeiros navegadores/coordenadores de cuidados/gerentes de caso
Colaboração	Com os profissionais de saúde comportamental Com os serviços de proteção à criança Com as escolas locais Com entidades e recursos comunitários

Tabela 7-3 PSYCH: uma ferramenta para iniciar a discussão acerca de vigilância em saúde comportamental

Pais (interação com a criança)	"Como estão as coisas entre você e seus pais?" ou, para crianças mais novas, "Como está sendo cuidar do seu bebê/criança?"
Escola (**S**chool)	"Como estão as coisas na escola (ou creche)?"; pergunte sobre a vida acadêmica, comportamentos e interações sociais.
Juventude (**Y**outh)	"Como estão as coisas com o relacionamento com pares/amizades (como a criança se comporta com pares da mesma idade)?"
Casa	"Como estão indo as coisas em casa (incluindo irmãos, estresses familiares e relacionamento com os pais)?"
Humor	"Como você descreveria o seu humor?" "Como você descreveria o humor do seu filho?"

ou por um portal do paciente) e a integração com registros de saúde eletrônicos. Enquanto todos os rastreamentos necessitam revisão e reconhecimento pelo profissional de saúde primária de que a triagem foi concluída, um rastreio positivo tipicamente necessita de encaminhamento para uma avaliação mais completa. O uso de ferramentas de rastreamento pode facilitar a identificação precoce e interromper o avanço dos sintomas. Novos métodos para trazer à tona preocupações comportamentais e socioemocionais estão sendo desenvolvidos (ver abaixo pesquisas e *links* para acessar ferramentas de rastreamento comuns). Informações úteis também podem ser obtidas por meio de *checklists* amplos de rastreamento e questionários para sintomas específicos, como inventários de autorrelato para depressão ou ansiedade. Questões podem ser incorporadas aos formulários gerais de rastreamento em consultas pediátricas, ou questionários específicos podem ser utilizados. Além da identificação, o rastreamento de sucesso exige atenção para encaminhamentos apropriados, aceitação do encaminhamento e realização da avaliação, e comunicação de volta à entidade que a solicitou acerca dos resultados da avaliação. Essas atividades geralmente exigem um cuidado adicional que pode ser providenciado por equipe não-médica, como agentes comunitários de saúde. Os profissionais da atenção primária pediátrica necessitam de informações sobre elegibilidade para certos serviços, com a finalidade de monitorar e abordar as questões de comportamento e desenvolvimento adequadamente.

FERRAMENTAS PARA TRIAGEM EM SAÚDE MENTAL NO AMBIENTE DA ATENÇÃO PRIMÁRIA

Dadas as baixas taxas de identificação de problemas psicossociais por meio da vigilância em pediatria, o uso de ferramentas de triagem (rastreamento) padronizadas tem se tornado a prática padrão. Tipicamente, inicialmente são empregados rastreamentos amplos que levantam informações acerca de múltiplas esferas, seguidos por rastreamentos dirigidos para acessar sintomatologia, severidade, prejuízo e contexto de problemas psicossociais específicos.

FERRAMENTAS DE RASTREAMENTO DIRIGIDO E MEDIDAS DE AVALIAÇÃO

Assim como as ferramentas de rastreamento amplo, os instrumentos de rastreamento ou avaliação dirigidos podem ser de grande valor na prática clínica, pois são padronizados e permitem a avaliação de sintomas presentes e severidade. Eles também podem ser úteis para acompanhar ou reavaliar o progresso do paciente após o início do tratamento. Além das escalas de Vanderbilt para avaliação de transtorno de déficit de atenção e hiperatividade (TDAH) e do Patient Health Questionnaire-9 (PHQ-9, Questionário Sobre a Saúde do Paciente) **(Tabela 7-4)**, as fontes abaixo apresentam outros instrumentos.

> Fontes para obtenção de ferramentas de rastreamento:
> National Network of Child Psychiatry Access Programs: https://www.nncpap.org/.
> http://www.brightfutures.org/mentalhealth/pdf/tools.html.
> https://www.psychiatry.pitt.edu/research/investigator-resources/assessment-instruments.
> https://www.tuftschildrenshospital.org/The-Survey-ofWellbeing-of-Young-Children/Overview.

AVALIAÇÃO DE SINAIS E SINTOMAS COMPORTAMENTAIS E EMOCIONAIS

Quando um problema emocional/comportamental é mencionado pelo paciente ou pelos pais, trazido à tona pela entrevista ou identificado por meio de um instrumento de rastreamento, o próximo passo deve incluir uma avaliação mais compreensiva e um plano para triagem. Independentemente do acesso a serviços de saúde mental, o profissional pediátrico deve se envolver em uma conversa significativa sobre os achados dos processos de rastreamento e estar integralmente envolvido nos planos de seguimento. A resposta aos resultados do rastreamento e à avaliação adicional é necessária para determinar recursos de encaminhamento adequados, plano de segurança, necessidade de atenção ou ação imediatas em consultas e serviços de acompanhamento. Exemplos de perguntas e observações mais completas são fornecidos na **Tabela 7-5**. As ferramentas de rastreamento para avaliação direcionada também são úteis para determinar severidade, comorbidade, e contexto do prejuízo.

SITUAÇÕES QUE EXIGEM AVALIAÇÃO PSIQUIÁTRICA URGENTE OU MAIS EXTENSA

Se houver qualquer dúvida quanto à segurança, o profissional deve avaliar o risco de autoagressão (p. ex., ideação, plano ou tentativa de suicídio), heteroagressão (p. ex., ataque, agressão ou ideação homicida), e procurar por outros fatores que podem aumentar esse risco, como abuso físico ou sexual, uso ou abuso de substâncias, ou ambientes não-seguros. Questões civis e requisitos para notificação mandatória também são revisados a seguir.

Tabela 7-4 Ferramentas de rastreamento para ambientes de atenção primária

Ferramenta	Áreas/domínios	Faixa etária	Notas
Ages & Stages Questionnaire, 3rd Edition (ASQ-3, Questionário de Idades e Estágios, 3ª edição)	Desenvolvimento: comunicação, motricidade ampla e fina, capacidade de resolução de problemas, pessoal-social	1 mês-5,5 anos	Questionário para pais disponível em árabe, chinês, inglês, francês, espanhol e vietnamita: https://agesandstages.com/
Ages & Stages Questionnaire 2nd Edition Socio-Emotional (ASQ: SE-2, Questionário de Idades e Estágios Socioemocionais, 2ª edição)	Desenvolvimento socioemocional: autorregulação, conformidade, comunicação social, funcionamento adaptativo, autonomia, afeto, interação com pessoas	1-72 meses	Questionário para pais disponível em inglês, francês, coreano e espanhol: https://agesandstages.com/
Modified Checklist for Autism in Toddlers (M-CHAT, Lista de Verificação Modificada para Autismo em Crianças)	Desenvolvimento: rastreamento em 20 itens que detectam risco de diagnóstico de autismo	16-30 meses	Questionário para pais disponível em inglês e espanhol: https://m-chat.org
Strengths and Difficulties Questionnaires (SDQ, Questionário de Capacidades e Dificuldades)	Saúde comportamental geral: sintomas emocionais, problemas de conduta, hiperatividade/desatenção, problemas de relacionamento com pares, comportamento pró-social	2-17 anos	Questionário para pais, criança ou professores disponível em 89 línguas: http://www.sdqinfo.com
Lista de Sintomas Pediátricos (LSP)	Problemas cognitivos, emocionais e comportamentais	Pré-escola-17 anos	Questionário para pais ou criança disponível em inglês e espanhol: http://www.brightfutures.org/mentalhealth/pdf/professionals/ped_sympton_chklst.pdf
Pediatric Intake Form/Family Psychosocial Screen (Formulário Pediátrico de Admissão/Rastreamento Psicossocial Familiar)	Psicossocial: depressão parental, uso de substâncias, violência doméstica, história de abuso parental, suportes sociais	Adultos	Questionário para preenchimento por profissional disponível em inglês: https://www.brightfutures.org/mentalhealth/pdf/professionals/ped_intake_form.pdf
Well-child care, Evaluation, Community resources, Advocacy, Referral, Education (WE CARE, Puericultura, Avaliação, Recursos da comunidade, Reivindicação, Encaminhamento, Educação)	Psicossocial: nível educacional dos pais, emprego, cuidados com a criança, risco de falta de moradia, segurança alimentar, aquecimento e eletricidade domésticos.	Adultos	Questionário para pais disponível em inglês: https://sirenetwork.ucsf.edu/sites/sirenetwork.ucsf.edu/files/HL%20BMC%20Screening%20Tool%20final%20%28English%29.pdf
Patient Health Questionnaire 9 (PHQ-9, Questionário sobre a Saúde do Paciente) modificado para adolescentes	Depressão e suicídio	11-17 anos	Questionário direcionado à criança disponível em inglês e espanhol: http://www.pedpsychiatry.org/pdf/depression/PHQ-9%20Modified%20for%20Teens.pdf
CRAFFT	Abuso de substâncias	12-21 anos	Entrevista pelo clínico e questionário para ser preenchido pelo jovem disponível em diversas linguagens: https://crafft.org/get-the-crafft/
Escala de Avaliação Vanderbilt	Transtorno de déficit de atenção/hiperatividade	6-12 anos	Questionário para pais e professores disponível em inglês e espanhol: https://www.nichq.org/sites/default/files/resource-file/NICHQ_Vanderbilt_Assessment_Scales.pdf
Center for Epidemiologic Studies Depression Scale for Children (CES-DC, Escala de depressão para crianças do Centro de Estudos Epidemiológicos)	Depressão	6-17 anos	Questionário direcionado à criança disponível em inglês: https://www.brightfutures.org/mentalhealth/pdf/professionals/bridges/ces_dc.pdf
Self-report for Childhood Anxiety-Related Emotional Disorders (SCARED, Escala de Transtornos Relacionados à Ansiedade Infantil)	Transtornos de ansiedade da infância: transtorno de ansiedade generalizada, ansiedade de separação, transtorno do pânico, fobia social, fobia escolar	8-18 anos	Questionário para pais e criança disponível em 12 idiomas: https://www.pediatricbipolar.pitt.edu/resources/instruments
Edinburgh Postnatal Depression Scale (EPDS, Escala de Depressão Pós-parto de Edimburgo)	Depressão e ansiedade relacionadas à gestação	Mães adultas	Questionário para preenchimento pelo paciente: https://www.aap.org/en-us/advocacy-and-policy/aap-health-initiatives/practicing-safety/Documents/Postnatal%20Depression%20Scale.pdf
Bright Futures Toolkit (Kit de ferramentas da Futuros Brilhantes)	Diversas diretrizes, ferramentas e outros recursos para identificação de problemas de saúde mental	Todas as idades	Ferramentas para profissionais de saúde e famílias: https://www.brightfutures.org/mentalhealth/pdf/tools.html

Tabela 7-5 Possíveis tópicos para discussão e observação durante a avaliação de problemas psicossociais

História do desenvolvimento
1. Revisar os marcos de desenvolvimento psicossocial
2. Resumir as características temperamentais da criança
3. Revisar eventos de vida estressores e a reação da criança a eles
   a. Separação de cuidadores primários ou membros familiares próximos
   b. Perdas
   c. Conflito marital, violência doméstica, divórcio
   d. Doenças, lesões e hospitalizações
   e. Mudanças de casa
   f. Transições na escola
   g. Eventos traumáticos
   h. Mudanças financeiras (p. ex., problemas de emprego) que impactam no ambiente da vida diária
   i. Problemas de recursos, incluindo insegurança alimentar, instabilidade de moradia e incapacidade de fazer face às despesas
4. Obter detalhes de história prévia de problemas de saúde mental e tratamentos

História familiar
1. História conjugal/de relacionamentos
   a. Satisfação geral com o casamento/parceiro
   b. Conflitos ou desentendimentos dentro da relação
   c. Quantidade e qualidade do tempo passado juntos sem os filhos
   d. Criança sendo motivo de conflito entre os pais ou presenciando esses conflitos
   e. História do relacionamento antes do nascimento da criança
2. História parental
   a. Sentimentos acerca da maternidade/paternidade
   b. Sentimento de união dos pais na criação da criança
   c. Divisão de trabalho nos cuidados com a criança
   d. Nível de energia e de estresse dos pais
   e. Distribuição dos membros da família nas camas
   f. Privacidade
   g. Atitudes acerca de disciplina
   h. Interferências externas na disciplina (p. ex., ex-cônjuges, avós)
3. Estressores para a família
   a. Problemas no emprego
   b. Problemas financeiros
   c. Necessidade de recursos
   d. Mudanças de residência ou dos moradores da casa
   e. Doenças, lesões ou mortes

4. História familiar de transtornos mentais e tratamento
   a. Depressão? Quem?
   b. Transtorno Bipolar? Quem?
   c. Tentativas de suicídio? Quem?
   d. Internações psiquiátricas? Quem?
   e. "Colapsos nervosos"? Quem?
   f. Abuso ou problemas com substâncias? Quem?
   g. Ansiedade ou nervosismo? Quem?
   h. Outras preocupações acerca de saúde comportamental ou mental em membros da família? Quem?

Observação dos pais
1. Eles concordam quanto à existência do problema ou da preocupação?
2. Eles são não-cooperativos ou antagonistas acerca da avaliação?
3. Os pais parecem deprimidos ou sobrecarregados?
4. Os pais conseguem apresentar uma visão coerente do problema e de sua vida em família?
5. Os pais aceitam alguma responsabilidade sobre o problema da criança ou eles culpam fatores externos sobre os quais não têm controle?
6. Eles aparentam estar sobrecarregados com culpa acerca do problema da criança?

Observação da criança
1. A criança sabe da existência de um problema ou preocupação?
2. A criança quer ajuda?
3. A criança é não-cooperativa ou antagonista à avaliação?
4. Qual é o humor ou a atitude predominante da criança?
5. O que a criança gostaria que fosse diferente (p. ex., "três desejos")?
6. A criança apresenta comportamentos incomuns (nível de atividade, maneirismos, medo)?
7. Qual é o nível cognitivo aparente da criança?

Observação da interação entre pais e criança
1. Os pais demonstram preocupação acerca dos sentimentos da criança?
2. A criança controla ou interrompe a entrevista conjunta?
3. Os pais estabelecem limites apropriados?
4. A criança responde aos limites e controle dos pais?
5. Os pais respondem inadequadamente às perguntas direcionadas à criança?
6. Existe uma tensão visível entre os membros da família?

Dados de outras fontes
1. Observações da equipe
2. Escola (professor, enfermeiro, assistente social, conselheiro, cuidador de creche)
3. Departamento de serviço social
4. Outros cuidadores: avós, etc.

RISCO DE SUICÍDIO EM CRIANÇAS E ADOLESCENTES

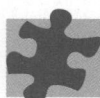

FUNDAMENTOS DO DIAGNÓSTICO E CARACTERÍSTICAS TÍPICAS

▶ Suicídio: morte causada por comportamento autolesivo com a intenção de morrer como resultado desse comportamento.
▶ Comportamentos suicidas não fatais ocorrem em um espectro desde atos que precedem a autoagressão (p. ex., bilhetes, juntar medicações) até tentativas de suicídio, que são comportamentos autolesivos não fatais, mas com intenção de morte.
▶ Pensamentos suicidas ocorrem em um espectro desde pensamentos passivos sobre morte, até pensamentos passivos sobre suicídio ou mesmo pensamentos ativos sobre planos com objetivo de morrer.
▶ Fatores de risco comuns: história prévia de tentativa(s) de suicídio, diagnósticos de transtornos de saúde mental, uso de substâncias, isolamento social, história familiar de suicídio, acesso a ferramentas letais e estigma e barreiras no acesso a cuidados.

*Note que a intenção pode ser explícita ou inferida pelas circunstâncias.

A morte por suicídio entre crianças e adolescentes é um problema crescente de saúde pública. As taxas de suicídio aumentaram 57,4% entre 2007 e 2018, o suicídio é atualmente a segunda principal causa de morte em indivíduos com idade entre 10 e 24 anos nos Estados Unidos. Para crianças com menos de 10 anos, as taxas de suicídio são baixas, mas também aumentaram. Tentativas de suicídio são muito mais frequentes que suicídios; a relação entre tentativa de suicídio e suicídio é estimada entre 50 e 100:1. Meninas adolescentes cometem 3 a 4 vezes mais tentativas de suicídio quando comparadas aos meninos da mesma idade, mas o número de mortes por suicídio é 3 a 4 vezes maior em meninos. Armas de fogo são o meio letal mais utilizado, respondendo por quase metade dos casos entre as mulheres e um terço dos casos entre os homens. A intoxicação exógena e outros meios respondem pelo resto dos casos, sendo a intoxicação mais comum em mulheres do que em homens.

Populações diferentes experienciam diferentes fatores de risco e disparidades, incluindo acesso a cuidado de saúde adequado. Nos EUA, indígenas jovens têm as maiores taxas de suicídio entre os grupos étnicos (hispânicos, negros, brancos não-hispânicos) e as antes baixas taxas de suicídio em jovens negros têm aumentado com maior velocidade do que em qualquer outro grupo. Também tem havido um aumento nas taxas de suicídio para mulheres jovens hispânicas, e o risco é maior para os jovens de descendência hispânica nascidos nos EUA. Jovens transgênero e homossexuais podem experienciar um risco aumentado, especialmente em ambientes em que não possuem apoio. O suicídio é mais comumente associado a um distúrbio psiquiátrico, embora possa ocorrer em jovens com mínimos fatores de risco aparentes que experienciaram um evento estressante ou passaram por perdas ou fracassos. Além de depressão e transtorno bipolar, outros transtornos que podem aumentar o risco de suicídio incluem transtornos psicóticos, transtornos por uso de substâncias, transtorno do estresse pós-traumático (TEPT), ataques de pânico e distúrbios de conduta. Riscos comportamentais incluem agressividade, insônia, irritabilidade, intoxicação no momento da tentativa, história de tentativas de suicídio prévias ou automutilação não-suicida. Jovens também podem ser mais suscetíveis que adultos quando expostos a suicídio de terceiro; suicídios em *cluster* são bastante comuns. A exposição por meio de mídia ou redes sociais (p. ex., a série de televisão Os 13 Porquês [13 Reasons Why]) também foi associada ao aumento de suicídios ou tentativas. Outros fatores de risco que fogem do controle dos jovens são história de trauma, adoção, perdas, suicídio familiar, e problemas de saúde mental em familiares. Os fatores de proteção incluem conexão saudável com pares, engajamento em comunidades como atividades de escola, esportes, emprego, religião ou cultura, e relacionamentos familiares acolhedores. Habilidades como resolução de problemas, regulação emocional e busca por apoio também são protetoras.

A maioria das pessoas jovens que tenta suicídio fornece algum indicativo de seu sofrimento ou de seus planos e mostra sinais de humor disfórico (raiva, irritabilidade, ansiedade ou depressão). Para aqueles que passaram por rastreamento, há frequentemente uma história de grande sofrimento reportado em um instrumento de triagem. Mais de 60% fazem comentários como "queria estar morto" ou "não consigo mais aguentar isso" dentro das últimas 24 horas antes da morte. Em um estudo, aproximadamente 70% dos indivíduos experienciou um evento desencadeador como uma perda (p. ex., rejeição pelo namorado[a]), humilhação pública, um fracasso ou uma prisão antes da morte por suicídio.

AVALIAÇÃO DO RISCO DE SUICÍDIO

O rastreamento de rotina para crianças de 12 anos ou mais agora inclui questões acerca de suicídio. Se uma criança ou adolescente expressa pensamento suicida, o profissional deve avaliar (1) a presença de um plano ativo, (2) a intenção de colocar esse plano em prática, (3) acesso a meios letais, e (4) história de tentativas prévias de suicídio. O projeto Columbia Lighthouse fornece instrumentos de rastreio de risco de suicídio e treinamento *online* sobre como usar adequadamente as ferramentas. **A ideação suicida acompanhada de qualquer plano exige referência imediata para avaliação psiquiátrica de urgência.** Isso geralmente pode ser realizado no pronto atendimento mais próximo.

A avaliação de risco de suicídio exige um alto índice de suspeição e uma entrevista direta com o paciente e seus pais ou cuidadores. Quando a segurança imediata do paciente está em risco, os profissionais de saúde devem lembrar que podem quebrar o sigilo médico, mesmo que o paciente solicite confidencialidade. Além dos fatores de risco destacados acima, os fatores de alto risco incluem tentativas prévias de suicídio, comportamento autolesivo, notas de suicídio e um plano de suicídio viável com disponibilidade de meios letais, exposição pessoal próxima a casos de suicídio, distúrbio de conduta e abuso de substâncias. É importante considerar a imediatidade de eventos como perda, exposição a suicídio ou punições/consequências negativas previstas para ocorrer no futuro, assim como o nível de angústia relacionada a esses eventos ou a sintomas crônicos ou agudos (p. ex., depressão, pânico, psicose, insônia e dor). Uma visão da morte como alívio para a dor indica alto risco. Com a onipresença de tecnologias de redes sociais e a presença de perfis digitais, a postagem de mensagens eletrônicas demonstrando estresse e agressividade em forma de *cyberbullying* são importantes de serem identificadas e discutidas durante a avaliação de risco e a obtenção de informações sobre relacionamentos, suporte e fontes de estresse.

INTERVENÇÃO

▶ Medidas imediatas quando há suspeita de risco

Ideação suicida e qualquer tentativa de suicídio devem ser consideradas potencialmente ameaçadoras à vida. O paciente não deve ser deixado sozinho, e o profissional assistente deve demonstrar preocupação, enquanto transmite o desejo de ajudar. Se um profissional de saúde mental está presente no local, ele pode auxiliar na avaliação do paciente. Algum dos profissionais assistentes deve conversar com o paciente e a família, tanto a sós quanto em conjunto, e escutar cuidadosamente às suas percepções e preocupações. É benéfico explicitar que, com o auxílio de profissionais de saúde mental, é possível encontrar soluções. O profissional deve ter cautela no momento de decidir se uma referência para atendimento futuro ou uma avaliação de emergência deve ser indicada. Assim como é feito na suspeita de abuso infantil, embora o profissional de atenção primária possa não ter a especialização ou tempo necessários para determinar completamente o risco de suicídio, é possível determinar se avaliação complementar é necessária. Uma avaliação minuciosa do risco de suicídio exige algum nível de especialização, uma disponibilidade de tempo considerável, e contato com múltiplas fontes de informação. A maioria dos pacientes que expressa ideação suicida e todos os que passaram por tentativa de suicídio devem ser referenciados para avaliação urgente e possível hospitalização. Um encaminhamento para avaliação mais aprofundada é sempre apropriado nessas circunstâncias.

Os pediatras devem ter um algoritmo prático específico para jovens suicidas. O algoritmo deve incluir os passos a serem seguidos nos casos de jovens que necessitam ser encaminhados para um serviço de emergência, jovens que necessitam encaminhamento para profissional de saúde mental, tanto urgente quanto sem urgência, ou jovens que precisam de acompanhamento no próprio serviço de atenção básica. O algoritmo deve especificar quem é o responsável por cada passo e os médicos de família devem permanecer cientes e envolvidos no planejamento do tratamento. Isso deve incluir quem irá solicitar o transporte de emergência, se necessário, e quem irá marcar o registro do paciente para assegurar acompanhamento com recomendações de cuidado. Adicionalmente, o médico de família deverá fazer o acompanhamento e documentar o desfecho da avaliação de emergência (p. ex., triagem para avaliação de crise, plano de segurança, hospitalização, encaminhamentos à comunidade) no prontuário do paciente e agendar uma visita de seguimento assim que possível dada a disposição.

Prevenção

Os esforços para prevenção de suicídio incluem aumento da atenção na comunidade e nas escolas para identificar indivíduos em risco e melhora do acesso a serviços, incluindo telefones de emergência e serviços de aconselhamento culturalmente apropriados. A restrição do acesso de pessoas jovens a armas de fogo é um fator crítico, pois elas são responsáveis por 85% das mortes por suicídio ou homicídio em jovens nos Estados Unidos. Outras formas de restrição de acesso a métodos letais incluem instrução às famílias para que todas as medicações sejam trancadas, remoção do acesso a objetos afiados (p. ex., facas, ferramentas), e certificação de que outros mecanismos comuns não fiquem acessíveis. Muitas famílias não têm noção de que uma *overdose* de medicações isentas de prescrição, como o paracetamol, podem ser letais. O planejamento de segurança inclui providenciar às famílias informações e recursos para acesso a linhas de gerenciamento de crises, avaliação de crises móvel, e recursos locais de saúde mental para procurar em caso de situações de urgência ou emergência. Muitos distritos nos EUA implementaram programas como o Safe2Tell (É Seguro Contar), no Colorado, em que qualquer pessoa que esteja preocupada com a segurança de um indivíduo pode reportá-lo anonimamente. É importante que haja um diálogo aberto sobre suicídio, já que dados de 2019 revelaram que quase 20% dos jovens considerou seriamente a possibilidade de cometer suicídio e 16% fez um plano para isso. Esse ponto é sempre crítico e ainda mais importante em comunidades que recém experienciaram morte por suicídio. Os esforços de prevenção devem considerar cuidadosamente as necessidades dos jovens que são parte de minorias. Para abordar o aumento nas taxas de suicídio, os esforços devem abordar as disparidades no acesso ao cuidado, a exposição a situações de violência e as barreiras sistemáticas e desigualdades que podem aumentar o risco de suicídio em jovens. Por fim, o provedor de tratamento deve estar ciente de suas próprias reações ao lidar com adolescentes suicidas e suas famílias. Os profissionais podem ser relutantes em causar um estresse aos familiares ou de ir contra seus desejos ao solicitar uma avaliação de emergência. Os profissionais podem ter medos infundados de precipitar suicídio ao promover discussões diretas e francas sobre o assunto. Revisar casos difíceis com colegas, desenvolver relações formais ou informais com psiquiatras e frequentar cursos sobre avaliação e manejo de depressão e ideação suicida podem reduzir a ansiedade e aumentar a competência dos profissionais de atenção básica.

PACIENTES DE ALTO RISCO E HOMICÍDIO

Jovens que apresentam comportamento agressivo e violento

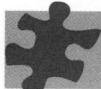

FUNDAMENTOS DO DIAGNÓSTICO E CARACTERÍSTICAS TÍPICAS

- ► Comportamentos que deliberadamente machucam ou ameaçam outros e são fora do padrão para idade e fase do desenvolvimento.
- ► Podem ser associados com aumento do risco de suicídio.
- ► Fatores de risco comuns: história de comportamento violento, história de trauma, uso de substâncias, isolamento social, acesso a armas de fogo ou brancas e história familiar de violência.

O trágico aumento da violência entre jovens, incluindo atentados em escolas, é uma preocupação em particular para profissionais de saúde, assim como para o resto da sociedade. Há fortes evidências de que o rastreamento e o início de intervenções por profissionais da atenção básica podem fazer uma diferença significativa no comportamento violento de jovens. Embora a predição de comportamento violento permaneça uma tarefa difícil e imprecisa, os profissionais podem apoiar e encorajar diversos esforços importantes de prevenção.

A maioria dos aumentos na violência entre jovens, incluindo suicídios e homicídios, envolve o uso de armas de fogo. Portanto, a presença de armas de fogo no domicílio, a forma de armazenamento e as medidas de segurança tomadas quando armas estão presentes, e o acesso a armas de fogo fora do domicílio são tópicos que devem ser explorados regularmente com todos os adolescentes como parte dos seus cuidados médicos de rotina. As famílias devem ser encorajadas a questionar rotineiramente sobre a presença e o acesso a armas, especialmente quando as crianças passam muito tempo na casa de outras pessoas, incluindo amigos e membros da família.

É importante notar que o comportamento violento é frequentemente associado com impulsos suicidas. No processo de rastreamento de comportamento violento, a ideação suicida não deve ser subestimada. Qualquer comentário sobre desejo de estar morto ou desesperança deve ser levado a sério e ser imediatamente abordado.

As intervenções para cuidadores incluem encorajar os pais e responsáveis a estarem atentos à assiduidade e ao desempenho escolar. Os pais devem ser encorajados a ter papel ativo e a conhecer os amigos de seus filhos, estar atentos às pessoas com quem seus filhos saem, onde estarão, o que farão e quando voltarão para casa. A maioria dos estudantes envolvidos em violência no ambiente escolar poderiam ter sido identificados precocemente e potencialmente poderiam ter se beneficiado de intervenções para avaliar problemas no funcionamento social e educacional no ambiente escolar. Comunidades e distritos escolares em todos os EUA aumentaram seus esforços para identificar e fazer intervenções com estudantes cujos professores, pares ou pais reconheceram estar passando por alguma dificuldade.

AMEAÇAS E SINAIS DE ALARME QUE REQUEREM AVALIAÇÃO IMEDIATA

Todas as ameaças feitas por crianças podem ser alarmantes. Entretanto, é importante responder às ameaças mais sérias e potencialmente letais. Essas ameaças devem ser encaradas com máxima seriedade e os pais/responsáveis devem procurar imediatamente um profissional de saúde mental. Essas ameaças incluem ameaças/avisos sobre machucar ou matar alguém ou a si mesmo, ameaças de fugir de casa e ameaças quanto a destruição/vandalização de propriedades.

FATORES ASSOCIADOS A AUMENTO DO RISCO DE COMPORTAMENTO VIOLENTO E/OU PERIGOSO

Nem todas as ameaças significam perigo iminente. Existem vários preditores potenciais para considerar quando se avaliam riscos e preditores de comportamento violento, incluindo explosões de raiva incontroláveis; acesso a armas de fogo ou outras armas; história de flagra de manuseio de armas no ambiente escolar; e história familiar de comportamentos violentos. Além disso, crianças que testemunham abuso e violência em casa e/ou têm preocupação com temas ou atos de violência (p. ex., programas de TV, filmes, músicas, jogos violentos) também estão em risco aumentado para esse tipo de comportamento. Vítimas de abuso (ou seja, físico, sexual e/ou emocional) são mais suscetíveis a sentirem vergonha, perda ou rejeição. A dificuldade em lidar com uma situação de abuso pode, mais adiante, exacerbar algum distúrbio subjacente de humor, ansiedade ou conduta. As crianças que foram abusadas são mais propensas a cometer *bullying* e participar de intimidação física e verbal contra seus pares. Também podem ser muito mais inclinadas a culpar outras pessoas e ter dificuldade em aceitar a responsabilidade por suas próprias ações. O uso de substâncias é outro importante fator frequentemente associado a comportamento violento, agressivo e/ou perigoso, particularmente porque tem impactos no julgamento e é frequentemente associado com diminuição da inibição e aumento da impulsividade. As crianças isoladas socialmente também carregam alto risco de comportamento violento e perigoso. Isso inclui crianças com pouca ou nenhuma supervisão por adultos, pouca conexão com seus pares e pouco ou nenhum envolvimento em atividades extracurriculares. Esses indivíduos podem ser mais propensos a procurar por grupos de pares transgressores para um senso de pertencimento.

COMO ADULTOS PODEM RESPONDER ÀS PREOCUPAÇÕES COM COMPORTAMENTO VIOLENTO E/OU PERIGOSO

Se um profissional, pai ou outro adulto de confiança (p. ex., professor, treinador, religioso) suspeita que uma criança está em risco para comportamento perigoso e/ou violento, a intervenção mais importante é conversar com ela imediatamente sobre a suposta ameaça ou comportamento. Deve ser considerado o comportamento prévio da criança, a personalidade e os estressores atuais na avaliação da seriedade do caso e da probabilidade de engajamento em um comportamento destrutivo ou perigoso. Se a criança já possui vínculo com um serviço de saúde mental, o profissional assistente deve ser contatado imediatamente. Se isso não for possível, o pai/responsável deve levar a criança ao pronto atendimento de saúde mental ou emergência mais próximo para avaliar segurança e potencial necessidade de hospitalização. É sempre aceitável contatar a polícia local para assistência, especialmente se há suspeita de perigo para terceiros ou uso de meios letais. Outras indicações de avaliação de crise incluem uma criança se recusando a falar, sendo argumentativa, respondendo defensivamente ou expressando pensamentos ou planos violentos ou perigosos. A supervisão contínua e presencial de um adulto é essencial enquanto se aguarda por avaliação profissional. Após a avaliação, é fundamental que o acompanhamento seja feito conforme as recomendações do(s) profissional(is) de saúde mental para garantir segurança e manutenção do tratamento.

▶ **Dicas para adultos sobre como conversar sobre violência com crianças**

Falar sobre violência e segurança pessoal é um componente necessário na educação infantil, dado o aumento da violência em locais públicos, incluindo escolas, comunidades e instituições religiosas. Os fatores mais importantes a se considerar quando se discute um tópico tão difícil são: ser honesto, ser uma fonte segura de informação, assegurar às crianças de que elas estão seguras e tentar manter uma rotina e acessar as preocupações *das crianças* de forma apropriada para a idade. Alguns sites confiáveis que promovem orientações sobre como conversar com crianças sobre violência e ameaças à segurança pessoal incluem:

- https://www.healthychildren.org/English/family-life/Media/Pages/Talking-To-Children-About-Tragedies-and-Other-News-Events.aspx.
- https://www.nctsn.org/sites/default/files/resources//age_related_reactions_to_traumatic_events.pdf.

- https://www.apa.org/topics/violence/school-shooting.
- American Academy of Child and Adolescent Psychiatry (AACAP) Facts for Families (Fatos para Famílias da Academia Americana de Psiquiatria da Infância e Adolescência): https://www.aacap.org/AACAP/Families_and_Youth/Facts_for_Families/FFF-Guide/Childrens-Threats-When-Are-They-Serious-065.aspx. Acessado em 21 de junho, 2021.
- American Psychological Association Warning Signs of Youth Violence (Sinais de Alerta para Violência na Juventude da Associação Americana de Psicologia): https://www.apa.org/topics/physical-abuse-violence/youth-warning-signs. Acessado em 21 de junho, 2021.

A. Responsabilidade civil e internação não-voluntária em saúde mental

Se a avaliação indicar a necessidade de hospitalização, o ideal é que o paciente e o responsável consintam esse cuidado. Em situações em que o responsável não deseja ou não pode consentir uma avaliação de emergência, de crise ou uma hospitalização de uma criança ou adolescente, pode ser necessária uma internação não-voluntária.

Os termos usados para descrever a lei de responsabilidade civil e o tratamento involuntário variam de estado para estado nos EUA, assim como os critérios para aplicação dessas leis. A maioria dos estados define um processo que pode ser iniciado por indivíduos definidos pelo estado (geralmente profissionais de saúde, policiais e profissionais de saúde mental) que tenham razão para acreditar que o paciente esteja em risco agudo para prejudicar gravemente a terceiros ou a si mesmo ou esteja gravemente incapacitado (no caso de uma criança, isso geralmente significa incapacidade para comer ou praticar atividades de autocuidado necessárias para manutenção da saúde). Esse processo impede que esses indivíduos deixem o departamento de emergência ou hospital por um curto e definido período de tempo (geralmente 72 h) durante o qual serão formalmente avaliados para determinar a situação de segurança. Durante esse tempo, se o indivíduo é considerado em segurança, ele pode ser liberado antes das 72 horas, ou o paciente ou familiar podem optar por internação voluntária. Em cada estado existem leis especificando as regras e regulamentos que devem ser seguidos como parte do processo. Formulários específicos devem ser preenchidos e assinados por profissionais designados e o paciente e seus familiares devem ser informados de seus direitos. Levando em conta que as internações não-voluntárias de saúde mental revogam os direitos civis do paciente ou seus responsáveis, é crítico que o procedimento seja implementado corretamente. Os profissionais devem estar familiarizados com as leis regulamentadoras desse processo.

Os pacientes que possuem uma condição médica com necessidade de tratamento de urgência ou emergência não necessitam de uma internação em saúde mental. Nesses casos, a equipe principal de cuidados deve conduzir uma avaliação de capacidade.

B. Notificação compulsória de abuso ou negligência ou ameaça a terceiros

A notificação compulsória de suspeita de abuso físico ou sexual ou negligência aos departamentos responsáveis é discutida em maiores detalhes no **Capítulo 8**. A "Regra de Tarasoff" se refere a um caso ocorrido na Califórnia que levou a um "dever de proteger". As leis variam entre os estados e geralmente requerem que os profissionais alertem possíveis vítimas quando planos são divulgados a eles envolvendo sérias ameaças de machucar indivíduos específicos ou de praticar atos prejudiciais em locais específicos. Sob tais circunstâncias, os profissionais devem contatar a polícia, avisar a pessoa (ou o local) por telefone e considerar a hospitalização involuntária do paciente, se a concretização da ameaça parecer provável. Esses esforços de proteção devem ser claramente documentados e devem incluir a justificativa clínica para reduzir a potencial responsabilidade.

O EXAME DO ESTADO MENTAL

O exame do estado mental é o equivalente ao exame físico. Ele inclui alguns aspectos padronizados para auxiliar na avaliação de um indivíduo, incluindo observação global da apresentação cognitiva, emocional e comportamental. Por meio de observações, interação e perguntas, o exame do estado mental identifica a apresentação comportamental atual e áreas de preocupação clínica (p. ex., pensamento suicida, alucinações). Dependendo do problema apresentado, pediatras podem escolher documentar um exame do estado mental completo ou focado. Por favor, consulte os elementos padronizados do exame do estado mental **(Tabela 7-6)**.

▶ Formulação diagnóstica e interpretação dos achados

O diagnóstico, produto final da avaliação, inicia com a descrição do presente problema, que é então avaliado dentro da faixa etária, desenvolvimento, contexto de vida da criança, incluindo experiências adversas e estressores que impactam na criança e na família e o funcionamento do sistema familiar. Na ausência de profissionais de saúde mental integrados, o profissional da atenção básica usa a informação colhida para distinguir entre possíveis explicações para os problemas emocionais ou comportamentais **(Tabela 7-7)**.

Embora não seja necessário identificar um diagnóstico para encaminhar um paciente para um profissional de saúde mental, é importante identificar qualquer diagnóstico que possa ser abordado dentro da pediatria de atenção primária, como TDAH, ansiedade leve, depressão leve a moderada e transtornos de adaptação leves. Os diagnósticos são feitos quando os sintomas se agrupam para preencher os critérios para um transtorno, quando a criança tem seu funcionamento prejudicado na maior parte dos aspectos da vida, como aprendizado, relações com pares, familiares e com autoridades, e recreação, ou quando ocorre um desvio importante da trajetória típica do desenvolvimento. Os profissionais podem precisar obter informações externas para avaliar melhor os sintomas, como relatórios de professores na avaliação de sintomas de TDAH. Os sintomas podem acontecer dentro de vários diagnósticos e as crianças experienciam uma alta taxa de comorbidades, de forma que é necessário que os profissionais considerem os diagnósticos diferenciais e evitem fechamento diagnóstico precoce.

Tabela 7-6 Elementos padronizados do exame do estado mental

Categoria	Descrição	Perguntas a serem feitas/observações a documentar
Aparência geral	Apresentação física, atitude e como a criança se porta (observação, interação)	A criança tem a aparência adequada para sua faixa etária? Documentar percentis de medidas, características dismórficas, cuidados pessoais, cooperação, nível de sofrimento e qualidade da interação
Contato visual	Qualidade do contato visual dentro de um contexto (observação, interação)	Observar e documentar a qualidade do contato visual, p. ex., bom, regular ou ruim. O olhar é fixo?
Atividade psicomotora	Energia geral e movimentação física (observação)	Documentar se o nível de atividade é normal, reduzido ou aumentado
Musculoesquelético	Marcha, amplitude de movimento (extremidades), movimentos anormais (observação e tarefas direcionadas)	Documentar a marcha e a presença de qualquer rigidez, ataxia, tiques ou outros movimentos anormais
Fala/linguagem	Ritmo, volume, tom, articulação, coerência e espontaneidade; nomeação de objetos e uso de palavras apropriados (observação)	Observar e documentar o padrão e a qualidade da fala
Humor/afeto	Subjetivo (humor declarado pela criança); objetivo (observação clínica do afeto) e a correspondência entre os dois (observação, questionamento direto e questionário dirigido à criança opcional)	A criança é capaz de identificar seu humor feliz, triste, bravo e ansioso? O afeto da criança é congruente com seu humor? Qual é a variedade do afeto observada?
Processo de pensamento; associações	Ritmo, relevância e raciocínio (observação)	Os pensamentos da criança são direcionados a objetivos, lógicos, tangenciais ou circunferenciais? Como a criança raciocina e resolve problemas? O processo de pensamento é concreto ou a criança demonstra raciocínio abstrato?
Conteúdo do pensamento	Conteúdo das falas da criança (observação)	A criança apresenta ideação suicida ou homicida e, se sim, há intenção ou plano? A criança experiencia obsessões? A criança experiencia anormalidades de percepção como alucinações ou ilusões?
Atenção	Habilidade da criança de persistir em uma tarefa, focar e concentrar-se (observação)	A criança possui atenção adequada à sua idade? A criança tem capacidade de persistir em uma tarefa ou é facilmente distraída?
Juízo crítico	O entendimento psicológico acerca de sua própria situação; habilidade de fazer escolhas seguras e apropriadas baseadas em cada situação (observação e resposta a questões direcionadas)	Qual é a capacidade de entendimento da criança acerca de sua situação (intacta, ruim, prejudicada)?
Orientação	Consciência de si mesmo, localização, data e motivo para o cuidado (observação e resposta a perguntas direcionadas)	A criança sabe onde está, a data, quem é, quem são os pais?
Acervo de conhecimentos/memória	Conhecimentos gerais, habilidade de lembrar eventos a longo prazo e detalhes recentes (observação e resposta a questões direcionadas)	Resposta a questões diretas sobre eventos atuais e memórias
Cognição	Inteligência	Resultado de testes cognitivos (realizados por uma fonte externa), avaliação da capacidade intelectual baseada na interação, e outras fontes de informação (na média, abaixo da média, acima da média para a idade e nível educacional)

A identificação e discussão do diagnóstico é frequentemente o ponto de partida para iniciar o tratamento. A interpretação do profissional sobre o presente problema e o diagnóstico no contexto das circunstâncias atuais da família e dos recursos e apoios disponíveis aumenta a adesão à indicação de encaminhamento, o engajamento no tratamento e o cuidado coordenado. O processo interpretativo inclui os seguintes componentes:

15. Psicoeducação: uma explicação de como o presente problema ou sintoma reflete uma causa suspeita e quais os prognósticos típicos, seja com ou sem intervenções.

Tabela 7-7 Ferramenta de formulação de diagnóstico de saúde comportamental

O comportamento está dentro da variação normal considerando o nível de desenvolvimento da criança.
O comportamento é uma variação do temperamento.
O comportamento está relacionado a um comprometimento do sistema nervoso central (p. ex., prematuridade, exposição a toxinas intraútero, distúrbio convulsivo ou transtornos genéticos).
O comportamento é uma reação normal a circunstâncias estressantes (p. ex., doença médica, mudança na estrutura familiar ou perda de um ente querido).
O comportamento está relacionado a problemas de relacionamento dentro da família.
O problema é complicado ou exacerbado por uma condição médica subjacente.
O problema atinge o limiar para um diagnóstico.
Alguma combinação das opções acima.

16. Uma discussão das possíveis intervenções, incluindo as seguintes opções:
    a. Monitoramento próximo
    b. Aconselhamento fornecido pelo profissional de atenção primária ou pelo profissional de saúde mental integrado
    c. Início de medicação
    d. Encaminhamento a um serviço de saúde mental externo
    e. Alguma combinação das opções acima
3. Uma discussão sobre a resposta dos pais e do adolescente ao diagnóstico e às potenciais intervenções.

Um plano conjunto envolvendo o profissional, os pais e a criança é então negociado para abordar os sintomas e as necessidades de desenvolvimento ao mesmo tempo em que considera a estrutura e os estresses da família. Isso pode ocorrer em uma consulta ou ao longo de múltiplas consultas. Se um plano apropriado não puder ser desenvolvido ou se o profissional sentir que avaliações diagnósticas mais aprofundadas são necessárias, recomenda-se encaminhamento a um profissional de saúde mental.

A. Encaminhamento de pacientes a profissionais de saúde mental

Os profissionais de saúde mental geralmente referenciam pacientes a um psiquiatra da infância e adolescência ou outro profissional qualificado em saúde mental na infância para elucidação diagnóstica, para acompanhamento de tratamento em curso ou caso seja necessário um especialista para iniciar ou manejar medicação **(Tabela 7-8)**. As filiais regionais da American Academy of Child and Adolescent Psychiatry e a American Psychological Association e suas subdivisões estaduais são geralmente capazes de fornecer uma lista com profissionais de saúde mental que estão treinados para avaliar e tratar crianças e adolescentes. Existem também outros muitos níveis de cuidado entre a hospitalização psiquiátrica não-voluntária e o acompanhamento ambulatorial,

Tabela 7-8 Quando considerar uma consulta a um psicoterapeuta ou encaminhamento a um psiquiatra da infância e adolescência

Elucidação diagnóstica
Avaliação aprofundada
Avaliação de medicação fora da atenção primária
Consultoria psicofarmacológica para prescritores pediatras
Necessidade de terapia individual, familiar ou em grupo
Complexidade clínica incluindo sintomas psicóticos (alucinações, paranoia) ou transtorno bipolar
Não-adesão crônica às medicações prescritas

incluindo: "hospital-dia" para tratamento, atendimento domiciliar, cuidado ambulatorial intensivo e manejo na atenção primária. Para dificuldades acadêmicas não associadas a alterações de comportamento, um psicopedagogo ou um time multidisciplinar especialista em distúrbios do aprendizado podem ser mais úteis para avaliação e medicação dessas patologias. Para dificuldades cognitivas associadas a traumatismos cranioencefálicos, epilepsia ou tumores cerebrais, o encaminhamento a um neuropsicólogo pode ser indicado. A presença de abuso de drogas ou álcool em pacientes adolescentes pode exigir encaminhamento a serviços especializados em transtornos de adição.

Em muitos estados, os pacientes que têm seguro saúde fornecido pelo governo ou que não têm cobertura para tratamentos em saúde mental em seu seguro particular podem receber avaliação e tratamento no centro de saúde mental local. Os pacientes com seguro privado com cobertura para saúde mental tipicamente precisam contatar sua seguradora para receber uma lista de locais aptos a atender crianças e adolescentes que sejam conveniados ao seu seguro saúde. O profissional ou equipe de atenção básica que está referenciando o paciente deve prestar assistência à família por meio do fornecimento de informações para conectá-los aos serviços e recursos apropriados. Relações pessoais entre os profissionais da atenção básica e os administradores dos serviços de saúde mental da comunidade aumentam o sucesso dos encaminhamentos. Os sistemas de cuidado primário com profissionais de saúde mental atendendo no mesmo local também removem barreiras e melhoram o acesso e o cuidado. Após a realização de um encaminhamento, o domicílio médico deve agendar uma consulta de seguimento para monitorar se a família estabeleceu o cuidado e para ajudar a solucionar qualquer problema que tenha surgido. Pediatras que se sentem confortáveis em implementar as recomendações de um profissional de saúde mental com quem tenham uma relação colaborativa devem considerar permanecer envolvidos no manejo e na coordenação do tratamento.

B. Outros recursos

Muitos estados dos EUA possuem um Programa de Acesso à Psiquiatria Infantil. Eles são geralmente financiados com verba do estado ou da Health Resources and Services Administration (HRSA, Administração de Recursos e Serviços de Saúde) para fornecer aos profissionais de atenção básica um rápido acesso ao apoio de um psiquiatra infantil. Esse suporte vai desde ligações para discutir questões clínicas dentro de um prazo de 30 minutos, consultas presenciais para pacientes complexos, conexões a oportunidades de "ECHO learning" (discussão de casos), e apoio para conectar as famílias aos recursos necessários. Muitos programas também têm informações sobre recursos locais, algoritmos e medicações postados em seus *sites*. Os programas da National Network of Child Psychiatry Access (Acesso à Rede Nacional de Psiquiatria Infantil) têm *links* para cada programa por estado e publicou diversos recursos de vários programas estaduais.

National Network of Child Psychiatry Access Programs: https://www.nncpap.org/

Para aprender mais sobre os requisitos para internação em saúde mental, visite a página do Treatment Advocacy Center: https://www.treatmentadvocacycenter.org. Acessado em 21 de junho, 2021.

TRANSTORNOS PSIQUIÁTRICOS DA INFÂNCIA E DA ADOLESCÊNCIA

Um transtorno psiquiátrico é definido como um conjunto de sinais e sintomas característicos (emoções, comportamentos, padrões de pensamento e estados de humor) que são associados com sofrimento subjetivo ou comportamento desadaptativo. Essa definição presume que os sintomas têm tamanha intensidade, persistência e duração que a habilidade de se adaptar aos desafios da vida fica comprometida.

O *Diagnostic and Statistical Manual of Mental Disorders*, 5th Edition (DSM-5, *Manual Diagnóstico e Estatístico de Transtornos Mentais*, 5ª edição), texto de referência formal para transtornos psiquiátricos, inclui os critérios para cada uma das doenças mentais, incluindo aquelas que se iniciam na infância e adolescência. É necessário destacar que os profissionais de atenção primária frequentemente veem um espectro de distúrbios em sua prática clínica, muitos dos quais não atingem todos os critérios segundo o DSM-5.

CONSIDERAÇÕES ESPECIAIS NA PRESCRIÇÃO DE MEDICAÇÕES PSICOTRÓPICAS

Como os pediatras irão com frequência manejar questões de saúde mental no ambiente de atenção primária, esse manejo pode incluir o tratamento medicamentoso. Cada profissional de saúde básica deve estabelecer até que nível se sente confortável para prescrever medicações psicotrópicas. A **Tabela 7-9** inclui medicamentos psicotrópicos comumente prescritos e o nível esperado de conforto dos médicos da atenção primária em iniciar e manejar seu uso. Informações mais completas acerca das medicações estão detalhadas ao longo deste capítulo. Além disso, uma lista de medicações aprovadas pela Food and Drug Administration (FDA, Administração de Alimentos e Medicamentos) está disponível na **Tabela 7-9**. Para uma lista atualizada de psicotrópicos aprovados pela FDA, visite a seguinte página: https://www.cms.gov/Medicare-Medicaid-Coordination/Fraud-Prevention/Medicaid-Integrity-Program/Education/Pharmacy-Toolkits.

Tabela 7-9 Medicações psicoativas não-estimulantes aprovadas pela FDA para uso em crianças e adolescentes[a,b]

Fármaco	Indicação	Idade mínima para a qual é aprovada (em anos)
Atomoxetina	TDAH	≥ 6
Clonidina de liberação sustentada	TDAH	≥ 6
Guanfacina de liberação prolongada	TDAH	≥ 6
Clomipramina	TOC	≥ 10
Fluvoxamina	TOC	≥ 8
Sertralina	TOC Agressividade e autismo Esquizofrenia e mania	≥ 6 ≥ 5 ≥ 10
Pimozida[b]	Síndrome de Tourette	≥ 12
Lítio	Transtorno bipolar	≥ 12
Fluoxetina	Depressão TOC	≥ 12 ≥ 6
Escitalopram	Depressão	≥ 12
Duloxetina	Transtorno de ansiedade generalizada	≥ 7
Imipramina	Enurese	≥ 6
Aripiprazol	Transtorno bipolar Esquizofrenia Agressividade e autismo	≥ 10 ≥ 13 ≥ 6
Risperidona	Transtorno bipolar Esquizofrenia Agressividade e autismo	≥ 10 ≥ 13 ≥ 6
Quetiapina	Transtorno bipolar Esquizofrenia	≥ 10 ≥ 13
Ziprasidona	Transtorno bipolar Esquizofrenia	≥ 10 ≥ 13
Olanzapina	Transtorno bipolar Esquizofrenia	≥ 10 ≥ 13
Asenapina	Transtorno bipolar tipo I	≥ 10
Lurasidona	Esquizofrenia Transtorno bipolar tipo I	≥ 13 ≥ 10
Paliperidona	Esquizofrenia	≥ 12
Olanzapina fluoxetina	Transtorno bipolar tipo I	≥ 10

FDA, Food and Drug Administration; TDAH, transtorno de déficit de atenção e hiperatividade; TOC, transtorno obsessivo-compulsivo.
[a] Um guia de medicações de TDAH pode ser encontrado em http://www.adhdmedicationguide.com/.
[b] O uso de pimozida no tratamento de distúrbios do movimento é discutido no Capítulo 25.

TRANSTORNOS DE ANSIEDADE

FUNDAMENTOS DO DIAGNÓSTICO E CARACTERÍSTICAS TÍPICAS

▶ Medo ou ansiedade excessivos ou persistentes além do período de desenvolvimento apropriado.
▶ Medo ou ansiedade acompanhado de transtornos comportamentais ou manifestações físicas.
▶ Sintomas que causem prejuízo funcional ou sofrimento significativo.

Tabela 7-10 Sinais e sintomas de ansiedade em crianças

Psicológicos
Medos e preocupações
Aumento da dependência da casa e dos pais
Evitação de estímulos produtores de ansiedade
Piora do desempenho escolar
Aumento da insegurança e irritabilidade
Temas assustadores nas brincadeiras e fantasias
Psicomotores
Inquietude e hiperatividade
Distúrbios do sono
Redução da concentração
Comportamentos ritualísticos (p. ex., limpeza, contagem)
Psicofisiológicos
Hiperexcitação autonômica
Tontura e sensação de cabeça leve
Palpitações
Encurtamento da respiração
Rubor, sudorese, boca seca
Náuseas e vômitos
Pânico
Dores de cabeça ou abdome

A ansiedade é descrita como a antecipação de uma ameaça futura e o medo é descrito como a resposta emocional a ameaça iminente real ou percebida. Ambos são emoções protetoras, parte do repertório normal de uma criança. Distinguir medo e ansiedade próprios da fase de desenvolvimento daqueles associados a transtornos de ansiedade pode ser desafiador e requer conhecimento do desenvolvimento normal. Geralmente, medos ou ansiedades que persistem além do período de desenvolvimento esperado ou que causam sofrimento ou prejuízo funcional significativos sugerem a presença de um distúrbio de ansiedade. Alguns distúrbios de ansiedade são mais provavelmente precipitados por estresse, mas muitos não são. Um temperamento ansioso pode ser identificado na infância, e crianças com esse temperamento são mais suscetíveis a desenvolver distúrbios de ansiedade, especialmente se convivem com pais ansiosos. Estudos baseados em comunidades de crianças e adolescentes em idade escolar sugerem que aproximadamente 10% das crianças têm algum tipo de distúrbio de ansiedade. De acordo com o Centers for Disease Control and Prevention (CDC, Centro de Controle e Prevenção de Doenças), esse número tem aumentado na última década. É importante que a identificação e o tratamento de distúrbios de ansiedade sejam realizados precocemente, visto que eles persistem com frequência ou evoluem para outros transtornos de ansiedade.

▶ Identificação e diagnóstico

É comum haver comorbidades associadas com distúrbios de ansiedade. As crianças com um transtorno de ansiedade têm tendência de apresentar outros episódios e têm risco aumentado de desenvolver outros transtornos psiquiátricos, como depressão. Por isso, é importante rastrear cuidadosamente crianças com algum distúrbio de ansiedade para garantir que não se está deixando passar outro diagnóstico. Além disso, crianças com ansiedade, em consulta com pediatra, têm maior possibilidade de apresentar queixas físicas, como cefaleia e dor abdominal, do que ansiedade identificada **(Tabela 7-10)**. Enquanto causas médicas de ansiedade são raras, é importante não diagnosticar erroneamente um sintoma físico como ansiedade; por exemplo, confundir o desconforto gastrointestinal da doença inflamatória intestinal com ansiedade. O rastreamento também deve avaliar medicações e substâncias que podem causar ansiedade ou ter apresentação semelhante. Essas substâncias incluem cafeína, maconha, anfetaminas, cocaína e abstinência a álcool. As medicações que já foram associadas com ansiedade incluem esteroides, tacrolimo, inibidores da enzima conversora de angiotensina, anticolinérgicos, agonistas da dopamina, agonistas β-adrenérgicos, inibidores seletivos da recaptação da serotonina, medicações para tireoide e derivados da procaína. As doenças que podem desencadear sintomas sugestivos de ansiedade incluem as associadas com estados hipertireóideos, hipoglicemia, hipoxia e, mais raramente, feocromocitoma.

▶ Tratamento

O tratamento deve ser adequado ao estágio do desenvolvimento da criança. O tratamento de crianças mais novas tem como foco ajudar os pais a entender os sintomas de seus filhos, desenvolver habilidades para ajudar os filhos a lidarem com o sofrimento, ao mesmo tempo em que ajuda os próprios pais a tolerarem o sofrimento de seus filhos. Assim que a criança estiver em um estágio do desenvolvimento em que é capaz de se engajar na avaliação de sua própria ansiedade e no aprendizado de estratégias de enfrentamento, ela é incorporada à terapia.

A terapia cognitivo-comportamental (TCC) com exposição é a que mais tem evidência quando se trata de tratamentos de sucesso para ansiedade. A "exposição" se refere à apresentação progressiva e planejada a estímulos leves a moderados provocadores de ansiedade. O objetivo é dessensibilizar a criança ao estímulo. A TCC pode ser realizada em grupos ou individualmente com a criança e seus pais. Os objetivos básicos incluem: ajudar a criança a identificar e quantificar os sintomas de ansiedade, identificar cognições desadaptativas, aprender estratégias cognitivas e comportamentais de enfrentamento para iniciar a exposição a situações ou objetos associados a ansiedade de nível médio a moderado. Os pais ou cuidadores também aprendem essas habilidades com o intuito de ajudar as crianças e jovens a praticarem em ambientes fora da terapia. O objetivo é capacitar a criança para enfrentar a ansiedade específica ou o contexto de ansiedade que causam sofrimento ou disfunção, experienciar uma redução na ansiedade e retomar um funcionamento normal.

Quando os sintomas ansiosos não regridem com intervenções cognitivas, comportamentais e ambientais e continuam a afetar o funcionamento, agentes psicofarmacológicos podem ser úteis. Há evidências de que os inibidores seletivos de recaptação da serotonina (ISRSs) são efetivos no tratamento de transtornos de ansiedade em crianças a partir de 6 anos de idade, mas essas medicações não possuem aprovação da FDA para essa indicação. O efeito ansiolítico dos ISRSs pode demorar alguns dias para acontecer, enquanto o efeito de benzodiazepínicos é imediato. Os pediatras estão cientes desse efeito imediato, mas o uso de benzodiazepínicos enquanto se aguarda pelos efeitos ansiolíticos dos ISRSs é desencorajado em crianças, pois o cérebro em desenvolvimento está em maior risco para dependência e abuso iatrogênico de substâncias. Anti-histamínicos (p. ex., hidroxizina), β-bloqueadores e α-agonistas são alternativas que podem ser usadas de forma intermitente fixa ou conforme necessário e geralmente são melhor toleradas sem preocupação de dependência fisiológica. Consulte a tabela de medicações usadas para o tratamento de transtornos depressivos (Tabela 7-11), visto que elas são também comumente usadas no tratamento de ansiedade.

Tabela 7-11 Informações sobre antidepressivos

Nome e classe do fármaco	Dose de apresentação	Dose inicial usual em adolescentes	Aumento de dose (após ~4 semanas)	Evidências de ensaios clínicos randomizados em crianças	Aprovado pela FDA para depressão em crianças?	Comentários
Fluoxetina ISRS	10, 20, 40 mg 20 mg/5 mL	5-10 mg/dia (60 mg máx.)[a]	10 mg[b]	Sim	Sim (acima de 8 anos de idade)	Meia-vida longa, sem efeito no caso de esquecimento de dose. Maior potencial de interação com outras drogas.
Sertralina ISRS	25, 50, 100 mg 20 mg/mL	12,5-25 mg/dia (200 mg máx.)[a]	25-50 mg[b]	Sim	Não	Pode causar maior desconforto gastrintestinal, maiores efeitos colaterais na suspensão.
Escitalopram ISRS	5, 10, 20 mg 5 mg/5 mL	2,5-5 mg/dia (20 mg máx.)[a]	5-10 mg[b]	Sim	Sim (para adolescentes)	Isômero ativo do citalopram, menos potencial de interação com outras drogas.
Citalopram ISRS	10, 20, 40 mg 10 mg/5 mL	5-10 mg/dia (40 mg máx.)[a]	10-20 mg[b]	Sim	Não	Poucas interações medicamentosas para um ISRS.
Bupropiona Miscelânea	75, 100 mg 100, 150, 200 mg (liberação sustentada) 150, 300 mg (liberação prolongada)	75 mg/dia (depois, pode-se administrar a dose 2×/dia até atingir formulações para dose única diária) (6 mg/kg ou não exceder 3-400 mg máx.)[a]	75-100 mg[b]	Não	Não	Também é a terceira ou quarta linha de tratamento para TDAH. Potencial para aumento do risco de convulsões.
Mirtazapina IRSN	15, 30, 45 mg	7,5-15 mg/dia (45 mg máx.)[a]	15 mg[b]	Não	Não	Sedativo, aumenta o apetite.
Venlafaxina IRSN	25, 37,5, 50, 75, 100 mg 37,5, 75, 150 mg (liberação prolongada)	37,5 mg/dia (225 mg máx.)[a]	37,5-75 mg[b]	Não (Pode ter um risco de ideação suicida mais elevado do que outros em crianças)	Não	Somente recomendado para adolescentes mais velhos. Sintomas de retirada podem ser severos.
Duloxetina IRSN	20, 30, 60 mg (liberação retardada)	20-30 mg	30 mg após 2 semanas	Sim	Sim	Doses acima de 60 mg raramente são mais efetivas.

FDA, Food and Drug Administration; IRSN, inibidor da recaptação de serotonina/norepinefrina; ISRS, inibidor seletivo de recaptação da serotonina.
[a]Recomenda-se uma dose inicial baixa para crianças e adolescentes com ansiedade, a fim de ajudar a diminuir o medo do paciente ou da família em relação à medicação.
[b]Se começar com a dose mais baixa para diminuir os efeitos colaterais, pode aumentar novamente em 1 a 2 semanas.

Prognóstico

O tratamento precoce de transtornos de ansiedade pode ser muito efetivo e reduz o risco de impacto negativo no desenvolvimento e de surgimento de outros transtornos psiquiátricos. O tratamento padronizado é a TCC para casos leves e uma combinação de TCC e antidepressivos para casos mais severos ou que não respondem ao tratamento isolado com TCC.

Os transtornos de ansiedade que se apresentam na infância tendem a aumentar e reduzir durante esta fase. Os pacientes que se apresentam com sintomas de ansiedade mais severos com frequência desenvolvem diversos distúrbios de ansiedade durante a adolescência e estão em maior risco para depressão, abuso de substâncias e outros desfechos negativos no desenvolvimento. O estilo parental pode contribuir para a ansiedade; especificamente, a garantia de autonomia torna mais provável o desenvolvimento de crianças menos ansiosas, ao passo que pais rigorosos, rejeitadores ou ansiosos resultam em crianças mais ansiosas. O tratamento dos distúrbios de ansiedade dos pais, quando presentes, geralmente melhora o desfecho da ansiedade na criança.

1. Ansiedade de separação

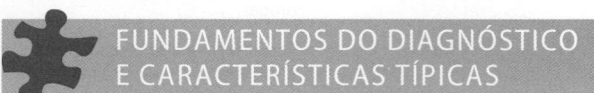

▶ Preocupação excessiva e persistente quanto a perder ou ser separado de suas figuras de apego por violência, doença ou morte acometendo a figura de apego ou o paciente.
▶ Relutância ou recusa a deixar a figura de apego ou dormir longe dela.
▶ Medo de ficar em casa sem uma figura de apego.
▶ Queixas físicas quando essa separação ocorre ou é esperada.

Considerações gerais

As crianças muito novas podem não apresentar sintomas até que a separação seja iminente ou já em andamento e podem não experienciar medos na antecipação de uma separação. Conforme a criança cresce, ela pode experienciar medo na antecipação de separações, particularmente nas que ocorrem na rotina, como na hora de ir para a escola ou hora de dormir. Adicionalmente, podem surgir medos específicos, como medo de sequestro, acidentes de carro ou de separação dos pais por causa de desastres naturais. Comportamentos associados à ansiedade de separação também variam conforme a idade; as crianças mais novas são mais propensas a apresentarem dificuldades na hora de dormir e crianças mais velhas têm como foco da ansiedade outras separações, como escola, dormir fora de casa e acampamentos. Além de parecerem ansiosas, as crianças com ansiedade de separação podem parecer tristes, agressivas ou experienciar sintomas físicos quando estão enfrentando a situação provocadora da ansiedade. A ansiedade de separação é mais prevalente em crianças mais novas (4% de prevalência durante 6 meses, em comparação com 1,6% de prevalência durante 6 meses em adolescentes).

Identificação e diagnóstico

A ansiedade relacionada à separação de figuras de apego é típica da primeira infância. O distúrbio de ansiedade de separação deve ser diferenciado do desenvolvimento normal. Ele ocorre por mais de 4 semanas para crianças e leva a prejuízo ou sofrimento importante.

Tratamento

Os pais e cuidadores ajudam a aliviar os sintomas causados pela ansiedade de separação e podem reduzir exacerbações durante os momentos de separação. Trabalhar com os cuidadores envolve o desenvolvimento de rotinas de suporte que promovem separações otimizadas. O tratamento clínico para a ansiedade de separação inclui TCC, que é modificada para se adequar ao nível de desenvolvimento da criança. As crianças que não responderem à terapia podem necessitar de medicação como, por exemplo, ISRSs. As crianças em idade abaixo do período escolar não costumam ser tratadas com medicação.

Outras considerações

O diagnóstico diferencial para ansiedade de separação é amplo e inclui outros transtornos de ansiedade, transtornos de humor, transtorno opositor desafiador (TOD), transtorno de conduta, distúrbio psicótico e transtorno de personalidade. É comum os pediatras encontrarem crianças com recusa escolar, um comportamento comum na ansiedade de separação. É importante reconhecer e intervir precocemente na recusa escolar, visto que quanto maior o tempo que a criança fica fora da escola, mais difícil é ajudá-la a voltar. Os sintomas de recusa escolar geralmente incluem sintomas físicos ou comportamento explosivo conforme a hora de ir para a escola se aproxima. Os pais normalmente notam que os sintomas somem nos finais de semana, férias ou se a criança é retirada da escola. Os casos leves podem ser manejados com o auxílio do pediatra, mas casos mais severos podem necessitar do auxílio de um especialista em saúde mental.

A recusa escolar também pode ser relatada em outros transtornos de ansiedade, dificuldades de aprendizado, transtornos de humor, transtornos psicóticos, TOD, distúrbio de conduta e estressores ambientais, como *bullying* ou desajuste entre aluno e professor. Identificar a etiologia da recusa escolar ajuda os profissionais a adequadamente definirem o nível e tipo de intervenção necessária.

Prognóstico

A ansiedade de separação geralmente melhora na adolescência, mas adolescentes que experienciaram esse transtorno na infância são mais propensos a desenvolverem outros distúrbios.

2. Mutismo seletivo

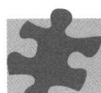

FUNDAMENTOS DO DIAGNÓSTICO E CARACTERÍSTICAS TÍPICAS

▶ Falha consistente na fala em ambientes sociais (como a escola) em que falar é esperado, apesar de falar em outros ambientes.

▶ Considerações gerais

O mutismo seletivo é mais frequente em crianças mais novas. Pode haver sintomas antes dos 5 anos, mas geralmente não geram problemas até que a criança passe a frequentar a escola. As crianças que se mudaram recentemente para o país ou que inicialmente aprenderam a falar em um idioma e são cobradas que funcionem em um segundo idioma no ambiente escolar podem se apresentar com mutismo seletivo.

▶ Identificação e diagnóstico

As crianças com mutismo seletivo geralmente falam com familiares mais próximos e podem também falar com um "melhor amigo". Podem ser inclusive extrovertidas em um ambiente familiar, mas são geralmente tímidas fora desse contexto. Podem se sentir confortáveis dentro de papéis sociais que não exijam comunicação verbal. As crianças com mutismo seletivo podem ficar bravas e agressivas frente à necessidade de falar. O rastreamento para mutismo seletivo é útil, visto que as famílias podem não estar cientes do problema ou podem não ter noção de quanto isso afeta o funcionamento escolar. Para preencher os critérios para mutismo seletivo, os sintomas devem interferir no funcionamento da comunicação na escola, trabalho ou ambientes sociais e devem persistir por pelo menos 1 mês, sem que seja considerado o primeiro mês de escola. Os sintomas não podem ser causados por autismo, distúrbios de comunicação ou transtornos psicóticos.

▶ Tratamento

O mutismo seletivo pode ser desconcertante para pais e professores, já que o engajamento da criança para falar pode variar significativamente entre os ambientes. Portanto, o tratamento geralmente inicia por psicoeducação. As crianças com mutismo seletivo podem ter dificuldade para se envolver por causa de sua timidez, então os médicos devem estar aptos a usar técnicas verbais e não verbais de formar uma aliança com a criança. A TCC com exposição objetivando aumentar as interações verbais da criança pode ser bem-sucedida. Os pacientes com sintomas mais severos, ou sintomas que não respondam a terapia, podem se beneficiar de antidepressivos, como os ISRSs.

▶ Outras considerações

O diagnóstico diferencial inclui outros distúrbios que podem interferir na fala, como o autismo, distúrbios de comunicação e transtornos psicóticos. As crianças com mutismo seletivo podem ter outros transtornos de ansiedade como comorbidade, ansiedade social, ansiedade de separação e fobias específicas.

Tanto o reconhecimento como o tratamento são críticos, pois quanto mais tempo a criança evita a comunicação verbal em ambientes fora da família, mais os comportamentos vão se tornando enraizados. Crianças com mutismo seletivo não tratado correm o risco de depressão, transtorno de ansiedade social e abuso de substâncias na adolescência.

3. Fobias específicas

FUNDAMENTOS DO DIAGNÓSTICO E CARACTERÍSTICAS TÍPICAS

▶ Medo ou preocupação excessivos sobre uma coisa, experiência ou situação específica.
▶ Pensar sobre esse gatilho ou se expor a ele causa ansiedade excessiva.

▶ Considerações gerais

As fobias específicas são comuns, impactando 5% das crianças e 16% dos adolescentes. As fobias simples geralmente reduzem com o tempo, enquanto as mais severas e persistentes podem ser debilitantes.

▶ Identificação e diagnóstico

Uma fobia específica é um medo intenso de um objeto, experiência ou situação em particular e que persiste por pelo menos 6 meses. Esse objeto ou situação é causa de grande sofrimento quase toda vez que o indivíduo antecipa ou é exposto ao estímulo. O dano ou ameaça percebido é bastante desproporcional ao estímulo de fato. Para manejar o sofrimento, a criança evita o objeto ou a situação, portanto reforçando a ansiedade. O sofrimento causado pelo estímulo pode também se apresentar na forma de ataque de pânico, desmaios ou irritabilidade. Crianças menores podem apresentar aumento no apego físico a um cuidador.

▶ Tratamento

O alicerce do tratamento para fobias específicas é a TCC com objetivo de reduzir a ansiedade ou medo do estímulo fóbico.

▶ Outras considerações

As crianças comumente experienciam mais de uma fobia específica e, conforme o número de fobias específicas aumenta, também aumenta o grau de comprometimento. O diagnóstico diferencial inclui outros transtornos ansiosos, desordens relacionadas a trauma e estresse, transtornos alimentares, esquizofrenia e outros transtornos psicóticos.

Os eventos de separação significativos durante a infância estão relacionados com aparecimento mais tardio de fobias. Avaliar fobias específicas é importante, visto que fobias não tratadas têm maiores taxas de estabilização ao longo do tempo quando comparadas a outros transtornos de ansiedade da infância.

4. Transtorno do pânico

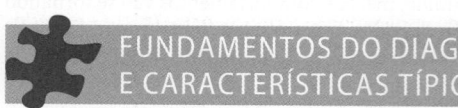
FUNDAMENTOS DO DIAGNÓSTICO E CARACTERÍSTICAS TÍPICAS

▶ Ataques de pânico recorrentes e inesperados, descritos como o surgimento abrupto de medo intenso, que aumenta com o passar dos minutos e é acompanhado de sintomas físicos.

▶ Considerações gerais

O transtorno do pânico se apresenta mais comumente após a puberdade com uma prevalência de 2 a 3% durante a adolescência. Diferentemente dos outros distúrbios de ansiedade, é mais comum haver um estressor precedendo o início do transtorno do pânico. As crianças que experienciam ansiedade de separação têm maior risco de desenvolver transtorno do pânico.

▶ Identificação e diagnóstico

Os sintomas físicos do transtorno do pânico são sintomas de pico adrenérgico e incluem palpitações, sudorese, dispneia, sensação de sufocamento, dor torácica ou aperto no peito, desconforto gastrintestinal, tontura ou sensações associadas, calafrios ou calor, sensação de anestesia ou formigamento. Os sintomas cognitivos podem incluir sensação de irrealidade e medo de enlouquecer ou morrer. Para fechar os critérios de um ataque de pânico, devem estar presentes ao menos quatro dos sintomas descritos acima. Ao menos um dos ataques deve ser seguido por medo por antecipação de ter outro ataque similar no mês seguinte. Os indivíduos com transtorno do pânico também experienciam medo de ataques futuros ou um medo relacionado a ataques futuros que leva a um comportamento desadaptativo. Os jovens com transtorno do pânico têm maior probabilidade de se apresentar ao consultório do pediatra com medos relacionados a sintomas físicos de excitabilidade autonômica, como medo de ter algum problema cardíaco. Os adolescentes têm menor tendência de reportar ataques de pânico do que adultos e, portanto, questionários específicos devem ser usados quando adolescentes se apresentam com ansiedade.

Apesar de, com o passar do tempo, indivíduos com transtorno do pânico passarem a relacionar os ataques de pânico a certos gatilhos, eles também podem acontecer aleatoriamente.

▶ Tratamento

A TCC para jovens com transtorno do pânico foca nas cognições associadas com os ataques de pânico e com os sintomas fisiológicos do sofrimento. Os alvos para exposição podem incluir situações que desencadeiam ataques de pânico ou alguns dos sintomas fisiológicos experienciados durante os ataques. A frequência da terapia pode variar dependendo da acuidade dos sintomas do paciente, com menores níveis de cuidado providos durante terapia ambulatorial semanal e maiores níveis de cuidado providos várias vezes na semana por meio de programas de tratamento ambulatorial intensivo ou diariamente em tratamentos na forma de hospital-dia. Os pacientes que não respondem à terapia isolada podem se beneficiar de antidepressivos como os ISRSs. Outras opções de medicação não-benzodiazepínica incluem anti-histamínicos (p. ex., hidroxizina) e uso ocasional *off-label* de β-bloqueadores ou baixas doses de antipsicóticos atípicos. Os benzodiazepínicos são usados em adultos, mas seu uso em jovens na atenção primária é desencorajado.

▶ Outras considerações

O diagnóstico diferencial de ataques de pânico inclui causas físicas de sintomas de pânico, que devem ser descartadas quando considerado apropriado. O transtorno do pânico pode ser debilitante, visto que os jovens podem fazer grandes esforços para evitar gatilhos. Os jovens que evitam sair em público sozinhos devem ser diagnosticados com agorafobia além de transtorno do pânico. Apesar de o transtorno do pânico aumentar o risco de desenvolvimento de abuso de substâncias, a abstinência de alguns tipos de substâncias também pode levar a sintomas de pânico. Para adolescentes que estão fazendo uso ativo, pode ser difícil fazer a diferenciação. Os ataques de pânico podem se apresentar como parte de outros transtornos de ansiedade, mas os ataques de pânico em outros transtornos são desencadeados por medo ou ansiedade subjacente, como performances em público na ansiedade social ou antecipação de algum evento no transtorno de ansiedade generalizada. O transtorno do pânico é mais comum em indivíduos com outros transtornos de ansiedade, depressão e transtorno do humor bipolar.

▶ Prognóstico

Os sintomas de pânico e transtorno do pânico são ambos importantes de serem reconhecidos e tratados. O transtorno do pânico sem tratamento é o transtorno de ansiedade da infância com a maior chance de persistência. Os indivíduos com sintomas de pânico que ocorrem no contexto de outros transtornos têm maior chance de desenvolver depressão.

5. Agorafobia

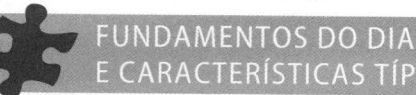
FUNDAMENTOS DO DIAGNÓSTICO E CARACTERÍSTICAS TÍPICAS

▶ Um medo excessivo de se encontrar em situações em que sintomas de pânico possam ocorrer.
▶ Evitação de situações que podem causar ataques de pânico.

▶ Considerações gerais

A agorafobia pode ser debilitante. Em crianças e adolescentes, é mais provável de se apresentar como recusa escolar do que como medo das situações descritas abaixo. As crianças e adolescentes podem ser relutantes em reportar seus sintomas, de forma que é necessário um rastreamento cuidadoso para crianças ansiosas ou que se recusam a ir à escola. Em amostras da comunidade, a agorafobia tem maior chance de ocorrer na fase tardia da adolescência; 1,7% dos adolescentes sofre de agorafobia, mas esse valor pode ser subestimado por conta da dificuldade de avaliar jovens. De forma similar ao transtorno do pânico, os sintomas iniciais são geralmente desencadeados por um evento estressor.

▶ Identificação e diagnóstico

O medo mais popularmente relacionado à agorafobia é o medo de espaços abertos, incluindo *shopping centers*, mercados e outros locais públicos. Para indivíduos com agorafobia, outras situações também podem desencadear medo intenso, como usar o transporte público, ficar em filas ou estar em meio a uma multidão e ficar em espaços fechados ou fora de casa sozinho. Os indivíduos com agorafobia experienciam dois ou mais desses medos dentro dos últimos 6 meses e isso causa importante sofrimento ou prejuízo. Não é necessário ter todos os sintomas de transtorno do pânico para fechar critérios para agorafobia.

▶ Tratamento

O tratamento de indivíduos com agorafobia pode ser bastante desafiador, já que geralmente requer que o paciente saia de casa. Tratamentos *online* estão disponíveis em dados limitados quanto a sua eficácia. O tratamento padrão-ouro segue sendo TCC com exposição e ISRSs para os indivíduos que não respondem à terapia ou que têm manifestações severas de agorafobia.

▶ Outras considerações

O diagnóstico diferencial inclui outros transtornos de ansiedade, TEPT, depressão e outras condições médicas. Por exemplo, adolescentes com síndrome da taquicardia postural ortostática (POTS, de *postural orthostatic tachycardia syndrome*) podem temer sair de casa por um medo de apresentar desmaios ou indivíduos com doença inflamatória intestinal podem temer apresentar diarreia.

▶ Prognóstico

Os indivíduos com agorafobia têm risco aumentado para comorbidades, incluindo outros transtornos de ansiedade e depressão. Homens têm maior incidência de abuso de substâncias.

6. Transtorno de ansiedade generalizada

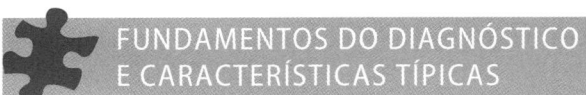
FUNDAMENTOS DO DIAGNÓSTICO E CARACTERÍSTICAS TÍPICAS

▶ Preocupações múltiplas, intensas, desproporcionais ou irracionais, geralmente acerca de eventos futuros.
▶ A preocupação é acompanhada de outros sintomas.
▶ A preocupação é difícil de ser controlada.

▶ Considerações gerais

Os indivíduos com transtorno de ansiedade generalizada (TAG) geralmente relatam a presença de ansiedade durante toda sua vida, mas amostras da comunidade mostram que o TAG raramente se apresenta antes da adolescência; a prevalência de TAG em adolescentes é de 0,9%. As potenciais razões para essa discrepância incluem o fato de que os sintomas de ansiedade podem não preencher os critérios para TAG em idades mais precoces, ou os sintomas podem ser subestimados pelos pais ou cuidadores. Os indivíduos que desenvolvem TAG em idades mais precoces são mais propensos a ter maiores prejuízos.

O TAG é altamente hereditário, se sobrepondo ao risco de depressão e neuroticismo. Além disso, ter pais ansiosos e superprotetores aumenta o risco de TAG, mas essa não é uma condição necessária para o desenvolvimento do transtorno.

O diagnóstico diferencial dos sintomas de ansiedade é mostrado na **Tabela 7-12**.

▶ Identificação e diagnóstico

Crianças mais novas com ansiedade generalizada geralmente se preocupam com sua competência ou desempenho, enquanto as crianças mais velhas podem se preocupar com questões adicionais, como as finanças da família ou a pontualidade. As preocupações

Tabela 7-12 Diagnóstico diferencial dos sintomas de ansiedade

- **Ansiedade normal do desenvolvimento**
  A. Ansiedade de estranhos (5 meses a 2 anos e meio, com pico entre 6 e 12 meses de vida)
  B. Ansiedade de separação (7 meses a 4 anos, com pico entre 18 e 36 meses de vida)
  C. Medo ou fobia do escuro e de monstros (3-6 anos)
- **Ansiedade "apropriada"**
  A. Antecipação de uma experiência dolorosa ou assustadora
  B. Evitação de algo que lembre uma experiência dolorosa ou assustadora
  C. Abuso infantil
- **Transtornos de ansiedade (ver Tabela 7-11), com ou sem outras comorbidades psiquiátricas**
- **Abuso de substâncias**
- **Medicações e drogas recreativas**
  A. Cafeinismo (incluindo refrigerantes à base de cola e chocolate)
  B. Agentes simpaticomiméticos
  C. Reações idiossincráticas a drogas
- **Estados hipermetabólicos ou de hiperexcitabilidade**
  A. Hipertireoidismo
  B. Feocromocitoma
  C. Anemia
  D. Hipoglicemia
  E. Hipoxemia
- **Anormalidades cardíacas**
  A. Disritmias
  B. Estados de alto débito
  C. Prolapso de valva mitral

e ansiedades não-patológicas devem ser diferenciadas das preocupações e ansiedades do TAG. Além disso, as crianças com TAG experienciam ao menos um sintoma de fadiga, inquietação ou déficit de concentração, irritabilidade, sensação de estar no seu limite ou insônia. O TAG também pode ser acompanhado de outros sintomas somáticos e o pediatra tem maiores chances de encontrar crianças com TAG que se apresentam com sintomas de alteração gastrintestinal ou cefaleia. Para preencher os critérios para TAG, os sintomas devem causar sofrimento ou alteração de funcionamento importante e estar presentes há pelo menos 6 meses.

▶ Tratamento

Assim como nos outros transtornos de ansiedade, a psicoterapia é a primeira linha de tratamento, com a possibilidade de adição de ISRSs ou agentes similares (p. ex., inibidores da recaptação de serotonina/norepinefrina [IRSN] ou antidepressivos tricíclicos) se a resposta à terapia for insuficiente.

▶ Outras considerações

Pode ser desafiador distinguir o TAG de outros transtornos ansiosos. A ansiedade induzida por substâncias deve ser considerada em adolescentes que experienciam início súbito de ansiedade.

▶ Prognóstico

A combinação de medicação e terapia pode ser muito efetiva no tratamento de jovens com TAG. Os indivíduos com TAG têm maior risco de desenvolver depressão.

7. Transtorno de ansiedade social

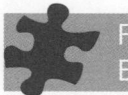

FUNDAMENTOS DO DIAGNÓSTICO E CARACTERÍSTICAS TÍPICAS

▶ Preocupação excessiva em cenários sociais
▶ Incapacidade de performar em frente a outras pessoas de acordo com o esperado para a idade.
▶ Evitação de eventos ou ambientes sociais ou que envolvam grandes grupos de pessoas.

▶ Considerações gerais

O transtorno de ansiedade social é caracterizado por medo significativo e persistente em ambientes sociais ou situações com necessidade de performance. O transtorno resulta em grande ansiedade e inabilidade de funcionamento quando há exposição a pessoas desconhecidas e/ou escrutínio. Esse geralmente é um problema apresentado por crianças mais velhas e adolescentes.

▶ Identificação e diagnóstico

Os sintomas ansiosos em crianças com ansiedade social são relacionados especificamente ao ambiente social e não podem ser melhor explicados por outro transtorno de ansiedade. Manifestações comuns desse transtorno incluem evitação consistente de funções sociais e queixas somáticas persistentes que ocorrem em um contexto social e se resolvem na ausência de exposição social. Os sintomas atrapalham significativamente a vida da criança – e, com frequência, também de seus familiares –, e os pais geralmente descrevem um padrão de acomodar em excesso a evitação de seus filhos e/ou de incentivar para que participem de rotinas sociais, atividades extracurriculares ou eventos familiares.

▶ Tratamento

Assim como os outros transtornos de ansiedade, o alicerce do tratamento para ansiedade social é a TCC. O objetivo é modificar o comportamento e reduzir a ansiedade em contextos sociais por meio do uso de técnicas cognitivas e comportamentais específicas. Da mesma forma que outros transtornos de ansiedade, se a TCC não for efetiva em mitigar a ansiedade, agentes psicofarmacológicos podem ser úteis. Os ISRSs são a única classe medicamentosa que mostrou eficácia no tratamento de crianças com transtorno de ansiedade social.

▶ Outras considerações

Crianças com transtorno de ansiedade social correm maior risco de depressão e evasão escolar. Eles também podem ter ataques de pânico, e há alta comorbidade entre distúrbios por uso de substâncias e transtornos de ansiedade, especialmente transtorno de ansiedade social.

▶ Prognóstico

Início precoce dos sintomas, evitação severa e a presença de sintomas de pânico são preditores de persistência da doença. O tratamento com TCC ou a combinação de TCC e medicação pode ser bastante efetivo para a maioria dos jovens com transtorno de ansiedade social.

TRANSTORNO OBSESSIVO-COMPULSIVO E DOENÇAS RELACIONADAS

1. Transtorno obsessivo-compulsivo

FUNDAMENTOS DO DIAGNÓSTICO E CARACTERÍSTICAS TÍPICAS

▶ Pensamentos, impulsos ou imagens obsessivas recorrentes, que podem se apresentar de forma intrusiva.
▶ Comportamentos ou atos mentais compulsivos repetitivos são performados para prevenir ou reduzir a angústia decorrente dos pensamentos obsessivos.
▶ Obsessões e compulsões causam sofrimento significativo, consomem tempo e interferem na rotina normal.

Considerações gerais

O transtorno obsessivo compulsivo (TOC) é relacionado aos transtornos de ansiedade, mas tende a se agrupar geneticamente com outros transtornos compulsivos, como o transtorno de escoriação, tricotilomania (TTM, impulso recorrente de arrancar os cabelos) e transtorno de acumulação compulsiva. Ele surge geralmente durante a infância e, se não tratado, pode durar a vida toda. Os homens costumam ter início de sintomas mais precoce, com casos em crianças ocorrendo geralmente antes dos 10 anos. O TOC comumente leva à evitação de situações que desencadeiam obsessões e, para crianças e adolescentes, isso interfere no desenvolvimento.

Identificação e Diagnóstico

As obsessões que levam ao TOC são definidas como pensamentos, impulsos ou imagens recorrentes, persistentes e que causam importante sofrimento. O indivíduo tenta evitar, suprimir ou ignorar essas obsessões ou abrandá-las por meio de ações ou pensamentos. As obsessões e compulsões do TOC consomem mais de 1 hora por dia. As obsessões variam conforme os indivíduos, mas tendem a se dividir nos seguintes grupos: imagens intrusivas "proibidas" de caráter geralmente sexual, agressivo ou de tabu religioso; pensamentos de contaminação; necessidade de simetria; medo de machucar outras pessoas; e medo de que algo ruim aconteça para si ou para pessoas próximas. Os pacientes geralmente experienciam mais de um desses grupos e o tipo de obsessão pode mudar com o passar do tempo. Além dos sintomas de compulsão, os jovens que experienciam obsessões também podem apresentar sintomas de pânico, depressão, irritabilidade e ideação suicida. O aparecimento repentino de sintomas deve alertar os pediatras para rastreio de infecções por estreptococos do grupo A, visto que transtornos autoimunes pediátricos associados a essas infecções demonstraram ser gatilho para o surgimento de TOC em algumas crianças.

Os cuidadores geralmente conseguem identificar crianças com sintomas compulsivos, mas as obsessões podem ser difíceis de reconhecer, pois são experienciadas internamente. Os jovens que reconhecem que suas obsessões e compulsões são estranhas podem não revelá-las espontaneamente, somente se perguntados especificamente sobre isso.

Tratamento

Muitos indivíduos com TOC sentem que seus sintomas são "loucos" ou, alternativamente, não querem se desfazer de suas compulsões, visto que sentem que isso causará sofrimento intenso. A psicoeducação é um primeiro passo importante no tratamento do TOC para ajudar a colocar os sintomas em perspectiva e delinear a progressão do tratamento. O TOC é melhor tratado por meio de uma combinação de TCC específica para TOC e medicações nos casos mais severos. Os ISRSs são efetivos na redução dos sintomas de TOC, mas podem ser necessárias doses mais altas do que as usadas em depressão e ansiedade – ocasionalmente acima do máximo diário recomendado. A fluvoxamina e a sertralina têm aprovação da FDA para o tratamento de TOC na infância. O antidepressivo tricíclico clomipramina tem aprovação da FDA para o tratamento de TOC em adultos. Os casos severos têm sido tratados com cirurgia com raios gama para interrupção do circuito envolvido no TOC. Alguns indivíduos se beneficiam de outras intervenções não-farmacológicas, como *neurofeedback* e estimulação magnética transcraniana (EMT); entretanto, esses tratamentos não são aprovados pela FDA para essa condição.

Outras considerações

O TOC com frequência acontece junto com outros transtornos compulsivos, como a TTM, escoriação compulsiva, transtorno dismórfico corporal ou transtorno de acumulação compulsiva. Os jovens com TOC têm risco aumentado de comorbidades como ansiedade, TDAH, depressão e tiques. O diagnóstico diferencial inclui todas essas doenças mais transtornos alimentares, transtornos psicóticos e transtorno de personalidade obsessivo-compulsiva. O sintoma de perseverança do autismo também pode ser confundido com TOC.

Prognóstico

A combinação de TCC e medicação é mais efetiva para pacientes que não respondem ao tratamento com somente uma das opções. É importante reconhecer e tratar o TOC precocemente, visto que a idade de início dos sintomas e quadros de maior prejuízo funcional são preditores de pior prognóstico. O sintoma de acumulação é particularmente difícil de ser tratado.

2. Transtorno de escoriação

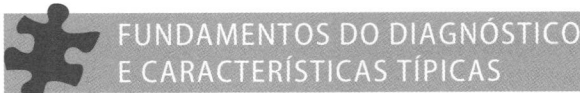

FUNDAMENTOS DO DIAGNÓSTICO E CARACTERÍSTICAS TÍPICAS

- ▶ Escoriação da pele recorrente resultando em lesões, apesar de esforços para parar.
- ▶ A escoriação causa sofrimento ou prejuízo significativos na escola, ambientes sociais ou outras áreas do funcionamento.

Considerações gerais

O transtorno de escoriação (TE), também conhecido como *skin picking* ou dermatilomania, é um dos diagnósticos mais recentemente acrescentados ao DSM. Essa doença é um subgrupo dos transtornos obsessivo-compulsivos. Assim como as doenças adicionadas ao DSM-5, esse transtorno já é conhecido há mais de 1 século, porém não era incluído nos manuais anteriores. Existem pessoas que acreditam que o TE está mais próximo do TOC em etiologia; entretanto, outros acreditam que é melhor caracterizado como um "transtorno de adição", como o uso de álcool e drogas.

Identificação e diagnóstico

O transtorno é caracterizado por repetitiva escoriação da pele levando a múltiplas lesões, apesar da presença de esforços para reduzir ou cessar esse comportamento. O TE, assim como a TTM, não é associado a obsessões ou preocupações, como no TOC. O diagnóstico desse transtorno é caracterizado por sofrimento clinicamente significativo afetando o funcionamento social, ocupacional ou outros. O sofrimento inclui, mas não se restringe a sensação de perda de controle, vergonha ou embaraço. Os sintomas são afetados por aumento no estresse, ansiedade e tédio. Além disso, várias substâncias, a saber agonistas da dopamina (p. ex., metanfetaminas e cocaína) podem levar a escoriações de pele.

▶ Tratamento

A psicoterapia pode ser benéfica e deve ser a primeira linha de tratamento na maioria dos casos. Para casos severos, ou casos que não respondam à terapia, existem evidências apoiando o uso de ISRSs e evidência para o uso de *N*-acetilcisteína (NAC) em adultos. Condições comórbidas devem ser identificadas e tratadas. Atualmente, existem ensaios clínicos procurando por tratamentos para essa condição com alvo em outros receptores, como antagonistas opioides e agonistas glutaminérgicos; entretanto, eles ainda estão em fases preliminares.

▶ Outras considerações

O diagnóstico diferencial inclui TTM, transtorno de uso de substâncias, transtornos depressivos, transtornos ansiosos, TOC, síndrome de Tourette ou tiques, transtorno dismórfico corporal, escoriações induzidas por uso de substâncias, psicose e distúrbios do neurodesenvolvimento, como síndrome de Prader-Willi. Existe grande presença de comorbidade com TOC e TTM, além de depressão unipolar.

▶ Prognóstico

Esse transtorno é muito mais comum em mulheres do que em homens, numa proporção de 3:1. A idade típica de início dos sintomas é durante a adolescência, geralmente associada à escoriação de acne. A prevalência de TE em adultos é igual ou maior que 1,4%. O curso é crônico, mas os sintomas podem surgir e sumir por meses ou anos.

3. Transtorno de estresse pós-traumático

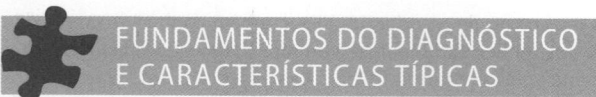

FUNDAMENTOS DO DIAGNÓSTICO E CARACTERÍSTICAS TÍPICAS

- ▶ Excitabilidade e reatividade, como hipervigilância, dificuldade de concentração e distúrbios do sono.
- ▶ Evitação de situações que lembrem o evento traumático.
- ▶ Mudanças negativas de pensamento e comportamento.
- ▶ *Flashbacks* do evento traumático, como pesadelos e pensamentos intrusivos ou brincadeiras repetitivas.
- ▶ Acontece após eventos traumáticos como exposição à violência, abuso físico ou sexual, desastres naturais, acidentes de trânsito, mordedura de cachorro e tragédias pessoais inesperadas.

▶ Considerações gerais

Os fatores que predispõem indivíduos ao desenvolvimento de TEPT incluem proximidade a evento traumático ou perda, história de exposição a trauma, depressão ou ansiedade pré-existentes, abuso por cuidador, testemunho de ameaças a um cuidador ou situação social instável. O TEPT pode se desenvolver em resposta a desastres naturais, terrorismo, acidentes de trânsito e lesões pessoais significativas, além de abuso físico, sexual ou emocional. Desastres naturais, como furacões, incêndios, naufrágios e terremotos, criam situações em que um grande número de pessoas fica em risco aumentado de desenvolver TEPT. Testemunhar eventos por meio de mídia eletrônica não se qualifica como exposição a evento traumático.

Agora, uma atenção há muito tempo necessária está sendo dada aos efeitos substanciais da violência familiar ou comunitária no desenvolvimento psicológico de crianças e adolescentes. As crianças vítimas de abuso são especialmente propensas a desenvolverem TEPT e a sofrerem sintomas abrangentes e funcionamento prejudicado. Até 25% dos jovens expostos a violência desenvolvem sintomas de TEPT e as crianças com alguns sintomas de TEPT podem ser acometidas por sofrimento significativo e prejuízo funcional, mesmo que não fechem critérios para diagnóstico de TEPT.

▶ Identificação e diagnóstico

As crianças e adolescentes com TEPT tipicamente mostram medo, ansiedade e hipervigilância persistentes. Elas podem ter regressões no desenvolvimento, medo de estranhos, do escuro e de ficarem sozinhas, e evitação de coisas que recordem o evento traumático. Para crianças pequenas com pensamento mágico, isso pode incluir a evitação de objetos ou eventos que podem não estar obviamente relacionados ao evento traumático. Crianças e adolescentes com TEPT são geralmente mais irritáveis e podem experienciar distanciamento e interesse reduzido em atividades. Eles reexperienciam elementos do evento na forma de pesadelos e *flashbacks*. Nas brincadeiras simbólicas de crianças com TEPT, é possível notar repetição de algum aspecto do evento traumático. Um subgrupo dessas crianças experiencia sintomas dissociativos, como se sentir descolado da realidade ou irreal. Os critérios ajustados para diagnóstico de TEPT em crianças com menos de 6 anos refletem as diferenças de desenvolvimento na apresentação de sintomas emocionais e comportamentais. Os sintomas devem estar presentes há pelo menos 1 mês para fechar o diagnóstico e podem permanecer por muitos meses após o evento.

▶ Tratamento

Antes de considerar o tratamento, é crítico se assegurar de que a criança está vivendo em um ambiente seguro. Se houver preocupações acerca de abuso atual ou passado, isso deve ser reportado a um serviço de assistência social. O tratamento de pacientes com TEPT inclui psicoeducação acerca da natureza do trauma, do transtorno e da variedade de sintomas que o paciente pode não reconhecer como relacionados ao TEPT. A criança necessita de suporte, reafirmação e empatia, e o cuidador primário pode também necessitar de ajuda adicional para providenciar isso. A psicoterapia individual e familiar são pontos centrais do tratamento. Os tratamentos diferem de acordo com a idade da criança, cronicidade do trauma e acesso a tratamento. As crianças mais novas podem se beneficiar de terapia centrada em fortalecer os laços de relação entre pais e criança, enquanto outros tratamentos adicionais focam na criação de uma narrativa sobre o trauma, apropriada para a fase do desenvolvimento, que ajude a criança a entender e processar a experiência vivida. A terapia cognitivo-comportamental focada no trauma (TCC-FT) é a que possui maiores evidências para o tratamento de crianças e adolescentes com TEPT, enquanto tratamentos como dessensibilização e reprocessamento através dos movimentos oculares (EMDR, de *eye movement desensitization and reprocessing therapy*) tem evidência mais limitada. Os pediatras podem ajudar a família a estabelecer ou manter rotinas diárias dentro do possível, especialmente após um trauma ou desastre que afete o funcionamento familiar. No caso de cobertura de mídia acerca do desastre ou evento, o acesso da criança deve ser evitado ou limitado.

Para crianças com sintomas mais severos e persistentes, é indicada avaliação para tratamento com medicação. As crianças que viveram por tempo prolongado em ambientes abusivos ou que foram expostas a múltiplos traumas têm maior chance de necessitar de tratamento medicamentoso. Atualmente, não existem medicações aprovadas pela FDA para tratamento de TEPT em crianças. Os psiquiatras infantis podem escolher medicações para sintomas-alvo específicos (p. ex., ansiedade, depressão, pesadelos e agressividade). Algumas das medicações usadas para tratar crianças com TEPT incluem agentes antiadrenérgicos (clonidina, guanfacina ou propranolol), estabilizadores do humor, antidepressivos, e antipsicóticos de segunda geração.

▶ Outras considerações

Crescem as evidências relacionando vitimização na infância e problemas na fase adulta, incluindo problemas de saúde, abuso de substâncias, personalidade instável e transtornos do humor. É importante tratar o TEPT não somente para aliviar o sofrimento do jovem acometido, mas também para mitigar sequelas negativas de longo prazo.

Muitos dos sintomas de TEPT podem ser confundidos com outros transtornos, como depressão, ansiedade, abuso primário de substâncias TDAH, dificuldades de aprendizado, TOD, transtorno bipolar e até mesmo psicose, nos casos mais severos. Todas as avaliações de saúde comportamental devem incluir perguntas relacionadas a eventos traumáticos. É importante não deixar passar etiologias relacionadas a traumas, já que elas podem mudar o foco do tratamento. Eventos traumáticos podem não levar a TEPT, mas podem causar luto, transtorno de adaptação, depressão ou transtorno de estresse agudo (mesmos critérios que TEPT, mas com duração menor de 1 mês). As crianças com TEPT podem ter diagnósticos de comorbidades que necessitam tratamento. A complexidade do diagnóstico geralmente requer a assistência de um psiquiatra infantil ou de outro profissional de atenção primária.

▶ Prognóstico

O melhor fator de bom prognóstico para crianças expostas a traumas é uma relação acolhedora com um cuidador adulto. Frequentemente, os cuidadores expostos a traumas também são portadores de TEPT e necessitam de encaminhamento para tratamento para que, assim, possam ajudar na recuperação da criança. O acesso oportuno a terapia melhora o prognóstico. As crianças com TEPT mais severo podem necessitar de terapia intermitente para identificar e tratar sintomas que aparecem durante diversos estágios do desenvolvimento.

Para recursos e intervenções baseados em evidências: National Child Trauma Stress Network (Rede Nacional de Estresse Traumático Infantil): https://www.nctsn.org. Acesso em 21 de junho de 2021.

TRANSTORNO DE DÉFICIT DE ATENÇÃO E HIPERATIVIDADE

Tipos desatento, hiperativo/impulsivo e combinado

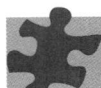

FUNDAMENTOS DO DIAGNÓSTICO E CARACTERÍSTICAS TÍPICAS

▶ Atenção ou concentração significativamente debilitadas.
▶ E/ou hiperatividade e impulsividade significativas em excesso em relação ao esperado para a idade.
▶ Deve estar presente em dois ou mais ambientes.

▶ Considerações gerais

O transtorno de déficit de atenção e hiperatividade (TDAH) é uma das condições psiquiátricas mais comumente vistas em crianças e adolescentes. Embora não haja causa ou cura definitivas para esse transtorno, com rastreamento e monitorização adequados, ele pode ser identificado e efetivamente tratado.

▶ Identificação e diagnóstico

Os sintomas de TDAH se dividem em duas categorias: hiperativos e impulsivos ou desatentos. Se uma criança possui um número significativo de sintomas em ambas as categorias, o diagnóstico de TDAH do tipo combinado é dado. É necessária a presença de prejuízo funcional em pelo menos dois ambientes. O diagnóstico preciso inclui a obtenção de informações acerca dos sintomas e prejuízo funcional de duas fontes diferentes, tipicamente pais e professores. Os questionários padronizados de domínio público, como a escala de Vanderbilt para pais e professores e os formulários de seguimento para crianças de 6 a 12 anos, a escala-IV de avaliação de TDAH para crianças de 3 a 5 anos e o SNAP-IV para jovens de 6-18 anos são úteis no processo. É importante ter em mente que sintomas intermitentes de hiperatividade e/ou desatenção sem prejuízo funcional não fecham diagnóstico para TDAH.

Nem toda hiperatividade ou desatenção pode ser atribuída a TDAH. Algumas das condições psiquiátricas que mais comumente apresentam sintomas similares ao TDAH incluem transtornos de humor (ou seja, transtorno bipolar e depressão), transtornos de ansiedade, TOD, transtorno de adaptação e TEPT. Os transtornos de aprendizado e outros distúrbios do neurodesenvolvimento podem se apresentar com sintomas sugestivos de TDAH. Existe também um grande número de condições médicas que apresentam problemas similares ao TDAH, incluindo traumatismo cranioencefálico, hipertireoidismo, síndrome alcoólica fetal e toxicidade por chumbo. Nutrição inadequada e privação de sono, inclusive baixa qualidade de sono, podem causar desatenção. É importante ter o diagnóstico correto antes de iniciar tratamento para TDAH.

▶ Tratamento

A medicação pode ser muito útil para crianças e adolescentes em idade escolar com TDAH. Para crianças diagnosticadas com TDAH antes dos 6 anos, a terapia comportamental é a primeira linha de tratamento. Os estimulantes são as medicações mais efetivas e mais comumente prescritas para TDAH. Aproximadamente 75% das crianças com este transtorno experienciam melhora dos sintomas quando medicadas com estimulantes. As crianças com TDAH que não respondem favoravelmente a um estimulante podem responder favoravelmente a estimulantes de outra classe (anfetaminas × metilfenidato). Crianças e adolescentes com TDAH sem hiperatividade importante (TDAH predominantemente do tipo desatento) também são propensos a responder à medicação estimulante. Quando os estimulantes não são bem tolerados ou efetivos, não-estimulantes podem ser usados como alternativa. Entre as medicações não-estimulantes, atomoxetina, inibidores seletivos da recaptação de norepinefrina e agonistas dos receptores centrais alfa-2A-adrenérgicos (p. ex., guanfacina e clonidina) têm aprovação da FDA para o tratamento de TDAH em crianças.

Um dispositivo colocado na testa durante a noite para estimulação do nervo trigêmeo tem aprovação da FDA para tratamento de crianças de 7 a 12 anos que não estejam recebendo tratamento medicamentoso. O efeito do tratamento com o sistema de estimulação externa do nervo trigêmeo (eTNS, de *external trigeminal nerve stimulation*) é moderado e não se diferenciou dos efeitos do placebo em uma avaliação de 4 semanas. Os efeitos adversos incluem aumento do apetite, dificuldades no sono, bruxismo, cefaleia e fadiga.

▶ Outras considerações

As comorbidades são comuns no TDAH e incluem transtornos ansiosos, transtornos de humor, TOD e transtorno de conduta. Por se tratar de medicação estimulante, a primeira linha de tratamento para TDAH tem potencial para abuso, porém, os indivíduos que são tratados têm redução significativa da chance de abuso de substâncias, comparados com aqueles que não receberam tratamento. A maior parte das crianças e adolescentes com TDAH não são formalmente diagnosticados, e, entre os que são diagnosticados, somente 55% recebem tratamento.

▶ Considerações especiais acerca do uso de medicação estimulante

Efeitos adversos comuns incluem anorexia, perda de peso, desconforto abdominal, cefaleia, insônia, disforia e choro, irritabilidade, letargia, taquicardia moderada e elevação moderada na pressão arterial. Efeitos colaterais menos frequentes incluem rebote de sintomas entre as doses, ansiedade, taquicardia, hipertensão, depressão, mania e sintomas psicóticos. Pode ocorrer redução da velocidade de crescimento, porém a altura final geralmente não fica comprometida. As crianças mais novas têm risco aumentado de efeitos colaterais de medicação estimulante. Os efeitos estimulantes aditivos são observados com aminas simpaticomiméticas (efedrina e pseudoefedrina).

Os relatos de morte súbita e eventos adversos cardiovasculares graves entre crianças em uso de medicação estimulante aumentaram as preocupações acerca da segurança de seu uso. As bulas de metilfenidato e anfetaminas relatam casos de morte relacionada ao uso de estimulantes em indivíduos com problemas cardíacos e recomendam que se evite o uso dessas substâncias em indivíduos que sabidamente tenham anomalias estruturais cardíacas graves, cardiomiopatia ou arritmias graves. Dados insuficientes seguem sendo usados para confirmar se o uso de medicação estimulante pode causar problemas cardíacos ou morte súbita. A FDA recomenda os prescritores a realizarem exame físico completo, com atenção especial ao sistema cardiovascular, e coletarem informações acerca da história do paciente e da história familiar de problemas cardíacos. Se essa avaliação sugerir algum problema, o profissional deve considerar a realização de um eletrocardiograma de rastreamento. Também é necessário tomar cuidado em caso de história pessoal ou familiar de abuso de substâncias ou transtornos de adição, já que pode haver abuso de uso dessas medicações. As formulações como o metilfenidato transdérmico ou lisdexanfetamina são mais difíceis de serem usadas de forma abusiva. Estudantes de ensino superior podem ter risco aumentado de repassar sua medicação estimulante a colegas. Estimulantes devem ser usados com cautela em indivíduos com transtornos psicóticos, pois podem piorar significativamente os sintomas. Além disso, devem ser usados com cuidado em indivíduos com transtorno bipolar, já que pode haver desregulação do humor.

O rastreamento médico inicial deve incluir observação de movimentos involuntários e aferição de altura, peso, pulsos e pressão sistólica. (Ver **Capítulo 3**). Deve-se anotar pulso, pressão arterial, altura e peso a cada 3 a 4 meses e quando houver aumento da dose de medicação, e deve-se avaliar movimentação anormal, como tiques, em todas as consultas.

▶ Prognóstico

Pesquisas indicam que 60 a 85% dos diagnosticados com TDAH na infância mantêm o diagnóstico na adolescência e aqueles que não preenchem critérios para TDAH ainda podem apresentar prejuízo funcional. Enquanto muitos criam formas de lidar com seus sintomas de uma forma que não requer medicação, cerca de um terço dos adultos previamente diagnosticados com TDAH na infância requerem tratamento medicamentoso contínuo.

TRANSTORNOS DE HUMOR

1. Depressão

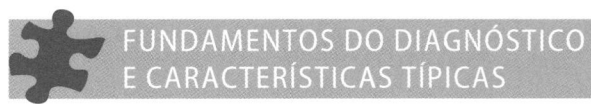

FUNDAMENTOS DO DIAGNÓSTICO E CARACTERÍSTICAS TÍPICAS

- ▶ Humor disfórico, labilidade de humor, irritabilidade ou aparência deprimida, persistentes por semanas a meses.
- ▶ Sinais e sintomas neurovegetativos característicos (p. ex., mudanças no padrão de sono, apetite, concentração e atividade).
- ▶ Ideação suicida ou sensação de desesperança.

▶ Considerações gerais

A incidência de depressão em crianças aumenta com a idade, de 1% a 3% antes da puberdade até 9% para adolescentes, e isso é provavelmente ainda maior em pacientes atendidos na atenção primária. Ao longo da adolescência, 20% dos indivíduos experienciarão depressão. A taxa de depressão em meninas se aproxima dos níveis de adultos aos 15 anos, e o risco de depressão ao longo da vida varia entre 10 e 25% para o sexo feminino e 5 a 12% para o masculino. A incidência entre os sexos é igual na infância, mas com o desenvolvimento da puberdade, as taxas de depressão no sexo feminino ultrapassam as do sexo masculino. A incidência de depressão em crianças é maior quando outros membros da família já foram afetados por transtornos depressivos.

▶ Identificação e diagnóstico

A depressão clínica pode ser definida como um estado persistente de infelicidade ou sofrimento que interfere no prazer e na produtividade. Crianças e adolescentes mais jovens têm maior probabilidade de se apresentar com estado de humor irritável e adolescentes mais velhos com humor triste, similar ao dos adultos. Tipicamente, uma criança ou adolescente com depressão passa a parecer infeliz e pode fazer comentários como "eu não tenho amigos", "a vida é chata", "não tem nada que eu possa fazer para as coisas serem melhores" ou "eu queria estar morto". Os padrões de comportamento mudam em relação ao basal e podem incluir isolamento social, declínio do desempenho escolar, perda de interesse nas atividades usuais, raiva e irritabilidade. Os padrões de sono e apetite comumente mudam e a criança pode se queixar de cansaço e de dores não específicas, como dores de cabeça, abdominais ou musculoesqueléticas.

Tabela 7-13 Manifestações clínicas de depressão em crianças e adolescentes

Sintomas depressivos	Manifestações clínicas
Anedonia	Perda de interesse e entusiasmo em brincadeiras, socialização, escola e atividades usuais; tédio; perda de prazer
Humor disfórico	Choro; tristeza, expressão "desanimada"; infelicidade; postura curvada; temperamento explosivo; irritabilidade; raiva
Fadiga	Letargia e cansaço; não brinca após a escola
Ideação mórbida	Pensamentos e falas autodepreciativos; pensamentos de desastre, abandono, morte, suicídio ou desesperança
Sintomas somáticos	Mudança no padrão do sono ou apetite; dificuldade de concentração; queixas somáticas como dor de cabeça ou dor abdominal

A depressão clínica é tipicamente identificada por meio de perguntas acerca desses sintomas. Os adolescentes são geralmente mais precisos que seus cuidadores na descrição de seu próprio estado de humor. Quando alguns sintomas depressivos se agrupam ao longo do tempo, são persistentes (≥ 2 semanas) e causam prejuízo, pode haver transtorno depressivo maior. Quando os sintomas depressivos são de menor intensidade, mas persistem por mais de 1 ano, o diagnóstico de distimia deve ser considerado. Os sintomas mais leves de curta duração em resposta a algum evento de vida estressante pode ser considerado como um transtorno de adaptação com humor deprimido. A **Tabela 7-13** descreve alguns sintomas de depressão na forma que podem aparecer em crianças e adolescentes.

A AAP recomenda rastreamento anual para depressão em jovens a partir dos 12 anos, usando uma medida padronizada. O PHQ-9 modificado para adolescentes é uma escala de classificação por autorrelato comumente usada na atenção primária para ajudar na avaliação e monitorização da resposta ao tratamento e que está disponível em domínio público.

▶ Tratamento

O tratamento varia de acordo com a gravidade do quadro. Crianças e adolescentes com depressão leve devem receber monitorização próxima por algumas semanas e psicoeducação que inclua os cuidadores. O grupo envolvido no tratamento (paciente, cuidadores e médico) deve estar apto a identificar metas de mudança que possam melhorar a depressão. Consulte a **Tabela 7-14**.

O tratamento para depressão moderada a grave inclui o desenvolvimento de um plano compreensível para tratar o episódio depressivo, ajudar a família a responder eficientemente às necessidades do paciente e criar apoios no ambiente escolar, se necessário. Encaminhamentos devem ser considerados para terapia individual e possivelmente familiar. A TCC e a terapia interpessoal

Tabela 7-14 Metas para melhorar a depressão

Mudanças positivas no estilo de vida (melhorar a higiene do sono, exercícios, nutrição)
Parentalidade positiva
Aumentar o apoio na escola
Abordar os estressores
Apoiar relacionamentos positivos entre pares

(TIP) possuem evidência de melhora dos sintomas depressivos em crianças e adolescentes. A TCC inclui um foco na criação de habilidades de enfrentamento para mudar os padrões de pensamentos negativos que predominam em condições depressivas. Também auxilia na identificação, categorização e verbalização de sentimentos e percepções equivocadas. Na terapia, também são feitos esforços para resolver conflitos entre os membros da família e melhorar as habilidades de comunicação entre os familiares.

Sintomas de depressão leves a moderados com frequência melhoram somente com terapia. Quando os sintomas são moderados e persistentes, ou severos, medicação antidepressiva pode ser indicada (ver **Tabela 7-11**). Uma história familiar positiva de depressão aumenta o risco de início precoce do transtorno em crianças e adolescentes e a chance de resposta a medicação antidepressiva. A depressão em bebês e crianças mais novas é melhor abordada por meio de terapias relacionais pais-filho.

O estudo cuidadosamente conduzido chamado Treatment of Adolescent Depression Study (TADS, Estudo do Tratamento da Depressão Adolescente) é uma grande fonte de evidência para diretrizes clínicas de tratamento de depressão em crianças e adolescentes. Este estudo evidenciou que a TCC combinada com fluoxetina levou aos melhores desfechos no tratamento de depressão pediátrica nas primeiras 12 semanas. Embora nosso conhecimento ainda esteja evoluindo, esses achados sugerem que ao recomendar ou prescrever antidepressivos, o profissional de saúde deve considerar encaminhar simultaneamente para TCC ou TIP. Os profissionais devem discutir as opções para o tratamento medicamentoso, incluindo quais das medicações possuem aprovação da FDA para indicações pediátricas (**ver Tabela 7-6**). Os sintomas-alvo devem ser cuidadosamente monitorados quanto a sua melhora ou piora, e é importante perguntar e documentar as respostas acerca de qualquer pensamento suicida ou comportamento autolesivo.

▶ Considerações especiais acerca do uso de medicação antidepressiva

Existem algumas considerações especiais no momento de prescrever as diversas classes de medicação antidepressiva. A **Tabela 7-11** destaca as diferenças entre alguns dos antidepressivos mais comumente usados.

A. Inibidores seletivos da recaptação de serotonina

Cada inibidor seletivo da recaptação de serotonina (ISRS) tem indicações diferentes pela FDA. Os profissionais podem optar por um tratamento com um ISRS que não tem aprovação da FDA para uma indicação ou faixa etária específicas. As considerações típicas para o uso de uma medicação sem aprovação da FDA incluem o perfil de efeitos colaterais e/ou a resposta de um membro da família a essa medicação específica. Nessas instâncias, os profissionais devem informar o paciente e a família que estão fazendo uso de uma medicação *off-label*.

A resposta terapêutica aos ISRSs deve ser esperada em 4 a 6 semanas após o alcance da dose terapêutica, embora muitos indivíduos possam apresentar benefícios antes desse período de tempo. A dose inicial para uma criança com menos de 12 anos é geralmente a metade da dose de um adolescente, mas crianças mais novas podem eventualmente necessitar de doses similares aos adolescentes e adultos. Estudos farmacocinéticos sugerem que os ISRSs podem ser metabolizados mais rapidamente em crianças mais novas, levando a meias-vidas mais curtas. Os ISRSs são geralmente usados uma vez ao dia, pela manhã, junto com o café da manhã, mas doses menores de sertralina podem ser administradas duas vezes ao dia. Indivíduos que experienciam sedação (1 em cada 10 usuários) ou que têm dificuldade de lembrar de tomar a medicação de manhã podem preferir usar na hora de dormir. Deve-se ter cautela em caso de doença conhecida no fígado ou de doenças crônicas ou severas para as quais múltiplos medicamentos podem ser prescritos, pois os ISRSs são de metabolização hepática. Além disso, também deve-se ter cuidado ao prescrever a medicação para indivíduos com história familiar de transtorno bipolar, ou quando o diagnóstico diferencial inclui transtorno bipolar, pois os antidepressivos podem induzir sintomas de mania ou hipomania.

Os efeitos adversos dos ISRSs são geralmente dose-dependentes e autolimitados: desconforto gastrintestinal e náusea (podem ser minimizados pelo uso junto com a alimentação), cefaleia, tremores, redução do apetite, perda de peso, insônia, sedação (10%) e disfunção sexual (25%). Podem ocorrer irritabilidade, desinibição social, inquietação e excitabilidade emocional em cerca de 20% das crianças em uso de ISRSs e a ativação é mais comum de acontecer em crianças pré-adolescentes. É importante monitorizar sistematicamente os efeitos colaterais. Os ISRSs, exceto a fluoxetina, devem ser descontinuados aos poucos para minimizar sintomas de retirada incluindo sintomas similares aos de gripe, tontura, cefaleia, parestesia e labilidade emocional.

Todos os ISRSs inibem o sistema enzimático microssomal hepático. A ordem de inibição é fluoxetina > fluvoxamina > paroxetina > sertralina > citalopram > escitalopram. Isso pode levar a níveis séricos maiores que o esperado das medicações de uso concomitante. Fazer uso de triptofano enquanto em uso de ISRS pode resultar em síndrome serotoninérgica de agitação psicomotora e desconforto gastrintestinal. Pode ocorrer uma interação potencialmente fatal que clinicamente lembra a síndrome neuroléptica maligna quando ISRSs são administrados concomitantemente com inibidores da monoaminoxidase (IMAOs). A fluoxetina tem a maior meia-vida entre os ISRSs e não deve ser iniciada com menos de 14 dias da descontinuação de um IMAO, ou um IMAO não deve ser iniciado com menos de 5 semanas da descontinuação da fluoxetina. Deve-se ter cautela na prescrição de ISRSs em conjunto com ibuprofeno ou outros anti-inflamatórios não esteroides (AINEs) por preocupações com sangramento gastrintestinal ou em outros locais.

B. Inibidores da recaptação de serotonina e norepinefrina

Os inibidores da recaptação de serotonina e norepinefrina (IRSNs), classe que inclui venlafaxina, duloxetina, desvenlafaxina e milnaciprana, são antidepressivos que primariamente inibem a recaptação de serotonina e norepinefrina. A desvenlafaxina é o principal metabólito ativo do antidepressivo venlafaxina. Ela é aprovada para o tratamento de depressão maior em adultos. As contraindicações para essa classe de medicação incluem hipertensão, que é tipicamente dose-dependente. Os IRSNs devem ser descontinuados aos poucos para minimizar sintomas de retirada incluindo sintomas similares aos de gripe, tontura, cefaleia, parestesia e labilidade emocional. O estudo do tratamento de depressão resistente em adolescentes (TORDIA, de *treatment of resistant depression in adolescents*) comparou adolescentes com depressão que não responderam ao tratamento inicial com um ISRS e realizaram troca para outro ISRS, para venlafaxina ou para medicação prévia mais placebo. As taxas de resposta foram melhores para o braço de combinação (terapia mais medicação), mas não houve diferença entre as duas medicações. Entretanto, os pacientes tratados com venlafaxina experienciaram mais problemas de pele e elevação de pressão arterial e frequência cardíaca. A duloxetina foi associada com reações de pele graves como eritema multiforme e síndrome de Stevens-Johnson e a venlafaxina foi associada com doença intersticial pulmonar, pneumonia eosinofílica e aumento de ideação suicida.

C. Outros antidepressivos

A bupropiona é um antidepressivo que inibe a recaptação de norepinefrina e dopamina. Ela é aprovada para tratamento de depressão maior em adultos. Assim como os ISRSs, a bupropiona tem alguns efeitos anticolinérgicos ou cardiotóxicos. A medicação tem três formulações diferentes e a consideração para o uso é baseada na tolerância e adaptação. A bupropiona pode interferir no sono, então o uso em horários mais no início do dia é primordial para a aderência ao tratamento e a redução de efeitos adversos. As contraindicações para o uso dessa medicação incluem história de epilepsia ou bulimia nervosa. Os efeitos adversos mais comuns incluem ativação psicomotora (agitação ou inquietação), cefaleia, desconforto gastrintestinal, náusea, anorexia com perda de peso, insônia, tremores, precipitação de mania e indução de crises convulsivas com doses acima de 450 mg/dia.

A mirtazapina é um α_2-antagonista que aumenta a atividade central noradrenérgica e serotoninérgica. Ela é aprovada para o tratamento de depressão maior em adultos. A mirtazapina não deve ser dada em combinação com IMAOs. Efeitos colaterais muito raros são falência hepática (1 caso em 250.000-300.000), neutropenia e agranulocitose. Os efeitos adversos mais comuns incluem boca seca, aumento de apetite, constipação, ganho de peso e sedação.

Os antidepressivos tricíclicos (ADTs) são uma classe mais antiga de antidepressivos, que inclui imipramina, desipramina, clomipramina, nortriptilina e amitriptilina. A ausência de demonstração de eficácia, o perfil de potencial alto risco para efeitos colaterais e a letalidade com o uso em sobredose fizeram com que comitês de coordenação e organizações profissionais recomendassem que médicos da atenção primária não prescrevessem ADTs para depressão em crianças e adolescentes. Os profissionais não devem se confundir com a aprovação do FDA para uso de imipramina e desipramina no tratamento de enurese em crianças com 6 anos ou mais.

▶ Outras considerações

O risco de suicídio é o efeito adverso mais significativo associado a episódios depressivos. Além disso, adolescentes com depressão têm maior risco de abuso de substâncias e de comportamento autolesivo como se cortar ou se queimar (sem intenção suicida). O desempenho escolar geralmente sofre durante um episódio depressivo, já que as crianças ficam incapazes de se concentrar ou se motivar para a finalização de tarefas de casa ou trabalhos. A irritabilidade, isolamento e retração que geralmente resultam do episódio depressivo pode levar à perda da relação com seus pares e a dinâmicas familiares tensas. Consulte a seção sobre identificação e avaliação de risco de suicídio para maiores informações.

A depressão frequentemente coexiste com outras doenças mentais como TDAH, TOD, transtorno de conduta, transtornos de ansiedade, transtornos alimentares e abuso de substâncias. Os pacientes com doenças físicas também possuem aumento da incidência de depressão. Toda criança e adolescente com estado de humor deprimido deve ser diretamente questionado sobre ideação suicida, abuso físico e sexual e uso de substâncias. Adolescentes deprimidos também devem ser rastreados para hipotireoidismo.

Em 2005, a FDA lançou um alerta acerca de pensamentos e comportamentos suicidas para todos os antidepressivos prescritos para crianças e adolescentes. Dados de 24 ensaios de curto prazo, de 4 a 16 semanas, que incluíram o uso de antidepressivos para depressão maior ou transtorno obsessivo-compulsivo, evidenciaram que o risco de comportamento e pensamento suicidas durante os primeiros meses de tratamento era de 4%, o dobro do risco com placebo, que era de 2%. Nenhum suicídio aconteceu durante esses estudos. Meta-análises subsequentes estimaram que esse risco como sendo menor. Embora as crianças enfrentem um aumento inicial no risco de pensamento e comportamento suicida nos primeiros meses de tratamento, existe agora evidência substancial de que o tratamento com antidepressivos, ao longo do tempo, é protetor contra suicídio. Isso sugere que a melhor prática é educar a família quanto aos riscos e benefícios do tratamento com antidepressivos e monitorar cuidadosamente qualquer aumento de ideação suicida ou de impulsos autolesivos, assim como as melhoras dos sintomas-alvo de depressão, especialmente nas primeiras 4 semanas e nos 3 meses subsequentes após o início do uso da medicação.

▶ Prognóstico

A intervenção com tratamento compreensivo, incluindo psicoeducação para a família, psicoterapia individual e familiar, avaliação de medicação e análise do ambiente domiciliar e escolar geralmente leva a completa remissão dos sintomas depressivos em um período de 1 a 2 meses. Se as medicações são iniciadas e se provam efetivas, elas devem ser mantidas por 6 a 12 meses após a remissão dos sintomas para prevenção de recaídas. A depressão de início precoce (antes dos 15 anos) é associada a risco aumentado de episódios recorrentes e potencial necessidade de tratamento mais prolongado com antidepressivos. A educação da família e da criança/ou do adolescente ajuda a identificar sintomas depressivos mais precocemente e reduzir a gravidade de futuros episódios por meio de intervenções mais precoces. Alguns estudos sugerem que até 30% dos pré-adolescentes com depressão maior manifestam transtorno bipolar dentro de 2 anos de seguimento. O risco de transtorno bipolar aumenta com a presença de sintomas psicóticos associados ao episódio depressivo, depressão de início precoce e história familiar de transtorno bipolar. É importante reavaliar a criança ou adolescente com sintomas depressivos regularmente por pelo menos 6 meses e permanecer alerta acerca do episódio depressivo nos atendimentos futuros.

2. Transtorno bipolar

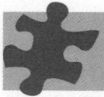

FUNDAMENTOS DO DIAGNÓSTICO E CARACTERÍSTICAS TÍPICAS

- Períodos de humor anormal e persistentemente elevado, expansivo ou irritável, e aumento dos níveis de energia e atividade.
- Sintomas associados: grandiosidade, redução da necessidade de sono, aceleração do pensamento e da fala, juízo crítico prejudicado.
- Sintomas de mania duram pelo menos 1 semana.
- Não causado por uso de substâncias ilícitas, lícitas ou medicamentosas.
- Os sintomas mais comumente notados inicialmente são os de caráter depressivo.

▶ Considerações gerais

A doença bipolar pode ser difícil de diagnosticar e desafiadora para tratar. É geralmente recomendado que crianças e adolescentes que podem ter esse diagnóstico sejam avaliados por um psiquiatra da infância e adolescência para realização de diagnóstico e tratamento, se indicado.

Os estudos prospectivos recentes têm ajudado a diferenciar as crianças que no passado seriam diagnosticadas com transtorno bipolar por conta de irritabilidade crônica como mais propensas a desenvolver um transtorno de humor ou ansiedade mais tarde, na adolescência ou fase adulta. Um novo transtorno foi criado para ajudar a descrever a apresentação e o curso dessas crianças: transtorno disruptivo da desregulação do humor (TDDH). O diagnóstico de transtorno bipolar (previamente referido como transtorno maníaco-depressivo) necessita do preenchimento de critérios para um episódio maníaco atual ou passado (transtorno bipolar tipo I) ou episódios hipomaníacos e depressivos atuais ou passados (transtorno bipolar tipo II). Essa mudança provavelmente acarretará em menos diagnósticos de transtorno bipolar em crianças e jovens adolescentes e na redução da exposição de crianças a medicação antipsicótica. Ainda é importante manter vigilância para o transtorno bipolar, visto que 20% dos adultos com esse transtorno experienciam o início dos sintomas antes dos 20 anos. O início do transtorno bipolar antes da puberdade é incomum; entretanto, os sintomas geralmente começam a se desenvolver e podem ser inicialmente diagnosticados como TDAH ou outros transtornos de comportamento disruptivo. A prevalência ao longo da vida do transtorno bipolar da metade para o final da adolescência é de 1% a 2%.

▶ Identificação e diagnóstico

Em cerca de 70% dos pacientes, os primeiros sintomas são aqueles primariamente depressivos. No restante, os estados maníaco, hipomaníaco ou misto dominam a apresentação. Os pacientes com mania exibem um padrão variado de humor elevado, expansivo ou irritável, juntamente com fala rápida, altos níveis de energia, aumento da atividade direcionada, dificuldade de concentração e redução da necessidade de sono, geralmente incluindo ausência de cansaço no dia consecutivo. A criança ou adolescente também pode ter comportamento hipersexualizado. É importante descartar abuso ou estar atento a fatores relacionados a abuso que possam estar contribuindo para a apresentação clínica. Os pacientes geralmente não notam nenhum problema com seu humor ou comportamento, mas a mudança em relação ao basal é notável pelas outras pessoas. O quadro clínico pode ser bastante dramático, com sintomas psicóticos floridos de ilusões e alucinações acompanhados de extrema hiperatividade e impulsividade. Os episódios hipomaníacos, característicos do transtorno bipolar tipo II, são menos intensos que os episódios maníacos e não chegam a causar prejuízo social nem ter duração tão longa quanto os episódios maníacos. Embora comum, a ocorrência de depressão no transtorno bipolar tipo I não é necessária para o diagnóstico, como é para o transtorno bipolar tipo II. O transtorno ciclotímico é diagnosticado quando a criança ou adolescente apresenta 1 ano de sintomas hipomaníacos alternados com sintomas depressivos que não preenchem critérios para episódio de hipomania ou de depressão maior. Os sintomas devem ser interpretados dentro de um contexto de desenvolvimento e diferenciados de humor normal ou variações de humor típicas da infância ou adolescência. Observe que outros critérios para transtornos bipolares e relacionados especificados descrevem jovens que apresentam hipomania, mas não preenchem os critérios completos para depressão, ou jovens com duração mais curta de sintomas maníacos (2-3 dias).

A Mania Rating Scale (MRS, Escala de Avaliação da Mania, CMRS para crianças, YMRS para jovens [youth] e P-YMRS para pais) pode ser útil como ferramenta adicional para pacientes e familiares descreverem estados de humor, mas os profissionais devem ter em mente que não são ferramentas específicas. Os relatos dos pais acerca de sintomas são tipicamente mais úteis no auxílio ao diagnóstico do que os relatos dos pacientes ou professores.

Tratamento

É recomendado que os profissionais de atenção primária referenciem todos os pacientes com suspeita de transtorno do humor bipolar para um profissional de saúde mental para clarificação diagnóstica e tratamento. Em situações em que o transtorno bipolar é evidente, é recomendado encaminhamento para um psiquiatra. Em casos de prejuízo severo, é necessária hospitalização para manter a segurança e iniciar o tratamento. Outros níveis de cuidado que podem ser apropriados em apresentações menos severas incluem hospital-dia, terapia ambulatorial intensiva (2-3 vezes por semana) no domicílio ou no consultório de rotina. Uma vez que o objetivo de estabilização tenha sido alcançado, é razoável que o profissional de atenção primária forneça terapia de manutenção, preferencialmente com acesso contínuo a um psiquiatra da infância e adolescência caso os sintomas piorem.

Os pediatras podem ajudar a reforçar a necessidade de manter o tratamento em curso, fornecendo psicoeducação adicional, manutenção da saúde e vigilância sobre problemas adicionais como abuso de substâncias, doenças sexualmente transmissíveis e acesso a outros tipos de suporte como um plano 504 ou um programa de educação individualizada (IEP, de *individualized education program*) se indicado.

A psicoterapia e a medicação são a base do tratamento. Os medicamentos são escolhidos com base nos sintomas atuais, nos efeitos colaterais e na preferência da família e diferem pela polaridade dos sintomas (depressão vs. mania). A melhor evidência de tratamento para a mania é com antipsicóticos de segunda geração, seguidos pelo lítio. Os pacientes que não respondem podem precisar de uma combinação de medicamentos. O lítio, a risperidona, o aripiprazol, a quetiapina, a asenapina e a olanzapina foram aprovados pela FDA para o tratamento de episódios maníacos agudos e mistos em adolescentes. Outros estabilizadores de humor, como a lamotrigina, a carbamazepina e o valproato, são menos eficazes. O lítio e o aripiprazol são aprovados para prevenir recorrências.

Os pacientes com transtorno bipolar experienciam sintomas depressivos que podem ser desafiadores para tratar. É geralmente recomendado que os pacientes estejam em uso de um estabilizador do humor. Pelo menos um estabilizador do humor é aprovado para depressão bipolar pediátrica (lurasidona). Os pacientes com depressão leve devem receber terapia e outras intervenções antes de considerar a adição de um antidepressivo (ver seção sobre depressão) ao tratamento com antipsicótico de segunda geração ou outro estabilizador do humor. As escolhas para antidepressivos adicionais, se o paciente não melhorar com monoterapia, são similares às usadas na depressão (ver seção acima sobre o assunto).

A terapia para crianças e adolescentes com transtorno bipolar geralmente inclui psicoeducação, e há algumas evidências de que a psicoeducação isolada pode ter algum benefício. Estudos mais recentes com jovens que atendiam aos critérios para transtornos bipolares I e II constataram que a terapia focada na família é eficaz, com resultados relacionados à depressão bipolar e mania. Os jovens em risco de transtorno bipolar, com base no diagnóstico dos pais, experienciaram melhorias nos resultados relacionados aos sintomas de hipomania. Os componentes desta terapia incluem (1) atividades psicoeducacionais acerca de temas como monitorização de sintomas, reconhecimento de gatilhos e a importância de continuar medicamentos e (2) melhorar a comunicação familiar com foco em habilidades de resolução de problemas, expressão apropriada de emoções, e desenvolvimento e manutenção de rotinas. Outras terapias com alguma evidência incluem a TCC, a terapia comportamental dialética (TCD), a terapia interpessoal e de ritmo social e outras terapias familiares.

Uma vez que o objetivo da estabilização tenha sido atendido, é razoável que o profissional de atenção primária forneça terapia de manutenção.

Outras considerações

O abuso físico ou sexual e a exposição à violência doméstica também podem causar instabilidade de humor, hiperatividade e agressividade em crianças, e o TEPT deve ser considerado por meio de revisão da história de eventos traumáticos na vida de crianças com esses sintomas. TDDH, TDAH, TOD e transtorno de conduta podem ser difíceis de diferenciar do transtorno bipolar e dos transtornos relacionados. A idade de início dos sintomas, a gravidade e a cronicidade da irritabilidade e a relação dos comportamentos opositores ou de conduta com os sintomas de humor podem ajudar nessa diferenciação. Para adolescentes que fazem abuso de substâncias, é importante diferenciar se os sintomas de humor do transtorno bipolar estão levando ao abuso de substâncias ou se o abuso de substâncias está provocando os sintomas de humor. Os indivíduos com psicose maníaca podem apresentar quadro semelhante ao de pacientes com esquizofrenia ou transtorno esquizoafetivo. Os sintomas psicóticos associados com o transtorno bipolar devem desaparecer com a resolução dos sintomas de humor, que também devem ser proeminentes. Os pacientes com labilidade emocional podem ter um transtorno de personalidade em desenvolvimento. Muitos pacientes com transtorno bipolar experienciam uma piora da ansiedade com episódios de humor. Um fator que complica ainda mais essa dificuldade diagnóstica é a probabilidade relativamente alta de transtornos comórbidos em jovens com transtorno bipolar. Os profissionais de saúde não devem ignorar causas médicas dos sintomas, como hipertireoidismo, traumatismo craniano e apresentações raras de tumores. Isso é especialmente relevante se a mudança na personalidade tiver sido relativamente súbita ou estiver acompanhada de outras mudanças neurológicas.

Prognóstico

A chance de recuperação do episódio de humor de um transtorno bipolar que resulta em diagnóstico (episódio índice) é alta (80%), mas muitos jovens terão uma recorrência (60%), mais provavelmente na mesma polaridade (depressão ou mania) que o episódio índice, e provavelmente estarão sintomáticos 60% do tempo. Idade precoce de início, baixo *status* socioeconômico, doenças comórbidas e histórico familiar de transtornos de humor são todos fatores de risco para piores resultados. Crianças e adolescentes diagnosticados com ciclotimia estão em risco de desenvolver transtorno bipolar I ou II, e jovens com transtorno bipolar I ou II também podem mudar de categoria diagnóstica ao longo do tempo.

As crianças e adolescentes com transtorno bipolar estão em risco de piores desfechos acadêmicos, sociais, legais e de saúde. O baixo juízo-crítico associado a episódios de mania predispõe os indivíduos a envolvimentos com atividades perigosas, impulsivas e, algumas vezes, criminosas. As complicações legais podem surgir de atos impulsivos, como gastos excessivos e atos de vandalismo, roubo ou agressão, que estão associados a delírios de grandeza. Os transtornos afetivos estão associados a uma incidência 30 vezes maior de suicídio. O abuso de substâncias e os riscos relacionados a esse abuso podem levar a desfechos ruins a longo prazo.

3. Transtorno disruptivo da desregulação do humor

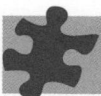

FUNDAMENTOS DO DIAGNÓSTICO E CARACTERÍSTICAS TÍPICAS

- Irritabilidade persistente e explosões comportamentais graves pelo menos três vezes na semana por pelo menos 1 ano.
- O humor entre esses episódios é persistentemente negativo (p. ex., irritabilidade, raiva ou tristeza) e é observável por terceiros.
- Os acessos de raiva e humor negativo estão presentes em pelo menos dois ambientes.
- Início dos sintomas antes dos 10 anos de vida.
- A idade cronológica ou de desenvolvimento deve ser de pelo menos 6 anos.
- Há prejuízo do funcionamento em mais de um ambiente (p. ex., casa, escola e/ou social).

▶ Considerações gerais

O transtorno disruptivo de desregulação do humor (TDDH) é um novo diagnóstico no DSM-5. Historicamente, muitas dessas crianças cronicamente irritáveis seriam diagnosticadas com alguma variação de transtorno bipolar. Estudos da história familiar, do funcionamento do cérebro e da progressão do desenvolvimento sugerem que essas crianças são diferentes das pessoas com transtorno bipolar. A prevalência é estimada em 2% a 5% e pode diminuir da infância para a adolescência. Estudos iniciais sugerem que indivíduos do sexo masculino têm maior risco de desenvolver esse transtorno.

▶ Identificação e diagnóstico

As crianças com TDDH experienciam explosões de raiva graves além de irritabilidade crônica. Essas explosões devem ser inconsistentes com a idade de desenvolvimento da criança. Atualmente, esse diagnóstico não pode ser dado para indivíduos com mais de 18 anos. Em casos em que os sintomas se sobrepõem entre TDDH e TOD, o TDDH suplanta o TOD. As crianças que tiveram episódios maníacos ou hipomaníacos não podem receber esse diagnóstico. As birras que acontecem somente na presença de situações que provoquem ansiedade ou de ruptura de rotinas sugerem um diagnóstico de ansiedade, transtorno do espectro autista ou transtorno obsessivo-compulsivo, e não atingem os critérios para TDDH.

▶ Tratamento

Os ensaios clínicos de medicações para este diagnóstico relativamente novo são poucos, mas sugerem que o metilfenidato pode ser eficaz na redução dos sintomas (ensaio clínico aberto) e que a adição de citalopram ao tratamento com metilfenidato pode reduzir a gravidade das explosões de temperamento (ensaio randomizado controlado por placebo). Outras recomendações incluem identificar e tratar condições comórbidas e encaminhar os pacientes para terapia que inclua um componente parental. A terapia é importante tanto para as crianças quanto para suas famílias.

▶ Outras considerações

Os diagnósticos diferenciais para o TDDH são semelhantes aos de outros transtornos do humor. Além disso, deve ser dada atenção e consideração especial para o rastreamento de TDAH, ansiedade, trauma e déficits interpessoais e relacionais significativos. Os indivíduos com TDDH têm maior risco de desenvolver transtorno depressivo maior e transtornos de ansiedade na idade adulta do que a população em geral.

As crianças com TDDH têm baixa tolerância à frustração e podem interpretar erroneamente as pistas sociais neutras como ameaçadoras. Elas geralmente têm baixo desempenho escolar e relacionamentos prejudicados com colegas e familiares. Os pais ou cuidadores dessas crianças geralmente estão muito angustiados e essas famílias tendem a buscar tratamento de saúde mental. Muitos pais acabam reduzindo as demandas ou limites impostos para essas crianças para evitar birras. Isso pode incluir a retirada dessas crianças de atividades de promoção de saúde adequadas ao desenvolvimento. As crianças com TDDH frequentemente apresentam comportamentos perigosos que podem levar à hospitalização psiquiátrica.

Com a adição deste diagnóstico, os pesquisadores podem agora coletar dados para auxiliar no diagnóstico, tratamento e avaliação de desfechos.

TRANSTORNOS DISRUPTIVOS, DE CONDUTA E DE CONTROLE DE IMPULSOS

1. Transtorno opositor desafiador

FUNDAMENTOS DO DIAGNÓSTICO E CARACTERÍSTICAS TÍPICAS

- Um padrão de comportamento negativista, hostil e desafiador durante ao menos 6 meses.
- Perde a paciência, briga com adultos e desafia as regras.
- Culpa os outros por seus próprios erros e mau comportamento.
- Raivoso, facilmente irritável e vingativo.
- Não preenche os critérios para transtorno de conduta.

Considerações gerais

O transtorno opositor desafiador (TOD) é mais comum em famílias em que há disfunção nos cuidadores, a nível-familiar ou no ambiente (p. ex., abuso de substâncias, psicopatologia dos pais, estresse psicossocial significativo). É também mais prevalente em crianças com história de muitas mudanças de cuidador primário, exposição a violência ou discórdia relacional grave com o cuidador.

Identificação e diagnóstico

O TOD geralmente se manifesta antes dos 8 anos de idade e pode ser um antecedente para o desenvolvimento do transtorno de conduta. Os sintomas geralmente surgem primeiro em casa, mas depois se estendem para a escola e relacionamentos com os colegas. Os comportamentos disruptivos do TOD são geralmente menos graves do que aqueles associados ao transtorno de conduta e não incluem machucar outras pessoas ou animais, destruir propriedade ou roubar.

Tratamento

As intervenções incluem avaliação cuidadosa da situação psicossocial e recomendações para apoiar as habilidades parentais e otimizar o funcionamento dos cuidadores. Deve-se avaliar os diagnósticos psiquiátricos comórbidos, como dificuldades de aprendizado, depressão e TDAH, e recomendar intervenções apropriadas de acordo com essa avaliação.

2. Transtorno de conduta

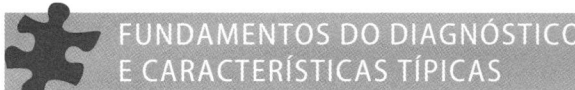
FUNDAMENTOS DO DIAGNÓSTICO E CARACTERÍSTICAS TÍPICAS

▶ Um padrão persistente de comportamento que inclui as seguintes características:
- Desafio a autoridades.
- Violação de direitos de outros ou de normas sociais.
- Comportamento agressivo contra pessoas, animais ou propriedade.

Considerações gerais

Os transtornos de conduta afetam aproximadamente 9% dos meninos e 2% das meninas com menos de 18 anos. Se trata de uma população bastante heterogênea e há sobreposição com TDAH, abuso de substâncias, transtornos de humor e disfunção familiar. Muitos desses indivíduos vêm de lares em que violência doméstica, abuso infantil, abuso de substâncias, trocas de figuras parentais e pobreza são fatores de risco ambientais. Embora o aprendizado social explique parcialmente essa correlação, a herança genética de conduta agressiva e comportamentos antissociais está atualmente sendo investigada.

Identificação e diagnóstico

O protótipo da criança com transtorno de conduta é um menino com uma vida familiar turbulenta e dificuldades acadêmicas. A desobediência à autoridade, brigas, explosões comportamentais, fugas, mau-desempenho escolar e destruição de propriedade são sintomas comuns. Com o aumento da idade, pode ocorrer incêndio criminoso e roubo, seguidos na adolescência por evasão escolar, vandalismo e abuso de substâncias. Podem se desenvolver promiscuidade sexual, crime sexual e outros comportamentos criminosos. Os padrões de comportamento hiperativos, agressivos e não cooperativos na pré-escola e nos primeiros anos escolares tendem a prever o transtorno de conduta na adolescência com um alto grau de precisão, especialmente quando o TDAH não é tratado. Um histórico de transtorno de apego reativo é um fator de risco adicional na infância. O risco de transtorno de conduta aumenta com técnicas disciplinares parentais inconsistentes e muito rígidas, alcoolismo parental e comportamento antissocial parental.

Tratamento

O tratamento efetivo pode ser complicado por problemas psicossociais comuns na vida de crianças e adolescentes com transtornos de conduta. Esses problemas também podem interferir na adesão aos tratamentos recomendados. A terapia multissistêmica (TMS) pode ser uma intervenção efetiva. A TMS é um modelo de intervenção focada no domicílio que visa estabilizar e melhorar o ambiente domiciliar e fortalecer o sistema de suporte e habilidades de enfrentamento do indivíduo e da família.

A identificação de problemas de aprendizado e a inserção em um ambiente escolar otimizado são essenciais. Deve ser avaliada a presença de qualquer transtorno neurológico ou psiquiátrico associado. Envolvimento do sistema de justiça juvenil é comum nos casos em que o transtorno de conduta leva a atividades ilegais, roubo ou assalto.

Medicamentos como estabilizadores de humor, antipsicóticos, estimulantes e antidepressivos foram estudados em jovens com transtornos de conduta, mas nenhum foi consistentemente eficaz. Cada paciente suspeito de transtorno de conduta deve ser avaliado quanto a outros transtornos psiquiátricos comuns e um histórico de trauma antes da iniciação de medicação. Os profissionais devem ter cautela ao prescrever vários medicamentos *off-label* para comportamento disruptivo. O envolvimento precoce em programas de apadrinhamento, escoteiros e em equipes esportivas, nos quais adultos mentores e que servem de exemplo interagem com os jovens, diminui as chances de que os jovens desenvolvam transtorno de personalidade antissocial.

Outras considerações

As pessoas jovens com transtorno de conduta, especialmente aquelas com históricos mais violentos, têm aumento da incidência de sinais e sintomas neurológicos, crises convulsivas psicomotoras, sintomas psicóticos, transtornos do humor, TDAH e dificuldades de aprendizado. Devem ser feitos esforços para identificar esses transtornos associados porque eles podem requerer intervenções terapêuticas específicas. O transtorno de conduta é melhor conceituado como uma via final comum emergindo de uma variedade de condições psicossociais, genéticas, ambientais e neuropsiquiátricas subjacentes.

▶ Prognóstico

O prognóstico é baseado na capacidade do sistema de apoio da criança de montar uma intervenção de tratamento eficaz de forma consistente ao longo do tempo. O prognóstico geralmente é pior para as crianças em que o transtorno se apresenta antes dos 10 anos de idade; aquelas que exibem uma diversidade de comportamentos antissociais em múltiplos ambientes; e aquelas que são criadas em um ambiente caracterizado por comportamento antissocial dos pais, alcoolismo ou outro abuso de substâncias e conflitos. Quase metade das pessoas com um diagnóstico de transtorno de conduta na infância desenvolve transtorno de personalidade antissocial na idade adulta.

TRANSTORNOS DE SINTOMAS SOMÁTICOS E RELACIONADOS

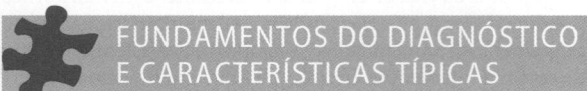
FUNDAMENTOS DO DIAGNÓSTICO E CARACTERÍSTICAS TÍPICAS

▶ Sintomas médicos inexplicáveis não são mais necessários para esses transtornos, exceto para o transtorno de conversão.
▶ A maioria dos transtornos desta categoria é caracterizada pelo foco nos sintomas dentro de um contexto médico.
▶ O sofrimento e/ou prejuízo funcional estão presentes no transtorno de sintomas somáticos, enquanto o prejuízo funcional é mais comum no transtorno de conversão.

▶ Considerações gerais

A categoria de transtornos de sintomas somáticos e relacionados inclui transtorno de sintomas somáticos, transtorno de ansiedade de doença, transtorno de conversão (transtorno de sintomas neurológicos funcionais), fatores psicológicos afetando outras condições médicas, transtorno factício e transtorno factício imposto a outro (**Tabela 7-15**).

Os pacientes com esses transtornos são comumente encontrados na atenção primária e podem ser conceitualizados como "em sofrimento"; diferenças na apresentação estão relacionadas a fatores culturais e contextuais, experiências individuais (como traumas) e diferenças individuais como na sensibilidade para dor. As famílias e culturas que valorizam o sofrimento físico enquanto desvalorizam ou ignoram o sofrimento psicológico fortalecem o desenvolvimento desses transtornos. Membros da família que estão doentes, têm deficiência física ou sofrem de algum desses transtornos podem servir de modelo para as crianças. Uma disfunção parental mais extrema pode se manifestar como transtorno factício imposto a outros, tendo a criança como vítima.

Tabela 7-15 Transtornos somatoformes em crianças e adolescentes

Transtorno	Principais manifestações clínicas
Transtorno de sintomas somáticos, transtorno factício, outros transtornos de sintomas somáticos específicos e relacionados, transtornos de sintomas somáticos inespecíficos e relacionados	O sintoma (ou sintomas) somático causa sofrimento e preocupação significativos e pode exigir tempo e energia consideráveis.
Transtorno de conversão (transtorno de sintomas neurológicos funcionais)	O início dos sintomas se dá após um evento psicologicamente estressante; os sintomas expressam sentimentos inconscientes e resultam em ganho secundário.
Transtorno de ansiedade de doença	Sintomas somáticos, se presentes, são leves. O foco está no medo de ter ou desenvolver uma doença, levando a comportamentos desadaptativos.
Fatores psicológicos afetando outras condições médicas	Fatores psicológicos ou comportamentais afetam negativamente uma condição médica.
Transtorno factício ou transtorno factício imposto a outro	Apresentação ou provocação deliberada em si mesmo ou em um terceiro de sinais ou sintomas de um problema físico ou psicológico.

▶ Identificação e diagnóstico

O transtorno de sintomas somáticos muitas vezes se apresenta em crianças em idade escolar e adolescentes com sintomas somáticos de dor de cabeça ou desconforto gastrintestinal. Os sintomas de conversão envolvem alterações na função motora ou sensorial voluntária e são frequentemente mais transitórios em pacientes pediátricos do que em adultos. Sintomas comuns incluem fenômenos sensoriais incomuns, paralisia e distúrbios de movimento ou semelhantes a convulsões. Um sintoma de conversão é considerado uma expressão de conflito psicológico subjacente. O sintoma específico pode ser determinado simbolicamente pelo conflito subjacente e pode resolver o dilema criado pelo desejo ou medo subjacentes (p. ex., uma criança aparentemente paralisada não precisa temer expressar sua raiva ou impulsos retaliatórios agressivos subjacentes).

As crianças com transtorno de conversão podem ser surpreendentemente despreocupadas acerca da incapacidade substancial derivada de seus sintomas. Os sintomas incluem fenômenos sensoriais não usuais, paralisia, vômitos, dor abdominal, cefaleias intratáveis e distúrbios do movimento ou similares a convulsões. Tanto para o transtorno de sintomas somáticos quanto para o transtorno de conversão, os sintomas físicos geralmente começam após um evento estressor na escola, com colegas ou amigos ou dentro do contexto de uma família experienciando estresse, como uma doença grave, um óbito ou um conflito familiar.

▶ Tratamento

Os profissionais de saúde são frequentemente os primeiros a ver o paciente e identificar esses transtornos. Muitos desses pacientes podem ser tratados no ambiente da atenção primária pediátrica, utilizando a relação entre o provedor pediátrico e a família para maximizar os resultados. Para aqueles que precisam de encaminhamento para outros locais, o cuidado contínuo pelo pediatra pode ajudar a garantir que as famílias se envolvam em outros tratamentos indicados.

Na maioria dos casos, os sintomas de conversão se resolvem rapidamente quando a criança e a família são tranquilizadas de que o sintoma é uma forma de reagir ao estresse. A criança é incentivada a continuar com as atividades diárias normais, sabendo que o sintoma diminuirá quando o estresse for resolvido. O tratamento de transtornos de conversão inclui reconhecer o sintoma em vez de dizer à criança que o sintoma não é justificado medicamente e responder com intervenções não invasivas, como fisioterapia, enquanto continua a incentivar a normalização dos sintomas. Se o sintoma não se resolver com a tranquilização, é indicada uma investigação adicional por um profissional de saúde mental. Devem ser abordados diagnósticos comórbidos, como transtornos de ansiedade e depressão, e o tratamento com agentes psicofarmacológicos pode ser útil.

Os pacientes com transtorno de sintomas somáticos podem responder ao mesmo tratamento. Se a estrutura familiar ou o paciente não tolerar abordagens psicológicas, os pacientes com transtornos somáticos podem responder a consultas médicas agendadas regulares e curtas para tratar as queixas em questão. Dessa forma, eles não precisam precipitar emergências para obter atenção médica. O provedor médico deve evitar procedimentos invasivos, a menos que claramente indicado, e oferecer interesse e tranquilização sinceros. O provedor também deve evitar dizer ao paciente que "está tudo em sua cabeça" e não deve abandonar ou evitar o paciente, pois os pacientes com transtorno de sintomas somáticos têm grande risco de procurar vários provedores de tratamento alternativos e tratamentos potencialmente desnecessários. Muitos pais se preocupam com o desenvolvimento ou a presença de uma doença grave em seu filho. Essas famílias também podem se beneficiar da abordagem acima, juntamente com o incentivo para que o paciente pediátrico se envolva em atividades promotoras de saúde, como esportes. Os pais que não se sentem apoiados também correm o risco de procurar opiniões e procedimentos alternativos para seu filho.

Em pacientes que sofrem de fatores psicológicos afetando uma doença em curso, o tratamento deve ser direcionado para o problema subjacente, como tratamento para evitação ansiosa, entrevista motivacional para abordar abuso de substâncias ou problemas de adesão.

Os prestadores de cuidados de saúde que suspeitam de transtorno factício imposto a outro podem precisar envolver um especialista para confirmar o diagnóstico. A comunicação entre os profissionais é crucial para ajudar esses pacientes. Os serviços de proteção à criança e o conselho tutelar também podem precisar ser alertados. Embora os pais que perpetram o transtorno factício imposto a outro possam parecer preocupados com o bem-estar de seu filho, estudos comprovaram que a saúde mental e o bem-estar das vítimas melhoraram quando foram removidas do cuidado de indivíduos com transtorno factício mais extremo.

▶ Outras considerações

Os sintomas somáticos estão frequentemente associados a transtornos de ansiedade e depressão. Ocasionalmente, crianças psicóticas apresentam preocupações somáticas e até delírios somáticos.

As crianças com transtorno de conversão podem ter algum ganho secundário associado aos seus sintomas. Vários relatórios apontaram para uma maior associação do transtorno de conversão à superestimulação sexual ou ao abuso sexual. Assim como em outros problemas emocionais e comportamentais, os profissionais de saúde devem sempre rastrear o abuso físico e sexual.

▶ Prognóstico

O prognóstico depende de fatores familiares, idade e tipo de transtorno. Os pais que apoiam a visão de que os sintomas podem estar relacionados ao estresse conseguem ajudar os pacientes a se engajarem em tratamentos adequados. Os pacientes mais jovens com sintomas conversivos têm melhor prognóstico que pacientes mais velhos com transtorno de sintomas somáticos. Os pacientes que viveram com o transtorno por um longo período de tempo podem ser menos responsivos ao tratamento. Uma consulta psiquiátrica pode ser útil e é indicada para pacientes gravemente incapacitados.

TRANSTORNOS DE ADAPTAÇÃO

FUNDAMENTOS DO DIAGNÓSTICO E CARACTERÍSTICAS TÍPICAS

▶ O evento ou circunstância precipitante é identificável.
▶ Os sintomas aparecem dentro de 3 meses após o início do fator estressor.
▶ O transtorno não persiste por mais de 6 meses após a finalização do fator estressor.

▶ Considerações gerais

Os estressores mais comuns e perturbadores na vida de crianças e adolescentes são a morte de um ente querido, discordância conjugal, separação e divórcio, doença na família, mudança de residência ou ambiente escolar, experiência de um evento traumático e, para adolescentes, problemas nas relações com seus pares. Esses estressores naturalmente têm um impacto significativo em crianças e adolescentes.

Identificação e diagnóstico

Quando confrontadas com o estresse, as crianças podem experienciar muitos sintomas diferentes, incluindo mudanças de humor, mudanças de comportamento, sintomas de ansiedade e queixas físicas. Quando a reação é desproporcional ao estressor e uma queda no funcionamento é observada, um diagnóstico de transtorno de adaptação é altamente suspeito. As duas principais categorias de transtornos de adaptação incluem perturbação nas emoções (ou seja, depressão e ansiedade) e/ou comportamento.

Tratamento

A base do tratamento envolve expressar empatia genuína e assegurar aos pais e ao paciente de que a mudança emocional ou comportamental é uma consequência previsível do evento estressor. Isso valida a reação da criança e a encoraja a falar sobre o acontecimento estressor e seus efeitos. Os pais são incentivados a ajudar a criança com a expressão apropriada de sentimentos, ao mesmo tempo em que definem limites para o comportamento que impedem a criança de se sentir fora de controle e garantem a segurança de si e dos outros. Manter ou restabelecer rotinas também pode aliviar o sofrimento e ajudar as crianças e adolescentes a se ajustarem às circunstâncias em mudança por meio do aumento da previsibilidade e da diminuição da angústia em relação ao desconhecido.

Outras considerações

Quando os sintomas emergem em reação a um estressor identificável, mas são graves, persistentes ou debilitantes, deve ser considerada a possibilidade de transtornos de humor, de ansiedade e de conduta.

Prognóstico

A duração dos sintomas em reações de ajustamento depende da gravidade do estresse, da sensibilidade particular da criança ao estresse e da vulnerabilidade particular da criança a ansiedade, depressão e outros transtornos psiquiátricos, e do sistema de suporte disponível.

TRANSTORNOS PSICÓTICOS

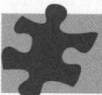

FUNDAMENTOS DO DIAGNÓSTICO E CARACTERÍSTICAS TÍPICAS

- Pensamentos delirantes.
- Discurso desorganizado (padrões de fala lentos ou ilógicos).
- Comportamento desorganizado ou bizarro.
- Alucinações (auditivas, visuais, táteis, olfativas).
- Paranoia, ideias de referência.
- Sintomas negativos (ou seja, embotamento, avolição, alogia).

Considerações gerais

A incidência de esquizofrenia é de cerca de 1 em cada 10.000 por ano. O início da esquizofrenia é geralmente entre o final da adolescência e os primeiros anos da quarta década de vida. Os sintomas geralmente começam após a puberdade, embora um episódio psicótico completo possa não ocorrer até a idade adulta. O início de sintomas psicóticos na infância (antes da puberdade) devido à esquizofrenia é raro e geralmente indica uma forma mais grave do espectro de transtornos esquizofrênicos. A esquizofrenia de início na infância é mais comum em meninos.

A esquizofrenia tem um forte componente genético. Outros transtornos psicóticos que podem ser encontrados na infância ou adolescência incluem transtorno esquizoafetivo e psicose inespecífica. A psicose inespecífica pode ser usada como diagnóstico diferencial quando os sintomas psicóticos estão presentes, mas o grupo de sintomas apresentados não é consistente com o diagnóstico de esquizofrenia.

Identificação e diagnóstico

Crianças e adolescentes apresentam muitos dos sintomas da esquizofrenia adulta. Os sintomas típicos incluem alucinações ou delírios, conteúdo de pensamento bizarro e mórbido e fala desconexa e ilógica. Os indivíduos afetados tendem a se isolar em um mundo interno de fantasia e podem confundir fantasia com realidade externa. Eles geralmente têm dificuldade com trabalhos escolares e com relacionamentos com a família e colegas. Os adolescentes podem ter um período prodromal de depressão antes do início dos sintomas psicóticos. A maioria dos indivíduos com esquizofrenia de início na infância teve sintomas psiquiátricos inespecíficos ou sintomas de desenvolvimento atrasado por meses ou anos antes do início de seus sintomas psicóticos claramente perceptíveis.

A obtenção do histórico familiar de doenças mentais é fundamental ao avaliar crianças e adolescentes com sintomas psicóticos. Testes psicológicos, particularmente o uso de testes projetivos, muitas vezes ajudam a identificar ou descartar processos de pensamento psicóticos. Sintomas psicóticos em crianças com menos de 8 anos devem ser diferenciados das manifestações normais de fantasia vívida ou sintomas relacionados a abuso. As crianças com transtornos psicóticos geralmente têm deficiências de aprendizado e atenção, além de pensamentos desorganizados, delírios e alucinações. Em adolescentes psicóticos, a mania é diferenciada por altos níveis de energia, excitação e irritabilidade. Qualquer criança ou adolescente que apresente novos sintomas psicóticos requer uma avaliação médica que inclui exames físicos e neurológicos (incluindo ressonância magnética e eletroencefalograma), triagem para uso de drogas e triagem metabólica para endocrinopatias, doença de Wilson e *delirium*.

Tratamento

O tratamento da esquizofrenia na infância e adolescência é focado em quatro áreas principais: (1) diminuição dos sintomas psicóticos ativos, (2) apoio ao desenvolvimento de habilidades sociais e cognitivas, (3) redução do risco de recaída dos sintomas psicóticos e (4) fornecimento de suporte e educação aos pais e membros da família. Os medicamentos antipsicóticos são a principal intervenção psicofarmacológica. Além disso, uma abordagem acolhedora e baseada na realidade nas relações pode ajudar a reduzir alucinações, delírios e pensamentos assustadores. Em situações em que a psicose é evidente, é recomendável o encaminhamento para um psiquiatra. Em casos de comprometimento grave, é necessária hospitalização para manter a segurança e iniciar o tratamento. Pode ser necessário um ambiente como de escolas especiais ou hospital-dia, dependendo da capacidade da criança ou adolescente de tolerar o dia escolar e as atividades em sala de aula. O suporte à família enfatiza a importância da comunicação clara e focada e de um clima emocionalmente calmo na prevenção de recorrências de sintomas psicóticos claramente perceptíveis.

▶ Considerações especiais acerca do uso de medicação antipsicótica

Embora se espere que um psiquiatra inicie o tratamento, os profissionais de atenção primária, sem dúvida, participam do tratamento de crianças em uso de antipsicóticos e devem se familiarizar com seu manejo e com os efeitos colaterais comuns e graves dessa classe de medicamentos. Os "antipsicóticos atípicos ou de segunda geração" diferem dos antipsicóticos convencionais em sua seletividade quanto aos receptores e em seu efeito nos receptores de serotonina. Os antipsicóticos convencionais estão associados a uma maior incidência de distúrbios de movimento e sintomas extrapiramidais devido a seu efeito mais amplo nos receptores de dopamina. Os antipsicóticos atípicos têm um perfil de efeitos colaterais melhor para a maioria dos indivíduos e eficácia comparável para o tratamento de sintomas psicóticos e agressividade. Devido ao aumento de seu uso em relação aos antipsicóticos convencionais, as informações a seguir se concentram principalmente no uso seguro de antipsicóticos atípicos.

Os efeitos adversos comuns dos antipsicóticos atípicos são lentidão cognitiva, sedação, hipotensão postural, distonia e ganho de peso. A maioria dos efeitos colaterais tende a ser dose-dependente. Efeitos colaterais menos frequentes, mas importantes, incluem o desenvolvimento de diabetes tipo 2 e alterações no perfil lipídico e de colesterol. A relação risco-benefício do medicamento para o sintoma-alvo identificado deve ser cuidadosamente considerada e revisada com um dos pais ou responsável. O profissional deve obter altura, peso e circunferência abdominal basais; observar e examinar em busca de tremores e outros movimentos involuntários anormais; e estabelecer valores basais de hemoglobina glicada (HbA1c), hemograma completo, provas de função hepática (PFHs) e perfil lipídico. Os antipsicóticos podem causar prolongamento do intervalo QT e levar a arritmias ventriculares. Portanto, é importante obter um eletrocardiograma (ECG) se houver história de doença cardíaca ou arritmia. As medicações que afetam a via da isoenzima citocromo P-450 (incluindo os ISRSs) podem aumentar a concentração sérica dos neurolépticos e aumentar o risco de prolongamento do intervalo QTc.

Tabela 7-16 Monitorização de saúde e antipsicóticos

Basal	Após o início			Subsequentemente[a]		
	4 sem	8 sem	12 sem	A cada 4 m	Anualmente	A cada 5 anos
História pessoal/familiar					✓	
Peso (IMC)	✓	✓	✓	✓		
Circunferência abdominal					✓	
Pressão arterial			✓		✓	
Glicemia			✓		✓	
Perfil lipídico			✓			✓

IMC, índice de massa corporal.
[a]Avaliações mais frequentes podem ser necessárias baseado no estado clínico.

Além das preocupações mencionadas, o uso clínico pós-comercialização demonstrou relatos significativos de hiperglicemia e diabetes melito. A **Tabela 7-16** apresenta o calendário de monitoramento atualmente recomendado. As avaliações basal e continuada dos marcadores com importância clínica são consideradas prática clínica padrão. É importante mencionar outros efeitos colaterais, que incluem menstruação irregular, ginecomastia e galactorreia devido ao aumento da prolactina, disfunção sexual, fotossensibilidade, erupções cutâneas, redução do limiar convulsivo, disfunção hepática e discrasias sanguíneas.

Outros efeitos colaterais problemáticos dos antipsicóticos incluem distonia, acatisia (caracterizada por uma urgência em estar em constante movimento e dificuldade em ficar parado), pseudoparkinsonismo e discinesia tardia. Esses efeitos colaterais geralmente ocorrem de forma gradual e também são dose-dependentes. Os três primeiros são reversíveis e geralmente são aliviados por agentes anticolinérgicos, como benzatropina e difenidramina, ou β-bloqueadores, especificamente para acatisia. O risco de discinesia tardia é pequeno para pacientes em uso de antipsicóticos atípicos e para aqueles em uso de antipsicóticos convencionais por menos de 6 meses. Existem dois medicamentos aprovados pela FDA para discinesia tardia (valbenazina e deutetrabenazina); no entanto, a recomendação é reduzir a dose do agente ofensivo ou mudar para um agente alternativo. As discinesias de retirada são distúrbios de movimento reversíveis que aparecem após a retirada de medicamentos neurolépticos. Os movimentos discinéticos desenvolvem-se dentro de 1 a 4 semanas após a retirada do medicamento e podem persistir por meses.

Um efeito colateral severo dos antipsicóticos é a síndrome neuroléptica maligna (SNM). A SNM é uma emergência médica muito rara, primariamente associada com os antipsicóticos convencionais, embora já tenha sido relatada também com antipsicóticos atípicos. Ela é manifestada por rigidez muscular grave, alteração do estado mental, febre, labilidade autonômica e mioglobinemia. A SNM pode ocorrer sem rigidez muscular em pacientes em uso de antipsicóticos atípicos e deve ser considerada no diagnóstico diferencial de qualquer paciente em uso de antipsicóticos que se apresentem com febre alta e alteração do estado mental. É reportada mortalidade associada de até 30%. O tratamento inclui avaliação médica e retirada do neuroléptico imediatas e pode ser necessária transferência para unidade de tratamento intensivo.

O paciente deve ser examinado pelo menos a cada 3 meses quanto aos efeitos colaterais, incluindo observação para discinesia tardia usando a Abnormal Involuntary Movement Scale (AIMS, Escala de Movimentos Involuntários Anormais), pressão arterial, ganho de peso, circunferência abdominal, hábitos alimentares e de exercícios, e, se indicado, glicemia de jejum e perfil lipídico. Em casos de ganho de peso significativo ou valores laboratoriais anormais, a medicação deve ser trocada por outra com um risco reduzido para esses eventos adversos ou deve ser dado tratamento específico para os eventos adversos quando a descontinuação do agente ofensivo não for possível. Em geral, um psiquiatra da infância e adolescência deve avaliar crianças com psicose, iniciar o tratamento e encaminhar ao pediatra assim que os sintomas estiverem adequadamente controlados.

▶ Outras considerações

Os antipsicóticos também são usados para mania aguda e como adjuvantes aos antidepressivos no tratamento da depressão psicótica (com delírios ou alucinações). Os antipsicóticos também podem ser usados com cautela no TEPT refratário, no TOC refratário e em indivíduos com problemas comportamentais marcadamente agressivos que não respondem a outras intervenções. Em alguns casos, podem ser úteis para o transtorno dismórfico corporal e para medos irracionais relacionados a comida e ganho de peso associados à anorexia nervosa.

▶ Prognóstico

A esquizofrenia é um transtorno crônico com exacerbações e remissões de sintomas psicóticos. Geralmente, o início precoce (antes dos 13 anos de idade), o funcionamento comprometido antes da doença (estranheza ou excentricidade) e a predominância de sintomas negativos (isolamento social, apatia ou afeto embotado) sobre os sintomas positivos (alucinações ou paranoia) preveem uma incapacidade mais grave. O início tardio, o funcionamento social e escolar normal antes do início e a predominância de sintomas positivos estão associados a melhores resultados e adaptação à doença ao longo da vida.

OUTRAS CONDIÇÕES PSIQUIÁTRICAS

Algumas condições psiquiátricas são abordadas em outros capítulos desse livro. Procure os seguintes capítulos para discussão detalhada:

- TDAH: ver **Capítulo 3**.
- Autismo e transtornos invasivos do desenvolvimento: ver **Capítulo 3**.
- Enurese e encoprese: ver **Capítulo 3**.
- Transtornos alimentares: ver **Capítulo 6**.
- Deficiência intelectual/retardo mental: ver **Capítulo 3**.
- Abuso de substâncias: ver **Capítulo 5**.
- Transtornos do sono: ver **Capítulo 3**.
- Síndrome de Tourette e transtornos de tique: ver **Capítulo 25**.

REFERÊNCIAS

Ansiedade

Anxiety and Depression Association of America: https://adaa.org/.

Gandhi B, Cheek S, Campo JV: Anxiety in the pediatric medical setting. Child Adolesc Psychiatr Clin N Am 2012;21(3):643–653 [PMID: 22800999].

Ginsburg GS et al: Results from the Child/Adolescent Anxiety Multimodal Extended Long-term Study (CAMELS): primary anxiety outcomes. J Am Acad Child Adolesc Psychiatry 2018;57(7):471–480. doi:10.1016/j.jaac.2018.03.017.

Ginsberg GS et al: Remission after acute treatment in children and adolescents with anxiety disorders: findings from the CAMS. J Consult Clin Psychol 2011;79(6):806–813 [PMID: 22122292].

Mohatt J, Bennett SM, Walkup JT: Treatment of separation, generalized and social anxiety disorders in youths. Am J Psychiatry 2014;171(7):741–748 [PMID: 24874020].

Strawn JR, Sakolsky DJ, Rynn MA: Psychopharmacologic treatment of children and adolescents with anxiety disorders. Child Adolesc Psychiatr Clin N Am 2012;21(3):527–539 [PMID: 22800992].

Walkup JT et al: Cognitive behavioral therapy, sertraline, or a combination in childhood anxiety. New Engl J Med 2008;359:2753–2766. Epub 2008/11/01. doi: 10.1056/NEJMoa0804633 [PMID: 18974308].

Transtorno de déficit de atenção/hiperatividade

AAP Practice Parameter: https://pediatrics.aappublications.org/content/early/2011/10/14/peds.2011-2654. Accessed June 21, 2021. ADHD Medication Guide: Cohen Children's Medical Center: http://www.adhdmedicationguide.com/

American Academy of Pediatrics: Implementing the key action statements: an algorithm and explanation for process of care for the evaluation, diagnosis, treatment, and monitoring of ADHD in children and adolescents. https://pediatrics.aappublications.org/content/suppl/2011/10/11/peds.2011-2654.DC1/zpe611117822p.pdf

Cortese S et al: Comparative efficacy and tolerability of medications for attention-deficit hyperactivity disorder in children, adolescents, and adults: a systematic review and network meta-analysis. Lancet Psychiatry 2018;5(9):727–738. doi: 10.10/16/S2215-0366(18)30269-4.

Fay TB, Alpert MA: Cardiovascular effects of drugs used to treat attention-deficit/hyperactivity disorder: part 2: impact on cardiovascular events and recommendations for evaluation and monitoring. Cardiol Rev 2019a;27(4):173–178. doi:10.1097/CRD.0000000000000234.

Fay TB, Alpert MA: Cardiovascular effects of drugs used to treat attention-deficit/hyperactivity disorder: part 1: epidemiology, pharmacology, and impact on hemodynamics and ventricular repolarization. Cardiol Rev 2019b;27(3):113–121. doi:10.1097/CRD.0000000000000233.

"FDA permits marketing of first medical device for treatment of ADHD." (April 19, 2019). U.S. Food & Drug Administration. https://www.fda.gov/news-events/press-announcements/fda-permits-marketing-first-medical-device-treatment-adhd.

FDA press release regarding Trigeminal Nerve Stimulation System: https://www.fda.gov/news-events/press-announcements/fda-permits-marketing-first-medical-device-treatment-adhd.

Goode AP et al: Nonpharmacologic treatments for attention-deficit/hyperactivity disorder: a systematic review. Pediatrics 2018;141(6). doi:10.1542/peds.2018-0094.

Jensen PS et al: Findings from the NIMH Multimodal Treatment Study of ADHD (MTA): implications and applications for primary care providers. J Dev Behav Pediatr 2001;22(1):60–73 [PMID: 11265923].

Medication guide with pictures of mediations, drug class, time of action: https://www.adhdmedicationguide.com.

Riddle M: New findings from the preschoolers with attention-deficit/hyperactivity disorder treatment study (PATS). J Child Adolesc Psychopharmacol 2007;17(5):543–546.

Transtorno bipolar

Birmaher B et al: Four-year longitudinal course of children and adolescents with bipolar spectrum disorders: the Course and Outcome of Bipolar Youth (COBY) study. Am J Psychiatry 2009;166(7):795–804. doi:10.1176/appi.ajp.2009.08101569.

Leibenluft E: Severe mood dysregulation, irritability, and the diagnostic boundaries of bipolar disorder in youths. Am J Psychiatry 2011;168(2):129–142. doi:10.1176/appi.ajp.2010.10050766.

Miklowitz DJ et al: Family-focused treatment for adolescents with bipolar disorder: results of a 2-year randomized trial. Arch Gen Psychiatry 2008;65(9):1053–1061 [PMID: 18762591].

Miklowitz DJ, Chung B: Family-focused therapy for bipolar disorder: reflections on 30 years of research. Fam Process 2016;55(3):483–499. doi:10.1111/famp.12237.

Shain BN; Committee on Adolescence: Collaborative role of the pediatrician in the diagnosis and management of bipolar disorder in adolescents. Pediatrics 2012;130(6):e1725–e1742. doi:10.1542/peds.2012-2756.

Depressão

Brent D et al: Switching to another SSRI or to venlafaxine with or without cognitive behavioral therapy for adolescents with SSRI-resistant depression: the TORDIA randomized controlled trial. JAMA 2008;299(8):901–913. doi: 299/8/901 [pii]10.1001/jama.299.8.901.

Cheung AH, Zuckerbrot RA, Jensen PS, Laraque D, Stein REK; GLAD-PC Steering Group: Guidelines for Adolescent Depression in Primary Care (GLAD-PC): part II. Treatment and ongoing management. Pediatrics 2018;141(3):e20174082. doi: 10.1542/peds.2017-4082.

Depression Resource Center. American Academy of Child & Adolescent Psychiatry: https://www.aacap.org/AACAP/Families_and_Youth/Resource_Centers/Depression_Resource_Center/Depression%20Resource%20Center.aspx.

Guidelines for Adolescent Depression in Primary Care (GLAD-PC) Tolkit: The REACH Institute. http://www.gladpc.org.

Kodish I, Richardson L, Schlesinger A: Collaborative and integrated care for adolescent depression. Child Adolesc Psychiatr Clin N Am 2019;28(3):315–325. doi:10.1016/j.chc.2019.02.003.

March J et al: Treatments for Adolescents with Depression Study (TADS) Team. Fluoxetine, cognitive-behavioral therapy, and their combination for adolescents with depression: Treatment for Adolescents With Depression Study (TADS) randomized controlled trial. JAMA 2004;292(7):807–820. doi:10.1001/jama.292.7.807.

Zuckerbrot RA et al: Guidelines for Adolescent Depression in Primary Care (GLAD-PC): Part I. Practice preparation, identification, assessment, and initial management. Pediatrics 2018;141(3). doi:10.1542/peds.2017-4081.

Transtorno de escoriação

Grant JE et al: N-Acetylcysteine in the treatment of excoriation disorder: a randomized clinical trial. JAMA Psychiatry 2016;73(5):490–496 [PMID: 27007062].

Selles RR, McGuire JF, Small BJ, Storch EA: A systematic review and meta-analysis of psychiatric treatments for excoriation (skin-picking) disorder. Gen Hosp Psychiatry 2016;41:29–37 [PMID: 27143352].

Cuidado colaborativo integrado

Asarnow JR, Rozenman M, Wiblin J, Zeltzer L: Integrated medical-behavioral care compared with usual primary care for child and adolescent behavioral health: a meta-analysis. JAMA Pediatrics 2015;169(10):929–937. doi: 10.1001/jamapediatrics.2015.1141 [PMID: 26259143].

Kolko DJ, Campo J, Kilbourne AM, Hart J, Sakolsky D, Wisniewski S: Collaborative care outcomes for pediatric behavioral health problems: a cluster randomized trial. Pediatrics 2014;133(4):e981–e982 [PMID: 24664093].

Meadows T, Valleley R, Haack MK, Thorson R, Evans J: Physician "costs" in providing behavioral health in primary care. Clin Pediatr 2011;50(5):447–455 [PMID: 21196418].

Minkovitz CS et al: A practice-based intervention to enhance quality of care in the first three years of life: results from the Healthy Steps for Young Children Program. JAMA 2003;290(23):3081–3091 [PMID: 14679271].

Pediatric Integrated Care Resource Center; American Academy of Child and Adolescent Psychiatry. http://integratedcareforkids.org.

Talmi A, Stafford B, Buchholz M: Providing perinatal mental health services in pediatric primary care. Zero to Three 2009;29(5):10–16.

Wissow LS, van Ginneken N, Chandna J, Rahman A: Integrating children's mental health into primary care. Pediatr Clin North Am 2016;63(1):97–113. doi: 10.1016/j.pcl.2015.08.005 [PMID: 26613691].

Miscelâneas

AACAP Facts for Families Disruptive Mood Dysregulation Disorder: https://www.aacap.org/AACAP/Families_and_Youth/Facts_for_Families/FFF-Guide/Disruptive-Mood-Dysregulation-Disorder-_DMDD_-110.aspx. Accessed June 21, 2021.

Adverse Childhood Experiences (ACEs). Centers for Disease Control and Prevention. Violence Prevention: http://www.cdc.gov/violenceprevention/acestudy/.

American Psychiatric Association: Diagnostic and Statistical Manual of Mental Disorders. 5th ed. Washington, DC: American Psychiatric Association; 2013.

Bright Futures: / https://www.brightfutures.org.
Correll CU, Kratochvil CJ, March JS: Developments in pediatric psychopharmacology: focus on stimulants, antidepressants, and antipsychotics. J Clin Psychiatry 2011;72(5):655–670. doi: 10.4088/JCP.11r07064 [PMID: 21658348].
Costello EJ, Foley DL, Angold A: 10-year research update review: the epidemiology of child and adolescent psychiatric disorders: II. Developmental epidemiology. J Am Acad Child Adolesc Psychiatry 2006;45(1):825 [PMID: 16327577].
Dolan MA, Fein JA; Committee on Pediatric Emergency Medicine: Pediatric and adolescent mental health emergencies in the emergency medical services system. Pediatrics 2011;127(5):e1356–e1366. doi: 10.1542/peds.2011-0522 [PMID: 21518712].
Roberts RE, Roberts CR, Xing Y: Prevalence of youth-reported DSM-IV psychiatric disorders among African, European, and Mexican American adolescents. J Am Acad Child Adolesc Psychiatry 2006;45(11):1329–1337. doi: 10.1097/01.chi.0000235076.25038.81 [PMID: 17075355].
The Center of Excellence for Infant and Early Childhood Mental Health Consultation (IECMHC). U.S. Department of Health & Human Services. Substance Abuse and Mental Health Services Administration: https://www.samhsa.gov/iecmhc.
Zero to Three:/ https://www.zerotothree.org.

Transtorno obsessivo-compulsivo

Franklin ME et al: Cognitive behavior therapy augmentation of pharmacotherapy in pediatric obsessive-compulsive disorder: the Pediatric OCD Treatment Study II (POTS II) randomized controlled trial. JAMA 2011;306(11):1224–1232 [PMID: 21934055].
International OCD Foundation: https://iocdf.org/.
Pediatric OCD Treatment Study (POST) Team: Cognitive-behavior therapy, sertraline, and their combination for children and adolescents with obsessive-compulsive disorder: the Pediatric OCD Treatment Study (POTS) randomized controlled trial. JAMA 2004;292(16):1969–1976. [PMID: 15507582].
Practice parameter for the assessment and treatment of children and adolescents with obsessive-compulsive disorder. J Am Acad Child Adolesc Psychiatry 2012;51(1):98–113. doi: 10.1016/ja.jaac.2011.09.019 [PMID: 22176943].

Transtorno opositivo desafiador e transtorno de conduta

Byrd AL, Loeber R, Pardini DA: Understanding desisting and persisting forms of delinquency: the unique contributions of disruptive behavior disorders and interpersonal callousness. J Child Psychol Psychiatry 2012;53(4):371–380. doi:10.1111/j.1469-7610.2011.02504.x [PMID: 22176342].
Facts for Families: Disruptive Mood Dysregulation Disorder. American Academy of Child and Adolescent Psychiatry: http://www.aacap.org/App_Themes/AACAP/Docs/facts_for_families/110_disruptive_mood_dysregulation_disorder.pdf.
Viding E, McCrory EJ: Understanding the development of psychopathy: progress and challenges. Psychol Med 2018;48(4):566–577. doi:10.1017/S0033291717002847 [PMID: 29032773].

Transtorno do estresse pós-traumático

Cohen JA et al; AACAP Work Group on Quality Issues: Practice parameter for the assessment and treatment of children and adolescents with posttraumatic stress disorder. J Am Acad Child Adolesc Psychiatry 2010;49(4):414–430 [PMID: 20410735].
Cohen JA, Mannarino AP: Trauma-focused cognitive behavior therapy for traumatized children and families. Child Adolesc Psychiatri Clin N Am 2015;24(3):557–570. doi:10.1016/j.chc.2015.02.005 [PMID: 26092739].
Keeshin BR, Strawn JR: Psychological and pharmacologic treatment of youth with posttraumatic stress disorder: an evidence-based review. Child Adolesc Psychiatr Clin N Am 2014;23(2):399–411, x. doi:10.1016/j.chc.2013.12.002 [PMID: 24656587].
Ross DA, Arbuckle MR, Travis MJ, Dwyer JB, van Schalkwyk GI, Ressler KJ: An integrated neuroscience perspective on formulation and treatment planning for posttraumatic stress disorder: an educational review. JAMA Psychiatry 2017;74(4):407–415. doi:10.1001/jamapsychiatry.2016.3325 [PMID: 28273291].

Esquizofrenia

Fusar-Poli P, McGorry PD, Kane JM: Improving outcomes of first-episode psychosis: an overview. World Psychiatry 2017;16(3):251–265. doi: 10.1002/wps.20446 [PMID: 28941089].
Haddad PM, Correll CU: The acute efficacy of antipsychotics in schizophrenia: a review of recent meta-analyses. Ther Adv Psychopharmacol 2018;8(11):303–318. doi:10.1177/2045125318781475 [PMID: 30344997].
McClellan J, Stock S; American Academy of Child and Adolescent Psychiatry Committee on Quality Issues: Practice parameter for the assessment and treatment of children and adolescents with schizophrenia. J Am Acad Child Adolesc Psychiatry 2013;52(9):976–990. doi: 10.1016/j.jaac.2013.02.008 [PMID: 23972700].
Sikich L et al: Double-blind comparison of first- and second-generation antipsychotics in early-onset schizophrenia and schizo-affective disorder: findings from the treatment of early-onset schizophrenia spectrum disorders (TEOSS) study. Am J Psychiatry 2008;165(11):1420–1431. doi: appi.ajp.2008.08050756 [PMID: 18794207].

Transtornos somáticos

Doss JL, Plioplys S: Pediatric psychogenic nonepileptic seizures: a concise review. Child Adolesc Psychiatr Clin N Am 2018;27(1):53–61. doi:10.1016/j.chc.2017.08.007 [PMID: 29157502].
Herzlinger M, Cerezo C: Functional abdominal pain and related syndromes. Child Adolesc Psychiatr Clin N Am 2018;27(1):15–26. doi:10.1016/j.chc.2017.08.006 [PMID: 29157499].

Suicídio

American Foundation for Suicide Prevention: https://afsp.org. Accessed June 21, 2021.
Brent DA et al; The Treatment of Adolescent Suicide Attempters study (TASA): predictors of suicidal events in an open treatment trial. J Am Acad Child Adolesc Psychiatry 2009;48(10):987–996. doi: 10.1097/CHI.0b013e3181b5dbe4 [PMID: 19730274].

Cha CB, Franz PJ, M Guzman E, Glenn CR, Kleiman EM, Nock MK: Annual research review: suicide among youth—epidemiology, (potential) etiology, and treatment. J Child Psychol Psychiatry 2018;59(4):460–482. doi: 10.1111/jcpp.12831 [PMID: 29090457].

Greydanus D, Patel D, Pratt H: Suicide risk in adolescents with chronic illness: implications for primary care and specialty pediatric practice: a review. Dev Med Child Neurol 2010;52(12):1083–1087. doi: 10.1111/j.1469-8749.2010.03771.x [PMID: 20813018].

Jed Foundation: https://www.jedfoundation.org/.

National Center for the Prevention of Youth Suicide. American Association of Suicidology: https://suicidology.org/2019/09/05/national-center-for-the-prevention-of-youth-suicide-aims-to-engage-youth-in-efforts/

https://www.nimh.nih.gov/about/director/messages/2020addressing-the-crisis-of-black-youth-suicide.

Safe2Tell Colorado: https://safe2tell.org . Accessed June 21, 2021.

Suicide Awareness Voices of Education: https://save.org/

Suicide Prevention Resource Center: http://www.sprc.org.

Suicide Resources: Centers for Disease Control and Prevention. Violence Prevention. https://www.cdc.gov/violenceprevention/suicide/resources.html.

The Columbia Lighthouse Project: https://cssr.columbia.edu. Accessed June 21, 2021.

The Jed Foundation: https://www.jedfoundation.org/ . Accessed June 21, 2021.

https://www.watsoncoleman.house.gov/uploadedfiles/full_taskforce_report.pdf.

Wilcox HC, Wyman PA: Suicide prevention strategies for improving population health. Child Adolesc Psychiatr Clin N Am 2016;25(2):219–233. doi:10.1016/j.chc.2015.12.003 [PMID: 26980125].

Zalsman G et al: Suicide prevention strategies revisited: 10-year systematic review. Lancet Psychiatry 2016;3(7):646–659. doi: 10.1016/S2215-0366(16)30030-X. [PMID: 27289303].

Violência

Age-Related Reactions to a Traumatic Event. The National Child Traumatic Stress Network: https://www.nctsn.org/sites/default/files/resources//age_related_reactions_to_traumatic_events.pdf.

Massachusetts Child Psychiatry Access Project: http://www.mcpap.com/.

School Shootings and Other Traumatic Events: How to Talk to Students: http://www.nea.org.

Sood AB, Berkowitz SJ: Prevention of youth violence: a public health approach. Child Adolesc Psychiatr Clin N Am 2016;25(2):243–256. doi:10.1016/j.chc.2015.11.004 [PMID: 26980127].

Talking to Your Children About the Recent Spate of School Shootings. American Psychological Association: https://www.apa.org/topics/violence/school-shooting.

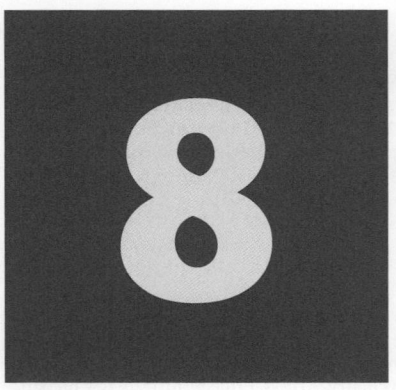

Abuso infantil e negligência

C. Rashaan Ford, MD
Antonia Chiesa, MD
Andrew P. Sirotnak, MD

▼ INTRODUÇÃO

 FUNDAMENTOS DO DIAGNÓSTICO E CARACTERÍSTICAS TÍPICAS:

▶ Tipos de maus-tratos:
  - Abuso físico
  - Abuso sexual
  - Abuso e negligência emocional
  - Negligência física
  - Privação de atendimento médico
  - Abuso médico infantil (síndrome de Munchausen por procuração)

▶ Características comuns da história em casos de abuso físico infantil:
  - Mecanismo informado implausível para explicar a lesão
  - História discrepante, evolução incompatível ou ausência de informações
  - Atraso na procura de atendimento
  - Evento ou comportamento da criança desencadeia perda de controle no cuidador
  - Cuidador com história de abuso na infância
  - Cuidador com afeto inadequado
  - Padrão de aumento da gravidade ou do número de danos se não houver intervenção
  - Isolamento social ou físico da criança ou do cuidador
  - Estresse ou crise na família ou no cuidador
  - Expectativas irreais do cuidador para a criança

Em 2019, foram feitos cerca de 4,4 milhões de encaminhamentos às agências de proteção à criança envolvendo alegações de maus-tratos em aproximadamente 7,9 milhões de crianças. Nos Estados Unidos, as políticas sobre rastreamento das chamadas recebidas em relação a preocupação com abuso e como investigar casos suspeitos variam entre os estados. Alguns estados investigam todos os casos encaminhados, enquanto outros podem excluir encaminhamentos baseados em alguns critérios. Muitos estados estão usando um sistema de "resposta alternativa" para atuar em relatórios considerados de baixo ou moderado risco. Esse modelo prioriza servir às necessidades da família acima da vitimização, enquanto os métodos tradicionais de investigação priorizam identificar se a criança foi maltratada. As estratégias de coleta de dados têm sido alteradas para capturar ambas as formas de avaliação.

As maiores taxas de maus-tratos envolvem crianças de até 3 anos de idade. O número total de crianças confirmadas como vítimas de maus-tratos, segundo os serviços de proteção à criança, foi de 656.000 em 2019, gerando uma taxa de vítimas por abuso de 8,9 a cada 1.000 crianças americanas. Essa estatística é conhecida como "contagem única" onde a vítima é contabilizada apenas uma vez, independentemente do número de vezes que ela foi comprovadamente vítima de maus-tratos. A forma mais comum de maus-tratos é a negligência, identificada em 74,9% dos casos, enquanto o abuso físico envolveu 17,5% e o abuso sexual 9,3% das crianças.

Em 2019, em 50 estados americanos, 1.840 crianças foram vítimas de abuso infantil fatal, resultando em uma taxa de 2,5 mortes por abuso infantil a cada 100.000 crianças, aproximadamente 10,8% acima em relação ao ano de 2015. A taxa de mortalidade de crianças afro-americanas foi cerca de 2,5 vezes maior que a de crianças brancas e hispânicas, uma notável disparidade na saúde pública.

Abuso de substâncias, pobreza e dificuldades econômicas, incapacidade e inabilidade dos pais em relação aos cuidados e violência doméstica são citados como os problemas mais comuns nas famílias abusivas. Quase um terço dos casos de maus-tratos incluem a violência doméstica como um fator de risco atribuído ao cuidador. A melhor forma de olhar para o abuso e a negligência infantis é a partir de uma perspectiva que considera o meio ambiente familiar, reconhecendo influências individuais, familiares, sociais e psicológicas que se reúnem para contribuir com o problema. As crianças cujos pais têm transtornos por uso de substâncias tendem a ser reportadas aos serviços de proteção infantil em idade mais jovem que as demais, devido ao maior risco de maus-tratos ou por estarem inseridas em um ambiente doméstico violento. Kempe e Helfer chamaram isso de *padrão abusivo*, no qual a criança, a crise e o potencial abusador do cuidador são componentes do evento de maus-tratos. Este capítulo aborda os conhecimentos necessários para reconhecer, intervir e acompanhar as formas mais comuns de maus-tratos infantis e destaca o papel dos profissionais de pediatria na prevenção. Demonstrou-se que as adversidades na infância, incluindo os maus-tratos, têm implicações sérias na saúde e bem-estar ao longo da vida, e, dessa forma, o tratamento de saúde com uma abordagem informada de trauma passou a constituir um atendimento padrão.

> Ammerman S, Ryan S, Adelman WP; The Committee on Substance Abuse, The Committee on Adolescence: The impact of marijuana policies on youth: clinical, research, and legal update. Pediatrics 2015;135(3):e769–e785 [PMID: 25624385].
> Jacob G, van den Heuvel M, Jama N, Moore AM, Ford-Jones L, Wong PD: Adverse childhood experiences: basics for the paediatrician. Paediatr Child Health 2019;24(1):30–37 [PMID: 30792598].
> U.S. Department Of Health And Human Services: Administration for Children, Youth, And Families. Child Maltreatment 2019. Https://Www.Acf.Hhs.Gov/Cb/Report/Child-Maltreatment-2019. Accessed May 8, 2021.

PREVENÇÃO

O abuso físico é, em muitos casos, prevenível. A extensa experiência e a avaliação das famílias de alto risco mostrou que visitas domiciliares a estas famílias podem prevenir abuso e negligência infantil. Esses serviços podem ser prestados por enfermeiros de saúde pública ou por paraprofissionais treinados, embora os melhores resultados sejam verificados com a intervenção de enfermeiros de saúde pública. A educação dos pais e a orientação preventiva também são úteis, enfatizando situações que possam causar estresse aos pais (p. ex., cólicas, comportamentos de choro e treinamento de toalete), bem como a disciplina apropriada à idade e a educação geral sobre o desenvolvimento infantil. A prevenção de lesões de abuso realizadas por outras pessoas (p. ex., babás, cuidadores e outros adultos que moram na casa) pode ser obtida educando e orientando as mães sobre esquemas seguros de cuidados infantis e escolha de parceiros de vida não violentos. Os programas de prevenção baseados em hospitais, que ensinam os pais sobre os perigos de sacudir a criança e como reagir diante situações de choro, demonstraram alguns resultados positivos; no entanto, não se comprovou que os esforços foram completamente efetivos.

A prevenção do abuso sexual é mais difícil. A maioria dos esforços nesta área envolve ensinar a criança a se proteger e proteger suas "partes íntimas" de danos ou interferência. A idade do treinamento esfincteriano é um bom momento para fornecer orientações preventivas de forma a encorajar os pais a iniciarem essa discussão. A abordagem mais racional é colocar a carga da responsabilidade da prevenção nos adultos responsáveis pela criança e nos médicos assistentes, e não nas próprias crianças. Os programas elaborados para treinar adultos sobre como prevenir e agir em situações de abuso infantil são recursos importantes para serviços que atendem jovens. Conhecer a história dos pais em relação aos maus-tratos é importante, pois sua habilidade de se engajar nessa orientação precoce com um profissional de saúde e a criança pode ser afetada por conta da sua história. Promover o uso seguro da *internet* e da mídia social e limitar a exposição a materiais e meios de comunicação sexualizados devem fazer parte dessa orientação antecipatória. Por fim, muitas fontes de informação sobre esse tema podem ser encontradas nas seções de educação para pais e saúde na maioria das livrarias.

Os esforços para prevenir o abuso emocional nas crianças têm sido realizados por meio de campanhas midiáticas. Não existem dados disponíveis para avaliar a eficácia desta abordagem. O médico da atenção primária pode promover comportamento positivo, afetuoso e não violento dos pais. É importante passar a mensagem de que os pais são modelos para o comportamento das crianças. A triagem para violência doméstica pode ser realizada nas discussões sobre disciplina e segurança doméstica, ajudando a identificar pais e filhos em risco. Desastres naturais, como a pandemia do COVID-19, que trouxeram fatores como a perda de emprego dos pais, foram observados como preditores para maus-tratos emocionais e psicológicos das crianças. Os fatores sociais podem influenciar a capacidade de uma família de cuidar de uma criança. A criminalidade, a segurança dentro de uma comunidade, o sistema educacional e até a economia podem afetar indiretamente o funcionamento familiar.

> American Academy of Pediatrics: HealthyChildren.org: http://www.healthychildren.org. Accessed May 25, 2021.
> Bair-Merritt MH: Intimate partner violence. Pediatr Rev 2010 Apr;31(4):145–150; quiz 150.10.1542/pir.31-4-145 [PMID: 20360408].
> Barr RG et al: Eight-year outcome of implementation of abusive head trauma prevention. Child Abuse Negl 2018;84:106–114 [PMID: 30077049].
> Dubowitz H, Lane WG, Semiatin JN, Magder LS, Venepally M, Jans M: The safe environment for every kid model: impact on pediatric primary care professionals. Pediatrics 2011;127:e962–e970 [PMID: 21444590].
> Duffee JH, Mendelsohn AL, Kuo AA, Legano LA, Earls MF; Council on Community Pediatrics; Council on Early Childhood; Committee on Child Abuse and Neglect: Early childhood home visiting. Pediatrics 2017;140(3):e20172150 [PMID: 28847981].

ACHADOS CLÍNICOS

Os maus-tratos infantis podem ocorrer dentro ou fora do ambiente familiar. A proporção dos casos intrafamiliares para extrafamiliares varia conforme o tipo de abuso, idade e gênero da criança. Cada uma das seguintes situações pode ocorrer separada ou simultaneamente.

O reconhecimento de qualquer forma de abuso ou negligência infantil ocorre apenas se o abuso infantil for considerado como um diagnóstico diferencial de acordo com o quadro clínico da criança. O advento do prontuário eletrônico pode tornar a documentação de preocupações e padrões de maus-tratos acessíveis a todos os membros da equipe de cuidado. A abordagem à família deve ser apoiadora, acrítica e empática. O indivíduo que traz a criança para consulta pode não ter envolvimento com o abuso. Aproximadamente um terço dos incidentes de abuso infantil ocorrem em ambiente extrafamiliar. No entanto, a suposição de que o cuidador é "querido e apropriado", combinada com a falha em considerar um possível abuso, pode custar caro e até ser fatal. Levantar a possibilidade de que uma criança possa ter sido abusada não é o mesmo que acusar o cuidador de ser o agressor. Quando o familiar ou cuidador que acompanha a criança não está envolvido nos maus-tratos, ele pode, na verdade, acolher uma explicação para os sintomas da criança e a notificação e a investigação subsequentes necessárias.

A avaliação psicossocial é importante em todos os casos de abuso ou negligência, porque fatores psicossociais podem indicar um risco ou confirmar os maus-tratos. Nesta avaliação, devem ser incluídas informações sobre as pessoas que vivem e frequentam a casa, sobre outros cuidadores, violência doméstica, abuso de substâncias e se há história familiar prévia de abuso físico ou sexual. Questionar sobre envolvimentos prévios com o serviço social ou judicial podem ajudar a identificar fatores de risco.

▶ Abuso físico

As manifestações mais comuns de abuso físico incluem contusões, queimaduras, fraturas, traumatismo craniano e lesões abdominais. Um número pequeno, mas significativo, de óbitos inesperados em crianças, particularmente em bebês e crianças muito pequenas (p. ex., morte súbita infantil), está relacionado ao abuso físico.

A. História

O diagnóstico de abuso físico se baseia em uma história discrepante, na qual a história fornecida pelo cuidador não é compatível com os achados clínicos. Pode haver discrepância pela ausência de história ou por ela ir mudando ao longo das narrativas, podendo também ser ilógica ou improvável. Uma minuciosa história pregressa médica, do nascimento e familiar deve ser coletada para avaliar condições que possam afetar a apresentação clínica. A presença de uma história discrepante deve induzir à solicitação de uma consulta com equipe multidisciplinar de proteção à criança ou a reportar a situação aos serviços de proteção infantil. Nos EUA, os serviços de proteção infantil têm por lei estadual o mandato de investigar notificações de suspeita de abuso e negligência infantil. Uma investigação realizada por assistentes sociais e, possivelmente, agentes policiais, bem como uma visita domiciliar, pode ser necessária para resolver as circunstâncias das lesões da criança.

B. Achados físicos

Os achados no exame físico de uma criança que sofreu abuso físico podem incluir abrasões, alopecia (por puxar os cabelos), mordidas (**Figura 8-1**), contusões, queimaduras, traumatismo dentário, fraturas, lacerações, marcas de ataduras, ou cicatrizes. As lesões podem estar em estágios diferentes de cicatrização. Os profissionais de atenção primária desempenham um papel importante na identificação de lesões sentinelas em crianças, como ferimentos leves, lesões no frênulo lingual (**Figura 8-2**), hemorragias subconjuntivais (**Figura 8-3**) ou contusões, que podem ser os primeiros sinais de abuso físico antes que o abuso piore. As contusões em crianças abusadas fisicamente às vezes seguem um padrão (p. ex., marcas de cinto, marcas de corda ou marcas de mãos ou beliscões) e costumam ser encontradas sobre áreas de tecido mole do corpo. Bebês ou crianças mais velhas em geral apresentam contusões acidentais sobre proeminências ósseas, como pernas e cotovelos.

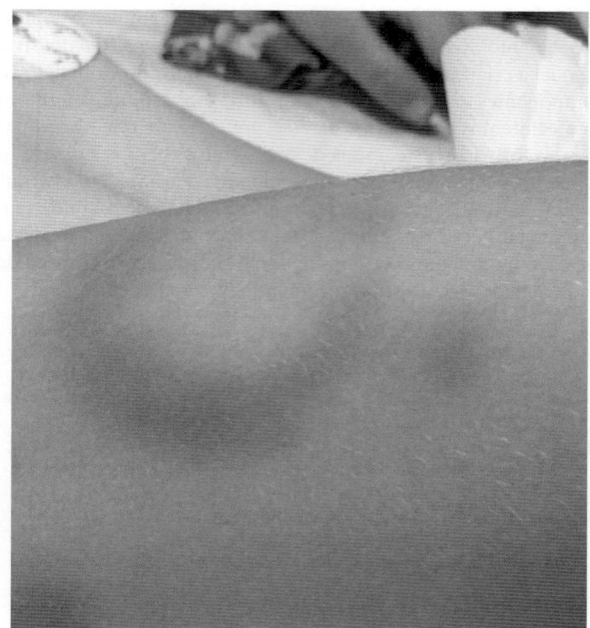

▲ **Figura 8-1** Hematoma por marca de mordida.

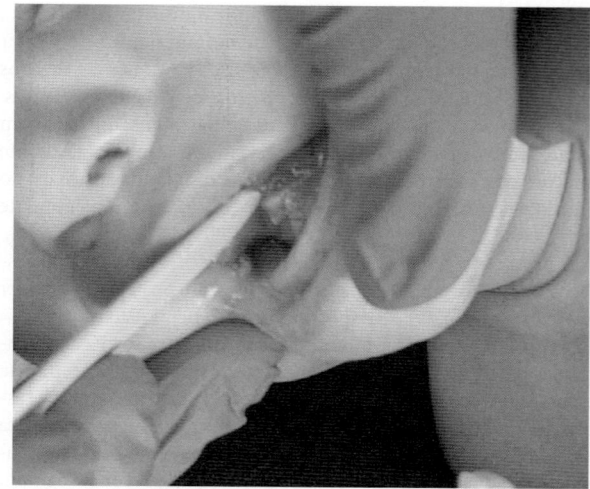

▲ **Figura 8-2** Lesão no frênulo lingual.

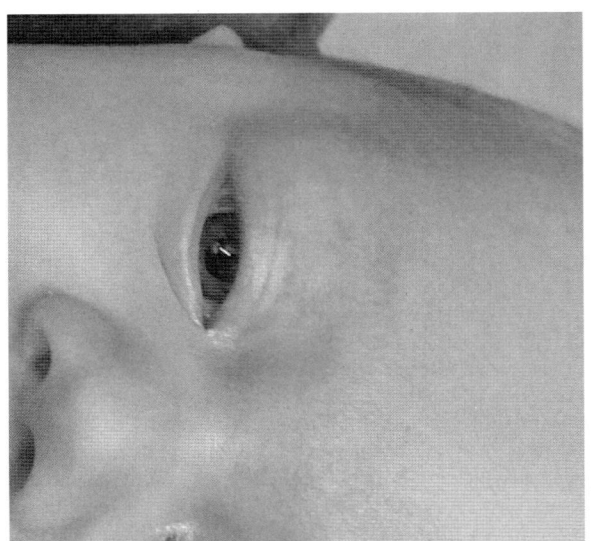

▲ **Figura 8-3** Hemorragia subconjuntival.

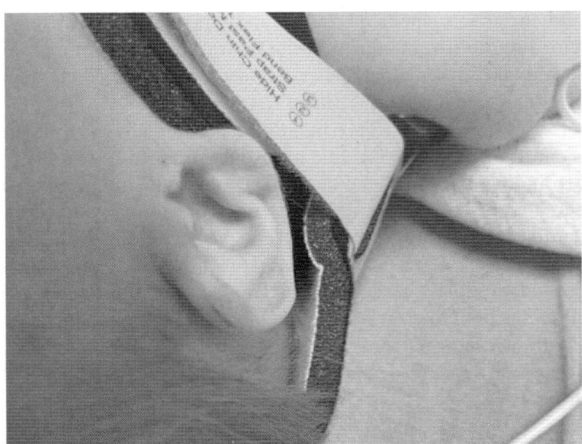

▲ **Figura 8-4** Hematoma na orelha.

Qualquer contusão inexplicável em um bebê que ainda não tem mobilidade autônoma deve ser encarada com preocupação. É importante ressaltar que não é confiável datar os hematomas e eles devem ser abordados com cautela. (As emergências de abuso infantil estão listadas na **Tabela 8-1**). Lacerações de frênulo ou língua e contusões nos lábios podem estar associados a alimentação forçada ou trauma contuso. A regra mnemônica derivada do inglês TEN-4_FACESp (contusão no *t*ronco, orelha [*ear*] **[Figura 8-4]** ou pescoço [*n*eck], lesão no *f*rênulo, ângulo da mandíbula, bochechas [*cheeks*], pálpebras [*eyelids*], hemorragia *s*ubconjuntival e hematomas em regiões *p*adronizadas em crianças de 4 anos ou menos e qualquer hematoma em crianças com 4 meses ou menos) fornece uma triagem eficaz no reconhecimento de crianças potencialmente abusadas. Padrões patognomônicos de queimadura são os de distribuição em luva ou bota; queimaduras por imersão das nádegas, às vezes poupando uma zona circular; e queimaduras com marcas padronizadas, como de cigarros ou objetos quentes (p. ex., grelha, modelador de cabelos e isqueiros). A ausência de marcas de respingo ou de um padrão compatível com derramamento pode ser útil na diferenciação entre queimaduras acidentais e propositais.

Os traumatismos cranioencefálico e abdominal podem se apresentar com sinais e sintomas compatíveis com tais lesões. Traumas na cabeça (p. ex., síndrome do bebê sacudido) e lesões abdominais por abuso podem não apresentar achados visíveis no exame físico. Os sintomas podem ser sutis e podem imitar condições como gastroenterite, por exemplo. Estudos evidenciaram que casos de traumatismo craniano provocado passarão despercebidos quando os profissionais não considerarem o diagnóstico. A avaliação de um oftalmologista pediátrico deve ser realizada sempre que houver suspeita de abuso físico no traumatismo cranioencefálico quando há diagnóstico por imagem de lesão encefálica evidenciada. O achado de hemorragias retinianas em uma criança sem uma condição clínica justificável (p. ex., leucemia, infecção congênita, alteração de coagulação) deve sempre levantar a suspeita de trauma provocado na cabeça. As hemorragias retinianas não costumam ser observadas após ressuscitação cardiopulmonar em bebês ou crianças.

C. Achados radiológicos e laboratoriais

Alguns achados radiológicos são fortemente sugestivos de abuso físico. As fraturas metafisárias de "canto" ou em "alça de balde" dos ossos longos em crianças, fraturas em espiral das extremidades de crianças que ainda não deambulam, fraturas de costelas, fraturas da apófise espinal e fraturas em múltiplos estágios de cura são exemplos de achados radiológicos sugestivos. Após diagnosticar uma fratura suspeita, devem-se realizar exames de todo o esqueleto em crianças de 2 anos ou menos. Achados na tomografia computadorizada ou ressonância magnética de hemorragia subdural em lactentes – na ausência de uma história acidental clara – são altamente correlacionados com traumatismo craniano por abuso. A tomografia computadorizada abdominal é o exame

Tabela 8-1 Emergências médicas possivelmente causadas por abuso infantil

Qualquer criança com contusões (especialmente na cabeça, face ou abdômen), queimaduras ou fraturas
Qualquer bebê ou criança menor de 2 anos de idade com história ou suspeita de síndrome do bebê sacudido ou outro ferimento provocado na cabeça
Qualquer criança com traumatismo abdominal infligido, suspeito ou conhecido
Qualquer criança com queimaduras de distribuição em botas ou luvas ou com padrões incomuns, queimaduras na genitália ou qualquer queimadura inexplicável
Qualquer criança com relato ou sinal de agressão sexual dentro de 48 a 72 horas após o suposto evento se a possibilidade de lesão aguda está presente ou se existe evidência forense

preferencial na suspeita de trauma abdominal. Qualquer bebê ou criança muito jovem com suspeita de traumatismo craniano ou abdominal relacionado a abuso deve ser avaliado imediatamente por um médico de emergência ou traumatologista.

Exames de coagulação e hemograma completo com plaquetas são úteis em crianças que apresentam contusões múltiplas ou grandes em diferentes estágios de evolução. Como triagem de lesão abdominal, devem ser solicitadas transaminases hepáticas (alanina-aminotranferase [ALT] e aspartato-aminotransferase [AST]). Níveis de transaminases maiores que 80 UI/L indicam necessidade de avaliação diagnóstica de lesão interna. As coagulopatias podem confundir o diagnóstico, mas uma anamnese cuidadosa, exame físico, exame laboratorial e consulta com hematologista, se necessário, ajudam a diferenciação em um quadro de injúria física.

American Academy of Pediatrics: Visual Diagnosis of Child Abuse. 4th ed. American Academy of Pediatrics; 2016 [USB flash drive].

Anderst JD, Carpenter SL, Abshire TC; American Academy of Pediatrics Section on Hematology Oncology, Committee on Child Abuse and Neglect: Evaluation for bleeding disorders for suspected child physical abuse. Pediatrics 2013 Apr;131(4):e1314–e1322. doi: 10.1542 [PMID: 23530182].

Christian CW, Block R; American Academy of Pediatrics Committee on Child Abuse and Neglect: Abusive head trauma in infants and children. Pediatrics 2009;123(5):1409–1411 [PMID: 19403508]. Reaffirmed March, 2013.

Flaherty EG, Perez-Rossello JM, Levine MA, Hennrikus WL; American Academy of Pediatrics Committee on Child Abuse and Neglect; Section on Radiology; Section on Endocrinology; Section on Orthopaedics; Society for Pediatric Radiology: Evaluating children with fractures for child physical abuse. Pediatrics 2013;131:4 [PMID: 24470642].

Hymel KP; American Academy of Pediatrics Committee on Child Abuse and Neglect; National Association of Medical Examiners: Distinguishing sudden infant death syndrome from child abuse fatalities. Pediatrics 2006;118:421 [PMID:16818592]. Reaffirmed March, 2013.

Kempe AM et al: Patterns of skeletal fractures in child abuse: systematic review. BMJ 2008;337:a1518 [PMID: 18832412].

Pierce MC et al: Validation of a clinical decision rule to predict abuse in young children based on bruising characteristics. JAMA Netw Open 2021 Apr 1;4(4):e215832 [PMID: 33852003].

Sheets LK, Leach ME, Koszewski IJ, Lessmeier AM, Nugent M, Simpson P: Sentinel injuries in infants evaluated for child physical abuse. Pediatrics 2013;131(4):701–707 [PMID: 23478861].

▶ Abuso sexual

O abuso sexual é definido como o ato de envolver crianças dependentes e imaturas em termos de desenvolvimento em atividades sexuais que não podem compreender plenamente e para as quais não podem dar seu consentimento, ou em atividades que violam as leis e os tabus de uma sociedade. Isso inclui todas as formas de incesto, agressão sexual ou estupro, e pedofilia. Inclui-se também carícias, contato oral-genital-anal, todas as formas de relação sexual ou penetração, exibicionismo, voyeurismo, exploração ou prostituição, e o envolvimento de crianças em produção de pornografia. Embora na última década tenha ocorrido uma pequena tendência de decréscimo nas taxas de abuso sexual nos Estados Unidos, a exploração e o aliciamento de crianças e adolescentes pela *internet* e por mídias sociais continuam a ser uma tendência crescente.

A. História

O abuso sexual pode chamar atenção do médico de diferentes maneiras: (1) a criança pode ser trazida para consulta de rotina ou por algum problema agudo e gerar suspeita do médico devido a história ou exame físico; (2) os pais ou responsáveis podem suspeitar de que a criança possa ter sofrido abuso e trazer a criança para o médico para ser avaliada e confirmar ou descartar a suspeita; (3) a criança pode ser encaminhada pelos serviços de proteção infantil ou pela polícia para ser examinada após a revelação de abuso sexual por parte da criança ou alegação por parte de pais ou terceiros. A **Tabela 8-2** lista as apresentações comuns de abuso sexual infantil. Alguns comportamentos de alto risco devem levar a suspeita de possibilidade de tráfico humano, dentre eles: abuso de substâncias, comportamento de fuga, múltiplos parceiros sexuais, história de problemas policiais ou não ter identificação ao se apresentar para a consulta. Se houver suspeita, isso deve ser tratado confidencialmente com o paciente. Deve-se enfatizar que, com exceção de traumas agudos, algumas infecções sexualmente transmissíveis (ISTs) ou evidências laboratoriais forenses, nenhuma dessas apresentações é específica. As apresentações listadas devem levantar a suspeita de possibilidade de abuso sexual e levar ao médico a fazer perguntas apropriadas – reforçando, de forma compassiva e não acusatória. Fazer perguntas não tendenciosas e apropriadas para a idade a uma criança pequena é importante, e,

Tabela 8-2 Apresentações de abuso sexual

Afirmações gerais ou diretas sobre abuso sexual
Comportamento, brincadeiras ou conhecimento sexualizado no desenvolvimento de crianças imaturas em termos de desenvolvimento
Abuso sexual de outras crianças pela vítima
Mudanças comportamentais
Distúrbios do sono (p. ex., pesadelos e terrores noturnos)
Distúrbios do apetite (p. ex., anorexia, bulimia)
Depressão, isolamento social, ansiedade
Agressividade, crises de raiva, impulsividade
Transtornos neuróticos ou de conduta, fobias ou comportamentos de esquiva
Culpa, baixa autoestima, desconfiança, sentimentos de desamparo
Reações histéricas ou conversivas
Ameaça ou comportamento suicida ou de fuga
Masturbação excessiva
Condições médicas
Dor abdominal recorrente ou queixas somáticas frequentes
Trauma genital, anal ou uretral
Queixas recorrentes de dor genital ou anal, corrimento, sangramento
Enurese ou encoprese
Infecções sexualmente transmissíveis
Gravidez
Promiscuidade ou prostituição, disfunção sexual, medo da intimidade
Problemas escolares ou evasão escolar
Abuso de substâncias

com frequência, isso é melhor realizado pelo entrevistador mais experiente após uma denúncia. Podem existir protocolos dos centros de defesa infantil para ajudar na investigação desses casos suspeitos. Questões de abuso sexual no contexto de divórcio ou disputas de guarda devem ser manejadas da mesma maneira, com o mesmo protocolo e de forma imparcial/sem julgamento. A American Academy of Pediatrics (AAP, Academia Americana de Pediatria) publicou diretrizes para a avaliação de abuso sexual infantil e outras situações de maus-tratos na infância.

B. Achados físicos

Os achados genitais e anais em crianças abusadas sexualmente, bem como as alterações normais do desenvolvimento e variações em hímens femininos pré-púberes foram descritos em artigos e guias para diagnóstico visual. Para manter um senso de conforto e rotina para o paciente, o exame genital deve ser realizado num contexto de exame do corpo todo. Para meninas pré-púberes e sexualmente não ativas, raramente é necessário exame com espéculo interno, a não ser que haja suspeita de lesão interna. Nesses casos, é aconselhável que o exame seja realizado sob anestesia e com assistência da equipe ginecológica. As estruturas genitais femininas externas podem ser visualizadas usando separação e tração labial com a criança em decúbito dorsal na posição de rã ou com os joelhos sobre o peito. A maioria das vítimas de abuso sexual não apresenta achados físicos. As razões para isso incluem atraso na revelação por parte da criança, abuso que pode não causar traumas físicos (p. ex., carícias, contato orogenital ou exploração por fotografia pornográfica), ou cura rápida de ferimentos leves, como abrasões, contusões ou lacerações labiais, do hímen ou anais. Anormalidades inespecíficas das regiões genitais e retais, como eritema, erupções cutâneas e irritação, não sugerem abuso sexual na ausência de história, revelação ou alterações comportamentais corroborantes.

Algumas ISTs devem sugerir fortemente abuso sexual em crianças pré-púberes. Infecção por *Neisseria gonorrhoeae* ou sífilis após o período perinatal é diagnóstica de abuso sexual. *Chlamydia trachomatis,* herpes-vírus simples, tricomoníase e papilomavírus humano são transmitidos sexualmente, embora o curso dessas doenças potencialmente adquiridas no período perinatal possa ser prolongado. O vírus do herpes simples pode ser transmitido de outras maneiras; no entanto, a presença dessa infecção deve levar a uma cuidadosa avaliação de abuso sexual. O risco é maior em crianças maiores de cinco anos com lesões genitais herpéticas isoladas. No caso do papilomavírus humano, a aparência de verruga venérea em crianças que estão aprendendo a andar deve levar a uma discussão sobre suspeitas de abuso sexual. O papilomavírus é um vírus onipresente e pode ser disseminado inocentemente pelas mãos dos cuidadores; biópsia e genotipagem viral são raramente indicadas e, muitas vezes, sua disponibilidade é limitada. Finalmente, o abuso sexual deve ser considerado no diagnóstico de *C. trachomatis* ou vírus da imunodeficiência humana (HIV, de *human immunodeficiency virus*) quando os outros modos de transmissão (p. ex., transfusão ou infecção perinatal) foram descartados. Medicamentos de profilaxia pós-exposição a HIV em casos de abuso sexual devem ser considerados apenas após avaliação do risco de transmissão e consulta a um infectologista.

Os testes de amplificação de ácido nucleico (NAATs, de *nucleic acid amplification tests*) estão sendo usados com mais frequência para triagem de ISTs em vítimas de abuso sexual, inclusive para menores de 12 anos. Em crianças pré-púberes, pode-se usar os NAATs para amostras vaginais ou de urina em meninas. Se um NAAT for positivo, deve ser realizado um segundo teste NAAT confirmatório que analisa um alvo alternativo do material genético na amostra, ou uma cultura-padrão. Para meninos e para amostras extragenitais, a cultura continua sendo o método preferido. Por fim, os Centers for Disease Control and Prevention (CDC, Centros de Controle e Prevenção de Doenças) e o *Redbook* da AAP criaram diretrizes para a triagem e o tratamento das ISTs no contexto de abuso sexual.

C. Exame, avaliação e manejo

A avaliação forense das crianças vítimas de abuso sexual deve ser realizada em um contexto que impeça mais sofrimento emocional. É possível que nem todos os componentes de um *kit* de coleta de evidências forenses sejam indicados num caso de abuso sexual infantil (ao contrário dos casos em adultos); a história clínica e o risco de exposição devem guiar as amostras a serem coletadas. Todos os profissionais devem ter acesso a um *kit* de estupro, que orienta o médico ao longo das etapas de obtenção de um conjunto de provas e culturas. Isso deve ocorrer em uma emergência ou clínica onde a custódia das amostras possa ser assegurada. O examinador mais experiente (pediatra, enfermeiro ou agente de defesa da criança) é preferível. Se a história indica que uma adolescente possa ter tido contato com o esperma do criminoso há menos de 120 horas, deve-se realizar um exame cervical buscando sêmen ou seus marcadores (p. ex., fosfatase ácida), de acordo com protocolos estabelecidos.

Antes de qualquer exame especular de uma vítima de agressão, é importante considerar a maturidade fisiológica e emocional da criança, se ela já era sexualmente ativa ou tinha feito um exame especular anteriormente. Mais importante, se existe história de possível abuso sexual de qualquer criança nos últimos dias, e a criança tem uma queixa física ou é observado qualquer sinal físico (p. ex., sangramento ou corrimento genital ou anal), a criança deve ser examinada para identificar evidências de trauma. A colposcopia pode ser crucial para determinar a extensão dos danos, e a fotodocumentação pode ser útil em fornecer documentação jurídica.

A triagem de ISTs deve incluir teste para *N. gonorrhoeae* e *C. trachomatis*, e as secreções vaginais devem ser avaliadas para *Trichomonas*. Essas infecções e a vaginose bacteriana são as infecções mais frequentemente diagnosticadas entre as meninas mais velhas que foram agredidas sexualmente. As sorologias para sífilis, hepatite B e HIV devem ser obtidas no início da avaliação, após 6 semanas, 3 meses e 6 meses do último contato. Testes de gravidez devem ser feitos conforme indicado.

Casos de agressão sexual aguda que envolvam trauma ou transmissão de líquidos corporais devem receber profilaxia para ISTs. O uso de doses de adulto de ceftriaxona (500 mg IM em dose única), metronidazol (2 g via oral em dose única) e azitromicina (1 g via oral em dose única) deve ser oferecido quando pacientes mais velhas ou adolescentes se apresentarem para avaliação. (O tratamento e a dosagem pediátrica é calculada por peso e pode ser encontrada nos guias de referência). A vacinação contra hepatite B deve ser administrada em todos os pacientes, e a imunoglobulina anti-hepatite B deve ser administrada se o agressor for portador do vírus da hepatite B. Não existe profilaxia eficaz para a hepatite C. Se possível, uma avaliação do agressor para IST pode ajudar a determinar a exposição ao risco e orientar profilaxia. A profilaxia para o HIV deve ser considerada em algumas circunstâncias (ver **Capítulo 44**). Para meninas pós-púberes deve-se oferecer contracepção se o estupro tiver ocorrido há menos de 120 horas.

Embora, muitas vezes, seja difícil que as pessoas façam os exames de acompanhamento semanas após a agressão, esses exames são essenciais para detectar novas infecções, completar a imunização contra hepatite B, se necessário, e continuar o apoio psicológico.

> Adams JA et al: Updated guidelines for the medical assessment and care of children who may have been sexually abused. J Pediatr Adolesc Gynecol 2016 Apr;29(2):81–87 [PMID: 26220352].
> Centers for Disease Control and Prevention: Sexually Transmitted Diseases Treatment Guidelines 2015: http://www.cdc.gov/std/tg2015. Accessed May 8, 2021.
> Chiesa A, Goldson E: Child sexual abuse. Pediatr Rev 2017;38(3): 105–118 [PMID: 28250071].
> Girardet RG et al: HIV post-exposure prophylaxis in children and adolescents presenting for reported sexual assault. Child Abuse Negl 2009;33:173 [PMID: 19324415].
> Greenbaum VJ, Dodd M, McCracken C: A short screening tool to identify victims of child sex trafficking in the health care setting. Pediatr Emerg Care 2018 Jan;34(1):33–37 [PMID: 26599463].
> Noll JG, Shenk CE: Teen birth rates in sexually abused and neglected females. Pediatrics 2013;131:e1181–e1187 [PMID: 23530173].
> Thackeray et al: Forensic evidence collection and DNA identification in acute child sexual assault. Pediatrics 2011;128:227–232 [PMID: 21788217].

ABUSO EMOCIONAL E NEGLIGÊNCIA

O abuso emocional ou psicológico define-se como o ato de rejeitar, ignorar, criticar, isolar ou aterrorizar as crianças, todos com efeito de abalar sua autoestima. A forma mais comum é o abuso verbal ou a difamação. Crianças que testemunham violência doméstica devem ser consideradas vítimas de abuso emocional, uma vez que um volume crescente na literatura tem evidenciado os efeitos negativos da violência conjugal sobre o desenvolvimento infantil.

A característica mais comum da negligência emocional é a ausência de apego genitor-criança normal e uma subsequente incapacidade de reconhecer e responder às necessidades do bebê ou criança. Uma característica comum de negligência emocional na infância é o atraso do crescimento nutricional (não orgânico). Emocionalmente, os pais negligentes parecem ser incapazes de reconhecer o estado físico ou emocional de seus filhos. Por exemplo, um pai ou mãe emocionalmente negligente pode ignorar o choro do bebê se o choro for incorretamente percebido como expressão de raiva. Essa interpretação errônea leva a uma alimentação inadequada e crescimento insuficiente.

O abuso emocional pode causar sintomas inespecíficos na criança. Perda de autoestima ou da autoconfiança, transtornos do sono, sintomas somáticos (p. ex., dores de cabeça e dores de estômago), hipervigilância ou comportamentos evitativos ou fóbicos (p. ex., rejeição da escola ou fuga) podem ser as queixas. Essas queixas também podem ser observadas em crianças que sofrem violência doméstica. O abuso emocional pode ocorrer em casa, na creche, na escola, nas equipes esportivas ou em outros ambientes.

▶ Negligência física e atraso do crescimento

Negligência física é a incapacidade de fornecer a alimentação, as roupas, o abrigo, que são necessários, e um ambiente seguro no qual a criança possa crescer e se desenvolver. Embora muitas vezes associada à pobreza ou ignorância, a negligência física envolve um problema mais sério do que a falta de recursos. Muitas vezes existe um componente de negligência emocional e falha ou incapacidade, intencional ou não, de reconhecer e responder às necessidades da criança.

A. História

A negligência é a forma mais comum de abuso, e, dessa forma, os profissionais devem ter uma atitude pró-ativa em sua abordagem para o reconhecimento e tratamento. A negligência física – que deve ser diferenciada das privações causadas por pobreza – está presente mesmo depois dos serviços sociais adequados terem sido oferecidos às famílias carentes. O pediatra deve analisar a história psicossocial, a dinâmica familiar, os fatores sociais que influenciam na saúde e a saúde mental da família quando existe possibilidade de negligência; ele está numa posição única de intervir quando surgirem sinais de alarme. Uma cuidadosa avaliação do lar e da família por assistentes sociais pode ser necessária. O profissional da atenção primária deve trabalhar juntamente com o serviço social e explicar as informações médicas conhecidas para ajudar a guiar a investigação e a tomada de decisão.

A história oferecida em casos de atraso do crescimento é muitas vezes discrepante dos achados físicos. Lactentes que sofreram uma desaceleração significativa do crescimento provavelmente não receberam as quantidades adequadas e os tipos apropriados de alimentos, apesar da história fornecida. As patologias que causam o atraso do crescimento na primeira e segunda infância devem ser descartadas com uma história e exame físico detalhados, além de testes laboratoriais. A história psicossocial pode revelar depressão materna, caos ou disfunção familiar, ou outros fatores de risco sociais anteriormente desconhecidos (p. ex., abuso de drogas, violência, pobreza, ou doença psiquiátrica). A realocação da criança para outro cuidador geralmente é seguida de dramático ganho de peso. A hospitalização do paciente gravemente desnutrido é por vezes necessária, porém a maioria dos casos é tratada ambulatorialmente.

B. Achados físicos

A abordagem para avaliação, os achados do exame físico e a avaliação diagnóstica de crianças com atraso do crescimento não orgânico são discutidos no **Capítulo 11**. Deve-se ressaltar que exames adicionais devem ser guiados por aspectos da história clínica que apontam para uma condição não diagnosticada anteriormente. A avaliação de outras lesões pode ser útil se houver suspeita de abuso físico. Alocar a criança em um ambiente no qual ela possa ser alimentada e monitorada pode ser uma abordagem diagnóstica útil. Um hospital ou casa de acolhimento pode ser necessário. O ganho de peso pode não ocorrer por dias ou semanas em casos graves.

PRIVAÇÃO DE CUIDADOS MÉDICOS

A privação de cuidados médicos é o não fornecimento do tratamento necessário a lactentes ou crianças com doenças potencialmente fatais ou outras patologias graves ou crônicas. O diagnóstico deve ser considerado quando os cuidadores têm uma compreensão clara da situação da criança e das consequências de não fornecer o tratamento recomendado e o profissional de saúde tentou abordar as barreiras em relação ao cuidado. Muitos estados revogaram leis que apoiavam isenções religiosas como motivo para não buscar cuidados médicos para crianças doentes.

▶ Abuso médico infantil

Antes conhecido como síndrome de Munchausen por procuração, o abuso médico infantil é o termo preferido para um cenário clínico relativamente raro em que o cuidador busca ajuda médica inapropriada e desnecessária para uma criança. Muitas vezes o cuidador simula ou cria os sinais ou sintomas da doença na criança. Entretanto, o uso do termo "abuso médico infantil" enfatiza os danos causados à criança, em vez da psicopatologia ou motivação do cuidador. Os casos podem ser complicados, sendo necessária uma revisão de toda a documentação médica, juntamente com uma abordagem multidisciplinar. Há relatos de casos fatais.

A. História

As crianças podem apresentar uma longa lista de problemas médicos, ou muitas vezes, queixas bizarras recorrentes. Visitas repetitivas, a busca persistente por médicos e invalidez imposta (p. ex., não aceitar que a criança é saudável e reforçar que a criança está doente de alguma forma), também são descritas na definição original de síndrome de Munchausen por procuração.

B. Achados físicos

As crianças podem apresentar os sinais e sintomas de qualquer doença que seja artificialmente produzida ou simulada. Frequentemente o relato é de que elas estão doentes, mas elas têm aparência clínica normal. Dentre as apresentações, as mais relatadas são apneia recorrente, desidratação por vômito induzido ou diarreia, sepse quando contaminantes são injetados nas crianças, alteração do estado mental, febre, sangramento gastrointestinal e convulsões.

C. Achados radiológicos e laboratoriais

Sepse polimicrobiana recorrente (especialmente em crianças com cateteres permanentes), apneia recorrente, desidratação crônica de causa desconhecida ou outros achados laboratoriais altamente incomuns e inexplicáveis devem levantar a suspeita de síndrome de Munchausen por procuração. Testes toxicológicos também podem ser úteis.

Flaherty EG, MacMillan HL; American Academy of Pediatrics; Committee on Child Abuse and Neglect: Caregiver-fabricated illness in a child: a manifestation of child maltreatment. Pediatrics 2013;32:3 [PMID: 23979088].

Hibbard R: Clinical report: psychological maltreatment. Pediatrics 2012 Oct;130(2):372–378.

Hymel KP; American Academy of Pediatrics; Committee on Child Abuse and Neglect: When is lack of supervision neglect? Pediatrics 2006;118:1296 [PMID: 16951030].

Larson-Nath C, Biank VF: Clinical review of failure to thrive in pediatric patients. Pediatr Ann 2016;45(2);e46–e49 [PMID: 26878182].

Roesler T, Jenny C: *Medical Child Abuse: Beyond Munchausen Syndrome by Proxy*. American Academy of Pediatrics; 2009.

▶ Diagnóstico diferencial

O diagnóstico diferencial para abuso e negligência pode ser direto (p. ex., lesão traumática vs. lesão não traumática). Também pode ser mais esquivo, como no caso de lesões múltiplas que possam gerar preocupação sobre haver uma patologia subjacente, ou em situações onde mudanças de comportamento ou sintomas físicos complexos e inespecíficos reflitam o impacto emocional dos maus-tratos.

O diagnóstico diferencial de todas as formas de abuso físico pode ser considerado no contexto de uma história detalhada de trauma, história médica familiar, achados radiológicos e exames laboratoriais. O diagnóstico de osteogênese imperfeita ou outras doenças ósseas ou do colágeno, por exemplo, devem ser consideradas em crianças com achados na pele e nas articulações ou fraturas múltiplas, com ou sem achados radiológicos clássicos, sendo melhor fazê-lo em consulta com um geneticista, cirurgião ortopédico e um radiologista. Traumas – acidentais ou propositais – lideram a lista de diagnósticos diferenciais de hematomas subdurais. Em alguns casos, pode ser necessário descartar coagulopatia; distúrbios do metabolismo de cobre, dos aminoácidos ou ácidos orgânicos (p. ex., síndrome de Menkes e acidemia glutárica tipo 1); infecção crônica ou prévia do sistema nervoso central; traumas ao nascimento; ou malformações congênitas do sistema nervoso central (p. ex., malformações arteriovenosas ou acúmulo de líquido cerebrospinal). Deve-se reconhecer, no entanto, que crianças com essas doenças raras também podem ser vítimas de abuso ou negligência.

Existem condições médicas que podem ser erroneamente diagnosticadas como abuso sexual. Quando achados anormais do exame físico são observados, o conhecimento dessas condições é fundamental para evitar erros de interpretação. O diagnóstico diferencial inclui vulvovaginite, líquen escleroso, dermatite, aderências labiais, distúrbios congênitos da uretra ou vulva, doença de Crohn e lesões acidentais sobre os lábios vaginais. Na maioria dos casos, estes podem ser descartados por anamnese e exame físico detalhado.

▶ Tratamento

A. Manejo

Lesões por abuso físico, ISTs e sequelas médicas por negligência devem ser tratadas imediatamente. Crianças com déficit de crescimento relacionado à negligência física e emocional precisam ser colocadas em um ambiente onde possam ser alimentadas e cuidadas. Da mesma forma, a criança em risco de abuso ou negligência recorrentes precisa ser colocada em um ambiente seguro. Estudos mostram que a probabilidade de abuso em irmãos de uma criança abusada aumenta significativamente, portanto, deve ser realizada a triagem diagnóstica para todos os irmãos de uma criança abusada. Os casos podem ser complicados e as dificuldades psicossociais são comuns; portanto, é útil ter uma abordagem multidisciplinar que trabalhe junto com a família, engajando-a em resolver seus próprios problemas. A cooperação e coordenação com o serviço social e colegas da saúde mental são cruciais. Dadas as implicações emocionais e para o desenvolvimento, o encaminhamento para serviços de saúde mental de qualquer paciente com história de abuso infantil ou negligência é fundamental, porém nem toda criança com uma história de maus-tratos necessitará de tratamento de saúde mental por longo prazo. Houve progressos significativos na identificação, pesquisa e execução de tratamentos eficazes e baseados em evidências para maus-tratos infantis, em especial na área de tratamento do trauma emocional. Existem também intervenções eficazes para melhorar os problemas de parentalidade e apego nas crianças vítimas de maus-tratos. Os pediatras devem ter conhecimento de parceiros e recursos comunitários para auxiliar famílias que necessitam desses serviços.

B. Notificações

Nos Estados Unidos, médicos e muitos outros profissionais que entram em contato ou cuidam de crianças são obrigados a fazer a notificação. Se há suspeita de abuso ou negligência, deve-se notificar a agência local ou estadual designada para investigar esses casos. Na maioria dos casos, esta será a agência de serviços de proteção infantil. Os órgãos policiais também podem receber as notificações. O objetivo da notificação é permitir que os profissionais coletem as informações necessárias para determinar se o ambiente da criança (p. ex., casa, escola, creche ou lar adotivo) é seguro. Estudos recentes documentam barreiras de médicos à notificação, mas estes devem ter em mente que informar de boa-fé é uma exigência legal para qualquer suspeita de abuso. Deixar de notificar uma preocupação pode ter desdobramentos legais para o profissional de saúde ou consequências graves para saúde e segurança do paciente. Muitos hospitais e comunidades têm equipes de proteção da criança ou consultores à disposição quando existem dúvidas sobre o diagnóstico e manejo em um caso de abuso infantil. Uma lista de consultores pediátricos em abuso infantil pode ser obtida junto à AAP.

Finalmente, a comunicação com os serviços sociais, o manejo dos casos e o acompanhamento cuidadoso por médicos da atenção primária são fundamentais para garantir a segurança contínua da criança.

Flaherty E, Legano L, Idzerda S; Council on Child Abuse and Neglect: Ongoing pediatric health care for the child who has been maltreated. Pediatrics 2019;143(3):e20190284 [PMID: 30886109].

Garner AS et al; Committee on Psychosocial Aspects of Child and Family Health; Committee on Early Childhood, Adoption, and Dependent Care; Section on Developmental and Behavioral Pediatrics: Early childhood adversity, toxic stress, and the role of the pediatrician: translating developmental science into lifelong health. Pediatrics 2012;129;e224–e231 [PMID: 22201148].

Mankad K, Sidpra J, Oates AJ, Calder A, Offiah AC, Choudhary A: Sibling screening in suspected abusive head trauma: a proposed guideline. Pediatr Radiol 2021 May;51(6):872–875 [PMID: 33999232].

National Child Traumatic Stress Network: http://www.nctsn.org/. Accessed June 24, 2019.

Sege R et al: To report or not to report: examination of the initial primary care management of suspicious childhood injuries. Acad Pediatr 2011;11(6):460–466 [PMID: 21996468].

Sege RD, Amaya-Jackson L; American Academy of Pediatrics Committee on Child Abuse and Neglect, Council on Foster Care, Adoption and Kinship Care; American Academy of Child and Adolescent Psychiatry Committee on Child Maltreatment and Violence; National Center for Child Traumatic Stress: Clinical considerations related to the behavioral manifestations of child maltreatment. Pediatrics 2017;139(4):e20170100 [PMID: 28320870].

▶ Prognóstico

O prognóstico para a recuperação depende da extensão das lesões resultantes do abuso físico ou sexual. Abusos físicos graves que envolvem traumatismo craniano, trauma a múltiplos sistemas, queimaduras graves ou trauma abdominal possuem risco significativo de morbidade e mortalidade. Crianças hospitalizadas com diagnóstico de abuso ou negligência têm estadias mais longas e são mais propensas ao óbito. Consequências a longo prazo na saúde e no desenvolvimento são comuns. Por exemplo, as crianças que sofrem danos cerebrais relacionados com traumatismo craniano por abuso podem ter comprometimento neurológico importante, como paralisia cerebral, problemas de visão, epilepsia, microcefalia e transtornos de aprendizagem. Outras lesões como escoriações ou queimaduras, fraturas e até mesmo lesões resultantes de trauma genital penetrante podem ser curadas e não deixar sequelas.

As consequências emocionais e psicológicas para as vítimas muitas vezes são mais prejudiciais do que as lesões físicas. Pesquisas demonstram a existência de efeitos neurobiológicos claros devido aos maus-tratos infantis e outros tipos de estresse na primeira e segunda infância. Alterações fisiológicas do cérebro podem afetar o desenvolvimento da saúde física e mental das crianças durante décadas. Experiências adversas na infância (ACEs, de *adverse childhood experiences*) têm sido associadas a problemas crônicos na saúde dos adultos, como suicídio, alcoolismo, abuso de drogas, ansiedade, depressão, violência e morte precoce. Quanto mais experiências adversas na infância, maior o risco para esses resultados negativos. Apesar das consequências, os efeitos dos maus-tratos podem ser mitigados. Existem intervenções eficazes e baseadas em evidências para os maus-tratos infantis. Algumas crianças precisam de uma ajuda extra em termos de regulação emocional, habilidades de enfrentamento e reconstrução da confiança. Os profissionais da atenção primária têm um papel importante em assegurar os cuidados apropriados de saúde clínica e mental das crianças maltratadas e suas famílias, defendendo as vítimas durante todo o período de vida como crianças e jovens adultos.

Centers for Disease Control and Prevention: Adverse Childhood Experiences Study. http://www.cdc.gov/violenceprevention/acestudy. Accessed June 24, 2019.

Child Welfare Information Gateway: Long-Term Consequences of Child Abuse and Neglect. https://www.childwelfare.gov/pubpdfs/long_term_consequences.pdf. Accessed June 24, 2019.

Office of the Administration for Children and Families: Within Our Reach: A National Strategy to Reduce Child Abuse Fatalities. https://www.acf.hhs.gov/cb/resrouce/cecanf-final-report. Accessed June 24, 2019.

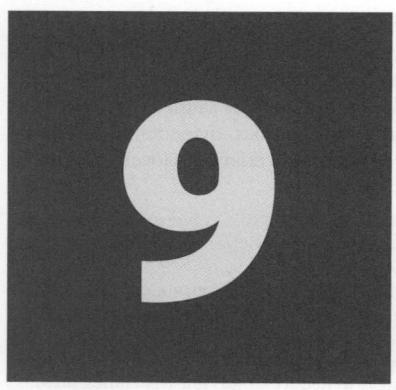

Ambulatório e consultório de pediatria

Meghan Treitz, MD
Daniel Nicklas, MD
David Fox, MD

INTRODUÇÃO

O ambulatório de pediatria oferece às crianças e aos adolescentes cuidados de saúde preventivos, além de serviços e consultas para manejo de condições agudas e crônicas. Neste capítulo, será dada atenção especial à história e ao exame físico pediátricos, aos estágios normais do desenvolvimento, aos exames laboratoriais de rastreio e aos tópicos pediátricos comuns.

O desenvolvimento de uma relação médico-paciente-pais é crucial para que o paciente e os pais possam efetivamente confidenciar suas preocupações. Essa relação se desenvolve ao longo do tempo, com consultas regulares, e é facilitada pela manutenção dos médicos e dos outros membros da equipe. Essa relação clínica é baseada na confiança que se desenvolve como resultado das várias experiências no contexto das consultas. Talvez o principal facilitador desse relacionamento é os pacientes ou os pais reconhecerem os conselhos recebidos como válidos e efetivos. As orientações antecipatórias devem ser oportunas e apropriadas à idade para serem mais úteis. Habilidades importantes incluem escolher um vocabulário que expresse compreensão e competência, demonstre disponibilidade de tempo e atenção à preocupação, e mostre respeito pelas questões que o paciente ou os pais não desejam abordar (desde que não existam preocupações relacionadas a abuso físico ou sexual ou à negligência). Os pais e os pacientes esperam que suas preocupações sejam tratadas confidencialmente e que o médico compreenda e tenha empatia com essas preocupações. A relação efetiva médico-paciente-pais é um dos aspectos mais gratificantes da pediatria ambulatorial.

Tanner JL, Stein MT, Olson LM, Frintner MP, Radecki L: Reflections on well-child care practice: a national study of pediatric clinicians. Pediatrics 2009 Sep;124(3):849–857. Epub 2009 Aug 10 [PMID: 19706587].

HISTÓRIA PEDIÁTRICA

Uma característica ímpar da pediatria é que a história representa uma amálgama do relato objetivo dos fatos pelos pais (p. ex., febre por quatro dias), da interpretação subjetiva dos pais sobre os sintomas da criança (p. ex., choro do bebê interpretado pelos pais como dor abdominal) e, para as crianças maiores, a sua própria história de eventos. Os pais e os pacientes podem fornecer uma história detalhada ou uma história vaga que exige uma sondagem mais direcionada. Os pais podem ou não ser capazes de distinguir se os sintomas são causados por uma enfermidade de causa orgânica ou psicológica. Conhecer a família, suas expectativas e preocupações em relação à criança pode ajudar no processo de distinguir condições orgânicas, emocionais e/ou comportamentais, minimizando assim exames e intervenções desnecessárias.

Embora as preocupações dos pais precisem ser compreendidas, é essencial também obter o máximo possível da história diretamente do paciente. As histórias diretas não apenas fornecem informações em primeira mão, mas também dão à criança uma sensação de controle sobre uma situação potencialmente ameaçadora e podem revelar informações importantes sobre a família.

Obter uma história pediátrica abrangente é demorado. Muitos consultórios fornecem questionários para os pais completarem antes que o médico veja a criança. Os dados dos questionários podem tornar uma consulta ambulatorial mais produtiva, permitindo que o médico aborde os problemas em detalhes ao mesmo tempo que revisa mais rapidamente as áreas que não são preocupantes. Os questionários podem ser mais produtivos do que entrevistas face a face para revelar partes sensíveis da história. O rastreamento do desenvolvimento e saúde mental economiza tempo, e os resultados, quando revisados com os pais ou familiares, podem fornecer informações específicas. No entanto, a falha em revisar e assimilar essas informações antes da entrevista pode fazer com que um dos pais ou paciente sinta que seu tempo e esforço foram desperdiçados.

Elementos da história que serão úteis ao longo do tempo devem ser facilmente acessíveis no prontuário médico, incluindo dados demográficos, lista de problemas, medicamentos de uso crônico, alergias e internações prévias. Imunizações, incluindo todos os dados exigidos pelo National Childhood Vaccine Injury Act (Ato Nacional de Danos por Vacina na Infância), também devem ser documentadas.

Os componentes de uma história pediátrica abrangente são listados na **Tabela 9-1**. As informações devem, idealmente, ser obtidas na primeira visita ao consultório. Os itens 8 e 9, além de uma revisão de sistemas (RDS), são abordados em cada consulta, seja de condições agudas ou crônicas. A lista inteira deve ser revisada e ampliada com atualizações relevantes em cada consulta de puericultura.

EXAME FÍSICO PEDIÁTRICO

Durante o exame físico pediátrico, deve-se dar tempo para que o paciente se familiarize com o examinador. Interações e instruções ajudam a criança a entender o que está acontecendo e o que é esperado. Uma atitude gentil e amigável e uma voz calma ajudam a construir um cenário não ameaçador para o exame físico. Para decidir a ordem em que os sistemas corporais da criança serão examinados, o examinador deve levar em consideração a necessidade de uma criança quieta, o laço de confiança estabelecido e a possibilidade de uma resposta emocional (choro!). Procedimentos desagradáveis (p. ex., otoscopia em crianças pequenas ou exame do trato geniturinário em crianças mais velhas) devem ser postergados para o final do exame. Entretanto, se o médico consegue

Tabela 9-1 Componentes do banco de dados da história pediátrica[a]

1.	Dados demográficos	Nome do paciente (e apelido, se houver), data de nascimento, número de registro, sexo, raça, nomes dos pais (primeiro e último nome), nomes dos irmãos e convênio de saúde.
2.	Lista de problemas	Problemas importantes ou significativos, incluindo datas de início e resolução.
3.	Alergias	Alérgeno desencadeante, natureza da reação, tratamento necessário e data em que a alergia foi diagnosticada.
4.	Medicamentos crônicos	Nome, concentração, dose e frequência de medicamentos de uso contínuo.
5.	História do parto	Saúde materna durante a gravidez, como sangramento, infecções, tabagismo, álcool e quaisquer medicamentos, complicações da gravidez; duração do trabalho de parto; tipo de parto; complicações do parto. Peso do bebê ao nascer, idade gestacional, escores de Apgar e problemas no período neonatal.
6.	Procedimentos de triagem	Resultados da triagem do recém-nascido, triagem da visão e audição, qualquer triagem de saúde, ou exames laboratoriais de triagem. (Os resultados da triagem do desenvolvimento são mantidos na seção do desenvolvimento; ver item 14).
7.	Imunizações	Antígeno(s), data de administração, fabricante da vacina, número do lote, e nome e título da pessoa que administrou a vacina; local, reações e contraindicações prévias (p. ex., imunodeficiência ou problema neurológico em evolução), data de vacinas no VIS* e data da emissão do mesmo.
8.	Motivos para consulta	As preocupações do paciente ou dos pais, declaradas por suas próprias palavras, servem como foco da consulta.
9.	História da doença atual	Um resumo cronológico conciso dos problemas que demandaram a consulta, incluindo a duração, a progressão, os fatores de exacerbação, as intervenções que proporcionaram melhora e as associações.
10.	História clínica	Uma declaração com relação à funcionalidade e bem-estar geral da criança, incluindo um registro resumido das enfermidades, lesões, hospitalizações e procedimentos significativos.
11.	Alimentação	Padrões alimentares, quantidades relativas de carboidratos, gorduras e proteínas na dieta, tipo e quantidade de leite. Investigação sobre a ingestão de *fast food*, doces e bebidas açucaradas.
12.	História familiar	Informação sobre as enfermidades dos parentes, de preferência sob a forma de uma árvore genealógica.
13.	História social	Conformação familiar, relações, antecedentes educacionais dos pais, preferência religiosa e cultural e papel da criança na família; perfil socioeconômico da família para identificar recursos disponíveis para a criança, acesso a serviços que possam ser necessários e fatores desencadeadores de estresse.
14.	Desenvolvimento	(1) Aquisição dos marcos do desenvolvimento (incluindo resultados de testes do desenvolvimento); (2) estágios do desenvolvimento e hábitos sociais (hábitos de higiene, brincadeiras, atividades importantes, padrões de sono, disciplina, relações entre pares); (3) progresso escolar e documentação de conquistas específicas e notas.
15.	História sexual	Educação sexual, desenvolvimento sexual, características sexuais secundárias, atração sexual e expressão de gênero, doenças sexualmente transmissíveis, início da puberdade e medidas de controle de natalidade.
16.	Revisão dos sistemas	Sintomas comuns em cada sistema corporal importante.

*N. de T. VIS, Declarações de Informações sobre Vacinas

[a]Os componentes desta tabela devem ser incluídos no prontuário da criança e estruturados para permitir a fácil revisão e modificação. O nome e o endereço do serviço de saúde devem aparecer em todas as páginas.

estabelecer uma relação de confiança com a criança, o processo deve prosseguir de forma eficiente e sistemática.

Devido ao fato de que as crianças pequenas podem temer o exame físico e se tornarem agitadas, é importante fazer uma inspeção simples. Por exemplo, o examinador pode observar a frequência e o padrão respiratório da criança do outro lado da sala (muitas vezes fazendo com que um dos pais levante a camisa da criança) antes de se aproximar dela para o restante do exame. Durante uma consulta de puericultura, a observação proporciona ao examinador a oportunidade de avaliar o desenvolvimento e as interações entre pais e filhos.

A roupa deve ser removida lenta e suavemente para evitar parecer uma ameaça à criança. Os pais ou a própria criança geralmente são as melhores pessoas para fazerem isso. A intimidade deve ser sempre respeitada, e aventais ou lençóis devem ser fornecidos sempre. O exame físico de adolescentes deve ser sempre na presença de um acompanhante quando realizado um exame pélvico ou um procedimento estressante ou doloroso.

As macas utilizadas para exame são convenientes, mas o colo de um dos pais é um local confortável para uma criança pequena. Na maioria dos casos, um exame adequado pode ser conduzido sobre uma "maca" formada pelas pernas de um dos pais e as do examinador enquanto se sentam de frente um para o outro.

Embora um exame físico minucioso seja importante em todas as idades, certos componentes do exame podem mudar com base na idade do paciente. Um médico astuto pode detectar sinais de condições clínicas importantes numa criança assintomática. Em lactentes, por exemplo, o exame físico pode revelar a presença de craniossinostose, doença cardíaca congênita ou displasia do quadril. Da mesma forma, o exame de uma criança em idade pré-escolar pode revelar palidez (possível anemia ferropriva) ou estrabismo. O exame de rotina de uma criança mais velha ou adolescente pode revelar escoliose ou acantose nigricans (um achado associado à resistência insulínica).

CONSULTAS DE PUERICULTURA

Um dos vários cronogramas para orientar as consultas de puericultura recomendadas é ilustrado na **Figura 9-1**. (*Nota*: um documento em PDF desta figura está disponível para impressão pela American Academy of Pediatrics [AAP, Academia Americana de Pediatria]). O Federal Maternal and Child Health Bureau (Gabinete Federal de Saúde Materna e Infantil) desenvolveu diretrizes abrangentes para a puericultura através do seu programa Bright Futures (Futuros Brilhantes). Em áreas em que faltam informações baseadas em evidências, a opinião de especialistas tem sido utilizada como embasamento. As diretrizes da iniciativa Bright Futures enfatizam o trabalho colaborativo com as famílias, o reconhecimento da imprescindibilidade de atenção às crianças com necessidades de cuidados especiais, a aquisição de competência cultural e a abordagem aos cuidados complementares e alternativos, bem como a integralização dos cuidados de saúde mental ao contexto da atenção primária. Os médicos devem lembrar que as diretrizes não foram feitas para ser rígidas; os serviços devem ser individualizados de acordo com as necessidades da criança.

A AAP publicou as Diretrizes de Puericultura para Crianças com Síndrome de Down, que incluem os cuidados adicionais que devem ser tomados nas consultas com essa população.

Durante as consultas de puericultura, o médico deve revisar o desenvolvimento da criança e os problemas agudos e crônicos, conduzir um exame físico completo, solicitar exames de rastreio adequados e antecipar as próximas etapas do desenvolvimento do paciente. Novas informações devem ser obtidas por meio de uma anamnese que aborde os fatos ocorridos desde a última consulta. O desenvolvimento deve ser avaliado pelo relato dos pais e também pela observação clínica durante o atendimento. Ademais, é recomendada a utilização sistemática de ferramentas de triagem formais dirigidas aos pais, tais como o Ages and Stages Questionnaires (ASQ, Questionários de Idades e Estágios) ou o Parents' Evaluation of Developmental Status (PEDS, Avaliação do Status de Desenvolvimento pelos Pais). Os parâmetros de crescimento devem ser cuidadosamente registrados, e o peso, o comprimento ou a altura, o perímetro cefálico (até os 3 anos de idade) e o índice de massa corporal (IMC) (acima > 2 anos) devem ser registrados e avaliados usando as curvas de crescimento indicadas (ver **Capítulo 3**). A visão e a audição devem ser avaliadas subjetivamente em cada visita, com avaliações objetivas realizadas em intervalos regulares, iniciando após a criança ser grande o suficiente para cooperar com o teste de triagem, geralmente entre 3 e 4 anos de idade.

Visto que menos de 4% das crianças assintomáticas têm achados físicos alterados nas consultas de rotina, a maior parte da puericultura é dedicada à orientação de medidas antecipatórias e preventivas. Essa parte do atendimento permite ao prestador de cuidados de saúde tratar de questões comportamentais, de desenvolvimento, de prevenção de acidentes, de questões nutricionais e de problemas escolares, além de outras questões próprias da idade que irão surgir antes da próxima consulta de revisão.

> Bright Futures Resources: https://brightfutures.aap.org/Pages/default.aspx. Accessed 7/6/2021.
> Bull MJ; Committee on Genetics: Health supervision for children with Down syndrome. Pediatrics 2011;128(2)393–406. PDF available for free through AAP website at https://pediatrics.aappublications.org/content/128/2/393. Accessed 7/6/2021.
> Hagan JF, Shaw JS, Duncan PM (eds): *Bright Futures: Guidelines for Health Supervision of Infants, Children, and Adolescents*. 4th ed. Elk Grove Village, IL: American Academy of Pediatrics; 2017.

AVALIAÇÕES DO DESENVOLVIMENTO E DO COMPORTAMENTO

A abordagem de problemas de desenvolvimento e de comportamento é uma das características centrais da atenção primária pediátrica. O termo *atraso no desenvolvimento* se refere à circunstância em que uma criança não demonstrou o desenvolvimento de uma habilidade (como andar independentemente) em uma idade em que a grande maioria de crianças com desenvolvimento normal já a desenvolveu. Os atrasos de desenvolvimento são, de fato, bastante comuns: aproximadamente 18% das crianças com menos de 18 anos ou têm atrasos de desenvolvimento ou têm condições que os coloquem em risco de atrasos de desenvolvimento.

AMBULATÓRIO E CONSULTÓRIO DE PEDIATRIA

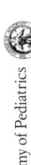

Figura 9-1 Recomendações de 2019 para cuidados de saúde preventivos pediátricos. (Reproduzida com permissão de Hagan JF, Shaw JS, Duncan PM (eds): *Bright Futures: Guidelines for Health Supervision of Infants, Children and Adolescents.* 4th ed. Elk Grove Village, IL: American Academy of Pediatrics; 2019.

(continuação)

9. Verifique os resultados o mais rápido possível e faça o acompanhamento, conforme apropriado.
10. A triagem com audiometria em altas frequências, incluindo 6.000 e 8.000 Hz, deve ser realizada uma vez entre os 11 e 14 anos de idade, uma vez entre os 15 e 17 anos de idade e uma vez entre 18 e 21 anos de idade. Consulte "The Sensitivity of Adolescent Hearing Screens Significantly Improves by Adding High Frequencies" (https://www.sciencedirect.com/science/article/abs/pii/S1054139X16000483).
11. A triagem deve ocorrer de acordo com "Promoting Optimal Development: Identifying Infants and Young Children With Developmental Disorders Through Developmental Surveillance and Screening" (https://pediatrics.aappublications.org/content/145/1/e20193449).
12. A triagem deve ocorrer de acordo com "Identification, Evaluation, and Management of Children With Autism Spectrum Disorder" (https://pediatrics.aappublications.org/content/145/1/e20193447).
13. Essa avaliação deve ser centrada na família e pode incluir uma avaliação da saúde socioemocional da criança, de depressão no cuidador e dos determinantes sociais da saúde. Consulte "Promoting Optimal Development: Screening for Behavioral and Emotional Problems" (http://pediatrics.aappublications.org/content/135/2/384) e "Poverty and Child Health in the United States" (http://pediatrics.aappublications.org/content/137/4/e20160339).
14. Uma ferramenta de avaliação recomendada está disponível em http://crafft.org.
15. Para triagem, é recomendado utilizar o Patient Health Questionnaire (PHQ)-2 ou outras ferramentas disponíveis no *toolkit* do Guidelines for Adolescent Depression in Primary Care (GLAD-PC, Diretrizes para Depressão em Adolescentes na Atenção Primária) e em (https://downloads.aap.org/AAP/PDF/Mental_Health_Tools_for_Pediatrics.pdf.)
16. A triagem deve ocorrer de acordo com "Incorporating Recognition and Management of Perinatal Depression Into Pediatric Practice" (https://pediatrics.aappublications.org/content/143/1/e20183259).
17. Em cada consulta, é essencial um exame físico apropriado para a idade, com o bebê totalmente despido e as crianças mais velhas sem roupas e adequadamente cobertas. Consulte "Use of Chaperones During the Physical Examination of the Pediatric Patient" (http://pediatrics.aappublications.org/content/127/5/991.full).
18. Estes podem ser modificados, dependendo do ponto de entrada no cronograma e da necessidade individual.
19. Confirme se a triagem inicial foi realizada, verifique os resultados e faça o acompanhamento, conforme apropriado. O Recommended Uniform Screening Panel (https://www.hrsa.gov/advisory-committees/heritable-disorders/rusp/index.html), como determinado pela Secretary's Advisory Committee on Heritable Disorders in Newborns and Children, e as leis/regulamentos estaduais de triagem neonatal (https://www.babysfirsttest.org/newborn-screening/states) estabelecem os critérios e a cobertura dos procedimentos e programas de triagem neonatal.
20. Verifique os resultados o mais rápido possível e faça o acompanhamento, conforme apropriado.
21. Confirme que a triagem inicial foi realizada, verifique os resultados e acompanhe, conforme apropriado. Consulte "Hyperbilirubinemia in the Newborn Infant ≥35 Weeks' Gestation: An Update With Clarifications" (http://pediatrics.aappublications.org/content/124/4/1193).
22. A triagem de cardiopatias congênitas críticas por oximetria de pulso deve ser realizada em recém-nascidos após 24 horas de vida e antes da alta hospitalar, conforme "Endorsement of Health and Human Services Recommendation for Pulse Oximetry Screening for Critical Congenital Heart Disease" (http://pediatrics.aappublications.org/content/129/1/190.full).
23. Os cronogramas, de acordo com o Committee on Infectious Diseases (Comitê de Doenças Infecciosas) da AAP, estão disponíveis em https://redbook.solutions.aap.org/SS/immunization_Schedules.aspx. Cada consulta deve ser uma oportunidade para atualizar e completar as imunizações da criança.
24. Realizar avaliação de risco ou triagem, conforme apropriado, de acordo com as recomendações da edição atual do *Pediatric Nutrition: Policy of the American Academy of Pediatrics* (Capítulo sobre Ferro) da AAP.
25. Para crianças em risco de exposição ao chumbo, consulte "Prevention of Childhood Lead Toxicity" (http://pediatrics.aappublications.org/content/138/1/e20161493) e "Low Level Lead Exposure Harms Children: A Renewed Call for Primary Prevention" (http://www.cdc.gov/nceh/lead/ACCLPP/Final_Document_030712.pdf).
26. Realize avaliações de risco ou triagens, conforme apropriado, com base nos requisitos de triagem em áreas de alta prevalência.
27. A testagem para tuberculose deve ser de acordo com as recomendações do Committee on Infectious Diseases da AAP, publicado na edição atual do *Red Book: Report of the Committee on Infectious Diseases* da AAP. O teste deve ser realizado no reconhecimento de fatores de risco alto.
28. Consulte "Integrated Guidelines for Cardiovascular Health and Risk Reduction in Children and Adolescents" (http://www.nhlbi.nih.gov/guidelines/cvd_ped/index.htm).
29. Adolescentes devem ser rastreados para infecções sexualmente transmissíveis (ISTs) de acordo com as recomendações da edição atual do *Red Book: Report of the Committee on Infectious Diseases* da AAP.
30. Adolescentes devem ser testados para o vírus da imunodeficiência humana (HIV) de acordo com as recomendações da US Preventive Services Task Force (USPSTF, Força-Tarefa de Serviços Preventivos dos EUA) (https://www.uspreventiveservicestaskforce.org/uspstf/recommendation/human-immunodeficiency-virus-hiv-infection-screening) uma vez entre os 15 e 18 anos, realizando todos os esforços para preservar a confidencialidade do adolescente. Aqueles com maior risco de infecção pelo HIV, incluindo aqueles que são sexualmente ativos, fazem uso de drogas injetáveis ou estão sendo testados para outras ISTs devem ser testados para HIV e reavaliados anualmente.
31. Todos os indivíduos devem ser testados para infecção pelo vírus da hepatite C (HCV) de acordo com as recomendações da USPSTF (https://www.uspreventiveservicestaskforce.org/uspstf/recommendation/ hepatitis-c-screening) e dos Centers for Disease Control and Prevention (CDC) (https://www.cdc.gov/mmwr/volumes/69/rr/rr6902a1.htm) pelo menos uma vez entre as idades de 18 e 79 anos. Aqueles com maior risco de infecção por HCV, incluindo pessoas com uso passado ou atual de drogas injetáveis, devem ser testados para infecção por HCV e reavaliados anualmente.
32. Consulte as recomendações da USPSTF (https://www.uspreventiveservicestaskforce.org/uspstf/recommendation/cervical-cancer-screening). As indicações para exames pélvicos antes dos 21 anos estão descritas em "Gynecologic Examination for Adolescents in the Pediatric Office Setting" (http://pediatrics.aappublications.org/content/126/3/583.full).
33. Pergunte se a criança tem um dentista. Se não tiver, faça uma avaliação de risco (https://www.aap.org/en-us/advocacy-and-policy/aap-health-initiatives/Oral-Health/Pages/Oral-Health-Practice-Tools.aspx) e encaminhe a um dentista. Recomende escovar os dentes com um creme dental com flúor na dosagem adequada para a idade. Consulte "Maintaining and Improving the Oral Health of Young Children" (http://pediatrics.aappublications.org/content/134/6/1224).
34. Faça uma avaliação de risco (https://www.aap.org/en-us/advocacy-and-policy/aap-health-initiatives/Oral-Health/Pages/Oral-Health-Practice-Tools.aspx). Consulte "Maintaining and Improving the Oral Health of Young Children" (http://pediatrics.aappublications.org/content/134/6/1224).
35. Consulte as recomendações do USPSTF (https://www.uspreventiveservicestaskforce.org/Page/Document/UpdateSummaryFinal/dental-caries-in-children-from-birth-through-age-5-years-screening). Uma vez que os dentes estão presentes, o verniz de flúor pode ser aplicado a todas as crianças a cada 3 a 6 meses na atenção primária ou no consultório odontológico. As indicações para o uso de flúor são indicadas em "Fluoride Use in Caries Prevention in the Primary Care Setting" (http://pediatrics.aappublications.org/content/134/3/626).
36. Se a fonte primária de água for deficiente em flúor, considere a suplementação oral de flúor. Consulte "Fluoride Use in Caries Prevention in the Primary Care Setting" (http://pediatrics.aappublications.org/content/134/3/626).

Resumo das Alterações Feitas nas Recomendações do Bright Futures/AAP para Cuidados Preventivos de Saúde Pediátrica (Cronograma de Periodicidade)

Este cronograma reflete as alterações aprovadas em novembro de 2020 e publicadas em março de 2021.
Para atualizações e uma lista das mudanças realizadas anteriormente, consulte www.aap.org/periodicityschedule.

MUDANÇAS REALIZADAS EM NOVEMBRO DE 2020

DESENVOLVIMENTO

- A nota de rodapé 11 foi atualizada para o seguinte: *"A triagem deve ocorrer de acordo com 'Promoting Optimal Development: Identifying Infant and Young Children With Developmental Disorders Through Developmental Surveillance and Screening'* (https://pediatrics.aappublications.org/content/145/1/e20193449)."

TRANSTORNO DO ESPECTRO AUTISTA

- A nota de rodapé 12 foi atualizada para o seguinte: *"A triagem deve ocorrer de acordo com 'Identification, Evaluation, and Management of Children With Autism Spectrum Disorder'* (https://pediatrics.aappublications.org/content/145/1/e20193447)."

INFECÇÃO PELO VÍRUS DA HEPATITE C

- A triagem para infecção pelo vírus da hepatite C foi adicionada para ser realizada pelo menos uma vez entre as idades de 18 e 79 anos (para ser consistente com as recomendações da USPSTF e dos CDC).
- A nota de rodapé 31 foi adicionada com o seguinte: *"Todos os indivíduos devem ser testados para infecção pelo vírus da hepatite C ( ) de acordo com as recomendações da USPSTF* (https://www.uspreventiveservicestaskforce.org/uspstf/recommendation/hepatitis-c-screening) *e dos Centers for Disease Control and Prevention (CDC)* (https://www.cdc.gov/mmwr/volumes/69/rr/rr6902a1.htm) *pelo menos uma vez entre as idades de 18 e 79 anos. Aqueles com maior risco de infecção pelo HCV, incluindo pessoas com uso prévio ou atual de drogas injetáveis, devem ser testados para infecção por HCV e reavaliados anualmente"*.
- As notas de rodapé 31 a 35 foram renumeradas como notas de rodapé 32 a 36.

MUDANÇAS REALIZADAS EM OUTUBRO DE 2019

DEPRESSÃO MATERNA

- A nota de rodapé 16 foi atualizada para o seguinte: *"A triagem deve ocorrer de acordo com 'Incorporating Recognition and Management of Perinatal Depression Into Pediatric Practice'* (https://pediatrics.aappublications.org/content/143/1/e20183259)."

MUDANÇAS REALIZADAS EM DEZEMBRO DE 2018

PRESSÃO ARTERIAL

- A nota de rodapé 6 foi atualizada para o seguinte: *"A triagem deve ocorrer de acordo com 'Clinical Practice Guideline for Screening and Management of High Blood Pressure in Children and Adolescents'* (http://pediatrics.aappublications.org/content/140/3/e20171904)*. A aferição da pressão arterial em lactentes e crianças com condições de risco específicas deve ser realizada nas consultas antes dos 3 anos de idade."*

ANEMIA

- A nota de rodapé 24 foi atualizada para o seguinte: *"Realizar avaliação de risco ou triagem, conforme apropriado, de acordo com as recomendações da edição atual do* Pediatric Nutrition: Policy of the American Academy of Pediatrics *(Capítulo sobre Ferro) da AAP."*

CHUMBO

- A nota de rodapé 25 foi atualizada para o seguinte: *"Para crianças em risco de exposição ao chumbo, consulte 'Prevention of Childhood Lead Toxicity'* (http://pediatrics.aappublications.org/content/138/1/e20161493) *e 'Low Level Lead Exposure Harms Children: A Renewed Call for Primary Prevention'* (https://www.cdc.gov/nceh/lead/ACCLPP/Final_Document_030712.pdf)."

HRSA
Health Resources & Services Administration
Este programa é apoiado pela Health Resources and Services Administration (HRSA) do Departamento de Saúde e Serviços Humanos (HHS) dos EUA como parte de um prêmio totalizando $5.000.000, com 10% financiados por fontes não governamentais. Os conteúdos são do(s) autor(es) e não representam necessariamente as opiniões oficiais nem as recomendações do HRSA, HHS ou do governo dos Estados Unidos. Para mais informações, visite HRSA.gov.

▲ **Figura 9-1** *(Continuação)*

Os pediatras estão numa posição privilegiada para avaliar o desenvolvimento dos seus pacientes. Essa avaliação do desenvolvimento deveria, idealmente, assumir uma forma de *vigilância do desenvolvimento*, na qual um indivíduo qualificado monitora o desenvolvimento em múltiplos aspectos (motor grosso, motor fino, linguagem e pessoal ou social) ao longo do tempo, assumindo parte dos cuidados de rotina. Uma vigilância do desenvolvimento inclui vários elementos chave: ouvir as preocupações dos pais; obter uma história completa do desenvolvimento, fazendo observações cuidadosas durante as consultas; rastrear periodicamente todos os bebês e crianças para atrasos com a utilização de ferramentas validadas, reconhecendo condições e circunstâncias que colocam as crianças sob este risco; além de encaminhar crianças que reprovam nos testes de triagem para avaliação e intervenção posterior.

O reconhecimento precoce das crianças com atraso de desenvolvimento é importante por várias razões. Crianças com atrasos podem ser encaminhadas para uma grande variedade de terapias de desenvolvimento, tais como as fisioterapias, as terapias de fala e de linguagem e as terapias educacionais. Crianças com atrasos, independentemente da causa, demonstram melhor progresso quando recebem terapias adequadas do que quando não as recebem. Muitos bebês e crianças abaixo de 3 anos com atrasos são elegíveis para receber diversas terapias e outros serviços, muitas vezes fornecidos em casa, sem custos para as famílias. Crianças de 3 anos ou mais com atrasos são elegíveis para serviços de desenvolvimento através do sistema escolar local.

Vários instrumentos de triagem de atraso do desenvolvimento realizados por pais e por médicos estão disponíveis e devem ser utilizados a fim de incorporar mais eficientemente este processo de vigilância às atarefadas consultas de puericultura. O PEDS, ASQ e o Child Development Inventories (CDI, Inventários de Desenvolvimento Infantil) são testes de triagem que confiam no relato dos pais. Outros instrumentos, tais como o Teste de Denver II, o Early Language Milestone Scale (Escala de Marcos de Linguagem Iniciais) (ver **Capítulo 3**, **Figura 3-1**) e o Bayley Infant Neurodevelopmental Screener (Triagem de Neurodesenvolvimento Infantil de Bayley), envolvem a observação direta das competências da criança por um profissional da saúde. Todos os testes de triagem têm os seus pontos fortes e fracos. Por exemplo, enquanto o Denver II tem uma sensibilidade relativamente elevada para detectar possíveis atrasos de desenvolvimento, a especificidade é mais baixa, podendo levar ao encaminhamento excessivo de crianças normais para testes de desenvolvimento posteriores.

Para além da triagem para atraso geral do desenvolvimento, triagens específicas de autismo (Modified Checklist for Autism in Toddlers [M-CHAT, Lista de Verificação Modificada para Autismo em Crianças]) devem ser administradas nas consultas de puericultura entre 18 e 24 meses. O Survey of Well-being of Young Children (SWYC, Pesquisa de Bem-Estar de Crianças Pequenas) é uma ferramenta recente que abrange marcos do desenvolvimento, domínios emocionais/comportamentais, triagem para autismo (em idades apropriadas) e contexto familiar.

Independentemente da abordagem adotada para a triagem de atraso do desenvolvimento, há uma série de considerações importantes: (1) a variação do desenvolvimento infantil normal é ampla, e, portanto, uma criança com atraso de uma única habilidade do desenvolvimento tem menor probabilidade de ter um problema de desenvolvimento significativo do que uma criança com múltiplos atrasos em várias áreas do desenvolvimento (p. ex., retardos em habilidade motora e na fala); (2) a continuidade dos cuidados é importante, porque o desenvolvimento é melhor avaliado ao longo do tempo; (3) é benéfico utilizar rotineiramente testes formais de triagem para avaliar o desenvolvimento; (4) se forem detectados atrasos no desenvolvimento na atenção primária, estes pacientes necessitam de encaminhamento e acompanhamento rigoroso para assegurar a avaliação da necessidade de testes adicionais e, provavelmente, se beneficiarão de terapias e estratégias centradas no desenvolvimento; e (5) os pais apreciam quando se é dada atenção ao desenvolvimento dos seus filhos e geralmente reagem positivamente aos encaminhamentos para terapias adequadas de desenvolvimento.

Vários gráficos com o desenvolvimento normal esperado de acordo com a idade são apresentados no **Capítulo 3** (ver **Tabelas 3-1, 3-2 e 3-3**), bem como uma discussão sobre a avaliação médica e do neurodesenvolvimento recomendadas para uma criança com suspeita do transtorno de desenvolvimento.

Além dos problemas do desenvolvimento, os pediatras são uma fonte importante de informações e aconselhamento aos pais em relação a uma ampla variedade de assuntos comportamentais. Logicamente, a natureza dos problemas comportamentais varia conforme a idade da criança. Alguns tópicos comuns trazidos pelos pais, discutidos em detalhes no **Capítulo 3**, incluem cólicas, distúrbios alimentares, problemas no sono, acessos de raiva, crises de falta de fôlego e teimosia. Os problemas comportamentais dos adolescentes são discutidos no **Capítulo 4**.

Lipkin PH, Macias MM: Promoting optimal development: identifying infants and young children with developmental disorders through developmental surveillance and screening. Pediatrics 2020;*145*(1).
Godoy L, Carter AS: Identifying and addressing mental health risks and problems in primary care pediatric settings: a model to promote developmental and cultural competence. Am J Orthopsychiatry 2013 Jan;83(1):7388. doi: 10.1111/ajop.12005 [PMID: 23330625].
Talmi A et al: Improving developmental screening documentation and referral completion. Pediatrics 2014 Oct;134(4):e1181–e1188. doi: 10.1542/peds.2012-1151 [Epub 2014 Sep 1] [PMID: 25180272].
Screening Tool Finder from AAP: https://screeningtime.org/star-center/#/ Accessed July 6, 2021.

PARÂMETROS PARA AVALIAÇÃO DO CRESCIMENTO

A verificação do crescimento adequado é fundamental nos ambulatórios de pediatria. Altura, peso e perímetro cefálico são cuidadosamente medidos em cada exame de puericultura e traçados em gráficos de crescimento específicos por idade e sexo. Os Centers for Disease Control and Prevention (CDC, Centros de Controle e de Prevenção de Doenças) recomendaram a utilização dos padrões de crescimento da Organização Mundial de Saúde (OMS) para vigiar o crescimento de bebês e crianças de 0 a 2 anos nos Estados Unidos, em vez dos seus próprios gráficos de crescimento.

As normas da OMS são baseadas numa amostra de 8.500 bebês (do Brasil, Gana, Índia, Noruega, Omã e Estados Unidos) que receberam predominantemente aleitamento materno por pelo menos 4 meses, ainda estavam sendo amamentados com 1 ano e viviam em moradias com ausência de fumantes. Os métodos utilizados para criar os gráficos de crescimento do CDC e da OMS são semelhantes para crianças com 2 anos de idade ou mais. Gráficos de crescimento diagnóstico-específicos estão disponíveis para bebês nascidos prematuros e bebês com síndrome de Down, bem como Prader-Willi, Síndrome de Williams, Síndrome de Turner, Síndrome de Marfan, e outros, embora existam limitações à sua utilização. (Ver referências.)

Para assegurar medições de peso precisas para comparações longitudinais, os bebês devem ser completamente despidos e as crianças devem estar apenas de roupa íntima. O comprimento, em decúbito dorsal, é traçado na tabela até aproximadamente os 2 anos de idade. Quando a criança tem idade suficiente para ser medida na vertical, a altura deve ser traçada nos gráficos para idades compreendidas entre 2 a 20 anos. As medições de rotina do perímetro cefálico podem cessar se o crescimento da cabeça for estável durante os primeiros 2 anos de vida. Contudo, se um problema do sistema nervoso central (SNC) existir ou se desenvolver, ou se a criança tiver deficiência de crescimento, essa medida continua a ser útil. Rastrear a velocidade de crescimento para cada um destes parâmetros permite o reconhecimento precoce de desvios da normalidade.

É útil salientar que, no primeiro ano de vida, é comum que as medições de altura e peso atravessem alguma linha percentil. Após aproximadamente 18 meses, a maioria das crianças saudáveis tendem a seguir a curva acompanhando a mesma linha de crescimento.

Determinar se o peso de uma criança se enquadra como saudável também se baseia em gráficos de crescimento. Para crianças com menos de 2 anos, é utilizada a tabela de peso por comprimento. Para crianças de 2 a 18 anos, é utilizada a tabela de IMC, que é uma medida que se correlaciona bem com comorbidades relacionadas a adiposidade e obesidade. O IMC é calculado dividindo o peso (em quilogramas) pela altura ao quadrado (em metros). O IMC é útil para determinar obesidade (IMC ≥ percentil 95 para idade) e sobrepeso (IMC entre o percentil 85 e 95), bem como baixo peso (IMC ≤ percentil 5 para a idade). Deve ser enfatizado que determinar baixo peso ou sobrepeso apenas olhando a criança é frequentemente impreciso e não deve substituir uma avaliação cuidadosa dos dados nos gráficos de crescimento.

CDC and WHO growth charts: http://www.cdc.gov/growthcharts/. Accessed July 6, 2021.

CDC's Growth Charts for Children with Special Needs (module): http://depts.washington.edu/growth/cshcn/text/page1a.htm.

Growth Charts for specific conditions compiled by the University of Washington: http://depts.washington.edu/nutrpeds/fug/growth/specialty.htm.

Grummer-Strawn LM et al: Use of World Health Organization and CDC growth charts for children aged 0–59 months in the United States. MMWR Recomm Rep 2010;59(RR-9):115 [PMID: 20829749].

US Preventive Services Task Force: Screening for obesity in children and adolescents: US Preventive Services Task Force recommendation statement. JAMA 2017;317(23):2417–2426 [PMID: 28632874].

PRESSÃO ARTERIAL

A triagem da pressão arterial em consultas de rotina começa aos 3 anos de idade. Existem algumas condições que justificam o controle da pressão arterial numa idade mais precoce:

- História de prematuridade, peso muito baixo ao nascimento ou outra complicação neonatal que requer cuidados intensivos.
- Cardiopatia congênita (corrigida ou não corrigida).
- Infecções do trato urinário recorrentes, hematúria ou proteinúria.
- Doenças renais conhecidas ou malformações urológicas.
- História familiar de doença renal congênita.
- Transplante de órgãos sólidos.
- Malignidade ou transplante de medula óssea.
- Tratamento com medicamentos conhecidos por aumentar a pressão arterial (esteroides, contraceptivos orais).
- Outras condições associadas à hipertensão (neurofibromatose, esclerose tuberosa, etc.).
- Evidência de pressão intracraniana elevada.

A determinação exata da pressão arterial requer um equipamento adequado (estetoscópio, esfigmomanômetro e manguito, ou um sistema automatizado) e uma pessoa cooperativa sentada em uma sala sossegada. Embora os instrumentos de pressão arterial automatizados estejam amplamente disponíveis e sejam fáceis de utilizar, as leituras de pressão arterial desses dispositivos são tipicamente 5 mmHg mais elevadas para a pressão arterial diastólica e 10 mmHg mais elevadas para a sistólica em comparação com as técnicas auscultatórias. Por conseguinte, o diagnóstico de hipertensão não deve ser feito com base apenas em leituras automatizadas. Além disso, a pressão arterial varia em função da altura e do peso do indivíduo. Consequentemente, a hipertensão é diagnosticada quando uma pressão arterial sistólica ou diastólica é maior do que o percentil 95 com base nos percentis de idade e de altura do paciente utilizando os gráficos do Clinical Practice Guidelines (Guias de Prática Clínica) da AAP (ver referências).

A largura da porção inflável do manguito deve medir 40 a 50% da circunferência do membro. As crianças com excesso de peso precisam de um tamanho maior para evitar uma pressão falsamente elevada. Manguitos que são muito estreitos superestimam a pressão verdadeira, e aqueles que são muito largos a subestimam. A hipertensão arterial não deve ser diagnosticada com base em aferições de uma consulta, sendo necessário três ocasiões distintas para documentar a hipertensão. As medições repetidas em diferentes consultas ao longo do tempo devem ser acompanhadas utilizando gráficos em prontuário eletrônico ou gráficos equivalentes em papel.

Crianças com repetidas leituras de pressão arterial entre os percentis 90 e 95 podem ser classificadas como tendo pressão arterial elevada. As que têm uma pressão arterial maior do que os valores entre os percentis 95 e 99 mais 12 mmHg são classificadas como tendo hipertensão estágio 1, e as com pressão arterial maior do que o valor do percentil 99 mais 12 mmHg são classificadas como tendo hipertensão estágio 2.

Os pacientes com pressões arteriais elevadas devem receber recomendações de estilo de vida a cada consulta (dieta, exercício e controle de peso) e ter a pressão arterial aferida novamente em 6 meses. Se a pressão se mantiver elevada em três consultas, o paciente necessitará de uma avaliação diagnóstica e um possível encaminhamento a uma subespecialidade, geralmente nefrologia ou clínica multidisciplinar. Crianças com pelo menos três aferições de pressão maiores ou iguais ao percentil 95 devem ter um hemograma completo (HMG), ureia, creatinina, eletrólitos, perfil lipídico, glicose, urinálise e uma ultrassonografia renal em pacientes com urinálise anormal ou função renal alterada. Indicações para a terapia farmacológica podem incluir as seguintes:

- Hipertensão sintomática.
- Hipertensão estágio 2 sem um fator claramente modificável (p. ex., obesidade).
- Doença renal crônica.
- Diabetes (tipo 1 e tipo 2).
- Hipertensão persistente apesar das medidas não farmacológicas.

Tabela 9-2 Acuidade visual de acordo com a idade[a]

Idade (anos)	Acuidade mínima aceitável
3-5	20/40
≥ 6	20/30

[a]Encaminhar para um oftalmologista se a acuidade mínima não for atingida em qualquer idade ou se houver uma diferença, em escores, de duas ou mais linhas entre os olhos.

Flynn JT et al: Clinical Practice Guideline for Screening and Management of High Blood Pressure in Children and Adolescents. *Pediatrics* 2017;140(3):e20171904. https://doi.org/10.1542/peds.2017-1904.
Hypertension Quality Improvement Resources and Tools from the AAP: https://www.aap.org/en-us/professional-resources/quality-improvement/quality-improvement-resources-and-tools/Pages/hypertension.aspx. Accessed July 6, 2021.
Wiesen J et al: Evaluation of pediatric patients with mild to moderate hypertension: yield of diagnostic testing. Pediatrics 2008;122:e988–e993 [PMID: 18977966].

TRIAGEM DE DISTÚRBIOS DA VISÃO E DA AUDIÇÃO

O exame dos olhos e uma avaliação da visão devem ser realizados em cada consulta de puericultura. Problemas oculares são relativamente comuns em crianças: erros de refração (incluindo miopia, hipermetropia e astigmatismo), ambliopia (perda de acuidade visual a partir da supressão cortical da visão do olho), e/ou estrabismo (desalinhamento dos olhos) ocorrem em 5 a 10% das crianças em idade pré-escolar. A avaliação da visão deve incluir inspeção dos olhos e das pálpebras, alinhamento dos olhos e acuidade visual.

A partir do nascimento, o movimento e o alinhamento dos olhos devem ser avaliados e as pupilas e os reflexos vermelhos examinados. O reflexo vermelho, realizado em cada pupila individualmente e depois em ambos os olhos simultaneamente, é utilizado para detectar opacidades oculares (p. ex., cataratas ou turvação da córnea) e anomalias da retina (p. ex., descolamento da retina ou retinoblastoma). Aos 3 meses de idade, uma criança deve ser capaz de rastrear ou seguir visualmente um objeto em movimento com ambos os olhos.

A partir dos 3 anos de idade, os testes formais de acuidade visual devem ser feitos, se possível. Isso pode ser executado no consultório com uma variedade de exames, incluindo o gráfico visual "E" ou os testes com figuras, como os cartões de Allen. Cada olho é testado separadamente, com o olho não testado sendo completamente coberto. É considerada satisfatória qualquer linha na qual a criança tenha errado 2 ou menos letras ou figuras. Crianças que não conseguem cooperar devem ser testadas novamente, idealmente no prazo de 6 meses, e aquelas que não conseguem cooperar com tentativas repetidas devem ser referenciadas a um oftalmologista. Pelo fato de a acuidade visual melhorar com a idade, os resultados do teste são interpretados utilizando os pontos de corte da **Tabela 9-2**. No entanto, qualquer discrepância de duas linhas entre os dois olhos, mesmo dentro do intervalo da normalidade (p. ex., 20/20 em um olho, 20/30 no outro, numa criança de ≥ 6 anos), indica a necessidade de encaminhamento a um oftalmologista.

Ao longo da infância, os médicos devem rastrear um estrabismo não detectado (mau alinhamento ocular). O teste do reflexo corneano à luz pode ser usado a partir de 3 meses e o teste de cobertura pode ser usado a partir dos 6 meses para avaliação de estrabismos. O teste do reflexo corneano à luz, o teste de cobertura e o teste de acuidade visual são descritos mais detalhadamente no **Capítulo 16**.

As recomendações para a triagem visual e as indicações para o encaminhamento estão listadas na **Tabela 9-3**. O encaminhamento para um oftalmologista também é recomendado para bebês prematuros para avaliação de retinopatia da prematuridade (ROP), bem como para as crianças com uma história familiar de ambliopia, estrabismo, retinoblastoma ou degeneração da retina. As crianças com síndrome de Down devem ser encaminhadas a um oftalmologista aos 6 meses de idade, tendo em conta um maior risco de erro de refração, de estrabismo e de cataratas.

Aproximadamente 3 em cada 1.000 recém-nascidos têm uma perda auditiva moderada, grave ou profunda. A perda auditiva, se não for detectada, pode levar a deficiências substanciais na fala, na linguagem e no desenvolvimento cognitivo. Devido ao fato de que a perda auditiva bilateral significativa é uma das anomalias mais comuns encontradas ao nascimento, e de que a detecção e intervenção precoce da audição leva a melhores resultados para as crianças, a triagem auditiva universal é fornecida aos recém-nascidos na maior parte dos Estados Unidos. A audição em bebês é avaliada utilizando as emissões otoacústicas evocadas ou o potencial evocado auditivo de tronco encefálico. Pelo fato de a triagem auditiva do recém-nascido ser por vezes associada a resultados falso-positivos, é necessário um teste auditivo de confirmação para testes anormais.

Tabela 9-3 Rastreamento da visão recomendado no consultório de atenção primária

Teste	Idade para rastreio	Indicação(ões) para encaminhamento
Inspeção dos olhos e pálpebras	Todas	
Reflexo vermelho	Desde o nascimento até criança conseguir realizar teste com o gráfico visual	Reflexo vermelho anormal, assimetria do reflexo vermelho, ou reflexo vermelho parcialmente obscuro
Avaliação da fixação e do acompanhamento do olhar	Iniciar aos 2 meses	Fixação/acompanhamento inconsistente do olhar aos 3 meses
Reflexo luminoso corneal para avaliar estrabismo	3 meses a 5 anos	Assimetria do reflexo luminoso (em relação à íris e à pupila)
Teste de cobertura para avaliar estrabismo	6 meses a 5 anos	Presença de movimento de refixação
Fundoscopia	Iniciar aos 3 anos	
Teste com gráfico visual	Iniciar aos 3-4 anos	Incapacidade de atingir 20/40 para idades de 3 a 5 anos ou 20/30 para 6 anos ou mais ou diferença de duas ou mais linhas entre os olhos em qualquer idade

Testes comportamentais informais de audição, tais como a observação da resposta de um bebê a um chocalho sendo agitado, podem não ser confiáveis. Na verdade, as preocupações dos pais sobre a audição são de maior valor preditivo do que os resultados dos testes informais, e tais preocupações devem ser levadas a sério. Antes dos 4 anos de idade, os bebês devem ser encaminhados a um fonoaudiologista para testes caso surja uma preocupação. A audiometria de rastreio convencional, na qual uma criança levanta a sua mão quando um som é ouvido, pode ser executada a partir de 4 anos. Cada orelha deve ser testada a 500, 1.000, 2.000 e 4.000 Hz para idades compreendidas entre os 4 a 10 anos com a adição de 6.000 e 8.000 Hz durante a adolescência. Os pacientes são encaminhados para níveis de limiares superiores a 20 dB em qualquer uma destas frequências. Qualquer evidência de perda de audição deve ser substanciada por repetições dos testes, e, se ainda for anormal, deve ser feito um encaminhamento para uma avaliação formal da audição.

O calendário de periodicidade da AAP recomenda a triagem auditiva de rotina aos 4, 5, 6, 8 e 10 anos de idade, e várias vezes durante a adolescência. Crianças com quaisquer fatores de risco para perdas auditivas devem ser acompanhadas de perto e realizar com maior frequência os testes de triagem. Uma série de condições herdadas ou adquiridas aumentam o risco de perda de audição. Por vezes, a perda auditiva pode ser confundida com desatenção, e, portanto, a triagem auditiva deve fazer parte da avaliação para problemas de atenção. Detalhes adicionais relativos à avaliação auditiva são fornecidos no **Capítulo 18**.

AAP Committee on Practice and Ambulatory Medicine, Section on Ophthalmology, American Association of Certified Orthoptists; American Association for Pediatric Ophthalmology and Strabismus; American Academy of Ophthalmology: Visual system assessment in infants, children, and young adults by pediatricians. Pediatrics 2016;137(1):28–30 [PMID: 29756730].

Harlor AD, Bower C; American Academy of Pediatrics Committee on Practice and Ambulatory Medicine, Section of Otolaryngology: Hearing assessment in infants and children: recommendations beyond neonatal screening. Pediatrics 2009;124(4):1252–1263 [PMID: 19786460].

Loh AR, Chiang MF: Pediatric vision screening. Pediatr Rev 2018 May; 225–234 [PMID: 29716965].

Resources for Early Hearing Detection and Intervention: https://www.aap.org/en-us/advocacy-and-policy/aap-health-initiatives/PEHDIC/Pages/Early-Hearing-Detection-and-Intervention.aspx. Accessed July 6, 2021.

▶ Triagem neonatal

A triagem neonatal envolve testes de doenças metabólicas e genéticas para toda a população. Tornou-se componente essencial de um programa de saúde pública que rastreia milhões de recém-nascidos todos os anos. As amostras de sangue são recolhidas por meio de punção no calcanhar do recém-nascido antes da alta hospitalar, e os resultados estão normalmente disponíveis no prazo de 1 semana. Alguns estados americanos repetem rotineiramente o exame de sangue aos 7 a 14 dias de vida, enquanto outros recomendam repetir apenas se a criança receber alta em menos de 24 horas de vida. A variação vista nos painéis de triagem dos recém-nascidos de estado para estado começou a diminuir devido às recomendações nacionais. Em 2010, o Secretary Advisory Committee on Heritable Disorders in Newborns and Children (comitê responsável por aconselhar o secretário da saúde dos EUA em relação às triagens neonatais) recomendou o rastreio para 32 condições principais com outras 26 detectáveis através de diagnósticos diferenciais. A maioria dos estados têm adotado estas diretrizes.

Os bebês com um resultado de triagem positivo devem receber acompanhamento próximo, com estudos confirmatórios adicionais realizados num centro com experiência na realização destes testes. Os testes de triagem são geralmente precisos, mas a sensibilidade e a especificidade de um determinado teste de rastreio devem ser cuidadosamente consideradas. Se os sintomas de uma doença estiverem presentes apesar de um resultado negativo num teste de rastreio, o recém-nascido deve ser testado mais à frente. O rastreio de recém-nascidos beneficiou milhares de bebês e suas famílias, prevenindo e diminuindo a morbidade de muitas doenças. Ao mesmo tempo, o custo emocional de um rastreio falso-positivo ainda é um desafio. Os pais relatam níveis elevados de estresse durante o processo de avaliação. Recomendações de recursos pertinentes, levando em conta a variabilidade da informação na internet, e serviços clínicos rápidos podem ajudar a reduzir esta angústia.

Calonge N et al; Advisory Committee on Heritable Disorders in Newborns and Children: Committee report: method for evaluating conditions nominated for population-based screening of newborns and children. Genet Med 2010 Mar;12(3):153–159 [PMID: 20154628].

National Newborn Screening by State: https://newbornscreening.hrsa.gov/your-state#c. Accessed July 6, 2021.

▶ Triagem de intoxicação por chumbo

O bebê e a criança em desenvolvimento estão em risco de envenenamento ou toxicidade pelo chumbo em razão da sua propensão em colocar objetos na boca e por sua eficiente absorção desse metal. As crianças com toxicidade por chumbo são tipicamente assintomáticas. Os níveis sanguíneos elevados (> 70 mcg/dL) podem causar problemas de saúde graves, como convulsões e coma. Vários déficits neuropsicológicos têm sido associados a níveis aumentados de chumbo. Até mesmo níveis sanguíneos de chumbo de 10 mcg/dL ou menos têm sido correlacionados com quocientes de inteligência mais baixos. A fonte primária de exposição ao chumbo nos Estados Unidos permanece sendo a tinta à base de chumbo, mesmo que a maior parte do seu uso tenha sido banida desde 1977, mas outras fontes comuns incluem água bombeada através de tubos feitos de chumbo e artigos importados, como vasos de barro. Os níveis de chumbo caíram nacionalmente, de uma média de 16 mcg/dL em 1976 para 2 mcg/dL em 2008. Entretanto, há uma variação considerável nos níveis de chumbo em diferentes regiões dos Estados Unidos, e a maioria das crianças com risco de toxicidade por chumbo não é atualmente rastreada. Apesar da ampla variação na prevalência da toxicidade por chumbo, o CDC recomenda a triagem universal para chumbo em crianças com 1 e 2 anos de idade, e triagem direcionada a crianças maiores que vivem em comunidades com uma porcentagem alta de casas antigas (> 27% das casas construídas antes de 1950), ou uma porcentagem alta de crianças com níveis sanguíneos elevados de chumbo (> 12% das crianças com níveis acima de 10 mcg/dL). Crianças registradas no programa Medicaid devem ser rastreadas aos 12 e 24 meses.

As comunidades com dados inadequados em relação aos níveis sanguíneos locais de chumbo também devem ser submetidas a uma triagem universal. Os cuidadores de crianças entre 6 meses e 6 anos de idade podem ser entrevistados por meio de um questionário sobre os fatores de risco ambientais para exposição ao chumbo (**Tabela 9-4**), embora os dados para apoiar o uso desta triagem sejam inconclusivos. Se os fatores de risco estiverem presentes, o nível de chumbo sanguíneo deve ser medido. Uma amostra de sangue venoso é preferível à coleta capilar. Uma amostra de sangue capilar com resultado elevado deve ser sempre confirmado por uma amostra venosa. Não existe um nível seguro de chumbo no sangue de uma criança, mas o nível de referência do CDC de 5 mcg/dL deve ser utilizado para identificar crianças em risco, a fim de iniciar ações de saúde pública. As ações recomendadas podem ser visualizadas no *site* do CDC (ver referências).

O desenvolvimento cognitivo das crianças com níveis séricos elevados confirmados deve ser avaliado, e devem ser feitas tentativas para identificar a fonte ambiental. Centros de saúde pública local ou centros de controle de envenenamento podem muitas vezes ajudar na avaliação da moradia do paciente. A deficiência de ferro deve ser tratada se presente. A quelação do chumbo é indicada para níveis de 45 mcg/dL e superiores e é urgentemente necessária para níveis superiores a 70 mcg/dL. Todas as famílias devem receber orientação para diminuir o risco de exposição ao chumbo. Com qualquer nível elevado de chumbo (> 5 mcg/dL), um novo rastreio deve ser realizado nos intervalos recomendados.

O CDC fornece um gráfico para os profissionais detalhando as ações recomendadas para níveis elevados de chumbo no sangue.

Tabela 9-4 Componentes para questionário de risco para intoxicação por chumbo

Perguntas recomendadas
1. O seu filho mora ou regularmente visita alguma casa construída antes de 1950? Pode incluir a creche, a pré-escola, a casa de um cuidador ou familiar, e assim por diante.
2. O seu filho mora ou regularmente visita alguma casa construída antes de 1978, com renovação ou reforma recente, acontecendo no momento, ou planejada?
3. O seu filho tem alguma irmã ou irmão, familiar ou amigo que esteja sendo acompanhado por intoxicação por chumbo?

Perguntas que podem ser consideradas conforme a região ou localidade
1. O seu filho vive com algum adulto cujo trabalho (p. ex., fundição de cobre ou bronze, área de prática de tiros, reparo de automóveis ou barcos, reforma de móveis) ou passatempo (p. ex., eletrônica, pescaria, tingimento de vidros, cerâmica) envolve a exposição ao chumbo?
2. O seu filho vive próximo a um local de trabalho ou indústria (p. ex., fundição, indústria de reciclagem de baterias) que envolve o uso de chumbo?
3. O seu filho manuseia cerâmica ou ingere medicamentos que pode apresentar um alto teor de chumbo?
4. O seu filho tem exposição a brinquedos velhos, de manufatura duvidosa, ou à queima de madeira pintada com chumbo?
5. O seu filho brinca em alguma quadra esportiva com grama artificial?

American Academy of Pediatrics Council on Environmental Health: Prevention of Childhood Lead Toxicity. Pediatrics 2005;116(4):1036–1046 [PMID: 16199720].

Center for Disease Control Recommended Actions Based on Blood Lead Level: https://www.cdc.gov/nceh/lead/advisory/acclpp/actions-blls.htm. Accessed July 6, 2021.

Centers for Disease Control and Prevention Lead: http://www.cdc.gov/nceh/lead/ACCLPP/blood_lead_levels.htm. Accessed July 6, 2021.

Lead fact sheet (English and Spanish): https://www.cdc.gov/nceh/lead/docs/lead-levels-in-children-fact-sheet-508.pdf. Accessed July 6, 2021.

Markowitz M: Lead Poisoning: An Update. Pediatr Rev 2021;42(6):304–313.

▶ Deficiência de ferro

A deficiência de ferro é a deficiência nutricional mais comum nos EUA. A deficiência grave de ferro causa anemia, problemas comportamentais e efeitos cognitivos, mas as evidências recentes sugerem que mesmo a deficiência de ferro sem anemia pode causar transtornos comportamentais e cognitivos. Alguns efeitos, como o desenvolvimento de ciclos de sono anormal, podem persistir mesmo após a deficiência de ferro ter sido corrigida na infância.

Os fatores de risco para deficiência de ferro incluem prematuridade ou baixo peso ao nascer, gravidez múltipla, deficiência de ferro materna, aleitamento materno exclusivo, uso de fórmula não fortificada ou leite de vaca antes dos 12 meses de idade, e uma dieta pobre em alimentos que contenham ferro. Bebês e crianças com doença crônica, com dieta restrita ou com perda sanguínea significativa (tais como hemorragia gastrointestinal ou lesões) estão sob risco de deficiência de ferro.

A prevenção primária da deficiência de ferro deve ser alcançada por meio da dieta adequada, incluindo carnes moídas ou cereais contendo ferro na alimentação aos 6 meses de idade, evitando fórmulas pobres em ferro durante a lactância e limitando o consumo de leite de vaca a 700 mL por dia em crianças de 1 a 5 anos.

O rastreio universal da anemia deve ocorrer aproximadamente aos 12 meses de idade, obtendo-se geralmente hemoglobina ou hematócrito. Os bebês prematuros e com baixo peso ao nascer podem necessitar de testes antes dos 6 meses de idade.

Um hemograma completo para verificar o volume corpuscular médio (VCM) pode ajudar na avaliação. A ferritina sérica é um teste útil para avaliar a deficiência de ferro, uma vez que também pode mostrar deficiência de ferro na ausência de anemia e fornece mais especificidade na detecção de deficiência de ferro. A ferritina sérica é recomendada pela OMS para o rastreio de deficiência do ferro. Pelo fato da ferritina ser um marcador de fase aguda e poder ser falsamente confiável na presença de inflamação, infecção ou malignidade, alguns especialistas recomendam a obtenção de uma proteína C-reativa (PCR) concomitante para uma interpretação do nível de ferritina. Os níveis elevados de chumbo podem causar anemia por deficiência de ferro e devem ser explorados como uma possível causa em bebês e crianças em situação de risco.

O manejo da deficiência de ferro com ou sem anemia inclui doses de tratamento de 3 a 6 mg/kg de peso corporal de ferro *elementar*.

Baker RD et al; American Academy of Pediatrics; Committee on Nutrition: Diagnosis and prevention and iron-deficiency anemia in infants and young children (0–3 years of age). Pediatrics 2010;126:1040 [PMID: 20923825].

Oatley H, Borkhoff CM et al: Screening for iron deficiency in early childhood using serum ferritin in the primary care setting. Pediatrics 2018 Dec;142(6) [PMID: 30487142].

▶ **Hipercolesterolemia e hiperlipidemia**

A doença cardiovascular é a principal causa de morte nos EUA, e as pesquisas têm documentado que o processo aterosclerótico começa na infância. Fatores genéticos, dieta e atividades físicas exercem, todos, um papel no processo da doença. A triagem de perfil lipídico sem jejum é recomendada universalmente para crianças entre as idades de 9 e 11 anos. Já a triagem de perfil lipídico em jejum é recomendada para crianças entre as idades de 2 e 8 anos, e 12 e 16 anos se algum fator de risco estiver presente. As estratégias de manejo de peso e dieta são as intervenções primárias. Entretanto, deve-se considerar terapia farmacológica para a dislipidemia grave (lipoproteína de baixa densidade [LDL] ≥ 190 mg/dL], ou se maior que 160 mg/dL e houver uma história familiar de doença cardíaca, e em todos os pacientes que tiverem mais que 130 mg/dL dependendo da quantidade e nível dos seus fatores de risco.

Daniels SR: Guidelines for Screening, Prevention, Diagnosis and Treatment of Dyslipidemia in Children and Adolescents. [Updated 2020 Jan 18]. In: Feingold KR, Anawalt B, Boyce A et al (eds): *Endotext [Internet]*. South Dartmouth (MA): MDText.com, Inc.; 2000-. Available from https://www.ncbi.nlm.nih.gov/books/NBK395579/.

Daniels SR, Greer FR; Committee on Nutrition: Lipid screening and cardiovascular health in childhood. Pediatrics 2008 Jul;122(1):198–208 [PMID: 18596007].

Kubo T et al: Usefulness of non-fasting lipid parameters in children. J Pediatr Endocrinol Metab 2017;30(1):77–83 [PMID: 27977407].

▶ **Tuberculose**

De acordo com o CDC, 8.916 casos de tuberculose (TB) foram relatados nos Estados Unidos em 2019 (2,7 a cada 100.000 pessoas). O risco de tuberculose deve ser avaliado em consultas de rotina, e o rastreio deve ser realizado em casos de alto risco. O alto risco é definido como contato com uma pessoa com suspeita ou confirmação de tuberculose; com sintomas ou com achados radiográficos sugestivos de tuberculose; nascimento, residência ou viagem para uma região com elevada prevalência de tuberculose (Ásia, Oriente Médio, África, América Latina); contato com uma pessoa com síndrome da imunodeficiência adquirida (AIDS, de *acquired immunodeficiency syndrome*) ou vírus da imunodeficiência humana (HIV, de *human immunodeficiency virus*); ou contato com prisioneiro, com um trabalhador agrícola migrante, usuário de drogas ilícitas ou pessoa que seja ou esteja recentemente desabrigada. Testes de tuberculose podem ser realizados por meio de um teste cutâneo ou uma coleta de sangue. O Teste de Mantoux (cinco unidades tuberculínicas de derivado proteico purificado) é o único teste cutâneo recomendado. Os ensaios de liberação da interferon-gama (IGRAs, de *interferon-gamma release assays*) são testes sanguíneos que podem ser úteis para os pacientes que foram imunizados com bacilos Calmette-Guerin (BCG) ou para os pacientes que possam ter dificuldade em regressar para uma segunda consulta para a leitura da reação cutânea. Veja o **Capítulo 42** para informações adicionais sobre tuberculose.

O rastreio direcionado para tuberculose latente para indivíduos de alto risco é a abordagem recomendada baseada em evidências. As seguintes perguntas de rastreio foram validadas para determinar a classificação de alto risco:

1. O seu filho nasceu fora dos Estados Unidos? Se sim, esta pergunta seria seguida por: onde o seu filho nasceu? Se a criança tiver nascido na África, na Ásia, na América Latina ou no Leste Europeu, deve ser realizado um teste de tuberculose.

2. O seu filho viajou para fora dos Estados Unidos? Em caso afirmativo, essa pergunta seria seguida por: para onde a criança viajou, com quem ficou, e quanto tempo durou a viagem? Se a criança ficou com amigos ou familiares na África, na Ásia, na América Latina ou no Leste Europeu durante mais de 1 semana cumulativamente, testes de tuberculose devem ser realizados.

3. O seu filho foi exposto a alguém com tuberculose? Em caso afirmativo, esta pergunta deve ser seguida de perguntas para determinar se a pessoa tinha a doença ou a infecção latente da

tuberculose (ILTB), quando ocorreu a exposição, e qual foi a natureza do contato. Se confirmado que a criança tenha sido exposta a alguém com suspeita ou confirmação de tuberculose, os testes devem ser realizados. Se for determinado que a criança teve contato com uma pessoa com tuberculose, deve-se notificar o departamento de saúde local de acordo com os protocolos da região.
4. O seu filho tem contato próximo com uma pessoa que tenha um teste de tuberculose positivo? Em caso afirmativo, vá para a pergunta 3.

American Academy of Pediatrics: Tuberculosis. In: Pickering LK (ed): *2015 Red Book: Report of the Committee on Infectious Diseases*. 31st ed. American Academy of Pediatrics; 2018.

Pediatric Tuberculosis Collaborative Group: Targeted tuberculin skin testing and treatment of latent tuberculosis infection in children and adolescents. Pediatrics 2004 Oct;114(Suppl 4):1175–1201 [PMID: 10617723].

▶ **Triagem em pacientes adolescentes**

Os adolescentes podem apresentar queixas iniciais que não são as suas verdadeiras preocupações para estarem na consulta. Deve-se considerar repetir a pergunta "Há mais alguma coisa que gostaria de discutir?". Uma vez que o suicídio é uma das principais causas de morbidade e mortalidade nesta faixa etária, é recomendado realizar um rastreio com a Pediatric Symptom Checklist for Youth (Lista de Verificação de Sintomas Pediátricos para a Juventude) ou outras ferramentas validadas que sejam adequadas à idade (https://www.brightfutures.org/mentalhealth/pdf/professionals/ped_sympton_chklst.pdf).

A triagem em adolescentes para hipercolesterolemia, tuberculose e HIV deve ser oferecida com base nos critérios de alto risco descritos neste capítulo e no **Capítulo 41**. As mulheres devem fazer um hematócrito uma vez após a menarca. Durante as consultas de rotina, os adolescentes devem ser questionados sobre os fatores de risco (p. ex., múltiplos parceiros; início precoce da atividade sexual, incluindo abuso sexual) e sintomas (p. ex., corrimento genital, lesões infecciosas, ou dor pélvica) de infecções sexualmente transmissíveis (ISTs). Pelo fato das ISTs muitas vezes não serem sintomáticas, deve-se considerar realizar um teste de reação em cadeia da polimerase (PCR) na urina para gonorreia e para clamídia e os testes de rastreio para tricomoníase. As diretrizes atuais recomendam que o primeiro teste Papanicolaou deve ser realizado aos 21 anos de idade, independentemente do início da atividade sexual. Um exame pélvico completo deve ser realizado quando se avalia dor abdominal em um adolescente.

Consulte o **Capítulo 4** para mais detalhes sobre prevenção em adolescentes.

American Academy of Pediatrics: Bright Futures: https://brightfutures.aap.org/Bright%20Futures%20Documents/BF4_AdolescenceVisits.pdf. Accessed June 29, 2019.

Centers for Disease Control and Prevention: National Center for HIV, Viral Hepatitis; STD, and TB Prevention: Tuberculosis Surveillance Reports. http://www.cdc.gov/nchhstp/default.htm. Accessed June 29, 2019.

ACONSELHAMENTO PREVENTIVO

Uma parte essencial da consulta de puericultura é o aconselhamento preventivo. Durante este aconselhamento, o profissional direciona a atenção dos pais ou da criança maior para questões que possam surgir no futuro. A orientação deve ser apropriada para a idade, focar nas preocupações expressas pelos pais e pelo paciente e abordar os problemas em profundidade em vez de examinar vários assuntos superficialmente. Tanto orientações verbais quanto materiais impressos devem ser usados. Ao selecionar materiais escritos, os profissionais devem atentar aos problemas da alfabetização e do idioma primário falado pelos membros da família. As áreas de preocupação incluem a alimentação, a prevenção de lesões, os problemas do desenvolvimento e do comportamento e a promoção de saúde.

▶ **Cessação do tabagismo**

Efeitos deletérios do fumo passivo para a saúde das crianças estão bem documentados, e a AAP destacou a importância do rastreio do tabagismo e do aconselhamento em cada consulta pediátrica. Um terço das crianças vive num lar com um adulto tabagista. A metodologia *Ask, Advise, and Refer* demonstrou ser uma abordagem viável para a cessação do tabagismo. Deve-se perguntar (*Ask*) às famílias se há um tabagista em casa, aconselhar (*Advise*) a família sobre o benefício da cessação para a criança e encaminhar (*Refer*) a um programa formal de cessação se o membro da família estiver pronto para parar de fumar.

▶ **Prevenção de traumatismos**

Para crianças e adolescentes de 1 a 19 anos de idade, lesões não intencionais são a causa número um de morte. Em todas as faixas etárias, indivíduos do sexo masculino correm um risco de lesão não intencional mais elevado do que o do sexo feminino.

O aconselhamento para a prevenção de lesões é um componente importante de todas as consultas de puericultura e pode ser reforçado durante todos os contatos da criança com o serviço de saúde. O aconselhamento deve focar nos problemas que são frequentes e próprios de cada idade. As estratégias passivas de prevenção devem ser enfatizadas porque são mais efetivas que estratégias ativas; por exemplo, a colocação de substâncias químicas fora do alcance, em armários altos e chaveados, para prevenir o envenenamento, é mais efetiva do que aconselhar os pais a vigiar atentamente as suas crianças. Os folhetos informativos sobre a segurança doméstica, como The Injury Prevention Program (TIPP, Programa de Prevenção de Lesões; disponível pela AAP), podem ser disponibilizados na sala de espera. O aconselhamento pode, então, ser feito sob medida para as necessidades específicas de cada família, com o reforço dos folhetos de prevenção específicos para cada idade.

A. Lesões por veículos automotores

A causa primária de morte em crianças nos EUA é por lesões em acidentes com veículos automotores. Embora a taxa de mortalidade por esta causa esteja melhorando, ainda em 2015, cerca de 35% das crianças com idades de até 12 anos que morreram em acidentes com veículos motorizados estavam sem cinto de segurança.

O tipo e o posicionamento dos assentos de segurança podem ser confusos. Apesar de as leis sobre assentos infantis e assentos de elevação diferirem em cada estado dos EUA, uma declaração política recente da AAP descreve as melhores práticas. Todas as crianças e bebês devem andar em cadeirinha para automóvel voltada para o fundo do carro até aos 2 anos de idade ou até atingirem os limites de peso e altura para as cadeirinhas reversíveis (geralmente 15-20 kg). Os bebês podem usar bebês-conforto (que têm frequentemente uma alça de transporte e encaixam numa base que é fixada no carro) até atingirem a altura e o peso limite para esse tipo de assento, e então pode ser feita a transição para uma cadeirinha reversível. Quando uma criança atinge os 2 anos de idade (ou menos de 2 anos de idade se alcançar o limite de peso e altura para uma cadeirinha reversível), ela pode ficar numa cadeirinha virada para a frente com cinto de segurança da própria cadeirinha. O cenário mais seguro é que a criança permaneça utilizando uma cadeirinha com cinto de segurança próprio o maior tempo possível. Uma vez que a criança ultrapasse os limites de peso ou altura de uma cadeirinha virada para a frente, pode ser feita a transição para assentos de elevação enquanto o cinto de três pontos do veículo se ajustar adequadamente (a criança deve conseguir sentar com as costas contra o banco do veículo, dobrar os joelhos na borda do assento, manter o cinto posicionado no centro do ombro e cruzando o peito e o cinto abdominal tocando nas coxas). Esses critérios são geralmente cumpridos uma vez que a criança atinja a altura de 145cm e tenha entre 8 e 12 anos de idade. Todas as crianças com menos de 13 anos de idade devem continuar nos bancos traseiros do veículo.

Infelizmente, o uso de restrições tende a decrescer com a avanço da idade: crianças de 1 a 8 anos de idade usam dispositivos de segurança mais de 90% das vezes, mas aqueles de 8 a 12 anos de idade usam esses dispositivos menos de 85% do tempo. Crianças negras e hispânicas utilizam cadeirinhas para automóvel cadeirinhas para automóvel com menor frequência do que as crianças brancas.

Um risco automotivo final para a saúde envolve a utilização de dispositivos eletrônicos portáteis. O uso do telefone enquanto se dirige é associado a um aumento de três vezes no número de acidentes envolvendo veículos automotores. As mensagens de texto durante a condução representam um perigo ainda maior. Todos devem evitar estes riscos e os adultos devem ser os exemplos para as práticas seguras.

B. Lesões com bicicleta

Todos os anos, uma média de quase 400 crianças morrem por acidentes de bicicleta, e mais de 450.000 são tratadas por lesões decorrentes de andar de bicicleta. Mais de 150.000 crianças são tratadas anualmente nos departamentos de emergência por ferimentos na cabeça sofridos enquanto andavam de bicicleta. Muitos estudos observacionais têm mostrado uma diminuição do risco de lesões na cabeça com a utilização de capacetes. As intervenções de base comunitária, especialmente as que fornecem capacetes gratuitos, demonstraram ampliar o uso de capacetes de proteção por ciclistas. O aconselhamento realizado por médicos em vários ambientes também demonstrou aumentar o uso do capacete. Apesar de ainda não haver uma lei federal nos EUA que exija capacetes para andar de bicicleta, alguns estados têm aprovado legislações que exigem capacetes de bicicleta.

C. Lesões com esqui e *snowboard*

Os estudos recentes sugeriram que o ônus das lesões por esqui é alto entre crianças, e que as crianças têm a taxa mais alta de lesão entre qualquer grupo etário: aproximadamente 3 lesões a cada 1.000 dias de prática da atividade. Os traumatismos cranianos são a causa principal da morte nos esquiadores de idade pediátrica. Os estudos de caso-controle têm mostrado uma diminuição nas lesões cranianas associadas ao uso do capacete.

D. Lesões por arma de fogo e prevenção da violência

Os EUA têm uma taxa mais alta de morte relacionada a armas de fogo do que qualquer outro país industrializado. Para crianças abaixo dos 15 anos, a taxa de mortalidade das lesões relacionadas às armas de fogo é quase 12 vezes maior do que a de 25 outras nações industrializadas. Algumas mortes podem ser acidentais, mas a maioria é resultado de homicídio ou suicídio. Uma arma em casa dobra a probabilidade de uma tentativa letal de suicídio. Embora as armas sejam frequentemente mantidas em casa para proteção, é mais provável que a arma mate um membro da família ou um amigo do que um intruso. Os adolescentes com uma história de depressão ou violência estão sob maior risco se houver uma arma em casa. O caminho mais efetivo para prevenir as lesões com armas de fogo é remover as armas de casa. As famílias que mantêm armas de fogo em casa devem trancá-las num armário ou numa gaveta e armazenar a munição em um local separado e trancado.

E. Afogamento e quase afogamento

O afogamento é a principal causa de morte relacionada a acidentes em crianças de 1 a 4 anos de idade e a terceira principal causa de morte relacionada a acidentes em crianças de 5 a 19 anos de idade. Estima-se que cerca de 8.700 crianças com menos de 20 anos de idade tenham sido levadas para um departamento de emergência hospitalar por um evento de afogamento em 2017. As crianças com menos de 1 ano são mais propensas a afogar-se em uma banheira. Baldes cheios de água também apresentam um risco de afogamento para as crianças pequenas. Para crianças com idades compreendidas entre 1 a 4 anos, o afogamento ou quase afogamento ocorre mais frequentemente em piscinas; e para crianças em idade escolar e adolescentes, o afogamento ocorre mais frequentemente em grandes volumes de água (p. ex., piscinas ou águas abertas). Os pais devem ser advertidos de que os dispositivos de natação insufláveis não são uma substituição de coletes salva vidas ou de supervisão próxima e podem dar uma falsa sensação de segurança. Todas as crianças devem ser ensinadas a nadar, e a natação recreativa deve ser sempre supervisionada. As piscinas domiciliares devem ser cercadas de forma segura, e os pais devem saber como realizar ressuscitação cardiopulmonar. Um telefone deve estar disponível perto da zona de natação. Pelo fato de o afogamento ser uma das principais causas de morte por acidentes em crianças, a AAP produziu um "kit de ferramentas" de Prevenção do Afogamento para profissionais de pediatria e famílias (ver referências).

F. Fogo e lesões por queimadura

O fogo e as queimaduras são a principal causa doméstica de mortes relacionadas a lesões. As lesões por queimaduras incluem inalação de fumaça; contato com as chamas; escaldamento; e queimaduras elétricas, químicas e ultravioleta. O escaldamento é o tipo mais comum de queimadura em crianças. A maioria dos escaldamentos envolve alimentos e bebidas, mas quase um quarto dos escaldamentos ocorre com a água da torneira e, por isso, recomenda-se que os aquecedores de água quente sejam regulados a uma temperatura máxima de 50°C. A maior parte das mortes relacionadas ao fogo resulta da inalação de fumaça. Os detectores de fumaça podem prevenir 85% das lesões e mortes causadas por incêndios domésticos. As famílias devem discutir um plano para emergências com fogo com as crianças e praticar as rotas de saída de emergência da casa.

A queimadura solar é uma lesão térmica comum e muitas vezes não reconhecida de imediato porque os sintomas de exposição solar excessiva não começam até depois que a pele tenha sido lesionada. A queimadura solar e a exposição solar excessiva estão associadas ao câncer de pele. A prevenção da queimadura solar é mais adequadamente alcançada ao evitar o sol, particularmente das 10 h da manhã até as 16 h. Em dias ensolarados e nublados, um protetor solar com um fator de proteção solar (FPS) mínimo de 30 que proteja tanto contra os UVA como os raios UVB deve ser utilizado para ajudar proteger contra as queimaduras solares. Chapéus, óculos escuros e camisas de banho de manga comprida são também aspectos importantes da exposição solar segura. A segurança dos protetores solares não está estabelecida para bebês menores do que 6 meses; assim, evitar o sol, usar roupa apropriada e chapéus são recomendados para esta faixa etária. Em circunstâncias extremas em que não é possível acessar um local com sombra, uma mínima quantidade de protetor solar pode ser aplicada em pequenas áreas, incluindo o rosto e as costas das mãos.

G. Engasgo

O engasgo é uma das principais causas de acidente e morte de crianças pequenas. Os riscos de engasgo incluem alimentos e pequenos objetos. Crianças com menos de 3 anos de idade estão particularmente em risco porque não têm mastigação e deglutição totalmente coordenadas, e são mais propensas a colocar pequenos objetos na boca. Alimentos que são normalmente associados a engasgos incluem cachorros quentes, guloseimas duras, nozes, pipocas, vegetais crus e pedaços de carne, de frutas ou de queijo. Artigos não alimentares que comumente representam um risco para o engasgo incluem moedas, balões de látex, baterias de lítio, bolas de gude, pequenos brinquedos e pequenas peças de brinquedo. Mesmo que se tenha em mente os perigos que podem causar os engasgos, os acidentes ainda assim podem ocorrer. Mais uma vez, os pais e os prestadores de cuidados devem saber realizar reanimação cardiopulmonar (RCP) e primeiros socorros para engasgo.

American Academy of Pediatrics: Drowning Prevention Toolkit: https://www.aap.org/en-us/about-the-aap/aap-press-room/campaigns/drowning-prevention/Pages/default.aspx. Accessed June 4, 2021.
American Academy of Pediatrics, Committee on Injury and Poison Prevention: Bicycle helmets. Pediatrics 2001;108:1030 [PMID: 11581464] (reaffirmed Pediatrics 2012;129).
American Academy of Pediatrics, Committee on Injury and Poison Prevention: Firearm-related injuries affecting the pediatric population. Pediatrics 2012;130:5 [PMID: 10742344].
American Academy of Pediatrics, Committee on Injury and Poison Prevention: Reducing the number of deaths and injuries from residential fires. Pediatrics 2000;105:1355 [PMID: 23080412].
American Academy of Pediatrics, Committee on Injury, Violence, and Poison Prevention: Prevention of choking among children. Pediatrics 2010;125:601 [PMID: 20176668].
American Academy of Pediatrics; Committee on Injury, Violence, and Poison Prevention: Child passenger safety. Pediatrics 2011;127:788 [PMID: 21422088].
Bunik M, Cavanaugh KL et al: The ONE step initiative: quality improvement in a pediatric clinic for secondhand smoke reduction. Pediatrics 2013 Aug;132(2):e502–e511 [PMID: 23858424].
Centers for Disease Control and Prevention (CDC): WISQARS (Web-based Injury Statistics Query and Reporting System): www.cdc.gov/injury/wisqars/index.html. Accessed June 4, 2021.
Denny SA; American Academy of Pediatrics; Committee on Injury, Violence, and Poison Prevention: Prevention of drowning. Pediatrics 2019;143e20190850.
Gardner HG; American Academy of Pediatrics Committee on Injury, Violence, and Poison Prevention: Office-based counseling for unintentional injury prevention. Pediatrics 2007 Jan;119(1):202–206 [PMID: 17200289].

ACONSELHAMENTO NUTRICIONAL

A triagem para problemas nutricionais e a orientação para escolhas dietéticas apropriadas à idade devem fazer parte de qualquer consulta de puericultura. A supernutrição, a subnutrição e os transtornos alimentares podem ser detectados com uma análise cuidadosa dos padrões dietéticos e de atividade, interpretados no contexto do padrão de crescimento de uma criança.

A alimentação com leite humano é espécie-específica e é o método preferido para a alimentação infantil no primeiro ano de vida. Os pediatras devem ajudar mãe e bebê a realizar uma pega adequada e auxiliar a lidar com as dificuldades de amamentação logo após o nascimento. Para os bebês alimentados exclusivamente ou parcialmente ao seio, a vitamina D deve ser suplementada. Uma fórmula enriquecida com ferro deve ser usada nas situações em que a amamentação for contraindicada, como no HIV, na tuberculose ativa sem tratamento, na galactosemia e no uso de certos medicamentos. Como mencionado no **Capítulo 11** (Nutrição e distúrbios alimentares na infância), os benefícios de continuar a amamentação com leite materno por mães que tenham consumido drogas ilícitas devem ser avaliados em relação aos riscos de transmissão de tais drogas para o bebê através do leite. Depois do primeiro ano, a amamentação pode ser continuada ou o leite de vaca integral pode ser oferecido por causa do rápido crescimento continuado e das grandes necessidades de energia. Depois dos 2 anos de vida, o leite com 2% de gordura ou menos pode ser oferecido. As papinhas são geralmente introduzidas por volta dos 6 meses de idade, e a autoalimentação encorajada aos 7 a 8 meses de idade.

Ao obter uma história dietética, é útil avaliar o seguinte: quem compra e prepara o alimento; quem alimenta a criança; se refeições e lanches ocorrem em momentos e em um contexto consistentes; se as crianças têm permissão para lanchar ou "beliscar" entre as refeições; quais os tipos e os tamanhos da porção dos alimentos e bebidas fornecidos; qual a frequência das refeições em restaurantes ou de tele-entrega; e se a criança come enquanto assiste à televisão.

Para crianças com 2 anos de idade ou mais, uma dieta equilibrada consiste em diversas fontes de alimentos, encorajamento para ingestão de comidas ricas em fibra (p. ex., frutas, legumes, produtos com grãos) e limitações na ingestão de sódio e de gorduras. Uma vez que a obesidade está se tornando cada vez mais prevalente, os alimentos a serem evitados ou limitados incluem os alimentos processados, os refrigerantes e os doces. Os pais devem ser lembrados de forma gentil de que eles são exemplos de comportamentos alimentares que se estendem por toda a vida de seus filhos, tanto em termos dos tipos de alimentos que eles oferecem quanto à estrutura das refeições (p. ex., a importância da família fazer as refeições juntas). Para informações adicionais sobre diretrizes nutricionais, sobre subnutrição e sobre obesidade, ver **Capítulo 11**; para os transtornos da alimentação, ver **Capítulo 6**; para a obesidade no adolescente, ver **Capítulo 4**.

Desde 2009, os pacotes alimentares do Women, Infants, and Children (WIC, Mulheres, Lactentes e Crianças) refletem as recomendações acima e incluem o fornecimento de mais frutas e legumes, de grãos integrais, de iogurte e de produtos de soja, de leite com baixo teor de gordura e limitações nos sucos. As mães lactantes recebem mais alimentos como parte de seu pacote, menos suplementação de fórmula, e crianças em aleitamento materno recebem carne em forma de papinha como primeiro alimento (por ter mais ferro e zinco).

American Academy of Pediatrics, Expert Committee Recommendations Regarding the Prevention, Assessment, and Treatment of Child and Adolescent Overweight and Obesity: Summary Report. Pediatrics 2007;120:s164 [PMID: 18055651].

American Academy of Pediatrics Section on Breastfeeding Policy Statement: Breastfeeding and the use of human milk. Pediatrics 2012;129:e841 [PMID: 22371471].

WIC Food Packages. https://www.fns.usda.gov/wic/wic-food-packages. Accessed June 7, 2019.

ACONSELHAMENTO SOBRE TELEVISÃO E OUTRAS MÍDIAS

O tempo de tela e as redes sociais têm uma influência significativa sobre crianças e adolescentes. As crianças nos EUA veem aproximadamente 3 a 5 horas de televisão por dia, e isto não inclui o tempo gasto assistindo a filmes, jogando *videogames*, usando computadores ou *tablets*, acessando a internet ou utilizando aparelho celular. Levando em conta essas outras formas de mídia, as estimativas atuais são de cerca de 7,5 horas por dia de exposição à mídia para uma faixa etária entre 8 e 18 anos de idade. A **Figura 9-2** mostra uma média de exposição à mídia por faixa etária.

Ter um aparelho de televisão no quarto aumenta o tempo de exposição à mídia diária e também está associada a distúrbios do sono. De acordo com a Kaiser Family Foundation (Fundação da Família Kaiser), mais de 70% dos jovens entre 8 e 19 anos têm uma televisão nos seus quartos.

Assistir à televisão pode ter efeitos positivos e negativos. Os programas dirigidos à primeira infância podem aumentar o conhecimento e a imaginação, e podem também ensinar empatia e aceitação da diversidade. Entretanto, assistir em excesso a programas de televisão com conteúdo impróprio demonstrou ter efeitos negativos com relação à violência, à sexualidade, ao abuso de drogas, à nutrição, à capacidade de interação social e à autoimagem corporal. Dados mais recentes sugerem que o excesso de televisão na infância pode ter um efeito duradouro negativo no desenvolvimento cognitivo e no progresso acadêmico. Os médicos devem avaliar a exposição média de seus pacientes e oferecer aos pais um aconselhamento concreto. O tempo de tela para todos os tipos de mídia, incluindo a televisão, os filmes, os DVDs, os jogos de *videogame*, as atividades informáticas, os computadores, os *tablets*, a internet e os celulares devem ser limitados. A AAP recomenda que as crianças entre 18 a 24 meses de idade não tenham qualquer tempo de tela (a menos que seja de vídeo chamada), e que as crianças entre 2 e 5 anos sejam limitadas a 1 hora de tempo total de tela diário. A televisão não deve estar ligada durante as refeições, durante a

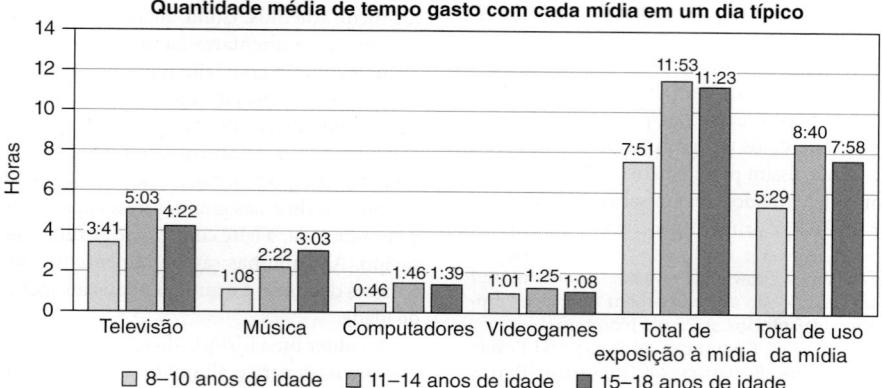

▲ **Figura 9-2** Divisão da exposição à mídia por idade, mostrando um aumento significativo no uso da mídia entre 11 e 14 anos. (Reproduzida com permissão de Rideout VJ, Foehr UG, Roberts DF; Kaiser Family Foundation Study: *Generation M2: Media in the Lives of 8- to 18-Year-Olds*; January 2010.)

noite ou durante as sonecas. Os próprios pais devem vigiar de forma sensível, monitorar o conteúdo do programa ao qual seus filhos são expostos, assistir aos programas e discutir conteúdos interessantes com as crianças, retirar os aparelhos de televisão de todos os quartos e encorajar atividades alternativas. Os pais devem ser aconselhados de que pesquisas consistentes mostram que a exposição à violência na mídia está relacionada com agressão na infância.

Os *sites* de redes sociais estão se tornando cada vez mais populares, e os médicos precisam encorajar os pais a monitorar a participação das crianças e a estarem atentos a potenciais problemas com o *cyberbullying*, a "depressão de Facebook", o *sexting* e a exposição a conteúdos inadequados em *sites* como o YouTube. Planos familiares de mídia de utilização gratuita estão disponíveis através da AAP (www.HealthyChildren.org/MediaUsePlan).

Chassiakos Y, Radesky J, Christakis D, Moreno M, Cross C: Children and adolescents and digital media. Pediatrics 2016;138(5):e20162593. doi: 10.1542/peds.2016-2593.27940795.
Hill D et al: Media and young minds. Pediatrics 2016;138(5):e20162591.
Radesky J, Christakis D: Increased screen time: implications for early childhood development and behavior. Pediatr Clin North Am 2016; 63(5):827–839.

▼ IMUNIZAÇÕES

A condição vacinal da criança deve ser avaliada em todas as consultas, e qualquer oportunidade deve ser usada para vacinar. Embora os pais devam conservar a carteira de vacinação da criança, é fundamental que os profissionais também mantenham um registro preciso das imunizações da criança. Essa informação deve ser escrita em uma localização proeminente no prontuário de papel ou eletrônico ou mantida em uma carteira de vacinação.

Apesar dos altos níveis de cobertura vacinal nacional, continuam existindo áreas de subimunização nos EUA. Uma compreensão das contraindicações verdadeiras (*versus* as "falsas contraindicações") e uma abordagem de "não perder nenhuma oportunidade" de fazer a vacinação mostraram-se exitosas no aumento dos níveis de imunização. Por isso, é importante que os médicos rastreiem os registros e administrem as imunizações necessárias em todos os tipos de consultas, não apenas consultas de puericultura, e administrem todas as vacinações necessárias simultaneamente. Adicionalmente, os profissionais devem operar sistemas de chamamento e lembrança, em que os pais de crianças subimunizadas sejam chamados pelo correio, por telefone ou por mensagem de texto (particularmente com adolescentes) para fazer uma consulta para imunização. Também foi demonstrado que os níveis de imunização mais amplos e o retorno desses dados aos profissionais aumentam as taxas de imunização.

A recusa dos pais em realizar as imunizações é um problema em algumas comunidades. Pelo fato de a internet ter um grande número de informações incorretas sobre a segurança e a eficácia das vacinas, é adequado que o profissional dê orientação aos pais para pesquisar as informações em fontes confiáveis que os ajude a tomar uma decisão. Uma ótima fonte de informação para pais e profissionais da saúde sobre as imunizações também está disponível no site (www.cdc.gov/vaccines). O calendário vacinal também está disponível de forma *online* (www.cdc.gov/vaccines/schedules).

No Brasil, consultar o Manual de Normas de Vacinas (https://bvsms.saude.gov.br/bvs/publicacoes/manual_procedimentos_vacinacao.pdf) e os Calendários Vacinais da Criança e do Adolescente em https://sbim.org.br/calendarios-de-vacinacao.

Hamborsky J, Kroger A; Center for Disease Control and Prevention; Public Health Foundation: *Epidemiology and Prevention of Vaccine-Preventable Diseases*, E-Book: The Pink Book; 2015. https://www.cdc.gov/vaccines/pubs/pinkbook/index.html. Accessed June 29, 2019.
Kroger A, Sumaya C, Pickering L, Atkinson W; General Recommendations on Immunization: Recommendations of the advisory committee on immunization practices (ACIP). MMWR Recomm Rep 2011; 60(RR02):1–60.
Pineda D, Myers MG: Finding reliable information about vaccines. Pediatrics 2011;127:s134–s137 [PMID: 21502244].

OUTROS TIPOS DE ASSISTÊNCIA PEDIÁTRICA GERAL

▶ Consultas por quadros agudos

As consultas por quadros agudos respondem por 30% ou mais das consultas do pediatra. A equipe do consultório deve determinar a razão para a consulta e se é uma situação de emergência, obter um breve resumo dos sintomas da criança, documentar cuidadosamente os sinais vitais e listar as alergias conhecidas a fármacos. O pediatra deve documentar os eventos relacionados ao problema e cuidadosamente descrevê-los no prontuário médico. O registro deve incluir os resultados de exames auxiliares de laboratório e o diagnóstico. A conduta terapêutica e o plano para acompanhamento clínico devem ser registrados, incluindo quando retornar ao consultório se o problema não melhorar. A condição de imunização deve ser rastreada, conforme previamente discutido. Dependendo da gravidade da doença, isso pode também ser uma oportunidade para as triagens de manutenção de saúde de acordo com a à idade e para orientação preventiva. Tal conduta pode ser particularmente válida para crianças maiores, em idade escolar, ou adolescentes, que podem comparecer mais raramente para as consultas rotineiras de puericultura.

▶ Consultas pré-natais

Idealmente, a primeira visita de um casal ao consultório do pediatra deve ocorrer antes do nascimento do seu bebê. Uma consulta pré-natal é de grande ajuda para estabelecer confiança e permitir que o pediatra aprenda sobre as expectativas, as preocupações e os medos da família em relação ao nascimento. Se o bebê desenvolver um problema durante o período neonatal, um profissional que já conhece a família está em melhor posição para manter uma relação de confiança e comunicar-se com os novos pais.

Além de ajudar a estabelecer uma relação entre os pais e o profissional, a consulta pré-natal pode ser usada para colher informações sobre os pais e sobre a gravidez, para fornecer informações e acompanhamento e para identificar situações de alto risco. Uma gama de informações pode ser fornecida aos pais em relação às escolhas de alimentação e aos benefícios da amamentação; à prevenção de lesões, incluindo a posição para dormir e o uso apropriado dos assentos automotivos; e às técnicas para lidar com as cólicas. As potenciais situações de alto risco que podem ser identificadas incluem problemas de saúde mental nos pais, uma história de violência doméstica ou problemas clínicos maternos que possam afetar o bebê.

Serwint JR: The prenatal pediatric visit. Pediatr Rev 2003;24:31 [PMID: 12509543].

▶ Avaliação pré-participação em atividades esportivas

Uma avaliação pré-participação em atividades esportivas é uma parte recomendada de toda consulta de rotina de crianças e adolescentes. Os médicos devem recomendar exercícios e atividades a todas as crianças, e não apenas às que participam de times esportivos.

A meta da avaliação pré-participação em atividades esportivas é identificar condições clínicas que possam fazer com que a prática de esportes não seja segura, fazer uma triagem para doenças subjacentes por meio de uma anamnese tradicional e exame físico e reconhecer lesões preexistentes ou problemas clínicos que tenham afetado temporadas esportivas prévias. Como parte da história, o esporte que será praticado ou a atividade física específica devem ser discutidos. Os diferentes esportes têm diferentes potenciais para lesão e os métodos de prevenção são também diferentes. Todos os pacientes devem ser questionados sobre problemas cardíacos, respiratórios, musculoesqueléticos ou neurológicos prévios associados às atividades. Uma atenção particular deve ser dada a qualquer suspeita de síncope cardíaca, sintomas de asma, concussões prévias, ou história de órgãos unilaterais, como rins ou testículos únicos. Uma discussão sobre esteroides anabolizantes e suplementos nutricionais deve ser detalhada e explorada. É importante documentar qualquer história familiar relevante de morte súbita por causa cardíaca abaixo dos 50 anos.

O exame físico inicia com a aferição dos sinais vitais, incluindo a mensuração precisa da pressão arterial e avaliação de obesidade. Os destaques do exame incluem um cuidadoso exame respiratório e cardíaco, buscando evidências de broncoespasmo induzido por exercícios ou doença cardíaca estrutural. Um eletrocardiograma (ECG) ou um teste de função pulmonar podem ser considerados caso haja suspeita de anormalidades. O exame da pele deve buscar evidências de infecções de pele potencialmente contagiosas, como impetigo ou molusco. O exame musculoesquelético deve incluir todos os grupos musculares importantes, como também a amplitude de movimentos e a estabilidade do pescoço, das costas, dos ombros, dos quadris, dos joelhos e dos tornozelos. Qualquer dor ou limitação deve incitar pronta investigação ou terapia adicional.

Algumas condições específicas merecem ser mencionadas durante a fase de aconselhamento sobre a participação em esportes, incluindo os riscos e perigos de concussões e de drogas para melhora na performance. Uma lista de condições médicas que podem afetar a participação pode ser encontrada nas referências. O uso de equipamentos de proteção apropriados deve ser encorajado.

Rice SG: Medical conditions affecting sports participation. Pediatrics 2008;121(4):841–848. https://doi.org/10.1542/peds.2008-0080.

Seto CK: The preparticipation physical examination: an update. Clin Sports Med 2011 Jul;30(3):491–501. doi: 10.1016/j.csm. 2011.03.008 [PMID: 21658544].

▶ Acompanhamento de doenças crônicas

A doença crônica em pediatria é definida como uma enfermidade com duração maior de 3 meses. Cerca de 25% das crianças e 35% dos adolescentes têm enfermidades que preenchem os requisitos de uma enfermidade crônica. As condições crônicas mais comuns na prática pediátrica incluem a asma, a obesidade e o sobrepeso, o transtorno de déficit de atenção/hiperatividade (TDAH) e doenças alérgicas, mas também incluem anomalias congênitas e outras condições. Muitos pacientes com condições crônicas são tratados apenas por um profissional da atenção primária. No entanto, quando é necessário um subespecialista, o profissional da atenção primária tem a função de lidar com a complexidade das condições crônicas, o que inclui também o acompanhamento do crescimento e desenvolvimento da criança, a promoção à saúde, a orientação preventiva, a avaliação das questões sociais, a defesa dos interesses das crianças e suas famílias e a coordenação de cuidados.

A meta do acompanhamento da doença crônica é aperfeiçoar a qualidade de vida e minimizar os efeitos colaterais das intervenções terapêuticas. Listas de problemas devem ser utilizadas para documentar diagnósticos crônicos e para monitorizar os medicamentos associados. As respostas emocionais da criança e da família às doenças crônicas devem ser abordadas, e o encaminhamento para aconselhamento deve ser oferecido, se necessário. A nutrição e a gestão de dispositivos médicos (p. ex., cateteres, sondas de gastrostomia) podem ter de ser abordados e coordenados por especialistas apropriados.

American Academy of Pediatrics; American Academy of Family Physicians; American College of Physicians, Transitions Clinic Report Authoring Group: Supporting the health care transition from adolescence to adulthood in the medical home. Pediatrics 2011;128:183 [PMID: 21708806].

Ludder-Jackson P, Vessey JA: *Primary Care of the Child with a Chronic Condition.* 5th ed. Mosby-Year Book; 2010.

▶ Lar médico centrado no paciente

O lar médico centrado no paciente é um conceito em que as crianças e os seus familiares têm um sistema identificado com fácil acesso a profissionais ou a um grupo de profissionais da atenção primária em um consultório. A AAP identificou sete características de um lar médico. Um lar médico centrado no paciente deve ser (1) acessível, ou seja, deve estar dentro da comunidade da criança, ser fisicamente acessível, e aceitar todos os planos de saúde; (2) centrado na família, com responsabilidade e tomada de decisões mútuas entre o paciente ou sua família e o profissional médico, e com a família sendo reconhecida como uma especialista na criança; (3) contínuo, na medida em que os mesmos profissionais médicos proporcionam a continuidade dos cuidados de saúde; (4) abrangente, de forma que estejam disponíveis cuidados ambulatoriais e de internação 24 horas por dia, 7 dias por semana, durante as 52 semanas do ano; (5) coordenado, com um plano de cuidados desenvolvidos pelo médico e pela família que é compartilhado com outros profissionais e serviços, conforme a necessidade; (6) compassivo, o que significa que preocupações são expressas e que esforços são feitos para compreender a perspectiva do paciente e da família; e (7) culturalmente eficaz, na medida em que o contexto cultural do paciente e da família é respeitado e incorporado aos cuidados, e os serviços são prestados na língua primária da família ou através de um intérprete médico treinado.

Todas as crianças devem ter um lar médico centrado no paciente, mas esse serviço é particularmente importante para crianças com necessidades de cuidados especiais ou com uma ou mais doenças crônicas com duração prevista para mais de um ano. Um profissional da atenção primária em um lar médico deve estar disponível para as crianças a fim de ajudar suas famílias com a coordenação das consultas recomendadas e com o desenvolvimento de um plano de cuidados para implementar as recomendações necessárias.

American Academy of Pediatrics: The medical home. Pediatrics 2002; 110:184 [PMID: 12093969].
Medical Home Resources from the American Academy of Pediatrics: https://www.aap.org/en-us/professional-resources/practice-transformation/medicalhome/Pages/home.aspx. Accessed June 4, 2021.

SAÚDE MENTAL E COMPORTAMENTAL

Os pais consultam frequentemente o seu pediatra sobre uma grande variedade de questões de saúde parental e comportamental. Tópicos comuns sobre os quais o pediatra deve estar à vontade para aconselhar incluem disciplina, distúrbios de comportamento, desfralde, crianças que mordem e problemas com o sono.

Além disso, há questões de saúde mental que os pediatras abordam normalmente no âmbito da atenção primária, incluindo TDAH, ansiedade, depressão, problemas escolares ou estressores familiares (tais como separação, divórcio ou novo casamento). Depois de avaliar a situação, o médico da atenção primária deve decidir se as necessidades da criança e da família estão dentro da sua área de especialidade ou se é mais apropriado um encaminhamento a outro profissional, tal como um psicólogo ou um especialista em educação.

O pediatra deve conhecer os sinais de alerta para depressão, ansiedade e transtorno bipolar e ter um baixo limiar para o encaminhamento destas preocupações para o especialista em saúde mental adequado. Idealmente, os serviços de saúde mental não realizados pelo médico devem estar disponíveis no mesmo local onde os serviços de saúde física são obtidos (ver a seguir).

SAÚDE MENTAL E COMPORTAMENTAL INTEGRADA NO CONTEXTO DA ATENÇÃO PRIMÁRIA

Nos EUA, aproximadamente 20% das crianças em idade escolar sofrem de um prejuízo emocional diagnosticável. A prevalência é mais alta em crianças que vivem em circunstâncias socioeconômicas desfavorecidas. Cerca de 75% de todas as crianças com transtornos psiquiátricos são vistas no contexto da atenção primária, e metade de todas as consultas pediátricas em consultório envolve preocupações comportamentais, psicossociais ou educacionais.

As preocupações da criança e da família habitualmente se manifestam no contexto de consultas com pediatras na atenção primária. Entretanto, muitos pediatras no contexto comunitário não se sentem capacitados para abordar as crescentes necessidades de saúde mental e comportamentais das populações atendidas devido a uma falta de treinamento e a uma referida falta de apoio por parte dos profissionais e sistemas de saúde mental. Os pais mais provavelmente irão recorrer ao seu profissional da atenção primária para buscar informação sobre a educação dos filhos e o desenvolvimento da criança do que a outro especialista.

Os estudos recentes têm mostrado que uma melhor detecção das condições de saúde mental é feita mais adequadamente quando há uma parceria verdadeira entre os profissionais clínicos e as famílias. Um número pequeno de clínicas tem fornecido um treinamento integrado envolvendo comportamento, desenvolvimento e saúde mental para os médicos. O programa Healthy Steps for Young Children (Passos Saudáveis para Crianças Pequenas) fornece um exemplo de treinamento de pediatras e de oferta de serviços relacionados ao desenvolvimento aprimorados no contexto da atenção primária em pediatria. As famílias que participam do Healthy Steps receberam mais cuidados e atenção ao desenvolvimento, estavam mais satisfeitas com a qualidade do atendimento fornecido, tinham menor probabilidade de frequentar as consultas de puericultura e receber as vacinações em dia e tinham menos probabilidade de usar técnicas severas de disciplina com as suas crianças. A participação no programa também aumentou a probabilidade de as mães em risco de depressão discutirem a sua tristeza com alguém no contexto pediátrico.

American Academy of Pediatrics, Committee on Psychosocial Aspects of Child and Family Health and Task Force on Mental Health: The future of pediatrics: mental health competencies for pediatric primary care. Pediatrics 2009 Jul;124:410–421 [PMID: 19564328].
Asarnow J, Rozenman M, Wiblin J, Zeltzer L: Integrated medical-behavioral care compared with usual primary care for child and adolescent behavioral health: a meta-analysis. JAMA Pediatr 2015;169(10): 929–937.

MANEJO TELEFÔNICO E INFORMAÇÃO COM BASE NA INTERNET

A provisão de aconselhamento clínico apropriado, eficiente e oportuno pelo telefone é um elemento crítico na atenção primária pediátrica no contexto ambulatorial. Estima-se que 20 a 30% de todos os cuidados clínicos oferecidos nos consultórios pediátricos gerais sejam fornecidos por telefone. As chamadas telefônicas para os pacientes e dos pacientes ocorrem tanto no horário comercial quanto fora deste, e a equipe e os sistemas de manuseio dos telefonemas no horário comercial e antes e depois dele podem diferir. Em qualquer circunstância, vários princípios são importantes: (1) o aconselhamento somente é dado por médicos ou por profissionais com educação médica formal (p. ex., enfermeiro, assistente médico), (2) a equipe recebe treinamento adicional para prover cuidados por telefone, (3) é feita documentação de qualquer informação pertinente nos telefonemas, (4) são usados protocolos padronizados que cobrem os sintomas pediátricos mais comuns, e (5) um médico está sempre disponível para chamadas urgentes ou difíceis.

Durante o horário comercial, cerca de 20 a 25% de todas as chamadas telefônicas para os consultórios pediátricos envolvem assuntos clínicos. Muitos destes telefonemas, contudo, são de natureza rotineira, e uma enfermeira experiente da clínica pode acolher as chamadas e prover aconselhamento apropriado por telefone. Os telefonemas de pais inexperientes ou ansiosos sobre preocupações simples devem ser respondidos com compreensão e respeito. Certos tipos de telefonemas recebidos durante o horário comercial devem ser prontamente transferidos para um médico: (1) emergências verdadeiras, (2) chamadas relativas a pacientes hospitalizados, (3) chamadas de outros profissionais médicos e (4) chamadas de pais que exigem falar com um médico. A equipe também deve buscar ajuda de um profissional sempre que houver dúvida sobre como lidar com um telefonema em particular. Quando em dúvida sobre o diagnóstico ou o tratamento necessário, a enfermeira que provê aconselhamento telefônico deve favorecer a vinda do paciente ao consultório.

Os serviços de resposta fora do horário comercial estão disponíveis para muitos profissionais. Os *callcenters* pediátricos, embora não disponíveis em todas as comunidades, têm certos benefícios. Os telefonemas são administrados com protocolos padronizados, os *callcenters* são tipicamente constituídos por enfermeiras com grande experiência pediátrica, os telefonemas são bem documentados e os *callcenters* frequentemente efetuam uma garantia de qualidade contínua. A pesquisa extensa nos *callcenters* pediátricos têm revelado um alto grau de encaminhamentos apropriados para os departamentos de emergência, segurança em termos de desfechos, satisfação dos pais com o processo e economia para o sistema de saúde.

Em geral, as chamadas telefônicas pediátricas após o horário comercial tendem a ser mais sérias que as chamadas feitas durante o horário comercial. A decisão sobre quais pacientes precisam ser vistos e com que urgência é o aspecto mais importante destes "contatos" após o horário comercial. Vários fatores influenciam este manejo final do paciente: (1) a idade do paciente, (2) a duração e o tipo do sintoma, (3) a presença de qualquer condição crônica subjacente, (4) se a criança parece "muito doente" para quem está ligando, e (5) o nível de ansiedade de quem está ligando. Uma vez que toda informação médica pertinente é coletada, é tomada uma decisão sobre se a criança deve ser vista imediatamente (transportada por ambulância ou por carro), vista no consultório mais tarde (no mesmo dia ou no dia seguinte) ou se a enfermidade pode ser seguramente tratada em casa. Ao final do telefonema, deve-se confirmar que os pais entenderam e se sentem confortáveis com o plano para a sua criança.

A internet tem se tornado uma ferramenta comum usada nos contextos de clínicas pediátricas. Informações sobre a clínica e os profissionais, os cuidados para problemas menores comuns, o agendamento de consultas, as questões relacionadas ao plano de saúde, a emissão de receitas e os resultados dos exames de laboratório estão frequentemente disponíveis por meio da internet. Informações pertinentes de saúde, com as permissões e autorizações apropriadas, frequentemente podem ser fornecidas via internet para outras localizações, como hospitais e farmácias. Um *site* com bom funcionamento é agora um serviço crucial para uma clínica pediátrica.

Bunik M et al: Pediatric telephone call centers—how do they affect health care utilization and costs? Pediatrics 2007;119:e1 [PMID: 17272593].
Kempe A et al: How safe is triage by an after-hours telephone call center? Pediatrics 2006;118:457 [PMID: 16882795].
Liederman EM, Morefield CS: Web messaging: a new tool for patient-physician communication. J Am Med Inform Assoc 2003;10:260 [PMID: 12626378].

▼ PEDIATRIA COMUNITÁRIA E ADVOCACIA PELOS DIREITOS DOS PACIENTES

A pediatria comunitária é "uma perspectiva que amplia o foco do pediatra desde uma criança até todas as crianças na comunidade". Os pediatras têm, historicamente, estado muito envolvidos em apoiar e desenvolver serviços para crianças vulneráveis em suas comunidades. Como um grupo, os pediatras reconhecem que as comunidades são determinantes integrais da saúde da criança e que a síntese dos princípios e práticas da saúde pública e da saúde pessoal é importante na prática da pediatria na comunidade. Além disso, há muito tempo os pediatras têm estado comprometidos em trabalhar com outros profissionais na comunidade e em advogar pelas necessidades de todas as crianças. Por exemplo, os pediatras foram valiosos na aprovação de leis que exigem assentos específicos nos carros e capacetes para bicicleta, como também na expansão da cobertura dos cuidados de saúde pelo programa State Children's Health Insurance Program (SCHIP, Programa Estadual de Seguro de Saúde Infantil) atuando junto aos legisladores a nível local e federal.

A advocacia refere-se ao ato de representar uma causa em nome de outra pessoa ou grupo de pessoas. Pediatras e outros profissionais que cuidam das crianças têm a responsabilidade de ser a voz de uma população que não pode votar ou defender por si própria com muita eficácia. A advocacia pode ser composta por três categorias: individual (baseada no paciente), comunitária e legislativa (com base em políticas).

Os pediatras, na prática, são frequentemente fundamentais na advocacia individual, que pode ser realizada através de uma carta solicitando alguma necessidade médica ou encaminhando as crianças e as famílias para serviços e recursos valiosos. Os pediatras devem estar familiarizados com os programas existentes na comunidade. Por exemplo, as crianças com necessidades especiais de saúde podem ser elegíveis para serviços tipicamente subsidiados pelo Estado e para programas como os com base no Individuals with Disabilities Education Act (IDEA, Ato da Educação de Pessoas com Deficiência). Uma variedade de programas de imunização baseados na comunidade pode fornecer acesso às imunizações necessárias para as crianças elegíveis. Os programas de nutrição e alimentação, como o WIC, do governo federal americano, provêm fontes de alimentos sem custo para famílias carentes. Por fim, os serviços de cuidados infantis e pré-escolares subsidiados, como o programa federal Head Start, oferecem programas pré-escolares para crianças que atendem aos critérios de seleção.

A advocacia comunitária vai além do consultório ou hospital. Os pediatras podem se envolver com organizações que ajudam as crianças na comunidade. Os médicos pediatras e outros defensores das crianças podem trabalhar com parceiros da comunidade para abordar questões que influenciam a saúde infantil. A advocacia comunitária pode centrar-se numa condição particular (como a obesidade), em fatores ambientais (como a exposição à violência) ou na melhoria da prevenção à saúde (tais como promoção de programas para incorporar a saúde oral em consultas de rotina). Por fim, os pediatras podem aprender sobre questões que afetam as crianças e trabalhar para efetuar mudanças a nível local, estatal ou a nível nacional. Os médicos podem advogar escrevendo ou ligando por telefone para os seus legisladores, educando o público e divulgando informações através da escrita de cartas ou artigos de opinião, fornecendo um testemunho especializado para comissões legislativas ou mesmo ajudando na elaboração de projetos de lei.

American Academy of Pediatrics: The pediatrician's role in community pediatrics. Pediatrics 2005;115:1092 [PMID: 15805396].

Duggan A et al: The essential role of research in community pediatrics. Pediatrics 2005;115(Suppl):1195 [PMID: 15821310].

Earnest MA et al: Physician Advocacy: what is it and why do we do it? Acad Med 2010;85:63 [PMID: 20042825].

ESTRESSE TÓXICO

Estressores crônicos ou significativos podem ter um importante impacto nas crianças, bem como aumentar o risco de problemas de saúde, sociais ou de abuso de substâncias mais tarde na vida. O estudo Adverse Childhood Experiences (ACE, Experiências Adversas na Infância) mostrou uma forte relação positiva entre os traumas de infância (abuso [emocional/físico/sexual], dificuldades domésticas [violência doméstica, abuso de substâncias, doenças mentais, divórcio/separação dos pais, membro da família encarcerado] e negligências [emocionais/físicas]) com problemas médicos e sociais ao longo da vida. Quando uma criança experiencia estressores crônicos e não tem relações de proteção, ocorre o estresse tóxico. Os profissionais da atenção pediátrica primária têm a oportunidade de ajudar as famílias a construir resiliência, encorajando os responsáveis a cuidar de si próprios e ensinando-os a passar o tempo com os seus filhos. Algumas famílias irão também se beneficiar de apoios e de recursos adicionais.

American Academy of Pediatrics Resilience Project: https://www.aap.org/en-us/advocacy-and-policy/aap-health-initiatives/resilience-pages/resilience-project.aspx. Accessed June 29, 2019.

Felitti VJ: Relationship of childhood abuse and household dysfunction to many of the leading causes of death in adults: the adverse childhood experiences (ACE) study. Am J Prev Med 1998;14:245.

PROBLEMAS PEDIÁTRICOS GERAIS COMUNS

FEBRE

▶ Considerações gerais

A febre é uma das razões mais comuns para consultas pediátricas, idas ao departamento de emergência e chamadas telefônicas fora do horário de atendimento normal. Existem várias definições diferentes para febre, mas a maioria dos especialistas define a febre como a temperatura retal igual ou maior a 38 °C. A temperatura nos pacientes pediátricos pode ser medida de vários modos: retal (usando um termômetro de mercúrio ou digital), oral (mercúrio ou digital), axilar (mercúrio, digital ou tira de cristal líquido), fronte (tira de cristal líquido) ou timpânico (usando um dispositivo que mede a energia térmica infravermelha da membrana timpânica). A medida timpânica da temperatura é rápida e requer pouca cooperação do paciente. Várias precauções são pertinentes ao uso dessa técnica: foi demonstrado que as temperaturas timpânicas são menos precisas em bebês abaixo dos 3 meses de idade e estão sujeitas a leituras falsas se o instrumento não for corretamente posicionado ou se o canal da orelha externa estiver ocluído por cerume.

▶ Causas

A febre ocorre quando há uma elevação na regulação hipotalâmica em resposta aos pirogênios produzidos endogenamente. Entre a ampla variedade de condições que causam febre, há as infecções, as neoplasias, as doenças autoimunes, as doenças metabólicas, as condições inflamatórias crônicas, as medicações (incluindo imunizações), as anormalidades do SNC e a exposição ao calor ambiental excessivo. Muitas vezes, a maioria dos casos de febre nos pacientes pediátricos é causada por infecções virais autolimitadas. Uma metanálise não mostrou associação entre febre e erupção dentária.

▶ Avaliação e achados clínicos

A. Avaliação inicial

Ao avaliar uma criança com febre, devem ser obtidas dos pais informações sobre a duração da febre, como a temperatura foi medida, o máximo de febre que foi documentado em casa, todos os sintomas associados, quaisquer condições clínicas crônicas, quaisquer medicamentos usados, alergias a medicamentos, ingestão de líquidos, débito urinário, exposições e viagens e quaisquer características adicionais da enfermidade que preocupam os pais **(Tabela 9-5)**. No consultório, são documentadas a temperatura, a frequência cardíaca, a frequência respiratória e a pressão arterial, assim como a saturação de oxigênio se a criança demonstrar qualquer esforço respiratório. Deve então ser executado um exame físico completo, incluindo um exame neurológico, com atenção particular ao grau de toxicidade da criança e às condições de hidratação. Uma criança em bom aspecto, bem hidratada e com evidência de uma infecção viral de rotina pode ser enviada para casa

Tabela 9-5 Diretrizes para avaliação de crianças com febre

A. Avaliar imediatamente se:
1. Criança < 3 meses de idade com febre > 38 °C.
2. Febre > 40,6 °C.
3. A criança está chorando inconsolavelmente ou gemendo.
4. A criança chora quando movimentada ou mesmo tocada.
5. A criança tem dificuldade de ser acordada.
6. Há rigidez de nuca.
7. Há petéquias ou manchas purpúreas na pele.
8. A criança apresenta disfunção respiratória que não melhora após desobstrução das narinas.
9. A criança está com sialorreia e é incapaz de deglutir.
10. Ocorreu uma convulsão.
11. A criança tem doença falciforme, passou por esplenectomia, vírus da imunodeficiência humana (HIV), está em quimioterapia, fez um transplante de órgão, está em uso crônico de esteroides.
12. A criança age ou parece "muito doente".

B. Avaliar dentro de 24 h se:
1. A criança tem de 3 a 6 meses de idade (a menos que febre ocorra dentro 48 h depois de uma vacinação contra tétano-difteria-pertússis e o bebê não apresente outros sintomas de gravidade).
2. A febre excede 40 °C (especialmente se criança tiver < 3 anos de idade).
3. Ocorre queimação ou dor à micção.
4. A febre está presente > 24 h sem uma causa óbvia ou local de infecção identificável.
5. A febre baixou por > 24 h e então retornou.
6. A febre está presente > 72 h.

com segurança, com tratamento sintomático e orientações sobre os sinais de alarme para retorno.

Dependendo da idade do paciente, da presença de condições subjacentes, do tipo de infecção e da avaliação do profissional quanto à toxicidade e ao estado de hidratação, muitas crianças com infecções bacterianas focais também podem ser tratadas ambulatorialmente, com antibióticos orais apropriados, conforme explicado no **Capítulo 42**.

B. Febre sem foco de infecção

As crianças que se apresentam com febre, mas sem nenhum sinal ou sintoma de uma infecção focal, são frequentemente um desafio para diagnóstico e manejo. Ao avaliar uma criança com febre, mas nenhuma fonte aparente de infecção ao exame, o profissional precisa considerar cuidadosamente a probabilidade de uma infecção bacteriana séria, mas "escondida" ou oculta. Com o uso difundido de vacinas efetivas contra *Haemophilus influenzae* tipo B e *Streptococcus pneumoniae*, duas das causas mais comuns de infecções bacterianas invasivas em crianças não vacinadas, a incidência de infecções bacterianas ocultas tem diminuído. Entretanto, as vacinas não são 100% efetivas, e outros organismos causam infecções ocultas graves em crianças. Consequentemente, as crianças febris sempre exigirão uma cuidadosa avaliação e observação. As escolhas apropriadas para a terapia antibiótica empírica de crianças com febre sem um foco determinado são examinadas no **Capítulo 39**.

Os bebês febris com 28 dias de idade ou menos, em razão da sua probabilidade de doença grave, incluindo sepse, devem sempre ser tratados de modo conservador. A hospitalização e os antibióticos parenterais devem ser fortemente considerados em todas as circunstâncias. Uma avaliação diagnóstica inicial deve incluir hemograma completo; hemocultura; urinálise; urocultura; coloração de Gram e testes de dosagens de proteínas e glicose, assim como cultura, de líquor. Deve-se considerar também a possibilidade de uma infecção perinatal pelo vírus herpes simples (o herpes neonatal está descrito em mais detalhes no **Capítulo 40**). Uma radiografia de tórax deve ser feita em qualquer bebê com dificuldade para respirar.

Os bebês de 29 a 60 dias estão sob risco de desenvolvimento de uma variedade de infecções bacterianas invasivas. Os bebês febris sem um foco de infecção localizado podem ser divididos entre aqueles com aparência toxêmica ou não, e aqueles em baixo *versus* alto risco de doença bacteriana invasiva. Assim como os recém-nascidos febris, os bebês toxêmicos neste grupo etário devem ser hospitalizados para administração de antibióticos parenterais e observação. Doenças virais são a causa mais comum de febre nesta faixa etária. Se houver evidência de doença viral (infecção respiratória superior, bronquiolite), pode não ser necessário mais investigações. A infecção do trato urinário é a causa bacteriana mais comum de infecção nesta faixa etária. Bebês não toxêmicos de baixo risco desta faixa etária são normalmente tratados ambulatorialmente com acompanhamento de perto.

Em uma era de cobertura vacinal crescente contra os sorotipos pneumocócicos mais comumente invasivos, é difícil estimar o risco de bacteremia oculta em bebês febris de 3 a 36 meses sem um foco de infecção. Não obstante, ao avaliar crianças de 3 a 36 meses com temperaturas de 39 °C ou mais, as uroculturas devem ser consideradas em todos os meninos abaixo dos 6 meses de idade e em todas as meninas abaixo dos 2 anos de idade. As radiografias de tórax devem ser obtidas em qualquer criança com dificuldade respiratória, e também devem ser consideradas em crianças com leucocitose significativa (20.000/m^3), mas sem nenhum sintoma respiratório. Dependendo do aspecto da criança, da condição médica subjacente e da intensidade da febre, as hemoculturas também devem ser coletadas. A terapia empírica com antibióticos pode ser considerada, particularmente nas crianças com temperatura de 39 °C e leucócitos de 15.000/m^3. Entretanto, em crianças previamente saudáveis, com bom aspecto geral, totalmente imunizadas e com exames laboratoriais sem sinais de alerta, é apropriada a observação sem o uso de antibióticos.

▶ **Tratamento**

A *fobia da febre* é um termo que descreve a resposta ansiosa dos pais às febres que todas as crianças vivenciam. Em um estudo recente, 91% dos cuidadores consideraram que uma febre poderia ter efeitos prejudiciais. Cerca de 7% dos pais consideraram que, se eles não tratassem a febre, ela ficaria cada vez mais alta. Os pais precisam ser tranquilizados de que as febres abaixo de 41,7 °C não causam dano cerebral. Eles devem ser informados de que, embora as febres ocasionalmente possam causar convulsões – e neste caso a criança precisa ser avaliada –, as convulsões febris são geralmente inocentes e tampouco causam dano cerebral.

Vários medicamentos seguros e efetivos estão disponíveis para o tratamento da febre. O paracetamol está indicado em crianças acima dos 2 meses de idade com febre de 39 °C ou que estejam desconfortáveis. O paracetamol é administrado em uma dosagem de 15 mg/kg de peso corporal por dose e pode ser administrado a cada 4 horas. O outro antipirético amplamente usado é o ibuprofeno. O ibuprofeno é administrado em uma dosagem de 10 mg/kg de peso corporal por dose e pode ser administrado a cada 6 horas. O ibuprofeno e o paracetamol têm segurança e capacidade de reduzir a febre similares. O ácido acetilsalicílico não deve ser usado para tratar a febre em qualquer criança ou adolescente, em razão da sua associação com o desenvolvimento da Síndrome de Reye (particularmente durante as infecções por vírus da varicela e influenza). Com todos os antipiréticos, os pais devem ser instruídos a serem cuidadosos com a administração e a frequência, já que a superdosagem pode ser perigosa. Alternar paracetamol e ibuprofeno não é recomendado.

Avner JR: Acute fever. Pediatr Rev 2009;30:5 [PMID: 19118137].
Crocetti M et al: Fever phobia revisited: have parental misconceptions about fever changed in 20 years? Pediatrics 2001;107:1241 [PMID: 11389237].
Sherman JM, Sood SK: Current challenges in the diagnosis and management of fever. Curr Opin Pediatr 2012;24(3):400–406 [PMID: 22525720].
Sullivan JE et al: American Academy of Pediatrics Clinical Report—fever and antipyretic use in children. Pediatrics 2011;127:580 [PMID: 21357332].

DEFICIÊNCIA DO CRESCIMENTO

A deficiência do crescimento é a desaceleração da velocidade de crescimento, que resulta no cruzamento de duas linhas principais de percentil no gráfico de crescimento. O diagnóstico também é estabelecido se uma criança abaixo dos 6 meses de idade não tiver crescido por dois meses consecutivos, ou se uma criança acima dos 6 meses de idade não tiver crescido por três meses consecutivos. Uma deficiência de crescimento ocorre em aproximadamente 8% das crianças.

Os padrões de deficiência do crescimento sugerem causas diferentes, mas não são específicos de nenhuma delas. No tipo I de deficiência do crescimento, o perímetro cefálico é preservado e há maior déficit de peso do que de altura. Este tipo é o mais comum e resulta da ingestão calórica inadequada, da perda excessiva de calorias ou da incapacidade de usar as calorias perifericamente. A maioria dos casos de deficiências do tipo I é resultado de pobreza, falta de compreensão do cuidador, interação deficiente entre criança e cuidador, padrões anormais de alimentação ou de uma combinação de fatores. O tipo II de deficiência do crescimento está associado a uma baixa estatura geneticamente determinada, a endocrinopatias, ao retardo constitucional do crescimento, à doença cardíaca ou renal ou a várias formas de displasias esqueléticas, e é caracterizado pelo perímetro cefálico normal e pela diminuição proporcional da altura e do peso. No tipo III de deficiência do crescimento, todos os três parâmetros do crescimento – perímetro cefálico, peso e altura – estão abaixo do normal. Este padrão está associado a anormalidades do SNC, a defeitos cromossômicos e a estímulos deletérios intrauterinos ou perinatais.

Só porque um bebê cruza um percentil de crescimento não significa que ele tem necessariamente um problema. Os bebês podem normalmente cruzar as curvas de crescimento, seja na direção descendente ou ascendente. Este cruzamento dos percentis do crescimento é habitualmente normal se os seguintes critérios estiverem presentes: a mudança no peso e comprimento corporais é simétrica, o tamanho do bebê é equivalente ao peso e estatura mediana dos pais, o desenvolvimento permanece normal, e uma nova curva de crescimento é subsequentemente estabelecida, em geral em torno dos 15 meses de idade; isto também pode ser visto nos bebês alimentados exclusivamente por aleitamento materno aos 4 a 6 meses. As novas curvas da OMS são as curvas padrões e se baseiam em crianças que receberam exclusiva ou primariamente leite materno nos primeiros quatro meses de vida.

▶ Achados clínicos

A. Avaliação inicial

A história e o exame físico vão identificar a causa da redução do crescimento na grande maioria dos casos **(Tabela 9-6)**. O exame físico deve focar nos sinais de doença orgânica ou na evidência de abuso ou negligência: características dismórficas, lesões cutâneas, massas cervicais, ruídos respiratórios adventícios, sopros cardíacos, massas abdominais e tônus e força neuromuscular. Durante a avaliação, o médico deve observar a interação entre a criança e o cuidador e o nível de funcionamento da família. A triagem do desenvolvimento e os exames de laboratório (hemograma completo, ureia, creatinina, eletrólitos, urinálise e urocultura) completam a avaliação inicial no consultório.

Tabela 9-6 Componentes da avaliação inicial para a deficiência do crescimento

História do parto: resultado da triagem no recém-nascido; descartar restrição de crescimento intrauterino, anoxia, infecções congênitas
Alimentação e nutrição: dificuldade de sugar, mastigar, deglutir
Padrões de alimentação: ingestão de fórmulas lácteas, leite, suco, sólidos
Fezes e urina: diarreia, constipação, vômitos, débito urinário reduzido
Padrão de crescimento: o registro de vários pontos no gráfico de crescimento é crucial para a avaliação adequada
Infecções recorrentes
Hospitalizações
Fatores de risco para HIV
História do desenvolvimento
Fatores sociais e familiares: composição da família, condição financeira, apoios, estresses; doenças hereditárias, alturas e pesos dos familiares
Revisão dos sistemas

B. Avaliação adicional

Um registro prospectivo de três dias da alimentação deve ser parte padronizada da avaliação. Ocasionalmente, um bebê ou criança pode precisar ser hospitalizado para que se obtenha uma avaliação precisa da ingestão. Isso é útil para avaliar a subnutrição, mesmo quando uma doença orgânica estiver presente. A história dietética deve ser avaliada por um nutricionista pediátrico no que diz respeito ao teor de calorias, de proteínas e micronutrientes, bem como ao padrão de alimentação. Os exames laboratoriais complementares devem ser solicitados com base na história e no exame físico. Por exemplo, o exame de fezes para a determinação de gorduras está indicado se uma história de diarreia sugerir má absorção. Quantidades moderadas ou altas de proteinúria devem direcionar a investigação para a síndrome nefrótica. Os vômitos devem sugerir uma causa gastrointestinal, metabólica, neurológica, infecciosa ou renal. O momento certo para a avaliação deve ser definido com base na gravidade dos sintomas e na magnitude da deficiência do crescimento.

▶ Tratamento

Um plano de tratamento bem-sucedido aborda a dieta e os padrões de alimentação da criança, o seu desenvolvimento, as habilidades do cuidador e qualquer doença orgânica. As dietas com alto teor de calorias, como fórmulas hipercalóricas ou suplementos líquidos, muitas vezes são necessárias, e a monitorização frequente (a cada uma ou duas semanas inicialmente) é essencial. O ganho de peso aceitável varia com a idade **(Tabela 9-7).**

A educação e orientação sobre nutrição, sobre desenvolvimento da criança e sobre manejo comportamental são essenciais, assim como o suporte psicossocial do cuidador primário. Se a disfunção da família for leve, a modificação do comportamento e o aconselhamento serão úteis. A creche pode beneficiar a criança por fornecer um ambiente estruturado para todas as atividades, incluindo a alimentação. Se a disfunção familiar for grave, o departamento local de serviços sociais pode ajudar a fornecer estrutura e ajuda à família. Raramente, a criança pode precisar ser removida do lar temporária ou permanentemente. A hospitalização fica reservada para o manejo da desidratação, para os casos em que a terapia doméstica tenha falhado em produzir o crescimento esperado, para as crianças que mostram evidência de abusos ou de negligência intencional, para o manejo de uma enfermidade que comprometa a habilidade da criança de se alimentar ou para os cuidados antes da colocação em um lar adotivo.

Tabela 9-7 Ganho de peso aceitável por idade

Idade (meses)	Ganho de peso (g/d)
Nascimento até 3	20-30
3-6	15-20
6-9	10-15
9-12	6-11
12-18	5-8
18-24	3-7

Young J: Growth deficiency. In: Bajaj L (ed): *Berman's Pediatric Decision Making*. 5th ed. Mosby-Year Book; 2011.

Recursos *online*

American Academy of Pediatrics: http://www.aap.org. Accessed June 29, 2019.
Bright Futures National Health Promotion Initiative: http://www.brightfutures.org. Accessed June 29, 2019.
Centers for Disease Control and Prevention (vaccines and immunizations home page): http://www.cdc.gov/vaccines. Accessed June 29, 2019.
National Information Center for Children and Youth With Disabilities: https://www.parentcenterhub.org/. Accessed June 29, 2019.
National Newborn Screening Status Report (2014): http://genes-r-us.uthscsa.edu/sites/genes-r-us/files/nbsdisorders.pdf. Accessed June 29, 2019.

Imunizações

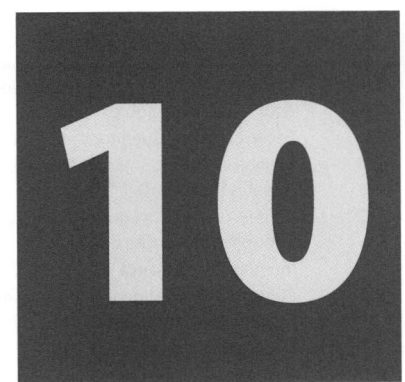

Matthew F. Daley, MD
Sean T. O'Leary, MD, MPH
Ann-Christine Nyquist, MD, MSPH
Jessica R. Cataldi, MD, MSCS
Joshua T. B. Williams, MD

INTRODUÇÃO

A imunização é amplamente reconhecida como uma das maiores conquistas da saúde pública nos tempos modernos. Em grande parte por causa da imunização, as incidências anuais de difteria, paralisia por poliomielite, sarampo, caxumba, rubéola e *Haemophilus influenzae* tipo B (Hib) nos Estados Unidos caíram mais de 99% em comparação com a incidência média anual dessas doenças no século XX. A doença pneumocócica invasiva em crianças menores de 5 anos diminuiu acentuadamente desde que a vacinação pneumocócica de rotina começou em 2000. Da mesma forma, a vacinação contra o rotavírus está associada a diminuições nas hospitalizações e visitas ao departamento de emergência por doenças diarreicas em crianças pequenas. A imunização infantil também levou, por meio da imunidade de rebanho, a reduções significativas de várias doenças infecciosas em adultos, incluindo pneumococos, rotavírus e varicela. A pandemia do coronavírus de 2019 (COVID-19) prejudicou a prestação de cuidados de saúde e esteve associada a declínios na cobertura de vacinação de rotina em bebês, crianças e adolescentes; esforços para recuperar essas perdas de cobertura são primordiais.

Todos os anos, nascem aproximadamente 3,6 milhões de crianças nos Estados Unidos, e a imunização bem-sucedida de cada coorte de nascimentos requer o esforço conjunto dos pais, dos profissionais de saúde, das autoridades de saúde pública e dos fabricantes de vacinas. As percepções públicas sobre a imunização, particularmente a imunização infantil de rotina, são geralmente positivas. No entanto, as preocupações dos pais sobre a segurança das vacinas aumentaram nos últimos anos, em parte alimentadas por especulações infundadas sobre uma associação entre várias vacinas, ou componentes de vacinas, e o autismo. As vacinas modernas têm um alto grau de segurança, os eventos adversos graves após a vacinação são raros e os benefícios da vacinação superam fortemente esses raros riscos. No entanto, os profissionais de saúde precisam estar preparados para discutir os benefícios e os riscos da vacinação com pais que estão incertos, fornecendo informações factuais de maneira clara, empática e sem julgamento.

Este capítulo começa com princípios gerais a respeito da imunização e dos calendários de vacinação recomendados a pacientes pediátricos e adolescentes, seguidos de uma discussão sobre a segurança das vacinas. Cada vacina recomendada será então discutida. As vacinas administradas apenas em circunstâncias especiais são discutidas na seção final. Várias siglas comumente usadas nesta e em outras publicações relacionadas a vacinas estão resumidas na **Tabela 10-1**.

Como o campo das imunizações está mudando rapidamente, é importante que os profissionais de saúde busquem as informações disponíveis mais atualizadas. As recomendações descritas são atuais, mas serão alteradas à medida que a tecnologia evoluir e nossa compreensão da epidemiologia das doenças evitáveis por vacina mudar. Algumas das fontes úteis para obter informações sobre imunização atualizadas regularmente são as seguintes:*

5. Centers for Disease Control and Prevention (CDC, Centros de Controle e Prevenção de Doenças). Eles mantêm um *site* com extensas informações relacionadas à vacinação, incluindo recomendações do Advisory Committee on Immunization Practices (ACIP, Comitê de Aconselhamento sobre Práticas de Imunização), calendários de vacinação, Vaccine Information Statements (VIS, Declarações de Informações sobre Vacinas) e informações detalhadas para o público e provedores. Disponível em: www.cdc.gov/vaccines.

6. Centro de Contato dos CDC. O centro de contato CDC-INFO presta serviços ao público e aos profissionais de saúde a respeito de uma variedade de questões relacionadas à saúde, incluindo imunizações. Disponível em: www.cdc.gov/cdc-info, ou pelo telefone 1-800-232-4636 (em inglês e espanhol).

7. *The Red Book: Report of the Committee on Infectious Diseases*. Publicado em intervalos de 2 a 3 anos pela American Academy of Pediatrics (AAP). Um *Red Book* revisado foi publicado em 2021. As atualizações são publicadas na revista *Pediatrics* e também podem ser acessadas no redbook.solutions.aap.org/.

8. Immunization Action Coalition (Coalizão de Ação pela Imunização). Essa organização sem fins lucrativos cria e distribui materiais para o público e para os profissionais da saúde. Todos os materiais são fornecidos gratuitamente e podem ser acessados em

---

*N. de R.T. No Brasil, os sites do Programa Nacional de Imunizações do Ministério da Saúde (pni.datasus.gov.br) e da Sociedade Brasileira de Pediatria (www.sbp.com.br) são fontes de informações atualizadas, adequadas às nossas realidades regionais.

Tabela 10-1 Abreviaturas relativas a vacinas

ACIP	Advisory Committee on Immunization Practices (Comitê de Aconselhamento sobre Práticas de Imunização)
BCG	Bacilo Calmette-Guérin: vacina contra tuberculose
BEST	Biologics Effectiveness and Safety (Eficácia e Segurança de Agentes Biológicos)
CDC	Centers for Disease Control and Prevention (Centros de Controle e Prevenção de Doenças)
IC	Intervalo de confiança
CISA	Clinical Immunization Safety Assessment (Avaliação de Segurança da Imunização Clínica)
COVID-19	Doença do coronavírus de 2019
DT	Vacina dupla contra difteria e tétano pediátrica
Td	Vacina dupla contra difteria e tétano para adultos
DTaP	Toxoides diftérico e tetânico e vacina antipertússis acelular
Tdap	Vacina contra difteria em dose reduzida, tétano e pertússis acelular para adolescentes e adultos
DTP	Vacina tríplice celular clássica contra difteria, tétano e pertússis (coqueluche)
HBIg	Imunoglobulina da hepatite B
HBsAg	Antígeno de superfície da hepatite B
HepA	Vacina contra hepatite A
HepB	Vacina contra hepatite B
Hib	Vacina contra *Haemophilus influenzae* tipo B
HIV	Vírus da imunodeficiência humana
HPV	Papilomavírus humano
HPV2	Vacina contra HPV, bivalente
HPV4	Vacina contra HPV, tetravalente
HPV9	Vacina contra HPV, nonavalente
IIV	Vacina inativada contra *influenza*
Ig	Imunoglobulina
LAIV	Vacina de vírus vivo atenuado contra *influenza*
MCV4	Vacina conjugada meningocócica
MPSV4	Vacina meningocócica polissacarídica
PCV	Vacina conjugada pneumocócica
PCV7	Vacina conjugada pneumocócica, heptavalente
PCV13	Vacina conjugada pneumocócica, 13-valente
PPSV23	Vacina pneumocócica polissacarídica, 23-valente
RV1	Vacina contra rotavírus, monovalente
RV5	Vacina contra rotavírus, pentavalente
MMR	Vacina contra sarampo, rubéola e caxumba (MMR ou VTV, vacina tríplice viral)
MMRV	Vacina contra sarampo, rubéola, caxumba e varicela
TB	Tuberculose
VAERS	Vaccine Adverse Event Reporting System (Sistema de Notificação de Eventos Adversos relacionados à Vacina)
VariZIG	Imunoglobulina para varicela-zóster
VIP	Vacina inativada (não viva) contra poliomielite
VIS	Vaccine Information Statement (Declaração de Informações sobre Vacinas)
VOP	Vacina oral (viva) contra poliomielite
VSD	Vaccine Safety Datalink (Link de Dados sobre Segurança das Vacinas)
VZV	Vírus varicela-zóster

www.vaccineinformation.org (para o público) ou www.immunize.org (para profissionais da saúde)

9. Vaccine Education Center (Centro de Educação sobre Vacinas) no Hospital Infantil da Filadélfia. Contém extenso material relacionado à imunização, inclusive em relação à segurança das vacinas e seus ingredientes. Disponível em: www.chop.edu/centers-programs/vaccine-education-center.

PADRÕES PARA PRÁTICAS DE IMUNIZAÇÃO PEDIÁTRICA

Nos Estados Unidos, cada criança requer mais de 25 doses da vacina até os 18 meses de idade para estar protegida contra 14 ou mais doenças infantis. Em 2020, as taxas de cobertura de imunização para crianças de 24 meses foram estimadas em 90% ou mais para poliovírus, sarampo-caxumba-rubéola, varicela e vacinas contra hepatite B (HepB), e permaneceram estáveis em aproximadamente 75% de cobertura para vacinas recomendadas mais recentemente, como vacinas contra rotavírus e hepatite A (HepA). Para crianças que estavam entrando no jardim de infância em 2019-2020, a cobertura média de imunização foi de 95% para toxoides diftéricos e tetânicos e coqueluche acelular; sarampo, caxumba e rubéola; e vacinas contra varicela. Os CDC recomendam as seguintes estratégias comprovadas para aumentar as taxas de cobertura vacinal: (1) avaliar e fornecer *feedback* sobre as taxas de imunização; (2) manter registros precisos da imunização; (3) recomendar a vacinação aos pais usando técnicas de comunicação baseadas em evidências e reforçar uma data para retornar para vacinação; (4) envio de mensagens de lembrete para os pais; (5) envio de mensagens de lembrete para os profissionais da saúde; (6) redução das oportunidades perdidas de vacinação; e (7) redução das barreiras à vacinação dentro da prática.

O National Childhood Vaccine Injury Act of 1986 (Ato Nacional de Danos por Vacina na Infância) exige que, para cada vacina abrangida pelo Vaccine Injury Compensation Program (VICP, Programa de Compensação por Danos por Vacina), os pais devem ser avisados sobre os riscos e os benefícios da vacinação de uma forma padronizada, utilizando formulários VIS produzidos pelos CDC. Cada vez que uma vacina coberta pelo VICP é administrada, a versão atual do VIS deve ser entregue ao paciente não menor de idade ou ao responsável legal. A documentação de vacinação requerida no prontuário médico inclui o fabricante da vacina, número de lote, data de administração e a data de validade. A versão do VIS, a data, o local e a via de administração também devem ser registrados.

As agulhas usadas para a vacinação devem ser estéreis e descartáveis para minimizar a contaminação. Uma solução de álcool 70% é apropriada para desinfetar a tampa do frasco e a pele no local da injeção. Uma emulsão tópica de 5% de lidocaína-prilocaína aplicada no local da vacinação por 30 a 60 minutos antes da injeção minimiza a dor, especialmente quando vacinas múltiplas são administradas. Um *spray* com cloreto de etilo também pode ser usado como um anestésico tópico rápido. Isso pode ser especialmente útil para crianças com muito medo de agulhas e que, sem alguma forma de anestesia, necessitariam ser contidas para serem vacinadas corretamente. Uma nova seringa e uma nova agulha devem ser usadas para cada vacina.

A obediência das recomendações do fabricante para a via e o local de administração de vacinas injetáveis é crucial para a segurança e a eficácia. Com poucas exceções (p. ex., vacina contra o rotavírus, vacina Bacillus Calmette-Guérin [BCG]), todas as vacinas são administradas por via intramuscular ou subcutânea. Todas as vacinas contendo um adjuvante devem ser administradas de forma intramuscular para evitar irritação local ou formação de granuloma. As injeções intramusculares são administradas com ângulo de 90 graus em relação à pele, usando uma agulha suficientemente longa para atingir o tecido muscular, mas não tanto a ponto de ferir nervos, vasos sanguíneos ou ossos. A coxa anterolateral é o local preferido de vacinação em recém-nascidos e crianças de até 2 anos de idade, e o músculo deltoide é o local preferido para crianças de 3 a 18 anos, embora a região anterolateral da coxa continue sendo um local aceitável. O comprimento e a localização da agulha devem ser 16 mm em recém-nascidos (coxa), 25 mm em bebês de 1 a 12 meses de idade (coxa), 25 a 38 mm em crianças de 1 a 18 anos de idade (coxa) e 16 a 25 mm em crianças de 1 a 18 anos (deltoide). As injeções subcutâneas devem ser administradas em um ângulo de 45 graus na área anterolateral da coxa (para bebês < 12 meses) ou a área externa superior do tríceps (para crianças com idade ≥ 12 meses) usando uma agulha de calibre 23 ou 25 e comprimento de 16 mm.* A aspiração na seringa antes da injeção da vacina não é recomendada. Se várias vacinas forem administradas em um único membro, elas devem ser espaçadas com uma polegada de distância.

Muitas combinações de vacinas podem ser administradas simultaneamente sem aumentar o risco de efeitos adversos ou de comprometimento da resposta imune. Dependendo da combinação de vacina utilizada, as crianças podem receber uma dose "extra" de HepB ou Hib; essas doses adicionais não são prejudiciais. Vacinas inativadas podem ser administradas simultaneamente ou em qualquer intervalo depois de outra vacina. Vacinas de vírus vivo injetáveis ou intranasais (p. ex., sarampo-caxumba-rubéola [MMR, de *measles-mumps-rubella*], varicela [VCV] ou vacina de vírus vivo atenuado contra influenza [LAIV, de *live attenuated influenza vaccine*]), se não forem administradas no mesmo dia, devem ser administradas com pelo menos 4 semanas de intervalo. Se uma imunoglobulina (Ig) ou hemoderivado for administrado, a vacinação com vírus vivo deve ser adiada de 3 a 11 meses para evitar interferência na resposta imune. O intervalo depende do produto fornecido (os detalhes podem ser encontrados em www.cdc.gov/vaccines/hcp/acip-recs/general-recs/timing.html#t-05).

Com o grande número de preparações vacinais disponíveis, a intercambialidade de vacinas é uma questão a ser considerada. Todas as marcas de vacina Hib, HepB e HepA são intercambiáveis. Para vacinas contendo antígenos acelulares de pert*ú*ssis, recomenda-se que a mesma marca seja usada, mas quando não se sabe a marca usada ou ela está indisponível, qualquer vacina com toxoide diftérico e tetânico e pertússis acelular deve ser usada para continuar a vacinação. Exceções a esta regra são as vacinas meningocócicas do sorogrupo B (MenB), que não são intercambiáveis sob nenhuma circunstância. Intervalos maiores que os recomendados não reduzem os títulos finais de anticorpos, e esquemas com atraso não obrigam ao reinício da série.

As numerosas vacinas e outros produtos imunológicos utilizados de rotina variam nas temperaturas de armazenamento exigidos. A maioria das vacinas nunca deve ser submetida a temperaturas congelantes (a tetravalente MMRV [de *measles-mumps-rubella-varicela*] e a VCV, que devem ser armazenadas congeladas, são exceções). As bulas dos produtos devem ser consultadas para obter informações detalhadas sobre as condições de armazenamento e a validade das vacinas.

As vacinas muito raramente (cerca de um caso por milhão de doses) podem causar reações agudas do tipo anafilático. Todos os aplicadores de vacinas devem ter equipamentos, medicamentos, funcionários, protocolos estabelecidos e treinamento para gerenciar emergências que podem ocorrer após a vacinação.

CDC: General best practice guidelines for immunization. Best practices guidance of the Advisory Committee on Immunization Practices (ACIP). https://www.cdc.gov/vaccines/hcp/acip-recs/general-recs/index.html.
CDC: Vaccination coverage by age 24 months among children born in 2016 and 2017—National Immunization Survey-Child, United States, 2017–2019. MMWR Morb Mortal Wkly Rep 2020; 69:1505 [PMID: 33090985].
CDC: Vaccination coverage with selected vaccines and exemption rates among children in kindergarten—United States, 2019-20 School Year. MMWR Morb Mortal Wkly Rep 2021;70:75 [PMID: 33476312].
McNeil MM et al: Risk of anaphylaxis after vaccination in children and adults. J Allergy Clin Immunol 2016;137:868 [PMID: 26452420].

IMUNIZAÇÕES ROTINEIRAS DA INFÂNCIA E DA ADOLESCÊNCIA

A cada ano, os CDC recomendam calendários de imunização para crianças e adolescentes, que são um guia importante para os prestadores de vacinação.** As vacinas nos calendários são ordenadas pela idade em que são administradas pela primeira vez. A **Tabela 10-2** é o cronograma de imunizações de rotina de 2022 para bebês, crianças e adolescentes sem restrições desde o nascimento até os 18 anos de idade. A **Tabela 10-3** é a programação de 2022 para pessoas de 4 meses a 18 anos que iniciaram a vacinação atrasada ou mais de 1 mês atrasada em relação ao calendário de imunização. Os calendários de imunização atualizados anualmente estão disponíveis em www.cdc.gov/vaccines.

As vacinas combinadas ajudam a solucionar o problema do grande número de injeções durante uma visita clínica. As vacinas combinadas atualmente disponíveis incluem MMR, MMRV e combinações de Hib, HepB, VIP (vacina inativada da poliomielite) e DTPa (toxoides diftérico e tetânico e vacina antipertússis acelular, adsorvidos), incluindo DTPa-HepB-VIP e DTPa-VIP-Hib.*** Uma vacina hexavalente recém-aprovada (DTPa-VIP-Hib-HepB) estará disponível em 2021. Vacinas separadas não devem ser combinadas em uma só seringa pelo aplicador, a menos que aprovado pela Food and Drug Administration (FDA), porque isso poderia diminuir a eficácia dos componentes da vacina.

---

*N. de R.T. O Ministério da Saúde (MS) recomenda agulhas pequenas com bisel curto para injeções subcutâneas (10×4,5; 15×5,8; 13×4,0; 13×4,5; 13×5; 13×5,5). Pra injeções intramusculares, o comprimento da agulha varia conforme a solubilidade do líquido a ser injetado (entre 20 e 40 mm), com bisel longo (5,5-9mm) (saude.gov.br).

**N. do R.T. No Brasil, o MS e a Sociedade Brasileira de Pediatria (SBP) emitem recomendações sobre o esquema vacinal.
***N. de R.T. No Brasil, o MS aplica a vacina pentavalente, que inclui HepB-Hib-DTP. A pentavalente de clínicas privadas inclui VIP-Hib-DTP.

Tabela 10-2   Calendário de imunização recomendado para crianças e adolescentes menores de 18 anos, Estados Unidos, 2022.

Estas recomendações devem ser lidas com as notas que se seguem. Para aqueles que ficam para trás ou iniciam a vacinação de forma tardia, providencie a vacinação de recuperação na primeira oportunidade, conforme indicado pelas barras verdes. Para determinar os intervalos mínimos entre as doses, consulte o cronograma de recuperação (Tabela 10-3).

Vacina	Nasci-mento	1 mês	2 meses	4 meses	6 meses	9 meses	12 meses	15 meses	18 meses	19 a 23 meses	2 a 3 anos	4 a 6 anos	7 a 10 anos	11 a 12 anos	13 a 15 anos	16 anos	17 a 18 anos
Hepatite B (HepB)	1ª dose	←— 2ª dose —→			←————————— 3ª dose —————————→												
Rotavírus (RV): RV1 (esquema 2 doses), RV5 (esquema 3 doses)			1ª dose	2ª dose	Ver notas												
Difteria, tétano, pertússis acelular (DTaP < 7 anos)			1ª dose	2ª dose	3ª dose		←———— 4ª dose ————→					5ª dose					
Haemophilus influenzae tipo B (Hib)			1ª dose	2ª dose	Ver notas		3ª dose ou 4ª dose Ver notas										
Pneumocócica conjugada (PCV13)			1ª dose	2ª dose	3ª dose		←— 4ª dose —→										
Poliovirus inativado (VIP < 18 anos)			1ª dose	2ª dose	←————————— 3ª dose —————————→							4ª dose					
Influenza (IIV4) **ou** Influenza (LAIV4)					Vacinação anual – 1 ou 2 doses						Vacinação anual 1 ou 2 doses			Vacinação anual – somente 1 dose			
														Vacinação anual – somente 1 dose			
Sarampo, rubéola, caxumba (MMR)					Ver notas		←— 1ª dose —→					2ª dose					
Varicela (VAR)							←— 1ª dose —→					2ª dose					
Hepatite A (HepA)					Ver notas		Esquema de 2 doses – ver notas										
Difteria, tétano, pertússis acelular (DTPa ≥ 7 anos)														1 dose			
Papilomavírus humano (HPV)														Ver notas			
Meningocócica (MenACWY-D ≥ 9 meses, MenACWY-CRM ≥ 2 meses, MenACWY-TT ≥ 2 anos)							Ver notas							1ª dose		2ª dose	
Meningocócica B (MenB-4C, MenB-FHbp)														Ver notas			
Vacina Pneumocócica Polissacarídica (PPSV23)														Ver notas			
Dengue (DEN4CYD; 9-16 anos)														Soropositivo apenas em áreas endêmicas (ver notas)			

Legenda:
- Intervalo de idades recomendadas para todas as crianças
- Intervalo de idades recomendadas para a vacinação de recuperação
- Intervalo de idades recomendadas para certos grupos de alto risco
- Vacinação recomendada com base na tomada de decisão clínica compartilhada
- A vacinação recomendada pode iniciar nesta faixa etária
- Não recomendado/não aplicável

Reproduzida com permissão dos Centers for Disease Control and Prevention (CDC) https://www.cdc.gov/vaccines/schedules/hcp/imz/child-adolescent.html.

IMUNIZAÇÕES

Tabela 10-3 Calendário de imunização recomendado para crianças e adolescentes que iniciam a vacinação de forma tardia ou que estão há mais de 1 mês atrasados, Estados Unidos, 2022.

A tabela abaixo fornece um calendário de recuperação e intervalos mínimos entre as doses para crianças cuja vacinação está atrasada. Um esquema de vacinação não precisa ser reiniciado, independentemente do tempo decorrido entre as doses. Use a seção apropriada para a idade da criança. Sempre use esta tabela em conjunto com a **Tabela 10-2** e as notas a seguir.

Vacina	Idade mínima para a dose 1	Intervalo mínimo entre as doses			
		Dose 1 a dose 2	Dose 2 a dose 3	Dose 3 a dose 4	Dose 4 a dose 5
Crianças de 4 meses a 6 anos					
Hepatite B	Nascimento	4 semanas	8 semanas e pelo menos 16 semanas depois da primeira dose A idade mínima para a dose final é 24 semanas		
Rotavírus	6 semanas A idade máxima para a primeira dose é 14 semanas e 6 dias	4 semanas	4 semanas Idade máxima para a dose final é 8 meses e 0 dias		
Difteria, tétano, pertússis acelular	6 semanas	4 semanas	4 semanas	6 meses	6 meses
Haemophilus influenzae tipo B	6 semanas	**Não são necessárias mais doses** Se a primeira dose foi administrada aos 15 meses de idade ou mais **4 semanas** Se a primeira dose foi administrada antes do 1º aniversário **8 semanas (como dose final)** Se a primeira dose foi administrada entre 12 e 14 meses de idade	**Não são necessárias mais doses** Se a dose prévia foi administrada aos 15 meses de idade ou mais **4 semanas** Se a idade atual é menor que 12 meses e a primeira dose foi administrada antes dos 7 meses e ao menos 1 dose prévia foi PRP-T (ActHib, Pentacel, Hiberix), Vaxelis ou desconhecida **8 semanas e idade entre 12 e 59 meses (como dose final)** Se a idade atual é menor que 12 meses e a primeira dose foi administrada dos 7 aos 11 meses; OU se a idade atual é entre 12 e 59 meses e a primeira dose foi administrada antes do 1º aniversário e a segunda dose foi administrada antes dos 15 meses OU se as duas doses foram PedvaxHIB e foram administradas antes do 1º aniversário	**8 semanas (como dose final)** Essa dose somente é necessária para crianças entre 12 e 59 meses que receberam 3 doses antes do 1º aniversário	
Pneumocócica conjugada	6 semanas	**Não são necessárias mais doses** para crianças saudáveis se a primeira dose foi administrada aos 24 meses de idade ou mais **4 semanas** Se a primeira dose foi administrada antes do 1º aniversário **8 semanas (como dose final para crianças saudáveis)** Se a primeira dose foi administrada com 1 ano de idade ou mais	**Não são necessárias mais doses** para crianças saudáveis se a dose prévia foi administrada aos 24 meses de idade ou mais **4 semanas** Se a idade atual é menor que 12 meses e dose prévia foi administrada antes dos 7 meses de idade **8 semanas (como dose final para crianças saudáveis)** Se a dose prévia foi administrada entre 7 e 11 meses de idade (esperar até pelo menos 12 meses de idade) OU Se a idade atual é 12 meses ou mais e pelo menos 1 dose foi administrada antes dos 12 meses de idade	**8 semanas (como dose final)** Essa dose somente é necessária para crianças entre 12 e 59 meses que receberam 3 doses antes dos 12 meses de idade ou crianças de alto risco que receberam 3 doses com qualquer idade	
Poliovírus inativado	6 semanas	4 semanas	**4 semanas** Se a idade atual é < 4 anos **6 meses (como dose final)** Se a idade atual é ≥ 4 anos	**6 meses (idade mínima é de 4 anos para a dose final)**	
Sarampo, rubéola e caxumba	12 meses	4 semanas			
Varicela	12 meses	3 meses			
Hepatite A	12 meses	6 meses			
Meningocócica ACWY	2 meses MenACWY-CRM 9 meses MenACWY-D 2 anos MenACWY-TT	8 semanas	Ver Notas	Ver Notas	
Crianças e adolescentes de 7 a 18 anos					
Meningocócica ACWY	Não aplicável (N/A)	8 semanas			
Difteria e tétano; difteria, tétano, pertússis acelular	7 anos	4 semanas	**4 semanas** Se a primeira dose de DTPa/DT foi administrada antes do 1º aniversário **6 meses (como dose final)** Se a primeira dose de DTPa/DT foi administrada no 1º aniversário ou depois	**6 meses** Se a primeira dose de DTPa/DT foi administrada antes do 1º aniversário	
Papilomavírus Humano	9 anos	Intervalos de rotina são recomendados			
Hepatite A	N/A	6 meses			
Hepatite B	N/A	4 semanas	8 semanas e pelo menos 16 semanas após a primeira dose		
Poliovírus inativado	N/A	4 semanas	**6 meses** Uma quarta dose não é necessária se a terceira dose foi administrada aos 4 anos ou mais e pelo menos 6 meses depois da dose anterior	Uma quarta dose de VIP é indicada se todas as doses anteriores foram administradas antes dos 4 anos de idade ou se a terceira dose foi administrada menos de 6 meses após a segunda dose.	
Sarampo, rubéola e caxumba	N/A	4 semanas			
Varicela	N/A	**3 meses** Se menor que 13 anos de idade **4 semanas** Se 13 anos ou mais			
Dengue	9 anos	6 meses	6 meses		

Para recomendações de vacinação para pessoas de 19 anos de idade ou mais, consulte o Calendário de Imunização Recomendado para Adultos, 2022.

Informação adicional

Vacinação contra o COVID-19

As vacinas contra a COVID-19 são recomendadas para uso no âmbito da Autorização de Uso de Emergência ou Aplicação de Licença Biológica para determinada vacina. Recomendações do ACIP para o uso de vacinas COVID-19 podem ser encontradas em www.cdc.gov/vaccines/hcp/acip-recs/vacc-specific/covid-19.html.

Considerações clínicas provisórias dos CDC para o uso das vacinas contra a COVID-19 podem ser encontradas em www.cdc.gov/vaccines/covid-19/clinical-considerations/covid-19-vaccines-us.html.

- Consulte as declarações relevantes do ACIP para recomendações detalhadas em www.cdc.gov/vaccines/hcp/acip-recs/index.html.
- Para calcular os intervalos entre as doses, 4 semanas = 28 dias. Intervalos ≥ 4 meses são determinados pelos meses do calendário.
- Dentro de um intervalo de números (p. ex., 12-18), um hífen (-) deve ser lido como "até".
- Doses de vacina administradas ≤ 4 dias antes da idade ou intervalo mínimos são consideradas válidas. Doses de qualquer vacina administrada ≥ 5 dias antes da idade ou intervalo mínimo não devem ser contadas como válidas e devem ser repetidas conforme a idade apropriada. **A dose repetida deve ser espaçada pelo intervalo mínimo recomendado após a dose inválida.** Para obter mais detalhes, consulte a **Tabela 3-1**, intitulada "Recommended and minimum ages and intervals between vaccine doses", no General Best Practice Guidelines for Immunization em www.cdc.gov/vaccines/hcp/acip-recs/general-recs/timing.html.
- Informações sobre os requisitos e recomendações de vacinação para viagens estão disponíveis em www.cdc.gov/travel/.
- Para a vacinação de pessoas com imunodeficiências, consulte a **Tabela 8-1**, intitulada "Vaccination of persons with primary and secondary immunodeficiencies", no General Best Practice Guidelines for Immunization em www.cdc.gov/vaccines/hcp/acip-recs/general-recs/immunocompetence.html, e o Immunization in Special Clinical Circumstances (In: Kimberlin DW, Brady MT, Jackson MA, Long SS, eds. Red Book: 2018 Report of the Committee on Infectious Diseases. 31st ed. Itasca, IL: American Academy of Pediatrics; 2018:67-111).
- Para obter informações sobre a vacinação no contexto de um surto de doença evitável por vacina, entre em contato com o seu departamento de saúde estadual ou local.
- O National Vaccine Injury Compensation Program (VICP, Programa de Compensação por Danos por Vacina) é uma alternativa sem falhas ao sistema legal tradicional para resolver reivindicações de danos causados por vacinas. Todas as vacinas de rotina de crianças e adolescentes são cobertas pelo VICP, exceto para vacina pneumocócica polissacarídica (PPSV23). Para obter mais informações, consulte www.hrsa.gov/vaccinecompensation/index.html.

Vacinação contra a dengue (idade mínima: 9 anos)

Vacinação de rotina

- Idade de 9 a 16 anos morando em áreas endêmicas de dengue **E** com confirmação laboratorial de infecção prévia por dengue. Um esquema de 3 doses com administrações aos 0, 6 e 12 meses.
- As áreas endêmicas incluem Porto Rico, Samoa Americana, Ilhas Virgens Americanas, Estados Federados da Micronésia, República das Ilhas Marshall e República do Palau.* Para orientações atualizadas sobre áreas de dengue endêmica e exames laboratoriais pré-vacinação, consulte www.cdc.gov/mmwr/volumes/70/rr/rr7006a1.htm?s_cid=rr7006a1_w e www.cdc.gov/dengue/vaccine/hcp/index.html.

*N. de R.T. No Brasil, a Sociedade Brasileira de Imunizações (SBIm) recomenda a vacinação de rotina de crianças e adolescentes soropositivos para dengue a partir de 6 anos de idade.

Vacinação contra difteria, tétano, pertússis acelular (DTaP) (idade mínima 6 semanas; 4 anos para Kinrix ou Quadracel)

Vacinação de rotina

- Esquema de 5 doses aos 2, 4, 6, 15 a 18 meses, 4 a 6 anos.
- Prospectivamente: a dose 4 pode ser administrada tão cedo quanto 12 meses de idade se pelo menos 6 meses se passaram desde a dose 3.
- Retrospectivamente: uma 4ª dose que foi inadvertidamente administrada aos 12 meses de idade pode ser contada se pelo menos 4 meses se passaram desde a dose 3.

Vacinação de recuperação

- A dose 5 não é necessária se a dose 4 foi administrada aos 4 anos de idade ou mais e pelo menos 6 meses após dose 3
- Para outras orientações de recuperação, consulte a **Tabela 10-3**.

Situações especiais

- Tratamento de feridas em crianças com menos de 7 anos com história de 3 ou mais doses de vacina contendo toxoide tetânico: para todas as feridas, exceto as feridas limpas e leves, administrar DTaP se mais de 5 anos desde a última dose da vacina contendo toxoide tetânico. Para informações detalhadas, consulte www.cdc.gov/mmwr/volumes/67/rr/rr6702a1.htm.

Vacinação contra Haemophilus influenzae tipo B (idade mínima: 6 semanas)

Vacinação de rotina

- ActHIB, Hiberix, Pentacel ou Vaxelis: esquema de 4 doses (esquema primário de 3 doses aos 2, 4 e 6 meses de idade, seguida por uma dose de reforço* dos 12 aos 15 meses de idade).

*A Vaxelis não é recomendada para uso como dose de reforço. Uma vacina diferente contendo Hib deve ser utilizada para a dose de reforço.

- PedvaxHIB: esquema de 3 doses (esquema primário de 2 doses aos 2 e 4 meses de idade, seguido de uma dose de reforço na idade 12-15 meses).

Vacinação de recuperação

- Dose 1 dos 7 aos 11 meses de idade: administrar a dose 2 pelo menos 4 semanas depois e a dose 3 (dose final) dos 12 aos 15 meses ou 8 semanas após a dose 2 (o que ocorrer mais tarde).
- Dose 1 dos 12 aos 14 meses de idade: administrar a dose 2 (dose final) pelo menos 8 semanas após a dose 1.
- Dose 1 antes dos 12 meses de idade e dose 2 antes dos 15 meses de idade: administrar a dose 3 (dose final) pelo menos 8 semanas após a dose 2.
- 2 doses de PedvaxHIB® antes dos 12 meses de idade: administrar a dose 3 (dose final) dos 12 aos 59 meses e pelo menos 8 semanas após a dose 2.
- Dose 1 administrada aos 15 meses de idade ou mais: não são necessárias mais doses.
- Não vacinados dos 15 aos 59 meses de idade: administrar 1 dose.
- Crianças de 60 meses ou mais não vacinadas anteriormente e que não são consideradas de alto risco: não exige vacinação de recuperação.

Para outras orientações de recuperação, consulte a **Tabela 10-2**. A Vaxelis pode ser usada para vacinação de recuperação em crianças de menos de 5 anos de idade. Siga o calendário de recuperação mesmo se a Vaxelis for utilizada para uma ou mais doses. Para informações detalhadas sobre uso de Vaxelis® consulte www.cdc.gov/mmwr/volumes/69/wr/mm6905a5.htm.

IMUNIZAÇÕES

Situações especiais
- Quimioterapia ou radioterapia

12 a 59 meses de idade
- Não vacinado ou apenas 1 dose antes dos 12 meses de idade: 2 doses, com 8 semanas de intervalo.
- 2 ou mais doses antes dos 12 meses de idade: 1 dose pelo menos 8 semanas após a dose anterior.

Doses administradas dentro de 14 dias após o início da terapia ou durante a terapia devem ser repetidas pelo menos 3 meses após a conclusão da terapia.

- Transplante de células-tronco hematopoiéticas (TCTH):
  - Esquema de 3 doses com 4 semanas de intervalo, começando 6 a 12 meses após o transplante bem-sucedido, independentemente do histórico de vacinação contra Hib.
- Asplenia anatômica ou funcional (incluindo anemia falciforme):

12 a 59 meses de idade
- Não vacinado ou apenas 1 dose antes dos 12 meses de idade: 2 doses, com 8 semanas de intervalo.
- 2 ou mais doses antes dos 12 meses de idade: 1 dose pelo menos 8 semanas após a dose anterior.

Pessoas não vacinadas entre 5 anos ou mais*
- 1 dose.
- Esplenectomia eletiva

Pessoas não vacinadas* com 15 meses ou mais
- 1 dose (de preferência pelo menos 14 dias antes do procedimento).
- Infecção por HIV

12 a 59 meses de idade
- Não vacinado ou apenas 1 dose antes dos 12 meses de idade: 2 doses, com 8 semanas de intervalo.
- 2 ou mais doses antes dos 12 meses de idade: 1 dose pelo menos 8 semanas após a dose anterior.

Pessoas não vacinadas entre 5 e 18 anos*
- 1 dose.
- Deficiência de imunoglobulina, deficiência de componentes do sistema do complemento:

12 a 59 meses de idade
- Não vacinado ou apenas 1 dose antes dos 12 meses de idade: 2 doses, com 8 semanas de intervalo.
- 2 ou mais doses antes dos 12 meses de idade: 1 dose pelo menos 8 semanas após a dose anterior.

*Não vacinado = menos do que o esquema de rotina (até 14 meses de idade) OU sem doses (idade de 15 meses ou mais).

Vacinação contra Hepatite A (idade mínima: 12 meses para vacinação de rotina)

Vacinação de rotina
- Esquema de 2 doses (intervalo mínimo: 6 meses) na idade de 12 a 23 meses.

Vacinação de recuperação
- Pessoas não vacinadas até 18 anos de idade devem completar um esquema de 2 doses (intervalo mínimo: 6 meses).
- Pessoas que receberam anteriormente 1 dose com 12 meses ou mais devem receber a dose 2 pelo menos 6 meses após a dose 1.
- Adolescentes com 18 anos ou mais podem receber a vacina combinada HepA e HepB, Twinrix, como esquema de 3 doses (0, 1 e 6 meses) ou esquema de 4 doses (3 doses aos 0, 7 e 21-30 dias, seguidas de uma dose de reforço aos 12 meses).

Viagem internacional
- Pessoas que viajam ou trabalham em países com hepatite A endêmica intermediária ou alta (www.cdc.gov/travel/):
- Lactentes de 6 a 11 meses de idade: 1 dose antes da partida; revacinar com 2 doses, separadas por pelo menos 6 meses, entre 12 e 23 meses de idade.
- Não vacinada com 12 meses de idade ou mais: administrar dose 1 assim que a viagem for considerada.

Vacinação contra Hepatite B (idade mínima: nascimento)

- Dose do nascimento (apenas vacina contra Hepatite B monovalente)
- A mãe é HBsAg negativa:
- Todos os bebês clinicamente estáveis pesando ≥ 2.000 gramas: 1 dose dentro de 24 horas após o nascimento.
- Crianças < 2.000 gramas: administrar 1 dose com 1 mês de idade cronológica ou na alta hospitalar (o que for mais cedo, e mesmo se o peso ainda for < 2000 gramas).
- A mãe é HBsAg positiva:
- Administrar a vacina HepB e imunoglobulina (HBIG) (em membros separados) dentro de 12 horas do nascimento, independentemente do peso ao nascer. Para bebês pesando < 2.000 gramas, administrar 3 doses adicionais de vacina (total de 4 doses) a partir de 1 mês de idade.
- Teste para HBsAg e anti-HBs aos 9 a 12 meses de idade. Se o esquema da HepB estiver atrasado, teste 1 a 2 meses após a dose final.
- O status de HBsAg da mãe é desconhecido:
- Administrar a vacina HepB dentro de 12 horas após o nascimento, independentemente do peso ao nascer.
- Para lactentes < 2.000 gramas, administrar HBIG em adição à vacina HepB (em membros separados) dentro de 12 horas após nascimento. Administrar 3 doses adicionais de vacina (total de 4 doses) a partir de 1 mês de idade.
- Determinar o status de HBsAg da mãe o mais rápido possível. Se a mãe for HBsAg positiva, administrar HBIG aos bebês ≥ 2.000 gramas o mais rápido possível, mas não depois de 7 dias de idade.

Esquema de rotina
- Esquema de 3 doses nas idades 0, 1 a 2, e 6 a 18 meses (usar vacina HepB monovalente para doses administradas antes de 6 semanas de idade).*
- *N. do R.T. No Brasil, os lactentes recebem HepB ao nascer e com as demais vacinas do esquema pentavalente aos 2, 4 e 6 meses, totalizando, então, 4 doses.
- Bebês que não receberam uma dose ao nascimento devem começar o esquema assim que possível (ver **Tabela 10-3**).
- A administração de 4 doses é permitida quando uma vacina combinada contendo HepB é usada após o nascimento.
- Idade mínima para a dose final (3ª ou 4ª): 24 semanas
- Intervalos mínimos: dose 1 a dose 2, 4 semanas / dose 2 até a dose 3, 8 semanas / dose 1 até a dose 3, 16 semanas (quando 4 doses são administradas, substitua "dose 3" por "dose 4" nestes cálculos).

Vacinação de recuperação
- Pessoas não vacinadas devem completar um esquema de 3 doses aos meses 0, 1 a 2, e 6.
- Adolescentes de 11 a 15 anos podem usar um esquema de 2 doses alternativo com pelo menos 4 meses entre as doses (formulação adulta Recombivax HB apenas).
- Adolescentes com 18 anos ou mais podem receber um esquema de 2 doses de HepB (Heplisav-B®) com pelo menos 4 semanas de intervalo.
- Adolescentes com 18 anos ou mais podem receber uma vacina combinada HepA e HepB, a Twinrix, como esquema de 3 doses (0, 1 e 6 meses) ou um esquema de 4 doses (3 doses aos 0, 7 e 21 a 30 dias, seguidas de uma dose de reforço aos 12 meses).
- Para obter outras orientações de recuperação, consulte a **Tabela 10-3**.

Situações especiais
- A revacinação geralmente não é recomendada para pessoas com um estado imunológico normal que foram vacinadas quando bebês, crianças, adolescentes ou adultos.
- O teste de sorologia pós-vacinação e revacinação (se anti-HBs < 10 mIU/mL) é recomendado para determinadas populações, incluindo:
  - Crianças nascidas de mães HBsAg-positivas.
  - Pacientes em hemodiálise.

- Outras pessoas imunocomprometidas.
- Para recomendações de vacinação detalhadas, ver www.cdc.gov/vaccines/hcp/acip-recs/vacc-specific/hepb.html.

Vacinação contra o papilomavírus humano (idade mínima: 9 anos)

Vacinação de rotina e de recuperação

- A vacinação contra o HPV é recomendada rotineiramente aos 11 a 12 anos de idade (pode começar aos 9 anos), e a recuperação da vacinação contra o HPV é recomendada para todas as pessoas até a idade de 18 anos se não vacinadas adequadamente.
- Esquema de 2 ou 3 doses, dependendo da idade no início da vacinação:
  - Idade de 9 a 14 anos na vacinação inicial: esquema de 2 doses aos meses 0 e 6 a 12 (intervalo mínimo: 5 meses; repetir dose se administrada muito cedo).
  - Idade igual ou superior a 15 anos na vacinação inicial: esquema de 3 doses aos meses 0, 1 a 2, e 6 (intervalos mínimos: dose 1 a dose 2, 4 semanas / dose 2 a dose 3, 12 semanas / dose 1 a dose 3, 5 meses; repetir a dose se administrada cedo demais).
- Esquemas interrompidos: se o esquema de vacinação for interrompido, ele não precisa ser reiniciado.
- Nenhuma dose adicional é recomendada se qualquer esquema de vacinas contra o HPV foi concluído usando os intervalos de dosagem recomendados.

Situações especiais

- Condições imunocomprometidas, incluindo infecção por HIV: esquema de 3 doses, mesmo para quem inicia a vacinação dos 9 aos 14 anos.
- Histórico de abuso ou agressão sexual: início aos 9 anos de idade.
- Gravidez: não é necessário um teste de gravidez antes da vacinação; a vacinação contra o HPV não é recomendada até depois da gravidez; nenhuma intervenção é necessária se vacinada enquanto grávida.

Vacinação contra influenza (idade mínima: 6 meses [IIV], 2 anos [LAIV4], 18 anos [vacina recombinante contra influenza, RIV4])*

*N. do R.T. No Brasil, as campanhas de vacinação e o MS oferecem a vacina inativada para influenza.

Vacinação de rotina

- Usar qualquer vacina contra influenza apropriada para a idade e o estado de saúde anualmente:
  - 2 doses, separadas por pelo menos 4 semanas, para crianças de 6 meses a 8 anos de idade que receberam menos de 2 doses de vacina contra influenza antes de 1 de julho de 2021, ou cujo histórico de vacinação contra influenza é desconhecido (administrar a dose 2 mesmo que a criança faça 9 anos entre o recebimento da dose 1 e da dose 2).
  - 1 dose para crianças de 6 meses a 8 anos que tenham recebido pelo menos 2 doses de vacina contra influenza antes de 1 de julho de 2021.
  - 1 dose para todas as pessoas com 9 anos ou mais.
- Para a temporada 2021-2022, consulte www.cdc.gov/mmwr/volumes/70/rr/rr7005a1.htm.
- Para a temporada 2022–23, consulte as recomendações da vacina contra influenza do ACIP 2022-23.

Situações especiais

- Alergia ao ovo, apenas urticária: qualquer vacina contra influenza aprovada adequada para idade e estado de saúde anualmente.
- Alergia ao ovo com sintomas diferentes de urticária (p. ex., angioedema, desconforto respiratório) ou epinefrina necessária ou outra intervenção médica de emergência: consulte o Apêndice listando contraindicações e precauções.
- Reação alérgica grave (p. ex., anafilaxia) a um componente da vacina ou a uma dose anterior de qualquer vacina contra influenza: consulte o Apêndice listando contraindicações e precauções.

Vacinação contra sarampo, rubéola e caxumba (idade mínima: 12 meses para vacinação de rotina)*

*N. de R.T. No Brasil, a segunda dose é dada aos 15 meses, junto com uma dose da vacina para varicela.

Vacinação de rotina

- Esquema de 2 doses com 12 a 15 meses de idade e com 4 a 6 anos.
- MMR ou MMRV podem ser administradas.

Nota: para a dose 1 em crianças de 12 a 47 meses, recomenda-se administrar vacinas MMR e varicela separadamente. O MMRV pode ser usado se os pais ou cuidadores expressarem uma preferência.

Vacinação de recuperação

- Crianças e adolescentes não vacinados: esquema de 2 doses com pelo menos 4 semanas de intervalo.
- A idade máxima para uso da MMRV é de 12 anos.
- Intervalo mínimo entre as doses de MMRV: 3 meses.

Situações especiais

Viagem internacional

- Lactentes de 6 a 11 meses: 1 dose antes da partida; revacinar com 1 esquema de 2 doses aos 12 a 15 meses de idade (12 meses para crianças em áreas de alto risco) e administrar a dose 2 4 semanas depois.
- Crianças não vacinadas com idade igual ou superior a 12 meses: esquema de 2 doses com pelo menos 4 semanas de intervalo antes da partida.

Vacinação contra os sorogrupos meningocócicos A, C, W, Y (idade mínima: 2 meses [MenACWY-CRM, Menveo], 9 meses [MenACWY-D, Menactra], 2 anos [MenACWY-TT, MenQuadfi])*

*N. de R.T. No Brasil, os lactentes recebem vacina contra o sorotipo C aos 3, 5 e 12 meses. A SBP recomenda a vacina quadrivalente sempre que possível, pelo maior espectro de proteção.

Vacinação de rotina

- Esquema de 2 doses aos 11 a 12 anos de idade; 16 anos.

Vacinação de recuperação

- Idade 13 a 15 anos: 1 dose agora e reforço na idade dos 16 a 18 anos (intervalo mínimo: 8 semanas).
- Idade 16 a 18 anos: 1 dose.

Situações especiais

Asplenia anatômica ou funcional (incluindo anemia falciforme), infecção por HIV, deficiência persistente de componentes do sistema do complemento, uso de inibidores do complemento (p. ex., eculizumabe, ravulizumabe):

Menveo
- Dose 1 aos 2 meses de idade: esquema de 4 doses (3 doses adicionais aos 4, 6 e 12 meses de idade).
- Dose 1 na idade de 3 a 6 meses: esquema de 3 ou 4 doses (dose 2 [e dose 3, se aplicável] pelo menos 8 semanas após a dose anterior até que uma dose seja recebida aos 7 meses de idade ou mais, seguido de uma dose adicional pelo menos 12 semanas mais tarde e após os 12 meses de idade).
- Dose 1 aos 7 a 23 meses de idade: esquema de 2 doses (dose 2 pelo menos 12 semanas após a dose 1 e após os 12 meses de idade).
- Dose 1 aos 24 meses de idade ou mais: esquema de 2 doses com intervalo de pelo menos 8 semanas.

Menactra
- Deficiência persistente de componentes do complemento ou uso de inibidores do complemento:
  - Idade de 9 a 23 meses: esquema de 2 doses com pelo menos 12 semanas de intervalo.
  - Idade de 24 meses ou mais: esquema de 2 doses com pelo menos 8 semanas de intervalo.
- Asplenia anatômica ou funcional, doença falciforme, ou infecção pelo HIV:
  - Idade de 9 a 23 meses: não recomendada.
  - Idade de 24 meses ou mais: esquema de 2 doses com pelo menos 8 semanas de intervalo.
  - A Menactra deve ser administrada pelo menos 4 semanas após a conclusão do esquema com a PCV13.

MenQuadfi
- Dose 1 aos 24 meses de idade ou mais: esquema de 2 doses com pelo menos 8 semanas de intervalo.

IMUNIZAÇÕES

Viagem a países com hiperendemia ou epidemia de doença meningocócica, incluindo países do Cinturão Africano de meningite ou durante o Hajj (www.cdc.gov/travel/):

- Crianças com menos de 24 meses de idade:
  – Menveo (2 a 23 meses de idade):
    - Dose 1 aos 2 meses de idade: esquema de 4 doses (3 doses adicionais aos 4, 6 e 12 meses de idade).
    - Dose 1 aos 3 a 6 meses de idade: esquema de 3 ou 4 doses (dose 2 [e dose 3 se aplicável] pelo menos 8 semanas após a dose anterior até que uma dose seja recebida aos 7 meses de idade ou mais, seguido de uma dose adicional pelo menos 12 semanas depois e após aos 12 meses de idade).
    - Dose 1 dos 7 aos 23 meses de idade: esquema de 2 doses (dose 2 pelo menos 12 semanas após a dose 1 e após os 12 meses de idade).
  – Menactra (9-23 meses de idade)
    - Esquema de 2 doses (dose 2 pelo menos 12 semanas após a dose 1; a dose 2 pode ser administrada a partir de 8 semanas após a dose 1 em viajantes).
  - Crianças de 2 anos ou mais: 1 dose de Menveo, Menactra ou MenQuadfi.

Estudantes universitários do primeiro ano que moram em residências estudantis (se não previamente vacinados aos 16 anos de idade ou mais) ou recrutas militares:
- 1 dose de Menveo, Menactra ou MenQuadfi

Vacinação adolescente de crianças que receberam MenACWY antes dos 10 anos de idade:
- Crianças para as quais os reforços são recomendados devido a um risco aumentado contínuo de doença meningocócica (p. ex., aqueles com deficiência de complemento, HIV ou asplenia): seguir o esquema de reforço para pessoas com risco aumentado.
- Crianças para as quais reforços não são recomendados (p. ex., uma criança saudável que recebeu uma dose única para viajar para um país onde a doença meningocócica é endêmica): administrar MenACWY de acordo com as recomendações do esquema recomendado para adolescentes com dose 1 na idade 11 a 12 anos e dose 2 aos 16 anos.

Nota: a Menactra deve ser administrada antes ou ao mesmo tempo que a DTaP. As vacinas MenACWY podem ser administradas simultaneamente com MenB se indicado, mas em um sítio anatômico diferente, se possível.

Para recomendações de vacinação de reforço MenACWY para grupos listados em "Situações especiais" e em um cenário de surto e para informações adicionais sobre vacinação meningocócica, consulte www.cdc.gov/mmwr/volumes/69/rr/rr6909a1.htm.

Vacinação contra o sorogrupo meningocócico tipo B (idade mínima: 10 anos [MenB-4C, Bexsero®; MenB-FHbp, Trumenba])*

*N. de R.T. A SBP recomenda a vacina MenB-4C sempre que possível. A vacina MenB-FHbp está licenciada para adolescentes e adultos entre 10 e 25 anos de idade.

Tomada de decisão clínica compartilhada

- Adolescentes de 16 a 23 anos sem risco aumentado (idade preferencial de 16 a 18 anos) com base em tomada de decisão clínica compartilhada:
  – Bexsero: esquema de 2 doses com pelo menos 1 mês de intervalo.
  – Trumenba: esquema de 2 doses com intervalo mínimo de 6 meses; se a dose 2 for administrada antes dos 6 meses, administrar uma 3ª dose pelo menos 4 meses após a dose 2.

Situações especiais

Asplenia anatômica ou funcional (incluindo anemia falciforme), deficiência persistente dos componentes do complemento, uso de inibidores do complemento (p. ex., eculizumabe, ravulizumabe):
- Bexsero: esquema de 2 doses com pelo menos 1 mês de intervalo.
- Trumenba: esquema de 3 doses aos meses 0, 1 a 2, e 6.

Nota: Bexsero® e Trumenba® não são intercambiáveis; o mesmo produto deve ser usado para todas as doses dentro de um esquema.

Para recomendações de dose de reforço da MenB para grupos listados em "Situações especiais", em um cenário de surto e o informações adicionais sobre vacinação meningocócica, ver www.cdc.gov/mmwr/volumes/69/rr/rr6909a1.htm.

Vacinação pneumocócica (idade mínima: 6 semanas [PCV13], 2 anos [PPSV23])

Vacinação de rotina com PCV13*
- Esquema de 4 doses aos 2, 4, 6, e 12 a 15 meses de idade

*N. de R.T. No Brasil, o MS aplica vacina PCV 10 valente, no esquema de duas doses, administradas aos 2 e 4 meses, seguidas de um reforço aos 12 meses. A SBP recomenda, sempre que possível, a vacinação com PCV13, pelo seu maior espectro de proteção.

Vacinação de recuperação com PCV13.

- 1 dose para crianças saudáveis de 24 a 59 meses com qualquer esquema de PCV13 incompleto*.
- Para obter outras orientações de recuperação, consulte a **Tabela 10-3**.

Situações especiais

Condições subjacentes abaixo: quando PCV13 e PPSV23 são indicadas, administre primeiro PCV13. A PCV13 e a PPSV23 não devem ser administradas na mesma consulta.

Doença cardíaca crônica (particularmente cardiopatia cianótica congênita e insuficiência cardíaca); doença pulmonar crônica (incluindo asma tratada com altas doses de corticosteroides orais); diabetes melito:

Idade 2 a 5 anos
- Qualquer esquema incompleto* com:
  – 3 doses de PCV13: 1 dose de PCV13 (pelo menos 8 semanas após qualquer dose anterior de PCV13).
  – Menos de 3 doses de PCV13: 2 doses de PCV13 (8 semanas após a dose mais recente e administrada com 8 semanas de intervalo).
- Sem história de PPSV23: 1 dose de PPSV23 (pelo menos 8 semanas após completar todas as doses recomendadas de PCV13).

Idade 6 a 18 anos
- Sem história de PPSV23: 1 dose de PPSV23 (pelo menos 8 semanas após completar todas as doses recomendadas de PCV13).

Vazamento de líquido cefalorraquidiano, implante coclear:

Idade 2 a 5 anos
- Qualquer esquema incompleto* com:
  – 3 doses de PCV13: 1 dose de PCV13 (pelo menos 8 semanas após qualquer dose anterior de PCV13).
  – Menos de 3 doses de PCV13: 2 doses de PCV13 (8 semanas após a dose mais recente e administrada com 8 semanas de intervalo).
- Sem história de PPSV23: 1 dose de PPSV23 (pelo menos 8 semanas após qualquer dose anterior de PCV13).

Idade 6 a 18 anos
- Sem história de PCV13 ou PPSV23: 1 dose de PCV13, 1 dose de PPSV23 pelo menos 8 semanas depois.
- Qualquer PCV13, mas não PPSV23: 1 dose de PPSV23 pelo menos 8 semanas após a dose mais recente de PCV13.
- PPSV23, mas sem PCV13: 1 dose de PCV13 pelo menos 8 semanas após a dose mais recente de PPSV23.

Doença falciforme e outras hemoglobinopatias; asplenia anatômica ou funcional; imunodeficiência adquirida ou congênita; infecção por HIV; insuficiência renal crônica; síndrome nefrótica; neoplasias malignas, leucemias, linfomas, doença de Hodgkin e outras doenças associadas ao tratamento com drogas imunossupressoras ou radioterapia; transplante de órgãos sólidos; mieloma múltiplo:

Idade 2 a 5 anos
- Qualquer esquema incompleto* com:
  – 3 doses de PCV13: 1 dose de PCV13 (pelo menos 8 semanas após qualquer dose anterior de PCV13).
  – Menos de 3 doses de PCV13: 2 doses de PCV13 (8 semanas após a dose mais recente e administrada com 8 semanas de intervalo).

- Sem história de PPSV23: 1 dose de PPSV23 (pelo menos 8 semanas após qualquer dose anterior de PCV13) e uma dose 2 de PPSV23 5 anos depois.

Idade 6 a 18 anos

- Sem história de PCV13 ou PPSV23: 1 dose de PCV13, 2 doses PPSV23 (dose 1 de PPSV23 administrada 8 semanas após PCV13 e dose 2 de PPSV23 administrada pelo menos 5 anos após a dose 1 de PPSV23).
- Qualquer PCV13, mas não PPSV23: 2 doses de PPSV23 (dose 1 de PPSV23 administrada 8 semanas após a última dose de PCV13 e dose 2 de PPSV23 administrada pelo menos 5 anos após a dose 1 de PPSV23).
- PPSV23, mas sem PCV13: 1 dose de PCV13 pelo menos 8 semanas após a dose mais recente de PPSV23 e uma dose 2 de PPSV23 administrada 5 anos após a dose 1 de PPSV23 e pelo menos 8 semanas após uma dose de PCV13,

Doença hepática crônica, alcoolismo:

Idade 6 a 18 anos

- Sem história de PPSV23: 1 dose de PPSV23 (pelo menos 8 semanas após qualquer dose anterior de PCV13).

*Esquema incompleto = não ter recebido todas as doses do esquema recomendado ou um esquema de recuperação das doses na idade adequada. Consulte as Tabelas 8, 9 e 11 nas recomendações de vacina pneumocócica do ACIP (www.cdc.gov/mmwr/pdf/rr/rr5911.pdf) para ver os detalhes completos do calendário.

Vacinação contra poliovírus (idade mínima: 6 semanas)

Vacinação de rotina

- Esquema de 4 doses aos 2, 4, 6 a 18 meses, 4 a 6 anos; administrar a dose final a partir dos 4 anos de idade e pelo menos 6 meses após a dose anterior.
- Pode-se administrar 4 ou mais doses de VIP antes dos 4 anos de idade quando uma vacina combinada contendo VIP é utilizada. No entanto, uma dose ainda é recomendada durante ou após os 4 anos de idade e pelo menos 6 meses após a dose anterior.

Vacinação de recuperação

- Nos primeiros 6 meses de vida, utilize idades e intervalos mínimos apenas para viajar para uma região endêmica de poliomielite ou durante um surto.
- A VIP não é recomendada rotineiramente para residentes dos EUA com 18 anos de idade ou mais.

Esquema contendo vacina oral contra poliomielite (VOP), esquema VOP-VIP ou somente VOP:

- O número total de doses necessárias para completar o esquema é o mesmo que o recomendado para o esquema VIP dos EUA. Ver www.cdc.gov/mmwr/volumes/66/wr/mm6601a6.htm?s_%20cid=mm6601a6_w.
- Apenas a VOP trivalente (VOPt) está de acordo com os requisitos da vacinação nos EUA.
  - Doses de VOP administradas antes de 1 de abril de 2016 devem ser contadas (a menos que esteja anotado que tenha sido especificamente realizada durante uma campanha).
  - Doses de VOP administradas a partir de 1 de abril de 2016 não devem ser contadas.
- Para orientação sobre como avaliar as doses documentadas como "VOP", ver www.cdc.gov/mmwr/volumes/66/wr/mm6606a7.htm?s_cid=mm6606a7_w.
- Para outras orientações de recuperação, ver Tabela 2.

Vacinação contra rotavírus (idade mínima: 6 semanas)

Vacinação de rotina

- Rotarix: esquema de 2 doses aos 2 e 4 meses de idade.
- RotaTeq: esquema de 3 doses aos 2, 4 e 6 meses de idade.
- Se alguma dose do esquema for RotaTeq ou desconhecida, realizar o esquema de 3 doses.

Vacinação de recuperação

- Não iniciar o esquema a partir de 15 semanas e 0 dias.
- A idade máxima para a dose final é de 8 meses e 0 dias.
- Para obter outras orientações de recuperação, ver **Tabela 10-3**.

Vacinação contra difteria, tétano e pertússis (Tdap) (idade mínima: 11 anos para vacinação de rotina, 7 anos para vacinação de recuperação)

Vacinação de rotina

- Adolescentes de 11 a 12 anos: 1 dose de Tdap.
- Gravidez: 1 dose de Tdap durante cada gravidez, preferencialmente na primeira parte da gestação de 27 a 36 semanas.
- A Tdap pode ser administrada independentemente do intervalo desde a última vacina com toxoide tetânico e diftérico.

Vacinação de recuperação

- Adolescentes de 13 a 18 anos que não receberam Tdap: 1 dose de Tdap, depois reforço de Td ou Tdap a cada 10 anos.
- Pessoas de 7 a 18 anos não totalmente vacinadas* com DTaP: 1 dose de Tdap como parte do esquema de recuperação (preferencialmente a primeira dose); se doses adicionais forem necessárias, use Td ou Tdap.

Tdap administrada aos 7 a 10 anos de idade:

- Crianças de 7 a 9 anos que recebem Tdap devem receber a dose de rotina aos 11 a 12 anos de idade.
- Crianças de 10 anos que recebem Tdap não precisam a dose de Tdap de rotina aos 11 a 12 anos de idade.
- DTaP administrada inadvertidamente aos 7 anos de idade ou depois:
  - Crianças de 7 a 9 anos: a DTaP pode contar como parte do esquema de recuperação. Administrar dose de Tdap de rotina com 11 a 12 anos de idade.
  - Crianças de 10 a 18 anos: conte a dose de DTaP como a dose de reforço de Tdap do adolescente.
- Para obter outras orientações de recuperação, ver **Tabela 10-3**.

Situações especiais

- Tratamento de feridas em pessoas com 7 anos ou mais com história de 3 ou mais doses de vacina contendo toxoide tetânico: para feridas limpas e pequenas, administrar Tdap ou Td se mais de 10 anos desde a última dose de vacina contendo toxoide tetânico; para todas as outras feridas, administrar Tdap ou Td se mais de 5 anos se passaram desde a última dose da vacina contendo toxoide tetânico. A Tdap é preferida para pessoas com 11 anos ou mais que não receberam Tdap anteriormente ou cujo histórico de Tdap é desconhecido. Se uma vacina contendo toxoide tetânico é indicada para uma adolescente grávida, utilizar Tdap.
- Para obter informações detalhadas, ver www.cdc.gov/mmwr/volumes/69/wr/mm6903a5.htm.

*Totalmente vacinado = 5 doses válidas de DTaP OU 4 doses válidas de DTaP se a dose 4 foi administrada aos 4 anos de idade ou mais.

Vacinação contra varicela (idade mínima: 12 meses)

Vacinação de rotina

- Esquema de 2 doses na idade de 12 a 15 meses, 4 a 6 anos.
- VAR ou MMRV podem ser administrados*
- A dose 2 pode ser administrada no mínimo 3 meses após a dose 1 (uma dose administrada inadvertidamente após pelo menos 4 semanas pode ser contada como válida).

*Nota: Para a dose 1 em crianças de 12 a 47 meses, recomenda-se uma administração separada das vacinas MMR e varicela. A MMRV pode ser usada se os pais ou cuidadores expressarem uma preferência.

Vacinação de recuperação

- Garantir que pessoas de 7 a 18 anos sem evidência de imunidade (ver MMWR em www.cdc.gov/mmwr/pdf/rr/rr5604.pdf) tenham um esquema de 2 doses:
  - Idade 7 a 12 anos: intervalo de rotina de 3 meses (uma dose administrada inadvertidamente após pelo menos 4 semanas pode ser considerada válida).
  - Idade de 13 anos ou mais: intervalo de rotina de 4 a 8 semanas (intervalo mínimo: 4 semanas).
  - A idade máxima para uso do MMRV é 12 anos.

SEGURANÇA DAS VACINAS

▶ Monitoramento da segurança das vacinas

Os Estados Unidos têm um sistema sofisticado e multifacetado para monitorar a segurança das vacinas licenciadas. Cada um dos seguintes sistemas fornece contribuições distintas para monitorar a segurança da vacina: o Vaccine Adverse Event Reporting System (VAERS, Sistema de Notificação de Eventos Adversos relacionados à Vacina), o Vaccine Safety Datalink (VSD, Link de Dados sobre Segurança das Vacinas), a iniciativa Biologics Effectiveness and Safety (BEST, Eficácia e Segurança de Agentes Biológicos) e o sistema Clinical Immunization Safety Assessment (CISA, Avaliação de Segurança da Imunização Clínica). O VAERS é um sistema de vigilância passiva nacional administrado conjuntamente pela FDA e pelos CDC para receber relatórios de prestadores de cuidados de saúde e do público sobre possíveis eventos adversos relacionados à vacina. Relatos de eventos adversos possivelmente relacionados à vacinação podem ser feitos via internet (vaers.hhs.gov) ou por telefone (1-800-822-7967). Por ser um sistema de vigilância passivo, o VAERS está sujeito a limitações, incluindo subnotificação, supernotificação, notificação de eventos que são temporalmente, mas não causalmente, relacionados com a vacinação, falta de dados do denominador e falta de um grupo para comparação. O VSD e o BEST, em comparação, são sistemas de vigilância ativos com monitoramento contínuo de segurança de vacinas em populações definidas de pacientes. O VSD e o BEST podem realizar investigações oportunas de vacinas recém-licenciadas ou de preocupações emergentes em relação a segurança de vacinas. O sistema CISA é projetado para desenvolver protocolos para avaliação, diagnóstico e tratamento de eventos adversos após a imunização. Pacientes com eventos adversos raros e graves após a imunização podem ser encaminhados ao CISA para avaliação.

▶ Precauções e contraindicações da vacina

Todas as vacinas têm certas contraindicações e precauções que orientam sua administração. Uma contraindicação indica que o potencial receptor da vacina está em risco aumentado de um evento adverso grave. A vacina não deve ser administrada quando existe uma contraindicação para ela, ao passo que uma precaução indica uma circunstância que pode aumentar o risco de eventos adversos ou diminuir a eficácia da vacina. Sobre as precauções, os benefícios e riscos da vacinação devem ser cuidadosamente ponderados antes de uma decisão sobre a vacinação. As precauções são muitas vezes temporárias, e a vacinação pode recomeçar assim que a precaução deixar de se aplicar. As contraindicações e precauções estão listadas com cada vacina neste capítulo. Informações detalhadas adicionais estão disponíveis no *site* dos CDC (www.cdc.gov/vaccines), no *Red Book* da AAP e nas bulas das vacinas.*

Dudley MZ et al: The state of vaccine safety science: Systematic reviews of the evidence. Lancet Infect Dis 2020;20:e80 [PMID: 32278359].

*N. de R.T. No Brasil, o site indicado é o da Sociedade Brasileira de Pediatria (www.sbp.com.br).

Gee J et al: First month of COVID-19 vaccine safety monitoring—United States, December 14, 2020–January 13, 2021. MMWR Morb Mortal Wkly Rep 2021;70:283 [PMID: 33630816].

Gidengil C et al: Safety of vaccines used for routine immunization in the United States: an updated systematic review and meta-analysis. Vaccine 2021;39:3696 [PMID: 34049735].

VACINAÇÃO EM CIRCUNSTÂNCIAS ESPECIAIS

▶ Doenças agudas menores

Doenças agudas menores, com ou sem febre baixa, não são contraindicações à vacinação, porque não há evidência de que a vacinação sob estas condições aumente a frequência de efeitos adversos ou diminua a eficácia. Uma doença febril moderada a grave pode ser uma razão para adiar a vacinação. Exame físico de rotina e avaliação da temperatura não são necessários antes de se vacinar lactentes e crianças saudáveis.

▶ Crianças com doenças crônicas

A maioria das doenças crônicas não representa contraindicação à vacinação; na verdade, as crianças com doenças crônicas podem estar sob risco aumentado de complicações de doenças preveníveis por vacinas, como influenza e como infecções pneumocócicas. Lactentes prematuros são um bom exemplo. Eles devem ser imunizados conforme sua idade cronológica, não gestacional. As doses das vacinas não devem ser reduzidas para lactentes prematuros ou de baixo peso ao nascer. Uma exceção são as crianças com distúrbios progressivos do sistema nervoso central (SNC). A vacinação com DTPa deve ser adiada até que a condição neurológica tenha sido esclarecida e/ou esteja estável.

▶ Crianças com imunodeficiência

Crianças com imunodeficiência congênita não devem ser imunizadas com vacinas de vírus vivo (vacina oral contra a poliomielite [VOP, não disponível nos Estados Unidos], rotavírus, MMR, VCV, MMRV, febre amarela ou LAIV) ou vacina de bactérias vivas (BCG ou vacina viva contra a febre tifoide). Dependendo da natureza da imunodeficiência, outras vacinas são seguras, mas podem falhar em causar uma resposta imune. Crianças com câncer e crianças recebendo altas doses de corticosteroides ou outros agentes imunossupressores não devem ser vacinadas com vacinas de vírus ou bactérias vivas. Essa contraindicação não se aplica se a neoplasia maligna estiver em remissão e se não tenha sido administrada quimioterapia há pelo menos 90 dias. As vacinas de vírus vivos também podem ser administradas a crianças previamente saudáveis recebendo doses baixas a moderadas de corticosteroides (definidas como até 2 mg/kg/dia de prednisona ou equivalente, com um máximo de 20 mg/dia) por menos de 14 dias; a crianças recebendo corticosteroides de ação curta em dias alternados; a crianças sendo mantidas com terapia de corticosteroides fisiológica; e a crianças recebendo apenas corticosteroides tópicos, inalados ou intra-articulares.

A contraindicação de vacinas de patógenos vivos também se aplica para crianças com infecção por vírus da imunodeficiência humana (HIV, de *human immunodeficiency virus*) que estão severamente imunossuprimidas. Aquelas que recebem MMR devem ter pelo menos 15% de células CD4 e uma contagem de linfócitos CD4 equivalente à classe imunológica 2 dos CDC e ser assintomáticas do HIV. A MMR para essas crianças é recomendada aos 12 meses de idade (após 6 meses de idade durante uma epidemia); alguns especialistas sugerem adiar a vacinação MMR em crianças infectadas pelo HIV até que tenham recebido terapia antirretroviral por 3 meses. Para crianças infectadas pelo HIV, uma dose de reforço de MMR pode ser administrada no mínimo 1 mês após a dose inicial; na verdade, administrar essa dose de reforço antes dos 4 a 6 anos de idade é frequentemente encorajado. As doses administradas antes de 1 ano de idade não devem ser consideradas parte de uma série completa. A vacinação VCV também é recomendada para crianças infectadas pelo HIV com células CD4 preservadas ou recuperadas conforme listado anteriormente. A MMR e a VCV não são contraindicadas para contactantes domiciliares de imunocomprometidos. Crianças infectadas pelo HIV que foram vacinadas antes do início do tratamento do HIV devem ser novamente imunizadas para garantir uma proteção adequada. O calendário de imunização recomendado para crianças imunocomprometidas está disponível em https://www.cdc.gov/vaccines/schedules/hcp/imz/child-indications.html.

▶ Crianças alérgicas ou hipersensíveis

Reações graves de hipersensibilidade são raras após a vacinação (1,53 casos a cada 1 milhão de doses). Elas são atribuíveis, geralmente, a outro componente da vacina que não o próprio antígeno; por exemplo, a MMR, VIP e VCV contêm quantidades de microgramas de neomicina, e a VIP também contém vestígios de estreptomicina e polimixina B. As crianças com reações anafiláticas conhecidas a tais antibióticos não devem receber estas vacinas. Traços de antígenos de ovos podem estar presentes nas vacinas de influenza e febre amarela, tanto inativadas quanto vivas. As diretrizes para vacinação contra influenza em crianças com alergia a ovos mudaram recentemente. As quantidades vestigiais de proteína do ovo são geralmente consideradas abaixo do limiar necessário para induzir uma reação alérgica, e não houve aumento do risco de anafilaxia documentado em crianças com alergias graves ao ovo. Portanto, crianças com alergia grave ao ovo podem ser vacinadas para influenza sem precauções especiais além daquelas que se aplicam a qualquer outra vacina. Algumas vacinas (MMR, MMRV e VCV) contêm gelatina. Para qualquer pessoa com histórico de reação anafilática à gelatina ou a qualquer outro componente da vacina, a bula da vacina deve ser revisada, e deve ser solicitada consulta adicional, como a de um pediatra alergista. Algumas pontas e êmbolos de borracha de seringas de vacina contêm látex. Tais vacinas não devem ser administradas a indivíduos com uma história de reação anafilática grave ao látex, mas podem ser aplicadas em pessoas com alergias menos graves. O tiomersal é um composto orgânico mercurial usado como um conservante em vacinas desde a década de 1930. Embora não haja evidências de que o tiomersal tenha causado reações alérgicas graves ou autismo, todas as vacinas rotineiramente recomendadas para bebês são fabricadas sem tiomersal desde meados de 2001. Formulações sem tiomersal da vacina contra a influenza estão disponíveis, e a LAIV não contém tiomersal.

▶ Outras circunstâncias especiais

Recomendações detalhadas para lactentes prematuros de baixo peso ao nascer; transplantados pediátricos; nativos do Alaska e indígenas; crianças institucionalizadas ou em comunidades militares; ou refugiados, imigrantes recentes, ou viajantes, estão disponíveis pelos CDC em https://www.cdc.gov/vaccines e no *Red Book*.

> CDC general recommendations on immunization available at: https://www.cdc.gov/vaccines/hcp/acip-recs/general-recs/index.html. Accessed July 9, 2021.
> Kelso JM: Administering influenza vaccine to egg-allergic persons. Expert Rev Vaccines 2014;13:1049 [PMID: 24962036].

COMUNICAÇÃO COM OS PAIS SOBRE VACINAS

A maioria dos pais nos Estados Unidos opta por vacinar seus filhos. Em 2019, 1,2% das crianças pequenas não receberam vacinas. No entanto, a preocupação dos pais com as vacinas é comum, e um número crescente de pais está escolhendo adiar ou recusar a vacinação de seus filhos. Enquanto existem inúmeras razões para não vacinar, vários temas se repetem. Alguns pais acreditam que seus filhos não estão sob risco de doenças imunopreveníveis. Outros pais acreditam que certas doenças imunopreveníveis, como varicela e coqueluche, não são particularmente graves. Há também preocupações generalizadas sobre a segurança das vacinas, geralmente baseadas em desinformação. Os prestadores de cuidados de saúde têm um papel crucialmente importante na discussão com os pais sobre os riscos conhecidos e sobre os benefícios da vacinação, por serem considerados pelos pais uma fonte confiável de informações sobre as vacinas.

A AAP, os CDC e outros desenvolveram recursos para orientar os prestadores de cuidados de saúde sobre a melhor forma de se comunicar com os pais sobre as vacinas e como lidar com preocupações específicas. Uma recomendação presuntiva ("Temos três picadas para fazer hoje") é provavelmente mais eficaz do que uma abordagem participatória ("Você já pensou nas picadas que ele tem para hoje?"). Para os pais que resistem ou que têm dúvidas, alguns concordam com a vacinação após simplesmente receberem o conhecimento necessário. Para muitos, porém, simplesmente corrigir a desinformação não é suficiente, e pode aumentar a resistência à vacinação. Para esses pais, é melhor evitar discussões ou refutações. A entrevista motivacional mostrou-se promissora como uma técnica de comunicação eficaz para as vacinas da infância e da adolescência. Outras técnicas promissoras incluem evitar discussões sobre os efeitos colaterais da vacina e enfatizar a importância dela para prevenção de doenças, fazer recomendações pessoais ("Eu vacino meus próprios filhos de acordo com as recomendações do calendário"), promover normas sociais ("Quase todos os nossos pacientes estão totalmente vacinados") ou destacar as circunstâncias que aumentam o risco ("Estas doenças infecciosas estão a apenas um voo de distância").

Os pais com dúvidas podem ser direcionados para *sites* confiáveis, como os da AAP (https://healthychildren.org), dos CDC (www.cdc.gov/vaccines), da Immunization Action Coalition (www.immunize.org) e do Vaccinate Your Family (https://vaccinateyourfamily.org/).

Edwards KM et al; American Academy of Pediatrics: Committee on Infectious Diseases; the Committee on Practice and Ambulatory Medicine: Countering vaccine hesitancy. Pediatrics 2016;138 [PMID: 27573088].

https://www.cdc.gov/vaccines/hcp/conversations/index.html. Accessed July 9, 2021.

https://www.aap.org/en-us/advocacy-and-policy/aap-health-initiatives/immunizations/Pages/Communicating-with-Families.aspx. Accessed July 9, 2021.

VACINAÇÃO CONTRA HEPATITE B

O vírus da hepatite B é um vírus de DNA dupla-fita parcial, um membro da família de vírus *Hepadnaviridae* e uma das principais causas de cirrose e de carcinoma hepatocelular em todo o mundo. A infecção por hepatite B ocorre quando sangue, sêmen ou outros fluidos corporais contendo o vírus entram no corpo de uma pessoa não imune. Isso pode ocorrer através da exposição perinatal; por compartilhamento de agulha ou navalha; ou por contato com os fluidos corporais de uma pessoa infectada. Os casos relatados de hepatite B aguda diminuíram drasticamente nos Estados Unidos, em grande parte devido à vacinação. Com base em dados de vigilância, a incidência de hepatite B aguda diminuiu em pelo menos 87% desde 1985 e permaneceu estável durante 2011 a 2018. A maior redução tem ocorrido entre as crianças menores de 15 anos, cujas taxas diminuíram em 98%.

O sucesso na redução da hepatite B nos Estados Unidos é devido, em grande parte, a uma abrangente estratégia de prevenção da hepatite B iniciada em 1991. Os quatro elementos centrais desta abordagem são (1) imunização de todas as crianças, com início ao nascer; (2) triagem de rotina de todas as mulheres grávidas para infecção por hepatite B e fornecimento de imunoglobulina anti-hepatite B (HBIg) para todos os bebês nascidos de mães infectadas; (3) vacinação de rotina de crianças e de adolescentes não vacinados anteriormente; e (4) vacinação de adultos com risco aumentado de infecção por hepatite B.

Embora altas taxas de imunização venham sendo alcançadas em crianças pequenas (> 90% estavam totalmente imunizadas em 2020), houve menos sucesso na identificação da hepatite B em mães infectadas e na imunização de adultos de alto risco. Da estimativa de 23.000 mães que dão à luz a cada ano e que são positivas para o antígeno de superfície da hepatite B (HBsAg), apenas 9.000 são identificadas por meio da triagem pré-natal. Embora exista uma média de 90 casos de infecção por hepatite B adquirida no período perinatal reportados aos CDC todos os anos, o número real de casos é estimado em 10 a 20 vezes mais. Isso indica uma significativa perda da oportunidade de prevenção em lactentes, visto que a administração da vacina HepB em junção com HBIg é 95% eficaz na prevenção de transmissão vertical do vírus. Além disso, muitos hospitais não oferecem HepB rotineiramente a todos os recém-nascidos, apesar de haver recomendações da AAP e do ACIP para a vacinação neonatal universal contra a hepatite B. Da mesma forma, enquanto a vacina HepB sozinha é 90% a 95% eficaz em prevenir a infecção por hepatite B, apenas 45% dos adultos de alto risco foram vacinados.

Todas as mulheres grávidas devem ser rotineiramente rastreadas para HBsAg. Os bebês nascidos de mães HBsAg positivas devem receber HepB e HBIg imediatamente após o nascimento. Os bebês para os quais o status materno de HBsAg é desconhecido devem receber a vacina (mas não HBIg) nas primeiras 12 horas após o nascimento. Em tais circunstâncias, o status do HBsAg da mãe deve ser determinado o mais rápido possível durante a internação hospitalar, e a criança deve receber HBIg se a mãe for HBsAg positiva. Para todos os lactentes, a vacina contra hepatite B deve ser feita ao nascimento, com a primeira dose administrada antes das primeiras 24 horas de vida. A única exceção é para crianças com baixo peso ao nascer (< 2.000 g); essas crianças devem receber 1 dose com 1 mês de vida pela idade cronológica ou na alta hospitalar (o que ocorrer primeiro, e mesmo que o peso ainda seja < 2.000 g). Em 2015, 72% das crianças receberam HepB dentro de 3 dias após o nascimento, com grande variação por estado (49% a 88%).

A imunização de rotina com três doses de HepB é recomendada para todos os bebês e todas as crianças não vacinadas de 0 a 18 anos. Está disponível um esquema de duas doses para adolescentes. Realizar triagem para marcadores de infecção prévia antes da vacinação não é indicado para crianças e adolescentes, mas pode ser considerado para adultos de alto risco. Como as vacinas HepB consistem em uma subunidade inativada do vírus, elas não são infecciosas e não são contraindicadas em indivíduos imunocomprometidos ou em mulheres grávidas.

▶ Vacinas disponíveis

1. A vacina HepB (Recombivax HB, Merck) contém recombinante HepB apenas.
2. A vacina HepB (Engerix-B, GlaxoSmithKline) contém apenas HepB recombinante.
3. A DTPa-HepB-VIP (Pediarix, GlaxoSmithKline) contém vacinas contra difteria, tétano, coqueluche, hepatite B e poliovírus.
4. A vacina HepB (Heplisav-B, Dynavax Technologies) contém apenas HepB recombinante, com um novo adjuvante; a vacina é um esquema de duas doses (com intervalo de 1 mês); aprovada para maiores de 18 anos.
5. DTPa-VIP-Hib-HepB (Vaxelis, Merck) contém DTPa, vacinas VIP, Hib e HepB. Aprovada para uso como um esquema de 3 doses, aos 2, 4 e 6 meses de idade; não aprovada para uso entre 4 e 6 anos de idade como dose de reforço final da VIP; administrada por via intramuscular (disponível em 2021).

Apenas as vacinas não combinadas (Recombivax HB e Engerix-B) podem ser administradas entre o nascimento e as 6 semanas de idade. Qualquer vacina simples ou combinada listada acima pode ser usada para completar a série de vacinação contra HepB, incluindo a nova vacina de combinação hexavalente (Vaxelis, Merck). Uma vacina nacional contra hepatite A e hepatite B (Twinrix, GlaxoSmithKline) está disponível, mas é licenciada apenas nos Estados Unidos para maiores de 18 anos.

▶ Dosagem e cronograma de administração

A HepB é recomendada para todos os bebês e crianças nos Estados Unidos. A **Tabela 10-4** apresenta o calendário de vacinação para recém-nascidos, dependendo do status do HBsAg materno. Lactentes nascidos de mães com HBsAg positivo ou desconhecido devem receber a vacina HepB nas primeiras 12 horas após o nascimento. Os bebês nascidos de mães HBsAg-negativas devem receber a vacina antes das primeiras 24 horas de vida.

Para crianças menores de 11 anos de idade não imunizadas são necessárias três doses intramusculares de HepB. Entre 11 a 15 anos, há duas opções: o esquema pediátrico padrão de três doses, ou duas doses de adulto de Recombivax HB (dose de 1,0 mL), com a segunda dose administrada 4 a 6 meses após a primeira dose. Certos pacientes podem ter uma resposta imune reduzida à vacinação contra HepB, incluindo bebês prematuros com peso inferior a 2.000 g ao nascer, idosos, pacientes imunossuprimidos e aqueles que recebem diálise. Recém-nascidos prematuros cujas mães são HBsAg positivas ou com status do HBsAg desconhecido devem receber tanto HepB e HBIg nas primeiras 12 horas após o nascimento. Para bebês prematuros cujas mães são sabidamente HBsAg-negativas, a vacinação deve ser adiada até 30 dias de vida se a criança estiver clinicamente estável, ou antes da alta hospitalar se a criança receber alta antes dos 30 dias de vida. Pacientes pediátricos em hemodiálise e pacientes imunocomprometidos podem necessitar de doses maiores ou de um número maior de doses, com quantidades de doses e horários disponíveis nas recomendações mais recentes do CDC sobre hepatite B (ver Referências).

Tabela 10-4 Esquemas de vacinação contra hepatite B para lactentes recém-nascidos, de acordo com o status materno do antígeno de superfície da hepatite B (HBsAg)[a]

Estado materno de HBsAg	Vacina de antígeno isolado		Antígeno isolado + vacina combinada	
	Dose	Idade	Dose	Idade
Positivo[b]	1[c]	Nascimento (≤ 12 h)	1[c]	Nascimento (≤ 12 h)
	HBIg[d]	Nascimento (≤ 12 h)	HBIg	Nascimento (≤ 12 h)
	2	1 a 2 meses	2	2 meses
			3	4 meses
	3[e]	6 meses	4[e]	6 meses (Pediarix)
Desconhecido[f]	1[c]	Nascimento (≤ 12 h)	1[c]	Nascimento (≤ 12 h)
	2	1 a 2 meses	2	2 meses
			3	4 meses
	3[e]	6 meses	4[e]	6 meses (Pediarix)
Negativo	1[c]	Nascimento (≤ 24 h)	1[c]	Nascimento (≤ 24 h)
	2	1 a 2 meses	2	2 meses
			3	4 meses
	3[e]	6 a 18 meses	4[e]	6 meses (Pediarix)

HBIg, imunoglobulina da hepatite B.
[a] Ver texto para vacinação de neonatos prematuros pesando menos de 2.000 g.
[b] Bebês nascidos de mães HBsAg-positivas devem ser testados 9 a 12 meses após a conclusão do esquema de imunização com anti-HBs e HBsAg.
[c] Deve-se usar Recombivax HB ou Engerix-B para a dose do nascimento. A Pediarix não pode ser administrada ao nascimento, ou antes da idade de 6 semanas.
[d] A HBIg (0,5 mL) é administrada por via intramuscular em um local anatomicamente distante do local da vacina.
[e] A dose final do esquema da vacina não deve ser administrada antes da idade de 24 semanas (164 dias).
[f] As mães devem ter sangue colhido e testado para HBsAg o mais cedo possível depois da internação para o parto; se for constatado que a mãe é HBsAg positiva, o lactente deve receber HBIg o mais cedo possível e antes dos 7 dias de idade.
Reproduzida com a permissão de Schillie S, Vellozzi C, Reingold A, et al. Prevention of Hepatitis B Virus Infection in the United States: Recommendations of the Advisory Committee on Immunization Practices. *MMWR Recomm Rep.* 2018 Jan 12;67(1):1-31.

Contraindicações e precauções

A HepB não deve ser administrada a pessoas com reação alérgica grave a fermento ou a qualquer componente da vacina. Indivíduos com história de eventos adversos graves após receber a HepB, como anafilaxia, não devem receber doses adicionais. A vacinação não é contraindicada em pessoas com história de síndrome de Guillain-Barré, esclerose múltipla, doença autoimune, outras condições crônicas ou durante a gravidez.

Efeitos adversos

A taxa global de eventos adversos após a vacinação é baixa. Os efeitos relatados são leves, incluindo febre (1% a 6%) e dor no local da injeção (3% a 29%). Não há provas de uma associação entre vacinação e síndrome de morte súbita infantil, esclerose múltipla, doença autoimune ou síndrome da fadiga crônica.

Profilaxia pós-exposição

A profilaxia pós-exposição está indicada para pessoas não vacinadas com exposição perinatal, sexual, domiciliar, percutânea ou mucosa ao vírus da hepatite B. Quando a profilaxia estiver indicada, os indivíduos não vacinados devem receber HBIg (0,06 mL/kg) e a primeira dose de HepB em um sítio anatômico separado. Contatos sexuais e domiciliares de alguém com infecção crônica (em oposição a aguda) deve receber somente HepB. Todas as pessoas vacinadas que não foram previamente testadas para o anticorpo devem ser testadas para o anti-HBs após exposição à hepatite B. Se os níveis de anticorpos forem adequados ($\geq$ 10 mUI/mL), não é necessário realizar tratamento. Se os níveis forem inadequados (< 10 mUI/mL) e a exposição foi a sangue HBsAg positivo, há necessidade de HBIg e de vacinação. Para indivíduos não vacinados com exposição percutânea ou mucosa ao sangue, o HepB deve ser administrado e o HBIg considerado dependendo do status do HBsAg da pessoa que foi a fonte do sangue da exposição.

Preparados de anticorpos

A HBIg é preparada a partir de doadores negativos para os vírus do HIV e da hepatite C, com títulos altos de anticorpo de superfície da hepatite B. O processo utilizado para preparar este produto inativa ou elimina qualquer HIV e vírus da hepatite C não detectado.

American Academy of Pediatrics, Committee on Infectious Diseases: Elimination of perinatal hepatitis B: providing the first vaccine dose within 24 hours of birth. Pediatrics 2017;140(3):e20171870 [PMID: 28847980].

CDC: Hepatitis B Questions and Answers for Health Professionals. https://www.cdc.gov/hepatitis/hbv/hbvfaq.htm#overview. Accessed May 25, 2021.

Schillie S et al: Prevention of hepatitis B virus infection in the United States: recommendations of the Advisory Committee on Immunization Practices. MMWR Recomm Rep 2018;67(RR-1):1 [PMID: 29939980].

VACINAÇÃO DO ROTAVÍRUS

O rotavírus, um gênero de vírus de RNA de fita dupla, é a principal causa de hospitalização e morte por gastroenterite em crianças pequenas em todo o mundo. O contágio é através da transmissão fecal-oral, do contato com superfícies contaminadas e do contato com alimentos contaminados. A carga do rotavírus é particularmente grave entre os países em desenvolvimento, onde a soma é de, em média, 215.000 crianças morrendo a cada ano de desidratação e outras complicações associadas ao rotavírus. Enquanto as mortes por rotavírus são incomuns nos Estados Unidos (20 a 60 óbitos por ano), as infecções por rotavírus causaram uma morbidade substancial nacionalmente, com uma estimativa de 2,7 milhões de casos de doenças diarreicas; 410.000 visitas a consultórios; e 55.000 a 70.000 hospitalizações.

A vacinação contra o rotavírus tem sido rotineiramente recomendada nos Estados Unidos desde 2006. Duas vacinas contra rotavírus estão atualmente disponíveis, uma vacina pentavalente contra o rotavírus (RV5; RotaTeq) e uma vacina monovalente contra rotavírus (RV1; Rotarix). As internações e consultas ambulatoriais por doença causada pelo rotavírus caíram significativamente entre os bebês vacinados nos Estados Unidos, e a doença também diminuiu entre as crianças mais velhas e os adultos não imunizados, refletindo uma proteção coletiva.

A vacinação contra o rotavírus também reduziu a morbidade e a mortalidade da doença por rotavírus em todo o mundo. Enquanto a eficácia das vacinas contra o rotavírus é um pouco menor nos países em desenvolvimento, a carga da doença é tão alta que o impacto na saúde pública da vacinação contra o rotavírus é substancial em países em desenvolvimento que introduziram essas vacinas. Estão em curso grandes esforços para desenvolver vacinas contra rotavírus mais eficazes, de baixo custo e termoestáveis para uso nos países em desenvolvimento.

A RV5 e RV1 são conhecidas por causar intussuscepção, embora raramente. O risco de intussuscepção foi estimado em 1 caso a cada 20.000 a 100.000 bebês vacinados. Neste nível de risco, os benefícios da vacinação contra o rotavírus continuam superando muito os riscos nos Estados Unidos e globalmente.

Vacinas disponíveis

1. A RV5 (Rotateq, Merck) é uma vacina recombinante pentavalente de vírus humano-bovino vivo administrada por via oral. A vacina é um líquido, não requer reconstituição alguma e não contém quaisquer preservativos. A ampola da dose é livre de látex.
2. A RV1 (Rotarix, GlaxoSmithKline) é uma vacina monovalente de rotavírus humano vivo atenuado administrada por via oral. A vacina precisa ser reconstituída usando-se um aplicador oral abastecido previamente com 1 mL de diluente. A vacina não contém preservativos. O aplicador oral contém látex.

Doses e esquema de administração

Tanto a RV5 quanto a RV1 podem ser usadas para prevenir gastroenterite. A RV5 deve ser administrada por via oral, em três doses, aos 2, 4 e 6 meses de idade. A RV1 deve ser administrada por via oral, em duas doses, aos 2 e 4 meses de idade. Para ambas as vacinas contra o rotavírus, a idade mínima para a primeira dose é de 6 semanas, e a idade máxima para a primeira dose é de 14 semanas e 6 dias. O esquema de vacinação não deve ser iniciado com 15 semanas de idade ou mais devido à falta de dados de segurança em torno da administração da primeira dose para lactentes mais velhos. O intervalo mínimo entre as doses é de 4 semanas. Deve-se administrar todas as doses até os 8 meses e 0 dias de idade. Embora o ACIP recomende que o esquema seja completado com o mesmo produto (RV5 ou RV1) utilizado na dose inicial, se isso não for possível, os provedores devem completar o esquema com qualquer produto disponível.

Qualquer vacina contra o rotavírus pode ser administrada simultaneamente a todas as outras vacinas infantis recomendadas. Nenhuma restrição deve ser imposta na alimentação do lactente antes ou depois de receber a vacina de rotavírus. Os lactentes ingerem rapidamente a vacina na maioria das circunstâncias; entretanto, se um lactente cuspir ou vomitar após uma dose ser administrada, esta não deve ser reaplicada; o lactente pode receber as doses restantes nos intervalos normais.

▶ Contraindicações e precauções

A vacina contra o rotavírus não deve ser administrada em lactentes com hipersensibilidade a qualquer componente da vacina, em lactentes que tiveram uma reação alérgica grave a uma dose anterior da vacina ou em bebês com história de intussuscepção de qualquer etiologia. A RV1 não deve ser administrada em lactentes com alergia ao látex. Ambas as vacinas são contraindicadas em lactentes com imunodeficiência combinada grave (IDCG). As vacinas contra o rotavírus devem ser evitadas em lactentes cuja mãe recebeu um modificador de resposta biológica (p. ex., etanercepte) durante a gravidez. A vacinação deve ser adiada em lactentes com gastroenterite moderada ou grave. Dados limitados sugerem que a vacinação contra o rotavírus é segura e eficaz em bebês prematuros. Pequenos ensaios na África demonstraram que a RV1 e a RV5 foram bem toleradas e imunogênicas em crianças infectadas pelo HIV. No entanto, a segurança e eficácia da vacina em lactentes imunocomprometidos, com condições gastrointestinais crônicas preexistentes (p. ex., doença de Hirschsprung ou síndrome do intestino curto) ou com um episódio anterior de intussuscepção não foram estabelecidas. Os médicos devem pesar os riscos e benefícios da vacinação em tais circunstâncias. Lactentes residindo em domicílios com gestantes ou pessoas imunocomprometidas podem ser vacinados.

Uma consideração especial é a vacinação de lactentes hospitalizados que estão se aproximando do limite superior de idade (14 semanas e 6 dias) para iniciar o esquema. Devido a preocupações com a contaminação hospitalar e o potencial de disseminação, o ACIP recomenda que os lactentes hospitalizados elegíveis para receber a vacina aguardem para receber a primeira vacina na alta ou após a alta hospitalar. No entanto, várias instituições dos EUA e de outros países, como a Austrália, rotineiramente permitem a administração da vacina para lactentes hospitalizados. Estudos recentes avaliando a disseminação nosocomial de rotavírus após vacinação em unidades de cuidados intensivos neonatais ou em outros ambientes hospitalares não demonstraram transmissão clinicamente significativa de doenças ou efeitos colaterais em crianças estáveis. Pelo fato de que a janela para iniciar a vacinação se fecha com 15 semanas de idade, a vacinação de crianças hospitalizadas pode se tornar padrão nos próximos anos conforme dados de segurança adicionais sobre esta prática se acumulam.

▶ Efeitos adversos

Além do risco ligeiramente aumentado de intussuscepção, a RV5 foi associada, em testes de pré-licenciamento, a um pequeno, mas estatisticamente significativo, aumento do risco de vômitos e de diarreia, e a RV1, a um similarmente pequeno, mas significativo, aumento do risco de tosse ou de coriza.

Cortese MM, Parashar UD; CDC: Prevention of rotavirus gastroenteritis among infants and children: recommendations of the Advisory Committee on Immunization Practices (ACIP). MMWR Recomm Rep 2009;58(RR-2):1 [PMID: 19194371].

Lo Vecchio A et al: Rotavirus immunization: global coverage and local barriers for implementation. Vaccine 2017;35:1637 [PMID: 28216189].

Pahud B, Pallotto EK: Rotavirus immunization for hospitalized infants: Are we there yet? Pediatrics 2018;141:e20173499 [PMID: 29212882].

Tate JE et al: Intussusception rates before and after the introduction of rotavirus vaccine. Pediatrics 2016;138:e20161082 [PMID: 27558938].

VACINAÇÃO ACELULAR CONTRA DIFTERIA-TÉTANO-PERTÚSSIS

As vacinas contra difteria, tétano e pertússis (DTP) têm sido aplicadas juntas em uma vacina combinada por muitas décadas, e levam a reduções drásticas de cada uma destas doenças. A eficácia da vacina combinada é similar àquela dos preparados individuais. Vacinas DTP contendo antígenos de pertússis são amplamente utilizadas no mundo, mas foram inteiramente substituídas nos Estados Unidos por vacinas DTPa, que contêm componentes purificados e inativados da bactéria da pertússis.

A difteria é causada por um bacilo Gram-positivo, o *Corynebacterium diphtheriae*. Trata-se de uma doença mediada por toxina, com a toxina diftérica causando destruição tecidual local, como na difteria faringiana e tonsilar, assim como doenças sistêmicas, particularmente miocardite e neurite. A taxa geral de letalidade está entre 5 e 10%, com taxas de mortalidade mais altas naqueles com idade inferior a 5 anos ou superior a 40 anos. A eficácia clínica da vacina contra a difteria é estimada em mais de 95%. Em grande parte por causa de programas de vacinação bem sucedidos, apenas dois casos de difteria foram relatados nos Estados Unidos desde 2004.

O bastonete Gram-positivo anaeróbio *Clostridium tetani* causa o tétano, geralmente por meio da infecção de uma ferida contaminada. Quando o *C. tetani* coloniza um tecido desvitalizado, a exotoxina tetanospasmina é disseminada para neurônios motores inibidores, resultando em rigidez generalizada e espasmos de musculatura esquelética. Ferimentos com propensão a tétano incluem (1) ferimentos puntiformes, inclusive aqueles adquiridos por meio de *piercing* corporal, tatuagens e abuso de drogas intravenosas; (2) mordidas de animais; (3) lacerações e abrasões; e (4) ferimentos resultantes de parto e tratamento do cordão umbilical não estéreis (tétano neonatal). Em pessoas que completaram o esquema de vacinação primário e receberam uma dose de reforço dentro dos últimos 10 anos, a vacinação é praticamente 100% protetiva. Em 2017, 33 casos de tétano e 2 óbitos ocorreram nos Estados Unidos, quase todos em pessoas que tiveram imunização inadequada, distante (> 10 anos) ou inexistente contra o tétano.

A pertússis, ou coqueluche, também é uma doença primariamente mediada por toxina causada pela *Bordetella pertussis*, chamada de "tosse convulsa" devido ao guincho inspiratório de timbre agudo subsequente aos paroxismos intensos de tosse. As complicações da coqueluche incluem morte, frequentemente devido a pneumonia, convulsões e encefalopatia associadas. A incidência de coqueluche nos Estados Unidos declinou drasticamente entre os anos 40 e 80, mas, desde o começo dos anos 80, a incidência vem aumentando lentamente, com adolescentes e adultos responsáveis por uma proporção maior dos casos notificados. As razões para o aumento da incidência incluem uma melhor detecção de casos com melhores métodos de testagem laboratorial (reação em cadeia da polimerase), um aumento no reconhecimento de casos em adolescentes e adultos e uma diminuição da proteção por infecção prévia ou por vacinação infantil apenas com vacinas acelulares contra coqueluche. Lactentes com menos de 6 meses têm a maior taxa de infecção por coqueluche (78 casos por 100.000); mais de 90% das mortes por coqueluche ocorrem em recém-nascidos e lactentes com menos de 3 meses.

Em 2019, foram notificados 18.617 casos de coqueluche nos Estados Unidos, apesar da subnotificação generalizada com muitos surtos localizados que requereram programas de vacinação reforçada. Uma única dose de reforço de uma formulação diferente, a DTPa, agora é recomendada para todos os adolescentes e adultos e mulheres grávidas a cada gestação. A DTPa também pode ser realizada na idade de 7 a 9 anos em crianças com a vacinação atrasada. A administração de uma dose de reforço da vacina para coqueluche pode prevenir casos de coqueluche em adolescentes e adultos, e também tem o potencial de reduzir a propagação de coqueluche em crianças, que são mais suscetíveis a complicações da coqueluche.

▶ Vacinas disponíveis

A. Combinações de difteria, tétano e pertússis acelular*

1. DTPa (Daptacel, Sanofi; Infanrix, GlaxoSmithKline) contém toxoide tetânico, toxoide diftérico e vacina anti-pertússis acelular. Essa DTPa é licenciada para as idades de 6 semanas a 6 anos e pode ser usada para as doses 1 a 5.
2. Tdap (Boostrix, GlaxoSmithKline) é uma vacina de tétano, difteria em dose reduzida, e pertússis acelular formulada para pessoas com 10 anos de idade ou mais, incluindo adultos e idosos.
3. Tdap (Adacel, Sanofi) é uma vacina de difteria-tétano-pertússis acelular aprovada para pessoas de 11 a 64 anos de idade.

B. DTPa combinada com outras vacinas

1. DTPa-VIP-HepB (Pediarix, GlaxoSmithKline) contém DTPa combinada com vacinas contra pólio e HepB. É aprovada para as primeiras três doses da série DTPa e VIP, dadas aos 2, 4 e 6 meses de idade. Embora ela seja aprovada para uso até a idade de 6 anos, não é licenciada para doses de reforço. Ela não pode ser usada, por exemplo, como a quarta dose de DTPa (a dose dada tipicamente dos 15 aos 18 meses de idade).
2. DTPa-VIP-Hib (Pentacel, Sanofi) contém as vacinas DTPa, VIP e Hib. O componente Hib é um polissacarídeo capsular do Hib ligado ao toxoide tetânico. Essa vacina é aprovada para uso como as doses 1 a 4 do esquema DTPa em crianças de 6 semanas a 4 anos de idade. Ela é dada, tipicamente, aos 2, 4, 6 e 15 a 18 meses de idade e não deve ser usada como a quinta dose da série DTPa.
3. DTPa-VIP (Kinrix, GlaxoSmithKline; também Quadracel, Sanofi) contém as vacinas DTPa e VIP. A vacina é licenciada para crianças de 4 a 6 anos de idade, para uso como a quinta dose da série de vacinas DTPa e quarta dose da série VIP.
4. DTPa-VIP-Hib-HepB (Vaxelis, Merck) contém as vacinas DTPa, VIP, Hib e HepB. Aprovada para uso como um esquema de 3 doses aos 2, 4 e 6 meses de idade; não aprovada para usar aos 4 a 6 anos de idade como a dose de reforço final da VIP.

C. Combinações de difteria e tétano

1. DT (genérica, Sanofi) contém os toxoides tetânico e diftérico, para ser usada somente em crianças mais jovens que a idade de 7 anos com uma contraindicação à vacinação anti-pertússis.
2. Td (Decavac, Sanofi; genérica, Massachusetts Biological Labs) contém toxoide tetânico e uma quantidade reduzida de toxoide diftérico, que é usada tipicamente para adultos que necessitam de profilaxia do tétano.

D. Tétano isolado

TT (genérica, Sanofi) contém apenas toxoide tetânico e pode ser utilizada em adultos ou crianças. Contudo, o uso desta vacina de antígeno único geralmente não é recomendado, por causa da necessidade periódica de doses de reforço de difteria e tétano; ela está disponível apenas no mercado internacional.

▶ Doses e esquema de administração

Embora várias vacinas diferentes estejam disponíveis, algumas considerações gerais podem ajudar a guiar seu uso em

---

*N. de R.T. Os preparados listados no texto são os disponíveis nos Estados Unidos. No Brasil, o Programa Nacional de IMunizações (PNI) utiliza, principalmente, vacinas fabricadas por laboratórios produtores nacionais, como Bio-Manguinhos/FIOCRUZ (DTP + Hib) e Instituto Butantan-SP (DT, DTP).

circunstâncias específicas. A DTPa (isolada ou combinada com outras vacinas) é usada para lactentes e crianças entre 6 semanas e 6 anos de idade. Crianças de 7 a 10 anos de idade não totalmente imunizadas contra coqueluche (ou seja, aquelas que não receberam cinco doses anteriores de DTPa, ou quatro doses de DTPa se a quarta dose foi administrada aos 4 anos de vida ou após) que não têm contraindicações à imunização contra coqueluche deve receber uma dose única de Tdap para proteção. Para adolescentes e adultos, uma dose única de Tdap é utilizada, seguida por doses de reforço de Td a cada 10 anos; uma descrição detalhada de seu uso é fornecida mais adiante neste capítulo.

O esquema primário de vacinação DTPa deve consistir em quatro doses, administradas aos 2, 4, 6 e 15 a 18 meses de idade. A quarta dose pode ser administrada aos 12 meses de idade, se já tiverem se passado 6 meses desde a terceira dose. A quarta dose, entre 12 e 15 meses de idade, é indicada se o prestador do serviço considerar improvável que a criança retorne entre 15 e 18 meses de idade. As crianças devem receber uma quinta dose de DTPa aos 4 a 6 anos de idade. Entretanto, uma quinta dose de DTPa não é necessária se a quarta dose foi administrada depois do quarto aniversário da criança. Deve-se usar uma DTPa de um mesmo fabricante em todas as doses, se possível.

▶ Contraindicações e precauções

As vacinas DTPa não devem ser usadas em indivíduos que tiveram uma reação do tipo anafilático a uma dose anterior da vacina ou a um componente desta. A DTPa não deve ser administrada a crianças que desenvolveram encefalopatia, não atribuível a outra causa identificada, dentro de 7 dias de uma dose prévia de DTPa ou DTP. A vacinação com DTPa também deve ser adiada em indivíduos com transtornos neurológicos progressivos, como espasmos infantis, epilepsia não controlada, ou encefalopatia progressiva, até que seu estado neurológico tenha sido esclarecido e estabilizado.

Precauções para vacinação DTPa incluem: febre alta (≥ 40,5 °C), choro inconsolável persistente, ou estado semelhante a choque dentro de 48 h após uma dose anterior de DTP ou DTPa; convulsões dentro de três dias após uma dose prévia de DTP ou DTPa; síndrome de Guillain-Barré menos de seis semanas depois de uma vacina anterior contendo toxoide tetânico; ou doença aguda moderada ou grave, com ou sem febre.

▶ Efeitos adversos

Reações locais, febre e outros efeitos sistêmicos leves ocorrem nas vacinas de pertússis acelulares em apenas um quarto a dois terços da frequência notada após a vacinação com DTP celular. Efeitos sistêmicos moderados a graves, inclusive febre de 40,5 °C, choro inconsolável persistente durante três horas ou mais, e episódios hipotônicos com pouca resposta são menos frequentes do que com a DTP celular. Estes não deixam sequelas. Não têm sido observadas associações temporais entre defeitos neurológicos graves e as vacinas DTPa em uso nos Estados Unidos. Os dados são limitados em relação às diferenças na reatogenicidade entre as vacinas DTPa atualmente licenciadas. Reações locais mais severas nos sítios de aplicação das injeções parecem ocorrer com o número crescente de doses (incluindo inchaço da coxa ou no braço) após o recebimento da quarta e da quinta dose para todas as vacinas DTPa licenciadas.

▶ Preparados de anticorpos diftéricos

O soro antidiftérico é produzido em equinos. A sensibilidade ao soro antidiftérico deve ser testada antes da aplicação. A dose depende do tamanho e da localização da membrana diftérica e de uma estimativa do nível de intoxicação do paciente. A orientação sobre o uso do soro antidiftérico está disponível no National Center for Immunization and Respiratory Diseases (Centro Nacional para Imunização e Doenças Respiratórias) dos CDC. O soro antidiftérico não está disponível comercialmente nos Estados Unidos e deve ser obtido através do CDC.

▶ Preparados de anticorpos tetânicos

A imunoglobulina tetânica humana (TIg) está indicada no tratamento de ferimentos propensos a tétano em indivíduos que tiveram um número incerto ou menos de três imunizações contra o tétano. As pessoas imunizadas por completo com pelo menos três doses não requerem TIg, independentemente da natureza de seus ferimentos (**Tabela 10-5**). A dose ótima de TIg não foi estabelecida, mas alguns especialistas recomendam 500 UI, que parece ser igualmente efetiva e causar menos desconforto em relação a uma dose única de 3.000 a 6.000 unidades com parte da dose infiltrada ao redor do ferimento.

> http://www.cdc.gov/vaccines/pubs/pinkbook/dip.html. Accessed May 25, 2021.
> http://www.cdc.gov/vaccines/pubs/pinkbook/pert.html. Accessed May 25, 2021.
> http://www.cdc.gov/vaccines/pubs/pinkbook/tetanus.html. Accessed May 25, 2021.

VACINAÇÃO PARA *HAEMOPHILUS INFLUENZAE* TIPO B

O *H. influenzae* tipo b (Hib) causa um amplo espectro de doenças bacterianas graves, particularmente em crianças pequenas, inclusive meningite, epiglotite, pneumonia, artrite séptica e celulite. A bactéria Hib é envolvida por uma cápsula de polissacarídeo (polirribosil ribitol fosfato [PRP]) que contribui para a virulência. Os anticorpos contra este polissacarídeo conferem imunidade para a doença. Quando o polissacarídeo da Hib é quimicamente ligado (conjugado) a determinadas proteínas carregadoras, o conjugado induz memória imune dependente de células T e é altamente efetivo em crianças pequenas. É importante destacar que as vacinas conjugadas polissacarídeos-proteínas também previnem o transporte da bactéria, limitando a propagação desde portadores assintomáticos para outros na comunidade. Todas as vacinas Hib se baseiam nessa tecnologia de conjugado polissacarídeo-proteína.

IMUNIZAÇÕES

Tabela 10-5 Recomendações para o uso de profilaxia antitetânica após ferimentos

História de vacinas contendo toxoide tetânico (doses)	Ferimentos menores, limpos		Todos os outros ferimentos[a]	
	DTaP, Tdap, ou Td[b]	TIg[c]	DTaP, Tdap, ou Td[b]	TIg[c]
< 3 ou desconhecido	Sim	Não	Sim	Sim
≥ 3	Não se < 10 anos desde a última dose da vacina contendo toxoide tetânico	Não	Não[d] se < 5 anos desde a última dose da vacina contendo toxoide tetânico	Não
	Sim se ≥ 10 anos desde a última dose da vacina contendo toxoide tetânico	Não	Sim se ≥ 5 anos desde a última dose da vacina contendo toxoide tetânico	Não

TIg, imunoglobulina antitetânica.
[a]Tais como, mas não limitados a, feridas contaminadas com sujeira, fezes, terra e saliva; feridas perfurantes; avulsões; e feridas resultantes de mísseis, esmagamento, queimaduras e congelamento.
[b]DTaP é utilizada em crianças com idade inferior a 7 anos. A Tdap é preferível à Td para crianças de 7 anos de idade ou mais que não receberam Tdap anteriormente.
[c]A imunoglobulina intravenosa deve ser usada quando a TIg não estiver disponível.
[d]Reforços mais frequentes não são necessários e podem acentuar os efeitos adversos.
Reproduzido com a permissão dos Centers for Disease Control and Prevention (CDC).

É necessária uma sorotipagem bacteriana para diferenciar as infecções causadas por Hib das causadas por outras espécies de *H. influenzae,* capsuladas e não capsuladas. Estima-se que aproximadamente 20.000 casos de doenças invasivas por Hib ocorriam a cada ano nos Estados Unidos no início dos anos de 1980. Com a introdução das vacinas conjugadas polissacarídeos-proteínas, apenas cerca de 20 casos de doença invasiva por Hib ocorreram em crianças com menos de 5 anos de idade em 2018.

▶ Vacinas disponíveis

Cinco vacinas contra a Hib estão disponíveis nos Estados Unidos; três são vacinas contra Hib apenas, e duas são vacinas combinadas. Cada vacina contém polissacarídeo de Hib conjugado a uma proteína carreadora, mas proteínas diferentes são usadas. A vacina conjugada de Hib que usa um transportador de proteína da membrana externa meningocócica é abreviada como PRP-OMP. A vacina PRP-T usa um transportador de toxoide tetânico.

▶ Vacinas somente contra Hib

1. Hib (PedvaxHIB, Merck, usa PRP-OMP), para uso aos 2, 4 e 12 a 15 meses de idade.
2. Hib (ActHIB, Sanofi, usa PRP-T), para uso aos 2, 4, 6 e 12 a 15 meses de idade.
3. Hib (Hiberix, GlaxoSmithKline, usa PRP-T), para uso aos 2, 4, 6 e 12 a 15 meses de idade.

▶ Hib combinado com outras vacinas

1. DTPa-VIP-Hib (Pentacel, Sanofi, usa PRP-T) contém as vacinas DTPa, VIP e Hib. Essa vacina é aprovada para uso em crianças de 6 semanas a 4 anos de idade e deve ser administrada aos 2, 4, 6 e 15 a 18 meses de idade.
2. DTPa-VIP-Hib-HepB (Vaxelis, Merck, uses PRP-OMP) contém as vacinas DTPa, VIP, Hib e HepB. Aprovada para uso como um esquema de três doses aos 2, 4 e 6 meses de idade; não é aprovada para uso dos 12 aos 15 meses de idade como dose de reforço da Hib.

▶ Doses e esquema de administração

A vacinação anti-Hib é recomendada para todos os lactentes nos Estados Unidos. A dose da vacina é de 0,5 mL por via intramuscular. O intervalo recomendado entre doses do esquema primário é de oito semanas, mas é permitido um intervalo mínimo de quatro semanas. Para lactentes que não receberam o esquema de vacinação primário, é usado um esquema de atualização (ver **Tabela 10-3**). A vacina Hib geralmente não é recomendada para crianças com 5 anos de idade ou mais.

▶ Contraindicações e precauções

A vacina anti-Hib não deve ser administrada a qualquer pessoa que tenha tido uma reação alérgica grave a uma dose anterior da vacina ou a qualquer componente da vacina. A vacina anti-Hib não deve ser dada a lactentes antes da idade de seis semanas de vida.

▶ Efeitos adversos

Reações adversas após a vacinação Hib são incomuns. Entre 5 e 30% dos receptores da vacina apresentam edema, eritema, ou dor no sítio da vacinação. Reações sistêmicas, como febre e irritabilidade, são raras.

Briere EC: Food and Drug Administration approval for use of Hiberix as a 3-dose primary *Haemophilus influenzae* type b (Hib) vaccination series. MMWR Morb Mortal Wkly Rep 2016;65:418 [PMID: 27124887].

Briere EC, Rubin L, Moro PL, Cohn A, Clark T, Messonnier N; Division of Bacterial Diseases; National Center for Immunization and Respiratory Diseases; CDC: Prevention and control of *Haemophilus influenzae* type b disease: recommendations of the Advisory Committee on Immunization Practices (ACIP). MMWR Recomm Rep 2014;63(RR-01):1 [PMID: 24572654].

CDC (Vaccines & Preventable Diseases: Hib): https://www.cdc.gov/vaccines/vpd/hib/hcp/index.html. Accessed May 24, 2021.

VACINAÇÃO PNEUMOCÓCICA

Antes do uso rotineiro da vacina pneumocócica conjugada em lactentes, o *Streptococcus pneumoniae* (pneumococos) era a principal causa de doença bacteriana invasiva em crianças. O pneumococo continua sendo a principal causa de bacteremia febril, de sepse bacteriana, de meningite e de pneumonia em crianças e adultos nos Estados Unidos e no mundo. É também uma causa comum de otite média e de sinusite. Mais de 90 sorotipos de pneumococo foram identificados, e a imunidade ao antígeno polissacarídeo capsular de um sorotipo não confere imunidade aos outros sorotipos.

Uma vacina pneumocócica conjugada com proteína heptavalente (PCV7) foi licenciada pela primeira vez nos Estados Unidos em 2000. O uso de rotina da PCV7 levou a uma diminuição dramática na doença em geral; no entanto, as doenças causadas por pneumococos não inclusos na PCV7 aumentaram. Em 2010, uma vacina pneumocócica conjugada 13-valente (PCV13) foi licenciada para uso nos Estados Unidos*. Essa vacina contém os sorotipos da PCV7 e mais seis sorotipos de pneumococos, com os antígenos polissacarídeos capsulares de cada sorotipo individualmente conjugados com uma proteína transportadora de material de reação cruzada (MRC) não tóxica para a difteria.

Uma vacina pneumocócica não conjugada com proteína 23-valente (PPSV23) está disponível nos Estados Unidos, mas seu uso em crianças é limitado para aqueles com certas condições médicas crônicas. A PPSV23 protege contra 23 sorotipos e fornece proteção contra aproximadamente 25% das infecções pneumocócicas não prevenidas pela PCV13. No entanto, não produz uma resposta imune duradoura e não reduz o transporte pela nasofaringe. Embora todas as crianças e adultos estejam em risco de doença pneumocócica, certas crianças estão sob risco particularmente elevado e precisam de proteção aprimorada contra doenças causadas por pneumococos, incluindo o uso de PPSV23 além da PCV13 (**Tabela 10-6**).

Desde a introdução da PCV13, a incidência de infecções pneumocócicas graves diminuiu drasticamente entre as crianças menores de 5 anos, e diminuiu em mais de 50% entre os adultos mais velhos, em grande parte devido a efeitos indiretos da vacinação entre as crianças.

---

*N. de R.T. No Brasil, o MS fornece a vacina pneumocócica 10-valente, sem o sorotipo 19A.

▶ Vacinas disponíveis

1. PCV13 (Prevnar13, Pfizer), para uso em crianças de 6 semanas ou mais de idade e em adultos.
2. PPSV23 (Pneumovax23, Merck), para uso em crianças de 2 anos de idade ou mais e em adultos.

▶ Doses e esquema de administração

A PCV13 é administrada como uma dose intramuscular de 0,5 mL. A PPSV23 é administrada como uma dose de 0,5 mL por via intramuscular ou subcutânea.

A PCV13 é rotineiramente recomendada para lactentes aos 2, 4, 6 e 12 a 15 meses de idade. Crianças saudáveis de 24 a 59 meses de idade que não foram vacinadas ou não completaram as quatro doses do esquema da PCV13 devem receber uma dose única de PCV13. As crianças de 24 a 59 meses de idade com alto risco de doença pneumocócica (ver **Tabela 10-6**) devem receber duas doses da PCV13 (se receberam anteriormente menos de três doses) ou uma dose de PCV13 (se receberam anteriormente três doses). Crianças de alto risco de 24 a 59 meses de idade também devem receber uma dose de PPSV23 pelo menos 8 semanas após a dose final de PCV13. Se não tiver sido previamente vacinado contra pneumococos, a maioria das crianças de alto risco de 6 a 18 anos de idade deve receber uma dose da PCV13, seguida pela PPSV23 ao menos 8 semanas depois, e com a PPSV23 repetida 5 anos após para algumas condições. Informações atualizadas e detalhadas do calendário vacinal estão disponíveis no CDC (http://www.cdc.gov/vaccines) e na Immunization Action Coalition (www.immunize.org).

Tanto a PCV13 quanto a PPSV23 são recomendadas para a maioria das crianças de alto risco porque, apesar de a PPSV23 ser menos imunogênica do que a PCV13, a PPSV23 cobre sorotipos adicionais que podem causar doenças. A **Tabela 10-6** também inclui as indicações para revacinação com a PPSV23.

▶ Contraindicações e precauções

Tanto para PCV13 quanto para PPSV23, a vacinação é contraindicada em indivíduos que sofreram uma reação alérgica grave, como anafilaxia, depois de uma dose anterior da vacina ou a um componente dela. A vacinação com a PCV13 e com a PPV23 deve ser adiada durante uma doença aguda moderada ou grave, com ou sem febre.

▶ Efeitos adversos

Os efeitos adversos mais comuns associados à administração da PCV13 são febre, reações no local da injeção, irritabilidade e sono aumentado ou diminuído. A PCV13 administrada simultaneamente à vacina inativada contra influenza pode ser associada a um pequeno aumento do risco de convulsões febris. Com a PPSV23, 30% a 50% dos receptores da vacina desenvolvem dor e vermelhidão no local da injeção. Menos de 1% desenvolve efeitos colaterais sistêmicos, como febre e mialgia. A anafilaxia é rara. A PPSV23 parece ser segura e imunogênica durante a gravidez, embora

Tabela 10-6 Condições médicas ou outras indicações para administração de PCV13[a] e para administração e revacinação com PPSV23[b] para crianças de 6 a 18 anos[c]. (Nota: a PCV13 é recomendada para todas as crianças de 2 a 59 meses de idade; esta tabela lista recomendações adicionais de vacinação após a conclusão do esquema primário).

Grupo de risco	Condição médica subjacente	PCV13 recomendada	PPSV23 recomendada	Revacinação com PPSV23 5 anos após a primeira dose
Pessoas imunocompetentes	Doença cardíaca crônica[d]		√	
	Doença pulmonar crônica[e]		√	
	Diabetes melito		√	
	Vazamentos de líquido cerebrospinal	√	√	
	Implante coclear	√	√	
	Alcoolismo		√	
	Doença hepática crônica		√	
	Tabagismo		√	
Pessoas com deficiência funcional ou asplenia anatômica	Doença falciforme/outras hemoglobinopatias	√	√	√
	Asplenia congênita ou adquirida	√	√	√
Pessoas imunocomprometidas	Imunodeficiências congênitas ou adquiridas[f]	√	√	√
	Infecção pelo vírus da imunodeficiência humana	√	√	√
	Insuficiência renal crônica	√	√	√
	Síndrome nefrótica	√	√	√
	Leucemia	√	√	√
	Linfoma	√	√	√
	Doença de Hodgkin	√	√	√
	Câncer generalizado	√	√	√
	Imunossupressão iatrogênica[g]	√	√	√
	Transplante de órgão sólido	√	√	√
	Mieloma múltiplo	√	√	√

[a]Vacina conjugada pneumocócica, 13-valente.
[b]Vacina pneumocócica polissacarídica, 23-valente.
[c]Crianças de 2 a 5 anos com condições crônicas (p. ex., doença cardíaca ou diabetes), condições imunocomprometidas (p. ex., vírus da imunodeficiência humana), asplenia funcional ou anatômica (incluindo doença falciforme), vazamentos de líquido cerebrospinal ou implantes cocleares e que não tenham recebido PCV13 previamente foram recomendadas para vacinação com PCV13 desde 2010.
[d]Incluindo insuficiência cardíaca congestiva e miocardiopatias.
[e]Incluindo doença pulmonar obstrutiva crônica, enfisema e asma.
[f]Incluindo deficiência de linfócitos B (humoral) ou T, deficiências de complemento (particularmente deficiências de C1, C2, C3 e C4) e deficiências fagocíticas (excluindo doença granulomatosa crônica).
[g]Doenças que requerem tratamento com drogas imunossupressoras, incluindo corticosteroides sistêmicos de longo prazo e radioterapia.
Reproduzida com permissão dos Centers for Disease Control and Prevention (CDC). Use of 13-valent pneumococcal conjugate vaccine and 23-valent pneumococcal polysaccharide vaccine among children aged 6-18 years with immunocompromising conditions: recommendations of the Advisory Committee on Immunization Practices (ACIP). MMWR Morb Mortal Wkly Rep. 2013 Jun 28;62(25):521–524.

faltem dados de segurança em relação à vacinação durante o primeiro trimestre de gestação.

CDC: Prevention of pneumococcal disease among infants and children—use of 13-valent pneumococcal conjugate vaccine and 23-valent pneumococcal polysaccharide vaccine—recommendations of the Advisory Committee on Immunization Practices (ACIP). MMWR Recomm Rep 2010;59:1 [PMID: 21150868].

CDC: Use of 13-valent pneumococcal conjugate vaccine and 23-valent pneumococcal polysaccharide vaccine among children aged 6–18 years with immunocompromising conditions: recommendations of the Advisory Committee on Immunization Practices (ACIP). MMWR 2013;62:521 [PMID: 23803961].

CDC (Vaccines & Preventable Diseases: Pneumococcal vaccination): https://www.cdc.gov/vaccines/vpd/pneumo/hcp/index.html. Accessed May 24, 2021.

Wasserman M et al: Twenty-year public health impact of 7- and 13-valent pneumococcal conjugate vaccines in US children. Emerg Infect Dis 2021;27:1627 [PMID: 34013855].

VACINAÇÃO CONTRA POLIOMIELITE

Os poliovírus são altamente infecciosos, disseminam-se primariamente por vias fecal-oral e oral-oral e causam paralisia flácida aguda por destruição de neurônios motores. Há três sorotipos de poliomielite; a imunidade a um sorotipo não confere imunidade aos demais. A poliomielite pode ser prevenida pela vacinação. O poliovírus tipo 2 foi declarado erradicado em 2015, e o poliovírus tipo 3 foi detectado pela última vez em 2012. Embora a meta de erradicação da poliomielite ainda não tenha sido alcançada, a incidência global diminuiu de aproximadamente 350.000 casos anuais na era pré-vacinação para 176 casos de poliomielite detectados em 2019. A poliomielite continua endêmica no Afeganistão e no Paquistão. Dois tipos diferentes de vacinas contra o poliovírus são utilizadas globalmente: uma vacina inativada injetável (VIP) e uma vacina oral (VOP). Apenas a VIP está disponível para uso nos Estados Unidos.*

Embora um progresso extraordinário esteja sendo alcançado para tentar atingir a meta de erradicação mundial da poliomielite, desafios complexos continuam. A pandemia da COVID-19, o conflito armado e a desordem civil interferiram nos esforços de vigilância, nas campanhas de vacinação e na resposta a surtos. Além disso, as cepas atenuadas usadas na VOP podem raramente sofrer mutação em cepas patogênicas e causar poliomielite. Referente à circulação do poliovírus derivado da vacina, esse fenômeno complica ainda mais os esforços de erradicação. Com o recuo da pandemia de coronavírus são necessários esforços renovados no controle da poliomielite, incluindo o uso da VIP em todos os países que atualmente usam a VOP, e o desenvolvimento de novas vacinas VOP específicas especialmente concebidas para evitar a reversão a cepas patogênicas. Atualizações oportunas sobre o programa mundial de erradicação da pólio podem ser encontradas em www.polioeradication.org.

▶ Vacinas disponíveis

1. VIP (IPOL, Sanofi) é administrada por via intramuscular ou subcutânea.
2. DTPa-HepB-VIP (Pediarix, GlaxoSmithKline) contém as vacinas DTaP, HepB e VIP. Aprovada para uso aos 2, 4 e 6 meses de idade; não aprovada para uso dos 4 a 6 anos de idade como dose de reforço final de VIP; aplicada por via intramuscular.
3. DTPa-VIP-Hib (Pentacel, Sanofi) contém as vacinas DTPa, VIP e Hib. Aprovada para uso aos 2, 4, 6 e 15 a 18 meses de idade; não aprovada para uso como a dose de reforço final dos 4 a 6 anos de idade de VIP; aplicada por via intramuscular.
4. DTPa-VIP-Hib-HepB (Vaxelis, Merck) contém as vacinas DTPa, VIP, Hib e HepB. Aprovada para uso aos 2, 4 e 6 meses de idade; não aprovada para uso como a dose de reforço final dos 4 a 6 anos de idade de VIP; aplicada por via intramuscular.
5. DTPa-VIP (Kinrix, GlaxoSmithKline) contém as vacinas DTPa e VIP. A vacina é aprovada para crianças de 4 a 6 anos de idade, para uso como uma dose de reforço final de VIP; aplicada por via intramuscular.

▶ Doses e esquema de administração

Nos Estados Unidos, todas as crianças sem contraindicações devem receber uma vacina contendo VIP dos 2, 4, 6 aos 18 meses e aos 4 a 6 anos de idade.** Uma dose da VIP deve ser administrada aos 4 anos de idade ou mais, independentemente do número de doses anteriores da VIP. Adultos completamente imunizados que visitam áreas de circulação contínua do poliovírus do tipo selvagem devem receber uma dose de reforço da VIP. Adultos e crianças não imunizados ou com esquema incompleto devem receber duas (preferencialmente três) doses de VIP antes da viagem.

▶ Contraindicações e precauções

A vacinação VIP é contraindicada em indivíduos que sofreram uma reação alérgica grave, tal como anafilaxia, depois de uma dose anterior da vacina ou a um componente da vacina. A vacinação VIP deve ser adiada durante doença aguda moderada ou grave, com ou sem febre. A gravidez também representa uma precaução para a vacinação VIP. Ter recebido doses anteriores de VOP não é uma contraindicação à VIP.

▶ Efeitos adversos

Reações locais menores, como dor ou rubor no local da injeção, podem ocorrer após a vacinação com VIP. Nenhuma reação adversa grave subsequente à vacinação com VIP foi descrita.

Chard AN et al: Progress toward polio eradication—worldwide, January 2018–March 2020. MMWR Morb Mortal Wkly Rep 2020;69:784 [PMID: 32584798].
Chumakov K et al: Polio eradication at the crossroads. Lancet Glob Health 2021:S2214 [PMID: 34118192].
Kalkowska DA et al: The impact of disruptions caused by the COVID-19 pandemic on global polio eradication. Vaccine 2021:S0264 [PMID: 33962838].

VACINAÇÃO CONTRA INFLUENZA

Os vírus da gripe compreendem quatro espécies de vírus de RNA da família *Orthomyxoviridae*, que circulam sazonalmente nos Estados Unidos do final do outono ao início da primavera. A gripe é transmitida principalmente por gotículas respiratórias. Desde 2010, os CDC estimam que entre 140.000 e 960.000 hospitalizações e até 36.000 mortes por ano nos Estados Unidos eram atribuíveis à gripe. A gripe causa significativa morbidade em crianças menores de dois anos de idade e entre aquelas com condições médicas de

---

*N. de R.T. No Brasil, o PNI utiliza a VOP (Sabin), recomendada para uso aos 6 meses de idade, com dose de reforço um ano depois, e a VIP (Salk) com 2 e 4 meses.

**N. de R.T. No Brasil são aplicadas 3 doses aos 2, 4 e 6 meses e duas doses de reforço entre 15 a18 meses e entre 4 a 6 anos.

alto risco. Notavelmente, a gripe A pode também causar pandemias globais, como a de H1N1 de 1918 e a de H1N1 de 2009.

A cada ano, são formuladas recomendações na primavera e no verão com relação aos componentes da vacina contra influenza para a estação vindoura. As vacinas contra a gripe contêm três cepas (ou seja, trivalente: duas cepas de influenza A e uma das duas linhagens de influenza B) ou quatro cepas (ou seja, quadrivalente: duas da influenza A e duas da influenza B). A cepa do H1N1 da pandemia de 2009 é incorporada às vacinas sazonais contra influenza. É difícil prever quais linhagens de influenza B predominarão em qualquer estação de gripe. Crianças com alto risco de complicações relacionadas à gripe sazonal incluem portadores de hemoglobinopatias ou doenças crônicas cardíacas, pulmonares (incluindo asma), metabólicas, renais e que causam imunossupressão (incluindo imunossupressão causada por medicamentos ou pelo HIV); e aqueles com qualquer condição (p. ex., disfunção cognitiva, lesão na medula espinal, distúrbio convulsivo, ou outro distúrbio neuromuscular) que possa comprometer a função respiratória ou a mobilização de secreções respiratórias, ou que possa aumentar o risco de aspiração. Crianças e adolescentes que recebem terapia de ácido acetilsalicílico a longo prazo também estão em risco de síndrome de Reye relacionada à influenza. Crianças saudáveis com idade entre 6 e 23 meses estão sob risco substancialmente aumentado de hospitalizações relacionadas à gripe; e crianças com idade entre 24 a 59 meses permanecem sob risco aumentado de hospitalizações e consultas ambulatoriais ou de emergência por infecção relacionada à gripe, mas menos do que as crianças mais novas.

A vacinação anual contra a gripe é rotineiramente recomendada para todas as pessoas com mais de 6 meses de idade. Os médicos devem identificar crianças de alto risco em suas práticas e incentivar os pais a buscar a vacinação contra a gripe para seus filhos assim que a vacina contra a gripe estiver disponível. A prevenção contra influenza ajuda a prevenir doenças do trato respiratório inferior ou outras complicações secundárias em grupos de alto risco, diminuindo assim as hospitalizações e os óbitos.

As taxas de infecção por influenza nos Estados Unidos entre 2020 e 2021 foram extremamente baixas em comparação com as taxas históricas. Fatores que podem ter contribuído incluem medidas preventivas contra a COVID-19 (como uso de máscara e distanciamento social), mudanças comportamentais (como trabalho remoto, fechamento de escolas e viagens reduzidas) e altas taxas de vacinação contra influenza.

▶ Vacinas disponíveis

A maioria das vacinas de vírus inativado contra a influenza são cultivadas em ovos e inativadas por formalina, e a vacina pode conter traços de tiomersal, que é utilizado como um preservativo em frascos de multidoses. Somente os vírus fracionados ou preparados de antígeno de superfície purificado estão disponíveis nos Estados Unidos. A Fluzone (Sanofi), Afluria (Seqirus), Fluarix (GlaxoSmithKline), e FluLaval (Biomedical Corp of Quebec) são aprovadas para crianças de 6 meses ou mais. A vacina Flucelvax (Seqirus), baseada na cultura de células, é aprovada para crianças de 4 anos ou mais. Existem várias vacinas adicionais contra a gripe licenciadas para adultos, mas não para crianças, incluindo uma vacina de dose alta para adultos mais velhos e uma vacina recombinante. Uma vacina LAIV intranasal (FluMist, AstraZeneca) é aprovada para crianças e adultos saudáveis de 2 a 49 anos.

▶ Doses e esquema de administração

A. Vacina de vírus da influenza inativado (IIV)

O momento ideal para iniciar a vacinação é assim que a vacina estiver disponível, no início do outono. Entretanto, os profissionais da saúde devem continuar a vacinar indivíduos enquanto a vacina estiver disponível e ainda houver atividade da influenza na comunidade. As crianças com menos de 6 meses de idade não devem ser imunizadas. São recomendadas duas doses com um mínimo de 4 semanas de intervalo para crianças com menos de 9 anos de idade que não receberam duas doses previamente. Crianças maiores recebendo a vacina pela primeira vez precisam somente de uma dose. A dose para todas as crianças é de 0,5 mL administrado por via intramuscular. A gravidez não é uma contraindicação ao uso da vacina inativada, e a vacina é recomendada para todas as mulheres grávidas e para aquelas que estejam planejando gravidez durante a estação de influenza, porque as complicações da infecção por influenza são muito mais graves no terceiro trimestre e até a 2 semanas após o parto. A administração simultânea a outras vacinas de rotina é aceitável.

B. Vacina de vírus da influenza vivo atenuado (LAIV)

Essa vacina é fornecida em um aplicador de aerossol pronto para uso único, contendo 0,2 mL da vacina, aproximadamente metade da qual é aspergida em cada narina. Um clipe divisor de dose é fornecido para ajudar no fracionamento. Se o paciente espirrar durante a administração, a dose não deve ser repetida. Ela pode ser administrada a crianças com enfermidades menores, mas não deve ser administrada se uma congestão nasal significativa estiver presente. Visto que se trata de uma vacina viva, ela deve ser administrada 48 h depois da suspensão da terapia em crianças recebendo fármacos antivirais anti-influenza *pós-exposição*, e tais fármacos não devem ser administrados por duas semanas depois da vacinação. Duas doses são recomendadas para crianças menores de 9 anos que não receberam duas doses no passado. Uma dose é recomendada para indivíduos de 9 a 49 anos de idade.

▶ Contraindicações e precauções

A. Vacina de vírus da influenza inativado

A vacina de vírus da influenza inativado é contraindicada em indivíduos com uma reação alérgica grave, como anafilaxia, a uma dose anterior de vacina inativada contra influenza. No entanto, as diretrizes para a vacinação contra a gripe em crianças com alergia ao ovo mudaram recentemente. Anteriormente, apenas as crianças com urticária após exposição ao ovo podiam ser vacinadas sem encaminhamento a um alergista para avaliação de risco de vacinação. Agora, crianças com reações mais graves ao ovo, como angioedema, sintomas respiratórios ou anafilaxia, podem receber qualquer vacina contra influenza licenciada e apropriada para a idade (ou seja, IIV ou LAIV), em qualquer contexto de internação ou ambulatorial, se houver um profissional de saúde capaz de reconhecer e gerenciar condições alérgicas graves.

B. Vacina de vírus da influenza vivo atenuado

A LAIV é contraindicada em indivíduos com história de reação alérgica grave a qualquer componente da vacina ou a uma dose anterior de qualquer vacina contra influenza e em crianças e adolescentes recebendo, concomitantemente, ácido acetilsalicílico ou terapia contendo ácido acetilsalicílico. A LAIV não deve ser administrada às seguintes pessoas: (1) crianças com menos de 24 meses de idade, em razão de um risco aumentado de hospitalização e sibilância observado em ensaios clínicos; (2) qualquer indivíduo com asma, ou crianças com menos de 5 anos de idade com sibilância recorrente, a menos que o benefício potencial supere o risco potencial; (3) gestantes; e (4) indivíduos com imunodeficiência conhecida ou suspeita ou em estado de imunossupressão.

Todos os profissionais da saúde, inclusive aqueles com asma e outras condições de saúde subjacentes, podem administrar LAIV. Profissionais da saúde vacinados com LAIV podem, com segurança, prestar assistência a pacientes dentro de um hospital ou clínica, exceto para aqueles pacientes gravemente imunossuprimidos que requerem um ambiente protegido (ou seja, pacientes com transplante de medula óssea). Nesse caso, deve haver um intervalo de sete dias entre ser vacinado com LAIV e prestar cuidados a esses pacientes.

▶ Efeitos adversos

A. Vacina de vírus da influenza inativado

Reações no sítio da injeção são os eventos adversos mais comuns depois da administração da vacina de vírus inativado contra influenza. Uma pequena proporção de crianças experimenta toxicidade sistêmica, consistindo em febre, mal-estar geral e mialgias. Esses sintomas geralmente começam 6 a 12 h após a vacinação e podem durar entre 24 e 48 h. Casos da síndrome de Guillain-Barré seguiram-se ao programa de vacinação contra a influenza suína em 1976 a 1977, mas estudos cuidadosos realizados pelo Institute of Medicine (IOM) não mostraram associação com a vacina em crianças e jovens adultos – nem em qualquer grupo etário que recebeu vacinas em anos subsequentes.

B. Vacina de vírus vivo atenuado contra influenza

As reações adversas mais comuns incluem coriza ou congestão nasal em todas as idades e febre acima de 37,7 °C em crianças de 2 a 6 anos. Essas reações ocorreram mais frequentemente com a primeira dose e eram autolimitadas.

> AAP; Committee on Infectious Diseases: Recommendations for prevention and control of influenza in children, 2019–2020. Pediatrics [PMID: 31477606].
> CDC: Prevention and control of seasonal influenza with vaccines: Recommendations of the Advisory Committee on Immunization Practices—United States, 2020–21 Influenza Season. MMWR 2020;69:1 [32820746].

VACINAÇÃO CONTRA SARAMPO, CAXUMBA E RUBÉOLA

Devido ao programa de vacinação eficaz iniciado em 1963, o sarampo foi declarado eliminado dos Estados Unidos nos anos 2000. Até 2008, havia apenas importações esporádicas de sarampo vindas de países com taxas de vacinação mais baixas, mas desde então têm ocorrido numerosos surtos de sarampo envolvendo uma transmissão viral dentro dos Estados Unidos, novamente após uma exposição inicial a casos importados. Entre 2018 e 2019, ocorreram surtos de sarampo nos Estados Unidos, principalmente em comunidades insulares, resultando em mais de 1.000 casos na primeira metade de 2019, o maior número de casos nos Estados Unidos em qualquer ano desde 1992. Como resultado de uma campanha de desinformação organizada, o maior desses surtos ocorreu no estado de Nova York nas comunidades judaicas ortodoxas. Em surtos como esses, a maioria das pessoas que desenvolveu o sarampo não havia sido vacinada.

Nos Estados Unidos, após adicionar a vacina contra caxumba no calendário de vacinação infantil em 1977, houve um declínio de 99% na caxumba para menos de 300 casos por ano entre 2001 e 2003. No entanto, desde então, houve vários grandes surtos, principalmente entre 2016 e 2017, quando houve mais de 9.000 casos. Surtos universitários foram responsáveis por metade de todos os surtos e 40% do total de casos de caxumba. Muitos desses surtos foram em populações que tinham uma alta proporção de indivíduos totalmente vacinados com duas doses da vacina MMR. Como resultado desses grandes surtos, em 2017 o ACIP recomendou uma terceira dose de uma vacina contendo caxumba em pessoas previamente vacinadas com duas doses e identificadas pela saúde pública como estando sob risco aumentado para caxumba devido a um surto.

A vacina contra rubéola destina-se principalmente à prevenção de consequências graves da infecção por rubéola em mulheres grávidas: aborto espontâneo, morte fetal e síndrome da rubéola congênita. Nos Estados Unidos e em outros lugares, a abordagem tem sido vacinar crianças pequenas. Com o passar do tempo, essa abordagem levou a maioria das mulheres a se tornarem imunes à rubéola no momento em que atingem a idade fértil. A imunidade de rebanho também reduz a transmissão às mulheres suscetíveis. Com o uso da vacina contra rubéola, a rubéola e a síndrome da rubéola congênita foram declaradas eliminadas nos Estados Unidos em 2004. Agora há menos de 10 casos de rubéola por ano, e todos os casos desde 2012 foram infectados enquanto viviam ou viajavam para fora do país.

Apesar de muitos relatos na imprensa leiga e na internet de uma ligação entre a MMR e o autismo, há evidências científicas de que não há relação causal entre os dois. Também não há evidência de que a separação da MMR em suas vacinas de componentes individuais diminui o risco de qualquer evento adverso da vacina, e tal prática não é recomendada.

▶ Vacinas disponíveis

1. **Vacina contra sarampo-rubéola-caxumba (MMR II, Merck):** A MMR II é um preparado liofilizado de vacinas contra sarampo, caxumba e rubéola. As porções de sarampo e de caxumba são preparadas utilizando-se culturas de tecidos de embrião

de pinto, e a rubéola é crescida em células diploides humanas. Não há adjuvante nem preservativo. Contém, no entanto, pequena quantidade de gelatina, sorbitol e neomicina. Os componentes individuais da MMR II não estão mais disponíveis.

2. MMRV: uma vacina de vírus vivo atenuado combinada contra sarampo, caxumba, rubéola e varicela (ProQuad, Merck) é licenciada para uso em crianças de 1 a 12 anos de idade. Os componentes sarampo, caxumba e rubéola são idênticos à MMR II. O componente varicela tem um título mais alto do vírus varicela-zóster do que a vacina isolada contra varicela (VCV).

▶ Doses e esquema de administração

A. Vacinação de rotina

As imunizações contra sarampo, rubéola e caxumba devem ser administradas como MMR ou MMRV dos 12 os 15 meses e novamente dos 4 aos 6 anos de idade. Tanto a MMR como a MMRV podem causar convulsões febris, embora isso não seja comum. Visto que as convulsões febris subsequentes à MMRV ocorrem numa taxa duas vezes maior do que aquela da MMR, o ACIP recomenda que, depois de uma discussão dos riscos e benefícios de ambas as opções de vacinação com os pais ou cuidadores, pode-se optar entre a MMR e a MMRV para administração dos 12 aos 15 meses de idade. A MMRV é a vacina preferida dos 4 aos 6 anos de idade, se disponível; não foi observado risco aumentado de convulsões febris após a vacinação MMRV dos 4 aos 6 anos de idade. Uma história pessoal ou familiar de convulsões febris em um lactente é considerada uma precaução para o uso de MMRV, sendo preferível administrar MMR e VCV separadas. Uma dose de 0,5 mL deve ser administrada por via subcutânea. A segunda dose de MMR ou MMRV é recomendada na entrada à escola, para ajudar a prevenir surtos de sarampo e caxumba de origem escolar. As crianças não revacinadas na entrada à escola devem receber sua segunda dose dos 11 aos 12 anos. Se um lactente receber a vacina MMR antes dos 12 meses de idade (p. ex., para viajar), duas doses são necessárias para completar a série, a primeira depois de pelo menos 12 meses de idade e a segunda pelo menos um mês mais tarde. A Ig interfere com a resposta imune às cepas atenuadas das vacinas MMR e MMRV. Portanto, a imunização MMR e MMRV depois da administração de Ig deve ser adiada em 3 a 11 meses, dependendo do tipo de produto de Ig recebido. Recomendações específicas podem ser encontradas no *Red Book* da AAP.

Para sarampo, caxumba e rubéola, a maioria das pessoas só podem ser consideradas imunes se foram totalmente vacinadas com intervalos apropriados, ou se nasceram antes de 1957, ou se houver evidência de imunidade sorológica ou doença. No entanto, considerações especiais se aplicam aos profissionais de saúde: para aqueles nascidos antes de 1957, uma confirmação laboratorial de imunidade ou de doença deve ser realizada, e profissionais não imunes devem ser vacinados. Um diagnóstico clínico de rubéola não é uma evidência de imunidade aceitável. Meninas púberes e mulheres pós-púberes suscetíveis à rubéola, identificadas por triagem pré-conjugal ou pré-natal, também devem ser imunizadas. Quando a vacinação contra rubéola é oferecida a uma mulher no período reprodutivo, uma gravidez deve ser primeiramente descartada, e a mulher, orientada a prevenir a concepção por três meses depois da vacinação. Se uma mulher estiver grávida ao ser vacinada, ou se engravidar dentro de três semanas da vacinação, ela deve ser aconselhada em relação ao risco para seu feto. Nenhum caso de anomalias fetais relacionadas à vacina contra rubéola tem sido relatado, embora exista um risco teórico. O risco da síndrome de rubéola congênita depois da infecção materna do tipo selvagem no primeiro trimestre da gravidez é de 20 a 85%. Todos os adultos suscetíveis institucionalizados (incluindo colégios internos), funcionários de creches, instituições militares e hospitais e trabalhadores da saúde devem ser imunizados.

B. Vacinação de viajantes

Pessoas viajando para o exterior devem estar imunes ao sarampo e à caxumba. Lactentes de 6 a 11 meses de idade viajando para áreas de alto risco devem receber uma dose de MMR antes da viagem, seguida por MMR ou MMRV dos 12 aos 15 meses de idade (administrada pelo menos quatro semanas depois da dose inicial), e MMR ou MMRV dos 4 aos 6 anos de idade para completar a série. Crianças com mais de 12 meses de idade que estejam viajando para áreas de alto risco devem receber duas doses, separadas por pelo menos quatro semanas. As crianças em viagem internacional para áreas de risco mais baixo devem ser imunizadas o mais cedo possível depois de seu primeiro aniversário, completando a série no modo habitual dos 4 aos 6 anos.

C. Revacinação sob outras circunstâncias

Pessoas entrando na universidade e em outras instituições de ensino superior, médicos iniciando sua atividade profissional e pessoas viajando para o exterior devem ter documentação de imunidade para sarampo e caxumba, que consiste em ter recebido duas doses de vacina de sarampo antes de seu primeiro aniversário, ou ter nascido antes de 1957, ou ter uma história laboratorial documentada de sarampo ou caxumba.

D. Controle de surtos de sarampo

Um único caso documentado de sarampo é suficiente para constituir um surto comunitário por definição. O controle depende da proteção imediata de todas as pessoas suscetíveis (pessoas que não têm imunidade documentada para o sarampo na comunidade afetada). No caso de indivíduos não vacinados, as seguintes recomendações valem: (1) na idade de 6 a 11 meses, administrar MMR se casos estiverem ocorrendo em crianças com menos de 1 ano, seguida por duas doses de MMR ou MMRV na idade de 12 aos 15 meses e novamente na idade de 4 a 6 anos; e (2) idade de 12 meses ou mais, MMR ou MMRV seguida por revacinação dos 4 aos 6 anos. Uma criança com história duvidosa ou desconhecida de vacinação deve ser revacinada com MMR. Qualquer pessoa com uma exposição conhecida que não tenha certeza de ter recebido previamente duas doses de MMR deve receber uma dose adicional. Pessoas não vacinadas que não forem imunizadas dentro de 72 h da exposição, que é o intervalo aceitável para profilaxia ativa pós-exposição, devem ser excluídas do contato com pessoas potencialmente infectadas por pelo menos duas semanas depois do início do exantema do último caso de sarampo.

E. Controle de surtos de caxumba

Pessoas previamente vacinadas com duas doses da vacina contra caxumba e identificadas pela saúde pública como estando sob risco aumentado de caxumba devido a um surto devem receber uma terceira dose de uma vacina contendo caxumba para melhorar a proteção contra a doença e complicações relacionadas.

▶ **Contraindicações e precauções**

As vacinas MMR e MMRV são contraindicadas para mulheres grávidas, mulheres que pretendem engravidar dentro dos próximos 28 dias, pessoas imunocomprometidas e pessoas com reação anafilática a uma dose anterior ou a um componente da vacina. Também são contraindicadas para crianças recebendo terapia com corticosteroide em alta dose (≥ 2 mg/kg/dia, ou total de 20 mg/dia, por mais de 14 dias) com exceção daquelas recebendo doses de reposição fisiológica. Nesses pacientes, um intervalo de um mês entre a cessação da terapia esteroidal e a vacinação é suficiente. Os pacientes leucêmicos que tenham estado em remissão e sem quimioterapia por pelo menos três meses podem receber MMR e MMRV com segurança. Pessoas com infecção pelo HIV devem receber duas doses da vacina MMR de acordo com o esquema recomendado se não houver evidência de imunossupressão grave (crianças com idade ≤ 5 anos devem ter porcentagens de CD4 ≥ 15% por ≥ 6 meses; e pessoas com idade > 5 anos devem ter porcentagens de CD4 ≥ 15% e CD4 ≥ 200 linfócitos/mm^3 por ≥ 6 meses). A MMRV é contraindicada em indivíduos HIV positivos. Crianças com doenças agudas menores (incluindo doenças febris), alergia ao ovo ou história de tuberculose devem ser imunizadas. A MMR e a MMRV podem ser administradas com segurança simultaneamente a outras imunizações pediátricas de rotina.

▶ **Efeitos adversos**

Entre 5 e 15% dos indivíduos vacinados com MMR têm febre de 39,5 °C ou mais alta cerca de 6 a 12 dias depois da vacinação, durando aproximadamente 1 a 2 dias, e 5% podem desenvolver um exantema morbiliforme transitório. A vacinação MMR e MMRV está associada a um risco aumentado de convulsões febris de 8 a 14 dias depois da vacinação com a primeira dose, mas tais convulsões não têm sido associadas a nenhuma complicação subsequente de longo prazo. Outros eventos adversos graves após a vacinação são raros e incluem anafilaxia, trombocitopenia transitória (1 a cada 40.000 pessoas que recebem a vacina), e artralgias (mais comuns em adultos do que em crianças).

▶ **Preparações de anticorpos contra sarampo**

A Ig é eficaz na prevenção do sarampo se administrada em uma pessoa não imune dentro de 6 dias após exposição à doença. Entretanto, a imunidade conferida pela Ig deve ser considerada temporária. Crianças com menos de 12 meses expostas ao sarampo devem receber 0,5 mL/kg de Ig, por via intramuscular (ver o *Red Book* da AAP para recomendações detalhadas). Mulheres grávidas sem evidência de imunidade ao sarampo e pessoas gravemente imunocomprometidas (independentemente de evidência de imunidade ao sarampo) que estão expostas ao sarampo devem receber 400 mg/kg de Ig por via intravenosa. A Ig aplicada por via intramuscular (0,5 mL/kg, dose máxima 15 mL) pode ser administrada em pessoas imunocompetentes expostas sem evidência de imunidade, com prioridade para aquelas com contato mais intenso com um caso.

Albertson JP et al: Mumps outbreak at a university and recommendation for a third dose of measles-mumps-rubella vaccine—Illinois, 2015–2016. MMWR Morb Mortal Wkly Rep 2016;65: 731 [PMID: 27467572].

CDC: Prevention of measles, rubella, congenital rubella syndrome, and mumps, 2013: summary recommendations of the Advisory Committee on Immunization Practices (ACIP). MMWR Recomm Rep 2013;62:1 [PMID: 23760231].

Patel M et al: Increase in measles cases—United States, January 1–April 26, 2019. MMWR Morb Mortal Wkly Rep 2019;68:402 [PMID: 31048672].

VACINAÇÃO CONTRA VARICELA

Antes da disponibilidade da vacina, cerca de 4 milhões de casos de infecção pelo vírus varicela-zóster (VZV, de *varicella-zoster virus*) ocorriam anualmente nos Estados Unidos, a maioria em crianças com menos de 10 anos de idade. Isso resultava em 11.000 hospitalizações e 100 mortes por ano devido a complicações graves como infecções bacterianas secundárias, pneumonia, encefalite, hepatite e síndrome de Reye.

Uma vacina com vírus vivo e atenuado contra varicela (VCV) é aprovada para uso nos Estados Unidos desde 1995, e a imunização rotineira de crianças de 12 meses ou mais de idade tem sido recomendada desde então. A vacina tem uma efetividade de quase 100% na prevenção de doença grave. A incidência, morbidade, mortalidade e os custos médicos associados à infecção por varicela têm caído significativamente desde que a VCV foi licenciada. A vacinação previne uma estimativa 3,5 milhões de casos de varicela, 9.000 internações e 100 mortes nos Estados Unidos a cada ano. Desde que o uso rotineiro de VCV foi recomendado, tornou-se aparente que há casos da falha vacinal, em geral muito leves, ocorrendo em cerca de 15% dos pacientes imunizados. Surtos de infecções por VZV do tipo selvagem têm sido relatados em escolas com alta cobertura de uma dose de VCV (96% a 100%). As taxas de varicela entre estas crianças variaram entre 11% e 17%; assim, concluiu-se que uma dose única de VCV não podia prevenir completamente os surtos de varicela.

Uma segunda dose de VCV em crianças aumenta bastante a resposta de anticorpos anti-VZV, o que se correlaciona com a eficácia da vacina. Também se tem demonstrado que uma vacina combinada MMRV não é inferior imunologicamente aos componentes individuais administrados separadamente na MMR e na VCV. A MMRV é eficaz como imunização primária ou como uma dose de reforço aplicada a crianças com idade entre 4 e 6 anos. O regime de duas doses é de 97% a 100% efetivo contra varicela grave, e o risco de varicela por falha vacinal é três vezes menor do que o risco sob o regime de uma dose. Assim, o ACIP e a AAP recomendam duas doses de VCV para crianças maiores de 12 meses e para adolescentes e adultos sem evidência de imunidade.

A vacina também é eficaz na prevenção ou na modificação da gravidade do VZV em indivíduos suscetíveis expostos ao VZV se aplicada dentro de 3 dias (e possivelmente até 5 dias) da exposição, com uma eficácia de 95% para prevenir qualquer doença pós-exposição e de 100% para prevenir doença moderada ou grave. Não há evidências de que a profilaxia pós-exposição aumente o risco de eventos adversos relacionados à vacina ou interfira no desenvolvimento da imunidade.

Vacinas disponíveis

1. Um preparado livre de células da cepa Oka de VZV é produzido e comercializado nos Estados Unidos como Varivax (Merck). Cada dose de VCV contém não menos que 1.350 unidades formadoras de placa de VZV e traços de neomicina, soro bovino fetal e gelatina. Não há preservativo.
2. A MMRV (sarampo-rubéola-caxumba-varicela, ProQuad, Merck) é licenciada para uso em crianças de 1 a 12 anos de idade. Ela é bem tolerada e prové resposta imune adequada a todos os antígenos que contém. Na MMRV, o componente da varicela está presente em título mais alto do que na VCV. A administração concomitante de MMRV com as vacinas DTPa, Hib e HepB é aceitável.

Doses e esquema de administração

Duas doses (0,5 mL) de VCV são recomendadas para imunização de todas as crianças hígidas com idade de 12 meses ou mais, bem como para adolescentes e adultos sem evidência de imunidade. Para crianças de 12 meses a 12 anos de idade, o intervalo das imunizações é de pelo menos três meses, e para pessoas de 13 anos ou mais, ele é de quatro semanas. A MMRV só é aprovada para crianças saudáveis de 12 meses a 12 anos de idade. Uma segunda dose de vacinação de atualização é necessária para crianças, adolescentes e adultos que receberam uma dose de VCV anteriormente. Todas as crianças devem ter recebido duas doses da vacina antes do jardim de infância ou escola. Crianças infectadas por HIV (≥ 15% de células CD4+) devem receber duas doses da vacina de antígeno único (com um intervalo de pelo menos três meses entre as doses).

A VCV pode ser aplicada simultaneamente à MMR, em locais separados. Se não forem aplicadas simultaneamente, o intervalo entre a administração de VCV e MMR deve ser maior que 28 dias. A administração simultânea de VCV não parece afetar a resposta imune a outras vacinas da infância. A VCV deve ser adiada em cinco meses após se ter recebido Ig intravenosa, sangue ou plasma. Além disso, às pessoas que receberam VCV, não se deve administrar um produto contendo anticorpos, por pelo menos duas semanas, ou um medicamento antiviral ativo contra varicela, por pelo menos três semanas. Se houver necessidade dentro desse intervalo, o indivíduo pode precisar ser testado para imunidade ou revacinado. Depois de uma discussão dos benefícios e riscos de ambas as opções de vacinação com os pais ou cuidadores (ver Efeitos Adversos), pode-se escolher entre a MMR e a MMRV para ser administrada dos 12 aos 15 meses. A MMRV é a vacina preferida se disponível dos 4 aos 6 anos de idade.

Contraindicações e precauções

As contraindicações à vacinação com VCV incluem uma reação alérgica grave depois de uma dose anterior, ou a um componente da vacina. Visto que a VCV e a MMRV são vacinas de vírus vivos, elas também são contraindicadas em crianças que têm imunodeficiências celulares ou anormalidades congênitas das células T. A exceção a esta regra é a recomendação de que a VCV seja administrada a crianças infectadas por HIV que não estejam gravemente imunossuprimidas. Os contatos domiciliares de pacientes imunodeficientes devem ser imunizados. A VCV não deve ser dada a mulheres grávidas; contudo, a presença de uma gestante no domicílio não é uma contraindicação à imunização de uma criança daquele lar. Uma história pessoal ou familiar de convulsões febris em um lactente é considerada uma precaução para o uso de MMRV; é preferível a administração de MMR e VCV separadamente.

Efeitos adversos

As reações adversas reconhecidas mais comumente, ocorrendo em torno de 20% dos vacinados, são reações leves no local da injeção. Além disso, 3% a 5% dos pacientes desenvolvem exantema no local da injeção, e mais 3% a 5% terão um exantema variceliforme esparso fora do local de injeção. Esses exantemas tipicamente consistem em duas a cinco lesões e podem aparecer 5 a 26 dias depois da imunização. O regime de duas doses da vacina geralmente é bem tolerado, com um perfil de segurança comparável àquele de dose única. A incidência de febre e exantema variceliforme é mais baixa depois da segunda dose do que da primeira. Embora a VCV seja contraindicada na gravidez, até agora já houve centenas de administrações inadvertidas da vacina a mulheres gestantes rastreadas pelo Pregnancy Registry for Varivax (Registro de Gravidez para a Varivax), sem casos conhecidos de síndrome da varicela congênita ou aumentos em anormalidades fetais.

Estudos comparando a MMRV à administração concomitante de MMR e VCV mostraram mais eventos adversos sistêmicos subsequentes à MMRV (febre em 21,5% vs. 14,9% dos vacinados e exantema semelhante ao sarampo em 3% vs. 2,1%). O risco associado de convulsões febris em crianças de 12 a 23 meses de idade com a formulação MMRV parece ser o dobro daquele de MMR e VCV administradas separadamente, resultando em uma convulsão febril adicional a cada 2.300 a 2.600 crianças vacinadas com MMRV.

A transmissão do vírus contido na vacina de receptores saudáveis para outras pessoas saudáveis é muito rara; nunca foi documentada na ausência de um exantema no caso-índice; e tem resultado apenas em doença leve. A infecção por herpes-zóster ocorre em receptores de VCV imunocompetentes e imunocomprometidos dentro de 25 a 722 dias após a imunização. Muitos desses casos foram causados por vírus selvagens latentes não diagnosticado. A cepa da varicela da vacina realmente pode causar herpes-zóster em crianças, mas o risco específico ao grupo etário da infecção por herpes-zóster é muito mais baixo em crianças após a imunização com VCV do que depois da infecção natural e tende, também, a ser uma doença mais leve.

▶ Formulações de anticorpos

Na eventualidade de uma exposição à varicela, hoje há duas formulações de anticorpos potencialmente disponíveis nos Estados Unidos para profilaxia pós-exposição: a VariZIG e a Ig intravenosa. A exposição é definida como um contato domiciliar ou entre companheiros de brincadeiras (> 1 h/dia), contato hospitalar (no mesmo quarto ou enfermaria, ou em unidades contíguas) ou contato íntimo com uma pessoa com zóster julgada contagiosa. A suscetibilidade é definida como a ausência de histórico de varicela ou de vacinação contra varicela. A incerteza nesse diagnóstico pode ser resolvida com um teste apropriado para anticorpos anti-VZV. A profilaxia pós-exposição passiva é indicada para recém-nascidos, gestantes e pacientes imunocomprometidos, incluindo aqueles com câncer ou que recebem terapias imunossupressoras.

A VariZIG deve ser administrada o mais rápido possível após a exposição, idealmente dentro de 96 horas, mas pode ser administrada dentro de 10 dias após a exposição. Se a VariZIG não estiver disponível, recomenda-se que Ig intravenosa seja usada em seu lugar. A dose é de 400 mg/kg administrada uma vez. Uma exposição subsequente não requer profilaxia adicional se ocorrer dentro de três semanas da administração de Ig intravenosa.

> AAP Committee on Infectious Diseases: Prevention of varicella: recommendations for use of quadrivalent and monovalent varicella vaccines in children. Pediatrics 2011;128:630 [PMID: 21873692].
> CDC: Updated recommendations for use of VariZIG—United States, 2013. MMWR Morb Mortal Wkly Rep 2013;62:574 [PMID: 23863705].
> Leung J, Harpaz R: Impact of the maturing varicella vaccination program on varicella and related outcomes in the United States, 1994–2012. J Pediatric Infect Dis Soc 2016;5:395 [PMID: 26407276].

VACINAÇÃO CONTRA HEPATITE A

A incidência de hepatite A nos Estados Unidos diminuiu drasticamente de uma média de 28.000 casos por ano nos anos anteriores à disponibilidade de uma vacina HepA para 1.390 casos notificados em 2015. Mais recentemente, a incidência de hepatite A aumentou para mais de 12.000 casos relatados em 2018, em parte devido a surtos entre pessoas sem moradia ou usuários de drogas. Surtos generalizados continuaram em mais de 25 estados até 2021.

As recomendações para vacinação inicial contra hepatite A englobam indivíduos de alto risco, principalmente adultos. No entanto, as crianças são mais propensas do que os adultos a serem assintomáticas quando infectadas e muitas vezes contribuem para a disseminação da hepatite A. Portanto, desde 2006, a vacinação contra hepatite A tem sido rotineiramente recomendada para crianças de 12 a 23 meses de idade. Como consequência da vacinação, a epidemiologia da infecção por hepatite A mudou de tal forma que a maioria dos casos agora ocorre em adultos, muitas vezes relacionados a viagens ou a alimentos contaminados.

Além da vacinação de rotina das crianças de 12 a 23 meses de idade, a vacinação contra hepatite A é indicada para os seguintes grupos: (1) crianças não vacinadas de 2 a 18 anos, (2) viajantes internacionais para países com taxa moderada a alta de hepatite A, (3) adolescentes e adultos do sexo masculino que fazem sexo com homens, (4) pessoas que usam drogas injetáveis ou não injetáveis, (5) pessoas com risco ocupacional de exposição à hepatite A, (6) todas as pessoas não vacinadas anteriormente com previsão de contato pessoal próximo com uma criança proveniente de adoção internacional de um país com taxas moderadas a altas de hepatite A, (7) pessoas em situação de rua, (8) pessoas com HIV e (9) pessoas com doença hepática crônica.

As vacinas HepA são todas inativadas e incluem duas vacinas de antígeno único e uma vacina combinada.

▶ Vacinas disponíveis

1. HepA (Havrix, GlaxoSmithKline), para uso em crianças de 12 meses de idade ou mais e em adultos.
2. HepA (Vaqta, Merck), para uso em crianças de 12 meses de idade ou mais e em adultos.
3. HepA-HepB (Twinrix, GlaxoSmithKline) contém vacina HepA e HepB. Aprovada para uso em adultos de 18 anos de idade ou mais.

▶ Doses e esquema de administração

As duas vacinas HepA administradas na infância (Havrix e Vaqta) são administradas como um esquema de duas doses. A primeira dose é recomendada dos 12 aos 23 meses de idade; a segunda dose é recomendada dos 6 a 18 meses depois. Para indivíduos de 12 meses até os 18 anos de idade, essas vacinas são administradas por via intramuscular na dose de 0,5 mL. Adultos de 19 anos ou mais podem receber Havrix (duas doses de 1,0 mL cada, com um intervalo de pelo menos 6 meses), Vaqta (duas doses de 1,0 mL cada, com um intervalo de pelo menos 6 meses), ou Twinrix (para adultos ≥ 18 anos, 1,0 mL por dose, em um esquema de três doses, aos 0, 1 e 6 meses). Se necessário, como para uma viagem iminente, a Twinrix pode ser administrada em esquema acelerado de quatro doses, com doses nos dias 0, 7 e 21 a 30, com uma dose de reforço administrada 12 meses após a primeira dose.

▶ Contraindicações e precauções

A HepA não deve ser administrada a qualquer pessoa com uma reação alérgica grave prévia, tal como anafilaxia, após uma dose prévia da vacina ou a um componente desta. Doença aguda moderada ou grave é uma precaução para a vacinação. A segurança da vacinação contra hepatite A durante a gravidez não foi determinada; a vacinação durante a gravidez deve ser ponderada em relação ao risco de infecção por hepatite A.

▶ Efeitos adversos

Reações adversas, que são incomuns e leves, consistem em dor, edema e enduração no local da injeção (10% a 15%), cefaleia e perda de apetite. Não há relatos de eventos adversos sérios atribuídos à vacina HepA.

▶ Profilaxia pós-exposição

A profilaxia pós-exposição é recomendada para contatos domiciliares ou sexuais não vacinados de pessoas com sorologia hepatite A confirmada e para funcionários de cuidados infantis não vacinados e indivíduos em situações de surto. A profilaxia pós-exposição também pode ser recomendada em surtos de origem alimentar, dependendo da extensão e do tempo de exposição. A profilaxia pós-exposição segura de pessoas não imunizadas deve consistir em uma dose única de vacina HepA ou Ig (0,1 mL/kg) administrada o mais rápido possível após a exposição. A Ig também deve ser usada para crianças menores de 12 meses e para qualquer pessoa para quem a vacinação é contraindicada. A eficácia da Ig quando administrada após mais de 2 semanas após a exposição não foi estabelecida. Para pessoas saudáveis de 12 meses a 40 anos de idade que não tenham completado anteriormente a série vacinal de duas doses, a vacina HepA deve ser administrada. Para aqueles com 40 anos de idade ou mais, a Ig pode ser administrada em adição à vacina HepA se houver uma exposição de alto risco ou se houver alto risco de complicações relacionadas à infecção por HepA. Pessoas expostas com idade igual ou superior a 12 meses que são imunocomprometidas ou que têm doença hepática crônica devem receber ambos (HepA e Ig). Se a vacina HepA e a Ig forem administradas ao mesmo tempo, deve-se administrá-las em diferentes locais de injeção.

▶ Profilaxia pré-exposição

Crianças de 6 a 11 meses devem receber a vacina HepA para profilaxia pré-exposição antes de viagens internacionais e, em seguida, receber duas doses adicionais na idade apropriada conforme o calendário de vacinação. A Ig é indicada como profilaxia pré-exposição antes de viagens internacionais em crianças menores de 6 meses e para viajantes com mais de 6 meses de idade para os quais a vacinação é contraindicada. Para pessoas de 40 anos de idade ou mais e para aqueles com mais de 6 meses que são imunocomprometidos ou com doença hepática crônica, a Ig pode ser administrada além da vacina HepA para profilaxia pré-exposição antes da viagem se houver alto risco de exposição ou alto risco de complicações relacionadas à infecção por HepA. São recomendadas as dosagens intramusculares de Ig 0,1 mL/kg em uma única dose se a duração da exposição for de até 1 mês, 0,2 mL/kg para exposição até 2 meses, e 0,2 mL/kg repetido a cada 2 meses para exposição superior a 2 meses.

CDC (Vaccines & Preventable Diseases: Hepatitis A): https://www.cdc.gov/vaccines/vpd/hepa/hcp/index.html. Accessed May 24, 2021

Foster MA et al: Increase in hepatitis A virus infections—United States, 2013–2018. MMWR Morb Mortal Wkly Rep 2019;68:413–415 [PMID: 31071072].

Nelson NP et al: Prevention of hepatitis A virus infection in the United States: recommendations of the Advisory Committee on Immunization Practices, 2020. MMWR Recomm Rep 2020; 69(No. RR-5):1 [PMID: 32614811].

VACINAÇÃO MENINGOCÓCICA

As infecções por *Neisseria meningitidis* causam morbidade e mortalidade significativas, com uma estimativa de 350 casos ocorrendo anualmente nos Estados Unidos. Mesmo com tratamento apropriado, a doença meningocócica tem uma taxa de letalidade estimada em 10% a 14%, e até 19% dos sobreviventes ficam com incapacidades sérias, como déficits neurológicos, perda de membros ou perda da audição. Seis sorogrupos de meningococo (A, B, C, W, X e Y) causam a grande maioria da doença em todo mundo; os sorogrupos B, C e Y predominam nos Estados Unidos, enquanto os sorogrupos A e C causam a maioria das doenças nos países em desenvolvimento. O sorogrupo B é responsável por mais de 50% dos casos em crianças menores de 1 ano nos Estados Unidos; também é responsável por vários surtos recentes nos *campi* das faculdades.

Cinco diferentes vacinas meningocócicas estão disponíveis nos Estados Unidos. As recomendações de vacinação são complexas porque as taxas de doença variam substancialmente de acordo com a idade e dependendo da presença ou não de uma condição crônica que aumente o risco de doença meningocócica. As recomendações de vacinação mais atuais estão disponíveis em www.cdc.gov/vacinas/vpd/mening/.

Três vacinas quadrivalentes meningocócicas conjugadas polissacarídeo-proteína estão disponíveis (MCV4; nomes comerciais Menactra, Menveo e MenQuadfi) e fornecem proteção contra os sorogrupos A, C, W e Y. A Menactra é licenciada para pessoas de 9 meses a 55 anos de idade; a Menveo é licenciada para pessoas de 2 meses a 55 anos de idade; a MenQuadfi é licenciada para pessoas de 2 anos ou mais. Duas doses de Menactra, Menveo ou MenQuadfi são recomendadas para todos os adolescentes nos Estados Unidos, com uma primeira dose dos 11 aos 12 anos de idade e uma segunda dose aos 16 anos de idade.

Estão disponíveis duas vacinas que protegem contra o sorogrupo B (MenB), a Bexsero e a Trumenba, licenciadas para uso dos 10 aos 25 anos de idade. Para jovens adultos saudáveis que não têm uma condição crônica de saúde que predispõe à doença meningocócica, a Bexsero e a Trumenba não são universalmente recomendadas. No entanto, essas vacinas podem ser usadas com discrição para reduzir o risco de doença meningocócica pelo sorogrupo B. Essas duas vacinas não são intercambiáveis; o mesmo produto vacinal deve ser usado para todas as doses do esquema.

O risco de doença meningocócica é significativamente maior entre as crianças com certas condições crônicas, incluindo problemas anatômicos ou asplenia funcional (incluindo crianças com doença falciforme), infecção por HIV, deficiências de componentes do complemento, ou crianças sendo tratadas com inibidores do complemento (como eculizumabe e ravulizumabe). Qual vacina MenACWY usar depende da idade da criança e da condição crônica; detalhes estão disponíveis em https://www.cdc.gov/vaccines/pubs/pinkbook/mening.html.

Crianças com asplenia anatômica ou funcional estão também sob risco aumentado de doença meningocócica do sorogrupo B e devem receber Bexsero ou Trumenba a partir dos 10 anos de idade. Além disso, indivíduos viajando para o exterior e para áreas com sorogrupos meningocócicos A, C e W endêmicos devem ser vacinados com a Menactra, a Menveo ou a MenQuadfi. Finalmente, surtos de doença meningocócica ocasionalmente ocorrem nos Estados Unidos, e a vacinação pode ser recomendada contra os sorogrupos que causam o surto.

▶ Vacinas disponíveis

1. MCV4 (Menactra, Sanofi): uma dose única de 0,5 mL contém polissacarídeo capsular dos sorogrupos A, C, Y e W conjugados ao toxoide diftérico.
2. MCV4 (Menveo, Novartis): uma dose única de 0,5 mL contém polissacarídeo capsular dos sorogrupos A, C, Y e W conjugados com CRM197, um mutante não tóxico de toxoide diftérico.
3. MCV4 (MenQuadfi, Sanofi): uma dose única de 0,5 mL contém polissacarídeo capsular dos sorogrupos A, C, Y e W, ligado covalentemente ao toxoide tetânico.
4. MenB (Trumenba, Pfizer): uma dose única de 0,5 mL contém 120 mcg de variantes recombinantes lipidadas da proteína de ligação ao fator H (fHbp) do sorogrupo B de *N. meningitidis*, 0,018 mg de polissorbato 80 e 0,25 mg de fosfato de alumínio como adjuvante.
5. MenB (Bexsero, Novartis): uma dose única de 0,5 mL contém 50 mcg de proteínas recombinantes de *N. meningitidis* do sorogrupo B: adesina A de *Neisseria* (NadA), antígeno de ligação de *Neisseria* com heparina (NHBA), proteína de ligação ao fator H (fHbp) e 25 mcg de vesículas da membrana externa (VME).

▶ Doses e esquema de administração

A MCV4 é administrada como uma dose intramuscular de 0,5 mL. Se uma dose for inadvertidamente administrada por via subcutânea, não é necessário repeti-la. A MenB é administrada como uma dose intramuscular de 0,5 mL em uma seringa pré-cheia. Essas vacinas podem ser administradas ao mesmo tempo que outras vacinas em um local diferente. Os níveis de anticorpos protetores são normalmente alcançados dentro de 10 dias de vacinação. A MCV4 deve ser administrada aos 11 anos ou aos 12 anos, com dose de reforço aos 16 anos.*

A Trumenba pode ser administrada como um esquema de três doses (aos 0, 1 a 2, e 6 meses) ou um esquema de duas doses (aos 0 e 6 meses). A Bexsero é uma série de duas doses administradas com pelo menos 1 mês de intervalo. A MenB deve ser administrada em pessoas com idade igual ou superior a 10 anos que tem um risco aumentado de doença meningocócica (deficiências do complemento, uso de inibidores do complemento, asplenia, microbiólogos ou surtos do sorogrupo B). A MenB também pode ser administrada em adolescentes e jovens adultos saudáveis, havendo decisão compartilhada entre paciente, pais/responsáveis e profissional de saúde.**

▶ Contraindicações e precauções

A MCV4 é contraindicada para qualquer pessoa com reação alérgica grave conhecida a qualquer componente da vacina, incluindo vacinas com componente meningocócico, toxoide diftérico, toxoide tetânico ou CRM197. Embora uma história prévia de síndrome de Guillain-Barré não seja uma contraindicação ou precaução à vacinação, os prestadores de serviços de saúde devem discutir os possíveis riscos e benefícios da vacinação em qualquer pessoa que apresente essa história. A MCV4 pode ser administrada em indivíduos imunossuprimidos. A MCV4 pode ser administrada durante a gravidez se clinicamente indicada.

▶ Efeitos adversos

A MCV4 é geralmente bem tolerada em pacientes adolescentes. As reações locais à vacinação (vermelhidão, inchaço ou enduração) ocorrem em 11% a 16% das pessoas de 11 a 18 anos que recebem a MCV4. As queixas mais comuns entre as crianças de 2 a 10 anos de idade são dor e irritabilidade no local da injeção. As reações sistêmicas mais graves (presença de qualquer um dos seguintes: febre ≥ 39,5 °C; cefaleia, fadiga, mal-estar, calafrios ou artralgias que requerem repouso no leito; anorexia; múltiplos episódios de vômitos ou diarreia; irritação na pele; ou convulsões) ocorrem em 4,3% dos receptores da MCV4.

CDC: Meningococcal vaccination: Recommendations of the Advisory Committee on Immunization Practices, United States, 2020. MMWR Recomm Rep 2020;69:1 [PMID: 33417592].

Marshall HS et al: Meningococcal B vaccine and meningococcal carriage in adolescents in Australia. N Engl J Med 2020;382:318 [PMID: 31971677].

Mbaeyi S et al: Incidence of meningococcal disease before and after implementation of quadrivalent meningococcal conjugate vaccine in the United States. JAMA Pediatr 2020;174:843 [PMID: 32687590].

Mbaeyi SA et al: Meningococcal disease among college-aged young adults: 2014–2016. Pediatrics 2019;143:e20182130 [PMID: 30598460].

---

* N. de R.T. No Brasil, o PNI inclui a vacinação com MenC isolada, 2 doses com 3 e 5 meses e um reforço entre 12 a 15 meses, associadas a uma dose de reforço com MCV4 entre 11 e 12 anos. A SBP recomenda o uso de MCV4 desde a primeira dose do esquema sempre que possível pelo maior espectro de proteção.

** N. de R.T. No Brasil, o PNI não inclui a vacinação com MenB.

VACINAÇÃO DIFTERIA-TÉTANO-PERTÚSSIS ACELULAR (ADOLESCENTES E ADULTOS)

A coqueluche causa doenças em todas as faixas etárias. Embora a prevalência da doença seja maior em bebês com menos de 12 meses, a incidência de coqueluche tem aumentado em crianças e adolescentes devido em parte ao declínio da imunidade após a administração de vacinas acelulares contra a coqueluche. A vacinação de rotina com a vacina difteria-tétano-pertússis acelular (DTaP) é recomendada desde 2006. A imunização de adolescentes, adultos e idosos não só tem a capacidade de proteger aqueles que recebem a vacina contra coqueluche, mas também de limitar a propagação de pertússis de adultos para crianças e diminuir a endemicidade geral da coqueluche.

Vacinas disponíveis

1. Tdap (Boostrix, GlaxoSmithKline) contém toxoide diftérico, toxoide tetânico e três antígenos pertússis acelulares (toxina pertússis [PT] destoxificada, hemaglutinina filamentosa [FHA, de *filamentous hemagglutinin*] e pertactina) e é licenciada para uso em pessoas com 10 anos ou mais; essa vacina pode ser usada em adultos e idosos.
2. Tdap (Adacel, Sanofi) contém toxoide diftérico, toxoide tetânico e cinco antígenos pertússis acelulares (PT, FHA, pertactina e fímbrias tipos 2 e 3) e é licenciada para pessoas com idade entre 11 e 64 anos.

Doses e esquema de administração

Os adolescentes de 11 a 18 anos devem receber uma dose de 0,5 mL de Tdap por via intramuscular no deltoide; a idade preferível para imunização com Tdap é 11 a 12 anos. Adultos de 19 a 64 anos de idade devem receber uma dose única de Tdap. Adultos de 65 anos de idade ou mais devem receber uma dose única de Tdap se não tiverem recebido Tdap anteriormente e se antecipam contato próximo com uma criança com menos de 12 meses de idade. Gestantes devem receber um reforço de Tdap a cada gravidez, idealmente entre 27 e 36 semanas de gestação. A Tdap pode ser administrada nesta circunstância independentemente do intervalo desde o último toxoide tetânico ou diftérico. A Tdap e a MCV4 devem ser administradas durante a mesma consulta se ambas as vacinas forem indicadas.

Contraindicações e precauções

As contraindicações à Tdap incluem reação alérgica grave a algum componente da vacina e encefalopatia (p. ex., coma, convulsões prolongadas) não atribuível a uma causa identificável dentro de sete dias de administração de uma vacina com componentes pertússis. Precauções para a administração de Tdap incluem síndrome de Guillain-Barré dentro de seis semanas após uma dose anterior de uma vacina contendo toxoide tetânico, reação de Arthus depois de uma vacina anterior contendo toxoide tetânico ou diftérico, transtorno neurológico progressivo, epilepsia descontrolada, ou encefalopatia progressiva até que a condição esteja estabilizada.

Efeitos adversos

Dor no local da injeção foi o evento adverso local relatado mais frequentemente entre adolescentes. Cefaleia e fadiga foram os eventos adversos relatados com maior frequência.

> CDC: Use of tetanus toxoid, reduced diphtheria toxoid, and acellular pertussis vaccines: Updated recommendations of the Advisory Committee on Immunization Practices—United States, 2019. MMWR Morb Mortal Wkly Rep 2020;69:77 [PMID: 31971933].
> Cherry JD: The prevention of severe pertussis and pertussis deaths in young infants. Expert Rev Vaccines 2019;18:205 [PMID: 30736722].
> Razzaghi H et al: Influenza and Tdap vaccination coverage among pregnant women—United States, April 2020. MMWR Morb Mortal Wkly Rep 2020;69:1391 [PMID: 33001873].
> Zerbo O et al: Acellular pertussis vaccine effectiveness over time. Pediatrics 2019;144:e20183466 [PMID: 31182549].

VACINAÇÃO CONTRA PAPILOMAVÍRUS HUMANO

O papilomavírus humano (HPV, de *human papillomavirus*) genital é a infecção sexualmente transmitida mais comum nos Estados Unidos. A maioria dos estimados 14 milhões de novos infectados todos os anos nos Estados Unidos não apresentam sintomas. Até 75% das novas infecções ocorrem entre pessoas de 15 a 24 anos de idade. A infecção por HPV está associada a cânceres em mulheres (cervical, vulvar, vaginal, oral e anal) e nos homens (pênis, anal e oral). Outros sorotipos de HPV, distintos daqueles que causam câncer, causam verrugas genitais em mulheres e homens.

Uma vacina contra o HPV nonavalente (HPV9v; nome comercial Gardasil 9) é aprovada para uso nos Estados Unidos para mulheres e homens. A vacina protege contra sete tipos de HPV causadores de doenças cancerígenas (tipos 16, 18, 31, 33, 45, 52 e 58) e dois tipos de HPV associados a verrugas genitais (tipos 6 e 11). Duas outras vacinas licenciadas contra o HPV, incluindo uma vacina bivalente (comercializada com nome Cervarix) e uma vacina quadrivalente (Gardasil), não são mais distribuídas nos Estados Unidos.

A vacinação de rotina contra o HPV é recomendada pelo ACIP para mulheres e homens de 11 a 12 anos e pode ser administrada já aos 9 anos de idade. Por ter alguma evidência de absorção aumentada quando introduzida em uma idade mais jovem, a AAP recomenda iniciar a série entre 9 e 12 anos, em uma idade que o fornecedor considera ideal para aceitação e conclusão da série vacinal. A vacinação de recuperação é recomendada para mulheres e homens de 13 a 26 anos que não foram previamente vacinados ou que não completaram o esquema vacinal completo. Embora não seja universalmente recomendada, a vacinação de adultos de 27 a 45 anos de idade não previamente vacinados pode ser considerada. Mulheres que testam positivo para um tipo de HPV de alto risco, tem um teste de Papanicolau anormal ou podem ter sido expostas ao HPV ainda provável se beneficiem da vacinação contra o HPV através da prevenção de outros tipos de HPV.

Mais de 10 anos se passaram desde que as vacinas contra o HPV foram licenciadas. Naquela época, resultados positivos substanciais na saúde em nível populacional foram observados, com grandes reduções de infecções por HPV, diagnósticos de verrugas anogenitais e neoplasias intraepiteliais cervicais. Por exemplo, a prevalência em esfregaços cervicovaginais dos tipos de HPV 6, 11, 16 e 18 (os 4 tipos contidos na vacina quadrivalente anterior) diminuiu 86% em mulheres de 14 a 19 anos e em 71% entre mulheres de 20 a 24 anos. A prevalência de verrugas anogenitais em mulheres e homens diminuiu. Efeitos importantes de imunidade de rebanho também foram observados, com diminuição da prevalência do HPV entre os não vacinados, bem como entre os vacinados.

▶ Vacinas disponíveis

1. Vacina do HPV nonavalente (Gardasil 9, Merck), uma vacina inativada; uma dose de 0,5 mL contém as proteínas HPV-6, 11, 16, 18, 31, 33, 45, 52 e 58 L1.
2. Vacina do HPV quadrivalente (Gardasil, Merck), uma vacina inativada; uma dose de 0,5 mL contém as proteínas HPV-6, 11, 16 e 18 L1. Essa vacina não é mais distribuída nos Estados Unidos.
3. Vacina do HPV bivalente (Cervarix, GlaxoSmithKline), uma vacina inativada; uma dose de 0,5 mL contém as proteínas HPV-16 e HPV-18 L1 e o adjuvante AS04. Essa vacina não é mais distribuída nos Estados Unidos.

▶ Doses e esquema de administração

A vacina contra o HPV é administrada por via intramuscular em duas ou três doses separadas de 0,5 mL, dependendo da idade da vacinação inicial. Para adolescentes saudáveis iniciando o esquema vacinal antes do seu 15º aniversário, duas doses com intervalo de 6 a 12 meses são recomendadas (intervalo mínimo de 5 meses). Três doses são recomendadas para aqueles que iniciam a vacinação após os 15 anos e para pessoas com imunocomprometimento. Para aqueles que necessitam de três doses, a segunda dose deve ser administrada 1 a 2 meses após a primeira dose, e a terceira dose, 6 meses após a primeira dose. O intervalo mínimo entre a primeira e a segunda dose é de 4 semanas; o intervalo mínimo recomendado entre a segunda e a terceira dose é de 12 semanas. A vacina contra o HPV pode ser administrada junto com outras vacinas. Se a programação for interrompida, o esquema não precisa ser reiniciado. Atualmente, não há recomendação para repetir a vacinação com HPV9v para pessoas que completaram o esquema de vacinação com vacina bivalente ou quadrivalente contra o HPV.* Informações adicionais sobre as recomendações de vacinação contra o HPV podem ser encontradas em www.cdc.gov/vaccines/vpd/hpv/hcp/recommendations.html.

▶ Contraindicações e precauções

A vacina HPV é contraindicada para pessoas com uma história de anafilaxia a algum componente da vacina. A vacina HPV não é recomendada para uso na gravidez. Ela pode ser administrada a pessoas com doenças agudas leves e a pessoas imunocomprometidas.

▶ Efeitos adversos

Dor no local da injeção (83,9%), com edema e eritema leve a moderado, são os eventos adversos mais comuns relatados por vacinados. Febre (10,3%), náusea (4,2%) e tonturas (2,8%) foram eventos sistêmicos adversos relatados. Como com qualquer vacinação, pode ocorrer síncope após a vacinação contra o HPV; adolescentes devem estar sentados ou deitados por 15 minutos após a vacinação para evitar lesões por quedas caso ocorra síncope.

> CDC: Declines in prevalence of human papillomavirus vaccine-type infection among females after introduction of vaccine—United States, 2003–2018. MMWR Morb Mortal Wkly Rep 2021;70:415 [PMID: 33764964].
> CDC: Human papillomavirus vaccination for adults: updated recommendations of the Advisory Committee on Immunization Practices. MMWR Morb Mortal Wkly Rep 2019;68:698 [PMID: 31415491].
> Donahue JG et al: Near real-time surveillance to assess the safety of the 9-valent human papillomavirus vaccine. Pediatrics 2019;144:e20191808 [PMID: 31740498].
> Perkins RB et al: Improving HPV vaccination rates: a stepped-wedge randomized trial. Pediatrics 2020;146:e20192737 [PMID: 32540986].

VACINAÇÃO CONTRA A COVID-19

No final do outono de 2019, um coronavírus novo, altamente contagioso e virulento, SARS-CoV-2, foi detectado. A doença do coronavírus de 2019 (COVID-19), causada pelo SARS-CoV-2, rapidamente se espalhou por todo o mundo, resultando em uma pandemia global sem precedentes. Em novembro de 2021, 260 milhões de casos e 5,2 milhões de mortes foram registradas em todo o mundo, números que subestimam muito a verdadeira carga da doença. Pessoas com risco aumentado de ter uma doença grave com a COVID-19 incluem idosos, aqueles com condições médicas subjacentes, gestantes e minorias raciais e étnicas. No entanto, nenhuma faixa etária foi poupada: em novembro de 2021, mais de 900 crianças e adolescentes menores de 18 anos de idade haviam morrido de COVID-19 nos Estados Unidos.

Dada a transmissibilidade e a gravidade da COVID-19, as limitações dos tratamentos disponíveis e as medidas temporárias não-farmacológicas, como o distanciamento social, a vacinação é a saída mais segura do estado de pandemia. Várias vacinas altamente eficazes contra a COVID-19 foram autorizadas e/ou aprovadas nos Estados Unidos. Nesse contexto, autorizado significa autorizado para uso emergencial durante uma crise de saúde pública, e aprovado significa ter recebido licença total da FDA. A partir de novembro de 2021, três vacinas contra a COVID-19 estavam disponíveis nos Estados Unidos: duas vacinas que utilizam tecnologia de RNA mensageiro (mRNA) (Pfizer-BioNTech e Moderna) e uma vacina que usa tecnologia de vetor adenoviral (Janssen/Johnson & Johnson).

A vacina Pfizer-BioNTech contra COVID-19 contém codificação de mRNA para uma forma estabilizada da proteína Spike de

---

*N. de R.T. A SBIm recomenda a revacinação, sempre que possível, daqueles anteriormente vacinados com HPV2v ou HPV4v.

SARS-CoV-2, que é essencial para a fixação viral e para a invasão de células humanas. Após a vacinação, o RNAm "empacotado" é levado intracelularmente e a proteína Spike é produzida por mecanismos de síntese de proteínas celulares. A proteína Spike resultante é apresentada às células imunes, produzindo uma resposta imune anti-Spike robusta. Em um ensaio clínico de fase II/III com mais de 43.000 participantes, a vacina Pfizer-BioNTech COVID-19 foi 95% eficaz na prevenção da COVID-19 sintomática confirmada em laboratório.

A vacina Moderna contra COVID-19 também contém codificação de mRNA para uma forma estabilizada de proteína Spike e produz uma forte resposta imune anti-Spike. Em um ensaio clínico de fase III com mais de 30.000 participantes, a vacina Moderna foi 94,1% eficaz na prevenção de doença sintomática confirmada em laboratório.

A vacina Janssen/Johnson & Johnson contra a COVID-19 depende de um vetor adenoviral humano que codifica uma proteína Spike estabilizada. O vetor é não-replicante, de modo que ele infecta as células, porém não produz mais vírus. Depois da vacinação, o vetor adenoviral infecta as células e a proteína Spike é produzida e apresentada às células imunes do hospedeiro para estimular uma resposta imune anti-Spike. Em um ensaio clínico de fase III com mais de 40.000 participantes de vários países, a vacina foi 74,4% eficaz nos Estados Unidos na prevenção de doença sintomática confirmada em laboratório.

A epidemiologia da COVID-19 e o status das vacinas disponíveis estão evoluindo rapidamente. Informações continuamente atualizadas dos CDC sobre a doença COVID-19 estão disponíveis em https://www.cdc.gov/coronavirus/2019-nCoV/index.html, e as informações mais atualizadas sobre as recomendações atuais das vacinas estão disponíveis em https://www.cdc.gov/vaccines/hcp/acip-recs/vacc-specific/covid-19.html.

▶ Vacinas disponíveis

1. mRNA (Pfizer-BioNTech), formulação para adultos: uma suspensão de 0,3 mL para injeção intramuscular contém 30 microgramas de mRNA para uso em indivíduos de 12 anos de idade ou mais.
2. mRNA (Pfizer-BioNTech), formulação pediátrica: uma suspensão de 0,2 mL para injeção intramuscular contém 10 microgramas de mRNA para uso em indivíduos de 5 a 11 anos de idade.
3. mRNA (Moderna), esquema adulto primário: uma suspensão de 0,5 mL para injeção intramuscular contém 100 microgramas de mRNA, para uso em indivíduos com 18 anos de idade ou mais.
4. mRNA (Moderna), reforço adulto: uma suspensão de 0,25 mL para injeção intramuscular contém 50 microgramas de mRNA, para uso em indivíduos com 18 anos de idade ou mais.
5. Vacina de vetor adenoviral humano (Janssen/Johnson &Johnson), uma suspensão de 0,5 mL para injeção intramuscular, para uso em indivíduos com 18 anos de idade ou mais.

▶ Doses e esquema de administração

As recomendações da vacina COVID-19 mudaram rapidamente à medida que novos conhecimentos emergiram. As vacinas utilizadas diferem de acordo com a idade do paciente. As seguintes recomendações foram atualizadas em novembro de 2021. Para crianças de 5 a 11 anos de idade (formulação pediátrica) e adolescentes de 12 a 17 anos de idade (formulação para adultos), a vacina Pfizer-BioNTech é administrada como um esquema de 2 doses, com um intervalo de 3 semanas entre as doses. Para adultos com 18 anos de idade ou mais, três vacinas estão disponíveis como um esquema primário: Pfizer-BioNTech, formulação para adultos (2 doses, 3 semanas de intervalo), Moderna para adultos (2 doses, 4 semanas de intervalo) ou Janssen/Johnson & Johnson (1 dose).*

A diminuição da imunidade das vacinas COVID-19 foi observada, principalmente entre os idosos. Além do tempo desde a realização de um esquema primário de vacinação, a presença de variantes do SARS-CoV-2 também parece contribuir para diminuir a eficácia da vacina. Consequentemente, para todos os adultos com 18 anos de idade ou mais é recomendado receber uma dose de reforço da vacina COVID-19, pelo menos 6 meses após receber um esquema primário pelas vacinas mRNA ou pelo menos 2 meses após receber uma dose primária da Janssen/Johnson & Johnson. Até novembro de 2021, reforços não têm sido recomendados para menores de 18 anos de idade. Finalmente, para aqueles com imunocomprometimento moderado a grave (idade de 12 a 17 anos incluída), doses adicionais são recomendadas (https://www.cdc.gov/coronavirus/2019ncov/vaccines/recommendations/imuno.html).

▶ Contraindicações e precauções

As vacinas para a COVID-19 atualmente autorizadas não devem ser administradas em indivíduos com história de reação alérgica grave (como anafilaxia) a qualquer componente da vacina respectiva.

As recomendações sobre precauções irão se desenvolver. Até novembro de 2021, as pessoas que desenvolveram miocardite ou pericardite após uma primeira dose de uma vacina de mRNA devem adiar o recebimento da segunda dose. Aqueles com história de miocardite ou pericardite prévia à vacinação contra COVID-19 podem receber qualquer vacina autorizada. As vacinas autorizadas atualmente não são vacinas de vírus vivos e podem ser administradas com segurança em indivíduos imunocomprometidos.

▶ Efeitos adversos

No início do programa de vacinação contra a COVID-19 nos Estados Unidos, foram implantados sistemas de vigilância muito intensos sobre a segurança das vacinas. Utilizando esses sistemas, vários eventos adversos de vacinas raros e potencialmente graves foram detectados após a vacinação contra COVID-19, incluindo

---

*N de R.T. Informações atualizadas sobre as vacinas aprovadas e utilizadas no Brasil e seus esquemas vacinais podem ser encontrados em sbim.org.br/covid-19.

anafilaxia, trombose com síndrome de trombocitopenia, síndrome de Guillain-Barré (SGB) e miocardiopatia/pericardite. Anafilaxia foi relatada após vacinas de mRNA, com uma taxa de notificação de aproximadamente 5 casos por milhão de doses administradas; o início dos sintomas foi tipicamente dentro de 15 a 30 minutos após a vacinação, e os casos responderam ao tratamento adequado. Foi relatada trombose com síndrome de trombocitopenia após a vacinação com a Janssen/Johnson & Johnson, particularmente entre mulheres de 18 a 49 anos; a taxa de notificação entre mulheres dessa idade foi de aproximadamente 7 casos por milhão de doses administradas. Foi relatada SGB após a vacinação com a Janssen/Johnson & Johnson; a taxa de relatos foi de aproximadamente 8 casos por milhão de doses administradas. Miocardite e pericardite foram detectadas após a vacinação com vacinas de mRNA, com casos ocorrendo predominantemente entre homens mais jovens, com sintomas de início tipicamente dentro de 3 a 4 dias, mais comumente após a segunda dose de vacina. O curso clínico da miocardite/pericardite foi tipicamente leve, com resolução completa dos sintomas, embora os indivíduos afetados estejam sendo seguidos para avaliar o risco de quaisquer sequelas de longo prazo. Com todos esses eventos raros, calculou-se que o benefício de prevenir a COVID-19 e suas complicações excede em muito o risco de qualquer complicação rara.

> Overview of COVID-19 vaccines: https://www.cdc.gov/vaccines/covid-19/index.html
> Clinical care considerations for COVID-19 vaccination: https://www.cdc.gov/vaccines/covid-19/clinical-considerations/index.html
> Information related to myocarditis and pericarditis: https://www.cdc.gov/vaccines/covid-19/clinical-considerations/myocarditis.html
> Up-to-date information about current vaccine recommendations: https://www.cdc.gov/vaccines/hcp/acip-recs/vacc-specific/covid-19.html

VACINAÇÃO PARA SITUAÇÕES ESPECIAIS

VACINAÇÃO ANTIRRÁBICA

Depois que os sintomas de infecção se desenvolvem, a raiva é quase invariavelmente fatal em seres humanos. Embora a raiva em animais silvestres e morcegos nos Estados Unidos seja comum, a incidência de raiva humana é muito baixa, com menos de três casos por ano. Embora os cães representem o vetor mais importante da raiva humana em todo mundo, nos Estados Unidos, em razão da vacinação disseminada de cães e gatos, as variantes mais comuns do vírus da raiva responsáveis por raiva humana estão relacionadas a morcegos. A raiva também é comum em gambás, guaxinins e raposas; é incomum em roedores.

A raiva humana é prevenível com profilaxia pós-exposição apropriada e em tempo hábil. Os cuidados pós-exposição consistem em tratamento local da ferida e imunização passiva e ativa. Imediatamente depois de uma mordida de animal, todos os ferimentos devem ser irrigados e limpos agressivamente com sabão e água. Se possível, a ferida não deve ser suturada. A imunização passiva depois de exposição de alto risco consiste na injeção de imunoglobulina antirrábica (RIG, de *rabies immune globulin*) humana adjacente ao ferimento, como descrito adiante. A imunização ativa é obtida pela realização de um esquema de imunização com uma das duas vacinas antirrábicas licenciadas nos Estados Unidos. Visto que mordidas de morcego frequentemente não são reconhecidas, deve ser feita a profilaxia se um morcego for encontrado dentro de casa, mesmo que não haja história de contato, especialmente se achado em um quarto onde há uma criança adormecida ou sozinha, ou um indivíduo inebriado ou incapacitado por qualquer outro motivo.

Autoridades locais de saúde pública devem ser consultadas antes que a profilaxia antirrábica pós-exposição seja iniciada a fim de evitar vacinação desnecessária e de obter ajuda no manejo adequado do animal (se é apropriado confiná-lo ou submetê-lo a testes). Para facilitar a consulta, o prestador de assistência à saúde deve saber a espécie do animal, a sua disponibilidade para testes ou confinamento, a natureza do ataque (provocado ou não) e a natureza da exposição (mordedura, arranhão, lambedura ou aerossol de saliva). A imunização antirrábica também deve ser considerada em crianças viajando para países onde a raiva é endêmica.

▶ Vacinas disponíveis

1. Vacina de células diploides humanas (HDCV, de *human diploid cell vaccine*; Imovax, Sanofi)
2. Vacina de células de embrião de pinto purificadas (PCECV, de *purified chick embryo cell vaccine*; RabAvert, Novartis)

▶ Doses e esquema de administração

As duas vacinas antirrábicas inativadas disponíveis nos Estados Unidos são igualmente seguras e eficazes, tanto para profilaxia pré-exposição como para pós-exposição. Para cada vacina, 1 mL é aplicado por via intramuscular no músculo deltoide (em adultos e crianças maiores), ou na face anterolateral da coxa (em lactentes e crianças menores). O volume da dose não é reduzido para crianças. A vacina não deve ser aplicada na região glútea.

▶ Vacinação pré-exposição

A imunização antirrábica pré-exposição deve ser considerada em indivíduos com alto risco de exposição à raiva (p. ex., veterinários, manuseadores de animais, espeleologistas e pessoas se mudando ou viajando de forma prolongada para áreas onde a raiva é endêmica). Três injeções intramusculares de qualquer das vacinas são administradas na área do músculo deltoide nos dias 0, 7 e 21 ou 28; um esquema de duas doses (dias 0 e 7) pode ser usado em pessoas imunocompetentes maiores ou iguais a 18 anos de idade. Indivíduos previamente vacinados com risco frequente de exposição à raiva devem ter uma amostra de soro testada para o anticorpo antirrábico a cada 2 anos para avaliar se a repetição da vacinação é indicada.

▶ Profilaxia pós-exposição

Após uma possível exposição à raiva, as decisões quanto a se iniciar a profilaxia pós-exposição precisam ser tomadas urgentemente, em consulta com as autoridades locais de saúde pública.

Em indivíduos não vacinados previamente

Depois da limpeza imediata e rigorosa da ferida, um indivíduo exposto à raiva deve receber vacinação antirrábica e RIG. A vacinação é aplicada no dia da exposição e nos dias 3, 7 e 14 dias depois da exposição. Indivíduos imunossuprimidos devem receber uma dose adicional no dia 28. A RIG também deve ser dada o mais cedo possível depois da exposição, idealmente no mesmo dia, em uma dose recomendada de 20 UI/kg. Se anatomicamente possível, a dose total de RIG deve ser infiltrada dentro e em volta da ferida. Qualquer RIG restante deve ser administrada por via intramuscular em um sítio distante do local usado para a vacinação antirrábica. Se a RIG não foi administrada quando a vacinação começou, ela pode ser aplicada até sete dias depois da primeira dose da vacina. Falhas pós-exposição somente têm ocorrido quando houve algum desvio do protocolo aprovado (p. ex., não realização da limpeza do ferimento, dose menor de RIG que a usual, não injetar RIG no local da ferida, ou vacinação na região glútea).

Em indivíduos previamente vacinados

A RIG não deve ser administrada, e são necessárias somente duas doses de vacina nos dias 0 e 3 após exposição.

Efeitos adversos

As vacinas antirrábicas são relativamente livres de reações graves. Reações no local da injeção, como dor, inchaço, enduração ou eritema variam em frequência de 11% a 89% dos vacinados. Reações sistêmicas leves, como cefaleia, náuseas, dores musculares e tonturas ocorrem em 6% a 55% dos receptores da vacina. Uma reação semelhante a complexos imunes ocorre em cerca de 6% dos adultos de 2 a 21 dias após receber doses de reforço da vacina antirrábica; os sintomas podem incluir urticária generalizada, artralgias, artrite e angioedema.

Pessoas viajando a países onde a raiva é endêmica podem precisar de profilaxia pós-exposição imediata e podem ter de usar as vacinas e RIG disponíveis no local. Em alguns países, pode ser que as únicas vacinas prontamente disponíveis sejam vacinas de tecido nervoso derivadas dos cérebros de animais adultos ou de camundongos lactentes, e a RIG pode ser de origem equina. Embora reações adversas à RIG sejam incomuns e tipicamente brandas, as vacinas de tecido nervoso podem induzir reações neuroparalíticas em 1:200 a 1:8.000 vacinados; esse risco significativo é uma outra justificativa para realização da vacinação pré-exposição antes da viagem a áreas onde a exposição a animais potencialmente raivosos seja provável.

Formulações de anticorpos

Nos Estados Unidos, a RIG é preparada a partir do plasma de voluntários humanos hiperimunizados com a vacina antirrábica. A dose recomendada é de 20 UI/kg de peso corporal. O conteúdo de anticorpo neutralizador da raiva é 150 UI/mL, fornecido em ampolas de 2 ou 10 mL.

CDC (Rabies information page): https://www.cdc.gov/rabies/medical_care/vaccine.html. Accessed May 24, 2021
CDC: Use of a reduced (4-dose) vaccine schedule for postexposure prophylaxis to prevent human rabies: recommendations of the Advisory Committee on Immunization Practices. MMWR Recomm Rep 2010;59(RR-2):1 [PMID: 20300058].
Kessels JA et al: Pre-exposure rabies prophylaxis: a systematic review. Bull World Health Organ 2017;95:210 [PMID: 28250534].
Pierracci EG et al: *Vital Signs*: trends in human rabies deaths and exposures—United States, 1938–2018. MMWR Morb Mortal Wkly Rep 2019;68:524–528 [PMID: 31194721].

VACINAÇÃO CONTRA FEBRE TIFOIDE

A febre tifoide causa cerca de 11 a 21 milhões de casos de doença e mais de 128.000 mortes por ano em todo o mundo; nos Estados Unidos, cerca de 5.700 casos ocorrem (cerca de 350 casos são relatados) a cada ano, predominantemente relacionados a viagens internacionais.

Duas vacinas contra *Salmonella enterica typhi*, a bactéria que causa a febre tifoide, estão disponíveis nos Estados Unidos: uma vacina viva atenuada administrada por via oral (Ty21A) e uma vacina inativada composta de polissacarídeo capsular purificado (ViCPS) administrada por via parenteral. Ambas as vacinas protegem 50% a 80% dos vacinados. A vacina oral é usada mais comumente devido à facilidade de administração. Contudo, a falta de adesão ao esquema de doses da vacina oral ocorre com frequência, e o uso correto deve ser enfatizado, ou deve ser usada a vacina parenteral ViCPS.

A vacinação de rotina contra febre tifoide só é recomendada para crianças que estejam viajando para áreas endêmicas da doença ou que residam em domicílios com um portador documentado de *S. typhi*. Embora a febre tifoide ocorra em todo o mundo, as áreas de incidência mais alta incluem a Ásia Meridional e a África Subsaariana. Os viajantes devem ser avisados de que, devido às vacinas contra a febre tifoide não serem totalmente protetoras, e devido ao potencial para outras doenças transmitidas por alimentos e água, são necessários cuidados na seleção de alimentos e bebidas e uma higiene adequada em viagens internacionais.

Vacinas disponíveis

1. ViCPS parenteral inativada (Typhim Vi, Sanofi) para uso intramuscular em indivíduos com 2 anos de idade ou mais.
2. A vacina oral viva atenuada Ty21a (Vivotif Berna Vaccine, Emergent BioSolutions) é fornecida sob a forma de cápsulas com revestimento entérico para uso em indivíduos com 6 anos de idade ou mais.

Doses e esquema de administração

A ViCPS é administrada como uma dose intramuscular única (0,5 mL) no músculo deltoide, com doses de reforço necessárias a cada dois anos, se a exposição for mantida.

A dose da vacina oral é de um total de quatro cápsulas tomadas em dias alternados uma hora antes das refeições. As cápsulas devem ser tomadas com líquidos frios e ser mantidas em refrigeração. Um esquema completo de quatro cápsulas é recomendado a cada cinco anos, se a exposição continuar. A mefloquina e a cloroquina podem ser administradas ao mesmo tempo que a vacina via oral; no entanto, se a mefloquina for administrada, a imunização com a Ty21a deve ser adiada por 24 horas. O proguanil deve ser administrado apenas se decorridos 10 dias desde a última dose da vacina oral. A vacina oral contra a febre tifoide deve ser administrada mais de 3 dias após completar outros antibióticos sistêmicos.

▶ Contraindicações e precauções

Como com todas as vacinas vivas atenuadas, a Ty21a não deve ser administrada em pacientes imunocomprometidos.

▶ Efeitos adversos

Tanto a vacina oral como a parenteral são bem toleradas, e as reações adversas são incomuns e, geralmente, autolimitadas. A vacina oral pode causar uma enfermidade semelhante à gastroenterite, fadiga e mialgia, ao passo que a vacina parenteral pode causar dor e edema local, mialgia e cefaleia.

> CDC: Updated recommendations for the use of typhoid vaccine—Advisory Committee on Immunization Practices, United States, 2015. MMWR Morb Mortal Wkly Rep 2015;64:305 [PMID: 25811680].
> CDC (Typhoid Fever and Paratyphoid Fever information page): https://www.cdc.gov/typhoid-fever/typhoid-vaccination.html. Accessed May 24, 201.
> World Health Organization: Typhoid vaccines: WHO position paper, March 2018—Recommendations. Vaccine 2019;37:214 [PMID: 29661581].

VACINAÇÃO CONTRA CÓLERA

A cólera é causada pela bactéria toxigênica *Vibrio cholera* de sorogrupo O1 (> 99% dos casos globais) ou O139. A doença manifesta-se como diarreia aquosa que pode ser grave e rapidamente fatal se não houver hidratação imediata com fluidos. Nos Estados Unidos, menos de 25 casos são relatados anualmente e a maioria ocorre entre os que viajaram para países onde a cólera é endêmica ou epidêmica.

A CVD103-HgR (Vaxchora) é aprovada pela FDA para uso em viajantes de 18 a 64 anos que viajam para áreas com transmissão ativa de cólera. A vacina tem 90% de eficácia contra diarreia grave 10 dias após a vacinação e 80% de eficácia 3 meses após a vacinação. A CVD103-HgR não deve ser administrada em pacientes que receberam antibióticos nos 14 dias anteriores. A CVD103-HgR é uma vacina atenuada administrada por via oral que pode ser eliminada nas fezes e potencialmente transmitida para contatos próximos. Vacinas adicionais contra a cólera estão disponíveis em países fora dos Estados Unidos. Os viajantes vacinados devem continuar a ter uma ingestão cuidadosa de alimentos e bebidas e manter uma higiene adequada quando viajam internacionalmente.

▶ Vacina disponível

1. CVD 103-HgR (Vaxchora, Emergent BioSolutions) é uma vacina oral atenuada monovalente aprovada pela FDA nos Estados Unidos. Em dezembro de 2020, o fabricante da Vaxchora temporariamente parou a fabricação e a venda por causa da pandemia de SARS-CoV-2. Essa vacina pode estar em oferta limitada ou indisponível.

> CDC: Recommendations of the Advisory Committee on Immunization Practices for use of cholera vaccine. MMWR Morb Mortal Wkly Rep 2017;66:482 [PMID: 28493859].

VACINAÇÃO CONTRA ENCEFALITE JAPONESA

O vírus da encefalite japonesa (EJ) é um flavivírus transmitido por mosquitos. Embora a maioria das infecções seja assintomática, a doença traz uma alta morbidade e mortalidade para aqueles com envolvimento neurológico. É endêmico em certas partes da Ásia, embora o risco seja baixo para a maioria dos viajantes para aquele continente. A viagem a áreas rurais e viagem prolongada a áreas endêmicas podem aumentar o risco. Uma vacina segura e eficaz está disponível nos Estados Unidos. Os viajantes a países endêmicos de EJ devem ser orientados sobre os riscos da doença e a importância de medidas para reduzir picadas de mosquito. A vacinação não é recomendada para viagens de curta duração cujo itinerário será restrito a áreas urbanas ou fora de uma estação de transmissão de EJ bem definida, mas a vacinação é recomendada para viajantes que planejam ficar mais de 1 mês em áreas endêmicas durante a estação de transmissão de EJ. A vacinação deve ser *considerada* para viajantes de curta duração a áreas endêmicas durante a estação de transmissão apenas se eles viajarem para fora de uma área urbana e suas atividades aumentarem o risco de exposição à EJ (tempo ao ar livre na zona rural/áreas agrícolas, atividades de lazer ao ar livre, dormir em locais sem proteção contra mosquitos) e, além disso, também deve ser considerada para viajantes a uma área onde esteja ocorrendo um surto de EJ.

▶ Vacinas disponíveis e esquema de administração

A JE-VC (Ixiaro, Novartis) é uma vacina de EJ inativado derivada de células Vero*, licenciada para uso em indivíduos de 2 meses de idade ou mais. É administrada por via intramuscular em um esquema de duas doses nos dias 0 e 28 (ou 0 e 7 a 28 para adultos de 18 a 65 anos). Uma dose de reforço deve ser administrada 1 ano ou mais após o esquema primário se for esperada exposição contínua ou repetida ao vírus EJ. Para pessoas maiores ou iguais a 3 anos de idade, cada dose é de 0,5 mL. Para crianças de 2 a 35 meses, cada dose é de 0,25 mL. As reações adversas incluem dor no local da injeção, cefaleia, mialgias e febre. A vacinação contra EJ é

---

*N. de R.T. Células vero = linhagens de células usadas em culturas celulares, isoladas de células de epitélio renal de um macaco verde africano, "Vero" significa abreviação de Verda Keno (rim verde), em esperanto.

contraindicada para qualquer pessoa que tenha tido uma reação alérgica grave a uma dose ou a um componente da vacina.

> CDC: Infectious diseases related to travel: Japanese encephalitis. CDC Health Information for International Travel, 2020. https://wwwnc.cdc.gov/travel/yellowbook/2020/travel-related-infectious-diseases/japanese-encephalitis. Accessed May 24, 2021.
> CDC: Japanese encephalitis vaccines: Recommendations of the Advisory Committee on Immunization Practices (ACIP). MMWR Recomm Rep 2019; 68(RR-1):1 [PMID: 31518342].
> CDC: Use of Japanese encephalitis vaccine in children: recommendations of the ACIP, 2013. MMWR Morb Mortal Wkly Rep 2013;62:898 [PMID: 24226626].

VACINAÇÃO CONTRA TUBERCULOSE

Aproximadamente um quarto da população mundial é infectada por *Mycobacterium tuberculosis*, que é a causa principal de morte em nações de baixa e média renda, causando cerca de 1,4 milhões de óbitos por ano. Nos Estados Unidos, a tuberculose é menos comum e a maioria dos casos ocorre em pessoas nascidas no exterior ou em seus contatos próximos. A vacina BCG consiste em *Mycobacterium bovis* vivo atenuado. A BCG é a vacina mais amplamente usada no mundo, com uma incidência baixa de eventos adversos subsequentes à imunização. A vacina BCG é pouco dispendiosa, pode ser administrada em qualquer idade após o nascimento, sensibiliza o indivíduo vacinado por 5 a 50 anos e estimula respostas tanto de células B quanto de células T. A BCG reduz o risco de meningite tuberculosa e de tuberculose (TB) disseminada nas populações pediátricas em 50 a 100%, quando administrado no primeiro mês de vida. A eficácia contra a tuberculose pulmonar tem sido variável (0% a 80%), dependendo do contexto em que os estudos foram realizados e de outros fatores.*

A vacinação com BCG deve ser considerada apenas em crianças com teste cutâneo negativo para TB que não estão infectadas com HIV e que estão continuamente expostas à TB sem a possibilidade de serem separadas do adulto infectado. Isso é, essencialmente, se o adulto não for tratado e a criança não puder receber o tratamento preventivo. A BCG não é recomendado para viajar.

▶ Vacinas disponíveis e esquema de administração

Há uma vacina BCG licenciada atualmente nos Estados Unidos produzida pela Organon Teknika Corporation (Tice BCG). É administrada por via intradérmica. Efeitos adversos ocorrem em 1% a 10% dos indivíduos sadios, incluindo ulceração local, aumento de gânglio linfático regional e, muito raramente, lupus vulgaris. A vacina é contraindicada a mulheres grávidas e indivíduos imunocomprometidos, porque ela causa adenite local maciça e infecção disseminada ou fatal.

Quase que invariavelmente, a BCG faz com que seus vacinados se tornem positivos no teste cutâneo para tuberculose (5 a 7 mm), mas a reação com frequência se torna negativa depois de 3 a 5 anos. O teste de TB baseado na detecção de γ-interferona (IGRA, de *interferon-γ release assay*) deve ser negativo. Assim, um teste cutâneo positivo em uma criança com histórico de vacinação com a BCG que está sendo investigada para TB como um caso de contato deve ser considerado indicativo de infecção por *M. tuberculosis*.

> CDC: Updated guidelines for using interferon-gamma release assays to detect Mycobacterium tuberculosis—United States, 2010. MMWR Recomm Rep 2010;59:1 [PMID: 20577159].
> CDC (TB information page): https://www.cdc.gov/tb/topic/basics/vaccines.htm. Accessed May 24, 2021.
> Perez-Velez CM, Marais BJ: Tuberculosis in children. N Engl J Med 2012;367:348 [PMID: 22830465].
> Roy A et al: Effect of BCG vaccination against *Mycobacterium tuberculosis* infection in children: systematic review and meta-analysis. BMJ 2014;349:g4643 doi:10.1136/bmj.g4643 [PMID: 25097193].

VACINAÇÃO CONTRA FEBRE AMARELA

O vírus da febre amarela é um flavivírus transmitido por mosquitos que é endêmico na África Subsaariana e na América do Sul. A vacina de vírus vivo atenuado contra a febre amarela está disponível nos Estados Unidos, mas está disponível apenas em locais de vacinas oficiais contra febre amarela (normalmente departamentos de saúde pública) e só deve ser administrada após consulta com um médico especialista de viagem ou autoridades de saúde pública. A imunização contra a febre amarela é indicada para crianças com 9 meses ou mais que viajam para áreas endêmicas.** Um comprovante de vacinação contra a febre amarela pode ser necessário para viajar para determinados países.

▶ Vacinas disponíveis e esquema de administração

A vacina contra a febre amarela (YF-VAX, Sanofi) é feita da cepa viral atenuada 17D da febre amarela cultivada em embriões de galinha. Ela é administrada como uma injeção subcutânea de 0,5 mL. A imunidade da vacinação é duradoura, e as doses de reforço não são mais recomendadas para a maioria dos viajantes.

A vacina contra a febre amarela é contraindicada em lactentes com menos de 6 meses (devido a um risco aumentado de encefalite associada à vacina), em pessoas com alergia anafilática ao ovo e em indivíduos imunocomprometidos ou em indivíduos com história de doença do timo. Em crianças de 6 a 8 meses de idade, em crianças com HIV bem controlado e em mulheres grávidas, os riscos e os benefícios da vacina devem ser avaliados individualmente. Não há contraindicação para a administração de outras vacinas de vírus vivo simultaneamente com a vacina de febre amarela.

---

*N. de R.T. No Brasil, a vacinação com BCG faz parte do PNI, sendo aplicada uma dose ao nascer.

**N. de R.T. No Brasil, a vacina contra febre amarela faz parte do PNI, sendo aplicada a primeira dose aos 9 meses de idade e a segunda dose aos 4 anos de idade. Recomenda-se que crianças menores de 2 anos de idade, sempre que possível, não recebam as vacinas febre amarela e MMR no mesmo dia, respeitando-se um intervalo de 30 dias entre elas.

As reações adversas são geralmente leves, consistindo em febre baixa, cefaleia leve e mialgia 5 a 10 dias após a vacinação, ocorrendo em menos de 25% das vacinas. Ainda que muito raramente, alguns tipos de reações adversas graves podem ocorrer após a vacinação. Reações alérgicas graves ocorrem em aproximadamente 1 caso a cada 55.000 vacinados. O risco de doença neurotrópica associada à vacina 30 dias após a vacinação foi estimado em 1 caso a cada 125.000 vacinados. O risco de doença grave em múltiplos órgãos após a vacinação (doença viscerotrópica associada à vacina) foi estimado em 1 caso a cada 250.000 vacinados. Profissionais da saúde devem administrar a vacina de febre amarela apenas para pessoas verdadeiramente sob risco de exposição à febre amarela.

CDC: Yellow fever vaccine: Recommendations of the Advisory Committee on Immunization Practices (ACIP). MMWR Recomm Rep 2010;59(RR-7):1 [PMID: 20671663].
CDC: Yellow fever vaccine booster doses; recommendations of the Advisory Committee on Immunization Practices, 2015. MMWR Morb Mortal Wkly Rep 2015;64:647 [PMID: 26086636].
CDC (Yellow Fever information page): https://www.cdc.gov/yellowfever/vaccine/index.html. Accessed May 24, 2021.
Reno E et al: Prevention of yellow fever in travellers: an update. Lancet Infect Dis 2020 Jun;20(6):e129 [PMID: 32386609].

Tabela 10-7 Critérios de elegibilidade para profilaxia com palivizumabe de lactentes e crianças pequenas de alto risco com base na declaração de política da AAP

- Lactentes nascidos antes de 29 semanas e 0 dias, com idade < 12 meses no início da estação do VSR.
- Lactentes < 12 meses com DPC da prematuridade, definida como idade gestacional < 32 semanas e 0 dias, e requerendo oxigênio > 21% por pelo menos os primeiros 28 dias após o nascimento; para o segundo ano de vida em crianças com história de DPC, a consideração de profilaxia é recomendada apenas para lactentes que continuam a necessitar de suporte médico (corticosteroides crônicos, diuréticos ou oxigênio suplementar) nos 6 meses anteriores ao início da estação do VSR.
- Certas crianças < 12 meses com doença cardíaca congênita significativa (doença cardíaca acianótica em uso de medicação para controlar insuficiência cardíaca e que exigirá procedimentos cirúrgicos cardíacos, bebês com hipertensão pulmonar moderada a grave).
- Lactentes com doença neuromuscular ou anomalia congênita que prejudica a capacidade de limpar as secreções respiratórias.
- Lactentes < 24 meses que estão profundamente imunocomprometidos no início estação do VSR.
- Lactentes < 24 meses com fibrose cística grave (hospitalizações por causa respiratória ou peso para comprimento < percentil 10).

DPC, doença pulmonar crônica; VSR, vírus sincicial respiratório.

PROFILAXIA PASSIVA

▶ Imunoglobulina intravenosa específica e intramuscular

A Ig pode prevenir ou modificar a infecção com vírus da hepatite A se administrada em uma dose de 0,02 mL/kg dentro de 14 dias depois da exposição. A infecção por sarampo pode ser prevenida ou modificada em uma pessoa suscetível se for administrada uma dose de 0,5mL/kg de Ig dentro de seis dias após a exposição. Preparações patógeno-específicas de Ig incluem: Ig tetânica (TIg), Ig da hepatite B (HBIg), Ig antirrábica (RIG), Ig da rubéola, Ig do citomegalovírus (IV), Ig do botulismo (IV) e Ig em investigação de varicela-zóster (VariZIG). Estas são obtidas de doadores que têm títulos conhecidamente altos de anticorpos contra o microrganismo em questão. A Ig deve ser administrada apenas pela via para a qual ela é recomendada (IV ou IM). A dose varia em relação à indicação clínica. As reações adversas incluem dor no local da injeção, cefaleia, calafrios, dispneia, náusea e anafilaxia, embora todas, exceto a primeira, sejam raras.

O palivizumabe (Synagis, MedImmune) é um anticorpo monoclonal humanizado contra vírus sincicial respiratório (VSR), que é usado para prevenir a infecção por VSR em populações de alto risco, com doses mensais durante a estação deste vírus **(Tabela 10-7)**. O palivizumabe é administrado na dose de 15 mg/kg uma vez ao mês, começando no início da estação do VSR e continuando até o final da estação. A profilaxia deve ser descontinuada em qualquer criança que tenha uma hospitalização inesperada.

O número máximo de doses recomendadas em qualquer estação é cinco. O palivizumabe é embalado em frascos de 50 e 100 mg. O palivizumabe não interfere na resposta às vacinações infantis de rotina.

▶ Imunoglobulina intravenosa

As principais indicações para IgIV são para terapia de reposição em indivíduos com deficiência de anticorpos; para tratamento de doença de Kawasaki, para púrpura trombocitopênica idiopática ou anemia hemolítica, para síndrome de Guillain-Barré e outras doenças imunológicas; para terapia de reposição na leucemia linfocítica crônica de células B; e para certos agentes biológicos modificadores de doenças (p. ex., rituximabe). A IgIV pode ser benéfica para algumas crianças com síndrome de choque tóxico e para anemia causada pelo parvovírus B19. Também pode ser usada como profilaxia pós-exposição para varicela em pessoas em risco quando a VariZIG não estiver disponível.*

AAP: Policy statement—updated guidance for palivizumab prophylaxis among infants and young children at increased risk of hospitalization for respiratory syncytial virus infection. Pediatrics 2014;134(2):415–420 [PMID: 25070315].
Hall CB et al: The burden of respiratory syncytial virus infection in young children. N Engl J Med 2009;360:588 [PMID: 19196675].

---

*N de R.T. Também é utilizada nas incompatibilidades sanguíneas isoimunes, na tentativa de prevenir a realização de exsanguineotransfusão.

Nutrição e distúrbios alimentares na infância

Liliane K. Diab, MD
Matthew A. Haemer, MD, MPH
Laura E. Primak, RD, CNSD, CSP
Nancy F. Krebs, MD, MS

NECESSIDADES NUTRICIONAIS

NUTRIÇÃO E CRESCIMENTO

As necessidades nutricionais da criança são influenciadas pela (1) taxa de crescimento, (2) composição corporal e (3) composição de crescimento novo. Esses fatores variam conforme a idade e são especialmente importantes durante o início do período neonatal. A taxa de crescimento é maior na primeira infância do que em qualquer outro período da vida (**Tabela 11-1**). Elas normalmente declinam rapidamente a partir do terceiro mês de vida pós-natal (proporcionalmente mais tarde em bebês nascidos prematuros).

As necessidades nutricionais também dependem da composição corporal. Nos adultos, o cérebro corresponde a apenas 2% do peso corporal e contribui com 19% do gasto energético basal. Em contraste, em um recém-nascido a termo, o cérebro é responsável por 10% do peso corporal e por 44% das necessidades energéticas totais sob condições basais. Assim, no lactente, o gasto energético basal total e a necessidade de energia do cérebro são relativamente altos.

A composição do tecido novo é o terceiro fator que influencia as necessidades nutricionais. Por exemplo, a gordura deve ser responsável por cerca de 40% do ganho de peso entre o nascimento e os 4 meses de idade, mas apenas 3% entre 24 e 36 meses. Os valores correspondentes para proteína são 11% e 21%; para água, 45% e 68%. A alta taxa de deposição de gordura na primeira infância afeta não apenas as necessidades energéticas, mas também a composição ideal da alimentação infantil.

Devido às altas necessidades de nutrientes para o crescimento e a composição corporal, o lactente é especialmente vulnerável à desnutrição. A desaceleração do crescimento físico é um sinal precoce e proeminente da desnutrição nesta faixa etária. Reservas limitadas de gordura nos lactentes significam que as reservas de energia são baixas. O tamanho relativamente grande e o crescimento contínuo do cérebro tornam o sistema nervoso central (SNC) especialmente vulnerável aos efeitos da desnutrição no início da vida pós-natal.

ENERGIA

Os principais determinantes do gasto de energia são (1) o metabolismo basal, (2) a atividade física, (3) o crescimento e (4) a resposta metabólica aos alimentos. A eficiência do uso de energia pode ser um fator significativo, e a termorregulação pode contribuir em extremos de temperatura ambiente se estivermos vestidos inadequadamente. Como não estão disponíveis dados adequados sobre as necessidades de atividade física em bebês e crianças, e já que as necessidades de crescimento individuais variam, as recomendações foram baseadas em cálculos de ingestão por indivíduos saudáveis. As diretrizes sugeridas para a ingestão energética de bebês e crianças pequenas são apresentadas na **Tabela 11-2**. Também estão incluídas nesta tabela as ingestões de energia calculadas de lactentes que recebem aleitamento materno exclusivo. A velocidade de ganho de peso dos lactentes amamentados durante os primeiros 3 meses é igual e pode exceder a dos alimentados com fórmula, porém, dos 6 aos 12 meses, os lactentes em aleitamento exclusivo tipicamente pesam menos e perdem mais gordura corporal do que aqueles alimentados com fórmula, e podem apresentar diminuição da velocidade de ganho de peso. Em 2010, os Estados Unidos adotaram o uso dos gráficos internacionais de crescimento produzidos pela Organização Mundial da Saúde (OMS) para crianças menores de 24 meses. Esses gráficos da OMS são utilizados como padrões que descrevem o crescimento de bebês saudáveis em amamentação sob condições ideais. Baseado no uso dos gráficos da OMS, pode-se afirmar que menos crianças amamentadas nos EUA com idades entre 6 e 18 meses serão classificadas como abaixo do peso. (Veja também a seção Desnutrição Pediátrica.)

Após os primeiros 4 anos de vida, as necessidades energéticas expressas com base no peso corporal diminuem progressivamente. No final da adolescência, a necessidade energética diária estimada é de aproximadamente 40 kcal/kg/dia. As necessidades energéticas diárias podem ser calculadas de forma aproximada, adicionando 100 kcal/ano ao valor basal de 1.000 kcal/dia, começando pelos indivíduos com 1 ano de idade. O apetite e o crescimento são fatores confiáveis das necessidades calóricas na maioria das crianças saudáveis, porém a ingestão também depende, de certa forma, da densidade energética do alimento oferecido.

Tabela 11-1 Mudanças na taxa de crescimento, necessidade energética para o crescimento e composição corporal em bebês e crianças pequenas

Idade (meses)	Taxa de crescimento (g/dia)			Necessidades energéticas para crescimento (kcal/kg/dia)	Composição corporal (%)		
	Masculino	Ambos	Feminino		Água	Proteína	Gordura
0 a 0,25		0[a]			75	11,5	11
0,25 a 1	40		35	50			
1 a 2	35		30	25			
2 a 3	28		25	16			
3 a 6		20		10	60	11,5	26
6 a 9		15					
9 a 12		12					
12 a 18		8					
18 a 36		6		2	61	16	21

[a]O peso ao nascer é recuperado em 10 dias. Perda de peso superior a 10% do peso ao nascer indica desidratação ou desnutrição; isso se aplica tanto a fórmulas quanto a bebês amamentados.
Dados de Fomon SJ: *Infant Nutrition*, 2nd ed. Philadelphia, PA: WB Saunders; 1974.

As necessidades energéticas individuais de bebês e crianças saudáveis variam consideravelmente, e a desnutrição e as comorbidades aumentam essa variabilidade. As necessidades energéticas de bebês prematuros podem ultrapassar 120 kcal/kg/dia, especialmente durante um período de enfermidade ou quando se deseja recuperar o crescimento, na fase de *catch-up*.

Um método para calcular as necessidades energéticas para pacientes desnutridos é basear os cálculos no peso corporal ideal (ou seja, percentil 50 do peso para comprimento, ou do peso para altura e do percentil 50 de índice de massa corporal [IMC] para idade), ao invés do peso real.

Food and Agricultural Organization: Human energy requirements. Scientific Background Papers from the Joint FAO/WHO/UNU Expert Consultation. Oct. 17–24, 2001. Rome, Italy. Public Health Nutr 2005 Oct;8(7A):929–1228 [PMID: 16277811].

PROTEÍNA

Apenas aminoácidos (AAs) e compostos de amônio são utilizados como fontes de nitrogênio em humanos. Os aminoácidos são fornecidos através da digestão da proteína proveniente da dieta. O nitrogênio é absorvido pelo intestino na forma de aminoácidos

Tabela 11-2 Recomendações de ingesta energética e proteica

Idade	Energia (kcal/kg/dia)			Proteína (g/kg/dia)	
	Medições de gasto energético	Ingesta por leite humano	Recomendações para necessidades energéticas médias	Ingesta por leite humano	Recomendações para necessidades energéticas médias
10 d a 1 mês	–	105	120	2,05	2,5
1 a 2 meses	110	110	115	1,75	2,25
2 a 3 meses	95	105	105	1,36	2,25
3 a 4 meses	95	75-85	95	1,20	2,0
4 a 6 meses	95	75-85	95	1,05	1,7
6 a 12 meses	85	70	90	–	1,5
1 a 2 anos	85	–	90	–	1,2
2 a 3 anos	85	–	90	–	1,1
3 a 5 anos	–	–	90	–	1,1

Dados de Krebs NF et al: Growth and intakes of energy and zinc in infants fed human milk. J Pediatr 1994;124–132; Garza C, Butte NF: Energy intakes of human milk-fed infants during the first year. J Pediatr 1990;117:S124.

e peptídeos de cadeia curta e sua absorção é mais eficiente a partir de dietas sintéticas que contêm peptídeos além de aminoácidos. Algumas proteínas intactas são absorvidas no início da vida neonatal, um processo que pode ser importante no desenvolvimento de tolerância ou alergia a proteínas.

Como não existem grandes reservas de proteína corporal, é essencial um fornecimento regular de proteína na dieta. Em lactentes e crianças, o crescimento pleno depende de um suprimento adequado de proteína na dieta. Efeitos discretos da deficiência de proteína são agora reconhecidos, especialmente aqueles que afetam tecidos com rápidas taxas de renovação de proteínas, como o sistema imunológico e a mucosa gastrintestinal (GI).

Em relação ao peso corporal, as taxas de síntese, renovação e acúmulo de proteína corporal são excepcionalmente elevadas no lactente, sobretudo no prematuro. Oitenta por cento da necessidade de proteína proveniente da dieta de um prematuro é usada para o crescimento, em comparação com apenas 20% em uma criança de 1 ano de idade. As necessidades proteicas por unidade de peso corporal reduzem rapidamente durante a infância à medida que a velocidade de crescimento diminui. O conteúdo proteico do leite humano diminui de 1,4 a 1,6 g/100 mL no início da lactação para 0,8 a 1,0 g/100 mL aos 3 a 4 meses, e por fim para 0,7 a 0,8 g/100 mL após 6 meses, o que condiz com a esperada redução da velocidade de crescimento. Pesquisas recentes sugerem que o maior teor de proteína das fórmulas infantis (2-2,5 g/100 mL) em relação ao leite materno está associado ao ganho de peso excessivo. A respeito das fontes de proteína em alimentos complementares, são necessárias mais pesquisas para comparar o efeito de diferentes fontes proteicas, como carnes, laticínios e vegetais, em relação ao risco de excesso de peso em bebês e crianças.

As recomendações na **Tabela 11-2** provêm principalmente do Joint FAO/WHO/UNO Expert Committee (Comitê Conjunto de Especialistas FAO [Food and Agriculture Organization]/OMS/ONU) e são semelhantes às Recommended Dietary Allowances (RDAs, Ingestões Dietéticas Recomendadas). Elas propõem uma ingestão de proteína superior à quantidade presente no leite materno. A ingestão proteica necessária para atingir estoques de proteína equivalentes à taxa intrauterina em recém-nascidos de muito baixo peso é de 3,7 a 4,0 g/kg/dia simultaneamente a uma ingestão adequada de energia. As necessidades proteicas aumentam na presença de perdas através da pele ou do intestino, queimaduras, traumas e infecções. Além disso, elas também aumentam em períodos de retomada do crescimento (*catch-up*), acompanhando a recuperação da desnutrição (~0,2 g de proteína por grama de tecido novo depositado). Bebês pequenos com recuperação rápida do crescimento podem precisar de 1 a 2 g/kg/dia de proteína extra. Já com 1 ano de idade, é improvável que a necessidade extra de proteína seja superior a 0,5 g/kg/dia.

A qualidade da proteína depende de sua composição de aminoácidos. Os lactentes necessitam de 43% de proteína na forma de aminoácidos essenciais, e as crianças, de 36%. Adultos não conseguem sintetizar nove aminoácidos essenciais: histidina, isoleucina, leucina, lisina, metionina, fenilalanina, treonina, triptofano e valina. A cisteína e a tirosina são considerados aminoácidos (AAs) parcialmente essenciais, uma vez que suas taxas de síntese a partir de metionina e fenilalanina, respectivamente, são limitadas e podem ser inadequadas em lactentes, idosos e pessoas com má absorção.

A taurina, um aminoácido usado para conjugar os ácidos biliares, e a glutamina também podem ser condicionalmente essenciais na infância. A deficiência de um único aminoácido essencial acarreta perda de peso em 1 a 2 semanas e reduz a síntese e o acúmulo de proteínas. O ganho de proteína requer AAs não essenciais e condicionalmente essenciais, bem como AAs essenciais para produzir uma composição proteica normal. A deficiência de aminoácidos não essenciais reduz as poliaminas e, portanto, os tRNAs celulares, que limitam a transcrição de mRNAs e a síntese e o ganho global de proteínas. Na dieta vegetariana, são necessárias composições apropriadas de proteínas vegetais para alcançar alta qualidade proteica. Por exemplo, trigo e arroz são pobres em lisina e leguminosas são pobres em metionina.

Como os mecanismos de remoção do excesso de nitrogênio são eficientes, excessos moderados de proteína não são prejudiciais e podem ajudar a garantir um suprimento adequado de certos micronutrientes. Os efeitos adversos da ingestão excessiva de proteínas podem envolver aumento da excreção de cálcio na urina e, ao longo da vida, aumento da perda de massa renal. A ingestão excessiva de proteínas de mais de 4 g/kg/dia em crianças e adolescentes também pode causar aumento de ureia no sangue, acidose e hiperamonemia; já em prematuros, uma ingestão proteica maior que 6 g/kg/dia acarreta déficit de crescimento, letargia e febre. Em pacientes com insuficiência hepática, a incapacidade de desaminar proteínas ou de excretar excesso de nitrogênio na forma de ureia pode limitar ainda mais uma ingestão aceitável de proteínas.

Arslanoglu S et al: Fortification of human milk for preterm infants: update and recommendations of the European Milk Bank Association (EMBA) Working Group on Human Milk Fortification. Front Pediatr 2019 Mar 22;7:76. doi: 10.3389/fped.2019.00076. eCollection 2019. Review [PMID: 30968003].

LIPÍDEOS

As gorduras são as principais fontes de energia dietética para lactentes e representam até 50% da energia no leite humano. Mais de 98% da gordura do leite materno são triglicerídeos (TG), que têm uma densidade energética de 9 kcal/g. As gorduras podem ser armazenadas de forma eficiente no tecido adiposo com um custo mínimo de energia de armazenamento. Isso é especialmente importante para os lactentes. As gorduras são necessárias para a absorção de vitaminas lipossolúveis e para a mielinização do SNC. A gordura também fornece ácidos graxos essenciais (AGE) necessários para o desenvolvimento do cérebro, para fosfolipídios nas membranas celulares e para a síntese de prostaglandinas e leucotrienos. Os AGEs são compostos de ácidos graxos polinsaturados, ácido linoleico (18:2ω6) e ácido linolênico (18:3ω3). O ácido araquidônico (ARA, 20:4ω6) é derivado do ácido linoleico dietético e está presente, principalmente, nos fosfolipídios da membrana. Os derivados importantes do ácido linolênico são o ácido eicosapentaenoico (20:6ω3) e o ácido decosaexaenoico (DHA, 22:6ω3), encontrados no leite humano e nos lipídios cerebrais. A acuidade visual e, possivelmente, o desenvolvimento psicomotor de bebês prematuros alimentados com fórmula melhoram com uso de fórmulas suplementadas com DHA (22:6ω3) e ARA (20:4ω6). Os benefícios da suplementação de ácidos graxos polinsaturados de cadeia longa em fórmulas para bebês a termo saudáveis não são claros (apesar da segurança estar bem estabelecida).

As características clínicas da deficiência do AGE ômega-6 incluem déficit de crescimento, dermatite eritematosa e escamosa, fragilidade capilar, aumento da fragilidade dos eritrócitos, trombocitopenia, dificuldade de cicatrização de feridas e suscetibilidade à infecção. Já os aspectos clínicos da deficiência de ômega-3 não são bem definidos, porém foram relatadas alterações como dermatite e distúrbios neurológicos, incluindo visão turva, neuropatia periférica e fraqueza. Os peixes gordurosos são a melhor fonte alimentar de ácidos graxos ômega-3. Uma alta ingestão de peixes gordurosos está associada à diminuição da adesividade plaquetária e diminuição da resposta inflamatória.

Até 5% a 10% dos ácidos graxos no leite humano são polinsaturados, e o perfil específico de ácidos graxos reflete a ingestão dietética materna. A maior parte deles são séries de ômega-6 com quantidades menores de ômega-3 de cadeia longa. Cerca de 40% dos ácidos graxos do leite materno são monoinsaturados, principalmente ácido oleico (18:1), e até 10% dos ácidos graxos totais são triglicerídeos de cadeia média (TCM) (C_8 e C_{10}) com densidade calórica de 7,6 kcal/g. Em geral, a porcentagem de calorias derivadas de gordura é um pouco menor nas fórmulas infantis do que no leite humano.

A American Academy of Pediatrics (AAP, Academia Americana de Pediatria) recomenda que pelo menos 30% das calorias totais para os bebês tenha como fonte a gordura, com pelo menos 2,7% da gordura total como ácido linoleico e 1,75% do total de ácidos graxos como ácido linolênico. Durante pelo menos o primeiro ano de vida, 40% a 50% das necessidades energéticas devem ser fornecidas na forma de gordura. Crianças com mais de 2 anos devem mudar gradualmente para uma dieta contendo aproximadamente 30% do total de calorias provenientes de gorduras, com não mais de 10% de calorias provenientes de gorduras saturadas.

A β-oxidação de ácidos graxos ocorre nas mitocôndrias do músculo e do fígado. A carnitina é necessária para a oxidação dos ácidos graxos, que devem atravessar as membranas mitocondriais na forma de acilcarnitina. A carnitina é sintetizada no fígado e rins humanos a partir de lisina e metionina. As necessidades de carnitina dos bebês são atendidas pelo leite materno ou fórmulas infantis. No fígado, quantidades substanciais de ácidos graxos são convertidas em corpos cetônicos, que são então liberados na circulação como um importante combustível para o cérebro do bebê.

Os TCM são suficientemente solúveis para que a formação de micelas não seja necessária para o transporte através da mucosa intestinal. Eles são transportados diretamente para o fígado através da circulação portal. Os TCM são rapidamente metabolizados no fígado, sofrendo β-oxidação ou cetogênese. Eles não requerem carnitina para entrar nas mitocôndrias. Os TCM são úteis para pacientes com defeitos de fase luminal, defeitos de absorção e doença inflamatória intestinal crônica. Os efeitos colaterais potenciais da administração do TCM incluem diarreia, quando administrados em grandes quantidades; altos níveis de ácido octanoico em pacientes com cirrose; e, se forem a única fonte de lipídios, deficiência de AGE.

CARBOIDRATOS

A densidade energética do carboidrato é de 4 kcal/g. Aproximadamente 40% da ingestão calórica no leite humano está na forma de lactose, ou açúcar lácteo. A lactose fornece 20% da energia total do leite de vaca. A porcentagem de energia total em fórmulas infantis de carboidratos é semelhante a do leite humano.

A taxa na qual a lactase hidrolisa a lactose em glicose e galactose na borda em escova do intestino determina a rapidez com que os carboidratos do leite são absorvidos. Os níveis de lactase são mais altos em bebês e diminuem com a idade, dependendo de fatores genéticos. Cerca de 20% das crianças negras e hispânicas não brancas com menos de 5 anos têm deficiência de lactase. As crianças brancas geralmente não desenvolvem sintomas de intolerância à lactose até os 4 ou 5 anos de idade, enquanto as crianças hispânicas não brancas, asiáticas e negras podem desenvolver esses sintomas aos 2 ou 3 anos de idade. As crianças intolerantes à lactose apresentam diferentes sintomas, dependendo da atividade específica de sua lactase intestinal e da quantidade de lactose consumida. A galactose é preferencialmente convertida em glicogênio no fígado antes da conversão em glicose para sua posterior oxidação. Lactentes com galactosemia, uma doença metabólica congênita causada pela deficiência de galactose-1-fosfato uridiltransferase, necessitam de uma dieta sem lactose desde o período neonatal.

Após os dois primeiros anos de vida, 50% a 60% das necessidades energéticas devem ser derivadas de carboidratos, com menos de 10% de açúcares simples, conforme recomendado pela OMS e pelas 2020-2025 Dietary Guidelines for Americans (Diretrizes Dietéticas para Estadunidenses), ou com menos de 25g de açúcar adicionado aos alimentos por dia, conforme recomendado pela American Heart Association (Associação Americana de Cardiologia) em 2018. Essas diretrizes alimentares, lamentavelmente, não se refletem nas dietas de crianças norte-americanas, que normalmente obtêm 25% de sua ingestão energética da sacarose e menos de 20% de carboidratos complexos.

As crianças e os adolescentes na América do Norte costumam consumir grandes quantidades de sacarose e xarope de milho rico em frutose, os quais estão presentes em refrigerantes e outras bebidas açucaradas, doces, xaropes, cereais matinais açucarados e uma variedade de alimentos processados. Uma quantidade elevada de ingestão desses açúcares, especialmente na forma de bebidas açucaradas, pode predispor à obesidade e à resistência insulínica, é um importante fator de risco para cárie dentária e pode estar associada a uma dieta em geral de pior qualidade, incluindo grande consumo de gorduras saturadas. A sacarase hidrolisa a sacarose em glicose e frutose na borda em escova do intestino delgado. Por si só, a frutose é fosforilada e metabolizada através da glicólise para oxidação. No entanto, quando a glicose está presente – como é o caso do xarope de milho rico em frutose – a glicose é preferencialmente metabolizada via glicólise e produz frutose via sorbitol. A frutose é competitivamente não metabolizada através da glicólise e, em vez disso, é convertida em ácido úrico, que, por retroalimentação, aumenta a frutose via frutoquinase e causa disfunção mitocondrial, liberação de citocinas, inflamação, fibrose, lesão endotelial, constrição vascular, hipertensão, resistência à insulina, lipogênese aberrante, doença hepática gordurosa não alcoólica (DHGNA) e síndrome metabólica.

As fibras alimentares podem ser classificadas em dois tipos principais: carboidratos não digeridos (ligações β1-4) e não carboidratos (lignina). As fibras insolúveis (celulose, hemicelulose e lignina) aumentam o volume das fezes e o conteúdo de água e diminuem o tempo de trânsito intestinal. As fibras solúveis (pectinas, mucilagens, farelo de aveia) se ligam aos ácidos biliares e reduzem a absorção de lipídios e colesterol. As pectinas também retardam o esvaziamento gástrico e a taxa de absorção de nutrientes. Existem poucos dados sobre as necessidades de fibras para as crianças. As Dietary Reference Intakes (Ingestões Dietéticas de Referência) recomendam 14 g de fibra por 1.000 kcal consumidas. A AAP recomenda que crianças com mais de 2 anos consumam por dia uma quantidade de fibra igual a 5 g mais a idade em anos. A ingestão de fibras na América do Norte, em geral, é baixa. Descobriu-se que crianças que têm maior ingestão de fibras alimentares consomem dietas mais ricas em nutrientes do que crianças com baixa ingestão de fibras. Em geral, dietas ricas em fibras estão associadas a menor risco de doenças crônicas, como obesidade, doenças cardiovasculares e diabetes.

Nakagawa T et al: Fructose production and metabolism in the kidney. J Am Soc Nephrol 2020;31:898–906 [PMID: 32253274].

Ruperez AI, Mesana MI, Moreno LA: Dietary sugars, metabolic effects, and child health. Curr Opin Clin Nutr Metab Care 2019 May;22(3):206–216. doi: 10.1097/MCO.0000000000000553 [PMID: 30946053].

MINERAIS PRINCIPAIS

Fontes alimentares, absorção, metabolismo e deficiência dos principais minerais estão resumidos na **Tabela 11-3**. A ingestão recomendada é fornecida na **Tabela 11-4**.

OLIGOELEMENTOS ESSENCIAIS

Os oligoelementos com papel reconhecido na nutrição humana são ferro, iodo, zinco, cobre, selênio, manganês, molibdênio, cromo, cobalto (como componente da vitamina B12) e flúor. As informações sobre fontes dietéticas, funções e deficiências dos oligoelementos estão resumidas na **Tabela 11-5**. As recomendações suplementares de flúor estão listadas na **Tabela 11-6**. As Ingestões Dietéticas de Referência de oligoelementos estão resumidas na **Tabela 11-4**. A deficiência de ferro é discutida no **Capítulo 30**. Revisões recentes ressaltam a importância de reconhecer um risco de deficiência de ferro sem anemia durante os primeiros 2 anos de vida, quando o desenvolvimento do cérebro está progredindo rapidamente. O teste de ferritina sérica (e um marcador concomitante de inflamação) em lactentes mais velhos e crianças pequenas com baixa ingesta de ferro na dieta é recomendado em vez de verificar apenas a anemia (hemoglobina), através da qual se identifica deficiência de ferro grave.

Schwarzenberg SJ et al; AAP Committee on Nutrition: Advocacy for improving nutrition in the first 1000 days to support childhood development and adult health. Pediatrics 2018;141(2):e20173716 [PMID: 29358479].

VITAMINAS

Geralmente, as dietas altamente restritivas (p. ex., aquelas em que grupos inteiros de alimentos estão ausentes) devem levar em consideração as deficiências vitamínicas. Por exemplo, numerosos casos de escorbuto foram relatados em crianças com autismo que tinham dietas marcadamente restritas. As síndromes de má absorção de gordura não tratadas (p. ex., fibrose cística, doença celíaca, síndrome do intestino curto) estão associadas a deficiências de vitaminas lipossolúveis. Consulte a **Tabela 11-7** para outras circunstâncias gerais que devem levar à avaliação de deficiências vitamínicas.

▶ Vitaminas lipossolúveis

Por serem insolúveis em água, as vitaminas lipossolúveis requerem digestão e absorção de gordura dietética e um sistema carregador para transporte no sangue. As deficiências dessas vitaminas se desenvolvem mais lentamente do que as deficiências de vitaminas hidrossolúveis porque o corpo acumula estoques de vitaminas lipossolúveis. A prematuridade e algumas condições da infância (especialmente aquelas que envolvem má absorção de gordura) colocam as crianças em risco (ver **Tabela 11-7**). A ingestão excessiva e potencialmente tóxica (**Tabela 11-8**). Um resumo das ingestões vitamínicas recomendadas encontra-se na **Tabela 11-9**. As fontes alimentares de vitaminas lipossolúveis, sua absorção/metabolismo e as causas e características clínicas da deficiência estão resumidas na **Tabela 11-10**. A deficiência de vitaminas e os achados laboratoriais de diagnóstico e tratamento relacionados estão detalhados na **Tabela 11-11**.

A identificação recente de baixos níveis de 25-OH-vitamina D em uma porcentagem relativamente grande da população e a ampla gama de funções dessa vitamina, além da absorção de cálcio, levaram muitos especialistas, incluindo a AAP, a recomendar uma ingestão diária de pelo menos 400 UI (10 mcg/dia) para todos os bebês, incluindo aqueles que são amamentados, começando logo após o nascimento. O raquitismo nutricional, causado pela deficiência de vitamina D e/ou baixa ingestão de cálcio, é um problema de saúde global prevenível para bebês, crianças e adolescentes. Acima dos 12 meses de idade, todas as crianças devem satisfazer suas necessidades nutricionais de vitamina D por meio de dieta e/ou suplementação; o Instituto de Medicina recomenda pelo menos 600 UI/d (15 mcg/d).

Chang SW, Lee HC: Vitamin D and health—the missing vitamin in humans. Pediatr Neonatol 2019 Jun;60(3):237–244. doi: 10.106/j.pedneo.2019.04.007. Epub 2019 Apr 17. Review [PMID: 31101452].

Munns CF et al: Global consensus recommendations on prevention and management of nutritional rickets. J Clin Endocrinol Metab 2016 Feb 101(2):394–415, https:doi.org/10.1210/jc.2015-2175. [PMID: 26745253].

▶ Vitaminas hidrossolúveis

As deficiências de vitaminas hidrossolúveis são geralmente incomuns nos Estados Unidos devido à ampla gama de suplementação e fortificação de alimentos preparados. Há relatos de deficiências

Tabela 11-3 Resumo dos principais minerais

Mineral	Absorção/Metabolismo	Deficiência	
		Causas	Características clínicas
Cálcio *Fontes alimentares:* produtos lácteos, legumes, brócolis, vegetais de folhas verdes.	20% a 30% da dieta; 60% do LH. Enriquecido com lactose, glicose, proteína; prejudicada por fitato, fibra, oxalato, gordura não absorvida. A absorção é regulada pelo calcitriol sérico, que aumenta quando o PTH é secretado em resposta ao baixo nível de cálcio ionizado no plasma. O PTH também promove a liberação de cálcio do osso. Excreção renal.	Pode ocorrer em prematuros sem suplementação adequada e em adolescentes com ingestão limitada de cálcio ou em pacientes com esteatorreia.	Osteopenia ou osteoporose, tétano.
Fósforo *Fontes alimentares:* carnes, ovos, laticínios, grãos, legumes e nozes; rica em alimentos processados e refrigerantes.	80% da dieta. O PTH diminui a reabsorção tubular de fósforo nos rins; a homeostase é mantida pelo trato GI e pelos rins.	Raro, mas pode ocorrer em prematuros alimentados com LH não fortificado (resulta em osteoporose e raquitismo, às vezes em hipercalcemia). Também observado em pacientes com desnutrição energético-proteica e pode ocorrer na síndrome de realimentação.	Fraqueza muscular, dor óssea, rabdomiólise, osteomalácia e insuficiência respiratória.
Magnésio *Fontes alimentares:* vegetais, cereais, nozes.	Os rins regulam a homeostase, diminuindo a excreção quando a ingestão é baixa.	Ocorre como parte da síndrome de realimentação na desnutrição energético-proteica. Doença renal, má absorção ou medicamentos que espoliam magnésio podem levar à depleção. Pode causar hipocalcemia secundária.	Excitabilidade neuromuscular, fasciculação muscular, anormalidades neurológicas, alterações no ECG.
Sódio *Fontes alimentares:* alimentos processados, sal de cozinha.	A desidratação hipo e hipernatrêmica é discutida no **Capítulo 23**. Os rins são o principal local de regulação homeostática.	Resulta de perdas excessivas associadas a diarreia e vômitos.	Anorexia, vômitos, hipotensão e apatia. Desnutrição grave, estresse e hipermetabolismo podem levar ao excesso de sódio intracelular, afetando o metabolismo celular.
Cloreto *Fontes alimentares:* sal de cozinha ou sal marinho, algas marinhas, muitos vegetais.	A homeostase está intimamente ligada ao sódio. Desempenha um papel importante nos mecanismos fisiológicos dos rins e do intestino.	Pode ocorrer em lactentes alimentados com dietas com baixo teor de cloreto, ou em crianças com fibrose cística, vômitos, diarreia, terapia diurética crônica ou síndrome de Bartter.	Associado a déficit de crescimento e especialmente déficit de crescimento do perímetro cefálico; anorexia, letargia, fraqueza muscular, vômitos, desidratação, hipovolemia. *Achados laboratoriais:* podem incluir hipocloremia, hipocalemia, alcalose metabólica, hiperreninemia.
Potássio *Fontes alimentares:* nozes, grãos integrais, carnes, peixes, feijões, frutas e legumes, especialmente bananas, suco de laranja.	Os rins controlam a homeostase do potássio através do sistema endócrino da renina-angiotensina-aldosterona. A quantidade de potássio corporal total depende da massa corporal magra.	Ocorre na desnutrição energético-proteica (p. ex., depleção corporal total + síndrome de realimentação) e pode causar insuficiência cardíaca e morte súbita se não for tratada prontamente. Com a perda de massa corporal magra, o potássio em excesso é excretado na urina em qualquer estado catabólico. Também pode ocorrer durante acidose, por conta de diarreia e de uso de diuréticos. A hipercalemia pode resultar de insuficiência renal.	Fraqueza muscular, confusão mental, arritmias.

ECG, eletrocardiograma; GI, gastrintestinal; LH, leite humano; PTH, paratormônio.

Tabela 11-4 Resumo da ingestão dietética recomendada dos principais minerais e oligoelementos

	0 a 6 meses	7 a 12 meses	1 a 3 anos	4 a 8 anos	9 a 13 anos	14-18 a Masculino	14-18 a Feminino
Cálcio (mg/dia)	210ª	270ª	500ª	800ª	1300ª	1300ª	1300ª
Fósforo (mg/dia)	100ª	275ª	460ª	500	1250	1250	1250
Magnésio (mg/dia)	30ª	75ª	80	130	240	410	360
Ferro (mg/dia)	0,27ª	11	7	10	8	11	15
Zinco (mg/dia)	2ª	3	3	5	8	11	9
Iodo (mcg/dia)	110ª	130	90	90	120	150	150
Cobre (mcg/dia)	200ª	220ª	340	440	700	890	890
Selênio (mcg/dia)	15ª	20ª	20	30	40	55	55

ªIngestão adequada (IA). Todos os outros valores representam a ingestão dietética recomendada (RDA, de Recommended Dietary Allowance). Tanto a RDA quanto a IA podem ser usadas como metas para ingestão individual.

Tabela 11-5 Resumos dos oligoelementos essenciais

Mineral	Deficiência - Causas	Deficiência - Características clínicas	Tratamento
Zinco *Fontes alimentares:* carnes, mariscos, legumes, nozes e cereais integrais. *Funções:* componente de muitas enzimas e fatores de transcrição gênica; apresenta significativa importância no metabolismo do ácido nucleico, na síntese de proteínas e na expressão gênica; suporta a estrutura e a função da membrana.	Dietas pobres em zinco biodisponível (fitato elevado), dietas sintéticas não fortificadas; doenças disabsortivas (enterite, doença celíaca, fibrose cística); perdas excessivas (diarreia crônica); erros inatos do metabolismo do zinco (acrodermatite enteropática, defeito na secreção de zinco da glândula mamária). Ingestão inadequada em lactentes após os 6 meses de idade. A prematuridade e o baixo peso ao nascer são fatores de risco.	Leve: prejuízo no crescimento, falta de apetite, imunidade prejudicada. Moderado a grave: alterações de humor, irritabilidade, letargia, função imunológica prejudicada, aumento da suscetibilidade a infecções; erupção cutânea acrorificial, diarreia, alopecia. A resposta ao suplemento de zinco é o padrão-ouro para o diagnóstico de deficiência; os níveis plasmáticos de zinco são reduzidos pela resposta inflamatória de fase aguda.	1 mg/kg/dia de zinco elementar por 2 a 3 meses (p. ex., 4,5 mg/kg/dia de sal de sulfato de zinco), administrado separadamente das refeições, além de suplementação de ferro. Pacientes com acrodermatite enteropática, 30 a 50 mg Zn^{2+}/dia (ou mais) mantêm a remissão.
Cobre *Fontes alimentares:* carnes, mariscos, legumes, nozes e cereais integrais. *Funções:* componente vital de várias enzimas oxidativas: citocromo c-oxidase (cadeia de transporte de elétrons), superóxido dismutase citosólica e mitocondrial (defesa de radicais livres), lisil oxidase (reticulação de elastina e colágeno), ferroxidase (oxidação de armazenamento ferroso de ferro antes do transporte para medula óssea).	Desnutrição generalizada, NP prolongada sem suplementação de cobre, má absorção ou diarreia prolongada. A prematuridade é um fator de risco.	Osteoporose, aumento das cartilagens costocondrais, escavação e queima de metáfises de ossos longos, fraturas espontâneas de costelas. Neutropenia e anemia hipocrômica resistente à terapia com ferro. Defeito do metabolismo do cobre (síndrome do cabelo crespo de Menkes) resulta em doença grave do SNC. Níveis plasmáticos baixos ajudam a confirmar a deficiência; níveis são normalmente muito baixos em crianças pequenas. Dados normais correspondentes à idade são necessários para comparação. Níveis plasmáticos são elevados pela resposta de fase aguda.	Solução de sulfato de cobre a 1% (2 mg de sal) ou 500 mcg/dia de cobre elementar para lactentes.

(continua)

Tabela 11-5 Resumos dos oligoelementos essenciais *(Continuação)*

Mineral	Deficiência		Tratamento
	Causas	Características clínicas	
Selênio *Fontes alimentares:* frutos do mar, carnes, alho (a distribuição geoquímica afeta os níveis nos alimentos). *Função:* componente essencial da glutationa peroxidase.	Ingestão dietética inadequada; pode ocorrer com NP deficiente em selênio. Doença renal. Prematuridade.	Dor e sensibilidade no músculo esquelético, macrocitose, perda de pigmento capilar. Doença de Keshan, uma cardiomiopatia frequentemente fatal em bebês e crianças em áreas da China com solo pobre em selênio.	O teor mínimo de selênio recomendado para fórmulas infantis a termo é de 1,5 mcg/100 kcal, e para fórmulas pré-termo, 1,8 mcg/100 kcal. A NP deve ser suplementada.
Iodo *Fonte alimentar:* sal iodado. A fortificação típica fornece 225 mcg/5g. *Funções:* componente essencial dos hormônios tireoidianos; regula o metabolismo, o crescimento e o desenvolvimento neural.	Ingestão dietética inadequada.	O cretinismo neurológico endêmico (deficiência intelectual grave, deficiência auditiva, diplegia espástica e estrabismo) ocorre com deficiência grave. O cretinismo endêmico mixedematoso ocorre em alguns países da África Central onde estão presentes sinais de hipotireoidismo congênito.	O uso de sal iodado é eficaz na prevenção do bócio. Injeções de óleo iodado também pode ser usado para prevenção.
Fluoreto *Função:* incorporado à matriz de hidroxiapatita da dentina.	Ingestão inadequada (abastecimento de água não fluoretada).	A baixa ingesta aumenta a incidência de cáries dentárias.	Ver **Tabela 11-6** para diretrizes de suplementação. A ingestão excessiva de flúor resulta em fluorose.

NP, nutrição parenteral; SNC, sistema nervoso central.

(p. ex., escorbuto) em crianças com necessidades especiais (p. ex., autismo), no contexto de dietas fortemente restritas. A maioria dos produtos de pão e trigo são fortificados com vitaminas do complexo B, incluindo a adição obrigatória de ácido fólico para enriquecer os produtos desde 1998. Os suplementos de ácido fólico (400 mcg/dia) durante o período periconcepcional protegem contra defeitos do tubo neural. A ingestão dietética de ácido fólico de alimentos naturais e produtos enriquecidos também é protetora. Os papéis biológicos das vitaminas hidrossolúveis estão listados na **Tabela 11-12**. O risco de toxicidade das vitaminas hidrossolúveis não é tão significativo e impactante quanto o associado

Tabela 11-6 Recomendações de suplementação de flúor (mg/dia)

Idade	Concentração de flúor na água potável		
	< 0,3 ppm	0,3 a 0,6 ppm	> 0,6 ppm
6 meses a 3 anos	0,25	0	0
3 a 6 anos	0,5	0,25	0
6 a 16 anos	1	0,5	0

Adaptado com permissão do Centers for Disease Control and Prevention (CDC): Recomendações para o uso de flúor para prevenir e controlar a cárie dentária nos Estados Unidos, CDC.

Tabela 11-7 Circunstâncias associadas ao risco de deficiências vitamínicas

Circunstâncias	Possível deficiência
Prematuridade	Todas as vitaminas
Desnutrição proteico-energética	B1, B2, folato, A
Dietas sintéticas sem fortificação adequada (incluindo nutrição parenteral total)	Todas as vitaminas
Interações entre vitaminas e medicamentos	Folato, B12, D, B6
Síndromes de má absorção de gordura	Vitaminas lipossolúveis
Amamentação com mãe desnutrida e/ou alimentos complementares limitados	B1[a], folato[b], B12[c], D[d], K[e]
Periconcepcional	Folato
Cirurgia bariátrica (todos os tipos)	Vitaminas B
Dieta altamente restritiva	Vitamina C, vitaminas B

[a] Mãe alcoólatra ou desnutrida.
[b] Mãe deficiente em folato.
[c] Mãe vegana ou anemia perniciosa materna.
[d] Bebê não exposto à luz solar e níveis de vitamina D da mãe abaixo do ideal.
[e] Profilaxia omitida.

Tabela 11-8 Efeitos da toxicidade de vitaminas

Piridoxina
Neuropatia sensorial em doses > 500 mg/dia

Niacina
Liberação de histamina → vasodilatação cutânea; arritmia cardíaca; icterícia colestática; distúrbios gastrintestinais; hiperuricemia; intolerância à glicose

Ácido fólico
Pode mascarar deficiência de B12, hipersensibilidade

Vitamina C
Diarreia; aumento da excreção de ácido oxálico; nefrolitíase

Vitamina A
(> 20.000 UI/dia): vômitos, aumento da pressão intracraniana (pseudotumor cerebral); irritabilidade; dores de cabeça; insônia; labilidade emocional; pele seca e descamativa; mialgia e artralgia; dor abdominal; hepatoesplenomegalia; espessamento cortical dos ossos das mãos e pés

Vitamina D
(> 50.000 UI/dia): hipercalcemia; vômito; constipação; nefrocalcinose

Vitamina E
(> 25 a 100 mg/kg/dia por via intravenosa): enterocolite necrosante e toxicidade hepática (mas provavelmente devido ao polissorbato 80 usado como solubilizante)

Vitamina K
Vitamina K lipossolúvel: ordem de toxicidade muito baixa
Vitamina K sintética solúvel em água: vômitos; porfirinúria; albuminúria; anemia hemolítica; hemoglobinúria; hiperbilirrubinemia (não administrar em recém-nascidos)

às vitaminas lipossolúveis, porque os excessos são excretados na urina. No entanto, as deficiências dessas vitaminas se desenvolvem mais rapidamente do que as vitaminas lipossolúveis devido às reservas limitadas, com exceção da vitamina B12. As principais fontes alimentares das vitaminas hidrossolúveis estão listadas na **Tabela 11-13**. Detalhes relevantes adicionais estão resumidos nas **Tabelas 11-7, 11-14 e 11-15**.

A carnitina é sintetizada no fígado e nos rins a partir de lisina e metionina. Em certas circunstâncias (ver **Tabela 11-14**), a síntese é inadequada e a carnitina pode então ser considerada uma vitamina. Um fornecimento dietético de outros compostos orgânicos, como o inositol, também pode ser necessário em certas circunstâncias.

Diab L, Krebs NF: Vitamin excess and deficiency. Pediatr Rev 2018 Apr;39(4):161–179. doi: 10.1542/pir.2016.0068 [PMID: 29610425].

ALIMENTAÇÃO NA INFÂNCIA

AMAMENTAÇÃO

A amamentação proporciona nutrição ideal para o bebê durante os primeiros meses de vida. A OMS e a AAP recomendam aleitamento materno exclusivo para, aproximadamente, os primeiros 6 meses de vida, com amamentação continuada juntamente com alimentos complementares apropriados durante os primeiros 2 anos de vida. Numerosos fatores imunológicos no leite materno (incluindo imunoglobulina A [IgA] secretora, lisozima, lactoferrina, fator bífido, oligossacarídeos e macrófagos) fornecem proteção contra infecções gastrintestinais e respiratórias superiores.

Nos países em desenvolvimento, a falta de refrigeração e o abastecimento com água contaminada tornam a alimentação com fórmula potencialmente perigosa. Embora as fórmulas sejam feitas para se assemelhar ao leite materno, elas não conseguem reproduzir a composição nutricional ou imunológica do leite humano. Diferenças adicionais de importância fisiológica continuam a ser identificadas. Além disso, o aleitamento materno possibilita o vínculo materno-infantil.

O aleitamento materno é a maneira *primordial* de alimentação de crianças pequenas nos Estados Unidos. Infelizmente, as taxas de amamentação permanecem baixas entre várias subpopulações, incluindo mães de baixa renda, de minorias e de idade jovem. A significativa disparidade na amamentação entre mães negras aparenta ser maior no início da amamentação do que no decorrer do aleitamento materno. Essa importante disparidade modificável está associada ao menor conhecimento sobre aleitamento materno, falta de apoio social, falta de assistência dos serviços de saúde e preocupações relacionadas à amamentação e ao emprego. Muitas mães enfrentam obstáculos para manter a lactação quando retornam ao trabalho, e as taxas de amamentação aos 6 meses são consideravelmente inferiores à meta de 50%. O uso do extrator elétrico de leite materno pode ajudar a manter a lactação quando mães e bebês necessitam ficar separados por longos períodos.

As contraindicações absolutas à amamentação são raras. Elas incluem tuberculose ativa (na mãe) e galactosemia (no bebê). A AAP apoia fortemente a amamentação mesmo quando uma mãe e/ou criança está infectada com SARS-COV-2, juntamente com o uso de máscara e higiene das mãos durante a infecção ativa. A amamentação está associada à transmissão materno-infantil do vírus da imunodeficiência humana (HIV, de *human immunodeficiency virus*), mas o risco é influenciado pela duração e padrão da amamentação e por fatores maternos, como estado imunológico e presença de mastite. Evitar completamente a amamentação por mulheres infectadas pelo HIV é atualmente o único modo de prevenir a transmissão materno-infantil. Em países desenvolvidos, recomenda-se que mães infectadas por HIV se abstenham de amamentar se houver alternativas seguras disponíveis. Nos países em desenvolvimento, incentiva-se o uso de terapia antirretroviral (TARV) e aleitamento materno exclusivo; se a TARV não estiver disponível, pode-se considerar suspender a amamentação. A proteção da criança contra doenças diarreicas e desnutrição pode superar o risco de transmissão do HIV através do leite materno. Em tais circunstâncias, as mulheres infectadas pelo HIV devem ser encorajadas a amamentar exclusivamente por alguns meses. O aleitamento materno misto deve ser evitado devido ao risco aumentado de transmissão do HIV.

Em recém-nascidos com menos de 1.750 g, o leite humano deve ser fortificado para aumentar o suporte de proteína, cálcio, fósforo, micronutrientes e densidade calórica. Bebês com fibrose

Tabela 11-9 Resumo da ingestão dietética recomendada de determinadas vitaminas

	0 a 6 meses	7 a 12 meses	1 a 3 anos	4 a 8 anos	9 a 13 anos	14 a 18 anos masculino	14 a 18 anos feminino
Tiamina (mg/dia)	0,2[a]	0,3[a]	0,5	0,6	0,9	1,2	1,0
Riboflavina (mg/dia)	0,3[a]	0,4[a]	0,5[a]	0,6[a]	0,9[a]	1,3[a]	1,0[a]
Piridoxina (mg/dia)	0,1[a]	0,3[a]	0,5	0,6	1,0	1,3	1,2
Niacina (mg/dia)	2[a]	4[a]	6	8	12	16	14
Ácido pantotênico (mg/dia)	1,7[a]	1,8[a]	2[a]	3[a]	4[a]	5[a]	5[a]
Biotina (mcg/dia)	5[a]	6[a]	8[a]	12[a]	20[a]	25[a]	25[a]
Ácido fólico (mcg/dia)	65[a]	80[a]	150	200	300	400	400
Cobalamina (mcg/dia)	0,4[a]	0,5[a]	0,9	1,2	1,8	2,4	2,4
Vitamina C (mg/dia)	40[a]	50[a]	15	25	45	75	65
Vitamina A (mcg/dia)	400[a]	500[a]	300	400	600	900	700
Vitamina D (UI/dia)	200[a,b]	200[a,b]	200[a,b]	200[a,b]	200[a,b]	200[a,b]	200[a,b]
Vitamina E (mg/dia)	4[a]	5[a]	6	7	11	15	15
Vitamina K (mcg/dia)	2[a]	2,5[a]	30[a]	55[a]	60[a]	75[a]	75[a]

[a]Ingestão adequada (IA). Todos os outros valores representam a ingestão dietética recomendada (RDA, de Recommended Dietary Allowance). Tanto a RDA quanto a IA podem ser usadas como metas para ingestão individual.
[b]A AAP recomendou 400 UI/dia de vitamina D para bebês, crianças e adolescentes em 2008.
Dados da National Academy of Sciences, Food and Nutritional Board, Institute of Medicine: *Dietary Reference Intakes, Applications in Dietary Assessment.* Washington, DC: National Academy Press; 2000. http://www.nap.edu.

Tabela 11-10 Resumo das vitaminas lipossolúveis

Vitamina	Absorção/Metabolismo	Deficiência - Causas	Deficiência - Características clínicas
Vitamina A *Fontes alimentares:* laticínios, ovos, fígado, carnes, óleos de peixe. O precursor β-caroteno é abundante em vegetais amarelos e verdes. *Funções:* tem papel crucial na visão, auxiliando na formação do pigmento fotossensível rodopsina; modifica a diferenciação e a proliferação de células epiteliais no trato respiratório; e é necessária para a síntese de glicoproteínas.	O retinol é armazenado no fígado, de onde é exportado, ligado à RBP e à pré-albumina. A RBP pode estar diminuída na doença hepática ou na desnutrição energético-proteica. A RBP circulante pode estar aumentada na insuficiência renal.	Ocorre em bebês prematuros em associação com NP má suplementada; desnutrição energético-proteica (deficiência agravada pelo sarampo); insuficiência alimentar e má absorção de gordura.	Cegueira noturna, xerose, xeroftalmia, manchas de Bitot, ceratomalácia, ulceração e perfuração da córnea, prolapso do vítreo e da íris e cegueira; hiperceratose folicular; prurido; déficit de crescimento; maior suscetibilidade à infecção.
Vitamina K *Fontes alimentares:* vegetais folhosos, frutas, sementes; sintetizada por bactérias intestinais. *Funções:* necessária para a manutenção de níveis plasmáticos normais dos fatores de coagulação II, VII, IX e X; essencial para a manutenção dos níveis normais da proteína C da anticoagulação; essencial para a atividade osteoblástica.	Absorvida no intestino delgado proximal em micelas com sais biliares; circula com VLDL.	Ocorre em recém-nascidos, principalmente naqueles que são amamentados e que não receberam profilaxia adequada com vitamina K no parto; em síndromes de má absorção de gordura; e em pacientes em uso de antibióticos inabsorvíveis e de anticoagulantes (varfarina).	Hematomas ou sangramento no trato GI, no trato geniturinário, nas gengivas, nos pulmões, nas articulações e no cérebro.

(continua)

Tabela 11-10 Resumo das vitaminas lipossolúveis *(Continuação)*

Vitamina	Absorção/Metabolismo	Deficiência	
		Causas	Características clínicas
Vitamina E *Fontes alimentares:* óleos vegetais, alguns cereais, laticínios, gérmen de trigo, ovos. *Funções:* eliminação de radicais livres, bloqueio das reações de oxidação. Localizado em locais específicos na membrana celular para proteger os ácidos graxos polinsaturados, o grupo tiol e os ácidos nucleicos na membrana da peroxidação; também atua como estabilizador da membrana celular; pode exercer função na cadeia de transporte de elétrons; pode modular a expressão cromossômica.	Emulsionada com sais biliares no lúmen intestinal; absorvida por difusão passiva; transportada por quilomícrons e VLDL.	Pode ocorrer com parto prematuro, doença hepática colestática, insuficiência pancreática, abetalipoproteinemia e síndrome do intestino curto. Erros inatos isolados do metabolismo da vitamina E. Pode resultar de um consumo elevado durante o estresse oxidativo.	Anemia hemolítica; distúrbio neurológico progressivo com perda de reflexos tendinosos profundos, perda de coordenação, sensação vibratória posicional, nistagmo, fraqueza, escoliose e degeneração da retina.
Vitamina D *Fontes alimentares:* leite e fórmulas fortificadas, gema de ovo, peixe rico em gordura. *Funções:* calcitriol, forma biologicamente ativa da vitamina D, estimula a absorção intestinal de cálcio e fosfato, reabsorção renal de cálcio filtrado e mobilização de cálcio e fósforo dos ossos.	Normalmente obtido a partir do colecalciferol (D3) produzido pela radiação UV do desidrocolesterol na pele. O ergocalciferol (D2) é derivado da irradiação UV do ergosterol na pele. A vitamina D é transportada da pele para o fígado, ligada a uma proteína carreadora específica.	Resulta de uma combinação de exposição inadequada à luz solar, pigmentação da pele escura e baixa ingestão alimentar. Bebês amamentados com leite materno são grupo de risco devido ao baixo teor de vitamina D no leite humano. O leite de vaca e as fórmulas infantis são rotineiramente suplementados com vitamina D. A deficiência também ocorre nas síndromes de má absorção de gordura. A vitamina D hidroxilada pode diminuir se o paciente utiliza medicamentos estimulantes da enzima CYP-450, ou se possui doença hepática ou renal ou algum erro inato do metabolismo.	Osteomalácia (adultos) ou raquitismo (crianças), em que se acumula no osso osteoide com calcificação reduzida. *Achados clínicos:* craniotabes, rosário raquítico, peito de pombo, pernas arqueadas, atraso na erupção dos dentes e defeitos do esmalte, sulco de Harrison, escoliose, cifose, nanismo, ossos dolorosos, fraturas, anorexia e fraqueza. *Achados radiográficos:* escavação, desgaste, alargamento das metáfises.

CYP, citocromo P; GI, gastrintestinal; NP, nutrição parenteral; PTH, hormônio da paratireoide; RBP, proteína de ligação ao retinol; UV, ultravioleta; VLDL, lipoproteínas de muito baixa densidade.

cística podem ser amamentados com sucesso se forem fornecidas enzimas pancreáticas exógenas. Todos os lactentes com fibrose cística devem receber suplementos de vitaminas A, D, E, K e cloreto de sódio. Aqueles com dificuldade no crescimento devem receber suplementação calórica.

> Bunik M: The pediatrician's role in encouraging exclusive breastfeeding. Pediatr Rev 2017 Aug;38(8):353–368. doi: 10.154/pir.2016-0109. Review [PMID: 28765198].
> COVID and Breastfeeding Reference: https://services.aap.org/en/pages/2019-novel-coronavirus-covid-19-infections/clinical-guidance/breastfeeding-guidance-post-hospital-discharge/.
> CDC MMWR on Racial Disparities in Breastfeeding: https://www.cdc.gov/mmwr/volumes/68/wr/mm6834a3.htm.

▶ **Apoio à amamentação**

Nos países desenvolvidos, os profissionais de saúde desempenham um papel significativo no apoio e na promoção do aleitamento materno. As rotinas hospitalares perinatais e os cuidados pediátricos precoces podem ter grande influência no sucesso do início do aleitamento materno ao promover a educação pré-natal e pós-parto, o contato frequente mãe-bebê, a orientação sobre a técnica de amamentação, o aleitamento sob livre demanda, o alojamento conjunto, a evitação do uso de mamadeira e o acompanhamento precoce após o parto. O estímulo à confiança materna, ao apoio familiar, ao direito à licença maternidade e o aconselhamento sobre problemas comuns, tais como desconforto mamário, podem propiciar sucesso na amamentação. Os médicos podem seguir as melhores práticas e defender políticas hospitalares que apoiam a amamentação.

Mulheres fisicamente incapazes de amamentar seus bebês são raras, porém fatores maternos e/ou infantis podem afetar o início bem sucedido da amamentação e da lactogênese. Mães com obesidade e/ou resistência à insulina geralmente apresentam atraso na lactogênese, e, portanto, o início de suporte adicional à amamentação deve ser antecipado a fim de estabelecer uma lactação bem-sucedida. O recém-nascido geralmente é alimentado sob livre demanda a cada 2 a 3 horas, com intervalos maiores (4 a 5 horas) à noite. Portanto, um recém-nascido mama pelo menos 8 a 10 vezes ao dia, o que deve

Tabela 11-11 Avaliação e tratamento de deficiências de vitaminas lipossolúveis

Deficiência vitamínica	Achados laboratoriais, Diagnósticos e tratamento
Vitamina A	*Achados laboratoriais:* retinol sérico < 20 mcg/dL; razão molar de retinol:RBP < 0,7 também é diagnóstica. *Tratamento:* xeroftalmia requer 5.000 a 10.000 UI/kg/dia por 5 dias VO ou IM; com má absorção de gordura, a dose padrão é de 2.500 a 5.000 UI. Os efeitos de toxicidade estão listados na **Tabela 11-8**.
Vitamina K	*Achados laboratoriais:* avaliar os níveis plasmáticos de AVKIP ou TP. *Tratamento:* Oral: 2,5 a 5,0 mg/dia ou IM/IV: 1 a 2 mg/dose em dose única.
Vitamina E	*Achados laboratoriais:* o nível sérico normal é de 3 a 15 mg/mL para crianças. A proporção de vitamina E sérica para lipídios séricos totais é normalmente ≥ 0,8 mg/g. *Tratamento:* altas dosagens orais (até 100 UI/kg/dia) corrigem a deficiência de má absorção; para abetalipoproteinemia, são necessários 100 a 200 UI/kg/dia.
Vitamina D	*Achados laboratoriais:* fósforo e cálcio séricos baixos, fosfatase alcalina alta, PTH sérico alto, 25-OH-colecalciferol baixo. A AAP recomenda a suplementação da seguinte forma: 400 UI/dia para todos os bebês amamentados, iniciando nos primeiros 2 meses de vida e mantendo a profilaxia até que o bebê esteja recebendo ≥ 500 mL/dia de fórmula fortificada com vitamina D ou leite de vaca. *Tratamento:* 1.600 a 5.000 UI/dia de vitamina D3 para raquitismo. Se mal absorvido, administrar 0,05 a 0,2 mcg/kg/dia de calcitriol.

AAP, American Academy of Pediatrics; AVKIP, ausência de vitamina K induzida por proteína; IM, intramuscular; IV, intravenoso; PTH, paratormônio; RPB, proteína de ligação ao retinol; TP, tempo de protrombina; VO, via oral.

estimular uma oferta generosa de leite. Em recém-nascidos, com frequência, há eliminação de fezes mais amolecidas a cada mamada; no entanto, ao decorrer do tempo (dos 3 aos 4 meses de idade), pode haver um intervalo de vários dias entre as evacuações. A incapacidade de evacuar várias vezes por dia nas primeiras semanas de amamentação e a diminuição do número de fraldas molhadas tendem a ser motivos de preocupação para os pais. Entretanto, a ingestão adequada de leite materno não é garantia de evacuações e micções com regularidade. Os bebês necessitam de menos volume de leite para manter a hidratação do que para um crescimento adequado. A ordenha de leite utilizando o extrator elétrico pode ser indicada se a mãe voltar a trabalhar ou se o bebê for prematuro, não conseguir sugar adequadamente ou estiver hospitalizado.

McFadden A et al: Support for healthy breastfeeding mothers with healthy term babies. Cochrane Database Syst Rev 2017 Feb 28;2:CD001141. doi: 10.1002/14651858.CD001141.pub5 [PMID: 28244064].

Tabela 11-12 Resumo da importância das vitaminas hidrossolúveis do ponto de vista biológico

Vitaminas B envolvidas na produção de energia
Tiamina (B1)
  O pirofosfato de tiamina é uma coenzima na descarboxilação oxidativa (piruvato desidrogenase, α-cetoglutarato desidrogenase e transcetolase).
Riboflavina (B2)
  Coenzima de várias flavoproteínas (p. ex., mononucleotídeo de flavina [FMN] e dinucleotídeo de flavina adenina [FAD]) envolvidas em sistemas de enzimas oxidativas/transferência de elétrons.
Niacina
  Coenzimas que transportam hidrogênio: dinucleotídeo de nicotinamida-adenina (NAD), fosfato de dinucleotídeo de nicotinamida-adenina (NADP); papel decisivo no metabolismo intermediário.
Ácido pantotênico
  Componente principal da coenzima A.
Biotina
  Componente de várias enzimas carboxilases envolvidas no metabolismo de gorduras e carboidratos.

Vitaminas B hematopoiéticas
Ácido fólico
  O tetraidrofolato tem um papel essencial nas transferências de carbono. Papel essencial na síntese de purinas e pirimidinas; deficiência → interrupção da divisão celular (especialmente na medula óssea e no intestino).
Cobalamina (B12)
  Metil cobalamina (citoplasma): síntese de metionina com síntese simultânea de tetraidrofolato (causa da anemia megaloblástica na deficiência de B12). Adenosilcobalamina (mitocôndria) é coenzima para mutases e desidratases.

Outras vitaminas do complexo B
Piridoxina (B6)
  Grupo prostético de transaminases, etc., envolvido nas interconversões de aminoácidos; síntese de prostaglandinas e heme; funcionamento do sistema nervoso central; metabolismo de carboidratos; desenvolvimento imunológico.

Outras vitaminas hidrossolúveis
Ácido L-ascórbico (C)
  Agente redutor forte – provavelmente envolvido em todas as hidroxilações. As funções incluem síntese de colágeno; fenilalanina → tirosina; triptofano → 5-hidroxitriptofano; dopamina → norepinefrina; Fe^{3+}; ácido fólico → ácido folínico; colesterol → ácidos biliares; função leucocitária; produção de interferona; síntese de carnitina. Metabolismo do cobre; redução da vitamina E oxidada.

▶ Técnica de aleitamento materno

A amamentação pode iniciar assim que a mãe e o bebê estiverem estáveis após o parto, idealmente nos primeiros 30 a 60 minutos. O posicionamento correto e a técnica de amamentação são fundamentais para garantir uma estimulação efetiva do mamilo e o esvaziamento da mama com o mínimo de desconforto mamilar.

Quando a mãe está sentada durante a amamentação, o bebê deve ser segurado na altura do peito e virado de frente para a mãe, de

NUTRIÇÃO E DISTÚRBIOS ALIMENTARES NA INFÂNCIA

Tabela 11-13 Principais fontes alimentares de vitaminas hidrossolúveis

Tiamina (B$_1$)
Grãos integrais e enriquecidos, carne de porco magra, leguminosas

Riboflavina (B$_2$)
Laticínios, carnes, aves, gérmen de trigo, vegetais folhosos

Niacina (B$_3$)
Carnes, aves, peixes, leguminosas, trigo, todos os alimentos exceto gorduras; sintetizada no organismo a partir de triptofano

Piridoxina (B$_6$)
Produtos animais, legumes, grãos integrais

Ácido pantotênico
Em todos alimentos

Biotina
Levedura, fígado, rins, leguminosas, nozes, gema de ovo (sintetizada por bactérias intestinais)

Ácido fólico
Vegetais folhosos (facilmente desconstituído no cozimento), frutas, grãos integrais, gérmen de trigo, feijão, nozes

Cobalamina (B$_{12}$)
Ovos, laticínios, fígado, carnes; não encontrada em vegetais

Vitamina C
Frutas e vegetais

Carnitina
Carnes, laticínios; *não encontrada em vegetais*

Tabela 11-14 Causas de deficiências de vitaminas hidrossolúveis

Tiamina (B$_1$)
Beribéri: em lactentes amamentados por mães com histórico de alcoolismo ou má alimentação; descrito como complicação da nutrição parenteral (NP); desnutrição energético-proteica; após cirurgia bariátrica de todos os tipos – relatos em adultos e adolescentes; deficiência endêmica em mães e bebês na Ásia, onde o arroz refinado e não fortificado é o alimento básico principal

Riboflavina (B$_2$)
Subnutrição geral; inativação em soluções de nutrição parenteral total (NPT) expostas à luz

Niacina (B$_3$)
Dietas à base de milho ou milheto (ingestão de alto teor de leucina e baixo teor de triptofano); tumores carcinoides

Piridoxina (B$_6$)
Prematuridade (esses bebês podem não converter piridoxina em piridoxal-5-P); síndromes de dependência de B$_6$; medicamentos (isoniazida)

Biotina
Flora intestinal "deficiente" e absorção intestinal prejudicada; ingestão regular de clara de ovo crua

Ácido fólico
Bebês amamentados cujas mães são deficientes em folato; lactentes a termo alimentados com leite de vaca ou leite de cabra processado não suplementado; kwashiorkor; cozimento excessivo de fontes alimentares; má absorção de folato devido a um defeito congênito; doença celíaca; medicamentos (fenitoína)
Condições com maior necessidade vitamínica: anemias hemolíticas crônicas, diarreia, neoplasias, doença cutânea extensa, cirrose, gravidez

Cobalamina (B$_{12}$)
Bebês amamentados cujas mães possuem anemia perniciosa latente ou que seguem dieta vegana não suplementada; ausência de proteases luminais; síndrome do intestino curto (ausência de estômago ou íleo); má absorção congênita de B$_{12}$

Vitamina C
Megadoses maternas durante a gravidez → deficiência nos lactentes (rebote); dieta sem frutas nem legumes; observado em lactentes alimentados com fórmula à base de leite de vaca pasteurizado (histórico)

Carnitina
Bebês prematuros alimentados com fórmula não suplementada ou por nutrição parenteral; diálise; deficiências hereditárias na síntese de carnitina; acidemias orgânicas; bebês recebendo ácido valproico

---

modo que suas barrigas fiquem em contato direto. Os braços da mãe sustentando o bebê devem ser segurados firmemente nas laterais do tronco da mãe, alinhando a cabeça do bebê com o seio. A mama deve ser sustentada pelos dedos inferiores da mão que está livre, com o mamilo comprimido entre o polegar e o indicador, a fim de conseguir melhor ejeção do leite. Quando o bebê abre a boca, a mãe deve inserir rapidamente o máximo possível do mamilo e da aréola.

A causa mais comum de pouco ganho de peso inicial em recém-nascidos sob aleitamento materno exclusivo é o ingurgitamento mamário mal gerenciado, o que diminui rapidamente o suprimento de leite. O ingurgitamento mamário não aliviado pode ser consequência de longos intervalos entre as mamadas, sucção inadequada do bebê, bebê pouco demandante por amamentação, mamilos doloridos, doença materna ou infantil, oferta de apenas um seio durante o aleitamento e dificuldades de pega. Técnica inadequada, desidratação materna, estresse ou fadiga excessiva também podem contribuir. Alguns recém-nascidos podem precisar acordar a noite para se alimentar. A falha primária da lactação ocorre em menos de 5% das mulheres.

A recomendação mais adequada para duração da amamentação é de 5 minutos por mama em cada mamada no primeiro dia, 10 minutos em cada seio por mamada no segundo dia e 10 a 15 minutos em cada seio nos dias subsequentes. Um bebê vigoroso pode obter a maior parte do leite disponível em 5 a 7 minutos, porém o tempo de sucção adicional garante o esvaziamento da mama, promove a produção de leite e satisfaz o desejo de sucção do bebê. O lado em que se inicia a amamentação deve ser alternado. A mãe pode interromper a sucção suavemente após o aleitamento, inserindo o dedo entre as gengivas do bebê.

▶ Acompanhamento

A avaliação antes da alta deve se concentrar na identificação do binômio mãe-bebê que necessita de apoio adicional. É fundamental que eles tenham um acompanhamento inicial. O período do segundo ao quarto dia pós-parto, quando a produção de leite se torna abundante, é um momento crítico. A falta de esvaziamento das mamas durante esse período pode causar ingurgitamento, o que leva rapidamente à diminuição da produção de leite.

Tabela 11-15 Características clínicas de deficiências de vitaminas hidrossolúveis

Tiamina (B$_1$)
Beribéri "seco" (paralítico ou nervoso): neuropatia periférica, com comprometimento das funções sensitivas, motoras e reflexas, oftalmoplegia, vômitos
Beribéri "úmido": insuficiência cardíaca congestiva de alto débito ± sinais de beribéri seco
Beribéri cerebral: oftalmoplegia, ataxia, confusão mental, perda de memória

Riboflavina (B$_2$)
Queilose; estomatite angular; glossite; dor e queimação em lábios e boca; dermatite do sulco nasolabial e dos genitais; ± sinais oculares (fotofobia → borramento visual)

Niacina (B$_3$)
Pelagra (dermatite, especialmente em áreas expostas ao sol; diarreia; demência)

Piridoxina (B$_6$)
Apatia; irritabilidade; convulsões; anemia; queilose; glossite

Biotina
Dermatite descamativa; alopecia; irritabilidade; letargia

Ácido fólico
Anemia megaloblástica; neutropenia; déficit de crescimento; atraso na maturação do sistema nervoso central em lactentes; diarreia

Cobalamina (B$_{12}$)
Anemia megaloblástica; neutrófilos hipersegmentados; degeneração neurológica: parestesias, alterações de marcha, depressão

Ácido ascórbico (C)
Irritabilidade, apatia, palidez; maior suscetibilidade a infecções; hemorragias subcutâneas, petéquias nas mucosas, nas articulações e no periósteo; sensibilidade em ossos longos; alterações costocondrais; frequentemente se apresenta com recusa ao caminhar secundária à dor nas articulações.

Carnitina
Aumento de triglicerídeos séricos e ácidos graxos livres; diminuição das cetonas; fígado gorduroso; hipoglicemia; fraqueza muscular progressiva, cardiomiopatia, hipoglicemia

▶ Problemas comuns

A sensibilidade do mamilo requer atenção quanto ao posicionamento e à pega corretos do recém-nascido. Amamentar por períodos mais curtos, iniciar as mamadas no seio menos dolorido, deixar os mamilos secarem ao ar após a amamentação e usar creme de lanolina são medidas que podem proporcionar algum alívio. Dor intensa e rachaduras nos mamilos normalmente estão relacionados à pega inadequada. A extração de leite materno com bomba elétrica pode ser necessária temporariamente.

Os sintomas da mastite incluem sinais semelhantes aos da gripe com sensibilidade, endurecimento e eritema mamários. A antibioticoterapia cobrindo organismos produtores de β-lactamase deve ser administrada por 10 dias. Analgésicos podem ser necessários; entretanto, se deve manter a amamentação. A ordenha de leite materno com extrator elétrico pode ser uma boa terapia adjuvante.

A icterícia do aleitamento é uma icterícia fisiológica exacerbada associada à baixa ingestão de leite materno, a evacuações infrequentes e ao baixo ganho ponderal (ver **Capítulo 2**). Se possível, a icterícia deve ser manejada aumentando a frequência da amamentação e, se necessário, otimizando a sucção do bebê com bombeamento regular de leite. A alimentação suplementar pode ser necessária, porém é exigido cuidado para não diminuir ainda mais a produção de leite materno.

Em uma pequena porcentagem de recém-nascidos em aleitamento materno exclusivo, a hiperbilirrubinemia com manifestação clínica de icterícia é causada por propriedades não identificadas do leite que inibem a conjugação da bilirrubina, denominada icterícia do leite materno. Em casos graves, quando a bilirrubina total excede 20 mg/dL, pode ser necessária a interrupção da amamentação por 24 a 36 horas, além do início da fototerapia. Recomenda-se que a mama seja esvaziada com o extrator elétrico de leite materno durante este período.

▶ Uso de medicações maternas

Alguns fatores que apresentam função na transmissão de substâncias através do leite materno incluem a via de administração, a dosagem, o peso molecular, o pH e a ligação proteica. Geralmente, qualquer medicamento prescrito a um recém-nascido pode ser consumido por uma mãe que está amamentando sem efeitos nocivos. Raros medicamentos são absolutamente contra indicados em mães amamentando; estes incluem compostos radioativos, antimetabólitos, lítio, diazepam, cloranfenicol, drogas antitireoidianas e tetraciclina. Para obter informações atualizadas deve-se consultar o centro regional de medicamentos.

O uso materno de drogas ilícitas ou recreativas pode ser uma contra indicação à amamentação, porém os riscos para o lactente devem ser ponderados, considerando-se os benefícios do leite materno e da amamentação. A extração de leite para uma ou duas mamadas após o uso de alguma substância psicoativa não é uma conduta aceitável. Com o crescente número de estados nos EUA legalizando a maconha, esta se tornou uma das drogas mais consumidas durante a gravidez e a amamentação. Há poucos dados clínicos sobre os possíveis efeitos a longo prazo no neurodesenvolvimento e no comportamento do lactente amamentado por uma mãe usuária de maconha. A AAP e o American College of Obstetricians and Gynecologists (Colégio Americano de Obstetras e Ginecologistas) recomendam que as nutrizes interrompam o uso de maconha e limitem qualquer exposição passiva a este entorpecente, visto que os metabólitos da cannabis são detectáveis no leite materno por até 2 ou 3 semanas após o uso. Os lactentes amamentados por mães que ingerem apenas metadona como parte de um programa de tratamento para dependência de opioides geralmente não apresentam efeitos nocivos quando a dose é inferior a 40 mg/dia.

United States National Library of Medicine Drugs and Lactation Database (Lactmed): https://www.ncbi.nlm.nih.gov/books/NBK501922/.
Wymore E et al: Persistence of D-9-Tetrahydrocannabinol in Human Breast Milk. JAMA Pediatr 2021 Jun 1;(6):632-634. Doi:10.1001/jamapediatrics.2020.6098 [PMID: 33683306].

Composição nutricional

A composição nutricional do leite humano é similar a do leite de vaca e a de fórmulas lácteas na **Tabela 11-16**. As características mais relevantes incluem (1) composição proteica reduzida, porém altamente biodisponível, o que é adequado para o lactente a termo; (2) quantidade significativa de ácidos graxos essenciais, como o ácido α-linolênico (um ácido graxo do ômega-3) e o ácido linoleico (um ácido graxo do ômega-6); (3) ácidos graxos polinsaturados de cadeia longa, entre os quais o DHA é considerado como de grande relevância; (4) carga relativamente baixa de sódio

Tabela 11-16 Composição do leite humano, de vaca e de fórmula láctea infantil (por 100 kcal).

Nutriente (unidade)	Nível mínimo recomendado[a]	Leite humano maduro	Fórmula infantil típica	Leite de vaca (média)
Proteína (g)	1,8[b]	1,3 a 1,6	2,3	5,1
Gordura (g)	3,3[c]	5	5,3	5,7
Carboidrato (g)	–	10,3	10,8	7,3
Ácido linoleico (mg)	300	560	2300	125
Vitamina A (UI)	250	250	300	216
Vitamina D (UI)	40	3	63	3
Vitamina E (UI)	0,7/g de ácido linoleico	0,3	2	0,1
Vitamina K (mcg)	4	2	9	5
Vitamina C (mg)	8	7,8	8,1	2,3
Tiamina (mcg)	40	25	80	59
Riboflavina (mcg)	60	60	100	252
Niacina (mcg)	250	250	1200	131
Vitamina B6 (mcg)	15 mcg/g de ingesta proteica	15	63	66
Ácido fólico (mcg)	4	4	10	8
Ácido pantotênico (mcg)	300	300	450	489
Vitamina B12 (mcg)	0,15	0,15	0,25	0,56
Biotina (mcg)	1,5	1	2,5	3,1
Inositol (mg)	4	20	5,5	20
Colina (mg)	7	13	10	23
Cálcio (mg)	5	50	75	186
Fósforo (mg)	25	25	65	145
Magnésio (mg)	6	6	8	20
Ferro (mg)	1	0,1	1,5	0,08
Iodo (mcg)	5	4 a 9	10	7
Cobre (mcg)	60	25 a 60	80	20
Zinco (mg)	0,5	0,1 a 0,5	0,65	0,6
Manganês (mcg)	5	1,5	5 a 160	3
Sódio (mEq)	0,9	1	1,7	3,3
Potássio (mEq)	2,1	2,1	2,7	6
Cloreto (mEq)	1,6	1,6	2,3	4,6
Osmolaridade (mOsm)	–	11,3	16 a 18,4	40

[a] Comitê de Nutrição, Academia Americana de Pediatria.
[b] Proteína com qualidade nutricional igual à caseína.
[c] Inclui 300 mg de ácidos graxos essenciais.

e soluto; e (5) menor concentração de minerais com alta biodisponibilidade, os quais são adequados às necessidades dos lactentes amamentados por aproximadamente 6 meses.

▶ Alimentação complementar

A AAP e a OMS recomendam a introdução de alimentos sólidos em lactentes a termo por volta dos 6 meses de idade. Cereais fortificados, frutas, vegetais e carnes devem complementar a dieta que anteriormente era composta apenas de leite materno. As carnes são uma importante fonte de ferro e zinco, os quais se tornam insuficientes se provenientes apenas do leite humano para atender às necessidades de uma criança aos 6 meses. Uma maneira de otimizar e suprir as necessidades de ferro, zinco e proteína na dieta dos lactentes é ofertar carnes em consistência de purê. Na introdução alimentar, alimentos complementares de apenas um ingrediente devem ser introduzidos um de cada vez em intervalos de 3 a 4 dias antes de um novo alimento ser administrado para avaliar alergia ou intolerância. O suco de fruta não é necessário e, se ofertado, deve ser em um copo e não em uma garrafa, e com menos de 120 mL/dia. O leite de vaca integral pode ser introduzido após o primeiro ano de vida. A amamentação deve, idealmente, continuar até pelo menos os 12 meses.

Enquanto o leite materno, os laticínios, a soja, as leguminosas e outras fontes vegetais de proteína podem fornecer proteína adequada para o crescimento, os alimentos vegetarianos não dispõem de fontes de ferro ou zinco em quantidade suficiente para as recomendações diárias. A dieta vegetariana acarreta risco de deficiência de ferro e zinco aos lactentes devido à alta necessidade desses nutrientes durante este período do crescimento, e também porque os alimentos de origem animal constituem as melhores fontes desses nutrientes. Para atender às necessidades nutricionais, os bebês e as crianças pequenas que consomem dietas vegetarianas devem receber alimentos fortificados, incluindo cereais e fórmulas, e também podem necessitar de suplementação diária de ferro e zinco. Uma dieta vegana que exclui todas as fontes de proteína animal também exigirá suplementação de vitamina B12. A orientação de um nutricionista pediátrico é sugerida para famílias que optam por oferecer aos seus filhos uma dieta vegetariana ou vegana, a fim de garantir uma ingestão adequada de proteínas, calorias, vitaminas e micronutrientes.

Os resultados dos estudos randomizados controlados em larga escala recentes transformaram a prática recomendada a respeito do consumo de amendoim na infância pela AAP e pelo National Institute of Allergy and Infectious Diseases (NIAID, Instituto Nacional de Alergia e Doenças Infecciosas). Para bebês com eczema grave ou alergia ao ovo, porém sem evidência de sensibilização ativa ao amendoim por teste cutâneo ou IgE específica de amendoim, a introdução de 6 a 7 g/semana de proteína de amendoim servida em consistência de purê é recomendada por volta dos 4 a 6 meses, a fim de reduzir o risco de alergia ao amendoim. Recomenda-se que lactentes com eczema menos grave comecem a consumir pastas de amendoim por volta dos 6 meses. Além disso, os especialistas do NIAID orientam que bebês sem fatores de risco para alergia alimentar devem ser expostos a produtos contendo amendoim adequados à sua faixa etária e associados a outros alimentos pastosos ou sólidos de maneira consistente com as normas familiares e culturais.

Greer FR, Sicherer SH, Burks AW; Committee on Nutrition; Section of Allergy and Immunology: The effects of early nutritional interventions on the development of atopic disease in infants and children: the role of maternal dietary restriction, breastfeeding, hydrolyzed formulas, and timing of introduction of allergenic complementary foods. Pediatrics 2019 Apr;143(4). doi: 10.1542/peds.2019-0281. Epub 2019 Mar 18 [PMID: 30886111].

PRODUTOS ALIMENTARES ESPECIAIS PARA BEBÊS

▶ Fórmulas de proteína de soja

As indicações médicas para fórmulas de soja são raras: galactosemia e deficiência hereditária de lactase. As fórmulas de soja são uma boa opção quando se prefere seguir uma dieta vegetariana. As fórmulas de proteína de soja são frequentemente utilizadas em casos de suspeita de alergia à proteína do leite de vaca (APLV), embora as fórmulas de leite de vaca hidrolisado sejam a preferência, visto que 30% a 40% dos lactentes intolerantes à proteína do leite de vaca também apresentarão reação à proteína de soja. Em contraste a essa intolerância à proteína mediada por células T, os lactentes com alergia à proteína do leite de vaca mediada por IgE normalmente não apresentam reação cruzada à fórmula de soja. As propriedades estrogênicas das isoflavonas da soja causaram preocupações sobre os potenciais efeitos no sistema reprodutor, porém um Comitê de Especialistas do National Toxicology Program (Programa Nacional de Toxicologia) apontou preocupação mínima com possíveis danos em seu relatório de 2011. A fórmula de soja não é adequada para uso em recém-nascidos prematuros. Bebês com hipotireoidismo congênito recebendo fórmula de soja necessitam de monitoramento cuidadoso dos níveis de tiroxina livre e hormônio estimulante da tireoide (TSH, de *thyroid stimulating hormone*) e podem precisar de aumento das medicações de reposição hormonal para atingir níveis de função tireoidiana normais.

▶ Fórmulas semielementares e elementares

As fórmulas semielementares incluem fórmulas de proteína hidrolisada. A principal fonte de nitrogênio da maioria desses produtos é o hidrolisado de caseína suplementado com aminoácidos selecionados, mas também estão disponíveis hidrolisados parciais de soro de leite. Essas fórmulas contêm uma abundância de AGE de óleo vegetal; algumas fórmulas também fornecem quantidades significativas de MCTs. As fórmulas elementares estão disponíveis com aminoácidos livres em vários níveis e tipos de componentes de gordura.

As fórmulas semielementares e elementares são indispensáveis para bebês com síndromes de má absorção severas. Elas também são eficazes em bebês a termo que não toleram leite de vaca e proteína de soja. Os perfis nutricionais dessas fórmulas não foram desenvolvidos para recém nascidos prematuros e devem ser usados com cautela, com indicação clara e acompanhamento próximo nessa população. Os ensaios clínicos controlados sugerem que, para bebês com histórico familiar de doença atópica, as fórmulas parcialmente hidrolisadas podem retardar ou prevenir a doença atópica em comparação com a fórmula à base da proteína do leite de vaca.

Obbay JE et al: Complementary feeding and food allergy, atopic dermatitis/eczema, asthma, and allergic rhinitis: a systematic review. Am J Clin Nutr 2019 Mar 1;109(Suppl _7):890S–934S. doi: 10.1093/ajcn/nqy220 [PMID: 30982864].

Testa I et al: Soy-based infant formula: are phyto-oestrogens still in doubt? Front Nutr 2018 Nov 23;5:110. doi: 10.3389/fnut.2018.00110. eCollection 2018 [PMID: 30533415].

▶ Aditivos de fórmulas

Eventualmente, pode ser necessário aumentar a densidade calórica da alimentação do bebê para fornecer mais calorias ou restringir a ingestão de líquidos. A concentração da fórmula em 24 a 26 kcal/oz é geralmente bem tolerada, fornece uma carga de soluto renal aceitável e aumenta a densidade de todos os nutrientes. Além disso, aditivos individuais de macronutrientes (Tabela 11-17) são geralmente empregados para atingir a densidade calórica desejada (até 30 kcal/oz) com base nas necessidades do bebê e na condição ou nas condições subjacentes. O nutricionista pediátrico pode orientar acerca da formulação de fórmulas infantis calóricas densas. A densidade calórica do leite materno pode ser aumentada pela adição de fórmula infantil em pó ou qualquer um dos aditivos usados na fórmula. Devido à sua composição nutricional especializada, os fortificantes do leite humano são geralmente usados apenas em bebês prematuros.

▶ Fórmulas especiais

As fórmulas especiais são aquelas em que um componente, geralmente um aminoácido, é reduzido em concentração ou removido para o manejo dietético de uma doença metabólica congênita específica. Também estão incluídas as fórmulas para estados de doença específicos, como insuficiência hepática, insuficiência pulmonar com retenção crônica de dióxido de carbono e insuficiência renal. Essas fórmulas para condições específicas foram criadas principalmente para adultos criticamente enfermos e são usadas com moderação nessas populações; assim, devem ser usados em pediatria apenas com indicação clara e com muita cautela.

Informações completas sobre a composição das fórmulas podem ser encontradas em textos de referência e na literatura dos fabricantes.

American Academy of Pediatrics Committee on Nutrition: In: Kleinman RE, Greer FR (eds): Pediatric Nutrition. 7th ed. Elk Grove Village, IL: American Academy of Pediatrics; 2014.

▼ NUTRIÇÃO INFANTIL A PARTIR DE 2 ANOS

Como a dieta afeta o desenvolvimento de doenças crônicas, como a diabetes, a obesidade e as doenças cardiovasculares, ensinar comportamentos alimentares saudáveis desde a infância é uma medida preventiva importante.

As principais características da dieta para crianças com mais de 2 anos incluem os seguintes fatores:

1. Três refeições regulares por dia, além de um ou dois lanches saudáveis.
2. *Variedade de alimentos*: a dieta deve ser nutricionalmente completa e promover o crescimento e a atividade ideais.
3. Gordura inferior a 35% do total de calorias (restrição severa de gordura < 10% pode resultar em déficit de energia e dificuldade de crescimento). As gorduras saturadas devem fornecer menos de 10% das calorias totais. As gorduras monoinsaturadas devem fornecer 10% ou mais da ingestão calórica. Os ácidos graxos trans devem fornecer menos de 1% do total de calorias.
4. Ingestão de colesterol inferior a 100 mg/1000 kcal/dia, até um máximo de 300 mg/dia.

Tabela 11-17   Aditivos comuns de fórmulas infantis

Aditivos	Kcal/g	Kcal/colh. sopa	Kcal/mL	Comentários
Cereal de arroz seco	3,75	15	–	Para engrossar a fórmula, mas não o leite materno
Benecaloria (Nestlé)	7,3	110	7,3	Suplemento líquido de alto teor calórico; caseinato de cálcio, óleo de girassol com alto teor oleico, mono e diglicerídeos
Óleo MCT (Mead Johnson)	8,3	116	7,7	Não é fonte de ácidos graxos essenciais
Microlipídio (Nestlé)	9	68,5	4,5	Emulsão de óleo de cártamo com 0,4 g de ácido linoleico/mL; solubiliza facilmente com fórmulas enterais
Óleo vegetal	9	124	8,3	Não possui boa solubilidade
Beneproteína (Nestlé)	3,6	16,7 (4 g de proteína);	–	Proteína de soro de leite, lecitina de soja (25 kcal/colher); 1 colher = 7g
Duocal (Nutricia)	4,9	42	–	Mistura sem proteína de amido de milho hidrolisado (60% kcal) e gordura (35% MCT)

MCT, triglicerídeo de cadeia média.

5. Os carboidratos devem fornecer 45% a 65% da ingestão calórica diária, menos de 10% na forma de açúcares simples. Recomenda-se uma dieta rica em fibras, na qual a maior parte dos grãos sejam grãos integrais.

6. Limitação do comportamento de "beliscar", comer enquanto assiste televisão e/ou outro tipo de tela, e o consumo de refrigerantes e outras bebidas açucaradas.

7. Limitação da ingestão de sódio através da restrição da ingestão de alimentos processados e da adição de sal.

8. O consumo de cortes magros de carnes, aves e peixes deve ser incentivado. Devem ser usados leite desnatado ou com baixo teor de gordura e óleos vegetais de mesa (especialmente canola ou azeite de oliva). É recomendada uma ingesta abundante de frutas e vegetais. O consumo de alimentos processados, bebidas açucaradas, sobremesas e doces deve ser limitado. A AAP aprovou o uso de leite com baixo teor de gordura em crianças após os 12 meses de idade se houver histórico familiar ou risco de obesidade ou doença cardíaca.

O aconselhamento de estilo de vida para crianças também deve incluir a manutenção de um IMC na faixa saudável; a atividade física regular, limitando comportamentos sedentários; evitação do fumo; e a triagem para hipertensão a partir dos 3 anos de idade. As recomendações atuais do National Heart Lung and Blood Institute (Instituto Nacional de Coração, Pulmões e Sangue) consistem em rastrear rotineiramente todas as crianças para hiperlipidemia familiar usando um painel lipídico com ou sem jejum uma vez dos 9 aos 11 anos e considerar a triagem de crianças em idades mais jovens que tenham fatores de risco adicionais (obesidade, diabetes, história familiar de doença cardiovascular precoce). O momento ideal para a triagem é antes da puberdade, quando as alterações hormonais tornam os lipídios pouco confiáveis na previsão dos níveis na idade adulta.

Perak AM, Benuk I: Preserving optimal cardiovascular health in children. Pediatr Ann 2018 Dec 1;47(12):e486. doi: 10.3928/19382359-20181115-01 [PMID: 30543376].

Dietary Guidelines for Americans 2020-2025: https://dietaryguielines.gov.

DESNUTRIÇÃO EM PEDIATRIA

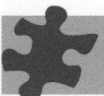

FUNDAMENTOS DIAGNÓSTICOS E CARACTERÍSTICAS TÍPICAS

► Baixo ganho de peso ou perda de peso.
► Perda de gordura subcutânea, atrofia muscular temporal.
► Mais comumente relacionado à ingestão calórica inadequada.
► Em crianças pequenas, geralmente associado a baixo estoque de ferro e zinco.

► Considerações gerais

A desnutrição pediátrica geralmente é de origem multifatorial, e o sucesso do tratamento depende da identificação precisa e do manejo desses fatores. Os termos déficit de crescimento "orgânico" e "não orgânico", embora ainda sejam usados por muitos profissionais médicos, não são úteis porque qualquer doença sistêmica ou condição crônica pode causar comprometimento do crescimento e, ainda assim, também pode ser agravada por problemas psicossociais.

► Achados clínicos

A. Definições

A **desmedrança** (de *Failure to Thrive*) é um termo impreciso usado para descrever a falha de crescimento em bebês e crianças pequenas cuja curva de peso apresenta queda em dois canais percentuais, comparado com uma taxa de crescimento previamente estabelecida, ou cujo peso para altura esteja abaixo do percentil 5 (ver **Capítulo 9**). Os gráficos de crescimento da OMS (http://www.who.int/childgrowth/en/) devem ser usados para todas as crianças com menos de 24 meses, já que esses gráficos refletem a velocidade mais lenta de ganho de peso para bebês saudáveis amamentados sem suplementação com fórmulas. As diferenças no ganho ponderal são particularmente perceptíveis após os 6 meses de idade. A perda aguda de peso, ou a dificuldade em ganhar peso a uma taxa esperada, produzem uma condição de peso para altura reduzido, conhecida como *déficit do peso para altura*. A redução na altura para a idade, como vemos na desnutrição crônica, é chamada de *nanismo nutricional*.

O padrão típico de desnutrição pediátrica leve é a diminuição do peso, com altura e perímetro cefálico normais. Na desnutrição mais crônica, o crescimento linear diminui em relação ao padrão para a idade, embora isso também possa levar em consideração etiologias não nutricionais. O termo **desnutrição aguda grave** (**DAG**) acabou substituindo o termo desnutrição energético-proteica. O termo DAG é usado para descrever crianças com emagrecimento grave, chamado de *marasmo* (< 3 desvios padrão de peso para altura) e kwashiorkor, também conhecido como desnutrição edematosa. A privação significativa de proteínas, possivelmente com condições adicionais como infecção, pode produzir kwashiorkor.

B. Fatores de risco

Múltiplas condições médicas podem causar desnutrição pediátrica, e uma discussão completa está além do escopo deste capítulo. No entanto, a causa mais comum é a ingestão inadequada de alimentos. Em bebês, uma sucção débil ou incoordenada pode ser o fator causador. Doença cardíaca congênita, problemas respiratórios (p. ex., laringomalácia) e outros problemas físicos podem interferir na alimentação normal. A mistura inadequada de fórmulas ou as crenças familiares sobre alimentação podem levar a uma ingestão alimentar hipocalórica ou desequilibrada. Dietas restritas por suspeita de alergias ou intolerâncias alimentares podem resultar em ingestão inadequada de calorias, proteínas ou micronutrientes específicos. Deficiências de ferro e zinco ocorrem em bebês amamentados e de mais idade cujas dietas têm baixas quantidades de carnes ou comidas fortificadas, e em crianças pequenas que não consomem fórmulas fortificadas ou alimentos de boas fontes alimentares. Casos de desnutrição severa e Kwashiorkor têm ocorrido em bebês cujos pais substituem as fórmulas infantis por alternativas ao leite (p. ex., leite de arroz, cânhamo ou amêndoa, ou leite de soja não fortificado). Esses "leites" de fontes vegetais são hipocalóricos, constituem uma fonte incompleta de proteínas (ou seja, baixa qualidade e quantidade de proteínas), e não são adequadamente fortificados com todos os micronutrientes essenciais para atender às necessidades infantis.

C. Avaliação

1. Aferição do peso por idade; comprimento/altura para idade; perímetro cefálico (PC) para idade (para < 2 anos de idade), peso para comprimento (para < 2 anos de idade), IMC (para > 2 anos de idade); cálculo do percentual de peso corporal ideal (peso atual/peso mediano [percentil 50] para comprimento atual) ou peso para comprimento e escores z de IMC. Avaliar o cruzamento descendente do percentuais de crescimento (desnutrição aguda) e o retardo do crescimento linear (desnutrição crônica).

   Consulte os sites do Ministério da Saúde e da Sociedade Brasileira de Pediatria para classificações de desnutrição atualizadas.

2. A anamnese deve incluir detalhes acerca da ingestão dietética e dos padrões alimentares (incluindo dieta restritiva, padrão de alimentação de "beliscar", alimentos inadequados para a idade e para o desenvolvimento, ingestão excessiva de suco e de bebidas açucaradas, ou de água); história médica pregressa, incluindo história do nascimento e do desenvolvimento; história familiar; perfil psicossocial e revisão de sistemas.

3. O exame físico deve incluir exame cauteloso da pele (para erupções cutâneas), boca, olhos, unhas e cabelos para sinais de deficiências de micronutrientes e de proteínas, bem como para função neurológica anormal (p. ex., perda de reflexos tendinosos profundos, anormalidade de força e de tônus).

4. Os exames laboratoriais geralmente são de pouca utilidade diagnóstica em casos de déficit de crescimento na ausência de outros achados, devendo ser reservados para casos de desnutrição moderadamente grave. Nesses casos, o risco e a suspeita de deficiências nutricionais e de patologia sistêmica devem orientar os estudos solicitados. Laboratórios de triagem típicos incluem exames bioquímicos; hemograma completo; e perfil de ferro, incluindo ferritina (e um marcador de inflamação, p. ex., proteína C-reativa [PCR] ou velocidade de hemossedimentação [VHS]). O teste de função tireoidiana é indicado em casos de falha de crescimento linear. A sorologia para doença celíaca também pode ser justificada para crianças pequenas, especialmente com baixa estatura ou dificuldade no crescimento linear. Diretrizes para triagem de erros inatos do metabolismo estão disponíveis.

5. Alguns bebês são naturalmente pequenos e têm valores de percentil de peso para idade abaixo do percentil 5 e podem ter comprimento e perímetro cefálico em percentis mais altos. Estes bebês são frequentemente chamados de "constitucionalmente pequenos", pois sua magreza está presente desde o nascimento, não há evidência de restrição de crescimento intrauterino, suas mães possuem baixa estatura e geralmente magrezas, e o padrão de crescimento familiar é semelhante. As mães dessas crianças normalmente pequenas não devem ser desencorajadas a amamentar e não devem ser aconselhadas a adicionar suplementos alimentares antecipadamente ou a interromper a amamentação e trocar para alimentação por fórmula. A investigação para déficit de crescimento não é indicada nesses bebês e avaliações ou encaminhamentos por falha de crescimento ou negligência infantil por subalimentação não são aconselhados.

A síndrome de realimentação pode ocorrer com a reabilitação nutricional de lactentes ou crianças com DAG. É importante monitorar hipofosfatemia, hipocalemia, hipomagnesemia e hiperglicemia durante os primeiros 3 a 4 dias em que a ingestão calórica é mais elevada para a meta desejada, a fim de garantir ganho de peso durante a reabilitação nutricional (até estabilizar). A ingestão calórica deve ser aumentada lentamente para evitar instabilidade metabólica. O monitoramento mais frequente dos eletrólitos pode ser necessário se quantidades significativas de dextrose IV ou nutrição parenteral total (NPT) forem usadas durante a reabilitação inicial de uma criança gravemente desnutrida, e a alimentação enteral é de escolha quando possível.

D. Tratamento

A alimentação não balanceada é muitas vezes um comportamento aprendido. As famílias devem ser aconselhadas a escolher alimentos apropriados para a idade e o nível de desenvolvimento da criança. O aumento da densidade calórica dos alimentos está associado ao aumento da ingestão calórica diária e ao aumento do ganho de peso. As fontes de alimentos devem conter tanto gordura quanto proteína para atingir a reposição da massa corporal magra e dos estoques de gordura. As deficiências de micronutrientes devem ser corrigidas. Para a reposição de ferro, uma dosagem de 3 a 6 mg/kg/dia, dividida em duas vezes ao dia, pode ser iniciada se for excluída inflamação aguda. Esta deve ser resolvida antes de iniciar a suplementação de ferro. Já para reposição de zinco, uma dose de 1 mg/kg/dia por 1 a 2 meses, idealmente administrada com várias horas de intervalo do suplemento de ferro, é normalmente adequada. As crianças devem ter horários de refeições bem estabelecidos (p. ex., três refeições e dois a três lanches durante o dia), de preferência os mesmos horários de outros membros da família. A consulta com um nutricionista pediátrico pode ser útil para educar a família. Os maus hábitos alimentares podem estar relacionados à disfunção familiar. Crianças cujos lares são caóticos ou as que são abusadas, negligenciadas ou expostas a doenças mentais mal controladas podem ser descritas como crianças que "comem mal" e podem não conseguir ganhar peso. A avaliação cuidadosa do ambiente social de tais crianças é fundamental, e as opções de tratamento disponíveis podem incluir serviços de apoio, consultas de acompanhamento médico, aconselhamento familiar e até mesmo acolhimento em casa de apoio enquanto um dos pais realiza terapia.

Bhutta AZ et al: Severe childhood malnutrition. Nat Rev Dis Primers 2017 Sep 21;3:17067. doi: 10.1038/NRDP.2017.67. Review. [PMID: 28933421].

Runde J, Sentongo T: Refeeding syndrome. Pediatr Ann 2019 Nov1; 48(11):e448–e454. doi: 10.39828/19382359-20191017-02 [PMID: 31710364].

SOBREPESO E OBESIDADE INFANTIL

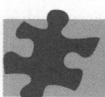

FUNDAMENTOS DIAGNÓSTICOS E CARACTERÍSTICAS TÍPICAS

- Ganho de peso em taxas excessivas; aumento crescente nos percentis de IMC (veja também o **Capítulo 3** sobre obesidade em adolescentes).
- IMC para idade entre os percentis 85 e 95 indica sobrepeso.
- IMC para idade maior que o percentil 95 indica obesidade e está associado a um risco aumentado de complicações secundárias.
- IMC para idade maior que o percentil 99 ou um IMC que excede 120% do percentil 95 indica obesidade grave e maior risco de complicações.

Considerações gerais

A prevalência da obesidade na infância e na adolescência aumentou exponencialmente nos Estados Unidos e em diversas regiões do mundo. A partir de 2018, os dados do National Health and Nutrition Examination Survey (NHANES, Pesquisa Nacional de Exames de Saúde e Nutrição) mostram que 19,3% dos jovens de 2 a 19 anos nos Estados Unidos têm obesidade e 6,1% têm obesidade grave, com taxas ainda mais altas entre crianças de minorias e economicamente desfavorecidas. A prevalência de obesidade aumenta com a idade: 13,4% entre 2 e 5 anos, 20,3% entre 6 e 11 anos, 21,2% entre 12 e 19 anos e 42,4% entre todos os adultos. A crescente prevalência da obesidade infantil está relacionada a uma complexa combinação de fatores socioeconômicos, epigenéticos e biológicos.

A obesidade infantil, principalmente quando grave, está associada a comorbidades significativas. Estima-se que a probabilidade da obesidade persistir na idade adulta aumenta de 20% aos 4 anos para 80% na adolescência. As taxas de persistência desde a primeira infância são muito maiores quando um ou ambos os pais têm obesidade. A obesidade está associada a anormalidades cardiovasculares e endócrinas (p. ex., dislipidemia, resistência à insulina e diabetes tipo 2), problemas ortopédicos, complicações pulmonares (p. ex., apneia obstrutiva do sono) e problemas de saúde mental (**Tabela 11-18**).

Kumar S et al: Review of childhood obesity: from epidemiology, etiology, and comorbidities to clinical assessment and treatment. Mayo Clin Proc 2017 Feb;92(2):251–265. doi: 10.1016/j.mayocp.2016.09.017 [PMID: 28065514].

Achados clínicos

A. Definições

O IMC é a medida padrão da obesidade em adultos e crianças. Ele está correlacionado com medidas de gordura corporal mais precisas, porém menos viáveis clinicamente, e é calculado com informações prontamente disponíveis: peso e altura (kg/m²). A plotagem de rotina do IMC em gráficos apropriados para idade e sexo (http://www.cdc.gov/growthcharts) pode identificar aqueles com excesso de peso. O IMC entre os percentis 85 e 95 para idade e sexo identifica aqueles que têm sobrepeso. A obesidade é definida como IMC maior ou igual que o percentil 95 e está associada ao aumento do risco de complicações secundárias. A obesidade grave pode ser caracterizada como um IMC para idade e sexo igual ou superior ao percentil 99. Uma definição alternativa de obesidade grave fornece uma base para os médicos quantificarem melhor em crianças: como grau 2 se > 120% a 140% do percentil 95 ou > 35kg/m², ou classe 3 se > 140% do percentil 95 ou > 40kg/m². A obesidade de grau 2 e 3 apresenta risco ainda maior de comorbidade e corresponde às definições de graus de obesidade na idade adulta. O grau de obesidade como um percentual do percentil 95 pode ser rastreado em gráficos de crescimento especiais criados para essa finalidade. Um crescimento nos percentis do IMC deve levar à avaliação e possível tratamento. Para crianças menores de 2 anos, peso para comprimento maior que o percentil 95 indica excesso de peso e justifica uma avaliação mais aprofundada, especialmente acerca da ingesta energética e dos comportamentos alimentares.

B. Fatores de risco

Há múltiplos fatores de risco para o desenvolvimento da obesidade, refletindo as complexas relações entre fatores genéticos e ambientais. A história familiar é um fator de risco de grande relevância. A obesidade dos pais, especialmente se em ambos os pais, aumenta fortemente as chances de uma criança ter obesidade na infância e na idade adulta.

Os fatores de risco no ambiente domiciliar são potenciais alvos de intervenção. O consumo de bebidas com adição de açúcar, a falta de refeições em família, a ingestão em grandes quantidades, os alimentos preparados fora de casa, o excesso de tempo de tela, e a falta de sono e de atividade física estão associados ao risco de ganho de peso excessivo.

C. Avaliação

O reconhecimento precoce do ganho de peso rápido ou de comportamentos de alto risco é de grande importância. Uma orientação ou intervenção antecipada no início da infância e antes que o ganho de peso se torne grave tem maior probabilidade de ser bem-sucedida do que a intervenção tardia. A avaliação de rotina nas consultas de puericultura deve incluir o seguinte:

1. Medidas de peso e altura, cálculo do IMC e plotagem em gráficos de crescimento apropriados para idade e sexo (http://www.cdc.gov/growthcharts). Avaliação do aumento ascendente dos percentis de IMC.

Tabela 11-18 Complicações da obesidade infantil

Sistema	Enfermidade	Comentário	Revisão de sistemas
Pulmonar	Apneia obstrutiva do sono	13% a 33% dos jovens obesos	Ronco, apneia, sono ruim, enurese noturna, cefaleia temporomandibular, fadiga, baixo desempenho escolar
	Síndrome de obesidade-hipoventilação	Obesidade grave, doença pulmonar restritiva, que pode levar à insuficiência cardíaca direita	Dispneia, edema, sonolência
Cardiovascular	Hipertensão	3 ocasiões > percentil 95 nas tabelas NHLBI para sexo, idade e altura	
	Anormalidades lipídicas	Colesterol total: 170 a 199 limítrofe, > 200 elevado LDL: 110 a 129 limítrofe, > 130 elevado, HDL < 40 baixo	
		TG > 150 elevado	Avaliar pancreatite se TG > 400, náuseas, vômitos, dor abdominal
Gastrintestinal	DHGNA	10% a 25% dos jovens obesos; ALT elevada; descartar outra doença hepática se a ALT estiver muito elevada; a esteato-hepatite pode progredir para fibrose, cirrose	Comumente assintomática; raramente ocorre dor abdominal vaga, recorrente
	DRGE	Aumento da pressão abdominal	Dor abdominal: sensação de queimação (azia)
	Cálculos biliares	Associados à rápida perda ponderal	Dor abdominal: quadrante superior direito ou epigástrica
	Constipação	Associada à inatividade, avaliar encoprese	Dor abdominal: distensão, fezes endurecidas e pouco frequentes, escapes/incontinência
Endócrino	Deficiência no metabolismo da glicose	Aumento da glicemia de jejum = 100 a 125	Acantose nigricans
		Alteração no teste de tolerância à glicose = 2 h TOTG 140-199	
	Diabetes melito tipo 2 (DM2)	Glicose aleatória > 200 com sintomas; glicemia de jejum > 126, TOTG 2 h > 200, HbA1c > 6,5	Poliúria e polidipsia, perda ponderal não intencional
	Síndrome dos ovários policísticos (SOP)	O diagnóstico requer dois dos três: Hiperandrogenismo Oligomenorreia Ovários policísticos – ultrassom não é utilizado como critério para adolescentes; resistência insulínica; risco de infertilidade e de câncer de endométrio	Oligomenorreia (menos de 9 menstruações/ano), hiperandrogenismo Hiperandrogenismo: hirsutismo, acne
	Hipotireoidismo	Associado com dificuldade de crescimento	Assintomático até descompensado: distúrbio do crescimento, intolerância ao frio, piora do desempenho escolar, feições grosseiras, cabelos finos
Neurológico/ oftalmológico	Pseudotumor cerebral	Papiledema, possível perda de acuidade visual, consulta com neuro/oftalmologia	Cefaleias (graves, recorrentes), frequentemente pior de manhã
Ortopédico	Doença de Blount	Lesão por estresse na placa de crescimento tibial medial, geralmente indolor	Pernas curvadas, ± dor no joelho
	EEPF	Maior probabilidade de progressão para doença bilateral em obesos	Dor no quadril, virilha ou joelho; claudicar com a perna mantida em rotação externa
Dermatológico	Acantose nigricans	Efeito secundário do aumento de insulina	Escurecimento da pele no pescoço, axilas, virilha, ± marcas na pele
	Intertrigo/furunculose/ paniculite	Avaliação de dobras cutâneas, pannus; bactérias e/ou leveduras	Erupção/infecção nas dobras cutâneas, pápulas inflamatórias
	Hidradenite supurativa	Drenagem de cistos nas axilas ou na virilha	Erupção cutânea/infecção nas dobras cutâneas, glândulas aderidas, obstruídas e recorrentes

(continua)

Tabela 11-18 Complicações da obesidade infantil *(Continuação)*

Sistema	Enfermidade	Comentário	Revisão de sistemas
Psiquiátrico	Depressão/ansiedade	Pode acarretar a piora da obesidade se não for tratada	Revisão psicossocial completa, incluindo humor, desempenho escolar, relacionamentos com colegas e familiares
	Transtornos alimentares	Avaliar o comportamento de compulsão ± expurga	
	Histórico de abuso	Aumento do risco de obesidade grave	

ALT, alanina aminotransferase; DHGNA, doença hepática gordurosa não alcoólica; DM2, diabetes melito tipo 2; DRGE, doença do refluxo gastresofágico; EEPF, escorregamento epifisário proximal do fêmur; GI, gastrintestinal; HbA1c, hemoglobina A1c; HDL, lipoproteína de alta densidade; LDL, lipoproteína de baixa densidade; NHLBI, National Heart, Lung, and Blood Institute; TOTG, teste oral de tolerância à glicose; TG, triglicerídeos.

2. História dos padrões de dieta e de atividade **(Tabela 11-19)**; história familiar e revisão de sistemas. O exame físico deve incluir medida da pressão arterial, distribuição da adiposidade (central vs. generalizada), embora padrões de circunferência da cintura de acordo com idade e sexo não estejam disponíveis para crianças norte-americanas; marcadores de comorbidades, como acantose nigricans, hirsutismo, hepatomegalia e anormalidades ortopédicas; e estigmas físicos de síndromes genéticas (p. ex., síndrome de Prader-Willi).
3. Os estudos laboratoriais são recomendados, conforme a seguir, para crianças a partir dos 10 anos de idade ou no início da puberdade. Considere testar comorbidades em idades mais jovens quando a obesidade é grave:
   - Excesso de peso com história pessoal ou familiar de fatores de risco para doenças cardíacas – perfil lipídico em jejum, glicose em jejum e/ou hemoglobina (Hb) A1c, alanina aminotransferase (ALT).
   - Obesidade – perfil lipídico em jejum, glicemia de jejum e/ou HbA1c, ALT.

Tabela 11-19 Sugestões de avaliação de padrões de dieta e de atividade física

Dieta
- Tamanhos das porções: porções de adultos para crianças pequenas.
- Frequência de refeições fora de casa (restaurantes ou tele-entrega).
- Frequência/quantidades de bebidas açucaradas (refrigerantes, sucos).
- Padrão de refeições e lanches: estruturado ou compulsivo; pular refeições.
- Frequência de ingestão de frutas e vegetais.
- Frequência das refeições em família.
- Assistir à televisão enquanto realiza refeição.

Atividade física
- Tempo gasto em atividade sedentária: televisão, *videogame*, computador ou smartphone.
- Tempo gasto em atividades vigorosas: esportes, educação física, brincadeiras lúdicas.
- Atividades da vida diária: caminhar até a escola, tarefas domésticas, jardinagem.
- Duração do sono: o risco de obesidade aumenta com a má qualidade do sono.

- Outras pesquisas laboratoriais devem ser orientadas por achados na anamnese e no exame físico.
- Quando a obesidade grave tem início precoce (geralmente dos 2 aos 5 anos de idade), considere o teste genético para distúrbios monogênicos da obesidade grave, especialmente quando houver hiperfagia e/ou metabolismo aparentemente lento. A terapia com agonistas da via da melanocortina foi recentemente aprovada pela Food and Drug Administration (FDA) para tratar alguns desses distúrbios raros.

Clément K et al; Setmelanotide POMC and LEPR Phase 3 Trial Investigators: Efficacy and safety of setmelanotide, an MC4R agonist, in individuals with severe obesity due to LEPR or POMC deficiency: single-arm, open-label, multicentre, phase 3 trials. Lancet Diabetes Endocrinol 2020 Dec;8(12):960–970. Epub 2020 Oct 30 [PMID: 33137293].

▶ Tratamento

O tratamento deve ser baseado em fatores de risco, incluindo idade, gravidade da obesidade e comorbidades, bem como história familiar. Para crianças com obesidade não complicada, o objetivo principal é atingir padrões saudáveis de alimentação e de atividade física, não necessariamente atingir o peso corporal ideal. Para crianças com uma complicação secundária, a melhora é um objetivo importante. Em geral, as metas de peso para crianças com obesidade variam desde manutenção do peso até perda de peso de até 500 g/mês para menores de 12 anos e até 1 kg/semana para maiores de 12 anos. Uma perda ponderal acelerada deve ser monitorada para causas patológicas que podem estar associadas a deficiências nutricionais e ao retardo do crescimento linear **(Tabela 11-20)**.

O tratamento focado em mudanças de comportamento no contexto do envolvimento familiar vem sendo relacionado, atualmente, à perda de peso sustentada e à diminuição do IMC. Os médicos devem avaliar as condições familiares e a disposição em iniciar mudanças do estilo de vida. A entrevista motivacional é eficaz no tratamento do ganho de peso em crianças. Essa forma de aconselhamento utiliza perguntas abertas e declarações reflexivas para explorar e resolver a ambivalência em relação às mudanças e aceita a resistência sem julgamento. Os médicos

NUTRIÇÃO E DISTÚRBIOS ALIMENTARES NA INFÂNCIA

Tabela 11-20 Objetivos de controle de peso

Idade (anos)	IMC %	Meta de mudança de peso para atingir o IMC < 85%
2 a 5	85 a 94	Manutenção do peso
	95 a 98	Manutenção do peso ou, se apresentar complicações, perda de 500 g/mês
	99	Perda de 500 g/mês
6 a 11	85 a 94	Manutenção de peso
	95 a 98	Perda de 500 g/mês
	99	Perda de 1 kg/semana
12 a 18	85 a 95	Manutenção de peso
	95 a 98	Perda de 1 kg/semana
	99	Perda de 1 kg/semana

IMC, índice de massa corporal; %, percentil para idade e sexo.

devem envolver a família na tomada de decisão conjunta sobre quais objetivos de mudança de comportamento serão visados. Melhorar os hábitos alimentares e os níveis de atividade física simultaneamente é desejável para o controle de peso bem-sucedido. Toda a família deve adotar padrões alimentares saudáveis, com os pais dando o exemplo, controlando os alimentos trazidos para casa e orientando o tamanho das porções adequadas. A AAP recomenda um tempo de tela muito limitado para crianças menores de 2 anos; já para crianças maiores, recomenda um limite máximo de 2 h/dia de televisão e *videogame*, com níveis mais baixos recomendados para crianças durante as tentativas de redução do IMC.

Foi proposta uma "abordagem por etapas" para o tratamento, com o nível inicial dependendo da gravidade do excesso de peso, da idade da criança, da prontidão da família para implementar mudanças, das preferências dos pais e da criança e das habilidades dos profissionais da saúde. A U.S. Preventive Services Task Force (Força-Tarefa de Serviços Preventivos dos EUA) identificou que as intervenções com maior probabilidade de sucesso no tratamento da obesidade infantil são as "intensivas", com 25 ou mais horas de contato.

1. *Prevenção adicional*: aconselhamento sobre áreas problemáticas identificadas por perguntas de triagem (ver **Tabela 11-19**); ênfase em mudanças de estilo de vida, incluindo padrões de alimentação saudável e atividade física.
2. *Controle de peso estruturado*: fornecimento de um padrão alimentar mais específico e estruturado, como planejamento de refeições, prescrição de exercícios e metas de mudança de comportamento. Isso pode ser feito no ambiente da atenção primária. Geralmente, é necessário o encaminhamento a pelo menos um profissional de saúde multidisciplinar: nutricionista, especialista em comportamento e/ou fisioterapeuta. O monitoramento é mensal ou adaptado às necessidades do paciente e da família.
3. *Equipe multiprofissional abrangente*: este nível aumenta ainda mais a estrutura de intervenções terapêuticas e de apoio, emprega uma equipe multidisciplinar e pode envolver reuniões em grupo semanais.
4. *Intervenção de cuidados terciários*: este nível é para pacientes que não obtiveram sucesso nos outros níveis de intervenção ou que apresentam obesidade grave. As intervenções são prescritas por uma equipe multidisciplinar e podem incluir terapia comportamental intensiva, dietas especializadas, medicamentos e cirurgia.

A farmacoterapia pode ser um complemento ao tratamento dietético, físico e comportamental. O orlistate, um inibidor da lipase, é aprovado para pacientes com mais de 12 anos, mas outros medicamentos aprovados para uso em adultos são usados *off-label* por profissionais com experiência em obesidade. A cirurgia bariátrica é realizada em alguns centros em adolescentes com obesidade grave. Em pacientes cuidadosamente selecionados e monitorados de perto, a cirurgia pode resultar em perda de peso significativa com redução ou resolução de comorbidades, incluindo diabetes tipo 2, com mais frequência do que em adultos submetidos à mesma cirurgia.

Inge TH et al; Teen–LABS Consortium: Five-year outcomes of gastric bypass in adolescents as compared with adults. N Engl J Med 2019 May 30;380(22):2136–2145. doi: 10.1056/NEJMoa1813909 [PMID: 31116917].

Srivastava G et al: Clinical considerations regarding the use of obesity pharmacotherapy in adolescents with obesity. Obesity (Silver Spring) 2019 Feb;27(2):190–204 [PMID: 30677262] [PMCID: PMC6449849].

▼ SUPORTE NUTRICIONAL

ENTERAL

▶ Indicações

O suporte nutricional enteral é indicado quando um paciente não consegue suprir adequadamente as necessidades nutricionais apenas pela ingestão oral, apesar de possuir um trato gastrintestinal funcional. Esse método de apoio pode ser usado para nutrição a curto e longo prazo. Mesmo quando o intestino não consegue absorver 100% das necessidades nutricionais, algumas dietas enterais devem ser ao menos testadas. A nutrição enteral, seja total ou parcial, tem muitos benefícios:

1. Manutenção da integridade da mucosa intestinal.
2. Preservação do tecido linfoide associado ao intestino.
3. Estimulação dos hormônios intestinais e do fluxo biliar.

▶ Meios de acesso

As sondas nasogástricas podem ser usadas para alimentação enteral suplementar, mas geralmente não são usadas por mais de 3 meses devido às complicações de otite média e de sinusite. O início da

Tabela 11-21 Recomendações para o início e a progressão da alimentação por sonda

Idade	Dieta por gotejo		Dieta em bolus	
	Início	Progressão	Início	Progressão
Prematuro	1 a 2 mL/kg/h	5 a 10 mL/kg a cada 8 a 12 h durante 5 a 7 dias conforme tolerância	10 a 20 mL/kg	20 a 30 mL/kg/dia conforme tolerância
Nascimento até os 12 meses	5 a 10 mL/h	5 a 10 mL a cada 2 a 8 h	10 a 60	20 a 40 mL a cada 3 a 4 h
1 a 6 anos	10 a 15 mL/h	10 a 15 mL a cada 2 a 8 h	30 a 90	30 a 60 mL a cada alimentação
6 a 14 anos	15 a 20 mL/h	10 a 20 mL a cada 2 a 8 h	60 a 120	60 a 90 mL a cada alimentação
> 14 anos	20 a 30 mL/h	20–30 mL a cada 2 a 8 h	60 a 120	60 a 120 mL a cada alimentação

alimentação nasogástrica geralmente requer uma breve internação hospitalar para garantir a tolerância à alimentação e possibilitar instruir os pais sobre a colocação da sonda e administração da dieta.

Se for previsto suporte alimentar a longo prazo, um dispositivo de alimentação mais permanente, como a gastrostomia, pode ser considerado. O encaminhamento para uma empresa de atendimento domiciliar (homecare) é necessário a fim de conseguir equipamentos e outros serviços, como consultas de enfermagem e acompanhamento de nutricionista.

A **Tabela 11-21** sugere o momento apropriado para o início e o avanço das dietas por gotejo ou por infusão em bolus, de acordo com a idade da criança. O estado clínico e a tolerância à alimentação devem, em última análise, orientar seu avanço.

▶ Monitoramento

O monitoramento de uma alimentação enteral adequada depende das metas nutricionais. Para pacientes críticos na unidade de terapia intensiva, o fornecimento de nutrição enteral nas primeiras 48 horas está associado a menor mortalidade. Mesmo quando as metas calóricas e proteicas não podem ser alcançadas, o fornecimento de mais de 60% das metas de proteína por via enteral está associado a menores chances de mortalidade em crianças em ventilação mecânica. A avaliação dos parâmetros normais de crescimento em lactentes e crianças criticamente enfermas pode ser distorcida por alterações no estado hídrico e perda de massa muscular. Embora o peso e o crescimento linear ainda devam ser utilizados como parâmetros, outras medidas, como a circunferência média do braço, podem ser uma opção alternativa para avaliar a adequação nutricional. A avaliação frequente de antropometria, as alterações do quadro clínico, os índices bioquímicos e a tolerância a dietas enterais com documentação da ingestão nutricional fornecida *versus* a meta de ingestão nutricional são essenciais no gerenciamento dessa população nutricionalmente desafiadora.

Para bebês hospitalizados e crianças desnutridas que estejam mais estáveis, os dados de crescimento devem ser obtidos regularmente e avaliados com base em gráficos de crescimento apropriados para a idade. O estado de hidratação deve ser avaliado cuidadosamente no início da alimentação enteral e ao longo dos dias com certa regularidade. Tanto a constipação quanto a diarreia podem ser complicações, e a atenção à frequência, volume e consistência das fezes pode auxiliar no manejo. Quando ocorre diarreia, fatores como infecção, medicações enterais hipertônicas, uso de antibióticos e alterações na flora intestinal normal devem ser aventados como possíveis etiologias.

Em pacientes clinicamente estáveis, o esquema de alimentação enteral deve ser adequado ao desenvolvimento (p. ex., 5-6 pequenas refeições/dia para uma criança). Quando a administração de dieta noturna por gotejo é usada em conjunto com a alimentação diurna, sugere-se que menos de 50% das calorias-alvo sejam fornecidas à noite para manter uma sensação diurna de fome e saciedade. Isso é especialmente importante no início da transição para a via oral.

Mehta NM et al: Guidelines for the provision and assessment of nutrition support therapy in the pediatric critically ill patient: Society of Critical Care Medicine and American Society for Parenteral and Enteral Nutrition. J Parenter Enteral Nutr 2017 Jul;41(5):706–742. doi: 10.1177/0148607117711387. Epub 2017 Jun 2 [PMID: 286868444].

NUTRIÇÃO PARENTERAL

▶ Indicações

A. Nutrição parenteral periférica

A nutrição parenteral periférica é indicada quando a alimentação enteral total é temporariamente contraindicada. A nutrição intravenosa parcial (IV) de curto prazo através de uma veia periférica é uma alternativa preferida à administração de soluções de dextrose e eletrólitos isoladamente. Devido à osmolalidade das soluções necessárias, geralmente é impossível atingir as necessidades calóricas e proteicas totais com nutrição parenteral por veia periférica.

B. Nutrição parenteral total

A nutrição parenteral total (NPT) deve ser fornecida somente quando houver indicação clara. Além do alto custo, vários riscos estão associados a este método de nutrição (veja a seção Complicações). Mesmo quando a NPT é indicada, todo esforço deve ser feito para fornecer pelo menos um mínimo de nutrientes por via enteral a fim de preservar a integridade da mucosa e da função gastrintestinal.

A principal indicação para NPT é a perda de função do trato gastrintestinal que dificulta o fornecimento de nutrientes necessários pela via enteral. Exemplos relevantes são a síndrome do intestino curto, alguns defeitos congênitos do trato gastrintestinal e a prematuridade.

Nos últimos anos, vários nutrientes essenciais endovenosos vêm se tornando escassos no mercado farmacêutico dos EUA, incluindo lipídios, misturas multivitamínicas e minerais parenterais. As deficiências desses micronutrientes acarretaram uma morbidade médica significativa. As equipes de suporte nutricional devem desenvolver diretrizes clínicas para garantir que os micronutrientes endovenosos estejam disponíveis para aqueles pacientes que têm maior necessidade, por exemplo, bebês prematuros e crianças com necessidade de NPT a longo prazo. Políticas para promover o uso de preparações de micronutrientes enterais também podem ajudar a reduzir a dependência de suprimentos parenterais. As recomendações nacionais para o manejo da escassez de nutrientes essenciais por via intravenosa estão disponíveis pela ASPEN (http://www.nutritioncare.org).

Hardy G et al: Parenteral provision of micronutrients to pediatric patients: an international expert consensus paper. JPEN J Parenter Enteral Nutr 2020 Sept;44 (Suppl 2):S5–S23. doi: 10.1002/jpen.1990 [PMID: 32767589].

▶ Seleção e posição do cateter

Para nutrição endovenosa de longo prazo, a preferência é por um cateter venoso central permanente. Por períodos de até 3 a 4 semanas, um cateter venoso central percutâneo inserido na veia cava superior a partir de uma veia periférica pode ser usado. Para a infusão de concentrações de dextrose superiores a 12,5%, a ponta do cateter deve estar localizada na veia cava superior. O posicionamento do cateter no átrio direito tem sido associado a complicações, como arritmias e trombos. Após a colocação, deve-se realizar radiografia de tórax de controle para verificar a posição do cateter. Se o cateter for usado para nutrição e medicamentos, é preferível um cateter de duplo lúmen.

▶ Complicações

A. Complicações mecânicas

1. *Relacionadas à inserção do cateter ou à exteriorização do cateter através de um vaso sanguíneo*: As complicações incluem trauma em tecidos e órgãos adjacentes, lesão no plexo braquial, hidrotórax, derrame pericárdico com potencial tamponamento cardíaco, pneumotórax, hemotórax e extravasamento de líquido cerebrospinal. O cateter pode se deslocar durante as trocas de curativos ou tubos, ou o paciente pode manipular a extremidade do cateter.
2. *Coagulação do cateter*: A adição de heparina (1.000 U/L) à solução é um meio eficaz de prevenção desta complicação. Se um cateter obstruído não responder à administração de heparina local, o ativador de plasminogênio tecidual recombinante pode ser eficaz.
3. *Relacionado com a composição da substância infundida*: Pode ocorrer precipitação de fosfato de cálcio se forem administradas quantidades excessivas de cálcio ou fósforo. Fatores que aumentam o risco de precipitação de fosfato de cálcio incluem aumento do pH e diminuição das concentrações de aminoácidos. A precipitação de medicamentos incompatíveis com NPT ou lipídios também pode causar coagulação.

B. Complicações sépticas

As complicações sépticas são a causa mais comum de remoção não eletiva do cateter, porém medidas como técnica asséptica rigorosa e limitação da manipulação do cateter podem reduzir as taxas de sepse por dispositivo invasivo. Febre acima de 38 a 38,5°C em um paciente com cateter central deve ser considerada uma infecção de cateter até que se prove ao contrário. Deve-se coletar hemoculturas e iniciar tratamento com antibióticos endovenosos empiricamente. A remoção do cateter pode ser necessária com certas infecções (p. ex., fungos), e a substituição do cateter pode ser adiada até que a infecção seja tratada.

C. Complicações metabólicas

Muitas das complicações metabólicas da nutrição intravenosa estão relacionadas à falta ou ao excesso de nutrientes nos líquidos administrados, e, mesmo que incomuns, algumas deficiências específicas ainda ocorrem, especialmente em prematuros. A nutrição intravenosa segura e eficaz demanda atenção em relação ao equilíbrio de nutrientes, à composição eletrolítica e à taxa de liberação do componente da NPT e demanda monitoramento cuidadoso, especialmente quando a composição ou a taxa de liberação é alterada. A complicação metabólica mais desafiadora é a colestase, mais frequente em bebês prematuros de peso muito baixo ao nascer com intolerância alimentar prolongada, em lactentes com distúrbios intestinais congênitos que requerem cirurgia, como a gastrosquise, e em pacientes com síndrome do intestino curto após ressecções cirúrgicas para distúrbios como enterocolite necrosante. Ver discussão sobre colestase associada à nutrição parenteral (CANP) no **Capítulo 22** para detalhes.

Baskin KM et al: Evidence-based strategies and recommendations for preservation of central venous access in children. J Parenter Enteral Nutr 2019 Apr 21. doi: 10.1002/jpen.1591 [PMID: 31006886].

NECESSIDADES E DEMANDAS NUTRICIONAIS

▶ Energia

Quando os pacientes são alimentados por via intravenosa, qualquer ingestão de gordura e carboidratos é absorvida e não se utiliza energia para a absorção de nutrientes. Esses fatores correspondem a pelo menos 7% da energia na dieta do paciente com dieta via enteral. Além disso, o paciente alimentado por via intravenosa geralmente gasta menos energia em atividade física. As necessidades energéticas médias podem, portanto, ser menores em crianças que recebem NPT em um total de 10% a 15%. As diretrizes calóricas para a alimentação intravenosa de bebês e crianças pequenas estão descritas abaixo.

As diretrizes são uma estimativa, e os indivíduos variam consideravelmente. Os fatores que aumentam significativamente as necessidades energéticas incluem exposição a ambiente frio, febre, sepse, queimaduras, trauma, doença cardíaca ou pulmonar e recuperação do crescimento após desnutrição.

Pelo menos 50% a 60% das necessidades energéticas são fornecidas como glicose, com poucas exceções, como alguns casos de insuficiência respiratória. Até 40% das calorias podem ser fornecidas por fonte lipídica na nutrição parenteral.

▶ Dextrose

A densidade energética da dextrose endovenosa (monoidratada) é de 3,4 kcal/g. A dextrose é a principal fonte de energia fornecida pela nutrição parenteral total. A dextrose endovenosa suprime a gliconeogênese e pode ser oxidada diretamente, especialmente pelo cérebro, glóbulos vermelhos e brancos e feridas. Devido à alta osmolalidade, concentrações de dextrose superiores a 10% ou 12,5% não podem ser administradas por via periférica ou por cateter central mal posicionado.

Recomendações de dosagem: A quantidade inicial padrão de dextrose administrada varia de acordo com a idade **(Tabela 11-22)**. A tolerância à dextrose endovenosa (EV) normalmente aumenta rapidamente devido à supressão da produção hepática de glicose. A dextrose pode ser aumentada em 2,5 g/kg/dia, 2,5% a 5%/dia ou 2 a 3 mg/kg/min/dia se não houver glicosúria ou hiperglicemia. As infusões padronizadas para lactentes através de cateter venoso central adequadamente posicionado geralmente variam de 15% a 25% de dextrose, embora concentrações de até 30% de dextrose possam ser usadas com baixas taxas de fluxo. Tolera-se uma dosagem de dextrose EV menor em recém-nascidos prematuros e em pacientes em estados hipermetabólicos.

Os problemas associados à administração de dextrose endovenosa incluem hiperglicemia, hiperosmolalidade e glicosúria (geralmente com diurese osmótica e desidratação). As possíveis causas de hiperglicemia incluem: (1) infusão inadvertida de taxas de dextrose mais elevadas do que as recomendadas e concentrações de glicose mais altas do que as desejadas, (2) taxa de infusão irregular, (3) sepse, (4) produção persistente de glicose em situações de estresse (incluindo administração de catecolaminas ou de corticosteroides) e (5) pancreatite. Se essas causas foram manejadas e a hiperglicemia grave persistir, o uso de insulina pode ser considerado. A insulina EV reduz a hiperglicemia através da supressão da produção hepática de glicose e do aumento da captação de glicose pelos tecidos musculares e adiposos. Normalmente, ela aumenta as concentrações plasmáticas de lactato, mas não necessariamente aumenta as taxas de oxidação da glicose; também pode diminuir a oxidação dos ácidos graxos, resultando em menos energia para o metabolismo. O uso de insulina EV também aumenta o risco de hipoglicemia. Além disso, a infusão excessiva de dextrose em conjunto com a infusão de insulina pode exceder a capacidade de oxidação mitocondrial, produzir excesso de espécies reativas de oxigênio, acarretando morte celular e inflamação local e sistêmica. Estratégias de manejo de terapia intensiva que promovem a alimentação enteral e reduzem a exposição à dextrose EV melhoram os resultados para pacientes críticos. Portanto, a insulina deve ser usada com muita cautela e a dieta enteral é a via preferencial de alimentação. Uma dose padrão IV é de 1 U/4 g de carboidrato,

Tabela 11-22 Recomendações pediátricas de macronutrientes para nutrição parenteral total

Idade	Dextrose (50% a 60% kcal)		Aminoácidos (10% a 20% kcal)	Lipídios (30% a 40% kcal)
	mg/kg/min	g/kg/dia	g/kg/dia	g/kg/dia
Prematuro	Inicial 5 a 8	Inicial 7 a 11	Inicial 1,5 a 2	Inicial 0,5 a 1
	Máx. 11 a 12,5	Máx. 16 a 18	Máx. 3 a 4	Máx. 2,5 a 3,5
Nascimento a 12 meses	Inicial 6 a 8	Inicial 9 a 11	Inicial 1,5 a 2	Inicial 1
	Máx. 11 a 15	Máx. 16 a 21,5	Máx. 3	Máx. 2,5 a 3,5
1 a 6 anos	Inicial 6 a 7	Inicial 8 a 10	Inicial 1 a 1,5	Inicial 1
	Máx. 10 a 12	Máx. 14 a 17	Máx. 2 a 2,5	Máx. 2,5 a 3,5
> 6 anos	Inicial 5 a 7	Inicial 8 a 10	Inicial 1	Inicial 1
	Máx. 9	Máx. 13	Máx. 1,5 a 2	Máx. 3
> 10 anos	Inicial 4 a 5	Inicial 5 a 7	Inicial 1	Inicial 1
	Máx. 6 a 7	Máx. 8 a 10	Máx. 1,5 a 2	Máx. 2 a 3
Adolescentes	Inicial 2 a 3	Inicial 3 a 4	Inicial 1	Inicial 0,5 a 1
	Máx. 5 a 6	Máx. 7 a 8	Máx. 1,5 a 2	Máx. 2

mas quantidades muito menores podem ser adequadas e, geralmente, inicia-se com 0,2 a 0,3 U/4 g de carboidrato.

A hipoglicemia pode ocorrer após uma diminuição ou cessação abrupta da glicose EV. Quando a nutrição enteral cíclica é fornecida, a quantidade de glicose EV deve ser diminuída de forma constante por 1 a 2 horas antes da suspensão da infusão. Se o acesso venoso central precisar ser removido, a dextrose EV deve ser diminuída gradualmente ao longo de várias horas.

As taxas de oxidação relacionadas à dextrose administrada diminuem com a idade. Deve-se observar que os intervalos para administração de dextrose fornecidos na **Tabela 11-22** são obtidos de diretrizes e que pode ocorrer variação desses valores, para mais ou para menos, a depender do paciente. Inicialmente, são usadas quantidades de dextrose que excedam as taxas máximas de oxidação de glicose para substituir os estoques de glicogênio já depletados; a lipogênese hepática ocorre posteriormente. O excesso de lipogênese hepática pode levar a um fígado gorduroso (esteatose). A lipogênese produz dióxido de carbono, assim como propicia a oxidação da glicose. Assim, o excesso de dextrose pode aumentar os níveis de $PaCO_2$ e agravar a insuficiência respiratória ou impedir o desmame da ventilação mecânica.

▶ Lipídios

A densidade energética das soluções lipídicas a 20% é de 10 kcal/g de lipídio ou 2 kcal/mL. Estas soluções intravenosas podem ser à base de plantas ou à base de óleo de peixe. Os lipídios à base de plantas são derivados de óleo de soja ou de cártamo e são constituídos de mais de 50% de ácido linoleico e 4% a 9% de ácido linolênico. Este alto nível de ácido linoleico não é ideal devido ao potencial pró-inflamatório dos ácidos graxos de ômega-6, exceto quando pequenas quantidades de lipídios estão sendo administradas para prevenir uma deficiência de AGE. Outras desvantagens dos componentes lipídicos à base de soja incluem fitoesteróis que contribuem para a inflamação hepática e vitamina E menos biologicamente ativa. Uma emulsão lipídica alternativa recentemente aprovada para uso nos Estados Unidos é a SMOFlipid, que é composta por 30% de óleo de *soja*, 30% triglicerídeos de cadeia *média*, 25% de azeite de *oliva* e 15% de óleo de *peixe*. A adição de óleo de peixe aumenta a quantidade de ácidos graxos ômega-3 e diminui o potencial inflamatório, assim como a adição de vitamina E. A única emulsão lipídica disponível composta por 100% de óleo de peixe é o Omegaven. Entretanto, o Omegaven não é recomendado para uso como monoterapia. Pesquisas recentes indicam resultados favoráveis associados ao uso de SMOFlipid, incluindo uma diminuição da incidência de lesão hepática induzida por NPT. Como as emulsões lipídicas de 10% e 20% contêm as mesmas concentrações de fosfolipídios, uma solução de 10% fornece mais fosfolipídios por grama de lipídio do que uma solução de 20%. Todavia, as de 20% são preferidas. O lipídio endovenoso é frequentemente usado para fornecer 30% a 40% das necessidades calóricas para bebês e até 30% das necessidades calóricas em crianças mais velhas e adolescentes.

A atividade da lipoproteína lipase (LPL) é o fator limitante no metabolismo e depuração de emulsões de gordura da circulação.

A atividade da LPL é inibida ou diminuída pela desnutrição, leucotrienos, imaturidade, hormônio do crescimento, hipercolesterolemia, hiperfosfolipidemia e teofilina. A atividade da LPL é aumentada pela glicose, insulina, lipídios, catecolaminas e exercício. A heparina libera LPL do endotélio para a circulação e aumenta a taxa de hidrólise e depuração de triglicerídeos. Em bebês prematuros, as infusões de baixas doses de heparina podem aumentar a tolerância à emulsão lipídica endovenosa.

Em geral, os efeitos adversos dos lipídios endovenosos podem ser evitados iniciando com quantidades menores e aumentando cuidadosamente seguindo os resultados do monitoramento do nível de triglicerídeos e as manifestações clínicas. O monitoramento dos triglicerídeos é particularmente importante em casos de sepse grave. Deve-se manter esse monitoramento periodicamente se estiver em uso prolongado de NPT.

Recomendações de dosagem de lipídios EV: dosar os triglicerídeos séricos antes de iniciar e depois aumentar a dose na NPT. Iniciar com 1 g/kg/dia, administrado por 12 a 20 horas ou 24 horas em prematuros pequenos. Aumentar de 0,5 a 1,0 g/kg/dia, a cada 1 a 2 dias, até atingir a meta (ver **Tabela 11-22**). De maneira geral, não aumentar a dose se o nível sérico de triglicerídeos estiver acima de 400 mg/dL enquanto estiver em vigência da NPT ou se o nível for superior a 250 mg/dL 6 a 12 horas após a interrupção da infusão de lipídios.

Níveis séricos de triglicerídeos acima de 400 a 600 mg/dL podem causar pancreatite. Em pacientes para os quais as quantidades normais de lipídio EV são contraindicadas, 4% a 8% das calorias como lipídio EV devem ser fornecidas para prevenir a deficiência de AGE. Recém-nascidos e pacientes pediátricos desnutridos que recebem nutrição parenteral livre de lipídios apresentam alto risco de deficiência de AGE.

> Lapillonne A et al: ESPGHAN/ESPEN/ESPR/CSPEN Guidelines of pediatric parenteral nutrition: lipids. Clin Nutr 2018 Dec;37(6 Pt. B): 2324–2336. doi: 10.1016/j.clin.2018.06.946 Epub 2018 Jun 18 [PMID: 30143306].
> Leguina-Ruzzi AA, Ortiz R: Current evidence for the use of Smoflipid emulsion in critical care patients for parenteral nutrition. Crit Care Res Pract 2018 Nov 21;2018:6301293. doi: 10.1155/2018/6301293. eCollection 2018. Review [PMID: 30584476].

▶ Nitrogênio

Um grama de nitrogênio é produzido a partir de 6,25 g de proteína (1 g de proteína contém 16% de nitrogênio). A densidade calórica da proteína é igual a 4 kcal/g.

A. Necessidades proteicas

As necessidades de proteína na alimentação IV são as mesmas da alimentação oral normal (ver **Tabela 11-2**).

B. Soluções de aminoácidos endovenosos

As necessidades de nitrogênio podem ser supridas por soluções de aminoácidos comercialmente disponíveis. Para bebês, incluindo os prematuros, evidências científicas sugerem que o uso de TrophAmine (McGaw) está associado a níveis plasmáticos de aminoácidos mais próximos da normalidade, retenção maior de nitrogênio e uma indicência menor de colestase. A TrophAmine contém 60% de aminoácidos essenciais, níveis relativamente altos de aminoácidos de cadeia ramificada, contém taurina, e é compatível com a adição de cisteína dentro de 24 a 48 horas após a administração. A dose de cisteína adicionada é de 40mg/g de TrophAmine. O pH relativamente baixo da TrophAmine aumenta a sua solubilidade de cálcio e fósforo.

C. Recomendações de dosagem

Os aminoácidos podem ser iniciados com 1 a 2 g/kg/dia na maioria dos pacientes (ver **Tabela 11-22**). Em lactentes gravemente desnutridos, a quantidade inicial deve ser de 1 g/kg/dia. Em recém-nascidos de muito baixo peso ao nascer, há evidências de que quantidades iniciais mais elevadas de aminoácidos são toleradas com poucas repercussões de "toxicidade" proteica. Quantidades maiores de aminoácidos em relação às calorias podem minimizar um balanço negativo de nitrogênio mesmo quando o composto infundido é hipocalórico. A ingestão de aminoácidos pode ser aumentada em 0,5 a 1 g/kg/dia até ser atingida a meta proteica. Normalmente, a infusão final contém 2% a 3% de aminoácidos, dependendo da velocidade de infusão. A concentração não deve ser aumentada além de 2% nas soluções administradas em veias periféricas devido à osmolalidade.

> Mehta NM et al: Guidelines for the provision and assessment of nutrition support therapy in the pediatric critically ill patient: society of critical care medicine and American Society for Parenteral and Enteral Nutrition. J Parenter Enteral Nutr 2017 Jul;41(5):706–742. doi: 10.1177/0148607117711387. Epub 2017 Jun 2 [PMID: 286868444].

D. Monitoramento

Uma avaliação da tolerância das soluções EV de aminoácidos deve incluir o nível sérico de nitrogênio proveniente da ureia. Deve-se monitorar fosfatase alcalina sérica, γ-glutamiltransferase e bilirrubina para detectar o início de doença hepática colestática.

▶ Minerais e eletrólitos

A. Cálcio, fósforo e magnésio

Bebês prematuros e nascidos a termo que recebem nutrição parenteral devem receber quantidades relativamente altas de cálcio e fósforo. As recomendações atuais são as seguintes: cálcio, 500 a 600 mg/L; fósforo, 400 a 450 mg/L; e magnésio, 50 a 70 mg/L. Após 1 ano de idade, as recomendações são as seguintes: cálcio, 200 a 400 mg/L; fósforo, 150 a 300 mg/L; e magnésio, 20 a 40 mg/L. A proporção de cálcio e fósforo deve ser de 1,3:1,0 em relação ao peso ou 1:1 à molalidade. Essas recomendações são apresentadas em miligramas por litro da substância infundida para evitar a administração inadvertida de concentrações de cálcio e fósforo que são elevadas o suficiente para precipitar no acesso venoso. Durante os períodos de restrição hídrica, deve-se ter cautela para não aumentar inadvertidamente a concentração de cálcio e fósforo na solução. Essas recomendações pressupõem uma ingestão média de líquidos de 120 a 150 mL/kg/dia e uma infusão de 25 g de aminoácidos por litro. Com concentrações menores de aminoácidos, as concentrações de cálcio e fósforo devem ser diminuídas.

B. Eletrólitos

As recomendações gerais estão na **Tabela 11-23**. Depois que os requisitos de cloreto forem atendidos, o restante do ânion necessário para equilibrar o cátion deve ser administrado como acetato para evitar a possibilidade de acidose resultante do excesso de cloreto. As concentrações de eletrólitos devem ser modificadas com base na taxa de fluxo e se as indicações exigirem para o paciente individual. O sódio IV deve ser administrado com moderação no paciente gravemente desnutrido devido à função da membrana prejudicada e aos altos níveis de sódio intracelular. Por outro lado, quantidades generosas de potássio e fósforo podem ser necessárias.

Tabela 11-23 Necessidades eletrolíticas para nutrição parenteral

Eletrólitos	Bebê prematuro (mEq/kg)	Bebê a termo (mEq/kg)	Criança (mEq/kg)	Adolescente (mEq)
Sódio	2 a 5	2 a 3	2 a 3	60 a 150
Cloreto	2 a 5	2 a 3	2 a 3	60 a 150
Potássio	2 a 3	2 a 3	2 a 3	70 a 180

C. Oligoelementos

As ingestões endovenosas de oligoelementos recomendadas são as seguintes: zinco 100 mcg/kg, cobre 20 mcg/kg, manganês 1 mcg/kg, cromo 0,2 mcg/kg, selênio 2 mcg/kg e iodo 1 mcg/kg. É importante observar que as necessidades de zinco EV podem chegar a 400 mcg/kg para bebês prematuros e até 250 mcg/kg para bebês com síndrome do intestino curto ou com perdas gastrintestinais significativas de zinco. Quando a nutrição parenteral é suplementar ou limitada a menos de 2 semanas e o paciente não possui deficiências nutricionais preexistentes, apenas o zinco precisa ser adicionado rotineiramente.

As necessidades de cobre EV são relativamente baixas no lactente devido à presença de estoques hepáticos de cobre. Estes são significativos mesmo no feto de 28 semanas. Os níveis séricos de cobre e manganês devem ser monitorados na presença de doença hepática colestática. Se o monitoramento não for viável, a suspensão temporária da adição de cobre e manganês é recomendada para paciente com colestase.

O cobre e o manganês são excretados principalmente na bile, porém o selênio, o cromo e o molibdênio são excretados principalmente na urina. Esses oligoelementos, portanto, devem ser administrados com cautela em paciente com insuficiência renal.

Vitaminas

Três formulações de vitaminas estão disponíveis para uso em nutrição parenteral pediátrica: MVI Pediátrica (Hospira), Infuvite Pediátrica (Baxter) e a formulação para adultos MVI-12 (AstraZeneca). Informações detalhadas sobre o conteúdo estão disponíveis com os fabricantes, bem como com a FDA. A dosagem recomendada de infusão multivitamínica (MVI, de *multi vitamin infusion*) é a seguinte: 5 mL para crianças com peso superior a 3 kg, 3,25 mL para bebês de 1 a 3 kg e 1,5 mL para bebês com peso inferior a 1 kg. Crianças maiores de 11 anos podem receber 10 mL da formulação para adultos, MVI-12. É importante destacar que o MVI-12 não contém vitamina K. Para informações de dosagem durante período de escassez nacional, as recomendações estão disponíveis pela ASPEN. É fundamental seguir as diretrizes nacionais a fim de evitar deficiências e utilizar os produtos disponíveis de forma adequada.

As preparações lipídicas parenterais contêm tocoferol suficiente para afetar os níveis de tocoferol no sangue total. A maior parte do tocoferol na emulsão de óleo de soja é γ-tocoferol, que apresenta atividade biológica substancialmente menor do que o α-tocoferol presente nas emulsões de óleo de cártamo.

Uma dose de 40 UI/kg/dia de vitamina D (máximo de 400 UI/dia) é adequada para recém-nascidos a termo e prematuros.

> ASPEN. *Appropriate Dosing for Parenteral Nutrition: ASPEN Recommendations*. January 2019. http://www.nutritioncare.org/PNDosing.
> Federal Drug Administration data sheet, Infuvite Pediatric: https://www.accessdata.fda.gov/drugsatfda_docs/label/2008/021265s015lbl.pdf.
> Federal Drug Administration data sheet, M.V.I Pediatric: https://www.accessdata.fda.gov/drugsatfda_docs/label/2017/018920s036lbl.pdf.
> Federal Drug Administration data sheet, MVI-12: https://www.accessdata.fda.gov/drugsatfda_docs/label/2004/08809scf052_mvi-12_lbl.pdf.

Necessidades hídricas

O volume inicial de fluido e os aumentos subsequentes na taxa de fluxo são determinados pelas necessidades hídricas básicas, pelo estado clínico do paciente e pela tolerabilidade do aumento da administração de fluidos, conforme a necessidade para atingir a ingesta adequada de nutrientes. O cálculo dos volumes de fluido iniciais a serem administrados deve-se basear na prática

Tabela 11-24 Resumo do monitoramento sugerido para nutrição parenteral

Variáveis	Estágio agudo	A longo prazo[b]
Crescimento		
Peso	Semanalmente	Semanalmente
Altura	Semanalmente	
Perímetro Cefálico	Semanalmente	
Urina		
Glicose (*dipstick*)	A cada micção	Se mudanças na ingestão ou no quadro clínico
Densidade específica	Nulo	
Volume	Diariamente	
Sangue		
Glicose	4 h após as alterações[a], e depois diariamente por 2 dias	Semanalmente
Na^+, K^+, Cl, CO_2, nitrogênio ureico no sangue	Diariamente por 2 dias após as alterações[a], e depois duas vezes por semana	Semanalmente
Ca^{2+}, Mg^{2+}, P	No início, e depois duas vezes por semana	Semanalmente
Proteína total, albumina, bilirrubina, aspartato transaminase e fosfatase alcalina	No início, e depois uma vez por semana	A cada duas semanas
Zinco e cobre	No início, de acordo com indicações clínicas	Mensalmente
Triglicerídeos	No início, 1 dia após as alterações[a], e depois semanalmente	Semanalmente
Hemograma completo	No início, e depois duas vezes por semana; de acordo com as indicações clínicas (ver texto)	Duas vezes por semana

[a] As mudanças incluem alterações na concentração ou na taxa de infusão.
[b] Pode-se reduzir a frequência do monitoramento a longo prazo para mensal ou com menos frequência, dependendo da idade, diagnóstico e estado clínico do paciente.

pediátrica. Se forem necessários fluidos de reposição para perdas anormais contínuas, estes devem ser administrados por meio de outra via do cateter.

▶ Monitoramento

Os sinais vitais devem ser verificados a cada turno. Se o paciente estiver com cateter venoso central, uma febre superior a 38,5 °C requer coleta de exames, como hemoculturas periféricas e de cateter central, urocultura, exame físico completo e avaliação da inserção do cateter. Sinais vitais instáveis, contagem elevada de leucócitos com desvio à esquerda e glicosúria sugerem sepse. A remoção do cateter venoso central deve ser considerada se o paciente apresentar sinais de toxemia ou não responder aos antibióticos.

A. Exame físico

Monitorar principalmente para hepatomegalia (os diagnósticos diferenciais incluem sobrecarga hídrica, insuficiência cardíaca congestiva, esteatose e hepatite) e edema (os diagnósticos diferenciais incluem sobrecarga hídrica, insuficiência cardíaca congestiva, hipoalbuminemia e trombose da veia cava superior).

B. Registro do que foi infundido e eliminado

As calorias e os volumes administrados devem ser calculados a partir dos registros do que foi recebido e do que foi eliminado no dia anterior (o que foi efetivamente administrado e não o que foi prescrito). Os seguintes valores do que foi infundido ao longo do dia devem estar informados nos fluxogramas: fluido endovenoso, enteral e total (mL/kg/dia); dextrose (g/kg/dia ou mg/kg/min); proteína (g/kg/dia); lipídios (g/kg/dia); calorias (kcal/kg/dia); e porcentagem de energia proveniente da nutrição enteral.

C. Crescimento, urina e sangue

As recomendações dos exames de rotina são fornecidas na **Tabela 11-24**. Estes são requisitos mínimos, exceto no paciente estável de longo prazo. Variáveis individuais devem ser monitoradas com mais frequência, conforme indicado, assim como variáveis adicionais ou indicações clínicas. Por exemplo, uma análise de amônia no sangue deve ser solicitada para uma criança com letargia, palidez, crescimento deficiente, acidose, azotemia ou resultados anormais de testes hepáticos.

Emergências e lesões

Jonathan Orsborn, MD
Cortney Braund, MD

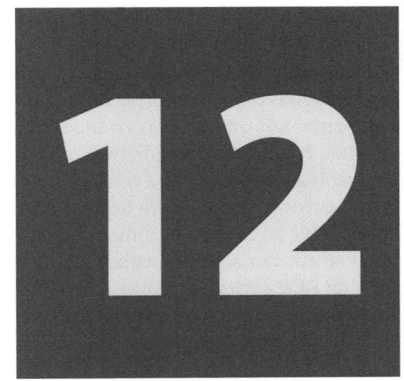

INTRODUÇÃO ÀS EMERGÊNCIAS E LESÕES PEDIÁTRICAS

Das aproximadamente 140 milhões de consultas anuais ao pronto-socorro (PS) nos Estados Unidos, mais de 30 milhões (20%) são de crianças de 18 anos ou menos. Os distúrbios respiratórios são a principal causa de todas as consultas na emergência pediátrica (32%), com lesões e envenenamentos também representando uma porcentagem significativa (27%). Embora a grande maioria (97%) das crianças que consultam em um PS receba alta para casa, quase 1 milhão a cada ano necessita de internação hospitalar após a avaliação e, infelizmente, cerca de 3.000 crianças morrem todos os anos nas emergências pediátricas dos Estados Unidos.

Este capítulo começa com a abordagem inicial ao paciente pediátrico com doença aguda, discute a diferenciação e o manejo inicial do choque, apresenta a abordagem geral da avaliação de pacientes pediátricos com trauma, resume os medicamentos de emergência comumente usados e conclui com o manejo de uma série de situações clínicas comuns na emergência pediátrica.

ABORDAGEM INICIAL AO BEBÊ OU CRIANÇA COM DOENÇA AGUDA

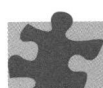 **FUNDAMENTOS DO DIAGNÓSTICO E CARACTERÍSTICAS TÍPICAS**

- ▶ A maioria das causas de parada cardíaca na infância é devido à hipoxia por insuficiência respiratória.
- ▶ A hipotensão é um achado *tardio* no choque pediátrico; os sinais que ocorrem mais cedo incluem taquicardia, enchimento capilar > 2 segundos, moteamento na pele e diminuição do estado mental.

Um paciente pediátrico em sofrimento grave pode apresentar um diagnóstico conhecido ou uma insuficiência cardiorrespiratória de causa desconhecida. A abordagem inicial deve ser simples e consistente para identificar rapidamente disfunções e lesões fisiológicas, priorizar o manejo e reverter imediatamente condições potencialmente fatais. Uma vez estabilizado após as intervenções, o prestador deve considerar cuidadosamente a causa subjacente, concentrando-se naquelas que são tratáveis ou reversíveis. Os diagnósticos específicos podem então ser feitos e a terapia específica iniciada.

A parada cardíaca pediátrica geralmente resulta da deterioração respiratória progressiva ou do choque, ao contrário das de etiologia cardíaca primária. A deterioração não identificada pode levar à bradicardia, respiração agônica, hipotensão e, por fim, à assistolia. A injúria hipóxica e isquêmica resultante para o cérebro e para os outros órgãos vitais torna a recuperação neurológica extremamente improvável, mesmo no caso improvável de que a criança sobreviva à parada. Quando a parada cardiorrespiratória ocorre de fato, a sobrevivência é rara e, na maioria das vezes, associada a um comprometimento neurológico significativo. Os dados atuais mostram uma taxa de sobrevivência de 6% para parada cardíaca fora do hospital, 8% para aqueles que recebem intervenção pré-hospitalar e 27% de taxa de sobrevivência para parada intra-hospitalar. As crianças que respondem à rápida intervenção apenas com ventilação e oxigenação ou com menos de 5 minutos de suporte avançado de vida têm muito mais chances de sobreviver neurologicamente intactas. De fato, mais de 70% das crianças com parada respiratória que recebem ressuscitação rápida e eficaz sobrevivem com bons desfechos neurológicos. Portanto, é fundamental reconhecer a criança com risco de evoluir para parada cardiorrespiratória e realizar intervenção agressiva antes que ocorra assistolia.

Consulte as referências selecionadas no final desta seção para obter mais informações sobre as particularidades das diretrizes de Pediatric Advanced Life Support (PALS, Suporte Avançado de Vida em Pediatria) da American Heart Association (Associação Americana do Coração), atualizadas mais recentemente em 2018. A importância das *C*ompressões de qualidade é enfatizada na ressuscitação cardiopulmonar (RCP) pediátrica e adulta, com atenção especial às vias *A*éreas e respiração, ou *B*reathing (acrônimo "C-A-B"). Por favor, não confunda este acrônimo com a abordagem "ABCs de ressuscitação" que será descrita mais adiante, pois a discussão a seguir detalha o cuidado do paciente pediátrico gravemente doente que não requer RCP.

É importante observar que a RCP "somente com compressões" foi divulgada como uma forma de incentivar a RCP do observador e aumentar as taxas de sobrevivência de paradas cardíacas fora do hospital. Na população pediátrica, no entanto, a RCP convencional (ventilações de resgate e compressões torácicas) ainda é priorizada e deve ser realizada em bebês e crianças em parada cardíaca. Isso se deve ao motivo de a maioria das paradas cardíacas pediátricas serem causadas por asfixia, o que requer a ventilação como parte da RCP eficaz, enquanto a maioria das paradas cardíacas em adultos se deve a uma causa cardíaca primária que pode responder melhor apenas às compressões da RCP.

O ABC DA RESSUSCITAÇÃO

Uma criança gravemente doente deve ser avaliada rapidamente em uma sequência deliberada conhecida como ABC: permeabilidade das vias *A*éreas, respiração (*Breathing*) adequada e integridade da *C*irculação. Se um problema potencialmente fatal for detectado durante a avaliação, ele deve ser corrigido antes de prosseguir para a próxima etapa. Equipamentos apropriados para a idade (incluindo lâmina de laringoscópio, tubos endotraqueais, tubos nasogástricos ou orogástricos, acesso intravenoso [IV] e sonda vesical de demora) e monitores (monitor cardiorrespiratório, oxímetro de pulso e manguito de pressão arterial apropriado) devem ser montados e prontamente disponibilizados. Consulte a **Tabela 12-1** para obter os tamanhos do tubo endotraqueal e da máscara laríngea (ML) de via aérea. Os tubos endotraqueais com balonete são recomendados para crianças e bebês após o período neonatal. Se disponível, deve-se usar a fita de emergência com base no comprimento para todos os medicamentos e equipamentos de ressuscitação. Se não estiver disponível, use Idade/4 + 3,5 para estimar o diâmetro interno do tubo com balonete. As pressões de insuflação do balonete devem ser cuidadosamente monitoradas e mantidas abaixo de 20 cm H_2O. Em certas circunstâncias, como baixa complacência pulmonar ou alta resistência das vias aéreas, o uso de tubos com balonete pode ser preferível em ambientes monitorados.

▶ Via aérea

Em todas as crianças, procure sinais de respiração espontânea. Sons respiratórios como estridor, estertor, borbulhos ou aumento do esforço respiratório sem movimentação de ar sugerem obstrução das vias aéreas. A obstrução significativa das vias aéreas frequentemente está associada a alteração do nível de consciência, incluindo agitação ou letargia. Durante a avaliação das vias aéreas, se o paciente estiver em apneia ou em *gasping* (respiração agonizante), as compressões torácicas devem ser iniciadas imediatamente de acordo com as diretrizes do PALS.

Se houver preocupação com obstrução, a via aérea é manejada inicialmente por métodos não invasivos, como administração de oxigênio, elevação do queixo, elevação da mandíbula, sucção ou ventilação com máscara e bolsa-válvula-máscara (BVM). Manobras invasivas, como intubação endotraqueal, inserção de máscara laríngea ou, raramente, cricotireoidostomia, são necessárias se as manobras não invasivas não tiverem sucesso. A discussão a seguir assume que o suporte básico de vida foi realizado.

Tabela 12-1 Tamanhos de equipamentos e peso estimado por idade

Idade (a)	Peso (kg)	Tamanho da máscara laríngea (ML)	Tamanho do tubo endotraqueal (mm)[a,b]	Tamanho da lâmina do laringoscópio	Dreno torácico (Fr)	Foley (Fr)
Prematuro	1 – 2,5	1	2,5 (somente sem *cuff*)	0	8	5
Recém-nascido a termo	3	1	3 (somente sem *cuff*)	0-1	10	8
1	10	1,5	3,5-4,0	1	18	8
2	12	2	4,5	1	18	10
3	14	2	4,5	1	20	10
4	16	2	5,0	2	22	10
5	18	2	5,0-5,5	2	24	10
6	20	2-2,5	5,5	2	26	12
7	22	2,5	5,5-6,0	2	26	12
8	24	3	6,0	2	28	14
10	32	4	6,0-6,5	2-3	30	14
Adolescente	50	4	7,0	3	36	14
Adulto	70		8,0	3	40	14

[a]Diâmetro interno.
[b]Diminua o tamanho do tubo em 0,5 mm se utilizar um tubo com *cuff*.

EMERGÊNCIAS E LESÕES

▲ **Figura 12-1** Posicionamento correto da criança menor de 8 anos para o alinhamento ideal das vias aéreas: um lençol ou toalha dobrada é colocada sob os ombros para acomodar a região occipital e alinhar as vias aéreas oral, faríngea e traqueal.

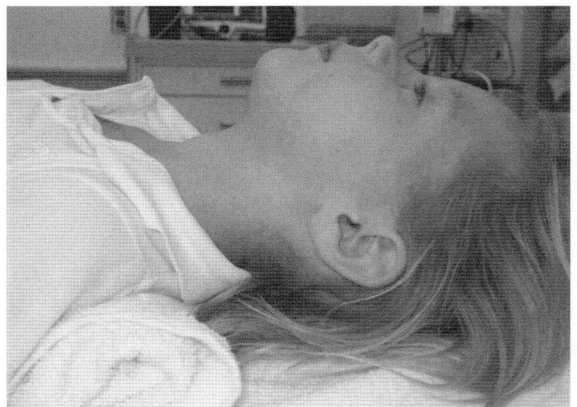

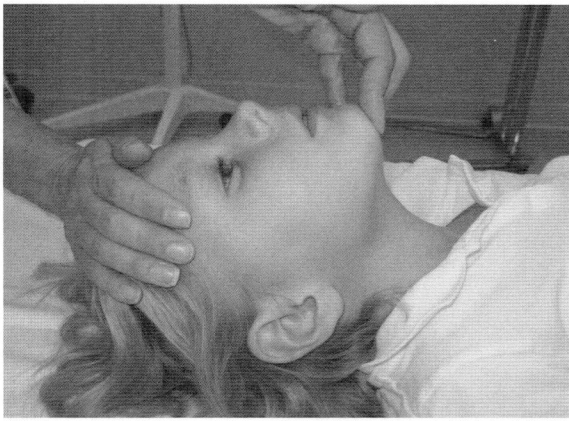

▲ **Figura 12-2 A:** Abertura das vias aéreas com a inclinação da cabeça e elevação do queixo em pacientes sem suspeita de trauma na coluna: levante suavemente o queixo com uma mão e empurre a testa para baixo com a outra mão. **B:** Abertura das vias aéreas com elevação da mandíbula em pacientes com suspeita de trauma na coluna: levante os ângulos da mandíbula; isso move a mandíbula e a língua para a frente e abre as vias aéreas sem dobrar o pescoço.

O conhecimento da anatomia pediátrica é importante para o manejo das vias aéreas. A língua das crianças é grande em relação à cavidade oral, e a laringe é alta e localizada anteriormente. Os bebês são, obrigatoriamente, respiradores nasais; portanto, secreções, sangue ou corpos estranhos na nasofaringe podem causar um distúrbio significativo.

1. Coloque a cabeça na posição de cheirador. No paciente sem suspeita de lesão da coluna cervical, o pescoço deve ser levemente flexionado e a cabeça estendida. Essa posição alinha os planos oral, faríngeo e traqueal. Em lactentes e crianças menores de 8 anos, o osso occipital relativamente grande causa uma flexão significativa do pescoço e um posicionamento desfavorável das vias aéreas. Isso é atenuado colocando-se um rolo de toalha sob os ombros, retornando a criança à posição neutra **(Figura 12-1)**. Em uma criança mais velha, é necessário um pouco mais de extensão da cabeça. Evite hiperextensão do pescoço, especialmente em bebês.

2. Realize a manobra de inclinação da cabeça/elevação do queixo ou elevação da mandíbula **(Figura 12-2)**. Levante o queixo para cima, evitando a pressão sobre o triângulo submentoniano, ou levante a mandíbula por tração para cima no ângulo da mandíbula. Importante: a inclinação da cabeça/elevação do queixo não deve ser feita se houver possibilidade de lesão da coluna cervical. (Ver seção Abordagem ao paciente pediátrico com trauma, posteriormente.)

3. Avalie a presença de corpo estranho nas vias aéreas. Aspire a boca; use uma pinça Magill para remover os corpos estranhos visíveis. Se necessário, visualize com um laringoscópio. *Não faça busca às cegas com os dedos.*

4. Se a obstrução das vias aéreas persistir, primeiro tente reposicionar a cabeça e, em seguida, insira um dispositivo na via aérea, como a via aérea orofaríngea e nasofaríngea **(Figura 12-3)**. Esses dispositivos podem aliviar a obstrução das vias aéreas superiores devido ao prolapso da língua na faringe posterior, a causa mais comum de obstrução de via aérea em crianças inconscientes. O tamanho correto de uma via aérea orofaríngea é obtido medindo-se da linha central superior da gengiva até o ângulo da mandíbula **(Figura 12-4)** e deve ser usado apenas na vítima inconsciente. O tamanho adequado é fundamental, pois uma via aérea orofaríngea muito pequena empurrará a língua ainda mais para dentro da via aérea, enquanto uma muito grande obstruirá a via aérea. As vias aéreas nasofaríngeas devem se encaixar confortavelmente dentro das narinas e devem ter comprimento igual à distância das narinas ao trágus

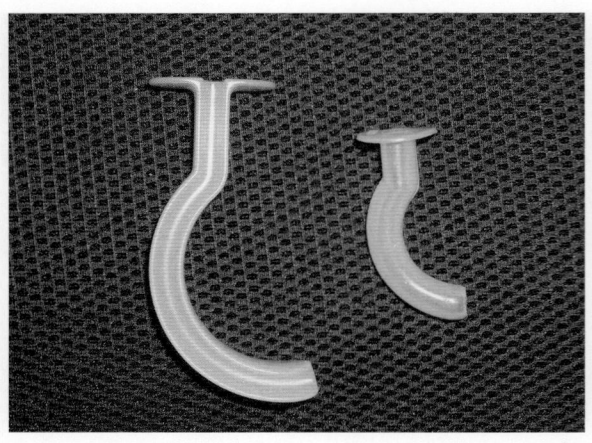
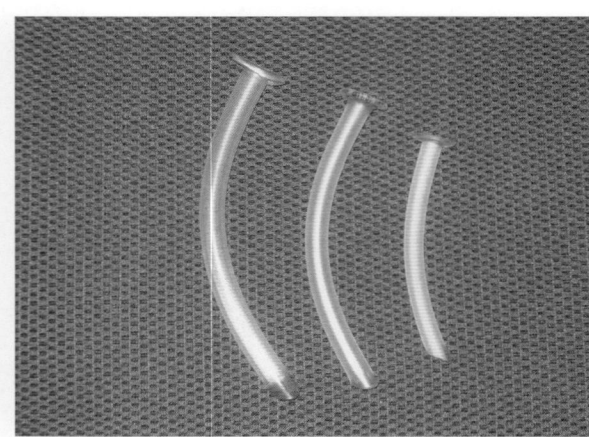

▲ **Figura 12-3 A:** Vias aéreas orofaríngeas de vários tamanhos. **B:** Vias aéreas nasofaríngeas de diferentes tamanhos.

(Figura 12-5). Este adjuvante das vias aéreas deve ser evitado em crianças com lesões significativas no terço médio da face devido ao risco de perfuração intracraniana por meio de uma placa cribiforme danificada.

▶ Respiração

A avaliação da condição respiratória começa com a inspeção. Procure *observar* subida e descida adequadas e simétricas do tórax, frequência e esforço respiratório (p. ex., uso de músculos acessórios, retrações, batimentos cardíacos e grunhidos), cor da pele e desvio traqueal. A aferição da oximetria de pulso e a determinação de CO_2 expirado são muito oportunos. Procure *ouvir* os sons respiratórios adventícios, como sibilos. Ausculte a entrada de ar, a simetria dos sons respiratórios e estertores. Procure *sentir* crepitação subcutânea.

Se a respiração espontânea for inadequada, deve-se iniciar a ventilação com pressão positiva com BVM e oxigênio a 100%. As ventilações devem ser coordenadas com o esforço do paciente, se presente. A ventilação eficaz com BVM é uma habilidade difícil que requer treinamento e prática. Para começar, garanta uma vedação adequada escolhendo uma máscara que cubra a área desde a ponte do nariz até a fenda do queixo. Forme uma "garra" em formato E–C ao redor da máscara para fixá-la firmemente no rosto da criança. O polegar e o dedo indicador formam o "C" ao redor da máscara, enquanto os dedos médio, anular e mínimo levantam a mandíbula para dentro da máscara **(Figura 12-6)**. Use apenas força e volume suficientes para fazer o peito subir visivelmente.

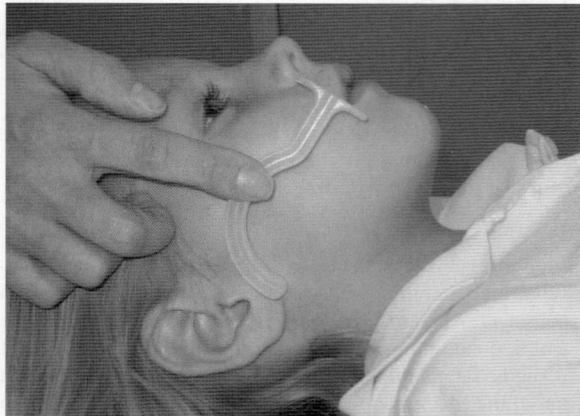

▲ **Figura 12-4** Escolha do tamanho da via aérea orofaríngea: segure a via aérea próxima ao rosto da criança e estime o tamanho adequado medindo da linha central superior da gengiva até o ângulo da mandíbula.

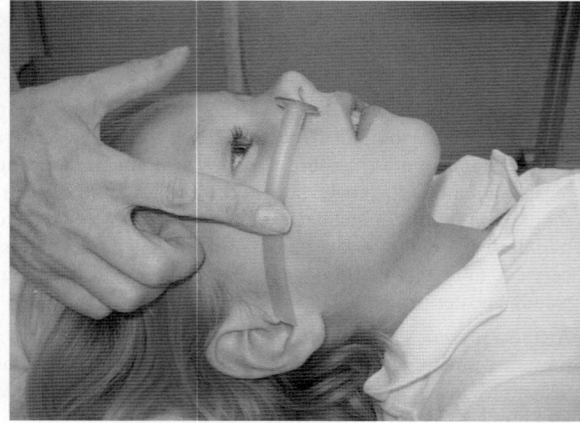

▲ **Figura 12-5** Escolha do tamanho da via aérea nasofaríngea: segure a via aérea próxima ao rosto da criança e estime o tamanho adequado medindo das narinas ao trágus.

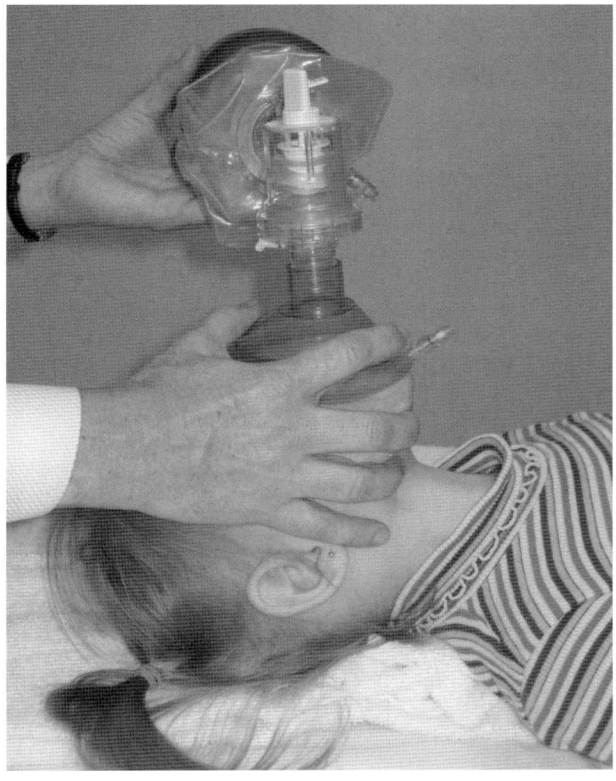

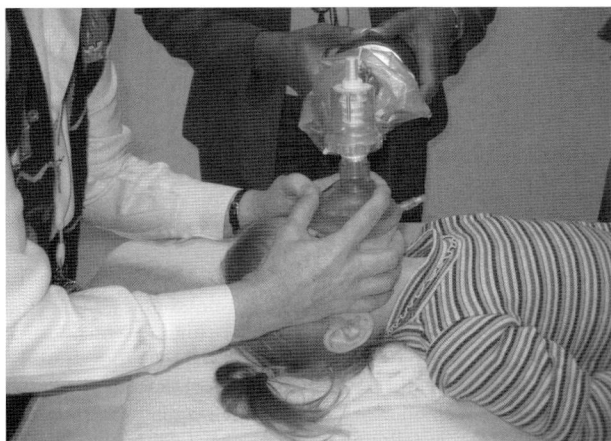

▲ **Figura 12-6** **A:** Ventilação com BVM, técnica com uma pessoa: o dedo polegar e o indicador formam um "C", rodeando a máscara, enquanto o dedo médio, o anular e o mínimo levantam a mandíbula para dentro da máscara. **B:** Ventilação com BVM, técnica com duas pessoas: o primeiro socorrista forma as pinças "C" e "E" com ambas as mãos; o segundo socorrista fornece ventilação.

No paciente com pulso, faça uma respiração a cada 3 a 5 segundos (12-20 respirações/min). Isso pode ser feito usando o mnemônico de tempo "aperta-solta-solta" em uma voz normal. A ventilação com duas pessoas é a ideal. Quando a técnica adequada é usada, a BVM é eficaz na maioria dos casos.

O uso da BVM de tamanho adequado resulta em elevação adequada do tórax e ausculta da entrada de ar bilateral. Evite a hiperventilação, pois pode levar a barotrauma, aumento do risco de aspiração e diminui a probabilidade de retorno da circulação espontânea durante a parada cardíaca. Se o tórax não subir e descer facilmente com a bolsa, reposicione a via aérea e avalie a presença de corpo estranho conforme descrito anteriormente. A presença de sons respiratórios assimétricos em uma criança em choque ou em sofrimento grave sugere pneumotórax e é uma indicação para toracostomia por agulha. Em crianças pequenas, a transmissão dos sons respiratórios pelo tórax pode prejudicar a capacidade de auscultar a presença de um pneumotórax. *Nota:* Oxigenação e ventilação eficazes são as chaves para uma ressuscitação bem-sucedida.

A pressão cricoide (manobra de Sellick) durante a ventilação com pressão positiva pode diminuir a insuflação gástrica; no entanto, não demonstrou reduzir o risco de aspiração e não é mais recomendada pela American Heart Association durante a RCP.

▶ Circulação

A avaliação metódica da circulação sanguínea é fundamental para o diagnóstico de choque, definido como a perfusão inadequada de órgãos. A circulação pode ser avaliada das seguintes maneiras:

A. Pulsos

Verifique a adequabilidade dos pulsos periféricos e compare-os com os pulsos centrais. No lactente, os pulsos centrais devem ser verificados na artéria braquial.

B. Frequência cardíaca

Compare-a com as regras específicas para a idade. A taquicardia pode ser um sinal inespecífico de desconforto; a bradicardia para a idade é um sinal de parada iminente e requer ressuscitação agressiva.

C. Pressão arterial

É vital entender que o choque pode estar presente mesmo com uma pressão arterial normal. À medida que o volume intravascular cai, a resistência vascular periférica aumenta. A pressão arterial é mantida até que haja depleção de 35% a 40% do volume sanguíneo, seguida por deterioração abrupta e muitas vezes irreversível. O choque **compensado** ocorre quando a pressão sanguínea é normal, mas há sinais de diminuição da perfusão dos órgãos. Quando a pressão arterial também cai, o choque **descompensado (hipotensivo)** está presente. A hipotensão deve ser imediatamente reconhecida e tratada. A avaliação da pressão arterial deve ser realizada manualmente usando um manguito de tamanho apropriado, porque aparelhos automatizados podem fornecer leituras equivocadas em crianças.

D. Extremidades

À medida que o choque progride, as extremidades tornam-se mais frias da região distal para proximal. Uma criança cujas extremidades distais aos cotovelos e joelhos estão frias, está em choque grave.

E. Tempo de enchimento capilar

Quando a pressão da ponta do dedo é aplicada à extremidade distal do paciente e liberada, o sangue deve reabastecer a área em menos de 2 segundos. Um tempo de enchimento capilar prolongado na presença de outros sinais de choque indica um estado de choque compensado, enquanto o enchimento capilar instantâneo pode indicar choque quente. É importante reconhecer que o tempo de preenchimento capilar é influenciado pela temperatura do ambiente, posição do membro, local, idade do paciente e iluminação do ambiente.

F. Estado mental

Avalie o estado mental do paciente usando a Glasgow Coma Scale (GCS, Escala de Coma de Glasgow), pois hipoxia, hipercapnia, má perfusão cerebral ou isquemia irão resultar em estado mental alterado.

G. Cor da pele

A pele pálida, cinza, amarelada, moteada ou acinzentada pode indicar comprometimento do estado circulatório.

MANEJO DO CHOQUE

O acesso IV é essencial, mas pode ser difícil de estabelecer em crianças com choque. O acesso periférico, especialmente nas veias antecubitais, deve ser tentado primeiro. Use cateteres curtos e largos para permitir taxas de fluxo máximas. Dois acessos IV devem ser adquiridos nas crianças gravemente doentes. A inserção de agulha intraóssea (IO) é uma alternativa aceitável em qualquer criança gravemente doente quando o acesso venoso não pode ser adquirido rapidamente (dentro de 90 segundos) **(Figura 12-7)**. Dispositivos de inserção manual e automatizada estão disponíveis para pacientes pediátricos. Há evidências crescentes que sugerem que os dispositivos automatizados resultam em um posicionamento IO mais rápido e bem-sucedido em comparação com os dispositivos manuais. As decisões sobre o acesso mais invasivo devem ser baseadas na experiência individual, assim como na urgência de obter acesso. As opções incluem a punção percutânea das veias femoral, subclávia ou jugular interna ou externa. A orientação por ecografia pode tornar essas tentativas mais seguras. Em recém-nascidos, as veias umbilicais podem ser canuladas. Considere o acesso arterial se for necessário o monitoramento batimento a batimento ou exames laboratoriais frequentes.

▶ **Diferenciação de estados de choque e terapia inicial**

O tratamento para a circulação inadequada é determinado pela causa de insuficiência circulatória.

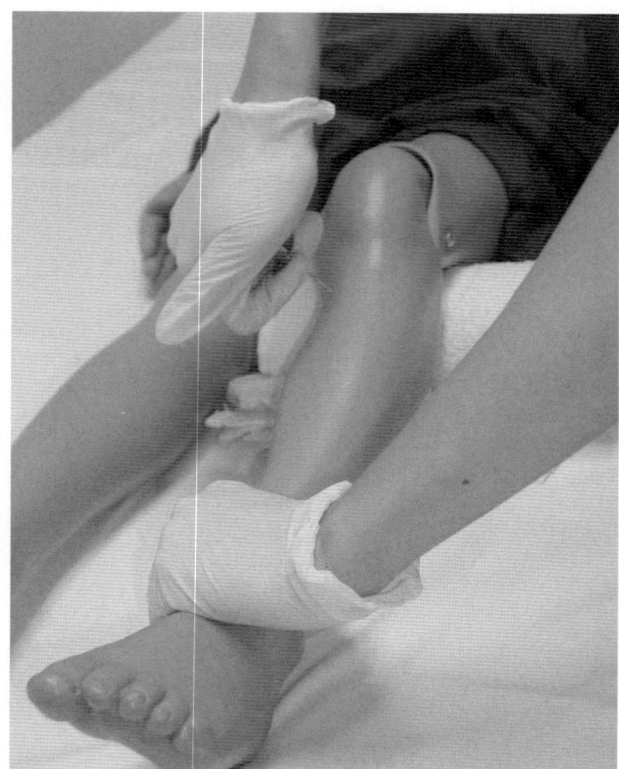

▲ **Figura 12-7** Técnica de acesso intraósseo (IO). A linha IO é inserida segurando o centro da agulha firmemente com a palma da mão e inclinando a ponta da agulha perpendicularmente à superfície anterior da tíbia, aproximadamente dois dedos distais ao platô tibial. Com um movimento firme de torção, avance a agulha até sentir uma diminuição súbita da resistência quando a agulha penetrar no espaço medular. A aspiração de sangue e medula confirma a colocação IO.

A. Choque hipovolêmico

O tipo mais comum de choque na população pediátrica é o hipovolêmico. Causas frequentes incluem desidratação, diabetes, doença causada pelo calor e hemorragia. A solução salina normal ou a solução de Ringer lactato (cristaloide isotônico) é administrada como terapia inicial no choque e deve ser iniciada mesmo nos pacientes normotensos. Não há vantagem na administração precoce de coloide (albumina). Administre 20 mL/kg de peso corporal (bólus máximo de 1 L) e repita conforme necessário, até a perfusão normalizar, certificando-se de monitorar e reavaliar adequadamente após cada intervenção. A transfusão de concentrado de hemácias é indicada nos pacientes com trauma que não respondem à reposição inicial de líquido cristaloide em bólus; no entanto, não há evidências suficientes para determinar o volume necessário. Normalmente, os vasopressores não são necessários no choque hipovolêmico simples.

B. Choque distributivo

O choque distributivo resulta do aumento da capacitância vascular com volume circulante normal. São exemplos: sepse, anafilaxia e lesão da medula espinal. A terapia inicial é a reposição de volume isotônico com cristaloide, mas podem ser necessários vasopressores se a perfusão não normalizar após a administração de dois ou três bólus de 20 mL/kg de cristaloide (total de 40-60 mL/kg). Os desfechos melhoram quando se alcança frequência cardíaca no valor limiar, pressão arterial normalizada e preenchimento capilar em menos de 2 segundos na primeira hora após o início dos sintomas. A identificação precoce do choque séptico e a administração rápida de terapias específicas como fluidos, antibióticos e inotrópicos na primeira hora de apresentação ao PS podem reduzir em duas vezes os riscos de mortalidade e de morbidade neurológica. As recomendações atualizadas recentes do American College of Critical Care Medicine (Colégio Americano de Medicina de Cuidados Críticos; referência no final da seção) destacam a importância de controlar agressivamente a hipotensão na população pediátrica e recomendam que nenhum paciente fique hipotenso por mais de 1 hora sem que o uso de medicações vasopressoras seja iniciado. Dependendo do cenário clínico, epinefrina, dopamina, norepinefrina ou dobutamina podem ser usadas com segurança em crianças.

C. Choque cardiogênico

Pode ocorrer choque cardiogênico como uma complicação de doença cardíaca congênita, miocardite, arritmias, ingestões (p. ex., clonidina, antidepressivos tricíclicos) ou como uma complicação de choque prolongado devido a qualquer causa. O diagnóstico é sugerido por qualquer um dos seguintes sinais: ritmo cardíaco anormal, veias do pescoço distendidas, estertores, sons cardíacos anormais como sopro S3 ou S4, crepitantes, pressão de pulso reduzida ou hepatomegalia. As radiografias de tórax podem mostrar cardiomegalia e/ou edema pulmonar. Um bólus inicial de cristaloide pode ser administrado, mas são necessários vasopressores e, após, possivelmente, redutores de carga para melhorar a perfusão. A administração de vários bólus de fluido é deletéria, e é por isso que a reavaliação frequente e o monitoramento completo são essenciais. A ultrassonografia à beira do leito é útil para determinar rapidamente se a função cardíaca é adequada e se há derrame pericárdico.

D. Choque obstrutivo

O choque obstrutivo é raro na população pediátrica e envolve a obstrução extracardíaca do fluxo sanguíneo e/ou obstrução do enchimento diastólico adequado. Exemplos incluem tamponamento cardíaco, pneumotórax hipertensivo, embolia pulmonar maciça ou uma coarctação crítica da aorta após o fechamento do canal arterial. O tratamento é direcionado para a resolução da obstrução. No caso de uma coarctação crítica, o manejo deve incluir o início de prostaglandina para reabrir o canal arterial enquanto se aguarda o reparo cirúrgico.

▶ Observação e manejo adicional

Reavalie clinicamente a resposta fisiológica a cada bólus de fluido para determinar as necessidades adicionais. Avaliações seriadas da pressão venosa central ou uma radiografia de tórax podem ajudar a determinar o status do volume. Coloque uma sonda urinária de demora para monitorar a produção de urina.

Deve-se ter cuidado com a reposição de volume se a pressão intracraniana (PIC) estiver potencialmente elevada, como em traumatismo craniano grave, cetoacidose diabética ou meningite. Mesmo nessas situações, no entanto, o volume intravascular normal deve ser restaurado para atingir a pressão arterial média adequada e, portanto, a pressão de perfusão cerebral.

RESUMO DA ABORDAGEM INICIAL AO BEBÊ OU CRIANÇA GRAVEMENTE DOENTE

Avalie o ABC de forma sequencial e, antes de avaliar o próximo sistema, intervenha imediatamente se for identificada disfunção fisiológica. É essencial que cada sistema seja reavaliado após cada intervenção, para garantir a melhora e evitar falha no reconhecimento da deterioração clínica.

Agency for Healthcare Research and Quality. Welcome to H-CUPnet [home page on internet]. Rockville, MD: AHRQ. https://hcupnet.ahrq.gov Accessed July 19, 2021.

Davis AL et al: American college of critical care medicine clinical practice parameters for hemodynamic support of pediatric and neonatal shock. Critical Care Med 2017;45(6):1061–1093 [PMID: 28509730].

Duff JP et al: 2018 American Heart Association focused update on pediatric advanced life support: an update to the American Heart Association guidelines for cardiopulmonary resuscitation and emergency cardiovascular care. Circulation 2018;138 [PMID: 30571264].

MEDICAMENTOS DE EMERGÊNCIA PEDIÁTRICA

Embora a atenção cuidadosa às vias aéreas e à respiração continue sendo a base da ressuscitação pediátrica, muitas vezes é necessário o uso de medicamentos. A distribuição rápida para a circulação central, que pode ser via cateter IV periférico, é fundamental. Infunda o medicamento perto do centro do cateter e lave com solução salina para obter efeito sistêmico mais rápido. Nos raros casos em que não é possível obter acesso IV ou IO, medicamentos importantes na ressuscitação de emergência, como epinefrina, atropina e naloxona, podem ser administrados por via endotraqueal (ver dosagem na **Tabela 12-2**). No entanto, a dose, a absorção e a eficácia dos medicamentos administrados por essa via são desconhecidas ou controversas. O uso de fitas métricas de emergência com base no comprimento que contém as doses de medicamentos, tamanhos de equipamentos e quantidades de fluido IV pré-impressas (fitas de Broselow) ou fluxogramas de medicamentos de ressuscitação pré-impressos é muito mais preciso do que fórmulas estimativas e ajuda a minimizar erros de dose. Medicamentos de emergência selecionados usados em pediatria estão resumidos na **Tabela 12-2**.

Tabela 12-2 Medicações pediátricas importantes na emergência

Medicação	Indicações	Dose e via	Comentários
Epinefrina	1. Bradicardia, principalmente hipóxico-isquêmica 2. Hipotensão (por infusão) 3. Assistolia 4. Fibrilação ventricular refratária à desfibrilação inicial 5. Atividade elétrica sem pulso 6. Anafilaxia (IM)	*Bradicardia e parada cardíaca*: 0,01 mg/kg de solução 1:10.000 IV/IO: 0,1 mg/kg de solução 1:1000 ET *Anafilaxia*: 0,01 mg/kg de solução 1:1000 SC/IM Dose máxima: 0,3 mg. Pode repetir a cada 3-5 min. Infusão contínua com gotejamento IV: 0,1-1 mcg/kg/min	A epinefrina é a droga isolada mais importante na ressuscitação pediátrica. Estudos pediátricos recentes não mostraram vantagem adicional no uso da epinefrina em altas doses em relação à sobrevida até a alta ou ao desfecho neurológico. Como outros estudos indicaram efeitos adversos, incluindo aumento do consumo de oxigênio pelo miocárdio durante a ressuscitação e piora da disfunção miocárdica pós-parada, altas doses de epinefrina não são mais recomendadas.
Glicose	1. Hipoglicemia 2. Estado mental alterado (empírico) 3. Com insulina, para hipercalemia	0,5-1 g/kg IV/IO. Infusão contínua pode ser necessária.	2-4 mL/kg $D_{10}W$, 1-2 mL/kg $D_{25}W$.
Naloxona	1. Intoxicação por opioides 2. Estado mental alterado (empírico)	0,1 mg/kg IV/IO/ET; dose única máxima, 2 mg. Pode repetir conforme necessidade.	Os efeitos colaterais são poucos. Pode-se administrar uma dose de 2 mg em crianças ≥ 5 anos ou > 20 kg. Repetir conforme necessário ou administrar como infusão contínua em intoxicação por opioides.
Bicarbonato de sódio	1. Acidose metabólica registrada 2. Hipercalemia	1 mEq/kg IV ou IO; pela gasometria arterial: 0,3 × kg × déficit de base. Pode repetir a cada 5 min.	Infundir lentamente. O bicarbonato de sódio só será eficaz se o paciente estiver adequadamente oxigenado, ventilado e perfundido. Podem ocorrer alguns efeitos colaterais adversos.
Cloreto de cálcio 10%	1. Hipocalcemia registrada 2. Intoxicação por bloqueador de canal de cálcio 3. Hipercalemia, hipermagnesemia	20 mg/kg lentamente IV, preferencialmente em acesso central, ou IO com cautela. Dose única máxima 2 g.	O cálcio não é mais indicado para assistolia. Ocorre necrose tecidual significativa se ocorrer infiltração. Usar com cuidado e infundir lentamente.

D_5W seria 10 mL/kg; $D_{50}W$ seria 1 mL/kg; $D_{10}W/D_{25}W$, glicose a 10%/25% em água; ET, via endotraqueal; IO, via intraóssea; IV, via intravenosa; SC, via subcutânea. $D_{50}W$ não é recomendado PIV e deve-se ter cuidado com D_{25}. O D_{10} é preferido para neonatos (recém-nascido até 1 mês de idade).

ABORDAGEM AO PACIENTE DE TRAUMA PEDIÁTRICO

As lesões traumáticas, incluindo acidentes automobilísticos, quedas, queimaduras e afogamentos, são responsáveis pela maior parte das mortes entre crianças com mais de 1 ano; essas lesões excedem todas as outras causas de morte combinadas, com os acidentes automobilísticos respondendo pela maioria das mortes. O trauma contuso é o mais comum, com o trauma penetrante ocorrendo em apenas 10% dos casos. Lesões na cabeça e no abdome são particularmente comuns e importantes.

Uma abordagem coordenada da equipe no atendimento da criança gravemente ferida otimizará os desfechos. Um ambiente tranquilo na área de recepção contribuirá para um atendimento cuidadoso. Os pais geralmente se sentem ansiosos, bravos ou tomados pela culpa, exigindo apoio contínuo da equipe, assistentes sociais ou profissionais da área pediátrica (terapeutas com conhecimento sobre o desenvolvimento infantil).

Para fornecer um atendimento multidisciplinar ideal, os centros regionais de trauma pediátrico têm equipes de especialistas pediátricos em emergência pediátrica, cirurgia do trauma, ortopedia, neurocirurgia e cuidados intensivos. No entanto, a maioria das crianças com lesões graves não é atendida nesses centros. Os locais de atendimento devem realizar uma avaliação inicial e a estabilização da criança com lesões com risco de vida antes do transporte para um centro de trauma pediátrico de referência.

MECANISMO DA LESÃO

Registre a hora da ocorrência, o tipo da cinemática (p. ex., atropelamento, queda no parquinho), impactos secundários (se a criança foi arremessada pelo impacto inicial), aparência da criança no local, intervenções realizadas e a condição clínica durante o transporte. O parecer da equipe do serviço de emergência é valioso. Encaminhe todas essas informações com o paciente para o serviço de referência caso ocorra o transporte secundário.

AVALIAÇÃO INICIAL E MANEJO

A maioria das crianças que chega viva ao hospital sobrevive até a alta. Como a maioria das mortes por trauma em crianças ocorre devido a traumatismos cranianos, a ressuscitação cerebral deve ser a principal preocupação ao tratar crianças com lesões graves. A atenção rigorosa ao ABC (ver seção anterior) garante oxigenação, ventilação e perfusão ideais e, por fim, perfusão cerebral.

A avaliação primária e secundária é um método para avaliar e tratar pacientes de trauma de uma maneira sistemática que fornece um período rápido para avaliação e estabilização, seguido de um exame da cabeça aos pés e, então, o período de cuidados definitivos.

AVALIAÇÃO PRIMÁRIA

A avaliação primária é realizada para identificar e tratar imediatamente todas as disfunções fisiológicas resultantes do trauma. O mnemônico ABCDE é uma maneira simples de lembrar as etapas gerais da pesquisa primária: via Aérea, com controle da coluna cervical; respiração (Breathing); Circulação, com controle de hemorragia; incapacidade (Disability; déficit neurológico); Exposição (manter um ambiente aquecido, despir o paciente completamente e examinar).

Se o paciente estiver com apneia ou respiração agonizante, a sequência reverte para o mnemônico CAB da ressuscitação PALS (Compressões torácicas, abertura das vias Aéreas, realização de duas respirações [Breaths] de resgate). Consulte as diretrizes do PALS para obter mais informações. Consulte a discussão anterior sobre os detalhes da avaliação ABC. As modificações no cenário de trauma são adicionadas da seguinte forma:

▶ Via aérea

A falha no manejo adequado das vias aéreas é a causa mais comum de morbidade e morte evitáveis. Administre oxigênio 100% de alto fluxo a todos os pacientes. Inicialmente, proteja a coluna cervical com estabilização manual, não por tração. Um colar cervical rígido é utilizado após a avaliação primária.

▶ Respiração

A maioria dos problemas de ventilação é resolvida adequadamente com manobras das vias aéreas descritas anteriormente e com ventilação com pressão positiva. As causas de comprometimento pulmonar por trauma incluem pneumotórax, hemotórax, contusão pulmonar, tórax instável e depressão do sistema nervoso central (SNC). Sons respiratórios assimétricos, particularmente com desvio traqueal concomitante, cianose ou bradicardia, sugerem pneumotórax, possivelmente sob tensão. Para corrigir um pneumotórax hipertensivo, insira uma agulha de grande calibre conectada a uma seringa através do segundo espaço intercostal na linha hemiclavicular na cavidade pleural e retire o ar. Se houver pneumotórax ou hemotórax (evidente pelo som de assobio quando o ar é evacuado), coloque um dreno torácico no quarto ou quinto espaço intercostal na linha axilar anterior. Conecte ao selo d'água.

A inserção deve ser sobre a costela para evitar o feixe neurovascular que se encontra abaixo da margem da costela. Os pneumotórax abertos podem ser tratados temporariamente com aplicação de gaze impregnada com petrolato em três lados sobre a ferida, criando uma válvula de ponta.

Uma criança com nível de consciência deprimido (GCS < 9), necessidade de ventilação prolongada, traumatismo craniano grave ou com necessidade de intervenção cirúrgica iminente requer intubação endotraqueal após a pré-oxigenação com bolsa-máscara. A intubação orotraqueal é a via de escolha e é viável enquanto se mantém a imobilização da coluna cervical. A intubação nasotraqueal pode ser possível em crianças com 12 anos de idade ou mais que apresentam respiração espontânea, se não for contraindicada por lesão do terço médio da face.

Dispositivos supraglóticos, como a ML, estão sendo usados com uma frequência cada vez maior, tanto no ambiente pré-hospitalar quanto no hospitalar. O dispositivo consiste em um tubo flexível preso a uma máscara de borracha inflável (**Figura 12-8**). A ML é inserida às cegas na hipofaringe e posicionada sobre a laringe, ocluindo o esôfago. As vantagens do seu uso incluem a facilidade e rapidez de inserção, o menor potencial de trauma das vias aéreas e maiores taxas de sucesso na primeira passagem.

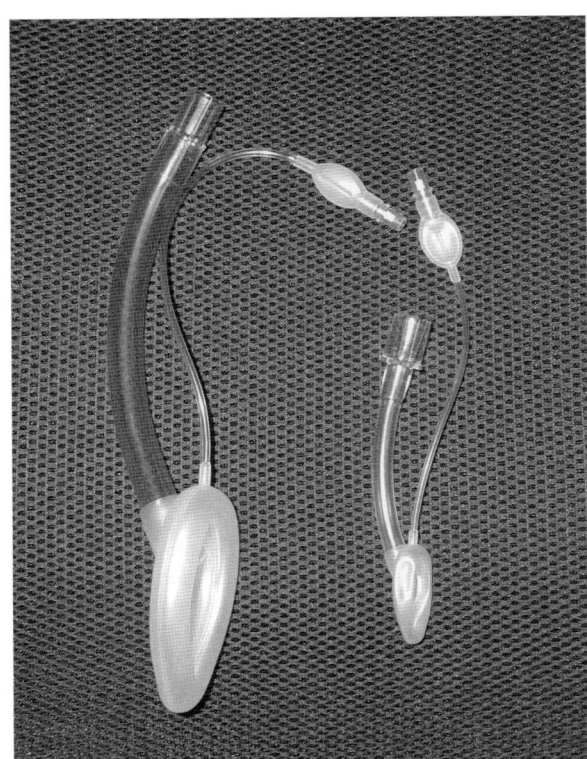

▲ **Figura 12-8** Máscara laríngea da via aérea de vários tamanhos.

Os pacientes persistem com maior risco de aspiração com o uso de ML em comparação com a intubação orotraqueal; portanto, a ML não deve ser usada para manejo prolongado e definitivo das vias aéreas. Estão disponíveis dispositivos supraglóticos mais recentes, de segunda geração, que consistem em um *cuff* não inflável e se ajustam sobre a entrada laríngea. Raramente, se a intubação traqueal não puder ser realizada, principalmente nos casos de trauma facial maciço, pode ser necessária a cricotireoidostomia. A cricotireoidostomia por agulha usando um cateter de grande calibre através da membrana cricotireóidea é o procedimento de escolha nos pacientes menores de 12 anos.

▶ Circulação

A avaliação de sangramento externo ou interno ativo é importante na avaliação do trauma. Deve-se obter acesso IV de grande calibre no início da avaliação, de preferência em dois locais. Se o acesso periférico não estiver prontamente disponível, um acesso intraósseo, central ou venoso é estabelecido. Determinar hematócrito e urinálise em todos os pacientes. A tipagem sanguínea e a prova cruzada devem ser obtidas na criança hipotensa que não responde aos bólus de fluidos isotônicos ou com sangramento conhecido. Considere investigar com provas de coagulação, painel de bioquímica, transaminases hepáticas, lipase e triagem toxicológica conforme indicação clínica.

A hemorragia externa pode ser controlada por pressão direta. Para evitar danos às estruturas neurovasculares adjacentes, evite colocar pinças hemostáticas em vasos, exceto no scalp. Determinar o local do sangramento interno pode ser um desafio. Os locais incluem tórax, abdome, retroperitônio, pelve e coxas. O sangramento na abóbada intracraniana raramente causa choque em crianças, exceto nos lactentes. A avaliação de um médico experiente com o auxílio de tomografia computadorizada (TC) ou ultrassom localizará o local do sangramento interno.

Suspeite de tamponamento cardíaco após ferimentos penetrantes ou contusos no tórax se houver choque, atividade elétrica sem pulso, pressão de pulso reduzida, veias do pescoço distendidas, hepatomegalia ou sons cardíacos abafados. A ultrassonografia pode ser diagnóstica se prontamente disponível. Faça o diagnóstico e trate com pericardiocentese e infusão rápida de volume.

Trate vigorosamente os sinais de má perfusão: uma criança taquicárdica com um tempo de enchimento capilar de 3 segundos ou mais, ou com outra evidência de perfusão diminuída, está em *choque* e sofrendo lesões nos órgãos vitais. Lembre-se de que a hipotensão é um achado tardio. A reposição de volume é realizada inicialmente por infusão rápida de solução salina normal ou solução Ringer lactato a 20 mL/kg de peso corporal. Se a perfusão não normalizar após duas infusões de cristaloides em bólus, deve-se infundir 10 mL/kg de concentrado de hemácias. Uma reavaliação rápida deve ser realizada após cada bólus. Se os sinais clínicos de perfusão não estiverem normalizados, repita o bólus. A falta de resposta ou a presença de sinais tardios ou recorrentes de hipovolemia sugerem a necessidade de transfusão de sangue e possível exploração cirúrgica.

Um problema frequente é uma criança com lesão cerebral com risco de hipertensão intracraniana que também apresenta hipovolemia. Nesses casos, o volume circulante deve ser restaurado para garantir a perfusão cerebral adequada; portanto, a reposição de fluidos é necessária até que a perfusão se normalize. Posteriormente, forneça fluidos de manutenção com reavaliações seriadas cuidadosas.

Tabela 12-3 Sistema AVDI para avaliação do nível de consciência

A - Alerta
V - Responde à voz
D - Responde à dor
I - Irresponsivo

▶ Incapacidade-déficit neurológico

Avalie o tamanho da pupila e sua reação à luz e o nível de consciência. O nível de consciência pode ser caracterizado pelo sistema AVDI (alerta, voz, dor, irresponsivo) **(Tabela 12-3)**. As avaliações pediátricas da GCS podem ser feitas como parte da avaliação secundária **(Tabela 12-4)**.

▶ Exposição e ambiente

Lesões significativas podem passar despercebidas, a menos que a criança seja completamente despida e examinada por completo, de frente e de costas. Qualquer paciente transportado em uma maca deve ser removido o mais rápido possível, pois em poucas horas podem se desenvolver feridas por pressão nas nádegas e calcanhares de um paciente imobilizado.

Por causa da grande proporção de área de superfície em relação à massa corporal, bebês e crianças esfriam rapidamente. A hipotermia compromete os resultados, exceto com lesões neurológicas específicas; portanto, monitore continuamente a temperatura corporal e use técnicas de aquecimento conforme necessário. A hipertermia pode afetar desfavoravelmente os desfechos em crianças com lesões cerebrais agudas, portanto, mantenha a temperatura corporal normal.

▶ Monitorização

Imediatamente, devem ser instalados monitores cardiopulmonares, oxímetros de pulso e monitores expiratórios de CO_2. Após a avaliação primária, pode ser necessário colocar "tubos" adicionais. Consulte a **Tabela 12-1** para obter os tamanhos de equipamento adequados à idade/peso.

A. Sonda nasogástrica ou orogástrica

Deve-se presumir que os estômagos das crianças estão cheios e, portanto, uma sonda nasogástrica precisa ser colocada. A distensão gástrica decorrente da ventilação com pressão positiva aumenta a chance de vômito e de aspiração. É importante ressaltar que a via nasogástrica deve ser evitada nos pacientes com trauma significativo do terço médio da face.

Tabela 12-4 Escala de Coma de Glasgow[a]

Resposta de abertura ocular	
Espontânea	4
Ao chamado	3
À dor	2
Nenhuma	1
Resposta verbal: criança *(modificação para bebês)*[b]	
Orientada *(murmura, balbucia)*	5
Conversa confusa *(choro irritável, consolável)*	4
Palavras inapropriadas *(chora de dor)*	3
Sons incompreensíveis *(gemidos de dor)*	2
Nenhuma	1
Melhor resposta motora do membro superior: criança *(modificada para bebês)*	
Obedece comandos *(movimentos normais)*	6
Localiza a dor *(retira ao toque)*	5
Retira ao estímulo doloroso	4
Flexão à dor	3
Extensão à dor	2
Nenhuma	1

[a]O número apropriado de cada seção é adicionado a um total entre 3 e 15. Uma pontuação inferior a 8 geralmente indica depressão do SNC que requer ventilação com pressão positiva.

[b]Se nenhuma modificação for listada, a mesma resposta se aplica a bebês e crianças.

B. Cateter urinário

Deve-se considerar a colocação de um cateter vesical de demora para monitorar a produção de urina. As contraindicações são baseadas no risco de transecção uretral; os sinais incluem sangue no meato ou no escroto ou uma próstata deslocada detectada no exame retal. Deve-se testar presença de sangue na urina. Após o fluxo inicial de urina com a colocação do cateter, a diurese deve ultrapassar 1 mL/kg/h.

AVALIAÇÃO SECUNDÁRIA

Após a avaliação primária e a fase de ressuscitação, uma história direcionada e um exame da cabeça aos pés devem ser realizados para evidenciar todas as lesões e determinar as prioridades para o tratamento definitivo.

▶ História

Obtenha uma história rápida e direcionada diretamente do paciente (se possível), dos familiares disponíveis ou da equipe pré-hospitalar. O mnemônico AMPLE é frequentemente usado:

- A – Alergias
- M – Medicações
- P – Histórico médico passado/gravidez (*pregnancy*)
- L – Última refeição (*last meal*)
- E – Eventos/ambientes que levaram à lesão

▶ Exame físico

A. Pele

Procure por lacerações, hematomas, queimaduras, edemas e escoriações. Remova o material estranho superficial e limpe conforme necessário. Achados cutâneos podem indicar doença subjacente (p. ex., um hematoma no flanco sobrejacente a uma contusão renal), embora os sinais superficiais possam estar ausentes mesmo com uma lesão interna significativa. Não retire objetos estranhos penetrantes porque elementos respiratórios vitais, estruturas vasculares ou órgãos podem estar envolvidos e requerem remoção em um ambiente controlado por um cirurgião. Certifique-se de que o estado de imunização antitetânica da criança esteja atualizado. Considere a imunoglobulina antitetânica para crianças com imunização incompleta.

B. Cabeça

Verifique se há hemotímpano e vazamento de líquido cerebrospinal claro ou sanguinolento pelas narinas. Um hematoma sobre a mastoide ("sinal de Battle") e hematomas periorbitários ("olhos de guaxinim") são sinais tardios de fratura da base do crânio. Explore feridas, avaliando corpos estranhos e defeitos na gálea aponeurótica ou no crânio. A TC da cabeça é parte integrante da avaliação de nível de consciência alterado, convulsão pós-traumática ou achados neurológicos focais (consulte a seção Traumatismo cranioencefálico, adiante). A vacina pneumocócica pode ser considerada para fraturas da base do crânio como medida preventiva para meningite.

C. Coluna

A lesão da coluna cervical deve ser excluída em todas as crianças. Isso pode ser feito clinicamente em crianças com mais de 4 ou 5 anos de idade com achados neurológicos normais no exame, as quais são capazes de negar dor na linha média do pescoço ou sensibilidade na linha média à palpação do pescoço e que não têm outras lesões dolorosas que possam mascarar a dor de uma lesão da coluna cervical. Se forem indicadas radiografias, uma incidência lateral do pescoço em mesa cruzada é obtida inicialmente, seguida por incidências anteroposterior, odontoide e, em alguns casos, oblíquas. Exames normais não excluem lesões significativas, ósseas ou ligamentares, ou envolvendo a própria medula espinal. Portanto, uma criança obnubilada deve ser mantida com imobilização da coluna cervical até que ela acorde e que um exame neurológico adequado seja realizado. Toda a coluna toracolombar deve ser palpada e as áreas de dor ou sensibilidade investigadas por radiografia.

D. Tórax

As crianças podem sofrer lesões internas significativas sem sinais externos de trauma. O tipo mais comum de lesões sofridas por trauma torácico contuso são as contusões pulmonares que podem levar à hipoxemia. Os pneumotórax são detectados e descomprimidos durante a avaliação primária. Pode ocorrer hemotórax com fraturas de costela ou com lesão de vasos intercostais, de grandes vasos pulmonares ou do parênquima pulmonar. A ruptura traqueobrônquica é indicada pelo grande vazamento de ar contínuo, apesar da descompressão do dreno torácico. Contusões miocárdicas e lesões aórticas são incomuns em crianças.

E. Abdome

A lesão abdominal por contusão é comum em lesões multissistêmicas. Podem ocorrer lesões significativas sem sinais cutâneos ou instabilidade dos sinais vitais. Dor e sensibilidade abdominal associadas a uma contusão linear no abdome ("sinal do cinto de segurança") aumentam em três vezes o risco de lesão intra-abdominal. Sensibilidade, defesa, distensão, ruídos intestinais diminuídos ou ausentes ou má perfusão exigem uma avaliação imediata por um cirurgião de trauma pediátrico. Lesões de vísceras sólidas frequentemente podem ser tratadas de forma conservadora em pacientes estáveis; entretanto, perfuração intestinal ou hipotensão necessitam de tratamento cirúrgico. É altamente provável que haja lesão intra-abdominal se a transaminase glutâmica-oxalacética (TGO) for superior a 200 U/L ou a transaminase glutâmica-pirúvica (TGP) superior a 125 U/L; no entanto, níveis elevados que estão abaixo desses limites não excluem lesão significativa se tiver ocorrido um mecanismo importante de lesão. Quando medido sequencialmente, um hematócrito menor que 30% também pode sugerir lesão intra-abdominal em pacientes com trauma contuso. As investigações de coagulação raramente são benéficas se não houver lesão concomitante na cabeça. Não existe um valor único de exame que possa prever de forma eficaz uma lesão intra-abdominal e, portanto, a interpretação laboratorial requer correlação clínica conjunta. Os exames laboratoriais costumam ser mais relevantes no paciente sem resposta verbal ou obnubilado, por aumentar a suspeita de lesão e a posterior necessidade de exames de imagem.

A ultrassonografia de trauma, ou avaliação focada com sonografia para trauma (FAST, de *focused assessment with sonography for trauma*), é usada rotineiramente na população adulta com trauma. O objetivo do exame de quatro incidências (bolsa de Morrison, espaço esplenorrenal, espaço retrovesical pélvico e ângulo subcostal do coração) é detectar líquido livre ou sangue em espaços dependentes. Em adultos, essa detecção indica uma lesão clinicamente significativa com probabilidade de necessitar de cirurgia. A precisão e as indicações em crianças são bem menos definidas. Este exame tem uma alta taxa de especificidade para indicar uma possível presença de líquido livre no abdome, mas baixa sensibilidade para descartar uma lesão intra-abdominal significativa. As lesões de órgãos sólidos são mais frequentemente perdidas. Além disso, grande parte do manejo do trauma pediátrico não é cirúrgico e, portanto, a identificação de líquido livre por meio de ultrassom em crianças tem menor probabilidade de levar à cirurgia ou resultar em uma mudança no manejo. Ao menos um estudo recente mostrou não haver mudança na taxa de pacientes pediátricos em algum momento submetidos a TC abdominal, independentemente dos achados do FAST.

F. Pelve

As fraturas de pelve são classicamente caracterizadas por dor, crepitação e movimentação anormal. Pode ocorrer perda significativa de sangue na pelve devido à lesão vascular; portanto, há um sinal de suspeita na situação de taquicardia inexplicável ou hipotensão. A fratura pélvica é uma contraindicação relativa à inserção da sonda uretral. Muitos profissionais realizam um exame retal, observando o tônus, a sensibilidade e, nos meninos, a posição da próstata. Se isso for realizado, deve ser feita pesquisa de sangue nas fezes.

G. Sistema geniturinário

Se houver suspeita de transecção uretral, realize uma uretrografia retrógrada antes da colocação da sonda. O diagnóstico por imagem da criança com hematúria com menos de 50 glóbulos vermelhos por campo de alta potência (hpf, de *high-power field*) geralmente inclui TC ou, ocasionalmente, urogramas IV. O manejo da lesão renal é amplamente não cirúrgico, exceto nas lesões de pedículo renal.

H. Extremidades

As fraturas de ossos longos são comuns, mas raramente fatais. Avalie pulsos, perfusão e sensibilidade. O comprometimento neurovascular requer avaliação ortopédica imediata. O tratamento das fraturas expostas inclui antibióticos, profilaxia antitetânica e avaliação ortopédica.

I. Sistema nervoso central

A maioria das mortes em crianças com trauma multissistêmico é decorrente de traumatismos cranianos, portanto, o cuidado neurointensivo adequado é importante. Lesões significativas incluem lesão axonal difusa; edema cerebral; hematomas subdurais, subaracnóideos e epidurais; e hemorragias parenquimatosas. Lesões de medula espinal ocorrem com menos frequência. O nível de consciência deve ser avaliado em sequência. Um exame sensório-motor completo deve ser realizado. Déficits requerem avaliação neurocirúrgica imediata e devem ser considerados para um paciente com GCS menor que 12. A postura extensora ou flexora representa hipertensão intracraniana até que se prove o contrário. Se acompanhada por uma pupila fixa e dilatada, tal postura indica herniação e deve-se administrar manitol ou solução salina hipertônica a 3% se a perfusão for normal (ver discussão adicional na próxima seção). Os objetivos do tratamento incluem o tratamento agressivo da hipotensão para otimizar a perfusão cerebral, fornecer oxigênio suplementar para manter as saturações acima de 90%, atingir a eucapnia (CO_2 expirado final 35-40 mmHg), evitar a hipertermia e minimizar os estímulos dolorosos. Deve-se considerar a intubação precoce com sequência rápida, sedação e paralisia. A hiperventilação profilática leve não é mais recomendada, embora breves períodos de hiperventilação ainda sejam indicados nos casos de herniação. A presença de crise convulsiva justifica a exclusão de lesão intracraniana significativa. No cenário de trauma, as convulsões são frequentemente tratadas com fosfenitoína ou levetiracetam. O uso de altas doses de corticosteroides na suspeita de lesão medular não foi avaliado prospectivamente em crianças e não é considerado tratamento padronizado. Não são indicados corticosteroides para traumatismo craniano.

Centers for Disease Control and Prevention, National Center for Injury Prevention and Control, Division of Unintentional Injury Prevention. https://www.cdc.gov/safechild/child_injury_data.html. Accessed June 14, 2021.

Drexel S, Azarow K, Jafri MA: Abdominal trauma evaluation for the pediatric surgeon. Surg Clin North Am 2017 Feb;97(1):59–74 [PMID: 27894432].

Liang et al: The utility of the focused assessment with sonography in trauma examination in pediatric blunt abdominal trauma: a systematic review and meta-analysis. Pediatr Emerg Care 2019 Mar 12 [PMID: 30870341].

TRAUMATISMO CRANIANO

As lesões fechadas na cabeça variam em gravidade, desde pequenos traumas assintomáticos sem sequelas até lesões fatais. Mesmo após um traumatismo cranioencefálico menos significativo, podem ocorrer invalidez a longo prazo e sequelas neuropsiquiátricas.

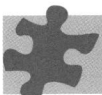

FUNDAMENTOS DO DIAGNÓSTICO E CARACTERÍSTICAS TÍPICAS

► O traumatismo cranioencefálico (TCE) é a lesão mais comum em crianças.
► Fatores rápidos de aceleração-desaceleração (p. ex., bebê sacudido), assim como o trauma direto na cabeça, podem resultar em lesão cerebral.
► A avaliação rápida pode ser feita avaliando-se o estado mental com a GCS e a resposta pupilar à luz.
► Todas as lesões na cabeça requerem uma avaliação de triagem com levantamento de sintomas e exame neurológico completo.

► Prevenção

Usar capacetes ao andar em aparelhos recreativos com rodas, praticar esportes de contato físico direto e participar de esportes na neve é uma estratégia simples para prevenir traumatismo craniano. Mais de 50% das crianças não usam capacete quando andam de bicicleta; as taxas são menores com outros aparelhos com rodas. Os adolescentes têm menor probabilidade de usar equipamentos de proteção e merecem atenção especial ao se discutir o uso de capacete. O uso mais rigoroso do capacete durante a prática de esportes de contato físico direto e as recomendações de retorno ao jogo estão agora em vigor nos programas esportivos infantis e do ensino médio. Televisões derrubadas, cômodas e outros móveis soltos também podem resultar em ferimentos leves a graves na cabeça de crianças pequenas; deve ser fornecida orientação antecipada aos pais sobre como proteger adequadamente os móveis.

► Achados clínicos

A. Sinais e sintomas

Os sintomas de traumatismo craniano são inespecíficos e podem incluir cefaleia, tontura, náusea/vômito, desorientação, amnésia, pensamento lento e perseveração. Não é necessário haver perda de consciência para diagnosticar uma concussão (ver **Capítulo 27** para saber mais sobre concussão). A piora dos sintomas nas primeiras 24 horas pode indicar TCE mais grave. Obtenha sinais vitais e avalie o nível de consciência da criança pelo sistema AVDI (ver **Tabela 12-3**) ou GCS (ver **Tabela 12-4**), observando irritabilidade ou letargia e simetria, tamanho e reação das pupilas à luz. Realize um exame físico, incluindo um exame neurológico detalhado, atentando para o mecanismo da lesão. A presença de líquido cerebrospinal ou sangue nas orelhas ou nariz, hemotímpano ou o aparecimento tardio de hematomas periorbitais ("olhos de guaxinim") ou "sinal de Battle" (hematomas sobre o processo mastoide) indicam uma fratura da base do crânio como discutido anteriormente. Avalie lesões associadas, prestando atenção especial à coluna cervical. Considere abuso infantil; as lesões observadas devem ser consistentes com a história, com o estágio de desenvolvimento da criança e com o mecanismo da lesão.

B. Exames de imagem

A TC pode ser indicada. No entanto, a observação rigorosa por um período de tempo pode ser um manejo adequado e reduz a realização de TC. Um estudo multicêntrico de 2009 de pacientes com traumatismo craniano que foram atendidos no pronto-socorro definiu uma norma de decisão para identificar aquelas crianças com risco muito baixo de lesões cerebrais por trauma clinicamente importantes (**Figura 12-9**). Radiografias simples normalmente não são indicadas. Em lactentes, um exame neurológico normal não exclui hemorragia intracraniana significativa. Em crianças menores, considere exames de imagem na presença de grandes hematomas no couro cabeludo ou preocupações com trauma não acidental.

► Diagnóstico diferencial

Infecção do SNC, ingestão toxicológica ou outras causas de estado mental alterado podem se apresentar de forma semelhante a traumatismos cranianos que geralmente não apresentam sinais externos de lesão. Em lactentes pequenos, quando não há história, deve-se considerar também sepse e erros inatos do metabolismo.

► Complicações

A. Infecção de sistema nervoso central

Lesões abertas na cabeça (fraturas com lacerações sobrejacentes) representam um risco de infecção devido à contaminação direta.

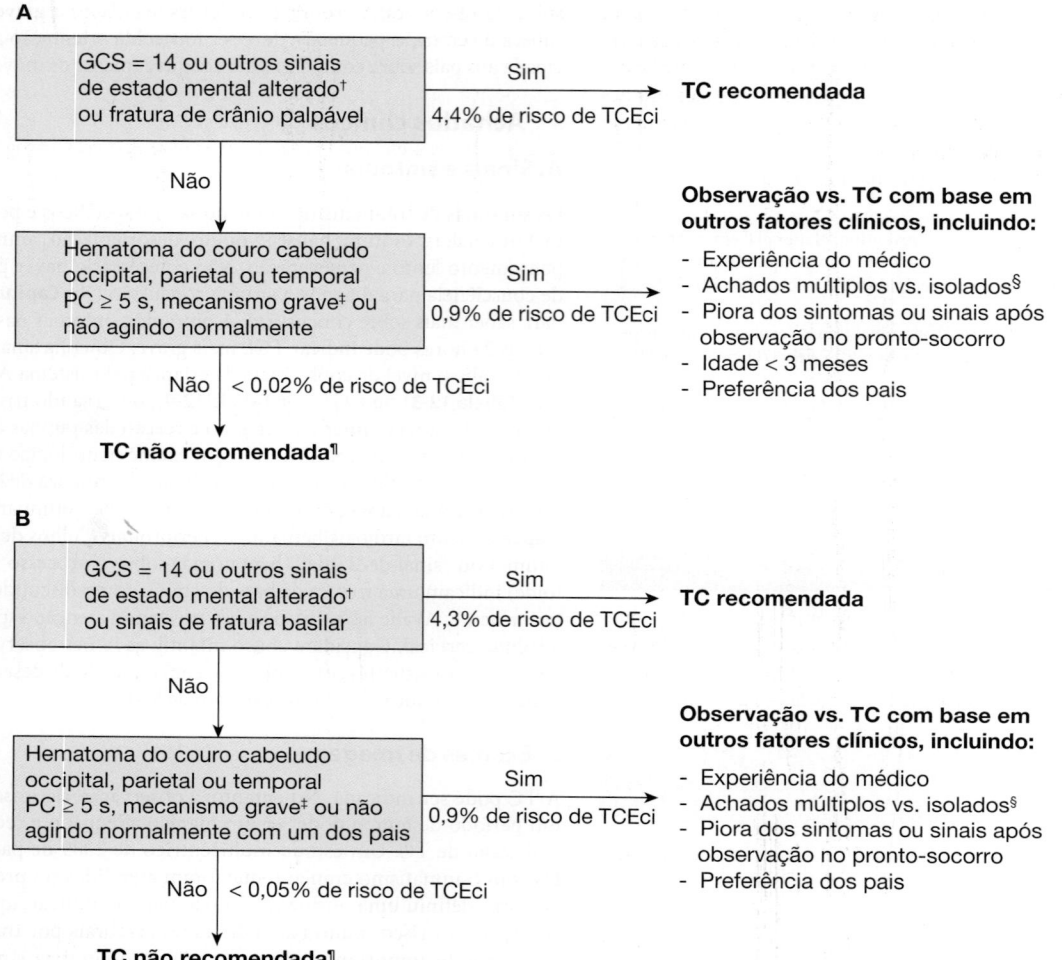

▲ **Figura 12-9** Algoritmo de TC sugerido para crianças com menos de 2 anos (**A**) e para aquelas com 2 anos ou mais (**B**) com escores GCS de 14 a 15 após traumatismo craniano. (Adaptada com permissão de Kuppermann N et al: Identification of children at very low risk of clinically-important brain injuries after head trauma: a prospective cohort study. Lancet 2009 Oct 3;374(9696):1160–1170.)

As fraturas da base do crânio que envolvem a placa cribriforme ou a cavidade do ouvido médio podem ser uma porta de entrada para o *Streptococcus pneumoniae*. A vacinação pneumocócica é considerada nestes casos.

B. Hipertensão intracraniana aguda

A observação atenta detectará sinais e sintomas precoces de aumento elevado da PIC. O reconhecimento precoce é essencial para evitar resultados negativos. Os sintomas incluem estado mental alterado, cefaleia, alterações na visão, vômitos, dificuldades na marcha e anormalidades pupilares. O papiledema é um sinal crucial de aumento da PIC. Outros sinais podem incluir torcicolo, paralisia de nervos cranianos e hemiparesia. A tríade de Cushing (bradicardia, hipertensão e respiração irregular) é um achado tardio e ameaçador. Se estiver considerando punção lombar, considere realizar uma TC antes se houver preocupação com PIC elevada devido ao risco de hérnia. A punção lombar deve ser adiada no paciente instável.

▶ Tratamento

O tratamento para PIC elevada deve ser rápido e agressivo. A manutenção de oxigenação, ventilação e perfusão adequadas é fundamental. A intubação de sequência rápida é muitas vezes necessária para proteger as vias aéreas usando um sedativo e paralisante para diminuir a elevação da PIC que acontece na intubação. A lidocaína é um medicamento adjuvante controverso no pré-tratamento (administrado 2-3 minutos antes da tentativa) durante a sequência rápida de intubação e acredita-se que atenue o aumento da PIC durante a intubação, suprimindo os reflexos de tosse e vômito e protegendo a perfusão cerebral. Evite hipoperfusão e hipoxemia, pois ambas estão associadas a maior risco de morbidade e mortalidade. A hiperventilação (meta de PCO_2 30-35 mmHg) é reservada para hérnia aguda; caso contrário, mantenha a PCO_2 entre 35 e 40 mmHg. O manitol (0,5-1 g/kg IV), um diurético osmótico, reduz o líquido cerebral durante a hérnia aguda e também se pode usar solução salina hipertônica (3%; 4-6 mL/kg em doses em bólus ou 1-2 mL/kg/h em infusão). As medidas adjuvantes para diminuir a PIC incluem elevar a cabeceira da cama em 30 graus, manter a cabeceira na posição mediana e tratar a hiperpirexia (febre) e a dor. Obtenha avaliação neurocirúrgica imediata. Mais detalhes sobre o manejo da hipertensão intracraniana (edema cerebral) são apresentados no Capítulo 14.

▶ Prognóstico

As crianças com concussão devem ser acompanhadas atentamente, retornando ao esporte somente quando assintomáticas em repouso e durante o exercício sem uso de medicamentos e, em seguida, acompanhadas por um protocolo gradual de retorno ao jogo. Todos os estados nos Estados Unidos agora têm uma lei de concussão e a maioria exige um atestado médico para que as crianças voltem a jogar. Além das limitações esportivas, os pacientes podem precisar de um cronograma acadêmico modificado e acomodações acadêmicas adicionais, incluindo dias mais curtos, períodos mais longos para realização de testes e menos tarefas de casa. Os pacientes só devem retornar ao esporte após o retorno completo às outras atividades escolares. A maioria das crianças se recupera totalmente em 1 a 2 semanas. Os sintomas agudos atendidos no pronto-socorro não se correlacionam com o desfecho a longo prazo e, portanto, é crucial que todos os pacientes sejam acompanhados por seu pediatra. Os sintomas persistentes indicam a necessidade de reabilitação e/ou encaminhamento neuropsicológico. O programa Heads Up do Centers for Disease Control and Prevention (CDC, Centro de Controle e Prevenção de Doenças) tem informações online acessíveis sobre impacto e retorno ao esporte e é um bom recurso para pais, treinadores e profissionais de saúde.

O prognóstico para crianças com lesões moderadas a graves depende de muitos fatores, incluindo gravidade da lesão inicial, presença de hipoxia ou isquemia, desenvolvimento e tratamento posterior da hipertensão intracraniana e lesões associadas.

Centers for Disease Control and Prevention, National Center for Injury Prevention and Control, Division of Unintentional Injury Prevention: https://www.cdc.gov/headsup/index.html. Accessed June 14, 2021.

Grubenhoff JA et al: Acute concussion symptom severity and delayed symptom resolution. Pediatrics 2014;134(1):54–62 [PMID: 24958583].

Kuppermann N et al: Identification of children at very low risk of clinically-important brain injuries after head trauma: a prospective cohort study. Lancet 2009;374(9696):1160–1170 [PMID: 19758692].

McCrory P et al: Consensus statement on concussion in sport: the 4th International Conference on Concussion in Sport held in Zurich, November 2012. Br J Sports Med 2013;47:250–258 [PMID: 23855362].

Nigrovic LE et al: The effect of observation on cranial computed tomography utilization for children after blunt head trauma. Pediatrics 2011;127(6):1067–1073 [PMID: 21555498].

▼ QUEIMADURAS

QUEIMADURAS TÉRMICAS

FUNDAMENTOS DO DIAGNÓSTICO E CARACTERÍSTICAS TÍPICAS

▶ Os padrões de queimadura podem diferenciar queimaduras acidentais de queimaduras provocadas.

▶ As queimaduras são categorizadas em três classes com base na camada de pele envolvida: superficial, espessura parcial e espessura total.

▶ Queimaduras nas mãos, pés, face, olhos, orelhas e períneo são sempre consideradas queimaduras graves.

As queimaduras são uma causa comum de morte acidental e desfiguração em crianças. As causas comuns incluem água ou alimentos quentes, eletrodomésticos, chamas, grelhas, modeladores de cachos e queimaduras relacionadas a veículos. As queimaduras ocorrem comumente em crianças – em meninos com mais frequência do que em meninas. A associação com abuso infantil e a natureza evitável das queimaduras constituem uma área de grande preocupação em pediatria.

Prevenção

Líquidos quentes devem ser colocados o mais longe possível das bordas do balcão e os pais/cuidadores devem ter cuidado ao segurar uma criança enquanto bebem bebidas quentes. Durante o cozimento, as alças e cabos das panelas devem ser afastadas da borda do fogão. Os termostatos do aquecedor de água devem ser ajustados para menos de 120 °F (49 °C). Ferros e cabos elétricos devem ser mantidos fora do alcance das crianças. Barreiras ao redor de lareiras são cruciais. Bebês e crianças pequenas devem usar roupas de proteção, incluindo chapéus, quando estiverem ao ar livre. Deve-se aplicar e reaplicar com frequência um protetor solar aprovado para bebês em crianças de 6 meses ou mais e em bebês mais jovens em longos períodos de exposição ao sol ao ar livre.

Achados clínicos

A. Sinais e sintomas

As queimaduras de espessura superficial são dolorosas, secas, vermelhas e hipersensíveis. A queimadura solar é um exemplo. As queimaduras de espessura parcial são classificadas como superficiais ou profundas, dependendo da aparência. As queimaduras de espessura parcial superficial são vermelhas e muitas vezes formam bolhas. As queimaduras de espessura parcial profunda são pálidas, edematosas, esbranquiçadas à pressão e apresentam diminuição da sensibilidade à dor. As queimaduras de espessura total afetam todos os elementos epidérmicos e dérmicos. Uma ferida de espessura total é branca ou preta, seca, deprimida, de aparência endurecida e sem sensibilidade. As queimaduras profundas de espessura total são as mais graves, estendendo-se por todas as camadas da pele, bem como na fáscia subjacente, nos músculos e possivelmente nos ossos. Os resíduos de pelos nasais ou faciais, material carbonáceo no nariz e na boca e estridor indicam queimaduras por inalação e podem indicar obstrução crítica das vias aéreas.

Até 25% das queimaduras em crianças podem ser devidas a abuso físico infantil. Os padrões de queimadura podem ajudar a distinguir causas provocadas de acidentais. Os padrões relativos a queimaduras provocadas incluem queimaduras de imersão simétricas com distribuições de "luvas e meias" com margens nítidas; queimaduras nas nádegas que poupam o centro e resultam em "aparência de rosquinha"; queimaduras profundas simultâneas nas nádegas, períneo e ambos os pés; queimaduras com padrão definido do objeto quente, como um ferro ou isqueiro; e queimaduras nos membros inferiores que poupam as superfícies flexoras. Além disso, se houver demora na busca por atendimento, causa desconhecida ou não presenciada da queimadura, ou se o padrão da queimadura não se encaixar no mecanismo, considere abuso infantil.

B. Achados laboratoriais

A avaliação laboratorial raramente é indicada. Com extensas queimaduras de espessura parcial e total, é útil obter um hemograma completo basal, um painel metabólico básico e creatinina cinase para rastrear complicações infecciosas ou renais. Se estiver considerando intoxicação por monóxido de carbono após uma lesão inalatória: obtenha uma gasometria arterial e os níveis de carboxi-hemoglobina.

C. Exames de imagem

Estudos de imagem raramente são indicados. As radiografias do pescoço não devem atrasar a intubação quando houver suspeita de lesão inalatória.

Diagnóstico diferencial

O diagnóstico diferencial de queimaduras é limitado quando uma história é fornecida. Na criança pré-verbal, quando não há história disponível, o diagnóstico diferencial principal é a celulite.

Complicações

As queimaduras superficiais e de espessura parcial superficial geralmente cicatrizam bem. As queimaduras de espessura parcial profunda e de espessura total correm o risco de deixar cicatrizes. A perda da função de barreira predispõe à infecção. Danos aos tecidos mais profundos em queimaduras de espessura total podem resultar em perda de função, contraturas e, no caso de queimaduras circunferenciais, síndrome compartimental. A insuficiência renal secundária à mioglobinúria por rabdomiólise também é uma preocupação em queimaduras mais graves.

Tratamento

A extensão da queimadura pode ser classificada como maior ou menor, conforme determinado pelo cálculo da porcentagem da área de superfície corporal queimada (SCQ) afetada por queimaduras de espessura parcial ou total. As queimaduras de espessura superficial não são contadas ao avaliar a % SCQ. Queimaduras leves têm menos de 10% de SCQ para queimaduras de espessura parcial ou menos de 2% para queimaduras de espessura total. As queimaduras de espessura parcial ou total das mãos, pés, face, olhos, orelhas e períneo são consideradas graves.

A. Queimaduras de espessura superficial e parcial

Essas queimaduras geralmente podem ser tratadas em ambiente ambulatorial. As feridas com potencial para causar desfiguração ou comprometimento funcional – principalmente feridas na face, mãos, pés, dedos ou períneo – devem ser encaminhadas imediatamente a um cirurgião especializado em queimaduras. A analgesia é fundamental. Após a administração parenteral de narcóticos, o tratamento inicial de queimaduras de espessura parcial com bolhas consiste em irrigação salina seguida de aplicação de pomada antibiótica transparente e curativo não aderente (p. ex., gaze). Os dedos devem ser revestidos individualmente para evitar aderências. Devido à dor associada ao desbridamento agressivo e à capacidade de fornecer uma barreira infecciosa, as bolhas menores podem permanecer intactas sob o curativo. As bolhas maiores podem ser drenadas ou deixadas intactas. Proteja a ferida com um curativo volumoso, reexamine dentro de 48 horas e, depois, serialmente. O tratamento em casa deve ser com compressas frias e otimização do controle da dor com medicamentos.

B. Queimaduras de espessura total, espessura parcial profunda ou extensa e subdérmicas

Grandes queimaduras exigem atenção especial ao ABC do manejo do trauma. A instalação precoce de uma via aérea artificial é crítica em queimaduras orais ou nasais por causa de sua associação com lesões por inalação e obstrução crítica das vias aéreas. Se for observada queimadura na orofaringe ou nasofaringe no exame inicial, é recomendada intubação imediata.

Realize uma avaliação primária (ver discussão anterior). Considere a toxicidade do monóxido de carbono, cianeto ou outros produtos de combustão. Coloque uma sonda nasogástrica e um cateter vesical. A avaliação secundária identifica lesões associadas, incluindo aquelas sugestivas de abuso.

As perdas de fluidos podem ser substanciais. A ressuscitação fluida inicial deve restaurar o volume circulante adequado. A administração posterior de fluidos deve levar em conta o aumento das perdas. As necessidades de fluidos são baseadas no peso e na porcentagem de SCQ com queimaduras de espessura parcial e total. A **Figura 12-10** mostra as porcentagens de SCQ por região em bebês e crianças. A fórmula de Parkland para fluidoterapia é de 4 mL/kg/% de SCQ nas primeiras 24 horas, sendo metade administrada nas primeiras 8 horas, além das taxas de manutenção. O uso de tabelas de queimadura melhora o cálculo dos fluidos adequados. A meta de débito urinário é de 1 a 2 mL/kg/h.

Deve-se internar crianças com queimaduras superiores a 10% de SCQ em padrão circunferencial, com suspeita de abuso, ou com queimaduras associadas a lesão inalatória, explosões ou fraturas. Além disso, é necessária internação para o controle adequado da dor em um paciente que requer analgesia parenteral. Crianças com queimaduras com mais de 20% de SCQ ou queimaduras de espessura total com mais de 2% de SCQ devem ser internadas em um hospital pediátrico ou em um centro de queimados. Crianças com queimaduras subdérmicas requerem hospitalização imediata em um centro de queimados sob os cuidados de um especialista em queimaduras.

▶ Prognóstico

O resultado depende de muitos fatores. Em queimaduras superficiais, a cicatrização ocorre com dano mínimo à epiderme. Por outro lado, queimaduras de espessura total ficarão endurecidas, irregulares e fibróticas, exceto se for realizado enxerto de pele. Em geral, quanto maior a área de superfície e a profundidade da queimadura, maior o risco de morbidade e mortalidade a longo prazo.

QUEIMADURAS ELÉTRICAS

As causas de lesões elétricas variam de exposição a uma fonte de baixa tensão, alta tensão ou queda de raio. É improvável que crianças eletrocutadas com corrente doméstica (lesão de baixa voltagem) que estejam acordadas e alertas no momento da avaliação médica tenham lesões significativas. Um eletrocardiograma (ECG) não é necessário, mas um exame de urina deve ser considerado nas lesões elétricas graves, pois pode resultar em rabdomiólise. Um breve contato com uma fonte de alta tensão resulta em

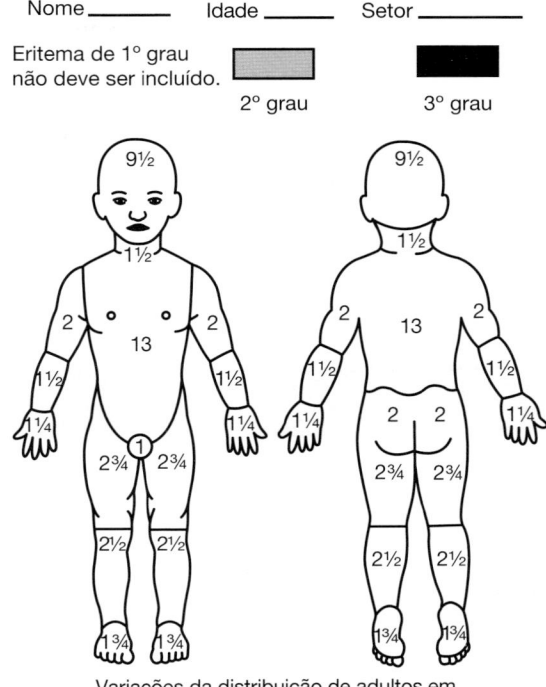

▲ **Figura 12-10** Modificação de Lund e Browder da escala de Berkow para estimar a extensão das queimaduras. (A tabela abaixo da ilustração é compilada a partir de dados de Berkow.)

queimadura de contato e é tratado de acordo. Bebês e crianças pequenas podem morder cabos elétricos, resultando em queimaduras na comissura dos lábios. Uma complicação tardia é a hemorragia da artéria labial. Se a corrente passa pelo corpo, o padrão da lesão depende do caminho da corrente. A exposição à corrente de alta voltagem geralmente induz um efeito de "bloqueio" devido à corrente alternada que causa tetania. Podem ocorrer lesões nervosas e musculares extensas, fraturas e arritmias cardíacas, além de queimaduras dérmicas, e deve-se realizar avaliação laboratorial, assim como monitoramento cardíaco. Os raios são mais propensos a induzir assistolia e trauma explosivo. Esses pacientes geralmente não apresentam lesões físicas aparentes, mas podem apresentar parada cardiorrespiratória.

Arbuthnot MK, Garcia AV: Early resuscitation and management of severe pediatric burns. Semin Pediatr Surg 2019 Feb;28(1):73–78 [PMID: 30824139].

Lindford AJ, Lim P, Klass B, Mackey S, Dheansa BS, Gilbert PM: Resuscitation tables: a useful tool in calculating pre-burns unit fluid requirements. Emerg Med J 2009;26(4):245–249 [PMID: 19307382].

Toon MH et al: Children with burn injuries—assessment of trauma, neglect, violence and abuse. J Inj Violence Res 2011 Jul;3(2):98-110. [PMID: 21498973].

ALTERAÇÕES DEVIDO A AMBIENTES EXTREMOS

DOENÇAS RELACIONADAS AO CALOR E INSOLAÇÃO

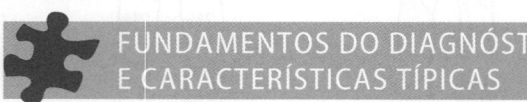

FUNDAMENTOS DO DIAGNÓSTICO E CARACTERÍSTICAS TÍPICAS

► A doença do calor é um espectro que varia de cãibras de calor à insolação com risco de vida.

► É necessário uma forte suspeita para fazer o diagnóstico tendo em conta a falta de sintomas específicos e uma temperatura geralmente normal ou apenas ligeiramente elevada.

► Prevenção

Evite a exposição a temperaturas extremas por períodos prolongados. Planeje atividades atléticas para o início da manhã ou no final da tarde e à noite. Climatização, água adequada, sombra e períodos de descanso podem prevenir doenças relacionadas ao calor.

► Achados clínicos

As **cãibras de calor** são cãibras breves, graves nos músculos esqueléticos ou abdominais após o esforço. A temperatura central do corpo é normal ou ligeiramente elevada. O distúrbio eletrolítico é raro e leve: a avaliação laboratorial não é indicada.

A **exaustão pelo calor** tem sintomas constitucionais vagos e múltiplos após a exposição ao calor. Os pacientes continuam a suar e apresentam graus variados de depleção de sódio e água. A temperatura central deve ser monitorada com frequência, mas geralmente é normal ou ligeiramente aumentada. Os sinais e sintomas incluem fraqueza, fadiga, dor de cabeça, desorientação, palidez, sede, náusea com ou sem vômito e, ocasionalmente, cãibras musculares sem disfunção do SNC. Pode haver choque.

A **intermação** é uma falha de termorregulação com risco de vida. O diagnóstico é baseado em uma temperatura retal de 40,6 °C com disfunção neurológica associada em um paciente com histórico de exposição. Embora normalmente presente, a falta de sudorese não é um critério necessário. Os sintomas são semelhantes aos da exaustão pelo calor, mas a disfunção grave do SNC é uma marca registrada. Os pacientes podem estar incoerentes ou combativos. Em casos graves, podem estar presentes vômitos, tremores, coma, convulsões, rigidez nucal e postural. A hipoxia celular, a disfunção enzimática e o rompimento de membranas celulares levam a desarranjos globais de órgãos-alvo e os pacientes podem desenvolver rabdomiólise, necrose miocárdica, anormalidades eletrolíticas, necrose tubular aguda e insuficiência renal, degeneração hepática, síndrome do desconforto respiratório agudo (SDRA) e doença da coagulação intravascular disseminada (CIVD).

► Diagnóstico diferencial

Gastroenterite viral, sepse e outros processos infecciosos, síndrome neuroléptica maligna, hipertermia maligna e intoxicação anticolinérgica podem apresentar-se de forma semelhante.

► Tratamento

A remoção do ambiente ofensivo e a retirada da roupa são os primeiros passos no tratamento de qualquer doença relacionada ao calor. As **cãibras por calor** geralmente respondem ao repouso e à reidratação com soluções eletrolíticas. Em caso de cãibras intensas e **exaustão pelo calor**, deve ser solicitada avaliação de eletrólitos para nortear a reidratação com fluido IV.

► Manejo da intermação

1. Realizar o ABC e administrar oxigênio a 100%.
2. Colocar monitores, sonda de temperatura retal, cateter de Foley e sonda nasogástrica.
3. Administrar fluidos IV: cristaloide isotônico para hipotensão; fluidos resfriados são aceitáveis. Considerar o monitoramento da pressão venosa central. Considerar fornecer diazepam para o conforto do paciente.
4. Uma vez iniciado o esforço de ressuscitação, iniciar o resfriamento ativo: ventilação/nebulização com água fria; aplicação de gelo no pescoço, virilha e axilas. Interromper as medidas de resfriamento ativo assim que a temperatura central atingir 38 °C para evitar tremores.
5. Solicitar exames laboratoriais: hemograma; eletrólitos; glicose; creatinina; tempo de protrombina e tempo de tromboplastina parcial; creatina cinase; provas de função hepática; gasometria arterial; urinálise; e cálcio, magnésio e fosfato séricos.
6. Internar na unidade de terapia intensiva pediátrica.

► Prognóstico

A recuperação total é a regra para cãibras e exaustão pelo calor. Os pacientes com intermação correm o risco de danos aos órgãos-alvo. No entanto, mesmo nessa população gravemente doente, a maioria das crianças se recupera totalmente com tratamento intensivo.

Os indicadores de prognóstico incluem temperatura inicial, duração da temperatura elevada e número de sistemas envolvidos.

HIPOTERMIA

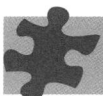

FUNDAMENTOS DO DIAGNÓSTICO E CARACTERÍSTICAS TÍPICAS

- A hipotermia é definida como uma temperatura central inferior a 35 °C.
- As crianças têm um risco maior para hipotermia devido a uma relação maior entre peso e SC.
- Em crianças, a hipotermia está mais associada à submersão em água.

Prevenção

Dada a alta associação com lesões por submersão, as crianças devem ser cuidadosamente vigiadas perto da água. O uso adequado de coletes salva-vidas é fundamental.

Achados clínicos

A. Sinais e sintomas

A hipotermia é definida como uma temperatura central inferior a 35 °C. Na tentativa de manter a temperatura central, a vasoconstrição periférica leva a uma pele fria e moteada. Os tremores aumentam a produção de calor duas a quatro vezes os níveis basais. À medida que a temperatura cai, a frequência cardíaca diminui e o estado mental se deteriora. Os casos graves (< 28 °C) simulam a morte: os pacientes estão pálidos ou cianóticos, as pupilas podem estar fixas e dilatadas, os músculos estão rígidos e pode não haver pulsos palpáveis. Frequências cardíacas tão baixas quanto 4 a 6 batimentos/min podem fornecer uma perfusão adequada devido às necessidades metabólicas reduzidas na hipotermia grave. Além da exposição ao frio, os distúrbios que causam hipotermia acidental incluem sepse, distúrbios metabólicos, intoxicações, distúrbios do SNC e endocrinopatias. Recém-nascidos, vítimas de traumas, pacientes intoxicados e pessoas com deficiências crônicas apresentam um risco maior para hipotermia. Como a hipotermia pode ser confundida com alterações pós-morte, não se declara a morte até que o paciente seja reaquecido e permaneça sem resposta aos esforços de ressuscitação.

B. Achados laboratoriais

A avaliação padrão inclui hemograma, eletrólitos, creatinina, provas de coagulação, glicose e gasometria. Coagulopatia, hipoglicemia e acidose são comuns. No entanto, a correção dos distúrbios é realizada pelo reaquecimento e ressuscitação do paciente. Considere também a triagem toxicológica, dependendo do cenário clínico.

C. Exames de imagem

O afogamento é a causa mais comum de hipotermia. A radiografia de tórax deve ser realizada para avaliar edema pulmonar e/ou aspiração. Outros estudos radiográficos devem ser realizados de acordo com a história, com atenção especial para possíveis traumatismos cranianos ou traumas ósseos.

Tratamento

A. Medidas gerais de suporte

O manejo da hipotermia é amplamente de suporte. Administre oxigênio 100% aquecido e umidificado. Monitore continuamente a temperatura corporal central usando um termômetro retal. Manuseie os pacientes com cuidado, pois o miocárdio hipotérmico é extremamente propenso a arritmias. Pode ocorrer fibrilação ventricular espontaneamente ou como resultado de um pequeno manuseio ou de procedimentos invasivos. Se houver assistolia ou fibrilação ventricular no monitor cardíaco, faça compressões torácicas e use as técnicas padrão de suporte avançado de vida em pediatria, conforme indicado. A desfibrilação e o tratamento farmacológico (p. ex., epinefrina) provavelmente não serão bem-sucedidos até que ocorra o reaquecimento central. A hipoglicemia deve ser corrigida. Pode ocorrer reversão espontânea ao ritmo sinusal a 28 a 30 °C à medida que o reaquecimento acontece.

B. Reaquecimento

As técnicas de reaquecimento são classificadas como reaquecimento externo passivo, externo ativo ou central ativo. O reaquecimento passivo, como remover roupas molhadas e cobrir com cobertores, é apropriado apenas para casos leves (33-35 °C). Os métodos ativos de reaquecimento externo incluem luzes de aquecimento, colchões térmicos ou cobertor elétrico de aquecimento e imersão em banho quente. Esteja ciente da possível depressão da temperatura central após o início do reaquecimento, quando a vasodilatação permite que o sangue periférico mais frio seja distribuído para a circulação central. Esse fenômeno é chamado de *pós-queda*.

As técnicas ativas de reaquecimento central complementam o aquecimento externo ativo na hipotermia moderada a grave. As técnicas incluem oxigênio aquecido e umidificado, fluidos cristaloides IV aquecidos (até 40 °C) e lavagem pleural e peritoneal quente. Se disponível, a oxigenação por membrana extracorpórea (ECMO, de *extracorporeal membrane oxygenation*) é o método preferido para reaquecer um paciente gravemente hipotérmico, pois estabiliza o volume e os distúrbios eletrolíticos, ao mesmo tempo em que é mais segura para o coração. A irrigação da bexiga e do intestino geralmente não é eficaz devido às baixas áreas de superfície para troca de temperatura.

Prognóstico

A recuperação da vítima hipotérmica é multifatorial. Se associadas a lesões por afogamento (ver a seguir), as lesões anóxicas do SNC e as lesões pulmonares desempenham um papel importante. As taxas de mortalidade são altas e estão relacionadas à presença de doenças e lesões associadas. Crianças com temperatura central de até 19 °C sobreviveram sem comprometimento neurológico.

LESÕES POR AFOGAMENTO

FUNDAMENTOS DO DIAGNÓSTICO E CARACTERÍSTICAS TÍPICAS

▶ Lesões pulmonares e do SNC são responsáveis pela maior morbidade.
▶ A criança pode parecer bem inicialmente, mas podem ocorrer alterações tardias no SNC e no pulmão horas depois.
▶ O período mínimo de observação é de 12 a 24 horas.

▶ Prevenção

A Organização Mundial da Saúde define o *afogamento* como o processo de apresentar insuficiência respiratória por submersão/imersão em líquido. Os termos *afogamento úmido* ou *seco*, *quase afogamento* e outros não são mais usados; o afogamento não fatal descreve sobreviventes. Os perigos da água são onipresentes; até banheiros, baldes e máquinas de lavar representam uma ameaça. Os fatores de risco incluem epilepsia, uso de álcool e falta de supervisão. O sexo masculino é o de maior prevalência nas mortes por afogamento. As estratégias de prevenção incluem cercas de proteção ao redor de piscinas públicas e privadas, uso de coletes salva-vidas, evitar nadar sozinho e supervisão adequada. As aulas de natação podem ter um amplo papel na estratégia de prevenção, mesmo para crianças de 1 a 4 anos de idade.

▶ Achados clínicos

A. Sinais e sintomas

Dependendo da duração da submersão e de quaisquer efeitos protetores da hipotermia, as crianças podem parecer clinicamente mortas ou completamente normais. A morbidade maior decorre de lesões pulmonares e do SNC. Tosse, batimento das asas do nariz, grunhidos, retrações, sibilos ou outros ruídos pulmonares e cianose são comuns. Uma criança reaquecida a 33 °C, mas que permanece em apneia e sem pulso, provavelmente não sobreviverá até a alta ou terá déficits neurológicos graves. Até que a constatação de morte encefálica possa ser feita, a ressuscitação intensa deve continuar em um paciente com retorno da circulação. As alterações cardiovasculares incluem depressão miocárdica e arritmias. As crianças podem desenvolver SDRA.

B. Achados laboratoriais

As alterações eletrolíticas são geralmente insignificantes. A menos que ocorra hemólise, as concentrações de hemoglobina mudam minimamente. A gasometria mostrará hipoxemia e acidose.

C. Exames de imagem

As radiografias de tórax podem ser normais ou mostrar sinais de edema pulmonar. A TC do cérebro é indicada quando o paciente está em coma ou acredita-se que tenha sofrido asfixia prolongada ou traumatismo craniano contuso. Considere lesão da coluna cervical em adolescentes em que mergulho ou intoxicação possam estar envolvidos.

▶ Tratamento

O cuidado é de suporte. Corrija a hipotermia e trate sintomaticamente. Para crianças que parecem bem inicialmente, observe por 12 a 24 horas para comprometimento pulmonar ou neurológico tardio. Dificuldade respiratória, radiografia de tórax anormal, gasometria arterial anormal ou hipoxemia por oximetria de pulso requerem oxigênio suplementar máximo, monitorização cardiopulmonar e reavaliação frequente. Há pouca evidência para o uso de surfactante após afogamento.

▶ Prognóstico

A anoxia por laringoespasmo ou aspiração leva a danos irreversíveis do SNC após apenas 4 a 6 minutos. Uma criança deve cair no gelo ou diretamente na água gelada para que o metabolismo cerebral seja suficientemente desacelerado pela hipotermia para fornecer proteção contra a anoxia. A sobrevivência da vítima de afogamento depende da duração da anoxia e do grau da lesão pulmonar. As crianças que sofrem uma submersão breve com ressuscitação eficaz e de alta qualidade provavelmente se recuperam sem sequelas. As crianças que apresentam assistolia têm poucas chances de sobrevivência.

AAP: https://www.aap.org/en-us/advocacy-and-policy/aap-health-initiatives/healthy-child-care/Pages/Safety-and-Injury-Prevention.aspx. Accessed June 30, 2019.
Brenner RA et al: Association between swimming lessons and drowning in childhood: a case-control study. Arch Pediatr Adolesc Med 2009;163(3):203–210 [PMID: 19255386].
McCallin T, Yusuf S: Keeping kids safe in and around the water: new AAP guidelines. Tex Med 2019 Jul 1;115(7):6–7 [PMID: 31334819].
Safety and Injury Prevention. CDC https://www.cdc.gov/safechild/index.html.
Weiss J: American Academy of Pediatrics Committee on Injury, Violence, and Poison prevention: Technical report—prevention of drowning. Pediatrics 2010;126(1):e253–e262 [PMID: 20498167].

LACERAÇÕES

FUNDAMENTOS DO DIAGNÓSTICO E CARACTERÍSTICAS TÍPICAS

▶ Os objetivos básicos do manejo dos ferimentos são estancar o sangramento, prevenir infecção e garantir a cicatrização da ferida para atingir resultados funcionais e cosméticos ideais.
▶ As opções para fechamento de feridas incluem grampos, suturas e adesivos de tecido.

Lacerações são um motivo comum para idas ao PS. As lacerações podem variar de cortes menores que não requerem reparo a lacerações complexas que podem exigir avaliação cirúrgica para reparo adequado. Os objetivos básicos do tratamento dos ferimentos são estancar o sangramento, prevenir infecção e garantir a cicatrização da ferida para atingir resultados funcionais e cosméticos ideais. A instrução técnica de reparo de laceração está além do alcance deste texto, pois apresentamos os fundamentos do tratamento de feridas de laceração.

▶ Achados clínicos

A. Sinais e sintomas

As lacerações se apresentam com uma variedade de aspectos e tamanhos e ocorrem em todas as partes do corpo. Os pacientes podem se apresentar imediatamente após a lesão ou vários dias depois. As feridas podem conter material estranho, envolver estruturas musculares, vasculares, ósseas, tendinosas/ligamentares ou estender-se para espaços articulares.

As opções para reparo de feridas incluem grampos, material de sutura (absorvível e não absorvível) e adesivos teciduais. Adesivos de tecido *nunca* devem ser usados para feridas altamente contaminadas (p. ex., mordidas).

B. Exames de imagem

A imagem geralmente não é indicada para lacerações simples; no entanto, as radiografias simples podem ser indicadas em determinadas situações. As lacerações causadas por lesões penetrantes ou por esmagamento podem estar associadas a fraturas. As lacerações nas articulações requerem avaliação específica para penetração no espaço articular. Pode haver corpos estranhos nas feridas e, portanto, deve-se ter atenção e cuidado para avaliar a remoção completa, quando presentes.

▶ Tratamento

Obtenha informações sobre o mecanismo e momento da lesão. Avalie a extensão da ferida com a identificação de corpos estranhos, comprometimento neurovascular, lesão de tendão/ligamento, envolvimento muscular ou articular. Obtenha avaliações cirúrgicas apropriadas conforme necessário.

Forneça analgesia ou anestesia adequada, usando métodos tópicos ou injetáveis antes do tratamento da ferida. Irrigue a ferida com solução salina normal (a água da torneira é uma alternativa apropriada) com alta pressão (5-8 psi [libras por polegada quadrada]). Faça o debridamento do tecido desvitalizado, remova o material estranho e, em seguida, feche a ferida usando grampos, suturas ou adesivo de tecido. A pomada antibiótica pode ser aplicada após o reparo da ferida. Considere profilaxia do tétano dependendo do estado de imunização. Os pacientes devem retornar conforme orientado para remover o material de sutura, se necessário **(Tabela 12-5)**.

▶ Prognóstico

Efeitos funcionais e esteticamente satisfatórios geralmente são alcançados com o reparo inicial. Lacerações complexas podem envolver vários reparos cirúrgicos para reconstrução da ferida.

Tabela 12-5 Momento da remoção da sutura

Parte do corpo	Número de dias
Rosto	3-4
Pescoço	5-6
Couro cabeludo	6-7
Peito ou abdome	7
Braços e dorsos das mãos	7
Pernas e parte superior dos pés	10
Costas	10
Palmas das mãos ou plantas dos pés	14

Harman S et al: Efficacy of pain control with topical lidocaine-epinephrine-tetracaine during laceration repair with tissue adhesive in children: a randomized controlled trial. CMAJ 2013;185(13):E626–E634 [PMID: 23897942].

Navanandan N, Renna-Rodriguez M, DiStefano M: Pearls in pediatric wound management. Clin Pediatr Emerg Med 2017 March;18(1): 53–61.

Trott A: *Wounds and Lacerations: Emergency Care and Closure*. 3rd ed. Mosby INC: Philadelphia, PA; 2012.

Weiss EA et al: Water is a safe and effective alternative to sterile normal saline for wound irrigation prior to suturing, a prospective, double-blind, randomized, controlled clinical trial. BMJ Open 2013;16:3(1) [PMID: 23325896].

▼ MORDIDAS ANIMAIS E HUMANAS

Mordidas são responsáveis por muitas idas ao PS. A maioria das mortes são causadas por mordidas de cães. Mordidas de humanos e gatos causam a maioria das feridas de mordidas infectadas.

MORDIDAS DE CACHORRO

▶ Prevenção

Os meninos são mordidos com mais frequência do que as meninas. O cão é conhecido pela vítima na maioria dos casos. As crianças mais novas têm maior incidência de ferimentos na cabeça e no pescoço, enquanto as crianças em idade escolar são mordidas com mais frequência nas extremidades superiores. As crianças devem ser ensinadas a não provocar cães, não se aproximar de cães que estão comendo, dormindo ou que são desconhecidos a elas.

▶ Achados clínicos

A. Sinais e sintomas

Os cães podem causar abrasões, lacerações e perfurações. Cães maiores podem lacerar a pele, o tecido subcutâneo e o músculo, ou até mesmo causar fraturas. Outros sinais e sintomas estão relacionados às estruturas atingidas.

B. Exames de imagem

Mordidas causadas por cães grandes associadas a ferimentos significativos por esmagamento podem estar associadas a fraturas. Também pode haver dentes desalojados do cachorro na ferida. Radiografias simples podem ser indicadas.

▶ Tratamento

Forneça analgesia ou anestesia apropriada antes de iniciar o tratamento de feridas. Desbride qualquer tecido desvitalizado e remova matérias estranhas. Irrigue as feridas com solução salina normal com alta pressão (> 5 psi) e volume (> 1 L). Considere a profilaxia do tétano dependendo do estado de imunização. O risco de raiva é baixo entre cães em países desenvolvidos; a profilaxia raramente é indicada*. Suture feridas apenas se necessário para efeito estético, pois o fechamento aumenta o risco de infecção. **Não use adesivos de tecido devido ao risco de infecção.** Os antibióticos profiláticos não diminuem as taxas de infecção em mordeduras caninas de baixo risco, exceto aquelas envolvendo mãos e pés. As mordeduras envolvendo tendão, articulação, periósteo ou associadas a fratura requerem avaliação imediata para cirurgia ortopédica.

Pasteurella canis e *Pasteurella multocida*, estreptococos, estafilococos e anaeróbios podem infectar as mordidas de cães. A cobertura de amplo espectro com amoxicilina e ácido clavulânico é a terapia de primeira linha.

▶ Complicações

As complicações das mordidas de cães incluem cicatrizes, infecções de pele, infecções do SNC, artrite séptica, osteomielite, endocardite, sepse e estresse pós-traumático.

MORDIDAS DE GATO

▶ Prevenção

Feridas causadas por gatos ocorrem com mais frequência em meninas. A principal complicação é a infecção, e o risco é maior em comparação com as mordidas de cachorro, pois as mordidas de gato produzem uma ferida perfurante. As crianças devem ser observadas de perto ao brincar com gatos ou filhotes de gato.

▶ Achados clínicos

A. Sinais e sintomas

Mordidas de gato geralmente resultam em abrasões e feridas perfurantes. Dentro de 12 horas, as mordidas não tratadas podem resultar em celulite ou, quando envolvem a mão, em tenossinovite e artrite séptica. Outros sinais e sintomas estão relacionados às estruturas atingidas. A doença da arranhadura do gato (DAG) pode ocorrer após mordidas ou arranhões, especialmente de filhotes de gato. Os achados locais incluem uma pápula, vesícula ou pústula no local da inoculação. A marca registrada da DAG é a linfadenite regional. Consulte o Capítulo 42 para uma discussão detalhada da DAG.

B. Achados laboratoriais

Estão disponíveis testes sorológicos para *Bartonella henselae* quando há suspeita de arranhadura de gato. A proteína C-reativa e a taxa de sedimentação de eritrócitos podem ser úteis para monitorar a resposta ao tratamento em casos de mordidas de gato infectadas.

▶ Complicações

Celulite, tenossinovite e artrite séptica são importantes potenciais complicações de mordidas de gato. A doença sistêmica é rara.

▶ Tratamento

O manejo é semelhante ao das mordidas de cachorro. Forneça analgesia ou anestesia apropriada antes de iniciar o tratamento de feridas. Debride qualquer tecido desvitalizado e remova matérias estranhas. Com perfurações isoladas, a irrigação de alta pressão é contraindicada, pois pode forçar as bactérias a penetrarem mais profundamente no tecido. Evite sabonetes antissépticos ou iodopovidona. Em vez disso, use água em grande volume com sabão neutro.

Considere a profilaxia antitetânica nos pacientes com vacinação incompleta ou sem vacinação. Assim como acontece com os cães, o risco de raiva é baixo nos países desenvolvidos e a profilaxia raramente é indicada. As mordidas de gato não devem ser fechadas, exceto quando necessário para efeito estético.

A *P. multocida* é o patógeno mais comum. Antibióticos profiláticos são recomendados. O tratamento de primeira linha é amoxicilina e ácido clavulânico. A dosagem do componente amoxicilina deve ser de 80 mg/kg/24 h em três doses fracionadas. A dosagem máxima é de 2 g/24 h. Deve-se considerar fortemente avaliação cirúrgica e/ou internação e uso de antibióticos parenterais para feridas infectadas nas mãos e pés devido ao maior risco de infecção e piores resultados clínicos.

MORDIDAS HUMANAS

A maioria das mordidas humanas infectadas ocorre durante as brigas, quando um punho cerrado atinge os dentes à mostra. Os patógenos mais comumente incluem estreptococos, estafilococos, anaeróbios e *Eikenella corrodens*. Feridas nas mãos e feridas profundas devem ser tratadas com profilaxia antibiótica contra *E. corrodens* e contra patógenos Gram-positivos com um antibiótico resistente à penicilinase (amoxicilina com ácido clavulânico). O tratamento de feridas é o mesmo que o dos casos de mordidas de cachorro. Apenas lacerações graves envolvendo a face devem ser suturadas. Outras feridas podem ser tratadas por fechamento primário tardio ou cicatrização por segunda intenção. Uma das principais complicações das mordidas humanas é a infecção das articulações metacarpofalângicas. Um cirurgião de mão deve avaliar as lesões de punho cerrado por mordidas humanas se for

---

*N.do T. Consulte capítulo 10 para detalhamento sobre as indicações de vacinação antirrábica.

identificada lesão no tendão extensor ou se houver suspeita de envolvimento articular.

Halaas GW: Management of foreign bodies in the skin. Am Fam Physician 2007:76(5):683 [PMID: 17894138].

MANEJO DA DOR E PROCEDIMENTOS PARA SEDAÇÃO

O alívio da dor e da ansiedade é fundamental na prestação de cuidados a pacientes pediátricos e deve ser avaliado e manejado em todos os momentos. Os agentes parenterais são eficazes, seguros e produzem poucos efeitos colaterais se usados criteriosamente. A administração intranasal de vários medicamentos sedativos e narcóticos é atualmente uma via de administração aceita e pode omitir a necessidade de colocação IV. Muitos agentes também têm propriedades amnésicas. Consulte o Capítulo 32 para obter mais informações sobre medicamentos analgésicos típicos usados em atendimentos na emergência pediátrica.

Procedimentos como redução de fratura, reparo de laceração, tratamento de queimaduras, exames de agressão sexual, incisão e drenagem de abscesso, punção lombar e procedimentos diagnósticos como TC e ressonância magnética podem ser realizados de maneira mais eficaz e compassiva se utilizada analgesia, ansiólise ou sedação. O clínico deve decidir se os procedimentos exigirão analgesia, ansiólise, sedação ou uma combinação de métodos.

A sedação segura e eficaz requer conhecimento completo do agente selecionado e de seus efeitos colaterais, assim como dispositivos de monitoramento adequados, medicações de ressuscitação, equipamentos e uma equipe capacitada. A decisão de realizar sedação e analgesia no procedimento (SAP) deve ser orientada em prol do paciente e adaptada às necessidades específicas do procedimento, garantindo a segurança da criança durante todo o procedimento. Para essa tarefa ser concluída com sucesso, deve-se realizar uma avaliação pré-procedimento completa, incluindo uma história dirigida e um exame físico. Riscos, benefícios e limitações do procedimento devem ser discutidos com os pais ou responsáveis e deve-se obter consentimento verbal e informado. As metas de SAP no ambiente de emergência geralmente envolvem sedação mínima ou moderada. A sedação mínima é um estado no qual o sensório do paciente está entorpecido, mas ele ainda responde a estímulos verbais. A sedação moderada é uma depressão do nível de consciência em que a criança responde a estímulos táteis. Em ambos os casos, os reflexos das vias aéreas são preservados. É importante lembrar que a sedação é um *continuum* e a criança pode passar para níveis de sedação mais profundos e não intencionais. Certifique-se de que o equipamento de ressuscitação e a equipe apropriados estejam prontamente disponíveis ao fornecer analgesia, ansiólise e sedação.

American Academy of Pediatrics; Coté CJ et al: Guidelines for monitoring and management of pediatric patients before, during, and after sedation for diagnostic and therapeutic procedures. Pediatrics 2019;143(6): e20191000. doi: 10.1542/peds.2019-1000 [PMID: 31138666].

Couloures KG et al: Impact of provider specialty on pediatric procedural sedation complication rates. Pediatrics 2011;127(5):e1154–e1160 [PMID: 21518718].

Hartling L et al: What works and what's safe in pediatric emergency procedural sedation: an overview of reviews. Acad Emerg Med 2016 May;23(5):519–530. doi: 10.1111/acem.12938. Epub 2016 Apr 24. Review [PMID: 26858095].

Ryan PM, Kienstra AJ, Cosgrove P, Vezzetti R, Wilkinson M: Safety and effectiveness of intranasal midazolam and fentanyl use in combination in the pediatric emergency department. Am J Emerg Med 2019 Feb;37(2):237–240. Epub 2018 May 17 [PMID: 30146398].

Intoxicação e envenenamento

George Sa Wang, MD
Richard C. Dart, MD, PhD
Barry H. Rumack, MD

INTRODUÇÃO

Crianças de todas as idades são expostas de forma acidental ou intencional a substâncias tóxicas. As crianças menores de 6 anos são mais frequentemente vítimas de exposição acidental, com pico de exposição aos 2 anos de idade. Dos mais de 2 milhões de casos de exposição cadastrados no Sistema de Dados Nacional de Intoxicação e Envenenamentos da American Association of Poison Control Centers (AAPCC, Associação Americana de Centros de Controle de Intoxicação e Envenenamento), em 2019, quase 60% das exposições ocorreram em menores de 20 anos de idade: 42% em crianças com menos de 5 anos; 6% nas crianças entre 6 a 12 anos; e 8% entre 13 a 19 anos de idade. Felizmente, as exposições em crianças menores geralmente ocorrem de maneira não intencional e em doses e volumes menores. Embora menos comum, elas podem ser intoxicadas de maneira intencional pelos pais e cuidadores, e a avaliação multiprofissional de maus tratos infantil é muito útil nestes casos (ver **Capítulo 8**). O abuso de substâncias psicoativas e a ingestão intencional são mais comuns na população adolescente. Em algumas localidades, processos industriais e de manufatura em pequena escala podem estar associados a casas e fazendas, e deve-se considerar a exposição a substâncias nocivas advindas destes processos na história do paciente.

Nos pacientes pediátricos, é importante a consideração especial de exposição tóxica a substâncias não farmacológicas. A estatura baixa e o fato de engatinharem no chão os expõem a gases e vapores tóxicos que se acumulam perto do solo. Eles podem apresentar maior exposição via inalação devido ao maior volume respiratório por minuto. Além disso, podem não apresentar maturidade física e cognitiva para se retirar dos locais de exposição., Também apresentam uma maior área de superfície corporal pelo peso, tornando-se vulneráveis à exposição tópica e hipotermia.

Gummin DD et al: 2019 Annual Report of the American Association of Poison Control Centers' National Poison Data System (NPDS): 37th Annual Report. Clin Toxicol (Phila). 2020 Dec;58(12):1360–1541 [PMID: 33305966].

PRINCÍPIOS FARMACOLÓGICOS DE TOXICOLOGIA

Na avaliação do paciente intoxicado, é importante comparar os efeitos farmacológicos ou tóxicos esperados da substância suspeita com a apresentação clínica do paciente. Se a história sugere que o paciente ingeriu um sedativo 30 minutos antes da avaliação e ao exame físico apresenta pupilas dilatadas, taquicardia, boca seca, pausa de peristaltismo e alucinações, o diagnóstico de intoxicação por anticolinérgicos deve ser suspeitado, e o tratamento adequado instituído. Os conhecimentos farmacocinéticos básicos (absorção, distribuição, metabolismo e eliminação) geralmente não podem ser utilizados nos casos de intoxicação, tendo em vista que estes parâmetros foram extrapolados de pacientes saudáveis recebendo a dose terapêutica das medicações.

▶ Absorção

Dependendo da rota de administração, a taxa de absorção pode variar, sendo, de maneira geral, em ordem decrescente de absorção: intravenosa/intra-arterial > inalatória > sublingual > intramuscular > subcutânea > intranasal > oral > retal > tópica cutânea. Doses muito grandes, hipotensão e redução da mobilidade gastrintestinal (GI) podem atrasar a absorção das substâncias.

▶ Meia-vida

O $t_{1/2}$ (termo para meia-vida de eliminação) de um agente deve ser interpretado com cuidado. A maior parte dos valores de $t_{1/2}$ publicados são avaliados considerando doses terapêuticas de medicação. O $t_{1/2}$ pode aumentar conforme a quantidade da substância ingerida aumenta, como no caso dos salicilatos. Por exemplo, não se pode confiar na meia-vida padrão desta medicação (2 horas) para assumir que ocorrerá uma eliminação rápida. Nos casos de *overdose* aguda de salicilatos (150 mg/kg), o $t_{1/2}$ aparente é prolongado por até 24 a 30 horas.

Volume de distribuição

O volume de distribuição (Vd) de um medicamento é determinado pela divisão da quantidade de droga no corpo e a concentração sanguínea da droga. O ácido acetilsalicílico, por exemplo, apresenta um Vd de 150 a 170 mL/kg de peso, ou 10 L em um adulto médio. A digoxina, ao contrário, se distribui muito além do volume líquido total do corpo. Como o cálculo produz números superiores ao peso corporal, neste caso é relatado um "volume de distribuição aparente".

Carga corporal

A carga corporal representa a quantidade total de droga ou toxina no corpo, e pode ser útil para determinar a dose absorvida por meio de uma ingestão. Por exemplo, uma criança de 20 kg com nível sérico de paracetamol de 200 mcg/mL (200 mg/L) apresentaria uma carga corporal de 4.000 mg de paracetamol. Esse dado é determinado através do cálculo do volume de distribuição em 1 litro multiplicado pelo peso da criança e pelo nível sérico da medicação em mg/L. Este valor é compatível com uma overdose de oito comprimidos de 500 mg de paracetamol, mas não seria o esperado em um paciente que fez uso da dose terapêutica de 15 mg/kg/dose 4× ao dia. A dose terapêutica corresponderia a 1.200 mg (20 kg multiplicado por 15 mg/kg 4× ao dia), sendo um valor muito inferior ao calculado na overdose (4.000 mg). Considerando o metabolismo da droga com meia-vida de 2 horas, possivelmente grande parte da primeira dose do dia já terá sido metabolizada no caso da dose terapêutica, podendo tornar o valor sérico subterapêutico. A fórmula da carga corporal da medicação é a seguinte: dose = Vd × Cp × peso em kg (Vd é o volume de distribuição e Cp é o nível plasmático da medicação).

Metabolismo e excreção

A rota de excreção ou desintoxicação é importante no planejamento do tratamento, sendo, geralmente, por excreção renal ou metabolismo hepático. Os neonatos e as crianças entre 1 a 3 anos de idade apresentam pouca atividade da enzima citocromo P450. O metanol, por exemplo, é metabolizado no produto tóxico conhecido como ácido fórmico. Essa etapa metabólica pode ser bloqueada com o uso do antídoto fomepizol ou etanol, e pacientes com insuficiência renal podem demorar mais para a excreção no metanol.

Concentração sérica

O atendimento de pacientes intoxicados não deve ser guiado somente pelos exames laboratoriais. A concentração sérica pode não fornecer resultados a tempo de alterar o manejo agudo do paciente. O tratamento inicial deve ser direcionado para o manejo sintomático e de suporte, guiado pela apresentação clínica, e seguido de terapias mais específicas baseadas nos resultados laboratoriais. A anamnese e as informações clínicas podem agilizar a identificação do agente tóxico pelo laboratório. No entanto, CUIDADO, pois muitos exames laboratoriais retornam com resultado dentro da normalidade. Quando uma overdose aconteceu muito tempo antes dos picos séricos esperados, o exame coletado pode apresentar um nível sérico normal. É importante considerar o tempo de evolução do quadro e os sintomas quando há suspeita de intoxicação.

PREVENÇÃO DE INTOXICAÇÃO E ENVENENAMENTO INFANTIL

Orientações preventivas de intoxicação e envenenamento devem ser incluídas nas consultas de rotina da criança desde os 6 meses de idade. Cada estado brasileiro possui seu próprio Centro de Informações Toxicológicas (CIT) regional com telefones com ligação gratuita (0800), em que podem ser consultadas orientações sobre intoxicações.

ABORDAGEM GERAL DE INTOXICAÇÃO E ENVENENAMENTO

CONTATO TELEFÔNICO INICIAL

No primeiro contato telefônico, são transmitidas informações básicas como dados demográficos, agente e quantidade de agente a que o paciente foi exposto, localização, exposição, condição clínica atual do paciente e tempo decorrido desde a exposição. Os ingredientes de produtos expostos e a quantidade máxima provável de exposição também podem ser informações úteis. A situação vira uma emergência caso o agente de exposição seja de alto risco, gerando sintomas significativos, ou caso a intoxicação tenha sido intencional. Caso não exista risco iminente, sugere-se obter informações mais detalhadas do agente tóxico suspeito. Caso não seja identificada a substância tóxica, é importante que os arredores do ambiente de exposição sejam investigados em busca de possíveis frascos, recipientes ou outras pistas acerca do agente provável.

Obtendo informações sobre componentes

No Brasil, dados sobre ingredientes presentes em produtos comerciais e medicações podem ser acessados através dos CITs. É importante possuir em mãos o recipiente da substância suspeita quando for realizar o contato telefônico. As fichas de dados de segurança (SDSs) podem ser úteis para fornecer informações sobre o ingrediente e a concentração do produto. É necessário cuidado com informações *online* ou descritas diretamente nos rótulos sobre tratamentos de intoxicação, pois estas podem ser inapropriadas ou incorretas.

MANEJO INICIAL NO DEPARTAMENTO DE EMERGÊNCIA

Avaliação inicial

Como em todo atendimento de emergência e reanimação, os princípios do Suporte Avançado de Vida em Pediatria (SAVP) são seguidos: circulação, via aérea e respiração. O manejo mais importante nos casos de intoxicação é o tratamento sintomático e de suporte, e, quando disponível, o uso de antídotos.

Tratamentos de queimaduras e exposição cutânea

As queimaduras podem ser resultado de exposição a agentes excessivamente ácidos ou alcalinos ou a destilados de petróleo, sendo indicada a descontaminação com irrigação de solução salina estéril ou água potável. A unidade de queimados deve ser contatada nos casos de lesão significativa. A equipe do departamento de emergência (DE) deve estar paramentada com equipamento de proteção individual (EPI) apropriado a fim de evitar exposição secundária ou contaminação. As exposições oculares podem ser descontaminadas inicialmente no local do contato por meio de banho e irrigação do topo da cabeça deixando a água escorrer indiretamente até os olhos da criança. Alternativamente, a descontaminação deve ser realizada pela equipe do DE com irrigação abundante seguida de avaliação de pH ocular e sinais de lesões corneanas.

Histórico pertinente

A história clínica deve ser coletada com os pais ou responsáveis, e todas as pessoas presentes na cena. Isso é crucial para a determinação de todos os tipos de substâncias presentes na casa. Esses elementos podem incluir medicamentos utilizados pelos familiares (conferir histórico médico familiar), suplementos dietéticos ou fitoterápicos, medicações importadas, drogas de uso recreativo, substâncias utilizadas nos hobbies dos familiares, e até o grau de pureza da fonte de água utilizada na casa.

TRATAMENTO DA INTOXICAÇÃO OU ENVENENAMENTO

Prevenção de absorção

A. Provocar êmese e lavagem gástrica

Essas medidas raramente são empregadas nos pacientes pediátricos e possuem riscos associados. Não devem ser utilizadas de forma rotineira no manejo de intoxicação e, quando utilizadas, devem ser realizadas somente após consultar um CIT.

B. Carvão ativado

O uso de rotina do carvão ativado reduziu substancialmente nos últimos anos, especialmente nos casos de ingestão pediátrica não intencional, em que as ingestões por "lambida", "pequeno gole", e "prova" raramente são perigosas. O uso do carvão ativado pode ser considerado nos pacientes despertos, alertas e aptos para ingerir voluntariamente a medicação, mas não deve ser administrado de maneira rotineira. Nunca deve ser administrado em pacientes com alteração do sensório sem capacidade de proteção de via aérea devido ao risco de aspiração da medicação. Não é recomendado nos casos de ingestão de metais pesados, hidrocarbonetos, agentes cáusticos ou solventes. A dose empregada é 1 a 2 g/kg/dose (máx. 100 g). A repetição da dose dessa medicação pode ser útil nos casos de ingestão de agentes que reduzam o esvaziamento GI; no entanto, não devem ser administradas doses subsequentes de sorbitol e agentes laxativos osmóticos. Doses repetidas de laxantivos podem causar distúrbio eletrolítico e desidratação associada.

C. Agentes laxativos

Não melhoram o desfecho dos pacientes e devem ser evitados.

D. Lavagem intestinal

É realizada através da administração oral de soluções hipertônicas não absorvíveis como o polietilenoglicol (PEG) em doses elevadas para limpeza intestinal (mesmo utilizada para preparo de colonoscopias). A eficácia desta medida em pacientes intoxicados/envenenados continua controversa. As recomendações preliminares deste método são: intoxicação com substâncias de liberação prolongada; mobilização mecânica de itens ao longo do intestino (p. ex., pacotes de droga, metais, objetos de chumbo); e intoxicação com substâncias pouco absorvidas pelo carvão ativado (p. ex., lítio e ferro). As patologias intestinais subjacentes ou obstruções são contraindicações relativas ao uso do método. É recomendado consultar um CIT antes do uso deste tratamento.

Aumento da excreção

A excreção de algumas substâncias pode ser acelerada através da alcalinização urinária ou hemodiálise e é reservada para casos especiais.

A. Alcalinização urinária

A alcalinização urinária deve ser utilizada com base no pK_a da substância, de forma que a droga ionizada seja mantida no lúmen urinário e não reabsorvida. Dessa forma, se o pK_a for menor que 7,5 a alcalinização urinária é adequada, enquanto, se maior que 8,0, este método não é benéfico. A diurese alcalina é frequentemente empregada nos casos de toxicidade por salicilatos. A alcalinização urinária é realizada através do uso de bicarbonato de sódio. É importante monitorar a hipocalemia ocasionada pela mudança do potássio para o meio intracelular. Caso ocorram complicações como insuficiência renal ou edema pulmonar, pode ser necessário o uso de hemodiálise ou hemoperfusão.

B. Hemodiálise (HD)

A hemodiálise é útil no caso de alguns casos de intoxicação e no manejo do paciente crítico. Baixo peso molecular, baixa afinidade proteica e baixo volume de distribuição são características das drogas que podem ser retiradas através da HD. As técnicas de hemofiltração contínua podem ser utilizadas nos casos de pacientes com hipotensão que não tolerariam a hemodiálise tradicional; no entanto, a taxa de filtração da medicação será mais lenta. A HD deve ser considerada como parte do tratamento de suporte se o paciente apresentar qualquer um dos critérios abaixo:

7. Toxicidade ameaçadora à vida causada por drogas dialisáveis que não pode ser tratada por meios conservadores.
8. Insuficiência ou falência renal.
9. Hiperosmolaridade marcada ou alteração ácido-base ou hidroeletrolítica severa sem resposta às terapias instituídas.

American Academy of Clinical Toxicology; European Association of Poisons Centers and Clinical Toxicologists: Position statement and practice guidelines on the use of multi-dose activated charcoal in the treatment of acute poisoning. J Toxicol Clin Toxicol 1999;37:731 [PMID: 10584586].
Benson et al: Poison paper update: gastric lavage. Clin Toxicol 2013 Mar;51(3):140–146 [PMID: 23418938].
Chyka PA et al: Position paper: single-dose activated charcoal. American Academy of Clinical Toxicology; European Association of Poison Centres and Clinical Toxicologists. Clin Toxicol (Phila) 2005;43:61 [PMID: 15822758].
Hojer et al: Position paper update: ipecac syrup for gastrointestinal decontamination. Clin Toxicol 2013 Mar;15(3):134–139 [PMID: 23406298].
King et al: Extracorporeal removal of poisons and toxins. Clin J Am Soc Nephrol 2019;14(9):1408–1415 [PMID: 31439539].
Thanacoody R et al: Position paper update: whole bowel irrigation for gastrointestinal decontamination of overdose patients. Clin Toxicol (Phila) 2015 Jan;53(1):5–12 [PMID: 25511637].

MANEJO ESPECÍFICO DE INTOXICAÇÕES COMUNS

PARACETAMOL

A overdose de N-acetil-p-aminofenol (APAP), também conhecido como paracetamol, é comum e pode apresentar hepatotoxicidade grave. Menos de 0,1% das crianças pequenas desenvolvem hepatotoxicidade após o consumo excessivo. Nas crianças, a intoxicação ocorre mais comumente após overdose repetida devido à confusão sobre a dose adequada à idade, ao uso de múltiplos produtos com paracetamol na sua composição, ou consumo acidental de grandes quantidades do produto.

O APAP é normalmente metabolizado pelo fígado. Uma pequena parte desta medicação percorre uma via metabólica que resulta em metabólito tóxico. Em situações normais, esse produto metabólico é removido sem danos através da ligação com a glutationa. Na overdose, esgota-se o estoque de glutationa e o metabólito (N-acetil-p-benzo-quinona imina [NAPQI]) excedente se liga às células do fígado, produzindo morte celular e necrose.

▶ Tratamento

O antídoto para APAP é a administração de N-acetilcisteína (NAC). Tanto a via oral quanto a via intravenosa (IV) são igualmente eficazes. A concentração sérica de paracetamol deve ser obtida 4 horas após a ingestão aguda ou o quanto antes possível, e seu resultado é colocado na curva descrita na **Figura 13-1**. A NAC é administrada em pacientes cujos níveis de APAP estão acima do nível tóxico no nomograma descrito a seguir. A tabela é utilizada somente para casos de ingestão única e aguda, e não é válida para casos de doses repetidas em valores supraterapêuticos ou ingestão desconhecida. Nestes últimos casos, é necessário considerar o uso de NAC em pacientes com níveis supraterapêuticos de paracetamol, ou com alterações de transaminases. A NAC é efetiva mesmo quando administrada mais de 24 horas após a ingestão, embora seja mais efetiva caso administrada até 8 horas após a ingestão.

Existem inúmeras alternativas para o protocolo de administração de NAC. Os dois regimes mais comuns de administração intravenosa são de 2 ou 3 bolsas. No método de 3 bolsas, é utilizada uma dose de ataque de 150 mg/kg correndo no período entre 15 a 60 min; seguida de uma segunda infusão de 50 mg/kg em 4 horas; finalmente a terceira infusão de 100 mg/kg correndo no período de 16 horas. No método de 2 bolsas, administra-se uma dose total semelhante de NAC, mas com dose de ataque mais lenta, e está relacionado a menos efeitos adversos (reações anafilactóides não alérgicas) e erros de medicação. O método consiste na administração IV de 200 mg/kg no decorrer de 4 horas, seguida de 100 mg/kg correndo no período de 16 horas. O manejo individualizado é importante ao usar o protocolo de 2 bolsas (20 h), de forma que pacientes que permanecem com níveis mensuráveis de APAP e/ou aspartato transaminase/alanina transaminase (AST/ALT) elevadas após o fim do período podem necessitar de aumento na duração do tratamento além das 20 horas protocolares.

O exame de controle da aspartato aminotransferase/transaminase glutâmica-oxalacética (AST/TGO), alanina aminotransferase/transaminase glutâmica-pirúvica (ALT/TGP), bilirrubina sérica e tempo de protrombina (TP) sérica devem ser realizados diariamente. Alterações significativas da função hepática podem não ser percebidas de 72 a 96 horas após a ingestão da medicação. O fomepizol (4-metilpirazol) está sendo utilizado de forma experimental na intoxicação por paracetamol especialmente nos casos de atraso do tratamento após ingestão maciça. A dose utilizada neste momento é a mesma utilizada nos casos de intoxicação por metanol e etilenoglicol. É melhor consultar um CIT antes de seu uso.

Dart RC, Rumack BH: Patient-tailored acetylcysteine administration. Ann Emerg Med 2007;50:280–281 [PMID: 17418449].
Hoyte C, Dart RC: Transition to two-bag intravenous acetylcysteine for acetaminophen overdose: a poison center's experience. Clin Toxicol (Phila) 2019 Jan 28:1–2. [PMID: 30689437].
Schmidt LE et al: Fewer adverse effects associated with a modified two-bag intravenous acetylcysteine protocol compared to traditional three-bag regimen in paracetamol overdose. Clin Toxicol (Phila) 2018 May 24:1–7. [PMID: 29792347].
Shah et al: Fomepizole as an adjunctive treatment in severe acetaminophen ingestions: a case series. Clin Toxicol (Phila). 2021 Jan; 59(1):71–72 [PMID:32538692].
Wong et al: Efficacy of a two bag acetylcysteine regimen to treat paracetamol overdose (2NAC study). EClinicalMedicine 2020;20:100288 [PMID: 32211597].

ÁLCOOL ETÍLICO (ETANOL)

As bebidas alcoólicas, tintas, cosméticos, perfumes, enxaguantes bucais, extratos alimentícios (baunilha, amêndoas, etc.), álcool para higiene de superfícies e antissépticos para as mãos são fontes comuns de intoxicação alcoólica em crianças. O álcool etílico é encontrado até em formulações em pó para misturas e consumo. Níveis séricos de 50 a 80 mg/dL de álcool são compatíveis com alteração dos sentidos, e valores de 80 a 100 mg/dL são considerados intoxicação (valores utilizados para adultos; não há valores de referência para crianças). A população pediátrica pode apresentar

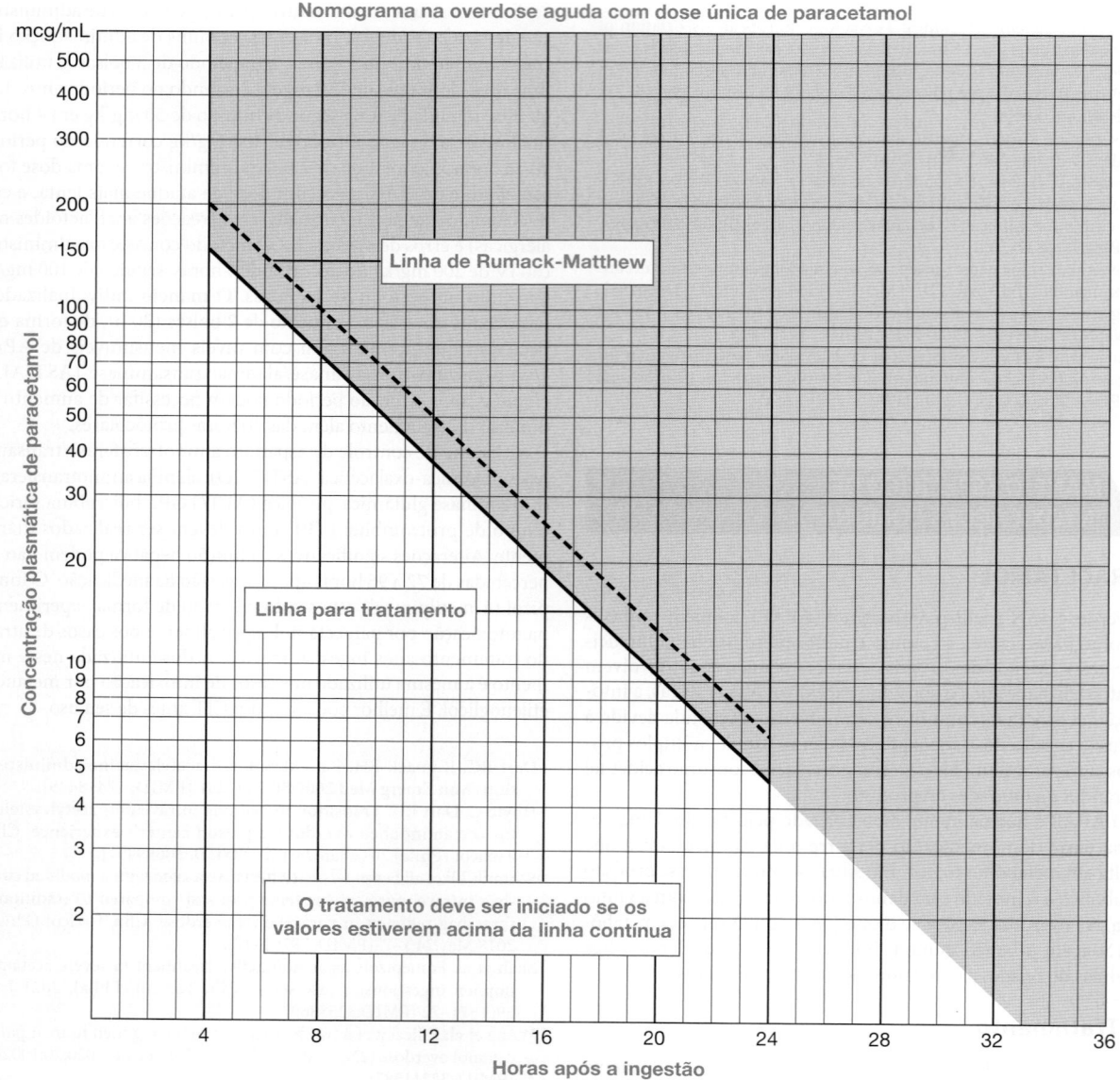

Nomograma: Concentração sérica de paracetamol × tempo após a ingestão. O nomograma foi desenvolvido a fim de estimar a probabilidade de a concentração sérica de paracetamol em relação ao intervalo pós-ingestão resultar em hepatotoxicidade e, portanto, se a terapia com acetilcisteína deve ser administrada.

Cuidados para o uso deste gráfico:

1. O tempo é relativo ao tempo após a ingestão.
2. O gráfico é utilizado somente para concentrações séricas após ingestão única em overdose.
3. A linha de tratamento está alocada 25% abaixo da linha de Rumack-Matthew a fim de permitir erros potenciais da dosagem séria de paracetamol e do tempo estimado após a ingestão. (Rumack et al. Arch Interm Med 1981; 141 (suppl):380-385).

▲ **Figura 13-1** Gráfico semilogarítmico do nível sérico de paracetamol *versus* tempo. (Modificada com permissão de Rumack BH, Matthew H: Acetaminophen poisoning and toxicity. Pediatrics 1975 Jun;55(6):871-876.)

alteração de sensório com níveis séricos tão baixos quanto 10 a 20 mg/dL, e apresentam maior risco de hipoglicemia associada do que os pacientes adultos. Qualquer criança com estas alterações descritas deve ser avaliada imediatamente.

Recentemente, informações erradas acerca de antissépticos para as mãos indicavam que tão somente "uma lambida" após o seu uso nas mãos poderia ocasionar intoxicação em crianças. Na realidade, isso não é verdade, embora, devido à concentração de 62% de etanol, a intoxicação após consumo de pequenas quantidades seja possível. A concentração sérica de etanol potencial após o consumo de uma solução com 62% de etanol por uma criança de 10 kg é calculada da seguinte forma:

$$1\ oz = 30\ mL \times 30\ mL \times 62\% = 18{,}6\ mL\ de\ etanol\ puro$$
$$18{,}6\ mL \times 0{,}79\ (densidade\ do\ álcool)$$
$$= 14{,}7\ g\ de\ etanol,\ ou\ 14.700\ mg$$

Em um paciente de 10 kg, este valor será distribuído no volume de líquido total (60% do peso), de forma que o volume de distribuição (Vd) será 6L.

$$14.700\ mg \div 6L = 2.450\ mg/L \rightarrow 2.450\ mg/L \div 10 = 245\ mg/dL$$

Com base nesses cálculos, uma criança de 10 kg que consuma 15 mL do antisséptico de mãos terá uma concentração de 122,5 mg/dL; uma criança de 20 kg após consumir 30 mL também terá uma concentração de etanol de 122,5 mg/dL; uma de 30kg com consumo de 30 mL, uma concentração de 81,7 mg/dL; e um adulto de 70kg, consumindo os mesmos 30 mL, apresentaria uma concentração de 35 mg/dL.

Uma dose (apertar o bico dosador uma vez) de antisséptico de mãos dispensa aproximadamente 2,5 mL do produto. Caso ingerida (sendo álcool 62%), essa quantidade criaria as seguintes concentrações séricas:

1. Na criança de 10 kg: 23,1 mg/dL
2. Na criança de 20 kg: 11,6 mg/dL
3. Na criança de 30 kg: 7,7 mg/dL

A absorção completa de álcool requer entre 30 minutos e 6 horas, dependendo do volume de consumo, da presença de comida associada e do tempo de duração do consumo de álcool. A taxa de degradação do metabolismo é constante (aproximadamente 20 g/dL/h nos adultos). O álcool absoluto (puro), 1 mL/kg resulta em pico sérico de cerca de 100 mg/dL em 1 hora após a ingestão.

▶ Tratamento

O manejo de sedação, da hipoglicemia e da acidose geralmente são as únicas medidas necessárias. Deve-se administrar dextrose IV caso a glicemia seja menor que 60 mg/dL. Óbitos geralmente decorrem de depressão do sistema nervoso central (SNC) e insuficiência respiratória subsequente. O paciente deve ser reavaliado para lesões traumáticas ou sinais de coingestão de outras drogas na avaliação secundária.

ANFETAMINAS E DROGAS RELACIONADAS (ESTIMULANTES, METANFETAMINA, 3,4-METILENODIOXI-N-METILANFETAMINA)

▶ Apresentação clínica

A. Intoxicação aguda

A intoxicação por anfetamina, 3,4-metilenodioxi-N-metanfetamina (MDMA), e metanfetamina é comum devido à disponibilidade disseminada de "pílulas de dieta" e ao uso de "*ecstasy*", "*speed*", "*crank*", "*cristal*", e "*ice*/gelo" por adolescentes (deve-se ter cuidado com o uso e interpretações de gírias, pois podem possuir múltiplos significados). O uso incorreto e repasse a outras pessoas de múltiplas medicações para transtorno de déficit de atenção/hiperatividade (TDAH) é uma causa recente de intoxicação por estimulantes. Existem novas drogas sintéticas com efeitos semelhantes aos estimulantes, como os canabinoides sintéticos – "*spice*", "K2" – e mefedrona ou metilenodioxipirovalerona (MPDV) – "sais de banho", "alimento de planta".

Os sintomas apresentados incluem estimulação do SNC como ansiedade, hiperatividade, hiperpirexia, diaforese, hipertensão, cólica abdominal, náusea, vômitos e incapacidade de eliminação de urina. O MDMA é associado a hiponatremia e convulsões. Casos graves podem apresentar rabdomiólise e acidose. Pode ocorrer uma psicose tóxica indistinguível de esquizofrenia paranoide. Os laboratórios caseiros para manufatura de metanfetaminas são um risco potencial de exposição de crianças a várias substâncias perigosas e tóxicas.

▶ Tratamento

O tratamento de escolha são os benzodiazepínicos, como lorazepam, com aumento progressivo até o efeito esperado. Podem ser necessárias doses bastante altas. Em casos de agitação extrema ou alucinações, pode-se usar droperidol (0,1 mg/kg/dose) ou haloperidol (até 0,1 mg/kg) parenteral. A hipertermia deve ser manejada com agressividade, e podem ser necessárias intubação e paralisia.

Carvalho M et al: Toxicity of amphetamines: an update. Arch Toxicol 2012;86(8):1167–1231 [PMID: 22392347].
Wang GS, Hoyte C: Novel drugs of abuse. Pediatr Rev 2019 Feb;40(2): 71–78 [PMID: 30709973].

ANESTÉSICOS LOCAIS

A intoxicação por anestésicos locais pode se apresentar com estimulação do SNC, acidose, *delirium*, ataxia, choque, convulsão e morte. Já foi descrita meta-hemoglobinemia após analgesia oral/dental, tipicamente após uso de benzocaína ou prilocaína. Já foi relatada também após o uso destas mesmas preparações para aplicação tópica em crianças. A dose máxima de infiltração

Tabela 13-1 Propriedades farmacológicas dos anestésicos locais

	pK_a	Ligação à proteína (%)	Potência relativa	Duração de ação	Dose máxima permitida de forma subcutânea (mg/kg)
Ésteres					
Cloroprocaína	9,3	Desconhecida	Intermediária	Curta	10
Cocaína	8,7	92	Baixa	Média	3
Procaína	9,1	5	Baixa	Curta	10
Tetracaína	8,4	76	Alta	Longa	3
Amidas					
Bupivacaína	8,1	95	Alta	Longa	2
Etidocaína	7,9	95	Alta	Longa	4
Lidocaína	7,8	70	Baixa	Média	4,5
Mepivacaína	7,9	75	Intermediária	Média	4,5
Prilocaína	8,0	40	Intermediária	Média	8
Ropivacaína	8,2	95	Intermediária	Longa	3

Reproduzida com permissão de Nelson LS, Lewin NA, Howland MA, et al: *Goldfrank's Toxicologic Emergencies*, 9th ed. New York, NY: McGraw Hill; 2011.

subcutânea de lidocaína é 4,5 mg/kg **(Tabela 13-1)**. A tentação de exceder a dose máxima em procedimentos demorados é grande e pode resultar, inadvertidamente, em sobredose da medicação. As medicações tópicas para alívio de dentes em nascimento já foram voluntariamente recolhidas diante deste risco.

Os anestésicos locais utilizados em obstetrícia atravessam a barreira placentária, e não são adequadamente metabolizados pelo fígado fetal. Mepivacaína, lidocaína e bupivacaína podem causar bradicardia fetal, depressão neonatal e morte. Injeções acidentais de mepivacaína na cabeça do feto durante anestesia em região de colo uterino podem causar asfixia neonatal, cianose, acidose, bradicardia, convulsão e morte.

▶ **Tratamento**

Se o agente anestésico foi ingerido, as mucosas devem ser limpas com cuidado e o local de aplicação deve ser limpo e irrigado. A administração de oxigênio é indicada caso seja necessária ventilação. A meta-hemoglobina sintomática é tratada com azul de metileno 1%, 0,2 mL/kg (1 a 2 mg/kg/dose IV) durante o período de 5 a 10 minutos. Acidose e disritmias podem ser tratadas com bicarbonato de sódio, hipotensão com vasopressores, convulsões com benzodiazepínicos, e bradicardia com atropina. Na situação de parada cardiorrespiratória, especificamente no caso das intoxicações por anestésicos tópicos, terapia com emulsão lipídica 20% deve ser iniciada. Deve-se administrar uma dose inicial de 1,5 mL/kg em bólus durante 1 minuto, seguido de 0,25 mL/kg/min correndo entre 20 a 30 min, até que a circulação espontânea retorne. A repetição do bólus pode ser considerada.

FDA Drug Safety Communication: http://www.fda.gov/Drugs/DrugSafety/ucm402240.htm. Accessed June 1, 2015.
Gosselin S et al: Evidence-based recommendations on the use of intravenous lipid emulsion therapy in poisoning. Clin Toxicol (Phila) 2016 Sep 8;1–25 [PMID: 27608281].
Levine M et al: Systematic review of the effect of intravenous lipid emulsion therapy for non-local anesthetics toxicity. Clin Toxicol (Phila) 2016 Mar;54(3):194–221 [PMID: 26852931].
Spiller HA et al: Multicenter retrospective evaluation of oral benzocaine exposure in children. Vet Hum Toxicol 2000;42:228 [PMID: 10928690].

ANTI-HISTAMÍNICOS E PREPARAÇÕES PARA TOSSE E RESFRIADO

Os xaropes para tosse e resfriado estão sendo postos em cheque devido a sua potencial toxicidade para crianças menores. Medicamentos usados nessas preparações incluem anti-histamínicos (bronfeniramina, clorfeniramina, difenidramina, doxilamina), agentes tussígenos (dextrometorfano), expectorantes (guaifenesina) e descongestionantes (pseudoefedrina, fenilefrina). Em 2007, os fabricantes removeram voluntariamente as preparações para crianças menores de 4 anos do mercado. A maioria dos eventos adversos associados a essas medicações advém da ingestão não intencional supraterapêutica de anti-histamínicos ou dextrometorfano. Uma grande proporção das situações com risco de vida é resultante de abuso infantil (tentativa de sedação das crianças com medicação).

Embora os anti-histamínicos tipicamente causem depressão do SNC, as crianças podem apresentar reação paradoxal com agitação, alucinações, *delirium*, ataxia, tremores e convulsões, seguidos de depressão do SNC, insuficiência respiratória e parada cardiovascular. A dose considerada potencialmente tóxica é de 10 a 50 mg/kg dos anti-histamínicos de uso mais comum, mas reações tóxicas podem ocorrer em doses muito menores. Podem ocorrer efeitos anticolinérgicos como boca seca, pupilas dilatadas fixas, rubor facial, febre e alucinações. O dextrometorfano pode levar a alteração do estado mental, alucinações, nistagmo e toxicidade serotoninérgica quando ingerido em grande quantidade ou quando utilizado concomitantemente com agentes serotoninérgicos. Overdoses maciças podem levar a óbito.

▶ Tratamento

Os benzodiazepínicos, como o lorazepam (0,1 mg/kg IV) podem ser usados para o controle de crises convulsivas e agitação. A fisostigmina (0,5 a 2,0 mg IV, administrada de forma lenta) reverte dramaticamente os efeitos de agitação e *delirium* dos efeitos anticolinérgicos dos anti-histamínicos; no entanto, a duração do efeito é curta, e pode ser necessário manter em infusão contínua por mais tempo. Arritmias cardíacas e hipertensão podem ser tratadas com uso da solução fisiológica padrão na dose de 10 a 20 mL/kg e vasopressores se necessário. O bicarbonato de sódio pode ser útil na dose de 1 a 2 mEq/kg na presença de alargamento do complexo QRS desde que com pH inferior a 7,55.

Green JL et al: Safety profile of cough and cold medication use in pediatrics. Pediatrics 2017 Jun;139(6) [PMID: 28562262].
Smith MD et al: Out-of-hospital medication errors among young children in the United States, 2002–2012. Pediatrics 2014;124(5):867–879 [PMID: 25332497].

BARBITÚRICOS E BENZODIAZEPÍNICOS

Os barbitúricos são menos utilizados hoje em dia sendo substituídos por benzodiazepínicos em situações de crises convulsivas e para sedação. Os efeitos tóxicos dos barbitúricos incluem confusão, descoordenação motora, coma, pupilas mióticas ou fixas em midríase, e depressão respiratória. A presença de acidose respiratória é frequentemente associada a atelectasias pulmonares e hipotensão. A ingestão de mais de 6 mg/kg de barbitúricos de longa duração ou mais de 3 mg/kg dos de curta duração é geralmente tóxica. Os benzodiazepínicos tipicamente causam depressão do SNC e letargia sem acometimento hemodinâmico nos casos de ingestão oral não intencional. Grandes overdoses orais, coingestão com outros sedativos/hipnóticos, ou overdose IV iatrogênica podem causar depressão cardiovascular ou respiratória.

▶ Tratamento

É crítico realizar um manejo cuidadoso e conservador com ênfase na manutenção da via aérea, ventilação adequada e controle da hipotensão. A alcalinização urinária e o uso de doses sequenciais de carvão ativado podem reduzir a meia-vida de eliminação do fenobarbital, mas não apresentam efeitos no curso clínico da intoxicação. O flumazenil deve ser considerado se houver depressão respiratória e de SNC após o uso de benzodiazepínicos, utilizando a dose de 0,01 mg/kg IV (dose máxima de 0,2 mg).

Bachhuber MA et al: Increasing benzodiazepine prescriptions and overdose mortality in the United States, 1996–2013. Am J Public Health 2016 Apr;106(4):686–688 [PMID: 26890165].
Kreshak AA et al: Flumazenil administration in poisoned pediatric patients. Pediatr Emerg Care 2012;28(5):488 [PMID: 22531190].

ALCALOIDES DA BELADONA (ATROPINA, FIGUEIRA-DO-DIABO, FOLHAS DE BATATA, ESCOPOLAMINA, ESTRAMÔNIO)

Os efeitos de compostos anticolinérgicos (ou antimuscarínicos) compreendem boca seca, sede, redução do suor com pele seca, vermelha e quente, febre alta e taquicardia (por vezes precedida por bradicardia). As pupilas estão dilatadas e a visão borrada. Pode ocorrer alteração de fala e deglutição. Alucinações, *delirium* e coma são comuns. Pode haver leucocitose, o que dificulta o diagnóstico.

A intoxicação por atropina pode ser causada pela dose normal de colírios de atropina ou homatropina. Muitas plantas comuns e medicações que não necessitam de prescrição médica (anti-histamínicos e pílulas para dormir) contêm alcaloides da beladona ou medicações com efeitos anticolinérgicos.

▶ Tratamento

O esvaziamento gástrico é reduzido pelos anticolinérgicos, dessa forma a descontaminação gástrica pode ser útil mesmo que seu uso seja postergado. Se o paciente está acordado e sem sinais ou sintomas, o uso de carvão ativado pode ser considerado. Benzodiazepínicos devem ser administrados para controlar a agitação. Deve ser administrado em bólus e doses escaladas, podendo ser necessárias doses altas. O uso de fisostigmina (0,5 a 2,0 mg EV, com administração lenta) reverte dramaticamente a agitação de origem central e o *delirium*, e a infusão contínua pode ser utilizada para manter a resposta. No entanto, esta medicação não deve ser utilizada em pacientes com cardiotoxicidade comprovada ou crises convulsivas. A hipertermia deve ser agressivamente controlada. A urina deve ser cateterizada caso não consiga urinar espontaneamente.

Arens AM, Kearney T: Adverse effects of physostigmine. J Med Toxicol 2019 Feb 11 [PMID: 31414401].
Glaststein M et al: Belladonna alkaloid intoxication: the 10-year experience of a large tertiary care pediatric hospital. Am J Ther 2013 Nov;20 [PMID: 24263161].
Wang GS et al: A randomized trial comparing physostigmine vs lorazepam for treatment of antimuscarinic (anticholinergic) toxidrome. Clin Toxicol (Phila) 2020 Dec 9:1–13 [PMID: 33295809].

β-BLOQUEADORES E BLOQUEADORES DO CANAL DE CÁLCIO

Os β-bloqueadores (BB) e bloqueadores do canal de cálcio (BCC) causam primariamente toxicidade cardiovascular com bradicardia, hipotensão e vários graus de bloqueio cardíaco, inclusive com a formação de disritmias cardíacas. Intoxicações graves podem promover depressão de SNC (tipicamente secundária ao colapso hemodinâmico). O propranolol (BB) é associado a convulsões e aumento do intervalo QRS. Hiperglicemia pode ser vista na intoxicação por BCC.

▶ Tratamento

A estabilização com ressuscitação volêmica com solução isotônica IV deve ser iniciada. Pode-se administrar atropina para bradicardia sintomática. Cálcio na dose de 20 mg/kg deve ser administrado e repetido se necessário. A infusão de cloreto de cálcio 10% na dose 0,2 a 0,5mL/kg/h pode ser iniciada após bólus inicial. O glucagon pode ser administrado na dose de bólus de 50 a 100 mcg/kg (5 a 10 mg) IV e, se há melhora, é mantido em infusão de 2 a 5 mg/h. Vasopressores como epinefrina ou norepinefrina devem ser iniciados caso o paciente siga hipotenso e bradicardíaco. Nos pacientes com intoxicação grave e refratários a essas medidas iniciais, devem ser iniciadas altas doses de insulina (terapia euglicêmica de alta-dose de insulina). Essa terapia inicia em 0,5 a 1 UI/kg/h de insulina, e pode ser aumentada conforme necessário. Seu centro regional de informações toxicológicas deve ser contatado para maiores detalhes de dosagem desta terapia.

> Dewitt CR, Waksman JC: Pharmacology, pathophysiology and management of calcium channel blocker and beta-blocker toxicity. Toxicol Rev 2004;23(4):223–238 [PMID: 15898828].
> Krenz JR, Kaakeh Y: An overview of hyperinsulinemic-euglycemic therapy in calcium channel blocker and β-blocker overdose. Pharmacotherapy 2018 Nov;38(11):1130–1142 [PMID: 30141827].
> St-Onge M et al: Experts consensus recommendations for the management of calcium channel blocker poisoning in adults. Crit Care Med 2017 Mar;45(3):e306–e315 [PMID: 27749343].

MONÓXIDO DE CARBONO (CO)

O CO é um composto gasoso incolor e inodoro produzido com a queima de vários tipos de combustíveis. O grau de toxicidade apresenta correlação direta com a concentração de carbóxi-hemoglobina dosada após a exposição aguda, mas não após a administração de oxigênio, ou se muito tempo tiver decorrido da exposição. O início dos sintomas pode ser mais rápido e grave caso o paciente viva em altas altitudes, possua uma frequência respiratória alta (ou seja, crianças), esteja gestante, ou apresente insuficiência miocárdica ou doença pulmonar. O sangue normal pode conter até 5% de carbóxi-hemoglobina (10% em fumantes). Os neonatos podem apresentar níveis elevados de carbóxi-hemoglobina devido à quebra da bilirrubina.

Os sintomas podem incluir sintomas não específicos como dor de cabeça ou sintomas gripais. Outros efeitos incluem confusão, tremores e coma. Outro sinal sugestivo pode ser a melhora dos sintomas após retirada do ambiente de exposição. Ocasionalmente podem ocorrer danos permanentes cardíacos, hepáticos, renais ou do SNC. O desfecho da intoxicação grave pode ser a recuperação completa, o estado vegetativo ou qualquer grau de lesão neuropsiquiátrica entre estes dois extremos.

▶ Tratamento

A meia-vida biológica do CO em ar ambiente é de aproximadamente 200 a 300 minutos. Quando em ambiente com O_2 100%, é de 60 a 90 minutos. Dessa forma, deve-se administrar O_2 100% imediatamente. A terapia hiperbárica de 2 a 2,5 ATM de oxigênio reduz a meia-vida do gás carbônico para 30 minutos, mas é muito difícil de empregar em tempo hábil. O uso de terapia hiperbárica deve ser considerado em sequelas neurológicas tardias, mas ainda é controverso já que o foco principal de manejo deve ser a ressuscitação e estabilização aguda. Após a redução do nível de CO_2 a zero, a terapia deve ser direcionada às sequelas não específicas da anoxia. A avaliação da fonte da intoxicação deve ser realizada antes da alta do paciente.

> Buckley NA et al: Hyperbaric oxygen for carbon monoxide poisoning. Cochrane Database Syst Rev 2011;13(4):CD002041 [PMID: 21491385].
> Macnow TE et al: Carbon monoxide poisoning in children: diagnosis and management in the emergency department. Pediatr Emerg Med Pract 2016 Sep;13(9):1–24 [PMID: 27547917].

AGENTES CÁUSTICOS

Tanto os agentes ácidos quanto os alcalinos podem gerar queimaduras na pele, mucosa e olhos. Podem ocorrer vômitos, disfagia, emergências com via aérea, queimaduras e dor abdominal após a ingestão. Pode ocorrer disfunção respiratória devido ao edema de epiglote, edema pulmonar por inalação ou pneumonia. Em casos graves, podem ocorrer mediastinite, infecção associada, ou choque. A perfuração de esôfago ou estômago é rara. Podem ocorrer lesões residuais na área de esôfago, estômago, e estruturas pilóricas, assim como cicatrizes na córnea, pele e orofaringe.

1. Ácidos (ácidos hidroclorídrico, hidrofluorídrico, nítrico e sulfúrico; bissulfato de sódio)

Os ácidos fortes são comumente encontrados em limpadores de metal e vaso sanitários, baterias ou outros produtos, e podem ocasionar necrose coagulativa. O ácido hidrofluorídrico é um agente especialmente perigoso. A exposição cutânea cria queimaduras penetrantes que podem progredir por horas ou mesmo dias. Exposições cutâneas extensas ou pequenas ingestões podem ocasionar hipocalcemia com risco de vida.

2. Bases (água sanitária, desentupidores de ralo, produtos de limpeza; examine os rótulos ou ligue para um CIT para avaliar componentes)

Os álcalis podem produzir lesões potencialmente mais severas que os ácidos, resultando em necrose de liquefação. Algumas substâncias, como os desentupidores de ralos, são muito tóxicas, enquanto a água sanitária clorada (soluções de 3% a 6% de hipoclorito de sódio) geralmente não é tóxica em pequenas doses. A água sanitária clorada, quando combinada com ácidos fortes (limpadores de vasos ou fossas) ou amônia, pode produzir gás cloro ou cloramina, respectivamente. Esses gases podem causar irritação de membranas ou lesão pulmonar quando inalados em espaços confinados.

▶ Tratamento

Agentes eméticos ou lavagem intestinal são contraindicados. Podem ser diluídos com administração de água, mas deve-se ter cuidado para não produzir êmese por administração excessiva de fluidos. Não se deve tentar a neutralização do composto. As áreas queimadas de pele, mucosas e olhos devem ser lavadas com água morna abundante. Os olhos devem ser irrigados por pelo menos 20 minutos. Uma consulta oftalmológica deve ser realizada nos casos de lesão ocular por agente cáustico. Pode ser necessária intubação orotraqueal para aliviar os sintomas de edema endotraqueal. A ausência de lesão oral não descarta a possibilidade de queimadura laríngea ou esofágica após a ingestão de álcalis. Deve ser realizada esofagoscopia nos pacientes com queimaduras significativas, dificuldade para engolir, salivação excessiva, vômitos ou estridor. Embora não exista evidência conclusiva, os corticosteroides podem ser úteis nas queimaduras esofágicas. O uso de antibióticos pode ser necessário caso haja mediastinite, mas não devem ser usados profilaticamente.

As queimaduras cutâneas com ácido hidrofluorídrico são tratadas com gel de gluconato de cálcio 10% ou infusão de gluconato de cálcio. A exposição grave pode requerer doses elevadas de cálcio IV ou monitoramento cardiovascular. O tratamento deve ser guiado por nível sérico de cálcio, eletrocardiograma (ECG) e sinais clínicos.

Chirica M et al: Caustic ingestion. Lancet 2017;389:2014–2052 [PMID: 28045663].
Usta M et al: High doses of methylprednisone in the management of caustic esophageal burns. Pediatrics 2014;133(6):E1518–E1524 [PMID: 24864182].

AGONISTAS α_2-ADRENÉRGICOS DE AÇÃO CENTRAL

Os agonistas α_2-adrenérgicos centrais são medicações comuns de prescrição e compra sem receita médica. Os imidazóis são encontrados em descongestionantes nasais e colírios contra hiperemia ocular. A clonidina e a guanfacina são usadas no tratamento de TDAH ou hipertensão. A dexmedetomidina é uma agonista α_2-adrenérgica de ação central utilizada para sedação. Essas medicações agem reduzindo a produção pré-sináptica de catecolaminas nos receptores α_2-adrenérgicos no cérebro, resultando na redução do estímulo simpático.

▶ Achados clínicos

Os efeitos mais comuns estão relacionados à sedação do SNC. Podem se apresentar com miose, depressão do SNC e depressão respiratória, semelhante aos casos de intoxicação por opioides. Outros efeitos comuns são bradicardia e hipotensão.

▶ Tratamento

Caso o paciente se apresente obnubilado ou incapaz de proteger sua via aérea, a intubação traqueal é indicada. A naloxona já foi usada na tentativa de reversão dos sinais de toxicidade, com resultados contraditórios. A bradicardia sintomática deve ser manejada com ressuscitação volêmica ou atropina. A hipotensão deve ser tratada com hidratação IV, seguida de vasopressores caso necessário.

Wang et al: Unintentional pediatric exposures to central alpha-2 agonists reported to the National Poison Data System. J Pediatr 2014; 164(1):149–152 [PMID: 24094880].

COCAÍNA

A cocaína é absorvida pela via intranasal, por inalação ou ingestão. Os efeitos são percebidos quase imediatamente após o consumo intravenoso ou por fumo, e demoram cerca de 1 hora se o consumo se der por via oral ou nasal. A cocaína evita a recaptação das catecolaminas endógenas (mantendo maior tempo de ação na fenda sináptica), causando, assim, o aumento imediato do efeito simpático inicial, seguido de uma depleção de catecolaminas com o uso crônico.

▶ Achados clínicos

Embora com efeito anestésico local e vasoconstritor, a cocaína também é um potente estimulante cardiovascular e do SNC. A taquicardia, hiperpneia, hipertensão e o efeito estimulante central iniciais são usualmente seguidos de coma, convulsões, hipotensão e depressão respiratória. Nos casos de overdose grave, podem ser identificadas diversas alterações de ritmo cardíaco, incluindo taquicardia sinusal, arritmias atriais, contração ventricular prematura, bigeminismo, taquicardia ventricular e fibrilação. No caso de consumo intravenoso de altas doses, podem ocorrer infarto cardíaco, disritmias, rabdomiólise e hipertermia, resultando em óbito.

As crianças recém-nascidas de mães usuárias de cocaína podem apresentar epilepsia neonatal por meses após o nascimento. Alguns produtos de cocaína podem estar contaminados com levamisol, o que pode ocasionar vasculites sistêmicas e agranulocitose.

▶ Tratamento

A dosagem sérica de cocaína geralmente não possui aplicabilidade clínica, mas a análise qualitativa urinária pode ajudar na confirmação do diagnóstico. Os metabólitos da cocaína podem continuar positivos na urina por 3 a 5 dias após a exposição. Quando há envolvimento cardíaco ou torácico, um ECG é indicado. Sinais de infarto do miocárdio devem ser manejados conforme os protocolos padrões, e o alargamento QRS deve ser manejado com bicarbonato de sódio. As convulsões podem ser tratadas com benzodiazepínicos IV, como lorazepam, titulada até resposta. A hipotensão é manejada com os agentes usuais. Como o abuso de cocaína pode depletar a norepinefrina sistêmica, um agente indireto, como a dopamina, pode ser menos efetivo que um agente direto como a norepinefrina. A agitação é melhor manejada com o uso de benzodiazepínicos.

Qureshi AI et al: Cocaine use and the likelihood of nonfatal myocardial infarction and stroke: data from the Third National Health and Nutrition Examination Survey. Circulation 2001;103:502 [PMID: 11157713].
Vagi SJ: Passive multistate surveillance for neutropenia after use of cocaine or heroin possibly contaminated with levamisole. Ann Emerg Med 2013 Apr;61(4):468–474 [PMID: 23374417].

COSMÉTICOS E PRODUTOS RELACIONADOS

Cosméticos e produtos de cuidados pessoais são as substâncias mais comuns de consumo acidental em pacientes pediátricos menores de 5 anos (14% das ligações ao Sistema de Dados Nacional de Intoxicação e Envenenamentos dos EUA) e estão em segundo lugar para a população geral. A maior parte deles não geram intoxicação significativa. As toxicidades relativas aos produtos mais comumente ingeridos deste grupo estão descritas na **Tabela 13-2**.

ANTIDEPRESSIVOS TRICÍCLICOS

Os antidepressivos tricíclicos (ADT) – como amitriptilina, imipramina – apresentam taxas muito baixas de toxicidade quando usados em doses terapêuticas, e mesmo a overdose moderada (> 1 g) desta medicação já pode apresentar efeitos sérios. A intoxicação por difenidramina (anti-histamínico) pode apresentar efeitos semelhantes à intoxicação por ADT e é uma medicação mais prontamente disponível. A difenidramina pode causar intoxicação em doses acima de 10 mg/kg, enquanto os ADT necessitam de doses acima de 1 g.

A overdose de tricíclicos pode ocasionar coma súbito dentro de 1 a 2 horas após a ingestão, seguido de convulsões, hipotensão e alteração de ritmo cardíaco. Geralmente os efeitos clínicos significativos ocorrem dentro de horas após a ingestão, podendo apresentar risco de vida e necessitar de intervenção rápida.

▶ **Tratamento**

Após uma ingestão de quantidade significativa, a descontaminação deve incluir a administração de carvão ativado, a não ser que paciente já apresente sintomas. Caso ocorram crises convulsivas, deve-se administrar benzodiazepínicos.

O ECG deve ser realizado em todos os pacientes. Um intervalo QRS acima de 100 ms identifica os pacientes em risco para crises convulsivas, enquanto um intervalo acima de 160 ms identifica aqueles em risco para arritmias. Se forem identificadas arritmias ou taquicardias, o paciente deve ser internado e monitorizado até não apresentar sinais de irregularidade por pelo menos 24 horas. O início de arritmias é raro após 24 horas da ingestão.

A alcalinização com bólus de bicarbonato de sódio (0,5 a 1,0 mEq/kg IV) pode reverter dramaticamente arritmias ventriculares e reduzir o intervalo QRS. Se o paciente estiver entubado, a hiperventilação pode ser útil. Pode-se adicionar lidocaína para tratar arritmias. A administração em bólus de bicarbonato de sódio (1 a 2 mEq/kg) é recomendada para todos os pacientes com QRS progressivo e prolongado com arritmia significativa até atingir um pH sérico de 7,5 a 7,6. A terapia com emulsões lipídicas tem sido usada no contexto de cardiotoxicidade.

Os ADTs agem bloqueando a reabsorção das catecolaminas e, dessa forma, produzindo uma hipertensão inicial seguida de hipotensão devido ao seu efeito nos receptores alfa adrenérgicos periféricos. Os vasopressores (como a norepinefrina, 0,1 a 1,0 mcg/kg/min, titulada até resposta) são efetivos. A promoção da diurese e a hemodiálise não são efetivas, e o uso de fisostigmina é contraindicado.

Blaber MS et al: "Lipid rescue" for tricyclic antidepressant cardiotoxicity. J Emerg Med 2012;43(3):465–467 [PMID: 22244291].
Kerr GW et al: Tricyclic antidepressant overdose: a review. Emerg Med J 2001;18:236 [PMID: 11435353].
Palmer RB et al: Adverse events associated with diphenhydramine in children, 2008–2015. Clin Toxicol (Phila) 2020 Feb;58(2):99–106 [PMID: 31062642].

DIGITÁLICOS E OUTROS GLICOSÍDEOS CARDÍACOS

A intoxicação aguda por digitálicos é tipicamente resultado de dosagem incorreta, enquanto a toxicidade crônica é devida a não identificação de insuficiência renal ou desidratação. Na sobredosagem aguda, a hipercalemia é mais comum e põe em risco a vida do paciente. O paciente pode apresentar náusea, vômitos, diarreia, cefaleia, *delirium*, confusão, e, ocasionalmente, coma. As arritmias cardíacas relatadas tipicamente envolvem bradiarritmias, embora todo tipo de arritmia já tenha sido reportado nas intoxicações por digitálicos (incluindo fibrilação atrial, taquicardia atrial paroxística e *flutter* atrial). A intoxicação por passagem transplacentária de digitálicos já foi relatada. Os glicosídeos cardíacos (como as flores de oleandro amarelo e dedaleira) podem causar intoxicação digitálica caso ingeridos em grande quantidade.

Tabela 13-2 Toxicidade relativa de cosméticos e produtos similares

Toxicidade alta	Toxicidade baixa/mínima
Produto para enrolar os cabelos ("permanentes") (peróxido de hidrogênio)	Perfume
	Desodorantes
	Sais de banho
Toxicidade moderada	Maquiagem líquida
Esmalte de unha (vários ingredientes)	Cremes e loções de limpeza
Removedor de esmalte (acetona, álcoois)	
Tônicos capilares (álcool)	

▶ Tratamento

Se o paciente estiver acordado e alerta, considerar administrar carvão ativado. O uso de potássio é contraindicado a não ser que haja comprovação laboratorial de hipocalemia. A administração de ressuscitação volêmica adequada é essencial para ajudar na eliminação renal da medicação.

O paciente deve ser cuidadosamente monitorizado para alterações eletrocardiográficas. As bradicardias devem ser manejadas com atropina. Fenitoína, lidocaína, sais de magnésio (quando sem insuficiência renal associada), amiodarona e bretílio já foram descritas com uso para correção das arritmias.

O tratamento definitivo é realizado com uso de anticorpo (fragmento de anticorpo ovino [Fab]) antidigoxina. As indicações para seu uso incluem hipotensão e qualquer arritmia, tipicamente arritmia ventricular e bradicardia progressiva, ou hipercalemia (K > 5) no contexto de overdose aguda. A onda T apiculada indica altos níveis séricos de potássio e pode ser indicativa para o uso do anticorpo antidigoxina. Técnicas para a determinação de doses e indicação do anticorpo, quando disponíveis, estão descritas na informação técnica da medicação. Podem ser necessárias altas doses de antidigoxina na overdose de digitálicos. ECMO não é indicada nos casos de intoxicação digital.

> Botelho AFM et al: A review of cardiac glycosides: Structure, toxicokinetics, clinical signs, diagnosis and antineoplastic potential. Toxicon 2019 Feb;158:63–68 [PMID: 30529380].
> Mowry JB: Extracorporeal treatment for digoxin poisoning: systematic review and recommendations from the EXTRIP Workgroup. Clin Toxicol (Phila) 2016;54(2):103–114 [PMID: 26795743].
> Rajapakse S: Management of yellow oleander poisoning. Clin Toxicol (Phila) 2009;47(3):206–212 [PMID: 19306191].

LOPERAMIDA E DIFENOXILATOS COM ATROPINA

A ingestão de loperamida até 0,4 mg/kg pode ser manejada em casa com segurança. Há relato de aumento do uso de loperamida como automedicação em situações de adição a opioides. Nos casos de overdose desta medicação, pode haver sintomas de intoxicação semelhantes aos do uso de opioides e estão associados a arritmias cardíacas tanto nos casos de overdose aguda quanto na situação de abuso crônico. A Food and Drug Administration (FDA, Administração de Alimentos e Medicamentos) recolheu o difenoxilato com atropina em 2017; no entanto, ele ainda está presente em alguns lares. O cloridrato de difenoxilato é um narcótico sintético que pode levar a intoxicação opiácea. O sulfato de atropina pode levar a intoxicação anticolinérgica.

▶ Tratamento

O cloridrato de naloxona (0,4 a 2,0 mg IV em crianças e adultos) deve ser utilizado caso haja sinais de depressão respiratória. Podem ser necessárias doses subsequentes pelo fato da duração de ação do difenoxilato ser consideravelmente maior do que a da naloxona.

> Eggleston W et al: Loperamide toxicity: recommendations for patient monitoring and management. Clin Toxicol (Phila) 2020 May;58(5):355–359 [PMID: 31684751].
> Vakkalanka JP, Charlton NP, Holstege CP: Epidemiologic trends in loperamide abuse and misuse. Ann Emerg Med 2016 Nov 4 [PMID: 27823872].

DESINFETANTES E DESODORIZADORES

1. Naftaleno

O naftaleno é encontrado mais raramente hoje em dia em antifungos, naftalina, desinfetantes e desodorizadores de ambientes. É absorvido não somente quando ingerido, mas também através da pele e pulmões. É especialmente danoso guardar roupas de bebê com naftalina porque o óleo de bebê é um excelente solvente que pode aumentar a absorção cutânea deste composto. Os produtos metabólicos do naftaleno podem causar anemia hemolítica grave 2 a 7 dias após a ingestão. Outros achados incluem vômitos, diarreia, icterícia, olígúria, anúria, coma e convulsão.

▶ Tratamento

Se o paciente está acordado e alerta, e a intoxicação foi oral, pode se considerar o uso de carvão ativado. Podem ocorrer meta-hemoglobinemia e hemólise 24 a 48 horas após a ingestão. Hemólise e anemia grave podem necessitar de transfusão sanguínea.

2. P-diclorobenzeno, ácidos fenólicos e outros

Os desinfetantes e desodorizadores contendo p-diclorobenzeno ou sulfato de sódio são mais frequentes hoje em dia nos antifungos de ambientes e muito menos tóxicos do que aqueles contendo naftaleno. Estes componentes tipicamente causam irritação de mucosa e alteração GI. A cânfora pode causar crises convulsivas 1 a 2 horas após a ingestão.

Os desinfetantes contendo ácidos fenólicos são altamente tóxicos, especialmente se contém o íon borato. O fenol precipita as proteínas teciduais e pode causar toxicidade sistêmica resultando em alcalose respiratória seguida de acidose metabólica. Alguns fenóis causam meta-hemoglobinemia. O fenol é rapidamente absorvido topicamente e através do trato GI, causando lesões locais, dano capilar difuso e, em alguns casos, meta-hemoglobinemia. O pentaclorofenol, utilizado para limpeza terminal de fraldas, já causou fatalidades infantis por acidose metabólica.

A toxicidade dos álcalis, compostos contendo quaternário de amônio, óleo de pinho, e desinfetantes halogenados varia conforme a concentração dos agentes ativos. Desodorantes com pavio usualmente apresentam toxicidade moderada. Os desinfetantes de iodofórmio são os mais seguros. Os desodorantes em *spray* são geralmente não tóxicos, visto que uma criança não conseguiria ingerir grandes quantidades destes compostos.

Os sinais e sintomas de ingestão aguda de compostos com quaternário de amônio incluem diaforese, irritabilidade significativa, sede, vômitos, diarreia, cianose, hiperatividade, coma, convulsões, hipotensão, dor abdominal e edema pulmonar. Também pode ocorrer insuficiência renal ou hepática.

▶ Tratamento

A base do tratamento de intoxicação por fenóis é o manejo sintomático e terapia de suporte. Anticonvulsivantes ou manejo de choque podem ser necessários.

Devido a absorção cutânea dos fenóis, as áreas expostas devem ser copiosamente irrigadas com água. O polietilenoglicol não diluído pode ser um solvente útil também na higienização.

Moss MJ et al: An algorithm for identifying mothball composition. Clin Toxicol (Phila) 2017 Sep;55(8):919–921 [PMID: 28541143].

Van Berkel M et al: Survival after acute benzalkonium chloride poisoning. Hum Toxicol 1988;7:191 [PMID: 3378808].

Vearrier D et al: Phenol toxicity following cutaneous exposure to Creolin™: a case report. J Med Toxicol 2015 Jun;11(2):227–231 [PMID: 25326371].

BATERIAS BOTÃO

Cerca de 60% das baterias ingeridas por crianças são adquiridas através de artigos domésticos manufaturados. Estas baterias pequenas, circulares, e planas em formato de botão medem entre 10 e 25 mm de diâmetro. Uma bateria impactada no esôfago pode gerar uma lesão significativa devido ao vazamento de conteúdo alcalino e dano elétrico causado. Esta é uma emergência com risco de vida associado, visto que foram reportadas fatalidades associadas a perfuração esofágica e formação de fistulização com a aorta.

Quando a ingestão de baterias botão é suspeitada, deve-se realizar prontamente radiografias de todo o trato respiratório e GI a fim de localizar o objeto e determinar a terapia apropriada.

▶ Tratamento

Em qualquer suspeita ou confirmação de ingestão de bateria de botão o paciente deve ser prontamente encaminhado para a referência para avaliação e realização de radiografias. Se disponível (contanto que não atrase o transporte), é recomendada a administração de 10 mL de mel a cada 10 minutos até 6 doses no percurso até o hospital. Na chegada à emergência, a administração oral de 10 mL de suspensão de sucralfato a cada 10 minutos deve ser realizada até a sedação para a endoscopia. Caso a bateria esteja localizada no esôfago, deve ser imediatamente removida visto que qualquer momento a mais de permanência da bateria no esôfago pode provocar lesão. É recomendada consultoria com equipe de gastrenterologia ou cirurgia.

Caso localizada abaixo do esôfago, a bateria botão raramente provoca dano tecidual. A passagem espontânea pode demorar até 7 dias, e a não alteração de posição no trato GI pode não requerer remoção nos pacientes assintomáticos. Os pacientes maiores de 5 anos de idade, ou baterias botão > 20 mm podem apresentar dificuldades para a passagem expectante.

Os pacientes assintomáticos, com momento de ingestão conhecido, maiores de 5 anos de idade, com localização abaixo do esôfago podem potencialmente ser observados e suas fezes conferidas para avaliação da passagem da bateria. Caso a bateria não saia dentro de 7 dias e o paciente apresente aparecimento de sintomas GI, as radiografias devem ser repetidas. Se a bateria se fragmentou ou parece não estar se movimentando, o uso de agentes purgativos, enema ou lavagem intestinal não absorvível deve ser considerado. Caso estes métodos se mostrem ineficazes, pode ser necessária intervenção cirúrgica.

Anfang RR et al: pH-neutralizing esophageal irrigations as a novel mitigation strategy for button battery injury. Laryngoscope 2019 Jan;129(1):49–57 [PMID: 29889306].

Kramer RE et al: Management of ingested foreign bodies in children: a clinical report of the NASPGHAN Endoscopy Committee. J Pediatr Gastroenterol Nutr 2015;60(4):562–574 [PMID: 25611037].

https://www.rmpdc.org/system/user_files/Documents/Button%20Disc%20Battery%20Guideline%20for%20Management%202018%20Ver%203.pdf.

ETILENOGLICOL E METANOL

O etilenoglicol e o metanol são álcoois com toxicidade importante. A fonte principal de etilenoglicol são os fluidos anticongelamento, enquanto o metanol está presente no líquido dos limpadores de para-brisas e como desnaturante do etanol. O etilenoglicol causa acidose metabólica grave e insuficiência renal. O metanol causa acidose metabólica e cegueira. O início dos sintomas em ambos os agentes pode ocorrer dentro de várias horas após a ingestão, ou com mais tempo, caso tenha-se ingerido etanol concomitantemente. Raramente, outros éteres glicólicos podem causar acidose, mas somente quando em ingestão de grandes quantidades.

▶ Tratamento

O tratamento principal é o bloqueio da enzima álcool desidrogenase que converte os álcoois tóxicos em seus metabólitos ainda mais tóxicos. Este bloqueio é alcançado com o uso de fomepizol (dose de ataque de 15 mg/kg). O etanol pode ser utilizado caso não haja disponibilidade de fomepizol, mas pode causar depressão do SNC e hipoglicemia em crianças. A hemodiálise é recomendada caso apresentem concentrações séricas altas, acidose metabólica persistente ou falência de órgãos.

Beauchamp GA et al: Toxic alcohol ingestion: prompt recognition and management in the emergency department. Emerg Med Pract 2016 Sep;18(9):1–20 [PMID: 27538060].

Brent J: Fomepizole for the treatment of pediatric ethylene and diethylene glycol, butoxyethanol, and methanol poisonings. Clin Toxicol (Phila) 2010;48(5):401–406 [PMID: 20586570].

Wang GS et al: Severe poisoning after accidental pediatric ingestion of glycol ethers. Pediatrics 2012;130(4):e1026–e1029 [PMID: 23008459].

γ-HIDROXIBUTIRATO, γ-BUTIROLACTONA, BUTANODIOL, FLUNITRAZEPAM E CETAMINA ("BOA NOITE CINDERELA" E "DROGAS DE ESTUPRO")

O γ-hidroxibutirato (GHB), a γ-butirolactona (GBL) e o butanodiol se tornaram drogas populares entre adolescentes e adultos.

O GHB é um depressor do SNC estruturalmente semelhante ao neurotransmissor inibitório ácido γ-aminobutírico. O GBL e o butanodiol são convertidos em GHB no corpo humano. Estas medicações podem causar coma profundo, mas de curta duração (durando 1 a 4 horas). O flunitrazepam é um benzodiazepínico análogo que causa sonolência e depressão do SNC. A cetamina é um anestésico dissociativo de ação rápida que causa alteração do estado mental e depressão do SNC. Embora todas estas drogas sejam consideradas "drogas de estupro", o álcool ainda é a substância mais utilizada como facilitador neste tipo de agressão.

O tratamento é composto de manejo de suporte com especial atenção à via aérea e intubação caso haja depressão respiratória ou redução do reflexo de vômito. A atropina pode ser utilizada com sucesso nos casos de bradicardia sintomática.

A abstinência de GHB, GBL ou butanodiol pode causar vários dias de agitação extrema, alucinações ou taquicardia. Pode ser necessário tratamento com altas doses de sedativos, como benzodiazepínicos, barbitúricos, butirofenonas (p. ex., haloperidol ou droperidol), por tempo prolongado.

Schep LJ et al: The clinical toxicology of gamma-hydroxybutyrate, gamma-butyrolactone and 1,4-butanediol. Clin Toxicol (Phila) 2012; 50(6): 458–470 [PMID: 22746383].

HIDROCARBONETOS (BENZENO, LÍQUIDO DE ISQUEIRO, GASOLINA, QUEROSENE, DESTILADOS DE PETRÓLEO, TEREBINTINA)

A ingestão de hidrocarbonetos pode causar irritação de mucosa, depressão do SNC, ou pneumonite aspirativa. Os hidrocarbonetos são altamente voláteis, com baixa viscosidade e baixa tensão superficial, resultando em risco aumentado de pneumonia aspirativa. Benzeno, querosene, polidores de móveis e alguns óleos essenciais são bastante perigosos. Uma dose superior a 1 mL/kg já pode causar depressão do SNC. Uma história de tosse ou engasgos associada a vômitos pode sugerir aspiração com pneumonia por hidrocarbonetos resultante. Podem ocorrer edema pulmonar, hemorragia, enfisema, dilatação cardíaca e arritmias após ingestão de altas doses. Podem ser necessárias muitas semanas para a resolução completa da pneumonia por hidrocarbonetos.

▶ Tratamento

Tanto o uso de agentes eméticos quanto a lavagem gástrica devem ser evitados. A abordagem inicial inclui a vigilância de alterações do SNC e disfunção respiratória. Os pacientes assintomáticos e com radiografia de tórax normal após 8 horas do episódio de ingestão apresentam baixas chances de desenvolver patologia significativa. No entanto, os pacientes que desenvolvem sintomas respiratórios, hipoxia ou alterações na radiografia de tórax devem ser mantidos em observação.

A utilidade dos corticosteroides é questionável, e os antibióticos devem ser reservados para os pacientes com infecções (a pneumonite pode causar febre e infiltrado). A terapia com uso de surfactante tem sido utilizada com sucesso nas situações de lesão pulmonar grave induzida por hidrocarbonetos. O uso de oxigenação por membrana extracorpórea foi efetivo em pelo menos dois casos de acometimento pulmonar grave.

Makrygianni EA et al: Respiratory complications following hydrocarbon aspiration in children. Pediatr Pulmonol 2016 Jun;51(6):560–569 [PMID: 26910771].
Mastropietro SW et al: Early administration of intratracheal surfactant (calfactant) after hydrocarbon aspiration. Pediatrics 2011;127(6): e1600–e1604 [PMID: 21624800].
Tormoehlen LM: Hydrocarbon toxicity: a review. Clin Toxicol (Phila) 2014;52(5):479–489 [PMID: 24911841].

IBUPROFENO

A maior parte das exposições a esta medicação não produz sintomas. Em um estudo, por exemplo, as crianças que fizeram uso de até 2,4 g de ibuprofeno continuaram assintomáticas. Os sintomas mais comuns de intoxicação (quando ocorrem) são dor abdominal, vômitos, sonolência e letargia. Em casos raros, podem ocorrer apneia (especialmente em crianças pequenas), crises convulsivas, acidose metabólica, e depressão do SNC levando a coma.

▶ Tratamento

Caso a criança tenha ingerido menos de 100 mg/kg, o suporte GI geralmente é o único manejo necessário. Quando a ingestão é maior que 400 mg/kg, podem ocorrer crises convulsivas e depressão do SNC. Não existe antídoto específico. Tanto a alcalinização urinária quanto a hemodiálise não são efetivos na eliminação do ibuprofeno. A hemodiálise, no entanto, pode ser necessária para corrigir as alterações ácido-base presentes.

Cuzzolin L et al: NSAID-induced nephrotoxicity from the fetus to the child. Drug Safety 2001;242:9 [PMID: 11219488].
Marciniak KE et al: Massive ibuprofen overdose requiring extracorporeal membrane oxygenation for cardiovascular support. Pediatr Crit Care Med 2007;8:180–182 [PMID: 17273120].

FERROADAS DE INSETOS (ABELHAS, VESPAS E ZANGÕES)

As ferroadas de insetos são dolorosas, mas geralmente não perigosas; no entanto, podem ocorrer óbitos por anafilaxia. O veneno de abelha apresenta atividade hemolítica, neurotóxica e semelhante à ação da histamina, que podem ocasionar hemoglobinúria e reações anafiláticas graves. O envenenamento maciço por um grande número de ferroadas de abelhas, ou por abelhas africanas, pode causar hemólise, rabdomiólise e choque, levando à falência de múltiplos órgãos.

▶ Tratamento

O médico deve retirar o ferrão com cuidado, evitando pressionar o saco de veneno adjacente. Nos casos de anafilaxia, deve-se administrar epinefrina intramuscular (IM). Salbutamol, corticosteroides e anti-histamínicos são úteis, mas são drogas de apoio, sem efeito imediato.

Nas situações de ferroadas mais tradicionais, o uso de compressas frias, paracetamol, ibuprofeno e anti-histamínicos são suficientes.

> Hughes RL: A fatal case of acute renal failure from envenoming syndrome after massive bee attack: a case report and literature review. Am J Forensic Med Pathol 2019 Mar;40(1):52–57 [PMID: 30531211].

INSETICIDAS

Os destilados de petróleo e outros solventes orgânicos utilizados nestes produtos são frequentemente tão tóxicos quanto o próprio inseticida.

1. Hidrocarbonetos clorados (p. ex., Aldrin, Carbinol, Clordano, DDT, Dieldrina, Endrina, Heptacloro, Lindano, Toxafeno)

Os sinais de intoxicação incluem salivação, irritabilidade GI, dor abdominal, vômito, diarreia, depressão do SNC e convulsões. A inalação pode causar irritação dos olhos, nariz e garganta; visão borrada; tosse; e edema pulmonar.

Os hidrocarbonetos clorados são absorvidos através da pele, trato respiratório, e GI. A descontaminação da pele com sabão e a retirada do conteúdo gástrico devem ser considerados nos casos de ingestão de grandes quantidades. Todas as peças de roupa contaminadas devem ser removidas. As crises convulsivas devem ser manejadas com benzodiazepínicos. A epinefrina deve ser utilizada com cuidado porque pode precipitar arritmias cardíacas.

2. Pesticidas organofosforados (inibidores da colinesterase) (p. ex., Clorotiona, Diazinon, Malationa, Paraoxon, Paration, Phosdrin, TEPP, Tio-TEPP)

Podem ocorrer tontura, cefaleia, visão embaçada, miose, lacrimejamento, salivação, náusea, vômitos, diarreia, hiperglicemia, cianose, sensação de aperto no peito, dispneia, sudorese, fraqueza, espasmos musculares, convulsões, perda de reflexos e controle esfincteriano, e coma.

Os achados clínicos são resultado da inibição da colinesterase, causando acumulação de acetilcolina. Os sintomas iniciam dentro de 12 horas da exposição. O nível de colinesterase nos glóbulos vermelhos deve ser medido tão logo possível. (Algumas pessoas podem apresentar níveis baixos de colinesterase mesmo em situações de normalidade.) Os valores da normalidade variam conforme o laboratório. De maneira geral, o nível sérico abaixo de 25% da referência indica exposição significativa.

A exposição repetida a baixas doses pode gerar reações súbitas e agudas de intoxicação. Estas ocorrem mais frequentemente após aplicação repetida do inseticida em casas do que por exposição em ambientes rurais.

Embora todos os organofosforados ajam inibindo a atividade da colinesterase, sua toxicidade é variável. O paration, por exemplo, é 100 vezes mais tóxico que a malationa. A toxicidade é influenciada pelo composto específico, formulação (líquida ou sólida), veículo, e rota de administração (pulmões, pele ou trato GI).

▶ **Tratamento**

É necessário o uso de EPIs adequados no manejo destes pacientes a fim de evitar exposição secundária dos profissionais de saúde e emergência. A descontaminação da pele, unhas, cabelo e roupas com água e detergente é extremamente importante. O uso de atropina associado a um reativador da colinesterase (pralidoxima) é o antídoto da intoxicação por organofosforados. Após avaliação e manejo do ABC (vias *a*éreas, respiração [*b*reathing], *c*irculação) da estabilização, a atropina deve ser administrada repetidamente a cada poucos minutos até a redução da secreção de via aérea. Uma dose inicial adequada de atropina é 2 a 4 mg IV em adultos e 0,05 mg/kg em crianças. Em intoxicações graves, pode ser necessário o uso de doses altas de atropina durante 24 horas ou uma infusão. Glicopirrolatos podem ser utilizados caso o paciente apresente *delirium*.

Devido a ação específica antagônica muscarínica da atropina (efeitos simpaticomiméticos) sem atingir os receptores nicotínicos, essa medicação não melhora a fraqueza muscular associada. Embora o benefício da pralidoxima ainda seja controverso, ela ainda deve ser administrada imediatamente nos casos mais graves e repetida a cada 6 a 12 horas se necessário (25 a 50 mg/kg diluída a 5% e infundida entre 5 a 30 min em velocidade > 500 mg/min). A pralidoxima deve ser utilizada em combinação – e não em substituição – com atropina caso o nível sérico de colinesterase esteja abaixo de 25% da referência. A pralidoxima é mais eficaz quando administrada dentro de 48 horas da exposição, embora ainda faça efeito se administrada 2 a 6 dias após.

3. Carbamatos (p. ex., Carbaril, Sevin®, Zectran®)

Os pesticidas à base de carbamatos fazem a inibição reversível da colinesterase. Os sinais e sintomas da intoxicação aguda são similares àqueles apresentados na intoxicação por organofosforados, mas geralmente menos graves e sem a inibição irreversível da colinesterase. O uso da atropina titulada até efeito é suficiente para o tratamento. Caso haja exposição combinada com organofosforados, recomenda-se fazer uso da atropina, mas reservar a pralidoxima para casos de nível de acetilcolinesterase abaixo de 25% ou quando efeitos marcados de ativação de receptores muscarínicos estão presentes.

4. Inseticidas vegetais (Raid®, piretroides, entre outros)

Já foram relatadas reações alérgicas, broncoespasmo, coma e crises convulsivas. Piretrinas, aletrinas, e rotenona geralmente não causam intoxicação. O uso de anti-histamínicos, benzodiazepínicos de ação curta e atropina pode ser útil no manejo sintomático.

Blumberg A et al: Utility of 2-pyridine aldoxime methyl chloride (2-PAM) for acute organophosphate poisoning: a systematic review and meta-analysis. J Med Toxicol 2018 Mar;14(1):91–98 [PMID: 29299760].

Diaz JH: Chemical and plant-based insect repellents: efficacy, safety, and toxicity. Wilderness Environ Med 2016 Mar;27(1):153–163 [PMID: 26827259].

King AM et al: Organophosphate and carbamate poisoning. Emerg Med Clin North Am 2015 Feb;33(1):133–151 [PMID: 25455666].

FERRO

Em geral, a ingestão de ferro continua em queda nos Estados Unidos. O ferro apresenta diversas formulações, com quantidades variáveis de ferro elementar. As três apresentações mais comuns são: fumarato ferroso (33%), sulfato ferroso (20%) e gluconato de ferro (12%). Tipicamente, doses acima de 20 mg/kg de ferro elementar causam sintomas significativos. São descritos cinco estágios da intoxicação por ferro: 1) gastroenterite hemorrágica, que ocorre cerca de 30 a 60 minutos após a ingestão, e pode estar associada a choque, acidose, defeitos da coagulação e coma (esta fase dura de 4 a 6 horas); 2) fase de melhora, durante cerca de 2 a 12 horas, em que o paciente aparente estar melhor; 3) choque vasoplégico tardio, que ocorre cerca de 12 a 48 horas após a ingestão, podendo apresentar acidose metabólica, febre, leucocitose e coma; 4) lesão e falência hepática; e 5) estenose pilórica residual, que pode aparecer até 4 semanas após a ingestão.

▶ Tratamento

A descontaminação do trato GI é baseada na avaliação clínica. O paciente deve ser encaminhado a uma instituição de saúde caso apresente sintomas, ou caso a história indique intoxicação com grandes quantidades (> 20 mg/kg de ferro elementar). Devem ser consideradas lavagem gástrica e limpeza intestinal com enema em situações de intoxicações potencialmente fatais.

O choque deve ser tratado conforme os protocolos padrões. A desferroxamina (agente quelante específico) é um tratamento adjunto útil na intoxicação grave. Esse composto quela o ferro elementar e forma um complexo solúvel excretado na urina. É contraindicado para pacientes com insuficiência renal fora da diálise. A terapia de quelação com desferroxamina IV deve ser instituída caso o paciente apresente acidose metabólica, ou se o pico de ferro for superior a 500 mcg/dL, cerca de 4 a 5 horas após a ingestão.

Não se deve aguardar o nível sérico de ferro para a administração do quelante nas intoxicações graves. A administração IV é indicada para os pacientes com choque hemodinâmico, devendo ser administrada na dose de 10 a 15 mg/kg/h. Velocidades de infusão de até 35 mg/kg/h já foram utilizadas em situações de risco à vida. A infusão IV rápida dessa medicação pode causar hipotensão, rubor facial, urticária, taquicardia e choque. A indicação para descontinuação da desferroxamina não é bem definida. De maneira geral, pode ser interrompida após 12 a 24 horas com resolução da acidose, redução da concentração sérica de ferro e melhora clínica.

O uso do quelante por mais de 24 horas foi associado com síndrome do desconforto respiratório agudo (SDRA).

Hemodiálise ou outra terapia de troca podem ser utilizadas para o aumento da excreção do complexo quelado. A diurese deve ser controlada e os sedimentos avaliados para evidências de dano tubular. Os exames laboratoriais iniciais devem incluir tipagem sanguínea e compatibilidade, proteínas totais, ferro, sódio, potássio, cloro, PCO_2, pH e testes de função hepática. A dosagem sérica de ferro cai de forma rápida, mesmo sem a administração do quelante.

Após o episódio agudo, devem ser realizados testes de função hepática e avaliação de trato GI superior para detecção de dano residual.

Chang TP, Rangan C: Iron poisoning: a literature-based review of epidemiology, diagnosis, and management. Pediatr Emerg Care 2011 Oct;27(10):978–985 [PMID: 21975503].

Leonard JB et al: Iron packaging regulations in the United States and pediatric morbidity: a retrospective cohort study. Clin Pediatr (Phila) 2020 May;59(4–5):375–379 [PMID: 31976760].

CHUMBO

A intoxicação por chumbo (plumbismo) causa sintomas vagos como fraqueza, irritabilidade, perda de peso, vômitos, alterações de personalidade, ataxia, constipação, cefaleia, e cólica abdominal. As manifestações tardias consistem em atraso do desenvolvimento neuropsicomotor, crises convulsivas e coma associado à hipertensão intracraniana, o que é uma emergência médica.

O plumbismo ocorre geralmente em crianças menores de 5 anos de idade. A fonte mais comum de intoxicação são os pedaços descascados de tinta contendo chumbo, tintas para pintura, *sprays* para árvores frutíferas, soldas, ligas de latão, cerâmicas vitrificadas em casa, gases de queima de baterias e medicamentos estrangeiros. Somente tintas contendo menos de 1% de chumbo são seguras para uso no interior de casas (p. ex., móveis, brinquedos). A ingestão repetitiva de pequenas quantidades de chumbo é mais perigosa do que uma única exposição maciça. Os efeitos da intoxicação ocorrem se mais de 0,5 mg de chumbo é absorvido por dia. Nos Estados Unidos, os níveis de uso de chumbo estão em queda, sendo mais comum seu consumo no exterior, de forma que deve-se dar atenção especial a imigrantes e refugiados, ou se houver uso de medicação estrangeira.

O nível sérico de chumbo é utilizado na avaliação da gravidade da exposição. Exames de sangue completos com hemograma e ferritina devem ser realizados; a deficiência de ferro aumenta a absorção do chumbo. Com frequência, ocorrem glicosúria, proteinúria, hematúria e aminoacidúria. As alterações laboratoriais no nível de chumbo no sangue periférico devem ser confirmadas em amostra venosa nos pacientes assintomáticos para evitar erros laboratoriais. As coletas devem ser armazenadas em contêineres livres de metal. No plumbismo, pode haver uma anemia normocítica e ligeiramente hipocrômica com pontilhado basofílico e reticulocitose das hemácias. Os pontilhados são ausentes nos casos envolvendo somente ingestão recente.

▶ Tratamento

Consulte as diretrizes dos Centers for Disease Control and Prevention para as recomendações mais atualizadas na avaliação e tratamento de intoxicação por chumbo. Não existe uma dose "segura" de concentração de chumbo. Remover a fonte de exposição é a parte mais importante no manejo inicial das intoxicações. O succimer é um quelante administrado por via oral aprovado para o uso em crianças, com eficácia semelhante ao cálcio edétate. O succimer oral é recomendado para crianças assintomáticas com níveis séricos de chumbo acima de 45 mcg/dl. A dose inicial é de 10 mg/kg (350 mg/m^2) a cada 8 horas por 5 dias. A mesma dose é administrada de 12 em 12 horas por mais 14 dias. Deve-se respeitar um intervalo de 2 semanas entre os cursos de administração da medicação. Após o fim da terapia, é esperado um efeito rebote de aumento do nível sérico de chumbo. Cursos IV de dimercaprol (BAL, de *British anti-Lewisite*) na dose de 300 a 450 mg/m^2/dia e versenato de cálcio dissódico (CaNa$_2$EDTA) na dose de 1.000 a 1.500 mg/m^2/dia devem ser considerados em crianças sintomáticas com encefalopatia e níveis séricos superiores a 70 mcg/dL.

A encefalopatia com edema cerebral deve ser manejada conforme as medidas padrão. O uso de anticonvulsivantes pode ser necessário. Uma dieta rica em cálcio, fósforo e grandes doses de vitamina D pode remover o chumbo do sangue, depositando-o nos ossos. Uma equipe de saúde pública deve avaliar a fonte do chumbo. Devem ser realizadas as alterações necessárias para que a criança retorne a um lar seguro.

> Braun JM et al: Effect of residential lead-hazard interventions on childhood blood lead concentrations and neurobehavioral outcomes: a randomized clinical trial. JAMA Pediatr 2018 Oct 1;172(10):934–942 [PMID: 30178064].
> CDC Lead Guidelines: https://www.cdc.gov/nceh/lead/advisory/acclpp/actions-blls.htm. Accessed March 2, 2021.
> Reuben A et al: Association of childhood blood lead levels with cognitive function and socioeconomic status at age 38 years and with IQ change and socioeconomic mobility between childhood and adulthood. JAMA 2017 Mar 28;317(12):1244–1251 [PMID: 28350927].
> Rogan WJ et al: Treatment of lead-exposed children trial group: the effect of chelation therapy with succimer on neuropsychological development in children exposed to lead. N Engl J Med 2001;344:1421 [PMID: 11346806].

IMÃS

A ingestão de múltiplos imãs é causa de obstrução intestinal em crianças. Casos recentes resultaram em alerta e descontinuação de produtos pela Consumer Product Safety Commission (Comissão de Segurança do Produto para o Consumidor) após a perfuração intestinal e óbito de uma criança de 20 meses de idade. Pode ocorrer obstrução intestinal mesmo com a ingestão de somente dois imãs. Devem ser realizadas radiografias seriadas e uma consulta com cirurgião pode ser indicada.

> Alfonzo MJ et al: Magnetic foreign body ingestions. Pediatr Emerg Care 2016 Oct;32(10):698–702 [PMID: 27749667].
> Sola R et al: Magnet foreign body ingestion: rare occurrence but big consequences. J Pediatr Surg 2018 Sep;53(9):1815–1819 [PMID: 28899548].

MACONHA

A maconha está cada vez mais acessível, visto que mais de metade dos estados dos Estados Unidos permitem o uso da maconha medicinal, e outros muitos estão liberando o uso recreativo da droga. Ela está disponível em muitas formas, incluindo produtos com altas concentrações (óleos concentrados, manteigas e ceras), vaporizadores, e produtos comestíveis com altas concentrações de THC (tetraidrocanabinol), o princípio ativo com mais efeitos psicoativos. O canabidiol, outro produto derivado da maconha, tem ganhado popularidade. Existe uma medicação à base de canabidiol aprovada pela FDA para uso na epilepsia refratária da infância. No entanto, esta medicação tem sido utilizada em muitas outras patologias em que a droga não é aprovada. Apesar de que não são esperados efeitos tóxicos significativos com a overdose de canabidiol, os produtos não aprovados pela FDA podem conter outros ingredientes, como o THC.

As crianças pequenas que ingerem produtos comestíveis com maconha podem apresentar diversos sintomas. Estes sintomas podem ser leves como sonolência e ataxia. Porém, podem se desenvolver sintomas mais graves como depressão do SNC, coma, e depressão respiratória com necessidade de ventilação mecânica. Nas crianças menores, os sintomas podem durar mais de 24 horas. A inalação ou uso/abuso de substâncias concentradas podem causar taquicardia, hipertensão, agitação, e psicose aguda. O uso habitual causa náusea, vômitos, e dores abdominais que melhoram com banhos quentes, frequentemente chamados de "síndrome de hiperêmese por canabinoides". O tratamento sintomático e de suporte é a principal linha de tratamento: suporte para os efeitos cardiorrespiratórios adversos e tratamento de psicose e agitação com benzodiazepínicos e antipsicóticos. Cremes de capsaicina e haloperidol podem ser usados para melhora dos sintomas de síndrome de hiperêmese por canabinoides.

> Perisetti A et al: Cannabis hyperemesis syndrome: an update on pathophysiology and management. Ann Gastroenterol 2020 Nov–Dec;33(6):571–578 [PMID: 33162734].
> Richards et al: Unintentional Cannabis Ingestion in Children: A Systematic Review. J Pediatr 2017 Nov;190:142-152 [PMID: 28888560].

COGUMELOS

Os cogumelos tóxicos são de difícil diferenciação dos não tóxicos (comestíveis). Deve-se entrar em contato com um CIT para obter ajuda nessa identificação. Os sintomas variam conforme espécie ingerida, época do ano, maturidade do espécime, quantidade ingerida, forma de preparo, e tempo decorrido da ingestão. A maior parte dos cogumelos causam sintomas gastrintestinais e não possuem toxicidade significativa; no entanto, alguns podem ser fatais, e portanto é crítica a identificação correta da espécie envolvida. Um cogumelo que é tóxico para uma pessoa pode não ser tóxico para outra. Ingerir álcool e comer alguns cogumelos pode gerar um efeito semelhante ao efeito de dissulfiram com álcool. O cozimento consegue destruir parte das toxinas, mas não a toxina mortal produzida pelo *Amanita phalloides*, responsável por 90% das mortes por envenenamento por cogumelos. As toxinas desses fungos são absorvidas relativamente devagar. O início dos sintomas 2 horas após a ingestão sugere toxina muscarínica, enquanto sintomas gastrintestinais subagudos com início 6 a 48 horas após a ingestão sugerem intoxicação por *Amanita* (amanitina). Os pacientes com intoxicação por amanitina podem apresentar piora aguda após uma melhora inicial e falecer por falência renal ou hepática.

▶ Tratamento

O tratamento da intoxicação por cogumelos é altamente especializado, e é altamente recomendado entrar em contato com um CIT. É necessário tentar identificar o cogumelo se o paciente está sintomático. Os jardins botânicos, departamentos universitários de botânica, e sociedades de micologistas podem ajudar na identificação. O manejo de suporte com ressuscitação volêmica IV pode ser necessário devido a vômitos e diarreia. Se o paciente apresenta sinais muscarínicos, deve-se administrar atropina IM 0,05 mg/kg (0,02 mg/kg em crianças), e repetir conforme necessário (geralmente a cada 30 min). A atropina, no entanto, é utilizada somente se apresentados efeitos colinérgicos, e não para todos os cogumelos. Hipoglicemia é mais frequente nos pacientes com sintomas mais tardios. No caso de intoxicação por *Amanita phalloides*, podem ser necessários silibinina, drenagem biliar e, em últimos casos, transplante hepático.

North American Mycological Association: Mushroom Poisoning Syndromes: http://www.namyco.org/toxicology/poison_syndromes.html. Accessed March 3, 2021.
Ye Y et al: Management of *Amanita phalloides* poisoning: a literature review and update. J Crit Care 2018 Aug;46:17–22 [PMID: 29627659].

NITRITOS, NITRATOS, ANILINA, PENTACLOROFENOL E DINITROFENOL

Náusea, tontura, vômitos, cianose (meta-hemoglobina), câimbra, dor abdominal, taquicardia, colapso cardiovascular, taquipneia, coma, choque, convulsão, e morte são manifestações possíveis do envenenamento por nitrito ou nitrato.

Os compostos com nitrito e nitrato mais frequentemente encontrados nos lares incluem nitrito de amila, nitrato de butila, nitrato de isobutila, nitroglicerina, tetranitrato de pentaeritritol, nitrito de sódio, nitrobenzeno e fenazopiridina. O pentaclorofenol e o dinitrofenol (DNP), encontrados nos conservantes de madeira, causam meta-hemoglobinemia e acidose severa devido ao desacoplamento da fosforilação oxidativa. O dinitrofenol é vendido ilegalmente como suplemento para perda de peso. Foram relatados cefaleia, tontura e bradicardia com seu uso. As concentrações elevadas de nitritos na água de lençol freático e no espinafre são as causas mais comuns de meta-hemoglobinemia induzida por nitrito (outra causa dessa manifestação é o uso de anestésicos locais). Os sintomas de meta-hemoglobinemia não ocorrem até que 15% a 50% da hemoglobina tenha sido convertida em meta-hemoglobina. Um teste rápido para esse diagnóstico é comparar uma gota de sangue normal com a do paciente em papel filtro: uma descoloração marrom no sangue do paciente indica um nível de meta-hemoglobina acima de 15%.

▶ Tratamento

No contexto de ingestão recente, deve-se considerar a administração de carvão ativado se o paciente estiver acordado e alerta. A descontaminação da pele deve ser feita com água e sabão. Pode ser necessário utilizar oxigênio ou ventilação artificial. Caso o nível de meta-hemoglobina ultrapasse 30%, ou caso não seja possível avaliá-lo em pacientes sintomáticos, deve-se administrar solução de azul de metileno a 1% (0,2 mL/kg IV) em infusão de 5 a 10 minutos. Deve-se evitar a infiltração perivascular devido ao risco de necrose da pele e tecidos subcutâneos. Deve ocorrer uma melhora dramática da cianose com essas medidas. Ocasionalmente, é necessária transfusão de sangue. Caso haja bradicardia reflexa, deve ser administrada atropina.

Cortazzo JA et al: Methemoglobinemia: a review and recommendations for management. J Cardiothorac Vasc Anesth 2014;28(4):1055–1059 [PMID: 23953868].
Potts AJ et al: Toxicoepidemiology and predictors of death in 2,4-dinitrophenol (DNP) toxicity. Clin Toxicol (Phila) 2020 Oct 6;1–6 [PMID: 33021407].

OPIOIDES E OPIÁCEOS

As intercorrências médicas relacionadas ao uso de opioides e derivados opiáceos podem incluir abuso e adição, síndrome de abstinência em neonatos, e overdoses acidentais. Essas situações variam conforme o início da ação e a duração da exposição. Diversos opioides utilizados com frequência não são detectados nos exames comuns de drogas na urina, mas as substâncias detectadas variam conforme a marca do ensaio. A detecção de opioides sintéticos (como a fentanila) requer um teste confirmatório. O uso de análogos da fentanila (carfentanila) e a contaminação por fentanila na heroína e outras drogas de abuso aumentaram substancialmente, contribuindo para os surtos locais e o aumento da mortalidade por essas drogas. Isso inclui a contaminação de oxicodona e alprazolam vendidos de forma ilícita.

▶ Tratamento

A. Overdose

Os opioides e opiáceos podem causar depressão respiratória, estridor, coma, aumento da secreção respiratória, bradicardia sinusal e retenção urinária. Edema pulmonar raramente ocorre em crianças, mas já foi relatado. As mortes geralmente resultam da aspiração de conteúdo gástrico, parada respiratória ou edema cerebral.

A depressão respiratória é a indicação de administração de naloxona. A dose sugerida de cloridrato de naloxona varia de 0,01 a 0,1 mg/kg. Doses iniciais de 0,04 a 0,4mg têm sido sugeridas, alternativamente, a fim de utilizar a menor dose efetiva possível sem precipitar abstinência, com doses escaladas até a resposta. Uma melhora respiratória pode ser seguida de uma depressão respiratória devido à duração do antagonista ser menor do que 1 hora. Os neonatos intoxicados intraútero podem necessitar de doses de 10 a 30 mg/kg para reverter o efeito. A infusão contínua de naloxona pode ser utilizada para sintomas persistentes. Dependendo da formulação, alguns casos de exposição (como a buprenorfina e metadona) necessitam de observação por 24 horas devido à duração dos efeitos, e de doses mais altas de naloxona para reversão dos sintomas.

B. Abstinência no paciente adicto

Benzodiazepínicos como o diazepam (10 mg a cada 6h VO) e antieméticos são recomendados no tratamento de síndrome de abstinência leve para adolescentes em atendimento ambulatorial. O manejo da abstinência pode ser realizado com a substituição de metadona e buprenorfina por clonidina, se disponível através de um programa de tratamento supervisionado. Uma redução gradual no período de 3 semanas é o suficiente para o desmame. A morte por abstinência é rara, se é que ocorre. A descontinuação abrupta de narcóticos não é recomendada devido aos sinais e sintomas físicos graves que podem ocorrer com este método.

C. Abstinência no recém-nascido exposto intraútero

Um neonato em abstinência por opioide é geralmente uma criança pequena para a idade gestacional, e demonstra bocejos, espirros, redução do reflexo de Moro, fome – mas com sucção descoordenada –, irritação, tremores, movimentação constante, choro estridente, aumento dos reflexos tendíneos, convulsões, vômitos, febre, diarreia aquosa, cianose, desidratação, instabilidade vasomotora, convulsões e choque.

Os sintomas comumente começam nas primeiras 48 horas de vida, mas podem ocorrer até 8 dias após o nascimento, dependendo do momento de último uso da droga pela mãe e das medicações utilizadas antes do parto. Diversos tratamentos medicamentosos e não medicamentosos já foram sugeridos no manejo de abstinência neonatal por narcóticos, incluindo o uso de fenobarbital, morfina, metadona e buprenorfina. A mortalidade da abstinência neonatal não tratada pode atingir valores altos de até 45%.

> Disher T et al: Pharmacological treatments for neonatal abstinence syndrome: a systematic review and network meta-analysis. JAMA Pediatr 2019 Mar 1;173(3):234–243 [PMID: 30667476].
> Gaither JR, Leventhal JM, Ryan SA, Camenga DR: National trends in hospitalizations for opioid poisonings among children and adolescents, 1997 to 2012. JAMA Pediatr 2016 Dec 1;170(12):1195–1201 [PMID: 27802492].
> Suzuki J, El-Haddad S: A review: fentanyl and non-pharmaceutical fentanyls. Drug Alcohol Depend 2017 Feb 1;171:107–116 [PMID: 28068563].

ANTIDIABÉTICOS ORAIS (SULFONILUREIAS, METFORMINA)

Os hipoglicemiantes não insulínicos e medicações antidiabéticas incluem os inibidores da α-glicosidase, biguanidas (metformina), inibidores da dipeptidil peptidase-4 (-gliptinas), peptídeos semelhantes ao glucagon (-glutida), meglitinidas (-glinidas), inibidores do transportador de sódio/glicose (-flozina), sulfonilureias, e tiazolidinedionas (-glitazona). Todas estas medicações são usadas no tratamento de hiperglicemia na diabetes. As sulfonilureias (acetoexamida, glipizida, glibenclamida) são os únicos hipoglicemiantes orais secretagogos de insulina e que podem causar hipoglicemia. As meglitinidas (nateglinida, repaglinida) apresentam raros relatos de hipoglicemia. A biguanidas podem causar acidose lática no caso de overdose aguda em grandes quantidades ou de insuficiência renal. Os sintomas de hipoglicemia são variáveis com o uso das biguanidas, mas geralmente estão associados a sintomas sistêmicos significativos.

▶ Tratamento

As crianças com exposição possível à sulfonilureia devem ser mantidas em observação por 12 a 24 horas. A principal linha de tratamento é manejar a hipoglicemia. Se o paciente estiver acordado e alerta, com sintomas mínimos, a glicose pode ser administrada por via oral. Nos casos mais sintomáticos ou com hipoglicemia severa, o tratamento imediato com dextrose 0,5 a 1 g/kg IV em bólus deve ser iniciado. Se houver episódios repetitivos de hipoglicemia, após atingir a euglicemia, deve-se considerar o uso de octreotida 1 mcg/kg subcutânea ou IV a cada 6 a 8 horas conforme necessário para hipoglicemia. A intoxicação por metformina deve ser manejada com tratamento de suporte, o lactato pode ser um indicador de toxicidade, e pode ser necessária hemodiálise em casos de distúrbios ácido-base graves, ou em pacientes em insuficiência renal.

> Glatstein M et al: Octreotide for the treatment of sulfonylurea poisoning. Clin Toxicol (Phila) 2012;50(9):795–804 [PMID: 23046209].
> Llamado R et al: Continuous octreotide infusion for sulfonylurea-induced hypoglycemia in a toddler. J Emerg Med 2013 Dec;45(6):e209–e213 [PMID: 23827165].
> Wang G et al: Review of biguanide (metformin) toxicity. J Intensive Care Med 2019 Nov–Dec;34(11–12):863–876 [PMID: 30126348].

ANTIPSICÓTICOS (TÍPICOS E ATÍPICOS)

Os antipsicóticos típicos incluem as butirofenonas (droperidol, haloperidol) e as fenotiazinas (prometazina, clorpromazina, tioridazina). Os antipsicóticos atípicos incluem os benzodiazepínicos (clozapina, olanzapina, quetiapina) e derivados indólicos (risperidona, ziprasidona).

▶ Achados clínicos

A. Crise extrapiramidal

Os episódios de posicionamento anormal da cabeça (torcicolo), rigidez corporal, espasticidade, dificuldade de fala, catatonia e incapacidade de comunicação embora o paciente esteja consciente são manifestações típicas deste quadro. As crises extrapiramidais podem representar reações idiossincráticas e são agravadas pela desidratação. Os sinais e sintomas ocorrem mais frequentemente em crianças em uso de proclorperazina. São comumente confundidos com episódios psicóticos. Esses sintomas extrapiramidais são mais comuns com o uso de antipsicóticos típicos (butirofenonas e fenotiazinas).

B. Overdose

Letargia e coma profundo prolongado são os sintomas mais comuns na toxicidade destas medicações. Dentre os antipsicóticos típicos, a promazina, clorpromazina e proclorperazina são as drogas com maior probabilidade de causar depressão respiratória e precipitar hipotensão. A risperidona e a quetiapina são os antipsicóticos atípicos que podem causar depressão do SNC. A clozapina, a olanzapina e a quetiapina mais comumente causam hipotensão e sintomas antimuscarínicos. Pode ocorrer QTc prolongado com o uso de tioridazina e ziprasidona; no entanto, arritmias são complicações raras. Muitos antipsicóticos podem resultar em toxicidade anticolinérgica.

C. Síndrome neuroléptica maligna

A síndrome neuroléptica maligna (SNM) é uma complicação com reação idiossincrática rara, mas potencialmente letal. É causada pela redução da neurotransmissão dopaminérgica central, resultando em disfunção autonômica. Envolve alteração do estado mental (confusão, coma), alterações motoras (espasticidade em canivete, clônus) e disfunção autonômica (taquicardia, hiperpirexia). A SNM ocorre tipicamente 1 a 2 semanas após o início da terapia, pode ocorrer com doses terapêuticas, e pode durar de vários dias até semanas.

▶ Tratamento

Os sintomas extrapiramidais agudos podem ser inicialmente tratados com a administração IV de difenidramina 1 a 2 mg/kg (máx. 50 mg), biperideno 1 a 2 mg IV (1 mg/min) ou benzodiazepínicos. Podem ser necessárias doses subsequentes.

Os pacientes com overdose da medicação devem receber manejo conservador de suporte. A hipotensão deve ser manejada com os agentes padrões, iniciando com administração de solução salina isotônica. A agitação deve ser manejada com benzodiazepínicos. A SNM é tratada com a descontinuação do uso da droga, e a hipertermia e a agitação devem ser tratadas agressivamente com benzodiazepínicos e sedação. Nos casos refratários, o uso de bromocriptina pode ser considerado, embora não haja evidência suficiente sustentando seu uso.

Levine M et al: Overdose of atypical antipsychotics: clinical presentation, mechanisms of toxicity and management. CNS Drugs 2012;26(7):601–611 [PMID: 22668123].
Pileggi DJ et al: Neuroleptic malignant syndrome. Ann Pharmacother 2016 Nov;50(11):973–981 [PMID: 27423483].

PLANTAS

Algumas plantas ornamentais, jardins e plantas selvagens são potencialmente tóxicas. Apenas em poucos casos, uma pequena quantidade de uma planta pode causar acometimento significativo ou óbito. A **Tabela 13-3** lista as plantas tóxicas mais comuns, os sinais e sintomas de envenenamento, e tratamento. Entre em contato com seu CIT para receber auxílio na identificação e recomendações de tratamento.

DROGAS PSICOTRÓPICAS

As drogas psicotrópicas incluem as drogas ilícitas como dietilamida do ácido lisérgico (LSD, de *lysergic acid diethylamide*) e fenciclidina (PCP, de *phencyclidine*). Recentemente, tem havido um aumento das ligações para os CIT devido ao consumo de LSD por adolescentes.

▶ Achados clínicos

As drogas psicoativas podem causar midríase, comportamento bizarro inexplicável, alucinações visuais e auditivas, e comportamento psicótico generalizado indiferenciado. Os produtos da maconha, especialmente os com alta concentração, podem causar taquicardia, ansiedade, disforia, agitação e vômitos.

▶ Tratamento

Apenas uma pequena parte das pessoas que fazem uso de drogas são atendidas por médicos; aquelas que são atendidas geralmente apresentam reações adversas, como estado de pânico, psicose, pensamentos homicidas ou suicidas, ou depressão respiratória.

Mesmo com pacientes cooperativos, uma história clínica precisa é difícil de ser obtida. O histórico de uso de drogas é mais facilmente explicitado em ambientes silenciosos, para um examinador honesto e não ameaçador, sem a presença dos pais. As drogas adquiridas na rua podem ser adulteradas com um ou mais compostos, e a dose exata desses componentes não é conhecida. Os amigos do paciente podem ser fontes úteis de informação.

Um problema frequente do uso de drogas é a "*bad trip*" ("viagem ruim" em inglês), que representa geralmente uma reação de pânico. Estes episódios são melhor manejados falando calmamente com o paciente e minimizando os estímulos auditivos e visuais. Permitir que o paciente fique na companhia de um amigo enquanto o efeito da droga se dissipa pode ser o melhor tratamento. Evitar a terapia medicamentosa pode ajudar a evitar a complicação do curso clínico. No entanto, os benzodiazepínicos podem ser utilizados caso um efeito sedativo seja necessário em pacientes agressivos. O uso de antipsicóticos pode ser útil, embora possa agravar síndromes de toxicidade não identificadas.

Ng P et al: Adolescent exposures to traditional and novel psychoactive drugs, reported to National Poison Data System (NPDS), 2007–2017. Drug Alcohol Depend 2019 Sep 1;202:1–5 [PMID: 31279256].
Wang GS et al: Common substances of abuse. Pediatr Rev 2018 Aug;39(8):403–414 [PMID: 30068741].

SALICILATOS

O uso de frascos à prova de crianças, educação pública, e o uso mais comum de outros analgésicos e antipiréticos reduziu a incidência de intoxicação por salicilatos. Outros produtos podem

Tabela 13-3 Intoxicação devida a plantas[a]

	Sinais e sintomas	Tratamento
Família Araceae: *Caladium, Dieffenbachia*, copo-de-leite, comigo-ninguém-pode (ácido oxálico)	Queimadura de mucosa e obstrução de via aérea secundária ao edema causado pelos cristais de oxalato de cálcio.	Áreas acessíveis devem ser lavadas em abundância. Corticosteroides podem aliviar a obstrução de via aérea.
Semente da planta de mamona (ricina – toxalbumina) e da ervilha do rosário (abrina – toxalbumina)	*Os grãos precisam estar abertos/pulverizados. Os grãos inteiros não são tóxicos.* Irritação de membrana mucosa, náusea, vômitos, diarreia com sangue, visão embaçada, choque cardiovascular, anemia hemolítica aguda, convulsão e uremia.	Manejo sintomático e de suporte.
Dedaleira, lírio do vale e oleandro[b]	Náusea, diarreia, alteração visual e arritmias cardíacas (p. ex., bloqueio cardíaco).	Ver tratamento para digitálicos no texto.
Estramônio: Ver a seção de alcaloides de Beladona no texto	Toxíndrome anticolinérgica: midríase, boca seca, taquicardia e alucinações.	Benzodiazepínicos para agitação, fisostigmina
Larkspur (jasmin, *Delphinium*, delfínio)	Náusea e vômitos, irritabilidade, paralisia muscular e depressão do SNC.	Manejo sintomático e de suporte.
Aconitum (acônito)	Dormência de mucosas, alterações visuais, formigamento, tontura, zumbido, hipotensão, bradicardia e convulsão.	Manejo sintomático e de suporte.
Cicuta venenosa (coniina)	Midríase, tremores, tontura, bradicardia. Depressão do SNC e paralisia muscular. Óbito devido a paralisia respiratória.	Manejo sintomático e de suporte.
Rhododendron (grayanotoxina)	Cólicas abdominais, vômitos, diarreia grave, paralisia muscular. Depressão do SNC e circulatória. Hipertensão com doses muito elevadas.	Manejo sintomático e de suporte.
Cicuta da água (cicutoxina)	Náusea, vômitos e dor abdominal seguidos de crises convulsivas. Ingestões graves podem resultar em rabdomiólise, acidose metabólica e falência renal.	Manejo sintomático e de suporte, benzodiazepínicos para convulsões.

[a] Muitas outras plantas podem causar irritações menores, mas não causam problemas sérios, salvo na ingestão de grandes quantidades. Dados de Lampe KF, McCann MA: *AMA Handbook of Poisonous and Injurious Plants*. American Medical Association; 1985
[b] Done AK: Ornamental and deadly. Emerg Med 1973;5:255

conter salicilatos; o óleo de gaultéria pode conter grandes quantidades de metilsalicilato. É comum que os pacientes confundam a dose terapêutica e a overdose de analgésicos de venda sem receita (ácido acetilsalicílico, anti-inflamatórios não esteroides [AINEs], paracetamol).

Os salicilatos agem desacoplando o processo de fosforilação oxidativa, levando ao aumento da produção de calor, suor excessivo, e desidratação. Eles também interferem no metabolismo da glicose, podendo causar hipo ou hiperglicemia. A estimulação do centro respiratório acontece de forma rápida. A gravidade da intoxicação aguda pode, em alguns casos, ser avaliada pelo nível sérico de salicilatos. Os níveis séricos altos são sempre perigosos, independente dos sinais clínicos, enquanto os níveis baixos podem ser enganosos no caso de doenças crônicas.

Nos casos leves e moderados de intoxicação, vômitos são sintomas comuns, e o paciente pode reclamar de zumbido ou redução da acuidade auditiva. Ao exame físico, pode-se perceber alteração do estado mental, diaforese, e taquipneia com padrão de respiração de Kussmaul. Os achados laboratoriais incluem alcalose respiratória mista e acidose metabólica, enquanto o ECG pode apresentar achatamento da onda T. Nos casos de intoxicação grave (ingestão aguda de altas doses de salicilatos, ou toxicidade crônica em valores menores), a resposta respiratória não consegue compensar a overdose metabólica, o que ocasiona quadro de febre, diaforese, edema pulmonar, convulsões e morte.

Quando ocorre a acidificação da urina, a excreção do salicilato é reduzida. Até a reversão deste processo, a meia vida da medicação continua prolongada porque o metabolismo contribui pouco na retirada do salicilato. A intoxicação crônica pode acontecer a partir de 3 dias de uso da medicação. Os achados geralmente incluem vômitos, diarreia e desidratação.

▶ **Tratamento**

O carvão ativado liga-se bem aos salicilatos, e deve ser administrado para ingestões agudas em pacientes acordados e sem alteração do estado mental. Na intoxicação leve, pode ser necessário apenas administrar fluidos orais e confirmar que o nível sérico de salicilatos está em decréscimo (< 30 mg/dL). Nos quadros de intoxicação moderada, ocorrem desidratação e depleção de potássio. Os fluidos devem ser administrados na taxa de 2 a 3 mL/kg/h para a correção da desidratação e para a produção de urina com pH > 7,0. A solução IV deve ser inicialmente isotônica (D5W com 150 mEq de bicarbonato de sódio) e possivelmente necessitará de suplementação de potássio.

Os pacientes com insuficiência renal, edema pulmonar, alteração do estado mental, convulsões ou concentração sérica superior a 100 mg/dL devem ser avaliados para necessidade de hemodiálise.

Davis JE: Are one or two dangerous? Methyl salicylate exposure in toddlers. J Emerg Med 2007 Jan;32(1):63-69 [PMID: 17239735].

Juurlink DN et al: Extracorporeal treatment for salicylate poisoning: systematic review and recommendations from the EXTRIP workgroup. Ann Emerg Med 2015 Aug;66(2):165-181 [PMID: 25986310].

PICADA DE ESCORPIÃO

As picadas de escorpião são comuns no sudoeste dos Estados Unidos. Embora as manifestações neurológicas possam durar até uma semana, a maior parte dos sintomas neurológicos retrocedem dentro de 24 a 48 horas.

Os escorpiões mais comuns nos Estados Unidos* são as espécies *Vejovis*, *Hadrurus*, *Androctonus* e *Centuroides*. A picada das primeiras três causa edema e dor. A picada do *Centuroides* é a mais clinicamente significativa, podendo causar formigamento e parestesia em queimação que iniciam no local da picada. Nas crianças pequenas, pode ocorrer hipersalivação, inquietude, fasciculação muscular, cólicas abdominais, opistótono, convulsões, incontinência urinária e falência respiratória.

▶ Tratamento

A sedação com benzodiazepínicos é a terapia primária. O antídoto é reservado para casos graves, recomendando-se a dose de 1 a 3 frascos. Nos casos graves a via aérea pode ficar acometida por secreções e pela fraqueza respiratória, podendo ser necessária intubação orotraqueal. Os pacientes podem necessitar tratamento para crises convulsivas, hipertensão ou taquicardia. O prognóstico é favorável, contanto que a via aérea seja manejada de forma correta, e a sedação do paciente seja garantida.

Boyer LV et al: Antivenom for critically ill children with neurotoxicity from scorpion stings. N Engl J Med 2009;360:2090-2098 [PMID: 19439743].

Klotz et al: Scoprion Stings and Antivenom Use in Arizona. Am J Med 2021;S0002-9343(21)00106-6 [PMID: 33631163].

INIBIDORES DA RECAPTAÇÃO DE SEROTONINA

A fluoxetina, paroxetina, sertralina e muitos outros agentes fazem parte deste grupo. Os efeitos adversos dessas medicações na dose terapêutica incluem sedação, pensamentos suicidas, agressividade e efeitos extrapiramidais. Os achados na overdose incluem toxicidade serotoninérgica devido a ação destas drogas no aumento da serotonina: instabilidade autonômica, alteração do estado mental e achados neurológicos periféricos (mioclonia, clônus e hiperreflexia). Raramente, podem ocorrer crises convulsivas e pode ser visto um aumento do intervalo QTc, embora seja raramente clinicamente significativo devido à taquicardia resultante da toxicidade por serotonina.

▶ Tratamento

A presença de febre alta, crises convulsivas e creatina-cinase elevada pode estar associada a casos de toxicidade serotoninérgica grave. O tratamento da agitação e hipertermia com benzodiazepínicos é a melhor opção. A hipotensão pode ser manejada com fluidos e noradrenalina. O uso de ciproeptadina oral (antagonista de serotonina) apresenta evidência limitada de benefício – a dose oral de 0,25 mg/kg/dia a cada 6 horas até a dose máxima de 12 mg/dia pode ser útil no tratamento da síndrome serotoninérgica. Os adultos e adolescentes maiores são manejados com uma dose inicial de 12 mg, seguida de 2 mg a cada 2 horas até a dose máxima de 32 mg/dia.

Boyer EW, Shannon M: The serotonin syndrome. N Engl J Med 2005;352:1112-1120 [PMID: 15784664].

Prakash S et al: Fatal serotonin syndrome: a systemic review of 56 cases in the literature. Clin Toxicol (Phila) 2021;59(2):89-100 [PMID: 33196298].

MORDEDURA DE COBRA

Quase todos os acidentes venenosos com mordedura de cobras nos Estados Unidos são causados por víboras (cascavéis, cobra mocassim d'água, e cobra cabeça de cobre). Alguns são causados por elapídeos (cobra coral), enquanto mordidas ocasionais acontecem por cobras não indígenas exóticas mantidas como animais de estimação. O veneno das cobras é uma mistura complexa de enzimas, peptídeos e proteínas que podem apresentar efeitos predominante citotóxicos, neurotóxicos, hepatotóxicos ou cardiotóxicos, mas também associados a outros efeitos. Até 25% das picadas por jararaca não inoculam veneno. As jararacas dos EUA causam predominantemente lesões locais com dor, necrose tecidual, edema e trombocitopenia.

O desfecho das mordeduras depende do tamanho da criança afetada, o grau de envenenamento, o tipo de cobra, e a efetividade do tratamento realizado. Ocorrem edema e dor logo após o acidente com cascavéis, e estes são sinais de quase certeza da inoculação do veneno. Após as primeiras horas, o edema e a equimose progridem de forma proximal à mordedura. A lesão pode apresentar duas lesões de punctura com área de equimose ao redor. Mesmo nos casos graves, é raro ocorrer hematêmese, melena, hemoptise e outras manifestações de coagulopatia. Raramente a dificuldade respiratória, sintomas anafilactoides e choque são as causas de óbito nestes pacientes.

O acidente com a cobra coral causa pouca dor local, edema ou necrose, e os sintomas sistêmicos são mais tardios. Os sinais da lesão por cobra coral incluem paralisia bulbar, disfagia e disforia;

---

*N. de R.T. No Brasil, as espécies de escorpião mais comuns pertencem ao gênero Tityus.

estes sinais podem aparecer 5 a 10 horas após a interação, e ser seguidos de paralisia periférica e morte dentro de 24 horas.*

Tratamento

A. Manejo na emergência (primeiros socorros)

A medida mais importante nos primeiros socorros é o transporte para uma unidade médica. Imobilize a extremidade afetada e minimize a movimentação do paciente. O uso de torniquetes e sacos de gelo são contraindicados. A incisão e a sucção de veneno não são úteis nem para acidentes crotálicos, nem elapídeos.

B. Manejo médico definitivo

Ao chegar na unidade de saúde, o ferimento deve ser limpo e o membro afetado mantido elevado. Deve-se administrar um opioide ou opiáceo para controle da dor. Além disso, deve-se realizar coleta de sangue para avaliação de contagens, coagulação, plaquetas e fibrinogênio.

Os soros antiofídicos específicos são indicados quando estão presentes sinais de envenenamento progressivo. Para as mordeduras da cobra coral, um soro antiofídico anti-coral oriental está disponível em moderação para os pacientes que apresentam sintomas neurológicos. Os pacientes com mordedura por jararacas devem receber antídoto polivalente crotálico IV caso apresentem lesão local progressiva, coagulopatia ou sinais sistêmicos (p. ex., hipotensão, confusão). Deve-se ler a bula ou entrar em contato com um CIT para obter detalhes do uso. O antídoto vai parar (não resolver) a progressão dos sintomas e melhorar sangramentos, dores e choque. No caso das cobras corais, é recomendada observação por 12 a 24 horas a fim de observar o aparecimento de qualquer toxicidade neurológica. Caso o paciente desenvolva ptose ou depressão respiratória, deve-se administrar 3 a 5 frascos de antídoto em 250 a 500 mL de solução salina isotônica, caso disponível. Se necessário, repetir a dose de 3 a 5 frascos de antídoto.**

Em raros casos, pode ser necessária fasciotomia para alívio da pressão no compartimento muscular – é recomendado solicitar aferição da pressão antes da fasciotomia. O uso de antibióticos não é necessário, salvo se houver sinais clínicos de infecção. O risco de infecção por tétano deve ser avaliado e o paciente imunizado, se necessário. O início precoce de fisioterapia ajuda a melhorar a recuperação de acidentes com cascavel. Podem ocorrer coagulopatia e trombocitopenia recorrentes após a alta hospitalar, e o paciente deve manter acompanhamento e repetir exames laboratoriais dentro de 1 semana após a alta.

---

*N. de R.T. O quadro clínico descrito para os acidentes causados pela cascavel americana é idêntico ao do acidente botrópico, que é o acidente ofídico mais comum no Brasil. As picadas das cascavéis brasileiras (acidentes crotálicos) provocam poucas manifestações locais e hemorrágicas;seu veneno caracteriza-se por efeitos neurológicos e hemolíticos, e a insuficiência renal é uma complicação frequente.

**N. de R.T. No Brasil, dispomos de 6 tipos de soros antiofídicos: antibotropico, para serpentes do gênero Bothrops, como a jararaca, anticrotálico (para a cascavel), antilaquético (para a surucucu), antielapídico (para a coral), antibotrópico/crotálico (antigo antiofídico polivalente) e antibotrópico/laquético.

> Gerardo CJ et al: Coagulation parameters in copperhead compared to other Crotalinae envenomation: secondary analysis of the F(ab')2 versus Fab antivenom trial. Clin Toxicol (Phila) 2017 Feb;55(2):109–114 [PMID: 27806644].
> Mascarenas DN et al: Comparison of F(ab')2 and Fab antivenoms in rattlesnake envenomation: First year's post-marketing experience with F(ab')2 in New Mexico. Toxicon. 2020 Oct 30;186:42-45 [PMID: 32763251].
> Miller AD et al: Recurrent coagulopathy and thrombocytopenia in children treated with crotalidae polyvalent immune fab: a case series. Pediatr Emerg Care 2010 Aug;26(8):576–582 [PMID: 20693856].

SABONETES E DETERGENTES

Sabão

Sabão e sabonetes são compostos de sais de ácidos graxos. A ingestão de barras de sabão pode causar vômitos e diarreia, mas apresentam baixa toxicidade.

Detergentes

Detergentes são produtos sintéticos não saponíferos usados para limpeza devido às suas propriedades surfactantes. Os produtos comerciais incluem grãos, pós e líquidos. Os detergentes de máquina de lavar louças são bastante alcalinos e podem causar queimaduras cáusticas. Em muitos produtos, são encontradas concentrações menores de alvejantes e agentes antibactericidas, além de enzimas. Estes compostos puros são moderadamente tóxicos, mas os produtos de limpeza geralmente utilizam concentrações muito pequenas para alterar significativamente a toxicidade dos produtos, embora sejam frequentes as reações ocasionais de irritação alérgica ou primária por contato nas pessoas que fazem uso frequente destes produtos ou em funcionários que participam da produção destes detergentes. Os produtos de higiene para uso único, ou em pacotes, aumentaram em popularidade e, devido ao invólucro atrativo, acabam chamando a atenção de crianças menores. Estes são compostos de éteres glicólicos, álcool etílico e surfactante. Tipicamente causam irritação local, mas podem levar a sintomas mais graves, incluindo lesão de córnea, depressão do SNC, e disfunção respiratória caso sejam ingeridos.

A. Detergentes catiônicos (Cloreto de Cetilpiridínio, Pomada Diaparene, Femerol, Cloreto de Benzalcônio)

Os detergentes catiônicos na solução 0,5% causam irritação de mucosa, mas em concentrações maiores (10% e 15%) podem causar queimaduras cáusticas de mucosa. Os efeitos clínicos da intoxicação incluem náusea, vômitos, desmaio, coma e convulsão. Doses baixas, como 2,25 g, de alguns agentes catiônicos já causaram morte em pacientes adultos. Em quatro casos, 100 a 400 mg/kg de cloreto de benzalcônio foram suficientes para causar a morte. Estes componentes são rapidamente inativados por tecidos e sabão normal. Devido ao potencial cáustico e rápido início de crises convulsivas com seu uso, não é recomendado forçar o vômito. O uso de anticonvulsivantes pode ser necessário.

B. Detergentes aniônicos

Os detergentes mais frequentemente utilizados em casa são aniônicos. Os compostos para higiene de roupas possuem adição de amaciante à base de água (fosfato de sódio), que é um composto fortemente irritante, e pode reduzir o cálcio ionizado. Os detergentes aniônicos irritam a pele ao remover os óleos naturais deste órgão. Embora a ingestão possa causar diarreia, distensão abdominal e vômitos, não há registros de óbitos associados ao seu consumo. O único tratamento necessário é a interrupção do uso, caso haja irritação da pele, e reposição de fluidos e eletrólitos. A indução de vômito não é indicada após o consumo de detergente de lava louças, devido a sua alcalinidade.

Day et al: Liquid laundry detergent capsules (PODS): a review of their composition and mechanisms of toxicity, and of the circumstances, routes, features, and management of exposures. Clin Toxicol (Phila) 2019 Nov;57(11):1053–1063 [PMID: 31130018]

Perry HE: Pediatric poisonings from household products: hydrofluoric acid and methacrylic acid. Curr Opin Pediatr 2011;13(2):157–161 [PMID: 11317059].

Sjogren PP et al: Upper aerodigestive injuries from detergent ingestion in children. Laryngoscope 2017 Feb;127(2):509–512 [PMID: 27470579].

MORDEDURA DE ARANHAS

A maior parte dos acidentes com aranha nos Estados Unidos são causados pela aranha viúva negra (*Latrocedtus mactnas*) e pela aranha marrom (*Loxosceles reclusa*). A identificação positiva da aranha é útil, porque muitas mordeduras de aranha se assemelham às da aranha marrom.

▶ Aranha viúva negra

A viúva negra é endêmica em aproximadamente todas as áreas dos Estados Unidos. A mordida inicial causa uma dor aguda lancinante fugaz, com disseminação centrípeta. Câimbras locais ou sistêmicas, dor abdominal, edema periorbital, náusea, vômitos, taquicardia e hipertensão são sintomas comuns. Os sintomas sistêmicos da mordida de aranha negra podem ser confundidos com o quadro de abdome agudo. Embora os sintomas de parestesias, nervosismo e espasmos musculares transitórios possam persistir por semanas nos sobreviventes, a recuperação completa da fase aguda acontece dentro de 2 a 3 dias. Ao contrário do senso comum, óbitos são extremamente raros.

A dor inicial deve ser controlada com uso de benzodiazepínicos, opioides ou opiáceos. O antídoto específico para esta aranha tem uso limitado. No entanto, é efetivo e recomendado nos casos graves em que as terapias anteriores tenham apresentado falha. Por ser composta de IgG de cavalo, uma doença do soro pode se desenvolver 5 a 7 dias após o uso da medicação.

▶ Aranha marrom reclusa (aranha violino)

A aranha marrom é mais frequentemente vista na área central e centro-oeste dos Estados Unidos. Sua picada produz reação local característica, com dor progressiva e severa dentro de 24 horas. A bolha com base eritematosa/isquêmica é substituída por uma escara preta dentro de 1 semana. A escara progride para úlcera em 2 a 5 semanas, com cicatrização lenta. Os sintomas sistêmicos (loxoscelismo) mais comuns em crianças incluem cianose, erupção cutânea morbiliforme, febre, calafrios, mal-estar, fraqueza, náusea e vômitos, dores articulares, reações hemolíticas com hemoglobinúria, icterícia e *delirium*. Fatalidades são raras, embora tenha sido relatada coagulação intravascular disseminada.*

Ainda que sem comprovação de eficácia, as seguintes terapias têm sido utilizadas: dexametasona 4 mg IV 4 vezes ao dia durante a fase aguda; e inibidores de leucócitos polimorfonucleares (como a dapsona ou colchicina). O manejo da ferida é recomendado, com possibilidade de necessidade de debridamento/reconstrução. A plasmaférese foi descrita nos casos de hemólise grave.

Glatstein M et al: Treatment of pediatric black widow spider envenomation: a national poison center's experience. Am J Emerg Med 2018 Jun;36(6):998–1002 [PMID: 29133072].

Halmo et al: *Latrodectus* facies after *Latrodectus hesperus* envenomation in a pediatric patient. J Emerg Med 2019 Oct;57(4):523–526 [PMID: 31492593].

Said A et al: Successful use of plasma exchange for profound hemolysis in a child with loxoscelism. Pediatrics 2014 Nov;134(5):e1464–e1467 [PMID: 25349320].

VITAMINAS

A ingestão acidental de grandes doses de vitaminas raramente causa danos. Ocorrem casos raros de hipervitaminose A, particularmente nos pacientes com alteração da função hepática ou renal. A hipervitaminose A pode causar aumento da pressão intracraniana, toxicidade ocular e hepatotoxicidade, sendo necessárias doses crônicas de mais de 50.000 a 100.000 UI para intoxicação. O fluoreto presente em muitos multivitamínicos não é um risco real, já que uma criança de 2 ou 3 anos poderia ingerir 100 comprimidos com 1 mg de fluoreto de sódio sem apresentar nenhum sintoma. A intoxicação por ferro foi relatada com multivitamínicos contendo ferro; a maior parte das vitaminas em bala não apresenta ferro em sua composição. O excesso de piridoxina (B6) pode causar neuropatias; o ácido nicotínico (niacina, ou B3) pode causar rubor e, em casos raros, hipotensão e hepatotoxicidade.

Lab HS et al: Risk of vitamin A toxicity from candy-like chewable vitamin supplements for children. Pediatrics 2006;118(2):820–824 [PMID: 16882846].

---

*N. de R.T. A maioria dos acidentes por aranhas marrons no Brasil ocorre no Paraná e nos outros estados da região sul, sendo as espécies mais frequentes a Loxosceles Laeta e L. Intermedia. O quadro clínicos e complicações são idênticos ao da aranha marrom norte americana, L. reclusa.

VARFARINA E NOVOS ANTICOAGULANTES

A varfarina é utilizada como anticoagulante e raticida, podendo causar hipoprotrombinemia e lesão capilar. Uma dose de 0,5 mg/kg de varfarina pode ser tóxica para crianças. Os anticoagulantes raticidas de ação prolongada (brodifacume, difenacume, bromadiolona, difacinona, pindone, valone e cumatetralilo) podem causar intoxicações mais sérias, visto que o efeito anticoagulante persiste por períodos de 6 semanas a vários meses. A maior parte das ingestões acidentais podem ser observadas em casa, sem necessidade de avaliações maiores. Caso haja ingestão de quantidades maiores, o tempo de protrombina deve ser acompanhado a cada 48 horas para avaliar a gravidade da intoxicação. O uso de vitamina K em doses elevadas pode ser necessário nos casos de intoxicação por anticoagulantes de ação prolongada.

Consulte as diretrizes do Colégio Americano de Pneumologia para o manejo de sangramento em pacientes recebendo antagonistas da vitamina K. Quando há evidência de sangramento, deve-se administrar plasma fresco congelado, concentrado de complexo protrombina, ou fator ativado. Caso não haja sangramento significativo, é recomendado o uso de vitamina K oral.

Os anticoagulantes mais recentes apresentam inibição direta de fatores específicos da coagulação. Exemplos incluem a inibição direta do fator Xa (apixabana, edoxabana, rivaroxabana), e inibição direta da trombina IIa (dabigatrana). As doses tóxicas ainda não foram estabelecidas, mas a ingestão acidental geralmente não leva a intoxicação. Caso disponível, a dosagem de antifator Xa cromogênico pode quantificar a inibição direta do fator Xa, assim como o tempo de coagulação da ecarina (TCE) ou o tempo de diluição da trombina (dTT, de *dilute thrombin time*) são os parâmetros mais sensíveis de avaliação da inibição direta da trombina. O uso de idarucizumabe para a reversão de dabigatrana, e de alfa-andexanete para a reversão de inibidores de fator Xa estão disponíveis para uso. Sua disponibilidade e experiência clínica nas situações de overdose é limitada. Caso não haja disponibilidade das medicações descritas, deve-se fazer uso de concentrados ativados de complexo de protrombina de quatro fatores, fator VII ativado ou plasma fresco congelado no tratamento de sangramentos com risco de vida.

Gunja N, Coggins A, Bidny S: Management of intentional super warfarin poisoning with long-term vitamin K and brodifacoum levels. Clin Toxicol (Phila) 2011;49(5):385–390 [PMID: 21740137].

Kearon C et al: Antithrombotic therapy for VTE disease: CHEST Guideline and Expert Panel Report. Chest 2016 Feb;149(2):315–352 [PMID: 26867832].

Ravel et al: Management of patients on non-vitamin K antagonist oral anticoagulants in the acute care and periprocedural setting: a scientific statement from the American Heart Association. Circulation 2017 Mar 7;135(10):e604-e633 [PMID: 28167634].

Weirthein J et al: Accidental rivaroxaban intoxication in a boy: some lessons in managing new oral anticoagulants in children. Pediatr Emerg Care 2018 Jan 15 [PMID: 29337837].

Medicina intensiva

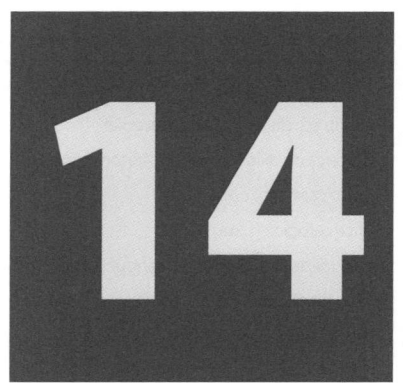

Amy C. Clevenger, MD, PhD
Angela S. Czaja, MD, PhD
Ryan J. Good, MD
Cameron F. Gunville, DO

Michele Loi, MD
Leslie A. Ridall, DO
Christopher Ruzas, MD

▼ INTRODUÇÃO

A medicina intensiva é a disciplina que cuida de pacientes com condições agudas que oferecem risco à vida ou condições que possivelmente irão causar sérios danos caso não sejam resolvidas rapidamente. Essa área requer um entendimento detalhado da fisiologia humana, da fisiopatologia de doenças graves, das interações complexas entre os sistemas orgânicos e os tratamentos, bem como um domínio das tecnologias disponíveis em uma unidade de terapia intensiva pediátrica (UTIP) moderna, que estão sempre em mudança. A ciência do cuidado ao paciente criticamente enfermo segue avançando rapidamente à medida que os mediadores moleculares das doenças tornam-se mais bem definidos e as novas terapêuticas são instituídas no uso clínico. Sendo assim, a medicina intensiva é uma área multidisciplinar de alta complexidade, na qual resultados favoráveis para o paciente requerem uma abordagem baseada em trabalho em equipe, incluindo enfermeiros e médicos intensivistas, fisioterapeutas respiratórios, farmacêuticos, consultores especialistas, fisioterapeutas, terapeutas ocupacionais e recreativos, e assistentes sociais.

▼ MONITORIZAÇÃO E TECNOLOGIA

MONITORIZAÇÃO

▶ Monitorização respiratória

A *oximetria de pulso* mede a *saturação arterial de oxigênio* (SaO_2) de forma contínua e não invasiva. Entretanto, o registro da oximetria de pulso pode ser bem menos preciso em pacientes com saturação abaixo de 80%, má perfusão periférica ou que estejam em movimento. Além disso, a oximetria de pulso pode ser perigosamente imprecisa em certas condições clínicas, como intoxicação por monóxido de carbono ou meta-hemoglobinemia. Para medir diretamente a oxigenação arterial, deve ser realizada uma gasometria em amostra de sangue arterial.

Sabendo a pressão parcial de oxigênio (PaO_2) e a fração inspirada de oxigênio (FiO_2), pode-se estimar o comprometimento da troca gasosa por meio de medidas como a relação PaO_2/FiO_2 (usada no diagnóstico da síndrome do desconforto respiratório agudo [SDRA]) ou a *diferença alvéolo-arterial de oxigênio* (P(A-a)O_2, ou gradiente A-a) **(Tabela 14-1)**. O gradiente A-a é menor que 15 mmHg em condições normais, sendo maior quando há comprometimento da difusão, *shunts* e desequilibrio da relação ventilação-perfusão; os gradientes acima de 400 mmHg estão fortemente associados com mortalidade. A avaliação de *shunt* intrapulmonar (a porcentagem do fluxo sanguíneo pulmonar que passa por áreas não ventiladas do pulmão) também pode ser útil. Indivíduos normais têm menos de 5% de *shunt* fisiológico dos brônquios, das coronárias e das pequenas veias intramurais (veias thebesianas). Frações de *shunt* maiores que 15% geralmente indicam a necessidade de suporte respiratório mais agressivo. No entanto, o cálculo da fração de *shunt* requer um cateter arterial pulmonar, cujo uso diminuiu significativamente na última década.

A *monitorização do gás carbônico expirado* ($ETCO_2$) mede o dióxido de carbono (CO_2) exalado de forma não invasiva, permitindo avaliação cuidadosa da ventilação. Normalmente, os níveis de $ETCO_2$ se aproximam muito dos níveis de CO_2 alveolar (P_ACO_2), o qual deve ser igual aos níveis de CO_2 arterial ($PaCO_2$), porque o dióxido de carbono difunde-se livremente por meio da barreira alvéolo-capilar. No entanto, o $ETCO_2$ pode não refletir com precisão a $PaCO_2$ em pacientes com aumento da ventilação do espaço morto (volume corrente que não participa da troca gasosa) ou com obstrução grave das vias aéreas. A $PaCO_2$ é medida diretamente por meio da análise da gasometria. Embora amostras venosas ou capilares possam ser usadas, esses valores podem estar equivocados em pacientes com má perfusão sanguínea ou em coletas de sangue difíceis; as amostras arteriais são, portanto, mais confiáveis e precisas.

▶ Monitorização cardiovascular

A monitorização não invasiva da pressão arterial pode ser suficiente para muitas crianças gravemente doentes, mas para outras, pode ser necessária a *monitorização hemodinâmica invasiva* para fins diagnósticos e terapêuticos. Os *cateteres arteriais* fornecem leituras contínuas de pressão arterial e, para um intérprete experiente, o formato da onda apresentada no monitor é útil na avaliação do débito cardíaco. Os *cateteres venosos centrais* permitem o monitoramento

Tabela 14-1 Parâmetros respiratórios e hemodinâmicos

Parâmetros	Cálculos	Valores normais
Pressão parcial de oxigênio alveolar	PAO_2 = (Pressão barométrica – 47) × % concentração de oxigênio inspirado	
Diferença de oxigênio alvéolo-arterial (mmHg)	$A-aDO_2 = [PAO_2 - (PACO_2/R)] - PaO_2$	5-15
Débito cardíaco (L/min)	DC = FC × VS	
Índice cardíaco (L/min/m^2)	IC = DC/SC	3,0-4,5
Capacidade de oxigênio no sangue arterial (mL/dL)	$CaO_2 = (1,34 \times \text{hemoglobina} \times SaO_2) + (0,003 \times PaO_2)$	17-24
Índice de distribuição de oxigênio (mL/min/m^2)	$DO_2 = CaO_2 \times IC \times 10$	550-650
Capacidade de oxigênio no sangue venoso (mL/dL)	$CvO_2 = (1,34 \times \text{hemoglobina} \times SvO_2) + (0,003 \times PvO_2)$	12-17
Índice de consumo de oxigênio (mL/min/m^2)	$VO_2 = (CaO_2 - CvO_2) \times IC \times 10$	120-200

DC, débito cardíaco; FC, frequência cardíaca; IC, índice cardíaco; $PACO_2$, pressão parcial arterial de dióxido de carbono; PAO_2, pressão parcial arterial de oxigênio; PvO_2, pressão parcial venosa de oxigênio; R, quociente respiratório (aproximadamente 0,8); SaO_2, saturação arterial de oxigênio; SC, superfície corporal; SvO_2, saturação venosa de oxigênio; VS, volume sistólico.

da pressão venosa central (PVC) e da saturação venosa central de oxigênio. O monitoramento da PVC não fornece informações sobre o *status* do volume absoluto, mas pode fornecer informações úteis sobre mudanças relativas no *status* do volume conforme as terapias são administradas. Os *cateteres de artéria pulmonar* também podem fornecer informações valiosas sobre o estado cardíaco e a resistência vascular e permitir cálculos de oferta e consumo de oxigênio, mas esses cateteres estão associados a uma maior taxa de complicações do que as linhas de PVC e não são mais tão usados, principalmente em cuidados intensivos adultos ou pediátricos.

A medição direta do débito cardíaco é difícil sem o uso de um cateter de artéria pulmonar, e outras tecnologias de monitorização do débito cardíaco são menos utilizadas e têm menos experiência e confiabilidade na população pediátrica. No entanto, podem ser realizadas avaliações indiretas da oferta global de oxigênio por meio do monitoramento laboratorial do pH e lactato arterial e da saturação venosa central de oxigênio. A saturação venosa central normal é 25% a 30% menor que a saturação arterial de oxigênio (70% a 75% em pacientes com saturação normal). Se o fornecimento de oxigênio é inadequado para as necessidades dos tecidos, uma porção maior desse oxigênio será consumida e a saturação venosa central será menor que o normal. No entanto, alguns pacientes (como aqueles com choque séptico) podem ter uma elevação da saturação venosa central (> 80%) devido à utilização prejudicada de oxigênio pelos tecidos. A espectroscopia por infravermelho próximo (NIRS, de *near-infrared spectroscopy*) pode fornecer avaliações não invasivas da oxigenação tecidual regional com sensores transcutâneos. Na prática clínica, os locais mais comuns de medição são a fronte (cerebral) ou um local mais periférico. A saturação venosa regional obtida pelo NIRS pode então ser subtraída da saturação de oxigênio arterial para estimar a diferença arteriovenosa. Tanto o valor absoluto quanto a redução percentual nos valores de NIRS podem refletir a adequação do fornecimento regional de oxigênio aos tecidos.

Monitorização neurológica

Além do exame clínico, as crianças gravemente enfermas podem ter um monitoramento neurológico contínuo com eletrencefalograma (EEG) e/ou um monitor de pressão intracraniana (PIC). O EEG contínuo identifica atividades convulsivas clínicas e subclínicas e fornece informações sobre a atividade elétrica geral do cérebro, particularmente em pacientes sedados e/ou com lesão cerebral. As medições de monitores de PIC medem ocorrem de forma contínua ou intermitente. Os monitores de PIC de fibra óptica podem ser colocados em diferentes espaços intracranianos, mas são mais comumente inseridos no parênquima cerebral. Um dreno ventricular externo (DVE) também pode monitorar a PIC, mas apenas de forma intermitente, pois a drenagem precisa ser pausada para permitir o monitoramento da pressão em sistema fechado. Deve ser feita uma avaliação da necessidade de monitoramento invasivo da PIC e da mitigação de riscos (p. ex., sangramento, infecção) em estreita colaboração com a equipe neurocirúrgica.

TECNOLOGIA

Ventilação mecânica

Os objetivos da ventilação mecânica são basicamente facilitar o movimento de gases para dentro e para fora dos pulmões (ventilação) e para melhorar a absorção de oxigênio na corrente sanguínea (oxigenação). Embora a ventilação com pressão negativa possa ser usada, a ventilação com pressão positiva é a abordagem mais comum na unidade de terapia intensiva e pode ser administrada de forma não invasiva ou invasiva por meio de uma via aérea artificial (tubo endotraqueal [TET] ou tubo de traqueostomia). As indicações para suporte ventilatório e a abordagem das configurações dos dispositivos são descritos com mais detalhes na seção Cuidados Intensivos Respiratórios (ver pág. 351).

Ventilação não invasiva

A *ventilação não invasiva* (VNI) fornece suporte por pressão positiva por meio de várias interfaces (oral ou nasal; máscara facial ou capacete) e tornou-se uma ferramenta integral no manejo da insuficiência respiratória aguda e crônica. Os modos de VNI incluem pressão positiva contínua nas vias aéreas (CPAP, de *continuous positive airway pressure*), pressão positiva nas vias aéreas em dois níveis (BiPAP, de *bilevel PAP*) ou pressão de suporte com volume médio assegurado (AVAPS, de *average volume-assured pressure support*). O CPAP refere-se à aplicação constante de pressão nas vias aéreas, enquanto o BiPAP utiliza ciclos entre uma via aérea positiva inspiratória mais alta (IPAP, de *inspiratory PAP*) e uma pressão expiratória positiva mais baixa nas vias aéreas (EPAP, de *expiratory PAP*) a cada respiração. O suporte inspiratório adicional com BiPAP melhora o volume corrente e a ventilação em pacientes que estão respirando superficialmente e pode melhorar a oxigenação por fornecer uma pressão média nas vias aéreas (PMVA) mais alta. A AVAPS também oferece suporte de dois níveis, mas visa um volume corrente definido dentro de uma faixa permitida de pressão inspiratória em vez de uma pressão inspiratória definida.

Ventilação mecânica convencional

Os ventiladores mecânicos convencionais fornecem ventilação por pressão positiva de forma invasiva, controlada por uma série de parâmetros definidos pelo médico intensivista. A *variável de disparo* (*trigger*) descreve como as respirações são iniciadas, mais comumente o esforço do paciente e/ou tempo. O esforço do paciente geralmente é percebido por uma queda na pressão de retorno ou no fluxo de gases, embora métodos mais novos, como a ventilação assistida ajustada neuralmente (NAVA, de *neurally adjusted ventilatory assist*) também possam ser usados. A NAVA mede a atividade elétrica do diafragma por meio de um cateter esofágico e ajusta as respirações do ventilador para atender a atividade neural do paciente. Embora a NAVA seja promissora para melhorar a sincronia paciente-ventilador e para facilitar o desmame do ventilador, seu papel ideal na prática clínica ainda precisa ser melhor determinado. A *variável de ciclagem* descreve como a fase de inspiração é encerrada, seja pelo paciente ou pelo ventilador. A maioria dos modos ventilatórios ciclam de acordo com um tempo inspiratório (Ti) definido, embora modos que ciclem a fluxo (ou seja, em que a mudança na fase respiratória é determinada por alterações no fluxo do paciente) possam ser usados em pacientes com respiração espontânea. A *variável de controle* determina se o ventilador fornece um determinado volume corrente (modos controlados por volume) ou uma pressão específica (modos controlados por pressão). As *variáveis de limite* são parâmetros cujas magnitudes são restritas nos medidores durante a inspiração para evitar que pressão ou volume excessivos sejam fornecidos pelo ventilador.

A respiração durante a ventilação mecânica pode ser classificada como espontânea (tempo e volume controlados pelo paciente) ou mandatória (tempo e/ou volume controlados pela máquina). Dependendo da contribuição de cada tipo de respiração, o padrão respiratório fornecido pelo ventilador pode ser definido para uma das três configurações a seguir. Na *ventilação mandatória contínua* (CMV, de *continuous mandatory ventilation*), o ventilador determina o volume e a duração de todas as respirações. Na *ventilação mandatória intermitente* (IMV, de *intermittent mandatory ventilation*), o ventilador fornece respirações mandatórias, mas respirações espontâneas adicionais entre e durante as respirações mandatórias são permitidas. A IMV, portanto, permite o desmame do suporte ventilatório reduzindo o número de respirações mandatórias. Na *ventilação espontânea contínua* (CSV, de *continuous spontaneous ventilation*), o paciente inicia e regula todas as respirações, mas o ventilador pode auxiliar nesses esforços.

Modos de ventilação mecânica convencional

Um *modo ventilatório* consiste em uma variável de controle específica (pressão ou volume), um padrão específico de respiração (CMV, IMV ou CSV), e um conjunto específico de variáveis de fase (disparo, ciclagem e limite). O momento de início das respirações e a duração da expiração são controlados ajustando a *frequência respiratória*. Em modos de ventilação ciclados a tempo, o *tempo inspiratório* (Ti) determina a duração da inspiração e quando permitirá a expiração. A maioria dos ventiladores atuais pode fornecer uma respiração direcionada por pressão ou por volume de várias maneiras. Na *ventilação mandatória intermitente sincronizada* (SIMV, de *synchronized IMV*), o ventilador fornece respirações em um padrão mandatório intermitente, mas as respirações da máquina são sincronizadas com os esforços do paciente. Se o paciente não fizer esforços respiratórios adequados para acionar o ventilador, a máquina entrega uma respiração mandatória em um intervalo de tempo predefinido. Na *ventilação com pressão de suporte*, os próprios esforços do paciente são auxiliados pela entrega do fluxo de gases para atingir um pico alvo de pressão das vias aéreas. A ventilação com pressão de suporte permite ao paciente determinar a frequência e o padrão das respirações (padrão respiratório CSV), melhorando dessa forma o conforto do paciente e diminuindo o trabalho de respiração. O modo de ventilação mais comumente usado em várias UTIPs é o modo *IMV sincronizada com pressão de suporte* (SIMV + PS), um modo misto que permite o suporte de pressão nas respirações entre aquelas já sincronizadas da máquina.

Na *ventilação por pressão controlada*, o fluxo de ar começa no início do ciclo inspiratório e continua até que uma pressão nas vias aéreas pré-definida seja atingida. Essa pressão nas vias aéreas é então mantida até o final do tempo inspiratório (Ti) definido, quando a válvula da expiração do ventilador se abre e o gás sai para dentro da máquina. Com este modo de ventilação, mudanças na complacência do sistema respiratório levarão a flutuações no volume corrente real fornecido ao paciente. A vantagem da ventilação por pressão controlada reside principalmente em evitar altas pressões nas vias aéreas que podem causar barotrauma ou piorar a lesão pulmonar. Já a principal desvantagem da ventilação por pressão controlada é a possibilidade de fornecer volumes correntes inadequados ou excessivos durante períodos de mudança na complacência pulmonar. Na *ventilação por volume controlado,* a máquina fornece um volume corrente definido para o paciente. As alterações na complacência pulmonar levarão a flutuações na pressão de pico das vias aéreas gerada pela respiração. A principal vantagem da ventilação por volume controlado é a entrega mais confiável do volume corrente desejado e assim melhor controle da ventilação. Ter mais confiabilidade na quantidade de volume entregue também pode ajudar a prevenir atelectasia devido à hipoventilação. Da mesma forma, as desvantagens da ventilação por volume controlado incluem o risco de barotrauma por pressão excessiva das vias aéreas e uma maior dificuldade para identificar e corrigir escapes no circuito do ventilador. Nos modos controlados por pressão ou volume, podem ser definidos limites com alarme para restringir mudanças no volume corrente ou na pressão das vias aéreas com alteração da complacência pulmonar; interpretar esses alarmes e ajustar o ventilador requer que o médico da UTI entenda o modo de ventilação que está em uso. Por fim, em qualquer modo de ventilação, a pressão de distensão mínima aplicada ao pulmão durante o ciclo respiratório é determinada ajustando a *pressão positiva expiratória final* (PEEP, de *positive end-expiratory pressure*). A PEEP ajuda a prevenir o colapso daquelas estruturas pulmonares que devem se manter abertas ao final da expiração, evitando assim atelectasias e *shunts*.

▶ Ventilação oscilatória de alta frequência

A *ventilação oscilatória de alta frequência* (VOAF) é um modo alternativo de ventilação mecânica em que o ventilador fornece volumes correntes muito pequenos e muito rápidos com altas frequências (p. ex., 5 a 10 Hz ou 300 a 600 respirações/minuto) em torno de uma maior PMVA. Dessa forma, a VOAF pode alcançar e manter PMVAs mais altas sem um pico de pressão inspiratória ou grandes volumes correntes, teoricamente fornecendo uma estratégia de proteção pulmonar para doenças pulmonares difusas, como a SDRA. No entanto, as desvantagens da VOAF incluem baixa tolerância por parte dos pacientes que não estão fortemente sedados ou paralisados, risco de comprometimento cardiovascular devido à PMVA alta e risco de aprisionamento aéreo e barotrauma em pacientes com doença pulmonar altamente heterogênea ou doença obstrutiva grave. Esse modo de ventilação tem sido usado com sucesso em recém-nascidos, pacientes pediátricos mais velhos e em adultos, embora trabalhos recentes tenham sugerido que o uso de VOAF pode estar associado a piores desfechos em adultos com SDRA. Portanto, embora a VOAF ainda possa ser usada em pacientes selecionados, ela pode ter um papel mais limitado na SDRA em comparação com modos convencionais de ventilação.

▶ Oxigenação por membrana extracorpórea

A oxigenação por membrana extracorpórea (ECMO, de *extracorporeal membrane oxygenation*) fornece suporte cardiovascular e/ou respiratório quando outras medidas de suporte são insuficientes para manter as trocas gasosas ou o fornecimento de oxigênio. Os circuitos de ECMO geralmente consistem em um oxigenador de membrana, um aquecedor e uma bomba. O sangue venoso central do paciente é direcionado para fora do corpo, oxigenado, aquecido e devolvido ao paciente. A ECMO pode ser fornecida em dois modos principais: venoarterial (VA) e venovenosa (VV). A ECMO no modo VA percorre a circulação cardiopulmonar, servindo de suporte para os sistemas cardiovascular e respiratório, e requer a canulação de uma grande artéria e veia centrais. As abordagens típicas para canulação incluem cervical (artéria carótida e veia jugular interna), femoral (artéria e veia femoral) e central via esternotomia (aorta e átrio direito). A ECMO no modo VV fornece oxigenação e remoção de dióxido de carbono, mas o débito cardíaco do próprio paciente é necessário para que haja fornecimento de oxigênio sistêmico. As abordagens comuns de canulação para ECMO VV incluem uma única cânula na jugular interna com lúmens duplos para permitir drenagem venosa e retorno por meio da mesma cânula ou cânulas venosas separadas para drenagem e retorno (p. ex., jugular interna-femoral ou femoral-femoral). O uso de ECMO VV aumentou nos últimos 15 anos, com a vantagem de ter o risco reduzido de embolia sistêmica e cerebral em comparação com a ECMO VA. Enquanto a ECMO VV é principalmente indicada nos casos de insuficiência respiratória, os pacientes com comprometimento hemodinâmico moderado antes do início do processo também podem experienciar melhoras no estado circulatório, provavelmente devido à melhora da oxigenação e do estado acidobásico e à diminuição da pressão intratorácica com os chamados "ajustes de repouso" (ou seja, redução do suporte ventilatório com pressões e frequências respiratórias mais baixas para diminuir a lesão pulmonar induzida pelo ventilador) na ECMO.

A tecnologia da ECMO é indicada para pacientes com insuficiência respiratória ou cardíaca reversíveis e não é recomendada em pacientes com comprometimento neurológico grave ou que estejam em estágios terminais de uma condição letal. Podem ocorrer algumas complicações sérias, como lesão do sistema nervoso central (SNC), hemorragia, insuficiência renal, infecção e sequelas de imobilidade. Assim, a tomada de decisão para seleção dos pacientes, o tempo e o modo escolhido devem ocorrer de forma colaborativa entre a equipe assistente e a equipe especializada em ECMO.

Determinar o momento ideal para considerar a instalação do equipamento de ECMO é um dos aspectos mais desafiadores do uso dessa tecnologia. A sobrevida parece igualmente boa para a maioria das indicações com ventilação mecânica por até 14 dias antes do início da ECMO. Os pacientes colocados em ECMO mais tarde no decurso da sua doença ou com execuções prolongadas de ECMO (> 14 dias) podem ter resultados piores. Os protocolos para melhorar a remoção de secreção e o recrutamento pulmonar foram descritos e devem ser considerados para acelerar a recuperação pulmonar e encurtar o curso de ECMO, embora a estratégia ideal de ventilação mecânica ainda não tenha sido elucidada. Apesar do aumento da complexidade dos pacientes colocados em ECMO, a sobrevida permaneceu aceitável nas últimas duas décadas. De acordo com dados recentes registrados, 60% dos pacientes pediátricos com insuficiência respiratória que são submetidos a suporte com ECMO sobrevivem, e as taxas de sobrevivência são ainda melhores para pacientes com ECMO com diagnóstico de pneumonia viral (especialmente devido ao vírus sincicial respiratório) e sem outras comorbidades significativas. É importante notar que, em estudos clínicos randomizados tanto com recém-nascidos quanto com adultos, os pacientes com insuficiência respiratória grave que foram encaminhados para um centro de ECMO para considerar a indicação do uso dessa tecnologia tiveram uma melhor sobrevida, embora nem todos os pacientes tenham sido realmente colocados em ECMO. Esses resultados enfatizam a importância do encaminhamento precoce para centros com experiência em ECMO, se seu uso for considerado.

▶ Terapia de substituição renal

A terapia de substituição renal deve ser considerada em casos de distúrbios eletrolíticos graves, overdose de drogas ou toxinas, acidose refratária, ou quando há sobrecarga de fluidos associada à *lesão renal aguda* (LRA) que não responde à restrição de fluidos e/ou uso de diuréticos. As modalidades de substituição renal incluem diálise peritoneal, hemodiálise intermitente e terapia renal substitutiva contínua (TRSC), também conhecida como hemofiltração venovenosa contínua com ou sem diálise (HDVVC ou HFVVC, respectivamente). A TRSC envolve o envio de sangue venoso do paciente através de um circuito de filtração extracorpórea fornecendo uma remoção de fluido lenta e contínua e/ou diálise. As vantagens da TRSC sobre outros modos de terapia de substituição renal incluem (1) em pacientes hemodinamicamente instáveis, uma taxa contínua mais lenta de remoção de fluido pode ser melhor tolerada e pode ser controlada com mais precisão do que a diálise intermitente; (2) a remoção de solutos e fluidos pode ser regulada separadamente; e (3) a TRSC pode permitir flexibilização das restrições de fluido para que a nutrição possa ser melhorada gradativamente. As desvantagens, por sua vez, incluem a complexidade técnica do procedimento, incluindo a anticoagulação do circuito e a necessidade de acesso venoso central. Embora a terapia renal substitutiva ideal dependa da situação clínica individual, a TRSC é muitas vezes a modalidade preferida para pacientes de UTIP, pois pode ser iniciada rapidamente e submete o paciente a mudanças de fluidos menos dramáticas. A TRSC pode ser realizada apenas como ultrafiltração, se o controle do volume intravascular é o objetivo primário (HFVVC), ou a TRSC pode ser realizada com um dialisato para permitir também o controle de soluto (HDVVC). Estudos retrospectivos e os poucos estudos prospectivos disponíveis sugeriram que o início precoce da TRSC pode estar associado a menor mortalidade quando essa modalidade é comparada com outros modos de substituição renal durante a sepse pediátrica grave. A decisão de prosseguir com a TRSC deve envolver uma avaliação cuidadosa dos possíveis riscos e benefícios em cada paciente individualmente.

▶ Ultrassom à beira do leito

A ultrassonografia à beira do leito (POCUS, de *point-of-care ultrasound*) para orientação de procedimentos tornou-se amplamente utilizada e, em alguns casos, padrão de cuidado. Embora a experiência seja necessária para garantir o uso e interpretação apropriados, essa tecnologia permite uma maior precisão para procedimentos intervencionistas e potencialmente reduz o risco de eventos adversos. Embora a base de evidências mais forte para os benefícios do POCUS exista para a colocação de cateter venoso central, o POCUS pode facilitar outros procedimentos comumente realizados na UTIP, incluindo a colocação de cateter intravenoso periférico, canulação arterial e toracocentese. Além da orientação de procedimentos, o POCUS é cada vez mais usado para fins diagnósticos, incluindo avaliação do *status* de volume por meio da medição do tamanho e da colapsibilidade da veia cava inferior, caracterização da função cardíaca e avaliação de derrames pleurais.

Barbaro RP et al: Pediatric extracorporeal life support organization registry international report 2016. ASAIO J 2017;63(4):456–463.

Miao H et al: Continuous renal replacement therapy in pediatric severe sepsis: a propensity score-matched prospective multicenter cohort study in the PICU. Crit Care Med 2019 Oct;47(10):e806–e813 [PMID: 31369427; PMCID: PMC6750150].

Srinivasan S, Cornell TT: Bedside ultrasound in pediatric critical care: a review. Pediatr Crit Care Med 2011;12(6):667–674 [PMID: 21666528].

▼ CUIDADOS RESPIRATÓRIOS INTENSIVOS

INSUFICIÊNCIA RESPIRATÓRIA AGUDA

FUNDAMENTOS DO DIAGNÓSTICO E CARACTERÍSTICAS TÍPICAS

- ▶ A insuficiência respiratória aguda é a incapacidade de fornecer oxigênio ou remover dióxido de carbono.
- ▶ A PaO_2 é baixa enquanto a $PaCO_2$ é normal na insuficiência respiratória hipoxêmica (há desequilíbrio na relação ventilação/perfusão [V/Q], dificuldade na difusão e *shunts* intrapulmonares).
- ▶ A PaO_2 é baixa e a $PaCO_2$ é alta na insuficiência respiratória hipercápnica (hipoventilação alveolar vista em disfunções do SNC, sedação profunda e distúrbios neuromusculares).
- ▶ A ventilação mecânica não invasiva pode ser um tratamento efetivo para insuficiência respiratória hipercápnica e para alguns pacientes com insuficiência respiratória hipoxêmica.
- ▶ A ventilação mecânica convencional deve ser empregada dentro de uma estratégia de ventilação "protetora do pulmão".
- ▶ A oxigenação por membrana extracorpórea (ECMO) é uma opção viável para pacientes que falham na ventilação mecânica convencional.

▶ Patogênese

A insuficiência respiratória aguda, definida como a incapacidade do sistema respiratório em fornecer oxigênio ou remover dióxido de carbono adequadamente, é uma das principais causas de morbidade e mortalidade em lactentes e crianças. As diferenças anatômicas e de desenvolvimento colocam lactentes e crianças pequenas em maior risco do que crianças mais velhas ou adultos em relação à insuficiência respiratória. A caixa torácica de um bebê é mais flexível, permitindo uma maior tendência ao colapso alveolar. Os músculos intercostais são pouco desenvolvidos e incapazes de alcançar o movimento "alça de balde" característico da respiração adulta, e o diafragma é mais curto e relativamente plano com menos fibras musculares do tipo I, tornando-o menos eficaz e mais facilmente fatigado. As vias aéreas do bebê também são menores em calibre, resultando em maior resistência ao fluxo de ar e maior susceptibilidade à obstrução por tamponamento mucoso e edema da mucosa, especialmente em casos de infecções respiratórias. Os alvéolos em crianças são menores e possuem menos ventilação colateral do que em adultos, resultando novamente em uma maior tendência ao colapso e ao desenvolvimento de atelectasias. Por fim, lactentes jovens podem ter um leito vascular pulmonar mais reativo, o sistema imunológico mais comprometido,

Tabela 14-2 Tipos de insuficiência respiratória

Achados	Causas	Exemplos
Hipoxêmica (tipo I) PaO_2 baixa $PaCO_2$ normal	Alteração na relação ventilação-perfusão (V/Q)	Posicional (supina no leito), síndrome do desconforto respiratório agudo (SDRA), atelectasias, pneumonia, embolia pulmonar, displasia broncopulmonar
	Difusão comprometida	Edema pulmonar, SDRA, pneumonia intersticial
	Shunt	Malformação arteriovenosa pulmonar, malformação adenomatoide congênita
	Baixo teor de oxigênio	Altitude elevada
Hipercápnica (tipo II) PaO_2 baixa $PaCO_2$ alta	Hipoventilação	Doença neuromuscular (poliomielite, síndrome de Guillain-Barré), trauma cranioencefálico, sedação, disfunção de parede torácica (queimaduras), cifoescoliose, hiperreatividade brônquica grave

PACO2, pressão parcial arterial de dióxido de carbono; PAO2, pressão parcial arterial de oxigênio.

ou efeitos residuais da prematuridade, todos os quais aumentam o risco de problemas respiratórios.

A insuficiência respiratória pode ser causada por oxigenação inadequada (insuficiência respiratória hipoxêmica) ou ventilação inadequada (insuficiência respiratória hipercápnica) ou ambos. A insuficiência respiratória hipoxêmica ocorre em três situações: (1) *desequilíbrio da relação ventilação-perfusão (V/Q)*, quando o sangue flui para uma área inadequadamente ventilada do pulmão ou quando áreas ventiladas do pulmão são inadequadamente perfundidas; (2) *defeitos de difusão*, causados por membranas alveolares espessadas ou excesso de fluido intersticial na junção alvéolo-capilar; e (3) *shunt intrapulmonar*, quando anomalias estruturais no pulmão permitem que o sangue flua através do pulmão sem participar da troca gasosa. A insuficiência respiratória hipercápnica resulta da ventilação alveolar comprometida, devido a condições como aumento da ventilação do espaço morto, redução do impulso respiratório devido à disfunção do SNC ou hipersedação, ou distúrbios neuromusculares **(Tabela 14-2)**.

▶ Achados clínicos

Os achados clínicos na insuficiência respiratória são o resultado de hipoxemia, hipercapnia e alterações no pH arterial. As características comuns da insuficiência respiratória são resumidas na **Tabela 14-3**. Essas características podem não ser clinicamente óbvias e muitas são inespecíficas. Como resultado, uma avaliação estritamente clínica da insuficiência respiratória nem sempre é confiável, e os achados clínicos da insuficiência respiratória devem ser complementados por dados laboratoriais, como a análise de gases sanguíneos.

Tabela 14-3 Achados clínicos da insuficiência respiratória

Respiratório
Sibilos
Murmúrio expiratório
Sons respiratórios diminuídos ou ausentes
Batimentos de aletas nasais
Retração da parede torácica
Taquipneia, bradipneia ou apneia
Cianose

Neurológico
Inquietação
Irritabilidade
Cefaleia
Confusão mental
Convulsões
Coma

Cardiológico
Bradicardia ou taquicardia excessiva
Hipotensão ou hipertensão

Geral
Fadiga
Sudorese

▶ Modos de suporte respiratório

Os pacientes com hipoxemia grave, hipoventilação ou apneia requerem assistência imediata com ventilação manual com balão auto-inflável. Embora a ventilação assistida possa geralmente ser mantida por algum tempo com uma máscara de tamanho adequado, podem ocorrer complicações como distensão gástrica, vômitos levando à aspiração de conteúdo gástrico e volumes correntes inadequados levando à atelectasia. Para pacientes com insuficiência respiratória aguda, a *intubação endotraqueal* e a iniciação da ventilação mecânica podem salvar vidas. A colocação segura de um tubo endotraqueal em lactentes e crianças requer pessoal experiente e equipamento apropriado ao lado do leito, incluindo uma máscara do tamanho correto, balão auto-inflável (ambu), vias aéreas orais, TETs e cateteres de sucção apropriados. Consulte o **Capítulo 12** para etapas específicas na preparação para intubação pediátrica. Os pacientes com anatomia normal das vias aéreas podem ser intubados sob anestesia intravenosa (IV) por pessoal experiente. Os agentes específicos selecionados devem visar a sedação, analgesia e bloqueio neuromuscular **(Tabela 14-4)**. Os detalhes adicionais sobre medicamentos podem ser encontrados na seção Sedação e Analgesia deste capítulo (ver pág. 377). Deve-se abordar com extrema cautela a intubação endotraqueal de pacientes de alto risco, como aqueles com obstrução significativa das vias aéreas superiores (p. ex., pacientes com crupe, epiglotite, corpos estranhos ou estenose subglótica), massas mediastinais ou vias aéreas difíceis suspeitas ou conhecidas; deve-se usar sedação mínima e evitar estritamente bloqueadores neuromusculares, a menos que especialistas em vias aéreas treinados decidam o contrário.

A escolha adequada do tamanho do tubo endotraqueal (TET) é importante para reduzir as complicações e fornecer suporte

Tabela 14-4 Medicamentos comumente usados para uma intubação traqueal controlada

Medicamento	Classe do agente	Dose	Vantagens	Desvantagens
Atropina	Anticolinérgico	0,02 mg/kg IV, mínimo de 0,1 mg	Previne bradicardia, resseca secreções	Taquicardia, febre, convulsões e coma com altas doses
Fentanila	Opioide (sedativo)	1–3 mcg/kg IV	Início rápido, estabilidade hemodinâmica	Depressão respiratória, rigidez de parede torácica com administração rápida em neonatos
Midazolam	Benzodiazepínico (sedativo)	0,1–0,2 mg/kg IV	Início rápido, amnésia	Depressão respiratória, hipotensão
Etomidato	Anestésico	0,2–0,4 mg/kg IV	Início rápido, estabilidade hemodinâmica, reduz a PIC	Suprime a função adrenal, não pode ser usado na sepse
Cetamina	Anestésico dissociativo	1–2 mg/kg IV 2–4 mg/kg IM	Início rápido, broncodilatador, estabilidade hemodinâmica	Aumenta a secreção nas vias respiratórias, potencial depressor miocárdico com insuficiência cardíaca crônica
Propofol	Anestésico	1–2 mg/kg IV	Início rápido, curta ação	Hipotensão, contraindicado em alergias com ovo e soja
Rocurônio	Relaxante muscular não despolarizante	1–1,2 mg/kg	Início rápido, adequado para sequência rápida de intubação	Requer refrigeração
Succinilcolina	Relaxante muscular despolarizado	1 mg/kg	Início rápido, curta ação	Hipercalemia, disritmias, parada cardíaca; hipertermia maligna em crianças suscetíveis, contraindicado em miopatias crônicas, queimaduras ou esmagamento significativo

IM, intramuscular; IV, intravenoso; PIC, pressão intracraniana.

respiratório adequado. Um TET excessivamente grande é um fator de risco para necrose de pressão subglótica, podendo levar à cicatrização e à estenose que exigem reparação cirúrgica. Já um TET excessivamente pequeno pode resultar em vazamento excessivo de ar ao redor do TET, dificultando a ventilação e oxigenação adequadas e prejudicando a capacidade de limpar as secreções de forma eficaz. Dois métodos úteis para calcular o tamanho correto do TET para uma criança são (1) medir a altura da criança com uma fita Broselow e, em seguida, ler o tamanho correspondente do TET na fita ou (2) em crianças com mais de 2 anos, escolher o tamanho do tubo usando a fórmula tamanho do TET = (16 + idade em anos) ÷ 4. Tanto tubos com balonete quanto sem balonete podem ser usados, embora um tubo com balonete possa garantir uma ventilação mecânica mais eficaz. A avaliação do escape de ar ao redor do TET é uma medida importante para o dimensionamento adequado do TET. Um escape audível (com o balonete desinflado) observado em pressões de 15 a 20 cm H_2O geralmente indica um tamanho aceitável do TET. Se houver vazamento insuficiente, a decisão de trocar o TET deve ser cuidadosamente considerada, especialmente em pacientes com doença pulmonar grave. A profundidade de inserção adequada (em cm) medida nos dentes pode ser estimada multiplicando por três o tamanho do TET. A colocação correta do TET deve ser confirmada por ausculta para sons respiratórios bilaterais iguais e pela detecção de dióxido de carbono usando um filtro colorimétrico ou capnografia quantitativa. Uma radiografia de tórax é necessária para avaliação final da colocação do TET. Um TET posicionado corretamente terminará na traqueia média entre a entrada torácica e a carina, aproximadamente no nível da segunda vértebra torácica.

Em pacientes que não requerem intubação imediata, vários modos podem ser usados para fornecer suporte respiratório, incluindo oxigênio suplementar, cânula nasal de alto fluxo (CNAF) e VNI. O oxigênio suplementar com cânula nasal ou máscara de oxigênio pode ser adequado para tratar pacientes com insuficiência respiratória leve (**Tabela 14-5**). Os pacientes com hipoventilação e defeitos de difusão respondem melhor ao oxigênio suplementar do que pacientes com *shunt* significativo ou desequilíbrio na relação V/Q. Para pacientes que requerem mais suporte, o uso de CNAF pode ser considerado. Os dispositivos CNAF fornecem misturas de oxigênio aquecidas e umidificadas por meio de uma cânula nasal com taxas de fluxo maiores do que as possíveis com ar seco e mais frio. Dependendo da taxa de fluxo e do tamanho do paciente, a CNAF também pode gerar algum nível de pressão positiva e potencialmente melhorar o trabalho respiratório sem necessidade de aumentar o suporte. Geralmente, taxas de fluxo de 1 a 2 L/kg/min são consideradas altas em lactentes e crianças (até um máximo de 25 L/min), embora alguns estudos tenham utilizado até 60 L/min em adultos. O uso de CNAF foi estudado em crianças com bronquiolite e parece ser bem tolerado. No entanto, se o paciente não estiver melhorando com o CNAF, um suporte adicional pode ser necessário, incluindo o uso de ventilação de pressão positiva por meio de VNI ou via TET.

Tabela 14-5 Oxigenoterapia suplementar

Fonte	Máximo de O₂ entregue	Taxa (L/min)	Vantagens	Desvantagens
Cânula nasal	35–40%	0,125–4	Facilmente aplicável, relativamente confortável	Desconfortável nas taxas mais altas de fluxo, requer via aérea pérvia, facilmente removível, taxa de O_2 baixa, pode causar hemorragia nasal
Máscara simples	50–60%	5–10	Maior O_2 ofertado, bom para respiradores orais	Não é possível afirmar a % de O_2 entregue
Máscara facial	40–60%	8–10	Maior O_2 ofertado, bom para respiradores orais, menos restritivo	Não é possível afirmar a % de O_2 entregue
Máscara não reinalante	80–90%	5–10	Maior concentração de O_2 ofertado, bom para respiradores orais	Não é possível afirmar a % de O_2 entregue
Campânula	90–100%	5–10	Concentração de O_2 estável e precisa	Dificuldade de manter temperatura, dificuldade de prestar outros cuidados nas vias aéreas

A aplicação bem-sucedida de VNI requer uma seleção cuidadosa dos pacientes e um monitoramento respiratório rigoroso. Os melhores candidatos são pacientes com doença pulmonar moderada, na fase de recuperação de sua doença (p. ex., após extubação) ou aqueles com insuficiência respiratória predominantemente hipercápnica, como pacientes com distrofias musculares ou outras formas de fraqueza neuromuscular. Os pacientes que sofrem de coma, diminuição do impulso respiratório, incapacidade de proteger as vias aéreas ou parada cardíaca ou respiratória não são candidatos para VNI. As configurações iniciais sugeridas para a VNI estão listadas na **Tabela 14-6**, mas devem ser tituladas com base no esforço respiratório e na troca gasosa do paciente. O monitoramento respiratório de pacientes em uso de VNI é crítico, pois a VNI pode mascarar sintomas de falha respiratória progressiva, tornando uma potencial intubação mais precária. Em pacientes com insuficiência respiratória grave ou naqueles que não estão melhorando com a VNI, a intubação endotraqueal e a ventilação mecânica não devem ser adiadas.

Tabela 14-6 Configurações de ajuste para início de VNI e VM convencional

Ventilação por pressão positiva não invasiva		
	Configurações iniciais	Considerações
CPAP	6–10 cm H_2O	Caso seja necessário suporte inspiratório, considerar BiPAP ou AVAPS
BiPAP	IPAP 12–16 cm H_2O EPAP 6–8 cm H_2O	IPAP mais altas podem ser necessárias com obstrução significativa ou maior suporte ventilatório
AVAPS	VC alvo 8–10 mL/kg, faixa limite de pressão 20-30 cm H_2O, EPAP 6–8 cm H_2O	Ajustar os limites de pressão com base na complacência respiratória
Ventilação mecânica convencional		
	Configurações iniciais	Considerações
Controlada por volume	VC alvo 6–8 mL/kg, PEEP 6–8 cm H_2O, frequência respiratória 12–20 irpm, Ti 0,3	VC mais baixo e PEEP mais alto para estratégias de proteção pulmonar, limitando as pressões de platô; hipercapnia permissiva se não houver contraindicação (p. ex., PIC elevada)
Controlada por pressão	Pico de pressão inspiratória 20–30 cm H_2O, PEEP 6–8 cm H_2O, frequência respiratória 12–20 irpm, Ti 0,3	Ajustar o PIP para o alvo do VC, PEEP mais alto para oxigenação prejudicada, hipercapnia permissiva se não houver contraindicação (p. ex., PIC elevada)

AVAPS, suporte de pressão assegurada de volume médio; BiPAP, pressão positiva nas vias aéreas em dois níveis; CPAP, pressão contínua nas vias aéreas; EPAP, pressão positiva expiratória nas vias aéreas; IPAP, pressão positiva inspiratória nas vias aéreas; irpm, incursões respiratórias por minuto; PEEP, pressão positiva expiratória final; PIC, pressão intracraniana; Ti, tempo inspiratório; VC, volume corrente; VM, ventilação mecânica; VNI, ventilação não invasiva.

Configurando e ajustando o ventilador

A abordagem geral da ventilação mecânica é basicamente otimizar as trocas gasosas enquanto minimiza os efeitos adversos da ventilação com pressão positiva. Os princípios desta "estratégia de ventilação protetora do pulmão" são recrutar com segurança o pulmão subinflado, manter o volume pulmonar, minimizar a hiperdistensão fásica e diminuir a inflamação pulmonar. Para alcançar esse equilíbrio, é essencial uma consideração cuidadosa do processo respiratório do paciente e outras deficiências de órgãos, como instabilidade cardiovascular ou lesão neurológica. Ao iniciar a ventilação mecânica, o clínico da UTI define a frequência respiratória, o tempo inspiratório (Ti), o nível de PEEP e o volume alvo ou a pressão inspiratória de pico nos modos controlados por volume ou pressão, respectivamente. Os pacientes ventilados exigem *monitoramento* cuidadoso da eficácia da ventilação mecânica, incluindo frequência respiratória e atividade, movimento da parede torácica, qualidade dos sons respiratórios e adequação da troca gasosa, com ajuste cuidadoso das configurações conforme necessário para otimizar tanto a ventilação ($PaCO_2$) quanto a oxigenação (PaO_2).

A *ventilação* é mais afetada pela ventilação minuto entregue (volume corrente multiplicado pela frequência respiratória). Assim, manipulações da frequência respiratória ou do volume corrente podem melhorar valores anormais de $PaCO_2$ (hiper ou hipocapnia). Aumentar a frequência respiratória e/ou o volume corrente aumentará a ventilação minuto, o que deve diminuir os níveis de $PaCO_2$; inversamente, diminuições na frequência respiratória ou no volume corrente devem atuar de maneira oposta. Ao manipular a frequência respiratória, é importante garantir tempo suficiente de exalação, especialmente em pacientes com obstrução significativa das vias aéreas (p. ex., asma). Além disso, para pacientes com colapso alveolar extenso, a ventilação também pode melhorar com estratégias para recrutar e manter unidades pulmonares previamente colapsadas abertas por meio do aumento da PEEP.

A *oxigenação* é afetada principalmente por ajustes na concentração de oxigênio inspirado e na PMVA durante o ciclo respiratório. Aumentos na concentração de oxigênio inspirado geralmente aumentam a oxigenação arterial, a menos que haja *shunt* intracardíaco ou intrapulmonar significativo da direita para a esquerda. A titulação para a FiO_2 mínima necessária para alcançar uma oxigenação adequada é importante, porque altas concentrações de oxigênio inspirado (p. ex., acima de 60% a 65%) podem levar a lesões pulmonares hiperóxicas. Os pacientes que exigem altos níveis de oxigênio podem precisar de uma PMVA mais alta para recrutar unidades pulmonares desinfladas que não estão participando da troca gasosa e aumentar a capacidade residual funcional (CRF). Aumentos na PEEP, na pressão inspiratória de pico e no tempo inspiratório aumentarão a PMVA e podem melhorar a oxigenação arterial. No entanto, se aumentos na PMVA levarem à diminuição no débito cardíaco por meio de diminuição do retorno venoso ou hiperdistensão de alvéolos em vez de recrutamento de alvéolos colapsados, a relação V/Q pode piorar, resultando em piora da oxigenação. As complicações adicionais de uma PMVA alta incluem aprisionamento de gás, retenção de CO_2 e barotrauma com escapes de ar resultantes. Por fim, se o débito cardíaco diminuir suficientemente, a entrega de oxigênio aos tecidos pode ser comprometida apesar do aumento na oxigenação. Portanto, é essencial uma consideração cuidadosa dos objetivos respiratórios e cardiovasculares.

As diretrizes gerais para ajustar o ventilador são fornecidas na **Tabela 14-6**, com princípios específicos de ventilação mecânica na SDRA e asma discutidos abaixo. No entanto, independentemente do modo ou configurações iniciais do ventilador, o paciente deve ser continuamente monitorado e ajustes devem ser feitos com base na fisiopatologia subjacente, na efetividade da troca gasosa e no estado cardiopulmonar geral.

Resolução de problemas

Solucionar uma deterioração repentina no paciente em ventilação mecânica deve começar sempre com um exame do paciente. É preciso determinar se o TET está pérvio e na posição correta, auscultando os sons respiratórios bilaterais, tentando passar um cateter de sucção, avaliando a detecção de CO_2 expirado e usando a laringoscopia direta, se necessário. Uma radiografia de tórax também pode ser útil para garantir a posição apropriada do TET. Se o TET estiver pérvio e corretamente posicionado, o próximo passo é determinar se quaisquer mudanças no exame físico – como elevação torácica ruim ou desigual ou sons respiratórios ausentes ou desiguais – sugerem atelectasia, broncoespasmo, pneumotórax ou pneumonia. Em seguida, é preciso determinar se uma deterioração hemodinâmica pode estar subjacente a um comprometimento respiratório agudo (choque ou sepse). Se o problema não puder ser identificado facilmente, deve-se retirar o paciente do ventilador e começar a ventilação manual por meio de outro dispositivo como o balão auto-inflável. A ventilação manual pode dar suporte ao paciente enquanto o ventilador é verificado quanto a possíveis falhas e pode permitir a avaliação das alterações de complacência, informando os ajustes necessários no ventilador.

Escalonamento para outros modos de suporte respiratório

Caso uma criança com insuficiência respiratória aguda não consiga manter a troca gasosa efetiva sem níveis prejudiciais de ventilação mecânica, deve-se considerar a escalada para outros modos de suporte, incluindo ventilação oscilatória de alta frequência ou ECMO. Se o centro de saúde em que a criança está internada não tem capacidade para ECMO, é essencial uma transferência precoce para um centro de referência que tenha.

Cuidados de suporte ao paciente em ventilação mecânica

Os pacientes submetidos à ventilação mecânica requerem cuidados de suporte meticulosos. A ventilação mecânica muitas vezes é assustadora e desconfortável para crianças gravemente enfermas. A fim de reduzir a dissincronia com o ventilador e a troca gasosa prejudicada, uma atenção cuidadosa deve ser direcionada a otimizar o conforto do paciente e diminuir a ansiedade. Medicamentos sedativos são frequentemente necessários (ver seção sobre Sedação e Analgesia na UTIP na pág. 377). No entanto, a sedação exagerada do paciente ventilado pode levar a durações mais longas de ventilação e dificuldade em retirar o paciente do ventilador; é importante realizar, portanto, avaliações padronizadas do nível de sedação e orientar o tratamento para o nível mínimo de sedação necessário para manter o conforto do paciente e a troca gasosa adequada.

Para os pacientes com doenças respiratórias graves, até mesmo pequenos movimentos físicos podem comprometer a troca gasosa. Em tais casos, a paralisia muscular pode facilitar a oxigenação e a ventilação. Os agentes bloqueadores neuromusculares não despolarizantes são mais comumente usados para esse fim, administrados como doses intermitentes ou infusões contínuas. Quando se administra bloqueadores musculares, deve-se tomar cuidados extras para garantir que os níveis de sedação sejam adequados, pois esses medicamentos mascararão muitos dos sinais habituais de desconforto do paciente. Além disso, o suporte ventilatório pode precisar ser aumentado para compensar a eliminação do esforço respiratório do paciente.

Os pacientes sob ventilação mecânica geralmente podem ser alimentados por via enteral com o uso de sondas de alimentação temporárias ou prévias. Em pacientes em que o refluxo ou vômito é uma grande preocupação, deve-se considerar alimentação transpilórica ou nutrição parenteral. A *pneumonia associada à ventilação mecânica* (PAVM) é uma complicação significativa da ventilação mecânica, levando a permanências mais longas na UTI e aumento dos custos hospitalares. Como resultado, muitas iniciativas locais e nacionais de melhoria da qualidade se concentraram em minimizar os riscos de PAVM. Essas medidas preventivas incluem lavar adequadamente as mãos antes do cuidado respiratório, elevar a cabeça da cama a 30 graus para prevenir o refluxo, fazer mudanças frequentes do posicionamento do paciente, realizar cuidado oral adequado, utilizar circuitos fechados de sucção em todos os pacientes ventilados e evitar quebrar o sistema de sucção fechado, seguir protocolos de sedação para minimizar a administração de sedativos e avaliar diariamente a prontidão para extubação.

A ventilação mecânica deve ser reduzida gradualmente e descontinuada o mais rápido possível com segurança. Uma extubação bem-sucedida requer melhora geral do estado clínico, troca gasosa adequada, força muscular respiratória adequada e capacidade de proteger a via aérea. As taxas de falha de extubação em crianças em ventilação mecânica foram estimadas entre 4% e 20%. Para avaliar a prontidão para a extubação, a maioria dos intensivistas realiza um teste de respiração espontânea em que o paciente, permanecendo intubado, respira sem assistência (por um *T-piece*) ou com um baixo nível de suporte de pressão (por meio do ventilador) por um período de tempo definido, geralmente de 1 a 2 horas. Durante esse teste, o paciente é observado cuidadosamente quanto a sinais de respiração superficial rápida ou troca gasosa piorada e, se nenhum desses sinais for observado, o paciente geralmente pode ser extubado com segurança. Em algumas crianças, o suporte com VNI após a extubação pode facilitar a transição da ventilação mecânica.

Faustino EV et al: Accuracy of extubation readiness test in predicting successful extubation in children with acute respiratory failure from lower respiratory tract disease. Crit Care Med 2017;45(1):94–102 [PMID: 27632676].

Jenks CL et al: Pediatric extracorporeal membrane oxygenation. Crit Care Clin 2017;33(4):825–841 [PMID: 28887930].

Lee JH et al: Use of high flow nasal cannula in critically ill infants, children, and adults: a critical review of the literature. Intensive Care Med 2013;39(2):247–257 [PMID: 23143331].

Morris JV et al: Outcomes for children receiving noninvasive ventilation as the first-line mode of mechanical ventilation at intensive care admission: a propensity score-matched cohort study. Crit Care Med 2017;45(6):1045–1053 [PMID: 28328654].

Parker MM et al: Relationship between adverse tracheal intubation associated events and PICU outcomes. Pediatr Crit Care Med 2017;18(4):310–318 [PMID: 28198754].

▼ PRINCIPAIS DOENÇAS RESPIRATÓRIAS NA UTI PEDIÁTRICA

SÍNDROME DO DESCONFORTO RESPIRATÓRIO AGUDO

FUNDAMENTOS DO DIAGNÓSTICO E CARACTERÍSTICAS TÍPICAS

► A síndrome do desconforto respiratório agudo (SDRA) é uma forma grave de lesão pulmonar caracterizada por hipoxemia e edema pulmonar não cardiogênico.

► A SDRA pode surgir como consequência de lesão pulmonar direta ou de condições sistêmicas, como sepse.

► A ventilação mecânica protetora dos pulmões e o manejo cuidadoso de fluidos são cruciais para bons resultados em pacientes com SDRA.

A síndrome do desconforto respiratório agudo (SDRA) é uma forma de insuficiência respiratória aguda caracterizada por aumento da permeabilidade capilar pulmonar, resultando em infiltrados alveolares difusos bilaterais na radiografia de tórax, diminuição da complacência pulmonar e hipoxemia refratária ao oxigênio suplementar. As crianças com SDRA grave estão em risco de morbidade e mortalidade significativas, exigindo manejo intensivo cuidadoso. Os critérios diagnósticos de consenso atuais para SDRA em pacientes adultos, conhecidos como definição de Berlim, incluem (1) início agudo, (2) infiltrados pulmonares bilaterais na radiografia de tórax, (3) nenhuma evidência clínica de hipertensão atrial esquerda e (4) hipoxemia grave com base na relação P/F (PaO_2/FiO_2). Os critérios pediátricos para o diagnóstico de SDRA são semelhantes, mas com diferenças notáveis, incluindo permitir que os infiltrados pulmonares sejam unilaterais, utilizar o índice de oxigenação (IO, pressão média das vias aéreas × FiO_2 × 100 ÷ PaO_2) como o marcador de gravidade da SDRA em pacientes em ventilação mecânica e ampliar os critérios de oxigenação para incluir medidas baseadas na saturação de oximetria de pulso **(Tabela 14-7)**.

Tabela 14-7 Critérios diagnósticos para síndrome do desconforto respiratório agudo (SDRA)

Achados	Definição de Berlim (adultos)	Definição PALICC (pediatria)
Tempo	Dentro de uma semana do evento desencadeante	Sem diferença
Origem do edema pulmonar	Não totalmente explicado por insuficiência ventricular esquerda ou sobrecarga de fluidos; uso de ecocardiografia para excluir pressão atrial esquerda elevada como evidência de etiologia cardíaca	Sem diferença
Achados radiográficos	Opacidades bilaterais não explicadas por derrame, atelectasia ou nódulos pulmonares	Opacidades unilaterais OU bilaterais
Hipoxemia	Leve: P/F ≤ 300 mmHg Moderada: P/F ≤ 200 mmHg Grave: P/F ≤ 100 mmHg *PEEP mínima ≥ 5 cm H_2O	Leve: 4 ≤ IO ≤ 8 (5 ≤ ISO ≤ 7,5) Moderada: 8 ≤ IO ≤ 16 (7,5 ≤ ISO ≤ 12,3) Grave: IO ≥ 16 (ISO ≥ 12,3) *Para pacientes em VNI a relação P/F ou S/F é usada

IO, índice de oxigenação; ISO, índice de saturação de oxigênio; P/F, PaO_2/FiO_2 pressão parcial de oxigênio no sangue/fração inspirada de oxigênio; S/F, SpO_2/FiO_2 saturação de oxigênio/fração inspirada de oxigênio; VNI, ventilação não invasiva.

Apresentação e fisiopatologia

A SDRA pode ser precipitada por uma variedade de insultos (**Tabela 14-8**). Pneumonia e sepse respondem pela maioria dos casos de SDRA em crianças. Apesar da diversidade de potenciais causas, a apresentação clínica é notavelmente semelhante na maioria dos casos. A SDRA pode ser dividida em quatro fases clínicas (**Tabela 14-9**). Na Fase 1, o paciente pode ter dispneia e taquipneia com PaO_2 relativamente normal e alcalose respiratória induzida por hiperventilação. Estudos experimentais sugerem que neutrófilos se acumulam nos pulmões nesta fase e danificam o endotélio pulmonar.

Durante a Fase 2, a hipoxemia piora e o desconforto respiratório se torna clinicamente mais aparente, com cianose, taquicardia, irritabilidade e dispneia. As mudanças radiográficas iniciais incluem o aparecimento de infiltrados alveolares confluentes que surgem inicialmente nos campos pulmonares dependentes em um padrão sugestivo de edema pulmonar. Os exsudatos proteináceos no espaço alveolar e a lesão direta dos pneumócitos alveolares tipo II causam inativação e deficiência de surfactante. A lesão na célula alveolar tipo II também reduz a capacidade de remoção de líquido alveolar. Hipertensão pulmonar, redução da complacência pulmonar e aumento da resistência das vias aéreas também são comumente observados na SDRA. Embora as radiografias de tórax mostrem infiltrados bilaterais, a tomografia computadorizada (TC) de adultos demonstra envolvimento pulmonar heterogêneo: (1) áreas consolidadas que exigem pressões de inflação altas para abrir, (2) áreas que estão superinfladas e (3) áreas que estão normalmente infladas ou abertas e colapsadas repetidamente a cada respiração. As tentativas de melhorar a oxigenação recrutando regiões dependentes colapsadas do pulmão ocorrem às custas de danificar regiões não dependentes por hiperinsuflação. Esse processo, denominado *volutrauma*, incita uma potente resposta inflamatória que é capaz de piorar a disfunção de órgãos não pulmonares. Mesmo em pulmões normais, a ventilação com volumes correntes grandes e baixos níveis de PEEP pode produzir uma lesão pulmonar que é indistinguível da SDRA. Esse fenômeno é chamado de *lesão pulmonar induzida por ventilação mecânica*. Assim, a lesão mecânica por ventilação com pressão positiva é sobreposta ao insulto inicial e é uma parte integral da patogênese da SDRA.

A Fase 3 da SDRA (subaguda, de 2 a 10 dias após a lesão pulmonar) é caracterizada pela proliferação de pneumócitos tipo II e fibroblastos no interstício do pulmão. Há piora da hipoxemia com aumento da fração de *shunt* e uma maior diminuição da complacência pulmonar. Alguns pacientes desenvolvem uma alveolite fibrosante acelerada. Os mecanismos responsáveis por essas mudanças não são claros, mas podem envolver fatores de crescimento e diferenciação, como o fator de crescimento transformador-β e o fator de crescimento derivado de plaquetas, liberados por células pulmonares residentes e não residentes, como macrófagos alveolares, mastócitos, neutrófilos, células tipo II alveolares e fibroblastos. Na Fase 4 da SDRA (crônica, 10 a 14 dias após a lesão pulmonar), ocorre fibrose, enfisema e obliteração vascular pulmonar. Durante essa fase da doença, a oxigenação geralmente melhora, mas o pulmão torna-se mais frágil e suscetível a barotrauma. A síndrome de escape de ar é comum entre pacientes ventilados com altas pressões de via aérea nesta fase tardia. Os pacientes têm

Tabela 14-8 Fatores de risco para SDRA

Lesão pulmonar direta	Lesão pulmonar indireta
Pneumonia Aspiração de conteúdo gástrico Lesão por inalação (calor ou toxina) Contusão pulmonar Ingestão ou aspiração de hidrocarbonetos Quase afogamento	Sepse Choque Queimaduras Trauma Embolia gordurosa Overdose de drogas (incluindo ácido acetilsalicílico, opioides, barbitúricos, antidepressivos tricíclicos) Complicação pulmonar de transfusões sanguíneas Pancreatite

Tabela 14-9 Alterações fisiopatológicas da síndrome do desconforto respiratório agudo

Achados radiológicos	Sintomas	Achados laboratoriais	Fisiopatologia
Fase 1 (mudanças precoces)			
Radiografia normal	Dispneia, taquipneia, exame do tórax normal	Hipertensão pulmonar leve, normoxemia ou hipoxemia leve, hipercapnia	Sequestro de neutrófilos, sem dano tecidual claro
Fase 2 (início de alterações no parênquima)			
Infiltrado alveolar irregular, tamanho cardíaco normal	Dispneia, taquipneia, cianose, taquicardia, estertores grosseiros	Hipoxemia moderada a grave, *shunt* aumentando progressivamente, complacência pulmonar reduzida, hipertensão pulmonar, pressão de oclusão da artéria pulmonar normal	Infiltração neutrofílica, congestão vascular, permeabilidade pulmonar aumentada, edema pulmonar, filamentos de fibrina, aglomerados de plaquetas, lesão de células epiteliais tipo I
Fase 3 (insuficiência respiratória aguda progressiva, 2-10 dias)			
Infiltrado alveolar difuso, broncogramas aéreos, volume pulmonar reduzido, tamanho cardíaco normal	Taquipneia, taquicardia, sepse, sinais de consolidação, roncos difusos	Piora da fração de *shunt*, complacência progressivamente reduzida, aumento da ventilação minuto, troca gasosa prejudicada	Aumento do exsudato inflamatório alveolar e intersticial com neutrófilos e células mononucleares, proliferação de células tipo II, início da proliferação de fibroblastos, oclusão tromboembólica
Fase 4 (fibrose pulmonar, pneumonia progressiva, > 10 dias)			
Infiltrado difuso persistente; novos infiltrados pneumônicos sobrepostos; escapes de ar; tamanho cardíaco normal ou aumentado devido à *cor pulmonale*	Sintomas conforme acima, sepse persistente, evidência de falha de múltiplos órgãos	Mudanças da fase 3 de modo persistente; pneumonia recorrente, restrição pulmonar progressiva, prejuízo na oxigenação tecidual, prejuízo na extração do oxigênio, falha de múltiplos órgãos	Hiperplasia das células tipo II, espessamento intersticial; infiltração de linfócitos, macrófagos, fibroblastos; pneumonia loculada ou fibrose intersticial; espessamento medial e remodelamento de arteríolas

aumento do espaço morto e dificuldades com a ventilação são comuns. A complacência das vias aéreas permanece baixa devido à fibrose pulmonar em andamento e à produção insuficiente de surfactante. As infecções secundárias são frequentes nas fases subaguda e crônica da SDRA e podem afetar os resultados clínicos. Os mecanismos responsáveis pelo aumento da suscetibilidade à infecção durante esta fase não são bem compreendidos.

▶ Tratamento

O *manejo ventilatório* da SDRA objetiva proteger as regiões vulneráveis do pulmão contra o colapso alveolar cíclico ao final da expiração e proteger as regiões pulmonares não dependentes e hiperinsufladas da hiperinsuflação no final da inspiração (estratégia pulmonar aberta ou protetora). O modo de ventilação mecânica é menos importante do que a limitação da distensão alveolar fásica e a estabilização das unidades pulmonares propensas ao colapso repetitivo ao final da expiração. Um ensaio multicêntrico e pioneiro randomizado em adultos com SDRA demonstrou que uma estratégia de ventilação usando um volume corrente de 6 mL/kg (peso corporal ideal) reduziu a mortalidade em 22% e apresentou menor falência de órgãos extrapulmonares quando comparada a uma estratégia permitindo volumes correntes de 12 mL/kg. Embora esse ensaio não tenha sido replicado em pacientes pediátricos, a aplicação desses mesmos princípios de gerenciamento tem sido amplamente aceita. A abordagem geral para ventilação mecânica na SDRA pediátrica é limitar o volume corrente (ou seja, 6 a 8 mL/kg do peso corporal ideal), limitar a pressão de platô alveolar (a pressão ao final da inspiração) a 25 a 30 cm H_2O ou menos e direcionar um nível de PEEP para manter a saturação de oxigênio aceitável para a perfusão de órgãos terminais. A meta de saturação de oxigênio de 88% a 90% pode ser razoável para muitos pacientes, especialmente se permitir um FiO_2 de 60% ou menos para minimizar a hiperoxia prejudicial. Em geral, isso pode ser alcançado por aumentos incrementais no PEEP até que seja alcançada uma oxigenação adequada ou um efeito colateral limitante do PEEP. Os médicos devem minimizar o escape do tubo endotraqueal (se possível), garantir um plano adequado de sedação do paciente e otimizar a relação ventilação-perfusão, verificando se o *status* de volume intravascular do paciente é apropriado. A menos que exista uma contraindicação clara (p. ex., aumento da pressão intracraniana), a hipercapnia permissiva (ou seja, aceitação de níveis elevados de $PaCO_2$ com intervalos razoáveis de pH) deve ser permitida.

O *manejo de fluidos* é um elemento importante no cuidado de pacientes com SDRA. Dado o aumento da permeabilidade capilar pulmonar na SDRA, é provável que ocorra maior edema pulmonar com qualquer elevação nas pressões hidrostáticas pulmonares. Evidências em adultos mostram que uma estratégia de fluidos "conservadora", visando níveis mais baixos de preenchimento cardíaco (PVC < 4 mmHg), está associada a uma melhor oxigenação e a uma duração mais curta da ventilação mecânica em comparação com uma estratégia de fluidos "liberal" visando uma PVC de 10 a 14 mmHg. A restrição de fluidos deve ser implementada somente depois que as variáveis hemodinâmicas se estabilizarem, e a ressuscitação volêmica não deve ser negada a pacientes hemodinamicamente instáveis com SDRA.

Para pacientes que falham nas abordagens padrão de ventilação mecânica e restrição de fluidos, várias terapias alternativas ou de resgate estão disponíveis. A *posição prona* é uma técnica de mudança da posição do paciente na cama, de supino para prona, com o objetivo de melhorar a ventilação das unidades pulmonares dependentes colapsadas por meio da drenagem postural e da melhoria da relação ventilação/perfusão. Essa técnica pode melhorar drasticamente a troca gasosa a curto prazo, especialmente para pacientes no início do curso da SDRA, mas os ganhos geralmente não são sustentados. Os ensaios clínicos de posição prona em adultos mostraram um benefício de sobrevida em casos graves, mas nenhum estudo pediátrico mostrou uma clara melhoria na mortalidade ou na duração da ventilação mecânica. A VOAF tem sido utilizada com sucesso por muitos anos em pacientes pediátricos com SDRA; estudos em adultos mostraram, no entanto, que a VOAF não traz benefícios ou, ainda, aumenta a mortalidade. Nenhum estudo pediátrico até o momento comparou a VOAF a uma estratégia moderna de ventilação convencional protetora do pulmão, e permanece incerto se a VOAF fornece alguma vantagem sobre a ventilação convencional para a SDRA pediátrica. Em geral, a VOAF é considerada uma terapia de resgate para pacientes com hipoxemia grave que falham no tratamento com ventilação convencional. Com base na capacidade do óxido nítrico inalado (NOi) de reduzir a pressão arterial pulmonar e melhorar a correspondência entre ventilação e perfusão sem produzir vasodilatação sistêmica, o NOi pode ser utilizado como terapia para a SDRA refratária. Vários estudos multicêntricos sobre o NOi no tratamento da SDRA, tanto em adultos quanto em crianças, mostraram melhoras agudas na oxigenação em subgrupos de pacientes, mas nenhuma melhora significativa na sobrevida global. Como resultado, o NOi não pode ser recomendado como uma terapia padrão para a SDRA. Por fim, a ECMO tem sido cada vez mais utilizada para dar suporte a pacientes pediátricos com SDRA grave, embora o impacto sobre os resultados na SDRA pediátrica não tenha sido comparado em um estudo randomizado prospectivo com estratégias de ventilação protetora do pulmão. Com a crescente complexidade dos pacientes e os avanços no suporte e nos cuidados da ECMO, é essencial uma consideração cuidadosa da seleção do paciente e do *timing*.

Os pacientes com SDRA exigem monitoramento cardiorrespiratório cuidadoso para permitir a titulação da ventilação mecânica e a avaliação da necessidade de escalonamento. Além disso, as funções renal, hepática e gastrintestinal devem ser observadas de perto devido às implicações prognósticas da disfunção de múltiplos órgãos na SDRA. Por fim, como as infecções secundárias são comuns e contribuem para o aumento das taxas de mortalidade, a vigilância para infecção é importante, obtendo culturas apropriadas e seguindo a curva de temperatura e a contagem de leucócitos do sangue.

► Resultados

As taxas de mortalidade relatadas para a SDRA pediátrica variam dependendo dos critérios de diagnóstico usados, da presença de condições coexistentes e da qualidade e consistência dos cuidados de suporte fornecidos. Em geral, as taxas de mortalidade têm melhorado ao longo do tempo, variando de 8% a 40%, com pacientes imunocomprometidos apresentando maior risco de morte. Em todas as subpopulações de pacientes com SDRA pediátrica, a falência de órgãos não pulmonares continua sendo uma causa importante de mortalidade. A morbidade e os resultados de longo prazo são menos compreendidos. Dados limitados sugerem que algumas crianças com SDRA grave podem apresentar sintomas respiratórios por anos após o insulto original, destacando a necessidade de acompanhamento rigoroso da função pulmonar.

ARDS Definition Task Force: Acute respiratory distress syndrome: the Berlin definition. JAMA 2012;307(23):2526–2533 [PMID: 22797452].
Fielding-Singh V et al: Beyond low tidal volume ventilation: treatment adjuncts for severe respiratory failure in acute respiratory distress syndrome. Crit Care Med 2018;46:1820–1831 [PMID: 30247273].
Khemani RG et al: Pediatric acute respiratory distress syndrome: definition, incidence, and epidemiology. Pediatr Crit Care Med 2015; 16:S23–40 [PMID 26035358].

EXACERBAÇÃO GRAVE DA ASMA

FUNDAMENTOS DO DIAGNÓSTICO E CARACTERÍSTICAS TÍPICAS

► A exacerbação grave da asma (anteriormente conhecida como *estado asmático*) é uma obstrução reversível das vias aéreas inferiores refratária a agentes simpaticomiméticos e anti-inflamatórios que pode evoluir para insuficiência respiratória se não houver intervenção rápida e agressiva.
► Uma dispneia em repouso que interfere na capacidade de falar é um sinal potencialmente grave.
► A ausência de sibilos pode ser enganosa, pois, para produzir um som de sibilo, o paciente deve inspirar ar suficiente.
► Os pacientes com desconforto respiratório grave, sinais de exaustão, alterações na consciência, aumento de $PaCO_2$ ou acidose devem ser internados na UTI pediátrica.

► Patogênese

As crises graves de asma são causadas por broncospasmo grave, com secreção excessiva de muco, inflamação e edema das vias aéreas (ver **Capítulo 19**). Bebês e crianças têm um risco particularmente elevado de insuficiência respiratória devido a várias características estruturais e mecânicas de seus pulmões. Em comparação com adultos, as crianças têm uma menor elasticidade pulmonar, uma parede torácica mais complacente, paredes das vias aéreas mais espessas que levam a uma maior resistência periférica das vias aéreas para qualquer grau de broncoconstrição, maior reatividade das vias aéreas a broncoconstritores e menos canais colaterais de ventilação. Os fatores de risco para crises graves de asma incluem obesidade, *status* socioeconômico mais baixo, raça não caucasiana e histórico prévio de intubações ou internações na UTI.

▶ Achados clínicos

Os pacientes admitidos na UTI com exacerbações graves de asma (anteriormente conhecidas como estado asmático) podem apresentar uma variedade de achados constitucionais e cardiorrespiratórios. Eles frequentemente têm taquipneia, aumento do uso dos músculos acessórios e uma entrada de ar variável. O chiado difuso geralmente está presente, mas a ausência de chiado pode indicar obstrução grave impedindo o fluxo de ar. A dispneia em repouso que interfere na capacidade de falar e a cianose também são sinais alarmantes. Essas crianças podem apresentar sinais de pânico, exaustão ou alteração do nível de consciência. Agitação, sonolência ou confusão podem ser sinais de elevação nos níveis de $PaCO_2$ e insuficiência respiratória iminente.

Esses pacientes geralmente têm frequência cardíaca elevada secundária ao estresse, desidratação e terapia com β-agonista, e podem apresentar hipotensão sistólica e/ou diastólica. Pressões diastólicas abaixo de 40 mmHg acompanhadas de taquicardia extrema podem prejudicar o preenchimento das artérias coronárias e predispor à isquemia cardíaca, que pode se manifestar com dor no peito e alterações no eletrocardiograma (ECG). O pulso paradoxal (ou seja, uma diminuição exagerada na pressão arterial sistólica com a inspiração) pode ser observado e usado como marcador da gravidade da doença e da resposta ao tratamento.

▶ Achados laboratoriais

Além da oximetria de pulso contínua, a medição dos gases sanguíneos deve ser considerada em pacientes gravemente enfermos com status asmático para avaliar a troca gasosa e o equilíbrio ácido-base. Os pacientes com exacerbações graves de asma geralmente têm uma ventilação minuto aumentada e deve-se esperar uma $PaCO_2$ abaixo de 40 mmHg. Níveis normais ou elevados de $PaCO_2$ sugerem insuficiência respiratória. A dessaturação em ar ambiente pode indicar troca gasosa gravemente prejudicada e insuficiência respiratória iminente, mas também pode ocorrer com o início da terapia com $β_2$-agonista e o desequilíbrio associado à relação V/Q. A presença de acidose metabólica pode indicar desidratação relativa, débito cardíaco inadequado ou infecção subjacente, mas também pode estar relacionada à acidose láctica tipo B (isto é, produção de lactato não relacionada à hipoxia ou hipoperfusão tecidual) a partir da terapia com $β_2$-agonista.

Outras avaliações laboratoriais podem incluir eletrólitos séricos, hemogramas completos e marcadores inflamatórios, se clinicamente indicado. Os pacientes podem apresentar diminuição do potássio, magnésio e/ou fosfato séricos, especialmente com o uso prolongado de $β_2$-agonistas. A leucocitose é comumente observada durante as exacerbações de asma e pode ser devido à infecção ou à liberação de leucócitos polimorfonucleares como resultado do estresse ou tratamento com corticosteroides. Diferenciar entre essas duas etiologias de leucocitose pode ser difícil, e a medição de outros marcadores inflamatórios pode ser útil se houver preocupação e suspeita de infecção.

Deve-se realizar radiografias de tórax em pacientes com exacerbações graves de asma para avaliar condições tratáveis, como pneumonia, aspiração de corpo estranho, pneumotórax ou uma massa no tórax. Pneumotórax e pneumomediastino são complicações comuns de exacerbações graves e podem ser revelados apenas com radiografia de tórax. A presença de sibilos graves sem histórico prévio de asma deve suscitar suspeitas de diagnósticos alternativos, como aspiração de corpo estranho ou anomalias congênitas. ECGs não são rotineiramente recomendados, mas podem ser indicados para descartar isquemia cardíaca, especialmente em pacientes com doença cardíaca conhecida, taquicardia extrema e pressão arterial diastólica baixa ou queixas de dor no peito.

▶ Tratamento

A estratégia-chave de tratamento para a exacerbação grave de asma é reverter rapidamente e agressivamente o processo subjacente antes que ocorra insuficiência respiratória que exija intubação endotraqueal e ventilação mecânica, dadas as complicações de fornecer ventilação mecânica a pacientes com obstrução grave das vias aéreas. As crianças com exacerbações graves de asma requerem acesso IV, oximetria de pulso contínua e monitoramento cardiorrespiratório, pois o monitoramento atento da troca gasosa, do estado cardiovascular e do estado mental é crucial para avaliar a resposta à terapia e determinar as intervenções apropriadas.

Devido à ventilação minuto inadequada e à desigualdade V/Q, os pacientes com exacerbações graves de asma quase sempre apresentam hipoxemia e devem receber oxigênio umidificado suplementar imediatamente para manter a saturação acima de 90%. As crianças com sinais clínicos de desidratação devem receber ressuscitação de fluidos apropriada. Os efeitos hemodinâmicos de certas terapias para asma (vasodilatação periférica, hipotensão diastólica) também podem exigir ressuscitação adicional de fluidos para manter o débito cardíaco e evitar a isquemia cardíaca. Antibióticos geralmente não são recomendados para o tratamento de exacerbações graves de asma, a menos que uma infecção coexistente seja identificada ou esteja sob suspeita.

O tratamento de primeira linha para reverter rapidamente a obstrução das vias aéreas é a administração de terapia seletiva inalatória com *$β_2$-agonistas* de curta duração, como o salbutamol **(Tabela 14-10)**. A frequência da administração varia com base na gravidade dos sintomas e na ocorrência de efeitos colaterais adversos. Os pacientes com angústia grave e baixas taxas de fluxo inspiratório podem ter uma entrega inadequada de medicamentos inalatórios e podem precisar de medicamentos subcutâneos ou intravenosos. A epinefrina subcutânea ou a terbutalina, um $β_2$-agonista relativamente específico, podem ser usadas para o tratamento inicial. Os efeitos colaterais da terapia com $β_2$-agonistas, incluindo taquicardia e outras arritmias, bem como hipotensão diastólica, geralmente são mais graves com a administração sistêmica. Além da terapia com $β_2$-agonista, a administração

Tabela 14-10 Tratamento médico para exacerbação de asma grave

Medicação	Mecanismo de Ação	Dose e administração	Efeitos adversos comuns
Salbutamol	β_2-agonista	Inalado *Intermitente*: 2,5–5 mg a cada 10–15 min *Contínua*: 10–30 mg/h	Taquicardia, hipotensão, hipoxemia, isquemia miocárdica
Terbutalina	β_2-agonista	Intravenosa *Dose de ataque*: 10 mcg/kg *Infusão contínua*: 0,5–5 mcg/kg/min	Taquicardia, hipotensão, hipoxemia, isquemia miocárdica
Epinefrina	Agonista adrenérgico não seletivo	Subcutâneo ou intramuscular 0,01 mg/kg a cada 20 min	Taquicardia, hipertensão
Corticosteroides	Anti-inflamatório	Intravenoso, intramuscular ou oral *Dexametasona*: 0,6 mg/kg por dia *Metilprednisolona*: 1–2 mg/kg dividido em duas doses	Agitação, hipertensão, hiperglicemia
Brometo de Ipratrópio	Anticolinérgico	Inalado 250–500 mcg a cada 8 g	Visão borrada, midríase, taquicardia
Sulfato de magnésio	Impede o fluxo de cálcio para dentro das células do músculo liso	Intravenoso 50 mg/kg/dose	Hipotensão, rubor
Aminofilina	Impede a degradação da monofosfato de guanosina cíclico	Intravenoso *Dose de ataque*: 5,7 mg/kg *Infusão contínua*: 0,5–1 mg/kg/h *Nível sérico alvo*: 10 mcg/mL	

imediata de *corticosteroides* sistêmicos para diminuir a inflamação associada é fundamental para o manejo precoce de exacerbações graves de asma com risco de vida. Como as medicações enterais podem não ser toleradas em pacientes com exacerbações graves, deve-se considerar a administração de esteroides intravenosos ou intramusculares.

Para as exacerbações graves que não respondem a esses tratamentos iniciais, podem ser consideradas terapias adicionais, apesar de evidências pediátricas limitadas. O *brometo de ipratrópio*, um broncodilatador anticolinérgico inalado, é comumente usado no departamento de emergência e é uma intervenção razoável na UTIP, apesar de evidências limitadas de eficácia. O *sulfato de magnésio* também pode ser considerado para pacientes que não respondem ao tratamento inicial ou que têm iminência de insuficiência respiratória. As propriedades broncodilatadoras do sulfato de magnésio são consideradas causadas por interferência no fluxo de cálcio na célula muscular lisa brônquica. A VNI pode ser usada como suporte a pacientes com exacerbações graves de asma e ajudar a evitar a necessidade de intubação e ventilação mecânica. A ventilação de pressão positiva pode ajudar a evitar o colapso das vias aéreas durante a exalação e a descarregar os músculos respiratórios fatigados por meio de uma redução da força necessária para iniciar cada respiração. Devido à sua interface não invasiva, a respiração espontânea e a função das vias aéreas superiores são preservadas, permitindo que o paciente forneça sua própria depuração das vias aéreas. Dados recentes em adultos demonstraram um menor risco de ventilação mecânica invasiva e mortalidade associada ao uso de VNI durante exacerbações graves de asma. Os dados pediátricos são limitados a pequenos estudos e séries de casos, mas descrevem melhoras na troca gasosa e esforço respiratório. A titulação cuidadosa das pressões inspiratórias e expiratórias é essencial, no entanto, para evitar complicações da pressão positiva, como pneumotórax.

A nebulização de salbutamol com *heliox* também pode ser considerada para pacientes refratários à terapia convencional. O heliox é uma mistura de hélio e oxigênio com menor viscosidade do que o ar ambiente, que pode melhorar a entrega de salbutamol nas vias aéreas e a troca gasosa. Uma mistura de pelo menos 60% a 70% de hélio é necessária para ser eficaz, limitando seu uso a pacientes com maiores exigências de oxigênio.

As metilxantinas, como *teofilina e aminofilina*, também podem ser consideradas para o tratamento da asma grave, embora seu uso ainda seja controverso. O benefício teórico das metilxantinas é o relaxamento do músculo liso das vias aéreas, impedindo a degradação do monofosfato de guanosina cíclico, um mecanismo de ação distinto do mecanismo dos β_2-agonistas. Além disso, elas reduzem os mediadores inflamatórios mucociliares e a permeabilidade microvascular. No entanto, a farmacocinética desses agentes é errática e podem ocorrer efeitos colaterais graves, como convulsões e arritmias cardíacas. Essas preocupações, além de evidências mistas de benefício, levaram a uma recomendação geral contra o uso rotineiro de metilxantinas para exacerbações de asma. No entanto, elas podem ter um papel em casos graves individuais. Quando uma metilxantina é usada, é essencial um monitoramento terapêutico de drogas próximo e é recomendada uma consulta com o farmacêutico responsável.

Se o tratamento agressivo não resultar em melhora significativa, a intubação endotraqueal e a *ventilação mecânica* podem ser necessárias. Os pacientes que apresentam apneia ou coma devem ser intubados imediatamente. Se houver uma deterioração constante apesar da terapêutica médica máxima para a asma, a intubação deve ocorrer antes da falha respiratória aguda. O procedimento de intubação pode ser perigoso, dada a alta probabilidade de barotrauma e colapso cardiovascular, e deve ser realizado pelo profissional mais experiente disponível.

A ventilação mecânica para pacientes com asma é difícil porque a obstrução grave do fluxo de ar geralmente leva a pressões de via aérea muito elevadas, aprisionamento de ar e barotrauma resultante. Portanto, o objetivo da ventilação mecânica nesse cenário é manter oxigenação e ventilação adequadas com a menor quantidade possível de barotrauma até que outras terapias sejam bem-sucedidas em reverter a obstrução do fluxo de ar. Essa abordagem normalmente significa aceitar um grau de hipercarbia para evitar complicações de ventilação agressiva. Devido à obstrução grave do fluxo de ar inspiratório e expiratório, esses pacientes exigirão tempos inspiratórios longos para fornecer uma respiração e tempos expiratórios longos para evitar o aprisionamento de ar. Podem ser usados modos de ventilação direcionados ao volume ou à pressão, embora os limites de volume e pressão devam ser monitorados de perto. Em geral, a taxa do ventilador deve ser reduzida até que o tempo expiratório seja longo o suficiente para permitir o esvaziamento antes da próxima respiração mecânica. O nível de PEEP deve ser titulado para minimizar o aprisionamento de ar tanto do autoPEEP quanto da obstrução dinâmica. Se possível, e quando o paciente se aproxima da extubação, um modo de ventilação espontânea contínua é útil, pois o paciente pode controlar seu próprio tempo inspiratório e taxa de fluxo.

Essas estratégias de ventilação e a hipercarbia resultante geralmente são desconfortáveis, exigindo que os pacientes sejam fortemente sedados. A cetamina é um anestésico dissociativo com propriedades broncodilatadoras que podem ser usadas para facilitar a intubação e como infusão sedativa para pacientes intubados. A cetamina também pode aumentar as secreções brônquicas, o que pode limitar seu uso em certos pacientes ou exigir a administração de um agente anticolinérgico. Barbitúricos e morfina devem ser evitados, pois ambos podem aumentar a liberação de histamina e piorar o broncoespasmo. Muitos pacientes também precisam de bloqueio neuromuscular inicialmente para otimizar a ventilação e minimizar as pressões das vias aéreas. Em pacientes intubados que não respondem a essas estratégias, devem ser considerados anestésicos inalatórios, como isoflurano. Esses agentes atuam não apenas como anestésicos, mas também causam relaxamento dos músculos lisos das vias aéreas. No entanto, os anestésicos inalatórios devem ser usados com cautela, pois também podem causar hipotensão significativa devido à vasodilatação e à depressão miocárdica. Finalmente, o uso de ECMO foi relatado para exacerbações graves de asma e pode ser considerado uma terapia de resgate.

▶ Prognóstico

As exacerbações graves de asma continuam sendo uma das causas mais comuns de admissão na UTIP e estão associadas a uma taxa de mortalidade de 1% a 3%, especialmente em pacientes com admissão anterior na UTIP. O manejo cuidadoso, mas rápido, pode reduzir a morbidade e mortalidade. Até 75% dos pacientes admitidos na UTIP com crises de asma com risco de vida serão readmitidos com uma futura exacerbação, enfatizando a necessidade de acompanhamento cuidadoso em regime ambulatorial dessa população de alto risco.

Abu-Kishk et al: Long-term outcome after pediatric intensive care unit asthma admissions. Allergy Asthma Proc 2016 Nov;37(6):169–175 [PMID: 27931294].
Althoff et al: Noninvasive ventilation use in critically ill patients with acute asthma exacerbations. Am J Respir Crit Care Med 2020 Dec 1;202(11):1520–1530 [PMID: 32663410].
Grunwell et al: Inflammatory and comorbid features of children admitted to the PICU for status asthmaticus. Pediatr Crit Care Med 2018 Nov;19(11):e585–e594 [PMID: 30106766].

▼ CUIDADOS CARDIOVASCULARES CRÍTICOS

CHOQUE

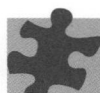

FUNDAMENTOS DO DIAGNÓSTICO E CARACTERÍSTICAS TÍPICAS

▶ O choque é definido como fornecimento inadequado de oxigênio e nutrientes aos tecidos para atender às necessidades metabólicas.

▶ O choque pode resultar da diminuição da disponibilidade de oxigênio, do fornecimento inadequado de oxigênio diante de demandas aumentadas ou da utilização inadequada de oxigênio.

▶ O choque pode ser categorizado como compensado, hipotensivo ou irreversível.

▶ O reconhecimento precoce e a intervenção são essenciais para melhorar os desfechos do paciente com choque.

▶ Patogênese

O choque é uma síndrome caracterizada pelo fornecimento inadequado de oxigênio para atender às demandas metabólicas do corpo. O choque pode complicar múltiplos processos de doença diferentes e pode ser categorizado com base na perturbação fisiológica primária: hipovolêmico (p. ex., desidratação ou hemorragia grave), cardiogênico (p. ex., miocardite ou função cardíaca ruim após cirurgia cardíaca), obstrutivo (p. ex., tamponamento ou pneumotórax) e distributivo (p. ex., choque séptico ou vasodilatação secundária à anafilaxia) (ver **Capítulo 12**). O choque dissociativo (uso inadequado de oxigênio apesar do fornecimento) também pode ocorrer em situações como intoxicação por monóxido de carbono.

O choque, independentemente da etiologia subjacente, pode ser melhor compreendido como um desequilíbrio entre o fornecimento de oxigênio para os tecidos e o consumo de oxigênio pelos tecidos. Pode ocorrer falha metabólica como resultado do fornecimento reduzido de oxigênio (como na falência respiratória ou cardíaca ou hemorragia aguda), demanda tecidual aumentada (como em infecções, queimaduras ou outros grandes estresses fisiológicos) ou utilização inadequada de oxigênio (como em sepse grave), ou combinações de todas as três condições. Isso pode resultar em metabolismo celular anaeróbico, hipoxia, acidose láctica e, em última análise, danos celulares irreversíveis se não forem corrigidos.

O fornecimento do oxigênio (DO_2) é definido como o produto do *débito cardíaco* e do *conteúdo de oxigênio do sangue arterial* (CaO_2) entregue pelo coração (**Tabela 14-1**). O débito cardíaco, por sua vez, é determinado pelo volume sistólico (VS) ventricular e pela frequência cardíaca (FC). O VS é influenciado pela pré-carga, pós-carga, contratilidade e ritmo cardíaco. A interrupção de um ou mais desses fatores pode levar a um débito cardíaco reduzido. A *pré-carga* pode ser reduzida como resultado de hipovolemia devido à hemorragia ou desidratação ou como resultado de vasodilatação devido à anafilaxia, medicamentos ou choque séptico. Pode ocorrer *contratilidade* comprometida com condições como cardiomiopatia, isquemia/reperfusão do miocárdio após uma parada cardíaca, pós-cirurgia cardíaca, síndrome inflamatória multissistêmica pediátrica (SIM-P) após infecção por coronavírus 2 associado à síndrome respiratória aguda grave (SARS-CoV-2, de *coronavirus 2 associated with severe acute respiratory syndrome*) e sepse. As diferenças na fisiologia miocárdica dependentes da idade podem afetar o desempenho sistólico e a contratilidade. Por exemplo, no coração do recém-nascido, o sarcolema, o retículo sarcoplasmático e os túbulos T são menos desenvolvidos do que em crianças mais velhas, resultando em uma maior dependência das concentrações extracelulares de cálcio sérico para a contração. A *pós-carga* pode ser aumentada com a elevação da resistência vascular sistêmica, como visto no choque séptico tardio e na disfunção cardíaca. As arritmias cardíacas podem alterar o débito cardíaco e contribuir para o fornecimento inadequado de oxigênio (ver **Capítulo 20**).

Conforme definido na **Tabela 14-1**, o conteúdo de oxigênio do sangue arterial consiste principalmente no oxigênio *ligado* à hemoglobina e, em uma quantidade muito menor, no oxigênio *dissolvido* no sangue. Portanto, doenças que afetam a saturação de oxigênio da hemoglobina (p. ex., trocas gasosas comprometidas) ou que alteram a concentração de hemoglobina (p. ex., anemia grave por hemorragia) podem comprometer o fornecimento de oxigênio. É importante lembrar que hemoglobinas anormais (p. ex., carbóxi-hemoglobina e meta-hemoglobina) também podem reduzir o fornecimento de oxigênio.

▶ Achados clínicos

A apresentação clínica do choque pode ser categorizada em uma série de estágios reconhecíveis: compensado, hipotensivo ou descompensado e irreversível. Os pacientes em *choque compensado* têm pressão arterial relativamente normal, e mecanismos compensatórios preservam o fornecimento de oxigênio. Em lactentes, um aumento compensatório no débito cardíaco é alcançado principalmente por aumentos na FC, dada a capacidade limitada dos lactentes de aumentar o volume sistólico. Em pacientes mais velhos, o VS e a FC aumentam para melhorar o débito cardíaco. A pressão arterial permanece normal inicialmente devido à vasoconstrição periférica e ao aumento da resistência vascular sistêmica. A queda na pressão arterial ocorre tardiamente, definindo o *choque hipotensivo ou descompensado*. Os pacientes em choque hipotensivo correm risco de desenvolver falência de múltiplos órgãos (FMO), que, por sua vez, apresenta alto risco de mortalidade. Em casos extremos, os danos aos órgãos podem progredir a ponto de a restauração do fornecimento de oxigênio não melhorar a função orgânica, condição conhecida como *choque irreversível*.

Os *sinais e sintomas de choque* podem variar de acordo com a etiologia, mas, em geral, resultam da disfunção de órgãos causada pelo fornecimento inadequado de oxigênio. Como essa condição pode progredir rapidamente para uma doença grave ou morte, a avaliação rápida de uma criança em choque é essencial para determinar o tratamento. Em pacientes com débito cardíaco comprometido e vasoconstrição periférica, a pele estará fria e pálida, com enchimento capilar retardado (> 3 s) e pulsos finos. Além disso, a pele pode parecer cinza ou acinzentada, especialmente em recém-nascidos, e manchada ou cianótica em pacientes com débito cardíaco diminuído. Por outro lado, os pacientes com choque com vasodilatação (p. ex., com sepse) podem apresentar pele quente com enchimento capilar rápido e pulsos fortes. A detecção de edema periférico é um sinal preocupante e pode indicar extravasamento vascular grave devido à sepse ou débito cardíaco insuficiente com retenção de líquidos e sódio. O exame da pele também pode fornecer informações sobre o diagnóstico (p. ex., a presença de uma erupção cutânea como púrpura fulminante pode indicar uma etiologia infecciosa) ou revelar o local e a extensão de uma lesão traumática. Lábios rachados e membranas mucosas secas podem indicar uma depleção grave de volume.

A taquicardia é um sinal importante e precoce de choque e geralmente é aparente antes da hipotensão. No entanto, nem todos os pacientes conseguem aumentar a FC adequadamente, e a bradicardia em um paciente com choque é particularmente preocupante. Os pulsos periféricos reduzirão primeiro no choque, pois o débito cardíaco é desviado para a circulação central. Uma discrepância nos pulsos entre os membros inferiores e superiores, especialmente em um bebê, pode indicar uma coarctação crítica da aorta com fechamento do ducto arterioso. A presença de um galope no exame pode indicar insuficiência cardíaca, enquanto um sopro patológico sugere a possibilidade de doença cardíaca congênita ou disfunção valvular. Um atrito ou sons cardíacos fracos e abafados podem indicar um derrame pericárdico. Ocorrem crepitações, hipoxia e aumento do esforço respiratório em pacientes com choque devido à insuficiência cardíaca ou lesão pulmonar aguda. A acidose metabólica grave devido ao choque geralmente está associada à taquipneia e à alcalose respiratória compensatória. A produção de urina é diretamente proporcional ao fluxo sanguíneo renal e à taxa de filtração glomerular e, portanto, é um bom reflexo do débito cardíaco. A produção de urina inferior a 0,5 mL/kg/h em um paciente pediátrico deve ser considerada anormalmente baixa.

O aparecimento de hepatomegalia ao exame físico pode sugerir insuficiência cardíaca do lado direito ou sobrecarga de fluidos, a esplenomegalia pode sugerir um processo infiltrativo/oncológico, e a distensão abdominal pode sugerir obstrução gastrintestinal ou víscera perfurada como uma possível etiologia do choque.

O nível de consciência reflete a adequação da perfusão cortical cerebral. Quando a perfusão cerebral é gravemente comprometida, o lactente ou a criança não responde, primeiro, a estímulos verbais, depois, ao toque leve e, por fim, à dor. A falta de resposta motora e a falha em chorar em resposta à punção venosa ou à punção lombar são altamente preocupantes. Em choque não compensado com hipotensão, a perfusão do tronco cerebral pode ser diminuída. A má perfusão do tálamo pode resultar em perda do tônus simpático. Finalmente, a má perfusão medular produz respirações irregulares seguidas de respiração ofegante, apneia e parada respiratória.

Monitorização e avaliação

Além do monitoramento cardiorrespiratório, *estudos laboratoriais e radiográficos* no paciente com suspeita de choque devem ser realizados para avaliar a etiologia do choque, verificar a extensão da oferta inadequada de oxigênio e identificar sinais de disfunção de órgãos-alvo devido ao fornecimento inadequado de oxigênio. Alguns exames de laboratório devem ser realizados em todos os pacientes com choque e outros selecionados com base na categoria de choque (**Tabela 14-11**).

Tabela 14-11 Exames laboratoriais em caso de choque

Avaliação para etiologia infecciosa:
As amostras incluem sangue, urina, secreções traqueais, líquido cerebrospinal, secreção de feridas, líquido pleural ou fezes
Colorações, culturas e outros testes microbiológicos (PCR, colorações de anticorpos por imunofluorescência) para bactérias, fungos e vírus
Avaliação da função dos órgãos:
Pulmonar: Gasometria arterial (avaliação do estado ácido-base, avaliação da oferta/consumo de oxigênio)
Cardíaco: Gasometria arterial, saturação venosa mista, lactato
Hepático: Provas de função hepática, perfil de coagulação
Renal (e estado de hidratação): BUN, creatinina, bicarbonato, sódio sérico
Hematologia: Contagem de leucócitos com diferencial, hemoglobina, hematócrito, contagem de plaquetas
Avaliação para CIVD: TP, TTPa, fibrinogênio, D-dímeros
Avaliação completa do estado inflamatório: proteína C reativa, leucócitos, VHS, procalcitonina, ferritina
Exames adicionais:
Eletrólitos
Cálcio ionizado
Magnésio
Fosfato

BUN, nitrogênio ureico sanguíneo; CIVD, coagulação intravascular disseminada; PCR, reação em cadeia da polimerase; TP, tempo de protrombina; TTPa, tempo tromboplastina parcial ativada; VHS, velocidade de hemossedimentação.

Os indicadores laboratoriais de disfunção de órgãos incluem evidência de metabolismo anaeróbico, como acidemia e lactato elevado, aumento da creatinina sérica e provas de função hepática anormais (aumento das transaminases ou redução da produção de fatores de coagulação). Podem estar presentes anormalidades eletrolíticas, incluindo hipo ou hipernatremia, hipercalemia ou hipofosfatemia (p. ex., com insuficiência renal) e baixos níveis de cálcio ionizado. A avaliação de um painel de coagulação é necessária para detectar coagulação intravascular disseminada (CIVD), particularmente em pacientes com púrpura fulminante ou petéquias ou naqueles com risco de trombose. Testes laboratoriais para etiologias infecciosas devem ser realizados em casos de choque séptico.

A seleção de *exames de imagem* deve ser guiada pela etiologia presumida do choque. Por exemplo, para pacientes com choque secundário a trauma, os protocolos padrão de trauma para avaliar lesões e locais potenciais de hemorragia são indicados (ver **Capítulo 12**). As radiografias de tórax podem avaliar a extensão da doença de espaço aéreo e a presença de derrames pleurais ou pneumotórax e avaliar edema pulmonar e cardiomegalia. A TC do tórax ou abdômen pode ser indicada para avaliar melhor os locais de infecção no choque séptico e a ecocardiografia pode fornecer informações importantes sobre a anatomia e a função cardíaca.

Tratamento do choque

A abordagem no tratamento do choque é adaptada à etiologia suspeita ou determinada (ver adiante considerações específicas à sepse). No entanto, independentemente da causa subjacente, o resultado final do choque é a disfunção de órgãos, que, se não tratada, pode levar a uma falência multiorgânica irreversível e, possivelmente, à morte. Portanto, é necessário o reconhecimento precoce do choque, juntamente com o controle precoce da causa subjacente (p. ex., descompressão de pneumotórax, antibióticos ou controle da fonte infecciosa) e os cuidados de suporte, para minimizar a lesão de órgãos e melhorar a sobrevida. *Vias aéreas, respiração e circulação* devem ser rapidamente avaliadas e estabilizadas adequadamente. As crianças com processos pulmonares e insuficiência respiratória aguda podem exigir intubação e ventilação mecânica. Mesmo com pulmões normais ou troca gasosa adequada, a intubação pode ser indicada para crianças com alteração do estado mental e incapacidade de proteger as vias aéreas, baixo esforço respiratório ou instabilidade hemodinâmica significativa (para reduzir a demanda metabólica). Uma linha intraóssea temporária deve ser colocada se o acesso IV não puder ser obtido rapidamente para fluidos de ressuscitação e medicamentos. Um cateter venoso central deve ser considerado em pacientes com instabilidade hemodinâmica, especialmente se eles necessitarem de ressuscitação contínua e infusões de drogas vasoativas. O acesso venoso femoral pode ser mais simples e seguro para o acesso venoso central, mas as localizações subclávia e jugular interna fornecem monitoramento de saturação e pressão venosa central mais preciso e consistente, embora com o risco adicional de pneumotórax durante o procedimento. O uso de ultrassom pode melhorar a rapidez e a precisão da instalação de acessos venosos centrais.

O suporte hemodinâmico pode ser fornecido com ressuscitação de fluidos e/ou infusões vasoativas. A quantidade de fluido e a escolha do medicamento vasoativo dependerão da etiologia subjacente e da responsividade à terapia. As crianças com choque cardiogênico podem apresentar pressões de enchimento ventricular elevadas (> 20 mmHg) e, portanto, ao passo que o aumento da pré-carga pode aumentar o débito cardíaco para alguns pacientes, muitos podem não tolerar uma administração significativa de fluidos sem uma redução significativa na contratilidade. Nessas crianças, apenas se necessário, menores incrementos de fluido devem ser administrados com consideração precoce de drogas vasoativas; a administração criteriosa de *diuréticos* combinada com suporte inotrópico pode reduzir o edema pulmonar e melhorar a complacência pulmonar, o esforço respiratório e a oxigenação.

Para outros tipos de choque, a ressuscitação agressiva precoce com fluidos, direcionada para uma perfusão fisiológica dos órgãos, deve ser priorizada. A ressuscitação com fluidos deve começar com incrementos de 20 mL/kg administrados em 5 a 10 minutos e repetidos, se necessário. A ressuscitação com fluidos inicial deve consistir em cristaloide (solução salina), que é prontamente disponível e barata. A albumina foi considerada segura em adultos e crianças com choque séptico e deve ser considerada quando os pacientes receberam grandes volumes de cristaloide e precisam de ressuscitação contínua. Os amidos hidroxietílicos não são recomendados como fluidos de ressuscitação com base em estudos em adultos que não mostraram melhora na mortalidade com soro hidroxietilamido *versus* solução salina normal, mas um aumento no risco de insuficiência renal. O sangue e seus derivados podem ser usados para administração de volume, especialmente em pacientes com sangramento agudo ou evidência de CIVD.

A administração de fluidos deve ser titulada para reverter a hipotensão e atingir perfusão capilar, pulsos, nível de consciência e diurese adequados. Podem ser necessários grandes volumes de fluido para a estabilização aguda em crianças com choque hipovolêmico ou séptico para restaurar a oferta adequada de oxigênio e não aumentar necessariamente a incidência de SDRA ou edema cerebral. Os pacientes que não respondem rapidamente a 40 a 60 mL/kg devem ser monitorados em uma UTI e considerados para terapia com infusão de medicação vasoativa e monitoramento hemodinâmico invasivo. Se ocorrer edema pulmonar ou hepatomegalia, deve-se evitar fluido adicional, considerar precocemente drogas vasoativas de infusão contínua e avaliar a função cardíaca.

Os *agentes inotrópicos e vasopressores* devem ser considerados para pacientes que apresentam choque refratário apesar de estarem recebendo 60 mL/kg de ressuscitação de fluidos ou para pacientes com choque cardiogênico **(Tabela 14-12)**. Os medicamentos inotrópicos melhoram a contratilidade cardíaca, mas podem aumentar a demanda de oxigênio miocárdico e o risco de arritmias; os medicamentos vasopressores aumentam o tônus vascular e a resistência, mas podem aumentar a pós-carga cardíaca. A escolha da terapia inotrópica ou vasopressora deve ser baseada no estado hemodinâmico e reavaliada se houver mudanças no curso clínico. Vários desses medicamentos em formas diluídas podem ser administrados por meio de uma linha intraóssea ou periférica até que o acesso central estável seja obtido. A *epinefrina* ou *norepinefrina* são recomendadas como infusões vasoativas de primeira linha para o tratamento do choque na população pediátrica. Geralmente, a epinefrina tem um efeito maior no débito cardíaco devido à melhora da contratilidade, enquanto a norepinefrina tem um efeito maior sobre o tônus vascular e é preferida para estados de choque vasodilatados. A *vasopressina* pode ser considerada para pacientes que falham em infusões de catecolaminas, mas ainda não se demonstrou claramente que ela melhora os resultados. Em pacientes com baixo débito cardíaco e alta resistência vascular sistêmica, a *milrinona*, um inibidor da fosfodiesterase tipo III com atividade inotrópica e vasodilatadora, pode ser adicionada a outros agentes inotrópicos mais potentes. No entanto, a milrinona tem uma meia-vida mais longa, é menos titulável e pode ter depuração prolongada com insuficiência renal. Alternativamente, a *dobutamina* (um β-agonista seletivo) pode ser usada para melhorar a contratilidade miocárdica e reduzir a pós-carga. Como a hipocalcemia pode contribuir para a disfunção cardíaca no choque, a reposição de *cálcio* deve ser administrada para normalizar o nível sérico de cálcio ionizado. A *dopamina* (um agonista α e β-adrenérgico) não é mais recomendada para adultos ou crianças com choque séptico devido a efeitos arritmogênicos nessa população. Se o estado hemodinâmico e o fornecimento oxigênio permanecerem inadequados apesar da ressuscitação volêmica e do suporte com drogas vasoativas, a ECMO pode ser considerada uma medida que salva vidas em pacientes com causas reversíveis de choque.

Os *hemoderivados* podem ser importantes terapias de suporte em pacientes com choque. Os *concentrados de hemácias* podem ser administrados para melhorar a capacidade de transporte de oxigênio. Em pacientes hemodinamicamente estáveis, os níveis de hemoglobina são frequentemente mantidos acima de 7 g/dL, enquanto o limiar transfusional pode ser aumentado a 10 g/dL em pacientes instáveis. É importante salientar que a CIVD é comum no choque, particularmente o choque séptico, devido ao dano endotelial, à formação de embolia microvascular e ao surgimento de coagulopatia de consumo. Assim, um processo que começa com o aumento da coagulação leva a uma diátese hemorrágica. As *plaquetas* geralmente são transfundidas quando a contagem de plaquetas for inferior a 20.000/μL, ou inferior a 40.000 a 60.000/μL em um paciente com sangramento ou que necessite de intervenção cirúrgica. Para coagulopatias graves associadas a sangramento no cenário de choque, o tratamento padrão inclui *plasma fresco congelado* (PFC) ou, para reposição de fibrinogênio, *crioprecipitado*, com monitoramento rigoroso do tempo de protrombina (TP), da razão internacional normalizada (INR, de *international normalized ratio*), do tempo de tromboplastina parcial (TTP) e do fibrinogênio. Por fim, um bom suporte na UTI é essencial para o melhor desfecho em pacientes que apresentam choque.

Tabela 14-12 Suporte farmacológico do paciente com choque

Medicamento	Dose (mcg/kg/min)	Efeito α-adrenérgico	Efeito β-adrenérgico	Efeito vasodilatador	Mecanismo de ação e vantagens	Desvantagens
Norepinefrina	0,05–1	+++	+++	Nenhum	Potente vasoconstritor (sistêmico e pulmonar), aumenta a resistência RVP	Reduz débito cardíaco se a pós-carga é muito alta; isquemia renal e esplâncnica
Epinefrina	0,05–1	++ a +++ (dose dependente)	+++	+ (em doses baixas, via β_2)	Inotropismo e cronotropismo potentes; aumenta a RVP	Taquicardia, disritmias; pode causar necrose miocárdica em altas doses
Vasopressina	0,0003–0,008 (U/kg/min)	Nenhum	Nenhum	Nenhum	Potente vasopressor (V1), aumenta a RVP	Isquemia coronariana, hipoperfusão, ainda não muito estudada em pediatria
Dopamina	1–20	+ a +++ (dose dependente)	+ a +++ (dose dependente)	Nenhum	Inotropismo moderado, faixa de dosagem ampla e segura, meia-vida curta	Efeitos neuroendócrinos, pode aumentar a pressão na artéria pulmonar
Dobutamina	1–10	Nenhum	++	+ (via β_2)	Inotropismo moderado; menor cronotropismo, menos disritmias que a epinefrina	Variação entre pacientes, taquicardia
Milrinona	0,25–0,75	Nenhum	Nenhum	++	Reduz a RVP e a RVS; aumenta a contratilidade cardíaca, mas produz somente um leve aumento no consumo miocárdico de O_2	Meia-vida mais longa, depuração renal limita o uso em paciente com lesão renal
Nitroprusseto	0,05–8	Nenhum	Nenhum	+++ (vasodilatação arterial e venosa)	Vasodilatador potente, reduz RVP e RVS, ação muito curta	Metabólitos tóxicos (tiocianatos e cianetos); aumento da PIC; incompatibilidade ventilação-perfusão; meta-hemoglobinemia

+, efeito pequeno; ++, efeito moderado; +++ efeito potente; PIC, pressão intracraniana; RVP, resistência vascular pulmonar; RVS, resistência vascular sistêmica.

SEPSE

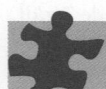

FUNDAMENTOS DO DIAGNÓSTICO E CARACTERÍSTICAS TÍPICAS

▶ A sepse e o choque séptico continuam sendo as principais causas de morte em crianças em todo o mundo.

▶ O reconhecimento e a intervenção precoce são fundamentais para melhorar o desfecho do paciente.

▶ Abordagens sistemáticas organizadas para o tratamento da sepse dentro de uma instituição podem melhorar a sobrevida.

Como um dos principais diagnósticos encontrados na UTIP, a sepse e o choque séptico requerem consideração especial. Com base em estimativas recentes, há aproximadamente 48,9 milhões de casos de sepse anualmente, com 11 milhões de mortes relacionadas à sepse em todo o mundo por ano, embora as taxas variem substancialmente de acordo com a região. Nos Estados Unidos, ocorrem de 50 mil a 70 mil casos de sepse em crianças anualmente, associados a taxas de mortalidade de 4% a 11%. Aproximadamente 4% das crianças hospitalizadas e 8% das crianças admitidas à UTI têm sepse, com taxas consideráveis de morbidade e mortalidade. O número de sistemas orgânicos afetados pela sepse é um fator prognóstico especialmente importante, com o risco de morte aumentando com o número de falhas orgânicas: a falha de um único órgão está associada a uma taxa de mortalidade de 7% a 10%, enquanto os pacientes com falha de quatro órgãos têm uma taxa de mortalidade de até 50%.

▶ Definição e fisiopatologia

Definir a sepse tem sido cada vez mais desafiador, com definições anteriores de sepse usando termos sobrepostos e às vezes confusos, como síndrome da resposta inflamatória sistêmica (SIRS, de *systemic inflammatory response syndro*me), choque séptico e sepse grave. Em 2016, as definições e critérios para adultos (Sepsis-3) foram revisados e simplificados em uma dicotomia de sepse ou choque séptico. A sepse é definida como "disfunção orgânica com risco de vida resultante de uma resposta imunológica desregulada do hospedeiro à infecção" e o choque séptico é reservado para o subconjunto de pacientes com "anormalidades circulatórias, celulares e metabólicas particularmente profundas associadas a um maior risco de mortalidade". A disfunção orgânica é definida como um escore da Avaliação Sequencial da Falência de Órgãos (SOFA, de *Sequential Organ Failure Assessment*) maior ou igual a 2 em relação ao basal. O choque séptico é identificado pela necessidade persistente de medicamentos vasoativos e um lactato maior ou igual a 2 mmol/L, apesar de uma ressuscitação volêmica adequada. A Sociedade de Medicina Intensiva (de *Society of Critical Care Medicine*) convocou uma Força-Tarefa de Definição de Sepse Pediátrica para fornecer clareza em torno da definição de sepse pediátrica, mas revisões formais dessa definição ainda estão pendentes. As diretrizes Sobrevivendo à Sepse (de *Surviving Sepsis*) de 2020 para crianças usam tanto definições anteriores quanto as definições do Sepsis-3 na formulação da base de evidências para recomendações.

A falência de órgãos associada à sepse se deve tanto à oferta inadequada de oxigênio e à utilização prejudicada do oxigênio fornecido aos tecidos. A etiologia da utilização inadequada do oxigênio não é bem compreendida, mas é provavelmente multifatorial, incluindo a má distribuição do fluxo sanguíneo na microcirculação e a disfunção mitocondrial. Trabalhos recentes também identificaram o papel crítico do *sistema imune inato* na fisiopatologia da sepse. Os agentes infecciosos liberam *patógenos associados a padrões moleculares* (PAMPs, de *pathogen-associated molecular patterns*), como lipopolissacarídeos ou peptidoglicanos, e os tecidos danificados liberam proteínas e ácidos nucleicos que atuam como gatilhos moleculares, denominados coletivamente de *danos associados a padrões moleculares* (DAMPs, de *damage-associated molecular patterns*). Essas moléculas são reconhecidas por receptores de reconhecimento de padrões de iniciação do sistema imune inato, sendo os mais proeminentes os *receptores toll-like*, que então desencadeiam cascatas de inflamação por todo o corpo. Desarranjos da imunidade adaptativa também contribuem para a patogênese da sepse. A sinalização dos receptores *toll-like* pode ativar subconjuntos de células T regulatórias em pacientes sépticos, levando à paralisia imunológica ou inflamação descontrolada, dependendo do ambiente fisiopatológico. A produção de citocinas e a ativação dos leucócitos leva a danos endoteliais e ativação do sistema de coagulação. Os microtrombos microvasculares levam à perfusão tecidual prejudicada, o que leva a mais danos teciduais, o que, por sua vez, leva a uma maior ativação do sistema imunológico. O resultado final desses processos é um comprometimento do fornecimento de oxigênio aos tecidos, utilização de oxigênio e regulação metabólica prejudicadas, levando à disfunção de órgãos e, em última análise, à morte, se o processo não for revertido.

▶ Tratamento da sepse

Nos últimos anos, muita atenção tem sido direcionada ao papel das diretrizes de tratamento padronizadas na melhora dos resultados da sepse. Atualmente, estão disponíveis diretrizes detalhadas de várias organizações profissionais, principalmente as diretrizes da Associação Americana do Coração (AHA, de *American Heart Association*), do Suporte Avançado à Vida em Pediatria (PALS, de *Pediatric Advanced Life Support*) para o tratamento inicial de choque em crianças e as diretrizes Surviving Sepsis Campaign para o tratamento da sepse em adultos e crianças. Um princípio-chave dessas diretrizes é que o reconhecimento precoce e o tratamento do choque e da sepse, de preferência decorrentes de uma abordagem clínica organizada e consistente, melhoram os resultados em todas as faixas etárias.

Uma abordagem geral para o tratamento do choque é descrita na seção anterior. Além disso, existem várias considerações específicas quando a sepse é a etiologia. Ao selecionar medicamentos para intubação, o etomidato deve ser evitado, se possível, devido a preocupações com supressão adrenal em pacientes com sepse. A abordagem à ventilação mecânica deve ser semelhante à estratégia de proteção pulmonar (ou seja, limitar as pressões inspiratórias e manter o recrutamento adequado). Devido à baixa resistência vascular sistêmica em combinação com a hipovolemia, as crianças com choque séptico podem exigir considerável ressuscitação de líquido, mais do que em outras causas de choque, que devem ser administradas dentro das primeiras horas após a detecção da sepse. As diretrizes pediátricas atuais recomendam epinefrina ou norepinefrina como terapia de primeira linha para choque séptico. Embora as diretrizes anteriores recomendem a seleção de drogas vasopressoras com base no exame clínico (ou seja, choque "quente" *vs.* "frio"), as diretrizes Surviving Sepsis de 2020 não fazem essa distinção. Também pode-se considerar infusão de vasopressina para choque séptico refratário a catecolaminas.

Se a hemodinâmica permanecer inadequada apesar do suporte agressivo com fluidos e vasopressores, o paciente pode ser considerado como tendo *choque séptico catecolaminérgico resistente*. Essa condição pode estar relacionada à deficiência de corticosteroide relacionada à doença crítica (CIRCI, de *critical illness–related corticosteroid insufficiency*), um estado de resposta adrenal prejudicada que pode ocorrer em até 30% dos pacientes gravemente enfermos. A insuficiência adrenal absoluta, caracterizada por resposta adrenal inadequada, concentrações baixas de cortisol circulante e frequentemente associada à hemorragia adrenal, pode ser observada em até 50% das crianças com choque séptico catecolaminérgico resistente. Embora as evidências relacionadas à administração de esteroides e os resultados sejam conflitantes, a suplementação de esteroides pode ser considerada para crianças com choque séptico catecolaminérgico resistente. As crianças com meningococcemia fulminante, hiperplasia adrenal congênita ou exposição recente a esteroides têm o maior risco de insuficiência adrenal absoluta e devem receber tratamento com hidrocortisona.

Assim como com outras causas de choque, é essencial identificar e reverter a causa da sepse. Os *antibióticos* empíricos devem ser administrados prontamente, idealmente dentro de *1 hora* de apresentação em pacientes com suspeita de choque séptico. Os antibióticos devem ser escolhidos de acordo com a causa mais provável da infecção. Embora seja altamente desejável obter culturas antes do início dos antibióticos para orientar a escolha e a duração da cobertura antibiótica, a obtenção de culturas nunca deve atrasar a administração de antibióticos em pacientes com suspeita de sepse. O controle precoce e agressivo das fontes de infecção é essencial para pacientes com sepse e choque séptico, incluindo drenagem cirúrgica de abscessos ou outros espaços infectados ou remoção de corpos estranhos infectados, como cateteres vasculares.

> Duff JP et al: 2019 American Heart Association focused update on pediatric advanced life support: an update to the American Heart Association guidelines for cardiopulmonary resuscitation and emergency cardiovascular care. Circulation 2019;140(24):e904–e914 [PMID: 31722551].
> Rudd KE et al: Global, regional, and national sepsis incidence and mortality, 1990-2017: analysis for the Global Burden of Disease Study. Lancet 2020;395:200–211 [PMID 31954465].
> Surviving Sepsis Campaign website (a good source for information on sepsis including protocols and order bundles for the care of patients with sepsis): https://www.sccm.org/SurvivingSepsisCampaign/Home. Accessed June 2, 2021.
> Weiss SL et al: Surviving sepsis campaign international guidelines for management of septic shock and sepsis-associated organ dysfunction in children: Pediatr Crit Care Med 2020;21(2):e52–e106 [PMID 32032273].

▼ CUIDADOS NEUROLÓGICOS CRÍTICOS

O cuidado neurocrítico pediátrico é uma área multidisciplinar emergente com campo focado em pacientes pediátricos gravemente doentes com lesões neurológicas devido a condições como traumatismo cranioencefálico (TCE), acidente vascular cerebral (AVC), estado de mal epiléptico e lesão cerebral hipóxico-isquêmica. Os neurointensivistas trabalham para entender melhor as características fisiopatológicas e clínicas distintas das lesões cerebrais pediátricas, para desenvolver e aplicar novas estratégias de diagnóstico e monitoramento a fim de entender melhor a função e disfunção cerebral em tempo real, e para formular diretrizes de tratamento específicas para os problemas neurocríticos comuns no contexto pediátrico.

TRAUMATISMO CRANIOENCEFÁLICO

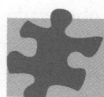

FUNDAMENTOS DO DIAGNÓSTICO E CARACTERÍSTICAS TÍPICAS

▶ O traumatismo cranioencefálico (TCE) apresenta-se de várias formas, desde alterações na memória ou estado de alerta (leve confusão a falta de resposta), irritabilidade, convulsões e até mesmo má alimentação/êmese. O TCE deve ser um grande diagnóstico diferencial para todos os pacientes que apresentem essas descrições.

▶ Hipotensão, hipoxia, hipoglicemia, hipertermia e estados hipermetabólicos podem exacerbar a lesão cerebral. A identificação e correção oportunas desses fatores são essenciais.

▶ Os sinais e sintomas precoces de hipertensão intracraniana tendem a ser inespecíficos. A clássica tríade de Cushing que é composta por bradicardia, hipertensão e apneia ocorrem tardiamente e são muitas vezes incompletas.

As lesões cerebrais traumáticas podem ser conceituadas como ocorridas em duas fases. A *lesão primária* ocorre no momento que a lesão rompe os ossos, vasos sanguíneos e tecido cerebral. A prevenção através de capacetes, cintos de segurança e outros esforços é o único meio de reduzir verdadeiramente essas injúrias. A *lesão secundária* é o resultado indireto da lesão primária e se desenvolve minutos a dias após o evento inicial. Reduzir lesões secundárias é o foco dos socorristas, médicos de emergência e intensivistas. O manejo da criança com lesão cerebral visa otimizar a entrega de oxigênio e nutrientes (suprimento), reduzindo o estado hipermetabólico (demanda). A terapêutica, portanto, se concentra em evitar fatores como hipoxia, hipotensão, hipoglicemia, hipertermia, infecção e agitação.

▶ Patogênese

O crânio contém um volume total fixo composto pelo cérebro, o líquido cerebrospinal (LCS) e o sangue cerebral. Devido a essa restrição física, um aumento no volume de um dos componentes deve ser compensado por uma diminuição em um dos outros componentes para manter uma PIC (doutrina de Monro-Kellie). Como resultado de uma lesão cerebral, o volume de algum ou de todos esses componentes pode aumentar, resultando em um aumento da PIC. A *hipertensão intracraniana* é definida como uma PIC acima de 20 mmHg (*vs.* < 15 mmHg em crianças saudáveis) e está associada ao aumento da morbidade e mortalidade em pacientes com lesão cerebral. A hipertensão intracraniana pode ocorrer devido a outras doenças além do TCE (Tabela 14-13), mas, em todos os casos, a patogênese da

Tabela 14-13 Comorbidades pediátricas comumente associadas à hipertensão intracraniana

Processos difusos
Hipóxico-isquêmico
Quase afogamento
Enforcamento/outros estrangulamentos
Parada cardiorrespiratória
Infeccioso
Encefalite
Meningite
Metabólico
Síndrome de Reye
Falência hepática
Erros inatos do metabolismo
Tóxico
Intoxicação por chumbo
Overdose de vitamina A
Processos focais
Trauma
Acidente vascular cerebral
Infeccioso
Abscesso
Lesões em massa
Tumores
Hematomas

hipertensão intracraniana pode ser entendida considerando cada uma das estruturas intracranianas.

O cérebro não afetado ocupa cerca de 80% do volume dentro do crânio, mas esse volume pode aumentar drasticamente após uma lesão cerebral como resultado de edema cerebral. O *edema vasogênico* está frequentemente associado a traumas, tumores, abscessos e infartos; a quebra das junções endoteliais apertadas que compõem a barreira hematoencefálica (BHE) é um componente marcante. À medida que os componentes plasmáticos atravessam a BHE, a água extracelular se move para o parênquima cerebral. O *edema citotóxico* é a forma mais comum de edema cerebral observada na UTIP e é o menos facilmente tratável. O edema citotóxico ocorre devido à lesão direta às células cerebrais, frequentemente levando a edema e morte celular irreversíveis. Essa forma de edema cerebral é típica de lesões cerebrais traumáticas, bem como de lesões hipóxico-isquêmicas e doenças metabólicas. O *edema hidrostático*, devido à transudação de fluido dos capilares para o parênquima como resultado de pressões vasculares cerebrais elevadas, e o *edema intersticial*, que resulta de fluxo de LCS obstruído e aparece em uma distribuição periventricular típica, são menos comuns. O edema cerebral pode ser diagnosticado por achados característicos em imagem cerebral por TC ou ressonância magnética (RM).

O LCS ocupa cerca de 10% do espaço intracraniano. A hipertensão intracraniana devida principalmente ao fluxo de LCS obstruído ou ao aumento do volume de LCS (p. ex., hidrocefalia primária ou secundária) é geralmente diagnosticada com facilidade por TC e tratada com drenagem e derivação apropriadas. A drenagem de LCS pode ser benéfica no manejo da hipertensão intracraniana mesmo na ausência de hidrocefalia óbvia.

O volume cerebral sanguíneo compõe os últimos 10% do espaço intracraniano e é afetado pelo fluxo sanguíneo cerebral. As mudanças no fluxo sanguíneo cerebral ocorrem por alterações na pressão de perfusão cerebral (PPC) ou na resistência vascular. A *pressão de perfusão cerebral*, definida como a pressão arterial sistêmica média menos a PVC ou a PIC, o que for maior, é a pressão motriz que atua na circulação cerebral. A hipotensão, que pode ocorrer devido à hemorragia por lesões comórbidas ou como parte de uma resposta inflamatória sistêmica após TCE, resulta em diminuição da PPC. As alterações na resistência vascular geralmente resultam de alterações no diâmetro vascular em resposta a demandas metabólicas ou pressões vasculares, respostas denominadas *autorregulação*. A *autorregulação metabólica* combina o fluxo sanguíneo cerebral com as demandas dos tecidos. As taxas metabólicas elevadas, como as induzidas por febre ou atividade convulsiva, aumentam o fluxo sanguíneo cerebral, causando vasodilatação, o que por sua vez aumenta o volume sanguíneo cerebral; taxas metabólicas mais baixas permitem que os vasos se contraiam, reduzindo o volume sanguíneo cerebral. A pressão parcial de dióxido de carbono é outro determinante importante, já que as elevações no $PaCO_2$ levam à vasodilatação cerebral e as diminuições em $PaCO_2$ levam à vasoconstrição. A *autorregulação da pressão*, que trabalha para manter um fluxo sanguíneo cerebral constante, apesar das pressões sanguíneas sistêmicas variáveis, vincula a pressão sanguínea cerebral ao fluxo sanguíneo cerebral.

Dentro da faixa autorregulatória de pressão arterial, os vasos cerebrais se dilatam com pressões sanguíneas sistêmicas baixas ou se contraem com pressões sanguíneas sistêmicas altas para manter o fluxo sanguíneo cerebral constante. Acima da faixa autorregulatória, os vasos cerebrais estão contraídos ao máximo, e aumentos significativos na pressão sistêmica resultarão em aumento no fluxo e volume sanguíneo cerebral; o oposto ocorre abaixo da faixa autorregulatória, e o fluxo sanguíneo cerebral diminui com novas quedas na pressão sistêmica. Não é incomum ver perda parcial ou completa da autorregulação do fluxo sanguíneo cerebral após TCE. O fluxo sanguíneo cerebral torna-se, então, dependente da pressão sanguínea sistêmica (tradicionalmente denominado fluxo sanguíneo "passivo por pressão").

Além dos danos diretos causados pelo aumento da PIC e pelo edema cerebral, também pode ocorrer uma lesão secundária após trauma devido à isquemia e/ou excitotoxicidade. A isquemia resulta da diminuição do fluxo sanguíneo cerebral ou da hipoxemia. A excitotoxicidade ocorre por meio da exposição excessiva ao glutamato, do edema neuronal dependente de sódio e da falha mitocondrial dependente de cálcio. A depleção de trifosfato de adenosina (ATP, de *adenosine triphosphate*), o estresse oxidativo, os fluxos de cálcio, a hipomagnesemia e a hiponatremia podem contribuir para esses processos.

▶ Achados clínicos

Os achados clínicos do TCE dependem da natureza, localização e tamanho das áreas afetadas no cérebro, bem como da quantidade de edema e da interferência nas vias em que o LCS circula. Deformidades físicas como fraturas cranianas e exposição do parênquima cerebral podem ou não ser aparentes. A apresentação clínica pode ser sutil, como uma dor de cabeça por uma concussão, ou mais grave, como manifestações de hipertensão intracraniana (**Tabela 14-14**) ou falta completa de resposta neurológica. Frequentemente, os primeiros sinais e sintomas são inespecíficos, especialmente em crianças pequenas. Por esses motivos, o TCE deve ser incluído no diagnóstico diferencial para uma ampla gama de apresentações clínicas.

Tabela 14-14 Sinais e sintomas de hipertensão intracraniana em crianças

Precoce
Alimentação prejudicada, vômitos
Irritabilidade, letargia
Convulsões
Tardio
Coma
Descerebração
Paralisias dos nervos cranianos
Respiração irregular
Bradicardia
Hipertensão
Apneia

O exame inicial do paciente com TCE deve incluir a avaliação da permeabilidade das vias aéreas, respiração e função cardiovascular. O estado mental deve ser avaliado e a pontuação da Escala de Coma de Glasgow (GCS, de *Glasgow Coma Scale*) deve ser calculada (ver **Capítulo 12**). Uma vez atingida a estabilização do ponto de vista cardíaco e respiratório, deve ser realizada uma avaliação neurológica mais detalhada, incluindo nervos cranianos, movimento espontâneo dos membros, força, percepção sensorial e presença ou ausência de reflexos tendinosos profundos. Considerações semelhantes se aplicam a pacientes com suspeita de hipertensão intracraniana, mas sem histórico clínico de trauma. Em qualquer um desses casos, são necessários exames neurológicos repetidos. A imagem do encéfalo (TC ou RM) também é benéfica para identificar lesões intracranianas específicas, determinar a necessidade de intervenção cirúrgica, monitorar a progressão das lesões e o edema cerebral e monitorar o desenvolvimento de complicações.

▶ Tratamento

A estabilização inicial deve começar com suporte das vias aéreas, respiração e circulação, evitando lesões neurológicas adicionais. A imobilização da coluna cervical deve ser fortemente considerada antes e durante a fixação das vias aéreas para evitar piora da lesão da medula espinal. Se a pontuação da GCS for inferior a 8 ou se o paciente demonstrar apneia, respiração irregular, hipoxia significativa ou outros sinais preocupantes de hipertensão intracraniana, a via aérea deve ser garantida por intubação endotraqueal. Deve-se ter cuidado durante esse processo para evitar a hipercapnia, que aumentará ainda mais a PIC. Da mesma forma, os agentes sedativos usados no processo de intubação devem ser escolhidos com cuidado, pois uma sedação adequada é importante para reduzir ainda mais as elevações da PIC com manipulação das vias aéreas. A manutenção da pressão arterial sistêmica também é extremamente importante durante esse período.

Após a intubação e o suporte à pressão arterial sistêmica, as estratégias de tratamento para TCE em crianças são amplamente focadas na otimização do fluxo sanguíneo cerebral e na redução da demanda metabólica. Minimizar a hipertensão intracraniana é um componente crítico do tratamento, e as diretrizes atuais de tratamento para crianças com TCE recomendam o monitoramento da pressão intracraniana para todos os pacientes com GCS de 8 ou menos. Aumentos na pressão intracraniana (PIC > 20) podem ser tratados com intervenções clínicas ou mecânicas.

As estratégias médicas de tratamento para reduzir a PIC baseiam-se em *terapias osmóticas*, como a solução salina hipertônica (≥ 3%) e o manitol. A solução salina hipertônica, comumente administrada em doses de bolus de 2 a 5 mL/kg de solução salina a 3% ou como infusão contínua, estimula a expansão do volume intravascular e aumenta a osmolalidade do soro, promovendo o deslocamento do excesso de água das células e interstícios cerebrais para os vasos sanguíneos, onde é removido pelos rins. O sódio e a osmolalidade séricos devem ser monitorados de perto para evitar hipernatremia grave ou hipertonicidade grave quando este agente é usado. O manitol, administrado em doses de 0,25 a 1 g/kg, exerce um efeito reológico rápido, reduzindo a viscosidade sanguínea, melhorando o fluxo sanguíneo e a subsequente vasoconstrição auto regulatória. O manitol também exerce um potente efeito osmótico e diurético. Embora isso possa reduzir ainda mais a PIC, também pode resultar em hipovolemia e hipotensão, o que reduz a PPC e agrava a lesão secundária. O status de volume e a pressão arterial sistêmica devem ser monitorados de perto após a administração, e o tratamento deve ser rápido para reduzir esses efeitos colaterais. A insuficiência renal devido à depleção do volume intravascular e à necrose tubular aguda é um efeito colateral raro e está associada a uma osmolalidade do soro superior a 320 mOsm/L.

A *ventilação controlada* é outro elemento importante no tratamento da hipertensão intracraniana. A normocapnia, com objetivo de $PaCO_2$ entre 35 e 40 mmHg, é o padrão atual de cuidado. A hipocapnia (hiperventilação), embora efetiva em causar vasoconstrição cerebral, leva a reduções significativas no fluxo sanguíneo do que no volume sanguíneo, de forma que a hiperventilação pode, na verdade, comprometer a perfusão do SNC e agravar a lesão secundária. Esse conceito foi confirmado por estudos que mostraram piores resultados em pacientes com lesão cerebral hiperventilados consistentemente a uma $PaCO_2$ de 25 mmHg ou menos. A hiperventilação para níveis de $PaCO_2$ inferiores a 30 mmHg – no passado, um pilar no tratamento da hipertensão intracraniana – não é mais recomendada, embora possa ser considerada por curtos períodos em situações emergenciais para pacientes com hipertensão intracraniana refratária enquanto aguardam terapia mais definitiva.

As terapias mecânicas para reduzir a PIC têm como objetivo a melhoria da drenagem de fluidos. O posicionamento na linha média e a elevação da cabeça em 30 graus podem auxiliar no escoamento venoso cerebral. A drenagem de líquido cerebrospinal reduz a PIC ao reduzir o volume de líquido cerebrospinal e pode ser realizada por meio da colocação de um dreno ventricular externo nos ventrículos laterais do cérebro. A evacuação cirúrgica oportuna de hematomas e outras massas patológicas também é um pilar do tratamento do TCE.

Em alguns casos, a hipertensão intracraniana é refratária às terapias médicas clínicas e mecânicas/cirúrgicas iniciais. Nessas circunstâncias, as diretrizes de 2019 para Lesão Cerebral Traumática Grave Pediátrica sugerem três medidas adicionais para reduzir a pressão intracraniana: craniectomia descompressiva (remoção de uma parte do crânio e abertura da dura-máter), hipotermia moderada (32 a 33 °C) e *barbitúricos* em alta dose. Vale ressaltar que os barbitúricos são potentes depressores cardíacos e seu uso muitas vezes leva à hipotensão, tornando necessária a utilização de medicamentos vasopressores para manter pressões de perfusão cerebral e sistêmica adequadas. Os níveis plasmáticos de barbitúricos correlacionam-se mal com o efeito sobre a pressão intracraniana e é necessário monitoramento da atividade elétrica do SNC por EEG para ajustar o seu uso adequadamente.

Além de reduzir a PIC, o *suporte hemodinâmico sistêmico* é um componente crítico da otimização do fluxo sanguíneo cerebral. Os estudos em pacientes adultos e pediátricos com lesão no encéfalo mostram que mesmo um único episódio de hipotensão está associado a um aumento acentuado nas taxas de mortalidade.

A manutenção da pressão sanguínea sistêmica pode ser alcançada com o uso de medicação de volume e/ou vasopressores, e as pressões sistêmicas alvo são frequentemente aumentadas para manter a pressão de perfusão cerebral em caso de hipertensão intracraniana refratária. Embora a PPC ideal em crianças ainda não seja definitivamente conhecida, as diretrizes de 2019 sugerem uma meta de 40 a 50 mmHg, reconhecendo que uma resposta graduada com base na idade pode ser apropriada (p. ex., 40 a 55 em bebês/crianças pequenas, 50 a 60 em crianças e > 60 em adolescentes).

A prevenção da isquemia e da excitotoxicidade é igualmente importante. Os episódios de hipoxia (PaO_2 < 60 mmHg) após TCE estão associados a maior morbidade e mortalidade e devem ser evitados. A manutenção de faixas normais de glicose, cálcio, magnésio e fósforo pode ser benéfica. As diretrizes atuais também recomendam nutrição enteral dentro de 72 horas após a lesão.

Por fim, a otimização da oferta de oxigênio e nutrientes ao cérebro lesionado deve ser facilitada pela redução das demandas metabólicas. O controle agressivo de febres (*normotermia controlada*), usando antipiréticos e dispositivos de resfriamento superficial, é justificado, e o monitoramento contínuo da temperatura ajuda a prevenir a supercorreção ou subcorreção. A hipotermia induzida reduz o metabolismo cerebral, o fluxo sanguíneo cerebral e o volume sanguíneo cerebral, mas não demonstrou melhorar o resultado geral na população pediátrica. A *sedação adequada* para reduzir episódios de agitação e/ou dor pode reduzir ainda mais as demandas metabólicas e a PIC, embora seja necessário ter cautela, pois a administração em bolus pode contribuir para a hipotensão sistêmica e, portanto, hipoperfusão cerebral. O *bloqueio neuromuscular* também pode ser considerado uma terapia adjunta eficaz. Ocorrem *convulsões* em aproximadamente 30% dos pacientes com traumatismo craniano grave e resultam em demanda metabólica aumentada e lesão secundária. O EEG contínuo deve ser usado em pacientes com alteração persistente do estado mental ou naqueles que requerem sedação profunda. É sugerido um curso curto (7 dias) de medicação antiepiléptica empírica, e as convulsões observadas no EEG devem ser tratadas rapidamente. Os corticosteroides podem ser úteis na redução do edema cerebral vasogênico em torno de tumores e outras lesões inflamatórias do SNC, mas não são recomendados no tratamento do TCE.

▶ Complicações

As complicações são frequentes em pacientes com lesões cerebrais traumáticas e devem ser antecipadas. As infecções hospitalares são mais comuns nesses pacientes do que em outras populações criticamente enfermas e podem levar a piores resultados. As anormalidades no manejo de sódio, como diabetes insipidus, síndrome da secreção inapropriada do hormônio antidiurético (SIADH, de *syndrome of inappropriate antidiuretic hormone secretion*) ou síndrome cerebral perdedora de sal também são relativamente comuns após lesões cerebrais graves e requerem monitoramento e intervenção cuidadosos. Em casos mais graves, podem ocorrer *infartos cerebrais* como resultado de isquemia, trombose e edema progressivo comprometendo o suprimento sanguíneo. Por fim, a *herniação cerebral* apresentando a triade de Cushing de bradicardia, hipertensão e respiração irregular é uma emergência médica grave e potencialmente fatal, muitas vezes levando à morte ou deficiência grave em pacientes com lesões cerebrais.

▶ Prognóstico

Muitos fatores afetam o prognóstico dos pacientes com TCE, especialmente o evento causador e a gravidade da lesão. A experiência mostrou que é difícil prever o resultado geral durante o período inicial de estabilização, mas a falta de melhora no exame neurológico após 24 a 72 horas (o período de pico para o edema) está associada a piores resultados. Os estudos de acompanhamento também demonstraram que a "recuperação" ocorre ao longo do tempo, mesmo em meses a anos.

▶ Traumatismo cranioencefálico infligido

O traumatismo cranioencefálico infligido (TCEi) também denominado *trauma não acidental* (TNA), representa uma parte significativa das lesões cerebrais traumáticas em lactentes e crianças pequenas. Lesões cerebrais repetitivas antes da apresentação e danos cerebrais hipóxico-isquêmicos globais (como resultado de falência respiratória ou parada cardíaca induzida por trauma) podem complicar a fisiopatologia. O tratamento de crianças com TCEi é semelhante ao de crianças com TCE acidental, mas avaliações adicionais devem incluir uma avaliação oftalmológica para hemorragias retinianas e uma radiografia esquelética para identificar fraturas ósseas ocultas. Deve-se notificar grupos de defesa da criança e de aplicação da lei quando há suspeita de abuso. Infelizmente, as crianças com TCEi muitas vezes têm um desfecho neurológico pior em comparação com as crianças lesionadas acidentalmente.

ENCEFALOPATIA HIPÓXICO-ISQUÊMICA

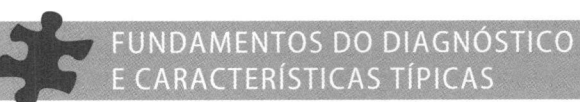

▶ Deve-se suspeitar de encefalopatia hipóxico-isquêmica quando o estado mental alterado persiste após hipoxemia prolongada ou ressuscitação de uma parada cardiorrespiratória.

A encefalopatia hipóxico-isquêmica (EHI) resulta de hipoxia cerebral global e isquemia produzida por hipoxemia sistêmica e/ou redução do fluxo sanguíneo para o cérebro. A EHI pediátrica é comumente causada por parada cardiorrespiratória devido a afogamento, enforcamento ou estrangulamento, dificuldade respiratória grave, choque, overdose/intoxicação por drogas, arritmia letal e outros insultos. A EHI pediátrica está associada a um mau resultado neurológico. Como no TCE, a extensão da lesão cerebral na EHI depende da duração e gravidade do evento incitante inicial e do desenvolvimento de lesão secundária ao longo de minutos a dias após o restabelecimento do fluxo sanguíneo cerebral e da oferta de oxigênio.

Achados clínicos

Os sinais e sintomas de lesão cerebral secundária à lesão hipóxico-isquêmica são variáveis e dependem da gravidade da lesão e das regiões cerebrais afetadas. As manifestações da EHI podem incluir disfunção cognitiva, convulsões (clínicas e subclínicas), estado de mal epiléptico, AVC, coma, estado vegetativo persistente e cessação irreversível da função neurológica ("morte cerebral").

Tratamento

O atendimento inicial de um paciente com EHI inclui o manejo das vias aéreas, suporte respiratório e manutenção da estabilidade cardiovascular. Assim como em traumatismos cranioencefálicos, as estratégias de tratamento para vítimas de EHI são focadas na otimização do fluxo sanguíneo para o cérebro e na mitigação da perda neuronal. O fluxo sanguíneo para o cérebro depende do débito cardíaco, que pode ser comprometido após parada cardíaca e/ou lesão. A otimização da função cardíaca e da hemodinâmica sistêmica com ressuscitação de líquidos e agentes inotrópicos e/ou vasopressores é necessária para garantir uma entrega adequada de oxigênio e nutrientes ao cérebro lesionado. A autorregulação da pressão cerebral também pode estar comprometida em crianças que desenvolvem EHI como resultado de parada cardíaca. Vários estudos em vítimas adultas de parada cardíaca sugerem que a manutenção de uma pressão arterial média mais elevada pode fornecer um apoio melhor ao cérebro pós-isquêmico, mas o grau de disfunção de pressão e os alvos de pressão arterial para otimizar o fluxo sanguíneo cerebral no cérebro isquêmico pediátrico permanecem incertos. A hipertensão intracraniana pode se desenvolver como resultado do edema cerebral, mas a utilidade do monitoramento da PIC e titulação de terapias para uma PIC normal em pacientes com EHI não foi claramente definida. O uso de terapias para redução da PIC varia entre os centros de referência pediátricos. As convulsões devem ser tratadas agressivamente, e o monitoramento contínuo do EEG é útil para identificar atividade convulsiva subclínica. Similarmente ao caso de traumatismos cranioencefálicos, a regulação da temperatura e a manutenção da normotermia são essenciais, já que o risco de deficiência grave em pacientes com EHI aumenta se houver febres. A *hipotermia terapêutica* (temperatura corporal alvo de 33 a 35 °C) é um pilar do tratamento da EHI pós-parada cardíaca em adultos e da EHI pós-anóxica em recém-nascidos, mas os dados publicados na população pediátrica não demonstram benefício significativo.

Prognóstico

A previsão acurada do desfecho em crianças com EHI é difícil. A parada cardíaca fora do hospital e/ou a ressuscitação cardiopulmonar prolongada (> 10 a 15 min) são fatores de risco significativos para um resultado ruim. Outros indicadores de provável desfecho indesejado incluem a presença de qualquer um dos seguintes, 24 horas ou mais após o evento desencadeante: (1) pontuação GCS inferior a 3 a 5; (2) ausência de resposta pupilar e motora; (3) ausência de esforço respiratório espontâneo; (4) ausência bilateral do potencial evocado somatossensorial do nervo mediano; (5) EEG descontínuo, não reativo ou silencioso (na ausência de administração de drogas confundidoras); e (6) RM demonstrando lesão em áreas de irrigação sanguínea cerebral, gânglios da base e tronco cerebral. Assim, o prognóstico é aprimorado quando várias modalidades de avaliação são combinadas.

ESTADO DE MAL EPILÉPTICO

FUNDAMENTOS DO DIAGNÓSTICO E CARACTERÍSTICAS TÍPICAS

- ▶ O estado de mal epiléptico é definido como uma convulsão persistente que dura 30 minutos ou mais, ou várias convulsões mais curtas sem um retorno ao estado mental basal.
- ▶ Quando um paciente sem epilepsia apresenta estado de mal epiléptico, várias etiologias devem ser consideradas, incluindo trauma, AVC, infecção, tumores, encefalopatia hipertensiva, hiponatremia e hipoglicemia.
- ▶ As infecções comórbidas em pacientes com epilepsia podem diminuir o limiar convulsivo e resultar em estado de mal epiléptico.
- ▶ O estado de mal epiléptico e seu tratamento associado podem levar a comprometimento cardiorrespiratório agudo, exigindo intervenção médica.

Patogênese

O estado de mal epiléptico pode resultar de múltiplas etiologias. Em um paciente com um diagnóstico prévio de epilepsia ou infecções comuns, como doenças respiratórias virais, podem diminuir o limiar de convulsão o suficiente para resultar em atividade convulsiva prolongada, assim como a não aderência aos medicamentos antiepilépticos. Em pacientes sem um diagnóstico prévio de epilepsia, o diagnóstico diferencial é amplo. Os diagnósticos a serem considerados incluem convulsão febril complexa, tumor do SNC, TCE, AVC isquêmico ou hemorrágico, infecção do SNC, encefalopatia hipertensiva, anormalidades eletrolíticas (hiponatremia ou hipoglicemia), abstinência de benzodiazepínicos ou álcool, encefalomielite desmielinizante aguda, distúrbios metabólicos não reconhecidos anteriormente e distúrbios autoimunes.

Independentemente da etiologia, o desenvolvimento do estado de mal epiléptico ocorre devido a um desequilíbrio entre a neurotransmissão excitatória e inibitória, com descargas rítmicas de múltiplos neurônios em uma região cerebral. Se não for tratado, essas descargas podem, em última instância, resultar em redução de energia e mudanças duradouras nos neurônios, incluindo morte celular.

Achados clínicos

Embora as convulsões e o estado de mal epiléptico possam ser focais em sua natureza (envolvendo apenas uma área do cérebro e se manifestando em uma única parte do corpo), o estado epiléptico clássico é definido como uma atividade tônico-clônica generalizada com estado mental alterado que dura pelo menos 30 minutos.

Pode ocorrer perda do controle da bexiga ou intestino. O estado epiléptico pode estar associado a anormalidades respiratórias profundas, apneia, taquicardia e/ou hipertensão ou hipotensão. Por ser um estado hipermetabólico, pode ocorrer um longo período pós-ictal de estado mental alterado e/ou rabdomiólise.

▶ Tratamento

Como em todas as emergências, a ressuscitação começa com atenção à via aérea, respiração e circulação. Se uma etiologia específica para a convulsão puder ser encontrada (p. ex., hiponatremia), a correção rápida dessa anormalidade (p. ex., solução salina hipertônica) geralmente resulta na cessação da convulsão. Na ausência de uma etiologia clara, o tratamento geralmente começa com benzodiazepínicos, mais comumente lorazepam 0,1 mg/kg IV, administrado nos primeiros 5 minutos. Isso pode ser repetido ou pode ser considerada uma transição para um agente alternativo. A fosfenitoína 20 mg/kg IV na população pediátrica em geral e fenobarbital 20 mg/kg IV no período neonatal são escolhas comuns. Para o estado de mal epiléptico refratário que persiste após esses agentes iniciais, a escolha de uma próxima linha de tratamento pode incluir infusões de midazolam, propofol, cetamina ou fenobarbital. É incentivada uma colaboração próxima com especialistas em neurologia e farmácia. Durante o tratamento do estado de mal epiléptico refratário, podem ocorrer hipoventilação e apneia, e frequentemente são necessárias intubação e iniciação da ventilação mecânica. Da mesma forma, pode ocorrer hipotensão induzida por antiepilépticos e é recomendado o suporte da pressão arterial sistêmica com volume e/ou medicamentos vasopressores.

Kirschen MP et al: Neuroprognostication after pediatric cardiac arrest. Pediatr Neurol 2014;51(5) [PMID: 25193413].
Kochanek P et al: Guidelines for the Management of Pediatric Severe Traumatic Brain Injury, Third Edition: Update of the Brain Trauma Foundation Guidelines. Pediatr Crit Care Med 2019;20(3S):S1–S82 [PMID: 30830016].
Moler FW et al: Therapeutic hypothermia after out-of-hospital cardiac arrest in children. NEJM 2015;372(20):1898-1908 [PMID 25913022].
Moler FW et al: Therapeutic hypothermia after in-hospital cardiac arrest in children. NEJM 2017;376(4):318-329 [PMID 28118559].

▼ LESÃO RENAL AGUDA E TERAPIA DE SUBSTITUIÇÃO RENAL

▶ Definições

O rim é um órgão importante na manutenção da homeostase para vários processos fisiológicos importantes, incluindo o equilíbrio de fluidos e eletrólitos, o estado ácido-base, a eritropoiese e o tônus vascular. A *lesão renal aguda* (LRA) é um problema frequente em crianças gravemente doentes, com uma variedade de manifestações que vão desde reduções modestas na depuração de creatinina com preservação da produção de urina até anúria e distúrbios eletrolíticos e metabólicos com risco de óbito. Foram desenvolvidos vários sistemas de estadiamento para estimar esse risco, mas os mais comumente utilizados são os critérios pRIFLE e KDIGO (Tabela 14-15).

Tabela 14-15 Critérios pRIFLE e KDIGO para diagnóstico de insuficiência renal em crianças

Estágio	Critérios em relação à TFG	Critérios em relação ao débito urinário
Critérios pRIFLE		
R – Risco (*Risk*)	Diminuição do ClCr > 25%	< 0,5 mL/kg/h × 8 h
I – Injúria (*Injury*)	Diminuição do ClCr > 50%	< 0,5 mL/kg/h × 16 h
F – Falência (*Failure*)	Diminuição do ClCr > 75% OU < 20 mL/min/m²	< 0,3 mL/kg/h × 24 h OU anúria × 12 h
L – Perda de função (*Loss*)	Atende aos critérios de F por > 4 semanas	
E – Estágio final (*End-stage*)	Atende aos critérios de F por > 3 meses	
Critérios KDIGO		
Estágio 1	Aumento de 1,5–1,9 vezes a creatinina sérica basal OU aumento ≥ 0,3 mg/dL	< 0,5 mL/kg/h por 6–12 h
Estágio 2	Aumento de 2,0–2,9 vezes a creatinina sérica basal	< 0,5 mL/kg/h por ≥ 12 h
Estágio 3	Aumento de 3,0 vezes a creatinina sérica basal OU aumento na creatinina sérica para ≥ 4,0 mg/dL OU, em pacientes < 18 anos, início de terapia de substituição renal OU redução na TFG < 35 mL/min por 1,73 m²	< 0,3 mL/kg/h ≥ 24 h OU anúria por ≥ 12 h

ClCr, depuração de creatinina estimada = 0,413 × altura (cm)/creatinina sérica; TFG, taxa de filtração glomerular.

▶ Fisiopatologia

A etiologia da LRA em crianças gravemente enfermas é, na maioria das vezes, multifatorial e relacionada a condições comumente vistas na UTIP. Pode ocorrer diminuição da perfusão renal com hipotensão sistêmica de várias etiologias ou com aumento da pressão intra-abdominal que reduz a perfusão local (p. ex., síndrome compartimental abdominal). Além de alterar a hemodinâmica, a sepse pode levar a distúrbios da microvasculatura renal por meio de mediadores inflamatórios e ativação do sistema de coagulação. Outras condições associadas à LRA, direta ou indiretamente, incluem hipoxia, síndromes pulmão-rim e hepatorrenais e produtos metabólicos tóxicos, como na rabdomiólise ou na síndrome de lise tumoral. Além disso, os medicamentos nefrotóxicos contribuem com até 25% dos casos de LRA, mais comumente antibióticos (aminoglicosídeos, vancomicina) e medicamentos imunossupressores, como os quimioterápicos citotóxicos para o câncer e os inibidores da calcineurina.

Achados clínicos

Na população geral de pacientes na UTIP, 10% a 40% têm LRA em algum momento da internação hospitalar. A maioria dos casos de LRA desenvolve-se nas primeiras 24 a 48 horas de hospitalização e quase todos dentro da primeira semana. Independentemente dos critérios diagnósticos, estudos mostram consistentemente uma associação independente entre LRA, aumento do tempo de internação na UTIP e mortalidade. Os pacientes gravemente enfermos com LRA podem apresentar complicações, como anormalidades eletrolíticas, acidose metabólica grave, sobrecarga de fluidos e hipertensão. Embora os mecanismos sejam incertos e complexos, tem-se demonstrado que a sobrecarga de fluidos que excede 10% do peso corporal constitui um fator de risco independente para pior morbidade, incluindo mais dias de ventilação mecânica quando presente e maior tempo de internação hospitalar, e os pacientes sobrecarregados em 20% do seu peso corporal com fluidos podem ter até oito vezes mais risco de morte. A relação causal entre sobrecarga de fluidos e resultados ruins é incerta, mas, com base nesses achados, alguns especialistas recomendam a consideração de terapias de substituição renal para pacientes que atingem 10% a 20% de sobrecarga de fluidos.

Tratamento

O tratamento da LRA é direcionado para aliviar os fatores que possam estar contribuindo para uma piora considerável da função renal. Os métodos para *melhorar a perfusão renal* incluem a manutenção de um débito cardíaco e pressão arterial adequados com fluidos e/ou drogas vasoativas e alívio das pressões intratorácica e intra-abdominal excessivas, quando possível. Para essa última opção, alguns especialistas recomendam a medição das pressões intra-abdominais para guiar a terapia; isso é feito mais comumente, de forma indireta, por meio de um cateter de Foley que pode medir a pressão intravesical da bexiga. Ainda não há limites prospectivamente validados para pressões de perfusão renal adequadas para prevenir ou reverter a LRA.

Além disso, os *diuréticos* são comumente utilizados para tratar a sobrecarga de fluidos associada à LRA, mas esses agentes não foram comprovados como úteis para melhorar a recuperação renal em crianças e foram associados a um maior risco de morte em adultos com LRA. A *restrição de líquidos* pode ser útil no manejo da sobrecarga de fluidos e pode ser particularmente benéfica em pacientes com lesão pulmonar concomitante. Já para pacientes que falham no tratamento clínico proposto, a terapia de substituição renal pode ser indicada para controle metabólico e de volume (ver Monitorização e Tecnologia pág. 347).

Acute Kidney Injury Guidelines, Kidney Disease Improving Global Outcomes (KDIGO): https://kdigo.org/guidelines/acute-kidney-injury/

Alobaidi R et al: Association between fluid balance and outcomes in critically ill children: a systematic review and meta-analysis. JAMA Pediatr 2018 Mar 1;172(3):257–268. doi: 10.1001/jamapediatrics.2017.4540 [PMID: 29356810].

Kaddourah A, Basu RK, Bagshaw SM, Goldstein SL; AWARE Investigators: Epidemiology of acute kidney injury in critically ill children and young adults. N Engl J Med 2017 Jan 5;376(1):11–20. doi: 10.1056/NEJMoa1611391 [Epub 2016 Nov 18] [PMID: 27959707].

Modem V et al: Timing of continuous renal replacement therapy and mortality in critically ill children. Crit Care Med 2014 Apr;42(4):943–953 [PMID: 24231758].

MANEJO DE FLUIDOS E SUPORTE NUTRICIONAL EM CRIANÇAS GRAVEMENTE DOENTES

FUNDAMENTOS DO DIAGNÓSTICO E CARACTERÍSTICAS TÍPICAS

- ▶ As crianças gravemente enfermas são mais suscetíveis ao estresse metabólico do que os adultos devido a menor massa muscular e adiposa e maior demanda energética em repouso.
- ▶ A hiponatremia é comum na UTIP e pode estar associada a piores desfechos.
- ▶ É importante uma consideração cuidadosa das necessidades e das perdas de fluidos ao prescrever fluidos intravenosos.
- ▶ A alimentação enteral e parenteral precoce pode melhorar os déficits nutricionais e pode influenciar a morbidade e mortalidade em lactentes e crianças gravemente enfermas.
- ▶ As alterações no estado nutricional podem persistir por até 6 meses após a alta hospitalar de uma internação prolongada na UTI.

Manejo de fluidos

A maioria das crianças gravemente enfermas não consegue ingerir fluidos e alimentos por via oral e, como resultado, a equipe médica da UTI deve considerar de maneira cuidadosa as necessidades individuais do paciente na prescrição de um regime de fluidos e de nutrição. Os cálculos padrão de fluidos intravenosos de manutenção são baseados na suposição de um paciente saudável, normotenso e respirando espontaneamente. No entanto, a quantidade "ideal" de fluido em um paciente gravemente enfermo é variável, dependendo da condição subjacente, estado fisiológico atual e perdas fluidas contínuas de urina, hemorragia ou drenos externos. As perdas insensíveis de fluidos podem ser elevadas devido ao aumento do trabalho respiratório ou febre. Além das causas comuns de hipovolemia, os estados inflamatórios podem levar à vasodilatação e à perda líquida para terceiro espaço, produzindo um estado "hipovolêmico intravascular" apesar da sobrecarga de fluidos no corpo.

Os pacientes podem estar oligúricos devido à LRA ou ter redução da produção de urina devido à secreção excessiva de hormônio antidiurético associado a certas doenças pulmonares e/ou ventilação com pressão positiva. Além disso, os pacientes em ventilação mecânica geralmente requerem menos fluido do que pacientes não intubados, porque o ventilador fornece gás umidificado, e a perda insensível de fluidos que ocorre com a respiração normal é significativamente reduzida. Portanto, os requisitos de fluidos de manutenção para esses pacientes podem ser muito baixos e chegar a dois terços dos requisitos de alguém que não está em ventilação mecânica. Visto que a sobrecarga de fluidos foi associada a uma pior mortalidade, se a hemodinâmica sistêmica permitir, uma consideração precoce de restrição de fluidos e/ou uso de diuréticos pode ser justificada nessas situações.

Além da taxa e do volume de fluidos intravenosos, a tonicidade também é outra consideração importante. A hiponatremia tem sido associada com morbidade e mortalidade significativas em pacientes de cuidados intensivos neurocríticos, e mesmo anormalidades leves a moderadas no sódio sérico são associadas com piores resultados em pacientes adultos em UTI. Por essas razões, em crianças com lesão cerebral aguda (traumática ou hipóxico-isquêmica), geralmente são recomendados fluidos isotônicos de manutenção para evitar a piora do risco de edema cerebral. Para outras crianças que também estão em alto risco de edema cerebral ou hiponatremia, como pacientes com cetoacidose diabética ou meningite, pode ser prudente usar fluido isotônico. Quando se usa fluido isotônico, a monitorização eletrolítica rigorosa é necessária para evitar as complicações da hipernatremia e da acidose hiperclorêmica indesejadas, especialmente dada a literatura recente que descreve possíveis efeitos dos fluidos ricos em cloreto nos resultados. Independentemente da escolha do fluido, o médico intensivista deve monitorar de perto o equilíbrio hídrico do paciente com base no exame físico, peso e valores laboratoriais, e modificar a estratégia de manejo de fluidos de acordo com os achados.

▶ Suporte nutricional

Quando pacientes pediátricos gravemente doentes são admitidos na UTIP, a provisão de suporte nutricional adequado muitas vezes é negligenciada no início do tratamento. A desnutrição é, no entanto, um grande problema em pacientes hospitalizados, está associada a taxas mais altas de complicações infecciosas e não infecciosas, bem como a internações hospitalares mais longas e custos hospitalares aumentados. Na UTIP, até 20% dos pacientes apresentam desnutrição aguda ou crônica, uma taxa que mudou pouco nos últimos 30 anos. Tipicamente, a desnutrição em pacientes da UTIP é multifatorial, relacionada a demandas aumentadas devido ao estresse fisiológico e metabólico associado à doença grave (**Tabela 14-16**), avaliações imprecisas das necessidades calóricas e/ou fornecimento inadequado de nutrição.

▶ Avaliação nutricional

A avaliação precoce por um nutricionista pediátrico pode ser útil para estabelecer requisitos e metas nutricionais em crianças gravemente doentes e identificar fatores que impedem a ingestão e a tolerância adequada de nutrientes. As necessidades calóricas iniciais da criança criticamente doente podem ser estimadas a partir de cálculos da taxa metabólica basal (TMB) ou do gasto energético em repouso (GER) e aplicando ajustes a esses cálculos com base na doença do paciente e no nível de suporte. Tanto os cálculos da TMB quanto do GER representam os requisitos de energia de uma pessoa saudável em repouso com temperatura normal na ausência de estressores adicionais. Infelizmente, como esses cálculos são baseados em estudos com adultos e crianças saudáveis, eles podem ser muito imprecisos para crianças gravemente doentes e levar a subalimentação ou superalimentação. Por exemplo, estudos têm demonstrado instabilidade metabólica significativa e alterações importantes nos GERs com predominância de hipometabolismo na população de UTIP, resultando em um maior risco de superalimentação quando se usa os cálculos isoladamente.

Tabela 14-16 Respostas fisiológicas e metabólicas para a doença grave

Fisiológicas
 Cardiovasculares
  ↑ débito cardíaco
  Vasodilatação periférica e extravasamento capilar
  Expansão do compartimento vascular
 Pulmonares
  ↑ ventilação minuto
  Desequilíbrio ventilação-perfusão
  Troca gasosa ineficiente
  ↑ Capacidade de resposta do CO_2
 Musculoesqueléticos
  Fatigabilidade mais fácil
  Relaxamento mais lento
  Padrão de frequência de força alterado
 Renais
  Retenção de sal e água
  Comprometimento da capacidade de concentração

Metabólicas
 Níveis modificadores da resposta hormonal e biológica
  ↑ insulina
  ↑ glicocorticoides
  ↑ catecolaminas
  ↑ interleucina-1
  ↑ fator de necrose tumoral
 Metabolismo de carboidratos
  ↑ glicemia
  ↑ gliconeogênese
  ↑ *turnover* de glicose
  Intolerância à glicose
 Metabolismo de lipídeos
  ↑ renovação e utilização de lipídeos
  Lipólise insuprimível
  Cetogênese
 Metabolismo de proteínas
  ↑ catabolismo de proteínas musculares
  ↑ oxidação de aminoácidos de cadeia ramificada muscular
  ↑ aminoácidos séricos
  ↑ perdas de nitrogênio

Tabela 14-17 Marcadores de alto risco para desnutrição sugeridos como indicação para avaliação do GER por calorimetria indireta direcionada

- Abaixo do peso (< 5º percentil para a idade) ou acima do peso (> 85º percentil para a idade)
- Ganho ou perda de peso > 10% durante a permanência na UTI
- Incapacidade de atingir as metas calóricas prescritas consistentemente
- Incapacidade de desmamar do suporte respiratório
- Necessidade de bloqueadores musculares por > 7 dias
- Lesão neurológica com evidência de disautonomia
- Diagnósticos oncológicos
- Queimaduras
- Necessidade de ventilação mecânica por > 7 dias
- Estado hipermetabólico suspeito (p. ex., estado de mal epiléptico, SIRS) ou estado hipometabólico (p. ex., hipotermia, coma induzido)
- Permanência na UTI > 4 semanas

GER, gasto energético em repouso; SIRS; síndrome da resposta inflamatória sistêmica; UTI, unidade de terapia intensiva.

A calorimetria indireta (CI) é um meio mais preciso de medir diretamente o gasto energético e determinar as necessidades calóricas, mas é mais difícil e cara de realizar e, portanto, nem sempre está prontamente disponível. A identificação de pacientes com maior risco de desnutrição (ver **Tabela 14-17**) para o uso direcionado da avaliação da CI foi sugerida como uma estratégia para otimizar a relação custo-benefício da CI. Essa técnica requer a coleta de gases exalados pelo paciente; sendo assim, ela pode ser imprecisa se houver um vazamento significativo do TET, se a FiO_2 for superior a 60%, ou se a coleta for feita durante a hemodiálise ou a terapia de substituição renal contínua.

▶ Administração da nutrição

Existem dois principais métodos de fornecimento de nutrientes no paciente pediátrico gravemente doente: a nutrição parenteral e a enteral, cada uma com vantagens e desvantagens individuais (**Tabela 14-18**).

Independentemente da rota de nutrição, a *monitorização* deve incluir exame físico de rotina, medidas seriadas de crescimento (peso, espessura da dobra cutânea), monitorização em série de concentrações de eletrólitos e minerais séricos e medidas repetidas de necessidades calóricas quando disponíveis. As medidas de pré-albumina e proteína C-reativa podem ser mais úteis do que as medidas de albumina sérica, dada a influência de fatores fisiológicos confundidores nas concentrações de albumina. Os níveis de pré-albumina são um bom marcador do estado de proteína nutricional; eles diminuem durante a doença aguda e retornam ao normal durante a recuperação. Por sua vez, os níveis de proteína C-reativa são um marcador da resposta à fase aguda da doença e da lesão; eles aumentam durante a doença aguda e diminuem com a recuperação, geralmente associados a um retorno ao metabolismo anabólico e antes do aumento da pré-albumina.

Mehta NM, Duggan CP: Nutritional deficiencies during critical illness. Pediatr Clin North Am 2009 Oct;56(5):1143–1160 [PMID: 19931068].

Mehta NM et al: Guidelines for the provision and assessment of nutrition support therapy in the pediatric critically ill patient: Society of Critical Care Medicine and American Society for Parenteral and Enteral Nutrition. JPEN J Parenter Enteral Nutr 2017 Jul;41(5):706–742 [PMID: 28686844].

Tabela 14-18 Métodos de administração da nutrição

	Vantagens	Desvantagens
Nutrição enteral	Associada a menos complicações infecciosas Pode ser benéfica para manter a integridade e motilidade da mucosa gastrintestinal A alimentação contínua de baixo volume ("alimentação trófica") geralmente é segura e viável em todos os pacientes, exceto nos mais instáveis A alimentação transpilórica pode melhorar a tolerância	Perfusão mesentérica inadequada em pacientes em choque que requerem infusões de drogas vasoativas. *As complicações incluem:* • Vômito • Diarreia • Sangramento • Enterocolite necrosante • Eventos de aspiração/pneumonia • Problemas mecânicos (oclusão do tubo, erros na colocação)
Nutrição parenteral	Pode ser usada quando a nutrição enteral não pode ser oferecida ou quando não é tolerada Não precisa ser interrompida para procedimentos que requerem jejum	Muitas vezes requer um acesso venoso central para atingir metas nutricionais completas Necessidade de avaliação metabólica regular (glicose, eletrólitos, provas de função hepática, lipase) para ajustar os componentes parenterais *Complicações:* • Risco de infecção com acesso venoso central • Hiperglicemia • Hipertrigliceridemia • Anomalias hepatobiliares

SEDAÇÃO E ANALGESIA NA UTI PEDIÁTRICA

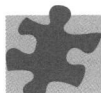

FUNDAMENTOS DO DIAGNÓSTICO E CARACTERÍSTICAS TÍPICAS

- ▶ O controle da dor e o alívio da ansiedade são padrões de atendimento para todos os pacientes na UTIP.
- ▶ A sedação e a analgesia devem ser individualizadas para cada paciente e reavaliadas com frequência para evitar medicamentos insuficientes ou excessivos.
- ▶ Os medicamentos sedativos e analgésicos possuem conjuntos únicos de efeitos fisiológicos e efeitos colaterais, e esses agentes devem ser usados somente com monitorização e suporte adequados para lidar com potenciais eventos adversos.

As crianças admitidas na UTIP frequentemente necessitam de medicamentos ansiolíticos e analgésicos para minimizar o desconforto e mantê-las seguras. Além disso, a sedação e a redução da ansiedade também podem ser necessárias para facilitar a ventilação mecânica ou a realização de procedimentos, e a analgesia pode ser necessária para a dor pós-operatória ou dor relacionada a lesões traumáticas. Assim, uma consideração cuidadosa das necessidades sedativas e analgésicas do paciente é uma parte vital do manejo em UTI.

Ao determinar quais medicamentos ansiolíticos e analgésicos iniciar, é importante distinguir entre ansiedade e dor, pois a terapia farmacológica pode ser direcionada para um ou ambos os sintomas (Tabela 14-19). Ademais, considerações adicionais na escolha do sedativo incluem a via de administração e a duração prevista do tratamento. As vias de administração podem ser limitadas pelo acesso venoso do paciente ou pela capacidade de tolerar medicamentos orais. As crianças que exigem dosagem mais frequente ou controle mais rigoroso do nível de sedação podem se beneficiar de uma droga em infusão contínua, enquanto pacientes submetidos a um procedimento realizado à beira do leito podem precisar apenas de um pequeno número de doses pontuais. Outra consideração importante na escolha do sedativo e analgésico são os potenciais efeitos adversos em circunstâncias clínicas particulares.

▶ **Sedação**

Os medicamentos sedativos (ansiolíticos) podem ser indicados quando os objetivos do tratamento forem reduzir a ansiedade, facilitar o tratamento ou procedimentos, gerenciar estados agudos de confusão mental e diminuir as respostas fisiológicas ao estresse, como taquicardia, hipertensão ou aumento da PIC. Os agentes mais comumente usados na UTIP são benzodiazepínicos e opioides. É importante salientar que esses medicamentos devem ser cuidadosamente titulados para evitar uma supersedação e a depressão respiratória e/ou instabilidade hemodinâmica resultante.

Tabela 14-19 Medicações intravenosas comumente usadas para dor e controle de ansiedade

Medicamento	Dose inicial sugerida	Vantagens	Desvantagens	Duração do efeito usual
Morfina	0,1 mg/kg; infusão contínua, 0,05–0,1 mg/kg/h	Excelente alívio da dor, reversível	Depressão respiratória, hipotensão, náusea, supressão da motilidade gastrintestinal, liberação de histamina	2–4 h
Hidromorfona	0,015 mg/kg; infusão contínua, 1,5–3 mcg/kg/h	Bom alívio da dor, reversível	Depressão respiratória, liberação de histamina, náusea, supressão da motilidade gastrintestinal	2–4 h
Fentanila	1–2 mcg/kg; infusão contínua, 0,5–2 mcg/kg/h	Excelente alívio da dor, reversível, meia-vida curta	Depressão respiratória, rigidez da parede torácica, náusea intensa e vômito	30 min
Midazolam	0,1 mg/kg; infusão contínua, 0,05–0,2 mg/kg/h	Meia-vida curta, único benzodiazepínico usado em infusão contínua	Depressão respiratória	20–40 min
Lorazepam	0,1 mg/kg	Meia-vida mais longa, sedação e controle convulsivo	Náusea e vômito, depressão respiratória, flebite	2–4 h
Diazepam	0,1 mg/kg	Sedação e controle convulsivo	Depressão respiratória, icterícia, flebite	1–3 h
Dexmedetomidina	0,2–0,7 mcg/kg/h	Sedação, ansiolítico, analgesia sem depressão respiratória	Bradicardia, hipotensão	10 min–2 h

Benzodiazepínicos

Os benzodiazepínicos agem através do sistema inibitório neurotransmissor do ácido γ-aminobutírico (GABA, de *gamma-aminobutyric acid*), resultando em redução da ansiedade, sedação, hipnose, relaxamento muscular esquelético e efeitos anticonvulsivantes. Observa-se que essas medicações proporcionam pouca ou nenhuma analgesia e, portanto, precisam ser combinadas com outros medicamentos quando é necessário controlar a dor.

A maioria dos benzodiazepínicos é metabolizada no fígado, com seus metabólitos subsequentemente excretados na urina; assim, pacientes com insuficiência hepática provavelmente terão tempos de eliminação prolongados. Os benzodiazepínicos podem causar depressão respiratória se administrados rapidamente em doses altas, uma consideração importante para o paciente não intubado, ou seja, sem via aérea garantida. Além disso, essas drogas também podem causar comprometimento cardiovascular em pacientes gravemente enfermos, tornando essencial a titulação cautelosa das doses utilizadas.

Em algumas crianças, os benzodiazepínicos podem causar um efeito paradoxal, produzindo maior agitação do que sedação. Nesses casos, a seleção de um agente alternativo pode ser mais apropriada do que escalonar a dose. Quando a overdose é uma preocupação, o flumazenil pode ser usado para reverter os efeitos dos benzodiazepínicos. No entanto, o flumazenil deve ser usado com cuidado, uma vez que seus efeitos geralmente desaparecem mais rapidamente do que a maioria dos benzodiazepínicos. Além disso, em pacientes tolerantes, a reversão rápida pode resultar em sintomas de abstinência, incluindo convulsões.

Os benzodiazepínicos comumente usados na UTIP incluem midazolam, lorazepam e diazepam. Cada um deles tem meias-vidas diferentes, resultando em durações variáveis de efeito, e múltiplas possíveis vias de administração. O *midazolam* tem a meia-vida mais curta e produz excelente amnésia retrógrada durando de 20 a 40 minutos após uma única dose IV. Portanto, pode ser usado para sedação e ansiedade de curto prazo com doses únicas ou intermitentes ou para sedação prolongada como uma infusão contínua. O *lorazepam* tem uma meia-vida mais longa do que o midazolam (ou diazepam) e pode ofertar uma sedação por 6 a 8 horas. Tem menos efeito sobre os sistemas cardiovascular e respiratório do que outros benzodiazepínicos e é comumente usado para sedação de curto prazo ou tratamento inicial de convulsões. As infusões contínuas de lorazepam devem ser evitadas porque seu conservante, o polietilenoglicol, pode se acumular em pacientes com insuficiência renal e produzir uma acidose metabólica. O *diazepam* tem meia-vida mais longa do que o midazolam e é usado mais comumente para tratar espasticidade muscular e convulsões. Uma desvantagem do diazepam na UTIP é a meia-vida prolongada de seu metabólito intermediário, nordazepam, que pode se acumular e prolongar a sedação, tornando o diazepam o menos ideal para sedação de curto prazo.

Outros medicamentos sedativos

Os *opioides* são analgésicos fortes que também possuem efeitos sedativos. Eles são comumente usados como adjuvantes em combinação com outros sedativos, como os benzodiazepínicos. Os medicamentos específicos são descritos com mais detalhes na seção de medicamentos analgésicos.

A *cetamina* é um derivado da fenciclidina que produz um estado de transe, imobilidade e amnésia conhecido como anestesia dissociativa. A cetamina não causa depressão respiratória significativa em doses não anestésicas, uma vantagem para pacientes não intubados. A cetamina tem efeitos inotrópicos negativos diretos, mas estes são contrariados pela estimulação do sistema nervoso simpático, resultando em aumento da frequência cardíaca, pressão arterial e débito cardíaco para a maioria dos pacientes. Esses efeitos podem fazer da cetamina uma boa escolha para pacientes hemodinamicamente instáveis, a menos que haja uma preocupação com depleção de catecolaminas, como no caso de insuficiência cardíaca crônica. Além disso, a cetamina tem propriedades broncodilatadoras e, portanto, pode ser útil para crianças com crise asmática grave. Por fim, tem fortes efeitos analgésicos e, portanto, pode ser usada como um único agente para sedação em procedimentos dolorosos. Os principais efeitos colaterais observados com a cetamina são aumento das secreções salivares e traqueobrônquicas e sonhos ou alucinações desagradáveis. Pode-se administrar atropina ou glicopirrolato com antecedência para reduzir as secreções, e a administração concomitante de benzodiazepínicos pode reduzir os efeitos alucinatórios. As preocupações históricas com aumento da PIC pela administração de cetamina não foram demonstradas em estudos mais recentes. Embora mais frequentemente usada para sedação a curto prazo, pode-se usar infusões contínuas em baixas doses em pacientes selecionados.

A *dexmedetomidina* é um agonista seletivo dos receptores α_2-adrenérgicos que produz sedação, redução da ansiedade e alguma analgesia com mínima depressão respiratória. Ela permite despertar o paciente facilmente, se necessário. Essas vantagens resultaram em um aumento no seu uso em crianças gravemente doentes para sedação durante procedimentos, bem como sedação para facilitar a ventilação mecânica invasiva e não invasiva. Os efeitos colaterais mais frequentemente observados são bradicardia e hipotensão, que são dose-dependentes. A dexmedetomidina é principalmente usada como uma infusão contínua de curto ou longo prazo. O uso de dexmedetomidina também pode reduzir a necessidade de aumentar as doses de opioides e benzodiazepínicos em pacientes que requerem vários medicamentos sedativos concomitantemente.

O *propofol* é um agente de indução anestésica IV com fortes efeitos sedativos. Suas principais vantagens são o início rápido e o tempo de recuperação resultantes de sua rápida metabolização hepática. Como o propofol não possui propriedades analgésicas, um agente analgésico deve ser administrado simultaneamente para procedimentos dolorosos. O propofol pode causar vasodilatação significativa, resultando em hipotensão dose-dependente, além de depressão respiratória também dose-dependente. Devido a preocupações com a síndrome de infusão de propofol, uma acidose súbita, profunda e muitas vezes fatal associada a infusões prolongadas, atualmente o propofol é usado em crianças principalmente para sedação procedimental ou de curto prazo.

Os *barbitúricos* (p. ex., fenobarbital) podem causar depressão miocárdica e respiratória diretas e, em geral, são escolhas inadequadas para sedação padrão de pacientes gravemente enfermos.

Analgesia

Os analgésicos opioides e não-opioides são a base do tratamento para dor aguda e crônica na UTIP. Embora vários outros medicamentos usados para sedação também tenham propriedades analgésicas, eles são raramente usados para o tratamento primário da dor.

Analgésicos opioides

Todos os opioides fornecem analgesia e têm efeitos sedativos a depender da dose. Uma variedade de concentrações plasmáticas produz analgesia sem sedação; a dose necessária para produzir analgesia adequada varia significativamente entre os pacientes. Portanto, a melhor abordagem para a dosagem com opioides é começar com uma dose baixa, e depois titular até o efeito desejado, monitorando os possíveis efeitos colaterais. Os efeitos colaterais mais comuns desses agentes são náusea, prurido, motilidade intestinal reduzida, miose, supressão da tosse e retenção urinária. Os opioides também podem causar depressão respiratória, especialmente em lactentes. A morfina pode causar liberação de histamina, levando a prurido e até mesmo hipotensão; a fentanila geralmente tem poucos efeitos hemodinâmicos em um paciente com volume de líquidos adequado. Os opioides são metabolizados no fígado, com metabólitos excretados na urina. Desse modo, os pacientes com comprometimento hepático ou renal podem ter respostas prolongadas à sua administração.

A escolha e o modo de administração de agentes dentro dessa classe dependem do estado fisiológico da criança e da etiologia da dor. Em um paciente acordado e capaz de acordo com seu desenvolvimento, uma abordagem de analgesia controlada pelo paciente (ACP) com uma bomba de infusão pode ser apropriada. Cada um desses medicamentos também pode ser administrado intermitentemente, caso em que a meia-vida e a tolerabilidade dos efeitos colaterais podem ser as principais considerações. Para muitos pacientes na UTIP, uma infusão contínua pode ser a melhor opção. Vários medicamentos intravenosos são comumente usados em infusão contínua ou por ACP, incluindo fentanila, morfina e hidromorfona. Para crianças que têm dor mais crônica e menos grave e que conseguem tolerar medicamentos orais, existem muitas opções diferentes, incluindo hidrocodona, hidromorfona, morfina, metadona e oxicodona.

A *naloxona* pode ser usada como agente de reversão opioide para overdose de narcóticos. Devido à sua meia-vida relativamente curta em comparação com muitos opioides, os sintomas podem recorrer e, consequentemente, podem ser necessárias doses repetidas ou mesmo uma infusão contínua. Deve-se ter cautela em pacientes com exposição crônica a opioides para evitar a precipitação de sintomas graves de abstinência.

Agentes analgésicos não opioides

Os analgésicos não opioides utilizados para tratar dor leve a moderada incluem paracetamol, ácido acetilsalicílico e outros anti-inflamatórios não esteroides (AINEs). Como os efeitos desses agentes podem ser aditivos aos dos opioides, uma combinação de medicamentos opioides e não opioides pode ser uma abordagem muito eficaz para o tratamento da dor na UTI.

O *paracetamol* é o analgésico mais comumente utilizado em pediatria nos Estados Unidos e é a droga de escolha para dor leve a moderada devido à sua baixa toxicidade e seu perfil mínimo de efeitos colaterais. Com o uso crônico e doses mais altas, o paracetamol pode causar toxicidade hepática e renal.

Os AINEs são alternativas razoáveis para o tratamento da dor, especialmente aquelas condições associadas à inflamação. Todos os AINEs apresentam risco de gastrite, comprometimento renal e sangramento devido à inibição da função plaquetária, limitando seu uso em pacientes com trombocitopenia, sangramento e doença renal. O *cetorolaco* é o único AINE IV disponível atualmente. Ele pode ser muito eficaz para crianças que não conseguem tomar medicamentos por via oral ou requerem um início de ação mais rápido. Devido às preocupações com uma toxicidade renal mais grave com o uso a longo prazo, o cetorolaco é usado principalmente para o controle da dor a curto prazo. O *ibuprofeno* e o *naproxeno* são opções para pacientes que toleram medicamentos por via oral. O ibuprofeno tem meia-vida mais curta e, portanto, requer dosagens mais frequentes.

Titulação de doses de sedativos e analgésicos, *delirium* e síndromes de abstinência

Os agentes sedativos analgésicos e ansiolíticos têm uma série de desvantagens graves, incluindo déficits cognitivos a curto e longo prazo, aumento do risco de *delirium* e síndromes de abstinência. A interrupção diária de toda sedação contínua com reintrodução titulada conforme necessário demonstrou, em pacientes adultos de UTI, reduzir drasticamente a duração da ventilação mecânica e o tempo de permanência na UTI. Dados semelhantes ainda não estão disponíveis para pacientes pediátricos e podem ser mais desafiadores de implementar. Outra intervenção proposta para reduzir o uso de sedação em crianças são protocolos com objetivos de sedação que sejam controlados pela equipe de enfermagem. Um grande estudo randomizado e multicêntrico recente que investigou essa abordagem em pediatria demonstrou redução geral na exposição a opioides, mas não conseguiu demonstrar uma redução no tempo de ventilação mecânica. Os efeitos adversos da sedação em crianças gravemente doentes ainda são preocupantes e, em geral, as doses desses agentes devem ser tit333adas diariamente para as doses mínimas necessárias.

Algumas *escalas padronizadas* foram desenvolvidas para auxiliar na titulação de sedativos e analgésicos em crianças. Em pacientes acordados e verbais, uma escala de dor pode ser usada para determinar o nível de dor e a necessidade de tratamento. Em pacientes não verbais, essa avaliação pode ser mais difícil, e a equipe médica pode depender de mudanças nos parâmetros fisiológicos, como frequência cardíaca e pressão arterial, para indicar a dor e o efeito do tratamento. Ao usar essas medidas, no entanto, o médico também deve excluir ou abordar causas fisiológicas de agitação, como hipoxemia, hipercapnia ou hipoperfusão cerebral causada por baixo débito cardíaco.

Vários escores estão disponíveis para avaliar o nível de sedação e ajudar a orientar as decisões de gerenciamento da sedação. Estes incluem a escala COMFORT e a Escala de Estados Comportamentais

(SBS, de *State Behavioral Scale*). Utilizar uma ferramenta de medição como essa permite uma melhor comunicação entre os membros da equipe em relação aos objetivos do tratamento e à eficácia de quaisquer mudanças no plano de sedação.

Assim como pacientes adultos, as crianças gravemente doentes estão em risco de desenvolver *delirium*. O *delirium* pode apresentar uma ampla variedade de sintomas, comumente agrupados como hipoativos, hiperativos ou mistos. O *delirium* hiperativo está associado à agitação, labilidade emocional e combatividade. O *delirium* hipoativo, por outro lado, pode ser mais difícil de reconhecer; os pacientes podem estar calmos, retraídos e apáticos com responsividade reduzida. Os pais podem perceber que a personalidade de seu filho está muito diferente do habitual. As escalas de *delirium* da UTIP, incluindo o Método de Avaliação de Confusão Pediátrica para UTI (pCAM-ICU, de *Pediatric Confusion Assessment Method for the Intensive Care Unit*) e a Avaliação Cornell de Delirium Pediátrico (CAPD, de *Cornell Assessment of Pediatric Delirium*), podem ajudar a avaliar melhor o *delirium* na população de UTIP.

Em crianças em estado clínico grave, assim como em adultos, o risco de desenvolver *delirium* parece aumentar com a gravidade da doença, a administração de medicamentos sedativos como benzodiazepínicos e também com distúrbios do sono. Algumas estratégias sugeridas para prevenir e tratar o *delirium* incluem a redução da exposição a sedativos, a promoção de ritmos circadianos normais com maior atividade durante o dia e quartos escuros e silenciosos à noite, e garantir a presença dos pais e de objetos familiares à criança. Finalmente, em situações mais extremas, pode ser considerado o tratamento com medicamentos. A quetiapina é um agente antipsicótico mais novo que mostrou promessa em estudos iniciais para tratamento de *delirium* pediátrico. Os antipsicóticos mais antigos, como o haloperidol, ainda são usados às vezes, mas seu perfil de efeitos colaterais exige cautela. Já os benzodiazepínicos podem acalmar o paciente, mas também podem induzir uma reação paradoxal. A dexmedetomidina também pode ser um medicamento eficaz para o tratamento do *delirium*, mas esse uso ainda não foi bem estudado na população pediátrica.

As *síndromes de abstinência* são outro aspecto importante do uso de agentes sedativos e analgésicos na UTI. A administração prolongada e o uso de altas doses de infusões contínuas de opioides ou benzodiazepínicos pode levar à tolerância e à dependência física. Da mesma forma, reduções agudas ou cessação desses medicamentos podem resultar em sintomas de abstinência, como agitação, taquipneia, taquicardia, sudorese e diarreia. O risco de abstinência varia entre os indivíduos, mas por quanto mais tempo os pacientes recebem opiáceos ou benzodiazepínicos, mais é provável que eles apresentem sintomas de abstinência. A redução gradual da dosagem da medicação ao longo de 7 a 10 dias muitas vezes previne sintomas de abstinência. Essa redução gradual pode ser facilitada pela transição para uma dosagem intermitente de agentes com maior meia-vida, como metadona ou lorazepam. Enquanto estiver no desmame de opiáceos ou benzodiazepínicos, os médicos da equipe da UTIP devem avaliar diariamente sintomas de abstinência. Essa avaliação pode ser facilitada por pontuações de sintomas, como a Ferramenta de Avaliação para Abstinência (WAT-1, de *Withdrawal Assessment Tool-1*). Uma pontuação WAT-1 mais alta sugere maiores sintomas de abstinência e pode indicar a necessidade de desacelerar o plano de desmame. Por outro lado, se a pontuação WAT-1 for consistentemente baixa, o paciente provavelmente tolerará uma redução gradual ou, possivelmente, uma redução acelerada da dose.

> Curley MA et al: Protocolized sedation vs usual care in pediatric patients mechanically ventilated for acute respiratory failure: a randomized clinical trial. JAMA 2015 Jan 27;313(4):379–389 [PMID: 25602358].
> Harris J et al: Clinical recommendations for pain, sedation, withdrawal and delirium assessment in critically ill infants and children: an ESPNIC position statement for healthcare professionals. Intensive Care Med 2016;42(6):972–986 [PMID: 27084344].

CUIDADOS DE FIM DA VIDA E MORTE NA UTIP

FUNDAMENTOS DO DIAGNÓSTICO E CARACTERÍSTICAS TÍPICAS

▶ As discussões sobre o fim da vida na UTIP devem incluir o paciente, se possível, e membros da família, bem como a equipe médica.

▶ Os profissionais da UTIP podem ajudar a definir os limites dos cuidados prestados, facilitar o desmame do suporte quando indicado e fornecer cuidados paliativos compassivos.

▶ As equipes de cuidados paliativos e ética, se disponíveis, podem facilitar as discussões sobre o fim da vida na UTIP.

▶ A retirada de terapias de suporte vital deve incluir um plano para tratar qualquer dor e desconforto no paciente.

▶ A determinação de morte encefálica requer uma avaliação sistemática e apropriada para a idade, consistente com as políticas institucionais.

▶ A doação de tecidos e órgãos deve ser considerada em todos os casos de morte.

▶ Deve-se fornecer suporte de luto para a família bem como para os membros da equipe médica após cada morte na UTIP.

▶ A morte na UTIP

As mortes pediátricas intra-hospitalares ocorrem com pouca frequência. No entanto, uma grande proporção dessas mortes pediátricas ocorre na UTIP, e os intensivistas pediátricos podem ser chamados para ajudar a definir os limites dos cuidados prestados, ajudar na retirada de terapias médicas de suporte vital (TMSVs) e fornecer cuidados paliativos adequados. As discussões sobre o fim da vida podem ter ocorrido antes da admissão na UTIP para algumas crianças com doenças congênitas ou crônicas. Para outras crianças, sua estadia na UTIP pode ser a primeira situação em que uma criança ou sua família discute decisões sobre o fim da vida. Independentemente da situação individual do paciente, a equipe médica tem a responsabilidade de facilitar discussões sobre os objetivos dos cuidados de maneira honesta e sensível.

As mortes sem quaisquer limitações aos cuidados do paciente compreendem uma pequena minoria (10% a 12%) das mortes na UTIP pediátrica. Nessas circunstâncias, a maioria dos estudos recentes descobriu que há uma maior satisfação da família com os cuidados prestados se os membros da família forem autorizados a testemunhar os esforços de ressuscitação em andamento. O restante das mortes pediátricas é dividido entre declarações de morte encefálica (23%) e decisões de limitar ou retirar as terapias que dão suporte à vida (65%).

▶ Morte encefálica

Os pacientes com lesões neurológicas graves podem atender aos critérios para o diagnóstico de morte encefálica. O conceito de morte encefálica surgiu quando os avanços nas tecnologias da UTI permitiram que as funções cardíaca e pulmonar fossem mantidas mesmo na ausência de qualquer atividade cerebral discernível. A morte encefálica é diagnosticada por meio de um exame clínico (**Tabela 14-20**) baseado em diretrizes publicadas e é reconhecida como legalmente equivalente à morte somática (cardiopulmonar) em todos os 50 estados dos EUA. A abordagem geral para o diagnóstico de morte encefálica é semelhante na maioria dos centros médicos, mas variações institucionais sutis tornam imperativo que os provedores da UTIP estejam familiarizados com as políticas institucionais de sua própria instituição sobre a declaração de morte encefálica. Uma vez que um paciente é legalmente declarado como em morte encefálica, não há mais indicação para suporte médico adicional, embora o momento da descontinuação do suporte de vida mecânico deva ser discutido e acordado com a família do paciente.

A determinação de morte encefálica é realizada por meio de uma avaliação clínica completa do paciente. Em primeiro lugar, o profissional deve ter certeza de que a condição do paciente é irreversível e deve excluir quaisquer condições potencialmente reversíveis que possam produzir sinais semelhantes à morte encefálica. Isso pode incluir hipotensão, hipotermia ou a presença de doses excessivas de medicamentos sedativos. O exame de morte encefálica é uma avaliação clínica formal direcionada a demonstrar a ausência de função cortical (coma flácido sem evidência de resposta a estímulos) e função do tronco cerebral (teste dos nervos cranianos). Para atender à definição de morte encefálica, as diretrizes exigem que médicos qualificados documentem duas avaliações clínicas separadas consistentes com morte encefálica (ou seja, sem evidência de função cerebral) separadas por um período de observação. Se um paciente não puder tolerar alguma parte do exame clínico (geralmente o teste de apneia) ou for muito jovem (especialmente < 1 ano de idade), um teste auxiliar, como EEG ou cintilografia cerebral, pode fornecer evidências que apoiem a determinação de morte encefálica. Uma vez que uma criança tenha sido declarada com morte encefálica, o momento da morte é registrado como ocorrendo na conclusão da segunda avaliação, mesmo que a criança ainda esteja recebendo suporte cardiopulmonar.

▶ Limitação ou retirada de terapias médicas de suporte à vida

A maioria das mortes que ocorrem na UTIP ocorrem após uma decisão de limitar ou retirar o suporte médico ao paciente. As discussões que levam a essas decisões devem incluir o paciente (na medida do possível, dada sua condição médica e idade de desenvolvimento), membros da família e membros da equipe médica. Os principais objetivos dessas discussões devem ser (1) comunicar informações sobre o estado médico do paciente e o prognóstico previsto e (2) esclarecer os objetivos do atendimento médico contínuo, tanto em relação ao estado atual do paciente quanto em caso de descompensação aguda. Se a opinião da equipe médica é de que a condição do paciente é provavelmente irreversível, as opções de cuidados incluem (1) continuar com o suporte atual com escalonamento conforme considerado clinicamente razoável pela equipe de saúde, (2) continuar com o suporte atual, mas sem adicionar novas terapias ou (3) retirar as terapias médicas de suporte à vida, como ventilação mecânica e suporte hemodinâmico. As duas primeiras opções podem incluir uma decisão de Não Tentar Ressuscitação (NTR) cardiopulmonar em caso de parada cardíaca ou respiratória. A terceira opção presume uma situação de NTR, mas isso deve ser explicitamente registrado no prontuário médico e comunicado aos membros da equipe.

As discussões com pacientes e familiares sobre a decisão de limitar a ressuscitação ou retirar as terapias de suporte à vida devem

---

Tabela 14-20 Exame para morte encefálica

- O paciente deve ter pressão arterial normal, temperatura central > 35 °C, eletrólitos e glicose normais, e não estar recebendo medicamentos sedativos ou bloqueadores musculares.
- Sugere-se um período de espera de 24 horas após ressuscitação cardiopulmonar ou lesão cerebral grave antes do primeiro exame de morte cerebral.
- Coma flácido sem evidência de função cortical.
- Ausência de reflexos do tronco cerebral:
  - Apneia ("teste de apneia": nenhuma respiração vista com $PaCO_2$ > 60 mmHg e uma mudança em $PaCO_2$ > 20 mmHg).
  - Pupilas fixas e dilatadas sem resposta à luz.
  - Ausência de reflexos córneos.
  - Ausência de movimentos oculares, incluindo espontâneos, oculocefálicos (olhos de boneca) ou oculovestibulares (calórico frio). Não faça manobra oculocefálica se houver potencial de lesão da coluna cervical.
  - Ausência de reflexo faríngeo e tosse.
- Exame consistente ao longo do período de observação, conforme documentado por dois exames clínicos separados por dois médicos diferentes.
- Períodos de observação recomendados entre exames de morte cerebral:
  - 24 h: recém-nascidos a termo até 30 dias
  - 12 h: 31 dias-18 anos
- Testes auxiliares (angiografia cerebral, cintilografia, eletrencefalograma ou ultrassonografia transcraniana Doppler) são recomendados se não for possível realizar o exame dos nervos cranianos ou teste de apneia devido a instabilidade ou lesões do paciente.

ser conduzidas por uma equipe experiente com capacidade de se comunicar de maneira clara e compassiva e devem ocorrer em um momento e local apropriados. Deve-se considerar as necessidades culturais antes de grandes discussões, as quais podem incluir a necessidade de um tradutor ou orientação espiritual. As discussões devem começar com uma declaração clara de que o objetivo é tomar decisões pensando no bem do paciente e que a equipe de saúde apoiará o paciente e a família a tomar decisões razoáveis com base nesse objetivo. As opções potenciais relacionadas às limitações de cuidados ou à retirada dos cuidados devem ser claramente explicadas para os tomadores de decisão. A retirada das medidas de suporte pode ser considerada quando a dor e o sofrimento causados pelo prolongamento da vida e pelo suporte à vida superam o benefício potencial para o indivíduo. Se não houver chance razoável de recuperação, o paciente tem o direito a uma morte natural de maneira digna e sem dor. A equipe de saúde deve enfatizar que as decisões não são irreversíveis e que, se a família ou os profissionais de saúde desejarem reconsiderar a decisão, a terapia médica completa pode ser reinstituída até que a situação seja esclarecida.

Antes da retirada dos suportes à vida, a família do paciente e a equipe assistente devem estar preparadas para o processo fisiológico da morte pelo qual a criança passará. Alguns fatores importantes do processo de discussão incluem a possibilidade de respiração agônica, que pode ser uma experiência chocante tanto para os membros da família quanto para os profissionais de saúde, bem como o tempo imprevisível que o processo pode exigir. Além disso, o fato de que o paciente acabará tendo uma parada cardiorrespiratória e um membro da equipe médica declarará o momento da morte deve ser discutido. A família também deve ser tranquilizada de que o paciente receberá doses apropriadas de medicamentos para tratar sinais e sintomas de dor ou desconforto e que nem eles nem o paciente serão abandonados pela equipe médica durante este processo.

▶ Consultoria em cuidados paliativos e bioética

As equipes de cuidados paliativos e os serviços de consultoria em bioética são recursos importantes para ajudar a equipe de saúde e as famílias a lidar com a difícil tomada de decisões sobre o fim da vida. Para famílias de crianças com doenças congênitas ou crônicas, a equipe de cuidados paliativos pode já ter estabelecido uma relação com o paciente e com a família fora do período agudo da comorbidade. Para pacientes com novas condições ou cujo prognóstico mudou, a equipe de cuidados paliativos pode ser recém-introduzida na UTIP. Em qualquer caso, a equipe de cuidados paliativos pode trazer apoio e recursos inestimáveis para as famílias durante as discussões sobre o fim da vida. Uma discussão mais abrangente sobre cuidados paliativos pode ser encontrada no **Capítulo 32**.

Caso surja um conflito em torno de decisões sobre a limitação do cuidado médico, uma consultoria em bioética pode ajudar no processo de identificar, analisar e resolver os problemas éticos envolvidos. A equipe com experiência em aspectos bioéticos pode esclarecer independentemente as visões das partes envolvidas e permitir que a equipe de saúde, o paciente e a família tomem decisões que respeitem a autonomia do paciente e promovam o máximo de benefício e o mínimo de dano ao paciente.

▶ Doação de órgãos e tecidos

O transplante de órgãos é uma terapia padrão para muitas condições pediátricas e muitas crianças morrem enquanto aguardam um transplante devido à escassez de órgãos. Diante da terminalidade, a possibilidade de doação de órgãos pode ser um desfecho positivo para uma família a partir da perda trágica da vida de seu filho. A Lei Federal de Solicitação Obrigatória dos EUA de 1986 exige que todas as famílias elegíveis para doação sejam abordadas sobre a potencial doação. A decisão de doar deve ser feita sem coerção, com consentimento informado e sem incentivo financeiro. As agências estaduais de captação de órgãos fornecem apoio e educação aos provedores de cuidados e famílias para tomar decisões bem informadas.

Para ser um doador de órgãos sólidos, o paciente deve ser declarado morto e não ter nenhuma condição que contraindique a doação. O tipo mais frequente de doador de órgãos sólidos na UTIP é um doador com morte encefálica. A demanda não atendida por doadores de órgãos levou, no entanto, ao surgimento de protocolos para a obtenção de órgãos sólidos de doadores que tiveram parada cardíaca. Embora essa prática tenha sido descrita por muitos termos, incluindo doação após morte cardíaca (DMC), a nomenclatura mais recente é doação após a determinação de morte circulatória (DDMC). Nesses casos, o paciente não atende aos critérios de morte cerebral, mas possui um processo de doença irreversível e a família ou o paciente decidiu retirar a terapia de suporte à vida e concordou em tentar a doação de órgãos. No processo de DDMC, a terapia de suporte à vida é retirada e são fornecidas medidas de conforto de acordo com o cuidado usual. A retirada de cuidados pode ocorrer na UTIP ou na sala de cirurgia sem nenhum membro da equipe cirúrgica presente, dependendo da política institucional. Depois que o médico declarante determina a cessação da função cardíaca, o paciente é observado por um período adicional curto para autorressuscitação (o retorno da atividade cardíaca sem intervenção médica). Após esse período de espera, o paciente é declarado morto e os órgãos são imediatamente recolhidos para doação. Se o paciente não morrer dentro de um limite de tempo predeterminado após a interrupção da terapia de suporte à vida, as medidas de conforto continuam, mas a doação de órgãos sólidos é abandonada devido a tempos de isquemia inaceitavelmente longos.

Os tecidos (válvulas cardíacas, córneas, pele e ossos) podem ser doados após morte cardíaca "tradicional" (sem pulso ou respiração), morte cerebral ou DDMC.

▶ Apoio ao luto e ao pesar

Após qualquer morte pediátrica, o apoio ao luto e ao pesar para famílias e profissionais de saúde são componentes essenciais do cuidado abrangente de fim de vida. As famílias podem precisar de informações sobre o cuidado do corpo após a morte, arranjos funerários e decisões de autópsia, bem como sobre apoio educacional, espiritual, e outros recursos disponíveis. Os membros da equipe médica podem sentir seu próprio pesar e sentimento de perda com a morte de um paciente. Essas emoções, se não tratadas adequadamente, podem afetar negativamente suas vidas pessoais e profissionais. Portanto, serviços de apoio similares devem estar disponíveis para os profissionais de saúde que cuidam de crianças em fase terminal.

Lee KJ et al: Alterations in end-of-life support in the pediatric intensive care unit. Pediatrics 2010;126(4):e859–e864 [PMID: 20819890].

Nakagawa T et al: Guidelines for the determination of brain death in infants and children: an update of the 1987 task force recommendations. Pediatrics 2011;128(3):e720–e740 [PMID: 21873704].

▼ INICIATIVAS PARA AVANÇO DA QUALIDADE NA UTIP

As iniciativas de melhoria da qualidade e segurança do paciente na UTIP são essenciais para fornecer cuidados confiáveis e de alta qualidade para pacientes pediátricos complexos e criticamente doentes. Os requisitos nacionais e locais de relatórios para várias *condições adquiridas em hospitais* (HACs, de *hospital-acquired conditions*), incluindo infecções sanguíneas associadas a cateteres centrais, infecções urinárias associadas a cateteres, extubações não planejadas, pneumonia associada à ventilação mecânica e tromboembolismo venoso, levaram ao desenvolvimento de processos focados na coleta de dados e compartilhamento das melhores práticas para a prevenção dessas condições.

As HACs não são mais consideradas como um resultado aceitável dos cuidados para pacientes complexos. A melhora das práticas de qualidade e segurança depende da criação de uma cultura de transparência e que fomente o relato seguro de eventos adversos e de ferramentas ou fluxos de trabalho projetados para ajudar a reduzir a probabilidade de erro. Como exemplo, os esforços com múltiplas abordagens para reduzir as infecções sanguíneas relacionadas a cateteres incluem listas de verificação para garantir a estrita adesão ao procedimento estéril durante a inserção do cateter, prática estéril ao acessar o cateter durante os cuidados, redução do número de vezes que o cateter é acessado e remoção dos cateteres na primeira oportunidade segura. Além disso, melhorar a comunicação durante as passagens de plantão e a qualidade da ressuscitação cardiopulmonar são duas iniciativas adicionais para otimizar os resultados dos pacientes na UTIP. A maioria dos dados que suportam essas intervenções foram derivados de populações de UTI adultas, e estudos pediátricos validados estão por vir. Logo, estudos adicionais provavelmente serão necessários para aprimorar e otimizar essas abordagens no ambiente da UTIP.

Hsu HE et al: Health care-associated infections among critically ill children in the US, 2013–2018. JAMA Pediatr 2020 Dec 1;174(12):1176–1183. doi: 10.1001/jamapediatrics.2020.3223 [PMID: 33017011] [PMCID: PMC7536620].

15 Pele

Lori D. Prok, MD
Carla X. Torres-Zegarra, MD

PRINCÍPIOS GERAIS

DIAGNÓSTICO DOS DISTÚRBIOS DA PELE

O exame dermatológico requer que toda a superfície do corpo seja palpada e inspecionada sob uma iluminação adequada. Devem ser registrados o início e a duração de cada sintoma, bem como a descrição da lesão primária e quaisquer alterações secundárias, usando a terminologia da **Tabela 15-1**. Na prática, as características das lesões de pele são descritas começando com a alteração primária, depois distribuição, alterações secundárias, cor e configuração. Por exemplo, a psoríase gutata pode ser descrita como "pápulas generalizadas, independentes entre si, vermelhas ou descamativas". É importante notar que as lesões cutâneas podem se apresentar de maneira diferente nos pacientes conforme o tom de pele e, historicamente, a literatura e os treinamentos dermatológicos tradicionais não se voltaram para cores de pele diferentes da branca. Encorajamos o leitor a explorar as manifestações dermatológicas nas mais variadas cores de pele. Uma excelente referência é oferecida por Taylor e Kelly, 2016. Várias plataformas *online* e em redes sociais, incluindo a conta de Instagram "Brown Skin Matters", fornecem fotografias enviadas por seguidores e outros materiais úteis.

DISTÚRBIOS DA PELE EM RECÉM-NASCIDOS

DOENÇAS TRANSITÓRIAS EM RECÉM-NASCIDOS

1. Milium

Caracteriza-se por cistos epidérmicos diminutos preenchidos com material queratinoso. São pápulas esbranquiçadas de 1 a 2 mm que ocorrem predominantemente na face de 40% dos recém-nascidos. Os seus equivalentes no interior da cavidade oral são chamados de pérolas de Epstein e ocorrem em até 60% a 85% dos neonatos. Essas estruturas císticas se rompem espontaneamente, liberando seu conteúdo.

2. Hiperplasia sebácea

São pápulas proeminentes de cor branca a amarelada na abertura dos folículos pilossebáceos sem eritema circundante, localizados principalmente sobre o nariz, que representam o crescimento excessivo das glândulas sebáceas em resposta aos andrógenos maternos. Ocorrem em mais da metade dos recém-nascidos e regridem espontaneamente nos primeiros meses de vida.

3. Acne neonatal

São pápulas e pústulas inflamatórias com eventuais comedões ocorrem em até 20% dos recém-nascidos. Embora a acne neonatal possa estar presente ao nascimento, predominantemente na face, mais frequentemente se desenvolve entre 2 e 4 semanas de vida. A resolução espontânea ocorre em um período de 6 meses a 1 ano. Uma doença rara que muitas vezes é confundida com acne neonatal é a **pustulose cefálica neonatal**. Esta se caracteriza por uma erupção cutânea mais monomórfica com pápulas e pústulas avermelhadas na cabeça e no pescoço que aparecem no primeiro mês de vida. Associa-se a inflamação neutrofílica e leveduras do gênero *Malassezia* (*Pityrosporum*). Essa erupção cutânea se resolve espontaneamente, porém responde a antifúngicos tópicos (ou seja, creme de cetoconazol a 2%).

4. Fenômeno arlequim

É um fenômeno vascular cutâneo exclusivo dos recém-nascidos na primeira semana de vida, particularmente daqueles com baixo peso ao nascer, que ocorre quando o neonato é colocado em decúbito lateral. O lado dependente desenvolve um rubor eritematoso com uma demarcação nítida na linha média, e a outra metade do corpo fica pálida. A mudança de cor geralmente desaparece alguns segundos após o bebê ser colocado em posição supina, mas pode persistir por até 20 minutos.

Tabela 15-1 Exame dermatológico

Aparência clínica	Descrição e exemplos
Lesões primárias (as primeiras que surgem)	
Mácula	Qualquer mudança de cor plana e circunscrita na pele com dimensão < 1 cm. Exemplos: branca (vitiligo), marrom (nevo juncional), roxa (petéquia).
Mancha	Qualquer mudança de cor plana e circunscrita na pele com dimensão > 1 cm. Exemplos: branca (nevo acrômico), marrom (mancha café-com-leite), roxa (púrpura).
Pápula	Área sólida e elevada com dimensão < 1 cm de diâmetro cujo topo pode ser acuminado, arredondado ou plano. Exemplos: acne, verrugas, lesões diminutas de psoríase.
Placa	Área sólida e circunscrita com dimensão > 1 cm de diâmetro, geralmente de topo plano. Exemplo: psoríase.
Vesícula	Lesão circunscrita e elevada com dimensão < 1 cm de diâmetro e contendo líquido seroso claro. Exemplo: vesículas de herpes simples.
Bolha	Lesão circunscrita e elevada com dimensão > 1 cm de diâmetro e contendo líquido seroso claro. Exemplo: impetigo bolhoso.
Pústula	Vesícula contendo um exsudato purulento. Exemplos: acne, foliculite.
Nódulo	Massa profunda com bordas mal delimitadas que eleva a epiderme sobrejacente. Exemplos: tumores, granuloma anular. Se a lesão se mover com a pele à palpação, é intradérmica; se a pele se mover sobre o nódulo, é subcutânea.
Urticas ou vergões	Elevações firmes, circunscritas e achatadas da pele, resultantes de edema tenso da derme papilar. Exemplo: urticária.
Alterações secundárias	
Escamas	Placas finas e secas de células epidérmicas queratinizadas (estrato córneo). Exemplos: psoríase, ictiose.
Liquenificação	Endurecimento da pele com superfície brilhante e acentuação e aprofundamento das marcas cutâneas normais, resultantes da fricção crônica da pele. Exemplo: dermatite atópica crônica.
Erosão e exsudação	Área úmida, circunscrita e levemente deprimida representando a base de uma bolha ou vesícula com sua cobertura removida. Exemplos: queimaduras, impetigo. A maioria das vesículas e bolhas em cavidade oral se apresentam como erosões.
Crostas	Exsudato seco de plasma na superfície da pele após ruptura do estrato córneo. Exemplos: impetigo, dermatite de contato.
Fissuras	Rachadura linear na pele que se estende através da epiderme até a derme. Exemplo: queilite angular.
Cicatrizes	Área plana, elevada ou deprimida de substituição fibrótica da derme ou do tecido subcutâneo. Exemplos: cicatriz de acne, cicatriz de queimadura.
Atrofia	Depressão da superfície da pele causada pelo afinamento de uma ou de mais camadas da pele. Exemplo: líquen escleroso.
Cor	
	A lesão deve ser descrita como branca, vermelha, amarela, marrom, azul ou escurecida em relação ao tom da pele. Atenção especial deve ser dada ao clareamento de lesões vermelhas à pressão. O não clareamento à pressão sugere sangramento na derme (petéquias).
Configuração das lesões	
Anulares (circulares)	Nódulos anulares representam granuloma anular; pápulas descamativas anulares são mais propensas a serem causadas por infecções por dermatófitos.
Lineares	Pápulas lineares representam líquen estriado; vesículas lineares, incontinência pigmentar; pápulas lineares com túneis, sarna.
Agrupadas	As vesículas agrupadas ocorrem no herpes simples ou zóster.
Isoladas	Lesões isoladas são independentes umas das outras.
Distribuição	
	Observe se a erupção é generalizada, acral (mãos, pés, nádegas e face) ou localizada em uma região específica da pele.

5. Moteamento ou cutis marmorata

Um padrão rendilhado de coloração azulada reticular, representando vasos cutâneos dilatados, pode aparecer nas extremidades e frequentemente no tronco de recém-nascidos expostos à baixa temperatura. Essa reação é transitória e geralmente desaparece completamente no reaquecimento. Pode ser confundido com o moteamento que ocorre associado à sepse, porém, nesse último caso, o neonato está com uma má aparência geral.

6. Eritema tóxico

Até 50% dos bebês a termo desenvolvem eritema tóxico. Com cerca de 24 a 48 horas de vida, surgem máculas eritematosas de 2 a 3 cm de diâmetro, mais proeminentes no tórax, mas também no dorso, na face e nas extremidades. Essas lesões estão eventualmente presentes no nascimento. O início após 4 a 5 dias de vida é raro. As lesões variam em número, podendo ser apenas algumas ou chegar até cem. A incidência é muito maior em recém-nascidos a termo do que em prematuros. O eritema macular pode desaparecer em 24 a 48 horas ou pode progredir para a formação de lesões urticariformes no centro das máculas ou, em 10% dos casos, para a formação de pústulas. O exame de um esfregaço do conteúdo da lesão com coloração de Wright revela numerosos eosinófilos. Nenhum organismo é visto na coloração de Gram. Esses achados podem ser acompanhados por eosinofilia de até 20% no sangue periférico. As lesões esmorecem e desaparecem dentro de 5 a 7 dias.

7. Melanose pustulosa neonatal transitória

A melanose pustulosa neonatal transitória é uma erupção pustular em recém-nascidos afro-descendentes. As pústulas se rompem deixando um colarinho descamativo ao redor de uma hiperpigmentação macular. Ao contrário do eritema tóxico, as pústulas contêm majoritariamente neutrófilos e frequentemente envolvem as palmas das mãos e plantas dos pés.

8. Bolhas de sucção

As bolhas de sucção, tanto intactas como sob a forma de erosões (que representam a base da bolha presente anteriormente) sem bordas inflamatórias, podem ocorrer nos antebraços, nos punhos, nos polegares ou no lábio superior. Essas lesões resultam presumivelmente de sucção vigorosa intraútero. Podem persistir no período neonatal, mas desaparecem sem complicações.

9. Miliária

A obstrução dos ductos sudoríparos écrinos ocorre frequentemente em neonatos e pode produzir dois quadros clínicos. A obstrução superficial no estrato córneo causa a miliária cristalina, caracterizada por vesículas superficiais agrupadas e diminutas (1 a 2 mm), sem eritema, sobre áreas intertriginosas e sobre a pele adjacente (p. ex., pescoço e parte superior do tórax). Mais comumente, a obstrução do ducto écrino mais profundamente na epiderme resulta em pápulas eritematosas agrupadas nas mesmas áreas descritas acima e é chamada de miliária rubra. As pápulas podem, raramente, evoluir para pústulas. O calor e a umidade podem predispor o paciente ao fechamento dos poros dos ductos écrinos. Levar o recém-nascido para um ambiente mais fresco é o melhor manejo.

10. Necrose gordurosa subcutânea

Esta doença apresenta-se nos primeiros sete dias de vida como nódulos firmes, avermelhados ou arroxeados, e bem delimitados que ocorrem nas bochechas, nas nádegas, nos braços e nas coxas. Acredita-se que a lesão pelo frio desempenhe um papel importante, as manifestações clínicas têm sido observadas após hipotermia terapêutica e induzida iatrogenicamente. As lesões desaparecem espontaneamente em semanas, embora em alguns casos possam calcificar. As crianças afetadas devem ser rastreadas para hipercalcemia, que pode se desenvolver em até 28 semanas após essas alterações na pele serem observadas.

Blume-Peytavi U et al: Skin care practices for newborns and infants: review of the clinical evidence for best practices. Pediatr Dermatol 2012 Jan–Feb;29(1):1–14 [PMID: 22011065].

Rayala BZ, Morell DS: Common skin conditions in children: neonatal skin lesions. FP Essent 2017 Feb;453:11–17 [PMID: 28196316].

Stefanko NS et al: Subcutaneous fat necrosis of the newborn and associated hypercalcemia: a systematic review of the literature. Pediatr Dermatol 2019 Jan;36(1):24–30 [PMID: 30187956].

Taylor SC et al: *Taylor and Kelly's Dermatology for Skin of Color*. 2nd ed. McGraw-Hill; 2016.

MARCAS DE NASCENÇA, NEVOS E MELANOMA

As marcas de nascença podem envolver um crescimento excessivo de um ou mais dentre quaisquer dos componentes normais da pele (p. ex., células pigmentadas, vasos sanguíneos, vasos linfáticos). Um nevo é um hamartoma de células altamente diferenciadas que mantêm sua função normal.

1. Melanocitose dérmica congênita

Uma mácula de coloração preto-azulada sobre a área lombossacra, presente em 90% dos bebês de pele escura*, é denominada melanocitose dérmica. O termo "mancha mongólica" não é mais considerado apropriado para descrever essa condição. Essas máculas ou manchas podem ser ocasionalmente notadas sobre os ombros e dorso e podem se estender para as nádegas. Histologicamente, elas consistem em células pigmentadas fusiformes dispostas profundamente na derme. As lesões tendem a desvanecer um pouco com o tempo, devido ao escurecimento da pele sobrejacente, mas alguns vestígios podem persistir na vida adulta. A presença deste achado cutâneo deve ser documentada no exame físico do recém-nascido para que não seja confundido com uma equimose no futuro.

2. Manchas café com leite

Caracterizam-se por máculas ou manchas ovais marrom-claras, na pele clara, ou marrom-escuras, na pele escura ou negra, que

---

*N. de R.T. No Brasil, devido a grande miscigenação, essa condição se apresenta nas diversas etnias

podem ser encontradas em qualquer parte do corpo. Manchas café com leite com mais de 1,5 cm de diâmetro são encontradas em 10% das crianças brancas e em 22% das crianças negras. Essas lesões persistem ao longo da vida e podem aumentar em número com a idade. A presença de seis ou mais dessas lesões com um diâmetro maior do que 0,5 cm em uma criança pré-púbere, ou maior do que 1,5 cm em um adolescente ou em um adulto, é um critério diagnóstico importante para a neurofibromatose do tipo 1 (NF-1). Pacientes com síndrome de McCune-Albright (ver **Capítulo 34**) têm uma mancha café com leite grande e unilateral.

3. Nevo de Spitz

Um nevo de Spitz se apresenta como uma pápula solitária lisa e castanho-avermelhada, situada na face ou em extremidades. Histologicamente, consiste em melanócitos epitelioides e fusiformes que podem ter pleomorfismo nuclear. Embora essas lesões possam parecer preocupantes do ponto de vista histológico, seguem um curso clínico benigno na maioria dos casos.

NEVOS MELANOCÍTICOS

1. Pintas

São máculas bem delimitadas de cor marrom a preta que representam nevos juncionais. Elas podem aparecer nos primeiros anos de vida e aumentam com a idade. Histologicamente, melanócitos isolados e em ninhos estão presentes na junção da epiderme com a derme. Aproximadamente 20% podem progredir para nevo composto – lesões papulares com melanócitos tanto em localização juncional como intradérmica. Já os nevos intradérmicos geralmente têm coloração mais clara e podem ser mais volumosos e até pedunculados. Os melanócitos nessas lesões estão localizados somente na derme. Quando contêm melanócitos fusiformes situados mais profundamente na derme, os nevos têm aspecto azul-escuro (nevos azuis).

2. Melanoma

O melanoma em crianças pré-púberes é muito raro. Lesões pigmentadas com cores variadas (vermelho, branco, azul), bordas irregulares, formato assimétrico ou superfícies muito irregulares ou ulceradas devem levantar a suspeita de melanoma. A ulceração e o sangramento são sinais tardios de melanoma. Se houver suspeita de melanoma deve ser feita excisão local ampla e exame patológico da lesão.

3. Nevos melanocíticos congênitos

Um em cada 100 lactentes nasce com um nevo. Os nevos congênitos tendem a ser maiores e mais escuros do que os nevos adquiridos e podem ter vários pelos terminais. Se a placa pigmentada cobre mais do que 5% da superfície corpórea, ela é considerada um nevo congênito gigante; esses nevos de grandes dimensões ocorrem em 1 a cada 20.000 bebês. Outros sistemas de classificação caracterizam lesões acima de 20 cm como gigantes. Muitas vezes as lesões são tão grandes que cobrem todo o tronco (nevo em "calção de banho"). Histologicamente, são nevos compostos com melanócitos frequentemente ao redor de folículos pilosos e outras estruturas anexiais na profundidade da derme. O risco de melanoma maligno nos nevos congênitos pequenos é controverso na literatura, mas provavelmente muito baixo, semelhante aquele dos nevos adquiridos. Já o risco do surgimento de melanoma maligno nos nevos congênitos gigantes é estimado entre 1% e 7%. É importante notar que esses melanomas geralmente se desenvolvem no início da vida (antes da puberdade) e em localização dérmica. Dois terços dos melanomas em crianças com nevos congênitos gigantes se desenvolvem em outras áreas que não a pele.

Kalani N et al: Pediatric melanoma: characterizing 256 cases from the Colorado Central Cancer Registry. Pediatr Dermatol 2019 Mar;36(2):219–222 [PMID: 30793788].
Kinsler VA: Melanoma in congenital melanocytic naevi. Br J Dermatol 2017 May;176(5):1131–1143 [PMID: 28078671].
LaVigne EA et al: Clinical and dermoscopic changes in common melanocytic nevi in school children: the Framingham school nevus study. Dermatology 2005;211:234 [PMID: 16205068].
Simons EA: Congenital melanocytic nevi in young children: histopathologic features and clinical outcomes. J Am Acad Dermatol 2017;76(5):941–947 [PMID: 28242090].

MARCAS DE NASCENÇA VASCULARES

1. Malformações capilares

▶ Achados clínicos

As **malformações capilares** são um excesso de vasos capilares em áreas localizadas da pele. O grau de excesso é variável. A cor dessas lesões varia de vermelho-claro rosado a vermelho-escuro.

Nevus simplex, também chamado de mancha salmão, são máculas vermelho-claras encontradas sobre a nuca, as pálpebras superiores e a glabela de recém-nascidos. Cinquenta por cento dos bebês têm essas lesões no pescoço. Lesões localizadas nas pálpebras e na glabela geralmente desaparecem completamente no primeiro ano de vida. As lesões que ocupam toda a área central da testa geralmente não desaparecem. Aquelas no pescoço persistem na vida adulta.

As **manchas vinho do porto** são máculas vermelho-escuras que podem se localizar em qualquer parte do corpo. Uma mancha vinho do porto bilateral na face ou cobrindo toda uma metade do rosto pode ser um indício da síndrome de Sturge-Weber, a qual é caracterizada por convulsões, déficit intelectual, glaucoma e hemiplegia (ver **Capítulo 25**). O risco global de uma mancha vinho do porto na face estar associado às outras anormalidades da síndrome de Sturge-Weber é de 8%, mas esse risco aumenta para 25% se houver envolvimento bilateral do dermátomo V1 ou se houver envolvimento unilateral de todos os ramos do nervo trigêmeo (dermátomos V1 a V3). A maioria dos bebês com manchas vinho do porto pequenas e unilaterais não têm síndrome de Sturge-Weber. De forma similar, uma mancha vinho do porto sobre uma extremidade pode estar associada à hipertrofia de tecidos moles e de ossos dessa extremidade (síndrome de Klippel-Trénaunay).

▶ **Tratamento**

O *laser* de corante pulsado é o tratamento de escolha para lactentes e crianças com manchas vinho do porto.

> Eberson SN et al: A basic introduction to pediatric vascular anomalies. Semin Intervent Radiol 2019 Jun;36(2):149–160 [PMID: 31123389].
> Richter GT, Friedman AB: Hemangiomas and vascular malformations: current theory and management. Int J Pediatr 2012;2012:645–678 [PMID: 22611412].

2. Hemangioma

▶ **Achados clínicos**

Uma placa ou nódulo vascular vermelho e de consistência emborrachada, com um padrão de crescimento característico, é um hemangioma. A lesão muitas vezes não está presente ao nascimento, mas é representada por uma área de pele permanentemente esbranquiçada que é suplantada por pápulas avermelhadas na idade de 2 a 4 semanas de vida. Os hemangiomas passam então por uma fase de crescimento rápido ou proliferativo nas primeiras 5 a 7 semanas de vida, em que o crescimento da lesão é desproporcional ao crescimento da criança. Após essa fase, o crescimento se lentifica e, dos 9 a 12 meses de idade, estabiliza ou cessa completamente, e a lesão involui lentamente ao longo dos próximos anos. Histologicamente, os hemangiomas são tumores benignos de células capilares endoteliais. Eles podem ser superficiais, profundos ou mistos. Os termos "em morango" e "cavernoso" são enganosos e não devem ser usados. O comportamento biológico dos hemangiomas é o mesmo, independente da sua localização. Cinquenta por cento dessas lesões atingem a regressão máxima aos 5 anos de idade, 70% aos 7 anos e 90% aos 9 anos, deixando como vestígios pele redundante, hipopigmentação e telangiectasias. As complicações locais incluem ulcerações superficiais e profundas, particularmente no caso de hemangiomas envolvendo os lábios e o períneo, causando dor e lesões cicatriciais. Podem resultar em desfiguração, os hemangiomas infantis grandes na face, bem como aqueles envolvendo a ponta nasal ou orelhas. Também pode potencialmente haver comprometimento funcional em hemangiomas periorbitais, os quais podem bloquear a visão.

Grandes hemangiomas faciais em aspecto de placa podem estar associados a anormalidades subjacentes, incluindo anormalidades vasculares do arco aórtico e intracranianas, na síndrome PHACES (acrônimo em inglês para malformações da fossa *p*osterior, *h*emangioma, anomalias *a*rteriais, anomalias *c*ardíacas, anomalias oculares [*e*ye] e rafe supraumbilical ou fossa esternal [*s*ternal]). Da mesma forma, grandes hemangiomas sacrais podem estar associados a disrafismo espinal e anormalidades geniturinárias, como visto na síndrome LUMBAR (acrônimo em inglês para hemangioma da porção inferior do corpo [*l*ower body] e outros defeitos cutâneos, anomalias *u*rogenitais, *m*ielopatia, deformidades ósseas [*b*one], malformações *a*norretais e anomalias arteriais e *r*enais). Complicações raras incluem obstrução das vias aéreas, que pode acontecer com hemangiomas envolvendo a face inferior, com uma distribuição "em barba". A intervenção precoce e o encaminhamento a um dermatologista pediátrico são recomendados para certos hemangiomas, conforme a localização e os fatores de risco associados, para prevenir complicações.

▶ **Tratamento**

As complicações que requerem tratamento imediato são (1) obstrução visual (resultando em ambliopia), (2) obstrução de vias aéreas (hemangiomas de cabeça e pescoço ["em barba"] podem estar associados a hemangiomas subglóticos), (3) descompensação cardíaca (insuficiência cardíaca de alto débito), (4) ulceração e (5) associação com anomalias subjacentes. Historicamente, o tratamento preferido para hemangiomas complicados era a prednisolona sistêmica. Atualmente, o propranolol via oral (2 mg/kg/dia dividido em duas vezes ao dia) substituiu os corticoides sistêmicos como tratamento de escolha para os hemangiomas infantis. Os efeitos colaterais relatados são distúrbios do sono e acrocianose. Hipoglicemia e bradicardia já foram descritas, mas raramente são vistas. Recomendações sobre avaliação cardíaca prévia ao tratamento variam entre as instituições. O timolol, antagonista tópico de receptores β-adrenérgicos, administrado como uma solução formadora de gel, é bem sucedido no tratamento de pequenos hemangiomas superficiais. Se a lesão é ulcerada ou sangrante, os cuidados com a ferida e o uso de laser de corante pulsado são indicados para iniciar a cicatrização da úlcera e controlar imediatamente a dor. A síndrome de Kasabach-Merritt, caracterizada por aprisionamento de plaquetas com coagulopatia de consumo, não ocorre com hemangiomas cutâneos solitários. Ela é vista apenas em associação com tumores vasculares raros, como os hemangioendoteliomas kaposiformes e angiomas em tufos.

> Krowchuk DP et al: Clinical practice guideline for the management of infantile hemangiomas. Pediatrics 2019 Jan;143(1). pii: e20183475 [PMID: 30584062].
> Raphael MF et al: Is cardiovascular evaluation necessary prior to and during beta-blocker therapy for infantile hemangiomas? A cohort study. J Am Acad Dermatol 2015 Mar;72(3):465–472 [PMID: 25592625].
> Semkova K, Kazandjieva J: Rapid complete regression of an early infantile hemangioma with topical timolol gel. Int J Dermatol 2014 Feb;53(2):241–242 [PMID: 24261914].
> Smithson SL: Consensus statement for the treatment of infantile haemangiomas with propranolol. Australas J Dermatol 2017;58(2):155–159 [PMID: 28251611].

3. Malformações linfáticas

As malformações linfáticas podem ser superficiais ou profundas. As superficiais apresentam-se como vesículas preenchidas por fluido, com um aspecto frequentemente descrito como semelhante a "desova de rã". As malformações linfáticas profundas são nódulos de consistência emborrachada e da mesma cor da pele e que ocorrem mais comumente na cabeça e no pescoço. Esses nódulos frequentemente resultam em um aumento muito significativo dos tecidos moles. Histologicamente, eles podem ser macrocísticos ou microcísticos.

▶ Tratamento

A terapia inclui curativos compressivos, escleroterapia com injeção de doxiciclina, excisão cirúrgica e, mais recentemente, sirolimus (um inibidor do alvo da rapamicina em mamíferos [mTOR, de *mammalian target of rapamycin*]).

MARCAS DE NASCENÇA EPIDÉRMICAS

1. Nevo epidérmico

▶ Achados clínicos

A maioria dessas marcas de nascença se apresentam no primeiro ano de vida. São hamartomas da epiderme que podem ser placas de aparência verrucosa a papilomatosa, muitas vezes seguindo um arranjo linear. Sua cor varia desde a mesma da pele até um tom amarelado ou amarronzado. Histologicamente, mostram espessamento da epiderme com hiperceratose. A associação de nevos epidérmicos disseminados com outras anormalidades do desenvolvimento (do sistema nervoso central, oculares e esqueléticas) é denominada síndrome do nevo epidérmico.

▶ Tratamento

O tratamento com calcipotriol ou ceratolíticos tópicos uma ou duas vezes ao dia pode aplainar algumas lesões. O laser de CO_2 fracionado pode ser usado para remover a epiderme hiperceratótica. A única cura definitiva é a excisão cirúrgica.

2. Nevo sebáceo

▶ Achados clínicos

Trata-se de um hamartoma das glândulas sebáceas e das glândulas apócrinas subjacentes que é diagnosticado pelo aparecimento ao nascimento de uma placa amarelada, sem pelos, no couro cabeludo ou na face. As lesões podem ser contíguas a um nevo epidérmico da face, e lesões disseminadas podem constituir parte da síndrome do nevo epidérmico.

Histologicamente, o nevo sebáceo representa uma superabundância de glândulas sebáceas sem folículos pilosos. Na puberdade, com o estímulo androgênico, as células sebáceas do nevo se dividem, expandem seu volume celular e sintetizam material sebáceo, resultando em uma massa verrucosa.

▶ Tratamento

Estima-se que cerca de 1% dessas lesões irão desenvolver tumores epiteliais secundários, incluindo carcinomas basocelulares, tricoblastomas e outros tumores benignos, a excisão cirúrgica na puberdade é recomendada pela maioria dos especialistas. A maioria desses tumores se desenvolve na idade adulta, embora carcinomas basocelulares tenham sido descritos na infância e na adolescência.

MARCAS DE NASCENÇA DERIVADAS DO TECIDO CONJUNTIVO (ELASTOMA JUVENIL, COLAGENOMA)

▶ Achados clínicos

Os nevos do tecido conjuntivo são pápulas lisas da cor da pele, com diâmetro de 1 a 10 mm, agrupados no tronco. Um nódulo solitário de tamanho maior (de 5 a 10 cm) é denominado placa de Shagreen e é histologicamente indistinguível dos outros nevos de tecido conjuntivo, que mostram feixes de colágeno espessos e abundantes, com ou sem aumento de tecido elástico associado. Apesar de a placa de Shagreen ser um indício cutâneo de esclerose tuberosa (ver **Capítulo 25**), os outros nevos de tecido conjuntivo ocorrem como eventos isolados.

▶ Tratamento

Esses nevos permanecem por toda a vida e não requerem tratamento.

DISTÚRBIOS HEREDITÁRIOS DA PELE

1. Ictiose

Ictiose é um termo aplicado a várias doenças caracterizadas pela presença de descamação excessiva da pele. Esses distúrbios representam um grupo grande e heterogêneo de defeitos na queratinização da pele, tanto genéticos quanto adquiridos. A classificação dessas doenças é baseada na clínica, embora as causas genéticas subjacentes e os mecanismos fisiopatológicos responsáveis ainda estejam sendo elucidados.

Os distúrbios da queratinização são caracterizados como sindrômicos quando o fenótipo é expresso na pele e em outros órgãos, ou como não sindrômicos quando apenas a pele é afetada. As ictioses podem ser hereditárias ou adquiridas. As doenças hereditárias são identificadas pelo defeito genético subjacente, quando for conhecido. A ictiose adquirida pode estar associada a malignidade e a medicamentos, ou a uma variedade de doenças autoimunes, inflamatórias, nutricionais, metabólicas, infecciosas e neurológicas. Essas doenças são diagnosticadas pela avaliação clínica e, se possível, com o apoio dos achados de biópsia de pele (incluindo a microscopia eletrônica) e da análise de mutações.

▶ Tratamento

O tratamento consiste em controlar a descamação com lactato de amônia a 12% ou creme de ureia de 10% a 40%, aplicados uma ou duas vezes ao dia. A hidratação diária e uma adequada rotina de cuidados com a pele seca são essenciais.

Takeichi T, Akiyama M: Inherited ichthyosis: non-syndromic forms. J Dermatol 2016 Mar;43(3):242–251 [PMID: 26945532].
Yoneda K: Inherited ichthyosis: syndromic forms. J Dermatol 2016 Mar;43(3):252–263 [PMID: 26945533].

2. Epidermólise bolhosa

Este é um grupo de doenças hereditárias caracterizadas por fragilidade da pele com formação de bolhas. Vários subtipos são reconhecidos, com base no sítio de clivagem da pele a nível ultraestrutural devido às mutações genéticas conhecidas.

Em pacientes gravemente afetados, grande parte da área de superfície da pele pode apresentar bolhas e erosões, exigindo curativos e cuidados diários com as feridas. Essas crianças são propensas a infecções de pele frequentes, anemia, problemas de crescimento, erosões na cavidade oral, estenoses esofágicas e dor crônica. Elas também estão sob risco aumentado de carcinoma de células escamosas, uma causa comum de morte em pacientes afetados.

▶ Tratamento

O tratamento consiste na proteção da pele com emolientes, bem como curativos antiaderentes. As outras necessidades médicas e as potenciais complicações das formas graves de epidermólise bolhosa requerem uma abordagem multidisciplinar. Para os tipos menos graves, proteger as áreas de maior trauma com curativos, bem como antibióticos tópicos ou orais intermitentes para superinfecção são tratamentos apropriados. Se as mãos e os pés estiverem envolvidos, é útil reduzir o atrito da pele com glutaral a 5% a cada 3 dias.

> Fine JD et al: Inherited epidermolysis bullosa: updated recommendations on diagnosis and classification. J Am Acad Dermatol 2014 Jun;70(6):1103–1126 [PMID: 24690439].
> Has C et al: Consensus reclassification of inherited epidermolysis bullosa and other disorders with skin fragility. Br J Dermatol 2020 Oct;183(4):614–627 [PMID: 32017015].

DOENÇAS DE PELE COMUNS EM LACTENTES, CRIANÇAS E ADOLESCENTES

ACNE

A acne afeta 85% dos adolescentes. O início da acne da adolescência acontece entre 7 e 10 anos de idade em 40% dos casos. As lesões iniciais são geralmente limitadas à face e são primariamente comedões fechados.

▶ Patogênese

O evento primário na formação da acne é a obstrução do folículo sebáceo com posterior formação do microcomedão (não visível clinicamente). Este é o precursor de todas as lesões de acne futuras. Esse fenômeno é dependente de andrógenos na acne da adolescência. Os quatro fatores principais na patogênese da acne são (1) a obstrução do folículo sebáceo, (2) o aumento na produção de material sebáceo, (3) a proliferação de *Cutibacterium acnes* no folículo obstruído e (4) a inflamação. Muitos desses fatores são influenciados por andrógenos.

A acne induzida por drogas deve ser suspeitada em adolescentes se todas as lesões estiverem no mesmo estágio simultaneamente e se o envolvimento se estender para a parte inferior do abdome, para a parte inferior das costas, para os braços e para as pernas. Drogas responsáveis pela acne incluem a corticotropina (ACTH, de *adrenocorticotropic hormone*), corticoides, andrógenos, hidantoínas e isoniazida, cada uma das quais aumenta a testosterona plasmática.

▶ Achados clínicos

Os comedões abertos são as lesões clínicas predominantes no início da acne da adolescência. A cor preta é causada pela melanina oxidada dentro do tampão celular do estrato córneo. Comedões abertos não evoluem para lesões inflamatórias. Os comedões fechados (cravos brancos) são causados por obstrução logo abaixo da abertura do folículo sebáceo, o que produz um intumescimento cístico do ducto folicular diretamente abaixo da epiderme. A maioria dos especialistas crê que os comedões fechados são os precursores das lesões inflamatórias da acne (pápulas vermelhas, pústulas, nódulos e cistos). Na acne da adolescência típica, vários tipos diferentes de lesões estão presentes simultaneamente. Lesões inflamatórias graves e crônicas podem ocorrer raramente sob a forma de tratos sinusais interconectados com drenagem. Adolescentes com acne cística requerem atenção médica rápida, pois a ruptura de cistos e tratos sinusais causa cicatrizes importantes.

▶ Diagnóstico diferencial

Devem ser considerados rosácea, nevos comedônicos, verrugas planas, miliária, molusco contagioso e os angiofibromas presentes na esclerose tuberosa.

▶ Tratamento

Diferentes opções de tratamento estão listadas na **Tabela 15-2**. Dados recentes indicam que uma terapia combinada visando múltiplos fatores patogênicos aumenta a eficácia do tratamento e a taxa de melhora.

A. Agentes ceratolíticos tópicos

Os agentes ceratolíticos tópicos têm como alvo o entupimento da abertura folicular com ceratinócitos e incluem retinoides, peróxido de benzoíla e ácido azelaico. O tratamento de primeira linha tanto para a acne comedônica quanto inflamatória são os retinoides tópicos (tretinoína [ácido retinóico], adapaleno e tazaroteno). Estes são os agentes ceratolíticos mais efetivos e demonstraram prevenir a formação do microcomedão. Esses agentes tópicos podem ser usados uma vez ao dia, ou pode ser combinar um retinoide aplicado nas áreas acometidas à noite com peróxido de benzoíla ou ácido azelaico aplicados pela manhã. Esse regime controla 80% a 85% dos casos de acne da adolescência.

Tabela 15-2 Tratamento da acne

Tipo de lesão	Tratamento
Acne comedônica	Algum dentre os seguintes: Tretinoína: creme a 0,025%, 0,05% ou 0,1%; gel a 0,01% ou 0,025%; microgel a 0,4% Adapaleno: gel a 0,3%; gel ou solução a 0,1%; creme a 0,05%
Acne inflamatória papular	Algum dentre os do primeiro grupo, mais um dos seguintes: Peróxido de benzoíla: gel ou loção a 2,5%, 4%, 5%, 8% ou 10%; sabonete líquido a 4% ou 8% Ácido azelaico: creme a 15% ou 20%; Clindamicina: gel, loção ou solução a 1%; Produtos combinados, incluindo peróxido de benzoíla com eritromicina; peróxido de benzoíla com clindamicina; tretinoína com clindamicina.
Acne inflamatória pustular	Algum dentre os do primeiro grupo, mais um dos antibióticos via oral seguintes: Minociclina ou doxiciclina, 50 a 100 mg, 2 vezes ao dia
Acne nodulocística	Isotretinoína, 1 mg/kg/dia, alvo de dose total 120 a 150 mg/kg

B. Antibióticos tópicos

Os antibióticos tópicos são menos efetivos do que os antibióticos sistêmicos e na melhor das hipóteses são equivalentes em potência a 250 mg de tetraciclina via oral uma vez ao dia. A solução de fosfato de clindamicina a 1% é o antibiótico tópico mais eficaz. A maioria das cepas de *C. acnes* atualmente são resistentes a soluções tópicas de eritromicina. A antibioticoterapia tópica nunca deve ser usada de forma isolada. Vários estudos mostraram que a combinação de peróxido de benzoíla ou de um retinoide com um antibiótico tópico é mais efetiva do que o antibiótico sozinho. Evidenciou-se que o peróxido de benzoíla pode ajudar a minimizar o surgimento de resistência bacteriana nos locais de aplicação. A duração da aplicação de antimicrobianos tópicos deve ser limitada, a menos que o peróxido de benzoíla seja usado em conjunto. Vários produtos combinados (peróxido de benzoíla com clindamicina, tretinoína com clindamicina, adapaleno e peróxido de benzoíla) estão disponíveis, o que pode simplificar o esquema de tratamento e aumentar a adesão do paciente.

C. Antibióticos sistêmicos

Antibióticos que atingem maior concentração no sebo, como a tetraciclina, a minociclina e a doxiciclina, devem ser reservados para a acne inflamatória moderada a grave. A dose usual de tetraciclina é de 0,5 a 1,0 g dividida em duas vezes ao dia com o estômago vazio; minociclina e doxiciclina na dose de 50 a 100 mg uma ou duas vezes ao dia e podem ser ingeridas com alimentos. Os antibióticos orais nunca devem ser usados sozinhos sem retinoide e/ou peróxido de benzoíla concomitantes. As recomendações recentes apontam que os antibióticos orais devem ser usados por um tempo limitado e cessados assim que houver melhora das lesões inflamatórias. As tetraciclinas não devem ser administradas a crianças menores de 8 anos devido ao efeito sobre a dentição (manchas nos dentes). A doxiciclina pode induzir fotossensibilidade significativa e a minociclina pode causar coloração azul-acinzentada da pele, vertigens, cefaleia e lúpus induzido por drogas. Esses antibióticos têm efeitos anti-inflamatórios e diminuem a quantidade de *C. acnes* nos folículos.

D. Retinoides orais

Um retinoide oral, o ácido 13-*cis*-retinóico (isotretinoína), é o tratamento mais efetivo para a acne cística grave. O seu exato mecanismo de ação é desconhecido, mas foram descritos apoptose de sebócitos, diminuição do tamanho das glândulas sebáceas, diminuição da produção de sebo, diminuição da obstrução folicular, diminuição da presença de bactérias na pele e atividades anti-inflamatórias em geral. A dosagem inicial é de 0,5 a 1 mg/kg/dia. Essa terapia é reservada para acne nodulocística grave ou acne resistente à terapia padrão agressiva. Os efeitos adversos incluem ressecamento e descamação da pele, lábios secos e, ocasionalmente, secura dos olhos e do nariz. Quinze por cento dos pacientes podem sentir alguma dor leve na prática de esportes. Até 10% dos pacientes têm perda de cabelo leve e reversível. Um aumento de enzimas hepáticas e lipídios no sangue tem sido raramente descrito. Depressão aguda e alterações de humor foram relatadas, mas nenhuma relação definitiva com a medicação foi comprovada. Mais importantemente ainda, a isotretinoína é teratogênica. Por causa desse e de outros efeitos adversos potenciais, seu uso não é recomendado a menos que seja assegurada adesão rigorosa às recomendações da Food and Drug Administration (FDA). A FDA implementou um rígido programa de registro (iPLEDGE) que deve ser usado para obter e prescrever isotretinoína.

E. Outros tratamentos para acne

A terapia hormonal (contraceptivos orais) é frequentemente uma opção efetiva para meninas que têm surtos de acne perimenstruais ou que não responderam adequadamente à terapia convencional. Adolescentes com distúrbios endócrinos, como síndrome dos ovários policísticos, também têm melhora da acne com terapia hormonal e espironolactona na dose de 50 a 100 mg via oral divididos em duas vezes ao dia. Os anticoncepcionais orais podem ser adicionados a um esquema terapêutico convencional e devem sempre ser usados em pacientes do sexo feminino que recebem prescrição de isotretinoína oral, a menos que haja contraindicações absolutas. Há dados crescentes sobre o uso de luz, laser e terapia fotodinâmica na acne. No entanto, os estudos existentes são de qualidade variável, e, embora haja evidências que sugiram que essas terapias oferecem benefício na acne, essas evidências não são suficientes para recomendar quaisquer desses instrumentos como monoterapia na acne.

F. Educação do paciente e consultas de seguimento

A patogênese multifatorial da acne e o seu papel no plano de tratamento devem ser explicados aos pacientes adolescentes. Cuidados gerais adequados com a pele incluem lavar o rosto de maneira regular e usar apenas produtos cosméticos, cremes faciais e *sprays* de cabelo não comedogênicos e isentos de óleo. A terapia da acne leva de 8 a 12 semanas para produzir melhora, e essa demora deve ser enfatizada para o paciente. Expectativas realistas devem ser estimuladas, visto que nenhuma terapia erradicará todas as lesões de acne futuras. Materiais educativos por escrito são úteis. As consultas de seguimento devem ser feitas a cada 3 a 4 meses. Um método objetivo para documentar a melhora, incluindo fotografias, deve ser utilizado pelo médico, pois a avaliação da melhora pelos pacientes pode ser imprecisa.

Bhate K, Williams HC: Epidemiology of acne vulgaris. Br J Dermatol 2013 Mar;168(3):474–485 [PMID: 23210645].

Bienenfeld A: Oral antibiotic therapy for acne vulgaris: an evidence-based review. Am J Clin Dermatol 2017;18(4):469–490 [PMID: 28255924].

Habeshiam KA et al: Current issues in the treatment of acne vulgaris. Pediatrics 2020 May;145(Suppl 2):S225–S230 [PMID: 32358215].

INFECÇÕES BACTERIANAS DA PELE

1. Impetigo

Erosões cobertas por crostas melicéricas são diagnósticos de impetigo. Estafilococos e estreptococos do grupo A são os patógenos dessa doença, a qual consiste histologicamente na invasão superficial da porção superior da epiderme por bactérias, formando uma pústula subcórnea.

▶ **Tratamento**

O impetigo deve ser tratado por 7 a 10 dias com um agente antimicrobiano efetivo contra *Staphylococcus aureus* e estreptococos do grupo A (cefalosporinas ou penicilinas resistentes à β-lactamase, clindamicina, amoxicilina com clavulanato). Mupirocina tópica, polimixina, gentamicina e eritromicina também são efetivas, mas não são recomendadas em crianças devido à necessidade de erradicar a colonização nasofaríngea. Em casos graves e persistentes, a coleta de *swab* cutâneo para cultura bacteriana deve ser realizada antes do início da antibioticoterapia empírica.

2. Impetigo bolhoso

No impetigo bolhoso há, além da erosão usual recoberta por uma crosta melicérica, uma borda preenchida com fluido claro. Estafilococos podem ser isolados dessas lesões, e sinais sistêmicos de circulação de esfoliatina estão ausentes. As lesões do impetigo bolhoso podem ser encontradas em qualquer parte da pele, mas uma localização comum é o períneo.

▶ **Tratamento**

O tratamento com antibióticos orais por 7 a 10 dias é efetivo. A aplicação de compressas frias para debridar as crostas é uma medida sintomática útil.

3. Ectima

O ectima é uma crosta firme e seca, circundada por eritema, que exsuda secreção purulenta. Representa a invasão por estreptococos β-hemolíticos do grupo A através da epiderme até a derme superficial e por isso é muitas vezes considerado uma forma mais profunda do impetigo. Não deve ser confundido com o ectima gangrenoso. As lesões de ectima gangrenoso podem ter aparência semelhante, mas são observadas em pacientes gravemente doentes ou imunocomprometidos e são decorrentes da disseminação sistêmica de bactérias, geralmente *Pseudomonas aeruginosa*, pela corrente sanguínea.

▶ **Tratamento**

O tratamento é realizado com penicilinas sistêmicas.

4. Celulite

A celulite é caracterizada por placas edematosas eritematosas, quentes, dolorosas, mal delimitadas e acompanhadas de linfadenopatia regional. Histologicamente, representa a invasão por microrganismos na derme inferior e às vezes além dela, com obstrução dos vasos linfáticos locais. Estreptococos β-hemolíticos do grupo A e estafilococos coagulase-positivos são as causas mais comuns; pneumococos e *Haemophilus influenzae* (em crianças mais novas não vacinadas) são causas raras. As infecções estafilocócicas são geralmente mais localizadas e mais propensas a ter um centro purulento; infecções estreptocócicas se espalham mais rapidamente, porém essas características não podem ser usadas para definir o agente infeccioso. Uma porta de entrada de trauma ou infecção anteriores (p. ex., varicela ou dermatofitose) está frequentemente presente. A septicemia é uma possível complicação.

▶ **Tratamento**

O tratamento é realizado com um antibiótico sistêmico apropriado.

5. Foliculite

Uma pústula sobre uma abertura folicular representa uma foliculite. As infecções foliculares mais profundas são também chamadas de furúnculos (quando em folículo único) e carbúnculos (quando sobre folículos múltiplos). Estafilococos e estreptococos são os patógenos mais frequentes. As lesões são indolores, e a tendência é ocorrer várias ao mesmo tempo, geralmente nas nádegas e nas extremidades em crianças. O *S. aureus* resistente à meticilina (MRSA, de *methicillin-resistant S aureus*) é atualmente uma causa cada vez mais comum de foliculite e abscessos cutâneos. É aconselhável realizar culturas para isolamento de MRSA em casos de foliculite persistente ou recorrente.

▶ Tratamento

O tratamento consiste em medidas para aliviar a obstrução folicular – compressas quentes e úmidas por 24 horas ou ceratolíticos tópicos, como os usados para acne. Podem ser necessários antibióticos antiestafilocócicos tópicos ou orais.

6. Abscesso

Um abscesso ocorre profundamente na pele, na parte inferior de um folículo ou de uma glândula apócrina, e é diagnosticado como um nódulo eritematoso, firme e agudamente doloroso, com bordas mal delimitadas. Os estafilococos são os organismos causadores mais comuns.

▶ Tratamento

Estudos recentes sugerem que a incisão e a drenagem isoladas podem ser adequadas em casos de abscessos por MRSA não complicados em pacientes saudáveis. Em casos mais extensos, antibióticos sistêmicos adjuvantes podem ser necessários.

7. Síndrome da pele escaldada

Esta doença consiste no aparecimento súbito de vermelhidão intensa e dor na pele, mais evidente na área perioral, periorbital, em áreas flexurais no pescoço, nas axilas, nas fossas poplítea e antecubital e na virilha. Uma leve pressão sobre a pele resulta em dor intensa e separação da epiderme (sinal de Nikolsky positivo). Essa doença é causada por uma toxina circulante (a esfoliatina), produzida por fagos de estafilococos do grupo II. A esfoliatina se liga à desmogleína 1, resultando em uma separação das células na camada granular. Os estafilococos causadores podem ser isolados da nasofaringe, de um abscesso, dos seios da face, de hemocultura, do líquido sinovial ou de outro foco de infecção, mas não da pele.

▶ Tratamento

O tratamento é feito com antimicrobianos antiestafilocócicos sistêmicos.

Cocchi M, Taccetti G, Galli L: Management of skin abscesses. N Engl J Med 2014 Jun 5;370(23):2244–2245 [PMID: 24897094].
McNeil JC, Fritz SA: Prevention strategies for recurrent community-associated *Staphylococcus aureus* skin and soft tissue infections. Curr Infect Dis Rep 2019 Mar 11;21(4):12 [PMID: 30859379].
Yamamoto LG: Treatment of skin and soft tissue infections. Pediatr Emerg Care 2017 Jan;33(1):49–55 [PMID: 28045842].
Zabielinski M et al: Trends and antibiotic susceptibility patterns of methicillin-resistant and methicillin-sensitive *Staphylococcus aureus* in an outpatient dermatology facility. JAMA Dermatol 2013 Apr;4(149):427–432 [PMID: 23325388].

INFECÇÕES FÚNGICAS DA PELE

1. Dermatofitoses

Os dermatófitos se fixam na camada superficial da epiderme, nas unhas e nos cabelos, onde proliferam. Deve-se suspeitar de infecção no caso de qualquer lesão avermelhada e descamativa.

Tabela 15-3 Características clínicas da tinea capitis

Organismos mais comuns	Aspecto clínico	Aspecto microscópico com KOH
Trichophyton tonsurans (90%)	Fios de cabelo tonsurados a 2 a 3 mm do folículo; aparência de pontos pretos; pústulas difusas; semelhante a dermatite seborreica; sem fluorescência	Hifas e esporos no dentro do fio de cabelo
Microsporum canis (10%)	Fios de cabelo tonsurados espessos com fluorescência verde-amarela sob a lâmpada de Wood	Pequenos esporos fora do fio de cabelo; hifas dentro do fio de cabelo

▶ Classificação e achados clínicos

A. Tinea capitis

As características típicas são fios de cabelo espessados e tonsurados com eritema e descamação do couro cabeludo subjacente (**Tabela 15-3**). Os fios de cabelo são tonsurados próximos à superfície do couro cabeludo, deixando uma aparência de pontos pretos. Uma descamação difusa do couro cabeludo e pústulas também podem ser vistas. Uma região amolecida com áreas de flutuação no couro cabeludo, chamada de quérion, representa uma resposta exagerada do hospedeiro ao organismo. *Microsporum canis* e *Trichophyton tonsurans* são os agentes causadores. Deve ser realizada cultura de fungos em todos os casos de suspeita de tinea capitis.

B. Tinea corporis

A tinea corporis apresenta-se ou como placas marginadas anulares com descamação fina na periferia e clareamento central ou como uma dermatite anular confluente. Os microrganismos mais comuns são *Trichophyton mentagrophytes*, *Trichophyton rubrum* e *M. canis*. O diagnóstico é feito através da raspagem da descamação das bordas da lesão, dissolvendo-a em hidróxido de potássio (KOH) a 20% e realizando um exame em busca de hifas.

C. Tinea cruris

Lesões simétricas e de bordas bem delimitadas nas áreas inguinais são características da tinea cruris. Os microrganismos mais comuns são *T. rubrum*, *T. mentagrophytes* e *Epidermophyton floccosum*.

D. Tinea pedis

A tinea pedis apresenta-se como descamação e vermelhidão das plantas dos pés, presença de vesículas no topo dos pés, ou fissuras interdigitais. *T. rubrum* e *T. mentagrophytes* são os agentes causadores.

E. Tinea unguium (onicomicose)

O descolamento da lâmina ungueal do seu leito (processo denominado onicólise), resultando em uma coloração amarelada, é o primeiro sinal de invasão fúngica das unhas. O espessamento da lâmina ungueal distal ocorre posteriormente, seguido da descamação e da aparência quebradiça de toda a lâmina ungueal. *T. rubrum* é a causa mais comum. O diagnóstico é confirmado pelo exame com KOH e pela cultura de fungos. Geralmente apenas uma ou duas unhas estão envolvidas. Se todas as unhas estão envolvidas, psoríase, líquen plano ou traquioníquia idiopática são diagnósticos mais prováveis do que infecção fúngica.

▶ Tratamento

O tratamento das dermatofitoses é consideravelmente simples: se o cabelo estiver envolvido (ou seja, infecções do couro cabeludo), é necessária terapia sistêmica. A griseofulvina e a terbinafina são ambas efetivas. A terbinafina não age contra o *M. canis*. Os agentes antifúngicos tópicos não penetram o cabelo ou as unhas em concentração suficiente para eliminar a infecção. A absorção da griseofulvina no trato gastrointestinal é aumentada por uma refeição gordurosa; assim, leite integral ou sorvete tomados junto com a medicação aumentam sua absorção. A dose de griseofulvina é de 20 mg/kg/dia divididos em duas vezes no dia (máximo de 500 mg/dose). No caso de infecções capilares, devem ser feitas culturas a cada 4 semanas e o tratamento deve ser continuado por mais 4 semanas após um resultado de cultura negativo. Os efeitos adversos são escassos, e esse medicamento tem sido usado com sucesso no período neonatal. A dose de terbinafina varia conforme o peso: 62,5 mg/dia, se < 20 kg; 125 mg/dia, de 20 a 40 kg; 250 mg/dia, se > 40 kg. Para as unhas, pode-se considerar a aplicação diária de ciclopirox tópico a 8%; no entanto, as taxas de sucesso são inferiores a 20%. A terbinafina pode ser usada por 6 a 12 semanas, ou o itraconazol pode ser usado sob a forma de pulsoterapia, administrada em três pulsos de uma semana separados por 3 semanas (50 mg/duas vezes ao dia se < 20 kg; 100 mg/duas vezes ao dia, de 20 a 40 kg; 200 mg/duas vezes ao dia, se > 40 kg).

A tinea corporis, a tinea pedis e a tinea cruris podem ser tratadas de forma efetiva com medicação tópica após uma inspeção cuidadosa para certificar se o cabelo e as unhas não estão envolvidos. Recomenda-se o tratamento com qualquer um dentre os agentes imidazólicos, alilaminas, benzilaminas ou ciclopirox aplicados duas vezes ao dia por 3 a 4 semanas.

> Chen X et al: Systemic antifungal therapy for tinea capitis in children. Cochrane Database Syst Rev 2016 May 12;(5):CD004685 [PMID: 27169520].
>
> Kelly BP: Superficial fungal infections. Pediatr Rev 2012;33: e22–e37 [PMID: 22474120].

2. Tinea versicolor

A tinea versicolor é uma infecção superficial causada por *Malassezia globosa*, um fungo leveduriforme. Caracteristicamente, causa máculas hipopigmentadas policíclicas conectadas entre si com descamação muito fina em áreas de pigmentação induzida pelo sol. No inverno, as máculas policíclicas têm aparência marrom-avermelhada. A infecção recorrente é comum.

▶ Tratamento

O tratamento consiste na aplicação de suspensão de sulfeto de selênio 2,5%, xampu de piritionato de zinco ou antifúngicos tópicos. Os xampus de sulfeto de selênio e piritionato de zinco devem ser aplicados em todo o corpo e deixados para agir durante a noite. O tratamento pode ser repetido novamente após uma semana e depois mensalmente. Ele tende a causar um pouco de irritação na pele, e o paciente deve ser alertado sobre isso. Os antifúngicos tópicos podem ser aplicados duas vezes ao dia por 1 a 2 semanas. Pode-se administrar também fluconazol 400 mg em dose única.

3. Infecções por *Candida*

▶ Achados clínicos

A *Candida albicans* pode causar dermatite de fraldas; placas brancas e espessas na mucosa oral ("sapinho"); fissuras no canto da boca ("boqueira"); e eritema periungueal com anormalidades da lâmina ungueal (paroníquia crônica) (veja também o **Capítulo 43**). A dermatite por *Candida* é caracterizada por manchas eritematosas bem delimitadas, às vezes com áreas erosadas. Pústulas, vesículas ou pápulas podem estar presentes como lesões satélites. Infecções semelhantes podem ser encontradas em outras áreas de pele sujeitas a maior umidade, como as axilas e as dobras do pescoço. Essa infecção é mais frequente em crianças que receberam antibióticos recentemente.

▶ Tratamento

Cremes de imidazólicos tópicos são o medicamento de primeira escolha para infecções por *C. albicans*. Na dermatite de fraldas, o medicamento em creme pode ser aplicado duas vezes ao dia. Na candidíase oral, a suspensão de nistatina deve ser aplicada diretamente na mucosa com o dedo dos pais ou com um aplicador com ponta de algodão. Na paroníquia por *Candida*, o agente antifúngico deve ser aplicado sobre a área, ocluído com plástico e deixado durante a noite em uma aplicação hermética. A candidíase refratária responde a um breve curso de fluconazol oral.

INFECÇÕES VIRAIS DA PELE

1. Infecção por herpes-vírus simples

▶ Achados clínicos

Vesículas ou erosões dolorosas e agrupadas sobre uma base hiperemiada sugerem herpes simples (ver também o **Capítulo 40**). Testes rápidos de imunofluorescência para o herpes-vírus simples (HSV, de *herpes simplex virus*) e o vírus varicela-zóster (VZV, de *varicella-zoster virus*) estão disponíveis. O teste de Tzanck é feito com um esfregaço em lâmina de vidro obtido raspando a base da vesícula com uma lâmina de bisturi número 15 e corando as células epiteliais com coloração de Wright. O esfregaço é positivo se forem visualizadas células gigantes multinucleadas epidérmicas. Um esfregaço de Tzanck positivo indica infecção por herpes-vírus (HSV ou VZV). Em lactentes e crianças, as lesões resultantes do herpes-vírus simples do tipo 1 são comumente observadas na gengiva, lábios e face. O envolvimento do dedo (panarício herpético) pode ocorrer se a criança chupar o polegar ou os dedos. Lesões por HSV do tipo 2 são vistas na genitália e na boca em adolescentes.

Disseminação cutânea do HSV ocorre em pacientes com dermatite atópica (eczema herpético) e aparece clinicamente como erosões muito dolorosas monomórficas presentes entre as alterações eczematosas da pele. O herpes gladiatorum ocorre na face, na porção lateral do pescoço e porção medial dos braços e é comumente visto em lutadores e jogadores de rúgbi.

▶ Tratamento

O tratamento de infecções por HSV é discutido no **Capítulo 40**.

2. Infecção por vírus varicela-zóster

▶ Achados clínicos

As vesículas agrupadas em um dermátomo, geralmente no tronco ou face, sugerem reativação de varicela-zóster. O herpes-zóster em crianças pode não ser doloroso e geralmente tem um curso leve. Em pacientes com comprometimento da resposta imune, o aparecimento de uma borda eritematosa ao redor das vesículas é um sinal de bom prognóstico. Por outro lado, vesículas grandes sem tendência a criar crostas e doença sistêmica indicam uma resposta pobre do hospedeiro ao vírus. As lesões de varicela-zóster e do herpes simples passam pela mesma sequência de mudanças: pápula, vesícula, pústula, crosta, cicatriz levemente afundada. As lesões da varicela, infecção primária pelo vírus varicela-zóster, aparecem em grande número ao mesmo tempo e vários estágios diferentes de lesão estão presentes simultaneamente, ao exemplo de pápulas, vesículas localizadas sobre uma base eritematosa (com aspecto de "gota de orvalho sobre pétala de rosa"), erosões e crostas.

▶ Tratamento

O tratamento das infecções por VZV é discutido no **Capítulo 41**.

3. Infecção pelo vírus da imunodeficiência humana

▶ Achados clínicos

O tempo médio de aparecimento de lesões cutâneas após infecção pelo vírus da imunodeficiência humana (HIV, de *human immunodeficiency virus*) adquirida no período perinatal é de 4 meses; após a infecção adquirida por transfusão, é de 11 meses (ver também o **Capítulo 41**). Candidíase oral persistente e lesões de candidíase resistentes em área de fraldas são as características cutâneas mais frequentes da infecção infantil pelo HIV. Pode ocorrer gengivoestomatite herpética grave ou recorrente, infecção por vírus varicela-zóster e por molusco contagioso. Piodermites estafilocócicas recorrentes, tinea na face e onicomicose também são observados. Uma dermatite generalizada com características de seborreia (crosta láctea grave) é extremamente comum. De uma forma geral, infecções cutâneas persistentes, recorrentes ou extensas devem levantar a suspeita de infecção pelo HIV.

▶ Tratamento

O tratamento da infecção pelo HIV é discutido no **Capítulo 46**.

LESÕES TUMORAIS CAUSADAS POR VÍRUS

1. Molusco contagioso

O molusco contagioso é um poxvírus que induz a proliferação da epiderme, formando uma pápula pálida. O molusco contagioso consiste em pápulas umbilicadas da cor da pele agrupadas em qualquer parte do corpo. São comuns em lactentes e crianças em idade pré-escolar, bem como em adolescentes sexualmente ativos.

▶ Tratamento

O manejo do molusco contagioso é geralmente expectante. Outros tratamentos podem ser imunológicos (imiquimode tópico, cimetidina oral, injeção intralesional de antígeno de *Candida*) ou citodestrutivos (cantaridina tópica, crioterapia com nitrogênio líquido e curetagem). As terapias destrutivas podem ser dolorosas e causar cicatrizes. Optar por não tratar é uma alternativa adequada, dependendo dos sintomas do paciente. Se não forem tratadas, as lesões desaparecem ao longo de meses a anos.

2. Verrugas

As verrugas são pápulas da cor da pele com superfícies ásperas (verrucosas) causadas pela infecção pelo papilomavírus humano (HPV, de *human papilloma virus*). Existem mais de 200 tipos desse vírus de DNA, que induz a proliferação das células epidérmicas, resultando no crescimento verrucoso. As verrugas planas são mais suaves e menores do que as verrugas comuns e são frequentemente vistas na face e em outras áreas expostas ao sol. Certos tipos de HPV estão associados a certos tipos de verrugas (p. ex., verrugas planas) ou a certos locais (p. ex., verrugas genitais).

▶ Tratamento

Trinta por cento das verrugas desaparecerão em 12 meses, e 60% desaparecerão em 24 meses. Assim como no molusco contagioso, o tratamento das verrugas também pode ser imunológico (imiquimode tópico, cimetidina oral, injeção intralesional de antígeno de *Candida* e terapia de contato com ácido esquárico) ou citodestrutivo. A 5-fluoruracila aplicada diretamente nas verrugas sob oclusão por 12 semanas foi aprovada para uso em crianças com uma taxa de sucesso superior a 80%. A crioterapia com nitrogênio líquido é dolorosa, requer habilidade do profissional para aplicação, e pode causar bolhas e cicatrizes. O ácido salicílico tópico também pode ser usado. O tratamento mais efetivo para as grandes verrugas plantares em mosaico é a aplicação de emplastros de ácido salicílico a 40% cortados com tesoura para se ajustar às lesões. O lado adesivo do emplastro é colocado sobre a lesão e deve ser fixado de forma segura com bandagem adesiva. O emplastro deve ser usado de segunda a sexta-feira. No final de semana, o paciente deve mergulhar a pele em água morna por 30 minutos para amolecê-la. Em seguida, o tecido branco e macerado deve ser desbastado com pedra-pomes, com tesoura de cutícula ou com lixa de unha. Esse procedimento é repetido toda semana, e o paciente, visto a cada 4 semanas. A maioria das verrugas plantares se resolve em 6 a 8 semanas quando tratada dessa maneira. Os lasers de corante pulsado vasculares são uma terapia adjuvante útil para o tratamento de verrugas.

Para verrugas planas, foi relatada uma boa resposta ao gel de tretinoína a 0,025% e ao creme tópico de imiquimode, aplicados uma vez ao dia por 3 a 4 semanas. A injeção de 0,3 ml de antígeno de *C. albicans* na lesão por via intradérmica a cada 4 a 6 semanas tem sido efetiva.

A excisão cirúrgica, a eletrocirurgia e o uso de lasers não seletivos devem ser evitados; essas modalidades não apresentam maiores taxas de cura e resultam em cicatrizes. A cantaridina pode aumentar o tamanho de verrugas pequenas e não deve ser usada.

As verrugas venéreas, também chamadas de condiloma acuminado (ver **Capítulo 44**), podem ser tratadas com imiquimode, podofilina (resina extraída de plantas do gênero *Podophyllum*) a 25% em solução alcoólica, ou podofilotoxina, um derivado da podofilina purificada em concentração mais baixa, que pode ser aplicado em casa. A podofilina deve ser aplicada nas lesões no consultório médico e lavada após 4 horas. Pode ser necessário repetir o tratamento em 2 a 3 semanas. A podofilotoxina é aplicada pelo paciente uma vez ao dia, de segunda a quinta-feira, enquanto o imiquimode é usado três vezes por semana em dias alternados. Lesões situadas não sobre a mucosa vulvar, mas sobre a pele adjacente, devem ser manejadas como uma verruga comum e tratadas com crioterapia.

Nenhuma terapia para verrugas é imediata e definitivamente bem sucedida. Deve-se estabelecer expectativas realistas e programar tratamentos de seguimento apropriados.

> Gladsio JA et al: 5% 5-Fluorouracil cream for treatment of verruca vulgaris in children. Pediatr Dermatol 2009 May–Jun;26(3): 279–285 [PMID: 19706088].
> Park IU, Introcaso C, Dunne EF: Human papillomavirus and genital warts: a review of the evidence for the 2015 Centers for Disease Control and Prevention Sexually Transmitted Diseases Treatment Guidelines. Clin Infect Dis 2015 Dec 15;61 (Suppl 8): S849–S855 [PMID: 26602622].

INFESTAÇÕES POR INSETOS

1. Escabiose

▶ **Achados clínicos**

A escabiose é sugerida por túneis lineares nos pulsos, nos tornozelos, nas regiões entre os dedos, nas aréolas, na parte anterior das axilas, na genitália ou na face (em lactentes). Frequentemente há escoriações, crostas meliceéricas e pústulas resultantes de infecção secundária. A identificação do ácaro fêmea ou de seus ovos e fezes é necessária para confirmar o diagnóstico. Deve-se aplicar óleo mineral sobre uma lâmina de bisturi número 15, raspar uma pápula ou túnel que não foram arranhados e examinar ao microscópio para confirmar o diagnóstico. Em uma criança que está frequentemente se coçando, deve-se raspar sob as unhas. Além disso, deve-se examinar os pais em busca de túneis não escoriados.

▶ **Tratamento**

A permetrina a 5% é o tratamento de escolha para a escabiose. Deve ser usado em uma única aplicação durante a noite e repetido em 7 dias para pacientes e para contatos domiciliares. Recomenda-se que, em crianças menores de 2 anos, a aplicação da permetrina tópica inclua o rosto. Em crianças mais velhas e adultos, o medicamento deve ser aplicado do pescoço para baixo. A ivermectina oral, em dose única de 200 mcg repetida em 7 dias, pode ser usada em casos resistentes.

2. Pediculose (infestação por piolhos)

▶ **Achados clínicos**

A presença de pápulas e pústulas escoriadas e uma história de prurido intenso à noite sugerem infestação pelo piolho do corpo. Esse piolho pode ser encontrado nas costuras das roupas íntimas, mas não sobre o corpo. No couro cabeludo, as lêndeas gelatinosas do piolho da cabeça aderem firmemente à haste do cabelo. O piolho pubiano pode ser encontrado rastejando entre os pelos pubianos, ou máculas azul-escuras podem ser encontradas dispersas pela região pubiana (máculas cerúleas). O piolho pubiano é frequentemente visto nos cílios dos recém-nascidos.

▶ **Tratamento**

O tratamento inicial do piolho da cabeça geralmente é instituído pelos pais com produtos de piretrina ou permetrina de venda livre. Esses produtos não são ovicidas e são mais efetivos se as lêndeas forem removidas manualmente, à mão ou com um pente para piolhos. Se os piolhos não forem erradicados após duas aplicações desses produtos com 7 dias de intervalo, o malatião a 0,5% é ovicida e altamente efetivo, mas é tóxico se ingerido e inflamável. Uma segunda aplicação, 7 a 9 dias após o tratamento inicial, pode ser necessária. Outros produtos ovicidas incluem ivermectina tópica e espinosade. (a ivermectina oral também é efetiva, mas não é aprovada pela FDA com essa indicação). Esses produtos ovicidas não requerem a remoção manual das lêndeas. O tratamento dos piolhos pubianos é similar. Já o tratamento do piolho do corpo é o uso de roupa limpa e a lavagem da roupa infestada sob alta temperatura.

3. Urticária papular

▶ **Achados clínicos**

A urticária papular é caracterizada por pápulas eritematosas agrupadas cercadas por reações urticariformes e distribuídas sobre os ombros, braços, pernas e nádegas em lactentes. Embora não seja uma infestação verdadeira, essas lesões representam reações de hipersensibilidade tardia a picadas de insetos. As pulgas de cães e gatos são os provocadores habituais. Menos comumente, estão envolvidos mosquitos, piolhos, o ácaro da escabiose e ácaros de pássaros e gramíneas. A sensibilidade é transitória, com duração de 4 a 6 meses. Normalmente, nenhum outro membro da família é acometido. Muitas vezes é difícil para os pais entenderem por que ninguém mais é afetado.

▶ **Tratamento**

A terapia lógica é remover o inseto provocador, embora na maioria dos casos seja muito difícil identificar a causa exata. Corticoides tópicos e anti-histamínicos orais controlam os sintomas.

DERMATITE (ECZEMA)

Os termos *dermatite* e *eczema* são atualmente usados como sinônimos na dermatologia, embora o termo eczema na realidade denote uma dermatose exsudativa aguda. Todas as formas de dermatite, independentemente da causa, podem se apresentar como edema agudo, eritema e exsudação com crostas, ou como eritema leve isolado ou liquenificação. A liquenificação é diagnosticada pelo espessamento da pele com uma superfície brilhante e acentuação e aprofundamento das marcas cutâneas normais. É a resposta da pele à fricção ou coçadura crônicas.

Embora as lesões dessas várias dermatoses sejam histologicamente indistinguíveis, o grupo das denominadas dermatites foi dividido clinicamente em várias categorias com base nas causas conhecidas, em alguns casos, e nas diferentes histórias naturais, em outros.

1. Dermatite atópica

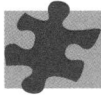 **FUNDAMENTOS DO DIAGNÓSTICO E CARACTERÍSTICAS TÍPICAS**

Características clínicas da dermatite atópica:
- ▶ Característica essencial: prurido (ou relato dos pais de coceira ou fricção) nos últimos 12 meses, mais pelo menos três dentre as seguintes:
  - História de pele seca generalizada nos últimos 12 meses;
  - História pessoal de rinite alérgica ou asma (ou história em familiar de primeiro grau, se o paciente tiver menos de 4 anos de idade);
  - Início antes dos 2 anos de idade;
  - História de envolvimento de pregas cutâneas (fossas antecubitais ou poplíteas, região anterior dos tornozelos, pescoço, área periorbital);
  - Dermatite flexural visível (se a criança tiver menos de 4 anos, incluir bochechas ou testa e superfície extensora dos membros).

▶ Patogênese

A dermatite atópica é uma doença poligênica com fatores modificadores positivos e negativos. A dermatite atópica resulta de uma interação entre os genes de suscetibilidade, o ambiente, defeitos da barreira cutânea, anormalidades farmacológicas e resposta imunológica. O papel dos alérgenos alimentares e inalatórios como causas específicas de dermatite atópica não é forte. Existe evidência significativa de que um defeito primário na dermatite atópica é uma anormalidade na formação da barreira cutânea devido a defeitos no gene da filagrina. Nem todas as pessoas com anormalidades da filagrina têm dermatite atópica e nem todas as pessoas com dermatite atópica têm anormalidades da filagrina.

▶ Achados clínicos

A. Sinais e Sintomas

A maioria dos pacientes passa por três fases clínicas. Na primeira fase do eczema, em lactentes, a dermatite começa nas bochechas e no couro cabeludo e frequentemente se apresenta como manchas ovais no tronco, posteriormente envolvendo as superfícies extensoras das extremidades. A idade usual no início é de 2 a 3 meses e essa fase termina na idade de 18 meses a 2 anos. Apenas um terço de todos bebês com eczema progridem para a segunda fase, o eczema flexural, em que o envolvimento predominante é nas fossas antecubital e poplítea, no pescoço, nos punhos, e às vezes nas mãos ou nos pés. Essa fase dura desde a idade de 2 anos até a adolescência. Apenas um terço das crianças com eczema flexural típico evoluem para o eczema na adolescência, que geralmente se manifesta pela persistência do eczema flexural crônico juntamente com dermatite das mãos e/ou dos pés. A dermatite atópica é bastante incomum após os 30 anos de idade.

▶ Diagnóstico diferencial

Todos os outros tipos de dermatite devem ser levados em consideração.

Alguns pacientes com dermatite atópica apresentam imunodeficiência com piodermites recorrentes, suscetibilidade fora do comum a HSVs, hiperimunoglobulinemia E, quimiotaxia de neutrófilos e de monócitos ineficaz, e função de linfócitos T prejudicada (ver **Capítulo 33**).

▶ Complicações

Uma barreira epidérmica defeituosa predispõe o paciente com dermatite atópica a uma pele seca e com coceira frequente. A incapacidade de reter água no estrato córneo resulta em sua rápida evaporação, encolhimento do estrato córneo e rachaduras na barreira epidérmica. Essa pele forma uma barreira ineficaz à entrada de vários irritantes. A dermatite atópica crônica frequentemente sofre infecção secundária por *S. aureus* ou *Streptococcus pyogenes*. O HSV também pode superinfectar a dermatite atópica, e a doença gravemente disseminada é conhecida como erupção variceliforme de Kaposi ou eczema herpético. Os pacientes com dermatite atópica têm deficiência de peptídeos antimicrobianos em sua pele, o que pode ser responsável pela suscetibilidade a infecção cutânea recorrente.

▶ Tratamento

Corticoides tópicos

A aplicação de corticoides tópicos duas vezes ao dia é a base do tratamento de todas as formas de dermatite (**Tabela 15-4**). Os corticoides tópicos também podem ser usados sob curativos úmidos. Depois que se cessa o uso de curativos úmidos, corticoides tópicos devem ser aplicados apenas sobre áreas de doença ativa. Eles não devem ser aplicados sobre a pele normal com objetivo de prevenir

Tabela 15-4 Corticoides tópicos

Corticoide	Concentrações
Baixa potência[a] = 1 a 9	
Hidrocortisona	0,5%, 1% e 2,5%
Desonida	0,05%
Potência moderada = 10 a 99	
Furoato de mometasona	0,1%
Valerato de hidrocortisona	0,2%
Fluocinolona acetonida	0,025%
Triancinolona acetonida	0,01%
Ancinonida	0,1%
Alta potência = 100 a 499	
Desoximetasona	0,25%
Fluocinonida	0,05%
Halcinonida	0,1%
Muito alta potência = 500 a 7.500	
Dipropionato de betametasona	0,05%
Propionato de clobetasol	0,05%

[a]A hidrocortisona a 1% é definida como tendo uma potência de 1.

a recorrência. Apenas corticoides de baixa potência (ver **Tabela 15-4**) devem ser aplicados na face ou nas áreas intertriginosas.

Curativos úmidos

O prurido é aliviado ao colocar a pele em um ambiente com 100% de umidade e permitir que evapore até 60%. A evaporação da água estimula as fibras nervosas sensíveis ao frio na pele, e isso pode impedir a transmissão da sensação de coceira através de fibras nociceptivas para o sistema nervoso central. Também tem ação vasoconstritora, ajudando a reduzir o eritema e diminuindo a resposta inflamatória celular.

A forma mais simples de curativo úmido consiste em usar um conjunto de roupas de baixo umedecidas usadas sob um pijama seco. Meias de algodão também são úteis para o tratamento em mãos ou pés. Essas roupas de baixo devem ser embebidas em água morna (não quente) e torcidas até que não saia mais água. Curativos podem ser usados durante a noite por alguns dias até uma semana. Quando a condição melhora, interrompe-se o uso de curativos úmidos.

Alívio da coceira

Se a coceira for significativa, o uso de anti-histamínicos orais pode ser útil. Um esquema de cetirizina na dose de 2,5 a 10 mg pela manhã mais hidroxizina 1 mg/kg em dose única à noite pode ser efetiva.

A. Estágios agudos da dermatite

A aplicação de curativos úmidos e de corticoides tópicos de média potência é o tratamento de escolha para o eczema atópico agudo e exsudativo. O uso de curativos úmidos é descrito no início deste capítulo. A superinfecção por *S. aureus*, *S. pyogenes* ou HSV pode ocorrer e pode ser necessária terapia sistêmica apropriada. Se a melhora esperada não acontecer, culturas bacterianas e para HSV devem ser obtidas para identificar a possibilidade de uma superinfecção.

B. Estágios crônicos da dermatite

O tratamento visa evitar irritantes e restaurar a umidade da pele. Não devem ser usados sabonetes e xampus agressivos, e o paciente deve evitar roupas de lã ou qualquer roupa áspera. O banho deve ser minimizado a cada dois ou três dias. A hidratação da pele duas vezes por dia é muito importante.

Cremes ou loções não perfumados podem ser usados como hidratantes de forma satisfatória. O petrolato pode ser usado, mas tende a ser muito gorduroso e em ambientes quentes pode dificultar a transpiração da pele. Pode ser feito uso liberal de certos agentes hidratantes 4 a 5 vezes ao dia em substituição ao sabonete como forma de lubrificação. Um umidificador de quarto muitas vezes é útil. Os corticoides tópicos devem ser limitados àqueles de média potência (ver **Tabela 15-4**). Raramente se justifica o uso de corticoides de alta ou muito alta potência na dermatite atópica. Na dermatite atópica superinfectada, são necessários antibióticos sistêmicos por 10 a 14 dias.

As pomadas de tacrolimus e pimecrolimus tópicos são agentes imunossupressores efetivos na dermatite atópica. Por causa da preocupação com o desenvolvimento de malignidades, o tacrolimus e o pimecrolimus devem ser reservados para crianças maiores de 2 anos com dermatite atópica que não respondeu a corticoides tópicos de média potência. Tem sido observado um risco aumentado de malignidade que não tem ocorrido em indivíduos imunologicamente normais em uso desses produtos. As recomendações para o seu uso provavelmente irão mudar com o tempo. A fototerapia com UVB de banda estreita é recomendada para doença extensa, começando com sessões duas vezes por semana em conjunto com corticoides tópicos. Vários imunossupressores foram bem sucedidos no controle do eczema gravemente generalizado, incluindo metotrexato, micofenolato de mofetila, azatioprina ou ciclosporina. O dupilumabe é a primeira terapia biológica aprovada para tratar pacientes com 12 anos ou mais com dermatite atópica moderada a grave que não é bem controlada com outras terapias tópicas ou sistêmicas ou que não podem usar terapias tópicas. Esse anticorpo bloqueia a interleucina (IL)-4 e IL-13, inibindo o sistema imunológico e a inflamação subsequente. Antagonistas de leucotrienos (utilizados na asma) não são efetivos.

As falhas de tratamento na dermatite atópica crônica são, na maioria das vezes, resultado da má aderência a um esquema terapêutico consistente. Essa é uma doença frustrante para os pais e para a criança. O retorno a um estilo de vida normal para eles é o objetivo final da terapia.

> Barrett M, Luu M: Differential diagnosis of atopic dermatitis. Immunol Allergy Clin North Am 2017 Feb;37(1):11–34 [PMID: 27886900].
> Kalamaha K et al: Atopic dermatitis: a review of evolving targeted therapies. Expert Rev Clin Immunol 2019 Mar;15(3):275–288. doi: 10.1080/1744666X.2019.1560267. Epub 2019 Jan 14 [PMID: 30577713].
> Yang EJ et al: Recent developments in atopic dermatitis. Pediatrics 2018 Oct;142(4). pii: e20181102 [PMID: 30266868].

1. Eczema numular

O eczema numular é caracterizado por numerosas manchas de dermatite em forma de moeda com distribuição simétrica, principalmente nas extremidades. Essas lesões podem ser agudas, exsudativas e com presença de crostas ou secas e descamativas. O diagnóstico diferencial deve incluir tinea corporis, impetigo e dermatite atópica.

▶ Tratamento

Devem ser usados os mesmos tratamentos tópicos da dermatite atópica, embora possam ser necessários corticoides tópicos mais potentes.

2. Dermatite de contato por irritante primário (dermatite de fraldas)

A dermatite de contato pode ser de dois tipos: por irritante primário e alérgica. A dermatite por irritante primário desenvolve-se em poucas horas, atinge o pico de gravidade em 24 horas e depois desaparece. A dermatite de contato alérgica (descrita na próxima seção) tem um início tardio de 18 horas, pico em 48 a 72 horas, e muitas vezes dura até 2 a 3 semanas, mesmo se a exposição ao antígeno agressor cessar.

A dermatite de fraldas, a forma mais comum de dermatite de contato irritativa observada na prática pediátrica, é causada pelo contato prolongado da pele com urina e fezes, que contêm substâncias químicas irritantes, como ureia e enzimas intestinais.

▶ Achados clínicos

O diagnóstico da dermatite de fraldas é baseado no eritema e na descamação da pele na região perineal e história de contato prolongado da pele com urina ou fezes, poupando as pregas inguinais. Isso é frequentemente visto no bebê que dorme muitas horas durante a noite sem acordar. Em 80% dos casos de dermatite de fraldas com duração superior a 3 dias, a área afetada é colonizada por *C. albicans* antes mesmo do surgimento dos sinais clássicos de uma dermatite avermelhada, bem delimitada, com lesões satélites. Celulite perianal por estreptococo e psoríase devem ser incluídas no diagnóstico diferencial.

▶ Tratamento

O tratamento consiste na troca frequente de fraldas. A área deve ser lavada apenas com um pano limpo e água após uma evacuação. Fraldas de borracha ou plástico evitam a evaporação das substâncias que estão em contato com a pele e aumentam a sua penetração, de forma que devem ser evitadas o máximo possível. A secagem da pele ao ar livre é útil. O tratamento da dermatite de fraldas de longa duração deve incluir a aplicação de um creme de barreira como óxido de zinco a cada troca de fralda e um creme de imidazólico duas vezes ao dia.

3. Dermatite de contato alérgica

▶ Achados clínicos

Plantas como a hera venenosa, o sumagre venenoso e o carvalho venenoso causam a maioria dos casos de dermatite de contato alérgica em crianças. A dermatite de contato alérgica tem todas as características de hipersensibilidade tardia (mediada por linfócitos T). Muitas substâncias podem causar tal reação; além das plantas, sulfato de níquel, dicromato de potássio e neomicina são as causas mais comuns. O níquel é encontrado em algum grau em todos os metais. A alergia ao níquel é comumente vista nas orelhas secundariamente ao uso de brincos, e perto do umbigo devido aos botões de calças e fivelas de cinto. A verdadeira incidência de dermatite de contato alérgica em crianças é desconhecida. As crianças frequentemente apresentam dermatite aguda com formação de vesículas, exsudação e crostas. As vesículas são frequentemente lineares e de início agudo.

▶ Tratamento

O tratamento da dermatite de contato em áreas localizadas é realizado com corticoides tópicos potentes. No envolvimento gravemente generalizado, pode ser usada prednisona via oral na dose de 1 a 2 mg/kg/dia por 10 a 14 dias.

> Bonitsis NG et al: Allergens responsible for allergic contact dermatitis among children: a systematic review and meta-analysis. Contact Dermatitis 2011;64:245 [PMID: 21480911].

4. Dermatite seborreica

▶ Achados clínicos

A dermatite seborreica é uma dermatite eritematosa descamativa acompanhada pela superprodução de sebo e que ocorre em áreas ricas em glândulas sebáceas (ou seja, face, couro cabeludo e períneo). Essa doença comum ocorre predominantemente no período neonatal e na puberdade, idades em que o estímulo hormonal à produção de sebo é máximo. Embora seja tentador especular que a superprodução de sebo cause a dermatite, a relação exata não é clara.

A dermatite seborreica no couro cabeludo na infância é clinicamente semelhante à dermatite atópica, e a distinção entre as duas pode se tornar evidente somente depois que outras áreas estiverem envolvidas. A psoríase também ocorre em áreas seborreicas em crianças maiores e deve ser levada em conta no diagnóstico diferencial.

▶ Tratamento

A dermatite seborreica responde bem a corticoides tópicos de baixa potência, xampus antifúngicos (cetoconazol a 1% ou a 2%) e xampus anticaspa. Para casos resistentes graves, cursos de pulsoterapia com itraconazol oral se mostraram efetivos.

5. Caspa

A caspa é uma descamação fisiológica ou uma seborreia leve sob a forma de descamação engordurada do couro cabeludo. A causa é desconhecida. O tratamento é feito com xampus anticaspa contendo medicação.

6. Dermatite com pele seca (eczema asteatótico, xerose)

As crianças que vivem em climas áridos estão suscetíveis à pele seca, caracterizada por grandes rachaduras com descamação e bordas eritematosas. O estrato córneo depende da umidade do ambiente para manter sua água, e abaixo de 30% de umidade do ar, o estrato córneo perde água, encolhe e sofre rachaduras. Essas rachaduras na barreira epidérmica permitem que substâncias irritantes penetrem na pele, predispondo o paciente a dermatite.

▶ Tratamento

O tratamento consiste em aumentar o teor de água da pele no ambiente externo. Umidificadores domésticos são muito úteis. A frequência do banho deve ser minimizada para a cada dois ou três dias.

Ensaboar frequentemente a pele prejudica a sua capacidade de retenção de água, e o sabonete age como um álcali irritante, de forma que todos os sabonetes devem ser evitados. O uso frequente de emolientes deve ser um componente essencial do tratamento.

7. Ceratose pilar

Pápulas foliculares de aspecto áspero caracterizam a ceratose pilar. As lesões individuais são independentes entre si e podem ser avermelhadas. Elas são proeminentes nas superfícies extensoras dos braços, das coxas, nas nádegas e nas bochechas. Em casos graves, as lesões podem ser generalizadas.

▶ Tratamento

O tratamento é feito com ceratolíticos, como creme de ureia, ácido salicílico, ácido glicólico ou ácido láctico, seguidos de hidratação da pele.

8. Pitiríase alba

Áreas maculares brancas e descamativas com bordas mal delimitadas são vistas nas superfícies extensoras das extremidades e nas bochechas de crianças com pitiríase alba. O bronzeamento solar exagera essas lesões. O exame histológico revela uma dermatite leve. Essas lesões podem ser confundidas com tinea versicolor.

▶ Tratamento

Corticoides tópicos de baixa potência podem ajudar a diminuir qualquer componente inflamatório presente e podem levar a um retorno mais rápido à pigmentação normal. Também se recomenda evitar exposição ao sol e usar protetores solares.

TUMORES DE PELE COMUNS

Se a pele se move juntamente com o nódulo na palpação lateral, o tumor está localizado na derme; se a pele desliza sobre nódulo, ele é subcutâneo. Setenta e cinco por cento dos tumores de pele na infância são cistos epidermoides (60%) ou pilomatricomas (15%).

1. Cistos epidermoides

▶ Achados clínicos

Os **cistos epidermoides** são o tipo mais comum de cisto cutâneo. Outras denominações para os cistos epidermoides são cistos epidérmicos, cistos de inclusão epidérmica e cistos "sebáceos". Esse último termo é um equívoco, uma vez que eles não contêm nem sebo nem glândulas sebáceas. Cistos epidermoides podem ocorrer em qualquer lugar, mas são mais comuns na face e na porção superior do tronco. Eles geralmente surgem do epitélio escamoso estratificado do infundíbulo folicular e são revestidos por essa mesma camada. Clinicamente, os cistos epidermoides são nódulos dérmicos com um ponto central, que representa o folículo associado ao cisto. Eles podem atingir vários centímetros de diâmetro. Os **cistos dermoides** são áreas de sequestro da pele ao longo das linhas de fusão embrionária. Estão presentes ao nascimento e ocorrem mais comumente na parte lateral da sobrancelha. Quando presentes na linha média do dorso nasal, desenvolvem um orifício superficial. Neste caso são recomendados exames de imagem antes de qualquer intervenção para investigar conexão com estruturas intracranianas.

▶ Tratamento

Os cistos epidermoides podem se romper, causando uma reação inflamatória de corpo estranho, ou se infectar. As complicações infecciosas devem ser tratadas com antibióticos. O tratamento definitivo dos cistos epidermoides e dermoides é a excisão cirúrgica.

2. Pilomatricomas

São tumores benignos da matriz capilar. Eles são mais comumente vistos na face e na porção superior do tronco. São nódulos dérmicos firmes e multilobulados. Sua cor pode variar desde a cor da pele até o azul. O aspecto firme é secundário à calcificação do tumor.

▶ Tratamento

O tratamento é a excisão cirúrgica.

3. Granuloma anular

Círculos ou semicírculos violáceos de nódulos intradérmicos indolores encontrados na parte inferior das pernas e tornozelos, no dorso das mãos e punhos e no tronco sugerem granuloma anular. Histologicamente, a doença mostra uma área central de morte do tecido (necrobiose) cercada por macrófagos e linfócitos.

▶ Tratamento

Nenhum tratamento é necessário. As lesões desaparecem espontaneamente dentro de 1 a 2 anos na maioria das crianças.

4. Granuloma piogênico

Estas lesões aparecem em 1 a 2 semanas após um trauma cutâneo, sob a forma de uma pápula vermelho-escura com uma superfície crostosa e ulcerada que pode sangrar facilmente ao menor trauma. Histologicamente, representa a formação excessiva de novos vasos com ou sem inflamação (tecido de granulação). Deve ser considerada como uma resposta de cicatrização anormal.

▶ Tratamento

Laser de corante pulsado, creme de imiquimode a 5% e gel de timolol a 0,05% diariamente têm sido bem sucedidos no tratamento de lesões muito diminutas. A curetagem seguida de eletrocauterização é o tratamento de escolha para lesões maiores ou recorrentes.

5. Queloides

Queloides são cicatrizes de aparecimento tardio que continuam a crescer por vários anos e progridem além das margens da ferida inicial. A tendência a desenvolver queloides é hereditária. Eles são frequentemente encontrados na face, nos lóbulos das orelhas, no pescoço, no peito e nas costas.

▶ Tratamento

O tratamento inclui injeção intralesional de triancinolona acetonida, na dose de 20 a 40 mg/mL, ou excisão e injeção de corticoides. Para queloides maiores, a excisão seguida de radioterapia pós-operatória pode ser indicada.

Tabela 15-5 Erupções papuloescamosas em crianças

Psoríase
Pitiríase rósea
Tinea corporis
Líquen plano
Pitiríase liquenoide (aguda ou crônica)
Dermatomiosite
Lúpus eritematoso
Pitiríase rubra pilar
Sífilis secundária

ERUPÇÕES PAPULOESCAMOSAS

As erupções papuloescamosas (**Tabela 15-5**) compreendem pápulas ou placas com graus variados de descamação.

1. Pitiríase rósea

▶ Patogênese e achados clínicos

Placas ovais de cor rosa a avermelhada com descamação fina que tendem a alinhar seu eixo longitudinal paralelamente às linhas de tensão da pele (p. ex., padrão "em árvore de Natal" nas costas) são as lesões características de pitiríase rósea. A erupção generalizada é geralmente precedida em até 30 dias por uma placa descamativa solitária, maior, com clareamento central e uma borda descamativa (a placa mãe ou "medalhão"). A placa mãe é clinicamente semelhante a uma micose e pode ser confundida com tal. Em pacientes brancos, as lesões são principalmente no tronco; nos pacientes negros, as lesões são principalmente nas extremidades e podem ser mais acentuadas nas áreas axilar e inguinal (pitiríase rósea invertida).

Essa doença é comum em crianças em idade escolar e adolescentes, presume-se que seja de origem viral. O papel do herpes-vírus humano do tipo 7 na patogênese da pitiríase rósea é debatido. A condição dura de 6 a 12 semanas e pode ser pruriginosa.

▶ Diagnóstico diferencial

O principal diagnóstico diferencial é a sífilis secundária, e um teste de Estudo Laboratorial de Doenças Venéreas (VDRL, de *Venereal Disease Research Laboratories*) deve ser feito se houver suspeita de sífilis, especialmente em pacientes de alto risco com envolvimento de palma ou plantas. Febre e linfadenopatia disseminadas são frequentemente encontradas na sífilis. Um quadro de "pitiríase rósea" com duração superior a 12 semanas é provavelmente uma pitiríase liquenoide.

▶ Tratamento

A exposição à luz solar natural pode ajudar a acelerar a resolução das lesões. Anti-histamínicos orais e corticoides tópicos podem ser utilizados para o prurido. Muitas vezes, nenhum tratamento é necessário. A pitiríase rósea com duração de mais de 12 semanas deve ser encaminhada para um dermatologista avaliar.

2. Psoríase

FUNDAMENTOS DO DIAGNÓSTICO E CARACTERÍSTICAS TÍPICAS

▶ Pápulas e placas eritematosas com descamação espessa e esbranquiçada.
▶ Envolvimento frequente de cotovelos, joelhos e couro cabeludo.
▶ Depressões puntiformes ungueais e onicólise distal.

▶ Patogênese

A patogênese da psoríase é complexa e não é completamente compreendida. Envolve inflamação imunomediada, é uma condição familiar e vários genes de suscetibilidade à psoríase foram identificados. Há aumento da renovação celular da epiderme; a epiderme psoriática tem um tempo de renovação celular de 3 a 4 dias *versus* 28 dias em uma pele normal. Essas células epidérmicas de rápida proliferação produzem um estrato córneo excessivo, dando origem a descamação espessa e opaca.

▶ Achados clínicos

A psoríase é caracterizada por pápulas eritematosas cobertas por descamação branca e espessa. A psoríase gutata (em forma de gota) é uma forma comum em crianças que geralmente acontece de 2 a 3 semanas após um episódio de faringite estreptocócica. O aparecimento súbito de pequenas pápulas (3 a 8 mm), vistas predominantemente sobre o tronco e que rapidamente são cobertas por descamação espessa e branca, é característico da psoríase gutata. A psoríase crônica é caracterizada por placas descamativas espessas e de grandes dimensões (5 a 10 cm) sobre os cotovelos, joelhos, couro cabeludo e outros locais propensos a trauma. Depressões puntiformes na lâmina ungueal podem ser vistas, bem como amarelamento da lâmina ungueal resultante de onicólise. A psoríase ocorre frequentemente no couro cabeludo, cotovelos, joelhos, região periumbilical, orelhas, região sacral e genitália.

▶ Diagnóstico diferencial

As erupções papuloescamosas, que são potenciais diagnósticos diferenciais, estão listadas na **Tabela 15-5**.

▶ Tratamento

Os corticoides tópicos são o tratamento inicial de escolha. A penetração de corticoides tópicos através da barreira epidérmica mais espessada na psoríase requer o uso de preparações mais potentes, por exemplo, pomada de fluocinonida a 0,05% ou clobetasol a 0,05% duas vezes ao dia.

Para a segunda linha de tratamento são os medicamentos tópicos derivados da vitamina D3 como calcipotriol e calcitriol aplicados duas vezes ao dia, ou a combinação de um corticoide tópico de muito alta potência duas vezes ao dia nos finais de semana com calcipotriol ou calcitriol duas vezes ao dia durante a semana.

Retinoides tópicos, como o tazaroteno (creme ou gel a 0,1% ou a 0,5%), podem ser usados em combinação com corticoides tópicos para ajudar a restaurar a diferenciação e o tempo de renovação celular normais da epiderme.

O tratamento com ditranol também é útil. O ditranol é aplicado na pele por um curto período de contato (p. ex., 20 minutos uma vez ao dia) e depois lavado com um sabonete neutro. Essa terapia pode ser usada em combinação com corticoides tópicos.

O tratamento com alcatrão de carvão pode manchar as roupas de cama. Os géis de alcatrão mais recentes e um produto em espuma causam menos manchas e são mais eficazes. Eles são aplicados duas vezes ao dia. Essas preparações são vendidas sem necessidade de receita médica e geralmente não são cobertas por planos de saúde.

O cuidado do couro cabeludo usando um xampu de alcatrão requer deixar o xampu agir por 5 minutos, lavá-lo e depois usar xampu convencional para remover a descamação. Pode ser necessário lavar diariamente com xampu até que a descamação seja reduzida.

Casos mais graves de psoríase são melhor manejados por um dermatologista. A fototerapia UVB de banda estreita e vários medicamentos sistêmicos e novos agentes biológicos (anticorpos, proteínas de fusão e citocinas recombinantes) são efetivos em casos mais generalizados e graves. O metotrexato administrado na dose de 0,3 a 0,6 mg/kg via oral semanalmente é geralmente bem tolerado pelos pacientes. Os efeitos colaterais comuns incluem náusea, dor abdominal, fadiga, cefaleia e anorexia. A suplementação de ácido fólico diminui o risco de náuseas, ulcerações da mucosa e anemia macrocítica. As vacinas vivas e os medicamentos à base de sulfa não são recomendados enquanto o paciente estiver sob esta terapia.

Retinoides sistêmicos são administrados na dose de 0,5 a 1 mg/kg/dia. São muito efetivos para a psoríase eritrodérmica e pustulosa e são mais eficazes quando combinados com corticoides tópicos, fototerapia, metotrexato ou ciclosporina.

A ciclosporina é administrada na dose de 3 a 5 mg/kg/dia por 3 a 4 meses e depois reduzida gradualmente. Os efeitos colaterais incluem toxicidade renal e hepática, hipertricose e aumento do risco futuro de leucemias, linfomas e carcinomas cutâneos. Vacinas vivas e antibióticos macrolídeos não são recomendados enquanto o paciente estiver recebendo essa terapia.

Os produtos imunobiológicos são um campo crescente no tratamento da psoríase na infância. Estes incluem os inibidores de fator de necrose tumoral α (TNF-α, de *tumor necrosis factor alpha*), de IL-12/23 e de IL-17.

Bronkers et al: Psoriasis in children and adolescents: diagnosis, management and comorbidities. Paediatr Drugs 2015 Oct; 17(5):373–384 [PMID: 26072040].

Relvas M, Torres T: Pediatric psoriasis. Am J Clin Dermatol 2017 Dec;18(6):797–811 [PMID: 28540590].

PERDA DE CABELO (ALOPECIA)

A perda de cabelo em crianças **(Tabela 15-6)** causa grande impacto emocional no paciente e nos pais. É necessária a perda de 60% dos fios de cabelo em uma determinada área para que a alopecia seja

Tabela 15-6	Outras causas de perda de cabelo em crianças

Perda de cabelo com alterações no couro cabeludo
  Atrofia:
    Líquen plano
    Lúpus eritematoso
  Marcas de nascença:
    Nevo epidérmico
    Nevo sebáceo
    Aplasia cutânea congênita
Perda de cabelo com defeitos na haste do cabelo (o cabelo não cresce o suficiente para exigir cortes de cabelo)
  Moniletrix – fios de cabelo alternados em faixas de áreas finas e espessas
  Pili annulati – faixas alternadas de pigmentação clara e escura
  Pili torti – cabelo torcido a 180 graus e quebradiço
  Trichorrhexis invaginata (cabelo em bambu) – intussuscepção de um fio de cabelo em outro
  Trichorrhexis nodosa – fios de cabelo fragmentados com nódulos

detectada clinicamente. Ao examinar o paciente, deve-se iniciar pelo couro cabeludo para avaliar se há inflamação, descamação ou alterações infiltrativas. Os fios de cabelo devem ser tracionados suavemente para averiguar se são facilmente removíveis. Também deve ser feito exame microscópico dos fios de cabelo em busca de quebras e de defeitos estruturais e para ver se os fios que estão caindo estão em fase de crescimento ou de repouso. Colocar os fios de cabelo removidos em meio de montagem (Permount) sobre uma lâmina de microscópio de vidro facilita o exame.

Três doenças são responsáveis pela maioria dos casos de perda de cabelo em crianças: alopecia areata, tinea capitis (descrita anteriormente neste capítulo) e o hábito de arrancar fios de cabelo.

1. Alopecia areata

▶ Achados clínicos

A perda de cabelo completa em uma área localizada é chamada de alopecia areata. Esta é a causa mais comum de perda de cabelo em crianças. Suspeita-se de um mecanismo patogênico imunológico, pois um infiltrado linfocitário denso precede a perda de cabelo. Em 50% das crianças com alopecia areata, o cabelo volta a crescer completamente dentro de um período de 12 meses, embora muitas possam ter uma recidiva futura.

Uma forma rara e incomum de alopecia areata começa na área occipital e prossegue ao longo das margens do cabelo até a parte frontal do couro cabeludo. Essa variedade, chamada de ofíase, muitas vezes resulta em perda total de cabelo no couro cabeludo (alopecia totalis). O prognóstico para a recuperação capilar na ofíase é ruim.

▶ Tratamento

Corticoides tópicos de muito alta potência, minoxidil, terapia de contato e ditranol são opções de tratamento tópico. Corticoides sistêmicos administrados para suprimir a resposta inflamatória resultam em crescimento do cabelo, mas o cabelo pode cair novamente quando o uso da medicação for cessado. Os corticoides sistêmicos nunca devem ser usados por um período de tempo prolongado. Em crianças com alopecia totalis, o uso de peruca é o melhor manejo. O crescimento capilar induzido por tratamento não altera o risco de recidiva. Novas terapias, incluindo inibidores de JAK tópicos e sistêmicos (tofacitinibe), estão atualmente sendo estudadas, mas ainda não foram aprovadas para o tratamento da alopecia areata na população pediátrica.

Craiglow BG et al: Tofacitinib for the treatment of alopecia areata in preadolescent children. J Am Acad Dermatol 2019 Feb;80(2):568–570 [PMID: 30195571].

Strazzulla LC et al: Alopecia areata: an appraisal of new treatment approaches and overview of current therapies. J Am Acad Dermatol 2018 Jan;78(1):15–24 [PMID: 29241773].

2. Hábito de arrancar fios de cabelo

▶ Achados clínicos

Puxões traumáticos dos fios de cabelo fazem com que os fios do cabelo sejam quebrados em diferentes comprimentos, gerando uma área mal definida de perda de cabelo, petéquias ao redor das aberturas foliculares e enrugamento dos fios de cabelo ao exame microscópico. Esse comportamento pode ser apenas um hábito, uma reação aguda a um estresse significativo, tricotilomania ou um sinal de outro transtorno psiquiátrico. Fios de cílios e de sobrancelhas, no lugar do cabelo, também podem ser arrancados pelo paciente.

▶ Tratamento

Se o comportamento for de longa data, uma avaliação psiquiátrica pode ser útil. Cortar o cabelo ou lubrificá-lo para torná-lo escorregadio podem ajudar na modificação do comportamento.

OUTROS ERITEMAS

1. Eritema multiforme

▶ Achados clínicos

O eritema multiforme inicia-se com pápulas que posteriormente desenvolvem um centro escuro e então evoluem para lesões com coloração central azulada ou vesículas e para lesões em alvo características ("lesões em íris"), que apresentam três círculos concêntricos de mudança de cor. Apesar de o eritema multiforme às vezes ser diagnosticado em pacientes com envolvimento grave da membrana mucosa, trata-se de síndrome de Stevens-Johnson quando também ocorre envolvimento grave da conjuntiva, da cavidade oral e da mucosa genital.

Suspeita-se de muitas causas, particularmente HSV concomitante; drogas, especialmente sulfonamidas; e infecções por *Mycoplasma*. O eritema multiforme recorrente geralmente está associado à reativação do HSV. No eritema multiforme, a cicatrização espontânea ocorre em 10 a 14 dias, porém a síndrome de Stevens-Johnson pode durar de 6 a 8 semanas.

Tabela 15-7	Reações medicamentosas comuns

Urticária
  Barbitúricos
  Opioides
  Penicilinas
  Sulfonamidas

Erupção morbiliforme
  Anticonvulsivantes
  Cefalosporinas
  Penicilinas
  Sulfonamidas

Erupção medicamentosa fixa, eritema multiforme, necrólise epidérmica tóxica, síndrome de Stevens-Johnson
  Anticonvulsivantes
  Anti-inflamatórios não esteroides
  Sulfonamidas

Síndrome DRESS
  Anticonvulsivantes

Fotodermatite
  Psoralenos
  Sulfonamidas
  Tetraciclinas
  Tiazidas

DRESS, reação a drogas com eosinofilia e sintomas sistêmicos.

▶ Tratamento

O tratamento é sintomático nos casos de eritema multiforme não complicado. Remover drogas potencialmente causadoras é uma medida evidente. Anti-histamínicos orais como a cetirizina na dose de 5 a 10 mg pela manhã e a hidroxizina na dose de 1 mg/kg/dia antes de dormir são úteis. Compressas frias e curativos úmidos aliviam o prurido. Os corticoides não demonstraram efetividade. A terapia crônica com aciclovir tem sido bem sucedida em diminuir crises em pacientes com eritema multiforme recorrente associado ao herpes.

2. Erupções cutâneas causadas por medicamentos

Os fármacos podem produzir lesões cutâneas urticariformes, morbiliformes, escarlatiniformes, pustulosas, bolhosas ou fixas. A urticária pode aparecer minutos após a administração de um medicamento, mas a maioria das reações começa 7 a 14 dias após a primeira administração. Essas lesões cutâneas podem ocorrer em pacientes que estão recebendo esses medicamentos há longos períodos, e podem continuar por dias após o uso do medicamento ter sido cessado. Erupções com febre, eosinofilia e sintomas sistêmicos (síndrome DRESS [*drug reaction with eosinophilia and systemic symptoms*]) são mais comumente observadas com anticonvulsivantes, mas podem acontecer com outras drogas.

Os medicamentos comumente implicados em reações cutâneas estão listados na **Tabela 15-7**.

Heinze A et al: Characteristics of pediatric recurrent erythema multiforme. Pediatr Dermatol 2018 Jan;35(1):97–103 [PMID: 29231254].

DISTÚRBIOS DE PELE DIVERSOS VISTOS NA PRÁTICA PEDIÁTRICA

1. Estomatite aftosa

Erosões recorrentes nas gengivas, lábios, língua, palato e mucosa bucal são frequentemente confundidas com herpes simples. Um esfregaço da base dessas lesões corado com coloração de Wright ajuda a descartar o herpes simples pela ausência de células gigantes multinucleadas epiteliais. Uma cultura para herpes-vírus simples também é útil no diagnóstico diferencial. Sua causa permanece desconhecida, mas a citotoxicidade mediada por células T em resposta a vários antígenos virais foi conjecturada.

TRATAMENTO

Não há terapia específica para essa doença. Enxágues bucais com antiácidos líquidos proporcionam alívio na maioria dos pacientes. Corticoides tópicos em gel podem proporcionar algum alívio. Em casos graves que interferem na alimentação, prednisona a 1 mg/kg/dia por via oral durante 3 a 5 dias é suficiente para solucionar uma crise. A colchicina na dose de 0,2 a 0,5 mg/dia pode às vezes reduzir a frequência das crises.

2. Vitiligo

O vitiligo é caracterizado clinicamente pelo desenvolvimento de áreas de despigmentação. Essas áreas são frequentemente simétricas e ocorrem principalmente nas superfícies extensoras. A despigmentação resulta da destruição dos melanócitos. A causa dessa destruição é desconhecida, mas o dano imunologicamente mediado é provável, e o vitiligo às vezes ocorre em indivíduos com endocrinopatias autoimunes.

TRATAMENTO

O tratamento é feito com corticoides tópicos potentes ou com tacrolimo. O calcipotriol tópico também tem sido usado. A radiação UVB de banda estreita (UVB 311 nm) pode ser usada em casos graves. A resposta ao tratamento é lenta e frequentemente exige de muitos meses a anos.

Tamesis ME, Morellij JG: Vitiligo in childhood: a state-of-the-art review. Pediatr Dermatol 2010;27:437 [PMID: 20553403].

Olho

16

Lauren Mehner, MD
Jennifer Lee Jung, MD

▼ INTRODUÇÃO

A visão normal é um sentido que se desenvolve durante a infância. A oftalmologia pediátrica enfatiza o diagnóstico precoce e o tratamento de doenças oculares pediátricas a fim de obter o melhor resultado visual possível. Doenças oculares também podem ser manifestações de doenças sistêmicas.

▼ SINAIS E SINTOMAS NÃO ESPECÍFICOS

Sinais e sintomas inespecíficos comumente ocorrem como a queixa principal ou como um elemento da história de uma criança com doença ocular. Cinco desses achados são descritos aqui, junto com um sexto – reflexo vermelho anormal. Não hesite em procurar a ajuda de um oftalmologista pediátrico quando achar que o diagnóstico e o tratamento destes sinais e sintomas requerem uma experiência clínica aprofundada.

OLHO VERMELHO

A vermelhidão (hiperemia) da conjuntiva bulbar ou dos vasos mais profundos é uma queixa comum. Pode ser localizada ou difusa. As causas incluem infecção, inflamação (ocular ou sistêmica, como doença de Kawasaki ou síndrome de Stevens-Johnson [SSJ]), alergia, irritação causada por agentes nocivos (exposição a ácidos ou álcalis) e trauma. A hemorragia subconjuntival pode ser traumática, espontânea ou associada a doença hematopoiética, anomalias vasculares ou processos inflamatórios.

LACRIMEJAMENTO

O lacrimejamento em lactentes geralmente ocorre devido à obstrução do ducto nasolacrimal, mas também pode estar associado ao glaucoma congênito, caso em que fotofobia e blefaroespasmo também podem estar presentes. Qualquer irritação no olho pode causar lacrimejamento, incluindo infecções, alergia e ressecamento.

SECREÇÃO

A *secreção purulenta* geralmente está associada à conjuntivite bacteriana. A *secreção aquosa* ocorre com conjuntivite/ceratite viral, irite e abrasões da córnea/corpos estranhos. A *secreção mucoide* pode ser um sinal de conjuntivite alérgica ou obstrução nasolacrimal. Os bebês com obstrução do ducto nasolacrimal (ODNL) geralmente apresentam lacrimejamento associado a crostas amareladas, mas sem hiperemia conjuntival. A secreção mucoide devida a alergia geralmente contém eosinófilos, enquanto uma secreção bacteriana purulenta contém leucócitos polimorfonucleares.

DOR E SENSAÇÃO DE CORPO ESTRANHO

A dor dentro ou ao redor do olho pode ser causada por corpos estranhos, abrasões da córnea, lacerações, infecções agudas do globo ocular ou anexos oculares, irite e/ou pressão ocular elevada. Grandes erros de refração ou baixa capacidade acomodativa podem se manifestar como dores de cabeça e fadiga ocular. Triquíase (cílios mal direcionados) e problemas com lentes de contato também causam desconforto ocular.

FOTOFOBIA

A aversão aguda à luz pode ocorrer com abrasões da córnea, corpos estranhos e uveíte. Apertar um dos olhos sob luz intensa é um sinal comum de exotropia intermitente (olho à deriva). A fotofobia está presente em lactentes com glaucoma, albinismo, aniridia e distrofias retinianas, como acromatopsia. A fotofobia é comum após cirurgia ocular e após dilatação farmacológica da pupila.

REFLEXO VERMELHO ANORMAL

A verificação de um reflexo vermelho anormal é uma parte crucial de todos os exames pediátricos desde o período neonatal. O reflexo vermelho anormal pode ser unilateral ou bilateral. Qualquer anormalidade que altere a penetração da luz na retina pode resultar em reflexo vermelho anormal. Isso inclui córneas turvas, lente

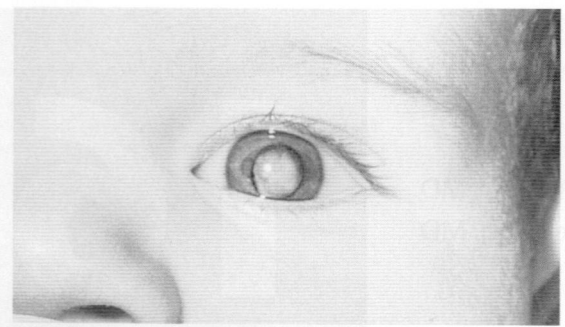

▲ **Figura 16-1** Leucocoria do olho esquerdo causada por membrana retrolental (vítreo primário hiperplásico persistente ou vasculatura fetal persistente).

turva (catarata), anormalidade na própria retina e erros refrativos significativos (miopia, hipermetropia, astigmatismo). Causas de córneas turvas incluem glaucoma congênito, anomalia de Peter, infecções e disgenesia do segmento anterior. A leucocoria (pupila branca) pode ser causada por catarata ou problemas retinianos como retinoblastoma (RB), descolamento da retina, infecção por *Toxocara* e doença de Coats (distúrbio vascular retiniano não hereditário) **(Figura 16-1)**.

ERROS DE REFRAÇÃO

FUNDAMENTOS DO DIAGNÓSTICO E CARACTERÍSTICAS TÍPICAS

▶ Erros de refração importantes (miopia, hipermetropia, astigmatismo ou anisometropia) podem causar diminuição da acuidade visual (AV), ambliopia e estrabismo.

▶ Os sinais e sintomas de erro de refração não corrigido incluem visão turva, estrabismo, dores de cabeça, fadiga com tarefas visuais e falha na triagem da visão.

▶ Patogênese

O erro de refração refere-se ao estado óptico do olho **(Figura 16-2)**. A forma da córnea e, em menor grau, a forma da lente e o comprimento do olho desempenham um papel no estado de refração do olho. As crianças com risco aumentado de erros de refração que requerem correção com óculos incluem aquelas que nascem prematuras; têm síndrome de Down; têm pais com erros de refração; ou têm certas condições sistêmicas, como a síndrome de Stickler, Marfan ou Ehlers-Danlos.

▶ Diagnóstico

Existem três erros refrativos comuns: miopia, hipermetropia e astigmatismo. Erros altos de refração ou desigualdade do estado de

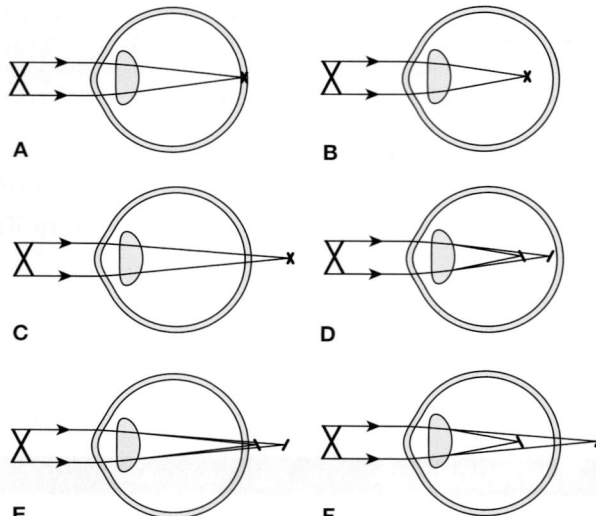

▲ **Figura 16-2** Diferentes estados de refração do olho. **A:** Emetropia. Plano de imagem de raios de luz paralelos incide na retina. **B:** Miopia. O plano da imagem focaliza anterior à retina. **C:** Hipermetropia. O plano da imagem se concentra posteriormente à retina. **D:** Astigmatismo, tipo míope. As imagens nos planos horizontal e vertical focam-se anteriormente à retina. **E:** Astigmatismo, tipo hipermetrope. As imagens nos planos horizontal e vertical focam-se posteriormente à retina. **F:** Astigmatismo, tipo misto. As imagens nos planos horizontal e vertical se concentram em ambos os lados da retina.

refração entre os dois olhos (anisometropia) podem causar ambliopia (visão reduzida causada por condições que afetam o desenvolvimento normal da visão). O estado de refração pode ser determinado por triagem com instrumentos ou por um oftalmologista. O uso do autorrefrator em crianças pode superestimar a quantidade de miopia. A cicloplegia é usada para relaxar completamente a acomodação, e o processo de retinoscopia é usado para determinar o erro refrativo preciso em crianças.

▶ Tratamento

Erros de refração em crianças são mais comumente tratados com óculos. Um oftalmologista pode determinar se o erro de refração requer tratamento. As lentes de contato são prescritas para crianças com erros de refração muito altos ou assimétricos e adolescentes que não querem usar óculos. A cirurgia refrativa a *laser* não é indicada para a maioria das crianças.

MIOPIA

Para o indivíduo míope, os objetos próximos estão em foco; aqueles à distância são borrados. Há um aumento global na prevalência da miopia. O início é tipicamente na idade escolar primária e geralmente progride ao longo da adolescência e início da idade adulta. Uma pessoa míope pode apertar os olhos para produzir um efeito de orifício, o que melhora a visão à distância. O tratamento requer óculos ou lentes de contato. O uso diário de gotas oftálmicas de atropina a 0,01% em baixas doses mostrou retardar a progressão da miopia em aproximadamente 50%. Os efeitos colaterais incluem dilatação mínima da pupila e perda de acomodação sem redução da AV.

HIPERMETROPIA

Uma criança hipermetrope é capaz de ver claramente tanto de longe quanto de perto porque pode focalizar objetos próximos através do processo de acomodação se a hipermetropia não for excessiva. Grandes quantidades de hipermetropia não corrigida podem causar esotropia (olhos vesgos), pois a acomodação e a convergência estão intimamente ligadas. A maioria das crianças pequenas tem refração hipermetrópica que diminui com a idade e não requer óculos.

ASTIGMATISMO

Quando a córnea ou o cristalino não são perfeitamente esféricos, uma imagem não será nitidamente focada em um plano. Esquematicamente, haverá dois planos de foco. Esse estado refrativo é descrito como *astigmatismo*. Grandes quantidades de astigmatismo podem causar ambliopia, e ela é tratada com óculos ou lentes de contato tóricas. O ceratocone é um distúrbio da córnea que resulta em afinamento progressivo da córnea e astigmatismo irregular que requer atenção especial. É mais comum em crianças com síndrome de Down, atopia e distúrbios do tecido conjuntivo.

▼ EXAME OFTALMOLÓGICO

O exame oftalmológico deve fazer parte de toda avaliação infantil. Uma história de má visão, desalinhamento dos olhos, falha na triagem da visão, mau posicionamento das pálpebras, reatividade ou forma anormal da pupila e um reflexo vermelho assimétrico/anormal requer encaminhamento a um oftalmologista. A detecção e o tratamento imediatos de condições oculares podem prevenir uma vida inteira de deficiência visual.

Do nascimento aos 3 anos de idade, o exame oftalmológico deve incluir uma história de problemas oculares, avaliação da visão, inspeção das pálpebras e olhos, exame da pupila, avaliação da motilidade ocular e verificação do reflexo vermelho. A triagem baseada em instrumentos pode ser tentada nessa idade.

O exame oftalmológico de crianças com mais de 3 anos deve incluir todos os testes mencionados anteriormente e o teste de acuidade visual com símbolos oftalmológicos, como HOTV, Snellen ou LEA. O teste de visão binocular, ou o uso de ambos os olhos ao mesmo tempo, pode ser realizado por vários testes de estereoacuidade. A triagem baseada em instrumentos pode identificar crianças com fatores de risco ambliogênicos e são particularmente úteis em crianças com barreiras de linguagem ou atrasos cognitivos. Consulte AAPOS.org para triagem de visão e recomendações de encaminhamentos.

HISTÓRIA

A avaliação começa com a queixa principal e história da doença atual. Os elementos da história ocular incluem o início da queixa, sua duração, lateralidade, tratamento prévio e sintomas sistêmicos associados. Se houver suspeita de uma doença infecciosa, pergunte sobre possível contato com outras pessoas com achados semelhantes. A história deve incluir doença ocular prévia, história perinatal e de desenvolvimento, história de alergia e história de distúrbios oculares familiares.

ACUIDADE VISUAL

O teste de acuidade visual (AV) é o teste mais importante da função visual e deve fazer parte de todas as verificações de crianças saudáveis. A acuidade deve ser testada em cada olho individualmente usando um tapa-olho adesivo para evitar espiadelas. Óculos devem ser usados durante o exame de visão.

No recém-nascido adormecido, a presença de uma resposta blefaroespastica à luz forte é uma resposta adequada. Com 6 semanas de idade, o contato olho no olho com movimentos lentos que acompanham o examinador geralmente está presente. Aos 3 meses de idade, o bebê deve demonstrar movimantos oculares de fixação e de acompanhamento para objetos a uma distância de 0,5 a 1 m. Aos 6 meses de idade, o interesse pelo movimento que ocorre na sala é a norma. A visão pode ser avaliada a fim de detectar a presença ou ausência de comportamento de fixação e acompanhamento, e para avaliar se a visão é estável (instável quando há nistagmo) e mantida quando o outro olho é descoberto.

As crianças que conseguem identificar ou combinar objetos em uma escala podem fornecer medições diretas de sua acuidade visual. Isso pode ser possível em crianças a partir dos 3 anos. A visão é testada primeiro com os dois olhos abertos em optotipos grandes para garantir que a criança entenda o teste. Em seguida, a visão deve ser testada monocularmente, de preferência com um tapa-olho (com fita ou tapa-olho oclusivo) para evitar espiadelas.

Os optotipos atualmente preferidos são os símbolos LEA e HOTV. Para aqueles que conseguem identificar letras, as escalas de Snellen ou Sloan são recomendados. A avaliação mais precisa é obtida ao usar escalas com linhas de optótipos ou optótipos únicos com barras de aglomeração ao seu redor. O uso de optótipos simples sem barras de aglomeração pode superestimar a acuidade visual. As barras de aglomeração ao redor de um optótipo tornam as letras individuais mais difíceis de identificar por um olho amblíope, aumentando assim a sensibilidade para detectar a ambliopia.

O teste de acuidade "limiar" é um método consagrado em que as crianças começam no topo de uma escala e leem cada linha até que possam identificar a menor linha discernível com cada olho testado separadamente. Este método ajuda a identificar o melhor nível de acuidade visual em cada olho e permite a detecção de leve diferença na acuidade entre cada olho. No entanto, a avaliação do limiar pode ser demorada e resultar em perda de atenção em crianças pequenas.

A triagem de "linha crítica" é uma alternativa eficaz para identificar crianças com problemas de visão potencialmente graves e pode ser administrada mais rapidamente. A "linha crítica" é a linha

Tabela 16-1 Avaliação de triagem de visão de "linha crítica"

Idade (meses)	Linha crítica de visão
36 a 47	20/50
48 a 59	20/40
≥ 60	20/30 ou 20/32 em algumas escalas

dependente da idade que se espera que uma criança seja capaz de ver. Esta linha crítica para passar no teste torna-se menor em tamanho à medida que a idade aumenta. A maioria dos diagramas oftalmológicos tem de quatro a seis optótipos por linha. Passar na triagem exige que a criança responda corretamente à maioria dos optótipos presentes na linha crítica apropriada para sua idade (**Tabela 16-1**).

As crianças com nistagmo (agitação dos olhos) requerem considerações especiais durante o teste de visão. Elas podem ter uma posição compensatória da cabeça (virar ou inclinar a cabeça) para atingir seu ponto nulo (onde a tremedeira é atenuada). Como a acuidade visual pode diminuir quando forçadas a olhar para a frente, essas crianças devem ser testadas em suas posições compensatórias da cabeça. Além disso, as crianças com nistagmo muitas vezes também têm "nistagmo latente", que resulta em tremores agravados quando um olho é coberto. Por esta razão, testar ambos os olhos simultaneamente sem oclusão fornece uma medição de acuidade visual melhor do que testar cada olho individualmente.

As modalidades de triagem baseadas em instrumentos, incluindo photoscreening e autorrefratores, são usadas por vários programas voluntários, escolas, creches e consultórios médicos. O photoscreening não rastreia diretamente para ambliopia, mas para fatores ambliogênicos que incluem estrabismo, opacidades nos meios transparentes, ptose palpebral e erros de refração. Os autorrefratores podem determinar se há um erro de refração significativo presente em um dos olhos ou se há uma diferença significativa entre os dois olhos. Alguns instrumentos também detectam estrabismo, opacidades dos meios refratores, anormalidades da pupila e ptose palpebral. Se os resultados da triagem sugerirem um fator ambliogênico, as crianças são encaminhadas a um oftalmologista para um exame oftalmológico completo. Existem problemas com a sensibilidade e especificidade dos instrumentos e acompanhamento deficiente para encaminhamentos a oftalmologistas. Se disponível, a triagem baseada em instrumentos pode ser iniciada a partir dos 12 meses de idade. Uma vez que as crianças possam ler, a acuidade baseada em optótipos deve complementar o teste baseado em instrumentos.

American Academy of Ophthalmology: Visual system assessment in infants, children, and young adults by pediatricians: policy statement—2016. January 1, 2016. https://www.aao.org/clinical-statement/visual-system-assessment-in-infants-children-young.

Donahue SP, Baker CN: Procedures for the evaluation of the visual system by pediatricians. Pediatrics 2016 Jan;137(1). doi: 10.1542/peds.2015-3597 [PMID: 26644488].

Pineles SL et al: Atropine for the prevention of myopia progression in children: a report by the American Academy of Ophthalmology. Ophthalmology 2017 Dec;124(12):1857–1866. doi: 10.1016/j.ophtha.2017.05.032 [PMID: 28669492].

FUNDAMENTOS DO DIAGNÓSTICO E CARACTERÍSTICAS TÍPICAS

▶ A avaliação do reflexo de luz da córnea (teste de Hirschberg) é realizada apontando uma lanterna para os olhos do paciente, observando os reflexos de cada córnea e estimando se as luzes parecem estar posicionadas simetricamente.

▶ O exame de ambas as pupilas ao mesmo tempo com um oftalmoscópio portátil é chamado de teste de Brückner.

TESTE DO REFLEXO VERMELHO

Um oftalmoscópio é usado para verificar o reflexo vermelho de ambos os olhos. O examinador deve usar o maior diâmetro de luz e ter o ajuste em zero. A sala deve ser escurecida para dilatação máxima da pupila. Ambas as pupilas são avaliadas com o oftalmoscópio à distância de um braço da criança, com a criança olhando diretamente para a luz. Se a criança estiver olhando para o lado, o reflexo pode ser assimétrico. Os reflexos vermelhos observados devem ser amarelo-alaranjado claro em olhos de pigmentação leve ou vermelho escuro em olhos castanhos de pigmentação escura. Uma diferença na qualidade dos reflexos vermelhos entre os dois olhos constitui um teste de Brückner positivo e requer encaminhamento a um oftalmologista. As declarações de política da American Academy of Pediatrics (AAP, Academia Americana de Pediatria), da American Association for Pediatric Ophthalmology and Strabismus (AAPOS, Associação Americana de Oftalmologia Pediátrica e Estrabismo) e da American Academy of Ophthalmology (AAO, Academia Americana de Oftalmologia) para testes de reflexo vermelho podem ser acessadas em https://www.aao.org/clinical-statement/procedures-evaluation-of-visual-system-by-pediatri.

EXAME EXTERNO

Uma lanterna fornece boa iluminação para inspeção do segmento anterior do globo e seus anexos. Uma lâmpada de fenda fornece iluminação e ampliação ideais para um exame ocular.

Em casos de suspeita de corpo estranho, puxar para baixo a pálpebra inferior fornece excelente visualização do fundo de saco inferior (conjuntiva palpebral). A visualização do fundo de saco superior e da conjuntiva bulbar superior é possível fazendo o paciente olhar para baixo, enquanto a pálpebra superior é levantada. A pálpebra superior deve ser evertida para avaliar a conjuntiva tarsal superior (**Figura 16-3**).

Quando indicado para avaliação posterior da córnea, uma pequena quantidade de solução de fluoresceína deve ser instilada no fundo de saco inferior. Uma lâmpada de Wood ou uma tampa de filtro azul colocada sobre uma lanterna iluminará os defeitos epiteliais como verde-amarelo. Padrões de coloração específicos da doença podem ser observados. Por exemplo, lesões de herpes simples do epitélio da córnea produzem um padrão dendrítico ou ramificado. Um corpo estranho alojado sob a pálpebra

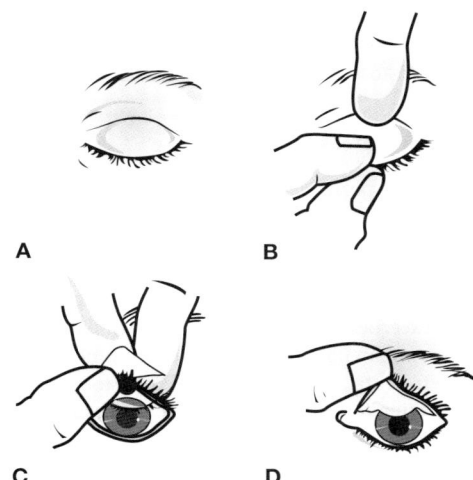

▲ **Figura 16-3** Eversão da pálpebra superior. **A:** O paciente olha para baixo. **B:** Os dedos puxam a pálpebra para baixo e um dedo indicador ou ponta de algodão é colocado na borda superior do tarso. **C:** A pálpebra é puxada para cima sobre o dedo. **D:** A pálpebra é evertida.

Tabela 16-2 Função e inervação de cada um dos músculos extraoculares

Músculo	Função	Inervação
Reto medial	Adutor	Oculomotor (III)
Reto lateral	Abdutor	Abducente (VI)
Reto inferior	Depressor, adutor, rotação externa	Oculomotor
Reto superior	Elevador, adutor, rotação interna	Oculomotor
Oblíquo inferior	Elevador, abdutor, rotação externa	Oculomotor
Oblíquo superior	Depressor, abdutor, rotação interna	Troclear (IV)

superior mostra uma ou mais linhas verticais de coloração na córnea devido ao movimento constante do corpo estranho sobre ela. O uso de lentes de contato produz um padrão de coloração central. Um padrão pontilhado fino e disperso pode ser um sinal de toxicidade medicamentosa. Erosões puntiformes do terço inferior da córnea podem ser observadas na blefarite estafilocócica ou na ceratite de exposição secundária ao fechamento incompleto da pálpebra.

PUPILAS

As pupilas devem ser avaliadas quanto à reação à luz, regularidade de forma e igualdade de tamanho, bem como quanto à presença de defeito pupilar aferente (DPA). Esse defeito, que ocorre na doença do nervo óptico, é avaliado pelo teste da lanterna oscilante (ver seção Doenças do nervo óptico). Pupilas irregulares estão associadas a irite, trauma, membranas pupilares e defeitos estruturais, como coloboma de íris (ver seção Coloboma de íris).

As pupilas variam em tamanho devido às condições de iluminação e idade. Em geral, os bebês têm pupilas mióticas (contraídas). As crianças têm pupilas maiores do que bebês ou adultos, enquanto os idosos têm pupilas mióticas.

A anisocoria, uma diferença de tamanho entre as duas pupilas, pode ser fisiológica se a diferença de tamanho for de 1 mm. A anisocoria pode ocorrer quando a pupila anormal é menor (síndrome de Horner) ou quando é maior (paralisia do terceiro nervo, pupila tônica de Adie, trauma, medicação). Anti-histamínicos sistêmicos e adesivos de escopolamina podem dilatar as pupilas e interferir na acomodação (focalização).

AVALIAÇÃO DE ALINHAMENTO E MOTILIDADE

O alinhamento e a motilidade devem ser testados porque a ambliopia está associada ao estrabismo. As rotações oculares devem ser avaliadas nas seis posições cardinais do olhar (**Tabela 16-2; Figura 16-4**). Um pequeno brinquedo é um alvo interessante para testar as rotações oculares em bebês; uma lanterna funciona bem em crianças mais velhas.

O alinhamento pode ser avaliado de várias maneiras. Para aumentar a precisão, esses métodos são a observação, o teste de reflexo de luz da córnea e o teste de cobertura. A observação inclui a emissão de uma opinião fundamentada sobre se os olhos estão alinhados corretamente. A avaliação do reflexo de luz da córnea (teste de Hirschberg) é realizada iluminando uma lanterna e verificando onde a luz reflete em cada córnea. Se o reflexo da luz for observado na região temporal em uma córnea ao mesmo tempo que na região do meio da outra córnea, suspeita-se de esotropia (olhos estrábicos) (**Figura 16-5**). O reflexo na região nasal em uma córnea sugere exotropia (desvio para fora). O pseudoestrabismo é o aparecimento de olhos estrábicos devido à ponte nasal larga e/ou

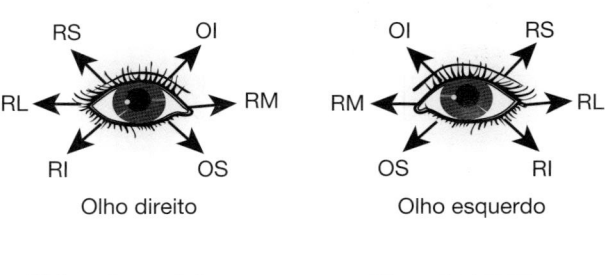

RM = reto medial   RL = reto lateral
RS = reto superior RI = reto inferior
OS = oblíquo superior OI = oblíquo inferior

▲ **Figura 16-4** Posições cardinais do olhar e músculos testados principalmente nesses campos do olhar. As setas indicam a posição em que cada músculo é testado.

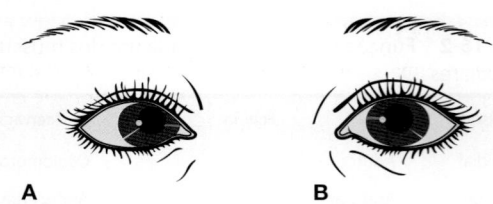

▲ **Figura 16-5** **A:** Deslocamento temporal da reflexão da luz mostrando esotropia (desvio para dentro) do olho direito. **B:** O deslocamento nasal do reflexo mostraria exotropia (desvio para fora) do olho esquerdo.

dobras cutâneas epicânticas proeminentes que cobrem a porção medial da esclera. Apesar da falsa impressão de esotropia, eles terão reflexos de luz corneanos simétricos.

Outra forma de avaliar o alinhamento é com o teste de cobertura. À medida que a criança presta atenção ao alvo, cada olho é coberto alternadamente. Uma mudança no alinhamento de um olho ao assumir a fixação no alvo é uma possível indicação de estrabismo **(Figura 16-6)**. Um olho desviado que é cego ou tem uma visão muito ruim não se fixará em um alvo. Consequentemente, podem ocorrer falsos resultados o que pode acontecer nos casos de desinteresse por parte do paciente, estrabismo de pequeno ângulo e inexperiência na aplicação de testes de cobertura.

O estrabismo intermitente é um achado normal na infância. No entanto, se persistir além dos 4 meses de idade, é necessário o encaminhamento ao oftalmologista.

EXAME OFTALMOSCÓPICO

Um oftalmoscópio portátil permite a visualização do fundo do olho. À medida que a pupila do paciente se torna mais contraída, a visualização do fundo torna-se mais difícil. Embora a dilatação pupilar possa precipitar uma crise de glaucoma de ângulo fechado no adulto predisposto, as crianças são muito raramente predispostas a isso. As exceções incluem aqueles com lente deslocada, cirurgia anterior ou um olho previamente comprometido por uma membrana retrolental, como em ROP. Portanto, se uma visão adequada da retina for impedida devido a pupilas mióticas, uso de um agente dilatador (por exemplo, uma gota em cada olho de 2,5% de fenilefrina ou 0,5% ou 1% de tropicamida) pode fornecer midríase (dilatação) adequada. Em lactentes menores de 1 ano, uma gota de uma combinação de 1% de fenilefrina com 0,2% de ciclopentolato (Ciclomidril) é mais segura. Estruturas a serem observadas durante oftalmoscopia incluem o disco óptico, vasos sanguíneos, o reflexo macular e retina, bem como a transparência dos meios vítreos. Aumentando a quantidade de lente convexa no instrumento, o ponto de foco se move anteriormente da retina para o cristalino e finalmente para a córnea.

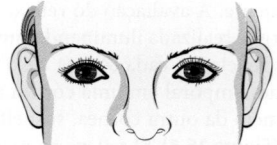

Olhos retos (mantidos na posição por fusão).

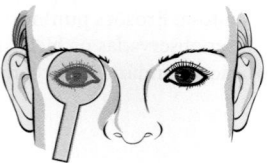

Posição do olho coberto em ortoforia (posição sem fusão). O olho direito coberto não se moveu.

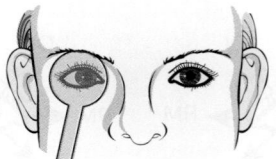

Posição do olho coberto em esoforia (posição sem fusão). Sob a cobertura, o olho direito se desviou para dentro. Após a remoção do oclusor, o olho direito retomará imediatamente sua posição alinhada.

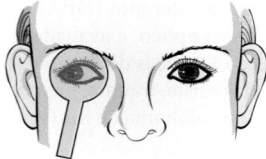

Posição do olho coberto em exoforia (posição livre de fusão). Sob a cobertura, o olho direito se desviou para fora. Após a remoção do oclusor, o olho direito retomará imediatamente sua posição alinhada.

▲ **Figura 16-6** Teste de cobertura. O paciente é instruído a olhar para um alvo no nível dos olhos a 6 metros de distância. Observe que na presença de estrabismo constante (ou seja, uma tropia em vez de uma foria), o desvio permanecerá quando a cobertura for removida. (Reproduzida com permissão de Riordan-Eva P, Cunningham ET: *Vaughan & Asbury's General Ophthalmology*, 18th ed. New York, NY: McGraw Hill; 2011.)

TRAUMA OCULAR

FUNDAMENTOS DO DIAGNÓSTICO E CARACTERÍSTICAS TÍPICAS

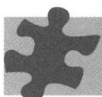

- Uma história cuidadosa dos eventos que levaram à lesão ocular é fundamental no diagnóstico e tratamento do trauma ocular.
- Se a extensão da lesão ocular for difícil de determinar ou se for uma ameaça à visão, é melhor cobrir o olho com uma proteção e consultar o oftalmologista com urgência.

PREVENÇÃO DE LESÕES OCULARES

As espingardas de ar comprimido, bolas de paintball, cordas elásticas e fogos de artifício são responsáveis por muitas lesões oculares graves em crianças. Lesões de golfe, beisebol/softball e lacrosse são comuns e podem ser muito graves. Óculos de de proteção ou esportivos ou óculos de grau devem ser usados em laboratórios e aulas de artes industriais, ao operar ferramentas elétricas, martelos, pregos e ao participar de esportes organizados. O indivíduo com um olho só deve ser especificamente aconselhado a sempre usar óculos de policarbonato em todos os momentos e óculos de proteção para todos os esportes. Atividades de alto risco, como boxe e artes marciais, devem ser evitadas por crianças com um olho só.

ABRASÃO DA CÓRNEA

FUNDAMENTOS DO DIAGNÓSTICO E CARACTERÍSTICAS TÍPICAS

- A córnea é uma das partes mais sensíveis do corpo. A abrasão da córnea pode causar dor ocular intensa, lacrimejamento e blefarospasmo.
- A abrasão da córnea é mais comumente associada a trauma.

▶ Patogênese

As crianças muitas vezes sofrem abrasões da córnea acidentalmente enquanto brincam com irmãos ou animais de estimação e participam de esportes. Os usuários de lentes de contato podem desenvolver escoriações devido a lentes mal ajustadas, uso durante a noite e uso de lentes rasgadas ou danificadas.

▶ Prevenção

O cuidado adequado das lentes de contato e a supervisão dos pais podem prevenir atividades que podem levar a uma abrasão da córnea.

▶ Achados clínicos

O sintoma de uma abrasão da córnea é dor ocular súbita e intensa, geralmente após um evento desencadeante. A diminuição da visão secundária à dor e o lacrimejamento são queixas comuns. Edema palpebral, lacrimejamento, injeção da conjuntiva e pouca cooperação com o exame ocular devido à dor são sinais comuns de abrasão da córnea. A dor melhora com a instilação de colírios anestésicos oftálmicos e pode auxiliar no exame. O corante de fluoresceína vai marcar a abrasão na cor amarelo-esverdeado brilhante quando iluminada com lâmpada de Wood. As pálpebras superiores e inferiores devem ser evertidas para avaliar a presença de corpos estranhos.

▶ Diagnóstico diferencial

Corpos estranhos oculares ou anexiais, úlcera de córnea e laceração.

▶ Complicações

Possível perda de visão por infecção e cicatrização da córnea.

▶ Tratamento

O anestésico tópico nunca deve ser prescrito para uso domiciliar a pacientes, pois pode levar à perfuração da córnea e/ou infecção. Pomadas oftálmicas, como a pomada de eritromicina, lubrificam a superfície da córnea e também ajudam a prevenir infecções. Tapar o olho afetado quando há uma grande abrasão pode proporcionar conforto, mas não é recomendado para abrasões da córnea causadas pelo uso de lentes de contato ou outras fontes potencialmente contaminadas. O acompanhamento frequente é necessário até que a cura esteja completa.

▶ Prognóstico

É excelente se não ocorrer infecção da córnea e formação de cicatrizes.

CORPOS ESTRANHOS OCULARES

FUNDAMENTOS DO DIAGNÓSTICO E CARACTERÍSTICAS TÍPICAS

- A abrasão vertical da córnea pode ser um sinal de corpo estranho sob a pálpebra, portanto a eversão palpebral deve ser realizada.

▶ Prevenção

Os óculos de proteção ou óculos de grau podem ajudar a prevenir lesões oculares e devem ser encorajados ao participar de esportes e atividades com risco de lesões oculares.

Achados clínicos

Os corpos estranhos na superfície do globo ocular e na conjuntiva palpebral geralmente causam desconforto, lacrimejamento e olho vermelho. Dor ao piscar sugere que o corpo estranho pode estar preso sob a pálpebra ou na superfície da córnea.

Pode ser necessária a ampliação com uma lâmpada de fenda para inspeção. Corpos estranhos alojados na conjuntiva palpebral superior são melhor visualizados invertendo a pálpebra sobre si mesma e removendo o corpo estranho com uma haste flexível de algodão.

Diagnóstico diferencial

Abrasão da córnea, úlcera da córnea e ruptura/laceração do globo.

Complicações

Dor, infecção e possível perda de visão devido a cicatrizes.

Tratamento

Quando corpos estranhos são observados na conjuntiva bulbar ou na córnea (**Figura 16-7**), pode-se tentar a remoção do corpo estranho com irrigação ou com uma haste flexível de algodão após a instilação de um anestésico tópico. O encaminhamento a um oftalmologista pode ser necessário se as medidas mencionadas acima não removerem o corpo estranho ou se houver um anel de ferrugem da córnea secundário a um corpo estranho metálico. Os pacientes devem ser advertidos de que a sensação de corpo estranho pode persistir por 1 a 2 dias mesmo após a remoção devido ao defeito epitelial. Uma pomada antibiótica oftálmica é normalmente prescrita por vários dias após a remoção do corpo estranho.

Prognóstico

Geralmente excelente com tratamento imediato.

CORPOS ESTRANHOS INTRAOCULARES E LESÕES OCULARES PERFURANTES

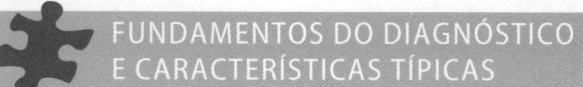

FUNDAMENTOS DO DIAGNÓSTICO E CARACTERÍSTICAS TÍPICAS

▶ Sinais de lesões oculares perfurantes incluem pupila de formato irregular, câmara anterior rasa, hifema (sangue na câmara anterior) ou tecido escuro aparecendo através da esclera branca (**Figura 16-8**).

Patogênese

Os corpos estranhos intraoculares e as lesões penetrantes/laceração da córnea/esclera (roturas de globos) são mais frequentemente causados por proximidade a projéteis de alta velocidade, como

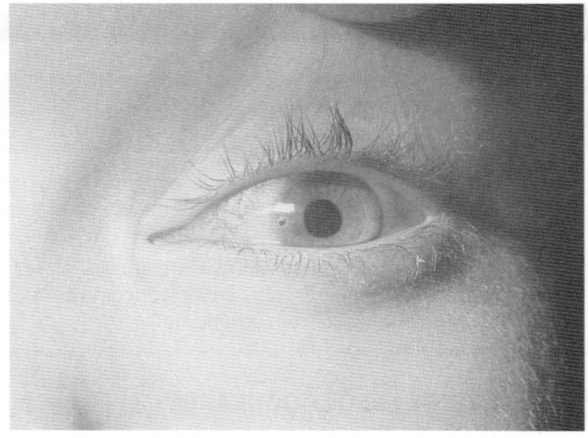
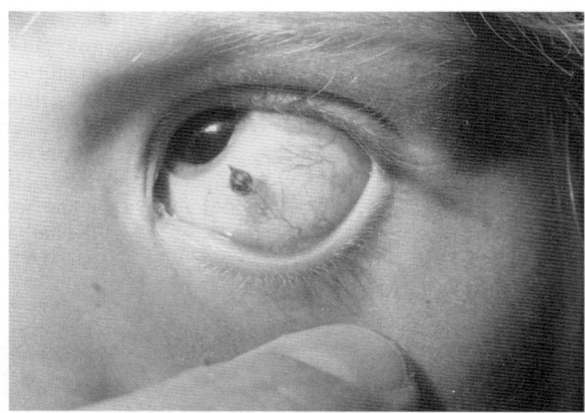

▲ **Figura 16-7 A:** Corpo estranho da córnea na borda nasal. **B:** Corpo estranho subconjuntival de grafite.

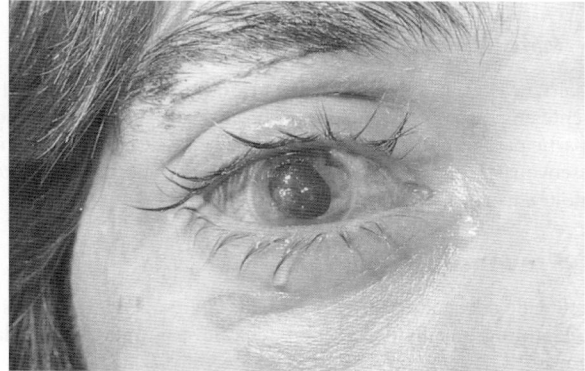

▲ **Figura 16-8** Laceração da córnea com pupila irregular e perda vítrea.

vidro de para-brisa quebrado durante um acidente de veículo motorizado, trituração de metal sem o uso de óculos de proteção de segurança, ferimento por arma de fogo e lesões relacionadas ao esporte.

▶ Prevenção

Uso de óculos de proteção ao realizar atividades que possam ser um risco para lesão ocular.

▶ Achados clínicos

A dor ocular súbita com perda de visão ocorre após um evento desencadeante. O diagnóstico pode ser difícil se não houver sinais óbvios de ruptura do globo, conforme mencionado acima.

A tomografia computadorizada (TC) é útil na avaliação do trauma ocular, incluindo lesões ósseas e corpos estranhos intraoculares. Materiais não radiopacos, como vidro, não serão vistos na imagem. Deve-se evitar ressonância magnética (RM) se houver suspeita de corpo estranho magnético. Não se deve realizar ultrassonografia de varredura na suspeita de lesão do globo.

▶ Diagnóstico diferencial

Abrasão da córnea e corpo estranho superficial no olho ou pálpebras.

▶ Complicações

Catarata traumática, descolamento de retina, infecção intraocular, perda de visão ou olho.

▶ Tratamento

Em casos de suspeita de corpo estranho intraocular ou perfuração do globo ocular, pode ser melhor manter a criança em repouso, proteger cuidadosamente o olho com uma proteção de metal ou copo de papel cortado e reduzir ao mínimo a extensão do exame para evitar expulsão do conteúdo intraocular. Nesse cenário, a criança não deve receber nada por via oral, caso seja necessário um exame oftalmológico sob anestesia ou reparo cirúrgico. É necessária consulta urgente com o oftalmologista.

▶ Prognóstico

O prognóstico depende da extensão do trauma.

TRAUMA CONTUSO ORBITÁRIO

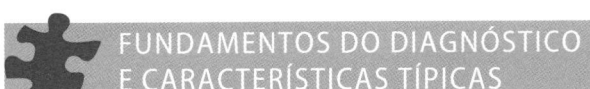
FUNDAMENTOS DO DIAGNÓSTICO E CARACTERÍSTICAS TÍPICAS

▶ Na "fratura por explosão de olhos brancos", a lesão no olho e nas pálpebras podem parecer mínima, exceto pela restrição dos movimentos oculares, especialmente ao olhar para cima. Requer cirurgia de emergência.

▶ Na síndrome do compartimento orbital, as pálpebras ficarão muito apertadas para abrir com os dedos ou instrumentos devido à pressão de dentro da órbita associada à hemorragia retrobulbar.

▶ Patogênese

O trauma contuso na órbita pode levar a fraturas orbitais. A hemorragia retrobulbar (sangramento atrás do globo dentro da órbita) pode levar à síndrome do compartimento orbital, que pode levar à perda permanente da visão.

▶ Prevenção

Os óculos de proteção durante atividades atléticas e supervisão adequada das crianças em casa e na escola.

▶ Achados clínicos

O assoalho orbital é um local comum para uma fratura (chamada de *fratura por explosão*). Os pacientes podem ter visão dupla, dor com os movimentos oculares e restrição dos movimentos extraoculares. A *fratura por explosão de olhos brancos* é uma fratura em galho verde com aprisionamento de conteúdo orbital dentro da fratura. É chamada de "olhos brancos" porque a única anormalidade no exame pode ser movimentos oculares restritos, especialmente para cima. O aprisionamento do conteúdo orbitário frequentemente estimula o reflexo oculocardíaco, resultando em bradicardia e êmese. A TC é útil para diagnosticar a extensão das lesões. É necessária consulta com um oftalmologista para determinar o espectro completo das lesões.

A síndrome do *compartimento orbital* também é uma emergência que requer tratamento imediato. Os pacientes apresentam edema palpebral grave e proptose. O aperto da pálpebra é devido à pressão de dentro da órbita que empurra o olho para fora. A neuroimagem mostrará hemorragia retrobulbar e proptose. Isso é distinto do edema palpebral grave que pode ser visto em fraturas orbitárias, especialmente com fratura do teto orbital. Embora a síndrome do compartimento orbital ainda possa ocorrer, as fraturas orbitais podem descomprimir o acúmulo de pressão dentro da órbita.

▶ Tratamento

A síndrome do compartimento orbital requer cantotomia palpebral lateral emergente e cantólise para descomprimir a órbita. O tratamento não deve ser adiado para obter imagens das órbitas. O tratamento imediato pode prevenir a perda permanente da visão.

Os pacientes com sinais clínicos de aprisionamento muscular requerem reparo cirúrgico urgente para evitar lesão isquêmica permanente ao músculo extraocular envolvido. As fraturas grandes podem necessitar de reparo não urgente para evitar enoftalmia (aparência rebaixada da órbita). Os pacientes com qualquer fratura orbitária devem ser alertados para não assoar o nariz, pois isso pode causar enfisema orbitário e agravamento da proptose.

O uso de compressas frias ou bolsas de gelo por breves períodos nas primeiras 24 horas após a lesão podem ajudar a reduzir a hemorragia e o edema.

Prognóstico

O prognóstico depende da gravidade do trauma contuso, das lesões oculares associadas e da extensão das fraturas da órbita.

LACERAÇÕES

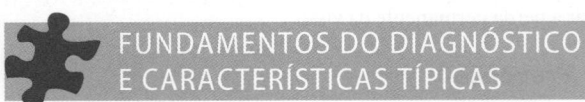

FUNDAMENTOS DO DIAGNÓSTICO E CARACTERÍSTICAS TÍPICAS

▶ Lacerações do terço nasal da pálpebra apresentam risco de lesão do sistema lacrimal.

Patogênese

As lacerações das pálpebras e do sistema lacrimal geralmente resultam de mordidas de cães, acidentes de carro, quedas e brigas.

Prevenção

Supervisão de crianças em casa e na escola.

Achados clínicos

As lacerações da pálpebra podem ser de espessura parcial ou total em profundidade. Corpos estranhos, como vidro ou cascalho, podem estar presentes dependendo do mecanismo da lesão.

Diagnóstico diferencial

A lesão do globo também pode estar associada a lacerações palpebrais.

Complicações

O reparo cirúrgico inadequado de lacerações da margem palpebral pode resultar em mau posicionamento palpebral, o que causa irritação crônica da superfície ocular e possível formação de cicatrizes da córnea.

Tratamento

As lacerações superficiais distantes das margens palpebrais podem ser reparadas por não oftalmologistas. As lacerações envolvendo a margem palpebral ou canalículo (**Figura 16-9**) e aquelas associadas com perda significativa de tecido são melhor reparadas por um oftalmologista e podem requerer intubação do sistema nasolacrimal com tubos de silicone.

Prognóstico

O prognóstico depende da gravidade da lesão, perda tecidual e adequação do reparo cirúrgico.

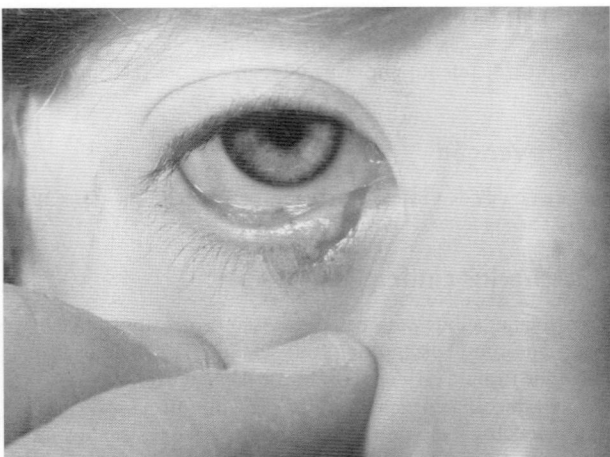

▲ **Figura 16-9** Laceração envolvendo pálpebra inferior direita e canalículo.

QUEIMADURAS

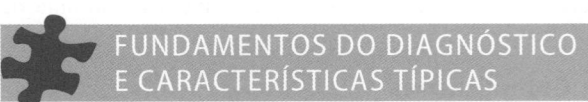

FUNDAMENTOS DO DIAGNÓSTICO E CARACTERÍSTICAS TÍPICAS

▶ Para todas as queimaduras químicas, o pH deve ser verificado e os olhos irrigados até que o pH esteja próximo de 7.
▶ Em queimaduras graves, o olho pode não parecer vermelho devido à isquemia perilimbal.
▶ Os álcalis tendem a penetrar mais profundamente do que os ácidos no tecido ocular e geralmente causam lesões graves.

Patogênese

As queimaduras da conjuntiva e da córnea podem ser térmicas, por radiação ou químicas. As queimaduras químicas com agentes ácidos e alcalinos fortes podem causar cegueira e constituem uma verdadeira emergência ocular. Os exemplos são queimaduras causadas por respingos de material de limpeza, limpador de ralo derramado e alvejante. A energia radiante causa ceratite ultravioleta. Exemplos típicos são queimaduras de soldador e queimaduras associadas a esquiar sem óculos sob luz solar intensa. Além do trauma térmico e contuso, podem ocorrer lesões oculares químicas pelo acionamento do *airbag*, como resultado de queimadura alcalina devido aos componentes químicos da reação de inflação.

Prevenção

Uso de óculos de proteção para atividades que representem um risco potencial de exposição a produtos químicos perigosos, energia radiante ou quando condições explosivas são possíveis.

Achados clínicos

As queimaduras térmicas superficiais causam dor, lacrimejamento e injeção. Os defeitos epiteliais da córnea podem ser diagnosticados usando corante de fluoresceína, que é capaz de marcar áreas da córnea de verde fluorescente brilhante onde o epitélio está ausente. A conjuntiva pode estar com aspecto difusamente injetado. Em queimaduras graves, há uma falta relativa de hiperemia ao redor da córnea, indicativa de isquemia perilímbica. Os cílios podem ser chamuscados devido a queimaduras térmicas. O padrão do corante de fluoresceína mostrará uma aparência uniformemente pontilhada do epitélio da córnea na ceratite ultravioleta. É importante verificar o pH após qualquer suspeita de lesão por queimadura química, incluindo o acionamento do *airbag*.

Diagnóstico diferencial

Abrasão da córnea, corpo estranho e irite traumática.

Complicações

Uma lesão significativa da córnea, especialmente se associada a uma queimadura alcalina, pode causar cicatrizes e perda da visão. A cicatrização da pálpebra pode resultar em exposição crônica, olho seco e entrópio ou ectrópio.

Tratamento

O tratamento imediato consiste em irrigação abundante e remoção de precipitados o mais rápido possível após a lesão. A irrigação deve ser continuada até que o pH esteja próximo de 7. A estabilização inicial da lesão é iniciada com o uso de antibióticos tópicos. Um agente cicloplégico, como ciclopentolato 1%, pode ser adicionado para reduzir o espasmo ciliar que contribui para a dor. Também podem ser necessários esteroides tópicos, mas devem ser orientados por um oftalmologista. A ceratite ultravioleta pode ser extremamente dolorosa e os pacientes frequentemente precisam de opioides para controle da dor. Os pacientes devem ser encaminhados a um oftalmologista após terem recebido primeiros socorros imediatos.

Prognóstico

O prognóstico depende da gravidade da lesão.

HIFEMA

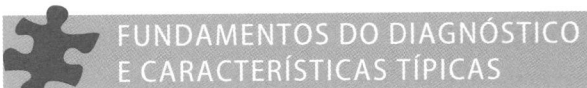

FUNDAMENTOS DO DIAGNÓSTICO E CARACTERÍSTICAS TÍPICAS

▶ O exame com lâmpada de fenda ou exame com lanterna pode revelar uma camada de sangue dentro da câmara anterior.
▶ Um hifema pode ser microscópico ou preencher toda a câmara anterior (**Figura 16-10**).

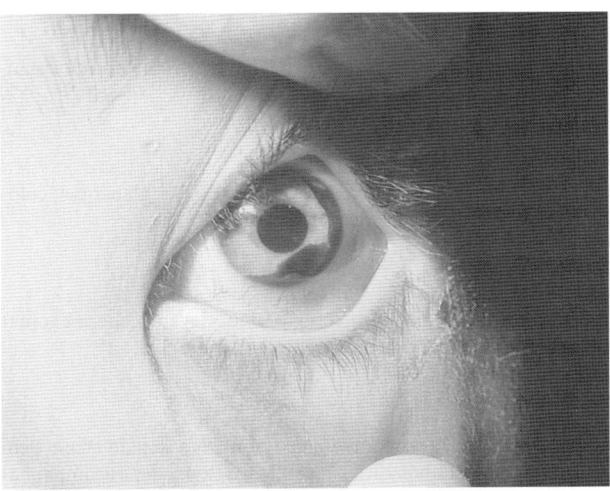

▲ **Figura 16-10** Hifema preenchendo aproximadamente 20% da câmara anterior.

Patogênese

O trauma contuso no globo pode causar hifema, um sangramento dentro da câmara anterior devido a um vaso rompido da íris ou no ângulo da câmara anterior.

Prevenção

O uso de óculos de proteção e supervisão adequada em casa e na escola.

Achados clínicos

O trauma contuso grave o suficiente para causar um hifema pode estar associado a lesão ocular adicional, incluindo subluxação do cristalino, catarata, edema ou descolamento da retina e globo rompido. É importante observar a altura e a cor do hifema. A maioria se apresentará em camada inferior, a menos que o paciente esteja deitado por muito tempo, caso em que estará disperso e terá uma aparência turva. Às vezes, pode ser visto como um coágulo sobre a íris. O hifema total (100%) pode ser de cor preta ou vermelha. Um hifema total preto é referido como "hifema de bola oito". A cor preta é sugestiva de circulação aquosa prejudicada e diminuição da concentração de oxigênio. Essa distinção é importante porque um hifema de bola oito tem maior probabilidade de causar bloqueio pupilar e fechamento secundário do ângulo. Em pacientes com anemia ou traço falciforme, até mesmo uma pequena quantidade de hifema pode levar a pressão intraocular significativamente elevada, que pode resultar em perda permanente da visão. Portanto, todos os afro-americanos devem ter seu status falciforme determinado se for observado hifema. Esses pacientes requerem vigilância extra no diagnóstico e tratamento do hifema.

Diagnóstico diferencial

As causas não traumáticas de hifema incluem xantogranuloma juvenil e discrasias sanguíneas.

Complicações

Podem ocorrer aumento da pressão intraocular, glaucoma, coloração permanente da córnea e perda da visão.

Tratamento

Deve-se colocar um oclusor sobre o olho, elevar a cabeça e tomar providências para encaminhamento oftalmológico.

Prognóstico

A maioria das crianças com hifema traumático isolado evolui bem com tratamento ambulatorial, restrição de atividades e acompanhamento rigoroso com um oftalmologista. O prognóstico é pior se a pressão intraocular estiver elevada, se o paciente tiver doença falciforme ou se outras lesões oculares associadas estiverem presentes.

TRAUMATISMO CRANIANO POR ABUSO E TRAUMA NÃO ACIDENTAL

FUNDAMENTOS DO DIAGNÓSTICO E CARACTERÍSTICAS TÍPICAS

- O traumatismo craniano por abuso (TCA), anteriormente conhecido como síndrome do bebê sacudido, é uma forma de trauma não acidental caracterizada por uma constelação de achados de exames, incluindo lesão intracraniana, hemorragias retinianas e fraturas de ossos longos ou costelas.
- A história que leva ao diagnóstico de traumatismo craniano abusivo geralmente é vaga e pouco correlacionada com a extensão da lesão.

Patogênese

O TCA inclui agitação como mecanismo de lesão, agitação com impacto ou apenas impacto. A teoria mais amplamente aceita é que as hemorragias retinianas ocorrem devido à tração vitreorretiniana das forças de aceleração-desaceleração de agitação isolada ou combinada com impacto.

Achados clínicos

As vítimas podem apresentar irritabilidade, alteração do estado mental ou convulsões inexplicáveis. As hemorragias intrarretinianas podem estar presentes em aproximadamente 75% das crianças com traumatismo craniano por abuso.

É necessária consulta oftalmológica com exame de retina para documentar as hemorragias intrarretinianas, preferencialmente nas primeiras 24 horas e idealmente dentro de 72 horas após a apresentação aguda. Se a dilatação pupilar não for possível devido a exames neurológicos, um olho pode ser dilatado de cada vez. Realizar o exame no momento certo é importante, pois as hemorragias intrarretinianas podem se resolver rapidamente em alguns dias, enquanto as hemorragias pré-retinianas/sub-retinianas/vítreas podem levar tempo. As hemorragias podem ser unilaterais ou bilaterais, confinadas ao polo posterior ou envolvendo a periferia. Classicamente, elas são multicamadas (intrarretinianas, pré-retinianas e sub-retinianas), numerosas demais para serem contadas, e difusas. A retinosquise macular traumática (divisão das camadas retinianas) e as dobras são muito específicas para o TCA, embora tenham sido relatadas em lesões graves por esmagamento da cabeça e traumas acidentais fatais. Se um coágulo de sangue estiver sobre a mácula, pode ocorrer ambliopia de privação, o que pode exigir cirurgia intraocular por um especialista em retina. Outros achados oculares associados ao TCA incluem equimose palpebral, hemorragia subconjuntival, hifema e edema do nervo óptico.

Diagnóstico diferencial

O diagnóstico diferencial de hemorragias retinianas inclui trauma de nascimento (em < 6 semanas de idade), sepse, discrasia sanguínea e lesões graves por esmagamento ou trauma de alta velocidade. O TCA associado ao trauma do parto é mais comumente observado após parto vaginal assistido a vácuo (> 70%) e menos provável após cesariana eletiva (< 20%). É crucial um esforço conjunto entre médico assistente primário, neurocirurgiões, ortopedistas, oftalmologistas, assistentes sociais e peritos forenses para determinar a verdadeira causa dos ferimentos de um paciente.

Complicações

As hemorragias persistentes envolvendo a mácula podem levar à ambliopia. Os dados longitudinais mostram que a visão pode ser anormal em mais de 40% das crianças após TCA. A visão deficiente também pode resultar de deficiência visual cortical em pacientes com lesões neurológicas graves. Crianças com história de TCA têm maior risco de estrabismo, necessidade de cirurgias de estrabismo e erros refrativos significativos.

Tratamento

É necessário manejo de quaisquer lesões sistêmicas. A observação por um oftalmologista para resolução da hemorragia retiniana é o tratamento usual. As hemorragias vítreas ou grandes hemorragias pré-retinianas que não se resolvem em várias semanas podem necessitar de tratamento cirúrgico por um especialista em retina.

Prognóstico

O prognóstico depende da gravidade das lesões oculares e cerebrais.

> Christian CW, Levin AV; Council on Child Abuse and Neglect; section on ophthalmology; AACO; AAPOS; AAO: The eye examination in the evaluation of child abuse. Pediatrics 2018 Aug;142(2):e20181411. doi: 10.1542/peds.2018-1411 [PMID: 30037976].

Weldy E, Shimoda A, Patnaik J, Jung J, Singh J: Long-term visual outcomes following abusive head trauma with retinal hemorrhage. J AAPOS 2019 Dec;23(6):329.e4. doi: 10.1016/j.jaapos.2019.08.276. Epub 2019 Oct 23 [PMID: 3165514].

DISTÚRBIOS DAS ESTRUTURAS OCULARES

DOENÇAS DAS PÁLPEBRAS

As pálpebras podem ser afetadas por várias condições dermatológicas, infecciosas ou inflamatórias.

Blefarite/Blefaroceratoconjuntivite

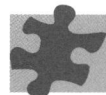

FUNDAMENTOS DO DIAGNÓSTICO E CARACTERÍSTICAS TÍPICAS

▶ A blefaroceratoconjuntivite é um distúrbio inflamatório crônico da pálpebra e da superfície ocular que pode ameaçar a visão.
▶ Pacientes com blefaroceratoconjuntivite geralmente apresentam "olho rosa" crônico e recorrente e calázio frequente, causando atraso no diagnóstico e no tratamento adequado.

Patogênese

A blefarite é causada por inflamação da margem palpebral, obstrução da glândula meibomiana e desequilíbrio do filme lacrimal. O termo blefaroceratoconjuntivite é usado quando a conjuntiva e a córnea são afetadas além das pálpebras. As glândulas meibomianas, localizadas nas pálpebras, secretam a camada lipídica do filme lacrimal. A flora bacteriana nas margens palpebrais secreta enzimas que podem desestabilizar ainda mais o filme lacrimal. Números mais elevados de *Staphylococcus aureus* e *Staphylococcus epidermis* foram cultivados em pacientes com blefaroceratoconjuntivite. Os casos refratários de blefaroceratoconjuntivite podem ser causados por rosácea ocular ou infestação por *Demodex* (ácaros).

Prevenção

A higiene das pálpebras é essencial para prevenir ou controlar a blefarite. A esfoliação com xampu para bebês ajuda a diminuir a carga bacteriana nas margens das pálpebras e nos cílios. Compressas quentes ajudam a soltar as secreções das glândulas meibomianas.

Achados clínicos

Os pacientes geralmente apresentam a queixa de vermelhidão, lacrimejamento, fotofobia e sensação de corpo estranho. Eles podem ter diminuição da visão. O diagnóstico é clínico com achados de exame da margem palpebral (espessamento, telangiectasia, terçol, crostas, colaretes), espessamento da glândula meibomiana, conjuntivite folicular e alterações da córnea (ceratite pontilhada, opacidades da córnea, pannus periférico e vascularização, ulceração, adelgaçamento e cicatrizes). Os achados costumam ser bilaterais, mas podem ser assimétricos. A cicatrização da córnea, se presente, é geralmente periférica e inferior, mas pode ser difusa e central em casos graves. A perda de visão pode ser causada por cicatrizes na córnea e também por astigmatismo induzido, levando à ambliopia.

Diagnóstico diferencial

Conjuntivite alérgica ou viral. A ceratite herpética é o erro de diagnóstico mais frequente. Ao contrário da blefaroceratoconjuntivite, a ceratite herpética será unilateral com sensibilidade da córnea diminuída.

Complicações

Cicatrizes permanentes da córnea e da margem palpebral em casos graves e ambliopia com perda de visão.

Tratamento

Deve-se enfatizar que a blefaroceratoconjuntivite é uma condição crônica com exacerbações e remissões. O tratamento visa abrir as glândulas meibomianas obstruídas para limpá-las do excesso de bactérias e secreções oleosas. Compressas quentes nas pálpebras com compressas térmicas para micro-ondas e máscaras para os olhos são essenciais para derreter os detritos glandulares, seguidas de massagem nas pálpebras para liberar o fluido das glândulas. As pálpebras também devem ser esfregadas com xampu de bebê diariamente. Quando houver suspeita de *Demodex*, um xampu de óleo de melaleuca pode ser útil. Podem ser usados antibióticos tópicos e orais para diminuir a carga bacteriana. Estes incluem pomada de eritromicina, gotas de azitromicina e azitromicina oral. Podem ser necessários esteroides tópicos para tratar a inflamação e é necessário acompanhamento próximo com um oftalmologista.

Prognóstico

Geralmente bom com diagnóstico e tratamento precoces.

O'Gallagher M, Banteka M, Bunce C, Larkin F, Tuft S, Dahlmann-Noor A: Systemic treatment for blepharokeratoconjunctivitis in children. Cochrane Database Syst Rev 2016 May;30(5):CD011750. doi: 10.1002/14651858.CD011750.pub2 [PMID: 27236587].
O'Gallagher M, Bunce C, Hingorani M, Larkin F, Tuft S, Dahlmann-Noor A: Topical treatments for blepharokeratoconjunctivitis in children. Cochrane Database Syst Rev 2017 Feb 7;2:CD011965. doi: 10.1002/14651858.CD011965.pub2 [PMID: 28170093].
Rousta ST: Pediatric blepharokeratoconjunctivitis: is there a 'right' treatment? Curr Opin Ophthalmol 2017 Sep;28(5):449–453. doi: 10.1097/ICU.0000000000000399 [PMID: 28696955].

Calázio

FUNDAMENTOS DO DIAGNÓSTICO E CARACTERÍSTICAS TÍPICAS

- Um calázio é um nódulo palpebral asséptico e indolor.
- Os pacientes relatam um nódulo que aumenta lentamente com variabilidade no tamanho de um dia para o outro.

Patogênese

É causado por obstrução das glândulas meibomianas palpebrais com consequente inflamação, fibrose e formação de lipogranulomas.

Prevenção

Consulte a seção Blefarite/Blefaroqueratoconjuntivite.

Achados clínicos

Um nódulo palpebral de tamanho variável e eritema localizado da conjuntiva palpebral correspondente que pode estar associado a um lipogranuloma amarelo (**Figura 16-11**). É uma lesão não sensível e indolor.

Diagnóstico diferencial

As apresentações clínicas de calázio agudo e hordéolo interno podem ser difíceis de distinguir, mas o tratamento é o mesmo.

Tratamento

Consulte a seção Blefarite. Como os calázios são inflamatórios e não infecciosos, os antibióticos não são necessários. Se forem necessárias incisão e curetagem porque a lesão demora a cicatrizar, a criança geralmente precisará de anestesia geral.

Prognóstico

Geralmente é bom.

> Wu AY, Gervasio KA, Gergoudis KN, Wei C, Oestreicher JH, Harvey JT: Conservative therapy for chalazia: is it really effective? Acta Ophthalmol 2018 Jun;96(4):e503–e509. doi: 10.1111/aos.13675. Epub 2018 Jan 16 [PMID: 29338124].

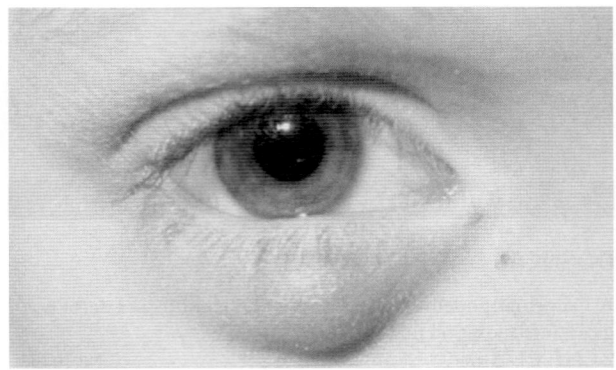

A

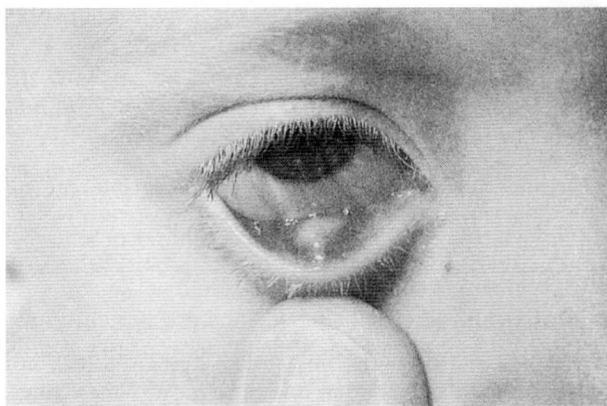

B

▲ **Figura 16-11** Calázio. **A:** Pálpebra inferior direita, visão externa. **B:** Superfície conjuntival da pálpebra inferior direita.

Hordéolo

FUNDAMENTOS DO DIAGNÓSTICO E CARACTERÍSTICAS TÍPICAS

- O hordéolo é uma protuberância vermelha e dolorosa na pálpebra causada por uma infecção bacteriana aguda do folículo piloso dos cílios ou das glândulas meibomianas.
- É uma condição autolimitada que dura de 1 a 2 semanas.

Patogênese

O hordéolo geralmente é causado por infecção por *Staphylococcus* decorrente da estase das glândulas palpebrais, que normalmente produzem secreções antissépticas. O hordéolo externo (terçol) ocorre a partir do bloqueio das glândulas sebáceas (de Zeis) e sudoríparas (de Moll), resultando em inchaço vermelho e doloroso que forma uma pústula. O hordéolo interno deve-se ao bloqueio das glândulas meibonianas e formam-se pústulas no lado interno das pálpebras.

▶ Prevenção

Consulte a seção Blefarite.

▶ Achados clínicos

Apresenta-se como uma protuberância dolorosa e vermelha na pálpebra com eritema localizado. A pústula pode ser vista na margem palpebral no hordéolo externo ou na conjuntiva palpebral no hordéolo interno (**Fig. 16-12**).

▶ Diagnóstico diferencial

Celulite periorbitária e calázio.

▶ Tratamento

O hordéolo geralmente drena espontaneamente sem qualquer tratamento. Os tratamentos usados para calázio podem ser úteis (compressas quentes e massagem e esfoliação nas pálpebras). A pomada de eritromicina pode fornecer lubrificação. O antibiótico oral é raramente indicado, a menos que a infecção leve a celulite periorbitária, quando o antibiótico sistêmico é necessário. A incisão e a drenagem de uma lesão persistente podem ser realizadas por oftalmologistas.

▶ Prognóstico

Geralmente é bom.

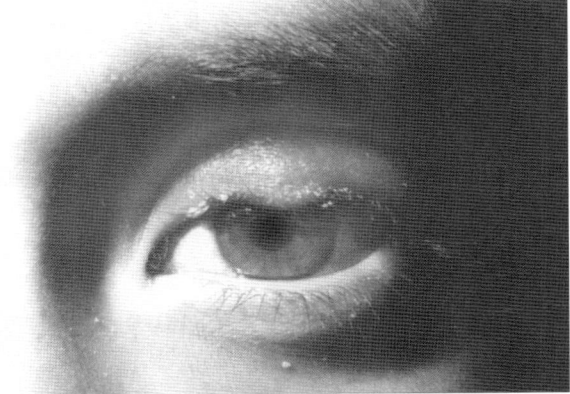

▲ **Figura 16-12** Hordéolo e blefarite, pálpebra superior esquerda.

DOENÇA VIRAL DAS PÁLPEBRAS

FUNDAMENTOS DO DIAGNÓSTICO E CARACTERÍSTICAS TÍPICAS

- ▶ O molusco contagioso pode causar nódulos brilhantes em forma de cúpula com umbilicação central na pele, incluindo pálpebras. Pode causar conjuntivite ipsilateral recorrente.
- ▶ O herpes-vírus simples (HSV) e o herpes-zóster geralmente causam doença unilateral.

▶ Patogênese

O herpes-vírus simples (HSV, de *herpes simplex virus*) pode envolver a conjuntiva e as pálpebras no momento da infecção primária por herpes simples, resultando em blefaroconjuntivite. Ocorrem lesões vesiculares com base eritematosa. O herpes-zóster causa doença vesicular associada a erupção cutânea no dermátomo do ramo oftálmico do nervo trigêmeo.

▶ Prevenção

Evitar o contato com indivíduos com infecção ativa por HSV.

▶ Achados clínicos

Uma erupção cutânea vesicular é o sinal mais comum de infecção palpebral viral por herpes. O corante de fluoresceína deve ser administrado topicamente no olho afetado, seguido de exame com luz azul cobalto para avaliar a presença de dendritos. Quando há vesículas na ponta do nariz com herpes-zóster (sinal de Hutchinson), o envolvimento ocular, incluindo irite, é mais provável. O edema palpebral no herpes-zóster oftálmico pode ser grave e confundido com celulite pré-septal. O herpes simples e o herpes-zóster podem ser diagnosticados e distinguidos pela reação em cadeia da polimerase (PCR, de *polymerase chain reaction*). As lesões do molusco contagioso são tipicamente pápulas umbilicadas, que podem ou não estar inflamadas. Pode causar conjuntivite folicular aguda ou crônica.

▶ Diagnóstico diferencial

Impetigo.

▶ Complicações

Conjuntivite e ceratite (infecção da córnea).

▶ Tratamento

A blefaroconjuntivite por herpes simples pode ser tratada com aciclovir sistêmico ou valaciclovir. Uma alternativa inclui ganciclovir tópico 0,15%. O tratamento do herpes-zóster oftálmico com análogos de nucleosídeos sistêmicos dentro de 3 dias pode reduzir a morbidade. Já no molusco contagioso as lesões podem ser tratadas com observação, cauterização ou excisão.

▶ Prognóstico

Geralmente é bom, a menos que haja envolvimento da córnea. É possível que ocorra recorrência e que a córnea seja envolvida, justificando um exame oftalmológico sempre que houver suspeita de recorrência do HSV.

INFECÇÕES DIVERSAS DAS PÁLPEBRAS

▶ Pediculose

A pediculose das pálpebras (ftiríase palpebral) é causada pelo *Phthirus pubis*. Lêndeas e piolhos adultos podem ser identificados nos cílios quando vistos com ampliação apropriada. A remoção mecânica, bem como o tratamento médico, é eficaz (ver **Capítulo 15**). Outras áreas corporais de envolvimento também devem ser tratadas se envolvidas. Familiares e contatos também podem estar infectados.

▶ Papilomavírus

O papilomavírus pode infectar a pálpebra e a conjuntiva. As verrugas podem ser recorrentes, múltiplas e difíceis de tratar. As modalidades de tratamento incluem crioterapia, cauterização, *laser* de dióxido de carbono e cirurgia.

PTOSE PALPEBRAL

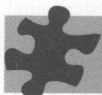
FUNDAMENTOS DO DIAGNÓSTICO E CARACTERÍSTICAS TÍPICAS

▶ A ptose palpebral é a pálpebra caída que pode ser unilateral ou bilateral. As crianças podem ter uma posição de queixo para cima para compensar a queda.

▶ A ptose pode causar ambliopia por privação ou por astigmatismo significativo induzido pela pálpebra caída.

▶ Patogênese

A ptose palpebral – uma pálpebra superior caída (**Fig. 16-13**) – pode ser congênita ou adquirida, mas geralmente é congênita em crianças devido a um defeito no músculo elevador. Outras causas de ptose são miastenia gravis, lesões nas pálpebras, paralisia do terceiro nervo e síndrome de Horner (ver seção Síndrome de Horner). O fenômeno de Marcus Gunn é uma ptose congênita associada a movimentos sincinéticos da pálpebra superior e músculos da mastigação. É devido a uma conexão aberrante entre os ramos motores do nervo trigêmeo que inervam o músculo pterigóideo externo e os ramos superiores do nervo oculomotor que suprem o levantador da pálpebra superior.

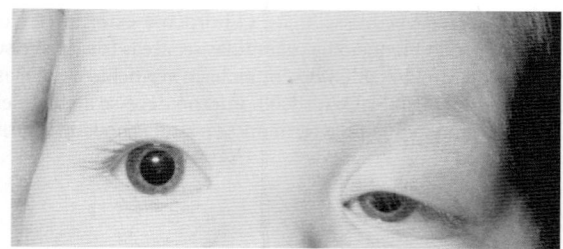

▲ **Figura 16-13** Ptose congênita grave, pálpebra superior esquerda.

▶ Achados clínicos

A pálpebra superior é mais baixa que o normal, o que estreita a dimensão vertical da fissura palpebral. Na ptose congênita, a prega palpebral superior é mal definida ou ausente, com pouca elevação da pálpebra ao olhar para cima devido à fibrose do músculo elevador. Isso pode ser compensado pelo uso dos músculos da testa para levantar a sobrancelha. É importante observar a motilidade extraocular e verificar se há anisocoria em qualquer criança com ptose.

▶ Diagnóstico diferencial

Ptose congênita, ptose traumática, ptose neurogênica (paralisia do nervo oculomotor), síndrome de Horner.

▶ Complicações

Ambliopia.

▶ Tratamento

As crianças com ptose devem ser monitoradas quanto ao desenvolvimento de ambliopia. Eles podem exigir a correção do erro de refração. A correção cirúrgica é indicada para ptose moderada a grave. Geralmente, a cirurgia é adiada até a idade pré-escolar, quando já ocorreu a maior parte do crescimento facial, mas pode ser considerada mais cedo na presença de ambliopia ou posição severa de queixo para cima.

▶ Prognóstico

O prognóstico depende da presença de ambliopia e se a causa base foi tratada adequadamente.

SÍNDROME DE HORNER

FUNDAMENTOS DO DIAGNÓSTICO E CARACTERÍSTICAS TÍPICAS

▶ A síndrome de Horner, que pode ser congênita ou adquirida, manifesta-se com sinais de pupilas desiguais (anisocoria), ptose palpebral e anidrose.

Patogênese

A síndrome é causada por uma anormalidade ou lesão da cadeia simpática. A maioria dos casos de síndrome de Horner pediátrica é idiopática ou causada por trauma. Podem ocorrer casos adquiridos em crianças submetidas a cirurgia cardiotorácica, trauma, neoplasia ou malformação vascular do tronco encefálico. A síndrome de Horner mais preocupante é aquela causada por neuroblastoma da cadeia simpática na região apical do pulmão.

Achados clínicos

Os pais podem notar pupilas desiguais ou olhos de cores diferentes. O exame à luz dos olhos pode revelar anisocoria e ptose palpebral do olho afetado.

A pupila afetada é menor em tamanho, e a diferença é mais pronunciada no escuro, pois o problema está na dilatação insuficiente devido à disfunção simpática. A ptose geralmente é leve com um sulco palpebral bem definido. O olho todo pode parecer menor devido à fissura palpebral menor, devida, por sua vez, à ptose da pálpebra superior e à elevação da pálpebra inferior (a pálpebra inferior também possui inervação simpática). Um achado importante da síndrome de Horner *congênita* é a heterocromia da íris, com a íris de cor mais clara no lado afetado (**Figura 16-14**). Pode ocorrer anidrose em casos congênitos e adquiridos. É importante observar que nem todos os três sinais precisam estar presentes para fazer o diagnóstico.

A avaliação farmacológica das pupilas com cocaína tópica e hidroxianfetamina ajudará a determinar se a síndrome de Horner é devida a uma lesão pré-ganglionar ou pós-ganglionar da cadeia simpática, mas essas drogas são difíceis de obter em contexto clínico. O uso de apraclonidina pode ser mais prático, mas seu uso é limitado na população pediátrica, pois pode levar a letargia e bradicardia. Deve-se realizar exame físico, incluindo palpação do pescoço e abdome para massas. A necessidade de uma avaliação extensa para neuroblastoma (exame de catecolaminas na urina, RM do cérebro, pescoço, tórax, abdômen e ultrassonografia abdominal) em crianças com síndrome de Horner isolada permanece controversa, pois muitos estudos mostram que a síndrome de Horner isolada é um sinal improvável de neuroblastoma "oculto", e a sedação e o gadolínio envolvidos na RM não são isentos de risco. Recomenda-se avaliação adicional de crianças com síndrome de Horner para casos suspeitos sem história de trauma, cirurgia ou pneumonia, na presença de outros sinais ou sintomas de neuroblastoma.

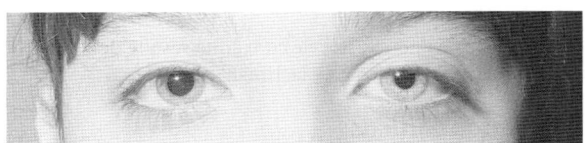

▲ **Figura 16-14** Síndrome de Horner congênita. Ptose, miose e heterocromia. A íris de cor mais clara está no lado esquerdo afetado.

Diagnóstico diferencial

Ptose congênita ou neurogênica e anisocoria fisiológica.

Complicações

O prognóstico depende da etiologia. A ptose associada à síndrome de Horner geralmente é leve e raramente resulta em ambliopia.

Tratamento

É necessário o manejo de qualquer doença subjacente. A ptose e a visão devem ser monitoradas por um oftalmologista.

Prognóstico

O prognóstico depende da etiologia. A visão é geralmente normal.

> Ben SA, Ash S, Luckman J, Toledano H, Goldeberg-Cohen N: Likelihood of diagnosing neuroblastoma in isolated Horner syndrome. J Neuroophthalmol 2019;39(3):308–312. doi: 10.1097/WNO.0000000000000764 [PMID: 30801444].
>
> Graef S, Chiu HH, Wan MJ. The risk of a serious etiology in pediatric Horner syndrome: indications for a workup and which investigations to perform. J AAPOS 2020 Jun;24(3):143.e1–143.e6. doi: 10.1016/j.jaapos.2020.02.012. Epub 2020 Jun 6 [PMID: 32522708].

TIQUES DA PÁLPEBRA

Os tiques palpebrais podem ocorrer como um fenômeno transitório com duração de vários dias a meses. Embora um tique possa ser um achado isolado em uma criança saudável, também pode ocorrer em crianças com tiques múltiplos, transtorno de déficit de atenção/hiperatividade ou síndrome de Tourette. O consumo de cafeína pode causar ou exacerbar tiques palpebrais. Se o distúrbio for um incômodo de curta duração, nenhum tratamento é necessário.

DISTÚRBIOS DO SISTEMA NASOLACRIMAL

OBSTRUÇÃO DO DUTO NASOLACRIMAL

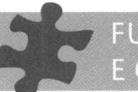 **FUNDAMENTOS DO DIAGNÓSTICO E CARACTERÍSTICAS TÍPICAS**

▶ A obstrução do ducto nasolacrimal ocorre em até 20% dos lactentes de menos de 1 ano.
▶ A maioria dos casos (> 90%) desaparece espontaneamente durante o primeiro ano.

Patogênese

A obstrução do ducto nasolacrimal congênita ocorre por obstrução mecânica localizada distalmente na válvula de Hasner.

A obstrução nasolacrimal é mais comumente observada em indivíduos com anormalidades craniofaciais ou síndrome de Down.

Prevenção

Não aplicável.

Achados clínicos

A obstrução do ducto nasolacrimal pode ser unilateral, bilateral e assimétrica em gravidade. Os sinais e sintomas incluem lacrimejamento (epífora) ou secreção mucoide do(s) olho(s) afetado(s), especialmente pela manhã **(Figura 16-15)**. A conjuntiva é geralmente clara e sem irritação, distinguindo-a da conjuntivite infecciosa. A pele da pálpebra pode ficar irritada devido à umidade constante ou enxágue. O teste de desaparecimento do corante de fluoresceína pode avaliar a depuração do corante do menisco lacrimal em ambos os olhos durante um período de 5 minutos.

Diagnóstico diferencial

O diagnóstico diferencial de lacrimejamento inclui glaucoma congênito, corpos estranhos, distúrbios nasais e, em crianças mais velhas, alergias. A sensibilidade à luz e o blefaroespasmo sugerem possível glaucoma congênito e justificam um encaminhamento oftalmológico urgente.

Complicações

Demonstrou-se dacriocistite, celulite orbitária e maior prevalência de ambliopia anisometrópica em crianças com obstrução do ducto nasolacrimal congênita.

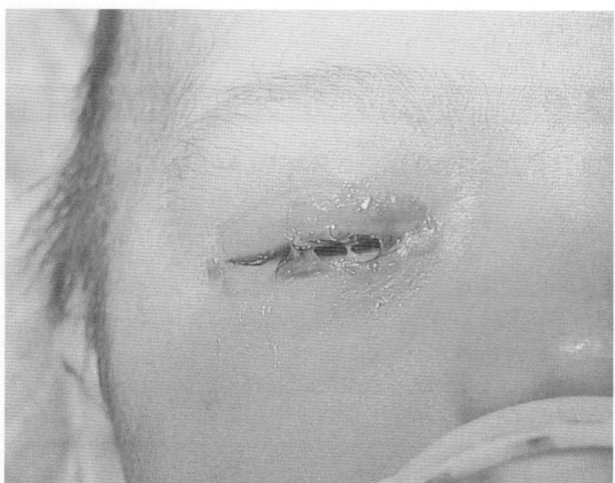

▲ **Figura 16-15** Obstrução nasolacrimal, olho direito. Matéria nas pálpebras superiores e inferiores.

Tratamento

A massagem sobre o saco nasolacrimal pode esvaziar os detritos do saco nasolacrimal e limpar a obstrução, embora a eficácia da massagem na limpeza da obstrução nasolacrimal seja debatida. O uso de antibióticos/pomadas tópicas deve ser reservado apenas para sinais concomitantes de conjuntivite ou dacriocistite, pois não há evidências de que afete a resolução da obstrução do ducto nasolacrimal e também possa promover o supercrescimento da flora resistente que pode causar infecção crônica.

A base do tratamento cirúrgico é a sondagem, que tem taxa de sucesso de 75% a 80%. A sondagem é recomendada para crianças com mais de 12 meses devido à alta taxa de resolução espontânea. A revisão dos relatórios publicados apoia a eficácia e a segurança das cirurgias em consultório e nas instalações (sob anestesia geral) para obstrução do ducto nasolacrimal unilateral. A sondagem de obstrução do ducto nasolacrimal bilateral é melhor sob anestesia geral. Procedimentos adicionais incluem infração do corneto nasal inferior e dilatação com balão e intubação com tubo de silicone. Muito menos frequentemente, é necessária dacriocistorrinostomia.

Prognóstico

Geralmente é bom com tratamento cirúrgico.

Morrison DG et al: Office-or Facility-based probing for congenital nasolacrimal duct obstruction: A report by the AAO. Ophthalmology 2021 Jun;128(6):920–927. doi:10.1016/j.ophtha.2020/10/028. Epub 2020 Dec 24 [PMID: 33358412].

Vagge A et al: Congenital nasolacrimal duct obstruction (CNLDO): a review. Diseases 2018 Dec;6(4):96. doi: 10.3390/diseases6040096 [PMID: 30360371].

DACRIOCISTOCELE CONGÊNITA

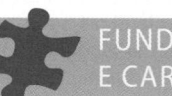 **FUNDAMENTOS DO DIAGNÓSTICO E CARACTERÍSTICAS TÍPICAS**

▶ A dacriocistocele congênita se apresenta como uma massa azulada localizada abaixo do canto medial.
▶ Essa entidade é diferente da obstrução congênita regular do ducto nasolacrimal e está associada a altas taxas de dacriocistite aguda e cistos intranasais e requer oftalmologia urgente e encaminhamento otorrinolaringológico.

Patogênese

Acredita-se que a dacriocistocele congênita resulte de obstruções proximais e distais ao saco nasolacrimal.

Achados clínicos

A dacriocistocele congênita se apresenta no período neonatal, majoritariamente nos primeiros 10 dias de vida. Na maioria das

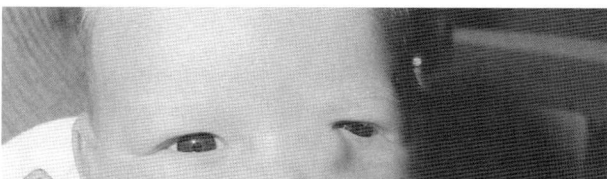

▲ **Figura 16-16** Dacriocistocele congênita do lado esquerdo. Massa elevada e descolorida azulada de saco nasolacrimal aumentado. Observe o canto medial deslocado superiormente.

vezes, é uma lesão de massa azulada unilateral (80%), que pode ou não ser compressível e pode deslocar o canto medial superiormente (**Fig. 16-16**). Nem todos os pacientes apresentam epífora/corrimento associados. Mais da metade pode estar associada a cistos intranasais que podem causar roncos, desconforto respiratório e dificuldades de alimentação. Portanto, o exame endoscópico nasal deve ser realizado em todos os casos de dacriocistocele congênita. Pode se desenvolver infecção (dacriocistite) em até 85% dos casos, geralmente nas primeiras 1 a 2 semanas de vida, a qual pode progredir para celulite orbitária e sepse. Normalmente, a dacriocistocele congênita é isolada e não está associada a síndromes sistêmicas.

▶ Diagnóstico diferencial

Hemangioma palpebral, encefalocele e meningoencefalocele (estes geralmente estão localizados acima do canto medial).

▶ Complicações

Dacriocistite, celulite orbitária, sepse, desconforto respiratório, dificuldades de alimentação.

▶ Tratamento

Todos os pacientes com dacriocistocele congênita devem ser encaminhados a um oftalmologista com urgência devido ao alto risco de infecção e possível necessidade de intervenção cirúrgica. A consulta com um otorrinolaringologista é recomendada para auxiliar no diagnóstico e tratamento de um cisto intranasal associado. Nesse meio tempo, os pais podem realizar massagens desde que não existam sinais de dificuldade respiratória. Muitas vezes, são necessárias sondagem do ducto nasolacrimal e marsupialização endoscópica do cisto intranasal sob anestesia geral mas, em certos casos, o desbridamento do cisto intranasal sozinho pode resolver o problema. Para o tratamento da dacriocistite, recomenda-se internação hospitalar e uso de antibióticos sistêmicos antes da sondagem, a fim de monitorar o estado respiratório e reduzir a taxa de bacteremia induzida pela sondagem.

▶ Prognóstico

Geralmente é bom.

Singh S, Ali MJ: Congenital dacryocystocele: a major review. Ophthalmic Plast Reconstr Surg 2019;35:309–317. doi: 10.1097/IOP.0000000000001297 [PMID: 30601463].

DACRIOCISTITE

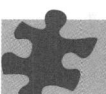 **FUNDAMENTOS DO DIAGNÓSTICO E CARACTERÍSTICAS TÍPICAS**

▶ A dacriocistite é uma infecção do saco nasolacrimal que causa eritema e edema sobre o saco nasolacrimal.

▶ Patogênese

A dacriocistite aguda é mais comumente causada por *S. aureus* seguido por *Streptococcus pneumoniae* e espécies de *Haemophilus*. Foram relatadas causas raras de infecções fúngicas ou virais. A obstrução congênita do ducto nasolacrimal é o fator de risco mais comum para dacriocistite aguda em crianças. A dacriocistite aguda pediátrica pode ser categorizada em quatro grupos que são tratados de forma diferente: dacriocistite aguda em recém-nascidos com dacriocistocele, dacriocistite com celulite periorbitária, dacriocistite pós-trauma facial e dacriocistite associada a abscesso orbitário.

▶ Prevenção

Tratamento da obstrução do ducto nasolacrimal.

▶ Achados clínicos

A dacriocistite aguda manifesta-se com inflamação, edema, sensibilidade e dor sobre o saco lacrimal (localizado inferiormente ao tendão cantal medial). Pode haver febre. A infecção pode apontar externamente (**Figura 16-17**). Uma descarga purulenta dentro do saco lacrimal pode refluir com a pressão do saco.

A dacriocistite crônica e episódios recorrentes de dacriocistite de baixo grau são causados por obstrução nasolacrimal.

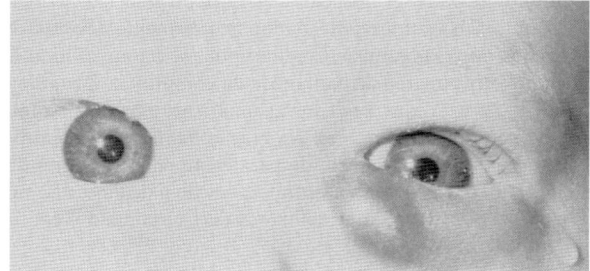

▲ **Figura 16-17** Dacriocistite aguda em lactente de 11 semanas.

▶ **Diagnóstico diferencial**

Mucocele infectada.

▶ **Complicações**

Celulite pré-septal, celulite orbitária e sepse.

▶ **Tratamento**

O manejo da dacriocistite aguda depende da categoria. Todos os tipos agudos exigirão antibióticos sistêmicos. Cerca de 30% dos casos se resolvem com tratamento ambulatorial e 56% sem intervenção cirúrgica precoce. No entanto, a internação hospitalar é recomendada para pacientes mais jovens e aqueles com dacriocistite associada a dacriocistocele, pois podem exigir sondagem com marsupialização de cistos intranasais. A dacriocistite com celulite periorbitária pode necessitar de sondagem após o episódio agudo. Aquelas que ocorrem por trauma facial geralmente requerem dacriocistorrinostomia com *stents*. Aquelas complicadas por abscesso orbitário requerem drenagem simultânea do abscesso com sondagem e colocação de *stent*.

As compressas mornas são benéficas para ajudar a expelir a secreção do saco lacrimal.

▶ **Prognóstico**

Geralmente é bom.

Alaboudi A, Al-Shaikh OA, Fatani D, Alsuhaibani AH: Acute dacryocystitis in pediatric patients and frequency of nasolacrimal duct patency. Orbit 2021 Feb;40(1):18–23. doi:101080/01676830.2020.17 17548. Epub 2020 Jan 29 [PMID: 31994430].

Prat D, Magoon K, Karen R, Katowitz JA, Katowitz WR: Management of pediatric acute dacryocystitis. Ophthalmic Plast Reconstr Surg 2021 Mar 24. doi: 10.1097/IOP.0000000000001932 [PMID: 33782322].

▼ DOENÇAS DA CONJUNTIVA

A conjuntivite pode ser infecciosa, alérgica ou associada a doenças sistêmicas. Na conjuntivite, o olho fica vermelho devido à dilatação dos vasos sanguíneos. O edema pode se acumular levando à *quemose*, uma aparência pantanosa da conjuntiva. Quando as pálpebras são evertidas, pode haver uma reação papilar ou folicular da conjuntiva palpebral. Na reação *papilar*, a conjuntiva palpebral tem uma aparência de paralelepípedos com grandes nódulos com núcleo de vaso central. A reação *folicular* causa nódulos em forma de cúpula, semelhantes a gel, circundados em sua base por vasos.

Trauma e inflamação intraocular podem causar injeção de vasos conjuntivais que podem ser confundidos com conjuntivite.

OFTALMIA NEONATAL

FUNDAMENTOS DO DIAGNÓSTICO E CARACTERÍSTICAS TÍPICAS

▶ A oftalmia neonatal (conjuntivite no recém-nascido) ocorre durante o primeiro mês de vida.

▶ **Patogênese**

A patogênese pode ser decorrente de infecção bacteriana (gonocócica, estafilocócica, pneumocócica ou clamidial) ou viral. Nos países desenvolvidos, a clamídia é a causa mais comum. A conjuntivite neonatal pode levar à rápida perfuração da córnea se causada por *Neisseria gonorrhoeae*. A herpes simples é uma causa rara, mas grave, de conjuntivite neonatal.

▶ **Prevenção**

O tratamento de infecções maternas antes do parto pode prevenir a oftalmia neonatal. Embora nenhuma medicação profilática sozinha possa eliminar todos os casos de conjuntivite neonatal, a iodopovidona pode fornecer uma cobertura mais ampla contra os organismos que causam esta doença. O nitrato de prata não é eficaz contra a clamídia e pode causar conjuntivite química. A escolha do agente profilático é muitas vezes ditada pela epidemiologia local e considerações de custo, mas a pomada oftálmica de eritromicina é mais frequentemente administrada imediatamente após o nascimento para ajudar a prevenir a oftalmia neonatal.

▶ **Achados clínicos**

A oftalmia neonatal caracteriza-se por vermelhidão, secreção e edema das pálpebras e conjuntiva (**Figura 16-18**). A *N. gonorrhoeae*

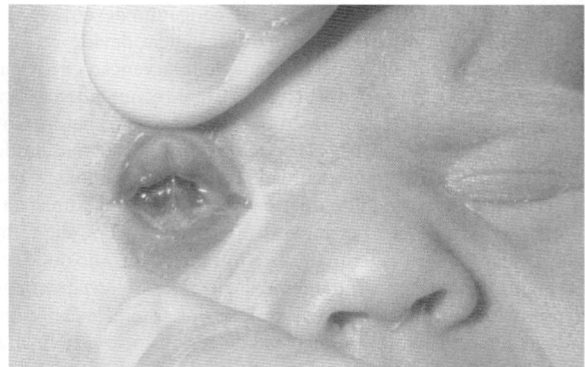

▲ **Figura 16-18** Oftalmia neonatal devido a infecção por *Chlamydia trachomatis* em uma criança de 2 semanas de idade. Observe a pálpebra marcada e a inflamação conjuntival.

causa conjuntivite purulenta grave com formação de pseudomembrana e pode levar rapidamente à perfuração da córnea. A coloração de Gram com culturas e amplificação por PCR para *Chlamydia trachomatis*, *N. gonorrhoeae* e HSV ajudam a fazer um diagnóstico etiológico.

▶ Diagnóstico diferencial

Conjuntivite química/tóxica, conjuntivite viral ou bacteriana.

▶ Complicações

A clamídia pode causar uma pneumonia de início tardio. As infecções gonocócicas podem causar cegueira através da perfuração da córnea e podem causar sepse.

▶ Tratamento

O tratamento para oftalmia neonatal é mostrado na **Tabela 16-3**. Os pais devem ser examinados e receber tratamento quando um patógeno sexualmente associado estiver presente. Eles precisam de acompanhamento próximo por um oftalmologista devido ao risco de envolvimento da córnea, que pode levar à perda permanente da visão.

▶ Prognóstico

O prognóstico depende tanto do agente infeccioso quanto da rapidez do tratamento.

CONJUNTIVITE BACTERIANA

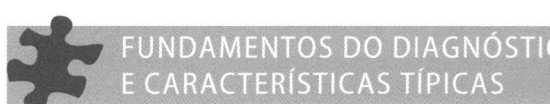

FUNDAMENTOS DO DIAGNÓSTICO E CARACTERÍSTICAS TÍPICAS

▶ Em geral, a conjuntivite bacteriana é acompanhada por uma secreção purulenta significativa.

▶ Patogênese

As causas bacterianas comuns de conjuntivite em crianças incluem espécies de *Haemophilus*, *S. pneumoniae*, *Moraxella catarrhalis* e *S. aureus*.

▶ Prevenção

Precauções de lavagem das mãos e de contato.

▶ Achados clínicos

A presença de secreção significativa ajuda a distinguir a conjuntivite bacteriana da viral. A linfadenopatia regional não é um achado comum na conjuntivite bacteriana, exceto nos casos de síndrome oculoglandular por *S. aureus*, estreptococos β-hemolíticos do grupo A, *Mycobacterium tuberculosis* ou micobactérias atípicas, *Francisella tularensis* e *Bartonella henselae*. Os sorotipos A e C da clamídia causam tracoma com reação folicular grave da conjuntiva tarsal que pode levar a cicatrização (linha de Arlt), folículos límbicos (poços de Herbert) e eventual cicatrização da córnea. A clamídia D a K causa conjuntivite de inclusão, uma forma folicular crônica unilateral observada em adolescentes sexualmente ativos.

▶ Diagnóstico diferencial

Conjuntivite viral, alérgica, traumática ou química/tóxica.

▶ Complicações

A conjuntivite bacteriana geralmente é autolimitada, a menos que seja causada por *C. trachomatis*, *N. gonorrhoeae* e *N. meningitidis*, que podem ter manifestações sistêmicas e levar a complicações oculares sem tratamento.

▶ Tratamento

Se a conjuntivite não estiver associada a doença sistêmica, os antibióticos tópicos, como polimixina/sulfato de trimetoprima ou

Tabela 16-3 Características e tratamento da oftalmia neonatal

Causa	Início típico	Achados	Tratamento tópico	Tratamento sistêmico
Clamídia	5 a 14 dias após nascimento	Secreção mucoide	Eritromicina 4× ao dia por 14 dias	Eritromicina ou azitromicina
Gonorreia	2 a 4 dias após nascimento	Secreção hiperpurulenta e perfuração da córnea	Lavagem com soro fisiológico e eritromicina	Ceftriaxona ou cefotaxima
Herpes (HSV)	4 a 21 dias após nascimento	Secreção mucoide e envolvimento da córnea	Ganciclovir gel	Aciclovir
Química	1 dia após nascimento	Vermelhidão e edema da pálpebra	Lubrificantes	

HSV, herpes-vírus simples

fluoroquinolonas, podem ser úteis para acelerar a resolução dos sintomas. Usar uma estratégia de tratamento tardio (esperar 3 dias para melhora espontânea) antes do uso de antibióticos pode evitar medicamentos desnecessários. A terapia sistêmica, além do tratamento tópico, é recomendada para conjuntivite associada a *C. trachomatis*, *N. gonorrhoeae* e *N. meningitidis*.

▶ **Prognóstico**

Geralmente é bom.

Alfonso SA, Fawley JD, Alexa Lu X: Conjunctivitis. Prim Care 2015 Sep;42(3):325–345. doi: 10.1016/j.pop.2015.05.001 [PMID: 26319341].
Chen FV, Chang TC, Cavuoto KM: Patient demographic and microbiology trends in bacterial conjunctivitis in children. J AAPOS 2018; 22:66–67 [PMID: 29247795].

CONJUNTIVITE VIRAL

FUNDAMENTOS DO DIAGNÓSTICO E CARACTERÍSTICAS TÍPICAS

▶ As crianças com conjuntivite viral geralmente apresentam conjuntivas injetadas de um ou ambos os olhos e secreção ocular aquosa.

▶ **Patogênese**

A infecção por adenovírus está frequentemente associada a faringite, reação folicular da conjuntiva palpebral e adenopatia pré-auricular (febre faringoconjuntival). Ocorrem epidemias de ceratoconjuntivite adenoviral. Menos comumente, a conjuntivite hemorrágica aguda devido a Coxsackievírus ou enterovírus pode se apresentar com extensa hemorragia subconjuntival e hiperemia. Outras causas incluem sarampo, vírus Zika, HSV e vírus varicela-zóster (VZV).

▶ **Prevenção**

Precauções de lavagem das mãos e de contato.

▶ **Achados clínicos**

Secreção aquosa associada a inflamação conjuntival de um ou ambos os olhos. Pode ocorrer edema palpebral significativo. Os linfonodos pré-auriculares podem estar aumentados. Uma erupção vesicular envolvendo as pálpebras ou face sugere HSV ou herpes-zóster (unilateral).

▶ **Diagnóstico diferencial**

Conjuntivite bacteriana, alérgica, traumática ou química/tóxica.

▶ **Complicações**

Geralmente, a conjuntivite viral é autolimitada. O envolvimento da córnea na ceratoconjuntivite epidêmica pode prolongar o curso da doença. A conjuntivite por herpes pode estar associada a ceratite ou envolvimento da retina.

▶ **Tratamento**

O tratamento da conjuntivite por adenovírus é de suporte. As crianças com ceratoconjuntivite adenoviral presumida são consideradas contagiosas 10 a 21 dias a partir do dia do início ou enquanto os olhos estiverem vermelhos. Elas devem ficar fora da escola e atividades em grupo até que a vermelhidão e o lacrimejamento sejam resolvidos. Recomenda-se tomar precauções rigorosas de lavagem das mãos. Em casos graves com envolvimento da córnea, um curto período de esteroides tópicos pode melhorar os sintomas. No entanto, os esteroides também podem prolongar a duração da doença. Os esteroides só devem ser usados quando houver certeza de que o HSV não é a causa.

A conjuntivite por herpes pode ser tratada com antivirais tópicos ou orais (ver seção Ceratite viral).

▶ **Prognóstico**

Geralmente é bom.

CONJUNTIVITE ALÉRGICA

FUNDAMENTOS DO DIAGNÓSTICO E CARACTERÍSTICAS TÍPICAS

▶ A conjuntivite alérgica causa prurido associado a hiperemia, lacrimejamento e reação papilar da conjuntiva palpebral.
▶ É comumente observada com rinite alérgica e asma.

▶ **Prevenção**

Diminuição da exposição a alérgenos.

▶ **Achados clínicos**

A história de olhos hiperemiados, lacrimejantes e com prurido é essencial para o diagnóstico de conjuntivite alérgica. "Olho roxo" por alergia ou círculos escuros embaixo dos olhos podem estar presentes. A ceratoconjuntivite atópica pode causar sintomas durante todo o ano. A ceratoconjuntivite vernal, que é semelhante à atópica, mas ocorre com mais frequência na primavera e no verão (75%), está associada a lacrimejamento intenso, prurido e secreção viscosa. A ceratoconjuntivite vernal é mais comum em homens, geralmente na primeira década de vida, e pode apresentar papilas gigantes de paralelepípedos (**Figura 16-19**) na conjuntiva tarsal, pontos de Horner-Trantas (acúmulo branco de eosinófilos degenerados e células epiteliais na córnea), flictênulas (inflamação nodular na conjuntiva ou na córnea) e até úlceras estéreis da córnea

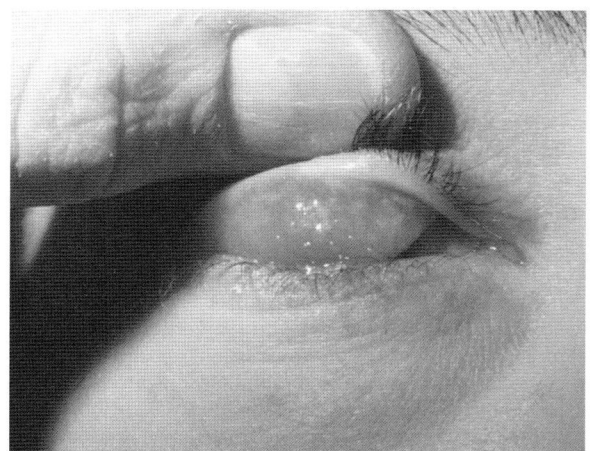

▲ **Figura 16-19** Conjuntivite vernal. Papilas de paralelepípedos na conjuntiva tarsal superior

(úlceras em escudo) devido ao atrito das papilas gigantes contra a superfície da córnea. O uso de lentes de contato pode induzir uma conjuntivite papilar gigante que parece semelhante à forma palpebral da conjuntivite vernal.

▶ Tratamento

As soluções oftálmicas tópicas que combinam um anti-histamínico e um estabilizador de mastócitos são muito eficazes no tratamento da conjuntivite alérgica. A **Tabela 16-4** lista as várias combinações disponíveis para o tratamento da conjuntivite alérgica. Os corticosteroides devem ser usados com cautela porque seu uso prolongado causa glaucoma ou catarata e requer acompanhamento de um oftalmologista. Os antibióticos tópicos são usados para prevenir infecções secundárias em pessoas com úlceras em escudo. Os anti-histamínicos sistêmicos e a limitação da exposição a alérgenos podem ajudar a reduzir os sintomas e são parte importante do tratamento, especialmente para conjuntivite atópica.

Tabela 16-4 Medicamentos comuns para alergia ocular

Nome genérico	Nome comercial	Efeitos adversos	Dose
Estabilizador de mastócitos			
Lodoxamida trometamina 0,1%	Alomide	Queimadura ou ardor transitórios	1 gota 4× ao dia
Cromoglicato Na 4%	Crolom, Opticrom	Queimadura ou ardor transitórios	1 gota 1 a 4× ao dia
Nedocromila	Alocril	Sabor amargo, congestão nasal (10%)	1 gota 1 a 2× ao dia
Pemirolaste	Alamast	Queimação ocular, congestão nasal (10%)	
Anti-histamínicos			
Difumarato de emedastina	Emadine	Cefaleia	1 gota 1 a 4× ao dia
Levocabastina HCL 0.05%	Livostin	Cefaleia, queimação ocular	1 gota 1 a 4× ao dia
H1-Anti-histamínicos/Combinação de estabilizadores de mastócitos			
Olopatadina	Patanol, Pataday	Cefaleia, queimação ou ardor	1 gota 1 a 2× ao dia
Cetotifeno	Zyrtec Eye, Claritin Eye	Vermelhidão, rinite	1 gota 3× ao dia
Azelastina	Optivar	Queimação ocular, gosto amargo	1 gota 2× ao dia
Bepotastina	Bepreve	Gosto amargo, cefaleia	1 gota 2× ao dia
Epinastina	Elestat	Sintomas gripais	1 gota 2× ao dia
Alcaftadina	Lastacaft	Queimação ocular, ardência	1 a 2 gotas diárias
Anti-inflamatório não esteroide			
Cetorolaco de trometamina 0.5%	Acular	Queimadura transitória ou ardor	1 gota 4× ao dia
Vasoconstritor			
Nafazolina HCl 0,1%	AK-Con, Naphcon, Opcon, Vasocon	Midríase, aumento da hiperemia, irritação, desconforto, ceratite puntiforme, aumento da pressão intraocular, tontura, cefaleia, náusea, nervosismo, hipertensão, fraqueza, efeitos cardíacos, hiperglicemia, hiperemia de rebote	Varia de acordo com a preparação

Prognóstico

Em geral, um tratamento inadequado, e um acompanhamento ruim podem resultar em cicatrizes na córnea e diminuição permanente da visão.

DOENÇAS MUCOCUTÂNEAS

FUNDAMENTOS DO DIAGNÓSTICO E CARACTERÍSTICAS TÍPICAS

- ▶ A síndrome de Stevens-Johnson (SSJ) e a necrólise epidérmica tóxica (NET) são condições sistêmicas que frequentemente afetam os olhos, bem como a pele, a mucosa oral e geniturinária.
- ▶ O envolvimento ocular pode resultar em cicatrizes conjuntivais permanentes, mau posicionamento palpebral, síndrome do olho seco grave e perda permanente da visão. A intervenção precoce é fundamental para prevenir complicações oculares.

Patogênese

A síndrome de Stevens-Johnson (SSJ) e a necrólise epidérmica tóxica (NET) fazem parte de um espectro de reação de hipersensibilidade grave do tipo tardia a drogas e vírus. Foi descrito um padrão separado de erupções mucocutâneas associadas à infecção por *Mycoplasma pneumoniae*, denominada erupção cutânea e mucosite induzidas por micoplasma (MIRM, de *mycoplasma-induced rash and mucositis*). Estas condições mucocutâneas podem ter envolvimento ocular com potenciais complicações oculares graves e permanentes.

Achados clínicos

O envolvimento ocular pode variar em gravidade, desde conjuntivite leve autolimitada até descamação de toda a superfície mucosa. A inflamação intensa pode levar à formação de pseudomembrana, membrana franca e ulceração da córnea. A ulceração conjuntival pode resultar na fusão das superfícies conjuntivais bulbar e palpebral no fórnice, levando a simbléfaro (aderências entre a conjuntiva), anquilobléfaro (aderências entre as pálpebras) e mau posicionamento palpebral permanentes. A extensão da perda de células epiteliais da superfície ocular é visualizada com coloração de fluoresceína. Os pacientes necessitam de exames diários por oftalmologistas. A gravidade do envolvimento ocular pode não se correlacionar com as manifestações cutâneas e mucocutâneas sistêmicas.

Diagnóstico diferencial

Conjuntivite viral ou bacteriana até o diagnóstico de SSJ/NET.

Complicações

O envolvimento ocular grave pode resultar em cicatrização permanente da conjuntiva, levando ao mau posicionamento da pálpebra, triquíase (cílios mal direcionados) e perda de visão e cegueira devido à irritação ocular crônica e deficiência extrema do filme lacrimal.

Tratamento

O manejo da SSJ/NET/MIRM ocular aguda envolve o controle intenso da inflamação da superfície ocular. O tratamento da doença subjacente inclui a descontinuação dos medicamentos desencadeantes e o uso de antimicrobianos apropriados conforme necessário. O tratamento oftalmológico agressivo deve ser iniciado o mais rápido possível, incluindo o uso de lubrificação, corticosteroides tópicos, ciclosporina tópica e antibióticos tópicos. A descamação extensa requer transplantes urgentes de membrana amniótica para as margens da pálpebra e da conjuntiva dentro das primeiras semanas da doença, a fim de prevenir complicações oculares crônicas.

Prognóstico

O prognóstico depende da gravidade da condição subjacente. O prognóstico visual pode ser excelente com tratamento médico e cirúrgico precoce.

> Gregory DG: New grading system and treatment guidelines for the acute ocular manifestations of Stevens-Johnson syndrome. Ophthalmology 2016 Aug;123(8):1653–1658. doi: 10.1016/j.ophtha.2016.04.041 [PMID: 27297404].

DISTÚRBIOS DA ÍRIS

COLOBOMA DA ÍRIS

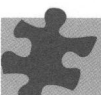

FUNDAMENTOS DO DIAGNÓSTICO E CARACTERÍSTICAS TÍPICAS

- ▶ O coloboma da íris é um defeito de desenvolvimento decorrente do fechamento incompleto da fissura embrionária anterior.
- ▶ O coloboma da íris pode ocorrer como um defeito isolado ou em associação com várias anormalidades cromossômicas e síndromes.

Achados clínicos

O exame à luz das pupilas revela uma forma de buraco de fechadura para a pupila, em vez da configuração redonda normal **(Figura 16-20)**. É necessário um exame dilatado por um

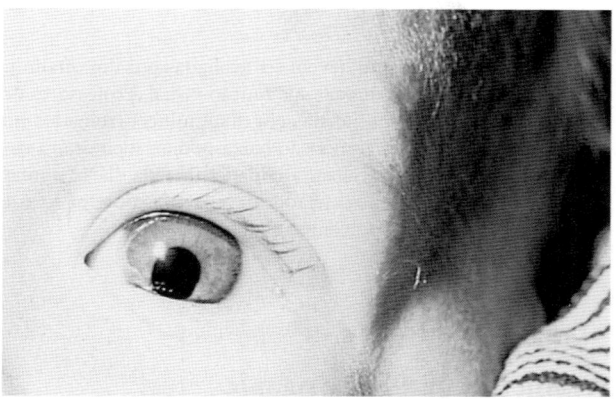

▲ Figura 16-20 Coloboma de íris localizado inferiormente.

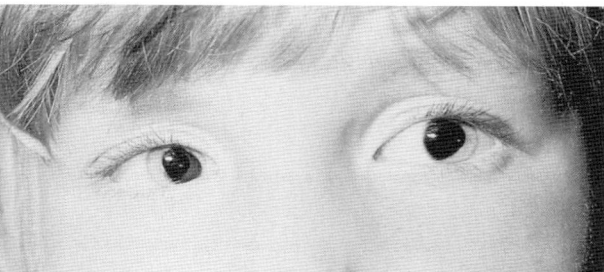

▲ Figura 16-21 Aniridia bilateral. Restos de íris presentes temporariamente em cada olho.

oftalmologista para determinar se o coloboma envolve estruturas adicionais do olho, incluindo o nervo óptico, a retina e a coroide, caso em que a visão pode ser afetada. A avaliação genética costuma ser recomendada devido ao alto índice de síndromes genéticas associadas.

▶ **Diagnóstico diferencial**

Disgenesia do segmento anterior, aniridia e íris anterior e trauma.

▶ **Complicações**

Baixa visão e raramente um descolamento secundário da retina de coloboma coriorretiniano.

▶ **Tratamento**

Os pacientes com coloboma devem ser monitorados por um oftalmologista quanto a sinais de ambliopia, erros refrativos significativos e estrabismo.

▶ **Prognóstico**

O prognóstico depende se há outras estruturas oculares envolvidas. O prognóstico para acuidade visual é reservado se um grande coloboma retiniano estiver presente.

ANIRIDIA

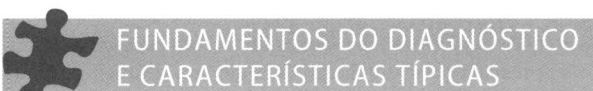

FUNDAMENTOS DO DIAGNÓSTICO E CARACTERÍSTICAS TÍPICAS

▶ A aniridia é um distúrbio congênito bilateral que afeta todo o tecido ocular, mas resulta principalmente em hipoplasia da íris (**Figura 16-21**).

▶ **Patogênese**

A aniridia pode ocorrer isoladamente sem envolvimento sistêmico, devido à mutação do gene *PAX6*, ou como parte da síndrome de tumor de Wilms-aniridia-anomalias geniturinárias-retardo mental (WAGR, de *Wilms tumor-aniridia-genitourinary anomalies-retardation*), que é causada pela deleção de 11p13, incluindo PAX6 e locus WT1 adjacente. Dois terços dos casos são familiares (autossômicos dominantes) e um terço são esporádicos. Casos esporádicos são devidos a mutações "novas" que subsequentemente são herdadas de forma autossômica dominante com expressividade variável. Um terço dos casos esporádicos estão associados à síndrome WAGR.

▶ **Achados clínicos**

A aniridia envolve todo o tecido ocular e pode se manifestar como hipoplasia da íris, ceratopatia, glaucoma, catarata, hipoplasia do nervo óptico e hipoplasia foveal. Se houver hipoplasia foveal, o nistagmo geralmente se torna aparente por volta das 6 semanas de idade devido à visão deficiente. Os exames com lâmpada de fenda ou lanterna revelam pouca ou nenhuma íris visível (ver **Figura 16-21**). Pode haver fotofobia. Glaucoma, catarata e ceratopatia geralmente se desenvolvem com o tempo na adolescência ou na idade adulta.

▶ **Diagnóstico diferencial**

Microftalmia, coloboma de íris e trauma prévio de íris.

▶ **Complicações**

Baixa visão, catarata, glaucoma, ceratopatia.

▶ **Tratamento**

Um oftalmologista deve avaliar e tratar o erro de refração, bem como monitorar sinais de catarata e glaucoma. A ultrassonografia abdominal está indicada na forma esporádica da aniridia para diagnosticar o tumor de Wilms. O encaminhamento para um geneticista é recomendado, a menos que haja história familiar clara de aniridia autossômica dominante.

▶ **Prognóstico**

Os pacientes tendem a ter baixa visão.

ALBINISMO

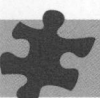
FUNDAMENTOS DO DIAGNÓSTICO E CARACTERÍSTICAS TÍPICAS

▶ O albinismo oculocutâneo (AOC) é um grupo heterogêneo de distúrbios autossômicos recessivos que causam pigmentação reduzida ou ausente do cabelo, pele e olhos. O albinismo ocular (AO) é um distúrbio recessivo ligado ao X em que a hipopigmentação é limitada apenas aos olhos.

▶ **Patogênese**

O AOC é causado frequentemente devido a um defeito na conversão de tirosina que afeta a produção de pigmento. Existem pelo menos quatro tipos de AOC para os quais o espectro clínico pode variar desde a completa falta de pigmentação em AOC1A até formas mais brandas onde os pigmentos podem se acumular ao longo do tempo. O AO, que representa 10% de todo o albinismo, deve-se a uma mutação no gene *GPR143*, cujo produto proteico controla o número e o tamanho dos melanossomas.

▶ **Achados clínicos**

A cor da íris, da pele e do cabelo varia de acordo com o tipo de albinismo. Os defeitos de transiluminação da íris podem ser observados, caracterizados pela transmissão anormal de luz através de uma íris com pigmento diminuído. A íris pode parecer rosada, pois o fundo vermelho aparece através da íris hipopigmentada. Isso pode ser facilmente visível ou pode exigir exame com lâmpada de fenda com retroiluminação para detectar áreas focais de transiluminação. Os indivíduos afetados geralmente têm visão deficiente e nistagmo devido à hipoplasia foveal. Outras anormalidades oculares incluem projeções anormais da via óptica, estrabismo e estereoacuidade deficiente.

▶ **Diagnóstico diferencial**

O albinismo pode estar associado a outras manifestações sistêmicas. Ocorrem problemas hemorrágicos em indivíduos com síndrome de Hermansky-Pudlak (cromossomo 10q23 ou 5q13), no qual o AOC está associado a uma anormalidade plaquetária. A síndrome de Chédiak-Higashi (cromossomo 1q42-44) é caracterizada por defeitos de neutrófilos, infecções recorrentes e albinismo oculocutâneo. Outras condições associadas ao albinismo são as síndromes de Waardenburg, Prader-Willi e Angelman.

▶ **Complicações**

Baixa visão, estrabismo, erros de refração altos e anormalidades de campo de visão.

▶ **Tratamento**

As crianças com albinismo devem ser avaliadas por um oftalmologista pediátrico para otimizar sua função visual. Professores de "visão" em escolas e especialistas em oftalmologia treinados no tratamento de pacientes com visão baixa podem melhorar a capacidade do paciente de realizar atividades da vida diária e atuar na sociedade. Os indivíduos afetados devem usar protetor solar e roupas de proteção para prevenir o câncer de pele.

▶ **Prognóstico**

A visão é subnormal na maioria dos indivíduos.

CONDIÇÕES VARIADAS DA ÍRIS

A heterocromia, ou diferença na cor da íris, pode ocorrer na síndrome de Horner congênita, após irite, ou com tumores e nevos da íris. Os nódulos de Lisch, que ocorrem na neurofibromatose tipo 1, geralmente se tornam aparentes aos 8 anos de idade. Quando vistos no exame de lâmpada de fenda, os nódulos de Lisch têm 1 a 2 mm de diâmetro e geralmente são de cor bege. Eles não afetam a visão. O xantogranuloma da íris que ocorre com o xantogranuloma juvenil pode causar hifema e glaucoma. Os pacientes com xantogranuloma juvenil devem ser avaliados por um oftalmologista para envolvimento ocular.

GLAUCOMA

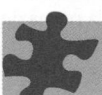
FUNDAMENTOS DO DIAGNÓSTICO E CARACTERÍSTICAS TÍPICAS

▶ O glaucoma pediátrico pode ser congênito ou adquirido, unilateral ou bilateral.
▶ A tríade clássica de sintomas no glaucoma congênito primário inclui epífora, fotofobia e blefaroespasmo.

▶ **Achados clínicos**

Os principais sinais do glaucoma congênito primário são buftalmos ("olho de boi") e opacificação da córnea. A buftalmia ocorre devido à pressão ocular elevada que leva ao alargamento do globo devido à baixa rigidez escleral de um olho infantil. As rupturas horizontais na membrana de Descemet, chamadas estrias de Haab, podem ser visíveis na córnea. Ao contrário dos adultos, a escavação do nervo óptico pode ser reversível em crianças com diminuição da pressão ocular. Em geral, um olho vermelho e inflamado não é típico de glaucoma congênito primário.

Dor ocular súbita, vermelhidão, turvação da córnea e perda da visão sugerem possível bloqueio pupilar ou glaucoma de ângulo fechado. É indicado o encaminhamento urgente a um oftalmologista. A avaliação genética deve ser concluída se outras anormalidades sistêmicas forem observadas.

O glaucoma também ocorre com síndromes oculares e sistêmicas, como aniridia, disgenesia do segmento anterior, síndrome de Sturge-Weber, síndrome oculocerebrorrenal de Lowe, síndrome de Weill-Marchesani e síndrome de Pierre Robin. O glaucoma pode ser secundário a trauma, uveíte, deslocamento do cristalino, tumor intraocular e distúrbios da retina.

▶ Diagnóstico diferencial

A presença de buftalmia é glaucoma até que se prove o contrário. A ODNL pode causar lacrimejamento, mas outros sinais de blefaroespasmo e fotofobia estão ausentes.

▶ Tratamento

O tratamento depende da causa, mas a cirurgia é frequentemente indicada. Os medicamentos tópicos têm sucesso limitado no glaucoma pediátrico, mas podem ser usados como medidas temporárias até o momento da cirurgia. O tratamento do erro refrativo e da ambliopia é essencial.

▶ Prognóstico

Em geral, o prognóstico é reservado, embora excelentes resultados possam ser observados. Os pacientes podem necessitar de múltiplas cirurgias para obter o controle adequado da pressão ocular.

Yu Chan JY, Choy BN, Ng AL, Shum JW: Review on the management of primary congenital glaucoma. J Curr Glaucoma Pract 2015 Sep–Dec;9(3):92–99. doi: 10.5005/jp-journals-10008-1192 [PMID: 26997844].

▼ UVEÍTES

A uveíte é uma inflamação intraocular classificada anatomicamente em anterior (íris e corpo ciliar), intermediária (vítreo e pars plana), posterior (retina e coroide) ou panuveíte. O curso da uveíte é definido como agudo, recorrente e crônico (com duração superior a três meses). A maioria das uveítes pediátricas é idiopática, mas pode ser devida a condições inflamatórias sistêmicas, infecção ou como parte de uma síndrome mascarada.

UVEÍTE ANTERIOR/IRIDOCICLITE/IRITE

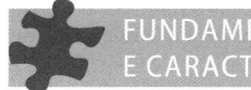

FUNDAMENTOS DO DIAGNÓSTICO E CARACTERÍSTICAS TÍPICAS

▶ A uveíte anterior (também chamada de irite ou iridociclite) geralmente se manifesta com hiperemia, fotofobia e visão turva.
▶ A exceção ocorre em crianças com artrite idiopática juvenil (AIJ) que são assintomáticas com olhos brancos e boa visão apesar da uveíte grave resultando em complicações oculares.

▶ Etiologia

A uveíte anterior mais comumente diagnosticada na infância é a irite traumática, que é uma uveíte anterior aguda após trauma ocular contuso. A uveíte é uma das manifestações extra-articulares mais frequentes e graves da AIJ, de forma que crianças com AIJ devem ser rastreadas de acordo com o cronograma recomendado pela AAP (http://www.aap.org). A uveíte pode preceder a artrite em 3% a 7%. Aquelas com fator antinuclear positivo, com 6 anos de idade ou menos no momento do diagnóstico e duração inferior ou igual a 4 anos têm maior risco de uveíte anterior crônica e devem ser examinadas por um oftalmologista a cada 3 meses. Os pacientes com AIJ/artrite relacionada à entesite (ARE) e/ou HLA-B27 positivo estão predispostos a uveíte anterior aguda ou recorrente, que geralmente é unilateral, episódica e caracterizada por sintomas agudos. A uveíte é menos comumente associada à doença inflamatória intestinal (DII) ou artrite psoriática (2% a 7%). Causas menos comuns de uveíte em crianças incluem nefrite tubulointersticial com uveíte (TINU, de *tubulointerstitial nephritis and uveitis*) e sarcoidose de início precoce/síndrome de Blau.

▶ Achados clínicos

Sintomas como hiperemia, fotofobia, dor e visão turva geralmente acompanham a uveíte anterior, com exceção da AIJ. O exame com lâmpada de fenda revela células da câmara anterior e aumento de proteína (nebulosidade) na uveíte anterior ativa. As células e os reflexos de proteínas podem fazer a íris aderir à cápsula do cristalino, resultando em uma pupila de formato irregular a partir da sinéquia posterior. As células também podem se acumular no endotélio da córnea, observadas como precipitados ceráticos, ou formar nódulos na íris. As células podem se acomodar e formar uma camada branca, chamada hipópio, dentro da câmara anterior. A uveíte anterior grave também pode resultar em envolvimento posterior (vitrite, edema do nervo óptico, edema macular).

A ceratopatia em faixa, um sinal de uveíte de longa data, consiste em depósitos de cálcio na córnea que começam na córnea nasal e temporal e invadem centralmente. Tanto a própria uveíte quanto o tratamento com esteroides causam a formação de catarata.

▶ Diagnóstico diferencial

Trauma, infecção, distúrbios autoimunes, medicamentos e síndromes mascaradas, como retinoblastoma, leucemia e xantogranuloma juvenil.

▶ Complicações

A maioria das crianças com uveíte desenvolve complicações (até 86% em 3 anos após o diagnóstico). A catarata e o glaucoma podem se desenvolver devido à inflamação grave, mas também devido ao tratamento com corticosteroides. Outras complicações incluem ceratopatia em faixa, membranas ciclíticas, nervo óptico, edema retiniano e diminuição permanente da visão.

▶ **Tratamento**

Os corticosteroides são o tratamento de primeira linha para uveíte aguda e crônica. Os agentes cicloplégicos ajudam a liberar e prevenir a adesão da íris ao cristalino e também reduzem o espasmo do músculo ciliar que causa fotofobia e dor ocular. Dependendo da etiologia, podem ser necessários agentes imunossupressores sistêmicos. O metotrexato é a terapia sistêmica mais comumente usada para crianças. Outras opções incluem agentes anti-fator de necrose tumoral-α (anti-TNFα, de *anti-tumor necrosis fator alpha*) e inibidores de células T para casos refratários.

▶ **Prognóstico**

O prognóstico depende da gravidade da inflamação ocular e do desenvolvimento de complicações.

Angeles-Han et al: 2019 American College of Rheumatology/Arthritis Foundation Guideline for the Screening, Monitoring, and Treatment of Juvenile Idiopathic Arthritis-Associated Uveitis. Arthritis Care Res 2019 June;71(6):703–716 [PMID: 31021540].

UVEÍTES INTERMEDIÁRIAS

FUNDAMENTOS DO DIAGNÓSTICO E CARACTERÍSTICAS TÍPICAS

▶ Os pacientes com *pars planitis* podem queixar-se de moscas volantes e diminuição da visão.

▶ **Achados clínicos**

A uveíte intermediária, que corresponde de 5% a 27% das uveítes pediátricas, é a inflamação do corpo vítreo, retina periférica e/ou pars plana. O termo "*pars planitis*" é um subconjunto particular (85% a 95%) de uveíte intermediária associada com formação característica de banco de neve e bola de neve na ausência de uma doença infecciosa ou sistêmica.

A *pars planitis* tem uma distribuição etária bimodal e afeta crianças (de 5 a 15 anos) e adultos (de 20 a 40 anos). É mais comumente bilateral e pode ser assimétrica. Os pacientes podem seguir três cursos clínicos: 10% autolimitado, curso benigno; 31% curso latente com poucos episódios de exacerbação; ou curso prolongado sem exacerbações. A *Pars planitis* pode "queimar" após 5 a 15 anos.

Os sintomas clínicos mais comuns são visão embaçada e moscas volantes. Menos comumente, os pacientes podem apresentar olhos vermelhos, fotofobia ou dor. Alguns são assintomáticos e diagnosticados incidentalmente em exames oftalmológicos de rotina. Um exame dilatado é crucial para identificar vitrite e inflamação ao longo da pars plana (bolas de neve e banco de neve)

▶ **Diagnóstico diferencial**

A uveíte intermediária é mais frequentemente idiopática, mas pode estar associada a doenças sistêmicas, como esclerose múltipla (EM) e sarcoidose. As causas infecciosas incluem toxoplasmose e doença de Lyme.

▶ **Complicações**

A causa mais comum de diminuição da visão é o edema macular. Outras complicações oculares incluem catarata, edema do nervo óptico e glaucoma.

▶ **Tratamento**

O tratamento de primeira linha é com corticosteroides, mas muitos podem precisar de imunossupressão sistêmica.

A vitrectomia por um cirurgião de retina ou crioterapia pode ser necessária em casos refratários.

▶ **Prognóstico**

O prognóstico depende da gravidade da doença e das complicações secundárias. As crianças mais novas geralmente têm pior prognóstico devido à detecção tardia e ao desenvolvimento da ambliopia.

Chauhan K, Tripathy K: Pars Planitis. In: StatPearls [Internet]. Treasure Island (FL)" StatPearls Publishing; 2021 Jan 2021 Feb 14 [PMID: 28613790].

UVEÍTE POSTERIOR

FUNDAMENTOS DO DIAGNÓSTICO E CARACTERÍSTICAS TÍPICAS

▶ As crianças com toxoplasmose ocular podem queixar-se de visão turva e apresentar uma lesão retiniana branca que tem aparência de "farol na neblina" devido à vitrite subjacente.

▶ **Achados clínicos**

Os termos *coroidite*, *retinite* e *retinocoroidite* denotam as camadas de tecido primariamente envolvidas na uveíte posterior. As crianças com uveíte posterior podem ter inflamação aguda e alterações coriorretinianas crônicas. O exame de fundo de olho por um oftalmologista e testes sorológicos são usados para identificar ou descartar as causas da uveíte posterior.

Uma retinopatia granular "sal e pimenta" pode ser observada na coriorretinite congênita devido ao complexo STORCH (toxoplasmose, rubéola, citomegalovírus [CMV], HSV, sífilis). Com essas infecções congênitas, podem ocorrer manifestações sistêmicas, incluindo perda auditiva, lesões cutâneas e ósseas, doença do sistema nervoso central (SNC) com atraso no desenvolvimento e anormalidades cardíacas.

A toxoplasmose ocular é uma causa comum de uveíte posterior em crianças e muitas vezes é uma reativação de doença congênita. Classicamente, a reativação da infecção caracteriza-se por novas lesões brancas (lesões satélites) adjacentes a uma cicatriz atrófica antiga com hiperpigmentação (lesões antigas inativas).

Embora rara, a necrose retiniana aguda é uma retinite necrotizante vaso-oclusiva grave que pode ser causada por HSV-1 e 2, VZV e raramente por CMV. É observada em pacientes imunocompetentes e caracterizada por lesões necróticas brancas periféricas que avançam circunferencialmente, vitrite e vasculite. A necrose leva à atrofia retiniana que pode resultar em descolamento retiniano regmatogênico e tracional em até 75% dos casos. Os pacientes podem apresentar perda de visão ou olho vermelho e dolorido.

A infecção por CMV é a causa mais comum de retinite em crianças imunocomprometidas, especialmente naquelas com transplante de células-tronco hematopoiéticas. A retinite por CMV aparece como uma lesão retiniana branca, tipicamente, mas nem sempre, associada a hemorragia, ou como uma lesão granular de aparência indolente com hemorragia e uma periferia branca.

A candidíase ocular/endoftalmite endógena ocorre tipicamente em um hospedeiro imunocomprometido ou em um bebê prematuro de baixo peso ao nascer internado em terapia intensiva recebendo hiperalimentação. A coriorretinite por *Candida* se manifesta com lesões retinianas fofas multifocais, amarelo-esbranquiçadas, que podem se espalhar para o vítreo e produzir a chamada vitrite de bola de fungo ou algodão.

Em bebês e crianças pequenas, as infecções por *Toxocara canis* ou *Toxocara cati* (larva migrans ocular; ver **Capítulo 43**) ocorrem pela ingestão de solo contaminado com ovos do parasita. A doença geralmente é unilateral. As características de apresentação incluem embaçamento unilateral, estrabismo, leucocoria e fotofobia. O segmento anterior é geralmente branco e silencioso. O segmento posterior pode apresentar granulomas localizados que se apresentam como uma massa branca nebulosa que pode ser periférica ou no polo posterior. As lesões periféricas podem apresentar membranas vítreas inflamatórias que se estendem do granuloma ao nervo óptico, formando dobras e trações retinianas características. Pode haver vitrite e endoftalmite por nematoides. O diagnóstico é baseado na aparência da lesão e teste sorológico usando ensaio imunoabsorvente ligado à enzima (ELISA, de *enzyme-linked immunosorbent assay*) para *T. canis* e *T. cati* (ver **Capítulo 43**).

A doença de Vogt-Koyanagi-Harada (VKH) tem um estágio de uveíte aguda com uveíte posterior bilateral e descolamento retiniano exsudativo. O estágio convalescente é caracterizado por fundo "brilho do pôr-do-sol" e o estágio crônico se manifesta como uveíte anterior recorrente.

▶ Diagnóstico diferencial

Uveíte posterior devido a distúrbio autoimune, trauma, infecção, malignidade ou etiologia idiopática.

▶ Complicações

Perda permanente da visão devido a cicatrizes e descolamento da retina.

▶ Tratamento

As infecções congênitas por toxoplasmose são tratadas com antimicrobianos sistêmicos (ver **Capítulo 43**). A toxoplasmose reativada com lesões que ameaçam a visão também requer tratamento. O tratamento da necrose retiniana aguda inclui medicação antiviral, corticosteroides e *laser* profilático. O objetivo é a recuperação rápida da doença e a prevenção do envolvimento do outro olho, bem como a prevenção do descolamento da retina. O tratamento da toxocaríase inclui injeções perioculares de corticosteroide e vitrectomia. O benefício das medicações anti-helmínticas, como albendazol, tiabendazol e mebendazol, não está bem estabelecido, pois podem piorar a resposta inflamatória à medida que as larvas morrem.

▶ Prognóstico

O prognóstico para a visão depende da gravidade da retina e envolvimento sistêmico.

Chan NSW, Choi J, Cheung CMG: Pediatric uveitis. Asia-Pac J Ophthalmol 2018 May–Jun;7(3):192–199 [PMID: 29682916].

▼ DISTÚRBIOS DA CÓRNEA

CÓRNEA NEBULOSA

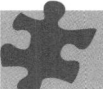

FUNDAMENTOS DO DIAGNÓSTICO E CARACTERÍSTICAS TÍPICAS

▶ A opacificação da córnea pode ser causada por anormalidades de desenvolvimento, distúrbios metabólicos, trauma e infecção.

▶ Achados clínicos

A córnea pode ter uma aparência esbranquiçada e nebulosa ao exame da lanterna. Os achados podem ser unilaterais ou bilaterais. O reflexo vermelho pode estar diminuído ou ausente.

▶ Diagnóstico diferencial

Opacificação da córnea, lacrimejamento, blefaroespasmo e fotofobia em um recém-nascido são sinais de glaucoma congênito até que se prove o contrário. A anomalia de Peter e a esclerocórnea são malformações congênitas do segmento anterior do olho que podem ser uni ou bilaterais. O trauma direto na córnea durante um parto com fórceps pode resultar em turvação da córnea, cicatrizes e ambliopia significativa. As anormalidades sistêmicas, como atraso no desenvolvimento e insuficiência hepática ou renal, associadas a córnea turva, sugerem distúrbios metabólicos, como mucopolissacaridoses, doença de Wilson e cistinose. Os infiltrados da córnea ocorrem com infecções virais, doença palpebral estafilocócica e distrofias da córnea. A ceratite intersticial é uma manifestação da sífilis congênita.

Uma avaliação ocular completa por um oftalmologista é necessária e deve ser concluída com urgência quando houver suspeita de glaucoma congênito.

▶ Complicações

Ambliopia.

▶ Tratamento

O tratamento depende da condição subjacente. Podem ser necessários tratamento cirúrgico do glaucoma e possível transplante de córnea ou ceratoprótese.

▶ Prognóstico

O prognóstico depende da quantidade de envolvimento da córnea e da resposta ao tratamento cirúrgico. Os transplantes de córnea têm uma frequência muito alta de rejeição e, consequentemente, um mau prognóstico em crianças.

Fecarotta CM, Huang WW: Pediatric genetic disease of the cornea. J Pediatr Genet Dec 2014;3(4):195–207. doi: 10.3233/PGE-14102 [PMID: 27625877].

CERATITE VIRAL

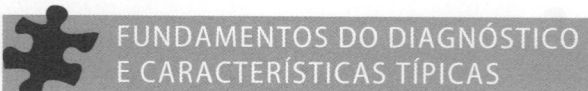
FUNDAMENTOS DO DIAGNÓSTICO E CARACTERÍSTICAS TÍPICAS

▶ Um padrão dendrítico ou semelhante a um ramo pode ser observado na coloração com fluoresceína na ceratite herpética.

▶ As crianças com ceratite por HSV podem não se queixar de dor ocular devido à diminuição da sensibilidade da córnea.

▶ Achados clínicos

No segmento anterior, o HSV pode se apresentar como blefaroconjuntivite, ceratite (epitelial, estromal ou endotelial) e ceratouveíte. Na maioria das vezes, as crianças apresentam olho vermelho unilateral recorrente com lacrimejamento, fotofobia e diminuição da visão. Na ceratite epitelial, a administração de fluoresceína revelará áreas de coloração quando observadas com luz azul. O padrão de coloração do epitélio pode ser dendrítico e irregular, ou redondo se houver uma úlcera geográfica. Na ceratite estromal, há opacidade da córnea, cicatrização e neovascularização, geralmente sem coloração epitelial com fluoresceína. A ceratite estromal é mais comumente observada em crianças do que em adultos devido ao aumento da resposta inflamatória. A recorrência é mais comum em crianças, especialmente com ceratite estromal. Até 75% das crianças com ceratite herpética desenvolvem danos aos nervos da córnea, levando à diminuição da sensibilidade e complicações associadas à córnea neurotrófica. A doença bilateral em adultos foi associada à atopia e à imunossupressão, mas essa relação permanece incerta em crianças.

O HZO mais comumente visto em adultos, mas pode se apresentar em crianças. Ocorre com a reativação do VZV envolvendo o ramo oftálmico do nervo trigêmeo e pode afetar as estruturas oculares em qualquer lugar desde a conjuntiva até o nervo óptico. Na córnea, a ceratite puntiforme e os pseudodendritos representam células epiteliais inchadas, pouco aderentes e com aspecto "grudado". Em contraste com os dendritos do HSV, esses pseudodendritos não possuem bulbos terminais e ramificação dicotômica e coram mal com fluoresceína.

O adenovírus pode causar ceratoconjuntivite epidêmica bilateral com infiltrados subepiteliais da córnea (ver seção Conjuntivite viral). A conjuntivite por adenovírus pode progredir para ceratite de 1 a 2 semanas após o início. A visão pode estar diminuída.

▶ Diagnóstico diferencial

Blefaroceratoconjuntivite, conjuntivite alérgica.

▶ Tratamento

O aciclovir oral é um tratamento bem tolerado e eficaz para crianças com infecção por herpes simples. O tratamento tópico também pode ser útil em casos refratários de cepas de HSV resistentes ao aciclovir. Para herpes-zóster oftálmico agudo, a medicação antiviral oral pode ser útil quando iniciada dentro de 72 horas após o início da doença. Os antivirais tópicos para herpes-zóster oftálmico são controversos. Os esteroides tópicos são usados para o tratamento da ceratite estromal com monitoramento rigoroso por um oftalmologista. O aciclovir oral profilático de longo prazo é frequentemente empregado em crianças com ceratite estromal ou naquelas com recorrência e continuado por pelo menos 1 ano após a última recorrência.

Na ceratoconjuntivite por adenovírus, nenhum tratamento é necessário, pois na maioria das vezes a doença é autolimitada. No entanto, o uso criterioso de esteroides tópicos pode ajudar a diminuir os sintomas (ver seção Conjuntivite viral).

▶ Prognóstico

A recorrência de ceratite herpética é comum em crianças. A recorrência com envolvimento da córnea pode ocorrer como ceratite epitelial (dendrítica) ou estromal (mais profunda na córnea). A perda permanente da visão devido a cicatrizes e ambliopia é comum em crianças com ceratite por HSV, ocorrendo em mais de 50% das crianças afetadas.

Vadoothker S, Andrews L, Jeng BH, Levin MR: Management of herpes simplex virus keratitis in the pediatric population. Pediatr Infect Dis J 2018 Sep;37(9):949–951. doi: 10.1097/INF.0000000000002114 [PMID: 29794647].

ÚLCERA DE CÓRNEA

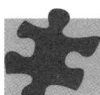

FUNDAMENTOS DO DIAGNÓSTICO E CARACTERÍSTICAS TÍPICAS

▶ Pode haver dor aguda, diminuição da visão, injeção, infiltrado ou úlcera branca na córnea **(Figura 16-22)** e hipópio (pus na câmara anterior).

Patogênese

O risco mais comum de ceratite infecciosa e úlcera de córnea é o uso de lentes de contato, especialmente com uso prolongado, uso noturno, ortoceratologia e uso de água da torneira para limpeza. Os patógenos comuns que causam ceratite infecciosa são *Pseudomonas aeruginosa*, estafilococos e *Acanthamoeba*. Em crianças menores de 3 anos, o trauma ocular é uma causa comum de úlceras infecciosas da córnea.

Achados clínicos

Os pacientes apresentam dor aguda, fotofobia, vermelhidão e diminuição da visão. Ao exame, eles apresentam uma mancha branca na córnea com defeito epitelial sobrejacente que se cora com fluoresceína (ver **Figura 16-22**). Outros achados do exame incluem afinamento da córnea, inflamação da câmara anterior e hipópio. A ceratite por *Acanthamoeba* pode causar úlceras unilaterais ou bilaterais de rápida progressão com dor que parece desproporcional aos achados do exame.

Diagnóstico diferencial

Ceratite viral, abrasão da córnea e penetração de corpo estranho.

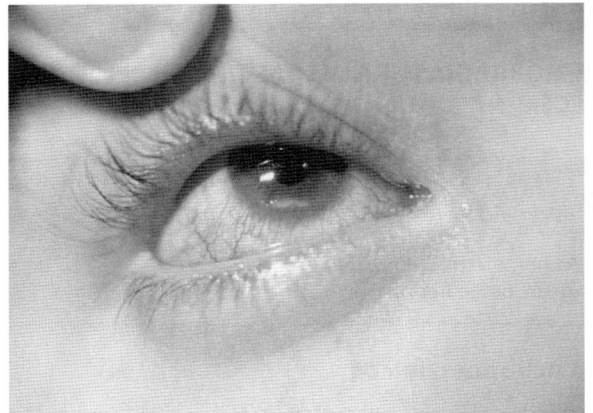

▲ **Figura 16-22** Úlcera da córnea. Observe o infiltrado branco localizado na córnea inferior.

Complicações

Perfuração da córnea e cicatrização da córnea.

Tratamento

O tratamento de úlceras de córnea requer conhecimentos especiais e é necessário encaminhamento urgente a um oftalmologista. É útil que os pacientes tragam suas lentes de contato e estojo, que podem ser usados para cultura.

Prognóstico

O prognóstico depende do tamanho da úlcera e a presença de envolvimento da córnea central.

DISTÚRBIOS DO CRISTALINO

Os distúrbios do cristalino envolvem anormalidade de clareza ou posição. A opacificação do cristalino **(Figura 16-23)** pode afetar a visão dependendo de sua densidade, tamanho e posição. O potencial visual também é influenciado pela idade de início e pelo sucesso do tratamento da ambliopia.

CATARATA

FUNDAMENTOS DO DIAGNÓSTICO E CARACTERÍSTICAS TÍPICAS

▶ A ausência ou assimetria de reflexo vermelho, leucocoria, fixação prejudicada, estrabismo ou nistagmo podem ser devidos a uma catarata, que requer um encaminhamento urgente a um oftalmologista.

Etiologia

A catarata em crianças pode ser unilateral ou bilateral, pode existir como defeitos isolados ou pode ser acompanhada por outros distúrbios oculares ou doença sistêmica (ver **Figura 16-23**).

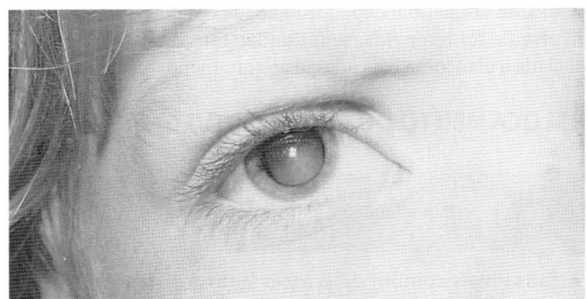

▲ **Figura 16-23** Catarata causando leucocoria.

As associações sistêmicas incluem síndromes como as de Down e Lowe e distúrbios metabólicos como galactosemia, doença de Wilson, diabetes e hipocalcemia. A mutação genética é uma causa comum; o padrão de herança é mais frequentemente autossômico dominante, embora ocorram formas autossômicas recessivas ou ligadas ao cromossomo X. Assim, é importante perguntar sobre a história familiar de catarata precoce. A maioria das cataratas congênitas bilaterais não sindrômicas não tem causa identificável. Se não houver história familiar de catarata bilateral, indica-se investigação laboratorial para causas infecciosas, genéticas e metabólicas de catarata congênita bilateral. As etiologias infecciosas, avaliadas pelos títulos TORCH, são menos comuns nos Estados Unidos. Em contraste, as cataratas unilaterais são geralmente isoladas, relacionadas ao desenvolvimento, não hereditárias e raramente associadas a uma doença sistêmica. Outras causas incluem trauma, uveíte e tumor.

▶ Diagnóstico diferencial

Córnea turva, tumor intraocular e descolamento de retina.

▶ Complicações

A catarata pediátrica está frequentemente associada à ambliopia por privação.

▶ Tratamento

O diagnóstico e o tratamento precoces são necessários para prevenir a ambliopia por privação em crianças menores de 9 anos. As cataratas que são visualmente significativas requerem remoção. As cataratas unilaterais visualmente significativas em bebês são removidas antes de 6 semanas de idade, e as bilaterais, dentro de 8 semanas de idade para reduzir o risco de ambliopia por privação. A reabilitação da visão exigirá a correção dos erros refrativos e o tratamento da ambliopia. Lentes de contato, óculos, lentes bifocais e lentes intraoculares artificiais são usados para corrigir erros de refração após a extração de catarata. O tratamento concomitante de ambliopia associada, glaucoma e da doença sistêmica subjacente é indicado.

▶ Prognóstico

A acuidade visual final depende da idade em que a catarata se desenvolveu e foi removida, se foi unilateral ou bilateral, se estava associada a glaucoma e da adesão ao tratamento da ambliopia.

DESLOCAMENTO DO CRISTALINO/ECTOPIA LENTIS

FUNDAMENTOS DO DIAGNÓSTICO E CARACTERÍSTICAS TÍPICAS

▶ A causa mais comum de *ectopia lentis* é o trauma, mas se o trauma foi menor, deve-se considerar a avaliação de doenças subjacentes que predispõem à *ectopia lentis*.

▶ Etiologia

Síndrome de Marfan, homocistinúria, síndrome de Weill-Marchesani, deficiência de sulfito oxidase, hiperlisinemia, sífilis, síndrome de Ehlers-Danlos e trauma.

▶ Achados clínicos

Na luxação, o cristalino pode flutuar livremente no vítreo, na câmara anterior, ou repousar sobre a retina. A subluxação, que é mais comum, refere-se ao deslocamento parcial, e a borda do cristalino pode ser vista através da pupila ao iluminar ou ao examinar com lâmpada de fenda. Frequentemente, a refração revela astigmatismo significativo. Pode ser necessária uma avaliação oftalmológica completa, bem como avaliação genética e metabólica.

▶ Complicações

A *ectopia lentis* pode causar diminuição da visão e ambliopia devido a erros de refração induzidos. Outra preocupação oftalmológica é o glaucoma de bloqueio pupilar, no qual uma lente instável mal posicionada bloqueia o fluxo normal do humor aquoso do corpo ciliar (posterior à pupila), onde é produzido, para a malha trabecular (anterior à pupila).

▶ Tratamento

Pode ser necessária lensectomia cirúrgica se a acuidade visual não melhorar significativamente com óculos ou lentes de contato. Os distúrbios metabólicos e/ou genéticos subjacentes requerem uma abordagem multidisciplinar.

▶ Prognóstico

O prognóstico depende da gravidade do deslocamento do cristalino e da necessidade de lensectomia.

▼ DISTÚRBIOS DA RETINA

HEMORRAGIAS RETINIANAS NO RECÉM-NASCIDO

FUNDAMENTOS DO DIAGNÓSTICO E CARACTERÍSTICAS TÍPICAS

▶ As hemorragias retinianas associadas ao nascimento geralmente desaparecem com 6 semanas de vida.

▶ Achados clínicos

As hemorragias retinianas relacionados ao nascimento podem ocorrer em aproximadamente 25% dos recém-nascidos e são mais comumente vistas após parto vaginal espontâneo com taxas mais altas de até 50% após partos assistidos por vácuo ou fórceps.

As hemorragias retinianas são menos comuns após cesarianas, mas ainda ocorrem (5%). A maioria das hemorragias retinianas associadas ao nascimento desaparece em 6 semanas. Não é indicado exame de retina em um recém-nascido a termo saudável.

▶ Diagnóstico diferencial

Consulte a seção Traumatismo craniano abusivo e trauma não acidental.

▶ Tratamento

A observação é indicada uma vez que as hemorragias retinianas do recém-nascido geralmente desaparecem por volta das 6 semanas de vida.

▶ Prognóstico

Excelente.

RETINOPATIA DA PREMATURIDADE

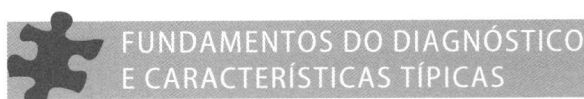

FUNDAMENTOS DO DIAGNÓSTICO E CARACTERÍSTICAS TÍPICAS

▶ Os exames de rastreamento de retinopatia da prematuridade (ROP) são recomendados para bebês com:
- Peso ao nascer ≤ 1.500 g ou
- Idade gestacional ≤ 30 semanas ou
- Bebês com um curso clínico instável que podem não atender aos critérios acima

▶ Patogênese

O desenvolvimento retinovascular normal em humanos começa no útero a partir do nervo óptico e envolve a frente do olho, atingindo a conclusão por volta de 40 semanas de gestação. Bebês prematuros correm o risco de desenvolver vascularização periférica anormal da retina, que pode levar a descolamento da retina e cegueira. No útero, a retina está em um estado de hipoxia fisiológica, resultando em fator de crescimento endotelial vascular (VEGF, de *vascular endothelial growth factor*) elevado que facilita a angiogênese retiniana. Após o nascimento, os bebês prematuros são expostos à hiperoxia do oxigênio atmosférico e suplementar, que retarda a vascularização com vasoconstrição e obliteração (Fase 1 da retinopatia da prematuridade [ROP, de *retinopathy of prematurity*]). Isso eventualmente leva à hipoxia periférica da retina, que leva ao aumento da produção de VEGF. Além disso, ocorre uma deficiência nutricional relativa em bebês prematuros, resultando em diminuição do fator do crescimento semelhante à insulina sérico, um regulador vital do VEGF. O VEGF desregulado leva à Fase 2 da ROP, caracterizada pela proliferação anormal de vasos que crescem no vítreo e não na retina.

Tabela 16-5 Fases da retinopatia da prematuridade

Estágio I	Linha de demarcação ou borda que divide a retina vascular da avascular.
Estágio II	Crista. A linha do estágio I adquire volume e sobe acima da superfície da retina para se tornar uma crista.
Estágio III	Crista com proliferação fibrovascular extrarretiniana.
Estágio IV	Descolamento subtotal da retina.
Estágio V	Descolamento total da retina.

▶ Prevenção

O risco de perda de visão por ROP pode ser reduzido pela triagem oportuna de prematuros por um oftalmologista.

▶ Achados clínicos

O estudo Cryotherapy for Retinopathy of Prematurity (CRYO-ROP, Crioterapia para Retinopatia da Prematuridade) delineou uma nomenclatura padrão para descrever a progressão e a gravidade da ROP (Tabela 16-5). Como os vasos sanguíneos da retina emanam do nervo óptico e não cobrem totalmente a retina em desenvolvimento até o termo, o nervo óptico é usado como ponto de referência central. A zona mais imatura da retina, a zona I, é o círculo imaginário concêntrico mais posterior ao redor do nervo óptico. A área periférica nasal é a zona II e a periferia temporal é a zona III. A doença da zona I, por definição, é de maior risco do que a doença nas zonas mais anteriores/periféricas. Da mesma forma, os estágios dos vasos anormais são numerados desde zero (simplesmente vascularização incompleta) e seguindo os estágios de 1 a 5.

Os exames iniciais são realizados 4 semanas após o parto ou às 31 semanas para aquelas com idade gestacional de 26 semanas ou menos. A frequência dos exames de acompanhamento depende dos achados e dos fatores de risco para desenvolver ROP. A maioria dos bebês é avaliada a cada 1 a 3 semanas, dependendo da gravidade da ROP. Os exames podem ser interrompidos quando as retinas estiverem totalmente vascularizadas. A vascularização retiniana completa pode ser prolongada em lactentes com ROP moderada a grave.

▶ Complicações

Baixa visão e descolamento de retina.

▶ Tratamento

O tratamento da ROP é indicado quando há ROP tipo I (ROP zona I com qualquer estágio e doença plus [dilatação e tortuosidade grave dos vasos], ROP zona I estágio III sem doença plus, ROP zona II com doença estágio II ou III e doença plus) conforme definido pelo estudo Early Treatment Retinopathy of Prematurity (ETROP, Tratamento Precoce para Retinopatia da Prematuridade). O tratamento inclui fotocoagulação a *laser* e, em certos casos, injeções intravítreas de anti-VEGF. O tratamento cirúrgico para um descolamento de retina envolve introflexão escleral ou uma vitrectomia com preservação do cristalino por um especialista em vitreorretina.

▶ Prognóstico

A maioria dos casos de ROP não progride para descolamento de retina e não requer tratamento. No entanto, a ROP continua a ser uma das principais causas de cegueira em crianças. Bebês prematuros, especialmente aqueles que tiveram ROP, correm maior risco de desenvolver estrabismo, ambliopia e erro de refração do que as crianças em geral.

> Fierson WM; American Academy of Pediatrics Section on Ophthalmology; American Academy of Ophthalmology; American Association for Pediatric Ophthalmology and Strabismus; American Association of Certified Orthoptists: Screening examination of premature infants for retinopathy of prematurity. Pediatrics 2018;142(6). pii: e20183061 [PMID: 30824604].

RETINOBLASTOMA

FUNDAMENTOS DO DIAGNÓSTICO E CARACTERÍSTICAS TÍPICAS

- ▶ O retinoblastoma (RB) é a malignidade intraocular primária mais comum na infância, com uma incidência estimada entre 1 em 14.000 e 18.000 nascidos vivos e 8.000 novos casos a cada ano em todo o mundo.
- ▶ A maioria dos pacientes se apresenta antes dos 3 anos de idade.

▶ Patogênese

O retinoblastoma é um tumor que surge da retina devido à mutação de ambas as cópias do gene supressor de tumor *RB1* (13q14). A partir da retina, pode crescer sob a retina ou adentrando o vítreo. O retinoblastoma pode invadir diretamente a coroide e a esclera para a órbita, disseminar-se via nervo óptico para o SNC ou metastatizar por via hematogênica.

As duas formas de RB são hereditárias e esporádicas. O RB hereditário representa 45% de todos os casos, dos quais 85% são bilaterais, 10% unilaterais e 5% trilaterais (RB bilateral com tumor neuroectodérmico da linha média da pineal). A "hipótese dos dois golpes" afirma que a inativação bialélica do gene *RB1*, um gene supressor de tumor, resulta no desenvolvimento de retinoblastoma. Em casos hereditários, uma mutação germinativa está presente em todas as células, e o segundo "*hit*" ocorre no desenvolvimento de células retinianas somáticas. No RB esporádico, ambas as mutações são somáticas. Filhos de pais com RB hereditário têm 45% de chance de serem afetados por RB (50% de risco de herança e 90% de penetrância). No entanto, a maioria dos RBs hereditários surgem de uma mutação de novo e muitas vezes são probandos com a doença.

As crianças com mutação germinativa RB1 têm risco aumentado de desenvolver segunda malignidade primária, especialmente osteossarcomas, sarcomas de tecidos moles e melanomas. Aqueles que receberam radioterapia correm um risco adicional maior.

▶ Achados clínicos

O sinal de apresentação mais comum em uma criança com retinoblastoma não diagnosticado previamente é a leucocoria (ver **Figura 16-1**). A avaliação do reflexo vermelho pupilar é importante, embora um reflexo vermelho normal não exclua RB. Outras apresentações incluem estrabismo, olho vermelho, glaucoma ou pseudo-hipópio (aparecimento de material semelhante a pus na câmara anterior). As crianças com retinoblastoma hereditário geralmente são diagnosticadas mais cedo e apresentam tumores multifocais bilaterais.

Testes genéticos e aconselhamento são importantes no manejo do RB. Uma vez que a mutação causadora é encontrada em um indivíduo afetado, os membros não afetados da família devem ser testados para determinar seu risco pessoal e reprodutivo.

▶ Diagnóstico diferencial

Doença de Coats, catarata, uveíte, infecção por *Toxocara*, persistência da vasculatura fetal deficiente e meduloepitelioma.

▶ Complicações

Essa doença pode ser fatal. A diminuição da visão depende da localização do tumor. Perda de visão e perda do olho.

▶ Tratamento

O objetivo principal é salvar a vida da criança por meio da detecção precoce do tumor e prevenção da metástase. Os objetivos secundários são preservar o olho e maximizar o potencial visual. O tratamento começa com exame de estadiamento sob anestesia e RM. O tratamento depende da lateralidade e extensão do tumor. As opções terapêuticas multimodais incluem quimioterapia (sistêmica, intra-arterial ou intravítrea) combinada com tratamento focal (*laser*, crioterapia), radioterapia (braquiterapia, estereotáxica, feixe externo) ou cirurgia.

▶ Prognóstico

A sobrevida excede 95% nos países desenvolvidos. Os pacientes com mutações germinativas precisam de monitoramento vitalício para neoplasias secundárias.

> Ancona-Lezama D, Dalvin LA, Shields CL: Modern treatment of retinoblastoma: a 2020 review. Indian J Ophthalmol 2020 Nov;68(11):2356–2365. doi: 10.4103/ijo.IJO_721_20 [PMID: 33120616].

AlAli A, Kletke S, Gallie B, Lam WC: Retinoblastoma for pediatric ophthalmologists. Asia Pac J Ophthalmol (Phila) 2018 May–June;7(3):160–168 [PMID: 29737052].

Shields CL et al: Targeted retinoblastoma management: when to use intravenous, intra-arterial, periocular, and intravitreal chemotherapy. Curr Opin Ophthalmol 2014 Sep;25(5):374–385 [PMID: 25014750].

DESCOLAMENTO DA RETINA

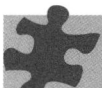
FUNDAMENTOS DO DIAGNÓSTICO E CARACTERÍSTICAS TÍPICAS

▶ Um descolamento da retina pode se apresentar como um reflexo vermelho anormal ou ausente.

▶ Crianças mais velhas podem se queixar de diminuição da visão, flashes, moscas volantes ou defeitos de campo visual.

▶ Patogênese

As causas comuns são trauma, anomalias oculares e história de cirurgia ocular. A causa hereditária mais comum de descolamento da retina na infância é a síndrome de Stickler, um distúrbio genético do tecido conjuntivo. Outros fatores de risco incluem miopia alta, ROP e síndrome de Marfan.

▶ Achados clínicos

Os sintomas de descolamento são moscas volantes, luzes piscando com duração de segundos e perda de campo visual; no entanto, as crianças muitas vezes não conseguem avaliar ou verbalizar seus sintomas. O comportamento autolesivo está associado a altas taxas de descolamento de retina e catarata traumática.

▶ Diagnóstico diferencial

Tumor intraocular.

▶ Complicações

Perda da visão, estrabismo.

▶ Tratamento

O tratamento do descolamento de retina é cirúrgico. É recomendado exame sob anestesia com crioterapia profilática ou fotocoagulação a *laser* para todos os pacientes com síndrome de Stickler.

▶ Prognóstico

O prognóstico depende da localização e duração do descolamento.

RETINOPATIA DIABÉTICA

FUNDAMENTOS DO DIAGNÓSTICO E CARACTERÍSTICAS TÍPICAS

▶ A retinopatia diabética (RD) é uma complicação microvascular específica do diabetes melito. Pacientes com diabetes tipo 1 correm maior risco de desenvolver retinopatia proliferativa grave levando à perda visual do que aqueles com diabetes tipo 2.

▶ Prevenção e detecção

O controle do diabetes é a melhor forma de prevenir as complicações oculares. Os fatores de risco para o desenvolvimento de RD incluem maior duração da doença e controle glicêmico ruim. As diretrizes de triagem diferem entre diferentes sociedades médicas. A AAP recomenda que crianças com mais de 9 anos sejam examinadas por um oftalmologista dentro de 3 a 5 anos após o início do diabetes tipo 1. Com base em pesquisas em adultos com diabetes tipo 2, o exame de triagem é recomendado no diagnóstico inicial e, posteriormente, anualmente para crianças com diabetes tipo 2.

▶ Achados clínicos

O início agudo do diabetes pode ser acompanhado por visão turva repentina devido à mudança no erro de refração e/ou formação de catarata. A gravidade da RD pode variar de retinopatia não proliferativa leve, moderada ou grave à retinopatia proliferativa que pode levar ao descolamento tracional da retina. Pode ocorrer edema macular com qualquer retinopatia. A retinopatia diabética que ameaça a visão é menos comum em crianças.

▶ Complicações

Perda da visão devido a hemorragia vítrea, edema macular, glaucoma neovascular, catarata e/ou descolamento da retina.

▶ Tratamento

Um bom controle glicêmico é essencial para diminuir o risco e a gravidade da retinopatia. A retinopatia diabética proliferativa grave requer fotocoagulação a *laser* panretiniana, medicação intravítrea anti-VEGF ou cirurgia vitreorretiniana (ou combinação). A maioria das crianças com retinopatia diabética não requer tratamento até a idade adulta.

▶ Prognóstico

O prognóstico depende da gravidade da retinopatia e das complicações associadas.

Geloneck MM, Forbes BJ, Shaffer J, Ying GS, Binenbaum G: Ocular complications in children with diabetes mellitus. Ophthalmology 2015 Dec;122(12):2457–2464. doi: 10.1016/j.ophtha.2015.07.010 [PMID: 26341461].

Wang SY, Andrews CA, Herman WH, Gardner TW, Stein JD: Incidence and risk factors for developing diabetic retinopathy among youths with type 1 or type 2 diabetes throughout the United States. Ophthalmology 2016 Nov 30. doi: 10.1016/j.ophtha.2016.10.031 [PMID: 27914837].

DOENÇAS DO NERVO ÓPTICO

NEUROPATIA ÓPTICA

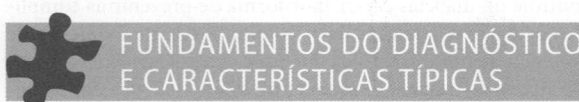

▶ A má função do nervo óptico pode resultar em diminuição da visão central ou periférica, diminuição da visão colorida, estrabismo e nistagmo.

▶ Achados clínicos

Os distúrbios do nervo óptico podem ser decorrentes de malformação congênita, malignidade, inflamação, infecção, infiltração, toxicidade de medicamentos, distúrbios metabólicos ou genéticos, isquemia e trauma. A função do nervo óptico é avaliada verificando acuidade visual, visão de cores, resposta pupilar e campos visuais.

O teste da lanterna oscilante é usado para avaliar a função relativa de cada nervo óptico. É realizado por meio da incidência alternada de uma luz na frente de cada pupila para verificar se há um DPA. A pupila normal deve se contrair quando a luz incide diretamente nela e também quando a luz incide no outro olho (constrição consensual da pupila). Uma resposta anormal no olho afetado é a dilatação pupilar quando a luz é direcionada para esse olho depois de ter sido mostrada no outro olho com seu nervo óptico saudável. O hippus – movimentos rítmicos de dilatação e constrição da pupila – pode ser confundido com DPA. Pacientes com disfunção bilateral do nervo óptico podem não apresentar defeito pupilar aferente, mas têm pupilas com reação lenta bilateral.

O nervo óptico é avaliado quanto ao tamanho, forma, cor e vascularização. Ocasionalmente, ocorre mielinização além da entrada da cabeça do nervo óptico. Ele tem aparência branca, com uma borda emplumada **(Figura 16-24)**. A mielinização na retina é congênita e não progressiva, mas pode estar associada à miopia, anisometropia e ambliopia. As anomalias anatômicas do nervo óptico incluem defeitos colobomatosos, fossetas do nervo óptico e hipoplasia do nervo óptico.

▶ Tratamento

É necessária gestão da condição subjacente resultando na neuropatia óptica.

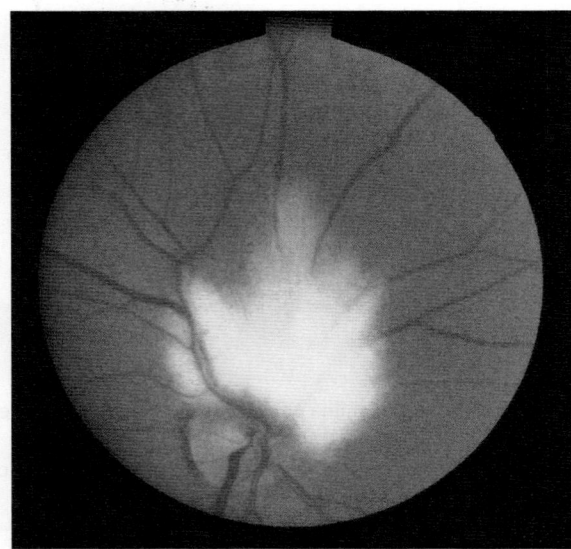

▲ **Figura 16-24** Mielinização do nervo óptico.

▶ Prognóstico

O prognóstico depende da gravidade da neuropatia óptica e da doença subjacente.

HIPOPLASIA DO NERVO ÓPTICO

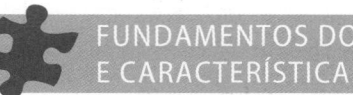

▶ A hipoplasia do nervo óptico, independentemente da lateralidade ou anormalidades neuroanatômicas, é um fator de risco independente para disfunção hipotálamo-hipofisária, que ocorre em 60% a 80% dos casos.

▶ Deve-se obter neuroimagem do cérebro e realizar consulta endócrina em todos os pacientes com hipoplasia do nervo óptico.

▶ Patogênese

A hipoplasia do nervo óptico é um distúrbio congênito complexo, envolvendo um espectro de malformações anatômicas e manifestações clínicas que vão desde a hipoplasia isolada de um ou ambos os nervos ópticos até extensas malformações cerebrais, disfunção hipotálamo-hipofisária e deficiência neurocognitiva. No passado, a hipoplasia do nervo óptico era considerada parte da displasia septo-óptica ou síndrome de Morsier devido à co-ocorrência de disfunção hipotálamo-hipofisária e ausência de septo pelúcido. A ausência de septo pelúcido não tem significado prognóstico. A anormalidade do hormônio do crescimento é a disfunção endócrina mais comum em crianças com hipoplasia do nervo óptico. A maioria dos casos não é hereditária.

Até o momento, os fatores de risco mais consistentemente encontrados para hipoplasia do nervo óptico são idade materna jovem e primiparidade, embora ainda seja necessário elucidar o mecanismo pelo qual estes fatores levam ao desenvolvimento da hipoplasia do nervo óptico.

Achados clínicos

A função visual com hipoplasia do nervo óptico varia de visão funcional a cegueira completa. A deficiência visual não é progressiva. Se apenas um olho estiver envolvido, a criança geralmente apresenta estrabismo (geralmente esotropia). Se ambos os olhos forem afetados, o nistagmo geralmente é o sinal de apresentação. Os sinais visuais muitas vezes podem não se desenvolver até que as crianças tenham pelo menos 3 meses de idade. Os sinais sistêmicos de hipopituitarismo congênito podem se apresentar precocemente com sinais, incluindo hiperbilirrubinemia prolongada, hipoglicemia transitória ou permanente ou crescimento linear deficiente.

A oftalmoscopia é realizada para visualizar diretamente os nervos ópticos e determinar a gravidade da hipoplasia. Na hipoplasia, os nervos ópticos podem ser menores que a média ou quase ausentes. Os vasos geralmente têm calibre anormal. O clássico "sinal do anel duplo" refere-se ao anel circular hipo ou hiperpigmentado (canal escleral) visto ao redor do pequeno nervo óptico.

Tratamento

A hipoplasia do nervo óptico é uma doença congênita incurável. A pesquisa em terapia com células-tronco não mostrou benefícios com riscos desconhecidos a longo prazo. A ambliopia sensorial e os erros refrativos significativos devem ser tratados por um oftalmologista. A cirurgia de estrabismo pode ser necessária em alguns pacientes. As anormalidades endócrinas devem ser tratadas conforme necessário. Um encaminhamento para um professor para deficientes visuais é um complemento benéfico para crianças com hipoplasia do nervo óptico em qualquer idade para ajudar a otimizar a visão.

Prognóstico

A hipoplasia do nervo óptico bilateral grave pode resultar em cegueira.

Ryabets-Lienhard A, Stewart C, Borchert M, Geffner ME: The optic nerve hypoplasia spectrum: review of the literature and clinical guidelines. Adv Pediatr 2016 Aug;63(1):127–146. doi: 10.1016/j.yapd.2016.04.009 [PMID: 27426898].

PAPILEDEMA

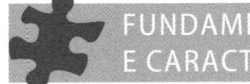

FUNDAMENTOS DO DIAGNÓSTICO E CARACTERÍSTICAS TÍPICAS

- ▶ O edema do nervo óptico é um edema anormal dos nervos ópticos. As causas incluem pressão intracraniana (PIC) elevada, infecção, inflamação, isquemia e causas infiltrativas.
- ▶ *Papiledema* é um termo específico usado para edema do nervo óptico causado por PIC elevada.

Patogênese

No papiledema, a PIC pode estar elevada primeiramente (hipertensão intracraniana idiopática [HII]/pseudotumor cerebral) ou secundariamente como resultado direto de uma condição identificável. As causas secundárias incluem massa intracraniana, anormalidades estruturais (malformação de Chiari, hidrocefalia obstrutiva), causas vasculares (trombose do seio venoso cerebral, emergência hipertensiva) ou indução por medicamentos. Os medicamentos mais comuns associados ao papiledema são antibióticos de tetraciclina, derivados de vitamina A, suplementação de hormônio do crescimento e uso ou retirada de corticosteroides.

A HII é uma causa primária mal compreendida de hipertensão intracraniana com parênquima cerebral normal e constituintes cerebrospinais. Em crianças, a HII é dividida em grupos pré-púberes e púberes. No grupo púbere, o sexo feminino e a obesidade estão associados à HII, semelhante aos adultos.

Nem todo paciente com PIC elevada desenvolve papiledema. Especula-se que a transmissão da PIC para a bainha do nervo óptico resulta em estase de fluxo axoplásmico levando a papiledema. Pode haver variações anatômicas no canal óptico que fornecem efeitos protetores em alguns indivíduos. Além disso, os nervos ópticos com atrofia podem não edemaciar mesmo no cenário de PIC gravemente elevada.

Achados clínicos

O aumento agudo da PIC pode resultar em dores de cabeça, zumbidos, náuseas, vômitos e alterações da visão (obscurecimentos visuais transitórios). Os pacientes podem desenvolver diplopia a partir da paralisia do sexto nervo (abducente), que ocorre quando a PIC elevada leva a um deslocamento para baixo do tronco encefálico que se estende do quarto nervo (troclear) à medida que cruza a crista petrosa e entra no canal de Dorello. A paralisia do nervo troclear associada a PIC elevada é mais comumente observada em crianças em comparação com adultos. A fotofobia também é um sintoma único de PIC elevada observada em crianças. O aumento gradual da PIC pode não causar sintomas óbvios. Para HII, os sintomas tendem a ser menos óbvios em pacientes mais jovens. O edema do nervo óptico pode ser um achado incidental em um exame oftalmológico de rotina em crianças pequenas.

A visualização direta do nervo óptico pela oftalmoscopia revela um disco elevado com margens indistintas, vasos dilatados e tortuosos que podem ser obscurecidos pelo edema ao redor da margem do disco e hiperemia central da cabeça do nervo. Algumas hemorragias podem estar presentes em casos mais graves. As alterações do nervo óptico costumam ser bilaterais, mas podem ser assimétricas.

Quando é observado edema do nervo óptico, é importante pesquisar a causa. A RM do cérebro com e sem contraste é o método preferido de neuroimagem. Recomenda-se VRM em casos atípicos para descartar a trombose do seio venoso. Nas causas secundárias, as anormalidades serão evidentes na RM. Na HII, os achados característicos da RM são sela túrcica vazia, diminuição do tamanho da hipófise, tortuosidade do nervo óptico, alargamento do espaço subaracnóideo perióptico, achatamento posterior do globo e protrusão intraocular da cabeça do nervo óptico. Esses achados não são causas diretas de PIC elevada, mas achados associados que podem ser observados em pacientes com HII. Quando uma massa ou anormalidade estrutural é descartada com neuroimagem, pode ser necessária a obtenção de uma punção lombar para pressão de abertura e análise do LCS. A PIC elevada em crianças de 18 anos ou menos é superior a 25 cm H_2O em crianças não obesas e não sedadas, e superior a 28 cm H_2O para todas as outras.

Outras modalidades auxiliares para avaliação incluem tomografia de coerência óptica, que pode mostrar espessamento da camada de fibras nervosas da retina, e testes de campo visual, que geralmente mostram um ponto cego aumentado.

▶ Diagnóstico diferencial

O pseudopapiledema é uma variante normal do disco óptico em que o disco aparece elevado, com margens indistintas e um padrão vascular normal. Às vezes, o pseudopapiledema ocorre em indivíduos hipermetropes. As drusas do disco óptico, que são depósitos acelulares que se calcificam com o tempo, são comumente diagnosticadas erroneamente como papiledema. O edema do nervo óptico também pode ser causado por infecções e inflamações.

▶ Tratamento

O tratamento do papiledema depende da causa. A cessação dos agentes desencadeantes pode ser adequada no papiledema relacionado à medicação. Podem ser necessários anticoagulação e antibióticos para trombose do seio venoso cerebral. Para HII, os medicamentos comumente usados incluem acetazolamida, topiramato e furosemida. Para indivíduos obesos com HII, a perda de peso e uma dieta saudável podem ser significativamente úteis. Quando o tratamento conservador falha ou há preocupação com a compressão do nervo óptico, pode ser necessária cirurgia. As opções cirúrgicas são *shunts* ventriculoperitoneal ou lomboperitoneal e fenestração da bainha do nervo óptico.

▶ Complicações

Atrofia óptica e perda da visão.

▶ Prognóstico

O prognóstico depende da etiologia subjacente, duração e controle do aumento da PIC.

Aylward SC, Way AL: Pediatric intracranial hypertension: a current literature review. Curr Pain Headache Rep 2018 Feb 13;22(2):14. doi: 10.1007/s11916-018-0665-9 [PMID: 29441432].

Phillips PH, Sheldon CA: Pediatric pseudotumor cerebri syndrome. J Neuroophthalmol 2017 Sep;37 (Suppl 1): S33–S40 [PMID: 28806347].

Sheldon CA: Pediatric idiopathic intracranial hypertension: age, gender, and anthropometric features at diagnosis in a large, retrospective, multisite cohort. Ophthalmology 2016 Nov;123(11):2424–2431. doi: 10.1016/j.ophtha.2016.08.004 [PMID: 27692528].

NEURITE ÓPTICA

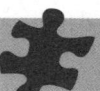 **FUNDAMENTOS DO DIAGNÓSTICO E CARACTERÍSTICAS TÍPICAS**

▶ Em comparação com adultos, a neurite óptica (NO) em crianças é mais frequentemente bilateral, mais frequentemente associada à papilite (até 69% *versus* 33% em adultos), mais frequentemente presente após uma doença viral anterior, menos frequentemente associada à dor, mas com déficit visual mais acentuado.

▶ Patogênese

A neurite óptica em crianças é um distúrbio heterogêneo que pode ocorrer como um evento isolado (ou seja, pós-infeccioso, idiopático) ou como um componente de uma doença inflamatória generalizada do SNC ou de uma condição reumatológica subjacente, como o lúpus eritematoso sistêmico. As doenças inflamatórias do SNC que podem se apresentar com neurite óptica incluem encefalomielite disseminada aguda (ADEM, de *acute disseminated encephalomyelitis*), EM e neuromielite óptica (NMO).

▶ Achados clínicos

As características principais da NO são diminuição da acuidade visual, visão anormal de cores (notavelmente dessaturação da cor vermelha), dor com movimentos oculares e déficits de campo visual. O DPA estará presente em casos unilaterais. Os sintomas podem se apresentar ao longo de horas a dias. A NO anterior resulta em edema do nervo óptico (papilite). Os pacientes com neurite óptica posterior podem ter nervos aparentemente normais ao exame, apesar dos sinais de disfunção do nervo óptico e achados anormais na RM.

A avaliação diagnóstica inclui punção lombar, RM, estudos séricos autoimunes e reumatológicos e exame oftalmológico completo. A RM do cérebro/órbitas com e sem contraste pode mostrar espessamento dos nervos ópticos nas imagens ponderadas em T1, sinal T2 brilhante ao longo do nervo óptico ou quiasma e realce pós-gadolínio. Até 36% das crianças que apresentam neurite óptica acabam sendo clínica ou radiologicamente diagnosticadas com EM. A probabilidade é maior em crianças com lesões da substância branca na RM do cérebro e bandas oligoclonais do líquido cerebrospinal (LCS) (presentes em 80% das crianças com EM *versus* 15% na neurite óptica monofásica). A RM normal no momento da neurite transmite uma baixa probabilidade de EM.

A NO bilateral grave com perda de visão grave, resposta ruim a esteroides, sinais de sintomas hipotalâmicos/tronco cerebral ou presença de lesões longitudinalmente extensas do nervo óptico e da medula espinal devem solicitar avaliação de aquaporina-4 sérica (AQP4) imunoglobulina G (NMO IgG). Um teste positivo para AQP4-IgG suporta o diagnóstico de neuromielite óptica

A neurite óptica também é agora conhecida por ser o fenótipo predominante da doença com associação positiva a anticorpos anti-glicoproteína da mielina dos oligodendrócitos (MOG-Ab, de *myelin oligodendrocyte glycoprotein antibody*), um subgrupo não-EM descrito mais recentemente de desmielinização do SNC caracterizado pela presença de MOG-Ab. A soropositividade para MOG também é encontrada em alguns pacientes com ADEM e alguns pacientes com transtorno do espectro NMO que carecem de evidência sorológica de AQP4-IgG.

▶ Diagnóstico diferencial

Papiledema, infecção e neoplasia.

▶ Complicações

Acuidade visual diminuída, visão de cores, visão periférica e sensibilidade ao contraste. A neurite óptica pode ser a primeira manifestação de doença recidivante que pode resultar em incapacidade ocular e sistêmica.

▶ Tratamento

Nenhum ensaio clínico foi realizado para neurite óptica pediátrica. A prática clínica segue as evidências do Optic Neuritis Treatment Trial (ONTT, Ensaio de Tratamento de Neurite Óptica), em que a recuperação após esteroides endovenosos seguidos de esteroides orais foi mais rápida do que após placebo ou esteroides orais sozinhos. Embora o tratamento possa não alterar o resultado clínico, a recuperação dos sintomas visuais pode ser reduzida de 7 para 2 semanas, o que pode prevenir desafios psicossociais enfrentados pelas crianças, incluindo a necessidade de compensar trabalhos escolares e outras sequelas de limitações visuais. A troca de plasma (PLEX) ou a terapia de imunoglobulina intravenosa pode ser considerada para casos refratários.

▶ Prognóstico

O prognóstico depende do processo da doença subjacente. Apesar do déficit visual grave na apresentação, a maioria apresenta boa recuperação visual.

Gise RA, HEidary G: Update on pediatric optic neuritis. Curr Neurol Neurosci Rep 2020 Mar 3;20(3):4. doi: 10.1007/s11910-020-1024-x [PMID: 32124097].

Lock JH, Nerman NJ, Biousse V, Peragallo JH: Update on pediatric optic neuritis. Curr Opin Ophthalmol 2019 Nov;30(6):418–425. doi: 10.1097/ICU.0000000000000607 [PMID: 31433309].

ATROFIA ÓPTICA

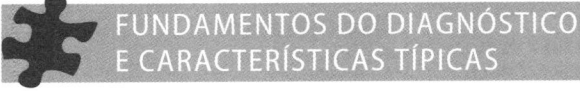

FUNDAMENTOS DO DIAGNÓSTICO E CARACTERÍSTICAS TÍPICAS

▶ A atrofia óptica é o desfecho patológico de várias doenças que resultam em lesões intrínsecas e extrínsecas aos nervos ópticos.

▶ Achados clínicos

As causas mais comuns de atrofia óptica são os tumores, justificando avaliação e diagnóstico oportunos. Eventos perinatais (insultos na gestação, no nascimento ou no período pós-natal imediato) estão emergindo como uma causa comum de atrofia óptica. Um exemplo é a atrofia óptica resultante de hemorragia intraventricular ou alterações da substância branca periventricular em prematuros. Outras causas incluem anormalidades estruturais intracranianas (craniossinostose, hidrocefalia), pós-papiledema ou papilite, toxinas, isquemia e causas hereditárias (autossômica dominante, autossômica recessiva, ligada ao cromossomo X e mitocondrial). A neuroimagem é útil para delinear anormalidades do SNC.

O exame direto do nervo óptico por oftalmoscopia revela uma cabeça do nervo óptico com uma cor creme ou branca e possivelmente escavação. Os vasos podem aparecer atenuados. Os pacientes podem não se queixar de diminuição da visão, mas muitas vezes apresentam baixa visão ao exame. Pode haver nistagmo se a atrofia óptica foi adquirida na infância.

▶ Complicações

Perda de visão, diminuição da visão periférica ou escotoma central, e sensibilidade ao contraste.

▶ Tratamento

Não há tratamento para reverter a atrofia óptica.

▶ Prognóstico

O prognóstico depende da gravidade da atrofia do nervo óptico e déficits neurológicos associados.

▼ DOENÇAS DA ÓRBITA

CELULITE PRÉ-SEPTAL E ORBITAL

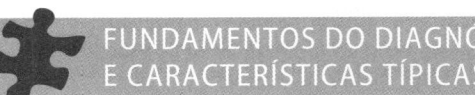

FUNDAMENTOS DO DIAGNÓSTICO E CARACTERÍSTICAS TÍPICAS

▶ Dor com movimentos oculares, visão turva ou dupla e proptose (olho abaulado) sugerem celulite orbital.

▶ Patogênese

A fáscia das pálpebras se une ao septo orbital fibroso para isolar a órbita das pálpebras. O septo orbital ajuda a diminuir o risco de uma infecção palpebral que se estende para a órbita. As infecções que surgem anteriormente ao septo orbital são denominadas *pré-septais*. A infecção envolvendo estruturas posteriores ao septo (o próprio olho, músculos e gordura ao redor do olho e nervo óptico) é chamada de celulite orbitária e pode resultar em complicações graves, como abscesso subperiosteal, trombose do seio cavernoso, abscesso cerebral, meningite, septicemia e neuropatia óptica.

A celulite pré-septal (periorbital) pode surgir de uma fonte exógena local, como uma abrasão ou picada de inseto na pálpebra, pode se espalhar a partir de outras infecções (hordéolo, dacriocistite) ou resultar após disseminação hematogênica de infecção respiratória ou otite média. O *S. aureus* e *S. pyogenes* são os patógenos mais comuns cultivados de fontes externas. A celulite pré-septal pode evoluir para celulite orbitária.

A celulite orbital surge mais comumente de infecção dos seios paranasais (mais comumente sinusite etmoidal). Os agentes patogênicos são os da sinusite aguda ou crônica – flora respiratória e anaeróbios. Além dos culpados normais da celulite pré-septal, o *Streptococcus anginosis* é uma causa emergente de celulite orbitária e geralmente causa uma infecção mais grave com aumento da frequência de abscessos intracranianos ou espinais, que podem exigir intervenção neurocirúrgica.

A mucormicose rino-orbital-cerebral é uma infecção incomum, mas devastadora, que pode levar à cegueira e à morte em crianças com imunossupressão e diabetes mal controlado.

▶ Achados clínicos

As crianças com celulite pré-septal apresentam pálpebras vermelhas e inchadas, dor e febre leve. A visão, os movimentos oculares e o próprio olho estão normais. Deve-se obter cultura se houver um local óbvio de infecção na pele.

A celulite orbital apresenta-se com sinais orbitais, que são proptose, restrição do movimento ocular, diminuição da visão e DPA. O olho geralmente parece vermelho e equimótico. A TC com contraste ajuda a estabelecer a extensão da infecção dentro da órbita e dos seios da face e avalia o abscesso subperiosteal.

▶ Diagnóstico diferencial

A conjuntivite grave pode causar edema e vermelhidão palpebral (muitas vezes bilateral), que pode simular celulite pré-septal/orbitária. Outras doenças mascaradas são neoplasia primária ou metastática da órbita, pseudotumor orbitário (inflamação orbitária idiopática) e corpo estranho orbitário com infecção secundária.

▶ Complicações

A celulite orbital pode resultar em perda permanente da visão devido à neuropatia óptica compressiva. A proptose pode causar exposição da córnea, ressecamento e cicatrizes. A celulite orbitária grave pode causar trombose do seio cavernoso, extensão intracraniana, cegueira e morte.

▶ Tratamento

A maioria das celulites pré-septais pode ser tratada em ambulatório com antibióticos orais, com aconselhamento rigoroso no retorno para piora clínica. A terapia inicial para a infecção de celulite orbitária consiste em antibióticos sistêmicos de amplo espectro, que podem ser posteriormente estreitados com base nos achados da cultura e melhora clínica. O tratamento pode exigir drenagem cirúrgica para abscesso subperiosteal e drenagem de seios infectados, que é uma parte crucial da terapia. A cirurgia é indicada para acuidade visual diminuída atribuível à celulite orbitária, falha em melhorar clinicamente após 24 a 48 horas de antibióticos IV ou demonstração de abscesso agravado em TC repetida. Os pacientes com proptose, restrição do movimento ocular, pressão ocular elevada e idade superior a 9 anos têm probabilidade significativamente maior de necessitar de intervenção cirúrgica.

▶ Prognóstico

A maioria dos pacientes se sai bem com o tratamento oportuno.

Williams KJ, Allen RC: Paediatric orbital and periorbital infections. Curr Opin Ophthalmol 2019 Sep;30(5):349–355 [PMID: 31261188].

ANOMALIAS CRANIOFACIAIS

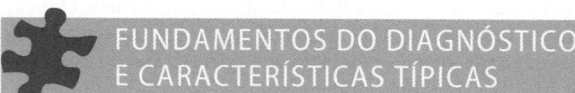

FUNDAMENTOS DO DIAGNÓSTICO E CARACTERÍSTICAS TÍPICAS

▶ As crianças com craniossinostose sindrômica ou não sindrômica devem ser examinadas por um oftalmologista no momento do diagnóstico e antes e depois da cirurgia craniofacial.

▶ Achados clínicos

As anormalidades oculares associadas a anormalidades craniofaciais envolvendo as órbitas incluem deficiência visual, proptose, exposição da córnea, hipertelorismo (órbitas amplamente espaçadas), estrabismo, ambliopia, papiledema, erros de refração, atrofia óptica e alta prevalência de ODNL. Em pacientes com craniossinostose não sindrômica, recomenda-se exame oftalmológico anual dos 7 até os 9 anos de idade. Em pacientes com craniossinostose sindrômica, recomenda-se exames semestrais dos 7 até os 9 anos de idade e anualmente a partir de então.

▶ Tratamento

As anormalidades orbitárias e oculares associadas a anomalias craniofaciais geralmente requerem uma abordagem multiespecializada. O tratamento pode exigir cirurgia orbitária e de estrabismo. Os oftalmologistas também tratam ambliopia, erros de refração e exposição da córnea, quando presentes.

Ganesh A et al: An update of ophthalmic management in craniosynostosis. J AAPOS 2019 Aprl23(2):66–76 [PMID: 30928366].

TUMORES ORBITAIS

FUNDAMENTOS DO DIAGNÓSTICO E CARACTERÍSTICAS TÍPICAS

▶ O tumor benigno mais comum da infância é o hemangioma capilar, surgindo nas primeiras semanas de vida e exibindo uma sequência característica de crescimento e involução espontânea (**Figura 16-25**).

▶ O tumor maligno primário mais comum da órbita é o rabdomiossarcoma.

▶ Achados clínicos

Os hemangiomas capilares podem estar localizados superficialmente na pálpebra ou profundamente na órbita e podem causar ptose (ver **Figura 16-25**), erros de refração e ambliopia. Lesões mais profundas podem causar proptose.

Os cistos dermoides orbitais são coristomas orbitais congênitos benignos que variam em tamanho e geralmente são encontrados temporalmente na sobrancelha e borda orbital ou supranasalmente. Essas lesões são firmes, bem encapsuladas e móveis. A ruptura do cisto causa uma reação inflamatória grave.

O linfangioma que ocorre na órbita é tipicamente mal encapsulado, aumenta de tamanho com infecção respiratória superior e é suscetível a hemorragia. Outros tumores benignos da órbita são varizes, neurofibroma plexiforme, teratoma e tumores que surgem do osso, tecido conjuntivo e tecido neural.

O rabdomiossarcoma orbitário (ver **Capítulo 31**) cresce rapidamente e desloca o globo. A idade média de início é de 6 a 7 anos. O tumor é muitas vezes inicialmente confundido com edema orbital devido a trauma insignificante ou pode simular celulite orbital.

Também ocorrem tumores metastáticos para a órbita; o neuroblastoma é o mais comum. O paciente pode apresentar proptose, equimose orbital (olhos de guaxinim), síndrome de Horner ou opsoclonus (olhos dançantes). Sarcoma de Ewing, leucemia, linfoma de Burkitt e histiocitose de células de Langerhans podem envolver a órbita.

O exame da visão, dos movimentos oculares, das pálpebras e das órbitas frequentemente revela ambliopia, mau posicionamento palpebral, estrabismo e proptose. A neuroimagem com TC ou RM é necessária para delinear a localização e o tamanho dos tumores orbitários.

▶ Diagnóstico diferencial

Pseudotumor orbital (inflamação orbitária idiopática) e celulite orbitária.

▶ Tratamento

A maioria dos hemangiomas capilares não requer tratamento. Os β-bloqueadores tópicos e sistêmicos têm mostrado sucesso no tratamento de hemangiomas capilares. O tratamento é indicado se a lesão for grande o suficiente para causar ambliopia. O astigmatismo induzido ou ambliopia (ou ambos) são tratados com óculos e tapa-olhos, respectivamente. O tratamento de dermoides orbitais é por excisão.

As modalidades de tratamento para o rabdomiossarcoma incluem radiação, quimioterapia e cirurgia. Com diagnóstico rápido e tratamento adequado, a taxa de sobrevida de pacientes com rabdomiossarcoma orbitário confinado à órbita se aproxima de 90%.

O tratamento da doença metastática requer tratamento por um oncologista e pode exigir quimioterapia e radioterapia.

▶ Prognóstico

O prognóstico depende da doença subjacente.

NISTAGMO

FUNDAMENTOS DO DIAGNÓSTICO E CARACTERÍSTICAS TÍPICAS

▶ O nistagmo é uma oscilação rítmica involuntária dos olhos. Pode ser unilateral ou bilateral ou dependente do olhar.

▶ O nistagmo pode ser causado por visão deficiente. A acuidade visual reduzida também pode ocorrer devido ao nistagmo por conta do movimento excessivo de imagens na retina.

▶ Patogênese

O nistagmo pode ser agrupado em nistagmo infantil, que geralmente aparece nos primeiros 3 a 6 meses de vida, e nistagmo adquirido, que aparece mais tarde na vida. O nistagmo infantil pode ser idiopático, associado a doenças da retina (ou

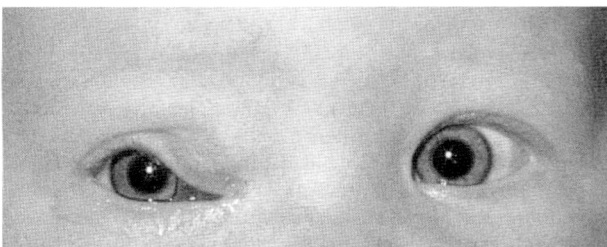

▲ **Figura 16-25** Hemangioma da pálpebra superior direita causando ptose.

seja, distrofia da retina), devido à baixa visão (ou seja, hipoplasia no nervo óptico, hipoplasia foveal) ou devido à privação visual no início da vida (ou seja, catarata). A hipoplasia foveal pode ser isolada ou estar associada a aniridia, albinismo e acromatopsia.

O nistagmo também pode ocorrer com estruturas oculares normais e desenvolvimento aparentemente normal do SNC. A síndrome do nistagmo infantil, também conhecida como nistagmo motor congênito, é um distúrbio ocular de etiologia desconhecida que se apresenta ao nascimento ou na primeira infância. Pode haver história familiar positiva. O nistagmo latente ocorre quando um olho está ocluído e pode ser observado em pacientes com estrabismo. O nistagmo adquirido pode resultar de distúrbios neurológicos, disfunção vestibular e toxicidade medicamentosa.

▶ Achados clínicos

Na caracterização do nistagmo, o examinador pode observar a lateralidade (unilateral, bilateral, assimétrica), o plano (horizontal, vertical, torcional), a conjugação, a amplitude e a frequência do nistagmo.

O nistagmo decorrente de baixa visão ou hipoplasia foveal pode exibir um nistagmo "errante" lento. A síndrome do nistagmo infantil caracteriza-se por nistagmo horizontal uniplanar que aumenta de intensidade com a fixação e diminui de intensidade com a convergência e em um ponto nulo (direcionamento do olhar no qual o tremor é mínimo). As crianças podem manter uma postura anormal da cabeça para manter o olhar no ponto nulo. Podem apresentar cruzamento (esotropia) devido à síndrome do bloqueio do nistagmo, uma vez que ele é amortecido pela convergência. As crianças com nistagmo infantil não se queixam de oscilopsia (percepção de oscilações na visão). O nistagmo em gangorra está associado a uma massa suprasselar (ou seja, craniofaringioma).

O *spasmus nutans*, no qual um nistagmo assimétrico rápido e cintilante ocorre frequentemente com oscilação da cabeça e torcicolo, é um distúrbio benigno que se resolve com o tempo. Clinicamente, o nistagmo de *spasmus nutans* é indistinguível do nistagmo decorrente de glioma da via óptica. É necessário obter uma RM do cérebro/órbitas, com e sem contraste, para determinar se a causa do nistagmo é uma doença do SNC.

Deve-se suspeitar de doença neurológica e realizar neuroimagem quando o nistagmo é adquirido ou é unilateral ou assimétrico. Um eletrorretinograma pode ser necessário para descartar patologia retiniana como causa do nistagmo se a neuroimagem for normal.

▶ Diagnóstico diferencial

Opsoclonus (movimentos oculares bilaterais caóticos), movimentos oculares voluntários (não pode ser prolongado).

▶ Tratamento

A terapia é direcionada ao controle da doença ocular ou do SNC subjacente. Um oftalmologista pode otimizar a visão corrigindo erros refrativos significativos e estrabismo. O alcance da visão varia dependendo da causa do nistagmo. Alguns pacientes podem se beneficiar de cirurgia muscular extraocular e lentes de contato.

▶ Prognóstico

A maioria dos indivíduos afetados tem visão subnormal, mas o *spasmus nutans* geralmente melhora com o tempo.

AMBLIOPIA

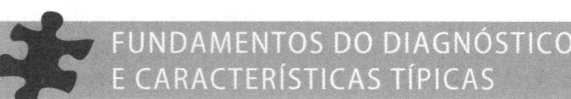
FUNDAMENTOS DO DIAGNÓSTICO E CARACTERÍSTICAS TÍPICAS

▶ A ambliopia é uma redução unilateral ou bilateral na acuidade visual resultante da estimulação anormal ou inadequada do sistema visual durante o período inicial crítico do desenvolvimento visual.

▶ A ambliopia é definida como uma diferença de acuidade visual entre os dois olhos, com melhor correção em duas ou mais linhas da escala de acuidade.

▶ Patogênese

A ambliopia é classificada de acordo com sua causa. A ambliopia unilateral tem duas causas principais: estrabismo (desalinhamento dos olhos, resultando em interação binocular anormal e ambliopia do olho não dominante) e anisometropia (diferença no erro de refração entre dois olhos, resultando em entrada visual ruim em um olho). A ambliopia bilateral pode resultar de altos erros de refração (alta hipermetropia, miopia ou astigmatismo). Menos comumente, a ambliopia pode ocorrer devido a causas orgânicas, como catarata, opacidades da córnea, ptose palpebral ou hemorragias vítreas. Este tipo é chamado ambliopia de privação e é menos comum, mas mais difícil de tratar. As crianças também podem ter ambliopia de mecanismo combinado ou misto.

O desenvolvimento binocular normal leva ao refinamento progressivo da acuidade visual monocular, estereoacuidade (visão 3D) e fusão de imagens de ambos os olhos. Acredita-se que o período inicial crítico para o desenvolvimento da visão termine por volta dos 8 anos de idade. Indivíduos com ambliopia podem ter não apenas diminuição da acuidade visual, mas também diminuição da sensibilidade ao contraste, estereoacuidade e estabilidade de fixação, além de maior vulnerabilidade à "aglomeração", uma dificuldade em identificar formas cercadas por "desordem" visual.

Prevenção

Triagem da visão e encaminhamento a um oftalmologista se houver suspeita de ambliopia.

Achados clínicos

A triagem para ambliopia deve ser um componente dos exames periódicos de puericultura. A melhor técnica de triagem para descobrir a ambliopia é obter a acuidade visual em cada olho. Em crianças pré-verbais incapazes de responder à avaliação da acuidade, são procurados fatores ambliogênicos, incluindo estrabismo, opacidades do meio, reflexos de Brückner desiguais (reflexos vermelhos pupilares) e uma história familiar sugestiva de estrabismo, ambliopia ou doença ocular ocorrendo na infância (ver seção Exame Oftalmológico).

Tratamento

Quanto mais cedo for iniciado o tratamento, melhor será a chance de melhora da acuidade. O tratamento é continuado até que a ambliopia seja resolvida ou até pelo menos dos 8 aos 9 anos de idade. Fatores ambliogênicos, como erros de refração, são abordados. Devido à extrema sensibilidade do sistema nervoso visual em bebês, as cataratas congênitas e as opacidades devem ser diagnosticadas e tratadas nas primeiras semanas de vida. A reabilitação visual e o tratamento da ambliopia devem então ser iniciados para promover o desenvolvimento visual.

Após a erradicação dos fatores ambliogênicos, a base do tratamento é aumentar a estimulação do olho amblíope por meio da oclusão parcial (tapa-olho) do olho amblíope. Outras modalidades de tratamento incluem "embaçar" o olho saudável com gotas cicloplégicas (atropina), lentes e filtros.

Prognóstico

O prognóstico depende da adesão ao tratamento e a causa da ambliopia.

ESTRABISMO

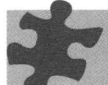

FUNDAMENTOS DO DIAGNÓSTICO E CARACTERÍSTICAS TÍPICAS

- ▶ O estrabismo é o desalinhamento dos olhos.
- ▶ Sua prevalência na infância é de cerca de 2% a 3%.
- ▶ O estrabismo é categorizado pela direção do desvio (esotropia, exotropia, hipertropia, hipotropia) e sua frequência (constante ou intermitente).
- ▶ O estrabismo pode causar ou ser decorrente de ambliopia.

ESOTROPIA (OLHOS CRUZADOS)

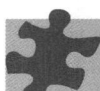

FUNDAMENTOS DO DIAGNÓSTICO E CARACTERÍSTICAS TÍPICAS

- ▶ A pseudoesotropia pode resultar de dobras epicânticas proeminentes e pontes nasais largas que dão a aparência de olhos vesgos quando na verdade estão retos.
- ▶ A esotropia é o desvio dos olhos em direção ao nariz e pode envolver um ou ambos os olhos.

Patogênese

A esotropia infantil primária (também conhecida como esotropia congênita) tem início no primeiro ano de vida. O desvio dos olhos em direção ao nariz é grande e óbvio. O tipo mais frequente de esotropia adquirida é o tipo acomodativo (**Figura 16-26**). O início é geralmente entre as idades de 2 e 5 anos. O desvio é variável em magnitude e constância e muitas vezes é acompanhado por ambliopia. A esotropia acomodativa refrativa está associada a uma alta refração hipermetrópica. Em outro tipo, o desvio é pior com visão de perto do que com visão de longe (esotropia acomodativa com relação a convergência acomodativa/acomodação [CA/A] alta). Esse tipo de esodesvio costuma estar associado a erros refrativos menores.

A esotropia pode estar associada a certas síndromes. Na síndrome de Möbius (diplegia facial congênita), uma paralisia do sexto nervo causando esotropia está associada a paralisias dos nervos cranianos VII e XII e deformidades dos membros. A síndrome de Duane pode afetar os músculos reto medial ou lateral (ou ambos). Pode ser um defeito isolado ou pode estar associada a vários defeitos sistêmicos (p. ex., síndrome de Goldenhar). A síndrome de Duane é frequentemente diagnosticada erroneamente como uma paralisia do sexto nervo (abducente). É mais comum o envolvimento do olho esquerdo, mas ambos os olhos podem estar envolvidos. As meninas são afetadas com mais frequência.

Após os 5 anos de idade, qualquer esotropia de início recente deve levantar a suspeita de doença do SNC. Massas intracranianas, hidrocefalia, doenças desmielinizantes e HII são causas de paralisia do abducente, onde os pacientes podem apresentar esotropia e diplopia. Frequentemente, mas não invariavelmente, há papiledema com aumento da PIC.

Além da vulnerabilidade do nervo abducente ao aumento da PIC, ele é suscetível a infecções e inflamações. A otite média e a síndrome de Gradenigo (doença inflamatória do osso petroso) podem causar paralisia do sexto nervo. Menos comumente, enxaqueca e diabetes melito são considerações em crianças com paralisia do sexto nervo.

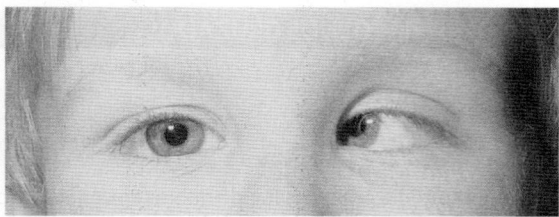

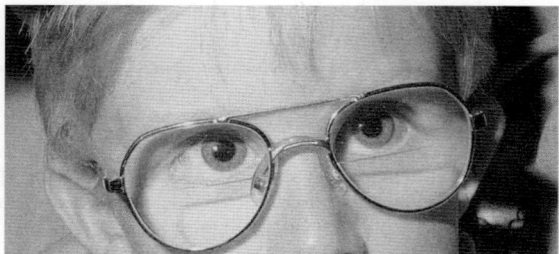

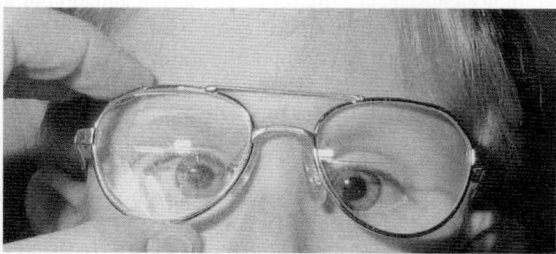

▲ **Figura 16-26** Esotropia acomodativa. **A:** Sem óculos, esotrópico; **B:** Com óculos, bem alinhados à distância; **C:** De perto com correção bifocal.

▶ Achados clínicos

A observação do reflexo de uma lanterna na córnea, o reflexo da luz da córnea, é um meio preciso de determinar se os olhos estão retos. Esta é uma boa maneira de diferenciar esotropia verdadeira de pseudoestrabismo. Se houver estrabismo, o reflexo da luz da córnea não será centrado em um ou em ambos os olhos. A observação dos movimentos oculares pode revelar restrição dos movimentos em certas posições do olhar. Crianças com causas paréticas ou restritivas unilaterais de esotropia podem desenvolver desvios faciais em direção ao olho afetado para manter a binocularidade. O desvio facial é uma tentativa de manter a binocularidade longe do campo de ação do músculo parético. O teste de cobertura alternada dos olhos enquanto a criança está fixando em um alvo próximo e/ou distante revelará movimentos de refixação na direção oposta ao desvio. Exames de motilidade, refração cicloplégica e um exame fundoscópico dilatado por um oftalmologista são necessários para determinar a etiologia da esotropia. Algumas crianças requerem exames de imagem e consulta neurológica.

▶ Complicações

Ambliopia e estereoacuidade/percepção de profundidade ruins.

▶ Tratamento

A cirurgia é a base do tratamento para a esotropia infantil primária e é normalmente realizada entre os 6 meses e os 2 anos de idade, a fim de obter os melhores resultados.

O tratamento da esotropia acomodativa inclui óculos com ou sem lentes bifocais, tratamento para ambliopia e, em alguns casos, cirurgia.

A doença neurológica subjacente deve ser encaminhada aos especialistas apropriados para tratamento adicional.

▶ Prognóstico

Geralmente é bom.

▼ EXOTROPIA

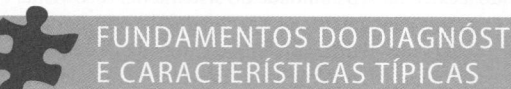

▶ A exotropia é um tipo de estrabismo no qual os olhos são divergentes (**Figura 16-27**).
▶ A exotropia pode ser intermitente ou constante e envolver um ou ambos os olhos.

▶ Achados clínicos

O desvio dos olhos em direção às orelhas geralmente começa de forma intermitente e ocorre após os 2 anos de idade (**ver Figura 16-27**). A exotropia congênita (infantil) é extremamente rara em uma criança saudável. A exotropia de início precoce pode ocorrer em lactentes e crianças com problemas neurológicos graves. Todas as crianças com exotropia congênita constante requerem neuroimagem do SNC. É indicado encaminhamento para um oftalmologista.

A avaliação do reflexo de luz da córnea revela que o reflexo da lanterna no olho desviado é deslocado nasalmente. O teste de cobertura ou teste de cobertura alternada revela movimentos oculares de refixação para dentro (em direção ao nariz) quando houver exotropia.

A insuficiência de convergência é um tipo especial de exotropia em que o desvio é maior de perto em comparação com a distância. Eles têm pouca convergência (capacidade de convergir ou cruzar os olhos ao olhar para um alvo próximo). Os sintomas comuns incluem astenopia, diplopia binocular ou desfoque visual com tarefas visuais próximas.

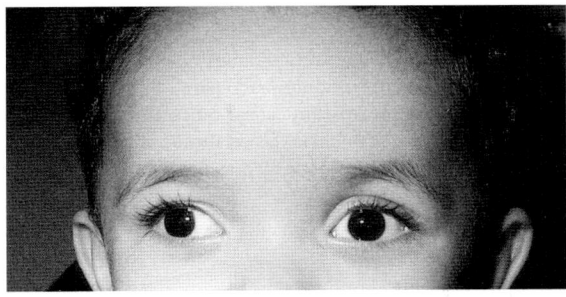

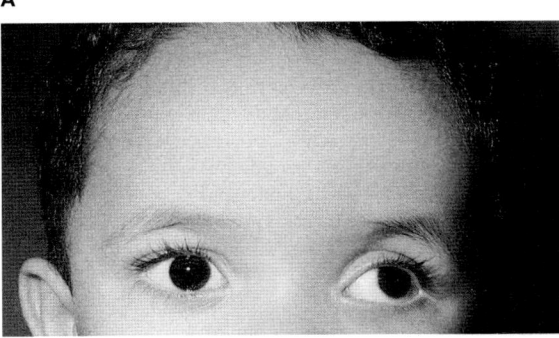

▲ **Figura 16-27** Exotropia. **A:** Fixação com olho esquerdo. **B:** Fixação com olho direito.

► Complicações

Fraca estereoacuidade/percepção de profundidade. A ambliopia é observada com menos frequência na exotropia em comparação com a esotropia, mas pode ocorrer na exotropia monocular ou mal controlada.

► Tratamento

O tratamento da exotropia inclui observação, óculos e/ou cirurgia. As indicações para cirurgia de exotropia intermitente incluem mau controle do desvio, grande desvio angular e piora da estereoacuidade. Há fortes evidências de que exercícios ortópticos podem melhorar os sinais e sintomas de insuficiência de convergência. O exercício clássico são as flexões de lápis, que podem ser realizadas em casa ou no consultório. Existem outros exercícios baseados em computador que podem ajudar a reduzir os sintomas de insuficiência de convergência. Os exercícios ou terapia de visão para todos os outros tipos de estrabismo não são endossados por oftalmologistas pediátricos devido à falta de evidências científicas.

► Prognóstico

Geralmente é bom.

DIMINUIÇÃO INEXPLICÁVEL DA VISÃO EM BEBÊS E CRIANÇAS

FUNDAMENTOS DO DIAGNÓSTICO E CARACTERÍSTICAS TÍPICAS

► A deficiência visual cortical/cerebral (DVC) é uma deficiência visual que não é totalmente explicável pelos achados do exame oftalmológico e considerada decorrente de lesão neurológica.

► Patogênese

As causas ocultas de visão deficiente e cegueira em crianças podem ser devidas a distrofias retinianas hereditárias, como amaurose congênita de Leber e anormalidades do nervo óptico, incluindo hipoplasia e atrofia do nervo óptico.

A DVC é caracterizada por perda bilateral de acuidade visual ou campos visuais na presença de um exame oftalmológico normal ou perda de visão maior do que a esperada com base no grau de patologia ocular. O termo *deficiência visual cortical* foi aplicado pela primeira vez como um termo genérico para descrever deficiências de processos visuais como acuidade visual, sensibilidade ao contraste e campos visuais. Mas como as lesões podem envolver mais do que o córtex externo do cérebro, o termo deficiência visual cerebral (DVC) foi adotado posteriormente. A deficiência visual cerebral pode ocorrer por dano cerebral generalizado ou por insultos na via visual pós-geniculada (vias dorsal e/ou ventral). A lesão hipóxico-isquêmica é a causa mais comum de DVC. Outras causas incluem trauma, hemorragia intracraniana, leucomalácia periventricular, infecções, distúrbios metabólicos/genéticos, exposição intraútero a drogas, anormalidades cerebrais estruturais e convulsões.

A perda de visão funcional descreve a perda de visão subjetiva aguda em crianças sem causa orgânica. O estresse agudo pode trazer esses sintomas.

► Achados clínicos

Os pacientes com deficiência visual cerebral podem ter contato visual ruim, não conseguem fixar e seguir um alvo visual ou não respondem a ameaças visuais. Essas características neurocomportamentais podem flutuar devido a fatores médicos e ambientais. Movimentos oculares errantes ou itinerantes e nistagmo são comuns. Coçar os olhos pode ser visto em algumas crianças com baixa visão. As crianças muitas vezes têm dificuldades com entrada visual complexa devido ao efeito de aglomeração.

O encaminhamento a um oftalmologista é indicado para determinar a etiologia da baixa visão. Podem ser necessários testes diagnósticos, como eletrorretinograma e resposta evocada visual. Pode ser útil realizar estudos de imagem do cérebro, consultas de genética e neurologia.

Os pacientes com perda funcional da visão geralmente apresentam um exame oftalmológico normal, incluindo estruturas oculares normais e ausência de DPA, mas apresentam anormalidades apenas nas porções subjetivas (acuidade visual e campos visuais). Alguns podem ter uma sobreposição de perda de visão funcional em suas condições oculares pré-existentes. É necessário um exame completo para descartar causas orgânicas antes de estabelecer o diagnóstico de perda funcional da visão.

▶ **Diagnóstico diferencial**

A maturação visual atrasada (disfunção temporária dos centros corticais superiores; os sintomas melhoram com o tempo), perda da visão devido a uma doença ocular.

▶ **Tratamento**

Os especialistas em reabilitação visual (optometrista para baixa visão) e grupos de apoio são úteis para pacientes com DVC. O objetivo é maximizar sua visão. Os pacientes com perda de visão funcional geralmente vivem bem com apoio e tranquilização.

▶ **Prognóstico**

Geralmente é ruim para a visão.

Chang MY, Borcert MS: Advances in the evaluation and management of cortical/cerebral visual impairment in children. Surv Ophthalmol 2020 Nov–Dec;65(6):708-724 [PMID: 32199940].

DISTÚRBIOS DE APRENDIZAGEM E DISLEXIA

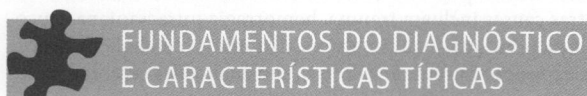

- Dificuldades de aprendizagem e dislexia resultam em compreensão de leitura e escrita insatisfatórias.
- As crianças geralmente apresentam queixas vagas de fadiga ocular, dores de cabeça e dificuldade de leitura.

▶ **Achados clínicos**

A avaliação da criança com dificuldades de aprendizagem e dislexia deve incluir exame oftalmológico para identificar quaisquer distúrbios oculares que possam causar ou contribuir para o mau desempenho escolar. A maioria das crianças com dificuldades de aprendizagem não apresenta problemas demonstráveis ao exame oftalmológico.

▶ **Tratamento**

Uma abordagem multidisciplinar é recomendada pela AAP, AAPOS e AAO para avaliação e tratamento de crianças com dificuldades de aprendizagem. De acordo com o relatório conjunto da AAP, não há evidências científicas para apoiar as alegações de que treinamento visual, exercícios musculares, exercícios oculares de busca e rastreamento, terapia de visão comportamental/perceptiva, óculos de "treinamento", prismas e lentes coloridas e filtros são tratamentos eficazes para dificuldades de aprendizagem, dislexia e estrabismo. Não há evidências de que as crianças que participam da terapia visual sejam mais responsivas à instrução educacional do que as crianças que não participam.

Handler SM, Fierson WM; Section on Ophthalmology; Council on Children With Disabilities; American Academy of Ophthalmology; American Association for Pediatric Ophthalmology and Strabismus; American Association of Certified Orthoptists: Learning disabilities, dyslexia, and vision. Pediatrics 2011;127(3):e818–e856 [PMID: 21357342].

Rucker JC, Phillips PH: Efferent vision therapy. J Neuroophthalmol 2017 Jan 4;1–7. doi: 10.1097/WNO.0000000000000480 [PMID: 28059865].

Recursos *online*

American Academy of Ophthalmology: www.aao.org.
American Association of Pediatric Ophthalmology and Strabismus: www.aapos.org.
EyeWiki—American Academy of Ophthalmology: https://eyewiki.org/Main_Page

Medicina bucal e odontologia

Roopa P. Gandhi, BDS, MSD
Chaitanya P. Puranik, BDS, MS, MDentSci, PhD
Anne Wilson, DDS, MS
Katherine L. Chin, DDS, MS

SAÚDE ORAL PEDIÁTRICA

CONCEITO DE DOMICÍLIO ODONTOLÓGICO

O estabelecimento de um domicílio odontológico, por volta de 1 ano de idade ou quando o primeiro dente irrompe, fornece uma base vital para a promoção da saúde bucal e prevenção de doenças bucais, como cáries na primeira infância. De forma análoga ao conceito de *domicílio médico* da American Academy of Pediatrics (AAP, Academia Americana de Pediatria), o domicílio odontológico foi definido pela American Academy of Pediatric Dentistry (AAPD, Academia Americana de Odontopediatria) como "o relacionamento contínuo entre o dentista e o paciente, incluindo todos os aspectos dos cuidados de saúde bucal prestados de forma abrangente, continuamente acessível, coordenada e centrada na família". O domicílio odontológico envolve interações contínuas entre o paciente, os pais, os dentistas, os profissionais da odontologia e os profissionais não-dentistas, o que aumenta a conscientização sobre os fatores que influenciam a saúde bucal do paciente.

A obtenção de cuidados de saúde bucal ideais como parte de um domicílio odontológico requer um dentista com conhecimento sobre saúde bucal pediátrica ou um dentista pediátrico (um especialista que cuida de crianças e suas complexas necessidades de saúde bucal), em parceria com o cuidador principal da criança. Juntos, o dentista e o cuidador principal podem desenvolver um programa preventivo abrangente baseado na avaliação da suscetibilidade à doença. Semelhante às orientações de cuidados preventivos como parte de um domicílio médico, o plano preventivo de saúde bucal para crianças fornece orientações antecipadas sobre medidas preventivas adequadas à idade. Isso inclui práticas de higiene bucal, a importância do flúor, orientação dietética, traumatismo dentário e o valor de um domicílio odontológico.

Abordar os fatores de risco para cáries na primeira infância é um componente central da orientação antecipada durante as visitas de rotina a médicos e dentistas. Além do foco na saúde bucal preventiva, o domicílio odontológico fornece acesso a cuidados odontológicos abrangentes, de rotina e de urgência, e facilita o encaminhamento a outros profissionais médicos e odontológicos, conforme indicado. Ao fornecer assistência odontológica continuamente acessível, o tempo e o custo do tratamento odontológico de urgência ou emergência podem ser reduzidos para a família e a sociedade.

FATORES PRÉ-NATAIS, FATORES PERINATAIS E CUIDADOS DE SAÚDE BUCAL INFANTIL

A promoção da saúde bucal por profissionais de saúde durante os períodos pré-natal e perinatal fornece informações preventivas às mães e outros membros da família sobre as possíveis consequências de sua própria saúde bucal, que podem afetar sua saúde sistêmica, gravidez e o bem-estar de seus filhos. Estas informações devem incluir a importância de manter um domicílio odontológico em adultos para cuidados preventivos e tratamento de doenças bucais. A gengivite, relacionada à gravidez, ocorre comumente e, se não tratada, pode resultar em doença periodontal. As cáries dentárias não tratadas podem levar a dor e infecção. Além disso, o conhecimento, os comportamentos e as atitudes de saúde bucal da mãe e/ou do cuidador principal influenciam a trajetória de saúde bucal das crianças. Os cuidados com a saúde bucal infantil são a base para os cuidados odontológicos preventivos. O programa de saúde bucal infantil deve estabelecer com os cuidadores (1) os objetivos da saúde bucal, (2) seu papel para atingir esses objetivos, (3) motivá-los a aprender e praticar comportamentos preventivos de saúde bucal ideais e (4) um relacionamento odontológico de longo prazo.

Normalmente, os pediatras atendem recém-nascidos e bebês em um momento anterior ao acesso dos dentistas, proporcionando-lhes uma oportunidade de abordar os fatores de risco associados à cárie na primeira infância. Os pediatras são incentivados a incorporar a avaliação do risco de cárie e a orientação preventiva com foco na saúde bucal em sua prática de rotina. A avaliação do risco de cárie estima a probabilidade de desenvolver lesões cariosas com base na complexa interação de fatores de risco em vários níveis (indivíduo, família, comunidade e ambiente social). Indicadores de risco para a faixa etária de 0 a 5 anos que preveem cárie dentária estão listados em formulários de avaliação de risco de cárie disponíveis para médicos e outros profissionais de saúde não dentistas por meio da AAPD e da AAP. Os exemplos incluem a mãe/cuidador com cárie dentária ativa e a criança com exposição frequente (mais de três vezes ao dia) a lanches e bebidas contendo açúcar entre as refeições. Aos 6 meses de idade, todo bebê deve ter uma avaliação de risco de cárie realizada por um profissional de saúde pediátrico. Como o risco de cárie aumenta com a idade, a orientação antecipada por pediatras e profissionais de saúde não dentistas é recomendada após os 3 anos de idade como parte do atendimento pediátrico de rotina.

> Ladrillo TE, Hobdell MH, Caviness AC: Increasing prevalence of emergency department visits for pediatric dental care, 1997–2001. J Am Dent Assoc 2006 Mar;137(3):379–385 [PMID: 16570472].
> Mouradian WE et al: Addressing disparities in children's oral health: a dental-medical partnership to train family practice residents. Dent Educ 2003 Aug;67(8):886–895 [PMID: 12959162].
> Rozier RG, Sutton BK, Bawden JW, Haupt K, Slade GD, King RS: Prevention of early childhood caries in North Carolina medical practices: implications for research and practice. J Dent Educ 2003 Aug;67(8):876–885 [PMID: 12959161].
> Salone LR, Vann WF, Dee DL: Breastfeeding: an overview of oral and general health benefits. J Am Den Assoc 2013 Feb, 28;144(2):143–151 [PMID: 23372130].
> Sanchez OM, Childers NK: Anticipatory guidance in infant oral health: rationale and recommendations. Am Fam Physician 2000 Jan 1;61(1):115–120, 123–124 [PMID: 10643953].
> Watt RG: From victim blaming to upstream action: tackling the social determinants of oral health inequalities. Community Dent Oral Epidemiol 2007;35(1):1–11 [PMID: 17244132].

▼ EXAME ORAL DA CRIANÇA

POSICIONAMENTO PARA O EXAME

Para crianças com menos de 3 anos, uma posição "joelho com joelho" permite que o profissional conclua o exame oral de maneira segura e confortável (**Figura 17-1**). Os pais são instruídos a sentarem-se de frente para o profissional de saúde com os joelhos dos pais e do profissional tocando ou entrelaçando para criar uma mesa. A criança é então posicionada no colo e de frente para os pais, com cada perna em volta da cintura dos pais. A cabeça da criança é abaixada em um travesseiro no colo do profissional para o exame, sendo os pais instruídos a estabilizar os braços e as pernas da criança com as mãos e cotovelos, respectivamente. Chorar durante o exame é uma resposta normal em crianças saudáveis e permite uma melhor visualização da cavidade oral. Para crianças mais velhas e mais cooperativas, o exame oral pode ser realizado na cadeira odontológica. Com a cadeira reclinada e o paciente em decúbito dorsal, pode-se adicionar um travesseiro para apoio das pernas, dependendo do tamanho do paciente.

Durante o exame, o clínico avalia os tecidos extraorais, os tecidos duros e moles intraorais e a manutenção geral da higiene oral.

EXAME EXTRAORAL

O exame extraoral inclui a avaliação da simetria geral da face. Isso pode ser feito facilmente segurando um pedaço de fio dental na linha média facial do paciente. A avaliação da face pode ser feita dividindo a face em terços iguais. O terço superior facial se estende da linha do cabelo até a glabela, o terço médio se estende da glabela até a base do nariz (subnasal) e o terço inferior se estende do subnasal até o queixo. O comprimento de cada terço facial geralmente é igual ou similar. Achados extraorais, como tensão muscular sobre o queixo, podem apontar para um problema esquelético ou ortodôntico. As glândulas submandibulares e os linfonodos devem ser palpados para identificar aumento ou dor. Um exame da articulação temporomandibular (ATM) deve determinar a amplitude de movimento e qualquer desvio ao abrir ou fechar a mandíbula. A área pré-auricular é palpada para determinar a presença de qualquer crepitação na ATM ou cliques indicativos de patologia articular subjacente.

EXAME INTRAORAL DE TECIDOS MOLES

A boca do recém-nascido normal é revestida por uma mucosa intacta, lisa, úmida e brilhante (**Figura 17-2**). As cristas alveolares são contínuas e relativamente lisas. Dentro do osso alveolar existem numerosos brotos dentários, que ao nascimento são principalmente dentes decíduos. As relações maxilo-mandibulares sagitais e verticais são diferentes ao nascimento, sendo uma mordida aberta anterior considerada fisiológica antes do início da erupção dentária. A boca é mais triangular e a cavidade oral é pequena e preenchida pela língua devido a uma mandíbula pequena e ligeiramente retrognática. Essa pseudomicrognatia ocorre devido ao posicionamento ventral do feto para facilitar sua passagem pelo canal do parto e geralmente é corrigida após o nascimento.

FREIOS

Os pequenos freios maxilar e mandibular podem ser encontrados na região anterior da linha média (**Figura 17-3**), e pequenos freios acessórios geralmente estão presentes posteriormente. Um freio labial maxilar mais proeminente na linha média, que é observado

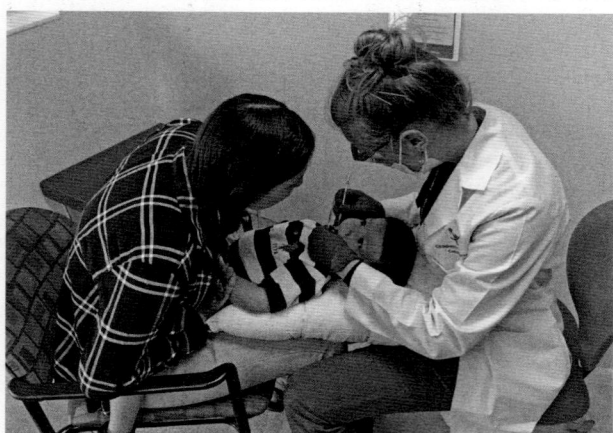

▲ **Figura 17-1** Posição joelho com joelho.

MEDICINA BUCAL E ODONTOLOGIA

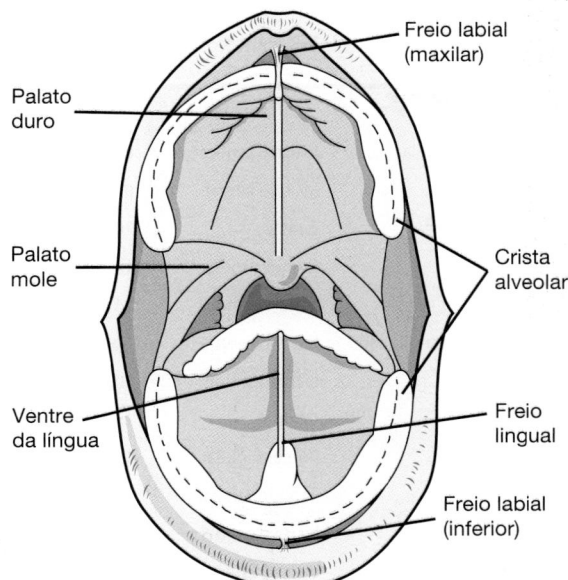

▲ **Figura 17-2** Anatomia normal da boca de um recém-nascido.

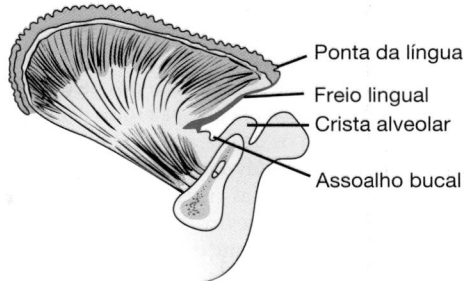

▲ **Figura 17-4** Posição normal do freio lingual.

da ponta da língua ou no alto da crista alveolar (ver **Figura 17-5**) e pode restringir o movimento. A anquiloglossia normalmente não inibe o crescimento e desenvolvimento normais; no entanto, pode causar problemas de alimentação, como dificuldade na pega ou dor durante a amamentação. Outros sinais de fixação curta do freio envolvendo a língua ou o lábio incluem uma aparência bífida ou em forma de coração da língua, juntamente com movimentos protrusivos restritos ou branqueamento do lábio quando ele é evertido em direção ao nariz. Essas condições podem ser abordadas com a frenotomia do freio lingual ou maxilar. Na maioria dos casos, a amamentação será melhorada com a frenotomia do freio lingual logo após o nascimento. Em contraste, a frenotomia do freio maxilar raramente é indicada, pois não há evidências de que isso reduza as dificuldades de amamentação.

em 25% das crianças, tende a diminuir de tamanho e regredir apicalmente com o desenvolvimento normal e a erupção dos dentes.

A língua está conectada ao assoalho da boca pelo freio lingual (**Figuras 17-4** e **17-5**), enquanto o lábio superior está conectado à gengiva acima dos incisivos centrais superiores pelo freio maxilar. Na anquiloglossia, a fixação do freio lingual é curta, mais próxima

VARIAÇÕES DOS TECIDOS MOLES

A patologia de tecidos moles mais comum em recém-nascidos são os cistos neonatais, incluindo nódulos de Bohn, pérolas de Epstein e cistos da lâmina dentária. Os nódulos de Bohn são remanescentes de tecido glandular mucoso que ocorrem nas faces vestibular e lingual das cristas alveolares. As pérolas de Epstein são remanescentes de tecido epitelial presos no momento da fusão palatina durante o desenvolvimento fetal inicial e são encontradas ao longo da rafe palatina média. Os cistos da lâmina dentária são remanescentes da lâmina dentária e estão tipicamente localizados na mucosa alveolar. Esses cistos são nódulos redondos, lisos, indolores, brancos, acinzentados ou amarelos, de 1 a 3 mm, que são autolimitados e geralmente se resolvem aos 3 meses de idade.

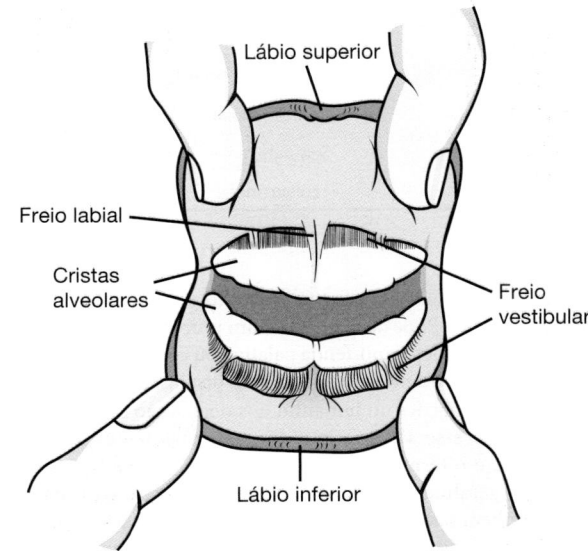

▲ **Figura 17-3** Os freios.

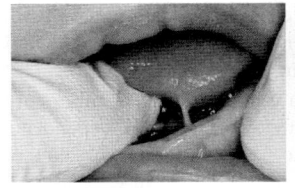 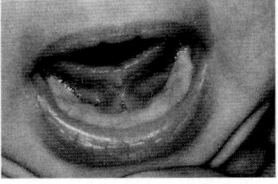

A   B

▲ **Figura 17-5** Anquiloglossia (língua presa) em uma criança de 6 semanas de idade, antes (A) e depois (B) da cirurgia de liberação.

TECIDO DURO INTRAORAL

O desenvolvimento do osso alveolar é percebido com a formação dos brotos dentários e posterior erupção dos dentes decíduos e permanentes. O osso alveolar envolve os brotos dentários em desenvolvimento e sustenta os dentes através das fixações do ligamento periodontal. As cristas alveolares são geralmente em forma de ferradura no nascimento e as cristas alveolares mandibular e maxilar se tocam em seus aspectos mais posteriores ao nascimento. Com a erupção dos dentes durante o desenvolvimento posterior, essas cristas passam a não entrar em contato umas com as outras.

A formação de tecido duro dos dentes decíduos começa com aproximadamente 14 semanas no útero, com todos os 20 dentes decíduos sendo calcificados em graus variados, com vestígios do esmalte dos primeiros molares permanentes presentes no nascimento. Os dentes decíduos geralmente começam a irromper por volta dos 7 meses de idade, mas podem aparecer dos 3 aos 4 meses ou mais tarde dos 12 aos 16 meses de idade, conforme mostrado na tabela dos períodos de erupção estimados para a dentição decídua e permanente.

Uma vez que o paciente tenha erupcionado um conjunto completo de dentes permanentes (com exceção dos terceiros molares), ele é considerado como tendo a dentição adolescente **(Tabela 17-1)**.

SISTEMAS DE NUMERAÇÃO DOS DENTES

Os sistemas de numeração dos dentes permitem que os médicos se comuniquem de forma mais eficaz e inequívoca sobre os dentes de um paciente. Nos Estados Unidos, é usado o Sistema de Numeração Universal **(Figura 17-6)**, que atribui as letras maiúsculas de A a T para dentes decíduos e os números de 1 a 32 para dentes permanentes. A designação inicial começa no dente superior direito mais posterior e continua ao longo dos dentes superiores até o lado esquerdo. A contagem então cai para o dente inferior, mais posterior no lado esquerdo e continua ao longo dos dentes inferiores para terminar no lado inferior direito.

VARIAÇÕES DOS TECIDOS DUROS

As variações potenciais nos tecidos duros dentários envolvem o número e o tamanho dos dentes decíduos e permanentes. Quando um dente ou dentes extras estão presentes, eles são referidos como dentes supranumerários e a condição é conhecida como hiperdontia. Se um dente supranumerário está presente na área da linha média do incisivo superior, ele é referido como mesiodente. A remoção de tal dente é recomendada especialmente se ele dificulta a erupção dos incisivos permanentes adjacentes.

A agenesia dentária é rara na dentição decídua, mas ocorre com uma incidência de 5% na dentição permanente. Dependendo do número de dentes ausentes ao nascimento, a condição é referida como hipodontia (menos de seis dentes ausentes) ou oligodontia (mais de seis dentes ausentes). Os dentes permanentes mais frequentemente ausentes são os terceiros molares, seguidos pelos segundos pré-molares inferiores e incisivos laterais superiores. A agenesia dentária é causada por vários genes defeituosos independentes, que podem atuar sozinhos ou em combinação com outros genes. Pode ocorrer como um problema isolado, mas é comum com lábio leporino/fenda palatina ou como parte do fenótipo de mais de 200 síndromes, incluindo displasias ectodérmicas.

Pequenas variações no tamanho dos dentes são comuns. Macrodontia refere-se a dentes que são anormalmente grandes e microdontia é o termo dado a dentes que são menores do que o tamanho geralmente esperado. Além do número e forma dos dentes, também pode haver anormalidades na formação geral das estruturas de tecido duro, como esmalte e dentina (amelogênese imperfeita ou dentinogênese imperfeita, respectivamente).

Tabela 17-1 Tempo estimado para erupção nas dentições decíduas e permanentes

Dentição	Arco	Tipo de dente	Erupção estimada
Primária	Maxilar	Incisivo central	8 a 12 meses
		Incisivo lateral	9 a 14 meses
		Canino	16 a 22 meses
		Primeiro molar	14 a 19 meses
		Segundo molar	24 a 30 meses
	Mandibular	Incisivo central	6 a 10 meses
		Incisivo lateral	10 a 16 meses
		Canino	16 a 24 meses
		Primeiro molar	14 a 20 meses
		Segundo molar	24 a 32 meses
Permanente	Maxilar	Incisivo central	7 a 8 anos
		Incisivo lateral	8 a 9 anos
		Canino	11 a 12 anos
		Primeiro pré-molar	10 a 12 anos
		Segundo pré-molar	10 a 12 anos
		Primeiro molar	6 a 7 anos
		Segundo molar	12 a 13 anos
		Terceiro molar	17 a 20 anos
	Mandibular	Incisivo central	5 a 7 anos
		Incisivo lateral	6 a 8 anos
		Canino	9 a 10 anos
		Primeiro pré-molar	10 a 11 anos
		Segundo pré-molar	11 a 12 anos
		Primeiro molar	5 a 6 anos
		Segundo molar	12 a 13 anos
		Terceiro molar	17 a 20 anos

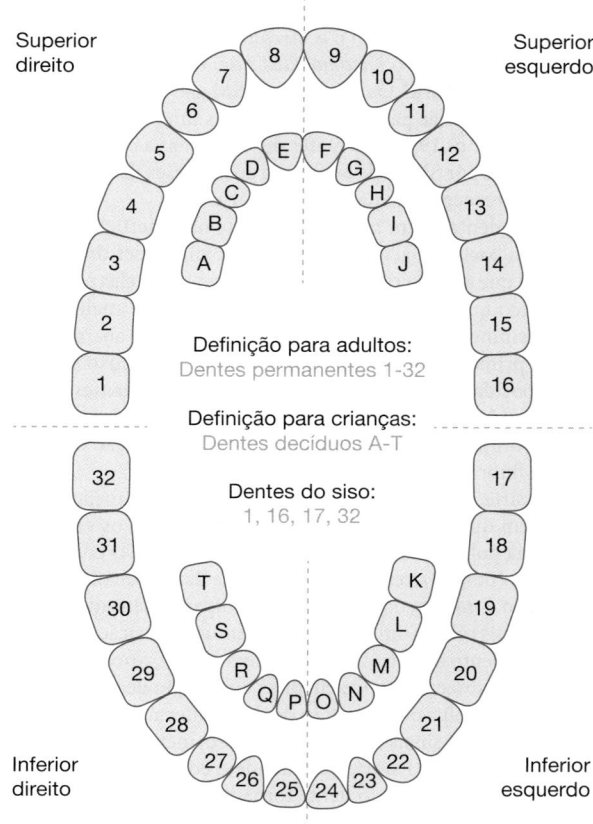

▲ **Figura 17-6** Sistema de numeração universal para dentição decídua e permanente.

SINTOMAS DE ERUPÇÃO

Muitos sintomas são atribuídos ao processo de erupção dentária. No entanto, qualquer associação temporal com febre, infecção respiratória superior ou doença sistêmica é coincidência e não relacionada ao processo de erupção. Atribuir febre à dentição sem uma avaliação diagnóstica completa para outras fontes pode resultar na falta de diagnóstico de doenças orgânicas graves.

As terapias comuns para a dor de dentição em crianças incluem a aplicação de géis ou líquidos de venda livre que contêm benzocaína como ingrediente principal, que raramente pode causar metemoglobinemia. Embora estejam disponíveis formulações "naturais" livres de benzocaína, analgésicos sistêmicos, como acetaminofeno ou ibuprofeno, são mais seguros e eficazes. Mastigar um "mordedor" infantil pode ser benéfico, mesmo que apenas para fins de distração.

Ocasionalmente, o inchaço da mucosa alveolar sobrejacente a um dente em erupção pode ser observado. Esta condição geralmente assintomática aparece como uma lesão localizada vermelha a roxa, redonda, elevada e lisa. Raramente é necessário tratamento, pois esses cistos/hematomas de erupção desaparecem com a erupção dentária.

PATOLOGIAS DA ERUPÇÃO DENTÁRIA

▶ Dentes natais

Em raras ocasiões (1:3.000), os dentes natais estão presentes no nascimento e os dentes neonatais irrompem na cavidade oral no primeiro mês de vida. Estes são mais comumente (85%) incisivos inferiores decíduos. Uma radiografia deve ser feita para determinar se são dentes regulares ou supranumerários (10%). Embora a abordagem preferencial seja deixar o dente no lugar, os dentes natais supranumerários, hipermóveis ou de qualidade estrutural inferior devem ser extraídos. Outras indicações para remoção de dentes natais incluem dificuldades de amamentação e quando suas bordas incisais afiadas causam laceração da superfície ventral da língua do bebê (doença de Riga-Fede).

▶ Erupção tardia

A perda prematura de um dente decíduo pode retardar ou acelerar a erupção do dente permanente subjacente. A erupção acelerada ocorre quando o dente decíduo é removido dentro de 6 a 9 meses de sua esfoliação normal, mas a perda do dente decíduo mais de 1 ano antes de sua esfoliação esperada geralmente atrasa a erupção de seu sucessor. A perda de um dente decíduo geralmente faz com que os dentes adjacentes se inclinem ou se desloquem para o espaço resultante, levando à perda de espaço para o dente permanente subjacente. A colocação de um mantenedor de espaço pode evitar essa perda de espaço.

Outros fatores locais que retardam ou impedem a erupção dentária incluem dentes supranumerários, cistos, tumores odontogênicos, dentes decíduos excessivamente retidos ou anquilosados e dentes impactados. Um atraso generalizado na erupção pode estar associado a atrasos globais no desenvolvimento, endocrinopatias e outras condições sistêmicas.

▶ Erupção ectópica

Espaço insuficiente na arcada dentária pode causar a erupção ectópica dos dentes permanentes e causar uma reabsorção radicular geralmente indolor do dente decíduo adjacente. Este fenômeno é observado mais comumente com os primeiros molares superiores permanentes.

Ocasionalmente, os incisivos inferiores irrompem lingualmente e levam à retenção do predecessor decíduo, resultando em uma "fileira dupla de dentes". Se o dente decíduo ainda estiver firme no lugar, o dentista deve removê-lo para permitir que seu sucessor se desloque para a posição correta.

▶ Impactação

A impactação ocorre quando um dente permanente é impedido de irromper. Embora o apinhamento seja uma razão frequente, dentes decíduos ou supranumerários excessivamente retidos são outras causas. Os dentes mais frequentemente afetados na dentição em desenvolvimento são os incisivos e caninos superiores. Frequentemente, eles são alinhados corretamente pela extração precoce dos dentes decíduos anteriores ou adjacentes. Se esta abordagem for ineficaz, a exposição cirúrgica do dente impactado e o tratamento ortodôntico são indicados.

Casamassimo PS, Fields HW, McTigue DJ, Nowak AJ: *Pediatric Dentistry: Infancy Through Adolescence.* 5th ed. St. Louis, MO: Mosby Elsevier, 2013.
Dean JA, Avery DR, McDonald RE: *McDonald and Avery's Dentistry for the Child and Adolescent.* 10th ed. Maryland Heights, MO: Mosby Elsevier, 2016.

CÁRIES DENTÁRIAS

A cárie dentária é uma doença multifatorial e dinâmica, mediada principalmente por microrganismos cariogênicos que metabolizam açúcares para produzir ácidos, resultando na desmineralização dos tecidos duros do dente (esmalte e dentina). É a doença crônica mais comum da infância e a necessidade de saúde não atendida mais prevalente em crianças americanas. Em grande parte uma doença da pobreza, a cárie dentária afeta principalmente crianças e adolescentes que vivem em famílias de baixa renda, em taxas de quase 80%.

CÁRIE NA PRIMEIRA INFÂNCIA

Anteriormente denominada "cárie de mamadeira", a cárie da primeira infância (CPI) é uma forma de cárie particularmente virulenta e rapidamente progressiva que começa nas superfícies lisas dos dentes logo após a erupção. De acordo com a AAPD, a CPI é definida como uma ou mais superfícies (s) dentárias cariadas (c), perdidas (p) ou obturadas (o) em qualquer dente decíduo em uma criança com menos de 6 anos de idade. A doença geralmente envolve os incisivos superiores, mas qualquer outro dente pode ser afetado.

Qualquer sinal de cárie de superfície lisa em uma criança com menos de 3 anos é denominado CPI grave (CPI-G). Dos 3 aos 5 anos de idade, uma pontuação *cpos* de 1 ou mais nos dentes frontais superiores ou uma pontuação *cpos* total de 4 ou mais define o diagnóstico de CPI-G. Crianças com CPI-G têm maior risco de novas lesões cariosas. Também são propensas a sofrer hospitalizações frequentes, visitas ao pronto-socorro e faltas escolares devido à gravidade das lesões cariosas existentes. A presença de CPI-G também pode resultar em altura e ganho de peso abaixo do normal e diminuição da qualidade de vida relacionada à saúde bucal da criança afetada.

Patogênese

O desenvolvimento da cárie requer a interação de quatro fatores: (1) um hospedeiro (dente no meio bucal); (2) um substrato dietético adequado (carboidratos fermentáveis que produzem ácido); (3) microrganismos cariogênicos que aderem ao dente; e (4) exposição cumulativa, medida como a frequência de exposição a carboidratos fermentáveis e a duração da exposição ao ácido.

Os principais organismos implicados no início da cárie são o *Streptococcus mutans* (SM) e o *Streptococcus sobrinus*. O *Lactobacillus acidophilus* e o *Lactobacillus casei* também estão ligados à progressão da cárie. Os organismos SM são mais comumente transmitidos de mãe para filho. Foi descrita uma "janela de infectividade" entre os 19 e os 30 meses de idade, mas a colonização da cavidade oral por SM pode ocorrer já aos 3 meses de idade. A colonização precoce aumenta o risco de cárie.

A placa dental é um biofilme aderente na superfície do dente que abriga bactérias acidogênicas nas proximidades do esmalte. À medida que as bactérias metabolizam a sacarose, elas produzem ácido lático que solubiliza o fosfato de cálcio no esmalte dentário. A desmineralização do esmalte dentário ocorre abaixo de pH 5,5 e é o primeiro passo na cariogênese. A taxa de fluxo de saliva e sua capacidade tampão são modificadores importantes da desmineralização. A desmineralização do esmalte e da dentina pode ser interrompida ou mesmo revertida pela redeposição de cálcio, fosfato e flúor da saliva.

Se a cárie progride, ela penetra no esmalte, avançando pela dentina em direção à polpa do dente. Em resposta, os vasos sanguíneos na polpa se dilatam e as células inflamatórias começam a se infiltrar (pulpite), resultando em dor de dente. Quando a lesão cariosa não é tratada, ocorrerá invasão pulpar, desencadeando invasão de mais células inflamatórias e eventual formação de abscesso. O tratamento odontológico definitivo é necessário para a resolução de um abscesso e pode envolver a remoção de todo o tecido necrosado da polpa ou a extração do dente infectado. Os pediatras podem encontrar sinais clínicos de abscesso, incluindo inflamação gengival localizada, fístula, mobilidade e edema intraoral. Uma vez que a polpa na raiz do dente torna-se necrótica, desenvolve-se um abscesso periapical (**Figura 17-7**), que geralmente causa dor intensa, febre e edema. Os antibióticos são frequentemente prescritos para aliviar um abscesso dentário, especialmente em infecções avançadas com sequelas sistêmicas, como febre e inchaço extraoral. No entanto, a resolução definitiva requer intervenções cirúrgicas adicionais além do escopo da terapia antibiótica, como extração dentária ou terapias de canal radicular.

Prevenção de cáries

Uma vez que os cuidadores são mais propensos a estabelecer um domicílio médico para visitas de puericultura, antes de iniciar um domicílio odontológico, os consultórios médicos têm oportunidades de fornecer serviços odontológicos preventivos que incluem triagem odontológica, avaliação de risco de cárie, aconselhamento do cuidador sobre a saúde bucal de seus filhos e encaminhamentos a dentistas para estabelecimento de um cuidado continuado ou acompanhamento de preocupações específicas.

A prevenção da cárie dentária requer a restauração do delicado equilíbrio entre fatores patológicos e influências protetoras. As influências protetoras mais estudadas incluem flúor, substitutos do açúcar (xilitol) e a frequência da escovação. Entre estes, apenas o flúor de fontes tópicas e sistêmicas (alimentos, bebidas, água potável e produtos de higiene bucal) demonstrou um efeito protetor consistente.

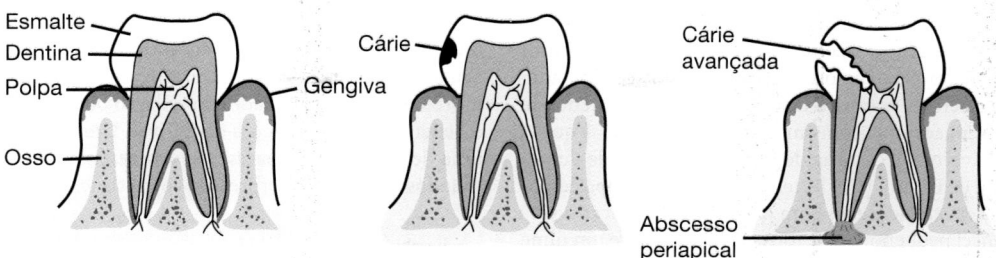

▲ Figura 17-7 Anatomia dentária e progressão da cárie.

▶ Diretrizes dietéticas

Como a cárie dentária requer exposição frequente a carboidratos fermentáveis, maus hábitos alimentares aumentam o risco de desenvolvimento de cárie. Práticas dietéticas que podem reduzir o risco de cárie em lactentes incluem dar apenas água na mamadeira na hora de dormir, desmamar da mamadeira entre 12 e 18 meses de idade e encorajar o consumo de um copo descoberto (ao invés de um copo de treinamento antiderramamento). Bebidas gaseificadas que contém açúcar, sucos e bebidas em pó devem ser evitados.

O aconselhamento dietético deve estar de acordo com as recomendações da Organização Mundial da Saúde (OMS) para manter o consumo de açúcar livre em menos de 10% da ingestão energética total diária e preferencialmente abaixo de 5% da ingestão energética total. Os alimentos considerados protetores contra a cárie são ricos em gordura, proteína e minerais, como leite e queijo, que contêm cálcio e fosfato.

▶ Higiene oral

Ainda no período neonatal os cuidadores já devem iniciar a limpeza das superfícies intraorais diariamente usando um pano macio e úmido. Uma vez que os dentes erupcionam, a higiene bucal deve ser praticada cuidadosamente, particularmente em crianças com alto risco de formação de cárie, pois isso tem sido associado ao acúmulo de biofilme nas superfícies dentárias. Devido à falta de destreza manual em crianças menores de 8 anos, os cuidadores devem escovar os dentes, bem como passar fio dental se não houver espaço entre os dentes. A remoção mecânica do biofilme das superfícies dentárias sem o uso concomitante de creme dental com flúor tem uma associação mais fraca com a redução da cárie. Assim, como parte das práticas de higiene bucal, o creme dental fluoretado é recomendado para reduzir o risco de cárie na dentição decídua e permanente. Os cuidadores devem ser instruídos quanto à quantidade adequada de creme dental fluoretado a cada escovação: a quantidade "do tamanho de um arroz" (idade < 3 anos) ou a quantidade "do tamanho de uma ervilha" (idades 3 a 6 anos). O efeito benéfico do creme dental contendo flúor pode ser maximizado escovando os dentes duas vezes ao dia e evitando o enxágue ou enxaguando minimamente após a escovação. Os cuidadores devem ser aconselhados a iniciar o uso de creme dental fluoretado após a erupção da dentição decídua. O creme dental sem flúor não é recomendado. O uso de flúor suplementar é baseado no risco de cárie do indivíduo.

▶ Flúor

O flúor é um dos meios mais eficazes de prevenção da cárie por meio de mecanismos de ação tópicos e sistêmicos. Por ambas as vias de administração, o flúor pode atingir a dentina e o esmalte de dentes irrompidos e não irrompidos. A aplicação tópica inibe o metabolismo bacteriano ao interferir na atividade enzimática, inibir a desmineralização e aumentar a remineralização.

Os benefícios sistêmicos são alcançados pela ingestão oral de fontes como água potável fluoretada, bebidas, fórmulas infantis e alimentos preparados. O início da fluoretação da água comunitária na década de 1950 foi associado a reduções significativas na cárie dentária e é uma das medidas de saúde pública mais eficaz. O U.S. Department of Health and Human Services (Departamento de Saúde e Serviços Humanos dos EUA) especificou um nível de 0,7 ppm de flúor no abastecimento de água da comunidade para equilibrar os benefícios da prevenção da cárie dentária e minimizar o risco de fluorose do esmalte.

Os suplementos de flúor também ajudam a reduzir a prevalência de cárie dentária e devem ser considerados para crianças com alto risco de cárie e sem acesso à água comunitária fluoretada, dependendo da idade e de outras fontes de exposição ao flúor. A exposição total de uma criança a todas as fontes de flúor deve ser cuidadosamente avaliada antes que os suplementos sejam prescritos para evitar a fluorose do esmalte. Bebês que recebem fórmulas concentradas como principal fonte de nutrição correm maior risco de fluorose de esmalte na dentição permanente se as fórmulas contendo flúor forem reconstituídas com água potável fluoretada.

A. Verniz de flúor para populações de alto risco

Aplicações de verniz de flúor durante consultas médicas de puericultura são bem-sucedidas na redução de cárie dentária entre crianças vulneráveis (Código de Diagnóstico Z29 da CID-10-CM: Necessidade de outras medidas profiláticas). A natureza pegajosa da base de resina do verniz permite um contato prolongado do flúor com a superfície do dente.

O verniz em embalagens de dose única (0,3 a 0,5 mL) deve ser agitado antes da aplicação e o conteúdo de tubos maiores (5 mL) deve ser massageado para dissolver qualquer flúor precipitado. O primeiro é preferível porque a disponibilidade consistente de flúor não pode ser garantida com embalagens multidose. A quantidade média de verniz necessária depende do número de dentes presentes e varia de 0,1 mL para lactentes a 0,3 mL para pré-escolares. Os dentes devem ser secos com gaze antes de aplicar o verniz com um pincel pequeno. Ele se tornará rapidamente um filme amarelo opaco ao entrar em contato com a saliva. Os cuidadores devem ser instruídos a não escovar os dentes ou usar fio dental e a dar aos seus filhos apenas alimentos macios até a manhã seguinte para dar tempo suficiente para a absorção do flúor no esmalte.

B. Outras medidas adjuvantes

Produtos contendo xilitol são comercializados em muitas formas (p. ex., gomas, balas, pirulitos, pastilhas mastigáveis, cremes dentais, enxaguantes bucais) como uma medida adjuvante na prevenção de cáries. O xilitol é um substituto não cariogênico devido à incapacidade das bactérias orais de metabolizar esse álcool de açúcar de cinco carbonos. No entanto, revisões sistemáticas recentes sugerem que há evidências limitadas para a redução de cárie com o uso de produtos contendo xilitol.

▶ Tratamento das cáries

A cárie geralmente é diagnosticada por um exame visual e tátil da cavidade oral, complementado por radiografias que detectam a cárie nas superfícies entre os dentes. A cárie dentária pode se apresentar inicialmente nas superfícies visíveis do esmalte como uma área branca de aparência rugosa e calcária ao longo da margem gengival ou nas superfícies aproximadas dos dentes. Os pediatras podem observar a doença precoce na forma de lesões não cavitadas, o que oferece a oportunidade visual de compartilhar a preocupação com os cuidadores. A progressão da doença resulta em perda de esmalte e áreas cavitadas que serão evidentes e podem apresentar manchas marrons claras a escuras ou cavidades de tamanhos variados no dente. Um tom claro de marrom pode indicar cárie ativa, enquanto a cárie inativa pode ter um tom quase preto.

Nos estágios iniciais da cárie, o dente pode ser sensível a mudanças de temperatura ou a ingestão de doces. A remoção da estrutura dentária cariada e o preenchimento do defeito inicial com um material restaurador podem reparar o dente. À medida que a cárie avança mais profundamente na polpa, a inflamação e a dor aumentam. Eventualmente, toda a polpa torna-se necrótica, e uma escolha deve ser feita entre o tratamento endodôntico (pulpectomia) e a remoção do dente. Quando há celulite, a extração e a antibioticoterapia são os tratamentos de escolha.

Quando materiais restauradores são usados para reparar um dente, as primeiras escolhas incluem amálgama dental, resina composta ou cimento de ionômero de vidro. Para molares decíduos com cárie extensa e/ou envolvimento pulpar, as coroas de cobertura total são as restaurações de escolha e estão disponíveis como coroas de aço inoxidável pré-formadas em várias formas cosméticas.

O fluoreto de diamina de prata tem sido utilizado para retardar ou interromper a progressão da cárie em pacientes selecionados. Seu uso pode ser considerado em circunstâncias em que o risco de morbidade ou mortalidade sob sedação ou anestesia geral supera o benefício de restaurações definitivas. Uma vez aplicado, produz uma descoloração cinza-escura dos defeitos cariosos dos dentes tratados e pode ser interpretado como cárie.

Achembong LN, Kranz AM, Rozier RG: Office-based preventive dental program and statewide trends in dental caries. Pediatrics 2014 Apr;133(4):e827–e834 [PMID: 24685954].

American Academy of Pediatric Dentistry: Policy on early childhood caries (ECC): classifications, consequences, and preventive strategies. *The Reference Manual of Pediatric Dentistry*. Chicago, IL: American Academy of Pediatric Dentistry; 2020:79–81.

American Academy of Pediatric Dentistry: Policy on early childhood caries (ECC): unique challenges and treatment options. *The Reference Manual of Pediatric Dentistry*. Chicago, IL.: American Academy of Pediatric Dentistry; 2020:82–83.

Guideline: *Sugars Intake for Adults and Children*. Geneva, Switzerland: World Health Organization; 2015. https://www.ncbi.nlm.nih.gov/books/NBK285537/.

Rozier RG et al: Evidence-based clinical recommendations on the prescription of dietary fluoride supplements for caries prevention: a report of the American Dental Association Council on Scientific Affairs. J Am Dent Assoc 2010 Dec;141(12):1480–1489 [PMID: 21158195].

DOENÇA PERIODONTAL

As doenças periodontais são um grupo de condições que afetam as estruturas de suporte do dente: osso, gengiva e ligamento periodontal **(Figura 17-8)**. O acúmulo de placas e bactérias no sulco gengival causa uma inflamação localizada do tecido gengival adjacente a um dente. Essa fase inicial, chamada de gengivite induzida por placa dentária, é encontrada quase que universalmente em crianças e adolescentes. Isso afeta cerca de metade da população aos 5 anos de idade e atinge uma prevalência de quase 100% na puberdade. A gengivite é considerada reversível e geralmente responde bem à remoção da placa dentária e à melhora da higiene oral.

A periodontite, a fase subsequente, é caracterizada pela perda irreversível da inserção periodontal e destruição do osso. Anormalidades na função dos neutrófilos, como quimiotaxia,

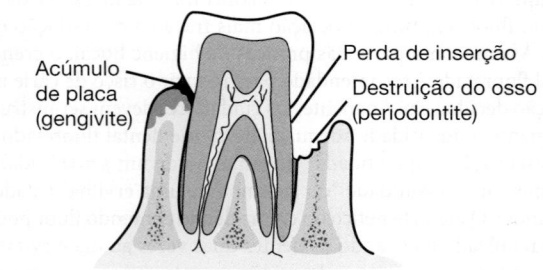

▲ **Figura 17-8** Doença periodontal.

fagocitose e atividade antibacteriana, aumentam o risco de periodontite. O *Actinobacillus actinomycetemcomitans,* em combinação com espécies de *bacteroides,* estão implicados neste processo de doença. Se a higiene bucal não melhorar e os fatores contribuintes locais não forem removidos, a periodontite crônica pode se tornar mais grave, resultando em perda generalizada da inserção periodontal. A periodontite crônica é mais facilmente contida em seus estágios iniciais, antes que bolsões profundos se desenvolvam causando perda gradual de inserção. A periodontite agressiva, anteriormente rotulada como periodontite de início precoce, é definida pela rápida perda de inserção e destruição óssea alveolar. O tratamento consiste na combinação de desbridamento mecânico cirúrgico e não cirúrgico e antibioticoterapia.

Algumas comorbidades, alterações hormonais associadas ao início da puberdade, certos medicamentos e desnutrição podem intensificar a resposta inflamatória à placa. A periodontite como manifestação de doença sistêmica está associada a distúrbios hematológicos (neutropenia adquirida, leucemias) ou genéticos, como as síndromes de Down, Papillon-Lefèvre, Chediak-Higashi, hipofosfatasia e deficiência de adesão leucocitária. A incidência de doenças periodontais necrotizantes é menor (1%) na América do Norte do que nos países em desenvolvimento (2% a 5%). Essas doenças são caracterizadas por ulceração interproximal e necrose das papilas dentárias, início rápido de dor de dente e, muitas vezes, febre. Os fatores predisponentes incluem infecções virais, desnutrição, estresse emocional e doenças sistêmicas. A condição geralmente responde bem ao desbridamento mecânico, melhora da higiene oral e antibioticoterapia para pacientes febris.

Armitage GC: Development of a classification system for periodontal diseases and conditions. Ann Periodontol 1999 Dec, 1;4(1):1–6 [PMID: 10863370].
Periodontal diseases of children and adolescents. Pediatr Dent 2016; 38(6):388–396 [PMID: 27931482].
Treatment of plaque-induced gingivitis, chronic periodontitis, and other clinical conditions. Pediatr Dent 2016;38(6):403–411 [PMID: 27931484].

EMERGÊNCIAS ODONTOLÓGICAS

Trauma orofacial

O trauma orofacial consiste principalmente em abrasões ou lacerações dos lábios, gengiva, língua ou mucosa oral (incluindo o freio), sem danos aos dentes. As lacerações devem ser limpas, inspecionadas quanto a corpos estranhos e suturadas, se necessário. Devem ser obtidas radiografias de lacerações da língua, lábios ou bochechas para detectar fragmentos de dentes ausentes ou outros corpos estranhos, pois a palpação isolada pode não ser suficiente. Todos os pacientes com trauma facial devem ser avaliados quanto a fraturas de mandíbula. Impactos no queixo estão entre os traumas orofaciais mais comuns na infância. Eles também são uma das principais causas de fratura condilar na população pediátrica.

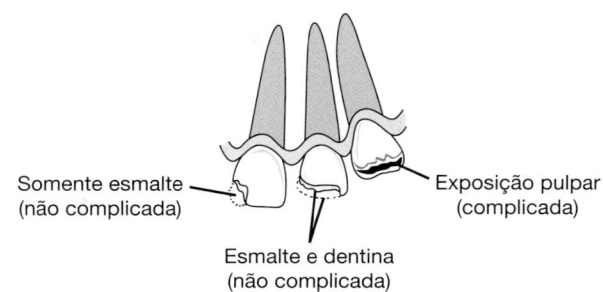

▲ **Figura 17-9** Tipos de fraturas coronárias.

Deve-se suspeitar de fratura condilar se houver dor significativa ou desvio quando a boca é aberta.

O trauma relacionado ao dente afeta os tecidos dentários duros e a polpa, o processo alveolar e os tecidos periodontais. A gama de lesões dentárias inclui fraturas radiculares, coronárias e alveolares; concussão, subluxação, luxações intrusivas, extrusivas e laterais; e avulsão. A **Figura 17-9** demonstra diferentes graus de fraturas dentárias e a **Figura 17-10** mostra os tipos de lesões por luxação.

DENTES DECÍDUOS

As lesões mais comuns na dentição decídua são as luxações, com maior incidência de trauma entre os 2 e 3 anos de idade. As recomendações de tratamento são guiadas principalmente pela avaliação do risco de dano ao dente permanente em desenvolvimento que está próximo ao ápice da raiz do dente decíduo. Os pais devem ser informados sobre quaisquer complicações dentárias permanentes, como hipocalcificação do esmalte, dilacerações (distorções angulares graves da coroa ou raiz de um dente), erupção ectópica ou impactação causada por lesões por intrusão dos dentes anteriores superiores decíduos. Uma luxação intrusiva é geralmente observada por um período para discernir se o dente irá reerupcionar espontaneamente (**ver Figura 17-10**), a menos que a raiz do dente decíduo esteja invadindo a coroa do dente permanente, conforme diagnosticado com uma radiografia oclusal. A luxação grave em qualquer direção é tratada com extração. Os dentes decíduos avulsionados raramente são reimplantados porque o risco de anquilose e danos ao dente permanente sucessor superam o benefício estético de manter o dente decíduo por alguns anos. Em uma fratura radicular, a coroa e o fragmento apical são geralmente extraídos, mas o último deve ser deixado para reabsorção fisiológica se sua remoção resultar em dano potencial ao dente permanente.

Ao planejar o tratamento, outros fatores importantes, como maturidade e nível de cooperação da criança, devem ser considerados juntamente com o tempo de esfoliação do dente lesionado. Procedimentos complexos, como tratamento de canal radicular, colocação de coroas e imobilização requerem altos níveis de cooperação quando comparados à extração e devem ser cuidadosamente discutidos com os pais se forem necessárias sedação ou anestesia geral.

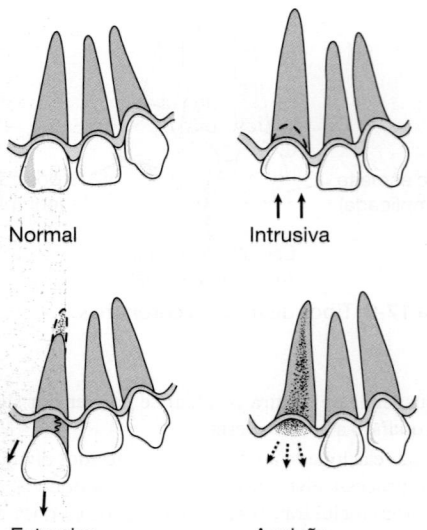

▲ **Figura 17-10** Tipos de luxações.

DENTES PERMANENTES

A lesão mais comum na dentição permanente é a fratura da coroa, que ocorre secundária a quedas, acidentes automobilísticos, violência e esportes. O tratamento visa preservar a saúde da polpa. Intrusões de dentes permanentes são corrigidas com reposicionamento, a menos que o dente seja imaturo e tenha formação radicular incompleta, a intrusão seja menor (< 3 mm) ou não haja reerupção após algumas semanas. Dentes com luxação lateral e extrusiva geralmente são reposicionados e imobilizados por até 2 semanas. As talas devem estabilizar o dente na posição correta enquanto permitem o movimento fisiológico do dente, boa higiene oral e remoção não traumática.

Como o prognóstico de viabilidade piora rapidamente à medida que o tempo fora da boca aumenta, um dente permanente avulsionado deve ser reimplantado em seu alvéolo o mais rápido possível no local do acidente ou próximo a ele, após um enxágue suave com água limpa. Imediatamente em seguida, o paciente deve procurar atendimento odontológico de emergência. A solução salina balanceada de Hank (SSBH) mantém o pH e o equilíbrio osmótico das células do ligamento periodontal que circundam a raiz do dente e é o melhor meio de armazenamento e transporte para dentes avulsionados que serão reimplantados em um local distante. Os outros melhores meios de armazenamento em ordem decrescente são leite, solução salina, saliva (vestíbulo bucal) ou água. O *kit* Save-a-Tooth (Salve-um-Dente) aprovado pela Food and Drug Administration (FDA, Administração de Alimentos e Medicamentos) disponível comercialmente, que contém SSBH, deve fazer parte dos *kits* de primeiros socorros em escolas e instalações esportivas. O tratamento do canal radicular, que é necessário na maioria dos casos para prevenir a reabsorção radicular inflamatória, precisa ser iniciado dentro de 10 dias após a lesão inicial.

FRATURA ALVEOLAR

As lesões graves podem resultar em um alvéolo fraturado. O rebordo alveolar e os dentes dentro do segmento fraturado muitas vezes se movem juntos quando palpados e resultam em um distúrbio na oclusão. As fraturas devem ser avaliadas com radiografias para determinar a sua extensão e o envolvimento dos dentes remanescentes. Todo o segmento fraturado deve ser reposicionado e imobilizado com os dentes no lugar por 4 semanas após a sutura das lacerações gengivais. A remoção de dentes firmemente posicionados no segmento alveolar não é indicada.

▶ Atendimento domiciliar, acompanhamento e prevenção

Os resultados da recuperação são melhorados quando as instruções de cuidados domiciliares são observadas e as visitas de acompanhamento ao dentista são feitas. Uma excelente higiene bucal e enxágue com solução de gluconato de clorexidina a 0,12% por 1 a 2 semanas reduz a presença de bactérias nas áreas afetadas. Uma dieta leve por 1 a 2 semanas e a prevenção de novas lesões são fundamentais para a cura. Os pais devem ser aconselhados a manter as crianças longe de esportes de contato e brincadeiras violentas durante esse período delicado de recuperação. Além disso, o uso de chupeta pelos bebês deve ser restringido. Durante as visitas de acompanhamento odontológico, a vitalidade dos dentes será avaliada por meio de temperatura, percussão, palpação e exames radiográficos.

Após a cicatrização da lesão, a prevenção de lesões futuras deve ser incentivada através do uso de protetores bucais para esportes propensos a lesões.

▶ Uso de antibióticos

Há evidências limitadas para o uso de antibióticos sistêmicos para lesões dentárias; no entanto, o uso de antibióticos permanece a critério do clínico, já que lesões dentárias traumáticas ocorrem frequentemente em ambientes impuros e são frequentemente acompanhadas por lacerações de tecidos moles, trauma maxilofacial e afetam pacientes clinicamente comprometidos. Para lesões por avulsão, as tetraciclinas são o antibiótico de escolha na primeira semana após o reimplante de um dente avulsionado. Embora um dos efeitos colaterais significativos das tetraciclinas seja a descoloração permanente dos dentes, esse risco é mais alto com cursos mais longos (> 21 dias). De acordo com a International Association for Dental Traumatology (IADT, Associação Internacional de Traumatologia Dentária), penicilina ou amoxicilina também podem ser prescritas como uma alternativa eficaz às tetraciclinas para crianças menores de 12 anos para as quais o risco de descoloração dos dentes permanentes pode ser considerado uma preocupação significativa.

▶ Infecções odontogênicas

As infecções odontogênicas podem resultar de lesões cariosas, restaurações próximas ao tecido pulpar, complicações periodontais e traumatismo dentário. Se não forem tratadas, pode ocorrer dor, abscesso dentário e celulite facial. Essas sequelas podem levar a complicações graves, como desidratação por dificuldade em comer ou beber, trombose do seio cavernoso e angina de Ludwig. Embora o paracetamol ou o ibuprofeno possam ajudar a aliviar a dor, é necessária uma intervenção imediata e a remoção da fonte de infecção para evitar sequelas adversas. Os medicamentos tópicos são de valor limitado para o alívio da dor.

ABSCESSO ALVEOLAR

Quando não tratada, a infecção que causa necrose do tecido pulpar pode se espalhar para fora do forame apical da raiz do dente através do osso e do periósteo para produzir um abscesso alveolar. Em sua forma aguda, o abscesso apresenta-se como uma infecção dolorosa e difusa dos tecidos moles gengivais que requer atenção imediata. O tratamento inclui terapia de canal radicular ou extração para drenagem do pus e alívio da dor. Um abscesso alveolar crônico (ou parúlide) é um inchaço menor confinado ao tecido gengival associado ao dente infectado. Uma parúlide não representa uma situação urgente. A terapia com antibióticos não é necessária, pois o pus está drenando através de uma fístula e pode dar ao paciente uma falsa sensação de cura da doença. O tratamento definitivo do abscesso requer a remoção completa da fonte de infecção por terapia de canal radicular ou extração do dente acometido.

CELULITE FACIAL

A celulite facial ocorre se a infecção odontogênica invade os espaços faciais. Temperatura elevada, letargia, dificuldade para engolir e respirar são sinais de infecções graves. O inchaço do terço médio da face – especialmente a ponte do nariz e a pálpebra inferior – deve ser avaliado com urgência como uma possível infecção dentária. É necessária a eliminação da fonte da infecção odontogênica por tratamento de canal radicular ou extração do dente acometido. A administração de antibióticos também é um adjuvante necessário para acelerar a resolução da celulite. Ocasionalmente, o tratamento do canal radicular ou a extração são adiados por vários dias enquanto os antibióticos são administrados por via oral ou IV (para pacientes hospitalizados) para que a infecção possa ser adequadamente drenada. O antibiótico de primeira linha de escolha é a penicilina e os de segunda linha são a clindamicina ou a ampicilina-sulbactam (Unasyn). A hospitalização é uma escolha prudente para crianças mais novas com celulite facial grave, especialmente se outros sinais e sintomas sistêmicos estiverem presentes – febre, desidratação, comprometimento das vias aéreas ou possível má adesão ao tratamento.

American Academy of Pediatric Dentistry: Use of antibiotic therapy for pediatric dental patients. *The Reference Manual of Pediatric Dentistry*. Chicago, IL: American Academy of Pediatric Dentistry; 2020:443–446.

Andersson LA et al: Guidelines for the management of traumatic dental injuries: 2. Avulsion of permanent teeth. Pediatr Dent 2012;28:88–96 [PMID: 29179383].
DiAngelis AJ et al: Guidelines for the management of traumatic dental injuries: 1. Fractures and luxations of permanent teeth. Dent Traumatol 2012;28:2–12.
Malmgren B et al: Guidelines for the management of traumatic dental injuries: 3. Injuries in the primary dentition. Dent Traumatol 2012;28(3):174–182.

POPULAÇÕES ESPECIAIS DE PACIENTES

▶ Condições orais

As crianças com necessidades especiais de saúde podem apresentar anomalias que afetam seus dentes e/ou tecidos moles orais como manifestação primária de uma condição sistêmica ou secundária a intervenções médicas. Para crianças com trissomia do cromossomo 21, por exemplo, condições como hipodontia e atraso na erupção são consideradas manifestações orais primárias da síndrome. Condições sistêmicas raras, como a osteogênese imperfeita, podem estar associadas a dentinogênese imperfeita – um defeito que afeta a dentina da dentição decídua e permanente, resultando em perda precoce de dentes se não for reconhecida e tratada.

Intervenções médicas como quimioterapia e radioterapia podem ter efeitos orais imediatos e de longo prazo. As mais imediatas são a xerostomia, particularmente onde as glândulas salivares estão no caminho do feixe de radiação, mucosite devido à atrofia da mucosa oral e dor oral intensa por mucosite. Os efeitos a longo prazo incluem microdontia, hipocalcificação, raízes curtas e arredondadas e atraso na erupção dentária. Os pacientes submetidos a transplante de células-tronco hematopoiéticas correm risco de infecções orais por fungos e herpes-vírus simples durante o enxerto inicial e o período de reconstituição. Os transplantes alogênicos predispõem ainda mais a criança à doença oral do enxerto *versus* hospedeiro, que pode causar ulcerações, lesões erosivas ou reticulações esbranquiçadas que afetam vários tecidos moles orais.

▶ Medidas preventivas

A cárie dentária afeta crianças com necessidades especiais de saúde por razões exclusivamente relacionadas à sua condição médica. O uso prolongado de muitos medicamentos está associado ao aumento do risco de cárie, pois alguns deles contêm sacarose como adoçante. Da mesma forma, o consumo frequente de bebidas nutricionais suplementares que são tipicamente ricas em carboidratos aumenta significativamente o risco de cárie dentária. Nesses casos, medidas preventivas simples, como enxaguar com água fluoretada ou enxaguante bucal fluoretado e/ou escovar os dentes com creme dental fluoretado após cada ingestão de medicação ou nutrição suplementar, podem reduzir o risco de cárie. A prescrição de alternativas sem açúcar para medicamentos também é recomendada.

Para algumas crianças com necessidades especiais, vômitos frequentes ou doença do refluxo gastresofágico (DRGE) podem enfraquecer ainda mais o esmalte dos dentes devido à frequência de contato entre o conteúdo ácido do estômago e as superfícies dos dentes, elevando ainda mais o risco de cárie da criança. Para pacientes com tais preocupações, recomenda-se enxaguar com água fluoretada ou enxaguante bucal fluoretado após um episódio de vômito. A escovação dos dentes imediatamente em seguida deve ser evitada devido aos efeitos abrasivos da escovação nas superfícies enfraquecidas do esmalte.

A suscetibilidade das crianças com necessidades especiais às doenças periodontais aumenta com a dificuldade em realizar a higiene oral devido às aversões orais da criança, abertura limitada da boca ou movimentos corporais erráticos. Os pais também podem optar erroneamente por não escovar os dentes de seus filhos, acreditando ser desnecessário, já que a criança não leva alimentos à boca. Crianças alimentadas por gastrostomia geralmente exibem aumento do acúmulo de placas devido à falta de estimulação mecânica dos tecidos gengivais associada à alimentação oral, aumentando o risco de doença periodontal.

▶ Medidas preventivas para o paciente oncológico

É imprescindível que um dentista com conhecimento em oncologia pediátrica avalie a criança com câncer logo após o diagnóstico. Os objetivos são (1) desenvolver um plano de tratamento odontológico em colaboração com o oncologista antes da terapia do câncer, (2) educar o paciente e os cuidadores sobre a importância de uma boa higiene bucal e (3) remover todas as fontes existentes e potenciais de infecção dentária (p. ex., dentes com abscesso, cárie extensa) antes que a criança se torne neutropênica devido à quimioterapia. Não fazer isso pode resultar em consequências como o desenvolvimento de um abscesso devido a cárie não diagnosticada, o que pode comprometer ainda mais o manejo da malignidade.

As estratégias preventivas destinadas a reduzir as complicações orais da terapia do câncer incluem a redução de açúcares refinados, terapia com flúor, prevenção da mucosite e educação do paciente. A higiene oral meticulosa reduz o risco de mucosite grave. Em crianças que recebem radioterapia, aplicadores personalizados de flúor e saliva artificial são usados em combinação com visitas regulares de acompanhamento para minimizar a destruição rápida e extensa dos dentes devido à xerostomia.

CONSIDERAÇÕES SOBRE TRATAMENTO ODONTOLÓGICO

▶ Indicações para profilaxia antibiótica

Todos os procedimentos odontológicos (mesmo a escovação dos dentes) geralmente resultam em bacteremia transitória. Pacientes com certas condições médicas correm maior risco de infecções induzidas por bacteremia e requerem cobertura antibiótica profilática antes de procedimentos odontológicos invasivos. Estes incluem crianças com condições cardíacas, como válvulas cardíacas anormais ou artificiais, endocardite infecciosa prévia, cardiopatia congênita reparada com defeitos residuais relacionados a um remendo protético e cardiopatia congênita cianótica não corrigida. Para dispositivos não valvares, como cateteres vasculares permanentes e dispositivos eletrônicos cardiovasculares implantáveis, a cobertura antibiótica é indicada apenas no momento da colocação e possivelmente 3 a 6 meses depois. *Shunts* de hidrocefalia com acesso vascular (ou seja, ventrículo-atrial, ventrículo-venoso) requerem profilaxia antibiótica para minimizar o risco de infecção de procedimentos odontológicos, enquanto o tipo não vascular (ventrículo-peritoneal) não.

A profilaxia antibiótica geralmente não é indicada para pacientes odontológicos com pinos, placas, parafusos ou outro material ortopédico que não esteja dentro de uma articulação sinovial. Da mesma forma, a maioria dos pacientes com artroplastia total não requer profilaxia antibiótica rotineiramente, exceto no período pós-operatório imediato (6 meses).

Para pacientes imunocomprometidos, a contagem absoluta de neutrófilos é importante para o dentista devido ao risco de sepse sistêmica decorrente de procedimentos odontológicos. A diretriz da AAPD indica que, para níveis de neutrófilos acima de 2.000/mm^3, a profilaxia antibiótica não é indicada. Entre 1.000 e 2.000/mm^3, a profilaxia está sujeita ao julgamento clínico do dentista, ao estado de saúde do paciente e aos procedimentos planejados. Tanto o dentista quanto o médico devem discutir e planejar a necessidade de profilaxia antibiótica nessas circunstâncias únicas.

▶ Manejo de distúrbios de coagulação

Os procedimentos cirúrgicos orais em qualquer criança com coagulopatia requerem uma abordagem coordenada entre o hematologista e o dentista da criança. Pacientes com distúrbios de coagulação leves (p. ex., doença de von Willebrand leve) podem ser tratados no ambiente odontológico ambulatorial com medidas hemostáticas locais, como agentes hemostáticos tópicos (p. ex., esponja hemostática de gelatina, trombina). Pacientes com distúrbios de coagulação graves (p. ex., hemofilia A grave e/ou anticorpos fator VIII) que requerem cirurgia odontológica devem ser internados em um hospital. O planejamento pré-operatório inclui a prescrição de medicamentos antifibrinolíticos, como ácido ε-aminocaproico ou tranexâmico, para minimizar o sangramento oral pós-operatório. No intraoperatório, a colocação de agentes hemostáticos tópicos dentro dos alvéolos dentários e suturas adicionais imediatamente após as extrações melhora a formação de coágulos.

Para pacientes recebendo terapia anticoagulante, a redução da dosagem antes da cirurgia odontológica geralmente não é recomendada, pois o risco de embolia supera o risco de complicações hemorrágicas. Nesses casos, o dentista deve consultar o hematologista para obter a razão normalizada internacional (INR, de *international normalized ratio*) mais recente e discutir o nível de anticoagulação mais adequado no qual um procedimento odontológico pode ocorrer. Além disso, a administração de um "agente de ponte" como a enoxaparina na preparação para o procedimento odontológico planejado reduz as preocupações com sangramento pós-operatório, minimizando as complicações embólicas.

Pacientes submetidos a quimioterapia e/ou transplante de células-tronco hematopoiéticas também correm risco de sangramento intraoral. Eles podem apresentar hemorragia oral espontânea, principalmente quando a contagem de plaquetas é inferior a 20.000/µL. Normalmente, contagens de plaquetas superiores a 75.000/µL não requerem medidas adicionais para procedimentos odontológicos, enquanto níveis mais baixos requerem transfusões de plaquetas pré e pós-operatórias.

American Academy of Pediatric Dentistry: Antibiotic prophylaxis for dental patients at risk for infection. *The Reference Manual of Pediatric Dentistry.* Chicago, IL: American Academy of Pediatric Dentistry; 2020:447–452.

American Academy of Pediatric Dentistry: Dental management of pediatric patients receiving immunosuppressive therapy and/or radiation therapy. *The Reference Manual of Pediatric Dentistry.* Chicago, IL: American Academy of Pediatric Dentistry; 2020:453–461.

American Academy of Pediatric Dentistry: Management of dental patients with special health care needs. *The Reference Manual of Pediatric Dentistry.* Chicago, IL: American Academy of Pediatric Dentistry; 2020:275–280.

Moursi AM, Fernandez JB, Daronch M, Zee L, Jones CL: Nutrition and oral health considerations in children with special health care needs: implications for oral health care providers. Pediatr Dent 2010 Aug, 15;32(4):333–342 [PMID: 20836954].

Norwood KW, Slayton RL: Oral health care for children with developmental disabilities. Pediatrics 2013;131(3):614–619 [PMID: 23439896].

ENCAMINHAMENTO ORTODÔNTICO

O dentista pediátrico está envolvido na detecção oportuna de preocupações ortodônticas na dentição mista ou permanente e facilita o encaminhamento adequado a um ortodontista para correção da má oclusão para promover o crescimento normal dos maxilares e dentes. Para qualquer criança com fenda palatina ou outro distúrbio de crescimento craniofacial, o encaminhamento é indicado quando os incisivos permanentes superiores estão começando a irromper e um enxerto ósseo alveolar é considerado.

A avaliação ortodôntica para detectar uma má oclusão geralmente envolve o exame detalhado das estruturas craniofaciais e intraorais. A análise extraoral inclui a avaliação da forma da cabeça, forma facial e padrão de crescimento mandibular. A análise intraoral inclui a avaliação da relação sagital entre os primeiros molares permanentes, caninos e incisivos da maxila e mandíbula. Discrepâncias entre esses dentes nos planos coronal e sagital podem resultar em mordidas cruzadas envolvendo a dentição anterior e posterior. A avaliação clínica é tipicamente associada a uma avaliação radiográfica utilizando radiografias panorâmicas ou cefalométricas. A avaliação radiográfica fornece informações detalhadas suplementares sobre a má oclusão, avaliando a posição relativa dos maxilares em relação à base do crânio e aos dentes, bem como sobre o padrão de crescimento da mandíbula.

Franco FCM, Araujo TM, Vogel CJ, Quintão CCA: Brachycephalic, dolichocephalic and mesocephalic: is it appropriate to describe the face using skull patterns? Dental Press J Orthod 2013;18(3):159–163 [PMID: 24094027].

Proffit WR, Sarver DM, Ackerman JL: Orthodontic diagnosis: the problem-oriented approach. In: Proffit WR, Fields HW, Sarver DM (eds): *Contemporary Orthodontics.* 5th ed. St. Louis, MO: Mosby; 2012:150–219.

Ouvido, nariz, garganta

Patricia J. Yoon, MD
Melissa A. Scholes, MD
Brian W. Herrmann, MD

▼ A ORELHA

INFECÇÕES DA ORELHA

1. Otite externa aguda

 FUNDAMENTOS DO DIAGNÓSTICO E CARACTERÍSTICAS TÍPICAS

- ▶ Início rápido dos sintomas nos últimos 3 dias.
- ▶ Sintomas de inflamação do canal auditivo, incluindo otalgia, prurido ou plenitude auricular, com ou sem perda auditiva ou dor na mandíbula.
- ▶ Sinais de inflamação do canal auditivo, incluindo sensibilidade do tragus e/ou pavilhão auricular, edema e/ou eritema do conduto auditivo, otorreia, linfadenite regional, eritema da membrana timpânica (MT) ou celulite do pavilhão auricular e da pele adjacente.

▶ Diagnóstico diferencial

Otite média aguda ou crônica com ruptura do tímpano, furunculose do canal auditivo, herpes-zóster ótico, mastoidite, dor referida na articulação temporomandibular e otite externa (OE) crônica.

▶ Patogênese

A otite externa (OE) é uma celulite dos tecidos moles do canal auditivo externo (CAE) que pode se estender às estruturas vizinhas, como pavilhão auricular, tragus e linfonodos. Umidade e calor ambiental, assim como umidade na orelha são conhecidos por contribuírem para o desenvolvimento de OE; portanto, essa, é mais comum nos meses de verão e em climas úmidos. O cerume serve como uma barreira protetora hidrofóbica para a pele subjacente e seu pH ácido inibe o crescimento bacteriano e fúngico. O trauma na pele do canal auditivo pode quebrar essa barreira pele-cerume, sendo o primeiro passo no desenvolvimento da OE. As fontes de trauma podem incluir o uso de cotonetes, fones de ouvido, manipulação digital (no ato de coçar) e tampões para os ouvidos. Condições dermatológicas, como dermatite atópica, também podem predispor à OE. Os organismos causadores da OE mais comuns são *Staphylococcus aureus*, *Staphylococcus epidermidis* e *Pseudomonas aeruginosa*. No entanto, bactérias anaeróbicas também são observadas. A infecção fúngica ocorre em 2 a 10% dos pacientes, geralmente após o tratamento de uma OE bacteriana.

▶ Achados clínicos

Os sintomas incluem dor de início agudo, plenitude auricular, diminuição da audição e prurido no ouvido. Os sintomas tendem a atingir o pico em 3 dias. A manipulação do pavilhão auricular ou tragus causa dor considerável. A otorreia pode ser clara ou purulenta e também pode causar eczema secundário da aurícula. O CAE geralmente está edemaciado com estreitamento da luz, e o paciente pode demonstrar alguma resistência à inserção do otoscópio. Detritos estão frequentemente presentes no canal e pode ser difícil visualizar a MT. No entanto, é importante determinar o estado do tímpano para descartar OE secundária causada por drenagem da orelha média, que pode precisar ser tratada de forma diferente.

▶ Complicações

Se a OE não for tratada, ela pode complicar com a ocorrência de celulite no pescoço e no rosto. Indivíduos imunocomprometidos ou diabéticos não controlados podem desenvolver OE maligna, que é uma disseminação da infecção para a base do crânio resultando em osteomielite. Essa infecção é potencialmente grave com risco de óbito e deve ser avaliada emergencialmente se suspeitada.

▶ Tratamento

O manejo da OE inclui controle da dor, remoção de detritos do canal, terapia antimicrobiana tópica e prevenção de fatores desencadeantes. As culturas não são rotineiramente coletadas na avaliação inicial pois a maioria dos casos se resolve com as intervenções primárias. Tratamentos tópicos com fluoroquinolona isoladamente são terapia de primeira linha para OE na ausência de sintomas sistêmicos; no entanto, as gotas combinadas que contêm também esteroide, como ciprofloxacino com dexametasona, podem acelerar a recuperação ao tratar o edema e a resposta inflamatória. A terapia tópica escolhida deve ser atóxica, pois pode haver perfuração ou tubo pérvio; se a MT não puder ser visualizada, deve-se presumir a existência de uma perfuração. Se o canal auditivo estiver muito edemaciado para permitir a entrada da medicação, um pavio auricular de Pope (esponja expansível) deve ser colocado para garantir a administração do antibiótico. Antibióticos orais são indicados para quaisquer sinais de infecção invasiva, como febre, celulite da face ou do pavilhão auricular e linfadenopatia periauricular ou cervical. Nesses casos, além da terapia tópica, devem ser coletadas culturas de secreção do meato acústico externo e prescrito antibiótico antiestafilocócico enquanto se aguarda o resultado da cultura. A orelha deve ser mantida seca até que a infecção desapareça. Se a drenagem persistir apesar do tratamento, deve-se coletar culturais. Os pacientes podem ter dificuldade em aplicar gotas no canal auditivo afetado, o que pode causar sintomas prolongados e falhas no tratamento. Se houver suspeita, explique detalhadamente e demonstre a aplicação do tratamento tópico conforme descrito na Diretriz de Prática Clínica sobre Otite Externa Aguda. Uma nova formulação de suspensão de ciprofloxacino tornou-se recentemente disponível; é líquido em temperaturas mais baixas e engrossa para uma textura de gel à temperatura do corpo. Isso permite que uma única aplicação funcione por vários dias e pode ser útil para quando há problemas de adesão ao tratamento.

Rosenfeld RM et al: Clinical practice guideline: acute otitis externa executive summary. Otolaryngol Head Neck Surg 2014 Nov;150(2):161–168 [PMID: 24492208].

Recursos *online*

Goguen LA: External Otitis: Pathogenesis, Clinical Features and Diagnosis. https://www.uptodate.com/contents/external-otitis-pathogenesis-clinical-features-and-diagnosis?search=external%20otitis&source=search_result&selectedTitle=2~30&usage_type=default&display_rank=2. Accessed July 5, 2021.
Waitzman AA et al: Otitis Externa. http://emedicine.medscape.com/article/994550-overview. Accessed July 5, 2021.

2. Otite média aguda

A otite média aguda (OMA) é a razão mais comum pela qual os antibióticos são prescritos para crianças nos Estados Unidos. É uma infecção aguda do espaço da orelha média associada a inflamação, exsudato ou, se houver perfuração ou tubo de timpanostomia patente, otorreia.

FUNDAMENTOS DO DIAGNÓSTICO E CARACTERÍSTICAS TÍPICAS

▶ Abaulamento moderado a grave da MT ou nova otorreia não associada à OE.
▶ Leve abaulamento da MT e menos de 48 horas de otalgia ou eritema intenso da MT.
▶ Efusão da orelha média (EOM) comprovada por otoscopia pneumática ou timpanometria deve estar presente.

▶ Diagnóstico diferencial

Otite média com efusão (OME), miringite bolhosa, mastoidite aguda, massa tumoral na orelha média.

▶ Achados clínicos

Dois achados são críticos no estabelecimento de um diagnóstico de OMA: abaulamento da MT e efusão. A presença de efusão é melhor determinada por exame visual e otoscopia pneumática ou timpanometria (**Figura 18-1**). Para distinguir a OMA da OME, devem estar presentes sinais e sintomas de inflamação da orelha média e infecção aguda. Achados otoscópicos específicos para OMA incluem MT abaulada, visibilidade prejudicada dos ossículos de referência, exsudato amarelo ou branco (pus), tímpano opacificado e inflamado e, ocasionalmente, exsudato escamoso ou bolhas no tímpano.

A. Fisiopatologia e fatores predisponentes

1. Disfunção da trompa de Eustáquio (DTE) – A trompa de Eustáquio regula a pressão e permite a drenagem da orelha média. O epitélio respiratório ciliado da trompa de Eustáquio também se defende contra patógenos produzindo lisozima e muco, o que ajuda a manter a orelha livre de microrganismos. A trompa de Eustáquio deve abrir periodicamente para evitar o desenvolvimento de pressão negativa e de exsudato no espaço da orelha média. Se a trompa de Eustáquio não funcionar adequadamente, a pressão negativa leva à transudação de fluido celular para a orelha média, bem como o influxo de fluidos e patógenos da nasofaringe e adenoides. O fluido da orelha média pode então se infectar, resultando em OMA. A trompa de Eustáquio de bebês e crianças pequenas é mais propensa à disfunção porque é mais curta, mais complacente e mais horizontal do que em adultos. A trompa de Eustáquio atinge sua configuração adulta aos 7 anos de idade. Crianças com diferenças craniofaciais, como aquelas com trissomia do cromossomo 21 ou fenda palatina, podem ser particularmente suscetíveis à DTE devido à anatomia anormal.

2. Colonização bacteriana – A colonização nasofaríngea com *Streptococcus pneumoniae*, *Haemophilus influenzae* ou *Moraxella catarrhalis* aumenta o risco de OMA, enquanto a colonização com flora normal, como *Streptococcus viridans*, pode prevenir OMA por inibir o crescimento desses patógenos.

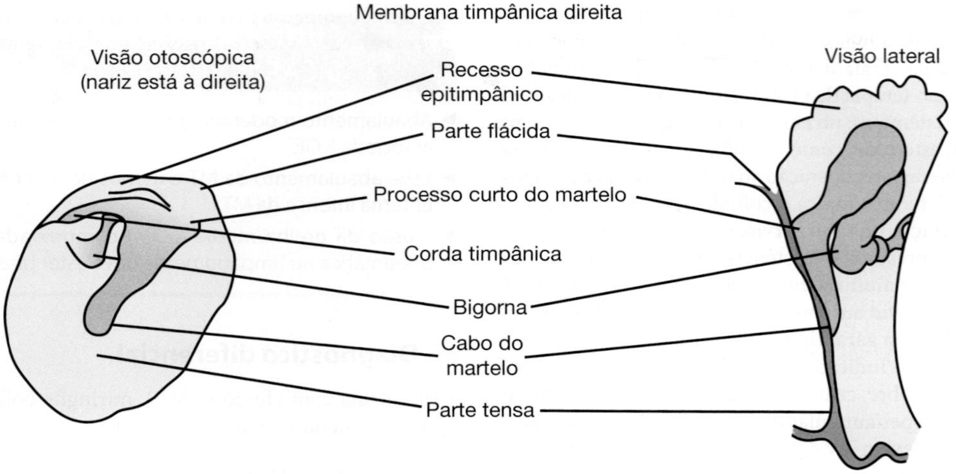

Membrana timpânica direita

Visão otoscópica (nariz está à direita) — Visão lateral

- Recesso epitimpânico
- Parte flácida
- Processo curto do martelo
- Corda timpânica
- Bigorna
- Cabo do martelo
- Parte tensa

▲ **Figura 18-1** Membrana timpânica.

3. Infecções virais do trato respiratório superior (IVAS) – Prejudicam a função da trompa de Eustáquio, causando hipertrofia das adenoides e edema da própria trompa de Eustáquio. As infecções virais também inibem as propriedades antibacterianas do muco e a depuração mucociliar.

4. Exposição ao fumo – O fumo passivo aumenta o risco de OME persistente, aumentando a colonização, prolongando a resposta inflamatória e impedindo a drenagem da orelha média pela trompa de Eustáquio. Para bebês de 12 a 18 meses, a exposição ao cigarro está associada a um aumento de 11% por maço na duração da OME.

5. Hospedeiros imunodeficientes – Crianças imunocomprometidas, como aquelas com deficiência seletiva de IgA, geralmente apresentam OMA recorrente, rinossinusite e pneumonia. No entanto, a maioria das crianças que apresenta otite recorrente ou persistente apresenta apenas deficiências seletivas das defesas imunológicas contra patógenos específicos da otite.

6. Uso de mamadeira – A mamadeira, especialmente com suporte de mamadeira no berço ou no assento do carro, aumenta o risco de OMA devido à aspiração de secreções contaminadas para o espaço da orelha média. A amamentação materna reduz a incidência de infecções respiratórias agudas e fornece anticorpos imunoglobulina A (IgA) que reduzem a colonização por patógenos.

7. Estações do ano – A incidência de OMA correlaciona-se com a atividade dos vírus respiratórios, motivo pelo qual anualmente há aumento dos casos de otite média durante os meses de inverno em climas temperados.

8. Creches/escolas – Crianças expostas a grandes grupos de crianças apresentam mais infecções respiratórias e otite média. O aumento do número de crianças em creches nas últimas três décadas, sem dúvida, desempenhou um papel importante no aumento de OMA.

9. Suscetibilidade genética – Acredita-se que a genética desempenhe um papel em 40 a 70% das infecções de ouvido. A maioria dos genes responsáveis regulam a imunidade. No entanto, causas ambientais e relacionadas a patógenos também exercem seu papel. O papel da genética na OMA é uma área de pesquisa ativa.

10. Idade – Crianças entre 1 e 3 anos de idade apresentam risco aumentado de OMA.

B. Microbiologia da otite média aguda

Patógenos bacterianos ou virais podem ser detectados em até 96% das amostras de fluido da orelha média de pacientes com OMA.

Um pico de atividade dos vírus sincicial respiratório, metapneumovírus e influenza A corresponde a um aumento nas consultas por OMA, e 71% dos aspirados de orelha média das crianças submetidas a cirurgia para colocação de tubo de ventilação contêm vírus. Infecções polibacterianas são observadas em até 55% dos casos, com coinfecções bacterianas e virais ocorrendo em até 70% dos casos. *S. pneumoniae* e *H. influenzae* representam 35 a 40% e 30 a 35% dos microrganismos isolados, respectivamente. Com o uso generalizado da vacina pneumocócica conjugada a partir do ano 2000, a incidência de OMA causada por *H. influenzae* aumentou, enquanto a incidência pelos sorotipos presentes na vacina contra *S. pneumoniae* diminuiu. No entanto, houve um aumento da doença causada pelos sorotipos de *S. pneumoniae* não cobertos pela vacina, bem como pelo *S. aureus*. O terceiro patógeno mais comum citado é a *M. catarrhalis*, que causa 15 a 25% dos casos de OMA nos Estados Unidos **(Tabela 18-1)**. O quarto organismo mais comum na OMA é o *Streptococcus pyogenes*, encontrado com mais frequência em crianças em idade escolar do que em bebês. *S. pyogenes* e *S. pneumoniae* são as causas predominantes de mastoidite.

Tabela 18-1	Microbiologia da otite média aguda (OMA)
Organismo	Porcentagem dos casos de OMA
S. pneumoniae	35-40
H. influenzae	30-35
M. catarrhalis	15-25
S. pyogenes	4

O *S. pneumoniae* resistente a medicamentos é um patógeno comum na OMA e as cepas podem ser resistentes a apenas uma classe de medicamentos (p. ex., penicilinas ou macrolídeos) ou a várias classes. As crianças com cepas resistentes tendem a ser mais jovens e ter história de outras infecções com resposta inadequada ao tratamento. Uma história de tratamento com antibióticos nos 3 meses anteriores aumenta o risco da presença de patógenos resistentes.

C. Técnicas e procedimentos para exame

1. Otoscopia pneumática – A OMA é frequentemente hiperdiagnosticada, levando a antibioticoterapia inadequada, encaminhamentos cirúrgicos desnecessários e custos associados significativos. Diagnosticar sem remover cerume suficiente para visualizar adequadamente a MT, e a crença equivocada de que uma MT avermelhada estabelece o diagnóstico, contribuem para os erros de diagnóstico. A vermelhidão da MT frequentemente é um rubor vascular causado por febre ou choro.

Um otoscópio pneumático é usado para avaliar a mobilidade da MT. Quando usado corretamente, a otoscopia pneumática pode melhorar a capacidade diagnóstica em 15 a 25%. O maior espéculo possível deve ser usado para fornecer uma vedação hermética e maximizar o campo de visão. Quando o bulbo de borracha é pressionado suavemente, a MT deve se mover livremente com um movimento de encaixe; se houver fluido no espaço da orelha média, a mobilidade da MT estará ausente ou se assemelhará a uma onda de fluido. A habilidade de avaliar a mobilidade é comprometida pela falha em fixar o otoscópio adequadamente e obter uma boa visualização da MT.

2. Remoção de cerume – Para visualizar adequadamente a MT, a remoção de cerume é uma habilidade essencial para quem cuida de crianças. Consulte a seção sobre impactação de cerume abaixo.

3. Timpanometria – A timpanometria pode ser útil na avaliação do estado da orelha média, particularmente quando a otoscopia pneumática é inconclusiva ou difícil de realizar. A timpanometria pode revelar a presença ou ausência de efusão, mas não pode diferenciar entre fluido infectado agudamente (OMA) e um exsudato crônico (também conhecido como OME).

A timpanometria mede a complacência da MT e a exibe em forma de gráfico. Ela também mede o volume do canal auditivo, o que pode ajudar a diferenciar entre uma MT intacta e perfurada.

A timpanometria padrão de 226 Hz não é confiável em bebês com menos de 6 meses. Uma sonda de alta frequência (1.000 Hz) é usada nessa faixa etária.

Os timpanogramas podem ser classificados em quatro padrões principais, conforme mostra a **Figura 18-2**. O padrão mostrado na **Figura 18-2A**, caracterizado por complacência máxima à pressão atmosférica normal, indica MT normal, boa função da tuba auditiva e ausência de exsudato. A **Figura 18-2B** identifica uma MT não móvel com volume normal, o que indica OME. A **Figura 18-2C** indica uma MT intacta e móvel com pressão da orelha média excessivamente negativa (> -150 daPa), indicativa de função deficiente da trompa de Eustáquio. A **Figura 18-2D** mostra um traçado plano com um grande volume da orelha média, indicativo de um tubo patente ou perfuração da MT.

▶ Tratamento

A. Tratamento da dor

A dor é o sintoma primário da OMA, e as diretrizes de prática clínica de 2013 enfatizam a importância de abordar esse sintoma. Como pode levar de 1 a 3 dias antes que a antibioticoterapia leve à redução da dor, deve-se administrar ibuprofeno ou paracetamol conforme necessário para aliviar o desconforto. Os analgésicos tópicos têm uma duração muito curta e os estudos não demonstram a eficácia em crianças menores de 5 anos.

B. Opção de observação

A escolha de observar um episódio de OMA e não tratar com antibióticos é uma opção em crianças saudáveis com otite média leve a moderada sem outras condições subjacentes, como fenda palatina, anormalidades craniofaciais, deficiências imunológicas, implantes cocleares ou tubos de ventilação. A decisão deve ser tomada em conjunto com os pais, e deve haver um mecanismo para fornecer antibioticoterapia se houver piora dos sintomas ou falta de melhora dentro de 48 a 72 horas. Uma prescrição de antibiótico de segurança (SNAP, do inglês *safety-net antibiotic prescription*) oferecida aos pais com orientações a serem seguidas somente se os sintomas persistirem diminuiu o uso geral de antibióticos em uma grande rede de pesquisas de prática pediátrica. As diretrizes de prática clínica da American Academy of Pediatrics (AAP, Academia Americana de Pediatria) incluem idade, presença de otorreia, gravidade dos sintomas e lateralidade como critérios para tratamento com antibióticos *versus* observação (**Tabela 18-2**).

C. Terapia antibiótica

Antibióticos demonstraram encurtar a duração da OMA. Assim, a amoxicilina em altas doses permanece sendo o antibiótico de primeira linha para tratamento da OMA, mesmo com alta prevalência de *S. pneumoniae* resistente, porque os dados mostram que os isolados da bactéria permanecem suscetíveis à droga em 83 a 87% das vezes.

Dose dobrada (DD) de amoxicilina-clavulanato, com 90 mg/kg/dia de dosagem de amoxicilina (proporção de 14:1 de amoxicilina:clavulanato), é uma escolha apropriada quando uma

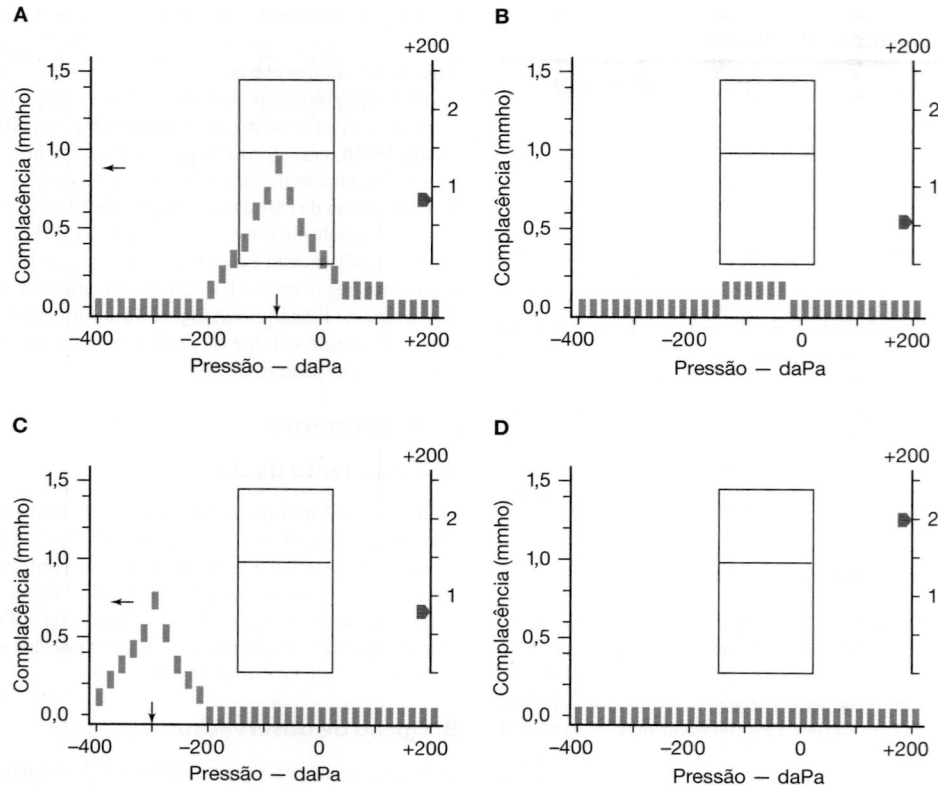

▲ **Figura 18-2** Quatro tipos de timpanogramas obtidos com Welch-Allyn MicroTymp 2. **A:** Orelha média normal. **B:** Otite média com efusão ou OMA. **C:** Pressão negativa na orelha média devido a DTE. **D:** Cânula de timpanostomia pérvia ou perfuração na MT. Igual a B, exceto por um volume muito grande da orelha média.

criança fez uso de amoxicilina nos últimos 30 dias, ou está apresentando falha clínica após 48 a 72 horas de uso de amoxicilina (**Tabela 18-3**) ou tem conjuntivite concomitante. A conjuntivite purulenta geralmente é causada por *H. influenzae* não tipável. As fórmulas de amoxicilina-clavulanato com doses normais (proporção de 7:1) não devem ter sua dose dobrada para alcançar 90 mg/kg/dia de amoxicilina, pois o consequente aumento de clavulanato causará diarreia.

Três cefalosporinas orais (cefuroxima, cefpodoxima e cefdinir) são mais estáveis à β-lactamase e são alternativas para crianças que desenvolvem exantema papular causada pela amoxicilina (ver **Tabela 18-3**). Dessas três, a suspensão oral de cefdinir é a mais

Tabela 18-2	Recomendações para manejo inicial de OMA não complicada[a]			
Idade	OMA com otorreia	OMA unilateral ou bilateral[a] com sintomas severos[b]	OMA bilateral[a] sem otorreia	OMA unilateral[a] sem otorreia
6 meses-2 anos	Antibioticoterapia	Antibioticoterapia	Antibioticoterapia	Antibioticoterapia ou observação
≥ 2 anos	Antibioticoterapia	Antibioticoterapia	Antibioticoterapia ou observação	Antibioticoterapia ou observação[c]

[a]Aplica-se apenas a crianças com OMA bem documentada e alta certeza de diagnóstico.
[b]Criança com aparência tóxica, otalgia persistente por mais de 48 horas, temperatura > 39 °C nas últimas 48 horas, ou se houver acesso incerto ao acompanhamento após a consulta.
[c]Este plano de manejo inicial oferece uma oportunidade para tomada de decisão compartilhada com a família da criança para as categorias apropriadas para observação inicial. Se a observação for oferecida, um mecanismo deve estar em vigor para garantir o acompanhamento e iniciar antibióticos se a criança piorar ou não melhorar dentro de 48 a 72 horas do início da OMA.

Tabela 18-3 Antibioticoterapia na OMA

A. Tratamento antibiótico inicial imediato ou postergado	
Tratamento de primeira linha	**Tratamento alternativo (se alergia a penicilina)**
Amoxicilina (80-90 mg/kg/dia, 12/12h) • Para crianças < 2 anos ou crianças de todas as idades com sintomas graves, tratar por 10 dias. • Idade 2 a 6 anos com sintomas leves a moderados, tratar por 7 dias. • Idade > 6 anos com sintomas leves a moderados, tratar por 5 dias. ou Amoxicilina-clavulanato (90 mg/kg/dia, ou amoxicilina com 6,4 mg/kg/dia de clavulanato, 12/12h) • Para pacientes que receberam amoxicilina nos 30 dias anteriores ou que têm síndrome de otite-conjuntivite	Cefdinir (14/mg/kg/dia em 1 ou 2 doses) Cefuroxima (30 mg/kg/dia, em 2 doses ao dia) Cefpodoxima (10 mg/kg/dia em 2 doses ao dia) Ceftriaxona (50 mg IM ou IV por dia durante 1 ou 3 dias) • Se não puder tomar medicamentos orais Para crianças com alergias graves à penicilina (eventos mediados por IgE) ou alergia conhecida à cefalosporinas: • Trimetoprima-sulfametoxazol • Macrolídeos • Clindamicina (30-40 mg/kg/dia, em 3 doses ao dia)
B. Antibioticoterapia após 48 a 72 h de falha de antibiótico inicial	
Tratamento de primeira linha	**Tratamento alternativo**
Amoxicilina-clavulanato (90 mg/kg/dia, ou amoxicilina com 6,4 mg/kg/dia de clavulanato, 12/12h) • Para pacientes que receberam amoxicilina nos 30 dias anteriores ou que têm síndrome de otite-conjuntivite. ou Ceftriaxona (50 mg IM ou IV por dia durante 3 dias)	Ceftriaxona (50 mg IM ou IV por dia durante 3 dias) Clindamicina (30-40 mg/kg/dia, em 3 doses ao dia) com ou sem uma cefalosporina de terceira geração Considere timpanocentese Consultar especialista
C. Recorrência 4 semanas depois do episódio inicial	
1. É provável que haja um novo patógeno, então reiniciar a terapia de primeira linha. 2. Certifique-se de que o diagnóstico não é otite média com efusão (OME), que pode ser observada por 3 a 6 meses sem tratamento.	

agradável; as outras duas possuem um gosto amargo que é difícil de amenizar. Um antibiótico de segunda linha é indicado quando a criança apresenta infecção sintomática dentro de 1 mês após o término da amoxicilina; no entanto, o uso repetido de amoxicilina em altas doses é indicado se houver mais de 4 semanas sem sintomas. Os macrolídeos não são recomendados como agentes de segunda linha porque a S. pneumoniae é resistente em aproximadamente 30% dos isolados respiratórios e porque praticamente todas as cepas de H. influenzae têm uma bomba de efluxo de macrolídeo intrínseca que bombeia o antibiótico para fora da célula bacteriana. No entanto, se houver história de reação de hipersensibilidade tipo 1, os macrolídeos podem ser usados.

As razões para a falha na erradicação de um patógeno sensível incluem a não adesão ao tratamento, absorção deficiente do medicamento ou vômitos. Se uma criança permanecer sintomática por mais de 3 dias enquanto estiver tomando um agente de segunda linha, uma timpanocentese é útil para identificar o patógeno causador. Se for encontrado pneumococo de alta resistência ou se a timpanocentese não for viável, recomenda-se ceftriaxona intramuscular na dose de 50 mg/kg/dose por 3 dias consecutivos. Se uma criança tiver uma reação grave, como anafilaxia, à amoxicilina, as cefalosporinas não devem ser utilizadas como alternativa. Do contrário, há risco de sensibilidade cruzada inferior a 0,1%. O S. pneumoniae multirresistente representa um dilema de tratamento, e podem ser empregados antibióticos mais recentes, como fluoroquinolonas ou linezolida. No entanto, esses medicamentos não são aprovados pela Food and Drug Administration (FDA) dos EUA para o tratamento da OMA em crianças.

Em pacientes com tubos de ventilação que apresentam otorreia aguda não complicada, antibióticos ototópicos (gotas de fluoroquinolona) são a terapia de primeira linha. As gotas otológicas servem a dois propósitos: (1) tratam a infecção e (2) "enxáguam" fisicamente o exsudato do tubo, o que ajuda a evitar o entupimento do mesmo. Antibióticos orais não são indicados na ausência de sintomas sistêmicos.

Se ocorreu uma perfuração da MT com otorreia, os antibióticos tópicos são recomendados como agentes de primeira linha devido à capacidade de fornecer altas concentrações de antibiótico diretamente à orelha média. Gotas óticas tópicas de fluoroquinolonas (ofloxacino e ciprofloxacino) com ou sem esteroides são consideradas seguras para administração na oelha média. Se houver uma grande quantidade de detritos ou exsudato no canal auditivo, o canal pode precisar ser aspirado primeiro para permitir que as gotas tenham acesso à orelha média.

D. Timpanocentese

A timpanocentese é realizada inserindo uma agulha através da MT e aspirando o fluido da orelha média. O fluido é enviado para cultura e antibiograma. As indicações para timpanocentese incluem

(1) OMA em um paciente imunocomprometido, (2) estudos de pesquisa, (3) avaliação para sepse ou meningite presumida, por exemplo em um recém-nascido, (4) otite média não responsiva apesar de cursos de dois antibióticos apropriados, e (5) mastoidite aguda ou outras complicações supurativas.

E. Prevenção

1. Antibioticoprofilaxia – Fortemente desencorajada devido à baixa eficácia e à preocupação com a resistência a antibióticos.

2. Mudança no estilo de vida –

- O tabagismo é fator de risco tanto para IVAS quanto OMA. Os médicos da atenção primária devem fornecer informações sobre programas e medidas de cessação do tabagismo.
- A amamentação protege as crianças da OMA. Os médicos devem encorajar o aleitamento materno exclusivo por 6 meses ou mais.
- Deve-se evitar apoiar mamadeiras no berço. Essa prática aumenta o risco de OMA devido ao refluxo do leite nas trompas de Eustáquio.
- As chupetas são controversas. Pode haver um efeito protetor das chupetas contra síndrome da morte súbita do lactente, mas elas podem aumentar o risco de OMA. Atualmente, a recomendação da American Academy of Family Physicians (Academia Americana de Médicos de Família) é desmamar a chupeta após os 6 meses de idade para reduzir o risco de OMA.
- A creche é um fator de risco para OMA, mas os pais que trabalham podem ter poucas alternativas. Possíveis alternativas incluem cuidados por parentes ou outros cuidadores em um ambiente com menos crianças.

3. Cirurgia – Tubos de ventilação são efetivos no tratamento de OMA recorrente ou OME.

4. Avaliação imunológica e testes alergênicos – Embora as deficiências da subclasse de imunoglobulina possam ser mais comuns em crianças com OMA recorrente, não há terapia imunológica prática disponível. Imunodeficiências mais graves, como deficiência seletiva de IgA, devem ser consideradas em crianças que sofrem de uma combinação de OMA recorrente, rinossinusite e pneumonia. Em crianças em idade escolar ou pré-escolar com antecedentes atópicos, o teste cutâneo pode ser benéfico na identificação de alérgenos que podem predispor a OMA.

5. Vacinas – Recomenda-se as vacinas pneumocócica conjugada e influenza. A vacina pneumocócica conjugada heptavalente (PCV7) foi introduzida nos Estados Unidos em 2000, e a vacina pneumocócica conjugada 13-valente (PCV13), em 2010. A transição de PCV7 para PCV13 resultou em um declínio da otite média entre crianças de menos de 2 anos de idade devido à diminuição do risco do primeiro episódio de otite média e dos episódios subsequentes.

Barenkamp SJ et al: Panel 4: report of the microbiology panel. Otolaryngol Head Neck Surg 2017 April;156(4 Suppl):S51–S62 [PMID: 28372529].

Lieberthal AS et al: The diagnosis and management of acute otitis media. Pediatrics 2013;131:e964–e999 [PMID: 23439909].

Schilder AG et al: Panel 7: otitis media and complications. Otolaryngol Head Neck Surg 2017;156(4s):S88–S105 [PMID: 28372534].

Siegel RM et al: Treatment of otitis media with observation and a safety-net antibiotic prescription. Pediatrics 2003 Sep;112(3 Pt 1):527–531 [PMID: 12949278].

Wiese AD et al: Changes in otitis media episodes and pressure equalization tube insertions among young children following introduction of the 13-valent pneumococcal conjugate vaccine: a birth-cohort based study. Clin Infect Dis 2019 Nov 27;69(12):2162–2169. doi: 10.1093/cid/ciz142 [PMID: 30770533].

3. Otite média com efusão (OME)

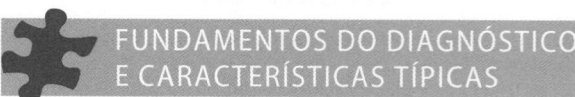

FUNDAMENTOS DO DIAGNÓSTICO E CARACTERÍSTICAS TÍPICAS

▶ OME com diminuição da mobilidade da MT diagnosticada na otoscopia pneumática.
▶ Sem sinais ou sintomas de inflamação aguda.
▶ A OME não deve ser tratada com antibióticos.

▶ Achados Clínicos

OME é a presença de líquido no espaço da orelha média sem sinais ou sintomas de inflamação aguda. Isso é comum, com 90% das crianças tendo um episódio de OME até os 5 anos de idade. Ao exame, a MT pode estar opacificada e espessada e o líquido da orelha média pode ser claro, cor de âmbar ou opaco. A otoscopia pneumática pode confirmar a presença de uma OME. Se o exame de otoscopia pneumática for incerto, a timpanometria deve ser realizada para confirmar a presença de líquido na orelha média.

Crianças com OME podem desenvolver OMA se o fluido da orelha média se infectar. Após a OMA, o fluido pode permanecer na orelha por várias semanas, com 60 a 70% das crianças ainda apresentando efusão 2 semanas após o tratamento bem-sucedido. Isso cai para 40% a 1 mês e 10 a 25% aos 3 meses após o tratamento. É importante distinguir a OME da OMA porque a primeira não se beneficia do tratamento com antibióticos.

▶ Tratamento

Deve ser realizada uma avaliação audiológica na maioria das crianças com aproximadamente 3 meses da efusão bilateral. No entanto, crianças com risco de atraso de linguagem devido a circunstâncias socioeconômicas, anomalias craniofaciais ou outros fatores de risco devem ser submetidas a uma avaliação auditiva no momento do diagnóstico de OME. Crianças com perda auditiva ou atraso na fala devem ser encaminhadas a um otorrinolaringologista para possível colocação de tubo de ventilação. Antibióticos, anti-histamínicos e esteroides não se mostraram úteis no tratamento da OME.

Em casos não complicados, a OME é observada por 3 meses antes da consideração da colocação do tubo de ventilação. Períodos mais longos de observação podem ser aceitáveis em crianças com audição normal, perda auditiva muito leve na audiometria, sem fatores de risco para problemas de fala e linguagem ou sem alterações estruturais na MT. Essas crianças devem ser acompanhadas a cada 3 a 6 meses até que o exsudato desapareça ou ocorram problemas. As indicações para tubos de ventilação incluem perda auditiva maior do que 40 dB, bolsas de retração da MT, erosão ossicular, atelectasia adesiva e colesteatoma. Em crianças com mais de 4 anos, a adenoidectomia pode ser recomendada em conjunto com os tubos de ventilação, pois estudos mostram que isso pode reduzir a taxa de falha e a necessidade de cirurgias adicionais.

▶ Prognóstico e sequelas

O prognóstico é variável com base na idade de apresentação. Os bebês que são muito jovens no momento da primeira otite média estão mais propensos a precisar de intervenção cirúrgica. Outros fatores que diminuem a probabilidade de resolução são o início da OME no verão ou outono, história de tubos de ventilação prévia, presença de hipertrofia de adenoides e perda auditiva maior do que 30 dB.

> Rosenfeld RM et al: Clinical practice guideline: otitis media with effusion executive summary (update). Otolaryngol Head Neck Surg 2016 Feb;154(2):201–214. doi: 10.1177/0194599815624407. 26833645 [PMID: 26833645].
> Rosenfeld RM et al: Clinical practice guideline: tympanostomy tubes in children. Otolaryngol Head Neck Surg 2013 July;149 (1 Suppl):S1–S35 [PMID: 23818543].

4. Complicações da otite média

A. Mudanças na membrana timpânica

A timpanosclerose é um distúrbio adquirido de calcificação e cicatrização das estruturas da MT e da orelha média secundária à inflamação. Se a timpanoesclerose envolver os ossículos, pode ocorrer uma perda auditiva condutiva. O termo *miringoesclerose* aplica-se apenas à calcificação da MT e é uma sequela bastante comum de OME e OMA. A miringoesclerose também pode se desenvolver no local de um tubo de ventilação prévio; a timpanoesclerose não é uma sequela comum da colocação do tubo. A miringoesclerose raramente causa perda auditiva, a menos que toda a MT esteja envolvida ("tímpano em porcelana").

O aparecimento de um pequeno defeito ou invaginação da pars tensa ou pars flácida da MT sugere uma bolsa de retração. As bolsas de retração ocorrem quando a inflamação crônica e a pressão negativa no espaço da orelha média produzem atrofia e atelectasia da MT.

A inflamação contínua pode causar a formação de aderências entre a MT retraída e os ossículos. Essa condição, denominada *otite adesiva*, predispõe à formação de colesteatoma ou fixação e erosão dos ossículos.

B. Colesteatoma

Uma massa gordurosa ou branca perolada vista em uma bolsa de retração ou perfuração atrás do tímpano sugere um colesteatoma (**Figura 18-3**). Se a infecção for sobreposta, haverá drenagem serosa ou purulenta e a cavidade da orelha média pode conter tecido de granulação ou mesmo pólipos. A otorreia persistente, recorrente ou com odor fétido após o tratamento médico apropriado deve levantar suspeita de colesteatoma e levar a um encaminhamento para otorrinolaringologista.

C. Perfuração da membrana timpânica

Ocasionalmente, um episódio de OMA pode resultar em ruptura da MT. A drenagem da orelha é observada e, muitas vezes, há alívio rápido da dor. As perfurações devido à OMA geralmente cicatrizam espontaneamente em algumas semanas. Antibióticos tópicos são recomendados por um curso de 10 a 14 dias e os pacientes devem ser encaminhados a um otorrinolaringologista 2 a 3 semanas após a ruptura para exame e avaliação auditiva.

Quando as perfurações não cicatrizam, o reparo cirúrgico pode ser necessário. O reparo da MT geralmente é adiado até que a criança esteja mais velha e a função da trompa de Eustáquio tenha melhorado. A reparação do tímpano (timpanoplastia) é geralmente adiada até cerca de 7 anos de idade, que é aproximadamente quando a trompa de Eustáquio atinge a orientação adulta.

Na presença de uma perfuração, as atividades aquáticas devem ser limitadas à natação de superfície, preferencialmente com o uso de protetor auricular.

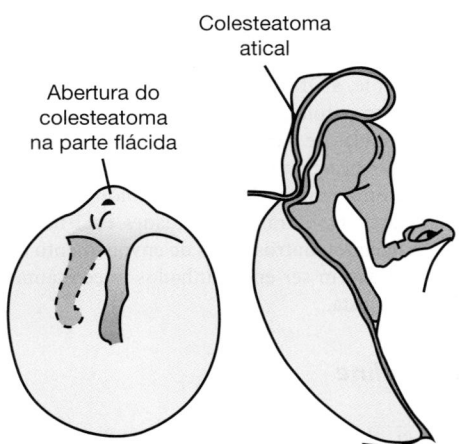

▲ **Figura 18-3** Colesteatoma atical, formado a partir de uma bolsa de retração da parte flácida.

D. Paralisia do nervo facial

O nervo facial atravessa a orelha média enquanto percorre o osso temporal até sua saída no forame estilomastóideo. Normalmente, o nervo facial está completamente envolto em osso, mas ocasionalmente ocorre deiscência óssea na orelha média, expondo o nervo à infecção e tornando-o suscetível à inflamação durante um episódio de OMA. O início agudo de uma paralisia do nervo facial não deve ser considerado paralisia de Bell idiopática até que todas as outras causas tenham sido excluídas. Se houver fluido na orelha média, indica-se a miringotomia imediata e a colocação de tubo de ventilação. A tomografia computadorizada (TC) é indicada se houver suspeita de colesteatoma ou mastoidite.

E. Otite média crônica supurativa

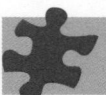

FUNDAMENTOS DO DIAGNÓSTICO E CARACTERÍSTICAS TÍPICAS

▶ Drenagem purulenta contínua da orelha.
▶ MT não intacta: perfuração ou tubos de timpanostomia.
▶ Pode estar associada ao colesteatoma.

A otite média crônica supurativa (OMCS) está presente quando ocorre otorreia persistente em uma criança com tubos de ventilação ou perfuração da MT por mais de 6 a 12 semanas. Inicia-se com uma infecção aguda que se torna crônica com edema de mucosa, ulceração, tecido de granulação e eventual formação de pólipos. Os fatores de risco incluem ter uma história de múltiplos episódios de otite média, viver em ambientes lotados, frequentar creches e ser membro de uma família numerosa. As bactérias associadas mais comuns incluem *P. aeruginosa*, *S. aureus*, espécies de *Proteus* e *Klebsiella pneumoniae*.

Visualização da MT, limpeza meticulosa com cultura da drenagem e terapia antimicrobiana adequada, geralmente tópica, são as chaves do manejo.

Ocasionalmente, a OMCS pode ser um sinal de colesteatoma ou outro processo patológico, como corpo estranho, neoplasia, histiocitose de células de Langerhans, tuberculose, granulomatose ou infecção fúngica. Se a OMCS não responder ao tratamento dirigido por cultura, exames de imagem e biópsia podem ser necessários para descartar outras possibilidades. Pacientes com paralisia facial, vertigem ou outros sinais de envolvimento do sistema nervoso central devem ser encaminhados imediatamente a um otorrinolaringologista.

Recursos *online*

Roland PS et al: Chronic Suppurative Otitis Media. http://emedicine.medscape.com/article/859501-overview. Updated March 13, 2019. Accessed June 2, 2019.

F. Labirintite

Infecções supurativas da orelha média podem se espalhar para o labirinto membranoso da orelha interna. Os sintomas incluem vertigem, perda auditiva e febre. A criança muitas vezes parece extremamente tóxica. A antibioticoterapia intravenosa é usada e os esteroides intravenosos também podem ser usados para ajudar a diminuir a inflamação. As sequelas podem ser graves, incluindo uma condição conhecida como *labirintite ossificante*, ou obliteração óssea da orelha interna, incluindo a cóclea, que leva à perda auditiva profunda.

G. Mastoidite

FUNDAMENTOS DO DIAGNÓSTICO

▶ A OMA está quase sempre presente.
▶ Dor retroauricular e eritema.
▶ Protrusão da orelha (achado tardio).

▶ Patogênese

A mastoidite ocorre quando a infecção se espalha do espaço da orelha média para a porção mastoide do osso temporal, que fica logo atrás da orelha e contém espaços cheios de ar. A mastoidite pode variar em gravidade, desde inflamação do periósteo da mastoide até destruição óssea das células aéreas da mastoide (mastoidite coalescente) com desenvolvimento de abscesso. A mastoidite pode ocorrer em qualquer faixa etária, mas mais de 60% dos pacientes são menores de 2 anos. Muitas crianças não têm história prévia de OMA recorrente.

▶ Achados clínicos

A. Sinais e sintomas

Pacientes com mastoidite geralmente apresentam dor retroauricular, febre e pavilhão auricular deslocado para fora. Ao exame, a área da mastoide muitas vezes tem aparência endurecida e vermelha e, com a progressão da doença, pode tornar-se edemaciada e flutuante. O achado mais precoce é a sensibilidade intensa à palpação da mastoide. A OMA está quase sempre presente. Achados tardios incluem um pavilhão auricular empurrado para frente pelo edema retroauricular e um canal auditivo estreitado devido à pressão na parede póstero-superior do abscesso da mastoide. Em bebês com menos de 1 ano, o edema ocorre acima da orelha e empurra o pavilhão auricular para baixo e não para fora.

B. Exames de imagem

A melhor maneira de determinar a extensão da doença é por TC. A mastoidite precoce é radiograficamente indistinguível da OMA; ambas mostram opacificação, mas apenas a mastoidite apresenta destruição das células aéreas da mastoide. Com a progressão da mastoidite, observa-se coalescência das células aéreas da mastoide com destruição óssea. A mastoidite é um diagnóstico clínico, baseado na dor e nos achados do exame físico.

C. Microbiologia

Os patógenos mais comuns são S. pneumoniae seguido por H. influenzae e S. pyogenes. Raramente, bacilos Gram-negativos e anaeróbios são isolados. Na era pré-antibiótica, até 20% dos pacientes com OMA desenvolviam mastoidite com necessidade de mastoidectomia. Os antibióticos diminuíram a incidência e a morbidade da mastoidite aguda. No entanto, ela ainda ocorre mesmo em crianças que receberam antibiótico para tratar uma infecção aguda do ouvido. Na Holanda, onde apenas 31% dos pacientes com OMA recebem antibióticos, a incidência de mastoidite aguda é de 4,2 a cada 100.000 pessoas ao ano. Nos Estados Unidos, onde mais de 96% dos pacientes com OMA recebem antibióticos, a incidência de mastoidite aguda é de 2 a cada 100.000 pessoas ao ano. Apesar do uso rotineiro de antibióticos, a incidência de mastoidite aguda vem aumentando em algumas cidades. A mudança de padrão pode ser consequência do surgimento de S. pneumoniae resistente.

▶ Diagnóstico diferencial

Linfadenite, parotidite, trauma, tumor, histiocitose, otite externa e furúnculo.

▶ Complicações

A meningite pode ser uma complicação da mastoidite aguda e deve ser suspeitada quando uma criança apresenta febre alta associada, rigidez de nuca, cefaleia intensa ou outros sinais meníngeos. A punção lombar deve ser realizada para diagnóstico após exames de imagem. O abscesso cerebral ocorre em 2% dos pacientes com mastoidite e pode estar associado a dores de cabeça persistentes, febre recorrente ou alterações no sensório. Também podem ser encontrados paralisia facial, trombose do seio sigmoide, abscesso epidural, trombose do seio cavernoso e tromboflebite.

▶ Tratamento

O tratamento com antibiótico intravenoso isolado pode ser bem-sucedido se não houver evidência de coalescência ou abscesso na TC. No entanto, se não houver melhora em 24 a 48 horas, a intervenção cirúrgica deve ser realizada. O manejo cirúrgico mínimo começa com a inserção do tubo de ventilação, durante a qual as culturas são feitas. Se houver abscesso subperiosteal, também é realizada incisão e drenagem com ou sem mastoidectomia cortical. A extensão intracraniana requer mastoidectomia completa com descompressão da área envolvida.

A antibioticoterapia (intravenosa e tópica), dirigida por cultura, dura de 2 a 3 semanas e deve ser instituída conjuntamente com o tratamento cirúrgico. Deve ser escolhido um regime antibiótico que seja capaz de atravessar a barreira hematoencefálica. Após a obtenção de melhora clínica significativa com terapia parenteral, os antibióticos orais são iniciados e devem ser continuados por 2 a 3 semanas. Um tubo de timpanostomia patente também deve ser mantido com uso contínuo de gotas otológicas até que a drenagem diminua.

▶ Prognóstico

O prognóstico é bom, com recuperação total. Crianças que desenvolvem mastoidite aguda com abscesso na primeira infecção de ouvido não estão necessariamente propensas a otite média recorrente.

Anne S et al: Medical versus surgical treatment of pediatric acute mastoiditis: a systematic review. Laryngoscope 2019 Mar;129(3):754-760 [PMID: 30284265].
Chesney J et al: What is the best practice for acute mastoiditis in children? Laryngoscope 2014 May;124(5):1057-1058 [PMID: 23852990].

TRAUMA AGUDO NA ORELHA MÉDIA

Lesões na cabeça, um golpe no canal auditivo, impacto súbito com água, lesões por explosão ou inserção de objetos pontiagudos no canal auditivo podem levar a perfuração da MT, ruptura da cadeia ossicular, lesão do nervo facial, perda auditiva, vertigem e hematoma da orelha média. Um estudo relata que 50% das feridas penetrantes graves da MT são devidas ao uso de cotonete pelos pais.

Se houver paralisia facial, vertigem severa ou perda auditiva subjetiva após trauma no ouvido, é necessária uma consulta urgente com otorrinolaringologista. O trauma na orelha média pode levar a uma fístula perilinfática, que é uma violação da orelha interna causando perda auditiva neurossensorial e vertigem. Essa perda auditiva pode ser prevenida ou revertida com cirurgia de emergência. A lesão do nervo facial no cenário de trauma da orelha média também precisa ser tratada de forma emergencial com possível descompressão do nervo facial. Outras sequelas de trauma da orelha média podem ser tratadas com observação. A coleta de sangue no espaço da orelha média pode causar uma perda auditiva condutiva que se resolve com o tempo. Os antibióticos não são necessários, a menos que apareçam sinais de infecção. O paciente precisa ser acompanhado com audiometria ou por um otorrinolaringologista até que a audição volte ao normal, o que é esperado dentro de 6 a 8 semanas. Se a perda auditiva condutiva não se resolver, pode haver lesões na cadeia ossicular. Uma TC pode ser necessária para avaliar as estruturas da orelha média neste caso.

As perfurações traumáticas da MT devem ser encaminhadas a um otorrinolaringologista para exame e avaliação auditiva. A cicatrização espontânea pode ocorrer dentro de 6 meses após a perfuração. No cenário agudo, as gotas otológicas antibióticas são recomendadas frequentemente para propiciar um ambiente úmido que se acredita acelerar a cicatrização.

CORPO ESTRANHO NO CANAL AUDITIVO E CERUME IMPACTADO

Corpos estranhos no canal auditivo, tanto intencionais (colocação pelo paciente ou outra pessoa) quanto acidentais (p. ex., inseto, brinquedos, alimentos), são comuns na infância. O cerume também pode ser obstrutivo, agindo como um corpo estranho. Esses objetos podem ser removidos se forem de fácil visualização e houver instrumentação adequada. Os fatores que podem dificultar a remoção incluem o tamanho do corpo estranho, particularmente quando grande o suficiente para obscurecer a MT, objetos arredondados ou globulares e objetos localizados em uma porção profunda do canal auditivo adjacente à MT. Se essas condições existirem ou não for possível remover o objeto na primeira tentativa, muitas vezes é necessário um encaminhamento ao otorrinolaringologista para a resolução. Uma matéria vegetal nunca deve ser irrigada, pois pode inchar e tornar-se mais difícil de remover. Existe uma condição de emergência se o corpo estranho for uma bateria do tipo disco. Uma corrente elétrica é gerada no canal úmido e uma queimadura grave pode ocorrer em menos de 4 horas. Se a MT não puder ser visualizada, deve-se presumir que haja uma perfuração e evitar irrigação ou medicamentos ototóxicos.

A impactação de cerume é comum em crianças e o uso de cotonetes ou outros dispositivos no canal auditivo predispõe ao problema. Esses objetos não apenas bloqueiam o fluxo natural de cerume, mas também podem aumentar a produção de cerume por irritação. A impactação de cerume deve ser removida se for sintomática ou obstruir a visualização da MT. A educação sobre técnicas adequadas de limpeza do ouvido (p. ex., apenas a limpeza do meato externo) é importante para evitar impactações. Explicar aos pais que a produção de cerume é normal e que o cerume protege a pele do canal auditivo pode ajudar a reforçar os cuidados adequados com o ouvido.

Oyama LC: Foreign bodies of the ear, nose and throat. Emerg Med Clin North Am 2019 Feb;37(1):121–130 [PMID: 30454775].

Schwartz SR: Clinical practice guideline (update). Otolaryngol Head Neck Surg 2017 Jan;156(1 Suppl):S1–S29. doi: 10.1177/0194599816671491.28045591 [PMID: 28045632].

Sharpe SJ, Rochette LM, Smith GA: Pediatric battery-related emergency department visits in the United States, 1990–2009. Pediatrics 2012 Jun;129(6):1111–1117 [PMID: 22585763].

HEMATOMA AURICULAR

Um trauma no ouvido externo pode resultar na formação de um hematoma entre o pericôndrio e a cartilagem do pavilhão auricular. Isso é diferente de uma contusão, que não altera o formato da orelha e na qual o sangue está no tecido mole fora da camada pericondral. Um hematoma aparece como um edema de coloração púrpura da aurícula cartilaginosa, obscurecendo as dobras normais da orelha. Se não tratada, uma neocartilagem é depositada após 7 a 10 dias, resultando em "orelha de couve-flor". Para evitar essa deformidade estética, os médicos devem encaminhar os pacientes com urgência a um otorrinolaringologista para drenagem e aplicação de curativo de pressão.

MALFORMAÇÕES CONGÊNITAS DA ORELHA

A orelha externa e o CAE começam a se desenvolver com 3 semanas de gestação. Anomalias variáveis podem se apresentar dependendo do momento do desenvolvimento anormal. A **atresia** é a falta de formação do canal auditivo. Resulta em perda auditiva condutiva e deve ser avaliada nos primeiros 3 meses de vida por um fonoaudiólogo e otorrinolaringologista. A **microtia** é o termo usado para uma orelha externa pequena, colapsada ou com apenas um lóbulo presente. Geralmente há uma deficiência de cartilagem e tecido. A **anotia** refere-se a uma orelha externa ausente. Muitas vezes há atresia associada com microtia e anotia. A reconstrução da aurícula geralmente ocorre por volta dos 6 a 8 anos e requer a introdução de tecido ou implantes adicionais.

Podem ocorrer malformações da aurícula que não são devidas a uma deficiência de tecido. Isso pode variar desde orelhas que não têm as dobras adequadas e, portanto, se projetam do crânio (**prominótia**) até orelhas dobradas devido à falta de rigidez da cartilagem ou ao posicionamento no útero. Fixar as orelhas na posição anatômica correta é muito eficaz se realizado nas primeiras 72 a 96 horas de vida. Uma fita é aplicada sobre uma moldagem de cera ou plástico e mantida por pelo menos 2 semanas. Se essa janela de oportunidade for perdida ou a fixação não for bem-sucedida, a correção cirúrgica, chamada otoplastia, pode ser realizada na idade escolar.

Uma orelha é considerada "baixa" se o polo superior estiver abaixo do nível da sobrancelha. Esta condição está frequentemente associada a outras anomalias congênitas, e, nesses pacientes, deve-se considerar uma avaliação genética.

Apéndices pré-auriculares, cartilagem ectópica, fístulas e cistos requerem correção cirúrgica principalmente por razões estéticas. Uma vez que a orelha interna se forma em conjunto com a orelha externa, as crianças com malformações do ouvido devem ter sua audição testada. A ultrassonografia renal deve ser considerada, pois anomalias da orelha externa também podem estar associadas a anomalias renais, visto que ambas as estruturas se formam durante o mesmo período da embriogênese. A maioria das fossetas pré-auriculares são assintomáticas, mas podem se infectar e exigir tratamento com antibióticos e possível tratamento cirúrgico.

Anstadt EE et al: Neonatal ear molding: timing and technique. Pediatrics 2016 Mar;137(3):e20152831 [PMID: 26908661].

Bly et al: Microtia reconstruction. Facial Plast Surg Clin North Am 2016 Nov;24(4):577–591 [PMID: 27712823].

IDENTIFICAÇÃO E MANEJO DA PERDA AUDITIVA

A perda auditiva é classificada como de natureza condutiva, neurossensorial ou mista. A perda auditiva condutiva ocorre quando a transmissão do som é bloqueada em algum lugar entre a abertura da orelha externa e as células receptoras da cóclea. A causa mais comum de perda auditiva condutiva em crianças é a presença de fluido na orelha média. A perda auditiva neurossensorial (PANS) é decorrente de um defeito na transmissão neural do som, decorrente de um defeito nas células ciliadas da cóclea ou no nervo auditivo. A perda auditiva mista é caracterizada por elementos tanto de perda condutiva quanto neurossensorial.

A audição é medida em decibéis (dB). O limiar, ou 0 dB, refere-se ao nível em que um som é percebido em indivíduos normais 50% do tempo. A audição é considerada normal se os limiares de um indivíduo tiverem uma diferença de até 20 dB do limite normal. Em crianças, a gravidade da perda auditiva é comumente classificada da seguinte forma: 20 a 40 dB, leve; 41 a 55 dB, moderada; 56 a 70 dB, moderadamente grave; 71 a 90 dB, grave; e 91+ dB, profunda.

A perda auditiva pode prejudicar significativamente a capacidade de comunicação de uma criança e dificultar o desenvolvimento acadêmico, social e emocional. Estudos sugerem que períodos de privação auditiva podem ter efeitos duradouros no processamento auditivo, mesmo após o restabelecimento da audição normal. Mesmo uma perda auditiva unilateral pode estar associada a dificuldades escolares e problemas comportamentais. A identificação precoce e o manejo de qualquer perda auditiva são, portanto, críticos.

▶ Perda auditiva condutiva

A causa mais comum de perda auditiva condutiva na infância é a otite média e suas condições relacionadas, como OME e disfunção da tuba auditiva. Outras causas podem incluir atresia ou estenose do CAE, perfuração da MT, impactação de cerúmen, colesteatoma e anormalidades da orelha média, como fixação ou descontinuidade ossicular. Muitas vezes, uma perda condutiva pode ser corrigida com cirurgia.

A OME pode ser serosa, mucoide ou purulenta, como na OMA. As efusões geralmente estão associadas a uma perda auditiva condutiva leve que normaliza quando o exsudato desaparece. A AAP recomenda que as habilidades auditivas e de linguagem sejam avaliadas em crianças com OMA recorrente ou OME com duração superior a 3 meses.

▶ Perda auditiva neurossensorial (PANS)

A PANS surge devido a um defeito nas células receptoras cocleares ou no nervo auditivo (VIII nervo craniano). A perda pode ser congênita (presente ao nascer) ou adquirida. Em ambas as categorias, congênita e adquirida, a perda auditiva pode ser hereditária (devido a uma mutação genética) ou não hereditária. Estima-se que a PANS afete 2 a 3 em cada 1.000 nascidos vivos, tornando-se a deficiência sensorial congênita mais comum. Acredita-se que a incidência seja consideravelmente maior entre a população da unidade de terapia intensiva (UTI) neonatal. Fatores de risco bem reconhecidos em neonatos incluem história familiar positiva de PANS na infância, peso ao nascer menor que 1.500 g, escores de Apgar baixos (0-4 no 1º minuto ou 0-6 no 5º minuto), anomalias craniofaciais, hipóxia, infecções (p. ex., síndrome TORCH [toxoplasmose, rubéola, citomegalovírus, herpes simples e HIV]), hiperbilirrubinemia exigindo exsanguinotransfusão e ventilação mecânica por mais de 5 dias.

A. Perda auditiva congênita

Aproximadamente 50% das perdas auditivas congênitas não são hereditárias. Exemplos incluem perda devido a infecção, drogas teratogênicas e lesões perinatais. Os outros 50% são atribuídos a fatores genéticos. Entre as crianças com perda auditiva hereditária, acredita-se que aproximadamente um terço dos casos seja devido a uma síndrome conhecida, enquanto os outros dois terços são considerados não sindrômicos.

A perda auditiva sindrômica está associada a malformações do ouvido externo ou de outros órgãos, ou a problemas médicos envolvendo outros sistemas orgânicos. Mais de 400 síndromes genéticas que incluem perda auditiva foram descritas. Todos os pacientes que estão sendo avaliados quanto à perda auditiva também devem ser avaliados quanto às características comumente associadas a essas síndromes. Estas incluem cistos ou seios da fenda branquial, fossetas pré-auriculares, anormalidades oculares, topete branco, manchas café com leite e anomalias craniofaciais. Algumas das síndromes mais frequentemente mencionadas associadas à perda auditiva congênita incluem as seguintes: Waardenburg, brânquio-otorrenal, Usher, Pendred, Jervell e Lange-Nielsen, e Alport.

Mais de 70% da perda auditiva hereditária não está relacionada a uma síndrome (ou seja, não há anormalidades visíveis associadas ou problemas médicos relacionados). A mutação conhecida mais comum associada à perda auditiva não sindrômica está no gene *GJB2*, que codifica a proteína Conexina 26. A mutação *GJB2* tem uma taxa de portadores de 3% na população geral. A maioria das perdas auditivas não sindrômicas, incluindo a causada pela mutação *GJB2*, é autossômica recessiva.

B. Perda auditiva adquirida

A perda auditiva hereditária pode ter início tardio, como na síndrome de Alport e na maioria dos tipos de perda auditiva não sindrômica autossômica dominante. A vulnerabilidade à perda auditiva induzida por aminoglicosídeos também tem sido associada a um defeito no gene mitocondrial.

Etiologias não genéticas para PANS de início tardio incluem exposição a medicamentos ototóxicos, meningite, condições autoimunes ou neoplásicas, exposição a ruído e trauma. Infecções como sífilis ou doença de Lyme têm sido associadas a perda auditiva. A perda auditiva associada à infecção congênita por citomegalovírus (CMV) pode estar presente no nascimento ou pode ter um início tardio. A perda é progressiva em cerca da metade de todos os pacientes com perda auditiva congênita associada ao CMV. Outros fatores de risco para perda progressiva de início tardio incluem história de hipertensão pulmonar persistente e terapia de oxigenação por membrana extracorpórea.

C. Perda auditiva associada ao citomegalovírus congênito

A perda auditiva associada ao CMV congênito (CMVc) pode ser congênita, mas é mais frequentemente adquirida. Merece menção especial, pois acredita-se que seja a causa mais comum de perda auditiva não genética na população pediátrica dos EUA, e pode se apresentar ao nascimento ou ter um início tardio em vários anos. Estima-se que 0,5 a 1% de todos os recém-nascidos sejam infectados pelo CMV *in utero*. Enquanto alguns manifestam sintomas graves ao nascimento, como petéquias, hiperbilirrubinemia, hepatoesplenomegalia, convulsões, déficits neurológicos e retinite, 90 a 95% dos recém-nascidos com infecção por CMV são completamente assintomáticos. Entre 30 e 50% dos sintomáticos e 8 e 12% dos assintomáticos desenvolverão PANS na primeira infância. A infecção congênita por CMV só pode ser confirmada no período neonatal, portanto, como a maioria dos recém-nascidos é assintomática durante esse período, tem sido muito difícil determinar com precisão a porcentagem de PANS atribuível ao CMVc. Atualmente, não há triagem universal para CMVc, mas, com maior conscientização, alguns centros estão realizando triagem direcionada em recém-nascidos que falham na triagem auditiva neonatal. Não há consenso sobre o manejo do CMVc, mas os ensaios com valganciclovir mostraram-se promissores no tratamento da perda auditiva por CMVc.

Identificação da perda auditiva

A. Triagem auditiva ao nascer

Antes da instituição dos programas de triagem neonatal universal, a idade média de identificação da perda auditiva era de 30 meses. Reconhecendo a importância da detecção precoce, em 1993, um Painel de Consenso do National Institutes of Health recomendou que todos os recém-nascidos fossem examinados para perda auditiva antes da alta hospitalar. Hoje, todos os 50 estados e o Distrito de Columbia têm leis de Detecção e Intervenção Auditiva Precoce (EHDI, conforme a abreviatura em inglês) ou programas de triagem e, em 2014, 97% dos recém-nascidos nos Estados Unidos foram examinados para perda auditiva. O objetivo do EHDI é a identificação e confirmação da perda auditiva até os 3 meses de idade e intervenção adequada até os 6 meses de idade. Como o teste subjetivo não é confiável em bebês, métodos objetivos e fisiológicos são usados para triagem. A resposta auditiva do tronco encefálico e o teste de emissões otoacústicas são as duas modalidades de triagem comumente empregadas.

B. Avaliação audiológica em bebês e crianças

O relato de um pai sobre o comportamento de seu bebê não pode ser a única informação de confiança para a identificação de perda auditiva. O comportamento de um bebê surdo pode não aparentar alteração e enganar pais e profissionais. Os bebês surdos geralmente são visualmente alertas e capazes de examinar ativamente o ambiente, o que pode ser confundido com uma resposta apropriada ao som. Em crianças, os sinais de perda auditiva incluem resposta inconsistente aos sons, não cumprimento das instruções, atrasos na fala e na linguagem e aumento do volume de televisores ou rádios. Qualquer criança que falhe em uma triagem auditiva ou esteja sob suspeita de perda auditiva deve ser encaminhada para um exame de audiometria.

A audiometria avalia subjetivamente a audição. Existem vários métodos diferentes usados, com base na idade do paciente:

- Audiometria observacional comportamental (do nascimento aos 6 meses): os sons são apresentados em vários níveis de intensidade e o fonoaudiólogo observa atentamente uma reação, como mudança na frequência respiratória, início ou interrupção da atividade, sobressalto, giro da cabeça ou tensão muscular. Esse método é altamente dependente do examinador e propenso a erros.

- Audiometria de reforço visual (6 meses a 2,5 anos): O estímulo auditivo é pareado com reforço positivo. Por exemplo, quando uma criança reage de forma adequada, voltando-se para uma fonte sonora, o comportamento é recompensado pela ativação de um brinquedo que acende. Após um breve período de condicionamento, a criança localiza-se em direção ao tom, se audível, em antecipação ao brinquedo iluminado.

- Audiometria de brincadeira condicionada (2,5-5 anos): A criança responde ao estímulo sonoro realizando uma atividade, como colocar um pino em um quadro.

- Audiometria convencional (5 anos ou mais): A criança indica quando ouve um som.

Os métodos objetivos, como resposta auditiva do tronco cerebral e teste de emissão otoacústica, são usados se uma criança não puder ser testada de forma confiável usando os métodos acima.

Além dos bebês que se enquadram nas categorias de alto risco para PANS conforme descrito anteriormente, a audição deve ser testada em crianças com histórico de atraso no desenvolvimento, meningite bacteriana, exposição a medicamentos ototóxicos, distúrbios neurodegenerativos ou histórico de infecção, como caxumba ou sarampo. Crianças com meningite bacteriana devem ser encaminhadas imediatamente a um otorrinolaringologista, pois a ossificação coclear pode necessitar de implante coclear urgente. Mesmo que uma triagem neonatal tenha sido realizada, todos os bebês que se enquadram em uma categoria de alto risco para perda auditiva progressiva ou tardia, como exposição *in utero* ao CMV, devem ser encaminhados para monitoramento audiológico regular nos primeiros 3 anos e em intervalos apropriados posteriormente para evitar que se deixe passar o diagnóstico.

MANEJO DA PERDA AUDITIVA

Embora a identificação da perda auditiva seja um primeiro passo crítico, ela não faz sentido se não houver acompanhamento e manejo adequados. A intervenção imediata e apropriada pode minimizar os potenciais efeitos prejudiciais ao longo da vida que a perda auditiva pode ter na linguagem, no desenvolvimento acadêmico, emocional e social e na qualidade de vida relacionada à audição. O manejo ideal requer uma abordagem multidisciplinar. A equipe pode incluir audiologistas, otorrinolaringologistas, fonoaudiólogos, especialistas em intervenção precoce, especialistas em educação para pessoas com deficiência auditiva e conselheiros familiares.

Qualquer criança com perda auditiva confirmada deve ser encaminhada a um otorrinolaringologista para avaliação adicional e possível tratamento clínico e/ou cirúrgico. A investigação etiológica pode incluir imagens radiográficas e/ou exames laboratoriais e deve ser adaptada à história, exame e resultados audiométricos de cada paciente. Na última década, grandes avanços criaram testes genéticos abrangentes para perda auditiva sindrômica e não sindrômica utilizando tecnologia de sequenciamento de última geração disponível ao público.

O tratamento clínico da perda auditiva depende do tipo e da gravidade. A perda auditiva condutiva pode ter solução se o ponto em que a transmissão do som está comprometida puder ser corrigido. Por exemplo, a perda auditiva devido a exsudatos crônicos geralmente se normaliza quando o fluido é eliminado, seja por meios naturais ou pela colocação de tubos de ventilação. Até o momento, a PANS não é reversível. A maioria das perdas neurossensoriais é tratada com amplificação. O implante coclear é uma opção para muitas crianças quando o benefício não é mais alcançado com a amplificação. É aprovado pela FDA até a idade de 9 meses. Ao contrário dos aparelhos auditivos, os implantes cocleares não amplificam o som, mas estimulam diretamente a cóclea com impulsos elétricos.

Quando a perda auditiva é diagnosticada, não se sabe se ela permanecerá estável, ou se irá flutuar ou piorar. Portanto, crianças com perda auditiva devem receber acompanhamento audiológico contínuo, bem como avaliações periódicas do desenvolvimento global e do desempenho funcional.

A Lei de Educação de Indivíduos com Deficiências (IDEA, conforme a abreviatura em inglês) de 2004 é uma lei dos EUA que exige acesso gratuito a oportunidades educacionais individualizadas com instrutores qualificados para crianças com deficiência, incluindo perda auditiva. A parte C prové intervenções precoces para crianças até os 3 anos de idade. Os audiologistas desempenham um papel fundamental na transição do diagnóstico para a intervenção, pois são obrigados a iniciar um encaminhamento para o programa Parte C de seu estado dentro de 7 dias após um novo diagnóstico de perda auditiva permanente confirmado. Um Plano Individualizado de Atendimento à Família (IFSP, conforme a abreviatura em inglês) é desenvolvido e pode contar com os serviços de audiologistas, fonoaudiólogos e outros profissionais relacionados. O IFSP é centrado na família e os serviços de apoio à família geralmente estão disponíveis. Entre as idades de 3 e 21 anos, as crianças são abrangidas pela Parte B do IDEA 2004. A Parte B é gerida através dos programas de educação especial dos sistemas escolares locais. Na Parte B, um Plano de Educação Individualizado (IEP, conforme a abreviatura em inglês) é desenvolvido com o objetivo de maximizar o sucesso acadêmico da criança.

PREVENÇÃO

O cuidado adequado pode tratar ou prevenir certas condições que causam perda auditiva. Aminoglicosídeos e diuréticos, particularmente em combinação, são potencialmente ototóxicos e devem ser usados criteriosamente e monitorados cuidadosamente. Dada a associação de um defeito no gene mitocondrial com a ototoxicidade dos aminoglicosídeos, o uso deve ser evitado, quando possível, em pacientes com história familiar de perda auditiva relacionada aos aminoglicosídeos. A redução da exposição repetida a ruídos altos pode prevenir a perda auditiva de alta frequência associada ao trauma acústico. Qualquer paciente com PANS de início súbito deve ser avaliado por um otorrinolaringologista imediatamente, pois, em alguns casos, a terapia com esteroides pode reverter a perda se iniciada de imediato.

Recursos *online*

Congenital CMV and Hearing Loss. Updated April 28, 2020: https://www.cdc.gov/cmv/hearing-loss.html?CDC_AA_refVal=https%3A%2F%2Fwww.cdc.gov%2Fcmv%2Ffact-sheets%2Fhearing-loss.html. Accessed July 5, 2021.
NCHAM: Newborn Hearing & Infant Hearing—Early Hearing Detection and Intervention Resources and Information: http://www.infanthearing.org/screening/. Accessed July 5, 2021.
OtoSCOPE Genetic Testing: https://morl.lab.uiowa.edu/otoscope-genetic-testing. Accessed June 2, 2019.
Smith RJH, Shearer AE, Hildebrand MS, Van Camp G: Deafness and hereditary hearing loss overview. Last update July 27, 2017. http://www.ncbi.nlm.nih.gov/books/NBK1434/. Accessed July 5, 2021.

NARIZ E SEIOS PARANASAIS

RINITE VIRAL AGUDA

O resfriado comum (IVAS viral) é a doença infecciosa pediátrica mais comum, e a incidência é maior na primeira infância do que em qualquer outro período da vida (ver também **Capítulo 40**). Crianças com menos de 5 anos geralmente têm entre 6 e 12 resfriados por ano. Aproximadamente 30 a 40% são causados por rinovírus, dos quais existem mais de 100 subtipos. Outros vírus responsáveis pelo resfriado comum incluem adenovírus, coronavírus, enterovírus, vírus influenza e parainfluenza e vírus sincicial respiratório. Pelo fato de que tantos vírus podem causar resfriado, o desenvolvimento de uma vacina não foi possível.

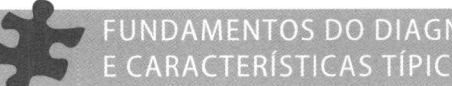
FUNDAMENTOS DO DIAGNÓSTICO E CARACTERÍSTICAS TÍPICAS

▶ Rinorreia clara ou mucoide, congestão nasal e dor de garganta.
▶ Possível febre, principalmente em crianças mais jovens (< 5-6 anos).
▶ Possível rouquidão e/ou tosse.
▶ Os sintomas desaparecem em 7 a 10 dias, mas a tosse e a rouquidão podem persistir por várias semanas.

▶ Diagnóstico diferencial

Rinossinusite (aguda ou crônica), rinite alérgica, rinite não alérgica, gripe, pneumonia, doença do refluxo gastroesofágico, asma e bronquite.

▶ Achados clínicos

O paciente geralmente apresenta um início súbito de dor de garganta seguida de rinorreia clara ou mucoide, congestão nasal, e espirros. Tosse ou febre podem ocorrer. Embora a febre não seja uma característica proeminente em crianças mais velhas e adultos, nos primeiros 5 ou 6 anos de vida, pode chegar a 40,6 °C sem que haja superinfecção. O nariz, a garganta e as MTs podem parecer vermelhos e inflamados. A duração média dos sintomas é de cerca de 1 semana. As secreções nasais tendem a tornar-se mais espessas e purulentas após o segundo dia de infecção devido ao desprendimento de células epiteliais e influxo de neutrófilos. Essa descoloração não deve ser considerada um sinal de rinossinusite bacteriana, a menos que persista além de 10 a 14 dias, quando o paciente deve apresentar melhora sintomática significativa. Uma tosse leve pode persistir por várias semanas após a resolução dos outros sintomas.

▶ **Tratamento**

O tratamento para o resfriado comum é sintomático (**Figura 18-4**). Como os resfriados são infecções virais, os antibióticos não são úteis. Paracetamol ou ibuprofeno podem aliviar a febre e a dor. A umidificação pode aliviar a congestão e a tosse. Gotas salinas nasais e aspiração de bulbo podem ser usadas para bebês ou crianças incapazes de assoar o nariz.

Os dados científicos disponíveis sugerem que medicamentos de venda livre para resfriado e tosse não são eficazes em crianças e podem ter efeitos adversos sérios. Não é recomendado o uso em crianças menores de 4 anos. Os anti-histamínicos não se mostraram eficazes no alívio dos sintomas do resfriado em crianças; em resfriados por rinovírus, níveis aumentados de histamina não são observados. Os descongestionantes orais podem proporcionar alívio sintomático em adultos, mas não foram bem estudados em crianças. Estudos mostraram que a maioria dos medicamentos para tosse não é melhor que placebo, e é desencorajado o uso de antitussígenos narcóticos, pois estes podem estar associados à depressão respiratória. Não há evidências convincentes de que terapias naturais ou alternativas sejam eficazes em crianças.

Só o tempo cura o resfriado comum. Educação e tranquilização podem ser a "terapia" mais importante para os pais. Eles devem ser informados sobre a natureza e a duração esperadas dos sintomas, a eficácia e os efeitos colaterais potenciais dos medicamentos e os sinais e sintomas de complicações do resfriado comum, como rinossinusite bacteriana, bronquiolite ou pneumonia.

Kenealy T, Arroll B: Antibiotics for the common cold and acute purulent rhinitis. Cochrane Database Syst Rev 2013 Jun 4;6: CD000247. doi: 10.1002/14651858.CD000247.pub3 [PMID: 23733381].

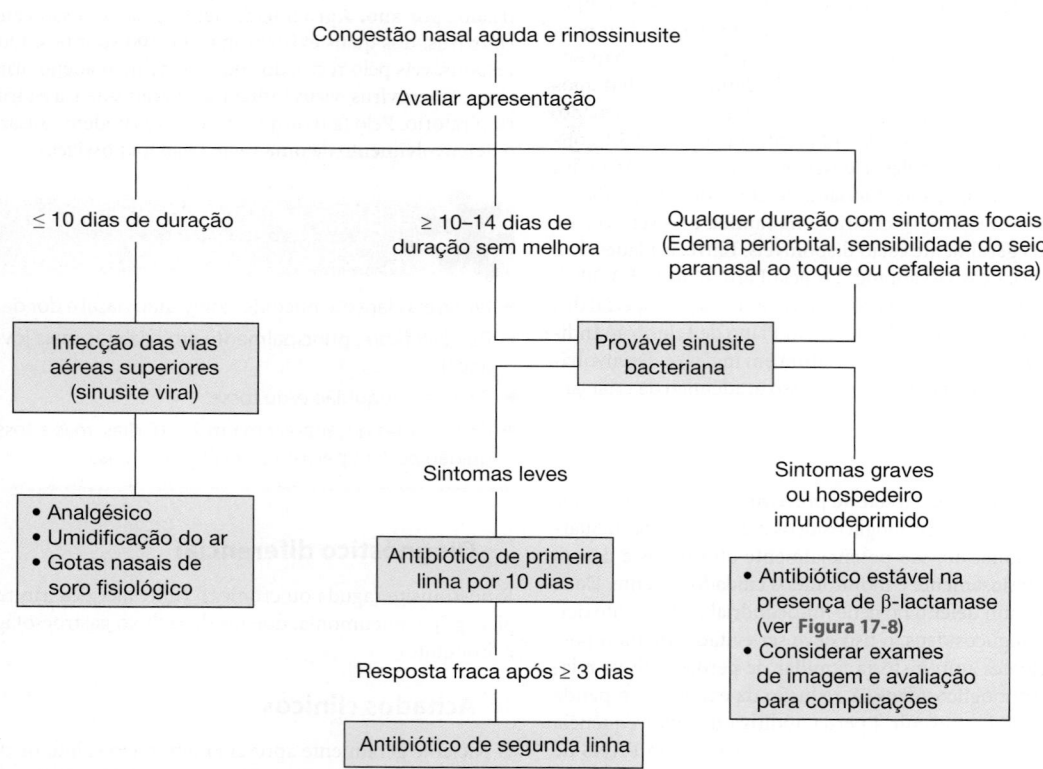

▲ **Figura 18-4** Algoritmo para congestão nasal aguda e rinossinusite.

Recursos *online*

U.S. Food and Drug Administration: When to give kids medicine for coughs and colds. Last updated November 27, 2018: https://www.fda.gov/consumers/consumer-updates/when-give-kids-medicine-coughs-and-colds. Accessed July 5, 2021.

RINOSSINUSITE

O uso do termo *rinossinusite* substituiu a sinusite. O termo rinossinusite abrange o envolvimento das mucosas nasal e sinusal em processos inflamatórios semelhantes e concomitantes.

1. Rinossinusite aguda bacteriana

A rinossinusite aguda bacteriana (RSAB) é uma infecção bacteriana dos seios paranasais que dura menos de 30 dias e os sintomas desaparecem completamente. Quase sempre é precedida por um resfriado. Outras condições predisponentes incluem alergias e traumas. O diagnóstico de RSAB é feito quando um resfriado não melhora em 10 a 14 dias ou piora após 5 a 7 dias. Os seios maxilares e etmoidais são os mais comumente envolvidos; estes seios estão presentes no nascimento. Outros seios podem estar envolvidos em crianças mais velhas. Os seios esfenoidais geralmente se formam aos 5 anos de idade e os seios frontais aos 7 a 8 anos. A sinusite frontal é incomum antes dos 10 anos.

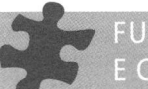

FUNDAMENTOS DO DIAGNÓSTICO E CARACTERÍSTICAS TÍPICAS

- ▶ Os sintomas de IVAS estão presentes por 10 dias ou mais, ou os sintomas apresentam piora dentro dos primeiros 10 dias após um período inicial de melhora.
- ▶ Os sintomas podem incluir congestão nasal, secreção nasal, secreção pós-nasal, dor facial, cefaleia e febre.
- ▶ Os sintomas desaparecem completamente dentro de 30 dias.

▶ Patogênese

Situações que levam à inflamação da mucosa nasossinusal e à obstrução da drenagem sinusal são a base do desenvolvimento da rinossinusite. Uma combinação de fatores anatômicos, mucosos, microbianos e imunológicos está envolvida. Ambas as infecções, viral e bacteriana, desempenham um papel fundamental na patogênese. As IVAS podem causar lesão e edema da mucosa sinusal, resultando em obstrução do fluxo sinusal, perda da atividade ciliar e hipersecreção mucosa. Os patógenos bacterianos que comumente causam rinossinusite aguda são *S. pneumoniae*, *H. influenzae* (não tipável), *M. catarrhalis* e estreptococos β-hemolíticos.

▶ Achados clínicos

O início dos sintomas na RSAB pode ser gradual ou súbito e comumente inclui secreção nasal, congestão nasal, pressão ou dor facial, secreção pós-nasal, hiposmia ou anosmia, febre, tosse, fadiga, e pressão ou plenitude auricular. O exame físico raramente é útil para fazer o diagnóstico, pois os achados são essencialmente os mesmos de uma criança com resfriado não complicado.

Em pacientes complicados ou imunocomprometidos, a aspiração do seio e a cultura por um otorrinolaringologista devem ser consideradas para fins diagnósticos e para facilitar a antibioticoterapia direcionada pela cultura. A coloração de Gram ou cultura de secreção nasal não necessariamente se correlaciona com culturas de aspirados sinusais. Se o paciente for hospitalizado por complicações relacionadas à rinossinusite, hemoculturas também devem ser obtidas.

Os exames de imagem dos seios nasais durante a doença aguda não são recomendados, exceto para a avaliação de possíveis complicações ou para pacientes com sintomas persistentes que não respondem ao tratamento clínico. Assim como no exame físico, os achados radiográficos da RSAB, como opacificação sinusal, líquido e espessamento da mucosa, são indistinguíveis daqueles observados no resfriado comum.

▶ Complicações

As complicações da RSAB ocorrem quando a infecção se espalha para estruturas adjacentes, como o olho e o cérebro. O *S. aureus* (incluindo *S. aureus* resistente à meticilina) está frequentemente implicado na RSAB complicada, bem como o *Streptococcus anginosus* (*milleri*), que se descobriu ser um organismo particularmente virulento.

As complicações orbitárias são as mais comuns, decorrentes dos seios etmoidais. Essas complicações geralmente começam como celulite pré-septal, mas podem progredir para celulite pós-septal, abscesso subperiosteal, abscesso orbitário e trombose do seio cavernoso. Os sinais e sintomas associados incluem edema palpebral, movimentos extraoculares restritos, proptose, quemose e alteração da acuidade visual (ver **Capítulo 16**).

A complicação mais comum da sinusite frontal é a osteíte do osso frontal, também conhecida como tumor de Pott. A extensão intracraniana da infecção pode levar à meningite e a abscessos epidurais, subdurais e cerebrais. Frequentemente, crianças com rinossinusite complicada não têm história prévia de infecção sinusal.

▶ Tratamento

Para crianças com sintomas de resfriado que não melhoram em 10 dias, pode-se optar por observação por mais 3 dias ou antibioticoterapia dependendo das circunstâncias individuais, como capacidade de acompanhar e tratar com antibióticos, se necessário. Para crianças com RSAB não complicada que apresentam piora ou sintomas graves (febre ≥ 39 °C e secreção nasal purulenta por pelo menos 3 dias consecutivos), recomenda-se antibioticoterapia.

Acredita-se que os antibióticos geralmente diminuam a duração e a gravidade dos sintomas.

A antibioticoterapia de primeira linha deve ser amoxicilina ou amoxicilina-clavulanato. Cefuroxima, cefpodoxima e cefdinir são recomendados para pacientes com hipersensibilidade não-tipo I à penicilina e, na maioria dos casos, podem ser usados com segurança em pacientes com reação anafilática, pois estudos recentes parecem indicar não haver quase nenhum risco de reação grave às cefalosporinas de segunda e terceira geração entre esses pacientes. Outros agentes que podem ser usados, particularmente em casos mais graves em que há suspeita de S. pneumoniae e H. influenzae resistentes, incluem clindamicina, linezolida e quinolonas. Devido à alta resistência de S. pneumoniae e H. influenzae, o uso de sulfametoxazol-trimetroprima e azitromicina não é recomendado.

A duração da terapia deve ser de 7 dias após a resolução dos sintomas.

A não melhora após 48 a 72 horas de antibioticoterapia sugere um organismo resistente ou potencial complicação. Terapias de segunda linha devem ser iniciadas neste momento ou, se o paciente já estiver em uso de amoxicilina-clavulanato ou cefalosporina, deve-se considerar antibioticoterapia intravenosa. A imagem e o encaminhamento para aspiração sinusal também devem ser fortemente considerados.

Pacientes toxêmicos, ou com evidência de infecção invasiva ou complicações do sistema nervoso central (SNC), devem ser hospitalizados imediatamente. A terapia intravenosa com nafcilina ou clindamicina mais uma cefalosporina de terceira geração, como a ceftriaxona, deve ser iniciada até que os resultados da cultura estejam disponíveis.

Descongestionantes, anti-histamínicos e irrigação nasal com solução salina são frequentemente usados na rinossinusite aguda para promover a drenagem. Até o momento, não há estudos metodologicamente sólidos que comprovem sua eficácia em crianças. Se usados, os descongestionantes nasais tópicos, como oximetazolina ou sprays de fenilefrina, não devem ser usados por mais de 3 dias devido ao risco de edema de rebote. Pacientes com rinite alérgica subjacente podem se beneficiar de cromoglicato intranasal ou spray nasal de corticosteroide.

Shaikh N, Wald ER: Decongestants, antihistamines and nasal irrigation for acute sinusitis in children. Cochrane Database Syst Rev 2014 Oct 27;(10):CD007909 [PMID: 25347280].

Wald ER et al: Clinical practice guideline for the diagnosis and management of acute bacterial sinusitis in children aged 1 to 18 years. Pediatrics 2013;134:e262–e280 [PMID: 23796742].

---

2. Rinossinusite crônica e recorrente

A rinossinusite recorrente ocorre quando os episódios de RSAB desaparecem por pelo menos 10 dias, mas recorrem pelo menos quatro vezes por ano. A rinossinusite crônica (RSC) é diagnosticada quando a criança não eliminou a infecção em 90 dias, mas não desenvolveu complicações agudas. Tanto os sintomas quanto os achados físicos são necessários para apoiar o diagnóstico, e a TC pode ser útil para fazer o diagnóstico. Embora avaliações recentes de metanálises tenham resultado em recomendações de tratamento para RSAB, há uma escassez de dados para o tratamento de RSC recorrente. Fatores importantes a serem considerados incluem alergias, variações anatômicas e distúrbios na imunidade do hospedeiro. A inflamação da mucosa que leva à obstrução é mais comumente causada por rinite alérgica e, ocasionalmente, por rinite não alérgica. Há muitas evidências de que rinite alérgica, rinossinusite e asma são manifestações de uma resposta inflamatória sistêmica. O refluxo gastroesofágico também tem sido implicado na RSC. Menos comumente, a RSC é causada por variações anatômicas, como desvio septal, pólipo ou corpo estranho.

Os pólipos nasais alérgicos são incomuns em crianças menores de 10 anos e devem levar a uma investigação para fibrose cística. Nos casos de pansinusite piogênica recorrente, deve ser descartada a possibilidade de resistência comprometida do hospedeiro (p. ex. imunodeficiência, discinesia ciliar primaria ou fibrose cística) mediante o estudo das imunoglobulinas, microscopia eletrônica dos cílios respiratórios, oxido nítrico nasal e, quando disponíveis, teste do suor e testes genéticos (ver **Capítulo 19**). Organismos anaeróbios e estafilocócicos são frequentemente responsáveis pela RSC. A avaliação por um alergista e um otorrinolaringologista pode ser útil para determinar as causas subjacentes.

▶ Tratamento

A. Terapia medicamentosa

A antibioticoterapia é semelhante à usada para o RSAB, mas a duração é mais longa, geralmente de 3 a 4 semanas. A escolha antimicrobiana deve incluir drogas eficazes contra organismos estafilocócicos. As irrigações salinas nasais e sprays intranasais de esteroides têm se mostrado úteis na redução dos sintomas da RSC.

B. Terapia cirúrgica

A base do tratamento da RSC pediátrica é o manejo clínico, com antibioticoterapia adequada e tratamento de comorbidades como rinite alérgica e asma. O tratamento cirúrgico está justificado em apenas uma pequena porcentagem das crianças.

1. Lavagem antral – A lavagem, geralmente considerada um procedimento diagnóstico, pode ter algum valor terapêutico. Retira-se um aspirado ou uma amostra do seio maxilar sob anestesia. O seio maxilar é então irrigado. Na criança muito pequena, este pode ser o único procedimento realizado.

2. Adenoidectomia – Acredita-se que a adenoidectomia seja eficaz em 50 a 75% das crianças com RSC até a idade de 12 anos. As adenoides servem como reservatório de bactérias patogênicas e também podem interferir na depuração e drenagem mucociliar. Biofilmes têm sido relatados nas adenoides de crianças com RSC e podem explicar a resistência dessas infecções à antibioticoterapia padrão.

3. Cirurgia endoscópica nasossinusal – A cirurgia endoscópica nasossinusal em crianças era controversa devido a preocupações com o crescimento facial. No entanto, estudos recentes não confirmaram essa preocupação. A cirurgia endoscópica sinusal é relatada como eficaz em mais de 80% dos casos, e pode ser indicada se a adenoidectomia ou a dilatação por balão não forem eficazes.

4. Drenagem externa – Os procedimentos de drenagem externa são reservados para complicações decorrentes de sinusite etmoidal e frontal.

> Brietzke SE et al: Clinical consensus statement: pediatric chronic rhinosinusitis. Otolaryngol Head Neck Surg 2014;151(4): 542–553 [PMID: 25274375].
> Orlandi RR et al: International consensus statement on allergy and rhinology: rhinosinusitis. Int Forum Allergy Rhinol 2016 Feb 6; (Suppl 1):S22–S209 [PMID: 26889651].

ATRESIA DE COANAS

A atresia de coana ocorre em aproximadamente 1 em 7.000 nascidos vivos. A relação mulher-homem é de 2:1, assim como a relação unilateral-bilateral. A atresia bilateral resulta em desconforto respiratório grave ao nascimento e requer colocação imediata de via aérea oral ou intubação e consulta otorrinolaringológica para tratamento cirúrgico. A atresia unilateral geralmente aparece mais tarde como uma secreção nasal crônica unilateral que pode ser confundida com RSC. O diagnóstico pode ser suspeitado se um cateter 6F não puder ser passado pelo nariz e é confirmado por TC axial. Aproximadamente 50% dos pacientes com atresia de coana bilateral têm associação CHARGE (**c**oloboma, doença **c**ardíaca [*heart disease*], **a**tresia das coanas, **r**etardo de crescimento e desenvolvimento ou anomalias do SNC, hipoplasia **g**enital e anomalias do ouvido ou surdez [*ear*]) (ver **Capítulo 37**) ou outras anomalias congênitas.

RINITE RECORRENTE

A rinite recorrente é frequentemente observada na pediatria. A criança é trazida com a queixa principal de ter "um resfriado após o outro", "resfriados constantes" ou de "estar sempre doente". Aproximadamente dois terços dessas crianças têm resfriados recorrentes; os demais têm rinite alérgica ou rinossinusite recorrente.

1. Rinite alérgica

A rinite alérgica é uma doença crônica das vias aéreas superiores induzida por inflamação mediada por IgE secundária à exposição a alérgenos. É mais comum em crianças do que em adultos e afeta até 40% das crianças nos Estados Unidos. Afeta significativamente a qualidade de vida, interferindo nas atividades físicas e sociais, na concentração, no rendimento escolar e no sono. A rinite alérgica pode contribuir para o desenvolvimento de rinossinusite, otite média e asma. Os sintomas podem incluir congestão nasal, espirros, rinorreia e prurido no nariz, palato, garganta e olhos. Ao exame físico, os cornetos nasais estão edemaciados e podem estar vermelhos ou de cor rosa-púrpura pálida. Várias classes de medicamentos têm se mostrado eficazes no tratamento da rinite alérgica, incluindo corticosteroides intranasais, anti-histamínicos orais e intranasais, antagonistas de leucotrienos e descongestionantes. O *spray* nasal de ipratrópio também pode ser usado como terapia adjuvante. Lavagens com solução salina nasal são úteis para lavar os alérgenos. Estudos recentes indicaram que o uso de *sprays* intranasais de esteroides pode não apenas diminuir o comprometimento causado pelos sintomas da rinite alérgica, mas também ajudar a prevenir a progressão para doenças mais graves e diminuir o risco de comorbidades relacionadas, como asma e distúrbios respiratórios do sono. Os esteroides intranasais podem ser usados em crianças a partir de 2 anos.

2. Rinite não alérgica

A rinite não alérgica também causa rinorreia e congestão nasal, mas não parece envolver uma reação imunológica. Seu mecanismo não é bem compreendido. Os gatilhos podem incluir mudanças repentinas na temperatura ambiente, poluição do ar e outros irritantes, como a fumaça do tabaco. Os medicamentos também podem estar associados à rinite não alérgica. *Sprays* descongestionantes nasais, quando usados por longos períodos de tempo, podem causar rinite medicamentosa, uma congestão nasal rebote que pode ser muito difícil de tratar. Descongestionantes orais, corticosteroides nasais, anti-histamínicos e *sprays* de ipratrópio demonstraram oferecer alívio sintomático.

> Rachelefsky G, Farrar JR: A control model to evaluate pharmacotherapy for allergic rhinitis in children. JAMA Pediatr 2013;167(4):380–386 [PMID: 23440263].

Recursos *online*

> American Academy of Allergy, Asthma, and Immunology: Hay Fever/Rhinitis: https://www.aaaai.org/Conditions-Treatments/Allergies/Hay-Fever-Rhinitis. Accessed July 5, 2021.

EPISTAXE

O nariz é uma estrutura altamente vascularizada. Na maioria dos casos, a epistaxe surge do septo nasal anterior (área de Kiesselbach). Muitas vezes ocorre devido à secura, à fricção do nariz ou aos atos de assoar ou cutucar o nariz. O exame do septo anterior geralmente revela uma superfície vermelha e cruenta com coágulos frescos ou crostas antigas. A presença de telangiectasias, hemangiomas ou varicosidades também deve ser observada. Se um paciente estiver usando um *spray* nasal de corticosteroide, verifique a técnica do paciente para garantir que ele não esteja direcionando o *spray* para o septo. Se a técnica adequada não reduzir os sangramentos nasais, o *spray* deve ser descontinuado.

Em menos de 5% dos casos, a epistaxe é causada por um distúrbio hemorrágico, como a doença de von Willebrand. Uma avaliação hematológica é necessária se qualquer um dos seguintes estiverem presentes: história familiar de distúrbio hemorrágico; história médica de sangramento fácil, particularmente na circuncisão ou em procedimentos odontológicos; sangramento espontâneo em qualquer local; sangramento que dura mais de 30 minutos ou sangue que não coagula com pressão direta do médico; início antes dos 2 anos de idade; ou uma queda no hematócrito devido à epistaxe.

O angiofibroma nasofaríngeo juvenil (ANJ) é um tumor benigno, mas frequentemente agressivo, que tende a sangrar e pode se apresentar como epistaxe recorrente (45-60%). O ANJ só é visto em homens; mulheres com ANJ devem ser submetidas a cariótipo. TC e ressonância magnética (RM) são diagnósticos.

▶ **Tratamento**

O paciente deve sentar-se e inclinar-se para a frente para não engolir sangue. A ingestão de sangue pode causar náuseas e hematêmese. A cavidade nasal deve ser limpa de coágulos assoando o nariz levemente. A parte mole do nariz abaixo dos ossos nasais é comprimida com os dedos em pinça e segurada com firmeza suficiente para impedir o fluxo sanguíneo arterial, com pressão sobre o local do sangramento (septo anterior) sendo mantida por 5 minutos. Para sangramento persistente, uma única aplicação de oximetazolina na cavidade nasal pode ser útil. Se o sangramento continuar, o local do sangramento precisa ser visualizado. Um pequeno pedaço de esponja de gelatina (Gelfoam) ou esponja de colágeno (Surgicel) pode ser inserido sobre o local do sangramento e mantido no lugar.

A friabilidade dos vasos nasais é muitas vezes devido à secura e pode ser diminuída pelo aumento da umidade nasal. Recomenda-se aplicação diária no nariz de pomada à base de água. Uma quantidade do tamanho de uma ervilha deve ser colocada dentro do nariz e espalhada pinçando-se as narinas. A irrigação nasal com solução salina duas vezes ao dia e o uso de umidificador também podem ser úteis. Ácido acetilsalicílico e ibuprofeno devem ser evitados, assim como cutucar e assoar o nariz vigorosamente. O encaminhamento para otorrinolaringologia é indicado para casos refratários. A cauterização dos vasos nasais é reservada para falhas no tratamento.

INFECÇÃO NASAL

Um furúnculo nasal é a infecção de um folículo piloso nas narinas anteriores. Arrancar pelos ou cutucar o nariz pode fornecer uma rota de entrada. O organismo mais comum é o *S. aureus*. Um furúnculo apresenta-se como um caroço vermelho, firme e delicado nas narinas anteriores. O tratamento inclui dicloxacilina e cefalexina por via oral por 5 dias para evitar a disseminação. Assim que apontar, a lesão deve ser suavemente incisada com uma agulha estéril e drenada. Uma pomada antibiótica tópica pode ser utilizada. Como essa lesão está na área de drenagem do seio cavernoso, o paciente deve ser acompanhado de perto até que a cicatrização esteja completa. Os pais devem ser aconselhados a nunca cutucar ou apertar um furúnculo neste local – e o médico também não. A celulite ou disseminação associada requer hospitalização para administração de antibióticos intravenosos.

Um abscesso do septo nasal geralmente é resultado de trauma nasal ou furúnculo nasal. O exame revela edema flutuante acinzentado do septo, geralmente bilateral. As possíveis complicações são as mesmas do hematoma do septo nasal (ver discussão a seguir). Além disso, a disseminação da infecção para o SNC é possível. O tratamento consiste em hospitalização imediata, incisão e drenagem por otorrinolaringologista e antibioticoterapia.

TRAUMA NASAL

Os recém-nascidos raramente apresentam subluxação da cartilagem quadrangular do septo. Nesse distúrbio, a parte superior do nariz desvia-se para um lado, a borda septal inferior desvia-se para o outro lado, a columela inclina-se e a ponta nasal é instável. Esse distúrbio deve ser diferenciado do achatamento transitório do nariz, mais comum, causado pelo processo de nascimento. No passado, os médicos eram encorajados a reduzir todas as subluxações no berçário. É preferível que otorrinolaringologistas realizem a redução sob anestesia para casos mais difíceis.

Após o trauma nasal, é essencial examinar o interior do nariz para descartar hematoma do septo nasal, pois isso pode levar rapidamente à necrose septal, causando deformidade nasal permanente. Esse diagnóstico é confirmado pelo início abrupto de obstrução nasal após trauma e pela presença de um septo nasal alargado e esbranquiçado. O septo nasal normal tem apenas 2 a 4 mm de espessura. Um cotonete pode ser usado para palpar o septo. O tratamento consiste no encaminhamento imediato ao otorrinolaringologista para drenagem e tamponamento do nariz.

A maioria dos golpes ao nariz resulta em epistaxe sem fratura. Sangramento nasal persistente após trauma, crepitação, instabilidade dos ossos nasais e deformidade externa do nariz indicam fratura. A lesão septal não pode ser descartada pela radiografia e só pode ser descartada por um exame intranasal cuidadoso. Pacientes com suspeita de fraturas nasais devem ser encaminhados a um otorrinolaringologista para terapia definitiva. Uma vez que os ossos nasais começam a cicatrizar imediatamente, a criança deve ser vista por um otorrinolaringologista dentro de 48 a 72 horas após a lesão para dar tempo de providenciar a redução da fratura antes que os ossos fiquem imóveis.

CORPO ESTRANHO NO NARIZ

Se esse diagnóstico for tardio, muitas vezes ocorrem rinorreia unilateral fétida, halitose, sangramento ou obstrução nasal.

Existem muitas maneiras de remover corpos estranhos do nariz. A primeira manobra óbvia é assoar o nariz vigorosamente se a criança tiver idade suficiente. O próximo passo na remoção requer descongestionamento nasal, boa iluminação, instrumentação correta e contenção física. Pode-se usar tetracaína tópica ou lidocaína para anestesia em crianças pequenas. O descongestionamento nasal pode ser obtido com fenilefrina tópica ou oximetazolina. Quando a criança está devidamente contida, a maioria dos corpos estranhos nasais pode ser removida utilizando-se uma pinça jacaré ou um instrumento de ângulo reto através da cabeça de um otoscópio operacional. Se o objeto parecer improvável de ser removido na primeira tentativa, estiver encravado ou for muito grande, deve-se encaminhar o paciente a um otorrinolaringologista em vez de piorar a situação por meio de tentativas inúteis.

Como o nariz é uma cavidade úmida, a corrente elétrica gerada por baterias tipo disco – como as usadas em relógios e aparelhos auditivos – pode causar necrose da mucosa e destruição da cartilagem em menos de 4 horas. As baterias constituem uma verdadeira emergência de corpo estranho.

▶ **Distúrbios olfativos**

As crianças com distúrbios olfativos apresentam uma diminuição do olfato ou alterações na forma como os odores são percebidos. A anosmia é a total incapacidade de detectar odores. A hiposmia é a redução do olfato. A parosmia é uma distorção na forma como um odor é percebido. A fantosmia é a sensação de um odor que não está presente.

Os distúrbios olfativos podem ser temporários ou permanentes. Existem três causas básicas:

- Bloqueio físico das cavidades nasais – por exemplo, pólipos nasais ou tumores. O movimento do ar para as células receptoras olfativas que ficam no alto da cavidade nasal é bloqueado por tais lesões.
- Inflamação e irritação das cavidades nasais – por exemplo, infecções virais, sinusite, alergias, exposição à fumaça.
- Danos cerebrais ou nervosos – por exemplo, tumores cerebrais, danos químicos nos nervos, diabetes, medicamentos, desnutrição, traumatismo craniano.

Em raros casos, as crianças podem ter anosmia congênita devido a bulbos olfatórios ausentes ou hipoplásicos. Isso pode ser determinado em RM de alta resolução. A anosmia congênita pode ser um achado isolado, mas também pode ser causada por distúrbios genéticos como a síndrome de Kallmann (hipogonadismo).

A anosmia é um dos primeiros e mais comumente relatados sinais de infecção por doença pelo coronavírus 19 (COVID-19). Os pacientes com COVID-19 geralmente recuperam o olfato ao longo de semanas. Para aqueles que não o recuperam, o treinamento olfativo, com exposição repetida a odorantes conhecidos, pode ser útil. Até o momento, não existem medicamentos que tenham se mostrado eficazes no tratamento da disfunção olfativa pós-COVID.

Whitcroft KL, Hummel T: Olfactory dysfunction in COVID-19: diagnosis and management. JAMA 2020;323(24):2512–2514. doi:10.1001/jama.2020.8391 [PMID: 32432682].

▼ **GARGANTA E CAVIDADE ORAL**

ESTOMATITE AGUDA

A estomatite é uma inflamação na cavidade oral e pode surgir de uma infecção, distúrbios autoimunes, reações farmacológicas e radiação química. Episódios agudos podem ser dolorosos e limitar a ingestão oral.

1. Estomatite aftosa recorrente

As úlceras aftosas, ou aftas, são pequenas úlceras dolorosas (3-10 mm) geralmente encontradas na face interna dos lábios, gengiva ou língua. Normalmente elas têm duração de 1 a 2 semanas, e geralmente não há febre associada ou adenopatia cervical. Estas podem ser recorrentes ao longo da vida, com suspeita de causa infecciosa ou autoimune. O tratamento é sintomático com paracetamol ou ibuprofeno e dieta branda temporária. Um corticosteroide tópico, como a pasta dental de triancinolona ou um regime de "bochecho" de solução de dexametasona, também pode reduzir a duração e a intensidade dos sintomas. Uma revisão Cochrane não conseguiu identificar um único tratamento sistêmico para aqueles que não respondem ao tratamento tópico.

Causas menos comuns de úlceras orais recorrentes incluem doença de Behçet, febre familiar do Mediterrâneo e síndrome PFAPA (**f**ebre **p**eriódica, estomatite **a**ftosa, faringite [*pharyngitis*] e **a**denopatia cervical). A doença de Behçet requer dois dos seguintes: úlceras genitais, uveíte e lesões semelhantes a eritema nodoso. Pacientes com febre mediterrânea geralmente têm história familiar positiva, envolvimento seroso e febre recorrente. A PFAPA geralmente começa anos antes dos 5 anos de idade, continua até a adolescência e depois desaparece espontaneamente. Febre e outros sintomas se repetem em intervalos regulares. Os episódios duram aproximadamente 5 dias e não estão associados a outros sintomas ou doenças de vias aéreas superiores. Os esteroides podem encurtar os episódios, mas não previnem a recorrência. Foi demonstrado que a PFAPA se resolve com uso prolongado de cimetidina e adenotonsilectomia.

Brocklehurst P et al: Systemic interventions for recurrent aphthous stomatitis (mouth ulcers). Cochrane Database Syst Rev 2012 Sep 12;(9):CD005411 [PMID: 22972085].
Manthiram K et al: Physician's perspectives on the diagnosis and management of periodic fever, aphthous stomatitis, pharyngitis, and cervical adenitis (PFAPA) syndrome. Rheumatol Int 2017 Jun;37(6):883–889. doi: 10.1007/s00296-017-3688-3 [PMID: 28271158].

2. Gengivoestomatite por herpes simples (ver Cap. 40)

O herpes-vírus simples 1 (HSV-1) está mais frequentemente associado a ulcerações orais do que o HSV-2. A transmissão do HSV é quase sempre por contato direto, e o vírus migra para residir no gânglio trigeminal. A reativação de um estado dormente pode ocorrer a partir de uma variedade de estímulos, levando a lesões ulceradas sintomáticas dos lábios e da cavidade oral.

3. Candidíase (ver Cap. 43)

A *Candida* é normalmente encontrada na flora oral de 60% da população. Em lactentes se apresenta como placas brancas com base eritematosa que tipicamente envolvem a mucosa bucal e o dorso da língua. A disseminação para a faringe e laringe causa odinofagia e pode ser observada em crianças mais velhas que usam esteroides inalatórios e naquelas com sistema imunológico comprometido. O binômio mãe-bebê que amamenta requer tratamento simultâneo – a mãe com antifúngico oral e o bebê com uma aplicação única de Violeta de Genciana ou um curso oral de nistatina.

4. Úlceras orais traumáticas

O trauma mecânico ocorre mais comumente na mucosa bucal e é secundário à mordida pelos molares. O trauma térmico, por conta de alimentos muito quentes, também pode causar lesões ulcerativas. As úlceras químicas podem ser produzidas pelo contato da mucosa com ácido acetilsalicílico ou outros agentes cáusticos. As úlceras orais podem ocorrer com leucemia ou de forma recorrente na neutropenia cíclica. Úlceras orais inexplicáveis, queimaduras ou traumas devem levantar a suspeita para a possibilidade de trauma ou abuso não acidental em crianças mais jovens.

FARINGITE

A **Figura 18-5** é um algoritmo para o manejo da dor de garganta.

1. Faringite viral aguda

Mais de 90% das dores de garganta e febre em crianças são causadas por infecções virais. Os achados raramente apontam para qualquer agente viral, mas quatro tipos de faringite viral são suficientemente distintos para justificar a discussão abaixo.

▶ **Achados clínicos**

A. Mononucleose infecciosa

Os achados incluem amigdalite exsudativa, adenite cervical generalizada e febre, geralmente em pacientes com mais de 5 anos. Um baço palpável ou adenopatia axilar aumenta a probabilidade do diagnóstico. A presença de mais de 10% de linfócitos atípicos em um esfregaço de sangue periférico ou um teste de mononucleose positivo embasa o diagnóstico, embora frequentemente esses testes sejam falsamente negativos em crianças menores de 5 anos. A sorologia do vírus Epstein-Barr mostrando um anticorpo IgM-capsídeo elevado é definitiva. A amoxicilina é contraindicada em pacientes com suspeita de mononucleose porque o fármaco geralmente precipita uma erupção cutânea.

B. Herpangina

As úlceras de herpangina são classicamente de 3 mm de tamanho, circundadas por um halo e encontradas nos pilares tonsilares anteriores, palato mole e úvula; a cavidade oral anterior e as amígdalas são poupadas. A herpangina é causada por vírus do grupo Coxsackie A. O teste de reação em cadeia da polimerase está disponível, mas normalmente não é indicado, pois essa é uma doença autolimitada.

C. Doença mão-pé-boca

Essa entidade é causada por vários enterovírus, um dos quais (enterovírus 71) pode, raramente, causar encefalite. As úlceras ocorrem em qualquer parte da boca. Vesículas, pústulas ou pápulas podem ser encontradas nas palmas das mãos, plantas dos pés, áreas interdigitais e nádegas. Em crianças mais jovens, as lesões podem ser vistas nas extremidades distais e até mesmo na face.

D. Febre faringoconjuntival

Esse distúrbio é causado por um adenovírus e muitas vezes é epidêmico. Os principais achados são amigdalite exsudativa, conjuntivite, linfadenopatia e febre. O tratamento é sintomático.

2. Faringite aguda bacteriana

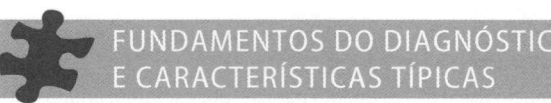

▶ FUNDAMENTOS DO DIAGNÓSTICO E CARACTERÍSTICAS TÍPICAS

▶ Dor de garganta
▶ Pelo menos um dos seguintes:
  • Linfadenopatia cervical (linfonodos dolorosos ou > 2 cm)
  • Exsudatos tonsilares
  • Cultura positiva de *Streptococcus* β-hemolíticos do grupo A
  • Febre > 38,3 °C

▶ **Diagnóstico diferencial**

Faringite viral, mononucleose infecciosa, faringite bacteriana que não estreptocócica, difteria e abscesso peritonsilar.

Aproximadamente 20 a 30% das crianças com faringite têm infecção por estreptococos do grupo A (EGA). É mais comum em crianças entre 5 e 15 anos, no inverno ou início da primavera. Causas menos comuns de faringite bacteriana incluem *Mycoplasma pneumoniae*, *Chlamydia pneumoniae*, estreptococos dos grupos C e G e *Arcanobacterium hemolyticum*. Das cinco, a *M. pneumoniae* é de longe a mais comum e pode causar mais de um terço de todos os casos de faringite em adolescentes e adultos.

▶ **Achados clínicos**

Início súbito de dor de garganta, febre, adenopatia cervical dolorosa, petéquias palatinas, úvula vermelha e exsudato tonsilar sugerem infecção estreptocócica. Outros sintomas podem incluir dor de cabeça, dor de estômago, náusea e vômito. A única maneira de fazer um diagnóstico definitivo é por cultura de garganta ou teste rápido de antígeno. Os testes rápidos de antígeno são muito específicos, mas têm uma sensibilidade de apenas 85 a 95%. Portanto, um teste positivo indica infecção por *S. pyogenes*, mas um resultado negativo requer confirmação por meio de cultura.

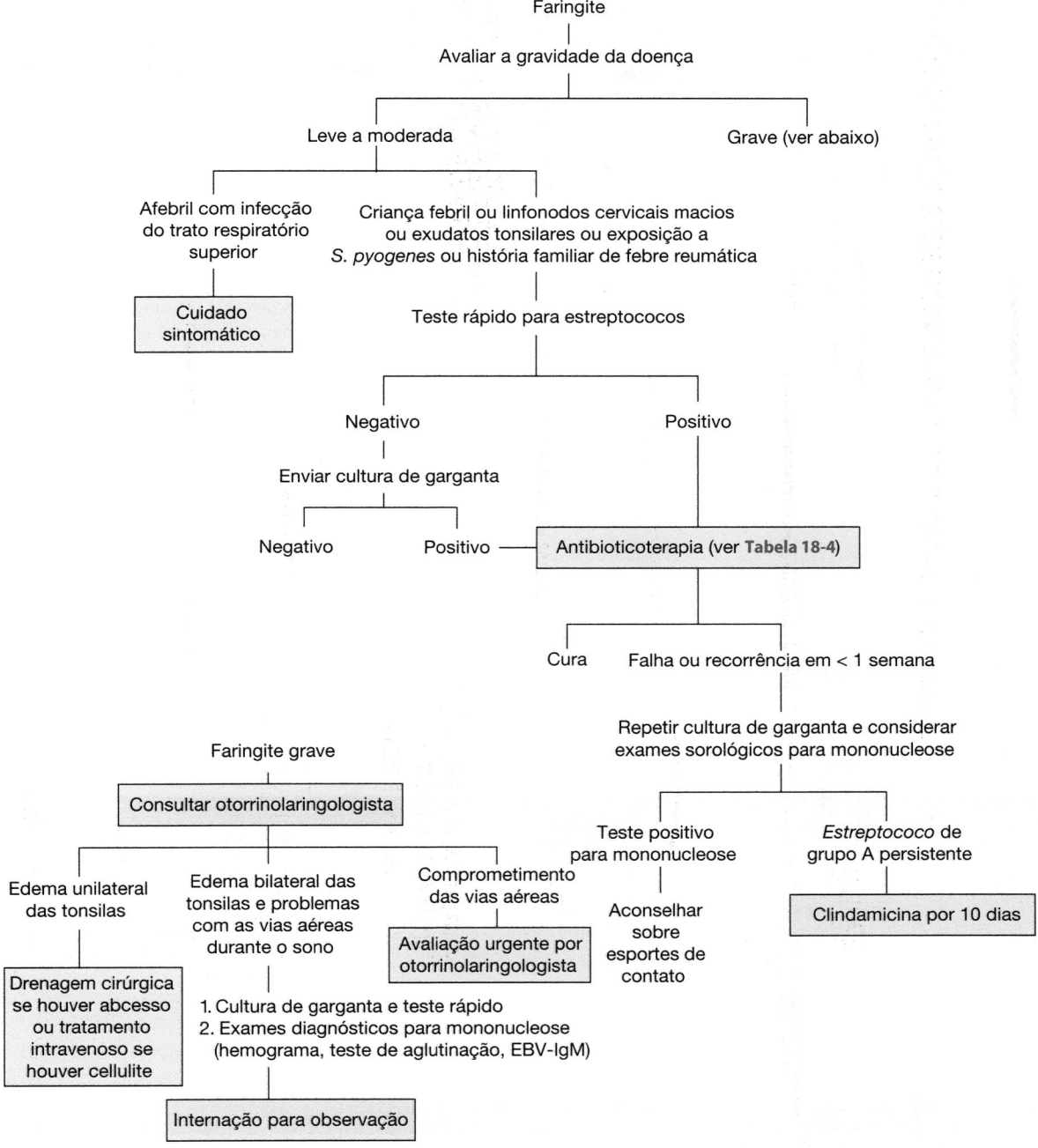

▲ Figura 18-5 Algoritmo para faringite. EBV, vírus Epstein-Barr.

O diagnóstico é importante porque a faringite estreptocócica não tratada pode resultar em febre reumática aguda, glomerulonefrite e complicações supurativas (p. ex., adenite cervical, abscesso peritonsilar, otite média, celulite e septicemia). A presença de conjuntivite, tosse, rouquidão, sintomas de IVAS, estomatite anterior, lesões ulcerativas, erupção viral e diarreia devem levantar a suspeita de etiologia viral.

Ocasionalmente, uma criança com infecção por EGA desenvolve escarlatina dentro de 24 a 48 horas após o início dos sintomas. A escarlatina é uma erupção eritematosa difusa e finamente papular que produz uma descoloração vermelha brilhante da pele, a qual empalidece com a pressão. A erupção é mais intensa nas dobras da pele. A língua tem uma aparência de morango.

Uma complicação controversa, mas possível, das infecções estreptocócicas são os distúrbios neuropsiquiátricos autoimunes pediátricos associados a estreptococos (PANDAS, de *pediatric autoimmune neuropsychiatric disorders associated with Streptococcus*). Os PANDAS foram reconhecidos como uma condição relativamente recentemente. Descrevem um subconjunto de pacientes pediátricos que apresentam um início súbito de transtorno obsessivo-compulsivo e/ou tiques, ou uma piora desses sintomas em crianças que os tiveram anteriormente, após uma infecção por estreptococos.

Recursos *online*

National Institute of Mental Health: PANDAS—Questions and Answers: https://www.nimh.nih.gov/health/publications/pandas/. Accessed July 5, 2021.

▶ Tratamento

A infecção suspeita ou comprovada por EGA deve ser tratada com penicilina (oral ou intramuscular) ou amoxicilina, conforme descrito na **Tabela 18-4**. Para pacientes alérgicos à penicilina, tratamentos alternativos incluem cefalexina, azitromicina e clindamicina. Não devem ser usadas tetraciclinas, sulfonamidas (incluindo sulfametoxazol-trimetoprima) e quinolonas no tratamento de infecções por EGA.

A repetição da cultura após o tratamento não é recomendada e é indicada apenas para aqueles que permanecem sintomáticos, apresentam recorrência dos sintomas ou tiveram febre reumática. É importante notar que as crianças que tiveram febre reumática correm um alto risco de recorrência se futuras infecções por EGA forem tratadas inadequadamente. Nesse grupo de pacientes, a profilaxia antibiótica de longo prazo é recomendada, às vezes por toda a vida em pacientes com cardiopatia reumática residual (ver **Capítulo 20**).

Em geral, o estado de portador é inofensivo, autolimitado (2-6 meses) e não contagioso. Uma tentativa de erradicar o estado de portador é justificada apenas se o paciente ou outro membro da família tiver infecções estreptocócicas frequentes ou se um membro da família ou paciente tiver histórico de febre reumática ou glomerulonefrite. Se for escolhida a erradicação, deve-se usar clindamicina por 10 dias ou rifampicina por 5 dias.

No passado, a profilaxia diária com penicilina era ocasionalmente recomendada; no entanto, devido a preocupações sobre o desenvolvimento de resistência aos medicamentos, a tonsilectomia agora é preferida para pacientes com amigdalite estreptocócica recorrente. A decisão dos otorrinolaringologistas pela

Tabela 18-4 Tratamento de faringite por *Streptoccocus* do grupo A[a]

Tratamento de faringite aguda por *Streptoccocus* do grupo A.		
Antibiótico	**Dose**	**Notas**
Penicillina	Penicillina V 250 mg 8/8 h ou 12/12 h por 10 dias se < 27 kg; 500 mg 8/8 h ou 12/12 h por 10 dias se > 27 kg; Penicillina Benzatina 600.000 UI IM dose única se < 27 kg; 1,2 milhão UI IM dose única se > 27 kg	Resistência a penicilina, amoxicilina e primeira geração de cefalosporinas não foi reportada. São igualmente eficazes se houver adesão ao tratamento.
Amoxicillina	50 mg/kg/dia 1x dia por 10 dias (máx. 1.200 mg)	
Cefalexina	25-50 mg/kg/dia 12/12 h por 10 dias	
Clindamicina	20 mg/kg/dia 8/8 h por 10 dias	Rara resistência reportada nos Estados Unidos
Azitromicina	12 mg/kg 1x dia por 5 dias (máx. 500 mg/dia)	Alguma resistência reportada nos Estados Unidos
Erradicação dos estados de portador		
Clindamicina	20 mg/kg/dia 8/8 h por 10 dias	Mais efetivo
Cefalexina	25-50 mg/kg/dia 12/12 h por 10 dias	Também efetivo
Penicilina + Rifampicina	Ver doses de penicilina acima; rifampicina 20 mg/kg/dia 12/12 h nos últimos 4 dias	

[a]Tetraciclinas, sulfonamidas (incluindo sulfametoxazol-trimetoprima) e quinolonas não devem ser usadas no tratamento de infecções por EGA.

amigdalectomia é guiada pelos critérios de Paradise: 7 episódios de amigdalite em um único ano, ou 5 episódios por ano por dois anos consecutivos, ou 3 episódios por ano por pelo menos 3 anos.

Wessels MR: Clinical practice. Streptococcal pharyngitis. N Engl J Med 2011;364(7):648–655 [PMID: 21323542].

CELULITE OU ABSCESSO PERITONSILAR

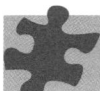

FUNDAMENTOS DO DIAGNÓSTICO E CARACTERÍSTICAS TÍPICAS

- Dor de garganta severa.
- Edema amigdaliano unilateral.
- Desvio da úvula.
- Trismo (abertura da boca limitada).

A infecção tonsilar que se estende aos tecidos circundantes é chamada de *celulite peritonsilar*. Se não tratada, ocorre necrose, com formação de abscesso peritonsilar. O patógeno mais comum é o *Streptococcus* β-hemolítico, mas outros incluem *Streptococcus* do grupo D, *S. pneumoniae* e anaeróbios. Uma dor de garganta severa e febre alta geralmente estão presentes, e o processo é quase sempre unilateral. A tonsila se projeta medialmente e o pilar tonsilar anterior é proeminente. O palato mole e a úvula no lado envolvido ficam edemaciados e deslocados em direção ao lado não envolvido. À medida que a infecção progride, trismo, dor de ouvido, disfagia e salivação podem ocorrer. A complicação mais grave do abscesso peritonsilar não tratado é um abscesso faríngeo lateral, que pode progredir para trombose da veia jugular e trombos sépticos para os pulmões (síndrome de Lemierre).

Embora a celulite peritonsilar geralmente responda a antibióticos parenterais (penicilina, cefalosporina ou clindamicina), um abscesso dentro do espaço peritonsilar normalmente exigirá drenagem. A não resposta à terapia durante as primeiras 12 a 24 horas indica uma alta probabilidade de formação de abscesso e necessidade de consulta otorrinolaringológica. Um abscesso peritonsilar pode ser aspirado com agulha ou formalmente incisado e drenado. O risco de abscesso peritonsilar bilateral e/ou recorrente é baixo (7-10%), então a tonsilectomia geralmente não é indicada para um único incidente.

ABSCESSO RETROFARÍNGEO

Os linfonodos retrofaríngeos drenam a orofaringe, nasofaringe e seios paranasais. As infecções desses linfonodos ocorrem mais frequentemente devido a *Streptococcus* β-hemolíticos e *S. aureus*. O diagnóstico de abscesso retrofaríngeo deve ser suspeitado em uma criança com febre, sintomas respiratórios e restrição na amplitude de movimento do pescoço, particularmente na extensão. Disfagia, salivação, dispneia e esforço respiratório também podem estar presentes. Isso ocorre mais comumente durante os primeiros 2 anos de vida. Após essa idade, a causa mais comum de abscesso retrofaríngeo é a lesão penetrante da parede posterior da faringe.

Um edema proeminente em um lado da parede posterior da faringe é característico. O edema geralmente termina na linha média porque uma rafe medial divide o espaço pré-vertebral. Embora inespecífica, a radiografia lateral do pescoço pode demonstrar tecidos retrofaríngeos mais largos do que o corpo vertebral de C4; a TC com contraste pode distinguir entre edema de tecidos moles e abscesso.

Embora o abscesso retrofaríngeo seja uma emergência cirúrgica, frequentemente não pode ser distinguido da adenite retrofaríngea. Hospitalização imediata e terapia antimicrobiana intravenosa com penicilina ou clindamicina é o primeiro passo. Na maioria dos casos, um período de 12 a 24 horas de terapia antimicrobiana ajuda a diferenciar as duas entidades. Na criança com adenite, a febre diminui e a ingestão oral melhora. Já uma criança com abscesso retrofaríngeo normalmente não melhora. Um cirurgião deve incisar e drenar o abscesso sob anestesia geral para evitar sua expansão. A drenagem cirúrgica imediata é indicada se houver preocupação com o comprometimento das vias aéreas.

ANGINA DE LUDWIG

A angina de Ludwig é uma celulite rapidamente progressiva de ambos os espaços submandibulares que empurra a língua posteriormente contra a parede da faringe, causando obstrução das vias aéreas com risco de vida. Os sintomas incluem febre e edema extremamente sensível da língua e assoalho da boca. Essa infecção tem origem odontogênica na maioria dos casos e é incomum em bebês e crianças. Os *Streptoccocus* do grupo A são os causadores mais frequentes. O tratamento consiste em altas doses de clindamicina intravenosa ou ampicilina até que a cultura e o antibiograma estejam disponíveis. O tratamento da obstrução das vias aéreas em pacientes com angina de Ludwig mudou ao longo dos anos da traqueotomia para o monitoramento e intubação em unidade de terapia intensiva. Um otorrinolaringologista deve ser consultado para avaliação e manejo das vias aéreas e para realizar um procedimento de drenagem, se necessário.

ADENITE CERVICAL AGUDA

Infecções locais do ouvido, nariz e garganta podem envolver um linfonodo regional e causar a formação de abscesso. O caso típico envolve um linfonodo cervical anterior unilateral e solitário. Cerca de 70% desses casos ocorrem devido a infecção estreptocócica β-hemolítica, 20% a estafilococos (incluindo *S. aureus* resistente à meticilina [MRSA, de *methicillin-resistant S. aureus*]) e o restante a vírus, micobactérias atípicas e *Bartonella henselae*.

A avaliação inicial da adenite cervical geralmente deve incluir um teste rápido de EGA e um hemograma completo com diferencial procurando linfócitos atípicos. Um teste cutâneo de derivados de proteínas purificadas (PPD), procurando micobactérias não tuberculosas, também deve ser considerado. Se forem encontrados múltiplos linfonodos aumentados, um teste rápido de mononucleose é útil. O tratamento precoce com antibióticos evita que muitos casos de adenite progridam para supuração. No entanto, uma vez que tenha ocorrido a formação de abscesso, a antibioticoterapia isolada é muitas vezes insuficiente e um procedimento de drenagem pode ser necessário. Devido ao aumento de MRSA adquirido na comunidade, é prudente enviar uma amostra para cultura e antibiograma.

A doença da arranhadura do gato, causada por *B. henselae*, causa adenopatia indolente ("fria"). O diagnóstico é sugerido se uma pápula primária for encontrada no local do arranhão na face. Em mais de 90% dos pacientes, há histórico de contato com gatos filhotes. O linfonodo geralmente é levemente dolorido, mas pode, ao longo de um mês ou mais, supurar e drenar. Cerca de um terço das crianças tem febre e mal-estar; raramente ocorrem sequelas neurológicas e febre prolongada. A doença da arranhadura do gato pode ser diagnosticada por testes sorológicos, mas os testes nem sempre são confirmatórios. Se for preciso coletar sangue, deve-se esperar 2 a 8 semanas após o início dos sintomas. Como a maioria dos linfonodos aumentados infectados com *B. henselae* regride espontaneamente em 1 a 3 meses, o benefício dos antibióticos é controverso. Em um estudo controlado por placebo, a azitromicina por 5 dias causou uma diminuição mais rápida no tamanho do linfonodo. Outros medicamentos que podem ser eficazes incluem rifampicina, sulfametoxazol-trimetoprima, eritromicina, claritromicina, doxiciclina, ciprofloxacino e gentamicina (alguns desses antibióticos podem ser contraindicados dependendo da idade do paciente).

A linfadenite cervical também pode ser causada por espécies micobacterianas não tuberculosas ou pelo complexo *Mycobacterium avium*. A doença micobacteriana é unilateral e pode envolver vários linfonodos fusionados. Uma aparência violácea característica pode se desenvolver por um período prolongado sem sinais sistêmicos ou dor local significativa. Infecções micobacterianas atípicas são frequentemente associadas a teste de Mantoux com menos de 10 mm de diâmetro, e um PPD com dose dobrada é virtualmente sempre positivo.

Lawrence R, Bateman N: Controversies in the management of deep neck space infection in children: an evidence-based review. Clin Otolaryngol 2017 Feb;42(1):156–163. doi: 10.1111/coa.12692. Epub 2016 Jun 30 [PMID: 27288654].

▶ Diagnóstico diferencial

A. Neoplasias e gânglios cervicais

Não há suspeita de tumores malignos, a menos que a adenopatia persista apesar do tratamento com antibióticos. Classicamente, os linfonodos malignos não são doloridos ou sensíveis e têm consistência firme. Eles podem ser fixos aos tecidos subjacentes. Eles podem ocorrer como um único nódulo, como nódulos unilaterais em cadeia, nódulos cervicais bilaterais ou como adenopatia generalizada. Os tumores mais comuns que podem se manifestar no pescoço incluem linfoma, rabdomiossarcoma e carcinoma de tireoide.

B. Similares à adenite

Várias estruturas no pescoço podem se tornar infectadas e parecer um linfonodo. As três primeiras massas são de origem congênita.

1. Cisto do ducto tireoglosso – Estes são na linha média, geralmente próximos ao nível do osso hioide. Os cistos do ducto tireoglosso se movem para cima quando a língua está protuberante ou com a deglutição. Ocasionalmente, um cisto do ducto tireoglosso pode ter um trato sinusal com uma abertura imediatamente lateral à linha média. Quando infectados, estes podem tornar-se agudamente edemaciados e inflamados.

2. Cisto da fenda branquial – Essas massas são encontradas ao longo da borda anterior do músculo esternocleidomastóideo e são lisas e flutuantes. Às vezes, um cisto de fenda branquial pode estar ligado à pele sobrejacente por uma pequena covinha ou por um trato sinusal de drenagem. Quando infectados, eles podem se tornar uma massa sensível de 3 a 5 cm de diâmetro.

3. Malformação linfática – A maioria dos cistos linfáticos estão localizados no triângulo posterior logo acima da clavícula. Estes são macios e compressíveis e podem ser transiluminados. Mais de 60% são notados ao nascimento; as malformações restantes geralmente se tornam aparentes aos 2 anos de idade. Se grandes o suficiente, eles podem comprometer a capacidade do paciente de engolir e respirar.

4. Parotidite – A parotidite é comumente confundida com adenite cervical. A glândula salivar parótida cruza o ângulo da mandíbula. A parotidite pode ser bacteriana ou viral e pode ocorrer unilateral ou bilateralmente. A caxumba já foi a causa mais comum de parotidite viral, mas por causa das vacinas de rotina, o parainfluenza é a principal causa viral nos Estados Unidos. Na parotidite, o nível de amilase é elevado.

5. Rânula – A rânula é um cisto cheio de saliva no assoalho da boca causado pela obstrução da glândula salivar sublingual. Uma rânula "mergulhada" se estende para baixo através do músculo e pode se apresentar como uma massa no pescoço.

6. Hematoma do músculo esternocleidomastóideo – Também conhecido como fibromatosis colli, é observado na idade de 2 a 4 semanas. No exame, a massa é encontrada como parte do corpo do músculo e não móvel. Um torcicolo associado geralmente confirma o diagnóstico. Um ultrassom do pescoço pode ajudar a confirmar o diagnóstico. O tratamento envolve fisioterapia, com exercícios de amplitude de movimento.

TONSILECTOMIA E ADENOIDECTOMIA

▶ Tonsilectomia

A tonsilectomia, também conhecida como amigdalectomia, é mais frequentemente realizada, com ou sem adenoidectomia, por hipertrofia ou infecções recorrentes. A indicação mais comum de adenotonsilectomia é a hipertrofia adenotonsilar associada a um padrão respiratório obstrutivo durante o sono (ver **Capítulo 19**). A hipertrofia adenoamigdaliana também pode causar outros problemas, como disfagia ou má oclusão dentária.

A amigdalite recorrente é o segundo motivo mais comum para realizar amigdalectomia. A amigdalite é considerada "recorrente" quando uma criança tem sete ou mais infecções documentadas em 1 ano, cinco por ano por 2 anos ou três por ano por 3 anos. Para que uma infecção seja considerada clinicamente significativa, deve haver dor de garganta e pelo menos uma das seguintes características clínicas: linfadenopatia cervical (linfonodos dolorosos ou > 2 cm), OU exsudato tonsilar, OU cultura positiva para *Streptococcus* β-hemolítico do grupo A, OU temperatura superior a 38,3 °C.

A tonsilectomia é plausível com menos infecções se a criança tiver perdido vários dias de aula devido a infecção, tiver um curso complicado ou em outras circunstâncias, como abscesso peritonsilar recorrente, estado de portador estreptocócico persistente ou alergias múltiplas a antibióticos. A menos que haja suspeita de neoplasia, a assimetria das tonsilas não é uma indicação.

Outra indicação para amigdalectomia é a síndrome PFAPA (consulte a seção anterior), na qual a febre se repete de forma previsível, geralmente a cada 4 a 8 semanas. A tonsilectomia tem se mostrado um tratamento eficaz.

Ingram DG, Friedman NR: Toward adenotonsillectomy in children: a review for the general pediatrician. JAMA Pediatr 2015 Dec;169(12):1155–1161. doi: 10.1001/jamapediatrics.2015.2016. Review [PMID: 26436644].

Mitchell RB et al: Clinical practice guideline: tonsillectomy in children (update). Otolaryngol Head Neck Surg 2019 Feb;160(1 Suppl):S1–S42. doi: 10.1177/0194599818801757 [PMID: 30798778].

Recursos *online*

American Academy of Otolaryngology/Head and Neck Surgery–Clinical indicators: tonsillectomy, adenoidectomy, adenotonsillectomy in childhood. Updated April 23, 2021. https://www.entnet.org/resource/clinical-indicators-tonsillectomy-adenoidectomy-adenotonsillectomy-in-childhood/. Accessed July 5, 2021.

ADENOIDECTOMIA

A adenoide é composta de tecido linfoide na nasofaringe e faz parte do anel de Waldeyer de tecido linfoide, que também inclui as tonsilas palatinas e linguais. Adenoides aumentadas, com ou sem infecção, podem obstruir o nariz, alterar o crescimento orofacial normal e interferir na fala, deglutição e função da trompa de Eustáquio. Crianças que persistentemente respiram pela boca podem desenvolver má oclusão dentária e "fácies adenoideana", onde a face parece "apertada" e o maxilar estreitado porque as pressões de moldagem dos músculos bucinador e orbicular da boca não são compensadas pela língua. A adenoide também pode abrigar biofilmes, que têm sido associados à RSC e à otite média.

As indicações para adenoidectomia com ou sem amigdalotomia incluem obstrução das vias aéreas superiores, condições orofaciais, como anormalidades do crescimento mandibular e má oclusão dentária, anormalidades da fala, OME persistente, otite média recorrente e RSC.

▶ Complicações da tonsilectomia e adenoidectomia

A taxa de mortalidade associada à amigdalectomia e adenoidectomia aproxima-se daquela por anestesia geral isolada. A taxa de hemorragia varia entre 0,1 e 8,1%, dependendo da definição de hemorragia; a taxa de transfusão pós-operatória é de 0,04%. Outras complicações potenciais incluem fala hipernasalada permanente (< 0,01%) e, mais raramente, estenose nasofaríngea, subluxação atlantoaxial, fratura do côndilo mandibular e trauma psicológico.

▶ Contraindicações da tonsilectomia e adenoidectomia

A. Anormalidades do palato

O tecido adenoideano não deve ser removido completamente em uma criança com fenda palatina ou fenda palatina submucosa devido ao risco de incompetência velofaríngea, que pode causar fala hipernasalada e regurgitação nasal. Se necessário, uma adenoidectomia parcial pode ser realizada em crianças de risco. Uma úvula bífida pode ser um sinal de anormalidade palatina.

B. Distúrbio de coagulação

Quando houver suspeita, os distúrbios hemorrágicos devem ser diagnosticados e tratados antes da cirurgia.

C. Amigdalite aguda

Amigdalectomia e adenoidectomia eletivas geralmente podem ser adiadas até que a amigdalite aguda seja resolvida. A amigdalectomia de urgência pode ocasionalmente ser necessária para uma amigdalite que não responde ao tratamento clínico.

DISTÚRBIOS DOS LÁBIOS

1. Calo de sucção

Um lactente jovem pode apresentar um pequeno calo na porção média do lábio superior. A causa é provavelmente uma forte sucção *in utero*, mas pode persistir na primeira infância. Geralmente é assintomática e desaparece após o início da utilização de copo.

2. Queilite

Lábios secos, rachados e escamados geralmente são causados pela exposição ao sol ou ao vento. A dermatite de contato por bocais ou por uma variedade de instrumentos de sopro de madeira ou de metal também foi relatada. Lamber os lábios agrava a queilite. O uso irrestrito de hidratante labial tem excelentes resultados.

3. Cisto de inclusão

Os cistos de inclusão ou retenção de muco são devidos à obstrução de glândulas mucosas ou outras estruturas da membrana mucosa, como glândulas salivares menores. No recém-nascido, elas ocorrem no palato duro ou gengivas e são chamadas de *pérolas de Epstein*. Resolvem-se espontaneamente dentro de 1 a 2 meses. Em crianças mais velhas, os cistos de inclusão geralmente ocorrem no palato, na úvula ou nos pilares amigdalianos. Eles aparecem como sacos amarelos esticados, variando em tamanho de 2 a 10 mm. Cistos de inclusão que não se resolvem espontaneamente podem sofrer incisão e drenagem. Ocasionalmente, um cisto mucoso no lábio inferior (mucocele) exigirá excisão por razões estéticas.

DISTÚRBIOS DA LÍNGUA

1. Língua geográfica (glossite migratória benigna)

Essa condição de etiologia desconhecida ocorre em 1 a 2% da população sem predileção por idade, sexo ou raça. Caracteriza-se por manchas de formato irregular na língua, desprovidas de papilas e circundadas por bordas avermelhadas paraceratóticas. O padrão muda à medida que ocorre regeneração e descamação alternadas. As lesões são geralmente assintomáticas e não requerem tratamento.

2. Língua fissurada

Essa condição é marcada por numerosas fissuras irregulares no dorso da língua. Ocorre em aproximadamente 1% da população e geralmente é uma característica dominante. Também é frequentemente vista em crianças com trissomia 21.

3. Língua revestida (língua peluda)

A língua fica coberta se a mastigação estiver prejudicada e o paciente estiver limitado a uma dieta líquida ou mole. Respiração bucal, febre ou desidratação podem acentuar o processo.

4. Macroglossia

A hipertrofia e a protrusão da língua podem ser decorrentes de trissomia 21, síndrome de Beckwith-Wiedemann, doenças de armazenamento de glicogênio, cretinismo, mucopolissacaridoses, linfangioma ou hemangioma. Os procedimentos de redução da língua devem ser considerados em indivíduos saudáveis se a macroglossia afetar a permeabilidade das vias aéreas.

HALITOSE

O mau hálito geralmente é causado por estomatite aguda, faringite, rinossinusite, corpo estranho nasal ou problemas de higiene dental. Em crianças maiores e adolescentes, a halitose pode ser uma manifestação de RSC, bezoar gástrico, bronquiectasia ou abscesso pulmonar. A presença de aparelhos ortodônticos ou dentaduras pode causar halitose se não for mantida uma boa higiene dental. A halitose também pode ser causada por partículas de comida em decomposição incorporadas em amígdalas crípticas. O tratamento da causa subjacente é indicado, e pode ser necessário encaminhamento odontológico.

DISTÚRBIOS DAS GLÂNDULAS SALIVARES

1. Parotidite

Um primeiro episódio de parotidite pode ser considerado com segurança como de origem viral, a menos que haja flutuação. A caxumba era a principal causa até a adoção da vacinação; agora, os principais vírus são o parainfluenza e o vírus Epstein-Barr. A infecção pelo vírus da imunodeficiência humana (HIV, de *human immunodeficiency virus*) deve ser considerada se a criança for de risco.

2. Parotidite supurativa

A parotidite supurativa ocorre principalmente em recém-nascidos e idosos debilitados. A glândula parótida se apresenta edemaciada, sensível e muitas vezes eritematosa, geralmente em apenas um dos lados. O diagnóstico é feito pela saída de material purulento do ducto de Stensen. O material é encaminhado para cultura. Febre e leucocitose podem estar presentes. O tratamento inclui antibioticoterapia intravenosa, e o *S. aureus* é o organismo causador mais comum.

3. Parotidite recorrente juvenil

Algumas crianças apresentam inflamação da parótida recorrente e não supurativa com edema ou dor e febre. A parotidite recorrente juvenil (PRJ) é mais prevalente entre as idades de 3 e 6 anos e geralmente diminui na adolescência. A causa é desconhecida, mas possíveis fatores etiológicos incluem anomalia ductal e fatores autoimunes, alérgicos e genéticos. Ela geralmente ocorre unilateralmente. O tratamento inclui analgésicos e alguns especialistas recomendam antibioticoterapia com cobertura estafilocócica para profilaxia da infecção bacteriana e resolução mais rápida. A endoscopia e a irrigação do ducto de Stensen têm sido realizadas com mais frequência não apenas como método diagnóstico, mas também como tratamento.

4. Tumores da glândula parótida

Tumores mistos, hemangiomas, sarcoidose e leucemia podem se manifestar na glândula parótida como uma massa dura ou persistente. Uma massa cística ou múltiplas massas císticas podem ser representativas de uma infecção pelo HIV. A avaliação pode exigir consulta com especialistas de oncologia, doenças infecciosas, hematologia e otorrinolaringologia.

5. Rânula

É um cisto de retenção de uma glândula salivar sublingual. Ocorre no assoalho da boca, unilateral ao frênulo lingual. Tem paredes finas e pode parecer azulada. É indicado encaminhamento a um otorrinolaringologista para tratamento cirúrgico.

MALFORMAÇÕES CONGÊNITAS ORAIS

1. Anquiloglossia (língua presa)

Um frênulo lingual curto pode dificultar a protrusão e a elevação da língua. Ondulações da ponta da língua na linha média são notadas com o movimento da língua. A anquiloglossia pode causar dificuldades de alimentação no neonato, problemas de fala e problemas dentários. Se a língua não consegue se projetar além dos dentes ou rebordo alveolar ou se mover entre as gengivas e a bochecha, o encaminhamento a um otorrinolaringologista é indicado. Uma frenectomia deve ser realizada no período neonatal se a criança estiver com dificuldade na amamentação, especificamente se há transferência ineficaz de leite ou dor persistente na mãe. O tratamento precoce é preferido porque pode ser facilmente realizado na clínica. Quando o bebê tem apenas alguns meses de idade, a anestesia geral é necessária para que o procedimento seja realizado com segurança. As preocupações com a anquiloglossia têm se tornado mais comuns à medida que as taxas de amamentação têm aumentado, mas há poucas evidências de que ela tenha algum efeito na amamentação ou de que a lise cirúrgica do freio tenha algum benefício real.

O'Shea JE et al: Frenotomy for tongue-tie in newborn infants. Cochrane Database Syst Rev 2017 Mar 11;3:CD011065. doi: 10.1002/14651858.CD011065.pub2 [PMID: 28284020].

2. Torus palatini

Torus palatini são massas duras na linha média do palato que se formam nas linhas de sutura do osso. Geralmente são assintomáticas e não requerem tratamento, mas podem ser retiradas cirurgicamente, se necessário.

3. Lábio leporino e fenda palatina

A. Fenda palatina submucosa

Uma úvula bífida está presente em 3% das crianças saudáveis (ver **Capítulo 37**). No entanto, existe uma estreita associação entre úvula bífida e fenda palatina submucosa. Uma fenda submucosa pode ser diagnosticada observando uma zona translúcida no meio do palato mole. A palpação do palato duro revela ausência da protrusão óssea posterior. As crianças afetadas têm um risco de 40% de desenvolver EOM persistente. Elas estão em risco de incompetência velofaríngea ou incapacidade de fechar o palato contra a parede posterior da faringe, resultando em fala anasalada e regurgitação nasal de alimentos. Crianças que apresentam fenda palatina submucosa causando fala anormal ou regurgitação nasal significativa de alimentos devem ser encaminhadas para uma possível correção cirúrgica.

B. Palato ogival

Um palato ogival é geralmente um traço genético sem consequências. Também ocorre em crianças que cronicamente realizam respiração bucal e em prematuros submetidos a intubação oral prolongada. Algumas causas raras de palato ogival são distúrbios congênitos, como síndrome de Marfan, síndrome de Treacher Collins e síndrome de Ehlers-Danlos. O tratamento ortodôntico de um palato ogival pode ser eficaz para apneia obstrutiva do sono em crianças.

C. Sequência de Pierre Robin

Esse grupo de malformações congênitas é caracterizado pela tríade micrognatia, glossoptose (deslocamento posterior da língua) e obstrução das vias aéreas, geralmente associada à fenda palatina. As crianças acometidas muitas vezes apresentam intercorrências no período neonatal devido à obstrução da via aérea pela língua e também por dificuldades de alimentação. O principal objetivo do manejo precoce é prevenir a asfixia até que a mandíbula se torne grande o suficiente para acomodar a língua. Em alguns casos, isso pode ser alcançado por meio de estratégias de posicionamento, deitando de lado ou de bruços ao dormir. Outras manipulações das vias aéreas, como um trompete nasal, podem ser necessárias. A adesão labial da língua é considerada por alguns cirurgiões. A distração osteogênica mandibular pode ser realizada no período neonatal para evitar a traqueostomia. Em casos graves, é necessária traqueostomia, muitas vezes em combinação com gastrostomia. O reparo da fenda palatina é adiado até os 10 a 12 meses de idade. Essas crianças se beneficiam de cuidados multidisciplinares para o manejo contínuo envolvendo questões de alimentação, vias aéreas e fala.

Gómez OJ et al: Pierre robin sequence: an evidence-based treatment proposal. J Craniofac Surg 2018 Mar;29(2):332–338. doi: 10.1097/SCS.0000000000004178 [PMID: 29215441].

19 | Trato respiratório e mediastino

Emily M. DeBoer, MD
Paul Stillwell, MD
Paul Houin, MD
Jordana Hoppe, MD

▼ TRATO RESPIRATÓRIO

As doenças pulmonares representam quase 50% das mortes em menores de 1 ano e cerca de 20% de todas as hospitalizações em menores de 15 anos. Aproximadamente 7% das crianças têm um distúrbio respiratório crônico. A compreensão da fisiopatologia de muitas doenças pulmonares pediátricas é aprimorada pelo conhecimento a respeito do crescimento e desenvolvimento normais do pulmão.

▼ CRESCIMENTO E DESENVOLVIMENTO

O desenvolvimento pulmonar fetal normal progride em cinco estágios com sobreposição considerável no tempo de cada um (Tabela 19-1). A interrupção da sequência leva a dificuldades pulmonares neonatais significativas que podem se estender por toda a vida. O recém-nascido humano normal a termo não possui a quantidade total de alvéolos ao nascer, possuindo geralmente de 100 a 150 milhões de alvéolos; esse número aumenta com o crescimento normal até o número adulto de 300 a 600. Mesmo os bebês que não passam apenas pelas últimas semanas da gestação podem ter dificuldade em atender às demandas da transição da vida fetal para a respiração aérea devido à alveolarização incompleta, e isso pode ser acentuado por estresses adicionais, como altitude elevada, nutrição abaixo do ideal, má qualidade do ar, ou infecções.

Schittney JC: Development of the lung. Cell Tissue Res 2017;367: 427-444. doi: 10.1007/s00441-016-2545-0.

▼ AUXÍLIO DIAGNÓSTICO

EXAME FÍSICO DO TRATO RESPIRATÓRIO

O exame pulmonar completo inclui inspeção, palpação, ausculta e percussão. A *inspeção* da frequência respiratória e do trabalho respiratório é fundamental para a detecção de doença pulmonar. Taquipneia, diminuição do sensório, inconsolabilidade, aumento do esforço ventilatório, retração, alteração da cor e redução do movimento sugerem hipoxemia. A *palpação* da posição traqueal, a simetria do movimento da parede torácica e a vibração com a vocalização podem ajudar na identificação de anormalidades intratorácicas. O deslocamento da posição traqueal da linha média sugere pneumotórax ou atelectasia unilateral significativa. O frêmito tátil pode mudar com consolidação ou ar no espaço pleural. A *ausculta* deve avaliar a intensidade e a simetria dos sons respiratórios e a presença de sons anormais, como crepitações finas ou grossas, sibilos ou roncos. Sibilos ou expiração prolongada sugerem obstrução das vias aéreas intratorácicas. Conhecer a anatomia pulmonar ajuda a identificar a localização da patologia (Figura 19-1). A *percussão* pode identificar sons timpânicos ou maciços que podem ajudar a definir um derrame ou pneumotórax. A percussão costuma ser um desafio em crianças pequenas.

Achados agudos, como cianose e estado mental alterado, ou sinais crônicos de insuficiência respiratória, incluindo déficit de crescimento e baqueteamento digital, sugerem doença pulmonar. Evidências de cor pulmonale (componente pulmonar alto da segunda bulha cardíaca, hepatomegalia, ingurgitamento venoso no pescoço e, raramente, edema periférico) significa hipertensão pulmonar e pode acompanhar doença pulmonar avançada.

Os distúrbios respiratórios podem ser secundários a doenças em outros sistemas. Portanto, é importante procurar outras condições, como febre, acidose metabólica, cardiopatia congênita, doença neuromuscular, imunodeficiência ou doença autoimune. As crianças com sobrepeso são mais propensas a ter sintomas respiratórios ou relacionados ao sono.

Bohadana A, Izbicki G, Kraman SS: Fundamentals of lung auscultation. N Engl J Med 2014;370:744–751 [PMID: 24552321].
Sly PD, Collins RA: Physiologic basis of respiratory signs and symptoms. Paediatr Respir Rev 2006;7:84–88.
Zimmerman B, Williams D: Lung sounds. Stat Pearls. https://www.ncbi.nlm.nih.gov/books/NBK537253/. Accessed April 16, 2021.

TRATO RESPIRATÓRIO E MEDIASTINO

Tabela 19-1 Sequência do desenvolvimento pulmonar fetal

Estágio do desenvolvimento	Semanas de gestação	Transições	Patologia
Embrionário	4-6	Os brônquios principais se formam a partir da expansão do intestino anterior. A via aérea pulmonar principal se desenvolve.	Aplasia pulmonar Fístula traqueoesofágica Hérnia diafragmática
Pseudoglandular	6-16	Os brônquios principais formam os bronquíolos terminais. Ramificação completa das vias aéreas de condução às 16 semanas.	Malformações do intestino anterior: MCVAP, sequestro, cisto broncogênico
Canalicular	16-26	O crescimento estende-se aos bronquíolos respiratórios. Vasta angiogênese.	Feto inviável abaixo de 22-23 semanas de gestação.
Sacular	26-36	Sacos aéreos primitivos e ductos alveolares formam os bronquíolos respiratórios. A produção de surfactante começa.	Síndrome do desconforto respiratório do recém-nascido
Alveolar	36+	Aumento do número e complexidade dos alvéolos.	Alveolarização incompleta

MCVAP, malformação congênita das vias aéreas pulmonares.

TESTES DE FUNÇÃO PULMONAR

Os testes de função pulmonar (TFPs) medem objetivamente a função pulmonar. Eles são úteis para medir a saúde pulmonar, a progressão ou a melhora da doença e avaliar a resposta à terapia. Determinações seriadas da função pulmonar costumam ser mais informativas do que uma única determinação, especialmente em crianças em crescimento. A cooperação do paciente e o esforço consistente são essenciais para quase todos os TFPs padrão. A maioria das crianças com 5 anos ou mais pode realizar testes de função pulmonar. As crianças mais novas podem produzir resultados confiáveis com treinamento e incentivos visuais. Crianças com fibrose cística (FC), asma e outras condições pulmonares crônicas devem realizar TFP rotineiramente assim que forem capazes de cooperar. Os valores espirométricos incluem capacidade vital forçada (CVF), que é o volume total de ar expirado; volume expiratório forçado no primeiro segundo (VEF_1); a relação VEF_1/CVF; fluxo expiratório forçado no meio da capacidade vital (FEF_{25-75}); e taxa de pico de fluxo expiratório (TPFE). As equações de referência estão agora disponíveis dos 4 aos 80 anos, e o limite inferior do normal é definido por um escore Z de −1,64 em todos os valores. Os processos pulmonares obstrutivos comumente observados incluem asma, displasia broncopulmonar (DBP) e FC. Doenças pulmonares restritivas comuns incluem deformidades da parede torácica ou da coluna, fraqueza muscular e doenças pulmonares intersticiais (DPIs). A confirmação da fisiologia pulmonar restritiva requer medições do volume pulmonar: capacidade pulmonar total, volume residual e capacidade residual funcional. Outros TFPs sofisticados, como capacidade de difusão, oscilometria e índice de depuração pulmonar, requerem equipamentos e conhecimentos especiais. (Ver **Figuras 19-2** a **19-4** para exemplos de espirometria.)

A TPFE, que é o fluxo máximo registrado durante uma manobra de CVF, pode ser avaliada por dispositivos portáteis. Esses dispositivos não são tão bem calibrados quanto os espirômetros, e a medição da TPFE pode variar muito com o esforço do paciente; portanto, eles não são bons substitutos para a espirometria real. No entanto, o monitoramento do pico de fluxo pode ser útil em um paciente com asma de difícil controle ou para pacientes com má percepção da obstrução do fluxo aéreo.

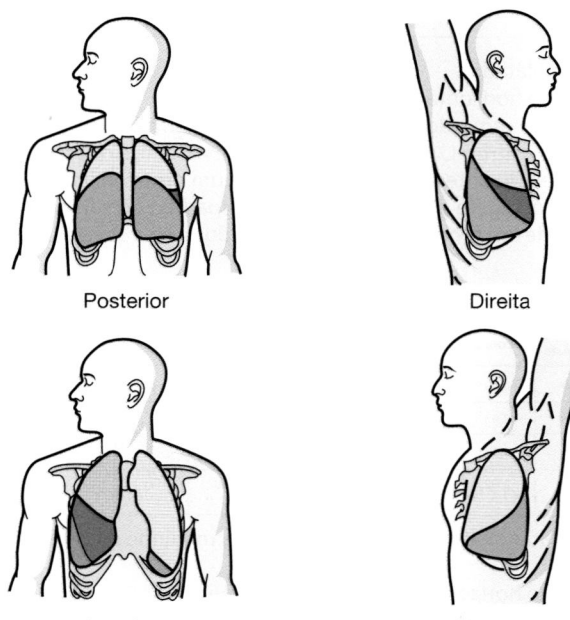

▲ **Figura 19-1** Projeções dos lobos pulmonares na superfície do tórax. Os lobos superiores são brancos, o lobo médio é a cor mais escura e os lobos inferiores são a cor mais clara.

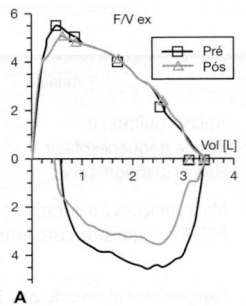

	Previsto	Pré-broncodilatador	% previsto	Escore Z	Pós-broncodilatador	% previsto	Escore Z	% de mudança
CVF (L)	3,22	3,40	106	0,45	3,38	105	0,41	−1
VEF$_1$ (L)	2,89	3,08	107	0,58	3,10	107	0,63	1
VEF$_1$/CVF	90	91		0,12	92		0,30	1
FEF$_{25-75}$ (L/s)	3,58	3,79	106	0,28	3,88	108	0,39	2

A   B

▲ **Figura 19-2** Espirometria normal pré e pós-broncodilatador.
A. Curva de fluxo-volume. O eixo vertical representa a taxa de fluxo e o eixo horizontal representa o volume.
B. CVF = capacidade vital forçada; VEF$_1$ = volume expiratório forçado em 1 segundo; VEF$_1$/CVF é a relação entre os dois valores medidos. FEF$_{25-75}$ = fluxo expiratório forçado entre 25% e 75% da CVF. L = litros; L/s = litros/segundo. Previsto = valor esperado com base na idade, sexo, altura e etnia. Pré-broncodilatador = valor medido antes da administração de um broncodilatador de curta duração. % previsto = razão do valor medido para o valor previsto. Escore Z = Número do desvio padrão do valor médio previsto. Pós-broncodilatador = valor da medida após a administração de um broncodilatador de curta duração. % de mudança = mudança entre pré e pós-broncodilatador.

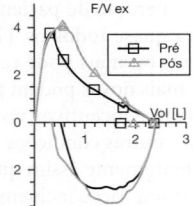

	Previsto	Pré-broncodilatador	% previsto	Escore Z	Pós-broncodilatador	% previsto	Escore Z	% de mudança
CVF (L)	2,19	2,36	107	0,62	2,37	108	0,65	0
VEF$_1$ (L)	1,93	1,72	89	−0,93	1,95	101	0,09	+14
VEF$_1$/CVF	89	73	82	−2,21	83	93	−1,05	+13
FEF$_{25-75}$ (L/s)	2,44	1,31	54	−2,17	1,93	79	−0,95	+48

▲ **Figura 19-3** Obstrução reversível do fluxo aéreo, pré e pós-broncodilatador.
Curva de fluxo-volume. O eixo vertical representa a taxa de fluxo e o eixo horizontal representa o volume.
CVF = capacidade vital forçada; VEF$_1$ = volume expiratório forçado em 1 segundo; VEF$_1$/CVF é a relação entre os dois valores medidos. FEF$_{25-75}$ = fluxo expiratório forçado entre 25% e 75% da CVF. L = litros; L/s = litros/segundo. Previsto = valor esperado com base na idade, sexo, altura e etnia. Pré-broncodilatador = valor medido antes da administração de um broncodilatador de curta duração. % previsto = razão do valor medido para o valor previsto. Escore Z = Número do desvio padrão do valor médio previsto. Pós-broncodilatador = valor da medida após a administração de um broncodilatador de curta duração. % de mudança = mudança entre pré e pós-broncodilatador.

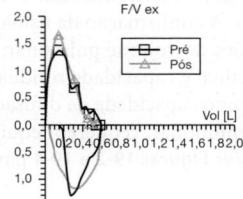

	Previsto	Pré-broncodilatador	% previsto	Escore Z	Pós-broncodilatador	% previsto	Escore Z	% de mudança
CVF (L)	1,22	0,60	49	−4,09	0,56	46	−4,33	−6
VEF$_1$ (L)	1,12	0,54	48	−3,93	0,47	42	−4,33	−12
VEF$_1$/CVF	92	98	98	−0,40	84	91	−1,34	−7
FEF$_{25-75}$ (L/s)	1,58	0,63	40	−2,62	0,52	33	−2,92	−17

▲ **Figura 19-4** Espirometria de padrão restritivo, pré e pós-broncodilatador. A restrição foi confirmada medindo os volumes pulmonares por diluição com hélio (não mostrado).
Curva de fluxo-volume. O eixo vertical representa a taxa de fluxo e o eixo horizontal representa o volume.
CVF = capacidade vital forçada; VEF$_1$ = volume expiratório forçado no primeiro segundo; VEF$_1$/CVF é a relação entre os dois valores medidos. FEF$_{25-75}$ = fluxo expiratório forçado entre 25% e 75% da CVF. L = litros; L/s = litros/segundo. Previsto = valor esperado com base na idade, sexo, altura e etnia. Pré-broncodilatador = valor medido antes da administração de um broncodilatador de curta duração. % previsto = razão do valor medido para o valor previsto. Escore Z = Número do desvio padrão do valor médio previsto. Pós-broncodilatador = valor da medida após a administração de um broncodilatador de curta duração. % de mudança = mudança entre pré e pós-broncodilatador.

Coates AL: Using reference values to interpret pulmonary function tests. Paediatr Respir Rev 2011;12:206–207 [PMID: 21722850].
Stanojevic S et al: Reference ranges for spirometry across all ages: a new approach. Am J Respir Crit Care Med 2008;177:253–260 [PMID: 18006882].

AVALIAÇÃO DE OXIGENAÇÃO E VENTILAÇÃO

As medições de gasometria arterial descrevem o equilíbrio ácido-base, a oxigenação e o estado da ventilação no corpo. As medições de gases no sangue podem categorizar os distúrbios ácido-básicos como respiratórios, metabólicos ou mistos, bem como agudos ou crônicos. As medições de gases no sangue são afetadas por anormalidades de correspondência $\dot{V}/\dot{Q}$ ventilação/perfusão, controle respiratório, ventilação e mecânica respiratória. Em pediatria, a hipoxemia resulta mais comumente do desequilíbrio $\dot{V}/\dot{Q}$. As doenças pediátricas comuns associadas à hipoxemia resulta ao desequilíbrio $\dot{V}/\dot{Q}$ incluem asma aguda, FC, pneumonia, bronquiolite e DBP. Outras causas de hipoxemia incluem hipoventilação, shunts (fisiológicos e anatômicos) e barreiras de difusão. A hipercapnia (pressão parcial elevada de dióxido de carbono arterial [$Paco_2$]) resulta da hipoventilação. As causas incluem diminuição do impulso respiratório central, fraqueza dos músculos respiratórios e respiração com baixo volume corrente, como visto em doenças restritivas do pulmão ou da parede torácica. A hipercapnia também pode ocorrer quando há desequilíbrio $\dot{V}/\dot{Q}$ grave, o que pode ocorrer com FC ou DBP grave. A **Tabela 19-2** fornece valores normais para pH arterial, Pao_2 e $Paco_2$ ao nível do mar e a 5.000 pés (aproximadamente 1.500 metros).

A gasometria venosa ou a gasometria capilar podem ser úteis para a avaliação da Pco_2 e do pH, mas não da Po_2 ou da saturação. A avaliação não invasiva da oxigenação pode ser obtida com a oximetria de pulso (Spo_2). Os valores de Spo_2 são confiáveis acima de 80%. A confiabilidade é reduzida com baixa pulsação arterial (p. ex., com hipotermia, hipotensão ou vasoconstrição). O monóxido de carbono ligado à hemoglobina resulta em leituras de Spo_2 falsamente altas. O monitoramento de CO_2 exalado ou expirado é mais preciso em pacientes sem doença pulmonar significativa, mas pode ser uma forma não invasiva de estimar o conteúdo de CO_2 arterial e monitorar a ventilação alveolar. O monitoramento do CO_2 exalado ou expirado é comumente usado durante a polissonografia (PSG), ventilação mecânica e anestesia. O monitoramento transcutâneo de Pco_2 também é viável, mas pode ser menos confiável do que o monitoramento transcutâneo de Po_2.

Tabela 19-2 Valores normais de gasometria arterial em ar ambiente

	pH	Pao_2 (mmHg)	$Paco_2$ (mmHg)
Nível do mar	7,38–7,42	85–95	36–42
5.000 pés	7,36–7,40	65–75	35–40

$Paco_2$, pressão parcial de dióxido de carbono arterial; Pao_2, pressão parcial de oxigênio arterial.

Ammaddeo A, Fauroux B: Oxygen and carbon dioxide monitoring during sleep. Paediatr Respir Rev 2016;20:42–44. doi: 10.1016/j.prrv.2015.11.009 [PMID: 26724141].
Berend K, de Vries APJ, Gans ROB: Physiological approach to assessment of acid-base disturbances. N Engl J Med 2014;371:1434–1445 [PMID: 25295502].
Fouzas S, Priftis KN, Anthracopoulos MB: Pulse oximetry in pediatric practice. Pediatrics 2011;128:740 [PMID: 21930554].

DIAGNÓSTICO DE INFECÇÕES DO TRATO RESPIRATÓRIO

As infecções do trato respiratório podem ser causadas por bactérias, vírus, bactérias atípicas (p. ex., *Mycoplasma pneumoniae* e *Chlamydia pneumoniae*), *Mycobacterium tuberculosis*, micobactérias não tuberculosas ou fungos (p. ex., *Aspergillus* e *Pneumocystis jiroveci*). O tipo de infecção suspeita e os testes diagnósticos apropriados variam dependendo de fatores como idade da criança, doença pulmonar subjacente, função imunológica e região geográfica. As fontes de secreções do trato respiratório para testes diagnósticos incluem swabs nasofaríngeos e orofaríngeos, escarro induzido e expectorado, aspirados traqueais, amostras diretas de pulmão ou líquido pleural, fluido de lavado broncoalveolar (LBA) e aspirados gástricos. O escarro expectorado espontaneamente é a maneira menos invasiva de coletar uma amostra, embora raramente esteja disponível ou seja satisfatório antes dos 6 anos de idade. A indução de escarro, realizada por inalação de solução salina hipertônica em aerossol, é um meio relativamente seguro e não invasivo de obter secreções das vias aéreas inferiores. Os aspirados traqueais podem ser obtidos facilmente de pacientes com tubos endotraqueais ou de traqueostomia. As culturas do trato respiratório são comumente usadas para identificar patógenos das vias aéreas, mas testes de diagnóstico molecular, baseados na amplificação da reação em cadeia da polimerase (PCR) e na detecção de ácido nucleico de microrganismos, são cada vez mais utilizados e geralmente mais rápidos e sensíveis. Amostras de sangue e urina também podem ser usadas para testes sorológicos e de antígenos.

Chiang AD, Dekker JP: From the pipeline to the bedside: advances and challenges in clinical metagenomics. J Inf Dis 2019;221:S331–S340. https://doi-org.proxy.hsl.ucdenver.edu/10.1093/infdis/jiz151
Goodman D et al: Challenges in the diagnosis of paediatric pneumonia in intervention field trials: recommendations from a pneumonia field trial working group. Lancet Respir Med 2019;7:1068–1083. doi.org/10/1016/52213-2600(19)30149-8.

IMAGEM DO TRATO RESPIRATÓRIO

A radiografia simples de tórax continua sendo a base para a investigação do tórax em pediatria. Ambas as vistas frontal (póstero-anterior) e lateral devem ser obtidas, se possível. A radiografia é útil para avaliar anormalidades da parede torácica, tamanho e formato do coração, mediastino, diafragma, vias aéreas e parênquima pulmonar. Quando há suspeita de líquido pleural, as radiografias em decúbito lateral podem ser úteis para determinar a extensão e a mobilidade do líquido. A ultrassonografia pulmonar pode ser útil como um teste à beira do leito para derrame e pneumonia complicada. Quando há suspeita de corpo estranho, radiografias de expiração forçada podem mostrar aprisionamento de ar focal e deslocamento do mediastino para o lado contralateral. As radiografias laterais do pescoço podem ser úteis na avaliação do tamanho das adenoides e amígdalas e na diferenciação entre crupe e epiglotite, esta última associada ao sinal da "impressão digital".

Os estudos fluoroscópicos, incluindo a seriografia do esôfago, estômago e duodeno (SEED), esofagograma ou estudos videofluoroscópicos da deglutição (VFSS, de *videofluoroscopic swallow studies*), são indicados para detecção de compressão esofágica ou disfunção da deglutição em pacientes com disfagia, fístula traqueoesofágica, anéis vasculares e *slings* ou tosse inexplicada/sintomas respiratórios. A fluoroscopia ou a ultrassonografia do diafragma podem detectar paralisia ao demonstrar o movimento paradoxal do hemidiafragma envolvido.

A tomografia computadorizada (TC) volumétrica de tórax é recomendada para avaliação de lesões pulmonares congênitas patologias pleurais, (p. ex., derrame ou pneumotórax recorrente), pneumonia complicada, distúrbios do mediastino (p. ex., linfadenopatia), doença pulmonar difusa (DPD) e bronquiectasia. Pode ser necessário adicionar contraste para avaliar massas e nódulos e angiografia por TC para delinear a vasculatura. A ressonância magnética (RM) também é útil para definir anormalidades anatômicas vasculares ou brônquicas. As preocupações com a exposição à radiação em crianças levaram à campanha Image Gently (realize exames de imagem gentilmente), uma iniciativa da Aliança pela Segurança contra Radiação em Exames de Imagem Pediátricos, dedicada a aumentar a conscientização sobre a necessidade de proteger as crianças. contra a radiação.

> Don S et al: Image gently campaign back to basics initiative: ten steps to help manage radiation dose in pediatric digital radiography. AJR Am J Roentgenol 2013;200(5):W431–W436 [PMID: 23617510].
> Image Gently Campaign website: http://www.imagegently.org/.
> Schneebaum et al: Use and yield of chest computed tomography in the diagnostic evaluation of pediatric lung disease. Pediatrics 2009;124: 472–479 [PMID: 19620200].

LARINGOSCOPIA E BRONCOSCOPIA

A visualização direta da anatomia das vias aéreas pode ser útil para o diagnóstico ou para manobras terapêuticas. A nasofaringoscopia ou laringoscopia é usada para avaliar as vias aéreas superiores enquanto o paciente está acordado. A broncoscopia flexível ou rígida é usada para avaliar as vias aéreas superiores e inferiores enquanto o paciente está sedado com anestesia geral. As indicações para laringoscopia incluem rouquidão, estridor, sintomas de apneia obstrutiva do sono (AOS) e obstrução laríngea induzível (OLI). As indicações para broncoscopia incluem sibilância, suspeita de corpo estranho, suspeita de fístula traqueoesofágica, pneumonia recorrente, atelectasia persistente, tosse crônica e hemoptise.

Os broncoscópios rígidos e flexíveis apresentam vantagens individuais e, para alguns pacientes, ambos devem ser usados sequencialmente sob a mesma anestesia. Os instrumentos rígidos de tubo aberto têm a melhor ótica para visualização de fenda laríngea, estenose subglótica ou outra anormalidade estrutural e permitem que a intervenção cirúrgica seja facilmente realizada, como a remoção de um corpo estranho. Laringoscópios e broncoscópios flexíveis são de menor calibre e, portanto, não abrem as vias aéreas durante o procedimento. O colapso dinâmico das vias aéreas é melhor avaliado pela broncoscopia flexível, e as vias aéreas mais distais podem ser avaliadas melhor com o broncoscópio flexível do que com o rígido. O LBA, uma lavagem com água estéril da via aérea distal e alvéolos, é realizado durante a maioria das broncoscopias flexíveis diagnósticas. O LBA é útil para amostrar o espaço alveolar em busca de infecção, inflamação ou hemorragia. Embora a remoção de corpos estranhos tenha sido realizada com o broncoscópio flexível em crianças maiores, o padrão de tratamento na maioria das instituições é a remoção de corpos estranhos por meio do broncoscópio rígido.

Um broncoscópio flexível também pode ser usado para avaliar a colocação e permeabilidade de um tubo endotraqueal ou para realizar traqueoscopia em paciente acordado e visualizar as vias aéreas distais através de um tubo de traqueostomia. Na avaliação por videoendoscopia da deglutição (VED) com fibra óptica, um laringoscópio é usado para visualizar a laringe enquanto o paciente engole líquidos ou alimentos tingidos de azul ou verde.

A broncoscopia flexível terapêutica é realizada para aspirar secreções espessas tênues e remover coágulos, ou pode ser combinada com procedimentos intervencionistas, incluindo laser. A biópsia transbrônquica em crianças é limitada principalmente à rejeição em pacientes com transplante de pulmão e pode ter um papel na sarcoidose, mas há baixo rendimento diagnóstico na maioria das outras condições. A aspiração transbrônquica com agulha guiada por ultrassom endobrônquico (EBUS-TBNA, de *endobronchial ultrasound-guided transbronchial needle aspiration*) tem sido relatada como útil para avaliação da infecção. A cirurgia pulmonar toracoscópica videoassistida (VATS, de *video-assisted thoracic surgery*) fornece uma amostra mais substancial para avaliação patológica.

> Giraldo-Cadavid LF et al: Accuracy of endoscopic and videofluoroscopic evaluations of swallowing for oropharyngeal dysphagia. Laryngoscope 2017 Sep;127(9):2002–2010 [PMID: 27859291].
> Nicholai T: The role of rigid and flexible bronchoscopy in children. Paediatr Respir Rev 2011;12:190–195 [PMID: 21722848].

TERAPIA GERAL PARA DOENÇAS PULMONARES PEDIÁTRICAS

OXIGENIOTERAPIA

A terapia com oxigênio suplementar (O_2) é usada para aliviar a hipoxemia, e os benefícios podem incluir a redução do trabalho respiratório, redução dos sintomas respiratórios, relaxamento da vasculatura pulmonar e melhora da tolerância alimentar. Os pacientes que respiram espontaneamente podem receber O_2 suplementar via cânula nasal, campânula ou máscara (incluindo máscaras simples, reinalantes, não reinalantes ou Venturi). O objetivo da terapia com O_2 é atingir uma Pao_2 de 65 a 90 mmHg (ao nível do mar) ou Spo_2 acima de 90%. Níveis mais baixos de Pao_2 ou Spo_2 podem ser aceitáveis em certas situações, particularmente em cardiopatias congênitas cianóticas. A concentração real de O_2 alcançada pela cânula ou máscara nasal depende da taxa de fluxo, do tipo de máscara usada e do tamanho do paciente. Pequenas mudanças na taxa de fluxo durante a administração de O_2 por cânula nasal podem levar a mudanças substanciais na concentração inspirada de oxigênio em lactentes jovens. A quantidade de oxigênio necessária para corrigir a hipoxemia pode variar com a atividade; por exemplo, uma criança com doença pulmonar crônica que usa 0,25 L/min pode precisar de fluxo maior durante o sono, as atividades ou a alimentação.

A administração de O_2 por campânula não é frequentemente utilizada se o paciente puder usar uma cânula nasal, que permite maior mobilidade. Mesmo com altas taxas de fluxo, o O_2 por cânula nasal raramente fornece concentrações inspiradas de oxigênio superiores a 40 ou 45%. Em contraste, máscaras de reinalação parcial e não reinalação ou campânulas podem atingir concentrações de oxigênio inspirado de 90 a 100%. O fornecimento de oxigênio por cânula nasal umidificada aquecida e de alto fluxo permite uma taxa de fluxo muito mais alta e é usado com frequência cada vez maior quando o O_2 suplementar padrão de baixo fluxo não atinge as metas de Spo_2.

> Levy SD et al: High-flow oxygen therapy and other inhaled therapies in intensive care units. Lancet 2016;387:1867–1878 [PMID: 27203510].
> Rahimi S: New guidelines for home oxygen therapy in children. Lancet Respir Med 2019;7(4):301–302. doi: 10.1016/S2213-2600(19)30076-1.
> Walsh BK, Smallwood CD: Pediatric oxygen therapy: a review and update. Respir Care 2017;62(6):645–661. doi: 10.4187/respcare.05245.

MEDICAMENTOS INALADOS

Os medicamentos inalados são a base terapêutica para condições respiratórias pediátricas e são usados rotineiramente em pacientes com FC, DBP e asma, bem como em doenças agudas, como laringotraqueobronquite infecciosa e bronquiolite (Tabela 19-3). Os β-agonistas de curta duração e os anticolinérgicos fornecem broncodilatação aguda (alívio sintomático), enquanto os corticosteroides inalatórios e as cromonas fornecem efeitos anti-inflamatórios (manutenção). Os antibióticos nebulizados têm benefícios documentados na FC e os medicamentos mucolíticos nebulizados (p. ex., rhDNAse e solução salina hipertônica) são usados na FC e em outras condições com mobilização das secreções prejudicada, como bronquiectasias não relacionadas à FC.

Tabela 19-3 Usos comuns para medicações inalatórias em doenças respiratórias pediátricas

Processo de doença	Broncodilatador de curta duração	Broncodilatador anticolinérgico	Esteroide inalatório	Outro
Asma	Alívio sintomático e antes do exercício para prevenir broncoespasmo induzido por exercício	Alívio sintomático	Uso crônico para controle da inflamação	Corticoide inalatório + broncodilatador de longa duração para controle
Displasia broncopulmonar	Alívio sintomático	Alívio sintomático	Uso crônico para controle da inflamação na presença de reatividade brônquica	
Fibrose cística	Antes da depuração das vias aéreas	Dados limitados	Uso crônico para controle da inflamação na presença de reatividade brônquica	Mucolíticos e antibióticos inalatórios
Laringotraqueobronquite infecciosa (crupe)	Alívio sintomático (adrenalina racêmica)		Alívio sintomático (esteroide nebulizado)	
Bronquiolite (infecção aguda)	Alívio sintomático, pode ter benefício limitado		Investigação em relação à adrenalina e solução salina hipertônica inaladas em andamento	Interesse recente em relação à adrenalina e solução salina hipertônica inaladas

Os medicamentos podem ser administrados por inalador pressurizado dosimetrado (pMDI, de *pressurised metered dose inhaler*), pMDI ativado por respiração, inalador de pó seco ou nebulização úmida acionada por ar comprimido. A atenção cuidadosa à técnica de administração é fundamental para otimizar a administração de medicamentos nas vias aéreas. Uma câmara de retenção com válvula ou espaçador semelhante deve ser usada com o uso de pMDI, e essa técnica tem se mostrado eficaz em bebês a partir dos 4 meses de idade. Uma interface de máscara facial é recomendada para pMDI e nebulização úmida em bebês e crianças pequenas; um bocal simples é suficiente para crianças mais velhas que podem formar uma vedação ao redor do bocal. A técnica de administração deve ser avaliada e revisada em todas as consultas médicas.

Lavorini F, Janson C, Braido F, Stratelis G, Lokke A: What to consider before prescribing inhaled medications: a pragmatic approach for evaluating the current inhaler landscape. Ther Adv Respir Dis 2019;13:1–28. doi: 10.1177/1753466619884532.
Restreppo MI, Keyt H, Reyes LF: Aerosolized antibiotics. Respir Care 2015;60:762–773 [PMID: 26070573].

TERAPIA DE DESOBSTRUÇÃO DAS VIAS AÉREAS

A desobstrução (ou clearance) das vias aéreas é a mobilização e expulsão de secreções ou detritos das vias aéreas. A desobstrução inata das vias aéreas compreende o clearance mucociliar e a tosse. As terapias de desobstrução das vias aéreas pretendem reproduzir ou aumentar essas funções. As técnicas de desobstrução das vias aéreas atualmente disponíveis incluem percussão manual ou fisioterapia respiratória, drenagem postural, técnica expiratória forçada (*huffing*), drenagem autogênica, pressão expiratória positiva com dispositivos manuais, respiração com pressão positiva intermitente, oscilação ou compressão da parede torácica de alta frequência, ventilação percussiva intrapulmonar, e insuflação-exsuflação manual ou mecânica. Devido ao comprometimento da função mucociliar, todas as técnicas acima citadas, exceto as de insuflação-exsuflação, já foram utilizadas na FC, na bronquiectasia e na traqueobroncomalácia. Frequentemente, as terapias são combinadas (p. ex., compressão da parede torácica de alta frequência e *huffing*) para maximizar o efeito. A insuflação-exsuflação (comumente chamada de assistência à tosse) é usada quando a força da tosse é enfraquecida, como em doenças neuromusculares, lesões neurológicas ou imobilidade prolongada. A decisão sobre qual tecnologia utilizar deve levar em consideração o comprometimento subjacente da desobstrução das vias aéreas, a idade, a preferência e a capacidade de colaboração do paciente. Broncodilatadores ou medicamentos mucolíticos podem ser administrados antes ou durante a terapia de desobstrução das vias aéreas. Se prescritos, os corticosteroides e antibióticos inalatórios devem ser administrados após a terapia de desobstrução das vias aéreas de forma que as mesmas já estejam livres de secreções, permitindo que os medicamentos penetrem ao máximo no pulmão. A desobstrução das vias aéreas não demonstrou ser benéfica para pacientes com doenças respiratórias agudas, como pneumonia, bronquiolite e asma. As contraindicações para a terapia de desobstrução das vias aéreas incluem corpo estranho retido, hemoptise, pneumotórax não tratado, trauma torácico, cirurgia recente da via aérea ou cirurgia de tórax aberto e preocupações com aumento da pressão intracraniana. A atividade física diária é uma terapia adjuvante importante para a desobstrução das vias aéreas e a saúde geral dos pulmões.

Kravitz RM: Airway clearance in Duchenne muscular dystrophy. Pediatrics 2009;123:S231–S235 [PMID: 19420150].
McIlwaine M et al: Personalizing airway clearance in chronic lung disease. Eur Respir Rev 2017;26:143 [PMID: 28223396].

PREVENÇÃO DE RISCOS AMBIENTAIS

Os insultos ambientais podem agravar doenças pulmonares existentes, prejudicar a função pulmonar e causar doenças pulmonares em crianças. Os exemplos incluem poluição do ar externo (ozônio e particulados), poluição interna, exaustão de diesel e fungos domésticos. A fumaça do tabaco aumenta dramaticamente a morbidade pulmonar na infância. Não está claro o impacto de outros produtos derivados do tabaco, como cigarros eletrônicos e fumaça de maconha de forma passiva, mas é provável que também sejam prejudiciais. Os membros fumantes da família devem ser aconselhados a parar de fumar e a fazer todo o possível para minimizar a exposição à fumaça das pessoas ao seu redor, tanto exposição passiva (fumo inalado diretamente pela criança presente no ambiente) quanto exposição indireta (fumaça inalada das roupas do membro da família). As residências com mofo devem passar por reparos, principalmente se houver crianças com doenças pulmonares na residência. A exposição ao ozônio pode ser limitada evitando atividades ao ar livre durante o auge dos níveis diários de ozônio. Dados recentes mostram que melhorias na qualidade do ar reduzem as deficiências da função pulmonar em crianças.

A exposição a animais de estimação e infestações, p.ex. baratas ou camundongos, pode ser um gatilho significativo em crianças com asma e alergia a animais de estimação ou pragas. Apesar do risco conhecido, muitas famílias relutam em eliminar o risco de exposição ao animal de estimação e à fumaça de qualquer tipo. Limitar a exposição a poluentes externos pode ser um desafio para muitas famílias e crianças.

Pfeffer PE, Mudway IS, Grigg J: Air pollution and asthma: mechanism of harm and considerations for clinical interventions. Chest 2021;159(4):1346–1355. doi.org/10.1016/j.chest.2020.10.053.
Tiotiu AI et al: Impact of air pollution on asthma outcomes. Int J Environ Res Public Health 2020;17(17):6212. doi: 10.3390/ijerph17176212.
Urman R, Garcia E, Berhane K, McConnell R, Gauderman WJ, Gilliland F: The potential effects of policy-driven air pollution interventions on childhood lung development. Am J Respir Crit Care Med 2020;201(4):438–444. doi: 10.1164/rccm.201903-0670OC.

DISTÚRBIOS DE OBSTRUÇÃO AO FLUXO AÉREO

A obstrução do fluxo aéreo nas vias aéreas condutoras pode ocorrer em locais extratorácicos acima da entrada torácica (p. ex., nariz, boca, faringe e laringe) ou em locais intratorácicos abaixo da entrada torácica (p. ex., traqueia, brônquios e bronquíolos terminais). A obstrução extratorácica ou das vias aéreas superiores interrompe a fase inspiratória da respiração e geralmente se manifesta por estridor ou "respiração ruidosa". O diferencial da obstrução das vias aéreas superiores inclui anormalidades congênitas, infecções virais – incluindo crupe, e aspiração de corpo estranho. A obstrução intratorácica ou das pequenas vias aéreas interrompe a fase expiratória da respiração e geralmente se manifesta por sibilância e prolongamento da fase expiratória. O diagnóstico diferencial para obstrução das pequenas vias aéreas inclui infecção, compressão extrínseca adquirida (p. ex., linfadenopatia) e doenças pulmonares crônicas que causam inflamação das vias aéreas, como distúrbios da depuração mucociliar, asma e disfagia com aspiração.

Após avaliar se a obstrução é extratorácica ou intratorácica, o próximo desafio é determinar se a obstrução é fixa ou variável. Obstruções fixas causam interferência em toda respiração e os sons anormais são ouvidos de forma constante. As obstruções fixas podem ser intrínsecas às vias aéreas ou devidas à compressão das mesmas (extrínsecas). Elas são frequentemente associadas a anormalidades anatômicas que podem ser passíveis de correção cirúrgica (Tabela 19-4).

A obstrução variável leva a sons anormais durante a respiração que são mais suaves ou ausentes durante a respiração normal em repouso e podem soar diferentes a cada respiração. As obstruções variáveis são muitas vezes devidas a alterações dinâmicas no calibre das vias aéreas que ocorrem com laringomalácia, traqueomalácia ou broncomalácia. O início e a progressão da obstrução podem fornecer pistas importantes sobre a etiologia e ajudar a determinar a urgência da avaliação e do tratamento. As obstruções devido ao colapso dinâmico das vias aéreas geralmente melhoram com a idade, enquanto as obstruções fixas geralmente progridem ou não melhoram com a idade. A obstrução extratorácica de início agudo costuma ser infecciosa. As indicações clínicas de que a obstrução é grave incluem estridor agudo ou sibilância, estridor bifásico, salivação ou disfagia, sons respiratórios de baixa intensidade, retrações graves e palidez ou cianose.

Os estudos diagnósticos úteis na avaliação da obstrução das vias aéreas superiores incluem radiografias de tórax e pescoço lateral e broncoscopia. Os pacientes com sintomas de obstrução crônica grave devem realizar eletrocardiograma e/ou ecografia para avaliar hipertrofia ventricular direita e hipertensão pulmonar. Os pacientes com suspeita de AOS devem realizar PSG (ver seção Distúrbios respiratórios do sono). Os exames diagnósticos para obstrução intratorácica podem incluir radiografias de tórax, TC, teste do suor, TFPs e broncoscopia. Em crianças mais velhas, os TFPs podem diferenciar entre obstrução fixa e variável do fluxo aéreo e podem identificar o local da obstrução. O tratamento deve ser direcionado ao alívio da obstrução das vias aéreas e à correção da condição subjacente, se possível.

OBSTRUÇÃO DAS VIAS AÉREAS SUPERIORES

LARINGOMALÁCIA

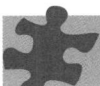

FUNDAMENTOS DO DIAGNÓSTICO E CARACTERÍSTICAS TÍPICAS

- Apresentação desde o nascimento ou nas primeiras semanas de vida.
- Estridor inspiratório intermitente e agudo.
- Sintomas moderados a graves requerem visualização da via aérea.

A laringomalácia é um distúrbio congênito na qual o suporte cartilaginoso para as estruturas supraglóticas é subdesenvolvido. É a causa mais comum de obstrução extratorácica variável das vias aéreas e se manifesta como **estridor intermitente** em lactentes, geralmente nas primeiras 6 semanas de vida. O estridor geralmente piora na posição supina, com aumento da atividade ou choro, com infecções respiratórias superiores e durante a alimentação.

Tabela 19-4 Classificação e causas de obstrução das vias aéreas superiores

Fixa, extratorácica, não aguda	Fixa, extratorácica, aguda	Fixa, intratorácica, intrínseca	Fixa, intratorácica, extrínseca
Paralisia de pregas vocais	Laringotraqueobronquite infecciosa	Estenose traqueal	Tumor (comprimindo as vias aéreas)
Atresia/membrana laríngea	Epiglotite	Anéis traqueais completos	Anel vascular ou *sling*
Laringocele/cisto	Traqueíte bacteriana	Aspiração de corpo estranho	Cisto broncogênico
Papilomas laríngeos	Anafilaxia	Tumor endobrônquico	Malformação congênita da via aérea pulmonar
Hemangioma subglótico	Edema angioneurótico		Duplicação esofágica
Membrana traqueal	Aspiração de corpo estranho		Enfisema lobar congênito

Normalmente, a condição é benigna e desaparece quando a criança atinge os 2 anos de idade, mas ocasionalmente os sinais podem ser mais graves ou persistir além dos 2 anos de idade. Em pacientes levemente afetados sem estridor em repouso e sem retrações, o diagnóstico é baseado na história e o tratamento geralmente não é necessário. Em crianças com sintomas graves ou atípicos, a laringoscopia em vigília é realizada para avaliar o colapso inspiratório de uma epiglote em forma de ômega (com ou sem aritenoides longas e redundantes). A supraglotoplastia cirúrgica pode ser recomendada para pacientes com sintomas graves de obstrução das vias aéreas, como estridor a cada respiração, retrações, AOS e aumento do trabalho respiratório, ou sinais mais crônicos, como dificuldades de alimentação ou déficit de crescimento.

> Thompson DM et al: Laryngomalacia: factors that influence disease severity and outcomes of management. Curr Opin Otolaryngol Head Neck Surg 2010;18(6):564 [PMID: 20962644].
> Thorne MC, Garetz SL: Laryngomalacia: review and summary of current clinical practice in 2015. Paediatr Respir Rev 2016;17:3–8 [PMID: 25802018].

OUTRAS CAUSAS DE OBSTRUÇÃO CONGÊNITA DAS VIAS AÉREAS SUPERIORES

Outras lesões congênitas da laringe, como atresia laríngea, membrana laríngea, laringocele e cisto da laringe, hemangioma subglótico, fenda laríngea e estenose subglótica, geralmente se apresentam como obstrução extratorácica fixa e são melhor avaliadas por laringoscopia direta.

- A atresia laríngea, também conhecida como sequência de obstrução congênita das vias aéreas superiores (CHAOS, de *congenital high airway obstruction sequence*), apresenta-se ao nascimento com dificuldade respiratória grave e geralmente é fatal ou requer um procedimento fetal de tratamento intraparto extrauterino (EXIT, de *ex utero intrapartum treatment*) com traqueostomia imediata.
- A membrana laríngea, que representa a fusão da porção anterior das pregas vocais verdadeiras, está associada a rouquidão, afonia e estridor ao nascimento, e os casos graves requerem intervenção imediata.
- Os cistos laríngeos e laringoceles se apresentam com estridor e obstrução significativa das vias aéreas. Os cistos laríngeos são superficiais e geralmente cheios de líquido. As laringoceles se comunicam com o interior da laringe e podem ser preenchidas por ar ou líquido. Ambos requerem cirurgia ou tratamento com.
- Os hemangiomas subglóticos são uma causa rara de obstrução das vias aéreas superiores em lactentes e estão associados a lesões vasculares cutâneas em 50 a 60% dos pacientes. Embora as malformações vasculares regridam espontaneamente, a obstrução das vias aéreas requer intervenção. As opções de tratamento clínico incluem propranolol, esteroides sistêmicos ou esteroides intralesionais. A intervenção cirúrgica com ablação a laser geralmente é bem-sucedida. A traqueostomia raramente é necessária.

- A fenda laríngea por falha na fusão cricóidea posterior é uma anormalidade da via aérea extratorácica, mas raramente causa obstrução. Em vez disso, os pacientes podem apresentar disfagia e aspiração. Uma fissura laríngea tipo 1 (ao nível das pregas vocais) pode não evidenciar aspiração em uma VFSS, enquanto fendas laríngeas mais graves tipos 2 e 3 quase sempre evidenciam. Todos os tipos de fissuras podem resultar em pneumonia recorrente ou crônica e déficit de crescimento. O diagnóstico é feito por broncoscopia/laringoscopia rígida, atentando para o afastamento estruturas glóticas posteriores e avaliação da ausência de tecido acima das pregas vocais. A decisão de corrigir fissuras tipo 1 deve ser tomada após consideração multidisciplinar das complicações pulmonares e outras comorbidades. O reparo das fissuras tipo 1 pode ser feito cirurgicamente ou com uma laringoplastia por injeção. As fendas mais graves requerem reparo cirúrgico e podem requerer traqueostomia. A função de deglutição normal sem aspiração pode não retornar por meses, mesmo após o reparo.
- A estenose subglótica pode ser congênita ou adquirida (ver seção Distúrbios adquiridos das vias aéreas extratorácicas).

> Ahmad SM, Soliman AM: Congenital anomalies of the larynx. Otolaryngol Clin North Am 2007;40(1):177–191 [PMID: 17346567].
> Huoh KC, Rosbe KW: Infantile hemangiomas of the head and neck. Pediatr Clin North Am 2013;60(4):937–949 [PMID: 23905829].

OBSTRUÇÃO INFECCIOSA DAS VIAS AÉREAS SUPERIORES

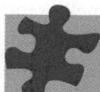

FUNDAMENTOS DO DIAGNÓSTICO E CARACTERÍSTICAS TÍPICAS

► Estridor de início recente no contexto de uma doença respiratória superior ou febre.

O estridor agudo é o principal sintoma do crupe (laringotraqueobronquite viral). O diagnóstico diferencial de estridor agudo inclui epiglotite, traqueíte bacteriana, crupe espasmódico, angioedema, corpo estranho laríngeo ou esofágico, abscesso retrofaríngeo ou peritonsilar ou indicação indireta de obstrução congênita das vias aéreas superiores. Esses diagnósticos devem ser considerados quando os sintomas são atípicos ou quando as crianças estão gravemente doentes.

1. Crupe

O crupe geralmente afeta crianças de 6 meses a 5 anos de idade no outono e início do inverno e é mais frequentemente causado por sorotipos do vírus parainfluenza. No entanto, muitos outros organismos virais, bem como *M. pneumoniae*, podem causar crupe. O edema no espaço subglótico é responsável pelos sinais predominantes de obstrução das vias aéreas superiores, embora a inflamação de toda a via aérea esteja frequentemente presente.

▶ Achados clínicos

A. Sinais e sintomas

Geralmente, um pródromo de sintomas do trato respiratório superior é seguido por tosse intensa, laringite e estridor. É comum a febre não estar presente. Os pacientes com doença leve podem apresentar estridor quando agitados. À medida que a obstrução piora, ocorre estridor em repouso, acompanhado, em casos graves, de retrações, falta de ar, cianose e hipoxemia.

B. Exames de imagem

As radiografias anteroposteriores e laterais do pescoço não são indicadas rotineiramente para pacientes com apresentação clássica de crupe. No entanto, são indicadas para avaliar outras causas em uma apresentação atípica ou um paciente gravemente enfermo. No crupe, uma radiografia do pescoço mostra estreitamento subglótico (sinal do campanário), sem as irregularidades observadas na traqueíte, e uma epiglote normal. Um paciente gravemente doente nunca deve ser deixado sozinho na sala de exame.

▶ Tratamento

O tratamento do crupe é sintomático. O crupe leve, representado por tosse ladrante e sem estridor em repouso, requer tratamento de suporte com hidratação oral. Podem ser prescritos dexametasona ou esteroide inalatório (ver adiante). Por outro lado, os pacientes com estridor em repouso requerem intervenção ativa. Deve-se administrar oxigênio a pacientes com queda na saturação. A adrenalina racêmica nebulizada (0,5 mL de solução a 2,25% diluída em solução salina estéril) é comumente usada porque tem um rápido início de ação em 10 a 30 minutos, é eficaz no alívio dos sintomas e diminui a necessidade de intubação.

A eficácia dos glicocorticoides no crupe está firmemente estabelecida. A dexametasona, 0,6 mg/kg por via intramuscular em dose única, melhora os sintomas, reduz a duração das hospitalizações e a frequência das intubações e permite a alta precoce do departamento de emergência. A dexametasona oral (0,15 mg/kg) pode ser igualmente eficaz para crupe leve a moderado. A prednisolona não é inferior à dexametasona em doses equivalentes, e a budesonida inalatória (2-4 mg) pode melhorar os sintomas e diminuir o tempo de internação. O uso de heliox, uma mistura de hélio e oxigênio, melhora o fluxo de ar turbulento, mas não é superior à medicação nebulizada. O uso de heliox é limitado a crianças normóxicas devido à sua baixa concentração fracionada de oxigênio inspirado.

Se os sintomas desaparecerem dentro de 3 a 4 horas após o uso de glicocorticoides e adrenalina nebulizada, os pacientes podem receber alta com segurança, sem medo de um rebote súbito dos sintomas. Se, no entanto, forem necessários tratamentos recorrentes com adrenalina nebulizada ou se o desconforto respiratório persistir, os pacientes precisam de hospitalização para observação rigorosa, cuidados de suporte e dosagem repetida de esteroides ou tratamentos de nebulização, conforme necessário. Em pacientes com insuficiência respiratória iminente é necessário garantir a permeabilidade da via aérea. A intubação com um tubo endotraqueal de diâmetro ligeiramente menor do que o normalmente utilizado é razoavelmente segura. A extubação deve ser realizada dentro de 2 a 3 dias para minimizar o risco de lesão laríngea. Outras causas subjacentes devem ser consideradas em pacientes hospitalizados com sintomas persistentes por 3 a 4 dias apesar do tratamento, em casos mais graves que requerem intubação ou em casos com episódios recorrentes.

▶ Prognóstico

A maioria das crianças com crupe tem um curso sem intercorrências e melhora em poucos dias. Algumas evidências sugerem que pacientes com histórico de crupe associado à sibilância podem apresentar hiper-reatividade das vias aéreas. Nem sempre está claro se a hiper-reatividade estava presente antes do episódio de crupe ou se a infecção viral que causou a crupe alterou a função das vias aéreas.

Petrocheilou A et al: Viral croup: diagnosis and a treatment algorithm. Ped Pulm 2014;49(5):421 [PMID: 24596395].
Tyler A et al: Variation in inpatient croup management and outcomes. Pediatrics 2017;139(4):e20163582. doi: 10.1542/peds.2016-3582 [PMID: 28292873].

2. Epiglotite

Com a introdução da vacina conjugada contra *Haemophilus influenzae*, a incidência de epiglotite é rara em países com programas de imunização. Se a doença ocorrer, é provável que esteja associada ao *H. influenzae* em crianças não imunizadas ou a outro organismo, como *H. influenzae* não tipável, *Neisseria meningitidis* ou espécies de *Streptococcus* em populações imunizadas.

▶ Achados clínicos

A. Sinais e sintomas

A apresentação clássica é o início súbito de febre alta, disfagia, sialorreia, voz abafada, retrações inspiratórias, cianose e estridor suave. Os pacientes costumam sentar-se na chamada posição de cão farejador, com o pescoço hiperestendido e o queixo esticado para a frente, o que lhes dá a melhor via aérea possível dadas as circunstâncias. Pode ocorrer progressão para obstrução total das vias aéreas e resultar em parada respiratória. O diagnóstico definitivo é feito pela inspeção direta da epiglote, um procedimento que deve ser feito por um especialista experiente em vias aéreas sob condições controladas (normalmente na sala de cirurgia durante a intubação). Os achados típicos são epiglote edemaciada e vermelho-cereja e aritenoides edemaciadas.

B. Exames de imagem

Em relação à definição do diagnóstico, as radiografias laterais do pescoço podem ser úteis para demonstrar o sinal clássico de "impressão digital" causado pela epiglote edemaciada. A obtenção de radiografias, no entanto, pode atrasar intervenções importantes nas vias aéreas.

▶ Tratamento

Uma vez feito o diagnóstico de epiglotite, a intubação endotraqueal deve ser realizada por um médico experiente. A maioria dos anestesiologistas prefere anestesia geral (mas não relaxantes musculares) para facilitar a intubação. Depois que uma via aérea é estabelecida, devem ser obtidas culturas de sangue e epiglote, e o paciente deve iniciar antibióticos intravenosos apropriados para cobrir as espécies de *H. influenzae* e *Streptococcus* (ceftriaxona sódica ou uma cefalosporina equivalente). A extubação geralmente pode ser realizada em 24 a 48 horas, quando a inspeção direta mostra uma redução significativa no tamanho da epiglote. Os antibióticos intravenosos devem ser continuados por 2 a 3 dias, seguidos por antibióticos orais para completar um curso de 10 dias.

▶ Prognóstico

O reconhecimento imediato e o tratamento adequado geralmente resultam na resolução rápida do edema e da inflamação. A recorrência é incomum.

> Guardiani E et al: Supraglottitis in the era following widespread immunization against *Haemophilus influenzae* type B: evolving principles in diagnosis and management. Laryngoscope 2010;120(11):2183 [PMID: 20925091].
> Tibballs J et al: Symptoms and signs differentiating croup and epiglottitis. J Paediatr Child Health 2011;47(3):77 [PMID: 21091577].

3. Traqueíte bacteriana

A traqueíte bacteriana aguda (crupe pseudomembranoso) é uma forma grave de laringotraqueobronquite com risco de vida. Conforme o manejo do crupe viral grave melhorou com o uso de dexametasona e a vacinação diminuiu a incidência de epiglotite, a traqueíte foi se tornando relativamente mais comum como causa de uma emergência pediátrica das vias aéreas que requer internação na unidade de terapia intensiva (UTI) pediátrica. Esse diagnóstico deve ser considerado quando um paciente apresenta obstrução grave das vias aéreas superiores e febre. O organismo mais frequentemente isolado é o *Staphylococcus aureus*, mas organismos como *H. influenzae, Streptococcus pyogenes* do Grupo A, espécies de *Neisseria, Moraxella catarrhalis* e outros já foram relatados. As coinfecções virais, incluindo influenza, são comuns. A doença provavelmente representa invasão bacteriana localizada da mucosa em pacientes com crupe viral primário, resultando em edema inflamatório, secreções purulentas e pseudomembranas. A traqueíte crônica pode causar tosse ou outros sintomas de obstrução das vias aéreas superiores em crianças com traqueostomias (um nicho para infecção) ou desobstrução prejudicada das vias aéreas proximais, como a traqueomalácia. A traqueíte crônica geralmente se apresenta em ambiente ambulatorial como uma síndrome clínica mais indolente e menos grave do que a traqueíte bacteriana aguda.

▶ Achados clínicos

A. Sinais e sintomas

O quadro clínico inicial é como o do crupe viral; no entanto, em vez de uma melhora gradual, os pacientes desenvolvem febre alta, toxemia e obstrução grave progressiva das vias aéreas superiores, sem resposta à terapia padrão para crupe. A incidência de parada respiratória súbita ou insuficiência respiratória progressiva é alta, exigindo intervenção nas vias aéreas. Achados de choque tóxico e síndrome do desconforto respiratório agudo também podem ser observados.

B. Achados laboratoriais e exames de imagem

A contagem de leucócitos geralmente é elevada com um desvio à esquerda. As culturas de secreções traqueais geralmente demonstram um dos organismos causadores, mas as hemoculturas costumam ser negativas. As radiografias laterais do pescoço mostram epiglote normal, mas estreitamento subglótico e traqueal grave. A irregularidade do contorno da mucosa traqueal proximal pode ser observada na radiografia com frequência e deve suscitar preocupação com traqueíte. Uma endoscopia evidenciando epiglote normal, a presença de secreções purulentas copiosas e membranas traqueais confirma o diagnóstico.

▶ Tratamento

A maioria dos pacientes com traqueíte bacteriana é intubada porque a incidência de parada respiratória ou insuficiência respiratória progressiva é alta. A visualização direta e o desbridamento das vias aéreas em um ambiente controlado podem ser necessários. Os pacientes também podem necessitar de cuidados intensivos para umidificação e aspiração frequente para prevenir a obstrução do tubo endotraqueal por secreções traqueais purulentas. São indicados antibióticos intravenosos para cobrir *S. aureus, H. influenzae* e outros organismos. A terapia com glicocorticoides pode ser útil. As secreções espessas persistem por vários dias, geralmente resultando em períodos mais longos de intubação para traqueíte bacteriana do que para epiglotite ou crupe. Apesar da gravidade dessa doença, a taxa de mortalidade relatada é muito baixa se for reconhecida e tratada prontamente.

> Dawood FS et al: Complications and associated bacterial coinfections among children hospitalized with seasonal or pandemic influenza, United States, 2003–2010. J Infect Dis 2014;209(5):686 [PMID: 23986545].
> Tebruegge M et al: Bacterial tracheitis: a multi-centre perspective. Scand J Infect Dis 2009;41(8):548–557 [PMID: 19401934].

IMOBILIDADE DAS PREGAS VOCAIS

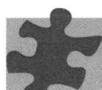

FUNDAMENTOS DO DIAGNÓSTICO E CARACTERÍSTICAS TÍPICAS

- ► Rouquidão ou estridor.
- ► Pode se apresentar com dificuldade para deglutir.

A paresia ou paralisia unilateral ou bilateral da prega (corda) vocal pode ser congênita ou, mais comumente, resultar de lesão no nervo laríngeo recorrente. Os pacientes podem apresentar vários graus de rouquidão, disfagia ou estridor agudo. Se a função parcial for preservada (paresia), os músculos adutores tendem a se mover melhor do que os abdutores, resultando em estridor inspiratório agudo e voz normal. Os fatores de risco para paresia/paralisia adquirida incluem parto difícil (especialmente apresentação facial), cirurgia torácica e de pescoço (p. ex., ligadura ductal ou reparo de fístula traqueoesofágica), trauma, massas mediastinais e doença do sistema nervoso central (SNC) (p. ex., malformação de Arnold-Chiari). O diagnóstico diferencial inclui dano ao tecido da prega vocal por intubação traumática. A paralisia unilateral é mais provável de ocorrer à esquerda porque o nervo laríngeo recorrente esquerdo faz um curso mais longo inferiormente perto de estruturas torácicas importantes. Na paralisia bilateral das pregas vocais, quanto mais próximas da linha média as pregas estiverem posicionadas, maior será a obstrução das vias aéreas; quanto mais lateral for a posição das pregas, maior a tendência a aspirar e apresentar rouquidão ou afonia.

A intervenção nas vias aéreas (traqueostomia) raramente é indicada na paralisia unilateral, mas muitas vezes é necessária na paralisia bilateral. Clinicamente, a paralisia pode ser avaliada pela visualização direta da função das pregas vocais com laringoscopia ou, de forma mais invasiva, pelo registro da atividade elétrica dos músculos (eletromiografia). Os registros eletromiográficos podem diferenciar a paralisia das pregas vocais da luxação da aritenoide, o que tem valor prognóstico. A recuperação está relacionada à gravidade da lesão nervosa e ao potencial de cura.

King EF, Blumin JH: Vocal cord paralysis in children. Curr Opin Otolaryngol Head Neck Surg 2009;17(6):483 [PMID: 19730263].

OBSTRUÇÃO LARÍNGEA INDUZIDA

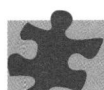

FUNDAMENTOS DO DIAGNÓSTICO E CARACTERÍSTICAS TÍPICAS

- ► Estridor agudo secundário a exercício ou ansiedade.
- ► Diagnóstico baseado na suspeita clínica ou na laringoscopia de exercício.

A obstrução laríngea induzida (OLI) é um grupo de distúrbios anteriormente denominado disfunção das cordas vocais (DCV) que pode se apresentar em crianças mais velhas e adolescentes como dispneia aguda e respiração ruidosa devido ao estreitamento inapropriado da glote ou da supraglote durante o exercício. O relaxamento das estruturas laríngeas resolve os sintomas, mas os pacientes podem acabar recebendo terapia para asma de forma inadequada porque a apresentação da OLI pode simular uma exacerbação aguda da asma. O diagnóstico correto é importante, pois a OLI não se resolve com terapia para asma e pode impedir que as crianças tenham um estilo de vida saudável que inclua exercícios. A OLI pode ser diferenciada da asma porque a asma é tipicamente associada a sibilos expiratórios geralmente auscultados através de um estetoscópio, enquanto a respiração ruidosa devido a uma exacerbação de OLI é frequentemente audível na inspiração (embora alguns pacientes possam descrever seus sintomas como sibilos), e os pacientes geralmente não apresentam sintomas de tosse e às vezes podem sentir desconforto na base do pescoço. O diagnóstico pode ser feito com uma história clássica e alta suspeita clínica, mas uma laringoscopia realizada durante os sintomas que mostram estreitamento laríngeo inapropriado é o método padrão-ouro. O tratamento inclui respiração labial franzida para permitir o relaxamento laríngeo e pode ser ensinado por um fonoaudiólogo ou outro clínico experiente. O tratamento por uma equipe multidisciplinar, incluindo um psicólogo, pode ser necessário. Os sintomas podem recorrer durante períodos de maior estresse.

Olin JT et al: Inducible laryngeal obstruction during exercise. Phys Sportsmed 2015;43(1):14 [PMID: 25644598].

ESTENOSE SUBGLÓTICA

FUNDAMENTOS DO DIAGNÓSTICO E CARACTERÍSTICAS TÍPICAS

- ► Estridor crônico ou recorrente.
- ► Uma história de trauma das vias aéreas é comum na estenose subglótica adquirida.

A estenose subglótica pode ser congênita ou, mais comumente, resultar de intubação endotraqueal. Os neonatos e lactentes são particularmente vulneráveis a lesões subglóticas decorrentes da intubação. A subglote é a parte mais estreita das vias aéreas de uma criança, e a cartilagem cricoide, que sustenta a subglote, é a única cartilagem que circunda completamente as vias aéreas. Essa área é, portanto, suscetível a lesões quando um tubo endotraqueal é inserido. A apresentação clínica pode variar de assintomática a obstrução grave das vias aéreas superiores. Deve-se suspeitar de estenose subglótica em crianças em que a extubação falha repetidamente ou em crianças com episódios múltiplos, prolongados ou graves de crupe. O diagnóstico é feito pela visualização direta do espaço subglótico com broncoscopia e manobras para dimensionar a via aérea. A traqueostomia é frequentemente necessária quando o comprometimento das vias aéreas é grave. A reconstrução laringotraqueal, na qual um enxerto de cartilagem de outra fonte (p. ex., costela) é usado para expandir as vias aéreas, tornou-se o procedimento padrão para estenose subglótica grave em crianças. Em casos leves, a dilatação com balão da subglote é uma alternativa menos invasiva.

Jefferson ND, Cohen AP, Rutter MJ: Subglottic stenosis. Semin Pediatr Surg Jun 2016;25(3):138–143 [PMID: 27301599].

OBSTRUÇÃO CONGÊNITA DAS VIAS AÉREAS INTRATORÁCICAS

Crianças com distúrbios das vias aéreas intratorácicas geralmente apresentam sons expiratórios, como sibilância, tosse e/ou pneumonia recorrente devido à retenção de secreções. Os distúrbios congênitos obstrutivos das vias aéreas intratorácicas podem se apresentar de forma aguda ou com sintomas recorrentes de obstrução das vias aéreas inferiores. O diagnóstico diferencial para obstrução das vias aéreas intratorácicas inclui traqueobroncomalácia, compressão extrínseca por um anel vascular ou sling e anomalias congênitas, como cistos broncogênicos.

TRAQUEOBRONCOMALÁCIA

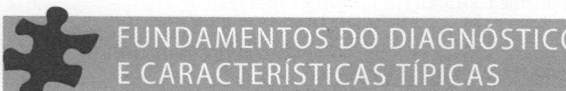

FUNDAMENTOS DO DIAGNÓSTICO E CARACTERÍSTICAS TÍPICAS

▶ Sibilo monofônico crônico com ou sem tosse ladrante.
▶ Os sintomas respiratórios não respondem aos broncodilatadores.

▶ Patogênese

A traqueomalácia ou broncomalácia existe quando a estrutura cartilaginosa das vias aéreas é inadequada para manter a patência normal das vias aéreas. O colapso das vias aéreas é dinâmico e pode levar à obstrução parcial ou completa das vias aéreas. Como a cartilagem das vias aéreas infantis é normalmente macia, os bebês apresentam algum grau de colapso dinâmico da via aérea central durante as fases da respiração. A traqueomalácia e a broncomalácia podem ser congênitas ou adquiridas, embora as comorbidades associadas à traqueomalácia congênita se sobreponham às causas adquiridas. As anormalidades congênitas ou inatas da traqueia ou da cartilagem traqueal estão associadas a síndromes de desenvolvimento e outras anormalidades congênitas, como atresia esofágica com fístula traqueoesofágica ou anel vascular. A traqueomalácia adquirida foi associada à ventilação prolongada de bebês prematuros devido ao atraso no desenvolvimento cartilaginoso com ou sem pressão positiva direta. Outras causas adquiridas incluem traqueobronquite grave, reparo cirúrgico de anomalias das vias aéreas, como anéis traqueais completos, compressão extrínseca das vias aéreas devido a tumores, abscessos ou cistos, e compressão, como a que ocorre na cardiopatia congênita com hipertrofia ventricular ou anomalias vasculares associadas.

▶ Achados clínicos

Sibilos grosseiros e recorrentes e tosse ou estridor que não respondem aos broncodilatadores são achados comuns. Os bebês prematuros com traqueo ou broncomalácia podem ter um quadro de hipoxemia que requer cânula nasal contínua ou ventilação com pressão positiva. Classicamente, os sintomas apresentam-se de forma insidiosa durante os primeiros meses de vida e podem aumentar com agitação, excitação, atividade ou infecções do trato respiratório superior. O diagnóstico pode ser feito por broncoscopia ou modalidades combinadas de imagem inspiratória/expiratória, como TC ou RM.

▶ Tratamento

A observação geralmente é indicada para sintomas leves, que geralmente melhoram ao longo do tempo com o crescimento. As lesões coexistentes, como fístulas traqueoesofágicas e anéis vasculares, devem ser corrigidas. Em casos graves de traqueomalácia, pode ser indicada intervenção cirúrgica (traqueopexia posterior, aortopexia ou *stents*) ou ventilação crônica (não invasiva ou invasiva). Infelizmente, a traqueostomia sozinha raramente é satisfatória porque o colapso das vias aéreas continua a existir abaixo da via aérea artificial nas situações mais desafiadoras.

▶ Prognóstico

O tempo de resolução dos sintomas devido à malácia das vias aéreas depende da gravidade e extensão da malácia e de qualquer doença subjacente na criança. Crianças com malácia leve sem outra doença pulmonar subjacente ou doença neuromuscular podem apresentar resolução pelo menos parcial aos 3 a 4 anos de idade.

Fraga JC, Jennings RW, Kim PC: Pediatric trachomalacia. Semin Pediatr Surg 2016;25(3):156–164 [PMID: 27301602].
Goyal V, Masters IB, Chang AB: Interventions for primary (intrinsic) tracheomalacia in children. Cochrane Database Syst Rev 2012;CD005304 [PMID: 23076914].

ANÉIS VASCULARES E *SLINGS*

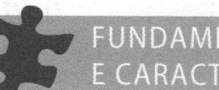

FUNDAMENTOS DO DIAGNÓSTICO E CARACTERÍSTICAS TÍPICAS

▶ Tosse ladrante crônica, sibilos.
▶ SEED mostrando compressão esofágica é a base do diagnóstico.

A anomalia vascular mais comum de compressão da traqueia ou do esôfago é um anel vascular. Ele pode ser formado por duplo arco aórtico ou por arco aórtico à direita com ligamento arterioso à esquerda ou por canal arterial patente. O *sling* pulmonar é criado quando a artéria pulmonar esquerda se ramifica da artéria pulmonar direita. Outras anomalias vasculares comuns incluem artéria braquiocefálica anômala, artéria carótida esquerda e artéria subclávia direita aberrante. Todas, exceto a artéria subclávia direita, podem causar compressão traqueal. O *sling* pulmonar pode comprimir a traqueia, mas também pode comprimir o brônquio do lobo superior direito ou a derivação do tronco principal direito. *Slings* pulmonares estão associados a estenose traqueal de segmento longo em 50% das vezes.

▶ Achados clínicos

Os sintomas de obstrução crônica das vias aéreas (estridor, sibilância grosseira e tosse) costumam piorar na posição supina. O comprometimento respiratório é mais grave com duplo arco aórtico e pode levar a apneia, parada respiratória ou até morte. A compressão esofágica pode resultar em dificuldades alimentares. A SEED mostrando compressão esofágica é a base do diagnóstico em todos, exceto nas artérias inominada ou carótida anômalas. As radiografias de tórax e os ecocardiogramas podem não detectar anormalidades. A compressão das vias aéreas pode ser melhor avaliada por broncoscopia, e a anatomia pode ser melhor definida por angiografia, TC de tórax com contraste ou angiografia por RM.

▶ Tratamento

Os pacientes com sintomas significativos necessitam de correção cirúrgica, principalmente aqueles com duplo arco aórtico. Os pacientes geralmente melhoram após a correção, mas podem apresentar sintomas persistentes, porém mais leves, de obstrução das vias aéreas com traqueomalácia associada.

Backer CL et al: Vascular rings. Semin Pediatr Surg 2016;25(3):165–175 [PMID: 27301603].

McLaren CA, Elliott MJ, Roebuck DJ: Vascular compression of the airway in children. Paediatr Respir Rev 2008;9(2):85–94 [PMID: 18513668].

CISTOS BRONCOGÊNICOS

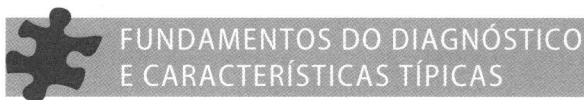

▶ Pode apresentar sintomas de compressão das vias aéreas, infecção ou dor no peito.

▶ A radiografia de tórax pode mostrar uma lesão esférica ao longo da via aérea.

Os cistos broncogênicos geralmente ocorrem no mediastino médio (ver seção Massas mediastinais) próximo à carina e adjacente aos brônquios principais, mas podem ser encontrados em outras partes do pulmão. Eles variam em tamanho de 2 a 10 cm. As paredes do cisto são finas e podem conter ar, pus, muco ou sangue. Os cistos se desenvolvem a partir do brotamento pulmonar anormal do intestino anterior primitivo e podem ocorrer em conjunto com outras malformações pulmonares congênitas, como sequestro pulmonar ou enfisema lobar.

▶ Achados clínicos

A. Sinais e sintomas

Os cistos broncogênicos podem se apresentar de forma aguda, com desconforto respiratório na primeira infância devido à compressão das vias aéreas, ou com sintomas de infecção. Outros pacientes apresentam sintomas crônicos como dor torácica, sibilância crônica, tosse, taquipneia intermitente, pneumonia recorrente ou estridor recorrente, dependendo da localização e tamanho dos cistos e do grau de compressão das vias aéreas. Outros pacientes ainda permanecem assintomáticos até a idade adulta. No entanto, todos os cistos assintomáticos eventualmente se tornarão sintomáticos; a dor torácica é a queixa mais comum na apresentação. O exame físico costuma ser normal.

B. Achados laboratoriais e exames de imagem

As radiografias de tórax podem mostrar aprisionamento de ar e hiperinsuflação dos lobos afetados ou uma lesão esférica com ou sem nível hidroaéreo. No entanto, as lesões menores podem não ser vistas em radiografias de tórax. A TC é o exame de imagem preferido e pode diferenciar entre massas mediastinais sólidas e císticas e definir a relação do cisto com as vias aéreas e o resto do pulmão. A fluoroscopia pode ajudar a determinar se a lesão se comunica com o trato gastrointestinal. A RM e o ultrassom são outras modalidades de imagem usadas.

▶ Tratamento

O tratamento é a ressecção cirúrgica. A ressecção deve ser realizada assim que o cisto for detectado para evitar complicações futuras, incluindo infecção. No pós-operatório, é necessária fisioterapia pulmonar vigorosa para prevenir complicações (atelectasia ou infecção do pulmão distal ao local de ressecção do cisto).

Chowdhury MM, Chakraboty S: Imaging of congenital lung malformations. Semin Pediatr Surg 2015;24(4):168–175 [PMID: 26051049].

Durell J, Lajhoo K: Congenital cystic lesions of the lung. Early Human Dev 2014;90(12):935–939 [PMID: 25448785].

ASPIRAÇÃO DE CORPO ESTRANHO E ASFIXIA

FUNDAMENTOS DO DIAGNÓSTICO E CARACTERÍSTICAS TÍPICAS

- ▶ Início súbito de tosse ou desconforto respiratório.
- ▶ Asfixia ou dificuldade para vocalizar.
- ▶ Achados físicos assimétricos de diminuição dos sons respiratórios ou sibilância localizada.
- ▶ Achados radiográficos assimétricos, especialmente com visualização durante a expiração forçada.

A cada ano, a aspiração de corpo estranho para o trato respiratório é uma causa significativa de morte acidental. O corpo estranho pode se alojar em qualquer lugar ao longo do trato respiratório. Com frequência, ocorre na via aérea supraglótica, desencadeando reflexos protetores que resultam em laringoespasmo. Objetos pequenos, como moedas, podem passar pela glote e obstruir a traqueia. Os sinais no momento da aspiração podem incluir tosse, engasgo ou respiração ofegante. As crianças de 6 meses a 3 anos de idade correm o maior risco. O início geralmente é abrupto, com história da criança correndo com comida na boca ou brincando com sementes, moedinhas ou brinquedos. Lares e creches em que um irmão ou criança mais velha consome alimentos impróprios para a idade do mais novo (p. ex., nozes e sementes, milho/pipoca, balas duras, fatias de cenoura ou cachorro-quente) são típicos na história.

O diagnóstico de asfixia é estabelecido por início agudo de cianose com sofrimento acentuado e *incapacidade* de vocalizar ou tossir (obstrução completa) ou salivação, estridor e *capacidade* de vocalizar (obstrução parcial). Sem tratamento, pode ocorrer cianose progressiva, perda de consciência, convulsões, bradicardia e parada cardiorrespiratória.

Se um corpo estranho estiver no trato respiratório inferior, a tosse aguda ou o sibilo podem diminuir com o tempo apenas para reaparecer mais tarde como tosse crônica ou sibilos persistentes, sibilos monofônicos, sons respiratórios assimétricos no exame do tórax ou pneumonia recorrente em um local. Deve-se suspeitar de aspiração de corpo estranho em crianças com tosse crônica, sibilância persistente ou pneumonia recorrente. Sons respiratórios assimétricos ou sibilos localizados também sugerem um corpo estranho.

▶ Achados laboratoriais e exames de imagem

A asfixia aguda é uma emergência que requer tratamento imediato sem exames laboratoriais ou de imagem. Sem um evento de engasgo testemunhado, um alto índice de suspeição é necessário para identificar corpos estranhos nas vias aéreas inferiores. Se houver suspeita de aspiração de corpo estranho, devem ser obtidas radiografias de tórax com inspiração e expiração forçadas (obtidas pela compressão manual do abdome durante a expiração). As radiografias de expiração forçada podem mostrar hiperinsuflação unilateral, mas podem ser normais. Se a obstrução de uma via aérea distal for completa, atelectasia e perda de volume serão os principais achados radiológicos. A broncoscopia rígida ou flexível é o padrão-ouro para o diagnóstico de aspiração de corpo estranho, mas a broncoscopia rígida é o tratamento de escolha para a remoção de um corpo estranho. A broncoscopia virtual (usando renderização 3D com TC) e a TC são abordagens alternativas para detectar um corpo estranho.

▶ Tratamento

A prevenção é primordial. Os pediatras devem aconselhar os pais e cuidadores sobre alimentos seguros para a idade da criança. Brinquedos pequenos e balões de látex devem ter avisos de engasgo apropriados à idade em seus rótulos. No caso de obstrução aguda das vias aéreas superiores devido à aspiração de corpo estranho, o tratamento de emergência depende do grau de obstrução. Se houver obstrução parcial, deve-se permitir que o sujeito engasgado use seu próprio reflexo de tosse para remover o corpo estranho. Se a obstrução aumentar ou as vias aéreas estiverem *completamente obstruídas*, é necessária uma intervenção aguda e as recomendações da Cruz Vermelha para engasgamento em crianças devem ser seguidas (ver Referência abaixo).

A tentativa de retirada com o dedo às cegas *não deve* ser realizada em bebês ou crianças porque o dedo pode empurrar o corpo estranho ainda mais para dentro das vias aéreas. A via aérea deve ser aberta pela elevação da mandíbula e, se o corpo estranho puder ser visualizado diretamente, deve-se tentar a remoção cuidadosa com os dedos ou instrumentos. Os pacientes com apneia persistente e incapacidade de obter ventilação adequada podem necessitar de intubação de emergência, traqueostomia ou cricotirotomia com agulha, dependendo do ambiente e das habilidades do socorrista. Se uma criança de qualquer idade não responder, recomenda-se ressuscitação cardiopulmonar (RCP). As compressões torácicas podem ajudar a desalojar o corpo estranho.

Em crianças com aspiração de corpos estranhos sabida ou suspeitada nas vias aéreas inferiores, a remoção é realizada com mais sucesso usando broncoscopia rígida sob anestesia geral. Após a remoção do corpo estranho, tratamentos com nebulização de β-adrenérgicos seguidos de fisioterapia respiratória são recomendados para ajudar a limpar o muco ou tratar o broncoespasmo. A broncoscopia flexível pode ser útil para acompanhamento (após a remoção do corpo estranho). A falha na identificação de um corpo estranho no trato respiratório inferior pode resultar em bronquiectasia ou abscesso pulmonar por obstrução crônica das vias aéreas. Esse risco justifica uma abordagem agressiva ao suspeitar-se da presença de corpos estranhos.

Green SS: Ingested and aspirated foreign bodies. Pediatr Rev 2015;6(10):430–436 [PMID: 26330203].
https://www.redcross.org/take-a-class/first-aid/performing-first-aid/child-baby-first-aid

MALFORMAÇÕES CONGÊNITAS DO PARÊNQUIMA PULMONAR

AGENESIA E HIPOPLASIA PULMONAR

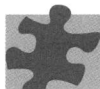
FUNDAMENTOS DO DIAGNÓSTICOS E CARACTERÍSTICAS TÍPICAS

▶ A aplasia pulmonar não é compatível com a vida.
▶ A hipoplasia pulmonar ocorre devido ao desenvolvimento incompleto.
▶ A hipoplasia pulmonar geralmente leva à necessidade prolongada de oxigênio e ao aumento da necessidade de oxigênio com a atividade e em caso de doença. Outros sintomas variam de acordo com o grau de hipoplasia.

Na agenesia pulmonar unilateral (ausência total de um pulmão), a traqueia continua em um brônquio principal e frequentemente apresenta anéis traqueais completos. O desenvolvimento pulmonar ausente ou incompleto pode estar associado a anormalidades vertebrais e outras anormalidades congênitas, como ausência de um ou ambos os rins ou fusão de costelas, e o prognóstico está relacionado principalmente à gravidade das lesões associadas. Cerca de 37% dos pacientes com agenesia pulmonar sobrevivem, e a taxa de mortalidade é maior em casos de agenesia do pulmão direito.

A hipoplasia pulmonar é o desenvolvimento incompleto de um ou ambos os pulmões, caracterizado por uma redução no número alveolar e uma redução nos ramos das vias aéreas e na área de superfície para troca gasosa. A hipoplasia pulmonar resulta da interrupção prematura do desenvolvimento pulmonar. As causas incluem diminuição da produção de líquido amniótico (como na agenesia renal), perda prematura de líquido amniótico por meio de ruptura prematura prolongada de membranas, diminuição do fluxo sanguíneo para os pulmões em desenvolvimento fetal precoce, anormalidades cromossômicas ou, possivelmente, um defeito mesodérmico primário que afeta múltiplos sistemas de órgãos levando à imaturidade estrutural. Anormalidades da caixa torácica, massas intratorácicas, hérnia ou elevação diafragmática, hidropisia fetal, distúrbios musculoesqueléticos graves e lesões cardíacas também podem resultar em pulmões hipoplásicos. Os bebês com DBP avançada podem ter hipoplasia pulmonar e, portanto, fatores pós-natais também podem desempenhar papéis importantes.

▶ Achados clínicos

A. Sinais e sintomas

A apresentação clínica é altamente variável e relacionada com a gravidade da hipoplasia. Alguns recém-nascidos apresentam estresse perinatal, dificuldade respiratória aguda grave, pneumotórax e hipertensão pulmonar persistente secundária à hipoplasia pulmonar primária. As crianças com graus menores de hipoplasia podem apresentar tosse crônica, hipoxemia crônica, taquipneia, sibilância e pneumonia recorrente.

B. Achados laboratoriais e exames de imagem

O diagnóstico pré-natal pode ser feito por ultrassonografia ou RM fetal. As radiografias de tórax mostram graus variáveis de perda de volume em um pequeno hemitórax com desvio do mediastino. A agenesia pulmonar pode estar associada a desvio traqueal, deslocamento do mediastino e herniação pulmonar remanescente para o lado do pulmão ausente. Se a radiografia de tórax não for definitiva, a TC de tórax é o procedimento diagnóstico ideal, delineando melhor a simplificação alveolar e das vias aéreas com áreas heterogêneas de vasculatura pulmonar simplificada, aprisionamento de ar e atelectasia. As cintilografias de ventilação-perfusão, angiografia e broncoscopia podem demonstrar diminuição da vascularização pulmonar ou afilamento prematuro das vias aéreas associado ao tecido pulmonar mal desenvolvido. A gasometria arterial pode ajudar a definir o grau de hipoxemia e hipoventilação aguda e crônica secundária à hipoplasia pulmonar.

▶ Tratamento e prognóstico

O tratamento e o prognóstico são determinados pela gravidade dos problemas médicos subjacentes, a extensão da hipoplasia e o grau de hipertensão pulmonar e geralmente incluem assistência com oxigênio e ventilação não invasiva ou invasiva, se necessário.

Cotton CM: Pulmonary hypoplasia. Semin Fetal Neonatal Med 2017; 22(4):250–255 [PMID: 28709949].

SEQUESTRO PULMONAR

FUNDAMENTOS DO DIAGNÓSTICO E CARACTERÍSTICAS TÍPICAS

▶ Malformação pulmonar congênita com suprimento sanguíneo arterial sistêmico geralmente encontrada em lobos mais inferiores
▶ Apresenta-se com pneumonia recorrente, tosse crônica ou de forma incidental.
▶ Diagnóstico pós-natal por angiotomografia de tórax.

O sequestro pulmonar é a segunda anormalidade pulmonar congênita mais comum (depois da malformação pulmonar congênita das vias aéreas) e se origina durante o período embrionário do desenvolvimento pulmonar. Os sequestros são caracterizados por tecido pulmonar não funcional que não se comunica com a árvore traqueobrônquica e que recebe ou distribui seu suprimento sanguíneo através de um ou mais vasos circulatórios sistêmicos anômalos. Os sequestros são classificados como extralobares ou intralobares com base no fato de o sequestro ter ou não seu próprio revestimento pleural.

O sequestro intralobar (SIL) é um segmento isolado do pulmão dentro do revestimento pleural normal que frequentemente recebe sangue da aorta ou de um de seus ramos arteriais. O sequestro intralobar é geralmente encontrado nos lobos inferiores (98%) e, em 55% das vezes, é encontrado no lado esquerdo; além disso, raramente está associado a outras anomalias congênitas (< 2%). O tipo intralobar é mais comum que o extralobar, compreendendo 75% dos casos de sequestro.

O sequestro extralobar (SEL) tem seu próprio revestimento pleural com sangue fornecido da circulação sistêmica (mais típico), dos vasos pulmonares ou de ambos. Em contraste com os sequestros intralobares, a drenagem venosa geralmente é feita através do sistema venoso sistêmico ou portal. Patologicamente, o SEL aparece como uma lesão torácica solitária de 0,5 a 12 cm próxima ao diafragma, mais comumente à esquerda (65% dos casos). Localizações abdominais são raras, mas podem ocorrer. Os SELs são mais comumente vistos em síndromes, com mais de 50% dos pacientes apresentando outros distúrbios congênitos.

▶ Achados clínicos

A apresentação clínica pós-natal de sequestros intralobares inclui tosse crônica, sibilos e/ou pneumonias recorrentes ou, raramente, hemoptise. Os SELs são mais comumente encontrados incidentalmente sem sintomas óbvios.

▶ Exames de imagem e tratamento

Os sequestros pulmonares podem ser detectados pela ultrassonografia pré-natal; o Doppler pode permitir a distinção entre malformações intralobares e extralobares com base no suprimento de sangue. A angiotomografia ou a angioressonância são as melhores modalidades para identificar o suprimento arterial sistêmico anômalo para o pulmão, com a TC delineando melhor o tecido pulmonar circundante. O tratamento é a ressecção cirúrgica.

Baird R, Puligandla PS, LaBerge JM: Congenital lung malformations: informing best practice. Semin Pediatr Surg 2014;23(5):270–277 [PMID 25459011].

Wall J, Coates A: Prenatal imaging and postnatal presentation, diagnosis, and management of congenital lung malformations. Curr Opin Pediatr 2014;26(3):315–319 [PMID: 24739492].

HIPERINSUFLAÇÃO LOBAR CONGÊNITA

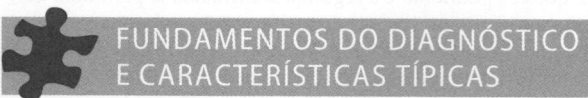

FUNDAMENTOS DO DIAGNÓSTICO E CARACTERÍSTICAS TÍPICAS

▶ Apresenta-se no primeiro ano de vida, mas pode ser diagnosticada no pré-natal.

▶ Insuflação excessiva do lobo afetado (geralmente superior esquerdo ou lobo médio) visível no exame de imagem.

Os pacientes com hiperinsuflação lobar congênita, também conhecida como enfisema lobar congênito (ELC), apresentam hiperinsuflação do lobo pulmonar afetado, o que pode causar desconforto respiratório. Embora a causa da hiperinsuflação lobar congênita não seja bem compreendida, na biópsia algumas lesões mostram orientação ou distribuição anormal da cartilagem brônquica que se pensa causar obstrução brônquica, levando a um efeito parcial de válvula e resultante aprisionamento de ar no lobo afetado. Os homens são mais comumente afetados.

▶ Achados clínicos

A. Sinais e sintomas

A hiperinsuflação lobar congênita apresenta-se mais comumente com desconforto respiratório neonatal ou comprometimento respiratório progressivo durante o primeiro ano de vida. As características clínicas incluem desconforto respiratório, hipoxemia, taquipneia, sibilância e tosse. Os sons respiratórios são reduzidos no lado afetado, talvez com hiperressonância à percussão, deslocamento do mediastino e abaulamento da parede torácica. Raramente, a natureza leve ou intermitente dos sintomas em crianças mais velhas ou jovens adultos resulta em atraso no diagnóstico.

B. Exames de imagem e diagnóstico diferencial

Os achados radiológicos incluem hiperdistensão do lobo afetado com ampla separação das marcas broncovasculares, colapso do pulmão adjacente, deslocamento do mediastino em direção oposta ao lado afetado e depressão do diafragma no lado afetado. O local mais comum de envolvimento é o lobo superior esquerdo (42%) ou o lobo médio (35%). O diagnóstico radiográfico pode ser confuso no recém-nascido devido à retenção de líquido alveolar no lobo acometido, causando o aparecimento de uma densidade homogênea. Geralmente, a hiperinsuflação lobar congênita é detectada na radiografia de tórax, mas a TC de tórax e a broncoscopia costumam ser usadas para avaliar outros distúrbios, como compressão externa das vias aéreas (artéria, linfadenopatia, cisto broncogênico) ou obstrução interna das vias aéreas (massa, tampão mucoso ou corpo estranho). O diagnóstico diferencial de hiperinsuflação lobar congênita inclui pneumotórax, pneumatocele, atelectasia com hiperinsuflação compensatória, hérnia diafragmática e malformação congênita das vias aéreas pulmonares.

▶ Tratamento

Quando o desconforto respiratório é grave, geralmente é necessária uma lobectomia segmentar ou completa. As crianças menos sintomáticas e mais velhas podem se sair igualmente bem com ou sem lobectomia.

Seear M et al: A review of congenital lung malformations with a simplified classification system for clinical and research use. Pediatr Surg Int 2017;33(6):657–664 [PMID: 2820492].

Wall J, Coates A: Prenatal imaging and postnatal presentation, diagnosis, and management of congenital lung malformations. Curr Opin Pediatr 2014;26(3):315–319 [PMID: 24739492].

MALFORMAÇÃO CONGÊNITA DAS VIAS AÉREAS PULMONARES

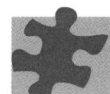

FUNDAMENTOS DO DIAGNÓSTICO E CARACTERÍSTICAS TÍPICAS

▶ Pode ser diagnosticada no pré-natal por ultrassom.
▶ Recém-nascidos geralmente apresentam desconforto respiratório e evidência de densidade ocupando espaço na radiografia de tórax.

As malformações congênitas das vias aéreas pulmonares (MCVAPs), anteriormente conhecidas como malformações adenomatoides císticas congênitas, embora raras, são as lesões pulmonares congênitas mais comuns. Consistem em massas unilaterais ocupando espaço que podem parecer sólidas ou císticas. A histopatologia varia de acordo com o tipo de MCVAP e pode mostrar um aumento nas estruturas respiratórias terminais que formam cistos intercomunicantes de vários tamanhos revestidos por epitélio colunar pseudoestratificado cúbico ou ciliado. As passagens aéreas parecem malformadas e tendem a não ter cartilagem.

Os pulmões direito e esquerdo estão envolvidos com igual frequência. Essas lesões se originam nas primeiras 5 a 22 semanas de gestação durante o período embrionário do desenvolvimento pulmonar. Eles são categorizados em cinco tipos com base no tamanho e número dos cistos (Tabela 19-5).

▶ Achados clínicos

A. Sinais e sintomas

As MCVAPs são geralmente identificadas na ultrassonografia pré-natal de rotina. Em crianças, 86% são identificadas aos cinco anos de idade. Os sintomas de apresentação incluem dificuldade respiratória com hipoxemia, taquipneia, grunhidos, infecção pulmonar recorrente e possível insuficiência respiratória aguda. Com lesões do tipo 3, pode estar presente macicez à percussão. Os pacientes mais velhos podem apresentar pneumotórax espontâneo, tosse, febre, déficit de crescimento ou, raramente, hemoptise.

B. Exames de imagem e diagnóstico diferencial

Os achados radiográficos do tórax são geralmente císticos ou semelhantes a massas, mas diferem pelo tipo de lesão (ver Tabela 19-5). A TC sem contraste costuma ser útil na caracterização de MCVAPs.

Tabela 19-5 Tipos de malformações congênitas das vias aéreas pulmonares

Tipo de MCVAP	Epidemiologia	Características patológicas	Apresentação	Prognóstico e tratamento
Tipo 0	1-3%	Firme com pequenos cistos e feita de tecido brônquico irregular. Frequentemente envolvendo todo o pulmão.	Não compatível com a vida.	Não compatível com a vida.
Tipo 1	60-70% dos casos	Cistos grandes únicos ou múltiplos; raramente bilaterais.	O diagnóstico pré-natal pode ocorrer quando os cistos são grandes. No período neonatal, é observada dificuldade respiratória se os grandes cistos se expandirem, causando compressão do pulmão adjacente ou desvio do mediastino. Os cistos menores podem se apresentar com pneumonia mais tarde.	A ressecção leva à resolução dos sintomas.
Tipo 2	15-20%	Massas volumosas e firmes com pequenos cistos isolados em um lobo.	Frequentemente, apresenta-se primeiro com anomalias não pulmonares associadas.	Ressecção.
Tipo 3	5-10%	Aparência sólida e volumosa. Pequenos cistos. Essa MCVAP é geralmente grande, envolvendo um lobo inteiro ou múltiplos lobos. Deslocamento frequente do mediastino.	Lactentes apresentam-se no período neonatal com desconforto respiratório grave.	Sobrevida de 50% devido à associação com compressão cardíaca e hidropisia fetal em grandes MCVAPs tipo 3. Os bebês podem ser natimortos. O tratamento inclui ressecção pré e pós-natal.
Tipo 4	< 10%	Cistos grandes de paredes finas na periferia de um pulmão inteiro ou isolada em um lobo.	Recém-nascidos apresentam quadro de sofrimento respiratório grave.	Ressecção.

MCVAP, malformação congênita das vias aéreas pulmonares.

As MCVAPs não têm suprimento sanguíneo sistêmico; assim, a angiotomografia pode ajudar a diferenciar MCVAPs de sequestros pulmonares. A colocação de um tubo de alimentação radiopaco no estômago ajuda na diferenciação da hérnia diafragmática.

Tratamento

A ressecção cirúrgica é muitas vezes necessária devido a possíveis complicações, como hidropsia, compressão cardíaca, risco de infecção e aprisionamento de ar devido à depuração deficiente do muco. A ressecção segmentar não é indicada porque cistos menores podem se expandir após a remoção da área mais obviamente afetada. Vale notar que algumas MCVAPs demonstraram resolução espontânea, especialmente as MCVAPs pré-natais. Há a preocupação de que as MCVAPs tipo 4 possam ter o potencial de se transformar em blastoma pulmonar pleural (BPP), um tumor pulmonar cístico maligno, mas isso é atualmente controverso e não comprovado. Como atualmente é difícil diferenciar as MCVAPs do BPP, a remoção cirúrgica é recomendada. A cirurgia intrauterina e o procedimento intraparto extra-uterino (EXIT) para malformações congênitas tornaram-se mais prevalentes em centros terciários para pacientes de maior risco.

Baird R, Puligandla PS, Laberge JM: Congenital lung malformations: informing best practice. Semin Pediatr Surg 2014;23(5):270–277 [PMID: 25459011].

David M, Lamas-Pinheiro R, Henriques-Coelho T: Prenatal and postnatal management of congenital pulmonary airway malformation. Neonatology 2016;110(2):101–115 [PMID: 27070354].

Wall J, Coates A: Prenatal imaging and postnatal presentation, diagnosis, and management of congenital lung malformations. Curr Opin Pediatr 2014;26(3):315–319 [PMID: 24739492].

DISPLASIA BRONCOPULMONAR (TAMBÉM CONHECIDA COMO DOENÇA PULMONAR CRÔNICA NEONATAL)

FUNDAMENTOS DO DIAGNÓSTICO E CARACTERÍSTICAS TÍPICAS

▶ Desconforto respiratório após parto prematuro.
▶ Necessidade de oxigenoterapia ou ventilação com pressão positiva com 36 semanas de idade gestacional ou 28 dias de vida.
▶ Anormalidades respiratórias persistentes, incluindo sinais físicos e achados radiográficos.

A displasia broncopulmonar (DBP) continua sendo uma das sequelas mais significativas do desconforto respiratório agudo na UTI neonatal, com uma incidência de até 68% para bebês nascidos entre 22 e 28 semanas de gestação. Além de bebês prematuros, recém-nascidos a termo com distúrbios como aspiração de mecônio, hérnia diafragmática congênita e hipertensão pulmonar persistente também podem desenvolver DBP. A DBP é diagnosticada se um bebê precisa de oxigênio pós-natal por pelo menos 28 dias. A gravidade da DBP avaliada com 36 semanas de idade gestacional prediz morbidade e mortalidade respiratória grave a longo prazo (Tabela 19-6).

Os achados patológicos e o curso clínico da DBP mudaram ao longo do tempo devido aos avanços tecnológicos (surfactante artificial, esteroides antenatais) e melhores estratégias ventilatórias. Os bebês prematuros nascidos com menos de 28 semanas de gestação que receberam esteroides pré-natais e surfactante ao nascer agora são denominados como tendo "nova DBP", caracterizada mais pela interrupção do desenvolvimento pulmonar, incluindo simplificação alveolar e hipoplasia vascular que leva a troca gasosa prejudicada, intolerância ao exercício, e hipertensão pulmonar; esses bebês muitas vezes são capazes de evitar as cicatrizes graves e os danos pulmonares rígidos que ocorrem devido ao barotrauma prolongado da ventilação, o que agora é denominado "antiga DBP".

Os mecanismos que causam a DBP não são claros, mas estudos atuais sugerem que imaturidade estrutural da rede alvéolo-capilar, deficiência de surfactante, atelectasia e edema pulmonar levam a trocas gasosas prejudicadas que requerem ventilação mecânica e oxigênio suplementar, o que pode resultar em mais lesões por barotrauma e estresse oxidativo. Os bebês podem desenvolver lesões patológicas fibroproliferativas agressivas, bem como anormalidades fisiológicas (aumento da resistência das vias aéreas) e marcadores bioquímicos de lesão pulmonar que podem prever DBP durante as primeiras semanas de vida. As lesões contínuas podem contribuir ainda mais para a dependência de oxigênio e ventilação. Os pulmões de recém-nascidos extremamente prematuros com DBP apresentam histologia simplificada com menos alvéolos, inflamação precoce e hipercelularidade seguida de cicatrização com fibrose.

Tabela 19-6 Classificação NICHD da gravidade da DBP com base no suporte ventilatório com 36 semanas de idade gestacional

Grau de DBP	Sem DBP	I (DBP leve)	II (DBP moderada)	III (DBP grave)
Suporte ventilatório	Sem suporte	Cânula nasal < 2 L/min	Cânula nasal 2 L/min CPAP nasal ou VNI	Ventilação invasiva

DBP, displasia broncopulmonar; CPAP, pressão positiva contínua nas vias aéreas; L/min, litros/min; NICHD, Instituto Nacional de Saúde da Criança e Desenvolvimento Humano; VNI, ventilação não invasiva.

Dados de Jensen EA, Dysart K, Gantz MG, et al: The diagnosis of bronchopulmonary dysplasia in very preterm infant. Am J Respir Crit Care Med 2019 Sep 15;200(6):751–759.

Achados clínicos

A. Sinais e sintomas

O curso clínico de lactentes com DBP varia de uma necessidade de oxigênio que se resolve gradualmente ao longo de alguns meses até uma doença mais grave que requer ventilação mecânica crônica com traqueostomia durante a primeira infância. Em geral, os pacientes apresentam melhoras lentas e constantes em relação à necessidade de oxigênio ou de ventilação ao longo do tempo. Frequentemente, se não houver complicação por lesão neurológica significativa, os pacientes com DBP grave podem ser capazes de desmamar lentamente da ventilação invasiva crônica (quando necessária) entre 2 e 5 anos de idade. Os lactentes com DBP correm o risco de desenvolver hipertensão pulmonar devido à estrutura arterial simplificada no parênquima, e mesmo uma hipoxemia leve pode causar elevações significativas da pressão arterial pulmonar.

B. Exames de imagem e procedimentos

As crianças com estridor significativo, apneia do sono, sibilância crônica ou desconforto respiratório excessivo requerem broncoscopia diagnóstica para avaliar lesões estruturais (p. ex., estenose subglótica, paralisia das cordas vocais, estenose traqueal ou brônquica, traqueobroncomalácia ou granulomas das vias aéreas). Se a gravidade da hipoxemia e hipoventilação for desproporcional à função típica para a idade gestacional, uma videofluoroscopia da deglutição pode avaliar a microaspiração oral crônica. A TC de tórax de alta resolução ou a biópsia pulmonar podem avaliar DPI se a gravidade da DBP for desproporcional à idade gestacional. O ecocardiograma pode avaliar PCA se houver preocupação com hiperfluxo ou hipertensão pulmonar que possa complicar a DBP. O cateterismo cardíaco pode ser necessário se houver hipertensão pulmonar significativa para avaliar disfunção diastólica do coração esquerdo ou estenose da veia pulmonar.

Diagnóstico diferencial

O diagnóstico diferencial de DBP inclui síndrome de aspiração de mecônio, infecção congênita (p. ex., por citomegalovírus ou *Ureaplasma*), malformação adenomatoide cística, aspiração recorrente, linfangiectasia pulmonar, retorno venoso pulmonar anômalo total, hiperidratação, DPI infantil e fibrose pulmonar idiopática.

Tratamento

O uso precoce da terapia com surfactante com recrutamento pulmonar adequado em neonatos prematuros diminui o risco de DBP, reduz a necessidade de ventilação mecânica e pode diminuir a mortalidade. Cursos curtos de terapia glicocorticoide pós-natal têm sido úteis para aumentar o sucesso do desmame do ventilador. Cursos mais longos de glicocorticoides pós-natal têm sido associados a um aumento da incidência de paralisia cerebral. O uso rotineiro de corticosteroides inalatórios e agonistas β-adrenérgicos não diminui a incidência de DBP, mas pode haver algum benefício para lactentes com hiper-reatividade das vias aéreas. A terapia diurética crônica ou intermitente melhora a função pulmonar aguda e é comumente usada se houver edema pulmonar, mas seu impacto nos resultados a longo prazo não é claro. Infelizmente, os diuréticos geralmente apresentam efeitos adversos, incluindo contração de volume, hipocalemia, alcalose, hiponatremia e nefrocalcinose, e isso pode resultar na necessidade de reposição de eletrólitos adicionais. Se um paciente tem hipertensão pulmonar, a saturação arterial de oxigênio deve ser mantida acima de 93% para minimizar o remodelamento vascular pulmonar irreversível com fibrose.

São recomendadas as vacinações de rotina, incluindo a vacina contra influenza. A profilaxia imunológica do vírus sincicial respiratório (VSR) reduz a morbidade da bronquiolite em lactentes com DBP. Em crianças com mais de 2 anos de idade com DBP, recomenda-se realizar a vacina pneumocócica polissacarídica 23-valente, além da vacinação pneumocócica padrão.

Prognóstico

A terapia de reposição de surfactante teve um efeito marcadamente benéfico na redução da morbidade e mortalidade por DBP. A incidência de DBP e doença pulmonar crônica devido ao nascimento prematuro está aumentando devido ao aumento da sobrevida de bebês extremamente prematuros. A perspectiva a longo prazo para a maioria dos sobreviventes é favorável, embora estudos de acompanhamento sugiram que a função pulmonar possa ser alterada por toda a vida. À medida que bebês menores e mais imaturos sobrevivem, a doença pulmonar crônica tem sido associada ao aumento de desfechos anormais do neurodesenvolvimento. A incidência de paralisia cerebral, deficiência auditiva/visual e atrasos no desenvolvimento também aumenta em bebês com DBP, assim como anormalidades na alimentação, dificuldades comportamentais e aumento da irritabilidade.

Baraldi E, Filippone M: Chronic lung disease after premature birth. N Engl J Med 2007;357:1946 [PMID: 17989387].

Higgins RD et al: Executive summary of the workshop on oxygen in neonatal therapies: controversies and opportunities for research. Pediatrics 2007;119:790 [PMID: 17403851].

Islam JY et al: Understanding the short- and long-term respiratory outcomes of prematurity and bronchopulmonary dysplasia. Am J Respir Crit Care Med 2015;(192)2:134–156 [PMID: 26038806].

Jensen et al: The diagnosis of bronchopulmonary dysplasia in very preterm infant. Am J Respir Crit Care Med 2019 Sep 15;200(6):751–759.

DOENÇAS PULMONARES DIFUSAS

SÍNDROME DA DOENÇA PULMONAR INTERSTICIAL INFANTIL

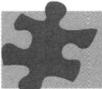

FUNDAMENTOS DO DIAGNÓSTICO E CARACTERÍSTICAS TÍPICAS

- Grupo diverso de distúrbios pulmonares raros: muitos exclusivos de crianças menores de 2 anos.
- Podem envolver vias aéreas, alvéolos e/ou interstício.

- Diagnóstico: primeiramente, deve-se excluir doenças pulmonares mais comuns que podem ter apresentações semelhantes: FC, discinesia ciliar primária (DCP), DBP, aspiração etc.

  Os pacientes apresentam pelo menos três dos seguintes:
  - Sintomas respiratórios: taquipneia, retrações, tosse, chiado, dispneia
  - Sinais respiratórios: estertores inspiratórios, sibilância, murmúrios vesiculares diminuídos, baqueteamento digital, perda de peso
  - Hipoxemia respirando ar ambiente
  - Anormalidade na imagem do tórax: TC de tórax ou radiografia simples

- Geralmente é necessária biópsia pulmonar para um diagnóstico preciso.

A síndrome da doença pulmonar intersticial e difusa infantil (chILD, abreviatura derivada de *children's interstitial and diffuse lung disease*) é uma constelação de sinais e sintomas, mas não um diagnóstico específico (Tabela 19-7). Uma vez reconhecida, um diagnóstico mais específico deve ser buscado. As doenças pulmonares mais comuns que podem se apresentar de forma semelhante à chILD devem ser excluídas primeiro, incluindo FC, doença cardíaca, asma, infecção aguda ou crônica, imunodeficiência, anormalidade da caixa torácica, doença pulmonar crônica da prematuridade e aspiração.

Achados clínicos

A. Sinais e sintomas

A chILD pode se manifestar em lactentes e crianças pequenas com insuficiência respiratória e incapacidade de desmamar do O_2 suplementar ou, alternativamente, com tosse, intolerância ao exercício, baqueteamento digital, dispneia, taquipneia, retrações, hipoxemia, tórax em barril e déficit de crescimento. Crepitações são comuns na ausculta torácica.

B. Achados laboratoriais

A avaliação inicial pode incluir espirometria, volumes pulmonares, capacidade de difusão, hemograma completo com diferencial leucocitário, marcadores inflamatórios e painel metabólico abrangente. Tanto um eletrocardiograma quanto um ecocardiograma devem ser obtidos. Outros estudos pertinentes podem incluir avaliação imunológica e de marcadores biológicos de doença vascular do colágeno. Em crianças pequenas, comumente é feita uma análise de DNA para síndromes de disfunção da proteína surfactante.

C. Exames de imagem

As radiografias de tórax são normais em até 10 a 15% dos pacientes, mas as TCs são quase sempre anormais. Certos distúrbios específicos da chILD, como bronquiolite obliterante e hiperplasia de células neuroendócrinas da infância, podem ser diagnosticados apenas por achados característicos na TC, sem necessidade de biópsia.

Tabela 19-7 Classificação das doenças pulmonares difusas na infância

Distúrbios do desenvolvimento	Displasia acinar
	Displasia alveolar congênita
	Displasia alvéolo-capilar com desalinhamento das veias pulmonares
Anormalidades do crescimento	Hipoplasia pulmonar
	Doença pulmonar crônica neonatal/displasia broncopulmonar (DBP)
	Relacionados a defeitos cromossômicos (p. ex., síndrome de Down)
	Relacionados a cardiopatia congênita com cromossomos normais
Condições específicas com etiologia indefinida	Glicogenose intersticial pulmonar (PIG)
	Hiperplasia de células neuroendócrinas da infância (NEHI)
Distúrbios do metabolismo do surfactante (Distúrbios genéticos da proteína surfactante B, proteína surfactante C, ABCA3 e TTF1 ou NKX2.1)	Proteinose alveolar pulmonar (PAP)
	Pneumonite crônica da infância (PCI)
	Pneumonia intersticial descamativa (DIP)
	Pneumonite intersticial não específica (PINE)
Distúrbios em um indivíduo sem patologias prévias	Processos infecciosos e pós-infecciosos (p. ex., bronquiolite obliterante [BO])
	Pneumonite de hipersensibilidade (PH)
	Síndromes de aspiração crônica
	Pneumonia eosinofílica
	Inalações tóxicas
Associadas a doenças sistêmicas	Doenças reumatológicas
	Doenças de depósito
	Sarcoidose
	Histiocitose de células de Langerhans
	Infiltrados malignos
	Síndromes de hemorragia alveolar e vasculite
	Esclerose tuberosa com linfangioleiomiomatose
Indivíduo imunocomprometido	Infecções oportunistas
	Toxicidades por drogas
	Dano alveolar difuso idiopático (DAH)
	Hiperplasia linfoide e pneumonite intersticial linfoide (PIL)
	Doença linfoproliferativa
Distúrbios linfáticos	Linfangiectasia
	Linfangiomatose

Dados de Kurland G, Deterding RR, Hagood JS, et al: An official American Thoracic Society clinical practice guideline: classification, evaluation, and management of childhood interstitial lung disease in infancy. Am J Respir Crit Care Med 2013 Aug 1;188(3):376–394 e Dishop MK: Diagnostic pathology of diffuse lung disease in children. Pediatr Allergy Immunol Pulmonol 2010 Mar;23(1):69–85.

D. Exames especiais

A função pulmonar é tipicamente anormal na chILD. Dependendo da doença específica, os TFPs podem mostrar (1) um padrão restritivo de diminuição dos volumes pulmonares, da complacência e da capacidade de difusão; (2) um padrão obstrutivo com hiperinsuflação e pouca resposta broncodilatadora; ou (3) um padrão misto obstrutivo-restritivo. O teste de caminhada de 6 minutos frequentemente demonstra dessaturação e distância percorrida reduzida. A hipoxemia induzida por exercícios ou noturna pode ser a anormalidade fisiológica mais precoce na chILD.

A broncoscopia pode excluir anormalidades anatômicas, e deve-se obter LBA para testes microbiológicos e citológicos, embora o LBA isolado raramente forneça um diagnóstico. Os testes genéticos comerciais estão disponíveis para mutações de disfunção do surfactante (*SFTPB*, *SFTPC*, *ABCA3* e *NKX*2.1), displasia alvéolo-capilar (*FOXF1*), proteinose alveolar pulmonar (mutações do receptor GMCSF ou autoanticorpos) e hemorragia pulmonar (*COPA*). A biópsia pulmonar geralmente é necessária para um diagnóstico definitivo, e as biópsias pulmonares por videotoracoscopia são preferidas em vez da biópsia transbrônquica.

Diagnóstico diferencial

Muitos distúrbios têm apresentações semelhantes: FC, doença cardíaca, asma, infecção aguda e crônica, imunodeficiência, anormalidade da caixa torácica, doença pulmonar crônica da prematuridade e aspiração.

Complicações

As complicações da chILD incluem atraso no desempenho escolar, déficit de crescimento, insuficiência respiratória, falência respiratória e hipertensão pulmonar. A mortalidade e a morbidade podem ser significativas e variam de acordo com o diagnóstico específico. O tratamento para essas doenças também pode ter efeitos colaterais significativos.

Tratamento

Os pilares do tratamento incluem O_2 suplementar e suporte nutricional. Os corticosteroides são usados em muitas das patologias específicas da chILD, bem como outros medicamentos específicos para cada doença. Os pacientes com doença grave podem precisar de suporte ventilatório não invasivo. Todos os pacientes devem ser avaliados quanto a comorbidades, como hipertensão pulmonar, aspiração, déficit de crescimento, apneia do sono e hipoxemia. Todas as vacinas devem ser fornecidas, incluindo vacina anual contra influenza, palivizumabe para lactentes e vacina pneumocócica polissacarídica. O suporte nutricional e ventilatório deve ser fornecido para estimular o crescimento e o desenvolvimento ideais. A exposição a irritantes ambientais (tanto recreativa quanto ocupacional) deve ser evitada. A maioria dos tratamentos para chILD é específica da doença e baseada na opinião de especialistas, relatos de casos e pequenas séries de casos. As crianças com chILD devem ser avaliadas e cuidadas por uma equipe multidisciplinar experiente. O transplante pulmonar pode ser uma opção para pacientes com insuficiência respiratória progressiva. A chILD Foundation pode fornecer mais recursos de apoio às famílias (http://www.childfoundation.us).

Prognóstico

O prognóstico varia de acordo com a patologia da chILD, desde doença leve até insuficiência respiratória progressiva e óbito.

Liang T, Vargas SO, Lee EY: Childhood interstitial (diffuse) lung disease: pattern recognition approach to diagnosis in infants. Am J Radiol 2019;212:958–967. doi.org/10.2214/AJR.18.20696.

Nathan N, Berdah L, Delestrain C, Sileo C, Clement A: Interstitial lung diseases in children. Presse Med 2020;49:1–12. doi.org/10.1016/j.lpm.2019.06.007.

PNEUMONITE DE HIPERSENSIBILIDADE

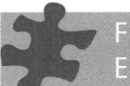

FUNDAMENTOS DO DIAGNÓSTICO E CARACTERÍSTICAS TÍPICAS

- Dispneia aos esforços, tosse, perda de peso, hipoxemia e febre.
- História de exposição a uma partícula orgânica inalada (pássaros) ou produtos químicos de baixo peso molecular.

A pneumonite de hipersensibilidade (PH), ou alveolite alérgica extrínseca, é uma resposta mediada por células T desencadeada por uma exposição ambiental. Podem ocorrer formas agudas e crônicas. Em crianças, o(s) antígeno(s) mais comum(s) são pássaros (p. ex., pombos, periquitos, papagaios); a PH também é conhecida como "pulmão do criador de pássaros". No entanto, vários outros antígenos foram documentados como causadores de PH, incluindo feno mofado, compostagem, troncos e casca de árvore, serragem ou aerossóis de umidificadores ou banheiras de hidromassagem. Um alto nível de suspeição e um histórico completo de exposição ambiental são necessários para chegar ao diagnóstico.

Achados clínicos

A. Sinais e sintomas

Podem ocorrer tosse episódica e febre após exposições agudas. A exposição crônica resulta em perda de peso, fadiga, hipoxemia e dispneia. Os achados do exame físico incluem crepitações, B2 hiperfonética se houver desenvolvimento de hipertensão pulmonar, e baqueteamento digital nos casos de PH crônica.

B. Achados laboratoriais e exames de imagem

A exposição aguda pode causar leucocitose polimorfonuclear com eosinofilia e obstrução das vias aéreas ou restrição nos testes de função pulmonar. A PH crônica resulta em um padrão restritivo.

As precipitinas séricas (anticorpos IgG precipitantes) para o antígeno desencadeante podem ser detectadas, mas talvez apenas se o antígeno idêntico for usado. As contagens de células no LBA geralmente mostram linfocitose. Os achados da radiografia de tórax são variáveis e podem incluir campos pulmonares normais, opacificação do espaço aéreo e opacidades nodulares ou reticulonodulares lineares. A TC de tórax geralmente mostra pequenos nódulos centrolobulares, opacidades em vidro fosco e aprisionamento de ar. A PH crônica pode progredir para fibrose pulmonar.

A biópsia pulmonar revela inflamação linfocítica intersticial bronquiolocêntrica, granulomas intersticiais malformados e não necrotizantes e focos intra-alveolares de pneumonia em organização.

▶ Diagnóstico diferencial

Os pacientes com sintomas agudos podem parecer ter asma. Os pacientes com sintomas crônicos devem passar por diagnóstico diferencial em relação a outras doenças pulmonares difusas.

▶ Complicações

A exposição prolongada a antígenos agressores pode resultar em hipertensão pulmonar devido a hipoxemia crônica, doença pulmonar restritiva irreversível e fibrose pulmonar.

▶ Tratamento e prognóstico

O objetivo principal é a eliminação completa da exposição ao antígeno agressor. O tratamento com corticosteroides geralmente é bem-sucedido em interromper ou reverter a PH. Com diagnóstico precoce e prevenção de antígenos agressores, o prognóstico é excelente.

Vasakova M, Selman M, Morell F, Sterclova M, Molina-Molina M, Raghu G: Hypersensitivity pneumonitis: current concepts of pathogenesis and potential targets for treatment. Am J Respir Crit Care Med 2019;200(3):301–308. doi: 10.1164/rccm.201903-0541PP.

BRONQUIOLITE OBLITERANTE

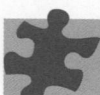

FUNDAMENTOS DO DIAGNÓSTICO E CARACTERÍSTICAS TÍPICAS

- ▶ Sintomas persistentes de obstrução das vias aéreas (dispneia aos esforços, obstrução grave e irreversível do fluxo aéreo) 8 semanas após a resolução de uma infecção do trato respiratório inferior.
- ▶ TC de tórax com padrão em mosaico de hiperinsuflação, atenuação vascular e possivelmente bronquiectasia.

A bronquiolite obliterante (BO) é a cicatrização de bronquíolos de uma variedade de insultos diferentes que têm a via final comum de obliterar os pequenos lúmens das vias aéreas. A grande variedade de lesões inclui pós-virais (geralmente adenovírus), transplante (pulmão ou células-tronco), doença do tecido conjuntivo, aspiração crônica, síndrome de Stevens-Johnson e lesão por inalação.

A BO é uma doença pulmonar obstrutiva crônica rara caracterizada pela obliteração completa das pequenas vias aéreas após um insulto grave. A etiologia mais comum em crianças é pós-infecciosa e secundária a uma infecção do trato respiratório inferior por adenovírus, embora influenza, rubéola, *Bordetella* e *Mycoplasma* também estejam implicados. Outras causas incluem doenças do tecido conjuntivo, aspiração crônica, síndrome de Stevens-Johnson, pós-transplante (pulmão ou medula óssea) e lesão inalatória. Muitos casos de bronquiolite obliterante são idiopáticos. A ventilação mecânica para infecção respiratória grave causada por adenovírus é um forte fator de risco para o desenvolvimento de bronquiolite obliterante.

▶ Achados clínicos

A. Sinais e sintomas

A BO geralmente se apresenta com dispneia, tosse e intolerância ao exercício. Ao exame, eles podem apresentar sibilos expiratórios e, eventualmente, um tórax hiperinsuflado.

B. Achados laboratoriais e exames de imagem

As anormalidades da radiografia de tórax incluem aprisionamento heteterogênio de ar e espessamento da parede das vias aéreas. Os achados clássicos na TC de tórax incluem um padrão de perfusão em mosaico, atenuação vascular e bronquiectasias centrais. Esse achado, juntamente com o teste de função pulmonar mostrando obstrução das vias aéreas não responsiva a broncodilatadores, pode ser diagnóstico em pacientes com história clínica sugestiva. Tipicamente, a biópsia pulmonar é necessária apenas nos casos em que a história clínica e/ou a TC não são clássicas e a biópsia transbrônquica pode não ser capaz de identificar a patologia devido à sua distribuição não uniforme. Os achados patológicos incluem cicatrização das vias aéreas (p. ex., com fibrina) com obstrução parcial ou completa dos bronquíolos.

▶ Diagnóstico diferencial

Asma com remodelamento, FC e DBP devem ser consideradas em crianças com obstrução persistente das vias aéreas. Um ciclo com medicamentos (incluindo broncodilatadores e corticosteroides) pode ajudar a determinar a reversibilidade do processo quando o principal diferencial é entre asma e bronquiolite obliterante. Outros casos sem achados clássicos na TC e nos testes de função pulmonar podem exigir uma biópsia pulmonar.

▶ Complicações

As sequelas da bronquiolite obliterante incluem obstrução persistente das vias aéreas, sibilância recorrente, bronquiectasia, atelectasia crônica, pneumonia recorrente e síndrome do pulmão hipertransparente unilateral.

▶ Tratamento

Devem ser fornecidos cuidados de suporte com oxigênio suplementar para hipoxemia, vacinação de rotina, prevenção de exposição a irritantes ambientais, exercícios e suporte nutricional. Danos contínuos às vias aéreas devido a problemas como aspiração devem ser evitados. Os broncodilatadores inalatórios (β-agonistas e anticolinérgicos) podem reverter a obstrução das vias aéreas se a doença tiver um componente reativo. Os corticosteroides sistêmicos podem ajudar a reverter a obstrução ou prevenir danos contínuos; estes podem ser administrados por via oral ou com doses intravenosas mensais (doses intravenosas podem diminuir os efeitos colaterais sistêmicos). A azitromicina é benéfica na síndrome de bronquiolite obliterante após transplante pulmonar e em pacientes com bronquiectasia. Têm-se usado fluticasona, azitromicina e montelucaste para tratar bronquiolite obliterante após transplante de células-tronco hematopoiéticas. Existem preocupações quanto à recorrência da doença (isto é, leucemia) com o uso profilático de azitromicina. O transplante pulmonar pode ser uma opção para pacientes com doença grave e progressiva. Se houver bronquiectasia, a desobstrução das vias aéreas e os antibióticos precoces para doenças respiratórias (ou seja, para tratar endobronquite) são úteis.

▶ Prognóstico

O prognóstico depende em parte da causa subjacente, bem como da idade de início. A bronquiolite obliterante pós-infecciosa tende a ser não progressiva, com baixa mortalidade e possibilidade de melhora lenta. Por outro lado, a bronquiolite obliterante pós-transplante ou relacionada à síndrome de Stevens-Johnson pode ter um curso rapidamente progressivo levando à morte ou à necessidade de transplante pulmonar.

Colom AJ, Teper AM: Post-infectious bronchiolitis obliterans. Pediatr Pulmonol 2019;54:212–219. doi: 10.1002/ppul.24221.

Kavaliunaite E, Aurora P: Diagnosing and managing bronchiolitis obliterans in children. Expert Rev Respir Med 2019;13(5):481–488. doi: 10.1080/17476348.2019.1586537.

DISFAGIA COM PNEUMONITE (OU PNEUMONIA) ASPIRATIVA

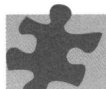

FUNDAMENTOS DO DIAGNÓSTICO E CARACTERÍSTICAS TÍPICAS

- ▶ História de aspiração recorrente ou evento de aspiração.
- ▶ Desconforto respiratório de início recente, necessidade de oxigênio ou febre em uma criança com história conhecida de aspiração ou após um evento de aspiração testemunhado.
- ▶ Achados focais no exame físico.

Tabela 19-8 Fatores de risco para pneumonia aspirativa

Anormalidades anatômicas (fenda laríngea, fístula traqueoesofágica, paralisia das cordas vocais)
Maturação atrasada (síndrome de Down ou prematuridade)
Encefalopatia estática
Malformação do SNC, massa ou lesão cerebral traumática
Distúrbios neuromusculares
Convulsões
Rebaixamento de sensório (medicamentos)
Quase afogamento
Iatrogenia (anestesia, tubos nasogástricos ou traqueostomia)
Doença gastrointestinal (refluxo, acalasia ou obstrução)

SNC, sistema nervoso central.
Dados de Kurland G, Deterding RR, Hagood JS, et al: An official American Thoracic Society clinical practice guideline: classification, evaluation, and management of childhood interstitial lung disease in infancy. Am J Respir Crit Care Med 2013 Aug 1;188(3):376–394 e Dishop MK: Diagnostic pathology of diffuse lung disease in children. Pediatr Allergy Immunol Pulmonol 2010 Mar;23(1):69–85.

As crianças com atraso intelectual ou distúrbios do neurodesenvolvimento, incluindo síndrome de Down e parto prematuro extremo, correm maior risco de disfagia com pneumonite aspirativa crônica ou pneumonia aspirativa aguda, mas essas também podem ocorrer em crianças neurologicamente normais (Tabela 19-8). Um evento de aspiração aguda pode levar a uma síndrome típica de pneumonia com febre, ausculta assimétrica e achados também assimétricos nos exames de imagem. A pneumonite aspirativa crônica é mais indolente e pode causar sintomas respiratórios crônicos como estertores, tosse ou sibilância, infiltrados crônicos, bronquiectasia ou déficit de crescimento. A pneumonia é agravada por anaeróbios Gram-negativos e outras bactérias presentes na boca.

▶ Achados clínicos

A. Sinais e sintomas

Um início agudo de febre, tosse, desconforto respiratório ou hipoxemia em um paciente de risco sugere pneumonia aguda por aspiração. Achados físicos do tórax, como estertores, roncos ou diminuição dos sons respiratórios, podem inicialmente estar limitados à região pulmonar na qual ocorreu a aspiração. Embora qualquer região possa ser afetada, o lado direito – especialmente o lobo superior direito no paciente em decúbito dorsal – é comumente afetado. Em pacientes com aspiração crônica, os pais frequentemente descrevem uma barulho de "chocalho" no peito. Estertores generalizados e sibilos também podem estar presentes.

B. Achados laboratoriais e exames de imagem

As anormalidades da radiografia de tórax podem variar amplamente. Podem revelar consolidação lobar ou atelectasia e infiltrados alveolares ou intersticiais focais ou generalizados. Complicações como empiema ou abscesso pulmonar podem complicar a pneumonia aspirativa aguda. Em alguns pacientes com aspiração crônica, pode-se observar infiltrados peri-hilares com ou sem bronquiectasia. Se houver preocupação clínica, a TC de tórax pode delinear melhor essas complicações.

Em pacientes com pneumonite aspirativa crônica, deve-se tentar avaliar a disfagia e modificar a dieta. A VFSS é normalmente realizada para avaliar a deglutição. O exame endoscópico da deglutição por fibra óptica é feito em centros especializados para visualizar diretamente a laringe durante a deglutição por meio de laringoscópio. Os estudos com radionuclídeos têm baixa sensibilidade para diagnosticar aspiração. Embora biomarcadores como macrófagos carregados de lipídios obtidos de amostras de LBA tenham baixa sensibilidade e especificidade, o LBA pode ser considerado para diagnosticar infecção bacteriana (ver seção Diagnóstico de infecções do trato respiratório). As anormalidades anatômicas, como fenda laríngea, podem ser avaliadas por laringoscopia/broncoscopia rígida. A fístula traqueoesofágica é rara e pode ser difícil de diagnosticar: SEED, broncoscopia rígida ou flexível ou endoscopia esofágica podem auxiliar no diagnóstico. O papel da doença esofágica, do refluxo gastroesofágico e da motilidade esofágica prejudicada na aspiração crônica pode justificar a avaliação por um gastroenterologista ou equipe multidisciplinar.

▶ Diagnóstico diferencial

No paciente com doença aguda, pneumonias bacterianas e virais devem ser consideradas. No paciente com doença crônica, o diagnóstico diferencial pode incluir distúrbios que causam pneumonia recorrente (p. ex., imunodeficiências, disfunção ciliar ou corpo estranho), sibilância crônica ou distúrbios pulmonares intersticiais (ver próxima seção), dependendo da apresentação.

▶ Tratamento

A pneumonia por aspiração leva a uma pneumonite química, e o tratamento de suporte é recomendado. A terapia antimicrobiana para pacientes com pneumonia aspirativa inclui cobertura para organismos anaeróbicos. Em geral, a clindamicina proporciona cobertura inicial adequada.

O tratamento da disfagia pode incluir correção cirúrgica de anormalidades anatômicas, sistemas/frascos de deglutição pausada, espessamento de líquidos ingeridos por via oral e terapia de alimentação e deglutição. Uma melhor higiene oral, corticosteroides inalatórios e fisioterapia respiratória podem diminuir os sintomas de pneumonite por aspiração. Em pacientes com comprometimento do SNC ou distúrbios neuromusculares significativos, pode ser necessária alimentação exclusiva por gastrostomia. Devido às causas e consequências generalizadas da aspiração crônica, o manejo multidisciplinar é frequentemente recomendado.

Durvasula VS, O'Neill AC, Richter GT: Oropharyngeal dysphagia in children: mechanism, source, and management. Otolaryngol Clin North Am 2014;47(5):691 [PMID: 25213278].

DOENÇAS DA CIRCULAÇÃO PULMONAR

HEMOPTISE

FUNDAMENTOS DO DIAGNÓSTICO E CARACTERÍSTICAS TÍPICAS

▶ História de tosse com sangue.
▶ Tosse de início recente, desconforto respiratório, hipoxemia ou infiltrado na imagem do tórax.

A hemoptise é a expectoração de sangue ou secreções sanguinolentas. A determinação da fonte pode ser desafiadora e deve levar em consideração as vias aéreas inferiores e o parênquima, as vias aéreas superiores e os seios da face, e o trato gastrointestinal superior. O quadro pode ser leve, como pode ocorrer na traqueobronquite induzida por vírus, ou grave, como o que pode ocorrer na bronquiectasia grave. As causas mais comuns com etiologia pulmonar são infecção e corpo estranho retido, mas uma ampla gama de causas possíveis está listada na **Tabela 19-9**.

Existem duas fontes de suprimento de sangue para os pulmões: as artérias pulmonares e as artérias brônquicas. O sistema da artéria pulmonar é um sistema de baixa pressão e alto volume, enquanto o sistema da artéria brônquica é um sistema de alta pressão (sistêmico) e baixo volume. Assim, a hemoptise maciça geralmente surge das artérias brônquicas com neovascularização relacionada à inflamação crônica nas bronquiectasias, como visto na FC. A área da superfície alvéolo-capilar dos pulmões é enorme, de modo que pode ocorrer sangramento considerável com hemorragia alveolar difusa, mesmo a partir desse sistema de baixa pressão.

Tabela 19-9 Causas pulmonares de hemoptise em crianças (lista parcial)

Infecções	Vasculites sistêmicas
Aspiração de corpo estranho	Tumores pulmonares/de vias aéreas
Bronquiectasias	Trauma
Malformações congênitas de vias aéreas	Idiopática/iatrogênica
Defeitos cardíacos congênitos	Inalações tóxicas
Anormalidades vasculares pulmonares	Factício
Coagulopatia generalizada/trombose	

Achados clínicos

A. Sinais e sintomas

A hemoptise pode ocorrer em pacientes com doenças nas quais ela seja esperada, como em um adolescente com bronquiectasia progressiva (como costumava ocorrer na FC), ou pode ser o sinal de apresentação em um paciente com vasculite sistêmica, como lúpus eritematoso sistêmico. A apresentação depende de o sangramento ser agudo ou crônico, de pequeno ou grande volume, e dos sintomas associados relacionados à etiologia subjacente. Os sintomas podem ser leves, como tosse e congestão, ou graves com febre e colapso hemodinâmico dependendo da etiologia subjacente. Da mesma forma, os sinais variam de quase normais a cianose, palidez, crepitações e insuficiência respiratória iminente. A hemorragia pulmonar pode se apresentar incidentalmente em exames de imagem do tórax em crianças com menos de 5 ou 6 anos de idade porque elas podem não conseguir expectorar o sangue.

Estimar o volume da hemoptise é bastante difícil e de benefício incerto, enquanto a taxa de perda de sangue pode ser mais útil para estimar a gravidade do processo.

B. Achados laboratoriais e exames de imagem

Para o paciente com doença grave o suficiente para justificar uma avaliação mais aprofundada, os estudos laboratoriais iniciais incluem um hemograma completo com contagem diferencial de leucócitos, um painel metabólico abrangente, marcadores inflamatórios e estudos de coagulação. Os exames de imagem iniciais incluem radiografia de tórax e frequentemente TC de tórax; a angiotomografia é realizada se houver suspeita de embolia pulmonar. A broncoscopia flexível pode ser considerada para localizar uma fonte de sangramento ou identificar um agente infeccioso específico, mas isso só deve ser feito em um paciente hemodinamicamente estável e é improvável que seja útil com hemoptise maciça devido ao campo de visão estar obscurecido pelo sangue. Macrófagos carregados de hemossiderina obtidos durante a lavagem broncoalveolar indicam sangramento mais crônico. Os painéis de patógenos respiratórios atualmente disponíveis feitos por PCR são excelentes determinantes de uma etiologia bacteriana atípica ou viral. A investigação laboratorial adicional é direcionada pelo diagnóstico diferencial e pode incluir biomarcadores para infecções, doenças reumatológicas, vasculites sistêmicas, anormalidades hematológicas ou malignidade. A ecocardiografia pode ajudar a avaliar a estrutura e a função cardíaca e procurar indicações de hipertensão pulmonar. O cateterismo cardíaco pode ser indicado para identificar anormalidades vasculares mais obscuras que causam hemoptise. A biópsia pulmonar geralmente ajuda a estabelecer ou confirmar a causa específica da hemorragia e é particularmente útil na capilarite pulmonar.

Diagnóstico diferencial

A lista de possíveis etiologias pulmonares de hemorragia pulmonar é bastante ampla e diversa (ver **Tabela 19-9**). As fontes otorrinolaringológicas (p. ex., epistaxe) e gastrointestinais (p. ex., hematêmese) também devem ser consideradas e excluídas. Muitas vezes é necessária uma ampla variedade de especialidades, além de pneumologistas, para estabelecer o diagnóstico e formular o plano de tratamento mais adequado, incluindo intensivistas, reumatologistas, infectologistas, otorrinolaringologistas, gastroenterologistas, cirurgiões, cardiologistas, nefrologistas e patologistas.

Tratamento

O manejo inicial deve se concentrar na avaliação da gravidade da hemorragia e na estabilização do paciente. Para pacientes com hemoptise significativa, isso geralmente é obtido na UTI. O tratamento de suporte pode incluir O_2 suplementar, fluidos IV e ventilação assistida. O tratamento específico visa a etiologia subjacente presumida e pode incluir antibióticos para infecções e corticosteroides para condições inflamatórias. Para a hemoptise relacionada a doenças vasculares do colágeno, é comum administrar drogas antirreumáticas modificadoras da doença juntamente com corticosteroides. A embolização da artéria brônquica é eficaz para o sangramento relacionado à bronquiectasia. O ácido tranexâmico nebulizado é uma opção potencialmente útil para interromper o sangramento de uma série de fontes.

Prognóstico

O prognóstico para quase todas as causas de hemoptise pediátrica é favorável com a descoberta imediata da etiologia e a abordagem abrangente de uma equipe multidisciplinar. A hemorragia crônica e recorrente pode levar à fibrose pulmonar se não não houver prevenção no início do curso da doença. O desfecho da hemorragia associada a doenças sistêmicas pode estar relacionado a dano em outros sistemas orgânicos, principalmente no rim. Efeitos colaterais adversos e complicações do tratamento também influenciam o resultado geral.

Al-Samkari H et al: Antifibrinolytic agents for hemoptysis management in adults with cystic fibrosis. Chest 2019,155(6):1226–1233. doi.org/10.1016/j.chest.2019.02.010.
Davidson K, Shojaee S: Managing massive hemoptysis. Chest 2020;157(1):77–88. doi.org/10.1016/j.chest.2019.07.012.
Shnayder R, Needleman JP: Hemoptysis. Pediatr Rev 2018;39(6):319–321.

EMBOLIA PULMONAR

FUNDAMENTOS DO DIAGNÓSTICO E CARACTERÍSTICAS TÍPICAS

- ▶ Dor torácica de início agudo, dispneia e taquipneia.
- ▶ Evidência de embolia na angiotomografia.

A embolia pulmonar (EP) em crianças está se tornando mais frequente, associada ao aumento de condições crônicas que predispõem os pacientes à trombose. Portanto, os pediatras devem estar mais atentos a essa possibilidade ao avaliar crianças com dor torácica de início recente, falta de ar e taquipneia. Os riscos tradicionais de trombose são lesão vascular, estase do fluxo sanguíneo e hipercoagulabilidade, e a fonte mais comum de EP é a trombose venosa profunda. O uso crônico de cateteres venosos centrais e contraceptivos orais aumentaram o risco de trombose e EP em adolescentes.

▶ Achados clínicos

A. Sinais e sintomas

Os sintomas mais comuns de EP incluem dor torácica, dispneia e taquipneia, embora em crianças esses sintomas possam ser sutis e obscurecidos por condições subjacentes. Outros sinais e sintomas podem incluir tosse, hipoxemia, hemoptise, taquicardia, febre e síncope. Achados anormais no exame físico são inespecíficos, mas podem incluir taquipneia, crepitações, B2 hiperfonética e evidência de trombose venosa profunda.

B. Achados laboratoriais e exames de imagem

Os escores de predição para EP em adultos não foram validados em crianças. Os estudos laboratoriais iniciais devem incluir um hemograma com diferencial, estudos de coagulação, fibrinogênio e D-dímero. As angiotomografias suplantaram os exames de ventilação e perfusão como a imagem de escolha para EP. O exame de ultrassonografia com Doppler das extremidades é útil para avaliar a trombose venosa profunda. Os ecocardiogramas podem ajudar a avaliar a trombose arterial pulmonar central e a hipertensão pulmonar. Se a EP for detectada, uma avaliação adicional para riscos adquiridos ou genéticos de trombofilia deve ser realizada.

▶ Tratamento

O tratamento inicial deve se concentrar em estabilizar o paciente e fornecer cuidados de suporte que podem incluir O_2 suplementar, fluidos IV e controle da dor. A anticoagulação é comumente iniciada com heparina de baixo peso molecular e/ou trombólise. Para a EP maciça e com risco de vida, a trombectomia pode ser uma opção. As opções para anticoagulação de longo prazo incluem antagonistas da vitamina K (p. ex., varfarina) ou anticoagulantes diretos (p. ex., rivaroxabana, apixabana, dabigatrana). O tratamento inicial deve durar pelo menos 3 meses e geralmente é supervisionado por um hematologista bem versado no uso de tais medicamentos.

Dijk FN, Curtin J, Lord D, Fitzgerald DA: Pulmonary embolism in children. Paediatr Respir Rev 2012;13:112–122. doi: 10.1016/j.prrv.2011.09/002.

Navanandan N, Stein J, Mistry RD: Pulmonary embolism in children. Pediatr Emer Care 2019;35:143–153. doi: 10.1097/PEC.0000000000001730.

EDEMA PULMONAR

 FUNDAMENTOS DO DIAGNÓSTICO E CARACTERÍSTICAS TÍPICAS

▶ Dispneia e necessidade de oxigênio.
▶ Crepitações.
▶ Evidência de edema pulmonar na imagem do tórax.

▶ Patogênese

O edema pulmonar é o acúmulo de líquido no espaço alveolar que normalmente é ocupado por ar. A preservação do espaço alveolar é um equilíbrio entre as forças que empurram o fluido para fora do espaço vascular e aquelas que mantêm os fluidos nesse mesmo espaço. Este equilíbrio é mantido por junções endoteliais apertadas que impedem o vazamento de fluido. Quando esse equilíbrio sofre alteração, o líquido se acumula no espaço alveolar. As alterações podem ocorrer com o aumento das pressões capilares intravasculares pulmonares, perda das pressões oncóticas plasmáticas, diminuição das pressões extravasculares pericapilares e perda da integridade vascular. A sobrecarga de líquidos e a obstrução do fluxo linfático ou da drenagem venosa também podem contribuir para o edema pulmonar. Em crianças, as causas mais comuns de edema pulmonar incluem cardiopatia congênita e perda da integridade vascular com aumento da permeabilidade, como ocorre na síndrome do desconforto respiratório agudo pediátrico.

▶ Achados clínicos

A. Sinais e sintomas

As crianças com edema pulmonar comumente apresentam trabalho respiratório aumentado devido à perda de complacência do pulmão úmido, levando a retrações e taquipneia. Crepitações inspiratórias são comuns, e lactentes com edema extenso também podem apresentar sibilos.

B. Exames de imagem

Embora a radiografia de tórax não seja muito sensível ao grau de edema pulmonar, as anormalidades comuns incluem demarcações intersticiais proeminentes e aumento dos vasos pulmonares. Se a causa subjacente for de disfunção cardíaca, pode haver cardiomegalia. Também é possível observar derrames pleurais.

▶ Tratamento

O tratamento inicial deve se concentrar em cuidados de suporte com O_2 suplementar e ventilação assistida, se indicada. Os diuréticos e a restrição de líquidos provavelmente são benéficos. Os inotrópicos podem melhorar o desempenho cardíaco se houver origem cardíaca do edema. A pressão positiva nas vias aéreas pode ajudar a interromper o influxo de fluido para os alvéolos, mas é improvável que empurre o fluido de volta para o espaço vascular. Se a albumina sérica estiver baixa, o suporte nutricional que melhora o nível de albumina também pode diminuir o edema. Para pacientes com edema pulmonar associado à insuficiência renal, a diálise é benéfica.

Matthay MA et al: Acute respiratory distress syndrome. Nature Rev Dis Primers 2019;5(1):18. Doi.org/10.1038/s41572-019-0069-0.
O'Brodovich H: Pulmonary edema in infants and children. Curr Opin Pediatr 2005;17:381–384. doi: 10.1097/01.mop.0000159780.42572.6c.

DISTÚRBIOS PULMONARES LINFÁTICOS

LINFANGIECTASIA PULMONAR CONGÊNITA

FUNDAMENTOS DO DIAGNÓSTICO E CARACTERÍSTICAS TÍPICAS

► Dificuldade respiratória e necessidade de oxigênio ao nascimento.
► Hidropisia fetal não imune, quilotórax e síndrome de Noonan.
► Diagnosticada por TC de tórax ou linfangiografia por RM com contraste dinâmico ou biópsia pulmonar.

A linfangiectasia pulmonar congênita é uma anomalia rara do sistema linfático nos pulmões. Pode ser isolada ou difusa e limitada ao tórax ou generalizada em outros sistemas orgânicos, principalmente o trato gastrointestinal. Os vasos linfáticos se encontram dilatados, tortuosos e podem ser muscularizados. A maioria dos casos está associada a uma síndrome genética, mais comumente às síndromes de Noonan, Down e Turner. Os defeitos cardíacos congênitos associados são comuns e incluem retorno venoso anômalo total e síndrome do coração esquerdo hipoplásico. A linfangiectasia congênita difusa costuma ser fatal.

► Achados clínicos

A linfangiectasia pulmonar congênita geralmente se apresenta como dificuldade respiratória grave ao nascimento. Algumas vezes, os sintomas começam após os primeiros meses de vida e raramente podem começar mais tarde na infância. É comum haver quilotórax e padrões intersticiais difusos na radiografia de tórax. Os achados da TC de tórax incluem espessamento septal extenso, espessamento peribroncovascular e opacidades em vidro fosco. A hipoplasia pulmonar associada é comum.

► Tratamento

O tratamento da linfangiectasia é muito difícil, sendo melhor realizado em um centro terciário com experiência. Frequentemente, é necessário suporte ventilatório com oxigênio, pressão positiva ou ventilação mecânica e, se também ocorrer derrame pleural extenso, a drenagem torácica pode ser necessária. Com frequência, os triglicerídeos de cadeia média são preferidos por via enteral para prevenir o fluxo linfático excessivo. Os tratamentos sob pesquisa, tais como octreotida ou sirolimo, são frequentemente utilizados, porém estudos de grande porte que possam comprovar definitivamente seu benefício não estão concluídos. Procedimentos radiológicos intervencionistas também foram tentados em alguns pacientes.

► Prognóstico

Uma vez considerada uma doença uniformemente fatal, a sobrevida vem aumentando com cuidados neonatais avançados e reconhecimento precoce. A linfangiectasia pulmonar limitada apresenta melhor sobrevida do que a doença difusa, e a doença generalizada frequentemente apresenta envolvimento pulmonar menos grave. Se houver cardiopatia congênita associada, o grau de gravidade pode determinar o desfecho para a criança.

OBSTRUÇÃO LINFÁTICA ADQUIRIDA

Os vasos linfáticos pulmonares podem ficar obstruídos após cirurgia para cardiopatia congênita, principalmente após o procedimento de Fontan. O fluxo linfático pulmonar se move anormalmente do ducto torácico em direção ao parênquima pulmonar, conhecido como síndrome de perfusão linfática pulmonar. A obliteração embólica dos vasos linfáticos anormais por via percutânea é uma opção terapêutica promissora.

Itkin M: Interventional treatment of pulmonary lymphatic anomalies. Tech Vasc Interv Radiol 2016;19:299–304. doi: 10.1053/j.tvir.2016.10.005.
Reiterer F, Grossauer K, Morris N, Uhrig S, Resch B: Congenital pulmonary lymphangiectasia. Paediatr Respir Rev 2014;15(3):275–280. doi:10.1016/j.prrv.2014.05.002.

INFECÇÕES DO TRATO RESPIRATÓRIO INFERIOR

PNEUMONIA VIRAL E BRONQUIOLITE

FUNDAMENTOS DO DIAGNÓSTICO E CARACTERÍSTICAS TÍPICAS

► Pródromo de infecção respiratória superior (febre, coriza, tosse, rouquidão) e tosse.
► Sibilos ou estertores.
► Irritabilidade, inapetência.
► Mialgia, mal-estar, cefaleia (crianças mais velhas).
► Taquipneia, dificuldade respiratória e hipoxemia em casos mais graves.

Os vírus são uma causa comum de infecções das vias aéreas inferiores e podem resultar em pneumonia viral e/ou bronquiolite. A infecção viral é uma causa comum de pneumonia adquirida na comunidade em crianças. A pneumonia viral é mais comum em crianças menores de 2 anos e a bronquiolite é a doença respiratória aguda grave mais comum em lactentes e crianças pequenas. Os vírus VSR, rinovírus humano, adenovírus, parainfluenza (tipos 1, 2 e 3), vírus influenza (A e B), coronavírus e metapneumovírus humano são responsáveis pela grande maioria dos casos, sendo o VSR a causa mais comum da bronquiolite. A gravidade da doença, a gravidade da febre, os achados radiográficos e as características da tosse ou dos ruídos pulmonares não diferenciam de forma confiável as pneumonias virais das bacterianas. Além disso, as infecções virais podem predispor à pneumonia bacteriana. No entanto, derrames pleurais substanciais, pneumatoceles, abscessos, a consolidação lobar com expansão de volume lobar e pneumonias "redondas" geralmente são inconsistentes com doença viral. A hospitalização será necessária em 1 a 3% dos lactentes com bronquiolite.

▶ Achados clínicos

A. Sinais e sintomas

Uma infecção respiratória superior frequentemente precede o início de uma doença respiratória inferior. Embora sibilância ou estridor possam ser proeminentes na doença viral, outros achados, como tosse, sinais de dificuldade respiratória (taquipneia, retrações, grunhidos e batimentos de asa de nariz) e achados físicos (estertores e ruídos respiratórios diminuídos) são semelhantes aos da pneumonia bacteriana. Também pode haver prolongamento da fase expiratória e sibilância na bronquiolite. Alguns lactentes podem apresentar apneia e poucos achados na ausculta, mas subsequentemente desenvolver estertores, roncos e sibilância expiratória.

B. Achados laboratoriais

Os métodos de diagnóstico viral rápido, como testes de anticorpos fluorescentes, ensaio imunoenzimático e/ou PCR, só devem ser realizados em secreções nasofaríngeas se o resultado mudar o manejo ou se for necessário para identificar uma etiologia viral em pacientes de alto risco ou para epidemiologia ou controle de infecção. A contagem de leucócitos periféricos não é útil para distinguir doenças virais de bacterianas.

C. Exames de imagem

As radiografias de tórax não são indicadas em crianças que apresentam achados bilaterais e simétricos no exame, que não apresentam desconforto respiratório significativo e que não apresentam temperatura elevada. Os achados da radiografia de tórax geralmente são inespecíficos e geralmente incluem hiperinsuflação, infiltrado peribrônquico, aumento das demarcações intersticiais e atelectasia subsegmentar.

▶ Diagnóstico diferencial

Os diagnósticos diferenciais de pneumonia viral e bronquiolite são os mesmos da pneumonia bacteriana. Os pacientes com sibilos proeminentes podem ter asma, obstrução das vias aéreas causada por aspiração de corpo estranho, traqueíte bacteriana ou viral aguda.

▶ Complicações

A pneumonia viral ou laringotraqueobronquite podem predispor o paciente a traqueíte bacteriana subsequente ou pneumonia como sequelas imediatas. A bronquiolite obliterante ou insuficiência respiratória crônica grave podem seguir-se à pneumonia por adenovírus. Os resultados dos estudos que avaliam o desenvolvimento de asma após uma pneumonia viral são variáveis. Podem ocorrer bronquiectasias, pneumonia de hipersensibilidade crônica e pulmão hiperlúcido unilateral (síndrome de Sawyer-James) após pneumonias por sarampo, adenovírus e influenza. A bronquiolite devido à infecção por VSR contribui substancialmente para a morbidade e mortalidade em crianças com distúrbios médicos subjacentes, incluindo doença pulmonar crônica da prematuridade, FC, doença cardíaca congênita e imunodeficiência.

▶ Tratamento

Embora a maioria das crianças com bronquiolite por VSR seja manejada ambulatorialmente, a hospitalização é necessária em crianças com hipoxemia em ar ambiente, história de apneia, taquipneia moderada com dificuldade de alimentação, e desconforto respiratório acentuado com retrações. As crianças com alto risco de hospitalização incluem lactentes (com menos de 6 meses), especialmente aqueles com história de prematuridade, e as crianças com distúrbios cardiopulmonares crônicos subjacentes. Durante a hospitalização, o tratamento deve incluir estratégias de suporte, como aspiração frequente e fornecimento de fluidos adequados para manter a hidratação. Se houver hipoxemia, deve-se administrar oxigênio suplementar. Não há evidências para apoiar o uso de antibióticos em crianças com bronquiolite ou pneumonia viral, a menos que haja evidência de pneumonia bacteriana associada. Às vezes, a diferenciação entre pneumonias virais e bacterianas pode ser um desafio. Os broncodilatadores e corticosteroides não mostraram alterar a gravidade ou a duração da doença nos primeiros episódios de bronquiolite e, portanto, não são recomendados. Os pacientes com bronquiolite recorrente, no entanto, devem ser avaliados para outros diagnósticos, como asma ou aspiração, e podem justificar pelo menos uma tentativa com esses medicamentos.

Os pacientes com risco de infecções por VSR com risco de vida (p. ex., aqueles com DBP ou outras condições pulmonares graves, cardiopatia congênita ou imunocomprometimento significativo) devem ser hospitalizados e deve-se considerar ribavirina. Os testes rápidos de diagnóstico viral podem ser um guia útil para tal terapia.

Quando os dados epidemiológicos disponíveis indicam uma infecção ativa por influenza na comunidade, a terapia antiviral deve ser considerada precocemente para bebês e crianças de alto risco que parecem estar infectados. Para recomendações de dosagem, consulte o *Redbook 2018* da American Academy of Pediatrics (AAP, Academia Americana de Pediatria). As crianças com suspeita de doenças virais devem ser colocadas em isolamento respiratório.

▶ Prevenção

As prevenções mais eficazes contra a infecção por VSR e outras doenças virais consistem em técnicas adequadas de lavagem das mãos e redução da exposição a potenciais fatores de risco ambientais. A profilaxia com anticorpo monoclonal (palivizumabe) é eficaz na redução da taxa de hospitalização e morbidade associada em prematuros de alto risco e naqueles com condições cardiopulmonares crônicas (condições pulmonares graves, cardiopatia congênita, doença neuromuscular ou imunocomprometimento significativo). As recomendações de dosagem nos Estados Unidos estão disponíveis no *Redbook 2018* da AAP. Além disso, a vacinação contra influenza e sarampo pode prevenir as complicações mencionadas acima dessas infecções.

▶ Prognóstico

A maioria das crianças com bronquiolite e pneumonia viral se recupera sem intercorrências; no entanto, pode ocorrer piora da asma, função pulmonar ou radiografias de tórax alteradas, insuficiência respiratória persistente e até mesmo morte em pacientes de alto risco, como recém-nascidos ou aqueles com doenças pulmonares, cardíacas ou imunodeficientes subjacentes. Os pacientes com coinfecções, vírus-vírus ou vírus-bactéria, apresentam desfechos piores. Com cuidados de suporte aprimorados e profilaxia com palivizumabe, a taxa de mortalidade entre bebês de alto risco diminuiu substancialmente.

Jain S: Epidemiology of viral pneumonia. Clin Chest Med 2017;38:1–9 [PMID: 28159152].

Meissner HC: Viral bronchiolitis in children. NEJM 2016;374(1):62–72 [PMID: 26735994].

Nolan VG et al: Etiology and impact of coinfections in children hospitalized with community-acquired pneumonia. J Infect Dis 2018;218(2):179–188 [PMID: 29228381].

Ralston SL et al: Clinical practice guideline: the diagnosis, management, and prevention of bronchiolitis. Pediatrics 2014;134(5):e1474–e1502 [PMID: 25349312].

PNEUMONIA POR *MYCOPLASMA*

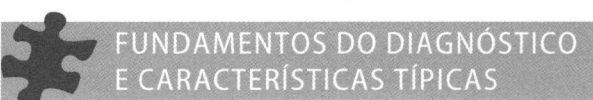

FUNDAMENTOS DO DIAGNÓSTICO E CARACTERÍSTICAS TÍPICAS

▶ Febre e tosse.
▶ Mais comum em crianças acima de 5 anos.

O *M. pneumoniae* é uma causa comum de pneumonia sintomática em crianças mais velhas, embora possa ser observada em crianças menores de 5 anos. Pode ocorrer infecção endêmica e epidêmica. O período de incubação é longo (2-3 semanas) e o início dos sintomas é lento. Embora o pulmão seja o local primário da infecção, às vezes ocorrem complicações extrapulmonares. As complicações extrapulmonares na pneumonia adquirida na comunidade (PAC) sugerem o diagnóstico de *M. pneumoniae*.

▶ Achados clínicos

A. Sinais e sintomas

Febre, tosse, cefaleia e mal-estar são sintomas comuns à medida que a doença evolui. Embora a tosse geralmente seja seca no início, a produção de escarro pode se desenvolver à medida que a doença progride. Pode ocorrer dor de garganta, otite média, otite externa e miringite bolhosa. Frequentemente estão presentes estertores e dor torácica no exame do tórax; pode cursar com murmúrios vesiculares diminuídos ou macicez à percussão sobre a área envolvida.

B. Achados laboratoriais e exames de imagem

A PCR é o padrão-ouro para o diagnóstico. No entanto, como outros patógenos respiratórios, o *Mycoplasma* pode permanecer no trato respiratório superior após a resolução da infecção ativa. O imunoensaio enzimático (EIA, abreviatura derivada de *enzyme immunoassay*) e a fixação do complemento são sensíveis e específicos para *M. pneumoniae*, mas também podem ser positivos em crianças assintomáticas. O teste sorológico (IgG) coletado ao longo de 2 semanas mostrando um aumento de quatro vezes ou mais dos anticorpos específicos confirma o diagnóstico de doença respiratória ativa devido a *M. pneumoniae*. As contagens totais e diferenciais de leucócitos são geralmente normais.

As radiografias de tórax geralmente demonstram infiltrados intersticiais ou broncopneumônicos, frequentemente nos lobos médio ou inferiores. Os derrames pleurais são extremamente incomuns.

▶ Complicações

Pode ocorrer envolvimento extrapulmonar do sangue, SNC, pele, coração ou articulações. A anemia hemolítica autoimune com Coombs direto positivo, ocasionalmente uma doença com risco de vida, é a anormalidade hematológica mais comum que pode acompanhar a infecção por *M. pneumoniae*. Distúrbios de coagulação e trombocitopenia também podem ocorrer. Acidente vascular cerebral, meningoencefalite, síndrome de Guillain-Barré, envolvimento de nervos cranianos e psicose foram descritos. Uma grande variedade de erupções cutâneas, incluindo eritema multiforme e síndrome de Stevens-Johnson, pode ocorrer. Bronquiolite obliterante devido à síndrome de Stevens-Johnson associada a *M. pneumoniae* também foi relatada.

Tratamento

A antibioticoterapia com um macrolídeo por 5 a 10 dias pode encurtar o curso da doença. O ciprofloxacino é uma alternativa possível. As medidas de suporte, incluindo hidratação, antipiréticos e repouso no leito, são úteis.

Prognóstico

Na ausência das complicações extrapulmonares menos comuns, as perspectivas de recuperação são excelentes.

Atkinson TP, Waites KB: *Mycoplasma pneumoniae* infections in childhood. Pediatr Infect Dis 2014;33(1):92–94 [PMID: 24346598].

Meyer Sauteur PM, Unger WWJ, van Rossum AMC, Berger C: The art and science of diagnosing *Mycoplasma* infection. Pediatr Infect Dis J 2018;37(11):1192–1195 [PMID: 30169485].

PNEUMONIA BACTERIANA ADQUIRIDA NA COMUNIDADE

FUNDAMENTOS DO DIAGNÓSTICO E CARACTERÍSTICAS TÍPICAS

- Febre, tosse, dispneia.
- Exame torácico anormal (crepitações focais ou murmúrios vesiculares diminuídos).
- Radiografia torácica anormal (opacidades, adenopatia hilar, derrame pleural).

A pneumonia adquirida na comunidade (PAC) é a causa mais comum de mortalidade infantil em todo o mundo. As etiologias infecciosas variam amplamente de acordo com a região geográfica e a idade da criança. Nos países desenvolvidos, a maioria das pneumonias é causada por infecções virais. O exame físico, a contagem e o diferencial de leucócitos e a radiografia de tórax não distinguem de forma confiável entre patógenos virais e bacterianos. As crianças com PAC complicada por derrames parapneumônicos têm maior probabilidade de ter uma doença prolongada e correm maior risco de complicações a longo prazo.

A causa mais comum de pneumonia bacteriana em crianças de todas as idades é o *Streptococcus pneumoniae*; no entanto, o espectro de patógenos potenciais a ser considerado inclui bactérias aeróbias, anaeróbias e álcool-ácido resistentes, bem como outras bactérias atípicas e vírus respiratórios. A pneumonia bacteriana geralmente segue uma infecção viral do trato respiratório inferior. O comprometimento dos sistemas de defesa pulmonar incluindo depuração mucociliar anormal, função da tosse prejudicada, estado de imunocomprometimento, aspiração de secreções orais ou ingestão e desnutrição, aumentam o risco de pneumonia em crianças.

Achados clínicos

A. Sinais e sintomas

O patógeno, a gravidade da infecção e a idade do paciente podem causar variações substanciais na apresentação da PAC. Febre (acima de 39 °C), taquipneia e tosse são características da PAC. Dificuldade respiratória e hipoxemia são sinais de doença mais grave. A ausculta torácica pode revelar crepitações focais ou diminuição dos murmúrios vesiculares no contexto de derrame pleural associado ou consolidação. Alguns pacientes podem apresentar achados extrapulmonares adicionais, como dor abdominal, devido à própria pneumonia. Outros podem ter evidências de infecção em outros locais devido ao mesmo organismo causador da pneumonia, como otite média, sinusite ou meningite.

B. Achados laboratoriais e exames de imagem

A radiografia de tórax pode ser uma ferramenta diagnóstica útil na PAC, mas não é específica para pneumonia bacteriana. As radiografias de tórax são indicadas para crianças doentes o suficiente para serem hospitalizadas ou para avaliar complicações. Estudos laboratoriais também podem impactar o manejo de crianças hospitalizadas por PAC; no entanto, eles não são indicados para tratamento ambulatorial de crianças com PAC. As hemoculturas devem ser obtidas em crianças internadas no hospital com sofrimento grave ou pneumonia complicada. Marcadores inflamatórios como velocidade de hemossedimentação, proteína C-reativa e procalcitonina podem direcionar a tomada de decisão clínica, especialmente na PAC complicada. Podem ser realizados hemogramas completos para avaliar complicações da pneumonia, como trombocitopenia, anemia ou síndrome hemolítico-urêmica. As culturas de escarro podem ser úteis em crianças mais velhas capazes de fornecer uma amostra satisfatória. Procedimentos diagnósticos invasivos devem ser realizados em pacientes gravemente enfermos se outros meios não identificarem adequadamente a causa (ver seção Diagnóstico de infecções do trato respiratório). A tecnologia de coloração imunofluorescente de antígeno viral (AFD) e de PCR melhorou a capacidade de detectar uma ampla variedade de infecções virais, mas não é indicada na avaliação da PAC, a menos que os resultados possam alterar o manejo.

Diagnóstico diferencial

No diagnóstico diferencial de doenças pulmonares localizadas ou infiltrados difusos, deve ser considerada doença pulmonar não infecciosa (incluindo aspiração gástrica, aspiração de corpo estranho, atelectasia, malformações congênitas, insuficiência cardíaca congestiva, malignidade, tumores como granuloma de células plasmáticas, doença pulmonar intersticial crônica e hemossiderose pulmonar). Quando há derrames, outros distúrbios não infecciosos, como doenças vasculares do colágeno, neoplasias e infarto pulmonar também devem ser considerados.

Tratamento

Se houver suspeita de pneumonia bacteriana, a antibioticoterapia empírica deve ser considerada. Os lactentes menores de 4 semanas devem ser tratados com ampicilina e um aminoglicosídeo. Os lactentes de 4 a 12 semanas de idade devem ser hospitalizados e tratados com ampicilina intravenosa por 7 a 10 dias. A internação hospitalar também deve ser considerada em qualquer criança de 3 a 6 meses de idade com pneumonia bacteriana. Para bebês mais velhos e crianças que precisam de hospitalização, o tratamento de primeira linha com ampicilina IV é recomendado, com ceftriaxona IV como opção de segunda linha. Todas as crianças com mais de 6 meses que não apresentam desconforto respiratório significativo devem ser tratadas com amoxicilina oral (50-90 mg/kg/dia) dividida em doses a serem administradas três vezes ao dia. O tratamento com amoxicilina é preferível ao tratamento com cefalosporinas orais, que só deve ser usado em pessoas com alergia à penicilina ou em caso de resistência bacteriana à amoxicilina (p. ex., *H. influenzae* positivo para β-lactamase). Para a PAC não complicada, a duração do tratamento não deve exceder 7 dias e há evidências para apoiar o tratamento por 3 dias. Os antibióticos macrolídeos devem ser usados se houver suspeita de uma infecção atípica, como pneumonia por *M. pneumoniae*, embora a utilidade do tratamento de infecções por *Mycoplasma* seja questionável. Quando possível, o tratamento deve ser direcionado pelo padrão de sensibilidade aos antibióticos dos organismos isolados. (Para uma discussão mais aprofundada, ver **Capítulo 39**.) A escolha de hospitalizar ou não as crianças mais velhas depende da idade, da gravidade da doença, do organismo suspeito e da confiabilidade antecipada da adesão ao regime de tratamento em casa. É necessária hospitalização imediata se houver dificuldade respiratória moderada a grave, apneia, hipoxemia, inapetência, deterioração clínica no tratamento com antibióticos orais ou complicações associadas (derrame pleural extenso, empiema ou abscesso). O acompanhamento ambulatorial cuidadoso dentro de 12 horas a 5 dias está indicado para as crianças não hospitalizadas.

As considerações terapêuticas adicionais incluem nutrição e suplementação de oxigênio, hidratação e eletrólitos. A remoção do líquido pleural para fins diagnósticos é indicada para orientar a terapia antimicrobiana e pode ser necessária para fins terapêuticos.

Prognóstico

As crianças imunocompetentes que vivem em países desenvolvidos nos quais a pneumonia bacteriana é adequadamente reconhecida e tratada têm uma alta taxa de sobrevivência. Por exemplo, a taxa de mortalidade por pneumonia pneumocócica não complicada é inferior a 1%. Se o paciente sobreviver à doença inicial, a função pulmonar persistentemente anormal após PAC complicada é incomum, mesmo quando o tratamento é adiado ou inapropriado.

Messinger AI, Kupfer O, Hurst A, Parker S: Management of pediatric community-acquired bacterial pneumonia. Pediatr Rev 2017;38(9): 394–409 [PMID 28864731].

DERRAME PARAPNEUMÔNICO E EMPIEMA

FUNDAMENTOS DO DIAGNÓSTICO E CARACTERÍSTICAS TÍPICAS

► Esforço respiratório e dor torácica.
► Febre.
► Radiografia de tórax evidenciando obliteração de seio costofrênico ou lâmina de líquido em decúbito lateral.

Os derrames parapneumônicos podem estar associados a pneumonia, doença autoimune, trauma, malignidade, hipoalbuminemia devido a doença hepática ou renal, hipotireoidismo, doença autoimune e pancreatite. Alguns derrames parapneumônicos associados à pneumonia abrigam infecção, enquanto outros representam reações inflamatórias à infecção. A nomenclatura nessa área é um tanto confusa. Alguns autores usam o termo *empiema* para líquido grosseiramente purulento e *derrame parapneumônico* para líquido não purulento. Está claro, no entanto, que alguns derrames não purulentos também podem conter microrganismos e representam empiemas parcialmente tratados ou precoces. Provavelmente, é melhor referir-se a todos os derrames associados à pneumonia como derrames parapneumônicos, alguns dos quais estão infectados e outros não.

O organismo mais comumente associado ao empiema é o *S. pneumoniae*. Outros organismos comuns incluem *H. influenzae* e *S. aureus*. As causas menos comuns são estreptococos do grupo A, organismos Gram-negativos, organismos anaeróbicos e *M. pneumoniae*. Os derrames associados à tuberculose são quase sempre estéreis e constituem uma reação inflamatória.

Achados clínicos

A. Sinais e sintomas

Os pacientes geralmente apresentam sinais típicos de pneumonia, incluindo febre, taquipneia e tosse. Os pacientes com pneumonia complicada podem ter dor torácica, diminuição dos murmúrios vesiculares, macicez à percussão no lado afetado e podem preferir deitar sobre o lado afetado. Com derrames grandes, pode haver desvio traqueal para o lado contralateral. O empiema é mais provável de ocorrer em crianças com menos de 5 anos e em hospedeiros imunocomprometidos.

B. Exames diagnósticos

A presença de líquido pleural é sugerida por uma densidade homogênea que obscurece o pulmão subjacente na radiografia de tórax. Os derrames grandes podem causar um deslocamento do mediastino para o lado contralateral. Os derrames pequenos podem apenas obliterar o seio costofrênico. As radiografias em decúbito lateral podem ajudar a detectar fluido livremente móvel, demonstrando um efeito laminar, a menos que o fluido seja loculado. A ultrassonografia de tórax é preferida à TC de tórax para identificar septações ou loculações. A TC de tórax pode ajudar a determinar a presença de um abscesso parenquimatoso em casos de pneumonia que não respondem conforme o esperado.

As hemoculturas podem ser positivas em até 18% das vezes na pneumonia complicada. O teste tuberculínico é positivo na maioria dos casos de tuberculose. A coloração de Gram, as culturas e a detecção de antígeno realizados a partir de uma toracocentese diagnóstica ou terapêutica podem ajudar a estabelecer a etiologia da pneumonia. As células no líquido pleural são geralmente neutrófilos em doenças bacterianas e linfócitos em derrames tuberculosos. Embora em adultos a presença de pH e glicose baixos indique a necessidade de procedimentos de drenagem agressivos e minuciosos, o significado prognóstico desses achados em crianças é desconhecido. Quando a etiologia do derrame é desconhecida, os critérios de Light devem ser usados para determinar se o líquido obtido pela toracocentese é um exsudato ou um transudato. Os derrames exsudativos ocorrem quando a razão pleural/sérica de proteína total é maior que 0,5 ou a razão pleural/sérica de lactato desidrogenase (LDH) é maior que 0,6. Os derrames de transudato ocorrem quando essas proporções são menores ou iguais a esses níveis de corte.

▶ Tratamento

Após a toracocentese inicial e a identificação do microrganismo envolvido, a base do tratamento são os antibióticos intravenosos apropriados e a drenagem adequada do fluido. Embora haja uma tendência de tratar empiemas pneumocócicos menores sem um dreno torácico, derrames maiores requerem drenagem. O uso precoce de fibrinolíticos está se tornando padrão de tratamento em pediatria. As intervenções cirúrgicas, incluindo VATS feita por cirurgião experiente, podem reduzir a morbidade e encurtar o tempo de internação. A escolha terapêutica irá variar dependendo dos recursos disponíveis e das preferências do médico.

▶ Prevenção

A introdução da vacinação contra *S. pneumoniae*, inicialmente com a vacina pneumocócica conjugada (PCV, abreviatura derivada de *pneumococcal conjugate vaccine*) 7-valente e posteriormente com a PCV 13-valente, conduziu a uma redução significativa das internações e das pneumonias pneumocócicas complicadas.

▶ Prognóstico

O prognóstico está relacionado com a gravidade da doença, mas geralmente é excelente, com recuperação completa ou quase completa na maioria dos casos.

> Langle JM et al: Empyema associated with community acquired pneumonia: a Pediatric Investigator's Collaborative Network on Infections in Canada (PICNIC) study. BMC Infect Dis 2008;8:129 [PMID: 18816409].

> Messinger AI, Kupfer O, Hurst A, Parker S: Management of pediatric community-acquired bacterial pneumonia. Pediatr Rev 2017;38(9): 394–409 [PMID: 28864731].

ABSCESSO PULMONAR

 FUNDAMENTOS DO DIAGNÓSTICO E CARACTERÍSTICAS TÍPICAS

▶ Febre alta, mal-estar e perda de peso no cenário de pneumonia.
▶ Radiografias de tórax e TCs geralmente revelam cavidades pulmonares, muitas vezes com níveis hidroaéreos.

▶ Patogênese

Os abscessos pulmonares são cavidades de paredes espessas que se formam a partir de inflamação e necrose central após uma infecção pulmonar inicial. Um abscesso pulmonar pode ocorrer em crianças previamente saudáveis, crianças propensas a aspiração ou crianças com imunossupressão ou doença pulmonar ou sistêmica subjacente. Os abscessos pulmonares também podem ocorrer por disseminação embólica. Organismos como estafilococos e estreptococos afetam mais comumente o hospedeiro saudável, enquanto organismos anaeróbios e Gram-negativos, bem como *Nocardia*, micobactérias, espécies de *Legionella*, fungos (*Candida* e *Aspergillus*) e patógenos resistentes a medicamentos devem ser considerados no hospedeiro imunocomprometido ou em pacientes que não respondem ao tratamento antibiótico típico.

▶ Achados clínicos

A. Sinais e sintomas

Os sinais e sintomas relacionados ao tórax podem ou não estar presentes. Febre alta, mal-estar e perda de peso fazem, com frequência, parte do quadro. Em lactentes, evidências de desconforto respiratório podem estar presentes.

B. Achados laboratoriais e exames de imagem

Pode haver uma contagem elevada de leucócitos periféricos com predominância de neutrófilos ou velocidade de hemossedimentação ou proteína C-reativa elevadas. As hemoculturas raramente são positivas, exceto no paciente imunocomprometido.

As radiografias de tórax geralmente revelam cavidades pulmonares únicas ou múltiplas de paredes espessas, geralmente com níveis hidroaéreos. Também podem ocorrer atelectasia compressiva local, espessamento pleural ou adenopatia. A TC de tórax pode fornecer melhor localização e compreensão das lesões.

Em pacientes que produzem escarro, colorações e culturas podem fornecer o diagnóstico. A aspiração percutânea direta de material para colorações e culturas deve ser considerada, embora possam ocorrer complicações.

▶ Diagnóstico diferencial

Deve-se considerar a possibilidade de piopneumotórax loculado, neoplasias, granuloma de células plasmáticas e cistos e sequestros congênitos infectados. Pneumatoceles, cistos sem líquido, são comuns em crianças com empiema e geralmente se resolvem com o tempo.

▶ Complicações

Embora as complicações decorrentes de abscessos sejam raras, podem ocorrer desvio do mediastino, pneumotórax hipertensivo e ruptura espontânea. Manobras diagnósticas, como punção pulmonar guiada por imagem para drenagem e cultura do abscesso, também podem causar pneumotórax ou fístula broncopulmonar.

▶ Tratamento

Devido aos riscos da punção pulmonar, os abscessos não complicados são frequentemente tratados de forma conservadora no paciente imunocompetente com antibióticos intravenosos de amplo espectro apropriados. Em outros casos, deve ser fornecida cobertura adicional para microrganismos Gram-negativos anaeróbios e fungos. Pode ser necessária terapia prolongada com 2 a 3 semanas de antibióticos intravenosos, seguida de terapia oral. Há relatos de comprometimento das vias aéreas com risco de vida em tentativas de drenar abscessos por broncoscopia. Ocasionalmente, são necessárias drenagem cirúrgica ou lobectomia, principalmente em pacientes imunocomprometidos. No entanto, tais procedimentos podem eles próprios causar complicações com risco de vida.

▶ Prognóstico

Embora a melhora radiográfica possa ser muito lenta (6 semanas a 5 anos), ela ocorre na maioria dos pacientes sem fatores de risco para infecções do trato respiratório inferior ou perda da função pulmonar. No paciente imunocomprometido ou clinicamente complexo, o prognóstico depende do distúrbio subjacente.

Chan PC et al: Clinical management and outcome of childhood lung abscess: a 16-year experience. J Microbiol Immunol Infect 2005;38: 183 [PMID: 15986068].

Patradoon-HoP et al: Lung abscess in children. Paediatr Respir Rev 2007;8(1):77–84 [PMID: 17419981].

PNEUMONIA NO PACIENTE IMUNOCOMPROMETIDO

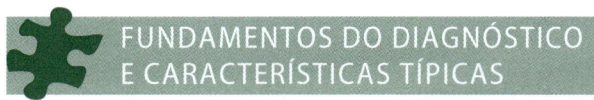

FUNDAMENTOS DO DIAGNÓSTICO E CARACTERÍSTICAS TÍPICAS

▶ A natureza do estado imunocomprometido pode ajudar a prever a etiologia da infecção pulmonar.

Uma função imune comprometida pode ocorrer por uma variedade de razões, incluindo imunodeficiência primária ou imunodeficiência secundária devido a transplante de órgão sólido ou de células-tronco hematopoiéticas ou ao uso de medicamentos imunossupressores (i.e., quimioterápicos, corticosteroides crônicos).

As infecções pulmonares, o tipo de infecção mais comum nesses pacientes, podem se apresentar como pneumonia focal, nódulos pulmonares, doença disseminada ou doença pulmonar intersticial difusa. A causa subjacente ao estado imunocomprometido geralmente determina o espectro de agentes infecciosos responsáveis pela doença (ver também **Capítulo 33**). A pneumonia em um hospedeiro imunocomprometido pode ser causada por qualquer bactéria comum adquirida na comunidade ou patógenos menos comuns, como fungos oportunistas, *Toxoplasma gondii*, *P. jiroveci*, bactérias anaeróbias, espécies de *Nocardia*, *Legionella pneumophila*, micobactérias e vírus.

▶ Achados clínicos

A. Sinais e sintomas

Os pacientes geralmente apresentam sinais sutis, como tosse leve, taquipneia ou febre baixa, que podem progredir rapidamente para febre alta, desconforto respiratório e hipoxemia ou síndrome chILD. Uma porta óbvia para infecção, como cateter intravascular, pode predispor à infecção bacteriana ou fúngica por disseminação hematogênica.

B. Achados laboratoriais e exames de imagem

Deve-se suspeitar de infecção fúngica, parasitária ou bacteriana, especialmente com bactérias resistentes a antibióticos, na criança neutropênica. Assim que houver suspeita de infecção, deve-se considerar a obtenção de culturas de sangue periférico e de cateteres intravasculares, escarro, secreções traqueobrônquicas, nasofaringe ou seios paranasais, líquido pleural, linfonodos biopsiados, medula óssea ou lesões cutâneas. Em alguns centros, estão sendo usados ensaios séricos de (1,3)-β-D-glucana e ensaios séricos e por LBA de galactomanana para doença fúngica pulmonar invasiva. A urina pode ser testada para patógenos típicos e antígenos urinários de *Legionella*.

Os métodos invasivos costumam ser necessários para o diagnóstico e podem levar a alterações do tratamento empírico. O escarro geralmente não está disponível na criança pequena. O LBA frequentemente detecta um ou mais organismos e deve ser feito no início da avaliação. O uso combinado de lavado, escovação e biópsia endobrônquica tem alto rendimento. Em pacientes com doença de avanço rápido ou mais periférica, a biópsia pulmonar torna-se mais urgente. A morbidade e a mortalidade desse procedimento podem ser reduzidas por técnicas de VATS. Um conjunto abrangente de estudos deve ser feito em material de lavagem e biópsia devido ao risco de coinfecção de múltiplos organismos. Estes consistem em estudos diagnósticos rápidos, incluindo cultura, PCR e detecção de antígenos para vírus e estudos rápidos de anticorpos fluorescentes para *P. jiroveci* e *Legionella*; colorações de

Gram, álcool-ácido resistentes e fúngicas; exame citológico para inclusões virais; e culturas para bactérias anaeróbicas e aeróbicas, fungos, micobactérias e *Legionella*.

As radiografias de tórax e as TCs volumétricas podem ser úteis para identificar o padrão e a extensão da doença. Na pneumonia inicial por *P. jiroveci*, a dispneia e a hipoxemia podem ser marcantes, apesar de anormalidades radiográficas mínimas. Achados radiográficos distintos, como o sinal do halo, podem ser observados na aspergilose.

Diagnóstico diferencial

Os microrganismos que causam a doença variam de acordo com o tipo de imunocomprometimento presente. Por exemplo, o paciente esplenectomizado ou com doença falciforme pode ser tomado pela infecção por bactérias encapsuladas. A criança com vírus da imunodeficiência humana/síndrome da imunodeficiência adquirida (HIV/Aids, abreviatura derivada de *human immunodeficiency virus/acquired immunodeficiency syndrome*) ou que recebe terapia imunossupressora ou quimioterapia tem maior probabilidade de ter infecção por *P. jiroveci*. A criança neutropênica febril que vem recebendo doses adequadas de antibióticos intravenosos de amplo espectro ou terapia com esteroides sistêmicos pode ter doença fúngica. A chave para o diagnóstico é considerar todas as possibilidades de infecção.

Dependendo da forma de imunocomprometimento, talvez apenas metade a dois terços dos novos infiltrados pulmonares nesses pacientes representem infecção. Os infiltrados remanescentes são causados por toxicidade pulmonar da radiação, quimioterapia ou outras drogas; distúrbios pulmonares, incluindo hemorragia, embolia, atelectasia ou aspiração; síndrome de pneumonia idiopática ou síndrome do desconforto respiratório agudo em pacientes com transplante de medula óssea; recorrência ou extensão de crescimentos malignos primários ou distúrbios imunológicos; reações transfusionais, leucostase ou lise de células tumorais; ou DPIs, como pneumonia intersticial linfocítica com infecção por HIV.

Complicações

Pode ocorrer pneumonia necrosante, abscesso pulmonar e derrames parapneumônicos. É comum ocorrer insuficiência respiratória progressiva, choque, lesão de múltiplos órgãos, infecção disseminada e morte no hospedeiro imunocomprometido infectado.

Tratamento

O uso precoce de antibióticos intravenosos de amplo espectro é indicado em crianças febris, neutropênicas ou imunocomprometidas. Também podem ser indicados sulfametoxazol-trimetoprima (para *P. jiroveci*), macrolídeos (para *Legionella*) e/ou antifúngicos no início do tratamento de crianças imunocomprometidas antes da identificação do microrganismo. O tratamento deve ser direcionado de acordo com os microrganismos identificados no LBA ou na biópsia pulmonar. Dados recentes sugerem que o uso de estratégias de ventilação não invasiva no início do curso da insuficiência pulmonar da falência respiratória pode diminuir a mortalidade.

Prognóstico

O prognóstico é baseado na gravidade do imunocomprometimento subjacente, no diagnóstico e tratamento imediato e apropriado e nos agentes infecciosos. A intubação e a ventilação mecânica têm sido associadas a alta mortalidade, especialmente em pacientes com transplante de células-tronco hematopoiéticas.

> Collaco JM, Gower WA, Mogayzel PJ Jr: Pulmonary dysfunction in pediatric hematopoietic stem cell transplant patients: overview, diagnostic considerations, and infectious complications. Pediatr Blood Cancer 2007;49(2):117 [PMID: 17029246].
>
> Nouér Simone A et al: Earlier response assessment in invasive aspergillosis based on the kinetics of serum Aspergillus galactomannan: proposal for a new definition. Clin Infect Dis 2011;53(7):671 [PMID: 21846834].

DISTÚRBIOS DA DEPURAÇÃO MUCOCILIAR

A depuração mucociliar é o principal mecanismo de defesa do pulmão. As partículas inaladas, incluindo patógenos microbianos, também são aprisionadas no muco da superfície das vias aéreas e, em seguida, eliminadas pela ação coordenada dos cílios. O volume e a composição do líquido da superfície das vias aéreas influenciam a eficiência da função ciliar e a depuração do muco. O muco que não pode ser eliminado normalmente pode obstruir as vias aéreas. Se a depuração mucociliar não for normal, as bactérias que não forem eliminadas podem causar um ciclo vicioso de infecção e inflamação e aumento da produção de muco. As duas principais doenças genéticas da depuração mucociliar envolvem distúrbios do transporte iônico (fibrose cística [FC]) e distúrbios da função ciliar (discinesia ciliar primária [DCP]).

FIBROSE CÍSTICA

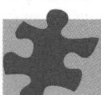

FUNDAMENTOS DO DIAGNÓSTICO E CARACTERÍSTICAS TÍPICAS

- Fezes gordurosas, volumosas e malcheirosas; déficit de crescimento, infecções respiratórias recorrentes, baqueteamento digital.
- Bronquiectasias em exames de imagem do tórax.
- Diagnóstico com cloreto no suor 60 mmol/L e duas mutações causadoras de doença no gene *CFTR*.

Patogênese

A fibrose cística (FC), uma doença autossômica recessiva, resulta em uma síndrome de infecções sinopulmonares crônicas, má absorção e anormalidades nutricionais. É uma das doenças genéticas letais mais comuns nos Estados Unidos, com incidência de aproximadamente 1:3.000 entre a população branca e 1:9.200 entre a população hispânica dos EUA. Embora ocorram anormalidades nos sistemas hepático, gastrointestinal e reprodutor masculino, a doença pulmonar é a principal causa de morbidade e mortalidade. A maioria dos indivíduos com FC desenvolve doença pulmonar obstrutiva associada à infecção crônica que leva à perda progressiva da função pulmonar.

A causa da FC é um defeito em um único gene no cromossomo 7 que codifica um canal epitelial de cloreto chamado proteína reguladora de condutância transmembrana da fibrose cística (CFTR, abreviatura deriva de *cystic fibrosis transmembrane conductance regulator*). A mutação mais comum é a F508del, embora aproximadamente 1.800 outras mutações causadoras da doença tenham sido identificadas. As mutações genéticas levam à ausência ou distúrbios do *CFTR*, alterando o movimento do sal e da água através das membranas celulares, resultando em secreções anormalmente espessas em vários órgãos e alterando criticamente a defesa pulmonar do paciente.

▶ **Achados clínicos**

A. Sinais e sintomas

Todos os estados nos Estados Unidos e em muitos outros países agora realizam a triagem neonatal para FC medindo a tripsina imunorreativa (IRT, de *immunoreactive trypsin*), uma enzima pancreática, no sangue com ou sem teste de DNA concomitante. A maioria das crianças com FC tem IRT elevada no período neonatal, embora resultados falsos negativos sejam possíveis. Em recém-nascidos com triagem neonatal positiva, o diagnóstico de FC deve ser confirmado por teste de suor, análise de mutação ou ambos (http://www.cff.org/AboutCF/Testing/NewbornScreening/).

Aproximadamente 15% dos recém-nascidos com FC nascem com íleo meconial, uma obstrução intestinal grave resultante da infiltração de mecônio espesso no íleo terminal. O íleo meconial é praticamente diagnóstico de FC, então a criança deve ser tratada como tendo FC até que um teste de suor ou genotipagem possa ser obtido. É importante ressaltar que o íleo meconial pode estar associado à triagem neonatal falsamente negativa (tripsina imunorreativa [IRT] baixa) e, portanto, testes diagnósticos adicionais são sempre indicados com íleo meconial, independentemente dos resultados da triagem neonatal.

Durante a primeira infância e além, o déficit de crescimento pode ser uma apresentação comum devido à má absorção resultante da insuficiência pancreática exócrina, ou seja, a falha do pâncreas em produzir enzimas suficientes para digerir gorduras e proteínas. As crianças com insuficiência pancreática não ganham peso apesar do bom apetite e geralmente apresentam fezes oleosas, volumosas, fétidas e frequentes. A insuficiência pancreática ocorre em cerca de 85% das pessoas com FC. (O **Capítulo 22** descreve as manifestações gastrointestinais e hepatobiliares da FC; ver também **Tabela 22-12**.) Os bebês com FC não diagnosticada também podem apresentar hipoproteinemia (e edema subsequente), anemia, e deficiência das vitaminas lipossolúveis A, D, E, e K devida à esteatorreia contínua.

A FC também deve ser considerada em crianças que apresentam desidratação grave e alcalose hipoclorêmica, bronquiectasia, pólipos nasais, sinusite crônica, prolapso retal ou pancreatite ou cirrose inexplicada. Os sintomas respiratórios podem incluir tosse produtiva, sibilos, pneumonia recorrente, doença obstrutiva progressiva das vias aéreas, intolerância ao exercício, dispneia ou hemoptise. A infecção crônica das vias aéreas com bactérias, incluindo *S. aureus* e *H. influenzae*, geralmente começa nos primeiros meses de vida, mesmo em bebês assintomáticos. Posteriormente, a *Pseudomonas aeruginosa* e outras bactérias oportunistas Gram-negativas acabam se tornando os patógenos predominantes. A infecção crônica leva à obstrução do fluxo aéreo e à destruição progressiva das vias aéreas e dos pulmões, resultando em bronquiectasia e declínio da função pulmonar.

Os aumentos episódicos dos sintomas respiratórios são genericamente denominados exacerbações pulmonares. Clinicamente, uma exacerbação se manifesta por aumento da tosse e produção de escarro, diminuição da tolerância ao exercício, mal-estar e perda de peso, e diminuição nas medidas de função pulmonar. O tratamento para exacerbações pulmonares geralmente consiste em antibióticos e maior desobstrução das vias aéreas.

B. Achados laboratoriais e exames de imagem

O diagnóstico de FC é confirmado por uma concentração de cloreto no suor superior a 60 mmol/L após uma triagem neonatal anormal ou motivado por sintomas clínicos ou história familiar de FC. O teste de suor deve ser realizado em um laboratório credenciado pela CF Foundation (Fundação da Fibrose Cística). O diagnóstico também pode ser confirmado por genotipagem que revela duas mutações CFTR causadoras de doenças (www.cftr2.org).

Valores intermediários de cloreto no suor entre 30 e 60 mmol/L podem estar associados a mutações "leves" na CFTR que resultam em proteína CFTR com função residual. Os pacientes com função residual da CFTR geralmente têm função exócrina pancreática adequada, mas podem desenvolver doença pulmonar. A síndrome metabólica relacionada à *CFTR* – diagnosticada com base em IRT elevada na triagem neonatal mas teste do suor inferior a 60 mmol/L e até duas mutações na CFTR, pelo menos uma das quais não considerada causadora da doença – parece ter um efeito fenotípico ainda mais brando da doença. A história natural dessa condição ainda está sendo definida e é possível que essas crianças possam eventualmente ser diagnosticadas com FC com base no aumento do cloreto no suor e/ou, em circunstâncias mais raras, no desenvolvimento de sintomas clínicos. As diretrizes recentes sugerem que, se uma criança não atender aos critérios para diagnóstico de FC após uma avaliação abrangente aos 6 anos, a alta do especialista em FC pode ser considerada com monitoramento dos sintomas pela família e pelo prestador de cuidados primários.

▶ **Tratamento**

Os indivíduos com FC devem ser acompanhados em um centro de atendimento para FC credenciado pela CF Foundation (http://www.cff.org), além de um prestador de cuidados primários. Os cuidados são prestados por uma equipe multidisciplinar, incluindo pneumologistas e profissionais com treinamento avançado nos cuidados da FC, enfermeiros, fisioterapeutas, nutricionistas, assistentes sociais, psicólogos, terapeutas ocupacionais e farmacêuticos.

A base do tratamento gastrointestinal é a suplementação de enzimas pancreáticas combinada com uma dieta rica em calorias, proteínas e gorduras. As pessoas com FC devem tomar enzimas pancreáticas imediatamente antes das refeições e lanches. Multivitamínicos diários contendo vitaminas A, D, E e K também são prescritos. Suplementos calóricos são frequentemente adicionados à dieta para otimizar o crescimento. A suplementação diária de sal também é necessária para prevenir a desidratação e a hiponatremia, especialmente no período de tempertauras elevadas.

A terapia de desobstrução das vias aéreas e o uso agressivo de antibióticos constituem os pilares do tratamento da doença pulmonar da FC. Os tratamentos respiratórios recomendados geralmente incluem dornase alfa humana recombinante e solução salina hipertônica inalada para diluir o muco das vias aéreas para aqueles com infecção crônica por *Pseudomonas*, antibióticos antipseudomonas inalados (tobramicina ou aztreonam) e azitromicina oral. Essas terapias demonstraram manter a função pulmonar e reduzir a necessidade de hospitalizações e antibióticos intravenosos. A detecção precoce de *P. aeruginosa* e o tratamento com tobramicina inalatória muitas vezes podem erradicar a bactéria e retardar a infecção crônica. Broncodilatadores e terapias anti-inflamatórias também são frequentemente usados naqueles com reatividade das vias aéreas.

O desenvolvimento recente de terapias de resgate de proteínas que agem diretamente sobre os distúrbios subjacentes da *CFTR* (denominados moduladores da *CFTR*) causaram impactos significativos na vida dos pacientes com FC. O primeiro tratamento que funciona diretamente para corrigir a função da proteína CF defeituosa foi aprovado em 2012 e atualmente existem quatro moduladores da CFTR aprovados pela Food and Drug Administration (Administração Federal de Alimentos e Medicamentos) para pessoas com determinadas mutações da CFTR: ivacaftor, lumacaftor-ivacaftor, tezacaftor-ivacaftor e elexacaftor/tezacaftor/ivacaftor. Com o tempo, esses medicamentos estarão disponíveis para cerca de 90% da população com FC com base no genótipo. A adição desses moduladores aos regimes de tratamento melhora significativamente a função pulmonar e o índice de massa corporal e reduz as exacerbações. Essas descobertas foram aprofundadas com a aprovação do modulador da CFTR altamente eficaz, elexacaftor-tezacaftor-ivacaftor, que deve ter impactos significativos a longo prazo na função pulmonar, qualidade e expectativa de vida. Para os 10% restantes das pessoas com FC que não se qualificam para o uso de moduladores da CFTR com base no genótipo, serão necessárias abordagens alternativas, incluindo a restauração da proteína CFTR ou a fixação/substituição do gene CFTR, a fim de encontrar tratamentos eficazes para todas as pessoas com FC (www.https://www.cff.org/Research/About-Our-Research/Path-to-a-Cure-Many-Routes-One-Mission).

▶ **Prognóstico**

Algumas décadas atrás, a FC era fatal na primeira infância. Atualmente, a expectativa média de vida está em meados dos 40 anos; além disso, com a aprovação do uso de moduladores da CFTR em faixas etárias mais jovens, espera-se que a expectativa de vida aumente. A taxa de progressão da doença pulmonar geralmente determina a sobrevida. O transplante de pulmão pode ser realizado naqueles com doença pulmonar em estágio terminal.

Barben J et al: Updated guidance on the management of children with cystic fibrosis transmembrane conductance regulator-related metabolic syndrome/cystic fibrosis screen positive, inconclusive diagnosis (CRMS/CFSPID). J Cyst Fibrosi 2020; Online ahead of print [PMID: 33257262].

Middleton PG et al: Elexacaftor-tezacaftor-ivacaftor for cystic fibrosis with a single Phe508del allele. N Engl J Med 2019 Nov 7;381(19): 1809–1819.

Ramsey BW et al: A CFTR potentiator in patients with cystic fibrosis and the G551D mutation. N Engl J Med 2011;365(18):1663–1672 [PMID: 22047557].

Rosenfeld M, Sontag MK, Ren CL: Cystic fibrosis diagnosis and newborn screening. Pediatr Clin North Am 2016;63(4):599–615 [PMID: 27469178].

Taylor-Cousar JL et al: Tezacaftor-Ivacaftor in patients with cystic fibrosis homozygous for Phe508del. N Engl J Med 2017 Nov 23;377(21): 2013–2023 [PMID: 29099344].

DISCINESIA CILIAR PRIMÁRIA

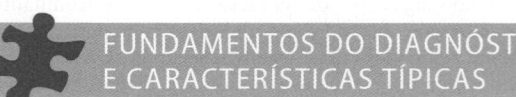

FUNDAMENTOS DO DIAGNÓSTICO E CARACTERÍSTICAS TÍPICAS

▶ Desconforto respiratório neonatal inexplicável em um recém-nascido a termo.

▶ Tosse diária durante todo o ano e congestão nasal.

▶ Otite média recorrente com efusões e perda auditiva condutiva.

▶ Situs inversus em aproximadamente 50% dos casos.

▶ Diagnóstico confirmado com base na anormalidade da ultraestrutura ciliar na microscopia eletrônica e/ou doenças que causam mutações nos genes da discinesia ciliar primária.

▶ Medições baixas de óxido nítrico nasal são sugestivas, mas não diagnósticas de discinesia ciliar primária.

A discinesia ciliar primária (DCP) é um distúrbio genético raro (geralmente herdado de forma autossômica recessiva) de depuração mucociliar prejudicada levando à doença otosinopulmonar crônica. Acredita-se que ocorra em aproximadamente 1 em 15.000 nascimentos. Aproximadamente metade dos pacientes com DCP apresenta anormalidades de situs, e os homens geralmente são inférteis. A tríade de situs inversus totalis, bronquiectasia e sinusite crônica é conhecida como síndrome de Kartagener.

▶ **Achados clínicos**

A. Sinais e sintomas

As manifestações do trato respiratório superior e inferior são características cardinais da DCP. A maioria das crianças com DCP apresenta desconforto respiratório no período neonatal (comumente diagnosticado erroneamente como pneumonia neonatal ou taquipneia transitória do recém-nascido) e frequentemente requer oxigênio suplementar. Os problemas do trato respiratório superior incluem secreção nasal crônica durante todo o ano que pode começar nas primeiras semanas de vida, sinusite crônica, pólipos nasais e otite média serosa crônica. É comum haver perda auditiva condutiva com efusão crônica da orelha média. Se tubos de miringotomia forem colocados, geralmente ocorre otorreia crônica. As características do trato respiratório inferior incluem tosse produtiva crônica durante todo o ano, bronquite crônica e recorrente e pneumonia recorrente. Os pacientes correm o risco de desenvolver doença pulmonar obstrutiva e bronquiectasia. Situs inversus totalis ocorre em aproximadamente 50% dos pacientes com DCP.

As ciliopatias não respiratórias associadas à DCP incluem heterotaxia, cardiopatia congênita, doença renal, retinite pigmentosa e atresia biliar.

B. Achados laboratoriais e exames de imagem

Atualmente, o diagnóstico de DCP requer um fenótipo clínico compatível com pelo menos duas das quatro principais características clínicas: (1) desconforto respiratório neonatal inexplicável em recém-nascido a termo, (2) tosse diária durante todo o ano, (3) congestão nasal diária durante todo o ano, e (4) alteração na lateralidade de órgão. Para confirmar o diagnóstico de DCP, também são necessárias mutações patogênicas bialélicas em genes associados à DCP e/ou defeitos ultraestruturais dos cílios por microscopia eletrônica (ME). O óxido nítrico nasal baixo em combinação com uma história clínica compatível é sugestivo, mas não diagnóstico de DCP. O teste genético estendido (40 genes em painéis disponíveis comercialmente) está surgindo como o teste de escolha, mas a biópsia ciliar ainda pode ser necessária para fazer o diagnóstico se o teste genético for normal ou inconclusivo. As amostras de cílios podem ser obtidas das vias aéreas superiores (passagem nasal) ou das vias aéreas inferiores (traqueia) para testagem com ME. É necessária uma *expertise* significativa para realizar uma ME de cílios de alta qualidade e distinguir defeitos primários (genéticos) de defeitos secundários (adquiridos) na ultraestrutura ciliar. Múltiplos defeitos diferentes podem ser evidenciados na ME, incluindo anormalidades nos braços externos e internos de dineína, nos raios radiais e no aparelho central. Alguns pacientes com DCP também podem ter ultraestrutura normal à ME. Existe uma forte correlação entre as mutações genéticas e as subsequentes anormalidades ultraestruturais. As análises de frequência de batida ciliar e de movimento realizadas por videomicroscopia de alta velocidade também são usadas para diagnóstico em alguns contextos.

▶ Tratamento

Atualmente, nenhuma terapia específica está disponível para corrigir a disfunção ciliar na DCP. O tratamento em grande parte não é baseado em evidências, e a maioria das recomendações são extrapoladas da FC e outras doenças pulmonares supurativas. O manejo respiratório inclui monitoramento pulmonar de rotina (testes de função pulmonar, culturas respiratórias, imagens do tórax), desobstrução das vias aéreas por combinações de fisioterapia e exercício físico e tratamento agressivo de infecções das vias aéreas superiores e inferiores. O primeiro estudo multicêntrico randomizado e controlado em DCP sugeriu recentemente um benefício da terapia de manutenção com azitromicina na redução da frequência das exacerbações respiratórias.

▶ Prognóstico

A progressão da doença pulmonar na DCP é bastante variável. É importante ressaltar que as pessoas com DCP correm risco de doença pulmonar obstrutiva crônica com bronquiectasia. Com monitoramento e tratamento agressivo durante os períodos de doença, a maioria dos indivíduos com DCP deve ter uma vida normal ou quase normal.

Davis SD et al: Primary ciliary dyskinesia: longitudinal study of lung disease by ultrastructure defect and genotype. Am J Respir Crit Care Med 2019 Jan 15;199(2):190–198 [PMID: 30067075].
Kobbernagel HE et al: Efficacy and safety of azithromycin maintenance therapy in primary ciliary dyskinesia (BESTCILIA): a multicentre, double-blind, randomised, placebo-controlled phase 3 trial. Lancet Respir Med 2020 May;8(5):493–505 [PMID: 32380069].
Shapiro AJ et al: Diagnosis of primary ciliary dyskinesia: an official American Thoracic Society clinical practice guideline. Am J Respir Crit Care Med 2018 June 15;197(12):e24–e39 [PMID: 29905515].

BRONQUIECTASIAS

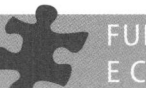

FUNDAMENTOS DO DIAGNÓSTICO E CARACTERÍSTICAS TÍPICAS

▶ Tosse crônica com produção de escarro.
▶ Roncos ou sibilos (ou ambos) na ausculta pulmonar.
▶ Diagnóstico confirmado por TC de tórax de alta resolução.

▶ Patogênese

A bronquiectasia é a dilatação permanente dos brônquios resultante da obstrução das vias aéreas por retenção de secreções mucoide ou inflamatória em resposta a infecções crônicas ou repetidas. Ocorre como consequência de uma doença anterior (pneumonia grave ou aspiração de corpo estranho) ou como manifestação de um distúrbio sistêmico subjacente que leva à inflamação e lesão crônica das vias aéreas (FC, DCP, aspiração crônica ou imunodeficiência).

▶ Achados clínicos

A. Sinais e sintomas

As pessoas com bronquiectasia normalmente apresentam tosse crônica e produção de escarro purulento. Infecções respiratórias recorrentes e dispneia aos esforços também são comuns, e podem ocorrer febre e perda de peso. A hemoptise ocorre com menos frequência em crianças do que em adultos com bronquiectasia. No exame físico, pode-se observar baqueteamento digital. Estertores, roncos e diminuição da entrada de ar são frequentemente observados nas áreas bronquiectásicas.

B. Achados laboratoriais e exames de imagem

As bactérias mais comuns detectadas em culturas do trato respiratório inferior incluem S. pneumoniae, S. aureus, H. influenzae não tipável e P. aeruginosa. Espécies de micobactérias não tuberculosas também podem ser detectadas em pacientes com bronquiectasia.

Embora as radiografias de tórax possam ser anormais, a bronquiectasia é melhor definida pela TC de tórax de alta resolução. A TC pode definir o tipo de bronquiectasia (cilíndrica, varicosa, cística), bem como a extensão e distribuição dentro dos pulmões. A obstrução do fluxo aéreo e o aprisionamento de ar geralmente são observados nos testes de função pulmonar. A avaliação da função pulmonar após o uso de um broncodilatador é útil para avaliar o benefício dos broncodilatadores, mas a obstrução das vias aéreas geralmente é fixa (não reversível com o uso de broncodilatador).

▶ Diagnóstico diferencial

O diagnóstico diferencial das bronquiectasias é amplo e inclui etiologias pós-infecciosas (bactérias, vírus e patógenos atípicos), causas genéticas (FC, DCP), imunodeficiências primárias ou secundárias, aspiração, malformações congênitas, deficiências de surfactante, condições vasculares do colágeno e aspergilose broncopulmonar alérgica. A história clínica e os achados do exame físico podem fornecer pistas importantes sobre a etiologia subjacente e orientar os testes diagnósticos.

▶ Tratamento

A base do tratamento para bronquiectasia é a depuração das vias aéreas, que demonstrou melhorar a expectoração do escarro, as medidas de função pulmonar e a qualidade de vida. O exercício também demonstrou ser benéfico em adultos com bronquiectasia, mas não foi extensivamente estudado em crianças. O uso crônico de antibióticos, terapia anti-inflamatória, agentes hiperosmolares (solução salina hipertônica), corticosteroides inalatórios e broncodilatadores não se mostraram eficazes em bronquiectasias não relacionadas à FC, embora alguns pacientes possam se beneficiar. No entanto, um grande estudo em adultos com bronquiectasia idiopática concluiu que aqueles que receberam dornase alfa duas vezes ao dia tiveram exacerbações, hospitalizações e função pulmonar mais frequentes em comparação com o placebo; assim, a dornase alfa não é indicada na bronquiectasia idiopática do adulto. Demonstrou-se que a azitromicina crônica reduz as exacerbações em adultos com bronquiectasia não relacionada à FC. Não se sabe se esses resultados se traduzem em crianças com bronquiectasia idiopática. Os antibióticos durante as exacerbações pulmonares também têm sido um componente importante do tratamento das bronquiectasias. Um ensaio multicêntrico randomizado recente, de três braços, duplo-cego e controlado por placebo em crianças com bronquiectasia não relacionada à FC comparou o tratamento com amoxicilina-clavulanato, azitromicina e placebo para avaliar o desfecho primário de resolução da exacerbação no 14º dia. A amoxicilina-clavulanato via oral foi superior ao placebo para resolução e duração das exacerbações e é recomendada como tratamento de primeira linha para exacerbações não graves de bronquiectasias.

A remoção cirúrgica de uma área do pulmão afetada com bronquiectasia grave é considerada quando a resposta ao tratamento clínico não é satisfatória. Outras indicações para cirurgia incluem doença localizada grave, hemoptise repetida e pneumonia recorrente em uma determinada área. Se a bronquiectasia for disseminada, a ressecção cirúrgica oferece pouca vantagem.

▶ Prognóstico

O prognóstico depende da causa subjacente e da gravidade da bronquiectasia, da extensão do envolvimento pulmonar e da resposta ao tratamento médico. Uma boa higiene pulmonar e a prevenção de complicações infecciosas nas áreas envolvidas do pulmão podem reverter a bronquiectasia cilíndrica.

Chang AB, Bush A, Grimwood K: Bronchiectasis in children: diagnosis and treatment. Lancet 2018 Sept 8;392(10150):866–879 [PMD: 30215382].

Goyal V et al: Pediatric bronchiectasis: no longer an orphan disease. Pediatr Pulmonol 2016;51(5):450–469 [PMID: 26840008].

Goyal V et al: Efficacy of oral amoxicillin-clavulanate or azithromycin for non-severe respiratory exacerbations in children with bronchiectasis (BEST-1): a multicenter, three-arm, double-blind, randomized placebo-controlled trial. Lancet 2018 Oct 6;392(10154):1197–1206 [PMID 30241722].

Wong C et al: Azithromycin for prevention of exacerbations in non-cystic fibrosis bronchiectasis (EMBRACE): a randomised, double-blind, placebo-controlled trial. Lancet 2012 Aug 18;380(9842):660-667 [PMID: 22901887].

▼ DISTÚRBIOS DA PAREDE TORÁCICA

ESCOLIOSE

FUNDAMENTOS DO DIAGNÓSTICO E CARACTERÍSTICAS TÍPICAS

▶ A escoliose é uma curva lateral da coluna vertebral. Pectus carinatum é uma protrusão do esterno, enquanto pectus excavatum é uma depressão anterior da parede torácica.

▶ A escoliose é uma causa comum de doença pulmonar restritiva em crianças.

A escoliose é definida como a curvatura lateral da coluna vertebral e é categorizada como idiopática, congênita, sindrômica ou neuromuscular. Nenhum comprometimento pulmonar é tipicamente visto com uma curvatura torácica de menos de 35 graus. A maioria dos casos de escoliose idiopática ocorre em meninas adolescentes e é corrigida antes que ocorra comprometimento pulmonar significativo. A escoliose congênita de grau grave ou com outras anormalidades significativas cursa com um prognóstico mais reservado. Os pacientes com doença neuromuscular progressiva, como distrofia muscular de Duchenne, podem estar em risco de insuficiência respiratória devido a escoliose grave e doença pulmonar restritiva. A escoliose grave também pode levar ao comprometimento da função pulmonar e, se não corrigida, à possível morte por cor pulmonale. (Ver também o **Capítulo 26**.) Estudos de pequena escala indicam que a correção cirúrgica da escoliose neuromuscular deve levar a uma melhora na qualidade de vida, embora a função pulmonar possa não melhorar.

Gill I: Correction of neuromuscular scoliosis in patients with preexisting respiratory failure. Spine 2006;31(21):2478–2483 [PMID: 17023858].
Johnston CE et al: Correlation of preoperative deformity magnitude and pulmonary function tests in adolescent idiopathic scoliosis. Spine 2011;36:1096–1102 [PMID: 21270699].

PECTUS EXCAVATUM E PECTUS CARINATUM

O pectus excavatum é a depressão anterior da parede torácica que pode ser simétrica ou assimétrica em relação à linha média. O pectus carinatum é uma saliência da porção superior ou inferior (mais comum) do esterno, mais comumente observada em homens. Os efeitos do pectus excavatum e do pectus carinatum na função cardiopulmonar são controversos. Embora a dispneia subjetiva aos esforços tenha sido relatada no pectus excavatum e possa melhorar com a correção, a função cardiopulmonar objetiva ou o teste de função pulmonar não melhoraram consistentemente em estudos pós-operatórios. Portanto, a decisão de corrigir qualquer uma das deformidades pode ser embasada em considerações estéticas ou psicológicas, já que os estudos têm consistentemente mostrado melhora significativa nos resultados psicológicos após a correção cirúrgica. O momento da correção é crítico e baseado na maturação da placa de crescimento. O pectus excavatum pode estar associado a cardiopatia congênita, DCP e distúrbios neuromusculares. O pectus carinatum pode estar associado a doenças sistêmicas como as mucopolissacaridoses e cardiopatias congênitas.

Lawson ML et al: Impact of pectus excavatum on pulmonary function before and after repair with the Nuss procedure. J Pediatr Surg 2005;40:174 [PMID: 15868581].
Obermeyer RJ, Goretsky MJ: Chest wall deformities in pediatric surgery. Surg Clin North Am 2012;92(3):669–684 [PMID: 22595715].
Williams AM, Crabbe DC: Pectus deformities of the anterior chest wall. Paediatr Respir Rev 2003;4:237 [PMID: 12880759].

DISTÚRBIOS NEUROMUSCULARES E DOENÇA PULMONAR

FUNDAMENTOS DO DIAGNÓSTICO E CARACTERÍSTICAS TÍPICAS

▶ A doença neuromuscular está associada a tosse prejudicada, distúrbios respiratórios do sono (DRS) e doença pulmonar restritiva em crianças.

Os distúrbios neuromusculares têm múltiplas etiologias e incluem fraqueza do diafragma, dos músculos intercostais e dos músculos faríngeos, inibindo a respiração normal (ver **Capítulo 25**).

▶ Sinais e sintomas

A fraqueza neuromuscular leva a tosse fraca e depuração deficiente do muco, aspiração e infecção, atelectasia persistente, hipoventilação e insuficiência respiratória em casos graves. A escoliose, que frequentemente acompanha os distúrbios neuromusculares, pode comprometer ainda mais a função respiratória. O tempo de apresentação para crianças com doença neuromuscular progressiva ou adquirida depende do defeito neuromuscular subjacente e da gravidade. Os achados típicos do exame em crianças com risco aumentado de doença pulmonar são tosse fraca, ventilação prejudicada, crepitações e macicez à percussão. A criança também pode apresentar sintomas de hipoventilação relacionada ao sono ou AOS. Alterações posicionais no movimento do tórax e movimento toracoabdominal paradoxal durante a respiração em repouso são indicações de insuficiência respiratória. Sinais de cor pulmonale podem ser evidentes em casos avançados.

▶ Exames de imagem

As radiografias de tórax geralmente mostram pulmões de pequeno volume, orientação anormal das costelas e osteopenia generalizada por falta de uso. Se houver aspiração crônica, podem estar presentes infiltrados intersticiais e áreas de atelectasia ou consolidação. Se pneumonias recorrentes ou disfagia estiverem presentes, justifica-se um estudo VFSS. A gasometria arterial demonstra hipoxemia nas fases iniciais e acidose respiratória compensada nas fases tardias. Os testes de função pulmonar devem ser realizados ao longo do tempo pois as anormalidades que levam a diminuição da capacidade vital, diminuição da pressão inspiratória e/ou expiratória e diminuição do pico de fluxo da tosse podem piorar com o tempo.

▶ Tratamento e prognóstico

O tratamento é de suporte e inclui depuração vigorosa das vias aéreas com foco em manobras de tosse assistida, ventilação não invasiva se houver piora da capacidade vital ou hipoventilação e antibióticos em caso de infecção. O oxigênio suplementar pode corrigir a hipoxemia, mas não corrige o defeito mecânico que leva à hipoxemia. Dependendo do diagnóstico, a PSG de rotina pode ser indicada para identificar a hipoventilação antes que ela se torne clinicamente aparente. Deve-se considerar o uso de pressão positiva em dois níveis nas vias aéreas e suporte mecânico, como por exemplo insuflação-exsuflação, para desobstrução das vias aéreas antes que a insuficiência respiratória esteja presente. Devido ao risco de hipertermia maligna e dificuldade de extubação, é necessário consultar um especialista antes de qualquer anestesia.

Muitas condições neuromusculares progridem para insuficiência respiratória e morte. A decisão de intubar e ventilar é difícil; ela deve ser feita apenas quando houver esperança real de que a deterioração, embora aguda, seja potencialmente reversível ou quando a ventilação crônica for desejada. A ventilação mecânica crônica usando técnicas invasivas ou não invasivas está sendo usada com mais frequência em pacientes com insuficiência respiratória crônica. Novas terapias na atrofia muscular espinal, incluindo a substituição de genes e oligonucleotídeos antissenso, estão mudando o cenário dessa doença.

Finkel RS et al; SMA Care group: Diagnosis and management of spinal muscular atrophy: Part 2: pulmonary and acute care; medications, supplements and immunizations; other organ systems; and ethics. Neuromuscul Disord 2018 Mar;28(3):197–207 [PMID: 29305137].

Sheehan DW et al: Respiratory management of the patient with Duchenne muscular dystrophy. Pediatrics 2018 Oct;142(Suppl 2):S62–S71 [PMID: 30275250].

DISTÚRBIOS DA PLEURA E DA CAVIDADE PLEURAL

A pleura *parietal* cobre a superfície interna da parede torácica. A pleura *visceral* cobre a superfície externa dos pulmões. Os processos de doença podem levar ao acúmulo de ar ou fluido ou ambos no espaço pleural. Os derrames pleurais são classificados como transudatos ou exsudatos. Os transudatos ocorrem quando há desequilíbrio entre a pressão hidrostática e oncótica, de modo que a filtração de fluido excede a reabsorção (p. ex., insuficiência cardíaca congestiva). Os exsudatos se formam devido à inflamação da superfície pleural levando ao aumento da permeabilidade capilar (p. ex., derrames parapneumônicos). Outros derrames pleurais incluem quilotórax e hemotórax.

A toracocentese é útil na caracterização do fluido e no diagnóstico definitivo. O líquido coletado é considerado um exsudato quando os critérios de Light estão presentes (razão líquido pleural-proteína sérica superior a 0,5, razão líquido pleural-LDH sérico superior a 0,6, ou nível de LDH no líquido pleural dois terços acima do limite superior do LDH sérico normal). Estudos adicionais importantes sobre o líquido pleural incluem contagem de células; pH e glicose; coloração de Gram, coloração para bactérias álcool-ácido resistentes e para fungos; culturas aeróbias e anaeróbicas; e contraimunoeletroforese para organismos específicos. O exame citológico do líquido pleural deve ser realizado para descartar leucemia ou outra neoplasia.

Wilcox M et al: Does this patient have an exudative pleural effusion? The rational clinical examination systematic review. JAMA 2014;311(23):2422–2431 [PMID: 24938565].

HEMOTÓRAX

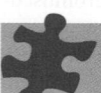

FUNDAMENTOS DO DIAGNÓSTICO E CARACTERÍSTICAS TÍPICAS

► Dispneia de início súbito.
► A toracocentese revela sangue no espaço pleural.

O acúmulo de sangue no espaço pleural pode ser causado por trauma cirúrgico ou acidental, defeitos de coagulação e tumores pleurais ou pulmonares. Um hemotórax é definido como derrame parapneumônico quando o hematócrito do fluido é superior a 50% do sangue periférico. Um trauma pode causar hemopneumotórax. Os sintomas estão relacionados à perda de sangue e à compressão do parênquima pulmonar subjacente. Existe algum risco de infecção secundária, resultando em empiema.

► Tratamento

A drenagem de um hemotórax é necessária quando há comprometimento significativo da função pulmonar, como no hemopneumotórax. Em casos não complicados, a observação é indicada porque o sangue é prontamente absorvido espontaneamente do espaço pleural.

A VATS tem sido usada com sucesso no tratamento do hemotórax. A TC de tórax é útil para apontar pacientes que possam necessitar de cirurgia, pois a identificação da presença e o volume de sangue podem ser mais preditivos por este método do que pela radiografia de tórax.

Muzumdar H, Arens R: Pleural fluid. Pediatr Rev 2007;28(12):462–464 [PMID: 18055645].

QUILOTÓRAX

FUNDAMENTOS DO DIAGNÓSTICO E CARACTERÍSTICAS TÍPICAS

► Dificuldade respiratória com evidência de líquido no espaço pleural na imagem do tórax.
► A toracocentese revela líquido leitoso rico em triglicerídeos e linfócitos.

O acúmulo de linfa, um fluido de origem intestinal contendo produtos da digestão de gorduras (principalmente lipídios), no espaço pleural geralmente resulta de trauma acidental ou cirúrgico do ducto torácico. A causa mais comum de derrame pleural nos primeiros dias de vida é o quilotórax. Em um recém-nascido, o quilotórax pode ser devido a anormalidades congênitas dos vasos linfáticos ou secundário a trauma ao nascimento. As anormalidades dos vasos linfáticos são observadas em várias síndromes congênitas, como a síndrome de Down e a síndrome de Noonan. Em crianças mais velhas, o quilotórax pode ter como causa uma laceração ou obstrução do ducto torácico, devida a trauma ou qualquer cirurgia envolvendo a parede torácica (cirurgia cardíaca, correção de escoliose etc.), uma obstrução dos vasos, devida a massa benigna ou maligna ou linfadenopatia, uma infecção granulomatosa, como tuberculose, ou um aumento da pressão venosa devido a obstrução ou insuficiência ventricular esquerda. Os sintomas do quilotórax estão relacionados com a quantidade de líquido acumulado e o grau de comprometimento do parênquima pulmonar subjacente. A toracocentese revela líquido leitoso típico (a menos que o paciente esteja em jejum) contendo principalmente linfócitos T.

▶ **Tratamento**

O tratamento deve ser conservador porque muitos quilotóraces se resolvem espontaneamente. A alimentação oral com triglicerídeos de cadeia média reduz o fluxo linfático através do ducto torácico. A somatostatina ou o análogo de ação prolongada da somatostatina, octreotida, é uma opção terapêutica viável. Drenagens das efusões de linfa devem ser realizadas apenas em pessoas com problemas respiratórios, porque o fluido frequentemente se reacumula rapidamente. A drenagem repetida ou contínua pode levar à desnutrição proteica e à depleção de células T, tornando o paciente relativamente imunocompromedito. Se o reacúmulo de líquido persistir, pode-se tentar a ligadura cirúrgica do ducto torácico ou a esclerose do espaço pleural, embora os resultados possam ser insatisfatórios.

Tutor JD: Chylothorax in infants and children. Pediatrics 2014;133(4): 722–733 [PMID: 24685960].

PNEUMOTÓRAX E SÍNDROMES RELACIONADAS DE ESCAPE DE AR

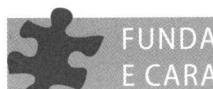
FUNDAMENTOS DO DIAGNÓSTICO E CARACTERÍSTICAS TÍPICAS

▶ Dispneia de início súbito.
▶ Área focal murmúrios vesiculares abolidos na ausculta pulmonar.
▶ Deslocamento da traqueia para longe da área com murmúrios vesiculares abolidos.

O pneumotórax pode ocorrer espontaneamente em recém-nascidos e em crianças mais velhas ou, mais comumente, devido a trauma ao nascimento, ventilação com pressão positiva, doença pulmonar obstrutiva ou restritiva subjacente ou ruptura de um cisto pulmonar congênito ou adquirido. O pneumotórax também pode ocorrer como uma complicação aguda da traqueostomia. O ar geralmente passa dos espaços alveolares para os espaços intersticiais do pulmão. A migração para a pleura visceral acaba levando à irrupção para o espaço pleural. As condições associadas incluem pneumomediastino, pneumopericárdio, pneumoperitônio e enfisema subcutâneo. Essas condições são mais comumente associadas à dissecção aérea nos espaços intersticiais do pulmão com dissecção retrógrada ao longo dos feixes broncovasculares em direção ao hilo.

▶ **Achados clínicos**

A. Sinais e sintomas

O espectro clínico pode variar de assintomático a desconforto respiratório grave. Os sintomas associados incluem cianose, dor torácica e dispneia. O exame físico pode revelar murmúrios vesiculares diminuídos e hiper-ressonância à percussão no lado afetado com desvio traqueal. Quando o pneumotórax está sob pressão, a função cardíaca pode ser comprometida, resultando em hipotensão ou diminuição da pressão de pulso. O pneumopericárdio é uma condição com risco de vida que se apresenta com bulhas cardíacas abafadas e choque. O pneumomediastino raramente causa outras complicações além da dor torácica.

B. Exames de imagem

A radiografia de tórax demonstra a presença de ar livre no espaço pleural. Quando o pneumotórax é grande e sob pressão, pode-se observar atelectasia compressiva do pulmão subjacente e deslocamento do mediastino para o lado contralateral. Radiografias em decúbito lateral podem auxiliar no diagnóstico de ar livre. O pneumopericárdio é identificado pela presença de ar ao redor do coração, enquanto em pacientes com pneumomediastino, o coração e as estruturas mediastinais podem estar contornados com ar, mas o ar não envolve a borda cardíaca diafragmática. A TC de tórax pode identificar doença pleural sutil (p. ex., bolhas) em pneumotórax recorrente. O esofagograma pode identificar se há ruptura esofágica no contexto de um pneumomediastino.

▶ **Diagnóstico diferencial**

A deterioração aguda de um paciente em ventilação pode ser causada por pneumotórax hipertensivo, obstrução ou deslocamento do tubo endotraqueal, ou falha no ventilador. Radiograficamente, o pneumotórax deve ser diferenciado de hérnia diafragmática, cistos pulmonares, enfisema lobar congênito e MCVAP.

▶ **Tratamento**

Pneumotóraces pequenos (< 15%) ou assintomáticos geralmente não requerem tratamento e podem ser controlados com observação cuidadosa. Pneumotóraces maiores ou sintomáticos requerem drenagem. A aspiração com agulha deve ser usada para aliviar a pressão agudamente, seguida da colocação de dreno torácico ou cateter *pigtail*. Pode-se fazer uma tentativa de inalação de oxigênio a 100% por meio de máscara não reinalante para eliminar o nitrogênio do sangue, mas é controverso se esse procedimento é realmente benéfico. O pneumopericárdio requer identificação imediata e, se clinicamente sintomático, requer aspiração com agulha para prevenir morte, seguida da colocação de dreno pericárdico. Em pacientes mais velhos com pneumotórax espontâneo recorrente, às vezes são necessários procedimentos de esclerose e pleurodese.

Dotson K, Johnson LH: Pediatric spontaneous pneumothorax. Pediatr Emerg Care 2012;28(7):715–720 [PMID: 22766594].

Johnson NN, Toledo A, Endom EE: Pneumothorax, pneumomediastinum, and pulmonary embolism. Pediatr Clin North Am 2010;57(6): 1357–1383 [PMID: 21111122].

MEDIASTINO

MASSAS MEDIASTINAIS

FUNDAMENTOS DO DIAGNÓSTICO E CARACTERÍSTICAS TÍPICAS

▶ A apresentação varia de acordo com o local da massa.
▶ A maioria das massas mediastinais é descoberta em radiografias de tórax de rotina.

As crianças com massas mediastinais podem apresentar sintomas produzidos por pressão no esôfago, nas vias aéreas, nos nervos ou vasos dentro do mediastino, ou as massas podem ser descobertas incidentalmente na radiografia de tórax. A localização em um dos quatro compartimentos mediastinais auxilia no diagnóstico diferencial. A **Figura 19-5** mostra as bordas anatômicas dos quatro compartimentos mediastinais e as respectivas massas mediastinais típicas em cada compartimento. Em algumas séries, mais de 50% dos tumores mediastinais ocorrem no mediastino posterior e são principalmente tumores neurogênicos ou cistos enterógenos. A maioria dos tumores neurogênicos em crianças menores de 4 anos é maligna (neuroblastoma ou neuroganglioblastoma), enquanto um ganglioneuroma benigno é o tipo histológico mais comum em crianças mais velhas. No mediastino médio e anterior, linfoma e leucemia são as principais preocupações. O diagnóstico definitivo na maioria dos casos depende de excisão cirúrgica ou biópsia para exame histológico.

▶ Achados clínicos

A. Sinais e sintomas

Os sintomas respiratórios, quando presentes, devem-se à pressão nas vias aéreas (tosse ou sibilância) ou a uma infecção (pneumonia sem resolução em uma área do pulmão). Também pode ocorrer hemoptise, mas é um sintoma incomum. A disfagia pode ser devida à compressão do esôfago. A pressão sobre o nervo laríngeo recorrente pode causar paralisia das cordas vocais e voz rouca. A síndrome da veia cava superior manifesta-se com dilatação dos vasos do pescoço e outros sinais e sintomas de obstrução venosa; a síndrome do mediastino superior apresenta-se de forma semelhante, mas inclui compressão traqueal.

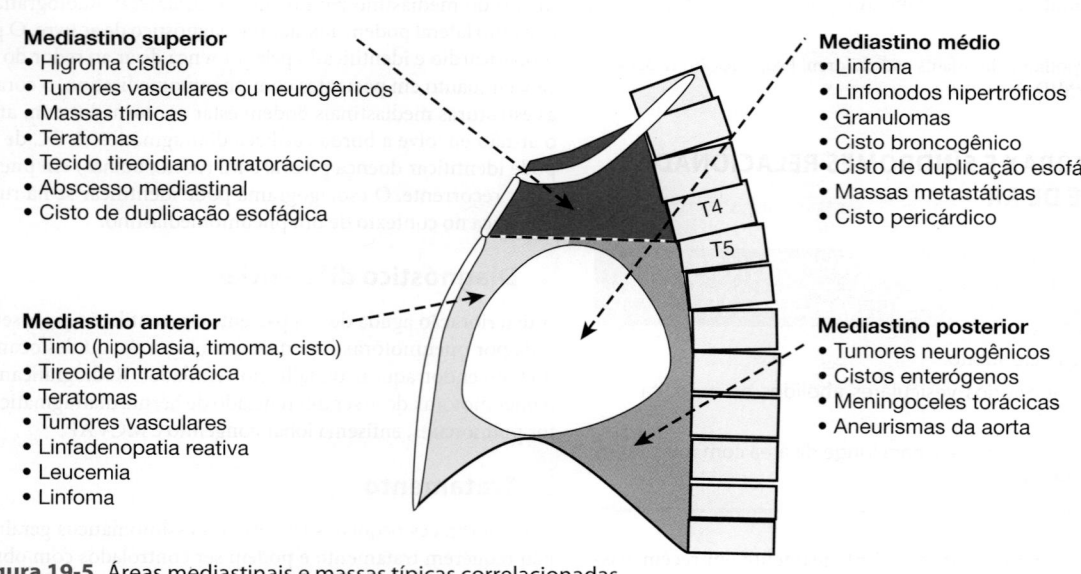

▲ **Figura 19-5** Áreas mediastinais e massas típicas correlacionadas.

B. Achados laboratoriais e exames de imagem

A definição da massa é inicialmente feita por radiografias de tórax frontal e lateral, juntamente com TC de tórax ou RM. Um esofagograma com bário pode ajudar a determinar a extensão de uma massa. Outros exames que podem ser necessários incluem angiografia (para definir a vascularização de grandes tumores), eletrocardiografia, ecocardiografia, ultrassonografia de tórax, testes cutâneos para fungos e micobactérias, hemograma completo, ácido úrico, LDH e dosagens de catecolaminas urinárias. Uma RM ou mielografia pode ser necessária em crianças com suspeita de tumor neurogênico no mediastino posterior. As massas mediastinais, particularmente massas anteriores, podem causar comprometimento das vias aéreas com risco de vida na posição supina e durante a sedação, mesmo em pacientes com sintomas leves; portanto, qualquer sedação ou anestesia deve ser evitada, se possível, ou realizada com cautela.

▶ Tratamento e prognóstico

A terapia apropriada e a resposta ao tratamento dependem da causa da massa mediastinal.

Garey CL et al: Management of anterior mediastinal masses in children. Eur J Pediatr Surg 2011;21(5):310–313 [PMID: 21751123].

▼ DISTÚRBIOS RESPIRATÓRIOS DO SONO

FUNDAMENTOS DO DIAGNÓSTICO E CARACTERÍSTICAS TÍPICAS

- ▶ Os sintomas noturnos de ronco habitual, apneia ou respiração difícil são característicos da AOS.
- ▶ A apneia central do sono ou a respiração periódica podem ser pausas mais sutis na respiração.
- ▶ Os estudos do sono são usados para diagnosticar a apneia do sono e orientar o tratamento.

Os distúrbios respiratórios do sono (DRS) são qualquer padrão respiratório anormal durante o sono, que pode incluir respiração ruidosa, respiração bucal e/ou pausas na respiração que podem ser de etiologia obstrutiva, central ou mista. Os DRS incluem distúrbios obstrutivos do ronco primário e apneia obstrutiva do sono (AOS) e distúrbios centrais da respiração periódica, apneia central do sono e síndromes de hipoventilação. Os DRS são um diagnóstico clínico presuntivo em que a PSG é necessária para caracterizar especificamente o distúrbio em particular. A apneia do sono é definida como a cessação da respiração e pode ser classificada como obstrutiva (o fluxo de ar é interrompido apesar da persistência do trabalho ventilatório) ou central (ausência de trabalho ventilatório). A hipopneia é definida como a diminuição do fluxo de ar e do trabalho ventilatório por pelo menos dois ciclos respiratórios com dessaturação ou despertar associados.

É importante avaliar os DRS, uma vez que eles podem diminuir a concentração diurna das crianças, prejudicar seu crescimento, levar a complicações cardiovasculares e inflamação sistêmica.

▼ RONCO PRIMÁRIO E APNEIA OBSTRUTIVA DO SONO

A apneia obstrutiva do sono (AOS) ocorre em crianças saudáveis com uma incidência de cerca de 2%. A incidência aumenta em condições médicas como obesidade; anomalias craniofaciais; doenças neuromusculares; síndromes genéticas (trissomia 21, doença falciforme, mucopolissacaridose); ou uso de medicamentos como hipnóticos, sedativos ou anticonvulsivantes.

▶ Achados clínicos

A. Sinais e sintomas

A AOS deve ser considerada se houver sintomas noturnos e diurnos significativos típicos de AOS:

4. Sintomas noturnos: ronco habitual (3 vezes/semana) junto com respiração ofegante, pausas ou dificuldade para respirar. Outros sintomas que podem estar relacionados aos DRS incluem terrores noturnos, sonambulismo, enurese secundária ou dores de cabeça matinais.
5. Sintomas diurnos: sono não reparador, déficit de atenção, hiperatividade, labilidade emocional, comportamento temperamental, baixo ganho de peso, baixo desempenho escolar, adormecimento recorrente na escola e fadiga diurna. Outros sinais incluem respiração bucal diurna ou disfagia.

Em crianças, a obstrução das vias aéreas está frequentemente associada à congestão nasal, atopia e hipertrofia adenotonsilar. A hipertrofia tonsilar é mais comum entre as idades de 2 e 7 anos. A obesidade é amplamente reconhecida como um componente etiológico da AOS em adultos e é cada vez mais reconhecida na AOS pediátrica.

B. Exames diagnósticos: polissonografia e avaliação da via aérea

As diretrizes de prática clínica da síndrome de AOS infantil da AAF e da American Academy of Sleep Medicine (AASM, Academia Americana de Medicina do Sono) têm recomendações semelhantes, enfatizando que os médicos da atenção primária devem examinar todas as crianças quanto ao ronco e, se a criança apresentar sinais e sintomas adicionais de DRS, é recomendado encaminhá-la para uma PSG. O encaminhamento para um otorrinolaringologista ou especialista em sono também é uma opção.

O padrão-ouro para o diagnóstico de AOS é a PSG porque os estudos de oximetria noturna podem perder eventos obstrutivos, e os achados do histórico e do exame clínico nem sempre se

Tabela 19-10 Comparação da gravidade da AOS em crianças e adultos com base no índice de apneia-hipopneia obstrutiva

Gravidade da AOS	IHA obstrutiva (crianças)	IHA obstrutiva (adultos)
Nenhuma	0	0-5
Leve	1-5	5-15
Moderada	5-10	15-30
Grave	> 10	> 30

AOS, apneia obstrutiva do sono; IHA, índice apneia-hipopneia (eventos de apneia e hipopneia por hora durante a polissonografia)

correlacionam com a presença ou gravidade da AOS. Além disso, mesmo o ronco primário, que é o ronco habitual sem anormalidades nas trocas gasosas ou despertares, tem sido associado a consequências neurocomportamentais.

Os critérios para o diagnóstico de AOS diferem entre crianças e adultos, e os valores normativos para crianças ainda estão sendo estabelecidos, mas as sugestões atuais de gravidade da AOS são mostradas na **Tabela 19-10**.

A PSG também é recomendada para crianças se a necessidade de cirurgia for incerta ou se houver discordância entre o tamanho tonsilar no exame físico e a gravidade relatada dos sintomas.

Se uma PSG indicar AOS em uma criança sem hipertrofia tonsilar, deve-se realizar uma avaliação das vias aéreas superiores por laringoscopia flexível em vigília para procurar outros possíveis locais de obstrução, incluindo hipertrofia de cornetos, hipertrofia adenoideana, hipertrofia da base da língua ou tonsila lingual e possível laringomalácia. A adenoide também pode ser avaliada com uma radiografia lateral do pescoço. Os métodos alternativos para avaliar uma criança quanto a locais anatômicos de obstrução incluem cine-RM com sedação das vias aéreas superiores ou endoscopia durante o sono induzido por fármaco (DISE, abreviatura derivada de *drug-induced sleep endoscopy*) na sala de cirurgia.

▶ **Diagnóstico diferencial**

Distúrbios do movimento periódico dos membros, narcolepsia, distúrbios do ritmo circadiano e insônia comportamental podem imitar os sintomas diurnos da AOS.

▶ **Tratamento**

Foi demonstrado que a AOS leve melhora com esteroides nasais e inibidores de leucotrienos, e o tratamento clínico pode ser justificado nesses casos. Se forem usados inibidores de leucotrienos, recomenda-se o acompanhamento de quaisquer sinais de tristeza ou depressão.

A maioria dos otorrinolaringologistas pediátricos realiza adenotonsilectomia (AT) em pacientes saudáveis com DRS obstrutivo sem realizar PSG. A AT sem PSG pode ser considerada em uma criança saudável se houver sintomas noturnos significativos, sintomas diurnos típicos de AOS e/ou amígdalas aumentadas. A AT também pode ser realizada para outras condições não relacionadas ao sono, como amigdalite recorrente e amígdalas acentuadamente aumentadas (4+) com disfagia. O encaminhamento ao otorrinolaringologista pediátrico pode ser justificado nessas condições. Consulte o **Capítulo 18** para hipertrofia adenotonsilar.

A **Figura 19-6** é um algoritmo para gerenciamento de queixas de DRS em uma criança saudável. O caminho a ser seguido

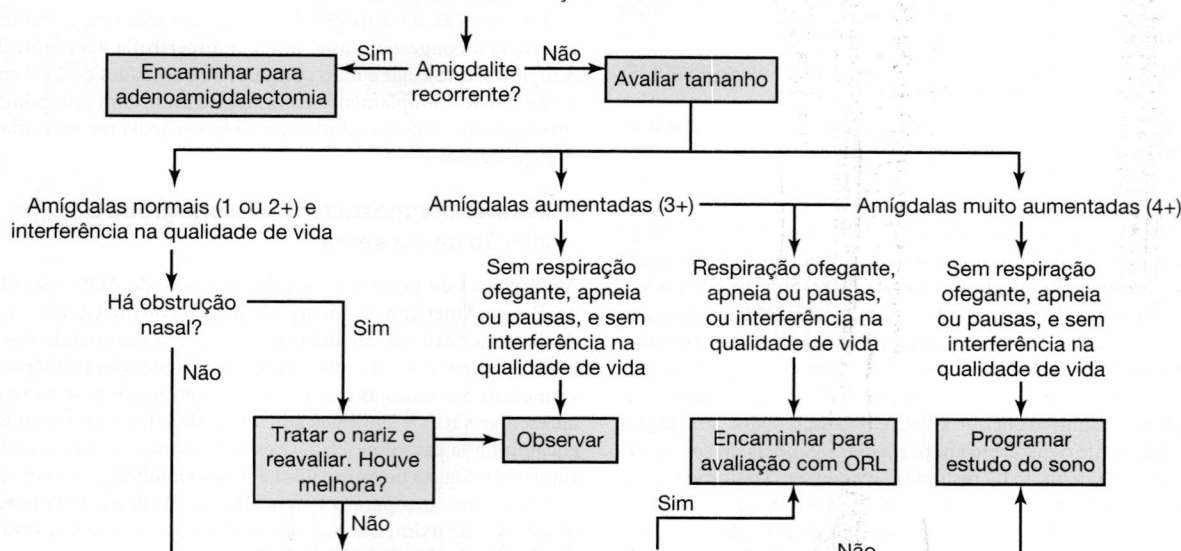

▲ **Figura 19-6** Algoritmo para avaliação do ronco em uma criança saudável. ORL, otorrinolaringologista.

depende da sintomatologia e do tamanho da amígdala. A escala de classificação mais comumente usada para o tamanho das amígdalas varia de 0 a 4. No grau 1, as amígdalas são pequenas e estão contidas na fossa tonsilar; no grau 4 as amígdalas são tão grandes que podem se tocar ("beijar"); o grau 0 descreve amigdalectomia prévia. Embora o algoritmo indique que uma criança assintomática com amígdalas acentuadamente aumentadas (4+) deve ser submetida a PSG, um período de observação ou tentativa de tratamento conservador é razoável. Educar os pais sobre os riscos dos DRS e o que observar é fundamental.

Um estudo prospectivo randomizado de referência sobre resultados de AT (estudo CHAT) demonstrou sucesso geral em 79% dos casos, com índice de apneia-hipopneia (IAH) reduzido para menos de 2 eventos por hora (o normal é menos de 5). Obesidade, raça negra e IAH superior a 4,7 eventos por hora foram associados a menores taxas de cura. Curiosamente, 47% das crianças do grupo com conduta expectante sob observação tiveram resolução espontânea de sua AOS em 7 meses. As crianças com AOS leve ou peso normal apresentaram maior probabilidade de melhora espontânea.

Quanto à PSG pós-operatória, a AASM e a AAP concordam que uma criança com AOS leve (IAH < 5 eventos por hora) não requer exame subsequente. No entanto, aqueles com sintomas persistentes, AOS mais grave, obesidade ou outras comorbidades devem passar por avaliação pós-operatória de rotina. Quando a AOS persiste ou a AT é contraindicada/recusada/atrasada, o tratamento com pressão positiva contínua nas vias aéreas (CPAP) ou em dois níveis (BiPAP) pode ser considerado.

Independentemente da etiologia subjacente do DRS, manter um peso saudável, abordar a dentição anormal (com o uso de aparelhos ortodônticos ou expansores rápidos da maxila) e tratar outras condições pulmonares relacionadas, como obstrução nasal, rinite alérgica e asma, são pilares do manejo da AOS.

RESPIRAÇÃO PERIÓDICA E APNEIA CENTRAL DO SONO

Os distúrbios respiratórios do sono pediátricos de etiologia central, incluindo respiração periódica e apneia central do sono, são menos compreendidos do que a AOS. As apneias centrais são comuns em lactentes e crianças, particularmente em maiores altitudes. Consistem em pausas na respiração sem esforço concomitante e podem ocorrer em um padrão de apneia e taquipneia alternados conhecido como respiração periódica. O significado clínico é incerto, pois já foi demonstrado que crianças saudáveis têm apneias centrais com duração de 25 segundos sem consequências claras. Esses eventos respiratórios centrais podem ser relevantes se ocorrem com frequência ou se estiverem associados a anormalidades nas trocas gasosas ou fragmentação do sono e devem, nesses casos, ser investigados de maneira completa por um especialista em sono pediátrico. Embora nenhuma intervenção seja necessária na maioria dos casos de respiração periódica e apneia central do sono, o oxigênio suplementar pode ser usado para reduzir a dessaturação e estabilizar o padrão respiratório.

Marcus CL et al; Childhood Adenotonsillectomy Trial (CHAT): A randomized trial of adenotonsillectomy for childhood sleep apnea. N Engl J Med 2013 Jun 20;368(25):2366–2376 [PMID: 22926173].

Marcus CL et al: Diagnosis and management of childhood obstructive sleep apnea syndrome. Pediatrics 2012;130(3):576–584 [PMID: 22926173].

EVENTOS BREVES, INEXPLICADOS E RESOLVIDOS (ANTERIORMENTE EVENTOS APARENTEMENTE FATAIS)

FUNDAMENTOS DO DIAGNÓSTICO E CARACTERÍSTICAS TÍPICAS

▶ Mudança aguda e inesperada na respiração, aparência e comportamento que leva o observador assustado a temer que o bebê tenha morrido.

▶ Os bebês são caracterizados como de baixo risco *versus* alto risco para facilitar a avaliação e o manejo.

Em 2016, a AAP sugeriu renomear eventos aparentemente fatais (ALTE, abreviatura derivada de *apparent life-threatening events*) para eventos breves, inexplicados e resolvidos (BRUE, abreviatura derivada de *brief resolved unexplained events*), assim como o ALTE substituiu anteriormente a "síndrome da morte súbita do lactente" (SMSL) abortada. A nomenclatura BRUE serve para esclarecer cuidados clínicos e pesquisas, ao mesmo tempo em que fornece uma estrutura para avaliação de bebês de baixo risco *versus* alto risco após um BRUE. Os BRUEs ocorrem em bebês com menos de 1 ano que apresentam apneia ou respiração irregular, cianose ou palidez (não vermelhidão), alteração acentuada no tônus muscular (hipotonia/moleza ou hipertonia) ou reponsividade reduzida com duração inferior a 1 minuto (mais frequentemente < 20-30 segundos) e que retornam ao basal com subsequentes história e exame físico tranquilizadores.

Uma vez que um médico tenha feito o diagnóstico de BRUE, o bebê é classificado como de baixo ou alto risco, o que determinará o tipo de avaliação necessária, se houver. Os bebês com BRUE são considerados de alto risco se têm menos de 60 dias de idade, nasceram com menos de 32 semanas de gestação, receberam RCP no momento do evento ou tiveram um BRUE anterior.

A imaturidade provavelmente desempenha um papel importante na patogênese dos BRUEs. Os estudos clássicos sobre sistema nervoso, reflexos ou respostas à apneia ou refluxo gastroesofágico durante o sono em lactentes e animais imaturos mostram alterações cardiovasculares profundas durante a estimulação do nervo vago, enquanto os adultos não são afetados.

A relação entre BRUE e o risco futuro de SMSL ou morte súbita inesperada do lactente (SUID, de *sudden unexpected infant death*) não é clara, pois os bebês que apresentam BRUE tendem a ser mais jovens. Consulte a seção SUID/SMSL a seguir para obter mais detalhes.

Diagnóstico diferencial

Uma história cuidadosa é a investigação mais útil para determinar os exames necessários e direcionar para um diagnóstico, se esse puder ser determinado. Uma história de vários dias de má alimentação, instabilidade na temperatura ou sintomas respiratórios ou gastrointestinais sugere um processo infeccioso. Relatos de "dificuldade para respirar" ou "tentativa de respirar" sugerem em obstrução das vias aéreas. Os episódios que se seguem ao choro podem estar relacionados com crises de perda de fôlego. A associação do episódio com a alimentação sugere deglutição descoordenada com ou sem aspiração, refluxo gastroesofágico, esvaziamento gástrico retardado ou pode sugerir uma anormalidade das vias aéreas, como laringomalácia ou traqueobroncomalácia. Os episódios que ocorrem durante a vigília estão associados a diagnósticos muito diferentes dos episódios que ocorrem durante o sono. A associação de episódios com o sono pode sugerir convulsão, refluxo gastroesofágico, apneia da infância ou DRS. É útil encenar o episódio com a família e, em seguida, usar as características do evento (como cianose, hipotonia e irresponsividade) para descrevê-lo. Os detalhes sobre as medidas tomadas para ressuscitar o bebê e sobre a recuperação do mesmo podem ser úteis para determinar a gravidade. A **Tabela 19-11** classifica os distúrbios que podem se apresentar como BRUEs de alto risco.

O exame físico fornece orientação adicional na busca do diagnóstico. Febre ou hipotermia sugerem infecção. Um estado alterado de consciência é sugestivo de estado pós-ictal, *sobredose de drogas*, ou anomalia ou infecção do SNC. A dificuldade respiratória sugere lesões cardíacas ou pulmonares.

Os episódios de apneia têm sido associados ao abuso infantil, e, portanto, a avaliação de traumatismo craniano após trauma não acidental deve ser considerada. Vários estudos documentam que os episódios de apneia podem ser relatados falsamente pelos pais que estão procurando atenção (ou seja, síndrome de Munchausen por procuração). Os pais podem interferir fisicamente nos esforços ventilatórios de uma criança, e nesse caso às vezes são encontradas marcas de pinçamento nas narinas. A sobredose de drogas, seja acidental ou intencional, também pode cursar com apneia.

Achados laboratoriais e exames de imagem

Os pacientes com BRUEs de baixo risco podem não precisar de observação a nível hospitalar ou testes adicionais. Pode-se considerar testagem para infecção viral e coqueluche, eletrocardiograma, avaliação breve da oximetria de pulso e/ou observações seriadas com base na história, exames ou suspeita, mas outros exames de sangue ou de imagem, punção lombar, terapia de supressão ácida, etc. geralmente são desencorajados pois provocam preocupação e estresse injustificados em pacientes e cuidadores.

Pacientes com BRUE de alto risco, no entanto, devem passar por uma avaliação mais completa para potenciais etiologias subjacentes (ver **Tabela 19-11**), na qual a suspeita clínica dirija a investigação apropriada. Nesses casos, os pacientes podem ser internados para observação, a fim de reduzir o estresse da família e realizar testes diagnósticos direcionados com base na história e no exame físico. A avaliação laboratorial pode incluir um hemograma completo, hemocultura, exame de urina e urocultura para descartar infecção. Os eletrólitos séricos podem ajudar a avaliar distúrbios metabólicos, morte tecidual por hipoxemia, desidratação, ingestões indevidas ou hipoventilação crônica. Os estudos de gasometria arterial avaliam a oxigenação e o estado ácido-básico em caso de doença cardiorrespiratória. A oximetria de pulso contínua no hospital pode avaliar quaisquer alterações durante a alimentação, sono ou gritos. Como a apneia tem sido associada a infecções respiratórias, estudos diagnósticos para vírus respiratórios, incluindo VSR, *Bordetella pertussis* e *Chlamydophila pneumoniae*, podem ajudar no diagnóstico.

As radiografias de tórax podem mostrar infiltrados sugestivos de infecção aguda ou aspiração crônica e avaliar o tamanho da área cardíaca em cardiopatias congênitas. O eletrocardiograma é útil para descartar disritmias cardíacas, e o ecocardiograma pode ser indicado se houver suspeita de cardiopatia congênita. Se o episódio envolver obstrução das vias aéreas, estas devem ser examinadas por laringoscopia, broncoscopia flexível ou TC. Pode-se realizar uma VFSS ou uma avaliação endoscópica da deglutição por fibra óptica (FEES, de *fiberoptic endoscopic evaluation of swallowing*) para avaliar disfagia e aspiração. A SEED pode avaliar o anel vascular e a fístula traqueoesofágica se a história for preocupante. Os lactentes com refluxo e episódios repetidos de apneia podem se beneficiar da avaliação por uma equipe multidisciplinar com pneumologista e gastroenterologista.

Tabela 19-11 Causas potenciais de eventos breves, inexplicados e resolvidos (BRUEs)

Infecciosas	Viral: vírus sincicial respiratório e outros vírus respiratórios Bacteriana: sepse, coqueluche, clamídia
Gastrointestinais	Refluxo gastroesofágico com ou sem apneia obstrutiva
Respiratórias	Anormalidade das vias aéreas; anéis vasculares, slings pulmonares, traqueomalácia Pneumonia
Neurológicas	Distúrbio convulsivo Infecção do sistema nervoso central: meningite, encefalite Resposta vasovagal Encefalopatia de Leigh Tumor cerebral
Cardiovasculares	Malformação congênita Disritmias Cardiomiopatia
Traumas não acidentais	Espancamento Sobredose de drogas Síndrome de Munchausen por procuração
Sem causa definida	Apneia da infância

A PSG pode ser útil na detecção de anormalidades da função cardiorrespiratória, estado de sono, saturação de oxigênio, retenção de dióxido de carbono e atividade convulsiva, estando a necessidade de sua realização a critério do médico. Com episódios repetidos, apneia ou perda de consciência, um monitoramento de eletrencefalograma de 24 horas pode ser útil na detecção de um distúrbio convulsivo.

▶ Tratamento

A terapia é direcionada para a causa subjacente, se for encontrada. Seja para BRUEs de baixo ou alto risco, os cuidadores devem receber educação para redução dos fatores de risco modificáveis e instrução em RCP. O monitoramento domiciliar foi usado no passado como tratamento, mas a eficácia do monitoramento não foi demonstrada em estudos controlados. Após mais de 30 anos de monitoramento doméstico, a taxa de mortalidade infantil súbita não mudou, e os monitores de apneia estão propensos a alarmes falsos frequentes.

O oxigênio suplementar tem sido usado como terapia para BRUEs em alguns casos porque o oxigênio reduz a respiração periódica da infância, um padrão imaturo de respiração que pode causar algum grau de dessaturação. Estimulantes respiratórios como cafeína e aminofilina têm sido usados em casos específicos de apneia central ou respiração periódica.

MORTE SÚBITA INESPERADA DO LACTENTE E SÍNDROME DA MORTE SÚBITA DO LACTENTE

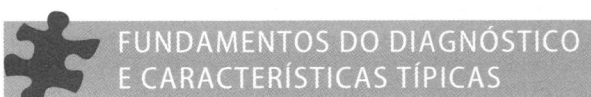

FUNDAMENTOS DO DIAGNÓSTICO E CARACTERÍSTICAS TÍPICAS

▶ Morte súbita e inesperada de um bebê ou criança, incluindo sufocamento acidental.

A síndrome da morte súbita do lactente (SMSL) é definida como a morte súbita de uma criança com menos de 1 ano que permanece inexplicada após uma investigação minuciosa do caso, incluindo a realização de uma autópsia completa, exame da cena da morte e revisão da história clínica. O exame *post mortem* é uma característica importante da definição porque aproximadamente 20% dos casos de morte súbita podem ser explicados pelos achados da autópsia. Depois que a campanha "Back to Sleep" ("dormir de costas") começou nos Estados Unidos em 1994, a incidência de SMSL caiu de aproximadamente 2 em 1.000 para 0,5 em 1.000 nascidos vivos. No entanto, a incidência de SMSL está estável desde 1999.

A morte súbita e inesperada do lactente (SUID), definida como qualquer morte súbita e inesperada em lactentes, seja explicada (como sufocamento ou estrangulamento acidental) ou inexplicada (como SMSL), ganhou popularidade como o termo preferido para se referir a mortes infantis classificadas anteriormente como SMSL. A SMSL não é um diagnóstico verdadeiro nem uma síndrome e rotular a morte de um lactente como SMSL tende a dar aos pais uma falsa sensação de que a causa da morte de seu filho é conhecida e compreendida. A SUID também inclui mortes por infecção, ingestão, doenças metabólicas, arritmias cardíacas e trauma. Evidências recentes mostram que a incidência de sufocamento acidental e estrangulamento na cama está aumentando devido a superfícies e ambientes inseguros para dormir.

▶ Epidemiologia e patogênese

Dados epidemiológicos e patológicos constituem a maior parte do que se sabe sobre a SUID. Como na SMSL, as mortes por SUID atingem o pico entre as idades de 2 e 4 meses. A maioria das mortes ocorre à noite, enquanto a criança e o cuidador estão dormindo. Na verdade, as únicas características unificadoras de todos os casos são a idade e o sono. A SUID é mais comum em populações socioeconomicamente desfavorecidas, possivelmente devido à posição prona contínua e principalmente ao compartilhamento do leito nessa população. Outros fatores de risco incluem parto prematuro, baixo peso ao nascer, infecção recente, idade materna jovem, alta paridade materna, tabagismo materno ou uso de drogas e condições de vida de superlotação. A maioria desses fatores de risco está associada a uma incidência duas a três vezes maior, mas não são específicos o suficiente para serem úteis na previsão de quais bebês morrerão inesperadamente. **A imunização recente não é um fator de risco.**

Os achados patológicos mais consistentes nas mortes por SUID de causa desconhecida (anteriormente classificadas como SMSL) são petéquias intratorácicas e leve inflamação e congestão do trato respiratório. Achados patológicos mais sutis incluem gliose do tronco cerebral, hematopoiese extramedular e aumento do tecido adiposo marrom periadrenal, sugerindo que bebês que sucumbem à SUID tiveram hipóxia intermitente ou crônica antes da morte.

Os mecanismos de morte na SUID são desconhecidos, mas o desenvolvimento anormal ou a maturação atrasada do tronco cerebral, responsável pelo despertar do sono, continua sendo a teoria predominante. Uma história de sintomas leves de infecção respiratória superior antes da morte não é incomum. O exame *post mortem* é essencial e pode ajudar a família, excluindo outras possíveis causas de morte.

▶ Tratamento/prevenção

Desde 1990, as taxas de SMSL diminuíram mais de 60% em todo o mundo, provavelmente relacionadas à campanha da AAP "Back to Sleep" de 1994, promovendo a educação sobre o risco da posição prona.

As recomendações da Força-Tarefa da AAP para a SMSL incluem:

- Sempre colocar o bebê de costas para dormir (isso inclui bebês com refluxo).
- Os bebês devem dormir no quarto dos pais, perto da cama dos pais, mas, pelo menos nos primeiros 6 meses, em uma superfície separada projetada para bebês.

- Objetos macios e roupas de cama soltas, incluindo cobertores, lençóis não ajustados, bichos de pelúcia ou almofadas de posicionamento, devem ser mantidos longe da área de sono do bebê para reduzir o risco de sufocamento.
- Os sacos de dormir com zíper são preferíveis aos cobertores comuns para manter o bebê aquecido e reduzir a chance de cobrir a cabeça. Não há evidências que justifiquem a recomendação de enrolar o bebê em panos ou cobertores como estratégia para reduzir o risco de SMSL.
- Evitar superaquecer, enrolar demais e cobrir o rosto e a cabeça.
- O aleitamento materno é recomendado.
- Considerar oferecer chupeta na hora da soneca e na hora de dormir.
- Evitar exposição à fumaça do cigarro durante a gravidez e após o parto.
- Cadeirinhas de carro, balanços e *slings* não devem ser usados para dormir, pois a cabeça do bebê tende a cair para a frente ou para o lado, comprometendo as vias aéreas.
- Evitar o uso de camas de adultos e grades de cama que aumentam o risco de sufocamento e aprisionamento.
- Não há estudos que apoiem a segurança de ninhos para o bebê dormir à beira da cama ou na cama e, portanto, esses produtos não são recomendados.
- Profissionais de saúde, funcionários de hospitais e prestadores de cuidados infantis devem endossar e seguir as recomendações de sono seguro para bebês desde o nascimento.
- Os pediatras e outros profissionais da atenção primária devem participar ativamente da campanha "dormir seguro", concentrando-se em maneiras de reduzir o risco de todas as mortes infantis relacionadas ao sono, incluindo SMSL, sufocamento e outras mortes não intencionais.

As famílias devem receber apoio após a morte de uma criança. O National SIDS Resource Center (Centro Nacional de Recursos para a SMSL, http://www.sidscenter.org) fornece informações sobre grupos de apoio psicossocial e aconselhamento para famílias de vítimas de SMSL. Todos os bebês com menos de 1 ano devem ser avaliados quanto à presença de fatores de risco modificáveis para SUID. Os pais devem ser instruídos sobre como evitar esses fatores de risco, especialmente em bebês com risco aumentado, como bebês prematuros, crianças expostas à fumaça de cigarro no ambiente ou antes do nascimento e bebês em áreas socioeconomicamente pobres.

> AAP Task Force on Sudden Infant Death Syndrome: SIDS and other sleep-related infant deaths: updated 2016 recommendations for a safe infant sleeping environment. Pediatrics 2016;138(5):e20162938 [PMID: 27940804].
> Tieder JS et al: Brief resolved unexplained events (formerly apparent life-threatening events) and evaluation of lower-risk infants. Pediatrics 2016 May;137(5) [PMID: 27244835].

AVALIAÇÃO DE QUALIDADE E MÉTRICAS DE DESFECHOS

A medicina pulmonar pediátrica está constantemente se reformulando para melhorar os desfechos para crianças com doenças respiratórias. A base do trabalho na melhoria da qualidade está nas diversas diretrizes de atendimento clínico que orientam o atendimento aos pacientes e nos dados que indicam o sucesso do atendimento. Por exemplo, conforme mencionado (e referenciado) anteriormente, a Cystic Fibrosis Foundation trabalha com provedores e centros de atendimento para criar e implementar diretrizes para o diagnóstico e tratamento de crianças com FC. Essa fundação também mantém um registro de crianças com FC e relatórios sobre desfechos, incluindo função pulmonar, índice de massa corporal e dados de mortalidade. A chILD Foundation, mencionada anteriormente, também criou diretrizes para diagnóstico e tratamento e acompanha os desfechos dos pacientes, incluindo os mencionados acima. O National Heart, Lung, and Blood Institute (Instituto Nacional do Coração, Pulmão e Sangue) atualizou as diretrizes de asma três vezes, com a atualização mais recente em 2020. Organizações internacionais e com sede nos Estados Unidos estudaram a adesão a essas diretrizes. Os Centers for Disease Control and Prevention (Centros de Controle e Prevenção de Doenças) nos Estados Unidos relatam os desfechos em relação à asma, incluindo mortalidade, utilização e custo dos cuidados. A AAP, conforme mencionado anteriormente, publicou diretrizes para prevenção de SMSL e SUID. Existem estudos em andamento sobre o impacto dessas diretrizes e os dados demonstram claramente que elas estão salvando vidas. Finalmente, a doença respiratória requer uma equipe multidisciplinar para cuidar de pacientes dentro e fora do hospital. A American Academy of Respiratory Care (Academia Americana de Cuidados Respiratórios) publica diretrizes sobre o uso de oxigênio, uso de dispositivos aerossolizados e ventilação (aguda e crônica) para pacientes pediátricos.

Doenças cardiovasculares

Pei-Ni Jone, MD
John S. Kim, MD
Dale Burkett, MD
Roni Jacobsen, MD
Johannes Von Alvensleben, MD

INTRODUÇÃO

Oito em cada 1.000 crianças nascem com um defeito cardíaco congênito. Os avanços no manejo clínico e cirúrgico permitem que, atualmente, mais de 90% dessas crianças atinjam a idade adulta. O manejo pediátrico não inclui somente o diagnóstico e o tratamento das doenças cardíacas congênitas, mas também a prevenção de fatores de risco para doenças cardiovasculares no futuro – obesidade, tabagismo e hiperlipidemia. Doenças cardíacas hereditárias e adquiridas, como doença de Kawasaki (DK), miocardite viral, cardiomiopatias e doença cardíaca reumática, também são causas importantes de morbimortalidade nas crianças.

AVALIAÇÃO DIAGNÓSTICA

HISTÓRIA

Os sintomas dos defeitos cardíacos congênitos variam principalmente conforme as alterações no fluxo sanguíneo pulmonar (**Tabela 20-1**). Em crianças mais velhas, a presença de outros sintomas cardiovasculares, como palpitações e dor no peito, devem ser avaliados pela anamnese, prestando atenção ao momento em que surgem (em repouso ou relacionados a esforço), a forma como se iniciam e terminam (de forma gradual ou súbita), bem como a fatores que desencadeiam ou que aliviam.

EXAME FÍSICO

Geral

O exame físico começa com uma avaliação visual do estado mental, da presença de sinais de desconforto, da cor da pele e da perfusão. É essencial a aferição da frequência cardíaca, frequência respiratória, pressão arterial (nos quatro membros) e saturação de oxigênio. Muitos defeitos cardíacos congênitos ocorrem como parte de alguma síndrome genética (**Tabela 20-2**), e, por isso, uma avaliação da presença de características dismórficas pode fornecer pistas sobre o problema cardíaco subjacente.

Exame cardiovascular

A. Inspeção e palpação

A conformação física do tórax deve ser avaliada com o paciente em posição supina. Um abaulamento precordial sugere cardiomegalia. A palpação pode evidenciar uma atividade precordial aumentada, um impulso palpável do ventrículo direito (VD) ou impulso ventricular esquerdo; um ponto difuso de impulso máximo; ou um frêmito precordial por conta de um sopro grau 5 ou 6 ou superior. O frêmito associado a estenose aórtica fica localizado na fúrcula esternal. Em pacientes com hipertensão pulmonar (HP) severa, é possível palpar o fechamento de válvula pulmonar (P_2) na borda esternal superior esquerda.

B. Ausculta

1. Bulhas cardíacas – A primeira bulha (B_1) é o som do fechamento das valvas atrioventriculares (AV), mitral e tricúspide, e é audível na borda esternal inferior esquerda. Apesar de a B_1 ter vários componentes, somente um deles, o M1 (fechamento da valva mitral), é audível geralmente.

A segunda bulha (B_2) é o som do fechamento das válvulas semilunares entre os ventrículos e as principais artérias (válvulas aórtica e pulmonar). É audível na borda esternal superior esquerda. A B_2 tem 2 componentes, A_2 e P_2, que correspondem ao fechamento das válvulas aórtica e pulmonar, respectivamente. O desdobramento da B_2 varia conforme a respiração, alargando com a inspiração e estreitando com a expiração. Um desdobramento anormal de B_2 pode ser indicativo de doença cardíaca (**Tabela 20-3**). Um P_2 proeminente ou muito alto pode estar associado a HP.

A terceira bulha (B_3), se presente, é o som do rápido enchimento ventricular esquerdo. Ela ocorre no início da diástole, depois da B_2, e tem um tom de médio a baixo. Em crianças saudáveis, a B_3 diminui ou desaparece ao sentar ou levantar-se. Uma B_3 patológica geralmente está presente nos casos de disfunção cardíaca importante, regurgitação mitral significativa ou um grande *shunt* esquerda-direita. A quarta bulha (B_4), se presente,

Tabela 20-1 Sintomas de fluxo pulmonar aumentado e diminuído

Fluxo pulmonar reduzido	Fluxo pulmonar aumentado
Lactente / pré-escolar	
Cianose	Taquipneia com atividade/alimentação
Agachamento	Diaforese
Perda de consciência	Baixo ganho de peso
Criança mais velha	
Tontura	Intolerância ao exercício
Síncope	Dispneia ao esforço, diaforese

Tabela 20-2 Defeitos cardíacos em síndromes frequentes

Síndrome genética	Defeito cardíaco comumente associado
Síndrome de Down	DSAV
Síndrome de Turner	Válvula aórtica bicúspide, coarctação, dilatação da raiz da aorta, hipertensão
Síndrome de Noonan	Displasia de válvula pulmonar, CMH
Síndrome de Williams-Beuren	Estenose aórtica supravalvular, EPP, estenose de óstio coronariano
Síndrome de Marfan	PVM, RM, dilatação de raiz de aorta
Síndrome alcoólica fetal	DSV, DSA
Rubéola materna	DAP, EPP
Síndrome de Loeys-Dietz	DAP aneurismático, dilatação de raiz de aorta, artérias tortuosas pelo corpo

CMH, cardiomiopatia hipertrófica; DAP, ducto arterioso patente; DSA, defeito do septo atrial; DSAV, defeito do septo atrioventricular; DSV, defeito do septo ventricular; EPP, estenose pulmonar periférica; PVM, prolapso de valva mitral; RM, regurgitação mitral.

Tabela 20-3 Desdobramento anormal de B_2

Causas de desdobramento amplo de B_2
Sobrecarga de volume de VD: DSA, retorno venoso pulmonar anômalo, IP
Sobrecarga de pressão de VD: estenose de válvula pulmonar
Atraso de condução no VD: BRD

Causas de desdobramento estreito ou isolado de B_2
Hipertensão pulmonar
Válvula semilunar única (atresia aórtica, atresia pulmonar, truncus arteriosus)

BRD, bloqueio de ramo direito; DSA, defeito do septo atrial; IP, insuficiência pulmonar; VD, ventrículo direito.

está associada a contração atrial em um ventrículo não complacente, como nas cardiopatias hipertróficas ou restritivas, ou em outras causas de disfunção diastólica e tem um tom baixo, semelhante ao da B_3. A B_4 ocorre logo antes da B_1 e normalmente não é audível.

Cliques de ejeção são sons agudos e curtos e normalmente estão relacionados à presença de dilatação de grandes vasos ou a anormalidades valvares. Eles são audíveis durante a sístole ventricular, entre B_1 e B_2, e são classificados entre precoce, intermediário e tardio. Cliques de ejeção precoce audíveis na parte média da borda esternal esquerda são provenientes da válvula pulmonar. O estalido aórtico geralmente é audível no ápice. Ao contrário do estalido aórtico, os cliques pulmonares variam com a respiração, ficando mais altos durante a inspiração. Um estalido intermediário a tardio no ápice é mais comumente causado por prolapso de valva mitral (PVM).

2. Sopros – O sopro cardíaco é o achado que mais leva a encaminhamentos a um cardiologista. Sopros inocentes ou funcionais são comuns e estão presentes em cerca de 40 a 50% das crianças em algum momento da infância.

A. Características: Todos os sopros devem ser descritos com base nas seguintes características:

(1) Intensidade: O grau I descreve sopros leves, audíveis com dificuldade; o grau II, sopros baixos, mas audíveis com facilidade; grau III, sopros fortes, mas sem frêmito; grau IV, altos e associados a frêmito precordial; grau V, altos, com frêmito e audíveis com a borda do estetoscópio encostando no tórax; grau VI, bem altos e audíveis com o estetoscópio próximo ao tórax, sem encostar.

(2) Qualidade: seco, musical ou rude; tom alto, médio ou baixo.

(3) Relação com o ciclo cardíaco e duração: sopro de ejeção sistólico (imediatamente após B_1, com padrão em crescendo-decrescendo), pansistólico/holossistólico (início concomitante à B_1, durante a maior parte da sístole e de intensidade constante), diastólico ou contínuo. O momento de ocorrência do sopro em relação ao ciclo cardíaco fornece informações importantes sobre a patologia subjacente (**Tabela 20-4**).

(4) Localização e irradiação: onde o sopro é mais audível e para onde ele irradia.

(5) Variação com a posição: mudanças audíveis no sopro quando o paciente está deitado, sentado, em pé ou agachado.

B. Sopros inocentes: os seis sopros inocentes mais comuns na infância são os seguintes:

(1) Sopro do recém-nascido: Presente nos primeiros dias de vida, este sopro localiza-se na borda esternal inferior esquerda, sem irradiação significativa. É um sopro leve, grau I-II/VI, de tom baixo, curto, que ocorre no início da sístole e geralmente desaparece quando uma pressão leve é aplicada sobre o abdome. Ele geralmente desaparece em duas a três semanas.

(2) Estenose periférica de artéria pulmonar (EPP): Este sopro, frequentemente presente nos recém-nascidos, é causado pelo fluxo aumentado em ramos normais da artéria pulmonar. É audível com a mesma intensidade na borda esternal superior esquerda, no

Tabela 20-4 Sopros patológicos

Sistólico de ejeção	Pansistólico	Diastólico	Contínuo
Estenose de válvula semilunar (EA/EP/estenose de tronco)	DSV	Regurgitação de válvula semilunar	Lesões com *runoff* (escoamento de fluxo)
DSA	RVAV (RM/RT)	IA/IP/insuficiência de tronco	DAP/MAV/colaterais aortopulmonares
Coarctação		Estenose de valva AV (EM/ET)	

IA/IP, insuficiência aórtica/insuficiência pulmonar; EA/EP, estenose aórtica/estenose pulmonar; DSA, defeito do septo atrial; AV, atrioventricular; RVAV, regurgitação da válvula atrioventricular; RM/RT, regurgitação mitral/regurgitação tricúspide; DAP/MAV, ducto arterioso persistente/malformação arteriovenosa; DSV, defeito do septo ventricular.

dorso e em uma ou ambas as axilas. É um sopro de ejeção precoce, grau I-II/VI, curto, agudo e desaparece geralmente até os 6 meses de idade. Esse sopro deve ser diferenciado do sopro da estenose verdadeira de artéria pulmonar (síndrome de Williams, síndrome de Alagille ou síndrome da rubéola congênita), coarctação de aorta e estenose de válvula pulmonar. A presença de achados faciais característicos, de alterações no restante do exame físico, na anamnese ou em exames laboratoriais sugestivos dessas síndromes, ou a persistência do sopro além do sexto mês de vida, são as principais formas de diferenciar a EPP da estenose verdadeira da artéria pulmonar.

(3) Sopro de Still: Este é o sopro inocente mais comum da primeira infância, estando presente geralmente entre os 2 e 7 anos de idade. É melhor audível no espaço entre o ápice e a borda esternal inferior esquerda. O sopro de Still é um sopro vibratório ou musical, grau I-III/VI, curto, no início da sístole. É mais alto quando o paciente está deitado e diminui ou desaparece quando o paciente senta ou pratica exercício. Pode ser mais alto quando a criança está febril.

(4) Sopro de ejeção pulmonar: Este é o sopro inocente mais comum em crianças mais velhas (dos 3 anos em diante) e adultos. É um sopro sistólico de ejeção, grau I-II/VI, leve, de tom baixo, na borda esternal superior esquerda. É mais alto quando o paciente está deitado ou quando o débito cardíaco está aumentado. Esse sopro apresenta desdobramento de A_2 e P_2 normais, ao contrário do sopro de fluxo pulmonar associado a defeito do septo atrial (DSA).

(5) Zumbido venoso: O zumbido venoso está presente geralmente após os 2 anos de idade. Localiza-se na área infraclavicular à direita. É um sopro contínuo, grau I-II/VI, de tom baixo a médio, em zumbido musical e pode estar acentuado durante a diástole ou com a inspiração. É melhor audível com o paciente sentado. O zumbido venoso é abolido ao virar o pescoço da criança para o lado, colocar a criança deitada ou comprimir a veia jugular. É causado pela turbulência na confluência das veias subclávia e jugular.

(6) Sopro inominado ou carotídeo: Este sopro é mais comum nas crianças mais velhas e nos adolescentes. Localiza-se na região supraclavicular direita. É um sopro sistólico de ejeção, longo, um tanto seco, de grau II-III/VI. Pode ser acentuado ao aplicar leve pressão sobre a artéria carótida e deve ser diferenciado dos diversos tipos de estenose aórtica. Os achados característicos de estenose aórtica serão detalhados mais adiante neste capítulo.

Quando um sopro inocente é identificado em uma criança, o médico deve esclarecer os pais de que se trata de sons cardíacos normais, presentes no desenvolvimento da criança, e que não representam doença cardíaca.

▶ Exame extracardíaco

A. Frequência e ritmo de pulso arterial

A frequência cardíaca e o ritmo variam muito durante a infância, por isso várias considerações devem ser feitas. Isso é particularmente importante para os lactentes **(Tabela 20-5)** cuja frequência cardíaca varia com a atividade. O ritmo pode ser regular ou pode haver uma variação física normal com a respiração (arritmia sinusal).

B. Qualidade e amplitude do pulso arterial

Um pulso amplo (em martelo d'água) é característico de lesões com roubo de fluxo aórtico (*runoff*), incluindo ducto arterioso persistente (DAP), regurgitação aórtica, malformação arteriovenosa ou qualquer condição com uma baixa pressão diastólica (febre, anemia ou choque séptico). Pulsos estreitos ou filiformes ocorrem em pacientes com condições de débito cardíaco reduzido, como insuficiência cardíaca (IC) descompensada, tamponamento pericárdico ou estenose aórtica severa. Uma flutuação

Tabela 20-5 Frequência cardíaca em repouso

Idade	Mínimo	Máximo
< 1 mês	80	160
1-3 meses	80	200
2-24 meses	70	120
2-10 anos	60	90
11-18 anos	40	90

superior a 10 mmHg na pressão sanguínea durante a respiração é conhecida como pulso paradoxal e é um sinal de tamponamento pericárdico. Os pulsos das extremidades superiores e inferiores devem ser comparados. O pulso femoral deve ser palpável em igual amplitude e simultaneidade ao pulso braquial. Um pulso femoral que é fraco, ausente ou que está atrasado em comparação ao braquial sugere coarctação da aorta.

C. Pressão arterial

A pressão arterial deve ser aferida nas extremidades superiores e inferiores. A pressão sistólica nas extremidades inferiores deve ser igual ou superior à das extremidades superiores. O manguito deve cobrir a mesma área relativa do braço e da perna. As medidas devem ser aferidas mais de uma vez. Uma pressão baixa na extremidade inferior sugere coarctação da aorta.

D. Cianose de extremidades

A cianose resulta de uma concentração elevada (> 4-5 g/dL) de desoxi-hemoglobina no sangue. A coloração azulada da pele é geralmente, mas nem sempre, um sinal disso. A cianose visível geralmente está presente em situações de baixo débito cardíaco, hipotermia ou congestão venosa sistêmica, mesmo com uma oxigenação adequada. Deve-se avaliar a cianose com base na coloração das mucosas (lábios, gengivas, língua). Uma coloração azulada perioral (acrocianose) não está relacionada a cianose.

E. Baqueteamento digital

O baqueteamento digital, ou hipocratismo digital, está frequentemente associado a alguma cardiopatia congênita cianótica severa. Geralmente aparece em maiores de 1 ano de idade. A hipoxemia com cianose é a causa mais comum, mas o hipocratismo também pode ocorrer em pacientes com endocardite, doença hepática crônica, doença inflamatória intestinal, doença pulmonar crônica e abscesso pulmonar. O hipocratismo digital também pode ser uma variação genética benigna.

F. Edema

O edema de áreas dependentes da gravidade (extremidades inferiores em crianças mais velhas e face e sacro na criança mais nova) é característico de uma pressão aumentada sobre o ventrículo direito, o que pode ser encontrado em patologias da valva tricúspide ou na IC.

G. Abdome

A hepatomegalia é o sinal cardinal de IC direita no bebê e na criança. A IC esquerda pode culminar em IC direita e, portanto, a hepatomegalia também pode ser vista na criança com edema pulmonar decorrente de patologias que causam *shunt* esquerda-direita (hiperfluxo pulmonar) ou falência de ventrículo esquerdo (VE). A esplenomegalia pode estar presente em pacientes com IC de longa data e é também uma característica da endocardite infecciosa (EI). A ascite é um achado de IC direita crônica. Ao exame abdominal, podem estar presentes a macicez móvel ou o sinal de piparote.

> Etoom Y, Ratnapalan S: Evaluation of children with heart murmurs. Clin Pediatr (Phila) 2014 Feb;53(2):111–117 [PMID: 23671266].
> Kostopoulou E, Dimitriou G, Karatza A: Cardiac murmurs in children: a challenge for the primary care physician. Curr Pediatr Rev 2019 Mar 20 [PMID: 30907325].

ELETROCARDIOGRAMA

O eletrocardiograma (ECG) é essencial para a avaliação do sistema cardiovascular. Primeiro deve-se determinar a frequência cardíaca, depois o ritmo (o paciente está em um ritmo sinusal normal ou outro ritmo atrial, como evidenciado pela onda P com um intervalo PR consistente antes de cada complexo QRS?) e depois o eixo (os eixos de P e QRS estão normais para a idade do paciente?). Por fim, deve-se avaliar a sobrecarga de câmaras cardíacas, os intervalos cardíacos e o segmento ST.

▶ Variações relacionadas à idade

O ECG muda com a idade. A frequência cardíaca diminui e os intervalos aumentam com a idade. A predominância que o ventrículo direito (VD) tem no recém-nascido muda para a predominância do VE no lactente, na criança e no adulto. Um ECG normal de um recém-nascido de 1 semana de vida seria anormal para uma criança de 1 ano de idade, e o ECG de uma criança de 5 anos seria anormal para um adulto.

▶ Interpretação eletrocardiográfica

A **Figura 20-1** define os eventos registrados pelo ECG.

A. Frequência

A frequência cardíaca varia muito conforme a idade, a atividade e o estado emocional e físico do paciente (ver **Tabela 20-5**).

B. Ritmo

O ritmo sinusal deve estar sempre presente na criança saudável. Extrassístoles, que consistem em contrações atriais e ventriculares prematuras (CAP e CVP), são bem comuns na infância, sendo o foco ectópico predominantemente atrial nas crianças e ventricular nos adolescentes. Batimentos prematuros isolados em pacientes com uma estrutura e função cardíaca normais são geralmente benignos.

C. Eixo

1. Eixo da onda P – A onda P é gerada pela contração atrial, tipicamente originada no nó sinusal, na região superior do átrio direito (AD). O impulso progride inferiormente para a esquerda,

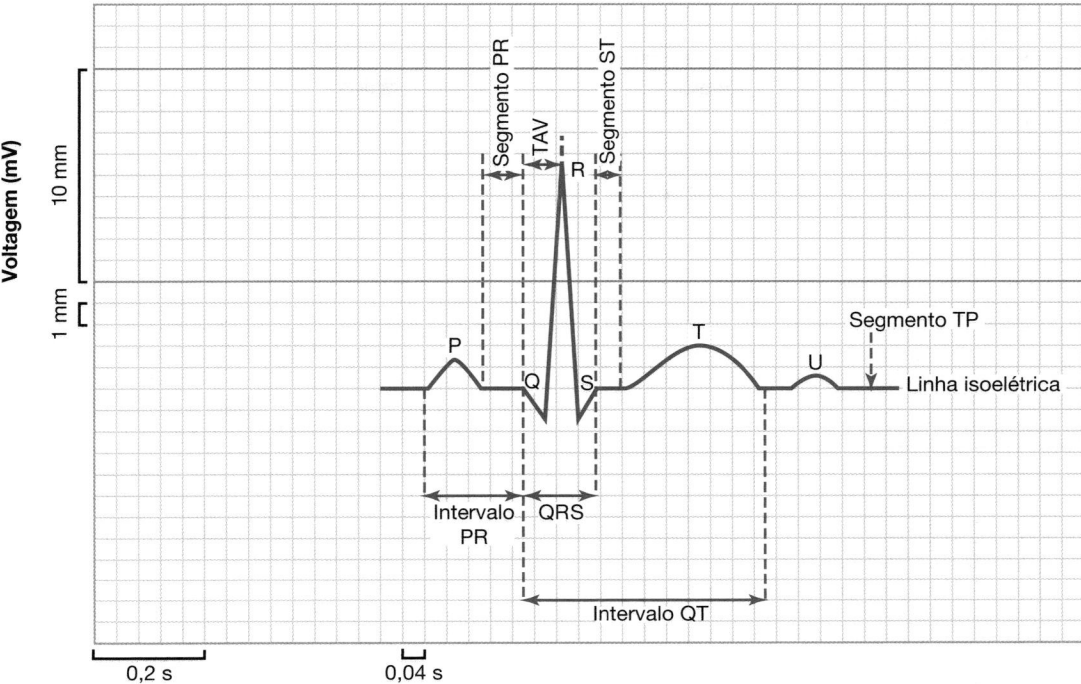

▲ Figura 20-1 Complexos e intervalos do eletrocardiograma. TAV, tempo de ativação ventricular.

levando a uma deflexão positiva em todas as derivações esquerdas e inferiores (II, III e aVF) e negativa na derivação aVR.

2. Eixo do QRS – O QRS deve ser positivo nas derivações I e aVF nas crianças com eixo normal. Nos lactentes e crianças mais novas, pode haver persistência da dominância do VD, levando a uma deflexão negativa na derivação I. Diversas cardiopatias congênitas estão associadas a alterações no eixo do QRS **(Tabela 20-6)**.

D. Onda P

No paciente pediátrico, a amplitude da onda P normalmente não ultrapassa 3 mm (3 quadrados pequenos) e a duração não é maior que 0,08 segundos (2 quadrados pequenos). A onda P fica mais evidente nas derivações II e V1.

E. Intervalo PR

O intervalo PR é medido do início da onda P até o início do complexo QRS. Ele representa o tempo que leva para conduzir o sinal do nó sinusal até o nó atrioventricular e através dele. O intervalo PR aumenta com a idade e com a redução da frequência cardíaca. Varia do mínimo de 0,10 segundo em lactentes até o máximo de 0,18 segundo em crianças mais velhas e com menor frequência cardíaca. A doença cardíaca reumática, digitálicos, β-bloqueadores e bloqueadores de canal de cálcio podem prolongar o intervalo PR.

F. Complexo QRS

Representa a despolarização ventricular, e a sua amplitude e seu eixo de direção fornecem informações sobre a massa ventricular relativa na hipertrofia, hipoplasia e infarto. Uma condução ventricular anormal (p. ex., bloqueio de ramo direito [BRD] ou bloqueio de ramo esquerdo [BRE]) também pode ser evidenciada.

G. Intervalo QT

Esse intervalo é medido do início do complexo QRS até o final da onda T. A duração do QT pode ser prolongada em decorrência de

Tabela 20-6 Desvio do eixo QRS

Desvio de eixo para direita	Desvio de eixo para esquerda
Tetralogia de Fallot	Defeito de septo atrioventricular
Transposição de grandes vasos	Atresia pulmonar com septo ventricular intacto
Retorno venoso pulmonar anômalo total	Atresia tricúspide
Defeito de septo atrial	

Tabela 20-7 Causas de prolongamento de QT[a]

Medicamentos cardíacos
Antiarrítmicos: classe IA (quinidina, procainamida, disopiramida), classe III (amiodarona, sotalol)
Agentes inotrópicos: dobutamina, dopamina, epinefrina, isoprenalina

Medicamentos não-cardíacos
Antibióticos/antivirais: azitromicina, claritromicina, levofloxacino, amantadina
Antieméticos: droperidol, ondansetrona, prometazina, tropisetrona, amissulprida, granisetrona, dolasetrona
Antipsicóticos: risperidona, tioridazina, lítio, haloperidol, proclorperazina
Sedativos: hidrato de cloral, metadona
Outros: salbutamol, levossalbutamol, ondansetrona, fenitoína, pseudoefedrina
Distúrbios eletrolíticos: hipocalemia, hipomagnesemia, hipocalcemia

[a]Lista parcial somente.

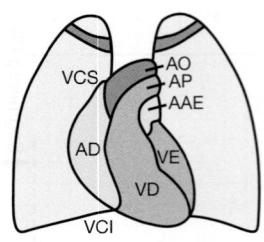
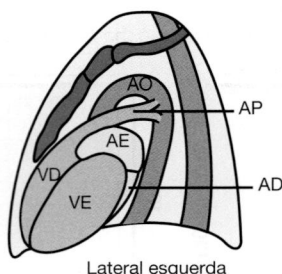

▲ **Figura 20-2** Posição das estruturas cardiovasculares nas principais incidências radiográficas. AAE, apêndice atrial esquerdo; AD, átrio direito; AO, aorta; AP, artéria pulmonar; VCI, veia cava inferior; VCS, veia cava superior; VD, ventrículo direito; VE, ventrículo esquerdo.

uma condição primária ou secundária ao uso de medicamentos ou distúrbios eletrolíticos (**Tabela 20-7**). A duração normal do intervalo QT depende da frequência cardíaca e deve ser corrigida usando a fórmula de Bazett:

$$QTc = \frac{\text{intervalo QT (s)}}{\sqrt{\text{intervalo R-R (s)}}}$$

O QTc normal é menor ou igual a 0,44 segundo.

H. Segmento ST

Esse segmento, entre o final do complexo QRS e o início da onda T, pode ser afetado por medicamentos, distúrbios eletrolíticos ou lesão miocárdica.

I. Onda T

A onda T representa a repolarização miocárdica e pode ser modificada pelos eletrólitos, hipertrofia miocárdica ou isquemia.

O'Connor M, McDaniel N, Brady WJ: The pediatric electrocardiogram. Part I: age-related interpretation. Am J Emerg Med 2008 May;26(4): 506–512 [PMID: 18416018].

RADIOGRAFIA DE TÓRAX

A avaliação do raio X de tórax para as doenças cardíacas deve focar em (1) posição do coração, (2) posição das vísceras abdominais, (3) tamanho do coração, (4) configuração cardíaca e (5) características da vasculatura pulmonar. As incidências usadas são a posteroanterior e a lateral esquerda (**Figura 20-2**).

A posição do coração pode ser levocardia (coração predominantemente no tórax esquerdo), dextrocardia (coração predominantemente no tórax direito) ou mesocardia (coração na linha média); o ápice pode apontar para a esquerda ou para a direita, apesar das diferentes posições no peito. O fígado e a bolha gástrica podem estar na posição normal (*situs solitus* abdominal), invertida em espelho (*situs inversus* abdominal) ou variável com o fígado na linha média (*situs ambiguus* abdominal). O coração aparece relativamente grande no recém-nascido normal, pelo menos em parte por conta da proeminente sombra do timo. O tamanho do coração deve ser menor do que 50% do diâmetro do tórax nas crianças maiores de 1 ano. A configuração cardíaca na radiografia do tórax pode fornecer informações úteis para um diagnóstico (**Tabela 20-8**). Algumas lesões cardíacas congênitas têm uma aparência radiográfica característica que sugere o diagnóstico, mas que não deve ser vista como conclusiva (**Tabela 20-9**).

A vasculatura pulmonar deve ser avaliada buscando sinais de aumento ou de redução do fluxo pulmonar, o que pode sugerir um possível diagnóstico de cardiopatia congênita, especialmente em um bebê cianótico (**Tabela 20-10**).

Laya BF et al: The accuracy of chest radiographs in the detection of congenital heart disease and in the diagnosis of specific congenital cardiac lesions. Pediatr Radiol 2006;36:677–681 [PMID: 16547698].

Tabela 20-8 Alterações radiográficas com alargamento de câmara

Câmara alargada	Alteração na silhueta cardíaca na incidência anteroposterior
Ventrículo direito	Ápice cardíaco inclinado para cima
Ventrículo esquerdo	Ápice cardíaco inclinado para baixo
Átrio esquerdo	Sombra dupla atrás da silhueta cardíaca
	Aumento do ângulo subcarinal
Átrio direito	Proeminência da borda atrial direita

Tabela 20-9 Achados radiográficos característicos de patologias

Diagnóstico	Aparência radiográfica
Transposição de grandes vasos	Ovo em uma corda
Tetralogia de Fallot	Coração em forma de bota
Retorno venoso pulmonar anômalo total não obstruído	Boneco de neve
Retorno venoso pulmonar anômalo total obstruído	Coração pequeno com pulmões congestos
Coarctação	Sinal do "3" + entalhe nas costelas

DEXTROCARDIA

Dextrocardia é o termo radiográfico utilizado quando o coração se situa ao lado direito do tórax; o ápice pode estar apontando tanto para a esquerda quanto para a direita. No *situs inversus totalis*, a dextrocardia (com o ápice para direita) ocorre junto com a inversão da posição de todos os órgãos importantes do tórax e abdome (p. ex., fígado, pulmões e baço), e o coração é estruturalmente normal. Quando a dextrocardia ocorre com os outros órgãos normalmente localizados (*situs solitus*), o coração geralmente apresenta defeitos graves.

Existem outras relações espaciais anormais entre o coração e outros órgãos que se enquadram no ramo da síndrome de heterotaxia, definida pela existência de duas ou mais relações anormais entre os órgãos. As anormalidades incluem isomerismo direito (síndrome da asplenia, com duplicação das estruturas à direita), isomerismo esquerdo (polisplenia, com duplicação das estruturas à esquerda) e situs visceroatrial indeterminado (*situs ambiguus*). Alguma cardiopatia congênita está presente em praticamente todos os casos de *situs ambiguus*.

Tabela 20-10 Alterações no fluxo pulmonar nas cardiopatias cianóticas

Fluxo pulmonar aumentado	Fluxo pulmonar reduzido
Retorno venoso pulmonar anômalo total	Estenose pulmonar
Atresia tricúspide com grande defeito do septo ventricular	Atresia tricúspide/defeito do septo ventricular restritivo
Transposição das grandes artérias	Tetralogia de Fallot
Truncus arteriosus	Atresia pulmonar com septo ventricular intacto

ECOCARDIOGRAMA

O ecocardiograma, uma ferramenta fundamental na cardiologia pediátrica, é capaz de definir a anatomia cardíaca, o fluxo sanguíneo, as pressões intracardíacas e a função ventricular. É pela vibração de cristais dentro da sonda do ecocardiograma que as ondas sonoras são emitidas sobre interfaces acústicas e refletidas de volta para o transdutor, o que, por sua vez, é capaz de gerar uma imagem com profundidade. O **modo M** cria uma imagem com base nas estruturas visualizadas ao longo de uma única linha. Hoje em dia, é normalmente usado para avaliar a função ventricular. O **modo bidimensional** é muito mais útil justamente por produzir uma imagem bidimensional. O ultrassom Doppler é capaz de avaliar a direção e a velocidade do fluxo sanguíneo ou da movimentação tecidual.

Para realizar um ecocardiograma transtorácico, é preciso posicionar o transdutor sobre as áreas do tórax onde há mínima interferência pulmonar. A cada posição do transdutor, o feixe de ultrassom passa pelo coração e uma imagem bidimensional aparece na tela (**Figura 20-3**).

O ecocardiograma é capaz de descrever a complexa anatomia intracardíaca e as relações espaciais, o que torna possível um diagnóstico preciso de cardiopatias congênitas. Além dos detalhes estruturais, o Doppler fornece informações sobre o fluxo sanguíneo intracardíaco e os gradientes de pressão. As técnicas de Doppler comumente utilizadas são Doppler colorido, de onda pulsada ou de onda contínua. A imagem do Doppler colorido fornece informações gerais sobre a direção e a velocidade do fluxo. Já o Doppler de onda pulsada e de onda contínua são capazes de fornecer medidas mais precisas da velocidade do fluxo sanguíneo. A ecografia tridimensional, o Doppler tecidual, o *strain* e a taxa de deformação miocárdica são modalidades mais novas que fornecem uma análise mais sofisticada da função sistólica e diastólica e podem detectar mudanças mais precoces na função miocárdica.

Um ecocardiograma típico realizado por um ultrassonografista habilidoso leva aproximadamente 30 minutos, durante os quais o paciente deve permanecer parado; pode ser que seja necessário realizar sedação em bebês e crianças. O ecocardiograma transesofágico utiliza uma sonda inserida dentro do esôfago, o que requer anestesia geral para bebês e crianças, mas geralmente fornece imagens com maior clareza em comparação às janelas transtorácicas. É usado basicamente para guiar procedimentos intervencionistas e reparos cirúrgicos de cardiopatias congênitas, mas pode ser útil nos casos em que os pacientes possuem janelas transtorácicas ruins ou em que há suspeita de vegetação nas válvulas cardíacas.

O ecocardiograma fetal tem um papel importante no diagnóstico pré-natal das cardiopatias congênitas. Sua realização é recomendada se o feto for considerado de alto risco para desenvolver uma cardiopatia congênita ou se houver suspeita de cardiopatia estrutural ou de arritmia fetal com base no ultrassom fetal obstétrico. O manejo intraútero de arritmias fetais e o planejamento pós-natal para o feto com cardiopatia complexa têm resultado em melhores desfechos para esse grupo desafiador de pacientes.

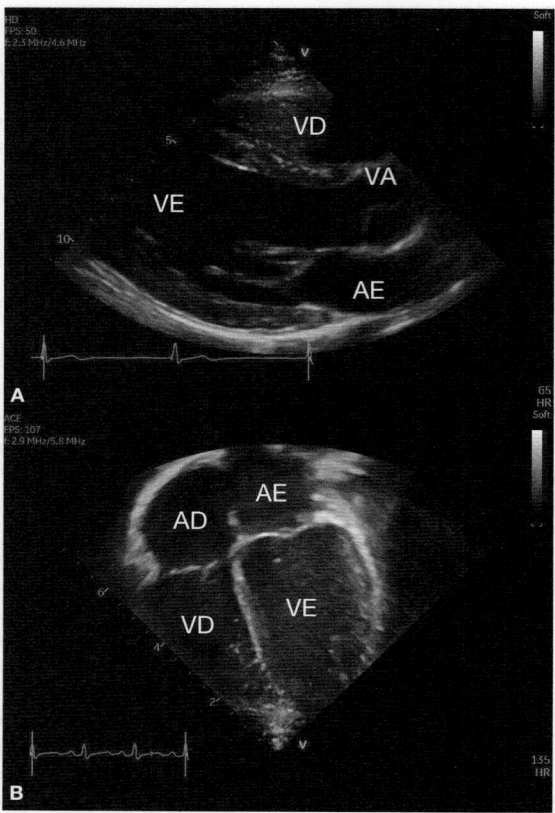

▲ **Figura 20-3** Ecocardiograma bidimensional, dos planos de corte paraesternal eixo longo (A) e apical de quatro câmaras (B). As imagens mostram o átrio direito (AD), átrio esquerdo (AE), válvula aórtica (VA), ventrículo direito (VD) e ventrículo esquerdo (VE).

> Donofrio MT et al: Diagnosis and treatment of fetal cardiac disease: a scientific statement from the American Heart Association. Circulation 2014 May 27;129(21):2183–2242 [PMID: 24763516].
> Simpson J et al: Three-dimensional echocardiography in congenital heart disease: an expert consensus document from the European Association of Cardiovascular Imaging and the American Society of Echocardiography. J Am Soc Echocardiogr 2017 Jan;30(1):1–27 [PMID: 27838227].
> Puchalski MD et al: Guidelines for performing a comprehensive transesophageal echocardiographic examination in children and all patients with congenital heart disease: recommendations from the American Society of Echocardiography. J Am Soc Echocardiogr 2019 Feb;32(2):173–215 [PMID 30579694].

RESSONÂNCIA MAGNÉTICA

A ressonância magnética (RM) do coração é valiosa para a avaliação e o acompanhamento não invasivo de diversas cardiopatias congênitas. Ela é particularmente útil para capturar imagens dos vasos torácicos, que são difíceis de obter com o ecocardiograma transtorácico. A aquisição de imagem com *gating* cardíaco* permite uma avaliação dinâmica da estrutura e do fluxo sanguíneo através do coração e dos grandes vasos. A RM cardíaca fornece imagens únicas e precisas em pacientes com coarctação de aorta recém diagnosticada ou reparada e define a dilatação aórtica nas síndromes de Marfan, Turner e Loeys-Dietz. A RM cardíaca também pode quantificar a regurgitação, como insuficiência pulmonar (IP) após correção de tetralogia de Fallot (TF), e pode definir a função ventricular, o tamanho das câmaras e a espessura da parede em pacientes com imagens ecocardiográficas inadequadas ou com cardiomiopatias. A RM é especialmente útil para caracterizar o tamanho e a função do VD, uma vez que essa câmara é difícil de ser visualizada de forma abrangente pelo ecocardiograma. Por permitir a manipulação das imagens do coração e dos grandes vasos, a RM tridimensional é o método não invasivo ideal para conseguir realizar reconstruções precisas do coração. Geralmente é necessária anestesia geral para facilitar a realização da RM cardíaca em crianças menores de 8 anos de idade.

> Van der Hulst AE et al: Cardiac MRI in postoperative congenital heart disease patients. J Magn Reson Imaging 2012;36(3):511–528 [PMID: 2290365].

TESTE DE ESTRESSE CARDIOPULMONAR

O teste de estresse cardiopulmonar fornece parâmetros objetivos das lesões das cardiopatias congênitas em crianças a fim de verificar limitações, desenvolver programas de exercício físico, avaliar os efeitos dos tratamentos médicos ou cirúrgicos e determinar a necessidade de transplante cardíaco. A maioria das crianças com doença cardíaca é capaz de realizar as atividades normais do dia-a-dia. A bicicleta ergométrica ou a esteira podem ser usadas em crianças a partir dos 5 anos de idade. O uso associado de um carro metabólico permite que se avalie se a limitação ao exercício é secundária à limitação cardíaca, limitação pulmonar, falta de condicionamento ou falta de esforço. As variáveis para o exercício físico incluem o ECG, a resposta da pressão arterial ao exercício, a saturação de oxigênio, a ventilação, o consumo máximo de oxigênio e a carga máxima atingida. O teste de estresse também pode ser realizado em crianças com o coração estruturalmente normal, mas que apresentam sintomas induzidos pelo exercício, para descartar patologias cardíacas ou pulmonares. Isquemia significativa ou arritmias durante o estresse requerem restrição física ou terapias apropriadas. Crianças com baixo desempenho devido ao condicionamento subótimo se beneficiam de um programa de exercícios planejados.

> Miliaresis C et al: Cardiopulmonary stress testing in children and adults with congenital heart disease. Cardiol Rev 2014 Nov–Dec;22(6):275–280 [PMID: 25162333].

---

*N. de T. A expressão "*gating* cardíaco" refere-se à técnica de aquisição de imagem da RM de forma sincronizada com o ciclo cardíaco – por exemplo, utilizando o ECG – a fim de compensar os artefatos causados pelo movimento do coração.

GASOMETRIA ARTERIAL E OXIMETRIA DE PULSO

Quantificar a pressão parcial de oxigênio arterial (PaO_2) ou a saturação de O_2 (SaO_2) durante a administração de oxigênio a 100% – o chamado teste de hiperóxia – é o método mais útil para distinguir entre a hipoxemia causada primariamente por doença cardíaca e a causada por doença pulmonar. Na cardiopatia cianótica, a hipoxemia é causada pelo *shunt* de sangue desoxigenado para a circulação sistêmica, e, portanto, em relação aos valores obtidos em ar ambiente, a SaO_2 e a PaO_2 aumentam muito pouco quando administrado oxigênio a 100%. Porém, em um paciente com hipoxemia causada por doença pulmonar, a SaO_2 e a PaO_2 geralmente aumentam significativamente com a administração de oxigênio. A **Tabela 20-11** ilustra as respectivas respostas vistas nos pacientes durante o teste de hiperóxia.

Em 2010, o US Department of Health and Human Services (HHS, Departamento de Serviços Humanos e de Saúde dos Estados Unidos) recomendou o rastreamento neonatal para cardiopatias congênitas críticas com oximetria de pulso de triagem entre 24 e 48 horas de vida. Tanto a American Academy of Pediatrics (AAP, Academia Americana de Pediatria) quanto a American Heart Association (AHA, Associação Americana do Coração) endossaram essa recomendação em 2012.

> Hoffman JI: Is pulse oximetry useful for screening neonates for critical congenital heart disease at high altitudes? Pediatr Cardiol 2016 Jun;37(5):812–817. doi: 10.1007/s00246-016-1371-1 [PMID: 27090652].
>
> Mahle WT et al: Endorsement of health and human services recommendation for pulse oximetry screening for critical congenital heart disease. Pediatrics 2012 Jan;129(1):190–192 [PMID: 22201143].

CATETERISMO CARDÍACO E ANGIOGRAFIA

O cateterismo cardíaco é um método invasivo de avaliação das condições anatômicas e fisiológicas em doenças cardíacas congênitas ou adquiridas. Decisões terapêuticas podem ser tomadas com base em dados oximétricos, hemodinâmicos ou angiográficos obtidos durante a cateterização. Intervenções capazes de paliar ou até mesmo curar um defeito cardíaco congênito estão sendo feitas, em números cada vez maiores, via cateterização, em vez de cirurgia cardíaca aberta.

Dados da cateterização cardíaca

A **Figura 20-4** mostra os valores da saturação de oxigênio (em porcentagem) e da pressão (em milímetros de mercúrio) obtidos durante o cateterismo cardíaco de cada câmara e grande artéria do coração. Esses valores representam a faixa de normalidade para uma criança em idade escolar.

A. Oximetria, *shunts* e débito cardíaco

As medidas dos níveis de oxigênio pelo coração e pelos grandes vasos podem fornecer uma variedade de informações sobre a fisiologia de um paciente. A diferença entre a saturação sistêmica (na aorta) e a saturação venosa mista (geralmente na veia cava superior [VCS]) é geralmente inversamente proporcional ao débito cardíaco total. O débito cardíaco é determinado pela diferença de saturação ao longo de um leito vascular, levando em consideração o consumo de oxigênio e a hemoglobina, como

Tabela 20-11 Exemplos de respostas a 10 minutos de oxigênio a 100% na doença pulmonar e na doença cardíaca

	Doença pulmonar		Doença cardíaca	
	Ar ambiente	FiO_2 100%	Ar ambiente	FiO_2 100%
Cor	Azul → Rosa		Azul → Azul	
Oximetria (SaO_2)	60% → 99%		60% → 62%	
PaO_2 (mmHg)	35 → 120		35 → 38	

FiO_2, fração inspirada de oxigênio; PaO_2, pressão parcial de oxigênio no sangue arterial; SaO_2, saturação de O_2 no sangue arterial.
Dados de Mahle WT, Newburger JW, Matherne GP et al: Role of pulse oximetry in examining newborns for congenital heart disease: a scientific statement from the AHA and AAP. Pediatrics 2009 Aug;124(2):823–836.

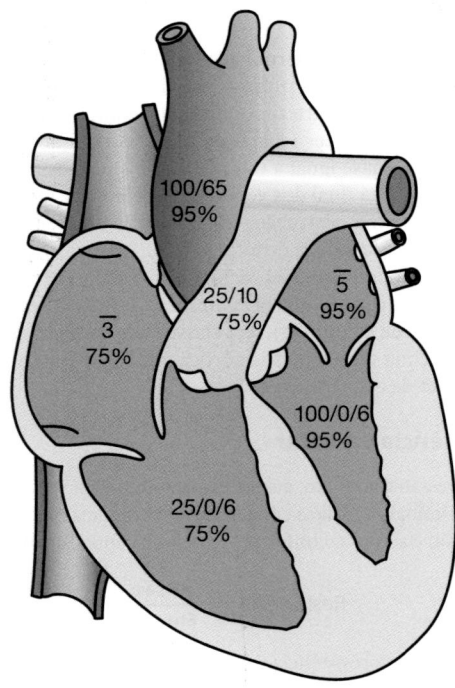

▲ **Figura 20-4** Pressão (mmHg) e saturação de oxigênio (%) obtidas por cateterismo cardíaco em uma criança saudável. 3, pressão média de 3 mmHg no átrio direito; 5, pressão média de 5 mmHg no átrio esquerdo.

descrito pelo princípio de Fick. O débito cardíaco de um coração sadio varia de forma diretamente proporcional ao consumo de oxigênio e inversamente proporcional à hemoglobina. O sistema circulatório de pacientes anêmicos geralmente tenta gerar um débito cardíaco mais alto para manter a oferta de oxigênio às células do corpo.

Um *aumento* na saturação no lado *direito* do coração (qualquer lugar entre a VCS e as artérias pulmonares) representa um *shunt* esquerda-direita. Se o sangue oxigenado se misturar com o sangue venoso, há aumento da saturação – cujo grau está correlacionado ao tamanho do *shunt*. Por outro lado, uma *queda* na saturação no coração *esquerdo*, entre as veias pulmonares e a aorta, é anormal. Isso representa a adição de sangue desoxigenado ao sangue oxigenado – um *shunt* direita-esquerda.

Uma razão comumente utilizada na cardiologia pediátrica é a Qp:Qs. No coração normal, o fluxo sistêmico (Qs) e o fluxo pulmonar (Qp) são iguais, ou Qp:Qs = 1. Se ocorrer um aumento de saturação no coração direito, sugestivo de *shunt* esquerda-direita, o fluxo pulmonar vai exceder o sistêmico (Qp:Qs > 1). Isso pode resultar, em casos de grandes *shunts*, em uma razão Qp:Qs maior que 3:1. Esse nível de *shunt* geralmente é mau tolerado, mas *shunts* pequenos (como 1,5:1) podem ser bem tolerados por meses ou anos. Nos casos de *shunt* direita-esquerda, o Qs será maior que o Qp. Nesses pacientes cianóticos, a razão Qp:Qs costuma ser de 0,7 ou 0,8.

B. Pressões

As pressões devem ser determinadas em todas as câmaras e grandes vasos perpassados. A pressão sistólica no VD deve ser igual à pressão sistólica na artéria pulmonar, assim como a pressão sistólica no VE deve ser igual à da aorta. A pressão média nos átrios deve ser quase igual a (ou um ou dois pontos menor que) a pressão diastólica final dos ventrículos. Se houver um gradiente de pressão, há uma obstrução, e a gravidade do gradiente é um critério para a necessidade de intervenção.

Por exemplo, uma pressão sistólica do VE de 140 mmHg, em uma criança pequena, e uma pressão sistólica aórtica de 80 mmHg (um gradiente de 60 mmHg), será classificada como estenose aórtica severa. Uma valvuloplastia aórtica por balão estaria indicada no momento da cateterização.

C. Resistência vascular

Junto à pressão e ao fluxo, a resistência completa a "tríade conceitual" da fisiologia cardíaca congênita. A resistência está relacionada à pressão e ao fluxo conforme descrito na equação abaixo:

$$\text{Resistência} = \frac{\text{Pressão}}{\text{Fluxo}}$$

Para calcular a resistência vascular pulmonar (RVP), divide-se a queda de pressão das artérias pulmonares para o átrio esquerdo (AE) pelo fluxo pulmonar (Qp), de forma a obter um valor em unidades. Por exemplo, um paciente com uma pressão arterial pulmonar (PAP) média de 15 mmHg e uma pressão atrial esquerda de 9 mmHg, com um Qp de 3 L/min/m², tem uma RVP de 2 U/m². Pacientes com doença cardíaca congênita ou doença vascular pulmonar podem apresentar elevação da RVP, o que pode impactar de forma negativa na circulação e na função cardíaca.

A RVP normal é de menos de 3 U/m². A resistência vascular sistêmica normalmente possui uma margem ampla, geralmente de 10 a 30 U/m². A razão entre a resistência vascular pulmonar e a sistêmica é geralmente menor do que 0,3. Uma resistência pulmonar elevada, ou uma razão elevada, denota vasculatura pulmonar anormal. Isso frequentemente implica risco aumentado em pacientes com cardiopatia congênita ou HP e resulta em maior risco de morte em pacientes gravemente afetados.

O cateterismo cardíaco pode ser feito para avaliar os efeitos da terapia farmacológica. Um exemplo desse uso é monitorar mudanças na RVP durante a administração de óxido nítrico ou prostaciclina em uma criança com HP primária.

ANGIOGRAFIA

No passado, a angiografia era um dos principais métodos diagnósticos iniciais para as cardiopatias congênitas. Ela ainda é utilizada para fins diagnósticos em alguns casos, mas é atualmente mais utilizada para planejar intervenções ou avaliar a anatomia pós-cirúrgica, que é difícil de ser obtida por meio de métodos não invasivos. A injeção de meio de contraste por um cateter faz com que seja detalhada a anatomia intracardíaca e intravascular. A função cardíaca pode ser observada, e alterações anatômicas podem ser facilmente identificadas. Em um número crescente de centros, a reconstrução tridimensional de angiogramas está sendo capaz de fornecer um excelente delineamento de estruturas cardíacas e vasculares, podendo ser utilizada para gerar imagens para modelos impressos em 3D que são anatomicamente precisos.

CATETERISMO CARDÍACO INTERVENCIONISTA

Os procedimentos de cateterismo cardíaco intervencionista são realizados a fim de ocluir lesões como DAP, DSA, ou defeito do septo ventricular (DSV). A obstrução das válvulas cardíacas pode ser tratada por meio de valvoplastia por balão. Também é possível realizar intervenções em obstruções vasculares por meio da angioplastia ou da colocação de *stent* nas artérias pulmonares ou na aorta. As veias sistêmicas e pulmonares podem ser modificadas de forma semelhante, infelizmente com um sucesso muitas vezes mínimo no último caso. Existem hoje em dia dispositivos que permitem que o paciente seja submetido à substituição de válvula cardíaca sem cirurgia cardíaca aberta, e um crescente arsenal de dispositivos está se tornando disponível para o tratamento de outros defeitos e de anormalidades vasculares.

Com o avanço dos métodos de imagem não invasivos, hoje estão sendo realizados menos estudos diagnósticos por cateterismo cardíaco. O número de procedimentos intervencionistas, por outro lado, está aumentando. Apesar de os riscos do cateterismo cardíaco serem muito baixos para estudos eletivos em crianças mais velhas (< 1%), o risco de complicações maiores em pacientes pequenos ou sob estresse é maior. Os procedimentos intervencionistas, particularmente em bebês e crianças instáveis, aumentam ainda mais esses riscos.

Backes CH et al: Low weight as an independent risk factor for adverse events during cardiac catheterization of infants. Catheter Cardiovasc Interv 2013 Nov 1;82(5):786–794 [PMID: 23436647].

CIRCULAÇÃO PERINATAL E NEONATAL

Ao nascimento, dois eventos afetam o sistema cardiovascular e pulmonar: (1) o cordão umbilical é clampeado, e (2) inicia-se a respiração. Como resultado, ocorrem mudanças marcantes na circulação. Durante a vida fetal, a placenta oferece um fluxo sanguíneo com baixa resistência. Em contraste, as arteríolas pulmonares estão muito constritas e há alta resistência ao fluxo sanguíneo nos pulmões. Portanto, a maior parte do sangue que entra no lado direito do coração flui do AD para o AE pelo forame oval (*shunt* direita-esquerda). Além disso, a maior parte do sangue que consegue chegar ao VD e por fim às artérias pulmonares vai fluir delas para a aorta pelo ducto arterioso (*shunt* direita-esquerda). Subsequentemente, o fluxo pulmonar representa apenas 7 a 10% do débito ventricular combinado intraútero.

Ao nascimento, à medida que se inicia a respiração, a P_{O_2} das pequenas arteríolas pulmonares aumenta, resultando em uma diminuição na RVP e em um aumento dramático no fluxo pulmonar. O aumento na tensão de oxigênio, a distensão pulmonar rítmica e a produção de óxido nítrico, bem como de prostaciclina, desempenham papéis centrais na queda da RVP ao nascimento. O clampeamento do cordão umbilical produz um aumento imediato na resistência ao fluxo da circulação sistêmica. A RVP cai abaixo da sistêmica, resultando em uma inversão na direção do fluxo sanguíneo pelo ducto arterioso e em um marcado aumento no fluxo sanguíneo pulmonar.

O fechamento funcional do ducto arterioso começa logo após o nascimento. O ducto arterioso geralmente permanece patente por 1 a 5 dias. Durante a primeira hora após o nascimento, um pequeno *shunt* direita-esquerda está presente (como no feto). Porém, após 1 hora, ocorre um *shunt* bidirecional, com predomínio da direção esquerda-direita. Na maioria dos casos, o *shunt* direita-esquerda desaparece completamente em até 8 horas. Em pacientes com hipóxia severa, a RVP permanece alta, resultando em um *shunt* direita-esquerda contínuo. Apesar de o fluxo pelo ducto arterioso geralmente desaparecer até o quinto dia de vida, o vaso não se fecha anatomicamente até os dias 7 a 14.

Na vida fetal, o forame oval funciona como uma válvula unidirecional direcionando o sangue da veia cava inferior (VCI) pelo AD até o AE. Ao nascimento, por conta das mudanças na resistência vascular pulmonar e sistêmica e do aumento na quantidade de sangue que retorna das veias pulmonares até o AE, a pressão no AE aumenta acima da pressão do AD. Isso faz com que a aba do forame oval se feche funcionalmente, impedindo o fluxo de sangue através do septo. Isso fecha funcionalmente a membrana do forame oval, impedindo o fluxo de sangue através do septo. O forame oval permanece patente em 10 a 15% dos adultos.

As causas de RVP elevada de forma prolongada incluem fatores físicos (falta de ventilação ou de uma interface ar-líquido adequada), baixa tensão de oxigênio e mediadores vasoativos como níveis elevados de peptídeo endotelina ou leucotrienos. A HP persistente é uma síndrome clínica de recém-nascidos a termo em que o neonato desenvolve taquipneia, cianose e HP durante as primeiras 8 horas após o parto. Esses bebês apresentam um *shunt* direita-esquerda maciço via ducto e/ou forame por 3 a 7 dias por conta da RVP elevada. A hipóxia prolongada e a acidose causam morte precoce a menos que a resistência pulmonar consiga ser reduzida. Os achados *post mortem* incluem aumento da espessura das arteríolas pulmonares. O aumento na P_{O_2} alveolar com hiperventilação, alcalose, paralisia, administração de surfactante, ventilação de alta frequência ou inotrópicos cardíacos geralmente é capaz de reverter esse processo. O óxido nítrico inalatório promove uma dilatação seletiva da vasculatura pulmonar, produz uma melhora sustentada da oxigenação e tem resultado em desfechos melhores.

No recém-nascido normal, a RVP e a pressão arterial pulmonar continuam reduzindo durante as primeiras semanas de vida, como resultado da "desmuscularização" das arteríolas pulmonares. Os níveis adultos de resistência e pressão pulmonares são normalmente atingidos entre a quarta e a sexta semana de vida. É nesse período que os sinais de hiperfluxo pulmonar decorrentes de lesões com *shunt* esquerda-direita (DSV ou defeito do septo atrioventricular [DSAV]) aparecem.

Rudolph AM: The fetal circulation and congenital heart disease. Arch Dis Child Fetal Neonatal Ed 2010;95(2):F132–F136 [PMID: 19321508].

INSUFICIÊNCIA CARDÍACA

A insuficiência cardíaca (IC) é uma condição clínica em que o coração falha em dar conta das necessidades circulatórias e metabólicas do corpo. A IC direita e esquerda podem ser resultantes de sobrecarga de volume ou de pressão sobre o respectivo ventrículo ou de uma anormalidade intrínseca do miocárdio ventricular. As causas de sobrecarga de volume no VD incluem DSA, insuficiência de válvula pulmonar ou retorno venoso pulmonar anômalo. A sobrecarga de volume no VE ocorre com qualquer lesão que curse com *shunt* esquerda-direita (p. ex., DSV, DAP), insuficiência aórtica ou uma malformação arteriovenosa sistêmica. As causas de insuficiência de VD decorrentes de sobrecarga pressórica incluem HP, estenose de válvula pulmonar ou EPP de ramo severa. A sobrecarga de pressão no VE resulta de lesões obstrutivas do coração esquerdo, como estenose aórtica (subvalvar, valvar ou supravalvar) ou coarctação da aorta. As anormalidades do miocárdio do VD que podem causar IC direita incluem a anomalia de Ebstein (atrialização do VD) e displasia arritmogênica do VD (um distúrbio genético em que o miocárdio do VD é substituído por gordura). As anormalidades do miocárdio do VE são mais comuns e incluem miocardiopatia dilatada (MCD), miocardite ou miocardiopatia hipertrófica (MCH). Como resultado da pressão atrial esquerda aumentada e do relaxamento do VE prejudicado, a IC esquerda pode levar à IC direita. Outras causas de IC em crianças incluem DSAV, anomalias de artérias coronárias e taquiarritmias atriais crônicas. Distúrbios metabólicos, mitocondriais ou neuromusculares com miocardiopatia associada se apresentam em diversas idades, a depender da etiologia. A IC por condições adquiridas, como miocardite, pode ocorrer em qualquer idade. Crianças com IC podem apresentar-se com irritabilidade, diaforese durante a alimentação, fadiga, intolerância ao exercício ou evidência de congestão pulmonar (ver Tabela 20-1).

▶ Tratamento da insuficiência cardíaca

O tratamento da IC deve ser direcionado tanto à causa subjacente quanto aos sintomas. Independentemente da etiologia, ocorre uma ativação neuro-hormonal precoce quando existe disfunção ventricular sistólica. O nível plasmático de catecolaminas (p. ex., norepinefrina) aumenta, causando taquicardia, diaforese e ativação do sistema renina-angiotensina (que, por sua vez, promove vasoconstrição periférica e retenção de sal e de água). Apesar de faltarem evidências que embasem o tratamento da IC pediátrica, as terapias visam melhorar o desempenho cardíaco ao focar nos três determinantes da performance cardíaca: (1) pré-carga, (2) pós-carga e (3) contratilidade.

▶ Manejo da insuficiência cardíaca na internação hospitalar

Os pacientes com descompensação cardíaca podem demandar internação hospitalar para iniciar ou otimizar o tratamento da IC. A **Tabela 20-12** mostra os agentes inotrópicos utilizados para aumentar o débito cardíaco e seus efeitos relativos sobre a frequência cardíaca, a resistência vascular sistêmica e o índice cardíaco. O fármaco de escolha irá depender, em partes, da causa da IC. Dos fármacos listados na **Tabela 20-12**, a norepinefrina não costuma ser utilizada isoladamente devido ao seu efeito fraco sobre a contratilidade e índice cardíaco e seu efeito mais intenso em aumentar a resistência vascular sistêmica e, portanto, a pós-carga.

A. Suporte mecânico e inotrópico

1. Redução da pós-carga e vasodilatação sistêmica

Milrinona: Este inibidor da fosfodiesterase-3 potencializa a oferta de cálcio para o miocárdio, melhorando, portanto, o inotropismo. A milrinona é um inodilatador com efeito vasodilatador pulmonar e sistêmico, além de inotrópico positivo de forma dose-dependente. Assim, a milrinona é um fármaco efetivo tanto para a IC direita quanto para a esquerda. Ela também reduz a incidência de síndrome de baixo débito após cirurgia cardíaca aberta. A dose para infusão endovenosa usual é de 0,25 a 0,75 mcg/kg/min.

Nitratos: O nitroprussiato é um doador de óxido nítrico que induz vasodilatação arterial e venosa. A vasodilatação venosa permite uma maior capacitância, redução da pré-carga venosa e redução da pressão atrial direita. A vasodilatação arterial reduz a pós-carga do VE, mas pode também causar hipotensão. Um efeito adverso comum é a taquicardia reflexa. A nitroglicerina exerce um efeito semelhante, mas com maior seletividade venosa, e também é utilizada para melhorar o fluxo sanguíneo coronariano em contextos de infarto do miocárdio ou hipoperfusão coronariana decorrente de cirurgia de cardiopatia congênita. A dose usada para infusão endovenosa do nitroprussiato e da nitroglicerina é de 0,25 a 3 mcg/kg/min.

2. Melhora da contratilidade

Epinefrina: Também conhecida como adrenalina, essa catecolamina é um potente estimulador dos receptores α_1, β_1 e β_2-adrenérgicos, resultando em broncodilatação, estimulação cardíaca e vasodilatação sistêmica. A epinefrina possui efeitos dose-dependentes sobre a vasculatura, causando vasodilatação

Tabela 20-12 Agentes inotrópicos endovenosos

Fármaco	Dose	Perfusão Renal	Frequência cardíaca	Índice cardíaco	RVS
Dopamina	2-5 mcg/kg/min 5-15 15-20	↑ por vasodilatação ↑/↓ dependendo do equilíbrio entre o ↑ índice cardíaco e ↑ RVS ↓ por vasoconstrição	0 ↑ ↑	0 ↑ ↑	0 ↑↓ ↑
Dobutamina	2-20 mcg/kg/min	↑ por ↑ índice cardíaco	↑ Leve	↑	↓
Epinefrina	0,05-2 mcg/kg/min	↑ em dose baixa por vasodilatação ↓ em dose alta por vasoconstrição	↑	↑	↓ em dose baixa ↑ em dose alta
Norepinefrina	0,05-2 mcg/kg/min	↓	0	↑ Muito leve	↑↑
Isoprenalina	0,05-5 mcg/kg/min	0	↑↑	↑	↓↓

RVS, resistência vascular sistêmica.

em doses baixas via receptores β_2 e vasoconstrição em doses altas via ativação de receptores α_1. Os efeitos β_1 aumentam tanto o inotropismo quanto o cronotropismo (frequência cardíaca). O intervalo de dose para infusão endovenosa é de 0,05 a 2 mcg/kg/min. Outras indicações não relacionadas à IC para o uso da epinefrina são anafilaxia, broncoconstrição, choque e bradicardia ou parada cardíaca.

Dopamina: Esta catecolamina natural aumenta a contratilidade miocárdica principalmente via estimulação dos receptores adrenérgicos e dopaminérgicos. A ativação dos receptores renais de dopamina aumenta a perfusão renal. A dose usual para IC varia de 2 a 10 mcg/kg/min.

Dobutamina: Esta catecolamina sintética aumenta a contratilidade miocárdica por meio da ativação β-adrenérgica cardiosseletiva, causando pouca vasoconstrição periférica. A dobutamina geralmente não causa taquicardia significativa, o que é uma vantagem. Porém, esse fármaco não aumenta seletivamente a perfusão renal, como a dopamina. O intervalo de dose rotineiramente utilizado para infusão endovenosa é de 2 a 10 mcg/kg/min.

3. Suporte circulatório mecânico – O suporte mecânico é indicado para crianças com insuficiência cardíaca refratária grave, secundária a cardiomiopatia, miocardite ou após procedimento cirúrgico. É utilizado por um período determinado de tempo enquanto a função cardíaca melhora ou como ponte para o transplante cardíaco.

Oxigenação por membrana extracorpórea: A oxigenação por membrana extracorpórea (ECMO, de *extracorporeal membrane oxygenation*) é uma forma temporária de prover trocas gasosas e suporte hemodinâmico a pacientes com insuficiência cardíaca ou pulmonar refratárias às terapias convencionais **(Figura 20-5)**.

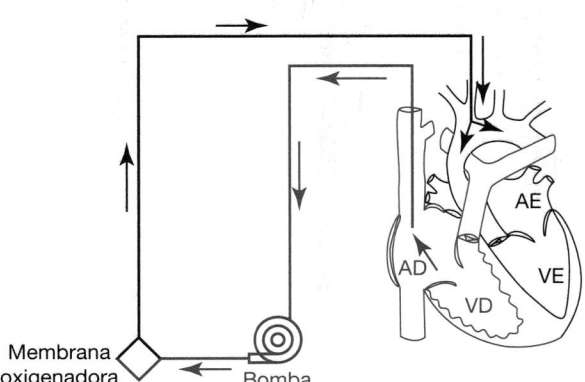

▲ **Figura 20-5** Oxigenação por membrana extracorpórea (ECMO). O sangue desoxigenado é puxado do AD por uma bomba e passa por uma membrana oxigenadora antes de ser devolvido ao paciente por uma cânula inserida na aorta. AD, átrio direito; AE, átrio esquerdo, VD, ventrículo direito; VE, ventrículo esquerdo.

O sangue é retirado do paciente por uma bomba através de uma cânula posicionada na VCS ou no AD e passa por um oxigenador de membrana (para trocar tanto o O_2 quanto o CO_2). O sangue oxigenado é levado de volta ao paciente por uma cânula na aorta (via artéria carótida comum). É necessário realizar anticoagulação sistêmica para evitar a formação de coágulos no circuito. O paciente é monitorado de perto enquanto se aguarda a melhora na função cardíaca. Os riscos desse procedimento são significativos e incluem hemorragia grave, infecção, insuficiência terminal de órgãos (rins, em particular), derrame e trombose no paciente ou no circuito.

Dispositivos de assistência ventricular (DAV): O uso de dispositivos de assistência ventricular em crianças vem aumentando à medida que o desenvolvimento desses aparelhos avança. Tais dispositivos permitem um suporte hemodinâmico menos invasivo do que a ECMO. Nesse caso, a cânula costuma ser colocada no ápice do ventrículo e o sangue é retirado dele utilizando uma bomba operada por bateria. O sangue, então, retorna ao paciente por uma cânula separada, posicionada na aorta ou na artéria pulmonar, dependendo de qual ventrículo está recebendo o suporte. Conforme necessário, apenas um ou ambos os ventrículos podem receber assistência. Os dispositivos de assistência ventricular possuem menos risco de trombose no circuito do que a ECMO, mas persiste o risco de infecção, trombose no paciente ou complicações decorrentes de sangramento.

Manejo extra-hospitalar da insuficiência cardíaca

A. Medicações

1. Redutores de pós-carga – Os agentes orais redutores de pós-carga melhoram o débito cardíaco por diminuir a resistência vascular sistêmica. Os inibidores da enzima conversora de angiotensina (IECA), como captopril, enalapril e lisinopril, são a primeira linha para crianças com IC que requerem tratamento a longo prazo. Esses fármacos bloqueiam a vasoconstrição sistêmica mediada pela angiotensina-II e são úteis em crianças com a função do VE reduzida (p. ex., miocardite ou miocardiopatia dilatada).

2. β-bloqueadores – Apesar de serem evidentemente benéficos para os adultos com IC, os β-bloqueadores não demonstraram benefício significativo no tratamento de crianças com IC em relação ao placebo. Contudo, eles ainda podem ser úteis como terapia adjuvante em algumas crianças que já fazem uso de IECA mas possuem IC refratária, que requer uma redução adicional de pós-carga. A resposta neuro-humoral à IC consiste na circulação excessiva de catecolaminas devido à ativação do sistema nervoso simpático. Apesar de intensamente benéfica, essa resposta compensatória, com o tempo, produz fibrose miocárdica e hipertrofia e apoptose dos miócitos, o que contribui para a progressão da IC. Os β-bloqueadores (p. ex., carvedilol e metoprolol) antagonizam essa ativação simpática e podem contrabalançar esses efeitos deletérios. Os efeitos colaterais dos β-bloqueadores incluem bradicardia, hipotensão e piora da IC em alguns pacientes.

3. Diuréticos – A terapia com diuréticos é frequentemente necessária na IC para manter o estado euvolêmico e controlar os sintomas relacionados à congestão pulmonar ou hepática causada pela retenção de sódio e de água como consequência da ativação do sistema renina-angiotensina.

A. Furosemida: Esse diurético de alça inibe o cotransportador $Na^+/K^+/2Cl^-$ e a reabsorção na alça de Henle. Quando usados cronicamente, os diuréticos de alça levam à excreção de potássio e de cloreto na urina, produzindo alcalose metabólica hipoclorêmica e hipocalemia, motivo pelo qual deve ser realizado um monitoramento dos eletrólitos.

B. Tiazídicos: Os tiazídicos inibem a reabsorção de cloreto de sódio no túbulo contorcido distal e são usados para complementar a furosemida nos casos de IC severa.

C. Espironolactona: A espironolactona é um inibidor da aldosterona usado frequentemente em conjunto com outros diuréticos por conta do seu efeito poupador de potássio (ajuda a evitar a necessidade de suplementação de potássio). Embora não comprovado em crianças, o efeito inibidor de aldosterona da espironolactona tem benefício em adultos com IC, independentemente de seu efeito diurético, pois a aldosterona está associada ao desenvolvimento de fibrose, retenção de sódio e disfunção vascular.

4. Digitálicos – Os digitálicos são glicosídeos cardíacos com um efeito inotrópico positivo sobre o coração, associado a uma redução da resistência vascular periférica. O digitálico utilizado na prática clínica é a digoxina. Grandes estudos feitos com pacientes adultos com IC não demonstraram redução da mortalidade por IC com o uso da digoxina, mas ela está associada a menores taxas de hospitalização por IC exacerbada. Não há estudos controlados com crianças.

A. Toxicidade dos digitálicos: Qualquer arritmia que ocorrer durante o uso de digoxina deve ser atribuída ao fármaco até que se prove o contrário. Arritmias ventriculares e bloqueios atrioventriculares de primeiro, segundo e terceiro graus são característicos da toxicidade da digoxina. Na suspeita de toxicidade por digoxina, deve-se dosar seu nível sérico.

B. Intoxicação por digitálico: Esta emergência aguda deve ser prontamente tratada. A intoxicação digitálica ocorre mais frequentemente em crianças pequenas que ingerem a medicação dos seus pais ou avós. Deve-se realizar esvaziamento gástrico imediatamente por meio de lavagem gástrica, e, nos casos mais graves, pode estar indicado o uso de carvão ativado. A toxicidade pode induzir bloqueio cardíaco de alto grau, motivo pelo qual pode ser necessário o uso de atropina ou de marca-passo ventricular temporário. Também pode ser necessário o uso de agentes antiarrítmicos. A digoxina imune Fab pode ser utilizada para reverter casos potencialmente fatais de intoxicação.

> Kirk R et al: The International Society of Heart and Lung Transplantation Guidelines for the management of pediatric heart failure: executive summary. J Heart Lung Transplant 2014 Sep;33(9):888–909 [PMID: 25110323].

> Morales DL et al: Use of ventricular assist devices in children across the United States: analysis of 7.5 million pediatric hospitalizations. Ann Thorac Surg 2010 Oct;90(4):1313–1318; discussion 1318–1319 [PMID: 20868835].

BASES GENÉTICAS DAS CARDIOPATIAS CONGÊNITAS

Fatores ambientais como diabetes materno, consumo de álcool, uso de progesterona, infecção viral ou outras exposições maternas a teratógenos estão associados a um aumento na incidência de malformações cardíacas. Entretanto, está ficando cada vez mais evidente a importância da genética como causa de cardiopatias congênitas à medida que mais avanços vão ocorrendo na área. A microdeleção no braço longo do cromossomo 22 (22q11) está associada à síndrome de DiGeorge. Essas crianças comumente possuem malformações do tipo conotruncal, como *truncus arteriosus*, TF, dupla via de saída do VD ou interrupção do arco aórtico. As síndromes de Alagille, Noonan, Holt-Oram e Williams e as trissomias do 13, 18 e 21 estão todas frequentemente associadas a cardiopatias congênitas. O melhor entendimento dessas associações, bem como mais estudos investigando as bases genéticas de outras lesões cardíacas, oferecerá oportunidades para diagnóstico precoce, terapia gênica e aconselhamento genético para as famílias.

> Pierpont ME et al: Genetic basis for congenital heart defects: Revisited: a scientific statement from the American Heart Association. Circulation 2018;138:e653–e711 [PMID: 30571578].

CARDIOPATIA CONGÊNITA ACIANÓTICA

DEFEITOS NA SEPTAÇÃO

1. Defeito do septo atrial

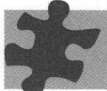

FUNDAMENTOS DO DIAGNÓSTICO E CARACTERÍSTICAS TÍPICAS

- ▶ Desdobramento amplo e fixo de B_2, impulso palpável do VD.
- ▶ Sopro sistólico de ejeção grau I a III/VI no foco pulmonar.
- ▶ Grandes *shunts* causam um sopro de fluxo diastólico na borda esternal inferior esquerda (aumento de fluxo pela válvula tricúspide).
- ▶ O ECG mostra rSr' na derivação V1.
- ▶ Frequentemente assintomático.

▶ Considerações gerais

O defeito do septo atrial (DSA), ou comunicação interatrial (CIA), é uma abertura no septo atrial que permite a passagem de sangue entre os átrios. Existem três principais tipos: *ostium secundum*, *ostium primum*, e seio venoso. O tipo *ostium secundum* é o mais comum e consiste em uma deficiência embriológica no *septum secundum* ou em um buraco muito grande no *septum primum*. A CIA do tipo *ostium primum* está associada a DSAVs. O defeito tipo seio venoso está frequentemente associado a um retorno venoso pulmonar anômalo, uma vez que a localização do seio venoso está intimamente relacionada com a veia pulmonar superior direita.

A CIA do tipo *ostium secundum* ocorre em 10% dos pacientes com cardiopatia congênita e é duas vezes mais comum em mulheres do que em homens. Esse defeito é mais frequentemente esporádico, mas pode ser familiar ou ter uma base genética (síndrome de Holt-Oram). Arritmias ou doença pulmonar vascular podem desenvolver-se após a terceira década de vida. À medida que a direção do *shunt* passa a ser direita-esquerda, ocorre uma HP irreversível que resulta em cianose e, em última instância, IC direita, o que pode ser um processo limitante da vida (síndrome de Eisenmenger).

▶ **Achados clínicos**

A. Sinais e sintomas

A maioria das crianças com CIA não possuem nenhum sintoma cardiovascular. As crianças mais velhas e os adultos podem apresentar intolerância ao exercício, fatigabilidade fácil ou, raramente, IC. A direção do fluxo através da CIA é determinada pela complacência dos ventrículos. Como o VD é geralmente mais complacente, o *shunt* ocorre no sentido esquerda-direita, na medida em que o sangue segue o caminho de menor resistência. Por isso, a cianose não ocorre até que haja disfunção do VD, geralmente resultante de HP, levando a um *shunt* reverso (direita-esquerda) através do defeito.

Os pulsos periféricos são normais e simétricos. O coração geralmente é hiperativo, com um impulso do VD melhor sentido na borda esternal média a inferior esquerda. Há um desdobramento amplo e muitas vezes fixo da B_2 no foco pulmonar. Na ausência de HP, a intensidade do componente pulmonar é normal. Um sopro sistólico de ejeção grau I a III/VI é mais audível na borda esternal esquerda, no segundo espaço intercostal. Esse sopro é causado pelo fluxo aumentado através da válvula pulmonar, e não pelo fluxo através da CIA. Um sopro no meio da diástole pode ser auscultado no quarto espaço intercostal da borda esternal esquerda. Esse sopro é causado pelo fluxo aumentado através da válvula tricúspide durante a diástole. A presença desse sopro sugere um alto fluxo, com uma razão entre os fluxos pulmonar e sistêmico maior do que 2:1.

B. Exames de imagem

A radiografia pode mostrar alargamento cardíaco. A artéria pulmonar principal pode estar dilatada e a vasculatura pulmonar mais proeminente nos defeitos grandes, devido ao maior fluxo sanguíneo pulmonar.

C. Eletrocardiograma

O ECG normalmente mostra um desvio de eixo para a direita. Nas derivações precordiais, geralmente está presente um padrão rSr' (complexo QRS < 120 ms, com uma pequena onda R, seguida de uma onda S profunda e de outra pequena onda R visto em V1 e/ou V2). Uma mutação no gene homeobox cardíaco (*NKX2-5*) está associada a DSA, e um bloqueio AV (BAV) pode ser visto no ECG.

D. Ecocardiograma

O ecocardiograma mostra um AD e um VD dilatados. A visualização direta do local anatômico exato do DSA pelo ecocardiograma bidimensional e a demonstração de um *shunt* esquerda-direita através do defeito pelo Doppler colorido confirmam o diagnóstico e excluem a necessidade de realizar cateterismo cardíaco antes da correção cirúrgica ou endovascular do defeito. Deve-se realizar avaliação de todas as veias pulmonares para descartar retorno venoso anômalo associado.

E. Cateterismo cardíaco

Apesar de o cateterismo cardíaco raramente ser necessário para fins diagnósticos, o fechamento transcateter de um DSA do tipo *ostium secundum* é atualmente o método de escolha para tratamento.

Se um cateterismo é realizado, a oximetria mostra um aumento significativo na saturação de oxigênio da VCS para o AD. A PAP e a RVP geralmente são normais. A razão Qp:Qs pode variar de 1,5:1 a 4:1.

▶ **Tratamento**

O fechamento cirúrgico ou por cateterização geralmente está indicado para crianças sintomáticas com um amplo defeito atrial e com dilatação atrial direita associada. Na criança assintomática, mas com um defeito amplo e com repercussão hemodinâmica, o fechamento é feito de forma eletiva quando a criança atinge a idade de 1 a 3 anos. A maioria dos defeitos são passíveis de fechamento não cirúrgico utilizando um dispositivo via cateterização cardíaca, porém o defeito deve ter um tecido adequado nas bordas, onde seja possível ancorar o dispositivo. A mortalidade pelo fechamento cirúrgico é de menos de 1%. Quando o fechamento é realizado até os 3 anos de idade, as complicações tardias da disfunção do VD e as arritmias são evitadas.

▶ **Evolução e prognóstico**

Os pacientes geralmente toleram bem um DSA nas primeiras duas décadas de vida, e o defeito frequentemente passa despercebido até a meia idade ou final da idade adulta. A HP e o *shunt* reverso são complicações tardias raras. A EI é incomum. O fechamento espontâneo do defeito pode ocorrer, mais frequentemente quando ele tem menos de 4 mm de diâmetro; portanto, é recomendado um seguimento ambulatorial desses pacientes. A tolerância ao exercício e o consumo de oxigênio nas crianças submetidas à correção cirúrgica geralmente são normais, não sendo necessário restringir a atividade física.

> Silvestry FE et al: Guidelines for the echocardiographic assessment of atrial septal defect and patent foramen ovale: from the American Society of Echocardiography and Society for Cardiac Angiography and Interventions. J Am Soc Echocardiogr 2015 Aug;28(8):910–958. doi: 10.1016/j.echo.2015.05.015 [PMID: 26239900].

2. Defeito do septo ventricular

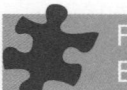

FUNDAMENTOS DO DIAGNÓSTICO E CARACTERÍSTICAS TÍPICAS

- ▶ Sopro holossistólico na borda esternal inferior esquerda com impulso palpável do VD.
- ▶ Apresentação e evolução dependem do tamanho do defeito e da RVP.
- ▶ Os achados clínicos são déficit de crescimento, taquipneia e diaforese durante a alimentação.
- ▶ *Shunt* esquerda-direita com RVP normal.
- ▶ Defeitos grandes podem causar síndrome de Eisenmenger se não forem reparados precocemente.

▶ Considerações gerais

Os DSVs representam cerca de 30% de todas as cardiopatias congênitas. Os defeitos do septo ventricular ocorrem tanto na parte membranosa do septo (mais comum) quanto na parte muscular. Os DSVs seguem um dos quatro cursos:

A. Defeito do septo ventricular pequeno e sem repercussão hemodinâmica

Cerca de 80 a 85% dos DSVs são pequenos (< 3 mm de diâmetro) ao nascimento e se fecham espontaneamente. No geral, os defeitos pequenos da parte muscular do septo interventricular se fecham antes do que os da parte membranosa. Na maioria dos casos, um DSV pequeno não requer correção cirúrgica. Entre os DSVs pequenos, 50% fecham até os 2 anos de idade, 90% até os 6 anos e a maioria do restante se fecha durante o período escolar.

B. Defeito do septo ventricular moderado

Os pacientes assintomáticos com um DSV de tamanho moderado (3-5 mm de diâmetro) representam cerca de 3 a 5% das crianças com DSV. No geral, essas crianças não possuem indicação clara de correção cirúrgica. Historicamente, naqueles que realizaram cateterismo cardíaco, a razão entre o fluxo pulmonar e sistêmico geralmente era menor que 2:1, e os cateterismos subsequentes mostraram que os *shunts* ficam progressivamente menores. Se o paciente é assintomático e sem evidência de HP, esses defeitos podem ser acompanhados de forma ambulatorial, uma vez que alguns se fecham espontaneamente com o tempo.

C. Defeito do septo ventricular grande com resistência vascular pulmonar normal

Esses defeitos geralmente possuem 6 a 10 mm de diâmetro. A menos que fiquem progressivamente menores dentro de alguns meses após o nascimento, esses defeitos frequentemente requerem correção cirúrgica. O momento para realizar a cirurgia depende da situação clínica. Muitos bebês com DSVs grandes e RVP normal desenvolvem, por volta dos 3 a 6 meses de idade, sintomas de déficit de crescimento, taquipneia e diaforese durante a alimentação e requerem correção cirúrgica nesse momento. A cirurgia feita até os 2 anos de idade nos pacientes com grandes DSVs praticamente elimina o risco de doença vascular pulmonar.

D. Defeito do septo ventricular grande com doença vascular pulmonar obstrutiva

A direção do fluxo pelo DSV é determinada pela resistência na vasculatura sistêmica e pulmonar, explicando por que o fluxo em geral é esquerda-direita. Nos grandes DSVs, as pressões ventriculares são equalizadas, resultando em aumento da pressão na artéria pulmonar. Além disso, as forças de cisalhamento (*shear stress*) causadas pelo aumento de volume no circuito pulmonar causam aumento da resistência ao longo do tempo. A maioria dos pacientes com hipertensão pulmonar inoperável desenvolve a condição de forma progressiva. Os dados combinados de um estudo multicêntrico (National History Study) indicam que quase todos os casos de hipertensão pulmonar irreversível podem ser evitados por reparo cirúrgico de um grande DSV antes dos 2 anos.

▶ Achados clínicos

A. Sinais e sintomas

Pacientes com *shunt* pequeno a moderado geralmente não apresentam sintomas cardiovasculares. Pacientes com um *shunt* esquerda-direita grande geralmente ficam doentes cedo na infância. Essas crianças apresentam infecções respiratórias frequentes e ganho de peso lento. É comum haver dispneia, diaforese e fadiga. Esses sintomas podem manifestar-se em uma idade bem precoce, como 1 a 6 meses. Crianças mais velhas podem apresentar intolerância ao exercício. Com o tempo, nas crianças e adolescentes com um *shunt* esquerda-direita importante e persistente, o leito vascular pulmonar sofre mudanças estruturais que levam a aumento da RVP e reversão do *shunt* esquerda-direita para direita-esquerda (síndrome de Eisenmenger). Quando isso ocorre, pode haver cianose.

1. Shunt esquerda-direita pequeno – Não há abaulamentos ou impulsos precordiais. A primeira bulha no ápice está normal e a segunda bulha no foco pulmonar possui desdobramento fisiológico. Um sopro pansistólico, seco, grau II a IV/VI e de tom médio a alto pode ser auscultado na borda esternal esquerda, no terceiro e quarto espaços intercostais. Esse sopro irradia para todo o precórdio. Não há sopro diastólico.

2. Shunt esquerda-direita moderado – Há uma discreta proeminência no precórdio, com um impulso palpável moderado do VE. Um frêmito sistólico pode ser palpável na borda esternal inferior esquerda, entre o terceiro e o quarto espaço intercostal. A segunda bulha no foco pulmonar frequentemente está desdobrada, mas pode ser única. Um sopro pansistólico, seco, grau III a IV/VI pode ser auscultado na borda esternal inferior esquerda, no quarto espaço intercostal. A presença de um sopro mitral diastólico indica que o fluxo pulmonar e, consequentemente, o retorno venoso pulmonar estão excessivamente aumentados devido ao grande *shunt*.

3. Defeitos grandes do septo ventricular com hipertensão pulmonar – O precórdio está proeminente e o esterno se sobressai. Tanto os impulsos do VE quanto do VD são palpáveis. A B_2 é palpável no foco pulmonar. Um frêmito pode estar presente na borda esternal inferior esquerda. A B_2 geralmente é única ou discretamente desdobrada, com acentuação do componente pulmonar. O sopro é geralmente pansistólico e seco e varia de grau I a IV/VI. Ocasionalmente, quando o defeito é muito grande ou as pressões ventriculares são quase equivalentes, pode ser difícil de auscultar um sopro. Pode haver um sopro de fluxo diastólico, dependendo do tamanho do *shunt*.

B. Exames de imagem

Nos pacientes com *shunts* pequenos, a radiografia de tórax pode ser normal. Os pacientes com *shunts* grandes apresentam um importante alargamento cardíaco, envolvendo tanto o VE quanto o VD e o AE. O tronco da artéria pulmonar pode estar dilatado. A vasculatura pulmonar está mais proeminente.

C. Eletrocardiograma

O ECG é normal nos *shunts* esquerda-direita pequenos. A hipertrofia de ventrículo esquerdo (HVE) geralmente ocorre nos pacientes com um grande *shunt* esquerda-direita e uma RVP normal. O aumento de ambos os ventrículos ocorre nos pacientes com HP e pode ser causado por aumento de fluxo, de resistência ou ambos. A hipertrofia do ventrículo direito (HVD) isolada ocorre em pacientes com HP secundária à obstrução da vascularização pulmonar induzida pelo *shunt* esquerda-direita crônico (síndrome de Eisenmenger).

D. Ecocardiograma

A ecografia bidimensional pode revelar o tamanho de um DSV e identificar sua localização anatômica. Vários defeitos podem ser identificados ao se combinar a ecografia bidimensional com a imagem de fluxo em cores. O Doppler é capaz de aprofundar a avaliação do DSV, estimando a diferença de pressão entre o VE e o VD. Uma diferença de pressão maior do que 50 mmHg no VE em comparação ao VD confirma a ausência de HP severa.

E. Cateterismo cardíaco e angiocardiografia

A capacidade de descrever a anatomia do DSV e de estimar as PAPs com base no gradiente através do defeito faz com que a maioria dos defeitos isolados possa ser corrigida sem cateterismo cardíaco ou angiocardiografia. O cateterismo está indicado para pacientes com RVP aumentada. O exame angiográfico define o número, o tamanho e a localização dos defeitos.

▶ Tratamento

A. Manejo clínico

Os pacientes que apresentam sintomas podem ser manejados com diuréticos ou redutores sistêmicos de pós-carga antes da cirurgia ou caso seja estimado que o defeito se fechará espontaneamente com o tempo.

B. Manejo cirúrgico

Os pacientes com cardiomegalia, déficit de crescimento, baixa tolerância ao exercício ou outras anormalidades clínicas e que possuem um *shunt* significativo (> 2:1) geralmente são submetidos a reparo cirúrgico por volta dos 3 a 6 meses de idade. Um retalho pericárdico ou sintético é utilizado para a correção primária. Na maioria dos centros, essas crianças fazem a cirurgia antes de 1 ano de idade. Como resultado disso, a síndrome de Eisenmenger foi praticamente eliminada. A taxa de mortalidade cirúrgica pelo fechamento de DSV é menor do que 2%.

O fechamento transcateter dos DSVs musculares também é uma possibilidade. Também já foram fechados DSVs perimembranosos em crianças durante o cateterismo, porém a alta incidência de bloqueio atrioventricular total após a colocação do dispositivo oclusor tem diminuído a aceitação dessa abordagem.

▶ Evolução e prognóstico

Arritmias tardias importantes são incomuns. A capacidade funcional e o consumo de oxigênio geralmente são normais, e não é necessário restringir a atividade física. Os adultos com defeitos corrigidos têm uma qualidade de vida normal.

Jortveit J et al: Mortality and complications in 3495 children with isolated ventricular septal defects. Arch Dis Child 2016 Sep;101(9): 808–813. doi: 10.1136/archdischild-2015-310154 [PMID: 27091847].

Kanaan M et al: Follow-up of patients with interventional closure of ventricular septal defects with Amplatzer Duct Occluder II. Pediatr Cardiol 2015;379–385.

Sondheimer HM, Rahimi-Alangi K: Current management of ventricular septal defect. Cardiol Young 2006;16(Suppl 3):131–135 [PMID: 17378052].

3. Defeito do septo atrioventricular

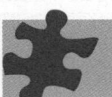

FUNDAMENTOS DO DIAGNÓSTICO E CARACTERÍSTICAS TÍPICAS

- Sopro frequentemente inaudível nos recém-nascidos.
- Componente pulmonar de B_2 alto.
- Comum em lactentes com síndrome de Down.
- ECG com desvio extremo de eixo para a esquerda.

▶ Considerações gerais

O defeito do septo atrioventricular (DSAV) resulta da fusão incompleta dos coxins endocárdicos embrionários. Os coxins endocárdicos ajudam a formar a "cruz" do coração, que inclui a porção inferior do septo atrial, a porção membranosa do septo ventricular e os folhetos septais das valvas tricúspide e mitral. O DSAV representa cerca de 4% de todas as cardiopatias congênitas. Sessenta por cento das crianças com síndrome de Down têm cardiopatia congênita, e destas, 35 a 40% têm DSAV.

Os DSAVs são classificados como parciais ou completos. A fisiologia do defeito é determinada pela localização das valvas AV. Se as válvulas estão localizadas na porção média do defeito (DSAV completo), tanto os componentes atriais quanto os ventriculares do defeito septal estão presentes e as válvulas dos lados direito e esquerdo compartilham um anel ou orifício comum. Na forma parcial, há uma inserção baixa das valvas AV, resultando em uma CIA primária sem componente de defeito ventricular. No DSAV parcial, existem dois orifícios separados nas valvas AV e geralmente uma fenda na válvula do lado esquerdo.

O DSAV parcial funciona como um DSA isolado, com quantidades variáveis de regurgitação através da fenda na valva AV esquerda. O DSAV completo causa grandes *shunts* esquerda-direita, tanto em nível ventricular quanto atrial, com graus variáveis de regurgitação pela valva AV. Se houver aumento da RVP, os *shunts* poderão ser bidirecionais. O *shunt* bidirecional é mais comum na síndrome de Down e em crianças mais velhas que não fizeram o reparo.

▶ Achados clínicos

A. Sinais e sintomas

O DSAV parcial pode causar sintomas semelhantes ao DSA do tipo *ostium secundum*. Os pacientes com DSAV completo geralmente apresentam sintomas como déficit de crescimento, taquipneia, diaforese durante a alimentação ou pneumonias de repetição.

Nos recém-nascidos com defeito completo, o sopro pode ser inaudível devido ao fato de as resistências vasculares sistêmica e pulmonar (RVP) serem relativamente iguais. Depois de 4 a 6 semanas, à medida que a RVP cai, desenvolve-se um sopro sistólico inespecífico. O sopro geralmente não é tão seco quanto o de um DSV isolado. Existe tanto aumento cardíaco à direita quanto à esquerda. A B_2 é alta, e um sopro de fluxo diastólico acentuado pode ser ouvido no ápice e na borda esternal inferior esquerda.

Na presença de doença vascular pulmonar obstrutiva grave, geralmente há um aumento predominante do VD. A B_2 é palpável no foco pulmonar, e não há frêmito. Um sopro sistólico curto e inespecífico pode ser auscultado na borda esternal inferior esquerda. Não são ouvidos sopros diastólicos. Se houver *shunt* direita-esquerda, a cianose será evidente.

B. Exames de imagem

O alargamento cardíaco está sempre presente na forma completa do DSAV, e as marcações da vasculatura pulmonar estão aumentadas. Na forma parcial, frequentemente somente o coração direito apresenta tamanho aumentado, porém, uma fenda mitral importante pode, em raros casos, levar também a aumento do coração esquerdo.

C. Eletrocardiograma

Em todas as formas de DSAV, há desvio extremo de eixo para a esquerda (eixo QRS de $-30°$ a $-90°$). O ECG é uma importante ferramenta diagnóstica. Somente 5% dos DSVs isolados apresentam essa anormalidade eletrocardiográfica. Mais de 50% dos pacientes apresentam bloqueio atrioventricular de primeiro grau. A hipertrofia ventricular direita, esquerda ou combinada pode estar presente, dependendo do tipo de defeito e da presença ou ausência de HP.

D. Ecocardiograma

O ecocardiograma é o exame diagnóstico de escolha. A anatomia pode ser bem visualizada pelo ecocardiograma bidimensional. No DSAV, ambas as valvas AV estão no mesmo nível, enquanto, no coração normal, a valva tricúspide está posicionada mais apicalmente. O tamanho dos componentes atriais e ventriculares do defeito pode ser medido. Pode ser detectada regurgitação de valva AV. A via de saída do VE está alongada (aparência de pescoço de ganso), o que produz obstrução sistêmica do fluxo de saída em alguns pacientes.

E. Cateterismo cardíaco e angiografia

O cateterismo cardíaco não é usado rotineiramente para avaliar DSAV, mas pode ser usado para analisar as PAPs e a resistência vascular nos lactentes mais velhos com síndrome de Down, uma vez que esse grupo de pacientes é mais predisposto à HP de início precoce. O aumento da saturação de oxigênio no VD ou no AD identifica o nível do *shunt*. A angiografia mostra a deformidade característica em pescoço de ganso da via de saída do VE na forma completa.

▶ Tratamento

O fechamento espontâneo desse tipo de defeito não ocorre, e, portanto, é necessário reparo cirúrgico. Na forma parcial do defeito, a cirurgia possui uma baixa taxa de mortalidade (1-2%), mas os pacientes precisam manter acompanhamento devido à ocorrência tardia de obstrução da via de saída do VE e de disfunção da valva mitral. Na forma completa, a taxa de mortalidade é maior. É indispensável a correção completa no primeiro ano de vida, antes do início de HP irreversível.

> Colen T, Smallhorn JF: Three-dimensional echocardiography for the assessment of atrioventricular valves in congenital heart disease: past, present and future. Semin Thorac Cardiovasc Surg Pediatr Card Surg Annu 2015;18(1):62–71. doi: 10.1053/j.pcsu.2015.01.003 [PMID: 25939845].
> Craig B: Atrioventricular septal defect: from fetus to adult. Heart 2006;92:1879–1885 [PMID: 17105897].

DUCTO ARTERIOSO PATENTE (PERSISTENTE)

FUNDAMENTOS DO DIAGNÓSTICO E CARACTERÍSTICAS TÍPICAS

- Sopro contínuo "em maquinaria".
- Pulsos periféricos amplos se houver ducto grande.
- A apresentação e o curso dependem do tamanho do ducto e da RVP.
- As características clínicas de um ducto grande são déficit de crescimento, taquipneia e diaforese durante a alimentação.
- *Shunt* esquerda-direita com RVP normal.

Considerações gerais

O ducto arterioso persistente (DAP) é a persistência do vaso fetal normal que une a artéria pulmonar à aorta. Ele fecha espontaneamente em recém-nascidos a termo entre o primeiro e o quinto dia de vida. O DAP representa 10% de todas as cardiopatias congênitas. A incidência de DAP é maior em bebês nascidos em altitudes acima de 3.000 metros. É duas vezes mais comum no sexo feminino do que no masculino. A incidência de DAP em bebês prematuros com peso inferior a 1.500 g varia de 20 a 60%. O defeito pode ocorrer como algo isolado ou com outras lesões associadas, comumente coarctação da aorta ou DSV. A patência do ducto arterioso pode ser necessária em alguns pacientes com cardiopatias congênitas complexas (p. ex. síndrome do coração esquerdo hipoplásico [SCEH], atresia pulmonar [AP]). A prostaglandina E2 (PGE2) é um produto do metabolismo do ácido araquidônico e pode ser usada em infusão endovenosa contínua para manter o ducto patente.

Achados clínicos

A. Sinais e sintomas

Os achados clínicos e a evolução dependem do tamanho do *shunt* e do grau de HP.

1. Ducto arterioso patente de tamanho moderado a grande – Os pulsos são amplos, e a pressão de pulso é alargada devido ao escape diastólico através do ducto. A B_1 é normal e a B_2 geralmente possui um desdobramento curto. Nos grandes *shunts*, a B_2 pode ter um desdobramento paradoxal (p. ex., B_2 curta na inspiração e longa na expiração). O desdobramento paradoxal é causado pela sobrecarga de volume do VE e pelo seu tempo prolongado de ejeção a partir desta câmara.

O sopro é característico. É um sopro rude "em maquinaria", mais intenso no segundo espaço intercostal esquerdo. Começa logo após a B_1, atinge um pico em B_2 e segue durante a diástole, na qual passa a ficar decrescente e desaparece antes de B_1. Esse sopro tende a irradiar bastante para os campos pulmonares anteriores, mas relativamente pouco para os posteriores. Um sopro de fluxo diastólico geralmente é audível no ápice.

2. Ducto arterioso patente com resistência vascular pulmonar aumentada – O fluxo pelo ducto está diminuído nesses casos. A B_2 é única e acentuada, e não há sopros significativos. Os pulsos são normais, e não amplos.

B. Exames de imagem

Em um DAP isolado, a aparência da radiografia de tórax irá depender do tamanho do *shunt*. Se o *shunt* for pequeno, o coração não estará aumentado. Se o shunt for grande, pode ser visto um aumento tanto no AE quanto no VE. A aorta e o tronco da artéria pulmonar também podem estar proeminentes.

C. Eletrocardiograma

O ECG pode estar normal ou mostrar HVE, dependendo do tamanho do *shunt*. Em pacientes com HP causada por fluxo sanguíneo aumentado, geralmente ocorre hipertrofia biventricular. Na doença vascular pulmonar obstrutiva, ocorre HVD isolada.

D. Ecocardiograma

O ecocardiograma fornece visualização direta do ducto e confirma a direção e o grau do *shunt*. Um fluxo esquerda-direita de alta velocidade vai contra uma RVP anormalmente elevada, e à medida que a RVP vai caindo no período neonatal, um *shunt* esquerda-direita de maior velocidade pode ser visto. Se houver uma RVP suprassistêmica, o fluxo através do ducto passará a ser visto da direita para a esquerda. A presença de lesões cardíacas associadas e de fluxo pulmonar ou sistêmico ducto-dependente deve ser identificada pelo ecocardiograma, pois o fechamento de um DAP nesse cenário estaria contraindicado.

E. Cateterismo cardíaco e angiocardiografia

O fechamento percutâneo do DAP com *plug* vascular ou mola de embolização é rotina atualmente em todos os recém-nascidos e lactentes, exceto nos muito pequenos.

Tratamento

O fechamento cirúrgico está indicado quando o DAP é grande e o paciente é pequeno. Pacientes com grandes *shunts* esquerda-direita necessitam de reparo até 1 ano de idade para evitar o desenvolvimento de doença vascular pulmonar obstrutiva progressiva. O DAP sintomático com PAP normal pode ser ocluído com mola de embolização ou com outro dispositivo de oclusão de forma segura em um centro de cateterismo, idealmente após a criança ter atingido 5 kg.

Deve-se ter cuidado ao fechar um DAP em pacientes com doença vascular pulmonar obstrutiva e com *shunt* direita-esquerda pelo ducto, pois isso pode causar insuficiência de VD. Pacientes com doença vascular pulmonar obstrutiva não reativa, com RVP maior que 10 unidades Wood (normal, < 3), e uma razão entre a resistência vascular pulmonar e a sistêmica maior do que 0,7 (normal, < 0,3) apesar de terapia vasodilatadora (p. ex., óxido nítrico) não devem ser submetidos ao fechamento do DAP. Esses pacientes pioram com o fechamento do DAP porque o fluxo através do ducto preserva a função do VD e mantém o débito cardíaco para a circulação sistêmica. Tais pacientes podem ser tratados com terapia vasodilatadora pulmonar, mas podem, em última instância, necessitar de transplante cardiopulmonar nos casos graves.

A presença de DAP sintomático é comum em bebês prematuros. A indometacina, um inibidor da síntese de prostaglandina, é muito utilizada para fechar o DAP nesses casos. No entanto, não é capaz de fechá-lo em recém-nascidos a termo e lactentes. O sucesso do tratamento com esse fármaco chega a até 80 a 90% dos bebês prematuros com peso de nascimento maior que 1.200 g, porém é menos eficaz em pacientes menores. A indometacina (0,1-0,3 mg/kg via oral a cada 8-24 h ou 0,1-0,3 mg/kg via parenteral a cada 12 h) pode ser usada se a função renal, hematológica e hepática estiverem adequadas. Como a indometacina pode prejudicar a função renal, deve-se monitorar o débito urinário, o nitrogênio ureico e a creatinina no sangue durante o tratamento. Se o fármaco não funcionar e o ducto seguir causando repercussão hemodinâmica significativa, a ligadura cirúrgica deve ser realizada. Se o ducto fechar parcialmente, de modo que o *shunt* deixe de ser hemodinamicamente significativo, um segundo curso de indometacina pode ser feito. O tratamento alternativo com paracetamol já foi testado em pacientes que têm contraindicação à indometacina.

Evolução e prognóstico

Pacientes com um DAP isolado e *shunts* pequenos a moderados geralmente ficam bem sem cirurgia. No entanto, na terceira ou quarta década de vida começam a aparecer sintomas de fatigabilidade fácil, dispneia ao esforço e intolerância ao exercício naqueles pacientes que desenvolveram HP e/ou IC. O fechamento percutâneo pode ser feito mais adiante na vida, caso não tenha se desenvolvido doença vascular pulmonar grave. Para aqueles pacientes com HP grave e irreversível, o prognóstico não é bom, e pode ser necessário realizar transplante de coração-pulmão futuramente.

A oclusão espontânea do DAP pode ocorrer até o primeiro ano de vida, especialmente em bebês prematuros, sendo rara a oclusão após essa idade. Como a endocardite é uma possível complicação, alguns cardiologistas indicam o fechamento do defeito, mesmo que pequeno, caso ele persista além do primeiro ano de vida. A maioria desses pacientes é submetido a oclusão percutânea em vez de ligadura cirúrgica.

Lam JY, Lopushinsky SR, MaI W, Dicke F, Brindle ME: Treatment options for pediatric patent ductus arteriosus: systematic review and meta-analysis. Chest 2015 Sep;148(3):784–793. doi: 10.1378/chest.14-2997 [PMID: 25835756].

Takata H et al: Long-term outcome of coil occlusion in patients with patent ductus arteriosus. Circ J 2011 Feb;75(2):407–412 [PMID: 21173496].

LESÕES OBSTRUTIVAS DO CORAÇÃO DIREITO

1. Estenose de válvula pulmonar

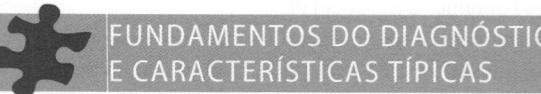

FUNDAMENTOS DO DIAGNÓSTICO E CARACTERÍSTICAS TÍPICAS

► Sem sintomas na estenose leve ou moderada.

► Cianose e alta incidência de IC direita em lesões ducto-dependentes.

► Impulso palpável do VD com clique de ejeção sistólico no terceiro espaço intercostal à esquerda.

► B_2 com desdobramento amplo e P_2 suave a inaudível; sopro sistólico de ejeção grau I a VI/VI, mais intenso no foco pulmonar.

► Artéria pulmonar dilatada na radiografia de tórax.

Considerações gerais

A estenose de válvula pulmonar é responsável por 10% de todas as cardiopatias congênitas. O anel valvar pulmonar geralmente é pequeno, com dilatação pós-estenótica moderada a acentuada da artéria pulmonar principal. A obstrução do fluxo sanguíneo através da válvula pulmonar causa um aumento de pressão no VD. Pressões maiores do que a sistêmica sinalizam obstrução crítica e são potencialmente fatais. Pode ocorrer HVD grave e eventual insuficiência do VD como consequência do aumento da deformação miocárdica (*strain*) do VD.

Geralmente, quando a obstrução é grave e o septo ventricular está íntegro, ocorre um *shunt* direita-esquerda em nível atrial pelo forame oval patente (FOP). Em neonatos com obstrução grave e fluxo pulmonar anterógrado mínimo (estenose pulmonar crítica), o fluxo esquerda-direita através do ducto arterioso é essencial, o que faz com que a prostaglandina seja uma intervenção necessária no momento do nascimento. Esses bebês apresentam-se cianóticos.

Achados clínicos

A. Sinais e sintomas

Pacientes com estenose de válvula pulmonar leve ou mesmo moderada são acianóticos e assintomáticos. Pacientes com obstrução valvular severa podem desenvolver cianose precocemente. Pacientes com obstrução leve a moderada geralmente são bem desenvolvidos e bem nutridos. Além disso, não são propensos a infecções pulmonares. Os pulsos são normais. O precórdio pode estar proeminente, muitas vezes com impulso palpável do VD. Um frêmito sistólico costuma estar presente no foco pulmonar, e é possível auscultar um forte clique de ejeção pulmonar no terceiro espaço intercostal à esquerda. Esse clique varia com a respiração, sendo mais evidente durante a expiração do que na inspiração. Na estenose grave, o clique tende a fundir-se com a B_1. A B_2 varia conforme o grau de estenose. Na estenose pulmonar leve, a B_2 é normal. Na moderada, é mais desdobrada, e o componente pulmonar é mais suave. Na estenose pulmonar grave, a B_2 é única porque o componente pulmonar não pode ser ouvido. Um sopro rude de ejeção sistólica é mais audível no segundo espaço intercostal esquerdo. Ele irradia bastante para o dorso. Nos casos de obstrução severa da válvula pulmonar, costuma ser curto. Nenhum sopro diastólico está presente.

B. Exames de imagem

As dimensões do coração estão preservadas. Frequentemente ocorre dilatação pós-estenótica do tronco pulmonar e da artéria pulmonar esquerda.

C. Eletrocardiograma

Nos casos de obstrução leve, o ECG geralmente está normal. Na obstrução grave, há hipertrofia de VD e padrão de *strain* do VD (inversão profunda da onda T) nas derivações precordiais direitas (V3R, V1, V2). Pode haver aumento do AD. O desvio de eixo para a direita ocorre nos casos de estenose moderada a grave.

D. Ecocardiograma

Com frequência, o diagnóstico é feito pelo exame físico, mas o ecocardiograma, além de confirmar o diagnóstico, ajuda a definir a anatomia e é capaz de identificar outras lesões associadas. A válvula pulmonar possui folhetos espessados com excursão reduzida. O gradiente de pressão transvalvular pode ser estimado com precisão pelo Doppler, que fornece uma estimativa da pressão do VD e pode auxiliar a determinar o momento mais apropriado para realizar uma intervenção.

E. Cateterismo cardíaco e angiocardiografia

O cateterismo está restrito à valvuloplastia terapêutica por balão. Em casos graves com disfunção do VD associada, a presença de um *shunt* direita-esquerda em nível atrial pode ser indicada por uma saturação no AE menor que a saturação na veia pulmonar.

A PAP está normal. O gradiente através da válvula pulmonar varia de 10 a 200 mmHg. Em casos graves, a pressão atrial direita está elevada. A angiocardiografia do VD mostra uma válvula pulmonar espessada com uma abertura estreita produzindo um jato de contraste na artéria pulmonar. A hipertrofia infundibular (da via de saída do VD) pode estar presente e pode contribuir para a obstrução do fluxo sanguíneo pulmonar.

Tratamento

O tratamento da estenose pulmonar está recomendado para crianças com a pressão sistólica do VD superior a dois terços da pressão sistêmica. A correção imediata é indicada para pacientes com pressão do VD em valores sistêmicos ou suprassistêmicos. A valvuloplastia percutânea por balão é o procedimento de escolha. É tão eficaz quanto a cirurgia no alívio da obstrução e causa menos insuficiência valvular. A cirurgia é necessária para tratar a estenose da válvula pulmonar quando a valvuloplastia percutânea por balão não for bem-sucedida.

Evolução e prognóstico

Pacientes com estenose pulmonar leve têm vidas normais. Mesmo aqueles com estenose moderada raramente são sintomáticos. Aqueles com obstrução valvular grave podem desenvolver cianose na infância, como descrito anteriormente.

Após a valvuloplastia pulmonar por balão ou cirurgia, a maioria dos pacientes fica com boa capacidade máxima de exercício, a menos que apresentem uma IP significativa, que é um efeito colateral frequente da intervenção. Não é necessária limitação da atividade física. A qualidade de vida dos adultos com estenose pulmonar tratada com sucesso e com IP mínima é normal. Pacientes com IP mais grave podem apresentar limitações significativas para o exercício físico. A IP grave leva à dilatação e disfunção progressiva do VD, o que pode predispor a arritmias ventriculares ou IC direita na idade adulta. Esses pacientes podem beneficiar-se da substituição da válvula pulmonar.

Harrild DM et al: Long-term pulmonary regurgitation following balloon valvuloplasty for pulmonary stenosis risk factors and relationship to exercise capacity and ventricular volume and function. J Am Coll Cardiol 2010 Mar 9;55(10):1041–1047 [PMID: 20202522].

Van Hare GF: Eligibility and disqualification recommendations for competitive athletes with cardiovascular abnormalities: Task Force 4: congenital heart disease: a scientific statement from the American Heart Association and American College of Cardiology. Circulation 2015 Dec 1;132(22):e281–e291. doi: 10.1161/CIR.0000000000000240 [PMID: 26621645].

2. Estenose pulmonar subvalvular

A estenose pulmonar infundibular (subvalvular) isolada é rara. É mais comumente encontrada junto a outras lesões, como na TF. A hipertrofia infundibular que está associada a um pequeno DSV perimembranoso pode levar a um "ventrículo direito com duas câmaras", caracterizado por uma obstrução entre a via de entrada e de saída do VD. Deve-se suspeitar de tal alteração se houver um frêmito precordial intenso, ausência de clique de ejeção pulmonar e um sopro máximo no terceiro e quarto espaços intercostais, em vez de no segundo espaço intercostal. No restante, o quadro clínico é idêntico ao da estenose de válvula pulmonar. A intervenção, quando indicada, é sempre cirúrgica porque essa condição não responde bem à dilatação transcateter com balão.

3. Estenose pulmonar supravalvular

A estenose pulmonar supravalvular é uma condição relativamente rara que consiste no estreitamento do tronco da artéria pulmonar. O quadro clínico pode ser igual ao da estenose de válvula pulmonar, embora o sopro seja máximo na fúrcula esternal e na borda esternal esquerda do primeiro espaço intercostal. Não há clique de ejeção, pois a válvula propriamente dita não está afetada. O sopro irradia em direção ao pescoço e aos campos pulmonares. As crianças com síndrome de Williams podem ter estenose pulmonar periférica (EPP) e supravalvular, bem como estenose aórtica supravalvular. Na estenose pulmonar supravalvular grave, o tratamento cirúrgico está indicado.

4. Estenose periférica (dos ramos) da artéria pulmonar

Na EPP, há múltiplos estreitamentos dos ramos das artérias pulmonares, algumas vezes estendendo-se até os vasos da periferia dos pulmões. Sopros sistólicos podem ser auscultados em ambos os campos pulmonares, anteriormente e posteriormente, irradiando para a axila. A estenose leve, não patológica, de ramos pulmonares produz um sopro na infância que se resolve por volta dos 6 meses de idade. As síndromes de Williams, de Alagille e da rubéola congênita estão comumente associadas a formas graves de EPP. A cirurgia é muitas vezes malsucedida, pois as áreas de estenose próximas ao hilo pulmonar e distais a ele são inacessíveis aos cirurgiões. A angioplastia transcateter com balão e até mesmo a colocação de *stent* são opções de tratamento, porém com sucesso moderado. Em alguns casos, as estenoses melhoram espontaneamente com a idade.

5. Malformação de Ebstein da valva tricúspide

Na malformação de Ebstein da valva tricúspide, o folheto septal da valva está deslocado em direção ao ápice do coração e está inserido no endocárdio do VD e não no anel tricúspide. Como resultado, uma grande parte do VD funciona fisiologicamente como parte do AD. Essa porção "atrializada" do VD possui paredes finas e não contribui para o débito do VD. A porção do ventrículo abaixo da valva tricúspide deslocada está diminuída em volume e representa a parte funcionante do VD. A exposição intraútero ao lítio aumenta o risco de desenvolver a anomalia de Ebstein.

▶ Achados clínicos

A. Sinais e sintomas

A apresentação clínica da anomalia de Ebstein varia com o grau de deslocamento da valva tricúspide. Na forma mais extrema, a cúspide septal está marcadamente deslocada em direção à via de saída do VD, causando obstrução ao fluxo anterógrado para a artéria pulmonar, e há muito pouco VD funcionante, uma vez que a maioria do ventrículo está "atrializada". O grau de insuficiência tricúspide pode ser tão severo que o fluxo para fora da via de saída do VD (anterógrado) fica ainda mais diminuído, levando a um *shunt* direita-esquerda em nível atrial e, por consequência, cianose. No extremo oposto, quando o fluxo pulmonar anterógrado está adequado, os sintomas podem não se desenvolver até a idade adulta, quando ocorrem as taquiarritmias associadas à dilatação do AD ou às vias elétricas reentrantes. Esses pacientes mais velhos apresentam tipicamente menor deslocamento do folheto septal da valva tricúspide e, portanto, maior tecido funcional do VD.

B. Exames de imagem

A radiografia de tórax mostra cardiomegalia com proeminência da borda direita do coração. A extensão da cardiomegalia depende do grau de insuficiência da válvula tricúspide e da presença e tamanho do *shunt* em nível atrial. Nos casos de deslocamento grave da válvula tricúspide e/ou defeito restritivo em nível atrial, pode ocorrer cardiomegalia maciça com "sombra do coração" se estendendo por toda a cavidade torácica, da direita para a esquerda.

C. Eletrocardiograma

O ECG pode estar normal, mas geralmente mostra aumento do AD e BRD. Existe uma associação entre a anomalia de Ebstein e a síndrome de Wolff-Parkinson-White (WPW), na qual uma onda delta está presente (PR curto com uma deflexão ascendente lenta do QRS).

D. Ecocardiograma

O ecocardiograma é necessário para confirmar o diagnóstico e pode auxiliar a prever desfechos. O grau de deslocamento da valva tricúspide, o tamanho do AD e a presença de *shunt* atrial associado são fatores que afetam o prognóstico.

▶ Evolução e prognóstico

Nos recém-nascidos cianóticos, a PGE2 é usada para manter o fluxo pulmonar pelo ducto arterioso até que a RVP diminua, facilitando o fluxo anterógrado pela artéria pulmonar. Se o neonato permanecer significativamente cianótico, será necessária uma intervenção cirúrgica.

O tipo de reparo cirúrgico varia e depende da gravidade da doença. Por exemplo, para reduzir a quantidade de regurgitação tricúspide, a cirurgia pode envolver plicatura atrial e reparo da valva tricúspide. O sucesso do procedimento varia muito. Arritmias tardias são comuns devido à dilatação atrial preexistente. A tolerância ao exercício melhora após a cirurgia, mas permanece menor do que o esperado para a idade. Se uma malformação de Ebstein significativa não for tratada, as taquiarritmias atriais surgirão provavelmente durante a adolescência e o VD aumentado e "atrializado" poderá prejudicar a função do VE.

> Dearani JA, Mora BN, Nelson TJ, Haile DT, O'Leary PW: Ebstein anomaly review: what's now, what's next? Expert Rev Cardiovasc Ther 2015 Oct;13(10):1101–1109. doi: 10.1586/14779072.2015.1087849 [PMID: 26357983].

LESÕES OBSTRUTIVAS DO CORAÇÃO ESQUERDO

1. Coarctação da aorta

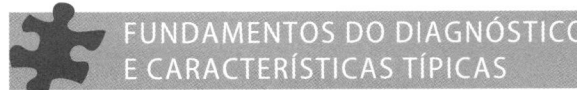

FUNDAMENTOS DO DIAGNÓSTICO
E CARACTERÍSTICAS TÍPICAS

- ► Pulsos femorais ausentes ou diminuídos.
- ► Gradiente de pressão arterial sistólica entre as extremidades superiores e inferiores.
- ► Sopro sistólico no dorso ou na axila esquerda.

► Considerações gerais

A coarctação da aorta é um estreitamento do arco aórtico que geralmente ocorre na aorta descendente proximal, no nível da inserção do ducto arterioso, perto da saída da artéria subclávia esquerda (que geralmente é proximal à obstrução). A coarctação é responsável por 7% de todas as cardiopatias congênitas e tem uma predominância no sexo masculino (1,5:1); muitas das mulheres afetadas possuem a síndrome de Turner (45, XO). A coarctação está associada à válvula aórtica bicúspide em até 85% dos casos e a aneurismas cerebrais saculares em 10% dos casos.

► Achados clínicos

A. Sinais e sintomas

Os achados físicos cardinais são diminuição/ausência dos pulsos femorais e diferença de pressão arterial entre os braços e as pernas. Normalmente, a pressão arterial nas pernas é pelo menos igual à dos braços e geralmente mais alta. Na coarctação, ocorre o oposto, com a pressão arterial dos membros superiores maior em 15 mmHg ou mais em relação à dos inferiores; essa diferença pode estar diminuída nos casos de disfunção significativa de VE ou de colateralização. A pressão arterial deve ser aferida em todas as quatro extremidades; a emergência da artéria subclávia esquerda pode estar distal à coarctação, ocasionando diminuição da pressão arterial e dos pulsos também na extremidade superior esquerda. Os pulsos dos membros inferiores podem permanecer normais até que o DAP se feche (a patência ductal garante o fluxo para a aorta descendente distal à coarctação).

Aproximadamente 40% das crianças com coarctação se apresentam no período neonatal, muitas vezes com disfunção aguda do VE, baixo débito cardíaco, choque ou acidose secundária à piora da perfusão tecidual após o fechamento do DAP. Os 60% restantes muitas vezes não apresentam sintomas na infância, apresentando-se de forma insidiosa com hipertensão sistêmica, claudicação ou déficit de crescimento. Pode haver um sopro sistólico ou contínuo no dorso à esquerda ou na axila esquerda, além de possíveis achados associados à válvula aórtica bicúspide, quando presente.

B. Exames de imagem

Os lactentes com coarctação e disfunção cardíaca associada geralmente apresentam aumento cardíaco expressivo e congestão venosa pulmonar na radiografia de tórax. Crianças mais velhas podem ter o VE de tamanho normal, mas apresentar o sinal do "3" (proeminência da aorta proximal à coarctação, indentação no nível da coarctação e dilatação pós-coarctação) ou erosões na borda inferior das costelas devido à circulação colateral pelas artérias intercostais aumentada, como forma de contornar a obstrução. A tomografia computadorizada (TC) e a RM podem ser utilizadas para fornecer imagens tridimensionais da aorta, especialmente nos casos de coarctação complexa e de hipoplasia aórtica extensa.

C. Eletrocardiograma

O ECG nos bebês geralmente é normal, com uma predominância do VD, uma vez que ele serve como o ventrículo sistêmico durante o período fetal. O ECG nas crianças mais velhas frequentemente demonstra HVE.

D. Ecocardiograma

O ecocardiograma bidimensional pode visualizar diretamente a coarctação e o tamanho e a função ventriculares. A ecografia com fluxo de cores e o Doppler espectral mostram o fluxo turbulento na coarctação e estimam sua velocidade através da obstrução; um fluxo diastólico anterógrado está presente quando há obstrução significativa. Nos recém-nascidos com DAP, não se pode excluir o desenvolvimento futuro de uma coarctação, pois o fechamento do DAP pode contrair o tecido aórtico, causando coarctação. Também podem estar presentes outras lesões obstrutivas do coração esquerdo, como válvula aórtica bicúspide ou alterações da valva mitral.

E. Cateterismo cardíaco e angiocardiografia

Nas crianças com coarctação, o cateterismo e a angiografia raramente são feitos para fins diagnósticos, mas são realizados quando se planeja realizar uma intervenção transcateter.

► Tratamento

Lactentes com coarctação de aorta podem ter apresentação inicial dramática do quadro, e, nesses casos, a primeira medida de reanimação é a infusão de PGE1 (0,05-0,1 mcg/kg/min) para reabrir o ducto arterioso e relaxar o tecido distal da aorta. A infusão de PGE1 pode provocar apneia, e por isso pode ser necessário suporte ventilatório. Não é incomum que ocorra lesão de órgão-alvo distal à coarctação, o que torna necessário o suporte inotrópico.

Uma vez estabilizado, o paciente deve ser submetido a reparo da coarctação. Nos recém-nascidos, o reparo da coarctação de aorta congênita é frequentemente cirúrgico (anastomose término-terminal estendida); a cirurgia possibilita a abordagem concomitante de outras lesões associadas. A abordagem paliativa neonatal de angioplastia por balão raramente é feita em pacientes com coarctação congênita e disfunção cardíaca substancial. Já nas crianças mais velhas, a angioplastia por balão pode ser o tratamento definitivo; a colocação de *stent* (inclusive *stent* recoberto) também pode ser adequada se o *stent* puder ser expandido até um tamanho adulto.

A coarctação da aorta recorrente, uma complicação primária da cirurgia e da angioplastia por balão, é mais comum depois da intervenção por angioplastia inicial. A coarctação recorrente é tipicamente tratada com angioplastia e possível colocação de *stent*.

▶ **Evolução e prognóstico**

As crianças que sobrevivem ao período neonatal sem IC tendem a passar bem durante a infância e a adolescência. A hipertensão arterial sistêmica é comum, especialmente nos que tiveram a coarctação corrigida depois dos 5 anos de idade, mesmo que o reparo tenha sido bem-sucedido. Complicações fatais (p. ex., encefalopatia hipertensiva ou sangramento intracraniano) são incomuns na infância. É rara a ocorrência de endocardite infecciosa antes da adolescência, mas é possível, tanto nos pacientes com coarctação corrigida quanto nos sem correção. É fundamental um teste ergométrico antes de o paciente se engajar em atividades atléticas competitivas.

Feltes TF et al: Indications for cardiac catheterization and intervention in pediatric cardiac disease: a scientific statement from the American Heart Association. Circulation 2011 Jun 7;123(22):2607–2652. doi: 10.1161/CIR.0b013e31821b1f10 [PMID: 21536996].

Meadows J, Minahan M, McElhinney DB, McEnaney K, Ringel R: Intermediate outcomes in the prospective, multicenter coarctation of the Aorta Stent Trial (COAST). Circulation 2015 May 12;131(19):1656–1664. doi: 10.1161/CIRCULATIONAHA.114.013937 [PMID: 25869198].

2. Estenose aórtica

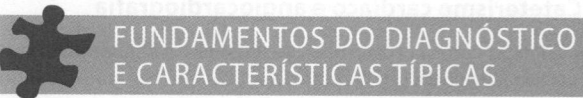

FUNDAMENTOS DO DIAGNÓSTICO E CARACTERÍSTICAS TÍPICAS

▶ Sopro sistólico de ejeção seco na borda esternal superior direita com irradiação para o pescoço.
▶ Frêmito na fúrcula e nas artérias carótidas.
▶ Clique sistólico no ápice.
▶ Dilatação da aorta ascendente na radiografia de tórax.

▶ **Considerações gerais**

A estenose aórtica representa 3 a 8% das cardiopatias congênitas e consiste em uma obstrução do fluxo na via de saída do VE na válvula aórtica ou próximo a ela, produzindo um gradiente de pressão sistólica superior a 10 mmHg. Há três tipos anatômicos de estenose aórtica (ao nível da válvula, acima ou abaixo dela), apesar de frequentemente ocorrer obstrução em vários níveis.

A. Estenose aórtica valvar (60-75%)

A estenose aórtica valvar é mais comum no sexo masculino (3-5:1) e está tipicamente associada a uma válvula aórtica bicúspide ou unicúspide. A válvula aórtica bicúspide está presente em 1,3% da população. É composta por apenas dois folhetos ou três folhetos com fusão total ou parcial de dois dos folhetos. A válvula aórtica unicúspide tem fusão dos três folhetos. A fusão de folhetos geralmente resulta em menor mobilidade e potencial obstrução ao fluxo.

B. Estenose aórtica subvalvar (10-20%)

A estenose aórtica subvalvar, também com predominância no sexo masculino (2-3:1), está associada a um discreto estreitamento membranoso ou muscular na via de saída do VE. A válvula aórtica pode ser normal ou malformada, e as membranas estão muitas vezes aderidas ao folheto anterior da valva mitral. As membranas geralmente se desenvolvem após o nascimento, de forma progressiva, e estão comumente associadas a outras lesões obstrutivas do coração esquerdo e a DSVs perimembranosos.

C. Estenose aórtica supravalvar (8-14%)

A estenose aórtica supravalvar consiste no estreitamento da aorta ascendente, tipicamente no nível da junção sinotubular. Está tipicamente associada a defeitos da elastina, como na síndrome de Williams (com estenose pulmonar supravalvar, fácies típica e atrasos no desenvolvimento).

▶ **Achados clínicos**

A. Sinais e sintomas

A estenose aórtica valvar isolada raramente causa sintomas na infância, embora a estenose congênita grave possa estar associada à disfunção grave do VE e choque cardiogênico e requeira um DAP para manter um débito cardíaco sistêmico (estenose aórtica "crítica"). Os achados físicos variam dependendo do nível de obstrução:

1. Estenose aórtica valvar – Se a estenose for grave, os pulsos serão diminuídos e tardios. À palpação, pode haver um impulso no ápice do VE e, possivelmente, um frêmito sistólico na fúrcula esternal e sobre as artérias carótidas nos casos moderados ou graves.

Um clique aórtico de ejeção, associado à abertura da válvula, pode ser auscultado no ápice, separadamente de B_1 e sem variação com a respiração. Um sopro sistólico de ejeção seco, alto, e de tom médio a agudo pode ser auscultado na borda esternal superior direita, irradiando para a fúrcula esternal e carótidas; a frequência e intensidade do sopro estão relacionadas à gravidade da estenose.

2. Estenose aórtica subvalvar membranosa discreta – Os achados são os mesmos da estenose aórtica valvar, porém sem a presença do clique de ejeção. O sopro localiza-se mais abaixo na borda esternal esquerda, entre o terceiro e quarto espaços intercostais. Uma sequela comum da estenose subaórtica é a insuficiência aórtica, que pode produzir um sopro diastólico agudo e decrescente.

3. Estenose aórtica supravalvar – Um sopro sistólico e seco é mais audível na fúrcula esternal (às vezes com frêmito associado) e nas carótidas, mas também está presente no foco aórtico. Pode haver uma diferença de pressão e de pulsos entre o braço direito e o esquerdo, com um pulso mais proeminente e a pressão mais alta à direita (efeito Coanda).

A maioria dos pacientes com estenose aórtica não diagnosticada na infância não possuem nenhum sintoma cardiovascular. Com exceção dos casos mais graves, os pacientes costumam ficar bem até a terceira ou quarta década de vida. Alguns apresentam discreta intolerância ao exercício e fatigabilidade. Podem surgir, raramente, sintomas graves ainda na primeira década de vida (p. ex., dor no peito ao esforço, tontura, síncope). A ocorrência de morte súbita é incomum, mas possível em todos os tipos de estenose aórtica, sendo que os pacientes com obstrução subvalvular apresentam o maior risco.

B. Exames de imagem

Na maioria dos casos, não há alargamento cardíaco. O VE, contudo, pode estar discretamente proeminente. Na estenose aórtica valvular, é comum a presença de dilatação da aorta ascendente pós-estenose.

C. Eletrocardiograma

Os pacientes com estenose aórtica leve têm ECGs normais. Nas obstruções mais graves, podem estar presentes HVE e *strain* (sobrecarga) de VE. A presença de HVE progressiva em ECGs seriados indica uma obstrução significativa. O padrão tipo *strain* do VE é uma das indicações para intervenção.

D. Ecocardiograma

O ecocardiograma é um método não invasivo confiável que pode ser utilizado no diagnóstico e no seguimento de todos os tipos de estenose aórtica. As imagens bidimensionais e com Doppler colorido mostram a área acometida, e o Doppler espectral é capaz de estimar o gradiente médio de pressão transvalvar com acurácia, próximo ao aferido durante o cateterismo cardíaco.

E. Cateterismo cardíaco e angiocardiografia

O cateterismo cardíaco esquerdo demonstra o gradiente de pressão do VE para a aorta e o nível anatômico em que ele se encontra. O cateterismo deve ser considerado nos casos de estenose aórtica valvular grave (gradiente médio > 40 mmHg, gradiente pico a pico > 70 mmHg pelo ecocardiograma) e naqueles com estenose aórtica crítica ou função do VE diminuída, independentemente do gradiente.

▶ Tratamento

A infusão de PGE1 é necessária para os pacientes com estenose aórtica crítica até que a terapia cirúrgica ou percutânea possa ser realizada. A valvoplastia percutânea por balão é geralmente o tratamento inicial padrão para pacientes com estenose aórtica valvar; porém, costuma ser ineficaz nos casos de hipoplasia anular significativa ou estenose subvalvar e supravalvar. A cirurgia deve ser considerada em pacientes com alto índice de gradiente residual em repouso apesar da angioplastia com balão e naqueles com insuficiência aórtica concomitante. Em muitos casos, não é possível reduzir significativamente o gradiente pela valvoplastia sem que ocorra insuficiência aórtica. Nos casos que evoluem com insuficiência aórtica significativa, pode ser necessário realizar reparo ou substituição cirúrgica da válvula. As opções cirúrgicas incluem uma válvula aórtica mecânica em crianças grandes o suficiente para receber uma válvula de tamanho adulto ou uma cirurgia de Ross em lactentes e crianças; esta última consiste em translocar a válvula pulmonar do paciente para a posição aórtica e colocar um conduto do VD para a artéria pulmonar.

A estenose aórtica subvalvar discreta é removida cirurgicamente, geralmente em gradientes mais baixos do que a estenose valvar, para prevenir o dano progressivo à válvula aórtica causado pelo fluxo turbulento, o que pode culminar em insuficiência aórtica. Infelizmente, a recorrência após a ressecção simples é de até 20%; a ressecção muscular adicional reduz esse risco, mas está associada a potencial bloqueio atrioventricular ou criação iatrogênica de DSV.

A correção da estenose aórtica supravalvar geralmente é cirúrgica, utilizando um retalho para ampliação da aorta ascendente na área afetada. A recorrência de estenose é comum, assim como o surgimento de novas estenoses além dos locais já reparados.

▶ Evolução e prognóstico

Todas as formas de obstrução da via de saída do VE tendem a ser progressivas. Apesar disso, com exceção daqueles com estenose aórtica crítica na infância, os pacientes geralmente são assintomáticos. Sintomas como angina, síncope ou IC são raros, mas implicam doença grave. As crianças com estenose leve a moderada geralmente têm consumo de oxigênio e capacidade de exercício normais. Crianças com estenose leve e teste de esforço normal podem participar com segurança de atividades físicas vigorosas, incluindo esportes competitivos não isométricos. Aqueles com estenose moderada podem ter restrições com base nos sintomas e no teste de esforço. Crianças com estenose aórtica grave estão predispostas a arritmias ventriculares e devem abster-se de atividades vigorosas e de todas as formas de exercício isométrico.

Otto CM et al: 2020 AHA/ACC guideline for the management of patients with valvular heart disease: a report of the American College of Cardiology/American Heart Association Joint Committee on Clinical Practice Guidelines. Circulation 2021 Feb 2;143(5):e72–e227 [PMID: 33332150].

Soulatges C et al: Long-term results of balloon valvuloplasty as primary treatment for congenital aortic valve stenosis: a 20-year review. Pediatr Cardiol 2015 Aug;36(6):1145–1152. doi: 10.1007/s00246-015-1134-4 [PMID: 25788411].

3. Prolapso de valva mitral

FUNDAMENTOS DO DIAGNÓSTICO E CARACTERÍSTICAS TÍPICAS

► Clique mesossistólico.
► Sopro telessistólico piante.
► Sintomas típicos incluem dor no peito, palpitações e tontura.
► Frequentemente hiperdiagnosticado no ecocardiograma de rotina.

► Considerações gerais

Nesta condição, ao fechar-se durante a sístole, a válvula mitral move-se posteriormente ou superiormente (prolapsa) em direção ao AE. O prolapso da válvula mitral (PVM) ocorre em cerca de 2% das meninas adolescentes magras, uma minoria das quais apresenta insuficiência mitral concomitante. Embora o PVM seja geralmente uma lesão isolada, ela pode ocorrer em associação a doenças do tecido conjuntivo como as síndromes de Marfan, Loeys-Dietz e Ehlers-Danlos.

► Achados clínicos

A. Sinais e sintomas

A maioria dos pacientes com PVM é assintomática. Dor no peito, palpitações e tonturas podem ser relatados, mas não está claro se esses sintomas são mais comuns em pacientes afetados do que na população em geral. A dor torácica ao esforço é rara e deve ser avaliada com teste de estresse cardiopulmonar. Arritmias significativas já foram relatadas, inclusive aumento de ectopia ventricular e taquicardia ventricular não sustentada. Também podem ocorrer arritmias atriais se houver insuficiência mitral (IM) significativa. A técnica padrão de ausculta deve ser modificada para diagnosticar o PVM. Um clique mesossistólico (com ou sem sopro sistólico) é audível na posição ortostática e é característico dessa patologia. Por outro lado, manobras que aumentam o volume do VE, como agachamento ou exercícios de pegada (*handgrip*), causarão atraso ou obliteração do complexo clique-sopro. O clique sistólico geralmente é auscultado no ápice, mas pode ser audível na borda esternal esquerda. Um sopro sistólico tardio, curto, após o clique implica insuficiência mitral e é muito menos comum do que o prolapso isolado. O sopro não é holossistólico, como ocorre na insuficiência mitral reumática.

B. Exames de imagem

A maioria das radiografias de tórax são normais e geralmente não estão indicadas nessa situação. Nas raras ocorrências de insuficiência mitral significativa, o AE pode estar aumentado.

C. Eletrocardiograma

O ECG geralmente é normal. Pode ocorrer achatamento difuso ou inversão das ondas T nas derivações precordiais. Por vezes, pode haver ondas U proeminentes (onda adicional após a onda T, representando a repolarização das fibras de Purkinje).

D. Ecocardiograma

O ecocardiograma avalia o grau de degeneração mixomatosa da valva mitral e o grau de insuficiência mitral. O diagnóstico é feito por meio da visualização de um movimento sistólico posterior significativo dos folhetos mitrais para dentro da parte atrial do anel mitral.

E. Outros exames

Procedimentos invasivos raramente são indicados. A monitorização por Holter ou por meio de registro de eventos pode ser útil para determinar a presença de arritmias ventriculares em pacientes com palpitações.

► Tratamento e prognóstico

O propranolol pode ser efetivo no tratamento de arritmias coexistentes. A profilaxia para endocardite infecciosa não está mais indicada, com base nas diretrizes atualizadas da AHA de 2017. O curso natural dessa condição não é bem definido. Cerca de vinte anos de observação indicam que o PVM isolado nas crianças geralmente é uma entidade benigna. A cirurgia para insuficiência mitral raramente é necessária.

Delling FN, Vasan RS: Epidemiology and pathophysiology of mitral valve prolapse: new insights into disease progression, genetics, and molecular basis. Circulation 2014 May 27;129(21):2158–2170 [PMID: 24867995].

Nishimura RA et al: 2017 AHA/ACC Focused update of 2014 AHA/ACC Guideline for the management of patients with valvular heart disease. A report of the American college of cardiology/American Heart Association Task Force on Clinical Practice Guidelines. Circulation 2017. [PMID: 28298458].

4. Outras lesões valvulares congênitas do coração esquerdo

A. Estenose mitral congênita

A estenose mitral congênita é um distúrbio raro no qual os folhetos da valva são espessados e/ou fundidos, produzindo uma estrutura semelhante a um diafragma ou funil com uma abertura central. Em muitos casos, o aparelho subvalvar (músculos papilares e cordas tendíneas) também está alterado. Quando a estenose mitral ocorre junto a outras lesões obstrutivas do lado esquerdo, como a estenose subaórtica e a coarctação da aorta, tem-se um complexo chamado síndrome de Shone. A maioria dos pacientes desenvolve sintomas precocemente, como taquipneia, dispneia e déficit de crescimento. O exame físico revela uma B_1 acentuada e um som forte de fechamento pulmonar. Não há estalido de abertura. Na maioria dos casos, ouve-se um sopro pré-sistólico em crescendo no ápice. Ocasionalmente, pode-se ouvir apenas um sopro mesodiastólico. O ECG mostra desvio do eixo para a direita, aumento biatrial e HVD. A radiografia de tórax revela aumento do AE e congestão venosa pulmonar. O ecocardiograma mostra estruturas anormais da valva mitral com redução da excursão dos folhetos e dilatação do AE. O cateterismo cardíaco revela uma pressão capilar pulmonar elevada e HP, devido à pressão atrial esquerda elevada.

Mesmo em lactentes jovens, é possível realizar o reparo da valva mitral ou a sua substituição por uma prótese valvar, mas são procedimentos tecnicamente difíceis. O reparo da valva mitral é a opção cirúrgica de escolha, uma vez que a substituição da valva pode ter resultados ruins nos lactentes.

B. Cor triatriatum

O *cor triatriatum* é uma anormalidade rara em que as veias pulmonares se juntam em uma confluência que não está completamente incorporada ao AE. Essa confluência das veias pulmonares se comunica com o AE por uma abertura de tamanho variável e pode ser obstruída. Os pacientes podem apresentar-se de forma semelhante aos que têm estenose mitral. Os achados clínicos dependem do grau de obstrução do fluxo venoso pulmonar para o AE. Se a comunicação entre a confluência das veias pulmonares e o AE for pequena e muito restritiva ao fluxo, os sintomas se desenvolvem no início da vida. O ecocardiograma revela uma densidade linear no AE com um gradiente de pressão entre a câmara venosa pulmonar e o AE verdadeiro. Pode ser necessário cateterismo cardíaco em caso de dúvida diagnóstica. A pressão pulmonar elevada e a pressão atrial esquerda baixa (aferida com o cateter passando pelo forame oval até chegar ao AE verdadeiro) corroboram o diagnóstico. A angiocardiografia identifica a zona de confluência das veias pulmonares e o AE anatômico. O reparo cirúrgico é sempre necessário no caso de haver uma membrana obstrutiva, e os resultados a longo prazo são favoráveis. Pode haver coexistência de anormalidades da valva mitral, incluindo anel supravalvar ou valva displásica.

> Otto CM et al: 2020 AHA/ACC guideline for the management of patients with valvular heart disease: a report of the American College of Cardiology/American Heart Association Joint Committee on Clinical Practice Guidelines. Circulation 2021 Feb 2;143 (5):e72–e227. [PMID: 33332150].

DOENÇAS DA AORTA

Os pacientes com risco de dilatação aórtica progressiva e dissecção são aqueles com válvula aórtica bicúspide isolada, síndrome de Marfan, síndrome de Loeys-Dietz, síndrome de Turner e síndrome de Ehlers-Danlos tipo IV.

1. Válvula aórtica bicúspide

Os pacientes com válvula aórtica bicúspide apresentam uma incidência maior de dilatação aórtica e consequente dissecção, independentemente da presença de estenose aórtica. O exame histológico demonstra degeneração cística da camada média da parede da aorta, semelhante ao que é visto em pacientes com síndrome de Marfan. Pacientes com válvula aórtica bicúspide isolada requerem acompanhamento regular para monitorar dilatação aórtica, mesmo que não possuam estenose ou insuficiência aórtica. Uma dilatação significativa da aorta, a ponto de necessitar de correção cirúrgica, geralmente não ocorre até a idade adulta.

2. Síndromes de Marfan e de Loeys-Dietz

A síndrome de Marfan é uma doença autossômica dominante do tecido conjuntivo causada por uma mutação no gene da fibrilina-1. As mutações espontâneas correspondem a cerca de 25 a 30% dos casos e, por isso, uma história familiar negativa nem sempre descarta o diagnóstico. Os pacientes são diagnosticados utilizando os critérios de Ghent (disponíveis em: https://www.marfan.org/dx/rules) e devem ter, no mínimo, um acometimento importante de dois sistemas corporais, mais o envolvimento de um terceiro sistema ou uma história familiar positiva. Os sistemas corporais envolvidos são: cardiovascular, ocular, musculoesquelético, pulmonar e tegumentar. As manifestações cardíacas (que podem estar presentes ao nascimento) incluem dilatação aórtica e PVM. Os pacientes com síndrome de Marfan estão sob risco de dissecção aórtica e devem ser impedidos de praticar esportes competitivos de contato e exercícios isométricos. São utilizados β-bloqueadores (p. ex., atenolol), inibidores da ECA ou bloqueadores dos receptores da angiotensina (p. ex., losartana) para baixar a pressão arterial e reduzir a taxa de dilatação aórtica. A intervenção cirúrgica eletiva é realizada em pacientes de tamanho adulto quando a raiz da aorta atinge 50 mm de diâmetro ou se houver dilatação da raiz da aorta progredindo rapidamente, excedendo 1 cm em 1 ano. A razão entre o diâmetro real e o esperado da raiz da aorta é usada para determinar a necessidade de cirurgia em crianças pequenas. As opções cirúrgicas incluem a substituição da raiz aórtica dilatada por um enxerto valvar (técnica de Bentall) ou o procedimento de David, no qual a válvula aórtica do paciente é poupada e um enxerto de Dacron é usado para substituir a aorta ascendente dilatada. Anteriormente acreditava-se que a pouca idade ao diagnóstico conferia um mau prognóstico; no entanto, o diagnóstico precoce com acompanhamento atento e tratamento médico precoce foi associado mais recentemente a um prognóstico favorável. As arritmias ventriculares podem contribuir para a mortalidade na síndrome de Marfan.

A síndrome de Loeys-Dietz é uma doença autossômica dominante do tecido conjuntivo causada pela mutação no receptor do fator transformador de crescimento β (TGF-β, de *transforming growth factor-β*). Essa síndrome está associada a alterações musculoesqueléticas, cutâneas e cardiovasculares. No passado, acreditava-se que muitos pacientes com Loeys-Dietz tinham a síndrome de Marfan. O envolvimento cardiovascular inclui prolapso de valva mitral e tricúspide, aneurismas do DAP e dilatação da aorta e da artéria pulmonar. Pode ocorrer dissecção e formação de aneurismas em artérias por todo o corpo, inclusive nas artérias braquiocefálicas.

3. Síndrome de Turner

A síndrome de Turner é causada pela monossomia do cromossomo X, que ocorre de forma espontânea, e está frequentemente associada a anormalidades cardiovasculares (aproximadamente 25%). O defeito cardíaco congênito mais comumente associado é a coarctação da aorta com válvula aórtica bicúspide. Como consequência, os pacientes têm maior risco de dissecção de aorta, geralmente durante a idade adulta. Além da presença de válvula aórtica bicúspide e de dilatação aórtica, fatores de risco adicionais para dissecção de aorta incluem hipertensão (independentemente da causa) e coarctação da aorta. Há raros relatos de dissecção de aorta em pacientes adultos com síndrome de Turner sem quaisquer fatores de risco; isso pode sugerir um componente de vasculopatia associado a essa síndrome. Pacientes com síndrome de Turner requerem acompanhamento cardiológico de rotina desde a adolescência (mesmo na ausência de cardiopatia congênita prévia) para monitorar essa complicação potencialmente letal.

Loeys BL et al: The revised Ghent nosology for the Marfan syndrome. J Med Genet 2010;47:476–485 [PMID: 20591885].

Otto CM et al: 2020 AHA/ACC guideline for the management of patients with valvular heart disease: a report of the American College of Cardiology/American Heart Association Joint Committee on Clinical Practice Guidelines. Circulation 2021 Feb 2;143 (5):e72–e227. [PMID: 33332150].

ANORMALIDADES DAS ARTÉRIAS CORONÁRIAS

Várias anomalias podem acometer a origem, o trajeto ou a distribuição das artérias coronárias. A origem ou o curso anormal das coronárias pode ser assintomático e passar despercebido. Porém, em alguns casos, essas crianças têm risco de morte súbita. A anormalidade congênita mais comum das coronárias é a origem anômala da coronária esquerda a partir da artéria pulmonar (ALCAPA, de *anomalous origin of the left coronary artery from the pulmonary artery*), que é discutida detalhadamente a seguir.

Origem anômala da artéria coronária esquerda a partir da artéria pulmonar

Nesta condição, a coronária esquerda emerge da artéria pulmonar, e não da aorta. Em recém-nascidos, cuja PAP é alta, a perfusão da coronária esquerda pode estar adequada e o bebê pode ser assintomático. Aos 2 meses de idade, a pressão arterial pulmonar diminui, provocando uma redução progressiva da perfusão miocárdica fornecida pela coronária esquerda anômala. O resultado é isquemia e infarto do VE. A cirurgia imediata está indicada para reimplantar a artéria coronária esquerda e restaurar a perfusão miocárdica.

▶ Achados clínicos

A. Sinais e sintomas

Os recém-nascidos apresentam-se sadios e com crescimento e desenvolvimento relativamente normais até que a PAP cai. Uma anamnese detalhada pode revelar história de dor abdominal intermitente (agitação ou irritabilidade), palidez, sibilância e sudorese, especialmente durante ou após a alimentação. A apresentação pode ser sutil, com queixas inespecíficas de "inquietação" ou "cólicas" intermitentes, que provavelmente representam, na verdade, crises de angina. A apresentação também pode ser fulminante aos 2 a 4 meses, com IC súbita e severa devido à disfunção do VE e à insuficiência mitral. Ao exame físico, o lactente geralmente está bem nutrido e bem desenvolvido. Os pulsos são tipicamente fracos, porém simétricos. Há um abaulamento precordial à esquerda proeminente. Um ritmo de galope e/ou um sopro holossistólico de IM às vezes está presente, mas frequentemente a ausculta por si só não revela nenhuma anormalidade óbvia.

B. Exames de imagem

A radiografia de tórax mostra aumento da área cardíaca, aumento do AE e pode apresentar congestão venosa pulmonar se a função do VE estiver prejudicada. A TC cardíaca com angiografia pode auxiliar na avaliação das artérias coronárias no caso de não ser possível defini-las adequadamente no ecocardiograma.

C. Eletrocardiograma

No ECG, há inversão de onda T nas derivações I e aVL. As derivações precordiais também apresentam inversão de onda T de V4-V7. Ondas Q profundas e amplas estão presentes nas derivações I, aVL e às vezes V4-V6. Esses achados de infarto miocárdico são similares aos de adultos.

D. Ecocardiograma

O diagnóstico pode ser feito utilizando a ecografia com imagem bidimensional por meio da visualização de uma artéria coronária direita única e larga originando-se da aorta e de uma artéria coronária esquerda anômala partindo do tronco da artéria pulmonar. O fluxo reverso na coronária esquerda (*em direção à* artéria pulmonar, e não para longe da aorta) confirma o diagnóstico. Nesse exame, é comum visualizar disfunção do VE, músculos papilares hiperecogênicos (isquêmicos) e regurgitação mitral.

E. Cateterismo cardíaco e angiocardiografia

A angiografia da aorta não é capaz de mostrar a origem da coronária esquerda. Uma grande artéria coronária direita se enche diretamente da aorta e o contraste flui do sistema coronariano direito por meio de colaterais para a artéria coronária esquerda e, finalmente, para a artéria pulmonar. A angiografia do VD ou do tronco da artéria pulmonar pode mostrar a origem do vaso anômalo. Raramente, um *shunt* esquerda-direita pode ser detectado uma vez que o sangue oxigenado passa pelo sistema colateral sem fornecer oxigênio ao miocárdio e adentra a artéria pulmonar.

▶ Tratamento e prognóstico

O prognóstico da ALCAPA depende em parte do quadro clínico do paciente na apresentação inicial. O manejo com diuréticos e com redução da pós-carga pode ajudar a estabilizar um paciente grave, mas a intervenção cirúrgica não deve ser retardada. A cirurgia consiste no reimplante do botão coronário anômalo na aorta. A valva mitral pode ter que ser substituída, dependendo do grau de lesão dos músculos papilares e da insuficiência mitral associada. Embora essa seja uma condição que traz risco de vida, a função cardíaca quase sempre é recuperada se a criança sobreviver à cirurgia e ao período do pós-operatório.

Frommelt P et al: Recommendations for multimodality assessment of congenital coronary anomalies: a Guide from the American Society of Echocardiography: developed in collaboration with the Society for Cardiovascular Angiography and Interventions, Japanese Society of Echocardiography, and Society for Cardiovscular Magnetic Resonance. J Am Soc Echocardiogr 2020 Mar;33(3):259–294 [PMID: 32143778].

Neumann A et al: Long-term results after repair of anomalous origin of left coronary artery from the pulmonary artery: Takeuchi repair versus coronary transfer. Eur J Cardiothorac Surg 2017 Feb 1;51(2):308–315. doi: 10.1093/ejcts/ezw268 [PMID: 28186291].

▼ CARDIOPATIA CONGÊNITA CIANÓTICA

TETRALOGIA DE FALLOT

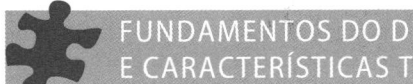

FUNDAMENTOS DO DIAGNÓSTICO E CARACTERÍSTICAS TÍPICAS

▶ Crises hipoxêmicas durante a infância.
▶ Arco aórtico do lado direito em 25% dos pacientes.
▶ Sopro sistólico de ejeção na borda esternal superior esquerda.

▶ Considerações gerais

Na tetralogia de Fallot (TF), o desvio anterior do septo infundibular (via de saída pulmonar) causa estreitamento da via de saída do VD. Esse desvio também resulta em um DSV e no cavalgamento da aorta sobre a crista do septo ventricular. O VD hipertrofia, não por causa da estenose pulmonar, mas porque está bombeando contra a resistência sistêmica através de um DSV (geralmente) grande. A TF é a cardiopatia congênita cianótica mais comum e representa 10% de todas as cardiopatias congênitas. Um arco aórtico do lado direito está presente em 25% dos casos, e um DSA em 15% dos casos.

A obstrução ao fluxo de saída do VD decorrente de um DSV grande causa um *shunt* direita-esquerda em nível ventricular com dessaturação arterial. Quanto maior a obstrução e menor a resistência vascular sistêmica, maior o *shunt* direita-esquerda. A TF está associada a deleções no braço longo do cromossomo 22 (22q11, síndrome de DiGeorge) em até 15% das crianças afetadas. Isso é especialmente comum naqueles com um arco aórtico à direita associado.

▶ Achados clínicos

A. Sinais e sintomas

Os achados clínicos variam conforme o grau de obstrução da via de saída do VD. Pacientes com obstrução leve são minimamente cianóticos ou acianóticos. Aqueles com obstrução grave são bastante cianóticos desde o nascimento. Poucas crianças são assintomáticas. Naquelas com obstrução significativa da via de saída do VD, muitas apresentam cianose ao nascimento e quase todas têm cianose até os 4 meses de idade. A cianose geralmente é progressiva, à medida que a obstrução subvalvular aumenta. Geralmente não há atraso de crescimento e de desenvolvimento, mas fadiga e dispneia ao esforço são comuns. Os dedos das mãos e dos pés apresentam diversos graus de baqueteamento dependendo da idade e da gravidade da cianose. Historicamente, crianças mais velhas com TF frequentemente adotavam a posição de cócoras para aumentar a resistência vascular sistêmica. Isso diminuía o *shunt* direita-esquerda, forçando o sangue para o circuito pulmonar, e ajudava a evitar crises cianóticas. Atualmente, o agachamento raramente é observado, pois o diagnóstico é feito na primeira infância.

As crises hipoxêmicas, também chamadas de crises cianóticas, são uma das características da TF grave. Essas crises podem ocorrer espontaneamente e a qualquer momento; porém, em bebês, ocorrem mais comumente durante o choro ou a alimentação e, em crianças mais velhas, ocorrem com exercícios. Elas são caracterizadas por (1) início súbito ou piora da cianose; (2) dispneia; (3) alterações do nível de consciência, desde irritabilidade até síncope; e (4) diminuição ou desaparecimento do sopro sistólico (uma vez que a via de saída do VD fica completamente obstruída). Esses episódios geralmente começam aos 4 a 6 meses de idade. As crises cianóticas são tratadas agudamente com a administração de oxigênio e colocando o paciente na posição genupeitoral (para aumentar a resistência vascular sistêmica). A morfina intravenosa deve ser administrada com cautela, mas é útil pelo seu efeito sedativo. O propranolol produz β-bloqueio e pode reduzir a obstrução na via de saída do VD por meio de sua ação inotrópica negativa. A acidose, se presente, deve ser corrigida com bicarbonato de sódio intravenoso. A profilaxia das crises cianóticas com propranolol via oral em uso crônico pode ser útil para retardar a cirurgia, mas o início das crises geralmente implica intervenção cirúrgica. De fato, atualmente, o reparo cirúrgico eletivo geralmente ocorre por volta dos 3 meses de idade para evitar o início das crises.

Ao exame, há uma impulsão palpável do VD. A B_2 é predominantemente aórtica e única. Um sopro sistólico rude de ejeção de grau II a IV/VI está presente na borda esternal esquerda, no terceiro espaço intercostal, com irradiação para o dorso.

B. Achados laboratoriais

A hemoglobina, o hematócrito e a contagem de eritrócitos geralmente estão elevados nos lactentes mais velhos e nas crianças devido à dessaturação arterial crônica.

C. Exames de imagem

O coração está de tamanho normal na radiografia de tórax. O VD está hipertrofiado, frequentemente demonstrado pela elevação do ápice ("coração em forma de bota"). O segmento do tronco da artéria pulmonar é côncavo e, se houver um arco aórtico direito, a proeminência da aorta está à direita da traqueia. As marcações da vasculatura pulmonar geralmente estão diminuídas.

D. Eletrocardiograma

O eixo QRS está desviado para a direita, variando de +90 a +180 graus. As ondas P em geral são normais. Sempre há hipertrofia de VD, mas são raros padrões de sobrecarga pressórica do VD.

E. Ecocardiograma

A imagem bidimensional é diagnóstica, revelando espessamento da parede do VD, sobreposição da aorta e um grande DSV subaórtico. Pode-se identificar obstrução no nível do infundíbulo e da válvula pulmonar e mensurar o tamanho das artérias pulmonares proximais. A anatomia das artérias coronárias deve ser visualizada, pois ramos anormais que cruzam a via de saída do VD correm o risco de transecção durante a ampliação cirúrgica da área.

F. Cateterismo cardíaco e angiografia

O cateterismo cardíaco é feito principalmente naqueles pacientes com artérias pulmonares hipoplásicas. Se um cateterismo for feito, ele revela um *shunt* direita-esquerda em nível ventricular na maioria dos casos. A dessaturação arterial está presente em vários graus. A pressão do VD encontra-se em níveis sistêmicos, e o traçado da pressão no VD é idêntico ao do VE se o DSV for grande. A pressão da artéria pulmonar é invariavelmente baixa. Gradientes de pressão podem ser notados em nível pulmonar, infundibular ou ambos. A angiografia do VD revela obstrução da via de saída do VD e um *shunt* direita-esquerda em nível ventricular. As principais indicações para o cateterismo cardíaco são para determinar a anatomia das artérias coronárias e da artéria pulmonar distal, nos casos em que ela não pode ser claramente definida pelo ecocardiograma.

▶ Tratamento

A. Tratamento paliativo

A maioria dos centros atualmente preza pelo reparo completo da TF durante o período neonatal ou lactente, independentemente do tamanho do paciente. No entanto, alguns centros preferem o tratamento paliativo para neonatos pequenos, nos quais a correção completa é considerada arriscada. A paliação cirúrgica consiste na inserção de uma derivação de GoreTex a partir da artéria subclávia para a artéria pulmonar ipsilateral (*shunt* de Blalock-Taussig [BT] modificado) a fim de substituir o canal arterial (que é ligado e seccionado) ou na colocação de um *stent* no ducto. Isso assegura uma fonte de fluxo sanguíneo pulmonar independentemente do nível de obstrução infundibular ou valvular, e alguns acreditam que permite o crescimento das artérias pulmonares do paciente (que geralmente são pequenas) antes da correção cirúrgica completa.

B. Correção completa

A cirurgia de tórax aberto para correção da TF é realizada nas idades entre o nascimento e os 2 anos de idade, dependendo da anatomia do paciente e da experiência do centro cirúrgico. A tendência cirúrgica atual é para o reparo precoce nos lactentes sintomáticos. O principal fator anatômico limitante da correção total é o tamanho das artérias pulmonares. Durante a cirurgia, o DSV é fechado e a obstrução à saída do VD removida. Embora seja preferível a preservação da válvula durante o procedimento, em muitos casos, é feita a colocação de um retalho transanular pela via de saída do VD, pois a válvula pulmonar está contribuindo para a obstrução. Quando é feito um reparo transanular, o paciente fica com uma IP que geralmente é bem tolerada por anos. No entanto, a substituição da válvula pulmonar é, por fim, necessária por conta do surgimento de sintomas (geralmente intolerância ao exercício) e da dilatação do VD. A mortalidade cirúrgica é baixa.

▶ Evolução e prognóstico

Lactentes com TF grave geralmente são extremamente cianóticos ao nascimento. Essas crianças requerem cirurgia precoce. O reparo completo antes dos 2 anos de idade geralmente produz um bom resultado, e atualmente os pacientes vivem bem até a idade adulta. Dependendo da extensão do reparo necessário, é comum, em 10 a 15 anos após o reparo inicial, os pacientes precisarem de cirurgia adicional para substituição da válvula pulmonar. Atualmente é realizada a troca transcateter de válvulas pulmonares em alguns adolescentes e adultos jovens com história de TF, evitando a necessidade de cirurgia de peito aberto. Os pacientes com TF correm risco de morte súbita devido a arritmias ventriculares. A presença de uma válvula pulmonar competente sem um VD dilatado parece diminuir a chance de arritmias e melhorar o desempenho nas atividades físicas.

> Valente AM et al: Multimodality imaging guidelines for patients with repaired tetralogy of Fallot: a report from the American Society of Echocardiography: developed in collaboration with the Society for Cardiovascular Magnetic Resonance and the Society for Pediatric Radiology. J Am Soc Echocardiogr 2014 Feb;27(2):111–141 [PMID: 24468055].

ATRESIA PULMONAR COM DEFEITO DO SEPTO VENTRICULAR

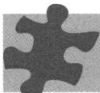

FUNDAMENTOS DO DIAGNÓSTICO E CARACTERÍSTICAS TÍPICAS

- Sintomas dependem do grau de fluxo sanguíneo pulmonar.
- Fluxo sanguíneo pulmonar pelo DAP e/ou colaterais aortopulmonares.

A atresia completa da válvula pulmonar em associação com um DSV é essencialmente uma forma extrema de TF. Como não há fluxo anterógrado do VD para a artéria pulmonar, o fluxo sanguíneo pulmonar é proveniente de um DAP ou de múltiplas artérias aortopulmonares colaterais (MAPCAs, de *multiple aortopulmonary collateral arteries*). Os sintomas dependem da quantidade de fluxo sanguíneo pulmonar. Se o fluxo for adequado, os pacientes podem ficar estáveis. Se inadequado, ocorre hipoxemia grave, e é necessária paliação imediata. Os recém-nascidos são estabilizados utilizando prostaglandina E1 (PGE1) intravenosa para manter o DAP enquanto são preparados para a cirurgia. Raramente, se o ducto não contribuir significativamente para o fluxo sanguíneo pulmonar (p. ex., se as MAPCAs sozinhas forem suficientes), a PGE1 pode ser descontinuada. Uma vez estabilizado o paciente, é realizado um *shunt* BT paliativo aortopulmonar, um implante de *stent* no canal ou a correção completa. A decisão de realizar paliação ou reparo completo em um recém-nascido depende da experiência e da preferência cirúrgicas associadas à anatomia da artéria pulmonar. Em muitos centros, realiza-se um *shunt* paliativo em recém-nascidos com artérias pulmonares muito hipoplásicas ou naqueles com apenas as MAPCAs como fonte de fluxo sanguíneo pulmonar. O objetivo do *shunt* é aumentar o fluxo sanguíneo pulmonar e estimular o crescimento vascular, de forma que a correção cirúrgica de peito aberto é planejada vários meses depois. Em crianças com MAPCAs, é realizada a realocação dessas artérias, conectando-as à artéria pulmonar (unifocalização) para concluir o reparo.

O ecocardiograma é, em geral, diagnóstico. O cateterismo cardíaco e angiografia ou a ressonância magnética cardíaca podem confirmar a(s) fonte(s) do fluxo sanguíneo pulmonar e documentar o tamanho das artérias pulmonares distais.

A doença vascular pulmonar é comum na atresia pulmonar com DSV, devido tanto a anormalidades intrínsecas da vasculatura pulmonar quanto a quantidades anormais de fluxo sanguíneo pulmonar. Mesmo os pacientes submetidos a correção cirúrgica quando bebês estão em risco. A doença vascular pulmonar é uma causa comum de morte ainda na terceira década de vida.

> Mainwaring RD: Hemodynamic assessment after complete repair of pulmonary atresia with major aortopulmonary collaterals. Ann Thorac Surg 2013 Apr;95(4):1397–1402 [PMID: 23453744].
> Ten Cate FA: Stenting the arterial duct in neonates and infants with congenital heart disease and duct-dependent pulmonary blood flow: a multicenter experience of an evolving therapy over 18 years. Catheter Cardiovasc Interv 2013 Sep 1;82(3):E233–E243 [PMID: 23420699].

ATRESIA PULMONAR COM SEPTO VENTRICULAR INTACTO

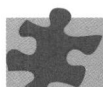

FUNDAMENTOS DO DIAGNÓSTICO E CARACTERÍSTICAS TÍPICAS

- Lesão completamente diferente da atresia pulmonar com DSV.
- Cianose ao nascimento.
- Fluxo sanguíneo pulmonar é sempre ducto-dependente com raras artérias aortopulmonares colaterais presentes.
- Artérias coronárias VD-dependentes às vezes estão presentes.

▶ Considerações gerais

Embora a atresia pulmonar com septo ventricular intacto (AP/SVI) tenha uma denominação parecida com a AP com DSV, trata-se de uma condição cardíaca distinta. Como o nome sugere, a válvula pulmonar é atrésica. O anel pulmonar geralmente tem um pequeno diafragma que consiste nas cúspides valvares fusionadas. O septo ventricular está intacto. O tronco da artéria pulmonar geralmente está presente e próximo à válvula atrésica, mas está um tanto hipoplásico. Apesar de o VD estar sempre reduzido em tamanho, o grau de redução é variável. O tamanho do VD é crítico para o sucesso do reparo cirúrgico. Em algumas crianças com AP/SVI, o VD é adequado para um reparo biventricular definitivo. Um VD normal tem três componentes (via de entrada, porção trabecular ou corpo, e via de saída). A ausência de qualquer um destes componentes torna improvável a função adequada do VD, sendo necessária uma abordagem paliativa do tipo ventrículo único. Alguns VDs são inadequados mesmo tendo todos os três componentes.

Após o nascimento, o fluxo pulmonar é fornecido pelo ducto arterioso. As MAPCAs geralmente não estão presentes nesta patologia, em contraste com a AP com DSV. Deve-se iniciar infusão contínua de PGE1 o mais rápido possível após o nascimento para manter a patência ductal.

Achados clínicos

A. Sinais e sintomas

Os neonatos geralmente são cianóticos, e a cianose vai se agravando à medida que o canal arterial se fecha. Um sopro sistólico assobiante resultante do DAP associado pode ser auscultado no foco pulmonar. Geralmente um sopro holossistólico é audível na borda esternal inferior esquerda, uma vez que muitas crianças desenvolvem insuficiência tricúspide se o VD for de bom tamanho e a saída desse ventrículo for apenas pela válvula tricúspide. Um FOP ou DSA é essencial para a descompressão do lado direito do coração.

B. Exames de imagem

O tamanho do coração varia dependendo do grau de insuficiência tricúspide. Com uma insuficiência tricúspide severa, o aumento do AD pode ser maciço e a silhueta cardíaca pode preencher o tórax na radiografia. Em pacientes com válvula tricúspide e/ou VD hipoplásicos associados, a maior parte do retorno venoso sistêmico flui da direita para a esquerda através do DSA e, portanto, o tamanho do coração pode estar normal.

C. Eletrocardiograma

O ECG revela um eixo com desvio à esquerda para a idade (45-90 graus) no plano frontal. As forças do VE predominam no ECG e há uma escassez de forças do VD, especialmente se o VD for hipoplásico. Os achados de aumento atrial direito em geral são marcantes.

D. Ecocardiograma

O ecocardiograma mostra atresia da válvula pulmonar com graus variados de hipoplasia da cavidade do VD e do anel tricúspide. A patência de uma comunicação interatrial e do ducto é verificada pelo ecocardiograma.

E. Cateterismo cardíaco e angiocardiografia

A pressão do VD costuma ser suprassistêmica. A angiografia do VD revela a ausência de enchimento da artéria pulmonar. O fluxo irrestrito através do DSA é uma necessidade, uma vez que a saída de sangue do coração direito só pode ocorrer através do defeito atrial em direção ao AE. Uma septostomia atrial com balão (procedimento de Rashkind) pode ser necessária para abrir qualquer comunicação inadequada através do septo atrial. Algumas crianças com AP e SVI possuem sinusoides entre o VD e as artérias coronárias. Em alguns pacientes, a circulação coronariana pode depender de uma pressão do VD elevada. Qualquer tentativa de descomprimir o VD em pacientes com circulação coronariana VD-dependente causa infarto do miocárdio e morte devido à redução abrupta da perfusão coronária, e, por isso, a angiografia coronária precisa é necessária para avaliação da anatomia. Se o VD é tripartido, a circulação coronária não é dependente do VD, e é planejado um eventual reparo em duas câmaras. A placa da válvula pulmonar pode ser perfurada e dilatada durante o cateterismo cardíaco no recém-nascido para permitir o fluxo anterógrado do VD para a artéria pulmonar e, assim, estimular o crescimento da cavidade do VD.

Tratamento e prognóstico

Como em todas as lesões ducto-dependentes, a PGE1 é usada para estabilizar o paciente e manter a patência do ducto até que a cirurgia possa ser realizada. A cirurgia geralmente é feita na primeira semana de vida. Se o VD for hipoplásico, se estiverem presentes sinusoides significativos ou circulação coronariana dependente do VD (falta de enchimento anterógrado das coronárias a partir da aorta) ou se a válvula pulmonar não puder ser devidamente aberta durante o cateterismo cardíaco, será feito um *shunt* BT ou colocado um *stent* ductal para estabelecer o fluxo sanguíneo pulmonar. Mais tarde na infância, pode ser criada uma comunicação entre o VD e a artéria pulmonar para estimular o crescimento da cavidade do VD. Se a dimensão ou a função do VD for inadequada para o reparo biventricular, uma abordagem semelhante à adotada nos corações univentriculares atenderá melhor a essas crianças (ver seção Síndrome do coração esquerdo hipoplásico). Crianças com sinusoides significativos ou anormalidades da artéria coronária são candidatas a transplante cardíaco, pois correm o risco de insuficiência coronária e morte súbita.

O prognóstico nessa condição é reservado.

Lowenthal A et al: Prenatal tricuspid valve size as a predictor of postnatal outcome in patients with severe pulmonary stenosis or pulmonary atresia with intact ventricular septum. Fetal Diagn Ther 2014;35(2):101–107 [PMID: 24457468].

Mallula K, Vaughn G, El-Said H, Lamberti JJ, Moore JW: Comparison of ductal stenting versus surgical shunts for palliation of patients with pulmonary atresia and intact ventricular septum. Catheter Cardiovasc Interv 2015 Jun;85(7):1196–1202. doi: 10.1002/ccd.25870 [PMID: 25639613].

Schneider AW et al: More than 25 years of experience in managing pulmonary atresia with intact ventricular septum. Ann Thorac Surg 2014 Nov;98(5):1680–1686 [PMID: 25149048].

ATRESIA TRICÚSPIDE

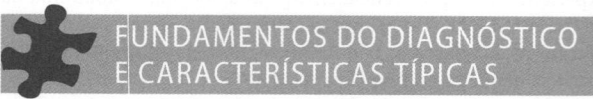

FUNDAMENTOS DO DIAGNÓSTICO E CARACTERÍSTICAS TÍPICAS

► Cianose marcante desde o nascimento.
► ECG com desvio de eixo à esquerda, aumento atrial direito e hipertrofia de VE.

Considerações gerais

Na atresia tricúspide, há uma atresia completa da valva tricúspide com nenhuma comunicação direta entre o AD e o VD. Existem dois tipos de atresia tricúspide baseados na relação entre as grandes artérias (normalmente relacionadas ou transpostas). Todo o retorno venoso sistêmico deve fluir através do septo atrial (DSA ou FOP) para alcançar o AE. O AE, portanto, recebe tanto o retorno venoso sistêmico quanto o pulmonar. Ocorre uma mistura completa de sangue no AE, resultando em graus variáveis de dessaturação arterial.

Como não há fluxo para o VD, o seu desenvolvimento depende da presença de um *shunt* ventricular esquerda-direita. A hipoplasia grave do VD ocorre quando não há DSV ou quando o DSV é pequeno.

▶ Achados clínicos

A. Sinais e sintomas

Em geral, os sintomas se desenvolvem no início da infância, com a cianose presente ao nascimento na maioria dos lactentes acometidos. O crescimento e o desenvolvimento são prejudicados, e o lactente geralmente apresenta exaustão durante a alimentação, taquipneia e dispneia. Pacientes com fluxo pulmonar aumentado podem desenvolver IC com cianose menos proeminente. O grau de fluxo sanguíneo pulmonar é mais dependente da RVP. Aqueles pacientes com baixa RVP terão um fluxo pulmonar aumentado. Um sopro do DSV costuma estar presente e é melhor auscultado na borda esternal inferior esquerda. O baqueteamento digital está presente em crianças mais velhas com cianose de longa data.

B. Exames de imagem

O coração pode estar discreta ou marcadamente aumentado. O tronco da artéria pulmonar em geral é pequeno ou ausente. O AD está moderada a excessivamente aumentado, dependendo do tamanho da comunicação no nível atrial. As marcações da vasculatura pulmonar geralmente estão diminuídas, mas podem estar aumentadas se o fluxo pulmonar não for restrito pelo DSV ou pela estenose pulmonar.

C. Eletrocardiograma

O ECG mostra um desvio acentuado do eixo para a esquerda. As ondas P são altas e apiculadas, indicativas de hipertrofia atrial direita. Em quase todos os casos, há HVE ou dominância de VE. As forças do VD no ECG em geral estão reduzidas ou ausentes.

D. Ecocardiograma

As imagens bidimensionais são diagnósticas e mostram a ausência da valva tricúspide, a relação entre as grandes artérias, a anatomia do DSV, a presença de um DSA ou FOP e o tamanho das artérias pulmonares. A imagem com Doppler colorido pode ajudar a identificar o *shunt* em nível atrial e os níveis de restrição ao fluxo pulmonar, tanto no DSV quanto na via de saída do VD.

E. Cateterismo cardíaco e angiografia

O cateterismo revela um *shunt* direita-esquerda no nível atrial. Devido à mistura de fluxos que ocorre no AE, as saturações de oxigênio no VE, VD, artéria pulmonar e aorta são idênticas às do AE. A pressão atrial direita fica aumentada se o DSA for restritivo. As pressões do VE e sistêmica estão normais. Não é possível progredir o cateter através da valva atrioventricular direita (tricúspide) do AD para o VD. Se houver um FOP ou um DSA restritivo, será realizada uma septostomia atrial por cateter-balão.

▶ Tratamento e prognóstico

Nos lactentes sem restrição ao fluxo pulmonar, deve-se administrar a terapia convencional anticongestiva com diuréticos e redução da pós-carga até que o fluxo através do DSV comece a ficar insuficiente devido ao crescimento do paciente. Às vezes, é necessário realizar uma bandagem na artéria pulmonar para proteger o leito pulmonar do fluxo excessivo e prevenir o desenvolvimento de doença vascular pulmonar.

A paliação por estágios da atresia tricúspide é a abordagem cirúrgica usual. Nos bebês com fluxo pulmonar diminuído, a PGE1 é administrada até que possa ser realizado um *shunt* aortopulmonar (*shunt* BT ou *stent* ductal). O procedimento de Glenn (anastomose da VCS com a artéria pulmonar) é feito com a retirada do *shunt* aortopulmonar/BT aos 4 a 6 meses, quando as saturações começam a cair, e a conclusão do procedimento de Fontan (redirecionamento da VCI e VCS para a artéria pulmonar) é realizada quando a criança atinge cerca de 15 kg.

O prognóstico a longo prazo das crianças tratadas pelo procedimento de Fontan é desconhecido, embora os pacientes agora estejam vivendo até o final dos 20 e início dos 30 anos. A curto prazo, os melhores resultados do procedimento de Fontan ocorrem nas crianças que têm baixas pressões na artéria pulmonar antes da cirurgia aberta.

Wald RM et al: Outcome after prenatal diagnosis of tricuspid atresia: a multicenter experience. Am Heart J 2007;153:772–778 [PMID: 17452152].

SÍNDROME DO CORAÇÃO ESQUERDO HIPOPLÁSICO

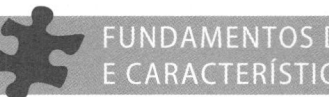

FUNDAMENTOS DO DIAGNÓSTICO E CARACTERÍSTICAS TÍPICAS

▶ Cianose discreta ao nascimento.
▶ Achados mínimos à ausculta.
▶ Rápida instalação de choque com o fechamento do ducto arterioso.

▶ Considerações gerais

A síndrome do coração esquerdo hipoplásico (SCEH) inclui várias condições nas quais lesões obstrutivas do coração esquerdo estão associadas à hipoplasia do VE. Essa síndrome ocorre em 1,4 a 3,8% dos lactentes com cardiopatia congênita.

A estenose ou atresia das válvulas mitral e aórtica é a regra. No recém-nascido, a sobrevivência depende de um DAP porque o fluxo anterógrado para a circulação sistêmica é inadequado ou inexistente. O DAP é a única fonte de fluxo para a aorta e para as artérias coronárias. As crianças com SCEH geralmente são estáveis ao nascimento, mas deterioram rapidamente à medida que o ducto se fecha na primeira semana de vida. Sem tratamento, o óbito ocorre em média na primeira semana de vida. Em raros casos, o ducto permanece patente e os bebês podem sobreviver por semanas a meses sem a terapia com PGE1.

O diagnóstico geralmente é feito ainda no pré-natal por meio do ecocardiograma fetal. O diagnóstico pré-natal auxilia no aconselhamento aos pais e no planejamento do parto do bebê próximo a ou em um centro com experiência no tratamento de SCEH.

▶ Achados clínicos

A. Sinais e sintomas

Os recém-nascidos com SCEH nascem estáveis porque o ducto arterioso está patente. Eles pioram rapidamente com o fechamento do ducto, desenvolvendo choque e acidose secundários à perfusão sistêmica inadequada. A saturação de oxigênio pode inclusive aumentar, por um período de tempo, enquanto o ducto se fecha, devido ao aumento do fluxo sanguíneo para os pulmões.

B. Exames de imagem

A radiografia de tórax no primeiro dia de vida pode ser relativamente normal, exceto por uma silhueta cardíaca pequena. Posteriormente, a radiografia de tórax mostrará um aumento cardíaco com congestão venosa pulmonar grave se o DAP estiver começando a fechar ou se o bebê tiver sido colocado em oxigênio suplementar, o que aumenta o fluxo sanguíneo pulmonar.

C. Eletrocardiograma

O ECG mostra desvio de eixo para a direita, aumento do AD e HVD com uma relativa redução das forças do VE. A pequena onda Q na derivação V6 pode estar ausente, e um padrão qR (*strain* de VD) é visto com frequência em V1.

D. Ecocardiograma

O ecocardiograma é diagnóstico. Uma aorta hipoplásica e um VE com válvulas mitral e aórtica atrésicas ou severamente estenóticas são diagnósticos. A circulação sistêmica é dependente do DAP. A imagem com Doppler a cores mostra fluxo retrógrado na aorta ascendente, pois as artérias coronárias são supridas pelo ducto através da pequena aorta nativa.

▶ Tratamento e prognóstico

O início da administração de PGE1 é essencial e salva vidas, pois a circulação sistêmica depende da patência do ducto arterioso. O manejo subsequente depende do equilíbrio entre os fluxos pulmonar e sistêmico, ambos dependentes do VD. Com alguns dias de vida, a resistência pulmonar cai, promovendo um aumento na circulação pulmonar e uma redução da perfusão sistêmica. Nesse momento, a terapia é direcionada para estimular o fluxo sistêmico. Apesar da hipóxia e da cianose, o uso de oxigênio suplementar é evitado, pois isso diminuirá a resistência pulmonar e resultará em um aumento adicional no fluxo pulmonar. Em alguns centros, utiliza-se o nitrogênio para diminuir o oxigênio inspirado para até 17%. Essa terapia deve ser monitorada cuidadosamente, mas resulta em aumento da resistência arterial pulmonar, o que estimula o fluxo sistêmico e melhora a perfusão sistêmica. A redução da pós-carga sistêmica também aumentará a perfusão sistêmica. Em geral, uma perfusão adequada pode ser obtida mantendo a saturação sistêmica de O_2 entre 65 a 80%, ou, mais precisamente, uma Po_2 de 40 mmHg.

A paliação cirúrgica por estágios é a abordagem mais comum. No procedimento de Norwood, o tronco da artéria pulmonar relativamente normal é seccionado e conectado à pequena aorta ascendente. Todo o arco aórtico deve ser reconstruído devido ao seu pequeno tamanho. Então, deve ser criado ou um *shunt* BT (da artéria subclávia para a artéria pulmonar) ou um *shunt* de Sano (do VD para a artéria pulmonar) para restaurar o fluxo sanguíneo pulmonar. As crianças submetidas ao procedimento de Norwood necessitarão, posteriormente, por volta dos 6 meses de idade, de uma anastomose de Glenn (VCS para a artéria pulmonar com retirada do *shunt* sistêmico-pulmonar) e, em seguida, aos 2 a 3 anos, um Fontan (VCI para a artéria pulmonar, completando a derivação cavopulmonar total). Apesar dos avanços na técnica cirúrgica e nos cuidados pós-operatórios, a SCEH continua sendo uma das cardiopatias congênitas mais desafiadoras da cardiologia pediátrica, com uma sobrevida em 1 ano de apenas 70%.

O transplante cardíaco ortotópico também é uma opção de tratamento para recém-nascidos com SCEH, mas atualmente é realizado apenas em bebês que são considerados maus candidatos a Norwood. O transplante cardíaco é mais comumente realizado se a paliação cirúrgica falhar ou se o VD sistêmico entrar em falência (geralmente na adolescência ou no início da idade adulta).

Recentemente, alguns centros oferecem uma abordagem "híbrida" para a SCEH como resultado da colaboração entre cirurgiões e hemodinamicistas. No procedimento híbrido, o tórax é aberto cirurgicamente e é feita a bandagem dos ramos das artérias pulmonares, a fim de limitar o fluxo pulmonar. Em seguida, também pelo tórax aberto, o hemodinamicista coloca um *stent* no DAP para manter o débito sistêmico. O segundo estágio é considerado um "Glenn abrangente", no qual a bandagem da artéria pulmonar e o *stent* ductal são retirados, o arco aórtico é reconstruído e a VCS é conectada cirurgicamente às artérias pulmonares. A sobrevida a curto prazo (30 dias) após o primeiro estágio "híbrido" é superior a 90% nos centros mais experientes, mas os riscos e complicações do segundo estágio neutralizam parte da vantagem inicial de sobrevida. Dados de acompanhamento a longo prazo ainda não estão disponíveis.

Alsoufi B et al: Results of heart transplantation following failed staged palliation of hypoplastic left heart syndrome and related single ventricle anomalies. Eur J Cardiothorac Surg 2015 Nov;48(5):792–798; discussion 798. doi: 10.1093/ejcts/ezu547 [PMID: 25602055].

Oster ME et al: Association of interstage home monitoring with mortality, readmissions, and weight gain: a multicenter study from the National Pediatric Cardiology Quality Improvement Collaborative. Circulation 2015 Aug 11;132(6):502–508. doi: 10.1161/CIRCULATIONAHA.114.014107 [PMID: 26260497].

Sananes R et al: Six-year neurodevelopmental outcomes for children with single-ventricle physiology. Pediatrics 2021 Feb;147(2): e2020014589 [PMID: 33441486].

TRANSPOSIÇÃO DAS GRANDES ARTÉRIAS

FUNDAMENTOS DO DIAGNÓSTICO E CARACTERÍSTICAS TÍPICAS

▶ Recém-nascido cianótico sem disfunção respiratória.
▶ Mais comum no sexo masculino.

Considerações gerais

A transposição das grandes artérias (TGA) é a segunda cardiopatia congênita cianótica mais comum, correspondendo a 5% de todas as cardiopatias congênitas. Ela acomete o sexo masculino em uma proporção de 3:1 em relação ao feminino. A TGA é causada por uma anormalidade embriológica na septação espiral do tronco arterioso na qual a aorta emerge do VD e a artéria pulmonar do VE. Isso é chamado de "discordância ventrículo-arterial". Os pacientes podem ter um DSV ou ter o septo ventricular íntegro. Se não for reparada, a transposição estará associada a uma alta incidência de doença vascular pulmonar obstrutiva precoce. Uma vez que as circulações pulmonar e sistêmica estão em paralelo, a sobrevida torna-se impossível sem que haja mistura entre os dois circuitos. Especificamente, uma comunicação interatrial (FOP ou DSA) é de fundamental importância. A maior parte da mistura ocorre a nível atrial (também pode ocorrer alguma mistura a nível ductal), portanto, mesmo na presença de um DSV, é necessária uma comunicação interatrial adequada. Se a comunicação atrial for inadequada ao nascimento, o paciente ficará gravemente cianótico.

Achados clínicos

A. Sinais e sintomas

Muitos neonatos são grandes (até 4 kg) e profundamente cianóticos, sem desconforto respiratório ou sopro significativo. Bebês com um DSV grande podem ser menos cianóticos e, com frequência, apresentam um sopro proeminente. Os achados do exame cardiovascular dependem dos defeitos intracardíacos. A obstrução à via de saída de qualquer um dos ventrículos é possível, e deve-se descartar a presença de coarctação.

B. Exames de imagem

A radiografia de tórax nesses casos geralmente não é diagnóstica. Às vezes, pode haver um aspecto de "ovo em uma corda", pois a aorta está diretamente anterior à artéria pulmonar, dando a impressão de um mediastino estreito.

C. Eletrocardiograma

Como no ECG do recém-nascido geralmente há uma predominância de forças do VD, o ECG no caso da transposição das grandes artérias é pouco útil, porque frequentemente parecerá normal.

D. Ecocardiograma

A imagem bidimensional e a avaliação com Doppler demonstram bem a anatomia e a fisiologia. A aorta origina-se do VD, e a artéria pulmonar do VE. Deve-se avaliar defeitos associados, como DSV, obstrução da via de saída do VD ou do VE, ou coarctação. O septo atrial deve ser examinado com atenção, pois qualquer restrição pode ser prejudicial à criança enquanto aguarda a correção. A anatomia das coronárias varia e deve ser bem definida antes da cirurgia.

E. Cateterismo cardíaco e angiografia

Frequentemente é realizada uma septostomia atrial por balão de Rashkind nos casos de transposição completa em que a comunicação interatrial é restritiva. Na maioria dos casos, esse procedimento pode ser feito à beira do leito, guiado por ecocardiograma. A anatomia das coronárias pode ser delimitada por aortografia ascendente se não tiver sido bem visualizada pelo ecocardiograma.

Tratamento

A cirurgia corretiva precoce é recomendada. A cirurgia de troca, ou *switch*, arterial substituiu os procedimentos de troca atrial realizados anteriormente (cirurgias de Mustard e Senning). A cirurgia é realizada entre 4 a 7 dias de idade. As artérias são seccionadas acima do nível das valvas e reposicionadas, enquanto as coronárias são reimplantadas separadamente. Pequenos DSVs associados podem ser deixados para fechamento espontâneo, mas DSVs grandes são reparados. O DSA também é fechado. O reparo cirúrgico precoce (< 14 dias de vida) é vital para pacientes com TGA e SVI a fim de evitar um potencial descondicionamento do VE, uma vez que ele bombeia para a circulação pulmonar de baixa resistência. Se houver um DSV grande e não restritivo, a pressão do VE é mantida em níveis sistêmicos, o VE não se torna descondicionado e a cirurgia corretiva pode ser adiada por alguns meses. A cirurgia deve ser realizada até os 3 a 4 meses de idade nos pacientes com TGA e DSV devido ao alto risco de doença vascular pulmonar precoce associada a esse defeito.

A sobrevida operatória após o *switch* arterial é superior a 95% nos grandes centros. A principal vantagem do procedimento de troca *arterial* em comparação com os de troca *atrial* (cirurgias de Mustard e Senning) é que o ventrículo sistêmico é o VE. Nos pacientes submetidos a uma troca *atrial*, é colocado um retalho cirúrgico para regular o retorno venoso através dos átrios para o ventrículo oposto. Portanto, eles têm um VD como ventrículo sistêmico, o que os deixa com risco significativo de desenvolver insuficiência do VD e necessidade de transplante cardíaco, além de correrem risco de obstrução do desvio atrial.

Cohen MS: Multimodality imaging guidelines of patients with transposition of the great arteries: a report from the American Society of Echocardiography Developed in Collaboration with the Society for Cardiovascular Magnetic Resonance and the Society of Cardiovascular Computed Tomography. J Am Soc Echocardiogr 2016 Jul;29(7):571–621. doi: 10.1016/j.echo.2016.04.002 [PMID: 27372954].

Villafañe J et al: D-transposition of the great arteries: the current era of the arterial switch operation. J Am Coll Cardiol 2014 Aug;64(5): 498–511 [PMID: 25082585].

1. Transposição congenitamente corrigida das grandes artérias

A transposição congenitamente corrigida das grandes artérias (ccTGA) é uma cardiopatia congênita relativamente incomum. Os pacientes podem apresentar cianose, IC ou ser assintomáticos, dependendo das lesões associadas. Na ccTGA, ocorre discordância tanto atrioventricular quanto ventrículo-arterial, de modo que o AD se conecta a um ventrículo morfologicamente esquerdo, que bombeia sangue para a artéria pulmonar. Por outro lado, o AE se esvazia por meio de uma válvula tricúspide em um ventrículo morfologicamente direito, que bombeia para a aorta. As lesões comumente associadas são DSV e estenose pulmonar. Uma valva tricúspide displásica no lado esquerdo está quase sempre presente. Na ausência de lesões associadas, os pacientes com ccTGA geralmente não são diagnosticados até a idade adulta, quando passam a apresentar insuficiência da valva atrioventricular esquerda ou arritmias.

Anteriormente, o reparo cirúrgico era direcionado ao fechamento do DSV e ao alívio da obstrução da via de saída pulmonar – uma técnica que mantinha o VD como o ventrículo sistêmico com saída para a aorta. Agora é reconhecido que esses pacientes têm uma expectativa de vida reduzida devido à insuficiência do VD sistêmico; por isso, outras técnicas cirúrgicas têm sido defendidas. O procedimento de dupla troca é uma dessas técnicas. É feita uma troca em nível atrial (técnica de Mustard ou Senning), na qual o sangue venoso pulmonar e o sistêmico são desviados de forma que drenam para o ventrículo contralateral (o retorno venoso sistêmico passa a drenar para o VD e o retorno venoso pulmonar para o VE). Uma cirurgia de troca arterial, então, restaura o ventrículo morfologicamente esquerdo para sua posição de ventrículo sistêmico.

Pacientes com ccTGA têm uma incidência aumentada de bloqueio cardíaco completo com um risco estimado de 1% ao ano e uma frequência geral de 50%.

Malhotra SP et al: The hemi-Mustard/bidirectional Glenn atrial switch procedure in the double-switch operation for congenitally corrected transposition of the great arteries: rationale and midterm results. J Thorac Cardiovasc Surg 2011;141(1):162–170 [PMID: 21055773].

2. Dupla via de saída do ventrículo direito

Nessa rara malformação, ambas as grandes artérias se originam do VD. Há sempre um DSV que permite que o sangue saia do VE. Os sintomas apresentados dependem da relação do DSV com as válvulas semilunares. O DSV pode estar em diferentes posições, e as grandes artérias podem estar normalmente relacionadas ou transpostas. Na ausência de obstrução ao fluxo de saída, há um grande *shunt* esquerda-direita, e o quadro clínico se assemelha ao de um grande defeito de septo ventricular. Pode haver estenose pulmonar, particularmente se o DSV estiver distante da artéria pulmonar. Essa fisiologia é semelhante à tetralogia de Fallot. Por outro lado, se o DSV estiver mais próximo da artéria pulmonar, o fluxo aórtico pode estar obstruído (chamado de malformação de Taussig-Bing). A correção primária precoce é a meta. O fluxo do VE é direcionado para a aorta por meio do DSV (fechando o DSV), e é colocado um conduto do VD para a artéria pulmonar para manter desobstruído o fluxo pela circulação pulmonar. Se a aorta estiver distante do DSV, pode ser necessária uma troca arterial. O ecocardiograma geralmente é suficiente para fazer o diagnóstico e determinar a orientação dos grandes vasos e sua relação com o DSV.

Mahle WT et al: Anatomy, echocardiography, and surgical approach to double outlet right ventricle. Cardiol Young 2008;18(Suppl 3):39–51 [PMID: 19094378].

Pushparajah K et al: A systematic three-dimensional echocardiographic approach to assist surgical planning in double outlet right ventricle. Echocardiography 2013 Feb;30(2):234–238. doi: 10.1111/echo.12037 [PMID: 23167820].

RETORNO VENOSO PULMONAR ANÔMALO TOTAL

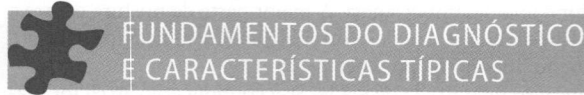
FUNDAMENTOS DO DIAGNÓSTICO E CARACTERÍSTICAS TÍPICAS

▶ Conexão anormal das veias pulmonares, provocando cianose.
▶ Ocorre com ou sem sopro, e pode haver um P_2 acentuado.
▶ Aumento do AD e HVD.

▶ Considerações gerais

Essa malformação representa 2% de todas as cardiopatias congênitas. Em vez de as veias pulmonares drenarem para o AE, elas drenam para uma confluência que normalmente está localizada posteriormente ao AE. Porém, essa confluência não está conectada ao AE, fazendo então com que o sangue venoso pulmonar drene para o sistema venoso sistêmico. Portanto, há uma mistura completa do sangue venoso sistêmico e pulmonar no nível do AD. A apresentação clínica de um paciente com retorno venoso pulmonar anômalo total (RVPAT) depende da via de drenagem para a circulação sistêmica e se essa via está ou não obstruída.

A malformação é classificada como intra, supra ou infracardíaca. O RVPAT intracardíaco ocorre quando a confluência venosa pulmonar drena diretamente para o coração, geralmente via seio coronário para o AD (raramente drena diretamente para o AD). O retorno supracardíaco (ou supradiafragmático) é definido como uma confluência que drena para a VCS direita, a veia inominada ou a VCS esquerda persistente. No retorno infracardíaco (ou infradiafragmático), a confluência drena abaixo do diafragma, geralmente para o sistema venoso portal, que se esvazia na VCI. O retorno venoso pulmonar infracardíaco frequentemente apresenta obstrução. Essa obstrução à drenagem venosa pulmonar torna essa lesão uma potencial emergência cirúrgica. As veias supracardíacas também podem estar obstruídas, embora isso seja menos comum. Raramente, a confluência venosa pulmonar drena para mais de um local, o que é denominado RVPAT misto.

Como toda a drenagem venosa do corpo retorna ao AD, um *shunt* direita-esquerda deve estar presente no nível atrial por meio ou de um DSA ou de um FOP. Ocasionalmente, o septo atrial é restritivo, e é necessário realizar uma septostomia por balão ao nascimento para permitir o enchimento do coração esquerdo.

▶ Achados clínicos

A. Retorno venoso pulmonar desobstruído

Pacientes com RVPAT desobstruído e uma grande comunicação interatrial tendem a ter um fluxo sanguíneo pulmonar aumentado e se apresentam tipicamente com cardiomegalia e IC, em vez de cianose. Saturações de oxigênio entre 85 a 95% são comuns. A maioria dos pacientes desse grupo apresenta uma elevação leve a moderada da PAP devido ao fluxo pulmonar aumentado. Na maioria dos casos, a pressão da artéria pulmonar não atinge níveis sistêmicos.

1. Sinais e sintomas – Os pacientes podem apresentar cianose leve e taquipneia no período neonatal e na primeira infância. O exame evidencia leitos ungueais e membranas mucosas escurecidas, mas a cianose evidente e o baqueteamento digital geralmente estão ausentes. Um impulso do VD é palpável e o P_2 está aumentado. Um sopro sistólico e diastólico pode ser ouvido como resultado do aumento do fluxo através das válvulas pulmonar e tricúspide, respectivamente.

2. Exames de imagem – O raio X de tórax revela cardiomegalia envolvendo o coração direito e a artéria pulmonar. A vasculatura pulmonar está mais proeminente.

3. Eletrocardiograma – O ECG mostra um desvio de eixo para a direita e graus variáveis de aumento atrial e de HVD. Um padrão qR é visto com frequência nas derivações precordiais direitas.

4. Ecocardiograma – A demonstração, pelo ecocardiograma, de uma discreta câmara posterior ao AE e de um *shunt* direita-esquerda obrigatoriamente em nível do AD é fortemente sugestiva do diagnóstico. A avaliação bidimensional e com Doppler a cores tem aumentado a acurácia do diagnóstico, de forma que o cateterismo cardíaco raramente tem sido necessário.

B. Com retorno venoso pulmonar obstruído

Esse grupo inclui muitos pacientes com RVPAT infracardíaco e alguns pacientes cujo retorno venoso drena para uma veia sistêmica acima do diafragma. O retorno venoso pulmonar em geral é obstruído no nível da veia ascendente ou descendente que liga a confluência às veias sistêmicas para as quais está drenando. A obstrução pode ser causada por estruturas extravasculares (como o diafragma) ou por uma estenose inerente à veia ascendente ou descendente.

1. Sinais e sintomas – Os bebês costumam se apresentar logo após o nascimento com cianose grave e disfunção respiratória e requerem correção cirúrgica precoce. O exame cardíaco evidencia um impulso forte do VD. A B_2 é marcadamente acentuada e distinguível. Apesar de geralmente ausente, às vezes é possível ouvir um sopro sistólico no foco pulmonar, com irradiação para os campos pulmonares. Sopros diastólicos são incomuns.

2. Exames de imagem – O coração em geral é pequeno e há uma grave congestão venosa pulmonar com broncogramas aéreos associados. O aspecto radiológico pode levar a uma impressão errônea de doença pulmonar grave. Nos casos menos graves, o coração pode estar de tamanho normal ou levemente aumentado, com discreta congestão pulmonar.

3. Eletrocardiograma – O ECG mostra desvio de eixo para a direita, aumento do AD e HVD.

4. Ecocardiograma – O ecocardiograma mostra AE e VE pequenos e um coração direito dilatado, com pressão aumentada no VD. No RVPAT infracardíaco, a presença de um vaso paralelo e anterior à aorta descendente e à esquerda da VCI pode representar a veia drenando a confluência caudalmente, em direção ao diafragma. O Doppler a cores irá demonstrar um *shunt* direita-esquerda em nível atrial e pode revelar turbulência de fluxo, em geral próximo à confluência ou no fígado, onde há obstrução de fluxo.

5. Cateterismo cardíaco e angiografia – Se o ecocardiograma não confirmar a anatomia, o cateterismo cardíaco com a angiografia irá demonstrar o sítio de entrada das veias anômalas, determinar o grau de HP e calcular a RVP.

▶ Tratamento

A cirurgia sempre é necessária nos casos de RVPAT. Se o retorno venoso pulmonar estiver obstruído, a cirurgia deverá ser realizada imediatamente (o RVPAT obstruído é uma das poucas emergências cirúrgicas entre as cardiopatias congênitas). Se a cirurgia precoce não for necessária e o septo for restritivo, pode-se realizar uma septostomia atrial por balão nos recém-nascidos, que deve ser seguida de um reparo cirúrgico menos urgente.

▶ Evolução e prognóstico

A maioria das crianças com RVPAT responde bem à cirurgia. No entanto, alguns pacientes que sobrevivem à cirurgia desenvolvem estenose tardia das veias pulmonares. A estenose de veias pulmonares é uma condição intratável, difícil de ser manejada com cateterismo intervencionista ou com cirurgia e que possui um prognóstico ruim. Um transplante coração-pulmão pode ser a única opção restante disponível àqueles com estenose grave das veias pulmonares. Ao evitar a sutura direta dos óstios venosos pulmonares, diminui-se a chance de recorrência de estenose no sítio em que ocorreu a anastomose. Infelizmente, qualquer manipulação das veias pulmonares aumenta o risco de estenose.

Marino BS et al: Neurodevelopmental outcomes in children with congenital heart disease: evaluation and management: a scientific statement from the American Heart Association. Circulation 2012 Aug 28;126(9):1143–1172. doi: 10.1161/CIR.0b013e318265ee8a [PMID: 22851541].

Seale AN et al: Total anomalous pulmonary venous connection: outcome of postoperative pulmonary venous obstruction. J Thorac Cardiovasc Surg 2013 May;145(5):1255–1262 [PMID: 22892140].

TRUNCUS ARTERIOSUS

FUNDAMENTOS DO DIAGNÓSTICO E CARACTERÍSTICAS TÍPICAS

- ▶ IC precoce com ou sem cianose.
- ▶ Clique de ejeção sistólico.

▶ Considerações gerais

O tronco arterial comum, ou *truncus arteriosus*, representa menos de 1% das malformações cardíacas congênitas. Uma única grande artéria sai do coração, dando origem às circulações sistêmica, pulmonar e coronariana. O tronco desenvolve-se embriologicamente como resultado da falha na divisão do tronco arterial comum em aorta e artéria pulmonar. Um DSV está quase sempre presente. O número de folhetos da valva truncal varia de um a seis, podendo a valva ser insuficiente ou estenótica.

O *truncus arteriosus* é dividido em subtipos conforme a anatomia da circulação pulmonar. Uma única artéria pulmonar principal pode originar-se da base do tronco e dar origem a ramos das artérias pulmonares (tipo 1). Alternativamente, as artérias pulmonares podem originar-se separadamente do tronco comum, ou em estreita associação umas com as outras (tipo 2) ou amplamente separadas (tipo 3). Essa lesão pode ocorrer em associação com uma interrupção do arco aórtico.

Em pacientes com *truncus*, o sangue de ambos os ventrículos deixa o coração por uma única saída. Portanto, a saturação de oxigênio na artéria pulmonar é igual à das artérias sistêmicas. O grau de saturação de oxigênio das artérias sistêmicas depende da proporção entre o fluxo pulmonar e o sistêmico. Se a RVP for normal, o fluxo pulmonar será maior do que o sistêmico e a saturação será relativamente alta. Se a RVP estiver elevada por conta de doença pulmonar vascular obstrutiva ou artérias pulmonares pequenas, o fluxo pulmonar será reduzido e a saturação de oxigênio será baixa. As pressões sistólicas são sistêmicas em ambos os ventrículos.

▶ Achados clínicos

A. Sinais e sintomas

O fluxo sanguíneo pulmonar aumentado caracteriza a maioria dos pacientes com *truncus arteriosus*. Esses pacientes em geral são discretamente cianóticos e se apresentam com IC. O exame físico revela um precórdio hiperativo. É comum haver um frêmito sistólico na borda esternal inferior esquerda. Um clique de ejeção protossistólico alto é comumente ouvido. A B_2 é única e hiperfonética. É possível ouvir um sopro alto holossistólico na borda esternal inferior esquerda. Muitas vezes, um sopro de fluxo diastólico pode ser auscultado no ápice devido ao aumento do retorno venoso pulmonar através da valva mitral. Pode haver um sopro diastólico adicional de insuficiência truncal.

Os pacientes com fluxo pulmonar diminuído são precocemente mais profundamente cianóticos. As manifestações mais comuns são déficit de crescimento, fadiga aos pequenos esforços e IC. O coração não é hiperativo. B_1 e B_2 são únicas e hiperfonéticas. Um sopro sistólico é audível na borda esternal inferior esquerda. Não há sopro de fluxo mitral, uma vez que o retorno venoso pulmonar está diminuído. É comum auscultar um clique de ejeção sistólico alto. Atualmente, essa lesão é frequentemente diagnosticada por ecocardiograma de rastreamento no pré-natal.

B. Exames de imagem

Os achados radiográficos comuns são cardiomegalia, ausência do tronco da artéria pulmonar e uma grande aorta com arco à direita em 30% dos casos. As marcações da vasculatura pulmonar variam conforme o grau de fluxo pulmonar.

C. Eletrocardiograma

O eixo geralmente está normal. É comum estarem presentes HVD ou hipertrofia de ambos os ventrículos.

D. Ecocardiograma

As imagens em geral mostram o cavalgamento de uma única grande artéria (semelhante à TF, mas sem uma segunda grande artéria originando-se diretamente do coração). A origem das artérias pulmonares e o grau de anormalidade da valva truncal podem ser determinados. O Doppler colorido pode auxiliar na descrição do fluxo pulmonar e da função da valva truncal, ambos críticos para o manejo. O ecocardiograma é fundamental para identificar lesões associadas, que irão impactar no planejamento cirúrgico, como a presença de um arco aórtico interrompido.

E. Cateterismo cardíaco e angiocardiografia

O cateterismo cardíaco não é rotineiramente realizado, mas pode ser útil em crianças mais velhas, nas quais deve-se descartar doença da vasculatura pulmonar. A principal imagem desse exame seria a obtida a partir da raiz do tronco, uma vez que tanto a origem das artérias pulmonares quanto o grau de insuficiência truncal poderiam ser visualizadas após uma única injeção de contraste.

▶ Tratamento

Para pacientes com fluxo pulmonar aumentado e insuficiência cardíaca congestiva, é preciso adotar medidas anticongestivas. A cirurgia é sempre necessária para esses casos. Por conta da IC e do risco de desenvolver doença vascular pulmonar, a cirurgia é realizada ainda no período neonatal ou na primeira infância. O DSV é fechado para permitir a ejeção do fluxo do VE pela valva truncal. A artéria (tipo 1) ou artérias (tipos 2-3) pulmonares são separadas do tronco em bloco, e é criado um ducto valvulado do VD para a circulação pulmonar.

▶ Evolução e prognóstico

As crianças com um bom resultado cirúrgico geralmente evoluem bem. O resultado também depende, em certo grau, da anatomia e da integridade da valva truncal, que se torna a valva "neoaórtica". Os pacientes com uma valva displásica podem eventualmente necessitar de reparo ou de troca dessa valva. Além disso, assim como os pacientes com TF, eles crescem para além do tamanho do canal do VD-artéria pulmonar colocado na primeira infância e acabam exigindo revisão do canal na infância mais tardia. O risco de doença vascular pulmonar obstrutiva precoce é alto em pacientes não operados, e a decisão de postergar a cirurgia para além dos 4 a 6 meses de idade não é indicada, mesmo em pacientes estáveis.

O'Byrne ML et al: Morbidity in children and adolescents after surgical correction of truncus arteriosus communis. Am Heart J 2013 Sep;166(3):512–518. doi: 10.1016/j.ahj.2013.05.023 [PMID: 24016501].

▼ MELHORA DA QUALIDADE NAS CARDIOPATIAS CONGÊNITAS

A National Pediatric Cardiology Quality Improvement Collaborative (NPC-QIC, Colaboração Nacional pela Melhoria da Qualidade em Cardiologia Pediátrica) foi formada para construir uma rede colaborativa de cardiologistas pediátricos e um banco de dados associado para servir como base para projetos de melhoria, como melhorar a sobrevida e a qualidade de vida em bebês com SCEH. Clínicas de subespecialidades que atendem às demandas de adultos com cardiopatia congênita reparada ou paliada foram criadas para avaliar e aconselhar os pacientes sobre questões da vida adulta, como o impacto da gravidez, os riscos de anticoagulação durante a gravidez e as escolhas profissionais apropriadas. A seção Adult Congenital Pediatric Cardiology (ACPC, Cardiologia Pediátrica Congênita Adulta) do American College of Cardiology (Colégio Americano de Cardiologia) implementou métricas de qualidade para vários aspectos do manejo de cardiopatias congênitas (https://cvquality.acc.org/initiatives/ACPC-Quality-Network).

▼ DOENÇA CARDÍACA ADQUIRIDA

FEBRE REUMÁTICA

FUNDAMENTOS DO DIAGNÓSTICO E CARACTERÍSTICAS TÍPICAS

▶ Infecção prévia por estreptococos do grupo A.
▶ Diagnóstico: febre reumática aguda inicial: dois critérios maiores, ou um critério maior mais dois critérios menores.
▶ Diagnóstico: febre reumática aguda recorrente: dois critérios maiores, ou um maior e dois menores, ou três critérios menores.
▶ Critérios maiores:
  • Cardite
  • Artrite
  • Coreia
  • Eritema marginado
  • Nódulos subcutâneos
▶ Critérios menores:
  • Poliartralgia ou monoartralgia
  • Febre (≥ 38,5 °C)
  • Marcadores inflamatórios elevados
  • Intervalo PR prolongado no ECG

A febre reumática continua sendo uma das mais importantes causas de morbimortalidade nos países em desenvolvimento que sofrem com a pobreza, superpopulação e dificuldade de acesso a serviços de saúde. Mesmo nos países desenvolvidos, a febre reumática não foi completamente erradicada. A incidência geral nos Estados Unidos é menor do que 1 a cada 100.000. A infecção das vias aéreas superiores pelo estreptococo β-hemolítico do grupo A é o gatilho essencial nos indivíduos predispostos. Somente alguns sorotipos de estreptococos do grupo A causam febre reumática. As tentativas mais recentes de definir a suscetibilidade do hospedeiro envolvem genes de resposta imune que estão presentes em cerca de 15% da população. A resposta imune desencadeada pela infecção da faringe por estreptococos do grupo A consiste em (1) sensibilização de linfócitos B por antígenos estreptocócicos, (2) formação de anticorpo antiestreptocócico, (3) formação de complexos imunes que reagem de forma cruzada com antígenos do sarcolema cardíaco e (4) resposta inflamatória miocárdica e valvular.

A idade de pico de risco, nos Estados Unidos, é de 5 a 15 anos. A doença é um pouco mais comum em meninas e em pessoas negras. A taxa anual de morte por doença cardíaca reumática em crianças em idade escolar (brancas e não brancas) registrada na década de 1980 foi inferior a 1 em 100.000.

▶ Achados clínicos

São necessárias, para o diagnóstico de febre reumática aguda, duas manifestações maiores, ou uma manifestação maior e duas menores (junto de evidências de infecção estreptocócica), com base nos critérios modificados de Jones (Tabela 20-13). À exceção dos casos de febre reumática que se manifestam apenas como coreia de Sydenham ou como cardite de longa duração, deve haver evidência clara de infecção estreptocócica, como escarlatina, cultura de orofaringe positiva para estreptococo β-hemolítico do grupo A, ou aumento de antiestreptolisina O ou de outros títulos de anticorpos estreptocócicos. O título de antiestreptolisina O é significativamente maior na febre reumática do que nas infecções estreptocócicas não complicadas.

A. Cardite

A cardite é a consequência mais grave da febre reumática e varia de IC mínima até IC com risco de vida. O termo *cardite* implica inflamação pancardíaca, mas ela pode estar limitada às válvulas, ao miocárdio ou ao pericárdio. A valvulite é frequentemente observada, sendo a valva mitral a mais comumente acometida. A insuficiência mitral é a sequela valvular mais comum da cardite reumática aguda. A estenose mitral após febre reumática aguda raramente é encontrada antes de 5 a 10 anos após o primeiro episódio. Portanto, a estenose mitral é vista muito mais frequentemente em adultos do que em crianças.

Um sopro protodiastólico decrescente compatível com insuficiência aórtica é ocasionalmente encontrado como a única manifestação valvular da cardite reumática. A válvula aórtica é a segunda válvula mais afetada, tanto na doença polivalvar, quanto na monovalvar. A válvula aórtica está acometida com mais frequência em pessoas do sexo masculino e em pessoas negras. A estenose aórtica dominante de origem reumática não ocorre em pacientes pediátricos. Em um grande estudo, o menor período de tempo observado para um paciente desenvolver estenose aórtica dominante secundária à doença cardíaca reumática foi de 20 anos.

B. Poliartrite

As grandes articulações (joelhos, quadris, punhos, cotovelos e ombros) são as mais frequentemente acometidas, e a artrite é tipicamente migratória. Devem estar presentes edema articular associado à limitação de movimento. Esse é um dos critérios maiores mais comuns, ocorrendo em 80% dos pacientes. A artralgia isolada não é um critério maior.

C. Coreia de Sydenham

A coreia de Sydenham é caracterizada por movimentos involuntários e sem propósito e está frequentemente associada à labilidade emocional. Esses sintomas pioram progressivamente e podem ser acompanhados por ataxia e fala arrastada. A fraqueza muscular torna-se evidente após o início dos movimentos involuntários. A coreia é autolimitada, apesar de poder durar até 3 meses. Pode manifestar-se meses ou anos após o episódio agudo de febre reumática.

D. Eritema marginado

Uma erupção macular, serpiginosa e eritematosa com uma borda bem delimitada aparece principalmente no tronco e nas extremidades. A face costuma ser poupada.

E. Nódulos subcutâneos

Geralmente ocorrem apenas em casos graves e, mais comumente, nas articulações, couro cabeludo e coluna vertebral. Os nódulos variam de alguns milímetros a 2 cm de diâmetro e são firmes e móveis sob a pele.

Tabela 20-13 Critérios de Jones (modificados) para diagnóstico de febre reumática

Manifestações maiores
Cardite
Poliartrite
Coreia de Sydenham
Eritema marginado
Nódulos subcutâneos
Manifestações menores
Clínicas
Febre reumática prévia ou doença cardíaca reumática
Poliartralgia
Febre
Laboratoriais
Reação de fase aguda: velocidade de hemossedimentação e proteína C-reativa elevadas, leucocitose
Intervalo PR prolongado
Mais
Evidências de infecção estreptocócica prévia, ou seja, títulos aumentados de antiestreptolisina O ou de outro anticorpo estreptocócico, cultura da orofaringe positiva para estreptococo do grupo A

Tratamento e profilaxia

A. Tratamento do episódio agudo

1. Terapia anti-infecciosa – A erradicação da infecção estreptocócica é essencial. O fármaco de escolha é a penicilina benzatina de ação prolongada. Dependendo da idade e peso do paciente, uma única injeção intramuscular de 0,6 a 1,2 milhão de unidades é eficaz; alternativamente, pode-se administrar penicilina V (250 a 500 mg por via oral, duas a três vezes ao dia, por 10 dias) ou amoxicilina (50 mg/kg [máximo de 1 g]), uma vez ao dia, por 10 dias). Cefalosporinas de espectro limitado, clindamicina, azitromicina ou claritromicina são usadas em pessoas alérgicas à penicilina.

2. Agentes anti-inflamatórios

A. Acetil salicílico: O ácido acetilsalicílico, 30 a 60 mg/kg/dia, é administrado em quatro doses divididas. Essa dose é geralmente suficiente para um alívio significativo da artrite e da febre. Doses mais altas acarretam maior risco de efeitos colaterais, e não há benefícios comprovados a curto ou longo prazo de doses altas que produzam níveis séricos de salicilato de 20 a 30 mg/dL. A duração da terapia é ajustada para atender às necessidades do paciente, mas 2 a 6 semanas de tratamento, com redução da dose no final do curso, geralmente são suficientes. Outros agentes anti-inflamatórios não esteroides usados devido à preocupação com a síndrome de Reye são menos eficazes do que o ácido acetilsalicílico. A vacinação contra influenza deve ser fortemente recomendada para pacientes que recebem ácido acetilsalicílico e seus contactantes domiciliares.

B. Corticosteroides: Não há evidências claras que embasam o uso de corticosteroides, mas eles são usados ocasionalmente para aqueles com cardite grave.

3. Terapia da insuficiência cardíaca – O tratamento da IC é feito com base nos sintomas e no grau de acometimento valvar e de disfunção cardíaca (ver seção Insuficiência cardíaca).

4. Repouso no leito e deambulação – O repouso no leito não é necessário na maioria dos casos. O nível de atividade deve ser ajustado de acordo com os sintomas e as crianças devem poder autolimitar seu nível de atividade durante a enfermidade. A maioria dos episódios agudos de febre reumática são tratados ambulatorialmente.

B. Tratamento após o episódio agudo

1. Prevenção – A prevenção de futuras infecções por estreptococos do grupo A é fundamental, pois os pacientes que tiveram febre reumática correm maior risco de recorrência da doença se futuras infecções por estreptococos do grupo A forem tratadas inadequadamente. As consultas de acompanhamento são essenciais para reforçar a necessidade de profilaxia, com injeções intramusculares regulares de penicilina benzatina de longa duração preferidas à medicação oral devido à melhor adesão. A profilaxia a longo prazo (possivelmente vitalícia) é recomendada para pacientes com doença cardíaca reumática residual. Mais comumente, nos casos de envolvimento cardíaco transitório ou ausente, a terapia por 5 a 10 anos ou até o início da idade adulta (21 anos) (o que for mais longo) é uma abordagem eficaz.

Os esquemas de prevenção atualmente em uso são os seguintes:

A. Penicilina g benzatina: o fármaco de escolha consiste em 600.000 unidades para peso menor do que 27 kg, ou 1,2 milhão de unidades para peso maior do que 27 kg, via intramuscular, a cada 4 semanas.

B. Penicilina v: 250 mg via oral, duas vezes por dia, é muito menos eficaz do que a penicilina G benzatina intramuscular (5,5 vs 0,4 infecções estreptocócicas por 100 pacientes/ano).

C. Sulfadiazina: 500 mg, para menores de 27 kg, e 1 g, para maiores de 27 kg, uma vez ao dia. Discrasias sanguíneas e a menor efetividade em reduzir infecções estreptocócicas são motivos pelos quais esse fármaco é menos satisfatório do que a penicilina G benzatina. Esse é o esquema recomendado para pacientes alérgicos à penicilina.

D. Eritromicina: 250 mg via oral, duas vezes ao dia, podem ser administrados em pacientes alérgicos tanto à penicilina quanto às sulfonamidas. Azitromicina ou claritromicina podem ser utilizadas.

2. Dano valvar residual – Conforme descrito acima, as valvas mitral e aórtica são as mais comumente afetadas pela febre reumática, e a gravidade da cardite é bastante variável. Nos casos mais graves, pode ocorrer insuficiência cardíaca ou ser necessária substituição da válvula no quadro agudo. Em casos menos graves, as anormalidades da válvula podem persistir, exigindo tratamento médico para o resto da vida e eventual substituição da válvula. Outros pacientes se recuperam totalmente sem sequelas cardíacas residuais.

Embora no passado a profilaxia antibiótica para proteger contra endocardite fosse recomendada para aqueles com anormalidades valvulares residuais, os critérios para prevenção de endocardite infecciosa foram revisados em 2007 e a profilaxia de rotina é recomendada apenas se houver uma prótese valvar.

Kumar RK et al: Contemporary diagnosis and management of rheumatic heart disease: implications for closing the gap: a scientific statement from the American Heart Association. Circulation 2020 Nov 17;142(20):e337–e357.

DOENÇA DE KAWASAKI

FUNDAMENTOS DO DIAGNÓSTICO E CARACTERÍSTICAS TÍPICAS

▶ Pelo menos 5 dias de febre + 4 ou 5 dos seguintes:
- Hiperemia conjuntival sem exsudato
- Alterações nas membranas mucosas (lábios/língua/faringe)
- Alterações nas extremidades periféricas (eritema e/ou inchaço nas mãos/pés)
- Erupção cutânea generalizada polimorfa
- Linfonodo cervical aumentado unilateralmente (> 1,5 cm)

▶ Exclusão de outras causas desses achados.

▶ As artérias coronárias dilatadas vistas no ecocardiograma podem auxiliar no diagnóstico da doença de Kawasaki (DK) incompleta.

A DK foi descrita pela primeira vez no Japão em 1967 e foi chamada inicialmente de síndrome do linfonodo mucocutâneo. A etiologia não é certa e não há nenhum teste diagnóstico específico. A DK é a principal causa de doença cardíaca adquirida em crianças nos Estados Unidos. Oitenta por cento dos pacientes têm menos de 5 anos (a idade média no momento do diagnóstico é de 2 anos) e a proporção sexo masculino-feminino é de 1,5:1. Os critérios diagnósticos são febre por mais de 5 dias e pelo menos quatro das seguintes características: (1) conjuntivite bilateral, indolor e não exsudativa com preservação do limbo; (2) alterações nos lábios ou na cavidade oral (p. ex., rachaduras e fissuras labiais, língua em morango e inflamação da mucosa oral); (3) linfadenopatia cervical maior ou igual a 1,5 cm de diâmetro e geralmente unilateral; (4) exantema polimorfo; e (5) alterações nas extremidades (vermelhidão e inchaço das mãos e dos pés com descamação subsequente). Na presença de mais de quatro critérios clínicos principais, o diagnóstico pode ser feito com apenas 4 dias de febre. As características clínicas que não fazem parte dos critérios diagnósticos, mas que estão frequentemente associadas à DK, são apresentadas na **Tabela 20-14**.

O potencial para complicações cardiovasculares é o aspecto mais grave da doença de Kawasaki. As complicações durante a doença aguda incluem miocardite, pericardite, doença cardíaca valvar (geralmente regurgitação mitral ou aórtica) e arterite coronária. Pacientes com febre por pelo menos 5 dias, mas com menos de quatro das características diagnósticas, podem ser diagnosticados com DK incompleta, especialmente se tiverem anormalidades nas artérias coronárias detectadas por ecocardiograma. Recomendações abrangentes acerca da avaliação de crianças com suspeita de DK incompleta foram descritas em um documento de 2017 da AHA (consulte as referências ao final desta seção).

As lesões coronarianas variam de dilatação transitória leve de uma artéria coronária a grandes aneurismas. Os aneurismas raramente se formam antes de 10 dias de doença. Pacientes não tratados têm um risco de 15 a 25% de desenvolver aneurismas coronarianos. Aqueles com maior risco de formação de aneurisma são lactentes (< 6 meses) do sexo masculino e aqueles não tratados com imunoglobulina intravenosa (IgIV). A maioria dos aneurismas coronarianos desaparece dentro de 5 anos após o diagnóstico; no entanto, à medida que os aneurismas se resolvem, pode ocorrer obstrução ou estenose associada (19% de todos os aneurismas), o que pode resultar em isquemia coronariana. Aneurismas gigantes (> 8 mm) possuem menor chance de resolução espontânea, e quase 50% acabam se tornando estenóticos. Adicionalmente, pode ocorrer trombose aguda de um aneurisma, resultando em infarto do miocárdio, que é fatal em aproximadamente 20% dos casos.

▶ Tratamento

O manejo imediato da doença de Kawasaki inclui ácido acetilsalicílico em altas doses e IgIV. Esse tratamento é eficaz em reduzir a incidência de dilatação da artéria coronária e formação de aneurisma. O esquema atualmente recomendado é de 2 g/kg de IgIV, administrado ao longo de 10 a 12 horas, e 80 a 100 mg/kg/dia (alguns centros usam 30-50 mg/kg/dia) de ácido acetilsalicílico divididos em quatro doses. A duração do curso com ácido acetilsalicílico em altas doses depende da instituição: muitos centros reduzem a dose quando o paciente fica afebril por 48 a 72 horas; outros continuam até o paciente completar 5 dias afebril ou 14 dias da doença. Uma vez descontinuado o ácido acetilsalicílico em alta dose, o ácido acetilsalicílico em baixa dose (3-5 mg/kg/dia) é administrado durante a fase subaguda da doença (6-8 semanas) ou até a resolução das alterações coronarianas. Se a febre recorrer dentro de 48 a 72 horas após o tratamento inicial e nenhum outro foco para a febre for detectado, recomenda-se com frequência uma segunda dose de IgIV; no entanto, a eficácia dessa abordagem não foi claramente demonstrada. Às vezes é utilizada terapia dupla com IgIV e infliximabe (agente anti-inflamatório) ou IgIV e corticosteroides, pois demonstrou reduzir a inflamação mais rapidamente e diminuir o tempo de internação. A terapia dupla também demonstrou ser eficaz na redução da dilatação de artéria coronária quando os pacientes apresentam dilatação ou aneurismas coronarianos no seu ecocardiograma inicial. Deve-se considerar corticosteroides ou outra terapia anti-inflamatória (p. ex., infliximabe) para pacientes com febre persistente apesar de uma ou duas infusões de IgIV. O acompanhamento dos pacientes com DK tratada depende do grau de envolvimento coronário **(Tabela 20-15)**.

Tabela 20-14 Manifestações não-cardíacas da doença de Kawasaki

Sistema	Sinais e sintomas associados
Gastrointestinal	Vômitos, diarreia, vesícula biliar hidrópica, elevação de transaminases
Hematológico	VHS ou PCR elevados, leucocitose, hipoalbuminemia, anemia leve na doença aguda e trombocitose na fase subaguda (geralmente na segunda a terceira semana de doença)
Renal	Piúria estéril, proteinúria
Respiratório	Tosse, rouquidão, infiltrado em raio-X de tórax
Articular	Artralgia e artrite
Neurológico	Pleocitose mononuclear no líquido cerebrospinal, irritabilidade, paralisia facial

PCR, proteína C-reativa; VHS, velocidade de hemossedimentação.

Friedman KG et al: Primary adjunctive corticosteroid therapy is associated with improved outcomes for patients with Kawasaki disease with coronary artery aneurysms at diagnosis. Arch Dis Child 2021 Mar;106(3):247–252 [PMID: 32943389].

Jone PN et al: Infliximab plus intravenous immunoglobulin (IVIG) versus IVIG alone as initial therapy in children with Kawasaki Disease presenting with coronary artery lesions: is dual therapy more effective? Pediatr Infect Dis J 2018 Oct;37(10):976–980 [PMID: 29461447].

Tabela 20-15. Manejo a longo prazo na doença de Kawasaki

Nível de risco	Definição	Diretrizes de manejo
I	Sem alterações coronarianas em nenhum estágio da doença	Não é necessário AAS além da fase subaguda (6-8 semanas). Não é necessário acompanhamento além do primeiro ano.
II	Apenas dilatação coronariana (escore-Z[a] 2-2,5)	O mesmo que acima, ou acompanhamento clínico a cada 2-5 anos se a dilatação coronariana persistir.
III	Aneurismas coronários pequenos (escore-Z > 2,5 a < 5)	AAS até a resolução da alteração. Reavaliar após 6 meses e, depois, a cada 2-3 anos com ECG e eco se < 7 anos, e com teste ergométrico a cada 2 anos se > 7 anos.
IV	Aneurismas médios (escore-Z > 5 a < 10 e tamanho absoluto < 8 mm)	AAS ± clopidogrel a longo prazo. Avaliação anual com ECG, eco e teste ergométrico.
V	Aneurismas grandes e gigantes (escore-Z > 10 ou tamanho absoluto > 8 mm) ou obstrução de artéria coronária	AAS ± clopidogrel ± varfarina ± bloqueador de canal de cálcio a longo prazo para reduzir o consumo miocárdico de oxigênio. Eco e ECG a cada 6 meses. Teste ergométrico e Holter anualmente.

AAS, ácido acetilsalicílico; ECG, eletrocardiograma; eco, ecocardiograma.
[a]As avaliações da dimensão da artéria coronária são baseadas no desvio padrão (escore-Z) em comparação com a população normal.

McCrindle BW et al: Diagnosis, treatment, and long-term management of Kawasaki disease: a scientific statement for health professionals from the American Heart Association [review]. Circulation 2017 Apr 25;135(17):e927–e999. doi: 10 1161/CIR 0000000000000484. Epub 2017 Mar 29 [PMID: 28356445].

ENDOCARDITE INFECCIOSA

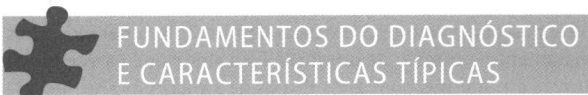

FUNDAMENTOS DO DIAGNÓSTICO E CARACTERÍSTICAS TÍPICAS

- ► Hemocultura positiva.
- ► Massa intracardíaca oscilante, abscesso ou regurgitação valvar previamente inexistente no ecocardiograma.
- ► Febre.
- ► Velocidade de hemossedimentação ou proteína C-reativa elevados.

► Considerações gerais

A infecção bacteriana ou fúngica do endocárdio do coração é rara e geralmente ocorre no contexto de uma anormalidade preexistente do coração ou das grandes artérias. Pode ocorrer em um coração normal durante septicemia ou como consequência de cateteres centrais de longa permanência infectados.

A frequência da endocardite infecciosa (EI) parece estar aumentando por vários motivos: (1) aumento da sobrevida em crianças com cardiopatia congênita, (2) aumento do uso de cateteres venosos centrais e (3) aumento do uso de material e de válvulas protéticas. Os pacientes pediátricos sem doença cardíaca preexistente também possuem maior risco de desenvolver EI devido a (1) maiores taxas de sobrevida para crianças com imunodeficiências, (2) uso prolongado de dispositivos de longa permanência em recém-nascidos doentes e em pacientes com doenças crônicas e (3) aumento do abuso de fármacos intravenosos.

Os pacientes com maior risco são as crianças com cardiopatia cianótica não corrigida ou paliada (especialmente na presença de *shunt* aortopulmonar), aquelas com implante de material protético e aquelas que tiveram um episódio prévio de endocardite infecciosa. Os organismos que geralmente causam EI são o *Streptococcus viridans* (30-40% dos casos), o *Staphylococcus aureus* (25-30%) e agentes fúngicos (cerca de 5%).

► Achados clínicos

A. História

A maioria dos pacientes com EI tem história de doença cardíaca. Pode ou não haver um antecedente de infecção ou procedimento cirúrgico (cirurgia cardíaca, extração dentária, amigdalectomia). A bacteremia transitória ocorre frequentemente durante as atividades diárias usuais, como a escovação dentária, o uso de fio dental e de palito de dente, e até mesmo a mastigação. Embora procedimentos cirúrgicos odontológicos e não estéreis também possam resultar em bacteremias transitórias, esses episódios são muito menos frequentes em certos indivíduos. Pode ser por isso que um evento desencadeador evidente muitas vezes não é identificado em associação com a EI. É também esse o motivo que fundamenta as recentes mudanças nas diretrizes para profilaxia antibiótica para prevenir a EI.

B. Sinais, sintomas e achados laboratoriais

Embora a EI possa se manifestar de forma fulminante com colapso cardiovascular, ela muitas vezes se apresenta de forma indolente com febre, mal-estar e perda de peso. Dor nas articulações e vômitos são menos comuns. Ao exame físico, pode haver um sopro novo ou uma mudança nas características de um sopro prévio, esplenomegalia e hepatomegalia. Achados clássicos de nódulos de Osler (nódulos dolorosos, geralmente nas polpas digitais), lesões de Janeway (máculas hemorrágicas indolores nas palmas das mãos e plantas dos pés), hemorragias subungueais lineares e manchas de Roth (hemorragia retiniana) são observados raramente em

Tabela 20-16 Condições que necessitam de profilaxia antibiótica para a prevenção de endocardite infecciosa (EI)

Válvulas cardíacas prostéticas
Episódio prévio de EI
Cardiopatia congênita (CPC)
CPC cianótica paliada cirurgicamente
Até 6 meses após o procedimento se o reparo da CPC envolver implante de material prostético
Correção de CPC com defeito residual com bordas contendo material prostético
Transplante cardíaco com valvulopatia

crianças. Os achados laboratoriais incluem múltiplas hemoculturas positivas, velocidade de hemossedimentação ou proteína C-reativa elevadas, e hematúria. O ecocardiograma transtorácico pode identificar grandes vegetações em alguns pacientes, mas a imagem transesofágica tem melhor sensibilidade e pode ser necessária se o diagnóstico permanecer em dúvida.

▶ Prevenção

As diretrizes de 2007 e 2017 da AHA incluem critérios revisados para pacientes que necessitam de profilaxia para EI **(Tabela 20-16)**. Apenas os pacientes listados como de alto risco requerem antibióticos antes de procedimento dentário (extração ou limpeza) e de procedimentos envolvendo pele ou estruturas musculoesqueléticas infectadas ou trato respiratório. A profilaxia da EI não é recomendada para procedimentos gastrointestinais ou geniturinários, colocação de *piercings* ou tatuagens. O impacto das mudanças na diretriz em crianças ainda é incerto.

A profilaxia recomendada é de 50 mg/kg de amoxicilina via oral para pacientes com menos de 40 kg e 2.000 mg para aqueles com mais de 40 kg. Essa dose deve ser administrada 1 hora antes do procedimento. Se o paciente for alérgico à amoxicilina, deverá ser utilizado um antibiótico profilático alternativo recomendado pelas diretrizes da AHA.

▶ Tratamento

Em geral, deve-se iniciar a antibioticoterapia adequada assim que houver suspeita de EI e que várias amostras para hemocultura tiverem sido obtidas por meio de punções venosas separadas. O tratamento pode ser direcionado assim que o patógeno e as sensibilidades forem definidos. O esquema mais comum é a vancomicina ou um antibiótico β-lactâmico, com ou sem gentamicina, por um período de 6 semanas. Se houver IC e ela progredir apesar da antibioticoterapia adequada, deve-se considerar a excisão cirúrgica da área infectada e a substituição da prótese valvar.

▶ Evolução e prognóstico

Os fatores associados a desfechos desfavoráveis são atraso no diagnóstico, presença de material protético, EI associada ao perioperatório e infecção por *S. aureus*. A mortalidade por endocardite bacteriana em crianças varia de 10 a 25%, e as infecções fúngicas têm uma mortalidade muito maior (50% ou mais).

Baltimore RS et al: Infective endocarditis in childhood: 2015 update: a scientific statement from the American Heart Association. Circulation 2015 Oct 13;132(15):1487–1515. doi: 10.1161/CIR.0000000000000298 [PMID: 26373317].

Dixon G et al: Infective endocarditis in children: an update. Curr Opin Infect Dis 2017 Jun;30(3):257–267 [PMID: 28319472].

Nishimura RA et al: 2017 AHA/ACC Focused update of 2014 AHA/ACC Guideline for the management of patients with valvular heart disease. A report of the American college of cardiology/American Heart Association Task Force on Clinical Practice Guidelines. Circulation 2017. [PMID: 28298458].

PERICARDITE

 FUNDAMENTOS DO DIAGNÓSTICO E CARACTERÍSTICAS TÍPICAS

- ▶ Dor torácica piora com a inspiração profunda e diminui com a inclinação para a frente.
- ▶ Febre e taquicardia.
- ▶ Falta de ar.
- ▶ Atrito pericárdico.
- ▶ ECG com segmentos ST elevados.

▶ Considerações gerais

A pericardite é uma inflamação do pericárdio e está comumente associada a um processo infeccioso. A causa mais comum de pericardite em crianças é a infecção viral (p. ex., vírus Coxsackie, caxumba, Epstein-Barr, adenovírus, *influenza* e vírus da imunodeficiência humana [HIV, de *human immunodeficiency virus*]). A pericardite purulenta resulta de infecção bacteriana (p. ex., pneumococos, estreptococos, estafilococos e *Haemophilus influenzae*) e é menos comum, mas potencialmente fatal.

Em alguns casos, a doença pericárdica ocorre juntamente a um processo generalizado. As associações incluem febre reumática, artrite reumatoide, uremia, lúpus eritematoso sistêmico, malignidade e tuberculose. A pericardite após cirurgia cardíaca (síndrome pós-pericardiotomia) é mais comumente observada após o fechamento cirúrgico de um DSA. Essa síndrome parece ser de natureza autoimune, com altos títulos de anticorpos antimiocárdio e evidência de doença viral aguda ou reativada. A síndrome costuma ser autolimitada e responde bem a cursos curtos de ácido acetilsalicílico ou corticosteroides.

▶ Achados clínicos

A. Sinais e sintomas

A pericardite na infância geralmente se apresenta com dor aguda em pontada no meio do tórax, no ombro e no pescoço que piora com a inspiração profunda ou tosse e alivia ao sentar e inclinar-se para a frente. Falta de ar e respiração gemente são comuns. Os achados de exame físico dependem da presença de acúmulo de líquido no espaço pericárdico (derrame). Na ausência de acúmulo significativo, pode-se ouvir um som de fricção áspero e agudo, característico do atrito pericárdico. Se o derrame for grande, as bulhas cardíacas ficam hipofonéticas e abafadas, e pode não haver atrito pericárdico. Na ausência de tamponamento cardíaco, os pulsos periférico, venoso e arterial são normais.

O tamponamento cardíaco ocorre juntamente a uma efusão pericárdica volumosa ou que se instalou rapidamente. O tamponamento é caracterizado por distensão venosa jugular, taquicardia, hepatomegalia, edema periférico e pulso paradoxal, no qual a pressão arterial sistólica cai mais de 10 mmHg durante a inspiração. A diminuição do enchimento cardíaco e a consequente redução do débito cardíaco resultam em sinais de IC direita e potencial para colapso cardiovascular.

B. Exames de imagem

Na pericardite com derrame pericárdico significativo, a silhueta cardíaca está aumentada. Porém, ela pode apresentar tamanho normal caso o derrame tenha se desenvolvido em um intervalo extremamente curto de tempo.

C. Eletrocardiograma

Os segmentos ST estão geralmente elevados na pericardite aguda e pode haver depressão do segmento PR. Baixas voltagens ou alternâncias elétricas (alteração na amplitude do QRS entre os batimentos) podem ser observadas nos casos de grandes derrames pericárdicos.

D. Ecocardiograma

O ecocardiograma seriado permite uma estimativa direta e não invasiva do volume de líquido pericárdico e sua variação ao longo do tempo. O tamponamento cardíaco está associado à compressão dos átrios ou à alteração respiratória da entrada de fluxo ventricular demonstrada por imagem Doppler.

▶ Tratamento

O tratamento depende da causa da pericardite e do tamanho do derrame associado. A pericardite viral geralmente é autolimitada e os sintomas podem melhorar com o uso de anti-inflamatórios não esteroides (AINEs). A pericardite purulenta requer drenagem imediata do fluido e terapia antibiótica apropriada. O tamponamento cardíaco, seja qual for a causa, deve ser tratado pela remoção imediata do fluido, geralmente por pericardiocentese. A pericardiocentese também deve ser considerada se a causa subjacente for incerta ou se a identificação do patógeno for necessária para direcionar a terapia. No contexto de derrames recorrentes ou persistentes, pode ser necessária pericardiectomia cirúrgica ou janela pericárdica. Os diuréticos devem ser evitados no paciente com tamponamento cardíaco, pois reduzem a pré-carga ventricular e podem exacerbar o grau de descompensação cardíaca.

▶ Prognóstico

O prognóstico depende em grande parte da causa da doença pericárdica. A pericardite constritiva pode desenvolver-se após a pericardite infecciosa (especialmente se bacteriana ou tuberculosa) e pode ser um problema difícil de manejar. O tamponamento cardíaco resultará em óbito, a menos que o fluido seja removido.

> Adler Y et al: 2015 ESC guidelines for the diagnosis and management of pericardial diseases: the Task Force for the Diagnosis and Management of Pericardial Diseases of the European Society of Cardiology (ESC) endorsed by: The European Association for Cardio-Thoracic Surgery (EACTS). Eur Heart J 2015 Nov 7;36(42):2921–2964. doi: 10.1093/eurheartj/ehv318 [PMID: 26320112].
>
> Ratnapalan S, Brown K, Benson L: Children presenting with acute pericarditis to the emergency department. Pediatr Emerg Care 2011 Jul;27(7):581–585 [PMID: 21712753].

MIOCARDIOPATIA

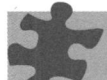

FUNDAMENTOS DO DIAGNÓSTICO E CARACTERÍSTICAS TÍPICAS

- ▶ Déficit de crescimento.
- ▶ Falta de apetite, dor abdominal e/ou vômitos.
- ▶ Intolerância ao exercício.
- ▶ Taquipneia, tosse, ortopneia e/ou dispneia.
- ▶ Diaforese.
- ▶ Edema.
- ▶ Taquicardia.
- ▶ Síncope ou evento abortado de morte súbita.
- ▶ Diagnóstico baseado em achados ecocardiográficos.

Existem cinco formas classificadas de cardiomiopatia em crianças: (1) dilatada, (2) hipertrófica, (3) restritiva, (4) displasia arritmogênica do ventrículo direito (DAVD) e (5) não compactação do ventrículo esquerdo. A discussão será limitada às três primeiras formas, que são as mais comuns.

1. Miocardiopatia dilatada

É a cardiomiopatia infantil mais frequente e ocorre com uma incidência anual de 4 a 8 casos por 100.000 habitantes nos Estados Unidos e na Europa. Embora geralmente idiopática, as causas identificáveis de miocardiopatia dilatada (MCD) incluem miocardite viral, taquiarritmias não tratadas, lesões obstrutivas do coração esquerdo, anormalidades congênitas das artérias coronárias, toxicidade medicamentosa (p. ex., antraciclina), doenças genéticas (p. ex., defeitos no gene da distrofina, mutações sarcoméricas) e metabólicas (erros inatos da oxidação de ácidos graxos e defeitos da fosforilação oxidativa mitocondrial). As causas genéticas estão sendo descobertas em um ritmo crescente, e há agora testes comercialmente disponíveis para alguns dos genes mais comuns.

Achados clínicos

A. Sinais e sintomas

À medida que a função miocárdica diminui e o coração se dilata, o débito cardíaco cai, e as crianças afetadas desenvolvem intolerância ao exercício, atraso do crescimento, diaforese e taquipneia. Conforme o coração vai se deteriorando, surgem sinais congestivos, como hepatomegalia e estertores pulmonares, e um ritmo de galope proeminente pode ser notado à ausculta. Pode ser difícil de realizar o diagnóstico inicial em uma criança previamente hígida, uma vez que os sintomas apresentados podem assemelhar-se a uma infecção respiratória viral, pneumonia ou asma.

B. Exames de imagem

A radiografia de tórax mostra cardiomegalia generalizada com ou sem congestão venosa pulmonar.

C. Eletrocardiograma

A taquicardia sinusal com alterações do segmento ST é um achado comum no ECG. Pode haver critérios para HVD e HVE, e o intervalo QT pode estar prolongado. A avaliação da presença de arritmias supraventriculares no ECG é fundamental, pois é uma das poucas causas tratáveis e reversíveis de MCD em crianças.

D. Ecocardiograma

O ecocardiograma mostra aumento do VE e do AE com diminuição da fração de encurtamento do VE e da fração de ejeção. Há aumento das dimensões diastólica e sistólica finais calculadas, e a insuficiência mitral comumente está presente. Uma avaliação cuidadosa para evidências de anormalidades estruturais (especialmente anomalias da artéria coronária ou lesões obstrutivas do coração esquerdo) deve ser realizada, especialmente em lactentes.

E. Outros testes

O cateterismo cardíaco é útil para avaliar o estado hemodinâmico e a anatomia das artérias coronárias. Biópsias endomiocárdicas podem auxiliar no diagnóstico. As amostras de biópsia podem mostrar inflamação consistente com miocardite aguda, arquitetura anormal de miócitos e fibrose miocárdica. Eletromicrografias podem revelar evidências de distúrbios mitocondriais ou de outros distúrbios metabólicos. O teste de reação em cadeia da polimerase (PCR) pode ser realizado em amostras de biópsia para detectar produtos do genoma viral na miocardite infecciosa. O teste ergométrico é útil para medir a resposta ao tratamento médico e como uma avaliação objetiva das limitações cardíacas ao exercício.

Tratamento e prognóstico

O tratamento ambulatorial da MCD pediátrica geralmente envolve combinações de agentes redutores da pós-carga e diuréticos (ver seção Insuficiência cardíaca). Em 2007, Shaddy et al. publicaram os resultados de um estudo multicêntrico, duplo-cego e controlado por placebo sobre o uso de carvedilol em crianças com IC. As crianças não obtiveram os mesmos efeitos benéficos da terapia com β-bloqueadores que os adultos com IC, possivelmente devido à natureza heterogênea da IC nas crianças e às evidências crescentes de que existem diferenças inerentes entre a IC pediátrica e a adulta. O ácido acetilsalicílico ou a varfarina podem ser usados para prevenir a formação de trombos nas câmaras cardíacas dilatadas e pouco contráteis. As arritmias são mais comuns em corações dilatados, e por vezes a terapia antiarrítmica é necessária. Apesar do uso generalizado de desfibriladores implantáveis na população adulta, a dificuldade técnica de implantação desses desfibriladores, o risco de eventos adversos (p. ex., alta frequência de descargas inadequadas, obstrução vascular) e a baixa incidência de morte súbita cardíaca (MSC) nas crianças limitam seu uso na população pediátrica.

O tratamento da causa subjacente da miocardiopatia é sempre indicado, se possível. Infelizmente, apesar da avaliação completa, menos de 30% dos pacientes com MCD recebem o diagnóstico. Se o tratamento médico não for bem-sucedido, deve-se considerar o transplante cardíaco.

2. Miocardiopatia hipertrófica

A causa mais comum de miocardiopatia hipertrófica (MCH) é a MCH familiar, encontrada em 1 a cada 500 indivíduos. A MCH é a principal causa de MSC em jovens. A apresentação da doença ocorre mais comumente em crianças mais velhas, adolescentes ou adultos, embora possa ocorrer em neonatos. As causas de MCH não familiar em recém-nascidos e crianças pequenas incluem doença de depósito de glicogênio, síndrome de Noonan (incluindo síndromes relacionadas, como LEOPARD e síndrome de Costello), ataxia de Friedreich, diabetes gestacional materno, distúrbios mitocondriais e outros distúrbios metabólicos.

A. Miocardiopatia hipertrófica familiar

Na forma familiar, a MCH é mais frequentemente causada por uma mutação em um dos vários genes que codificam proteínas do sarcômero cardíaco (cadeia pesada de β-miosina, troponina T ou I, α-tropomiosina e proteína C de ligação à miosina).

1. Achados clínicos – Os pacientes podem ser assintomáticos, apesar de apresentarem hipertrofia significativa, ou podem apresentar sintomas de perfusão coronariana inadequada ou de IC, como angina, síncope, palpitações ou intolerância ao exercício. Os pacientes podem ter MSC como apresentação inicial, muitas vezes precipitada por atividades esportivas. Apesar de o exame cardíaco poder ser normal na apresentação inicial do quadro, alguns pacientes desenvolvem um abaulamento precordial à esquerda com um ponto difuso de impulso máximo. Uma propulsão do VE ou um galope de B$_4$ podem estar presentes. Se houver obstrução da via de saída, um sopro sistólico de ejeção será audível. O sopro pode não ser audível em repouso, mas pode ser provocado por exercícios ou manobras posicionais que diminuam o volume do VE (ortostatismo), aumentando, assim, a obstrução da via de saída.

A. Ecocardiograma: O diagnóstico da MCH geralmente é feito pelo ecocardiograma, e a maioria dos casos familiares apresenta hipertrofia septal assimétrica. Os pacientes jovens com causas metabólicas ou outras causas não familiares são mais propensos a ter hipertrofia concêntrica. Pode ocorrer um movimento sistólico anterior do folheto da valva mitral, contribuindo para a obstrução da via de saída do VE. O folheto da valva mitral pode ficar distorcido e resultar em insuficiência mitral. A obstrução da via de saída do VE pode estar presente em repouso ou ser provocada por exercício monitorado. A função sistólica é mais frequentemente hipercontrátil em crianças pequenas, mas pode deteriorar-se com o tempo, resultando em baixa contratilidade e dilatação do VE. A função diastólica é quase sempre anormal.

B. Eletrocardiograma: O ECG pode ser normal, mas frequentemente apresenta ondas Q profundas nas derivações inferolaterais (II, III, aVF, V5 e V6), secundárias ao aumento de massa do septo hipertrofiado. Podem ser observadas anormalidades do segmento ST nas mesmas derivações. Os critérios baseados em idade para HVE estão comumente presentes, assim como para aumento do AE.

C. Outros testes: O teste de esforço cardiopulmonar é valioso para avaliar a obstrução provocada da via de saída do VE, isquemia, arritmias e para determinar o prognóstico. A HVE extrema e uma resposta atenuada da pressão arterial ao exercício foram associadas ao aumento da mortalidade em crianças. A RM cardíaca é útil para definir áreas de fibrose ou cicatrização miocárdica. Os pacientes apresentam risco de isquemia miocárdica – possivelmente decorrente da compressão sistólica das perfurantes septais intramiocárdicas (artérias coronárias septais) –, ponte miocárdica das artérias coronárias epicárdicas (coronárias que correm dentro dos músculos cardíacos) ou um desequilíbrio entre oferta e demanda das artérias coronárias devido à presença de hipertrofia miocárdica maciça.

D. Cateterismo cardíaco: O cateterismo cardíaco pode ser realizado em pacientes com MCH que apresentam angina, síncope, morte súbita abortada ou teste ergométrico preocupante. Os achados hemodinâmicos incluem pressão atrial esquerda elevada secundária ao comprometimento do enchimento ventricular diastólico. Se houver obstrução da via de saída mesocavitária do VE, será evidente a presença de um gradiente de pressão associado. A provocação da obstrução da via de saída do VE com estimulação atrial rápida ou isoproterenol pode ser testada, mas não é comumente feita em crianças. A angiografia demonstra obliteração mesocavitária do VE durante a sístole.

Apesar de pouco realizada, a biópsia do miocárdio revela um desarranjo das miofibras.

2. Tratamento e prognóstico – O tratamento varia conforme os sintomas e o fenótipo. Os pacientes afetados são impedidos de praticar atletismo competitivo e exercícios isométricos devido ao risco associado de morte súbita cardíaca. Pacientes com obstrução da via de saída do VE em repouso ou latente podem ser tratados com β-bloqueadores, verapamil ou disopiramida com sucesso variável no alívio da obstrução. Pacientes com sintomas graves apesar da terapia médica e com um gradiente na via de saída do VE podem requerer intervenção adicional. A miectomia cirúrgica com ressecção de parte do septo hipertrofiado já foi utilizada em pacientes sintomáticos com bons resultados. No momento da miectomia, a valva mitral pode necessitar de reparo ou substituição em pacientes com uma longa história de movimento sistólico anterior da valva mitral. A ablação com etanol é utilizada em adultos com MCH e obstrução da via de saída do VE. Esse procedimento envolve a infiltração seletiva de etanol em um ramo da artéria septal coronariana para induzir um pequeno infarto direcionado do miocárdio. Isso leva a uma redução no tamanho do septo e à melhora da obstrução. Os efeitos a longo prazo desse procedimento são desconhecidos, e ele não é comumente realizado em crianças. O marca-passo de dupla câmara já foi utilizado em crianças para aliviar a obstrução, mas ainda faltam dados para apoiar seu uso. A estratificação de risco em relação à morte súbita é importante na MCH. As considerações para a colocação de desfibriladores implantáveis em adultos são baseadas nos fatores de risco conhecidos para MSC: hipertrofia grave (> 3 cm de espessura do septo em adultos), arritmias ventriculares documentadas, síncope, resposta anormal da pressão arterial ao exercício, morte súbita abortada ou forte história familiar de MCH com morte súbita associada. Os critérios para a colocação do desfibrilador em crianças não estão tão bem definidos.

B. Doenças de depósito de glicogênio no coração

Existem pelo menos 10 tipos de doenças de depósito de glicogênio (DDG). O tipo que envolve principalmente o coração é a doença de Pompe (DDG IIa), na qual a maltase ácida, necessária para a hidrólise dos ramos externos do glicogênio, está ausente. Ocorre deposição acentuada de glicogênio no miocárdio. Os bebês acometidos nascem bem, mas, por volta do sexto mês de vida, começam a ocorrer sintomas de atraso no crescimento e desenvolvimento, problemas na alimentação e insuficiência cardíaca. O exame físico revela fraqueza muscular generalizada, macroglossia e cardiomegalia sem sopros cardíacos significativos. O raio-X de tórax apresenta cardiomegalia com ou sem congestão venosa pulmonar. O ECG mostra um intervalo PR curto e HVE com depressão do segmento ST e inversão da onda T nas derivações precordiais esquerdas. O ecocardiograma mostra hipertrofia concêntrica grave do ventrículo esquerdo. Apesar de historicamente as crianças com doença de Pompe falecerem em geral no primeiro ano de vida, ensaios clínicos recentes de reposição enzimática mostraram-se promissores na reversão da hipertrofia e na preservação da função cardíaca. A morte pode ser súbita ou decorrente de IC progressiva.

3. Miocardiopatia restritiva

A miocardiopatia restritiva é uma entidade rara na população pediátrica, representando menos de 5% de todos os casos de cardiomiopatia. A causa geralmente é idiopática, mas pode ser familiar ou secundária a um processo infiltrativo (p. ex., amiloidose).

▶ Achados clínicos

Os pacientes apresentam sinais de IC congestiva como consequência da disfunção diastólica no contexto de função sistólica preservada. O VE é mais intensamente afetado do que o VD na miocardiopatia restritiva, mas o VD também é acometido na maioria dos casos, resultando em sinais e sintomas compatíveis com congestão biventricular. Os pacientes geralmente apresentam intolerância ao exercício, fadiga, dor no peito e ortopneia. O exame físico é notável por uma B_4 proeminente e distensão venosa jugular.

A. Eletrocardiograma

O ECG demonstra importante aumento de ambos os átrios, com voltagens ventriculares normais. Anormalidades da onda ST-T, incluindo um intervalo QTc prolongado, podem estar presentes.

B. Ecocardiograma

O diagnóstico é confirmado no ecocardiograma pela presença de ventrículos de tamanho normal com função sistólica preservada e átrios extremamente dilatados. A RM cardíaca é útil para descartar anormalidades pericárdicas (pericardite restritiva ou constritiva) e distúrbios infiltrativos.

▶ Tratamento e prognóstico

A terapia anticongestiva é usada para alívio sintomático. O risco de morte súbita na cardiomiopatia restritiva e a propensão para a progressão rápida da hipertensão pulmonar irreversível tornam necessário um acompanhamento próximo com consideração precoce de transplante cardíaco.

Chen LR et al: Reversal of cardiac dysfunction after enzyme replacement in patients with infantile-onset Pompe disease. J Pediatr 2009 Aug;155(2):271–275, e272 [PMID: 19486996].

Decker JA et al: Risk factors and mode of death in isolated hypertrophic cardiomyopathy in children. J Am Coll Cardiol 2009 Jul 14;54(3):250–254 [PMID: 19589438].

Shaddy RE et al: Carvedilol for children and adolescents with heart failure: a randomized controlled trial. JAMA 2007 Sep 12;298(10):1171–1179 [PMID: 17848651].

Towbin JA et al: Incidence, causes, and outcomes of dilated cardiomyopathy in children. JAMA 2006 Oct 18;296(15):1867–1876 [PMID: 17047217].

MIOCARDITE

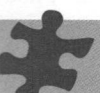
FUNDAMENTOS DO DIAGNÓSTICO E CARACTERÍSTICAS TÍPICAS

▶ Muitas vezes ocorre associada a uma infecção viral.
▶ Sinais e sintomas de cardiomiopatia conforme descritos anteriormente.
▶ O ecocardiograma mostra um ventrículo com função prejudicada e com graus variados de dilatação.
▶ Pode haver voltagens difusamente baixas no ECG.
▶ Pode haver elevação de marcadores inflamatórios (p. ex., velocidade de hemossedimentação [VHS], PCR).
▶ A RM cardíaca é uma ferramenta diagnóstica em aprimoramento.
▶ A biópsia endomiocárdica demonstra infiltrado linfocitário e PCR viral positivo.

As causas mais comuns de miocardite viral são adenovírus, vírus Coxsackie A e B, echovírus, parvovírus, citomegalovírus, vírus *influenza* A e, mais recentemente, coronavírus da síndrome respiratória aguda grave 2 (SARS-CoV-2). O HIV também pode causar miocardite. A capacidade de identificar o patógeno causador foi aprimorada pela tecnologia de PCR, que amplifica segmentos identificáveis do genoma viral do miocárdio de crianças afetadas.

▶ Achados clínicos

A. Sinais e sintomas

Existem dois padrões clínicos principais. No primeiro, ocorre IC de início súbito em um bebê ou criança que era relativamente saudável nas horas ou dias antecedentes. Essa forma maligna da doença é geralmente secundária à viremia maciça com invasão tecidual em múltiplos sistemas de órgãos, incluindo o coração. No segundo padrão, o início dos sintomas cardíacos é gradual, podendo haver história de infecção do trato respiratório superior ou de gastroenterite no mês anterior. Essa forma mais insidiosa pode ter um componente pós-infeccioso tardio ou autoimune. As apresentações agudas e crônicas ocorrem em qualquer idade e com todos os tipos de miocardite.

Os sinais de IC são variáveis, mas, no paciente descompensado com miocardite fulminante, eles incluem pele pálida e cinzenta, pulsos rápidos, fracos e filiformes, e dispneia. Naqueles com uma apresentação mais subaguda, os sinais incluem aumento do esforço respiratório, como ortopneia, dificuldade de alimentação em lactentes, intolerância ao exercício e edema da face e das extremidades. O paciente costuma estar taquicárdico e as bulhas cardíacas podem estar abafadas e distantes; é comum haver um ritmo de galope com B_3 ou B_4 (ou ambas). Os sopros geralmente estão ausentes, embora um sopro de insuficiência tricúspide ou mitral possa ser ouvido. Estertores crepitantes geralmente estão presentes em ambas as bases pulmonares. O fígado está aumentado e frequentemente doloroso.

B. Exames de imagem

Nas radiografias, observa-se cardiomegalia generalizada juntamente com congestão venosa pulmonar moderada a acentuada.

C. Eletrocardiograma

O ECG é variável. Classicamente, há QRS de baixa voltagem em todas as derivações frontais e precordiais com depressão do segmento ST e inversão das ondas T nas derivações I, III e aVF (e nas precordiais esquerdas durante a fase aguda). Arritmias são comuns e pode haver distúrbios de condução AV e intraventricular.

D. Ecocardiograma

O ecocardiograma demonstra dilatação das quatro câmaras com função ventricular reduzida e regurgitação da valva atrioventricular. Pode haver derrame pericárdico. Pacientes com uma apresentação mais aguda podem ter menos dilatação ventricular do que aqueles com história mais longa de sintomas relacionados à IC.

E. Biópsia do miocárdio

Uma biópsia endomiocárdica pode ser útil no diagnóstico de miocardite viral. Um infiltrado inflamatório com danos aos miócitos pode ser visto pela coloração de hematoxilina e eosina. O teste de PCR viral da amostra biopsiada pode produzir um resultado positivo em 30 a 40% dos pacientes com suspeita de miocardite. No entanto, acredita-se que a miocardite seja um processo heterogêneo, portanto, se a biópsia não for feita em uma área de miocardite ativa, é possível que os resultados da biópsia sejam falsos negativos.

F. RM cardíaca

A ressonância magnética cardíaca está sendo cada vez mais utilizada como uma modalidade de diagnóstico potencial para miocardite. Anormalidades na imagem ponderada em T2 (compatíveis com inflamação, edema miocárdico) e realce relativo global (evidência de extravasamento capilar) estão presentes em pacientes com miocardite aguda. Esse método de imagem requer anestesia geral em lactentes e crianças pequenas, o que está associado a risco substancial em pacientes com IC e deve ser ponderado ao solicitar esse exame.

▶ Tratamento

As medidas de suporte cardíaco para pacientes internados, descritas anteriormente na seção Insuficiência cardíaca, são usadas no tratamento desses pacientes. O uso de digitálicos em crianças com miocardite em rápida deterioração é perigoso e deve ser feito com muita cautela, pois pode causar arritmias ventriculares.

A administração de medicamentos imunomoduladores, como corticosteroides, para miocardite é controversa. Após o uso bem-sucedido de IgIV em crianças com doença de Kawasaki, foram feitos vários ensaios de IgIV em miocardite viral presumida. O valor terapêutico da IgIV permanece desconhecido. O início do suporte circulatório mecânico naqueles com miocardite fulminante ou grave é outra opção terapêutica como ponte para transplante ou recuperação.

▶ Prognóstico

O prognóstico da miocardite é determinado pela idade de início do quadro e pela resposta ao tratamento. Crianças com miocardite fulminante e grave comprometimento hemodinâmico apresentam mortalidade precoce de 75%. Os que se apresentam no primeiro ano de vida são os que possuem maior risco de um desfecho desfavorável. A recuperação total é possível, embora alguns pacientes se recuperem clinicamente, mas apresentem disfunção persistente do VE e necessitem de tratamento médico contínuo para IC. É possível que a miocardite subclínica na infância seja a base fisiopatológica para algumas das miocardiopatias dilatadas "idiopáticas" mais adiante na vida. Crianças com miocardite cuja função ventricular não retorna ao normal podem ser candidatas a transplante cardíaco se seguirem sintomáticas ou sofrerem prejuízo no crescimento apesar do tratamento médico otimizado.

Kawakami R et al: Pathological evidence for SARS-CoV-2 as a cause of myocarditis: JACC review topic of the week. J Am Coll Cardiol 2021 Jan 26;77(3):314–325 [PMID: 33478655].
Pettit MA et al: Myocarditis. Pediatr Emerg Care 2014 Nov;30(11):832–835 [PMID: 25373572].

▼ CARDIOLOGIA PREVENTIVA

HIPERTENSÃO

A pressão arterial deve ser aferida em todas as consultas pediátricas a partir dos 3 anos de idade. Como a pressão arterial está sendo monitorada com mais cuidado, a hipertensão arterial sistêmica está sendo cada vez mais amplamente reconhecida como um problema pediátrico, agora com uma prevalência de aproximadamente 3%. A pressão arterial em crianças deve ser obtida com a criança relaxada, e deve-se utilizar um manguito de tamanho apropriado. Deve ser usado o manguito mais largo que se encaixe entre a axila e a fossa antecubital (cobrindo 60-75% da parte superior do braço). A maioria das crianças de 10 a 11 anos precisa de um manguito adulto padrão (largura da bexiga de 12 cm), e muitos alunos do Ensino Médio precisam de um manguito adulto grande (largura de 16 cm) ou manguito de perna (largura de 18 cm). A pressão que coincide com o início (K1) e o fim (K5) dos sons de Korotkoff determina a pressão arterial sistólica e diastólica, respectivamente. Padrões pediátricos para pressão arterial foram publicados com base na idade, sexo e altura. A pressão arterial normal é definida como < percentil 90 e < 120/80; a pré-hipertensão, > percentil 90 ou ≥ 120/80 e < percentil 95; a hipertensão estágio 1, ≥ percentil 95 e < percentil 99 + 5 mmHg; e a hipertensão estágio 2, > percentil 99 + 5 mm Hg. Se uma pressão arterial aferida corretamente exceder o percentil 95, a medição deve ser repetida em pelo menos três ocasiões diferentes dentro de um intervalo de 2 a 4 semanas. A monitorização ambulatorial da pressão arterial (MAPA) também se tornou uma importante ferramenta diagnóstica na avaliação da hipertensão na população pediátrica e adolescente. A MAPA deve ser realizada por pelo menos 24 horas, com pelo menos 40 leituras ao todo, durante tanto a vigília quanto o sono. Ao avaliar os dados da MAPA, além dos valores normativos de pressão arterial, é útil atentar-se à carga de pressão arterial (porcentagem de aferições de pressão arterial anormalmente elevadas) e à porcentagem de aferições que estão acima do limiar alvo. Se a pressão arterial estiver persistentemente elevada, deve-se buscar uma causa subjacente. Embora a maior parte dos casos de hipertensão em crianças seja primária, em especial devido à maior incidência de sobrepeso e obesidade, a incidência de causas tratáveis é maior em crianças do que em adultos. Causas secundárias de hipertensão incluem coarctação da aorta, estenose da artéria renal, doença renal crônica, feocromocitoma e efeitos colaterais de medicamentos (p. ex., esteroides). Na ausência de uma causa secundária identificada, a terapia de primeira linha para pré-hipertensão e hipertensão envolve mudanças do estilo de vida com dieta e exercícios. As principais classes de agentes anti-hipertensivos usados como primeira linha de tratamento em crianças são os mesmos que em adultos e incluem inibidores da enzima conversora de angiotensina, bloqueadores dos receptores de angiotensina, bloqueadores dos canais de cálcio ou diuréticos. O agente inicial geralmente é escolhido com base na preferência de quem o prescreve. β-bloqueadores e diuréticos são seguros, mas muitas vezes são evitados como primeira linha devido a preocupações sobre potenciais efeitos colaterais. Maximizar a monoterapia antes de introduzir um segundo agente continua sendo uma diretriz oficial.

> Flynn JT et al: Update: ambulatory blood pressure monitoring in children and adolescents: a scientific statement from the American Heart Association. Hypertension 2014 May;63(5):1116–1135 [PMID: 24591341].
> Patel SS et al: Ambulatory blood pressure monitoring in pediatrics. Curr Hypertens Rep. 2019 Jul 26;21(9):71. [PMID: 31350605].
> Samuels J et al: Management of hypertension in children and adolescents. Curr Cardiol Rep 2015 Dec;17(12):107 [PMID: 26482750].

ATEROSCLEROSE E DISLIPIDEMIAS

A conscientização sobre os fatores de risco para doença arterial coronariana em geral, e a aterosclerose em particular, aumentou drasticamente na população como um todo desde meados da década de 1970. Apesar de a doença arterial coronariana ainda ser a principal causa de morte nos Estados Unidos, a incidência de morte por cardiopatia isquêmica ajustada por idade tem diminuído como resultado de melhorias na dieta, diminuição do tabagismo, conscientização e tratamento da hipertensão e aumento da prática de atividade física. O nível de lipídios séricos na infância geralmente permanece constante até a adolescência. Níveis lipídicos anormais são relativamente comuns em crianças e adolescentes, afetando aproximadamente um em cada cinco adolescentes. Os distúrbios lipídicos são menos frequentes, com a hipercolesterolemia grave (LDL ≥ 190 mg/dL [≥ 4,9 mmol/L]) afetando apenas cerca de 1 em 250 crianças e adolescentes; entretanto, quando presentes, geralmente ocorrem associados à obesidade e são frequentemente acompanhados por outros fatores de risco que contribuem para o aumento das taxas de morbidade e mortalidade cardiovascular e metabólica. Alterações no perfil lipídico que aparecem no início da infância correlacionam-se com maior risco de doença arterial coronariana na idade adulta. A lipoproteína de baixa densidade (LDL, de *low-density lipoprotein*) é aterogênica, enquanto, em contrapartida, a lipoproteína de alta densidade (HDL, de *high-density lipoprotein*) foi identificada como um fator antiaterogênico.

O rastreamento de rotina do perfil lipídico em crianças permanece controverso. É razoável avaliar o perfil de lipoproteína em jejum ou não em crianças a partir dos 2 anos de idade que tenham história familiar de doença cardiovascular precoce (< 55 anos em homens, < 65 anos em mulheres) ou hipercolesterolemia significativa (colesterol total > 240 mg/dL) a fim de detectar hipercolesterolemia familiar (HF) ou outras formas raras de hipercolesterolemia. As diretrizes da AHA recomendam a triagem lipídica pediátrica universal aos 9 a 11 anos de idade e depois aos 17 a 21 anos, porque os níveis de colesterol total e LDL-C diminuem em 10 a 20% durante a puberdade. A avaliação de um perfil lipídico em jejum é indicada especialmente para crianças e adolescentes com obesidade ou fatores de risco metabólicos (glicemia elevada, HDL baixo, nível alto de triglicerídeos, pressão arterial elevada, circunferência larga da cintura).

Quando as crianças apresentam níveis de LDL superiores a 130 mg/dL em dois testes consecutivos, aconselha-se a terapia com mudanças no estilo de vida, incluindo aconselhamento dietético e atividade física regular. As modificações na dieta podem diminuir os níveis de colesterol em 5 a 20%. Se o paciente não responder às mudanças de estilo de vida após 3 a 6 meses e estiver em risco cardiovascular extremo (p. ex., LDL-C ≥ 190 mg/mL, ≥ 160 mg/dL com apresentação clínica de HF, HDL < 35 mg/dL ou história de doença cardiovascular em um parente de primeiro grau com menos de 40 anos de idade), o tratamento medicamentoso pode ser indicado para diminuir o risco de doença cardiovascular aterosclerótica (DCVAS). As estatinas, inibidores da 3-hidroxi-3-metilglutaril coenzima A (HMG-CoA) redutase, são comumente utilizadas na população pediátrica e podem ser iniciadas a partir dos 8 a 10 anos de idade. A colestiramina, um sequestrador de ácidos biliares (SAB), pode ser administrada a partir dos 6 anos de idade, enquanto o colesevelam (SAB) pode ser usado em crianças com HF que tenham 10 anos ou mais. No entanto, esses fármacos raramente são usados devido à má adesão. A ezetimiba, um inibidor da absorção do colesterol, pode ser usada em conjunto com as estatinas para diminuir o LDL-C em crianças a partir de 10 anos com HF. A niacina é útil para o tratamento da hipertrigliceridemia.

> Grundy SM et al: AHA/ACC/AACVPR/AAPA/ABC/ACPM/ADA/AGS/APhA/ASPC/NLA/PCNA guideline on the management of blood cholesterol: a report of the American College of Cardiology/American Heart Association Task Force on Clinical Practice Guidelines. Circulation 2019 Jun 18;139(25):e1082–e1143. doi: 10.1161/CIR.0000000000000625. Epub 2018 Nov 10. Erratum in: Circulation. 2019 Jun 18;139(25):e1182–e1186 [PMID: 30586774].

DOR TORÁCICA

FUNDAMENTOS DO DIAGNÓSTICO E CARACTERÍSTICAS TÍPICAS

▶ A localização, a gravidade, a intensidade e os fatores moduladores ajudam a definir o diagnóstico.
▶ Frequentemente decorrente de refluxo ou de componente musculoesquelético.
▶ Dor torácica ao esforço provavelmente tem origem cardíaca.

ASPECTOS GERAIS

A dor torácica é uma queixa pediátrica comum, respondendo por 3 a 6 em 1.000 visitas a serviços de emergência urbanos e clínicas de atendimento de urgência, com idade média de 12 a 13 anos e predominância do sexo masculino (1-1,6:1). Embora as crianças com dor torácica sejam comumente encaminhadas para avaliação cardíaca, a dor torácica em crianças raramente é de origem cardíaca, com uma etiologia cardíaca sendo encontrada em apenas 2 a 5% dessas visitas ao pronto-socorro e em 3 a 7% das consultas com cardiologistas. A história detalhada e o exame físico devem direcionar o pediatra na investigação adequada da dor torácica. A localização, duração, intensidade, frequência e irradiação da dor devem ser documentadas, assim como os sintomas associados e quaisquer possíveis fatores de agravamento ou de alívio. A presença de eventos desencadeadores que precedem a dor deve ser explorada. A dor torácica durante ou imediatamente após o esforço físico deve levar a uma investigação mais elaborada de um distúrbio cardíaco. Deve ser avaliada a presença de sintomas associados, como síncope, palpitações, náuseas/vômitos, falta de ar, tosse ou chiado no peito. A relação da dor com as refeições deve ser investigada. A história social detalhada pode revelar estressores psicossociais ou exposições como tabagismo ou abuso de drogas. Ao exame físico, deve-se atentar para: sinais vitais; aparência geral da criança; aspecto morfológico da parede torácica e sua musculatura; achados em exame cardíaco, pulmonar e abdominal; e qualidade dos pulsos periféricos. Se a dor pode ser reproduzida pela palpação direta da parede torácica, ela quase sempre tem origem musculoesquelética.

▶ Etiologia

A dor torácica é geralmente não cardíaca e pode ser devido a uma variedade de condições. Mais comumente, nenhuma causa identificável é encontrada apesar de extensas avaliações (dor torácica idiopática). As etiologias musculoesqueléticas são a causa identificável mais comum de dor torácica e incluem costocondrite, tensão muscular, anormalidade esquelética e trauma, entre outras. A costocondrite (ou síndrome de Tietze), responsável por 26 a 41% dos casos de dor torácica, é causada por inflamação das articulações costocondrais e cursa com dor que pode ser reproduzida ao exame. As causas respiratórias incluem doença reativa das vias aéreas, pneumonia, pleurite e pneumotórax. As causas gastrointestinais de dor torácica incluem refluxo, esofagite, gastrite, ingestão de corpo estranho, hérnia de hiato, colecistite e dor abdominal referida. As condições hemato-oncológicas incluem embolia pulmonar, anemia falciforme e tumores. As condições psicológicas são mais comuns em adolescentes do que em crianças mais novas e incluem estresse, ansiedade, ataques de pânico, transtorno somatoforme e depressão.

A doença cardíaca é uma causa pouco frequente de dor torácica; no entanto, se não diagnosticada, pode ser fatal. Embora o infarto do miocárdio ocorra muito raramente em crianças, é possível. Frequentemente, está relacionado ao abuso de substâncias e/ou vasoespasmo coronariano. A origem anômala das artérias coronárias pode estar associada à dor torácica e morte súbita cardíaca. As artérias coronárias podem surgir do seio de Valsalva errado na raiz da aorta, com um orifício semelhante a uma fenda e um trajeto intramural estreito dentro da parede da aorta. Elas também podem surgir de outra artéria coronária com um trajeto que atravessa a aorta e a artéria pulmonar, o que pode limitar o fluxo durante o exercício. Mesmo com a anatomia coronariana normal, algumas condições médicas específicas podem aumentar o risco de infarto do miocárdio. Uma história de doença de Kawasaki com envolvimento de artéria coronária aumenta o risco de futuro infarto do miocárdio secundário à trombose de aneurismas coronários. As arritmias também podem provocar dor no peito, e as crianças pequenas podem descrever as palpitações associadas a uma arritmia simplesmente como dor no peito. As arritmias que podem estar associadas à dor torácica são as seguintes: taquicardia supraventricular (TSV), incluindo taquicardia com reentrada atrioventricular (TRAV), taquicardia por reentrada no nó atrioventricular (TRNAV), *flutter* atrial e taquicardia atrial ectópica; taquicardia ventricular; bloqueio atrioventricular total; ou ectopia simples, incluindo batimentos atriais ou ventriculares prematuros. As lesões estruturais que podem causar dor torácica incluem obstrução da via de saída do VE, incluindo, por sua vez, estenose aórtica e estenose pulmonar. Outras condições cardíacas que podem cursar com dor torácica incluem miocardiopatia dilatada, miocardite, pericardite, cardite reumática e dissecção de aorta.

▶ Avaliação

Na maioria dos casos, não são necessários testes sofisticados. No entanto, se houver suspeita de origem cardíaca, deve-se consultar um cardiologista pediátrico. A avaliação nesses casos pode incluir um ECG, radiografia de tórax, ecocardiograma, Holter ou monitor de eventos cardíacos, ou níveis séricos de troponina se houver fatores de risco conhecidos para isquemia. Em um estudo ao longo de 10 anos com 3.700 pacientes avaliados em uma clínica de cardiologia pediátrica, apenas 1% dos pacientes apresentou uma etiologia cardíaca para a dor torácica; a grande maioria desses pacientes apresentou sintomas sugestivos (p. ex., dor torácica ao esforço), história médica/familiar positiva, exame físico anormal ou ECG alterado. Quarenta por cento dos pacientes realizaram ecocardiograma; achados cardíacos incidentais (não relacionados à dor torácica) foram encontrados em 4% de todos os pacientes e um achado positivo potencialmente relacionado à queixa de dor torácica foi encontrado em apenas 0,3% dos pacientes. O teste com monitor de ritmo cardíaco foi positivo em apenas 0,4% dos pacientes, a maioria dos quais com queixa de palpitações. O teste ergométrico não contribuiu para fechar um diagnóstico. Não houve morte súbita cardíaca em nenhum dos 3.700 pacientes que apresentaram dor no peito; as crianças eram mais propensas a morrer de suicídio, confirmando que depressão e ansiedade são potenciais causas sérias de dor no peito.

Friedman KG et al: Management of pediatric chest pain using a standardized assessment and management plan. Pediatrics 2011 Aug;128(2):239–245. doi: 10.1542/peds.2011-0141 [PMID: 21746719].

Mahle WT, Campbell RM, Favaloro-Sabatier J: Myocardial infarction in adolescents. J Pediatr 2007 Aug;151(2):150–154. doi: 10.1016/j.jpeds.2007.02.045 [PMID: 17643766].

Saleeb SF, Li WY, Warren SZ, Lock JE: Effectiveness of screening for life-threatening chest pain in children. Pediatrics 2011 Nov;128(5):e1062–e1068. doi: 10.1542/peds.2011-0408 [PMID: 21987702].

Thull-Freedman J: Evaluation of chest pain in the pediatric patient. Med Clin North Am 2010 Mar;94(2):327–347. doi: 10.1016/j.mcna.2010.01.004 [PMID: 20380959].

▼ TRANSPLANTE CARDÍACO

O transplante cardíaco é uma modalidade terapêutica eficaz para lactentes e crianças com doença cardíaca em estágio terminal. As indicações para transplante incluem (1) IC progressiva apesar de tratamento clínico máximo; (2) doenças cardíacas congênitas complexas que não são passíveis de reparo cirúrgico ou paliação, ou em casos em que a abordagem paliativa cirúrgica tem um risco igual ou maior de mortalidade em comparação com o transplante; e (3) arritmias malignas que não respondem ao tratamento medicamentoso, ablação por cateter ou cardiodesfibrilador automático implantável. Aproximadamente 300 a 400 procedimentos de transplante cardíaco pediátrico são realizados anualmente nos Estados Unidos. Os transplantes infantis (< 1 ano de idade) representam 30% dos transplantes cardíacos pediátricos. A meia-vida estimada atual do enxerto para crianças submetidas a transplante cardíaco na infância é de mais de 19 anos, enquanto a meia-vida geral do transplante cardíaco pediátrico é de aproximadamente 14 anos.

Uma avaliação cuidadosa do receptor e do doador é realizada antes do transplante cardíaco. A avaliação da RVP do receptor é crítica, uma vez que a hipertensão pulmonar grave e irreversível é fator de risco para IC direita pós-transplante e morte precoce. A função dos órgãos-alvo do receptor também pode influenciar o resultado pós-transplante e deve ser avaliada. Os fatores relacionados ao doador que podem impactar no resultado incluem a função cardíaca, a quantidade de suporte inotrópico necessário, a presença de infecção ativa (HIV e hepatite B e C são contraindicações para a doação), o tamanho do doador e o tempo de isquemia até o transplante.

IMUNOSSUPRESSÃO

O regime imunossupressor pós-transplante ideal permite que o sistema imunológico continue a reconhecer e responder a antígenos estranhos de maneira produtiva, enquanto evita a rejeição ao enxerto. Embora haja diversos esquemas diferentes, os inibidores da calcineurina (p. ex., ciclosporina e tacrolimo) continuam sendo a base da imunossupressão de manutenção no transplante cardíaco pediátrico. Os inibidores da calcineurina podem ser usados isoladamente em crianças consideradas de baixo risco para rejeição ao enxerto. A terapia medicamentosa dupla inclui a adição de medicamentos antimetabólitos ou antiproliferativos, como azatioprina, micofenolato de mofetila ou sirolimo. Devido aos efeitos colaterais adversos significativos dos corticosteroides em crianças, o seu uso crônico nessa população é evitado na medida do possível. Déficit de crescimento, suscetibilidade a infecções, cicatrização prejudicada, hipertensão, diabetes, osteoporose e aparência cushingoide são algumas das consequências do uso prolongado de esteroides.

REJEIÇÃO AO ENXERTO

Apesar dos avanços na imunossupressão, a rejeição ao enxerto continua sendo a principal causa de morte nos 3 primeiros anos após o transplante. Como a rejeição ao enxerto pode apresentar-se na ausência de sintomatologia clínica, pode ser difícil monitorar e diagnosticar a rejeição em tempo hábil. Os esquemas de rastreamento incluem exames físicos seriados, ECG, ecocardiograma e cateterismo cardíaco com biópsia endomiocárdica.

▶ Vigilância da rejeição

A. Sinais e sintomas

A rejeição aguda ao enxerto pode não causar sintomas nos estágios iniciais. Com a progressão, os pacientes podem desenvolver taquicardia, taquipneia, estertores, ritmo de galope ou hepatoesplenomegalia. Lactentes e crianças pequenas podem apresentar irritabilidade, dificuldade na alimentação, vômitos ou letargia. Em 1 ano, a mortalidade daqueles que sofrem um episódio de rejeição associado a comprometimento hemodinâmico é de 50%, e, portanto, a detecção precoce é fundamental.

B. Exames de imagem

Em um paciente com rejeição aguda, as radiografias de tórax podem apresentar cardiomegalia, edema pulmonar ou derrames pleurais.

C. Eletrocardiograma

Anormalidades na condução, redução da voltagem do QRS e arritmias atriais e ventriculares podem ocorrer na rejeição.

D. Ecocardiograma

O ecocardiograma é uma ferramenta útil de monitoração não invasiva da rejeição. Alterações na complacência e na função ventricular podem ser sutis inicialmente, mas são progressivas com o aumento da duração do episódio de rejeição. Um novo derrame pericárdico ou uma piora da insuficiência valvular também podem indicar rejeição.

E. Cateterismo cardíaco e biópsia endomiocárdica

A avaliação hemodinâmica, incluindo pressões de enchimento ventricular, débito cardíaco e consumo de oxigênio, pode ser obtida por meio do cateterismo cardíaco. A biópsia endomiocárdica é útil no diagnóstico de rejeição aguda do enxerto, mas nem todos os episódios de rejeição sintomática resultam em um resultado de biópsia positivo. O aspecto de infiltração linfocitária com dano miocelular na biópsia é a principal característica típica da rejeição ao enxerto mediada por células e é útil se presente. O diagnóstico de rejeição mediada por anticorpos é desafiador, mas é baseado em uma combinação de sintomas clínicos, evidências de deposição de complemento na biópsia endomiocárdica e em uma nova ou crescente produção de anticorpos (normalmente anticorpos antiantígeno linfocítico humano [HLA, de *human lymphocyte antigen*]) na circulação.

Tratamento da rejeição ao enxerto

O objetivo do tratamento da rejeição ao enxerto é reverter a cascata inflamatória imunológica. Os corticosteroides em altas doses são a primeira linha de tratamento. Para reverter a rejeição, frequentemente é necessária terapia adicional com preparações biológicas antimocíticas, como globulina antimócito (um anticorpo policlonal de coelhos). A maioria dos episódios de rejeição pode ser tratada de forma eficaz se prontamente diagnosticada. Geralmente, a função do enxerto retorna ao seu estado basal, embora episódios graves de rejeição possam resultar em insuficiência crônica do enxerto, perda do enxerto e morte do paciente, mesmo com a terapia ideal. A rejeição mediada por anticorpos é tratada de forma semelhante à rejeição mediada por células T, mas a adição de plasmaférese e IgIV ao tratamento pode melhorar os resultados.

Evolução e prognóstico

Em geral, a qualidade de vida dos receptores de transplante cardíaco pediátrico é relativamente boa. O risco de infecção é baixo após o período imediato pós-transplante, apesar da imunossupressão crônica. O citomegalovírus é o patógeno mais comum responsável pela morbimortalidade relacionada à infecção em pacientes transplantados. A maioria das crianças tolera bem os patógenos ambientais. A não adesão ao uso de imunossupressão por toda a vida é uma grande preocupação, especialmente em pacientes adolescentes. Diversos estudos recentes identificaram a não adesão como a principal causa de morte tardia. O distúrbio linfoproliferativo pós-transplante, uma síndrome relacionada à infecção pelo vírus Epstein-Barr, pode resultar em um linfoma tipo Burkitt que geralmente responde a uma redução na imunossupressão, mas ocasionalmente deve ser tratado com quimioterapia e pode ser fatal. A grande maioria das crianças não apresenta limitações físicas e não requer restrições relacionadas ao sistema cardiovascular.

A causa mais comum de perda tardia do enxerto é a vasculopatia do enxerto cardíaco (doença das artérias coronárias do transplante). A vasculopatia do aloenxerto cardíaco resulta da proliferação da íntima dentro do lúmen das artérias coronárias que pode resultar em oclusão luminal completa. Essas lesões são difusas e geralmente envolvem vasos distais e, portanto, geralmente não são passíveis de revascularização cirúrgica, angioplastia ou colocação de *stent*. A etiologia dessas lesões tem base imunológica, mas a patogênese específica não é conhecida, tornando desafiadora a terapia direcionada. Novos agentes imunossupressores mais específicos e mais eficazes estão atualmente sendo testados em estudos clínicos e pré-clínicos.

Canter CE et al: Indications for heart transplantation in pediatric heart disease: a scientific statement from the American Heart Association Council on Cardiovascular Disease in the Young; the Councils on Clinical Cardiology, Cardiovascular Nursing, and Cardiovascular Surgery and Anesthesia; and the Quality of Care and Outcomes Research Interdisciplinary Working Group. Circulation Feb 6, 2007;115(5):658–676 [PMID: 17261651].

HIPERTENSÃO PULMONAR

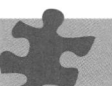

FUNDAMENTOS DO DIAGNÓSTICO E CARACTERÍSTICAS TÍPICAS

▶ Frequentemente sutil com sintomas de dispneia, fadiga, dor torácica e síncope.

▶ Componente pulmonar alto de B_2; ECG com HVD.

▶ Doença rara, progressiva e frequentemente fatal sem tratamento.

Considerações gerais

A hipertensão pulmonar (HP) é definida como uma PAP média aumentada de 25 mm Hg ou mais. A etiologia da HP em crianças é muito diferente da HP em adultos, com predomínio da hipertensão arterial pulmonar idiopática (HAPI) e da hipertensão arterial pulmonar (HAP) associada à cardiopatia congênita. A HAP, um subgrupo da HP, afeta a árvore arterial pulmonar e é definida como uma PAP média sustentada de 25 mmHg ou mais, com uma pressão capilar pulmonar média de 15 mmHg ou menos e RVP superior a 3 unidades Wood. Uma classificação diagnóstica foi desenvolvida e modificada no World Symposium on Pulmonary Hypertension (WSPH, Simpósio Mundial de Hipertensão Pulmonar). Esse sistema de classificação clínica identifica cinco categorias de distúrbios que causam HP, com cada grupo compartilhando características hemodinâmicas, patológicas e de manejo semelhantes: HAP (grupo 1); HP por cardiopatia esquerda (grupo 2); HP por doença pulmonar crônica e/ou hipóxia (grupo 3); HP tromboembólica crônica (grupo 4); e HP por mecanismos multifatoriais (grupo 5). A incidência de HAPI e HAP associada à cardiopatia congênita é de 1 a 2 pessoas por milhão. A HP é difícil de diagnosticar nos estágios iniciais por causa de suas manifestações sutis. Embora os desfechos da HP pediátrica estejam melhorando devido ao advento de novas terapias, o prognóstico permanece reservado, com apenas 74% de sobrevida em 5 anos. A HP familiar ocorre em 6 a 12% dos indivíduos afetados. Quando uma associação familiar clara é conhecida, a doença mostra evidências de antecipação genética, apresentando-se em idades mais jovens nas gerações subsequentes.

▶ **Achados clínicos**

A. Sinais e sintomas

O quadro clínico varia com a gravidade da HP, e geralmente os sintomas iniciais são sutis, retardando o diagnóstico. Os sintomas iniciais podem ser dispneia, palpitações ou dor torácica, frequentemente desencadeados por exercício intenso ou esportes competitivos. A síncope pode ser o primeiro sintoma, o que geralmente implica doença grave. À medida que a doença progride, os pacientes apresentam sinais de baixo débito cardíaco e insuficiência de ventrículo direito. A IC direita pode manifestar-se por hepatomegalia, edema periférico e galope de B_3 ao exame. Sopros de regurgitação pulmonar e tricúspide podem estar presentes, e o componente pulmonar de B_2 geralmente está proeminente.

B. Exames de imagem

A radiografia de tórax geralmente revela um tronco da artéria pulmonar proeminente, e o VD pode estar aumentado. As marcações da vasculatura pulmonar periférica podem ser normais ou diminuídas. No entanto, em 6% dos pacientes com HP confirmada, a radiografia de tórax é normal.

C. Eletrocardiograma

O ECG geralmente mostra HVD com uma onda T positiva em V1 (quando deveria ser negativa em crianças pequenas) ou um complexo qR na derivação V1 ou V3R. Também pode haver evidência de desvio do eixo para a direita e de aumento do AD.

D. Ecocardiograma

O ecocardiograma é uma ferramenta essencial para o diagnóstico de HP e exclusão de cardiopatia congênita como causa de HP. Ele frequentemente mostra hipertrofia e dilatação de VD. Na ausência de outra doença estrutural, a velocidade da insuficiência tricúspide e pulmonar pode ser usada para estimar as pressões sistólica e diastólica da artéria pulmonar, respectivamente. Outras medidas ecocardiográficas, como Doppler tecidual, índice de performance miocárdica, relação sistólica-diastólica da velocidade de regurgitação tricúspide, relação VD-VE no final da sístole e excursão sistólica do plano anular tricúspide, são usadas na avaliação da HP.

E. Cateterismo cardíaco e angiografia

O cateterismo cardíaco é o melhor método para determinar a gravidade da doença. O procedimento é realizado para descartar causas cardíacas (p. ex., cardiomiopatia restritiva) ou vasculares (p. ex., estenose da veia pulmonar) de HP, determinar a gravidade da doença e definir estratégias terapêuticas. A reatividade do leito vascular pulmonar a agentes vasodilatadores de ação curta (oxigênio, óxido nítrico e prostaciclina) pode ser avaliada e usada para determinar as opções de tratamento. A angiografia pode mostrar redução do número de pequenas artérias pulmonares com vasos tortuosos.

F. Outras modalidades de avaliação

A RM cardíaca é usada em alguns pacientes para avaliar a função do VD, a anatomia da artéria pulmonar e a hemodinâmica, bem como os fenômenos tromboembólicos. O teste de esforço cardiopulmonar em cicloergometria correlaciona-se com a gravidade da doença. De forma mais simples, um teste de caminhada de 6 minutos, no qual a distância percorrida e o nível de esforço percebido são medidos, tem uma forte associação independente com a mortalidade na fase avançada da doença.

▶ **Tratamento**

O objetivo da terapia é reduzir a PAP, aumentar o débito cardíaco e melhorar a qualidade de vida. Os dados do cateterismo cardíaco são usados para definir o tratamento adequado. Os pacientes responsivos aos vasodilatadores pulmonares recebem bloqueadores dos canais de cálcio, como nifedipino ou diltiazem. Os pacientes que não respondem aos vasodilatadores recebem inicialmente uma das três classes de medicamentos: prostanoides (como epoprostenol), antagonistas dos receptores de endotelina (como bosentana) ou inibidores da fosfodiesterase-5 (como tadalafila). Todos esses agentes possuem mecanismos de ação distintos que podem reduzir a RVP. A varfarina é comumente usada para anticoagulação para prevenir eventos tromboembólicos, geralmente com o objetivo de manter a razão normalizada internacional (INR) entre 1,5 e 2,0.

A septostomia atrial é indicada em alguns pacientes sintomáticos com HP refratária. O débito cardíaco cai à medida que a RVP aumenta, e, portanto, um *shunt* interatrial pode preservar o débito cardíaco esquerdo, embora com sangue desoxigenado. O transplante pulmonar deve ser considerado em pacientes com HP intratável e naqueles com lesões anatômicas associadas que contribuem para a elevação da pressão arterial pulmonar, como a estenose da veia pulmonar. Os procedimentos de transplante de coração e pulmão parecem ter benefícios de sobrevida em relação ao transplante de pulmão isolado em pacientes com HP. A recorrência de HP é rara após transplante coração-pulmão.

Abman SH et al: Pediatric pulmonary hypertension: guidelines from the American Heart Association and American Thoracic Society. Circulation 2015 Nov 24;132(21):2037–2099. 10.1161/CIR.0000000000000329 [PMID: 26534956].

Ivy DD et al: Pediatric pulmonary hypertension. J Am Coll Cardiol 2013 Dec 24;62(25 Suppl):D11726 [PMID: 24355636].

Pulmonary Hypertension Association: www.phassociation.org/.

DISTÚRBIOS DE FREQUÊNCIA E RITMO CARDÍACOS

As anormalidades de ritmo cardíaco podem ocorrer em duas populações diferentes de pacientes: (1) crianças saudáveis com corações estruturalmente normais que apresentam uma anormalidade intrínseca do sistema de condução elétrica; e (2) crianças com doença cardíaca congênita sob risco de desenvolver anormalidades do ritmo cardíaco com base no próprio defeito cardíaco subjacente. Nesta última população, alterações nos cardiomiócitos associadas a um estado crônico de hemodinâmica cardíaca alterada ou quaisquer procedimentos operatórios com cicatrizes de sutura cirúrgica colocam os pacientes em maior risco para certos tipos de arritmias.

A avaliação e o tratamento dos distúrbios do ritmo cardíaco avançaram significativamente nas últimas décadas. Indiscutivelmente, os avanços mais significativos nos últimos anos continuaram na área da base genética dos distúrbios do ritmo, como a síndrome do QT longo (SQTL), discutida no final deste capítulo. O tratamento para anormalidades do ritmo cardíaco inclui desde monitoramento clínico sem intervenção e medicamentos antiarrítmicos até estudo eletrofisiológico invasivo e procedimentos de ablação, marca-passos e cardioversores/desfibriladores internos.

Deal BJ et al: Arrhythmic complications associated with the treatment of patients with congenital cardiac disease: consensus definitions from the Multi-Societal Database Committee for Pediatric and Congenital Heart Disease. Cardiol Young 2008 Dec;18(Suppl 2):202–205.

DISTÚRBIOS DO NÓ SINUSAL

Arritmia sinusal

A variação fásica da frequência cardíaca (arritmia sinusal) é normal. Normalmente, a frequência sinusal varia com o ciclo respiratório (a frequência cardíaca aumenta com a inspiração e diminui com a expiração), enquanto os intervalos P-QRS-T permanecem estáveis. A arritmia sinusal pode ocorrer em associação à dificuldade respiratória ou ao aumento da pressão intracraniana, ou pode estar presente em crianças normais. Isoladamente, nunca requer tratamento; no entanto, pode estar associada à disfunção do nó sinusal ou à disfunção do sistema nervoso autônomo.

Bradicardia sinusal

A bradicardia sinusal é definida com base nos valores da frequência cardíaca abaixo do limite normal para a idade (neonatos até 6 anos, 60 batimentos/min; 7-11 anos, 45 batimentos/min; > 12 anos, 40 batimentos/min). A bradicardia sinusal é frequentemente observada em crianças atléticas. As causas da bradicardia sinusal incluem hipóxia, danos ao sistema nervoso central, transtornos alimentares e efeitos colaterais de medicamentos. A bradicardia sintomática (síncope, baixo débito cardíaco ou intolerância ao exercício) requer tratamento (atropina, isoprenalina ou marca-passo cardíaco).

Taquicardia sinusal

A frequência cardíaca normalmente acelera em resposta ao estresse, como exercício, ansiedade, febre, hipovolemia, anemia ou IC. Embora a taquicardia sinusal no coração normal seja bem tolerada, a taquicardia sintomática com diminuição do débito cardíaco requer avaliação para doença cardíaca estrutural, cardiomiopatia ou taquiarritmias verdadeiras. A primeira avaliação deve ser feita com um ECG de 12 derivações para determinar o mecanismo preciso da frequência rápida. O tratamento pode ser indicado para correção da causa subjacente da taquicardia sinusal (p. ex., transfusão para anemia ou para correção de hipovolemia ou febre).

Disfunção do nó sinusal

A disfunção do nó sinusal (ou sinoatrial) é uma síndrome clínica de função e frequência inadequadas do nó sinusal. A anormalidade pode ser um defeito anatômico verdadeiro do nó sinusal ou do tecido circundante, ou pode ser uma anormalidade do estímulo autonômico. É definida como um ou mais dos seguintes: bradicardia sinusal grave, pausa ou parada sinusal, incompetência cronotrópica (incapacidade de aumentar a frequência cardíaca com a atividade ou outras demandas) ou bradiarritmias e taquiarritmias combinadas. É um achado tardio comum após o reparo de cardiopatia congênita (mais comumente as técnicas de Mustard ou de Senning para transposição completa de grandes artérias ou o procedimento de Fontan), mas também é observada em corações normais, em cardiopatias congênitas não operadas e em cardiopatias adquiridas. Os sintomas geralmente se manifestam entre as idades de 2 e 17 anos e consistem em episódios de pré-síncope, síncope, palpitações, palidez ou intolerância ao exercício.

A avaliação da disfunção do nó sinusal pode envolver o seguinte: ECG de base, monitoramento ambulatorial de ECG durante 24 horas, teste ergométrico e monitoramento de eventos transitórios. O tratamento da disfunção do nó sinusal é indicado apenas em pacientes sintomáticos. As bradiarritmias são tratadas com agentes vagolíticos (atropina ou glicopirrolato) ou adrenérgicos (aminofilina) ou marca-passos cardíacos permanentes.

BATIMENTOS PREMATUROS

Batimentos atriais prematuros

Os batimentos atriais prematuros são desencadeados por um foco ectópico no átrio. Eles são um dos tipos de batimentos prematuros mais comuns que ocorrem em pacientes pediátricos, principalmente durante os períodos fetal e neonatal. O batimento prematuro pode ser conduzido para o ventrículo e, portanto, ser seguido por um complexo QRS ou pode não ser conduzido, pois ocorreu tão cedo que o nó atrioventricular ainda está refratário (**Figura 20-6**). Uma breve pausa geralmente ocorre até que ocorra o próximo batimento sinusal normal. Como achado isolado, os batimentos atriais prematuros são benignos e não requerem tratamento.

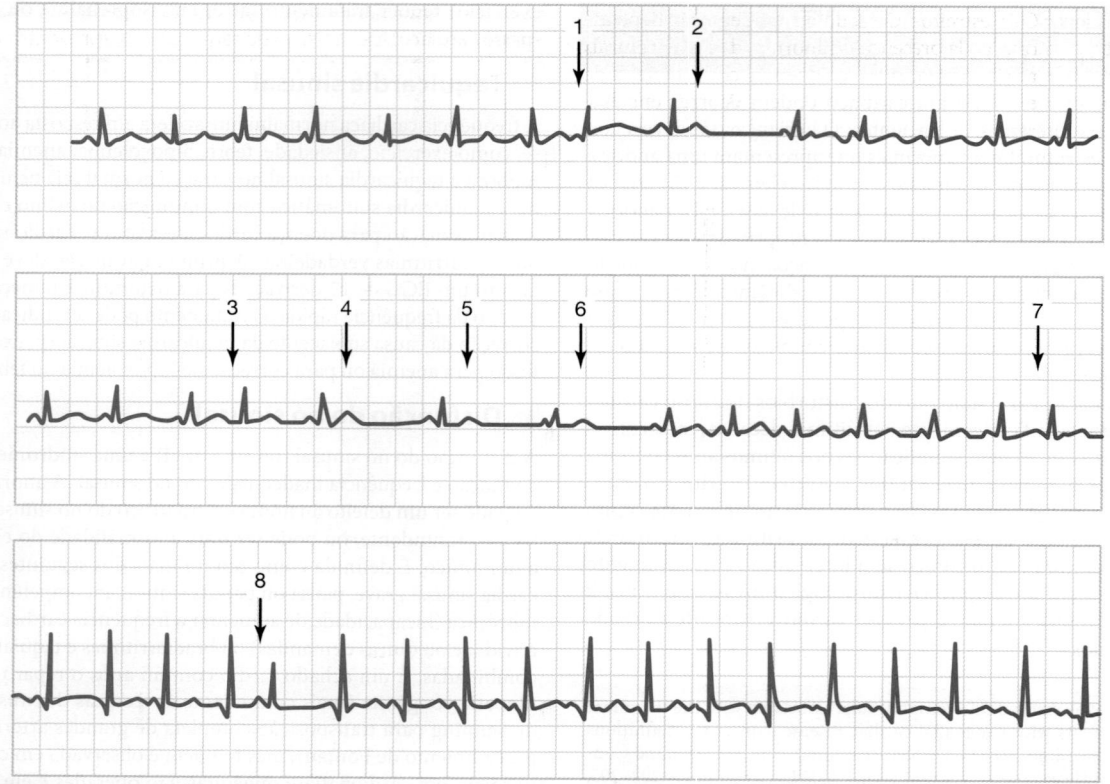

▲ **Figura 20-6** Registro de ritmo da derivação II com contrações atriais prematuras. Os batimentos 1, 3, 7 e 8 são conduzidos para os ventrículos, enquanto os batimentos 2, 4, 5 e 6 não são.

▶ Batimentos juncionais prematuros

Os batimentos prematuros juncionais surgem no nó AV ou no feixe de His. Eles induzem um complexo QRS normal sem onda P precedente. Os batimentos juncionais prematuros geralmente são benignos e não requerem terapia específica.

▶ Batimentos ventriculares prematuros

Batimentos ventriculares prematuros ou contrações ventriculares prematuras (CVPs) são relativamente comuns, ocorrendo em 1 a 2% dos pacientes com corações normais. Eles são caracterizados por um batimento precoce com um complexo QRS largo, sem uma onda P precedente e com uma pausa compensatória completa após esse batimento inicial.

Os batimentos ventriculares prematuros originados de um único foco ectópico têm todos a mesma configuração, enquanto os de origem multifocal apresentam configurações variadas. A ocorrência consecutiva de duas CVPs é chamada de acoplamento ventricular, e de três ou mais, de taquicardia ventricular. A maioria das CVPs em pacientes normais geralmente são benignas. No entanto, pacientes com CVPs frequentes são geralmente avaliados com testes como ECG ambulatorial contínuo de 24 horas ou com teste de esforço para descartar arritmias mais graves. Um ecocardiograma pode ser realizado para avaliar a função ventricular. As CVPs frequentes podem resultar em redução da função ventricular, um fenômeno conhecido como cardiomiopatia induzida por CVP. A frequência exata de CVPs necessária para causar uma cardiomiopatia não é completamente compreendida, mas é geralmente superior a 20% do total de batimentos diários. A relevância das CVPs também pode ser avaliada fazendo o paciente se exercitar. À medida que a frequência cardíaca aumenta, as CVPs benignas geralmente desaparecem. Se o exercício resultar em aumento ou acoplamento de contrações, pode haver doença subjacente. As CVPs multifocais são sempre anormais e podem ser mais perigosas. Elas podem estar associadas a hiperdosagem de medicamentos (antidepressivos tricíclicos ou toxicidade por digoxina), distúrbio eletrolítico, miocardite ou hipóxia. O tratamento é dirigido à correção do distúrbio subjacente.

TAQUICARDIA SUPRAVENTRICULAR

Taquicardia supraventricular (TSV) é um termo usado para descrever qualquer ritmo rápido originário do átrio, do nó AV ou de uma via acessória. Essas taquicardias são taquicardias rápidas e com complexos QRS estreitos. O modo de apresentação depende da frequência cardíaca, da presença de anormalidades estruturais ou funcionais cardíacas subjacentes, de doenças coexistentes e da idade do paciente. Uma criança saudável com TSV pode queixar-se de períodos intermitentes de batimentos cardíacos acelerados. Um lactente com TSV pode apresentar dificuldade na alimentação e aumento da fadiga (manifestando-se como menos tempo acordado). A taquicardia incessante, mesmo quando relativamente lenta (120-150 batimentos/min), pode causar disfunção miocárdica e IC se não for tratada. Em crianças com IC preexistente ou com uma doença sistêmica subjacente, como anemia ou sepse, a TSV pode resultar em diminuição da função cardíaca e consequentes sinais de instabilidade hemodinâmica muito mais rapidamente do que em uma criança saudável.

Os mecanismos da taquicardia são geralmente divididos entre mecanismos reentrantes e automáticos e podem ser descritos pelo local de origem da taquicardia (**Tabela 20-7**).

As *taquicardias reentrantes* representam aproximadamente 80% das arritmias pediátricas. As taquicardias reentrantes têm as seguintes características: iniciam-se abruptamente, têm frequência fixa, têm pouca variação com febre ou catecolaminas internas e terminam abruptamente. Podem ser revertidas em ritmo sinusal com manobras como manobras vagais, administração de adenosina, supressão com marca-passo ou cardioversão por corrente direta.

Os mecanismos da taquicardia reentrante envolvem duas conexões nas quais a condução elétrica percorre uma das vias e, em seguida, retorna pela outra, criando uma alça circular repetitiva sustentada. O circuito pode estar confinado no átrio (*flutter atrial* em um coração normal ou *taquicardia reentrante intra-atrial* em um paciente com cardiopatia congênita) (**Figura 20-7**). Pode estar restrito dentro do nó AV (*taquicardia reentrante nodal AV*) ou pode abranger uma conexão acessória entre átrios e ventrículos (*taquicardia mediada por via acessória*). Se, durante a taquicardia, o impulso elétrico é conduzido no sentido anterógrado (dos átrios para os ventrículos) através do nó AV e no sentido retrógrado (do ventrículo para os átrios) pela via acessória, está presente uma taquicardia recíproca ortodrômica. Se, em vez disso, o impulso é propagado de forma anterógrada através da via acessória e retrógrada pelo nó AV, há uma taquicardia recíproca antidrômica. Esta se apresenta como uma taquicardia de complexo largo. A *síndrome de Wolff-Parkinson-White* (WPW) é uma subclasse de taquicardia reentrante na qual, durante o ritmo sinusal, o impulso é conduzido de modo anterógrado pela conexão acessória, contornando o nó AV e criando uma pré-excitação ventricular (ativação excêntrica precoce do ventrículo com um intervalo PR curto e deflexão ascendente lenta do QRS, a onda delta) (**Figura 20-8**). A maioria dos pacientes com WPW tem coração estruturalmente normal no que tange aos demais aspectos. No entanto, observou-se que a WPW ocorre com maior frequência em associação com as seguintes cardiopatias congênitas: atresia tricúspide, anomalia de Ebstein da valva tricúspide, cardiomiopatia hipertrófica e ccTGA. Diferentemente de outras causas de taquicardia descritas acima, nas quais a arritmia não causa risco de vida, tem havido raros casos de colapso súbito por conta da síndrome de WPW. O mecanismo desse evento súbito é

Tabela 20-17 Mecanismo da taquicardia supraventricular

Local de origem	Mecanismos automáticos	Mecanismos de reentrada
Nó sinusal	Taquicardia sinusal	Reentrada no nó sinoatrial
Átrio	Taquicardia atrial ectópica Taquicardia atrial multifocal	*Flutter* atrial Taquicardia reentrante intra-atrial Fibrilação atrial
Nó atrioventricular	Taquicardia ectópica juncional	Taquicardia por reentrada no nó atrioventricular (TRNAV)
Vias acessórias		Vias acessórias ocultas Síndrome de Wolff-Parkinson-White (WPW) Forma permanente de taquicardia juncional reciprocante (FPTJR) Taquicardia mediada por via Mahaim

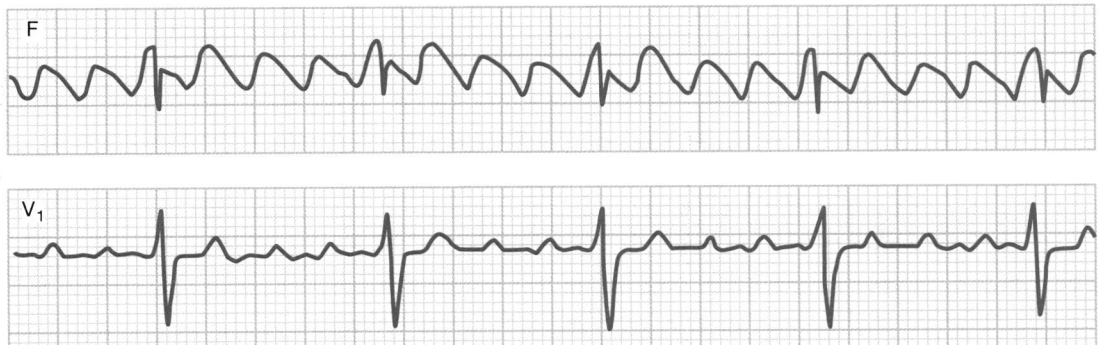

▲ **Figura 20-7** Derivações aVF (F) e V1 mostrando *flutter* atrial com ondas de *flutter* atrial em "dente de serra".

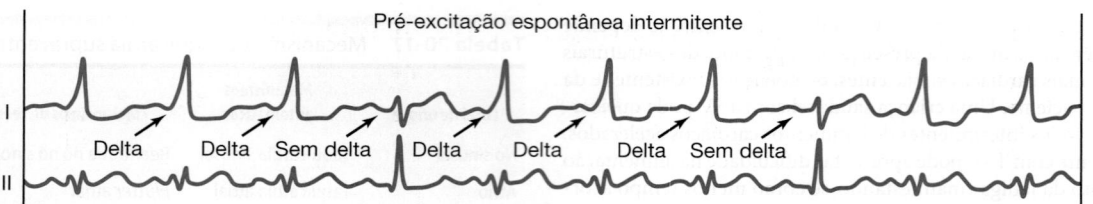

▲ **Figura 20-8** Derivações I e II com pré-excitação ventricular espontânea intermitente (síndrome de Wolff-Parkinson-White).

o desenvolvimento de fibrilação atrial, conduzindo por uma via acessória rápida em direção ao ventrículo e levando à fibrilação ventricular e morte súbita. Por esse motivo, a maioria dos centros recomenda que mesmo os pacientes assintomáticos sejam submetidos a um procedimento invasivo para avaliar as propriedades de condução da via acessória da WPW (descrita na seção sobre tratamento para taquiarritmias).

O aumento da sobrevida cirúrgica de pacientes com doença cardíaca congênita criou uma nova e cada vez mais prevalente arritmia crônica, semelhante ao *flutter* atrial em um coração normal. Essas arritmias têm sido chamadas por vários nomes: taquicardia reentrante intra-atrial, taquicardia incisional, macrorreentrada ou *flutter* atrial pós-operatório. Nessa taquicardia, corredores eletricamente isolados do miocárdio atrial (p. ex., válvula tricúspide-istmo da VCI ou a região entre uma incisão atrial e a crista terminal) atuam como vias para circuitos reentrantes sustentados de atividade elétrica. Essas taquicardias são crônicas, refratárias ao tratamento farmacológico e clinicamente incapacitantes.

As *taquicardias automáticas* representam aproximadamente 20% das arritmias infantis. As características das arritmias automáticas incluem início gradual, variabilidade da frequência cardíaca, variações na frequência com febre ou aumento das catecolaminas internas e desaparecimento gradual. Manobras como manobras vagais, adenosina e marca-passo podem alterar o ritmo temporariamente, mas não resultam em conversão do ritmo para sinusal, como visto nas taquicardias reentrantes. As taquicardias automáticas podem ser episódicas ou incessantes, e normalmente estão sob influência autonômica. Quando são incessantes, costumam estar associadas à IC e a um quadro clínico de MCD. As taquicardias automáticas são criadas quando um foco de tecido cardíaco desenvolve espontaneamente uma velocidade de despolarização anormalmente rápida. Na taquicardia atrial ectópica, o ECG demonstra um complexo QRS normal precedido por uma onda P anormal (**Figura 20-9**). A taquicardia ectópica juncional não apresenta onda P precedendo as ondas QRS e pode estar associada à dissociação AV ou à condução retrógrada 1:1.

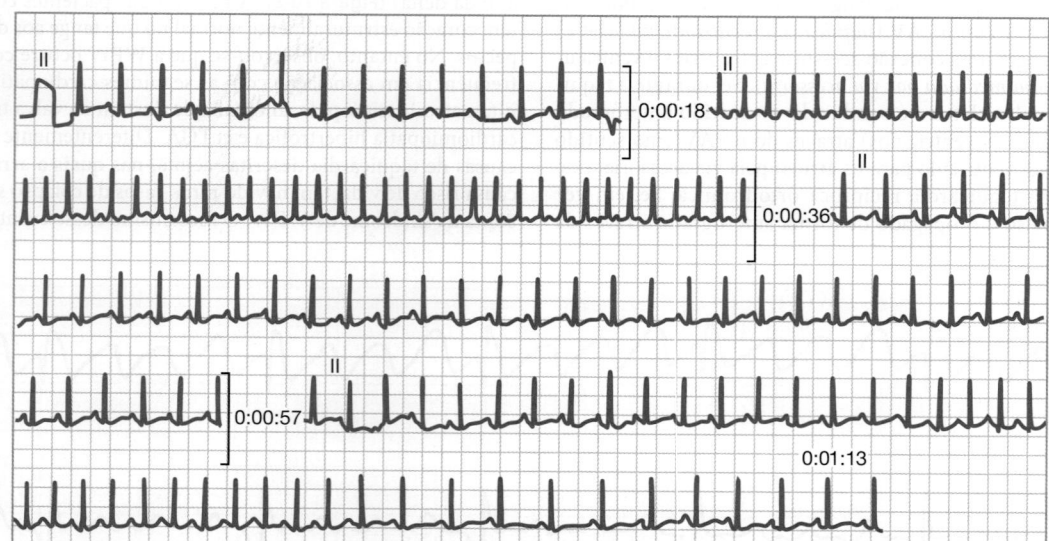

▲ **Figura 20-9** Registro de ritmo na derivação II de taquicardia atrial ectópica. O traçado demonstra uma frequência variável com um máximo de 260 batimentos/min, uma onda P anormal e um término gradual.

Cohen MI et al: PACES/HRS expert consensus statement on the management of the asymptomatic young patient with a Wolff-Parkinson-White (WPW, ventricular preexcitation) electrocardiographic pattern: developed in partnership between the Pediatric and Congenital Electrophysiology Society (PACES) and the Heart Rhythm Society (HRS). Heart Rhythm 2012;9(6):1006-1024 [PMID: 22579340].

Achados clínicos

A. Sinais e sintomas

A apresentação clínica varia com a idade. Os lactentes tendem a ficar pálidos e com a pele moteada no início da taquicardia e podem ficar irritados. Com uma taquicardia de longa duração, desenvolvem-se sintomas de IC. As crianças mais velhas queixam-se de tonturas, palpitações, fadiga e dor no peito. As frequências cardíacas variam de 240 a 300 batimentos/min na criança mais nova e 150 a 180 batimentos/min no adolescente. A IC é menos comum em crianças do que em lactentes. A taquicardia pode estar associada tanto a defeitos cardíacos congênitos quanto a condições adquiridas, como cardiomiopatias e miocardites.

B. Exames de imagem

As radiografias de tórax são normais durante o curso inicial da taquicardia e, por isso, geralmente não costumam ser obtidas. Se há IC, o coração pode estar aumentado e a congestão venosa pulmonar evidente.

C. Eletrocardiograma

O ECG é a ferramenta mais importante para o diagnóstico de TSV e para definir o mecanismo exato da taquicardia. Os achados incluem uma frequência cardíaca rápida e não condizente com o estado físico do paciente (p. ex., uma frequência de 140 batimentos/min com uma onda P anormal em um paciente quieto e dormindo). Para mecanismos reentrantes, o ritmo será extremamente regular com pouca variabilidade. Para mecanismos automáticos, o ritmo será irregular com aumento e diminuição graduais da frequência. O complexo QRS geralmente é o mesmo do ritmo sinusal normal. No entanto, o complexo QRS pode estar alargado ocasionalmente (TSV com condução ventricular aberrante) e, nesses casos, pode ser difícil diferenciar da taquicardia ventricular. A presença de ondas P e a sua relação com o QRS são importantes para determinar o mecanismo da taquicardia. Nas taquicardias automáticas, geralmente há uma relação A:V de 1:1 ou 2:1, com ondas P precedendo o QRS. Com as taquicardias reentrantes, como as mediadas por vias acessórias, uma pequena onda P retrógrada pode frequentemente ser observada logo após o QRS. Na TRNAV, as ondas P não podem ser identificadas, pois ocorrem ao mesmo tempo que o QRS.

Tratamento

A. Tratamento agudo

Durante os episódios iniciais de TSV, os pacientes precisam de um monitoramento rigoroso. A correção de acidose e de alterações eletrolíticas também é indicada. Os tratamentos agudos descritos a seguir são eficazes para terminar a taquicardia somente em pacientes com TSV reentrante. O tratamento agudo para TSV automática visa o controle da frequência, geralmente com um β-bloqueador.

1. Manobras vagais – O "reflexo de mergulho" produzido pela colocação de uma bolsa de gelo na ponte nasal por 20 segundos (para bebês) aumentará o tônus parassimpático e pode encerrar algumas taquicardias. A manobra de Valsalva, que pode ser realizada por crianças maiores e cooperativas, também pode interromper taquicardias reentrantes.

2. Adenosina – A adenosina bloqueia transitoriamente a condução AV e cessa as taquicardias que abrangem o nó AV, ou pode auxiliar no diagnóstico de arritmias restritas ao átrio por provocar uma pausa na condução ventricular, de modo que se pode identificar a presença de múltiplas ondas P. A dose é de 0,1 a 0,2 mg/kg intravenosa em bólus rápido. É antagonizada pela aminofilina e deve ser utilizada com cautela em pacientes com disfunção do nó sinusal ou asma. Pacientes com *status* pós-transplante cardíaco ortotópico não devem receber adenosina devido a uma resposta exagerada que resulta em bloqueio prolongado da condução AV.

3. Marca-passo atrial transesofágico – A supressão atrial por marca-passo (*overdrive*) e o término da taquicardia podem ser realizados a partir de um cateter com eletrodo bipolar posicionado no esôfago de forma adjacente ao AE. A estimulação por marca-passo em frequências aproximadamente 30% mais rápidas do que a frequência da taquicardia (*overdrive*) interrompe o circuito de reentrância e restaura o ritmo sinusal.

4. Cardioversão por corrente direta – A cardioversão por corrente direta (0,5-2 J/kg sincronizados) deve ser usada imediatamente quando um paciente se apresenta em choque cardiovascular. Isso converterá o mecanismo reentrante em sinusal. A taquicardia automática não responde à cardioversão.

B. Tratamento crônico

As opções de tratamento a longo prazo podem ser consideradas uma vez que o paciente tenha sido diagnosticado com TSV e o mecanismo tenha sido avaliado. As opções incluem monitoramento clínico de recorrências de taquicardia, tratamento com medicamentos antiarrítmicos ou estudo eletrofisiológico invasivo e procedimento de ablação. Na primeira infância, os fármacos antiarrítmicos são a base da terapia. Medicamentos como digoxina e β-bloqueadores são as terapias de primeira linha. Outros antiarrítmicos (p. ex., verapamil, flecainida, propafenona, sotalol e amiodarona) têm ações farmacológicas aumentadas e são extremamente eficazes. No entanto, essas medicações também apresentam efeitos colaterais graves, incluindo indução de arritmias e morte súbita, e devem ser usadas apenas sob a orientação de um cardiologista pediátrico.

As taquicardias, tanto automáticas quanto reentrantes, podem ser abordadas de forma mais definitiva com um estudo eletrofisiológico invasivo e procedimento de ablação. Essa é uma técnica não cirúrgica de cateter transvascular que dissecca um foco de arritmia ou uma via acessória, curando a arritmia de forma permanente. Os cateteres de ablação podem utilizar uma fonte de calor (radiofrequência) ou uma fonte fria (crioablação). Esta foi reportada como mais segura em torno da via de condução normal e, portanto, diminui o risco de bloqueio AV inadvertido. A taxa de sucesso de um procedimento de ablação em um paciente com estrutura cardíaca normal é superior a 90%, com risco de recorrência inferior a 10%. O procedimento pode ser realizado em bebês ou adultos. Em pacientes com menos de 15 kg, os riscos de complicações do procedimento ou de falha na ablação são potencialmente maiores, devendo o procedimento ser reservado para aqueles cujas arritmias são refratárias ao tratamento farmacológico. A alta taxa de sucesso e a baixa taxa de complicação e de recorrência, além da eliminação da necessidade de medicamentos antiarrítmicos crônicos, fizeram dos procedimentos de ablação a principal opção de tratamento na maioria dos centros de cardiologia pediátrica. Em pacientes com cardiopatia congênita, o estudo eletrofisiológico e os procedimentos de ablação também são utilizados para abordar substratos da arritmia. A taxa de sucesso desses procedimentos é menor do que em pacientes com estrutura cardíaca normal, sendo relatada em geral na faixa de 75 a 80%.

▶ Prognóstico

A TSV em lactentes e crianças geralmente apresenta um excelente prognóstico. Pode ser tratada com manejo clínico ou com procedimentos de ablação potencialmente curativos. Existem, no entanto, casos raros de TSV incessante que levam à IC, e há relato de colapso súbito por fibrilação atrial na presença de WPW. Todos os pacientes com queixas de batimentos cardíacos acelerados ou outros sintomas que suscitem taquiarritmia devem ser encaminhados para avaliação.

Pflaumer A: Perspectives in ablation of arrhythmias in children and patients with congenital heart disease. Intern Med J 2012;42(Suppl 5):70–76 [PMID: 23035686].

TAQUICARDIA VENTRICULAR

A taquicardia ventricular é incomum na infância (**Figura 20-10**). Geralmente está associada a anormalidades subjacentes do miocárdio (miocardite, cardiomiopatia, tumores do miocárdio ou cardiopatia congênita pós-operatório) ou toxicidade (hipóxia, distúrbio eletrolítico ou toxicidade medicamentosa). Ocasionalmente, pode ser secundária a uma anormalidade elétrica primária em um coração normal. A taquicardia ventricular sustentada pode ser uma situação instável e, se não for tratada, pode degenerar-se e suscitar fibrilação ventricular e colapso súbito.

A taquicardia ventricular deve ser diferenciada de ritmo idioventricular acelerado. Esta última é uma taquicardia ventricular sustentada que ocorre em recém-nascidos com coração normal, com uma frequência de taquicardia ventricular dentro de 10% da frequência sinusal precedente. É uma arritmia autolimitada que não requer tratamento. Devido às consequências da taquicardia ventricular sustentada, no entanto, um paciente sintomático com uma taquicardia de complexo largo deve ser considerado como tendo taquicardia ventricular (e não um ritmo idioventricular acelerado) até que se prove o contrário.

A supressão aguda da taquicardia ventricular envolve a restauração do miocárdio normal quando possível (correção do distúrbio eletrolítico, toxicidade medicamentosa, etc.) e uma cardioversão de corrente direta (1-4 J/kg), cardioversão com lidocaína

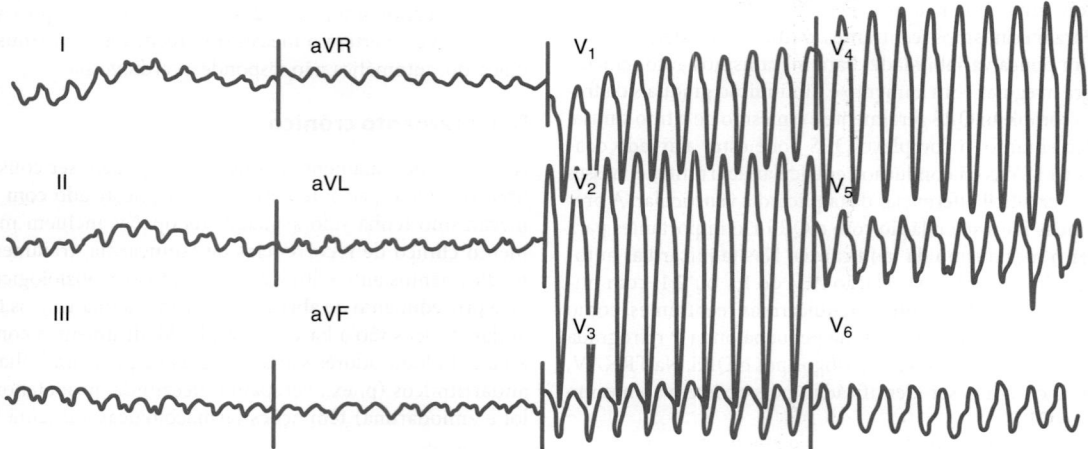

▲ **Figura 20-10** ECG de 12 derivações de uma criança com toxicidade por imipramina e taquicardia ventricular.

(1 mg/kg) ou com amiodarona (dose de ataque de 5 mg/kg). A supressão crônica de arritmias ventriculares com fármacos antiarrítmicos tem muitos efeitos colaterais (incluindo pró-arritmia e morte) e deve ser iniciada no hospital sob orientação de um cardiologista pediátrico. Se a etiologia da taquicardia for uma anormalidade elétrica primária, os procedimentos de ablação por cateter podem ser oferecidos a determinados pacientes como uma opção de tratamento potencialmente curativo. Na população pediátrica, a ablação para taquicardia ventricular não é realizada tão comumente quanto a ablação para TSV.

Hayashi M et al: Incidence and risk factors of arrhythmic events in catecholaminergic polymorphic ventricular tachycardia. Circulation 2009 May 12;119(18):2426–2434 [PMID: 9398665].

McCammond AN, Balaji S: Management of tachyarrhythmias in children. Curr Treat Options Cardiovasc Med 2012;14(5):490–502 [PMID: 22923097].

SÍNDROME DO QT LONGO

A síndrome do QT longo (SQTL) é um distúrbio maligno da condução cardíaca em que a repolarização cardíaca é prolongada (medição do QTc no ECG), predispondo o paciente a episódios súbitos de síncope, convulsões ou morte súbita (5% ao ano, se não tratada). O mecanismo é uma iniciação de *torsades de pointes* pausa-dependente, uma taquicardia ventricular multifocal. A síndrome pode ser congênita ou adquirida. A SQTL congênita é herdada em um padrão autossômico dominante (mais comum) ou recessivo ou pode ocorrer espontaneamente (menos provável). O padrão de herança recessiva está associado à surdez congênita e à síndrome de Jervell e Lange-Nielsen (perda auditiva neurossensorial bilateral e QTc longo > 500 milissegundos resultando em *torsades de pointes*). A SQTL congênita é causada por um defeito em um dos vários genes que codificam os canais iônicos nos miócitos cardíacos. As mutações genéticas resultam em subtipos de SQTL com diferentes apresentações e associações. O risco geral, os fatores externos e as atividades associadas a arritmias ventriculares e MSC demonstraram ser específicos de cada gene. O risco de MSC é maior naqueles com QT longo tipo 3 (LQT3, de *long QT 3*) e ocorre mais comumente durante o exercício entre pacientes com LQT1. Estímulos auditivos e emocionais são gatilhos em LQT2, e a MSC ocorre durante o sono em LQT3. A heterogeneidade genética e fenotípica dificulta o diagnóstico e manejo de pacientes com SQTL congênita. A ampla gama de valores de QTc em indivíduos não afetados e afetados, bem como a variação relacionada à idade, também confunde o diagnóstico. Embora um QTc superior a 460 milissegundos seja um limite razoável, a maioria dos indivíduos nessa faixa não é afetada.

A avaliação inclui um ECG que mostra uma medição de QTc longo, ECG ambulatorial de 24 horas e, possivelmente, um teste de esforço. Existe um teste genético disponível comercialmente para os genes principais que causam SQTL. Esse teste é mais útil para determinar quem em uma família afetada tem SQTL. Infelizmente, ele não é capaz de descartar completamente a SQTL devido a uma taxa de falsos negativos de 25%.

A base do tratamento para SQTL tem sido a restrição de exercícios físicos, o tratamento com β-bloqueadores e, possivelmente, a colocação de um cardioversor/desfibrilador implantável. Nos próximos anos, é esperado o desenvolvimento de mais terapias gene-específicas.

A SQTL resultante da repolarização ventricular alterada também pode ser adquirida secundariamente a toxinas miocárdicas, isquemia ou inflamação. Essa condição também predispõe a arritmias ventriculares. Diversos medicamentos também podem causar prolongamento do intervalo QT (ver **Tabela 20-7**).

Ackerman MJ et al: HRS/EHRA expert consensus statement on the state of genetic testing for the channelopathies and cardiomyopathies this document was developed as a partnership between the Heart Rhythm Society (HRS) and the European Heart Rhythm Association (EHRA). Heart Rhythm 2011 Aug;8(8):1308–1339. doi: 10.1016/j.hrthm.2011.05.020 [PMID: 21787999].

Kirsh JA: Finding the proverbial "needle in a haystack": identifying presymptomatic individuals with long QT syndrome. Heart Rhythm 2013;10(2):239–240 [PMID: 23219703].

MORTE SÚBITA CARDÍACA

A morte súbita cardíaca (MSC) pode ser definida como morte biológica resultante de colapso cardiovascular abrupto e inesperado do qual um indivíduo não se recupera ou recobra a consciência. A incidência exata de MSC em jovens é desconhecida, embora se estime que cerca de 4.000 a 8.000 crianças nos Estados Unidos morrem anualmente de MSC, em comparação a mais de 300.000 indivíduos mais velhos. A MSC em jovens atléticos e competitivos é rara; o risco em um atleta masculino do ensino médio é menor que 1 em 100.000 pacientes/ano; o risco em atletas do sexo feminino é ainda menor. As causas da MSC variam com a idade. Em lactentes (≤ 1 ano), aproximadamente metade dos casos pode apresentar anomalias coronarianas e, na outra metade, nenhuma causa estrutural é encontrada. O último grupo, descrito como tendo "síndrome da morte súbita do lactente" (SMSL), pode possuir uma mutação genética do canal iônico cardíaco, e acredita-se que até um terço dos casos de SMSL sejam causados por SQTL congênita. Após a infância, em pacientes com 21 anos ou menos, as causas mais frequentes são MCH, miocardite, distúrbios elétricos primários, anomalidades das artérias coronárias e cardiopatia congênita estrutural preexistente.

Como muitas das causas da MSC são genéticas, é necessário coletar um histórico familiar detalhado, investigando convulsões, síncope ou morte súbita precoce. Os membros da família devem ser examinados com um rastreamento para arritmia que consiste em exame físico, ECG e ecocardiograma para detectar arritmias ou cardiomiopatias. Dependendo da história, RM cardíaca, ECG de alta resolução e triagem genética podem ser úteis.

Harmon KG et al: Incidence of sudden cardiac death in athletes: a state-of-the-art review. Heart 2014 Aug;100(16):122734 [PMID: 25049314].

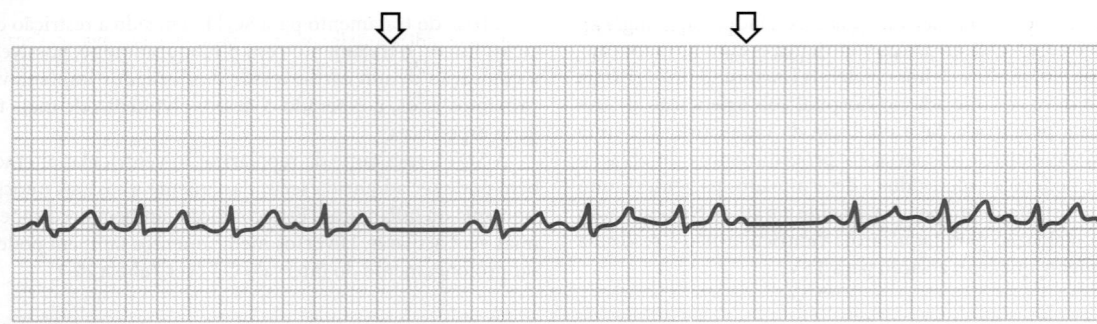

Derivação I

▲ **Figura 20-11** Registro de ritmo da derivação DI com bloqueio cardíaco Mobitz tipo I (Wenckebach) de segundo grau. Há alongamento progressivo do intervalo PR antes da onda P não conduzida (*setas*).

> Pilmer CM et al: Sudden cardiac death in children and adolescents between 1 and 19 years of age. Heart Rhythm 2014 Feb;11(2):23945 [PMID: 24239636].

DISTÚRBIOS DA CONDUÇÃO ATRIOVENTRICULAR

▶ Considerações gerais

O nó atrioventricular é a conexão elétrica entre o átrio e os ventrículos. Os bloqueios AV envolvem um atraso ou uma interrupção dessa conexão e são descritos de acordo com o grau dessa lentificação ou interrupção.

Bloqueio atrioventricular de primeiro grau

O bloqueio AV de primeiro grau é um diagnóstico eletrocardiográfico de prolongamento do intervalo PR. O bloqueio, por si só, não causa problemas. Pode estar associado a cardiopatias congênitas estruturais, principalmente defeitos do septo AV e ccTGA, e a doenças como a cardite reumática. O intervalo PR é prolongado em pacientes que fazem uso de digoxina.

Bloqueio atrioventricular de segundo grau

O bloqueio AV Mobitz tipo I (Wenckebach) é caracterizado pelo prolongamento progressivo do intervalo PR até que não haja QRS procedendo uma onda P **(Figura 20-11)**. O bloqueio Mobitz tipo I ocorre em corações normais em repouso e geralmente é benigno. No bloqueio Mobitz tipo II, não há alongamento progressivo do intervalo PR antes do batimento interrompido **(Figura 20-12)**. Frequentemente, o bloqueio Mobitz tipo II está associado a cardiopatia orgânica, sendo necessária uma avaliação completa.

Bloqueio atrioventricular total

No bloqueio AV total (BAVT), os átrios e os ventrículos se contraem independentemente. As frequências ventriculares podem variar de 40 a 80 batimentos/min, enquanto as frequências atriais são mais rápidas. A forma mais comum de BAVT é o bloqueio AV completo congênito que ocorre em um feto ou criança com um coração normal. Existe uma associação muito forte com anticorpos maternos relacionados a lúpus eritematoso sistêmico, e, portanto, recomenda-se rastrear a mãe de uma criança acometida, mesmo que a mãe não apresente sintomas de colagenose. O BAVT

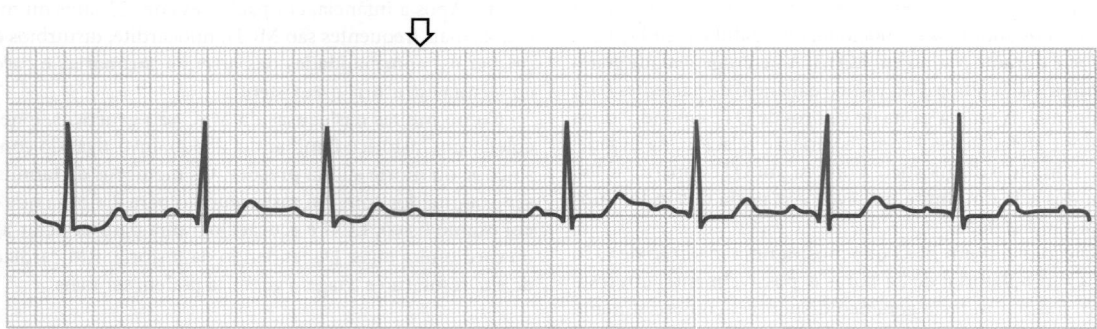

Derivação III

▲ **Figura 20-12** Registro de ritmo da derivação III com bloqueio cardíaco Mobitz tipo II de segundo grau. Há um intervalo PR consistente com perda ocasional da condução AV (*seta*).

congênito também está associado a algumas cardiopatias congênitas (transposição de grandes artérias congenitamente corrigida e defeito do septo AV). Um BAVT adquirido pode ser secundário a miocardite aguda, intoxicação medicamentosa, distúrbio eletrolítico, hipóxia ou cirurgia cardíaca.

▶ Achados clínicos

O achado principal em lactentes e crianças com bloqueio AV total é uma frequência cardíaca significativamente baixa para a idade. O diagnóstico geralmente é feito no período pré-natal, quando a bradicardia fetal é documentada. Um ultrassom é então realizado, bem como um ecocardiograma fetal. Com este exame, as contrações atriais e ventriculares podem ser distinguidas, e a frequência atrial é documentada como sendo maior que a frequência ventricular, sem relação entre as duas. Se as frequências cardíacas forem significativamente baixas, haverá baixo débito cardíaco, redução da função cardíaca e desenvolvimento de hidropisia fetal. A adaptação pós-natal depende muito da frequência cardíaca; lactentes com frequência cardíaca inferior a 55 batimentos/min têm risco significativamente maior de baixo débito cardíaco, IC e morte. Complexos QRS largos e frequência atrial rápida também são sinais de mau prognóstico. A maioria dos pacientes tem um sopro de fluxo inocente devido ao aumento do volume sistólico. Em pacientes sintomáticos, o coração pode estar bastante aumentado e pode haver edema pulmonar.

O bloqueio AV total também pode ocorrer em pacientes mais velhos. Os pacientes podem ser assintomáticos ou apresentar pré-síncope, síncope ou fadiga. Uma avaliação cardíaca completa, incluindo ECG, ecocardiograma e monitoramento com Holter, é necessária para avaliar a disfunção ventricular do paciente e relacionar quaisquer sintomas a arritmias concomitantes.

▶ Tratamento

Quando o diagnóstico de bloqueio AV total é feito em um feto, o tratamento depende da idade gestacional, da frequência ventricular e da presença ou ausência de hidropisia. Alguns centros têm defendido a administração de esteroides, IgIV e/ou tratamento de estimulação β-adrenérgica da mãe em alguns casos (fetos com IC associada). Às vezes é necessário realizar parto de emergência. O tratamento pós-natal para recém-nascidos ou pacientes mais velhos que se apresentam com sintomas significativos requerendo intervenção imediata inclui suporte temporário com infusão de isoproterenol, marca-passos transvenosos temporários ou marca-passos transcutâneos temporários, se necessário. A relação do bloqueio AV total congênito com a produção de autoanticorpos e cardiomiopatia é o que embasa uma consideração da modulação imunológica com esteroides e IgIV em recém-nascidos, além de suas mães. O tratamento a longo prazo envolve a colocação de um marca-passo permanente.

Trucco SM et al: Use of intravenous gamma globulin and corticosteroids in the treatment of maternal autoantibody-mediated cardiomyopathy. J Am Coll Cardiol 2011 Feb 8;57(6):715–723 [PMID: 21292131].

Villain E: Indications for pacing in patients with congenital heart disease. Pacing Clin Electrophysiol 2008 Feb;31(Suppl 1):S17–S20 [PMID: 18226027].

▼ SÍNCOPE (DESMAIO)

INTRODUÇÃO

A síncope é definida como a perda transitória da consciência e do tônus postural por conta de uma diminuição abrupta e temporária do fluxo sanguíneo cerebral. É um dos motivos de encaminhamento para a cardiologia pediátrica mais comuns. Há um risco estimado de 30% ao longo da vida. A maioria dos episódios é autolimitada e benigna, conhecida como síncope vasovagal ou "desmaio simples". É um distúrbio do controle da frequência cardíaca e da pressão arterial pelo sistema nervoso autônomo que causa hipotensão ou bradicardia. Raramente, a síncope pode ser o primeiro sinal de alerta de uma condição grave subjacente, como uma arritmia, doença cardíaca estrutural ou doença não cardíaca. Mesmo a síncope vasovagal, se recorrente, pode causar grande impacto na vida diária, interferindo na escola e/ou nos esportes. Muitos estados impõem restrições para dirigir veículos após um episódio de síncope. Portanto, o diagnóstico preciso e o aconselhamento médico são importantes.

AVALIAÇÃO DIAGNÓSTICA

Dadas as diversas causas possíveis de síncope, uma abordagem cuidadosamente planejada é preferida para evitar uma avaliação diagnóstica complicada e cara. A história do paciente e da família, o exame físico e um ECG são fundamentais e direcionam o restante da avaliação. Detalhes importantes da anamnese incluem idade do paciente (síncope é rara antes dos 10 anos de idade, exceto a síncope por apneia prolongada), hora do dia (tipicamente no início da manhã), estado de hidratação e nutrição no momento do evento (última ingestão de líquidos ou alimentos), condições ambientais (temperatura ambiente), atividade ou posição corporal do paciente imediatamente antes do episódio de síncope, frequência e duração dos episódios e qualquer aura, pródromo ou sintomas específicos precedendo o episódio. As testemunhas devem fornecer detalhes sobre a condição do paciente antes da síncope, a duração da perda de consciência, quaisquer lesões ou movimentos semelhantes a convulsões, perda de controle esfincteriano, a frequência cardíaca durante o episódio e a duração e natureza da recuperação. A história do uso de medicações (prescritas ou isentas de prescrição) é essencial e pode apontar para potencial pró-arrítmico. Além disso, uma história de doença viral grave, como mononucleose infecciosa, frequentemente precede o desenvolvimento de síncope vasovagal. Dados positivos pertinentes da história médica pregressa incluem distúrbios neurológicos, lesão cerebral traumática e intervenções neurocirúrgicas.

Não é incomum obter uma história de vários membros da família que tiveram síncope durante a adolescência resolvida posteriormente. No entanto, se a história familiar for positiva para síncope recorrente, também é importante considerar distúrbios familiares e questionar a presença de MCH ou MCD, SQTL, síndrome de Brugada (distúrbio genético que causa taquicardia ventricular), síncope por esforço (considerar taquicardia ventricular polimórfica catecolaminérgica), HP primária ou cardiomiopatia arritmogênica do VD. Além disso, as famílias devem ser questionadas sobre casos de morte súbita inexplicada em crianças ou adultos jovens (afogamentos, acidentes automobilísticos, MSC e SMSL), convulsões e surdez congênita. Um conselheiro genético pode auxiliar na organização da história familiar.

Ao exame físico, deve-se observar o estado geral, com ênfase especial na hidratação, estado nutricional (evidência de transtornos alimentares) e manifestações de doenças da tireoide. Os sinais vitais em posição ortostática devem ser obtidos, mas um protocolo rigoroso deve ser seguido cuidadosamente para evitar falsos positivos. A hipotensão ortostática é definida como uma diminuição na pressão arterial sistólica de 20 mmHg ou uma diminuição na pressão arterial diastólica de 10 mmHg após 3 minutos de pé em comparação à pressão arterial na posição supina ou sentada. A força do pulso, frequência e quaisquer diferenças entre as extremidades superior e inferior devem ser observadas. A presença de sopros cardíacos sugestivos de doença anatômica deve levar a realização de um ecocardiograma. Por fim, um fenótipo de distúrbios hereditários do tecido conjuntivo (p. ex., síndrome de Marfan) deve ser considerado.

É necessário obter um ECG, especialmente se a síncope for recorrente ou desencadeada por exercício. No ECG, deve-se avaliar frequência cardíaca, intervalo QT corrigido, anormalidades da onda T (incluindo alternância da onda T) ou quaisquer arritmias ventriculares, bem como pré-excitação ventricular, distúrbios da condução AV ou características condizentes com a síndrome de Brugada. Todos os pacientes com síncope por esforço, mesmo aqueles com sinais vitais ortostáticos normais, devem ser submetidos a avaliação adicional com ecocardiograma e teste ergométrico. O ecocardiograma é necessário para descartar cardiomiopatia, miocardite, artérias coronárias anômalas, HAP e cardiomiopatia arritmogênica do VD. O teste ergométrico é necessário para descartar taquicardia ventricular polimórfica catecolaminérgica. Testes adicionais podem incluir um ECG de alta resolução, monitorização por Holter, RM, cateterismo cardíaco e testes eletrofisiológicos invasivos. O teste de inclinação ortostática (*tilt-test*) não é realizado com frequência em pacientes pediátricos, pois o diagnóstico de síncope vasovagal não requer um teste de inclinação positivo e são comuns resultados de significado incerto (p. ex., pausas assistólicas prolongadas).

SÍNCOPE VASOVAGAL/NEUROCARDIOGÊNICA

▶ Fisiopatologia/apresentação clínica

A etiologia mais comum para síncope em pediatria é, de longe, a síncope vasovagal ou neurocardiogênica. Embora os mecanismos fisiopatológicos sejam heterogêneos e não completamente compreendidos, acredita-se que seja principalmente uma resposta do reflexo cardiovascular mediado pelo sistema nervoso central. O evento desencadeante mais comum é a adoção rápida de uma postura ortostática ou sua manutenção prolongada, que resulta em acúmulo venoso nas extremidades inferiores decorrente da gravidade. Isso causa uma hipovolemia central, levando à redução do retorno venoso e do volume sistólico. Em outros casos, um estresse emocional ou físico (dor ou susto) ou um mecanismo reflexo relacionado ao pentear do cabelo, à deglutição ou à micção podem desencadear essa sequência ao provocar uma resposta simpática caracterizada por taquicardia e vasoconstrição. Esse tônus simpático aumentado pode resultar em uma resposta parassimpática subsequente caracterizada por bradicardia ou assistolia. Além disso, a parada abrupta da taquicardia mediada simpaticamente, apesar da vasodilatação periférica persistente, causa uma diminuição na pressão arterial sistêmica e no retorno venoso/volume sistólico.

Como resultado da perda de consciência, o paciente cai em uma posição supina que restaura o retorno venoso e o volume sanguíneo central. A perda de consciência é curta (< 1-2 minutos), com rápido retorno ao estado basal. A perda de controle esfincteriano é incomum e, embora raramente ocorram convulsões, os "abalos" mioclônicos são comuns. Um pródromo que consiste em náuseas, dor epigástrica, sensação pegajosa, palidez, tontura, vertigens, visão em túnel e fraqueza é muito característico da síncope vasovagal ou neurocardiogênica. Alguns pacientes com bradicardia profunda ou assistolia podem ter pouco ou nenhum pródromo e geralmente requerem uma avaliação adicional para confirmar o diagnóstico. Se o pródromo for de duração suficiente, os pacientes podem aprender a reconhecê-lo e deitar-se para evitar a perda completa da consciência.

▶ Tratamento

A manutenção do volume intravascular adequado é a base do tratamento da síncope vasovagal. Embora a determinação de um volume de ingestão de fluidos seja aceitável, fazer com que os pacientes objetivem ter micções com urina clara pelo menos cinco vezes por dia garante a ingestão adequada. Também é recomendado aumentar a ingestão de sal com tabletes de sal ou simplesmente aumentar suas fontes na dieta (como uma porção de amendoins ou biscoitos salgados). Manobras contrarreguladoras, como movimentar ou cruzar as pernas ou agachar-se, podem melhorar os sintomas pré-sincopais e com frequência evitar a perda completa da consciência. Por fim, o exercício aeróbico regular deve ser incentivado, pois fortalece os músculos das extremidades inferiores e melhora o tônus vascular. Medicamentos podem ser úteis, apesar de comumente dependerem de hidratação adequada para sua eficácia.

Existem apenas alguns estudos randomizados limitados de medicamentos em pacientes pediátricos. A fludrocortisona é um mineralocorticoide que promove a reabsorção renal de sal e, portanto, aumenta o volume intravascular. Os agentes α-agonistas, como a midodrina, atuam por meio de seus efeitos vasoconstritores. Sua utilidade é limitada pela necessidade de administração três vezes ao dia. Embora os β-bloqueadores tenham sido usados para o tratamento da síncope visando reduzir o tônus simpático e, consequentemente, a resposta parassimpática, os efeitos colaterais podem sobressair-se em relação aos benefícios terapêuticos, e há escassez de dados sobre sua eficácia. Os agentes vagolíticos (disopiramida) ajudam a controlar a hipervagotonia, e os inibidores seletivos da recaptação da serotonina também têm sido eficazes no alívio dos sintomas em determinados pacientes.

Mosqueda-Garcia R et al: The elusive pathophysiology of neurally mediated syncope. Circulation 2000;102(23):2898–2906.

Strickberger SA et al: AHA/ACCF scientific statement on the evaluation of syncope: from the American Heart Association Councils on Clinical Cardiology, Cardiovascular Nursing, Cardiovascular Disease in the Young, and Stroke, and the Quality of Care and Outcomes Research Interdisciplinary Working Group; and the American College of Cardiology Foundation: in collaboration with the Heart Rhythm Society: endorsed by the American Autonomic Society. Circulation 2006 Jan 17;113(2):316–327. doi: 10.1161/CIRCULATIONAHA.105.170274 [PMID: 16418451].

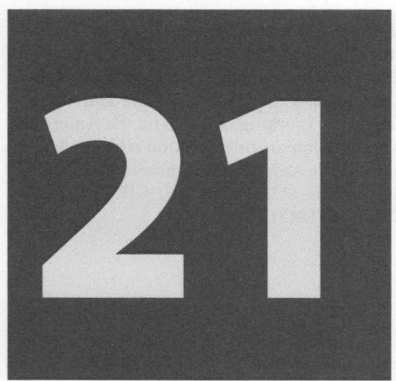

Trato gastrintestinal

David Brumbaugh, MD
Glenn T. Furuta, MD
Edward J. Hoffenberg, MD
Gregory E. Kobak, MD
Robert E. Kramer, MD

Seth Septer, MD
Mary Shull, MD
Jason Soden, MD
Thomas Walker, MD

▼ DISTÚRBIOS DO ESÔFAGO

REFLUXO GASTRESOFÁGICO E DRGE

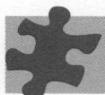 FUNDAMENTOS DO DIAGNÓSTICO E CARACTERÍSTICAS TÍPICAS

► Definições-chave:
- **Refluxo gastresofágico (RGE)** refere-se a regurgitação e vômitos recorrentes e não complicados em lactentes saudáveis, que se resolvem espontaneamente.
- A **doença do refluxo gastresofágico (DRGE)** está presente quando o refluxo causa sintomas secundários ou complicações.
- As **manifestações esofágicas da DRGE** incluem sintomas (pirose, regurgitação) e complicações da mucosa (esofagite, estenose, esôfago de Barrett) relacionadas principalmente à exposição ácida do trato gastrintestinal (TGI) superior, sobretudo do próprio esôfago.
- As **manifestações extraesofágicas da DRGE** incluem inúmeros distúrbios clínicos que podem estar ligados ao refluxo, incluindo sintomas e achados das vias aéreas superiores e inferiores, bem como erosões dentárias. Na maioria dos cenários, a confirmação objetiva das complicações do refluxo extraesofágico é um desafio.

► Achados clínicos

A. Lactentes com refluxo gastresofágico

O refluxo gastresofágico (RGE) é comum em lactentes jovens e é um evento fisiológico. A regurgitação pós-prandial frequente, associada ou não ao esforço, é o sintoma infantil mais comum. O RGE infantil geralmente é benigno e espera-se que se resolva entre 12 e 18 meses de vida.

O refluxo do conteúdo gástrico para o esôfago ocorre durante relaxamentos espontâneos do esfíncter esofágico inferior (EEI) que não são acompanhados por deglutição. Os fatores que promovem o refluxo em lactentes incluem capacidade estomacal pequena, alimentação frequente de grande volume, comprimento curto do esôfago, posição supina e resposta de deglutição lenta ao conteúdo refluído pelo esôfago. As respostas individuais dos bebês ao estímulo do refluxo, particularmente a maturidade de suas habilidades de autorresolução, são fatores importantes que determinam a gravidade dos sintomas relacionados ao refluxo.

Sintomas como déficit de crescimento, recusa alimentar, dor, sangramento gastrintestinal, sintomas respiratórios associados às vias aéreas superiores ou inferiores ou síndrome de Sandifer em lactentes indicam doença do refluxo gastresofágico (DRGE).

B. Crianças mais velhas com refluxo

As crianças mais velhas com DRGE queixam-se de sintomas semelhantes ao do adulto, como regurgitação para a boca, pirose e disfagia. A esofagite pode ocorrer como complicação da DRGE e requer endoscopia com biópsia para confirmação diagnóstica. Crianças com asma, fibrose cística, atraso no desenvolvimento/espasticidade, hérnia de hiato (HH) e atresia esofágica/fístulas traqueoesofágicas corrigidas têm risco aumentado de DRGE e esofagite.

C. Manifestações extraesofágicas da Doença do refluxo

Sintomas das vias aéreas superiores (rouquidão, sinusite, eritema e edema laríngeos), apneia ou eventos de ameaça aparente à vida (ALTEs, de *apparent life-threatening events*), sintomas das vias aéreas inferiores (asma, pneumonias de repetição, tosse recorrente), erosões dentárias e síndrome de Sandifer têm sido associados a DRGE, embora seja desafiador comprovar a relação entre causa e efeito.

D. Exames diagnósticos

A anamnese e o exame físico devem ajudar a diferenciar bebês com vômitos recorrentes benignos (RGE fisiológico) daqueles que apresentam sinais de alerta para DRGE ou outras condições primárias subjacentes que podem apresentar vômitos recorrentes nessa idade. Os sinais de alerta que justificam uma investigação mais aprofundada no lactente com vômitos recorrentes incluem vômitos biliares, sangramento do TGI, início dos vômitos após os 6 meses, déficit de crescimento, diarreia, febre, hepatoesplenomegalia, sensibilidade ou distensão abdominal ou alterações neurológicas.

Uma radiografia do esôfago, estômago e duodeno (REED) deve ser considerada quando se suspeita de etiologias anatômicas para vômitos recorrentes, mas não deve ser considerada como um teste para DRGE.

Em crianças mais velhas com pirose ou regurgitação frequente, um teste terapêutico com terapia supressora de ácido pode ser tanto diagnóstico quanto terapêutico. Se uma criança apresentar sintomas que requeiram terapia supressora de ácido contínua ou se os sintomas não melhorarem com terapia empírica, deve-se considerar o encaminhamento a um gastrenterologista pediátrico para auxiliar na avaliação de DRGE complicada ou diagnósticos diferenciais, incluindo esofagite eosinofílica (EE).

A esofagoscopia e as biópsias da mucosa são úteis para avaliar a lesão da mucosa secundária à DRGE (esôfago de Barrett, estenose, esofagite erosiva) ou para avaliar diagnósticos diferenciais que se apresentam com sintomas semelhantes ao refluxo, incluindo EE. A avaliação endoscópica não é necessária para a avaliação de todos os bebês e crianças com suspeita de DRGE.

A pHmetria e a impedâncio-pHmetria esofágicas são indicadas para quantificar o refluxo e buscar evidências objetivas da associação dos sintomas nos casos de apresentações atípicas de refluxo. Os estudos de impedância de pH podem ter maior rendimento diagnóstico na avaliação de complicações respiratórias ou atípicas da doença do refluxo, ou na avaliação da recorrência de sintomas de refluxo enquanto um paciente está em terapia supressora de ácido.

▶ Tratamento e prognóstico

O refluxo se resolve espontaneamente em 85% dos lactentes afetados aos 12 meses de idade, coincidindo com a desenvolvimento de postura ereta e início de alimentação sólida. Enquanto não ocorre resolução, o volume de regurgitação pode ser reduzido oferecendo pequenas refeições em intervalos frequentes e, no caso de lactentes que não estão em aleitamento materno, com uso de fórmulas espessadas. Em bebês com choro inexplicável ou comportamento agitado, nenhuma evidência apoia o uso empírico da supressão ácida.

Em recém-nascidos com suspeita de DRGE, a supressão ácida empírica pode não ser apropriada sem atenção cuidadosa aos potenciais fatores que levam aos sintomas e/ou testes objetivos. A supressão ácida pode ser usada para tratar suspeitas de complicações esofágicas ou extraesofágicas do refluxo ácido em lactentes e crianças maiores. As opções terapêuticas incluem antagonistas dos receptores de histamina-2 (H2) ou inibidores da bomba de prótons (IBPs). A terapia com IBP demonstrou melhorar significativamente tanto a lesão da mucosa esofágica quanto os sintomas da DRGE em 8 a 12 semanas. Fatores de risco potenciais associados à terapia de longo prazo com IBP incluem risco de infecção (pneumonia, diarreia associada a *Clostridium difficile*) e um risco aumentado de osteoporose foi demonstrado em adultos. Embora não existam recomendações padronizadas quanto à profilaxia ou vigilância dessas complicações em pacientes pediátricos em terapia prolongada com IBP, deve-se considerar o desmame ou a suspensão do tratamento caso não seja mais necessário. Não há evidências suficientes para apoiar o uso rotineiro de agentes procinéticos para o tratamento da DRGE pediátrica.

A resolução espontânea é menos provável em crianças mais velhas com DRGE e naquelas com distúrbios do neurodesenvolvimento subjacentes. Os sintomas episódicos podem ser controlados com o uso intermitente de bloqueadores de ácido e aquelas com sintomas persistentes podem requerer supressão ácida crônica. As complicações da esofagite de refluxo ou DRGE crônica incluem disfunção alimentar, estenose esofágica e anemia (**Figura 21-1**). O esôfago de Barrett, uma condição pré-cancerosa, é muito incomum em crianças, mas pode ocorrer em pacientes com um diagnóstico primário subjacente que oferece alto risco de DRGE.

A cirurgia antirrefluxo (fundoplicatura de Nissen) pode ser considerada em uma criança com DRGE que (1) falha na terapia medicamentosa; (2) é dependente de terapia medicamentosa agressiva e persistente; (3) é sintomática e não adere à terapia

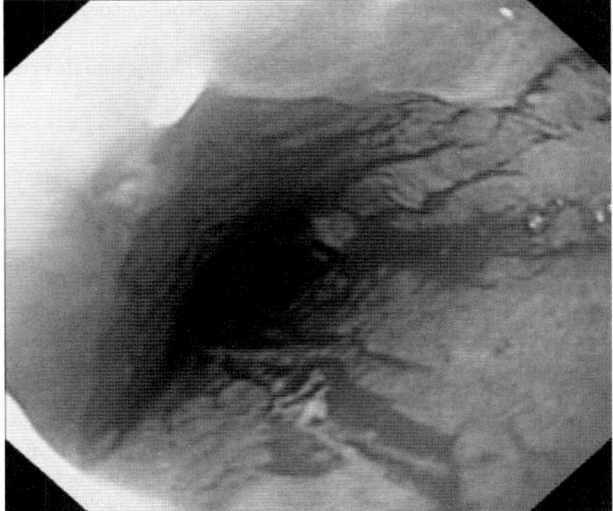

▲ **Figura 21-1** Esofagite associada a doença do refluxo gastresofágico (DRGE). A mucosa é eritematosa com perda do padrão vascular.

medicamentosa; e (4) tem complicações respiratórias persistentes e graves de DRGE ou outras complicações de DRGE com risco de vida. As complicações potenciais após a cirurgia antirrefluxo incluem síndrome de *dumping*, síndrome da bolha gasosa, náuseas ou engasgos persistentes, ou falha da fundoplicatura.

> Gulati IK, Jadcherla SR: Gastroesophageal reflux disease in the neonatal intensive care unit infant: who needs to be treated and what approach is beneficial? Pediatr Clin North Am 2019 Apr;66(2):461–473. doi: 10.1016/j.pcl.2018.12.012. Epub 2019 Feb 1 [PMID: 30819348].
> Mousa H, Hassan M: Gastroesophageal reflux disease. Pediatr Clin North Am 2017 Jun;64(3):487–505 [PMID: 28502434].
> Rosen R et al: Pediatric gastroesophageal reflux clinical practice guidelines: joint recommendations of the North American Society for Pediatric Gastroenterology, Hepatology, and Nutrition and the European Society for Pediatric Gastroenterology, Hepatology, and Nutrition. J Pediatr Gastroenterol Nutr 2018 Mar;66(3):516–554. doi: 10.1097/MPG.0000000000001889 [PMID: 29470322].
> Vandenplas Y, Hauser B: An updated review on gastro-esophageal reflux in pediatrics. Expert Rev Gastroenterol Hepatol 2015;9(12):1511–1521. doi: 10.1586/17474124.2015.1093932. Review [PMID: 26414355].

ESOFAGITE EOSINOFÍLICA

FUNDAMENTOS DO DIAGNÓSTICO E CARACTERÍSTICAS TÍPICAS

▶ Disfunção alimentar, disfagia, impactação alimentar esofágica e pirose são sintomas comuns.

▶ Deve-se descartar outras causas de eosinofilia esofágica antes de atribuir o diagnóstico de EE.

▶ A impactação alimentar esofágica e a estenose esofágica são as duas complicações mais comuns.

▶ A eliminação de alérgenos alimentares ou a ingestão de esteroides tópicos são tratamentos eficazes.

▶ Achados clínicos

A. Sinais e sintomas

Essa entidade cada vez mais reconhecida ocorre em todas as idades e afeta mais frequentemente os meninos. As apresentações iniciais comuns em crianças pequenas incluem disfunção alimentar e sintomas inespecíficos vagos de DRGE, como dor abdominal, vômito e regurgitação. Muitas vezes, é preciso mais de uma pergunta para reconhecer a possibilidade de EE, e, portanto, pode-se suspeitar de EE se for encontrada uma história de mastigação cuidadosa e demorada, refeições longas, engolir alimentos com líquidos ou evitar alimentos altamente texturizados (pães, carnes, arroz, batatas). Nos sintomas de disfagia de alimentos sólidos em adolescentes, predominam as impactações alimentares agudas e recorrentes. Se os sintomas de uma criança não respondem ao tratamento médico e/ou cirúrgico da DRGE, a EE deve ser fortemente considerada

como uma possibilidade diagnóstica. Frequentemente, há uma história pessoal ou familiar de atopia, asma, disfagia, dilatação esofágica ou impactação alimentar.

B. Achados laboratoriais

Os achados laboratoriais não ajudam no diagnóstico, mas os achados radiológicos incluem estenoses isoladas ou longas. O uso de uma pílula revestida com bário pode auxiliar na identificação de problemas funcionais. A mucosa esofágica geralmente parece anormal com características de espessamento, fissuras, estenoses e anéis, e pode ser coberta com exsudatos brancos esparsos que se assemelham superficialmente à infecção por *Candida*. No exame microscópico, manchas brancas são compostas de eosinófilos (**Figura 21-2**).

▶ Diagnóstico diferencial

Os diagnósticos diferenciais mais comuns são esofagite péptica, estenose esofágica congênita e esofagite por *Candida*. Os pacientes com gastrenteropatia eosinofílica também podem apresentar obstrução da saída gástrica ou intestinal causada por grandes infiltrados locais de eosinófilos no antro, duodeno e ceco.

▶ Diagnóstico

O diagnóstico de EE é baseado em aspectos clínicos e histopatológicos. Os sintomas atribuíveis à disfunção esofágica devem ser observados em associação com eosinofilia esofágica e mucosa gástrica e duodenal normais. Outras causas de eosinofilia esofágica, em particular a DRGE, devem ser descartadas. Um teste pré-endoscopia de IBPs não é necessário para fazer o diagnóstico.

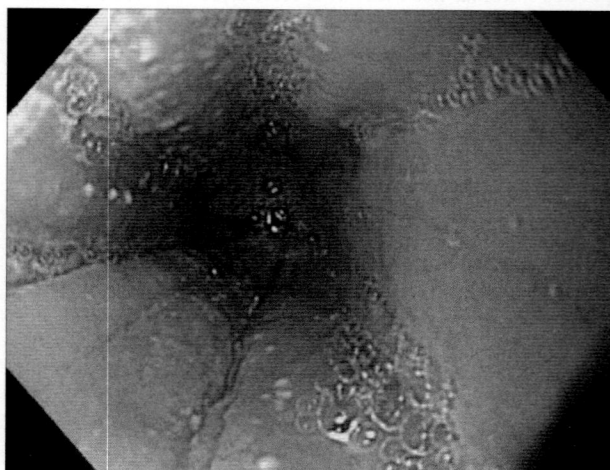

▲ **Figura 21-2** Esofagite associada a esofagite eosinofílica. A mucosa contém sulcos longitudinais, exsudato branco e perda do padrão vascular.

Tratamento

A exclusão dietética de alérgenos desencadeantes (fórmula de aminoácidos, remoção de alimentos alergênicos) é um tratamento eficaz, mas a adesão em crianças mais velhas pode ser difícil. Os corticosteroides tópicos deglutidos são um tratamento eficaz. Os corticosteroides são pulverizados na boca através de um inalador pulmonar dosimetrado e engolidos; este método de administração é completamente o oposto de como os corticosteroides tópicos são administrados para o tratamento da asma. Os pacientes não devem enxaguar a boca ou comer por 30 minutos para maximizar a eficácia. A associação de EE e malignidade esofágica não foi identificada. Apoio para pais e familiares está disponível no *site* da American Partnership for Eosinophilic Disorders – APFED.org.

Furuta GT, Katzka DA: Eosinophilic esophagitis. N Engl J Med 2015 Oct 22,373(17):1640–1648 [PMID: 26488694].

Hirano I, Furuta GT. Approaches and challenges to management of pediatric and adult patients with eosinophilic esophagitis. Gastroenterology 2020 Mar;158(4):840–851 [PMID: 31836530].

Nguyen N et al: Role of pill esophagram to identify pediatric patients with eosinophilic esophagitis amenable to therapeutic dilation. J Pediatr Gastroenterol Nutr 2020 Oct;71(4):530–532 [PMID: 32960542].

Ruffner MA, Spergel JM: Pediatric eosinophilic esophagitis: updates for the primary care setting. Curr Opin Pediatr 2018 Dec;30(6):829–836 [PMID: 3023937].

ACALASIA ESOFÁGICA

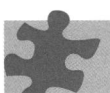

FUNDAMENTOS DO DIAGNÓSTICO E CARACTERÍSTICAS TÍPICAS

- Distúrbio da motilidade esofágica causando aumento do tônus e falha no relaxamento do EEI.
- Rara em crianças menores de 5 anos, apresenta-se com êmese, disfagia e perda de peso.
- Esofagograma baritado com "bico" na junção esofagogástrica (JEG) e contrações terciárias da parede esofágica.
- A manometria de alta resolução é o padrão-ouro para o diagnóstico.

A. Sinais e sintomas

A acalasia pediátrica tem uma incidência de 0,11 por 100.000, com menos de 5% dos casos ocorrendo em pacientes com menos de 15 anos. Os sintomas apresentados são vômitos (84,6%), disfagia (69,2%), perda de peso (46,0%) e tosse crônica (46,1%). Os pacientes podem comer lentamente, regurgitar alimentos não digeridos e frequentemente requerem grandes quantidades de líquido ao ingerir alimentos sólidos.

B. Exames diagnósticos

Um esofagograma baritado mostra um esôfago dilatado com um "bico de pássaro" no EEI. A fluoroscopia mostra contrações terciárias irregulares da parede esofágica, indicativas de peristaltismo esofágico desordenado. O uso do esofagograma cronometrado com bário demonstrou identificar com precisão o atraso no esvaziamento esofágico em crianças, em comparação com a manometria. A manometria esofágica mostra alta pressão de repouso e falha no relaxamento do EEI após a deglutição, além de peristaltismo esofágico anormal. O uso da manometria de alta resolução tornou-se o padrão no diagnóstico, e a classificação de Chicago, em tipos I, II e III, tem sido usada para indicar o prognóstico. O uso de sondas de imagens endoscópicas funcionais do lúmen (FLIPs, *functional luminal imaging probes*) foi capaz de discriminar menor distensibilidade e diâmetro da junção esofagogástrica (JEG) em pacientes pediátricos com acalasia em comparação com controles. As biópsias da JEG também demonstraram inflamação linfocítica e degranulação de mastócitos em pacientes com acalasia.

C. Diagnóstico diferencial

Estenose congênita ou péptica, membranas e massas do esôfago podem simular acalasia. A EE comumente se apresenta com sintomas semelhantes de disfagia e impactação alimentar. A acalasia cricofaríngea é uma causa rara de disfagia em crianças, mas compartilha as características clínicas da acalasia do EEI. A pseudo-obstrução intestinal, a neoplasia endócrina múltipla tipo 2b, a amiloidose sistêmica e a síndrome pós-vagotomia causam dismotilidade esofágica semelhante à acalasia. Deve-se suspeitar de distúrbio alimentar em meninas adolescentes. Na doença de Chagas, causada pelo *Trypanosoma cruzi*, a enzima óxido nítrico-sintase neuronal (nNOS, do inglês *neuronal nitric oxide synthase*) e as células ganglionares estão diminuídas ou ausentes nas camadas musculares do EEI, causando uma acalasia adquirida.

Tratamento e prognóstico

Em adultos, o prognóstico geralmente é melhor em pacientes com tipo II e pior no tipo III. A injeção endoscópica de toxina botulínica paralisa o EEI e pode aliviar temporariamente a obstrução, mas a eficácia geral é menor do que outras modalidades. Os tratamentos primários para acalasia pediátrica neste momento são miotomia de Heller (HM), dilatação endoscópica (DE) e, mais recentemente, miotomia endoscópica perioral (POEM, do inglês *peroral endoscopic myotomy*). Faltam estudos prospectivos randomizados comparando essas modalidades em crianças, mas a metanálise de estudos pediátricos mostrou uma taxa de resposta de 99,3% para POEM, 78% para HM e 44,9% para DE. No entanto, as taxas de eventos adversos foram mais altas com POEM, 24,4%, em segundo lugar com HM, 12,8%, e 5% com DE. Enquanto a POEM está se tornando mais comumente usada em pediatria, o acesso a endoscopistas avançados treinados nesse procedimento em crianças pode ser um fator limitante. Além disso, as taxas de DRGE após POEM permanecem altas, em 17,8%, em comparação com DE e HM. Considerando que os pacientes com acalasia apresentam um risco 50 vezes maior de câncer de esôfago 20 a 25 anos após o diagnóstico, principalmente relacionado à DRGE e ao desenvolvimento de esôfago de Barrett, a avaliação da relação risco-benefício dessas modalidades é particularmente crítica na população pediátrica. Um estudo multicêntrico recente da prática entre gastrenterologistas pediátricos europeus mostrou HM como o tratamento de primeira escolha em 58%, DE em 46% e POEM em 29% dos casos.

Goneidy A et al: Surgical management of esophageal achalasia in pediatrics: a systematic review. Eur J Pediatr Surg 2020 Feb;30(1):13-20 [PMID: 31600801].

van Lennep M et al; European Society for Paediatric Gastroenterology, Hepatology and Nutrition Motility Working Group. Clinical Management of Pediatric Achalasia: A survey of current practice. J Pediatr Gastroenterol Nutr 2019 Apr;68(4):521-526 [PMID: 30540711].

Zhong C et al: Clinical outcomes of peroral endoscopic myotomy for achalasia in children: a systematic review and meta-analysis. Dis Esophagus 2021 Apr 7;34(4):doaa112 [PMID: 33316041].

LESÕES CÁUSTICAS DO ESÔFAGO

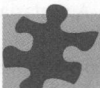

FUNDAMENTOS DO DIAGNÓSTICO E CARACTERÍSTICAS TÍPICAS

- ► História relatada de ingestão, com ou sem evidência de lesão orofaríngea.
- ► Deglutição dolorosa, salivação excessiva e recusa alimentar típica de lesão esofágica.
- ► Avaliação endoscópica da gravidade e extensão da lesão 24 a 48 horas após a ingestão.
- ► Risco significativo de desenvolvimento de estenoses esofágicas, especialmente em lesões de segundo e terceiro graus.

► Achados clínicos

A. Sinais e sintomas

A ingestão de sólidos ou líquidos cáusticos (pH < 2 ou pH > 12) produz lesões esofágicas que variam de inflamação superficial a necrose profunda com ulceração, perfuração, mediastinite ou peritonite. Uma metanálise abrangendo mais de 11.000 ingestões indica leve predominância masculina e idade média de ingestão de 2,78 anos. As substâncias ácidas geralmente têm sabor azedo e, portanto, causam lesões limitadas devido ao pequeno volume ingerido, causando necrose coagulativa superficial com formação de escaras. Por outro lado, o sabor mais benigno das ingestões alcalinas pode permitir ingestões de maior volume e subsequente necrose liquefativa que podem levar a uma penetração mais profunda na mucosa. Os fatores que determinam a gravidade da lesão incluem a quantidade ingerida, o estado físico do agente e a duração do tempo de exposição da mucosa, tornando as formulações em pó ou em gel de detergente para lavar louça especialmente perigosas. A ingestão de cápsulas ou pastilhas de detergente líquido tornou-se mais comum, em parte devido à sua coloração brilhante e sabor benigno. Elas tendem a causar mais comprometimento respiratório e comprometimento neurológico do que lesões esofágicas. Os lábios, a boca e as vias aéreas devem ser examinados na suspeita de ingestão cáustica, embora até 12% das crianças sem lesões orais possam apresentar lesão esofágica significativa.

B. Exames de imagem

A esofagoscopia é frequentemente realizada; no entanto, o tempo é importante, pois a endoscopia pode não indicar a verdadeira gravidade da lesão se for realizada muito cedo (< 24-48 h) e pode aumentar o risco de perfuração se for realizada muito tarde (> 72 horas) devido à formação de tecido de granulação. A classificação das lesões esofágicas em primeiro grau (lesão superficial, apenas eritema), segundo grau (transmucosa com eritema, ulceração e descamação) e terceiro grau (transmural com descamação circunferencial e ulceração profunda da mucosa) pode ajudar a prever o prognóstico. Lesões circunferenciais carregam o maior risco de formação de estenose. Se a dilatação for considerada necessária, ela não deve ser realizada na fase aguda da lesão, embora os dados indiquem que o início precoce das dilatações em 15 dias tenha diminuído a duração e o número de dilatações necessárias. Mesmo sem achados clínicos, as lesões esofágicas endoscópicas foram encontradas em até 35% dos pacientes e as gástricas em até 14%. Podem ser realizadas radiografias simples de tórax e abdome se houver suspeita clínica de perfuração. Estudos contrastados do esôfago devem ser realizados quando a avaliação endoscópica não estiver disponível, embora seja improvável que detectem lesões de graus 1 e 2.

► Tratamento e prognóstico

A observação clínica é sempre prudente, pois muitas vezes é difícil prever a gravidade da lesão esofágica na apresentação. Um grande estudo de quase 1.000 ingestões pediátricas tratadas conservadoramente mostrou uma taxa de estenose de 23%. O vômito não deve ser induzido e a administração de agentes tamponantes deve ser evitada para evitar uma reação exotérmica no estômago. Pode-se administrar corticosteroides intravenosos (p. ex., metilprednisolona, 1-2 mg/kg/dia) imediatamente para reduzir o edema oral e laríngeo. Um estudo usando alta dose (1 g/1,73 m^2) de metilprednisolona nos primeiros 3 dias após a ingestão, no entanto, mostrou uma diminuição significativa na ocorrência de estenoses esofágicas. A cobertura antibiótica de amplo espectro com cefalosporinas de terceira geração pode ser considerada para diminuir a formação de estenose ao prevenir a colonização bacteriana no tecido necrótico. O bloqueio ácido é frequentemente usado para diminuir danos adicionais causados pelo refluxo ácido.

Nos casos em que se desenvolve estenose cáustica, a dilatação endoscópica é o pilar do tratamento, seja por *bougie* ou por balão. A injeção intralesional de corticosteroides pode ser usada para ajudar a abrir estenoses nos casos em que o endoscópio não consegue passar ou em que dilatações repetidas não conseguem, isoladamente, produzir uma resposta sustentada. Nos casos refratários, os *stents* esofágicos removíveis, totalmente cobertos e autoexpansíveis, agora disponíveis em tamanhos pediátricos, podem oferecer benefícios adicionais, embora possam acabar servindo apenas como uma ponte para o tratamento cirúrgico. A mitomicina-C tópica tem sido eficaz no tratamento de estenoses cáusticas refratárias do esôfago e um estudo prospectivo randomizado recente mostrou benefício em termos de número de dilatações (3,25 vs. 6,25), custo e taxa de sucesso final (81,6% vs. 40%). A substituição cirúrgica do esôfago por interposição colônica ou tubo gástrico pode ser necessária para estenoses longas resistentes à dilatação, embora as taxas de estenose anastomótica possam chegar a 47% e as taxas de fístulas, a 18%. A análise histopatológica de lesões cáusticas em crianças mostrou alterações de esofagite crônica em 85%, atipia reativa em 13% e displasia escamosa em 2% dos casos. Estima-se que pacientes com história de lesão esofágica cáustica tenham um risco aumentado em até 1.000 vezes para carcinoma esofágico, embora nenhuma diretriz formal de vigilância tenha sido estabelecida.

Abdelhay S, Mousa M, Elsherbeny MS: Corticosteroid injection of impassable caustic esophageal strictures without dilatation: does it pave the way to interval endoscopic dilatation? J Pediatr Surg 2020 Nov;55(11):2348–2351. doi: 10.1016/j.jpedsurg.2020.02.056. Epub 2020 Mar 6 [PMID: 32192734].

Tandon S et al: Self-expanding esophageal stents for the management of benign refractory esophageal strictures in children: a systematic review and review of outcomes at a single center. J Pediatr Surg 2019 Dec;54(12):2479–2486. doi: 10.1016/j.jpedsurg.2019.08.041. Epub 2019 Aug 30 [PMID: 31522799].

Wishahy AMK et al: Short-term effects of mitomycin C infiltration for caustic oesophageal strictures in children. J Pediatr Gastroenterol Nutr 2019 Dec;69(6):673–677. doi: 10.1097/MPG.0000000000002466 [PMID: 31436706].

CORPO ESTRANHO NO SISTEMA DIGESTIVO

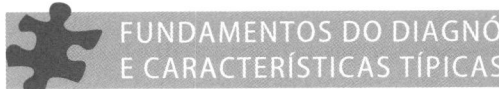

FUNDAMENTOS DO DIAGNÓSTICO E CARACTERÍSTICAS TÍPICAS

- Disfagia, odinofagia, salivação, regurgitação e dor torácica ou abdominal são sintomas típicos de corpo estranho esofágico (CEE).
- Os CEEs devem ser removidos em até 24 horas após a ingestão.
- As baterias alojadas no esôfago devem ser removidas de forma emergencial devido a sua capacidade de causar lesões letais.
- A maioria dos corpos estranhos no estômago passará espontaneamente.

Achados clínicos

A ingestão de corpos estranhos (ICE) é comum na pediatria. A taxa de crianças que se apresentam ao departamento de emergência com ICEs aumentou nas últimas duas décadas nos Estados Unidos e recentemente foi responsável por mais de 2.400 internações hospitalares por ano nos Estados Unidos. A maioria (80-90%) dos corpos estranhos passa espontaneamente, com apenas 10-20% exigindo tratamento endoscópico ou cirúrgico. Dados de rastreamento recentes mostraram uma alarmante tendência a eventos de ICE mais frequentes e graves durante a pandemia de Coronavírus (Covid-19). Os sintomas de apresentação mais comuns de ICE são disfagia, odinofagia, salivação, regurgitação e dor torácica ou abdominal, mas os pacientes podem ser completamente assintomáticos. A tosse pode se tornar proeminente por conta de corpo estranho (CE) retido no esôfago por mais de 1 semana, especialmente em crianças pequenas, mesmo sem ingestão testemunhada.

As moedas são os CE mais comuns em crianças **(Figura 21-3)** e tendem a se alojar em áreas estreitas – valéculas, entrada torácica, JEG, piloro, ligamento de Treitz e junção ileocecal, ou no local de estenoses intestinais congênitas ou adquiridas. As avaliações para detectar ICE começam com radiografias simples, mas objetos não radiopacos, como brinquedos de plástico, podem não aparecer na radiografia padrão. Se houver preocupação clínica com um CE retido que não seja radiopaco, um esofagograma contrastado é um teste útil, embora isso possa atrasar ou aumentar o risco de

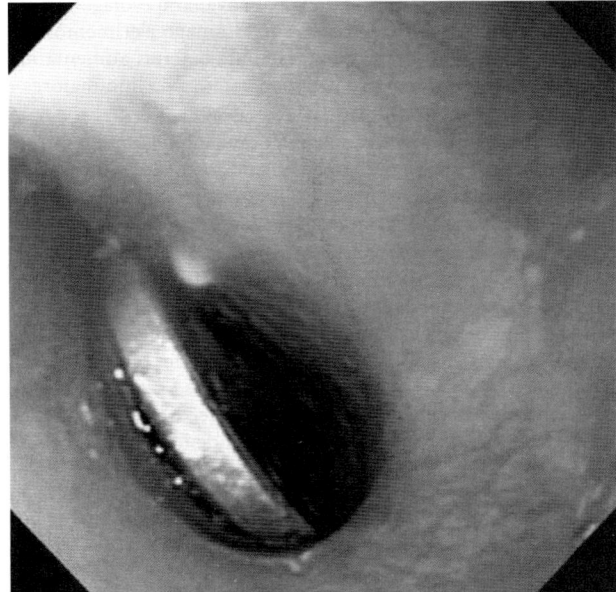

▲ **Figura 21-3** Corpo estranho no esôfago. A moeda está alojada no lúmen esofágico.

(relacionado à aspiração) da anestesia se for necessária endoscopia ou cirurgia. Recentemente, propôs-se como úteis a ultrassonografia à beira do leito, as radiografias de alta definição e a tomografia computadorizada (TC) no diagnóstico precoce e preciso de ICE.

▶ Tratamento e prognóstico

A maioria dos CEs pode ser removida do esôfago ou estômago por endoscopia flexível. Durante a remoção de um CE, o aumento do risco de aspiração justifica a intubação endotraqueal. Os CEs devem ser removidos dentro de 24 horas para evitar lesões ou erosão. A urgência da remoção do CE é ditada pela gravidade dos sintomas do paciente e pela capacidade de engolir secreções orais.

As baterias em forma de moeda alojadas no esôfago são especialmente preocupantes e devem ser removidas de forma emergencial. A ingestão desse tipo de baterias pode causar uma lesão térmica elétrica em menos de 2 horas e pode desencadear complicações como fístula aortoesofágica, fístula traqueoesofágica, perfuração esofágica, estenose esofágica, paralisia das cordas vocais, discite e até morte. Embora a maior parte das baterias moeda no estômago passe sem intercorrências, é necessária maior atenção para baterias maiores (> 20 mm) em crianças mais novas (< 5 anos de idade), pois há maior risco de lesões significativas. Dados multicêntricos recentes mostraram que até 25% das ingestões gástricas de baterias moeda são sintomáticas na apresentação e 60% daqueles submetidos à endoscopia mostraram sinais de lesão gástrica, incluindo perfuração. Embora não existam diretrizes universalmente aceitas para baterias no estômago, a avaliação endoscópica pode ser considerada para avaliar o esôfago quanto a sinais de lesão e remover a bateria do estômago. Ferimentos significativos e mortes devido a ingestão de baterias aumentaram nos últimos anos com a produção de baterias de lítio maiores e de alta voltagem.

A impactação alimentar esofágica deve sempre levantar a questão da esofagite subjacente, especialmente a esofagite eosinofílica, que se mostrou presente em até 75% dos pacientes pediátricos que se apresentam com impactação alimentar esofágica.

Corpos estranhos lisos no estômago, como bolas de gude ou moedas, podem ser monitorados sem tentativa de remoção por várias semanas se a criança for assintomática. Parafusos e pregos são exemplos de objetos com uma ponta romba que é mais pesada do que a ponta afiada e geralmente passam sem incidentes. Em contrapartida, objetos pontiagudos em ambos os lados com peso igual em cada extremidade, como ossos de peixe e palitos de dente de madeira, devem ser removidos, pois podem migrar através da parede do TGI para outros órgãos. Grampos tipo "joaninha" grandes e abertos devem ser removidos do estômago porque podem não passar pelo esfíncter pilórico, causando perfuração. Objetos com mais de 5 cm podem não conseguir passar pelo ligamento de Treitz e devem ser removidos.

Múltiplos ímãs, ou um único ímã se ingerido junto com um objeto metálico, devem ser removidos devido ao risco de fístula ou erosão do tecido mucoso preso entre dois corpos estranhos aderentes. Ímãs de metais terrestres raros, ou ímãs de neodímio, são pequenos ímãs muito poderosos vendidos em mais de uma unidade que podem causar obstrução intestinal, perfuração ou fístula, necessitando de intervenção cirúrgica em até 43% dos casos. Anteriormente retirados do mercado americano, a reintrodução desses produtos foi acompanhada por um aumento alarmante na ingestão infantil. A ingestão de vários ímãs deve levar à remoção endoscópica imediata, se tecnicamente viável. Caso contrário, sua migração pelo TGI deve ser acompanhada radiograficamente até que sejam eliminados.

O uso de soluções contendo polietilenoglicol pode ajudar na passagem de corpos estranhos pequenos e lisos alojados no intestino. O uso de laxativos é especialmente útil para acelerar a passagem de corpos estranhos que podem conter um material tóxico absorvível, como um metal pesado.

Khalaf RT et al: Gastric injury secondary to button battery ingestions: a retrospective multicenter review. Gastrointest Endosc 2020 Aug;92(2):276–283. doi: 10.1016/j.gie.2020.04.037. Epub 2020 Apr 22 [PMID: 32334020].

Middelberg LK et al: Magnet injuries in children: an analysis of the national poison data system from 2008 to 2019. J Pediatr 2021 May;232:251–256.e2. doi: 10.1016/j.jpeds.2021.01.052. Epub 2021 Jan 29 [PMID: 33516676].

Wood ML, Potnuru PP, Nair S: Inpatient pediatric foreign body ingestion: national estimates and resource utilization. J Pediatr Gastroenterol Nutr 2021 Mar 31. doi: 10.1097/MPG.0000000000003143. Epub ahead of print [PMID: 33797450].

▼ DISTÚRBIOS DO ESTÔMAGO E DUODENO

HÉRNIA DE HIATO E PARAESOFÁGICA

As hérnias de hiato (HHs) são classificadas em quatro tipos, abrangendo tanto as hérnias hiatais deslizantes quanto as hérnias paraesofágicas. O tipo I é uma HH deslizante, na qual a JEG e uma porção do estômago proximal estão deslocadas acima do hiato diafragmático. As HHs deslizantes são comuns, com dados mostrando uma prevalência de quase 21% de todas as endoscopias digestivas altas (EDAs) realizadas e uma correlação entre HHs e sintomas clínicos de pirose e regurgitação em crianças > 48 meses. As HHs paraesofágicas abrangem os tipos II, III e IV, nos quais o esôfago e a JEG estão em sua posição anatômica normal, mas a cárdia gástrica é herniada através do hiato diafragmático. Em estudos de HH, o tipo I foi responsável por 50,9% das hérnias, enquanto os tipos II-IV combinados foram responsáveis por 42,8%. A maioria das HHs é adquirida, sendo raras as hérnias paraesofágicas congênitas na infância. Os pacientes podem apresentar infecções pulmonares recorrentes, vômitos, anemia, déficit de crescimento ou disfagia. As HHs podem estar associadas a ulcerações lineares, denominadas lesões de Cameron, na porção do estômago comprimida pelo diafragma torácico, levando a perda sanguínea e anemia ferropriva. A causa mais comum de hérnia paraesofágica adquirida é uma cirurgia de fundoplicatura prévia, embora também tenham sido descritas após trauma abdominal contuso e reparo de atresia esofágica ou fístula traqueoesofágica. Após a fundoplicatura, o grau de dissecção cirúrgica circunferencial do hiato esofágico é o fator de risco mais importante. O comprometimento neurológico foi associado à HH em até 22,7% dos casos, com preditores precoces incluindo duração do comprometimento, presença de hipotonia, alimentação por sonda e história de pneumonia aspirativa.

Os exames radiográficos tipicamente demonstram uma massa cística no mediastino posterior ou um esôfago dilatado. O diagnóstico geralmente é feito por meio de REED ou TC de tórax e abdome, embora tenha sido relatado diagnóstico por ultrassonografia no período pré-natal. A presença de anel no esôfago inferior no TGI superior foi associada à HH em 96% das crianças e deve aumentar o índice de suspeita. O tratamento nos casos sintomáticos é geralmente cirúrgico, sendo o reparo laparoscópico mais comumente utilizado. Além de um aumento nos escores de refluxo residual para pacientes do tipo I, os resultados não são significativamente diferentes entre os tipos I e II-IV. Geralmente é indicada fundoplicatura no momento do reparo pois, em até 60% dos casos, foram relatadas taxas de DRGE significativa que requer intervenção cirúrgica.

Cheng C et al: Follow-up report of laparoscopic fundoplication in different types of esophageal hiatal hernia in children. J Laparoendosc Adv Surg Tech A 2019 Oct;29(10):1320–1324. doi: 10.1089/lap.2019.0071. Epub 2019 Jul 26 [PMID: 31347974].

Yoo IH, Joo JY, Yang HR: Factors associated with hiatal hernia in neurologically impaired children. Neurogastroenterol Motil 2021 Apr 10:e14158. doi: 10.1111/nmo.14158. Epub ahead of print [PMID: 33837998].

ESTENOSE PILÓRICA

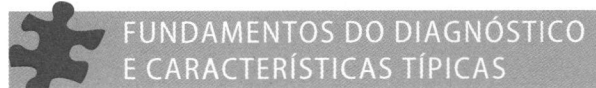

FUNDAMENTOS DO DIAGNÓSTICO E CARACTERÍSTICAS TÍPICAS

- ▶ Hipertrofia muscular pós-natal do piloro.
- ▶ Obstrução progressiva do esvaziamento gástrico, vômito não bilioso, desidratação e alcalose em lactentes com menos de 12 semanas.
- ▶ As radiografias com contraste do TGI superior ou ultrassonografia abdominal são diagnósticas.

A causa da hipertrofia muscular pilórica pós-natal com obstrução do esvaziamento gástrico é desconhecida. A incidência é de 1 a 8 em 1.000 nascimentos, com predominância masculina de 4:1. Estudos recentes sugerem que a eritromicina no período neonatal está associada a maior incidência de estenose pilórica.

▶ Achados clínicos

A. Sinais e sintomas

O vômito pós prandial em jato geralmente começa entre 2 e 4 semanas de vida, mas pode ter início até a 12ª semana. O vômito começa no nascimento em cerca de 10% dos casos, e o início dos sintomas pode ser mais tardio em bebês prematuros. O vômito raramente é bilioso, mas pode apresentar raias de sangue. Os bebês geralmente têm fome e mamam avidamente. O abdome superior pode estar distendido após a alimentação, e podem ser observadas ondas peristálticas gástricas proeminentes da esquerda para a direita. Uma massa oval, medindo 5 a 15 mm na dimensão mais longa, pode ser sentida à palpação profunda no abdome superior direito, especialmente após o vômito. Essa "oliva" palpável, no entanto, esteve presente apenas em 13,6% dos pacientes estudados.

B. Achados laboratoriais

A alcalose hipoclorêmica com depleção de potássio é o achado metabólico clássico, embora possa ser observado um baixo teor de cloreto em apenas 23% dos casos e alcalose em 14,4%. Esses achados podem não ser tão comuns em lactentes mais jovens, e sua ausência não deve excluir o diagnóstico no cenário clínico compatível. A desidratação causa hemoglobina e hematócrito elevados. A hiperbilirrubinemia não conjugada leve ocorre em 2 a 5% dos casos.

C. Exames de imagem

A ultrassonografia mostra um anel muscular hipoecoico com espessura maior que 4 mm com um centro hiperdenso e um comprimento do canal pilórico maior que 15 mm. O REED revela retenção de contraste no estômago e um canal pilórico longo e estreito com uma faixa dupla de bário. A massa muscular hipertrofiada produz defeitos de enchimento semilunar típicos no antro. Lactentes com menos de 21 dias de vida podem não preencher esses critérios ultrassonográficos clássicos e podem necessitar de julgamento clínico para interpretar medidas "limítrofes" da espessura do músculo pilórico.

▶ Tratamento e prognóstico

A piloromiotomia é o tratamento de escolha e consiste na incisão até a mucosa ao longo do comprimento do piloro. O tratamento da desidratação e do distúrbio eletrolítico é obrigatório antes do tratamento cirúrgico, mesmo que demore de 24 a 48 horas. Os pacientes muitas vezes vomitam no pós-operatório como consequência de gastrite, esofagite ou refluxo gastresofágico associado.

El-Gohary Y et al: Pyloric stenosis: an enigma more than a century after the first successful treatment. Pediatr Surg Int 2018 Jan;34(1):21–27 [PMID: 29030700].

Vinycomb TI et al: Presentation and outcomes in hypertrophic pyloric stenosis: an 11-year review. J Paediatr Child Health 2019 Oct;55(10):1183–1187 [PMID: 30677197].

ÚLCERA GÁSTRICA E DUODENAL

FUNDAMENTOS DO DIAGNÓSTICO E CARACTERÍSTICAS TÍPICAS

- Erosões localizadas da mucosa gástrica ou duodenal.
- Dor, vômito e sangramento são os sintomas mais comuns.
- Doença grave subjacente, infecção por *Helicobacter pylori* e anti-inflamatórios não esteroides (AINEs) são as causas mais comuns.
- A doença gastrintestinal (GI) eosinofílica está emergindo como uma nova etiologia importante da úlcera gástrica e duodenal.
- A erradicação bem-sucedida da infecção por *H. pylori* requer conhecimento dos padrões regionais de resistência antimicrobiana.
- O diagnóstico é feito por endoscopia.

Considerações gerais

As úlceras gástricas e duodenais ocorrem em qualquer idade. Nos Estados Unidos, a maioria das úlceras gástricas e duodenais infantis está associada a doenças subjacentes, toxinas ou medicamentos como os AINEs, que causam a destruição das defesas da mucosa.

Em todo o mundo, a causa mais comum de úlcera gástrica e duodenal é a infecção da mucosa pela bactéria *H. pylori*. A prevalência da infecção por *H. pylori* varia muito de país para país e aumenta com a falta de saneamento, aglomeração e exposição familiar. Acredita-se que a infecção seja adquirida na infância, mas apenas em uma pequena porcentagem de pessoas infectadas a infecção levará a gastrite nodular, úlcera péptica ou, no caso de infecção de longa duração, tumores linfoides e adenocarcinoma gástricos. Alguns fatores de agressividade bacteriana foram identificados, mas as características do hospedeiro e da bactéria que contribuem para a progressão da doença ainda são amplamente desconhecidas. Em contraste com as úlceras secundárias ao *H. pylori*, as úlceras não relacionadas ao *H. pylori* tendem a se apresentar em uma idade mais precoce e são mais propensas à recorrência. Em um grande estudo com mais de 1.000 crianças submetidas à endoscopia, 5,4% tinham úlceras, sendo 47% delas devidas a *H. pylori*, 16,5% relacionadas a AINEs e 35,8% não relacionadas a *H. pylori* ou AINEs. Evidências recentes sugerem que a prevalência de úlceras pépticas não-*H. pylori* está aumentando.

As doenças que predispõem a úlceras secundárias incluem doença do sistema nervoso central (SNC), queimaduras, sepse, falência de múltiplos órgãos, doença pulmonar crônica, doença de Crohn, cirrose e artrite reumatoide. As drogas mais comuns que causam úlceras secundárias são ácido acetilsalicílico, álcool e AINEs. O uso de AINEs pode levar a úlceras em todo o trato gastrintestinal, mas mais frequentemente no estômago e duodeno. Lesões ulcerativas graves em recém-nascidos a termo foram associadas ao uso materno de antiácidos no último mês de gravidez.

Achados clínicos

A. Sinais e sintomas

Em crianças menores de 6 anos, vômitos e hemorragia digestiva alta são os sintomas mais comuns. As crianças mais velhas são mais propensas a queixar-se de dor abdominal epigástrica. As úlceras no canal pilórico podem causar obstrução do esvaziamento gástrico. A perda crônica de sangue pode causar anemia por deficiência de ferro. O aumento da profundidade da úlcera pode erodir uma arteríola da mucosa e causar hemorragia aguda. As úlceras duodenais terebrantes (especialmente comuns durante quimioterapia, imunossupressão e no contexto de terapia intensiva) podem perfurar a parede duodenal, resultando em peritonite ou abscesso.

B. Exames diagnósticos

A EDA é o exame diagnóstico mais preciso. A aparência endoscópica típica de uma úlcera é uma base exsudativa branca com margens eritematosas **(Figura 21-4)**. A avaliação histopatológica de biópsias obtidas por endoscopia permite distinguir entre diferentes causas de doença ulcerosa, incluindo infecção por *H. pylori*, doença GI eosinofílica, doença celíaca e doença de Crohn. O diagnóstico endoscópico da infecção ativa por *H. pylori* pode ser obtido por exame histológico de biópsias gástricas ou medição da atividade da urease em amostras de tecido gástrico. Dentre os métodos não invasivos adicionais de diagnóstico de infecção ativa por *H. pylori*, estão o teste respiratório com dióxido de

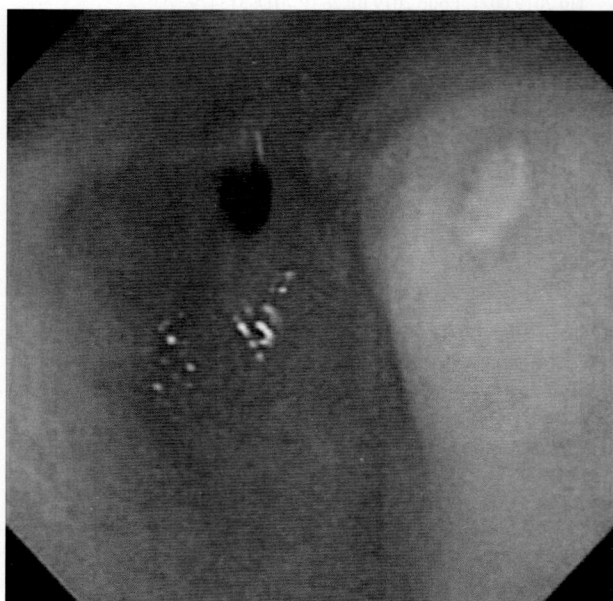

▲ **Figura 21-4** Úlcera gástrica. O exsudato branco, circundado por bordos enantematosos, cobre o fundo da úlcera antral.

carbono radiomarcado após administração de ureia radiomarcada pela boca e a detecção do antígeno do *H. pylori* nas fezes. Foram descritos resultados falso-negativos para os dois últimos testes quando o paciente estava em uso de IBP. Os anticorpos séricos contra o *H. pylori* têm baixa sensibilidade e especificidade e não provam que há infecção ativa ou que o tratamento é necessário. Para ulcerações graves ou recorrentes não causadas por *H. pylori*, estresse ou medicamentos, um nível sérico de gastrina pode ser considerado para avaliar um tumor secretor de gastrina (síndrome de Zollinger-Ellison), embora uma elevação leve a moderada nos níveis de gastrina possa ser observada com o uso de IBPs. As radiografias contrastadas do TGI superior podem mostrar uma ulceração. Sinais radiológicos sugestivos de doença péptica em adultos (espasticidade duodenal e dobras irregulares espessas) não são indicadores confiáveis em crianças.

▶ Tratamento

O tratamento da infecção sintomática por *H. pylori* requer a erradicação do microrganismo, uma meta que permanece incerta em crianças. O regime medicamentoso ideal ainda é indeterminado. A terapia tripla padrão de primeira linha para a erradicação do *H. pylori* tem sido tradicionalmente um curso de tratamento de 7 a 10 dias envolvendo o uso simultâneo de dois antibióticos orais (mais comumente, amoxicilina e claritromicina) e IBP. No entanto, taxas crescentes de resistência à claritromicina tornaram essa combinação ineficaz em certas partes do mundo. Como resultado, combinações alternativas de antimicrobianos (metronidazol e tetraciclina) têm sido avaliadas. A adição de bismuto a dois antibióticos e IBP (terapia quádrupla de bismuto) pode aumentar a eficácia. Como a resistência aos antibióticos varia muito de país para país, os padrões regionais de resistência antimicrobiana para o *H. pylori* devem guiar a seleção do tratamento inicial. Testes de sensibilidade antimicrobiana podem ser realizados em amostras de biópsia gástrica usando uma variedade de técnicas. O teste de cura pode ser obtido pelo teste respiratório da urease ou pelo teste de antígeno fecal.

A gastrite eosinofílica (GE) e a gastrenterite eosinofílica (GEE) são agora reconhecidas como fontes comuns de doença da mucosa no estômago e duodeno. Novos dados sugerem que esta pode ser a segunda fonte mais comum de ulceração gástrica e duodenal em pediatria, após o *H. pylori*. Achados endoscópicos macroscópicos parecem ter sensibilidade limitada e, portanto, a biópsia é indicada em pacientes sintomáticos, mesmo com mucosa de aparência normal. IBPs administrados isoladamente ou em combinação com dieta e corticosteroides sistêmicos e/ou tópicos têm sido usados com sucesso variável.

Aguilera MI et al: *Helicobacter pylori* infection in children. BMJ Paediatr Open 2020 Aug 3;4(1):e000679. doi: 10.1136/bmjpo-2020-000679 [PMID: 32818155].
Egan M, Furuta GT: Eosinophilic gastrointestinal diseases beyond eosinophilic esophagitis. Ann Allergy Asthma Immunol 2018 Aug;121(2):162–167. doi: 10.1016/j.anai.2018.06.013. Epub 2018 Jun 22 [PMID: 29940308].
Egritas GO et al: Primary eosinophilic gastrointestinal diseases beyond eosinophilic esophagitis in children. J Pediatr Gastroenterol Nutr 2021 Feb 1;72(2):294–299. doi: 10.1097/MPG.0000000000002925 [PMID: 32868666].
Federico A et al: Eradication of *Helicobacter pylori* infection: which regimen first? World J Gastroenterol 2014;20(3):665–672 [PMID: 24574740].
Joo JY, Cho JM, Yoo IH, Yang HR: Eosinophilic gastroenteritis as a cause of non-*Helicobacter pylori*, non-gastrotoxic drug ulcers in children. BMC Gastroenterol 2020 Aug 20;20(1):280. doi: 10.1186/s12876-020-01416-7 [PMID: 32819298].
Pesek RD et al; Consortium of Eosinophilic Gastrointestinal Disease Researchers (CEGIR): Association between endoscopic and histologic findings in a multicenter retrospective cohort of patients with non-esophageal eosinophilic gastrointestinal disorders. Dig Dis Sci 2020 Jul;65(7):2024–2035. doi: 10.1007/s10620-019-05961-4. Epub 2019 Nov 26 [PMID: 31773359].
Tam YH et al: *Helicobacter pylori*-positive versus *Helicobacter pylori*-negative idiopathic peptic ulcers in children with their long-term outcomes. J Pediatr Gastroenterol Nutr 2009;48(3):299–305 [PMID: 19274785].

HÉRNIA DIAFRAGMÁTICA CONGÊNITA

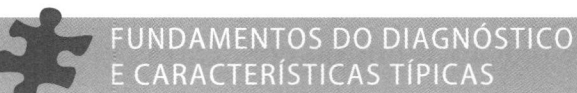

FUNDAMENTOS DO DIAGNÓSTICO E CARACTERÍSTICAS TÍPICAS

▶ A hérnia diafragmática congênita (HDC) geralmente é diagnosticada no período pré-natal por ultrassonografia de rotina.
▶ A hipoplasia pulmonar e a disfunção cardiovascular são desafios clínicos no período pós-natal.
▶ Após o reparo cirúrgico, a doença pulmonar crônica e o RGE podem ser morbidades vitalícias.

A herniação do conteúdo abdominal através do diafragma está presente em 2,3 a 2,8 a cada 10.000 nascidos vivos e costuma ocorrer através de um defeito póstero-lateral envolvendo o lado esquerdo do diafragma (forame de Bochdalek) em 70% dos casos. Em cerca de 27% dos casos, o defeito diafragmático é retroesternal (forame de Morgagni). Os defeitos bilaterais ocorrem raramente, em apenas 3% dos casos, e são mais propensos a resultar em natimorto. Na eventração do diafragma, um subtipo de HDC, uma folha do diafragma com elementos musculares hipoplásicos abaula em direção ao tórax e é assintomática ou leva a sintomas mais leves. As hérnias resultam da falha do colágeno embrionário diafragmático em fundir e dividir as cavidades torácica e abdominal entre as semanas 8 e 10 de gestação. A herniação do conteúdo abdominal para a cavidade torácica pode levar à hipoplasia pulmonar e disfunção cardiovascular significativa após o nascimento, em particular hipertensão pulmonar persistente grave.

O diagnóstico de HDC é geralmente feito no pré-natal por ultrassonografia, embora mais de um terço não seja identificado na ultrassonografia pré-natal de rotina. Enquanto 60% têm HDC isolada, podem ser detectadas, no pré-natal, malformações congênitas associadas, mais comumente defeitos estruturais cardiovasculares, em 17% dos pacientes. Com o advento do tratamento aprimorado da complicação imediata de doença cardiopulmonar no período neonatal, incluindo o uso de óxido nítrico inalatório, ventilação oscilatória de alta frequência e oxigenação por membrana extracorpórea, a sobrevida para lactentes com HDC melhorou e atinge 70 a 90% em alguns centros. A intervenção pré-natal com oclusão traqueal endoluminal fetoscópica (FETO, do inglês *fetoscopic endoluminal tracheal occlusion*) pode melhorar a sobrevida na HDC associada à hipoplasia pulmonar grave. A FETO normalmente envolve a "sequência *plug-unplug*", em que a traqueia fetal é ocluída com um balão por volta da 27ª a 32ª semana de gestação para induzir o crescimento pulmonar, e, em seguida, o balão é removido por volta da 34ª semana de gestação para promover a maturação pulmonar e a produção de surfactante. O reparo cirúrgico do defeito diafragmático é geralmente realizado no período neonatal, uma vez que a estabilização cardiopulmonar é obtida, com utilização crescente de abordagens minimamente invasivas laparoscópicas e toracoscópicas. Os problemas de saúde a longo prazo em sobreviventes de HDC incluem doença pulmonar crônica, hipertensão pulmonar, atrasos no desenvolvimento neurológico, perda auditiva e RGE.

OBSTRUÇÃO DUODENAL CONGÊNITA

▶ Considerações gerais

A obstrução é geralmente classificada como de causas intrínsecas ou extrínsecas, embora casos raros de anomalias simultaneamente intrínsecas e extrínsecas tenham sido relatados.

As etiologias da obstrução duodenal extrínseca incluem bandas peritoneais congênitas associadas a má rotação intestinal, pâncreas anular ou duplicação duodenal. A obstrução duodenal intrínseca é mais comum e está tipicamente associada a atresia congênita, estenose ou membranas duodenais (o sinal de "*wind sock*"). Em cerca de dois terços dos pacientes com obstrução duodenal congênita, existem outras anomalias associadas.

▶ Exames de imagem

O diagnóstico de obstruções duodenais congênitas geralmente é feito no pré-natal por ultrassonografia. O diagnóstico pré-natal prediz obstrução completa em 77% dos casos e está associado a polidrâmnio, prematuridade e maior risco de complicações materno-fetais. A presença de uma "dupla bolha" no ultrassom e de uma banda ecogênica na segunda porção do duodeno são 100% sensíveis e específicas para um pâncreas anular. As radiografias simples de abdome no período pós-natal mostram distensão gasosa do estômago e duodeno proximal (o sinal radiológico da "dupla bolha"). Com vômitos prolongados, há menos ar no estômago e menos distensão abdominal. A ausência de gases intestinais distais sugere atresia ou obstrução extrínseca grave, enquanto um padrão de ar difuso nas alças intestinais na parte inferior do abdome pode indicar obstrução duodenal parcial. O enema baritado pode ser útil para determinar a presença de má rotação ou atresia do TGI inferior, bem como avaliar a evidência radiográfica da doença de Hirschsprung, que também pode se manifestar com distensão abdominal e vômitos.

▶ Achados clínicos

A. Atresia duodenal

O polidrâmnio é comum e muitas vezes leva ao diagnóstico pré-natal por ultrassonografia. Algumas horas após o nascimento, começam a ocorrer vômitos (geralmente biliar) e distensão epigástrica. O mecônio pode ser eliminado normalmente. A atresia duodenal está frequentemente associada a outras anomalias congênitas (30%), incluindo atresia esofágica, atresias intestinais e anomalias cardíacas e renais. Parto prematuro (25-50%) e síndrome de Down (20-30%) também estão associados à atresia duodenal.

B. Estenose duodenal

Nesta condição, a obstrução duodenal não é completa. O início dos sintomas obstrutivos claros pode demorar semanas ou anos. Embora a área estenótica seja geralmente distal à ampola de Vater, o vômito nem sempre contém bile. A estenose ou atresia duodenal é a malformação do TGI mais comum em crianças com síndrome de Down, ocorrendo em 3,9%.

C. Pâncreas anular

O pâncreas anular é um defeito rotacional no qual não ocorre a fusão normal do colágeno pancreático dorsal e ventral, e um anel de tecido pancreático circunda o duodeno. O sintoma de apresentação é a obstrução duodenal. Com frequência, ocorrem síndrome de Down e anomalias congênitas do TGI. O polidrâmnio é comum. Os sintomas podem se desenvolver no final da infância ou mesmo na idade adulta se a obstrução não for completa na infância. O tratamento consiste em duodenoduodenostomia ou duodeno-jejunostomia sem dissecção cirúrgica ou divisão do anel pancreático. A função pancreática é normal.

▶ Tratamento e prognóstico

Em quase todos os cenários, é necessária intervenção cirúrgica (laparoscópica ou aberta) para as lesões obstrutivas duodenais congênitas. Normalmente, a duodenoduodenostomia é realizada para contornar a área de estenose ou atresia. Para as estenoses duodenais, no entanto, há relatos isolados de tratamento endoscópico bem-sucedido com dilatação por balão. Normalmente, realiza-se exploração cirúrgica completa para garantir que não há anomalias do TGI inferior. Estudos mais recentes documentam a segurança e a utilidade de uma abordagem laparoscópica. A taxa de mortalidade aumenta em bebês com parto prematuro, síndrome de Down e anomalias congênitas associadas. A dilatação duodenal e a hipomotilidade por obstrução pré-natal podem causar dismotilidade duodenal com sintomas obstrutivos mesmo após o tratamento cirúrgico. A colocação de sondas alimentares transanastomóticas no momento do reparo inicial resultou em uma progressão mais rápida para alimentação enteral completa e diminuição da necessidade de nutrição parenteral (NP). O prognóstico geral para esses pacientes é bom, sendo a maior parte do risco de mortalidade devida a outras anomalias associadas que não a obstrução duodenal.

Adams SD, Stanton MP: Malrotation and intestinal atresias. Early Hum Dev 2014 Dec;90(12):921–925 [PMID: 25448782].
Brinkley MF, Tracy ET, Maxfield CM: Congenital duodenal obstruction: causes and imaging approach. Pediatr Radiol 2016 Jul;46(8):1084–1895. doi: 10.1007/s00247-016-3603-1. Review [PMID: 27324508].
Gfroerer S et al: Comparison of outcomes between complete and incomplete congenital duodenal obstruction. World J Gastroenterol 2019 Jul 28;25(28):3787–3797. doi: 10.3748/wjg.v25.i28.3787 [PMID: 31391773].
Kirby E, Keijzer R: Congenital diaphragmatic hernia: current management strategies from antenatal diagnosis to long-term follow-up. Pediatr Surg Int 2020;36:415–429. https://doi.org/10.1007/s00383-020-04625-z [PMID: 32072236].

DISTÚRBIOS DO INTESTINO DELGADO

ATRESIA E ESTENOSE INTESTINAIS

Excluindo-se as anomalias anais, a atresia ou estenose intestinal correspondem por um terço de todos os casos de obstrução intestinal neonatal (ver **Capítulo 2**). A ultrassonografia pré-natal pode identificar atresia intestinal *in utero*; ocorre polidrâmnio na maioria das gestações afetadas. A sensibilidade do ultrassom pré-natal é maior nas atresias mais proximais. Outras anomalias congênitas podem estar presentes em até 54% dos casos, e 52% são partos prematuros. Em até 30% dos casos de atresia aparentemente isolada, foram relatadas anomalias cardíacas congênitas ocultas. Em um grande estudo de base populacional, a prevalência foi de 2,9 por 10.000 nascimentos, embora haja algumas evidências de que a prevalência possa estar aumentando. A localização e a incidência relativa de atresias e estenoses estão listadas na **Tabela 21-1**. Embora as atresias jejunal e ileal sejam frequentemente agrupadas, há dados que sugerem que as atresias jejunais estão associadas a maior morbidade e mortalidade em comparação com a atresia ileal. Essas diferenças podem estar relacionadas ao aumento da complacência da parede jejunal, resultando em dilatação mais proximal e subsequente perda da atividade peristáltica.

Vômitos biliosos e distensão abdominal começam nas primeiras 48 horas de vida. Múltiplos locais no intestino podem ser afetados e o comprimento total do intestino delgado pode ser significativamente reduzido. As características radiográficas incluem alças dilatadas do intestino delgado e ausência de gás no cólon. O enema baritado revela microcólon de calibre estreito devido à falta de fluxo intestinal distal à atresia. Em mais de 10% dos pacientes com atresia intestinal, o mesentério está ausente e a artéria mesentérica superior (AMS) não pode ser identificada além da origem das artérias cólica direita e ileocólica. O íleo se enrola em torno de uma dessas duas artérias, dando origem à chamada deformidade da árvore de natal nas radiografias contrastadas. O suprimento sanguíneo tênue muitas vezes compromete as anastomoses cirúrgicas. O diagnóstico diferencial de atresia intestinal inclui doença de Hirschsprung, íleo paralítico secundário à sepse, volvo do intestino médio e íleo meconial. A cirurgia é obrigatória. As complicações pós-operatórias incluem síndrome do intestino curto em 15% dos casos e hipomotilidade do intestino delgado secundária à obstrução pré-natal. A mortalidade geral de 8% foi relatada, com risco aumentado em bebês com baixo peso ao nascer e prematuros.

Adams SD, Stanton MP: Malrotation and intestinal atresias. Early Hum Dev 2014 Dec;90(12):921–925 [PMID: 25448782].
Best KE et al: Epidemiology of small intestinal atresia in Europe: a register-based study. Arch Dis Child Fetal Neonatal Ed 2012 Sep;97(5):F353–F358 [PMID: 22933095].

MÁ ROTAÇÃO INTESTINAL

▶ Considerações gerais

O intestino médio se estende da junção duodenojejunal até o cólon transverso médio. É vascularizado pela AMS, que corre na raiz do mesentério. Durante a gestação, o intestino médio se alonga no saco umbilical, retornando a uma posição intra-abdominal durante a 10ª semana de gestação. A raiz do mesentério gira no sentido anti-horário durante a retração, fazendo com que o cólon atravesse a cavidade abdominal ventralmente. O ceco se move do quadrante inferior esquerdo para o direito, e o duodeno cruza dorsalmente, tornando-se parcialmente retroperitoneal. Quando a rotação é incompleta, a fixação dorsal do mesentério é defeituosa

TABELA 21-1 Localização e frequência relativa das atresias e estenoses gastrintestinais congênitas

	Área acometida	Tipo de lesão	Frequência relativa (%)
Piloro		Atresia; membrana ou diafragma	1
Duodeno	80% são distais à ampola de Vater	Atresia, estenose; membrana ou diafragma	45
Jejunoileal	Jejuno proximal e íleo distal	Atresia (múltipla em 6-29% dos casos); estenose	50
Cólon	Cólon esquerdo e reto	Atresia (geralmente associada a atresias do intestino delgado)	5-9

e encurtada, de modo que a porção do intestino desde o ligamento de Treitz até o cólon transverso médio pode girar em torno de sua estreita raiz mesentérica e ocluir a AMS (volvo). A partir de estudos de autópsia, estima-se que até 1% da população em geral pode ter má rotação intestinal, que é diagnosticada no primeiro ano de vida em 70 a 90% dos pacientes.

▶ Achados clínicos

A. Sinais e sintomas

A má rotação com volvo é responsável por 10% das obstruções intestinais neonatais. A maioria dos lactentes apresenta vômitos biliares ou obstrução evidente do intestino delgado nas primeiras 3 semanas de vida. O volvo intrauterino pode causar obstrução ou perfuração intestinal ao nascimento. O neonato pode apresentar ascite ou peritonite meconial. Os sinais de apresentação tardia incluem obstrução intestinal intermitente, má absorção, enteropatia perdedora de proteínas ou diarreia. Anomalias congênitas associadas, especialmente cardíacas, ocorrem em mais de 25% dos pacientes sintomáticos. Muitos destes podem ser encontrados em um subgrupo de pacientes com má rotação com síndromes de heterotaxia, com asplenia ou poliesplenia associada. Crianças mais velhas e adultos com má rotação não diagnosticada geralmente apresentam sintomas gastrintestinais crônicos de náusea, vômito, diarreia, dor abdominal, dispepsia, distensão e saciedade precoce.

B. Exames de imagem

O REED é considerado o padrão-ouro para o diagnóstico, com uma sensibilidade relatada de 96%, e mostra classicamente a junção duodenojejunal e o jejuno no lado direito da coluna vertebral. O diagnóstico de má rotação pode ser confirmado por enema opaco, que pode demonstrar um ceco móvel localizado na linha média, no quadrante superior direito ou no lado esquerdo do abdome. As radiografias simples de abdome no período neonatal podem mostrar um sinal de "dupla bolha", resultando em um diagnóstico incorreto de atresia duodenal. A TC e a ultrassonografia do abdome também podem ser usadas para fazer o diagnóstico e são caracterizadas pelo "sinal do redemoinho", que denota volvo do intestino médio. A reversão da posição normal da AMS e da veia mesentérica superior (VMS) pode ser observada na má rotação, embora a posição normal possa ser encontrada em até 29% dos pacientes. A identificação da terceira porção do duodeno dentro do retroperitônio torna a má rotação muito improvável.

▶ Tratamento e prognóstico

O tratamento cirúrgico da má rotação é o procedimento de Ladd. Em lactentes jovens, o procedimento de Ladd deve ser realizado mesmo que não tenha ocorrido volvo. O duodeno é mobilizado, a raiz mesentérica curta é estendida e o intestino é então fixado em uma distribuição mais normal. O tratamento da má rotação descoberta em crianças com mais de 12 meses é incerto. Como o volvo pode ocorrer em qualquer idade, o reparo cirúrgico geralmente é recomendado, mesmo em crianças assintomáticas. O reparo laparoscópico da má rotação é possível, mas é tecnicamente difícil e nunca é realizado na presença de volvo.

O volvo do intestino médio é uma emergência cirúrgica. A necrose intestinal resulta da oclusão da AMS. Quando a necrose é extensa, recomenda-se que uma primeira operação inclua apenas a redução do volvo com lise das bandas mesentéricas. A ressecção do intestino necrótico deve ser adiada, se possível, até que uma segunda cirurgia possa ser realizada 24 a 48 horas depois, na esperança de que mais porções do intestino possam ser salvas. O prognóstico é reservado se houver perfuração, peritonite ou extensa necrose intestinal. O volvo do intestino médio é uma das indicações mais comuns de transplante de intestino delgado em crianças, responsável por 10% dos casos em um estudo recente.

Adams SD, Stanton MP: Malrotation and intestinal atresias. Early Hum Dev 2014 Dec;90(12):921–925 [PMID: 25448782].
Langer JC: Intestinal rotation abnormalities and midgut volvulus. Surg Clin North Am 2017 Feb;97(1):147–159. doi: 10.1016/j.suc.2016.08.011. Review [PMID: 27894424].

SÍNDROME DO INTESTINO CURTO

▶ Considerações gerais

A *síndrome do intestino curto* (SIC) é definida como uma condição resultante da redução da superfície de absorção intestinal, que leva à alteração da função intestinal, comprometendo o crescimento normal, o equilíbrio hidroeletrolítico ou o estado de hidratação. A grande maioria dos pacientes pediátricos com SIC foi submetida à ressecção cirúrgica neonatal do intestino. As etiologias mais comuns em crianças são enterocolite necrotizante (45%); atresias intestinais (23%); gastrosquise (15%); volvo (15%); e, menos comumente, intestino curto congênito, doença de Hirschsprung de segmento longo e intestino isquêmico. Em muitos casos, lactentes com SIC requerem NP a fim de fornecer aporte adequado de calorias, líquidos e eletrólitos no cenário de absorção intestinal insuficiente. A necessidade de NP suplementar por mais de 2 a 3 meses no cenário da SIC ou qualquer outro distúrbio subjacente qualifica o diagnóstico de insuficiência intestinal (IF, do inglês *intestinal failure*).

O objetivo no tratamento do paciente com SIC é promover o crescimento e a adaptação do intestino de modo que uma nutrição adequada possa ser fornecida e absorvida por via enteral. Muitos fatores, incluindo idade gestacional do paciente, anatomia pós-cirúrgica (incluindo comprimento residual do intestino delgado e presença de válvula ileocecal e/ou cólon), presença de supercrescimento bacteriano no intestino delgado e doença cirúrgica subjacente, influenciam o processo e a probabilidade de reabilitação intestinal e conquista da autonomia enteral. Nenhuma medida anatômica específica do comprimento do intestino oferece 100% de certeza na previsão de resultados clínicos na SIC.

▶ Sinais e sintomas

Os sinais típicos do paciente com SIC estão relacionados ao seu estado malabsortivo subjacente e incluem diarreia, desidratação, deficiência de eletrólitos ou micronutrientes e atraso do crescimento. Os pacientes com SIC também correm risco de obstrução do intestino delgado, distensão e dismotilidade do intestino (com supercrescimento bacteriano secundário do intestino delgado), distúrbios hepatobiliares, incluindo colelitíase, nefrolitíase devido a cálculos de oxalato de cálcio, desafios da alimentação oral e problemas inflamatórios da mucosa gastrintestinal, incluindo colite não-infecciosa e úlceras anastomóticas. Para pacientes com IF, as complicações relacionadas ao uso da NP são comuns e podem ser fatais. A doença hepática associada à NP (PNALD, do inglês *parenteral nutrition-associated liver disease*) é uma lesão hepática colestática progressiva que ocorre em pacientes pediátricos em NP e pode progredir para doença hepática terminal em 10% dos pacientes afetados. Infecções recorrentes da corrente sanguínea relacionadas a cateteres são relativamente comuns em pacientes pediátricos com SIC e IF. Outras complicações relacionadas a cateteres venosos centrais, incluindo oclusões, podem exigir intervenção.

▶ Tratamento e prognóstico

O objetivo do tratamento da SIC é promover o crescimento e a adaptação enquanto minimiza e/ou trata as complicações do distúrbio intestinal subjacente ou da NP. A reabilitação intestinal para a criança com SIC e IF refere-se à abordagem da equipe multidisciplinar para atendimento individual do paciente, envolvendo gastrenterologia, nutrição e cirurgia, e tem demonstrado melhorar os resultados. A nutrição enteral deve ser fornecida para favorecer a absorção, geralmente exigindo a administração contínua de uma fórmula elementar através de sonda de gastrostomia. Adjuvantes farmacológicos comumente prescritos incluem terapia supressora de ácido, agentes antimotilidade e antidiarreicos, e antibióticos para o tratamento do supercrescimento bacteriano do intestino delgado. Recentemente, um análogo do peptídeo-2 semelhante ao glucagon (teduglutide) foi aprovado para uso em pacientes pediátricos, tendo demonstrado reduzir o volume de NP prescrito em pacientes com IF/SIC. Essa terapia oferece o potencial de acelerar a adaptação intestinal e o desmame da NP.

O manejo do paciente com SIC e IF deve incluir estratégias para controlar ou prevenir complicações relacionadas à NP, incluindo infecção e doença hepática. As soluções de bloqueio antimicrobianas inseridas em cateteres venosos centrais usando etanol ou antibióticos podem ter um papel na redução das taxas de infecção. Evidências convincentes ao longo dos últimos anos sugerem que a modificação da solução lipídica parenteral, seja por meio da redução da dose de intralipídio à base de soja ou da substituição por uma solução lipídica de terceira geração (Omegaven ou lipídios SMOF), melhora os resultados associados com PNALD em pacientes pediátricos.

A cirurgia reconstrutiva intestinal autóloga (aumento do intestino) deve ser considerada em pacientes que não conseguem progredir para via enteral e têm anatomia passível de intervenção cirúrgica, geralmente em relação à dilatação intestinal adequada. Tanto o procedimento de enteroplastia seriada transversa (STEP, do inglês *serial transverse enteroplasty*) quanto o procedimento de alongamento intestinal longitudinal com "*tailoring*" (Bianchi) foram bem-sucedidos em permitir o desmame da nutrição parenteral total (NPT) em até 50% dos pacientes nas séries relatadas. Nos últimos anos, o procedimento STEP ganhou popularidade por ter o potencial de ser menos exigente tecnicamente e poder ser repetido, se o intestino dilatar suficientemente após o procedimento inicial.

Quando os tratamentos medicamentosos, nutricionais e cirúrgicos falham, pode-se considerar transplante intestinal para crianças com complicações relacionadas à IF refratárias e ameaçadoras à vida. Os dados atuais do resultado após o transplante intestinal pediátrico sugerem taxas de sobrevida em 1 e 3 anos de 83% e 60%, respectivamente.

Carter BA et al: Outcomes from a 12-week, open-label, multicenter clinical trial of teduglutide in pediatric short bowel syndrome. J Pediatr 2017 Feb;181:102–111.e5. doi: 10.1016/j.jpeds.2016.10.027 [PMID: 27855998].
Celik N et al: Pediatric intestinal transplantation. Gastroenterol Clin North Am 2018 Jun;47(2):355–368. doi: 10.1016/j.gtc.2018.01.007. Epub 2018 Apr 4 [PMID: 29735029].
Duggan CP, Jaksic T: Pediatric intestinal failure. N Engl J Med 2017 Aug 17;377(7):666–675 [PMID: 28813225].
Gosselin KB, Duggan C: Enteral nutrition in the management of pediatric intestinal failure. J Pediatr 2014 Dec;165(6):1085–1090 [PMID: 25242686].
Jeppesen PB, Gabe SM, Seidner DL, Lee HM, Olivier C: Factors associated with response to teduglutide in patients with short-bowel syndrome and intestinal failure. Gastroenterology 2018 Mar;154(4):874–885 [PMID: 29174926].
Oliveira SB, Cole CR: Insights into medical management of pediatric intestinal failure. Semin Pediatr Surg 2018 Aug;27(4):256–260. doi: 10.1053/j.sempedsurg.2018.07.006. Epub 2018 Jul 29 [PMID: 30342600].
Piper HG, Wales PW: Prevention of catheter-related blood stream infections in children with intestinal failure. Curr Opin Gastroenterol 2013 Jan;29(1):16 [PMID: 22954690].
Soden JS: Clinical assessment of the child with intestinal failure. Semin Pediatr Surg 2010 Feb;19(1):10–19 [PMID: 20123269].
Wessel J, Kotagal M, Helmrath MA: Management of pediatric intestinal failure. Adv Pediatr 2017 Aug;64(1):253–267. doi: 10.1016/j.yapd.2017.03.010 [PMID: 28688591].

INTUSSUSCEPÇÃO

 FUNDAMENTOS DO DIAGNÓSTICO E CARACTERÍSTICAS TÍPICAS

▶ A intussuscepção é a causa mais comum de obstrução intestinal nos primeiros 2 anos de vida.
▶ A localização mais comum da intussuscepção é ileocólica e 85% dos casos são idiopáticos.
▶ A ultrassonografia é a modalidade diagnóstica mais sensível e específica para intussuscepção.
▶ O enema de ar é a melhor abordagem terapêutica no paciente estável, com redução bem-sucedida em 75% dos casos.

A intussuscepção ocorre quando um segmento do intestino invagina em outro. A intussuscepção pode ocorrer em qualquer lugar ao longo do intestino delgado e grosso e geralmente começa próxima à válvula ileocecal e se estende por distâncias variáveis no cólon. É a causa mais frequente de obstrução intestinal nos primeiros 2 anos de vida e três vezes mais comum no sexo masculino. Os sintomas relacionados a obstrução e isquemia são decorrentes de edema, hemorragia, comprometimento vascular e necrose do íleo invaginado. Em 85% dos casos, a causa é idiopática, mas a probabilidade de identificar uma causa de intussuscepção aumenta com a idade do paciente. As causas primárias de intussuscepção incluem pólipo do intestino delgado, divertículo de Meckel, remanescente onfalomesentérico, duplicação, linfoma, lipoma, parasitose, corpos estranhos e, mais comumente, enterite viral com hipertrofia das placas de Peyer. A intussuscepção do intestino delgado também pode ser observada na doença celíaca, na fibrose cística e na púrpura de Henoch-Schönlein. Em crianças com mais de 6 anos, o linfoma é a causa mais comum de intussuscepção.

▶ Achados clínicos

Classicamente, uma criança previamente hígida de 3 a 12 meses de idade desenvolve paroxismos recorrentes de dor abdominal com gritos e pernas encolhidas em direção ao abdome. Vômitos e diarreia ocorrem logo depois (90% dos casos), e secreções intestinais sanguinolentas com muco (descritas como "fezes gelatinosas de groselha") aparecem nas 12 horas seguintes. A criança é caracteristicamente letárgica entre os paroxismos e pode estar febril. O abdome fica sensível e frequentemente distendido. Uma massa em forma de salsicha pode ser palpada, geralmente no abdome médio superior. Em crianças maiores, os ataques súbitos de dor abdominal podem estar relacionados à intussuscepção recorrente crônica com redução espontânea.

▶ Diagnóstico e tratamento

A associação de dor abdominal, letargia, vômito e radiografia abdominal suspeita apresentou sensibilidade de 95% na identificação de intussuscepções em crianças. As radiografias abdominais, no entanto, são pouco sensíveis para o diagnóstico se realizadas isoladamente. A ultrassonografia abdominal tem sensibilidade de 98 a 100% para o diagnóstico de intussuscepção. O enema baritado e o enema de ar são diagnósticos e terapêuticos. No entanto, se houver sinais de intestino estrangulado, perfuração ou toxemia, não deve ser feita tentativa de redução da intussuscepção por enema de bário. A insuflação aérea do cólon sob orientação fluoroscópica é uma alternativa segura ao enema baritado, com excelente sensibilidade e especificidade diagnóstica e sem risco de contaminação da cavidade abdominal com bário. As taxas de redução bem-sucedidas por enema de ar aproximam-se de 75%. Quando a redução inicial do enema é bem-sucedida, a recorrência da intussuscepção em 24 a 48 horas ocorre em menos de 5% dos pacientes. A taxa de perfuração com enema líquido ou de ar é de aproximadamente 1%. É necessário cuidado na seleção de pacientes para enema de ar ou bário porque, se houver suspeita de lesão isquêmica do intestino com base na gravidade dos sintomas (choque ou sepse), o risco de perfuração aumenta e a redução cirúrgica é o método de escolha. A cirurgia é, portanto, necessária para pacientes extremamente doentes, incluindo aqueles com evidência de perfuração intestinal, ou naqueles em que a redução hidrostática ou pneumática não foi bem-sucedida (25%). A cirurgia tem a vantagem de identificar um fator desencadeante, como divertículo de Meckel, linfoma ou pólipo do intestino delgado. A redução cirúrgica da intussuscepção está associada a uma menor taxa de recorrência do que a redução pneumática.

▶ Prognóstico

A probabilidade de redução bem-sucedida por enema diminui se a duração dos sintomas for superior a 24 horas. Daqueles que requerem redução cirúrgica, o risco de ressecção intestinal subsequente aumentou de 17% para 39% em pacientes com sintomas com duração superior a 24 horas. A taxa geral de mortalidade com o tratamento é de 1 a 2%.

Gray MP et al: Recurrence rates after intussusception enema reduction: a meta-analysis. 2014 Jul;134(1):110–119. doi: 10.1542/peds.2013-3102 [PMID 24935997].

HÉRNIA INGUINAL

As hérnias inguinais podem se manifestar em qualquer idade, são mais frequentemente indiretas e são mais comuns (9:1) em meninos. A incidência em lactentes prematuros do sexo masculino é próxima a 5% e é relatada em 30% dos lactentes do sexo masculino com peso igual ou inferior a 1.000 g.

▶ Achados clínicos

Na maioria dos casos, uma hérnia é um abaulamento inguinal indolor. Os pais podem ser os únicos a ver a massa, pois ela pode retrair quando o bebê está ativo, com frio, assustado ou agitado. Uma história de abaulamento inguinal associado a tosse ou longos períodos em pé, ou a presença de um abaulamento firme, globular e doloroso, às vezes associado a vômitos e distensão abdominal, são indícios clínicos. Em alguns casos, uma alça herniada do intestino pode ficar parcialmente obstruída, levando a dor intensa. Raramente, o intestino fica preso no saco herniário e ocorre obstrução intestinal completa. Pode ocorrer gangrena do conteúdo da hérnia ou dos testículos. Em meninas, o ovário pode prolapsar no saco herniário, apresentando-se como uma massa abaixo do ligamento inguinal. Uma história sugestiva muitas vezes é o único critério para o diagnóstico, junto com a sensação de "luva de seda" da fricção das duas paredes do saco herniário vazio.

▶ Diagnóstico diferencial

Os linfonodos inguinais podem ser confundidos com uma hérnia. Os linfonodos geralmente são múltiplos e com bordas mais discretas. Uma hidrocele do cordão espermático pode ser transiluminada. Um testículo não descido geralmente é móvel no canal e está associado à ausência da gônada no escroto.

▶ **Tratamento**

O encarceramento de uma hérnia inguinal é mais provável em meninos e em crianças menores de 10 meses. A redução manual de hérnias inguinais encarceradas pode ser tentada após o bebê sedado ser colocado na posição de Trendelenburg com uma bolsa de gelo no lado afetado. A redução manual é contraindicada se o encarceramento estiver presente por mais de 12 horas ou se forem observadas fezes com sangue. A cirurgia é indicada nas hérnias com história de encarceramento. As hidroceles frequentemente desaparecem por volta dos 2 anos de idade.

Esposito C et al: Laparoscopic versus open inguinal hernia repair in pediatric patients: a systematic review. J Laparoendosc Adv Surg Tech A 2014 Nov;24(11):811–818 [PMID: 25299121].
Gause CD et al: Laparoscopic versus open inguinal hernia repair in children ≤3: a randomized controlled trial. Pediatr Surg Int 2017 Mar;33(3): 367–376. doi: 10.1007/s00383-016-4029-4 [PMID: 28025693].

HÉRNIA UMBILICAL

Nos Estados Unidos, as hérnias umbilicais são mais comuns em bebês negros nascidos a termo. O intestino delgado pode encarcerar em hérnias umbilicais de pequeno diâmetro, mas isso é raro. A maioria das hérnias umbilicais regride espontaneamente se o defeito fascial tiver um diâmetro inferior a 1 cm. Geralmente, as hérnias umbilicais assintomáticas são tratadas de forma expectante sem intervenção até os 4 a 5 anos de idade, sendo tratadas cirurgicamente após esse período se não houver regressão.

DUCTO ONFALOMESENTÉRICO PATENTE

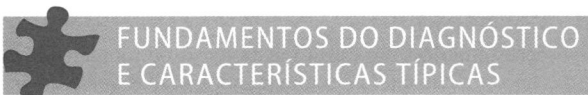
FUNDAMENTOS DO DIAGNÓSTICO E CARACTERÍSTICAS TÍPICAS

▶ Secreção umbilical persistente em uma criança pode representar um ducto onfalomesentérico patente.
▶ A ultrassonografia é o método diagnóstico de escolha para ducto onfalomesentérico patente.
▶ A excisão cirúrgica do remanescente onfalomesentérico é necessária.

O ducto onfalomesentérico conecta o saco vitelino fetal ao intestino em desenvolvimento. Esse ducto geralmente é obliterado no início do desenvolvimento embriológico, mas a falha desse processo pode levar a uma variedade de estruturas que se originam do remanescente do ducto embrionário que conecta o íleo à superfície inferior do umbigo. Se o remanescente estiver patente, pode levar à herniação do conteúdo intestinal para o cordão umbilical ou à secreção de fezes pelo umbigo. Um cordão fibroso pode se tornar o ponto focal para formação de volvo e consequente obstrução intestinal. A secreção umbilical mucoide pode indicar uma mucocele no remanescente onfalomesentérico com uma abertura no umbigo. Uma mucocele fechada pode se projetar através do umbigo e ter a aparência de uma massa polipoide, que pode ser confundida com um granuloma umbilical por ser firme e vermelho vivo. O exame de ultrassonografia ou TC abdominal pode ajudar a confirmar o diagnóstico de remanescente do ducto onfalomesentérico. A excisão cirúrgica dos remanescentes onfalomesentéricos é indicada.

Kadian YS, Verma A, Rattan KN, Kajal P: Vitellointestinal duct anomalies in infancy. J Neonatal Surg 2016 Jul 3;5(3):30. doi: 10.21699/jns.v5i3.351 [PMID: 27433448].
Kelly KB et al: Pediatric abdominal wall defects. Surg Clin North Am 2013 Oct;93(5):1255–1267 [PMID: 24035087].
Zens T, Nichol PF, Cartmill R, Kohler JE: Management of asymptomatic pediatric umbilical hernias: a systematic review. J Pediatr Surg 2017 Nov;52(11):1723–1731. doi: 10.1016/j.jpedsurg.2017.07.016. Epub 2017 Jul 24 [PMID: 28778691].

DIVERTÍCULO DE MECKEL

O divertículo de Meckel é a forma mais comum de remanescente do ducto onfalomesentérico. Ocorre em 1,5% da população e na maioria dos casos não causa sintomas. Se ocorrerem complicações, elas são três vezes mais comuns em homens do que em mulheres. Mais de 50% das complicações ocorrem nos primeiros 2 anos de vida.

▶ **Achados clínicos**

A. Sinais e sintomas

Entre 40 e 60% dos pacientes sintomáticos apresentam episódios indolores de sangramento retal marrom ou melena. O sangramento é devido a úlceras ileais adjacentes ao divertículo, causadas por ácido secretado pelo tecido gástrico heterotópico, e pode ser volumoso o suficiente para causar choque e anemia. O sangramento oculto é menos comum. Ocorre obstrução intestinal em 25% dos pacientes sintomáticos como resultado de intussuscepção ileocólica. Pode ocorrer volvo intestinal ao redor de um remanescente fibroso do ducto vitelino que se estende da ponta do divertículo até a parede abdominal. Os divertículos de Meckel podem estar aprisionadaos em uma hérnia inguinal.

B. Exames de imagem

O diagnóstico de divertículo de Meckel é feito com uma cintilografia específica para pesquisa do divertículo. O pertecnetato marcado com tecnécio-99m (Tc^{99m}) é captado pela mucosa gástrica heterotópica no divertículo e contorna o divertículo na cintilografia. Administrar pentagastrina ou famotidina antes de administrar o radionuclídeo aumenta a captação e retenção do Tc^{99m}-pertecnetato pela mucosa gástrica heterotópica e pode aumentar a sensibilidade do teste.

Tratamento e prognóstico

O tratamento é cirúrgico e o prognóstico do divertículo de Meckel é bom.

APENDICITE AGUDA

Considerações gerais

A apendicite aguda é a indicação mais comum de cirurgia abdominal de emergência na infância. A frequência aumenta com a idade e atinge o pico entre os 15 e os 30 anos. A obstrução do apêndice por fecalito (25%) é um fator predisponente comum. Parasitas podem, raramente, causar obstrução (especialmente ascarídeos). A maioria dos casos restantes é idiopática. A incidência de perfuração é alta na infância (40%), principalmente em crianças menores de 2 anos, nas quais a dor costuma ser mal localizada e os sintomas inespecíficos. Para evitar atrasos no diagnóstico, é importante manter uma comunicação próxima com os pais e realizar um exame físico inicial completo com exames sequenciais em intervalos frequentes durante várias horas para interpretar corretamente os sinais e sintomas em evolução.

Achados clínicos

A. Sinais e sintomas

Os pacientes geralmente apresentam febre baixa e dor abdominal periumbilical, que então se localiza no quadrante inferior direito com sinais de irritação peritoneal. Anorexia, vômitos, constipação e diarreia também ocorrem. Ao contrário do vômito da gastrenterite aguda, que geralmente precede a dor abdominal, o vômito na apendicite geralmente se segue ao início da dor e é, com frequência, bilioso. O quadro clínico é frequentemente atípico, especialmente em crianças pequenas e lactentes. Um exame retal pode esclarecer o local da dor ou revelar uma massa localizada no apêndice. Exames seriados são essenciais para diferenciar a apendicite de muitas outras condições que imitam transitoriamente seus sintomas.

B. Achados laboratoriais

A contagem de leucócitos raramente é superior a 15.000/μL. Às vezes estão presentes piúria, leucócitos fecais e pesquisa de sangue oculto nas fezes positiva. Foi relatado que a combinação de proteína C reativa (PCR) elevada e leucocitose tem valor preditivo positivo de 92% para apendicite aguda, embora valores normais para ambas as medidas não excluam o diagnóstico.

C. Exames de imagem

Um fecalito radiopaco supostamente está presente em dois terços dos casos de apêndice perfurado. Em mãos experientes, a ultrassonografia abdominal mostra um apêndice espessado e não compressível em 93% dos casos. A TC abdominal após instilação retal de contraste com cortes finos na área do apêndice pode ser diagnóstica. Foi relatado que TC abdominal normal com apêndice não visualizado ainda tem valor preditivo negativo de 99%. A análise de estratégias diagnósticas para pacientes pediátricos com suspeita de apendicite mostrou que a ultrassonografia abdominal, seguida da TC nas avaliações negativas, é a abordagem diagnóstica com melhor custo-benefício em comparação com a TC ou a ultrassonografia feitas isoladamente.

Diagnóstico diferencial

Pneumonia, derrame pleural, infecção do trato urinário, cálculo renal do lado direito, colecistite, peri-hepatite e doença inflamatória pélvica podem simular apendicite. A gastrenterite aguda com *Yersinia enterocolitica* pode se apresentar como pseudoapendicite em 17% dos casos. Outras condições médicas e cirúrgicas que causam abdome agudo também devem ser consideradas (ver Tabela 21-7).

Tratamento e prognóstico

A exploração com laparotomia ou laparoscopia é indicada quando o diagnóstico de apendicite aguda não pode ser descartado após um período de observação cuidadosa. A antibioticoterapia pós-operatória é reservada para pacientes com apêndice gangrenoso ou perfurado. A taxa de mortalidade é inferior a 1% durante a infância, apesar da alta incidência de perfuração.

Becker C, Anupam KA: Acute appendicitis in pediatric patients: an evidence-based review Pediatr Emerg Med Pract 2019 Sep;16(9):1–20 [PMID: 31461613].

Linnaus ME, Ostlie DJ: Complications in common general pediatric surgery procedures. Semin Pediatr Surg 2016 Dec;25(6):404–411. doi: 10.1053/j.10.002 [PMID: 27989365].

DUPLICAÇÕES DO TRATO GASTRINTESTINAL

Duplicações entéricas são estruturas esféricas ou tubulares congênitas encontradas mais comumente no íleo, mas que também ocorrem no duodeno, reto e esôfago. A maioria das duplicações não se comunica com o lúmen intestinal. Na infância, pode haver início de sintomas como vômito, distensão abdominal, dor em cólica, sangramento retal, obstrução intestinal parcial ou total ou massa abdominal. Diarreia e má absorção podem resultar do supercrescimento bacteriano em duplicações comunicantes. O exame físico pode revelar uma massa arredondada, lisa e móvel, e a radiografia baritada ou a TC abdominal podem mostrar uma massa cística não calcificada deslocando outros órgãos. A cintilografia com Tc^{99m}-pertecnetato pode ajudar a identificar duplicações contendo mucosa gástrica. As duplicações do íleo podem dar origem a uma intussuscepção. O tratamento cirúrgico imediato é indicado.

Erginel B et al: Enteric duplication cysts in children: a single-institution series with forty patients in twenty-six years. World J Surg 2017 Feb;41(2):620–624. doi: 10.1007/s00268-016-3742-4 [PMID: 27734079].

DISTÚRBIOS DO CÓLON

MEGACÓLON AGANGLIÔNICO CONGÊNITO (DOENÇA DE HIRSCHSPRUNG)

▶ Considerações gerais

A doença de Hirschsprung resulta da ausência de células ganglionares nas camadas mucosa e muscular do cólon. As células da crista neural não conseguem migrar para as camadas mesodérmicas do intestino durante a gestação, possivelmente devido a receptores anormais da superfície celular do órgão final ou à deficiência local da síntese de óxido nítrico. A ausência de células ganglionares resulta na falha de relaxamento dos músculos colônicos. Em 80% dos indivíduos, a aganglionose é restrita ao cólon retossigmoide (doença de segmento curto); em 15 a 20%, a aganglionose estende-se proximalmente ao cólon sigmoide (doença de segmento longo); e, em cerca de 5%, a aganglionose afeta todo o intestino grosso (aganglionose colônica total). A aganglionose segmentar é possível, mas rara.

Os segmentos aganglionares têm calibre normal ou ligeiramente estreitados com dilatação do cólon normal proximal ao segmento aganglionar. A mucosa do segmento colônico dilatado pode tornar-se fina e inflamada, causando diarreia, sangramento e perda de proteínas (enterocolite).

Um padrão familiar foi descrito, particularmente na aganglionose colônica total. A incidência da doença de Hirschsprung é de 1 em 5.000 nascidos vivos; é quatro vezes mais comum em meninos do que em meninas. Uma anormalidade cromossômica está presente em aproximadamente 12% dos indivíduos com doença de Hirschsprung. Foram identificadas mutações no proto-oncogene ret em cerca de 15% dos casos não sindrômicos. A anormalidade cromossômica mais comum associada à doença de Hirschsprung é a síndrome de Down; 2 a 10% de todos os indivíduos com síndrome de Down podem ser afetados.

▶ Achados clínicos

A. Sinais e sintomas

A falha do recém-nascido em eliminar mecônio, seguida de vômitos, distensão abdominal e relutância em se alimentar sugere o diagnóstico de doença de Hirschsprung. A maioria das crianças com doença de Hirschsprung não evacua nas primeiras 24 horas de vida. Em aproximadamente 50% dos recém-nascidos afetados, relata-se enterocolite manifestada por febre, desidratação e diarreia explosiva. A enterocolite pode levar a alterações inflamatórias e isquêmicas no cólon, com perfuração e sepse. Em alguns pacientes, especialmente naqueles com segmentos curtos envolvidos, os sintomas não são óbvios no nascimento. Na infância tardia, predominam constipação e diarreia alternadas. A criança mais velha é mais propensa a ter constipação isolada. Os sintomas podem incluir fezes fétidas ou em forma de fita, abdome distendido, crises intermitentes de obstrução intestinal, hipoproteinemia e déficit de crescimento. É raro haver encoprese. No exame de toque retal, o canal anal e o reto estão desprovidos de material fecal, apesar da óbvia retenção de fezes no exame abdominal ou nas radiografias. Se o segmento aganglionar for curto, pode haver um jato de flatos e fezes quando o dedo é retirado. Bebês de mães diabéticas podem apresentar sintomas semelhantes e, nesse cenário, deve-se suspeitar de síndrome do cólon esquerdo pequeno. O enema de diatrizoato de meglumina é diagnóstico e terapêutico na síndrome do cólon esquerdo pequeno, pois revela um tampão de mecônio no cólon esquerdo, que geralmente é eliminado durante a radiografia diagnóstica.

B. Achados laboratoriais

Nas amostras de biópsia por sucção retal, as células ganglionares estão ausentes nas camadas submucosa e muscular do intestino envolvido. Colorações especiais podem mostrar hipertrofia do tronco nervoso e aumento da atividade da acetilcolinesterase.

C. Exames de imagem

Radiografias simples de abdome podem revelar cólon proximal dilatado e ausência de gás no cólon pélvico. O enema baritado usando um cateter sem balão e com a ponta inserida pouco além do esfíncter anal geralmente demonstra um segmento distal estreito com uma transição nítida para o cólon proximal dilatado (normal). As zonas de transição podem não ser observadas em neonatos, pois o intestino proximal normal não teve tempo de se dilatar.

D. Exames especiais

O teste manométrico retal revela falha do reflexo inibitório retoanal (RIRA), ou seja, falha no relaxamento do esfíncter anal interno após distensão do reto, em todos os pacientes com doença de Hirschsprung, independentemente do comprimento do segmento aganglionar. Em alguns pacientes, um esfíncter anal interno não relaxante é a única anormalidade. Essa condição é frequentemente chamada de "doença de Hirschsprung de segmento ultracurto".

▶ Diagnóstico diferencial

A doença de Hirschsprung é responsável por 15 a 20% dos casos de obstrução intestinal neonatal. Deve ser diferenciada da síndrome do cólon esquerdo pequeno por biópsia. Na infância, a doença de Hirschsprung deve ser diferenciada de constipação retentiva, hipotireoidismo, pseudo-obstrução intestinal e outros distúrbios da motilidade. Em lactentes e crianças mais velhas, também pode ser confundida com doença celíaca por causa da notável distensão abdominal e déficit de crescimento.

▶ Tratamento e prognóstico

O tratamento é cirúrgico. Dependendo do tamanho e estado de saúde da criança, uma colostomia de desvio (ou ileostomia) pode ser realizada ou o cirurgião pode realizar um reparo primário. Em lactentes instáveis, a ressecção do segmento aganglionar pode ser adiada. No momento da cirurgia definitiva, a zona de transição entre intestino ganglionado e não ganglionado é identificada. O intestino aganglionar é ressecado e uma aproximação do intestino ganglionar ao remanescente retal pré-anal é realizada.

As complicações após a cirurgia incluem retenção fecal, incontinência fecal, ruptura da anastomose ou estenose da anastomose. A obstrução pós-operatória pode resultar da persistência inadvertida de um segmento distal do cólon aganglionar ou da destruição pós-operatória das células ganglionares secundária ao comprometimento vascular. A displasia neuronal do intestino remanescente pode produzir uma síndrome de pseudo-obstrução. Ocorre enterocolite no pós-operatório em 15% dos pacientes. Estudos recentes mostraram que os pacientes, mesmo após a correção cirúrgica, apresentam um microbioma alterado; o papel que isso pode desempenhar na enterocolite ou outros problemas a longo prazo para crianças ainda está sob investigação.

Kawaguchi AL et al: Management and outcomes for long-segment Hirschsprung disease: a systematic review from the APSA outcomes and evidence based practice committee. J Pediatr Surg 2021 Sep;56(9):1513–1523 [PMID: 33993978].

Neuvonen MI et al: intestinal microbiota in Hirschsprung disease. J Pediatr Gastroenterol Nutr 2018 Nov;67(5):594–600 [PMID: 29652728].

Rintala RJ, Pakarinen MP: Long-term outcomes of Hirschsprung's disease. Semin Pediatr Surg 2012 Nov;21(4):336–343 [PMID: 22985839].

CONSTIPAÇÃO

A constipação crônica na infância é definida como duas ou mais das seguintes características por 2 meses: (1) menos de três evacuações por semana; (2) mais de um episódio de encoprese por semana; (3) impactação fecal no reto; (4) eliminação de fezes tão grandes que obstruem o vaso sanitário; (5) postura retentiva e retenção fecal; e (6) dor ao evacuar. A retenção de fezes no reto pode resultar em incontinência por transbordamento (encoprese) em 60% das crianças com constipação. A maior parte da constipação na infância é resultado de comportamento retentivo voluntário ou involuntário (constipação retentiva crônica). Cerca de 2% das crianças saudáveis em idade escolar têm constipação retentiva crônica. A proporção de meninos para meninas pode chegar a 4:1.

▶ Achados clínicos

Bebês com menos de 3 meses geralmente grunhem, se contorcem e ficam com o rosto vermelho durante a evacuação de fezes normais. A falha em identificar esse padrão normal de desenvolvimento pode levar ao uso desnecessário de laxantes ou estimulação retal. Lactentes e crianças podem, no entanto, desenvolver a capacidade de ignorar a sensação de plenitude retal e reter as fezes. Muitos fatores reforçam esse comportamento, que resulta em impactação fecal e incontinência por transbordamento. Entre elas estão a defecação dolorosa; fraqueza muscular esquelética; questões psicológicas, especialmente aquelas relacionadas a controle e autoridade; timidez e aversão a banheiros escolares; medicamentos; e outros fatores listados na **Tabela 21-2**. O reto dilatado torna-se gradualmente menos sensível à plenitude, perpetuando assim o problema.

▶ Diagnóstico diferencial

Deve-se distinguir entre constipação retentiva crônica e doença de Hirschsprung conforme resumido na **Tabela 21-3**.

▶ Tratamento

Em crianças com dietas inadequadas, o aumento da ingestão de água e de alimentos com alto teor de fibras, como farelo de trigo, trigo integral, frutas e vegetais, pode ser uma terapia suficiente para constipação leve. Se a mudança de dieta isoladamente for ineficaz, medicamentos podem ser necessários. Amaciadores de fezes seguros em lactentes e crianças incluem solução de polietilenoglicol 0,8 a 1 g/kg/dia, lactulose 1 a 2 g/kg/dia e leite de magnésia para 2 a 5 anos de idade 400 a 1.200 mg/dia e para 6 a 11 anos 1.200 a 2.400 mg/dia. Laxantes estimulantes, como Senna ou Bisacodil, podem ser considerados tratamento adicional ou de segunda linha. Se houver encoprese, o tratamento deve começar com o alívio da impactação fecal. A descompactação pode ser obtida de várias maneiras, incluindo medicamentos como enemas salinos e agentes osmóticos não absorvíveis, como polietilenoglicol

TABELA 21-2 Causas de constipação

Causas funcionais ou retentivas	Anormalidades das células ganglionares mesentéricas
Causas dietéticas	
Desnutrição, desidratação	Doença de Hirschsprung
Ingesta excessiva de leite	Síndrome de Waardenburg
Falta de fibras	Neoplasia endócrina múltipla 2a
Uso abusivo de laxativos	Hipo e hiperganglionose
Medicamentos	Doença de von Recklinghausen
Narcóticos	Neoplasia endócrina múltipla 2b
Anti-histamínicos	Displasia neuronal intestinal
Alguns antidepressivos	Pseudo-obstrução intestinal crônica
Vincristina	
Defeitos estruturais do trato gastrintestinal	Defeitos da medula espinal
	Distúrbios endocrinometabólicos
Ânus e reto	Hipotireoidismo
Fissura, hemorroidas, abscesso	Hiperparatireoidismo
Ânus ectópico anterior	Acidose tubular renal
Estenose anal e retal	Diabetes insípido (desidratação)
Teratoma pré-sacral	Intoxicação por vitamina D (hipercalcemia)
Intestino delgado e cólon	Hipercalcemia idiopática
Tumor, estenose	
Volvo crônico	Fraqueza ou incoordenação muscular esquelética
Intussuscepção	Paralisia cerebral
Doenças de tecidos moles	Distrofia/miotonia muscular
Esclerodermia e dermatomiosite	
Lúpus eritematoso sistêmico	
Pseudo-obstrução intestinal crônica	

Modificada com permissão de Silverman A, Roy CC: *Pediatric Clinical Gastroenterology*, 3ª ed. Philadelphia, PA: Mosby; 1983.

TABELA 21-3 Diferenciação de constipação retentiva e doença de Hirschsprung

	Constipação retentiva	Doença de Hirschsprung
Início	2-3 anos	Ao nascimento
Distensão abdominal	Rara	Presente
Nutrição e crescimento	Normais	Prejudicados
Escapes e comportamento retentivo	Intermitentes ou constantes	Raros
Exame retal	Ampola cheia	Ampola pode estar vazia
Biópsia retal	Células ganglionares presentes	Células ganglionares ausentes
Manometria retal	Reflexo reto-anal normal	Não relaxamento do esfíncter anal interno após distensão retal
Enema baritado	Reto distendido	Segmento distal estreito com megacólon proximal

(1 g/kg/dia) e leite de magnésia (1-2 mL/kg/dia). Subsequentemente, laxativos eficazes devem ser administrados regularmente em doses suficientes para induzir evacuações diárias com fezes macias. Depois de várias semanas a meses de fezes moles regulares, os laxantes podem ser reduzidos e interrompidos. O óleo mineral não deve ser administrado a bebês que ainda não deambulam, crianças com deficiência física ou acamadas ou qualquer criança com refluxo gastroesofágico. A aspiração de óleo mineral pode causar pneumonia lipídica. A recorrência da encoprese é comum e deve ser tratada imediatamente com um ciclo curto de laxantes estimulantes ou enema. A consulta psiquiátrica pode ser indicada para pacientes com sintomas persistentes ou distúrbios emocionais graves.

Pärtty A, Rautava S, Kalliomäki M: Probiotics on pediatric functional gastrointestinal disorders. Nutrients 2018 Nov 29;10(12) [PMID: 30501103].

Shin A, Preidis GA, Shulman R, Kashyap PC: The gut microbiome in adult and pediatric functional gastrointestinal disorders. Clin Gastroenterol Hepatol 2019 Jan;17(2):256–274 [PMID: 30153517].

Tabbers MM et al: Evaluation and treatment of functional constipation in infants and children: evidence-based recommendations from ESPGHAN and NASPGHAN. J Pediatr Gastroenterol Nutr 2014 Feb;58(2):258–274 [PMID: 24345831].

FISSURA ANAL

A fissura anal é uma ruptura semelhante a uma fenda no epitélio escamoso do ânus, geralmente secundária à passagem de grandes massas fecais endurecidas, tipicamente nas faces superior e inferior do ânus. Estenose anal, abscesso de cripta anal e trauma podem ser fatores contribuintes. O abuso sexual deve ser considerado em crianças com fissuras anais grandes, irregulares ou múltiplas. As fissuras anais podem ser o sinal de apresentação da doença inflamatória intestinal (DII) em crianças mais velhas.

O bebê ou criança com fissura anal geralmente chora ao defecar e tenta segurar as fezes. Sangramento esparso e vermelho vivo é observado na parte externa das fezes ou no papel higiênico após a evacuação. As fissuras podem ser visualizadas se os pacientes forem examinados na posição joelho-peitoral com as nádegas afastadas. Quando uma fissura não pode ser identificada, é essencial descartar outras causas de sangramento retal, como pólipo juvenil, inflamação perianal por estreptococo β-hemolítico do grupo A ou DII. As fissuras anais devem ser tratadas imediatamente para interromper o ciclo de constipação, fissura, dor, retenção e constipação. Um laxativo deve ser administrado. Banhos de assento quentes após a evacuação podem ser úteis. Cauterização com nitrato de prata ou cirurgia são raramente indicadas.

ANOMALIAS ANORRETAIS CONGÊNITAS

1. Deslocamento anterior do ânus

O deslocamento anterior do ânus é uma anomalia comum em bebês do sexo feminino. Sua apresentação habitual em lactentes é constipação e esforço para evacuar com a introdução de alimentos sólidos. Ao exame físico, o ânus aparenta estar normal, mas está deslocado ventralmente, localizado próximo à fúrcula vaginal (nas mulheres) ou à base do escroto (nos homens). O diagnóstico é feito em meninas se a distância da fúrcula vaginal ao centro da abertura anal for inferior a 34% da distância total da fúrcula ao cóccix. Nos meninos, o diagnóstico é feito se a distância da base do escroto até a abertura anal for menor que 46% da distância total do escroto ao cóccix. Frequentemente, no exame digital interno, uma "prateleira retal" posterior será identificada. No deslocamento anterior grave, quando a abertura anal está localizada a menos de 10% da distância da fúrcula vaginal ao cóccix, o músculo do esfíncter anal pode não circundar completamente a abertura anal e pode ocorrer constipação grave, semelhante à observada na imperfuração anal. De fato, o deslocamento anterior extremo do ânus pode ser uma forma de ânus imperfurado. A cirurgia não é necessária na maioria dos casos. Amaciadores de fezes ou uso eventual de supositório de glicerina geralmente proporcionam alívio. Esse problema melhora significativamente por volta dos 3 a 4 anos de idade, à medida que a lordose infantil normal desaparece.

2. Estenose anal

A estenose anal geralmente se apresenta no período neonatal. A abertura anal pode ser muito pequena e preenchida com um ponto de mecônio. A evacuação é difícil, com fezes em forma de fita, sangue e muco pelo reto, impactação fecal e distensão abdominal. A estenose anal ocorre em cerca de 3 a cada 10.000 nascidos vivos, com um número levemente maior de meninos afetados. A estenose anal pode não ser aparente ao nascimento porque o ânus parece normal. O sangramento retal ao esforço em uma criança geralmente leva a um exame retal, que revela um anel apertado no canal anal. A dilatação do anel anal geralmente é curativa, mas pode ter que ser repetida diariamente por várias semanas.

3. Ânus imperfurado

O ânus imperfurado geralmente se desenvolve entre a quinta e sétima semana de gestação e ocorre em 1 a cada 5.000 nascidos vivos, sendo ligeiramente mais comum em meninos. Quase 50% dos bebês com ânus imperfurado apresentam deformidades adicionais, muitas vezes associadas a uma síndrome específica.

As deformidades geralmente são classificadas como baixas (malformação retoperineal), quando o reto não se conecta ao ânus, uma membrana está presente sobre a abertura anal ou a abertura anal é estreita ou deslocada. Classifica-se como lesão alta os casos em que o reto se conecta à parte do trato urinário ou do sistema reprodutor através de uma fístula. Lactentes com ânus imperfurado baixo não conseguem eliminar o mecônio. Pode haver uma membrana protuberante esverdeada obstruindo a abertura anal. A perfuração da membrana anal é um procedimento cirúrgico relativamente simples. Uma marca de pele em forma de "alça de balde" é vista no períneo de alguns meninos, abaixo da qual uma abertura estenótica pode ser vista. Oitenta a 90% dos pacientes com ânus imperfurado baixo ficam continentes após a cirurgia.

No ânus imperfurado alto, o exame físico geralmente não mostra musculatura anal. Pode haver uma fístula retoperineal, retovesical, retouretral ou retovaginal; nádegas hipoplásicas; anomalias cloacais; e às vezes evidência de déficit neurológico distal. É fundamental nesses casos avaliar completamente a anatomia complexa e a função neurológica antes de tentar a cirurgia corretiva. Uma colostomia de desvio geralmente é realizada para proteger o trato urinário e aliviar a obstrução. Após a cirurgia reparadora, apenas 30% dos pacientes com ânus imperfurado alto atingem a continência fecal.

> Levitt MA, Pena A: Outcomes from the correction of anorectal malformations. Curr Opin Pediatr 2005;17:394 [PMID: 15891433].
>
> Reisner SH, Sivan Y, Nitzan M, Merlob P: Determination of anterior displacement of the anus in newborn infants and children. Pediatrics 1984;73:216–217 [PMID: 6694879].

INFECÇÃO POR *CLOSTRIDIUM DIFFICILE* EM CRIANÇAS

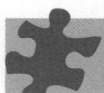

FUNDAMENTOS DO DIAGNÓSTICO E CARACTERÍSTICAS TÍPICAS

▶ O *C. difficile* em crianças leva a um espectro de doença clínica, desde colonização assintomática até colite pseudomembranosa grave com febre, dor abdominal intensa e diarreia sanguinolenta.

▶ Os fatores de risco para a doença por *C. difficile* incluem uso prévio de antibióticos e uma variedade de doenças crônicas, incluindo imunodeficiência, fibrose cística, doença de Hirschsprung, DII, pacientes oncológicos e receptores de transplante de órgãos sólidos.

▶ A incidência da doença por *C. difficile* adquirida na comunidade em hospedeiros saudáveis está aumentando.

▶ Patogênese

O *C. difficile* é um bacilo Gram-positivo formador de esporos que causa doenças humanas através da secreção de enterotoxinas que causam inflamação necrosante do cólon. Curiosamente, a colonização assintomática do trato gastrintestinal humano por *C. difficile* ocorre comumente em bebês e também pode ocorrer em crianças mais velhas e adultos. Até certo ponto, o *C. difficile* pode residir em equilíbrio com o microbioma intestinal constituinte em um hospedeiro saudável. A desordem das bactérias intestinais comensais normais ou a interrupção da defesa imunológica do hospedeiro por meio de lesão intestinal ou supressão imunológica parece dar ao *C. difficile* um ponto de apoio potencial no intestino humano, onde pode levar à doença. A hospitalização é um fator de risco crítico para a doença por *C. difficile*. Fatores de risco adicionais em crianças incluem uso prévio de antibióticos e uma variedade de doenças crônicas, incluindo DII, fibrose cística, doença de Hirschsprung, receptores de transplante de órgãos sólidos, pacientes oncológicos e hospedeiros imunodeficientes. Por razões não totalmente compreendidas, a incidência de infecção sintomática por *C. difficile* adquirida na comunidade em crianças saudáveis está aumentando.

Nos últimos anos, houve um aumento alarmante na incidência, morbidade e mortalidade por *C. difficile* relatado na Europa, Canadá e Estados Unidos. Pelo menos uma parte desse aumento parece ser devido à expansão de uma nova cepa de *C. difficile*, identificada como *C. difficile* North American Pulsed Field tipo 1 (NAP1); descobriu-se que ela apresenta produção de toxina, esporulação e resistência a antibióticos aumentadas. A vigilância em hospitais infantis observou que o aumento da incidência de *C. difficile* é semelhante àquele ocorrido em adultos, mas o aumento da morbidade e mortalidade não necessariamente. As hospitalizações pediátricas nos Estados Unidos devido a *C. difficile* quase dobraram entre 1997 e 2006. A cepa NAP1 foi identificada em 19% dos isolados de *C. difficile* em um estudo pediátrico recente.

▶ Achados clínicos

A doença por *C. difficile* em crianças representa um espectro de sintomas clínicos, variando de colonização assintomática a diarreia aquosa persistente e colite pseudomembranosa. A exposição a antibióticos continua sendo um fator de risco crítico, o início da colite varia de 1 a 14 dias após o início da antibioticoterapia até 30 dias após a interrupção dos antibióticos. A clindamicina foi um dos primeiros antibióticos associados à colite pseudomembranosa, mas todos os antibióticos são agora reconhecidos como causas potenciais, embora a eritromicina pareça menos provável do que a maioria. Em pacientes pediátricos, a amoxicilina e as cefalosporinas são comumente associadas à enterocolite pseudomembranosa, provavelmente devido ao seu uso generalizado.

O paciente com colite pseudomembranosa caracteristicamente apresenta febre, distensão abdominal, tenesmo, diarreia e sensibilidade abdominal generalizada. Foram descritas apresentações crônicas com febre baixa, diarreia e dor abdominal. As fezes diarreicas contêm camadas de neutrófilos e, às vezes, sangue. Radiografias simples de abdome mostram espessamento da parede do cólon e íleo. Endoscopicamente, o cólon parece estar coberto por pequenas placas brancas elevadas (pseudomembranas) com áreas de intestino aparentemente normal entre elas (**Figura 21-5**). Amostras de biópsia mostram "criptas explosivas ou lesão vulcânica" – uma erupção de leucócitos que parece estar saindo das criptas afetadas. As culturas de fezes geralmente mostram supercrescimento de *Staphylococcus aureus*, que provavelmente é um organismo oportunista crescendo no tecido necrótico. O *C. difficile* pode ser cultivado em laboratórios especializados. A identificação de toxinas fecais é o método habitual de diagnóstico. O uso da reação em cadeia da polimerase (PCR, do inglês *polymerase chain reaction*) em tempo real para a identificação de toxinas tem substituído os métodos mais tradicionais de imunoensaio enzimático (EIA, do inglês *enzyme immunoassay*) de detecção de toxinas nas fezes, devido à sensibilidade aprimorada. A interpretação dos testes diagnósticos de *C. difficile* em lactentes permanece controversa porque a colonização assintomática é bem reconhecida no primeiro ano de vida.

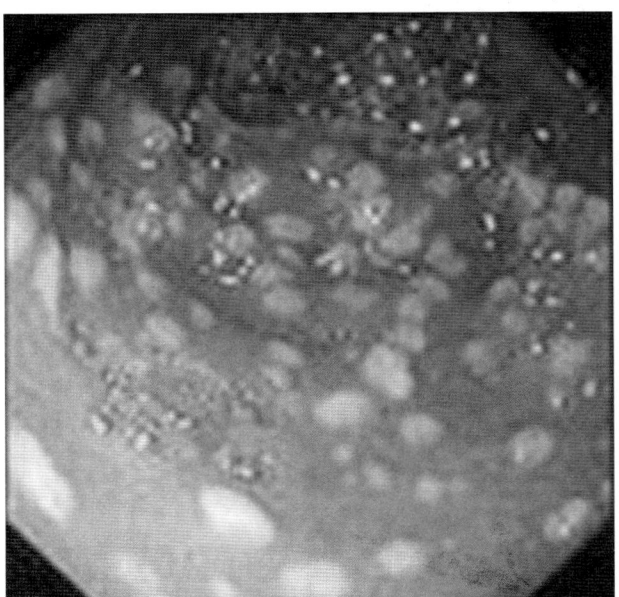

▲ **Figura 21-5** Pseudomembranas associadas a *C. difficile*. A mucosa colônica é coberta por placas revestidas com exsudato branco.

▶ Tratamento

O tratamento padrão da colite pseudomembranosa consiste em interromper os antibióticos e instituir terapia com metronidazol oral (30 mg/kg/dia) ou vancomicina (30-50 mg/kg/dia). A vancomicina é muitas vezes mais cara que o metronidazol e não é mais eficaz como tratamento de primeira linha. O metronidazol pode ser administrado por via intravenosa em pacientes com vômitos ou íleo paralítico. Com o aumento da agressividade e da resistência aos antibióticos sendo relatados, medicamentos alternativos estão sendo utilizados, como rifaximina, fidaxomicina e nitazoxanida, que mostram taxas de resposta semelhantes às da vancomicina oral. A recidiva ocorre após o tratamento em 10 a 50% dos pacientes devido à persistência de esporos residuais no cólon. Os esporos são muito resistentes e podem permanecer viáveis em superfícies inanimadas por até 12 meses. O retratamento com o mesmo regime de antibióticos geralmente é eficaz, mas várias recidivas são possíveis e podem ser um problema de manejo significativo. Estratégias adjuvantes, como terapia probiótica com *Saccharomyces boulardii*, colestiramina como aglutinante de toxina e pulsoterapia de antibióticos, têm sido usadas para doença refratária. A bacterioterapia fecal, conhecida popularmente como transplante de microbiota fecal, é hoje um tratamento amplamente aceito e eficaz para o tratamento da infecção recorrente por *C. difficile* em adultos, e está sendo cada vez mais utilizada na população pediátrica. À medida que a experiência clínica aumenta com essa nova terapia, pode-se obter uma compreensão mais precisa das indicações apropriadas, contraindicações e riscos potenciais.

Borali E, De Giacomo C: *Clostridium difficile* infection in children: a review. J Pediatr Gastroenterol Nutr 2016 Dec;63(6):e130–e140 [PMID: 27182626].

Davidovics ZH et al; FMT Special Interest Group of the North American Society of Pediatric Gastroenterology Hepatology, Nutrition, the European Society for Pediatric Gastroenterology Hepatology, Nutrition: Fecal microbiota transplantation for recurrent *Clostridium difficile* infection and other conditions in children: A Joint Position Paper From the North American Society for Pediatric Gastroenterology, Hepatology, and Nutrition and the European Society for Pediatric Gastroenterology, Hepatology, and Nutrition. J Pediatr Gastroenterol Nutr 2019 Jan;68(1):130–143 [PMID: 30540704].

Khalaf N, Crews JD, DuPont HL, Koo HL: *Clostridium difficile*: an emerging pathogen in children. Discov Med 2012 Aug;14(75):105–113 [PMID: 22935207].

Kim J et al: Epidemiological features of *Clostridium difficile*-associated disease among inpatients at children's hospitals in the United States, 2001–2006. Pediatrics 2008;122(6):1266–1270 [PMID: 19047244].

Toltzis P et al: Presence of the epidemic North American pulsed field type 1 *Clostridium difficile* strain in hospitalized children. J Pediatr 2009;154(4):607–608 [PMID: 19324222].

Wolf J et al: Safety and efficacy of fidaxomicin and vancomycin in children and adolescents with *Clostridioides* (*Clostridium*) *difficile* infection: a phase 3, multicenter, randomized, single-blind clinical trial (SUNSHINE). Clin Infect Dis 2020 Dec 17;71(10):2581–2588 [PMID: 31773143].

DISTÚRBIOS DA CAVIDADE PERITONEAL

PERITONITE

A peritonite bacteriana primária representa menos de 2% das peritonites infantis. Os organismos causadores mais comuns são *Escherichia coli*, outros organismos entéricos, estreptococos hemolíticos e pneumococos. A peritonite primária ocorre em pacientes com esplenectomia, disfunção esplênica ou ascite (síndrome nefrótica, doença hepática avançada, kwashiorkor). Também pode ocorrer em lactentes com pielonefrite ou pneumonia.

A peritonite secundária é muito mais comum. Está associada a diálise peritoneal, trauma abdominal ou ruptura de víscera. Os organismos associados à peritonite secundária variam de acordo com a causa. Organismos como *Staphylococcus epidermidis* e *Candida* podem causar peritonite secundária em pacientes em diálise peritoneal. Múltiplos organismos entéricos podem ser isolados após lesão abdominal, perfuração intestinal ou apendicite perfurada. Os abscessos intra-abdominais podem se formar em áreas pélvicas, sub-hepáticas ou subfrênicas.

Os sintomas da peritonite incluem dor abdominal, febre, náusea, vômito, acidose e choque. O abdome está sensível, rígido e distendido, com defesa involuntária. Ruídos intestinais podem estar ausentes. A maioria das peritonites é uma emergência médica aguda. Em pacientes recebendo diálise peritoneal, a peritonite pode ser uma infecção crônica causando sintomas mais leves.

A contagem de leucócitos é elevada inicialmente (> 20.000/μL) e posteriormente pode cair para níveis neutropênicos, especialmente na peritonite primária. A imagem abdominal pode confirmar a presença de ascite. Deve-se suspeitar de peritonite bacteriana se o líquido da paracentese contiver mais de 500 leucócitos/μL ou mais de 32 mg/dL de lactato; se tiver pH inferior a 7,34; ou se o pH for inferior ao pH do sangue arterial em mais de 0,1 unidade. O diagnóstico é feito por coloração de Gram e cultura, preferencialmente de 5 a 10 mL de fluido para rendimento ideal.

Recomenda-se tratamento com antibióticos e terapia de suporte para desidratação, choque e acidose. O tratamento cirúrgico da causa subjacente da peritonite secundária é crítico. Às vezes, é necessário remover os cateteres de diálise peritoneal infectados em pacientes com peritonite secundária, e, se houver infecção por *Candida*, isso é quase sempre necessário.

European Association for the Study of the Liver: EASL clinical practice guidelines on the management of ascites, spontaneous bacterial peritonitis and hepatorenal syndrome in cirrhosis. J Hepatol 2010 Sep;53(3):397–417 [PMID: 20633946].

ASCITE QUILOSA

A ascite quilosa neonatal pode ser decorrente de infecção congênita ou anormalidade do desenvolvimento do sistema linfático (linfangiectasia intestinal). Se o ducto torácico estiver envolvido, pode haver quilotórax. Mais tarde na vida, a ascite quilosa pode resultar de linfangiectasia congênita, tumores retroperitoneais ou linfáticos, bandas peritoneais, trauma abdominal, má rotação intestinal ou infecção, ou pode ocorrer após cirurgia cardíaca ou abdominal.

As obstruções linfáticas congênitas e adquiridas causam ascite quilosa, diarreia e, em algumas circunstâncias, déficit de crescimento. O abdome está distendido, com uma onda líquida e macicez móvel. Pode haver edema periférico unilateral ou generalizado. Os achados laboratoriais incluem hipoalbuminemia, hipogamaglobulinemia e linfopenia. O líquido ascítico contém linfócitos e tem a composição bioquímica da linfa se o paciente acabou de se alimentar; caso contrário, é indistinguível da ascite secundária à cirrose. A ascite quilosa deve ser diferenciada de ascite decorrente de doença hepática e, em crianças mais velhas, de pericardite constritiva, pressão cardíaca direita cronicamente elevada, malignidade, infecção ou doenças inflamatórias que causam obstrução linfática. No recém-nascido, deve-se considerar ascite urinária decorrente de anormalidades anatômicas do rim ou do sistema coletor. Um teste simples para diagnosticar ascite urinária é uma concentração de ureia nitrogenada ou creatinina no líquido abdominal. Nenhum destes está presente na ascite quilosa ou hepática.

A ascite quilosa está associada à má absorção de gordura e perda de proteína com edema resultante. Pouco pode ser feito para corrigir anormalidades congênitas devido a hipoplasia, aplasia ou ectasia dos vasos linfáticos, a menos que sejam ressecáveis cirurgicamente. Mais recentemente, a somatostatina e a cola de fibrina foram testadas com sucesso variável. O tratamento é de suporte, consistindo principalmente em uma dieta rica em proteínas e atenção cuidadosa às infecções. O desvio do líquido peritoneal para o sistema venoso às vezes é eficaz. Uma dieta sem gordura suplementada com triglicerídeos de cadeia média diminui a formação de ascite quilosa. Raramente é necessária NPT. As infusões de albumina geralmente fornecem apenas alívio temporário e raramente são usadas para tratamento crônico. No neonato, a ascite quilosa congênita pode desaparecer espontaneamente após uma ou mais paracenteses e uma dieta com triglicerídeos de cadeia média.

Densupsoontorn N et al: Congenital chylous ascites: the roles of fibrin glue and CD31. Acta Paediatr 2009 Nov;98(11):1847–1849 [PMID: 19627262].

Moreira D de A et al: Congenital chylous ascites: a report of a case treated with hemostatic cellulose and fibrin glue. J Pediatr Surg 2013 Feb;48(2):e17–e19 [PMID: 23414895].

Olivieri C, Nanni L, Masini L, Pintus C: Successful management of congenital chylous ascites with early octreotide and total parenteral nutrition in a newborn. BMJ Case Rep 2012 Sep 25;2012:bcr2012006196 [PMID: 23010459].

TUMORES E NEOPLASIAS GASTRINTESTINAIS

PÓLIPOS JUVENIS

Os pólipos juvenis pertencem à categoria de pólipos hamartomatosos e geralmente são pediculados e solitários em crianças que apresentam o tipo comum de pólipos juvenis esporádicos (**Figura**

21-6). A cabeça do pólipo é composta por elementos glandulares e vasculares hiperplásicos, muitas vezes com transformação cística. Os pólipos juvenis são benignos e 80% ocorrem no retossigmoide. Os pólipos juvenis são o tipo mais comum de pólipos intestinais em crianças e ocorrem mais comumente entre as idades de 3 e 5 anos de idade e raramente antes de 1 ano. A manifestação mais frequente é a passagem indolor de pequenas quantidades de sangue vermelho vivo com muco em fezes normais ou constipadas. A dor abdominal é rara, mas pólipos distais podem prolapsar durante a evacuação. A colonoscopia é diagnóstica e terapêutica quando há suspeita de pólipos. Após a remoção de um único pólipo juvenil por eletrocautério, nada mais deve ser feito se os achados histológicos confirmarem o diagnóstico. O risco de desenvolver mais pólipos juvenis é baixo. Outras síndromes de polipose estão resumidas na **Tabela 21-4**.

Raramente, muitos pólipos juvenis podem estar presentes no cólon, causando anemia, diarreia com muco e perda de proteínas. Um indivíduo pode ser diagnosticado com síndrome de polipose juvenil (SPJ) se houver cinco ou mais pólipos juvenis no cólon, múltiplos pólipos juvenis em outras partes do TGI ou qualquer número de pólipos juvenis com história familiar de SPJ. A SPJ confere um risco aumentado de câncer colorretal e é necessária vigilância com endoscopia. Outras síndromes de pólipos hamartomatosos incluem a síndrome de Peutz-Jeghers e a síndrome do tumor hamartoma-homólogo de fosfatase e tensina (PTEN, do inglês *phosphatase and tensin homologue*). A síndrome de Peutz-Jeghers está associada a pólipos comumente no intestino delgado e no cólon, mas que também podem ser observados no estômago e em outros órgãos. Uma pigmentação mucocutânea característica (sardas) pode aparecer ao longo da borda vermelha dos lábios, na mucosa bucal, mãos e pés, mas pode desaparecer aos 5 anos de idade. Devido ao maior risco de neoplasias gastrintestinais e não gastrintestinais, a vigilância rotineira do câncer é necessária. Além disso, 50% desenvolverão intussuscepção em algum momento da vida e a investigação imediata para intussuscepção é necessária no caso de sintomas sugestivos de obstrução intestinal. A síndrome de hamartoma-PTEN envolve um espectro de condições hamartomatosas associadas a mutações no gene *PTEN*, como a síndrome de Cowden, a síndrome de Bannayan-Riley-Ruvalcaba e a síndrome de Proteus. Além de hamartomas e outros tumores benignos em todo o corpo, existe um risco aumentado de cânceres intestinais e extraintestinais naqueles com mutações PTEN.

Barnard J: Screening and surveillance recommendations for pediatric gastrointestinal polyposis syndrome. J Pediatr Gastroenterol Nutr 2009 Apr;48(Suppl 2):S75–S78 [PMID: 19300132].

Thakkar K, Fishman DS, Gilger MA: Colorectal polyps in childhood. Curr Opin Pediatr 2012 Oct;24(5):632–637. doi: 10.1097/MOP.0b013e328357419f [PMID: 22890064].

Zbuk KM, Eng C: Hamartomatous polyposis syndromes: Nat Clin Pract Gastroenterol Hepatol 2007 Sep;4(9):492–502 [PMID: 17768394].

CÂNCERES DO ESÔFAGO, INTESTINO DELGADO E CÓLON

O câncer de esôfago é raro na infância. Predominam cistos, leiomiomas e hamartomas. A lesão cáustica do esôfago aumenta o risco a longo prazo de carcinoma de células escamosas. A esofagite péptica crônica está associada ao esôfago de Barrett, uma lesão pré-cancerosa. O refluxo gastresofágico simples na infância sem esofagite não é um risco para câncer de esôfago. O câncer gástrico ou do intestino delgado mais comum em crianças é o linfoma ou linfossarcoma. Pode haver dor abdominal intermitente, massa abdominal, intussuscepção ou apresentação semelhante à doença celíaca. Os tumores carcinoides são geralmente benignos e, na maioria das vezes, um achado incidental no apêndice. A síndrome carcinoide (rubor, sudorese, hipertensão, diarreia e vômitos), associada à secreção de serotonina, ocorre apenas em raros tumores carcinoides metastáticos. O adenocarcinoma colônico é raro na infância. As crianças com história familiar de câncer de cólon, colite ulcerativa crônica ou síndromes de polipose familiar, incluindo polipose adenomatosa familiar ou SPJ, correm maior risco. A história familiar precisa e completa é importante para determinar quais crianças podem estar em maior risco e requerem avaliação genética ou endoscópica adicional.

CISTOS MESENTÉRICOS

Os cistos mesentéricos e omentais são massas intra-abdominais raras em crianças. Esses cistos têm paredes finas e contêm líquido seroso, quiloso ou hemorrágico. São comumente localizados no mesentério do intestino delgado, mas também são encontrados no mesocólon. A maioria dos cistos mesentéricos não causa sintomas

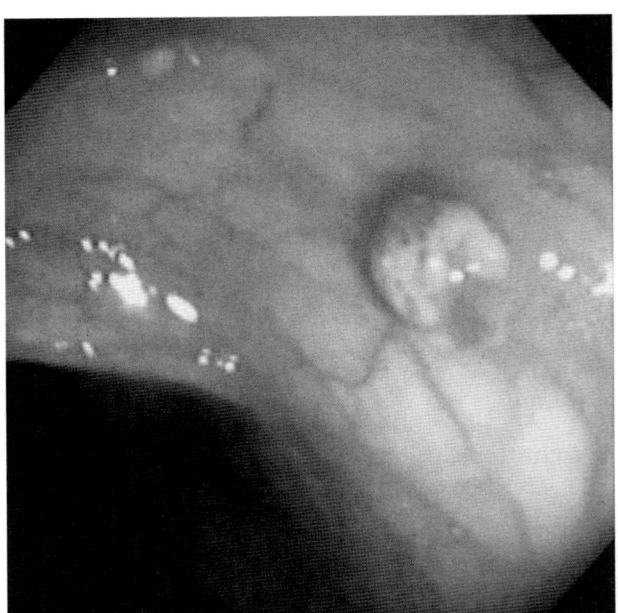

▲ **Figura 21-6** Pólipo juvenil. Um pólipo liso e solitário, revestido com exsudato e padrão eritematoso que se encontra na superfície de uma mucosa colônica normal.

TABELA 21-4 Síndromes de polipose gastrintestinal

	Localização	Número	Histologia	Achados extraintestinais	Potencial maligno	Terapia recomendada
Pólipos juvenis	Cólon	Único (70%) Múltiplos (30%)	Hiperplásica, hamartomatosa	Nenhum	Nenhum	Remover o pólipo se sangramento contínuo ou prolapso.
Síndrome da polipose juvenil[a]	Cólon, estômago, intestino delgado	≥ 5	Hiperplásica, hamartomatosa, pode ter alteração adenomatosa focal	Nenhum	Até 50%	Remover todos os pólipos. Considerar colectomia se forem muito numerosos ou adenomatosos.
Síndrome do tumor hamartoma-PTEN[a]	Cólon, estômago, intestino delgado	Múltiplos	Hiperplásica, hamartomatosa	Pele, olhos, GU, SNC. Cânceres especialmente de mama, tireoide e endométrio	Risco de 16% de câncer colorretal	Colonoscopias de vigilância.
Síndrome de Peutz-Jeghers[a]	Intestino delgado, estômago, cólon	Múltiplos	Hamartomatosa	Máculas cutâneas e orais pigmentadas; cistos e tumores ovarianos; exostoses ósseas	2-3%	Remover pólipos acessíveis ou que causem obstrução ou sangramento.
Síndrome de Cronkhite-Canada	Estômago, cólon; menos comumente, esôfago e intestino delgado	Múltiplos	Hamartomatosa	Alopecia; onicodistrofia; hiperpigmentação	Raro	Nenhuma.
Polipose adenomatosa familiar[a]	Cólon; menos comumente, estômago e intestino delgado	Múltiplos	Adenomatosa	Nenhum	95-100%	Colectomia aos 18 anos.

GU, geniturinário; PTEN, fosfatase homóloga à tensina; SNC, sistema nervoso central.
[a]Autossômico dominante.

e é encontrada incidentalmente, embora a tração no mesentério possa levar a cólicas abdominais. Pode ocorrer volvo em torno de um cisto, e a hemorragia em um cisto pode ser leve ou hemodinamicamente significativa. Uma massa arredondada pode ocasionalmente ser palpada ou vista na radiografia deslocando o intestino adjacente. A ultrassonografia abdominal geralmente é diagnóstica. A remoção cirúrgica é indicada. A transformação maligna de cistos mesentéricos foi relatada em adultos e, portanto, a remoção cirúrgica é indicada mesmo em casos assintomáticos.

Tan JJ, Tan KK, Chew SP: Mesenteric cysts: an institution experience over 14 years and review of the literature. World J Surg 2009 Sep;33(9):1961-1965 [PMID: 19609826].

HEMANGIOMAS E MALFORMAÇÕES VASCULARES INTESTINAIS

Os hemangiomas e as malformações vasculares gastrintestinais são causas incomuns de sangramento. Assim como seus correspondentes cutâneos, os hemangiomas intestinais geralmente não estão presentes ao nascimento. Costumam aparecer nos primeiros 2 meses de vida, podem causar sangramento no primeiro ano, conforme passam por uma fase de crescimento de rápida proliferação, e depois podem involuir. As malformações vasculares incluem lesões capilares, arteriais, venosas e mistas, e estão presentes desde o nascimento, com risco de sangramento ao longo da vida. O subtipo fisicamente maior de lesão vascular é a malformação cavernosa, que pode se projetar para o lúmen como uma lesão polipoide ou pode invadir o intestino da mucosa à serosa.

▶ Achados clínicos

As lesões vasculares intestinais são mais frequentemente encontradas no intestino delgado. Podem causar perda aguda ou oculta de sangue ou podem se apresentar como intussuscepção, estreitamento intestinal ou hematoma intramural. Trombocitopenia e coagulopatia de consumo são complicações de hemangiomas de crescimento rápido. As lesões vasculares intestinais geralmente são encontradas isoladamente, mas dentre as possíveis síndromes associadas estão a síndrome do nevo em bolha de borracha azul, a síndrome de Osler-Rendu-Weber e a síndrome de Klippel-Trenaunay-Weber. O diagnóstico de sangramento gastrointestinal pode ser desafiador, principalmente quando o sangramento é oculto ou intermitente. O exame físico geralmente auxilia pouco, a menos que haja outros hemangiomas cutâneos presentes na criança pequena que possam apontar para um hemangioma intestinal. Os protocolos vasculares com TC ou ressonância magnética (RM) podem identificar lesões vasculares maiores. As técnicas endoscópicas permanecem cruciais para o diagnóstico de lesões vasculares intestinais. O exame com videocápsula endoscópica (CE) e as técnicas de enteroscopia do intestino delgado permitiram diagnosticar e potencialmente tratar as lesões vasculares do intestino delgado que antes eram inacessíveis pela endoscopia convencional.

▶ **Tratamento**

As malformações vasculares da pele e do fígado têm sido tratadas clinicamente com corticosteroides, propranolol, sirolimo, inibidores da enzima conversora de angiotensina, interferon e vincristina. Há relativamente pouca experiência com o uso dessas terapias medicamentosas para hemangiomas intestinais. As técnicas endoscópicas para o tratamento de lesões vasculares incluem ligaduras, injeções submucosas de esclerosantes e métodos de eletrocauterização. A embolização vascular é uma opção em caso de perda rápida de sangue no cenário de malformações vasculares gastrintestinais. Finalmente, a ressecção cirúrgica da lesão vascular e do intestino circundante pode ser necessária para lesões no intestino delgado médio que não sejam acessíveis por endoscopia ou para lesões grandes que não sejam passíveis de tratamentos endoscópicos.

Yoo S: GI-associated hemangiomas and vascular malformations. Clin Colon Rectal Surg 2011 Sep;24(3):193–200 [PMID: 22942801].

▼ PRINCIPAIS SINAIS E SINTOMAS GASTRINTESTINAIS

DIARREIA AGUDA

Os vírus são a causa mais comum de gastrenterite aguda em países desenvolvidos e em desenvolvimento. As infecções entéricas bacterianas e parasitárias são discutidas nos **Capítulos 42** e **43**. Dos agentes virais que causam infecção entérica, os rotavírus e os calicivírus (norovírus e sapovírus) são os mais comuns, seguidos pelo adenovírus entérico e astrovírus. Assim como a maioria dos patógenos virais, o rotavírus afeta o intestino delgado, causando diarreia aquosa volumosa sem leucócitos ou sangue. Nos Estados Unidos, o rotavírus afeta principalmente crianças entre 3 e 15 meses de idade. O pico de incidência nos Estados Unidos é no inverno, com casos esporádicos ocorrendo em outras épocas. O vírus é transmitido pela via fecal-oral e sobrevive horas nas mãos e dias nas superfícies ambientais. O rotavírus foi a fonte viral mais comum, representando um a dois terços das hospitalizações antes da introdução da vacina.

1. Infecção por rotavírus

O período de incubação do rotavírus é de 1 a 3 dias. Os sintomas causados pelo rotavírus são semelhantes aos de outros patógenos virais. O vômito é o primeiro sintoma em 80 a 90% dos pacientes, seguido, dentro de 24 horas, por febre baixa e diarreia aquosa. A diarreia costuma ser precedida de vômito e geralmente dura de 4 a 8 dias, mas pode durar mais em lactentes ou pacientes imunocomprometidos. A febre está presente em até um terço dos pacientes. Rotavírus e adenovírus podem ser detectados nas fezes usando EIA ou aglutinação em látex. No entanto, a identificação específica do rotavírus não é necessária em todos os casos, pois o tratamento é inespecífico. Testes laboratoriais adicionais também são geralmente desnecessários, mas, quando obtidos, geralmente mostram uma contagem normal de leucócitos. Pode ocorrer hiper ou hiponatremia com desidratação. Pode ocorrer acidose metabólica devido à perda de bicarbonato nas fezes, cetose devido à ingestão insuficiente e, em casos graves, ocorre acidemia láctica devido à hipotensão e hipoperfusão. As fezes não contêm sangue ou leucócitos.

Como acontece com a maioria das outras causas virais de diarreia aguda, o tratamento é inespecífico e de suporte. É necessária a reposição dos déficits de fluidos e eletrólitos, juntamente com as perdas contínuas, especialmente em lactentes pequenos. (As terapias orais e intravenosas são discutidas no **Capítulo 23**.) Na maioria dos casos, o uso de soluções de reidratação oral é apropriado. Não é aconselhável o uso de líquidos claros ou dietas hipocalóricas (fórmula diluída) por mais de 48 horas. Recomenda-se o início precoce da realimentação. Os níveis intestinais de lactase podem ser reduzidos durante a infecção por rotavírus. Portanto, o uso breve de uma dieta sem lactose pode estar associado a um período mais curto de diarreia, mas não é crítico para uma recuperação bem-sucedida em bebês saudáveis. A redução da ingestão de gordura durante a recuperação pode diminuir as náuseas e os vômitos.

Medicamentos antidiarreicos são ineficazes (combinações caulim-pectina) e, em algumas circunstâncias, podem ser perigosos (loperamida, tintura de ópio, difenoxilato com atropina). As preparações de subsalicilato de bismuto podem reduzir o volume das fezes, mas não são essenciais para a recuperação e geralmente não são recomendadas especialmente em crianças pequenas devido ao componente salicilato e ao risco potencial de síndrome de Reye. A imunoglobulina oral ou agentes antivirais específicos foram úteis, em alguns casos, para limitar a duração da doença em pacientes imunocomprometidos.

A maioria das crianças é infectada pelo rotavírus mais de uma vez, sendo a primeira infecção a mais grave. Uma certa imunidade protetora é transmitida pela primeira infecção. A prevenção da infecção ocorre principalmente pela boa higiene e prevenção da contaminação fecal-oral. Como o tratamento para o rotavírus é inespecífico, a prevenção da doença é fundamental. A Academia Americana de Pediatria emitiu diretrizes em janeiro de 2007 recomendando o uso rotineiro da vacina pentavalente de origem bovina contra o rotavírus para ser administrada por via oral a lactentes aos 2, 4 e possivelmente 6 meses de idade, dependendo de qual vacina for usada. A prevenção é a chave, e duas vacinas contra o rotavírus estão disponíveis comercialmente, sendo administradas em doses múltiplas normalmente aos 2 a 6 meses de idade.*

2. Outras infecções virais que causam diarreia aguda

Outros patógenos virais que causam diarreia em crianças podem ser identificados nas fezes por microscopia eletrônica, cultura viral ou imunoensaio enzimático. Dependendo da localização geográfica, os norovírus e os adenovírus entéricos são os próximos patógenos virais mais comuns em lactentes. Os sintomas da infecção por adenovírus entérico são semelhantes aos do rotavírus, mas a infecção não é sazonal e o período de incubação é mais prolongado (8-10 dias), com duração mais prolongada da doença, tipicamente de 8 a 10 dias, mas podendo durar até 2 semanas.

O norovírus é agora considerado a principal fonte de diarreia adquirida na comunidade e é altamente contagioso. Estimativas recentes sugerem que é responsável por até 800 mortes, 71.000 hospitalizações, 400.000 atendimentos de emergência, 1,9 milhão de consultas ambulatoriais e 21 milhões de morbidades anualmente. O norovírus é um pequeno vírus de RNA que causa principalmente vômitos, mas também pode causar diarreia em crianças mais velhas e adultos, geralmente em surtos de origem comum. A duração dos sintomas é curta, geralmente de 24 a 48 horas. Outros vírus potencialmente patogênicos incluem astrovírus, vírus corona-*like* e outros pequenos vírus redondos. Não há nenhum ensaio aprovado pela Food and Drug Administration (FDA, Administração Federal de Alimentos e Medicamentos) para o norovírus. Várias vacinas de norovírus estão atualmente passando por ensaios clínicos com resultados promissores.

O citomegalovírus (CMV) raramente causa diarreia em crianças imunocompetentes, mas pode causar enterite erosiva ou colite em hospedeiros imunocomprometidos. A enterite por CMV é particularmente comum após transplante de órgãos sólidos e medula óssea e nos estágios finais da infecção pelo vírus da imunodeficiência humana (HIV, do inglês *human immunodeficiency virus*), mas pode ser observada em pacientes que tomam medicamentos imunossupressores. As crianças com Covid-19 geralmente também apresentam manifestações gastrintestinais, incluindo diarreia em até 10% dos casos.

Os probióticos podem ser eficazes no tratamento da gastrenterite viral aguda em crianças saudáveis com redução potencial na duração e frequência da doença. Há uma diversidade de opiniões que vão desde o Centers for Disease Control and Prevention, (CDC, Centros de Controle e Prevenção de Doenças), que os classifica como "não recomendados", até a European Society for Pediatric Gastroenterology, Hepatology, and Nutrition (Sociedade Europeia de Gastrenterologia Pediátrica, Hepatologia e Nutrição), que recomenda "fortemente" o seu uso. Entretanto, os probióticos devem ser usados com cautela em crianças imunocomprometidas ou gravemente enfermas, em particular aquelas com cateter venoso central.

Bernstein DT: Rotavirus overview. Pediatric Infect Dis J 2009 Mar; 28(Suppl 3):S50–S53 [PMID: 19252423].

Chiejina M, Samant H: Viral diarrhea. [Updated 2019 Apr 10]. In: StatPearls. Treasure Island (FL): StatPearls Publishing; 2019 Jan: https://www.ncbi.nlm.nih.gov/books/NBK470525/.

Collinson S et al: Probiotics for treating acute infectious diarrhoea. Cochrane Database Syst Rev. 2020 Dec 8;12:CD003048. doi: 10.1002/14651858.CD003048.pub4 [PMID: 33295643].

O'Ryan M et al: An update on management of severe acute infectious gastroenteritis in children. Expert Rev Anti Infect Ther 2010 Jun;8(6): 671–682 [PMID: 20521895].

Patel NA: Pediatric COVID-19: systematic review of the literature. Am J Otolaryngol 2020 Sep–Oct;41(5):102573. doi: 10.1016/j.amjoto.2020.102573. Epub 2020 Jun 6 [PMID: 32531620].

Shane AL et al: 2017 Infectious Diseases Society of America clinical practice guidelines for the diagnosis and management of infectious diarrhea. Clin Infect Dis 2017 Nov 29;65(12):e45–e80 [PMID: 29194529].

Suez J et al: The pros, cons, and many unknowns of probiotics. Nat Med 2019;25(5):716–729 [PMID: 31061539].

DIARREIA CRÔNICA

Os hábitos intestinais são variáveis, o que dificulta o diagnóstico específico de diarreia crônica. Alguns bebês saudáveis podem evacuar de cinco a oito vezes por dia. Um aumento gradual ou súbito no número e volume das fezes para mais de 15 g/kg/dia, combinado com um aumento na fluidez, deve levantar a suspeita de que uma causa orgânica de diarreia crônica esteja presente. A diarreia pode resultar de (1) interrupção dos processos normais de transporte celular de água, eletrólitos ou nutrientes; (2) diminuição da área de superfície disponível para absorção, secundária a intestino encurtado ou doença da mucosa; (3) aumento da motilidade intestinal; (4) aumento de moléculas inabsorvíveis osmoticamente ativas no lúmen intestinal; (5) aumento da permeabilidade intestinal, levando a maior perda de água e eletrólitos; e (6) estimulação da secreção dos enterócitos por toxinas ou citocinas. As entidades mais comuns que causam diarreia crônica estão listadas abaixo. As síndromes de má absorção, que também causam diarreia crônica ou recorrente, são consideradas separadamente.

1. Causas de diarreia crônica

A. Antibioticoterapia

São relatadas diarreia aguda e crônica em até 60% das crianças que recebem antibióticos. Apenas uma pequena fração desses

---

*N. de R.T. Conforme a Sociedade Brasileira de Pediatria: – Existem duas vacinas para Rotavírus licenciadas no Brasil. A vacina monovalente incluída no PNI, indicada em duas doses, seguindo os limites de faixa etária: primeira dose aos 2 meses (limites de 1 mês e 15 dias até, no máximo, 3 meses e 15 dias) e a segunda dose aos 4 meses (limites de 3 meses e 15 dias até no máximo 7 meses e 29 dias). A vacina pentavalente, disponível somente na rede privada, é recomendada em três doses, aos 2, 4 e 6 meses. A primeira dose deverá ser administrada no máximo até 3 meses e 15 dias e a terceira dose deverá ser administrada até 7 meses e 29 dias. O intervalo entre as doses deve ser de 2 meses, podendo ser de, no mínimo, quatro semanas. Iniciada a vacinação, recomenda-se completar o esquema com a vacina do mesmo laboratório produtor.

pacientes tem enterocolite pseudomembranosa relacionada ao *C. difficile*. A erradicação da flora intestinal normal e o supercrescimento de outros organismos podem causar diarreia associada a antibióticos. A maioria das diarreias associadas a antibióticos é aquosa, não está associada a sintomas sistêmicos e diminui quando a terapia antibiótica é interrompida. Os dados são mistos em relação ao uso de probióticos, embora alguns sugiram que seu uso pode diminuir a incidência e a gravidade dessa diarreia, ajudando a restaurar o equilíbrio microbiano intestinal.

B. Infecções extraintestinais

As infecções do trato urinário e do trato respiratório superior (especialmente otite média) às vezes estão associadas a diarreia, embora o mecanismo não seja completamente compreendido. O tratamento da infecção primária com antibióticos, toxinas liberadas por organismos infectantes e irritação local do reto (em pacientes com infecção da bexiga) podem desempenhar um papel importante.

C. Desnutrição

A desnutrição está associada a um aumento da frequência de infecções entéricas. A diminuição da síntese de ácidos biliares, da produção de enzimas pancreáticas e da atividade da dissacaridase, e alterações na motilidade e na flora intestinal podem contribuir para a diarreia. Além disso, crianças gravemente desnutridas correm maior risco de infecções entéricas devido à depressão das funções imunes celular e humoral. A desnutrição proteico-calórica pode resultar em atrofia das vilosidades e má absorção.

D. Dieta e medicamentos

A deficiência relativa de amilase pancreática em lactentes causa diarreia osmótica após ingestão de alimentos ricos em amido. Os sucos de frutas, especialmente os ricos em frutose ou sorbitol, causam diarreia porque esses açúcares osmoticamente ativos são mal absorvidos. Irritantes intestinais (especiarias e alimentos ricos em fibras) e alimentos que contêm ou liberam histamina (p. ex., frutas cítricas, tomates, queijos fermentados, vinhos tintos e peixes escombrídeos, como atum ou mahi mahi) também podem causar diarreia.

Os oligodimonossacarídeos e polióis fermentáveis (FODMAPs, do inglês *fermentable oligo-di-mono-saccharides and polyols*) são um grupo de carboidratos de cadeia curta pouco absorvíveis que não aparentam ser mal absorvidos. Lactose e frutose são exemplos clássicos de FODMAPs. A má absorção de alimentos ricos em FODMAPs pode causar sintomas de diarreia crônica intermitente, bem como inchaço, gases e dor abdominal em alguns indivíduos com diagnóstico prévio de síndrome do intestino irritável. A remoção de certos FODMAPs da dieta pode melhorar os sintomas.

O abuso de laxantes em associação com transtornos alimentares ou síndrome de Munchausen por procuração podem ser causas menos previsíveis de diarreia. Uma alta concentração de magnésio nas fezes pode indicar o uso excessivo de leite de magnésia ou outros laxantes contendo magnésio. A detecção de outras preparações laxativas nas fezes ou na circulação requer análises sofisticadas que não estão disponíveis na maioria dos laboratórios e, portanto, é necessário um alto índice de suspeita.

E. Diarreia alérgica

A diarreia resultante de alergia às proteínas da dieta é um diagnóstico frequentemente considerado, mas raramente comprovado. Os sintomas gastrintestinais da alergia à proteína do leite de vaca são mais comuns em bebês com menos de 12 meses.

Em contraste com a hipersensibilidade autolimitada à proteína do leite de vaca na infância, lactentes e crianças mais velhas podem desenvolver diarreia mais grave causada por uma reação alérgica sistêmica. Por exemplo, a síndrome de enterocolite induzida por proteína alimentar (FPIES, do inglês *food protein–induced enterocolitis syndrome*) é uma condição com risco de vida que ocorre durante a infância, manifestada por diarreia de grande volume, acidose e choque após a ingestão de proteínas alimentares comuns, como leite e soja. Os pacientes muitas vezes requerem hospitalização para ressuscitação volêmica e evitação estrita de alérgenos. A reintrodução de alérgenos deve ser realizada em um ambiente controlado por um alergista experiente.

Os lactentes e crianças podem desenvolver uma enteropatia secundária à proteína do leite, resultando em achatamento das vilosidades do intestino delgado, esteatorreia, hipoproteinemia, perda de sangue oculto e diarreia crônica. O teste cutâneo não é confiável, pois detecta anticorpos circulantes, não as respostas mediadas por células T que provavelmente são responsáveis por reações de sensibilidade alimentar. Frequentemente, para confirmar essa alergia intestinal à proteína, é necessária uma prova oral duplo-cega com o alimento suspeito sob observação cuidadosa. Os achados da biópsia do intestino delgado são inespecíficos. O diagnóstico é muitas vezes confirmado por provocação oral duplo-cega com o alimento suspeito ou eliminação dietética do alimento seguida do desaparecimento do sangue oculto nas fezes e da melhora de outros sintomas. A consulta com um alergista é recomendada para o tratamento a longo prazo de pacientes com esta doença.

Podem ocorrer reações anafiláticas mediadas por imunoglobulina E (IgE) a alergias alimentares tanto em crianças pequenas quanto em crianças mais velhas. Após a ingestão, o paciente desenvolve rapidamente vômitos, seguidos de diarreia, palidez e hipotensão. Nesses casos, o teste radioalergossorvente (RAST, do inglês *radioallergosorbent test*) e o teste cutâneo são positivos. Os testes de provocação alimentar devem ser realizados em um ambiente em que a reanimação possa ser realizada, pois muitas vezes há uma reação progressivamente mais grave com ingestões subsequentes. A estreita associação entre ingestão e sintomas geralmente deixa poucas dúvidas sobre o diagnóstico.

F. Diarreia crônica inespecífica

A diarreia crônica inespecífica, também chamada de diarreia infantil, é a causa mais comum de fezes moles em crianças saudáveis. O paciente típico é uma criança saudável e próspera de 6 a 20 meses de idade que apresenta três a seis evacuações amolecidas por dia durante as horas de vigília. Eles não têm sangue nas fezes, crescem normalmente e podem ter um histórico familiar de doença intestinal funcional. Nenhuma etiologia orgânica é encontrada para a diarreia, com testes de fezes para sangue, leucócitos gordura, parasitas e patógenos bacterianos sendo negativos. A diarreia pode piorar com uma dieta com baixo teor de resíduos, baixo teor de gordura ou alto teor de carboidratos e durante períodos de estresse e infecção. A ingestão excessiva de suco de frutas parece piorar os sintomas. Essa síndrome resolve-se espontaneamente geralmente por volta dos 3 anos e meio ou após o treinamento para usar o penico. As possíveis causas dessa diarreia incluem anormalidades na absorção de ácidos biliares no íleo terminal, ingestão excessiva de carboidratos osmoticamente ativos e função motora anormal. Uma mudança na fibra alimentar (aumentando a fibra em caso de deficiência ou diminuindo a fibra em excesso), um leve aumento na gordura alimentar e a restrição de carboidratos osmoticamente ativos, como sucos de frutas, geralmente ajudam a controlar os sintomas. Se essas medidas falharem, a loperamida (0,1-0,2 mg/kg/dia divididas em duas ou três doses) pode ser usada conforme necessário para alívio sintomático. A colestiramina também tem sido usada em alguns casos.

G. Causas imunológicas de diarreia crônica

A diarreia crônica é comum em estados de deficiência imunológica, especialmente deficiência de imunoglobulina A (IgA) e anormalidades de células T. Pode ocorrer devido a uma enteropatia autoimune associada ao estado imunodeficiente ou devido a uma infecção crônica. As causas infecciosas da diarreia incluem organismos bacterianos, virais, fúngicos ou parasitários comuns geralmente considerados não patogênicos (rotavírus, *Blastocystis hominis*, *Candida*) ou organismos incomuns (CMV, *Cryptosporidium*, *Isospora belli*, *Mycobacterium* spp., Microsporidia).

Entre 50 e 60% dos pacientes com imunodeficiência comum variável apresentam enteropatia caracterizada por atrofia das vilosidades intestinais. A hiperplasia linfonodular do intestino delgado também é proeminente. Os pacientes com agamaglobulinemia congênita ou do tipo Bruton geralmente apresentam diarreia e morfologia intestinal anormal. Os pacientes com deficiência isolada de IgA podem ter diarreia crônica, doença celíaca e hiperplasia linfonodular e são propensos à giardíase. Por fim, os pacientes com defeitos isolados de imunidade celular, incompetência imune celular e humoral combinada e infecção por HIV podem ter diarreia crônica grave levando à desnutrição, mas muitas vezes não é possível identificar a causa. A doença granulomatosa crônica pode estar associada a sintomas intestinais sugestivos de DII crônica. Estão disponíveis tratamentos específicos para muitos dos patógenos incomuns que causam diarreia no hospedeiro imunocomprometido. Assim, uma pesquisa diagnóstica vigorosa para patógenos específicos é justificada nesses indivíduos. Além disso, o tratamento deve ser direcionado para a correção do defeito imunológico.

H. Outras causas de diarreia crônica

A maioria das infecções do trato gastrintestinal é aguda e se resolve espontaneamente ou com terapia antibiótica específica. Os organismos mais propensos a causar diarreia crônica ou recorrente em crianças imunocompetentes são *Giardia lamblia*, *Entamoeba histolytica*, espécies de *Salmonella* e *Yersinia*. A infecção por esses organismos requer um pequeno inóculo. Alguns pacientes podem desenvolver diarreia pós-infecciosa, com diarreia persistente apesar da erradicação do organismo agressor, seja ele viral ou bacteriano. Os pacientes com síndrome do intestino curto com supercrescimento bacteriano do intestino delgado, os pacientes submetidos a quimioterapia ou aqueles com anormalidades anatômicas podem apresentar diarreia crônica.

A insuficiência pancreática decorrente de fibrose cística ou síndrome de Shwachman-Diamond pode resultar em diarreia crônica, geralmente em conjunto com déficit de crescimento. Certos tumores da infância (neuroblastoma, ganglioneuroma, carcinoide metastático, tumor secretor de peptídeo intestinal vasoativo [VIPoma, do inglês *vasoactive intestinal peptide-oma*] pancreático ou gastrinoma) podem secretar substâncias como gastrina e polipeptídeo intestinal vasoativo (VIP, do inglês *vasoactive intestinal polypeptide*) que promovem a secreção intestinal de água e eletrólitos. Condições que resultam em motilidade intestinal aumentada ou desordenada, como hipertireoidismo ou síndrome do intestino irritável, também podem se apresentar com diarreia. As crianças podem apresentar diarreia aquosa de grande volume, crônica e intermitente, que não cessa quando elas interrompem a alimentação oral.

Dennehy PH: Acute diarrheal disease in children: epidemiology, prevention, and treatment. Infect Dis Clin North Am 2005 Sep;19(3):585–602 [PMID: 16102650].
Grimwood K et al: Acute and persistent diarrhea. Pediatr Clin North Am 2009 Dec;56(6):1343–1361 [PMID: 19962025].

SANGRAMENTO GASTRINTESTINAL

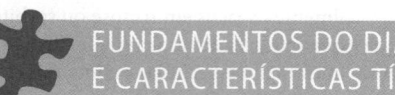

FUNDAMENTOS DO DIAGNÓSTICO E CARACTERÍSTICAS TÍPICAS

▶ A estabilização deve ser a primeira prioridade no manejo do sangramento gastrintestinal (SGI) pediátrico agudo, com acesso IV de grande calibre, hemoderivados disponíveis e possível intubação.
▶ A história e o exame físico cuidadosos e a avaliação laboratorial direcionada devem diferenciar o SGI superior do inferior.
▶ A avaliação endoscópica em um paciente adequadamente estabilizado com evidência de sangramento contínuo pode ser um benefício diagnóstico e terapêutico.

A avaliação inicial de uma criança com SGI requer história cuidadosa, exame físico e investigação laboratorial direcionada para identificar a origem do sangramento. No SGI agudo de grande volume, o foco principal, no entanto, deve centrar-se na estabilização do paciente para garantir suporte hemodinâmico adequado.

TABELA 21-5 Identificação dos locais de sangramento gastrintestinal

Sinais e sintomas	Localização da lesão sangrante
Sangue vermelho vivo espontâneo na boca	Lesões nasofaríngeas ou orais; amigdalite; varizes esofágicas; lacerações da mucosa esofágica ou gástrica (síndrome de Mallory-Weiss)
Vômito de sangue vermelho vivo ou em "borra de café"	Lesão proximal ao ligamento de Treitz
Melena	Lesão proximal ao ligamento de Treitz, intestino delgado superior. Perda de sangue superior a 50-100 mL/24 h
Sangue vermelho vivo ou vermelho escuro nas fezes	Lesão no íleo ou cólon (hemorragia gastrintestinal alta maciça também pode estar associada a sangue vermelho vivo nas fezes)
Raias de sangue do lado de fora das fezes	Lesão na ampola retal ou canal anal

História

Várias substâncias simulam hematoquezia ou melena (**Tabela 21-5**). A presença de sangue deve ser confirmada quimicamente com pesquisa de sangue oculto nas fezes. Tosse, amigdalite, perda de dentes, menarca ou epistaxe podem causar o que parece ser SGI oculto ou evidente. Em lactentes, o leite materno deglutido com sangue de mamilos rachados pode se manifestar como hematêmese. Uma história cuidadosa das especificidades do sangramento é importante, incluindo local, volume e cor do sangue, história de uso de AINEs e de outros medicamentos. Deve-se investigar disfagia associada, dor epigástrica ou dor retroesternal e, se alguma estiver presente, sugerir RGE ou uma causa péptica de sangramento.

Outros aspectos importantes da história incluem corpo estranho/ingestão cáustica, história de doenças crônicas (especialmente hepáticas/doenças biliares), história pessoal ou familiar de alergia alimentar/atopia, sintomas associados (dor, vômito, diarreia, febre, perda de peso) e história familiar de distúrbios gastrintestinais (DII, doença celíaca, doença hepática, distúrbio de sangramento/coagulação). Na presença de SGI superior maciço na criança, um alto índice de suspeita de lesão por bateria deve estar presente, apesar da falta de qualquer história conhecida de ingestão. Outras causas mais obscuras de SGI em crianças incluem a síndrome de Dieulafoy e o pâncreas heterotópico. A **Tabela 21-6** lista as causas mais comuns de SGI por idade e apresentação.

Exame físico

O primeiro objetivo do exame é determinar se a criança está com doença aguda ou crônica e iniciar medidas de suporte conforme necessário. Sinais físicos de hipertensão portal, obstrução intestinal ou coagulopatia são particularmente importantes. As fossas nasais devem ser inspecionadas quanto a sinais de epistaxe recente, a vagina quanto a sangue menstrual e o ânus quanto a fissuras e hemorroidas. O exame da pele deve avaliar hemangiomas, eczema, petéquias ou púrpura. A avaliação clínica dos sinais vitais e perfusão deve ser avaliada para estabelecer a necessidade de transfusão.

Achados laboratoriais

Os testes laboratoriais iniciais devem incluir, no mínimo, hemograma completo, tempo de protrombina (TP) e tempo de tromboplastina parcial (TTP). Em casos específicos, pode ser prudente adicionar perfil hepático (com suspeita de sangramento varicoso), velocidade de hemossedimentação (VHS)/PCR (nos casos de possível DII) e ureia/creatinina (para possível síndrome hemolítico-urêmica). Foi demonstrado que uma proporção de nitrogênio ureico sanguíneo (BUN, do inglês *blood urea nitrogen*) para creatinina superior a 30 indica um aumento de 10 vezes no risco de SGI superior *versus* inferior. Um volume corpuscular médio (VCM) baixo associado à anemia sugere perdas gastrintestinais crônicas e pode justificar a adição de avaliação do ferro. A determinação seriada do hematócrito é essencial para avaliar o sangramento contínuo. A detecção de sangue no aspirado gástrico confirma um local de sangramento próximo ao ligamento de Treitz. No entanto, sua ausência não exclui o duodeno como fonte. O teste de sangue oculto nas fezes ajuda a monitorar as perdas contínuas. Em um grande estudo com mais de 600 casos de hemorragia digestiva alta pediátrica, apenas 4% dos que apresentaram queda significativa nos níveis de hemoglobina necessitaram de transfusão ou intervenção cirúrgica ou endoscópica de emergência. Nessa série, a presença de um ou mais fatores de risco, incluindo melena, hematoquezia, comprometimento do estado geral e/ou grande quantidade de sangue fresco na êmese, teve uma sensibilidade de 100% na identificação de sangramentos significativos. A elevação dos níveis de calprotectina fecal tem sido associada a sangramentos tanto de DII quanto de polipose juvenil.

Exames de imagem

Em lactentes com fezes sanguinolentas de início agudo, radiografias simples do abdome em múltiplas incidências são úteis na avaliação de pneumatose intestinal ou sinais de obstrução. Crianças menores de 2 anos com história e exame sugestivos de intussuscepção devem ser submetidas a um enema de ar ou contraste hidrossolúvel. Um sangramento indolor e de grande volume pode precisar da realização de uma cintilografia nuclear com Tc^{99m}-pertecnetato para avaliar um divertículo de Meckel. O pré-tratamento com um antagonista do receptor H2 pode ser útil para aumentar a sensibilidade deste estudo; no entanto, um exame negativo não exclui o diagnóstico. Uma TC do abdome com contraste oral e IV pode ser indicada para procurar causas estruturais e inflamatórias de sangramento. Mais recentemente, a enterografia por TC foi proposta como uma ferramenta útil em casos de SGI baixo em crianças. Em sangramento persistente sem uma fonte clara pode-se considerar uma varredura com hemácias marcadas

TABELA 21-6 Diagnóstico diferencial de sangramento gastrintestinal em crianças por sintomas e idade de apresentação

	Bebê	Criança (2-12 anos)	Adolescente (> 12 anos)
Hematêmese	Sangue materno deglutido Esofagite péptica Laceração de Mallory-Weiss Gastrite Úlcera gástrica Úlcera duodenal	Epistaxe Esofagite péptica Ingestão cáustica Laceração de Mallory-Weiss Varizes esofágicas Gastrite Úlcera gástrica Úlcera duodenal Telangiectasia hemorrágica hereditária Hemobilia Púrpura de Henoch-Schönlein	Úlcera esofágica Esofagite péptica Laceração de Mallory-Weiss Varizes esofágicas Úlcera gástrica Gastrite Úlcera duodenal Telangiectasia hemorrágica hereditária Hemobilia Púrpura de Henoch-Schönlein
Melena indolor	Úlcera duodenal Duplicação duodenal Duplicação ileal Divertículo de Meckel Heterotopia gástrica[a]	Úlcera duodenal Duplicação duodenal Duplicação ileal Divertículo de Meckel Heterotopia gástrica[a]	Úlcera duodenal Leiomioma (sarcoma)
Melena com dor, obstrução, peritonite, perfuração	Enterocolite necrosante Intussuscepção[b] Volvo	Úlcera duodenal Hemobilia[c] Intussuscepção[b] Volvo Úlcera ileal (isolada)	Úlcera duodenal Hemobilia[c] Doença de Crohn (úlcera ileal)
Hematoquezia com diarreia, dor abdominal em cólica	Colite infecciosa Colite pseudomembranosa Colite eosinofílica Enterocolite de Hirschsprung	Colite infecciosa Colite pseudomembranosa Colite granulomatosa (Crohn) Síndrome hemolítico-urêmica Púrpura de Henoch-Schönlein Hiperplasia linfonodular	Colite infecciosa Colite pseudomembranosa Colite granulomatosa (Crohn) Síndrome hemolítico-urêmica Púrpura de Henoch-Schönlein
Hematoquezia sem diarreia ou dor abdominal	Fissura anal Colite eosinofílica Heterotopia da mucosa gástrica no reto Hemangiomas colônicos	Fissura anal Úlcera retal solitária Pólipo juvenil Hiperplasia linfonodular	Fissura anal Hemorroida Úlcera retal solitária Malformação arteriovenosa colônica

[a]Tecido gástrico ectópico no jejuno ou íleo sem divertículo de Meckel.
[b]Classicamente, fezes em "geleia de groselha".
[c]Muitas vezes acompanhada de vômitos e dor no quadrante superior direito.
Reproduzida com permissão de Treem WR: Gastrointestinal bleeding in children. Gastrointest Endosc Clin N Am 1994 Jan;4(1):75–97.

com radioisótopos com coloide de enxofre Tc^{99m}, embora o sangramento deva estar ativo no momento do estudo, com uma taxa de pelo menos 0,1 mL/min. A angiografia é geralmente menos sensível, requerendo 1-2 mL/min.

▶ Tratamento

Em sangramento grave, o ABC da reanimação (vias aéreas, respiração, circulação [de *airway, breathing, circulation*] deve ser realizado). O acesso IV adequado é crítico nesses casos. Se uma diátese hemorrágica for detectada, deve-se administrar vitamina K e hemoderivados adicionais para corrigir qualquer coagulopatia subjacente. No sangramento grave, a necessidade de reposição de volume é monitorada pela medida da pressão venosa central. Em casos menos graves, sinais vitais, hematócritos seriados e aspirados gástricos são suficientes.

Na suspeita de SGI superior, a lavagem gástrica com solução salina deve ser realizada, mas não há valor na lavagem para controlar o sangramento. Após a estabilização, pode-se considerar a realização de EDA para identificar o local do sangramento; a realização da endoscopia tem sido associada a menores taxas de reinternação após um evento inicial de SGI. Um grande estudo retrospectivo de endoscopia realizada para SGI superior em crianças descobriu que uma fonte definitiva de sangramento foi identificada em 57% dos casos e uma fonte suspeita em outros 30%. Os fatores de risco para endoscopia não diagnóstica nessa série foram história de sangramento inferior a 1 mês e atraso superior a 48 horas entre a apresentação e a endoscopia. A supressão ácida com antagonistas H2 intravenosos ou, preferencialmente, IBPs podem ser úteis na suspeita de causas pépticas de sangramento. A colonoscopia pode identificar a origem de sangramentos retais vermelho vivo, mas deve ser realizada de emergência apenas se o sangramento for grave e se as radiografias abdominais não mostrarem sinais de obstrução. A colonoscopia em cólon não preparado geralmente é inadequada para fazer um diagnóstico. A CE pode ajudar a identificar o local do sangramento se os achados da colonoscopia e da EDA forem negativos; essa é uma das indicações mais comuns para a CE. A enteroscopia por *push* ou balão pode ser útil para realizar intervenções terapêuticas, obter biópsias ou marcar lesões do intestino delgado (antes da laparotomia/laparoscopia) identificadas na CE. O uso de enteroscopia por balão juntamente com CE em crianças com SGI oculto demonstrou ter um rendimento diagnóstico de 95%.

O sangramento vascular persistente (varizes [**Figura 21-7**], anomalias vasculares) pode ser aliviado temporariamente com octreotida intravenosa (1-4 mcg/kg/h), podendo ser usada por até 48 horas com monitoramento cuidadoso da homeostase da glicose. O sangramento grave de varizes esofágicas pode ser interrompido por compressão com um tubo de Sengstaken-Blakemore. A esclerose endoscópica ou a ligadura de varizes hemorrágicas são eficazes, com taxas de sucesso (87-89%) e taxas de complicação (10-19%) equivalentes entre os métodos. O uso de cianoacrilato para varizes gástricas em crianças demonstrou ser seguro e eficaz em pequenos estudos de centro único.

Se as medidas conservadoras forem ineficazes para interromper o sangramento da úlcera, pode-se empregar terapia endoscópica com coagulação por plasma de argônio, injeção local de adrenalina, eletrocautério ou aplicação de clipes hemostáticos. Recentemente, clipes de escopo mais novos demonstraram ser seguros e eficazes em pacientes pediátricos a partir dos 4 anos de idade e com peso de até 17,4 kg. Embora existam poucas publicações sobre casos em crianças, o uso de pó hemostático mostra-se promissor por ser eficaz e menos desafiador tecnicamente do que outras formas de hemostasia endoscópica. Assim como em adultos, o uso de apenas uma modalidade no sangramento não varicoso demonstrou aumentar o risco de ressangramento. Se o sangramento permanecer refratário ao tratamento, pode ser necessária uma cirurgia de emergência. Alternativamente, a terapia endovascular com embolização seletiva dos vasos envolvidos tem se mostrado eficaz em crianças com sangramento refratário.

Thomson M, Urs A, Narula P, Prithviraj R, Belsha D: The use and safety of a novel haemostatic spray in the endoscopic management of acute nonvariceal upper gastrointestinal bleeding in children. J Pediatr Gastroenterol Nutr 2018 Sep;67(3):e47–e50. doi: 10.1097/MPG.0000000000001967 [PMID: 29570557].

Tran P, Carroll J, Barth BA, Channabasappa N, Troendle DM: Over the scope clips for treatment of acute nonvariceal gastrointestinal bleeding in children are safe and effective. J Pediatr Gastroenterol Nutr 2018;67(4):458–463 [PMID: 29927862].

VÔMITOS

O vômito é um fenômeno extremamente complexo desencadeado pela estimulação de quimiorreceptores e mecanorreceptores na parede do TGI, ativados por contração e distensão. O centro do vômito no cérebro, os núcleos paraventriculares, controla a resposta emética. Os aferentes vagais do intestino ao cérebro são estimulados por drogas e toxinas ingeridas, estiramento mecânico, inflamação e neurotransmissores locais. Uma vez desencadeada a resposta de vômito, um padrão de ação muscular somática ocorre com os músculos abdominais, torácicos e do diafragma se contraindo contra uma glote fechada. O aumento da pressão intra-abdominal resultante reverte a pressão negativa do esôfago e força o conteúdo gástrico para cima. A resposta de vômito também altera a motilidade intestinal ao gerar um complexo contrátil retroperistáltico que move o conteúdo intestinal em direção ao esôfago.

O vômito é o sinal de apresentação de muitas condições pediátricas. A causa mais comum de vômito na infância é a gastrenterite viral aguda. No entanto, a obstrução e a inflamação aguda ou crônica do TGI também são as principais causas. Inflamação do SNC, aumento da pressão intracraniana ou efeito de massa podem causar vômitos. Distúrbios metabólicos associados a erros inatos do metabolismo, sepse e intoxicação por drogas podem estimular a zona de gatilho quimiorreceptora ou o cérebro diretamente para promover o vômito.

O controle do vômito com medicamentos raramente é necessário na gastrenterite aguda, mas pode aliviar náuseas e vômitos e diminuir a necessidade de fluidos intravenosos e/ou hospitalização. Anti-histamínicos e anticolinérgicos são apropriados para o enjoo por causa de seus efeitos labirínticos. Antagonistas dos receptores 5-HT$_3$ (ondansetrona, granisetrona) são úteis para

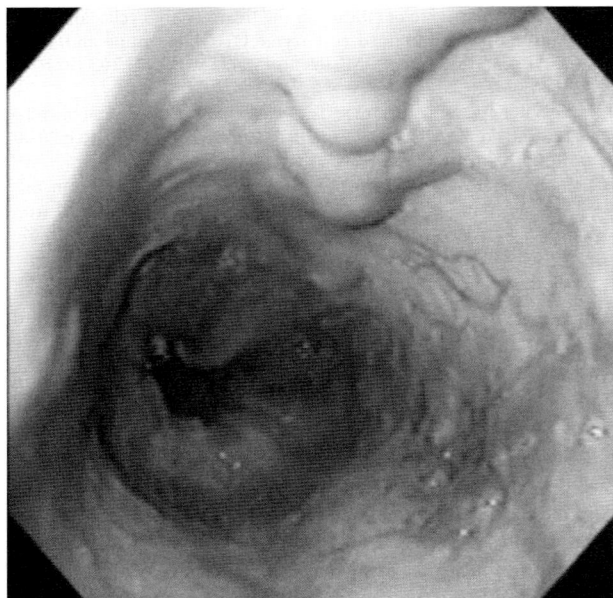

▲ **Figura 21-7** Varizes esofágicas. Variz esofágica serpiginosa estendendo-se até o esfíncter esofágico inferior do esôfago.

vômitos associados a cirurgia e quimioterapia. Benzodiazepínicos, corticosteroides e benzamidas substituídas também são usados no vômito induzido por quimioterapia. As butirofenonas (droperidol, haloperidol) são drogas poderosas que bloqueiam o receptor D2 na zona de gatilho quimiorreceptora e são usadas para vômitos intratáveis na gastrite aguda, quimioterapia e após cirurgia. As fenotiazinas são úteis na quimioterapia, vômitos cíclicos e infecção gastrintestinal aguda, mas não são recomendadas para uso ambulatorial devido aos efeitos colaterais extrapiramidais.

> DeCamp LR et al: Use of anti-emetic agents in acute gastroenteritis: a systematic review and meta-analysis. Arch Pediatr Adolesc Med 2008 Sep;162(9):858–865 [PMID: 18762604].
> Levine DA: Anti-emetics for acute gastroenteritis in children. Curr Opin Pediatr 2009 Jun;21(3);294–298 [PMID: 19381093].

1. Síndrome dos vômitos cíclicos

▶ Achados clínicos

A *síndrome do vômito cíclico* (SVC) é definida como três ou mais episódios recorrentes de vômitos estereotipados em crianças geralmente com mais de 1 ano de idade. A êmese é forte e frequente, ocorrendo até seis vezes por hora por até 72 horas ou mais. A frequência dos episódios varia de dois a três por mês a menos de um por ano. Náuseas e vômitos biliosos de pequeno volume continuam mesmo após o esvaziamento do estômago. Podem ocorrer hematêmese secundária a vômitos fortes e laceração de Mallory-Weiss (ruptura ou laceração da membrana mucosa na JEG). Os pacientes apresentam dor abdominal, anorexia e, eventualmente, diarreia. Sintomas autonômicos, como palidez, sudorese, instabilidade na temperatura e letargia, são comuns e dão ao paciente uma aparência muito doente. Os episódios terminam repentinamente, muitas vezes após um período de sono. Em algumas crianças, pode ocorrer desidratação, desequilíbrio eletrolítico e choque. Entre os episódios, a criança se encontra completamente saudável.

A causa da SVC é desconhecida; no entanto, se reconhece uma relação com a cefaleia da enxaqueca. A história familiar é positiva para enxaqueca em 50 a 70% dos casos, e muitos pacientes desenvolvem enxaqueca na idade adulta. Pesquisas sugerem que anormalidades de neurotransmissores e hormônios provocam SVC. Cerca de um quarto dos pacientes apresenta sintomas típicos de enxaqueca durante os episódios: pródromos, cefaleia, fotofobia e fonofobia. Os gatilhos identificáveis são semelhantes às enxaquecas e incluem infecção, estresse emocional positivo ou negativo, dieta (chocolate, queijo, glutamato monossódico), menstruação, privação de sono ou cinetose.

▶ Diagnóstico diferencial

Condições que mimetizam SVC incluem toxicidade por drogas, aumento da pressão intracraniana, convulsões, tumor cerebral, malformação de Chiari, sinusite recorrente, cisto de colédoco, cálculos biliares, obstrução recorrente do intestino delgado, DII, pancreatite familiar, uropatia obstrutiva, infecção urinária recorrente, diabetes, doenças mitocondriais, distúrbios do metabolismo de ácidos graxos e orgânicos, insuficiência adrenal e síndrome de Munchausen por procuração. O uso crônico de maconha tem sido associado a vômitos crônicos (síndrome de hiperêmese canabinoide) e pode simular SVC. Embora os testes para refluxo sejam frequentemente positivos nesses pacientes, é improvável que refluxo e SVC estejam relacionados.

▶ Tratamento

Evitar os gatilhos previne episódios em alguns pacientes. O sono também pode encerrar um episódio, embora algumas crianças acordem e voltem a vomitar. A difenidramina ou o lorazepam são usados no início das crises em algumas crianças para reduzir a náusea e induzir o sono. O uso precoce de medicamentos antienxaqueca (sumatriptana), antieméticos (ondansetrona) ou anti-histamínicos pode abortar as crises em alguns pacientes. Uma vez que a crise esteja bem estabelecida, fluidos intravenosos podem ser necessários. Com supervisão cuidadosa, algumas crianças com crises previsíveis podem receber fluidos intravenosos em casa. Várias abordagens geralmente são tentadas antes que uma terapia eficaz seja encontrada. Prevenir crises com propranolol profilático, amitriptilina, anti-histamínicos ou anticonvulsivantes é eficaz em alguns pacientes com crises frequentes ou incapacitantes. Alguns pacientes requerem a adição de cofatores direcionados à mitocôndria, a coenzima Q10 e a L-carnitina, para ajudar a controlar seus episódios de vômito.

> Blohm E, Sell P, Neavyn M: Cannabinoid toxicity in pediatrics. Curr Opin Pediatr 2019 Apr;31(2):256–261 [PMID: 30694824].
> Boles RG: High degree of efficacy in the treatment of cyclic vomiting syndrome with combined co-enzyme Q10, L-carnitine and amitriptyline, a case series. BMC Neurol 2011 Aug 16;11:102 [PMID: 21846334].
> Kovacic K, Sood M, Venkatesan T: Cyclic vomiting syndrome in children and adults: what is new in 2018? Curr Gastroenterol Rep 2018 Aug 29;20(10):46 [PMID: 30159612].
> Sorensen CJ, DeSanto K, Borgelt L, Phillips KT, Monte AA: Cannabinoid hyperemesis syndrome: diagnosis, pathophysiology, and treatment—a systematic review. J Med Toxicol 2017 Mar;13(1):71–87 [PMID: 28000146].

DOR ABDOMINAL

Aproximadamente 2 a 4% de todas as consultas pediátricas ocorrem devido a dor abdominal recorrente inexplicável. Distúrbios gastrintestinais funcionais foram relatados em cerca de 10 a 30% das crianças/adolescentes e 30 a 40% dos bebês e crianças pequenas. Em 2016, foram publicados critérios para incorporar novas descobertas na literatura, incluindo novas informações sobre microambientes e interações intestino-cérebro. O termo descritivo "dor abdominal recorrente" foi descartado para os termos mais significativos. Aqueles com dor como um componente significativo foram denominados *síndrome de dor abdominal funcional* (SDAF), que abrange várias entidades: dispepsia funcional (com subtipos de dor epigástrica vs. desconforto pós-prandial), síndrome do intestino irritável (caracterizada por forma e frequência das fezes alterada e melhora com a evacuação), enxaqueca abdominal e dor abdominal funcional.

▶ Achados clínicos

A. Sinais e sintomas

As crianças com dor abdominal funcional apresentam crises recorrentes de dor ou desconforto abdominal pelo menos uma vez por semana durante pelo menos 2 meses. A dor abdominal funcional costumava ser agrupada em uma ampla categoria de dor abdominal sem fonte e sem sinais de alerta. As classificações da dor abdominal dependem das características da dor, como localização, associação com hábitos intestinais e sintomas associados. A dor geralmente está localizada na área periumbilical, mas também pode ser mais generalizada. A dor ocorre principalmente durante o dia, mas pode impedir que as crianças adormeçam à noite. Pode estar associada a palidez, náusea ou vômito, e também a reações dramáticas, como choro frenético, aperto no abdome e decúbito lateral. Os pais podem ficar alarmados e levar seus filhos ao pronto-socorro, onde a avaliação é negativa para abdome agudo. A frequência escolar pode ser prejudicada e eventos familiares agradáveis podem ser interrompidos.

Podem estar presentes sintomas de alarme que sugeririam uma etiologia orgânica. Estes incluem disfagia, vômitos persistentes, perda de sangue GI, erupções cutâneas associadas ou queixas articulares, perda de peso, atraso de crescimento ou febre.

A dor abdominal funcional geralmente tem pouca relação com hábitos intestinais e atividade física. No entanto, alguns pacientes apresentam uma constelação de sintomas sugestivos de síndrome do intestino irritável, incluindo distensão abdominal, dor pós-prandial, desconforto abdominal inferior e hábitos fecais erráticos com sensação de obstipação ou evacuação incompleta das fezes. Algumas vezes, pode ser identificada uma situação precipitante ou estressante na vida da criança no momento em que as dores começaram. A fobia escolar pode ser um fator precipitante.

Um exame físico cuidadoso e minucioso que inclui exame retal é essencial e geralmente normal. As queixas de dor abdominal ocorridas durante a palpação podem ser inconsistentes, desproporcionais aos sinais visíveis de sofrimento e passíveis de distração.

B. Achados laboratoriais

Hemograma completo, VHS e pesquisa de sangue oculto nas fezes geralmente constituem uma avaliação suficiente. As fontes extraintestinais, como rins, baço e trato geniturinário, podem exigir avaliação. Na paciente adolescente do sexo feminino, a ultrassonografia do abdome e da pelve pode ser útil para detectar patologia da vesícula biliar ou dos ovários. Se a dor for atípica, testes adicionais sugeridos pelos sintomas e história familiar devem ser feitos. Isso pode incluir estudos de imagem adicionais ou análise endoscópica. Qualquer preocupação com inflamação do trato inferior e DII, em particular, pode levar à consideração do uso de marcadores inflamatórios fecais, como lactoferrina e calprotectina.

▶ Diagnóstico diferencial

Distúrbios que causam abdome agudo e que provocam dor abdominal secundária estão listados na **Tabela 21-7**. Oxiúros, linfadenite mesentérica e apendicite crônica são causas improváveis de dor abdominal recorrente. A infecção por *H. pylori* não causa dor abdominal recorrente. A intolerância à lactose geralmente causa distensão, gases e diarreia com ingestão de leite. Às vezes, no entanto, o desconforto abdominal pode ser o único sintoma. A incidência de gastrite péptica ou esofagite eosinofílica, duodenite e úlcera é provavelmente subestimada. Embora a eosinofilia esofágica geralmente se apresente com disfagia e principalmente sintomas esofágicos em adolescentes e adultos, ela pode se manifestar com dor abdominal em crianças mais novas. A enxaqueca abdominal e os vômitos cíclicos são condições de carácter episódico frequentemente associadas a cefaleias ou vômitos.

▶ Tratamento e prognóstico

O tratamento da SDAF consiste em tranquilização com base em uma história completa e exame físico e uma explicação compassiva e apropriada à idade sobre a natureza da dor funcional. É importante reconhecer que a criança está sentindo dor. O conceito de "hiperalgesia visceral" ou aumento da sinalização de dor a partir de estímulos fisiológicos, como gases, secreção ácida ou fezes, é um conceito que os pais podem entender e os ajuda a responder adequadamente às queixas da criança. Outra analogia pode ser comparar a dor abdominal de uma criança com dores de cabeça comuns que outra pessoa pode sentir, no sentido de que o exame pode ser normal mesmo que haja dor. Tranquilizar sem educar raramente é útil. A atividade regular deve ser retomada, especialmente a frequência escolar. Pode ser necessária terapia para estressores psicossociais, incluindo terapia de biofeedback. Em pacientes específicos, a terapia direcionada com base nos sintomas pode ser útil. Para enxaquecas abdominais, tratamentos para enxaquecas também podem ser benéficos.

Numerosas modificações dietéticas foram propostas como tratamento para distúrbios funcionais, mas faltam dados quanto à sua eficácia. Por exemplo, a restrição de lactose e frutose e dietas com baixo teor de FODMAPs podem beneficiar alguns pacientes, ao passo que não foi demonstrado um impacto positivo de fibras, prebióticos e probióticos nos sintomas.

Da mesma forma, estudos farmacológicos com pacientes pediátricos com SDAF foram insuficientes e produziram resultados inconsistentes. Por exemplo, o óleo de hortelã-pimenta mostrou benefícios na redução da frequência e gravidade da dor, um achado que pode ser atribuído à inibição dos canais de cálcio e redução do espasmo colônico. Em contraste, embora os estudos que examinam o impacto dos medicamentos antiespasmódicos em adultos tenham se mostrado promissores, eles ainda não foram replicados em crianças. Um estudo prospectivo e outros estudos retrospectivos sugerem eficácia para alguns pacientes com o uso de ciproeptadina.

Os antidepressivos tricíclicos e antagonistas da serotonina têm evidências de melhora dos sintomas em adultos, mas faltam dados de suporte em pediatria. Estudos que examinam o impacto dos bloqueadores dos canais de cálcio, melatonina e antibióticos no tratamento de SDAFs não mostraram melhora significativa dos sintomas. A revisão mais recente da Cochrane não encontrou dados convincentes sobre o uso de medicamentos para tratar a dor abdominal recorrente em crianças. Curiosamente, os dados agrupados de uma revisão sistemática recente examinando o efeito placebo mostraram melhora nas escalas de dor em 41% e resolução da dor em 17%.

Em contraste, terapia biopsicossocial, terapia cognitivo-comportamental e hipnose podem oferecer benefícios. Em uma metanálise recente que incluiu mais de 2.000 pacientes, as terapias psicológicas foram mais eficazes do que os tratamentos de controle (placebo, terapia de suporte, "manejo usual" do médico) para aliviar a dor abdominal crônica em adultos e crianças.

TABELA 21-7 Diagnóstico diferencial de abdome agudo

Causas gastrintestinais	Causas hepatobiliares
Apendicite	Colecistite
Obstrução intestinal	Colangite
Úlcera perfurada	Abscesso hepático
Colite isquêmica	Ruptura esplênica
Volvo	Infarto esplênico
Intussuscepção	**Causas urológicas/ginecológicas**
Pancreatite	Cistite aguda
Hérnia encarcerada	Nefrolitíase
Megacólon tóxico	Gravidez ectópica rota
Vasculite abdominal	Torção ovariana
Abscesso intra-abdominal	Torção testicular
Outras causas	Salpingite aguda
Cetoacidose diabética	Doença inflamatória pélvica
Intoxicação por chumbo	
Porfiria	
Crise falcêmica abdominal	

Beinvogl B et al: Multidisciplinary treatment reduces pain and increases function in children with functional gastrointestinal disorders. Clin Gastroenterol Hepatol 2019 Apr;17(5):994–996 [PMID: 30055266].

Benninga MA et al: Childhood functional gastrointestinal disorders: neonate/toddler. Gastroenterology 2016 Feb 15 [PMID: 27144631].

Black CJ et al: Efficacy of psychological therapies for irritable bowel syndrome: systematic review and network meta-analysis. Gut 2020;69:1441-1451. doi: 10.1136/gutjnl-2020-321191 [PMID: 32276950].

Chiou E et al: Management of functional abdominal pain and irritable bowel syndrome in children and adolescents. Expert Rev Gastroenterol Hepatol 2010 Jun;4(3):293–304 [PMID: 20528117].

Grover M: Functional abdominal pain. Curr Gastroenterol Rep 2010 Oct;12(5):391–398 [PMID: 20694840].

Robin SG et al: Prevalence of pediatric functional gastrointestinal disorders utilizing the Rome IV criteria. J Pediatr 2018 Apr;195:134–139. doi: 10.1016/j.jpeds.2017.12.012 [PMID: 29398057].

Thapar N et al: Paediatric functional abdominal pain disorders. Nat Rev Dis Primers 2020 Nov 5;6(1):89. doi: 10.1038/s41572-020-00222-5 [PMID: 33154368].

ABDOME AGUDO

O abdome agudo é uma constelação de achados que indicam um processo intra-abdominal que pode exigir cirurgia. Quando isso se desenvolve, há um alto grau de urgência para identificar a causa subjacente. A dor localizada ou generalizada de um abdome agudo se intensifica com o tempo e raramente é aliviada sem tratamento definitivo. O abdome pode estar distendido e tenso, e os ruídos intestinais geralmente estão reduzidos ou ausentes. Os pacientes têm aparência doentia e relutam em serem examinados ou mobilizados. O abdome agudo geralmente resulta da infecção de órgãos intra-abdominais ou pélvicos, mas também pode ocorrer com obstrução intestinal, apendicite, perfuração intestinal, quadros inflamatórios, traumas e alguns distúrbios metabólicos. Algumas das condições que causam abdome agudo estão listadas na **Tabela 21-7**. Chegar a um diagnóstico oportuno e preciso é crucial e requer habilidade no diagnóstico físico, reconhecimento dos sintomas de um grande número de condições e uma seleção criteriosa de exames laboratoriais e radiológicos. (A apendicite aguda é discutida anteriormente na seção Distúrbios do intestino delgado.)

SÍNDROMES DISABSORTIVAS

A má absorção de alimentos ingeridos tem muitas causas (**Tabela 21-8**). O comprimento encurtado (geralmente por ressecção cirúrgica) e o dano da mucosa (doença celíaca) reduzem a área de superfície. A motilidade prejudicada interfere nos movimentos propulsivos normais e na mistura dos alimentos com as secreções pancreáticas e biliares e permite o supercrescimento bacteriano anaeróbico. O supercrescimento bacteriano pode levar ao aumento da fermentação de carboidratos e diarreia ácida. O supercrescimento bacteriano também pode aumentar a desconjugação do ácido biliar bacteriano, levando à má absorção de gordura, como observado na pseudo-obstrução intestinal ou na síndrome da alça cega pós-operatória. Uma drenagem linfática venosa ou intestinal prejudicada (linfangiectasia congênita) também causa má absorção. Doenças que reduzem a função exócrina pancreática (fibrose cística, síndrome de Shwachman) ou a produção e fluxo de secreções biliares (atresia biliar) causam má absorção de nutrientes. A má absorção de nutrientes específicos também pode ser determinada geneticamente (acrodermatite enteropática, deficiência de dissacaridase, má absorção de glicose-galactose e abetalipoproteinemia).

▶ Achados clínicos

Diarreia, vômito, anorexia, dor abdominal, déficit de crescimento e distensão abdominal são comuns. Com a má absorção de gordura, as fezes são tipicamente volumosas, fétidas, gordurosas e pálidas; em contraste, as fezes com diarreia osmótica são moles, aquosas e ácidas. O exame microscópico das fezes para gordura

TABELA 21-8 Síndromes disabsortivas

Anormalidades intraluminais
  Hipersecreção ácida (p. ex.,
  síndrome de Zollinger-Ellison)
  Insuficiência pancreática exócrina
    Fibrose cística
    Síndrome de Shwachman
    Desnutrição
  Deficiência enzimática
    Deficiência de enterocinase
    Deficiência de tripsinogênio
    Deficiência de colipase
  Redução dos ácidos biliares
  intraluminais
    Doença hepática parenquimatosa
    crônica
    Obstrução biliar
    Perda de ácidos biliares
    (intestino curto, doença ileal)
    Desconjugação do ácido biliar por
    supercrescimento bacteriano
Anormalidades da mucosa
  Infecção (p. ex., Giardia,
  Cryptosporidium)
	Doença do enxerto vs. hospedeiro
	Danos da mucosa
	  Doença celíaca
	  Enteropatia alérgica
	  Doença inflamatória intestinal
	  Enterite por radiação
	Deficiência enzimática
	  Deficiência de lactase
	  Deficiência de sacarase-
	  -isomaltase
	  Síndrome do intestino curto
	Anormalidades vasculares
	  Intestino isquêmico
	    Vasculites: lúpus, doença
	    mista do tecido conjuntivo
	    Insuficiência cardíaca
	    congestiva
	  Linfangiectasia intestinal
	Doenças genéticas metabólicas
	  Abetalipoproteinemia
	  Diarreias secretoras congênitas
	  Intolerância à proteína lisinúrica
	  Cistinose

TABELA 21-9 Distúrbios associados a enteropatia perdedora de proteínas

Doença cardíaca
  Insuficiência cardíaca congestiva
  Pericardite constritiva
  Cardiomiopatia
  Pós-procedimento de Fontan com pressão atrial direita elevada
Doença linfática
  Linfangiectasia primária congênita
  Linfangiectasia secundária
  Má-rotação
  Neoplasia: linfoma, tumor retroperitoneal
  Outros: sarcoide, intoxicação por arsênio
Inflamação
  Gastrite hipertrófica gigante (doença de Ménétrier), muitas vezes secundária a infecção por citomegalovírus ou *Helicobacter pylori*
  Infecção: tuberculose, *Clostridium difficile*, parasitas (p. ex., *Giardia*), bactérias (p. ex., *Salmonella*)
  Enteropatia alérgica
  Doença celíaca
  Enterite por radiação
  Doença do enxerto vs. hospedeiro
  Doença inflamatória intestinal
  Doença de Hirschsprung
  Enterocolite necrotizante
Distúrbios vasculares
  Lúpus eritematoso sistêmico e doença mista do tecido conjuntivo

neutra (insuficiência pancreática, como na fibrose cística) e ácidos graxos (como na lesão da mucosa, doença hepática) pode ser útil.

A deficiência de vitamina lipossolúvel ocorre com a má absorção de gordura de longa data e se manifesta por TP prolongado (vitamina K) e baixos níveis de caroteno sérico (vitamina A), vitamina E e 25-hidroxivitamina D. A perda de proteínas séricas é sugerida por níveis fecais elevados de α_1-antitripsina. A má absorção de dissacarídeos ou monossacarídeos manifesta-se por fezes ácidas com pH inferior a 5,5 devido ao ácido lático e substâncias redutoras. As deficiências enzimáticas específicas podem ser avaliadas pelo teste do hidrogênio respiratório ou pela medição da atividade específica da dissacaridase a partir da biópsia do intestino delgado. Outros testes úteis incluem elastase fecal e teste do gene da fibrose cística, para insuficiência pancreática exócrina, e biópsia da mucosa intestinal, para doença celíaca, linfangiectasia e DII. Distúrbios comuns associados à má absorção em pacientes pediátricos são detalhados abaixo.

1. Enteropatia perdedora de proteínas

A perda de proteínas plasmáticas no TGI leva à enteropatia perdedora de proteínas e ocorre em associação com uma série de condições (**Tabela 21-9**).

▶ **Achados clínicos**

Os sinais e sintomas são causados principalmente por hipoproteinemia ou má absorção de gordura: edema, ascite, baixo ganho de peso, anemia, linfopenia e deficiência de vitaminas lipossolúveis (A, D, E, K) e minerais. A albumina sérica e as globulinas podem estar diminuídas. A α_1-antitripsina fecal está elevada (> 3 mg/g de peso seco das fezes; ligeiramente superior em lactentes amamentados com leite materno). Na presença de sangramento intestinal, as dosagens fecais de α_1-antitripsina são falsamente elevadas.

▶ **Diagnóstico diferencial**

A hipoalbuminemia pode ser decorrente de aumento do catabolismo, baixa ingestão de proteínas, comprometimento da síntese de proteínas hepáticas ou malformações congênitas dos vasos linfáticos fora do TGI e perdas de proteínas na urina por nefrite e síndrome nefrótica.

▶ **Tratamento**

A infusão de albumina, diuréticos e uma dieta rica em proteínas e com baixo teor de gordura podem controlar os sintomas. As deficiências nutricionais devem ser corrigidas e a causa subjacente tratada.

2. Doença celíaca (enteropatia do glúten)

A doença celíaca (DC) é uma enteropatia imunomediada desencadeada pelo glúten, uma proteína do trigo, centeio e cevada. A DC se apresenta a qualquer momento após a introdução do glúten na dieta. A frequência da doença se aproxima de 1 em 100. Os fatores de risco incluem diabetes tipo 1 (4-10%), síndrome de Down (5-12%), síndrome de Turner (4-8%), deficiência de IgA (2-8%), tireoidite autoimune (8%) e história familiar (5-10%). Quase todos os pacientes com DC expressam antígenos teciduais HLA-DQ2 ou DQ8.

Achados clínicos

A. Sinais e sintomas

1. Manifestações gastrintestinais – Na forma clássica da DC, os sintomas gastrintestinais começam logo após a introdução de alimentos contendo glúten na dieta, entre 6 e 24 meses de idade. Diarreia crônica, distensão abdominal, irritabilidade, anorexia, vômitos e baixo ganho de peso são típicos. A crise celíaca, com desidratação, hipotensão, hipocalemia e diarreia explosiva é rara. As crianças mais velhas podem ter úlceras orais, dor abdominal crônica, vômitos, diarreia ou constipação e distensão abdominal.

2. Manifestações não gastrintestinais – Adolescentes com DC podem apresentar puberdade tardia ou baixa estatura, e, no sexo feminino, menarca tardia. A DC deve ser considerada em crianças com anemia por deficiência de ferro inexplicável, diminuição da densidade mineral óssea, elevação das enzimas da função hepática, artrite, epilepsia com calcificações cerebrais, ou erupção cutânea intensamente pruriginosa tipicamente nos cotovelos, antebraços e joelhos, sugestiva de dermatite herpetiforme. O benefício da triagem precoce e tratamento em indivíduos assintomáticos não é claro.

B. Achados laboratoriais

1. Testes sorológicos e genéticos – Pacientes maiores de 2 anos com suspeita de DC devem ser rastreados com IgA sérica e transglutaminase tecidual (TTG, do inglês *tissue transglutaminase*) IgA, que é altamente sensível e específica. Em crianças menores de 2 anos, também deve ser realizado o peptídeo desamidado da gliadina IgG. Na deficiência de IgA, o peptídeo de gliadina desamidado IgG ou as versões baseadas em IgG de TTG ou anticorpos antiendomísio também devem ser realizados. O teste para HLA-DQ2 e DQ8 tem um alto valor preditivo negativo, e é improvável que os membros da família com teste negativo desenvolvam DC.

2. Fezes – Podem conter gordura parcialmente digerida ou ser ácidas.

3. Hipoalbuminemia – Pode ser grave o suficiente para causar edema.

4. Anemia – VCM baixo e evidência de deficiência de ferro são comuns.

5. Anticorpo de superfície da hepatite B insuficiente após a imunização – Estima-se que até 30 a 70% dos pacientes com DC não respondam à vacinação contra hepatite B antes do tratamento com dieta sem glúten.

C. Achados histológicos

Os achados característicos da biópsia duodenal na microscopia de luz frequentemente consistem em atrofia vilosa irregular com número aumentado de linfócitos intraepiteliais.

Diagnóstico diferencial

O diagnóstico diferencial inclui alergia alimentar, sensibilidade não celíaca ao glúten, doença de Crohn, diarreia pós-infecciosa, intolerância primária à lactose, dor abdominal funcional, síndrome do intestino irritável, imunodeficiências e doença do enxerto *versus* hospedeiro.

Tratamento

A. Dieta

O tratamento é a restrição estrita de glúten na dieta por toda a vida. Todas as fontes de trigo, centeio e cevada devem ser eliminadas. A maioria dos pacientes, mas não todos, toleram a aveia, desde que o fabricante tome precauções para evitar a contaminação cruzada no processamento. A mucosa intestinal melhora após 6 a 12 meses de tratamento, enquanto a intolerância secundária à lactose se resolve em algumas semanas. Calorias, vitaminas e minerais suplementares são indicados apenas na fase aguda. Os títulos de anticorpos relacionados à DC diminuem em uma dieta sem glúten, mas podem levar 12 meses ou mais para normalizar.

Prognóstico

A adesão à dieta sem glúten é difícil, e difícil de ser avaliada, mas está associada ao crescimento das vilosidades, resolução dos sintomas e vida normal. Os indivíduos com baixa adesão à dieta sem glúten podem ter risco aumentado de fraturas, anemia por deficiência de ferro, infertilidade e linfoma de células T associado à enteropatia.

Celiac Disease Foundation: www.celiac.org. Beyond Celiac: www.beyondceliac.org.

Hill ID et al: NASPGHAN clinical report on the diagnosis and treatment of gluten-related disorders. J Pediatr Gastroenterol Nutr 2016;63:156–165 [PMID: 27035374].

Snyder J et al: Evidence-informed expert recommendations for the management of celiac disease in children. Pediatrics 2016;138(3): e20153147 [PMID: 27565547].

---

3. Má absorção de carboidratos

A má absorção de carboidratos é tipicamente uma intolerância não imunomediada aos carboidratos da dieta devido a uma deficiência em uma enzima ou transportador, ou devido ao consumo excessivo que sobrecarrega um transportador funcional. Esses sistemas estão localizados na borda epitelial em escova do intestino delgado. As moléculas não absorvidas causam diarreia osmótica e são fermentadas no intestino, produzindo gás. Como resultado, os sintomas clínicos incluem distensão abdominal, flatulência, desconforto abdominal, náusea e diarreia aquosa. As fezes são líquidas, espumosas e ácidas, e testarão positivo para substâncias redutoras, exceto para sacarose, que não é um açúcar redutor. Os testes diagnósticos são testes respiratórios (com açúcares individuais, incluindo lactose, sacarose ou frutose), testes genéticos (deficiência de lactase, deficiência de sacarase-isomaltase) e ensaios de atividade dissacarídica em amostras de biópsia da mucosa. Os sintomas são resolvidos com a restrição na dieta a ingestão de alimentos ou com suplementação enzimática (p. ex., lactase ou sacrosidase).

A. Deficiência de dissacaridase

Os amidos e os dissacarídeos sacarose e lactose são os carboidratos dietéticos mais importantes. Os dissacarídeos dietéticos e os produtos oligossacarídeos da ação da amilase pancreática sobre o amido requerem hidrólise pelas dissacaridases da borda em escova intestinal para serem absorvidos. Os níveis de dissacaridases são mais elevados no jejuno e no íleo proximal. As características da deficiência primária de dissacaridase incluem intolerância permanente a dissacarídeos, ausência de lesão intestinal e frequente história familiar positiva.

B. Deficiência de lactase

Todos os grupos étnicos humanos são lactase-suficientes ao nascimento, tornando a deficiência congênita de lactase extremamente rara. A deficiência genética ou familiar de lactase aparece após os 5 anos de idade. A deficiência genética de lactase se desenvolve em praticamente todos os asiáticos, indígenas do Alasca, indígenas americanos, 80% dos africanos, 70% dos afro-americanos e 30 a 60% dos americanos brancos. A deficiência transitória ou secundária de lactase causada por lesão da mucosa, como uma gastrenterite viral aguda, é comum e desaparece em algumas semanas.

C. Deficiência de sacarase-isomaltase

Esta condição é herdada de forma autossômica recessiva rara e encontrada mais comumente na Groenlândia, Islândia e entre os indígenas do Alasca. Os lactentes podem apresentar distensão abdominal, déficit de crescimento e diarreia aquosa e ácida.

Grupo de suporte para pais de crianças com deficiência de sacarase-isomaltase congênita: www.csidinfo.com.

D. Má absorção de monossacarídeos

Os monossacarídeos mais importantes são frutose, glicose e galactose.

E. Má absorção de glicose-galactose

A má absorção de glicose-galactose é um distúrbio raro no qual a proteína transportadora de sódio-glicose é defeituosa. O transporte de glicose no epitélio intestinal e no túbulo renal é prejudicado. A diarreia começa com as primeiras mamadas, acompanhada de redução do açúcar nas fezes e acidose. Podem ocorrer glicosúria e aminoacidúria e o teste de tolerância à glicose é anormal. A histologia do intestino delgado parece normal. A diarreia desaparece prontamente com a retirada de glicose e galactose da dieta, o que constitui um tratamento obrigatório para a doença congênita. A forma adquirida e transitória da má absorção de glicose-galactose ocorre principalmente em lactentes com menos de 6 meses, geralmente após enterite viral ou bacteriana aguda, e pode exigir NP até a cura. Uma fórmula básica sem carboidratos é usada com frutose adicionada. O prognóstico é bom se diagnosticado precocemente. A tolerância à glicose e galactose melhora com a idade.

F. Intolerância alimentar à frutose

A má absorção de frutose ocorre quando a concentração de frutose excede a de glicose, geralmente com o consumo de xarope de milho com alto teor de frutose.

4. Linfangiectasia intestinal

Essa forma de enteropatia perdedora de proteínas resulta da obstrução dos vasos linfáticos intestinais e vazamento de linfa para o lúmen intestinal. A linfangiectasia congênita está associada a anormalidades dos vasos linfáticos nas extremidades. A má rotação com volvo também pode causar linfangiectasia intestinal.

▶ Achados clínicos

Edema periférico, diarreia, distensão abdominal, efusões quilosas e infecções de repetição são comuns. Os achados laboratoriais incluem baixos níveis de cálcio, magnésio, albumina, imunoglobulina, linfocitopenia e anemia e elevação de α_1-antitripsina fecal. Os exames de imagem podem mostrar edema da parede intestinal e a biópsia pode revelar dilatações linfáticas nas vilosidades e na lâmina própria. Se apenas os vasos linfáticos das camadas mais profundas do intestino ou mesentério estiverem envolvidos, pode ser necessária laparotomia para estabelecer o diagnóstico. A cápsula endoscópica mostra um brilho diagnóstico secundário aos vasos linfáticos cheios de gordura.

▶ Diagnóstico diferencial

Deve-se considerar as causas de enteropatia perdedora de proteínas.

▶ Tratamento e prognóstico

Uma dieta rica em proteínas (podem ser necessárias 6-7 g/kg/dia) enriquecida com triglicerídeos de cadeia média como fonte de gordura geralmente permite nutrição e crescimento adequados. Devem ser administrados suplementos vitamínicos e de cálcio. Pode ser necessária suplementação nutricional parenteral temporária. A cirurgia pode ser curativa se a lesão estiver localizada em uma pequena área do intestino ou em casos de pericardite constritiva ou tumores obstrutivos. Pode ser necessário administrar imunoglobulina e albumina IV, mas geralmente não de forma crônica. A albumina sérica pode não normalizar. O prognóstico não é favorável, embora possa ocorrer remissão com a idade. Pode ocorrer degeneração maligna dos vasos linfáticos anormais e desenvolvimento de linfoma intestinal de células B.

5. Intolerância à proteína do leite de vaca

A intolerância à proteína do leite refere-se à sensibilidade alimentar não alérgica e é mais comum no sexo masculino do que no feminino e em bebês com história familiar de atopia. A prevalência estimada é de 0,5 a 1,0%. Os sintomas podem ocorrer enquanto a criança ainda é exclusivamente amamentada com leite materno. É frequente o relato de uma criança saudável e com bom aspecto que, quando alimentada com fórmula ou leite materno com proteína do leite de vaca, desenvolve manchas de sangue nas fezes ou fezes com muco e raias de sangue. Uma história familiar de atopia é comum, mas o teste cutâneo não é confiável ou indicado, pois não se acredita que seja uma doença mediada por IgE. O tratamento consiste na remoção da proteína do leite de vaca da alimentação. A restrição materna da proteína do leite geralmente é suficiente se a criança estiver sendo amamentada com leite materno. Se for alimentada com fórmula, é indicada a substituição de uma fórmula à base de leite de vaca por uma fórmula de proteínas hidrolisadas. A colite alérgica em lactentes jovens é autolimitada, geralmente desaparecendo por volta dos 8 a 12 meses de idade. Uma vez que não foram identificadas consequências a longo prazo desse problema, quando os sintomas são leves e a criança está bem, pode não ser necessário qualquer tratamento. A histologia, não necessária para o diagnóstico, mostra hiperplasia linfonodular leve, edema da mucosa e eosinofilia na biópsia retal.

Em crianças mais velhas, a sensibilidade à proteína do leite pode induzir gastrenterite eosinofílica com enteropatia perdedora de proteína, deficiência de ferro, hipoalbuminemia e hipergamaglobulinemia. Pode ocorrer uma síndrome celíaca-*like*, com atrofia das vilosidades, má absorção, hipoalbuminemia, sangue oculto nas fezes e anemia.

6. Insuficiência pancreática

A causa mais comum de insuficiência pancreática exócrina na infância é a fibrose cística. A diminuição da secreção das enzimas digestivas pancreáticas é causada pela obstrução dos ductos exócrinos por secreções espessas, que destroem as células acinares pancreáticas. Outras condições associadas à insuficiência pancreática exócrina são discutidas no **Capítulo 22**.

7. Outros distúrbios genéticos causadores de má absorção

A. Abetalipoproteinemia

A abetalipoproteinemia é uma rara condição autossômica recessiva na qual a secreção de lipoproteínas ricas em triglicerídeos do intestino delgado (quilomícrons) e do fígado (lipoproteínas de muito baixa densidade) é limitada ou ausente. Ocorre esteatose profunda dos enterócitos intestinais (e hepatócitos) e grave má absorção de gordura. Desenvolve-se déficit de vitaminas lipossolúveis com complicações neurológicas por deficiência de vitamina E e retinite pigmentosa atípica. O nível de colesterol sérico é muito baixo e os lipídios da membrana das hemácias são anormais, causando acantose das hemácias, dois achados que podem ser a chave para o diagnóstico.

B. Acrodermatite enteropática

A acrodermatite enteropática é uma condição autossômica recessiva na qual o intestino tem uma incapacidade seletiva de absorver o zinco. A condição geralmente se torna óbvia no momento do desmame e é caracterizada por erupções cutâneas nas extremidades, erupções cutâneas ao redor dos orifícios do corpo, eczema, profundo déficit de crescimento, esteatorreia, diarreia e deficiência imunológica. A suplementação de zinco por via oral resulta em rápida melhora.

DOENÇA INFLAMATÓRIA INTESTINAL

▶ Considerações gerais

A DII, uma doença inflamatória crônica recidivante, é mais comumente diferenciada entre doença de Crohn e retocolite ulcerativa. A etiologia é multifatorial, envolvendo uma complexa interação de fatores ambientais e genéticos levando a respostas imunes mal adaptativas à flora do TGI. Entre 5 a 30% dos pacientes identificam um membro da família com DII. A DII de início muito precoce, antes dos 2 a 5 anos de idade, tem maior probabilidade de ser monogênica e grave.

▶ Achados clínicos

A. Sinais e sintomas

A inflamação causa dor abdominal, diarreia, sangue nas fezes, febre, anorexia, fadiga e perda de peso. A doença de Crohn também pode se apresentar como um processo de estenose com dor abdominal e obstrução intestinal, ou como uma forma penetrante/fistulizante com abscesso, doença perianal ou sintomas semelhantes à apendicite aguda. A retocolite ulcerativa geralmente se apresenta com dor abdominal e diarreia sanguinolenta.

A doença de Crohn pode afetar qualquer parte do TGI, dos lábios ao ânus. A doença de Crohn infantil afeta com mais frequência o íleo terminal e o cólon e pode ser irregular na distribuição. A retocolite ulcerativa é limitada ao cólon e, em crianças, geralmente envolve todo o cólon (pancolite). Quanto menor a idade de início, mais grave provavelmente será o curso.

As manifestações extraintestinais são comuns em ambas as formas de DII e podem preceder as queixas intestinais. Estes incluem uveíte, úlceras aftosas orais recorrentes, artrite, atraso no crescimento e na puberdade, envolvimento hepático (normalmente colangite esclerosante primária), erupção cutânea (eritema nodoso e pioderma gangrenoso) e anemia por deficiência de ferro.

B. Testes diagnósticos

O diagnóstico é baseado em sintomas, curso recidivante, achados radiográficos, endoscópicos e histológicos e exclusão de outros distúrbios. Nenhum teste isolado é diagnóstico. Os pacientes geralmente apresentam baixos níveis de hemoglobina, ferro e albumina sérica, e níveis elevados de VHS, PCR e calprotectina fecal. Exames de imagem abdominais como TC, enterografia por RM, ultrassonografia e videocápsula endoscópica podem revelar doença do intestino delgado e excluir outras etiologias. Os achados incluem espessamento da parede intestinal, estreitamento, ulceração da mucosa, fístulas entéricas e edema mural e da mucosa.

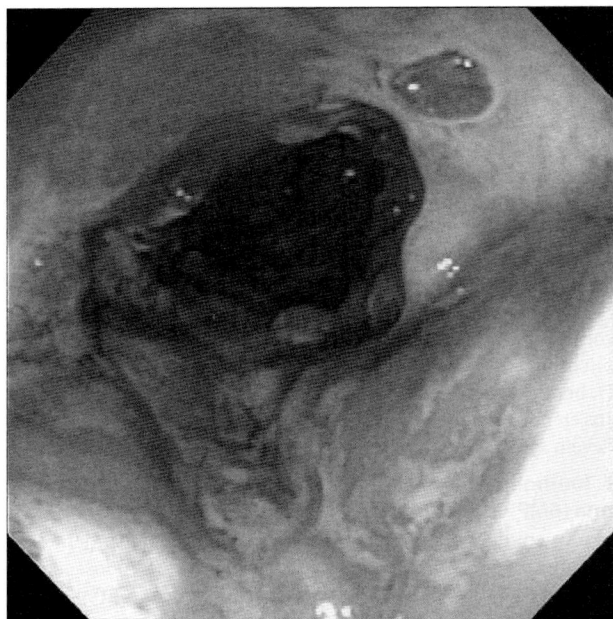

▲ **Figura 21-8** Retocolite ulcerativa. O exsudato branco está presente sobre uma mucosa colônica anormal que perdeu seu padrão vascular típico.

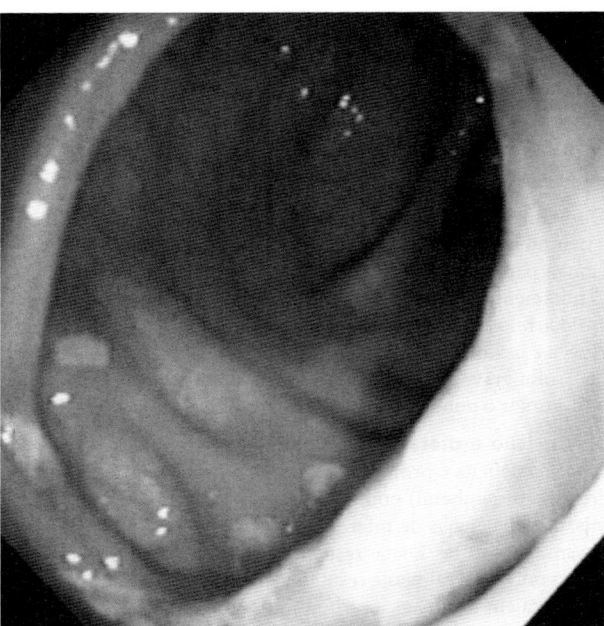

▲ **Figura 21-9** Colite de Crohn. Lesões aftosas discretas estão espalhadas por uma mucosa espessada com algumas áreas com padrão vascular normal.

A EDA e a ileocolonoscopia são as modalidades diagnósticas mais úteis, revelando a gravidade e a extensão do envolvimento intestinal superior, ileal e colônico. São encontrados granulomas em 25 a 50% dos casos de doença de Crohn. Úlceras lineares profundas, exsudato branco (**Figura 21-8**), lesões aftosas (**Figura 21-9**), envolvimento irregular e doença perianal sugerem doença de Crohn. O envolvimento superficial e contínuo do cólon, poupando o TGI superior, é típico da retocolite ulcerativa (**ver Figura 21-8**).

▶ Diagnóstico diferencial

Quando predominam os sintomas extraintestinais, a doença de Crohn pode ser confundida com artrite reumatoide, lúpus eritematoso sistêmico ou outras vasculites, DC ou hipopituitarismo. O início agudo da ileocolite pode ser confundido com obstrução intestinal, apendicite, linfoma e diarreia infecciosa. Os sintomas de má absorção sugerem DC, úlcera péptica, infecção por *Giardia*, alergia a proteína alimentar, anorexia nervosa ou falha de crescimento de causas endócrinas. A doença perianal pode sugerir abuso infantil. Também podem ocorrer diarreia com cólica e sangue nas fezes com infecções como *Shigella, Salmonella, Yersinia, Campylobacter, E. histolytica, E. coli* enteroinvasiva (*E. coli* O157), *Aeromonas hydrophila, C. difficile* e, se há imunocomprometimento, CMV. A DII leve imita a síndrome do intestino irritável ou intolerância à lactose. Deve-se considerar doença de Behçet se houver úlceras intestinais profundas, ulcerações aftosas orais juntamente com pelo menos dois dos seguintes: úlceras genitais, sinovite, uveíte posterior, meningoencefalite e vasculite pustulosa. A doença granulomatosa crônica, tuberculose e sarcoidose também causam granulomas.

▶ Complicações

A. Doença de Crohn

As complicações nutricionais incluem atrasos no crescimento e na puberdade, diminuição da mineralização óssea e deficiências de nutrientes específicos, incluindo ferro, cálcio, zinco, vitamina B12 e vitamina D. A terapia com corticosteroide prolongada pode afetar o crescimento e a densidade mineral óssea. Ocorrem obstrução intestinal, fístulas, abscesso abdominal, doença perianal, pioderma gangrenoso, artrite e amiloidose. A colite de Crohn aumenta o risco de adenocarcinoma de cólon.

B. Retocolite ulcerativa

Mesmo com a apresentação típica de retocolite ulcerativa, até 35% desenvolvem doença de Crohn. Podem ocorrer artrite, uveíte, pioderma gangrenoso e desnutrição. A falha do crescimento e a puberdade atrasada são menos comuns do que na doença de Crohn, enquanto a doença hepática (hepatite crônica ativa, colangite esclerosante) é mais comum. O adenocarcinoma do cólon ocorre com uma incidência de 1 a 2% ao ano após os primeiros 7 a 8 anos da doença em pacientes com pancolite e é significativamente maior em pacientes com retocolite ulcerativa e colangite esclerosante.

Tratamento

A. Tratamento clínico

O tratamento para DII pediátrica envolve a indução da remissão, a manutenção da remissão e o tratamento das deficiências nutricionais para promover o crescimento e desenvolvimento normais. O tratamento inclui dieta, anti-inflamatórios, imunomoduladores, antidiarreicos, antibióticos e opções biológicas. Nenhuma terapia clínica é uniformemente eficaz em todos os pacientes. Na doença de Crohn grave, o hormônio do crescimento pode ser necessário para atingir o potencial de altura total.

1. Nutrição e dieta – Garantir uma nutrição adequada para repor os déficits e promover o crescimento normal (incluindo o crescimento puberal) pode ser um desafio. Além das calorias totais, as deficiências de micronutrientes, ferro, cálcio e vitaminas devem ser repostas. Dietas restritivas ou brandas são contraproducentes porque geralmente resultam em ingestão insuficiente. Uma dieta rica em proteínas e carboidratos com quantidades normais de gordura é recomendada. Dietas com baixo teor de fibras podem reduzir os sintomas durante a colite ativa ou obstrução intestinal parcial; no entanto, uma vez controlada a colite, o aumento da fibra pode beneficiar a saúde da mucosa por meio da produção bacteriana de ácidos graxos. Uma dieta com baixo teor de lactose ou reposição de lactase pode ser necessária temporariamente para a doença de Crohn do intestino delgado. Na doença de Crohn grave, as calorias suplementares de fórmulas ingeridas por via oral ou por sonda nasogástrica promovem recuperação do crescimento.

Dietas específicas podem ser eficazes para indução e manutenção, mas podem ser difíceis de seguir a longo prazo. Para a doença de Crohn, a nutrição enteral com fórmula líquida fornecendo mais de 85% das necessidades calóricas é uma terapia eficaz e promove crescimento linear. A dieta de eliminação da doença de Crohn também é uma opção. As terapias dietéticas são menos eficazes na retocolite ulcerativa. A dieta de carboidratos específicos é uma opção bem conhecida.

2. Aminossalicilatos (ASA) – Estão disponíveis múltiplas preparações de derivados de 5-ASA, usadas para induzir e manter a remissão na doença de Crohn leve e na retocolite ulcerativa. Preparações comuns, incluindo produtos de 5-ASA, como sulfassalazina (50 mg/kg/dia), balsalazida (0,75-2,5 g VO 3 vezes ao dia) ou produtos de mesalazina (faixa de dose para adultos 2,4-4,8 g/dia) estão disponíveis em comprimidos, grânulos e formulações de liberação retardada visando locais específicos no TGI. Os efeitos colaterais incluem erupções cutâneas, náusea, cefaleia, dor abdominal, perda de cabelo, diarreia, e, raramente, nefrite, pericardite, doença do soro, anemia hemolítica, anemia aplástica e pancreatite. A sulfassalazina, na qual a sulfa fornece o 5-ASA, pode causar efeitos colaterais relacionados à sulfa, incluindo fotossensibilidade e erupção cutânea.

3. Corticosteroides – Pacientes com doença de Crohn moderada a grave e colite ulcerativa geralmente respondem rapidamente aos corticosteroides. Pode-se administrar metilprednisolona (1 mg/kg/dia) IV quando a doença é grave. Para doença moderada, a prednisona (1 mg/kg/dia VO em uma a duas doses divididas) ou budesonida em preparações direcionadas à área ileocecal ou cólon pode melhorar rapidamente os sintomas, mas deve ser reduzida ao longo de 4 a 8 semanas. A budesonida, devido à depuração hepática de "primeira passagem", pode ter menos efeitos colaterais do que a prednisona. A dependência de esteroides é uma indicação para escalonamento da terapia. Espumas e enemas de corticosteroides são agentes tópicos úteis para proctite distal ou colite do lado esquerdo. Durante o uso de corticosteroides sistêmicos, deve-se considerar a suplementação de cálcio e vitamina D, bem como a supressão ácida para prevenir a gastrite. Devido aos efeitos colaterais e cicatrização incompleta, os corticosteroides devem ser usados o mínimo possível.

4. Imunomoduladores – azatioprina (AZA), 6-mercaptopurina (6MP) e metotrexato (MTX) – Os imunomoduladores são usados em doenças moderadas a graves, quando dependentes de esteroides e em conjunto com produtos biológicos. A dosagem de AZA (2-3 mg/kg/dia VO) ou 6MP (1-2 mg/kg/dia VO) pode ser otimizada com base na atividade da enzima tiopurina metileno transferase (TPMT), que deve ser medida antes do início da terapia (genótipo ou atividade enzimática). Nos casos em que a adesão pode ser um problema, ou quando podem ser necessários ajustes de dose, os metabólitos AZA ou 6MP podem ser medidos. É possível que não seja observada a eficácia terapêutica máxima por 2 a 3 meses após o início do tratamento. Os efeitos colaterais incluem pancreatite, hepatotoxicidade e supressão da medula óssea.

O MTX é eficaz na doença de Crohn, mas não na retocolite ulcerativa, e tem início de ação em 2 a 3 semanas. A dosagem semanal oral ou intramuscular varia de 15 mg/m^2 até 25 mg. O efeito colateral mais comum é a náusea, controlada com folato 1 mg ao dia, enquanto os eventos adversos graves incluem toxicidade da medula óssea, hepática, pulmonar e renal. O MTX é bem conhecido por causar morte fetal e deformidades.

5. Antibióticos – Metronidazol (15-30 mg/kg/dia em três doses fracionadas) e ciprofloxacino tratam a doença de Crohn perianal e o supercrescimento bacteriano. Pode ocorrer neuropatia periférica com o uso prolongado de metronidazol.

6. Biológicos – Os biológicos são usados com frequência crescente e o uso precoce está associado a uma melhor resposta. O anticorpo contra o fator de necrose tumoral-α (TNFα, do inglês *tumor necrosis factor alpha*) é usado para doença de Crohn e retocolite ulcerativa moderadas a graves e para doença fistulizante ou penetrante. As formulações estão disponíveis para administração IV (infliximabe) ou intramuscular (adalimumabe, golimumabe, certolizumabe). A recorrência da doença geralmente ocorre dentro de 12 meses após a interrupção da terapia. Novos produtos biológicos incluem o vedolizumabe, uma anti-integrina alfa4/beta7, e o ustequinumabe, um agente anti-IL12/23. O uso de produtos biológicos está associado ao risco de reações à infusão, reações no local da injeção e aumento do risco de infecções oportunistas e malignidade. Raramente, o linfoma de células T hepatoesplênico está associado a agentes anti-TNF e AZA/6MP concomitante.

7. Outros agentes – A ciclosporina ou o tacrolimo podem ser usados como uma "ponte" para uma terapia mais definitiva (como colectomia para retocolite ulcerativa). Os probióticos e prebióticos são frequentemente usados, mas com dados muito limitados sobre eficácia. O tofacitinibe, um inibidor oral de JAK, recebeu recentemente aprovação para adultos com retocolite ulcerativa.

8. Vigilância – Após 7 a 8 anos de colite, recomenda-se o rastreamento do câncer com colonoscopia de rotina e múltiplas biópsias. Metaplasia persistente, aneuploidia ou displasia indicam a necessidade de colectomia.

B. Tratamento cirúrgico

1. Doença de Crohn – A ressecção ileocecal é a cirurgia mais comum, mas a recorrência é esperada. As indicações para cirurgia na doença de Crohn incluem estenose, obstrução, sangramento incontrolável, perfuração, abscesso, fístula e falha no tratamento clínico. Até 50% dos pacientes com doença de Crohn eventualmente requerem um procedimento cirúrgico.

2. Retocolite ulcerativa – A colectomia total é curativa e é recomendada para pacientes com dependência ou resistência a esteroides, hemorragia descontrolada, megacólon tóxico, displasia de alto grau ou tumores malignos; a colectomia eletiva pode ser escolhida para a prevenção do câncer colorretal após 7 a 8 anos de doença. Uma bolsa em J proporciona melhor continência, mas até 25% dos pacientes desenvolvem bolsite, manifestada por diarreia e cólicas e tratada com metronidazol ou ciprofloxacino. A doença hepática associada à DII não melhora com a colectomia.

Recursos *online*

http://www.crohnscolitisfoundation.org/.

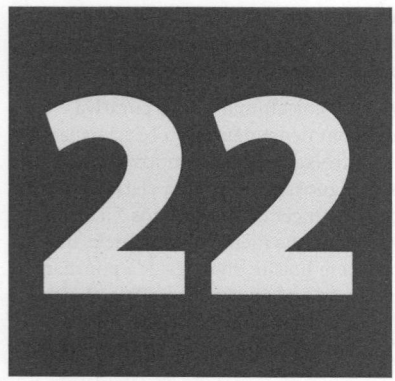

Fígado e pâncreas

Ronald J. Sokol, MD
Jacob A. Mark, MD
Cara L. Mack, MD
Amy G. Feldman, MD, MSCS
Shikha S. Sundaram, MD, MSCI

▼ DOENÇAS HEPÁTICAS

ICTERÍCIA NEONATAL COLESTÁTICA

Os principais achados clínicos dos distúrbios que causam colestase neonatal prolongada são (1) icterícia com elevação sérica da fração conjugada (ou direta) de bilirrubina (> 1,0 mg/dL e > 20% da bilirrubina total), (2) fezes acólicas ou hipocólicas, (3) colúria, e (4) hepatomegalia.

A colestase neonatal (condição caracterizada pela redução do fluxo biliar) é causada por doenças intra e extra-hepáticas. Algumas características clínicas específicas **(Tabela 22-1)** permitem distinguir essas duas categorias em 85% dos casos. Os pacientes com colestase intra-hepática frequentemente se apresentam com aspecto geral doentio e com falha de crescimento, enquanto crianças com colestase extra-hepática (atresia biliar [AB]) tipicamente apresentam bom estado geral, fezes completamente acólicas, em geral, e fígado palpável, de tamanho aumentado e mais rígido. A análise histológica dos fragmentos coletados por biópsia percutânea aumenta para 85 a 95% a acurácia da diferenciação das categorias diagnósticas **(Tabela 22-2)**.

COLESTASE INTRA-HEPÁTICA

FUNDAMENTOS DO DIAGNÓSTICO E CARACTERÍSTICAS TÍPICAS

▶ Elevação de bilirrubina total e conjugada.
▶ Hepatomegalia e colúria.
▶ Via biliar extra-hepática pérvia.

▶ Considerações gerais

A colestase intra-hepática é caracterizada por alteração da secreção hepatocelular da bile e patência do sistema biliar extra-hepático. Uma causa específica pode ser identificada em cerca de 60 a 80% dos casos, os demais sendo denominados como hepatite neonatal idiopática ou colestase neonatal transitória. A perviedade do trato biliar extra-hepático é sugerida pelas fezes coradas, pela ausência de proliferação dos ductos biliares e de obstruções biliares na biópsia hepática. A perviedade também pode ser determinada, quando clinicamente indicado, por colangiografia realizada de forma intraoperatória, de forma percutânea em uma colecistografia transhepática ou por colangiopancreatografia retrógrada endoscópica (CPRE), utilizando endoscópio de visão lateral de tamanho pediátrico. A colangiopancreatografia por ressonância magnética (CPRM) é de uso limitado em crianças e muito dependente do técnico e do equipamento.

1. Hepatite neonatal ou perinatal de causa infecciosa

Esse diagnóstico é considerado em crianças com icterícia, hepatomegalia, vômitos, letargia, febre e petéquias. É importante identificar, no período perinatal, infecções adquiridas por vírus, bactérias e protozoários **(Tabela 22-3)**, já que podem ser tratadas. As infecções podem ocorrer por via transplacentária, por ascensão através do colo uterino até o líquido amniótico, por ingestão de líquidos contaminados (sangue materno, urina, secreção vaginal) durante o parto, por transfusões sanguíneas administradas no período neonatal precoce, pelo leite materno ou por exposição ambiental. Os agentes infecciosos incluem o herpes-vírus simples, vírus varicela-zóster, picornavírus (enterovírus e parechovírus humanos), citomegalovírus (CMV), vírus da rubéola, adenovírus, parvovírus, herpes-vírus humano tipo 6 (HHV-6, de *human herpes virus 6*), vírus da hepatite B (HBV, de *hepatitis B virus*), vírus da imunodeficiência humana (HIV, de *human immunodeficiency virus*), *Treponema pallidum* e *Toxoplasma gondii*. Embora a hepatite C possa ser transmitida verticalmente, raramente causa colestase neonatal. O grau de dano aos hepatócitos causado por esses agentes é variável, diferindo desde necrose hepática maciça (herpes simples, picornavírus) até necrose focal e inflamação leve (CMV, HBV). Bilirrubina sérica, alanina aminotransferase (ALT), aspartato aminotransferase (AST), fosfatase alcalina e ácidos

Tabela 22-1 Características clínicas da colestase neonatal intra e extra-hepática

Intra-hepática	Extra-hepática
Criança prematura, pequena para a idade gestacional, parece doente	Crianças a termo, bom estado geral
Hepatoesplenomegalia, envolvimento de outros órgãos ou sistêmico	Hepatomegalia (firme a endurecida)
Fezes com alguma pigmentação	Fezes acólicas
Identificação de causa associada (infecciosa, metabólica, familiar, etc.)	Síndromes de poliesplenia ou asplenia, fígado na linha média

biliares tipicamente estão elevados. A criança ictérica, pode ter petéquias ou erupção cutânea e geralmente parece doente.

▶ Achados clínicos

A. Sinais e sintomas

Os sintomas clínicos surgem tipicamente nas primeiras 2 semanas de vida, mas podem aparecer até os 2 a 3 meses de idade. Baixa ingestão oral, reflexo de sucção fraco, letargia, hipotonia e vômitos são frequentes. As fezes podem ser normais ou hipocólicas, mas raramente são acólicas. Uma urina escura mancha a fralda. Pode haver hepatomegalia firme, e a presença de esplenomegalia é variável. Podem ocorrer lesões de pele maculares, papulares, vesiculares ou petequiais. Apresentações incomuns incluem insuficiência hepática neonatal, hipoproteinemia, anasarca (hidropsia não hemolítica) e doenças hemorrágicas do recém-nascido.

B. Estudos diagnósticos

Neutropenia, trombocitopenia e hemólise leve são comuns. Sugerem infecção congênita: hiperbilirrubinemia mista, aminotransferases elevadas com fosfatase alcalina e gama-glutamiltranspeptidase

Tabela 22-2 Características histológicas da colestase neonatal intra e extra-hepática

	Intra-hepática	Extra-hepática
Células gigantes	+++	+
Lóbulos	Desestruturação	Normal
Reação portal	Inflamação, mínima fibrose	Fibrose, infiltrado linfocítico
Neoproliferação ductal	Rara	Marcada
Outros	Esteatose, hematopoiese extramedular, deposição de ferro	Tampão obstrutivo no ducto biliar portal, lagos biliares

(GGT) próximas aos valores normais, provas de coagulação prolongadas, acidose leve e elevação da linhagem sérica de imunoglobulina M (IgM). Devem ser feitas culturas virais e/ou testagens de ácidos nucleicos específicos de patógenos de secreções nasofaríngeas, urina, fezes, sangue e líquido cefalorraquídeo (LCR). Um teste de anticorpo IgM específico pode ser útil, bem como as radiografias de ossos longos para determinar a presença de "sinal do aipo" nas regiões metafisárias dos úmeros, fêmures e tíbias. Quando indicada, a tomografia computadorizada (TC) pode identificar calcificações intracranianas (especialmente com CMV e toxoplasmose). Uma cintilografia hepatobiliar mostra redução da excreção hepática do isótopo circulante com excreção intestinal inalterada. A vesícula biliar está presente na ultrassonografia. Um exame oftalmológico pode ser útil para o diagnóstico de herpes-vírus simples, CMV, toxoplasmose e rubéola.

Uma biópsia hepática percutânea pode ser útil em distinguir colestase infecciosa, mas pode não identificar o agente infeccioso (ver **Tabela 22-2**). Exceções incluem as típicas inclusões citomegálicas nos hepatócitos ou nas células epiteliais dos ductos biliares, a presença de células gigantes multinucleadas e as inclusões intranucleares acidofílicas do herpes-vírus simples ou do vírus varicela-zóster e a presença de inclusões intranucleares basofílicas de adenovírus ou estudo imuno-histoquímico positivo para viroses graves. Um achado comum é a desestruturação lobular em graus variáveis, caracterizada por necrose focal, transformação de células gigantes multinucleadas e balonização de hepatócitos, com palidez e perda da estrutura em cordão das células hepáticas. A colestase canalicular e intra-hepatocitária pode ser proeminente. Mudanças portais não são importantes, mas podem ocorrer neoproliferação ductal modesta e fibrose leve. Culturas virais, análises imuno-histoquímicas ou reação em cadeia da polimerase (PCR, de *polymerase chain reaction*) do material da biópsia podem ser úteis.

▶ Diagnóstico diferencial

É necessária grande cautela em distinguir entre causas infecciosas de colestase intra-hepática e doenças genéticas ou metabólicas, tendo em vista que as apresentações clínicas são similares e podem se sobrepor. Deve-se investigar imediatamente galactosemia, intolerância hereditária à frutose e tirosinemia, já que terapias específicas estão disponíveis. Concomitantemente, essas crianças podem ter bacteremia por Gram-negativos. Também deve-se considerar deficiência de α_1-antitripsina, fibrose cística, defeitos na síntese de ácidos biliares, colestase intra-hepática familiar progressiva (CIFP), doenças da cadeia respiratória mitocondrial e doenças neonatais de depósito de ferro. Características físicas específicas podem sugerir síndrome de Alagille, síndrome artrogripose, disfunção renal e colestase neonatal (ARC) ou síndrome de Zellweger. A hepatite neonatal idiopática (colestase neonatal transitória) pode ser indistinguível de causas infecciosas.

▶ Tratamento

As infecções por herpes-vírus simples, vírus varicela-zóster, CMV, parvovírus e toxoplasmose têm tratamentos específicos (ver **Tabela 22-3**). Deve-se administrar prontamente penicilina na suspeita

Tabela 22-3 Causas infecciosas de hepatite neonatal

Agente Infeccioso	Testes Diagnósticos	Espécimes	Tratamento
Citomegalovírus	Cultura e PCR, histologia hepática, IgM/[a]IgG	Urina, sangue, fígado, saliva	Ganciclovir (foscarnete)[b]
Herpes simples	PCR e cultura, histologia hepática, Ag (pele)	Fígado, sangue, olho, faringe, reto, LCR, pele	Aciclovir
Rubéola	Cultura, IgM/[a]IgG	Fígado, sangue, urina	Suporte
Varicela	Cultura, PCR, Ag (pele)	Pele, sangue, LCR, fígado	Aciclovir (foscarnete)[b]
Parvovírus	IgM/[a]IgG sérico, PCR	Sangue	Suporte, IgIV
Enterovírus	Cultura e PCR	Sangue, urina, LCR, faringe, reto, fígado	IgIV pode ser útil; drogas em investigação estão sendo testadas
Adenovírus	Cultura e PCR	Secreção nasal/da faringe, reto, sangue, fígado, urina	Nenhuma terapia estabelecida; cidofovir ou IgIV podem ser úteis
Vírus da hepatite B (HBV)	HBsAg, HBcAg, IgM, DNA HBV	Sangue	Suporte para a infecção aguda
Vírus da hepatite C (HCV)	PCR HCV, IgG HCV	Sangue	Suporte para a infecção aguda
Treponema pallidum	Sorologia	Sangue, LCS	Penicilina
Toxoplasma gondii	IgM/[a]IgG, PCR, cultura	Sangue, LCS, fígado	Ver Capítulo 43, Parasitas
Mycobacterium tuberculosis	Radiografia de tórax, histologia de tecido hepático, cultura ou PCR, coloração do aspirado gástrico, cultura ou PCR	Sangue, fígado, aspirado gástrico	INH, pirazinamida, rifampicina, etambutol (se estiver presente TB resistente a múltiplas drogas, consultar um especialista)
Infecção bacteriana	Cultura ou PCR e outros métodos rápidos	Sangue, urina, outros tecidos ou superfícies	Antibióticos apropriados

Ag, teste de antígeno viral; HBcAg, antígeno do *core* da hepatite B; HBsAg, antígeno de superfície de hepatite B; IgIV, imunoglobulina intravenosa; INH, isoniazida; LCR, líquido cefalorraquídeo; PCR, teste de reação em cadeia da polimerase para DNA ou RNA viral; TB, tuberculose.
[a]IgG positivo indica infecção materna e transferência do anticorpo por via transplacentária; negativo indica baixa probabilidade de infecção na mãe e na criança.
[b]Uso de foscarnete para viroses resistentes, que espera-se serem raras no lactente. Tratar apenas se sintomático.

de sífilis, terapia antiviral específica ou antibióticos para hepatite bacteriana ou infecções do trato urinário. A dextrose intravenosa é necessária nos casos em que a alimentação não é bem tolerada. As consequências da colestase são tratadas como indicado (**Tabela 22-4**). Deve-se repor vitamina K por via oral ou injeção e vitaminas A, D e E por via oral. Os coleréticos (ácido ursodesoxicólico [AUDC]) são usados se a colestase persistir. Corticosteroides são contraindicados.

▶ **Prognóstico**

O envolvimento de múltiplos órgãos prediz um pior prognóstico. Insuficiência hepática ou cardíaca, acidose intratável ou hemorragia intracraniana estão associadas a desfechos fatais em infecções por herpes, adenovírus ou enterovírus e ocorrem ocasionalmente em infecções por CMV ou rubéola. O HBV raramente causa hepatite neonatal fulminante; a maioria das crianças infectadas é imunotolerante à hepatite B. O fígado neonatal geralmente se recupera sem fibrose após infecções agudas. Colestase crônica, embora rara após infecções, pode levar a hipoplasia do esmalte dentário, déficit de crescimento, atrofia de via biliar, prurido grave e xantoma.

Bilavsky E, Schwarz M, Bar-Sever Z, Pardo J, Amir J: Hepatic involvement in congenital cytomegalovirus infection—infrequent yet significant. J Viral Hepat 2014 Dec 12. doi: 10.1111/jvh.12374 [PMID: 25496231].

Feldman AG, Sokol RJ: Neonatal cholestasis: emerging molecular diagnostics and potential novel therapeutics. Nat Rev Gastroenterol Hepatol 2019 Jun;16(6):346–360 [PMID: 30903105].

Goel A et al: Detection of cytomegalovirus in liver tissue by polymerase chain reaction in infants with neonatal cholestasis. Pediatr Infect Dis J 2018 Jul;37(7):632–636 [PMID: 29389827].

2. Agentes infecciosos específicos

A. Doença neonatal por vírus da hepatite B

A transmissão vertical de HBV pode ocorrer em qualquer momento durante o período perinatal. A maioria dos casos é adquirida a partir de mães carreadoras assintomáticas de HBV. Embora o HBV

Tabela 22-4 Tratamento das complicações da doença hepática colestática crônica

Indicações	Tratamento	Dose	Toxicidade
Colestase intra-hepática	Fenobarbital Colestiramina ou cloridrato de colestipol Ácido ursodesoxicólico	3-10 mg/kg/dia 250-500 mg/kg/dia 15-20 mg/kg/dia	Tontura, irritabilidade, interferência no metabolismo da vitamina D Constipação, acidose, quelação de drogas, aumento de esteatorreia Aumento do prurido transitório
Prurido	Fenobarbital Colestiramina ou colestipol Cloridrato de difenidramina Hidroxizina Luz ultravioleta B Rifampicina Ácido ursodesoxicólico Naltrexona Plasmaférese	3-10 mg/kg/dia 250-500 mg/kg/dia 5-10 mg/kg/dia 2-5 mg/kg/dia Exposição conforme necessário 10 mg/kg/dia 15-20 mg/kg/dia 1 mg/kg/dia A cada 2-4 semanas	Tontura, irritabilidade, interferência no metabolismo da vitamina D Constipação, acidose, quelação de drogas, aumento de esteatorreia Tontura Queimadura de pele Hepatotoxicidade, mielossupressão Aumento transitório do prurido Irritabilidade, vômitos Acesso venoso central, custo elevado
Esteatorreia	Fórmula contendo triglicerídeos de cadeia média (p. ex., Pregestimil ou Alimentum) Suplemento oleoso contendo triglicerídeos de cadeia média	120-150 kcal/kg/dia para lactentes 1-2 mL/kg/dia	Custo elevado Diarreia, aspiração
Má absorção de vitaminas lipossolúveis	Vitamina A Vitamina D2 ou D3 25-hidroxi-colecalciferol (25-OH vitamina D) 1,25-dihidroxi-colecalciferol 1,25 OH$_2$, vitamina D Vitamina E (oral) Vitamina E (oral, STPG) Vitamina E (intramuscular) Vitamina K (oral) Vitamina K (intramuscular)	10.000-25.000 UI/dia 800-8.000 UI/dia (até 1.000 UI/kg/dia para lactentes) 3-5 mcg/kg/dia 0,05-0,2 mcg/kg/dia 25-200 UI/kg/dia 15-25 UI/kg/dia 1-2 mg/kg/dia 2,5 mg, duas vezes por semana, até 5 mg/dia 2-5 mg a cada 4 semanas	Hepatite, pseudotumor cerebral, lesões ósseas Hipercalcemia, hipercalciúria Aumento da deficiência de vitamina K Calcificação muscular
Má absorção de outros nutrientes	Multivitamínico Cálcio Fósforo Zinco	1-2 vezes a dose padrão 25-100 mg/kg/dia 25-50 mg/kg/dia 1 mg/kg/dia	Hipercalcemia, hipercalciúria Intolerância gastrintestinal Interferência na absorção de ferro e cobre

SPTG, Succinato de D-α-tocoferol polietilenoglicol-1000.

seja encontrado na maioria dos fluidos corporais, incluindo o leite materno, a transmissão neonatal ocorre primariamente por exposição ao sangue materno durante o parto e apenas ocasionalmente pela via placentária (< 5% a 10% dos casos). Nas mães carreadoras crônicas do antígeno de superfície da hepatite B (HBsAg, de *hepatitis B surface antigen*), o risco de aquisição neonatal é maior se: (1) a mãe também for positiva para o antígeno "e" (HBeAg, de *hepatitis B e antigen*) e negativa para o anticorpo anti "e" (HBeAb, de *hepatitis B e antibody*), (2) houver níveis séricos elevados de anticorpo "c" da hepatite B (HBcAb, de *hepatitis B c antibody*) ou (3) houver altos níveis séricos de DNA de HBV (> 10^7 cópias/mL). Se não receber profilaxia, a criança tem 70 a 90% de chance de adquirir HBV ao nascimento de uma mãe HBsAg/HBeAg-positivo.

A maioria das crianças infectadas desenvolve uma fase imunotolerante assintomática e prolongada da infecção por HBV. Raramente ocorrem necrose hepática e insuficiência hepática fulminantes em crianças. Outros pacientes desenvolvem hepatite imune crônica com necrose hepatocelular focal e uma leve resposta imune inflamatória portal. A hepatite crônica pode persistir por anos, com evidência sorológica de HBeAg persistente e aminotransferases séricas discretamente elevadas ou normais. A maioria das crianças tem apenas evidências bioquímicas leves de dano hepático, quando houver, e não parecem clinicamente doentes. A maioria das crianças permanece assintomática em um estado de imunotolerância da infecção por HBV; 3 a 5% por ano desenvolvem hepatite aguda ou crônica (ver seção Hepatite B, pág. 664).

Para prevenir a transmissão perinatal, todos os bebês de mães HBsAg-positivo (independentemente do status de HBeAg) devem receber imunoglobulina da hepatite B (HBIG) e vacina contra hepatite B nas primeiras 24 horas após o nascimento e novamente a vacina ao 1 e aos 6 meses de vida (ver Capítulo 10). Isso previne a infecção por HBV em 85 a 95% das crianças. Se não administrada ao nascimento, a HBIG pode ser feita no máximo até 7 dias pós-parto, desde que a criança tenha recebido a vacina. A imunização universal de HBV durante a infância é recomendada para todas as crianças ao nascimento, independentemente do *status* de HBV materno. O rastreamento universal das gestantes para HBsAg é conduzido para determinar quais bebês também irão precisar de HBIG. Mulheres grávidas com DNA HBV maior do que 200.000 UI/mL devem ser consideradas para terapia antiviral no terceiro trimestre para reduzir os níveis de HBV e, assim, os riscos de transmissão vertical.

B. Hepatite bacteriana neonatal

A maioria das infecções bacterianas hepáticas no recém-nascido são adquiridas por invasão transplacentária de amnionite com disseminação ascendente de infecção materna vaginal ou uterina. O desenvolvimento é abrupto, geralmente dentro de 48 a 72 horas após o nascimento, com sinais de sepse e frequentemente choque. A icterícia aparece precocemente com hiperbilirrubinemia direta. Os organismos mais comuns envolvidos são *Escherichia coli*, *Listeria monocytogenes* e estreptococos do grupo B. Os abscessos hepáticos neonatais causados por *E. coli* ou *Staphylococcus aureus* podem ser resultados de onfalites ou cateterização de veia umbilical. Essas infecções requerem antibioticoterapia específica combinada em doses otimizadas, e, raramente, drenagem cirúrgica ou por radiologia intervencionista. Mortes são comuns, mas os que sobrevivem não apresentam consequências de doença hepática a longo prazo.

C. Icterícia neonatal com infecção do trato urinário

Infecções do trato urinário tipicamente se apresentam com colestase entre a segunda e quarta semana de vida. Letargia, febre, perda de apetite, icterícia e hepatomegalia podem estar presentes. Exceto por hiperbilirrubinemia mista, outras provas de função hepática (PFHs) são apenas discretamente anormais. A leucocitose está frequentemente presente, e a infecção é confirmada por urocultura. O dano hepático é causado pela ação de endotoxinas e citocinas na secreção biliar.

O tratamento da infecção leva à resolução da colestase sem sequelas hepáticas. Doenças hepáticas metabólicas, tais como galactosemia e tirosinemia, podem se apresentar com infecções do trato urinário por bactérias Gram-negativas e devem ser excluídas.

Cheung KW, Seto MTY, Lao TT: Prevention of perinatal hepatitis B virus transmission. Arch Gynecol Obstet 2019 Aug;300(2):251–259 [PMID: 31098821].

Harris JB, Holmes Ap: Neonatal herpes simplex viral infections and acyclovir: an update. J Pediatr Pharmacolo Ther 2017 Mar--Ap;22(2):88–93 [PMID: 24869532].
Terrault NA et al: Update on prevention, diagnosis, and treatment of chronic hepatitis B: AASLD 2018 hepatitis B guidance. Hepatology 2018 Apr;67(4):1560–1599 [PMID: 29405329].
Zeng QL et al: Tenofovir alafenamide to prevent perinatal hepatitis B transmission: a multicenter, prospective, observational study. Clin Infect Dis 2021 Jan 4. Online ahead of print [PMID: 33395488].

3. Colestase intra-hepática resultante de erros inatos do metabolismo, causas familiares e "tóxicas"

A colestase causada pela deficiência de enzimas e transportadores específicos, outras doenças genéticas ou certas toxinas compartilham achados de colestase intra-hepática (icterícia, hepatomegalia e fezes normais a completamente acólicas). Condições genéticas específicas têm sinais clínicos característicos e muitas podem ser identificadas por genotipagem.

A. Erros inatos do metabolismo

Estabelecer o diagnóstico específico o mais precoce possível é importante, porque o tratamento dietético e farmacológico está disponível (**Tabela 22-5**), e os pais das crianças afetadas devem receber aconselhamento genético. Para algumas doenças, o diagnóstico pré-natal está disponível.

A colestase causada por erros inatos do metabolismo (p. ex., galactosemia, intolerância hereditária à frutose e tirosinemia) é frequentemente acompanhada por vômitos, letargia, pouca aceitação alimentar, hipoglicemia ou irritabilidade. As crianças geralmente parecem sépticas; bactérias Gram-negativas podem ser positivas nas hemoculturas em 25% a 50% dos casos sintomáticos, especialmente na galactosemia com colestase. Os programas de rastreamento neonatal para galactosemia e tirosinemia geralmente detectam a doença antes do desenvolvimento de colestase. Outras causas genéticas e metabólicas de colestase intra-hepática são apontadas na **Tabela 22-5**. O tratamento dessas doenças é discutido no Capítulo 36.

B. Causas "tóxicas" de colestase neonatal

1. Condições hipóxico-isquêmicas neonatais – Eventos perinatais que resultam em hipoperfusão ou hipóxia do sistema gastrintestinal [GI] são, algumas vezes, seguidos por colestase dentro de 1 a 2 semanas. Isso ocorre em crianças com asfixia ao nascimento, disfunção cardíaca aguda, hipóxia grave, hipoglicemia, choque e acidose. Quando essas condições perinatais se desenvolvem em associação com lesões gastrintestinais, tais como onfalocele rompida, gastrosquise ou enterocolite necrosante, um quadro colestático subsequente é comum (25% a 50% dos casos). É comum haver hiperbilirrubinemia mista, elevação dos níveis de fosfatase alcalina e de GGT e aumento variável de transaminases. As fezes raramente são persistentemente acólicas.

Tabela 22-5 Causas genéticas e metabólicas de colestase neonatal

Doença	Erro inato	Patologia hepática	Estudo diagnóstico
Galactosemia	Galactose-1-fosfato uridiltransferase	Colestase, esteatose, necrose, pseudoacinar, fibrose	Teste de galactose-1-fosfato uridiltransferase das hemácias ou genotipagem[a]
Intolerância à frutose	Frutose-1-fosfato aldolase	Esteatose, necrose, pseudoacinar, fibrose	Teste hepático da frutose-1-fosfato aldolase ou genotipagem[a]
Tirosinemia	Fumarilacetoacetato hidrolase	Necrose, esteatose, pseudoacinar, fibrose portal	Succinilacetona urinária, teste da fumarilacetoacetato hidrolase de hemácias
Fibrose cística	Gene regulador da condutância transmembrana da fibrose cística	Colestase, neoproliferação ductal, excesso de muco no ducto biliar, fibrose portal	Teste do suor e genotipagem[a]
Hipopituitarismo	Deficiência da produção dos hormônios hipofisários	Colestase, células gigantes	Tiroxina, TSH, níveis de cortisol
Deficiência de α_1-antitripsina	Molécula de α_1-antitripsina anormal (fenótipos PiZZ ou PiSZ)	Células gigantes, colestase, esteatose, neoproliferação ductal, fibrose, grânulos citoplasmáticos positivos para PAS e resistentes à diástase	Genótipo ou fenótipo de α_1-antitripsina sérica
Doença de Gaucher	β-glucosidase	Colestase, inclusões citoplasmáticas nas células de Kupffer (células espumosas)	Teste da β-glucosidase nos leucócitos ou genotipagem[a]
Doença de Niemann-Pick tipo C	Esfingomielinase lisossomal	Colestase, inclusões citoplasmáticas nas células de Kupffer	Teste de esfingomielinase de leucócitos ou fígado ou fibroblastos (tipo C); genotipagem[a]
Glicogenose tipo IV	Enzima de ramificação	Fibrose, cirrose, inclusões citoplasmáticas positivas para PAS e resistentes à diástase	Análise da enzima de ramificação de leucócitos ou hepática, genotipagem[a]
Hemocromatose neonatal	Aloimunização transplacentária	Células gigantes, fibrose portal, hemossiderose, cirrose	Histologia, manchas de ferro, biópsia labial, RM do tórax e abdome
Distúrbios do peroxissomo (p. ex., síndrome de Zellweger)	Deficiência da enzima do peroxissomo ou similar	Colestase, necrose, fibrose, cirrose, hemossiderose	Ácidos graxos de cadeias muito longas no plasma, ácidos biliares qualitativos, plasmalogênio, ácido pipecólico, microscopia hepática eletrônica, genotipagem[a]
Distúrbios do metabolismo e de síntese de ácidos biliares	Deficiência de nove enzimas definidas	Colestase, necrose, células gigantes	Urina, sangue, análise de fluido duodenal para ácidos biliares por espectrometria de massa de bombardeamento com átomos rápidos, genotipagem[a]
Doença de Byler (CIFP tipo I)	FIC-1 (*ATP8B1*)	Colestase, necrose, células gigantes, fibrose	Histologia, história familiar, colesterol normal, gama-glutamiltranspeptidase normal ou baixa, genotipagem[a]
CIFP tipo II	Genes BSEB (*ABCB11*)	Colestase. necrose, células gigantes, fibrose	Histologia, história familiar, colesterol normal, gama-glutamiltranspeptidase normal ou baixa, genotipagem[a]
Deficiência de TJP2 (CIFP tipo IV)	Gene *TJP2*	Colestase, necrose, células gigantes, fibrose	Genotipagem[a]
Deficiência de FXR (CIFP tipo V)	Gene *NRIH4*	Colestase, necrose, células gigantes, fibrose	Genotipagem[a]
Deficiência de MYO5B (CIFP tipo VI)	Gene *MYO5B*	Colestase, necrose, células gigantes, fibrose	Genotipagem[a]

(continua)

Tabela 22-5. Causas genéticas e metabólicas de colestase neonatal *(Continuação)*

Doença	Erro inato	Patologia hepática	Estudo diagnóstico
Artrogripose/disfunção renal/síndrome colestática	Genes *VPS33B* e *VIPAR*	Colestase, fibrose	Genotipagem[a]
Deficiência de MDR3 (CIFP tipo III)	Gene MDR3 (*ABCB4*)	Colestase, proliferação de ductos biliares, fibrose portal	Níveis de fosfolipídeos biliares, genotipagem[a]
Síndrome de Alagille (síndrome da escassez de ductos biliares interlobulares)	Gene *JAGGED1* e mutações de *NOTCH2*	Colestase, escassez de ductos biliares interlobulares, níveis aumentados de cobre	Três ou mais características clínicas, histologia hepática, genotipagem[a]
Hepatopatias mitocondriais (doenças da cadeia energética e síndrome de depleção de mtDNA)	*POLG, BCS1I, SCO1, DGUOK*, gene Twinkle e *MPV17* e outras mutações gênicas	Colestase, esteatose, fibrose portal, microscopia eletrônica mitocondrial anormal	Estudos de depleção de mtDNA, estudos da cadeia energética no fígado e músculo, genotipagem[a]

CIFP, colestase intra-hepática familiar progressiva; FXR, receptor X farnesoide; MDR3, proteína 3 de resistência a múltiplas drogas; mtDNA, DNA mitocondrial; MYO5B (miosina-Vb); PAS, ácido periódico de Schiff; RM, ressonância magnética; TJP2, proteína de junção estreita; TSH, hormônio estimulante da tireoide.
[a]Realizada no DNA dos leucócitos.

Os pilares do tratamento são coleréticos (AUDC), introdução da alimentação enteral utilizando fórmulas especiais assim que possível, e suplementação nutricional até a resolução da colestase (ver **Tabela 22-4**). Enquanto nenhum problema intestinal grave ou quadro séptico estiver presente (p. ex., síndrome do intestino curto ou insuficiência intestinal), e o bebê não precisar mais de nutrição parenteral, a resolução das anormalidades hepáticas com subsequente fibrose hepática é o padrão, embora isso possa levar algumas semanas.

2. Colestase associada à nutrição parenteral (CANP) – A colestase pode se desenvolver após 1 a 2 semanas em recém-nascidos prematuros recebendo nutrição parenteral, especialmente aqueles com enterocolite necrosante. Mesmo as crianças a termo, mas com atresia intestinal significativa, ressecções, deficiências absortivas congênitas ou dismotilidade (causas de insuficiência intestinal) podem desenvolver CANP, também chamada de colestase associada à insuficiência intestinal. Os fatores contribuintes incluem toxicidade das emulsões intravenosas de lipídeos à base de soja (p. ex., esteróis vegetais), estimulação reduzida do fluxo biliar devido ao jejum prolongado, episódios frequentes de infecção bacteriana ou fúngica, hipercrescimento bacteriano do intestino delgado com translocação das bactérias intestinais e seus produtos da parede celular, perda de nutrientes ou antioxidantes, foto-oxidação de aminoácidos e a propensão dos lactentes à colestase fisiológica. A ativação das rotas da imunidade inata no fígado por endotoxina e esteróis vegetais parece estar envolvida. A histologia hepática pode ser idêntica a da AB. A introdução precoce da alimentação, terapias medicamentosas/cirúrgicas para adaptação intestinal (p. ex., terapia com agonista de GLP-1) e modificações de emulsões intravenosas de lipídios (substituindo por emulsões de óleo de soja com óleo de peixe ou emulsões mistas de lipídeos) reduzem a frequência/gravidade dessa doença. O prognóstico é geralmente bom; insuficiência intestinal em bebês pode, contudo, progredir para cirrose, insuficiência hepática ou, raramente, carcinoma hepatocelular, exigindo transplante hepático, intestinal ou multivisceral. A eritromicina oral, por ser um agente procinético, pode reduzir a incidência de colestase em crianças de extremo baixo peso. A substituição de emulsões lipídicas intravenosas à base de óleo de peixe ou de múltiplos componentes lipídicos, ou a redução da quantidade de emulsões lipídicas à base de soja podem reverter a CANP, prevenir a necessidade de transplante hepático e atrasar a necessidade de transplante intestinal.

3. Síndrome da bile espessa – Essa síndrome é resultado do acúmulo de bile em canalículos e ductos biliares, de tamanho pequeno e médio, nas doenças hemolíticas do recém-nascido (Rh, ABO) e em alguns lactentes recebendo nutrição parenteral. Os mesmos mecanismos podem causar obstrução intrínseca do ducto biliar comum. Um dano isquêmico por reperfusão também pode contribuir para a colestase na incompatibilidade Rh. As fezes podem se tornar acólicas e os níveis de bilirrubina, primariamente conjugada, podem atingir 40 mg/dL. Se o espessamento da bile ocorrer dentro da árvore biliar extra-hepática, a diferenciação de AB pode ser difícil. Embora a maioria dos casos melhore lentamente ao longo de 2 a 6 meses, a persistência de colestase completa (fezes acólicas) por mais de 1 a 2 semanas requer estudos adicionais (ultrassonografia, biópsia hepática) com possibilidade de colangiografia. A irrigação do ducto biliar comum é, às vezes, necessária para expelir o material biliar espessado.

El Kasmi KC et al: Phytosterols promote liver injury and Kupffer cell activation in parenteral nutrition-associated liver disease. Sci Transl Med 2013 Oct 9;5(206):206ra137 [PMID: 24107776].

Khalaf RT, Sokol RJ. New insights into intestinal failure associated liver disease in children. Hepatology 2020 Apr;71(4):1486–1498 [PMID: 32003009].

Secor JD, Yu L, Tsikis S, Fligor S, Puder M, Gura KM: Current strategies for managing intestinal failure-associated liver disease. Expert Opin Drug Saf 2021 Mar;20(3):307–320 [PMID: 33356650].

4. Hepatite neonatal idiopática (colestase neonatal transitória)

Esse tipo idiopático de icterícia colestática, que tem uma aparência típica na biópsia hepática, corresponde a 20 a 30% dos casos de colestase neonatal intra-hepática, mas está reduzindo em frequência à medida que novas causas genéticas de colestase são descobertas. O grau de colestase é variável, e a doença pode ser indistinguível de causas extra-hepáticas em 10% dos casos. Infecções virais, deficiência de α_1-antitripsina, síndrome de Alagille, doença de Niemann-Pick tipo C (NPC), doenças CIFP, deficiência de citrina, hemocromatose neonatal, doenças mitocondriais e defeitos da síntese de ácidos biliares podem se apresentar com características clínicas e histológicas semelhantes e devem ser excluídas. Na hepatite idiopática neonatal, em CIFPs tipo I e II, na síndrome de ARC e em doenças devido ao defeito de síntese de ácidos biliares, os níveis de GGT são normais ou baixos. A microscopia eletrônica da biópsia hepática e a genotipagem ajudarão a distinguir NPC e CIFP. É provável que um estado de heterozigose ou mutações *missense* leves para genes causais conhecidos ou ainda a serem descobertos sejam responsáveis pela maioria das causas idiopáticas.

O retardo de crescimento intrauterino, prematuridade, pouca ingestão alimentar, baixo crescimento e fezes parcialmente ou intermitentemente acólicas são característicos. A hemorragia grave por deficiência de vitamina K também pode estar presente. Os pacientes com lúpus eritematoso neonatal podem apresentar hepatite de células gigantes; geralmente também estão presentes trombocitopenia, erupções cutâneas ou bloqueio cardíaco congênito.

Nos casos de suspeita de hepatite neonatal idiopática (diagnosticada na ausência de causas infecciosas, genéticas, metabólicas e tóxicas conhecidas), a patência da árvore biliar deve ser verificada para excluir doenças extra-hepáticas. Os exames de ácido iminodiacético hepatobiliar (HIDA, de *hepatobiliary iminodiacetic acid*) e ultrassonografia podem ser úteis nesse contexto se as fezes são acólicas. Os achados da biópsia hepática são geralmente diagnosticados após a idade de 6 a 8 semanas (ver **Tabela 22-2**), pois podem ser confusos antes das 6 semanas, já que há sobreposição com a histologia de AB. Falha em detectar patência da árvore biliar, achados da biópsia hepática não diagnósticos ou colestase completa (fezes acólicas) persistente são indicações para colangiografia intraoperatória realizada por cirurgião experiente, CPRE ou colecistografia percutânea. Eventualmente, uma via biliar pequena, mas patente (hipoplásica), é demonstrada (como na síndrome de Alagille). É provavelmente o resultado, e não a causa, de fluxo biliar diminuído; a reconstrução cirúrgica de vias biliares hipoplásicas na síndrome de Alagille não deve, portanto, ser realizada.

A terapia deve incluir coleréticos, uma fórmula especial com triglicerídeos de cadeia média (p. ex., Pregestimil, Alimentum) ou leite materno (se o crescimento for adequado) e suplementação de vitaminas lipossolúveis na forma hidrossolúvel (ver **Tabela 22-4**). Essa terapia é mantida enquanto houver colestase significativa (bilirrubina conjugada > 1 mg/dL). Os níveis séricos de vitaminas lipossolúveis e do INR (razão normalizada internacional de *international normalized ratio*) devem ser monitorados em intervalos regulares enquanto são administrados os suplementos e repetidos pelo menos uma vez após a descontinuação.

Cerca de 80% dos pacientes se recuperam sem fibrose hepática significativa. No entanto, a falha em resolver o quadro colestático nas faixas etárias entre 6 a 12 meses está associada à doença hepática progressiva e à cirrose em evolução, mais provavelmente causadas por doenças genéticas/metabólicas subjacentes conhecidas ou ainda não definidas. O transplante hepático tem sido bem-sucedido quando são notados sinais de descompensação hepática (elevação de bilirrubina, coagulopatia, ascite intratável).

Liu LY et al: Association of variants of ABCB11 with transient neonatal cholestasis. Pediatri Int 2013;55:138–344 [PMID: 23279303].
Torbenson M et al: Neonatal giant cell hepatitis: histological and etiological findings. Am J Surg Pathol 2010 Oct;34(10):1498–1503 [PMID: 20871223].
Yan YY et al: Abnormal bilirubin metabolism in patients with sodium taurocholate cotransporting polypeptide deficiency. J Pediatr Gastroenterol Nutr 2020 Nov;71(5):e138–e141 [PMID: 33093374].

5. Redução de ductos biliares interlobulares

As formas de colestase intra-hepática causadas pela redução numérica de ductos biliares interlobulares (< 0,5 ductos biliares por trato portal) são classificadas de acordo com a associação ou não a outras malformações. A síndrome de Alagille (redução sindrômica ou displasia artério-hepática) é causada por mutações nos genes *JAGGED1*, localizados no cromossomo 20p, que codifica um ligante do receptor *notch*, ou mais raramente no gene *NOTCH2*. A síndrome de Alagille é reconhecida pela fácies característica, que se torna mais evidente com a idade. A fronte é proeminente com olhos profundos e hipertelorismo em alguns casos. O queixo é pequeno e discretamente pontudo, e as orelhas são proeminentes. A cor das fezes varia com a gravidade da colestase. O prurido inicia aos 6 meses de idade. Pode haver hepatomegalia firme e lisa, ou o fígado pode ter tamanho normal. Os sopros cardíacos estão presentes em 90% dos pacientes, e 50% possuem "vértebras em borboleta" (fusão incompleta do corpo vertebral ou arco anterior). Os xantomas podem se manifestar como hipercolesterolemia e se tornar um problema.

Hiperbilirrubinemia conjugada pode ser leve ou grave (2 a 15 mg/dL). A fosfatase alcalina, a GGT e o colesterol podem ser marcadamente elevados, especialmente no início da vida. Ácidos biliares séricos estão sempre elevados, aminotransferases estão leve ou moderadamente elevadas, mas os fatores coagulantes e as proteínas hepáticas são geralmente normais.

O envolvimento cardíaco inclui artéria pulmonar periférica, estenose de ramo da artéria pulmonar ou da válvula pulmonar, defeito de septo atrial, coarctação da aorta e tetralogia de Fallot. Até 10 a 15% dos pacientes têm anormalidades císticas ou vasculares intracranianas ou podem desenvolver hemorragia intracraniana ou acidente vascular cerebral precoce na infância.

Achados oculares (embriotoxon posterior ou uma proeminência na linha de Schwalbe em 50 a 90%) são comuns, e anormalidades renais (displasia renal, ectasia tubular renal, rim único, acidose tubular renal, hematúria) podem ocorrer em 40% dos pacientes. O atraso de crescimento com níveis normais a aumentados de hormônio do crescimento (resistência ao hormônio do crescimento) é comum. Embora variável, o quociente de inteligência é frequentemente baixo. Pode haver hipogonadismo com micropênis. Pode se desenvolver uma voz fraca e aguda. Os distúrbios neurológicos resultantes da deficiência de vitamina E (arreflexia, ataxia, oftalmoplegia), que eventualmente se desenvolvem em crianças que não recebem suplementação, podem ser importantes.

Nas formas não sindrômicas, a redução de ductos biliares interlobulares ocorre associada à deficiência de α_1-antitripsina, síndrome de Zellweger, linfedema (síndrome de Aagenaes), CIFP, fibrose cística, infecção por CMV ou rubéola e erros inatos do metabolismo dos ácidos biliares.

Doses altas (250 mg/kg/dia) de colestiramina podem controlar o prurido, reduzir o colesterol e os xantomas. O AUDC (15 a 20 mg/kg/dia) parece ser mais efetivos e causar menos efeitos adversos do que a colestiramina. A rifampicina (10 mg/kg/dia) também pode reduzir o prurido. Ocasionalmente é necessária naltrexona (1 mg/kg/dia). A cirurgia de derivação parcial biliar interna, externa ou de exclusão ileal pode reduzir o prurido em cerca de metade dos casos graves, desde que não haja fibrose hepática significativa. A terapia nutricional para prevenir perdas e deficiências de vitaminas lipossolúveis é de particular importância devido à gravidade da colestase (ver **Tabela 22-4**).

O prognóstico é mais favorável nas variantes sindrômicas do que nas não sindrômicas. No primeiro cenário, apenas 40% a 50% dos pacientes têm complicações significativas, enquanto mais de 70% dos pacientes com variantes não sindrômicas progridem para a cirrose. Muitos desse último grupo provavelmente têm formas genéticas de CIFP que ainda não foram identificadas. Na síndrome de Alagille, a colestase pode melhorar entre os 2 e os 4 anos de idade, com mínima fibrose hepática residual. Chegar à idade adulta, apesar de níveis séricos aumentados de ácidos biliares, aminotransferases e fosfatase alcalina, ocorre em cerca de 50% dos casos, mas pode ocorrer hipertensão portal progressiva. Os pacientes graves desenvolvem carcinoma hepatocelular. O hipogonadismo tem sido visto, entretanto a fertilidade não é frequentemente afetada. As anomalias cardiovasculares e lesões vasculares intracranianas podem reduzir a expectativa de vida. Alguns pacientes têm colestase grave e persistente, afetando a sua qualidade de vida. As fraturas ósseas recorrentes podem ser resultado de doenças do metabolismo ósseo. O transplante hepático tem sido bem-sucedido sob essas circunstâncias. Podem ocorrer hemorragia intracraniana, doença de Moyamoya ou acidente vascular cerebral em 10% a 12% das crianças afetadas. Os bloqueadores dos transportadores ileais de ácidos biliares (IBAT, de *ileal bile acid transporter*) mostram-se promissores como agentes para reduzir prurido e níveis séricos de ácidos biliares.

Kamath BM et al: Outcomes of childhood cholestasis in Alagille syndrome: results of a multicenter observational study. Hepatol Commun 2020 Jan 22;4(3):387–398 [PMID: 33313463].

Kohut TJ et al: Alagille syndrome: a focused review on clinical features, genetics, and treatment. Semin Liver Dis 2021 Jul 2. doi: 10.1055/s-0041-1730951. Online ahead of print [PMID: 34215014].

Shneider BL et al: Placebo-controlled randomized trial of an intestinal bile salt transport inhibitor for pruritus in Alagille syndrome. Hepatol Commun 2018 Sep 24;2(10):1184–1198 [PMID: 30288474].

6. Colestase intra-hepática familiar progressiva (doença de Byler, síndrome de Byler e outros)

As CIFPs constituem um grupo de doenças genéticas que se apresenta com prurido, diarreia, icterícia, deficiência de vitaminas lipossolúveis e falha de crescimento nos primeiros 6 a 12 meses de vida. A CIFP tipo I (doença de Byler), causada por mutações em dois alelos de *ATP8B1*, codificando FIC1, uma ATPase transportadora de amino fosfolipídeo, está associada a níveis normais ou baixos de GGT e colesterol e elevados de bilirrubinas, aminotransferases e ácidos biliares. Podem se desenvolver pancreatite e perda auditiva. A biópsia hepática demonstra colestase celular, às vezes com redução de ductos biliares interlobulares e fibrose centrolobular que progride para cirrose. Células gigantes estão ausentes. A microscopia eletrônica mostra característica "Bílis de Byler" granular nos canalículos. O tratamento inclui administração de AUDC, derivação biliar parcial ou exclusão ileal, se a condição não responder ao AUDC, e transplante hepático, caso haja progressão e pouca resposta a essas terapias. Os bloqueadores IBAT mostram-se promissores como terapia em um subtipo de pacientes. Com a cirurgia de derivação biliar parcial ou exclusão ileal, muitos pacientes melhoram o crescimento e a histologia hepática, reduzindo sintomas e, portanto, evitando o transplante hepático. A recuperação após o transplante hepático pode ser complicada por diarreia crônica e fígado com esteatose.

A CIFP tipo II é causada por mutação em ambos os alelos do *ABCB11* que codifica a bomba exportadora de sais biliares (BESB), a proteína transportadora de sais biliares canaliculares dependente de adenosina trifosfato. Esses pacientes são clínica e bioquimicamente similares aos pacientes com CIFP tipo I, mas a histologia hepática inclui numerosas "células gigantes" multinucleadas, e eles têm níveis mais elevados de AST e ALT. Há uma incidência aumentada de carcinoma hepatocelular em pacientes com mutações graves *ABCB11*. O tratamento é semelhante ao da CIFP tipo I, exceto pelo fato de ser essencial o monitoramento de perto para carcinoma hepatocelular. Os bloqueadores IBAT mostram-se promissores como terapia em um subgrupo de pacientes. Prosseguindo para o transplante hepático, a recorrência da doença tem sido descrita em pacientes que desenvolvem disfunção mediada pelo autoanticorpo BSEB.

A CIFP tipo III é causada pelas mutações em *ABCB4* que codificam a proteína de resistência a múltiplos fármacos tipo 3 (MDR3), uma proteína canalicular que bombeia fosfolipídeos para a bile. Os níveis séricos de GGT e ácidos biliares estão ambos elevados, e vê-se proliferação do ducto biliar e fibrose do trato portal na biópsia hepática (lembrando AB), e os níveis de fosfolipídeos biliares são baixos. O tratamento requer AUDC e é similar ao de outras formas de CIFP, exceto pelo fato de que a derivação biliar parcial não é recomendada e o transplante hepático é inevitável para a maioria dos pacientes.

A CIFP tipo IV é uma forma de colestase neonatal com GGT baixa, causada por mutações na proteína de junção 2 (TJP2, de *tight junction protein 2*) com progressão rápida para cirrose e necessidade de transplante hepático no início da infância. A CIFP tipo V (deficiência de FXR) e tipo 6 (deficiência de *MYO5B*) foram descritas recentemente e se assemelham clinicamente a outras CIFPs. Outros genes foram identificados em um pequeno número de casos (p. ex., *OSTα/β*, *UNC45*, *USP53*, *ABCC12*). Cerca de um terço dos pacientes com CIFP tem genotipagem negativa para os genes acima e provavelmente etiologias genéticas ainda não descobertas.

Os defeitos de síntese de ácidos biliares são clinicamente similares às CIFPs tipo I e II, com níveis séricos baixos de GGT e colesterol; os níveis séricos de ácidos biliares totais são, entretanto, inapropriadamente normais ou baixos, o prurido é geralmente ausente, e a análise urinária dos ácidos biliares pode identificar um defeito de síntese. Defeitos mais leves causam deficiência de vitaminas lipossolúveis sem doença hepática grave. O tratamento da maioria dos defeitos de síntese de ácidos biliares é feito com ácido cólico via oral, e dos defeitos de conjugação, com ácido glicólico oral.

Feldman AG, Sokol RJ: Neonatal cholestasis: emerging molecular diagnostics and potential novel therapeutics. Nat Rev Gastroenterol Hepatol 2019 Jun;16(6):346–360 [PMID: 30903105].
Henkel SA, Squires JH, Ayers M, Ganoza A, Mckiernan P, Squires JE: Expanding etiology of progressive familial intrahepatic cholestasis. World J Hepatol 2019 May 27;11(5):450–463 [PMID: 31183005].
Sambrotta M et al: Mutations in TJP2 cause progressive cholestatic liver disease. Nat Genet 2014 Apr;46(4):326–328 [PMID: 24614073].
Wang K et al: Analysis of surgical interruption of the enterohepatic circulation as a treatment for pediatric cholestasis. Hepatology 2017;65:1645–1654 [PMID: 28027587].

COLESTASE NEONATAL EXTRA-HEPÁTICA

A colestase neonatal extra-hepática é caracterizada por colestase completa e persistente (fezes acólicas) nos primeiros 3 meses de vida; falta de perviedade da árvore biliar extra-hepática demonstrada em colangiografia intraoperatória, percutânea ou endoscópica; hepatomegalia firme a endurecida e características típicas na análise histológica de tecido hepático biopsiado (ver **Tabela 22-2**). As causas incluem AB, cisto de colédoco (CC), perfuração espontânea de ductos biliares extra-hepáticos, colangite esclerosante neonatal e obstrução intrínseca ou extrínseca do ducto biliar comum.

1. Atresia biliar

▶ **Considerações gerais**

A AB é uma obliteração fibroinflamatória progressiva do lúmen de toda, ou de parte da árvore biliar extra-hepática nos primeiros 3 meses de vida. A AB ocorre em 1:6.600 nascimentos, em Taiwan, 1:18.000, na Europa, e 1:12.000, nos Estados Unidos. A incidência é maior em asiáticos, negros e crianças prematuras, e há uma discreta predominância no sexo feminino. Há quatro tipos de AB: AB isolada (84% dos casos); AB com pelo menos uma malformação, mas sem defeitos de lateralidade (6%; defeitos CV, GI ou geniturinários); síndrome malformativa esplênica da AB (SME-AB) associada a defeitos de lateralidade e poliesplenia ou asplenia (4 a 10%) e AB cística, que inclui CC hilar. A etiologia da AB é provavelmente multifatorial, abrangendo um dano inicial de origem viral, tóxica ou ambiental ao epitélio do ducto biliar, levando à inflamação e resposta autoimune direcionada aos ductos biliares em indivíduos com predisposição genética, e culminando em fibrose agressiva do sistema biliar.

▶ **Achados clínicos**

A. Sinais e sintomas

Todas as crianças com AB terão icterícia, que pode ser notada no período neonatal ou entre 2 e 3 semanas de vida. Portanto, todos os lactentes com icterícia ≥ 2 semanas de idade devem ser submetidos à dosagem de bilirrubina conjugada para identificação de colestase. As fezes são pálidas, amareladas, acinzentadas ou acólicas. É comum constatar hepatomegalia firme no diagnóstico, e os lactentes estão em risco de déficit de crescimento devido à má absorção de gorduras. Os sintomas de hipertensão portal (esplenomegalia, ascite, sangramento de varizes) podem se desenvolver no primeiro ano de vida. Prurido, baqueteamento digital, fraturas ósseas e complicações de sangramento de varizes podem ocorrer tardiamente na infância.

B. Achados laboratoriais e de imagem

Nenhum teste laboratorial isolado diferenciará consistentemente a AB de outras causas de icterícia obstrutiva completa. Embora a elevação persistente da GGT sérica em conjunto com hiperbilirrubinemia direta/conjugada sugiram AB, esses achados também são descritos em hepatite neonatal grave, deficiência de α_1-antitripsina, fibrose cística (FC), deficiência de MDR3, colangite esclerosante neonatal e escassez de ductos biliares. Além disso, esses testes não diferenciam a localização da obstrução dentro do sistema extra-hepático. Geralmente, as aminotransferases são apenas moderadamente elevadas na AB, e a albumina sérica e os fatores de coagulação são normais no estágio precoce da doença. A ecografia do sistema biliar deve ser realizada para excluir a presença de CC e identificar anormalidades intra-abdominais associadas à AB. Na maioria dos casos de AB, a vesícula biliar não é visualizada ou é pequena. No entanto, a presença de vesícula biliar normal na ecografia não exclui AB.

▶ **Diagnóstico diferencial**

O maior dilema do diagnóstico é a distinção entre esta entidade e a escassez de ductos biliares, doenças genéticas e metabólicas do fígado (particularmente deficiência de α_1-antitripsina e CIFP), CC, colangite esclerosante neonatal ou obstrução intrínseca do ducto biliar (síndrome da bile espessa). Ainda que a perfuração espontânea dos ductos biliares extra-hepáticos leve à icterícia e fezes acólicas, os lactentes, nesses casos, são geralmente muito doentes com peritonite química em decorrência da ascite biliar.

O diagnóstico de AB é sugerido com base nos achados histológicos de obstrução (*plugs* ou proliferação de ductos biliares, fibrose portal). Uma vez excluídos os diagnósticos de deficiência de α_1-antitripsina e de síndrome de Alagille, uma colangiografia (intraoperatória [CIO], endoscópica ou transcolecistográfica) deve ser realizada assim que possível para confirmar o diagnóstico de AB. A visualização radiográfica de contraste da colangiografia no duodeno exclui obstrução para os ductos distais extra-hepáticos. Na maioria dos casos de AB, o sistema biliar extra-hepático completo, incluindo a vesícula biliar, está obstruído, e o contraste da colangiografia não será visualizado dentro da árvore biliar.

▶ **Tratamento**

Na ausência de correção cirúrgica ou transplante, ocorrem cirrose biliar, insuficiência hepática e morte uniformemente nas idades de 18 a 24 meses. O procedimento padrão no momento do diagnóstico de AB por CIO é a portoenterostomia hepática (procedimento de Kasai, **Figura 22-1**) para realizar a drenagem de bile do fígado para o intestino. O procedimento de Kasai deve ser realizado em centros especializados, onde cirurgiões experientes, pediatras e enfermeiros estão disponíveis. Para melhores resultados, a cirurgia deve ser realizada assim que possível (idealmente antes de 30 a 45 dias de vida); o procedimento de Kasai, em geral, não deve ser realizado em crianças com mais de 4 meses, devido à baixa probabilidade de drenagem biliar nessa idade. O transplante hepático ortotópico é indicado para pacientes que não foram submetidos ao procedimento de Kasai, que apresentaram falha na drenagem biliar após o procedimento de Kasai ou que progrediram para cirrose biliar de estágio final apesar da intervenção cirúrgica.

O tratamento médico de suporte consiste em suplementação vitamínica e calórica (suplementos vitamínicos A, D, E e K e fórmulas contendo grandes quantidades de triglicerídeos de cadeia média [Pregestimil ou Alimentum]) (ver **Tabela 22-4**). Podem ser necessárias alimentação por sonda nasogástrica ou nutrição parenteral em pacientes que falham na suplementação calórica oral. Os AUDCs como agentes coleréticos são rotineiramente indicados após Kasai e continuados até os 3 anos de idade. Os AUDCs não devem ser usados em um cenário de "falha" do Kasai, em que o fluxo biliar não é estabelecido, uma vez que, nesse cenário, são potencialmente hepatotóxicos. A suspeita de colangite ascendente (baseada em febre, icterícia, fezes acólicas, dor abdominal, leucocitose, enzimas hepáticas e bilirrubina elevadas) deve ser tratada imediatamente com antibióticos efetivos contra infecções bacterianas Gram-negativas. A profilaxia antimicrobiana pode reduzir a taxa de recorrência de colangite. A ascite pode ser inicialmente manejada com espironolactona; a furosemida é adicionada em casos graves ou não responsivos ao manejo inicial. Não existe terapia que previna a progressão da doença biliar e da fibrose portal que ocorre na maioria dos pacientes pós-Kasai, incluindo o uso de corticosteroides.

▶ **Prognóstico**

Os desfechos pós-Kasai incluem falha em restabelecer o fluxo biliar em um terço dos pacientes e melhora do fluxo em até dois terços. Aproximadamente 50% dos pacientes com AB precisará de transplante hepático nos primeiros 2 anos de vida, alguns mesmo atingindo uma drenagem biliar adequada. O melhor preditor da necessidade de transplante hepático nos primeiros 2 anos é o valor da dosagem sérica de bilirrubina total no terceiro mês pós-Kasai: se a bilirrubina total for < 2 mg/dL, é improvável que a criança irá precisar de transplante hepático nos primeiros 2 anos; se a bilirrubina for > 6 mg/dL, um transplante hepático será necessário nos primeiros 2 anos. Mesmo em uma situação de restabelecimento de fluxo biliar após a cirurgia de Kasai, cerca de 80% de todos os pacientes com AB irão progredir para cirrose biliar e necessitar de transplante hepático em algum momento da infância. Os óbitos são geralmente causados por insuficiência hepática, sepse, sangramento varicoso intratável ou insuficiência respiratória secundária à ascite refratária ao tratamento. Ocorre hemorragia varicosa de esôfago em 40% dos pacientes, enquanto a hemorragia terminal é incomum. Aqueles que sobrevivem a longo prazo desenvolvem síndrome hepatopulmonar (fluxo intrapulmonar da direita para a esquerda que resulta em hipóxia) ou hipertensão portopulmonar (hipertensão da artéria pulmonar

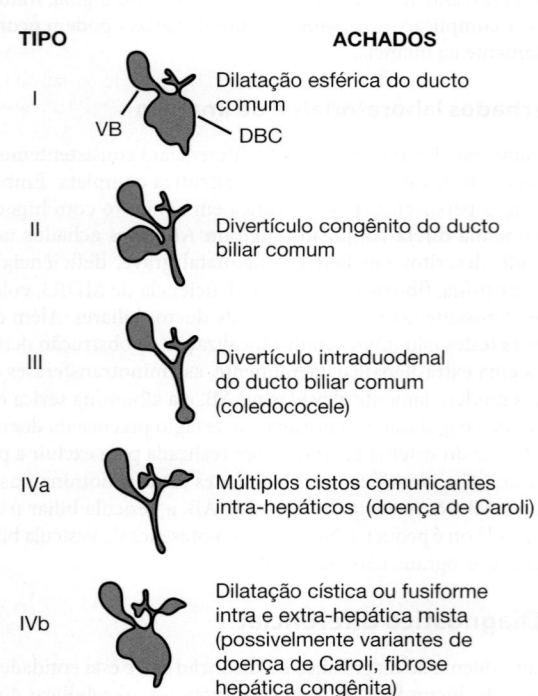

▲ **Figura 22-1** Classificação da dilatação cística dos ductos biliares. Tipos I, II e III são cistos de colédoco extra-hepáticos, tipo IV a é apenas intra-hepático, e tipo IVb é intra e extra-hepático. DBC, ducto biliar comum; VB, vesícula biliar.

em pacientes com hipertensão portal). O transplante hepático é indicado para todos que apresentam as complicações mencionadas acima, e a sobrevida pós transplante é de cerca de 80% a 90%.

> Bezerra JA et al: Biliary atresia: clinical and research challenges for the 21st century. Hepatology 2018. [Epub ahead of print] [PMID: 29604222].
> Feldman AG, Sokol RJ: Neonatal cholestasis: emerging molecular diagnostics and potential novel therapeutics. Nat Rev Gastroenterol Hepatol 2019 Jun;16(6):346–360 [PMID: 30903105].
> Sundaram SS et al: Biliary atresia: indications and timing of liver transplantation and optimization of pretransplant care. Liver Transpl 2017;23(1):96–109 [PMID: 27650268].

2. Cisto de colédoco

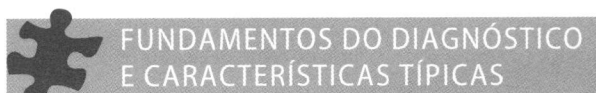

FUNDAMENTOS DO DIAGNÓSTICO E CARACTERÍSTICAS TÍPICAS

▶ Ecografia abdominal anormal com cisto da árvore biliar.

▶ Características típicas

A. Sinais e sintomas

Os cistos de colédoco (CC) são lesões císticas de todo ou de parte do sistema biliar extra-hepático que, em casos raros, pode incluir ramos do ducto biliar intra-hepático. Uma ecografia abdominal detecta os casos de CC. Na maioria dos casos presentes na infância, as manifestações clínicas e os achados laboratoriais são indistinguíveis daqueles associados à AB. Além disso, uma forma rara de AB, denominada atresia biliar cística, pode mimetizar um CC no período neonatal. As pistas do diagnóstico de CC (vs. AB cística) incluem a presença de dilatação biliar intra-hepática e de vesícula biliar distendida ou normal. Em crianças mais velhas, o CC se apresenta com episódios recorrentes de dor abdominal do quadrante superior direito, febre, vômitos, icterícia obstrutiva, pancreatite ou uma massa abdominal direita. Lactentes e crianças com CC estão em risco aumentado de desenvolver colangite bacteriana. Os CCs representam apenas 2 a 5% dos casos de colestase neonatal extra-hepática; a incidência é maior em meninas e em pacientes com descendência asiática.

B. Diagnóstico e tratamento

▶ Diagnóstico

Utiliza-se ecografia para rastrear CC, e CPRM para confirmar o diagnóstico e a extensão da lesão cística.

▶ Tratamento

A cirurgia oportuna é indicada assim que as anormalidades nos fatores de coagulação tenham sido corrigidas, e a colangite bacteriana, se presente, tratada com antibioticoterapia intravenosa. A excisão do cisto e sua mucosa e a anastomose colédoco-jejunal em Y de Roux são recomendadas. A anastomose do cisto ao jejuno ou duodeno não é recomendada devido aos riscos continuados de colangite e de carcinoma de ducto biliar (colangiocarcinoma).

▶ Prognóstico

Se um cisto extra-hepático isolado é encontrado, o desfecho é geralmente excelente, com resolução da icterícia e retorno à arquitetura normal do fígado após excisão do cisto. No entanto, crises de colangite ascendente podem ocorrer, particularmente se houver cistos intra-hepáticos ou se ocorrer estenose do local de anastomose. O risco de desenvolver colangiocarcinoma dentro do cisto é cerca de 5 a 15% na vida adulta.

> Aspelund G et al; American Academy of Pediatrics Section on Surgery's Delivery of Surgical Care Committee: Transitional care for patients with surgical pediatric hepatobiliary disease: choledochal cysts and biliary atresia. J Gastroenterol Hepatol 2019 Jun;34(6):966–974 [PMID: 30552863].
> Soares KC et al: Pediatric choledochal cysts: diagnosis and current management. Ped Surg Int 2017;33(6):637–650 [PMID: 28364277].

3. Perfuração espontânea dos ductos biliares extra-hepáticos

O aparecimento súbito de icterícia obstrutiva, fezes acólicas e distensão abdominal com ascite em um recém-nascido doente é sugestivo dessa condição. O fígado é geralmente de tamanho normal, e uma coloração amarelo-esverdeada pode ser notada abaixo da cicatriz umbilical ou no escroto. A cintilografia com HIDA ou a CPRE mostram vazamento da árvore biliar, e a ecografia confirma ascite ou fluido em volta do ducto biliar.

O tratamento é cirúrgico. A drenagem simples, sem tentativa de corrigir a perfuração, é suficiente na perfuração primária. Uma derivação anastomótica é construída em casos associados a CC ou estenose. O prognóstico geralmente é bom.

> Jeanty C et al: Spontaneous biliary perforation in infancy: management strategies and outcomes. J Pediatr Surg 2015;50(7):1137–1141 [PMID: 25783338].

OUTRAS CONDIÇÕES NEONATAIS DE HIPERBILIRRUBINEMIA (NÃO HEMOLÍTICAS E NÃO COLESTÁTICAS)

Dois outros grupos de doenças estão associados a hiperbilirrubinemia: (1) a hiperbilirrubinemia não conjugada, característica de icterícia do aleitamento e do leite materno, de hipotireoidismo congênito, hemólise de células vermelhas, obstrução intestinal superior, doença de Gilbert, síndrome de Crigler-Najjar e hiperbilirrubinemia induzida por drogas; e (2) a hiperbilirrubinemia conjugada não colestática, característica de síndrome de Dubin-Johnson e síndrome de Rotor.

1. Hiperbilirrubinemia não conjugada

A. Icterícia do leite materno

A icterícia nas 2 primeiras semanas de vida é relativamente comum, afetando até 15% dos recém-nascidos. A atividade aumentada da β-glucuronidase é um dos fatores que aumenta a absorção de bilirrubina não conjugada. Certas substâncias (p. ex., L-ácido aspártico) nas fórmulas hidrolisadas de caseína inibem essa enzima. O aumento do desvio entero-hepática de bilirrubina não conjugada excede a capacidade normal de conjugação no fígado dos lactentes. A mutação da síndrome de Gilbert (uridina difosfato [UDP]-glicuronil transferase 1A1 [*UGT1A1*]) predispõe à icterícia do leite materno e à icterícia mais prolongada. Os lactentes que são portadores das variantes 211 e 388 dos genes de *UGT1A1* e *OATP 2*, respectivamente, ou do alelo *UGT1A1*6*, e são alimentados com leite materno têm alto risco de desenvolver hiperbilirrubinemia grave. A ingestão de baixos volumes de leite materno também pode contribuir para icterícia na primeira semana de vida. Por fim, o leite materno pode suprimir a expressão de *UGT1A1* no intestino dos lactentes, o que também pode levar à hiperbilirrubinemia não conjugada.

A hiperbilirrubinemia geralmente não excede 20 mg/dL, com a maioria dos casos entre 10 e 15 mg/dL. A icterícia é notável no quinto ao sétimo dia de aleitamento materno. Pode ocorrer acentuação da icterícia fisiológica – especialmente de forma precoce, quando a ingestão total de líquido pode ser menor do que o ideal. Exceto pela icterícia, o exame físico é normal; a urina não é escura, e as fezes são de coloração amarelo-dourado.

O pico da icterícia é antes da terceira semana de vida e desaparece antes dos 3 meses de idade na maioria dos lactentes, mesmo quando o aleitamento materno é continuado. Todas as crianças que permanecem ictéricas além de 2 a 3 semanas devem ter a bilirrubina conjugada medida para excluir colestase e doença hepatobiliar.

O kernicterus foi relatado em raros casos em associação a essa condição. Em situações especiais, o aleitamento materno pode ser descontinuado temporariamente e substituído por fórmulas lácteas por 2 a 3 dias até que a bilirrubina sérica reduza em 2 a 8 mg/dL. As fórmulas de leite de vaca inibem a reabsorção da bilirrubina não conjugada. Quando o aleitamento materno é reinstituído, a bilirrubina sérica pode aumentar discretamente, mas não de volta aos níveis prévios. A fototerapia não é indicada em recém-nascidos saudáveis e a termo com essa condição, a menos que os níveis de bilirrubina sejam de alto risco, como definido pela American Academy of Pediatrics (Academia Americana de Pediatria).

Bratton S, Stern M: Breast milk jaundice. *StatPearls [Internet].* Treasure Island, FL: StatPearls Publishing; 2019 Jan–2019 Nov [PMID: 30726019].

Fujiwara R et al: Reduced expression of UGT1A1 in intestines of humanized UGT1 mice via inactivation of NF-κB leads to hyperbilirubinemia. Gastroenterology 2012;142:109 [PMID: 21983082].

Maruo Y et al: Bilirubin uridine diphosphate-glucuronosyltransferase variation is a genetic basis of breast milk jaundice. J Pediatr 2014 Jul;165(1):36–41 [PMID: 24650397].

Preer GL, Philipp BL: Understanding and managing breast milk jaundice. Arch Dis Child Fetal Neonatal Ed 2011;96:F461 [PMID: 20688866].

B. Hipotireoidismo congênito

Ainda que o diagnóstico diferencial de hiperbilirrubinemia indireta inclua sempre hipotireoidismo congênito, o diagnóstico é geralmente identificado pelo resultado dos testes de triagem neonatal ou por evidências clínicas e físicas. A icterícia desaparece rapidamente com a terapia de reposição do hormônio da tireoide, embora o mecanismo seja desconhecido. O hipopituitarismo pode também se manifestar com colestase neonatal e pode estar associado à displasia do septo óptico, uma síndrome de malformação congênita caracterizada por nervo óptico pouco desenvolvido, disfunção da hipófise e ausência do septo pelúcido.

Tiker F: Congenital hypothyroidism and early severe hyperbilirubinemia. Clin Pediatr (Phila) 2003;42:365 [PMID: 12800733].

C. Obstrução intestinal alta

A associação de hiperbilirrubinemia indireta com obstrução intestinal alta (p. ex., atresia duodenal, pâncreas anular, estenose de piloro) no recém-nascido tem sido observada frequentemente; o mecanismo é desconhecido. Níveis reduzidos de glicuronil transferase hepática são encontrados na biópsia hepática na estenose de piloro, e estudos genéticos sugerem que essa hiperbilirrubinemia indireta pode ser um sinal precoce de síndrome de Gilbert. O tratamento tem como foco a condição obstrutiva subjacente (geralmente cirúrgico). A icterícia desaparece assim que a nutrição adequada é estabelecida.

Hua L et al: The role of UGT1A1*28 mutation in jaundiced infants with hypertrophic pyloric stenosis. Pediatr Res 2005;58:881 [PMID: 16257926].

D. Síndrome de Gilbert

A síndrome de Gilbert é uma forma comum de hiperbilirrubinemia familiar, presente em 3 a 7% da população. É associada com uma redução parcial da atividade hepática da UDP-glicuronil transferase. Os lactentes afetados podem ter aumento mais rápido na icterícia no período neonatal, icterícia acentuada do leite materno e icterícia com obstrução intestinal. Durante a puberdade e subsequentemente, a icterícia flutuante leve, especialmente com doença e vagos sintomas constitucionais, é comum. A sobrevida mais curta das células sanguíneas vermelhas em alguns pacientes pode ser causada pela redução da atividade das enzimas envolvidas na biossíntese do heme (protoporfirinogênio oxidase). A redução da hiperbilirrubinemia tem sido alcançada em pacientes por meio da administração de fenobarbital (5 a 8 mg/kg/dia), embora essa terapia não seja necessária.

A doença é herdada como uma anormalidade da região promotora da UDP-glicuronil transferase-1 (UDGT1) codificada por *UGT1A1*; outro fator parece ser, no entanto, necessário para a expressão da doença. Os estados de homozigose (16%) e de heterozigose (40%) são comuns. O sexo masculino é afetado mais frequentemente do que o feminino (4:1) por razões que não são claras. A bilirrubina sérica não conjugada é geralmente menor do que 3 a 6mg/dL, ainda que casos não usuais possam exceder 8 mg/dL. Os achados na biópsia hepática e a maioria das PFHs são normais. Um aumento de 1,4 mg/dL ou mais nos níveis de bilirrubina não conjugada após 2 dias de jejum (300 kcal/dia) é consistente com o diagnóstico de síndrome de Gilbert. A síndrome de Gilbert, conferida pelo doador hepático, pode ocorrer após o transplante. Os testes genéticos estão disponíveis, mas raramente são necessários. Não há necessidade de nenhum tratamento.

> Erlinger S et al: Inherited disorders of bilirubin transport and conjugation: new insights into molecular mechanisms and consequences. Gastroenterology 2014 Jun;146(7):1625–1638 [PMID: 24704527].
> Kathemann S et al: Gilbert syndrome—a frequent cause of unconjugated hyperbilirubinemia in children after orthotopic liver transplantation. Pediatr Transplant 2012;16:20 [PMID: 22360405].
> Travan L et al: Severe neonatal hyperbilirubinemia and UGT1A1 promoter polymorphism. J Pediatr 2014 Jul;165(1):42–45 [PMID: 24726540].

E. Síndrome de Crigler-Najjar

Os lactentes com síndrome de Crigler-Najjar tipo 1 geralmente desenvolvem rapidamente hiperbilirrubinemia grave não conjugada (> 30 a 40 mg/dL) com consequências neurológicas (kernicterus). A deficiência em *UGT1A1* é herdada em um padrão autossômico recessivo. A consanguinidade é frequentemente presente. O teste genético de *UGT1A1* é definitivo. O reconhecimento imediato dessa entidade e a instituição de tratamento com exsanguineotransfusão são imprescindíveis, seguidos por fototerapia. A administração de fenobarbital não altera significativamente seus achados, nem reduz os níveis séricos de bilirrubina. Uma combinação de fototerapia agressiva e colestiramina pode manter os níveis de bilirrubina abaixo de 25 mg/dL. A terapia com orlistate pode reduzir a bilirrubina em um subgrupo de pacientes. O transplante hepático é curativo e pode prevenir o kernicterus se realizado precocemente. O transplante hepatocitário por meio da veia porta vem sendo testado, mas é limitado pela necessidade de múltiplas infusões de células ao longo do tempo. Ensaios clínicos utilizando o vetor viral adenoassociado para mediar a terapia gênica ou utilizar células tronco mesenquimais estão em andamento.

Uma forma mais leve (tipo 2) com ambas heranças autossômicas dominante e recessiva é raramente associada a complicações neurológicas. A hiperbilirrubinemia é menos grave, e a bile é pigmentada e contém pequenas quantidades de mono e diglucorinídeos de bilirrubina. Os pacientes com essa forma da doença respondem ao fenobarbital (4 mg/kg/dia em lactentes) com redução dos níveis séricos de bilirrubina. Um aumento da proporção de bilirrubina mono e diconjugada na bile ocorre com o tratamento com fenobarbital. Os achados da biópsia hepática e as PFHs são consistentemente normais em ambos os tipos.

> Bartlett MG, Gourley GR: Assessment of UGT polymorphisms and neonatal jaundice. Semin Perinatol 2011;35:127 [PMID: 21641485].
> Collaud et al: Preclinical development of an AAV8-hUGT1A1 vector for the treatment of Crigler-Najjar syndrome. Mol Ther Methods Clin Dev 2018;12:157–174 [PMID: 30705921].
> Erlinger S et al: Inherited disorders of bilirubin transport and conjugation: new insights into molecular mechanisms and consequences. Gastroenterology 2014 Jun;146(7):1625–1638 [PMID: 24704527].
> Smets F et al: Phase I/II trial of liver derived mesenchymal stem cells in pediatric liver based metabolic disorders: a prospective, open label, multicenter, partially randomized, safety study of one cycle of heterologous human adult liver-derived progenitor cells (HepaStem) in urea cycle disorders and Crigler-Najjar syndrome patients. Transplantation 2019;103(9):1903–1915 [PMID: 30801523].

F. Hiperbilirrubinemia induzida por drogas

A vitamina K3 (menadiona) pode elevar os níveis de bilirrubina indireta por hemólise. A vitamina K1 (fitomenadiona) pode ser usada com segurança em neonatos. A carbamazepina pode causar hiperbilirrubinemia conjugada na infância. A rifampicina e os antirretrovirais inibidores de protease (p. ex., atazanavir) podem causar hiperbilirrubinemia não conjugada. O brometo de pancurônio e o hidrato de cloral foram relacionados como causas de icterícia neonatal. Outras drogas (p. ex., ceftriaxona, sulfonamidas) podem deslocar a bilirrubina de sua ligação com albumina, potencialmente aumentando o risco de kernicterus – especialmente em bebês prematuros doentes.

2. Hiperbilirrubinemia conjugada não colestática (Síndrome de Dubin-Johnson e Síndrome de Rotor)

Esses diagnósticos são suspeitados quando ocorre icterícia persistente ou recorrente e as PFHs são normais. O defeito básico na síndrome de Dubin-Johnson está na proteína transportadora de ânions orgânicos multiespecíficos (*MRP2*) dos canalículos biliares, causando uma falha da excreção hepatocitária da bilirrubina conjugada para a bile. Um grau variável de falha na captação e na conjugação complica o quadro clínico. A transmissão é autossômica recessiva, portanto uma história familiar positiva é ocasionalmente obtida. Na síndrome de Rotor, o defeito se encontra na captação hepática e armazenamento da bilirrubina. O OATP1B1 (codificado por *SLCO1B1*) e o OATP1B3 (*SLCO1B3*) são os dois transportadores defeituosos. Os ácidos biliares são metabolizados normalmente, então a colestase não ocorre. Os valores de bilirrubina variam de 2 a 5 mg/dL, e outras PFHs são normais.

Na síndrome de Rotor, o fígado é normal; na síndrome de Dubin-Johnson, há uma pigmentação escurecida à inspeção grosseira e pode estar aumentado. O exame microscópico revela numerosos grânulos pigmentados marrom escurecidos consistindo de polímeros de metabólitos de epinefrina, especialmente nas regiões centrolobulares. No entanto, a quantidade de pigmento varia nas famílias, e alguns membros ictéricos podem não demonstrar pigmentação no fígado. Por outro lado, o fígado é histologicamente normal. A colecistografia oral falha em visualizar a vesícula biliar na síndrome de Dubin-Johnson, mas é normal na síndrome de Rotor. As diferenças no padrão de excreção de bromossulfaleína, no resultado da colecintilografia com HIDA, os níveis de coproporfirina I e III e o padrão sérico de conjugação de bilirrubina com mono ou diglicoronídeo podem ajudar a distinguir entre essas duas condições. A genotipagem clínica de *MRP2*, *SLCO1B1* e *SLCO1B3* estão disponíveis. Não há necessidade de tratamento para nenhuma das condições. Os agentes coleréticos (p. ex., AUDC) podem reduzir a colestase em lactentes com síndrome de Dubin-Johnson.

Jirsa M et al: Rotor syndrome. In: Pagon RA et al. (eds): *GeneReviews* [Internet]. 2012 Dec 13 [PMID: 23236639].
Keppler D: The roles of MRP2, MRP3, OATP1B1, and OATP1B3 in conjugated hyperbilirubinemia. Drug Metab Dispos 2014 Apr;42(4): 561–565 [PMID: 24459177].

SIGLAS DAS HEPATITES VIRAIS	
HAV	Vírus da hepatite A
HBV	Vírus da hepatite B
HBcAg	Antígeno do *core* de HBV
Anti-HBs	Anticorpo contra HBsAg
Anti-HBc IgM	Anticorpo IgM contra HBcAg
HCV	Vírus da hepatite C
HDV	Vírus da hepatite D (delta)
HEV	Vírus da hepatite E
Anti-HAV IgM	Anticorpo IgM contra HAV
HBsAg	Antígeno de superfície do HBV
HBeAg	Antígeno e do HBV
Anti-HBc	Anticorpo contra HBcAg
Anti-HBe	Anticorpo contra HBeAg
Anti-HCV	Anticorpo contra HCV
Anti-HDV	Anticorpo contra HDV
Anti-HEV	Anticorpo contra HEV

HEPATITE A

FUNDAMENTOS DO DIAGNÓSTICO E CARACTERÍSTICAS TÍPICAS

▶ Desconforto gastrintestinal (anorexia, vômitos, diarreia).
▶ Icterícia.
▶ Fígado aumentado e sensível.
▶ PFHs alteradas.
▶ Epidemia local de infecção por hepatite A.
▶ Anticorpo IgM antivírus da hepatite A (HAV) positivo.

▶ Patogênese

A infecção por vírus da hepatite A (HAV) ocorre de forma epidêmica ou esporádica e é transmitida por via fecal-oral **(Tabela 22-6)**. Partículas virais de HAV são encontradas nas fezes durante a fase aguda da infecção por hepatite A. Surtos epidêmicos são causados geralmente por comida ou reservatórios de água contaminados, incluindo pessoas que manipulam alimentos, enquanto casos esporádicos geralmente são decorrentes de contato com uma pessoa infectada. A transmissão por produtos sanguíneos obtidos durante a fase de viremia é rara, embora ocorra em enfermarias neonatais.

▶ Prevenção

O isolamento de pacientes infectados durante as fases iniciais de doença é indicado, embora a maioria dos pacientes com hepatite A não estejam em fase transmissível no momento em que a doença se manifesta. Fezes, fraldas e outras roupas manchadas com fezes devem ser manipuladas cuidadosamente por 1 semana após o aparecimento de icterícia.

É recomendada imunização passiva-ativa de pessoas suscetíveis expostas antes dos 12 meses ou após os 40 anos de idade e de qualquer pessoa imunocomprometida ou que tenha doença hepática crônica, sendo indicada a aplicação de imunoglobulina na dose intramuscular de 0,02 mL/kg. A doença é prevenida em mais de 85% das pessoas, se for administrada imunoglobulina dentro de 2 semanas da exposição. Para indivíduos de 12 meses a 40 anos de idade, a vacina HAV é recomendada após a exposição. Os bebês com menos de 1 ano de vida viajando para áreas de doença endêmica devem receber a vacina HAV ou 0,02 a 0,06 mL/kg (se tempo de viagem > 3 meses) de imunoglobulina como profilaxia. Os indivíduos mais velhos devem receber a vacina HAV e imunoglobulina. Todas as crianças com mais de 12 meses com doença hepática crônica devem receber duas doses de vacina HAV com intervalo de 6 meses entre elas. Também é recomendado, nos Estados Unidos, que todas as crianças entre 12 e 18 meses de vida recebam duas doses de vacina HAV separadas por 6 meses. Quando uma criança emigrante de uma área endêmica é adotada, os membros da família imediata devem ser imunizados. A imunidade para o resto da vida ocorre após a infecção por HAV.

Tabela 22-6 Hepatites virais

	HAV	HBV	HCV	HDV	HEV
Tipo de vírus	Enterovírus (RNA)	Hepadnavírus (DNA)	Flavivírus (RNA)	Deltavírus (RNA)	Hepevírus (RNA)
Rotas de transmissão	Fecal-oral	Parenteral, sexual, vertical	Parenteral, sexual, vertical	Parenteral, sexual	Fecal-oral
Período de incubação (dias)	15-40	45-160	30-150	20-90	14-65
Teste diagnóstico	Anti-HAV IgM	HBsAg, anti-HBc IgM, PCR DNA	Anti-HCV, PCR RNA	Anticorpo anti-HDV	Anti-HEV IgM, PCR HEV
Índice de mortalidade (aguda)	0,1-0,2%	0,5-2%	1-2%	2-20%	1-2% (10-20% em mulheres grávidas)
Estado portador	Não	Sim	Sim	Sim	Raro (em imunocomprometidos)
Disponibilidade de vacinação	Sim	Sim	Não	Sim (HBV)	Sim (experimental)[a]
Tratamento	Nenhum	α-interferona (interferona peguilada em adultos), análogos de nucleosídeo (lamivudina ou entecavir > 2 anos; tenofovir ou adefovir > 12; telbivudina > 16 anos)	Combinação de sofosbuvir e ledipasvir; sofosbuvir e ribavirina; combinação de glecaprevir e pibrentasvir	Tratamento para HBV	Nenhum

HAV, vírus da hepatite A; HBc, antígeno do *core* da hepatite B; HBsAg, antígeno de superfície da hepatite B; HBV, vírus da hepatite B; HCV, vírus da hepatite C; HDV, vírus da hepatite D (delta); HEV, vírus da hepatite E; PCR, reação em cadeia da polimerase.
[a]Ensaios clínicos pediátricos em andamento de agentes antivirais de ação direta.

Os anticorpos contra HAV aparecem dentro de 1 a 4 semanas do início dos sintomas clínicos. Ainda que a maioria das crianças com hepatite sejam assintomáticas ou apresentem doença leve com recuperação completa, algumas desenvolvem hepatite fulminante fatal ou com necessidade de transplante hepático.

▶ Achados clínicos

A. História

Os fatores de risco na história podem incluir exposição prévia a um indivíduo ictérico ou recém-chegado de um país com alta prevalência; consumo de vegetais ou frutas importados, frutos do mar ou água contaminada; e atendimento em creche ou viagem recente a uma área de infecção endêmica. Após um período de incubação de 15 a 40 dias, sintomas não específicos geralmente precedem o desenvolvimento de icterícia em 5 a 10 dias. Em países em desenvolvimento, a hepatite A é comum, e a maioria das crianças é exposta ao HAV por volta dos 10 anos de idade, enquanto, em países desenvolvidos, apenas 20% são expostas até os 20 anos.

B. Sinais e sintomas

A forma severa da doença é facilmente reconhecida por suas manifestações clínicas. No entanto, dois terços das crianças são assintomáticas, e dois terços das sintomáticas são anictéricas. Portanto, os sintomas apresentados pelas crianças com HAV frequentemente assemelham-se à gastroenterite. Febre, anorexia, vômitos, cefaleia e dor abdominal são típicos, e a urina escurecida precede a icterícia, com pico entre 1 a 2 semanas e diminuição após esse período. As fezes podem passar a ter cor clara ou de argila. A melhora clínica pode ocorrer enquanto a icterícia se desenvolve. Tipicamente, estão presentes hepatomegalia sensível e icterícia em crianças sintomáticas; a esplenomegalia é variável.

C. Achados laboratoriais

Os níveis de aminotransferases séricas e de bilirrubina conjugada e não conjugada são elevados. Embora incomuns, hipoalbuminemia, hipoglicemia e prolongamento marcado do tempo de protrombina (INR > 2,0) são achados prognósticos sérios. O diagnóstico é realizado por IgM anti-HAV positiva, enquanto a IgG anti-HAV persiste após a recuperação.

A biópsia hepática percutânea raramente é indicada. As células "em balão" e os corpos acidofílicos são achados histológicos característicos. A necrose celular hepática pode ser difusa ou focal, acompanhada de infiltração de células inflamatórias contendo leucócitos polimorfonucleares, linfócitos, macrófagos e células plasmáticas, particularmente em áreas portais. Algumas proliferações de ductos biliares podem ser vistas em áreas portais perilobulares junto a áreas de estase biliar. Estão presentes células hepáticas regenerativas e proliferação de células reticuloendoteliais. Ocasionalmente, a necrose hepatocitária maciça prediz um pior prognóstico.

▶ Diagnóstico diferencial

Antes da icterícia surgir, os sintomas são os de enterites virais não específicas. Outras doenças com início semelhante incluem pancreatite, mononucleose infecciosa, leptospirose, hepatite induzida por drogas, doença de Wilson, hepatite autoimune (HAI) e infecções por outros vírus de hepatite. A doença por CMV adquirida também pode mimetizar HAV, mas, na citomegalovirose, geralmente há linfadenopatia.

▶ Tratamento

Nenhuma medida específica de tratamento é necessária, embora o repouso seja razoável para crianças com aparência doente. Sedativos e corticosteroides devem ser evitados. Durante a fase ictérica, comidas menos gordurosas podem diminuir os sintomas gastrintestinais, mas não afetam os desfechos gerais. Drogas e cirurgias eletivas devem ser evitadas. A hospitalização é recomendada para crianças com coagulopatia, encefalopatia ou vômitos graves. Os índices de hospitalização por hepatite A têm diminuído ao longo das décadas, sendo que aqueles que necessitam hospitalização são adultos mais velhos ou pessoas com outras doenças hepáticas concomitantes e/ou condições comórbidas.

▶ Prognóstico

Aproximadamente 99% das crianças se recuperam sem sequelas. As pessoas com doenças hepáticas crônicas subjacentes apresentam risco aumentado de morte. Em casos raros de insuficiência hepática aguda (IHA) devido à hepatite por HAV, o paciente pode morrer dentro de dias ou semanas ou necessitar avaliação para transplante hepático. O prognóstico é pior em caso de coma hepático ou de desenvolvimento de ascite; sob essas circunstâncias, o transplante hepático é indicado e é capaz de salvar a vida. A resolução incompleta pode causar uma hepatite prolongada, mas a resolução invariavelmente ocorre sem sequelas hepáticas a longo prazo. Casos raros de anemia aplásica após hepatite infecciosa aguda têm sido relatados. Um ressurgimento benigno de sintomas pode ocorrer em 10% a 15% dos casos após 6 a 10 semanas de aparente resolução.

Hepatitis A in Red Book: 2018 report of the committee on infectious diseases. 31st ed. Elk Grove Village, IL. American Academy of Pediatrics; 2018.

Herzog C et al: Hepatitis A vaccination and its immunologic and epidemiologic long-term effects- a review of the evidence. Hum Vaccin Immunother 2021;17(5):1496–1519 [PMID: 33325760].

Lee HW et al: Clinical factors and viral load influencing severity of acute hepatitis A. PLoS One 2015 Jun 19;10(6) [PMID: 26090677].

Murphy TV et al: Progress toward eliminating hepatitis A disease in the United States. MMWR Supple 2016 Feb 12;65(1):29–41 [PMID: 26916458].

HEPATITE B

FUNDAMENTOS DO DIAGNÓSTICO E CARACTERÍSTICAS TÍPICAS

▶ A grande maioria dos pacientes com infecção por HBV adquirida verticalmente será assintomática e terá exame físico normal.

▶ A infecção aguda por HBV pode estar associada à anorexia, vômitos, diarreia, icterícia, hepatomegalia sensível e PFHs anormais.

▶ Evidência sorológica de hepatite B: HBsAg, HBeAg, anti-HBc IgM positivos.

▶ História de exposição parenteral, sexual, doméstica ou de portadora materna de HBsAg.

▶ Considerações gerais

O vírus da hepatite B (HBV) é um vírus de DNA cuja infecção tem um período de incubação de 45 a 160 dias (ver **Tabela 22-6**). O HBV é adquirido no período neonatal, a partir de uma mãe carreadora, ou mais tarde, ao longo da vida, por exposição a sangue contaminado por meio de agulhas compartilhadas, agulhadas, colocação de *piercing*, tatuagens ou transmissão sexual.

▶ Fisiopatologia

A partícula de HBV é composta por um núcleo e um envoltório externo duplo (antígeno de superfície, ou HBsAg). A nomenclatura para os antígenos e anticorpos virais é encontrada na tabela de siglas das hepatites virais, na página 662. O HBeAg, uma forma solúvel de HBcAg, está correlacionado à replicação viral ativa. A persistência de HBeAg é um marcador de infectividade, enquanto o surgimento de anti-HBe geralmente indica um baixo nível de replicação viral. No entanto, as mutações virais de HBV (mutação pré-nuclear) podem replicar com testes de HBeAg negativos e testes de anticorpo anti-HBe positivos (hepatite crônica HBeAg negativa). Tais casos estão associados a formas mais virulentas de hepatite. O DNA de HBV circulante (quantificado por PCR) também indica replicação viral.

▶ Prevenção

A vacina contra o HBV é o método de escolha para a prevenção. A imunização universal para todas as crianças é recomendada.

Outros métodos de controle incluem rastreamento de doadores de sangue e de gestantes, uso de agulhas e equipamentos cirúrgicos adequadamente esterilizados, evitação de contato sexual com portadores, adoção geral de práticas sexuais seguras e vacinação de todos os contatos domésticos, parceiros sexuais, profissionais de saúde e pessoas em grande risco. Para profilaxia pós exposição, a vacina contra HBV é administrada isoladamente (ver **Capítulo 10**) ou em conjunto com a imunoglobulina de hepatite B (HBIG) (0,06 mL/kg intramuscular assim que possível, após a exposição, em até 7 dias). O risco de transmissão vertical é dramaticamente reduzido com uma combinação de vacinação e administração de HBIG no recém-nascido. Para gestantes infectadas com altas cargas virais, o uso oral de antivirais na segunda metade de gestação, combinado com profilaxia pós-parto, pode reduzir a falha da profilaxia perinatal de 5% para 1,5%.

▶ Achados clínicos

A. Sinais e sintomas

A maioria dos bebês e crianças pequenas é assintomática, especialmente se a infecção for adquirida de forma vertical. Os sintomas da infecção aguda por HBV podem incluir febre baixa, indisposição e desconforto gastrintestinal leve. A icterícia visível é usualmente o primeiro achado significativo, e a hepatomegalia frequentemente está presente. As apresentações raras incluem erupção cutânea mediada por imunocomplexos, artrite, glomerulonefrite ou síndrome nefrótica.

B. Achados laboratoriais

O diagnóstico de infecção aguda por HBV é confirmado pela presença de HBsAg e de anti-HBc IgM. A recuperação da infecção aguda é acompanhada pela eliminação de HBsAg e pelo surgimento de IgG anti-HBs e anti-HBc. Os indivíduos que estão imunizados pela vacinação são positivos para anti-HBs, mas negativos para IgG anti-HBc. A infecção crônica é definida como a presença de HBsAg por pelo menos 6 meses. A transmissão vertical para recém-nascidos é documentada pela HBsAg positiva. As várias fases da infecção crônica por HBV são mostradas na **Tabela 22-7**.

▶ Diagnóstico diferencial

A diferenciação entre a doença por HAV e HBV é facilitada por uma história de exposição parenteral, um genitor HBsAg positivo ou um período de incubação excepcionalmente longo. As infecções por HBV, por vírus da hepatite C (HCV) e por vírus Epstein-Barr (EBV) são diferenciadas sorologicamente. Outras doenças a considerar no diagnóstico diferencial incluem HAI, doença de Wilson, hemocromatose, doença hepática gordurosa não alcoólica (DHGNA) ou deficiência de α_1-antitripsina.

▶ Tratamento

Não há terapia que seja altamente curativa para hepatite B. Para crianças com infecção por HBV adquirida de forma vertical e com PFHs e exame físico normais (fase imunotolerante), o tratamento não reduz a carga viral e não é recomendado. Para infecção aguda complicada por IHA, ou para infecção crônica com PFHs elevados por mais de 6 meses (fase imunoativa), a terapia com nucleos(t)ídeos pode ser útil. A terapia com análogo de nucleosídeo administrada oralmente inclui entecavir ou tenofovir. Com essas terapias nucleos(t)ídeas, uma redução significativa na carga viral pode ser vista em até 75% das crianças tratadas, com efeitos adversos mínimos, mas pode ser necessário um longo tempo de tratamento. As mutações virais resistentes raramente surgem. O transplante hepático é efetivo para IHA devido à hepatite B; a reinfecção é, contudo, comum após o transplante hepático por hepatite B crônica, exceto quando são utilizados HBIG ou antivirais a longo prazo.

▶ Prognóstico

O prognóstico para infecção aguda por HBV é bom em crianças mais velhas, embora IHA (< 0,1%) ou hepatite crônica e cirrose (até 10%) possam ocorrer posteriormente. O curso da doença aguda é variável, mas a icterícia raramente persiste por mais de 2 semanas. Em 95% dos casos, no momento em que se constata recuperação clínica, não há mais HBsAg. Os indivíduos que eliminaram o HBV (HBsAg negativos e IgG anti-HBc positivos) estão em alto risco para reativação da infecção por HBV com imunossupressão significativa (p. ex., quimioterapia). A infecção crônica é particularmente comum em crianças com transmissão vertical,

Tabela 22-7 Fases da hepatite B crônica

Fase	HBeAg/Anti-HBeAb	HBsAg/Anti-HBsAb	ALT	HBV DNA
Imunotolerante	Positivo/negativo	Positivo/negativo	Normal	> 20.000 UI/mL
Imunoativa	Positivo/negativo	Positivo/negativo	Elevada	Alto
Portador crônico de HBsAg	Negativo/positivo	Positivo/negativo	Normal	< 2.000 UI/mL
Hepatite HBeAg negativa/reativação	Negativo/positivo	Positivo/negativo	Elevada	> 2.000 UI/mL
Eliminação de HBsAg	Negativo/positivo	Negativo/positivo	Normal	Indetectável

ALT, alanina aminotransferase; HBeAb, anticorpo e da hepatite B; HBeAg, antígeno e da hepatite B; HBsAb, anticorpo de superfície da hepatite B; HBsAg, antígeno de superfície da hepatite B; HBV, vírus da hepatite B.

síndrome de Down ou leucemia e aquelas submetidas à hemodiálise crônica. A persistência de HBsAg adquirido no período neonatal ocorre em 70% a 90% dos lactentes sem imunoprofilaxia ou vacinação. A presença de HBeAg em um portador de HBsAg indica continuidade da replicação viral. Entretanto, entre 1 e 2% das crianças infectadas ao nascimento apresentarão soroconversão espontânea de HBeAg a cada ano. Se a infecção por HBV for adquirida tardiamente na infância, o HBV é eliminado, e a cura ocorre em 90 a 95% dos pacientes. A doença crônica por HBV predispõe os pacientes ao desenvolvimento de carcinoma hepatocelular. Uma vez que a infecção crônica por HBV é estabelecida, a vigilância para o desenvolvimento de carcinoma hepatocelular com α-fetoproteína sérica é realizada semestralmente, e a ultrassonografia, a cada 1 a 3 anos. A vacinação rotineira de recém-nascidos contra HBV em países endêmicos tem reduzido drasticamente a incidência de IHA, hepatite crônica e carcinoma hepatocelular em crianças.

Defresne F, Sokol E: Chronic hepatitis B in children: therapeutic challenges and perspectives. J Gastroenterol Hepatol 2017:368–371 [PMID: 27262164].

Jonas M et al: Antiviral therapy in management of chronic hepatitis B viral infection in children: a systematic review and meta-analysis. Hepatology 2016;63:307 [PMID: 26566163].

HEPATITE C

▶ Considerações gerais

O HCV é a causa mais comum de hepatite crônica não relacionada ao HBV (ver **Tabela 22-6**). O HCV é um flavivírus de RNA de fita simples com pelo menos sete genótipos. Os fatores de risco em adultos e adolescentes incluem uso de drogas ilícitas intravenosas (IV), exposição ocupacional e sexual, e história de transfusão de componentes sanguíneos anterior a 1992. Em crianças, a maioria dos casos está associada à transmissão a partir de uma mãe infectada (transmissão vertical) ou raramente de outros contatos domésticos, e, em adolescentes, ao uso de drogas IV ou contato sexual. A transmissão vertical de mães infectadas com HCV ocorre mais frequentemente com mães que também são HIV positivas (15 a 20%), comparado com aquelas que são HIV negativas (5 a 6%). Aproximadamente 0,2% das crianças, 0,4% dos adolescentes e 1,5% dos adultos, nos Estados Unidos, têm evidência sorológica de infecção.

▶ Prevenção

Atualmente, a única medida efetiva de prevenção é evitar a exposição por meio da eliminação de comportamentos de risco, como o uso de drogas ilícitas IV. Não há prevenção efetiva para a transmissão vertical, mas já foi sugerido evitar a monitorização de escalpe fetal em bebês de mães com HCV. A cesariana eletiva não é recomendada para mulheres infectadas apenas com HCV, já que não confere redução da transmissão de HCV materno-fetal. O aleitamento materno não promove a transmissão de HCV da mãe para o lactente. No entanto, é recomendado evitar o aleitamento materno se os mamilos apresentarem sangramento, se houver mastite ou se a mãe estiver apresentando uma recaída de hepatite com icterícia após o parto. Não há vacina e nem benefício em utilizar imunoglobulina em recém-nascidos de mães infectadas.

▶ Achados clínicos

A. Sinais e sintomas

A maioria dos casos na infância, especialmente aqueles adquiridos de forma vertical, são assintomáticos, apesar do desenvolvimento de hepatite crônica. O período de incubação é de 1 a 5 meses, com desenvolvimento insidioso dos sintomas. Ocorrem sintomas prodrômicos semelhantes a um resfriado e icterícia em menos de 25% dos casos. A hepatoesplenomegalia é variável. Ascite, hipocratismo digital, eritema palmar ou aranhas vasculares são raros e indicam progressão para cirrose. Em adultos, a infecção crônica por HCV tem sido associada à crioglobulinemia mista, poliarterite nodosa, síndrome sicca e glomerulonefrite membranoproliferativa, assim como com carcinoma hepatocelular.

B. Achados laboratoriais

Visto que a IgG anti-HCV atravessa a placenta, o teste de IgG anti-HCV não é informativo até que o lactente tenha 18 meses de vida, momento em que o teste de anticorpo deve ser realizado. Os pacientes com mais de 18 meses com IgG anti-HCV positivo devem ter uma testagem subsequente de HCV RNA sérico para determinar infecção ativa. O HCV RNA sérico pode ser testado antes dos 18 meses de idade, mas não deve ser testado antes dos 2 meses de vida. Se a dosagem sérica de HCV RNA for positiva no lactente, deve-se realizar um novo teste aos 12 meses de idade para determinar a presença de infecção crônica. Elevações flutuantes leves a moderadas de aminotransferases ao longo do tempo são características de infecções crônicas por HCV; aminotransferases normais são, contudo, comuns nas crianças. A cirrose em adultos geralmente requer 20 a 30 anos de infecção crônica por HCV, mas, ocasionalmente, ela desenvolveu mais cedo em crianças.

▶ Diagnóstico diferencial

A doença por HCV deve ser diferenciada da doença por HAV e HBV por testes sorológicos. Outras causas de hepatite crônica em crianças devem ser consideradas, incluindo doença de Wilson, deficiência de α_1-antitripsina, HAI, colangite esclerosante primária, hepatite induzida por drogas ou esteato-hepatite.

▶ Tratamento

O tratamento para HCV crônica mudou rapidamente devido às terapias antivirais de ação direta (AAD), que, quando usadas por 12 a 24 semanas, resultam em um índice de erradicação de HCV maior do que 90%. O uso de injeções subcutâneas de α-interferona peguilada e ribavirina oral não é mais recomendado. A combinação de sofosbuvir com ledipasvir (Harvoni), com dose baseada no peso uma vez por dia por 12 semanas, para o tratamento dos genótipos 1, 4, 5 ou 6, está disponível para crianças com pelo menos 3 anos de idade. Para os genótipos 2 e 3, um regime conforme o peso de 12 a 24 semanas de sofosbuvir e ribavirina é aprovado para o tratamento de HCV em crianças com pelo menos 3 anos de idade. A combinação AAD de glecaprevir (GLE) e pibrentasvir (PIB) pode ser usada para tratar os genótipos de HCV 1, 2, 4, 5 e 6 em crianças com pelo menos 12 anos ou 45 kg. A doença hepática de estágio final secundária ao HCV responde bem ao transplante hepático, embora a reinfecção no fígado transplantado seja muito comum. As novas terapias AAD também parecem ser efetivas em erradicar o HCV pós-transplante hepático. Este *site* fornece um guia atualizado para terapias sugeridas nessa era de aprovação rápida de novas drogas para HCV: http://www.hcvguidelines.org.

▶ Prognóstico

Após a infecção aguda por HCV, 70 a 80% dos adultos e crianças mais velhas desenvolvem uma infecção crônica. Cerca de 20% dos adultos com HCV crônico terão desenvolvido cirrose aos 30 anos. Os lactentes infectados por transmissão vertical têm uma alta taxa de resolução espontânea, aproximadamente 25 a 40%. Muitos devem ter resolução espontânea aos 24 meses de idade, mas alguns podem ter apenas 7 anos após a infecção vertical. A maioria das crianças com HCV crônico tem inflamação leve e fibrose na biópsia hepática, embora possa se desenvolver cirrose em casos raros. Um seguimento limitado de 30 anos de crianças expostas ao HCV por transfusão sugere um baixo índice de progressão para cirrose, comparado aos adultos. O prognóstico para lactentes infectados ao nascimento com infecção por HIV concomitante é desconhecido, mas o curso parece benigno nos primeiros 10 anos de vida.

AASLD/IDSA: Recommendations for testing, managing and treating hepatitis C. http://www.hcvguidelines.org. Accessed May 17, 2021.
Leung DH et al: Hepatitis C in 2020: a North American Society for Pediatric Gastroenterology, Heaptology and Nutrition Positon Paper. J Pediatr Gastroenterol Nutr 2020 Sep;71(3):407–417 [PMID: 32826718].
Squires JE et al: Hepatitis C virus infection in children and adolescents. Hepatol Commun 2017 Mar;23(1) [PMID: 29404447].

HEPATITE D (AGENTE DELTA)

O vírus da hepatite D (HDV) é um vírus de 36 nm que requer a presença de HBsAg para ser infeccioso (ver **Tabela 22-6**). Portanto, a infecção por HDV pode ocorrer apenas na presença de infecção por HBV. A transmissão é por exposição parenteral ou contato íntimo. O HDV é raro na América do Norte, mas comum na África, América do Sul, Turquia, Mongólia, sul da Itália e Rússia. O HDV pode infectar simultaneamente com HBV, causando hepatite aguda, ou pode superinfectar um paciente com infecção crônica por HBV, predispondo o indivíduo à hepatite crônica ou fulminante. Nas crianças, a associação entre coinfecção crônica de HDV com HBV e hepatite crônica e cirrose é forte. A transmissão vertical de HDV é rara. O HDV é detectado por anti-HDV IgG, que indica infecção ativa ou prévia; a infecção ativa é confirmada pela detecção de HDV RNA por PCR ou de anticorpo HDV IgM. O tratamento é limitado à terapia com interferona.

Wranke A, Wedemeyer H: Antiviral therapy of hepatitis delta virus infection—progress and challenges towards cure. Curr Opin Virol 2016;20:112 [PMID: 27792905].

HEPATITE E

A infecção pelo vírus da hepatite E (HEV) causa hepatite aguda (ver **Tabela 22-6**). A Organização Mundial da Saúde (OMS) estima que um terço da população mundial foi exposta ao HEV. As epidemias ocorrem principalmente em regiões em desenvolvimento, secundárias à contaminação da água. No entanto, o HEV tem sido mais frequentemente reconhecido como endêmico em algumas regiões desenvolvidas, onde a infecção ocorre por meio da transmissão zoonótica ou de produtos contaminados com sangue. As rotas de transmissão de HEV incluem fecal-oral (consumo de água e comida contaminadas), vertical, de pessoa para pessoa e, raramente, transmissão parenteral. A maioria dos casos é assintomática; se sintomática, as manifestações clínicas lembram aquelas da infecção por HAV. A infecção por HEV na gestação está associada à alta mortalidade (10 a 20%), particularmente quando adquirida no terceiro trimestre. A infecção por HEV em indivíduos com doença hepática crônica pode causar deterioração aguda. Os indivíduos imunocomprometidos infectados com HEV têm risco aumentado de desenvolvimento de infecção crônica, com taxas maiores de IHA e desenvolvimento rápido de cirrose. O diagnóstico é por detecção de anticorpo anti-HEV IgM ou por PCR HEV. A hepatite E é usualmente autolimitada. O tratamento consiste em cuidados de suporte em indivíduos saudáveis e em redução dos medicamentos imunossupressores e ribavirina em indivíduos imunossuprimidos.

Hartl J et al: Acute hepatitis E: two sides of the same coin. Viruses 2016;8:E299 [PMID: 27827877].
Kamar N et al: Hepatitis E virus infection. Nat Rev Dis Primers 2017 Nov 16;3:17086 [PMID: 29154369].

OUTRAS HEPATITES VIRAIS

Outros vírus, incluindo enterovírus, adenovírus, coronavírus, parvovírus, varicela, influenza, CMV, herpes-vírus simples, HHV-6 e HIV podem causar hepatite aguda grave ou IHA em crianças, em alguns casos em associação à anemia aplásica. *Brucella*, febre Q e leptospirose também podem causar hepatite aguda. A anemia aplásica ocorre em uma pequena proporção de pacientes que se recuperam de hepatite e em 10 a 20% daqueles submetidos a transplante de fígado por IHA de etiologia desconhecida. A mononucleose infecciosa (EBV) é comumente associada à hepatite aguda, e foram relatados casos raros de IHA associada ao EBV. A infecção primária por EBV em um receptor imunocomprometido de transplante de órgão sólido pode resultar em um distúrbio linfoproliferativo.

Jha HC et al: Epstein-Barr virus: diseases linked to infection and transformation. Front Microbiol 2016;7:1602 [PMID: 27826287].

INSUFICIÊNCIA HEPÁTICA AGUDA

FUNDAMENTOS DO DIAGNÓSTICO E CARACTERÍSTICAS TÍPICAS

► Hepatite aguda com icterícia significativa.
► Extrema elevação de AST e ALT.
► Tempo de protrombina (TP) e INR prolongados.
► Encefalopatia e edema cerebral.
► Asterixis.

► Considerações gerais

A insuficiência hepática aguda (IHA) é definida como uma disfunção hepática aguda associada à significativa disfunção de síntese hepática, evidenciada por coagulopatia resistente à vitamina K (INR > 2,0) dentro de 8 semanas do desenvolvimento do dano hepático inicial. Geralmente está associada à encefalopatia, mas, em crianças pequenas, a encefalopatia pode ser difícil de detectar. Sem transplante hepático, a mortalidade chega a 40% em crianças. Na maioria dos casos, uma causa identificável não é encontrada, mas se postula ser um agente infeccioso excepcionalmente virulento ou uma resposta imune agressiva do hospedeiro. As causas identificáveis mais comuns de IHA são apresentadas na **Tabela 22-8**.

► Achados clínicos

A. História

Em alguns pacientes, a IHA apresenta-se com um desenvolvimento rápido de icterícia significativa, sangramento, confusão e encefalopatia progressiva, enquanto outros são assintomáticos no início e subitamente se tornam gravemente doentes, ao longo da segunda semana da doença. Icterícia, febre, anorexia, vômitos e dor abdominal são os sintomas mais comuns. Uma história detalhada de exposição a drogas e toxinas pode identificar uma causa induzida por drogas.

B. Sinais e sintomas

As crianças podem apresentar sintomas semelhantes a resfriado, incluindo indisposição, mialgias, icterícia, náuseas e vômitos. A hepatomegalia sensível é comum, e pode ser seguida por enrugamento progressivo do fígado, frequentemente com piora da função hepática. Outros achados físicos (esplenomegalia, aranhas vasculares) devem sugerir uma doença hepática crônica subjacente. Um ciclo sono-vigília prejudicado, hiperreflexia e resposta extensora palmar são vistos nos primeiros estágios de encefalopatia hepática.

Tabela 22-8 Causas comuns identificáveis de insuficiência hepática aguda (IHA) por faixa etária

Neonatos	Infecciosas: herpes-vírus e enterovírus Metabólicas: doença neonatal de depósito de ferro, galactosemia, frutosemia, tirosinemia, FAO, doenças mitocondriais Isquêmicas: doença cardíaca congênita
Lactentes (1-24 meses)	Infecciosas: HAV, HBV Metabólicas: FAO, doenças mitocondriais, tirosinemia, frutosemia, defeitos na síntese de ácidos biliares Drogas: paracetamol, valproato Imunes: HAI, LHF
Crianças	Infecciosas: EBV, HAV Metabólicas: FAO, doença de Wilson Drogas: paracetamol, valproato, outras Imunes: HAI
Adolescentes	Infecciosas: EBV, HAV Metabólicas: FAO, doença de Wilson, fígado gorduroso da gestação Drogas: paracetamol, valproato, ervas, *ecstasy*, outras Imunes: HAI

EBV, vírus Epstein-Barr; FAO, defeitos da oxidação de ácidos graxos; HAI, hepatite autoimune; HAV, hepatite A; HBV, hepatite B; LHF, linfohistiocitose hemofagocítica.
Causa desconhecida de IHA permanece sendo a etiologia mais comum.

C. Achados laboratoriais

Os achados característicos incluem elevação dos níveis séricos de bilirrubina (usualmente > 10 mg/dL), elevação sustentada de AST e ALT (geralmente > 3.000 U/L), albumina sérica baixa, hipoglicemia e prolongamento de TP e INR. Os níveis séricos de amônia podem se tornar elevados. O prolongamento de TP devido à coagulação intravascular disseminada (CIVD) pode ser diferenciado pela determinação de fator V (baixo na IHA e CIVD) e VIII (normal a alto na IHA e baixo na CIVD). Quedas rápidas na AST e ALT, acompanhadas de encolhimento da hepatomegalia devido à necrose maciça e colapso, e combinadas com piora da coagulopatia, predizem um pior prognóstico.

► Diagnóstico diferencial

A hepatite grave, com ou sem coagulopatia, devida à infecção, doença metabólica, IHA ou toxicidade a drogas pode inicialmente mimetizar IHA. Leucemia aguda, cardiomiopatia e síndrome de Budd-Chiari podem mimetizar hepatite grave. Os pacientes com síndrome de Reye ou defeitos do ciclo da ureia são tipicamente anictéricos.

► Complicações

O desenvolvimento de insuficiência renal e a profundidade do coma hepático são os principais fatores do prognóstico. Pacientes com coma grau 4 (falta de resposta a estímulos verbais, postura de decorticação ou descerebração) raramente sobrevivem sem transplante hepático e podem apresentar déficits residuais do sistema nervoso central. Edema cerebral, que em geral acompanha o coma, é frequentemente a causa do óbito. Prolongamento extremo de PT, ou INR maior que 3,5, prediz uma recuperação pobre com superdosagem de paracetamol. Sepse, hemorragia, insuficiência renal ou parada cardiorrespiratória é um evento terminal comum.

▶ Tratamento

O cuidado intensivo de excelência é primordial, incluindo o manejo minucioso de hipoglicemia, sangramento e coagulopatia, hiperamonemia, edema cerebral e balanço hídrico, enquanto sistematicamente se investiga as causas potencialmente tratáveis. Muitas terapias falharam em modificar desfechos, incluindo exsanguineotransfusão, plasmaférese com "troca" de plasma, lavagem corporal total, hemoperfusão de carvão e hemodiálise usando uma membrana especial de alta permeabilidade. Enquanto a sobrevivência espontânea pode ocorrer em até 50% dos pacientes, o transplante hepático pode ser salvador em pacientes sem sinais de recuperação espontânea. Dessa forma, a transferência precoce de pacientes em IHA para centros onde o transplante hepático pode ser realizado é recomendada. Os critérios para decidir quando realizar o transplante não são claramente estabelecidos; bilirrubina sérica acima de 20 mg/dL, INR acima de 4 e fator V abaixo de 20% indicam, contudo, um pior prognóstico. O prognóstico é melhor para ingestão de paracetamol, particularmente quando o tratamento com N-acetilcisteína é instituído. A N-acetilcisteína não é recomendada na insuficiência hepática não induzida por paracetamol, já que não melhora a sobrevida e pode, na realidade, impactar negativamente na sobrevida naqueles com menos de 2 anos de idade. Os corticosteroides podem ser danosos, exceto em caso de HAI, na qual corticosteroides podem reverter a IHA. O aciclovir é essencial na infecção viral por herpes-vírus simples ou varicela-zóster. Para hiperamonemia, os antibióticos orais como neomicina ou rifaximina e lactulose (1 a 2 mL/kg, 3 ou 4 vezes ao dia) são utilizados para reduzir os níveis séricos de amônia e retê-la no cólon.

O monitoramento contínuo de fluidos e eletrólitos é obrigatório e requer uma linha venosa central. Deve-se infundir dextrose adequada (6 a 8 mg/kg/min) para manter a glicemia normal e metabolismo celular. Os diuréticos, sedativos e tranquilizantes devem ser usados com moderação. Pacientes comatosos devem ser intubados, submetidos a suporte ventilatório mecânico e o monitoramento para sinais de infecção. A coagulopatia acompanhada por sangramento é tratada com plasma fresco, fator VIIa recombinante, outros concentrados de fatores de coagulação e infusão de plaquetas. A hemodiálise pode ajudar a estabilizar o paciente enquanto aguarda o transplante hepático. A monitorização da elevação da pressão intracraniana (coma hepático graus 3 e 4) em pacientes que estão aguardando o transplante hepático é defendida por alguns. A diálise venosa contínua pode ser útil para manter o balanço hídrico.

▶ Prognóstico

O prognóstico é primariamente dependente da etiologia da IHA e da profundidade do coma. Apenas 20 a 30% das crianças com encefalopatia hepática grau 3 ou 4 terão recuperação espontânea. As crianças com toxicidade aguda por paracetamol apresentam um alto índice de sobrevivência espontânea, enquanto apenas 40% das crianças com IHA indeterminada (de etiologia desconhecida) apresentarão recuperação espontânea. Um grande estudo sugere que a taxa de recuperação espontânea é de cerca de 40% a 50%, quando todas as causas de IHA são combinadas; 30% dos pacientes farão um transplante hepático e 20% morrerão sem um transplante. A exsanguineotransfusão ou outros modos de terapia heroica não melhoram a sobrevida. A IHA indeterminada, a IHA não induzida por paracetamol e a IHA em lactentes estão associadas a um prognóstico pior. Etiologias de IHA por HAI e paracetamol e níveis elevados de fator V e VII, combinados com níveis crescentes de α-fetoproteína sérica, podem significar um prognóstico mais favorável. O índice de sobrevida em pacientes que são submetidos a transplante hepático por IHA é 60% a 85%.

Lufti R et al: Intensive care management of pediatric acute liver failure. J Pediatr Gastroenterol Nutr 2017 May;64(5):660–670 [PMID: 27741059].

Squires JE et al: Liver transplant listing in pediatric acute liver failure: practices and participant characteristics. Heaptology 2108 Dec;68(6):2338–2347 [PMID: 30070372].

Sundaram SS et al: Characterization and outcomes of young infants with acute liver failure. J Pediatr 2011;159:813 [PMID: 21621221].

HEPATITE AUTOIMUNE

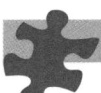
FUNDAMENTOS DO DIAGNÓSTICO

▶ Hepatite aguda ou crônica.
▶ Hipergamaglobulinemia.
▶ Positividade para fatores antinucleares (FAN), anticorpos antimúsculo liso (ou actina) (ASMAs, de *anti–smooth muscle antibodies*), ou anticorpos microssômicos de fígado e rim (anti-LKM, de *antibodies to liver-kidney microsomes*).

▶ Achados clínicos

A. História

A hepatite autoimune (HAI) é uma doença inflamatória progressiva. É caracterizada histologicamente por inflamação do trato portal que se estende ao parênquima (conhecida como "hepatite de interface"); sorologicamente pela presença de autoanticorpos não específicos de determinados órgãos; bioquimicamente por elevação de aminotransferases e IgG sérico; e clinicamente pela resposta ao tratamento imunossupressor na ausência de outra causa conhecida de doença hepática. Um histórico familiar de doença autoimune está presente em aproximadamente 40% dos casos.

B. Sinais e sintomas

Os pacientes pediátricos são geralmente assintomáticos no início da doença e procuram atendimento médico devido a achados incidentais de provas hepáticas elevadas. Letargia e indisposição são sintomas comuns, e os pacientes também podem apresentar icterícia, febre recorrente, dor abdominal ou distensão. Outras queixas no momento da apresentação incluem erupção cutânea recorrente, artrite, diarreia crônica ou amenorreia. O exame físico pode revelar hepatomegalia e/ou esplenomegalia. Em casos mais avançados, icterícia e ascite podem se desenvolver. É possível notar sinais cutâneos de doença hepática crônica (p. ex., aranhas vasculares, eritema palmar e hipocratismo digital). Em cerca de 10% dos casos, os pacientes com HAI apresentam-se com IHA.

C. Achados laboratoriais

Os testes hepáticos revelam elevação moderada de AST e ALT e elevações variáveis de fosfatase alcalina, bilirrubina e IgG total. Dois tipos de doença têm sido descritos com base na presença de autoanticorpos: HAI tipo 1 — FAN e/ou ASMA (antiactina); HAI tipo 2 — anti-LKM (antifração microssomal de fígado e rim). A HAI tipo 1 é a forma mais comum de HAI nos Estados Unidos. A HAI tipo 2 é mais comum na Europa, presente em faixas etárias menores, e é mais provável de se apresentar com IHA em comparação com o tipo 1. Uma suscetibilidade genética à HAI é sugerida pela incidência aumentada dos alelos histocompatíveis HLA DE*0301 (HAI tipo 1) ou HLA DR*0701 (HAI tipo 2). A biópsia hepática permanece sendo o padrão ouro no diagnóstico, revelando uma figura histológica típica de hepatite de interface: uma infiltração densa dos tratos portais, composta principalmente de linfócitos e células plasmáticas, que se estende aos lóbulos hepáticos com destruição do hepatócito na periferia do lóbulo e erosão da placa limitadora. No local, também pode haver pontes de fibrose ou cirrose evidentes.

Diagnóstico diferencial

Os achados laboratoriais e histológicos diferenciam outros tipos de hepatite crônica (p. ex., HBV, HCV; esteato-hepatite; doença de Wilson; deficiência de α_1-antitripsina; colangite esclerosante primária [CEP]). A CEP ocasionalmente se apresenta de maneira similar à HAI, incluindo a presença de autoanticorpos. Até 30% dos pacientes pediátricos têm uma "síndrome de sobreposição" de HAI e CEP. A hepatite crônica induzida por drogas (minociclina, isoniazida, metildopa, pemolina) deve ser investigada. Além disso, a minociclina tem sido reportada como potencial gatilho de HAI tipo 1.

Complicações

Doenças não tratadas que continuam por meses a anos eventualmente resultam em cirrose, com complicações de hipertensão portal e disfunção da síntese hepática. A HAI não tratada também pode levar a IHA. O sangramento de varizes esofágicas e o desenvolvimento de ascite geralmente sinalizam insuficiência hepática iminente.

Tratamento

O uso de corticosteroides (prednisona, 2 mg/kg/dia, máximo 40 mg; ou budesonida, 9 mg diariamente) como terapia de indução reduz a taxa de mortalidade durante a fase ativa inicial da doença. Dados recentes sugerem que a budesonida oral pode ser tão eficaz quanto a prednisona em induzir remissão com menos efeitos adversos do esteroide. A budesonida não deve ser usada no cenário de HAI grave aguda ou HAI com cirrose (devido à eficácia limitada como esse modo de apresentação). A terapia de manutenção com azatioprina ou 6-mercaptopurina (6-MP), 1 a 2 mg/kg/dia, é recomendada para facilitar o desmame de corticoide. Deve-se avaliar a atividade de tiopurina metiltransferase nas células vermelhas do sangue ou o genótipo antes de iniciar azatioprina ou 6-MP com vistas a prevenir níveis séricos extremamente elevados e toxicidade grave de medula óssea. Nesse momento, se AST e ALT forem consistentemente normais, pode-se considerar um desmame futuro da terapia. Uma biópsia hepática deve ser realizada antes de parar a terapia de azatioprina ou 6-MP com o intuito de garantir a remissão histológica; se qualquer inflamação persistir, deve-se seguir com azatioprina ou 6-MP. A maioria dos pacientes pediátricos irá necessitar de terapia crônica com azatioprina ou 6-MP, mas até 30% podem interrompê-la futuramente. O micofenolato de mofetila pode ser um substituto de azatioprina ou 6-MP se houver uma contraindicação ou efeito adverso dessas medicações. O inibidor da calcineurina, tacrolimo, é, com frequência, extremamente efetivo em casos refratários à terapia padrão. O transplante hepático é indicado quando a doença progride para cirrose descompensada ou em casos de IHA que não respondem à terapia com esteroides.

Prognóstico

O prognóstico da HAI melhorou significativamente com a terapia precoce; aproximadamente 90% dos pacientes com HAI tipo 1 entrarão em remissão. Alguns estudos relatam remissão permanente (achados histológicos normais) em até 30% dos pacientes. Ocorrem recidivas (observadas clínica e histologicamente) em 40% a 50% dos pacientes após a interrupção da terapia; as remissões seguem o mesmo tratamento. As complicações da hipertensão portal (sangramento varicoso, ascite, peritonite bacteriana espontânea e síndrome hepatopulmonar) requerem terapia específica ou transplante hepático. A doença recorre após o transplante em cerca de 20% dos casos e é tratada pela adição de azatioprina ou micofenolato de mofetila ao regime imunossupressor pós-transplante.

Mack CL et al: Diagnosis and management of autoimmune hepatitis in adults and children: 2019 practice guidance and guidelines from the American Association for the Study of Liver Diseases. Hepatology 2020;72(2):671–722 [PMID: 31863477].

Mieli-Vergani G et al: Autoimmune hepatitis. Nat Rev Dis Primers 2018;12(4):18017 [PMID: 29644994].

DOENÇA HEPÁTICA GORDUROSA NÃO ALCOÓLICA

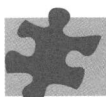

FUNDAMENTOS DO DIAGNÓSTICO E CARACTERÍSTICAS TÍPICAS

- ▶ Hepatomegalia em paciente com IMC maior do que o percentil 95.
- ▶ Elevação de ALT > AST.
- ▶ Evidência histológica de gordura no fígado, que pode ser acompanhada por inflamação, degermação baloniforme de hepatócitos e fibrose.

A doença hepática gordurosa não alcoólica (DHGNA), uma condição clínico-patológica de deposição anormal de gordura no fígado na ausência de consumo de álcool, é a causa mais comum de PFHs anormais nos Estados Unidos. A DHGNA varia de esteatose branda a gordura e inflamação, com ou sem cicatrização (também conhecida como esteato-hepatite não alcoólica [NASH, de *nonalcoholic steatohepatitis*]) a cirrose. As tendências da DHGNA são paralelas às tendências da obesidade, com até 10% de todas as crianças e 38% das crianças obesas afetadas nos Estados Unidos. Muitas crianças com DHGNA também são afetadas por diabetes melito tipo 2, hipertensão, hiperlipidemia, apneia obstrutiva do sono e síndrome metabólica. A maioria das crianças tem de 11 a 13 anos de idade no momento do diagnóstico, e os pacientes do sexo masculino (proporção de 2:1) e de etnia hispânica são os de maior risco.

▶ Prevenção

O método terapêutico mais efetivo é a prevenção do sobrepeso ou da obesidade.

▶ Achados clínicos

A. História

A maioria dos pacientes com DHGNA é assintomática e descoberta na triagem de rotina. Alguns podem se queixar de fadiga ou dor no quadrante superior direito. A obesidade e a resistência à insulina são fatores de risco conhecidos. A apneia do sono moderada também é comum em crianças com DHGNA. A triagem de DHGNA (usando ALT) deve ser considerada em crianças a partir dos 9 a 11 anos de idade se forem obesas ou com sobrepeso e tiverem fatores de risco adicionais.

B. Sinais e sintomas

Os pacientes com DHGNA podem apresentar hepatomegalia leve assintomática, embora a adiposidade abdominal possa dificultar a avaliação. Achados físicos de resistência à insulina (acantose nigricans e giba) estão frequentemente presentes.

C. Achados laboratoriais

As aminotransferases séricas não identificarão a esteatose branda, portanto, os pacientes com DHGNA podem ter AST e ALT completamente normais. Se elevadas, a AST e a ALT são normalmente elevadas menos de duas vezes o limite superior da normalidade, com uma razão ALT:AST maior que 1. A fosfatase alcalina e a GGT podem estar levemente elevadas, mas a bilirrubina é normal. A hiperglicemia e a hiperlipidemia também são comuns. Se realizada, uma biópsia hepática pode mostrar esteatose micro ou macrovesicular, balonização de hepatócitos, corpúsculos de Mallory e inflamação lobular ou portal. Além disso, graus variados de fibrose, desde foco portal até cirrose, podem estar presentes. A apneia obstrutiva do sono e a hipóxia parecem contribuir para a gravidade da DHGNA. Não há preditores bioquímicos confiáveis estabelecidos do grau de fibrose hepática. Atualmente, marcadores e escores desenvolvidos para prever a DHGNA não são suficientemente precisos ou validados para uso no cenário clínico.

D. Exames de imagem

Ultrassonografia, TC ou ressonância magnética (RM) podem ser usadas para confirmar a infiltração gordurosa do fígado. A ultrassonografia, porém, é de menor custo e não expõe à radiação, embora possa ser pouco sensível na presença de adiposidade central grave ou quando há menos de 30% de esteatose. Atualmente, a imagem radiológica não consegue distinguir a esteatose branda da NASH mais grave, nem identificar de forma confiável a fibrose. A elastografia transitória e a elastografia por RM estão cada vez mais disponíveis como ferramentas clínicas que se mostram promissoras em estimar com precisão tanto a gordura hepática quanto a fibrose.

▶ Diagnóstico diferencial

A esteato-hepatite também está associada à doença de Wilson, intolerância hereditária à frutose, tirosinemia, hepatite por HCV, fibrose cística, defeitos de oxidação de ácidos graxos, kwashiorkor, síndrome de Reye, defeitos da cadeia respiratória, doença hepática associada à nutrição parenteral total e hepatopatia tóxica (etanol e outros). Outras causas de hepatite crônica a serem consideradas incluem deficiência de α_1-antitripsina, HAI e deficiência de lipase ácida lisossômica.

▶ Complicações

Não tratada, a DHGNA com inflamação hepática pode progredir para cirrose com complicações que incluem hipertensão portal. Dislipidemia, hipertensão, resistência à insulina e apneia obstrutiva do sono são mais comuns em crianças e adolescentes com DHGNA.

▶ **Tratamento**

Múltiplas terapias potenciais, incluindo metformina, AUDC e agentes hipolipemiantes, foram testadas sem sucesso terapêutico. Portanto, o tratamento é focado em modificações no estilo de vida, por meio de mudanças na dieta e exercícios, para induzir uma perda de peso lenta. Uma redução de 7% a 10% no peso corporal pode melhorar significativamente a DHGNA. A vitamina E, um antioxidante, mostrou-se promissora em ensaios clínicos para melhorar a NASH confirmada histologicamente.

▶ **Prognóstico**

Embora a DHGNA não tratada possa progredir para cirrose e insuficiência hepática; há uma taxa de resposta muito alta à redução de peso. No entanto, o sucesso na manutenção da redução de peso a longo prazo é baixo em crianças e adultos.

Chalasani A et al: The diagnosis and management of nonalcoholic fatty liver disease: practice guidance from the American Association for the Study of Liver Diseases. Hepatology 2018 Jan;67(1):328–357 [PMID: 28714183].

Lin CH et al: Emerging new diagnostic modalities and therapies for nonalcoholic fatty liver disease. Curr Gasatrenterol Rep 2020 Aug 19;22(10):52 [PMID: 32814993].

Sundaram SS: Obstructive sleep apnea and hypoxemia are associated with advanced liver histology in pediatric nonalcoholic fatty liver disease. J Pediatr 2014;164:699 [PMID: 24321532].

Vos MB et al: NASPGHAN clinical practice guideline for the diagnosis and treatment of nonalcoholic fatty liver disease in children: recommendations from the expert committee on NAFLD (ECON) and the North American Society of Pediatric Gastroenterology, Hepatology and Nutrition (NASPGHAN). J Pediatr Gastroenterol Nutr 2017 Feb;64(2) [PMID: 28107283].

DOENÇA HEPÁTICA POR DEFICIÊNCIA DE α_1-ANTITRIPSINA

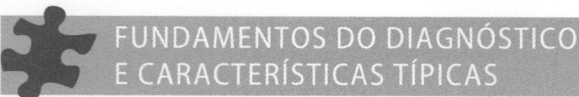

FUNDAMENTOS DO DIAGNÓSTICO E CARACTERÍSTICAS TÍPICAS

▶ Nível sérico de α_1-antitripsina < 50 a 80 mg/dL.
▶ Identificação de um fenótipo ou genótipo Pi específico (PiZZ, PiSZ).
▶ Detecção de depósitos de glicoproteínas resistentes à diástase e PAS-positivas em hepatócitos periportais.
▶ História familiar de doença pulmonar ou hepática de início precoce.

▶ **Considerações gerais**

A doença é causada pela deficiência de α_1-antitripsina, um PI produzido no fígado, predispondo os pacientes a doenças hepáticas crônicas e a um início precoce de enfisema pulmonar. A doença hepática está associada apenas aos fenótipos PiZZ e PiSZ. O acúmulo de agregados mal-arranjados da proteína α_1-antitripsina no fígado causa lesão hepática por mecanismos desconhecidos. A α_1-antitripsina é um distúrbio genético comum que afeta até 1:1.600 a 1:2.000 nascidos vivos, especialmente entre pessoas de origem da Europa Setentrional.

▶ **Achados clínicos**

A. Sinais e sintomas

A deficiência de α_1-antitripsina deve ser considerada em todos os lactentes com colestase neonatal. Cerca de 10% a 20% dos indivíduos afetados apresentam colestase neonatal. A GGT sérica geralmente está elevada. Também podem estar presentes icterícia, fezes acólicas e má absorção. Os lactentes geralmente são pequenos para a idade gestacional e podem apresentar prurido, hepatoesplenomegalia, ascite e/ou sangramento fáceis e hematomas. A história familiar pode ser positiva para enfisema ou cirrose.

Crianças que estão começando a deambular e mais velhas podem apresentar sinais de doença hepática crônica, incluindo déficit de crescimento, hepatoesplenomegalia, sangramento gastrintestinal ou ascite. Pouquíssimas crianças têm envolvimento pulmonar significativo. A maioria das crianças afetadas é completamente assintomática, sem evidência laboratorial ou clínica de doença hepática ou pulmonar.

B. Achados laboratoriais

O nível sérico de α_1-antitripsina é baixo (< 55 a 80 mg/dL) em homozigotos (PiZZ). A fenotipagem ou genotipagem específica do Pi deve ser realizada para confirmar o diagnóstico. As PFHs geralmente refletem alterações patológicas hepáticas subjacentes. Precocemente, estão presentes hiperbilirrubinemia (mista) e elevação de aminotransferases, fosfatase alcalina e GGT. A hiperbilirrubinemia geralmente desaparece, enquanto a elevação da aminotransferase e da GGT pode persistir. Sinais de cirrose e hiperesplenismo podem se desenvolver mesmo quando as PFHs são normais.

Os achados da biópsia hepática após os 6 meses de idade mostram glóbulos intracelulares resistentes à diástase corados com ácido periódico de Schiff, particularmente nas zonas periportais. Esses podem estar ausentes antes dos 6 meses de idade, mas, quando presentes, são característicos da deficiência de α_1-antitripsina.

▶ **Diagnóstico diferencial**

Em recém-nascidos, outras causas específicas de colestase neonatal precisam ser consideradas, incluindo AB. Em crianças mais velhas, outras causas de cirrose insidiosa (p. ex., infecção por HBV ou HCV, HAI, doença de Wilson, fibrose cística e doença de armazenamento de glicogênio) devem ser consideradas.

▶ **Complicações**

De todos os bebês com deficiência de α1-antitripsina PiZZ, apenas 15% a 20% desenvolvem doença hepática na infância, e muitos apresentam recuperação clínica. Um histórico de colestase neonatal não é preditiva de futura hipertensão portal. Assim, outros modificadores genéticos ou ambientais devem estar envolvidos. Uma anormalidade associada na eliminação microssomal de agregados acumulados pode contribuir para o fenótipo da doença hepática. As complicações de hipertensão portal, cirrose e colestase crônica predominam em crianças afetadas. Uma maior suscetibilidade ao carcinoma hepatocelular foi observada na cirrose associada à deficiência de α_1-antitripsina. A deficiência de α_1-antitripsina é a causa genética mais comum de doença hepática pediátrica e a indicação hereditária mais frequente para transplante de fígado na população pediátrica.

O enfisema pulmonar de início precoce ocorre em adultos jovens (30 a 40 anos), principalmente em fumantes.

▶ Tratamento

Não há um tratamento específico para a doença hepática desse distúrbio. A condição colestática neonatal é tratada com coleréticos, fórmula contendo triglicerídeos de cadeia média e preparações hidrossolúveis de vitaminas lipossolúveis (ver **Tabela 22-4**). O AUDC pode reduzir os níveis de AST, ALT e GGT, mas seu efeito nos desfechos é desconhecido. Hipertensão portal, sangramento esofágico, ascite e outras complicações são tratadas conforme descrito anteriormente. As vacinas contra hepatite A e B devem ser administradas em crianças com deficiência de α_1-antitripsina. O aconselhamento genético é indicado quando o diagnóstico é feito. O diagnóstico por triagem pré-natal é possível. O transplante de fígado, realizado para doença hepática terminal, cura a deficiência com excelente sobrevida a longo prazo e previne o desenvolvimento de doença pulmonar. Os pacientes pediátricos devem ser encaminhados a um pneumologista aos 18 anos de idade para educação e avaliação basal por provas de função pulmonar (PFPs). A exposição passiva e ativa à fumaça do cigarro deve ser eliminada para ajudar a prevenir as manifestações pulmonares, e a obesidade deve ser evitada. A substituição da proteína por terapia de infusão é usada para prevenir ou tratar doenças pulmonares em adultos afetados. No futuro, novos tratamentos, incluindo adjuvantes químicos, indutores de autofagia, transplante de hepatócitos e terapia de transferência de genes podem estar disponíveis.

▶ Prognóstico

Dos pacientes que apresentam colestase neonatal, aproximadamente 10% a 25% precisarão de transplante hepático nos primeiros 5 anos de vida, 15% a 25% durante a infância ou adolescência e 50% a 75% sobreviverão até a idade adulta com graus variáveis de fibrose hepática. Uma correlação entre os padrões histológicos e o curso clínico foi documentada na forma infantil da doença. A insuficiência hepática pode ser esperada 5 a 15 anos após o desenvolvimento da cirrose. A recorrência ou persistência da hiperbilirrubinemia, juntamente com a piora dos estudos de coagulação, indicam a necessidade de avaliação para transplante hepático. A cirrose descompensada causada por essa doença é uma indicação para transplante hepático. Além disso, o transplante hepático previne envolvimento pulmonar. Os heterozigotos podem ter uma incidência ligeiramente maior de doença hepática. A relação exata entre baixos níveis séricos de α_1-antitripsina e o desenvolvimento de doença hepática não é clara. O enfisema se desenvolve devido à falta de inibição da elastase dos neutrófilos, que destrói o tecido conjuntivo pulmonar.

Feldman AG, Sokol RJ: Alpha-1-antitrypsin deficiency: an important cause of pediatric liver disease. Lung Health Prof Mag 2013;4(2):8–11 [PMID: 27019872].
Lomas DA, Hurst JR, Gooptu B: Update on alpha-1 antitrypsin deficiency: new therapies. J Hepatol 2016;65:413 [PMID: 27034252].
Teckman J et al: Longitudinal outcomes in young patients with alpha-1-antitrypsin deficiency with native liver reveal that neonatal cholestasis is a poor predictor of future portal hypertension. J Peds 2020;227:81–86 [PMID: 32663593].

DOENÇA DE WILSON (DEGENERAÇÃO HEPATOLENTICULAR)

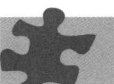

FUNDAMENTOS DO DIAGNÓSTICO E CARACTERÍSTICAS TÍPICAS

▶ Doença hepática aguda ou crônica.
▶ Deterioração do estado neurológico.
▶ Anéis de Kayser-Fleischer.
▶ Cobre hepático elevado.
▶ Anormalidades nos níveis de ceruloplasmina e cobre sérico e urinário.

▶ Considerações gerais

A doença de Wilson é causada por mutações no gene *ATP7B* no cromossomo 13, que codifica uma adenosina trifosfatase específica do tipo P envolvida no transporte de cobre. Isso resulta em excreção biliar prejudicada de cobre e incorporação de cobre na ceruloplasmina pelo fígado. O acúmulo de cobre hepático causa danos oxidativos (radicais livres) ao fígado. Posteriormente, o cobre se acumula nos gânglios da base e em outros tecidos. A doença deve ser considerada em todas as crianças com idade superior a 1 a 2 anos com evidência de doença hepática (especialmente com hemólise) ou com sinais neurológicos sugestivos. Uma história familiar está frequentemente presente, e 25% dos pacientes são identificados pela triagem de membros da família homozigotos e assintomáticos. A doença é autossômica recessiva e ocorre em 1:30.000 nascidos vivos em todas as populações.

▶ Achados clínicos

A. Sinais e sintomas

O envolvimento hepático pode se apresentar como IHA, hepatite aguda, doença hepática crônica, colelitíase, doença hepática gordurosa ou como cirrose com hipertensão portal. Os achados podem incluir icterícia, hepatomegalia no início da infância, esplenomegalia e anéis de Kayser-Fleischer. A doença é geralmente considerada após os 3 anos de idade. No entanto, o envolvimento do fígado ocorre no início da vida e pode estar presente por volta de 1 a 2 anos de idade. O início tardio de manifestações neurológicas ou psiquiátricas após os 10 anos de idade pode incluir tremor, disartria e salivação. A deterioração no desempenho escolar pode ser a expressão neurológica mais precoce da doença. O anel de Kayser-Fleischer é uma faixa marrom na junção da íris e da córnea, geralmente exigindo exame com lâmpada de fenda para detecção. A ausência de anéis de Kayser-Fleischer não exclui esse diagnóstico.

B. Achados laboratoriais

O diagnóstico laboratorial pode ser desafiador. Os níveis de ceruloplasmina plasmática são geralmente inferiores a 20 mg/dL. (Os valores normais são de 23 a 43 mg/dL.) No entanto, valores baixos ocorrem normalmente em bebês com menos de 3 meses e, em pelo menos 10% a 20% dos homozigotos, os níveis podem estar dentro do limite inferior da normalidade (20 a 30 mg/dL), particularmente porque os imunoensaios são comumente usados para medir a ceruloplasmina. Raros casos de pacientes com níveis mais elevados de ceruloplasmina foram relatados. Os níveis séricos de cobre são baixos, mas a sobreposição com níveis normais é muito significativa para uma discriminação satisfatória. Na doença de Wilson aguda fulminante, os níveis séricos de cobre estão acentuadamente elevados devido a necrose hepática e liberação de cobre. Presença de anemia, hemólise, níveis séricos de bilirrubina muito elevados (> 20 a 30 mg/dL), fosfatase alcalina baixa e ácido úrico baixo são característicos da doença de Wilson aguda. A excreção urinária de cobre em crianças com mais de 3 anos é normalmente inferior a 30 mcg/dia; na doença de Wilson, geralmente é superior a 100 mcg/dia, embora possa chegar a > 40 mcg/dia. Por fim, o conteúdo tecidual de cobre de uma biópsia hepática, normalmente inferior a 40 a 50 mcg/g de tecido seco, é superior a 250 mcg/g na maioria dos pacientes com doença de Wilson, mas pode chegar a > 75 mcg/dia.

Foram relatadas glicosúria e aminoacidúria. Podem estar presentes hemólise e cálculos biliares; também foram encontradas lesões ósseas simulando osteocondrite dissecante.

A cirrose nodular grosseira, a esteatose macrovesicular e os núcleos glicogenados nos hepatócitos observados na biópsia hepática podem distinguir a doença de Wilson de outros tipos de cirrose. No início da doença, é possível ver vacuolização das células hepáticas, esteatose e grânulos de lipofuscina, assim como corpúsculos de Mallory. A presença de corpos de Mallory em uma criança é fortemente sugestiva de doença de Wilson. Às vezes, as manchas para cobre podem ser negativas, apesar do alto teor de cobre no fígado. Portanto, os níveis quantitativos de cobre hepático devem ser determinados bioquimicamente em amostras de biópsia. Os achados de microscopia eletrônica de mitocôndrias anormais podem ser úteis.

▶ Diagnóstico diferencial

Durante a fase ictérica, as possibilidades diagnósticas usuais são hepatite viral aguda ou crônica, deficiência de α_1-antitripsina, HAI e hepatite induzida por drogas. A esteato-hepatite não alcoólica pode ter histologia semelhante e ser confundida com a doença de Wilson em pacientes com sobrepeso. Testes laboratoriais de ceruloplasmina plasmática, excreção de cobre na urina de 24 horas, concentração quantitativa de cobre no fígado, além de um exame com lâmpada de fenda da córnea, ajudarão a diferenciar a doença de Wilson das outras. A excreção urinária de cobre durante o desafio com penicilamina (500 mg 2 vezes ao dia em crianças mais velhas ou adultos) também pode ser útil. O teste genético de *ATP7B* está disponível e é útil se duas mutações causadoras de doenças estiverem presentes. Outras doenças de armazenamento de cobre que ocorrem na primeira infância incluem cirrose infantil indiana, cirrose infantil tirolesa, e intoxicação idiopática por cobre. No entanto, as concentrações de ceruloplasmina são normais a elevadas nessas condições.

▶ Complicações

Cirrose, coma hepático, degeneração neurológica progressiva e morte são a regra em pacientes não tratados. As complicações da hipertensão portal (hemorragia varicosa, ascite) podem estar presentes no momento do diagnóstico. Em idosos não tratados, era comum o desenvolvimento de doença progressiva do sistema nervoso central e pneumonia por aspiração terminal. Uma doença hemolítica aguda pode resultar em insuficiência renal aguda. Icterícia profunda e coma podem fazer parte da apresentação da hepatite fulminante.

▶ Tratamento

A quelação de cobre com D-penicilamina ou cloridrato de trientina, 750 a 1.500 mg/dia VO, é o tratamento de escolha, seja o paciente sintomático ou não. A dose alvo para crianças é de 20 mg/kg/dia; inicia-se com 250 mg/dia e aumenta-se a dose semanalmente em incrementos de 250 mg. A restrição dietética estrita da ingestão de cobre não é prática; alimentos selecionados com alto teor de cobre devem ser, no entanto, minimizados. A suplementação com acetato de zinco (25 a 50 mg por via oral, 3 vezes ao dia) pode reduzir a absorção de cobre, mas não deve ser administrada ao mesmo tempo que os quelantes de cobre. A terapia com quelação de cobre ou com zinco é continuada por toda a vida, embora as doses de quelantes possam ser reduzidas transitoriamente no momento da cirurgia ou no início da gravidez. A vitamina B6 (25 mg) é administrada diariamente durante a terapia com penicilamina para prevenir a neurite óptica. Em alguns países, após uma resposta clínica à penicilamina ou trientina, a terapia com zinco é substituída e mantida por toda a vida. Os derivados do tetratiomolibdato estão sendo testados como terapia alternativa. A não adesão a qualquer um dos esquemas medicamentosos (incluindo a terapia com zinco) pode levar à insuficiência hepática súbita fulminante e morte.

O transplante hepático é indicado para todos os casos de doença fulminante aguda (com hemólise e insuficiência renal), para descompensação hepática progressiva apesar de vários meses de terapia e para insuficiência hepática progressiva grave em pacientes que imprudentemente interrompem a terapia com penicilamina, trieno ou zinco.

Prognóstico

O prognóstico da doença de Wilson não tratada é ruim. A apresentação fulminante é fatal sem transplante de fígado em quase todos os casos. A quelação de cobre reduz o teor de cobre hepático, reverte muitas das lesões hepáticas e pode estabilizar o curso clínico da cirrose estabelecida. Os sintomas neurológicos geralmente respondem à terapia e se resolvem após o transplante de fígado. Todos os irmãos devem ser imediatamente rastreados e os homozigotos tratados com quelação de cobre ou terapia com acetato de zinco, mesmo se assintomáticos. Dados recentes sugerem que a monoterapia com zinco pode não ser tão eficaz para a doença hepática de Wilson quanto a quelação com cobre. O teste genético (genotipagem *ATP7B*) está disponível se houver alguma dúvida sobre o diagnóstico e é particularmente útil para rastrear membros da família.

European Association for Study of Liver: EASL clinical practice guidelines: Wilson's disease. J Hepatol 2012 Mar;56(3):671–685 [PMID: 22340672].
Roberts EA: Update on the diagnosis and management of Wilson disease. Curr Gastroenterol Rep 2018 Nov 5;20(12):56 [PMID: 30397835].
Roberts EA, Schilsky ML; American Association for Study of Liver Diseases (AASLD): Diagnosis and treatment of Wilson disease: an update. Hepatology 2008;47:2089–2111 [PMID: 18506894].
Socha P et al: Wilson's disease in children: a position paper by the Hepatology Committee of the European Society for Paediatric Gastroenterology, Hepatology and Nutrition. J Pediatr Gastroenterol Nutr 2018 Feb;66(2):334–344 [PMID: 29341979].

DOENÇA HEPÁTICA INDUZIDA POR FÁRMACOS

Considerações gerais

A lesão hepática induzida por fármacos (LHIF) pode ser previsível ou imprevisível. As hepatotoxinas previsíveis causam lesão hepática de maneira dose-dependente. As hepatotoxinas imprevisíveis causam lesão hepática de maneira idiossincrática, que pode ser influenciada pelas características genéticas e ambientais de determinados indivíduos. A LHIF foi descrita com uma ampla variedade de medicamentos, incluindo anti-hipertensivos, paracetamol, esteroides anabolizantes, antibióticos, anticonvulsivantes, antidepressivos, medicamentos antituberculose, antipsicóticos, antivirais, fitoterápicos, suplementos dietéticos e agentes para perda de peso.

Sinais e sintomas

Muitas pessoas com LHIF são assintomáticas e só são detectadas porque são realizadas aminotransferases por outros motivos. Se sintomático, indicando LHIF mais grave, os pacientes podem apresentar mal-estar, anorexia, prurido, náuseas e vômitos, dor no quadrante superior direito, icterícia, fezes acólicas e urina escura. Se a LHIF for uma reação de hipersensibilidade, também podem ocorrer febre e erupção cutânea.

Quando ocorre necrose hepática submaciça e insuficiência fulminante, a mortalidade pode exceder 50%.

Diagnóstico

Nenhum teste específico para LHIF está disponível, de forma que o diagnóstico exige uma avaliação de causalidade. Essa avaliação deve determinar se o paciente foi exposto ao medicamento durante um período de tempo lógico, se o medicamento já foi relatado como causador de LHIF e se o complexo de sintomas é consistente com LHIF. Além disso, outras explicações para lesão hepática devem ser procuradas, incluindo hepatite viral, HAI e uso de álcool.

Tratamento

A terapia primária consiste em cuidados de suporte, descontinuação do medicamento desencadeante e evitar a reexposição. Isso geralmente resulta em resolução rápida e completa dos sintomas. No entanto, uma LHIF grave o suficiente para causar IHA tem um prognóstico ruim sem transplante hepático urgente. Terapias específicas para algumas etiologias de LHIF incluem *N*-acetilcisteína para envenenamento por paracetamol e L-carnitina para hepatotoxicidade por ácido valproico. O uso de AUDC pode acelerar a resolução da icterícia. O uso de corticosteroides para LHIF permanece controverso, mas pode ter um papel na doença imunomediada. Um site patrocinado pelos Institutos Nacionais de Saúde (NIH, de *National Institutes of Health*) fornece informações atualizadas sobre cada substância à base de plantas e medicamentos associado à LHIF (LiverTox).

Amin MD et al: Drug induced liver injury in children. Curr Opin Pediatr 2015 Oct;27(5) [PMID: 26208237].
LiverTox: Clinical and research information on drug-induced liver injury. http://www.livertox.nih.gov/. Accessed August 1, 2017.

CIRROSE

FUNDAMENTOS DO DIAGNÓSTICO E CARACTERÍSTICAS TÍPICAS

- Doença hepática subjacente.
- Fígado endurecido nodular e esplenomegalia.
- Fígado nodular no exame de imagem abdominal.
- Biópsia hepática demonstrando cirrose.

Considerações gerais

A cirrose é definida pela OMS como um processo difuso pelo qual a arquitetura do fígado foi substituída por nódulos estruturalmente anormais devido à fibrose. Pode ter aparência micronodular ou macronodular. A distorção vascular resultante leva ao aumento da resistência ao fluxo sanguíneo, produzindo hipertensão portal e suas consequências.

Muitas doenças hepáticas podem evoluir para cirrose em crianças, incluindo distúrbios metabólicos e genéticos, doenças infecciosas, doenças autoimunes e inflamatórias, doenças colestáticas e malformações biliares, lesões vasculares e medicamentos/toxinas. No primeiro ano de vida, a AB e as doenças genético-metabólicas são as causas mais comuns de cirrose. Em crianças mais velhas, a cirrose é mais comumente causada por hepatite viral crônica, doença de Wilson, colangite esclerosante primária, HAI e deficiência de α_1-antitripsina. Independentemente da etiologia, a cirrose pode levar à insuficiência hepática e à morte.

▶ **Achados clínicos**

A. História

Muitas crianças com cirrose podem ser assintomáticas no início da doença. Mal-estar, perda de apetite, dificuldade de crescimento e náuseas são queixas frequentes, principalmente em variedades anictéricas. Hematomas que surgem com facilidade podem ser relatados. A icterícia pode ou não estar presente.

B. Sinais e sintomas

O primeiro indicativo de doença hepática subjacente pode ser esplenomegalia, ascite, hemorragia gastrintestinal ou encefalopatia hepática. Podem estar presentes hepatomegalia variável, aranhas vasculares, pele quente, eritema palmar ou baqueteamento digital. Um fígado pequeno e encolhido pode estar evidente. Mais frequentemente, o fígado está ligeiramente aumentado, especialmente na região subxifoide, onde apresenta uma característica firme a dura e uma borda irregular. A esplenomegalia geralmente precede outras complicações de hipertensão portal. Ascite, ginecomastia em homens, baqueteamento digital, edema pré-tibial e irregularidades menstruais em mulheres podem estar presentes. Na cirrose biliar, os pacientes frequentemente também apresentam icterícia, urina escura, prurido, hepatomegalia e, às vezes, xantomas. Desnutrição e déficit de crescimento devido à esteatorreia podem ser mais evidentes na cirrose biliar.

C. Achados laboratoriais

Frequentemente, há leves alterações de AST e ALT, com diminuição do nível de albumina. O TP é prolongado e pode não responder à administração de vitamina K. Halo e glóbulos vermelhos "em alvo" podem ser observados no esfregaço de sangue periférico. Anemia, trombocitopenia e leucopenia estão presentes se houver hiperesplenismo. No entanto, os exames de sangue podem ser normais em pacientes com cirrose. Na cirrose biliar, é comum haver aumento dos níveis de bilirrubina conjugada, ácidos biliares, GGT, fosfatase alcalina e colesterol.

D. Exames de imagem

A ultrassonografia hepática, a TC ou a RM podem demonstrar nódulos e textura hepática anormal. Na cirrose biliar, as anormalidades da árvore biliar podem estar aparentes. A elastografia e o FibroScan demonstrarão aumento da rigidez do fígado.

E. Achados patológicos

Os achados da biópsia hepática de nódulos em regeneração e fibrose circundante são característicos da cirrose. As características patológicas da cirrose biliar também incluem colestase canalicular e hepatocitária, bem como a obstrução dos ductos biliares. Os ductos biliares interlobulares podem estar aumentados ou diminuídos, dependendo da causa e do estágio da doença.

▶ **Diagnóstico diferencial**

Em crianças, várias doenças podem resultar em cirrose, incluindo obstrução biliar (AB, CC, estenose do ducto biliar), erros inatos do metabolismo e condições genéticas (CIFP, deficiência de α_1-antitripsina, galactosemia, frutosemia, GSD tipos III e IV, fibrose cística, hepatopatias mitocondriais, doença de Wilson), infecções virais (HBV, HCV) e parasitárias (*Opisthorchis sinensis*, *Fasciola*, *Schistosoma* e *Ascaris*), exposição crônica a drogas e toxinas, HAI, colangite esclerosante primária, alterações vasculares e DHGNA. A maioria dos casos de cirrose biliar resulta de anormalidades congênitas dos ductos biliares (AB, CC), tumores do ducto biliar, doença de Caroli, colangite intra-hepática familiar progressiva, colangite esclerosante primária, escassez de ductos biliares intra-hepáticos e fibrose cística. A evolução para cirrose pode ser insidiosa, sem fase ictérica reconhecida. Na hora do diagnóstico de cirrose, a doença hepática subjacente pode estar ativa, com testes da função hepática anormais, ou pode ser quiescente, com PFHs normais.

▶ **Complicações**

As principais complicações da cirrose na infância incluem distúrbios nutricionais progressivos, distúrbios hormonais, infecções, e evolução da hipertensão portal e suas complicações (sangramento gastrintestinal, ascite e encefalopatia). O carcinoma hepatocelular ocorre com maior frequência no fígado cirrótico, especialmente em pacientes com a forma crônica de tirosinemia hereditária ou após HBV ou HCV de longa duração. Algumas crianças com cirrose podem desenvolver síndrome hepatopulmonar, caracterizada por vasodilatação intrapulmonar e hipóxia, hipertensão portopulmonar ou síndrome hepatorrenal, caracterizada por deterioração progressiva da função renal.

▶ **Tratamento**

Atualmente, não há tratamento médico comprovado para cirrose, mas sempre que uma doença tratável é identificada (p. ex., doença de Wilson, galactosemia, HAI) ou um agente agressor eliminado (HBV, HCV, drogas, toxinas), a progressão da doença pode ser alterada; ocasionalmente, foi observada regressão da fibrose. A cirrose por HCV e HBV pode ser revertida por terapia antiviral bem-sucedida. As crianças com cirrose devem receber as vacinas contra hepatite A e B e ser monitoradas quanto ao desenvolvimento de carcinoma hepatocelular com determinações seriadas de α-fetoproteína sérica anualmente e ultrassonografia abdominal para nódulos hepáticos anualmente. O transplante de fígado pode ser apropriado em pacientes com cirrose causada por uma doença progressiva, com evidência de piora da função sintética hepática ou com complicações da cirrose que não são mais manejáveis.

Prognóstico

A cirrose tem um curso imprevisível. Sem transplante, os pacientes afetados podem morrer de insuficiência hepática dentro de 10 a 15 anos. Os pacientes com níveis crescentes de bilirrubina, coagulopatia resistente à vitamina K ou ascite refratária a diuréticos geralmente sobrevivem menos de 1 a 2 anos. Em alguns pacientes, o evento terminal pode ser hemorragia generalizada, sepse ou parada cardiorrespiratória. Para pacientes com cirrose biliar, o prognóstico é semelhante, exceto para aqueles com lesões corrigidas cirurgicamente que resultam em regressão ou estabilização da condição hepática subjacente. Com o transplante hepático, a taxa de sobrevivência a longo prazo é de 70% a 90%.

Hsu EK, Murray KF: Cirrhosis and chronic liver failure. In: Suchy FJ, Sokol RJ, Balistreri WF (eds): *Liver Disease in Children*. 4th ed. Cambridge University Press; 2014:51–67.

Pinto RB, Schneider AC, da Silveira TR: Cirrhosis in children and adolescents: an overview. World J Hepatol 2015 Mar 27;7(3):392–405. doi: 10.4254/wjh.v7.i3.392 [PMID: 25848466].

HIPERTENSÃO PORTAL

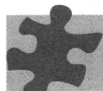

FUNDAMENTOS DO DIAGNÓSTICO E CARACTERÍSTICAS TÍPICAS

- Esplenomegalia.
- Ascite recorrente.
- Hemorragia varicosa.
- Hiperesplenismo.

Considerações gerais

A hipertensão portal é definida como um aumento na pressão venosa portal para mais de 5 mm Hg acima da pressão da veia cava inferior. A hipertensão portal é mais comumente resultado de cirrose. A hipertensão portal pode ser dividida em causas pré-hepáticas, supra-hepáticas e intra-hepáticas (Tabela 22-9). Embora as lesões específicas variem um pouco em seus sinais e sintomas clínicos, as consequências da hipertensão portal são comuns a todos.

A. Hipertensão portal pré-hepática

A hipertensão portal pré-hepática decorrente de anormalidades adquiridas das veias porta e esplênica é responsável por 30% a 50% dos casos de hemorragia varicosa em crianças. Uma história de onfalite neonatal, sepse, desidratação ou cateterismo da veia umbilical pode estar presente. As causas em crianças mais velhas incluem trauma local, peritonite (pileflebite), estados de hipercoagulabilidade e pancreatite. Os sintomas podem ocorrer antes de 1 ano de idade, mas na maioria dos casos o diagnóstico não é feito antes de 3 a 5 anos de idade. Os pacientes com história neonatal positiva tendem a ser sintomáticos mais precocemente.

Foi descrita uma variedade de malformações da veia porta ou esplênica, algumas das quais podem ser congênitas, incluindo defeitos em válvulas e segmentos atrésicos. A transformação cavernosa é o resultado de uma tentativa de colateralização ao redor da veia porta trombosada, e não uma malformação congênita. O local da obstrução venosa pode ser em qualquer lugar, desde o hilo hepático até o hilo esplênico.

B. Oclusão ou trombose da veia supra-hepática (síndrome de Budd-Chiari)

Em crianças, nenhuma causa pode ser demonstrada na maioria dos casos, enquanto em adultos, tumores, medicamentos e estados de hipercoagulabilidade são causas comuns. A associação ocasional de trombose da veia hepática na doença inflamatória intestinal favorece a presença de toxinas endógenas que atravessam o fígado. Foi descrita vasculite levando à endoflebite das veias hepáticas. Além disso, a obstrução da veia hepática pode ser secundária a tumor, trauma abdominal, hipertermia ou sepse, ou pode ocorrer

Tabela 22-9 Causas de hipertensão portal

Pré-hepática	Intra-hepática	Pós-hepática
Trombose, estenose ou obstrução venosa portal (pode ser congênita ou adquirida) Trombose de veia esplênica	Pré-sinusoidal: Fibrose hepática congênita Hiperplasia nodular regenerativa Esquistossomose	Trombose da veia hepática/obstrução Trombose/estenose/bandagem/rede de veia cava inferior Pericardite constritiva Insuficiência cardíaca congestiva
	Sinusoidal: Cirrose Doença hepática infiltrativa	
	Pós-sinusoidal: Síndrome obstrutiva sinusoidal	

após o reparo de uma onfalocele ou gastrosquise. Bandas congênitas da veia cava, entrelaçamentos, uma membrana ou uma estenose acima das veias hepáticas às vezes são causadores. A trombose da veia hepática pode ser uma complicação de medicamentos contraceptivos orais. Condições trombóticas subjacentes (deficiência de antitrombina III, proteína C ou S ou fator V de Leiden, anticorpos antifosfolipídeos ou mutações do gene da protrombina) são comuns em adultos.

C. Hipertensão portal intra-hepática

1. Cirrose – Consulte a seção anterior.

2. Síndrome de obstrução sinusoidal (estágio agudo) – Essa entidade ocorre com mais frequência em receptores de transplante de medula óssea ou células-tronco. Causas adicionais incluem altas doses de tiopurinas, ingestão de alcaloides pirrolizidínicos ("chá de arbusto") ou outros chás de ervas, e uma forma familiar da doença que ocorre em estados de imunodeficiência congênita. A forma aguda da doença geralmente ocorre no primeiro mês após o transplante de medula óssea e é caracterizada pela tríade de ganho de peso (ascite), hepatomegalia dolorosa e icterícia.

3. Fibrose hepática congênita – Esta é uma rara causa autossômica recessiva de hipertensão portal pré-sinusoidal intra-hepática (ver **Tabela 22-10**). A biópsia hepática geralmente é diagnóstica, demonstrando complexos de von Meyenburg (aglomerados anormais de ductos biliares ectásicos). Na angiografia, os ramos intra-hepáticos da veia porta podem estar duplicados. A doença renal policística autossômica recessiva é frequentemente associada a esse distúrbio.

4. Outras causas raras – Esclerose hepatoportal (hipertensão portal idiopática, fibrose portal não cirrótica), regeneração nodular focal do fígado e fibrose hepática esquistossomótica também são causas raras de hipertensão portal pré-sinusoidal intra-hepática.

▶ Achados clínicos

A. Sinais e sintomas

Para a hipertensão portal pré-hepática, a esplenomegalia em uma criança saudável é o sinal físico mais comum. Pode haver ascite. Os sintomas habituais de apresentação são hematêmese e melena.

A presença de hipertensão portal pré-hepática é sugerida por (1) um episódio de infecção grave no período neonatal ou no início da infância – especialmente onfalite, sepse, gastroenterite, desidratação grave ou cateterismos prolongados ou difíceis da veia umbilical; (2) nenhuma evidência prévia de doença hepática; (3) uma história de bem-estar antes do início ou reconhecimento dos sintomas; e (4) testes hepáticos e tamanho do fígado normais com esplenomegalia.

A maioria dos pacientes com hipertensão portal supra-hepática apresenta dor abdominal, hepatomegalia dolorosa de início agudo e ascite. A icterícia está presente em apenas 25% dos pacientes. Vômitos, hematêmese e diarreia são menos comuns. Sinais cutâneos de doença hepática crônica geralmente estão ausentes, pois a obstrução geralmente é aguda. São observadas veias superficiais distendidas no abdome posterior e anterior, juntamente com edema dependente, quando a obstrução da veia cava inferior afeta o fluxo de saída da veia hepática. A ausência de

Tabela 22-10 Tratamento das complicações da hipertensão portal

Complicações	Diagnóstico	Tratamento
Sangramento de varizes esofágicas	Verificação endoscópica do sangramento varicoso	Endoesclerose ou bandagem variceal; octreotide, 30 mcg/m² SC/h intravenoso; sonda pediátrica Sengstaken-Blakemore; *shunt* cirúrgico portossistêmico, TIPS, ligação cirúrgica de varizes, embolização venosa seletiva, THO; propranolol (β-bloqueador não seletivo) pode ser útil para prevenir sangramento recorrente
Ascite	Exame clínico (onda líquida, macicez móvel), ultrassonografia abdominal	Restrição de sódio (1-2 mEq/kg/dia), espironolactona (3-5 mg/kg/dia), furosemida (1-2 mg/kg/dia), albumina intravenosa (0,5-1 g/kg por dose), paracentese, derivação peritoneovenosa, TIPS, derivação cirúrgica portossistêmica, THO[a]
Encefalopatia hepática	Exame neurológico anormal, amônia plasmática elevada	Restrição proteica (0,5-1 g/kg/dia), glicose intravenosa (6-8 mg/kg/min), neomicina (2-4 g/m² SC VO em 4 doses), rifaximina (200 mg 3 vezes ao dia em crianças > 12 anos), lactulose (1 mL/kg por dose [até 30mL] a cada 4-6 h VO), plasmaférese, hemodiálise, THO[a]
Hiperesplenismo	Leucopenia, plaquetopenia e/ou anemia; esplenomegalia	Sem intervenção, embolização esplênica parcial, derivação cirúrgica portossistêmica, TIPS, THO; a esplenectomia pode piorar o sangramento varicoso

SC, área de superfície corporal; THO, transplante hepático ortotópico; TIPS, *shunt* intra-hepático transjugular portossistêmico; VO, via oral.
[a]Por ordem de manejo sequencial.

refluxo hepatojugular (distensão jugular quando a pressão é aplicada ao fígado) é um sinal clínico útil.

Os sinais e sintomas de hipertensão portal intra-hepática são geralmente os mesmos da cirrose (ver seção Cirrose, pág. 675).

B. Achados laboratoriais e exames de imagem

A maioria das outras causas comuns de esplenomegalia ou hepatoesplenomegalia podem ser excluídas por exames laboratoriais apropriados, como culturas, sorologias para EBV e hepatite, exame de esfregaço de sangue, estudos de medula óssea e PFHs. Na hipertensão portal pré-hepática, as PFHs geralmente são normais. Na síndrome de Budd-Chiari e na doença veno-oclusiva, frequentemente estão presentes hiperbilirrubinemia leve a moderada e elevações modestas de AST, ALT e TP/INR. Foram relatados aumentos iniciais significativos nos parâmetros fibrinolíticos (especialmente o inibidor do ativador do plasminogênio 1) na doença veno-oclusiva. Hiperesplenismo com leucopenia leve e trombocitopenia está frequentemente presente. A endoscopia digestiva alta pode revelar varizes em pacientes sintomáticos.

A ultrassonografia assistida por Doppler do fígado, da veia porta, da veia esplênica, da veia cava inferior e das veias hepáticas pode auxiliar na definição da anatomia vascular. Na hipertensão portal pré-hepática, as anormalidades da veia portal ou esplênica podem ser aparentes, enquanto as veias hepáticas são normais. Quando há suspeita de hipertensão portal não cirrótica, a angiografia geralmente é diagnóstica. É recomendado realizar uma arteriografia seletiva da artéria mesentérica superior ou uma RM antes do *shunt* cirúrgico para determinar a patência da veia mesentérica superior.

Para a hipertensão portal supra-hepática, um angiograma da veia cava inferior, usando cateteres acima ou abaixo da obstrução suspeita, pode revelar um defeito de enchimento intrínseco, um tumor infiltrante ou uma compressão extrínseca da veia cava inferior por uma lesão adjacente. Um grande lobo caudado do fígado sugere síndrome de Budd-Chiari. Deve-se ter cuidado ao interpretar os defeitos de pressão extrínsecos da veia cava inferior subdiafragmática, se houver ascite significativa.

A pressão simultânea da veia hepática e a venografia hepática são úteis para demonstrar a obstrução dos óstios das veias hepáticas principais e vasos menores. Na ausência de obstrução, pode-se obter refluxo através dos sinusoides para os ramos portais. Deve-se obter, também, as pressões do coração direito e da porção supradiafragmática da veia cava inferior para excluir pericardite constritiva e hipertensão pulmonar do diagnóstico diferencial.

Diagnóstico diferencial

Todas as causas de esplenomegalia devem ser incluídas no diagnóstico diferencial. As mais comuns são infecções, púrpura trombocitopênica imune, discrasias sanguíneas, lipidose, reticuloendoteliose, cirrose hepática e cistos ou hemangiomas do baço. Quando ocorre hematêmese ou melena, outras causas de sangramento gastrintestinal são possíveis, como úlceras gástricas ou duodenais, tumores, duplicações e doença inflamatória intestinal.

Como a ascite está quase sempre presente na hipertensão portal supra-hepática, a cirrose resultante de qualquer causa deve ser excluída. Outras causas supra-hepáticas (cardíacas, pulmonares) de hipertensão portal também devem ser descartadas. Embora a ascite possa ocorrer na hipertensão portal pré-hepática, ela é incomum.

Complicações

A principal manifestação e complicação da hipertensão portal é o sangramento das varizes esofágicas. A exsanguinação fatal é incomum, mas o choque hipovolêmico ou a anemia resultante podem exigir tratamento imediato. Ocorre hiperesplenismo com leucopenia e trombocitopenia, mas ele raramente causa sintomas importantes.

Sem tratamento, a obstrução completa e persistente da veia hepática na hipertensão portal supra-hepática leva à insuficiência hepática, coma e morte. Um tipo não portal de cirrose pode se desenvolver na forma crônica da doença veno-oclusiva hepática, na qual as veias hepáticas de pequeno e médio calibre são afetadas. A morte por insuficiência renal pode ocorrer em casos raros de fibrose hepática congênita.

Tratamento

Não há um tratamento definitivo da hipertensão portal não cirrótica. O tratamento médico agressivo das complicações da hipertensão portal pré-hepática é geralmente bastante eficaz. Excelentes resultados também são observados com o *shunt* portossistêmico ou o meso-porta (desvio mesentérico-portal esquerdo). Quando possível (deve haver uma veia porta esquerda aberta e nenhuma doença hepática subjacente na biópsia), a derivação meso-porta é a técnica preferida. A doença veno-oclusiva pode ser prevenida pelo uso profilático de AUDC ou defibrotida antes do condicionamento para transplante de medula óssea. O tratamento com defibrotida e a retirada do agente agressor suspeito, se possível, podem aumentar a chance de recuperação. Os *shunts* portossistêmicos intra-hepáticos transjugulares têm sido bem-sucedidos na recuperação da doença veno-oclusiva. Para hipertensão portal supra-hepática, os esforços devem ser direcionados para corrigir a causa subjacente, se possível. O alívio cirúrgico ou angiográfico da obstrução deve ser tentado, se uma obstrução definida dos vasos for aparente. O transplante de fígado, se não for contraindicado, deve ser considerado precocemente se a correção direta não for possível. Na maioria dos casos, o manejo da hipertensão portal é direcionado ao manejo das complicações (**Tabela 22-10**).

Prognóstico

Para hipertensão portal pré-hepática, o prognóstico depende do local do bloqueio, da eficácia da erradicação das varizes, da disponibilidade de vasos adequados para procedimentos de derivação e da experiência do cirurgião. Em pacientes tratados clinicamente, os episódios hemorrágicos parecem diminuir com a adolescência. A encefalopatia portacava é incomum após a derivação, exceto quando a ingestão de proteína é excessiva, mas os desfechos neurológicos podem ser melhores em pacientes que recebem um *shunt* meso-porta quando comparado com manejo clínico isolado.

A taxa de mortalidade da obstrução da veia hepática é muito alta (95%). Na doença veno-oclusiva, o prognóstico é melhor, com recuperação completa possível em 50% das formas agudas e 5% a 10% das formas subagudas.

> Chapin C, Bass LM: Cirrhosis and portal hypertension in the pediatric population. Clin Liver Dis 2018;22(4):735–752 [PMID: 30266160].
> Giouleme O, Theocharidou E: Management of portal hypertension in children with portal vein thrombosis. J Pediatr Gastroenterol Nutr 2013;57:419–425 [PMID: 23820400].
> McKiernan P, Abdel-Hady M: Advances in the management of childhood portal hypertension. Expert Rev Gastroenterol Hepatol 2015 May;9(5):575–583. doi: 10.1586/17474124.2015. 993610 [PMID: 25539572].

DOENÇAS DAS VIAS BILIARES

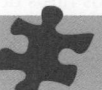

FUNDAMENTOS DO DIAGNÓSTICO E CARACTERÍSTICAS TÍPICAS

▶ Dor abdominal episódica no quadrante superior direito.
▶ Bilirrubina, fosfatase alcalina e GGT elevados.
▶ Cálculos ou lama observadas na ultrassonografia abdominal.

1. Colelitíase

▶ Considerações gerais

Os cálculos biliares podem se desenvolver em todas as idades na população pediátrica e intrauterina. Os cálculos biliares podem ser divididos em cálculos de colesterol (> 50% de colesterol) e pigmento (pedras pretas [bile estéril] e marrons [bile infectada]). As pedras de pigmento predominam na primeira década de vida, enquanto os cálculos de colesterol correspondem a até 90% dos cálculos biliares na adolescência. O processo é reversível em alguns pacientes.

▶ Achados clínicos

A. História

A maioria dos cálculos biliares sintomáticos está associada a episódios agudos ou recorrentes de dor no hipocôndrio direito ou epigástrica moderada a grave. A dor pode irradiar subesternalmente ou para o ombro direito. Podem ocorrer náuseas e vômitos durante os ataques. Os episódios de dor geralmente ocorrem no período pós-prandial, principalmente após a ingestão de alimentos gordurosos. Se os cálculos biliares ficarem impactados no ducto biliar, eles podem causar icterícia, elevação de AST, ALT e GGT, colangite e, às vezes, obstruir o ducto pancreático causando pancreatite. Os fatores de risco para cálculos biliares incluem pacientes com doença hemolítica, do sexo feminino, na adolescência, gestantes, com obesidade, com perda de peso rápida, com trombose da veia porta, de certos grupos raciais ou étnicos – particularmente indígenas (povo Pima) e hispânicos –, com doença de Crohn ou com ressecção ileal prévia, com fibrose cística, com doença de Wilson, com nutrição parenteral prolongada, com defeitos do transportador de ácidos biliares. Outros fatores de risco menos comuns incluem histórico familiar positivo, uso de pílulas anticoncepcionais e diabetes melito.

B. Sinais e sintomas

Durante episódios agudos de dor, há sensibilidade no quadrante superior direito ou epigástrio, com parada inspiratória positiva (sinal de Murphy) e geralmente sem sinais peritoneais. As evidências de doença hemolítica subjacente, além de esclera ictérica, podem incluir palidez (anemia), esplenomegalia, taquicardia e sopro cardíaco de alto débito. A febre é incomum em casos simples e deve levantar suspeitas de colangite ou colecistite.

C. Achados laboratoriais

Os exames laboratoriais geralmente são normais, a menos que os cálculos tenham se alojado no sistema biliar extra-hepático (coledocolitíase), caso em que a bilirrubina sérica e a GGT (ou fosfatase alcalina) podem estar elevadas. Os níveis de lipase e/ou amilase podem aumentar se ocorrer obstrução por cálculos na papila maior e causar pancreatite por cálculos biliares.

D. Exames de imagem

A avaliação ultrassonográfica é a melhor técnica de imagem, mostrando o conteúdo intraluminal anormal (cálculos, lama), bem como as alterações anatômicas da vesícula biliar ou dilatação do sistema biliar ductal. A presença de uma sombra acústica anecoica diferencia os cálculos da lama intraluminal ou das bolas de lama. Em casos selecionados, CPRE, CPRM ou ultrassonografia endoscópica podem ser úteis para definir anormalidades sutis dos ductos biliares e localizar cálculos intraductais.

▶ Diagnóstico diferencial

Outras condições anormais do sistema biliar com apresentação semelhante estão resumidas na **Tabela 22-11**. A doença hepática (hepatite, abscesso ou tumor) pode causar sintomas ou sinais similares. Deve-se considerar doença péptica, esofagite de refluxo, hérnia hiatal paraesofágica, doença cardíaca e pneumomediastino quando a dor está em localização epigástrica ou subesternal. Uma doença renal ou pancreática é uma possível explicação se a dor estiver localizada no flanco direito ou no meio das costas. Lesões sub ou supracapsulares do fígado (abscesso, tumor ou hematoma) ou infiltrado no lobo inferior direito também podem ser uma causa de dor não traumática no ombro direito.

FÍGADO E PÂNCREAS

Tabela 22-11 Doenças do trato biliar na infância

	Hidropisia aguda/dilatação transitória da vesícula biliar[a,b]	Cisto de colédoco[c] (ver Figura 22-1)	Colecistite acalculosa[d]	Doença de Caroli[e] (dilatação idiopática dos ductos biliares intra-hepáticos)	Fibrose hepática congênita[f]	Discinesia biliar[g] e dispepsia funcional
Condições predisponentes ou associadas	Crianças prematuras com jejum prolongado ou doenças sistêmicas; hepatite; anormalidades do ducto cístico; doença de Kawasaki; sepse bacteriana, EBV	Lesão congênita; sexo feminino; asiáticos; raramente com doença de Caroli ou fibrose hepática congênita	Doença sistêmica, sepse (*Streptococcus, Salmonella, Klebsiella*, etc.), infecção por EBV ou HIV; estase de vesícula biliar, obstrução de ducto cístico (cálculos, nódulos, tumor)	Lesão congênita; também encontrada na fibrose hepática congênita ou cisto de colédoco; sexo feminino; doença renal policística autossômica recessiva	Familiar (autossômico recessivo), 25% com doença renal policística autossômica recessiva (mutação PKHD1); cisto de colédoco; doença de Caroli; síndrome de Meckel-Gruber, Ivemark ou Jeune	Idade escolar ou adolescência
Sintomas	Ausente em crianças prematuras; vômitos, dor abdominal em crianças mais velhas	Dor abdominal, vômitos, icterícia	Dor abdominal aguda grave, vômitos, febre	Dor abdominal recorrente, vômitos; febre, icterícia quando ocorre colangite	Hematêmese, melena de sangramento de varizes esofágicas	Dor intermitente em epigástrio ou no QSD
Sinais	Massa abdominal no QSD; sensibilidade aumentada em alguns	Icterícia, fezes acólicas, urina escura no período neonatal; massa abdominal no QSD ou sensibilidade em crianças mais velhas	Sensibilidade aumentada no QSD e médio abdome; massa ocasional palpável no QSD	Icterícia, hepatomegalia	Hepatoesplenomegalia	Exame geralmente normal
Anormalidades laboratoriais	A maioria é normal; contagem leucocitária aumentada durante a sepse (pode ser reduzida em prematuros); PFHs anormais na hepatite	Hiperbilirrubinemia conjugada, GGT elevada, AST levemente aumentada; amilase sérica pancreática elevada	Contagem de leucócitos elevada, PFHs normais ou discretamente anormais	PFHs anormais; aumento da contagem leucocitária com colangite; anormalidades urinárias se houver fibrose hepática congênita associada	Contagem de plaquetas ou leucócitos baixas (hiperesplenismo), elevação discreta de AST, GGT; inabilidade de concentrar urina.	Geralmente normal
Estudos diagnósticos mais úteis	US de vesícula biliar	US de vesícula biliar, CPRM, US endoscópica	Cintilografia para confirmar o não funcionamento da vesícula biliar; US ou TC de abdome para descartar outras doenças em estruturas adjacentes	Colangiografia trans-hepática, CPRM, CPRE, cintilografia, US	Biópsia hepática; US de fígado e rins; endoscopia digestiva alta	US normal e HIDA não predizem melhora após colecistectomia pediátrica
Tratamento	Tratamento das condições associadas; cistostomia com agulha ou dreno raramente necessária; colecistectomia raramente indicada	CPRE em caso de obstrução aguda; tratamento definitivo é ressecção cirúrgica e coledocojejunostomia	Cobertura antimicrobiana de amplo espectro, então colecistectomia	Antibiótico e drenagem cirúrgica ou endoscópica para colangite; transplante hepático em alguns casos; lobectomia para doença localizada	Tratamento da hipertensão portal. Transplante hepático e renal em alguns casos.	Terapia sintomática; colecistectomia pode ser considerada em casos bem selecionados

(continua)

Tabela 22-11 Doenças do trato biliar na infância (Continuação)

	Hidropisia aguda/dilatação transitória da vesícula biliar[a,b]	Cisto de colédoco[c] (ver Figura 22-1)	Colecistite acalculosa[d]	Doença de Caroli[e] (dilatação idiopática dos ductos biliares intra-hepáticos)	Fibrose hepática congênita[f]	Discinesia biliar[g] e dispepsia funcional
Complicações	Rara perfuração com peritonite biliar	Cirrose biliar progressiva; incidência aumentada de colangiocarcinoma; colangite em alguns casos	Perfuração e peritonite biliar, sepse, abscesso ou formação de fístula; pancreatite	Sepse com episódios de colangite, cirrose biliar, hipertensão portal; cálculos intraductais; colangiocarcinoma	Sangramento de varizes; ruptura esplênica, trombocitopenia grave; insuficiência renal progressiva	Continuação da dor após cirurgia; complicações da cirurgia
Prognóstico	Excelente se houver resolução das condições subjacentes; considerar obstrução de ducto cístico se a doença não se resolver	Depende do tipo anatômico do cisto, das condições associadas e do sucesso cirúrgico; transplante hepático necessário em alguns casos	Bom se houver diagnóstico e tratamento precoces	Ruim, com deterioração gradual de função hepática. São esperados múltiplos procedimentos de drenagem cirúrgica. Transplante hepático deve melhorar o prognóstico a longo prazo.	Bom na ausência de envolvimento renal grave, com controle da hipertensão portal; risco discretamente aumentado de colangiocarcinoma	Similar a outras doenças gastrintestinais funcionais; não estabelecido se a cirurgia é benéfica para discinesia biliar

AST, aspartato aminotransferase; CPRE, colangiopancreatografia retrógrada endoscópica; CPRM, colangiopancreatografia retrógrada por ressonância magnética; EBV, Epstein-Barr virus; GGT, gama-glutamiltranspeptidase; HIDA, cintilografia com ácido iminodiacético hepatobiliar; HIV, vírus da imunodeficiência humana; PFH, provas de função hepática; QSD, quadrante superior direito; TC, tomografia computadorizada; US, ultrassonografia.

[a]Crankson S et al: Acute hydrops of the gallbladder in childhood. Eur J Pediatr 1992;151:318 [PMID: 9788647].
[b]Mathai SS et al: Gall bladder hydrops–a rare initial presentation of Kawasaki disease. Indian J Pediatr 2013;80:616–617 [PMID: 23180399].
[c]Ronnekleiv-Kelly SM, Soares KC, Ejaz A, Pawlik TM. Management of choledochal cysts. Curr Opin Gastroenterol 2016 May;32(3):225–231 [PMID: 26885950].
[d]Imamoglu M et al: Acute acalculous cholecystitis in children: diagnosis and treatment. J Pediatr Surg 2002;37:36 [PMID: 11781983].
[e]Liang JJ, Kamath PS: Caroli syndrome. Mayo Clin Proc 2013;88(6):e59 [PMID: 23726409].
[f]Hoyer PF: Clinical manifestations of autosomal recessive polycystic kidney disease. Curr Opin Pediatr 2015 Apr;27(2):186–192 [PMID: 25689455].
[g]Santucci NR, Hyman PE, Harmon CM, Schiavo JH, Hussain SZ: Biliary dyskinesia in children: a systematic review. J Pediatr Gastroenterol Nutr 2017 Feb;64(2):186–193 [PMID:27472474].

Complicações

Os principais problemas estão relacionados à compactação de cálculos no ducto cístico ou comum, o que pode levar à formação de estenose ou perfuração, e subsequente vazamento de bile. Pedras impactadas no nível da ampola maior podem causar pancreatite biliar.

Tratamento

A colelitíase sintomática é tratada por colecistectomia laparoscópica ou colecistectomia aberta. A colangiografia intraoperatória através do ducto cístico ou ultrassonografia endoscópica pré-operatória pode ser considerada em pacientes selecionados para que o médico possa ter certeza de que o sistema biliar está livre de retenção de pedras. Cálculos nos ductos biliares extra-hepáticos podem ser removidos via CPRE.

Os cálculos biliares que se desenvolvem em bebês prematuros em nutrição parenteral podem ser acompanhados utilizando exame de ultrassom. A maioria dos bebês é assintomática, e os cálculos desaparecem em 3 a 36 meses. Às vezes, é realizada a dissolução de cálculos biliares usando colelitolíticos (AUDC), mas, em geral, ela não é necessária. Os cálculos biliares assintomáticos geralmente não requerem tratamento, pois menos de 20% causarão problemas.

Prognóstico

O prognóstico é excelente em casos simples que são submetidos à colecistectomia padrão ou laparoscópica.

Fradin K et al: Obesity and symptomatic cholelithiasis in childhood: epidemiologic and case-control evidence for a strong relation. J Pediatr Gastroenterol Nutr 2014;58:102–106 [PMID: 23969538].

Langballe KO, Bardram L: Cholecystectomy in Danish children—a nationwide study. J Pediatr Surg 2014;49:626–630 [PMID: 24726126].

Svensson J et al: Gallstone disease in children. Semin Pediatr Surg 2012;21:255 [PMID: 22800978].

---

2. Colangite esclerosante primária

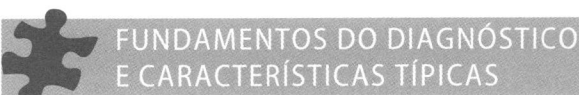

FUNDAMENTOS DO DIAGNÓSTICO E CARACTERÍSTICAS TÍPICAS

- Prurido e icterícia.
- GGT elevado.
- Associação com doença inflamatória intestinal.
- CPRE anormal ou CPRM.

Considerações gerais

A colangite esclerosante primária (CEP) é uma doença hepática progressiva caracterizada por inflamação crônica e fibrose dos ductos biliares intra-hepáticos e/ou extra-hepáticos, levando a estenoses fibróticas e dilatações saculares de toda ou de partes da árvore biliar. A etiologia da CEP é provavelmente multifatorial, incluindo predisposições genéticas, com alterações na imunidade inata e autoimune. A CEP é mais comum em homens e tem uma forte relação com a doença inflamatória intestinal, particularmente a colite ulcerativa. Uma condição semelhante à CEP também pode ser observada na histiocitose X, HAI, colangiopatia IgG4/pancreatite autoimune, síndromes sicca, síndromes de imunodeficiência congênita e adquirida, e fibrose cística. A colangite esclerosante por criptosporídios pode ocorrer em síndromes de imunodeficiência.

Achados clínicos

A. Sinais e sintomas

A CEP geralmente tem um início insidioso e pode ser assintomática. Os sintomas clínicos podem incluir dor abdominal, fadiga, prurido, icterícia e perda de peso. Podem ocorrer fezes acólicas, esteatorreia, hepatomegalia e esplenomegalia.

B. Achados laboratoriais

O achado mais precoce pode ser a elevação assintomática da GGT. Anormalidades laboratoriais subsequentes incluem níveis elevados de fosfatase alcalina e ácidos biliares. Posteriormente, podem ocorrer icterícia colestática e elevação de AST e ALT. Os marcadores de doença hepática autoimune (FANs e ASMAs) são frequentemente encontrados, mas não são específicos para CEP e podem, na verdade, ser devidos à sobreposição concomitante com HAI (síndrome de sobreposição ou colangite autoimune).

Diagnóstico

A ultrassonografia geralmente é normal na CEP, mas pode detectar ductos biliares dilatados relacionados a estenoses biliares dominantes. A CPRM é o estudo diagnóstico de escolha para CEP de ductos médios/grandes, demonstrando irregularidades da árvore biliar, incluindo dilatação sacular de ductos biliares intra-hepáticos normais com estenoses segmentares ("contas em uma corda"), estenoses dominantes de ductos grandes ou "poda" dos ramos menores do ducto biliar. A CPRE pode ser mais sensível para o diagnóstico de irregularidades da árvore biliar intra-hepática e permitir intervenções terapêuticas. Em cerca de 15% dos casos, a CPRM será normal, e a doença se manifestará apenas nos pequenos ductos biliares ("pequeno ducto de CEP"). A CEP de pequenos ductos é diagnosticada com base no achado histológico hepático de fibrose concêntrica ao redor dos ductos biliares ("casca de cebola").

Diagnóstico diferencial

O diagnóstico diferencial inclui hepatite infecciosa, colangite esclerosante secundária, HAI, colestase intra-hepática familiar progressiva tipo 3, fibrose cística, CC ou outras anomalias da árvore biliar, incluindo doença de Caroli (ver **Tabela 22-10**).

Complicações

As complicações incluem prurido refratário, colangite bacteriana, fibrose biliar, cirrose e complicações da hipertensão portal. A progressão lenta para doença hepática em estágio terminal é provável, e os pacientes apresentam risco aumentado de colangiocarcinoma.

Tratamento

O tratamento da CEP baseia-se em cuidados de suporte. O AUDC é frequentemente usado em pediatria, embora altas doses possam piorar a doença em adultos. O prurido pode melhorar com AUDC, rifampicina ou naltrexona. Os pacientes com colangite esclerosante autoimune ou colangite IgG4 provavelmente se beneficiam do tratamento com corticosteroides. O tratamento antibiótico de colangite e a dilatação e *stent* de estenoses do ducto biliar dominante podem reduzir os sintomas. O transplante hepático é eficaz para pacientes com complicações em estágio terminal, mas a doença pode recidivar em até 20% dos casos após o transplante.

Prognóstico

A maioria dos pacientes necessitará de transplante hepático na idade adulta. A CEP é a quinta principal indicação para transplante hepático em adultos nos Estados Unidos.

Mieli-Vergani G, Vergani D: Sclerosing cholangitis in children and adolescents. Clin Liver Dis 2016;20(1):99–111 [PMID: 26593293].

3. Outros distúrbios do trato biliar

Para obter uma representação esquemática dos vários tipos de CCs, consulte a **Figura 22-1**. Para informações resumidas sobre hidropisia aguda, CC, colecistite acalculosa, doença de Caroli, discinesia biliar e fibrose hepática congênita, consulte a **Tabela 22-11**.

ABSCESSO HEPÁTICO AMEBIANO E PIOGÊNICO

FUNDAMENTOS DO DIAGNÓSTICO E CARACTERÍSTICAS TÍPICAS

- Febre e aumento doloroso do fígado.
- Ultrassonografia do fígado demonstrando um abscesso.
- Anticorpo sérico de ameba positivo ou cultura bacteriana positiva de fluido de abscesso.

Considerações gerais

Abscessos hepáticos piogênicos são raros em países desenvolvidos, mas continuam sendo um problema significativo em países em desenvolvimento. A causa mais comum é o *S. aureus*, sendo as bactérias entéricas menos comuns; abscessos fúngicos também ocorrem. A lesão resultante tende a ser solitária e localizada no lobo hepático direito. Causas incomuns incluem onfalite, endocardite infecciosa subaguda, pielonefrite, doença de Crohn e abscesso perinéfrico. Em pacientes imunocomprometidos, *S. aureus*, organismos Gram-negativos e fungos podem se propagar para o fígado a partir do sistema arterial. Múltiplos abscessos hepáticos piogênicos estão associados à sepse grave. Crianças recebendo agentes anti-inflamatórios e imunossupressores e crianças com defeitos na função dos glóbulos brancos (doença granulomatosa crônica) são propensas a abscessos hepáticos piogênicos, especialmente aqueles causados por *S. aureus*.

O abscesso hepático amebiano pode ocorrer quando a invasão por *Entamoeba histolytica* ocorre por meio do intestino grosso, embora nem sempre seja obtido um histórico de diarreia (quadro semelhante à colite).

Achados clínicos

A. História

Com qualquer abscesso hepático, queixas inespecíficas de febre, calafrios, mal-estar e dor abdominal são frequentes. O abscesso hepático amebiano é raro em crianças. Um risco aumentado está associado a viagens às áreas de infecção endêmica dentro de 5 meses após a apresentação.

B. Sinais e sintomas

A perda de peso é muito comum, especialmente quando o diagnóstico é tardio. Alguns pacientes apresentam calafrios e icterícia. A queixa dominante é uma dor incômoda constante sobre um fígado aumentado e sensível à palpação. Um hemidiafragma elevado com excursão respiratória reduzida ou ausente pode ser demonstrado no exame físico e confirmado por fluoroscopia.

Febre e dor abdominal são os dois sintomas mais comuns de abscesso hepático amebiano. Sensibilidade abdominal e hepatomegalia estão presentes em mais de 50% dos casos. Um pródromo ocasional pode incluir tosse, dispneia e dor no ombro quando ocorre a ruptura do abscesso no tórax direito.

C. Achados laboratoriais

Estudos laboratoriais mostram leucocitose e, às vezes, anemia. As PFHs podem ser normais ou revelar leve elevação das transaminases e da fosfatase alcalina. As hemoculturas podem ser positivas. A melhor forma de distinguir entre abscessos piogênicos e amebianos em países desenvolvidos é pelo teste de hemaglutinação indireta para anticorpo específico (que é positivo em > 95% dos pacientes com doença hepática amebiana) e pela resposta clínica imediata destes últimos à terapia antiamebiana (metronidazol seguido de paromomicina). O exame do material obtido por aspiração com agulha do abscesso guiado por ultrassom costuma ser diagnóstico.

D. Exames de imagem

A ultrassonografia é o método diagnóstico mais útil na avaliação de abscessos piogênicos e amebianos, detectando lesões pequenas, de 1 a 2 cm. RM, TC ou varredura nuclear podem ser úteis na diferenciação de tumor ou cisto hidático. A consolidação do lobo inferior direito do pulmão é comum (10% a 30% dos pacientes) no abscesso amebiano.

▶ Diagnóstico diferencial

Hepatite, hepatoma, cisto hidático, doença da vesícula biliar ou infecções do trato biliar podem simular abscesso hepático. Abscessos subfrênicos, empiema e pneumonia podem apresentar um quadro semelhante. A doença inflamatória dos intestinos ou do sistema biliar pode ser complicada por abscesso hepático.

▶ Complicações

A ruptura espontânea do abscesso pode ocorrer com extensão da infecção para o espaço subfrênico, tórax, cavidade peritoneal e, ocasionalmente, pericárdio. Em casos graves, pode se desenvolver uma fístula broncopleural com grande produção de escarro e hemoptise. Um abscesso hepático amebiano pode ser secundariamente infectado por bactérias (10 a 20% dos pacientes). Foi relatada disseminação hematogênica metastática para pulmões e cérebro.

▶ Tratamento

Pequenos abscessos hepáticos bacterianos (< 5 cm) ou aqueles com aparência sólida podem ser tratados clinicamente. O tratamento de escolha para abscesso hepático único piogênico ou líquido é a punção aspirativa percutânea guiada por ultrassom ou TC para cultura aeróbica e anaeróbica com colocação simultânea de um cateter para drenagem, combinada com antibioticoterapia apropriada. Múltiplos abscessos hepáticos também podem ser tratados com sucesso por esse método. A intervenção cirúrgica pode ser indicada se ocorrer ruptura fora da cápsula do fígado ou se houver suspeita de fístula entero-hepática.

Abscessos amebianos em casos não complicados devem ser tratados com metronidazol oral, 35 a 50 mg/kg/dia, em três doses divididas ao longo de 10 dias. Isso deve ser seguido por um curso de di-iodoidroxiquinolina para erradicar uma potencial infecção amebiana intestinal. É indicada aspiração por agulha ou drenagem cirúrgica em caso de falha no tratamento médico ou cistos maiores que 10 cm. A resolução da cavidade do abscesso ocorre em 3 a 6 meses.

▶ Prognóstico

Com drenagem e antibióticos, a taxa de cura é de cerca de 90%. As taxas de mortalidade melhoraram, mas permanecem em 4% para abscesso hepático piogênico, especialmente com complicações extra-hepáticas, e menos de 1% para abscesso amebiano.

Jain M, Jain J, Gupta S: Amebic liver abscess in children-experience from Central India. Indian J Gastroenterol 2016 May;35(3):248–249 [PMID: 27260285].

Roy Choudhury S, Khan NA, Saxena R, Yadav PS, Patel JN, Chadha R: Protocol-based management of 154 cases of pediatric liver abscess. Pediatr Surg Int 2017 Feb;33(2):165–172 [PMID: 27826650].

TUMORES HEPÁTICOS

FUNDAMENTOS DO DIAGNÓSTICO E CARACTERÍSTICAS TÍPICAS

▶ Aumento e dor abdominal, perda de peso, anemia.
▶ Hepatomegalia com ou sem massa definível.
▶ Lesão de massa em estudos de imagem.
▶ Laparotomia e biópsia do tecido.

▶ Considerações gerais

As neoplasias primárias do fígado representam 0,3% a 5% de todos os tumores sólidos em crianças. Desses, dois terços são malignos, sendo o hepatoblastoma o mais comum (79% de todos os cânceres hepáticos pediátricos). O hepatoblastoma ocorre tipicamente em crianças de 6 meses a 3 anos, com predominância do sexo masculino. A maioria das crianças apresenta massa abdominal assintomática, embora possa haver perda de peso, anorexia, dor abdominal e êmese com doença mais avançada. As crianças com síndrome de Beckwith-Wiedemann e polipose adenomatosa familiar têm risco aumentado de hepatoblastoma e devem ser submetidas à triagem de rotina com exames de α-fetoproteína e ultrassonografia abdominal até os 5 anos de idade. Além disso, bebês com baixo peso ao nascer (< 1.000 g) têm risco 15 vezes maior de hepatoblastoma em comparação com bebês com peso superior a 2.500 g. A diferenciação do carcinoma hepatocelular, o outro grande tumor maligno do fígado, pode ser difícil.

O carcinoma hepatocelular ocorre mais comumente entre as idades de 10 e 12 anos e em homens. As crianças são mais propensas a ter doença avançada na apresentação e, portanto, serem sintomáticas, apresentando distensão abdominal, dor, anorexia e perda de peso. Os pacientes com infecção crônica por HBV ou HCV, cirrose, doença de depósito de glicogênio tipo I, tirosinemia e deficiência de $α_1$-antitripsina têm risco aumentado de desenvolver carcinoma hepatocelular. O desenvolvimento tardio de carcinoma hepatocelular em pacientes recebendo andrógenos para tratamento da síndrome de Fanconi e anemia aplásica deve ser lembrado. O uso de esteroides anabolizantes por adolescentes preocupados com o corpo representa um risco de neoplasia hepática. Além disso, o tumor de Wilms, neuroblastoma e linfoma podem metastatizar para o fígado.

Achados clínicos

A. História

A distensão abdominal perceptível, com ou sem dor, é a característica mais constante. Um responsável pode notar uma protuberância na parte superior do abdome ou relatar sentir uma massa endurecida. Sintomas constitucionais (p. ex., anorexia, perda de peso, fadiga, febre e calafrios) podem estar presentes. Podem ocorrer icterícia ou prurido com obstrução da árvore biliar. A virilização foi relatada como consequência da atividade gonadotrópica dos tumores. A feminilização, com ginecomastia bilateral, pode ocorrer em associação aos níveis elevados de estradiol no sangue, sendo esses últimos uma consequência do aumento da aromatização de andrógenos circulantes pelo fígado. Também foi relatada hiperplasia de células de Leydig, sem espermatogênese.

B. Sinais e sintomas

Perda de peso, palidez e dor abdominal associadas a abdome aumentado são comuns. O exame físico revela hepatomegalia com ou sem uma massa tumoral definida, geralmente à direita da linha média. Na ausência de cirrose, os sinais de doença hepática crônica geralmente estão ausentes.

C. Achados laboratoriais

PFHs normais são a regra. A presença de anemia é frequente, especialmente em casos de hepatoblastoma. Os níveis de α-fetoproteína são tipicamente elevados, especialmente no hepatoblastoma. Os níveis de estradiol às vezes são elevados. O diagnóstico tecidual é melhor obtido na laparotomia, embora a biópsia por agulha guiada por ultrassom ou TC da massa hepática possa ser usada.

D. Exames de imagem

A ultrassonografia, a TC e a RM são úteis para diagnosticar, estadiar e acompanhar a resposta do tumor à terapia. Uma TC de tórax geralmente faz parte da avaliação pré-operatória para avaliar a doença metastática.

Diagnóstico diferencial

Na ausência de massa palpável, o diagnóstico diferencial é de hepatomegalia com ou sem anemia ou icterícia. Devem ser descartadas condições hematológicas, infecção por HBV e HCV, doença por deficiência de $α_1$-antitripsina, doenças de depósito de lipídios, histiocitose X, doença de depósito de glicogênio, tirosinemia, fibrose hepática congênita, cistos, adenoma, hiperplasia nodular focal e hemangiomas. Se houver febre, deve-se considerar abscesso hepático (piogênico ou amebiano). Doença veno-oclusiva e trombose da veia hepática são possibilidades raras.

Complicações

Com o aumento progressivo do tumor, pode ocorrer desconforto abdominal, ascite, dificuldade respiratória e metástases disseminadas (especialmente para os pulmões e linfonodos abdominais). Foram relatadas ruptura do fígado neoplásico e hemorragia intraperitoneal.

Tratamento

Para tumores ressecáveis, uma abordagem cirúrgica agressiva com ressecção completa da lesão oferece a única chance de cura. As metástases pulmonares solitárias também devem ser ressecadas cirurgicamente. A radioterapia e a quimioterapia têm sido decepcionantes no tratamento do carcinoma hepatocelular, embora os hepatoblastomas sejam geralmente mais responsivos. A quimioterapia pode ser usada para a citorredução inicial de tumores (especialmente hepatoblastoma) considerados irressecáveis no momento da cirurgia primária (ver **Capítulo 31** para discussão adicional). O transplante hepático pode ser uma opção no hepatoblastoma com doença irressecável limitada ao fígado, com sobrevida de 85%, em 10 anos. Para carcinoma hepatocelular, a taxa de sobrevivência é baixa devido ao estágio tipicamente avançado no momento do diagnóstico. A taxa de sobrevida pode ser melhor para pacientes nos quais o tumor é incidental a outro distúrbio (tirosinemia, AB, cirrose) ou tem menos de 7 cm de diâmetro sem invasão vascular. Em áreas endêmicas do HBV, a vacinação infantil contra o HBV reduziu a incidência de carcinoma hepatocelular.

Prognóstico

Se o tumor for completamente removido, a taxa de sobrevida é de 90% para hepatoblastoma e 33% para carcinoma hepatocelular. Se as metástases não puderem ser ressecadas cirurgicamente, a sobrevida é reduzida a 40% para hepatoblastoma. Em candidatos bem selecionados com hepatoblastoma irressecável, a sobrevivência após transplante hepático se aproxima de 65%.

Khanna R et al: Pediatric hepatocellular carcinoma. World J Gastroenterol 2018 Sept;24(35) [PMID: 30254403].
Meyers RL: Hepatoblastoma state of the art: pre-treatment extent of disease, surgical resection guidelines and the role of liver transplantation. Curr Opin Pediatr 2014 Feb;26:29 [PMID: 24362406].
Ng K et al: Pediatric liver tumors. Clin Liver Dis 2018 Nov;22(4):753–772 [PMID: 30266161].

TRANSPLANTE HEPÁTICO

O transplante hepático ortotópico é indicado em crianças com doença hepática em estágio terminal, insuficiência hepática aguda fulminante, tumores hepáticos irressecáveis ou complicações de distúrbios metabólicos hepáticos. Aproximadamente

Tabela 22-12	Indicações de transplante hepático pediátrico
Atresia biliar (falha no procedimento de Kasai ou cirrose descompensada)	
Doença metabólica (deficiência de α_1-antitripsina, defeitos enzimáticos do ciclo da ureia, doença de Wilson, tirosinemia)	
Doença colestática não biliar (p. ex., síndrome de Alagille, CIFP)	
Insuficiência hepática aguda	
Cirrose (hepatite autoimune, hepatite B ou C)	
Malignidades hepáticas (hepatoblastoma irressecável, CHC, outros)	
Outros	

CHC, carcinoma hepatocelular; CIFP, colestase intra-hepática familiar progressiva.

600 transplantes hepáticos pediátricos são realizados anualmente, com excelentes taxas de sobrevida em 1 ano (83 a 91%) e em 5 anos (82 a 84%). A melhora nos desfechos se deve à multiplicidade de opções de imunossupressão, à capacidade de individualizar a imunossupressão, à melhor seleção de candidatos, aos refinamentos nas técnicas cirúrgicas, ao monitoramento antecipado de complicações (p. ex., infecções por CMV e EBV, hipertensão, disfunção renal e dislipidemias) e à experiência no manejo pós-operatório. As principais indicações para transplante na infância são apresentadas na **Tabela 22-12**.

As crianças que são potenciais candidatas ao transplante de fígado devem ser encaminhadas a um centro de transplante pediátrico para avaliação. Além de órgãos de tamanho normal de um doador falecido, as crianças também podem receber segmentos reduzidos ou fígados divididos de cadáveres e transplantes de doadores vivos, o que expande o grupo de potenciais doadores. A terapia de imunossupressão vitalícia, usando combinações de tacrolimo, prednisona, azatioprina, micofenolato de mofetila ou sirolimo, com seus riscos inerentes, geralmente é necessária para prevenir a rejeição. Um grupo seleto de pacientes pode ser elegível para retirada completa da imunossupressão. Deve-se visar a quantidade mínima de imunossupressão para impedir a rejeição do aloenxerto. A qualidade de vida geral para crianças com fígado transplantado parece ser excelente. Existe um risco aumentado (até 25%) de disfunção renal e baixa pontuação nas escalas de inteligência. O risco vitalício de doença linfoproliferativa induzida por EBV, que é de aproximadamente 5%, está relacionado à idade e ao estado de exposição ao EBV no momento do transplante e à intensidade da imunossupressão.

Kohli R et al: Liver transplantation in children: state of the art and future perspectives. Arch Dis Child 2018 Feb;103(2):192–198 [PMID: 28918383].
Rawal et al: Pediatric liver transplantation. Pediatr Clin North Am 2017;64(3) [PMID: 28502445].

DOENÇAS PANCREÁTICAS

PANCREATITE AGUDA

 FUNDAMENTOS DO DIAGNÓSTICO E CARACTERÍSTICAS TÍPICAS

Dois de três dos seguintes:
- Dor abdominal, náuseas, vômitos ou dor na parte superior das costas.
- Lipase sérica elevada e/ou amilase ≥ 3 vezes o limite superior da normalidade.
- Evidência de inflamação pancreática por imagem (TC, ultrassonografia ou RM).

▶ Considerações gerais

A incidência de pancreatite aguda em crianças é de cerca de 1 em 10.000. Define-se um quadro como pancreatite aguda se estiverem presentes pelo menos dois destes três critérios: dor abdominal consistente com pancreatite aguda; amilase e/ou lipase três vezes maior do que o limite superior da normalidade; e imagens de ultrassonografia, TC ou RM consistentes com pancreatite aguda. A maioria dos casos de pancreatite aguda resulta de drogas, infecções virais, doenças sistêmicas, trauma abdominal ou obstrução do fluxo pancreático. Mais de 20% são idiopáticos. As causas de obstrução pancreática incluem cálculos, CC, tumores do duodeno, pâncreas divisum e ascaridíase. A pancreatite aguda foi observada após o tratamento com muitos medicamentos diferentes, incluindo sulfassalazina, tiazidas, ácido valproico, azatioprina, mercaptopurina, asparaginase, medicamentos antirretrovirais, corticosteroides em altas doses e outros medicamentos. Também pode ocorrer na fibrose cística, lúpus eritematoso sistêmico, diabetes melito, doença de Crohn, doença de armazenamento de glicogênio tipo I, hiperlipidemia, hiperparatireoidismo, púrpura de Henoch-Schönlein, síndrome de Reye, acidopatias orgânicas, doença de Kawasaki, insuficiência renal crônica, durante a realimentação rápida em casos de desnutrição, após cirurgia de fusão espinal, e em decorrência de certas mutações genéticas. A pancreatite induzida por álcool deve ser considerada em adolescentes.

▶ Achados clínicos

A. História

O quadro de apresentação mais comum é de início agudo de dor persistente (horas a dias), moderada a intensa, na parte superior do abdome e na região central do abdome, ocasionalmente referida às costas e frequentemente associada a vômitos ou náuseas.

B. Sinais e sintomas

O abdome é sensível, mas não rígido. A distensão abdominal é comum em lactentes e crianças pequenas, e os sintomas clássicos de dor abdominal, sensibilidade e náusea são menos comuns nessa faixa etária. A icterícia é incomum. A ascite pode ser observada, e há um derrame pleural do lado esquerdo em alguns pacientes. Os hematomas periumbilicais e nos flancos são raros e indicam pancreatite hemorrágica.

C. Achados laboratoriais

Uma elevação nos níveis de amilase ou lipase sérica (> 3 vezes o normal) é o principal achado laboratorial. A lipase sérica elevada persiste por mais tempo do que a amilase sérica. Bebês com menos de 6 meses podem não ter amilase ou lipase elevada. Nesse cenário, tripsinogênio imunorreativo elevado pode ser mais sensível. Medir a lipase pancreática pode ajudar a descartar causas não pancreáticas (p. ex., salivares, intestinais ou tubo-ovarianas) da elevação da lipase sérica. Em casos graves, podem ocorrer leucocitose, hiperglicemia (glicose sérica > 300 mg/dL), hipocalcemia, queda do hematócrito, aumento da ureia nitrogenada no sangue, hipoxemia e acidose.

D. Exames de imagem

A ultrassonografia é a imagem inicial de escolha, principalmente para avaliar a doença do trato biliar levando à pancreatite. O pâncreas (especialmente o corpo e a cauda) costuma ser difícil de visualizar com ultrassom devido à sobreposição de gases. A TC visualiza o pâncreas de forma mais consistente e é melhor para detectar flegmão pancreático, pseudocisto ou necrose. A CPRE ou a CPRM pode ser útil para confirmar a patência do ducto pancreático principal em casos de trauma abdominal, de pancreatite aguda recorrente ou para revelação de cálculos, estenoses ductais e pâncreas divisum.

▶ Diagnóstico diferencial

As muitas outras causas de dor abdominal superior aguda incluem gastrite, úlcera péptica, úlcera duodenal, hepatite, abscesso hepático, colelitíase, colecistite, coledocolitíase, gastroenterite aguda, distúrbios gastrintestinais funcionais como dispepsia funcional, apendicite atípica, pneumonia, volvo, intussuscepção, e trauma não acidental.

▶ Complicações

As complicações precoces incluem choque, distúrbios hidroeletrolíticos, íleo paralítico, síndrome do desconforto respiratório agudo e hipocalcemia. Pode ocorrer hipervolemia por insuficiência renal relacionada à necrose tubular renal. Os primeiros preditores de um curso mais agressivo incluem disfunção renal, necessidades significativas de fluidos e disfunção orgânica multissistêmica. Cerca de 5% a 20% dos pacientes podem desenvolver coleções líquidas pancreáticas (pseudocistos completamente preenchidos por líquido e paredes de cavidades de necrose que contêm fluidos e detritos necróticos sólidos), que podem ser assintomáticos ou causar recorrência de dor abdominal, vômitos ou náuseas. Até 60% a 70% dos pseudocistos se resolvem espontaneamente, especialmente se < 5 cm de diâmetro. Pode ocorrer infecção, hemorragia, ruptura ou fístula. A formação de flegmão é rara em crianças. Pode ocorrer infecção nessa massa inflamatória. Coleções líquidas sintomáticas maduras (pseudocisto ou necrose pancreática isolada) podem ser tratadas com cistogastrostomia guiada por ultrassonografia endoscópica. Pancreatite crônica e insuficiência pancreática exócrina ou endócrina são sequelas raras de pancreatite aguda.

▶ Tratamento

O tratamento médico inclui atenção cuidadosa ao controle da dor, fluidos, eletrólitos e estado respiratório. Há evidências crescentes de que os *ringers* com lactato podem ser preferidos para a expansão inicial do volume na pancreatite aguda. A dor deve ser tratada agressivamente com medicamentos opioides e não opioides. Historicamente, os pacientes eram mantidos sem alimentação, mas estudos mais recentes mostraram que a nutrição enteral precoce por via oral diminui o tempo de permanência hospitalar na pancreatite pediátrica leve a moderada. A nutrição enteral suplementar precoce via sonda nasogástrica ou nasojejunal melhorou os resultados em comparação com a nutrição parenteral na pancreatite grave. Uma cobertura antibiótica de amplo espectro não é recomendada rotineiramente. Drogas conhecidas por produzir pancreatite aguda devem ser descontinuadas. O tratamento cirúrgico é reservado para ruptura traumática da glândula, outras lesões anatômicas obstrutivas, pseudocistos não resolvidos ou infectados ou abscessos não passíveis de drenagem endoscópica ou guiada por radiografia. A descompressão endoscópica do sistema biliar reduz a morbidade associada à pancreatite causada pela obstrução do ducto biliar comum.

▶ Prognóstico

Na faixa etária pediátrica, o prognóstico é bom com tratamento conservador, com mortalidade inferior a 0,4%. Até 42% das crianças hospitalizadas com um episódio inicial de pancreatite aguda terão uma ou mais internações subsequentes por pancreatite.

Abu-El-Haija et al: Management of acute pancreatitis in the pediatric population: a clinical report from the North American Society for Pediatric Gastroenterology, Hepatology and Nutrition Pancreas Committee. J Pediatr Gastroenterol Nutr 2018 Jan;66(1):159–176. doi: 10.1097/MPG.0000000000001715 [PMID: 29280782].

Farrell PR, Farrell LM, Hornung L, Abu-El-Haija M: Use of lactated Ringers solution compared with normal saline is associated with shorter length of stay in pediatric acute pancreatitis. Pancreas 2020 Mar;49(3):375–380. doi: 10.1097/MPA.0000000000001498 [PMID: 32132512].

Gariepy CE et al: Causal evaluation of acute recurrent and chronic pancreatitis in children: consensus from the INSPPIRE Group. J Pediatr Gastroenterol Nutr 2017 Jan;64(1):95–103. doi: 10.1097/MPG.0000000000001446 [PMID: 27782962].

Pant C, Sferra TJ, Lee BR, Cocjin JT, Olyaee M: Acute recurrent pancreatitis in children: a study from the pediatric health information system. J Pediatr Gastroenterol Nutr 2016 Mar;62(3):450-452. doi: 10.1097/MPG.0000000000001058 [PMID: 26704865].

PANCREATITE CRÔNICA

A pancreatite crônica não implica pancreatite de longa duração, mas denota que o pâncreas apresenta alterações permanentes do parênquima ou dos ductos devido à inflamação.

As causas são semelhantes à pancreatite aguda, mas crianças com pancreatite crônica têm maior probabilidade de apresentar fatores de risco genéticos ou anatômicos subjacentes para pancreatite.

▶ Achados clínicos

A. História

O diagnóstico muitas vezes é retardado pela inespecificidade dos sintomas e pela falta de anormalidades laboratoriais persistentes. Geralmente, há um histórico prolongado de dor abdominal superior recorrente e/ou náuseas de gravidade variável. A irradiação da dor para as costas é uma queixa frequente.

B. Sinais e sintomas

Febre e vômitos são raros. Mais tarde no curso, podem se desenvolver diarreia, devido à esteatorreia, e sintomas de diabetes. Também pode ocorrer desnutrição devido à insuficiência pancreática exócrina adquirida.

C. Achados laboratoriais

Os níveis séricos de amilase e lipase são geralmente elevados durante os primeiros ataques agudos, mas geralmente são normais na fase crônica. A insuficiência pancreática pode ser difícil de diagnosticar, mas a triagem inicial pode ser realizada medindo a elastase pancreática 1 fecal. Cada vez mais, painéis de testes genéticos múltiplos são usados para rastrear o número crescente de causas genéticas identificadas para pancreatite crônica. Alguns genes identificados incluem aqueles para tripsinogênio catiônico (PRSS1), o inibidor de tripsina secretora pancreática, o regulador de condutância transmembrana da fibrose cística (*CFTR*), carboxipeptidase A1 e quimotripsina C. A triagem para diabetes pancreatogênica (tipo 3c) deve ser considerada. O teste de suor deve ser realizado para averiguar fibrose cística.

D. Exames de imagem

O exame de ultrassonografia ou TC pode demonstrar uma glândula anormal (aumento, atrofia ou calcificações), dilatação ductal e/ou cálculos em até 80% dos casos na doença avançada. Uma CPRM ou CPRE pode mostrar dilatação ductal, cálculos, estenoses ou segmentos estenóticos. A ultrassonografia endoscópica pode mostrar precocemente alterações da pancreatite crônica.

▶ Diagnóstico diferencial

Outras causas de dor abdominal recorrente devem ser consideradas. Deve-se excluir, por meio de exames apropriados, causas específicas de pancreatite, como pancreatite autoimune, hiperparatireoidismo, lúpus eritematoso sistêmico, doenças infecciosas sistêmicas, pancreatite traumática e obstrução ductal por tumores, cálculos ou helmintos.

▶ Complicações

Dor abdominal incapacitante, esteatorreia, desnutrição, pseudocistos pancreáticos e diabetes são as complicações mais frequentes a longo prazo. O carcinoma pancreático ocorre mais frequentemente em pacientes com pancreatite crônica, e o risco é maior em pacientes com mutações PRSS1 e naqueles que fumam cigarros.

▶ Tratamento

O tratamento médico dos ataques agudos é indicado (ver seção Pancreatite Aguda, pág. 687). Se houver forte suspeita de obstrução ductal, deve ser realizada terapia endoscópica (dilatação com balão, colocação de *stent*, remoção de cálculos ou esfincterotomia). Recaídas ocorrem na maioria dos pacientes. Não há terapias comprovadas que modifiquem o curso da pancreatite crônica. A terapia com enzimas pancreáticas deve ser usada em pacientes com insuficiência exócrina. Coleções líquidas maduras podem ser drenadas com cistogastrostomia guiada por ultrassom endoscópico. Se isso não estiver disponível, pode-se usar radiologia intervencionista ou abordagens cirúrgicas para drenar coleções persistentes.

O tratamento cirúrgico inclui procedimentos de descompressão ductal pancreática, bem como pancreatectomia total e autotransplante de células de ilhotas (PTATI). O PTATI é realizado em centros especializados. É curativo para a inflamação pancreática, resolve o risco de câncer pancreático e pode melhorar ou resolver significativamente a dor. No entanto, acarreta riscos de morbidade cirúrgica, causa insuficiência exócrina vitalícia e muitos pacientes necessitam de insulina durante a vida toda. A cirurgia pancreática prévia diminui a quantidade de células das ilhotas que podem ser isoladas do pâncreas e aumenta o risco de diabetes pós-PTATI.

▶ Prognóstico

Na ausência de lesão corrigível, o prognóstico não é bom. Podem ocorrer episódios incapacitantes de dor, insuficiência pancreática, diabetes e câncer pancreático. Adição a narcóticos e suicídio são riscos em adolescentes com doenças incapacitantes. O PTATI pode melhorar significativamente a qualidade de vida em pacientes pediátricos com dor grave causada por pancreatite crônica. Dada a complexidade da pancreatite crônica, uma abordagem multidisciplinar é preferível, e o encaminhamento para centros especializados no tratamento de distúrbios pancreáticos deve ser considerado.

Awano H et al: Childhood-onset hereditary pancreatitis with mutations in the CT gene and SPINK1 gene. Pediatr Int 2013;55:646–649 [PMID: 24134754].

Ceppa EP et al: Hereditary pancreatitis: endoscopic and surgical management. J Gastrointest Surg 2013;17:847–856 [PMID: 23435738].

Masamune A: Genetics of pancreatitis: the 2014 update. Tohoku J Exp Med 2014;232:69–77 [PMID: 24522117].

MANIFESTAÇÕES GASTRINTESTINAIS E HEPATOBILIARES DA FIBROSE CÍSTICA

O envolvimento pulmonar e pancreático domina o quadro clínico da maioria dos pacientes com fibrose cística (ver **Capítulo 19**). No entanto, vários outros órgãos podem estar envolvidos. A **Tabela 22-13** lista as condições gastrintestinais, pancreáticas e hepatobiliares importantes que podem afetar pacientes com fibrose cística, juntamente com seus achados clínicos, incidência, estudos diagnósticos mais úteis e tratamento preferencial. Além das condições listadas, as crianças com fibrose cística podem desenvolver distúrbios gastrintestinais funcionais como qualquer outra criança.

Debray D et al: Best practice guidance for the diagnosis and management of cystic fibrosis-associated liver disease. J Cyst Fibros 2011;10:S29 [PMID: 21658639].

Flass T, Narkewicz MR: Cirrhosis and other liver disease in cystic fibrosis. J Cyst Fibros 2013;12:116 [PMID: 23266093].

Ooi CY, Durie PR: Cystic fibrosis from the gastroenterologist's perspective. Nat Rev Gastroenterol Hepatol 2016 Mar;13(3):175–185. doi: 10.1038/nrgastro.2015.226 [PMID: 26790364].

Somaraju UR, Solis-Moya A: Pancreatic enzyme replacement therapy for people with cystic fibrosis. Cochrane Database Syst Rev 2014;10:CD008227 [PMID: 25310479].

SÍNDROMES COM INSUFICIÊNCIA PANCREÁTICA EXÓCRINA

Várias síndromes estão associadas à insuficiência pancreática exócrina. Os pacientes apresentam déficit de crescimento, diarreia, fezes gordurosas e ausência de sintomas respiratórios. Os achados laboratoriais incluem baixa elastase pancreática 1 fecal; alto teor de gordura fecal na análise de gordura fecal de 72 horas usando uma dieta padronizada rica em gordura; e níveis baixos ou ausentes de lipase pancreática, amilase e tripsina na aspiração endoscópica de líquido duodenal. Cada distúrbio tem várias características clínicas associadas que auxiliam no diagnóstico diferencial. Na síndrome de Shwachman-Diamond, a hipoplasia pancreática exócrina com substituição gordurosa generalizada do tecido acinar glandular está associada à neutropenia devido à parada maturacional da série de granulócitos. A disostose metafisária e um nível elevado de hemoglobina fetal são comuns; também são relatadas deficiência de imunoglobulina e disfunção hepática. O exame de TC do pâncreas demonstra a substituição gordurosa generalizada. Na síndrome de Shwachman-Diamond, a insuficiência pancreática exócrina geralmente melhora com a idade. Infecções aumentadas podem resultar de neutropenia crônica e redução da mobilidade dos neutrófilos. Observou-se um aumento da incidência de leucemia nesses pacientes; pacientes com síndrome de mielodisplasia devem ser, portanto, considerados para transplante de células-tronco hematopoiéticas.

A genotipagem do gene *SBDS* está disponível. Os níveis séricos de tripsinogênio imunorreativo são extremamente baixos.

Outras associações de insuficiência pancreática exócrina incluem (1) asa nasal aplástica, aplasia cutânea e surdez (síndrome de Johanson-Blizzard); (2) anemia sideroblástica, atraso no desenvolvimento, convulsões e disfunção hepática (síndrome da medula-pâncreas de Pearson); (3) atresia ou estenose duodenal; (4) desnutrição; e (5) hipoplasia ou agenesia pancreática.

As complicações e sequelas da insuficiência pancreática exócrina são desnutrição, diarreia e déficit de crescimento. O grau de esteatorreia pode variar de acordo com a idade e o grau de função pancreática. A lipólise intragástrica pela lipase lingual pode compensar em pacientes com função pancreática baixa ou ausente.

A reposição de enzimas pancreáticas e vitaminas lipossolúveis é terapia obrigatória na maioria dos pacientes.

Almashraki N, Abdulnabee MZ, Sukalo M, Alrajoudi A, Sharafadeen I, Zenker M: Johanson-Blizzard syndrome. World J Gastroenterol 2011;17:42–47 [PMID: 22072859].

Chen R et al: Neonatal and late-onset diabetes mellitus caused by failure of pancreatic development: report of 4 more cases and a review of the literature. Pediatrics 2008;121:1541 [PMID: 18519458].

Dror Y et al: Draft consensus guidelines for diagnosis and treatment of Shwachman-Diamond syndrome. Ann N Y Acad Sci 2011;1242:40 [PMID: 22191555].

Myers KC et al: Clinical and molecular pathophysiology of Shwachman-Diamond syndrome: an update. Hematol Oncol Clin North Am 2013;27:117 [PMID: 23351992].

DEFEITO ISOLADO DE ENZIMA PANCREÁTICA EXÓCRINA

Os bebês prematuros e a maioria dos recém-nascidos produzem pouca ou nenhuma amilase pancreática após as refeições ou estimulação hormonal exógena. Essa insuficiência fisiológica temporária pode persistir nos primeiros 3 a 6 meses de vida e causar diarreia quando carboidratos complexos (cereais) são introduzidos precocemente na dieta.

A deficiência congênita de lipase pancreática e de colipase são distúrbios extremamente raros, causando diarreia e desnutrição variável com má absorção de gordura dietética e vitaminas lipossolúveis. Nesses casos, o nível de cloreto no suor é normal e a neutropenia está ausente. O tratamento é a reposição oral de enzimas pancreáticas e uma dieta com baixo teor de gordura ou fórmula contendo triglicerídeos de cadeia média.

A insuficiência pancreática exócrina de enzimas proteolíticas (p. ex., tripsinogênio, tripsina, quimotripsina) é causada pela deficiência de enterocinase, uma enzima da mucosa duodenal

Tabela 22-13 Manifestações gastrintestinais e hepatobiliares da fibrose cística

Órgão	Condição	Sintomas	Idade de apresentação	Prevalência (%)	Avaliação diagnóstica	Manejo
Esôfago	Refluxo gastroesofágico, esofagite	Pirose, disfagia, dor epigástrica, hematêmese	Todas as idades	10-20	Endoscopia e biópsia, estudo de pHmetria ao longo da noite	Bloqueadores H_2, IBPs, procedimento cirúrgico antirrefluxo
	Varizes naqueles com cirrose	Hematêmese, melena	Infância e adolescência	3-5	Endoscopia	Endoesclerose, bandagem, drogas (ver texto), TIPS, *shunt* cirúrgico, transplante hepático (ver Tabela 22-9)
Estômago	Gastrite	Dor no abdome superior, vômitos, hematêmese	Idade escolar ou acima	10-25	Endoscopia e biópsia	Bloqueadores H_2, IBPs
	Hérnia hiatal	Sintomas de refluxo (ver acima), dor epigástrica	Idade escolar ou acima	3-5	TGIS; endoscopia	Como acima; cirurgia em alguns
Intestino	Íleo meconial	Distensão abdominal, êmese biliar	Neonato.	10-15	Estudos radiológicos/estudos simples de abdome; enema contrastado mostrando microcólon	Deslocamento de obstrução com enema de gastrografina. Se malsucedido ou em caso complicado por atresia, perfuração ou volvo, realizar cirurgia
	Síndrome da obstrução intestinal distal	Dor abdominal aguda e recorrente; distensão; vômitos ocasionais	Qualquer idade; geralmente escolar até adolescência	5-10	Massa palpável no quadrante inferior, estudos radiológicos	Enema de gastrografina, solução de lavagem intestinal, dieta, laxantes formadores de massa, ajuste da ingesta de enzimas pancreáticas
	Intussuscepção	Dor abdominal intermitente, aguda; distensão; êmese	Primeira infância até adolescência	1-3	Estudos radiológicos, enema baritado	Redução por enema baritado ou com ar ou cirurgia, se necessário; dieta; laxantes formadores de massa; ajuste da ingesta de enzimas pancreáticas
	Prolapso retal	Desconforto anal, sangramento retal	Bebês e crianças de 4 a 5 anos	15-25	Massa visualmente protruída do ânus	Redução manual, ajuste da dose das enzimas pancreáticas, tranquilização à medida que o problema se resolve aos 3-5 anos de idade
	Intolerância aos carboidratos	Dor abdominal, flatulência, continuação de diarreia com terapia de reposição enzimática adequada	Qualquer idade	10-25	Biópsia da mucosa intestinal e análise da dissacaridase; teste respiratório de hidrogênio expirado para lactose	Redução da ingesta de lactose; lactase; redução de hiperacidez gástrica, se a mucosa mostrar atrofia vilosa parcial; cuidado com doença celíaca concomitante ou infecção por *Giardia*
	Supercrescimento bacteriano de intestino delgado	Dor abdominal, flatulência, continuação de diarreia com terapia de reposição enzimática adequada	Qualquer idade; risco maior com cirurgia intestinal prévia	Desconhecido	Cultura de fluido duodenal, teste respiratório do hidrogênio expirado para glicose	Terapia com probióticos, antibióticos orais (metronidazol, sulfametoxazol-trimetoprima)

(continua)

Tabela 22-13 Manifestações gastrintestinais e hepatobiliares de fibrose cística *(Continuação)*

Órgão	Condição	Sintomas	Idade de apresentação	Prevalência (%)	Avaliação diagnóstica	Manejo
Pâncreas	Insuficiência pancreática exócrina total	Diarreia, esteatorreia, desnutrição, déficit de crescimento; deficiência de vitaminas lipossolúveis	Neonato até a infância	85-90	Avaliação da gordura fecal de 72 h, elastase pancreática fecal, testes diretos de função pancreática	Reposição de enzimas pancreáticas; podem ser necessárias fórmulas elementares e suplementos de vitaminas lipossolúveis
	Suficiência pancreática (insuficiência exócrina parcial)	Diarreia ocasional, leve atraso no crescimento	Qualquer idade	10-15	Avaliação da gordura fecal de 72 h, testes diretos de função pancreática, elastase pancreática fecal	Reposição de enzimas pancreáticas em pacientes selecionados; suplementos vitamínicos lipossolúveis como indicado pela avaliação bioquímica
	Pancreatite	Dor abdominal recorrente, vômitos	Crianças mais velhas até adolescentes; primariamente em pacientes com suficiência pancreática parcial	0,1	Lipase e amilase séricas aumentadas, TC, CPRE	Remoção endoscópica de lama ou cálculos se presentes, papilotomia endoscópica
	Diabetes	Perda ponderal, poliúria, polidipsia	Crianças mais velhas até adolescentes	Aumenta com a idade até 35%	Teste de tolerância à glicose e níveis de insulina	Dieta, insulina
Fígado	Esteatose	Hepatomegalia, geralmente no cenário de desnutrição, ALT elevada	Neonatos e bebês, mas pode ser visto em todas as idades	20-60	US mostrando ecogenicidade aumentada e homogênea; biópsia hepática	Melhora nutricional, reposição de enzimas pancreáticas, vitaminas e ácidos graxos essenciais
	Fibrose hepática	Hepatomegalia, fígado endurecido; pode ter AST e ALT normais	Bebês e pacientes mais velhos	10-70	US mostrando ecogenicidade heterogênea; biópsia hepática	Como descrito acima; AUDC
	Cirrose	Hepatoesplenomegalia, hematêmese com varizes esofágicas; hiperesplenismo, icterícia, ascite tardia no curso	Bebês até adolescentes	5-10	US mostrando fígado nodular, sinais de hipertensão portal; biópsia hepática, endoscopia	Melhora nutricional, AUDC; endoesclerose ou bandagem das varizes ou embolização esplênica parcial, transplante hepático
	Icterícia neonatal	Icterícia colestática, hepatomegalia, frequentemente associada a íleo meconial	Neonatos.	0,1-1	Teste do cloreto no soro, biópsia hepática	Suporte nutricional, fórmula especial com óleo contendo triglicerídeos de cadeia média, reposição de enzimas pancreáticas, suplementos de vitaminas
Vesícula biliar	Microvesícula	Nenhum	Congênito - presente em qualquer idade	30	US e cintilografia hepatobiliar	Não é necessário
	Colelitíase	Dor abdominal recorrente no quadrante superior direito	Idade escolar até a adolescência	1-10	US	Cirurgia se sintomático e baixo risco; em outros, teste de colelitolíticos
Ductos biliares extra-hepáticos	Obstrução intraluminal (lama, cálculos, tumor)	Icterícia, hepatomegalia, dor abdominal	Neonatos, depois crianças mais velhas até adolescentes	Raro em neonatos (< 0,1)	US e cintilografia hepatobiliar, CPRM	Cirurgia em neonatos; CPRE ou cirurgia em pacientes mais velhos
	Obstrução extraluminal (compressão intra-hepática, tumor)	Como acima	Crianças mais velhas até adultos	Raro (<1)	Como acima	Procedimento de drenagem cirúrgica biliar ou CPRE

ALT, alanina aminotransferase; AST, aspartato aminotransferase; AUDC, ácido ursodesoxicólico; CPRE, colangiopancreatografia retrógrada endoscópica; CPRM, colangiopancreatografia por ressonância magnética; IBP, inibidor da bomba de prótons; TC, tomografia computadorizada; TIPS, *shunt* intra-hepático transjugular portossistêmico; TGIS, trato gastrintestinal superior; US, ultrassonografia abdominal.

necessária para a ativação das proenzimas pancreáticas. Esses pacientes apresentam desnutrição associada à hipoproteinemia e edema. De forma semelhante às deficiências de lipase e colipase, o teste do suor e a contagem de neutrófilos são normais. Os pacientes com deficiência de enterocinase respondem à terapia de reposição enzimática pancreática e fórmulas alimentares que contêm um hidrolisado de caseína (p. ex., Nutramigen, Pregestimil). Alguns pacientes podem ter insuficiência pancreática exócrina transitória que se resolve com o tempo.

Stormon MO, Durie PR: Pathophysiologic basis of exocrine pancreatic dysfunction in childhood. J Pediatr Gastroenterol Nutr 2002;35:8 [PMID: 12142803].

TUMORES PANCREÁTICOS

Os tumores pancreáticos, sejam benignos ou malignos, são raros. A maioria dos pacientes com tumores malignos apresentam dor abdominal ou são encontrados incidentalmente. Os tumores pancreáticos mais comuns na pediatria são os tumores pseudopapilares sólidos (encontrados predominantemente em mulheres adolescentes) e os tumores neuroendócrinos (NET) (insulinoma, gastrinoma, glucagonoma, VIPoma e NET-não funcional). Em pediatria Um NET presente no pâncreas, requer da avaliação imediata para síndrome MEN1. Os NET podem ser asintomáticos ou manifestar diversos sintomas se estiverem produzindo polipeptídeos biologicamente ativos. As características clínicas desses tumores estão resumidos na **Table 22–14**. O diagnóstico diferencial

Tabela 22-14 Tumores pancreáticos

	Idade	Achados importantes	Diagnóstico	Tratamento	Condições associadas
Tumor pseudopapilar sólido	Adolescentes, geralmente meninas	Massa sólida única no pâncreas, encontrada incidentalmente ou em avaliação de dor abdominal	TC, RM, USE	Cirurgia	
Adenocarcinoma	Adolescentes mais velhos	Dor epigástrica, massa, perda ponderal, anemia, obstrução biliar	TC, RM, USE	Quimioterapia, cirurgia	Pancreatite crônica
Linfoma	Qualquer idade	Tumores sólidos, linfonodos aumentados	TC, RM, USE	Quimioterapia	
Blastoma pancreático	2-20, média 7 anos	Heterogêneo, pode aparecer origem pancreática ou hepática na imagem, metástase	TC, RM, USE	Quimioterapia, cirurgia	
Tumores neuroendócrinos pancreáticos					
Não funcionante	Qualquer idade	Achados incidentais, dor abdominal	TC, RM, USE	Observação ou cirurgia, dependendo do tamanho	MEN1
Insulinoma	Qualquer idade	Hipoglicemia, convulsões; insulina sérica elevada; ganho de peso; dor abdominal e massa infrequente	TC, RM, PET, USE, CRS	Cirurgia, diazóxido, SSTA	MEN1
Gastrinoma	> 5-8 anos	Sexo masculino, hipersecreção gástrica, sintomas pépticos, múltiplas úlceras, sangramento gastrintestinal, anemia, diarreia	Gastrina elevada em jejum e teste de supressão pós-secretina elevado (> 300 pg/mL), TC, RM, USE, CRS, laparotomia	IBP, ressecção cirúrgica, gastrectomia total, SSTA	Síndrome de Zollinger-Ellison, MEN1, neurofibromatose
VIPoma	Qualquer idade (mais comum 2-4 anos)	Diarreia secretora, hipocalemia, hipocloridria, perda ponderal, rubor	Elevados níveis de VIP (> 75 pg/mL); às vezes, gastrina elevada e polipeptídeo pancreático; TC, US, CRS	Cirurgia, SSTA, fluidos IV	
Glucagonoma	Pacientes mais velhos	Diabetes, eritema migratório necrolítico, diarreia, anemia, eventos trombóticos, depressão	Glucagon elevado, hiperglicemia, gastrina, VIP, TC, RM, USE, CRS	Cirurgia, SSTA	

CRS, cintilografia do receptor de somatostatina; IV, intravenoso; MEN1, síndrome da neoplasia endócrina múltipla tipo I; PET, tomografia de emissão de pósitrons; RM, ressonância nuclear magnética; SSTA, análogos da somatostatina; TC, tomografia computadorizada; USE, ultrassonografia endoscópica; VIP, polipeptídeo intestinal vasoativo.

dos tumores pancreáticos inclui tumor de Wilms, neuroblastoma, pancreaticoblastoma, e linfoma. A ultrassonografia endoscópica com biopsia por agulha fina pode ajudar a estabelecer o diagnóstico definitivo e guiar o planejamento cirúrgico.

Klimstra DS, Adsay V: Acinar neoplasms of the pancreas—a summary of 25 years of research. Semin Diagn Pathol 2016;33(5):307–318 [PMID: 27320062].

Rojas Y et al: Primary malignant pancreatic neoplasms in children and adolescents: a 20 year experience. J Pediatr Surg 2012;47:2199 [PMID: 23217876].

REFERÊNCIAS

Kleinman R et al (eds): *Walker's Pediatric Gastrointestinal Disease: Physiology, Diagnosis, Management.* 6th ed. BC Decker Inc.; 2014.

Suchy FJ, Sokol RJ, Balistreri WF (eds): *Liver Disease in Children.* 4th ed. Cambridge University Press; 2014.

Wyllie R, Hyams JS (eds): *Pediatric Gastrointestinal and Liver Disease.* 4th ed. Elsevier; 2011.

Distúrbios hidroeletrolíticos e ácido-base e terapia

Melisha G. Hanna, MD, MS
Margret E. Bock, MD, MS

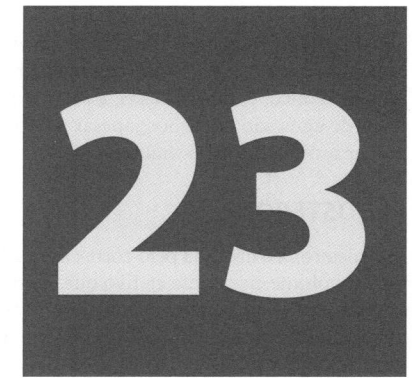

REGULAÇÃO DOS FLUIDOS CORPORAIS, ELETRÓLITOS E TONICIDADE

A água corporal total (ACT) constitui cerca de 50% a 75% da massa corporal total, a depender de idade, sexo e percentual de gordura. Após uma volumosa diurese pós-natal inicial, a ACT diminui lentamente até atingir os índices adultos por volta da puberdade. A ACT é dividida entre o espaço intra e extracelular. O líquido intracelular (LIC) corresponde a dois terços da ACT e o líquido extracelular (LEC) corresponde a um terço do volume total. O LEC é ainda dividido entre o plasma (intravascular) e o líquido intersticial.

Os principais constituintes do plasma são: sódio, cloro, bicarbonato e proteína (primariamente albumina). O líquido intersticial é similar ao plasma, mas com quantidades significativamente menores de proteína. Por outro lado, o fluido intracelular é rico em potássio, magnésio, fosfato, sulfatos e proteína.

Um entendimento das trocas osmóticas entre o LEC e o LIC é fundamental para a compreensão dos distúrbios no equilíbrio de fluidos corporais. A iso-osmolalidade é geralmente mantida entre os compartimentos de fluidos. Uma vez que a membrana celular é permeável à água, trocas anormais de fluidos podem ocorrer se a concentração de solutos não permeáveis à membrana celular no LEC não se igualar à concentração desses solutos no LIC. Portanto, NaCl, manitol e glicose (em um contexto de hiperglicemia) permanecem restritos ao espaço extracelular e contribuem para uma osmolaridade efetiva, ao obrigarem a água a permanecer ou ser puxada para o compartimento extracelular. Em contraste, um soluto livremente permeável, como a ureia, não contribui para uma osmolaridade efetiva, porque não é restrito ao compartimento extracelular e rapidamente atravessa a membrana celular. Tonicidade, ou osmolaridade efetiva, difere da osmolaridade aferida, uma vez que está relacionada apenas aos solutos impermeáveis e osmoticamente ativos em vez de a todos os solutos osmoticamente ativos, incluindo os que são permeáveis à membrana. A osmolaridade sérica pode ser estimada pela seguinte fórmula:

$$\frac{\text{osmolaridade}}{\text{aferida/kg}} = 2[Na^+ (mEq/L)] + \frac{\text{glicose (mg/dl)}}{18} + \frac{\text{nitrogênio ureico sanguíneo (mg/dl)}}{2{,}8}$$

Apesar da osmolalidade e osmolaridade serem conceitos diferentes, com o primeiro expressando a atividade osmótica pelo peso (kg) e o último pelo volume (L) da solução, para propósitos clínicos eles são similares e, ocasionalmente, usados de forma intercambiável. A pressão oncótica, ou pressão osmótica coloidal, representa a atividade osmótica dos constituintes macromoleculares, como a albumina, no plasma e nos fluidos corporais. A importância da albumina na manutenção do volume intravascular é refletida no contexto da síndrome nefrótica, da enteropatia perdedora de proteínas, da insuficiência hepática, e em outras situações relacionadas ao baixo nível de albumina sérica, o que faz com que os líquidos se acumulem no compartimento intersticial, resultando em edema.

Os principais mecanismos para regular o LEC e a tonicidade são: sede, hormônio antidiurético (ADH, de *antidiuretic hormone*) ou vasopressina, aldosterona, peptídeo natriurético cerebral e atrial (BNP e ANP, de *brain* e *atrial natriuretic peptide*, respectivamente), sendo que os últimos quatro exercem sua influência ao afetarem as trocas renais de água e sódio.

SEDE

O consumo de água é frequentemente determinado por fatores culturais e comportamentais. A sede não é estimulada fisiologicamente até que a osmolalidade do plasma alcance 290 mOsm/kg, um nível no qual a excreção de ADH induz máximo efeito antidiurético. Além disso, ela é capaz de controlar uma ampla gama de estados fluidos e permite a manutenção de um volume intravascular apropriado, mesmo em situações de poliúria (como no diabetes insípido central ou nefrogênico ou na uropatia obstrutiva). Um mecanismo adequado de sede é fundamental para a manutenção de um equilíbrio hídrico adequado.

HORMÔNIO ANTIDIURÉTICO

No rim, o ADH aumenta a reabsorção de água nos ductos coletores medulares e corticais levando à formação de urina concentrada. Na ausência do ADH, é produzida urina diluída. Tipicamente, a secreção do ADH é preferencialmente regulada pela tonicidade dos líquidos corporais em vez do volume de líquido intravascular;

ele torna-se detectável a partir de uma osmolalidade plasmática de 280 mOsm/kg ou mais. A tonicidade, no entanto, pode ser sacrificada para preservar o volume extracelular, como na desidratação hiponatrêmica, e, nesses casos, a secreção do ADH e a retenção renal de água são máximos, apesar de comparativamente haver menor osmolalidade plasmática.

ALDOSTERONA

A aldosterona é liberada pelo córtex adrenal em resposta a (1) um menor volume circulante efetivo que, como resultado, estimula o eixo da renina-angiotensina-aldosterona ou (2) um aumento nos níveis plasmáticos de K^+. A aldosterona aumenta a reabsorção tubular renal de Na^+ em troca de K^+, e, em menor grau, de H^+. Sob uma osmolalidade constante, a retenção de sódio leva a uma expansão do volume extracelular que, por sua vez, suprime a liberação de aldosterona.

PEPTÍDEO NATRIURÉTICO ATRIAL (ANP) E PEPTÍDEO NATRIURÉTICO CEREBRAL (BNP)

O ANP é um hormônio de polipeptídios secretado principalmente pelo átrio cardíaco em resposta à dilatação atrial, e auxilia na regulação do volume de sangue e pressão sanguínea. O ANP inibe a secreção de renina e a síntese de aldosterona, além de causar um aumento na taxa de filtração glomerular e na excreção de sódio urinário. Ele também protege contra uma expansão excessiva de volume plasmático mediante um aumento no volume de fluido extracelular por meio de deslocamento de fluido do compartimento vascular para o intersticial. O ANP inibe a angiotensina II e a vasoconstrição induzida pela norepinefrina, além de agir no cérebro diminuindo o desejo por sal e inibindo a liberação do ADH. Assim, o efeito em cadeia do ANP é uma diminuição no volume sanguíneo e na pressão sanguínea associada à natriurese e diurese.

O BNP (também conhecido como peptídeo natriurético tipo B), de maneira similar, é um hormônio de polipeptídios secretado pelos miócitos nos ventrículos cardíacos em resposta à dilatação ventricular. O BNP também se liga ao receptor do ANP; sua fisiologia e ação são similares as do ANP: diminuir a pressão venosa central e a resistência vascular sistêmica, além de aumentar a natriurese, e por consequência, a diurese.

Danziger J, Zeidel ML: Osmotic homeostasis. Clin J Am Soc Nephrol 2015 May 7;10(5):852–862 [PMID: 25078421].
Finberg L et al: *Water and Electrolytes in Pediatrics: Physiology, Pathophysiology and Treatment*. 2nd ed. WB Saunders; 1993.
Friedman A: Fluid and electrolyte therapy: a primer. Pediatr Nephrol 2010;25:842–846 [PMID: 19444484].

▼ EQUILÍBRIO ÁCIDO-BASE

O pH do sangue arterial é mantido entre 7,38 e 7,42 para assegurar que as enzimas sensíveis ao pH funcionem normalmente. O equilíbrio ácido-base é mantido pela interação entre pulmões, rins e sistemas de tamponamento. Mais de 50% da capacidade de compensação do sangue é fornecida pelo sistema ácido carbônico-bicarbonato, aproximadamente 30% pela hemoglobina e o remanescente por fosfatos e amônio. O sistema ácido carbônico-bicarbonato pode ser demonstrado quimicamente pela fórmula:

$$CO_2 + H_2O \leftrightarrow H_2CO_3 \leftrightarrow H^+ + HCO_3^-$$

Esse sistema interage por meio dos pulmões e rins em conjunção com os sistemas "não bicarbonato" para estabilizar o pH sistêmico. A concentração de CO_2 dissolvido no sangue é estabelecida pelo sistema respiratório, e a de HCO_3^- é determinada pelos rins. Distúrbios no equilíbrio ácido-base são inicialmente estabilizados por tamponamentos químicos, compensados pela regulação pulmonar ou renal de CO_2, e em última instância, corrigidos quando a causa primária do distúrbio ácido-base é eliminada.

A regulação renal nos distúrbios ácido-base é realizada pela reabsorção do HCO_3^- filtrado, principalmente no túbulo proximal, ou pela excreção de H^+ ou HCO_3^- no néfron distal para compensar um aumento de ácido ou de base no organismo. Quando a urina é alcalinizada, o HCO_3^- entra no rim e é, por fim, eliminado pela urina. Entretanto, a alcalinização urinária não ocorre se existir uma deficiência de Na^+ ou K^+ urinários, uma vez que a neutralidade iônica precisa ser mantida. Em contraste, a urina pode ser acidificada se ocorrer uma diminuição absoluta ou relativa no HCO_3^- sistêmico. Nessas condições, a reabsorção tubular proximal de HCO_3^- e a excreção tubular distal de H^+ são máximas. Uma "acidúria paradoxal" com pH urinário baixo pode ser vista num contexto de alcalose metabólica hipocalêmica associada a depleção sistêmica de K^+, situação na qual H^+ é trocado e excretado preferencialmente em relação ao K^+ como uma resposta aos mineralocorticoides. Alguns dos processos envolvidos na regulação ácido base são mostrados na **Figura 23-1**.

Hamm LL, Nakhoul N, Hering-Smith KS: Acid-base homeostasis. Clin J Am Soc Nephrol 2015;10(12):2232–2242 [PMID: 26597034].
Online resource for the physiology of acid-base and electrolyte disorders: http://www.rosebook.club
Seifter JL: Integration of acid-base and electrolyte disorders. N Engl J Med 2014;371:1821–1831 [PMID: 25372090].

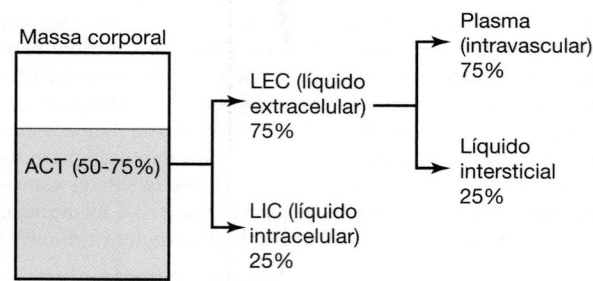

▲ **Figura 23-1** Distribuição da água corporal total. ACT, água corporal total.

DISTÚRBIOS HIDROELETROLÍTICOS E ÁCIDO-BASE E TERAPIA

Tabela 23-1 Necessidades calóricas e hídricas por unidade de peso corporal

Peso corporal (Kg)	Kcal/kg	mL de água/kg	Taxa de fluxo IV/h
3 a 10	100	100	4 mL/kg/h
11 a 20	1.000 kcal + 50 kcal/kg para cada kg > 10 kg	1.000 mL + 50 mL/kg para cada kg > 10 kg	4 mL/kg/h (primeiros 10 kg) + 2 mL/kg/h
> 20	1.500 kcal + 20 kcal/kg para cada kg > 20 kg	1.500 mL + 20 mL/kg para cada kg > 20 kg	4 mL/kg/h (primeiros 10 kg) + 2 mL/kg/h (segundos 10kg) + 1 mL/kg/h

IV, intravenoso.
Dados de Holliday MA, Segar WE: The maintenance need for water in parenteral fluid therapy. Pediatrics 1957 May;19(5): 823–832.

▼ MANEJO DE FLUIDOS E ELETRÓLITOS

A terapia de reposição de líquidos e eletrólitos deve ter como objetivos (1) expandir o volume do LEC e restaurar a perfusão tecidual, (2) restaurar déficits de líquidos e eletrólitos enquanto corrige anormalidades ácido-base, (3) suprir as necessidades nutricionais do paciente e (4) repor perdas contínuas.

A base do manejo de líquidos e eletrólitos envolve um entendimento detalhado das necessidades de líquidos e eletrólitos de manutenção. As necessidades de "manutenção" dos líquidos e eletrólitos exigem o fornecimento suficiente de água, glicose e eletrólitos para prevenir a deterioração dos estoques corporais de um paciente euvolêmico em condições normais. Durante a terapia de reposição parenteral a curto prazo, é fornecida glicose suficiente para prevenir a cetose e limitar o catabolismo proteico, muito embora isso seja suficiente para prover apenas em torno de 20% da verdadeira necessidade calórica do paciente. Antes da administração dos líquidos, é importante considerar o estado volêmico do paciente e determinar se a infusão de fluidos IV é realmente necessária.

Vários modelos foram traçados para facilitar o cálculo das necessidades de "manutenção" baseadas na área de superfície corporal, peso e gasto calórico. Um sistema baseado em perdas calóricas é mais útil, uma vez que é necessário 1 mL de água para cada quilocaloria gasta. O sistema apresentado na **Tabela 23-1** é baseado nas necessidades calóricas e é aplicável para crianças pesando mais de 3 kg.

Como retratado na **Tabela 23-1**, uma criança pesando 30 kg necessitaria de 1.700 kcal ou 1.700 mL de água diariamente. Se a criança recebeu líquido parenteral por 2 dias, e o líquido contém geralmente 5% de glicose, então teria sido fornecido 340 kcal/dia, ou 20% de suas necessidades calóricas diárias. O volume de manutenção também leva em conta as perdas insensíveis normais de água (**Tabela 23-2**) e a água perdida no suor, urina e fezes, assume que o paciente está afebril, em seu peso seco e relativamente em repouso. Assim, se ocorrerem perdas excessivas, apenas o volume padrão de "manutenção" de líquidos não será suficiente.

Em contraste, se as perdas estão reduzidas por qualquer razão, o volume padrão de "líquidos de manutenção" será excessivo. As necessidades de manutenção são maiores para prematuros e recém-nascidos com baixo peso. A **Tabela 23-3** cita outros fatores que frequentemente alteram a necessidade calórica e hídrica.

As perdas de eletrólitos ocorrem primariamente por meio do trato urinário e, em menor extensão, por meio da pele e fezes. As necessidades de potássio e sódio de manutenção têm historicamente sido aproximadamente de 3 mEq de Na/100 kcal e 2 mEq de K/100 kcal, levando ao uso comum de líquidos intravenosos hipotônicos com 77 mEq/L de sódio (metade salina normal) e 20 mEq/L de K. Nos últimos 10 anos, vários autores têm dado atenção aos sérios problemas da hiponatremia adquirida por crianças em hospitais com o uso de soluções hipotônicas intravenosas; notavelmente, a hiponatremia é a anormalidade eletrolítica

Tabela 23-2 Perdas insensíveis

Bebês	20 a 30 mL/kg/dia
Crianças, adultos e adolescentes	400 mL/m^2/dia

Tabela 23-3 Alterações de necessidades hídricas

Necessidade aumentada	
Fator	**Necessidade alterada**
Febre	12% por grau > 38 °C
Hiperventilação	10 a 60 mL/100 kcal
Suor	10 a 25 mL/100 kcal
Hipertireoidismo	Variável: 25% a 50%
Estado hiperosmolar (p. ex., cetoacidose diabética)	Variável, avaliar status volêmico (ver **Capítulo 35**)
Perdas gastrintestinais (vômitos, diarreia, drenagem nasogástrica)	Monitorizar e analisar perdas. Ajustar terapia de acordo.
Necessidade diminuída	
Fator	**Necessidade alterada**
Hipotermia	Variável
Umidade ambiental aumentada	Variável
Estado hipometabólico	Variável
Falência renal	Restrito às perdas insensíveis e perda urinária

Tabela 23-4 Composição de soluções intravenosas comumente utilizadas

Fluido	Osmolaridade (mOsm/L)	Dextrose (g/L)	Na⁺ (mEq/L)	Cl⁻ (mEq/L)	K⁺ (mEq/L)	Ca⁺⁺ (mEq/L)	Mag⁺⁺ (mEq/L)	Acetato (mEq/L)	Gluconato (mEq/L)	Lactato (mEq/L)
Plasma-Lyte 148	547	50	140	98	5	0	3	27	23	0
Plasma-Lyte A	294	0	140	98	5	0	3	27	23	0
D5 LR	560	50	130	109	4	3	0	0	0	28
LR	273	0	130	109	4	3	0	0	0	28
D_5W	253	50	0	0	0	0	0	0	0	0
D5 0,2 NS	330	50	38	38	0	0	0	0	0	0
D5 0,45 NS	406	50	77	77	0	0	0	0	0	0
D5 0,9 NS	560	50	154	154	0	0	0	0	0	0
SF	308	0	154	154	0	0	0	0	0	0
Salina hipertônica (3% NaCl)	1.026	0	513	513	0	0	0	0	0	0

D_5W, dextrose 5% em água; LR, ringer lactato; SF, solução fisiológica.

mais comum em crianças e afeta aproximadamente 25% dos pacientes pediátricos hospitalizados. Ademais, médicos astutos devem ter sempre em mente o contexto clínico dinâmico do paciente ao receitar seu tratamento, e a escolha da solução IV a ser infundida (Tabela 23-4), bem como a sua taxa de infusão, deve ser feita individualmente e reavaliada com frequência. Por exemplo, uma criança com hipernatremia e perda grave de líquidos pelas fezes que é colocada para receber fluido hipotônico IV, e cuja diarreia cessa, mas que é mantida no soro hipotônico sem reavaliação de eletrólitos, está em risco de consequências clínicas devastadoras relacionadas às sequelas de mudanças rápidas no equilíbrio do sódio. Similarmente, uma criança com hipertensão e doença renal crônica, se colocada com um soro isotônico de manutenção, estará em risco de evoluir com retenção significativa de água e sal, resultando em uma piora do controle pressórico. Nos últimos anos, há uma tendência de calcular o sódio e demais eletrólitos da solução nutricional parenteral total utilizando um modelo de miliequivalentes-por-quilo em vez do modelo mais clássico de miliequivalentes-por-litro (p. ex., 0,2 ou 0,45 normal). Se a administração do volume de líquidos é diminuída em um contexto de retirada do soro IV para uma reposição enteral, o sódio e demais eletrólitos devem ser diminuídos de maneira proporcional para evitar mudanças na tonicidade dos fluidos IV que possam resultar em hiponatremia ou outros desarranjos nos eletrólitos.

O peso do paciente, suas perdas líquidas totais (incluindo urina, vômitos, fezes, sangue, perdas de dreno cirúrgico, etc.) e o total de líquidos recebidos devem ser monitorados diariamente durante a hospitalização. Os registros médicos eletrônicos devem calcular o balanço hídrico total em um período de 24 horas, mas esse valor deve ser interpretado com precaução, uma vez que não conta com as perdas insensíveis do paciente; obter os pesos diários é um ponto fundamental da monitorização apropriada do balanço hídrico e dos eletrólitos. Se o balanço hídrico ou os eletrólitos estão alterados, é necessário solicitar o valor sérico da concentração dos eletrólitos, nitrogênio ureico sanguíneo e creatinina; por exemplo, em pacientes com queimaduras significativas, anúria, oligúria ou perdas persistentes e anormais de fezes, urina ou perda de outros líquidos corporais. Exames laboratoriais seriados também devem ser avaliados em pacientes recebendo IV ou nutrição parenteral.

DESIDRATAÇÃO

A depleção de fluidos corporais é um dos problemas mais comumente encontrados na pediatria clínica. A avaliação clínica de uma criança com desidratação ou diminuição na volemia deverá focar na composição e volume dos líquidos recebidos e perdidos (vômitos, diarreia, urina, perdas insensíveis). Uma avaliação oportuna do peso é central para calcular a magnitude da depleção do volume. Algumas características clínicas importantes na avaliação da gravidade da desidratação incluem tempo de enchimento capilar, pressão arterial postural, variações na frequência cardíaca; secura dos lábios e membranas mucosas; ausência de lágrimas; falta de enchimento da jugular externa em posição supina; fontanela depressível em lactentes; oligúria; e estado mental alterado (Tabela 23-5). As crianças geralmente respondem a uma diminuição no volume circulatório com um aumento compensatório na frequência cardíaca, podendo assim manter seu nível pressórico mesmo em meio a uma desidratação grave. Uma pressão sanguínea baixa ou em queda é, portanto, um sinal tardio de choque em crianças e, quando presente, deve ocasionar um tratamento de emergência. Parâmetros laboratoriais importantes incluem uma alta densidade urinária (na ausência de algum defeito de concentração renal subjacente, como visto no diabetes insípido, obstrução crônica ou nefropatia por refluxo), um aumento relativamente maior no nitrogênio ureico sanguíneo do que na creatinina sérica, uma baixa excreção de [Na⁺] urinário (< 20 mEq/L), uma excreção

DISTÚRBIOS HIDROELETROLÍTICOS E ÁCIDO-BASE E TERAPIA

Tabela 23-5 Manifestações clínicas da desidratação

Sinais clínicos	Graus de desidratação		
	Leve	Moderado	Grave
Queda do peso corporal	3% a 5%	6% a 10%	11% a 15%
Pele Turgor Cor Membranas mucosas	Normal ± Normal Secas	Diminuído Pálida ⟶	Marcadamente diminuído Marcadamente diminuída Moteadas ou acinzentadas; ressecadas
Sinais hemodinâmicos Pulso Enchimento capilar Pressão sistêmica Perfusão	Normal 2 a 3s Normal Normal	Leve aumento 3 a 4s ⟶ ⟶	Taquicardia > 4s Baixa Colapso circulatório
Perdas de líquidos Perda urinária Lágrimas	Oligúria leve Diminuídas	Oligúria	Anúria Ausente
Índices urinários Densidade urinária [Na$^+$] urinário	> 1.020m < 20 mEq/L	⟶ ⟶	Anúria Anúria

fracionada de sódio menor do que 0,1%, e também um hematócrito ou albumina elevados secundariamente à hemoconcentração.

A terapia de reposição intravenosa emergencial é indicada quando há evidência de perfusão prejudicada (tempo de enchimento capilar elevado, taquicardia, palidez, oligúria ou hipotensão). O objetivo inicial é o de expandir rapidamente o volume plasmático e prevenir o colapso circulatório. Um bólus de 20 mL/kg de soro isotônico intravenoso deve ser aplicado o mais rápido possível. Tanto um coloide (albumina 5%) ou cristaloide (solução fisiológica, ringer lactato ou plasma) podem ser utilizados. O coloide é particularmente útil em pacientes hipernatrêmicos em choque, em bebês desnutridos ou em crianças com síndrome nefrótica ativa que se apresentam com água corporal total e volume intravascular diminuídos. Se nenhum local para punção intravenosa está disponível, o soro deve ser administrado de maneira intraóssea. Se não há resposta ao primeiro bólus intravenoso, um segundo bólus deve ser infundido. Quando, então, houver uma adequada perfusão tecidual, demonstrada por melhora no tempo de enchimento capilar, diminuição na frequência cardíaca e melhora do estado mental, a reposição de déficits deve ser instituída. Se a perfusão adequada não é restaurada após 40 mL/kg de soro isotônico, outros processos patológicos devem ser considerados, como sepse, hemorragia oculta ou choque cardiogênico. A desidratação isotônica deve ser tratada provendo metade do déficit hídrico em 8 horas e a segunda metade nas 16 horas subsequentes na forma de dextrose 5% com salina 0,45% contendo 20 mEq/L de KCl. Na presença de acidose metabólica, deve-se considerar adição de bicarbonato ou acetato de sódio ou potássio. As concentrações de cálcio e potássio sérico devem ser monitoradas, uma vez que podem diminuir significativamente após a resolução da acidose. Devem ser fornecidos fluidos de manutenção e reposição de perdas contínuas. A composição de diversos fluidos corporais em termos de eletrólitos está retratada na **Tabela 23-6**, muito embora possa ser necessário medir os constituintes específicos das perdas de um paciente para guiar o tratamento. Se o paciente é incapaz de se alimentar por um período prolongado, as necessidades nutricionais devem ser providas através da hiperalimentação ou de dieta enteral via sonda.

A reidratação oral deve ser provida para crianças com desidratação leve a moderada, e as soluções de reidratação disponíveis comercialmente proveem 45 a 75 mEq/L de Na$^+$, 20 a 25 mEq/L de K$^+$, 30 a 34 mEq/L de citrato ou bicarbonato e 2% a 2,5% de glicose **(Tabela 23-7)**. Bebidas com líquidos transparentes encontrados no domicílio, como caldos, refrigerantes, sucos e chás são

Tabela 23-6 Composição eletrolítica de vários fluidos corporais

	Na$^+$ (mEq/L)	K$^+$ (mEq/L)	HCO$_3^-$ (mEq/L)
Diarreia	10 a 90	10 a 80	40
Gástrico	20 a 80	5 a 20	0
Intestino delgado	100 a 140	5 a 15	40
Ileostomia	45 a 135	3 a 15	40

Dados de Winters RW: *Principles of Pediatric Fluid Therapy*. Philadelphia, PA: Lippincott Williams & Wilkins; 1973.

Tabela 23-7 Composição de soluções de reidratação oral

Fluido	Carboidrato (g/L)	Na⁺ (mEq/L)	HCO₃⁻ (mEq/L)	K⁺ (mEq/L)
Pedialyte	25	45	30	20
Enfalyte	30	50	30	25
OMS (2002)	13,5	75	30	20

OMS, Organização Mundial da Saúde.

inapropriadas para o tratamento da desidratação. Devem ser administradas pequenas alíquotas (5 a 15 mL) de forma a fornecer aproximadamente 50 mL/kg durante 4 horas para desidratação leve e até 100 mL/kg durante 6 horas para desidratação moderada. A reidratação oral é contraindicada em crianças com alteração do nível de consciência ou angústia respiratória que não conseguem beber livremente; em crianças com suspeita de abdome cirúrgico agudo; em crianças com perda de mais de 10% da volemia; em crianças com instabilidade hemodinâmica; e nas situações de hiponatremia ([Na⁺] < 120 mEq/L) ou hipernatremia graves ([Na⁺] > 160 mEq/L) ou outras alterações eletrolíticas. A falha na reidratação oral devida a vômitos persistentes ou incapacidade de suprir as perdas torna a terapia intravenosa mandatória. O sucesso da terapia de reidratação oral requer instruções explícitas aos cuidadores e acompanhamento clínico rigoroso da criança.

O tipo de desidratação é frequentemente classificado de acordo com o nível sérico de [Na⁺]. Se mais soluto é perdido em relação à água, o [Na⁺] cai e se instaura uma desidratação hiponatrêmica ([Na⁺] < 130 mEq/L). Isso é importante clinicamente pois a hipotonicidade do plasma contribui para maior perda do volume do LEC para o espaço intracelular. Além disso, a perfusão tecidual é mais prejudicada por um certo grau de desidratação hiponatrêmica do que por um mesmo grau de desidratação isotônica ou hipertônica. Entretanto, é importante notar que perdas significativas de soluto também podem ocorrer na desidratação hipernatrêmica. Ademais, uma vez que o volume plasmático está de certa forma protegido na desidratação hipernatrêmica, há um risco maior do clínico subestimar a gravidade da desidratação. As perdas típicas de líquidos e eletrólitos associadas a cada forma de desidratação são mostradas na **Tabela 23-8**.

Tabela 23-8 Déficits estimados de água e eletrólitos na desidratação (moderada a severa)

Tipo de desidratação	H₂O (mL/kg)	Na⁺ (mEq/kg)	K⁺ (mEq/kg)	Cl⁻ (mEq/kg)
Isotônico	100 a 150	8 a 10	8 a 10	16 a 20
Hipotônico	50 a 100	10 a 14	10 a 14	20 a 28
Hipertônico	120 a 180	2 a 5	2 a 5	4 a 10

Adaptado com permissão de Winters RW: *Principles of Pediatric Fluid Therapy*, 2nd ed. Philadelphia, PA: Lippincott Williams & Wilkins, 1973.

HIPONATREMIA

A hiponatremia pode ser factícia quando há altos níveis plasmáticos de lipídios e proteínas, que diminuem a porcentagem do volume plasmático composto por água. A hiponatremia na ausência de hipotonicidade também ocorre quando um soluto osmoticamente ativo, como glicose ou manitol, é adicionado ao LEC. A água é arrastada do compartimento intracelular e dilui o [Na⁺] sérico apesar da isotonicidade ou hipertonicidade.

Os pacientes com desidratação hiponatrêmica geralmente demonstram sinais e sintomas típicos de desidratação (ver **Tabela 23-5**), uma vez que o espaço vascular está comprometido conforme a água deixa o LEC para manter a neutralidade osmótica. O tratamento da desidratação hiponatrêmica é relativamente simples. A magnitude de déficit de sódio pode ser calculada pela seguinte fórmula:

$$\text{Déficit de [Na}^+\text{]} = (\text{Na}^+ \text{ desejado} - \text{Na}^+ \text{ observado}) \times \text{peso corporal (kg)} \times 0{,}6$$

Metade do déficit é reposto nas primeiras 8 horas de tratamento, e o restante é administrado nas 16 horas seguintes. A manutenção e reposição dos fluidos também deve ser fornecida. Os cálculos do déficit mais a manutenção frequentemente se aproximam de dextrose 5% com salina 0,45% ou acima. O aumento do [Na⁺] sérico deve estabelecer um alvo em torno de 4 a 8 mEq/L/dia e não deve exceder 0,5 mEq/L/h a não ser que o paciente demonstre sintomas relacionados ao sistema nervoso central (SNC) que requeiram uma correção inicial mais rápida. Painéis de especialistas recomendam que a correção diária de [Na⁺] sérico seja limitada a 10 mEq/L no primeiro dia e 8 mEq/L/dia nos dias seguintes. Os perigos de uma correção muito rápida da hiponatremia incluem desidratação cerebral e danos relacionados à mudança rápida de líquidos do compartimento de LIC, uma condição chamada de síndrome da desmielinização osmótica. Para pacientes com hiponatremia grave ([Na⁺] sérico < 120 mEq/L) e crônica (> 48h ou desconhecida) que passam por uma rápida correção do [Na⁺] sérico, pode ser considerada uma nova redução terapêutica do [Na⁺] sérico se o paciente estiver exibindo sinais de síndrome de desmielinização osmótica ou apresentar fatores de risco para desenvolvê-la.

Nos casos de hiponatremia grave ([Na⁺] sérico < 120 mEq/L) com sintomas de SNC, pode ser infundido NaCl 3% IV para aumentar o [Na⁺] em torno de 5 mEq/L, a fim de aliviar as manifestações de SNC e possíveis sequelas. Em geral, 1 mL/kg de NaCl 3% irá elevar o [Na⁺] sérico em torno de 1 mEq/L. Se o NaCl 3% é administrado, o Na⁺ estimado e os déficits de líquidos devem ser ajustados de acordo. Como descrito anteriormente, as correções seguintes devem ser feitas lentamente.

A hiponatremia hipovolêmica também ocorre na síndrome cerebral perdedora de sal (SCPS) associada a lesões do SNC, uma condição caracterizada por alto volume urinário e concentração urinária de sódio elevada ([Na⁺] > 40 mEq/L) devido ao aumento do ANP. A SCPS é um diagnóstico de exclusão representado por uma natriurese inapropriada em um paciente com um

Tabela 23-9 SIADH e SCPS

	Na⁺ sérico	Osmolalidade sérica	Na⁺ urinário	Perdas urinárias	Osmolalidade urinária	Status volêmico	Tratamento
SIADH	< 135 mEq/L	< 280 mOsm/kg	> 40 mEq/L	Baixa	> 100 mOsm/kg[a]	Euvolemia ou leve hipervolemia	Restrição hídrica
SCPS	< 135 mEq/L	< 280 mOsm/kg	> 40 mEq/L	Alta	Variável[b]	Hipovolemia	Reposição hídrica e de sódio

SIADH, síndrome da secreção inapropriada de hormônio antidiurético; SCPS, síndrome cerebral perdedora de sal.
[a]A urina está inapropriadamente concentrada quando ela deveria estar maximamente diluída com uma osmolaridade urinária < 100 mOsm/kg.
[b]Pode ser normal ou maximamente diluída com uma osmolaridade urinária < 100 mOsm/kg.

volume circulatório sanguíneo diminuído na ausência de outras causas para a excreção de Na⁺. Essa situação precisa ser distinguida da síndrome de secreção inapropriada de ADH (SIADH), que também pode se manifestar em condições do SNC ou distúrbios pulmonares (Tabela 23-9). Ao contrário da SCPS, a SIADH é caracterizada por euvolemia ou um pequeno aumento no volume corporal e uma pequena perda relativa de urina devido à retenção urinária de água às custas do ADH. O [Na⁺] urinário é elevado em ambas as condições, apesar de geralmente não ser tão elevado na SIADH. É importante distinguir essas duas condições, pois o tratamento da SCPS envolve a reposição do sal urinário e da perda hídrica, enquanto o tratamento da SIADH envolve a restrição hídrica. Também é importante relembrar que o paciente com SIADH não é necessariamente oligúrico e que sua urina não é necessariamente concentrada ao máximo, mas apenas inapropriadamente concentrada em relação ao grau de tonicidade do soro.

A hiponatremia hipervolêmica pode ocorrer em distúrbios edematosos, como síndrome nefrótica, insuficiência cardíaca e cirrose, nas quais a água é retida pelo excesso de sal. O tratamento envolve a restrição de [Na⁺] e água, além da correção do distúrbio subjacente. A hiponatremia hipervolêmica devida a intoxicação hídrica é caracterizada por uma urina maximamente diluída (densidade urinária < 1.003) e também é tratada com restrição hídrica.

HIPERNATREMIA

Apesar da diarreia ser comumente associada à desidratação hiponatrêmica ou isonatrêmica, a hipernatremia pode se desenvolver na presença de febre persistente ou diminuição da ingesta hídrica ou ainda como resposta à ingesta de soluções de reidratação misturadas inapropriadamente. É necessário cuidado extremo para tratar a desidratação hipernatrêmica apropriadamente. Caso o [Na⁺] sérico caia abruptamente, a osmolalidade do LEC cai mais rapidamente que o do SNC, e a água sai do compartimento do LEC para o SNC para manter a neutralidade osmótica. Nesses casos, se a hipertonicidade for corrigida muito rapidamente, podem ocorrer edema cerebral, convulsões e lesões do SNC. Portanto, após a restauração inicial de uma perfusão tecidual usando fluidos isotônicos, uma diminuição gradual no [Na⁺] sérico é desejada para pacientes com hipernatremia crônica (> 48 h ou duração incerta) ou hipernatremia aguda severa ([Na⁺] sérico > 160 mEq/L). A correção não deve exceder uma redução de 1 a 12 mEq/L/dia ou uma queda maior do que 0,5 mEq/L/h. Isso é comumente alcançado pelo uso de dextrose 5% com salina 0,2% para repor o déficit de fluidos calculado com base nas próximas 48 horas ou mais, a depender da severidade e cronicidade da perda de líquidos. A manutenção e a reposição de líquidos também devem ser fornecidas. Se o [Na⁺] sérico não estiver se corrigindo apropriadamente, o déficit de água livre deve ser estimado como 4 mL/kg de água livre para cada miliequivalente de [Na⁺] sérico acima de 145 mEq/L e fornecido como dextrose 5%. Se houver também acidose metabólica associada, ela deve ser corrigida lentamente para evitar a irritabilidade do SNC. O potássio é fornecido como indicado. As concentrações dos eletrólitos devem ser avaliadas a cada 2 horas para manter a queda do [Na⁺] sérico sob controle. Elevações na glicose sérica e nitrogênio ureico sérico podem piorar o estado hiperosmolar na desidratação hipernatrêmica e também devem ser monitoradas atentamente. A hiperglicemia é frequentemente associada com desidratação hipernatrêmica e pode necessitar de concentrações menores de glicose intravenosa (p. ex., 2,5%).

Os pacientes com diabetes insípido, independentemente se de origem nefrogênica ou central, têm a tendência de desenvolver desidratação hipernatrêmica grave como resultado da constante perda de água livre pela urina (densidade urinária < 1.010), particularmente durante doenças gastrintestinais sobrepostas associadas a diarreia ou vômitos. O tratamento envolve a reposição do déficit de fluidos e eletrólitos, como descrito anteriormente, assim como a reposição das perdas hídricas excessivas. A testagem formal com privação de água para diferenciar a resposta ao ADH deve ser feita apenas durante o dia após a restauração do *status* normal do volume hídrico. A avaliação e o tratamento do diabetes insípido central e nefrogênico são discutidos em detalhe nos **Capítulos 24** e **34**, respectivamente.

A hipernatremia hipervolêmica (intoxicação por sal), associada a excesso de sódio corporal total e água, pode ocorrer como uma consequência do fornecimento de soluções impróprias de soros de reidratação, administração excessiva de NaCl ou NaHCO₃ ou como uma manifestação de hiperaldosteronismo. O tratamento inclui uso de diuréticos e, potencialmente, reposição de água ou diálise.

DISTÚRBIOS DO POTÁSSIO

A distribuição de potássio predominantemente intracelular é mantida pela ação da Na^+-K^+-ATPase na membrana celular. O potássio é transportado para o LEC e o plasma pela acidose e para o LIC pela alcalose, hipocloremia ou em conjunção com a absorção de glicose induzida por insulina. A proporção entre o K^+ intracelular e extracelular é o maior determinante para o potencial de repouso da membrana celular e contribui para o potencial de ação no tecido neural e muscular. Anormalidades no balanço de K^+ são potencialmente ameaçadoras à vida. No rim, o K^+ é filtrado no glomérulo, reabsorvido no túbulo proximal e excretado no túbulo distal. A excreção de K^+ no túbulo distal é regulada primeiramente pelo mineralocorticoide aldosterona. A excreção renal de K^+ é, primariamente, dependente da taxa de fluxo urinário e continua por períodos significativos mesmo depois que a ingesta de K^+ é diminuída. Assim, com o tempo, o $[K^+]$ urinário diminui e o K^+ corporal total é diminuído significativamente. Em geral, quanto maior o fluxo urinário, maior a excreção urinária de K^+.

As causas de hipocalemia são predominantemente de origem renal. Perdas gastrintestinais por drenagem nasogástrica ou por vômitos reduzem o K^+ corporal total em algum grau. No entanto, a depleção de volume resultante tem como consequência um aumento da aldosterona plasmática, que promove uma excreção renal de K^+ em troca da reabsorção de Na^+ para preservar o volume circulatório. Os diuréticos (especialmente os tiazídicos ou diuréticos de alça), mineralocorticoides e doenças tubulares renais (p. ex., síndrome de Bartter) também aumentam a excreção renal de K^+. A depleção sistêmica de K^+ na acidose metabólica hipocalêmica pode levar a uma "acidúria paradoxal" e baixo pH urinário, uma vez que o H^+ é preferencialmente trocado por Na^+ em resposta à aldosterona. Clinicamente, a hipocalemia é associada a excitabilidade neuromuscular, peristalse diminuída ou íleo paralítico, hiporreflexia, paralisia, rabdomiólise e arritmias. As mudanças eletrocardiográficas incluem ondas T achatadas, intervalo PR encurtado e aparecimento de ondas U. As arritmias associadas à hipocalemia incluem contrações ventriculares prematuras, taquicardia atrial, nodal ou ventricular, e fibrilação ventricular. A hipocalemia aumenta a responsividade aos digitálicos e pode desencadear intoxicação. Na presença de arritmias, fraqueza muscular extrema ou comprometimento respiratório, deve-se aplicar K^+ intravenoso. Caso o paciente seja hipofosfatêmico ($[PO_4^{3-}] < 2$ mg/dL), um sal de fosfato poderá ser utilizado. A prioridade máxima no tratamento da hipocalemia é a restauração de um K^+ sérico adequado. Prover uma dose de manutenção de K^+ geralmente é suficiente; no entanto, quando o K^+ sérico está perigosamente baixo e o K^+ precisa ser administrado de maneira intravenosa, é imperativo que o paciente esteja com um monitor cardíaco. O K^+ intravenoso geralmente não deve ser infundido mais rápido do que a uma taxa de 0,3 mEq/kg/h. Podem ser necessários suplementos orais contendo K^+ durante semanas para restaurar as reservas corporais.

A hipercalemia – seja devida a diminuição da excreção renal de K^+, deficiência ou irresponsividade aos mineralocorticoides ou a liberação de K^+ do intracelular – é caracterizada por fraqueza muscular, parestesias, tetania; paralisia ascendente; e arritmias. As mudanças eletrocardiográficas associadas a hipercalcemia incluem ondas T apiculadas, alargamento do complexo QRS e arritmias como bradicardia sinusal ou parada sinusal, bloqueio atrioventricular, nodal ou ritmos idioventriculares, taquicardia ou fibrilação ventricular. Um eletrocardiograma deve ser obtido quando há suspeita de hipercalcemia significativa. Se o $[K^+]$ sérico é menor do que 6 mEq/L, a suspensão da reposição de $[K^+]$ pode ser suficiente se não há mais nenhuma outra fonte de recebimento do eletrólito, como na lise celular, e se o paciente mantém sua produção de urina. Se o $[K^+]$ sérico é maior do que 6 mEq/L e há potenciais fatores de risco, como falência renal, é necessário um tratamento mais agressivo (**Tabela 23-10**). Se há mudanças eletrocardiográficas ou arritmias, o tratamento deve ocorrer prontamente. O tratamento inicial consiste na estabilização da membrana cardíaca e a rápida mudança do $[K^+]$ para o compartimento intracelular. O gluconato de cálcio intravenoso rapidamente estabiliza a despolarização e pode ser repetido após 5 minutos, caso as mudanças no eletrocardiograma persistam. O cálcio deve ser administrado apenas se houver um monitor cardíaco instalado e deve ser suspenso caso se desenvolva uma bradicardia. Administrar Na^+ e aumentar o pH com bicarbonato resulta em um movimento do K^+ do compartimento do LEC para o LIC, assim como ocorre com o tratamento com um β-agonista como o salbutamol. A administração de glicose intravenosa associada a insulina pode ser necessária como uma manobra simultânea oferecida durante mais de 2 horas com o monitoramento dos níveis de glicose sérica a cada 15 minutos.

As terapias citadas acima proveem benefícios passageiros e o K^+ se manterá elevado a não ser que outras intervenções sejam utilizadas para diminuir a quantidade de potássio corporal total. Deve-se administrar tratamento para reduzir o K^+ a níveis normais por meio da excreção renal de potássio, usando diuréticos, excreção fecal de potássio, utilizando resinas como o poliestireno sulfato de sódio, ou a remoção de potássio pela diálise.

Feld LG et al: Clinical practice guideline: maintenance intravenous fluids in children. Pediatrics 2018;142(6):e20183083 [PMID: 30478247].

Hoorn EJ, Zietse R: Diagnosis and treatment of hyponatremia: compilation of guidelines. J Am Soc Nephrol 2017;28(5):1340–1349 [PMID: 28174217].

Montford JR, Linas S: How dangerous is hyperkalemia? J Am Soc Nephrol 2017;28(11):3155–3165 [PMID: 28778861].

Palmer BF: Regulation of potassium homeostasis. Clin J Am Soc Nephrol 2015;10(6):1050–1060 [PMID: 24721891].

Rondon-Berrios H: Therapeutic relowering of plasma sodium after overly rapid correction of hyponatremia. Clin J Am Soc Nephrol 2020;15(2):282–228 [PMID: 31601554].

Sterns RH: Disorders of plasma sodium—causes, consequences, and correction. N Engl J Med 2015;372:55–65 [PMID: 25551526].

Sterns RH: Treatment of severe hyponatremia. Clin J Am Soc Nephrol 2018;13(4):641–649 [PMID: 29295830].

Online resource for electrolyte cases: http://www.skeletonkey.group

Tabela 23-10 Drogas para tratamento de hipercalemia em crianças

Droga	Ações	Notas
Gliconato de cálcio (solução 10%)	Estabilização da membrana cardíaca. Não altera o K⁺ sérico.	Necessária monitorização cardíaca. Pode repetir a dose se as alterações no ECG persistirem. Suspender se surgir bradicardia.
Sambutamol (nebulizado)	Mudança transitória de K⁺ do LEC para o LIC.	Pode ser feita uma dose adicional. Taquicardia pode limitar a dose.
Bicarbonato de sódio	Mudança transitória de K⁺ do LEC para o LIC.	Evitar uso se alcalose ou hipocalcemia estiverem presentes. Pode causar hipernatremia ou hipocalcemia.
Insulina (regular)	Mudança transitória de K⁺ do LEC para o LIC.	Deve ser aplicada junto com uma dose de glicose para prevenir a hipoglicemia grave. Pacientes diabéticos podem não necessitar da infusão de glicose. É necessário a monitorização atenta da glicose sérica.
Poliestireno sulfato de sódio	Resina de troca de íons, que realiza a troca do K⁺ pelo Na⁺. Diminui o K⁺ corporal total.	Não utilizar em neonatos e pacientes com hipomotilidade intestinal ou obstrução intestinal devido ao risco de necrose intestinal. Pode causar hipernatremia, hipocalcemia e hipomagnesemia.
Furosemida	Diurético que aumenta a excreção renal de K⁺. Diminui o K⁺ corporal total.	Podem ser necessárias doses altas em pacientes com lesão renal aguda e doença renal crônica para atingir o efeito desejado.

ECG, eletrocardiograma; LEC, líquido extracelular; LIC, líquido intracelular.

▼ DESEQUILÍBRIOS ÁCIDO-BASE

Ao avaliar uma alteração no equilíbrio ácido-base, deve-se considerar os valores do pH sistêmico, da pressão parcial de dióxido de carbono (P_{CO_2}), HCO_3^- sérico e ânion *gap*. O ânion *gap* [$Na^+ - (Cl^- + HCO_3^+)$] é uma expressão dos ânions não mensurados no plasma e normalmente é 12 ± 4 mEq/L. Um aumento acima da faixa normal sugere a presença de ânions não medidos, como ocorre na cetoacidose diabética, acidose lática e intoxicação por salicilato. Apesar do excesso (ou déficit) de base também ser utilizado clinicamente, é importante relembrar que essa expressão do equilíbrio ácido-base é influenciada pela resposta renal aos distúrbios respiratórios, e também não pode ser interpretada independentemente (como em uma acidose respiratória compensada, na qual o excesso de base pode ser bem alto).

ACIDOSE METABÓLICA

A acidose metabólica é caracterizada por uma diminuição primária no [HCO_3^-] sérico e no pH sistêmico devido a uma perda de HCO_3^- através dos rins ou do trato gastrintestinal, pela adição de um ácido (de fontes externas ou via processos metabólicos alterados), ou pela rápida diluição do LEC com solução não contendo bicarbonato (geralmente uma salina normal). Quando o HCO_3^- é perdido através dos rins ou do trato gastrintestinal, o Cl^- deve ser reabsorvido desproporcionalmente com Na^+, resultando em uma acidose hiperclorêmica com ânion *gap* normal. Assim, uma acidose com ânion *gap* normal na ausência de diarreia ou outras perdas gastrintestinais ricas em bicarbonato sugere a possibilidade de acidose tubular renal e deve ser avaliada apropriadamente (ver **Capítulo 24**). Em contraste, a acidose que resulta da adição de um ácido não mensurável é associada a um ânion *gap* aumentado.

São exemplos: cetoacidose diabética, acidose lática, jejum, uremia, ingestão de toxinas (salicilatos, etilenoglicol ou metanol), ou alguns erros inatos do metabolismo orgânico ou dos aminoácidos. A desidratação também pode resultar em uma acidose com ânion *gap* aumentado como resultado de uma perfusão tecidual inadequada, com fornecimento de O_2 diminuído e a subsequente produção de ácido lático e cetoácidos. A compensação respiratória é alcançada por meio de um aumento da frequência ventilatória e diminuição do P_{CO_2}. A história do paciente, os achados físicos e as características laboratoriais devem levar ao diagnóstico apropriado.

A ingestão de toxinas desconhecidas ou a possibilidade de um erro inato do metabolismo (ver **Capítulo 36**) deve ser considerada em crianças sem uma causa óbvia para uma acidose com ânion *gap* aumentado. Infelizmente, alguns hospitais erram ao não disponibilizar testes para etilenoglicol ou metanol em seus rastreios toxicológicos, assim, amostras dessas toxinas devem ser solicitadas especificamente. Isso é de fundamental importância visto que, no caso de ingestão de uma das duas substâncias, deve-se considerar tratamento com fomepizol (4-metipirazol) – e iniciá-lo prontamente para evitar uma toxicidade grave. O etilenoglicol (p. ex., anticongelantes) é particularmente preocupante pelo seu gosto doce e por ser responsável por um número significativo de intoxicações. A intoxicação por salicilato tem um efeito estimulante no centro respiratório do SNC; por isso, os pacientes inicialmente podem se apresentar com alcalose respiratória ou alcalose respiratória mista com um ânion *gap* aumentado.

A maioria dos tipos de acidose metabólica se resolve com a correção do distúrbio subjacente, a melhora da função renal ou a excreção de ácidos. A administração de $NaHCO_3$ pode ser considerada no contexto de uma acidose metabólica quando o pH é menor que 7,2, mas apenas se uma ventilação adequada é assegurada. A dose (em miliequivalentes) de $NaHCO_3$ deve ser calculada como a seguir:

$$\text{Peso (kg)} \times \text{déficit de base} \times 0,3$$

Essa dose deve ser administrada em infusão contínua por 1 hora. O efeito do $NaHCO_3$ em diminuir o potássio sérico e a concentração de cálcio ionizado deve também ser considerada e monitorada.

ALCALOSE METABÓLICA

A alcalose metabólica é caracterizada por um aumento primário no [HCO_3^-] e no pH como resultado de uma perda de ácido forte ou de um ganho na *buffer base* ("base tampão"). A causa mais comum de alcalose metabólica é a perda de suco gástrico via sucção nasogástrica ou vômitos. Isso resulta em uma alcalose responsiva a Cl^-, caracterizada por um [Cl^-] urinário baixo (< 20 mEq/L) indicativo de um estado de volume reduzido que será responsivo à reposição de um sal adequado com Cl^- (geralmente na forma de soro fisiológico). A fibrose cística também pode estar associada a uma alcalose responsiva a Cl^- devido às altas perdas de NaCl por meio do suor, ao passo que a diarreia congênita com perda de Cl^- é uma causa rara de alcalose metabólica responsiva a Cl^-. As alcaloses resistentes à reposição de Cl são caracterizadas por [Cl^-] urinário maior que 20 mEq/L e incluem síndrome de Bartter, síndrome de Cushing e hiperaldosteronismo primário – condições associadas com aumentos primários no [Cl^-] urinário ou estados de expansão volêmica com falta de estímulo para reabsorção renal de [Cl^-]. Assim, o [Cl^-] urinário é útil para diferenciar a natureza de uma alcalose metabólica, mas deve ser solicitado especificamente em vários laboratórios, uma vez que não é incluído rotineiramente em muitos painéis de análise dos eletrólitos urinários. O [K^+] sérico também se encontra baixo nessas situações (acidose metabólica hipocalêmica) devido a uma combinação de aumento na atividade dos mineralocorticoides associado a volemia reduzida, à passagem de K^+ para o compartimento do LIC e à reabsorção preferencial de Na^+ ao invés de K^+ para preservar o volume intravascular. É esperado que uma alcalose hipocalêmica encontrada em um contexto de excesso primário de mineralocorticoides se associe clinicamente a uma hipertensão sistêmica, como observado em um adenoma adrenal e em algumas formas de hipertensão monogênica, incluindo a síndrome de Liddle e a síndrome do excesso aparente de mineralocorticoides.

ACIDOSE RESPIRATÓRIA

A acidose respiratória se desenvolve quando a ventilação alveolar está diminuída, aumentando o $P{CO_2}$ aumentado e pH sistêmico diminuído. Os rins aumentam a reabsorção do HCO_3^- de forma a compensar a acidose respiratória, um processo que leva vários dias para se manifestar plenamente. Os pacientes com acidose respiratória aguda demonstram fome de ar com retração e uso de músculos respiratórios acessórios. A acidose respiratória ocorre nas obstruções de via aérea alta e baixa, nos distúrbios da ventilação-perfusão, na depressão do SNC e nas doenças neuromusculares. O objetivo da terapia é o de corrigir ou compensar o processo patológico de base e melhorar a ventilação alveolar. O tratamento com bicarbonato não é indicado na acidose ventilatória pura, uma vez que ele piora a acidose porque altera o equilíbrio no sistema de compensação do ácido carbônico-bicarbonato para aumentar o $P{CO_2}$.

ALCALOSE RESPIRATÓRIA

A alcalose respiratória ocorre quando a hiperventilação resulta em uma diminuição do $P{CO_2}$ e em um aumento no pH sistêmico. A depender da agudeza da alcalose respiratória, pode haver uma perda associada de bicarbonato pelos rins, manifestada como um bicarbonato sérico diminuído e um ânion *gap* normal, o que pode ser mal interpretado como uma acidose com ânion *gap* normal se não forem analisados todos os parâmetros ácido-base. Os pacientes podem apresentar formigamento, parestesias, sonolência, palpitação, síncope, ou mesmo tetania e convulsões devido à diminuição do cálcio ionizado. As causas de alcalose respiratória incluem perturbações psicocomportamentais, irritação do SNC por meningite ou encefalite, intoxicação por salicilato e hiperventilação iatrogênica em pacientes que estão em ventilação mecânica. O tratamento é diretamente voltado para a causa de base.

Al-Jaghbeer M, Kellum JA: Acid-base disturbances in intensive care patients: etiology, pathophysiology and treatment. Nephrol Dial Transplant 2015 Jul;30(7):1104–1011 [PMID: 25213433].
Berend K, de Vries AP, Gans RO: Physiological approach to acid-base disturbances. N Engl J Med 2014;371:1434–1445 [PMID: 25295502].
Carmody JB, Norwood VF: A clinical approach to paediatric acid-base disorders. Postgrad Med J 2012;88:143–151 [PMID: 22267531].
White ML, Liebelt EL: Update on antidotes for pediatric poisoning. Pediatr Emerg Care 2006;22:740 [PMID: 17110870].

Rim e trato urinário

Margret E. Bock, MD, MS
Eliza Blanchette, MD, MS
Melisha G. Hanna, MD, MS

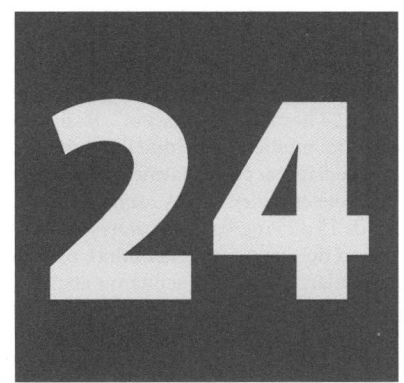

AVALIAÇÃO DO RIM E TRATO URINÁRIO

HISTÓRIA CLÍNICA

Ao suspeitar de doença renal, deve-se pesquisar os seguintes:

1. Doenças agudas ou crônicas prévias (p. ex., infecção do trato urinário, faringite, impetigo, endocardite, lúpus eritematoso sistêmico [LES]).
2. *Rash* cutâneo ou dor/edema articular
3. Atraso no crescimento ou crescimento insuficiente ("failure to thrive")
4. Poliúria, polidipsia, enurese, polaciúria ou disúria
5. Hematúria, proteinúria ou urina transparente documentadas
6. Dor (abdominal, flanco ou ângulo costovertebral)
7. Ganho de peso súbito, edema ou perda de peso
8. Exposição a medicamentos ou toxinas
9. História perinatal e ultrassonografia gestacional, oligodrâmnio ou polidrâmnio, asfixia perinatal, dismorfias ou outras anomalias congênitas, massas abdominais, padrões de micção, história de cateterização umbilical
10. História familiar de doença renal, hipertensão, surdez, diálise ou transplante renal

EXAME FÍSICO

Aspectos importantes no exame físico incluem peso, altura, curvas de crescimento, lesões de pele (manchas café com leite, manchas hipopigmentadas púrpura ou *rash*), palidez cutânea, edema ou deformidades esqueléticas. Anormalidades nos ouvidos, olhos ou genitália externa podem estar associadas com doenças ou anomalias renais. A pressão arterial deve ser aferida com o paciente sentado, em repouso e em silêncio, com manguito manual adequado para a circunferência do braço na extremidade superior direita, idealmente com a criança sentada com ambos os pés apoiados no chão. O manguito deve cobrir dois terços da parte superior do braço da criança e o método da palpação do pulso radial deve ser usado. O abdômen deve ser palpado e auscultado com atenção, observando-se nefromegalia, massas abdominais, musculatura, ascite ou hematomas.

AVALIAÇÃO LABORATORIAL DA FUNÇÃO RENAL

▶ Análise sérica

Os indicadores padrões da função renal são os níveis séricos de ureia e creatinina; sua relação é aproximadamente 10:1. Essa proporção pode aumentar quando a perfusão renal ou a diurese estão diminuídas, como na obstrução do trato urinário ou desidratação. Como os níveis séricos de ureia são mais afetados por esses e outros fatores (p. ex., ingestão de nitrogênio, catabolismo, uso de corticosteroides) do que os níveis de creatinina, o indicador isolado mais confiável da função glomerular é o nível sérico de creatinina. Os valores normativos para a creatinina sérica estão relacionados à massa muscular, que pode ser afetada pela idade, sexo, desnutrição, doença crônica e amputação. Ao nascimento, a creatinina sérica reflete o nível de creatinina da mãe e diminui ao longo das primeiras 1 a 2 semanas para atingir um nível normal para a idade. A cistatina C sérica, um inibidor da protease da cisteína que é produzida por todas as células nucleadas e liberada no sangue, é um indicador adicional da função glomerular, e os níveis não são afetados pelo sexo, altura ou massa muscular. Os ensaios de cistatina C são menos disponíveis e menos confiáveis em certos contextos clínicos, como administração de corticosteroides ou doença da tireoide. Indicadores menos precisos, mas ainda assim importantes, de possível doença renal são alterações nos eletrólitos séricos, bicarbonato, pH, cálcio, fósforo, magnésio, albumina ou complemento renal.

Taxa de filtração glomerular

A depuração de creatinina endógena (D_{Cr}) em mililitros por minuto estima a taxa de filtração glomerular (TFG). A coleta de urina de 24 horas é a abordagem "clássica" para determinar a D_{Cr}; no entanto, muitas vezes é difícil ser obtida com precisão na população pediátrica, particularmente em crianças que não apresentam controle esfincteriano. A excreção diária total de creatinina deve ser de 15 a 25 mg/kg, com valores normais mais altos no sexo masculino do que no sexo feminino, refletindo diferenças na massa muscular. Os valores acima ou abaixo desse intervalo sugerem coletas inadequadas ou excessivas. O cálculo pela fórmula a seguir requer medições de creatinina plasmática ou sérica (P_{Cr}) em mg/dL, creatinina urinária (U_{Cr}) em mg/dL e volume urinário (V) expresso em mL/min:

$$D_{Cr} = \frac{U_{Cr} V}{P_{Cr}}$$

Como os intervalos aceitos de D_{Cr} normal são baseados em parâmetros de adultos, a correção pelo tamanho corporal é necessária em crianças. A depuração é corrigida para uma área de superfície corporal padrão de 1,73 m² na fórmula:

$$D_{Cr\text{ "Corrigida"}} = \frac{D_{Cr} \text{ Paciente} \times 1{,}73 \text{ m}^2}{\text{Área de superfície corporal do paciente}}$$

Os valores normativos para a TFG mudam com a idade, e as crianças não atingem os níveis de TFG adultos (~ 120 mL/min/1,73 m²) até aproximadamente 2 anos de idade. Níveis abaixo de 90 mL/min/1,73 m² em crianças > 2 anos podem indicar doença renal subjacente.

Uma rápida aproximação da TFG estimada em crianças pode ser realizada usando equações validadas. As equações para estimar a TFG são úteis apenas quando a creatinina está estável e não devem ser utilizadas em pacientes com lesão renal aguda (LRA). A TFG estimada pode ser obtida com a equação "Bedside Schwartz", com base no nível de creatinina plasmática ou sérica e no comprimento em centímetros, como segue:

TFGe (mL/min/1,73 m²) = 0,413 × comprimento (cm)/P_{Cr} (mg/dL)

A fórmula seguinte foi desenvolvida com crianças portadoras de doença renal crônica (DRC) e foi também validada em crianças com função renal normal. Quando a cistatina C (cysC) for avaliada, a equação CKiD baseada em creatinina-cistatina C pode ser utilizada incluindo essa variável e nitrogênio ureico no sangue (BUN, de *blood urea nitrogen*):

TFGe (mL/min/1,73 m²) = 39,8 × [altura (m)/P_{Cr}(mg/dL)]$^{0{,}456}$ × [1,8/cysC (mg/L)]$^{0{,}418}$ × [30/BUN]$^{0{,}079}$ × [1,076^{masculino}] [1,00^{feminino}] × [altura (m)/1.4]$^{0{,}179}$

Esse cálculo pode ser útil como teste de confirmação em circunstâncias em que a TFG estimada (TFGe) com base na creatinina sérica é menos precisa (p. ex., baixa massa muscular) ou quando o cenário clínico justifica um teste secundário. Algumas ferramentas *online* podem ser utilizadas para facilitar o cálculo: https://www.kidney.org/professionals/KDOQI/gfr_calculatorPed. Recentemente, novas equações de TFGe para uso em crianças e jovens adultos com DRC foram desenvolvidas a partir de dados adicionais do Chronic Kidney Disease in Children Study (CKiD, Estudo de Doença Renal Crônica em Crianças). Essas equações usam variáveis dependentes de idade e sexo, e há uma ferramenta online disponível para facilitar o cálculo: https://ckid-gfrcalculator.shinyapps.io/eGFR/.

Capacidade de concentração urinária

A incapacidade de concentrar a urina causa poliúria, polidipsia ou enurese. A primeira micção matinal deve ser concentrada (densidade específica ≥ 1.020), presumindo-se a interrupção da ingestão de líquidos durante a noite. Assim, a determinação da densidade específica de uma primeira micção matinal é um teste fácil e útil da capacidade de concentração do rim.

Urinálise

As tiras de teste de urina comercialmente disponíveis podem ser usadas para rastrear a presença de sangue, leucócitos, nitritos, proteínas e densidade específica e para estimar o pH da urina. Resultados positivos para sangue devem sempre ser confirmados por microscopia, que também é a única maneira de determinar se há cristalúria significativa ou cilindros. A hematúria está presente com > 5 (hemácias/campo de alta potência [HPF, de *high power field*]). Proteinúria significativa (≥ 30 mg/dL) detectada por tira reagente deve ser confirmada por quantificação. Em pediatria, isso geralmente é feito medindo-se a proporção de proteína (mg/dL)/creatinina (mg/dL) em uma amostra de urina aleatória, em vez de uma coleta de urina de 24 horas. Uma relação proteína/creatinina (RPC) na urina acima de 0,2 é anormal e uma relação > 2 é considerada proteinúria na faixa nefrótica.

Em crianças com hematúria assintomática, normalmente uma avaliação para detectar uma origem renal trará muitos resultados, mas etiologias urológicas também devem ser levadas em consideração. A presença de hematúria significativa (> 20 hemácias/HPF) ou cilindros hemáticos urinários sugere glomerulonefrite (GN), mas a ausência de cilindros não exclui essa doença. A morfologia dos eritrócitos na urina pode ser útil, com eritrócitos dismórficos provenientes dos rins. Anormalidades anatômicas, como doença cística com ruptura de cisto, também podem causar hematúria. A hematúria benigna, incluindo hematúria familiar benigna/doença da membrana basal glomerular fina, é diagnóstico de exclusão. A hematúria também pode ser observada no contexto de hipercalciúria ou urolitíase. A **Figura 24-1** sugere uma abordagem para a investigação renal da hematúria. A GN é discutida em mais detalhes posteriormente neste capítulo.

Uma abordagem inicial para a avaliação da proteinúria e diagnóstico diferencial é mostrada na **Figura 24-2**. Na avaliação da proteinúria assintomática, a proteinúria ortostática ou postural deve ser excluída. Isso pode ser realizado simplesmente comparando a RPC da urina formada na posição supina (o primeiro

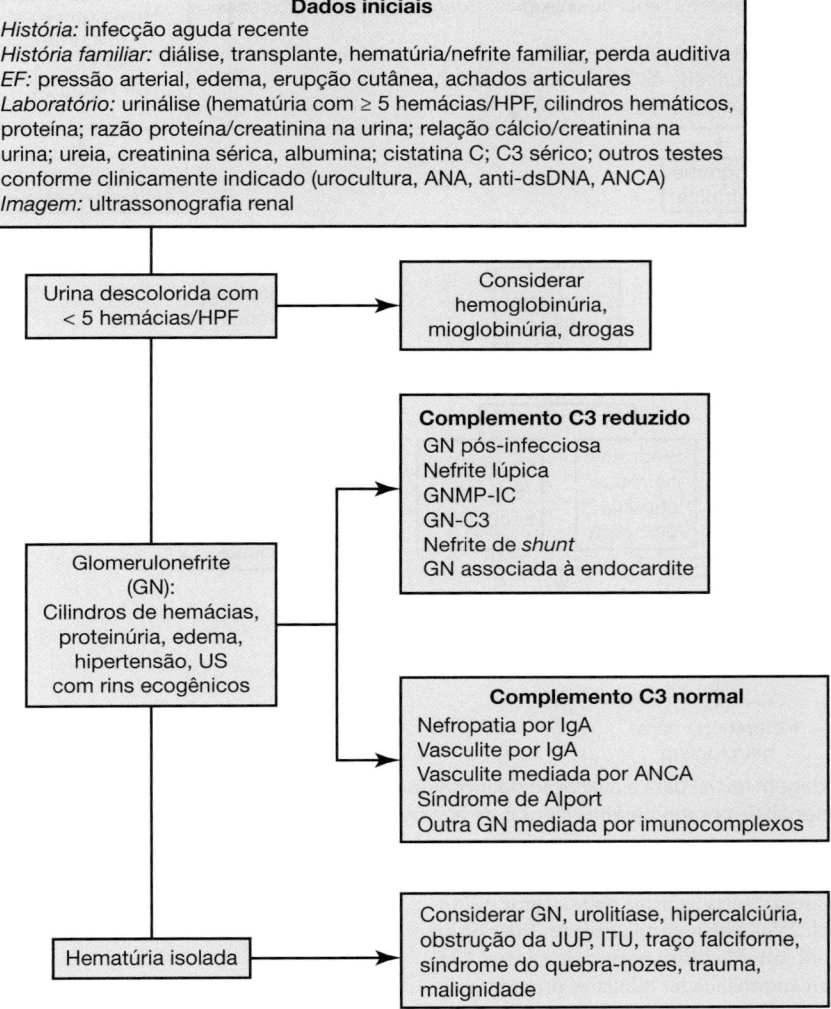

▲ **Figura 24-1** Abordagem para a avaliação da hematúria. ANA, anticorpo antinuclear; ANCA, anticorpo citoplasmático antineutrófilo; C3, complemento; dsDNA, DNA de cadeia dupla; GN, glomerulonefrite; GN-C3, glomerulopatia C3; HPF, campo de alta potência; GNMP-IC, glomerulonefrite membranoproliferativa imunocomplexa; IgA, imunoglobulina A; ITU, infecção do trato urinário; JUP, junção ureteropélvica; US, ultrassonografia.

esvaziamento acumulado na bexiga durante o sono) com uma amostra obtida durante a deambulação diária. Se a amostra "supina" for normal e a proteinúria estiver ocorrendo apenas durante a postura ereta, isso demonstra proteinúria postural. Tais pacientes geralmente mostram resolução da proteinúria ortostática ao longo do tempo, mas raramente um padrão ortostático pode ser visto inicialmente na GN, e, portanto, o acompanhamento contínuo é essencial. Se ambas as amostras são anormais, a proteinúria é considerada "persistente" e são necessários exames complementares e encaminhamento para nefrologia. As lesões renais com manifestações proteinúricas serão discutidas posteriormente neste capítulo. A combinação de proteinúria e hematúria é característica de doença glomerular mais significativa (ver **Figura 24-1**).

▶ Testes especiais de função renal

As medições de sódio urinário, creatinina e osmolalidade são úteis para diferenciar as causas pré-renais e renais de LRA. A resposta fisiológica à diminuição da perfusão renal consiste em diminuição do débito urinário, aumento da osmolalidade da urina, aumento da concentração de soluto urinário (p. ex., creatinina) e diminuição do sódio urinário (geralmente < 20 mEq/L).

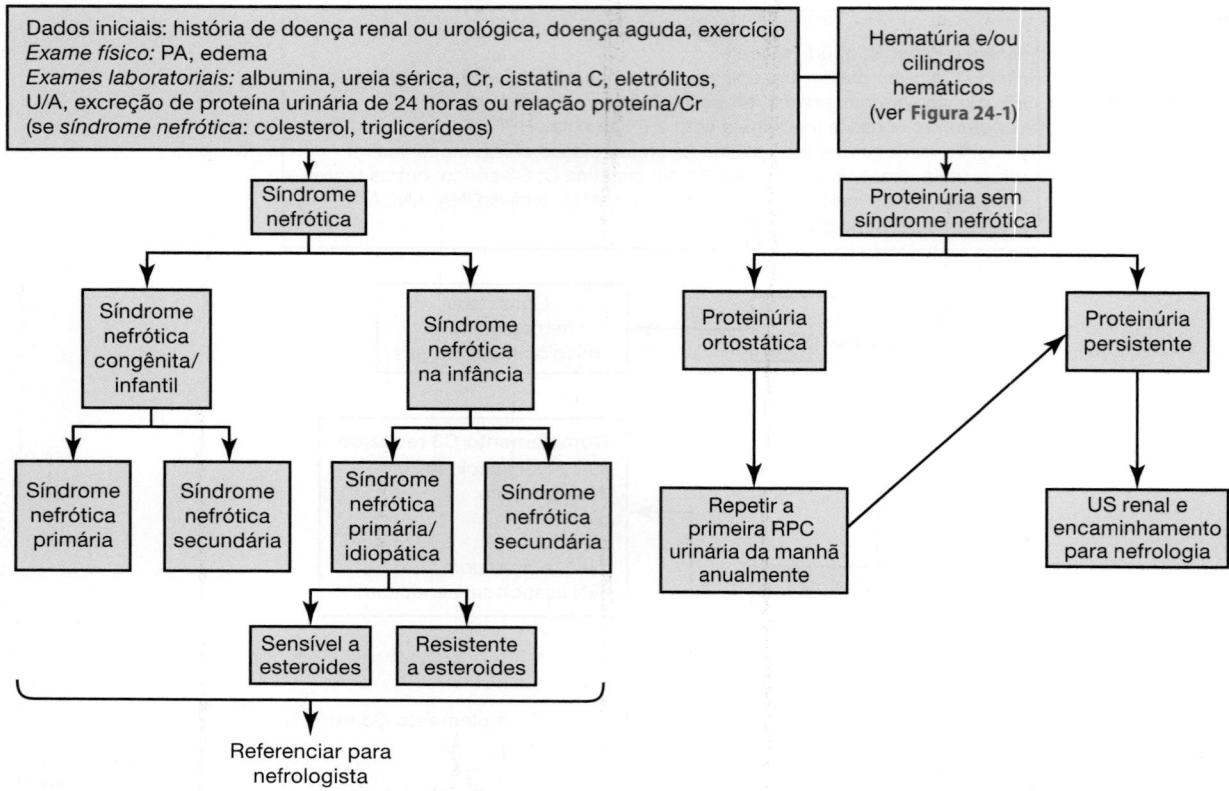

▲ **Figura 24-2** Abordagem inicial para a avaliação da proteinúria e um algoritmo para desenvolver um diagnóstico diferencial. PA, pressão arterial; Cr, creatinina; HPF, campo de alta potência; U/A, urinálise; RPC, relação proteína/creatinina; US, ultrassonografia.

A presença de certas substâncias na urina pode sugerir disfunção tubular. Por exemplo, a glicose na urina deve ser inferior a 5 mg/dL no cenário de concentração sérica normal de glicose. A hiperfosfatúria ocorre com anormalidades tubulares proximais significativas (p. ex., síndrome de Fanconi). A medição da concentração de fosfato de uma amostra de urina de 24 horas e a avaliação da reabsorção tubular de fósforo (TRP, de *tubular reabsorption of phosphorus*) ajudarão a documentar doenças tubulares renais, bem como estados de hiperparatireoidismo. A TRP, expressa como porcentagem de reabsorção, é calculada da seguinte forma:

$$TRP = 100\left[1 - \frac{S_{Cr} \times Upo_4}{Spo_4 \times U_{Cr}}\right]$$

Onde S_{Cr} = creatinina sérica, U_{Cr} = creatinina urinária, Spo_4 = fosfato sérico, e Upo_4 = fosfato urinário. Todos os valores de creatinina e fosfato são expressos em miligramas por decilitro para fins de cálculo. Um valor de TRP de 85% ou mais é considerado normal em crianças.

Um aumento quantitativo na excreção urinária de aminoácidos é observado na doença tubular proximal generalizada. A reabsorção tubular proximal defeituosa de bicarbonato pode ser observada na acidose tubular renal (ATR) isolada, na síndrome de Fanconi e na insuficiência renal crônica.

▶ **Biomarcadores urinários**

Os marcadores urinários de LRA, na maioria das vezes de dano tubular, vêm tornando-se mais disponíveis clinicamente. Eles incluem, entre outros, a lipocalina associada a gelatinase de neutrófilos urinários (NGAL, de *urinary neutrophil gelatinase-associated lipocalin*), uma proteína transportadora de ferro que é quase completamente reabsorvida pelos túbulos renais normais. Os níveis de NGAL aumentam após insultos isquêmicos/nefrotóxicos agudos e foram considerados marcadores sensíveis de LRA, especialmente em ambientes de terapia intensiva.

AVALIAÇÃO LABORATORIAL DA FUNÇÃO IMUNOLÓGICA

Acredita-se que muitas doenças renais parenquimatosas tenham causa imune, embora os mecanismos sejam amplamente desconhecidos. Exemplos incluem (1) a deposição de complexos antígeno-anticorpo circulantes que são diretamente prejudiciais ou incitam respostas prejudiciais e (2) a formação de anticorpos direcionados contra a membrana basal glomerular (raro em crianças).

As concentrações séricas de complemento C3 e C4 devem ser medidas quando houver suspeita de lesão renal imunomediada ou GN crônica. Quando clinicamente indicado, anticorpos antinucleares (ANAs), anticorpos anticitoplasma de neutrófilos (ANCAs), antígeno de superfície da hepatite B (HBsAg) e anticorpo da hepatite C (anti-HCV) devem ser obtidos. Em casos raros, crioglobulinas (muito raras na infância), fator nefrítico C3 e outras avaliações da função do complemento ou medições de anticorpos antimembrana basal glomerular (anti-MBG) podem ajudar a confirmar um diagnóstico específico. Em algum momento da propedêutica, o diagnóstico deve, se possível, ser confirmado por exame histológico do tecido renal.

AVALIAÇÃO RADIOLÓGICA

A ultrassonografia renal é uma ferramenta não invasiva útil para avaliar doença do parênquima renal, anormalidades do trato urinário e fluxo sanguíneo renal. Os estudos de radioisótopos fornecem informações sobre a anatomia renal, fluxo sanguíneo e integridade e função dos sistemas glomerular, tubular e coletor. Os cálculos renais são frequentemente visualizados por ultrassonografia, mas são melhor delineados por tomografia computadorizada (TC) sem contraste. Por ser livre de radiação, a ultrassonografia geralmente é usada para rastreamento e acompanhamento de urolitíase. A cistouretrografia miccional (VCUG) é indicada quando há suspeita de refluxo vesicoureteral (RVU) ou obstrução da saída da bexiga (p. ex., para visualizar a uretra posterior). A cistoscopia raramente é útil na avaliação de hematúria ou proteinúria assintomática em crianças. A ressonância magnética (RM) ou TC abdominal são úteis para a identificação e delineamento de massas renais ou adrenais. A ultrassonografia com doppler é útil para excluir trombose arterial ou venosa renal, mas tem sensibilidade e especificidade variáveis no diagnóstico de estenose da artéria renal; essa última condição é melhor avaliada por angio-RM ou TC. A estenose arterial intrarrenal pode exigir arteriografia renal direta.

BIÓPSIA RENAL

Informações histológicas são valiosas em casos selecionados para diagnosticar, orientar o tratamento e informar o prognóstico. A avaliação satisfatória do tecido renal requer exame por microscopia de luz, de imunofluorescência e eletrônica. A necessidade de uma biópsia renal deve ser determinada por um nefrologista pediátrico.

Bignall ONR, Dixon BP: Management of hematuria in children. Curr Treat Options Pediatr 2018 Sep;4(3):333–349 [PMID: 30128264].

Brown DD, Reidy KJ: Approach to the child with hematuria. Pediatr Clin North Am 2019 Feb;66(1):15–30 [PMID: 30454740].

Malhotra R, Siew ED: Biomarkers for the acute detection and acute prognosis of acute kidney injury. Clin J Am Soc Nephrol 2017;12(1):149–173 [PMID: 27827308].

Mian AN, Schwartz GJ: Measurement and estimation of glomerular filtration rate in children. Adv Chronic Kidney Dis 2017 Nov;24(6):348–356 [PMID: 29229165].

Pierce CB, Muñoz A, Ng DK, Warady BA, Furth SL, Schwartz GJ: Age and sex dependent clinical equations to estimate glomerular filtration rates in children and young adults with chronic kidney disease. Kidney Int 2021;99(4):948–956 [PMID: 33301749].

Viteri B, Calle-Toro JS, Furth S, Darge K, Hartung EA, Otero H: State-of-the-art renal imaging in children. Pediatrics 2020; 145(2):e20190829 [PMID: 31915193].

ANOMALIAS CONGÊNITAS DO TRATO URINÁRIO

ANOMALIAS DO PARÊNQUIMA RENAL

Cerca de 10% das crianças apresentam anomalias congênitas do trato geniturinário, cuja gravidade varia de assintomática a letal. Descobertas recentes sugerem que anomalias congênitas do rim e do trato urinário (ACRTU) podem surgir de mutações em vários genes diferentes. Algumas anomalias assintomáticas podem ter implicações significativas. Por exemplo, pacientes com rim em "ferradura" (rins fundidos em seus polos inferiores), embora muito raramente associados à redução da função renal, apresentam maior incidência de cálculos renais. A agenesia unilateral ou displasia multicística geralmente é acompanhada por hipertrofia compensatória do rim contralateral e, portanto, é tipicamente associada à função renal normal. Os rins supranumerários e ectópicos geralmente não têm significado. O desenvolvimento anormal do trato geniturinário pode estar associado a vários graus de displasia renal e disfunção que varia de leve a grave. A agenesia renal bilateral, sem intervenção pré-natal para prover desenvolvimento pulmonar, está associada a anidrâmnio, fácies anormais e anomalias dos membros por compressão fetal e morte perinatal por hipoplasia pulmonar (sequência de Potter).

▶ Displasia renal

A displasia renal constitui um espectro de anomalias. Na hipoplasia simples, que pode ser unilateral ou bilateral, os rins afetados são menores do que o normal. Em algumas formas de displasia, o tecido renal indiferenciado imaturo persiste. Em algumas situações, o número de néfrons funcionais é insuficiente para manter a função renal normal quando a criança atinge um tamanho corporal crítico. A falta de tecido renal adequado nem sempre é facilmente discernível no período neonatal na presença de produção normal, ou muitas vezes aumentada, de urina.

Outras formas de displasia renal incluem oligomeganefronia (caracterizada pela presença de apenas alguns grandes glomérulos) e displasia cística (caracterizada pela presença de cistos renais).

Doença renal policística

Cistos renais simples são raros em crianças, e a presença de múltiplos cistos "simples" deve aumentar a preocupação com doença renal policística subjacente. Ambas as formas de doença renal policística (autossômica recessiva [DRPAR] e dominante [DRPAD]) são cada vez mais diagnosticadas por ultrassonografia pré-natal. Em sua forma mais grave, os rins DRPAR são disfuncionais no útero e, portanto, os recém-nascidos podem apresentar sequência de Potter. Em casos menos graves, o aumento do rim por cistos pode ser inicialmente reconhecido quando a nefromegalia é observada no exame físico. A hipertensão é um problema precoce na DRPAR. A taxa de progressão da insuficiência renal varia na DRPAR, mas muitas crianças com apresentação renal neonatal atingem a doença renal em estágio terminal (DRET) na idade escolar. Estudos sugerem grande variação no fenótipo, mesmo dentro das famílias. Alguns pacientes apresentam, no início da idade adulta, disfunção hepática causada por fibrose hepática congênita com nefromegalia moderada e DRC leve a moderada.

Com os avanços nas imagens radiográficas, a DRPAD está sendo diagnosticada mais cedo, inclusive no pré-natal. Crianças com DRPAD podem manifestar muitos dos mesmos achados que adultos com DRPAD, como rins aumentados, dor, hematúria, proteinúria, hipertensão, cálculos renais e cistos extrarrenais (pâncreas, baço, fígado), embora insuficiência renal e aneurismas intracranianos sejam raros na infância. O monitoramento de rotina para hipertensão é indicado em crianças com risco conhecido de anomalias congênitas do rim e do trato urinário. Como os cistos crescem com o tempo, uma ultrassonografia renal normal não exclui DRPAD em uma criança em risco (ou seja, pais sabidamente portadores de DRPAD). Aproximadamente metade dos pacientes com DRPAD atinge DRET aos 60 anos de idade. Raramente DRPAD pode apresentar sequência de Potter ou manifestações neonatais graves.

Doença cística medular/nefronoftise

A doença cística medular e a nefronoftise são condições hereditárias com morfologia renal semelhante caracterizada por pequenos cistos corticomedulares bilaterais em rins normais a pequenos com cicatrização tubulointersticial levando à DRET. Numerosos genes causadores foram identificados na nefronoftise, todos os quais codificam proteínas expressas nos cílios primários das células epiteliais renais, levando à classificação como "ciliopatias". Crianças com nefronoftise manifestam diminuição da concentração urinária levando a poliúria e polidipsia com insuficiência renal progressiva na infância ou adolescência. O envolvimento extrarrenal, incluindo retinite pigmentosa, fibrose hepática, defeitos esqueléticos, aplasia do vermis cerebelar ou outras anormalidades, pode ajudar na análise de genes específicos. Existem várias formas de doença cística medular autossômica dominante, geralmente apresentando insuficiência renal de início na idade adulta e sem envolvimento extrarrenal. No entanto, a doença renal associada à uromodulina com hiperuricemia e insuficiência renal pode ser observada em adolescentes e deve ser considerada em pacientes com gota e DRC.

Bergmann C, Guay-Woodford LM, Harris PC, Horie S, Peters DJM, Torres VE: Polycystic kidney disease. Nat Rev Dis Primers 2018;4(1):50 [PMID: 30523303].

McConnachie DJ, Stow JL, Mallett AJ: Ciliopathies and the kidney: a review. Am J Kidney Dis 2021;77(3):410–419 [PMID:33039432].

Murugapoopathy V, Gupta IR: A primer on congenital anomalies of the kidneys and urinary tracts (CAKUT). Clin J Am Soc Nephrol 2020;15(5):723–731 [PMID: 32188635].

Stonebrook E, Hoff M, Spencer JD: Congenital anomalies of the kidney and urinary tract: a clinical review. Curr Treat Options Pediatr 2019;5(3):223–235 [PMID: 32864297].

ANOMALIAS DO TRATO URINÁRIO DISTAL

Uropatia obstrutiva

A obstrução na junção ureteropélvica pode ser resultado de anormalidades musculares intrínsecas, vasos aberrantes ou bandas fibrosas. A lesão pode causar hidronefrose e geralmente se apresenta como hidronefrose pré-natal, massa abdominal no recém-nascido ou dor abdominal recorrente acompanhada de vômitos em uma criança mais velha (crise de Dietl). A obstrução pode ocorrer em outras partes do ureter, principalmente na junção ureterovesical, causando hidroureter proximal e hidronefrose. A cintilografia renal com "*wash-out*" de furosemida revela ou descarta a obstrução ureteral como causa da hidronefrose. Seja intrínseca ou extrínseca, a obstrução do trato urinário deve ser aliviada o mais rápido possível para minimizar os danos aos rins.

As malformações graves da bexiga, como a extrofia, são clinicamente óbvias e constituem um desafio cirúrgico. Mais sutil – mas urgente em termos de diagnóstico – é a obstrução do fluxo de urina causada por vestígios de válvula de uretra posterior (VUP). Essa anomalia, que ocorre quase exclusivamente no sexo masculino, pode ser detectada no pré-natal com espessamento da musculatura da bexiga e hidroureteronefrose. Os neonatos podem apresentar fluxo miccional ruim ou eventual infecção do trato urinário (ITU). Os rins e a bexiga podem ser facilmente palpáveis. Um vazamento (perfuração ureteral, embora rara) proximal à obstrução pode produzir ascite urinária. A descompressão da bexiga, na maioria das vezes realizada por meio de cateterismo uretral, é fundamental em crianças com VUP para evitar danos irreversíveis aos rins.

A síndrome de Eagle-Barrett (Prune Belly) é uma associação de anomalias do trato urinário com criptorquidia e ausência de musculatura abdominal. Displasia renal e/ou obstrução funcional do trato urinário podem levar à DRET. A derivação urinária oportuna é essencial para manter a função renal.

Outras malformações complexas e anomalias genitais externas estão além do escopo deste texto. O desafio apresentado por anormalidades urológicas que resultam em comprometimento grave e destruição do tecido renal é preservar toda a função renal remanescente, prevenir ITU e possíveis cicatrizes renais relacionadas e tratar as complicações da insuficiência renal crônica progressiva. É essencial a colaboração entre um urologista pediátrico e um nefrologista, idealmente em uma clínica multidisciplinar, com co-manejo precoce e acompanhamento contínuo.

▶ Nefropatia de refluxo

O refluxo vesicoureteral (RVU), fluxo retrógrado de urina da bexiga para o ureter, quando de alto grau, pode causar cicatrização renal e subsequente insuficiência renal ou hipertensão, ou ambas, especialmente no contexto de ITUs. A hidronefrose na ultrassonografia renal sugere a possibilidade de RVU ou obstrução. Entretanto, a ausência de hidronefrose na ultrassonografia não exclui a possibilidade de RVU. O RVU é mais frequentemente diagnosticado com VCUG. O RVU de baixo grau geralmente se resolve espontaneamente com o tempo. Antibióticos profiláticos podem ser administrados dependendo da idade da criança, grau de RVU e frequência de ITU, mas normalmente não são utilizados em RVU de baixo grau. A cirurgia pode ser necessária para refluxo grave crônico. O manejo adequado da nefropatia de refluxo inclui prevenção e tratamento imediato da ITU, monitoramento e manejo da hipertensão e complicações da insuficiência renal crônica e avaliação da necessidade de uso de inibidores da enzima conversora de angiotensina (ECA) para prevenir a hiperfiltração glomerular.

American Urological Association Guidelines: https://www.auanet.org/

▼ HEMATÚRIA E DOENÇA GLOMERULAR

HEMATÚRIA

Crianças com hematúria dolorosa devem ser investigadas para ITU ou lesão direta do trato urinário. A disúria é comum na cistite ou na uretrite; dor nas costas e/ou febre associada sugere a possibilidade de pielonefrite, e dor no flanco em cólica pode indicar a passagem de um cálculo. Sangue vivo ou coágulos na urina também podem estar associados a distúrbios hemorrágicos, trauma, malformações arteriovenosas e cistite viral causada por adenovírus. Massas abdominais sugerem a presença de obstrução do trato urinário, doença cística ou tumores das estruturas renais ou perirrenais.

A hematúria assintomática é um desafio, pois são necessários dados clínicos e diagnósticos para decidir se a avaliação nefrológica é necessária. O diagnóstico de hematúria não deve se basear apenas na avaliação da urina com teste por fita e deve ser verificado por uma contagem microscópica de hemácias (normal < 5 hemácias/HPF). Um dos passos iniciais na avaliação da hematúria é a exclusão da hipercalciúria como causa, com uma relação aleatória de cálcio/creatinina na urina (ambos os valores em mg/dL). Um valor acima de 0,2 requer verificação com coleta de urina de 24 horas quando possível e deve levar ao encaminhamento para nefrologia pediátrica. A hipercalciúria está presente com excreção de cálcio superior a 4 mg/kg/dia. A **Figura 24-1** delineia a abordagem ambulatorial da hematúria. A principal preocupação no diagnóstico diferencial da hematúria é a possível presença de doença glomerular.

GLOMERULONEFRITES

 FUNDAMENTOS DO DIAGNÓSTICO E CARACTERÍSTICAS TÍPICAS

Características clássicas das glomerulonefrites:
▶ Hematúria
▶ Edema
▶ Hipertensão
▶ Eritrócitos dismórficos na urina

Os vários tipos de glomerulonefrite (GN) apresentam manifestações clínicas semelhantes. As características definidoras da GN incluem hematúria, cilindros eritrocitários urinários, hipertensão e edema. A hematúria pode ser de natureza microscópica ou macroscópica. Embora os cilindros de hemácias estejam frequentemente presentes, sua ausência não exclui o diagnóstico de GN. A excreção de proteínas na urina pode variar de normal (relação Pr/Cr < 0,2) até faixa nefrótica (relação Pr/Cr > 2). O edema (periorbital, facial, extremidades, ascite) ocorre devido à retenção de sal e água com função glomerular prejudicada e contribui para a hipertensão sistêmica, que é ainda mais exacerbada pela inflamação glomerular e produção de renina associada. As crianças afetadas requerem avaliação da pressão arterial, função renal, albumina sérica e excreção de proteínas na urina. A concentração sérica de C3 é útil para distinguir certos tipos de GN (diminuídos na glomerulopatia pós-infecciosa membranoproliferativa [GNMP] ou glomerulopatia C3 [GN-C3], na GN devido ao LES e na GN relacionada à infecção de derivação ventriculoatrial ou endocardite). A biópsia renal pode ser indicada quando a etiologia da GN não é clara a partir da história e dos testes preliminares.

Alterações clínicas e histopatológicas glomerulares graves, como doença do anticorpo anti-MBG (síndrome de Goodpasture), granulomatose com poliangeíte (GPA), poliangeíte microscópica (MPA) e nefropatia por IgA crescêntica podem ser consideradas no diagnóstico diferencial de GN aguda; deve-se ter em mente que esses distúrbios são incomuns em crianças. Muitos desses diagnósticos podem ser de natureza rapidamente progressiva, e as crianças geralmente apresentam LRA.

▶ Glomerulonefrite aguda pós-infecciosa

O diagnóstico de GN pós-estreptocócica aguda é fundamentado em uma história recente de infecção (normalmente nos 7-14 dias anteriores), mais comumente causada pelo estreptococo β-hemolítico do grupo A (faringite ou impetigo). Se uma cultura positiva não estiver disponível, a infecção recente pode ser embasada em um título elevado de anticorpos antiestreptocócico (ASLO). No entanto, a comprovação de anticorpos antiestreptocócicos elevados por si só não confirma que a GN é de natureza pós-estreptocócica. Outras infecções podem causar lesão glomerular semelhante; assim, GN "pós-infecciosa" pode ser um termo preferido para este tipo de glomerulonefrite aguda (GNA). A GN pós-infecciosa está associada a um complemento C3 sérico baixo e C4 sérico normal. As manifestações variam de hematúria microscópica assintomática a hematúria macroscópica com proteinúria nefrótica e LRA.

A GN pós-infecciosa típica não tem tratamento específico. A antibioticoterapia é indicada se uma infecção ativa for documentada. Distúrbios na função renal e hipertensão resultante requerem monitoramento cuidadoso. A redução da ingestão de sal, o uso de diuréticos ou outros medicamentos anti-hipertensivos, como bloqueadores dos canais de cálcio, é uma conduta adotada para tratar edema e hipertensão. Em casos de insuficiência renal grave, pode ser necessária hemodiálise ou diálise peritoneal. Os corticosteroides também podem ser considerados no curso de GN grave. Na maioria dos casos, em 6 a 8 semanas ocorre recuperação completa e os níveis de complemento voltam ao normal, mas a hematúria microscópica pode persistir por até um ano.

▶ Nefropatia por IgA

Quando a hematúria macroscópica assintomática com ou sem proteinúria ocorre concomitantemente com uma doença aguda menor ou outra ocorrência estressante, o diagnóstico de nefropatia por IgA pode ser considerado. A nefropatia por IgA é a causa mais comum de GN. O complemento sérico é normal nessa condição. A nefropatia por IgA pode ser acompanhada de dor no flanco ou disúria. A hematúria macroscópica geralmente se resolve em poucos dias e não há sequelas graves em 85% das crianças. O tratamento geralmente não é indicado, e o prognóstico é bom na maioria dos casos. No entanto, o prognóstico é reservado se proteinúria, hipertensão ou insuficiência renal estiverem presentes ou se desenvolverem. Nesses casos, embora nenhum tratamento seja universalmente aceito, corticosteroides e outros medicamentos imunossupressores são usados após a confirmação do diagnóstico por biópsia renal. Acredita-se que os ácidos graxos ômega-3 dos óleos de peixe também sejam úteis, por inibirem a infiltração de macrófagos do mesângio glomerular.

▶ Vasculite por IgA

A vasculite por IgA, anteriormente conhecida como púrpura de Henoch-Schönlein (PHS), é tipicamente um diagnóstico clínico baseado na presença de uma erupção maculopapular e purpúrica encontrada principalmente, mas não exclusivamente, nas superfícies extensoras das extremidades inferiores e nas nádegas, além de uma ou mais das seguintes manifestações clínicas: artrite ou artralgias; dor abdominal; e envolvimento renal (hematúria, proteinúria). A hipertensão também pode estar presente. A gravidade do envolvimento renal é variável, podendo estar ausente, ser leve com micro-hematúria, ou grave com nefrose e LRA associados. A biópsia renal raramente é necessária para fazer o diagnóstico, mas deve ser realizada quando há envolvimento renal grave. A vasculite mediada por lúpus e ANCA positivo deve ser considerada no cenário apropriado, particularmente em adolescentes. A lesão histológica renal da vasculite por IgA é idêntica à da nefropatia por IgA. A vasculite por IgA geralmente é autolimitada. As dores articulares e abdominais respondem ao tratamento com cursos curtos de corticosteroides. O envolvimento renal mais grave está associado a pior prognóstico a longo prazo, inclusive podendo progredir para DRET. Não há tratamento universalmente aceito para o envolvimento renal, mas frequentemente são administrados corticosteroides e outros agentes imunossupressores (ver também **Capítulo 30**).

▶ Glomerulonefrite membranoproliferativa mediada por imunocomplexos e glomerulopatia C3

A glomerulonefrite membranoproliferativa (GNMP), uma forma hipocomplementêmica da GN, foi reclassificada em GNMP mediada por imunocomplexos (GNMP-IC) e glomerulopatia C3 (GN-C3). Em contraste com os adultos, nos quais a GNMP é mais frequentemente associada a infecções crônicas e doenças autoimunes, a doença em crianças é mais frequentemente idiopática. A GN-C3 é causada pela desregulação subjacente da via alternativa do complemento e, em crianças, geralmente está relacionada à presença de autoanticorpos ao complemento (p. ex., fator de nefrite C3) ou mutações genéticas em genes relacionados ao complemento. Existe um amplo espectro fenotípico dessas condições. Elas geralmente estão associadas com C3 sérico baixo, e o diagnóstico é estabelecido pela aparência histológica dos glomérulos na biópsia. O tratamento imunossupressor, que pode incluir bloqueio direcionado de componentes do sistema complemento, é recomendado, mas a resposta pode variar dependendo da etiologia subjacente.

▶ Nefrite lúpica

O diagnóstico de lúpus eritematoso sistêmico (LES) é baseado em suas inúmeras características clínicas e achados laboratoriais anormais que incluem um teste FAN positivo, complemento sérico C3 e C4 diminuídos e anticorpos séricos aumentados para DNA de fita dupla. O envolvimento renal ocorre em mais de 50% das crianças com LES; casos mais graves são acompanhados de LRA e hipertensão. A doença renal deve ser avaliada por biópsia renal para estabelecer a classe da nefrite lúpica e terapia direta. Um envolvimento renal significativo requer tratamento com várias combinações de drogas imunossupressoras, incluindo prednisona, azatioprina, ciclofosfamida, micofenolato, tacrolimo e rituximabe. A DRET se desenvolve em 10 a 15% dos pacientes com LES infantil.

▶ Glomerulonefrite hereditária

A GN hereditária mais comumente encontrada é a síndrome de Alport. Essa condição se deve a mutações no colágeno tipo IV encontradas nas membranas basais dos glomérulos, cóclea e cristalino e é caracterizada por GN progressiva, perda auditiva neurossensorial de alta frequência e anormalidades do cristalino. Embora a condição possa ser herdada de maneira autossômica dominante ou recessiva, a grande maioria dos casos é ligada ao X. Assim, indivíduos do sexo masculino são tipicamente mais gravemente afetados. Esses meninos apresentam essa condição muito cedo, até mesmo nos primeiros anos de vida, com hematúria microscópica persistente e hematúria macroscópica recorrente associada a doenças concomitantes, seguidas de proteinúria crônica e, em seguida, deterioração da função renal. Uma história familiar pode estar presente, mas há uma taxa de mutação espontânea de cerca de 20%. Em homens com doença ligada ao X ou crianças com doença autossômica recessiva, a DRET geralmente ocorre na segunda a terceira década de vida. Mulheres com síndrome de Alport ligada ao cromossomo X apresentam um amplo espectro de manifestações da doença, desde hematúria assintomática até DRET. Embora atualmente não haja cura para esse distúrbio, o início precoce de inibidores da enzima conversora de angiotensina (IECAs) demonstrou melhorar os prognósticos renais.

Eison TM, Ault BH, Jones DP, Chesney RW, Wyatt RJ: Post-streptococcal acute glomerulonephritis in children: clinical features and pathogenesis. Pediatr Nephrol 2011;26(2):165–180. doi: 10.1007/s00467-010-1554-6 [PMID: 20652330].

Hastings MC et al: IgA vasculitis with nephritis: update of the pathogenesis with clinical implications. Pediatr Nephrol 2021; Epub ahead of print [PMID: 33818625].

Kashtan CE, Gross O: Clinical practice recommendations for the diagnosis and management of Alport syndrome in children, adolescents, and young adults—an update for 2020. Pediatr Nephrol 2021;36(3):711–719 [PMID: 33159213].

Kidney Disease Improving Global Outcomes (KDIGO) Glomerulonephritis guidelines: https://kdigo.org

Oni L, Wright RD, Beresford MW, Tullus K: Kidney outcomes for children with lupus nephritis. Pediatr Nephrol 2021;36(6):1377–1385 [PMID: 32725543].

Smith RJH et al: C3 glomerulopathy—understanding a rare complement-driven renal disease. Nat Rev Nephrol 2019;15:129–143 [PMID: 30692664].

▼ DOENÇA TUBULOINTERSTICIAL

NEFRITE INTERSTICIAL AGUDA

A nefrite intersticial aguda é caracterizada por inflamação difusa ou focal e edema do interstício renal e envolvimento secundário dos túbulos. A condição é mais comumente relacionada a medicamentos (por exemplo, antibióticos contendo β-lactâmicos ou anti-inflamatórios não esteroides (AINES), mas etiologias por infecção, incluindo vírus Epstein-Barr, também ocorrem. Febre, erupção cutânea e eosinofilia podem ocorrer em casos associados a medicamentos. A urinálise geralmente revela leucocitúria e, potencialmente, leve hematúria e proteinúria, ou pode ser completamente inespecífica. A coloração de Hansel do sedimento urinário pode demonstrar eosinófilos, embora isso não seja específico da nefrite intersticial aguda e raramente seja realizado clinicamente. A inflamação pode causar deterioração significativa da função renal e hipertensão sistêmica. A associação entre nefrite tubulointersticial e uveíte (TINU, de *tubulointerstitial nephritis and uveitis*) é ocasionalmente observada na infância. Se o diagnóstico não for claro devido à ausência de história de exposição a drogas ou toxinas ou infecção aguda, ou ausência de eosinófilos na urina, uma biópsia renal pode ser realizada para demonstrar a inflamação tubular e intersticial característica. A identificação e remoção imediata do agente causador, sempre que possível, é imperativa e pode ser suficiente. O tratamento com corticosteroides ou outros agentes imunomoduladores pode ser útil em pacientes com insuficiência renal progressiva ou síndrome nefrótica associada. O suporte com diálise às vezes é necessário.

González E et al: Early steroid treatment improves the recovery of renal function in patients with drug-induced acute interstitial nephritis. Kidney Int 2008;73(8):940–946 [PMID: 18185501].

▼ PROTEINÚRIA E DOENÇA RENAL

É raro a urina ser completamente livre de proteínas, mas a excreção média é bem abaixo de 150 mg a cada 24 horas. Pequenos aumentos na proteína urinária podem acompanhar doenças febris ou atividades que exigem esforço físico e, em alguns casos, ocorrem na postura ereta (proteinúria ortostática).

Um algoritmo para investigação de proteinúria isolada é apresentado na **Figura 24-2**.

NEFROSE CONGÊNITA E INFANTIL

A nefrose congênita e infantil, também conhecida como síndrome nefrótica congênita e infantil, é um conjunto raro de doenças que se manifesta no primeiro ano de vida. "Congênita" tipicamente se refere a um início nos primeiros 3 meses de vida, e "infantil", tipicamente nos 3 a 12 meses de vida. A maioria dos casos é causada por mutações monogênicas, mas alguns são causados por infecções congênitas TORCH (toxoplasmose, rubéola, citomegalovírus, herpes simples e HIV) ou intoxicação por mercúrio. Existem cinco mutações genéticas principais que são responsáveis pela grande maioria das síndromes nefróticas congênitas e infantis. A síndrome nefrótica congênita do tipo finlandês é uma doença autossômica recessiva rara caracterizada por dilatações microcísticas dos túbulos proximais e anormalidades glomerulares, incluindo proliferação, formação de crescentes e espessamento das paredes capilares. Essa condição está associada a mutações genéticas no *NPHS1*, que codifica a nefrina, uma proteína transmembrana e componente estrutural da membrana basal glomerular. Mutações no *NPHS2*, que codifica a podocina, um componente-chave da membrana glomerular do podócito, geralmente causam glomerulosclerose segmentar focal familiar (GSSF) autossômica recessiva, mas também podem ter apresentação semelhante à da síndrome nefrótica congênita do tipo finlandês. Mutações em WT1 (Wilms Tumor-1, um gene que codifica um fator de transcrição com papel fundamental no desenvolvimento embrionário do trato geniturinário) geralmente têm o achado característico de esclerose mesangial difusa na biópsia renal. As mutações WT1 podem ser observadas na síndrome de Denys-Drash, com anormalidades da diferenciação sexual, glomerulopatia rapidamente progressiva e risco de tumor de Wilms, ou na síndrome de Frasier, que também inclui anormalidades da diferenciação sexual e gonadoblastoma, mas não tumor de Wilms. Mutações em PLCE1 (um gene que codifica para 1-Fosfatidilinositol-4,5-bifosfato fosfodiesterase epsilon-1, uma enzima envolvida no início de uma cascata de respostas intracelulares que resultam em crescimento e diferenciação celular) podem se manifestar como síndrome nefrótica congênita sem outros achados, e mutações em LAMB2 (que codifica a proteína Laminin subunidade beta-2, uma glicoproteína de matriz extracelular) estão associadas à síndrome de Pierson (síndrome nefrótica congênita com anomalias oculares).

Lactentes com nefrose congênita, especialmente do tipo finlandês, podem ter concentração sérica de α-fetoproteína materna marcadamente elevada, placenta grande, suturas cranianas largas e ossificação tardia. Um edema progressivo pode ser visto após as primeiras semanas de vida. Perdas maciças de proteína na urina levam a outros riscos, incluindo infecção recorrente por hipogamaglobulinemia (perda urinária de imunoglobulina G), trombose (perda urinária de antitrombina III, proteína C e S), eventual hipotireoidismo clínico (perda urinária de globulina de ligação à tireoide), e hiperlipidemia grave. Crianças com perdas proteicas significativas geralmente necessitam de infusões noturnas de altas doses de albumina. Elas também podem ser tratadas com infusões intravenosas de imunoglobulina (IgIV) de uma a duas vezes por semana, embora a utilidade disso não seja clara, pois a maioria da IgIV é perdida na urina em poucas horas. Esses bebês também requerem cuidados nutricionais intensivos e dietas ricas em proteínas. Nefrectomias podem ser necessárias para prevenir complicações das perdas proteicas de alto grau. Uma insuficiência renal progressiva que requer diálise e transplante é rara, pois, historicamente, os lactentes afetados frequentemente apresentam mortalidade por uma infecção bacteriana grave já no primeiro ano de vida. A exceção a isso é a nefropatia por Co-Q2, um grupo de doenças mitocondriais que causam síndrome nefrótica congênita e que podem ser efetivamente tratadas com suplementação de alta dose de Co-Q10.

Starr MC et al: COQ2 nephropathy: a treatable cause of nephrotic syndrome in children. Pediatr Nephrol 2018 Jul;33(7): 1257–1261. doi: 10.1007/s00467-018-3937-z. Epub 2018 Apr 10 [PMID: 29637272].

Wang JJ, Mao JH: The etiology of congenital nephrotic syndrome: current status and challenges. World J Pediatr 2016;12:149–158 [PMID: 26961288].

SÍNDROME NEFRÓTICA IDIOPÁTICA DA INFÂNCIA

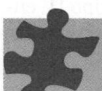 FUNDAMENTOS DO DIAGNÓSTICO E CARACTERÍSTICAS TÍPICAS

Características clássicas da síndrome nefrótica:
- Proteinúria
- Hipoalbuminemia
- Edema
- Hiperlipidemia

Achados clínicos

Os pacientes afetados são geralmente crianças com menos de 10 anos no início da doença. Tipicamente, edema periorbitário e oligúria são observados, muitas vezes após doença intercorrente. Dentro de alguns dias, o aumento do edema – até anasarca – torna-se evidente. A maioria das crianças tem poucas queixas além de mal-estar ou dor abdominal. Pela hipoalbuminemia significativa, algumas crianças apresentam sintomas de má absorção intestinal. Pelo edema acentuado, também pode ocorrer dispneia devido a derrames pleurais ou até ascite maciça.

Apesar da proteinúria intensa, o sedimento urinário geralmente é normal, embora hematúria microscópica possa estar presente. Hematúria macroscópica é vista ocasionalmente, mas com maior frequência na GESF do que na doença de lesão mínima (DLM). A concentração plasmática de albumina é baixa e os níveis lipídicos estão aumentados. Quando ocorre uremia, ela geralmente é secundária à depleção de volume intravascular por vazamento para "terceiro espaço" e baixa pressão oncótica.

Complicações

Às vezes ocorrem infecções (p. ex., peritonite, sepse), e bactérias encapsuladas, como *Streptococcus pneumoniae*, são frequentemente a causa. A hipercoagulabilidade pode estar presente e fenômenos tromboembólicos, como trombose venosa profunda, trombose da veia renal ou trombose do seio sagital, são relatados. A hipertensão pode ocorrer e a insuficiência renal pode resultar da diminuição da perfusão renal. A hiperlipidemia desaparece quando as crianças afetadas entram em remissão, mas é motivo para preocupação na síndrome nefrótica resistente ao tratamento.

Tratamento e prognóstico

Quando o diagnóstico de síndrome nefrótica idiopática é feito, o tratamento com corticosteroides deve ser iniciado, pois a grande maioria das crianças entrará em remissão em resposta a esse tratamento, evitando assim a necessidade de biópsia renal. Prednisona, 60 mg/m^2 ou 2 mg/kg/dia (máx. 60 mg/dia), é administrada por 6 semanas em dose única diária. Uma dose de 40 mg/m^2 ou

1,5 mg/kg/dia é então administrada em dias alternados por 6 semanas. Depois disso, os corticosteroides são descontinuados ou a dose é reduzida gradualmente e descontinuada nos meses seguintes, dependendo da prática local. O objetivo desse regime é o desaparecimento da proteinúria. Se a remissão não for alcançada durante as 4 semanas iniciais de tratamento com corticosteroides, deve-se considerar terapia poupadora de esteroides e biópsia renal. Se a remissão for alcançada, e for seguida por recaída, o tratamento pode ser repetido. Uma biópsia renal é frequentemente considerada quando há pouca ou nenhuma resposta ao tratamento. Deve-se levar em consideração, no entanto, que os achados histológicos podem não necessariamente alterar o plano de tratamento, que visa eliminar a síndrome nefrótica, independentemente da histologia renal subjacente.

Uma avaliação clínica cuidadosa do estado do volume intravascular é indicada para orientar a terapia diurética em crianças com síndrome nefrótica idiopática. Enquanto aquelas com evidência óbvia de sobrecarga de volume se beneficiam de diuréticos, algumas crianças, particularmente aquelas com DLM, mostram evidência de depleção de volume intravascular devido ao vazamento de líquido para terceiro espaço. O último grupo de crianças apresentará hipotensão e insuficiência pré-renal com diurese aumentada; assim, na mobilização do edema, é mais útil a restauração cuidadosa do volume circulante comprometido com infusão intravenosa de albumina a 25%, considerando-se a associação de um diurético como a furosemida. Infecções como peritonite devem ser tratadas prontamente para reduzir a morbidade. É recomendada a imunização com vacinas pneumocócicas conjugadas e polissacarídicas devido ao risco aumentado de doença pneumocócica invasiva com recidiva ativa.

A resolução da proteinúria com o tratamento com corticosteroides sugere um bom prognóstico. A recaída precoce geralmente anuncia uma série prolongada de recaídas; recidivas frequentes aumentam a exposição aos corticosteroides e devem levar à consideração de terapia imunossupressora alternativa para manter a remissão. Historicamente, adicionou-se ciclofosfamida ao tratamento com corticosteroides em crianças que respodiam aos esteroides, mas que deles dependiam, a fim de descontinuar o uso de corticoesteroides e manter a remissão. Devido aos potenciais efeitos colaterais significativos associados a esses medicamentos, os inibidores da calcineurina (mais comumente o tacrolimo) ou o micofenolato de mofetil agora são associados nos casos dependentes de esteroides. As crianças que não respondem a corticosteroides têm um prognóstico a longo prazo mais reservado para a função renal, mas ainda podem atingir a remissão com agentes imunossupressores alternativos. Relatos e experiências crescentes sugerem que casos em que a síndrome nefrótica é pouco responsiva ou "dependente" de corticosteroides, mesmo com um agente associado, como tacrolimo, podem responder ao rituximabe, embora nenhum estudo controlado tenha sido realizado e os efeitos a longo prazo do ciclos repetidos de rituximabe nesse cenário não sejam conhecidos.

GLOMERUROESCLEROSE SEGMENTAR E FOCAL

A glomeruloesclerose segmentar e focal (GESF) é uma causa de síndrome nefrótica idiopática em crianças, mas também pode causar proteinúria crônica assintomática. A condição é preocupante, pois até 15 a 20% dos casos podem progredir para insuficiência renal em estágio final. A resposta ao tratamento com corticosteroides é variável. O tratamento no contexto da síndrome nefrótica ativa é revisado acima, mas os benefícios da terapia imunossupressora crônica são menos claros na criança assintomática.

A recorrência da GESF é comum após o transplante renal. Felizmente, a maioria das crianças responde bem ao tratamento com plasmaférese e/ou rituximabe após transplante renal; o último agente também vem mostrando utilidade no tratamento da síndrome nefrótica da nefropatia membranosa ou mesangial, bem como da síndrome nefrótica refratária associada a outras formas de doença glomerular ou vasculite.

NEFROPATIA MEMBRANOSA (GLOMERULONEFRITE MEMBRANOSA)

Embora em grande parte de natureza idiopática, a nefropatia membranosa pode ser encontrada em associação com infecções, incluindo hepatite B, hepatite C e sífilis congênita; com distúrbios imunológicos, como tireoidite autoimune e LES (em contraste com outras formas de nefrite lúpica, o C3 sérico geralmente é normal no lúpus membranoso); e com a administração de drogas como a penicilamina. Estudos recentes sugerem uma alta frequência de anticorpos para antígenos podocitários em pacientes afetados.

O início da nefropatia membranosa pode ser insidioso ou assemelhar-se ao da síndrome nefrótica idiopática da infância (ver seção anterior). Ocorre mais frequentemente em crianças mais velhas e adultos. A proteinúria da nefropatia membranosa pode responder mal à terapia com corticosteroides, e agentes imunomoduladores secundários são frequentemente prescritos. Historicamente, agentes alquilantes como a ciclofosfamida eram usados em conjunto com a terapia com corticosteroides, enquanto mais recentemente inibidores de calcineurina, micofenolato de mofetila e rituximabe foram explorados com algum sucesso. O diagnóstico é feito por biópsia renal.

Lombel RM, Gipson DS, Hodson EM: Treatment of steroid-sensitive nephrotic syndrome: new guidelines from KDIGO. Pediatr Nephrol 2013;28(3):415–426 [PMID: 23052651].

Pasini A et al: Best practice guidelines for idiopathic nephrotic syndrome: recommendations versus reality. Pediatr Nephrol 2015 January;30(1):91–101 [PMID: 25127916].

Trautmann A et al: Spectrum of steroid-resistant and congenital nephrotic syndrome in children: the PodoNet registry cohort. Clin J Am Soc Nephrol 2015 April 7;10(4):592–600 [PMID: 25635037].

Waldman M, Austin H: Treatment of idiopathic membranous nephropathy. J Am Soc Nephrol 2012;23(10):1617–1630 [PMID: 22859855].

DOENÇAS DOS VASOS RENAIS

TROMBOSE DA VEIA RENAL

Em recém-nascidos, a trombose da veia renal pode complicar a sepse ou a desidratação. Pode ser observada em bebês de mães diabéticas, estar associada ao cateterismo da veia umbilical ou resultar de qualquer condição que produza um estado de hipercoagulabilidade (p. ex., deficiência do fator de coagulação ou trombocitose). A trombose da veia renal é menos comum em crianças mais velhas e adolescentes. Pode se desenvolver após trauma, em um estado pró-coagulante (como positividade de anticorpos antifosfolipídeos no LES ou síndrome nefrótica resistente ao tratamento) ou sem fatores predisponentes aparentes. A trombose espontânea da veia renal tem sido associada à nefropatia membranosa.

▶ Achados clínicos

A trombose da veia renal em recém-nascidos é geralmente caracterizada pelo desenvolvimento súbito de uma massa abdominal. Se a trombose for bilateral, pode haver oligúria. Em crianças maiores, a dor no flanco, às vezes com massa palpável, é uma apresentação comum.

Nenhum teste laboratorial isolado é diagnóstico para trombose da veia renal. A hematúria geralmente está presente e pode, em alguns casos, ser de natureza macroscópica; a proteinúria é menos presente. No recém-nascido, a trombocitopenia pode ser encontrada, mas é rara em crianças mais velhas. O diagnóstico é feito por ultrassonografia e estudos de fluxo com doppler.

▶ Tratamento

A anticoagulação com heparina é o tratamento de escolha em recém-nascidos e crianças maiores. No recém-nascido, geralmente é necessário apenas um curso de heparina combinada com o tratamento da causa subjacente; os riscos de anticoagulação sistêmica no recém-nascido, principalmente se pré-termo, devem ser considerados. A bivalirudina é outro anticoagulante que está sendo usado com maior frequência e pode ter mais sucesso na resolução da trombose da veia renal. A avaliação para trombofilia pode ser indicada. Em crianças com tendência conhecida de recorrência, pode ser necessária anticoagulação mais prolongada.

▶ Curso da doença e prognóstico

A taxa de mortalidade em recém-nascidos por trombose da veia renal depende da causa subjacente. Com trombose venosa renal unilateral em qualquer idade, o prognóstico para função renal adequada é bom. A doença bilateral é, obviamente, mais preocupante, e o acompanhamento renal de longo prazo com foco na função renal e no crescimento deve ser garantido nessas crianças. Raramente, a trombose da veia renal pode recorrer no mesmo rim ou no outro rim anos após o primeiro episódio de formação de trombo. A extensão para a veia cava com embolia pulmonar é possível.

DOENÇA ARTERIAL RENAL

Doenças arteriais (p. ex., displasia fibromuscular, estenose congênita da artéria renal ou da aorta, arterite de Takayasu) são uma causa rara de hipertensão em crianças. Embora poucas pistas clínicas sejam específicas para lesões arteriais subjacentes, elas devem ser suspeitadas em crianças com hipertensão grave, com início antes dos 10 anos de idade, ou em crianças que demonstrem hipertensão de difícil controle. O diagnóstico é dado por angio--RM ou TC e confirmado por arteriografia renal ou visualização direta intraoperatória. Quando a vasculite está presente, o tratamento imunossupressor é a primeira conduta. Outras lesões podem ser abordadas por cirurgia ou angioplastia transluminal (ver seção Hipertensão), mas o reparo pode ser tecnicamente impossível em crianças pequenas. Em tais casos, é indicado manejo clínico da hipertensão enquanto se aguarda o crescimento somático. Embora a trombose das artérias renais seja rara, deve ser considerada em um paciente com início agudo de hipertensão e hematúria em um contexto propício (p. ex., em associação com hiperviscosidade ou cateterismo da artéria umbilical). O diagnóstico e o tratamento precoces oferecem a melhor chance de restabelecer o fluxo sanguíneo renal.

SÍNDROME HEMOLÍTICO-URÊMICA

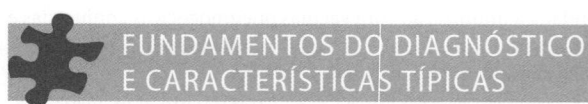

FUNDAMENTOS DO DIAGNÓSTICO E CARACTERÍSTICAS TÍPICAS

Características clássicas da síndrome hemolítico-urêmica (SHU):
▶ Anemia hemolítica microangiopática
▶ Trombocitopenia
▶ Insuficiência renal

A SHU é a causa vascular glomerular mais comum de insuficiência renal aguda na infância. A forma associada à diarreia (às vezes chamada de forma típica) é geralmente resultado de infecção por cepas de *Shigella* ou *Escherichia coli* produtoras de toxina Shiga. A ingestão de carne moída malcozida ou alimentos não pasteurizados é uma fonte comum. Existem muitos sorotipos de bactérias produtoras de toxina Shiga que podem causar SHU, mas o patógeno mais comum nos Estados Unidos é a *E. coli* O157:H7. Diarreia sanguinolenta é a queixa habitual, seguida de hemólise, trombocitopenia e insuficiência renal. A toxina circulante causa dano endotelial, o que leva à deposição/consumo de plaquetas e oclusão microvascular com subsequente hemólise. A ativação endotelial microvascular também pode ser desencadeada por drogas (p. ex., inibidores de calcineurina e da proteína alvo da rapamicina em mamíferos); por vírus (vírus da imunodeficiência humana [HIV, de *human immunodeficiency virus*]); e por infecções pneumocócicas, nas quais a neuraminidase bacteriana expõe o antígeno de Thomsen-Friedenreich em hemácias, plaquetas e células endoteliais, com lise celular associada. Casos raros, às vezes chamados de SHU atípica, são causados por fatores genéticos que causam desregulação do complemento (p. ex., deficiência do fator H).

▶ Achados clínicos

A SHU causada pela *Shigella* ou *E. coli* tem início da sintomatologia com pródromo de dor abdominal, diarreia e vômito. Oligúria, palidez e manifestações hemorrágicas, principalmente gastrointestinais, ocorrem em seguida. Crianças com SHU associada ao pneumococo geralmente têm pneumonia pneumocócica documentada, sepse ou meningite. Crianças com SHU atípica associada à desregulação do complemento frequentemente desenvolvem um episódio de SHU após doenças agudas e apresentam mal-estar e palidez. Hipertensão e convulsões se desenvolvem em algumas crianças, especialmente aquelas que desenvolvem insuficiência renal grave e sobrecarga de líquidos. Também pode haver envolvimento endotelial significativo no sistema nervoso central (SNC), coração e pâncreas. A anemia pode ser grave, e fragmentos de eritrócitos, chamados esquizócitos, são vistos em esfregaços de sangue. Uma alta contagem de reticulócitos, aumento da lactato desidrogenase e baixa haptoglobina são todos consistentes com a natureza hemolítica da anemia, mas a contagem elevada de reticulócitos pode não ser observada na presença de insuficiência renal. A trombocitopenia é frequentemente grave, mas outras anormalidades da coagulação são mais variáveis. Os produtos da degradação da fibrina sérica com frequência estão presentes, mas a coagulação intravascular disseminada fulminante é rara. Hematúria e proteinúria estão frequentemente presentes. A hemoglobinúria pode ocorrer devido à hemólise acentuada dos eritrócitos.

▶ Complicações

As complicações normalmente se devem ao quadro de insuficiência renal aguda. Porém, problemas neurológicos, particularmente convulsões e síndrome de encefalopatia posterior reversível (PRES), podem resultar de hiponatremia, hipertensão ou doença vascular do SNC. Apesar da trombocitopenia, muitas crianças são propensas à trombose devido ao dano endotelial subjacente.

▶ Tratamento

Especial atenção à situação hidroeletrolítica é crucial. Acredita-se que o uso de agentes antimotilidade e antibióticos na SHU causada por infecção gastrointestinal piore a doença. Os antibióticos podem regular e aumentar a liberação de grandes quantidades de toxina bacteriana Shiga. A diálise oportuna melhora o prognóstico. Transfusões de hemácias são muitas vezes necessárias e também têm sido associadas a um melhor prognóstico. As transfusões de plaquetas devem ser evitadas, a menos que haja sangramento ativo. O tratamento com eritropoietina pode reduzir as necessidades de transfusão de hemácias e é indicado no caso de insuficiência renal. A SHU atípica devido à desregulação do complemento pode se beneficiar da plasmaférese ou da infusão de plasma (substituindo fatores ausentes ou removendo autoanticorpos fator H), mas essas terapias foram substituídas mais recentemente pelo uso do anticorpo monoclonal anti-C5a, eculizumabe. Ainda não está claro se o eculizumabe pode ser benéfico em outras formas de SHU. A terapia com plasma deve ser evitada na SHU pneumocócica, pois fornece ao paciente anticorpo anti--Thomsen-Friedenreich e, assim, impulsiona o processo da SHU. Embora nenhuma terapia seja universalmente aceita, o controle rigoroso da hipertensão e do equilíbrio hídrico, o suporte nutricional adequado e o uso oportuno de diálise reduzem a morbidade e a mortalidade. Se a insuficiência renal não for oligúrica e o débito urinário for suficiente para evitar sobrecarga de fluidos e anormalidades eletrolíticas, o tratamento da insuficiência renal sem diálise é possível.

▶ Curso da doença e prognóstico

Normalmente, as crianças se recuperam do episódio agudo dentro de 2 a 3 semanas. Alguma doença renal residual (incluindo hipertensão, proteinúria ou insuficiência renal crônica) ocorre em cerca de 30% dos casos, e insuficiência renal terminal ocorre em cerca de 15%. O risco de DRET é maior em crianças com SHU atípica ou induzida por pneumococo. O acompanhamento de crianças em recuperação de SHU deve incluir controle seriado da função renal e monitoramento de rotina da pressão arterial. A mortalidade geral (~ 3 a 5%) é mais provável na fase inicial, resultante principalmente de complicações do SNC ou cardíacas. Como na maioria das condições renais, proteinúria crônica, hipertensão ou função renal anormal estão associadas a pior prognóstico renal a longo prazo e requerem acompanhamento.

Loirat C, Fakhouri F,Ariceta G: An international consensus approach to the management of atypical hemolytic uremic syndrome in children. Pediatr Nephrol 2016 Jan;31(1):15–39 [PMID: 25859752].

Nayer A, Asif A: Atypical hemolytic-uremic syndrome: a clinical review. Am J Ther 2016;23(1):e151–e158 [PMID: 24681522].

▼ INSUFICIÊNCIA RENAL

LESÃO RENAL AGUDA

O termo "lesão renal aguda" (LRA) denota a incapacidade súbita de excretar urina em quantidade ou composição suficiente para manter a homeostase do fluido corporal. As explicações incluem problemas rapidamente reversíveis, como desidratação ou obstrução do trato urinário, bem como doença renal de início recente (p. ex., glomerulonefrite aguda), nefropatias tóxicas relacionadas a drogas ou isquemia renal; o último deve ser suspeitado principalmente em situações de instabilidade hemodinâmica significativa ou outras circunstâncias que resultem em diminuição da perfusão renal. A **Tabela 24-1** lista as causas pré-renais, renais e pós-renais de LRA.

Achados clínicos

A marca registrada da LRA precoce é a oligúria com subsequente aumento variável da creatinina sérica e da ureia; essas são as primeiras causas de preocupação em um paciente hospitalizado. Embora um diagnóstico etiológico exato possa não ser claro no início, a classificação da LRA conforme descrito na **Tabela 24-1** é útil para determinar se uma causa imediatamente reversível está presente. O estadiamento da gravidade da LRA é mais comumente feito utilizando os critérios KDIGO (de *kidney disease: improving global outcomes*, doença renal: melhorando resultados globais) **(Tabela 24-2)**.

Patologias que possam ser tratadas e corrigidas rapidamente, como depleção de volume intravascular ou obstrução do trato urinário, devem ser considerados em primeiro lugar. Uma vez assegurada a perfusão renal normal e a ausência de obstrução do trato urinário, se não houver evidência clínica de doença renal intrínseca, um diagnóstico de necrose tubular aguda pode ser considerado.

A. Causas pré-renais

A causa mais comum de diminuição da função renal aguda em crianças é o comprometimento da perfusão renal. Geralmente é secundário à depleção do volume intravascular verdadeiro ou à diminuição do volume circulante efetivo, como pode ser observado na insuficiência cardíaca, cirrose ou síndrome nefrótica. A **Tabela 24-3** lista os parâmetros urinários que auxiliam a distinguir essas condições "pré-renais" do verdadeiro insulto do parênquima renal, como necrose tubular aguda.

B. Causas renais (intrínsecas)

As causas de LRA intrínsecas aos rins incluem glomerulonefrites agudas, SHU, nefrite intersticial aguda e lesão nefrotóxica. O diagnóstico de necrose tubular aguda, reservado para aqueles casos em que se acredita que o insulto isquêmico renal seja a causa provável,

Tabela 24-1 Classificação da LRA

Pré-renal
Depleção do volume intravascular (perdas gastrointestinal, cutânea ou renal; ingestão significativamente diminuída; hemorragia)
Volume circulante efetivo diminuído (insuficiência cardíaca de baixo débito, síndrome nefrótica, extravasamento capilar, cirrose)
Lesão de vasos aórticos ou renais
Trombose arterial renal

Renal
Síndrome hemolítico-urêmica
Trombose vascular renal
Glomerulonefrite
Nefrotoxinas
Necrose tubular aguda
Necrose renal (cortical)
Cristalúria tubular (sulfonamida ácido úrico, lise tumoral)
Nefropatia pigmentar
Nefropatia por contraste
Nefrite intersticial
Trauma

Pós-renal
Obstrução devido a tumor, hematoma, válvulas uretrais posteriores, estenose da junção ureteropélvica, estenose da junção ureterovesical, ureterocele, outra saída vesical, retenção urinária induzida por narcóticos, cálculos, sonda vesical obstruída

Nota: Qualquer uma das etiologias pré-renais da insuficiência renal pode evoluir para nefropatia tubular aguda quando prolongada.

Tabela 24-2 Critérios KDIGO para lesão renal aguda

Estágio	Creatinina sérica	Diurese
1	1,5-1,9 vezes o basal OU Aumento de ≥ 0,3 mg/dL	< 0,5 mL/kg/h por 6-12 h
2	2–2,9 vezes o basal	< 0,5 mL/kg/h por ≥ 12 h
3	3 vezes o basal OU Aumento na creatinina sérica ≥ 4,0 mg/dL OU Início de terapia renal substitutiva OU Em pacientes < 18 anos, diminuição TFGe para < 35 mL/min por 1,73 m^2	< 0,3 mL/kg/h por ≥ 24 h OU Anúria por ≥ 12 h

KDIGO, doença renal: melhorando resultados globais; TFGe, taxa de filtração glomerular estimada.

Tabela 24-3 Estudos de urina para diferenciar insuficiência pré-renal de insultos do parênquima renal, como necrose tubular aguda

	Insuficiência pré-renal	Necrose tubular aguda
Osmolaridade da urina	> 500	< 350
Densidade da urina	> 1.020	~ 1.010
Sódio urinário	< 20 mEq/L	> 40 mEq/L
Fração excretória de sódio	< 1%	> 3%
Razão entre creatinina urinária e creatinina plasmática	> 40:1	< 20:1
Proporção de nitrogênio ureico no sangue (BUN) para creatinina plasmática	> 20:1	< 10-15

Nota: a osmolaridade da urina e a concentração de sódio devem ser interpretadas à luz da capacidade da criança para esses parâmetros (p. ex., recém-nascidos têm capacidade de concentração urinária limitada e excretam mais sódio do que crianças mais velhas).

deve ser considerado quando a correção de problemas pré-renais ou pós-renais não melhora a função renal e não há evidência de nova lesão renal. Um achado característico é a visualização de cilindros marrons turvos na microscopia da urina.

C. Causas pós-renais

A insuficiência pós-renal, geralmente encontrada em recém-nascidos com anormalidades anatômicas urológicas, é acompanhada por graus variados de insuficiência renal. Deve-se sempre ter em mente a possibilidade de obstrução aguda do trato urinário na LRA, especialmente no quadro de anúria de início agudo. Seja qual for a causa, garantir a drenagem da urina é o primeiro passo para a reversibilidade da oligúria.

Complicações

A gravidade das complicações da LRA depende do grau de comprometimento da função renal e da oligúria. As complicações comuns incluem (1) sobrecarga de líquidos (hipertensão, insuficiência cardíaca congestiva e edema pulmonar), (2) distúrbios eletrolíticos (hipercalemia), (3) acidose metabólica, (4) hiperfosfatemia e (5) uremia.

Tratamento

Fatores pré-renais e/ou pós-renais devem ser excluídos e retificados. O volume circulante normal deve ser mantido, e pressão arterial e desempenho cardíaco normais devem ser assegurados através do aporte de fluidos ou suporte pressórico adequados. A medição rigorosa de entrada e saída de líquidos deve ser mantida, com ajustes no aporte conforme a diminuição das eliminações. A colocação de um cateter vesical de Foley pode ajudar na medição oportuna do débito urinário. No entanto, nos casos em que a insuficiência renal oligo/anúrica está bem estabelecida (isto é, volume de urina insignificante), a sonda, um corpo estranho, deve ser removida para minimizar o risco de infecção. A medição da pressão venosa central pode ser indicada. A avaliação de rotina do peso é útil para avaliar o equilíbrio hídrico em crianças nas quais isso é possível. Pode-se tentar aumentar o débito urinário com diuréticos, como furosemida (1-2 mg/kg por dose, por via intravenosa, máx. 200 mg a cada 6 h ou 6 mg/kg/dia). A dose eficaz dependerá do grau de comprometimento funcional. Se a resposta não ocorrer em 1 hora e o débito urinário permanecer baixo (< 0,5 mL/kg/h), a dose de furosemida deve ser maximizada e uma infusão contínua pode ser considerada. Em alguns casos, a associação de um diurético tiazídico de ação prolongada, como a metolazona, pode melhorar a resposta. Se não ocorrer diurese com a dosagem máxima, a administração adicional de diuréticos deve ser interrompida e a ingestão de líquidos deve ser restringida. A criança deve ser monitorada de perto para indicações de diálise aguda.

Todas as dosagens de medicamentos devem ser ajustadas conforme a função renal.

A. Diálise aguda: indicações

As indicações imediatas para diálise são: (1) hipercalemia refratária ao tratamento; (2) acidose metabólica refratária (geralmente em uma situação em que a sobrecarga hídrica ou hipernatremia impedem a administração repetida de bicarbonato de sódio); (3) sobrecarga hídrica (que pode se manifestar como hipertensão significativa, insuficiência cardíaca congestiva, edema pulmonar ou simplesmente incapacidade de fornecer medicação e suporte nutricional adequados devido à restrição hídrica); (4) sintomas de uremia, geralmente manifestados em crianças por depressão do SNC (raro); e (5) ingestão de medicamentos/substâncias que sejam removidas por hemodiálise. Em casos de preocupação com o chamado sangramento "urêmico", é importante ter em mente que, apesar do uso do termo clínico uremia, não é a ureia que contribui para a disfunção plaquetária na insuficiência renal. O acúmulo de metabólitos finais que contribuem para o sangramento correlaciona-se melhor com o grau de função renal, conforme refletido pela creatinina sérica. Principalmente nos casos em que a ureia, que é potencialmente afetada por diversas condições clínicas, parece estar desproporcionalmente elevada em relação à creatinina sérica.

B. Métodos de diálise

A diálise peritoneal é frequentemente preferida em crianças devido à facilidade de execução e tolerância do paciente. Embora a diálise peritoneal seja tecnicamente menos eficiente que a hemodiálise, a estabilidade hemodinâmica e o controle metabólico podem ser mantidos mais facilmente porque essa técnica pode ser aplicada de forma relativamente contínua. A hemodiálise deve ser considerada (1) se a remoção rápida de toxinas for desejada, (2) se o estado hemodinâmico tolerar a remoção intermitente de solutos e líquidos, ou (3) se houver impedimentos para a diálise peritoneal eficiente (p. ex., pós-operatório abdominal, aderências). Se o acesso vascular e o uso potencial de anticoagulação não forem impedimentos, uma forma lenta e contínua de diálise, a terapia de substituição renal contínua (CRRT, de *continuous renal replacement therapy*), pode ser aplicada em pacientes hemodinamicamente instáveis, criticamente enfermos, incluindo aqueles em oxigenação por membrana extracorpórea. Normalmente, a anticoagulação sistêmica ou regional é fornecida para manter o circuito extracorpóreo. O suporte nutricional e as doses de medicamentos devem ser revistos e ajustados nos pacientes recebendo terapias dialíticas.

C. Manejo e complicações da diálise

A depleção do volume intravascular pode ser observada em qualquer terapia dialítica; assim, indica-se atenção redobrada ao estado hemodinâmico do paciente ajustando-se a retirada do líquido dialítico. A depleção significativa do volume intravascular pode contribuir para a nefropatia tubular aguda e limitar a recuperação oportuna da função renal intrínseca. As complicações específicas da diálise peritoneal incluem peritonite e complicações técnicas, como vazamento de dialisato para a cavidade intra-abdominal. O risco de peritonite pode ser diminuído por técnica asséptica rigorosa. As culturas do líquido peritoneal devem ser obtidas conforme indicação clínica. O vazamento é reduzido pela boa técnica de colocação do cateter e volumes apropriados de dialisato intra-abdominal. O ajuste da concentração eletrolítica do dialisato é importante para manter o equilíbrio eletrolítico. Conforme necessidade clínica, pode-se adicionar ao dialisato potássio e fosfato, que estão ausentes nas soluções padrão de dialisante. Vários antibióticos podem ser adicionados ao dialisato para administração intraperitoneal com absorção sistêmica associada. Esse cenário geralmente é reservado para tratamento de peritonite ou se o acesso vascular para administração de medicamentos for limitado. A correção da sobrecarga de fluidos é realizada com fluidos de diálise de alta osmolaridade. Quando usadas concentrações mais altas de dextrose (máximo de 4,25%), elas podem corrigir a sobrecarga hídrica rapidamente, mas com o risco de causar hiperglicemia. A remoção de fluido também pode ser aumentada com trocas mais frequentes do dialisato, mas a rápida transferência osmótica de água pode resultar em hipernatremia. Como a remoção de fluido depende de muitos fatores (carga osmolar do dialisato, características individuais de transporte da membrana peritoneal, perfusão da membrana peritoneal, etc.), não é possível controlar exatamente a velocidade de remoção de fluido durante a diálise peritoneal, como pode ser feito com a CRRT.

Mesmo em lactentes pequenos, a hemodiálise pode corrigir rapidamente os principais distúrbios metabólicos e eletrolíticos, bem como a sobrecarga de volume. O processo é altamente eficiente. A anticoagulação sistêmica, geralmente com heparina, é necessária algumas vezes. O monitoramento cuidadoso dos parâmetros bioquímicos adequados é importante. Durante ou imediatamente após o procedimento, a coleta de sangue produz resultados enganosos porque o equilíbrio entre os compartimentos extravasculares e o sangue ainda não foi alcançado. Um acesso vascular adequado deve ser mantido. A hemodiálise é geralmente intermitente, de diária a três vezes por semana. Se necessário, a CRRT pode ser usada para manter um controle metabólico e de fluidos minuto a minuto, de maneira contínua, especialmente em pacientes hemodinamicamente instáveis ou sépticos. A escolha da anticoagulação é tipicamente baseada na preferência institucional e na situação clínica. São necessários funcionários adequadamente treinados para administrar qualquer terapia dialítica a crianças.

▶ Curso da doença e prognóstico

O curso e o prognóstico da LRA variam de acordo com a etiologia. Se ocorrer oligúria grave na necrose tubular aguda, ela geralmente dura cerca de 10 dias. Anúria ou oligúria com duração superior a 6 semanas são preocupantes quanto à progressão para necrose cortical e recuperação renal limitada associada. A fase diurética da recuperação da LRA começa com um aumento no débito urinário para grandes volumes de urina isostenúrica contendo níveis de sódio de 80 a 150 mEq/L. A poliúria associada pode persistir por vários dias ou semanas, e o prestador de cuidados deve garantir hidratação adequada para prevenir azotemia pré-renal ou necrose tubular aguda. As anormalidades urinárias geralmente desaparecem completamente em alguns meses. Se a recuperação renal não ocorrer dentro de cerca de 6 semanas de oligoanúria, devem ser feitos arranjos para diálise crônica e, finalmente, um possível transplante renal. Algumas crianças que requerem suporte prolongado de diálise (> 1 mês) demonstrarão recuperação em vários graus de DRC, mas obviamente correm alto risco de eventual progressão para DRET. Todas as crianças com história de LRA de estágio KDIGO II ou superior têm risco aumentado de piora da LRA e hipertensão, com risco de DRC relacionado à gravidade da LRA e aumentado com LRA repetida. As crianças que experienciaram LRA significativa requerem acompanhamento a longo prazo com um nefrologista.

> John JC, Taha S, Bunchman TE: Basics of continuous renal replacement therapy in pediatrics. Kidney Res Clin Pract 2019 Dec 31;38(4):455–461 [PMID: 31661769].
> Ricci Z, Goldstein SL: Pediatric continuous renal replacement therapy. Contrib Nephrol 2016;187:121–130 [PMID: 26881430].
> Sigurjonsdottir VK, Chaturvedi S, Mammen C, Sutherland SM: Pediatric acute kidney injury and the subsequent risk for chronic kidney disease: is there cause for alarm? Pediatric Nephrol 2018 Nov;33(11):2047–2055 [PMID: 29374316].
> Sutherland SM, Kwiatkowski DM: Acute kidney injury in children. Adv Chronic Kid Dis 2017 Nov;24(6):380–387 [PMID: 29229169].

DOENÇA RENAL CRÔNICA

A doença renal crônica (DRC) em crianças geralmente resulta de anormalidades congênitas dos rins ou do trato urinário (CAKUT, de *congenital abnormalities of the kidneys or urinary tract*). Hipoplasia/displasia renal, uropatia obstrutiva ou RVU grave sem (ou apesar de) intervenção cirúrgica estão frequentemente associados à insuficiência renal progressiva em crianças. Glomerulonefrites e nefroses crônicas, lesões nefrotóxicas irreversíveis ou SHU também podem causar DRC em crianças mais velhas. Nessas situações, são aconselhados uma avaliação precoce e um acompanhamento rigoroso por uma equipe de nefrologia pediátrica.

▶ Complicações

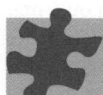

FUNDAMENTOS DO DIAGNÓSTICO E CARACTERÍSTICAS TÍPICAS

Complicações da DRC:
▶ Anemia de DRC
▶ Hiperfosfatemia/hiperparatireoidismo secundário
▶ Acidose metabólica
▶ Déficit de crescimento
▶ Hipertensão arterial
▶ Uremia

O tecido renal sadio restante pode compensar a perda gradual de néfrons funcionais na DRC progressiva, mas as complicações da insuficiência renal aparecem quando essa capacidade compensatória é sobrecarregada. Em crianças com lesões renais estruturais associadas a dificuldade de concentrar a urina, a poliúria e a desidratação são complicações mais prováveis do que a sobrecarga hídrica até uma fase bem mais tardia do curso da insuficiência renal. Algumas dessas crianças podem continuar a produzir volumes generosos de urina de má qualidade, mesmo que necessitem de diálise. Um estado de perda de sal também pode ocorrer. Por outro lado, as crianças que desenvolvem insuficiência renal crônica devido a doença glomerular ou lesão renal caracteristicamente retêm sódio e água causando hipertensão e consequente diminuição da produção de urina.

Acidose metabólica e déficit de crescimento ocorrem precocemente na insuficiência renal crônica. Distúrbios no metabolismo do cálcio, fósforo e vitamina D levando à osteodistrofia renal e raquitismo requerem atenção imediata. O aumento no paratormônio ocorre em resposta à diminuição do cálcio sérico devido à falta de vitamina D ativada via renal e/ou aumento do fósforo sérico. O aumento do PTH, que melhora a excreção tubular renal de fósforo, pode manter os níveis séricos de cálcio e fosfato normais no início do curso, mas à custa da retirada do cálcio do sistema esquelético. A anemia devido à diminuição da produção de eritropoietina também pode ocorrer relativamente cedo.

Os sintomas como anorexia, náusea e mal-estar ocorrem tardiamente na insuficiência renal crônica (geralmente < 30% da função renal). Esses sintomas podem ser minimizados se a insuficiência renal crônica for detectada precocemente e as complicações associadas forem tratadas, mas os sintomas refratários continuam sendo indicações para terapia de substituição renal. Anormalidades do SNC, como confusão e letargia, são sintomas muito tardios, seguidos ainda mais tarde por estupor e coma. Tais achados são incomuns, pois as crianças geralmente chegam ao atendimento médico antes da deterioração do quadro a esse ponto, e o aumento da ureia geralmente é gradual. Outras complicações tardias da insuficiência renal não tratada são disfunção plaquetária e tendências hemorrágicas, pericardite e sobrecarga hídrica crônica levando a insuficiência cardíaca congestiva, edema pulmonar e hipertensão refratária.

▶ Tratamento

A. Manejo das complicações

O tratamento da DRC visa principalmente o controle das complicações associadas. A acidose pode ser tratada com soluções de citrato ou bicarbonato de sódio, desde que o sódio associado não agrave a hipertensão. A restrição de sódio é aconselhável quando há hipertensão. A hiperfosfatemia é controlada por restrição dietética e quelantes de fosfato dietéticos (p. ex., carbonato de cálcio, Sevelamer). A suplementação com vitamina D (colecalciferol ou ergocalciferol) normalmente é necessária, e a suplementação com calcitriol é indicada quando há elevações graves de PTH. Essas medidas visam a prevenção de osteodistrofia renal ou raquitismo.

A restrição dietética de potássio é necessária conforme a TFG cai. A dieta deve ser mantida para fornecer as necessidades diárias da criança para um crescimento ideal. Aconselhamento rotineiro com um nutricionista especializado é importantíssimo em estágios avançados de DRC. A restrição de proteína em crianças não é recomendada; em vez disso, as quantidades apropriadas de proteína necessárias para o crescimento, de acordo com a idade, são parte dos planos dietéticos.

A função renal deve ser monitorada regularmente (creatinina e ureia), e eletrólitos séricos, cálcio, fósforo, PTH intacto, 25-OH-vitamina D, ferro e ferritina, e os níveis de hemoglobina e hematócrito devem ser monitorados para orientar mudanças no manejo de fluidos e dieta, assim como nas doses de quelantes de fosfato, tampão citrato, suplementos de vitamina D, medicamentos para pressão arterial, suplementos de ferro e alfaepoetina. A falha linear do crescimento é observada nos estágios avançados da DRC devido à relativa resistência ao hormônio do crescimento e à deficiência funcional dos fatores de crescimento semelhantes à insulina. Isso pode ser superado com doses diárias de hormônio de crescimento recombinante humano; a meta mínima é chegar na menor altura do seu potencial de crescimento. Deve-se ter cuidado para evitar medicamentos que agravam a hipertensão; aumentam a carga corporal de sódio, potássio ou fosfato; ou aumentam a produção de ureia. O manejo bem-sucedido depende muito da educação do paciente e da família. A atenção também deve ser direcionada para as necessidades psicossociais do paciente e da família à medida que se ajustam à doença crônica e à eventual necessidade de diálise e transplante renal. A equipe multidisciplinar de nefrologia trabalha com cada criança e família para determinar o momento adequado para diálise crônica e/ou transplante renal.

B. Diálise e transplante

A diálise peritoneal crônica (domiciliar) e a hemodiálise intermitente fornecem tratamentos que salvam vidas de crianças antes do transplante renal. A melhor medida do sucesso da diálise crônica em crianças é o nível de reabilitação física e psicossocial alcançado, como participação nas atividades do dia-a-dia e frequência escolar. O objetivo para todas as crianças com doença renal crônica ou terminal é conseguir o transplante renal, usando a diálise como uma ponte salva-vidas quando necessário. O transplante renal preventivo em uma criança com DRC em progressão conhecida deve ser considerado, se possível, devido à melhora do enxerto a longo prazo e da sobrevida do paciente, em comparação com seus pares transplantados após receberem diálise.

Atualmente, a taxa de sobrevivência do enxerto para transplantes renais de doadores vivos é de 96,4% em 1 ano, 93,4% em 3 anos e 86,4% em 5 anos. No transplante de doador falecido, a sobrevida do enxerto é de 95%, 90% e 79%, respectivamente. A sobrevida do paciente em cinco anos permanece bem acima de 95% em 5 anos após o transplante. O crescimento adequado e o bem-estar estão diretamente relacionados à aceitação do enxerto, ao grau de função normal e aos efeitos colaterais dos medicamentos.

Chua A et al; NAPRTCS investigators: Kidney transplant practice patterns and outcome benchmarks over 30 years: the 2018 report of the NAPRTCS. Pediatr Transplant 2019 Dec;23(8):e13597 [PMID: 31657095].

Etesami K, Lestz R, Hogen R: Pediatric kidney transplantation in the United States. Curr Opin Organ Transplant 2020 Aug;25(4):343–347 [PMID: 32692040].

Warady BA, Neu AM, Schaefer F: Optimal care of the infant, child, and adolescent on dialysis: 2014 update. Am J Kidney Dis 2014;64(1):128–142 [PMID: 24717681].

HIPERTENSÃO

A hipertensão secundária em crianças geralmente é de origem renal, embora a prevalência de hipertensão relacionada à obesidade esteja aumentando rapidamente na população pediátrica. A hipertensão sistêmica é prevista como uma complicação em paciente com doença conhecida do parênquima renal, mas pode ser encontrada no exame físico de rotina em uma criança aparentemente saudável. Um melhor entendimento da contribuição da retenção de água e sal e da hiperatividade do sistema renina-angiotensina contribuiu muito para orientar a terapia; no entanto, nem todas as formas de hipertensão podem ser explicadas por esses dois mecanismos.

As causas de hipertensão renal no período neonatal incluem: (1) anomalias congênitas dos rins, trato urinário ou vasculatura renal, (2) obstrução do trato urinário, (3) trombose da vasculatura renal ou dos rins, (4) sobrecarga de volume, e (5) sequelas de LRA. Alguns casos de aparentes elevações paradoxais da pressão arterial foram relatados em situações clínicas nas quais a terapia diurética crônica é usada, como a displasia broncopulmonar. A hipóxia crônica pode ter um papel nas alterações vasculares, semelhante ao que ocorre com a hipertensão em crianças mais velhas com apneia obstrutiva do sono. O cateterismo da artéria umbilical e a trombose da vasculatura renal associada continuam a contribuir para a hipertensão em lactentes e crianças pequenas.

Todos os bebês e crianças com hipertensão requerem avaliação cuidadosa para excluir uma causa secundária. Essas podem incluir doença do parênquima renal ou renovascular (trombose arterial ou venosa renal, estenose vascular congênita), outras doenças vasculares (vasculite, coarctação da aorta), distúrbios endócrinos (doença da tireoide, excesso de cortisol, feocromocitoma, hiperplasia adrenal congênita), hipertensão monogênica (aldosteronismo remediável por glicocorticoides, síndrome de Liddle, etc.), hiperaldosteronismo primário ou história de prematuridade. É digno de nota que os fatores de risco mais reconhecidos para hipertensão em crianças e adolescentes com história de prematuridade são massa reduzida de néfrons, cateterismo da artéria umbilical e história de LRA no período neonatal. A história familiar de hipertensão e doença cardiovascular deve ser revisada com atenção especial, principalmente na hipertensão de início precoce. A hipertensão primária ou essencial está se tornando cada vez mais comum, conforme aumenta a prevalência de obesidade, de dieta rica em sal/açúcar e de rotina quase inexistente de atividade física.

▶ Achados clínicos

Conforme observado nas diretrizes atualizadas recentemente para triagem e manejo da hipertensão arterial em crianças e adolescentes (Flynn et al, 2017), a definição atual de hipertensão em crianças é baseada na distribuição normativa da pressão arterial em crianças saudáveis. Uma criança com menos de 13 anos é normotensa se as pressões arteriais sistólica (PAS) e diastólica (PAD) médias registradas estiverem abaixo do percentil 90 para idade, sexo e altura. O percentil 90 no período neonatal é de aproximadamente de 85 a 90 mmHg de PAS e 55 a 65 mmHg de PAD para ambos os sexos. No primeiro ano de vida, os níveis aceitáveis são de 90 a 100 mmHg de PAS / 60 a 67 mmHg de PAD. Ocorrem aumentos ao longo do crescimento, aproximando-se gradualmente das faixas de adultos jovens de 100 a 120 mmHg de PAS / 65 a 80 mmHg de PAD no final da adolescência. Uma pressão arterial entre o percentil 90 a 95 ou superior a PA 120/80 em adolescentes (13 anos ou mais) é consistente com pressão arterial elevada **(Tabela 24-4)**. A medição cuidadosa da pressão arterial requer o tamanho correto do manguito e equipamentos confiáveis. O manguito deve ser largo o suficiente para cobrir dois terços da parte superior do braço e deve circundar o braço completamente sem sobreposição na bolsa inflável. O ideal seria que a criança ficasse sentada em silêncio por 5 minutos com os pés apoiados no chão antes de medir a pressão arterial no braço direito. Embora uma criança ansiosa possa ter uma elevação da pressão arterial, leituras anormais não devem ser atribuídas precipitadamente a essa causa. A repetição da medição é útil, especialmente depois que a criança tenha sido acalmada. A medição manual da pressão arterial pelo método auscultatório em todas as quatro extremidades deve ser realizada quando as leituras automatizadas forem preocupantes. Nos casos em que é necessária uma avaliação mais detalhada, a monitorização ambulatorial da pressão arterial durante 24 horas pode ser muito valiosa, por exemplo, para auxiliar no diagnóstico de hipertensão do avental branco ou perda da variação normal da pressão arterial em 24 horas; a monitorização ambulatorial da pressão arterial de 24 horas continua sendo o padrão-ouro para o diagnóstico de hipertensão.

Tabela 24-4 Definições da classificação da pressão arterial*

Crianças com idade entre 1 e < 13 anos	Crianças ≥ 13 anos
PA normal: < percentil 90	PA normal: < 120/80
PA elevada: ≥ percentil 90 a < percentil 95 ou PA > 120/80 mmHg a < percentil 95 (o que for menor)	PA elevada: 120/80-129/80 mmHg
Hipertensão estágio 1: PA ≥ percentil 95 a < percentil 95 + 12 mm Hg, ou PA 130/80-139/89 mm Hg (o que for menor)	Hipertensão estágio 1: 130/80-139/89 mmHg

PA, pressão arterial.
*Dados de Flynn JT, Kaelber DC, Baker-Smith CM, et al: Clinical Practice Guideline for Screening and Management of High Blood Pressure in Children and Adolescents, Pediatrics. 2017 Sep;140(3):e20171904

Estudos laboratoriais de rotina incluem ureia sérica, creatinina, eletrólitos e urinálise. Quando se obtêm eletrólitos séricos, demonstrando alcalose hipocalêmica, deve-se considerar como causa o excesso do efeito mineralocorticoide, já o aumento de ureia e creatinina sugerem doença renal subjacente como causa. Dependendo da idade da criança, está indicada avaliação de rotina dos lipídios séricos, glicose, hemoglobina glicada, testes de função tireoidiana, renina e aldosterona. A triagem de catecolaminas e metanefrinas no plasma/urina e/ou cortisol sérico deve ser obtida conforme clinicamente indicado. O feocromocitoma é incomum no cenário de aumento da obesidade. O ecocardiograma tem sido recomendado para avaliação de rotina da hipertensão em crianças e pode ser útil em pacientes selecionados para excluir hipertrofia ventricular esquerda. A avaliação cuidadosa dos pulsos distais é necessária para excluir clinicamente a coarctação da aorta; isso pode ser avaliado posteriormente por ecocardiograma confirmatório. A ultrassonografia renal com doppler é útil para determinar a possível presença de cicatriz renal, obstrução do trato urinário ou distúrbios do fluxo renovascular como causa da hipertensão. No entanto, a sensibilidade e a especificidade da ultrassonografia com doppler para estenose da artéria renal varia amplamente entre as instituições. A angiorressonância magnética ou angiotomografia computadorizada renais estão indicadas quando há alta suspeita de estenose da artéria renal. Uma biópsia renal (que raramente revela a causa da hipertensão, a menos que haja evidência clínica de doença renal) deve ser realizada com cuidado especial no paciente hipertenso e preferencialmente após as pressões terem sido controladas pela terapia medicamentosa. A **Figura 24-3** sugere uma abordagem para o tratamento ambulatorial da hipertensão.

▶ Tratamento

A. Emergências hipertensivas agudas

Há uma emergência hipertensiva quando aparecem sinais de hipertensão intracraniana, como papiledema, encefalopatia ou convulsões. Hemorragias ou exsudatos retinianos também indicam a necessidade de controle imediato e eficaz. Essas crianças requerem tratamento adequado no ambiente de terapia intensiva, considerando-se monitoramento contínuo da pressão arterial e

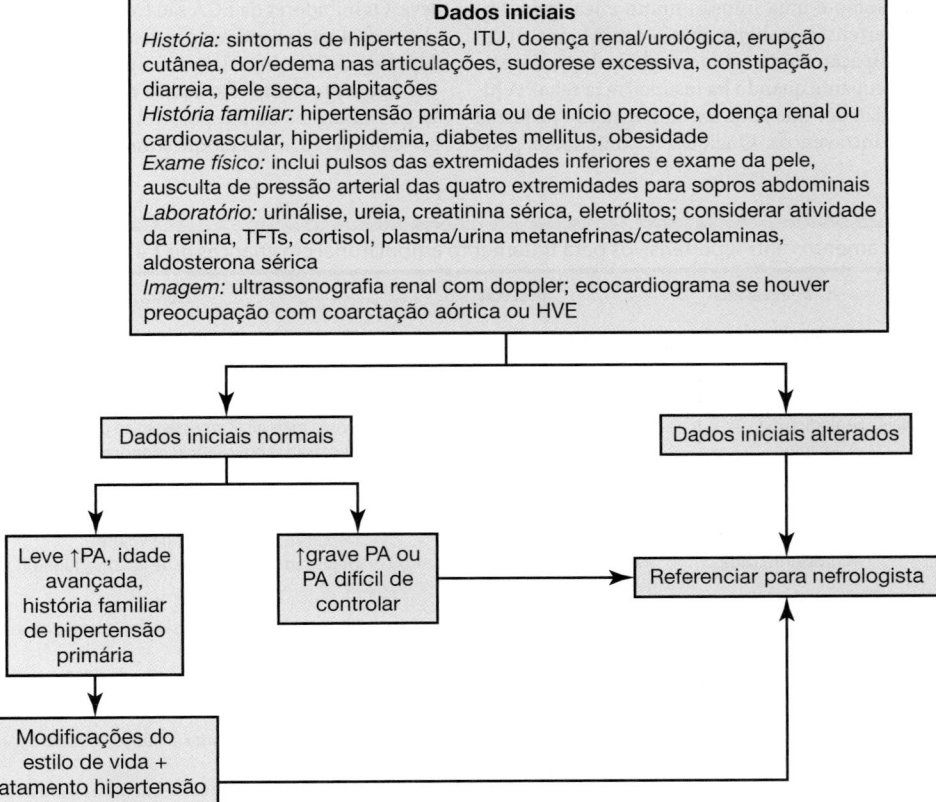

▲ **Figura 24-3** Abordagem do tratamento ambulatorial da hipertensão. PA, pressão arterial; HVE, hipertrofia ventricular esquerda; TFTs, testes de função tireoidiana; ITU, infecção do trato urinário.

terapia anti-hipertensiva intravenosa. Qualquer que seja o método usado para controlar a hipertensão emergente, medicamentos para manutenção também devem ser iniciados para que a pressão arterial normal seja mantida quando as medidas agudas forem descontinuadas. As principais classes de drogas anti-hipertensivas utilizadas são (1) inibidores da enzima conversora de angiotensina (IECA) e bloqueadores dos receptores de angiotensina (BRA), (2) bloqueadores dos canais de cálcio (BCC), (3) bloqueadores α e β-adrenérgicos, (4) diuréticos e (5) vasodilatadores. As elevações agudas da pressão arterial que não ultrapassam o percentil 99 e ocorrem no paciente assintomático podem ser tratadas com anti-hipertensivos orais, visando melhora progressiva e controle em 48 horas.

O nifedipino sublingual é um bloqueador dos canais de cálcio de ação rápida que pode ser administrado para diminuir agudamente a hipertensão grave. No entanto, está em desuso no manejo agudo da hipertensão nos adultos em que um declínio abrupto da pressão arterial pode diminuir significativamente a perfusão das artérias coronárias e cerebrais no cenário de aterosclerose subjacente. Alternativamente, o nicardipino, também um bloqueador dos canais de cálcio, é um anti-hipertensivo muito mais eficaz e geralmente bem tolerado, administrado por infusão intravenosa contínua para o controle da hipertensão sistêmica em crianças. O nitroprussiato de sódio é uma infusão muito eficaz para obter o controle da hipertensão maligna, mas o uso a longo prazo é limitado pela preocupação com a rara toxicidade do tiocianato, particularmente preocupante quando há insuficiência renal. A hidralazina é um vasodilatador que pode ser administrado de forma intermitente por via intravenosa. Qualquer vasodilatador pode induzir taquicardia reflexa e retenção de sódio, portanto, pode ser indicada a administração concomitante de um β-bloqueador ou diurético. As formas intravenosas de β-bloqueadores, como esmolol ou labetalol (ambos disponíveis em infusões contínuas), são úteis quando não há contraindicações cardíacas ou respiratórias para seu uso.

Diuréticos como furosemida ou hidroclorotiazida podem ser úteis no cenário agudo quando há evidência de sobrecarga de volume intravascular.

B. Hipertensão sustentada

Para crianças com hipertensão sustentada, a taxa de correção da pressão arterial precisa ser levada em consideração. A redução muito rápida da pressão arterial em crianças com hipertensão crônica as coloca em risco de perda da pressão de perfusão cerebral e renal adequada. Portanto, recomenda-se que as reduções na pressão arterial para atingir metas com base na idade, sexo e altura não sejam maiores que 25% a cada período de 24 a 48 horas. Várias opções estão disponíveis para o tratamento (**Tabela 24-5**). Um único medicamento, como um inibidor da ECA ou um β-bloqueador (a menos que seja contraindicado, p. ex., com asma subjacente) pode ser adequado para tratar a hipertensão leve. Os inibidores da ECA são frequentemente a escolha preferida dos nefrologistas pediátricos, dada a frequente etiologia renal da hipertensão. Os diuréticos são úteis para tratar a insuficiência renal frequentemente associada à retenção de sódio e líquidos, mas as desvantagens de um possível desequilíbrio eletrolítico devem ser consideradas. Os bloqueadores dos canais de cálcio são cada

Tabela 24-5 Medicamentos anti-hipertensivos para tratamento ambulatorial em crianças de 1 a 17 anos

Classe	Medicamento	Dose oral	Efeitos adversos maiores[a]
Inibidores da enzima conversora de angiotensina (IECA)	Captopril Lisinopril	1-6 mg/kg/dia 8/8h 0,1-0,6 mg/kg/dia 1x ou 12/12h	Erupção cutânea, hipercalemia, tosse, diminuição da taxa de filtração glomerular
Bloqueadores dos canais de cálcio (BCC)	Anlodipino Nifedipino (libertação prolongada)	0,1-0,6 mg/kg/dia 1x ou 12/12h 0,5-3 mg/kg/dia 8/8h	Doses mais altas em relação ao peso corporal podem ser necessárias em crianças menores; dor de cabeça, rubor facial, edema pré-tibial Rubor facial, taquicardia
Diuréticos	Furosemida Hidroclorotiazida	0,5-20 mg/kg/dia até 6/6h (máx. 5 mg/kg/dose ou 200 mg) 1-3 mg/kg/dia até 12/12h	Depleção de potássio e de volume Depleção de potássio e de volume, hiperuricemia
Bloqueadores do sistema nervoso simpático	Propranolol Metoprolol	0,6-4 mg/kg/dia 8/8h ou 12/12h (máx. 640 mg/dia) 1-6 mg/kg/dia 1x ou 12/12h (máx. 200 mg/dia)	Síncope, bradicardia; usar com cautela na asma ou insuficiência cardíaca evidente Síncope, bradicardia; usar com cautela na asma ou insuficiência cardíaca evidente
Vasodilatadores	Hidralazina Minoxidil	0,75-7,5 mg/kg/dia 8/8h ou 6/6h (máx. 200 mg/dia) 0,3-1 mg/kg/dia 1x ou 12/12h	Síndrome semelhante ao lúpus; taquicardia, retenção de líquidos, cefaleia Taquicardia, retenção de líquidos, hirsutismo (minoxidil)

IECA, inibidores da enzima conversora de angiotensina; BCC, bloqueadores dos canais de cálcio.
[a]Nem todos os efeitos colaterais estão listados.

vez mais úteis e parecem ser bem tolerados em crianças. Os vasodilatadores diretos, como hidralazina e minoxidil, frequentemente requerem diuréticos e/ou β-bloqueadores para combater a retenção associada de sódio e líquidos e a taquicardia reflexa. Embora o minoxidil seja extremamente eficaz no controle da hipertensão de várias etiologias, o hirsutismo é um efeito colateral significativo. O auxílio de um nefrologista pediátrico pode ser muito útil no manejo da hipertensão aguda e crônica em crianças.

Ferguson MA, Flynn JT: Rational use of antihypertensive medications in children. Pediatr Nephrol 2014;29(6):979–988 [PMID: 23715784].
Flynn JT: Assessment of blood pressure in children: it's all in the details. J Clin Hypertens (Greenwich) 2013;15(11):772–773 [PMID: 24283595].
Flynn JT et al: Clinical practice guideline for screening and management of high blood pressure in children and adolescents. Pediatrics 2017;140(3) [PMID: 28827377].

DEFEITOS RENAIS CONGÊNITOS OU ADQUIRIDOS

Existem muitos defeitos de desenvolvimento, hereditários ou metabólicos dos rins e do sistema coletor. As consequências clínicas incluem anormalidades metabólicas, déficit de crescimento, nefrolitíase, disfunção renal glomerular ou tubular e insuficiência renal crônica. A Tabela 24-6 lista algumas das principais patologias.

DISTÚRBIOS DOS TÚBULOS RENAIS

Com base na apresentação clínica e nos mecanismos fisiopatológicos, a acidose tubular renal (ATR) é classificada como (1) forma clássica, denominada tipo I ou ATR distal; (2) forma perdedora de bicarbonato, denominada tipo II ou ATR proximal; e (3) tipo IV, ou ATR hiperpotassêmica, que está associada ao hipoaldosteronismo hiporreninêmico ou é herdada de forma autossômica. Os tipos I e II e suas variantes são encontrados com mais frequência em crianças. O tipo III é descrito historicamente como uma combinação dos tipos I e II. Outros distúrbios tubulares primários na infância, como glicinúria, hiperuricosúria ou glicosúria renal, podem resultar de um defeito em uma única via de transporte tubular (ver Tabela 24-6).

▶ Acidose tubular renal distal (tipo I)

A forma mais comum de ATR distal na infância é a hereditária. A apresentação clínica é de déficit de crescimento, anorexia,

Tabela 24-6 Defeitos hereditários ou de desenvolvimento do trato urinário

Doenças císticas de origem genética	Amiloidose hereditária (febre familiar do Mediterrâneo, urticária hereditária familiar com surdez e neuropatia, amiloidose familiar primária com polineuropatia)
Doenças displásicas	
Doença policística autossômica recessiva	
Doença policística autossômica dominante	Doenças renais hereditárias associadas a defeitos de transporte tubular
Outras síndromes que incluem qualquer dessas formas	Doença de Hartnup
Nefronoftise	Síndrome oculocerebrorrenal de Lowe
Doença renal cística medular	Cistinose (infantil, adolescente, tipos adultos)
Doença renal glomerulocística	Doença de Wilson
Cistos renais e diabetes (HNF1-β)	Galactosemia
Doenças renais displásicas	Intolerância hereditária à frutose
Agenesia renal	Acidose tubular renal
Hipoplasia renal	Tirosinemia hereditária
Displasia renal	Glicosúria renal
Displasia renal cística	Raquitismo resistente à vitamina D
Rim displásico multicístico	Pseudohipoparatireoidismo
Oligomeganefronia	Diabetes insípido nefrogênico
Doenças hereditárias associadas à nefrite	Síndrome de Bartter
Nefrite hereditária com surdez e defeitos oculares (síndrome de Alport)	Síndrome de Gitelman
Síndrome unha-patela	Síndrome de Liddle
Hiperprolinemia familiar	Hipouricemia
Osteólise hereditária com nefropatia	Doenças hereditárias associadas a litíase
Doenças hereditárias associadas a deposição intrarrenal de metabólitos	Hiperoxalúria
Doença de Fabry	Acidúria L-glicérica
Síndrome de Zellweger	Xantinúria
Doenças de depósito variadas (G_{M1} monosialogangliosidose, Síndrome de Hurler, doença de Niemann-Pick, glicogenose tipo I [doença de von Gierke], glicogenose tipo II [doença de Pompe])	Síndrome de Lesch-Nyhan e variantes, Nefropatia por hiperparatireoidismo familiar
	Cistinúria (tipos I, II, III)
	Glicinúria
	Doença de Dent

vômitos e desidratação. São encontradas acidose metabólica hiperclorêmica, hipocalemia e incapacidade de reduzir o pH urinário para menos de 5,3. A hipercalciúria concomitante pode levar a nefrocalcinose, nefrolitíase e insuficiência renal. Outras situações que podem ser responsáveis pela ATR distal são encontradas em algumas das patologias listadas na **Tabela 24-6**.

A ATR distal resulta de um defeito no néfron distal no transporte tubular do íon hidrogênio ou na manutenção de um gradiente suficientemente acentuado para a excreção adequada do íon hidrogênio. Historicamente, o diagnóstico poderia ser estabelecido com um teste de carga ácida, mas isso raramente é feito atualmente. Em vez disso, os achados de ATR com elevação persistente do pH urinário apesar da acidose, hipercalciúria ou nefrocalcinose, e a necessidade relativamente baixa de álcalis para normalizar o pH sérico e a concentração de bicarbonato (1-3 mEq/kg/dia) sugerem um defeito distal. Além disso, os níveis de citrato urinário são excepcionalmente baixos na ATR distal devido ao aumento da reabsorção de citrato pelo túbulo proximal em resposta à acidose. Algumas formas de ATR distal genética estão associadas à perda auditiva. A correção da acidose com citrato ou menos comumente com bicarbonato reduz as complicações e melhora o crescimento. A ATR distal geralmente é permanente. Se o dano renal da calcinose for prevenido, o prognóstico com o tratamento é bom.

A ATR distal adquirida é menos comum na infância e mais comumente decorrente de doenças autoimunes (síndrome de Sjögren, LES, artrite reumatoide), doença falciforme, transplante renal ou exposição a medicamentos (p. ex., anfotericina B, ifosfamida).

Acidose tubular renal proximal (tipo II)

A ATR proximal é a forma mais comum de ATR na infância e é caracterizada pela incapacidade de reabsorver o bicarbonato adequadamente no túbulo proximal, apresentando-se com concentração sérica reduzida de bicarbonato e acidose metabólica hiperclorêmica com ânion *gap* normal. Uma vez que um estado de equilíbrio é alcançado, o néfron distal intacto excreta adequadamente o íon hidrogênio, levando a um baixo pH da urina. Existem tipos hereditários e adquiridos de ATR proximal; as formas hereditárias ocorrem com herança autossômica recessiva, autossômica dominante ou esporádica. Pacientes com ATR proximal autossômica recessiva podem apresentar calcificação do sistema nervoso central (SNC), baixa estatura e catarata.

Em lactentes, a ATR proximal pode ser um defeito isolado, e no recém-nascido pode ser considerada um aspecto de imaturidade renal que melhora com o aumento da idade gestacional. A ATR proximal em lactentes é acompanhada por déficit de crescimento e, algumas vezes, hipocalemia. As formas secundárias podem resultar de refluxo ou uropatia obstrutiva ou exposições a medicamentos resultando em lesão tubular (p. ex., chumbo, tenofovir). Devido à perda de bicarbonato, as crianças com ATR proximal normalmente requerem 5 a 20 mEq/kg/dia de citrato/bicarbonato para atingir pH sérico e concentração de bicarbonato normais.

Avaliação e tratamento

O diagnóstico de ATR é feito com um achado de ânion *gap* normal, acidose metabólica hiperclorêmica na ausência de diarreia ou depleção do volume intravascular. Um pH urinário é útil em muitos casos, pois está elevado na ATR distal, apesar da acidose metabólica. O achado de hipofosfatemia ou glicosúria deve levar a uma investigação mais aprofundada da função tubular proximal (p. ex., síndrome de Fanconi). Uma ultrassonografia renal deve ser obtida para excluir obstrução do trato urinário (que pode ser observada na ATR proximal ou distal) e nefrocalcinose (observada na ATR distal). Uma relação cálcio/creatinina na urina pode ser útil na última condição. Na ATR proximal ou distal, a suplementação de citrato ou bicarbonato é fornecida para atingir um nível sérico de bicarbonato de 20 a 24 mEq/L, como um índice de pH sérico normal. As soluções de citrato são mais eficazes e geralmente mais bem toleradas do que o bicarbonato de sódio. O citrato de sódio contém 1 mEq/mL de Na^+ e citrato. O citrato de potássio contém 2 mEq/mL de citrato e 1 mEq/mL de Na^+ e K^+. A medicação é administrada duas a três vezes por dia, visando um nível mínimo normal de bicarbonato sérico como meta. A suplementação de potássio pode ser necessária (e muitas vezes pode ser realizada simplesmente com uma mudança de citrato de sódio para citrato de potássio), porque a carga de sódio adicional apresentada ao túbulo distal pode aumentar as perdas de potássio.

O prognóstico é excelente nos casos de ATR proximal isolada, principalmente quando o problema está relacionado à imaturidade renal. A terapia de alcalinização geralmente pode ser descontinuada após meses ou alguns anos. A normalização do crescimento e o aumento gradual do nível de bicarbonato sérico para mais de 24 mEq/L se relaciona à normalização do limiar de reabsorção tubular proximal de bicarbonato. Se o defeito fizer parte da síndrome de Fanconi ou da ATR distal, o prognóstico depende do distúrbio ou síndrome subjacente.

Soleimani M, Tastegar A: Pathophysiology of renal tubular acidosis: core curriculum 2016. AJKD 2016;68(3):488–498 [PMID: 27188519].

SÍNDROMES DE FANCONI HEREDITÁRIA

A síndrome de Fanconi refere-se a um grupo de condições caracterizadas por reabsorção inadequada de pequenas moléculas (incluindo fósforo, glicose, potássio, bicarbonato, ácido úrico, aminoácidos) pelos túbulos proximais do rim. As formas mais comuns de síndromes hereditárias de Fanconi são a cistinose e a doença de Wilson, mas também incluem a síndrome de Lowe (oculorrenal), a síndrome de Fanconi Bickel e a doença de Dent. Diferentes formas de síndrome de Fanconi podem afetar diferentes partes do túbulo proximal, resultando em fenótipos variados.

Cistinose

A cistinose, mais frequentemente transmitida por herança autossômica recessiva, é a causa mais comum da síndrome de Fanconi em crianças e resulta de mutações no gene *CTNS*, que codifica o transportador de cistina. Existem três tipos de cistinose: adulta, adolescente e infantil. A forma adulta é caracterizada por cistinose ocular sem envolvimento renal. Nos tipos adolescente e infantil, o acúmulo de cistina nos lisossomos causa morte celular em vários órgãos, incluindo os rins. O tratamento com cisteamina oral auxilia na conversão metabólica de cistina (incapaz de sair das células) em cisteína (capaz de sair das células) e retarda o acúmulo intracelular e as complicações associadas, que incluem síndrome de Fanconi com perda de sal e diabetes insipidus nefrogênico (DIN) funcional, ATR proximal, raquitismo hipofosfatêmico, eventual progressão para DRET, hipotireoidismo, cistinose ocular com eventual cegueira e deterioração neurológica. O tipo infantil é o mais comum e o mais grave. Caracteristicamente, as crianças apresentam, no primeiro ou no início do segundo ano de vida, a síndrome de Fanconi, poliúria e polidipsia, e déficit de crescimento. Se não for tratada, a DRET é atingida por volta dos 7 a 10 anos de idade na forma infantil. Sempre que houver suspeita diagnóstica de cistinose, o exame de lâmpada de fenda das córneas deve ser realizado. A deposição de cristais de cistina causa uma aparência quase patognomônica de vidro fosco com brilho ofuscado. Níveis aumentados de cistina nos glóbulos brancos também são diagnósticos. A condição não se repete em rins transplantados, mas a terapia continuada com cisteamina é necessária para prevenir complicações em outros órgãos.

Emma F et al: Nephropathic cystinosis: an international consensus document. Nephrol Dial Transplant 2014;29(Suppl 4):iv87–iv94 [PMID: 25165189].

Foreman JW: Fanconi syndrome. Pediatr Clin North Am 2019 Feb;66(1):159–167 [PMID: 30454741].

Síndrome oculocerebrorrenal (síndrome de Lowe)

A síndrome de Lowe resulta de várias mutações no gene *OCRL1*, que codifica uma fosfatase no aparelho de Golgi. Homens afetados têm anomalias envolvendo os olhos, cérebro e rins. Os estigmas físicos e o grau de deficiência intelectual variam de acordo com a localização da mutação. Além de catarata congênita e hidroftalmia, a fácies típica inclui pregas epicânticas proeminentes, proeminência frontal e tendência à escafocefalia. A hipotonia muscular é um achado relevante. As anormalidades renais são tubulares e incluem raquitismo hipofosfatêmico com níveis séricos baixos de fósforo, níveis séricos de cálcio baixos a normais, níveis séricos elevados de fosfatase alcalina, ATR proximal e aminoacidúria. O tratamento renal inclui terapia alcalina, reposição de fosfato e complementação de vitamina D. A glomeruloesclerose progressiva provavelmente resulta de lesão tubular renal progressiva e pode levar à insuficiência renal crônica e DRET entre a segunda e quarta décadas de vida.

DISTÚRBIOS TUBULARES GENÉTICOS

Alcalose hipocalêmica (síndrome de Bartter, síndrome de Gitelman e síndrome de Liddle)

Há uma série de distúrbios tubulares genéticos que resultam em alcalose metabólica hipocalêmica. A síndrome de Bartter é caracterizada por alcalose metabólica hipocalêmica e hipoclorêmica grave, níveis extremamente altos de renina e aldosterona circulantes e uma ausência paradoxal de hipertensão. Na biópsia renal (raramente realizada nos dias atuais), observa-se uma marcante hiperplasia justaglomerular. Acredita-se que uma forma neonatal da síndrome de Bartter resulte de mutações em dois genes (*NKCC2*, *ROMK*) que afetam no néfron os transportadores Na^+-K^+ ou K^+. Esses pacientes geralmente apresentam história de polidrâmnio e, após o nascimento, apresentam episódios recorrentes de febre e desidratação com risco de vida, com os distúrbios eletrolíticos e ácido-básicos mencionados acima, hipercalciúria e nefrocalcinose de início precoce. Acredita-se que a síndrome de Bartter clássica que se apresenta na infância com poliúria e déficit de crescimento (mas não nefrocalcinose) resulte de mutações em um gene do canal de cloreto.

A síndrome de Gitelman ocorre em crianças mais velhas e apresenta episódios de fraqueza muscular e tetania associados a hipocalemia e hipomagnesemia graves. Essas crianças têm hipocalciúria. O tratamento com inibidores de prostaglandina e diuréticos poupadores de potássio (p. ex., amilorida) e suplementos de potássio e magnésio, quando indicado, é benéfico na síndrome de Bartter e Gitelman. Essas são condições vitalícias que requerem suplementação contínua de eletrólitos e podem progredir para DRET (mais comumente na síndrome de Bartter).

A síndrome de Liddle está associada à ativação constitutiva do canal de sódio epitelial com retenção associada de sal e água. Assim, a anormalidade inicial costuma ser hipertensão associada a hipocalemia e alcalose metabólica. A renina sérica e a aldosterona são suprimidas devido à retenção de sódio e líquidos. O tratamento na síndrome de Liddle é feito com uma dieta com baixo teor de sódio e um bloqueio do canal de sódio epitelial com amilorida ou trianoreno. A espironolactona é ineficaz nessa condição, pois a aldosterona é tipicamente suprimida.

DIABETES INSÍPIDO NEFROGÊNICO

O diabetes insipidus hereditário nefrogênico (resistente à vasopressina) é mais frequentemente causado por mutações ligadas ao cromossomo X no gene *AVPR2* que codifica o receptor V_2 da vasopressina. As formas autossômicas (recessivas e dominantes) de diabetes insipidus nefrogênico ocorrem menos comumente devido a mutações do gene *AQP2* que codifica a proteína do canal de água do túbulo coletor, a aquaporina-2. As crianças afetadas geralmente apresentam um comprometimento significativo da capacidade máxima de concentração urinária, que raramente excede 100 mOsm/kg H_2O. Aconselhamento genético e testes para mutação estão disponíveis.

O DIN adquirido é observado em várias condições, incluindo anemia falciforme, pielonefrite crônica, hipocalemia, hipercalcemia, síndrome de Fanconi, uropatia obstrutiva, insuficiência renal crônica e tratamento com lítio.

Os sintomas do DIN incluem poliúria e polidipsia. Em casos graves, a ingestão de água é preferida à fórmula, levando à déficit de crescimento. Em algumas crianças, particularmente se a ingestão de solutos for irrestrita, pode ocorrer ajuste a uma osmolaridade sérica elevada. Crianças com DIN de causa genética são particularmente suscetíveis a episódios de desidratação, febre, vômito e hipernatremia quando o acesso livre à água é limitado.

O diagnóstico pode ser suspeitado com base na história de polidipsia e poliúria. A história familiar pode fornecer informações em casos hereditários, enquanto uma revisão da história médica do paciente e do uso de medicamentos pode ajudar a identificar uma fonte de DIN adquirido. O diagnóstico é confirmado pela realização de um teste de privação de água, durante o qual a osmolaridade sérica e urinária são avaliadas e administra-se desmopressina para avaliar a resposta tubular. Quando há suspeita de DIN hereditário, é imperativo que um teste de privação de água seja realizado no hospital em um ambiente controlado. Devido ao grave problema de concentração, restringir a ingestão de água durante a noite em casa nessas crianças pode levar a depleção grave do volume intravascular e hiperosmolalidade. Além da hiperglicemia, o diagnóstico diferencial de polidipsia e poliúria inclui polidipsia primária, que ocorre em crianças desde a infância.

Em lactentes com DIN, geralmente é melhor permitir água conforme a demanda e restringir a ingestão de sal. Os cuidadores devem estar cientes dos riscos de desidratação e hipernatremia se a ingestão de líquidos for restrita devido à falta de provisão pelo cuidador ou incapacidade de manter os líquidos no estômago (p. ex., vômitos). Uma dieta com baixo teor de sal limita a quantidade de urina que deve ser produzida para a excreção diária de solutos. Devido à necessidade de ingestão de alto volume de água livre, a ingestão calórica pode ser limitada, e geralmente as crianças afetadas se beneficiam do acompanhamento de rotina com um nutricionista. O tratamento com hidroclorotiazida diminui o volume de urina limitando a quantidade de água livre entregue ao néfron distal para excreção. Os inibidores de prostaglandina, como a indometacina, são eficazes ao diminuir o fluxo sanguíneo renal, diminuindo assim a TFG, e impedindo o recrutamento do canal de água AQP2 da membrana apical da célula do ducto coletor. Os inibidores de prostaglandina, no entanto, estão associados ao risco de gastrite/ulceração.

Bockenhauer D, Bichet DG: Urinary concentration: different ways to open and close the tap. Pediatr Nephrol 2014;29(8):1297-1303 [PMID: 23736674].

Cunha T, Heilberg P: Bartter syndrome: causes, diagnosis and treatment. Inter J Neph Renovasc Dis 2018;11:2910301 [PMID: 30519073].

Wong LM, Man SS: Water deprivation test in children with polyuria. J Pediatr Endocrinol Metab 2012;25(9-10):869-874 [PMID: 23426815].

NEFROLITÍASE

Embora os cálculos ainda sejam mais comuns em adultos, a incidência de nefrolitíase em crianças tem aumentado de 6 a 10% anualmente nos últimos 20 anos – atualmente a incidência é de 36 a 57 em 100.000 crianças nos Estados Unidos. Esse aumento na incidência pode estar relacionado ao aumento da obesidade e das dietas com alto teor de sal/açúcar. Os cálculos em crianças são mais frequentemente compostos por oxalato de cálcio e fosfato de cálcio, resultando mais comumente de hipercalciúria ou hipocitratúria. Cálculos renais em crianças também podem resultar de erros hereditários do metabolismo, como cistina na cistinúria, glicina na hiperglicinúria, uratos na síndrome de Lesch-Nyhan e oxalatos na hiperoxalúria primária. Esses diagnósticos são melhor estabelecidos por meio da coleta de urina durante 24 horas para avaliar os fatores de risco bioquímicos comuns para a formação de cálculos. Cálculos grandes são vistos com bastante frequência em crianças com espinha bífida que têm paralisia de membros inferiores ou em qualquer situação em que a falta de movimentação promova a mobilização de cálcio dos ossos ou em que haja ITU recorrente com organismos produtores de urease (cálculos de estruvita). O tratamento é focado na condição primária, se possível. A maioria dos casos é inicialmente abordada com atenção à manutenção da hidratação ideal e ao manejo da causa inicial da formação de cálculos com terapia médica apropriada. Deve-se considerar remoção cirúrgica de cálculos ou litotripsia quando houver obstrução, dor intensa intratável e infecção associada.

Gellin C: Urinary tract stones. Pediatr Rev (AAP) 2019;40(3):154-156 [PMID: 30824503].

Tasian GE, Copelovitch L: Evaluation and medical management of kidney stones in children. J Urol 2014;192(5):1329-1336 [PMID: 24960469].

▶ Cistinúria

A cistinúria é primariamente uma anormalidade do transporte de aminoácidos através do epitélio tubular renal proximal e entérico. Existem pelo menos três tipos bioquímicos. No primeiro tipo, o transporte intestinal de aminoácidos básicos e cistina é prejudicado, mas o transporte de cisteína não. No túbulo renal, os aminoácidos básicos são novamente eliminados pelo túbulo, mas a absorção de cistina parece ser normal. A causa da cistinúria permanece obscura. Indivíduos heterozigotos não têm aminoacidúria. O segundo tipo é semelhante ao primeiro, exceto que indivíduos heterozigotos excretam excesso de cistina e lisina na urina, e o transporte de cistina no intestino é normal. No terceiro tipo, apenas o néfron está envolvido. As únicas manifestações clínicas estão relacionadas à formação de cálculos: cólica ureteral, disúria, hematúria, proteinúria e ITU secundária. A excreção urinária de cistina, lisina, arginina e ornitina é aumentada.

A maneira mais confiável de prevenir a formação de cálculos é manter uma depuração de água livre constantemente alta. Isso envolve um aumento generoso da ingesta hídrica. A alcalinização da urina é útil. Se essas medidas não prevenirem litíase renal significativa, recomenda-se o uso de tiopronina.

Sumorok N, Goldfarb DS: Update on cystinuria. Curr Opin Nephrol Hypertens 2013;22(4):427–431 [PMID: 23666417].

▶ Hiperoxalúria primária

O oxalato em humanos é derivado da desaminação oxidativa da glicina em glioxilato, da via serina-glicolato e do ácido ascórbico. Pelo menos dois bloqueios enzimáticos foram descritos. O tipo I é uma deficiência da alanina-glioxilato aminotransferase peroxissomal específica do fígado. O tipo II é a deficiência de glioxilato redutase. Recentemente, uma hiperoxalúria primária do tipo III foi descrita em associação com o aumento da atividade da 4-hidroxi-2-oxoglutarato aldolase mitocondrial; esse tipo parece ser mais brando do que os tipos I ou II.

O excesso de oxalato combina-se com o cálcio para formar depósitos insolúveis nos rins, pulmões, olhos e outros tecidos, começando durante a infância. As articulações são ocasionalmente envolvidas, mas o principal órgão acometido é o rim, onde a deposição progressiva de oxalato leva à fibrose e eventual insuficiência renal.

Recomenda-se uma dieta pobre em oxalato, com ingestão normal de cálcio e alta ingestão de líquidos. Altas doses de piridoxina podem ser administradas na hiperoxalúria primária tipo I, por ser um cofator da via defeituosa, mas o prognóstico geral é ruim, com metade dos pacientes desenvolvendo DRET aos 15 anos de idade. O transplante renal não é muito bem-sucedido devido à destruição do rim transplantado pela hiperprodução contínua de oxalato. No entanto, resultados encorajadores foram obtidos com o transplante hepático concomitante que corrige o defeito metabólico. A hiperoxalúria primária dos tipos II e III parece ter melhores resultados renais a longo prazo.

A hiperoxalúria secundária com urolitíase associada pode ser consequência de doença ileal grave ou ressecção ileal devido à absorção excessiva de oxalato dietético.

▼ INFECÇÕES DO TRATO URINÁRIO

Estima-se que 8% das meninas e 2% dos meninos irão adquirir ITU na infância. Meninas com mais de 6 meses têm ITUs com muito mais frequência do que meninos, enquanto meninos não circuncidados com menos de 3 meses têm mais ITUs do que meninas. A circuncisão reduz o risco de ITU em meninos. A densidade de colonização bacteriana uretral distal e periuretral com bactérias uropatogênicas se correlaciona com o risco de ITU em crianças. A maioria das ITUs são infecções ascendentes. Adesinas específicas presentes na fímbria de bactérias uropatogênicas permitem a colonização do uroepitélio na uretra e na bexiga e aumentam a probabilidade de ITU. Os organismos mais comumente responsáveis pela ITU são a flora fecal, mais frequentemente *E. coli* (> 85%), espécies de Klebsiella, espécies de proteus, outras bactérias Gram-negativas e, menos frequentemente, *Enterococcus* ou estafilococos coagulase-negativos.

▶ Patogênese

A micção disfuncional, que é o relaxamento descoordenado do esfíncter uretral durante a micção, leva ao esvaziamento incompleto da bexiga, aumentando o risco de colonização bacteriana. Da mesma forma, qualquer condição que interfira no esvaziamento completo da bexiga, como constipação, RVU, obstrução do trato urinário ou bexiga neurogênica, aumenta o risco de ITU. Má higiene perineal, anormalidades estruturais do trato urinário, cateterismo, instrumentação do trato urinário e atividade sexual também aumentam o risco.

A resposta inflamatória à pielonefrite pode produzir cicatrizes no parênquima renal. Essas cicatrizes na infância podem contribuir para hipertensão, doença renal e insuficiência renal ao longo da vida.

▶ Achados clínicos

A. Sinais e sintomas

Recém-nascidos e lactentes com ITU apresentam sinais inespecíficos, incluindo febre, hipotermia, icterícia, má alimentação, irritabilidade, vômitos, déficit de crescimento e sepse. É possível que se note urina forte, fétida ou turva. Crianças em idade pré-escolar podem apresentar dor abdominal ou no flanco, vômitos, febre, polaciúria, disúria, urgência ou enurese. Crianças em idade escolar comumente apresentam sinais clássicos de cistite (polaciúria, disúria e urgência) ou pielonefrite (febre, vômito e dor no flanco). A sensibilidade costovertebral é incomum em crianças pequenas, mas pode ser demonstrada por crianças em idade escolar. O exame físico deve incluir determinação da pressão arterial, exame abdominal e exame geniturinário. Uretrite, má higiene perineal, infecção pelo herpes-vírus simples ou outras infecções geniturinárias podem ser aparentes no exame.

B. Achados laboratoriais

O exame de urina indica piúria (> 5 leucócitos/HPF) na maioria das crianças com ITU, mas algumas crianças podem ter piúria estéril sem ITU. Os leucócitos da uretra ou da vagina podem estar presentes na urina ou podem advir de processo inflamatório renal. O teste da esterase leucocitária correlaciona-se bem com a piúria, mas apresenta uma taxa semelhante de falso-positivo. A detecção de nitrito urinário pelo teste rápido está altamente correlacionada com urocultura postiva. No entanto, a maioria das crianças pequenas (70%) com ITU apresenta testes de nitrito negativos. Eles esvaziam a bexiga com frequência e leva várias horas para que as bactérias convertam os nitratos ingeridos em nitrito na bexiga.

O padrão-ouro para o diagnóstico continua sendo a cultura de uma amostra de urina coletada adequadamente. A coleta de urina para urinálise e cultura é difícil em crianças devido à frequente contaminação da amostra. Em crianças mais velhas, cooperativas e treinadas para ir ao banheiro, o método de coleta de urina por jato médio geralmente é satisfatório. Embora a limpeza do períneo não melhore a qualidade do espécime, o deslocamento do vaso sanitário para separar os lábios nas meninas, a retração do prepúcio nos meninos, e a coleta do jato médio da urina reduzem significativamente a contaminação. Em lactentes e crianças menores, a cateterização vesical ou a coleta suprapúbica é necessária na maioria dos casos para evitar amostras contaminadas. Amostras de urina por saco coletor são úteis apenas se forem negativas. As amostras que não forem cultivadas imediatamente devem ser refrigeradas e mantidas frias durante o transporte. Qualquer crescimento é considerado significativo a partir de uma urocultura suprapúbica. Uma quantidade de 10^5 UFC/mL ou mais é considerada significativa nas amostras por jato médio e 10^4 a 10^5 UFC/mL é considerada significativa nas amostras cateterizadas. Normalmente a presença de múltiplos organismos indica contaminação.

A bacteriúria assintomática é detectada em 0,5 a 1,0% das crianças que são rastreadas com urocultura. Acredita-se que a bacteriúria assintomática, comumente observada em crianças que necessitam de cateterismo vesical crônico, representa a colonização do trato urinário por bactérias não uropatogênicas. O tratamento nesses casos pode aumentar o risco de ITU sintomática ao eliminar a colonização não patogênica. A triagem de culturas de urina em crianças assintomáticas é, portanto, geralmente desencorajada.

C. Exames de imagem

O tipo e o momento dos estudos de imagem a serem obtidos em lactentes e crianças após a primeira ITU permanecem controversos. As diretrizes atualizadas da American Academy of Pediatrics (Academia Americana de Pediatria) não recomendam mais VCUG de rotina ou renograma com Lasix em bebês entre 2 a 24 meses após a primeira ITU. No entanto, a ultrassonografia renal, um estudo não invasivo, deve ser realizada em todos os lactentes após a primeira ITU febril para triagem de anomalias urológicas congênitas. O achado de hidronefrose significativa ou outras anormalidades relacionadas ao trato urinário na ultrassonografia de rastreamento justifica exames de imagem adicionais. A sensibilidade da ultrassonografia renal para detecção de RVU significativo varia amplamente na literatura médica. O RVU, uma anormalidade congênita presente em cerca de 1% da população após a infância, é classificado usando a escala internacional (I, refluxo para o ureter; II, refluxo para os rins; III, refluxo para os rins com dilatação apenas do ureter; IV, refluxo com dilatação do ureter e hidronefrose leve dos cálices renais; V, refluxo com dilatação do ureter e hidronefrose importante dos cálices renais). O refluxo é detectado em 30 a 50% das crianças que apresentam ITU com 1 ano de idade ou menos. A história natural do refluxo é melhorar sem intervenção junto com o crescimento da criança, e 80% dos refluxos de graus I, II ou III são resolvidos ou melhoram significativamente dentro de 3 anos após a detecção. Assim, existe um debate significativo na literatura sobre imagens radiográficas apropriadas para ITU e melhor manejo de RVU, incluindo indicações e valor de intervenção cirúrgica e/ou antibióticos profiláticos.

▶ Tratamento

A. Terapia antimicrobiana

O manejo da ITU é influenciado pela avaliação clínica. Crianças muito pequenas (< 3 meses de idade) e crianças com desidratação, toxicidade ou sepse seguem com indicação de internação hospitalar e tratamento com antimicrobianos parenterais. Bebês mais velhos e crianças que não estão gravemente doentes podem ser tratados como pacientes ambulatoriais. A terapia antimicrobiana inicial é baseada na história prévia de infecção e uso de antimicrobianos, bem como na localização presumida da infecção no trato urinário.

A maioria das cistites não complicadas pode ser tratada com amoxicilina, sulfametoxazol-trimetoprima ou uma cefalosporina de primeira geração. Esses antimicrobianos concentram-se no trato urinário inferior e apresentam altas taxas de cura. Há uma variação significativa nas taxas de resistência antimicrobiana, e, portanto, um conhecimento das taxas na comunidade local é importante. As crianças mais gravemente doentes são inicialmente tratadas por via parenteral com cefalosporina de terceira geração ou, menos comumente, aminoglicosídeo. A escolha antimicrobiana inicial é ajustada após a cultura e os resultados de suscetibilidade serem conhecidos. A duração recomendada da terapia antimicrobiana para cistite não complicada é de 7 a 10 dias. Para adolescentes sexualmente ativos com cistite, fluoroquinolonas como ciprofloxacino e levofloxacino por 3 dias são eficazes e econômicas. A terapia de curta duração da cistite não é recomendada em crianças, porque a diferenciação entre doença do trato superior e inferior pode ser difícil e taxas de falha mais altas são relatadas na maioria dos estudos de terapia de curta duração.

A pielonefrite aguda geralmente é tratada por 10 dias. Em crianças sem aspecto toxêmico com mais de 3 meses de idade e que não estejam vomitando, pode-se usar o tratamento oral com um agente apropriado. Em crianças mais doentes, a terapia parenteral pode ser necessária inicialmente. A maioria dessas crianças pode completar a terapia por via oral uma vez que a melhora sintomática tenha ocorrido. Uma urocultura repetida 24 a 48 horas após o início da terapia, ou após a conclusão da terapia antibiótica, é desnecessária se a criança apresentar melhora clínica.

B. Antimicrobianos profiláticos

Algumas crianças com ITU recorrente podem se beneficiar de antimicrobianos profiláticos. Em crianças com RVU de alto grau, os antimicrobianos profiláticos podem ser benéficos na prevenção de ITU, como alternativa à correção cirúrgica, ou no intervalo anterior à terapia cirúrgica, recomendada por alguns especialistas nos casos de refluxo de grau mais alto (particularmente grau V). Crianças com micção disfuncional também podem se beneficiar de antimicrobianos profiláticos; no entanto, abordar a micção disfuncional subjacente é o mais importante.

A sulfametoxazol-trimetoprima e a nitrofurantoína são aprovadas para profilaxia. O uso de antimicrobianos de amplo espectro leva à colonização e infecção com cepas resistentes.

Awais M, Rehman A, Baloch NU, Khan F, Khan N: Evaluation and management of recurrent urinary tract infections in children: state of the art. Expert Rev Anti Infect Ther 2015;13(2):209–231 [PMID: 25488064].

Subcommittee on Urinary Tract Infection, Steering Committee on Quality Improvement and Management, Roberts KB: Urinary tract infection: clinical practice guidelines for the diagnosis and management of the initial UTI in febrile infants and children 2 to 24 months. Pediatrics 2011;128(3):595–610 [PMID: 21873693].

GARANTIA DE QUALIDADE EM NEFROLOGIA PEDIÁTRICA

O North American Pediatric Renal Trials & Collaborative Study (NAPRTCS, Estudo Colaborativo e de Ensaios Renais Pediátricos Norte Americano) (www.naprtcs.org) coleta informações clínicas sobre crianças submetidas a transplante renal desde 1987 e expandiu o registro em 1994 para incluir pacientes com DRC e diálise. Desde a primeira análise de dados em 1989, os relatórios do NAPRTCS documentaram melhorias marcantes nos resultados após o transplante renal, além de identificar fatores associados tanto a resultados favoráveis quanto desfavoráveis. Desde 2009, os dados do NAPRTCS têm sido usados como fonte de referência para centros de nefrologia pediátrica, fornecendo resultados específicos do centro para DRC, diálise e pacientes transplantados para comparação com estatísticas nacionais.

A Standardized Care to Improve Outcomes in Pediatric ESRD (SCOPE) Collaborative (Colaboração por Cuidados Padronizados para Melhorar os Resultados na DRET Pediátrica) ajuda os centros de diálise pediátrica a minimizar infecções relacionadas à diálise em pacientes de hemodiálise e diálise peritoneal por meio do incentivo à adesão multicêntrica às melhores práticas recomendadas. A partir de 2020, a SCOPE demonstrou uma redução de 35% nas taxas de peritonite e 58% de redução nas infecções da corrente sanguínea associadas à hemodiálise.

Desde 1997, a National Kidney Foundation (NKF, Fundação Nacional do Rim) (https://www.kidney.org) publica diretrizes de prática clínica em nefrologia conhecidas como KDOQI – Kidney Disease Outcomes Quality Initiative (Iniciativa pela Qualidade dos Resultados de Doenças Renais). Existem inúmeras diretrizes abordando as melhores práticas de cuidado para pacientes com DRC.

A Improving Renal Outcomes Collaborative (IROC, Colaboração pela Melhoria dos Resultados Renais) foi fundada em 2015 e é um sistema de aprendizado em rede para crianças com doença renal e também para transplantadas renais. É um sistema que auxilia cuidadores, médicos e pesquisadores que trabalham juntos para aplicar medidas que impactem positivamente a saúde. Mais recentemente, os esforços se concentram no controle da pressão arterial, na redução da rejeição de aloenxertos e na melhora da qualidade de vida em receptores de transplantes.

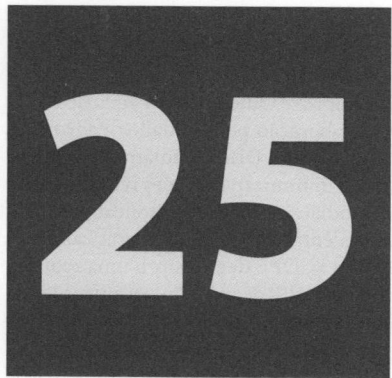

Distúrbios neurológicos e musculares

Ricka Messer, MD, PhD
Teri L. Schreiner, MD, MPH
Elizabeth Troy, MD

Diana Walleigh, MD
Melissa Wright, MD, PhD
Michele L. Yang, MD

AVALIAÇÃO NEUROLÓGICA E NEURODIAGNÓSTICO

HISTÓRICO E EXAME

▶ História

Mesmo nesta era de testes neurodiagnósticos cada vez mais sofisticados, a avaliação e o diagnóstico de uma criança com um possível distúrbio neurológico ainda dependem da história clínica e de exames detalhados. Em particular, a progressão temporal dos sinais e sintomas neurológicos (agudo *vs.* crônico, progressivo *vs.* estático, episódico *vs.* contínuo) pode direcionar a avaliação. Eventos episódicos, como dores de cabeça ou convulsões, necessitam de uma avaliação detalhada dos sintomas que ocorrem antes, durante e depois do evento. Os sintomas neurológicos podem estar associados ao envolvimento de outros sistemas de órgãos, como dor nas articulações, alterações no apetite ou nos hábitos intestinais/vesicais, ou uma doença viral anterior. A história do nascimento deve incluir uma avaliação do movimento fetal e se o bebê era pélvico ou cefálico. Um histórico médico completo e o histórico familiar podem iluminar os fatores de risco para certos distúrbios neurológicos. A história social deve incluir desempenho escolar, atividades preferidas e histórico de viagens.

▶ Exame neurológico

A marca registrada do diagnóstico neurológico é a *localização*, determinando onde a lesão está dentro do sistema nervoso. Embora nem todos os distúrbios neurológicos da infância sejam facilmente localizados, mesmo a distinção entre, por exemplo, origem central *versus* periférica, pode orientar avaliação e tratamento adicionais. A localização começa com o exame físico geral (ver **Capítulo 9**). Os parâmetros de crescimento devem ser observados, particularmente o perímetro cefálico, uma vez que macro ou microcefalia estão frequentemente associadas a distúrbios neurológicos (ver **Capítulo 3**). As avaliações de desenvolvimento, usando um pequeno brinquedo ou uma ferramenta de triagem apropriada, são fundamentais para bebês e crianças pequenas (consulte o **Capítulo 3**). Os reflexos infantis esperados e outros achados de exames relacionados à idade estão incluídos no **Capítulo 2**.

A **Tabela 25-1** descreve os principais componentes do exame neurológico – estado mental, nervos cranianos, motor (incluindo tônus, massa muscular e força), reflexos, sensibilidade, coordenação e marcha. Grande parte do exame da criança assustada ou ativa é, por necessidade, observacional, e o examinador deve aproveitar os momentos de oportunidade, mantendo uma abordagem sistemática para evitar negligenciar um componente-chave. Jogos são capazes de engajar uma criança pequena ou pré-escolar; atividades como jogar uma bola, empilhar blocos, pular e desenhar podem reduzir a ansiedade e permitir a avaliação da coordenação motora, equilíbrio e lateralidade. Na criança mais velha, uma conversa casual pode revelar habilidades de linguagem e cognitivas.

AVALIAÇÕES DIAGNÓSTICAS

▶ Eletroencefalograma

O eletroencefalograma (EEG) é um método não invasivo de registro da atividade elétrica neuronal. Os padrões de fundo do EEG variam de acordo com a idade (bebê, criança pequena ou adolescente) e o estado clínico (acordado, sonolento ou adormecido). O EEG pode ser difícil de obter se a criança for incapaz de cooperar, mas medicamentos sedativos, como benzodiazepínicos, podem alterar o EEG e diminuir a probabilidade de registrar anormalidades. Padrões normais, como um ritmo dominante posterior (RDP) durante a vigília e fusos ou grafoelemento fisiológico durante o sono, podem ser indicadores prognósticos positivos. Em contraste, fundos anormalmente lentos ou desorganizados podem sugerir problemas de neurodesenvolvimento ou disfunção cerebral aguda. A atividade epileptiforme interictal (entre convulsões) pode indicar um risco aumentado de convulsões ou, em alguns casos, pode ser o diagnóstico de um tipo particular de epilepsia, embora crianças sem epilepsia também possam ter ritmo de base anormal e/ou descargas epileptiformes.

Os EEGs de rotina obtidos em ambiente ambulatorial são breves (< 30 min). Portanto, eventos de interesse geralmente não são registrados. O EEG ambulatorial prolongado (obtido em 24

DISTÚRBIOS NEUROLÓGICOS E MUSCULARES

Tabela 25-1 Exame neurológico: criança pequena e grande

Categoria	Operação	Avaliação
Estado mental	Nível de consciência; orientação, linguagem, desenvolvimento/cognição; afeto	Vias corticais e subcorticais, funcionamento executivo
Nervos cranianos	NC I: Olfato (geralmente omitido) NC II: Reflexo pupilar à luz (sensorial), acuidade visual, campos visuais, fundo de olho NC III, IV, VI: Reflexo pupilar à luz (motor), abertura dos olhos, movimentos extraoculares, convergência NC V: Sensação facial (superior, médio, inferior; V1, V2, V3); músculos da mastigação (apertar a mandíbula) NC VII: Superior - fechamento dos olhos, elevação da sobrancelha; Inferior - sorrir, fazer careta, mostrar os dentes NC VIII: testar adição com estalar de dedos em cada orelha; Testes de Rinne e Weber quando apropriado NC IX, X: Elevação do palato (reflexo de vômito – muitas vezes omitido); força das vocalizações NC XI: giro da cabeça (esternocleidomastóideo) e encolher de ombros (trapézio) NC XII: Protrusão da língua	Vias corticais, tronco encefálico (mesencéfalo, ponte, medula) e nervos cranianos periféricos
Motor	Tônus: controle da cabeça, postura corporal, amplitude passiva de movimento dos membros Massa muscular: palpar para atrofia, pseudo-hipertrofia ou fibrose Força: proximal (ombros/quadris) a distal (dedos/punhos, dedos dos pés/tornozelos). Classificação: 0 = sem movimento, 1 = contração sem movimento, 2 = movimento no plano lateral, mas não contra a gravidade, 3 = contra a gravidade, 4 (4–/4/4+) = alguma resistência ao examinador com leve fraqueza, 5 = normal força	Neurônios motores superiores: córtex motor, tratos corticospinais → Lesões causam hipertonia Neurônios motores inferiores: células do corno anterior na medula espinhal, raízes nervosas espinhais, nervos periféricos → Lesões causam hipotonia
Reflexos	Reflexos de estiramento do tendão: bíceps, tríceps, braquiorradial, patela, Aquiles. Grau: 0 = reflexo ausente; 1 = reflexo presente apenas com manobra de aumento; 2 = reflexo presente sem propagação para grupos musculares adjacentes (se o movimento for de grande amplitude, pode ser descrito como "vivo"); 3 = reflexo se espalha para grupos musculares adjacentes; 4 = clônus Reflexos sensoriais cutâneos: abdominal, cremastérico	Tratos corticospinais → Lesões causam hiperreflexia Medula espinhal e nervos periféricos → Lesões causam hiporreflexia
Marcha	Avalie a postura casual para base excessivamente ampla. Andar, correr, andar nos calcanhares/na ponta dos pés, marcha em tandem	Cerebelo (vermis), tratos espinocerebelares, vias sensoriais, sistema motor, outros
Coordenação (tronco, membro)	Acompanhar objetos com os olhos, alcançar objetos; movimentos dedo-nariz e calcanhar-canela; movimentos alternados rápidos. Outros movimentos anormais (como tiques) devem ser observados.	Cerebelo (hemisfério ou verme), vias sensoriais, outros
Sensorial	Toque leve, vibração (com diapasão), propriocepção, alfinetada (geralmente não realizada em pediatria) temperatura (diapasão frio) Teste de Romberg: propriocepção	Nervos periféricos Colunas posteriores (leve toque, vibração, propriocepção) Tratos espinotalâmicos (dor/temperatura) Tálamo; Lobo parietal

a 72 h) pode ser útil para capturar eventos a fim de determinar se são devidos a crises epilépticas, mas não inclui vídeo. Adicionar uma montagem completa de EEG a uma polissonografia noturna (estudo do sono) pode ajudar a diferenciar eventos relacionados ao sono não epilépticos de crises epilépticas noturnas. A gravação contínua de vídeo-EEG, obtida durante a internação em uma unidade de monitoramento de epilepsia (UME), também permite a caracterização do evento, bem como a avaliação de pacientes com epilepsia de difícil controle. A localização do foco epiléptico pelo registro do EEG durante as crises epilépticas (período ictal) pode determinar a candidatura à ressecção cirúrgica. Finalmente, registros prolongados ou contínuos de vídeo-EEG em pacientes internados têm inúmeras aplicações em condições neurológicas agudas, como alteração do estado mental, estado de mal epiléptico, encefalopatia hipóxico-isquêmica ou lesão cerebral traumática.

Potenciais evocados

Os potenciais evocados somatossensoriais (PESS), visuais ou auditivos são obtidos por estimulação repetitiva da retina por *flashes* de luz, da cóclea por sons ou de um nervo por estímulos galvânicos. Esses estímulos resultam em potenciais corticais que podem ser registrados com eletrodos no couro cabeludo para situações específicas. Os potenciais evocados visuais podem ser úteis na avaliação de pacientes com neurite óptica, esclerose múltipla (EM) ou outras doenças desmielinizantes. As respostas auditivas evocadas do tronco encefálico (RAET) são usadas rotineiramente para triagem de deficiência auditiva em neonatos. O monitoramento dos PESS é crítico para identificar lesões potencialmente reversíveis da medula espinal durante a cirurgia da coluna vertebral.

Punção lombar

O líquido cerebrospinal (LCS) pode ser obtido pela inserção de uma agulha de pequeno calibre através do espaço intervertebral L3-L4 no saco tecal, enquanto o paciente está deitado em decúbito lateral. Podem ser necessárias orientação radiográfica e sedação em alguns pacientes. Após a medição da pressão de abertura, o fluido é removido para examinar evidências de infecção, inflamação ou distúrbios metabólicos (Tabela 25-2). Técnicas especiais de coloração podem ser usadas para infecções micobacterianas e fúngicas, e testes adicionais podem ser realizados para agentes virais específicos, determinação de títulos de anticorpos, estudos citopatológicos, concentrações de lactato e piruvato, níveis de aminoácidos e análise de neurotransmissores. A punção lombar (PL) é imperativa quando há suspeita de meningite bacteriana. No entanto, papiledema ou déficits neurológicos focais são contraindicações relativas à PL antes da obtenção da imagem devido ao risco de precipitar herniação tentorial ou tonsilar.

Teste genético/metabólico

Os testes genéticos e, em menor grau, os testes metabólicos podem desempenhar um papel importante no diagnóstico de uma variedade de distúrbios neurológicos. Os algoritmos de teste publicados geralmente recomendam começar com o teste de gene direcionado (seja de gene único ou de painéis de genes) antes de passar para o *microarray* cromossômico, que pode ser seguido pelo sequenciamento (inteiro) do exoma (WES, de *whole-exome sequencing*). No entanto, na prática, a utilização do WES está se expandindo rapidamente (ver **Capítulo 37**) e, em alguns casos, é uma alternativa acessível para testes bioquímicos extensivos, de gene único e de painel de genes. Estudos recentes sugerem que o WES tem um rendimento diagnóstico de 20% a 40% para condições neurológicas, incluindo atraso no desenvolvimento/deficiência intelectual, distúrbios neuromusculares, distúrbios do movimento e epilepsia. Dada a complexidade e o progresso acelerado das avaliações genéticas, deve-se considerar consultar um especialista em genética antes de iniciar o teste.

Estudos de condução nervosa e testes de eletromiografia

Estudos de condução nervosa (ECN) e testes de eletromiografia (EMG) podem avaliar distúrbios dos neurônios motores inferiores, nervo, junção neuromuscular e músculo. O ECN é realizado aplicando pequenas correntes (choques) aos nervos periféricos e calculando a amplitude da resposta e a velocidade de condução. A EMG requer a colocação de eletrodos de registro (agulhas) em músculos selecionados para registrar a atividade elétrica espontânea e volitiva. Para obter mais detalhes, ver a seção Distúrbios dos músculos que afetam a infância, na página 780.

PROCEDIMENTOS NEURORADIOLÓGICOS PEDIÁTRICOS

Tomografia computadorizada

A tomografia computadorizada (TC) permite a visualização do conteúdo intracraniano por meio da obtenção de uma série de imagens de raios X transversais. As técnicas atuais permitem a aquisição rápida de dados, muitas vezes sem sedação. As TCs têm alta sensibilidade (88 a 96% das lesões maiores que 1 a 2 cm podem ser vistas), mas baixa especificidade (tumor, infecção ou infarto podem ser semelhantes). A TC é particularmente útil na identificação de sangue (hemorragia intracraniana), ossos (fraturas cranianas ou calcificações intracranianas) e projéteis (outros corpos estranhos) – todos os quais aparecem hiperdensos (brilhantes) –, bem como para medir o tamanho ventricular. As lesões hipodensas (escuras) são inespecíficas e podem indicar acidente vascular cerebral (AVC) isquêmico, contusão, distúrbios desmielinizantes, infecção ou edema. A injeção intravenosa de contraste iodado permite a visualização das artérias (angiografia por TC [ATC]) ou veias (venografia por TC [VTC]). Uma única TC de crânio emite aproximadamente 2 milisieverts (mSv; radiografia típica de tórax PA = 0,02 mSv), o que equivale a aproximadamente 8 meses de exposição à radiação ambiental natural. Acredita-se que o risco de malignidade seja de 1 tumor cerebral em 10.000 pacientes nos 10 anos após a exposição à TC, e o risco vitalício de tumor cerebral após TC de crânio é provavelmente maior, principalmente em crianças mais novas.

Ressonância magnética

A ressonância magnética (RM) fornece imagens de alta resolução de tecidos moles por meio da detecção da ressonância de prótons de hidrogênio à radiação eletromagnética. Os sinais de RM variam com a proporção de água para proteína e lipídio no tecido, bem como com a sequência particular de RM (T1, T2, etc.). Para evitar artefatos de movimento, a sedação é necessária para crianças que não conseguem ficar quietas por 45 minutos. No entanto, protocolos ultrarrápidos de RM estão sendo cada vez mais usados para descartar emergências neurológicas agudas, incluindo hemorragia e hidrocefalia, de forma a evitar a radiação desnecessária da TC. A RM pode avaliar vários distúrbios neurológicos, incluindo tumores, lesões isquêmicas e hemorrágicas, distúrbios vasculares, inflamação, desmielinização, infecção, distúrbios metabólicos e processos degenerativos. Como o osso não produz artefatos nas imagens de RM, o conteúdo da fossa posterior (incluindo o tronco cerebral e os nervos cranianos) pode ser estudado muito melhor com RM do que com TC.

As sequências T1 de RM fornecem excelente caracterização anatômica; a substância cinzenta parece relativamente hipointensa (escura) em comparação com a substância branca mielinizada hiperintensa (brilhante). As sequências T2 e recuperação de inversão de atenuação de fluido (FLAIR, de *fluid-attenuated inversion recovery*)

DISTÚRBIOS NEUROLÓGICOS E MUSCULARES

Tabela 25-2 Características do líquido cefalorraquidiano na criança normal e em infecções do sistema nervoso central e condições inflamatórias

Doença	Pressão inicial (mm H2O)	Aparência	Células/μL	Proteína (mg/dL)	Glicose (mg/dL)	Outros testes	Comentários
Normal	< 160	Límpido ("água de pedra")	Recém-nascidos: até 30 leucócitos. Outras idades: 0-5 leucócitos; Eritrócitos devem ser raros.	Recém-nascidos: até 150 (lombar); Lactentes: até 65 (lombar); Outros: 15-35 (lombar), 5-15 (ventricular)	50-80 (dois terços da glicemia); pode ser aumentado após convulsão	Índice de LCR-IgG < 0,7[a]; LDH 2-27 U/L	Lactentes: a proteína do LCR pode ser de até 170 mg/dL; as convulsões não causam um aumento nos leucócitos do LCR
Punção sanguinolenta	Normal ou baixo	Sangrento (às vezes com coágulo)	Um WBC adicional por 700 hemácias[b];	Um miligrama adicional por 800 hemácias[b]	Normal	O número de hemácias deve diminuir entre o 1º e o 3º tubo	Fluido centrifugado, o sobrenadante será límpido e incolor[c]
Meningite bacteriana, aguda	200–750+	Opalescente a purulento	Até milhares, principalmente PMNs (Início, pode haver poucos glóbulos brancos)	Até centenas	Diminuído; podendo ser zero (se muito precoce, pode ser normal)	Esfregaço e cultura obrigatórios; LDH >24 U/L	PCR para meningococo e pneumococo no plasma e LCR
Meningite bacteriana, parcialmente tratada	Geralmente aumentado	Transparente ou opalescente	Geralmente aumentado; PMNs geralmente predominam	Elevado	Normal ou diminuído	LDH geralmente >24U/L; PCR ainda pode ser positivo	O esfregaço e a cultura podem ser negativos se antibióticos estiverem em uso
Meningite tuberculosa	150–750+	Opalescente; teia ou película de fibrina	250–500, principalmente linfócitos (Início, mais PMNs)	45–500; contagem de células paralelas; aumenta com o tempo	Diminuído; talvez nenhum	Esfregaço para organismo ácido-resistente: cultura e inoculação do LCR; PCR	Considere a AIDS, uma comorbidade comum da tuberculose
Meningite fúngica	Aumentado	Variável; frequentemente claro	10–500; principalmente linfócitos (precoce, mais PMNs)	Elevado e crescente	Diminuído	Preparações de tinta nanquim, antígeno criptocócico, PCR, cultura, inoculações, testes de imunofluorescência	Frequentemente sobreposta em pacientes debilitados ou em terapia imunossupressora
Meningoencefalite asséptica (meningite viral ou encefalite)	Normal ou ligeiramente aumentada	Claro a menos que a contagem de células > 300/μL	Nenhum a algumas centenas, principalmente linfócitos (Inicialmente, mais PMNs)	20–125	Normal; pode ser baixa em caxumba, herpes ou outras infecções virais	LCR, fezes, sangue, *swabs* de orofaringe para culturas virais; LDH < 28 U/L; PCR para HSV, CMV, EBV, enterovírus, etc.	Títulos de anticorpos agudos e convalescentes; na caxumba ou infecção por enterovírus, pode ver até 1000 linfócitos;

(continua)

Tabela 25-2 Características do líquido cefalorraquidiano na criança normal e em infecções do sistema nervoso central e condições inflamatórias *(Continuação)*

Doença	Pressão inicial (mm H2O)	Aparência	Células/μL	Proteína (mg/dL)	Glicose (mg/dL)	Outros testes	Comentários
Encefalomielite parainfecciosa (ADEM) e outros distúrbios desmielinizantes (como EM)	80-450, geralmente aumentada	Geralmente claro	0-50+, principalmente linfócitos; EM pode ter números mais baixos, até mesmo 0, WBCs	15-75	Normal	Índice CSF-IgG, bandas oligoclonais variáveis (frequentemente positivo na EM)	Nenhum organismo; casos fulminantes podem se assemelhar a meningite bacteriana
Polineurite (incluindo síndrome de Guillain-Barré)	Normal e ocasionalmente aumentada	Precoce: normal; tardio: xantocrômico se proteína alta	Normal; ocasionalmente ligeiro aumento	Precoce: normal; tarde: 45-1500	Normal	O índice LCR-IgG pode estar aumentado; bandas oligoclonais variáveis	Tente encontrar a causa (infecções virais, toxinas, lúpus, diabetes, etc.)
Carcinomatose meníngea	Frequentemente elevado	Transparente a opalescente	Identificação citológica de células tumorais	Frequentemente leve a moderadamente elevado	Frequentemente reduzido	Citologia	Visto com leucemia, meduloblastoma, melanose meníngea, histiocitose X
Abscesso cerebral	Normal ou aumentado	Geralmente claro	5-500 em 80%; principalmente PMNs	Geralmente ligeiramente aumentado	Normal; ocasionalmente diminuído	Estudo de imagem do cérebro RM	Contagem de células relacionada à proximidade das meninges; achados como na meningite purulenta se o abscesso se romper

ADEM, encefalomielite disseminada aguda; AIDS, síndrome de imunodeficiência adquirida; CMV, citomegalovírus; LCR, líquido cefalorraquidiano; EBV, vírus Epstein Barr; HSV, vírus herpes simplex; IL-8, interleucina 8; LDH, lactato desidrogenase; RM, ressonância magnética; EM, esclerose múltipla; PCR, reação em cadeia da polimerase; PMN, neutrófilo polimorfonuclear; RBC, glóbulo vermelho; TNF, fator de necrose tumoral; WBC, glóbulo branco.

[a] Índice LCR-IgG = (LCR IgG/IgG sérico)/(albumina LCR/albumina sérica).

[b] Muitos estudos documentam armadilhas no uso dessas proporções devido à lise de leucócitos. Julgamento clínico e punções lombares repetidas podem ser necessárias para descartar meningite nessa situação.

permitem melhor visualização de patologias, como lesões desmielinizantes. As imagens ponderadas por perfusão, o coeficiente de difusão aparente (ADC, de *apparent diffusion coefficient*) e as imagens ponderadas por difusão (DWI, de *diffusion-weighted imaging*), que medem o movimento das moléculas de água, identificam edema isquêmico e citotóxico em AVC agudo e distúrbios tóxicos/metabólicos. Normalmente, o contraste é usado apenas se houver suspeita de inflamação (incluindo desmielinização) ou infecção. A angiografia por ressonância magnética (ARM) ou a venografia por ressonância magnética (VRM) visualizam grandes vasos sanguíneos extra e intracranianos, embora não sejam tão sensíveis quanto a TC ou a angiografia convencional. A espectroscopia de ressonância magnética (ERM) avalia alterações bioquímicas, aumento da atividade celular e metabolismo oxidativo, por exemplo, em tumores cerebrais ou após encefalopatia hipóxico-isquêmica neonatal.

Neuroimagem especializada (RMf, DTI, PET, SPECT)

Técnicas adicionais de neuroimagem podem fornecer caracterização anatômica e funcional detalhada de lesões, como tumores cerebrais ou focos convulsivos (regiões cerebrais epileptogênicas que geram convulsões). Em geral, são realizados apenas por uma equipe clínica e/ou de pesquisa multidisciplinar. A ressonância magnética funcional (RMf) avalia as alterações na oxigenação do sangue em todo o cérebro, enquanto o paciente executa tarefas motoras ou de linguagem para localizar funções cerebrais específicas. A imagem por tensor de difusão (DTI, de *diffusion tensor imaging*) identifica os tratos axonais das vias neurológicas, como as radiações ópticas ou o sistema motor. A tomografia por emissão de pósitrons (PET, de *positron emission tomography*) usa substratos radiomarcados, como a fluorodeoxiglicose administrada por via intravenosa, para medir a taxa metabólica em todo o cérebro. Quando realizada durante uma convulsão (estado ictal), as áreas epileptogênicas podem ser reconstruídas tridimensionalmente para planejamento cirúrgico. A **tomografia computadorizada por emissão de fóton único** (SPECT, de *single-photon emission computed tomography*) permite a visualização tridimensional do fluxo sanguíneo cerebral usando um traçador radioativo (normalmente tecnécio-99m). Áreas metabolicamente ativas, como áreas epileptogênicas ou tumores, podem demonstrar aumento do fluxo sanguíneo, enquanto regiões vasculares sob risco podem apresentar diminuição do fluxo sanguíneo cerebral. A angiografia cerebral convencional utiliza raios X tradicionais e cateterismo, geralmente através dos vasos femorais sob sedação, para visualizar os vasos sanguíneos cerebrais. Essa caracterização anatômica detalhada pode ser útil no diagnóstico de aneurismas cerebrais e outras malformações vasculares, bem como no planejamento cirúrgico de tumores cerebrais.

Ultrassonografia

Em lactentes com fontanela aberta, a ultrassonografia (US) de crânio é uma excelente ferramenta para avaliação rápida das estruturas cerebrais com equipamentos portáteis, sem radiação ionizante ou necessidade de sedação. Hemorragia intracraniana, ventriculomegalia, isquemia, malformações e calcificações podem ser bem visualizadas com US, embora a caracterização completa possa exigir outras modalidades de imagem.

Cakir B et al: Inborn errors of metabolisms presenting in childhood. J Neuroimaging 2011;21(2):e117–e133 [PMID: 21435076].

Fogel BL: Genetic and genomic testing for neurological disease in clinical practice. Handbook of Clinical Neurology, Vol 147, (3rd series) Neurogenetics, Part 1; 2018 [PMID 29325607]

Haslam RHA: Clinical neurological examination of infants and children. Handb Clinical Neurol, Vol III (3rd series) Pediatric Neurology, Part 1; 2013 [PMID: 23622147].

Michelson DJ et al: Evidence report: genetic and metabolic testing on children with global developmental delay: report of the Quality Standards Subcommittee of the American Academy of Neurology and the Practice Committee of the Child Neurology Society. Neurology 2011 Oct 25;77(17):1629–1635 [PMID: 21956720].

Orman G, Rossi A, Meoded A, Huisman TAGM: Children with acute neurological emergency. Chapter 14 in *Diseases of the Brain, Head and Neck, Spine 2020–2021*: Diagnostic Imaging. Cham (CH): Springer; 2020 [PMID: 32119241].

DISTÚRBIOS QUE AFETAM O SISTEMA NERVOSO EM BEBÊS E CRIANÇAS

ESTADOS ALTERADOS DE CONSCIÊNCIA (COMA)

FUNDAMENTOS DO DIAGNÓSTICO E CARACTERÍSTICAS TÍPICAS

▶ O início agudo de alterações ou redução do sensório, atenção ou das funções cognitivas pode ser causado por diversas etiologias, das quais muitas são tratáveis.

A consciência abrange tanto o nível de vigília do paciente quanto a capacidade de interagir com o ambiente. O substrato neurológico para a consciência é o sistema reticular ativador (SRA) ascendente, composto pela formação reticular no tronco cerebral, pelos núcleos intralaminares talâmicos e porções do hipotálamo. A disfunção do córtex cerebral, especialmente lesões bilaterais, também pode causar coma.

▶ Achados clínicos

Muitos termos, incluindo obnubilação, letargia, sonolência, estupor e coma, são usados para descrever o *continuum* desde o estado totalmente alerta e consciente até a total falta de resposta. Embora os avaliadores possam usar uma escala, como a Escala de Coma de Glasgow (ver **Capítulo 12**), descrições qualitativas como "abre os olhos com estímulo doloroso, mas não responde à voz" podem ajudar melhor os observadores subsequentes a avaliar a gravidade do distúrbio de consciência **(Tabela 25-3)**.

- O *estado minimamente consciente* (MCS, de *minimally conscious state*) denota pacientes que demonstram ciclos

Tabela 25-3 O espectro da consciência/inconsciência

	Consciente	MCS	PVS	Coma	Morte cerebral
Acordado?	Sim	Sim	Sim	Não	Não
Consciente?	Sim	Parcialmente	Não	Não	Não
Respostas motoras?	Presente	Presente	Presente	Ausente	Ausente
Reflexos do tronco cerebral?	Presente	Presente	Presente	Presente	Ausente

MCS, estado minimamente consciente; PVS, estado vegetativo persistente ou permanente.

sono-vigília e algum grau residual de interação com o ambiente. Por exemplo, esses pacientes podem ter movimentos intencionais. Assim, o MCS envolve "preservação parcial da consciência".

- O *estado vegetativo persistente ou permanente* (PVS, de *persistent or permanent vegetative state*) denota uma condição crônica (persistente se > 4 semanas; permanente se > 3 a 12 meses, dependendo da etiologia) na qual os ciclos sono-vigília são preservados, mas o paciente não tem consciência de si mesmo ou o ambiente. O PVS às vezes é referido como "vigília sem consciência".

- O *coma* é definido pela ausência completa de vigília e interação com o ambiente por pelo menos 1 hora. Quando o coma persiste, a avaliação da presença de ciclos sono-vigília ou ausência de todas as funções cerebrais pode delinear ainda mais a gravidade.

- A *morte encefálica* (morte por critérios neurológicos) refere-se a pacientes em coma que apresentam cessação de todas as funções cerebrais, incluindo atividade cortical, reflexos do tronco encefálico e respiração espontânea. Ver **Capítulo 14** para detalhes sobre a avaliação da morte encefálica.

▶ **Avaliação diagnóstica**

As causas clínicas, incluindo anoxia/isquemia/acidente vascular, infecção, toxissíndromes, convulsões, distúrbios metabólicos e hipotermia/hipertermia, respondem por 90% dos casos de coma em crianças. As causas estruturais, como trauma, neoplasia e aumento da pressão intracraniana (PIC), compreendem os 10% restantes. A infecção é a causa mais comum (30%), e muitas vezes são necessárias hemoculturas e PL. A hipoglicemia, a cetoacidose diabética e o coma não cetótico hiperglicêmico devem ser avaliados por medições da glicose plasmática, eletrólitos e concentrações de lactato, valores de gases sanguíneos, exame de urina e osmolaridade sérica e urinária. Também devem ser obtidos hemograma completo, ureia sérica e creatinina (para avaliar a função renal), testes de função hepática e amônia. Urina, sangue e até mesmo o conteúdo gástrico podem ser avaliados por triagem de toxinas, com considerações para pesticidas, chumbo, salicilatos e outros medicamentos dentro de casa, bem como substâncias ilícitas. Testes adicionais podem incluir pressões parciais de oxigênio e dióxido de carbono para avaliar envenenamento por monóxido de carbono ou avaliações metabólicas extensas, como porfirinas plasmáticas e concentrações de aminoácidos e ácidos orgânicos na urina. Se houver suspeita de traumatismo craniano grave, hemorragia intracraniana ou aumento da PIC, é necessária uma TC ou RM de emergência. O EEG deve ser obtido se houver suspeita de crises epilépticas e, em alguns casos, pode adicionar informações prognósticas.

▶ **Diagnóstico diferencial**

Condições confundidas com coma:

- A *síndrome do encarceramento* descreve os pacientes que estão conscientes (acordados e conscientes), mas não conseguem demonstrar interação com seu ambiente devido a uma perda maciça da função motora, geralmente decorrente de uma lesão na ponte. Os movimentos oculares verticais podem ser preservados.

- *Mutismo acinético* denota um paciente que está acordado e consciente, mas não fala, não inicia movimentos ou segue comandos, geralmente devido a lesões dos lobos frontais.

- A *catatonia* refere-se a pacientes com estado de alerta e consciência anormais (embora geralmente não completamente ausentes) secundários a doenças psiquiátricas. Os pacientes geralmente preservam a capacidade de manter as posturas do tronco e dos membros.

▶ **Tratamento**

Assim como em qualquer emergência, o médico deve primeiro estabilizar a criança em coma usando o ABC da ressuscitação (vias aéreas, respiração e circulação [de *airway, breathing and circulation*]). Uma avaliação completa do trauma é fundamental; o tratamento do trauma é discutido em detalhes no **Capítulo 12**. Os sinais de aumento da PIC e de herniação cerebral iminente são outra prioridade. Bradicardia, pressão arterial elevada e respiração irregular (tríade de Cushing) ou paralisia do terceiro nervo (com o olho desviado para baixo e para fora) ou uma pupila dilatada (pupila grande, fixa/não reativa) requerem avaliação neurocirúrgica e imagem imediata. O tratamento inicial da hérnia iminente inclui elevar a cabeceira para 15 a 30 graus e fornecer hiperventilação moderada. O uso de manitol, solução salina hipertônica, coma farmacológico, hipotermia e drenagem de LCS são abordados em detalhes no **Capítulo 14**.

Hirschberg R, Giacino JT: The vegetative and minimally conscious states: diagnosis, prognosis and treatment. Neurol Clin 2011;20():773–786 [PMID: 22032660].

Kirkham FJ, Ashwal S: Coma and brain death. Handb Clin Neurol 2013;111():43–61 [PMID: 23622150].

CRISES EPILÉPTICAS E EPILEPSIA

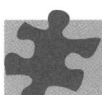

FUNDAMENTOS DO DIAGNÓSTICO E CARACTERÍSTICAS TÍPICAS

▶ As crises epilépticas ocorrem devido à atividade elétrica sincronizada anormal dentro do cérebro, associada a anormalidades motoras, sensoriais ou cognitivas transitórias.

▶ A epilepsia é definida como múltiplas convulsões não provocadas ou uma única convulsão com um EEG e/ou fatores de risco sugerindo alto risco de eventos recorrentes.

▶ As convulsões febris são provocadas por uma doença febril leve em crianças de 6 meses a 6 anos.

Uma crise epiléptica é um distúrbio súbito e transitório da atividade cerebral, manifestado por fenômenos motores, sensoriais, autonômicos ou psíquicos involuntários, isoladamente ou em qualquer combinação, muitas vezes acompanhados de alteração da consciência. As convulsões podem ser provocadas por qualquer fator que perturbe a função cerebral, incluindo insultos agudos metabólicos, traumáticos, anóxicos ou infecciosos (classificados como convulsões sintomáticas). As crises epilépticas também podem ocorrer espontaneamente sem um insulto agudo ao sistema nervoso central (SNC) (não provocado), muitas vezes relacionadas a anormalidades estruturais crônicas ou mutações genéticas.

A epilepsia é definida como duas crises separadas por pelo menos 24 horas ou uma única crise associada a um risco de recorrência superior a 60% ou ao diagnóstico de uma síndrome epiléptica. A chance de ter uma segunda convulsão após um episódio inicial não provocado em uma criança é de cerca de 50%. O risco de recorrência após uma segunda crise não provocada é de 85%. Durante a infância, a incidência de epilepsia é maior no período neonatal. A prevalência diminui após os 10 a 15 anos de idade. Até 70% das crianças com epilepsia alcançarão a remissão das crises após a primeira medicação apropriada.

▶ Classificação

A Liga Internacional Contra a Epilepsia (ILA, de *Internacional League Against Epilepsy*; www.ilae.org) estabeleceu classificações de crises e síndromes epilépticas. As crises epilépticas são classificadas como *focais*, anteriormente chamadas de parciais (com suspeita de início de crise que pode ser localizada em uma parte do cérebro), *generalizadas* (envolvendo todo o cérebro ou uma rede do cérebro) ou *desconhecidas* se não estiver claro se são focais ou generalizadas.

Vários tipos de convulsões generalizadas são reconhecidas com a classificação da ILAE: tônico-clônicas (enrijecimento-tremor), de ausência (típicas, atípicas e com características especiais), mioclônicas (contrações/espasmos), atônicas (perda repentina de tônus), mioclônicas atônicas (espasmo seguido por perda repentina de tônus), tônicas e clônicas. A nomenclatura da ILAE para crises focais é baseada na apresentação da crise, como "com ou sem alteração da consciência" e "motora" *versus* "não motora" (autônoma, emocional ou sensorial). Tais descrições permitem uma melhor classificação das crises.

As síndromes epilépticas são definidas pela natureza das crises epilépticas, idade de início, achados de EEG e outros fatores clínicos. A ILAE delineou uma terminologia atualizada de síndromes epilépticas para refletir a compreensão crescente da etiologia subjacente. A classificação de 2017 permite uma abordagem de classificação hierárquica, idêntica às diretrizes de crises. Paralelamente, os pacientes podem ter um diagnóstico etiológico (estrutural, genético, infeccioso, etc.) e podem ter comorbidades diagnósticas (transtorno de déficit de atenção/hiperatividade [TDAH], depressão, ansiedade, etc.). A caracterização da crise epiléptica e/ou síndrome epiléptica subsequente (**Tabela 25-4**) é necessária para um diagnóstico preciso, determina avaliação e tratamento adicionais, auxilia no prognóstico e facilita a pesquisa de síndromes específicas.

1. Crises epilépticas e epilepsia na infância

▶ Achados clínicos

As crises epilépticas são eventos clínicos paroxísticos estereotipados; a chave para o diagnóstico geralmente está na história. Nem todos os eventos paroxísticos são epilépticos. Uma descrição detalhada do início da crise é importante para determinar se o evento é uma crise epiléptica e se há um início localizado (focal). Eventos antes, durante e após o episódio precisam ser verificados. Vídeos de eventos têm sido extremamente úteis. Embora os observadores muitas vezes se lembrem apenas da atividade convulsiva generalizada, por causa de sua aparência dramática, perguntas cuidadosas e detalhadas podem revelar detalhes adicionais. Uma aura pode preceder a crise clinicamente aparente. A família pode observar alterações no comportamento no início da crise, ou o paciente pode descrever uma sensação de medo, felicidade ou ansiedade extremos, gosto ou cheiro estranho ou incomum, ou uma sensação ascendente no abdome. Os sintomas específicos podem ajudar a definir o local do início da crise (p. ex., um *déjà vu* sugere início no lobo temporal).

O comportamento e os movimentos da criança durante a atividade epiléptica real são fundamentais para classificar o tipo de crise. Os pais podem relatar atividade motora lateralizada (p. ex., os olhos da criança podem se desviar para um dos lados, ou a criança pode apresentar posturas distônicas de um membro) sem distúrbio da consciência, indicando crises motoras focais (anteriormente chamadas de convulsões parciais simples). Automatismos, como piscar, mastigar ou movimentos das mãos, associados a um desligamento (de *zoning out*; consciência parcialmente prejudicada) também dão suporte ao diagnóstico de crises epilépticas motoras focais (anteriormente chamadas de crises parciais complexas).

Tabela 25-4 Características das crises epilépticas e síndromes epilépticas da infância

Crise epiléptica/ síndrome epiléptica	Idade de Início	Manifestações clínicas	Fatores causais	Padrão de EEG	Outros estudos de diagnóstico	Tratamento e comentários
Crises de ausência (anteriormente chamadas de pequeno mal)	Qualquer idade	Lapsos de consciência ou olhares vagos, durando de 3 a 10 segundos, geralmente em grupos. Pode ter automatismos faciais ou nas mãos.	Depende da síndrome epiléptica.	Ponta-onda lenta 3 Hz; a hiperventilação pode provocar descargas ou crises.	Normalmente não é necessário	A etossuximida costuma ser eficaz; outros agentes podem ser usados.
Crises focais (anteriormente chamadas de crises parciais simples ou complexas)	Qualquer idade	A crise pode envolver qualquer parte do corpo; podendo evoluir/progredir em um padrão fixo. Pode incluir "staring".	Frequentemente desconhecido; tumor cerebral, trauma, patologia vascular, genética, meningite, malformações corticais (displasia), etc.	EEG pode ser normal; ondas agudas focais ou ondas lentas na região cortical apropriada.	Ressonância magnética, repetir se as crises forem mal controladas ou progressivas.	Oxcarbazepina, lamotrigina e levetiracetam como primeira linha; topiramato, zonisamida e lacosamida como segunda linha. A cirurgia pode ser uma opção.
Convulsões tônico-clônicas generalizadas (GTCs; anteriormente chamadas de grande mal)	Qualquer idade	Perda de consciência; movimentos tônico-clônicos. Incontinência em 15%. Confusão pós-ictal e sonolência.	Pode ser observado com distúrbios metabólicos, trauma, infecção, intoxicação, distúrbios degenerativos, tumores cerebrais. Pode ser genético.	Ondas agudas, hipersincronia bilateral, ondas agudas multifocais de alta voltagem.	A avaliação metabólica, por imagem e infecciosa pode ser apropriado.	Levetiracetam, lamotrigina, zonisamida ou ácido valproico
Crises epilépticas neonatais	Nascimento–2 semanas	Pode ser qualquer tipo de crise, incluindo sutis.	Lesões neurológicas (hipóxia/isquemia; hemorragia); hipoglicemia, hipocalcemia, hiper e hiponatremia. A retirada da droga. Deficiência de piridoxina. Outros distúrbios metabólicos. Infecções do SNC. Anomalias estruturais. Causas genéticas cada vez mais reconhecidas.	Ondas agudas focais ou ritmos lentos; descargas multifocais. Pode ocorrer dissociação eletroclínica (crises eletrográficas sem manifestações clínicas).	Punção lombar; PCR do LCR para herpes, enterovírus; fóforo e cálcio séricos, glicose sérica e no LCR, Magnésio; ureia sérica, triagem de aminoácidos, amônia no sangue, triagem de ácido orgânico, TORCHS, outros testes metabólicos se houver suspeita. Ultrassom ou TC/MRI.	Benzodiazepínicos, fenobarbital, fenitoína IV. Experiência recente com levetiracetam e topiramato. Teste terapêutico com B6 (piridoxina). Tratar o distúrbio subjacente.
Espasmos epilépticos (também conhecidos como espasmos infantis ou síndrome de West)	3–18 meses, geralmente cerca de 6 meses	Abrupto, geralmente (mas nem sempre) simétrico; adução ou flexão de membros com flexão de cabeça e tronco, ou movimentos extensores (semelhantes ao reflexo de Moro). Ocorrem em grupos normalmente ao acordar. Associado à regressão ou platô do desenvolvimento.	Etiologia identificada em aproximadamente dois terços, estrutural, metabólica ou genética. Esclerose tuberosa em 5% a 10%. Trissomia 21 em 2,5%–3,1%. TORCHS e outras mutações genéticas.	Hipsarritmia (ondas lentas caóticas de alta voltagem ou ondas agudas aleatórias) [90%]; outras anormalidades em 10%. Raramente normal no início. A melhora do EEG é necessária para a eficácia do tratamento.	Exame de fundo de olho e da pele, ressonância magnética. Outros testes em caso de suspeita clínica (triagem de aminoácidos e ácidos orgânicos, triagem TORCHS, microarray). Considere os painéis genéticos para epilepsia.	ACTH, prednisolona ou vigabatrina (especialmente se houver esclerose tuberosa). O tratamento precoce melhora os resultados.

Síndrome	Idade de início	Tipos de crise	Etiologia	EEG	Estudos diagnósticos	Tratamento
Síndrome de Lennox-Gastaut	Em qualquer momento da infância (geralmente 2–7 anos)	Múltiplos tipos de crises, incluindo tônicas, mioclônicas semelhantes a choques; atônicas ("ataques de queda") e ausência atípica.	Múltiplas causas, geralmente resultando em dano neuronal difuso. História de espasmos infantis; lesão cerebral pré-natal ou perinatal; meningite; distúrbios degenerativos do SNC; anormalidades estruturais.	Complexos ponta-onda atípicos lentos (1–2,5 Hz) e surtos de ondas generalizadas de alta voltagem, geralmente com ritmo de fundo difusamente lento. Eletrodecremento e espículas rápidas durante o sono.	Ditado pelo índice de suspeita: ressonância magnética; teste genético; distúrbios metabólicos hereditários, lipofuscinose ceróide neuronal, enzimas lisossômicas. Biópsia de pele ou conjuntival para microscopia eletrônica.	Difícil de tratar, geralmente requer vários medicamentos. Evite carbamazepina e oxcarbazepina.
Síndrome de Dravet	Primeiro ao segundo ano de vida	Pode se apresentar inicialmente como crises febris prolongadas (incluindo hemiconvulsões), após 1 ano de idade com vários tipos de crise; normalmente sensível a mudanças de temperatura. Também pode ter marcha anormal.	85% com mutação SCN1A e outros com mutações nos receptores SCN1B ou GABA.	Descargas epileptiformes multifocais, descargas epileptiformes generalizadas e lentificação.	Teste genético.	Pode ser difícil de tratar, considerar medicamentos específicos para Dravet (estiripentol e fenfluramina). Evite a manutenção de bloqueadores dos canais de Na, como fenitoína, carbamazepina, oxcarbazepina.
Epilepsia mioclônica astática (síndrome de Doose)	Em qualquer momento da infância (geralmente 2–7 anos)	Múltiplos tipos de crise, incluindo atônica, mioclônica, atônica, ausência atípica, tônica e tônico-clônica generalizada	Raramente a etiologia é encontrada, provavelmente genética, < 5% com mutação SCN1A; grande percentual com história familiar de convulsões febris.	Descargas ponda-onda generalizadas, atividade teta central.	Teste genético.	Pode ser difícil de tratar, considere a dieta cetogênica. Evite fenitoína, carbamazepina, oxcarbazepina e gabapentina.
Epilepsia de ausência na infância (anteriormente chamada de pequeno mal)	3–12 anos	Crises de ausência (muitas vezes várias/dia); atividade clônica em 30%–45%. Frequentemente simula convulsões focais, mas sem aura ou confusão pós-ictal.	Genética presumida. Circuitos talamocorticais anormais.	EEG sempre anormal. Descargas ponta-onda lenta de 3 Hz, provocadas por hiperventilação. A normalização do EEG se correlaciona com o controle das crises.	A hiperventilação geralmente provoca crises. Estudos de imagem raramente são úteis.	Etossuximida mais eficaz e melhor tolerada; ácido valpróico, lamotrigina, levetiracetam.
Epilepsia de ausência juvenil	10–15 anos	Crises de ausência, menos frequentes do que na epilepsia de ausência da infância. Maior risco de crises convulsivas.	Genética presumida.	Descargas ponta-onda lenta generalizadas de 3 a 6 Hz.	Nem sempre desencadeada por hiperventilação.	Igual à epilepsia de ausência da infância, mas pode ser mais difícil de tratar.

(continua)

Tabela 25-4 Características das crises epilépticas e síndromes epilépticas da infância *(Continuação)*

Crise epiléptica/ síndrome epiléptica	Idade de Início	Manifestações clínicas	Fatores causais	Padrão de EEG	Outros estudos de diagnóstico	Tratamento e comentários
Epilepsia infantil com pontas centrotemporais (anteriormente chamada de epilepsia rolândica benigna ou epilepsia benigna com pontas centrotemporais, BECTS)	5–16 anos	As crises focais afetam a face, língua, mão +/- generalização secundária. Geralmente noturno ou no início da manhã. Padrões de crise semelhantes podem ser observados em pacientes com lesões corticais focais. Quase sempre remite na puberdade.	Genética presumida. História de crises ou achados anormais de EEG em parentes de 40% dos probandos afetados, sugerindo um único gene autossômico dominante, possivelmente com penetrância dependente da idade.	Pontas centrotemporais ou ondas agudas ("descargas rolândicas") aparecendo com fundo de EEG normal.	Raramente precisa de TC ou RM.	Muitas vezes, nenhuma medicação é necessária, especialmente se as crises forem exclusivamente noturnas e pouco frequentes. Oxcarbazepina, lamotrigina ou levetiracetam. (Veja crises focais.)
Epilepsia mioclônica juvenil (EMJ)	Geralmente entre 12 e 18 anos	Convulsões mioclônicas matinais (pequenos espasmos dos músculos do pescoço e ombros), GTCs, às vezes crises de ausência. Desenvolvimento típico. Raramente resolve (20%-25%), mas geralmente remite com medicamentos.	Genética presumida. 40% dos familiares apresentam mioclonias, principalmente no sexo feminino; 15% têm um padrão EEG anormal.	O EEG interictal mostra surtos generalizados de ponta-onda ou descargas poliponta-onda de 4 a 6 Hz.	Imagem não é necessária. Se o curso for desfavorável, considere síndromes de epilepsia mioclônica progressiva (distúrbios neurodegenerativos).	Ácido valpróico, lamotrigina ou levetiracetam.
Convulsões febris	6 meses–6 anos (pico 6–18 meses); crise epiléptica infantil mais comum (incidência de 2% a 5%)	Geralmente convulsões generalizadas, raramente focais no início. Pode levar ao estado de mal epiléptico. Risco de recorrência de segunda convulsão febril 30% (50% se < 1 ano de idade); Maior risco de epilepsia subsequente em estado de mal epiléptico febril.	Doença febril não neurológica. Fatores de risco: história familiar positiva, creche, atraso no desenvolvimento, internação neonatal prolongada. Algumas doenças menores podem provocar convulsões mesmo sem febre (por exemplo, convulsões provocadas por doenças gastrointestinais).	EEG interictal normal, especialmente quando obtido pelo menos 1 semana após a convulsão. Portanto, não é útil, a menos que haja achados complicadores.	Punção lombar em lactentes ou sempre que houver suspeita de meningite.	Trate a doença subjacente, febre. Diazepam por via retal para convulsões prolongadas (> 5 min). Profilaxia raramente necessária.

ACTH, hormônio adrenocorticotrófico; SNC, sistema nervoso central; LCR, líquido cefalorraquidiano; TC, tomografia computadorizada; EEG, eletroencefalograma; RMN, ressonância magnética; PCR, reação em cadeia da polimerase; TORCHS, toxoplasmose, outras infecções, rubéola, citomegalovírus, herpes simples e sífilis; VNS, estimulação do nervo vago.

Em contraste, as crises generalizadas geralmente se manifestam com perda aguda e completa da consciência e atividade motora do corpo inteiro. Pode ocorrer postura tônica, atividade tônico-clônica ou mioclonia. Em crianças com crises de ausência, que são um tipo de crise generalizada, a parada comportamental pode estar associada a "olhar fixo" e automatismos, dificultando a diferenciação entre crises de ausência e crises focais. Estados pós-ictais (após a crise) também podem ser úteis no diagnóstico. Geralmente, após muitas das crises focais e a maioria das generalizadas, ocorre sonolência pós-ictal; crises de ausência, mioclônicas ou atônicas, no entanto, normalmente não causam alterações pós-ictais.

É sempre importante considerar se a criança que apresenta uma suposta crise epiléptica pela primeira vez pode ter experimentado crises não reconhecidas anteriormente. Crises focais, atônicas, mioclônicas e de ausência podem não ser reconhecidas, exceto em retrospecto. Assim, o questionamento cuidadoso sobre eventos anteriores é importante. Eventos que são percebidos como crises, mas não são epilépticos, como os sincopais ou estereotipias, também podem ser determinados por um questionamento cuidadoso.

▶ Avaliação diagnóstica

Muitos fatores determinam a extensão e a urgência da avaliação diagnóstica, como a idade da criança, a gravidade e o tipo de crise, a criança estar doente ou ferida e a suspeita do médico sobre a causa subjacente. As crises epilépticas na primeira infância geralmente têm uma causa subjacente que é estrutural, genética ou metabólica e orientará o prognóstico e o tratamento. Portanto, quanto menor a criança, mais extensa deve ser a avaliação diagnóstica. Qualquer criança com menos de 3 anos com início recente de crises *não provocadas* (não causadas por um gatilho específico, como febre, infecção, anormalidade metabólica, intoxicação, traumatismo craniano ou patologia do SNC) deve ser avaliada com um EEG e RM, embora a necessidade não seja urgente. Outros estudos diagnósticos devem ser usados seletivamente.

Raramente são encontradas anormalidades metabólicas na criança saudável com crises epilépticas. A menos que haja uma alta suspeita clínica de condições médicas graves (p. ex., diarreia/desidratação significativa, uremia, hiponatremia, hipocalcemia ou hipoglicemia), geralmente não são necessários exames laboratoriais de rotina. Estudos especiais podem ser necessários em circunstâncias que sugerem uma etiologia sistêmica aguda para uma crise, por exemplo, na presença de insuficiência renal aparente, sepse ou abuso de substâncias. Imagens de emergência do cérebro geralmente não são necessárias na ausência de evidência de trauma ou anormalidades agudas no exame.

O EEG de rotina é útil principalmente para definir a atividade interictal (entre as crises), exceto para o registro fortuito de uma crise clínica ou em situações em que as crises são facilmente provocadas, como a epilepsia de ausência na infância. Uma crise é um fenômeno clínico; um EEG mostrando atividade epileptiforme pode confirmar e esclarecer o diagnóstico clínico (p. ex., definir uma síndrome epiléptica), mas nem sempre é diagnóstico (ver Eletroencefalograma na seção Avaliação diagnóstica, pág. 732).

▶ Diagnóstico diferencial

O diagnóstico de epilepsia terá profundas implicações para o paciente; provas e precisão suficientes são, portanto, imperativas. Vários eventos paroxísticos não-epilépticos são descritos na **Tabela 25-5**, e muitos deles são descritos com mais detalhes no **Capítulo 3**. As crises não-epilépticas psicogênicas são menos comuns em crianças do que em adultos, mas devem ser consideradas, mesmo em crianças pequenas ou com deficiência cognitiva. Os mimetizadores de crises epilépticas mais comuns incluem desatenção em crianças em idade escolar, estereotipias, movimentos relacionados ao sono, movimentos habituais, como bater a cabeça e a chamada masturbação infantil (às vezes chamada de movimentos de autogratificação) e refluxo gastroesofágico em bebês muito jovens. Identificar distúrbios com risco de vida, como a síndrome do QT prolongado, como a causa dos ataques de um paciente é de extrema importância.

▶ Complicações e sequelas

A. Impacto psicossocial

Distúrbios do humor, especialmente depressão, mas também ansiedade, raiva e sentimentos de culpa e inadequação, ocorrem frequentemente no paciente, bem como nos pais de uma criança com epilepsia. Estigmas reais ou percebidos, bem como problemas relacionados a informar outras pessoas sobre o diagnóstico são comuns. Crianças em idade escolar e adultos com epilepsia têm um risco aumentado de suicídio. A depressão é uma causa comum de comprometimento da função cognitiva em crianças com epilepsia. A discussão sobre comorbidades relacionadas à saúde mental deve começar no momento do diagnóstico. As escolas muitas vezes limitam as atividades de crianças com epilepsia de forma inadequada, perpetuando o estigma.

B. Comprometimento cognitivo

A encefalopatia epiléptica, na qual as crises estão associadas ao declínio intelectual, de fato ocorre, particularmente em crianças pequenas com epilepsias como os espasmos infantis (síndrome de West), a síndrome de Dravet e a síndrome de Lennox-Gastaut. No entanto, qualquer criança que vive com epilepsia, particularmente com crises não tratadas ou mal controladas, pode desenvolver cognição e memória reduzidas. O impacto das crises focais persistentes depende da localização do início das crises. Por exemplo, crises epilépticas persistentes do lobo temporal em adultos estão associadas à disfunção da memória. Em geral, a atividade epileptiforme interictal não parece contribuir para o comprometimento cognitivo; o aumento da carga epileptiforme foi, no entanto, associado a problemas cognitivos leves em alguns distúrbios anteriormente considerados benignos, como a epilepsia infantil com pontas centrotemporais (BECTS, de *benign epilepsy with centro-temporal spikes*). A atividade epileptiforme contínua durante

Tabela 25-5 Eventos paroxísticos não epilépticos

Síndrome de "Perda de fôlego" (cianóticos e pálidos)
Cianótico: 6 meses a 3 anos. Sempre precipitado por trauma ou emoção. Cianose; às vezes movimentos tônicos ou clônicos (crise anóxica). O paciente pode dormir após o ataque. História familiar positiva em 30%. Eletroencefalograma (EEG) não é útil. O tratamento com fármacos não é necessário, mas se o paciente for deficiente em ferro, a suplementação pode reduzir os eventos.
Pálido: Geralmente, nenhum precipitante aparente, embora medo possa precipitar. Palidez; pode ser seguido por convulsão anóxica. Vagalmente mediada (a frequência cardíaca diminui), semelhante à síncope do adulto. EEG não é útil.

Tiques (síndrome de Tourette)
Movimentos estereotipados simples ou complexos, tosses, grunhidos, fungadas. Pior em repouso ou com estresse. Pode ser suprimido. O paciente pode experimentar um desejo premonitório. O diagnóstico é clínico. Ressonância magnética (RM) e EEG não são necessários.

Parassonias (terrores noturnos, sonilóquio, sonambulismo)
De 3 a 10 anos. Geralmente ocorre no primeiro ciclo do sono (30 a 90 minutos após dormir), com choro, gritos e sintomas autonômicos (pupilas dilatadas, sudorese). Pode durar alguns minutos ou ser mais prolongado. A criança volta a dormir e não se lembra do evento. Despertares parciais com fala e deambulação durante o sono. O EEG durante as crises mostra superficialização do sono profundo, embora o comportamento pareça estar acordado. A criança precisa ser protegida de lesões e gradualmente acomodada e levada de volta para a cama.

Pesadelos
Pesadelos ou sonhos vívidos ocorrem em ciclos subsequentes de sono, geralmente nas primeiras horas da manhã, e geralmente são parcialmente lembrados no dia seguinte. O comportamento bizarro e assustador às vezes pode ser confundido com convulsões de início focal, mas ocorre durante o sono REM (movimento rápido dos olhos); enquanto as crises epilépticas geralmente não.

Enxaqueca
Ocasionalmente, a enxaqueca pode estar associada a um estado de confusão aguda. Está presente um pródromo habitual de enxaqueca com náuseas/vômitos, tonturas ou sintomas visuais, seguido de cefaleia e confusão. A história prévia de enxaqueca típica pode auxiliar no diagnóstico. A cefaleia intensa com vômito quando a criança sai do episódio pode ajudar a distinguir o episódio de crise epiléptica. No entanto, alguns pacientes podem apresentar cefaleia pós-ictal após crises epilépticas.

Mioclonia benigna do sono
Comum em bebês e pode durar até a idade adulta. Os espasmos focais ou generalizados (estes últimos também chamados de abalos hípnicos ou do sono) podem parecer semelhantes às crises mioclônicas, podendo ocorrer de forma intermitente ao longo do sono. Um registro de vídeo para avaliação médica pode ajudar no diagnóstico. O EEG obtido durante os eventos é normal, provando que essas mioclonias não são epilépticas. O tratamento é tranquilizar a família.

Estremecimento
Ataques de tremores ou calafrios podem ocorrer na infância e na primeira infância. Tremores/estremecimentos podem ser muito frequentes. O EEG é normal. Não há mudança na consciência.

Refluxo gastroesofágico (síndrome de Sandifer)
O refluxo do conteúdo gástrico ácido pode causar dor que não pode ser descrita pelo lactente. Pode ocorrer postura incomum (distônica ou outra) da cabeça e pescoço ou tronco, uma aparente tentativa de esticar o esôfago ou fechar a abertura. Não há perda de consciência, mas revirar os olhos, apneia e vômitos ocasionais podem simular uma crise epiléptica. EEG durante um episódio pode ser necessário para diagnóstico diferencial.

Movimentos infantis de masturbação/autogratificação
Geralmente em crianças pequenas, movimentos repetitivos de balanço, rigidez das pernas ou fricção, acompanhados de sintomas autonômicos, podem simular crises epilépticas. A observação por um indivíduo qualificado, às vezes até mesmo em um ambiente hospitalar, pode ser necessária para diagnóstico diferencial. O EEG é normal, inclusive durante os episódios. A interpretação e a tranquilização são os únicos tratamentos necessários.

Reação de conversão/crises não epilépticas psicogênicas (CNEP)
Os episódios podem envolver contorções, movimentos pélvicos, movimentos tônicos, espasmos bizarros ou falta de resposta repentina. Os episódios podem precisar ser vistos, gravados em vídeo ou capturados no EEG para distinguir das crises epilépticas, mas às vezes a história é suficiente. CNEP podem ocorrer em crianças com atraso no desenvolvimento e são comuns em crianças com epilepsia.

Birras e ataques de raiva
A criança frequentemente relata amnésia para eventos durante episódio. Os ataques geralmente são precipitados por frustração ou raiva, muitas vezes dirigidos verbalmente ou fisicamente e diminuem com a modificação do comportamento e isolamento. Após uma crise epiléptica focal, pode ocorrer agitação severa.

Olhar fixo ("*Staring*")
Os professores costumam fazer encaminhamentos para crises de ausência em crianças que olham fixamente ou parecem preocupadas na escola. A falta de episódios em casa é útil. Se os eventos forem interrompidos por um comando ou toque firme, é improvável que sejam crises epilépticas. Às vezes, o EEG é necessário para diferenciar de ausências ou crises focais.

o sono está associada à síndrome de Landau-Kleffner (afasia epiléptica adquirida) e ao estado de mal epiléptico eletrencefalográfico do sono (ESES), ambos associados ao declínio cognitivo e à regressão do desenvolvimento/comportamento.

A maioria dos fármacos anticonvulsivantes (FACs) não apresenta efeitos colaterais cognitivos em doses terapêuticas usuais, mas fenobarbital, topiramato e zonisamida podem produzir comprometimento cognitivo reversível. A psicose também pode ocorrer após convulsões ou como efeito colateral de certos medicamentos.

C. Lesões e morte

As crianças com epilepsia correm um risco muito maior de lesões do que a população pediátrica em geral. Lesões físicas diretas são particularmente frequentes em convulsões atônicas (perda repentina de tônus; "ataques de queda"), às vezes necessitando de capacete de proteção, mas são menos comuns com outros tipos de crise. No entanto, afogamento, lesões relacionadas ao trabalho na cozinha e quedas de altura continuam sendo riscos potenciais para todas as crianças com epilepsia, destacando a necessidade de precauções relacionadas a crises, especialmente segurança na água. Banhos no chuveiro são preferíveis a banhos na banheira. Para a maioria das atividades, ajustes simples permitem que os indivíduos com epilepsia levem uma vida normal.

O maior medo de um pai de uma criança com epilepsia de início recente é a possibilidade de morte ou lesão cerebral. As crianças com epilepsia realmente têm um risco aumentado de morte prematura, mas a maioria das mortes está relacionada ao distúrbio neurológico subjacente, e não às convulsões. A morte súbita inesperada com epilepsia (SUDEP, de *sudden unexpected death in epileptic patients*) é um evento raro em crianças, ocorrendo em apenas 1 a 2:10.000 pacientes-ano. O maior fator de risco para SUDEP é epilepsia não controlada. A etiologia da SUDEP ainda não é conhecida, e a única estratégia comprovada para preveni-la é o controle das crises. Embora a SUDEP seja rara, a mortalidade aumentada em crianças com epilepsia deve ser mencionado durante o aconselhamento das famílias.

▶ Tratamento

A. Primeiros socorros

Os cuidadores devem ser instruídos a proteger o paciente contra lesões. Virar a criança para o lado é útil para prevenir a aspiração. Colocar qualquer objeto na boca de um paciente em convulsão ou tentar conter os movimentos tônico-clônicos pode causar ferimentos piores do que uma língua mordida ou um membro machucado e pode potencialmente se tornar um risco de asfixia. Os pais geralmente se preocupam com a ocorrência de cianose durante crises convulsivas generalizadas, mas a hipoxia clinicamente significativa, mesmo com cianose, é rara. A ressuscitação boca a boca raramente é necessária e é improvável que seja eficaz.

Para crises prolongadas (aquelas com duração superior a 5 minutos) ou grupos de crises de mais de seis episódios em 1 hora, para prevenir o desenvolvimento de estado de mal epiléptico, pode ser administrado tratamento domiciliar agudo com benzodiazepínicos, como diazepam retal ou midazolam intranasal, sendo seguros mesmo quando administrados por profissionais não médicos (Tabela 25-6).

B. Fármacos anticonvulsivantes

1. Seleção dos fármacos: Os FACs não são mais chamados fármacos antiepilépticos (FAEs) porque nenhum deles realmente previne ou cura a epilepsia. Várias questões devem ser consideradas na escolha dos FACs. Alguns são eficazes para crises focais, mas podem piorar as generalizadas (p. ex., oxcarbazepina e carbamazepina), enquanto outros são eficazes para a maioria dos tipos de crise e são relativamente seguros (levetiracetam). A maior parte desse conhecimento é baseada na experiência e opiniões de especialistas, em vez de eficácia comparativa ou ensaios de controle randomizados. Em alguns casos, os efeitos colaterais podem ajudar a orientar o tratamento; por exemplo, o topiramato tende a suprimir o apetite, ao passo que o ácido valproico geralmente precipita o ganho de peso. Ao equilibrar riscos, efeitos colaterais e eficácia potencial, deve-se considerar o impacto geral na vida do paciente e de sua família.

2. Estratégia de tratamento: O tratamento ideal das crises sintomáticas agudas (provocadas) é a correção de causas específicas. No entanto, mesmo quando um distúrbio bioquímico, tumor, meningite ou outra causa específica está sendo tratada, FACs de curto prazo podem ser necessários.

A criança com uma única crise epiléptica não provocada tem 50% de chance de recorrência. Assim, os FACs não são necessários até que o diagnóstico de epilepsia seja estabelecido. O tipo de crise e a síndrome epiléptica, bem como os possíveis efeitos colaterais, determinarão qual medicamento iniciar, levando em consideração o lema da Fundação da Epilepsia (de *Epilepsy Foundation*) de "sem crises e sem efeitos colaterais" sempre que possível. Se a monoterapia falhar, um segundo e, quando necessário, um terceiro medicamento pode ser essencial para ajudar a reduzir a frequência das crises epilépticas. Deve-se ter cuidado ao usar vários FACs, porque isso aumenta a chance de efeitos colaterais. Os FACs com diferentes mecanismos de ação podem melhorar a tolerabilidade e a eficácia quando combinados.

3. Manejo a longo prazo e descontinuação do tratamento: A terapia deve ser continuada até que o paciente esteja livre de crises por pelo menos 1 a 2 anos. Em cerca de 75% dos pacientes, os episódios não recorrerão após a descontinuação da medicação após 2 anos de remissão. Variáveis como menor idade de início, EEG normal, etiologia indeterminada e facilidade de controle das crises têm um prognóstico favorável; por sua vez, variáveis associadas a um risco maior de recorrência futura incluem etiologia identificada, início tardio, EEG com atividade epileptiforme, dificuldade em estabelecer o controle das crises, politerapia, crises generalizadas

Tabela 25-6 Opções de medicamentos de resgate para crises em casa/escola e suas indicações

Medicamento	Via	Crise prolongada	Grupos de crises	Orientação de dosagem (arredondar para dose conveniente)
Diazepam (Diastat®)	Retal	Sim	Sim	6 meses – adultos; a dosagem é baseada na idade e no peso
Diazepam (Valtoco®)	Intranasal	Sim	Sim	6 anos–adultos; a dosagem é baseada na idade e no peso
Midazolam (Versed®; Nayzilam®)	Intranasal	Sim	Sim	Pacientes > 10 kg; 0,2–0,3 mg/kg/dose
Clonazepam (Klonopin®)	Comprimido de desintegração oral	Não	Sim	Crianças–adultos; 0,01–0,03 mg/kg/dose

tônico-clônicas ou mioclônicas e um exame neurológico anormal. A maioria dos FACs (com exceção dos barbitúricos e benzodiazepínicos) pode ser retirada em 6 a 8 semanas.

As crises epilépticas recorrentes afetam até 25% das crianças que tentam retirar os medicamentos, geralmente dentro de 6 a 12 meses após a interrupção dos fármacos. Portanto, as precauções de segurança para crise, incluindo restrições de direção, precisam ser reinstituídas durante a retirada da medicação. Se as crises recorrerem durante ou após a retirada, a terapia com FAC deve ser reinstituída e mantida por pelo menos mais 1 a 2 anos. A maioria das crianças alcançará novamente a remissão.

C. Tratamentos específicos e alternativos

1. Dieta cetogênica: Há séculos o jejum tem sido descrito como capaz de interromper crises epilépticas, e uma dieta rica em gordura e pobre em proteínas e carboidratos resulta em cetose e simula o estado de jejum. Observou-se que tal dieta diminui e até controla as crises em algumas crianças, embora o mecanismo de ação seja desconhecido. Em certos tipos de epilepsias genéticas, a dieta cetogênica é o único tratamento ou o tratamento de escolha. Os possíveis efeitos adversos incluem acidose e hipoglicemia, particularmente após o início da dieta, que geralmente é feito por meio da admissão em um centro de dieta cetogênica experiente. Acompanhamento e monitoramento cuidadosos podem ajudar a prevenir outras possíveis complicações, como cálculos renais, pancreatite e acidose. Além disso, vitaminas e minerais precisam ser acompanhados cuidadosamente e potencialmente suplementados para evitar deficiências, especialmente de carnitina, ferro e vitamina D.

A dieta cetogênica requer uma adesão cuidadosa e a total cooperação de todos os membros da família. No entanto, quando o controle das crises é alcançado por esse método, a aceitação da dieta geralmente é excelente. O aumento do uso da dieta cetogênica e grupos de apoio familiar ampliaram o número de receitas saborosas para pacientes e familiares na dieta cetogênica. Uma dieta Atkins modificada ou uma dieta de baixo índice glicêmico também podem ser eficazes em crianças mais velhas e com funcionamento superior que não toleram a dieta cetogênica ou em casos de doenças genéticas específicas, como a síndrome de Angelman. As famílias devem ser advertidas de que a retirada abrupta (acidental ou proposital) da dieta pode precipitar crises e até mesmo estado de mal epiléptico.

2. Hormônio adrenocorticotrófico (ACTH) e corticosteroides: O tratamento com ACTH (de *adrenocorticotropic hormone*) ou corticosteroides orais é o tratamento padrão para espasmos infantis. A duração da terapia é guiada pela cessação das crises clínicas e normalização do EEG. A vigabatrina é um tratamento alternativo que também é considerado padrão de tratamento para espasmos infantis e tem se mostrado superior para espasmos infantis resultantes de esclerose tuberosa. Todos os outros tratamentos para espasmos infantis têm menor probabilidade de serem eficazes.

- *Precauções:* Podem ocorrer efeitos colaterais em até 90% dos pacientes. É importante proteger-se contra infecções, fornecer profilaxia gastrintestinal (GI), acompanhar possível hipertensão e discutir a probabilidade de ganho de peso significativo.

Não se deve suspender o ACTH e os corticosteroides orais repentinamente para evitar crises adrenais. Em algumas áreas, a profilaxia contra infecção por *Pneumocystis* pode ser necessária. Visitar serviços de enfermagem e fazer parceria com um *medical home* (lar médico centrado no paciente) pode ser muito útil na vigilância, como monitoramento da pressão arterial, peso e possíveis efeitos adversos.

3. Dispositivos implantáveis:

- O **estimulador do nervo vago** (**VNS**, de *vagus nerve stimulator*) é um dispositivo semelhante a um marca-passo implantado abaixo da clavícula e ligado ao nervo vago esquerdo. É estabelecido um ciclo de estimulação elétrica do nervo, que tem efeito anticonvulsivante, reduzindo as crises em pelo menos 50% em mais da metade das crianças tratadas. Além disso, um modo de emergência, acionado automaticamente por taquicardia abrupta ou ativado manualmente passando um ímã sobre o dispositivo, pode interromper uma crise.

- A **neuroestimulação responsiva** (**RNS**, do inglês *responsive neurostimulation*) é um dispositivo programável implantável cranialmente para pacientes com epilepsia refratária com não mais de dois focos epilépticos. A RNS detecta padrões de ondas cerebrais previamente identificados e os interrompe, evitando que o paciente tenha uma crise clínica.

- A **estimulação cerebral profunda** (**DBS**, de *deep brain stimulation*) é outro dispositivo craniano implantável programável que pode ser usado para epilepsia refratária. Funciona por estimulação elétrica de estruturas subcorticais. O mecanismo de ação proposto é a modulação focal de circuitos funcionais específicos que podem exercer controle sobre os geradores de crises.

D. Cirurgia de epilepsia

A primeira cirurgia para tratamento da epilepsia ocorreu há mais de 100 anos, e a cirurgia de epilepsia agora é estabelecida como uma opção de tratamento apropriada para adultos e crianças com epilepsia resistente a medicamentos (refratária), definida como falha de dois medicamentos isoladamente ou como terapia combinada para controlar as convulsões. A avaliação para possível tratamento cirúrgico deve começar assim que for aparente que uma criança com epilepsia não está respondendo à terapia padrão. Os avanços na tecnologia permitem a identificação e a remoção da região de início da crise (foco epileptogênico), mesmo em lactentes jovens. A avaliação e a cirurgia devem ser realizadas em um centro com neurocirurgião especializado, epileptologistas, neuropsicólogos e neurorradiologistas com experiência em cirurgia de epilepsia. Com a ressecção cirúrgica de um foco epiléptico, a chance de ausência de crises pode variar de 50% a 95%. Algumas crianças com convulsões generalizadas podem se qualificar para cirurgias paliativas, como a calosotomia, que visa reduzir a carga de crises (geralmente em 10%), mas não se espera que fiquem livres delas.

E. Manejo geral da criança com epilepsia

1. Educação: O diagnóstico inicial de epilepsia costuma ser devastador para as famílias. A equipe clínica deve estar preparada para ajudar o paciente e seus responsáveis a entender a natureza da epilepsia e seu manejo, incluindo prognóstico, questões de segurança e opções de tratamento. Excelentes materiais educativos para pacientes estão disponíveis, tanto impressos quanto *online* (www.epilepsy.com). O capítulo local da Fundação da Epilepsia e outras organizações comunitárias podem fornecer orientação e outros serviços. Grupos de apoio e acampamentos de verão para epilepsia também estão disponíveis em muitas regiões.

2. Precauções na vida diária: Os pacientes com epilepsia devem ser encorajados a levar uma vida o mais normal possível. As crianças devem praticar atividades físicas adequadas à sua idade e grupo social. Os pacientes devem ser supervisionados de perto ao nadar, e devem usar equipamentos de proteção (p. ex., um arnês ao escalar, um capacete ao andar de bicicleta). Não há contraindicações absolutas para nenhum esporte, embora alguns médicos recomendem não praticar esportes de contato. Há literatura que sugere que o exercício diminui a carga geral de crises e também pode ser útil para manter uma boa saúde óssea, que pode ser impactada negativamente por alguns FACs. A privação do sono e o álcool devem ser evitados, pois podem desencadear crises em pacientes com epilepsia. Deve ser dada atenção imediata a doenças intercorrentes que também podem desencadear convulsões.

Embora todos os esforços devam ser feitos para controlar as crises, o tratamento não deve interferir na capacidade da criança de funcionar normalmente. Uma criança pode estar melhor ocasionalmente tendo uma crise leve do que ficando tão fortemente sedada que sua função em casa, na escola ou nas brincadeiras seja prejudicada.

3. Dirigir: As restrições de direção para pessoas com epilepsia e outros distúrbios de consciência variam de estado para estado. Na maioria dos estados, uma carteira de estudante ou carteira de motorista será emitida para um indivíduo com epilepsia se ele estiver livre de crises há pelo menos 6 a 12 meses, desde que o tratamento ou problemas neurológicos subjacentes não interfiram na capacidade de dirigir. Um guia para este e outros assuntos legais relativos a pessoas com epilepsia é publicado pela Fundação da Epilepsia.

4. Gravidez: A contracepção (especialmente a interação do contraceptivo oral com alguns FACs), a potencial teratogenicidade dos FACs e o manejo da gravidez devem ser discutidos assim que apropriado com as adolescentes com epilepsia que podem engravidar. Vitaminas diárias, incluindo altas doses de ácido fólico, podem proteger contra defeitos do tubo neural. O manejo por um obstetra familiarizado com o uso de FACs na gravidez é apropriado para adolescentes grávidas com epilepsia. As pacientes devem ser advertidas contra a interrupção de seus FACs durante a gravidez. A possibilidade de efeitos teratogênicos de FACs, como fissuras faciais, deve ser ponderada contra os riscos de crises. Todos os FACs parecem ter algum risco de teratogenicidade, embora o valproato apresente um risco particularmente alto de disrafismo espinal, além de estar associado a problemas cognitivos em crianças expostas ao valproato no útero. Os níveis sanguíneos frequentes de FAC podem ser úteis para ajustar a dosagem durante a gravidez, à medida que o volume sanguíneo se expande.

5. Intervenção escolar e planos de resposta a crises: As escolas americanas são obrigadas por lei federal a trabalhar com os responsáveis para estabelecer um plano de ação convulsiva para seu filho com epilepsia, mas podem hesitar em administrar medicação de resgate convulsivo. Modelos de planos de ação para crises epilépticas estão disponíveis em https://www.epilepsy.com/living-epilepsy/ toolbox/seizure-forms e geralmente requerem a aprovação da família da criança, o que pode aliviar as preocupações da escola. As autoridades escolares devem ser encorajadas a evitar restrições desnecessárias e a atender às necessidades emocionais e educacionais de todas as crianças com deficiências, inclusive epilepsia.

2. Estado epilético

O estado de mal epiléptico é geralmente definido como uma crise clínica ou elétrica com duração de pelo menos 15 minutos, ou uma série de crises sem recuperação completa em um período de 30 minutos. Esse limite de tempo continua diminuindo à medida que mais evidências se acumulam de que mesmo crises relativamente curtas podem ser prejudiciais ao cérebro. Após 30 minutos de atividade convulsiva, ocorre hipoxia e acidose, com depleção dos estoques de energia, edema cerebral e dano estrutural. Eventualmente, podem ocorrer febre alta, hipotensão, depressão respiratória e até morte. O estado de mal epiléptico é uma emergência médica. O tratamento agressivo de crises prolongadas pode prevenir o desenvolvimento do estado de mal epiléptico. O tratamento com benzodiazepínicos em casa ou na escola deve ser iniciado 5 minutos após o início de uma convulsão prolongada ou por mais de 6 convulsões em 1 hora.

O estado epilético é classificado como (1) convulsivo (mais comumente tônico clônico generalizado) ou (2) não convulsivo (caracterizado pelo estado mental ou comportamental alterado, com componentes motores sutis ou ausentes). O *status* de ausência ou estupor ponta-onda e o estado epilético focal são exemplos do tipo não convulsivo, que geralmente requer um EEG para ser diagnosticado. Se dois fármacos não surtirem efeito no estado epilético, ele é considerado refratário e geralmente precisa ser tratado em uma unidade de tratamento intensivo. Para as opções de tratamento, ver a **Tabela 25-7**.

3. Convulsões febris

▶ Descobertas clínicas

Os critérios para convulsões febris incluem (1) idade de 6 meses a 6 anos (a maioria ocorre entre 6 e 18 meses), (2) febre superior a 38,8 °C e (3) ausência de infecção do SNC. Mais de 90% das convulsões febris são generalizadas, duram menos de 5 minutos e ocorrem no início da doença que está causando a febre. Frequentemente, a febre não é notada até que ocorra a crise. As convulsões febris ocorrem em 2% a 5% das crianças. As doenças respiratórias agudas estão mais associadas às convulsões febris. A gastrenterite,

Tabela 25-7 Tratamento do estado de mal epiléptico

1. ABCs (se consciente) ou CAB (se inconsciente)
   a. Via aérea: manter a via aérea; intubação pode ser necessária.
   b. Respiração: oxigenação e ventilação.
   c. Circulação: avaliar pulso, pressão arterial; suporte com fluidos IV, drogas. Monitorar sinais vitais.
2. Iniciar IV contendo glicose (a menos que o paciente esteja em dieta cetogênica); avaliar glicose sérica, eletrólitos, HCO_3^-, hemograma completo, ureia sérica, níveis de anticonvulsivantes.
3. Considere gases arteriais, pH.
4. Administre glicose a 50% se a glicose sérica estiver baixa (1-2 mL/kg).
5. Iniciar medicamentos anticonvulsivantes IV; o objetivo é controlar o status epilepticus dentro de 5 a 60 min.
   a. Terapias de primeira linha (benzodiazepínicos): Diazepam 0,2 mg/kg (max 10 mg); pode repetir em 5 min; lorazepam 0,1 mg/kg (máximo de 4 mg; ação mais prolongada que diazepam), pode repetir em 5 min; OU midazolam 0,1-0,2 mg/kg. Para opções não IV, considere agentes intramusculares ou consulte a Tabela 25-6 para agentes nasais/enterais/retais.
   b. Terapias de segunda linha: Fosfenitoína, 10-20 mg/kg/dose IV (máx. 1.500 mg), pode fornecer 10 mg/kg/dose adicionais se as convulsões continuarem após 10 min; levetiracetam 60 mg/kg (máx 4500 mg); valproato de sódio 40 mg/kg (máx. 3.000 mg) durante 15 min, mas evitar em crianças < 2 anos de idade; OU fenobarbital 20 mg/kg (max 1000), pode dar 10 mg/kg adicionais se as convulsões continuarem após 10 min. Se as convulsões persistirem 10 a 20 minutos após o término da infusão do agente de segunda linha, considere avançar para um agente de infusão contínua em vez de tentar outros agentes de segunda linha.
   c. Terapias de terceira linha (infusões contínuas): midazolam, pentobarbital, cetamina ou propofol. Bolus frequentes podem ser necessários para estabelecer o controle das crises e são preferíveis aos aumentos frequentes na taxa de infusão. EEG e admissão na UTI são normalmente necessários neste momento.
6. Corrija as perturbações metabólicas (por exemplo, baixo teor de sódio, acidose). Administre fluidos se necessário.
7. Considere as causas subjacentes:
   a. Distúrbios estruturais ou trauma: ressonância magnética ou tomografia computadorizada.
   b. Infecção: punção lombar, hemocultura, antibióticos.
   c. Distúrbios metabólicos: considere acidose láctica, toxinas e uremia se a criança estiver sendo tratada com FAC crônicos, obtenha níveis de medicação. Rastreio para toxinas.

FAC, fármaco anticonvulsivante; hemograma, hemograma completo; TC, tomografia computadorizada; ECG, eletrocardiograma; EEG, eletroencefalografia; UTI, unidade de terapia intensiva; IM, por via intramuscular; IV, por via intravenosa.

especialmente quando causada por *Shigella*, *Campylobacter* ou vírus GI, também pode provocar convulsões, mesmo na ausência de febre; essas crises provocadas por doenças gastrintestinais têm um resultado semelhante às convulsões febris. A roséola infantil é uma causa rara, mas clássica. Um estudo implicou causas virais em 86% dos casos. O herpes-vírus humano tipo 6 (HHV-6) e tipo 7 (HHV-7) são causas comuns de estado de mal epiléptico febril, ambos respondendo por um terço dos casos. As convulsões febris são denominadas complexas se o paciente tiver várias crises em 24 horas, se uma única crise durar mais de 15 minutos ou se uma única crise for focal. O estado de mal epiléptico febril descreve uma convulsão febril que dura 30 minutos ou mais.

▶ Avaliação diagnóstica

A criança com crise febril deve ser avaliada quanto à origem da febre, em particular para excluir infecção do SNC. A história e o exame devem orientar a investigação, e qualquer infecção passível de tratamento deve ser abordada. Os estudos de rotina, como eletrólitos séricos, glicose, cálcio, radiografias de crânio ou exames de imagem cerebrais, raramente são úteis, a menos que justificados com base no histórico clínico ou suspeita de abuso.

Meningite e encefalite devem ser consideradas em todas as crianças que apresentam febre e crise epiléptica, mesmo que a criança já tenha tido uma crise febril anterior. Sinais de meningite (p. ex., fontanela abaulada, rigidez do pescoço, estupor e irritabilidade) podem estar ausentes, especialmente em crianças com menos de 18 meses. A punção lombar (PL) deve ser considerada se a criança tiver menos de 18 meses e tiver sido pré-tratada com antibióticos ou estiver subimunizada. Certamente, qualquer criança com sinais meníngeos, febre e convulsão deve fazer um exame de líquido cerebrospinal (LCS). A crise epiléptica não é uma explicação aceitável para a pleocitose do LCS; um estudo recente demonstrou que 96% das crianças com estado de mal epiléptico febril que receberam PL tinham 0 a 2 leucócitos no LCS. Ocasionalmente, a observação no departamento de emergência por várias horas evita a necessidade de PL, mas, em geral, deve-se ter um limiar baixo para a realização desse teste potencialmente salvador.

O EEG pode ser considerado se a convulsão febril for complicada, focal ou incomum, mas tem pouco valor preditivo para epilepsia posterior. Em convulsões febris simples, o EEG geralmente é normal. A menos que indicado de forma aguda, o EEG deve ser feito pelo menos uma semana após a doença para evitar alterações transitórias devido à febre ou à própria crise.

▶ Tratamento

Os FACs profiláticos não são recomendados após uma convulsão febril. Embora alguns agentes tenham demonstrado eficácia na prevenção, os efeitos colaterais não superam o possível benefício. Medidas para controlar a febre, como esponjas, banhos mornos ou antipiréticos, incluindo ibuprofeno e paracetamol, são ineficazes na prevenção de convulsões febris recorrentes e, portanto, não devem ser recomendadas apenas para esse fim.

▶ Prognóstico

As crises febris recorrentes ocorrem em 30% a 50% dos casos, assim como outros tipos de convulsões; as famílias devem estar, portanto, preparadas para esperar mais crises. A probabilidade de epilepsia tardia é influenciada pela apresentação geral – convulsões febris simples carregam um risco de 1% a 3%, convulsões complexas conferem um risco de 5% a 7% e o estado de mal epiléptico febril está associado à epilepsia tardia em até 25% dos casos. Fatores adicionais que podem aumentar o risco de epilepsia incluem estado neurológico anormal precedendo as crises (p. ex., paralisia cerebral ou deficiência intelectual), início precoce da crise febril (antes de 1 ano de idade) e histórico familiar de epilepsia. A função cognitiva não é significativamente diferente daquela de irmãos sem convulsões febris.

Duffner P et al: Clinical Practice Guideline—febrile seizures: guideline for the neurodiagnostic evaluation of the child with a simple febrile seizure. Pediatrics 2015;127(2):389–394 [PMID: 21285335].
Glauser T et al: Evidence-based guideline: treatment of convulsive status epilepticus in children and adults: report of the Guideline Committee of the American Epilepsy Society. Epilepsy Curr 2016;16(1):48–61 [PMID: 26900382].
Kossoff E et al: Optimal clinical management of children receiving dietary therapies for epilepsy: updated recommendations of the international ketogenic diet study group. Epilepsia Open 2018;3(2):175–192 [PMID: 29881797].
Messer R, Knupp KG: Infantile spasms: opportunities to improve care. Semin Neurol 2020;40(2):236–240 [PMID: 32143232].
Nasser Z et al: Deep brain stimulation and drug-resistant epilepsy: a review of the literature. Font Neurol 2019;10:601 [PMID: 31244761].
Perucca E et al: 30 years of second-generation antiseizure medications: impact and future perspectives. Lancet Neurol 2020;19(6):544–556 [PMID: 32109411].
Rugg-Gunn F, Miserocchi A, McEvoy A: Epilepsy surgery. Pract Neurol 2020;20(1):4–14 [PMID: 31420415].
Scheffer IE et al: ILAE classification of the epilepsies: position paper of the ILAE Commission for Classification and Terminology. Epilepsia 2017;58(4):512–521 [PMID: 28276062].
Sillanpää M, Shinnar S: SUDEP and other causes of mortality in childhood-onset epilepsy. Epilepsy Behav 2013;28(2):249–255 [PMID: 23746924].
Skarpass T et al: Brain-responsive neurostimulation for epilepsy (RNS® System). Epilepsy Res 2019 Jul;153():68–70 [PMID: 30850259].

DISTÚRBIOS DO SONO

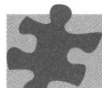

FUNDAMENTOS DO DIAGNÓSTICO E CARACTERÍSTICAS TÍPICAS

▶ A narcolepsia é caracterizada por sono diurno inadequado com ou sem cataplexia, definida como perda súbita do tônus com preservação da consciência.

▶ A mioclonia benigna do sono é comum em lactentes e pode ser identificada por espasmos musculares durante o sono que param ao acordar.

O sono e seu desenvolvimento são analisados no **Capítulo 3**. Os distúrbios do sono podem se originar de anormalidades no sistema respiratório, no sistema neurológico e na coordenação (ou falta dela) entre esses dois sistemas. O **Capítulo 3** também discute considerações comportamentais no tratamento de distúrbios do sono. As anormalidades respiratórias associadas ao sono, como a apneia obstrutiva do sono, são descritas no **Capítulo 19**. Essa discussão enfoca as características neurológicas de vários distúrbios pediátricos do sono; muitos também são abordados na **Tabela 25-5**.

1. Narcolepsia

A narcolepsia, um distúrbio primário do sono, é caracterizada por sono diurno crônico e inapropriado que ocorre independentemente da atividade ou ambiente e que não é aliviado pelo aumento da duração do sono noturno. Metade dos indivíduos afetados pela narcolepsia apresenta seus sintomas iniciais na infância, geralmente por volta ou depois da puberdade, mas às vezes na primeira infância. A 3ª edição da Classificação Internacional de Distúrbios do Sono (ICSD-3, de *International Classification of Sleep Disorders*) descreve duas formas de narcolepsia:

- **Tipo 1 (narcolepsia com cataplexia)**: Além da narcolepsia, os pacientes desenvolvem cataplexia, uma perda transitória parcial ou total do tônus muscular, muitas vezes desencadeada pelo riso ou outros estados emocionais intensos. A consciência é preservada durante essas crises, que podem durar vários minutos. A fisiopatologia do tipo 1 é a deficiência de hipocretina-1 (orexina), um peptídeo essencial para a manutenção do estado de alerta.

- **Tipo 2 (narcolepsia sem cataplexia)**: Além da narcolepsia, os pacientes podem apresentar alucinações hipnagógicas ou hipnopômpicas e paralisia do sono, mas não apresentam cataplexia. As alucinações hipnagógicas são intensas alucinações visuais ou auditivas observadas durante o adormecimento, enquanto as hipnopômpicas ocorrem durante o despertar do sono. A paralisia do sono é uma breve perda do controle muscular voluntário, ocorrendo tipicamente nas transições do sono-vigília e durando alguns minutos. Os níveis de hipocretina-1 são normais.

A polissonografia noturna e o Teste de Latência Múltipla do Sono (MSLT, de *Multiple Sleep Latency Testing*) podem demonstrar a latência anormalmente curta entre o início do sono e a transição para o sono de movimento rápido dos olhos (REM, de *rapid eye movement*) que é diagnóstico para narcolepsia. Os subtipos de antígeno leucocitário humano (HLA, de *human leukocyte antigen*) DQB1* 0602 e DRB1* 1501 estão associados à narcolepsia, bem como à ausência de um neuropeptídeo hipotalâmico, a hipocretina, que pode ser medida no LCS. A higiene do sono e a modificação do comportamento são usadas para tratar pacientes com narcolepsia. Medicamentos usados para narcolepsia e cataplexia são *off-label* em crianças, mas incluem alguns estimulantes do SNC e antidepressivos.

2. Mioclonia benigna do sono

A mioclonia benigna do sono é caracterizada por grupos de abalos mioclônicos, geralmente bilaterais e síncronos, que podem durar de alguns segundos a 20 minutos, que ocorrem apenas durante o sono e que param abruptamente quando a criança é despertada.

É uma condição benigna frequentemente confundida com crises epilépticas. O início é tipicamente nas primeiras 2 semanas de vida e o desaparecimento é espontâneo nos primeiros meses de vida, embora a mioclonia do sono isolada e pouco frequente possa continuar na idade adulta.

3. Parassonias

As parassonias são movimentos e comportamentos complexos que ocorrem em associação a vários estágios do sono ou na transição entre o sono e a vigília. Elas são discutidas com mais detalhes no **Capítulo 3**. As parassonias não-REM consistem em despertares parciais, desorientação e distúrbios motores e incluem sonambulismo, sonilóquio, despertares confusionais, terrores noturnos, entre outros. As parassonias do sono REM incluem pesadelos, alucinações hipnagógicas e hipnopômpicas (como pode ocorrer na narcolepsia) e distúrbio comportamental do sono REM, que se caracteriza por movimentos físicos e às vezes violentos durante o estado de sonho e é observado principalmente na idade adulta.

4. Síndrome das pernas inquietas

A síndrome das pernas inquietas refere-se a uma sensação de necessidade de mover as pernas (disestesia) que geralmente começa ao descansar à noite. O movimento das pernas alivia temporariamente os sintomas, embora isso possa interferir na capacidade de adormecer. Esse distúrbio pode ser familiar; um histórico familiar detalhado pode, portanto, ser útil. Ocasionalmente, foi observada deficiência de ferro em adultos e crianças com o distúrbio; nesses casos, houve melhora com o tratamento com sulfato ferroso. Essa síndrome é discutida com mais detalhes no **Capítulo 3**.

American Academy of Sleep Medicine: *International Classification of Sleep Disorders.* 3rd ed. Darien, IL: American Academy of Sleep Medicine; 2014.

Aurora RN et al: Practice parameters for the non-respiratory indications for polysomnography and multiple sleep latency testing for children. Sleep 2012;35():1467–1473 [PMID: 23115395].

Caraballo RH et al: The spectrum of benign myoclonus of early infancy: clinical and neurophysiologic features in 102 patients. Epilepsia 2009;50():1176–1183 [PMID: 19175386].

Hoban T: Sleep disorders in children. Ann N Y Acad Sci 2010;1184(1);1–14 [PMID: 20146688].

CEFALEIA PRIMÁRIA

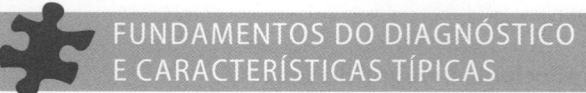

FUNDAMENTOS DO DIAGNÓSTICO E CARACTERÍSTICAS TÍPICAS

▶ As cefaleias do tipo enxaqueca são unilaterais/bilaterais, moderadas a graves, associadas a náuseas/vômitos e foto/fonofobia, são pioradas pela atividade física e têm uma qualidade pulsátil.

▶ As cefaleias do tipo tensional são bilaterais, leves a moderadas, não pioram com a atividade física e têm uma qualidade de pressão/aperto.

▶ Os sinais de alerta incluem padrão de cefaleia novo ou diferente, cefaleia noturna ou matinal, cefaleia posicional, papiledema, déficits neurológicos ou febre.

A cefaleia é o sintoma neurológico mais comum que leva crianças e adolescentes a procurar atendimento médico. A prevalência da enxaqueca é mais comum no sexo feminino e aumenta com a idade até atingir 25% dos adolescentes. A prevalência de cefaleia do tipo tensional é provavelmente mais frequente, mas como as crianças geralmente não procuram atendimento apenas para dores de cabeça, a verdadeira prevalência é menos clara. O primeiro passo para os pediatras, médicos do pronto-socorro e neurologistas infantis é diferenciar entre as causas primárias e secundárias de cefaleia para garantir que a investigação e o tratamento adequados sejam fornecidos.

▶ Achados clínicos

A Classificação Internacional de Distúrbios de Cefaleia (de *International Classification of Headache Disorders*) fornece uma estrutura de três categorias para cefaleias primárias, incluindo enxaqueca, cefaleia do tipo tensional e cefaleias autonômicas do trigêmeo. As características clínicas da enxaqueca sem aura e da cefaleia do tipo tensional são comparadas na **Tabela 25-8**. A aura mais comum é a visual, seguida da sensorial. Outros fenótipos de enxaqueca pediátrica incluem torcicolo paroxístico benigno, vertigem paroxística benigna e vômitos cíclicos. A história prévia dessas síndromes periódicas pode ser descoberta em pacientes com enxaqueca. Os gatilhos da cefaleia incluem estresse físico

Tabela 25-8 Classificação da enxaqueca sem aura e cefaleia do tipo tensional

	Enxaqueca sem aura	Cefaleia do tipo tensional
Duração	2–72h[a]	30 minutos a 7 dias
	Pelo menos dois de:	Pelo menos dois de:
Qualidade	Pulsante	Pressão ou aperto
Gravidade	Moderado a grave	Leve a moderado
Localização	Unilateral/bilateral[a]	Bilateral
Atividade física	Piora a dor de cabeça	Sem efeito
Fatores associados	Pelo menos um de:	Ambos:
	Náusea e/ou vômito	Sem náusea ou vômito
	Fotofobia e fonofobia	Não mais do que um de fotofobia ou fonofobia

[a]Modificado para crianças com base nos critérios de classificação IHCD-III Beta.

Tabela 25-9 Sinais de alerta para crianças com cefaleia
Idade < 5 anos
Cefaléia de início explosivo ou progressivo em uma criança previamente saudável
Cefaléia ao acordar à noite ou de manhã cedo, com ou sem vômito
Piora com manobra de Valsalva
Cefaléia posicional (piora com deitado ou em pé)
Papiledema
Déficit neurológico focal (incluindo diplopia)
Febre inexplicável ou outros sinais sistêmicos
Estigmas neurocutâneos (como manchas café com leite)

Tabela 25-10 Diagnóstico diferencial das cefaleias secundárias

Causas intracranianas	Causas sistêmicas ou outras
Tumor	Hipertensão
Hidrocefalia	Cefaleia por uso excessivo de medicamentos
Trombose do seio venoso cerebral	
Hipertensão intracraniana primária	Apnéia do sono
Hipotensão intracraniana	Anemia
Dissecção arterial	Astenopia ("fadiga ocular")
AVC isquêmico	Disfunção da articulação temporomandibular
Hemorragia intracraniana	
Malformação de Chiari	Uso ou abstinência de substâncias
Trauma na cabeça	Infecção sistêmica
Vasculite do SNC	Sinusite
Infecção intracraniana	Hipóxia
	Hipercapnia
	Distúrbios mitocondriais
	Disfunção da tireóide

ou emocional, sono inadequado ou ingestão de líquidos, ciclo menstrual e alterações barométricas. As cefaleias autonômicas do trigêmeo, incluindo hemicrania paroxística e cefaleia em salvas, são extremamente raras em crianças. Apresentam-se como cefaleias recorrentes e graves, unilaterais, orbitais ou temporais, com disfunção autonômica, como lacrimejamento, rinorreia, sudorese facial, miose ou ptose.

Avaliação diagnóstica

O histórico completo e o exame físico são cruciais para distinguir entre uma cefaleia primária e secundária. Os sintomas de enxaqueca são conhecidos por ocorrer em dores de cabeça secundárias; assim, a presença de tais sintomas não garante, assim, o diagnóstico de cefaleia primária. Os sinais de alerta da cefaleia são descritos na **Tabela 25-9**. Destes, as anormalidades no exame neurológico ou de fundoscopia são as mais frequentemente associadas a anormalidades na neuroimagem, mas outras características clínicas também podem orientar a necessidade de investigação adicional. Para cefaleias primárias, os exames laboratoriais de rotina e neuroimagem não são indicados.

Diagnóstico diferencial

A **Tabela 25-10** descreve várias etiologias de cefaleia secundária. Em geral, a causa mais comum de cefaleia secundária é uma doença viral, mas o objetivo da investigação de etiologias alternativas é garantir o tratamento adequado. As características relacionadas (sinais de alerta) que levantam a suspeita de aumento da pressão intracraniana (PIC) são cefaleia noturna ou matinal com vômito, zumbido pulsátil, piora da dor quando em decúbito dorsal, obscurecimentos visuais transitórios e diplopia. Se ocorrerem sintomas de aumento da PIC com febre e encefalopatia ou meningismo, devem ser feitos testes adicionais para avaliar **infecção do SNC**. Os pacientes com **sinusite** geralmente apresentam cefaleia frontal, e o histórico e o exame físico podem não ser suficientes para descartar uma complicação intracraniana. Nessa população, é importante considerar a neuroimagem (RM ou TC, com e sem contraste).

A **vasculite do SNC** é uma causa rara de cefaleia na população pediátrica e é tipicamente secundária a um processo inflamatório sistêmico. Os pacientes podem apresentar cefaleia, mas geralmente apresentam déficits neurológicos focais e alterações na personalidade. A cefaleia devida a **malformação vascular** é tipicamente causada por hemorragia. Se for devida a ruptura de aneurisma, os pacientes terão dor no pescoço e meningismo. Se devida a ruptura de malformação arteriovenosa, os sintomas de apresentação são encefalopatia e déficits neurológicos focais. A TC de crânio deve ser obtida com urgência em ambas as condições. Os **cistos aracnoides** são achados incidentais comuns observados em exames de imagem, mas não contribuem para dores de cabeça. A **malformação de Chiari tipo I** é comumente observada como um achado incidental em pacientes com dores de cabeça, mas é importante identificar se é sintomática (ver seção Malformações de Chiari na página 761). As características preocupantes da cefaleia são dor occipital ou cervical, início com Valsalva, duração inferior a 5 minutos e associada a sinais de disfunção do tronco encefálico, cerebelar ou da coluna cervical.

A **crise epiléptica** é uma consideração diagnóstica única para pacientes com cefaleia, pois a cefaleia é um fenômeno pós-ictal comum. As características de suporte para crise como causa de cefaleia incluem alteração da consciência, início abrupto e sintomas visuais que são complexos, multicoloridos ou duram de 30 a 90 segundos. A **cefaleia por uso excessivo de medicamentos** (anteriormente chamada de cefaleia rebote) pode ser observada se os pacientes usarem medicamentos abortivos mais de três vezes por semana. Para pacientes que estão tomando outros medicamentos, deve-se considerar se a cefaleia pode ser um **efeito colateral**. Toxinas ou uso de drogas também podem levar a cefaleia. As dores de cabeça pós-traumáticas podem ser vistas dentro de 2 semanas após um traumatismo craniano fechado. A hipoxia pode levar à cefaleia. A **apneia do sono** é o diferencial para dores de cabeça matinais que desaparecem ao longo do dia. Um exame oftalmológico e odontológico adequado pode descartar **fadiga ocular (astenopia)** e **disfunção da articulação temporomandibular**.

▶ Complicações

Uma minoria de pacientes com enxaqueca episódica ou cefaleia do tipo tensional progride para uma cefaleia crônica, que é definida como mais de 15 dias de cefaleia por mês por mais de 3 meses consecutivos. O fator de risco mais importante a ser considerado é o uso excessivo de medicamentos; 50% dos pacientes revertem para cefaleia episódica quando os medicamentos desencadeantes são retirados. As comorbidades comuns da cefaleia incluem ansiedade, depressão, distúrbios do sono e tontura/vertigem. O cuidado abrangente de pacientes com cefaleia inclui a avaliação dessas condições para limitar ainda mais a incapacidade da cefaleia, incluindo prejuízos na frequência escolar, no desempenho acadêmico e no relacionamento com colegas.

▶ Tratamento

Modificações no estilo de vida, incluindo sono adequado, refeições nutritivas regulares, ampla ingestão de líquidos, exercícios consistentes e limitação do estresse, são importantes para todos os tipos de cefaleia. Pode ser útil para as famílias identificar um único problema para melhorar, definindo metas pequenas e alcançáveis. Compressas de calor ou frio, massagem, *biofeedback*, agulhamento seco, acupuntura e relaxamento por meio da prática de ioga ou meditação podem ser úteis para todos os tipos de cefaleia. Medicamentos para cefaleia são divididos em duas categorias: abortivos e preventivos. Em geral, medicamentos abortivos devem ser usados três vezes por semana ou menos para evitar a cefaleia por uso excessivo de medicamentos.

A. Tratamento da cefaleia de enxaqueca

O tratamento abortivo para enxaqueca pediátrica é abordado de forma gradual e deve ser iniciado ao primeiro sinal de dor. A primeira linha de tratamento é um analgésico oral, e o ibuprofeno costuma ser mais eficaz que o paracetamol. A ondansetrona é comumente usada para náuseas com enxaqueca e geralmente é administrada antes de um analgésico. A Administração de Alimentos e Medicamentos (FDA, de *Food and Drug Administration*) aprovou várias triptanas, incluindo sumatriptana, zolmitriptana e rizatriptana, em crianças com indicações de uso a partir dos 5 anos. As formulações incluem comprimido, pílula solúvel, *spray* intranasal e injeção subcutânea. Os efeitos colaterais comuns são aperto na mandíbula ou no peito e ansiedade. O uso é contraindicado em pacientes com doença cardíaca, cerebrovascular ou vascular periférica.

Para enxaqueca refratária ao tratamento domiciliar, os pacientes devem se apresentar ao departamento de emergência ou centro de infusão para medicação intravenosa. Tipicamente, a primeira linha consiste em uma combinação de bolus de solução salina normal, cetorolaco e um antagonista do receptor de dopamina, dos quais a proclorperazina é a mais eficaz. A difenidramina pode ser administrada para prevenir uma reação distônica aguda. Se não for eficaz, a di-hidroergotamina (DHE) é o próximo passo. O efeito colateral mais comum é a náusea, e a cefaleia pode piorar com as primeiras doses. Outras opções são ácido valproico intravenoso ou bloqueio do nervo occipital.

É justificável uma medicação preventiva diária em pacientes que sofrem de enxaqueca um ou mais dias por semana. Nutracêuticos, como magnésio, riboflavina e butterbur, têm dados limitados para apoiar o uso. A ciproeptadina é o medicamento mais comumente usado em crianças pré-púberes. Os efeitos colaterais comuns são sedação e ganho de peso. O topiramato e a amitriptilina são os preventivos mais comuns em crianças na puberdade. Os efeitos colaterais comuns do topiramato são perda de peso, parestesias distais e entorpecimento cognitivo; efeitos colaterais raros são glaucoma e cálculos renais. Os efeitos colaterais comuns da amitriptilina são sedação, ganho de peso, constipação e boca seca; um efeito colateral raro consiste em QTc prolongado. Esses medicamentos são administrados à noite para usar o efeito colateral da sedação em benefício do paciente. Todos têm o potencial de piorar os sintomas de humor, embora normalmente, à medida que a cefaleia melhora, o humor também melhora. O botox e os antagonistas dos receptores do peptídeo relacionado com o gene da calcitonina não têm aprovação da FDA para crianças, mas são usados *off-label* com sucesso.

B. Tratamento da cefaleia tensional

A cefaleia do tipo tensional geralmente responde bem a analgésicos não prescritos, como paracetamol e ibuprofeno. A abordagem preventiva concentra-se em tratamentos não farmacológicos, como fisioterapia, terapia cognitivo-comportamental e relaxamento por meio de meditação, massagem e ioga. Medicamentos preventivos diários raramente são necessários para a cefaleia do tipo tensional.

▶ Prognóstico

A maioria das crianças com cefaleia pediátrica continua tendo enxaqueca ou cefaleia do tipo tensional na idade adulta, mas a frequência e a intensidade das dores de cabeça apresentam altos e baixos. Nas mulheres, o aumento dos hormônios, seja na puberdade ou na gravidez, pode ter um impacto positivo ou negativo significativo na frequência das cefaleias. A presença de enxaqueca crônica provavelmente está associada a um risco aumentado de cefaleia contínua na idade adulta, mas mais estudos são necessários para investigar outros fatores de risco.

Headache Classification Committee of the International Headache Society. The International Classification of Headache Disorders, 3rd ed (beta version). Cephalalgia 2013 Jul;33(9):629–808 [PMID: 23771276].

Oskoui M et al: Practice guideline update summary: pharmacologic treatment for pediatric migraine prevention: Report of the Guideline Development, Dissemination, and Implementation Subcommittee of the American Academy of Neurology and the American Headache Society. Neurology 2019 Sep 10;93(11):500–509 [PMID: 31413170].

Oskoui M et al: Practice guideline update summary: acute treatment of migraine in children and adolescents: Report of the Guideline Development, Dissemination, and Implementation Subcommittee of the American Academy of Neurology and the American Headache Society. Neurology 2019 Sep 10;93(11):487–499 [PMID: 31413171].

Yonker M: Secondary headaches in children and adolescents: what not to miss. Curr Neurol Neurosci Rep 2018 Jul 30;18(9):61 [PMID: 30058035].

HIPERTENSÃO INTRACRANIANA (HIC)

FUNDAMENTOS DO DIAGNÓSTICO E CARACTERÍSTICAS TÍPICAS

- ► Os sinais e sintomas de HIC incluem cefaleia posicional progressiva, zumbido pulsátil, alterações na visão e papiledema.
- ► A RM cerebral pode demonstrar achados secundários de HIC.
- ► A punção lombar demonstra pressão de abertura elevada com estudos normais do LCS.

► Patogênese

A hipertensão intracraniana pode ser de etiologia primária ou secundária. A hipertensão intracraniana primária, também conhecida como pseudotumor cerebral ou hipertensão intracraniana idiopática (HII), é caracterizada por HIC na ausência de hidrocefalia, massa ou outra causa identificável. A patogênese da hipertensão intracraniana primária é pouco compreendida, mas os fatores de risco incluem sexo feminino, obesidade e puberdade. A hipertensão intracraniana secundária pode ser induzida por medicamentos, devido à drenagem venosa prejudicada, ou vista em condições médicas crônicas.

► Achados clínicos

Os sintomas incluem cefaleia aguda ou crônica agravada pela posição supina ou manobras de Valsalva, zumbido pulsátil e alterações na visão, como aumento do ponto cego, constrição dos campos visuais ou redução da acuidade visual. Também podem ocorrer obscurecimentos visuais transitórios, que são alterações reversíveis da visão com segundos de duração. O papiledema é visto em quase todos os pacientes, podendo ter diplopia por paralisia do músculo lateral ou do abducente.

► Avaliação diagnóstica

Todos os pacientes com suspeita de HIC devem fazer exames de imagem, dando preferência para a RM do cérebro. Os pacientes com fatores de risco para trombose do seio venoso cerebral também devem fazer uma venografia cerebral por RM. A RM de pacientes com hipertensão intracraniana primária revela parênquima cerebral normal, mas evidencia achados secundários de hipertensão intracraniana (**Figura 25-1**), que costuma se resolver completamente com a normalização da pressão. A PL deve ser

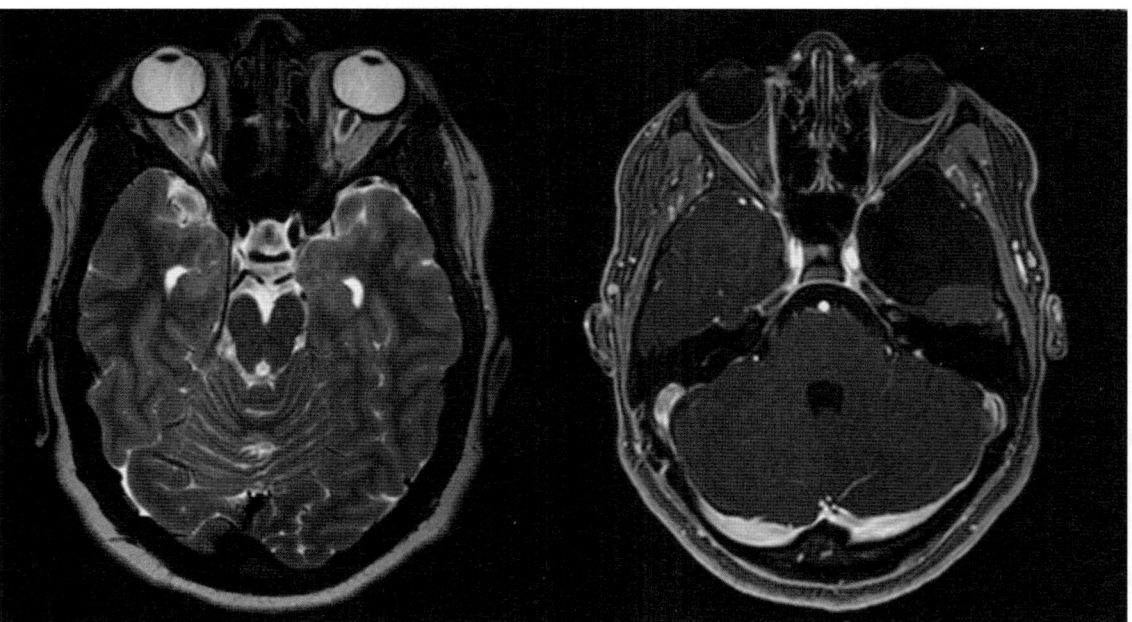

▲ **Figura 25-1** Achados secundários de aumento da pressão intracraniana visto no corte axial da ressonância magnética encefálica – distensão das bainhas do nervo óptico com achatamento da esclera posterior (à esquerda) e estreitamento dos seios venosos transversos bilaterais (à direita).

Tabela 25-11 Condições associadas à hipertensão intracraniana secundária

Medicamentos	Condições cerebrovenosas
Terapia hormonal, incluindo esteróides crônicos e hormônio do crescimento	Trombose do seio venoso cerebral
Retirada de esteróides	Otite ou infecção mastoidea
Uso de tetraciclinas, incluindo minociclina	Outras condições médicas
Hipervitaminose A e uso de retinóides	Hipercapnia crônica
Endócrino	Anemia
Hipocalcemia	Deficiência ferro
Hipertireoidismo	Insuficiência renal
Insuficiência adrenal	Lúpus eritematoso sistêmico
	Síndrome de Down
	Síndrome de Turner

realizada em decúbito lateral para confirmar a presença de pressão aumentada, definida como maior que 28 cm H_2O em crianças, e devem ser realizados estudos básicos do LCS para descartar inflamação e infecção.

▶ **Diagnóstico diferencial**

Hidrocefalia, tumor e outras lesões de massa devem ser descartadas com exames de imagem. As etiologias da hipertensão intracraniana secundária (**Tabela 25-11**) devem ser investigadas.

▶ **Tratamento**

O tratamento da hipertensão intracraniana visa corrigir a condição subjacente ou fatores de risco modificáveis, incluindo perda de peso para pacientes obesos ou descontinuação da medicação desencadeante. A avaliação oftalmológica sequencial é importante para garantir a resolução do papiledema e a melhora do déficit de campo visual. A maioria dos pacientes se beneficia de um curso de 6 a 12 meses de acetazolamida ou topiramato para diminuir a produção de LCS e prevenir a recorrência. Em uma minoria de pacientes que não respondem ao tratamento médico, podem ser consideradas intervenções neurocirúrgicas, como colocação de *shunt* ou fenestração do nervo óptico.

▶ **Prognóstico**

A cefaleia desaparece totalmente na maioria dos pacientes com redução apropriada da PIC, mas a recorrência é observada em até 20%. A deficiência visual permanente ocorre em um quarto dos pacientes e está associada a papiledema moderado a grave na apresentação. Isso destaca a urgência de identificar e tratar prontamente a hipertensão intracraniana.

Avery RA et al: Reference range for cerebrospinal fluid opening pressure in children. N Engl J Med 2010 Aug 26;363(9):891–893 [PMID: 20818852].
Friedman DI, Liu GT, Digre KB: Revised diagnostic criteria for the pseudotumor cerebri syndrome in adults and children. Neurology 2013 Sep 24;81(13):1159–1165 [PMID: 23966248].
Gospe SM 3rd, Bhatti MT, El-Dairi MA: Anatomic and visual function outcomes in paediatric idiopathic intracranial hypertension. Br J Ophthalmol 2016 Apr;100(4):505–509 [PMID: 26269534].
Kohli AA et al: Magnetic resonance imaging findings in pediatric pseudotumor cerebri syndrome. Pediatr Neurol 2019 Oct;99():31–39 [PMID: 31303369].

ACIDENTE VASCULAR CEREBRAL ISQUÊMICO

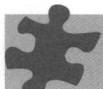
FUNDAMENTOS DO DIAGNÓSTICO E CARACTERÍSTICAS TÍPICAS

▶ O acidente vascular cerebral isquêmico (AVCI) perinatal ocorre em neonatos com menos de 28 dias; os pacientes apresentam crises epilépticas no período neonatal ou déficits focais crônicos mais tarde na primeira infância.
▶ O AVCI infantil ocorre em crianças entre 28 dias e 18 anos de vida; os pacientes apresentam crises epilépticas focais de início agudo ou déficits neurológicos.
▶ AVCIs agudos demonstrarão difusão restrita na RM cerebral.
▶ Oclusões de grandes vasos indicam candidatura para terapia intra-arterial.

O AVCI pediátrico é subdividido em duas categorias: AVCI perinatal (28 semanas de gestação até os 28 dias de vida) e AVCI infantil (28 dias de vida até os 18 anos de idade).

1. AVC isquêmico da infância

O AVCI infantil afeta 1,6 em 100.000 crianças por ano e está associado a desfechos ruins, incluindo morte (10%), déficits neurológicos ou convulsões (70% a 75%) e AVCI recorrente (20%). O AVCI infantil é um diagnóstico imediato de emergência neurológica que pode afetar as considerações de tratamento e os resultados a longo prazo. A recanalização com agentes trombolíticos (como ativador do plasminogênio tecidual [tPA, de *tissue plasminogen activator*] intravenoso) ou terapia intra-arterial, como a trombectomia mecânica, é cada vez mais usada em crianças elegíveis, mesmo 6 a 24 horas após o início dos sintomas. Sempre que possível, deve-se realizar uma consulta urgente com um neurologista para qualquer criança que apresente suspeita de AVCI agudo, e o paciente deve ser transferido para um centro de atendimento terciário especializado no tratamento de AVC pediátrico. Infelizmente, a maioria dos AVCI pediátricos não é reconhecida até mais de 24 horas após o início.

Achados clínicos

As manifestações do AVCI na infância variam de acordo com o território vascular envolvido. As crianças podem apresentar hemiplegia, afasia ou vertigem, semelhante ao AVCI em adultos. Podem desenvolver fraqueza unilateral, distúrbio sensorial, disartria e/ou disfagia em um período de minutos, mas, às vezes, a piora progressiva dos sintomas pode evoluir ao longo de várias horas. Ao contrário dos adultos, a crise focal de início recente acompanhada por déficits neurológicos focais é uma apresentação comum do AVCI na infância.

Os profissionais de saúde devem determinar cuidadosamente a hora em que o paciente teve seu "último bom estado de que se tem conhecimento" (LKW, de *last known well*). É importante ressaltar que o LKW geralmente é diferente do momento em que os sintomas foram notados pela primeira vez. Todos os ensaios clínicos utilizaram o LKW para determinar "janelas de tratamento" apropriadas. A avaliação também deve incluir um histórico completo de doenças anteriores, infecção viral anterior, traumatismo menor na cabeça ou pescoço e tendências familiares de coagulação, bem como quaisquer distúrbios cardíacos, vasculares ou hematológicos predisponentes **(Tabela 25-12)**.

O exame físico do paciente concentra-se inicialmente na identificação dos déficits específicos relacionados ao fluxo sanguíneo cerebral prejudicado. A Escala de AVC dos Institutos Nacionais de Saúde (NIHSS, de *National Institutes of Health Stroke Scale*) é um exame neurológico rápido projetado para identificar o AVC agudo. Hemorragias retinianas, hemorragias em estilhaços nos leitos ungueais, sopros cardíacos, erupção cutânea, febre, estigmas neurocutâneos e sinais de trauma são achados especialmente importantes. A cardiopatia congênita é a condição predisponente mais comum, seguida por distúrbios hematológicos e neoplásicos, embora a maioria dos pacientes não tenha um distúrbio específico.

Avaliação diagnóstica

Na fase aguda, devem ser obtidos emergencialmente hemograma completo, painel metabólico completo, tempo de protrombina/tempo de tromboplastina parcial e teste de gravidez, bem como imagens do cérebro. Testes adicionais urgentes a serem considerados incluem painel de coagulação intravascular disseminada (CIVD), produtos de divisão de fibrina, velocidade de hemossedimentação, proteína C reativa, atividade antifator Xa, radiografia de tórax, eletrocardiograma (ECG) e toxicologia urinária. Estudos subsequentes podem ser realizados sistematicamente, com atenção especial para distúrbios envolvendo o coração, vasos sanguíneos, plaquetas, hemácias, hemoglobina e proteínas de coagulação. Entre 20% e 50% dos pacientes pediátricos com AVCI apresentam um estado pró-trombótico.

O exame do LCS é indicado em pacientes com suspeita de infecção, doença reumatológica ou hemorragia subaracnóidea, mas raramente é útil no quadro agudo. Os pacientes com AVCI aparentemente idiopático podem se beneficiar de exames de soro e LCS para herpes-vírus simples e vírus varicela zóster, os quais podem causar AVC secundário a vasculopatias/arteriopatias focais, mesmo anos após a infecção inicial.

O ECG e a ecocardiografia com contraste por microbolhas (para avaliar o forame oval patente) são úteis na avaliação da etiologia do AVC, particularmente quando hipotensão ou arritmias cardíacas complicam o curso clínico e quando se suspeita que o AVC seja de natureza embólica.

Tabela 25-12 Fatores de risco etiológicos para AVC isquêmico e/ou hemorrágico

Distúrbios cardíacos	Distúrbios hematológicos
Doença cardíaca estrutural	Anemia ferropriva
Doença valvular, incluindo endocardite	Policitemia
Cardiomiopatia	Trombocitopenia trombótica
Arritmias	Púrpura trombocitopênica
Distúrbios vasculares	Leucemia
Dissecção arterial cervical/cerebral	Hemoglobinopatias, incluindo doença falciforme
Moyamoya	Defeitos de coagulação
Displasia fibromuscular	Hemofilia
Doenças do tecido conjuntivo	Deficiência de vitamina K
Malformação arteriovenosa	Estados de hipercoagulabilidade
Aneurisma arterial	Mutação do gene da protrombina
Trombose do seio dural e do seio venoso cerebral	Mutação da metilenotetrahidrofolato redutase
Arteriopatia cerebral focal	Deficiência de antitrombina III
Vasculite	Deficiências de proteína C e S
Poliarterite nodosa	Elevação do fator VIII
Lúpus eritematoso sistêmico	Distúrbios da lipoproteína (a)
Abuso de drogas (anfetaminas)	Hipercolesterolemia, hipertrigliceridemia
Infecção (Varicela, Herpes simplex, HIV)	Deficiência de fator V de Leiden
Homocistinúria/homocistinemia	Anticorpos antifosfolípides
Diabetes	Lúpus eritematoso sistêmico
Síndrome nefrótica	Gravidez
Hipertensão sistêmica	Uso de anticoncepcionais orais

São necessárias TC e RM urgentes do cérebro para determinar a extensão da isquemia ou hemorragia. É importante ressaltar que as TCs podem estar normais nas primeiras 24 horas de um AVCI e são realizadas para excluir hemorragia intracraniana, o que pode influenciar a elegibilidade do paciente para anticoagulação, agentes trombolíticos ou trombectomia mecânica. Dada a alta incidência de mimetizadores de AVCI na população pediátrica (p. ex., enxaqueca com aura, paralisia de Todd e encefalite), é necessária uma RM urgente com DWI para determinar rapidamente se ocorreu um AVCI.

Além disso, imagens vasculares cerebrais e do pescoço com ATC, ARM ou angiografia convencional são componentes críticos da investigação do AVC. A presença de evidências de oclusão de grandes vasos (OGV, ou seja, artéria carótida ou artéria cerebral média proximal) é um critério-chave para trombectomia mecânica. Até 80% dos pacientes pediátricos com AVCI idiopático de início na infância têm uma anormalidade vascular demonstrada na imagem, como arteriopatia cerebral transitória, vasculopatia focal, arteriopatia associada à doença falciforme, doença de moyamoya, dissecção arterial, aneurisma, displasia fibromuscular ou vasculite.

Diagnóstico diferencial

Os pacientes com início agudo de déficits neurológicos também devem ser avaliados quanto a outros distúrbios que podem causar déficits neurológicos focais. Deve-se considerar hipoglicemia, crises epilépticas focais prolongadas, paresia pós-ictal prolongada (paralisia de Todd), encefalomielite disseminada aguda (ADEM, de *acute disseminated encephalomyelitis*), meningite, AVC hemorrágico, encefalite, enxaqueca hemiplégica e abscesso cerebral. Em particular, a enxaqueca com déficits neurológicos focais pode ser difícil de diferenciar inicialmente do AVCI – geralmente é necessária imagem de urgência. Deve-se investigar a possibilidade de abuso de drogas e outras exposições tóxicas em qualquer paciente com alterações agudas do estado mental.

Tratamento

O manejo inicial do AVCI em uma criança se concentra em determinar rapidamente se o paciente é candidato a intervenção urgente. O uso de agentes trombolíticos (como tPA) e intervenções intra-arteriais (como trombectomia mecânica) em pacientes pediátricos está aumentando rapidamente. Portanto, a consulta de neurologia deve ser obtida de forma emergencial, incluindo discussão do LKW e da NIHSS do paciente. Os pacientes com anemia falciforme necessitam de exsanguineotransfusão urgente.

O tratamento específico do AVCI, incluindo controle da pressão arterial, controle de fluidos e medidas antiplaquetárias/anticoagulação, depende em parte da patogênese subjacente e da linha temporal dos acontecimentos. As diretrizes para o papel da anticoagulação ou terapia com ácido acetilsalicílico também estão evoluindo rapidamente. Em geral, o Grupo de Trabalho em Acidente Vascular Cerebral Isquêmico Pediátrico do Colégio Real de Médicos (de *Royal College of Physicians Pediatric Ischemic Stroke Working Group*) recomenda ácido acetilsalicílico, 5 mg/kg por dia, assim que o diagnóstico é feito. O uso de ácido acetilsalicílico em pacientes pediátricos parece seguro, mas a Associação Americana do Coração (AHA, de *American Heart Association*) recomenda vacinas anuais contra a gripe e monitoramento rigoroso da síndrome de Reye em pacientes pediátricos que tomam ácido acetilsalicílico por longos períodos. Em algumas situações, como dissecção arterial ou eventos cardioembólicos, a anticoagulação com heparina deve ser considerada, principalmente se houver evidência de trombo persistente (p. ex., em ecografia ou ATC).

O manejo a longo prazo requer reabilitação intensiva com o objetivo de melhorar o desempenho linguístico, motor, educacional e psicológico da criança. A terapia de restrição pode ser particularmente útil em casos de hemiparesia. A duração do tratamento com anticoagulantes ou antiplaquetários, como heparina de baixo peso molecular e ácido acetilsalicílico, é determinada caso a caso.

Prognóstico

O resultado do AVCI em lactentes e crianças é variável, dependendo da presença de condições predisponentes subjacentes e do território vascular envolvido. Aproximadamente um terço pode ter déficits mínimos ou nenhum, um terço é moderadamente afetado e um terço é severamente afetado. Quando o AVCI envolve porções extremamente grandes de um hemisfério ou porções grandes de ambos os hemisférios, pode ocorrer edema cerebral potencialmente fatal. Em contraste, pacientes com pequenos infartos podem alcançar a recuperação completa da função neurológica em poucos dias. Podem ocorrer convulsões em 30% a 50% dos pacientes em algum momento do curso. A recorrência do AVC é de 14% a 20% e é maior em algumas condições, como deficiência de proteína C, anormalidades da lipoproteína (a) e anormalidades vasculares. Problemas cognitivos e comportamentais crônicos são comuns. Está indicado o acompanhamento a longo prazo com um neurologista pediátrico e, se possível, uma equipe multidisciplinar de AVCI.

2. AVC isquêmico perinatal

O AVCI perinatal é mais comum que o AVCI infantil, afetando 1 em 3.500 crianças. O AVCI perinatal tem duas apresentações distintas: aguda e tardia. A maioria dos pacientes com apresentação aguda desenvolve convulsões neonatais durante a primeira semana de vida, particularmente crises motoras focais do braço e/ou perna contralateral, devido à tendência de ocorrer AVCI perinatal na artéria cerebral média. Anormalidades ponderadas em difusão na RM confirmam um AVCI perinatal agudo durante a primeira semana de vida. Outros pacientes apresentam sintomas tardios, geralmente com hemiparesia que se tornou notável em 4 a 8 meses. A imagem geralmente demonstra evidências de uma lesão remota, como encefalomalácia. Esses pacientes são denominados AVCI perinatal presumido.

O tratamento agudo de um AVCI perinatal geralmente é limitado a cuidados de suporte, incluindo normalização dos níveis de glicose, monitoramento da pressão arterial, otimização da oxigenação e controle de crises epilépticas. Causas tratáveis, como infecção, embolia cardíaca, desarranjo metabólico e trombofilia hereditária, devem ser descartadas. A menos que uma fonte embólica seja identificada, raramente se prescreve ácido acetilsalicílico e anticoagulação.

O manejo a longo prazo do AVCI perinatal inclui a identificação de fatores de risco, como testes para anormalidades pró-trombóticas, particularmente quando o paciente atinge pelo menos 6 meses de idade. Fatores de risco maternos como infertilidade, anticorpos antifosfolipídeos, infecção placentária, ruptura prematura de membranas e exposição à cocaína estão independentemente associados ao AVCI perinatal.

O prognóstico para crianças que sofrem AVCI perinatal tem sido considerado melhor do que para crianças ou adultos com AVCI, presumivelmente devido à plasticidade do cérebro neonatal. No entanto, a gama de resultados cognitivos e motores após o AVC perinatal é ampla. Entre 20 e 40% dos pacientes não apresentam déficits neurológicos. O comprometimento motor afeta cerca de 40% a 60% dos pacientes e é predominantemente a paralisia cerebral (PC) hemiplégica. Atrasos de linguagem, anormalidades comportamentais e déficits cognitivos são observados em até 55% das crianças que sofrem AVCIs perinatais. Os pacientes têm um risco aumentado de crises epilépticas ao longo da vida. O AVCI ocorre em 3% dos recém-nascidos e geralmente está associado a uma anormalidade pró-trombótica ou a uma doença subjacente, como malformação cardíaca ou infecção. Dada a baixa incidência de recorrência, o manejo a longo prazo é amplamente reabilitador.

Barry M et al: What is the role of mechanical thrombectomy in childhood stroke? Pediatr Neurol 2019;95():19–25 [PMID: 30795888].

Kirton A, deVeber G: Paediatric stroke: pressing issues and promising directions. Lancet 2015 Jan;14(1):92–102 [PMID: 25496900].

Kirton A et al: Symptomatic neonatal arterial ischemic stroke: the international Pediatric Stroke Study. Pediatrics 2011;128():1402–1410 [PMID: 22123886].

Powers WJ et al: 2019 American Heart Association/American Stroke Association Guidelines for the early management of patients with acute ischemic stroke: 2019 update to the 2018 Guidelines for the Early Management of Acute Ischemic Stroke. Stroke 2019;50():e344–e418 [PMID: 31662037].

TAMANHO ANORMAL DA CABEÇA

As placas ósseas do crânio quase não têm capacidade intrínseca de aumentar ou crescer; elas dependem de forças extrínsecas para estimular a formação de novo osso nas linhas de sutura. O estímulo mais importante para o crescimento da cabeça durante a infância é o crescimento do cérebro. Portanto, a avaliação precisa do crescimento da cabeça é um dos aspectos mais importantes do exame neurológico de crianças pequenas. Uma forma atípica da cabeça ou uma circunferência da cabeça que está dois desvios padrão acima ou abaixo da média para a idade requer investigação.

1. Craniossinostose

FUNDAMENTOS DO DIAGNÓSTICO E CARACTERÍSTICAS TÍPICAS

▶ A craniossinostose é a fusão prematura das suturas cranianas e é dividida em etiologias sindrômicas e não sindrômicas.

▶ A craniossinostose requer reparo para preservar o crescimento cerebral se envolver mais de uma sutura.

▶ Achados clínicos

A *craniossinostose* é definida como o fechamento prematuro das suturas cranianas e tem incidência de 1 em 2.500 nascidos vivos. A craniossinostose não sindrômica é responsável por 70%, e o restante é craniossinostose sindrômica. As etiologias sindrômicas comuns são as síndromes de Apert, Crouzon e Pfeiffer, e essas são mais prováveis se as crianças tiverem envolvimento craniofacial, esquelético ou de outro sistema. A craniossinostose pode estar associada a endocrinopatia subjacente, como hipertireoidismo, hipofosfatasia ou mucopolissacaridoses.

A forma mais comum de craniossinostose envolve a sutura sagital e resulta em escafocefalia, um alongamento da cabeça na direção anterior para a posterior. O fechamento prematuro das suturas coronais causa braquicefalia, um aumento do crescimento craniano da esquerda para a direita. É importante ressaltar que o fechamento de apenas uma ou algumas suturas não causará comprometimento do crescimento cerebral ou disfunção neurológica. A trigonocefalia é outra forma. O fechamento prematuro de uma única sutura não causa danos, mas o fechamento prematuro de várias suturas pode inibir o crescimento cerebral e levar a atraso no desenvolvimento, motilidade ocular, dificuldades de alimentação e epilepsia.

▶ Diagnóstico diferencial

A plagiocefalia posicional, uma forma anormal da cabeça devido à posição supina do sono, é comum, enquanto a craniossinostose da sutura lambdoide occipital é bastante rara. A posição supina do sono continua sendo importante para prevenir a síndrome da morte súbita infantil. A maioria das plagiocefalias posicionais se resolve aos 2 anos de idade. O reposicionamento da cabeça durante os cochilos, a posição prona ao acordar e a fisioterapia para tratamento do torcicolo são tratamentos eficazes. Raramente a imagem do crânio é necessária para descartar craniossinostose.

▶ Tratamento

O manejo da craniossinostose é direcionado à preservação da forma normal do crânio e consiste na excisão da sutura fundida e na aplicação de material na borda da craniectomia para evitar a reossificação das bordas ósseas. O melhor efeito cosmético no crânio é alcançado quando a cirurgia é realizada durante os primeiros 6 meses de vida. Uma abordagem interdisciplinar contínua é comumente necessária para avaliar atrasos no desenvolvimento, saúde bucal, anormalidades visuais, anormalidades de audição e orelha média e atrasos na fala.

2. Microcefalia

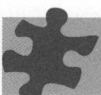

FUNDAMENTOS DO DIAGNÓSTICO E CARACTERÍSTICAS TÍPICAS

► A microcefalia é definida como perímetro cefálico mais de dois desvios padrão abaixo da média para idade, sexo e etnia.

► A microcefalia está quase sempre associada a atraso no desenvolvimento e dificuldades de aprendizagem.

A microcefalia primária está presente no nascimento; a microcefalia secundária desenvolve-se após o nascimento. É importante avaliar o padrão de crescimento da cabeça, pois um declínio percentual progressivo indica prejuízo na capacidade do cérebro de crescer. A microcefalia é comumente associada à PC, epilepsia e deficiência intelectual ou de aprendizagem. É importante avaliar o envolvimento de outros sistemas, incluindo características atípicas, anormalidades oculares, perda auditiva, doença cardíaca, intolerância alimentar e marcadores neurocutâneos. As causas da microcefalia são numerosas e categorizadas em etiologias genéticas e adquiridas (**Tabela 25-13**).

► Avaliação diagnóstica

O histórico e o exame físico orientam a avaliação laboratorial. Em um recém-nascido com microcefalia, os títulos de anticorpos para toxoplasmose, rubéola, citomegalovírus (CMV), herpes-vírus simples (HSV, de *herpes simplex virus*) e sífilis e a cultura de urina para CMV são avaliados para evidência de infecção por TORCHS (toxoplasmose, rubéola, citomegalovírus, HSV, vírus da imunodeficiência humana [HIV, de *human immunodeficiency virus*], e sífilis). Testes bioquímicos para doença metabólica devem ser considerados se a história não for preocupante para uma etiologia adquirida ou se os pacientes apresentarem regressão. A RM do cérebro é um estudo útil; embora possa não fornecer a etiologia precisa, a presença de lesão da substância branca, malformação cerebral ou calcificações intracranianas orientam a investigação adicional. A **Figura 25-2** mostra um exemplo de RM de microcefalia grave. O teste genético é frequentemente considerado em pacientes com microcefalia, especialmente se também estiverem presentes características atípicas ou doença multissistêmica.

► Tratamento

O tratamento da microcefalia é baseado em cuidados sintomáticos, incluindo triagem para anormalidades de visão ou audição e suporte para desenvolvimento e aprendizado.

Tabela 25-13 Causas da microcefalia

Causas	Exemplos
Genéticas	
Familiar	Autossômico dominante ou recessivo
Cromossômico	Trissomias 13, 18, 21, mosaico X
Síndromes	Cornelia de Lange, Cri-du-chat, Wolf-Hirschhorn, Miller-Dieker
Malformação	Holoprosencefalia, lissencefalia, esquizencefalia
Metabólico	Deficiência de Glut-1, mitocondrial, aminoacidopatias, distúrbio congênito da glicosilação, distúrbios do ciclo da uréia
Degenerativo	Síndrome de Rett, Aicardi-Goutieres, Lipofuscinose ceróide neuronal
Adquirido	
Intra-uterino Infecção Radiação Fatores maternos	CMV, Zika, HIV, rubéola, HSV, sífilis, toxoplasmose Pelve materna no primeiro e segundo trimestres Insuficiência placentária, álcool, fenilcetonúria materna, hipotireoidismo, desnutrição, cocaína
Perinatal Hipóxia Infecções Outros	Encefalopatia hipóxico-isquêmica, traumatismo craniano por abuso, acidente vascular cerebral Estreptococos do grupo B, enterovírus, herpes simples Desnutrição, craniossinostose, hipopituitarismo, hipotireoidismo, doença crônica

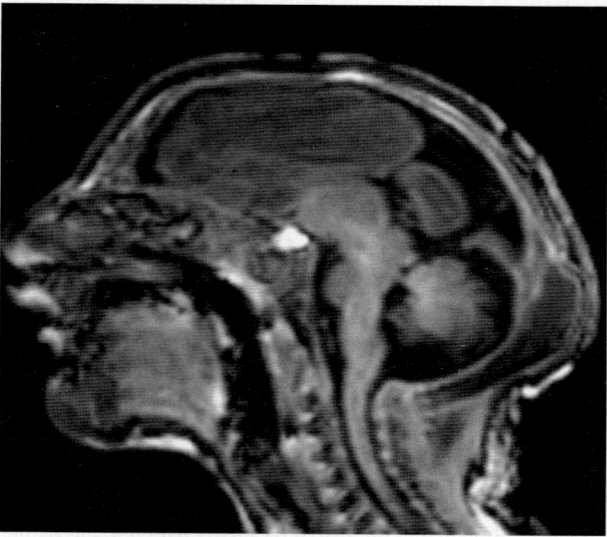

▲ **Figura 25-2** Microcefalia grave com padrão giral simplificado e corpo caloso ausente visto na RM cerebral sagital.

3. Macrocefalia

FUNDAMENTOS DO DIAGNÓSTICO E CARACTERÍSTICAS TÍPICAS

▶ A macrocefalia é definida como perímetro cefálico mais de dois desvios padrão acima da média para idade, sexo e etnia.
▶ A macrocefalia pode estar associada ao aumento da PIC.

A macrocefalia é definida como uma circunferência da cabeça mais de dois desvios padrão acima da média para idade, sexo e etnia. A **Tabela 25-14** descreve várias etiologias da macrocefalia. O crescimento rápido da cabeça é sugestivo de aumento da PIC devido à hidrocefalia, coleções líquidas extra-axiais ou neoplasias. Uma macrocefalia com taxa de crescimento normal da cabeça sugere macrocefalia familiar ou megalencefalia. A TC da cabeça é realizada em cenários urgentes. A RM da cabeça é a modalidade de imagem de escolha para avaliar anormalidades estruturais, como megalencefalia, fornecer informações prognósticas e orientar a investigação e o tratamento adicionais.

▶ Diagnóstico diferencial

A megalencefalia é um exemplo de disfunção da proliferação neuronal e resulta em um tamanho cerebral mais de três desvios padrão acima da média. A hemimegalencefalia é o aumento do tamanho do parênquima isolado em um hemisfério. O desenvolvimento cortical pode ser típico, ou podem ser observadas polimicrogiria ou anormalidades da fossa posterior.

A hidrocefalia é um aumento do volume do LCS com aumento progressivo da PIC e ventriculomegalia (ventrículos dilatados). Na hidrocefalia comunicante, o LCS circula livremente pelo sistema ventricular e para o espaço subaracnóideo, mas não é bem absorvido. Na hidrocefalia não comunicante/obstrutiva (**Figura 25-3**), uma obstrução está presente, geralmente devido à hemorragia ou infecção atual ou anterior, tumores ou outras massas ou estenose aquedutal congênita. As características clínicas da hidrocefalia incluem um rápido crescimento da cabeça, irritabilidade, abaulamento ou fontanela cheia, vômitos particularmente em decúbito dorsal, paralisia do olhar para cima, conhecido como "fenômeno do pôr do sol", movimentos extraoculares prejudicados, hipertonia das extremidades inferiores e hiperreflexia generalizada.

Tabela 25-14 Causas da macrocefalia

Causas	Exemplos
Pseudomacrocefalia, pseudohidrocefalia, catch-up growth cruzando percentis	Bebê prematuro em crescimento; recuperação de desnutrição, cardiopatia congênita, correção pós-cirúrgica
Aumento da pressão intracraniana Com ventrículos dilatados Com outra massa	Hidrocefalia (ex. estenose aquedutal congênita; pós-infecções) Cisto aracnóide, cisto porencefálico, tumor cerebral, derrame subdural
Macrocefalia familiar benigna (hidrocefalia externa idiopática)	Hidrocefalia externa, alargamento benigno dos espaços subaracnóideos (sinônimos)
Megalencefalia (cérebro grande) Com polimicrogiria Com distúrbio neurocutâneo Com gigantismo Com nanismo Metabólico Lisossomal Outra leucodistrofia Outros distúrbios genéticos	Megalencefalia polimicrogiriapolidactilia hidrocefalia e megalencefalia-malformação capilar Neurofibromatose, esclerose tuberosa, síndrome de Noonan Síndrome de Sotos, síndrome de hamartoma PTEN, síndrome de Beckwith-Wiedemann Acondroplasia Mucopolissacaridoses, acidemia glutárica/acidúria Leucodistrofia metacromática (tardia) Degeneração esponjosa de Canavan, doença de Alexander Frágil X
Crânio engrossado	Displasia fibrosa (óssea), anemia hemolítica (medula), falcemia, talassemia

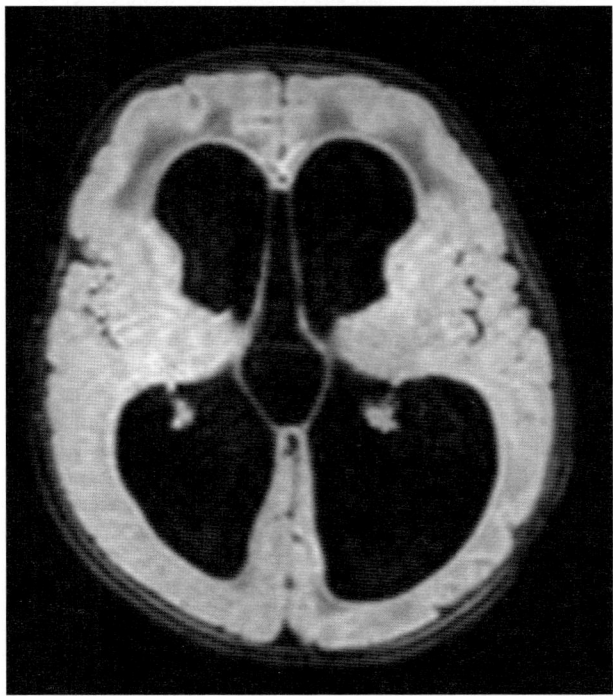

▲ **Figura 25-3** Hidrocefalia com dilatação ventricular do ventrículo lateral e terceiro ventrículo vista em ressonância magnética cerebral axial.

Se não tratada, pode ocorrer atrofia óptica. O papiledema pode não estar presente em bebês. Pode-se suspeitar de hidrocefalia no histórico ou no exame físico, mas ela geralmente é diagnosticada com TC ou RM do cérebro. O tratamento é a colocação cirúrgica de uma saída alternativa para o LCS do compartimento intracraniano. O método mais comum é a derivação ventrículo-peritoneal (DVP).

Existem várias etiologias benignas de macrocefalia. A recuperação do crescimento (de *catch-up growth*) é definida como o crescimento rápido da cabeça após a correção de uma causa subjacente, como cardiopatia congênita, desnutrição ou parto prematuro. À medida que o tamanho esperado é atingido, o crescimento da cabeça diminui e, em seguida, retoma um padrão de crescimento normal. A macrocefalia familiar é a propensão para cabeça excepcionalmente grande em uma família sem outros sinais neurológicos ou sistêmicos. Espaços extra-axiais aumentados são tipicamente vistos nos exames de imagem. Um crânio espessado com tamanho normal do cérebro pode ser visto na displasia fibrosa, anemia hemolítica ou talassemia.

> Ashwal S et al: Practice parameter: evaluation of the child with microcephaly (an evidence-based review): report of the Quality Standards Subcommittee of the American Academy of Neurology and the Practice Committee of the Child Neurology Society. Neurology 2009;73(11):887–897 [PMID: 19752457].
>
> Von der Hagen et al: Diagnostic approach to microcephaly in childhood: a two-center study and review of the literature. Dev Med Child Neurol 2014;56:732 [PMID: 24617602].

MALFORMAÇÕES CONGÊNITAS DO SISTEMA NERVOSO

As malformações do sistema nervoso ocorrem em 3% dos neonatos vivos e representam 40% dos neonatos que morrem no primeiro ano de vida. A malformação estrutural do SNC pode resultar de insultos infecciosos, tóxicos, genéticos, metabólicos ou vasculares, e o grau de malformação é ditado pelo período gestacional em que a lesão ocorre. Durante a indução, que é de 0 a 28 dias de gestação, a placa neural aparece, seguida pela formação e fechamento do tubo neural. As interrupções da indução podem resultar em uma grande ausência de estruturas neurais, como anencefalia, ou em um defeito de fechamento do tubo neural, como espinha bífida, meningomielocele ou encefalocele. A proliferação e migração celular caracterizam o desenvolvimento neural de 12 a 20 semanas de gestação. Durante esse período, podem surgir lisencefalia, paquigiria, agiria e agenesia do corpo caloso (ACC).

1. Anormalidades do fechamento do tubo neural

Os defeitos do tubo neural constituem as malformações congênitas mais comuns que afetam o sistema nervoso, ocorrendo em 1:1.000 nascidos vivos antes da introdução da suplementação de folato, o que diminui a incidência em 50% a 75%. Em geral, o diagnóstico de defeitos do tubo neural é aparente no momento do nascimento, mas pode haver forte suspeita no pré-natal devido aos achados do ultrassom e elevação de α-fetoproteína e acetilcolinesterase no líquido amniótico. As anormalidades cromossômicas, incluindo trissomia 13 ou 18, são observadas em até 6% dos fetos afetados, e testes apropriados devem ser realizados se identificados. A espinha bífida com mielomeningocele ou meningocele associada é comumente encontrada na região lombar.

Dependendo da extensão do envolvimento da medula espinal e dos nervos periféricos, podem estar presentes fraqueza dos membros inferiores, disfunção intestinal e da bexiga e luxação do quadril. O parto via cesariana seguido de fechamento cirúrgico precoce de meningoceles e meningomieloceles é geralmente indicado. É necessário tratamento adicional para tratar anormalidades crônicas do trato urinário, anormalidades ortopédicas como cifose e escoliose e paresia dos membros inferiores. A hidrocefalia é comum e geralmente requer DVP. Para pacientes selecionados, o reparo pré-natal demonstrou reduzir a necessidade de DVP em 1 ano e resulta em melhora da função motora aos 30 meses de idade, embora as complicações relacionadas à gravidez e ao parto sejam maiores. Essa é uma opção promissora para pacientes que atendem aos critérios cirúrgicos. Todas as mulheres em idade fértil devem tomar folato profilático, o que pode prevenir esses defeitos e diminuir o risco de recorrência em 70%.

2. Distúrbios do desenvolvimento cortical

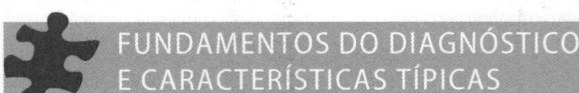
FUNDAMENTOS DO DIAGNÓSTICO E CARACTERÍSTICAS TÍPICAS

- ▶ As malformações do desenvolvimento cortical (MDC) são um espectro de rupturas focais, unilaterais ou difusas na formação do córtex.
- ▶ A apresentação clínica é variável e pode ser dividida em dois grandes grupos: MDC difusa com resultados de neurodesenvolvimento insatisfatórios e MDC focal ou multifocal com resultados variáveis, mas geralmente menos graves.

As malformações do desenvolvimento cortical (MDC) são um grupo heterogêneo de condições devido à interrupção da proliferação neuronal, migração neuronal ou desenvolvimento pós-migratório. O diagnóstico é confirmado pela patologia, mas os avanços na neurorradiologia e na neurogenética levaram a uma maior compreensão dessas entidades. Eles são classificados em rupturas difusas ou focais, e, em geral, os fenótipos mais graves se manifestam como resultados graves do neurodesenvolvimento, enquanto os fenótipos leves podem ter desenvolvimento típico ou quase típico. Além disso, as MDCs são uma causa comum de PC e epilepsia. As crianças também devem ser examinadas para deficiência visual ou auditiva, disfunção alimentar, distúrbios do movimento ou problemas comportamentais. O tratamento se concentra na otimização do potencial de uma criança por meio do início precoce de terapias apropriadas, gerenciamento de convulsões e tônus e fornecimento de equipamentos para melhorar a mobilidade.

A. Lisencefalia

A lisencefalia é principalmente um exemplo de migração neuronal prejudicada. Essa malformação grave do cérebro é caracterizada por uma superfície cortical lisa com sulcos anormais. No espectro mais grave, está a agiria, que é a ausência de sulcos, enquanto a paquigiria é um padrão de sulco espessado e simplificado. Os pacientes com lisencefalia geralmente apresentam microcefalia, deficiência intelectual, tetraplegia espástica e epilepsia refratária ao medicamento, incluindo espasmos infantis. As causas autossômicas dominantes são *LIS1* e *RELN*. A síndrome de Miller-Dieker é uma síndrome rara com uma deleção maior, incluindo *LIS1*, e pode se manifestar com envolvimento de outros sistemas, incluindo cardíaco, renal e gastrintestinal. As etiologias ligadas ao X incluem *DCX* e *ARX*, que se apresentam em homens com lisencefalia, mas uma variante mais branda discutida mais tarde, chamada heterotopia de banda subcortical, ocorre em mulheres. A lisencefalia de paralelepípedos, que ocorre devido à migração excessiva de neurônios, está associada à distrofia muscular congênita observada na síndrome de Walker-Warburg, na distrofia muscular de Fukuyama e na doença músculo-olho-cérebro.

B. Heterotopia da substância cinzenta

A heterotopia da substância cinzenta é uma parada da migração em neurônios tipicamente formados. Os subtipos mais comuns são periventricular e subcortical. Um subtipo único é a heterotopia de banda subcortical, que é uma banda difusa de heterotopia que se detém na substância branca, assemelhando-se a um córtex duplo (**Figura 25-4**, imagem à esquerda). Não é incomum que um único nódulo seja acidentalmente identificado em uma RM do cérebro para outras indicações em uma criança com desenvolvimento típico sem evidência de crise epiléptica. No entanto, se for mais robusto ou se ocorrer com outras malformações do SNC, pode estar associado à epilepsia e a um espectro de resultados do neurodesenvolvimento.

C. Displasia cortical focal

A displasia cortical focal é uma ausência de organização neuronal apropriada em neurônios típicos ou atípicos. Existem três subtipos, sendo o tipo II o mais comum. Os tubérculos da esclerose tuberosa são um exemplo clássico. Os achados de RM são borramento da junção cinza-branco, alteração na espessura cortical ou sinal do transmanto (de *transmantle sign*), que é a persistência do padrão de migração radial fetal. Essas lesões estão altamente associadas à epilepsia e podem ser passíveis de ressecção se medicamente intratáveis.

D. Polimicrogiria

A polimicrogiria é um distúrbio pós-migratório caracterizado por giros muito numerosos, mas muito pequenos. Pode estar associada à esquizencefalia, que é uma fenda revestida por substância cinzenta que se estende do ventrículo à superfície cortical. A polimicrogiria perisylviana bilateral é a forma mais comum e está associada à disfunção bulbar, epilepsia e déficits cognitivos. As etiologias da polimicrogiria são subdivididas em genéticas, como a deleção 22q11 e as inúmeras variantes patogênicas de um único gene, e adquiridas, incluindo lesão vascular ou infecciosa precoce.

3. Distúrbios do desenvolvimento do cerebelo

A. Malformações de Chiari

A malformação de Chiari tipo I consiste no alongamento e deslocamento da extremidade caudal do tronco encefálico para o canal espinal com protrusão das tonsilas cerebelares por meio do forame magno (**Figura 25-4**, imagem central). Podem ocorrer anormalidades leves a moderadas da base do crânio. A malformação

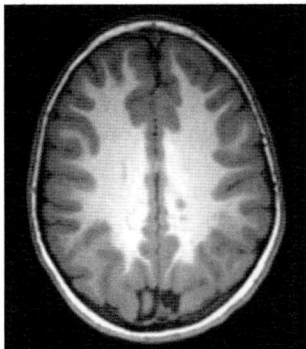
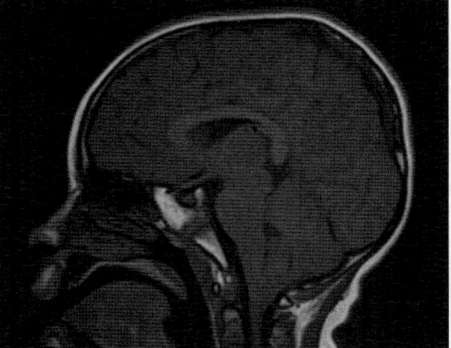
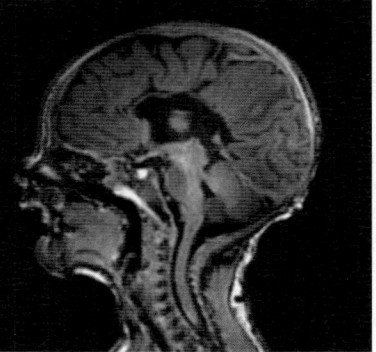

▲ **Figura 25-4** Exemplos de malformações cerebrais congênitas (na ressonância magnética do cérebro). Heterotopia de banda subcortical predominante posterior (à esquerda), malformação de Chiari 1 com descida das amígdalas cerebelares e apinhamento da junção craniocervical (centro) e agenesia isolada do corpo caloso (à direita).

de Chiari tipo I geralmente permanece assintomática por anos, mas em crianças mais velhas e jovens adultos, pode causar sinais cerebelares progressivos, paresia dos nervos cranianos inferiores ou dor no pescoço ou na região occipital exacerbada por esforço. Raramente, pode se apresentar com apneia ou respiração desordenada. A laminectomia cervical posterior pode ser necessária para proporcionar alívio.

A malformação de Chiari tipo II consiste nas malformações encontradas no tipo I mais uma mielomeningocele associada. A hidrocefalia se desenvolve em 90% das crianças. Esses pacientes também podem ter hidromielia, siringomielia e displasia cortical. As manifestações clínicas são mais comumente causadas por hidrocefalia e meningomielocele associadas. Além disso, a disfunção dos nervos cranianos inferiores pode estar presente. Até 25% dos pacientes têm epilepsia, provavelmente secundária à displasia cortical. Lesões superiores da medula torácica ou lombar superior estão associadas a deficiência intelectual leve, enquanto mais de 85% dos pacientes com lesões de nível inferior têm inteligência normal.

A malformação de Chiari tipo III é caracterizada por herniação do cerebelo através do forame magno com defeito associado da medula espinal cervical. A hidrocefalia é extremamente comum com essa malformação.

B. Malformação de Dandy-Walker

Apesar de ter sido descrita há mais de um século, a definição exata da malformação de Dandy-Walker ainda é debatida. Classicamente, caracteriza-se por aplasia do vermis, aumento cístico do quarto ventrículo e deslocamento rostral do tentório. A hidrocefalia geralmente se desenvolve nos primeiros meses de vida.

No exame físico, muitas vezes existe uma protuberância arredondada ou um exagero do occipital craniano. Na ausência de hidrocefalia, poucos achados físicos podem estar presentes para sugerir disfunção neurológica. A ataxia ocorre em menos de 20% dos pacientes e geralmente aparece tardiamente. Os pacientes estão em risco de atraso no desenvolvimento global e outras deficiências neurocognitivas. A RM do cérebro confirma o diagnóstico. Para exames genéticos, um cariótipo é o de maior rendimento, mas a causa é identificada em uma minoria dos casos. O tratamento é o manejo da hidrocefalia e a otimização das terapias.

4. Agenesia do corpo caloso

A prevalência de agenesia do corpo caloso (ACC; **Figura 25-4**, imagem à direita) é de 1 em 5.000 nascidos vivos. Se ocorrer isoladamente, as crianças correm risco de problemas motores e cognitivos, mas até 75% apresentam neurodesenvolvimento típico. Uma etiologia genética é mais provável de ser identificada se outras malformações cerebrais ou outros sistemas estiverem envolvidos. Essas crianças estão em maior risco de epilepsia, atraso global no desenvolvimento e transtorno do espectro do autismo. A *ARX* é uma condição ligada ao X associada à lisencefalia e genitália ambígua.

A síndrome de Andermann é um distúrbio autossômico recessivo associado à neuropatia e demência. A síndrome de Aicardi é uma condição genética associada a lacunas coriorretinianas, espasmos infantis e anormalidades esqueléticas.

Severino M et al: Definitions and classification of malformations of cortical development: practical guidelines. Brain 2020 Oct 1; 143(10):2874–2894 [PMID: 32779696].

DISTÚRBIOS NEUROCUTÂNEOS

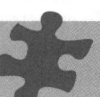

FUNDAMENTOS DO DIAGNÓSTICO E CARACTERÍSTICAS TÍPICAS

► Interrupções na formação do ectoderma fetal podem afetar a epiderme, os tecidos nervosos e outros órgãos; as anormalidades da pele podem, assim, fornecer pistas diagnósticas para uma variedade de distúrbios neurocutâneos.

► Muitos distúrbios neurocutâneos apresentam riscos significativos para epilepsia, deficiências cognitivas, tumores e envolvimento de outros órgãos.

Os distúrbios neurocutâneos são doenças do neuroectoderma que às vezes envolvem endoderma e mesoderma. Os tecidos que compartilham uma origem embriológica comum podem ser afetados; manchas de nascimento/congênitas características podem, assim, ser uma pista para doenças do cérebro, da medula espinal e dos olhos, e outros sistemas orgânicos também podem estar envolvidos. Tumores benignos e até malignos podem se desenvolver nessas condições. A **Tabela 25-15** resume as principais características de vários distúrbios neurocutâneos.

1. Neurofibromatose tipo 1

A neurofibromatose tipo 1 (NF-1) é uma doença multissistêmica com prevalência de 1 em 3.000. Cinquenta por cento dos casos são devidos a novas mutações no gene *NF1*, que está localizado no cromossomo 17q11.2 que codifica a neurofibromina. Dois ou mais critérios positivos são diagnósticos (ver **Tabela 25-15**); outros podem aparecer ao longo do tempo. Consulte o **Capítulo 37** para obter informações adicionais.

► Achados clínicos

Os sintomas de apresentação mais comuns são problemas cognitivos ou psicomotores. Durante a avaliação, um profissional astuto é capaz de notar os achados clássicos da pele. As manchas café com leite são vistas na maioria das crianças afetadas por volta de 1 ano de idade. A lesão cutânea típica é de 10 a 30 mm, ovoide, e com bordas lisas. Os neurofibromas ou lipomas discretos e bem demarcados podem ocorrer em qualquer idade. Os neurofibromas plexiformes são congênitos, mas são frequentemente detectados durante períodos de crescimento rápido.

Os médicos devem avaliar o perímetro cefálico, pressão arterial, visão, audição, coluna para escoliose e membros para pseudoartroses. O exame oftalmológico deve incluir a verificação de estrabismo, ambliopia, proptose, nódulos de Lisch na íris, atrofia óptica ou papiledema. Baixa estatura e puberdade precoce são

DISTÚRBIOS NEUROLÓGICOS E MUSCULARES

Tabela 25-15 Principais características das doenças neurocutâneas

Doença	Fundamentos do diagnóstico e características típicas
Neurofibromatose tipo 1	• Seis ou mais manchas café com leite >5 mm em pré-púberes e >15 mm em pós-púberes. • Tumores da bainha do nervo periférico: 2 ou mais neurofibromas de qualquer tipo ou 1 neurofibroma plexiforme • Sardas nas regiões axilares ou inguinais • Glioma da via óptica • 2 ou mais nódulos de Lisch (hamartomas da íris) • Lesões ósseas distintas, como displasia esfenoidal ou adelgaçamento de osso longo, com ou sem pseudoartrose • Parente de primeiro grau com neurofibromatose tipo 1
Neurofibromatose tipo 2	• Schwannomas vestibulares bilaterais • Outros tumores do cérebro e da medula espinhal • Catarata do cristalino posterior
Complexo da Esclerose Tuberosa	• Pelo menos 3 máculas hipomelanóticas, cada uma com pelo menos 5 mm de diâmetro • Angiofibromas, fibromas ungueais, fibromas intraorais • Patch Shagreen • Manifestações do SNC: nódulos subependimários, displasias corticais, astrocitomas subependimários de células gigantes (SEGA) • Rabdomiomas cardíacos e angiomiolipomas • Hamartomas
Angiomatose encefalofacial (síndrome de Struge-Weber)	• Mancha de nascimento vinho do Porto • Malformação venosa capilar no olho (angioma coroidal) e no cérebro (angioma leptomeníngeo)
Doença de Von Hippel-Lindau (angiomatose retrocerebelar)	• Hemangioblastomas retinianos, do sistema nervoso central e renais • Cistos viscerais • Menos frequentemente, feocromocitomas adrenais e extra-adrenais, cânceres endócrinos pancreáticos e tumores do saco endolinfático

achados ocasionais. Os pais devem ser examinados minuciosamente. O histórico familiar é importante na identificação de manifestações de genes dominantes.

▶ Avaliação diagnóstica

O teste genético pode ser útil em casos de incerteza clínica. Os pacientes selecionados requerem RM cerebral com atenção especial aos nervos ópticos para descartar glioma óptico. A hipertensão requer avaliação das artérias renais para displasia e estenose. Testes cognitivos podem ser indicados. Escoliose ou anormalidades nos membros devem ser estudadas por exames de imagem apropriados.

▶ Diagnóstico diferencial

Os pacientes com síndrome de McCune-Albright geralmente apresentam manchas café com leite maiores com puberdade precoce, displasia fibrosa poliostótica e endocrinopatias hiperfuncionantes. A síndrome de Legius tem características sobrepostas de manchas café com leite e sardas inguinais/axilares, mas não está associada a neurofibromas. Uma ou duas manchas café com leite são frequentemente observadas em crianças normais. Uma mancha café com leite grande e solitária geralmente é inocente. Crianças com seis ou mais manchas café com leite e nenhum outro critério positivo devem ser acompanhadas; a maioria desenvolverá NF-1 aos 8 anos de idade.

▶ Complicações

As sequelas do neurodesenvolvimento são comuns – 40% têm dificuldades de aprendizagem e 8% têm deficiência intelectual. Convulsões, deficiência auditiva, baixa estatura, puberdade precoce e hipertensão ocorrem em menos de 25% dos pacientes com NF-1. Ocorrem gliomas ópticos em cerca de 15%; esses raramente causam problemas funcionais e geralmente não são progressivos. Os pacientes têm um risco de 5% ao longo da vida de desenvolver várias doenças malignas, que podem ser uma causa de morte precoce. Mesmo os tumores benignos podem causar morbidade e mortalidade significativas. Por exemplo, os neurofibromas plexiformes podem desfigurar ou prejudicar a função renal, pélvica/da perna, ou da medula espinal. Os AVCs da arteriopatia cerebral NF-1 são raros; a arteriopatia das artérias renais pode causar hipertensão reversível na infância.

▶ Tratamento

O aconselhamento genético é importante e 50% dos casos são familiares. A doença pode ser progressiva, mas complicações sérias são observadas apenas ocasionalmente. As visitas anuais ou semestrais são importantes na detecção precoce de problemas escolares, bem como no rastreamento de anormalidades ósseas, visuais, auditivas, puberais, cardíacas (incluindo hipertensão) ou neurológicas. As clínicas multidisciplinares em centros médicos nos Estados Unidos podem ser excelentes recursos, e informações estão disponíveis no *site* da Fundação Nacional de Neurofibromatose (de *National Neurofibromatosis Foundation*; http://www.nf.org).

2. Neurofibromatose tipo 2

A neurofibromatose tipo 2 (NF-2) é uma síndrome neoplásica de herança dominante que se manifesta como schwannomas vestibulares bilaterais (tumores do VIII nervo), que podem se apresentar na infância com perda auditiva. Outros tumores do cérebro e da medula espinal são comuns: meningiomas, outros schwannomas de nervos cranianos e ependimomas. A catarata da lente posterior também é um risco. As manchas café com leite não fazem parte da NF-2. Em 50% dos pacientes, a mutação ocorre de novo.

3. Esclerose tuberosa

O complexo da esclerose tuberosa (CET) é uma doença hereditária dominante. Quase todos os indivíduos têm deleções no cromossomo 9 (gene *TSC1*) ou 16 (gene *TSC2*). Os produtos gênicos hamartina e tuberina têm efeitos supressores de tumor; pacientes com CET são, portanto, mais suscetíveis a hamartomas em muitos órgãos e túberes cerebrais e tumores.

▶ Achados clínicos

O CET tem uma ampla expressão fenotípica, desde portadores assintomáticos até pacientes com epilepsia refratária e deficiência intelectual significativa. Crises epilépticas na primeira infância, como espasmos infantis, correlacionam-se com atraso no desenvolvimento. A tríade de crises epilépticas, deficiência intelectual e adenoma sebáceo ocorre em apenas 33% dos pacientes.

A. Características dermatológicas

Os achados cutâneos chamam a atenção do médico para a maioria dos pacientes (ver **Tabela 25-15**). 96% dos pacientes têm uma ou mais máculas hipomelanóticas, angiofibromas faciais, fibromas ungueais ou manchas shagreen (textura de casca de laranja ou de couro). O adenoma sebáceo (hamartomas da pele facial) pode aparecer pela primeira vez na primeira infância, geralmente na bochecha, queixo e locais secos da pele onde a acne geralmente não é vista. As manchas em folha de freixo são máculas hipomelanóticas esbranquiçadas, geralmente com formato oval ou de "folha de freixo" e que seguem dermátomos. Uma lâmpada de Wood (luz ultravioleta) mostra as máculas com mais clareza. O equivalente a uma mancha de folha de freixo no couro cabeludo é a poliose (mancha de cabelo esbranquiçada). Os fibromas subungueais e periungueais são mais comuns nos dedos dos pés. As placas fibrosas ou elevadas podem se assemelhar a angiofibromas coalescentes. Ocasionalmente são vistas manchas café com leite.

B. Características neurológicas

As crises epilépticas são as sequelas neurológicas mais comuns. Praticamente qualquer tipo de crise sintomática (p. ex., ausência atípica, crises focais e crises tônico-clônicas generalizadas) pode ocorrer. Até 20% dos pacientes com espasmos infantis têm CET. Assim, qualquer paciente que apresente espasmos infantis deve ser avaliado para CET. Ocorre deficiência intelectual em até 50% dos pacientes encaminhados para centros terciários; a incidência é provavelmente muito menor em pacientes selecionados aleatoriamente.

C. Envolvimento de outros órgãos

Deve-se obter uma US dos rins em qualquer paciente com suspeita de CET, tanto para auxiliar no diagnóstico de cistos renais ou angiomiolipomas, quanto para descartar doença obstrutiva renal. Raramente, pode ocorrer doença pulmonar cística. Os rabdomiomas cardíacos podem ser detectados no exame de ultrassonografia pré-natal ou em radiografias de tórax pós-natais ou ecocardiogramas. Os rabdomiomas geralmente regridem com a idade; apresentações sintomáticas por obstrução do fluxo de saída ou anormalidades de condução podem, assim, ocorrer no período perinatal. Os hamartomas retinianos frequentemente se encontram próximos ao disco óptico e geralmente são assintomáticos. Podem ser encontradas lesões císticas nos ossos dos dedos das mãos ou dos pés.

▶ Avaliação diagnóstica

As radiografias simples podem detectar áreas de espessamento no crânio, coluna e pelve, e lesões císticas nas mãos e pés. As radiografias de tórax podem mostrar faveolamento pulmonar. A TC de crânio pode mostrar os nódulos subependimários calcificados virtualmente patognomônicos; a RM cerebral pode mostrar lesões hipomielinizantes da substância branca, tumores cerebrais, giros alargados ou túberes corticais. Um EEG deve ser considerado em qualquer paciente com CET com novos episódios relacionados a crises epilépticas.

▶ Tratamento

Foi proposto que a disfunção da tuberina ou da hamartina desinibe o alvo mecanicista da rapamicina (mTOR, de *mammalian target of rapamycin*), permitindo a proliferação celular anormal. Estudos em andamento estão investigando se os inibidores de mTOR (como rapamicina e everolimo) podem reduzir displasias/túberes, tumores e o adenoma sebáceo. Em abril de 2018, a FDA aprovou o everolimo, um inibidor de mTOR, para o tratamento adjuvante da epilepsia em pacientes com CET. A remoção cirúrgica de túberes epileptiformes pode ser necessária para epilepsia refratária. Lesões de pele no rosto podem precisar de dermoabrasão ou tratamento a *laser*. O aconselhamento genético é importante, pois os descendentes de indivíduos afetados têm 50% de chance de herdar o distúrbio. O paciente deve ser visto anualmente para aconselhamento e reexame na infância.

4. Síndrome de Sturge-Weber (Angiomatose encefalofacial)

A síndrome de Sturge-Weber (SSW) é uma doença neurovascular esporádica que consiste em um "nevo de vinho do porto" facial envolvendo a parte superior da face (na primeira divisão do nervo craniano V), um angioma venoso das meninges nas regiões occipitoparietais e angioma coroide. Raramente, a síndrome foi descrita sem o nevo facial (tipo III, angioma leptomeníngeo exclusivo). Recentemente, determinou-se que a SSW é causada por mutação somática do gene *GNAQ*.

▶ Achados clínicos

Na infância, o olho pode apresentar glaucoma congênito ou buftalmo, com córnea turva e aumentada. Inicialmente, o nevo facial pode ser a única indicação. Os nevos faciais podem envolver a parte inferior da face, boca, lábio, pescoço e até tronco. Com o tempo, o paciente pode desenvolver evidências radiográficas e clínicas de envolvimento cerebral. Crises epilépticas são comuns, principalmente na infância. Pode ocorrer hemiparesia e/ou hemiatrofia no lado contralateral à lesão cerebral. Outras manifestações neurológicas são comprometimento cognitivo, cefaleia e enxaquecas, AVC e episódios semelhantes ao AVC.

▶ Avaliação diagnóstica

Os estudos radiológicos podem mostrar calcificação do córtex; a TC pode mostrar isso muito mais cedo do que os estudos radiográficos simples. A RM, por fim, também mostra envolvimento cerebral subjacente – atrofia cortical, calcificações e angiomatose meníngea. O EEG frequentemente mostra atenuação da voltagem sobre a área envolvida nos estágios iniciais; posteriormente, pode haver anormalidades epileptiformes focais. É indicada uma avaliação oftalmológica cuidadosa para detectar o glaucoma precoce.

▶ Diagnóstico diferencial

O diagnóstico diferencial inclui síndrome PHACES: malformação da fossa *p*osterior, *h*emangioma segmentar (facial), *a*normalidades arteriais, defeitos *c*ardíacos, anormalidades oculares [*eye*] e defeitos esternais (ou ventrais) [*sternal*]; muitas vezes, apenas partes dessa lista estão presentes.

▶ Tratamento e prognóstico

Um envolvimento bilateral do cérebro está associado a piores resultados cognitivos, enquanto um tamanho maior do nevo está fortemente correlacionado com epilepsia subsequente, o que também pode afetar o neurodesenvolvimento, indicando a necessidade de tratamento imediato. Raramente, a remoção cirúrgica das meninges envolvidas e da porção envolvida do cérebro, mesmo hemisferectomia, pode ser indicada.

5. Doença de Von Hippel-Lindau (Angiomatose retrocerebelar)

A doença de Von Hippel-Lindau é uma doença neurocutânea rara, de herança dominante. Os critérios diagnósticos incluem hemangioblastoma retiniano ou cerebelar com ou sem histórico familiar positivo, cisto intra-abdominal (rins, pâncreas) ou câncer renal. O paciente pode apresentar ataxia, fala arrastada e nistagmo devido à hemangioblastoma do cerebelo ou medula espinal. O descolamento de retina pode ocorrer por hemorragia ou exsudato em malformações vasculares da retina. Raramente, um cisto pancreático ou tumor renal pode ser o sintoma de apresentação.

> Asthagiri AR et al: Neurofibromatosis type 2. Lancet 2009;373:1974 [Epub May 22].
> Cotter JA: An update on the central nervous system manifestations of tuberous sclerosis complex. Acta Neuropathol 2019 April 11;139(4):613–624 [PMID: 30976976].
> Day AM et al: Physical and family history variables associated with neurological and cognitive development in Sturge-Weber Syndrome. Pediatr Neurol 2019:96:30–36 [PMID: 30853154].
> Gutmann DH et al: Neurofibromatosis type 1. Nat Rev Dis Primers 2017:23:3 [PMID: 28230061].
> Krueger DA, Northrup H; International Tuberous Sclerosis Complex Consensus Group: Tuberous sclerosis complex surveillance and management: recommendations of the 2012 International Tuberous Sclerosis Complex Consensus Conference. Pediatr Neurol 2013;49(4):255–265 [PMID: 24053983].
> Maher ER, Neumann HP, Richard S: von Hippel-Lindau disease: a clinical and scientific review. Eur J Hum Genet 2011;19(6):617 [PMID: 21386872].

LEUCODISTROFIAS DA PRIMEIRA E SEGUNDA INFÂNCIA

As leucodistrofias são um grupo de condições heterogêneas devidas a anormalidades da substância branca no SNC (**Tabela 25-16**). Elas são comumente associadas a parada do desenvolvimento seguida de regressão da função cognitiva, motora e visual. A idade de início e a presença de macrocefalia, neuropatia periférica ou envolvimento cerebelar podem ser úteis para orientar o diagnóstico. Cada entidade tem achados característicos na RM. O teste bioquímico é normalmente realizado em conjunto com o teste genético. Essas entidades são raras, mas é importante obter um diagnóstico rápido, pois um subconjunto de leucodistrofias tem opções potenciais de tratamentos modificadores da doença (TMDs). Para outros, o tratamento é focado no cuidado sintomático.

> Vanderver A et al; GLIA Consortium: Case definition and classification of leukodystrophies and leukoencephalopathies. Mol Genet Metab 2015 Apr;114(4):494–500 [PMID: 25649058].

PARALISIA CEREBRAL

A paralisia cerebral (PC) ocorre em 0,2% dos nascidos vivos. É um descritor clínico inespecífico usado para encapsular um comprometimento estático do desenvolvimento motor, afetando tônus, força, coordenação ou movimentos. As causas variam desde lesão cerebral perinatal, no cenário de parto prematuro, lesão hipóxico-isquêmica, AVC ou infecção, até malformações cerebrais e condições genéticas, e o espectro de manifestações é vasto. Embora não seja progressivo, o grau total de comprometimento pode não ser evidente até que a criança tenha 3 a 4 anos de idade, quando as expectativas motoras são mais robustas.

Tabela 25-16 Leucodistrofias da infância

Doença	Genética	Apresentação clínica	Testes de diagnóstico	Prognóstico/Tratamento
Doença de Canavan	Autossômica recessiva Gene: *ASPA*	Recém-nascidos: macrocefalia, hipotonia, atraso no desenvolvimento, atrofia óptica, cada vez mais irritável com a progressão. Juvenil: atraso no desenvolvimento, retinite pigmentosa, convulsões. Judeus Ashkenazi.	Ácido N-acetilaspártico urinário elevado. Patologia: degeneração espongiforme. RM com alterações difusas da substância branca cortical.	O curso neonatal é rápido. Tratamento de suporte. Pesquisa promissora sobre terapia genética de vetor viral adeno-associado, mas atualmente não é aprovada pela FDA.
Síndrome de Aicardi-Goutieres	Genes predominantemente autossômicos recessivos: *TREX1, RNASEH2A/B/C, SAMHD1, ADAR1, IFIH1*	Em poucos meses de vida: microcefalia adquirida, espasticidade, atraso/regressão do desenvolvimento, pirexia estéril, hepatomegalia, lesões de pele em extremidades.	Níveis elevados de interferon-α no LCR. TC com calcificações, a RM com anormalidades do sinal da substância branca.	Tratamento de suporte.
Doença de Alexander	Autossômico dominante Gene: *GFAP*	Recém-nascido ao adulto: atraso na regressão do desenvolvimento, megalencefalia, espasticidade, mioclonia, convulsões.	A RM com predominância frontal e realce das alterações da substância branca.	Ruim para a forma neonatal; outros com curso variável. Tratamento de suporte.
Doença de Pelizaeus Merzbacher	Recessivo ligado ao X; Gene: *PLP1*	Primeiras semanas de vida, até os 5 anos de idade: nistagmo, hipotonia > espasticidade, visão deficiente, ataxia, convulsões.	A RM com anormalidades simétricas e confluentes do sinal da substância branca.	Tratamento de suporte.
LBSL	Autossômica recessiva Gene: *DARS2*	Pré-natal para adulto: ataxia cerebelar progressiva com espasticidade e disfunção da coluna posterior, dificuldades de aprendizagem; formas precoces com microcefalia, atraso no desenvolvimento e epilepsia.	RM com acometimento da substância branca difusa e do trato corticoespinhal; envolvimento da coluna dorsal.	Morte precoce na forma neonatal ou infantil precoce, pacientes com forma infantil tardia usam cadeiras de rodas, mas os adultos permanecem deambulando. Tratamento de suporte.
Doença de Krabbe/ Leucodistrofia de células globóides	Autossômica recessiva Gene: *GALC* Enzima: galactocerebrosidase	Lactentes: regressão do desenvolvimento, neuropatia periférica, irritabilidade. Bebê ou criança pequena: desenvolvimento típico > regressão, espasticidade, neuropatias, alterações na marcha, convulsões.	Deficiência enzimática em leucócitos. Proteína do LCR elevada. A RM com alterações da substância branca e neuropatia.	Morte em torno de 2 anos para infantil, mas para a forma de início tardio pode viver ~5 anos. O TCTH pode interromper a progressão.
Substância branca evanescente, Ataxia infantil com hipomielinização do SNC	Autossômica recessiva Gene: *EIF2B1, EIF2B2, EIF2B3, EIF2B4, EIF2B5*	Pré-natal para adulto: Deterioração gradual com infecção ou trauma; ataxia, espasticidade e atrofia óptica. Início precoce com microcefalia, catarata, convulsões e doença renal. Insuficiência ovariana.	LCR normal. A RM com alterações difusas da substância branca.	Morte precoce nas formas pré-natal/infantil. Tratamento de suporte.
Leucodistrofia megalencefálica com cistos subcorticais	Autossômica recessiva Genes: *MLC1, HEPACAM*	Típica: Macrocefalia no primeiro ano, predominantemente atraso motor e regressão, ataxia, espasticidade, epilepsia. Subtipo que cursa com melhora dos sintomas.	A RM mostra anormalidades frontoparietais da substância branca com cistos temporais anteriores.	Os resultados cognitivos e motores são variáveis para ambos os subtipos. Tratamento de suporte.

(continua)

Tabela 25-16 Leucodistrofias da infância *(Continuação)*

Doença	Genética	Apresentação clínica	Testes de diagnóstico	Prognóstico/Tratamento
Leucodistrofia metacromática	Autossômica recessiva Gene: *ARSA* Enzima: Arilsulfatase A	Infantil tardio: sintomas motores seguidos de regressão cognitiva. Juvenil a adulto: dificuldades comportamentais/cognitivas seguidas de regressão motora. Outros: neuropatia periférica, espasticidade, doença bulbar.	Aumento do sulfatide na urina, deficiência enzimática em leucócitos e fibroblastos. A RM com predominância parieto-occipital, poupa fibras em U.	Tempo de vida limitado para formas infantis e juvenis. Tratamento de suporte. TCTH se pré-sintomático ou curso precoce.
Adrenoleucodistrofia ligada ao cromossomo X	Recessivo ligado ao X Gene: *ABCD1*	4 a 8 anos de idade: TDAH > regressão cognitiva/motora progressiva. Adolescência para adulto jovem: paraparesia espástica progressiva. A maioria terá disfunção adrenocortical.	Ácidos graxos séricos de cadeia muito longa.	Progressão variável. O TCTH interrompe a progressão quando feito precocemente. Esteróides para insuficiência adrenal.

SNC, sistema nervoso central; LCR, líquido cefalorraquidiano; TC, tomografia computadorizada de crânio; FDA, Food and Drug Administration ou Administração de Alimentos e Medicamentos em português; TCTH, transplante de células-tronco hematopoiéticas; LBSL, Leucoencefalopatia com envolvimento do tronco cerebral e da medula espinal e elevação do lactato cerebral; RM, ressonância magnética.

▶ Achados clínicos

Existem três subtipos de PC. A PC espástica ocorre em 80% dos pacientes e é descrita com base no(s) membro(s) afetado(s), especificamente monoplegia, hemiplegia, diplegia e tetraplegia. A extremidade afetada pode ser menor e mais curta que as outras. A PC atáxica é responsável por 15% dos casos. A extremidade superior é predominantemente envolvida, mas também pode envolver extremidades inferiores e tronco. A PC atetoide ou discinética, manifestando-se como coreoatetose ou distonia, é responsável por 5% dos casos, e a hipotonia persistente sem espasticidade compreende menos de 1% dos casos.

As condições neurológicas comórbidas mais comuns são epilepsia e deficiência intelectual, que são observadas em 25% e 50% dos casos, respectivamente. Outras comorbidades comuns são deficiência visual, atraso de linguagem, transtorno do espectro do autismo e dificuldades de aprendizagem. A presença de outro envolvimento do sistema pode ser útil na identificação da causa subjacente para esses pacientes.

▶ Avaliação diagnóstica

A história e o exame físico orientam a investigação. Obter uma RM do encéfalo é essencial para entender a extensão do envolvimento cerebral e pode identificar a etiologia, como, por exemplo, uma combinação de cistos temporais anteriores e calcificações por CMV congênito, ou identificar um AVC perinatal ou malformação cerebral. A **Figura 25-5** mostra a sequela da lesão da substância branca periventricular da prematuridade. Os testes genéticos são realizados com frequência crescente e, assim como os testes metabólicos, devem ser direcionados com base no contexto clínico.

▶ Tratamento

Uma abordagem multidisciplinar é essencial para o manejo da PC. O tratamento é direcionado para maximizar o funcionamento

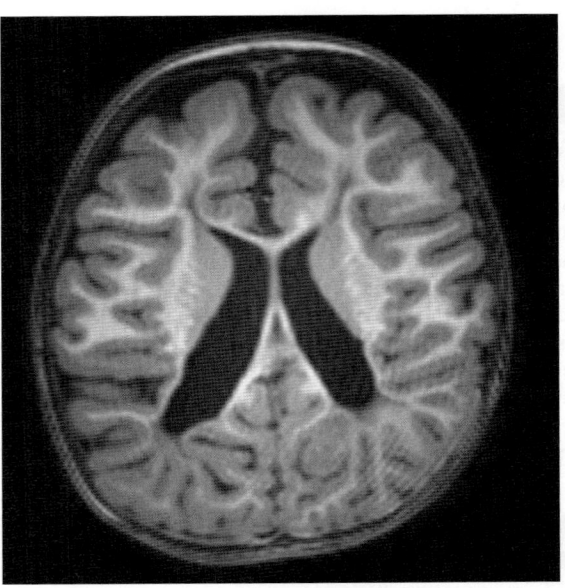

▲ **Figura 25-5** Imagem de ressonância magnética T1 axial demonstrando perda de volume de substância branca periventricular predominante posterior em um paciente com paralisia cerebral espástica devido a leucoencefalopatia da prematuridade.

neurológico da criança com terapia física, ocupacional e fonoaudiológica. Uma abordagem terapêutica específica para tarefas pode estimular a neuroplasticidade, e a terapia intensiva de movimento induzida por restrição pode beneficiar a extremidade afetada. É essencial realizar monitoramento de problemas ortopédicos, testes neuropsicológicos para fornecer suporte escolar ideal e tratamento de espasticidade e crises epilépticas. Grupos de apoio e aconselhamento para a família também são úteis.

▶ Prognóstico

O prognóstico para pacientes com PC depende muito das habilidades cognitivas da criança, da gravidade dos déficits motores e da etiologia da PC. As crianças gravemente afetadas podem ter uma vida útil mais curta, com infecções, como pneumonia ou sepse, como a causa mais comum de morte. Os pacientes com PC leve podem melhorar com a idade, e uma parte apresenta resolução de seus déficits motores aos 7 anos de idade. A deambulação bem-sucedida aos 12 anos de idade é mais preditiva da capacidade funcional do adulto. Muitas crianças têm neurodesenvolvimento e expectativa de vida típicos e levam vidas produtivas e satisfatórias.

Delgado MR et al: Practice parameter: pharmacologic treatment of spasticity in children and adolescents with cerebral palsy (an evidence-based review). Neurology 2010;74:336 [PMID: 20101040].

Novak I et al: State of the Evidence Traffic Lights 2019: systematic review of interventions for preventing and treating children with cerebral palsy. Curr Neurol Neurosci Rep 2020 Feb 21;20(2):3 [PMID: 32086598].

▼ TRANSTORNOS DO MOVIMENTO

Os distúrbios do movimento são caracterizados pela presença de movimentos excessivos e indesejados. A fisiopatologia é pouco compreendida, mas acredita-se que surja da disfunção nas vias entre o córtex motor, os gânglios da base e o cerebelo. O primeiro passo na avaliação é a descrição dos movimentos, que orienta o diagnóstico diferencial e a propedêutica. O tratamento é oferecido se os movimentos impactarem na função. As crianças com distúrbios do movimento também estão em risco de transtornos de humor, TDAH, transtorno obsessivo-compulsivo (TOC) e dificuldades de aprendizagem.

ATAXIAS DA INFÂNCIA

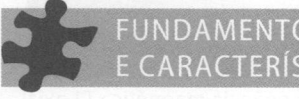

FUNDAMENTOS DO DIAGNÓSTICO E CARACTERÍSTICAS TÍPICAS

▶ A ataxia é definida como a incapacidade de coordenar uma trajetória para movimentos voluntários.

▶ É mais frequentemente devida a disfunção cerebelar, mas pode ser causada por anormalidades em quase qualquer componente do sistema nervoso.

▶ Causas agudas e graves, como ingestão, infecção do SNC, AVC ou massa intracraniana, devem ser excluídas pela história/exame ou com PL e RM cerebral.

▶ Cronicamente, a RM cerebral e os testes genéticos têm o maior rendimento na identificação da etiologia.

▶ Achados clínicos

A ataxia é a incapacidade de coordenar uma trajetória para movimentos voluntários. Esse sintoma localiza-se no cerebelo, no sistema vestibular ou nos circuitos de e para o cerebelo, incluindo vias sensoriais aferentes ou vias motoras modulatórias. O cerebelo é dividido em vermis (linha média) e hemisférios direito e esquerdo. Uma lesão dentro do vermis leva a ataxia do tronco e da marcha; uma lesão em um hemisfério resultará em ataxia de membro ipsilateral. Os sintomas de disfunção cerebelar também incluem um padrão irregular de movimentos rápidos, nistagmo, excesso ou falta de alvos visuais, disartria e prosódia irregular. Devido à grande aproximação do quarto ventrículo, o edema do cerebelo pode resultar em hidrocefalia obstrutiva ou neuropatias cranianas devido à compressão do tronco encefálico.

A história e o exame físico detalhados são importantes para a formulação do diagnóstico diferencial. A ataxia pode ser um falso sinal de localização para distúrbios sensoriais ou vestibulares. A ataxia sensorial é devida à interrupção de vias aferentes, variando de mielopatia a radiculopatia e neuropatia periférica. Uma distinção da ataxia cerebelar é o agravamento dos sintomas quando as pistas visuais são removidas. A ataxia vestibular é acompanhada por náuseas, vômitos e nistagmo e geralmente apresenta sintomas de lateralização. Uma maneira útil de abordar a avaliação da ataxia é baseada no curso de tempo, especificamente agudo, subagudo, recorrente e crônico.

1. Ataxia aguda e subaguda

A **ataxia cerebelar aguda (ACA)** e a **cerebelite aguda (Figura 25-6)** se enquadram em um espectro de etiologias parainfecciosas de ataxia. A ACA é a causa pediátrica mais comum de ataxia aguda (40% dos casos) e afeta crianças de 2 a 4 anos de idade. Os pacientes com ambas as condições apresentam sinais cerebelares bilaterais, mas a diferença fundamental entre ACA e cerebelite aguda é o estado mental. Os pacientes podem ficar levemente irritáveis com ACA, mas têm encefalopatia com cerebelite aguda. Se o edema for proeminente, a cerebelite aguda pode apresentar sintomas de PIC aumentada devido à hidrocefalia obstrutiva. Uma doença viral precedente ocorre em 80% dos pacientes.

A segunda principal causa de ataxia aguda em pediatria é o efeito colateral de medicamentos ou ingestão tóxica (**síndrome cerebelar tóxica**). Os pacientes apresentam encefalopatia com sinais cerebelares bilaterais. Os FACs são os medicamentos prescritos mais comuns que causam ataxia; enquanto que benzodiazepínicos, álcool, maconha e xaropes para tosse contendo dextrometorfano são medicamentos comumente ingeridos. Muitos deles

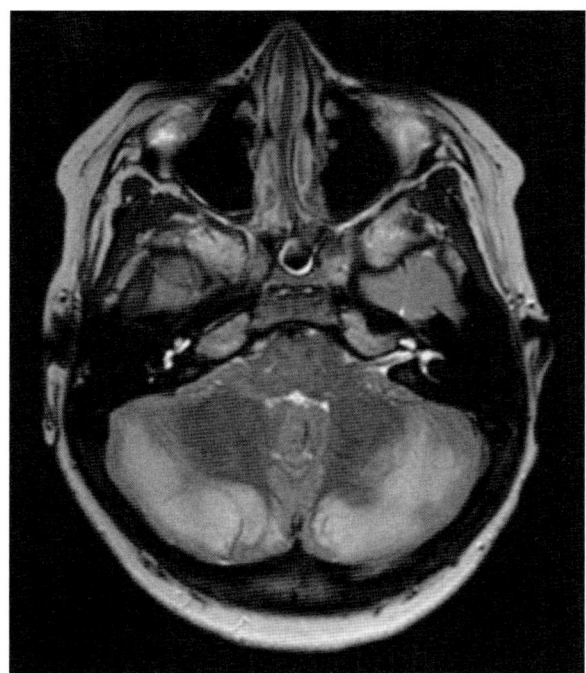

▲ **Figura 25-6** Edema cerebelar bilateral (hiperintensidades em RM T2) causa compressão do 4º ventrículo em paciente com cerebelite aguda.

não são encontrados nos testes de drogas na urina e, portanto, é necessária uma história detalhada.

A **ataxia sensitiva** pode apresentar-se de forma aguda, subaguda ou mesmo crônica. O exemplo clássico é o envolvimento da raiz do nervo espinal devido à polineuropatia desmielinizante inflamatória aguda (PDIA), também chamada de síndrome de Guillain-Barré (SGB). A síndrome de Miller Fisher, que é uma variante da SGB, é caracterizada por ataxia, arreflexia e oftalmoplegia. As **neuropatias periféricas**, devido à deficiência de vitamina B12 ou E ou à toxicidade da vitamina B6, também podem levar à ataxia sensitiva. Para todos os pacientes, é importante observar a instabilidade autonômica e o envolvimento do intestino e da bexiga.

A ataxia pode ser um sintoma de apresentação de **distúrbios desmielinizantes**, embora seja incomum que a ataxia seja o único sintoma. Consulte a seção Distúrbios inflamatórios não infecciosos do sistema nervoso central para mais detalhes.

Causas menos comuns, mas urgentes, de ataxia aguda ou subaguda incluem **Síndrome Opsoclonus-Mioclonus-Ataxia (SOMA)**, tumor de fossa posterior e AVC isquêmico ou hemorrágico. A SOMA é uma síndrome paraneoplásica rara que afeta principalmente crianças pequenas e está relacionada ao neuroblastoma em até 50% dos pacientes. Os pacientes raramente exibem todos os três sintomas. É necessário um alto índice de suspeição, uma vez que o tratamento, que consiste em um curso longo e agressivo de imunoterapia, é necessário para prevenir a recorrência e o declínio cognitivo. Os **tumores da fossa posterior** compreendem até 60% dos tumores cerebrais da infância. A maioria dos pacientes apresenta desequilíbrio lentamente progressivo com sinais de compressão do tronco cerebral, como dificuldade com movimentos extraoculares, mas outras crianças apresentam hidrocefalia obstrutiva aguda devido à compressão do quarto ventrículo. Alguns pacientes apresentam um grande tumor e hidrocefalia obstrutiva com apenas pequenos déficits no exame. Embora raro, o **AVC** deve ser considerado no diferencial para ataxia aguda. Os fatores de risco incluem trauma cervical, hiperextensibilidade ou história familiar de vasculopatia ou coagulopatia. Os pacientes geralmente apresentam sinais de lateralização, como dismetria, nistagmo unidirecional, vertigem significativa ou sensação de estar sendo puxado para um lado.

Nos **distúrbios vestibulares**, os pacientes podem apresentar ataxia unilateral e náuseas intensas, vertigem e anormalidades da motilidade ocular, como desvio ocular ou nistagmo. Em pediatria, a vertigem posicional paroxística benigna (VPPB) é incomum, mas a labirintite e a neurite vestibular são comuns. Na **ataxia funcional**, os pacientes geralmente cambaleiam e claudicam com a deambulação, mas terão uma base estreita e nenhum outro sinal cerebelar.

2. Ataxia recorrente

A **enxaqueca com aura do tronco cerebral**, anteriormente denominada enxaqueca complicada ou enxaqueca basilar, pode apresentar-se com ataxia. Os critérios diagnósticos especificam que os pacientes devem ter pelo menos um outro sinal de tronco encefálico ou cerebelar, como disartria, hipoacusia ou alteração do nível de consciência. Além disso, a enxaqueca hemiplégica pode apresentar ataxia de falsa localização. Para enxaqueca, os sintomas irão progredir ao longo de vários minutos e são simultâneos ou seguidos por uma cefaleia com características de enxaqueca. A **vertigem paroxística benigna da infância** é uma variante da enxaqueca observada em crianças mais novas, que se apresenta com episódios discretos de ataxia, palidez e náusea.

A **ataxia episódica (AE)** é um grupo heterogêneo de condições genéticas que se apresentam com ataxia recorrente com duração de minutos a dias, ocorrendo várias vezes por dia a algumas vezes por ano. Nistagmo, vertigem, zumbido e diplopia também podem ocorrer durante episódios de ataxia (ictal). Interictalmente, uma parcela dos pacientes está livre de manifestações neurológicas, mas outros sofrem de atraso no desenvolvimento, dificuldade de aprendizagem, enxaqueca, mioquimia ou epilepsia. As AEs são canalopatias, distúrbios causados pela função alterada dos canais iônicos e excitabilidade da membrana, principalmente nos neurônios. Existem oito AEs reconhecidas, e as variantes patogênicas mais comuns são *KCNA1* (AE1) e *CACNA1A* (AE2).

Erros inatos do metabolismo devem ser fortemente considerados para ataxia intermitente e crônica. Os distúrbios metabólicos mais comuns conhecidos por causar ataxia incluem aminoacidopatias, defeitos do ciclo da ureia e doença mitocondrial. Embora a ataxia possa ser um sintoma proeminente, é incomum ocorrer isoladamente. Para mais detalhes, consulte o **Capítulo 36** sobre Erros inatos do metabolismo.

3. Ataxia crônica

A **ataxia de Friedreich**, descrita como a ataxia hereditária mais comum, é uma condição autossômica recessiva devido a uma expansão de repetição de trinucleotídeos no gene *FXN*. Geralmente se apresenta em adolescentes com ataxia, perda vibratória e proprioceptiva, arreflexia, Babinski positivo e fraqueza progressiva que, em última análise, leva à perda da deambulação na idade adulta jovem. É uma doença multissistêmica com risco aumentado para atrofia óptica, perda auditiva neurossensorial, cardiomiopatia hipertrófica, diabetes melito e escoliose.

A **ataxia espinocerebelar** é um grupo heterogêneo de mais de 50 condições com vários padrões de herança, das quais as repetições de trinucleotídeos autossômicos dominantes são as mais comuns. Uma parte são síndromes de ataxia pura; enquanto outras estão associadas a atrofia óptica, distonia, mioclonia, parkinsonismo e declínio cognitivo.

A **ataxia-telangiectasia** é uma condição autossômica recessiva decorrente de um defeito no reparo do DNA, mais comumente devido a variantes patogênicas no gene *ATM*. Os sintomas geralmente começam entre 1 e 4 anos de idade e se manifestam com ataxia progressiva, apraxia oculomotora e telangiectasias conjuntivais. A coreoatetose e a neuropatia sensório-motora estão quase sempre presentes. Os pacientes podem ter infecções recorrentes devido à imunodeficiência e apresentam risco aumentado de malignidade; leucemia e linfoma são as mais comuns.

A lista de causas genéticas de ataxia progressiva continua a se expandir. É especialmente importante reconhecer outras causas tratáveis de ataxia, como ataxia com deficiência de vitamina E, xantomatose cerebrotendinosa, doença de Refsum, deficiência de transportador de glicose 1, abetalipoproteinemia e ataxia de glúten.

▶ Avaliação diagnóstica

Os sinais de alerta na história ou no exame físico, incluindo trauma, início abrupto dos sintomas, curso de tempo progressivo ou prolongado, cefaleia posicional, encefalopatia, convulsões ou déficits neurológicos focais, devem levar a testes oportunos e direcionados. Em um estudo, para crianças com mais de 3 anos que apresentaram mais de 3 dias de sintomas, a imagem cerebral demonstrou patologia intracraniana clinicamente urgente em 10% a 20%. Crianças mais novas e crianças com não mais de 3 dias de sintomas requerem observação cuidadosa, mas podem não precisar de imagens cerebrais urgentes. Deve-se realizar PL se uma etiologia inflamatória, desmielinizante ou infecciosa for possível.

Se um paciente apresentar ataxia crônica, as condições tratáveis devem ser investigadas. Se o paciente tiver ataxia recorrente, a investigação é de maior rendimento enquanto sintomática. Laboratórios básicos a serem considerados incluem hemograma completo com esfregaço periférico, painel metabólico completo e painel de tireoide. A α-fetoproteína fará a triagem de ataxia-telangiectasia. Os testes para doenças metabólicas incluem ácidos orgânicos séricos, ácidos orgânicos urinários, lactato, piruvato, amônia, ácidos graxos de cadeia muito longa, perfil de acilcarnitina, painel lipídico, ácido fitânico e biotinidase. Vitamina E, cobre e vitamina B12 são exames laboratoriais nutricionais a serem considerados. O teste genético geralmente é feito simultaneamente à investigação bioquímica. A PL para hipoglicorraquia deve ser realizada se houver suspeita de deficiência do transportador de glicose 1. A RM cerebral pode investigar atrofia cerebelar ou sinais de doença metabólica.

▶ Tratamento

O tratamento da ataxia é etiologicamente específico. Na ataxia aguda, a terapia imunomoduladora é frequentemente utilizada. Embora o tratamento da ACA seja tipicamente de suporte, pode-se usar IgIV em casos graves. Na cerebelite aguda, comumente é usada metilprednisolona em altas doses, e é necessária drenagem alternativa do LCS em alguns pacientes. A maioria dos pacientes se recupera totalmente. A SGB é tipicamente tratada com IgIV, e os pacientes geralmente se recuperam completamente dentro de 6 a 12 meses.

O tratamento da AE é guiado pelo gene envolvido. Os pacientes podem potencialmente responder à acetazolamida ou a um bloqueador dos canais de sódio, como a carbamazepina. Para pacientes com ataxia progressiva crônica, o principal tratamento é o tratamento de suporte, incluindo suporte escolar, terapias e equipamentos, para facilitar o desenvolvimento cognitivo e a função independente. Os medicamentos para epilepsia e tônus são usados quando indicados. Os pacientes com ataxia-telangiectasia requerem IgIV em série para aumentar a função imunológica.

Caffarelli M, Kimia AA, Torres AR: Acute ataxia in children: a review of the differential diagnosis and evaluation in the emergency department. Pediatr Neurol 2016 Dec;65:14–30 [PMID: 27789117].

Luetje M et al: Utility of neuroimaging in children presenting to a pediatric emergency department with ataxia. Pediatr Emerg Care 2019 May;35(5):335–340 [PMID: 30932991].

TRANSTORNOS DO MOVIMENTO HIPERCINÉTICO

1. Estereotipias

As estereotipias são movimentos repetitivos que se fixam na morfologia ao longo do tempo. A idade de início é tipicamente de 12 a 18 meses, mas pode ser observada desde os 6 meses aos 3 anos de idade. São provocadas por excitação ou frustração e também podem ocorrer com concentração ou tédio. Esses movimentos podem ser interrompidos por um cuidador e a consciência é mantida. As estereotipias comuns são sacudir a cabeça e bater as mãos, mas os movimentos podem ser mais complexos e incluir vocalizações. A maioria dos pacientes está em desenvolvimento típico, mas há uma prevalência aumentada em crianças com transtorno do espectro do autismo e deficiência intelectual. As estereotipias estão associadas a um risco aumentado de TDAH e ansiedade. Um EEG pode ser considerado para descartar crise epiléptica, mas como elas são interrompíveis e provocadas por emoções, normalmente não são necessários exames adicionais.

2. Tiques

▶ Achados clínicos

Os tiques são movimentos não rítmicos e involuntários que são estereotipados, mas evoluem com o tempo. Afetam até 20% das crianças em idade escolar, têm um início típico de 6 a 8 anos e afetam mais meninos do que meninas. O tique motor mais comum é o piscar dos olhos. Os tiques vocais variam de pigarro a sons ou palavras. O transtorno de tique provisório são tiques motores ou vocais com duração inferior a 1 ano, enquanto o transtorno de tique persistente requer mais de 1 ano de duração. A síndrome de Tourette é caracterizada por tiques motores e vocais com duração superior a 1 ano. Para cada um desses diagnósticos, o início deve ser antes dos 18 anos de idade.

Um impulso ou tensão premonitória (precedente) e uma breve supressão são características clássicas dos tiques, mas não são descritas por todas as crianças. Os tiques aumentam e diminuem de frequência e geralmente são exacerbados pelo estresse. Até 90% dos pacientes têm comorbidades, incluindo ansiedade, depressão, dificuldades de sono, tendências de TOC, TDAH e dificuldades de aprendizagem.

▶ Diagnóstico diferencial

O diagnóstico dos tiques é clínico. Os tiques podem ser facilmente distinguidos de crises epilépticas, como crises mioclônicas, com base na compulsividade, supressibilidade e exacerbação em situações estressantes. Transtornos neuropsiquiátricos autoimunes pediátricos associados a infecções estreptocócicas (PANDAS, de *pediatric autoimmune neuropsychiatric disorders associated with streptococcal infections*) é um diagnóstico controverso que pode ser considerado em um paciente pré-púbere com infecção estreptocócica recente que tem um início abrupto e dramático de tiques, obsessões ou compulsões com outros sintomas psiquiátricos, como ansiedade de separação, labilidade emocional ou desatenção. A gagueira é um distúrbio de fala comum na infância que se caracteriza por dificuldade com o fluxo da fala, em vez de sons semivoluntários intrusivos, embora possa estar associada a tiques. A investigação para tiques, incluindo exames laboratoriais, de imagem e EEG, normalmente não é necessária, a menos que haja características clínicas sugestivas de um diagnóstico alternativo.

▶ Tratamento e prognóstico

A pedra angular do tratamento é a educação para o paciente, família e escola sobre a natureza dos transtornos de tiques. Embora os tiques possam ser o sintoma de apresentação, o tratamento da ansiedade subjacente, desatenção ou dificuldades de sono pode ter o impacto mais significativo na frequência dos tiques. A intervenção comportamental abrangente para tiques (CBIT, de *Comprehensive Behavioral Intervention for Tics*) é uma ferramenta útil para ajudar os pacientes a gerenciar seus tiques. A maioria dos pacientes pediátricos terá melhora significativa ou resolução dos tiques com o tempo.

O tratamento farmacológico dos tiques é indicado se eles forem fisicamente dolorosos, perturbarem as relações sociais ou impedirem o paciente de se concentrar na escola. A primeira linha é a clonidina ou a guanfacina, que também podem ser úteis no tratamento do TDAH. Os efeitos colaterais comuns são sonolência e tontura. O topiramato é de segunda linha, mas pode ser usado em primeira linha em pacientes com excesso de peso ou com comorbidades de cefaleia ou epilepsia. Os únicos medicamentos aprovados pela FDA são haloperidol, pimozida e aripiprazol, mas devido ao seu perfil de efeitos colaterais, os antipsicóticos são reservados para pacientes com tiques refratários.

3. Tremor

O tremor é um movimento oscilatório involuntário ao longo de um eixo articular. É dividido em descanso e ação. Um tremor de repouso está presente quando todos os músculos estão totalmente relaxados e é uma característica clássica do parkinsonismo. Um tremor de ação, que é o tipo mais comum de tremor, está presente quando um músculo é ativado e pode piorar ao se aproximar de um alvo ou ao manter uma posição. A história e o exame físico são essenciais na identificação de sinais de alerta para tremor, incluindo mioclonia, distonia, convulsões, sinais cerebelares ou declínio na função cognitiva.

Em pediatria, as causas mais comuns são **tremor fisiológico aumentado** e **tremor essencial**. Certos medicamentos, como medicamentos para asma, antidepressivos, estimulantes, antipsicóticos e FACs, podem exacerbar o tremor fisiológico. O tremor essencial é um tremor de ação lentamente progressivo que é tipicamente herdado em um padrão autossômico dominante. Se não houver sinais de alerta na história e o exame neurológico for normal, não são necessários estudos laboratoriais e de imagem. Se a história sugerir, exames laboratoriais para hipertireoidismo ou distúrbios eletrolíticos podem ser obtidos.

O tratamento para o tremor pode ser conforme necessário ou diário. O clonazepam é um excelente medicamento para tomar "conforme necessário". O propranolol e a primidona são medicamentos de primeira linha para manutenção. A terapia ocupacional também pode ensinar ao paciente estratégias para reduzir o tremor.

4. Coreia, atetose e balismo

▶ Achados clínicos

A coreia é um fluxo constante, semelhante a uma dança, composto de fragmentos de movimentos semi-intencionais. A atetose é um movimento pequeno e contorcido, muitas vezes envolvendo os dedos; enquanto que o balismo é um empurrão de grande amplitude que normalmente ocorre proximalmente. A atetose e balismo podem ocorrer concomitantemente com a coreia. Todos esses movimentos involuntários interrompem os movimentos intencionais. Um achado de exame cardinal da coreia é a impersistência motora, a incapacidade de sustentar uma contração isométrica, incluindo o sinal da leiteira (incapacidade de manter um aperto nos dedos do examinador) ou o movimento da língua (incapacidade de manter a protrusão da língua). A coreia pode persistir durante o sono e piorar com movimentos intencionais. Também é importante avaliar labilidade emocional, distonia, mioclonia ou sinais cerebelares, bem como sinais sistêmicos.

▶ Diagnóstico diferencial

A idade de início, os sintomas associados e o histórico médico são úteis para identificar a etiologia. Uma RM cerebral deve ser obtida em qualquer criança que apresente coreia. O restante da investigação, como exames laboratoriais básicos, autoimunes ou genéticos, deve ser guiado pela história clínica.

A **coreia fisiológica** é observada em bebês com desenvolvimento típico à medida que estão aprendendo novos marcos motores, como sentar. Também é possível observar coreia leve como sobrecarga motora em crianças com TDAH. A **coreia hereditária benigna** é uma condição autossômica dominante devido à variante patogênica em *NKX2.1* que está associada ao atraso motor grosso, ao hipotireoidismo e aos problemas pulmonares, como fibrose pulmonar idiopática e asma.

A coreia adquirida pode ser observada em crianças com doença autoimune ou lesão prévia. A **coreia de Sydenham** é a forma adquirida mais comum em crianças e é um dos principais critérios de Jones para febre reumática. Outras características clínicas incluem labilidade emocional, hipotonia e distúrbios do sono. Os sintomas se desenvolvem várias semanas após uma infecção estreptocócica. Os títulos de antiestreptolisina O e anti-DNase podem ser úteis para identificar uma infecção prévia.

A coreia também pode ser uma manifestação de síndrome antifosfolipídeo, lúpus eritematoso sistêmico, encefalite autoimune ou lesão cerebral prévia. A coreia intermitente subaguda pode ser um sinal de doença de moyamoya. Após a hipoperfusão, a coreia pode aumentar e diminuir, mas deve desaparecer completamente com o tempo. A **coreia pós-bomba** pode ser observada em crianças após um procedimento cardíaco que requer tempo com *bypass*. A PC discinética é descrita na seção anterior.

Por último, a coreia pode ser um sinal de uma condição crônica. É um sintoma de apresentação na doença de Huntington do adulto, mas é menos comum na **doença de Huntington juvenil**, na qual as características iniciais tendem a ser crises epilépticas e rigidez. O declínio cognitivo é visto em ambos no início. A coreia também pode ser observada na **doença de Wilson**, que pode se apresentar em adolescentes com sintomas psiquiátricos e transtorno de movimento de início recente.

▶ Tratamento

O tratamento da coreia depende da etiologia subjacente. Para a coreia de Sydenham, são necessários antibióticos profiláticos até a idade adulta, e os pacientes devem ser acompanhados por um cardiologista para monitorar a doença valvar. A imunoterapia com esteroides ou IgIV é indicada apenas raramente. Para outras etiologias autoimunes, a imunoterapia é a base do tratamento.

A coreia pode ser tratada sintomaticamente com clonazepam, levetiracetam ou valproato de sódio se os sintomas estiverem interferindo na função. Se for devida a Sydenham, pós-bomba ou moyamoya, a coreia geralmente se resolve com o tempo.

5. Mioclonia
▶ Achados clínicos

A mioclonia é um movimento súbito de um ou mais músculos causado por uma contração ou relaxamento do músculo associado. Está presente em repouso ou em ação, mas também pode ser induzido por reflexo ou estímulo. A mioclonia pode ser descrita com base na localização – axial, focal, multifocal ou generalizada. A multifocal envolve vários músculos, mas ocorre aleatoriamente, enquanto a generalizada envolve vários músculos ao mesmo tempo. A mioclonia localiza-se no córtex, tálamo, tronco cerebral, medula espinal ou nervo periférico, sendo as estruturas corticais e subcorticais mais comuns. A mioclonia pode ocorrer isoladamente ou com outros distúrbios do movimento, epilepsia ou dificuldades de aprendizagem.

▶ Diagnóstico diferencial

O diferencial da mioclonia é amplo. As considerações diagnósticas podem ser categorizadas com base no fenótipo – mioclonia isolada, mioclonia mais outros sinais neurológicos e mioclonia mais outros sinais sistêmicos. A mioclonia fisiológica é a mais comum e é observada com sono, ansiedade ou exercício. A mioclonia essencial está no espectro do tremor essencial e esses pacientes não apresentam risco de epilepsia ou comprometimento cognitivo. A síndrome mioclonia-distonia é uma condição genética com herança autossômica dominante; 20% dos pacientes têm distonia concomitante. As etiologias genéticas da mioclonia incluem *KCNC1*, *SAMD12* e *SCARB2*, em que os pacientes têm mioclonia proeminente e correm risco de sinais cerebelares progressivos e dificuldades de aprendizagem.

A mioclonia pode ser difícil de distinguir clinicamente das crises mioclônicas e comumente ocorre concomitantemente com a epilepsia (ver **Tabela 25-4**). Um EEG pode ser necessário. A apresentação clássica da epilepsia mioclônica juvenil, que é a epilepsia mioclônica mais comum, é um adolescente que se apresenta com espasmos matinais nas extremidades superiores. As síndromes de Doose e Dravet são encefalopatias epilépticas que podem ter crises mioclônicas proeminentes. Há uma variedade de epilepsias mioclônicas progressivas, que são definidas por mioclonias proeminentes, epilepsia e comprometimento cognitivo, incluindo regressão.

A mioclonia também pode ser sintomática de um processo neurológico agudo ou mais global. As etiologias autoimunes estão associadas à mioclonia, incluindo inflamação aguda observada na encefalite do receptor anti-*N*-metil-D-aspartato (rNMDA) ou um sintoma crônico de lesão desmielinizante no tronco cerebral. A mioclonia pode ser observada após uma lesão hipóxica no córtex ou nas estruturas subcorticais. Também deve-se considerar efeito colateral da medicação ou toxissíndrome.

▶ Tratamento

Como acontece com qualquer distúrbio do movimento, o tratamento da mioclonia é baseado em se os movimentos interferem nas atividades. As classes de medicamentos mais comuns são os potencializadores de ácido γ-aminobutírico (GABA, de *gamma-aminobutyric acid*) e FACs. O clonazepam é melhor com etiologias espinais ou periféricas; o levetiracetam e o ácido valproico são melhores para mioclonia cortical ou subcortical. A toxina botulínica também pode ser considerada se ocorrer em músculos limitados.

6. Distonia

▶ Achados clínicos

A distonia é uma contração muscular sustentada involuntária que resulta em torção ou postura estranha. A dor pode ser um sintoma comum. A distonia é descrita pelo padrão de envolvimento, incluindo focal, segmentar, multifocal, hemidistonia e generalizada. Uma pista importante do exame é o desencadeamento ou agravamento da distonia com tentativa de movimento ou a presença de um "truque sensorial", que consiste em uma melhora da postura ao repousar a mão sobre a parte do corpo envolvida.

▶ Diagnóstico diferencial

A distonia tem causas genéticas e adquiridas. A lista de etiologias genéticas continua a se expandir, embora, em muitos casos, não seja possível identificar uma causa. A **distonia responsiva à dopa** (DRD) é uma condição genética mais comumente causada por uma variante patogênica no *GCH1*. A DRD geralmente se apresenta em crianças pequenas ou pré-escolares com piora diurna da distonia nas extremidades inferiores distais; é comumente diagnosticada erroneamente como PC. As **discinesias paroxísticas cinesigênicas ou não cinesigênicas**, das quais a distonia é o fenótipo mais comum, são movimentos ou posturas estereotipadas que são provocadas por exercício, estresse ou cafeína. A frequência e a duração podem variar. A deficiência do transportador de glicose 1 pode se manifestar como distonia induzida pelo esforço.

Malformações ou lesões do SNC, especialmente dos gânglios da base ou da medula espinal, são uma causa comum de distonia. Em crianças com distonia mais atraso global do desenvolvimento, hipotonia e outros distúrbios do movimento, devem ser consideradas anormalidades de neurotransmissores, como deficiência do transportador de dopamina, e condições metabólicas, como acidemia glutárica, distúrbios cerebrais de acúmulo de ferro ou condições mitocondriais.

A RM do cérebro é uma parte necessária da investigação, mas dependendo do padrão de distonia, a RM da coluna também deve ser considerada. O restante da investigação, incluindo testes bioquímicos de soro ou urina, PL para estudos básicos e de neurotransmissores e testes genéticos, é guiado pela história e exame físico.

▶ Tratamento

Se uma causa tratável de distonia for identificada, é importante iniciar o tratamento precocemente. Se houver suspeita de DRD, a primeira linha consiste em carbidopa-levodopa; os sintomas são extremamente sensíveis a baixas doses. Os pacientes com outras etiologias podem ter uma resposta parcial em doses mais altas. Outros medicamentos a serem considerados são clonazepam, baclofeno, levetiracetam e triexifenidil. O botox é útil para distonia focal. A DBS e o baclofeno intratecal são considerados em casos refratários.

TRANSTORNOS DO MOVIMENTO HIPOCINÉTICO

O parkinsonismo é definido como a presença de pelo menos dois dentre bradicinesia, tremor de repouso e rigidez. Em uma criança com desenvolvimento típico, a etiologia mais comum é induzida por medicamentos, incluindo antipsicóticos de primeira ou segunda geração ou antagonistas de receptores de dopamina usados para tratamento de náusea. A doença de Parkinson juvenil é uma condição muito rara que se apresenta desde crianças em idade escolar a jovens adultos. O parkinsonismo pode ser um sintoma de outras etiologias adquiridas ou genéticas e normalmente ocorre em conjunto com outros distúrbios do movimento, como mioclonia ou distonia. O tratamento é a remoção do agente agressor, se presente. Caso contrário, são usados carbidopa-levodopa ou amantadina.

Gerber MA et al: Prevention of rheumatic fever and diagnosis and treatment of acute Streptococcal pharyngitis: a scientific statement from the American Heart Association Rheumatic Fever, Endocarditis, and Kawasaki Disease Committee of the Council on Cardiovascular Disease in the Young, the Interdisciplinary Council on Functional Genomics and Translational Biology, and the Interdisciplinary Council on Quality of Care and Outcomes Research: endorsed by the American Academy of Pediatrics. Circulation 2009 Mar 24;119(11):1541–1551 [PMID: 19246689].

Pringsheim T et al: Practice guideline recommendations summary: treatment of tics in people with Tourette syndrome and chronic tic disorders. Neurology 2019 May 7;92(19):896–906 [PMID: 31061208].

Singer HS, Mink JW, Gilbert DL, Jankovic J: *Movement Disorders in Childhood*. 2nd ed. 2016.

Zutt R et al: A novel diagnostic approach to patients with myoclonus. Nat Rev Neurol 2015 Dec;11(12):687–697 [PMID: 26553594].

▼ INFECÇÕES E DISTÚRBIOS INFLAMATÓRIOS DO SISTEMA NERVOSO CENTRAL

As infecções e inflamações do SNC estão entre as condições neurológicas mais tratáveis, mas também carregam um alto potencial de destruição catastrófica do sistema nervoso. O clínico deve reconhecer esses distúrbios precocemente para tratar e prevenir sequelas neurológicas. Os **Capítulos 40, 42 e 43** discutem em detalhes patógenos virais, bacterianos e parasitários/micóticos específicos. As infecções do SNC podem envolver as meninges (meningite), parênquima cerebral (encefalite), medula espinal (mielite) ou raízes nervosas (radiculite/radiculopatia). Os nervos cranianos ou periféricos também podem ser afetados (neurite/neuropatia), assim como os músculos (miosite).

INFECÇÕES DO SNC

▶ Achados clínicos

Os pacientes com infecções do SNC, sejam elas causadas por bactérias, vírus ou outros microrganismos, apresentam manifestações semelhantes. Estes incluem sinais sistêmicos de infecção, como febre, mal-estar, calafrios e disfunção orgânica, e características específicas sugestivas de infecção do SNC, incluindo cefaleia, rigidez de nuca, febre ou hipotermia, alterações no estado mental (variando de irritabilidade a letargia e coma), convulsões e déficits sensoriais e motores focais. Uma irritação meníngea é indicada pela presença dos sinais de Kernig e Brudzinski. Em lactentes muito jovens, os sinais de irritação meníngea podem estar ausentes, e a instabilidade da temperatura e a hipotermia são mais comuns do que a febre. Os bebês podem apresentar uma fontanela abaulada e um perímetro cefálico aumentado. O papiledema pode eventualmente se desenvolver, particularmente em crianças mais velhas e adolescentes. As paralisias de nervos cranianos podem se desenvolver de forma aguda ou gradual durante infecções do SNC.

Durante a avaliação clínica inicial, é necessário buscar condições que predisponham o paciente à infecção do SNC. Infecções envolvendo os seios da face ou outras estruturas na região da cabeça e pescoço podem resultar em extensão direta da infecção para o compartimento intracraniano. Traumatismo craniano aberto, procedimentos neurocirúrgicos recentes, imunodeficiência e a presença de *shunt* mecânico também podem predispor à infecção intracraniana.

▶ Avaliação diagnóstica

Quando há suspeita de infecções do SNC, deve-se obter um hemograma completo, painel de bioquímica e hemoculturas. O mais importante, no entanto, é a obtenção do LCS. Na ausência de déficits neurológicos focais ou sinais de herniação do tronco encefálico, deve-se obter LCS imediatamente de qualquer paciente com suspeita de infecção grave do SNC. O tratamento antimicrobiano deve ser iniciado mesmo se a PL for adiada. O LCS deve ser examinado quanto à presença de hemácias e leucócitos, concentração de proteínas, concentração de glicose, bactérias e outros microrganismos; uma amostra deve ser cultivada. A **Tabela 25-2** mostra os achados típicos do LCS em uma variedade de distúrbios infecciosos e inflamatórios. Além disso, testes sorológicos, imunológicos e de detecção de ácido nucleico (reação em cadeia da polimerase [PCR, de *polymerase chain reaction*]) podem ser realizados no LCS. Muitos laboratórios têm painéis de PCR multiplex que permitem testes rápidos de muitos patógenos, incluindo HSV.

A neuroimagem com TC e RM com e sem contraste pode ser útil para demonstrar a presença de abscesso cerebral, inflamação meníngea ou complicações secundárias, como infartos venosos e arteriais, hemorragias e coleções subdurais. Além disso, esses procedimentos podem identificar sinusite ou outras infecções focais na região da cabeça ou pescoço relacionadas à infecção do SNC.

Embora muitas vezes inespecíficos, os EEGs podem ser úteis para pacientes que tiveram crises epilépticas no momento da apresentação. Em alguns casos, como infecção por HSV ou enterovírus focal, podem ser observadas descargas epileptiformes lateralizadas periódicas (PLEDs, de *periodic lateralizing epileptiform discharges*) no início do curso e podem ser uma das primeiras anormalidades a sugerir o diagnóstico. O EEG também pode mostrar lentificação focal em regiões de infartos ou abscessos.

1. Meningite bacteriana

As infecções bacterianas do SNC podem se apresentar de forma aguda (sintomas evoluindo rapidamente em 1h a 24 h), subaguda (sintomas evoluindo em 1 a 7 dias) ou crônica (sintomas evoluindo em > 1 semana). Embora o termo *meningite* (inflamação das meninges) seja usado para descrever essas infecções, o parênquima cerebral muitas vezes também está inflamado (encefalite), e as paredes dos vasos sanguíneos podem ser infiltradas por células inflamatórias (vasculite), resultando em lesão de células endoteliais, estenose de vasos, isquemia e infarto secundários.

▶ Tratamento

Enquanto aguarda os resultados dos exames diagnósticos, o médico deve iniciar a cobertura antibiótica de amplo espectro. O antimicrobiano apropriado varia com a idade para corresponder aos prováveis patógenos encontrados em uma determinada idade. Após a identificação de organismos específicos, a antibioticoterapia pode ser adaptada com base nos padrões de sensibilidade aos antibióticos. A meningite em uma criança com DVP é mais comumente causada por estafilococos coagulase-negativos, muitos dos quais são resistentes à meticilina. Os pacientes gravemente doentes devem de início receber vancomicina e uma cefalosporina de terceira geração, porque *Staphylococcus aureus* e bastonetes Gram-negativos também são causas comuns de infecção grave. Consulte o **Capítulo 39** para obter detalhes sobre como selecionar a cobertura antimicrobiana. As crianças com meningite bacteriana geralmente são sistemicamente doentes e devem ser monitoradas de perto com monitor cardiorrespiratório, equilíbrio hídrico rigoroso, débito urinário e avaliação neurológica a cada poucas horas.

▶ Complicações

As **anormalidades do equilíbrio hídrico e eletrolítico** resultam da produção excessiva ou insuficiente de hormônio antidiurético e requerem monitoramento cuidadoso e ajustes apropriados na administração de fluidos. A monitorização cuidadosa do sódio sérico durante os primeiros 1 a 2 dias e do sódio urinário, em caso de suspeita de secreção inadequada do hormônio antidiurético, geralmente revelará problemas significativos.

As **crises epilépticas** ocorrem em 20% a 30% das crianças com meningite bacteriana, geralmente no início do curso. As crises focais persistentes ou crises focais associadas a déficits neurológicos focais sugerem fortemente coleção subdural, abscesso ou lesões vasculares, como infarto arterial, infartos venosos corticais ou trombose do seio venoso cerebral.

As **coleções subdurais** ocorrem em até um terço das crianças pequenas com meningite por *Streptococcus pneumoniae*. Estes não requerem tratamento, a menos que estejam produzindo aumento da PIC ou efeito de massa progressivo. Na maioria dos casos, as coleções são eventualmente esterilizadas com antibióticos; entretanto, em alguns casos, deve-se considerar a aspiração do fluido para documentação de esterilização ou para alívio de pressão.

O **edema cerebral** resulta em aumento da PIC, exigindo tratamento com dexametasona, agentes osmóticos, diuréticos ou hiperventilação; pode ser necessário monitoramento da PIC.

As sequelas de longo prazo da meningite resultam da destruição inflamatória direta das células cerebrais, lesões vasculares ou gliose secundária. Podem ocorrer déficits motores e sensoriais focais, deficiência visual, perda auditiva, convulsões, hidrocefalia e uma variedade de déficits de nervos cranianos. A perda auditiva neurossensorial pode ocorrer após meningite viral ou bacteriana e pode não ser notada até meses depois. A adição precoce de dexametasona ao regime antibiótico pode diminuir modestamente o risco de perda auditiva em algumas crianças com meningite *bacteriana*. Além disso, alguns pacientes com meningite desenvolvem comprometimento cognitivo leve a grave ou problemas comportamentais.

2. Abscesso cerebral

Os pacientes com abscesso cerebral geralmente parecem ter doença sistêmica semelhante aos pacientes com meningite bacteriana, mas também podem demonstrar déficits neurológicos focais, papiledema e outras evidências de aumento da PIC ou lesão de massa. Os sintomas podem estar presentes por uma semana ou mais. As condições que predispõem ao desenvolvimento de abscesso cerebral incluem traumatismo craniano penetrante; infecção crônica do ouvido médio, mastoide ou seios da face (especialmente o seio frontal); infecção dentária ou pulmonar crônica; lesões cardiovasculares que permitem desvio de sangue da direita para a esquerda (incluindo malformações arteriovenosas); e endocardite.

Quando há suspeita de abscesso cerebral, deve-se realizar TC ou RM com realce de contraste antes da PL, pois um desvio significativo da linha média ou um aumento da PIC devido ao abscesso podem resultar em herniação por conta da PL. As culturas do LCS ou dos abscessos cerebrais geralmente são negativas, mas a coloração de Gram pode ser informativa. Os antibióticos devem ser adaptados à idade do paciente e à fonte suspeita (ver **Capítulo 39**). Com a disseminação de focos sépticos contíguos, estreptococos e bactérias anaeróbicas são mais comuns. Os estafilococos geralmente entram por trauma ou se espalham a partir de infecções distantes. Organismos entéricos podem formar um abscesso de otite crônica. Em seus estágios iniciais, os abscessos cerebrais são áreas de cerebrite focal e podem ser tratados apenas com terapias antibióticas. Os acessos encapsulados requerem drenagem cirúrgica.

Abscessos cerebrais não tratados levam à destruição tecidual irreversível e podem romper para o ventrículo, produzindo deterioração catastrófica da função neurológica. Como os abscessos cerebrais são frequentemente associados a doenças sistêmicas, a taxa de mortalidade é frequentemente alta. Outros índices de mau prognóstico incluem progressão rápida da doença e alteração da consciência no momento da apresentação. No entanto, muitos pacientes podem se recuperar completamente, mesmo com múltiplos abscessos.

3. Infecções virais

As infecções virais do SNC podem envolver as meninges (meningite), parênquima cerebral (encefalite), medula espinal (mielite) ou raízes nervosas (radiculite/radiculopatia). Os nervos cranianos ou periféricos também podem ser afetados (neurite/neuropatia), assim como os músculos (miosite). Alguns vírus exibem neurotropismo, uma afinidade por populações ou regiões específicas de células do SNC. Por exemplo, poliovírus e outros enterovírus (A71 e D68) podem infectar seletivamente células do corno anterior e alguns neurônios motores inferiores intracranianos. O vírus do Nilo Ocidental é um flavivírus transmitido por mosquitos que pode afligir várias regiões do sistema nervoso, causando encefalopatia, paralisia e até morte por mielomeningoencefalite e polirradiculite.

Embora a maioria das infecções virais do sistema nervoso tenha um curso agudo ou subagudo na infância, podem ocorrer infecções crônicas. Por exemplo, a **panencefalite esclerosante subaguda (PEES)** é uma infecção crônica indolente causada pelo vírus do sarampo alterado e é caracterizada clinicamente por neurodegeneração progressiva e convulsões. O PEES geralmente se apresenta 7 a 10 anos após a infecção. O risco é maior entre os pacientes infectados com o vírus antes dos 2 anos de idade.

O tratamento da maioria das infecções virais do SNC é geralmente limitado a medidas sintomáticas e de suporte, exceto para HSV e alguns casos de infecção pelo vírus varicela-zoster (VZV, de *varicela-zoster virus*), nos quais o aciclovir é usado (ver seção HSV no **Capítulo 40**).

Foi relatado que o **coronavírus 2 associado a síndrome respiratória aguda grave** (**SARS-CoV-2**, de *severe acute respiratory syndrome coronavirus 2*), a causa da doença por coronavírus de 2019 (COVID-19), causa vários sintomas neurológicos em pacientes pediátricos. Os sintomas comuns incluem anosmia, disgeusia e cefaleia. Raramente ocorrem AVC isquêmico, hemorragia intracraniana, convulsões sintomáticas agudas, meningite/encefalite, lesões inflamatórias do SNC semelhantes à ADEM, SGB e paralisia de nervos cranianos. Além disso, a pandemia global impactou o acesso a cuidados médicos, serviços de saúde mental e cirurgias eletivas para crianças com condições neurológicas preexistentes.

A infecção pelo **vírus da imunodeficiência humana** (**HIV**, de *human immunodeficiency virus*) pode causar uma variedade de síndromes neurológicas, incluindo encefalite subaguda, meningite, mielopatia, polineuropatia e miosite. Além disso, infecções oportunistas do SNC ocorrem em pacientes com imunossupressão induzida pelo HIV. As infecções por *Pneumocystis, Toxoplasma* e CMV são particularmente comuns. Os pacientes com HIV podem desenvolver leucoencefalopatia multifocal progressiva, causada pelo vírus John Cunningham (JC), infecções por HSV e infecções por VZV. Ocorrem várias infecções fúngicas (especialmente criptocócicas), micobacterianas e bacterianas. Anormalidades neurológicas também podem ser o resultado de distúrbios neoplásicos não infecciosos. O linfoma primário do SNC e o linfoma metastático para o sistema nervoso são as neoplasias mais frequentes do sistema nervoso em pacientes com HIV. Consulte os **Capítulos 33, 39 e 41** para mais informações sobre o diagnóstico e manejo da infecção por HIV.

4. Outras infecções do SNC

Uma grande variedade de outros microrganismos, incluindo *Toxoplasma*, micobactérias, espiroquetas, riquétsias, amebas e micoplasmas, podem causar infecções do SNC. O envolvimento do SNC nessas infecções geralmente é secundário à infecção sistêmica ou a outros fatores predisponentes. São necessárias culturas apropriadas e testes sorológicos para diagnosticar essas infecções. O tratamento antimicrobiano parenteral para essas infecções é discutido no **Capítulo 39**.

> Boronat S: Neurologic care of COVID-19 in children. Front Neurol 2021;11:613831 [PMID: 33679571].
> Zainel A, Mitchell H, Sadarangani M: Bacterial meningitis in children: neurological complications, associated risk factors, and prevention. Microorganisms 2021;9(3):535 [PMID: 33807653].

DOENÇAS INFLAMATÓRIAS NÃO INFECCIOSAS DO SISTEMA NERVOSO CENTRAL

As características salientes dos distúrbios desmielinizantes pediátricos mais comuns – ADEM, mielite transversa, neuromielite óptica e EM – estão descritas na **Tabela 25-17**. A sarcoidose, a doença de Behçet e o lúpus eritematoso sistêmico são exemplos de distúrbios desmielinizantes atípicos do SNC. Encefalopatias autoimunes e, menos comumente, síndromes de encefalopatia paraneoplásica podem causar sintomas neuropsicológicos graves, crises epilépticas e insuficiência respiratória. A consideração de infecções do SNC que podem mimetizar distúrbios inflamatórios também é importante (abordada na seção anterior).

1. Encefalomielite desmielinizante aguda

Os pacientes com encefalomielite desmielinizante aguda (ADEM) apresentam encefalopatia (confusão, irritabilidade, letargia) e déficits neurológicos multifocais, como fraqueza ou ataxia, que progrediram ao longo de alguns dias. A ADEM afeta mais comumente crianças de 3 a 7 anos de idade. A febre pode estar presente no momento do diagnóstico, e muitos pacientes relatam uma doença antecedente em 1 a 3 semanas. A RM demonstra lesões desmielinizantes difusas e *"fluffy"* (margens indistintas) dentro da substância branca cerebral, às vezes associadas a lesões profundas da substância cinzenta, que são hiperintensas nas imagens em T2. As lesões de ADEM podem mimetizar a EM, mas geralmente são maiores e mal definidas e desaparecem dentro de meses após a apresentação. Os estudos séricos devem incluir anticorpos antiaquaporina 4, para excluir neuromielite óptica (NMO) e anticorpos antiglicoproteína da mielina dos oligodendrócitos

Tabela 25-17 Características proeminentes das síndromes de desmielinização inflamatória do SNC

ADEM	Encefalopatia e febre; também pode ter cefaleia, meningismo ou crises epilépticas. Pode ser MOG-IgG+. LCR tipicamente negativo para bandas oligoclonais.
CEI	Lesões de RM solitárias ou multifocais sem encefalopatia, não preenchendo critérios para esclerose múltipla. Exemplos incluem neurite óptica isolada ou mielite transversa.
NMOSD	Mielite transversa longitudinalmente extensa e/ou neurite óptica também podem apresentar síndrome de área postrema (náuseas intratáveis), narcolepsia sintomática e outros sintomas do tronco cerebral/cerebelar/cerebrais. Pode ser NMO-IgG+, MOG-IgG+ ou anticorpo negativo.
ADEM multifásico	Raro; segundo evento dentro de 3 meses do evento inicial; considere outras etiologias, incluindo a síndrome do anticorpo anti-MOG.
EM pediátrica	Déficits neurológicos sem encefalopatia podem ser difíceis de localizar. Requer evidências clínicas, laboratoriais ou radiográficas de disseminação no tempo e no espaço. O LCR geralmente apresenta bandas oligoclonais positivas.

ADEM, encefalomielite disseminada aguda; CIS, síndrome clinicamente isolada; MOG, glicoproteína de oligodendrócitos de mielina; EM, esclerose múltipla; NMOSD, distúrbio do espectro da neuromielite óptica.

(anti-MOG), que estão cada vez mais associados à ADEM e indicam maior risco de recorrência. Os achados da PL podem ser normais ou levemente anormais, com pleocitose leve e elevação da proteína do LCS em 25% a 50% dos casos. Podem ser vistas bandas oligoclonais em até 20% dos casos de ADEM. A metilprednisolona intravenosa em altas doses é o tratamento primário para ADEM. Podem ser necessárias IgIV ou plasmaférese para pacientes refratários. Raramente, a ADEM recai dentro de 3 meses após o início. A recorrência de mais de 3 meses após o tratamento deve levantar a suspeita de outras causas. Apenas 8,5% dos pacientes com ADEM convertem para EM. A maioria das crianças faz uma excelente recuperação.

2. Esclerose múlpla (EM)

▶ **Achados clínicos e avaliação diagnóstica**

Até 10% dos pacientes com EM são diagnosticados antes dos 16 anos. Os fatores de risco podem incluir exposição ao vírus Epstein-Barr, subtipos específicos de HLA e obesidade. Os pacientes geralmente apresentam déficits neurológicos focais de início recente, como fraqueza, alterações sensoriais ou perda de visão. Muitos pacientes apresentam vários sintomas de difícil localização na apresentação, que podem ser confundidos com um distúrbio neurológico funcional. A RM do cérebro com e sem contraste normalmente demonstra múltiplas lesões hiperintensas em T2/FLAIR (áreas de desmielinização ativa), que podem parecer se espalhar a partir dos ventrículos laterais em cortes sagitais (dedos de Dawson). As lesões inativas, se presentes, podem aparecer hipointensas nas sequências T1 ("buracos negros"). Febre, encefalopatia, envolvimento do sistema nervoso periférico ou outros sistemas orgânicos, velocidade de hemossedimentação elevada ou pleocitose acentuada do LCS são atípicas para EM pediátrica.

O diagnóstico de EM requer evidências de múltiplos e distintos episódios de desmielinização, referidos como "disseminação no espaço e no tempo". Para crianças com pelo menos 12 anos de idade com um episódio clínico inicial não-ADEM, os critérios de McDonald de 2017 para achados de RM podem atender à disseminação no tempo e no espaço. A disseminação no tempo também pode ser estabelecida por bandas oligoclonais positivas no LCS. Se esses critérios não forem atendidos, a criança é diagnosticada com **síndrome clinicamente isolada** (CIS, de *clinically isolated syndrome*), por exemplo, neurite óptica ou mielite transversa. Aproximadamente um terço das crianças com CIS irá converter para EM.

▶ Tratamento e prognóstico

Os pacientes pediátricos podem apresentar recaídas mais frequentes do que os adultos. O tratamento de recaídas agudas inclui metilprednisolona intravenosa em altas doses e, ocasionalmente, plasmaférese. Os pacientes pediátricos tendem a se recuperar melhor das recaídas do que os adultos; no entanto, devido à duração prolongada da doença, os riscos de longo prazo de deficiências físicas e cognitivas são maiores. Assim, o início precoce da imunoterapia com TMDs é fundamental. O fingolimode é o único TMD aprovado pela FDA para crianças com EM; no entanto, vários TMDs injetáveis, orais e de infusão podem ser usados *off-label*, e vários ensaios clínicos pediátricos estão em andamento.

3. Outros distúrbios desmielinizantes do SNC

A NMO está mais classicamente associada a mielite transversa longitudinalmente extensa e neurite óptica, que podem ser bilaterais. No entanto, a NMO também pode causar soluços intratáveis, náuseas e vômitos (síndrome da área postrema), síndrome do tronco cerebral/cerebelar, crises epilépticas e até narcolepsia. A NMO está associada a anticorpos aquaporina-4 e requer esteroides iniciais de alta dose, bem como imunoterapia contínua para prevenir recorrências. As síndromes desmielinizantes associadas ao anti-MOG se sobrepõem significativamente com ADEM, NMO, neurite óptica e mielite transversa; a triagem de anticorpos anti-MOG é importante para qualquer paciente com doença inflamatória do SNC desmielinizante ou inexplicável. As doenças desmielinizantes atípicas incluem lúpus eritematoso sistêmico, síndromes de Behçet e Sjögren; estes geralmente têm manifestações sistêmicas características que facilitam o diagnóstico. Assim, é importante realizar testes adicionais e triagem para envolvimento de outros órgãos.

4. Encefalopatia/encefalite autoimune

As encefalopatias autoimunes são doenças clinicamente heterogêneas, imunomediadas, com efeitos neurológicos centrais e/ou periféricos. Embora a patogênese desses distúrbios seja pouco compreendida, acredita-se que resultem de uma resposta imune mal direcionada a epítopos compartilhados entre antígenos neuronais e antígenos estranhos ou tumorais, com etiologias idiopáticas, pós-infecciosas (p. ex., encefalite pós-HSV) e neoplásicas. A encefalite rNMDA é a causa mais comum de encefalopatia autoimune pediátrica. Teratomas ovarianos ou testiculares devem ser excluídos, embora neoplasias sejam muito mais raras em pacientes pediátricos do que em adultos. Alterações comportamentais, instabilidade autonômica, insônia, afasia, convulsões e distúrbios do movimento são proeminentes. A imunoterapia, incluindo esteroides em altas doses, IgIV e/ou plasmaférese é benéfica. As terapias de segunda linha incluem rituximabe e/ou ciclofosfamida.

Alroughani R, Boyko A: Pediatric multiple sclerosis: a review. BMC Neurol 2018;18(1):27 [PMID: 29523094].
Chitnis T: Pediatric central nervous system demyelinating diseases. Continuum 2019;25(3):793–814 [PMID: 31162317].
Graus F et al: A clinical approach to diagnosis of autoimmune encephalitis. Lancet Neurol 2016;15(4):391–404 [PMID: 26906964].
Troxwell RM, Christy A: Atypical pediatric demyelinating diseases of the central nervous system. Curr Neurol Neurosci Rep 2019;19(12):95 [PMID: 31773416].
Wang CX: Assessment and management of acute disseminated encephalomyelitis (ADEM) in the pediatric patient. Paediatr Drugs 2021;23(3):213–221 [PMID: 33830467].

▼ SÍNDROMES NEUROMUSCULARES

SÍNDROMES QUE SE APRESENTAM COM PARALISIA FLÁCIDA AGUDA

▶ Patogênese

A paralisia flácida pode ocorrer devido a uma lesão em qualquer lugar ao longo do neuroeixo. As causas mais comuns de paralisia flácida aguda em crianças incluem mielite flácida aguda, SGB/PDIA, botulismo, paralisia por carrapato e mielite transversa (**Tabela 25-18**). A neurotransmissão é prejudicada no botulismo e provavelmente também na paralisia do carrapato. Nas neuropatias (doenças dos nervos), os axônios sofrem desmielinização, inflamação ou mesmo degeneração, como na SGB/PDIA. O vírus da poliomielite invade diretamente os corpos celulares do neurônio motor inferior na medula espinal, enquanto outros vírus, como enterovírus, causam inflamação ou disfunção da medula espinal (mielite/mielopatia). A desmielinização da medula espinal autoimune ou pós-infecciosa causa mielite transversa; lesões de massa da medula espinal também podem causar fraqueza súbita. A miopatia aguda (doença muscular – ver próxima seção) pode ser uma causa rara de fraqueza flácida.

Tabela 25-18 Paralisia flácida aguda em crianças

	Mielite flácida aguda	Síndrome de Guillain-Barré (AIDP)	Botulismo	Paralisia por picada de carrapato	Mielite transversa
Etiologia	Poliovirus tipos I, II e III; cepa vacinal de poliovirus (raro); outros enterovirus, por exemplo, EV-71; EV-68; Virus do Nilo Ocidental.	Provavelmente hipersensibilidade tardia, com anticorpos anti-gangliosídeos mediados por células T. *Mycoplasma* e infecções virais (EBV, CMV), *Campylobacter jejuni*, hepatite B; cirurgia, a gravidez pode ser precipitante.	A toxina de *Clostridium botulinum* causa bloqueio na junção neuromuscular. Menores de 1 ano, toxina de esporos ingeridos ou mel. Em idades mais avançadas, a toxina é ingerida nos alimentos. Raramente por infecção da ferida.	A neurotoxina na saliva do carrapato interrompe a função nervosa. A toxina é tipicamente produzida 5 a 7 dias após a fixação do carrapato.	Mielite transversa idiopática frequentemente pós-infecciosa. Pode ocorrer como parte da esclerose múltipla, distúrbio do espectro da neuromielite óptica e síndrome do anticorpo anti-MOG.
História	Nenhuma, ou imunização inadequada contra a poliomielite. Pode ter sintomas respiratórios superiores ou gastrointestinais anteriores. Frequentemente nas epidemias de verão e início do outono.	Sintomas respiratórios ou gastrointestinais inespecíficos nas últimas 1 a 3 semanas são comuns. Qualquer estação do ano, embora com incidência ligeiramente menor no verão.	Bebês: ambiente empoeirado (por exemplo, área de construção), ingestão de mel. Idosos: intoxicação alimentar, com sintomas horas a dias após a ingestão de alimentos contaminados.	Exposição a carrapatos (carrapato de cachorro no leste dos Estados Unidos; carrapatos de madeira). Irritabilidade 12h a 24h antes do início de uma paralisia ascendente rapidamente progressiva.	Pode relatar doença inespecífica 1 a 2 semanas antes do início dos sintomas.
Apresentação	Pode estar febril no momento da paralisia. Sinais meníngeos, sensibilidade muscular e espasmos. Fraqueza assimétrica generalizada ou segmentar (cervical, torácica, lombar). Os sintomas bulbares podem preceder a fraqueza das extremidades.	Fraqueza simétrica das pernas, com rápida ascensão para os braços, tronco e face. Parestesias ou dor podem ser significativas. Febre incomum. Pode ter fraqueza facial, diplopia, disartria, disfagia.	Infância: constipação, sucção deficiente e choro fraco devido à fraqueza bulbar. Progressivamente "flácido". Fraqueza ou insuficiência respiratória. Idosos: visão turva, diplopia, ptose, engasgo e fraqueza.	Rápido início e progressão da paralisia flácida ascendente; muitas vezes acompanhada de dor e parestesias. Paralisia das extremidades superiores no 2º dia após o início. A ataxia é comum.	Dor nas costas em cerca de 30% a 50%. Perda sensorial abaixo do nível da lesão que acompanha o rápido desenvolvimento da paralisia. Dificuldades esfincterianas comuns. Febre em 58%.
Achados ao exame	Fraqueza flácida, geralmente assimétrica com reflexos diminuídos nos membros afetados. disfunção do nervo craniano; Encefalopatia possível, mas não comum;	Fraqueza flácida, geralmente simétrica das extremidades, com fraqueza respiratória e bulbar variável. Reflexos perdidos no início do curso. Variante de Miller Fisher: oftalmoplegia, ataxia. Pode ocorrer envolvimento bulbar.	Lactentes e crianças mais velhas geralmente parecem alertas, mas com fraqueza flácida, reflexos diminuídos/ausentes, oftalmoparesia, ptose palpebral e vômito fraco/ausente. A insuficiência respiratória pode ocorrer precocemente. Pupilas tipicamente dilatadas e não reativas à luz.	Paralisia flácida e simétrica. Podem ocorrer paralisia dos nervos cranianos e bulbar (respiratória), ataxia, disfunção esfincteriana e déficits sensoriais. Febre ocasional. O diagnóstico baseia-se na localização do carrapato, que é especialmente provável que esteja no couro cabeludo occipital.	Paraplegia com arreflexia abaixo do nível da lesão precoce; posteriormente, pode apresentar hiperreflexia e espasticidade. Perda sensorial abaixo e hiperestesia ou sensação normal acima do nível da lesão. Paralisia da bexiga e do reto.
Líquido cefalorraquidiano	Pleocitose (20–500 + células) com predominância de PMN nos primeiros dias, depois preponderância monocítica. Proteína frequentemente elevada (50 a 150 mg/dL). O vírus pode ser identificado com painel de encefalite.	Dissociação citoalbuminológica; 10 ou menos células mononucleares com alto teor de proteína após a 1ª semana. Glicose normal. IgG pode estar elevado.	Normal.	Normal.	Normalmente pressão de abertura normal; O LCR pode apresentar aumento de proteína, pleocitose com células predominantemente mononucleares, aumento de IgG.

DISTÚRBIOS NEUROLÓGICOS E MUSCULARES

	Poliomielite/Enterovírus	AIDP	Botulismo	Paralisia do carrapato	Mielite transversa
EMG/NCS	EMG mostra desnervação após 10 a 21 dias. Sem anormalidades sensoriais do NCS.	NCSs podem ser normais precocemente (dentro da 1ª semana). Alterações mais precoces: reflexos F ou H retardados a ausentes. Alterações desmielinizantes são tipicamente observadas de 7 a 10 dias após o início dos sintomas.	EMG distintivo: BSAP (breve pequenos potenciais abundantes). A estimulação de alta frequência pode aumentar a amplitude do CMAP, mas é dolorosa de realizar em bebês acordados.	Velocidade de condução nervosa diminuída; retorna rapidamente ao normal após a remoção do carrapato.	Inicialmente normal. Pode haver evidências de desnervação após 10 a 21 dias.
Outros estudos	Vírus da poliomielite nas fezes e na garganta. Enterovírus D68 ou D71 nas secreções nasais. Nilo Ocidental: títulos sorológicos seriados IgG, IgM; Hiponatremia em 30%. RM com alteração de sinal em T2 na substância cinzenta anterior ou tronco encefálico.	Pesquise a causa específica, como infecção, intoxicação, doença autoimune. Anticorpos anti GM₁ vistos em AMAN[a]. Anticorpos anti-GQ1b observados na síndrome de Miller-Fisher. Realce da raiz nervosa na ressonância magnética.	Infância: coprocultura, toxina. Toxina sérica rara positiva. Mais velhos: toxina sérica (ou ferida).	Leucocitose, muitas vezes com eosinofilia moderada.	RM com alteração de sinal em T2 na medula espinal, muitas vezes com edema
Curso e prognóstico	A paralisia geralmente atinge o máximo 3 a 5 dias após o início. Podem ocorrer sintomas urinários transitórios. A perspectiva varia de acordo com a extensão e gravidade do envolvimento.	Curso progressivo ao longo de alguns dias até cerca de 2 semanas e depois melhora lentamente. Maior morbidade de insuficiência respiratória (10%), crises autonômicas (por exemplo, pressão arterial amplamente variável, arritmia) e superinfecção. A recuperação total é comum, exceto em casos graves ou axonais.	Fraqueza descendente progressiva ao longo de dias a 2 semanas. Mortalidade de 3%, geralmente devido a complicações de insuficiência respiratória e terapia intensiva. Recuperação total provável se suportada nas primeiras 4 a 8 semanas.	Fraqueza progressiva com mortalidade por insuficiência respiratória é comum se o carrapato não for removido.	Pode ter complicações de disfunção intestinal ou vesical, insuficiência respiratória com lesão cervical ou instabilidade autonômica. Grande grau de recuperação funcional possível.
Tratamento	Pode testar IVIg, mas faltam dados de eficácia. A mortalidade é maior por insuficiência respiratória e superinfecção.	Plasmaférese e IgIV podem encurtar a hospitalização. Recaídas ocorrem ocasionalmente.	BIG intravenoso encurta a permanência na UTI. O suporte respiratório e alimentar é crítico. Evite aminoglicosídeos.	A remoção do carrapato leva a uma recuperação rápida e completa.	Corticosteroides, IgIV e plasmaférese podem ser usados para encurtar o curso.

AIDP, neuropatia desmielinizante inflamatória aguda; BIG, imunoglobulina para botulismo; CMAP, potenciais de ação muscular compostos; CMV, citomegalovírus; LCR, líquido cefalorraquidiano; EBV, vírus Epstein-Barr; EMG, eletromiograma; EV-71, enterovírus 71; GI, gastrointestinal; UTI, unidade de terapia intensiva; IgIV, imunoglobulina intravenosa; RM, ressonância magnética; NCS, estudos de condução nervosa; PMN, neutrófilo polimorfonuclear; SMSL, síndrome da morte súbita do lactente.

[a] AMAN é neuropatia axonal motora aguda (variante incomum nos Estados Unidos)

Achados clínicos

A **paralisia flácida aguda** apresenta-se com início rápido (horas a dias) de fraqueza com diminuição do tônus muscular. Características acompanhantes que auxiliam no diagnóstico são idade, história de doença anterior, rapidez de progressão, achados de nervos cranianos, alterações intestinais e vesicais e a presença ou ausência de achados sensoriais (ver **Tabela 25-18**). A fadiga ao beber da mamadeira e a constipação em um bebê são sugestivas de botulismo. Na **síndrome de Guillain-Barré** (SGB, também conhecida como polineuropatia desmielinizante inflamatória aguda [PDIA]), os pacientes podem apresentar inicialmente parestesias ascendentes, dor mal definida e perda de reflexos antes de desenvolverem fraqueza evidente. Os pacientes com a variante Miller Fisher de SGB podem apresentar oftalmoplegia, ataxia e perda de reflexos. A dor nas costas, particularmente envolvendo o tórax ou com uma qualidade de "abraço/aperto", é sugestiva de uma lesão na medula espinal, como em caso de mielite transversa ou massa na medula espinal.

Avaliação diagnóstica

A elevação das enzimas musculares ou mesmo a mioglobinúria podem auxiliar no diagnóstico de fraqueza miopática aguda. Culturas (LCS, orofaringe e fezes) e títulos virais auxiliam no diagnóstico de poliomielite ou mielite flácida aguda. Pode ser necessária RM para descartar uma lesão de massa antes que o LCS possa ser obtido e para identificar inflamação da medula espinal. Um NCS e uma EMG de agulha podem ser úteis. Na SGB, os sinais de uma neuropatia desmielinizante (velocidades de condução ou amplitudes de resposta diminuídas) são observados no NCS em 50% dos pacientes em 2 semanas e em 85% dos pacientes em 3 semanas. Nos processos neuropáticos, a EMG mostra potenciais de ação da unidade motora (PAUM) polifásicos de grande amplitude e diminuição do recrutamento. Os pacientes com botulismo podem apresentar potenciais de fibrilação e amplitudes aumentadas do potencial de ação muscular composto com estimulação de alta frequência na EMG.

Diagnóstico diferencial

Além das causas comuns acima, outras considerações incluem miopatia, acidente vascular cerebral da medula espinal, abscesso ou hemorragia epidural, que podem se apresentar de forma semelhante à mielite transversa. A crise miastênica, discutida na seção Distúrbios da transmissão neuromuscular, pode manifestar-se com fraqueza aguda, mas uma história cuidadosa geralmente revela a presença de sintomas crônicos ou subagudos. A ingestão ou doença sistêmica deve ser considerada se a fraqueza for acompanhada por alterações no estado mental ou creatina-cinase (CK, de *creatine kinase*) acentuadamente elevada.

Complicações

A atenção à ventilação é essencial em pacientes com fraqueza flácida aguda, especialmente naqueles com fraqueza bulbar ou sinais precoces de insuficiência respiratória. Os pacientes com fraqueza respiratória podem não apresentar sinais de aumento do trabalho respiratório; o aumento da ansiedade e o aumento da pressão arterial são os primeiros sinais de hipoxia e hipercapnia. À beira do leito, é recomendado medir a força inspiratória negativa (FIN) em intervalos frequentes, podendo ser mais sensível à insuficiência respiratória precoce do que a gasometria. Podem ser necessárias intubação ou ventilação não invasiva e aspiração cuidadosa de secreções. A pneumonia é uma complicação frequente da fraqueza respiratória ou bulbar e deve ser tratada prontamente. A crise autonômica é uma complicação pouco compreendida, mas potencialmente fatal, de SGB e processos agudos da medula espinal. Atenção estrita aos sinais vitais para detectar e tratar hipotensão ou hipertensão e arritmias cardíacas em um ambiente de terapia intensiva é aconselhável no início do curso e em pacientes gravemente enfermos.

Tratamento

O tratamento de suporte é essencial para qualquer causa de fraqueza flácida aguda, incluindo cuidados pulmonares, fluidos e nutrição, cuidados com a bexiga e o intestino, prevenção de úlceras de decúbito e, em muitos casos, suporte psiquiátrico. O tratamento específico depende da causa da fraqueza.

> Devia K et al: Acute idiopathic transverse myelitis in children: early predictors of relapse and disability. Neurology 2014 [PMID: 25540303].
> Murphy OC et al: Acute flaccid myelitis: cause, diagnosis, and management. Lancet 2021;397(10271):334–346 [PMID: 33357469].
> Pifko E, Price A, Sterner S: Infant botulism and indications for administration of botulism immune globulin. Pediatr Emerg Care 2014;30(2):120 [PMID: 24488164].

DISTÚRBIOS DOS MÚSCULOS QUE AFETAM A INFÂNCIA

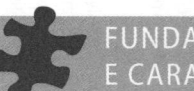

FUNDAMENTOS DO DIAGNÓSTICO E CARACTERÍSTICAS TÍPICAS

- As miopatias (doenças dos tecidos musculares) geralmente causam fraqueza muscular simétrica, mais proximal do que distal (sinal de Gowers positivo, andar na ponta dos pés, marcha bamboleante).
- Os reflexos tendinosos profundos geralmente são preservados no início da evolução da doença e geralmente são perdidos proporcionalmente ao grau de fraqueza posteriormente na doença.
- Os níveis séricos de CK variam de normais a elevados.
- Os ECNs geralmente são normais; a EMG demonstra achados miopáticos.

Achados clínicos

As miopatias representam numerosas doenças do tecido muscular, incluindo miopatias congênitas, distrofias musculares e miopatias adquiridas (**Tabela 25-19**). Em geral, os músculos proximais são mais afetados. Os reflexos podem ser preservados no início do curso. Os pacientes podem ter pseudo-hipertrofia (músculos que parecem grandes devido ao infiltrado gorduroso e fibrose), diminuição da massa muscular, ou mesmo franca atrofia. Cãibras, espasmos, fadiga e rigidez muscular podem ser observados. Alguns pacientes com distrofia muscular de Duchenne/distrofia muscular de Becker (DMD/BMD, de *Becker muscular dystrophy*) podem ter uma deficiência intelectual não progressiva, com escores de QI um desvio padrão abaixo da média normal. Alguns distúrbios estão associados ao envolvimento sistêmico, e a cardiomiopatia é uma consideração importante.

▶ Avaliação diagnóstica

A. Enzimas séricas

Os níveis séricos de CK refletem o dano muscular ou "vazamentos" do músculo para o plasma. Geralmente, os níveis de CK são normais a levemente elevados nas miopatias, mas podem estar acentuadamente elevados (até 50 a 100 vezes o normal) em algumas distrofias musculares, como a DMD. Os medicamentos e o nível de atividade podem afetar os níveis de CK, por exemplo, após uma EMG, biópsia muscular ou exercício.

B. Estudos eletrofisiológicos

Os ECNs são tipicamente normais em doenças musculares; enquanto a EMG mostra PAUMs polifásicos de curta duração que são aumentados em número para a força da contração.

C. Biópsia muscular

Se executada adequadamente, uma biópsia muscular pode ser útil no diagnóstico de um distúrbio muscular, embora esteja se tornando menos comum à medida que os testes genéticos se tornam mais amplamente disponíveis. Deve-se escolher com cuidado o melhor momento para a biópsia e o músculo específico a ser biopsiado. Em geral, músculos fracos mostrarão mais patologia do que músculos fortes, e locais de EMG de agulha ou injeções anteriores podem mostrar áreas incidentais de inflamação focal que complicam a interpretação da patologia. As biópsias realizadas no período neonatal podem ser de utilidade limitada, pois as alterações patológicas podem não ser evidentes no músculo imaturo. A imunocoloração para as proteínas da membrana do sarcolema, a matriz de colágeno circundante e os componentes intracelulares da miofibra pode ajudar a fornecer um diagnóstico mais específico.

D. Teste genético

Os testes genéticos para miopatias e distrofias musculares estão melhorando rapidamente e se tornando amplamente disponíveis. O teste genético deve ser guiado por achados clínicos e níveis séricos de CK. A análise de mutação para DMD e BMD é considerada a etapa inicial se houver suspeita desses distúrbios. A caracterização **genética** de suspeitas de miopatias e distrofias musculares está se tornando cada vez mais importante, pois muitas terapias estão sendo desenvolvidas visando alterações genéticas específicas. É importante notar, no entanto, que um resultado negativo não exclui a possibilidade de uma miopatia ou distrofia muscular.

▶ Complicações

Embora a fraqueza muscular esquelética possa ser profunda em distúrbios musculares, a maior morbidade e mortalidade decorrem de complicações cardiorrespiratórias. Os avanços nos cuidados de suporte, especialmente a ventilação não invasiva, a assistência à tosse e o controle de secreções, tiveram um grande impacto no cuidado desses pacientes. Algumas miopatias e distrofias musculares podem afetar a função cardíaca, e o envolvimento precoce de um especialista cardíaco é fundamental. Outras complicações incluem motilidade GI atrasada, que pode levar a constipação debilitante ou pseudo-obstrução. As contraturas são uma complicação particularmente frustrante que pode limitar a mobilidade desses pacientes, causar dor e afetar a qualidade de vida.

▶ Tratamento e prognóstico

O tratamento para pacientes com distúrbios musculares é predominantemente de suporte, e os medicamentos que alteram a progressão da doença são limitados, mas constituem uma área ativa de investigação. Alguns exemplos de miopatias/distrofias musculares tratáveis incluem DMD/BMD e doença de Pompe.

Os pacientes com DMD/BMD devem iniciar o tratamento com corticosteroides (prednisona, prednisolona ou deflazacorte) entre 4 e 8 anos de idade, quando a função motora começa a estabilizar ou diminuir, o que demonstrou prolongar o período de deambulação independente em aproximadamente 2,5 anos e preservar a força respiratória e a função cardíaca até a segunda década de vida. Novos esteroides e outros agentes anti-inflamatórios são promissores. Tratamentos adicionais direcionados a mutações específicas na DMD foram desenvolvidos na última década, incluindo tratamentos comerciais com salto de éxon (eteplirsena, vitolarsena e golodirsena). As terapias de transferência de genes com microdistrofinas estão atualmente em ensaios clínicos.

No passado, o prognóstico para a doença de Pompe infantil era uniformemente sombrio, com morte até 1 ano de idade devido a cardiomiopatia, mas a terapia de reposição enzimática (TRE) com α-glicosidase ácida recombinante altera o curso da doença. O tratamento com TRE nesses pacientes mostra benefício significativo e aumento da sobrevida, embora a longo prazo os pacientes possam apresentar fraqueza residual ou progressiva.

Os tratamentos de base genética para miopatias e distrofias musculares são uma área ativa de pesquisa, e ensaios clínicos para terapias de transferência de genes estão em andamento para vários desses distúrbios. Assim, o panorama do tratamento para doenças musculares que afetam crianças está mudando rapidamente. No entanto, até que tratamentos curativos para doenças musculares estejam disponíveis, retardar a deterioração progressiva da força muscular e da função cardiorrespiratória e melhorar a qualidade de vida continua sendo a ênfase do tratamento.

Tabela 25-19 Distrofias musculares, miopatias, miotonias e doenças do corno anterior da infância

Doença	Padrão genético	Idade de início	Manifestação	Músculos envolvidos	Reflexos	Achados da biópsia muscular	Outros testes de diagnóstico	Tratamento	Prognóstico
Distrofias musculares									
Distrofinopatias (distrofia muscular de Duchenne e distrofia muscular de Becker)	Recessivo ligado ao X; Xp21; 30% a 50% não têm história familiar e são mutações espontâneas.	DMD: 2 a 6 anos DMB: infância até a idade adulta.	Falta de jeito e marcos motores atrasados são os primeiros sinais. Dificuldade em subir escadas. Andar na ponta dos pés; marcha bamboleante com lordose lombar excessiva. Manobra de Gowers Positivo. A falha no crescimento é comum.	Músculos proximais (pélvicos>cintura escapular); pseudo-hipertrofia tipicamente de gastrocnêmio. Escoliose progressiva, cardiomiopatia e fraqueza respiratória se desenvolvem na segunda década.	Normal a diminuído precocemente, pode estar ausente em estágios tardios	Áreas de degeneração e regeneração, variação no tamanho das fibras, alterações inflamatórias, proliferação de tecido conjuntivo. Imunocoloração para distrofina ausente. A distrofina pode estar reduzida em vez de ausente na DMB.	EMG miopática. Os níveis de CK podem ser de 50 a 100 vezes o normal, mas diminuem com o aumento da gravidade da doença, à medida que o músculo é substituído por tecido adiposo/conjuntivo. O teste genético mostra deleção do gene da distrofina em 60%, duplicação em 5% a 15% e mutações pontuais, deleções intrônicas ou repetições em 20% a 30%.	A gestão é amplamente favorável. Os corticosteroides podem prolongar a deambulação independente. Tratamentos de salto de exon para algumas mutações. Acompanhamento pulmonar e cardíaco rigoroso são necessários devido ao risco de insuficiência cardiorrespiratória na 2ª a 3ª década de vida. Trate a osteoporose com cálcio e vitamina D.	DMD: usa cadeira de rodas aos 12 anos; a morte por causas cardiorrespiratórias geralmente ocorre entre os 20 e os 30 anos. DMB: pode permanecer ambulatorial por 15 a 20 anos após os primeiros sintomas; expectativa de vida quase normal, a menos que haja envolvimento cardíaco significativo.
Distrofia Muscular das Cinturas	Formas autossômica dominante, autossômica recessiva e ligada ao cromossomo X.	Variável; primeira infância até a idade adulta.	Fraqueza, com distribuição de acordo com o tipo. Marcha bamboleante, dificuldade em subir escadas. Lordose lombar excessiva.	Envolvimento muscular proximal simétrico, lentamente progressivo; envolve caracteristicamente os músculos do ombro e da pelve.	Geralmente presente	Necrose e separação de fibras, aumento do tecido conjuntivo endomisial e inflamação, ausência de imunocoloração para várias proteínas.	EMG miopática. CK frequentemente >5.000 UI/L. A RM da perna pode mostrar envolvimento seletivo (por exemplo, músculos fibulares na miopatia de Miyoshi). Teste genético.	Não há tratamentos curativos atualmente disponíveis, mas terapias genéticas estão sendo investigadas para alguns subtipos. Fisioterapia. Ecocardiograma para triagem de cardiomiopatia. PFTs para rastrear a fraqueza respiratória.	Variável por subtipo.

DISTÚRBIOS NEUROLÓGICOS E MUSCULARES

Distrofia muscular fácio-escápulo-umeral	A maioria são deleções hereditárias autossômicas dominantes de D4Z4 em 4q35	Geralmente no final da 1ª a 5ª década, dependendo do tamanho da deleção.	Movimentos faciais diminuídos, incapacidade de fechar os olhos, sorrir ou assobiar. Dificuldade em levantar os braços acima da cabeça. A fraqueza pode ser simétrica.	Face, músculos da cintura escapular (bíceps, tríceps), assimétricos. Deltóide e antebraço poupados. 75% de perda auditiva neurossensorial; 60% doença de Coats	Presente	Alterações miopáticas inespecíficas: variação no tamanho das fibras, aumento moderado do tecido conjuntivo endomisial, alterações inflamatórias leves.	EMG miopática. CK leve a moderadamente elevada (menos de 1.500 UI/L). O teste genético confirma o diagnóstico.	Não há tratamentos curativos disponíveis. Gestão da dor importante. Identificar e tratar perdas auditivas, telangiectasias retinianas, insuficiência respiratória (1% dos casos).	Variável e inversamente relacionada com a idade de início dos sintomas. Problemas bulbares, respiratórios e cardíacos com risco de vida são raros, então a expectativa de vida é normal.

Miopatias congênitas

Miopatia centronuclear, miopatia central core, doença multiminicore, miopatia nemalínica e várias outras	Formas autossômica dominante, autossômica recessiva e recessiva ligada ao cromossomo X	Período neonatal até os 12 meses.	"Floppy baby"; hipotonia grave, muitas vezes com insuficiência respiratória e dificuldades de alimentação.	Pode ter ptose, oftalmoplegia; fraqueza simétrica distal e proximal moderada a grave.	Levemente diminuída ou ausente	Alterações miopáticas sem inflamação. Pode ter características específicas, como núcleos ou hastes, dependendo do subtipo.	EMG miopática com fibrilações e descargas repetitivas complexas. CK normal a levemente elevada. Teste genético.	Nenhum tratamento curativo atualmente. Respiratório, suporte nutricional. Risco de hipertermia maligna em alguns subtipos. Terapias gênicas sob investigação.	Variável. Óbito no período neonatal ou na primeira infância nas apresentações severas; As apresentações leves a moderadas podem melhorar nos primeiros anos e depois estabilizar.

DMCs

Distroglicanopatias (Fukayama, Walker-Warburg, músculo-olho-cérebro), laminina α₂, miopatias de colágeno VI (Ullrich, Bethlem)	Formas autossômicas recessivas e autossômicas dominantes.	Nascimento aos 12 meses.	Hipotonia, fraqueza generalizada. Contraturas proximais, hipermobilidade distal. Pode ter deficiência intelectual grave e anormalidades oculares estruturais.	Fraqueza muscular generalizada e respiratória.	Levemente diminuído a ausente	Tamanho de fibra variável, núcleos internalizados. Pode ter coloração reduzida ou ausente de Laminina α₂, COLVI ou α-distroglicano, dependendo do subtipo.	Miopática EMG CK normal a 10× normal. Também pode ter neuropatia leve. A ressonância magnética cerebral pode mostrar alterações da substância branca, anormalidades migratórias, lissencefalia ou hipoplasia cerebelar.	Sem tratamentos curativos. O suporte respiratório frequentemente é necessário precocemente. Manejo das convulsões, quando presentes.	Variável. A maioria nunca anda ou perde a capacidade de andar cedo. Morte na 1ª-2ª década secundária à insuficiência respiratória em pacientes mais gravemente afetados.

(continua)

Tabela 25-19 Distrofias musculares, miopatias, miotonias e doenças do corno anterior da infância *(Continuação)*

Doença	Padrão genético	Idade de início	Manifestação	Músculos envolvidos	Reflexos	Achados da biópsia muscular	Outros testes de diagnóstico	Tratamento	Prognóstico
Miopatias metabólicas									
Doença de Pompe	Autossômica recessiva; 17q23.	Forma infantil clássica: presente aos 6 meses de idade. Juvenil: 2 a 18 anos.	Infantil: hipotonia grave, hepatomegalia, cardiomiopatia, hipoventilação. Juvenil: Fraqueza muscular proximal, queda da cabeça.	Músculos proximais mais do que distais, músculos bulbares e respiratórios. Infecções respiratórias recorrentes; hipoventilação noturna. Macroglossia.	Ausente	Vacúolos lisossômicos citoplasmáticos coram positivamente com fosfatase ácida.	Infantil: CK alta (até 10× normal). Juvenil: CK levemente alto.	Terapia de reposição enzimática com alglucosidase alfa (Myozyme). Suporte respiratório e nutricional. Monitorar cardiomiopatia.	Morte em 2 anos com forma infantil não tratada. O tratamento melhora significativamente a sobrevida, o estado cardiorrespiratório e as habilidades motoras. Alguns tornam-se incapazes de andar; a maioria requer suporte ventilatório.
Distúrbios do canal iônico									
Paralisia periódica hipercalêmica e hipocalêmica	Autossômica dominante.	Infância, geralmente na 1ª década.	Fraqueza flácida episódica, precipitada por repouso após exercício, estresse, jejum, refeição rica em carboidratos ou resfriado, dependendo do tipo.	Músculos proximais e simétricos, músculos distais podem ser envolvidos se exercitados.	Normal na linha de base, pode estar ausente nos episódios	Pode haver vacúolos e alterações miopáticas inespecíficas, especialmente mais tarde no curso da doença.	NCS mostram aumento da amplitude CMAP após 5 min de exercício. CK normal a 300 UI/L; ataques associados com alto K⁺ sérico.	Muitos ataques são breves e não precisam de tratamento; trate o ataque agudo com carboidratos para a forma hipercalêmica ou com potássio para a forma hipocalêmica. O tratamento crônico varia de acordo com o tipo.	Os ataques podem ser mais frequentes com o aumento da idade. Alguns pacientes desenvolvem fraqueza lentamente progressiva na idade adulta.

Distúrbios miotônicos

	Genética	Início	Características clínicas	Reflexos	Biópsia muscular	Outros exames	Tratamento	Prognóstico
DM1	Autossômica dominante, repetição trigêmea CTG expandida do gene DMPK no cromossomo 19q13; A antecipação pode fazer com que os filhos sejam mais afetados do que os pais.	Frequentemente se apresenta no período neonatal (congênito), mas pode se apresentar até a idade adulta; alguns adultos são diagnosticados quando seus filhos são diagnosticados.	Movimento fetal diminuído, neonatos apresentam insuficiência respiratória, dificuldades de sucção e deglutição. Crianças mais velhas e adultos têm dificuldade em liberar a preensão e "fácies miotônica" devido à atrofia e fraqueza muscular facial.	Fraqueza generalizada; envolvimento facial e faríngeo proeminente; deficiência intelectual. Miotonia à percussão ao exame.	Diminuído a ausente	Alterações miopáticas leves, núcleos centralizados, variação no tamanho das fibras, fibras em anel.	Miotonia elétrica na EMG, mas pode não estar presente no período neonatal CK normal ou levemente elevada. Catarata no exame de lâmpada de fenda. Níveis reduzidos de testosterona. Resistência à insulina. O ECG mostra defeitos de condução (por exemplo, arritmias ventriculares). O estudo do sono mostra hipercapnia e hipoventilação.	Sem tratamento curativo. Evite medicamentos que predisponham à arritmia (por exemplo, quinino, amitriptilina, digoxina). Arritmias podem exigir marca-passo. Acompanhamento com pneumologia para risco de apneia, endocrinologia para resistência à insulina e oftalmologia para catarata. Pode haver hipomotilidade GI, constipação, pseudo-obstrução.	Sobrevida reduzida até os 65 anos; sobrevida média de 60 anos. 50% utilizam cadeira de rodas antes da morte, mas a maioria consegue andar até a idade adulta.
Miotonia congênita (doença de Thomsen)	Autossômico dominante ou autossômico recessivo no gene CLCN1 do cromossomo 7q35.	Primeira infância à idade adulta.	Hipertrofia muscular. Dificuldade em relaxar os músculos após contraí-los, especialmente com frio ou estresse. Os músculos podem ficar presos em contração por segundos a minutos.	Fraqueza muscular proximal fixa leve ou dificuldades funcionais leves (como subir escadas). Miotonia à percussão ao exame.	Normal	Geralmente normal, embora possa haver ausência de fibras 2B.	Miotonia e alterações miopáticas leves na EMG; CK pode estar ligeiramente elevada 3 a 4x normal	Tratamento dos sintomas com quinino, mexiletina, dilantin, carbamazepina ou acetazolamida. Pode melhorar com exercícios. Piora com agonistas β_2, aminoácidos monocarboxílicos, relaxantes musculares despolarizantes.	Expectativa de vida normal; a rigidez muscular pode interferir na atividade, mas melhora com o exercício.

ASA, ácido acetilsalicílico; CK, creatina quinase; DMC, distrofia muscular congênita; CPT, carnitina palmitil transferase; LCR, líquido cefalorraquídeo; TC, tomografia computadorizada; DM1, distrofia miotônica tipo 1; DMPK, proteína quinase de distrofia miotônica; ECG, eletrocardiograma; EMG, eletromiograma; RM, ressonância magnética; PCR, reação em cadeia da polimerase; SMSL, síndrome da morte súbita do lactente.

Aartsma-Rus A et al: Evidence-based consensus and systematic review on reducing time to diagnosis of Duchenne muscular dystrophy. J Pediatr 2019;204:305–313 [PMID: 30579468].

Duan D et al: Duchenne muscular dystrophy. Nat Rev Dis Primers 2021;7(1):13 [PMID: 33602943].

Kishnani PS, Hwu WL: Introduction to the newborn screening, diagnosis, and treatment of Pompe disease guidance supplement. Pediatrics 2017;140(Suppl 1):S1–S3 [PMID: 29162672].

Kourakis S et al: Standard of care versus new-wave corticosteroids in the treatment of Duchenne muscular dystrophy: can we do better? Orphanet J Rare Dis 2021;16(1):117 [PMID: 33663533].

Nortiz G et al: Primary care and emergency department management of the patient with Duchenne. Pediatrics 2018;142(Suppl 2):890–898 [PMID: 30275253].

Wang CH et al: Consensus statement on standard of care for congenital muscular dystrophies. J Child Neurol 2010;25(12):1559–1581 [PMID: 21078917].

Wang CH et al: Consensus statement on standard of care for congenital myopathies. J Child Neurol 2012;27(3):363–382 [PMID: 22431881].

MIOSITE AGUDA BENIGNA DA INFÂNCIA

A miosite aguda benigna da infância (mialgia cruris epidêmica) é caracterizada por dor e fraqueza muscular intensa e transitória, afetando principalmente as panturrilhas e ocorrendo 1 a 2 dias após uma infecção do trato respiratório superior. Embora os sintomas envolvam principalmente os músculos gastrocnêmios, todos os músculos esqueléticos parecem ser invadidos diretamente pelo vírus. As crianças geralmente têm entre 6 e 8 anos de idade. O curso geralmente é autolimitado, mas o tratamento de rabdomiólise e mioglobinúria é ocasionalmente justificado, com tratamento de suporte com fluidos IV e controle da dor. O acompanhamento dos níveis séricos de CK é recomendado para garantir que eles voltem ao normal. Os pacientes com CK persistentemente elevada ou episódios recorrentes de rabdomiólise requerem investigação adicional para distúrbios subjacentes, como miopatias metabólicas ou distrofias musculares.

Rosenberg T et al: Outcome of benign acute childhood myositis. Pediatr Emerg Care 2018;34(6):400–402 [PMID: 27548740].

DISTÚRBIOS DA TRANSMISSÃO NEUROMUSCULAR

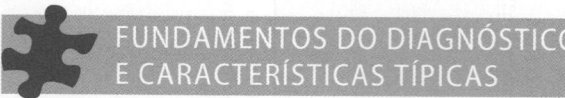

FUNDAMENTOS DO DIAGNÓSTICO E CARACTERÍSTICAS TÍPICAS

▶ Os distúrbios da junção neuromuscular geralmente causam fraqueza assimétrica e flutuante, geralmente surgindo ou aumentando com o uso (fadiga).

▶ Os músculos extraoculares, bulbares e respiratórios, além dos músculos apendiculares, são os mais afetados.

▶ As doenças imunomediadas, como miastenia gravis, demonstram uma resposta positiva à neostigmina e ao edrofônio.

▶ Considerações gerais

As síndromes miastênicas são caracterizadas pela fatigabilidade fácil dos músculos, particularmente os músculos extraoculares, bulbares e respiratórios. Três categorias gerais de síndromes miastênicas são reconhecidas: miastenia neonatal transitória, miastenia grave autoimune e síndromes miastênicas congênitas.

▶ Achados clínicos

1. Miastenia neonatal (transitória) – Esse distúrbio ocorre em 12% a 19% dos bebês nascidos de mães com miastenia como resultado da transferência passiva de anticorpos maternos do receptor de acetilcolina através da placenta. Antes do terceiro dia de vida, os neonatos apresentam fraqueza bulbar, dificuldade para se alimentar, choro fraco e hipotonia.

2. Miastenia gravis juvenil – Como a forma adulta de miastenia gravis, a miastenia gravis juvenil autoimune é caracterizada por fraqueza fatigável e às vezes assimétrica. No entanto, mais da metade dos pacientes apresenta sintomas oculares (ptose ou oftalmoplegia), ao contrário dos pacientes adultos que geralmente apresentam fraqueza nos membros. Aproximadamente 50% das crianças desenvolve fraqueza nos membros ou sintomas bulbares, como dificuldade para mastigar, disfagia ou voz anasalada, em 2 anos, e 75% os desenvolve em 4 anos. Os sintomas de fraqueza tendem a recorrer e remitir e podem ser precipitados por doenças ou medicamentos, como antibióticos aminoglicosídeos. Outros distúrbios autoimunes, como artrite reumatoide e doenças da tireoide, podem ser achados associados.

3. Síndromes miastênicas congênitas – Essas síndromes são um grupo heterogêneo de distúrbios hereditários/genéticos não imunes da transmissão neuromuscular pré-sináptica, sináptica ou pós-sináptica. Os pacientes apresentam sintomas semelhantes aos da miastenia gravis adquirida, com início antes dos 2 anos de idade, desde atraso motor leve até apneia episódica dramática. No período neonatal ou na primeira infância, a fraqueza pode ser constante e generalizada, de modo que uma criança afetada pode apresentar hipotonia e fraqueza de forma inespecífica. A distinção entre esse grupo de distúrbios e a miastenia gravis adquirida é importante, pois eles são tratados de maneira diferente, mas pode ser clinicamente difícil distinguir entre os dois.

▶ Avaliação diagnóstica

A. Teste de inibidor de colinesterase (neostigmina e testes de edrofônio)

Em recém-nascidos e lactentes muito jovens, o teste de neostigmina pode ser preferível ao teste de edrofônio porque a maior duração de sua resposta permite uma melhor observação, especialmente dos movimentos de sucção e deglutição. Os efeitos podem não ser evidentes nos primeiros 10 minutos. O médico deve estar preparado para aspirar secreções e administrar atropina se necessário. A resposta aos anticolinesterásicos é variável em pacientes com síndrome miastênica congênita, e algumas formas podem, paradoxalmente, apresentar piora. Portanto, os inibidores da colinesterase devem ser usados com cautela em pacientes com suspeita de síndromes miastênicas congênitas. O teste com edrofônio é usado em crianças maiores que são capazes de cooperar em certas tarefas e que exibem sinais clínicos facilmente observáveis, como ptose, oftalmoplegia ou disartria. A melhora máxima ocorre em 2 minutos. Ambos os testes de inibidores da colinesterase podem ser limitados pela cooperação do paciente e pela falta de um sinal clínico facilmente observável.

B. Achados laboratoriais

1. Teste de anticorpos – Anticorpos séricos de ligação, bloqueio e modulação do receptor de acetilcolina são tipicamente, embora nem sempre, encontrados na miastenia gravis juvenil autoimune. Um subconjunto de pacientes soronegativos tem anticorpos específicos para o receptor de tirosina cinase (MuSK). Os anticorpos séricos do receptor de acetilcolina ou anticorpos MuSK são frequentemente encontrados na miastenia neonatal (transitória), mas não são encontrados nas síndromes miastênicas congênitas. Em jovens, estudos da tireoide são apropriados, pois a doença concomitante da tireoide é comum.

2. Testes genéticos – Testes genéticos comerciais estão disponíveis para pacientes com síndromes miastênicas congênitas, e a diferenciação genética da síndrome miastênica é importante para orientar o tratamento.

C. Estudos eletrofisiológicos

Os estudos eletrofisiológicos podem ser úteis na suspeita de síndromes miastênicas. A estimulação repetitiva de um nervo motor em frequências lentas de 2 a 3 Hz revela uma queda progressiva nos potenciais de ação muscular compostos em pacientes miastênicos. Em taxas mais altas de estimulação de 50 Hz, pode haver um reparo transitório desse defeito antes que o declínio progressivo seja observado. Ambos os estudos podem ser tecnicamente difíceis de realizar em lactentes e crianças pequenas, pois a estimulação repetitiva pode ser dolorosa e requer cooperação. Se esse estudo for negativo, a EMG de fibra única em crianças cooperativas pode ser útil no diagnóstico, mas é tecnicamente desafiadora e demorada.

D. Exames de imagem

A radiografia de tórax e a TC em crianças mais velhas com miastenia gravis autoimune podem mostrar hiperplasia tímica. Os timomas são raros em crianças.

▶ Tratamento

A. Medidas gerais e de apoio

No recém-nascido ou na criança em crise miastênica ou colinérgica (ver Complicações a seguir), os cuidados de suporte são essenciais e a criança deve ser monitorada em um ambiente de cuidados intensivos. A busca cuidadosa por sinais de insuficiência respiratória é fundamental: testes simples à beira do leito incluem avaliação da tosse e contagem até 20 em uma única respiração. A incapacidade de fazer qualquer um indica insuficiência respiratória. Fraqueza na flexão do pescoço, fala nasal e baba são outros sinais importantes de problemas respiratórios iminentes.

B. Tratamento sintomático: inibidores de anticolinesterase

A piridostigmina é o tratamento sintomático de primeira linha em pacientes com miastenia gravis juvenil e fraqueza leve. Os inibidores da acetilcolinesterase não modificam a progressão da doença, mas melhoram temporariamente a força muscular. A piridostigmina pode piorar a fraqueza em pacientes com síndrome miastênica congênita. A neostigmina frequentemente causa hipermotilidade gástrica com diarreia, mas é a droga de escolha em recém-nascidos com miastenia gravis neonatal (transitória), nos quais o tratamento imediato pode salvar vidas.

C. Tratamento imunomodulador

Os pacientes com miastenia gravis autoimune e fraqueza mais grave que não respondem apenas aos inibidores da colinesterase requerem tratamento de longo prazo com imunomodulação. A base do tratamento são os esteroides, mas alguns pacientes podem necessitar de tratamento com outros imunossupressores, como azatioprina, ciclosporina ou micofenolato de mofetila. Tanto a plasmaférese quanto a IgIV podem ser administrados a longo prazo, bem como em quadros agudos, com crise miastênica. Deve ser dada atenção especial ao uso de esteroides, que podem piorar os sintomas transitoriamente antes que qualquer benefício seja observado, particularmente com grandes doses.

D. Tratamento cirúrgico

Existem poucos dados sobre a eficácia da timectomia na população pediátrica. Alguns estudos sugerem que a timectomia dentro de 2 anos após o diagnóstico resulta em uma taxa mais alta de remissão em crianças brancas.

▶ Complicações

A. Crise miastênica

A insuficiência respiratória pode se desenvolver rapidamente devido à fraqueza crítica dos músculos respiratórios, dos músculos bulbares ou de ambos, resultando em uma crise miastênica. Os pacientes podem não aparentar ter desconforto respiratório devido à incapacidade de gerar movimentos com esforço. As crises geralmente não são fatais, desde que os pacientes recebam suporte respiratório oportuno e imunoterapia apropriada. A vigilância, no entanto, precisa ser mantida, pois as crises podem ocorrer no contexto de doenças médicas ou procedimentos cirúrgicos. Os pacientes e seus cuidadores também devem ser alertados de que certos medicamentos podem exacerbar a miastenia gravis, incluindo antibióticos aminoglicosídeos, relaxantes musculares e anestésicos.

B. Crise colinérgica

A crise colinérgica pode resultar da supermedicação com drogas anticolinesterásicas. A fraqueza resultante pode ser semelhante à das crises miastênicas, e os efeitos colaterais muscarínicos (diarreia, sudorese, lacrimejamento, miose, bradicardia e hipotensão) muitas vezes estão ausentes ou são difíceis de avaliar. Se houver suspeita, os inibidores da colinesterase devem ser descontinuados imediatamente e a melhora posterior sugere crise colinérgica. Assim como na crise miastênica, devem ser administrados cuidados respiratórios de suporte e imunoterapia apropriada.

▶ Prognóstico

O prognóstico para miastenia neonatal (transitória) geralmente é bom, com resolução completa dos sintomas em 2 a 3 semanas, à medida que os anticorpos maternos diminuem. No entanto, o tratamento imediato com suporte respiratório adequado no período de apresentação aguda é crucial, principalmente pelo risco de aspiração. Nenhum tratamento adicional é necessário depois disso. O prognóstico para síndromes miastênicas congênitas é variável por subtipo. Alguns subtipos mostram melhora na fraqueza com a idade. Outros demonstram apneia episódica com risco de vida, incluindo aqueles com mutações de rapsyn, de canal rápido e de colina acetiltransferase. Os pacientes com miastenia gravis infantil e juvenil geralmente evoluem bem, com maiores taxas de remissão espontânea do que pacientes adultos. Melhorias no suporte respiratório e de cuidados intensivos melhoraram o prognóstico para esses pacientes.

Hantai D et al: Congenital myasthenic syndromes. Curr Opin Neurol 2013;26(5):561–568 [PMID: 23995276].

Hennessey IA et al: Thymectomy for inducing remission in juvenile myasthenia gravis. Pediatr Surg Int 2011;27(6):591–594 [PMID: 21243366].

Liew WK et al: Comparison of plasmapheresis and intravenous immunoglobulin as maintenance therapies for juvenile myasthenia gravis. JAMA Neurol 2014;71(5):575–580 [PMID: 24590389].

Mehndiratta MM, Pandey S, Kuntzer T: Acetylcholinesterase inhibitor treatment for myasthenia gravis. Cochrane Database Syst Rev 2011;16(2):CD006986 [PMID: 21328290].

LESÕES DOS NERVOS CRANIANOS E PERIFÉRICOS

1. Fraqueza facial

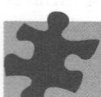

FUNDAMENTOS DO DIAGNÓSTICO E CARACTERÍSTICAS TÍPICAS

▶ As lesões do nervo facial central (neurônio motor superior) versus periférico (neurônio motor inferior) precisam ser diferenciadas para determinar a investigação, o tratamento e o prognóstico. A incapacidade de levantar as sobrancelhas indica envolvimento periférico do nervo facial ou neurônios motores inferiores na ponte.

▶ Patogênese

A paralisia idiopática do nervo facial (paralisia de Bell) é a mononeuropatia craniana mais comum. O VII nervo craniano transporta fibras motoras para todos os músculos da expressão facial, o estilo-hióideo, ventre posterior do digástrico e o estapédio, para as fibras parassimpáticas que suprem o palato mole, a mucosa nasal e as glândulas salivares e lacrimais, as fibras gustativas para os dois terços da língua e as fibras sensitivas somáticas que suprem uma pequena parte do conduto auditivo externo e a pele da orelha. A fraqueza facial pode ocorrer como resultado de uma lesão em qualquer lugar ao longo do trajeto do nervo. Alguns casos são pós-infecciosos, embora evidências crescentes sugiram que a paralisia de Bell seja uma neurite craniana induzida por vírus. Pode ser um sinal de apresentação de HSV tipo 1 (HSV-1), doença de Lyme, mononucleose infecciosa ou SGB, e geralmente é diagnosticável pela história e exame físico.

▶ Achados clínicos

Lesões periféricas, talvez melhor denominadas lesões do "neurônio motor inferior", como inflamação do nervo facial (paralisia de Bell; neuroaxônios motores inferiores) ou lesões dos núcleos do nervo facial na ponte (corpos celulares dos neurônios motores inferiores), causam fraqueza que afeta os músculos faciais superiores e inferiores. Embora a assimetria facial seja muitas vezes impressionante, pode ser surpreendentemente difícil determinar qual lado da face é fraco. O lado afetado demonstrará incapacidade de enrugar a testa, diminuição da capacidade de elevar as sobrancelhas e fechamento ocular prejudicado, o que às vezes permite a visualização do fenômeno normal de Bell (os olhos rolam para cima durante o fechamento dos olhos). A incapacidade de enrugar a testa pode ser demonstrada em bebês e crianças pequenas, fazendo-os seguir uma luz movida verticalmente acima da testa. Ao sorrir, o canto da boca demonstrará diminuição da elevação do lado fraco; ao passo que o canto não afetado pode parecer "puxar para baixo" excessivamente. Um achado importante é que o sulco nasolabial é achatado no lado afetado. Alguns pacientes podem ter uma fissura palpebral alargada no lado fraco, devido à gravidade que puxa a pálpebra inferior para baixo; o olho normal, em comparação, pode falsamente parecer ter ptose. A Escala de House-Brackmann é uma ferramenta útil para avaliar o grau de fraqueza facial superior e inferior. Os pacientes também podem apresentar lacrimejamento e produção de saliva diminuídos, hiperacusia e sensação de paladar ausente nos dois terços anteriores da língua no lado afetado. A perda do paladar pode ser demonstrada em crianças cooperativas aos 4 ou 5 anos de idade. Em uma criança mais nova, o uso cuidadoso de um baixador de língua e algo azedo (p. ex., suco de limão) pode permitir que o examinador observe se o rosto da criança enruga.

▶ Diagnóstico diferencial

A infecção por VZV pode imitar a paralisia idiopática do nervo facial, e é crítica a realização do exame do canal auditivo para descartar erupção vesicular. É importante ressaltar que a disfunção do VII nervo craniano também pode ser um sinal de tumor do tronco cerebral ou outra lesão do tronco cerebral; portanto, pacientes com déficits neurológicos adicionais ou apresentações atípicas devem ser submetidos a RM cerebral. Uma lesão central, talvez melhor denominada lesão do "neurônio motor superior", como um AVC cortical, causa fraqueza contralateral da parte inferior da face, poupando os músculos da testa e o orbicular dos olhos, que são inervados bilateralmente.

Lesões do nervo facial ao nascimento ocorrem em 0,25% a 6,5% dos nascidos vivos. O parto com fórceps é a causa em alguns casos; em outros, o lado da face afetado pode ter encostado na proeminência sacral *in utero*. Muitas vezes, não é possível estabelecer uma causa.

Suspeita-se que a fácies de choro assimétrica, na qual um lado do lábio inferior deprime com o choro (ou seja, o lado normal) e o outro não, seja uma malformação congênita autossômica dominante. Os sintomas nos pais podem ser quase inaparentes porque a assimetria geralmente melhora com a idade. A EMG sugere ausência congênita do músculo depressor angular do lábio inferior, mas raramente é realizada por ser tecnicamente desafiadora e desconfortável para o bebê. Em 10% dos casos, outros defeitos congênitos importantes, como defeitos cardíacos, acompanham a paralisia e devem solicitar avaliação para síndrome de deleção 22q11.

▶ Tratamento e prognóstico

Na grande maioria dos casos, independentemente da etiologia, a melhora começa em 1 a 3 semanas e a recuperação total ou quase total da função é observada em 3 a 4 meses. Se o fechamento dos olhos ou a piscada estiverem significativamente prejudicados, deve-se usar colírio ou pomada para proteger a córnea durante o dia; à noite, a pálpebra deve ser fechada com gaze e fita adesiva. A massagem ascendente do rosto por 5 a 10 minutos, três ou quatro vezes ao dia, pode ajudar a manter o tônus muscular. Os corticosteroides parecem melhorar os resultados em adultos e são frequentemente usados em crianças. Na criança mais velha, a terapia com aciclovir ou valaciclovir (agente antiviral para herpes) ou antibióticos (doença de Lyme) pode desempenhar um papel. Nas poucas crianças com fraqueza facial permanente e esteticamente desfigurante, a intervenção cirúrgica plástica pode ser benéfica. Novos procedimentos, como a fixação dos músculos faciais ao músculo temporal e o transplante do nervo craniano XI, estão sendo desenvolvidos.

Gagyor I et al: Antiviral treatment for Bell's palsy (idiopathic facial paralysis). Cochrane Database Syst Rev 2019;9(9):CD001869 [PMID: 31486071].
George E, Richie MB, Glastonbury CM: Facial nerve palsy: clinical practice and cognitive errors. Am J Med 2020;133:1039–1044 [PMID: 32445717].
Madhok VB et al: Corticosteroids for Bell's palsy (idiopathic facial paralysis). Cochrane Database Syst Rev 2016;7(7): CD001942 [PMID: 27428352].
Rioja-Mazza et al: Asymmetric crying facies: a possible marker for congenital malformations. J Matern Fetal Neonatal Med 2005;18(4):275–277 [PMID: 16318980].

2. Neuropatia periférica

FUNDAMENTOS DO DIAGNÓSTICO E CARACTERÍSTICAS TÍPICAS

▶ As neuropatias (doenças dos nervos) geralmente causam fraqueza nas extremidades distais.
▶ Os reflexos geralmente são perdidos no início da evolução da doença, desproporcionalmente ao grau de fraqueza.
▶ As alterações sensoriais geralmente acompanham uma neuropatia.

▶ Considerações gerais

É essencial obter uma história cuidadosa, incluindo árvore genealógica, exame e testes eletrofisiológicos do paciente e de seus parentes, para determinar se uma polineuropatia crônica é genética ou adquirida, o que determinará o manejo. As **neuropatias hereditárias**, como a doença de Charcot-Marie-Tooth, são as causas mais comuns de neuropatia crônica na infância. Pode haver uma história familiar de marcha ou anormalidades ortopédicas sem um diagnóstico formal de neuropatia hereditária. Outras causas genéticas de polineuropatias associadas ao envolvimento sistêmico incluem distúrbios de depósito ou leucodistrofias. As causas adquiridas podem incluir a exposição a toxinas conhecidas por causar neuropatias, como chumbo ou arsênico, ou o uso de medicamentos como a vincristina. As neuropatias podem ser as manifestações tardias de distúrbios sistêmicos, como diabetes e distúrbios autoimunes. O tratamento desses distúrbios subjacentes pode melhorar ou retardar a progressão da neuropatia. A PDIA, também conhecida como SGB, foi discutida em outra seção, mas um distúrbio semelhante, a **polineuropatia desmielinizante inflamatória crônica** (PDIC), é um distúrbio imunomediado com um curso lentamente progressivo.

▶ **Achados clínicos**

Os distúrbios dos nervos periféricos geralmente progridem de distal para proximal, com fraqueza e atrofia muscular ocorrendo primeiro nas extremidades distais. As crianças podem apresentar distúrbios da marcha, como tropeçar nos próprios pés e fadiga fácil ao caminhar ou correr e, com menos frequência, fraqueza ou falta de jeito nas mãos. Dor, sensibilidade ou parestesia são mencionados com menos frequência, mas sintomas positivos sugerem uma neuropatia adquirida. No exame neurológico, a parte inferior das pernas e as mãos são mais fracas do que as coxas e os braços. Os reflexos diminuem de forma distal a proximal. Ocorrem déficits sensoriais em uma distribuição de meia e luva. Alterações tróficas, como pele vítrea ou de pergaminho e sudorese ausente, podem ocorrer se o curso for crônico. Raramente, é possível sentir espessamento dos nervos ulnar e fibular. Na neuropatia sensorial de fibras pequenas, o paciente pode não sentir pequenos traumas ou queimaduras, levando a lesões traumáticas.

Algumas neuropatias hereditárias podem ter ataxia como achado proeminente, muitas vezes ofuscando a neuropatia. Exemplos são ataxia de Friedreich, adrenoleucodistrofia e doença de Krabbe.

▶ **Avaliação diagnóstica**

O diagnóstico de polineuropatias crônicas é feito por testes eletrofisiológicos com EMG/ECN. Os níveis de proteína no LCS podem estar elevados, às vezes com aumento do índice de IgG. A biópsia do nervo, embora raramente necessária, pode mostrar padrões variados de anormalidades, dependendo da causa da neuropatia. A biópsia muscular pode mostrar o padrão associado à desenervação. Algumas neuropatias hereditárias estão associadas a erros metabólicos identificáveis e ocasionalmente tratáveis (descritos com mais detalhes no **Capítulo 36**). Outros estudos laboratoriais direcionados às causas específicas mencionadas acima incluem a triagem de metais pesados e distúrbios metabólicos, renais ou vasculares. Painéis de genes estão disponíveis comercialmente para neuropatias hereditárias.

▶ **Tratamento e prognóstico**

A terapia é direcionada a distúrbios específicos sempre que possível. Em pacientes com PDIC, o tratamento inclui corticosteroides, que podem ser prescritos isoladamente ou em combinação com agentes imunossupressores e tratamentos imunomoduladores. A identificação de causas secundárias de PDIC é importante, uma vez que outras doenças autoimunes, doenças da tireoide e etiologias infecciosas podem estar associadas a PDIC. Para neuropatias crônicas, a fisioterapia e o manejo da dor e desconforto são os pilares do tratamento.

O prognóstico a longo prazo varia de acordo com a causa e a capacidade de oferecer terapia específica. As crianças com PDIC geralmente têm um resultado mais favorável do que os pacientes adultos. O aconselhamento genético de pacientes com polineuropatias hereditárias é importante não apenas para os pacientes, mas também para suas famílias. Geralmente, o curso de pacientes com polineuropatias hereditárias é de progressão lenta de fraqueza distal, mas a variabilidade fenotípica e genotípica das polineuropatias hereditárias é ampla.

> Bordini BJ, Monrad P: Differentiating familial neuropathies from Guillain-Barre syndrome. Pediatr Clin North Am 2017;64(1):231-252 [PMID: 27894447].
> Harada Y et al: Pediatric CIDP: Clinical features and response to treatment. J Clin Neuromuscul Dis 2017;19(2):57-65 [PMID: 29189550].
> Shy M, Gutmann L: Update on Charcot-Marie-Tooth disease. Curr Opin Neurol 2015;28(5):462-467 [PMID: 26263471].

DISTÚRBIOS DOS NEURÔNIOS MOTORES

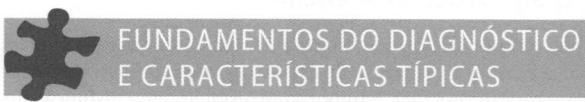
FUNDAMENTOS DO DIAGNÓSTICO E CARACTERÍSTICAS TÍPICAS

▶ A atrofia muscular espinal (AME) é a causa mais comum de doença do neurônio motor inferior.
▶ Fraqueza, hipotonia, reflexos ausentes e fasciculações em uma criança alerta e com olhos brilhantes devem sugerir AME.
▶ Tratamentos para AME estão disponíveis comercialmente; portanto, o diagnóstico precoce é fundamental para prevenir a incapacidade permanente.

▶ **Patogênese**

A AME ocorre em cerca de 1 em 11.000 nascidos vivos e é causada por mutações autossômicas recessivas no *SMN1*. A falta de proteína de sobrevivência do neurônio motor (SMN, de *survival motor neuron*) resulta em degeneração progressiva dos neurônios motores inferiores na medula espinal e no tronco cerebral. Bebês e crianças desenvolvem fraqueza progressiva dos membros, músculos bulbares e músculos respiratórios. O fenótipo é modificado pelo número de cópias de *SMN2*, que codifica a mesma proteína, mas contém um intensificador de *splicing* exônico que resulta no salto do éxon 7, levando a um produto proteico instável e truncado que fornece cerca de 10% a 20% da função total do SMN.

▶ **Achados clínicos**

A AME possui uma ampla gama de fenótipos, classificados como tipo 0 a 4 pela melhor capacidade funcional do paciente. Em geral, quanto maior o número de cópias de *SMN2*, mais leve é o fenótipo clínico. Por exemplo, pacientes com AME tipo 1 normalmente não têm mais de 2 cópias de *SMN2*, enquanto pacientes com tipo 3 e 4 têm 4 ou mais cópias. Na AME tipo 0, os pacientes apresentam início neonatal de fraqueza severa e contraturas articulares. Esses pacientes geralmente morrem no útero ou logo após o nascimento. A AME tipo 1 é o tipo mais comum e os sintomas aparecem antes dos 6 meses de idade. Esses pacientes parecem normais ao nascimento, mas desenvolvem hipotonia e fraqueza progressivas nos primeiros meses de vida e nunca conseguem sentar. Desenvolvem dificuldade progressiva de alimentação e fraqueza respiratória; sem intervenção, eles morrem de insuficiência respiratória aos 2 anos de idade. Os pacientes com AME tipo 2 geralmente apresentam atraso motor entre 6 e 18 meses de idade. Embora possam atingir a capacidade de sentar-se de forma independente, eles podem perder essa capacidade. Os pacientes com AME tipo 3 atingem a capacidade de andar, mas geralmente perdem essa habilidade. Finalmente, os pacientes com AME tipo 4 apresentam fraqueza na idade adulta. Os pacientes com AME têm reflexos ausentes e fasciculações na língua, embora as fasciculações possam ser difíceis de avaliar nas formas mais brandas da doença. Muitos pacientes com AME também apresentam tremor, que pode ser particularmente perceptível nos tipos 3 e 4.

▶ Avaliação diagnóstica

A triagem neonatal está disponível para AME em alguns estados, mas uma triagem negativa não exclui o diagnóstico, já que aproximadamente 5% dos pacientes carregam mutações não detectadas pela triagem. Testes genéticos comercialmente disponíveis para deleções, duplicações e variantes de sequência de *SMN1* permitiram o diagnóstico rápido de AME. O teste eletrofisiológico e a biópsia muscular não são mais usados no diagnóstico desse distúrbio. A CK sérica, se obtida, pode ser normal a levemente aumentada para a faixa de 500 UI/L.

▶ Diagnóstico diferencial

As considerações diagnósticas para uma criança hipotônica com reflexos ausentes incluem outras doenças neuromusculares primárias, como miopatias congênitas, distrofias musculares congênitas e síndromes miastênicas congênitas. Os pacientes com distúrbios do SNC são tipicamente encefalopáticos e têm reflexos normais ou aumentados, em contraste com pacientes com AME, que parecem alertas e com olhos brilhantes. Fasciculações da língua raramente são vistas em crianças que não têm AME.

▶ Tratamento e prognóstico

Historicamente, apenas cuidados de suporte eram oferecidos a pacientes com AME. Com os rápidos avanços na pesquisa neuromuscular, o panorama do tratamento mudou significativamente. A nusinersena é um oligonucleotídeo antissenso comercialmente disponível que direciona o produto do gene *SMN2* para incluir o éxon 7 e produzir uma proteína SMN de comprimento total. É administrado por via intratecal, periodicamente, por toda a vida. Foi demonstrado que melhora a função motora e respiratória em pacientes. Um medicamento semelhante, risdiplam, pode ser administrado por via oral a pacientes com mais de 2 meses de idade. A terapia gênica com onasemnogeno abeparvoveque-xioi substitui o *SMN1* completo como tratamento intravenoso único e é aprovada para pacientes com menos de 2 anos de idade. O tratamento precoce resulta em melhores resultados, ressaltando a importância do reconhecimento e diagnóstico precoces. Embora tratamentos direcionados estejam disponíveis, cuidados de suporte, monitoramento e gerenciamento de insuficiência respiratória, nutrição e tratamento de problemas ortopédicos são cruciais.

> Finkel RS et al: Diagnosis and management of spinal muscular atrophy: part 1. Neuromuscul Disord 2018;28(3):197–207 [PMID: 29290580].
> Finkel RS et al: Nusinersen versus sham control in infantile-onset spinal muscular atrophy. N Engl J Med 2017;377(18):1723–1732 [PMID: 29091570].
> Mercuri E et al: Diagnosis and management of spinal muscular atrophy: part 2. Neuromuscul Disord 2018;28(2):103–115 [PMID: 29305137].
> Nicolau S et al: Spinal muscular atrophy. Semin Pediatri Neurol 2021;37:100878 [PMID: 33892848].

O BEBÊ HIPOTÔNICO

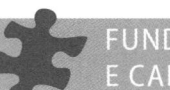

FUNDAMENTOS DO DIAGNÓSTICO E CARACTERÍSTICAS TÍPICAS

- ▶ As manobras clássicas para avaliar um bebê hipotônico incluem a verificação da suspensão vertical, suspensão horizontal e resposta à tração (manobra do arrasto).
- ▶ A interpretação correta dos achados neurológicos em um lactente hipotônico depende de um conhecimento completo do desenvolvimento infantil normal.

▶ Patogênese

Uma criança pode apresentar hipotonia devido à disfunção em qualquer local ao longo do neuroeixo, desde o cérebro, medula espinal, nervo, junção neuromuscular ou músculo. A **Figura 25-7** fornece um algoritmo de diagnóstico para o "bebê hipotônico" com base nas características clínicas. Aproximadamente 80% dos lactentes hipotônicos têm uma causa central e não periférica. Além disso, distúrbios sistêmicos, doenças metabólicas, desnutrição e distúrbios genéticos podem fazer com que uma criança pareça "hipotônica". A avaliação do lactente hipotônico é, portanto, um dos problemas diagnósticos mais desafiadores com que o pediatra frequentemente se depara. A investigação diagnóstica requer um conhecimento completo dos marcos normais do desenvolvimento, avaliação cuidadosa da história pré e perinatal, história familiar, história do desenvolvimento e avaliação de outros envolvimentos sistêmicos.

▶ Achados clínicos

No lactente, a suspensão horizontal (ou seja, apoiar o lactente com a mão sob o peito) normalmente resulta no lactente mantendo a cabeça levemente erguida (45 graus ou menos), as costas retas ou quase, os braços flexionados na altura dos cotovelos e ligeiramente abduzido, e os joelhos parcialmente flexionados. O bebê "hipotônico" inclina-se sobre a mão como um U invertido. O recém-nascido

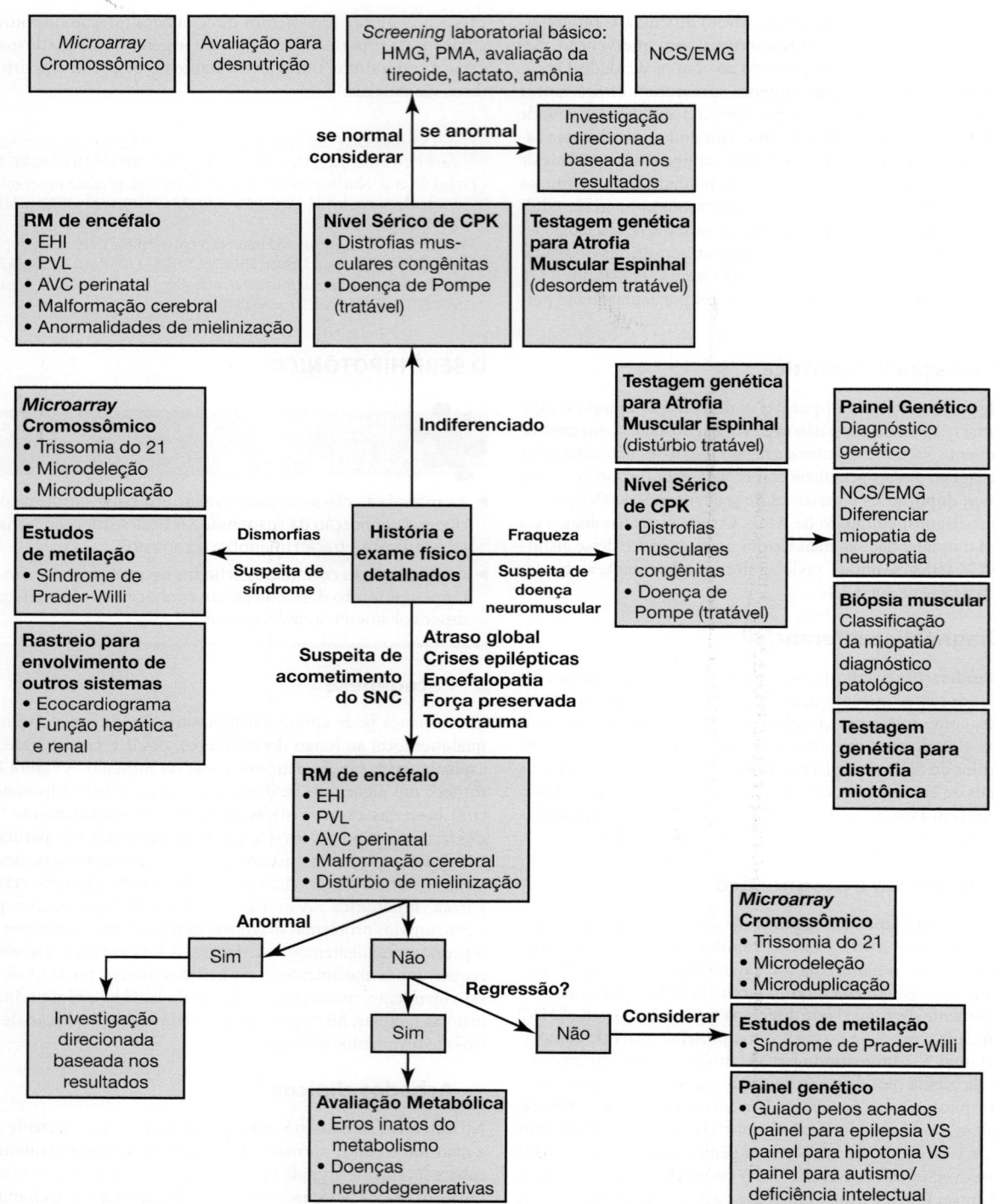

▲ **Figura 25-7** Algoritmo para avaliar o bebê hipotônico. HMG, Hemograma completo; PMA, painel metabólico abrangente; SNC, sistema nervoso central; EHI, encefalopatia hipóxico-isquêmica; NCS/EMG, estudos de condução nervosa/eletromiografia; PVL, leucomalácia periventricular.

normal tenta manter a cabeça no mesmo plano que o corpo quando é puxado pelas mãos da posição supina para sentada (resposta à tração [manobra do arrasto]). O *head lag* (atraso da cabeça) acentuado é característico do bebê flexível. Mantido sob as axilas em suspensão vertical, o lactente hipotônico escorregará pelas mãos do examinador quando mantido sob as axilas. A hiperextensibilidade das articulações não é um critério confiável. A diminuição dos movimentos antigravitacionais das extremidades pode ajudar a diferenciar a fraqueza (baixa força) da hipotonia (baixo tônus de repouso) – nem todos os bebês hipotônicos são fracos.

▶ Avaliação diagnóstica

Uma regra geral para testes diagnósticos é localizar a etiologia da hipotonia. Por exemplo, se houver suspeita de uma etiologia de neurônio motor inferior ou muscular, o teste genético para AME seguido por CK sérica, EMG/ECN e/ou biópsia muscular pode ser apropriado como teste de primeira linha. Se a hipotonia for acompanhada por atraso cognitivo ou de linguagem, um distúrbio genético ou do SNC é mais provável, e a RM do encéfalo pode ser o teste diagnóstico mais útil.

▶ Diagnóstico diferencial

A etiologia mais comum da hipotonia no neonato é a encefalopatia hipóxico-isquêmica (EHI). Características dismórficas podem sugerir uma etiologia genética, como síndrome de Down ou síndrome de Prader-Willi. As anormalidades do cabelo ou da pele, que se formam a partir do neuroectoderma em desenvolvimento com o cérebro, podem levar a uma avaliação de malformações cerebrais. Epilepsia, dificuldades de linguagem ou atraso cognitivo também podem acompanhar malformações cerebrais e outras causas centrais de hipotonia. A regressão no desenvolvimento costuma ser uma pista para distúrbios mitocondriais ou metabólicos. Distúrbios neuromusculares, incluindo distrofia miotônica congênita e AME, podem se apresentar como hipotonia com fraqueza concomitante e contraturas no lactente.

▶ Tratamento

O tratamento para muitos desses distúrbios é de suporte. A fisioterapia e a terapia ocupacional podem, em graus variáveis, viabilizar algum progresso. As crises epilépticas concomitantes e outras manifestações sistêmicas devem ser controladas para otimizar o desenvolvimento. Um alto índice de suspeita deve ser mantido para distúrbios tratáveis, como AME, doença de Pompe, botulismo infantil, erros inatos do metabolismo e desnutrição.

Lisi EC, Cohn RD: Genetic evaluation of the pediatric patient with hypotonia: perspective from a hypotonia specialty clinic and review of the literature. Dev Med Child Neurol 2011;53(7):586–599 [PMID: 2148198].

Mercuri E, Carmela PM, Brogna C: Neonatal hypotonia and neuromuscular conditions. Handbook of Clinical Neurology 2019;162:435–448 [PMID: 31324324].

Recursos *online*

American Academy of Neurology Practice Parameters: http://www.aan.com
American Epilepsy Society: http://www.aesnet.org
Child Neurology Foundation: http://www.childneurologyfoundation.org
Child Neurology Society: http://www.childneurologysociety.org
Families of Spinal Muscular Atrophy: http://www.fsma.org/
Gene tests: http://www.genetests.org
International League Against Epilepsy (ILAE): https://www.ilae.org
Muscular Dystrophy Association: http://www.mda.org
National Ataxia Foundation http://www.ataxia.org
National Institute of Neurologic Disorders and Stroke: http://www.ninds.nih.gov
National Multiple Sclerosis Society http://nmss.org
Neurofibromatosis Foundation: http://www.nf.org
Tuberous Sclerosis Association: http://www.tsalliance.org
Washington University, St. Louis, Neuromuscular Disease Center: http://neuromuscular.wustl.edu
We Move: worldwide education and awareness for movement disorders: http://wemove.org

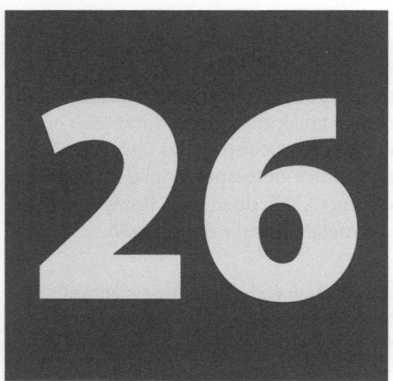

Ortopedia

Jason T. Rhodes, MD, MS
Alex Tagawa, BS
Wade Coomer, BS

Austin Skinner, BS
Scott Miller, BS
Sayan De, MD

▼ INTRODUÇÃO

A ortopedia é a especialidade médica que trata dos distúrbios do sistema musculoesquelético. Pacientes com problemas ortopédicos geralmente apresentam uma ou mais das seguintes queixas: dor, inchaço, perda de função ou deformidade. Enquanto a história clínica revela a perspectiva do paciente, o exame físico e as imagens radiográficas são aspectos de importância vital no diagnóstico ortopédico.

▼ DISTÚRBIOS DE ORIGEM PRÉ-NATAL

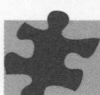 FUNDAMENTOS DO DIAGNÓSTICO E CARACTERÍSTICAS TÍPICAS

▶ As doenças estão presentes ao nascimento (são congênitas).
▶ Vários sistemas orgânicos podem estar envolvidos.
▷ O tratamento visa maximizar a funcionalidade.

AMPUTAÇÕES CONGÊNITAS E DEFICIÊNCIAS DOS MEMBROS

▶ Achados clínicos

A. Sinais e sintomas

A etiologia específica de muitas amputações congênitas não é clara, mas uma associação genética tem sido sugerida. Algumas amputações congênitas podem ser devidas a teratógenos (p. ex., drogas ou vírus), bandas amnióticas ou doenças metabólicas (p. ex., diabetes materno). As deficiências dos membros são raras, apresentando uma prevalência de 0,79 a cada 1.000 para todos os tipos de deficiência dos membros. A causa mais comum de deficiências dos membros são eventos vasculares disruptivos (prevalência de 0,22 a cada 1.000). Como um grupo, as deficiências dos membros superiores ocorrem com maior frequência do que as deficiências de membros inferiores, mas a forma isolada mais frequente de deficiência dos membros é a deficiência longitudinal congênita da fíbula. Crianças com deficiências congênitas dos membros geralmente também apresentam alta incidência de outras anomalias congênitas, incluindo defeitos geniturinários, cardíacos e palatinos. As deficiências podem ter um amplo espectro, variando desde discrepância leve no comprimento do membro até deformidade significativa. Elas geralmente consistem na ausência parcial de estruturas da extremidade em um dos lados. Por exemplo, na mão torta radial congênita, o todo o rádio está ausente, mas o polegar pode ser hipoplásico ou estar completamente ausente. A consequência sobre as estruturas distais à deficiência varia. Defeitos teciduais complexos estão quase sempre associados à deficiência óssea longitudinal, visto que os nervos e músculos associados não estão completamente formados quando um osso está ausente.

▶ Tratamento

O objetivo geral do tratamento é obter a funcionalidade da extremidade. Se a deficiência for em um membro que suporta peso, o objetivo é garantir um suporte de peso equilibrado após o tratamento. O aumento do comprimento do membro, o encurtamento do membro contralateral ou o crescimento guiado (a epifisiodese, que retarda o crescimento de um membro enquanto o outro continua a crescer, para corrigir a discrepância no comprimento das pernas) podem ser usados para tratar deficiências menos graves. Deficiências mais graves são tratadas com uma prótese ou órtese para compensar a discrepância de comprimentos. Para certas anomalias graves, o tratamento cirúrgico para remover uma porção da extremidade malformada (p. ex., o pé) é indicado para permitir a colocação precoce de uma prótese. Nesses casos, o uso precoce de próteses permite maximizar a funcionalidade.

Geralmente uma prótese de membro inferior é adequada quando a criança começa a ficar de pé, permitindo que inicie a deambulação em uma fase apropriada do desenvolvimento. A prótese é bem aceita, pois torna-se necessária para o equilíbrio e para a marcha. Na amputação unilateral do membro superior, a criança pode se beneficiar do uso de uma prótese passiva em forma de luva, começando antes dos 6 meses de idade. Normalmente, para participar de atividades físicas, são usadas próteses específicas para a atividade, como esqui, ciclismo ou corrida. Embora as próteses mioelétricas tenham um apelo tecnológico, a maioria dos pacientes considera os aparatos mais simples como sendo mais funcionais. As crianças aprendem rapidamente a ser funcionais com suas próteses e podem levar uma vida ativa.

Gold NB, Westgate MN, Holmes LB: Anatomic and etiological classification of congenital limb deficiencies. Am J Med Genet Part A 2011;155:1225–1235 [PMID: 21557466].

Hamdy RC, Makhdom AM, Saran N, Birch J: Congenital fibular deficiency. J Am Acad Orthop Surg 2014;22:246–255 [PMID: 24668354].

Koller A, Wetz HH. Hilfsmittel bei Fehlbildungen der oberen Extremitäten. Versorgungskonzepte im Wandel der Zeit [Management of upper limb deformities. Treatment concepts through the years]. Orthopade 2006 Nov;35(11):1137-8, 1140-2, 1144-5. German. doi: 10.1007/s00132-006-1019-6 [PMID: 17061077].

DEFORMIDADES DAS EXTREMIDADES

FUNDAMENTOS DO DIAGNÓSTICO E CARACTERÍSTICAS TÍPICAS

► Muitas podem representar padrões normais de crescimento.
► A chave para o diagnóstico é o reconhecimento de padrões anormais que se desviam do desenvolvimento normal.
► O tratamento varia conforme o tipo de deformidade.

PROBLEMAS COMUNS DOS PÉS

METATARSO VARO

► Achados clínicos

A. Sinais e sintomas

O metatarso varo (ou metatarso aduto) é uma deformidade congênita comum do pé, caracterizada pelo desvio para dentro do antepé. É a anormalidade do pé mais frequente, observada em recém-nascidos com uma taxa de 1 a 2 a cada 1.000 nascidos vivos. Quando a deformidade é mais rígida, caracteriza-se por uma prega vertical na face medial do pé. Há uma angulação na base do quinto metatarso, causando a proeminência desse osso. A maioria das deformidades flexíveis são secundárias ao posicionamento intrauterino e geralmente se resolvem espontaneamente. Foi notado por vários pesquisadores que 10% a 15% das crianças com metatarso varo apresentam displasia do quadril; portanto, é necessário um exame cuidadoso do quadril. A etiologia das deformidades rígidas é desconhecida.

► **Tratamento**

Deformidades totalmente flexíveis não requerem tratamento. Se a deformidade for rígida e não puder ser manipulada além da linha média, o uso de gessos seriados é útil, com trocas de gesso em intervalos de 1 a 2 semanas, para corrigir a deformidade. Órteses e sapatos corretivos não melhoram os sintomas; no entanto, podem ser usados para manter a correção obtida com o uso de gesso.

Gonzales AS, Mendez MD: Intoeing (Pigeon Toes, Femoral Anteversion, Tibial Torsion, Metatarsus Adductus); *National Center for Biotechnology Information*, U.S. National Library of Medicine, 27 Oct. 2018 [PMID: 29763169].

Williams CM, James AM, Tran T: Metatarsus adductus: development of a non-surgical treatment pathway. J Paediatr Child Health 2014;49(9):428–433 [PMID: 23647850].

PÉ TORTO (TALUS EQUINOVARUS)

► **Achados clínicos**

A. Sinais e sintomas

O talus equinovarus clássico, ou pé torto, requer três características para o seu diagnóstico: (1) a flexão plantar do pé na articulação do tornozelo (equino), (2) deformidade de inclinação do calcanhar para dentro (varo) e (3) desvio medial do antepé (aduto) **(Figura 26-1)**. O pé torto ocorre em aproximadamente 1 a 2 a cada 1.000 nascidos vivos. As três principais categorias de pé torto são idiopático, neurogênico e aquele associado a síndromes como artrogripose e síndrome de Larsen. Bebês com pé torto devem ser examinados cuidadosamente quanto a outras anomalias associadas, especialmente da coluna. O pé torto idiopático pode ser transmitido entre gerações, sugerindo um componente hereditário.

► **Tratamento**

A manipulação do pé para esticar os tecidos contraturados nas faces medial e posterior, seguida de gesso para manter essa correção,

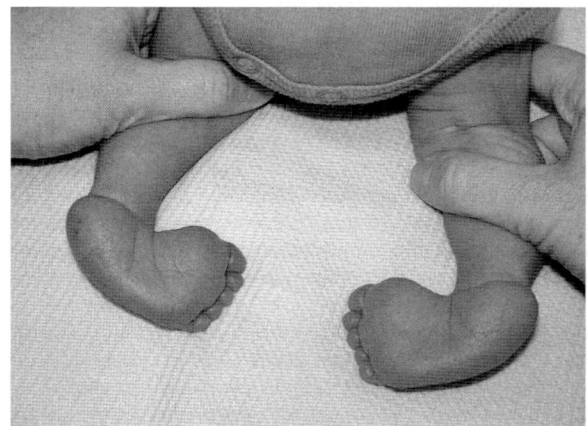

▲ **Figura 26-1** Pé torto em um lactente.

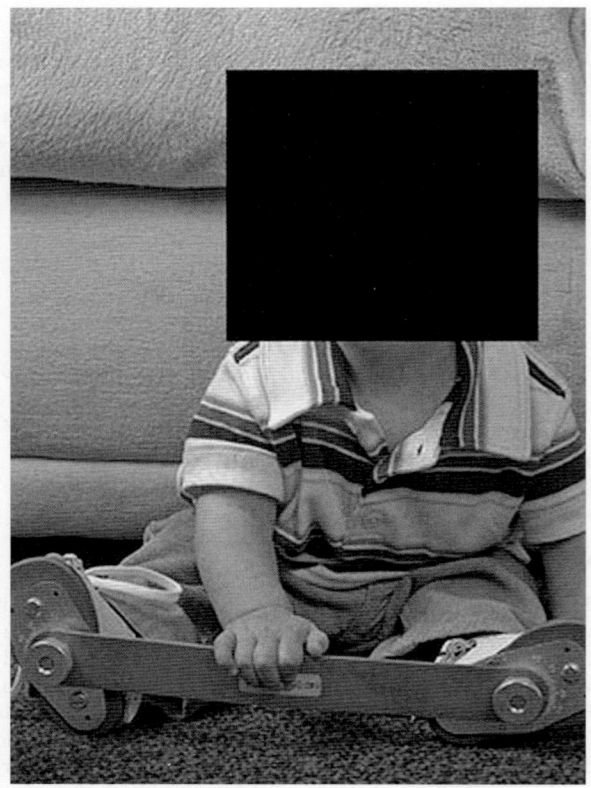

▲ **Figura 26-2** Método de Ponseti: uso de uma órtese de pé torto para manter os pés fixados na posição correta.

é o tratamento preferencial (método de Ponseti, **Figura 26-2**). Os gessos seriados são normalmente realizados semanalmente por 6 a 8 semanas. Quando instituída logo após o nascimento, a correção é rápida. Se o tratamento for postergado, o pé tende a se tornar mais rígido em questão de dias. O tratamento com gesso requer paciência e experiência, mas menos pacientes necessitam ser submetidos a cirurgia quando se presta atenção aos detalhes do método de Ponseti.

Se houver deformidade em equino remanescente, a cirurgia pode ser necessária sob a forma de uma tenotomia percutânea do tendão de Aquiles para obter a correção completa. Após a obtenção da correção completa, é necessário uma órtese noturna para manter a correção a longo prazo. Estudos recentes indicam que há baixa adesão ao uso de órtese após a intervenção com o método de Ponseti; no entanto, muitos pacientes submetidos a esse tratamento são capazes de deambular de forma independente apenas 2 meses mais tardiamente do que bebês sem nenhuma deformidade. O método francês é outro método de tratamento não cirúrgico, comumente realizado por fisioterapeutas. Os pés são esticados e manipulados várias vezes por semana, e uma combinação de bandagem e tala plástica é usada para manter a correção após cada sessão. Se o pé for rígido e resistente à correção por meio do método de Ponseti ou do método francês, uma ampla liberação cirúrgica e correção são eventualmente necessárias para melhorar a posição funcional do pé. Aproximadamente 15% a 50% dos pacientes necessitam de liberação cirúrgica.

> Chen C, Kaushal N, Scher DM, Doyle SM, Blanco JS, Dodwell ER: Clubfoot etiology: a meta-analysis and systematic review of observational and randomized trials. J Pediatr Orthop 2018;38(8):e462–e469 [PMID: 29917009].
> Graf A, Wu KW, Smith PA, Kuo KN, Krzak J, Harris G: Comprehensive review of the functional outcome evaluation of clubfoot treatment: a preferred methodology. J Pediatr Orthop 2012;27(1):93–104 [PMID: 19963172].
> Miller NH et al: Does strict adherence to the Ponseti method improve isolated clubfoot treatment outcomes? A two-institution review. Clin Orthop Relat Res 2015:1–7. doi: 10.1007/s11999-015-4559-4 [PMID: 26394639].

TALUS CALCANEOVALGUS

▶ **Achados clínicos**

A. Sinais e sintomas

O talus calcaneovalgus é caracterizado pela excessiva dorsiflexão do tornozelo e eversão do pé (**Figura 26-3**). Esse distúrbio pode estar associado à angulação posteromedial congênita da tíbia e é devido à posição intrauterina, estando geralmente presente ao nascimento. Essa deformidade ocorre em 0,4 a 1 a cada 1.000 nascidos vivos.

▶ **Tratamento**

O tratamento consiste em exercícios passivos, como o alongamento do pé em flexão plantar. Com ou sem tratamento, a deformidade geralmente se resolve por volta dos 3 aos 6 meses de idade.

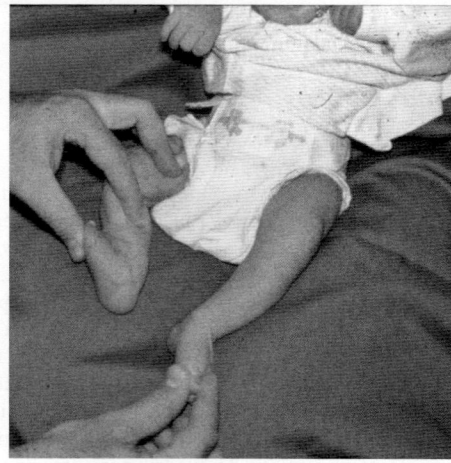

▲ **Figura 26-3** Dorsiflexão excessiva e eversão do pé no talus calcaneovalgus.

Em casos raros, pode ser necessário o uso de gesso para ajudar na manipulação e no posicionamento. A correção completa é a regra.

"Calcaneovalgus Foot." Orthobullets, Lineage Medical Inc, 2 May 2018, www.orthobullets.com/pediatrics/4067/calcaneovalgus-foot.
Sankar WN, Weiss J, Skaggs DL: Orthopedic conditions in the newborn. J Am Acad Orthop Surg 2009;17(2):112–122 [PMID: 19202124].

PÉ CHATO

▶ Achados clínicos

A. Sinais e sintomas

O pé chato é normal em lactentes. Se o tendão do calcanhar for de comprimento normal, a dorsiflexão completa é possível quando o calcanhar está na posição neutra. Se o tendão do calcanhar tiver um comprimento normal e um arco longitudinal for observado quando a criança estiver sentada em uma posição sem sustentação de peso, um arco plantar normal geralmente se desenvolverá.

As crianças mais novas que são do sexo masculino e obesas e que têm frouxidão ligamentar excessiva são mais propensas a ter pés chatos. Cerca de 15% dos pés chatos não se resolvem espontaneamente (**Figura 26-4**). Geralmente, há uma incidência familiar de pés chatos quando relaxados em crianças que não têm arco plantar aparente. Em qualquer criança com tendão do calcanhar encurtado, dor ou rigidez do pé, outras causas de pé chato, como coalizão tarsal (fusão congênita dos ossos do tarso), devem ser descartadas através de um exame ortopédico completo, radiografias e exames de imagem avançados.

▶ Tratamento

Para um pé chato redutível de forma usual, nenhum tratamento ativo é indicado, a menos que haja dor na panturrilha ou na perna. Em crianças que têm dores nas pernas atribuíveis ao pé chato, o uso de um sapato de apoio, como um tênis esportivo de boa qualidade, é útil. Uma órtese ou palmilha que mantém o calcanhar em posição neutra e suporta o arco plantar pode aliviar o desconforto se for necessário mais apoio. Tal suporte plantar não deve ser prescrito a menos que a correção passiva do arco seja facilmente realizada; caso contrário, a pele sobre o lado medial do pé ficará irritada. A correção cirúrgica pode ser feita; no entanto, há evidências de que a cirurgia melhore apenas os sintomas associados ao uso de sapatos ou órteses, como dor, calos ou lesões da pele, com melhora limitada da deformidade plano-valgo. Portanto, a correção cirúrgica só deve ser feita em indivíduos com sintomas graves.

Bouchard M, Mosca VS: Flatfoot deformity in children and adolescents: surgical indications and management. J Am Acad Orthop Surg 2014;10:623–632 [PMID: 25281257].
Ford SE, Scannell BP: Pediatric flatfoot: pearls and pitfalls. Foot Ankle Clin 2017 Sep;22(3):643–656 [PMID: 28779814].

PÉ CAVO

▶ Achados clínicos

A. Sinais e sintomas

O pé cavo consiste em um arco longitudinal plantar anormalmente elevado (**Figura 26-5**). Pode ser hereditário ou associado a condições neurológicas, como poliomielite, neuropatias sensório-motoras hereditárias, medula presa, paralisia cerebral e diastematomielia (divisão congênita da medula espinal). Tipicamente, há uma contratura associada dos extensores dos dedos do pé, produzindo uma deformidade em garra dos dedos, em que as articulações metatarsofalangeanas estão hiperestendidas e as articulações interfalangeanas excessivamente flexionadas. O pé cavo se manifesta com dor difusa e localizada na parte inferior das pernas e é comumente associado a uma deformidade irredutível do pé. Qualquer criança que apresente progressão dos pés cavos deve ser submetida a um exame neurológico cuidadoso, bem como a radiografias e ressonância magnética (RM) da coluna e possível eletromiografia para distúrbios neuromusculares.

▶ Tratamento

A terapia conservadora, como uma órtese para realinhar o pé, pode ser efetiva em casos mais leves. Em casos sintomáticos, pode ser necessária cirurgia para alongar os tendões extensores e flexores contraídos e liberar a fáscia plantar e outras estruturas plantares enrijecidas, mas a presença de medula presa, bem como outras anomalias da coluna vertebral ou outras condições neurológicas devem ser avaliadas e abordadas primeiramente. As deformidades associadas ao calcanhar em varo causam mais problemas do que o arco plantar elevado e também podem necessitar de tratamento.

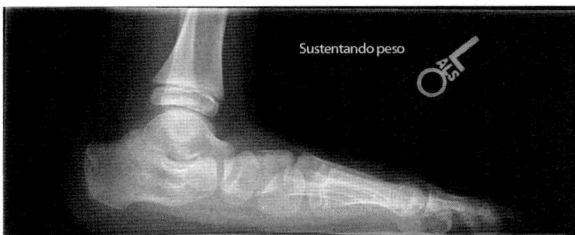

▲ **Figura 26-4** Deformidade plano-valgo do pé (pé chato).

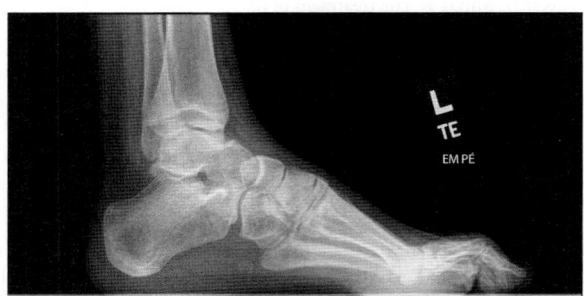

▲ **Figura 26-5** Pé cavo.

Eleswarapu AS, Yamini B, Bielski RJ: Evaluating the cavus foot. Pediatr Ann 2016 Jun 1;45(6):e218-22. doi: 10.3928/00904481-20160426-01 [PMID: 27294497].

Grice J, Willmontt J, Taylor H: Assessment and management of cavus foot deformity. Orthop Trauma 2016;30(1):68–74. doi: 10.1016/j.mporth.2016.02.001.

JOANETE (HÁLUX VALGO)

▶ Achados clínicos

A. Sinais e sintomas

Com uma prevalência de 23% a 35%, o hálux valgo (joanete) é a deformidade mais comum do antepé. A etiologia é desconhecida. Os adolescentes podem apresentar desvio lateral do hálux associado a uma proeminência sobre a cabeça do primeiro metatarso. Cerca de 60% dos pacientes têm história familiar desse distúrbio. A deformidade pode causar dor durante o uso de sapatos e é quase sempre aliviada ao se colocar calçados suficientemente largos na região dos dedos. Como o crescimento posterior tende a causar recorrência da deformidade, a cirurgia em adolescentes deve ser evitada.

▶ Tratamento

O tratamento visa corrigir as forças musculares e de sustentação de peso que atuam sobre a articulação. Embora o tratamento conservador proporcione alívio sintomático, ele não reverte a história natural, pois essas deformidades normalmente continuarão a aumentar até serem corrigidas cirurgicamente. Uma alta porcentagem desses pacientes acaba sendo submetida à cirurgia na idade adulta devido à progressão contínua da deformidade ao longo da infância e adolescência. O tratamento cirúrgico deve ser adiado até a maturidade do paciente, devido ao risco de recorrência. A cirurgia leva a resultados satisfatórios em 95% dos pacientes.

Greene JD, Nicholson AD, Sanders JO, Cooperman DR, Liu RW: Analysis of serial radiographs of the foot to determine normative values for the growth of the first metatarsal to guide hemiepiphysiodesis for immature hallux valgus. J Pediatr Orthop 2017;37(5):338–343 [PMID: 26509315].

Sabah Y et al: Lateral hemiepiphysiodesis of the first metatarsal for juvenile hallux valgus. J Orthop Surg (Hong Kong) 2018;26(3):2309499018801135 [PMID: 30270740].

Wulker N, Mittag F: The treatment of hallux valgus. Dtsch Arztebl Int 2012;109(49):857–867; quiz 868 [PMID: 23267411].

JOELHO VARO E JOELHO VALGO

▶ Achados clínicos

A. Sinais e sintomas

O genu varum (pernas arqueadas) é normal na fase de lactente e até os 3 anos de idade. O alinhamento muda, então, para genu valgum (pernas em tesoura, **Figura 26-6**) até cerca de 8 anos de idade, quando o alinhamento adulto de 5 a 9 graus de valgo anatômico é

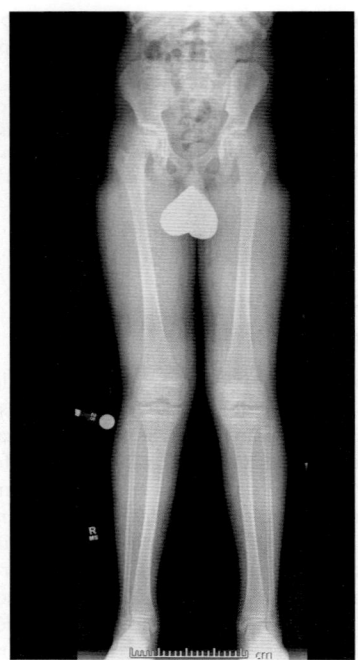

▲ **Figura 26-6** Genu valgum idiopático.

alcançado. Se o arqueamento persistir além dos 2 anos de idade, se aumentar em vez de diminuir, se ocorrer em apenas uma perna ou se o paciente tiver genu valgum em associação com baixa estatura, deve ser encaminhado a um ortopedista. O genu varum patológico geralmente é secundário à rotação interna da tíbia (doença de Blount, **Figura 26-7**), enquanto o genu valgum patológico pode ser causado por displasia esquelética ou raquitismo.

▶ Tratamento

Indivíduos com genu varum podem estar sob um risco aumentado de osteoartrite futura devido a possíveis alterações na cinemática da marcha. O uso de órteses pode ser apropriado. Uma osteotomia pode ser necessária em casos graves, como ocorre na doença de Blount (displasia epifisária tibial proximal).

American Academy of Orthopaedic Surgeons: "Bowed Legs (Blount's Disease)–OrthoInfo AAOS." OrthoInfo, Feb. 2015, orthoinfo.aaos.org/en/diseases–conditions/bowed-legs-blounts-disease/.

TORÇÃO TIBIAL E ANTEVERSÃO FEMORAL (MARCHA COM OS PÉS VIRADOS PARA DENTRO)

▶ Achados clínicos

A. Sinais e sintomas

A marcha com os pés virados para dentro em crianças pequenas é uma preocupação comum dos pais. É geralmente devida à

ORTOPEDIA

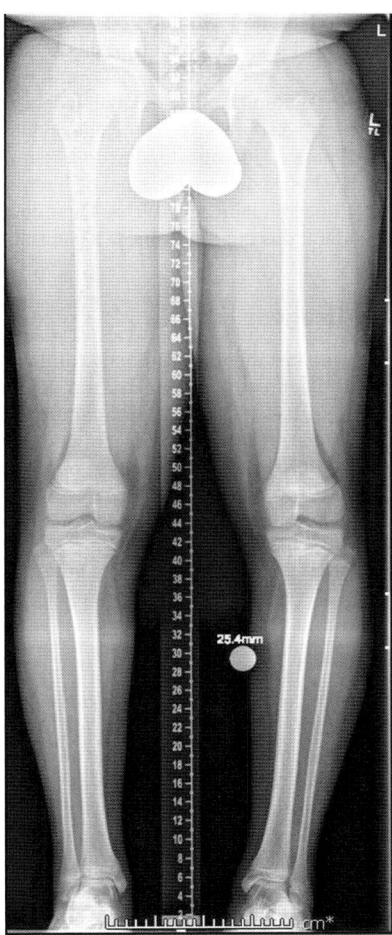

▲ **Figura 26-7** Doença de Blount com genu varum.

Tratamento

O tratamento consiste na educação dos pacientes e das famílias quanto à história natural benigna dessa alteração da marcha. Esses pacientes não precisam de uma investigação aprofundada, a menos que essa alteração continue até os 8 a 10 anos de idade ou esteja causando problemas para deambular. A fisioterapia pode ser realizada para ajudar a melhorar o fortalecimento do quadril e da musculatura central. Se houver uma verdadeira deformidade rotacional óssea, o tratamento cirúrgico é necessário para correção, mas geralmente só é cogitado se essa deformidade rotacional for sintomática, e normalmente não é realizado até que o paciente esteja próximo da maturidade esquelética.

Davids JR, Davis RB, Jameson LC, Westberry DE, Hardin JW: Surgical management of persistent intoeing gait due to increased internal tibial torsion in children. J Pediatr Orthop 2014;34(4):467–473 [PMID: 24531409].

Lincoln TL, Suen PW: Common rotational variations in children. J Am Acad Orthop Surg 2003;11:312 [PMID: 14565753].

Nourai MH, Fadaei B, Rizi AM: In-toeing and out-toeing gait conservative treatment; hip anteversion and retroversion: 10-year follow-up. J Res Med Sci 2015;20(11):1084–1087 [PMID: 26941813].

DISPLASIA DO DESENVOLVIMENTO DO QUADRIL

Achados clínicos

A displasia do desenvolvimento do quadril engloba um espectro de alterações no qual uma relação anormal entre o fêmur proximal e o acetábulo está presente. Nos casos mais graves, a cabeça do fêmur não está em contato com o acetábulo, o que é classificado como *luxação do quadril*. Em um *quadril instável*, a cabeça do fêmur está dentro do acetábulo, mas pode ser deslocada através de uma manobra provocativa. Na *subluxação do quadril*, a cabeça do fêmur é retirada parcialmente da articulação com uma manobra provocativa. A *displasia acetabular* é usada para denotar um desenvolvimento acetabular insuficiente e é um diagnóstico radiográfico. A displasia do desenvolvimento do quadril afeta mais comumente o quadril esquerdo e ocorre em aproximadamente 1% a 3% dos recém-nascidos. Ao nascimento, tanto o acetábulo quanto o fêmur estão imaturos (**Figura 26-8**). Os quatro principais fatores de risco para a displasia do desenvolvimento do quadril são primogenitura, sexo feminino, apresentação pélvica e história familiar.

A. Sinais e sintomas

O diagnóstico clínico de luxações em recém-nascidos depende da demonstração da instabilidade da articulação, colocando o bebê em decúbito dorsal em estado de relaxamento completo. Como esses sinais clínicos podem ser sutis, podem facilmente passar despercebidos se o bebê estiver chorando ou agitado. O dedo médio do examinador é colocado sobre o trocânter maior e o polegar sobre a face interna da coxa. Ambos os quadris são flexionados a 90 graus e em seguida lentamente abduzidos a partir da linha média,

anteversão femoral ou à torção tibial. A anteversão femoral é caracterizada pela presença de maior rotação interna dos joelhos em relação aos quadris, enquanto a torção tibial refere-se à rotação da perna entre o joelho e o tornozelo. Essas condições geralmente não causam problemas de marcha ou de deambulação, mas podem fazer a criança tropeçar, mais comumente durante atividades de corrida. As famílias geralmente notam a marcha com os pés virados para dentro mais no final do dia, depois da escola ou de outras atividades, devido à fraqueza da musculatura rotadora externa do quadril, que é usada para compensar essas alterações ao longo do dia. A anteversão femoral e a torção tibial são majoritariamente autolimitadas, geralmente se resolvendo espontaneamente com o crescimento e desenvolvimento da criança. A torção tibial continuará a se remodelar até os 8 a 10 anos de idade em meninas e os 10 a 12 anos em meninos, e a anteversão femoral continuará a se remodelar mais 2 a 4 anos após esse prazo.

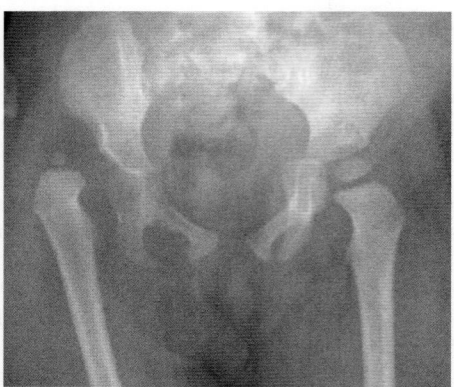

▲ **Figura 26-8** Evidência radiológica de acetábulo e fêmur imaturos na displasia do desenvolvimento do quadril.

um lado de cada vez. Com uma leve pressão, tenta-se tracionar o trocânter maior para frente. Uma sensação de deslizamento à medida que a cabeça do fêmur é reduzida na articulação é um sinal de instabilidade (sinal de Ortolani). Quando a articulação é mais estável, a luxação deve ser provocada aplicando-se uma leve pressão com o polegar no lado medial da coxa enquanto ela é aduzida, deslizando o quadril posteriormente e provocando um ressalto palpável com a *luxação* do quadril (sinal de Barlow, **Figura 26-9**). Acredita-se que a abdução do quadril limitada, inferior a 60 graus, com o joelho em 90 graus de flexão, é o sinal mais sensível para detectar um quadril displásico. As dobras cutâneas assimétricas estão presentes em cerca de 25% dos recém-nascidos normais e, portanto, não são particularmente úteis para o diagnóstico de luxação do quadril.

Os sinais de instabilidade tornam-se menos evidentes após o primeiro mês de vida. Se os joelhos estiverem em alturas desiguais quando os quadris e os joelhos estiverem flexionados, o quadril luxado é aquele do lado do joelho que está mais baixo. Esse é o chamado de sinal de Galeazzi. Se a displasia do quadril não for diagnosticada antes de a criança começar a andar, haverá uma claudicação indolor ou um cambaleio para o lado afetado. Quando a criança fica em pé sobre a perna afetada, evidencia-se uma queda do quadril para o lado oposto, devido à fraqueza do músculo glúteo médio. Esse é o chamado sinal de Trendelenburg e é responsável pela instabilidade da marcha. Quando uma criança com luxação bilateral dos quadris começa a caminhar, a marcha é bamboleante.

B. Exames de imagem

Os sinais clínicos de instabilidade são mais confiáveis do que as radiografias para diagnosticar a displasia do desenvolvimento do quadril no recém-nascido. A ultrassonografia é mais útil em recém-nascidos e pode ser útil para a triagem de bebês de alto risco, como aqueles com apresentação pélvica ou com história familiar positiva. O exame radiográfico torna-se mais valioso após as primeiras 6 semanas de vida, sendo o deslocamento lateral da cabeça do fêmur o sinal mais confiável. Em crianças com abdução incompleta durante os primeiros meses de vida, uma radiografia da pelve é indicada.

▶ Tratamento

A displasia progride com o crescimento, a menos que a instabilidade seja corrigida. Se a luxação for corrigida nas primeiras semanas de vida, a displasia pode ser completamente reversível e mais provavelmente a criança desenvolverá um quadril normal. Se a luxação ou subluxação persistirem com a idade, a deformidade irá piorar até não ser mais completamente reversível, principalmente após a idade de início da marcha. Por esse motivo, é importante diagnosticar a deformidade e instituir o tratamento precocemente.

Um suspensório de Pavlik, que mantém a redução colocando o quadril em posição de flexão e abdução, pode ser facilmente usado para tratar luxações ou displasias diagnosticadas nas primeiras semanas ou meses de vida (**Figura 26-10**). Para usar com segurança o suspensório de Pavlik, os quadris devem ser reduzidos manualmente apenas por meio de manipulação suave. O tratamento com suspensório de Pavlik em casos de quadris luxados que não são reduzidos facilmente ao exame clínico e com manipulação suave causa a doença de Pavlik, com danos à cabeça do fêmur e ao acetábulo, podendo tornar o reposicionamento e a reconstrução muito mais difíceis. A abdução forçada, bem como a redução que requer movimentos extremos para estabilidade, podem levar à necrose avascular da cabeça do fêmur e são contraindicadas. O uso de fralda dupla ou tripla é ineficaz. Um cirurgião ortopédico com experiência nesse manejo é o mais adequado para supervisionar o tratamento.

Se um quadril não puder ser reduzido e manter uma redução estável com o tratamento com o suspensório de Pavlik, uma redução fechada (também denominada de incruenta) com apoio da artrografia é o tratamento apropriado. A imobilização

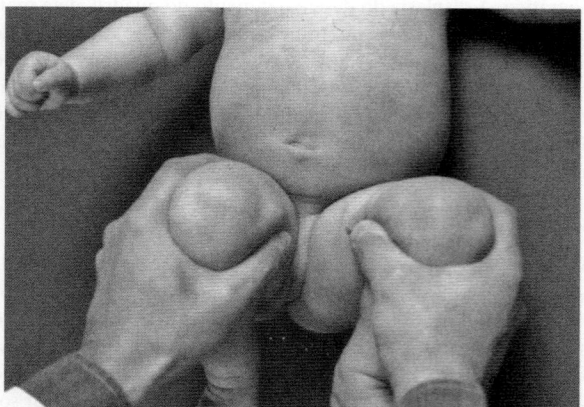

▲ **Figura 26-9** Técnica das manobras de Ortolani e Barlow.

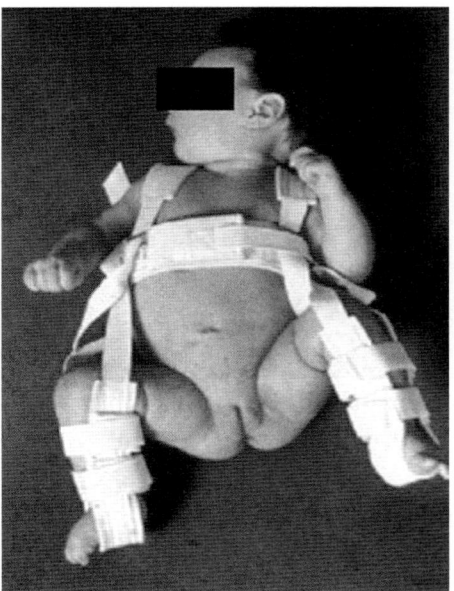

▲ Figura 26-10 Suspensório de Pavlik usado para tratar displasia do desenvolvimento do quadril.

em aparelho gessado pelvipodálico é usada após a redução. Se o quadril não se mantiver estável dentro de uma amplitude de movimento razoável após a redução fechada, a redução aberta (ou cruenta) é indicada.

O tratamento fechado é possível no primeiro ano de vida, mas os resultados são superiores no tratamento precoce (nos primeiros 6 meses de vida). Em pacientes com mais de 18 meses, muitas vezes são necessárias cirurgias mais agressivas para corrigir as deformidades do acetábulo e do fêmur, bem como a redução aberta, para criar uma orientação e uma forma mais normais da articulação do quadril. Crianças em idade de marcha, assim como crianças afetadas bilateralmente, são mais propensas a apresentar complicações em procedimentos mais extensos.

Murphy RF, Kim YJ: Surgical management of pediatric developmental dysplasia of the hip. J Am Acad Orthop Surg 2016 Sep;24(9):615–624 [PMID: 27509038].

Novais EN, Sanders J, Kestel LA, Carry PM, Meyers ML: Graf Type-IV hips have a higher risk of residual acetabular dysplasia at 1 year of age following successful Pavlik harness treatment for developmental hip dysplasia. J Pediatr Orthop 2016;38(10): 498–502 [PMID: 27662383].

Omeroglu H: Use of ultrasonography in developmental dysplasia of the hip. J Child Orthop 2014;8(2):105–113 [PMID: 24510434].

Wang TM, Wu KW, Shih SF, Huang SC, Kuo KN: Outcomes of open reduction for developmental dysplasia of the hip: does bilateral dysplasia have a poorer outcome? J Bone Joint Surg Am 2013;95(12):1081–1086 [PMID: 23783204].

EPIFISIÓLISE PROXIMAL DO FÊMUR

▶ Achados clínicos

A. Sinais e sintomas

A epifisiólise proximal do fêmur (EPF) é caracterizada pelo deslizamento do colo do fêmur em relação à epífise femoral, devido ao enfraquecimento da placa epifisária (Figura 26-11). A cabeça do fêmur é geralmente deslocada medial e posteriormente em relação ao colo do fêmur. Essa doença é mais comumente observada em adolescentes obesos do sexo masculino. Ela ocorre quando o estresse sobre a placa epifisária proximal aumenta ou quando a resistência ao cisalhamento é reduzida. Os fatores que podem levar a esse aumento do estresse ou diminuição da resistência incluem distúrbios endócrinos ou renais, obesidade, coxa profunda (uma cavidade acetabular profunda) e retroversão femoral ou acetabular. A retroversão femoral ocorre quando o segmento proximal do fêmur é angulado posteriormente em relação à diáfise do fêmur. A retroversão acetabular refere-se à situação em que o alinhamento da abertura do acetábulo não está voltado para a direção anterolateral normal, mas sim se inclina mais posterolateralmente.

Clinicamente, a EPF é classificada como estável ou instável. Ela é considerada estável se a criança for capaz de suportar peso na extremidade afetada. Se ela for instável, a criança é incapaz de suportar peso. Uma taxa aumentada de necrose avascular é correlacionada à incapacidade de suportar peso.

Em relação ao tempo, a EPF pode ser classificada como aguda ou crônica. Os casos agudos podem ocorrer ocasionalmente após uma queda ou um trauma direto no quadril, com sintomas presentes por menos de três semanas. Mais comumente, na EPF crônica, sintomas vagos ocorrem durante um período prolongado em uma criança saudável sob outros pontos de vista e que apresenta dor e claudicação. A dor pode ser referida na coxa ou na face medial do joelho, tornando o exame da articulação do quadril importante em qualquer criança obesa com queixa de dor no joelho. O exame físico invariavelmente revela uma limitação da rotação interna do quadril. A investigação diagnóstica apropriada deve incluir radiografias anteroposteriores e em perfil.

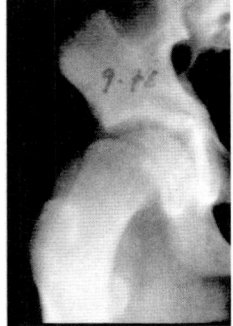 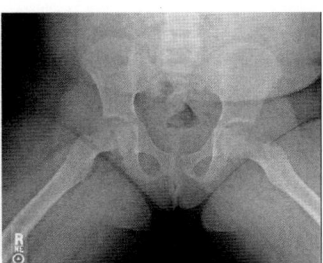

▲ Figura 26-11 Evidência radiológica de epifisiólise proximal do fêmur.

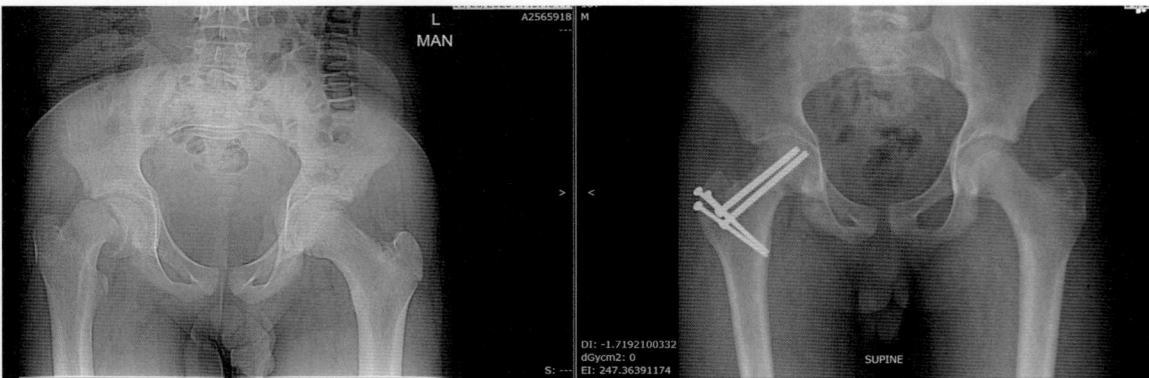

▲ **Figura 26-12** Comparação pré-operatória e pós-operatória de epifisiólise proximal do fêmur direito submetida a redução aberta e fixação interna através de uma abordagem cirúrgica de luxação.

▶ Tratamento

O manejo inicial consiste no uso de muletas para evitar que o paciente suporte peso, bem como encaminhamento imediato a um cirurgião ortopedista. O tratamento é baseado nos mesmos princípios que regem o tratamento de qualquer fratura do colo do fêmur: é realizada fixação interna *in situ* da cabeça do fêmur ao colo do fêmur, de forma que a lesão da placa epifisária possa cicatrizar. A fixação *in situ* sem redução fechada é considerada o tratamento padrão da EPF devido ao alto risco de necrose avascular da cabeça do fêmur associado à tentativa de redução fechada (**Figuras 26-12, 26-13 e 26-14**).

Para uma EPF com deslizamento significativo, centros especializados estão começando a realizar redução aberta através da luxação cirúrgica do quadril, porém, devido ao risco de necrose avascular da cabeça do fêmur, essa técnica deve ser empregada apenas por um cirurgião ortopédico com experiência no procedimento.

▶ Prognóstico

O prognóstico a longo prazo é reservado, haja vista que a maioria desses pacientes continuam a ter excesso de peso e sobrecarregar suas articulações do quadril. Estudos de seguimento mostraram uma alta incidência de artrite degenerativa precoce, mesmo naqueles que não desenvolvem necrose avascular. O desenvolvimento de necrose avascular está quase sempre associado a um prognóstico pior, porque o osso recém-formado não substitui prontamente o osso necrosado nesse estágio tardio do desenvolvimento esquelético. Cerca de 30% dos pacientes apresentam envolvimento bilateral, que pode ocorrer até um ou dois anos após o episódio primário.

> Kohno Y et al: Is the timing of surgery associated with avascular necrosis after unstable slipped capital femoral epiphysis? A multicenter study. J Orthop Sci 2017;22(1):112–115 [PMID: 27629912].
> Novais EN, Millis MB: Slipped capital femoral epiphysis: prevalence, pathogenesis, and natural history. Clin Orthop Relat Res 2012;470(12):3432–3438 [PMID: 23054509].

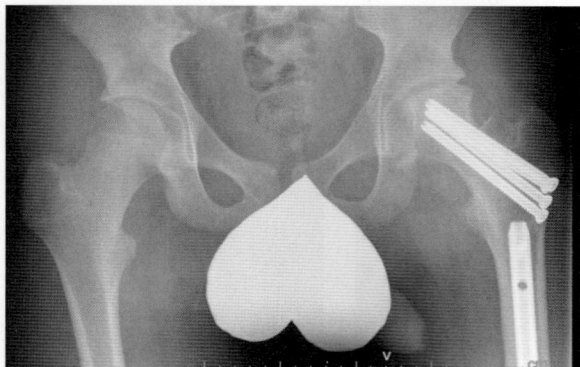

▲ **Figura 26-13** Evidência radiológica de necrose avascular após tratamento de epifisiólise proximal do fêmur com material de síntese.

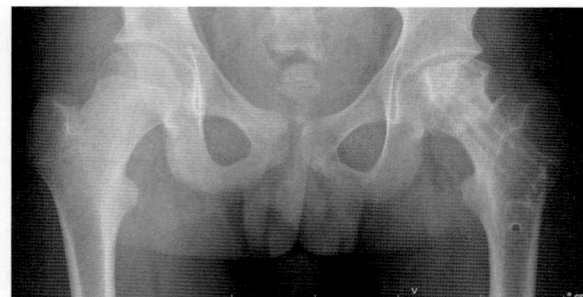

▲ **Figura 26-14** Evidência radiológica de necrose avascular após tratamento de epifisiólise proximal do fêmur, tendo sido removido o material de síntese.

PROBLEMAS COMUNS DA COLUNA

FUNDAMENTOS DO DIAGNÓSTICO E CARACTERÍSTICAS TÍPICAS

► Esses distúrbios geralmente se apresentam como uma deformidade do pescoço ou das costas.
► O tratamento varia e é baseado nos fatores de risco para progressão.

DOR NAS COSTAS

► Achados clínicos

A. Sinais e sintomas

A dor nas costas em uma criança pode ser o resultado de um trauma agudo, mas também pode ser o único sintoma de uma doença significativa e merece investigação clínica. Inflamação, infecção, doença renal ou tumores podem causar dor nas costas em crianças, e um entorse não deve ser aceito como um diagnóstico rotineiro. A espondilólise, uma lesão por estresse ou fratura que ocorre na coluna lombar ao longo da articulação facetária, é uma causa comum de dor nas costas em crianças e adolescentes que praticam esportes (ver **Capítulo 27**). Uma anamnese e um exame físico minuciosos são necessários para elucidar a etiologia da dor nas costas.

Gurd DP: Back pain in the young athlete. Sports Med Arthrosc Rev 2011;19:7–16 [PMID: 21293233].

TORCICOLO

► Achados clínicos

A. Sinais e sintomas

Tanto a lesão do músculo esternocleidomastóideo durante o parto quanto doenças que afetam a coluna cervical na infância, tais como anomalias vertebrais congênitas, podem causar torcicolo. Quando uma contratura do músculo esternocleidomastóideo causa o torcicolo, o queixo é rotado para o lado oposto ao músculo afetado, fazendo com que a cabeça se incline para o lado da contratura (**Figura 26-15**). Uma massa palpável na porção média do músculo esternocleidomastóideo em um recém-nascido é mais provavelmente um hematoma ou fibromatosis colli, e não um tumor verdadeiro.

O torcicolo agudo pode ocorrer após uma infecção do trato respiratório superior ou um trauma leve em crianças. Infecções do trato respiratório superior podem causar edema na coluna cervical superior, particularmente na região C1-C2. Esse edema torna a articulação de C1-C2 suscetível à subluxação rotatória, que comumente se apresenta como um quadro clínico de torcicolo.

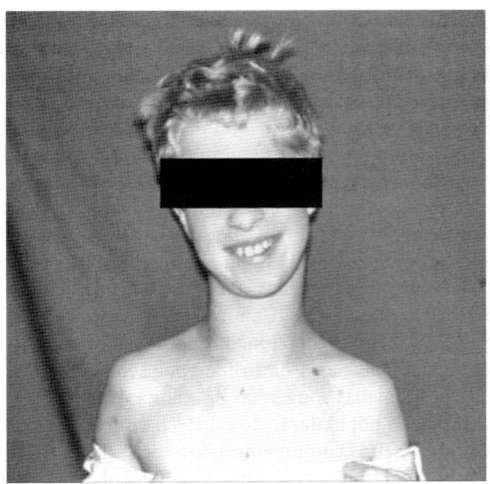

▲ **Figura 26-15** Torcicolo em um menino.

A subluxação rotatória da coluna cervical superior requer tomografia computadorizada para uma avaliação precisa. Outras causas de torcicolo incluem tumores da medula espinal e cerebelares, siringomielia e artrite reumatoide.

► Tratamento

Se o torcicolo no início da fase de lactente não for tratado, uma assimetria facial marcante poderá persistir. O alongamento passivo é um tratamento eficaz em até 97% dos casos. Se a deformidade não for corrigida através de alongamento passivo durante o primeiro ano de vida, a liberação cirúrgica da origem e da inserção do músculo pode ser uma opção de tratamento eficaz. A excisão de um aparente "tumor" do músculo esternocleidomastóideo é desnecessária e cria uma cicatriz inestética.

Para o torcicolo adquirido na infância, a tração ou o uso de colar cervical geralmente resultam na resolução dos sintomas em um ou dois dias.

► Prognóstico

O torcicolo está ocasionalmente associado a deformidades congênitas da coluna cervical. Radiografias da coluna são indicadas na maioria dos casos em que há suspeita de tais anomalias. Além disso, há uma incidência de 15% a 20% de displasia de quadril associada.

Lee K, Chung E, Lee BH: A study on asymmetry in infants with congenital muscular torticollis according to head rotation. J Phys Ther Sci 2017;29(1):48–52 [PMID: 28210037].
Tomczak KK, Rosman NP: Torticollis. J Child Neurol 2013;28(3):365–378 [PMID: 23271760].

ESCOLIOSE

A escoliose é caracterizada pela curvatura lateral da coluna associada à rotação das vértebras envolvidas e é classificada conforme sua localização anatômica, que pode ser na coluna torácica ou lombar. Existem quatro categorias principais de escoliose: idiopática, congênita, neuromuscular (associada a uma doença neurológica ou muscular) e sindrômica (associada a uma síndrome conhecida). A escoliose idiopática é responsável por cerca de 80% dos casos. É mais comum em meninas e geralmente se desenvolve por volta dos 10 a 12 anos de idade, mas pode ocorrer mais cedo. Há um componente genético, mas a etiologia é multifatorial. A escoliose congênita é responsável por 5% a 7% dos casos e resulta de anormalidades vertebrais devido a uma falha de formação ou de segmentação das vértebras afetadas. O envolvimento da coluna cervical é raro e se manifesta mais comumente sob a forma de síndrome de Klippel-Feil. A falha na segmentação de algumas ou de todas as vértebras cervicais nessa síndrome pode ser acompanhada por várias outras anomalias congênitas da coluna vertebral. O pescoço é curto e rígido e a implantação do cabelo, bem como das orelhas, é baixa. Outros defeitos comumente associados são costela cervical, espinha bífida, torcicolo, pescoço alado, escápula alta, anomalias renais e surdez. A ultrassonografia renal e um teste auditivo são indicados se houver evidência de função renal anormal.

▶ Achados clínicos

A. Sinais e sintomas

A escoliose em adolescentes geralmente não causa dor significativa nas costas. Se um paciente tiver dor significativa, ele deve ser melhor avaliado para descartar a possibilidade de algum outro distúrbio, como infecção ou tumor. A deformidade da caixa torácica e a assimetria da cintura são clinicamente evidentes em curvaturas de 30 graus ou mais. Curvaturas menores podem ser detectadas através do teste de Adams (flexão anterior do tronco), projetado para detectar precocemente anormalidades de rotação que podem não ser aparentes quando o paciente está em ortostase. A rotação da coluna pode ser medida com um escoliômetro. A rotação está associada a uma gibosidade marcada à medida que a curvatura lateral aumenta em gravidade.

B. Exames de imagem

Radiografias de coluna total na posição ortostática nos planos posteroanterior (PA) e em perfil são de extrema valia para o diagnóstico (**Figura 26-16**). Normalmente, uma curvatura primária e uma curvatura compensatória para manter o equilíbrio do corpo são evidentes.

▶ Tratamento

O tratamento da escoliose depende da magnitude da curvatura, da maturidade esquelética e do risco de progressão. O manejo específico depende do ângulo de Cobb, medido em uma radiografia da coluna posteroanterior em ortostasia. Curvaturas de menos de 20 graus normalmente não requerem tratamento, a menos que mostrem progressão. A órtese é indicada para curvaturas de 20 a 40 graus em crianças esqueleticamente imaturas. Curvaturas superiores a 40 graus são resistentes ao tratamento por órteses. Curvaturas torácicas superiores a 70 graus têm sido correlacionadas com função pulmonar deficiente na vida adulta, levando os algoritmos de tratamento a prevenir a progressão a esse extremo. A correção cirúrgica é indicada para curvaturas que atingem uma magnitude de 40 a 60 graus, pois é altamente provável que continuem a progredir. A intervenção cirúrgica consiste em instrumentação e fusão espinal. A instrumentação da coluna vertebral (através de hastes, parafusos, ganchos, etc.) é realizada na região da coluna a ser corrigida, e acrescenta-se enxerto ósseo. A fusão espinal definitiva deve ser adiada pelo máximo de tempo possível em crianças pequenas por meio do uso de gesso, órteses e cirurgias de modulação do crescimento, tais como hastes de crescimento, próteses verticais expansíveis de titânio para costelas ou hastes de crescimento controladas magneticamente, para reduzir eventos anestésicos e complicações incisionais.

▶ Prognóstico

Pequenas curvaturas compensadas que não progridem podem causar deformidades leves, mas são bem toleradas ao longo da vida. Os pacientes devem ser aconselhados sobre a transmissão genética da escoliose e advertidos de que as costas de seus filhos devem ser examinadas como parte do exame físico de rotina. A detecção precoce permite um tratamento simples com colete. A escoliose grave pode exigir correção por fusão espinal.

> Erickson MA, Baulesh DM: Pathways that distinguish simple form complex scoliosis repair and their outcomes. Curr Opin Pediatr 2011;23(3):339–345 [PMID: 21508841]
> Kim HJ: Cervical spine anomalies in children and adolescents. Curr Opin Pediatr 2013;25(1):72–77 [PMID: 23263023].
> Xue X et al: Klippel-Feil syndrome in congenital scoliosis. Spine (Phila Pa 1976) 2014;39(23):E1353–E1358 [PMID: 25202932].

CIFOSE

▶ Achados clínicos

A. Sinais e sintomas

Ao olhar para a coluna em uma visão sagital, podem ser observadas duas curvas normais. Na região lombar, a curva normal com

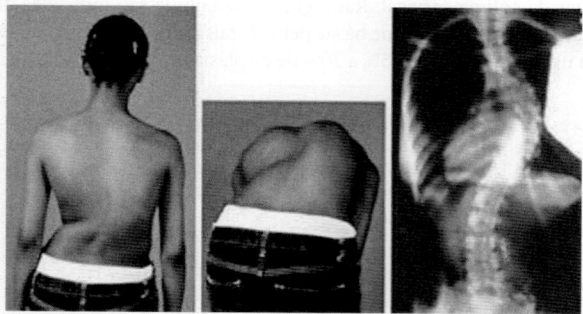

▲ **Figura 26-16** Representação clínica e radiográfica da escoliose.

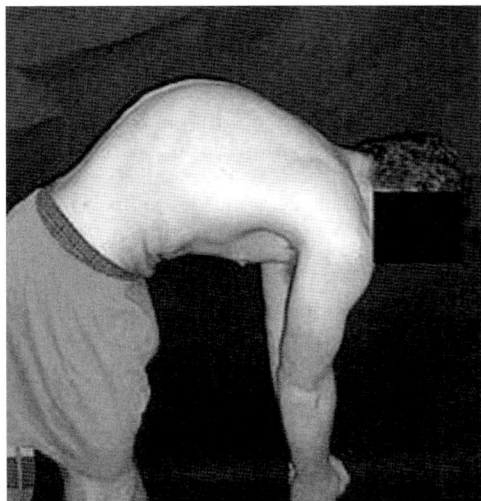

▲ **Figura 26-17** Cifose em um adolescente.

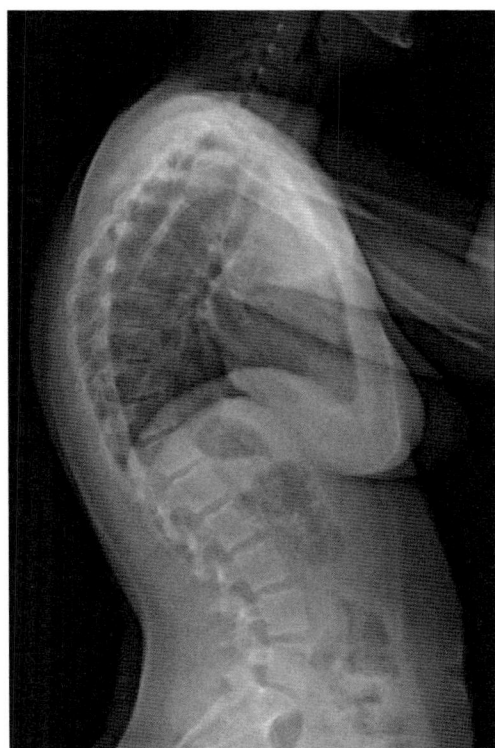

▲ **Figura 26-18** Radiografia em perfil mostrando uma cifose grave.

convexidade anterior é denominada lordose lombar. Na região torácica, uma curva normal com convexidade posterior é chamada de cifose. A cifose excessiva é patológica e é conhecida como hipercifose. Neste caso, clinicamente, pode-se visualizar uma deformidade nas costas, exacerbada pelo teste de flexão anterior do tronco (**Figura 26-17**). A cifose pode acompanhar a escoliose com frequência, caso em que essas duas alterações podem ter uma etiologia em comum. Além disso, a cifose excessiva pode ser causada por trauma e por condições degenerativas e inflamatórias. Anormalidades congênitas e de desenvolvimento, incluindo a doença de Scheuermann (distúrbio caracterizado por três vértebras consecutivas com acunhamento anterior), são a causa mais comum de cifose grave. Na cifose congênita, as vértebras anormais surgem de uma falha de segmentação ou de formação e geralmente resultam em vértebras em forma de cunha que causam cifose grave.

B. Exames de imagem

Radiografias em ortostase realizadas em perfil são necessárias para medir o ângulo da curvatura da coluna e quantificar sua gravidade. A curvatura é tipicamente medida na região torácica de T1 a T12. Os valores normais para essa medição estão na faixa de 20 a 45 graus. Qualquer valor acima de 45 graus é considerado patológico (**Figura 26-18**).

▶ Tratamento

O tratamento da cifose é semelhante ao da escoliose. Deformidades leves podem ser tratadas com órteses. As indicações para a órtese e sua eficácia variam de acordo com a etiologia. Intervenção cirúrgica com instrumentação da coluna e fusão espinal pode ser indicada para deformidades mais graves. Em pacientes com vértebras anormais congênitas em forma de cunha, a ressecção da coluna vertebral pode ser indicada.

Yaman O, Dalbayrak S: Kyphosis and review of the literature. Turk Neurosurg 2014;24(4):455–465 [PMID: 25050667].

SÍNDROMES COM ENVOLVIMENTO MUSCULOESQUELÉTICO

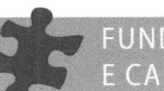 **FUNDAMENTOS DO DIAGNÓSTICO E CARACTERÍSTICAS TÍPICAS**

▶ Muitas síndromes genéticas incluem de alterações musculoesqueléticas.
▶ A deformidade resultante pode causar perda da funcionalidade.

ARTROGRIPOSE MÚLTIPLA CONGÊNITA (AMIOPLASIA CONGÊNITA)

▶ Achados clínicos

A. Sinais e sintomas

A artrogripose múltipla congênita consiste na anquilose fibrosa incompleta (geralmente bilateral) de muitas ou de todas as articulações do corpo. Essa doença afeta ambos os sexos igualmente e ocorre em aproximadamente 1 a cada 2.000 a 3.000 nascidos vivos. As contraturas dos membros superiores geralmente consistem em adução dos ombros, extensão dos cotovelos, flexão dos punhos e dedos rígidos e retificados, com déficit do controle muscular dos polegares. As deformidades mais comuns dos membros inferiores incluem luxação dos quadris, contraturas em extensão dos joelhos e pés tortos graves (**Figura 26-19**). As articulações têm configuração fusiforme e as cápsulas articulares são de volume diminuído devido à falta de movimento durante o desenvolvimento fetal. A massa muscular é pobremente desenvolvida e pode ser representada apenas por bandas fibrosas. Várias pesquisas atribuíram o defeito básico a uma anormalidade do músculo ou dos neurônios motores inferiores.

▶ Tratamento

A mobilização passiva das articulações é o tratamento precoce. O uso prolongado de gesso resulta em maior rigidez e não é indicado. Talas removíveis combinadas com fisioterapia vigorosa são o tratamento conservador mais eficaz; entretanto, muitas vezes é necessária a liberação cirúrgica das articulações afetadas. O pé torto associado à artrogripose é muito rígido e quase sempre requer correção cirúrgica. A cirurgia do joelho, incluindo capsulotomia, osteotomia e alongamento de tendões, é usada para corrigir deformidades. Em crianças pequenas, um quadril luxado pode ser reduzido cirurgicamente por uma abordagem medial. Múltiplos procedimentos cirúrgicos do quadril são contraindicados, pois podem enrijecer ainda mais a luxação do quadril com consequente prejuízo da movimentação. As osteotomias são bem sucedidas no tratamento de algumas deformidades por meio da melhora do alinhamento mecânico para melhorar a função de uma extremidade inferior. As crianças afetadas muitas vezes conseguem andar apesar das luxações e das contraturas, mas a marcha funcional melhora com o tratamento. O prognóstico a longo prazo para a independência física e vocacional é reservado. Esses pacientes têm inteligência normal, mas têm restrições físicas severas que dificultam sua vida profissional.

Kalampokas E, Kalampokas T, Sofoudis C, Deligeoroglou E, Botsis D: Diagnosing arthrogyrposis multiplex congenital: a review. ISRN Obstet Gynecol 2012;2012:264918 [PMID: 23050160].

Ma L, Yu X: Arthrogryposis multiplex congenital: classification, diagnosis, perioperative care, and anesthesia. Front Med 2017;11(1):48–52 [PMID: 28213879].

SÍNDROME DE MARFAN

▶ Achados clínicos

A. Sinais e sintomas

A síndrome de Marfan é um distúrbio do tecido conjuntivo caracterizado por dedos das mãos e dos pés incomumente longos

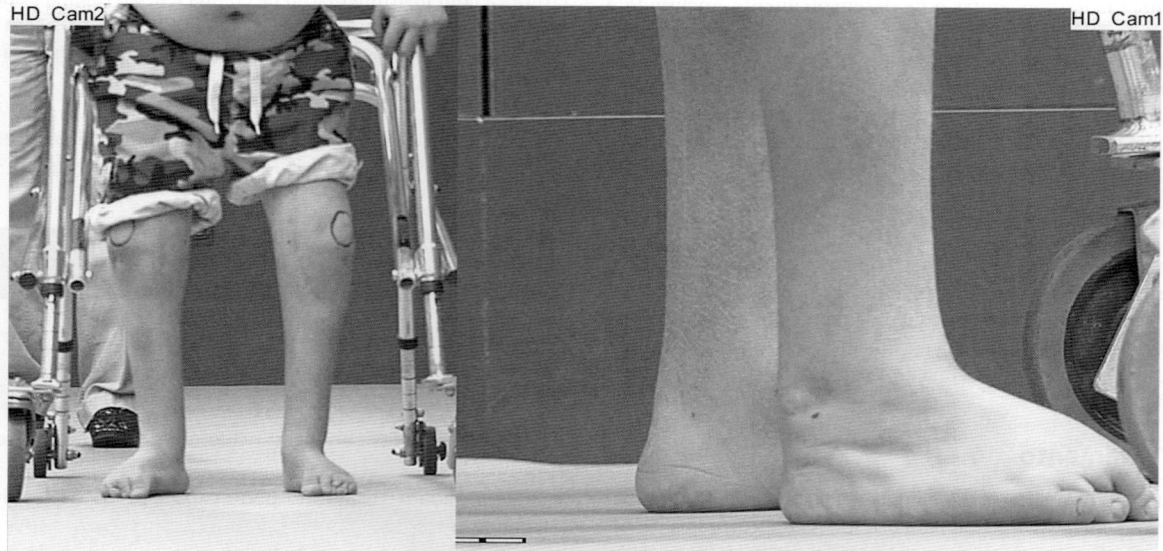

▲ **Figura 26-19** Uma criança com artrogripose com contraturas em flexão dos joelhos e pé torto grave.

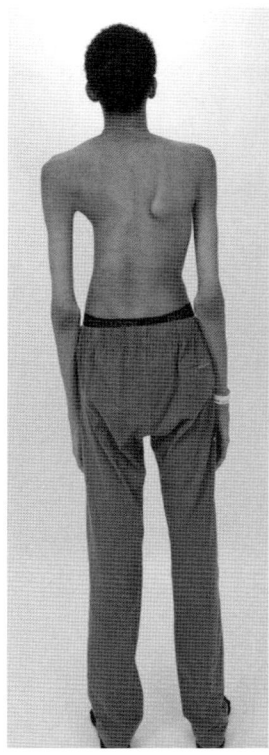

▲ **Figura 26-20** Paciente com síndrome de Marfan com pectus carinatum e escoliose: vista posterior.

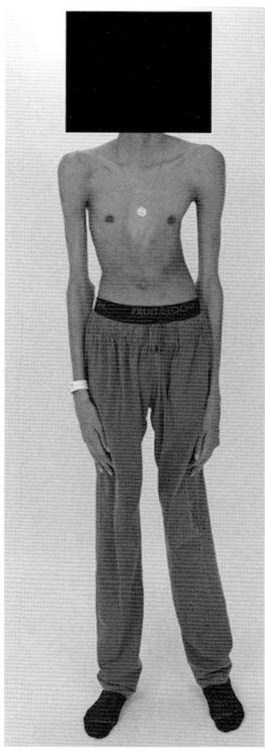

▲ **Figura 26-21** Paciente com síndrome de Marfan com pectus carinatum e escoliose: vista anterior.

(aracnodactilia), hipermobilidade articular, subluxação do cristalino e outras anormalidades oculares, incluindo catarata, coloboma, megalocórnea, estrabismo e nistagmo, palato ogival, forte tendência à escoliose, pectus carinatum (protrusão do esterno) e aneurismas da aorta torácica devido à fraqueza da túnica média dos vasos (ver **Capítulo 37**) (**Figuras 26-20, 26-21 e 26-22**). Mutações do gene da fibrilina-1 são comumente associadas à síndrome de Marfan. As mucoproteínas séricas podem estar reduzidas, e a excreção urinária de hidroxiprolina aumentada. Essa doença é facilmente confundida com a homocistinúria, pois a apresentação fenotípica é quase idêntica. As duas doenças são diferenciadas pela detecção de homocistina na urina de pacientes com homocistinúria.

▶ **Tratamento**

O tratamento geralmente é de suporte e inclui controle da pressão arterial e restrição de atividade física. A escoliose pode exigir um tratamento mais intensivo por meio de órtese ou de fusão espinal. O prognóstico a longo prazo melhorou para os pacientes desde o desenvolvimento de um melhor tratamento dos aneurismas aórticos.

Dietz HC: Marfan syndrome. GeneReviews 2017; Internet: [PMID: 20301510].

Lebreiro A et al: Marfan syndrome clinical manifestations, pathophysiology and, new outlook on drug therapy. Rev Port Cardiol 2010;29(6):1021–1036 [PMID: 20964113].

DEFORMIDADE DE SPRENGEL

▶ **Achados clínicos**

A. Sinais e sintomas

A deformidade de Sprengel é uma alteração congênita em que uma ou ambas as escápulas são elevadas e hipoplásicas. A deformidade impede que o braço se eleve completamente no lado afetado, e pode haver também torcicolo associado (**Figuras 26-23, 26-24 e 26-25**). A deformidade pode ocorrer isoladamente ou em associação com a síndrome de Klippel-Feil ou escoliose e anormalidades das costelas. Se a deformidade for funcionalmente limitante, a escápula pode ser reposicionada cirurgicamente em uma posição mais próxima da posição anatômica normal. A intervenção cirúrgica melhora tanto a funcionalidade quanto a aparência estética.

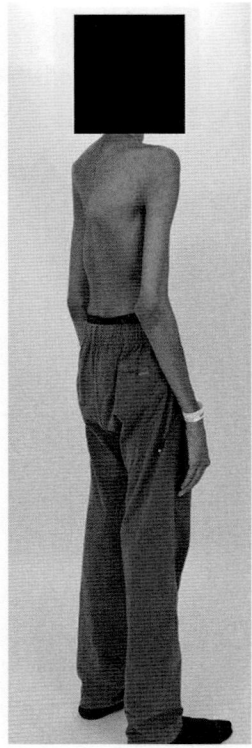

▲ **Figura 26-22** Paciente com síndrome de Marfan com pectus carinatum e escoliose: vista sagital.

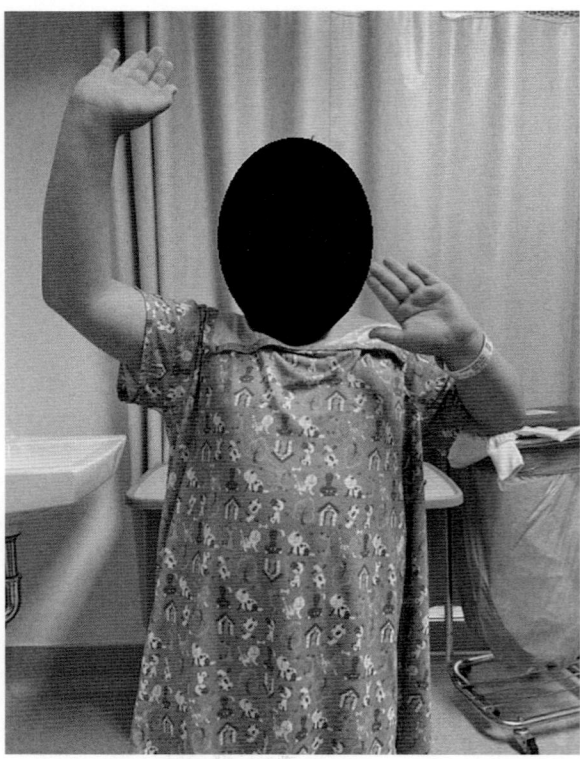

▲ **Figura 26-23** Paciente com deformidade de Sprengel afetando a escápula esquerda: vista frontal.

Dhir R, Chin K, Lambert S: The congenital undescended scapula syndrome: sprengel and the cleithrum: a case series and hypothesis. J Shoulder Elbow Surg 2018;27(2):252–259 [PMID: 28964675].

Harvey EJ, Bernstein M, Desy NM, Saran N, Ouellet JA: Sprengel deformity: pathogenesis and management. J Am Acad Orthop Surg 2012;20(3):177–186 [PMID: 22382290].

OSTEOGÊNESE IMPERFEITA

▶ Achados clínicos

A. Sinais e sintomas

A osteogênese imperfeita é uma doença genética rara do tecido conjuntivo caracterizada por fraturas múltiplas e recorrentes. A incidência estimada é de 1 a cada 12.000 a 15.000 pessoas. As características clínicas da doença levam ao diagnóstico na maioria dos casos. Existem várias formas de osteogênese imperfeita, designadas do tipo I ao tipo XII:

- Os tipos I a V são o resultado de mutações autossômicas dominantes.
- Os tipos VI a XII são autossômicos recessivos.

Cada tipo está associado à mutação de um gene diferente, a níveis variados de gravidade e a uma série de características particulares. A forma mais grave e letal, chamada osteogênese imperfeita congênita, é distinguida por múltiplas fraturas intrauterinas ou perinatais. Já as crianças com acometimento moderado apresentam numerosas fraturas e nanismo devido a deformidades ósseas adquiridas e a atraso do crescimento. As fraturas começam a ocorrer em diferentes momentos e em padrões variáveis após o período perinatal, com ocorrência de menos fraturas e deformidades em comparação aos casos graves. Outras características físicas da osteogênese imperfeita incluem:

- Espessura do osso cortical reduzida nas diáfises dos ossos longos;
- Ossos supranumerários do crânio que são completamente cercados por suturas cranianas (ossos wormianos);
- Esclera azul;
- Pele afinada;
- Hiperextensibilidade ligamentar;
- Otosclerose com perda auditiva significativa;
- Dentes hipoplásicos e malformados.

Problemas cardiovasculares e respiratórios são as causas mais comuns de morbimortalidade na idade adulta. A inteligência não é afetada.

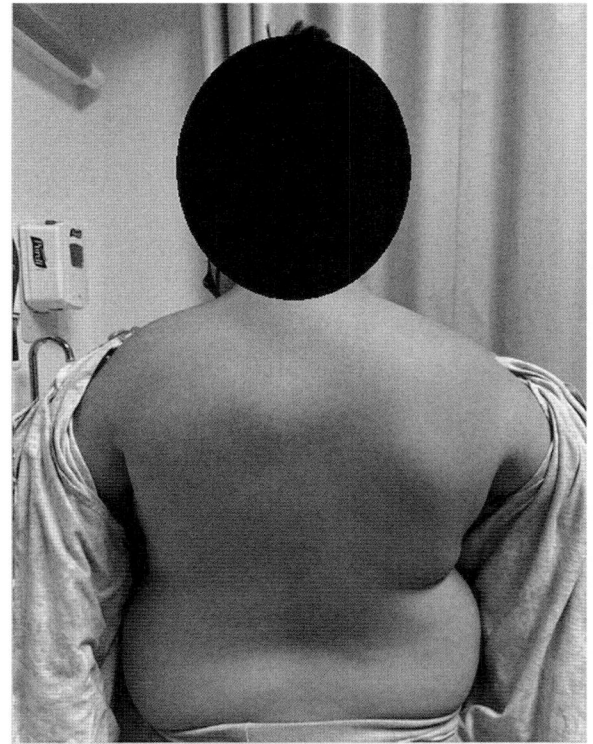

▲ **Figura 26-24** Paciente com deformidade de Sprengel afetando a escápula esquerda: vista posterior com os braços aduzidos.

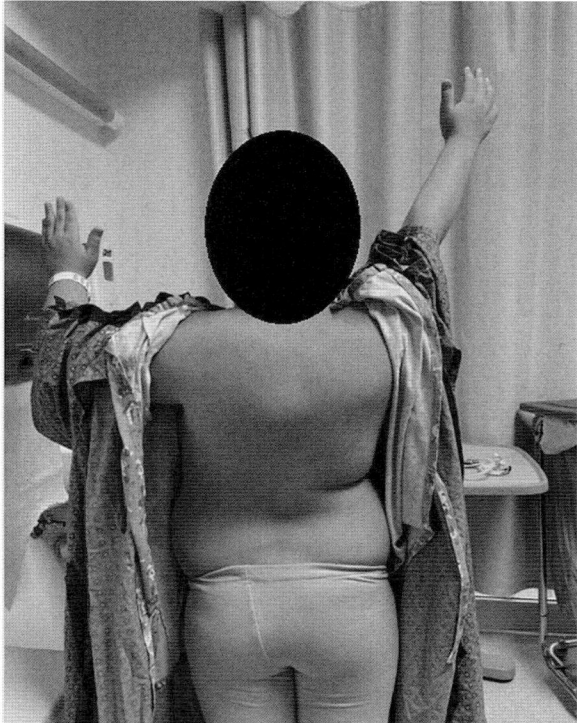

▲ **Figura 26-25** Paciente com deformidade de Sprengel afetando a escápula esquerda: vista posterior.

Às vezes suspeita-se que pacientes afetados tenham sido vítimas de abuso. Reciprocamente, deve-se descartar osteogênese imperfeita em casos de suspeita de trauma não acidental. É importante notar que uma fratura do olécrano em crianças é rara e pode ser indicativa de osteogênese imperfeita.

Tratamento

O tratamento cirúrgico envolve a correção das deformidades dos ossos longos. Múltiplas hastes intramedulares têm sido usadas para diminuir a incidência de fraturas e prevenir deformidades devido à consolidação viciosa de fraturas (**Figuras 26-26 e 26-27**). Os pacientes são frequentemente dependentes de cadeiras de rodas na idade adulta. Demonstrou-se que os bisfosfonatos diminuem a incidência de fraturas.

Biggin A, Munns CF: Osteogenesis imperfecta: diagnosis and treatment. Curr Osteoporos Rep 2014;12(3):279–288 [PMID: 24964776].

Harrington J, Sochett E, Howard A: Update on the evaluation and treatment of osteogenesis imperfecta. Pediatr Clin North Am 2014;61(6):1243–1257 [PMID: 25439022].

ACONDROPLASIA

Achados clínicos

A. Sinais e sintomas

A acondroplasia é a forma mais comum de nanismo de membros curtos. A parte superior dos braços e as coxas são proporcionalmente mais curtos do que os antebraços e a parte inferior das pernas. Suspeita-se de displasia esquelética quando há baixa estatura desproporcional, dismorfismo ou deformidades. A medição da altura é uma excelente ferramenta de triagem clínica. Os achados frequentemente incluem arqueamento das extremidades, marcha bamboleante, limitação do movimento das principais articulações, frouxidão ligamentar, dedos curtos e grossos, de comprimento quase igual entre si, bossa frontal, hipoplasia do terço médio da face, disfunção do sistema otorrinolaringológico, hidrocefalia moderada, ponte nasal baixa e lordose lombar. A inteligência e a função sexual são normais. Embora esse transtorno tenha um padrão de transmissão autossômico dominante, 80% dos casos resultam de uma mutação aleatória no gene do receptor 3 do fator de crescimento de fibroblastos (*FGFR3*).

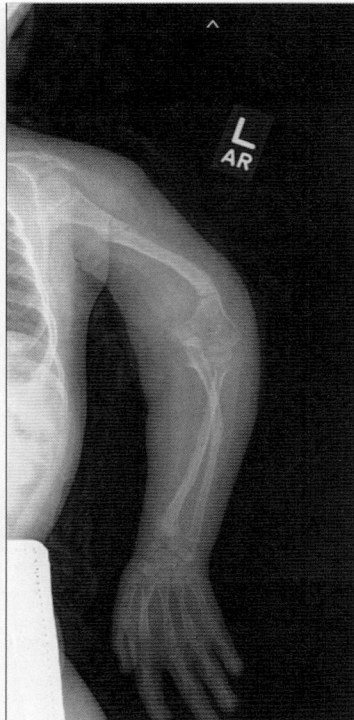

▲ **Figura 26-26** Evidência radiológica de osteogênese imperfeita: exemplo 1, braço esquerdo com osteotomias em cicatrização no úmero e deformidades do rádio e da ulna.

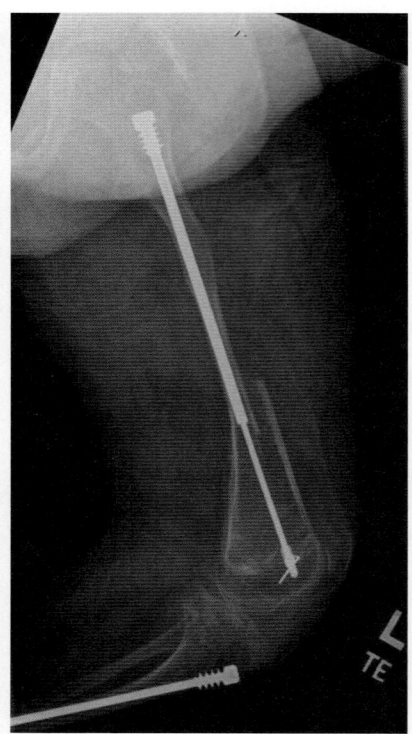

▲ **Figura 26-27** Evidência radiológica de osteogênese imperfeita: exemplo 2, perna esquerda mostrando uma intervenção cirúrgica com fixação de fratura do fêmur com haste telescópica.

B. Exames de imagem

As radiografias demonstram ossos tubulares curtos e espessos e placas epifisárias irregulares. As extremidades dos ossos são espessas e apresentam alargamento e deformidade em taça (**Figura 26-28**). A ossificação epifisária pode ser retardada. Devido ao crescimento diminuído dos pedículos vertebrais, o canal vertebral é estreitado (estenose congênita), de forma que uma hérnia de disco na idade adulta pode levar à paraplegia aguda.

▶ Tratamento

O hormônio do crescimento é administrado a algumas crianças com displasia óssea. O alongamento de membros é possível para atingir uma proporção mais normal das extremidades, mas é controverso.

Ornitz DM, Legeai-Mallet L: Achondroplasia: development, pathogenesis and therapy. Dev Dyn 2017;246(4):291–309 [PMID: 27987249].

Shirley ED, Ain MC: Achondroplasia: manifestations and treatment. J Am Acad Orthop Surg 2009;(17):231–241 [PMID: 19307672].

▼ DISTÚRBIOS NEUROLÓGICOS ENVOLVENDO O SISTEMA MUSCULOESQUELÉTICO

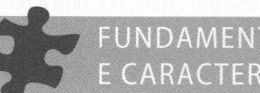 FUNDAMENTOS DO DIAGNÓSTICO E CARACTERÍSTICAS TÍPICAS

▶ Uma história perinatal detalhada é importante para o diagnóstico.
▶ O estado funcional do paciente deve ser avaliado.
▶ O manejo deve ser orientado para maximizar a funcionalidade.

ASPECTOS ORTOPÉDICOS DA PARALISIA CEREBRAL

▶ Achados clínicos e tratamento

A paralisia cerebral é definida como uma lesão cerebral não progressiva com início no período perinatal. Geralmente causa dificuldade no controle muscular e pode também afetar as funções

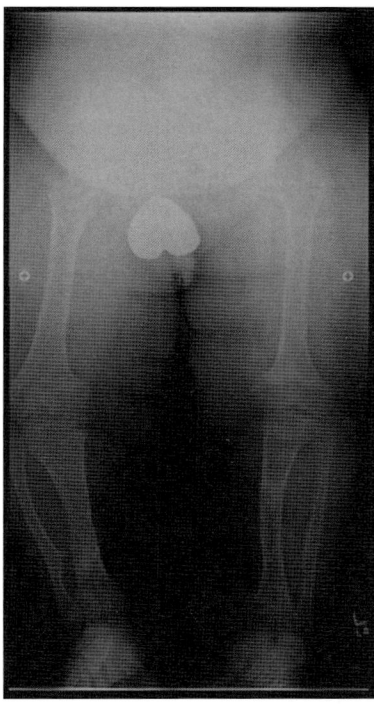

▲ **Figura 26-28** Radiografia em ortostase dos quadris aos tornozelos de um paciente com acondroplasia.

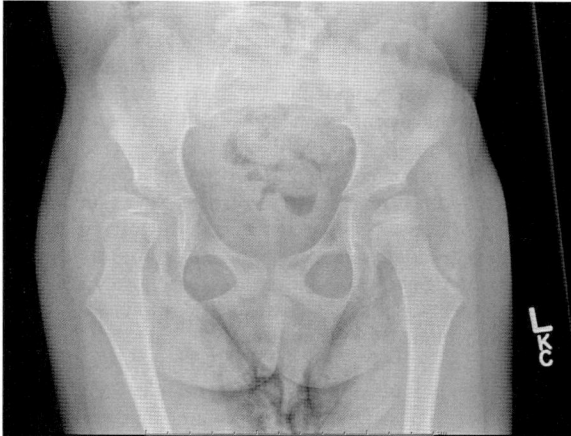

▲ **Figura 26-29** Subluxação do quadril de origem neuromuscular em um paciente com paralisia cerebral tetraplégica espástica.

cognitivas e o funcionamento comportamental. Recomendam-se avaliação e cuidado longitudinal por uma equipe multidisciplinar, e fisioterapia precoce para facilitar a aquisição de padrões normais de desenvolvimento pode ser benéfica.

O uso de órteses e talas tem benefício questionável, contudo órteses tornozelo-pé ou talas noturnas parecem úteis na prevenção da deformidade em equino do tornozelo – a deformidade mais comum encontrada nessa população – ou de contraturas em adução dos quadris. A cirurgia ortopédica é útil para tratar contraturas articulares que interferem na função. A maioria dos procedimentos ortopédicos são direcionados ao alongamento de tendões ou à estabilização óssea através de osteotomia ou de artrodese. As cirurgias de transferência muscular são eficazes em pacientes cuidadosamente selecionados.

A flexão e a adução do quadril devido à hiperatividade dos adutores e flexores podem produzir uma luxação progressiva do quadril de origem neuromuscular (**Figura 26-29**). Essa alteração pode levar a dor e disfunção da articulação, e o tratamento é difícil e geralmente insatisfatório. O manejo pode incluir o uso de órteses de abdução, complementado pela liberação dos adutores e flexores do quadril, mas essa abordagem demonstrou apenas retardar a necessidade de osteotomia. A osteotomia do fêmur ou da pelve pode ser necessária para corrigir as deformidades ósseas de anteversão femoral, coxa valga e displasia acetabular que estão invariavelmente presentes. A displasia do quadril de origem neuromuscular deve ser acompanhada a cada 6 a 12 meses com radiografias anteroposteriores da pelve. As Australian Hip Surveillance Guidelines for Children with Cerebral Palsy (Diretrizes Australianas de Vigilância do Quadril para Crianças com Paralisia Cerebral) fornecem orientações sobre o acompanhamento de pacientes com paralisia cerebral, e a Pediatric Orthopaedic Society of North America (Sociedade Ortopédica Pediátrica da América do Norte) está desenvolvendo um protocolo com indicações para o encaminhamento para cirurgia ortopédica.

O paciente deve ser examinado em diversas ocasiões pelo cirurgião antes de qualquer procedimento pois é difícil prever o resultado cirúrgico em indivíduos com paralisia cerebral. O acompanhamento com um fisioterapeuta pode maximizar os ganhos esperados a longo prazo.

Wynter M et al: Australian Hip Surveillance Guidelines for Children with Cerebral Palsy 2020. AusACPDM 2020. https://www.ausacpdm.org.au/wp-content/uploads/2020/12/200240-Hip-survey-A5-booklet-WEB.pdf

ASPECTOS ORTOPÉDICOS DA ESPINHA BÍFIDA

▶ Achados clínicos e tratamento

O nível de envolvimento neurológico em pacientes com espinha bífida determina os desequilíbrios musculares que podem gerar deformidades ao longo do crescimento. O envolvimento é muitas vezes assimétrico e tende a mudar durante os primeiros 12 a 18 meses de vida. Os problemas musculoesqueléticos podem incluir luxação congênita do quadril, alterações das extremidades inferiores semelhantes à artrogripose, pé torto e escoliose e cifose congênitas. As lesões da espinha bífida ocorrem mais comumente no nível de L3 a L4 e tendem a afetar a articulação do quadril, com luxação progressiva ocorrendo durante o crescimento devido a forças de flexão e adução do quadril sem oposição. As deformidades do pé podem ocorrer em qualquer direção, dependendo do desequilíbrio muscular presente, e são complicadas pelo fato de que a sensibilidade está geralmente ausente. Deformidades da coluna vertebral se desenvolvem em uma grande porcentagem dessas crianças, com escoliose ocorrendo em aproximadamente 40% delas.

Pacientes com espinha bífida devem ser examinados precocemente por um cirurgião ortopédico. A deambulação pode exigir o uso de órteses longas nas pernas. Em crianças que têm uma probabilidade razoável de conseguir andar, o tratamento cirúrgico consiste na redução do quadril, alinhamento dos pés na posição de sustentação de peso e estabilização da escoliose. Em crianças que não possuem função ativa do quadríceps e força extensora do joelho, a probabilidade de deambulação é bastante reduzida. Nesses pacientes, a cirurgia agressiva do pé e do quadril geralmente não é indicada, pois pode resultar em enrijecimento das articulações e dificultar a posição sentada. O tratamento da criança com espinha bífida deve ser coordenado por uma equipe multidisciplinar, incluindo médicos especialistas, fisioterapeutas e terapeutas ocupacionais, assistentes sociais e professores.

TRAUMA

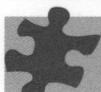

FUNDAMENTOS DO DIAGNÓSTICO E CARACTERÍSTICAS TÍPICAS

▶ A queda com a mão estendida é o mecanismo mais comum de lesão ortopédica.

▶ O exame físico direcionado (p. ex., avaliando edema, dor ao toque, deformidade e instabilidade) e o exame radiográfico são fundamentais para o diagnóstico.

▶ É importante descartar fratura da placa epifisária.

▶ A mobilização precoce com proteção da articulação é indicada para entorses e distensões.

▶ A redução e a imobilização são a base do tratamento das fraturas.

TRAUMA DE TECIDOS MOLES

As contusões geralmente são o resultado de uma compressão do tecido, com danos aos vasos sanguíneos dentro do tecido e formação de um hematoma. Uma entorse é o estiramento de um ligamento, e uma distensão é um estiramento de um músculo ou de um tendão. A ruptura incompleta de um ligamento, com dor e inchaço local, mas sem instabilidade articular, é considerada uma entorse leve ou moderada.

Em uma entorse grave, o ligamento é completamente rompido, resultando em instabilidade da articulação.

O tratamento inicial de qualquer entorse consiste em repouso, gelo, compressão e elevação. A imobilização breve seguida de exercícios de amplitude de movimento da articulação afetada protege contra agravamento da lesão e alivia o inchaço e a dor.

Os anti-inflamatórios não esteroides (AINEs) são úteis para o controle da dor. Se um trauma mais grave resultar em ruptura completa do ligamento, a instabilidade da articulação pode ser demonstrada pelo exame físico ou por teste de estresse com documentação radiológica. Tal deformidade da articulação pode causar instabilidade persistente e resultar em outras lesões. Se a instabilidade for evidente, o reparo cirúrgico do ligamento rompido pode ser indicado. Se um músculo é rompido em sua inserção tendínea, ele pode ser reparado cirurgicamente.

CONTUSÕES

▶ **Achados clínicos**

A. Sinais e sintomas

As contusões musculares com formação de hematoma produzem lesões dolorosas, que podem durar semanas até a resolução completa do quadro álgico.

▶ **Tratamento**

O tratamento inclui aplicação de gelo, compressão local e repouso. O exercício deve ser evitado por 5 a 7 dias. O uso de calor local pode acelerar a resolução após o fim da fase aguda de dor e inchaço.

MIOSITE OSSIFICANTE

▶ **Achados clínicos**

A. Sinais e sintomas

A miosite ossificante, ou seja, uma ossificação dentro do músculo, ocorre quando um trauma significativo causa um hematoma que posteriormente cicatriza sob a forma de ossificação heterotópica (**Figura 26-30**). As contusões do quadríceps da coxa ou do tríceps do braço são as lesões predisponentes mais comuns. A incapacidade funcional é grande, com inchaço local, calor e dor intensa mesmo à mobilização suave da articulação adjacente.

▶ **Tratamento**

O membro deve ficar em repouso até que a reação local se alivie (5-7 dias). Quando o calor e a dor locais diminuem, exercícios ativos suaves podem ser iniciados. Os exercícios de alongamento passivo não são indicados, pois podem estimular a reação de ossificação. Se uma extremidade sofrer lesão grave com hematoma, ela deve ser imobilizada, e atividades adicionais devem ser evitadas até que a reação aguda desapareça. Se traumas adicionais provocarem lesões recorrentes, a ossificação pode atingir grandes proporções e assemelhar-se a um osteossarcoma. A cirurgia para excisão da ossificação pode reiniciar o processo e levar a uma reação ainda mais grave e não deve ser tentada antes de 9 meses a 1 ano após a lesão.

Sferopoulos NK, Kotakidou R, Petropoulos AS: Myositis ossificans in children: a review. Eur J Orthop Surg Traumatol 2017;27(4):491–502. doi: 10.1007/s00590-017-1932-x [PMID: 28275867].

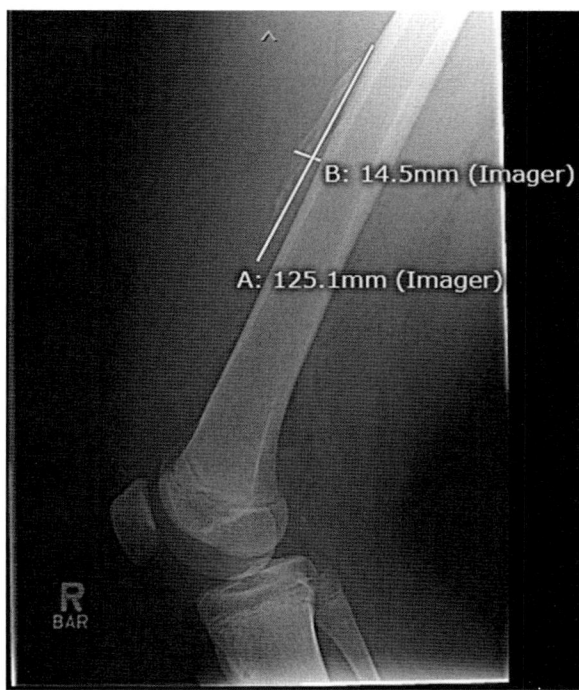

▲ **Figura 26-30** Evidência radiológica de miosite ossificante na diáfise de um fêmur direito.

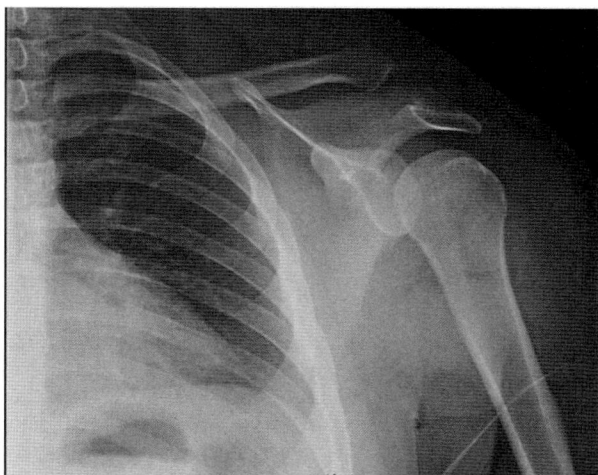

▲ **Figura 26-31** Evidência radiológica de luxação acromioclavicular grau II.

▼ SUBLUXAÇÕES E LUXAÇÕES TRAUMÁTICAS

► Achados clínicos

LUXAÇÃO ACROMIOCLAVICULAR

A. Sinais, sintomas e tratamento

As luxações acromioclaviculares envolvem ruptura parcial ou completa dos ligamentos da articulação acromioclavicular (**Figura 26-31**). Estão entre as lesões mais comuns do ombro, mas sua gravidade e seu tratamento variam de forma significativa (são classificadas de grau I a VI, sendo este último o mais grave). As luxações acromioclaviculares de grau I a III são as mais comuns e geralmente tratadas de forma não cirúrgica (incluindo fisioterapia precoce), enquanto as de grau IV a VI são geralmente resultado de impactos de alta energia e tratadas cirurgicamente. A gravidade do deslocamento distingue o grau III dos graus superiores. Há controvérsias sobre as luxações acromioclaviculares grau III deverem ser tratadas cirurgicamente ou não.

Allemann F et al: Different treatment strategies for acromioclavicular dislocation injuries: a nationwide survey on open/minimally invasive and arthroscopic concepts. Eur J Med Res 2019;24(1):18 [PMID: 30904018].

Kraus N, Hann C, Gerhardt C, Scheibel M: Dynamic instability of the acromioclavicular joint: a new classification for acute AC joint separation. Obere Extremitat 2018;13(4):279–285 [PMID: 30546493].

SUBLUXAÇÃO DA CABEÇA DO RÁDIO (PRONAÇÃO DOLOROSA)

A. Sinais, sintomas e tratamento

Os lactentes podem sofrer subluxação da cabeça do rádio ao serem levantados ou puxados pela mão. A criança se apresenta com o cotovelo totalmente pronado e dolorido. A queixa usual é de que o cotovelo da criança não dobra. Os achados radiográficos são normais, mas há dor à palpação sobre a cabeça do rádio. Uma cabeça do rádio **subluxada** (pronação dolorosa) pode ser reduzida posicionando o cotovelo em supinação total e movendo lentamente o braço da extensão total para a flexão total, ou segurando o cotovelo em um ângulo de flexão de 90 graus e, em seguida, hiperpronando lentamente o punho até a redução completa; um clique pode ser palpado ao nível da cabeça do rádio. O alívio da dor é notável, pois a criança geralmente para de chorar imediatamente. O cotovelo pode ser imobilizado em uma tipoia para conforto por um dia. Ocasionalmente, os sintomas duram vários dias, exigindo uma imobilização mais prolongada. Um puxão de cotovelo pode ser um indício de espancamento, e isso deve ser levado em consideração durante o exame, especialmente se o problema for recorrente.

Bexkens R, Washburn FJ, Eygendaal D, Van Den Bekerom MP, Oh LS: Effectiveness of reduction maneuvers in the treatment of nursemaid's elbow: a systematic review and meta-analysis. Am J Emerg Med 2017;35(1):159–163 [PMID: 27836316].

LUXAÇÃO DA PATELA

A. Sinais e sintomas

As luxações completas da patela são quase sempre em direção lateral. A dor é intensa e o paciente se apresenta com o joelho levemente flexionado e uma massa óssea óbvia lateral à articulação do joelho associada a uma área plana sobre a região anterior do joelho. O exame radiográfico, incluindo incidência axial, confirma o diagnóstico. Quando ocorre subluxação da patela, os sintomas podem ser mais sutis, e o paciente queixa-se de que o joelho "falha" ou "salta fora do lugar".

As luxações recorrentes ocorrem mais comumente em indivíduos com hipermobilidade articular, especialmente meninas adolescentes. Os fatores que influenciam o risco de recorrência incluem o comprimento do tendão patelar, a profundidade do sulco troclear e a posição da patela em relação ao sulco troclear, que é afetada pelo alinhamento ósseo axial e coronal.

▶ Tratamento das luxações

Em contraste com a redução de fraturas, que pode ser adiada com segurança, a maioria das luxações deve ser reduzida imediatamente para minimizar danos articulares subsequentes. As luxações geralmente podem ser reduzidas por tração sustentada leve. Muitas vezes, não é necessário o uso de anestésicos por várias horas após a lesão, devido à anestesia produzida pela própria lesão. Um exame neurovascular completo deve ser realizado e registrado antes e depois da redução. As radiografias devem ser obtidas após a redução para documentar a congruência articular e avaliar a presença de fraturas osteocondrais associadas. Após a redução, a articulação deve ser imobilizada para o transporte do paciente. Pode-se usar AINEs juntamente com gelo para controle da dor e para reduzir a inflamação. A articulação luxada deve ser tratada por imobilização, seguida de exercícios ativos graduais até atingir toda a amplitude de movimento. A manipulação passiva vigorosa da articulação por um fisioterapeuta pode ser prejudicial, mas o fortalecimento muscular é uma peça-chave do tratamento a longo prazo.

Uma patela luxada pode ser reduzida estendendo o joelho e colocando uma leve pressão sobre a patela enquanto uma tração suave é exercida na perna. Para uma primeira luxação, o tratamento inicial após a redução deve ser não operatório, consistindo em fisioterapia para fortalecer os estabilizadores do quadríceps, dos quadris e musculatura central. A cirurgia é reservada para indivíduos com lesões osteocondrais reparáveis, fragmentos de cartilagem soltos e luxação recorrente após terapia não cirúrgica apropriada. Cerca de um terço dos pacientes sofrem uma luxação repetida após a reabilitação.

Longo UG, Ciuffreda M, Locher J, Berton A, Salvatore G, Denaro V: Treatment of primary acute patellar dislocation: systematic review and quantitative synthesis of the literature. Clin J Sport Med 2017;27(6):511–523 [PMID: 28107220].

Nwachukwu BU, So C, Schairer WW, Green DW, Dodwell ER: Surgical versus conservative management of acute patellar dislocation in children and adolescents: a systematic review. Knee Surg Sports Traumotol Arthrsc 2016;24(3):760–767 [PMID: 26704809].

▼ FRATURAS

FRATURAS EPIFISÁRIAS

▶ Achados clínicos

A. Sinais e sintomas

As fraturas epifisárias são mais comuns do que as lesões ligamentares em crianças, uma vez que os ligamentos das articulações são geralmente mais fortes do que as placas de crescimento associadas. Radiografias devem ser feitas sempre que houver suspeita de luxação para descartar uma fratura epifisária (**Figura 26-32**). Radiografias da extremidade oposta, especialmente para lesões ao redor do cotovelo, são importantes para comparação. Fraturas na placa epifisária podem produzir pontes ósseas, que podem causar

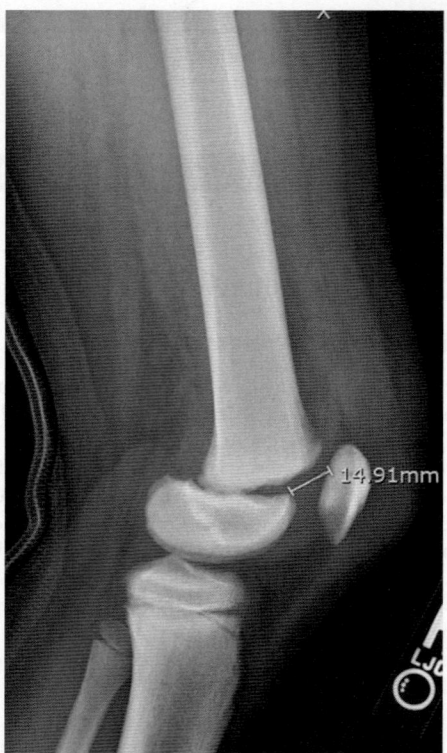

▲ **Figura 26-32** Evidência radiológica de fratura epifisária do fêmur direito em uma fratura deslocada tipo I de Salter-Harris.

a interrupção prematura do crescimento ou deformidades angulares da extremidade. Essas pontes são decorrentes do trauma na placa epifisária e podem ocorrer mesmo após reduções adequadas. Fraturas epifisárias em uma criança que não deambula devem chamar a atenção para a suspeita de trauma não acidental.

▶ Tratamento

A redução de uma epífise fraturada deve ser feita sob anestesia para alinhar a placa epifisária utilizando o mínimo de força. Fraturas epifisárias na região do ombro, do punho e dos dedos geralmente podem ser tratadas por redução fechada, mas fraturas das epífises ao redor do cotovelo geralmente requerem redução aberta. Na extremidade inferior, a redução meticulosa da placa epifisária é necessária para evitar a deformidade da articulação quando uma superfície articular está envolvida. Se o resultado for deformidades angulares, a osteotomia corretiva pode ser necessária. Não é recomendado realizar múltiplas tentativas de redução fechada devido ao maior risco de dano da placa epifisária.

Dwek JR: The radiographic approach to child abuse. Clin Orthop Relat Res 2011;469:776–789 [PMID: 20544318].

FRATURAS SUBPERIOSTEAIS

▶ Achados clínicos e tratamento

As fraturas periosteais, também denominadas fraturas em tórus, consistem em uma protuberância do osso cortical devido a uma força compressiva sobre o osso (**Figura 26-33**). São mais comuns no rádio distal ou na ulna. O alinhamento geralmente é satisfatório, e a imobilização simples por 3 semanas é suficiente. A terapia com bandagens elásticas e o uso de gesso são eficazes para prevenir piora da angulação. É importante que a fratura não seja diagnosticada erroneamente como uma fratura em galho verde (ver a seguir) na sua apresentação inicial. Crianças com fratura subperiosteal diagnosticada erroneamente como fratura em galho verde relatam ter mais dor após o uso de bandagens elásticas ou de gesso.

Jiang N, Cao ZH, Ma YF, Lin Z, Yu B: Management of pediatric forearm torus fractures: a systematic review and meta-analysis. Pediatr Emerg Care 2016;32(11):773–778 [PMID: 26555307].

FRATURAS EM GALHO VERDE

▶ Achados clínicos e tratamento

As fraturas em galho verde envolvem franca ruptura do osso cortical de um lado do osso, mas nenhum plano de clivagem discernível no lado oposto. O termo "em galho verde" implica semelhança com o que acontece quando se tenta quebrar um galho de uma árvore viva; geralmente a casca se quebra em um lado do galho, mas permanece intacta no lado oposto. As extremidades ósseas não se separam, tornando essas fraturas anguladas, mas não deslocadas (**Figura 26-34**). A redução é atingida endireitando o braço

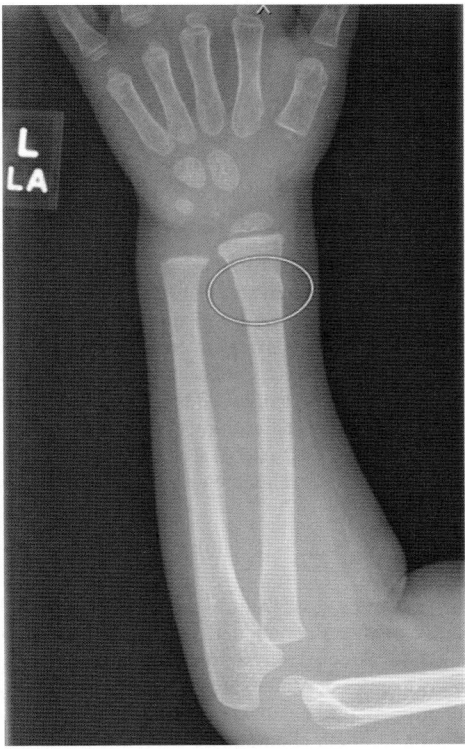

▲ **Figura 26-33** Evidência radiológica de uma fratura subperiosteal do rádio distal. A área circulada destaca a área fraturada.

no alinhamento normal e mantendo esse alinhamento com gesso bem ajustado. É necessário obter radiografias das fraturas em galho verde novamente em 7 a 10 dias para ter certeza de que a redução foi mantida no gesso. Uma leve deformidade angular pode ser corrigida pela remodelação do osso. Quanto mais distante a fratura estiver da extremidade em crescimento do osso, maior será o tempo necessário para a remodelação. A fratura pode ser considerada curada quando não há mais dor à palpação e um calo ósseo é visto na radiografia.

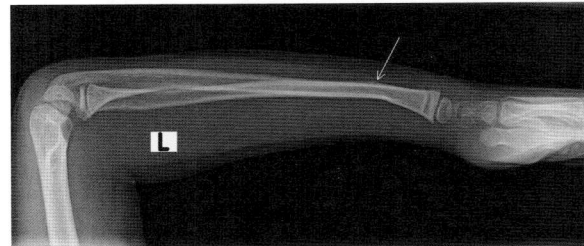

▲ **Figura 26-34** Evidência radiológica de uma fratura em galho verde. A seta aponta para a área fraturada.

FRATURAS SUPRACONDILIANAS DO ÚMERO

▶ Achados clínicos

A. Sinais e sintomas

Os côndilos do úmero distal formam a metade proximal da articulação do cotovelo. Há uma concavidade na face posterior do úmero distal que está presente anatomicamente para acomodar o olécrano quando o cotovelo atinge a extensão total. Essa acomodação anatômica, localizada na chamada região supracondiliana do úmero, também cria uma área mais fina de osso cortical que é mais suscetível a lesões e fraturas **(Figura 26-35)**. As fraturas supracondilianas tendem a ocorrer em crianças de 3 a 6 anos e são as fraturas de cotovelo mais comuns em crianças. A proximidade à artéria braquial na porção distal do braço é um perigo potencial ao lidar com esses tipos de fraturas. A ausência de pulso distal é um forte indicador de lesão arterial secundária. O edema pode ser grave, pois essas lesões geralmente estão associadas a um trauma significativo.

▶ Tratamento

Na maioria das vezes, essas fraturas são tratadas através de redução fechada e pinagem percutânea realizada sob anestesia geral. As complicações associadas às fraturas supracondilianas incluem contratura isquêmica de Volkmann no antebraço devido ao comprometimento vascular e cúbito varo (diminuição do ângulo de carregamento, também chamada de deformidade em coronha) secundária à redução deficitária. Essa deformidade em coronha pode ser esteticamente inconveniente, mas geralmente não interfere na função articular.

Kumar V, Singh A: Fracture supracondylar humerus: a review. J Clin Diag Res 2016;10(12):RE01–RE06 [PMID: 28208961].

COMENTÁRIOS GERAIS SOBRE OUTRAS FRATURAS EM CRIANÇAS

A redução de fraturas em crianças geralmente pode ser realizada por tração simples e manipulação; a redução aberta é indicada se um alinhamento satisfatório não for obtido. A remodelação do calo da fratura geralmente produz uma aparência quase normal do osso em questão de meses **(Figura 26-36)**. Quanto mais jovem a criança, mais a remodelação é possível. Deformidades angulares no plano do movimento articular se remodelam de forma adequada, enquanto o desalinhamento rotacional não costuma se remodelar bem.

Deve haver suspeita de abuso infantil sempre que a idade da fratura não corresponder à história apresentada ou quando a gravidade da lesão for maior do que o suposto acidente seria capaz de ter produzido. Em casos suspeitos de espancamento em que

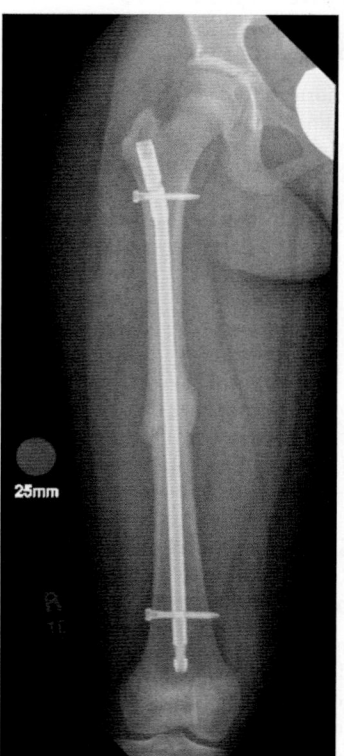

▲ **Figura 26-36** Evidência radiológica de remodelação do calo de uma fratura da diáfise do fêmur: radiografia pós-operatória após colocação de haste intramedular.

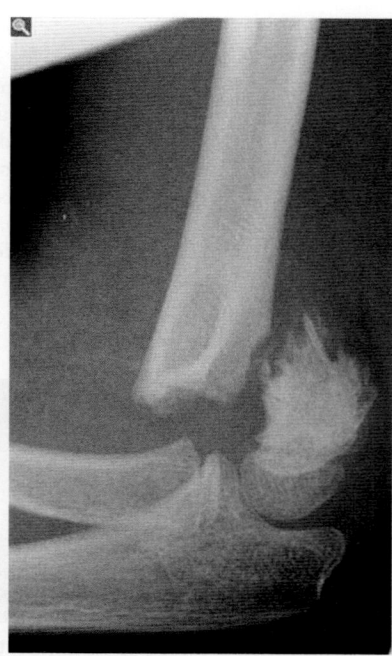

▲ **Figura 26-35** Fratura supracondiliana do úmero.

nenhuma fratura está presente na radiografia inicial, uma radiografia repetida 10 dias depois é necessária. Sangramentos abaixo do periósteo se calcificam em 7 a 10 dias, e a aparência radiográfica pode ser diagnóstica de trauma fechado grave característico de uma criança espancada.

INFECÇÕES DOS OSSOS E DAS ARTICULAÇÕES

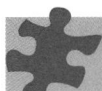

FUNDAMENTOS DO DIAGNÓSTICO E CARACTERÍSTICAS TÍPICAS

▶ A movimentação do membro causa dor, resultando em pseudoparalisia.
▶ O edema de tecidos moles geralmente está presente.
▶ A velocidade de hemossedimentação (VHS) e a proteína C-reativa (PCR) estão elevadas na maioria dos casos.
▶ O tratamento consiste em drenagem cirúrgica do abscesso mais uso de antibióticos.
▶ A antibioticoterapia isolada pode ser suficiente para a osteomielite inicial sem abscesso.

OSTEOMIELITE

A osteomielite é um processo infeccioso que geralmente se inicia no osso esponjoso ou medular e se estende até o osso compacto ou cortical. Comumente precedida por trauma, as extremidades inferiores são mais propensas a serem afetadas. A osteomielite é mais comumente causada pela disseminação hematogênica de bactérias de outras áreas infectadas ou colonizadas (p. ex., piodermite ou trato respiratório superior), mas pode ocorrer como resultado de invasão direta do ambiente externo (exógena) a partir de uma ferida penetrante (como por um prego) ou de uma fratura exposta. O *Staphylococcus aureus* é o organismo infectante mais comum e tem uma tendência a infectar as metáfises dos ossos em crescimento. Anatomicamente, o suprimento arterial para a metáfise dos ossos longos inclui artérias terminais logo abaixo da placa epifisária que se curvam acentuadamente e terminam em sinusoides venosos, causando uma estase relativa que predispõe ao acometimento bacteriano. No lactente menor de 1 ano, há comunicação vascular direta com a epífise através da placa epifisária. A disseminação bacteriana ocorre da metáfise para a epífise e adentra a articulação. Na criança mais velha, a placa epifisária fornece uma barreira eficaz e a epífise geralmente não é infectada. A infecção se espalha retrogradamente da metáfise para a diáfise, e por ruptura através do osso cortical, ao longo da diáfise abaixo do periósteo.

Na osteomielite hematogênica, 85% dos casos são devidos ao *S. aureus*. Estreptococos (estreptococos do grupo B em recém-nascidos e em lactentes e *Streptococcus pyogenes* em crianças mais velhas) são uma causa menos comum de osteomielite. A *Pseudomonas aeruginosa* é comum em casos de feridas puntiformes por prego. Crianças com anemia falciforme são especialmente propensas à osteomielite causada por espécies de *Salmonella*.

▶ Achados clínicos

A. Sinais e sintomas

A osteomielite pode ser sutil em lactentes, apresentando-se como irritabilidade, diarreia ou pouca aceitação dos alimentos; a temperatura pode estar normal ou ligeiramente baixa; e a contagem de glóbulos brancos pode estar normal ou apenas levemente elevada. Pode haver pseudoparalisia do membro envolvido. As manifestações são mais marcantes em crianças mais velhas, com dor local intensa e, frequentemente, mas não invariavelmente, febre alta, taquicardia e elevação da contagem de leucócitos, da VHS e da PCR. A osteomielite de uma extremidade inferior geralmente ocorre ao redor da articulação do joelho em crianças de 7 a 10 anos. A dor ao toque é mais marcada na metáfise do osso, onde o processo tem sua origem. A osteomielite é um diagnóstico diferencial importante na criança que tem dificuldade em apoiar o membro.

B. Achados laboratoriais

As hemoculturas frequentemente positivam precocemente. O teste mais importante é a aspiração de pus ou a biópsia do osso envolvido. É útil inserir uma agulha no osso na área suspeita de infecção e aspirar qualquer fluido presente. Devem ser realizados exames bacterioscópico e bacteriológico do fluido. Mesmo o fluido do edema pode ser útil para determinar o organismo causador. A elevação da VHS acima de 50 mm/h é típica de osteomielite. A PCR se eleva antes da VHS.

C. Exames de imagem

A osteomielite deve ser diagnosticada clinicamente antes que estejam presentes achados significativos nas radiografias simples. As alterações radiográficas progridem de edema local inespecífico para elevação do periósteo, ocorrendo formação de osso novo a partir da camada osteogênica do periósteo após 3 a 6 dias. À medida que a infecção se torna crônica, áreas de osso cortical são isoladas pelo pus que se espalha pelo canal medular, causando rarefação e desmineralização ósseas. Esses pedaços isolados de osso cortical tornam-se isquêmicos e formam sequestros ósseos (fragmentos ósseos mortos). Esses achados radiográficos são específicos, porém tardios. A cintilografia óssea é sensível (antes que os achados da radiografia simples sejam aparentes), mas inespecífica e deve ser interpretada conforme o contexto clínico. A ressonância pode demonstrar edema precoce e abscesso subperiósteo e é útil para confirmar e localizar a doença antes de alterações na radiografia simples (**Figura 26-37**).

▶ Tratamento

A. Medidas específicas

A antibioticoterapia intravenosa deve ser iniciada assim que o diagnóstico de osteomielite for feito e as amostras diagnósticas forem obtidas. A transição para antibióticos orais é possível quando a dor à palpação, a febre, a contagem de leucócitos e a PCR estiverem todas normalizadas ou diminuindo e é facilitada por uma cultura positiva. Agentes que cobrem *S. aureus* e *S. pyogenes* (p. ex.,

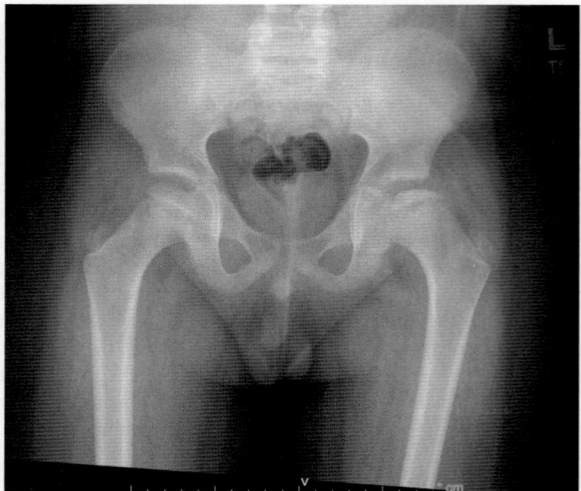

▲ **Figura 26-37** Radiografia mostrando osteomielite da cabeça do fêmur.

oxacilina, nafcilina*, cefazolina e clindamicina) são apropriados para a maioria dos casos de osteomielite hematogênica. Pode ser necessária uma terapia antiestafilocócica alternativa (p. ex., vancomicina) se houver suspeita ou isolamento de *S. aureus* resistente à meticilina e resistente à clindamicina. Deve-se suspeitar de infecção por *S. aureus* resistente à meticilina em casos graves de osteomielite hematogênica. A cobertura para outros patógenos também é apropriada em circunstâncias específicas (p. ex., estreptococos do grupo B em recém-nascidos e lactentes, *P. aeruginosa* na osteomielite associada a feridas puntiformes por prego, espécies de *Salmonella* em crianças com anemia falciforme). O desbridamento cirúrgico e a cobertura antibiótica mais ampla (guiada por culturas de osso infectado) são frequentemente indicados para osteomielite resultante de lesão penetrante. A consultoria com um infectologista é muito útil e é um procedimento padrão em muitas instituições. Para recomendações específicas, consulte o **Capítulo 42**.

A osteomielite aguda geralmente é tratada por um período mínimo de 4 a 6 semanas e até a normalização do exame físico e dos marcadores inflamatórios. As infecções crônicas são tratadas durante meses. Após o desbridamento cirúrgico, as infecções do pé por *Pseudomonas* geralmente respondem a 1 a 2 semanas de tratamento com antibióticos.

B. Medidas gerais

A imobilização com talas minimiza a dor e diminui a propagação da infecção através dos canais linfáticos nos tecidos moles. A tala deve ser removida periodicamente para permitir o uso ativo das articulações adjacentes e evitar o enrijecimento e a atrofia muscular. Na osteomielite crônica, a imobilização pode ser necessária para evitar fraturas do osso enfraquecido.

C. Abordagem cirúrgica

A aspiração da metáfise para coloração de Gram e cultura é a medida diagnóstica mais útil em qualquer caso de suspeita de osteomielite. Se for aspirado pus do osso, a drenagem cirúrgica é indicada. A drenagem cirúrgica também está indicada se a infecção não apresentar resposta significativa em 24 horas. É importante que todos os tecidos moles desvitalizados sejam removidos e a exposição adequada do osso seja obtida para permitir a drenagem livre. Quantidades excessivas de osso não devem ser removidas durante a drenagem da osteomielite aguda, pois não serão completamente substituídas pelo processo normal de cicatrização. O dano ósseo pode ser limitado pela drenagem cirúrgica, enquanto a falha em remover o pus em casos agudos pode levar a danos generalizados.

▶ Prognóstico

Quando a osteomielite é diagnosticada nos estágios clínicos iniciais e a antibioticoterapia é iniciada imediatamente, o prognóstico é excelente. Se o processo não for acompanhado por uma semana a 10 dias, quase sempre há perda permanente de estrutura óssea, bem como a possibilidade de anormalidade de crescimento futura devido à lesão epifisária.

> Bouchoucha S et al: Epidemiology of acute hematogenous osteomyelitis in children: a prospective study over a 32 months period. Tunis Med 2012;90(6):473–480 [PMID: 22693089].

ARTRITE PIOGÊNICA (SÉPTICA)

A origem da artrite piogênica (artrite séptica) varia de acordo com a idade da criança. A artrite piogênica em lactentes geralmente se desenvolve a partir de osteomielite adjacente. Em crianças maiores, apresenta-se como uma infecção isolada, geralmente sem envolvimento ósseo. Em adolescentes com artrite piogênica, pode estar presente uma doença sistêmica subjacente ou um organismo que tenha afinidade pelas articulações (p. ex., *Neisseria gonorrhoeae*).

Os organismos infectantes mais frequentes também variam conforme a idade: estreptococos do grupo B e *S. aureus* em menores de 4 meses; *Haemophilus influenzae* tipo B (se não imunizados) e *S. aureus* naqueles com idade de 4 meses a 4 anos; e *S. aureus* e *S. pyogenes* em crianças maiores e em adolescentes. *Streptococcus pneumoniae* e *Neisseria meningitidis* estão ocasionalmente implicados, e *N. gonorrhoeae* é um potencial causador em adolescentes. O *H. influenzae* tipo B atualmente é incomum no nosso meio devido à imunização eficaz. *Kingella kingae* é uma bactéria Gram negativa que é cada vez mais reconhecida como causa de artrite séptica (e, ocasionalmente, de osteomielite) em crianças menores de 5 anos.

O derrame articular torna-se rapidamente purulento na artrite séptica. Um derrame articular pode acompanhar a osteomielite no osso adjacente, mas uma contagem de leucócitos excedendo 50.000/µL no líquido sinovial indica uma infecção purulenta

---

*N. de T. A nafcilina não está disponível na prática hospitalar diária no Brasil. A oxacilina é amplamente utilizada, com um espectro de ação extremamente semelhante.

envolvendo a articulação. Geralmente, a disseminação da infecção ocorre do osso para a articulação, mas a artrite séptica não tratada também pode afetar o osso adjacente. A VHS está frequentemente acima de 50 mm/h.

Achados clínicos

A. Sinais e sintomas

Em crianças mais velhas, os sinais podem ser marcantes, com febre, mal-estar, vômitos e restrição de movimento, além de edema articular, calor, eritema e dor. Em lactentes, a paralisia do membro devido à pseudoparalisia inflamatória pode ser evidente. A infecção da articulação do quadril em bebês deve ser suspeitada se houver abdução diminuída do quadril em um paciente que está irritável ou com baixa aceitação da alimentação. A história de tratamento com uso de cateter umbilical no berçário deve alertar o médico para a possibilidade de artrite séptica do quadril.

B. Exames de imagem

A distensão inicial da cápsula articular é inespecífica e difícil de medir através da radiografia simples. Em lactentes com artrite séptica não identificada, a luxação da articulação pode ocorrer em poucos dias como resultado da distensão da cápsula por derrame purulento. A destruição do espaço articular, a reabsorção da cartilagem epifisária e a erosão do osso adjacente da metáfise ocorrem posteriormente. A cintilografia óssea mostra aumento do fluxo e aumento da captação sobre a articulação. A RM e a ultrassonografia podem auxiliar a detectar derrames articulares, o que pode ser útil na avaliação de uma possível infecção articular. A ressonância magnética é recomendada se a apresentação clínica não se encaixar no quadro esperado de artrite séptica e também é benéfica para avaliar infecção óssea ou de tecidos moles associada.

Tratamento

A aspiração da articulação é a chave para o diagnóstico. A necessidade de aspiração é avaliada através dos critérios de Kocher que incluem febre, dificuldade em apoiar o membro, leucocitose, VHS e PCR elevadas (Tabela 26-1).

Quando a contagem intra-articular de leucócitos obtida por aspiração for maior do que 30.000 a 50.000 células/mm^3, a drenagem cirúrgica seguida por antibioticoterapia apropriada é o melhor tratamento para a artrite séptica. Os antibióticos podem ser selecionados com base na idade da criança e nos resultados da coloração de Gram e da cultura do pus aspirado. Em lactentes e crianças pequenas, uma terapia empírica adequada é o uso de nafcilina ou oxacilina combinada com uma cefalosporina de terceira geração. Um agente antiestafilocócico isolado é geralmente adequado para crianças com mais de 5 anos, a menos que haja suspeita de infecção gonocócica ou meningocócica. A terapia antiestafilocócica alternativa (p. ex., clindamicina ou vancomicina) pode ser necessária se houver suspeita ou isolamento de S. aureus resistente à meticilina. A consultoria com um infectologista pode ser útil no gerenciamento do tratamento com antibióticos.

Prognóstico

O prognóstico para o paciente com artrite séptica é excelente se a articulação for drenada antes que ocorra dano à cartilagem articular. Se a infecção estiver presente por mais de 24 horas, ocorre a dissolução dos proteoglicanos da cartilagem articular, com subsequente artrose e fibrose da articulação. Podem ocorrer danos na placa epifisária, especialmente na articulação do quadril, onde a placa epifisária é intracapsular.

Kocher MS, Zurakowski D, Kasser JR: Differentiating between septic arthritis and transient synovitis of the hip in children: an evidence-based clinical prediction algorithm. J Bone Joint Surg Am 1999;81(21):1662–1670 [PMID: 10608376].

Montgomery NI, Epps HR: Pediatric septic arthritis. Orthop Clin North Am 2017;48(2):209–216 [PMID: 28336043].

SINOVITE TRANSITÓRIA DO QUADRIL (VERSUS ARTRITE SÉPTICA DO QUADRIL)

Achados clínicos

A. Sinais e sintomas

A causa mais comum de claudicação e dor no quadril em crianças nos Estados Unidos é a sinovite transitória. Essa reação inflamatória aguda com frequência ocorre após uma infecção do trato respiratório superior ou gastrointestinal e geralmente é autolimitada. Afetando classicamente crianças de 3 a 10 anos, é mais comum em meninos do que em meninas. A articulação do quadril sofre limitação da movimentação, particularmente da rotação interna, e as alterações radiográficas são inespecíficas, com algum edema aparente nos tecidos moles ao redor da articulação.

É importante que o profissional de saúde diferencie entre sinovite transitória e artrite séptica na apresentação inicial. No início da doença, ambas as condições apresentam sintomas semelhantes, mas cada uma requer um plano de tratamento diferente. Geralmente, a sinovite transitória do quadril não está associada a elevação da VHS, leucocitose ou temperatura acima de 38,3 °C. Em casos duvidosos, a aspiração da articulação do quadril revela apenas líquido amarelado na sinovite transitória, em vez do líquido purulento da artrite séptica. A sinovite transitória pode ser distinguida

Tabela 26-1 Critérios de Kocher para determinar o risco de artrite séptica pediátrica

Dificuldade em apoiar o membro
VHS maior do que 40 mm/h
Temperatura > 38,5 °C
Contagem leucocitária > 12.000 células/mm^3
*PCR > 2,0 mg/dL

VHS, velocidade de hemossedimentação; PCR, proteína C-reativa.
*PCR adicionado por Caird et al; não faz parte dos critérios de Kocher originais.

da artrite séptica através de uma ressonância magnética com contraste dinâmico (DCE-MRI).

Tratamento

Repouso e anti-inflamatórios não esteroides são os tratamentos preferidos para sinovite transitória, enquanto pacientes com artrite séptica do quadril são tratados com drenagem cirúrgica seguida de tratamento com antibióticos. Os AINEs encurtam o curso da sinovite transitória, embora mesmo sem tratamento o curso da doença geralmente dure apenas dias. O acompanhamento radiográfico é essencial, pois a sinovite transitória pode ser precursora de necrose avascular da cabeça do fêmur (descrita na próxima seção) em uma pequena porcentagem de pacientes. As radiografias podem ser obtidas após 6 semanas ou antes, se houver claudicação persistente ou dor.

Ryan DD: Differentiating transient synovitis of the hip from more urgent conditions. Pediatr Ann 2016;45(6):e209–e2013 [PMID: 27294495].

Whitelaw CC, Varacallo M: Transient Synovitis. StatPearls 2019: Treasure Island (FL) [PMID: 29083677].

DISCITE

A discite é uma infecção piogênica do disco intervertebral em crianças. Embora muitos casos tenham cultura negativa, o *S. aureus* é considerado o patógeno etiológico mais frequente. A apresentação clínica típica inclui a recusa de atividade física, dor nas costas e mal-estar por várias semanas a meses. Crianças menores de 5 anos podem não ser capazes de localizar suas queixas e comumente apresentam dor referida abdominal. O tratamento de suporte, como uso de órteses e antibióticos apropriados, costuma levar ao alívio rápido dos sinais e sintomas sem apresentar recorrência.

Early SD, Kay RM, Tolo VT: Childhood diskitis. J Am Acad Orthop Surg 2003;11:413–420 [PMID: 14686826].

Gouliouris T, Aliyu SH, Brown NM: Spondylodiscitis: update on diagnosis and management. J Antimicrob Chemother 2010;65:11–24 [PMID: 20876624].

LESÕES VASCULARES E NECROSE AVASCULAR (OSTEOCONDROSES)

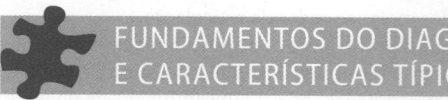

FUNDAMENTOS DO DIAGNÓSTICO E CARACTERÍSTICAS TÍPICAS

- O diagnóstico pode ser feito por achados radiográficos característicos.
- A resolução radiológica ocorre depois da resolução dos sintomas.
- O tratamento para a maioria dos casos é de suporte.

Tabela 26-2 As osteocondroses

Centro de ossificação	Epônimo	Idade típica (em anos)
Cabeça do fêmur	Doença de Legg-Calvé-Perthes	4-8
Osso navicular do tarso	Doença óssea de Köhler	6
Cabeça do segundo metatarso	Doença de Freiberg	12-14
Anel apofisário vertebral	Doença de Scheuermann	13-16
Capítulo do úmero	Doença de Panner	9-11
Tubérculo da tíbia	Doença de Osgood-Schlatter	11-13
Calcâneo	Doença de Sever	8-9

A osteocondrose (degeneração de um centro de ossificação) devido a lesões vasculares pode afetar vários centros de crescimento. A **Tabela 26-2** indica os locais comuns e as idades de apresentação típicas.

Em contraste com outros tecidos do corpo que sofrem infarto, o osso remove o tecido necrótico e o substitui por osso vivo por um processo chamado *substituição por arrasto* (em que osso necrótico é substituído por osso viável). Essa substituição do osso necrótico pode ser tão completa a ponto de resultar em um osso normal. A adequação da substituição depende da idade do paciente, da presença ou ausência de infecção associada, da congruência da articulação envolvida, e de outros fatores fisiológicos e mecânicos.

O rápido crescimento dos centros de ossificação secundários nas epífises em relação ao seu suprimento sanguíneo os torna suscetíveis à necrose avascular. Apesar das diversas nomenclaturas diferentes referentes à necrose avascular das epífises (ver **Tabela 26-2**), o processo é idêntico: necrose do osso seguida de substituição.

Embora as características patológicas e radiográficas da necrose avascular das epífises sejam bem conhecidas, não há consenso sobre sua causa. A necrose pode seguir eventos causadores conhecidos, como trauma ou infecção, mas as lesões idiopáticas geralmente se desenvolvem durante períodos de rápido crescimento das epífises.

Brewer P, Fernandes JA: Osteochondroses. Orthop Trauma 2016; 30(6):553–561.

NECROSE AVASCULAR DA CABEÇA DO FÊMUR (DOENÇA DE LEGG-CALVÉ-PERTHES)

Achados clínicos

A. Sinais e sintomas

A maior incidência da doença de Legg-Calvé-Perthes é entre 4 e 8 anos de idade e ocorre quando o suprimento vascular para o fêmur proximal é interrompido. A dor persistente é o sintoma mais comum, e o paciente pode apresentar claudicação ou limitação da movimentação.

B. Exames de imagem

Os achados radiográficos correlacionam-se com a progressão da doença e com a extensão da necrose. Derrame articular associado a alargamento discreto do espaço articular e edema periarticular são os achados iniciais. A diminuição da densidade óssea dentro e ao redor da articulação é aparente após algumas semanas. O centro de ossificação necrótico parece mais denso do que as estruturas viáveis circundantes, e a cabeça do fêmur está colapsada ou estreitada (**Figura 26-38**). À medida que ocorre a substituição do centro de ossificação necrótico, a rarefação do osso começa em forma de retalhos, produzindo áreas alternadas de rarefação e densidade relativa, denominadas de "fragmentação" da epífise. O alargamento da cabeça do fêmur pode estar associado a achatamento da epífise (coxa plana). Se o infarto se estendeu através da placa epifisária, uma lesão radiolucente será evidente dentro da metáfise. Se o centro de crescimento da cabeça do fêmur foi danificado e o crescimento normal foi interrompido, ocorre o encurtamento do colo do fêmur. Eventualmente, a substituição completa da epífise se desenvolve à medida que o osso vivo substitui o osso necrótico. A forma final da cabeça do fêmur depende da extensão da necrose e do colapso do osso enfraquecido. Radiografias seriadas ajudam a distinguir esta doença da sinovite transitória do quadril.

▶ Tratamento

A proteção da articulação, minimizando o impacto, é o tratamento principal. As abordagens não operatórias (uso de gesso) e cirúrgicas são voltadas para promover a contenção da cabeça do fêmur dentro do acetábulo e a abdução do quadril.

▶ Prognóstico

O prognóstico para substituição completa da cabeça do fêmur necrótica em uma criança é excelente, mas o resultado funcional depende do grau de deformidade que se desenvolveu. Os melhores resultados são observados em pacientes com início dos sintomas antes dos 6 anos de idade. Geralmente, um prognóstico pior é esperado para pacientes que desenvolvem a doença no final da infância, aqueles com envolvimento mais completo do centro epifisário, aqueles com defeitos metafisários e aqueles que têm envolvimento mais completo da cabeça do fêmur.

Chaudhry S, Phillips D, Feldman D: Legg-Calve-Perthes disease: an overview with recent literature. Bull Hosp Jt Dis 2014;72(1):18–27 [PMID: 25150324].

Kim HW, Herring JA: Pathophysiology, classifications, and natural history of Perthes disease. Orthop Clin N Am 2011;42:285–295 [PMID: 21742140].

NEOPLASIAS DO SISTEMA MUSCULOESQUELÉTICO

FUNDAMENTOS DO DIAGNÓSTICO E CARACTERÍSTICAS TÍPICAS

▶ A maioria das lesões geralmente se apresenta com dor persistente.
▶ *Todas* as crianças com dor persistente anteriormente considerada de origem benigna devem ser reavaliadas.
▶ As radiografias são importantes para o diagnóstico.
▶ Deve-se encaminhar quaisquer lesões suspeitas para uma avaliação especializada.

O mau prognóstico dos tumores malignos que surgem no osso ou em outros tecidos derivados do mesoderma torna as doenças neoplásicas do sistema musculoesquelético um problema grave. Felizmente, poucas lesões benignas sofrem transformação maligna. O diagnóstico preciso depende da correlação dos achados clínicos, radiográficos e microscópicos. As queixas relacionadas ao joelho devem ser investigadas para tumor, embora as causas usuais de dor no joelho sejam de origem traumática, infecciosa ou associadas ao desenvolvimento.

Hashefi M: Ultrasound in the diagnosis of noninflammatory musculoskeletal conditions. Semin Ultrasound CT MR 2011;32(2):74–90 [PMID: 21414544].

OSTEOCONDROMA

▶ Achados clínicos

A. Sinais e sintomas

O osteocondroma é o tumor ósseo benigno mais comum em crianças. Geralmente se apresenta como uma massa indolor. Quando presente, a dor é causada por bursite ou tendinite devido à irritação causada pelo tumor. As lesões podem ser únicas ou

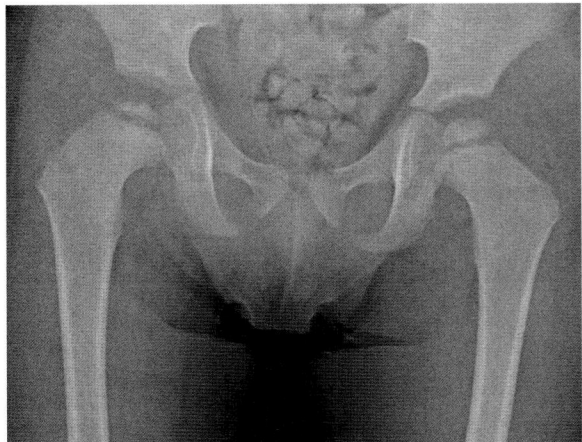

▲ **Figura 26-38** Evidência radiológica de osteocondrose da cabeça do fêmur direito.

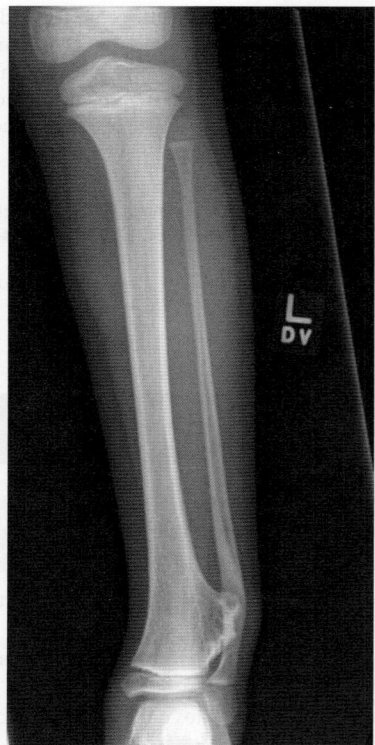

▲ **Figura 26-39** Evidência radiológica de osteocondroma da tíbia distal.

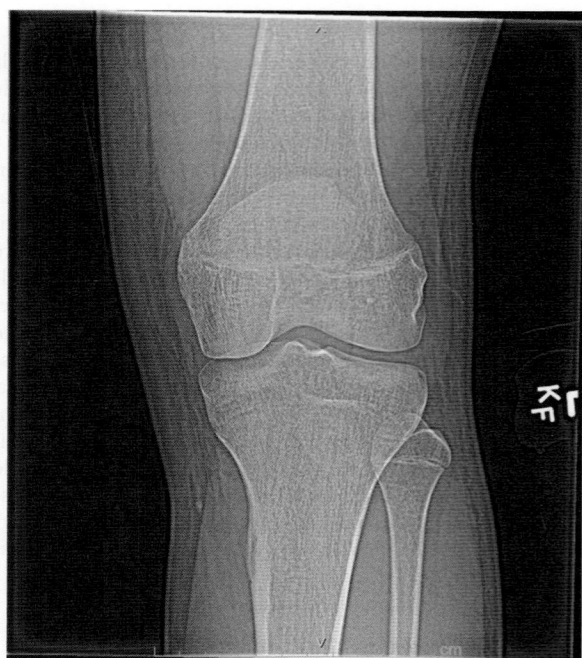

▲ **Figura 26-40** Evidência radiológica de osteoma osteoide da tíbia distal.

múltiplas. Patologicamente, a lesão é uma massa óssea coberta por cartilagem. Essas massas resultam de um defeito de desenvolvimento da placa epifisária e tendem a crescer durante a infância e a adolescência na proporção do crescimento da criança. Os meninos são mais afetados do que as meninas. Geralmente, os tumores estão presentes nas radiografias na região metafisária dos ossos longos e podem ser pedunculados ou sésseis **(Figura 26-39)**. O osso cortical subjacente é contínuo com a base do tumor.

▶ **Tratamento**

Um osteocondroma deve ser excisado se interferir na função, sofrer trauma frequente ou for grande o suficiente para causar deformidade. O prognóstico é excelente. A transformação maligna é muito rara.

OSTEOMA OSTEOIDE

▶ **Achados clínicos**

A. Sinais e sintomas

O osteoma osteoide é uma lesão benigna formadora de osso de etiologia incerta. Classicamente produz dor noturna que pode ser aliviada por AINEs. Ao exame físico, geralmente há dor na palpação da lesão. Um osteoma osteoide na porção superior do fêmur pode causar dor referida no joelho.

A lesão radiográfica consiste em um foco radiolucente circundado por osso esclerótico denso que pode obscurecê-lo **(Figura 26-40)**. A cintilografia óssea mostra intensa captação na lesão. As tomografias computadorizadas são confirmatórias e delineiam bem o foco.

▶ **Tratamento**

A excisão cirúrgica ou ablação por radiofrequência do foco é curativa e pode ser feita usando imagens de tomografia computadorizada e uma técnica minimamente invasiva. O prognóstico é excelente, sem casos conhecidos de transformação maligna, embora a lesão tenha tendência a recidivar se for excisada de forma incompleta.

Noordin S et al: Osteoid osteoma: contemporary management. Orthop Rev (Pavia) 2018;10(3):7496 [PMID: 30370032].

ENCONDROMA

▶ **Achados clínicos e tratamento**

O encondroma (um ninho de cartilagem benigna dentro dos ossos longos) geralmente é uma lesão silenciosa, a menos que produza

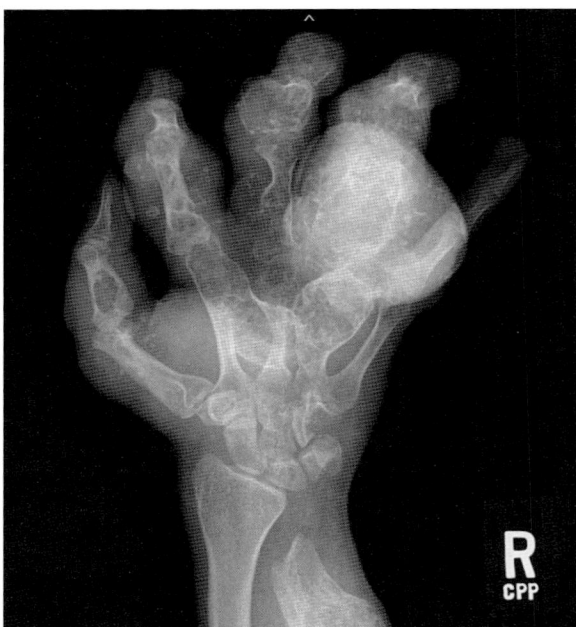

▲ **Figura 26-41** Evidência radiológica de encondroma da mão.

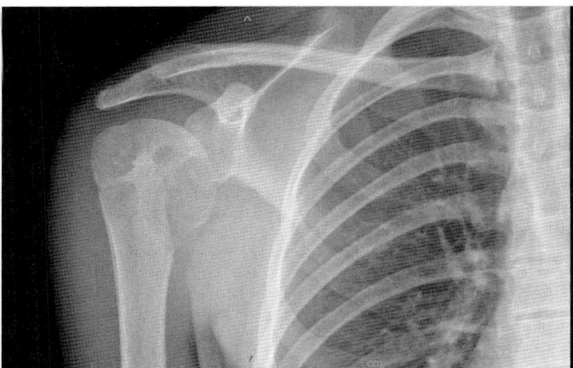

▲ **Figura 26-42** Evidência radiológica de condroblastoma da cabeça do úmero.

uma fratura patológica. Na radiografia é radiolucente e costuma se localizar em um osso longo (**Figura 26-41**). Podem estar presentes calcificações salpicadas. A lesão clássica visualmente se parece com marcas provocadas por unhas que tivessem sido arrastadas pelo barro, causando um aspecto de listras nos ossos. O encondroma é tratado por curetagem cirúrgica e enxerto ósseo. O prognóstico é excelente. A transformação maligna pode ocorrer, mas é muito rara na infância.

CONDROBLASTOMA

▶ Achados clínicos e tratamento

O condroblastoma é uma lesão benigna de origem cartilaginosa que tipicamente ocorre nas epífises de ossos longos e cuja queixa na apresentação é de dor ao redor de uma articulação. Essa neoplasia pode causar uma fratura patológica. Na radiografia, a lesão é radiolucente e geralmente localizada na epífise (**Figura 26-42**). Com pouco ou nenhum osso reativo, a calcificação é incomum. A lesão é tratada por curetagem cirúrgica e enxerto ósseo. O prognóstico é excelente se a curetagem completa for realizada. Não há transformação maligna conhecida.

Chen W, DiFrancesco LM: Chondroblastoma: an update. Arch Pathol Lab Med 2017;141(6):867–871 [PMID: 28557595].

FIBROMA NÃO OSSIFICANTE

▶ Achados clínicos e tratamento

O fibroma não ossificante, ou defeito fibroso cortical, é quase sempre um achado incidental na radiografia. O fibroma não ossificante é uma lesão radiolucente localizada excentricamente na região metafisária do osso. Geralmente uma borda esclerótica fina é evidente. Múltiplas lesões podem estar presentes (**Figura 26-43**). Os locais mais frequentes são o fêmur distal e a tíbia proximal. Em geral, nenhum tratamento é necessário porque essas lesões cicatrizam à medida que se ossificam com a maturação e o crescimento. Raramente grandes lesões resultam em fraturas patológicas.

OSTEOSSARCOMA

▶ Achados clínicos

A. Sinais e sintomas

O osteossarcoma é uma forma agressiva de câncer caracterizada pela instabilidade cromossômica. Suspeita-se que os microRNAs (moléculas de RNA de fita simples não codificantes que regulam a expressão gênica) desempenhem um papel importante no desenvolvimento do câncer. A queixa na apresentação geralmente é dor em um osso longo; no entanto, o paciente pode se apresentar com perda de função, massa ou claudicação. A fratura patológica é incomum. Esse tumor ósseo maligno produz uma lesão destrutiva, expansiva e invasiva (**Figura 26-44**). Pode haver um triângulo adjacente ao tumor, produzido por elevação do periósteo e subsequente ossificação do tumor. A lesão pode conter calcificações e violar a cortical do osso. O fêmur, a tíbia, o úmero e outros ossos longos são os locais geralmente afetados.

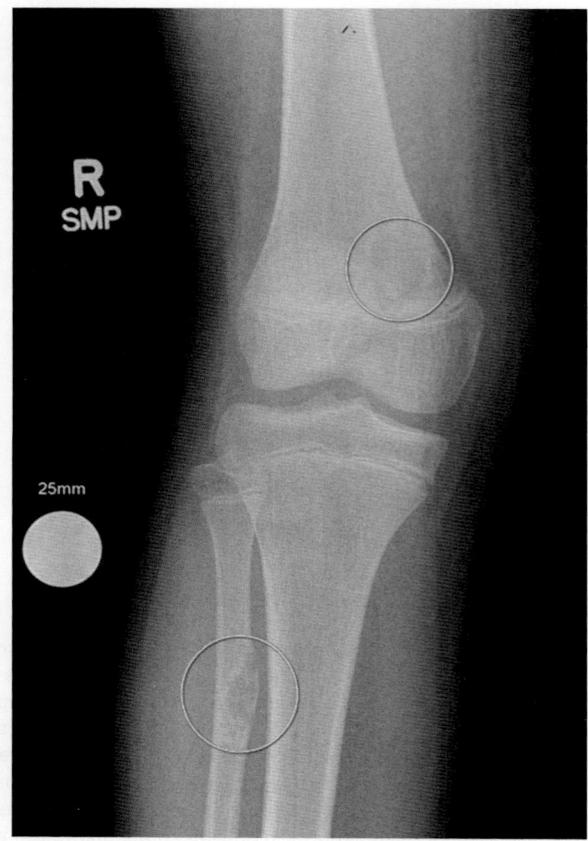

▲ **Figura 26-43** Evidência radiológica de fibroma não ossificante na fíbula proximal e fêmur. Os círculos destacam os fibromas não ossificantes.

▶ Tratamento

É indicada excisão cirúrgica (cirurgia de salvamento de membros) ou amputação com base na extensão do tumor. A quimioterapia adjuvante é usada rotineiramente antes e após a excisão cirúrgica. O prognóstico tem tido melhora, com taxas de sobrevida a longo prazo superiores a 65% relatadas em dados recentes. A morte geralmente ocorre como resultado de metástase pulmonar. Pacientes com osteossarcoma complicado por fratura patológica têm menores taxas de sobrevida a longo prazo do que pacientes com osteossarcoma sem fratura patológica.

Heare T, Hensley MA, Dell'Orfano S: Bone tumors: osteosarcoma and Ewing's sarcoma. Curr Opin Pediatr 2009;21(3):365–672 [PMID: 19421061].

Misaghi A Goldin A, Awad M, Kulidjian AA: Osteosarcoma: a comprehensive review. SICOT J 2018;4:12 [PMID: 29629690].

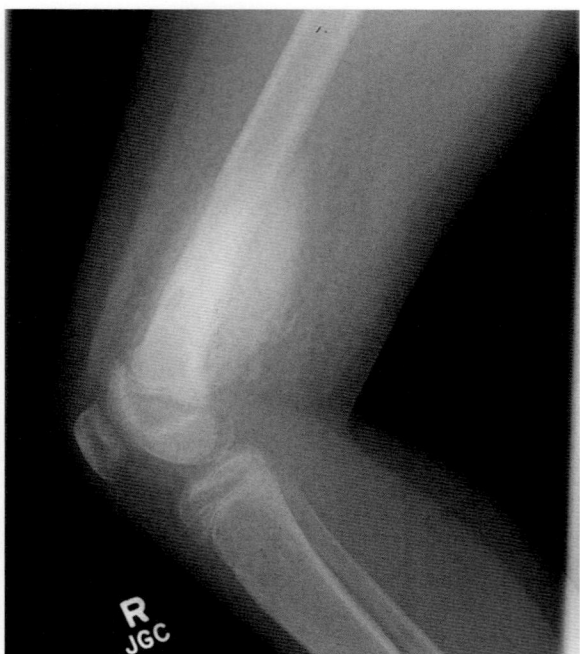

▲ **Figura 26-44** Evidência radiológica de osteossarcoma do fêmur distal.

SARCOMA DE EWING

▶ Achados clínicos

A. Sinais e sintomas

No sarcoma de Ewing, a queixa inicial geralmente é dor e hipersensibilidade à palpação, mas febre e leucocitose podem estar presentes. A osteomielite é o principal diagnóstico diferencial. A lesão pode ser multicêntrica. O sarcoma de Ewing é radiotransparente e destrói o córtex, frequentemente na região da diáfise (**Figura 26-45**). Pode ocorrer formação óssea reativa ao redor da lesão, visualizada como camadas sucessivas laminares denominadas em casca de cebola.

▶ Tratamento

O tratamento é realizado com quimioterapia multiagente, radioterapia e ressecção cirúrgica. Tumores de tamanho grande, lesões pélvicas e resposta inadequada à quimioterapia prenunciam um mau prognóstico.

Parida L et al: Clinical management of Ewing sarcoma of the bones of the hands and feet: a retrospective single-institution review. J Pediatr Surg 2012;47(10):1806–1810 [PMID: 23084188].

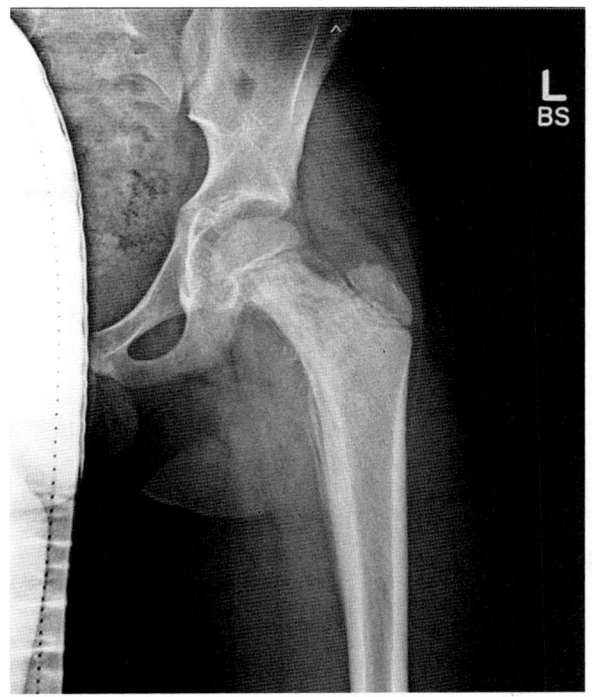

▲ **Figura 26-45** Evidência radiológica de sarcoma de Ewing do fêmur.

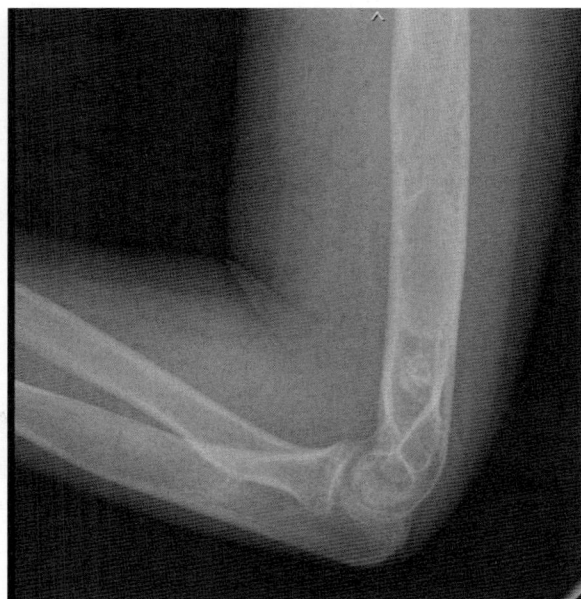

▲ **Figura 26-46** Displasia fibrosa do úmero distal.

DOENÇAS DIVERSAS DOS OSSOS E ARTICULAÇÕES

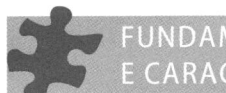 FUNDAMENTOS DO DIAGNÓSTICO E CARACTERÍSTICAS TÍPICAS

▶ Deve-se descartar processos malignos.
▶ Devem ser realizadas radiografias quando indicado.
▶ O tratamento é baseado nos sintomas e na localização.

DISPLASIA FIBROSA

A substituição do tecido normal do canal medular dos ossos por tecido fibroso displásico é acompanhada pela formação de osso metaplásico em áreas com displasia fibrosa. São reconhecidas três formas da doença: monostótica, poliostótica, e poliostótica com distúrbios endócrinos (puberdade precoce em mulheres, hipertireoidismo e hiperadrenalismo [síndrome de Albright]).

▶ Achados clínicos

A. Sinais e sintomas

A lesão ou as lesões podem ser assintomáticas. Se presente, a dor é provavelmente devida a fraturas patológicas. Nas mulheres, distúrbios endócrinos podem estar presentes na variedade poliostótica e estão associados a manchas café-com-leite.

B. Exames de imagem

A lesão começa centralmente no canal medular, geralmente de um osso longo, e se expande lentamente **(Figura 26-46)**. Pode ocorrer fratura patológica **(Figura 26-47)**. Se o osso metaplásico predominar, o conteúdo da lesão tem a densidade do osso. A doença é muitas vezes assimétrica e podem ocorrer distúrbios no comprimento dos membros como resultado da estimulação do crescimento da cartilagem epifisária. Pode ocorrer uma deformidade acentuada do osso, e a curvatura da região superior do fêmur, conhecida como deformidade em cajado de pastor, é uma característica clássica da doença.

▶ Tratamento

Se a lesão for pequena e assintomática, nenhum tratamento é necessário. Se a lesão for grande e produzir ou ameaçar uma fratura patológica, a curetagem e o enxerto ósseo são indicados. O prognóstico é bom, pois a transformação maligna é rara.

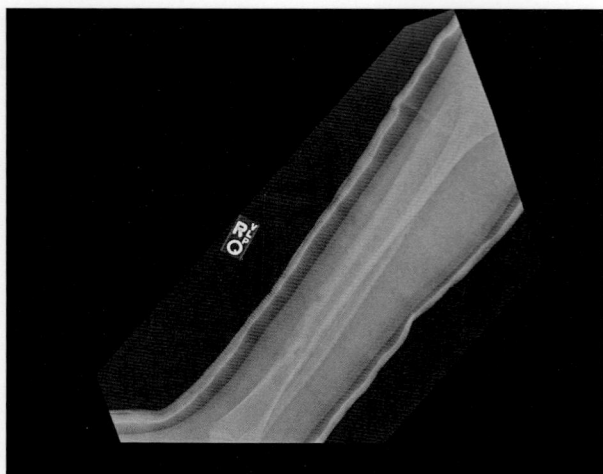

▲ **Figura 26-47** Fratura da tíbia com displasia fibrosa.

Boyce AM, Florenzano P, Castro L, Collins MT: Fibrous Dysplasia/McCune-Albright Syndrome. In: GeneReviews (R), Adam MP, et al (eds); 1993: Seattle (WA) Updated 2018, [PMID: 25719192].

CISTOS ÓSSEOS, CISTOS DE BAKER E GÂNGLIONS

CISTO ÓSSEO UNICAMERAL

▶ Achados clínicos

A. Sinais e sintomas

Os cistos ósseos unicamerais ocorrem na metáfise de um osso longo, geralmente fêmur ou úmero. Um cisto começa no canal medular adjacente à cartilagem epifisária. Provavelmente resulta de alguma falha na ossificação endocondral (o processo onde o osso é formado a partir de precursores cartilaginosos). O cisto é considerado ativo se estiver em contato com o lado metafisário da cartilagem epifisária, e há risco de interrupção do crescimento com ou sem tratamento. Quando existe uma borda de osso normal entre o cisto e a cartilagem epifisária, o cisto fica inativo. A lesão geralmente é identificada quando ocorre uma fratura patológica, produzindo dor. Os achados laboratoriais são normais. Na radiografia, o cisto é identificado centralmente dentro do canal medular, produzindo expansão do osso cortical e afinamento sobre a porção mais larga do cisto.

CISTO ÓSSEO ANEURISMÁTICO

O cisto ósseo aneurismático é semelhante ao cisto ósseo unicameral, exceto que contém sangue em vez de líquido claro. Geralmente ocorre em uma posição ligeiramente excêntrica em um osso longo, expandindo o osso cortical, mas sem quebrá-lo. O envolvimento dos ossos planos da pelve é menos comum. Nas radiografias, a lesão aparece um pouco maior do que a largura da cartilagem epifisária, distinguindo-a de um cisto ósseo unicameral.

Anormalidades cromossômicas têm sido associadas a cistos ósseos aneurismáticos. A lesão pode parecer agressiva histologicamente, sendo importante diferenciá-la de osteossarcoma ou hemangioma.

CISTO DE BAKER

Um cisto de Baker é uma herniação da sinóvia na articulação do joelho na região poplítea. Em crianças, o diagnóstico pode ser feito pela aspiração de líquido mucinoso, mas o cisto quase sempre desaparece com o tempo.

GÂNGLIONS

Um gânglion é uma massa cística lisa e pequena conectada por um pedículo à cápsula articular, geralmente no dorso do punho. Também pode ocorrer na bainha do tendão sobre as superfícies flexoras ou extensoras dos dedos. Os gânglions podem interferir na função ou causar dor persistente.

▶ Tratamento

O tratamento de cistos ósseos e de gânglion pode ser realizado por curetagem e enxerto ósseo. Os cistos de Baker geralmente não requerem tratamento cirúrgico. Os gânglions podem ser extirpados se causarem sintomas.

Mascard E, Gomez-Brouchet A, Lambot K: Bone cysts: unicameral and aneurysmal bone cyst. Orthop Traumatol Surg Res 2015;101 (1 Suppl):119–127 [PMID: 25579825].

INICIATIVAS DE GARANTIA E DE MELHORIA DA QUALIDADE EM ORTOPEDIA

A Pediatric Orthopaedic Society of North America (POSNA) tem uma iniciativa de qualidade, segurança e valor (QSVI) atual e bem desenvolvida. Essa iniciativa é abordada durante a reunião científica anual da POSNA.

Pediatric Orthopaedic Society of North America (POSNA). QSVI: Quality, safety and value initiative. Retrieved March 27, 2017 from https://posna.org/Resources/QSVI.

Medicina do esporte

Aubrey Armento, MD, CAQSM
Karin VanBaak, MD, CAQSM
Stephanie W. Mayer, MD
Katherine S. Dahab, MD, FAAP, CAQSM
Armando Vidal, MD

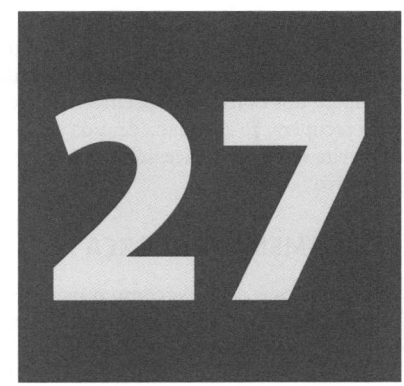

A medicina do esporte, como uma disciplina separada, cresceu desde a década de 1980 em resposta ao conhecimento em expansão nas áreas de fisiologia e biomecânica do exercício e de medicina musculoesquelética. À medida que mais crianças participam de atividades recreativas e competitivas, os profissionais de saúde da área pediátrica estão encontrando cada vez mais atletas jovens em sua prática. É essencial ter familiaridade com problemas do cotidiano médico e ortopédico enfrentados por crianças atleticamente ativas e conhecimento de quais lesões necessitam de encaminhamento para um especialista em medicina esportiva.

PRINCÍPIOS BÁSICOS

PADRÕES DE LESÕES PEDIÁTRICAS

Embora os atletas jovens tenham lesões e problemas semelhantes aos dos adultos, muitas lesões são exclusivas do atleta pediátrico e adolescente. A compreensão das diferenças entre os padrões de lesão adulta e pediátrica é fundamental, a fim de propiciar um índice de suspeição adequado para situações exclusivas da pediatria.

Os componentes anatômicos dos ossos longos são a diáfise, a metáfise e a epífise. No osso pediátrico, a presença de placas de crescimento cartilaginosas e apófises predispõe as crianças a padrões únicos de lesões que são diferentes dos padrões de lesões de adultos. As placas de crescimento, ou fises, abertas e seus diversos estágios de desenvolvimento são fatores importantes a serem considerados no tratamento de atletas jovens. As fises estão localizadas nas extremidades dos ossos longos e são o centro primário de ossificação, onde o comprimento é incorporado ao esqueleto imaturo. A fise é um ponto de conexão frágil no complexo musculoesquelético e apresenta alto risco de fratura, principalmente em períodos de crescimento rápido. Os tecidos moles ao redor, incluindo ligamentos e tendões, são relativamente resistentes em comparação com a fise. As epífises são centros secundários de ossificação que também contribuem para a formação de ossos longos e, assim como as cartilagens articulares adjacentes, são vulneráveis a traumas. As lesões que envolvem a epífise podem levar à deformidade articular. As apófises são centros secundários de ossificação que modelam o osso, mas não interferem no seu comprimento. A apófise é o local de fixação da unidade músculo-tendínea e é vulnerável a lesões agudas e crônicas por tração por uso excessivo, particularmente durante períodos de aceleração do crescimento. Ao contrário das lesões da fise e da epífise, no entanto, as lesões apofisárias não resultam em distúrbios de crescimento a longo prazo. O reconhecimento de lesões nos cernes do crescimento é importante devido ao risco de parada fisária parcial ou completa. As complicações da lesão da placa de crescimento podem levar à discrepância do comprimento do membro ou à deformidade angular.

EXERCÍCIOS E CONDICIONAMENTO

Em comparação com as crianças sedentárias, os jovens fisicamente ativos tendem a desenvolver habilidades e maior agilidade e a manter melhor condicionamento físico ao longo da vida. Crianças e adolescentes (6-17 anos) devem participar de atividades físicas moderadas a vigorosas por 60 minutos ou mais por dia. Para melhorar a condição física geral e reduzir o risco de lesões, crianças e adolescentes devem se concentrar em três componentes diferentes dos exercícios:

1. Treinamento integrativo (currículo de diversas habilidades, aumento do condicionamento físico e períodos de descanso adequados). Os exemplos incluem o desenvolvimento de habilidades e técnicas fundamentais, o aprendizado da mecânica de movimento adequada e o condicionamento aeróbico e anaeróbico.

2. Condicionamento neuromuscular (mescla de exercícios básicos fundamentais e especializados de controle motor visando melhorar a saúde geral e o desempenho esportivo). Exemplos incluem exercícios de força central (do "core"), agilidade e pliometria.

3. Treinamento de resistência (força) (cargas resistivas progressivas em várias modalidades).

A periodização é um conceito de treinamento que enfatiza as variações no volume e na intensidade do treinamento ao longo do ano em um programa de condicionamento. A variação contínua do tipo e dos objetivos específicos do treinamento proporciona uma recuperação adequada de cada sessão de exercício extenuante e evita lesões por excesso de treinamento, esgotamento e uso excessivo.

TREINAMENTO DE FORÇA

A *força* física é definida como o pico de força que pode ser gerado durante uma única contração máxima. O treinamento de força utiliza resistência progressiva para melhorar a capacidade de um atleta de resistir ou exercer força. Isso pode ser adquirido por uma variedade de técnicas, incluindo peso corporal, peso livre ou resistência a equipamentos. Os benefícios do treinamento de força incluem melhor desempenho, resistência e força muscular. O treinamento de força pode ser iniciado com segurança em atletas pré-púberes a partir dos 7 e 8 anos de idade se adequadamente focado em resistência mais leve, aumento de repetições, técnica e mecânica adequadas, coordenação e construção de autoconfiança. As crianças amadurecem em diferentes ritmos e os programas de treinamento de força devem ser individualizados para acomodar essas peculiaridades. Todos os regimes de treinamento de força devem ser modificados conforme necessário para permanecerem adequados à idade e livres de dor. A definição dos estágios de Tanner (ver Capítulo 34) ajuda a definir a prontidão para a progressão para programas mais extenuantes. O levantamento de peso e o levantamento de peso máximo devem ser restritos a atletas que atingiram ou ultrapassaram o estágio V de Tanner. Para evitar lesões, deve-se ter o cuidado de instruir as crianças sobre o uso adequado de equipamentos de musculação em casa. Crianças e adultos com deficiência podem se beneficiar de programas de musculação adaptados para atender às suas necessidades específicas.

Lobelo F, Muth ND, Hanson S, Nemeth BA, COUNCIL ON SPORTS MEDICINE AND FITNESS, SECTION ON OBESITY: Physical activity assessment and counseling in pediatric clinical settings. Pediatrics Mar 2020;45(3):e20193992. doi: 10.1542/peds.2019-3992.

Paul R. Stricker, Avery D. Faigenbaum, Teri M. McCambridge, COUNCIL ON SPORTS MEDICINE AND FITNESS: Resistance training for children and adolescents. Pediatrics Jun 2020;145(6):e20201011. doi: 10.1542/peds.2020-1011.

NUTRIÇÃO ESPORTIVA

A nutrição adequada em atletas jovens é focada em manter um equilíbrio energético adequado; criar hábitos saudáveis de alimentação e hidratação; e evitar escolhas prejudiciais de alimentos, bebidas e suplementos. Os atletas devem ser estimulados a equilibrar a ingestão calórica com o gasto energético, comer grãos integrais, evitar alimentos processados, optar por gorduras e proteínas saudáveis e manter uma hidratação adequada. Os carboidratos devem compor 50% a 60% da dieta de um jovem atleta, e gordura e proteína, 25% a 30% e 15% a 25%, respectivamente. A hidratação deve ser feita principalmente com água se o exercício durar menos de 1 hora; se a duração for maior, é apropriado optar por bebida esportiva contendo carboidratos. Para evitar a ingestão excessiva de calorias e açúcar, as bebidas esportivas não são recomendadas em momentos que não sejam de exercícios prolongados. O atleta intermediário alimenta-se de uma dieta bem balanceada, sem necessidade de suplementação nutricional. Em geral, os suplementos nutricionais esportivos não são recomendados e orienta-se extrema cautela ao considerar seu uso. Da mesma forma, bebidas energéticas não são recomendadas para uso em nenhum jovem com menos de 18 anos.

Os pediatras devem atentar para a tríade de atletas femininas (e masculinos) nos atletas jovens. Originalmente definida como uma síndrome composta por baixa disponibilidade de energia, oligo ou amenorreia e baixa densidade óssea, o conceito mais recentemente definido e expandido de deficiência relativa de energia no esporte (RED-S) aumenta a conscientização sobre os efeitos negativos em outros sistemas do corpo, devido à baixa disponibilidade de energia e a possibilidade de que essa condição possa ocorrer também em meninos. O problema central é que uma ingestão de calorias que não acompanha o gasto calórico pode ter efeitos negativos em vários sistemas fisiológicos. Essa condição deve ser considerada em atletas jovens com irregularidades menstruais, problemas de saúde óssea e recuperação e desempenho insatisfatórios. Essa condição pode ser observada em atletas com transtornos alimentares e alimentação não balanceada ou pode ocorrer devido à baixa ingesta calórica não intencional. A intervenção primária é focada em atingir o equilíbrio nutricional geral.

Committee on Nutrition and Council on Sports Medicine and Fitness: Sports drinks and energy drinks for children and adolescents: are they appropriate? Pediatrics 2011;127(6):1182–1189 [PMID: 21624882].

De Sousa MJ et al: 2014 female athlete triad coalition consensus statement on treatment and return to play of the female athlete triad. Br J Sports Med 2014;48(4):289–309 [PMID: 24463911].

Kleinman R (ed): *Pediatric Nutrition Handbook*. 6th ed. AAP; 2009.

Mountjoy M, Sundgot-Borgen JK, Burke LM et al: IOC consensus statement on relative energy deficiency in sport (RED-S): 2018 up date. Br J Sports Med 2018;52:687–697 [PMID: 29773536].

Rodriguez NR, Di Marco NM, Langley S: American College of Sports Medicine position stand. Nutrition and athletic performance. Med Sci Sports Exerc 2009;41(3):709–731 [PMID: 19225360].

AVALIAÇÃO FÍSICA PRÉ-PARTICIPAÇÃO

O objetivo principal da avaliação física pré-participação (APP) é promover a saúde e a segurança dos atletas. Seus objetivos primários são a triagem de condições que podem ser fatais ou incapacitantes e as que podem predispor a lesões ou doenças. Os objetivos secundários da APP são estabelecer um lar médico, determinar a saúde geral do indivíduo, avaliar a aptidão para esportes específicos e aconselhar sobre prevenção de lesões e questões relacionadas à saúde. O momento ideal do exame é pelo menos 6 a 8 semanas antes do início do treinamento. Isso permite tempo para avaliar, tratar ou reabilitar quaisquer problemas identificados.

Histórico de pré-participação

A história médica (anamnese) é a parte mais importante da consulta, identificando 65% a 77% das condições médicas e musculoesqueléticas. Um formulário de APP padronizado, endossado por seis sociedades médicas, incluindo a American Academy of Pediatrics (AAP), está incluído na quinta edição da monografia de APP (Bernhardt e Roberts 2019), disponível *online* na AAP: https://services.aap.org/en/community/aap-councils/council-on-sports-medicine-and-fitness/preparticipation-physical-evaluation/. Essa monografia, formulada com base em literatura atual, políticas, declarações de consenso, opinião de especialistas e ampla revisão por pares, é atualmente o padrão recomendado para a avaliação física pré-participação nos Estados Unidos. A história médica inclui as seguintes áreas:

A. História cardiovascular

O uso rotineiro do eletrocardiograma (ECG) e da ecocardiografia na triagem cardiovascular pré-participação em atletas continua sendo um tema debatido na medicina esportiva e na cardiologia esportiva. Atualmente, a American Heart Association (AHA) não recomenda o uso rotineiro do ECG em atletas assintomáticos devido à sua baixa sensibilidade, alta taxa de falso-positivos, recursos limitados, falta de médicos habilitados para interpretar o ECG e baixo custo-benefício devido à baixa prevalência de doenças. As recomendações atuais da AHA para triagem cardiovascular são apresentadas na quinta edição da monografia da APP e incluem os 12 tópicos seguintes:

História médica pessoal:
1. Dor no peito ou desconforto associados ao exercício
2. Síncope ou quase síncope associada ao exercício
3. Falta de ar excessiva ou fadiga associada ao esforço
4. História de sopro cardíaco
5. História de pressão arterial elevada

História médica familiar:
6. Morte precoce antes dos 50 anos devido a doença cardíaca
7. Incapacidade física por doença cardíaca em um parente próximo com menos de 50 anos
8. Conhecimento de condições cardíacas específicas: miocardiopatia hipertrófica ou dilatada, síndrome do QT longo, outras canalopatias iônicas, síndrome de Marfan ou arritmias

Exame físico:
9. Ausculta de sopro cardíaco em decúbito dorsal e em posição ortostática
10. Palpação dos pulsos radial e femoral
11. Estigmas físicos da síndrome de Marfan
12. Pressão arterial braquial medida na posição sentada

A parada cardíaca súbita é a principal causa médica de morte súbita em atletas jovens. A triagem para condições cardiovasculares congênitas através da história e do exame físico pode ajudar a identificar condições cardíacas potencialmente fatais. No entanto, os médicos devem ter em mente que atualmente não há estudos baseados em resultados que demonstrem a eficácia da APP na prevenção de morte súbita cardíaca em atletas. Nos Estados Unidos, as causas mais comuns de morte súbita cardíaca durante os jogos são a miocardiopatia hipertrófica (MCH) e as anomalias congênitas da artéria coronária, sendo a MCH responsável por um terço das mortes súbitas cardíacas em atletas jovens. Quaisquer atletas com sintomas cardiovasculares requerem avaliação adicional antes de serem liberados para prática de esportes. Qualquer restrição de atividade ou desqualificação esportiva para um atleta deve ser feita em consulta com um cardiologista.

B. História de hipertensão

Qualquer história de hipertensão requer investigação de causas secundárias e lesão de órgão-alvo. Um atleta com hipertensão que se exercita pode aumentar ainda mais a pressão arterial, aumentando o risco de complicações. Atletas com pressão arterial elevada também devem ser questionados sobre o uso de estimulantes (ou seja, cafeína, nicotina, medicamentos para transtorno de déficit de atenção) e história familiar de hipertensão. O diagnóstico de hipertensão em crianças menores de 18 anos é baseado em sexo, idade, altura e pressão arterial medida em três ocasiões distintas. As medidas de pressão arterial com valores de 90% a 95% das normas baseadas em sexo, idade e altura são consideradas pré-hipertensão; valores de 95% a 5 mmHg acima dos 99% das normas são definidos como hipertensão estágio 1; e valores superiores a 5 mmHg acima de 99% das normas são definidos como hipertensão estágio 2.

Atletas com pré-hipertensão estão elegíveis para participar de esportes. O aconselhamento sobre modificações no estilo de vida deve incluir mudanças alimentares saudáveis, controle de peso e atividade física diária. Aqueles com hipertensão estágio 1, na ausência de lesão de órgão-alvo, também podem participar de esportes competitivos; entretanto, o atleta deve ser encaminhado para subespecialistas se for sintomático, tiver doença cardíaca ou anormalidade estrutural associada ou tiver pressão arterial elevada persistente em duas ocasiões, apesar das modificações no estilo de vida. Atletas com hipertensão estágio 2 ou lesão em órgãos-alvo não devem ser liberados para participar de esportes competitivos até que sua pressão arterial seja avaliada, tratada e controlada.

C. Sistema nervoso central

História de dores de cabeça frequentes ou extenuantes, crises convulsivas, concussões ou lesões cerebrais, sensação de "fisgada" ou de queimação recorrente, ou neuropraxia da medula cervical podem afetar a capacidade do atleta de participar de esportes. Essas condições requerem avaliação adicional, reabilitação ou tomada de decisão informada antes da liberação para a participação esportiva. A quinta edição da monografia da APP fornece uma revisão atualizada e recomendações sobre concussões na prática esportiva. (Ver também seção Concussão.)

D. História de doenças crônicas

Deve-se observar comorbidades como doença reativa das vias aéreas, asma induzida por exercício, diabetes, doença renal, doença hepática, infecções crônicas ou doenças hematológicas.

E. História cirúrgica

A história cirúrgica pode influenciar a participação em determinados esportes. A recuperação completa sem impacto a longo prazo no desempenho atlético é necessária antes da liberação.

F. Mononucleose infecciosa

A possibilidade de ocorrência de mononucleose infecciosa aguda nas 4 semanas anteriores deve ser avaliada. O risco de ruptura esplênica é maior nas primeiras 3 semanas de doença e pode ocorrer na ausência de trauma. Portanto, a atividade física deve ser evitada durante as primeiras 3 a 4 semanas após o início da infecção. O atleta pode retornar ao esporte uma vez que os sintomas clínicos tenham sido resolvidos e o risco de ruptura esplênica avaliado como mínimo. Não é recomendado o uso de ultrassonografia abdominal seriada para avaliar o tamanho do baço para auxiliar nas decisões de retorno aos esportes. Os parâmetros para o tamanho do baço com base na etnia, sexo, altura e peso ainda não foram estabelecidos, e, portanto, torna-se difícil determinar quando o tamanho do baço normalizou com base na imagem.

G. Limitações músculoesqueléticas e lesões anteriores

O médico deve questionar sobre articulações com amplitude limitada de movimento, fraqueza muscular e lesões prévias que possam afetar o desempenho futuro. Dor crônica ou dor muscular por muito tempo após a atividade podem refletir síndromes relacionadas ao uso excessivo, que devem ser avaliadas.

H. História menstrual no sexo feminino

A presença de oligo ou amenorreia deve aumentar a preocupação com a possível tríade de atletas femininas/RED-S. (Ver seção Nutrição esportiva.)

I. Questões nutricionais

O atleta deve ser avaliado quanto a fatores de risco para alimentação desregulada ou baixa disponibilidade de energia, incluindo os métodos que o atleta usa para manter, ganhar ou perder peso. A baixa disponibilidade de energia, seja por distúrbios alimentares ou baixa ingesta energética não intencional, pode levar a lesões persistentes ou recorrentes, incluindo lesões por estresse ósseo. A deficiência de vitamina D tem se tornado cada vez mais comum em atletas devido à ingestão inadequada de alimentos ou à diminuição da exposição solar.

J. Histórico de medicação

O uso de medicamentos prescritos, medicamentos sem receita e suplementos deve ser avaliado. Isso pode revelar problemas omitidos no histórico médico, bem como fornecer dados sobre medicamentos cujos efeitos colaterais podem tornar necessárias modificações na atividade desempenhada. Documentar o uso de drogas pode fornecer a oportunidade de explorar com o paciente as desvantagens de compostos que melhoram o desempenho, como esteroides anabolizantes, creatina, estimulantes e narcóticos.

K. Saúde mental

A quinta edição da monografia da APP recomenda a triagem de atletas jovens para condições de saúde mental subjacentes. Além da avaliação das características dos transtornos alimentares, recomenda-se o uso do Questionário de Saúde do Paciente-4 como ferramenta de triagem para depressão e ansiedade.

▶ Exame físico

O exame físico deve ser focado nas necessidades do atleta. Esse pode ser o único momento em que o atleta tem contato com a equipe médica e pode ser usado para promover o bem-estar junto com a triagem de atividade física. Um exemplo de formulário de avaliação física pré-participação está recomendado na quinta edição da monografia APP (https://services.aap.org/en/community/aap-councils/council-on-sports-medicine-and-fitness/preparticipation-physical-evaluation/). O exame deve incluir sinais vitais de rotina, incluindo medidas de pressão arterial obtidas no membro superior. O exame cardiovascular deve incluir palpação de pulsos, ausculta de sopros na posição sentada e em pé, avaliação de estigmas físicos da síndrome de Marfan e avaliação de quaisquer sintomas cardiovasculares, conforme descrito anteriormente. O exame musculoesquelético é usado para determinar força, amplitude de movimento, flexibilidade e lesões prévias. Está incluso um guia rápido que pode ser usado para rastrear anormalidades musculoesqueléticas (Tabela 27-1). O restante do exame deve enfatizar as seguintes áreas:

A. Pele

Existem lesões contagiosas como herpes ou impetigo?

B. Visão

Há algum problema visual? Há alguma evidência de problemas na retina? Ambos os olhos estão intactos?

C. Abdome

Há evidência de hepatoesplenomegalia?

D. Sistema geniturinário

Há alguma anormalidade testicular ou hérnias?

Tabela 27-1 O exame de triagem esportiva[a]

Avaliação geral	Solicite que o paciente fique em frente ao examinador; avalie tanto a frente quanto as costas junto com a postura. Observe o aspecto geral do corpo. Procure por assimetria na massa muscular, cicatrizes ou posturas incomuns. Observe como o paciente se move quando instruído.
Avaliação do pescoço	Avalie a ADM fazendo com que o paciente incline a cabeça para frente (queixo ao peito), gire de um lado para o outro e dobre lateralmente (orelha ao ombro). Observe se há assimetria, falta de movimento ou dor ao movimento.

Avaliação do ombro e membros superiores	Observe as clavículas, a posição do ombro, a posição da escápula, a posição do cotovelo e os dedos.
	Triagem de ADM:
	    Abduza totalmente os braços com as palmas das mãos na posição de polichinelo.
	    Rotação interna e externa do ombro.
	    Flexione e estenda o punho, prone e supine o punho, flexione e estenda os dedos.
	Faça os seguintes testes musculares manuais:
	    Faça o paciente encolher os ombros (testar o trapézio).
	    Abduza a 90 graus (exame deltoide).
	    Flexione o cotovelo (teste do bíceps).
	    Estenda o cotovelo sobre a cabeça (teste do tríceps).
	    Teste a flexão e extensão do punho.
	    Solicite que o paciente segure os dedos.

Avaliação das costas	Inspeção geral para procurar escoliose ou cifose.
	Triagem de ADM:
	    Dobre para a frente tocando os dedos dos pés com os joelhos retos (flexão da coluna e amplitude dos isquiotibiais).
	    Rotação, flexão lateral e extensão da coluna vertebral.

Avaliação da marcha e membros inferiores	Observação geral durante a caminhada. Solicite que o paciente caminhe uma distância curta normalmente (observe a simetria, o padrão de marcha calcanhar-dedo do pé, observe todas as articulações envolvidas na marcha e comprimentos das pernas, qualquer evidência de efusões articulares ou dor). Solicite que o paciente ande na ponta dos pés e no calcanhar por uma curta distância e verifique a caminhada em linha reta (caminhada na trave de equilíbrio).

ADM, amplitude de movimento.
[a]Se alguma anormalidade for encontrada, é necessária uma avaliação mais focada.

E. Sistema neurológico

Há algum problema de coordenação, marcha ou processamento mental?

F. Maturidade sexual

Qual é o estágio de Tanner do paciente?

▶ Recomendações para participação

Após concluir a avaliação, o médico pode fazer recomendações sobre a liberação esportiva. As opções disponíveis são:

- Liberação para todos os esportes sem restrições
- Liberação para todos os esportes sem restrições, com recomendações para avaliação ou tratamento adicional
- Não liberação: avaliação adicional pendente, para qualquer esporte ou para determinados esportes

A **Tabela 27-2** mostra recomendações para participação esportiva organizadas por sistema corporal.

Ansved T: Muscular dystrophies: influence of physical conditioning on the disease evolution, Curr Opin Clin Nutr Metab Care July 2003; 6(4):435–439.

Bernhardt DT, Roberts WO: *Preparticipation Physical Evaluation*. 5th ed. American Academy of Pediatrics; 2019.

Harmon KG et al: Incidence of sudden cardiac death in National Collegiate Athletic Association athletes. Circulation 2011;123:1594–1600 [PMID: 21464047].

Harris G et al: Diabetes in the competitive athlete. Curr Sports Med Rep 2012 Nov/Dec;11(6):309–315 [PMID: 23147019].

Hull J et al: Managing respiratory problems in athletes. Clin Med 2012;12(4):351–356 [PMID: 22930882].

Jaworski C et al: Infectious disease. Clin Sports Med 2011;30:575–590 [PMID: 21658549].

Manuel C, Feinstein R: Sports participation for young athletes with medical conditions: seizure disorder, infections and single organs. Curr Probl Pediatr Adolesc Health Care 2018;48(5–6): 161–171.

Maron BJ et al: Assessment of the 12-lead electrocardiogram as a screening test for detection of cardiovascular disease in healthy general populations of young people (12–25 years of age). J Am Coll Cardiol 2014;64:1479–1514.

Tabela 27-2 Recomendações e considerações para a prática de esportes

Distúrbios	Considerações e recomendações	Referências
Cardíacos		
Tratamento de anticoagulação	Deve evitar todos os esportes de contato/colisão.	Maron et al 2015
Estenose aórtica	Individualizar o tratamento com base na extensão da doença e no gradiente médio de Doppler: Leve: < 25 mmHg, todos os esportes se assintomático. Moderado: 25-40 mmHg, esportes limitados. Grave: > 40 mmHg, sem esportes competitivos, apenas esportes de baixa intensidade. Consultar um cardiologista.	Maron et al 2015
Arritmias	Atletas com síndrome do QT longo, arritmias ventriculares, síndrome de Wolff-Parkinson-White, bloqueio cardíaco avançado ou implante de cardioversor-desfibrilador ou marca-passo devem ser avaliados por um cardiologista antes da liberação para praticar esportes.	Maron et al 2015
Miocardiopatia Arritmogênica de Ventrículo Direito	Os atletas não devem participar de esportes, exceto possivelmente modalidades que sejam de baixa intensidade (p. ex., golfe, boliche). Consultar um cardiologista.	Maron et al 2015
Cardiopatia congênita	Depende do subtipo e da gravidade do defeito congênito. Consultar um cardiologista.	Maron et al 2015
Miocardiopatia hipertrófica	Os atletas não devem participar de esportes, exceto possivelmente modalidades que sejam de baixa intensidade (p. ex., golfe, boliche). Consultar um cardiologista.	Maron et al 2015
Hipertensão	Podem participar: habilitados, sim. Aqueles com hipertensão > 5 mmHg acima do percentil 99 para idade, sexo e altura devem evitar levantamento de pesos pesados e *powerlifting*, musculação e esportes de alta estática.	McCambridge et al 2010
Doença de Kawasaki	Os atletas com vasculite coronariana não devem praticar esportes. Os atletas podem ser restringidos se houver aneurismas coronários. Consultar um cardiologista.	Maron et al 2015
Síndrome de Marfan	É necessário ecocardiograma para avaliar a dimensão da raiz da aorta. A liberação para participar de esportes é determinada pelos achados do ecocardiograma. Consultar um cardiologista.	Maron et al 2015
Síncope	Episódios de síncope inexplicáveis durante o exercício justificam avaliação por um cardiologista antes da liberação para a prática de esportes.	Maron et al 2015
Endócrinos		
Diabetes melito tipo 1	Sem restrições à atividade. No entanto, os atletas correm risco de hipoglicemia e cetoacidose, e, portanto, é necessário garantir uma hidratação e ingesta calórica adequadas. Como o exercício aumenta a sensibilidade à insulina, a quantidade e a duração do exercício aeróbico e anaeróbico e a intensidade das práticas e jogos precisam ser avaliadas. Em geral: Exercício de curta duração = sem alterações na insulina. Exercício vigoroso = pode exigir uma redução de 25% na insulina com 15-30 g de carboidratos antes e a cada 30 minutos durante o exercício. Exercício extenuante = pode exigir uma redução de até 80% na insulina com carboidratos extras. No geral, monitorar a glicemia com frequência durante o exercício. Os atletas diabéticos normalmente apresentam melhor desempenho com níveis de glicose entre 70 e 150 mg/dL.	Harris et al 2012
Visuais		
Um olho funcional	Definido como uma acuidade visual melhor corrigida inferior a 20/40 no olho com pior acuidade visual. Recomendar que os atletas com apenas um olho funcional não participem de boxe ou artes marciais de contato total. Em outros casos, devem usar proteção ocular.	Manuel et al 2018
Geniturinários		
Testículo único	Podem participar, mas devem usar proteção local em esportes de colisão e contato.	Manuel et al 2018
Rim único	Podem participar: habilitados, sim; no entanto, há risco aumentado de possível perda de função do rim único em esportes de contato/colisão.	Manuel et al 2018

(continua)

Tabela 27-2 Recomendações e considerações para a prática de esportes *(Continuação)*

Distúrbios	Considerações e recomendações	Referências
Hematológicos		
Hemofilia	Evitar esportes de contato e colisão.	
Anemia falciforme	Podem participar: habilitados, sim. Se o estado de doença permitir, todos os esportes podem ser praticados. No entanto, qualquer esporte ou atividade que implique esforço excessivo, superaquecimento, desidratação ou frio deve ser evitado. A participação em grandes altitudes representa risco de crise falciforme.	Maron et al 2015
Traço falciforme	Atualmente, não há recomendações para triagem universal em atletas. No entanto, a NCAA agora exige triagem para atletas se seu status de célula falciforme for desconhecido. Podem participar: sim. Garantir a aclimatação às condições ambientais extremas (p. ex., altitude, calor, umidade) e hidratação adequada durante a participação para reduzir o risco de doença pelo calor e/ou rabdomiólise.	Maron et al 2015
Doenças infecciosas		
Febre	Pode participar: não. O esforço cardiopulmonar eleva-se enquanto a capacidade máxima de exercício diminui durante as doenças febris. O risco de doenças causadas pelo calor também aumenta.	Manuel et al 2018
Mononucleose infecciosa	A ruptura esplênica é a consideração mais importante. O risco de ruptura do baço é maior durante as primeiras 3 semanas de doença. Nenhuma participação atlética durante as primeiras 3-4 semanas após o início da infecção. O retorno precoce ao esporte aumenta o risco de ruptura esplênica ou pode causar reativação e recaída do EBV. Se os sintomas desaparecerem na terceira semana, atividades leves podem ser iniciadas durante a quarta semana com aumentos graduais de intensidade. A participação na atividade de contato total pode ser retomada na semana 5.	Manuel et al 2018
Infecções de pele	Dermatoses bacterianas (incluindo impetigo, furúnculos, celulite, foliculite e abscessos): Os atletas com suspeita de infecções por MRSA devem ser submetidos a exame de cultura e tratados adequadamente com antibióticos. Os abscessos devem ser tratados com incisão e drenagem. Os atletas podem participar quando não houver novas lesões por 48 h, não houver lesões úmidas ou drenantes, e tiverem completado antibióticos orais por pelo menos 72 h. Herpes labial: Os atletas podem participar quando não houver lesões novas por 72 h, todas as lesões estiverem cobertas por uma crosta firme e os atletas estiverem em tratamento antiviral oral por 120 h. Molusco contagioso: Os atletas devem ter as lesões cobertas.	Zinder et al 2010
Infecções do trato respiratório superior (incluindo resfriado comum)	Podem participar de esportes se tolerado. As exceções incluem aqueles com febre, infecções bacterianas graves (sinusite, faringite) ou aqueles com sintomas abaixo do pescoço. O guia "verificação do pescoço" permite que os atletas retornem aos esportes se os sintomas estiverem "acima do pescoço" (p. ex., rinorreia, congestão ou dor de garganta). Se houver sintomas "abaixo do pescoço" (p. ex., febre ou mal-estar), os atletas não devem participar.	Jaworski et al 2011
Neurológicos		
Epilepsia	A maioria dos esportes é segura para aqueles com controle adequado das crises; esportes de contato são permitidos com proteção adequada. Natação e esportes aquáticos devem ser supervisionados. Esportes como escalada livre, asa delta e mergulho com cilindro não são recomendados.	Manuel et al 2018
Doença muscular ou miopatia	Praticar exercícios dentro dos limites físicos. Atividade de baixa a moderada intensidade é apropriada para pacientes com distúrbios de progressão lenta. Os pacientes com distúrbios que estão progredindo rapidamente devem evitar atividade muscular excêntrica e de alta resistência. Com o exercício excêntrico, os músculos se alongam durante a contração e se opõem à força da gravidade (p. ex., abaixamento de pesos), resultando em altos níveis de tensão no músculo. A modificação do exercício com doenças intercorrentes também é necessária.	Ansved 2003

(continua)

Tabela 27-2 Recomendações e considerações para a prática de esportes *(Continuação)*

Distúrbios	Considerações e recomendações	Referências
Respiratórios		
Asma	Sem restrições de atividade. Recomenda-se o uso de um β_2-agonista de curta ação inalado 15 min antes do exercício para ajudar a prevenir a broncoconstrição induzida pelo exercício. Para atletas com sintomas de asma não associados ao exercício ou que fazem uso frequente de β_2-agonistas (> 3 vezes por semana), deve-se considerar um corticosteroide inalatório regular. Os regulamentos antidoping devem ser considerados para atletas que usam β_2-agonistas.	Hull et al 2012
Pneumotórax	Pode ocorrer espontaneamente nos esportes, principalmente em homens jovens e altos. Os atletas podem apresentar sintomas atípicos, como dor torácica. Portanto, é recomendado ter um limiar baixo para a solicitação de radiografia de tórax. O gerenciamento é de acordo com as recomendações de diretrizes padrão. Os atletas podem retornar à prática esportiva quando houver evidência de resolução radiográfica. Risco aumentado de recorrência; deve-se considerar a não participação em esportes extenuantes e de contato.	Hull et al 2012
Tuberculose	Infecção ativa: não é permitido participar devido à exposição a outros atletas.	
Outros		
Paralisia cerebral	Participação plena com as adaptações indicadas.	
Síndrome de Down	Entre 10% e 40% têm instabilidade atlantoaxial. Um trauma de cabeça ou pescoço nesses pacientes pode causar lesão medular catastrófica. A correlação dos achados radiográficos da instabilidade atlantoaxial com anormalidades neurológicas não está bem estabelecida. Atualmente, não há diretrizes baseadas em evidências para triagem e restrições de atividades. No entanto, a Special Olympics (Olimpíadas Especiais) exige triagem radiográfica em todos os atletas com síndrome de Down, e a AAP, embora reconheça a falta de evidências para apoiar a triagem de rotina, também recomenda radiografias simples da coluna cervical para avaliar a instabilidade atlantoaxial. Se as radiografias forem anormais, a participação em esportes de contato ou esportes que envolvam alto risco de trauma de cabeça ou pescoço não deve ser permitida. Entre 40% e 50% das pessoas com síndrome de Down têm anomalias cardíacas. A avaliação de cardiopatias congênitas subjacentes deve ser considerada nesta população.	Sanyer 2006
Lesão remota da medula espinal ou espinha bífida	Participação plena. Considerar a adaptação do equipamento conforme a atividade ou a modificação da atividade conforme a deficiência. Pensar em como a modificação afeta o desempenho. Estar ciente das disfunções termorregulatórias, medicamentos e áreas de pressão.	

NCAA, National Collegiate Athletic Association; AAP, American Academy of Pediatrics; EBV, vírus Epstein-Barr; MRSA, *S. aureus* resistente à meticilina.

Maron BJ et al: Eligibility and disqualification recommendations for competitive athletes with cardiovascular abnormalities: a scientific statement from the American Heart Association and American College of Cardiology. J Am Coll Cardiol 2015 Dec;66(21): 2343-2349.

McCambridge TM et al: Council on Sports Medicine and Fitness: policy statement—athletic participation by children and adolescents who have systemic hypertension. American Academy of Pediatrics. Pediatrics 2010 Jun;125(6):1287-1294 [PMID: 20513738].

Roberts WO et al: Advancing the preparticipation physical examination: an ACSM and FIMS Joint Consensus Statement. Clin J Sport Med 2014;24:442-447.

Sanyer ON: Down syndrome and sport participation. Curr Sports Med Rep 2006 Dec;5(6):315-318.

Zinder SM, Basler RS, Foley J, Scarlata C, Vasily DB: National athletic trainers' association position statement: skin diseases. J Athl Train 2010;45(4):411-428. doi:10.4085/1062-6050-45.4.411.

REABILITAÇÃO DE LESÕES ESPORTIVAS

A participação em esportes beneficia as crianças ao promover a atividade física e a aquisição de habilidades motoras e sociais. Toda participação esportiva, no entanto, acarreta um risco inerente de lesão. As lesões são classificadas como agudas ou crônicas. As lesões crônicas ocorrem ao longo do tempo como resultado do uso excessivo, microtraumas repetitivos e reparo inadequado do tecido lesado. Quando as demandas do exercício excedem a capacidade de recuperação do corpo, pode ocorrer lesão por uso excessivo. As lesões por excesso de esforço físico são responsáveis por até 50% de todas as lesões em medicina esportiva pediátrica. Os fatores de risco para lesões por uso excessivo incluem participação durante todo o ano, participação em mais de uma equipe ao mesmo tempo, especialização precoce em um esporte, mecânica ruim e erros de treinamento, como aumento muito abrupto do volume, carga, frequência ou intensidade do exercício. Para evitar lesões por excesso de uso, os atletas devem treinar com uma variedade regular de resistências, potência, velocidade, agilidade, habilidades e distância. Períodos adequados de descanso e recuperação devem ser incorporados em todos os regimes de treinamento para garantir a recuperação adequada dos tecidos estressados.

As evidências atuais sobre reabilitação e prevenção de lesões concentram-se no treinamento de estabilidade central e aquecimento e alongamento dinâmicos. Os exercícios de core enfatizam os apoios isométricos que ativam o core e a pelve. Eles utilizam movimentos leves de um único membro para desafiar a resistência em períodos de tempo prolongados. Os programas devem ser apropriados para a idade e modificados conforme necessário para se exercitar em uma faixa livre de dor. O desenvolvimento de dor nas costas durante um programa básico significa técnica ruim, currículo excessivamente complicado ou lesão anterior nas costas.

Os programas dinâmicos de aquecimento e alongamento concentram-se em movimentos leves antes do exercício. Os programas dinâmicos utilizam amplitudes de movimento ativas e controladas de cada articulação para um efeito geral de estimulação e alongamento antes do exercício. O objetivo é iniciar uma transpiração leve e aumentar a frequência cardíaca, a circulação periférica e a elasticidade do tecido conjuntivo por meio de atividade excitatória simples. Em contraste com os regimes tradicionais de alongamento estático, nos quais os atletas mantêm uma posição de alongamento por um período de tempo distinto, um programa dinâmico apropriado incorpora atividade aeróbica e alongamentos dinâmicos na preparação de movimentos específicos do esporte. As áreas de foco incluem amplitude de movimento articular, propriocepção, coordenação, equilíbrio, flexibilidade, contração muscular e estimulação do sistema nervoso central e dos recursos energéticos. Por exemplo, os atletas podem trabalhar através de uma série de exercícios como deslizamento lateral, passos com joelho alto, deslocamento em quatro apoios (*bear crawl*) e saltos duplos sobre cones três vezes. O alongamento estático é apropriado após o término do exercício.

Lesões agudas ou macrotraumas são eventos pontuais que podem causar alterações na biomecânica e na fisiologia. A resposta a uma lesão aguda ocorre em fases previsíveis. A primeira semana é caracterizada por uma resposta inflamatória aguda, resultando nos achados físicos clássicos de edema local, calor, dor e perda de função. A fase proliferativa ocorre ao longo das próximas 2 a 4 semanas e envolve reparo e limpeza. Por fim, a fase de maturação permite o reparo e regeneração dos tecidos danificados.

O manejo de lesões esportivas agudas concentra-se em otimizar a cicatrização e restaurar a função. Os objetivos do atendimento imediato são minimizar os efeitos da lesão reduzindo a dor e o inchaço, educar o atleta sobre a natureza da lesão e como tratá-la, e manter a saúde e a forma física do resto do corpo. O tratamento de uma lesão aguda é demonstrado na sigla PRICE:

- **P**roteção da lesão (fitas, talas, suspensórios)
- *Rest*, descanso da região
- *Ice*, gelo
- **C**ompressão da lesão
- **E**levação imediata

Os anti-inflamatórios não esteroides (AINEs) podem reduzir a resposta inflamatória e reduzir o desconforto. Esses medicamentos podem ser utilizados imediatamente após a lesão. Quando realizado de forma segura e apropriada, o uso terapêutico de modalidades físicas, incluindo frio antes e calor depois, hidroterapia, massagem, estimulação elétrica, iontoforese e ultrassom, pode melhorar a recuperação na fase aguda. As medidas de tratamento, como injeções de plasma rico em plaquetas ou corticosteroides, são mais comumente usadas em atletas esqueleticamente maduros.

A fase de recuperação pode ser longa e requer a participação do atleta. A prescrição de fisioterapia é uma forma comum de tratamento. O tratamento inicial é focado na amplitude de movimento articular e flexibilidade. Os exercícios de amplitude de movimento devem seguir uma progressão lógica de começar com movimento passivo, depois movimento ativo assistido e, por último, movimento ativo. A amplitude de movimento ativa é iniciada uma vez que a amplitude articular normal tenha sido restabelecida. Exercícios de flexibilidade, particularmente alongamentos dinâmicos, são específicos do esporte e visam reduzir a rigidez da musculatura. O treinamento de força pode começar cedo nessa fase de reabilitação. Inicialmente, apenas exercícios isométricos (contração muscular estática contra resistência estável sem movimento de uma articulação ou mudança no comprimento de um músculo) são incentivados. À medida que a recuperação progride e a flexibilidade aumenta, exercícios isotônicos (mudança no comprimento de um músculo sem resistência variável) e isocinéticos (mudança no comprimento de um músculo contra resistência variável sem variação de velocidade) podem ser adicionados ao programa. Estes devem ser realizados pelo menos três vezes por semana.

À medida que o atleta se aproxima da força quase normal e não sente dor, a fase final de manutenção pode ser introduzida. Durante essa fase, o atleta continua a desenvolver força e trabalhar a resistência. A biomecânica da atividade esportiva específica precisa ser analisada e o retreinamento incorporado ao programa de exercícios. O condicionamento cardiovascular generalizado deve ser mantido durante todo o tratamento de reabilitação. Normalmente, as diretrizes de retorno ao esporte após uma lesão incluem a obtenção de amplitude de movimento articular completa, força quase total e simétrica, velocidade máxima e agilidade e habilidades específicas do esporte quase completas, tudo sem sentir dor.

Brooks GP et al: Musculoskeletal injury in children and skeletally immature adolescents: overview of rehabilitation for nonoperative injuries. UpToDate 2013. http://www.uptodate.com.hsl-ezproxy.ucdenver.edu/contents/musculoskeletal-injury-in-children-and-skeletally-immature-adolescents-overview-of-rehabilitation-for-nonoperative-injuries. Accessed February 11, 2016.

DiFiori JP et al: Overuse injuries and burnout in youth sports: a position statement from the American Medical Society for Sports Medicine. Clin J Sport Med 2014;24(1):3–20 [PMID: 24366013].

Faccioni A: Dynamic warm-up routines for sports. www.ptonthenet.com. 2001. http://www.ptonthenet.com/content/articleprint.aspx?p=1&ArticleID=MTAzNyA3ZHVRU20yM2MzVmRLRmVxeXRzY3NBPT0=. Accessed February 11, 2016.

Jayanthi N et al: Sports specialization in young athletes: evidence based recommendations. Sports Health 2013;5(3):251–257 [PMID: 24427392].

PROBLEMAS E LESÕES COMUNS EM MEDICINA ESPORTIVA

DOENÇAS INFECCIOSAS

As doenças infecciosas são comuns tanto em atletas recreativos quanto competitivos. Essas doenças afetam a função fisiológica básica e o desempenho atlético.

Infecções de pele ativas são motivos comuns para excluir atletas da participação de determinados esportes. Infecções cutâneas por herpes-vírus simples, estafilococos, molusco e tinea são comumente observadas e mais facilmente transmitidas em esportes com contato pele a pele e uso de equipamentos compartilhados. Em particular, os atletas apresentam alto risco de infecção por *Staphylococcus aureus* resistente à meticilina (MRSA, de *methicillin-resistant Staphylococcus aureus*) associado à comunidade (MRSA-AC). Relatos de surtos em equipes esportivas levaram muitas organizações esportivas a adotar protocolos específicos para controle de infecções. A transmissão se dá principalmente pelo contato pele a pele e as manifestações clínicas são mais comumente infecções de pele e abscessos de tecidos moles.

Selected issues for the adolescent athlete and the team physician: a consensus statement. Med Sci Sports Exerc 2008 Nov;40(11):1997–2012 [PMID: 19430330].

LESÕES ÓSSEAS POR ESTRESSE

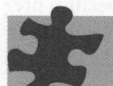

FUNDAMENTOS DO DIAGNÓSTICO E CARACTERÍSTICAS TÍPICAS

► Lesões por uso excessivo dos ossos, geralmente na tíbia e nos metatarsos.

► Frequentemente ocorrem durante períodos de rápido aumento da atividade física e/ou no cenário da tríade de atletas femininas ou masculinos.

As fraturas por estresse e reações de estresse do osso compreendem um espectro de gravidade conhecido amplamente como lesões ósseas por estresse. Estas são lesões por uso excessivo do osso, com patologia que varia desde edema ósseo com degradação da microarquitetura óssea até fratura franca na cortical óssea. Os locais mais comuns para lesões por estresse ósseo são a região póstero-medial da tíbia e a diáfise dos metatarsos. As lesões por estresse ósseo ocorrem com maior incidência em atletas que se envolvem em atividades de impacto repetido, como corrida de longa distância. Os fatores de risco para lesões por estresse ósseo incluem sobrecarga no treinamento, como carga excessiva de impacto total, falta de período de descanso ou aumento muito rápido da carga de impacto. A ocorrência de uma lesão por estresse ósseo deve aumentar a preocupação com a tríade de atletas femininas ou masculinos/RED-S. O tratamento de lesões ósseas por estresse é semelhante ao tratamento de fratura traumática de determinado osso, e, da mesma forma que as fraturas agudas, algumas lesões por estresse ósseo, como as do colo do fêmur e da tíbia anterior, apresentam maior risco de complicações de cicatrização do que outras. A maioria das lesões ósseas por estresse pode ser tratada sem cirurgia, mas algumas podem exigir intervenção cirúrgica.

LESÕES DE CABEÇA E PESCOÇO

As lesões de cabeça e pescoço ocorrem mais comumente em esportes de contato e individuais. Futebol americano, ciclismo, beisebol e equitação têm a maior incidência de lesões cerebrais. As concussões ocorrem mais comumente no futebol americano, hóquei no gelo, *rugby*, boxe, basquete, *lacrosse*, futebol, ciclismo, judô e beisebol/softbol. Como regra geral, o tratamento de lesões de cabeça e pescoço em crianças pequenas deve ser mais conservador devido ao desenvolvimento do sistema nervoso central.

1. Concussão

FUNDAMENTOS DO DIAGNÓSTICO E CARACTERÍSTICAS TÍPICAS

► Os sintomas aparecem após um golpe traumático que causa movimento súbito na cabeça.

► Os sintomas comuns incluem dor de cabeça, tontura, sensibilidade à luz ou ao ruído, dificuldade de equilíbrio, fadiga, sensação de névoa e dificuldades de concentração.

► Os sintomas neurológicos focais devem aumentar a preocupação com o processo intracraniano agudo e levar a uma investigação mais imediata.

► Devem ser feitos esforços para normalizar as atividades da vida cotidiana o quanto antes, seguido de um retorno para o aprendizado progressivo.

► O retorno aos esportes de contato deve ocorrer somente depois que o paciente voltar ao normal sem sintomas e tiver concluído com sucesso o protocolo de retorno ao esporte.

A concussão é um processo complexo que ocorre quando um impacto direto no corpo ou na cabeça repercute em forças que chegam ao cérebro, causando uma alteração transitória da função neurológica. Mesmo na presença de sintomas neurológicos, as concussões geralmente não estão associadas a alterações estruturais no tecido cerebral detectáveis por exames de imagem padrão. Em vez disso, podem causar alterações metabólicas e vasculares nos tecidos cerebrais. Consequentemente, ocorrem alterações complexas na função fisiológica, como picos de catecolaminas e falha na autorregulação do fluxo sanguíneo cerebral, levando aos sintomas comuns atribuídos a esse tipo de lesão. Os sintomas podem aparecer e evoluir nas primeiras horas após a lesão. Confusão, dor de cabeça, distúrbios visuais, amnésia pós-traumática e problemas de equilíbrio são sintomas comuns. A concussão não pode envolver a perda de consciência. Deve-se suspeitar de concussão em qualquer atleta com queixas somáticas, cognitivas ou comportamentais, conforme listado na **Tabela 27-3**. Pode-se perceber sinais físicos, alterações comportamentais ou comprometimento cognitivo no atleta lesionado. O diagnóstico pode ser auxiliado pelo uso da Sport Concussion Assessment Tool v. 3 (SCAT5, Ferramenta de Avaliação de Concussão Esportiva v. 3) e da Child-SCAT5 (idades 5-12 anos), que também incluem folhetos padronizados para pacientes (disponíveis em: https://bjsm.bmj.com/content/51/11/851 e https://bjsm.bmj.com/content/bjsports/early/2017/04/26/bjsports-2017-097492childscat5.full.pdf). Independentemente do nível de participação, qualquer atleta suspeito de sofrer uma concussão em um treino ou competição deve ser imediatamente retirado do jogo. Para monitorar a evolução clínica, o atleta não deve ser deixado sozinho nas primeiras horas após a lesão. Um atleta diagnosticado com uma concussão não deve ser autorizado a retornar aos jogos no dia da lesão. A tomografia computadorizada (TC) deve ser considerada durante a avaliação inicial se o paciente apresentar deterioração ou alteração do estado mental, perda prolongada de consciência, vômitos repetidos, cefaleia intensa, sinais de fratura craniana ou déficit neurológico focal ou se tiver sofrido um mecanismo grave de lesão. A TC raramente é indicada após as primeiras 24 horas depois da lesão.

Tabela 27-3 Concussão: *checklist* de sintomas

Dor de cabeça
Confusão
Amnésia: classicamente anterógrada
Tontura
Problemas de equilíbrio
Náusea
Vômito
Distúrbios visuais
Sensibilidade à luz
Sensibilidade ao ruído
Zumbido nos ouvidos
Fadiga ou sonolência excessiva
Distúrbios do sono
Problemas de memória
Dificuldades de concentração
Irritabilidade
Mudanças comportamentais

Os sintomas associados às concussões geralmente seguem um padrão previsível e a maioria se resolve dentro de 1 a 4 semanas. As crianças e adolescentes podem ter um intervalo de recuperação maior do que os adultos. O manejo agudo da concussão inclui um período inicial de descanso físico e cognitivo (geralmente 1-2 dias), cuja duração deve ser baseada na condição clínica do indivíduo. O retorno à escola e à atividade física leve sem contato pode ser razoável no início do período de recuperação se os sintomas não forem exacerbados. Em atletas jovens, as intervenções podem incluir alteração da frequência escolar, diminuição do trabalho escolar, redução da estimulação tecnológica (televisão, internet, jogos de computador, uso de telefone celular), nutrição e hidratação adequadas e descanso e sono adequados. Antes que os atletas possam retornar à participação esportiva, os sintomas devem ser resolvidos tanto em repouso quanto durante o exercício sem o auxílio de medicação, e um protocolo graduado de retorno ao jogo deve ser concluído. O retorno ao esporte é uma progressão de seis etapas, tendo cada etapa uma duração de 24 horas: (1) quando assintomático em repouso por 24 horas, progredir para (2) exercícios aeróbicos leves, seguidos por (3) exercícios específicos do esporte e, em seguida, começar (4) treino sem contato, seguido por (5) treino prático de contato e, por último, (6) liberação para o jogo. Se algum sintoma se repetir durante qualquer uma das etapas, o atleta não deve passar para a próxima etapa e deve descansar por 24 horas, reiniciando, a partir de então, na etapa anterior, em que o atleta estava assintomático. Comumente, é recomendado que um atleta faça acompanhamento com um médico para liberação para retorno aos esportes de colisão e de contato, e muitos estados aprovaram legislação exigindo avaliação médica de jovens com concussão e liberação médica para retorno aos jogos. As expectativas atuais são de que as crianças devem retornar à escola antes de retornar ao esporte. Em geral, diretrizes conservadoras de retorno aos jogos devem ser usadas em crianças.

Entre as ferramentas de avaliação comumente usadas estão o SCAT5, a Standardized Assessment of Concussion (SAC, Avaliação de Concussão Padronizada), o Balance Error Scoring System (BESS, Sistema de Pontuação de Erro de Equilíbrio), a testagem computadorizada e a lista de verificação de sintomas (**Tabela 27-4**). Os testes neuropsicológicos podem ser úteis na avaliação da função cognitiva de atletas com concussão, mas não devem ser utilizados como a única fonte de tomada de decisão clínica. Eles podem auxiliar nas decisões de manejo para atletas com casos complexos

Tabela 27-4 Recomendações para limites de arremesso no beisebol juvenil

Idade (anos)	Arremessos por dia
7-8	50
9-10	75
11-12	85
13-16	95

ou sintomas graves ou prolongados e são melhor realizados e interpretados por um neuropsicólogo qualificado. Os testes pré-temporada podem fornecer uma comparação para ajudar os médicos a avaliar o estado de concussão aguda, mas não há evidências sólidas atualmente para apoiar o uso de testes neuropsicológicos.

A síndrome do segundo impacto é um diagnóstico controverso baseado principalmente em relatos anedóticos. Os defensores desse diagnóstico afirmam que é uma complicação rara, mas potencialmente mortal, de traumatismo craniano repetido, causando perda da autorregulação vascular, "tempestade" de catecolaminas, aumento da pressão arterial cerebral e subsequente edema cerebral maligno sem hematoma intracraniano. As consequências incluem edema cerebral maciço e herniação, acarretando convulsão, coma e, possivelmente, morte. Os opositores sugerem que o fenômeno é, na verdade, a condição bem estabelecida de edema cerebral difuso, uma complicação conhecida de traumatismo craniano, particularmente em indivíduos mais jovens. Não existe um acordo universal sobre a existência desse fenômeno relatado.

Os efeitos a longo prazo de concussões ou esportes de contato/colisão ainda não foram estabelecidos; especificamente, não foi comprovada uma relação de causa e efeito entre concussões e encefalopatia traumática crônica (ETC). A decisão de aposentar um atleta de esporte de contato/colisão ou alto risco é sensível e desafiadora. Atualmente, há pouca evidência para apoiar uma abordagem padronizada a decisões de aposentadoria. No entanto, as considerações devem incluir o número total de concussões; aumento da frequência; ocorrência com cada vez menos força; e sintomas/sinais prolongados, mais graves ou permanentes.

Davis GA et al: The Child Sport Concussion Assessment Tool 5th Edition (Child SCAT5): background and rationale. Br J Sports Med 2017;51:859–861 [PMID: 28446452].

Davis GA et al: SCAT5. Br J Sports Med 2017. https://bjsm.bmj.com/content/bjsports/early/2017/04/26/bjsports-2017-097506SCAT5.full.pdf.

Harmon KG et al: American Medical Society for Sports Medicine position statement on concussion in sport. Br J Sports Med 2019;53:213–225. [PMID: 3067819].

McCrory P, Davis G, Makdissi M: Second impact syndrome or cerebral swelling after sporting head injury. Curr Sports Med Rep 2012;11:21–23 [PMID: 22236821].

McCrory P et al: Consensus statement on concussion in sport: the 5th international conference on concussion in sport held in Berlin, October 2016. Br J Sports Med 2017;51:838–847.

Randolph C: Baseline neuropsychological testing in managing sport-related concussion: does it modify risk? Curr Sports Med Rep 2011;10(1):21–26 [PMID: 21228656].

Schatz P, Moser RS: Current issues in pediatric sports concussion. Clin Neuropsychol 2011:1–16 [PMID: 21391151].

2. Instabilidade atlantoaxial

A instabilidade atlantoaxial é comum em crianças com síndrome de Down devido à hipotonia e frouxidão ligamentar, especialmente incluindo o ligamento anular de C1. Consequentemente, essa condição causa aumento da mobilidade em C1 e C2. A maioria dos casos é assintomática. As radiografias cervicais laterais em flexão, extensão e posição neutra avaliam o intervalo atlantodental (IAD). O IAD é normalmente inferior a 2,5 mm, mas até 4,5 mm é aceitável nessa população. As crianças com IAD maior que 4,5 mm ou que apresentam sintomas neurológicos com flexão ou extensão do pescoço devem ser impedidas de atividades de contato e colisão, bem como de qualquer esporte que exija flexão ou extensão excessiva do pescoço, até serem avaliadas por um ortopedista.

Dimberg EL: Management of common neurologic conditions in sports. Clin Sports Med 2005;24:637 [PMID: 16004923].

Klenck C, Gebke K: Practical management: common medical problems in disabled athletes. Clin J Sport Med 2007;17(1):55–60 [PMID: 17304008].

Winell J: Sports participation of children with Down syndrome. Orthop Clin North Am 2003;34:439 [PMID: 12974493].

3. Queimações ou ardências

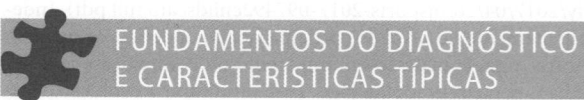

FUNDAMENTOS DO DIAGNÓSTICO E CARACTERÍSTICAS TÍPICAS

- ► Os sintomas são unilaterais, ocorrendo no mesmo lado da lesão no pescoço e no ombro.
- ► Dor em queimação, dormência ou formigamento no ombro e braço.
- ► Pode haver fraqueza.

As queimações ou ardências são lesões comuns em esportes de contato, especialmente futebol americano. Os dois termos são usados alternadamente para descrever dor unilateral transitória e parestesias na extremidade superior. Essas radiculopatias cervicais ou plexopatias braquiais geralmente ocorrem quando a cabeça está inclinada lateralmente e o ombro deprimido, causando a exacerbação de um disco cervical degenerativo ou estenose, uma lesão compressiva de uma raiz nervosa cervical no membro superior sintomático ou uma lesão por tração do plexo braquial do ombro ipsilateral. Os sintomas incluem dor em queimação imediata e parestesias em um braço, geralmente com duração de apenas alguns minutos. A fraqueza unilateral nos músculos do membro superior também tende a desaparecer rapidamente, mas pode persistir por semanas. A parte mais importante da investigação é uma avaliação neurológica completa para diferenciar essa lesão de uma lesão cerebral ou da coluna cervical mais grave. A principal característica distintiva da ardência é sua natureza unilateral. Se os sintomas persistirem ou incluírem queixas bilaterais, cefaleia, alteração do estado mental ou dor intensa no pescoço, deve-se considerar uma avaliação diagnóstica adicional, incluindo radiografias da coluna cervical com incidências de flexão/extensão, ressonância magnética (RM) e eletromiografia (EMG).

O tratamento consiste no afastamento do esporte e observação. O atleta pode voltar ao esporte assim que os sintomas forem resolvidos, a amplitude de movimento do pescoço e ombro estiver livre de dor, os reflexos e a força estiverem normais e o teste de Spurling for negativo. O teste de Spurling é realizado com o pescoço estendido e rotado para o ombro ipsilateral enquanto se aplica uma carga axial. Um teste positivo reproduz dor ou sintomas na extremidade afetada. A restrição do retorno ao jogo no mesmo dia deve ser considerada em atletas com história de múltiplas queimações, principalmente se persistentes na mesma temporada. As estratégias preventivas incluem o uso de equipamentos de proteção adequados, técnicas adequadas de bloqueio e combate e manutenção da força do pescoço e dos ombros. As complicações a longo prazo incluem lesão neurológica permanente ou ocorrência repetida de ardências, o que exigiria investigação adicional e possível proibição de realização de esportes de contato ou colisão para o resto da vida.

Ahearn BM, Starr HM, Seiler JG: Traumatic brachial plexopathy in athletes: current concepts for diagnosis and management of stingers. J Am Acad Orthop Surg 2019;27(18):677–684 [PMID: 30741724].

Cantu RC, Li YM, Abdulhamid M, Chin LS: Return to play after cervical spine injury in sports. Curr Sports Med Rep 2013;12:14–17 [PMID: 23314078].

Standaert CJ, Herring SA: Expert opinion and controversies in musculoskeletal and sports medicine: stingers. Arch Phys Med Rehabil 2009;90:402–406 [PMID: 19254603].

LESÕES NA COLUNA

À medida que as crianças se tornam mais competitivas nos esportes, as lesões na coluna se tornam mais comuns. Os esportes com incidência mais elevada de lesões na coluna incluem golfe, ginástica, futebol americano, dança, luta livre e levantamento de peso. A dor nas costas em um atleta pode indicar um possível problema estrutural que deve ser investigado.

As lesões agudas na coluna geralmente resultam de uma lesão de carga axial. Os pacientes apresentam sensibilidade focal na coluna torácica ou toracolombar. A avaliação inclui radiografia simples, que pode demonstrar acunhamento anterior da vértebra torácica, representando uma fratura de compressão. Quando há dor significativa na coluna vertebral ou qualquer anormalidade neurológica, as radiografias são frequentemente seguidas por TC ou RM. O tratamento de fraturas por compressão menores inclui controle da dor, órtese, suspensão temporária de esportes de alto risco e fisioterapia. Com a reabilitação adequada, os atletas geralmente podem retornar às atividades de contato em 8 semanas.

1. Espondilólise

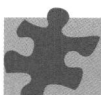

FUNDAMENTOS DO DIAGNÓSTICO E CARACTERÍSTICAS TÍPICAS

▶ Lesão por estresse ósseo na pars interarticularis.
▶ Geralmente se manifesta como dor lombar ao realizar extensão.

A espondilólise é uma lesão da pars interarticularis do complexo vertebral, resultando em lesão por estresse ósseo. A pars interarticularis é a conexão óssea entre as facetas articulares inferior e superior. Lesões da pars interarticularis, ou defeitos da pars, estão presentes em 4% a 6% da população. Em atletas adolescentes, no entanto, a incidência de espondilólise naqueles que apresentam dor lombar é em torno de 50%. Portanto, o nível de suspeição deve ser alto no diagnóstico diferencial ao avaliar a dor lombar nessa população. A incidência de defeitos pars em atletas como ginastas, dançarinos, mergulhadores e lutadores é significativamente aumentada por causa dos movimentos repetitivos de extensão combinados com rotação. A sobrecarga repetitiva leva a uma lesão óssea por estresse. A espondilólise ocorre em L5 em 85% dos casos. O atleta apresenta dor lombar na linha média que é agravada por extensão, como arquear as costas na ginástica. Pode haver sensibilidade palpável nas vértebras lombares inferiores, com dor no teste de hiperextensão de uma perna (teste de Stork). A avaliação inclui radiografias anteroposterior (AP) e perfil da coluna lombar. Embora as visualizações radiográficas oblíquas da coluna lombar sejam úteis para procurar o chamado "sinal do cachorro Scottie", elas estão caindo em desuso porque não melhoram significativamente a precisão do diagnóstico e aumentam a exposição à radiação. Para determinar a presença de uma lesão espondilótica ativa, pode ser útil realizar TC por emissão de fóton único (SPECT, de *single photon emission CT*), TC e/ou RM. Os exames de RM estão se tornando mais favoráveis, pois podem mostrar edema sutil da medula óssea de lesões precoces por estresse e não envolvem exposição à radiação. Atualmente não existe um padrão ouro para o tratamento da espondilólise. O tratamento inclui a abstenção de hiperextensão e de atividades esportivas de alto impacto e o início da fisioterapia. Os atletas podem praticar exercícios físicos com atividades de baixo impacto e fisioterapia neutra ou baseada em flexão enquanto a lesão cicatriza. A órtese é controversa. Estudos demonstram resultados semelhantes em relação ao retorno aos esportes e à cicatrização óssea, independentemente do uso de órteses. É importante observar que os resultados clínicos não se correlacionam necessariamente com fratura de pars consolidada *versus* não consolidação óssea (quando o osso fraturado não cicatriza). É possível obter resultados satisfatórios (pacientes assintomáticos que retornam ao esporte) independentemente do estado de cicatrização óssea. Normalmente, o retorno ao esporte costuma ser adiado em 8 a 12 semanas com base nos sinais clínicos de cura. A maioria das espondilólises sintomáticas melhora com repouso e modificações na atividade (com ou sem evidência radiológica de cura). Uma vez assintomático, o atleta geralmente pode gradualmente retornar aos esportes sem restrições. A cirurgia é reservada para casos refratários que falham com as medidas conservadoras.

2. Espondilolistese

FUNDAMENTOS DO DIAGNÓSTICO E CARACTERÍSTICAS TÍPICAS

- Lesão bilateral da pars interarticularis, resultando em deslizamento para frente de uma vértebra sobre a anterior.
- Geralmente se apresenta como dor lombar à extensão.
- Podem ocorrer hiperlordose ou possível degrau da coluna lombar.

Quando ocorre um defeito bilateral da pars, o deslizamento de uma vértebra sobre a outra pode levar à espondilolistese. Os pacientes apresentam hiperlordose, cifose, dor com hiperextensão e, em casos graves, um degrau palpável. É utilizada radiografia lateral em pé para fazer o diagnóstico e monitorar qualquer progressão de deslizamento. Essas lesões são classificadas de 1 a 4 com base na porcentagem de deslizamento: grau 1 (0%-24%), grau 2 (25%-49%), grau 3 (50%-74%) e grau 4 (75%-100%).

O tratamento normalmente é baseado em sintomas. Atletas assintomáticos com menos de 25% de deslizamento geralmente não têm restrições e são acompanhados rotineiramente para avaliação radiográfica. O manejo da espondilolistese sintomática é semelhante ao da espondilólise. A intervenção cirúrgica é recomendada para deslizamento maior que 50%, espondilolistese progressiva ou dor intratável apesar do tratamento conservador.

3. Hérnia de disco

FUNDAMENTOS DO DIAGNÓSTICO E CARACTERÍSTICAS TÍPICAS

- Dor nas costas piora com flexão e na posição sentada.
- Radiculopatia pode estar presente.
- Elevação positiva da perna reta.

A dor lombar discogênica é responsável por uma pequena porcentagem de lesões nas costas em crianças. Essas lesões são quase desconhecidas na pré-adolescência. A dor nas costas pode se originar de abaulamento de disco, hérnia de disco ou degeneração de disco. A maioria das lesões ocorre nas vértebras L4-L5 e L5-S1. Nem todas as protuberâncias discais encontradas na RM são sintomáticas. Em adolescentes, a maioria das hérnias de disco é central e não posterolateral. Os fatores de risco incluem levantamento de peso, carga axial excessiva ou repetitiva da coluna, aumentos rápidos no treinamento ou trauma. Os sintomas incluem dor nas costas, que pode aumentar com atividades como curvar-se, sentar-se e tossir. Embora não tão comuns quanto em adultos, os sintomas radiculares de dor na perna também podem ocorrer e estão frequentemente associados a grandes hérnias de disco. A avaliação inclui exames físicos e neurológicos, incluindo o teste da perna esticada, o teste sensorial e a verificação dos reflexos. A avaliação geralmente inclui radiografias da coluna lombar e uma RM, que é o exame de imagem de escolha para diagnosticar a hérnia de disco.

O tratamento costuma ser conservador, pois a maioria das hérnias de disco, mesmo grandes, melhora espontaneamente. O atleta pode descansar por um curto período, evitando ficar sentado, pular ou hiperextender e hiperfletir a coluna por muito tempo, pois essas atividades podem aumentar a pressão sobre o disco, levando ao agravamento dos sintomas. Após um curto período de descanso, um programa estruturado de fisioterapia deve ser iniciado, com foco na estabilização central e pélvica, flexibilidade peripélvica e condicionamento específico do esporte. Se os sintomas persistirem, pode ser indicado um curso curto de corticoides orais ou injeção epidural de corticoides parenterais. A cirurgia é recomendada para pacientes que falham com a terapia conservadora, ou que apresentam radiculopatia significativa ou progressiva ou déficits neurológicos progressivos.

Kim H, Green D: Spondylolysis in the adolescent athlete. Curr Opinion Ped 2011;23:68–72 [PMID: 21150440].
Lavelle W et al: Pediatric disk herniation. J Am Acad Orthop Surg 2011;19:649–656 [PMID: 22052641].
Selected issues for the adolescent athlete and the team physician: a consensus statement. Med Sci Sports Exerc Nov 2008;40(11):1997–2012 [PMID: 19430330].

LESÕES NO OMBRO

A lesão no ombro geralmente é resultado de trauma agudo ou uso excessivo crônico. Lesões agudas ao redor do ombro incluem contusões, fraturas, entorses (ou separações) e luxações. A idade do paciente afeta o padrão da lesão, pois os pacientes mais jovens têm maior probabilidade de sofrer fraturas em vez de entorses. As entorses (ligamentos) e distensões (músculo e tendão) são geralmente definidas como lesões de tecido mole de baixo grau que não resultam em comprometimento funcional de uma estrutura.

1. Fratura da clavícula

FUNDAMENTOS DO DIAGNÓSTICO E CARACTERÍSTICAS TÍPICAS

- Lesão por queda sobre o ombro ou sobre a mão estendida.
- Dor intensa no ombro.
- Sensibilidade, inchaço e/ou deformidade na clavícula.

As fraturas claviculares ocorrem por queda ou trauma direto no ombro. Edema local, deformidade e sensibilidade estão presentes na clavícula. O diagnóstico é feito através de radiografias da clavícula; as fraturas são mais comuns no terço médio do osso.

O tratamento inicial é focado no controle da dor e proteção com tipoia e faixa. A amplitude de movimento inicial é permitida com base no nível de dor e no deslocamento da fratura. A reabilitação progressiva é importante. Os atletas não podem retornar aos esportes de contato por 8 a 12 semanas. As indicações cirúrgicas absolutas para fraturas agudas da clavícula incluem fraturas expostas ou comprometimento neurovascular. A fratura não consolidada é incomum em pacientes jovens. No entanto, há evidências recentes na população adulta que recomendam a estabilização cirúrgica para fraturas muito desviadas ou encurtadas. O papel da estabilização cirúrgica aguda na população pediátrica e adolescente em relação ao encurtamento ainda está sendo definido. Pacientes com fraturas recorrentes ou não consolidadas normalmente também requerem fixação cirúrgica.

2. Fratura do úmero

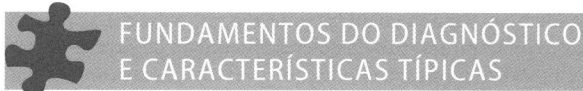

▶ Lesão com queda significativa sobre o braço estendido.
▶ Dor intensa na região proximal do úmero.
▶ Sensibilidade, inchaço e/ou deformidade sobre a porção proximal do úmero.

As fraturas do úmero ocorrem devido a um golpe forte ou queda sobre o ombro. A dor e o inchaço, normalmente, estão localizados na região proximal do úmero. As fraturas podem incluir as fises ou podem ser extrafisárias. Uma quantidade significativa de deslocamento e angulação pode ser tolerada neste local devido ao potencial de remodelação dos atletas jovens e devido à amplitude intrínseca de movimento do ombro. Uma avaliação cuidadosa do plexo braquial e dos nervos radiais é necessária para descartar lesões aos nervos associados.

O tratamento consiste em uma tipoia e, muitas vezes, em enfaixar o braço de forma que ele fique suspenso para permitir que a gravidade reduza a fratura por 4 a 6 semanas, seguido de reabilitação progressiva com retorno ao esporte em 8 a 12 semanas, quando a cicatrização óssea, a amplitude total de movimento e a força tiverem sido retomadas.

3. Separação acromioclavicular

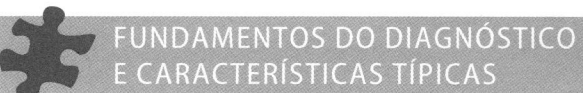

▶ Lesão com queda sobre o ombro.
▶ Dor intensa no ombro.
▶ Sensibilidade, edema e/ou deformidade na articulação acromioclavicular.

A queda sobre a extremidade do ombro é a causa mais comum de separação acromioclavicular (AC). Ocorre ruptura da cápsula articular acromioclavicular e possivelmente dos ligamentos coracoclaviculares. A lesão é classificada pela extensão das lesões desses ligamentos. Os atletas apresentam edema focal dos tecidos moles e sensibilidade sobre a articulação acromioclavicular. As lesões mais graves estão associadas à deformidade. Os pacientes podem apresentar teste do braço cruzado positivo, no qual a dor é localizada na articulação acromioclavicular. As radiografias são necessárias para avaliação do grau de lesão e de uma fratura coexistente ou de uma lesão da placa de crescimento.

O tratamento de lesões AC de baixo grau (Grau I-III) é tipicamente de suporte, com repouso e imobilização em tipoia, seguido de reabilitação progressiva. O retorno às atividades pode ocorrer em 1 a 6 semanas, dependendo da gravidade da lesão e da persistência dos sintomas. A amplitude total de movimento e a força completa devem ser alcançadas antes do atleta ser liberado para retornar aos esportes. Lesões mais graves (Grau IV-VI) podem exigir intervenção cirúrgica.

4. Instabilidade traumática aguda do ombro anterior (luxação/subluxação anterior do ombro)

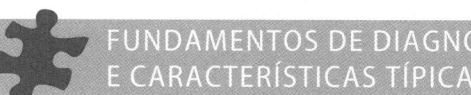

▶ Lesão com braço abduzido e rodado externamente.
▶ Ombro quadrado ao exame.
▶ Redução da amplitude de movimento do ombro.

A instabilidade traumática aguda do ombro anterior ocorre quando uma força significativa é aplicada ao ombro abduzido e rotado externamente. Na maioria das vezes, a cabeça do úmero é deslocada em uma direção anterior e inferior. O paciente sente dor intensa e um bloqueio mecânico ao movimento. Alguns pacientes irão reduzir espontaneamente dentro de segundos ou minutos após a lesão. A maioria dos pacientes, no entanto, requer redução fechada imediata no local ou na sala de emergência. As radiografias são úteis para confirmar a posição da cabeça do úmero, bem como para avaliar fraturas coexistentes. A ressonância magnética pode ser necessária para a visualização precisa de fraturas e lesões de tecidos moles, incluindo lesões labrais.

O tratamento inicial envolve a imobilização do ombro em uma tipóia para maior conforto. Exercícios de amplitude de movimento e reabilitação progressiva são iniciados à medida que a dor melhora. A imobilização prolongada não diminui o risco de recorrência e é desencorajada. O retorno ao jogo durante a temporada pode ser considerado com aconselhamento apropriado e quando a reabilitação atingir a amplitude total de movimento e força. Uma cinta é frequentemente usada quando um atleta retorna ao esporte na temporada. Devido ao alto risco de recorrência nos adolescentes, as opções de tratamento devem ser individualizadas, levando-se em consideração tanto o tratamento conservador quanto o cirúrgico. Em casos de instabilidade recorrente do ombro e/ou lacerações labrais, a intervenção cirúrgica costuma ser necessária.

5. Lesão do manguito rotador

> **FUNDAMENTOS DE DIAGNÓSTICO E CARACTERÍSTICAS TÍPICAS**
>
> ▶ A lesão pode ser aguda ou crônica.
> ▶ A dor é descrita como difusa, anterior ou lateral.
> ▶ Atividades acima da cabeça exacerbam a dor.

Lesões no ombro são frequentemente uma consequência do uso excessivo repetitivo e falha tecidual. A tendinite e a bursite do manguito rotador são as lesões do manguito rotador mais comumente observadas em esportes juvenis. Rupturas do manguito rotador, incluindo lesões traumáticas, em crianças e adolescentes são raras. Mais comumente, as lesões do manguito rotador são lesões por uso excessivo e geralmente ocorrem em esportes que exigem movimentos repetitivos acima da cabeça. Desequilíbrios e lesões musculares podem levar ao aprisionamento do tendão supraespinal sob o arco acromial, comumente referido como impacto subacromial. Pacientes com instabilidade não traumática do ombro devido à frouxidão ligamentar e capsular (também conhecida como instabilidade multidirecional) são propensos a lesão do manguito rotador por uso excessivo. Esses atletas apresentam dor crônica na região anterior e lateral do ombro, que aumenta com atividades acima da cabeça. A avaliação diagnóstica inclui radiografias simples para procurar variabilidade anatômica. A reabilitação dessa lesão é voltada para a redução da inflamação e fortalecimento dos estabilizadores escapulares e músculos do manguito rotador. Uma avaliação biomecânica pode auxiliar os atletas no processo de recuperação, abordando os desequilíbrios musculares e os padrões de compensação. Raramente a cirurgia é indicada.

6. Epifisite umeral proximal (ombro da liga infantil)

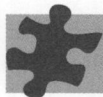

> **FUNDAMENTOS DO DIAGNÓSTICO E CARACTERÍSTICAS TÍPICAS**
>
> ▶ Participação em algum esporte de arremesso, em particular o beisebol.
> ▶ Dor na face lateral do úmero ao arremessar.
> ▶ Alargamento da fise proximal do úmero nas radiografias.

A epifisite umeral proximal, ou "ombro da liga infantil", é uma lesão por uso excessivo que ocorre em crianças de 11 a 14 anos que praticam esportes aéreos, como o beisebol. O paciente apresenta dor relacionada à atividade na face lateral do úmero proximal. O exame geralmente revela sensibilidade sobre o úmero proximal. A ausência de achados no exame não exclui esse diagnóstico. A característica marcante é a dor ao arremessar. As radiografias mostram alargamento, esclerose e irregularidade da fise proximal do úmero. As imagens de comparação costumam ser úteis ao considerar esse diagnóstico.

O tratamento consiste em fazer repouso do arremesso ou de outra atividade agravante. A fisioterapia é iniciada durante o período de repouso. O retorno ao esporte só pode ser considerado após um período sem prática de exercício diminuir significativamente a dor e o atleta ter passado por um programa de arremesso progressivo. A cura pode levar vários meses. Os sinais de cura radiográfica podem demorar para acompanhar o progresso clínico do atleta e as radiografias normais não são necessariamente fundamentais para que o atleta volte a jogar. As sequelas permanentes, como fratura, parada do crescimento ou deformidade, são extremamente raras, mas podem ocorrer em casos crônicos não tratados adequadamente.

> Brophy RH, Marx RG: The treatment of traumatic anterior instability of the shoulder: nonoperative and surgical treatment. Arthroscopy 2009;25:298–304 [PMID: 19245994].
>
> Mariscalco MW, Saluan P: Upper extremity injuries in the adolescent athlete. Sports Med Arthrosc Rev 2011;19:17–26 [PMID: 21293234].

LESÕES NO COTOVELO

As lesões no cotovelo são bastante comuns e geralmente ocorrem em atletas envolvidos em esportes de arremesso ou sobrecarga. Embora as lesões agudas no cotovelo sejam comuns, as lesões crônicas por uso excessivo estão se tornando cada vez mais prevalentes em atletas jovens. Os fatores de risco que levam à lesão por uso excessivo do cotovelo incluem especialização em um único esporte, participação durante todo o ano, temporadas competitivas mais longas, descanso insuficiente e biomecânica deficiente. Ao avaliar o cotovelo, é útil dividir o exame em áreas anatômicas específicas, discutidas a seguir.

1. Apofisite do epicôndilo medial (cotovelo da liga infantil)

> **FUNDAMENTOS DO DIAGNÓSTICO E CARACTERÍSTICAS TÍPICAS**
>
> ▶ Crianças de 9 a 12 anos que praticam esportes de arremesso.
> ▶ Dor no epicôndilo medial, especialmente ao arremessar e lançar.
> ▶ Sensibilidade e edema na parte medial do cotovelo.

O "cotovelo da liga infantil" é uma lesão por tração na apófise epicondilar medial, que se desenvolve em atletas jovens de arremesso aéreo, particularmente arremessadores de beisebol, entre 9 e 12 anos de idade. As forças biomecânicas geradas ao redor do cotovelo durante o arremesso, ou seja, o estresse repetitivo em valgo, podem resultar em cisalhamento, inflamação e desenvolvimento ósseo anormal. Os sintomas são principalmente edema, dor medial do cotovelo, dificuldades de desempenho e fraqueza. A dor se localiza no epicôndilo medial, que pode ser doloroso à palpação, e piora com o estresse em valgo. A flexão do punho e a pronação do antebraço podem aumentar os sintomas. O médico deve perguntar sobre a exposição a arremessos, incluindo contagem de arremessos, número de treinos e jogos e duração da temporada. A avaliação inclui radiografias do cotovelo, com imagens comparativas do lado não afetado, para procurar alargamento da apófise. Raramente, a RM é usada para confirmar o diagnóstico.

O tratamento da apofisite do epicôndilo medial inclui repouso completo das atividades de arremesso e fisioterapia. Não é incomum que um jogador fique impedido de praticar esporte por até 6 semanas. A competição pode ser retomada quando o jogador estiver assintomático e tiver progredido em um programa de arremesso graduado e adequado à idade. A principal abordagem para essa lesão é a prevenção. As crianças devem ser adequadamente condicionadas e treinadas na biomecânica correta do arremesso. As diretrizes para os limites de arremesso da Liga Infantil no beisebol juvenil foram desenvolvidas e estão descritas na **Tabela 27-4**.

2. Doença de Panner

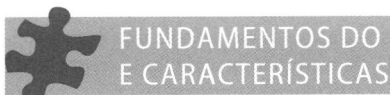

▶ Crianças de 5 a 12 anos que participam de um esporte de arremesso.
▶ Sensibilidade e edema na região lateral do cotovelo.
▶ Osteocondrose do capítulo.

A doença de Panner refere-se à osteocondrose do desenvolvimento do capítulo que resulta de lesões por uso excessivo. A lesão envolve a ossificação desordenada do capítulo, que é a extremidade inferior do úmero, que se articula com o rádio. Essa condição ocorre em crianças de 5 a 12 anos que praticam esportes envolvendo arremessos acima da cabeça e em ginastas. As forças repetitivas de compressão lateral do cotovelo nesses esportes comprometem o suprimento sanguíneo para a epífise em crescimento, levando à degeneração do centro de ossificação, ou osteocondrose. A criança pode sentir dor incômoda na lateral do cotovelo, que piora com o arremesso. Edema e extensão reduzida do cotovelo geralmente estão presentes. O teste de compressão radiocapitelar também provocará dor – com o cotovelo totalmente estendido, o braço está ativamente pronado e supinado. As radiografias mostram o capítulo anormal, achatado, com fragmentação e áreas de esclerose. Isso deve ser diferenciado da osteocondrite dissecante (OCD) do capítulo, que geralmente ocorre em crianças mais velhas (ver a seguir). O tratamento é conservador, com repouso, gelo, imobilização e evitação de atividades que sobrecarreguem o cotovelo por 3 a 6 meses. A criança pode voltar a brincar assim que os sintomas desaparecerem e houver evidência de melhora significativa nas radiografias de acompanhamento. A história natural dessa condição é de resolução completa dos sintomas e, finalmente, ossificação normal do capítulo.

3. Rompimento do ligamento colateral ulnar

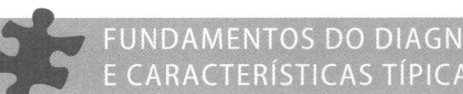

▶ Estresse abrupto de forte tração no ligamento devido a uma queda ou estresse em valgo no cotovelo durante arremessos acima da cabeça.
▶ Sensação de estalo ou de cotovelo "cedendo".
▶ Dor medial do cotovelo e sensibilidade distal ao epicôndilo medial.

Uma vez que a fise epicondilar medial se fecha em um atleta esqueleticamente maduro, as forças em valgo são transmitidas ao ligamento colateral ulnar, o que pode resultar em entorse ou ruptura. Os pacientes apresentam dor medial do cotovelo e muitas vezes são incapazes de estender completamente o cotovelo. O exame revela sensibilidade distal ao epicôndilo medial e pode haver instabilidade com estresse em valgo. O tratamento geralmente é conservador, incluindo repouso, gelo e fisioterapia direcionada à amplitude de movimento e fortalecimento. A reconstrução cirúrgica pode ser sugerida para aqueles com dor ou instabilidade persistentes e que desejam continuar participando de esportes aéreos.

4. Osteocondrite dissecante do cotovelo

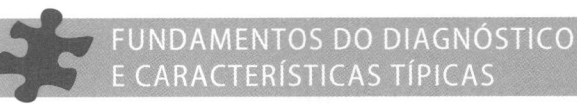

▶ Adolescentes que praticam esportes de arremesso.
▶ Dor na lateral do cotovelo, especialmente ao arremessar.
▶ Sensibilidade na articulação radiocapitelar e dificuldade na extensão completa do cotovelo.

A dor lateral no cotovelo em um atleta de arremesso um pouco mais velho, geralmente com idade entre 13 e 15 anos, pode ser secundária à osteocondrite dissecante (OCD), que é um diagnóstico mais preocupante do que a doença de Panner. Ao contrário da doença de Panner, que é autolimitada, as lesões da OCD podem levar à destruição permanente da cartilagem e do osso. É uma lesão do osso subcondral, e sua cartilagem articular sobrejacente pode então se tornar envolvida. Embora possa envolver diferentes locais do cotovelo, incluindo o olécrano, a cabeça do rádio ou a tróclea, ela afeta mais comumente o capítulo. Forças compressivas repetitivas em valgo podem levar à necrose avascular do capítulo, o que pode resultar na formação de corpos soltos na articulação. O atleta apresenta dor lateral, edema, falta de extensão total e, ocasionalmente, bloqueio. As radiografias mostram transparência do capítulo com osso esclerótico circundante. A RM pode delinear a lesão de forma mais completa e determinar sua estabilidade.

Uma criança com OCD deve ser avaliada por um especialista em medicina esportiva ou por um cirurgião ortopédico. O tratamento é baseado na estabilidade da lesão e pode ser conservador ou cirúrgico. Para lesões precoces ou estáveis da OCD, particularmente em indivíduos esqueleticamente imaturos, o manejo clínico inclui restrições de atividades de arremesso e fisioterapia. As lesões mais avançadas ou instáveis ou com sintomas persistentes apesar do tratamento conservador podem evoluir e necessitar de intervenção cirúrgica.

5. Epicondilite lateral

A epicondilite lateral (também conhecida como "cotovelo de tenista") é comum em atletas esqueleticamente maduros que praticam esportes que utilizam raquete. É uma tendinopatia dos músculos extensores do antebraço, que se inserem no epicôndilo lateral, causando dor lateral no cotovelo. A dor aumenta com a extensão do punho. O tratamento inicial visa o controle da inflamação, seguido de alongamento e fortalecimento da musculatura do antebraço. A mecânica da braçada pode necessitar de alteração, e uma órtese de antebraço pode ser usada para diminuir as forças nos músculos extensores.

Gerbino PG: Elbow disorders in throwing athletes. Orthop Clin North Am 2003;34:417 [PMID: 12974491].
Kobayashi K et al: Lateral compression injuries in the pediatric elbow: Panner's disease and osteochondritis dissecans of the capitellum. J Am Acad Orthop Surg 2004;12:246–254 [PMID: 15473676].
Little League: http://www.littleleague.org. Accessed June 10, 2021.

LESÕES DE MÃO E PUNHO

A mão e o punho são as áreas de lesão mais comuns em crianças e representam uma grande proporção dos atendimentos de emergência. Todas as lesões de mão e punho têm o potencial de causar incapacidade grave a longo prazo e merecem uma avaliação completa. Um exame neurovascular completo, bem como a avaliação de deformidade rotacional ou angular ou desalinhamento são críticos. Exemplos de complicações incluem perda de amplitude de movimento, disfunção, deformidade, discrepância no comprimento dos membros e artrite.

1. Lesão na falange distal

As lesões em "tufo" requerem imobilizações por 3 a 6 semanas ou até que o paciente esteja livre de dor. Se houver deslocamento significativo, um fio K cirúrgico pode ser usado para redução. A lesão no leito ungueal geralmente requer sutura no leito ungueal, imobilizações e drenagem de hematomas subungueais. As avulsões ungueais devem ser recolocadas na dobra ungueal e, se isso não for possível, um material substituto deve ser interposto no leito ungueal como um *stent*. Os pacientes com lesões no leito ungueal devem ser informados de que o crescimento das unhas pode parecer irregular ou pode não ocorrer.

2. Lesão da interfalangiana distal

A avulsão do dedo em martelo ou do tendão extensor ocorre mais comumente em esportes com manipulação de bola. O mecanismo de lesão é uma carga axial ou flexão forçada contra um dedo em extensão ativa, causando fratura por avulsão ou ruptura do tendão extensor dos dedos. Os atletas apresentam contratura em flexão na articulação interfalangiana distal (IFD) e incapacidade de estender ativamente a falange distal. É necessário o encaminhamento para um cirurgião ortopédico. O tratamento conservador consiste em imobilização em extensão por 4 semanas para fraturas e 6 a 8 semanas para ruptura de tendão. A cirurgia pode ser necessária se a fratura inicial envolver mais de 30% do espaço articular ou ocorrer má cicatrização com perda de função.

O dedo de camisa, ou a avulsão do tendão flexor, ocorre em esportes de contato, principalmente no futebol americano. O mecanismo da lesão é a extensão forçada contra um dedo flexionado ativamente. O quarto dedo ("anular") é o dedo lesionado com maior frequência. Os atletas apresentam dor, edema e incapacidade de flexionar a IFD. O examinador pode testar a função do tendão flexor mantendo a articulação interfalagiana proximal em extensão enquanto o atleta lesionado tenta flexionar a articulação IFD. O dedo lesionado deve ser imobilizado em uma posição confortável e encaminhado imediatamente a um cirurgião ortopédico, pois o tratamento definitivo costuma ser cirúrgico.

3. Lesão no polegar

O polegar "do guarda-caça ou do esquiador" é uma lesão do ligamento colateral ulnar decorrente da abdução forçada da articulação metacarpofalangiana (MCF) do polegar. É uma lesão comum no esqui para aqueles que caem segurando seus bastões. Os pacientes se queixam de dor na região medial da articulação MCF e dor em postura de aposição ou de beliscão. Se a radiografia demonstra um fragmento avulsionado que está deslocado menos de 2 mm, pode ser usado um molde "em espiga" do polegar. Se não houver fragmento, menos de 35 graus de abertura do espaço articular ou menos de 15 graus de diferença na abertura do espaço articular em comparação com o polegar não lesionado com teste de estresse, indica-se gesso em "espiga" por 4 a 6 semanas. A cirurgia é necessária para lesões mais graves.

4. Fraturas da mão

Todas as fraturas dos dedos devem ser avaliadas quanto ao envolvimento, rotação, angulação e deslocamento da placa de crescimento. Se estáveis e não deslocadas, essas fraturas normalmente podem ser imobilizadas por 3 a 4 semanas e fixadas com fita adesiva para retorno imediato aos esportes. No entanto, fraturas espirais ou oblíquas da falange média, fraturas intra-articulares e fraturas fisárias severamente anguladas são consideradas instáveis e devem ser encaminhadas a um cirurgião ortopédico.

A fratura do boxeador é uma fratura do "pescoço" do quarto ou quinto metacarpo, geralmente causada por técnica de soco inadequada ou soco em superfície dura. É tolerável com menos de 40 graus de angulação volar/dorsal no quarto ou quinto metacarpo. É crítica a avaliação do deslocamento e da deformidade rotacional observando a conformidade dos dedos enquanto o paciente mantém o punho frouxo, pois fraturas deslocadas ou rotacionadas requerem redução e fixação. Antes do tratamento definitivo com imobilização manual por 4 semanas, as fraturas do boxeador podem ser temporariamente imobilizadas com uma tala ulnar com as articulações MCF flexionadas a 70 graus.

5. Lesão no punho

As fraturas distais do rádio e da ulna, comuns em crianças, devem ser descartadas quando o paciente apresenta punho edemaciado e dolorido. Deve-se atentar para as placas de crescimento e o osso escafoide. Normalmente, as fraturas distais do rádio e da ulna requerem gesso por 3 a 6 semanas em um gesso de braço curto ou longo, dependendo do envolvimento de um ou de ambos os ossos e da gravidade do deslocamento ou angulação. As fraturas em tórus ou fivela podem ser colocadas em braçadeira rígida ou gesso de braço curto por 3 a 4 semanas.

As fraturas do escafoide são causadas por uma força aplicada a um punho hiperestendido, mais comumente uma queda sobre uma mão estendida. Apesar das radiografias normais, se houver sensibilidade do escafoide no exame, o paciente deve ser imobilizado por 10 dias em uma tala em espiga do polegar e então reavaliado clinicamente e com radiografias de acompanhamento. Uma fratura não deslocada do escafoide requer pelo menos 6 semanas de imobilização em gesso em espiga do polegar. A pseudartrose pode ocorrer, principalmente nas fraturas do polo proximal do escafoide, relacionada ao pobre suprimento sanguíneo dessa área do osso. O deslocamento requer gerenciamento operacional.

O "punho de ginasta" é uma dor crônica no punho devido à sobrecarga repetitiva da fise distal do rádio. Os atletas queixam-se de dor no punho dorsal, que piora com o apoio de peso na extremidade superior afetada ou na extensão ativa do punho. Essa lesão por estresse por uso excessivo pode causar anormalidades de crescimento a longo prazo ou alterações degenerativas da articulação do punho, que podem exigir intervenção cirúrgica. Os atletas devem ser colocados em uma órtese de pulso rígida ou um gesso de braço curto por 4 semanas com um período de repouso relativo e, em seguida, retorno gradual à carga atribuída ao pulso quando estiverem sem dor.

Anz AW et al: Pediatric scaphoid fractures. J Am Acad Orthop Surg 2009;17:77–87 [PMID: 19202121].

Cornwall R, Ricchetti ET: Pediatric phalanx fractures: unique challenges and pitfalls. Clin Orthop Relat Res 2006 Apr;445:146–156 [PMID: 16505727].

Mariscalco MW, Saluan P: Upper extremity injuries in the adolescent athlete. Sports Med Arthrosc Rev 2011;19(1):17–26 [PMID: 21293234].

Williams AA, Lochner HV: Pediatric hand and wrist injuries. Current Rev Musculoskeletal Med 2013;6:18–25 [PMID: 23264097].

LESÕES DE QUADRIL

Como a pelve e o quadril se articulam tanto com os membros inferiores quanto com a coluna, essa área é rica em ligamentos, inserções musculares e nervos. As lesões em crianças pequenas são raras, mas podem ocorrer entorses, distensões e fraturas por avulsão. Além disso, os atletas podem ser suscetíveis a lesões por uso excessivo envolvendo o quadril.

1. Fraturas por avulsão do quadril

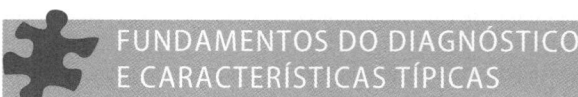
FUNDAMENTOS DO DIAGNÓSTICO E CARACTERÍSTICAS TÍPICAS

▶ Fraturas em regiões apofisárias.
▶ Dor ao erguer/segurar peso.
▶ Dor localizada sobre o local da lesão.

As fraturas por avulsão ao redor do quadril em adolescentes ocorrem em regiões apofisárias, como a tuberosidade isquiática, espinha ilíaca anterossuperior, espinha ilíaca anteroinferior e crista ilíaca. O mecanismo de lesão é uma contração muscular forte e desequilibrada que causa avulsão da inserção do tendão do músculo. O atleta apresenta história de incidente traumático agudo; frequentemente um "pop" é sentido e o atleta fica imediatamente incapaz de suportar o peso. A amplitude de movimento do quadril é limitada e secundária à dor, e há sensibilidade focal sobre a apófise.

O tratamento costuma ser conservador. O tratamento cirúrgico é reservado para fraturas com desvio significativo. O atleta geralmente usa muletas nas primeiras semanas para controlar a dor e normalizar a marcha. Após a fase aguda, o atleta pode progredir para a sustentação de peso conforme tolerado. A fase de reabilitação se concentra na recuperação do movimento, no treinamento de flexibilidade e no fortalecimento pélvico e do core. O retorno progressivo à atividade pode ocorrer quando a amplitude completa de movimento, a força total e as habilidades específicas do esporte forem alcançadas.

2. Deslizamento da epífise femoral capital

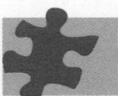
FUNDAMENTOS DO DIAGNÓSTICO E CARACTERÍSTICAS TÍPICAS

▶ Dor no quadril ou joelho ou em ambos.
▶ Perda da rotação interna do quadril.
▶ Radiografias na posição de perna de sapo mostram alargamento da fise e deslocamento epifisário.

O deslizamento da epífise femoral capital ocorre em crianças de 11 a 16 anos e está associado à obesidade e a algumas endocrinopatias, como o hipotireoidismo. A fise se encontra enfraquecida durante os períodos de crescimento rápido e está suscetível à falha por cisalhamento, seja agudamente secundária a uma lesão traumática ou insidiosamente por sobrecarga crônica. Os pacientes se queixam de dor na virilha, na coxa ou no joelho e muitas vezes mancam ou, em casos instáveis, podem não conseguir suportar o peso. O exame demonstra dor à movimentação com amplitude do quadril, rotação interna limitada e rotação externa obrigatória quando o quadril é flexionado. As radiografias incluem radiografia AP e lateral em posição de perna de rã, que demonstram alargamento da fise e deslocamento epifisário da cabeça femoral em relação ao colo femoral.

O tratamento consiste na não sustentação de peso imediata e no encaminhamento urgente a um ortopedista para estabilização cirúrgica. A falha em identificar essa lesão pode aumentar a chance de necrose avascular resultando em artrite precoce. O retorno à atividade é progressivo ao longo de meses. (Ver também **Capítulo 26**)

3. Lesões labrais acetabulares

As lesões labrais acetabulares são uma causa cada vez mais reconhecida de dor no quadril anterior e na virilha em atletas. A maioria das lesões labrais do quadril ocorre como resultado de uma anormalidade anatômica subjacente, como impacto femoroacetabular (IFA) ou displasia do quadril. Por causa dos requisitos de estresse e amplitude de movimento para a maioria dos atletas, essas lesões tendem a se apresentar e ser mais sintomáticas na população atlética. Atletas com essa lesão normalmente não relatam um evento traumático agudo que precipitou seus sintomas. Os sintomas geralmente se desenvolvem de forma insidiosa, em vez de aguda. Os atletas geralmente apresentam dor anterior profunda no quadril ou na virilha. A imagem radiográfica geralmente não mostra achados agudos, mas delineia alterações estruturais que podem ter causado a ruptura labral ao longo do tempo. A RM é utilizada para demonstrar a lesão. O tratamento geralmente começa de forma conservadora e requer repouso e fisioterapia. Por fim, o tratamento é adaptado às necessidades e sintomas particulares do atleta. Às vezes, é necessária artroscopia para reparar a ruptura e resolver qualquer problema estrutural subjacente que tenha causado a lesão.

4. Tensão dos adutores

Uma tensão adutora ou uma tração na virilha geralmente é causada por abdução forçada durante a corrida, queda, torção ou combate. Esportes que exigem mudanças rápidas de direção colocam os atletas em risco para esses tipos de lesões. Frequentemente, há dor com adução ou flexão do quadril e sensibilidade sobre o tendão adutor ou o ventre muscular. O tratamento inclui repouso, gelo e proteção – geralmente com muletas e fortalecimento muscular quando o tendão estiver cicatrizado.

5. Distensão dos isquiotibiais

FUNDAMENTOS DO DIAGNÓSTICO E CARACTERÍSTICAS TÍPICAS

▶ O mecanismo é a extensão forçada do joelho.
▶ Dor com sensação de rasgar ou estalar na parte posterior da perna.
▶ Dor com extensão resistida do joelho.

A distensão dos isquiotibiais é uma lesão comum em atletas. A maioria dessas lesões ocorre no ventre muscular e pode ser tratada com sucesso com tratamento conservador. O mecanismo da lesão é a extensão forçada do joelho ou mudanças de direção. Normalmente, o atleta com distensão nos isquiotibiais para repentinamente de jogar e agarra a parte posterior da coxa. Há três graus de lesões. O exame revela dor à palpação do músculo e, ocasionalmente, um defeito. A dor também ocorre com a flexão do joelho contra resistência.

O tratamento inicial é focado em minimizar o edema, os hematomas e a dor. Deve-se aplicar compressa gelada na coxa com compressão local. Em lesões moderadas e graves, podem ser necessárias muletas por um curto período. O atleta pode caminhar assim que tolerar a atividade. É particularmente importante alongar os isquiotibiais porque, como músculos biarticulares, são mais suscetíveis a lesões do que outros tipos de músculos. O reforço excêntrico é um componente importante da reabilitação.

6. Contusão de quadríceps

A contusão do quadríceps é causada por uma lesão direta no músculo que causa hematomas, edema e dor. A proporção de dano está diretamente relacionada à quantidade de força. As regiões anterior e lateral da coxa são mais comumente lesadas, geralmente em esportes de contato, como futebol americano e *lacrosse*.

O tratamento consiste em repouso, gelo e proteção nas primeiras 24 horas. O joelho pode ser mantido em uma posição totalmente flexionada para tamponar qualquer formação de hematoma adicional. Dois a três dias após a lesão, os exercícios de amplitude de movimento podem começar tanto em flexão quanto extensão. O atleta pode retornar ao esporte assim que a amplitude de movimento e a força retornarem e a dor diminuir. Se o músculo permanecer "firme" no exame após 2 semanas, radiografias da coxa devem ser obtidas para descartar miosite ossificante, uma deposição anormal de cálcio no músculo na área do trauma.

7. Luxação do quadril

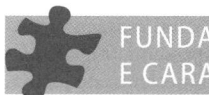

FUNDAMENTOS DO DIAGNÓSTICO E CARACTERÍSTICAS TÍPICAS

- A luxação posterior é a mais comum.
- Apresenta-se com a perna flexionada, aduzida e rotada internamente.
- A dor no quadril é intensa e está associada à incapacidade de suportar peso.
- Esta é uma emergência no local e deve ser tratada rapidamente.

O quadril é uma articulação muito restrita e inerentemente muito estável. Portanto, as luxações do quadril são raras e normalmente ocorrem apenas em lesões de alta energia ou impacto. A maioria das luxações do quadril ocorre na direção posterior. Atletas com essa lesão geralmente apresentam dor intensa e qualquer movimento do quadril ou da perna é mal tolerado. Classicamente, esses atletas apresentam um quadril com dor aguda, com incapacidade de mover ou suportar peso no membro após um grande impacto, e o quadril fica "travado" em flexão, adução e rotação interna. As luxações do quadril em atletas esqueleticamente maduros são frequentemente associadas a fraturas acetabulares e do colo do fêmur. O competidor pré-adolescente e esqueleticamente imaturo pode ter uma luxação isolada sem fratura. As radiografias do quadril e imagens avançadas, como TC ou RM, são necessárias para uma avaliação completa da lesão.

Essa lesão é uma emergência. O atleta deve ser transportado imediatamente para o local mais próximo que tenha um cirurgião ortopédico disponível. Sangramento grave, necrose avascular e danos nos nervos podem resultar em atraso na recolocação. A maioria dos atletas pode ser reposicionado de forma fechada. Uma vez que a redução tenha sido estabelecida em um caso não complicado, recomenda-se uso de muletas para proteção do sustento do peso corporal por 6 semanas, seguido por outras 6 semanas de amplitude de movimento e exercícios de fortalecimento. O atleta pode retornar gradualmente à competição após 3 meses, quando a força e o movimento retornarem à normalidade.

Pode ser necessário realizar cirurgia se houver fratura associada, ruptura labral, corpo solto ou se uma redução concêntrica não puder ser realizada de maneira fechada.

8. Apofisite pélvica

A apofisite pélvica ocorre em atletas adolescentes competitivos que normalmente participam de forma consistente, geralmente o ano todo, de seu esporte. As localizações comuns são a tuberosidade isquiática e a crista ilíaca. O atleta apresenta dor sobre a apófise e dor ao movimento específico resistido do quadril junto à inserção muscular. As radiografias podem mostrar irregularidade sobre a apófise ou ser normais. O tratamento consiste em repouso relativo, reabilitação progressiva com foco na flexibilidade e estabilização da pelve e do core.

9. Síndrome do trato iliotibial

FUNDAMENTOS DO DIAGNÓSTICO E CARACTERÍSTICAS TÍPICAS

- Lesão por uso excessivo.
- Dor lateral no joelho ou quadril.
- Teste de Ober positivo.

A síndrome da banda iliotibial (IT) e a bursite trocantérica associada ocorrem quando a bursa e a banda IT ficam inflamadas devido ao atrito repetitivo do trocanter maior subjacente e do côndilo femoral lateral. Essa condição pode causar dor quando o quadril ou o joelho é flexionado como resultado da flexibilidade reduzida da banda IT e dos tendões do glúteo médio. A bursa é uma estrutura que normalmente permite um melhor movimento, reduzindo o atrito, mas torna-se patológica nessa condição. O movimento é doloroso e pode ser limitado. A dor é reproduzida com a amplitude de movimento do quadril ou do joelho. Os pacientes também podem apresentar teste de Ober positivo. O teste de Ober é usado para medir a flexibilidade da banda IT. O paciente deita de lado com a perna afetada por cima. O examinador estabiliza a pelve com uma mão enquanto a outra move a perna testada em flexão do joelho, abdução e extensão do quadril e, em seguida, abaixa a perna em adução até que ela pare por meio do alongamento dos tecidos moles, rotação posterior da pelve ou ambos. O teste é positivo se a perna testada não consegue aduzir paralelamente à maca em uma posição neutra.

O tratamento inicial consiste em alterar a atividade ofensiva e, em seguida, iniciar um programa de alongamento voltado para a banda IT e os abdutores do quadril. A estabilização do core e da pelve também é importante. O ultrassom pode ser benéfico e injeções de corticosteroides podem ser usadas se o tratamento conservador falhar.

10. Fraturas por estresse do colo do fêmur

As fraturas por estresse do colo do fêmur geralmente resultam de microtraumas repetitivos. Eles geralmente ocorrem em atletas de corrida que aumentaram rapidamente sua quilometragem. Os atletas com esse tipo de lesão apresentam dor persistente na virilha e dor com rotação interna e externa. Os sintomas geralmente estão presentes nos esportes, mas à medida que a fratura progride, com frequência os sintomas se desenvolvem durante as atividades da vida diária. Os atletas com histórico prévio de fratura por estresse, distúrbio alimentar ou qualquer distúrbio do metabolismo do cálcio e dor na virilha devem alertar o médico sobre a possibilidade desse diagnóstico. Deve ser dada atenção especial ao risco de fratura por estresse a atletas do sexo feminino com a tríade de desequilíbrio energético e possíveis distúrbios alimentares, amenorreia ou oligomenorreia e baixa densidade óssea.

No exame físico, a amplitude de movimento na flexão e rotação interna do quadril pode ser limitada. Pode estar presente claudicação. Dor ao pular sobre a perna afetada está sempre presente. Se as radiografias simples não apresentarem alterações, indica-se uma RM.

O tratamento depende do tipo de fratura. Uma fratura com tensão (na região superior do colo do fêmur) geralmente requer fixação interna para evitar a conclusão da fratura ou deslocamento e reduzir o risco de necrose avascular. Uma fratura do lado da compressão (na região inferior do colo do fêmur) tem menos probabilidade de se deslocar; o tratamento é conservador e envolve um período de 6 semanas com muletas.

> Jacoby L, Yi-Meng Y, Kocher MS: Hip problems and arthroscopy: adolescent hip as it relates to sports. Clin Sports Med 2011;30:435–451 [PMID: 21419965].
> Kovacevic D, Mariscalco M, Goodwin RC: Injuries about the hip in the adolescent athlete. Sports Med Arthrosc Rev 2011;19:64–74 [PMID: 21293240].

LESÕES NO JOELHO

As lesões no joelho são alguns dos problemas mais comuns relacionados ao esporte. O joelho é estabilizado através de uma variedade de ligamentos, tendões e meniscos. As lesões do joelho podem ser divididas em dois grupos: as resultantes de causas agudas ou crônicas. As lesões agudas ocorrem durante um incidente traumático bem definido. O mecanismo da lesão é uma característica importante da história, embora muitos pacientes jovens tenham dificuldade em descrever os detalhes do evento desencadeador. O surgimento rápido de edema após um evento traumático indica a presença de uma hemartrose e prováveis alterações internas, como fratura, ruptura do ligamento cruzado anterior (LCA), ruptura meniscal ou luxação patelar.

1. Dor na região anterior do joelho

A queixa mais comum no joelho é a dor anterior no joelho. Essa queixa pode ter múltiplas etiologias, mas deve-se incluir sempre patologias do quadril como possíveis origens. A disfunção femoropatelar (definida a seguir) é uma causa comum de dor anterior no joelho. O diagnóstico diferencial de dor anterior no joelho é extenso e requer um exame minucioso. A seguir estão os diagnósticos de joelho mais comuns responsáveis pela dor anterior no joelho.

A. Síndrome de uso excessivo patelofemoral

A síndrome de uso excessivo patelofemoral ocorre durante a corrida e esportes que envolvem estresse repetitivo dos membros inferiores. O atleta apresenta dor relacionada à atividade na região anterior do joelho. Em atletas jovens, ocasionalmente está associada a edema e à crepitação da articulação do joelho.

A avaliação dessas lesões é abrangente e requer uma avaliação "de cima para baixo" da perna do atleta, ou seja, do quadril aos pés. A maioria dos atletas com essa condição, independentemente do nível ou condição física, geralmente apresenta fraqueza no quadril/core que resulta em alteração da biomecânica do joelho. É necessária uma avaliação abrangente do alinhamento e rotação do quadril, do desenvolvimento muscular, da rigidez nos isquiotibiais e na banda IT e da mecânica do pé para entender e tratar completamente a causa desse distúrbio. A maioria dos atletas com essa queixa costuma ter uma causa multifatorial para seus sintomas.

O tratamento deve ser direcionado para a identificação da causa. Frequentemente, os atletas estão treinando demasiadamente e precisam modificar as atividades atuais. O *cross training*, ou treinamento cruzado, pode ajudar. Abordar a estabilidade do quadril e da pelve é, atualmente, um dos pilares do tratamento para esse distúrbio. Recomenda-se o alongamento e o fortalecimento dos isquiotibiais e quadríceps. O uso de órteses que fornecem *feedback* proprioceptivo durante a competição é controverso.

B. Tendinite patelar (joelho do saltador)

A tendinite patelar é uma lesão por uso excessivo causada por carga repetitiva do quadríceps durante a corrida ou o salto. Esse diagnóstico é comum em esportes de salto, como basquete e vôlei. A sensibilidade localiza-se diretamente sobre o tendão patelar em seu local de inserção no polo inferior da patela. Fisioterapia, aplicação de gelo e modificação da atividade podem ajudar a facilitar a resolução do quadro.

C. Doença de Osgood-Schlatter (apofisite da tuberosidade tibial)

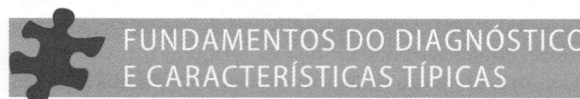

FUNDAMENTOS DO DIAGNÓSTICO E CARACTERÍSTICAS TÍPICAS

- Início insidioso de dor na região anterior do joelho relacionada à atividade em adolescentes.
- Edema e dor na tuberosidade da tíbia.
- Fragmentação progressiva da apófise da tuberosidade da tíbia.

A doença de Osgood-Schlatter é causada pela tração recorrente na apófise da tuberosidade tibial (placa de crescimento) que ocorre em esportes de salto e corrida. A fragmentação e as microfraturas da tuberosidade da tíbia ocorrem durante seu período de crescimento rápido. Esse quadro ocorre na pré-adolescência e adolescência e é mais comum em meninos de 12 a 15 anos e meninas de 11 a 13 anos. A dor está localizada na tuberosidade tibial e é agravada por atividades que usam o movimento excêntrico do músculo quadríceps. A dor pode tornar-se tão intensa que as atividades do dia a dia devem ser reduzidas. As radiografias geralmente demonstram fragmentação ou ossificação irregular da tuberosidade tibial.

Normalmente, a condição se resolve espontaneamente quando o atleta atinge a maturidade esquelética. Nesse ínterim, está indicado o controle da dor com AINEs. São aconselháveis fisioterapia e alongamento dos isquiotibiais e aplicação de gelo após os treinos.

D. Doença de Sinding-Larsen-Johansson (apofisite da região inferior da patela)

A doença de Sinding-Larsen-Johansson envolve um processo semelhante ao da doença de Osgood-Schlatter, mas ocorre em atletas mais jovens, entre 9 e 12 anos. A tração do tendão patelar na região inferior da patela resulta na fragmentação da patela inferior, que muitas vezes é evidente em uma radiografia lateral do joelho. O tratamento e o prognóstico são semelhantes aos da doença de Osgood-Schlatter.

▶ Tratamento

O tratamento das doenças do joelho acima é semelhante. Como em muitas lesões, o controle da dor e da inflamação é essencial. Portanto, o tratamento começa com um repouso relativo da atividade física extenuante e aplicação de gelo. Os problemas de alinhamento e mecânica na parte anterior do joelho podem ser aprimorados com um programa de reabilitação eficaz que inclua flexibilidade e fortalecimento. O fortalecimento do quadríceps, da pelve e do "core" são componentes importantes desse programa. As órteses, em teoria, podem ter um impacto na mecânica da articulação do joelho se corrigirem a pronação ou a supinação excessiva. A órtese do joelho é controversa e os principais benefícios são o feedback proprioceptivo e o rastreamento patelar. O retorno à atividade geralmente é baseado nos sintomas.

2. Dor na região posterior do joelho

A dor na região posterior do joelho geralmente resulta de uma lesão no complexo gastrocnêmio-sóleo causada por uso excessivo. Outras causas incluem um cisto de Baker (cisto benigno repleto de líquido sinovial na parte posterior do joelho), fratura por estresse da tíbia ou tendinite dos isquiotibiais. O tratamento consiste em repouso, gelo e exercícios de fortalecimento após a melhora dos sintomas. Lesões intra-articulares, como rupturas meniscais e lesões de cartilagem, também podem causar dor posterior no joelho e devem ser consideradas se os sintomas não melhorarem.

3. Lesões do menisco

 FUNDAMENTOS DO DIAGNÓSTICO E CARACTERÍSTICAS TÍPICAS

▶ Dor medial ou lateral do joelho.
▶ Derrame e sensibilidade na linha articular.
▶ Sensação de "travamento" ou do joelho cedendo.
▶ Testes positivos de McMurray, Apley e Thessaly.

O menisco do joelho amortece as forças na articulação do joelho, aumenta o suprimento de nutrientes para a cartilagem e estabiliza o joelho. A maioria das lesões está relacionada a mudanças direcionais em uma extremidade de suporte de peso. As lesões do menisco medial estão relacionadas com a rotação tibial em uma posição de sustentação de peso. Essa lesão ocorre com frequência em esportes de manuseio de bola. As lesões do menisco lateral ocorrem com a rotação tibial com o joelho flexionado, como em exercícios como agachamento ou certas manobras de luta livre. Essas lesões são incomuns em crianças menores de 10 anos.

▶ Achados clínicos

O atleta com tal lesão tem um histórico de dor no joelho, edema, estalo ou "travamento" e pode relatar uma sensação de que o joelho está cedendo. O exame físico geralmente revela derrame, sensibilidade na linha articular e teste de hiperflexão-rotação de McMurray, teste de Apley e/ou teste de Thessaly positivos. O teste de McMurray é realizado com o examinador colocando seus dedos nas linhas articulares enquanto o joelho é flexionado ao máximo. O joelho é então girado enquanto é estendido. O teste é dito positivo quando o paciente relata dor e o examinador sente um estalido ou travamento ao longo da linha articular. O teste de Apley é realizado com o paciente deitado em decúbito ventral com o joelho flexionado a 90 graus. O examinador aplica uma carga axial no joelho e gira a tíbia ao mesmo tempo. O teste é positivo quando o paciente relata dor. O teste de Thessaly é realizado colocando o paciente em pé sobre a perna lesionada. O examinador apoia o paciente segurando seus braços estendidos. O paciente é instruído a flexionar o joelho em 5 graus e, em seguida, girar o corpo e o joelho interna e externamente três vezes. Isso é repetido com o joelho em 20 graus de flexão. O teste é positivo se o paciente tiver dor na linha da articulação ou uma sensação de bloqueio ou "travamento" no joelho. O exame diagnóstico de escolha é a RM de joelho, mas radiografias padrão do joelho devem ser obtidas inicialmente. É importante notar que o aumento da vascularização do menisco na população pediátrica geralmente causa alterações de sinal aumentadas na RM, que podem ser confundidas com uma ruptura. Portanto, o diagnóstico por meio de ressonância magnética de uma lesão meniscal em um atleta jovem precisa ser correlacionado com os sintomas clínicos e o exame do paciente.

▶ Tratamento

O tratamento dessas lesões é tipicamente cirúrgico devido à capacidade limitada do menisco de cicatrizar sem intervenção cirúrgica. O tratamento não cirúrgico pode ser considerado se a ruptura for pequena e os sintomas forem mínimos. A cirurgia pode envolver o reparo da ruptura ou a remoção da porção rompida do menisco. Normalmente, todas as tentativas são feitas para preservar o tecido meniscal em atletas jovens por causa de suas taxas favoráveis de cura e da preocupação a longo prazo com o desenvolvimento de artrite em pacientes com deficiência meniscal. Os pacientes com meniscectomia (remoção de tecido rompido) geralmente podem retornar aos esportes 3 a 6 semanas após a cirurgia. Os pacientes que foram submetidos a procedimento cirúrgico do menisco requerem um período de proteção com muletas, seguido de fisioterapia. O retorno ao esporte após intervenção cirúrgica geralmente leva de 4 a 6 meses.

4. Lesões do ligamento colateral medial e lateral

FUNDAMENTOS DO DIAGNÓSTICO E CARACTERÍSTICAS TÍPICAS

- ▶ Dor na porção medial ou lateral do joelho.
- ▶ Sensibilidade ao longo do ligamento.
- ▶ Teste positivo de estresse em valgo ou varo a 0 e 30 graus.

O ligamento colateral medial (LCM) e o ligamento colateral lateral (LCL) estão posicionados ao longo de cada lado do joelho e agem para estabilizar o joelho durante o estresse em varo e valgo. As lesões mediais ocorrem com um golpe na região lateral do joelho, como no enfrentamento (*tackle*) no futebol, ou com um estresse rotacional sem contato.

▶ Achados clínicos

O atleta pode sentir uma sensação de estalo ou dor ao longo do aspecto medial ou lateral do joelho. O exame revela um leve derrame e sensibilidade medial ou lateral ao longo do ligamento. Um teste de estresse em valgo realizado em 20 a 30 graus de flexão reproduz dor e possivelmente instabilidade em lesões do LCM. Um teste de estresse em varo realizado em 20 a 30 graus de flexão reproduz a dor e a possível instabilidade nas lesões do LCL.

As lesões do LCM e LCL são classificadas em uma escala de 1 a 3. A lesão de grau 1 representa uma lesão por estiramento. A lesão de grau 2 envolve ruptura parcial do ligamento. A lesão de grau 3 é uma ruptura completa do ligamento. As radiografias são úteis, sobretudo no atleta esqueleticamente imaturo, para procurar lesões ósseas femorais distais ou tibiais proximais. Utiliza-se RM se houver suspeita de lesão de grau 2 a 3 ou desorganização intra-articular concomitante.

▶ Tratamento

Geralmente o tratamento é conservador. As lesões iniciais devem ser manejadas com aplicação de gelo local e elevação do membro. Utiliza-se órtese, e o movimento completo do joelho durante o uso dessa proteção pode ser permitido dentro de alguns dias. O suporte de peso é permitido e um programa de fortalecimento pode ser iniciado. O atleta deve usar a órtese até que a dor e a amplitude de movimento tenham melhorado. A órtese é temporária até que o ligamento cicatrize completamente e o atleta não tenha sensação de instabilidade. O retorno ao esporte é variável e depende da gravidade da ruptura e de outras lesões associadas. A maioria dos atletas com lesões isoladas e de baixo grau do ligamento colateral medial podem voltar a jogar em 3 a 5 semanas.

5. Lesões do ligamento cruzado anterior

FUNDAMENTOS DO DIAGNÓSTICO E CARACTERÍSTICAS TÍPICAS

- ▶ Dor e derrame no joelho.
- ▶ Dor ao longo da linha articular lateral.
- ▶ Teste de Lachman positivo.

O ligamento cruzado anterior (LCA) consiste em dois feixes que impedem a subluxação anterior e a rotação da tíbia. A maioria das lesões do LCA é sem contato e ocorre com movimentos de desaceleração, torção e mudança de direção. As lesões do LCA também podem ocorrer com hiperextensão do joelho ou com um golpe direto no joelho – geralmente na lateral – o que causa um estresse extremo em valgo com ruptura do LCA e do LCM.

▶ Achados clínicos

O atleta frequentemente relata ter ouvido ou sentido um estalo, seguido de edema que ocorre poucas horas após a lesão. A avaliação do joelho começa com o exame do joelho não lesionado. O teste de Lachman fornece as informações mais precisas sobre a estabilidade do joelho em relação ao LCA. O teste de Lachman é realizado segurando o joelho em 30 graus de flexão enquanto apoia a tíbia e o fêmur. A tíbia proximal é tracionada anteriormente, e o grau de excursão e a firmeza do ponto final são avaliados e comparados com o lado contralateral. O sistema de classificação é baseado na quantidade de translação da tíbia anteriormente: o grau 1 (leve) é de até 5 mm, o grau 2 (moderado) é de 5 a 10 mm e o grau 3 (grave) é superior a 10 mm. Todas as outras estruturas do joelho devem ser examinadas para descartar lesões concomitantes. Os exames de imagem do joelho incluem radiografias simples e RM. Em atletas esqueleticamente imaturos, uma avulsão da espinha tibial é frequentemente observada em radiografias, em vez da ruptura de substância média do LCA.

Tratamento

O tratamento inicial é focado em controlar o edema e a dor. A fisioterapia estruturada pode ser instituída precocemente para auxiliar na recuperação da amplitude de movimento e da força. O tratamento conservador inclui órtese, fortalecimento e restrição da atividade física. As joelheiras melhoram a propriocepção e controlam a extensão terminal. O manejo conservador pode ser complicado pela instabilidade contínua, além do dano ao menisco e à cartilagem articular, e normalmente não é recomendado.

A reconstrução cirúrgica é normalmente indicada para atletas jovens em esportes que envolvem mudança de direção e também é recomendada para instabilidade persistente. A cirurgia pode ser realizada de 2 a 6 semanas após a lesão, uma vez que o edema e o movimento do joelho tenham melhorado. Avanços recentes no tratamento cirúrgico do atleta esqueleticamente imaturo têm sido úteis para lidar com o manejo complicado de atletas jovens com rupturas do LCA. A reabilitação do joelho começa imediatamente após a cirurgia. Um protocolo estruturado de fisioterapia do LCA é iniciado com os objetivos de construção de força, reeducação muscular, resistência, agilidade e coordenação. O retorno aos esportes com mudança de direção e rotação pode ocorrer de 9 a 12 meses após a cirurgia, quando os critérios forem atendidos.

6. Lesões do ligamento cruzado posterior

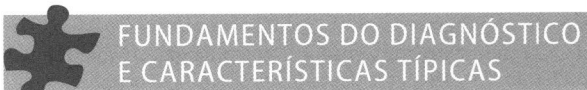

FUNDAMENTOS DO DIAGNÓSTICO E CARACTERÍSTICAS TÍPICAS

- ▶ Dor e edema do joelho.
- ▶ Dor aumentada com flexão do joelho.
- ▶ Teste da gaveta posterior positivo.

O ligamento cruzado posterior (LCP) vai do côndilo femoral medial até o platô tibial posterior e tem dois feixes. Sua principal função é prevenir a subluxação tibial posterior. A lesão do LCP é incomum; ocorre quando o indivíduo cai sobre o joelho flexionado com o tornozelo em flexão plantar ou com hiperflexão forçada do joelho. Os esportes mais comuns em que as lesões do LCP são sustentadas são o futebol americano e o hóquei.

Achados clínicos

O atleta apresenta edema e dor na região posterior e lateral do joelho. O exame começa com o joelho não lesionado e segue para o lado afetado. Os testes confirmatórios incluem o teste da gaveta posterior, realizado com o paciente em decúbito dorsal, o joelho flexionado a 90 graus e o pé estabilizado. A classificação é baseada na quantidade de translação, semelhante às lesões do LCA. As lesões de grau 3 são tipicamente indicativas de que outro ligamento foi lesionado além do LCP e devem alertar o profissional sobre uma lesão associada. O diagnóstico por imagem inclui radiografias simples e RM.

Tratamento

As lesões ligamentares isoladas do LCP são notavelmente bem toleradas em atletas e podem ser tratadas sem cirurgia com órtese e um programa de reabilitação progressiva. Uma exceção são as avulsões ósseas do LCP para fora do fêmur ou da tíbia. Geralmente, a fixação cirúrgica é recomendada para essas lesões. Além disso, as lesões do LCP com lesão de outras estruturas são complexas e muitas vezes requerem estabilização cirúrgica.

7. Osteocondrite dissecante do joelho

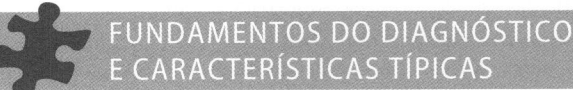

FUNDAMENTOS DO DIAGNÓSTICO E CARACTERÍSTICAS TÍPICAS

- ▶ Dor crônica e edema do joelho em adolescentes.
- ▶ Ocorre frequentemente no côndilo femoral medial.

A osteocondrite dissecante do joelho ocorre mais comumente na face lateral do côndilo femoral medial. A apresentação típica inclui dor e edema no joelho em um adolescente ativo, e podem ser descritos sintomas mecânicos, como bloqueio e travamento. Essas lesões são tipicamente identificadas inicialmente em radiografias, e o acompanhamento por RM é indicado para determinar a estabilidade da lesão. As lesões estáveis podem ser tratadas sem cirurgia com imobilização, modificação da atividade e fisioterapia por 3 a 6 meses. Lesões estáveis que não respondem ao tratamento conservador ou lesões instáveis requerem intervenção cirúrgica.

Francavilla ML, Restrepo R, Zamora KW, Sarode V, Swirsky SM, Mintz D: Meniscal pathology in children: differences and similarities with the adult meniscus. Pediatr Radiol 2014;44:910–925 [PMID: 25060615].

Frank JS, Gambacorta PL: Anterior cruciate ligament injuries in the skeletally immature athlete: diagnosis and management. J Amer Acad Orthop Surg 2013;21:78–87.

Kocher MS, Shore B, Nasreddine AY, Heyworth BE: Treatment of posterior cruciate ligament injuries in pediatric and adolescent patients. J Pediatr Orthop 2012;32:553–560 [PMID: 22892615].

Kuwabara A, Kraus E, Fredericson M: Narrative review—knee pain in the pediatric athlete. Curr Rev Musculoskelet Med 2021;14:239–245.

Schub D, Saluan P: Anterior cruciate ligament injuries in the young athlete: evaluation and treatment. Sports Med Arthrosc Rev 2011;19:34–43 [PMID: 21293236].

LESÕES NO PÉ E NO TORNOZELO

Lesões na parte inferior da perna, tornozelo e pé são comuns em atletas pediátricos. Os tipos de lesões sofridas geralmente dependem da faixa etária. Crianças pequenas tendem a ter lesões diafisárias, em contraste com crianças mais velhas em crescimento rápido, que tendem a ter lesões epifisárias e apofisárias. Adolescentes esqueleticamente maduros são propensos a lesões ligamentares de padrão adulto. Embora fraturas do tornozelo sejam possíveis com mecanismos de inversão e eversão, a lesão aguda mais comum envolvendo o tornozelo é a entorse lateral do tornozelo.

1. Entorse de tornozelo

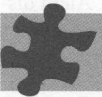

FUNDAMENTOS DO DIAGNÓSTICO E CARACTERÍSTICAS TÍPICAS

- ▶ O mecanismo geralmente é a inversão e a flexão plantar.
- ▶ Edema e dor no tornozelo sobre o ligamento.
- ▶ Hematoma no tornozelo.

Quando um ligamento é sobrecarregado, ocorre a ruptura. Essas lesões são classificadas em uma escala de 1 a 3. A lesão de grau 1 é um alongamento sem instabilidade; o grau 2 é uma ruptura parcial com alguma instabilidade; e o grau 3 é uma ruptura total do ligamento com instabilidade da articulação. O tornozelo tem três ligamentos laterais (talofibular anterior, calcaneofibular e talofibular posterior) e um ligamento deltoide medial. A inversão do pé geralmente lesa o ligamento talofibular anterior, enquanto a eversão lesa o ligamento deltoide. As entorses laterais do tornozelo são muito mais comuns do que as entorses mediais do tornozelo porque o ligamento deltoide é mais forte mecanicamente do que os ligamentos laterais. No entanto, entorses mediais do tornozelo podem ter complicações mais graves, incluindo ruptura sindesmótica e instabilidade da articulação do tornozelo que requer estabilização cirúrgica. As entorses altas do tornozelo envolvem lesões na sindesmose tibiofibular, uma conexão móvel na qual os ossos adjacentes da tíbia e da fíbula são unidos por estruturas ligamentares. A sindesmose sustenta a integridade da articulação de encaixe do tornozelo. O encaixe do tornozelo é definido como o arco ósseo formado pela base da tíbia, pelos maléolos medial e lateral e pelo teto do tálus. O encaixe fornece ampla flexibilidade e movimento do tornozelo, mas sua lesão causa instabilidade e dor. As lesões sindesmóticas normalmente não requerem cirurgia, mas envolvem tempos de cicatrização mais longos do que as entorses mediais ou laterais de tornozelo de baixo grau.

▶ Achados clínicos

O exame físico frequentemente revela edema, hematomas e dor. Testes diagnósticos devem ser realizados quando há suspeita de lesão óssea. A obtenção de radiografias é especialmente importante na avaliação de atletas esqueleticamente imaturos, que são mais propensos a lesões na placa de crescimento. Edema medial do tornozelo, sensibilidade e hematomas justificam radiografias de três incidências do tornozelo (AP, lateral, oblíqua) para avaliar a assimetria e a instabilidade do "encaixe" do tornozelo.

As regras de tornozelo de Ottawa para adultos são usadas para determinar se a obtenção de radiografias é necessária e se parece ser confiável em pacientes com mais de 5 anos. Sensibilidade sobre os maléolos, sensibilidade além das inserções ligamentares e edema excessivo são razões adicionais para obter radiografias em atletas jovens.

▶ Diagnóstico diferencial

Outras lesões a serem consideradas incluem lesões no quinto metatarso, que podem ocorrer com um mecanismo de inversão. Nessa lesão, o atleta apresenta edema localizado e sensibilidade na base do quinto metatarso. As fraturas na base do quinto metatarso podem ser divididas em fraturas avulsas, de Jones e diafisárias. As entorses de tornozelo alto (também conhecidas como lesões sindesmóticas) ocorrem mais comumente com dorsiflexão e rotação externa. São necessárias radiografias, e os testes do "aperto" sindesmótico (*squeeze test*) e de Kleiger (rotação externa do pé em dorsiflexão) são positivos. As fraturas de epífise tibial, maléolo, fíbula, cúpula talar ou calcâneo também podem simular uma entorse de tornozelo.

▶ Tratamento

O tratamento adequado das lesões ligamentares do tornozelo é imperativo para garantir a recuperação total e deve começar imediatamente após a lesão. Fraturas e instabilidade do encaixe do tornozelo requerem encaminhamento cirúrgico ortopédico imediato. O tratamento conservador é típico da grande maioria das entorses de tornozelo. Os cuidados de fase 1 envolvem enfaixamento compressivo imediato e aplicação de gelo para controlar o edema e a inflamação. O suporte de peso com proteção é encorajado conforme tolerado na fase inicial da reabilitação. Entorses graves de tornozelo podem se beneficiar de um curto período de tratamento com uma bota ou gesso na parte inferior da perna. A fase 2 começa quando o atleta consegue deambular sem dor. A prescrição de fisioterapia supervisionada pode ser benéfica. Durante esse tempo, a amplitude de movimento do tornozelo é enfatizada, juntamente com contrações isométricas dos dorsiflexores do tornozelo. Uma vez que 90% da força tenha retornado, exercícios isotônicos ativos (exercícios excêntricos e concêntricos) e exercícios isocinéticos podem ser adicionados. A fase 3 foi delineada para aumentar a força, melhorar a propriocepção e adicionar atividade balística (padrões de movimento mais complexos), bem como agilidade e função específicas do esporte. O alfabeto com o pé e a prancha de equilíbrio são métodos excelentes para melhorar a amplitude de movimento e a propriocepção do tornozelo. Para restaurar a amplitude de movimento, pede-se ao paciente que mova ativamente o tornozelo desenhando letras do alfabeto com os dedos dos pés. Para restaurar a propriocepção, a capacidade de manter o equilíbrio e o controle adequados, são realizados exercícios de equilíbrio em uma prancha de equilíbrio (ou prancha de oscilação). Isso também pode ser feito colocando o paciente em pé em uma perna enquanto brinca de atirar e pegar uma bola. Esse programa pode ser eficaz no retorno dos atletas à atividade dentro de algumas semanas, embora até 6 semanas possam ser necessárias para o retorno à atividade completa. O atleta deve usar uma cinta protetora por 3 a 4 meses, continuar os exercícios de fase 3 em casa e aplicar gelo após o exercício.

2. Doença de Sever

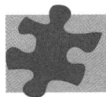

FUNDAMENTOS DO DIAGNÓSTICO E CARACTERÍSTICAS TÍPICAS

► Dor no calcanhar relacionada à atividade em pré-adolescentes.
► Dor localizada na apófise do calcâneo e na inserção do tendão de Aquiles.
► Teste do "aperto" (*squeeze test*) do calcâneo positivo.

A Doença de Sever, ou apofisite do calcâneo, ocorre em atletas de 8 a 12 anos de idade que geralmente estão envolvidos em atividades de alto impacto, como ginástica e futebol. As causas incluem uso excessivo, calçados inadequados e rigidez na musculatura da panturrilha e no tendão de Aquiles. A dor ocorre perto do calcanhar e no ponto de inserção do tendão do músculo no centro de crescimento do calcâneo. O atleta apresenta dor no calcanhar relacionada à atividade e o exame revela sensibilidade focal sobre a apófise do calcâneo. A sensibilidade criada pela pressão vigorosa no calcanhar lateral e medial constitui um teste do aperto do calcâneo positivo.

O tratamento é sintomático e consiste em tranquilização e educação, repouso relativo, alongamento do calcanhar, fortalecimento excêntrico da panturrilha, massagem com gelo, palmilhas, AINEs para controle da dor e progressão para a atividade, conforme tolerado, com base no nível de dor. A restrição de atividade não é necessária. As palmilhas são feitas de borracha ou de gel e fornecem elevação e amortecimento do calcanhar para diminuir a tensão e o impacto na apófise calcânea. Os casos refratários podem se beneficiar de uma breve imobilização e sustentação parcial ou não sustentação de peso em uma bota ou gesso, seguidas de fisioterapia supervisionada.

3. Fascite plantar

A fascite plantar é um problema comum que se manifesta como dor no calcanhar em atletas adolescentes ou mais velhos. Geralmente ocorre em corredores que percorrem mais de 48 km por semana e em atletas que têm tendões de Aquiles tensos ou usam sapatos mal ajustados. Também é comum em pessoas com pés cavos e em pessoas com sobrepeso. A dor é pior ao levantar-se pela manhã e dar alguns passos. O diagnóstico diferencial inclui fratura por estresse do navicular ou do calcâneo. Um esporão ósseo é frequentemente encontrado no exame. O tratamento envolve massagem local, alongamento do complexo gastrocnêmio-sóleo-aquiles, AINEs, suporte em forma de arco e injeções locais de esteroides. Os corredores devem reduzir sua quilometragem semanal até que essas medidas eliminem a dor.

Bahr R: Prevention of ankle sprains in adolescent athletes. Clin J Sports Med 2007;17:4 [PMID: 17620800].
Dowling S et al: Accuracy of Ottawa Ankle Rules to exclude fractures of the ankle and midfoot in children: a meta-analysis. Acad Emerg Med 2009;16(4):277–287 [PMID: 19187397].
Pontell D, Hallivis R, Dollard MD: Sports injuries in the pediatric and adolescent foot and ankle: common overuse and acute presentations. Clin Podiatr Med Surg 2006;23:209–231 [PMID: 16598916].
Seah R, Mani-Babu S: Managing ankle sprains in primary care: what is best practice? A systematic review of the last 10 years of evidence. Br Med Bull 2011;97:105–135 [PMID: 20710025].

▼ PREVENÇÃO

Como em todas as atividades, muitas lesões relacionadas ao esporte podem ser evitadas com educação, redução de comportamentos perigosos, uso de equipamentos de proteção e treinamento adequado. O reconhecimento precoce das lesões, o tratamento adequado e a reabilitação adequada também são cruciais para garantir a participação segura nos esportes. O equipamento de proteção deve ser devidamente ajustado e mantido por um indivíduo com treinamento e instrução. Os capacetes devem ser usados no futebol, beisebol, hóquei, ciclismo, esqui, patinação, *skate* ou qualquer esporte com risco de traumatismo craniano. A proteção ocular deve ser usada em esportes com alta incidência de lesões oculares. O acolchoamento de proteção adequado deve ser identificado e usado, incluindo acolchoamento para o tronco para apanhadores no beisebol; caneleiras no futebol; acolchoamento de ombros, braços, tórax e pernas no hóquei; e protetores de pulso e cotovelo no *skate*. Outras estratégias de prevenção primária também devem ser abordadas por treinadores, pais e médicos a fim de garantir a segurança das crianças que praticam esportes. Isso inclui inspecionar os campos de jogo em busca de perigos potenciais, adaptar as regras ao nível de desenvolvimento dos participantes e nivelar os oponentes igualmente em quesito de habilidade e tamanho.

O uso da história da avaliação física pré-participação pode identificar problemas potenciais e permitir a prevenção e intervenção precoce. As técnicas de treinamento adequadas reduzem as lesões ao estimular a flexibilidade, promover a resistência e ensinar a biomecânica correta. A educação esportiva reforça os conceitos de condicionamento físico e estilo de vida saudável, juntamente com o treinamento específico do esporte. A identificação precoce de uma lesão permite ao atleta modificar as técnicas e evitar micro e macro traumas. Uma vez que uma lesão tenha ocorrido, ela precisa ser identificada adequadamente e medidas apropriadas devem ser usadas para minimizar a morbidade. A reabilitação da lesão começa assim que ela é identificada. O atendimento precoce e apropriado oferece ao atleta uma chance ideal de recuperação plena e retorno à participação total.

Emery CA: Injury prevention and future research. Med Sport Sci 2005;49:170–191 [PMID: 16247266].

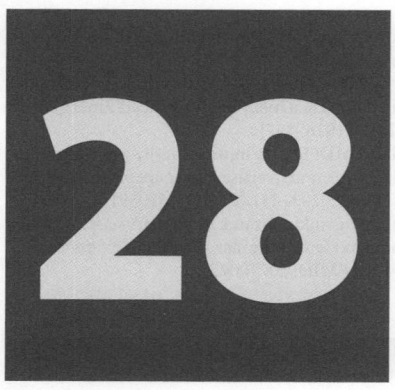

Medicina física e de reabilitação

Aaron J. Powell, MD
Pamela E. Wilson, MD
Gerald H. Clayton, PhD

INTRODUÇÃO

A medicina física e de reabilitação, também conhecida como fisiatria, é uma especialidade multidisciplinar focada no diagnóstico, otimização funcional e melhora da qualidade de vida de indivíduos com deficiências ou incapacidades congênitas ou adquiridas. As alterações funcionais e incapacidades são descritas utilizando a Classificação Internacional de Funcionalidade, Incapacidade e Saúde (CIF) proposta pela Organização Mundial da Saúde (OMS). São avaliados três aspectos em cada paciente: (1) o impacto da limitação na estrutura física e função, (2) o impacto da limitação nas atividades e na participação na sociedade, e (3) os fatores ambientais com impacto na funcionalidade do indivíduo. Estas três áreas são estruturas para discussão das condições limitantes e das opções terapêuticas apropriadas.

LESÃO CEREBRAL PEDIÁTRICA

 FUNDAMENTOS DO DIAGNÓSTICO E CARACTERÍSTICAS TÍPICAS

▶ A gravidade da lesão cerebral em pediatria é avaliada usando diversos fatores, incluindo a Escala de Coma de Glasgow (GCS), a duração da inconsciência e a duração da amnésia pós-traumática.

▶ A lesão cerebral em crianças pequenas apresenta implicações psicossociais ao longo do *continuum* do desenvolvimento.

Estima-se que haja até 500.000 lesões cerebrais traumáticas em pediatria nos Estados Unidos a cada ano, resultando em 37.000 a 50.000 hospitalizações. Os índices de mortalidade variam conforme a região avaliada (risco relativo nos EUA entre 1,19-4,2), mas, de forma geral, a lesão cerebral pediátrica é responsável por 2.000 a 3.000 mortes anualmente. Os custos desta patologia são elevados, principalmente levando-se em conta que os pacientes que sobrevivem às lesões cerebrais podem ter limitações prolongadas e necessidades específicas para toda a vida.

▶ Patogênese

A lesão cerebral é dividida classicamente em duas categorias conforme o momento dos achados patológicos: lesão primária ou secundária.

A *lesão primária* ocorre no momento do trauma e é caracterizada por efeitos mecânicos como cisalhamento, perda de continuidade e contusão cerebral, assim como morte neuronal inicial devido à indução de apoptose. O tratamento das lesões cerebrais primárias é a prevenção. Isso inclui o uso de assentos adequados à população pediátrica, o uso de capacetes, o cercamento das áreas de piscina e a modificação dos brinquedos em parques infantis (alturas mais baixas de objetos para escalar, serragem ou acolchoados para absorção de energia e dissipação das forças no caso de queda).

A *lesão secundária* ocorre como consequência do insulto primário inicial, horas ou dias após seu acontecimento. O estresse metabólico contínuo ao qual os neurônios são submetidos devido a alterações neuroquímicas, mudanças na pressão intracraniana e pressão de perfusão cerebral (devido a edema e hemorragia) são os principais componentes das lesões secundárias. As medidas de redução de danos nesse tipo de lesão são baseadas na monitorização e modulação da pressão intracraniana. As complexas cascatas bioquímicas implicadas em lesões cerebrais secundárias podem representar alvos terapêuticos potenciais no futuro.

▶ Achados clínicos

Classificação e avaliação da gravidade da lesão

A lesão cerebral traumática é geralmente categorizada como aberta ou fechada. As *lesões abertas* são resultantes da penetração de projéteis ou objetos afiados no crânio, ou deformidades do crânio com exposição dos tecidos intracranianos. As *lesões fechadas* são resultantes de traumas cranianos que causam movimentação (aceleração, desaceleração ou forças rotacionais intracranianas) e compressão do tecido cerebral. As contusões cerebrais apresentam um padrão de *golpe* (ocorrendo sob o local do trauma) ou de *contragolpe* (ocorrendo no lado contrário ao local do trauma). Avaliar a gravidade da lesão e os desfechos associados é muito importante no manejo desta patologia. A história natural, a apresentação clínica e os estágios de recuperação da lesão cerebral, descritos pela escala de Rancho Los Amigos, são bastante úteis nos cuidados do paciente com lesão cerebral.

A. Gravidade da lesão cerebral: Escala de Coma de Glasgow, perda de consciência e amnésia pós-traumática

A Glasgow Coma Scale (GCS, Escala de Coma de Glasgow), duração da perda de consciência (LOC, de *loss of consciousness*) e amnésia pós-traumática (APT) são as variáveis mais utilizadas na avaliação da gravidade das lesões cerebrais **(Tabela 28-1)**. A GCS é a ferramenta mais utilizada para avaliar a profundidade e a duração da alteração de consciência nos quadros agudos. A duração da perda de consciência é o período de tempo até o indivíduo recuperar seu nível basal de consciência e capacidade de resposta/reação. A amnésia pós-traumática é o período de tempo após a lesão durante o qual não estão sendo formadas nem armazenadas novas memórias. Embora a gravidade do dano cerebral possa ser avaliada por qualquer um desses 3 critérios, uma combinação desses e de outros fatores, como apresentação clínica e achados de neuroimagem, pode facilitar a avaliação de prognóstico da recuperação do dano cerebral.

B. Estágios esperados de recuperação: Escala Rancho Los Amigos

A escala de níveis de função cognitiva de Rancho Los Amigos ("Rancho") é uma ferramenta útil na descrição dos estágios esperados de recuperação após lesão cerebral. A escala apresenta 8 níveis principais, variando de "sem resposta" até "automático, apropriado". É importante salientar que o nível 4 é um nível significativo, em que se espera agitação por parte do paciente. Espera-se que o paciente progrida após a fase de agitação, e a equipe deve resistir à tentação de medicar a agitação, salvo haja preocupações com a segurança do paciente ou da equipe, visto que esse tipo de tratamento pode retardar a recuperação neurológica.

▶ Sequelas comuns de lesão cerebral

Dependendo da gravidade da lesão cerebral, podem ocorrer déficits comportamentais ou cognitivos, além de limitações físicas. As lesões podem alterar funções sensitivas e motoras, estabilidade emocional, comportamento social, velocidade de processamento mental, memória, fala e linguagem. As consequências de lesões leves podem ser difíceis de identificar. Lesões intraparenquimatosas pequenas, facilmente identificáveis por tomografia computadorizada (TC) ou ressonância magnética (RM) podem não causar sinais ou sintomas evidentes e facilmente identificáveis. Da mesma forma, algumas lesões mais leves, conhecidas como concussões, não mostram alteração nos exames de imagem. A seguir, são abordados os problemas mais comumente associados à lesão cerebral.

A. Crises convulsivas

As crises convulsivas nas primeiras 24 horas da lesão são chamadas de *crises convulsivas imediatas*. As crises que ocorrem na primeira semana após o evento são denominadas *crises precoces*, enquanto aquelas que ocorrem após 1 semana do evento são conhecidas como *crises tardias*. A profilaxia de crises convulsivas é recomendada na primeira semana pós lesão cerebral em crianças de alto risco para crises e em crianças muito jovens. A profilaxia também é recomendada por 1 semana após qualquer trauma cerebral penetrante. A profilaxia provavelmente não é efetiva para prevenção de crises tardias, sendo necessário, neste caso, um tratamento a longo prazo.

B. Déficits neuromotores/distúrbios do movimento

Os déficits neuromotores após lesão cerebral incluem distúrbios de movimento, espasticidade, paralisia e fraqueza. O tipo de alteração dependerá da área cerebral acometida. Os distúrbios do movimento mais comuns são os tremores e distonias. As alterações podem prejudicar a deambulação e a coordenação, limitar o uso dos membros superiores e causar dificuldades de fala. Frequentemente são prescritas fisioterapia e terapia ocupacional para os pacientes com alterações de movimento. Há uma ampla gama de opções farmacológicas para distonia **(Tabela 28-2)**.

C. Distúrbios de comunicação

As alterações de linguagem e comunicação são comuns após lesão cerebral. A afasia, uma dificuldade de compreensão e produção escrita ou falada, é categorizada como fluente, não fluente ou global. Os pacientes com afasia fluente (ou de Wernicke) conseguem produzir fala, mas sem contexto. Na afasia não fluente (ou de Broca) há dificuldade na fala e expressão das palavras. A afasia global ocorre nos casos de lesões extensas e é o tipo mais grave de alteração de linguagem.

Tabela 28-1 Gravidade da lesão cerebral

Avaliação clínica	Leve	Moderada	Grave
Duração do coma/ duração da perda de consciência (LOC)	< 30 min	30 min-~6 h	> 6 h
Escala de Coma de Glasgow (GCS) Inicial	13-15	9-12	3-8
Duração da amnésia pós-traumática	< 24 h	24 h-1 sem	> 1 sem

Tabela 28-2 Medicações comuns para distonia

Medicação	Mecanismo de ação
Baclofeno	Agonista receptor de GABAb
Clonazepam/diazepam	Agonista receptor de GABAa
Levetiracetam/ácido valproico/oxcarbazepina	Antiepiléptico: reduz a excitabilidade neurológica
Triexifenidil	Anticolinérgico
Levodopa	Agonista dopaminérgico
Fenobarbital	Barbitúrico: Depressor não específico do SNC
Dantroleno	Relaxante de músculo esquelético: inibidor da acetilcolina pós-sináptica
Tetrabenazina	Inibidor do transportador vesicular de monoamina 2

GABAa, ácido γ-aminobutírico A; GABAb, ácido γ-aminobutírico B; SNC, sistema nervoso central.

D. Síndrome de hiperatividade simpática paroxística

As lesões cerebrais graves podem estar associadas a um excesso de efluxo e estimulação do sistema simpático que resulta em diversos sintomas denominados síndrome de hiperatividade simpática paroxística (SHSP). Essa síndrome apresenta inúmeros outros nomes como tempestade simpática, instabilidade autonômica paroxística com distonia e epilepsia diencefálica. Os sintomas da SHSP são taquicardia, taquipneia, sudorese, hipertermia, hipertensão, agitação e posturas distônicas. As medicações utilizadas no tratamento incluem agonistas da dopamina (p. ex., bromocriptina), β-bloqueadores (p. ex., propranolol) e α-agonistas (p. ex., clonidina).

E. Alterações cognitivas comportamentais

As alterações cognitivas e comportamentais são frequentes após lesão cerebral. O dano cognitivo depende da localidade e gravidade da lesão. O dano no lobo frontal pode alterar as funções executivas e atrasar o início de atividades. As sequelas neuropsiquiátricas são comuns, e observa-se depressão e transtornos de ansiedade ou do estresse pós-traumático (TEPT) em um terço dos pacientes com lesão cerebral. A realização de testagem com neuropsicólogos pode ser útil na identificação das áreas problemáticas, permitindo o desenvolvimento de adaptações na escola e o uso de estratégias comportamentais.

F. Disfunções do eixo hipotálamo-hipófise-adrenal

A disfunção do eixo hipotálamo-hipófise-adrenal é comum após ferimentos na cabeça. A síndrome de secreção inapropriada de hormônio antidiurético (SIADH, de *syndrome of inappropriate antidiuretic hormone secretion*) ou diabetes insípido (DI) após lesão da hipófise posterior pode resultar em desequilíbrio importante de eletrólitos e osmolaridade. Em mulheres, é comum haver amenorreia com resolução espontânea. As lesões ocorridas perto do início da puberdade podem complicar o desenvolvimento usual, sendo necessário o seguimento dos exames hormonais.

G. Lesões de nervos cranianos

Os componentes sensitivos e motores dos nervos cranianos são muitas vezes acometidos, resultando em uma grande variedade de sintomas não mediados pelo sistema nervoso central (SNC). Os nervos mais acometidos são o I, IV, VII e VIII. Pode ocorrer hiposmia ou anosmia (nervo I) caso as forças de cisalhamento na placa cribriforme prejudiquem a via aferente do nervo olfatório. As lesões no nervo IV (troclear) são comuns devido ao seu trajeto mais longo. A paralisia do nervo oblíquo superior resultante tipicamente se apresenta com inclinação cervical e diplopia. As lesões do nervo facial (VII) são frequentes, especialmente em fraturas do osso temporal. Esse tipo de lesão prejudica o uso dos músculos faciais, causa xeroftalmia e xerostomia, assim como perda da capacidade gustativa na parte anterior da língua. O nervo coclear (VIII) é bastante acometido também nas fraturas de osso temporal e pode causar vertigem e tontura.

▶ Considerações quanto ao desenvolvimento

A suposição de que crianças menores se recuperarão melhor que crianças maiores ou adultos após uma lesão cerebral é um mito. O fato de que as crianças ainda passarão por uma quantidade significativa de crescimento e reorganização sináptica não é garantia de uma melhor recuperação funcional. Na realidade, a interrupção dos processos de desenvolvimento, especialmente em lactentes muito pequenos e neonatos, pode ser catastrófica. Esses processos não conseguem ser retomados.

O mecanismo de lesão é muito importante para determinar a gravidade da lesão cerebral em crianças muito jovens. O mecanismo associado às lesões não acidentais, como a sacudida, geralmente leva ao dano global difuso. Musculatura cervical fraca, alta relação entre massa cefálica/massa corporal, barreira hematoencefálica imatura e mais fluido cerebral em relação à massa cerebral contribuem para os danos generalizados.

Durante a puberdade, as importantes alterações hormonais podem impactar no desfecho da lesão cerebral. As alterações comportamentais podem ser pronunciadas nestes pacientes. Podem ocorrer puberdade precoce e início sexual precoce nos pacientes pré-adolescentes acometidos, e isso deve ser cuidadosamente monitorado.

Deve-se dar atenção especial ao processo de desenvolvimento de crianças e adolescentes com lesão cerebral. Atrasos cognitivos e comportamentais são esperados nas lesões moderadas/graves relacionadas a alterações de comportamento e cognição. Os programas educacionais devem incluir programas de educação individualizada (PEI) para auxiliar essas crianças com reparação e auxílio significativos durante seus anos escolares. Os programas educacionais nos Estados Unidos devem incluir o plano 504 (seção 504 da Rehabilitation Act [Lei de Reabilitação] e da Americans with Disabilities Act [Lei dos Americanos com Deficiências] que identifica o acolhimento necessário, dentro das escolas regulares, aos pacientes com deficiências menores, a fim de que possam ser educados com seus pares*.

▶ Tratamento

O objetivo principal da reabilitação após a lesão cerebral pediátrica é maximizar a independência funcional dos pacientes. O processo de reabilitação pode ser dividido em três fases: aguda, subaguda e cuidados a longo prazo. O manejo agudo e subagudo tipicamente acontece ainda durante a internação hospitalar, enquanto os cuidados a longo prazo são realizados ambulatorialmente.

A. Manejo agudo

O tratamento na fase aguda consiste prioritariamente nas medidas médicas, cirúrgicas e farmacológicas para reduzir o edema cerebral, tratar a pressão intracraniana aumentada e normalizar os exames laboratoriais. A nutrição é essencial como parte do processo de cura, e são utilizadas tanto a nutrição parenteral quanto a enteral suplementar. Estudos recentes sugerem que uma transição para nutrição enteral (p. ex., alimentação por sonda nasogástrica) o mais cedo possível após lesão cerebral é associada a melhores desfechos. A instalação de gastrostomia para alimentação suplementar enteral é frequentemente realizada nos pacientes com lesão cerebral grave em que os cuidados serão prolongados e a deglutição é inadequada para uma alimentação oral segura. A mobilização precoce, iniciada dentro da UTI, reduz o tempo de recuperação e as comorbidades, inclusive nos pacientes mais graves. É importante considerar o processo de reabilitação precoce durante a hospitalização com os profissionais adequados (de medicina física e reabilitação), visto que intervenções precoces são essenciais para melhores desfechos.

B. Manejo subagudo

O manejo na fase subaguda é caracterizado pela participação precoce e intensiva em terapias de reabilitação visando a recuperação funcional. O tratamento deve ser planejado após a avaliação de fisioterapia, terapia ocupacional, fonoaudiologia e neuropsicologia. A equipe de enfermagem é a principal responsável pela comunicação com o paciente, e seus profissionais atuam como educadores dos cuidados direcionados à família. A terapia medicamentosa pode ser utilizada para aumentar o ânimo e o foco dos pacientes com traumas encefálicos, a fim de permitir que eles participem melhor das terapias ou de lidar com suas sequelas subagudas, como a agitação. A maior parte das crianças e adolescentes podem receber alta para continuação do tratamento via ambulatorial.

C. Cuidados a longo prazo

O seguimento a longo prazo começa imediatamente no momento da alta hospitalar. A avaliação anual multidisciplinar (com testagens neuropsicológicas) é importante principalmente conforme a criança se aproxima da idade escolar para escolher estratégias que permitam que os déficits percebidos possam ser manejados e que se obtenha uma melhora no desfecho dentro do ambiente educacional.

A atenção e o ânimo podem ser manejados com a utilização de técnicas comportamentais para reforçar o comportamento desejado e com a identificação de situações ambientais para facilitar o sucesso. Os ganhos na parte comportamental frequentemente apresentam impactos positivos nas terapias físicas.

D. Manejo farmacológico

As intervenções farmacológicas direcionadas podem ser úteis em uma variedade de comorbidades associadas a lesão cerebral em diversos estágios de recuperação **(Tabela 28-3)**. As medicações são necessárias em muitas questões cognitivas e comportamentais. O déficit de atenção e o cansaço podem ser passíveis de tratamento com estimulantes como metilfenidato e modafinila. Os agentes dopaminérgicos, como amantadina, levodopa e bromocriptina, podem ser úteis na melhora da cognição, velocidade de processamento e agitação. Os antidepressivos (como os inibidores seletivos da recaptação da serotonina) podem ser úteis no tratamento da depressão e labilidade emocional. Os anticonvulsivantes podem funcionar como estabilizadores de humor e no tratamento de agitação e agressividade (carbamazepina e ácido valproico são os agentes típicos para este propósito). As medicações agem como complementos às medidas ambientais e terapêuticas, e não como substitutos.

▶ Prognóstico e desfechos

Imediatamente após a lesão cerebral, os achados de resposta pupilar débil, pH sanguíneo baixo, ausência de reflexos tendinosos profundos, e baixa pontuação na GCS estão relacionados a piores desfechos. A presença de lesões coalescentes nos exames de imagem, assim como comas mais profundos e prolongados sugerem lesões mais graves e pior recuperação funcional esperada. As crianças menores de 1 ano de idade tendem a apresentar desfechos piores.

A avaliação dos desfechos funcionais é importante para determinar a eficácia das terapias de reabilitação. A avaliação global por multidomínios (p. ex., medida de independência funcional [FIM/WeeFIM, de *functional independence measure*]) é usada para demonstrar uma visão pontual de algumas funções selecionadas – funcionalidade motora, mobilidade, autocuidado, cognição, socialização e comunicação. Avaliações funcionais mais simples, de domínio único, como a Glasgow Outcome Scale (GOS, Escala de Desfecho de Glasgow) e seu derivado pediátrico, a Kings Outcome Scale for Childhood Head Injury (KOSCHI, Escala de Desfecho para Lesões Cerebrais Pediátricas), podem ser utilizadas. O National Institute of Neurological Disorders & Stroke (NINDS, Instituto Nacional de Alterações Neurológicas e Acidente Vascular Cerebral dos EUA) está coordenando esforços para validar e promover uma padronização para a avaliação dos desfechos após lesão cerebral (www.commondataelements.ninds.nih.gov). O objetivo desse trabalho é promover o uso de medidas em comum que possam facilitar as comparações entre estudos e conclusões generalizáveis.

Os desfechos associados com as lesões cerebrais leves são geralmente bastante favoráveis. A maior parte dos pacientes

---

*N. de R.T. No Brasil, a LEI Nº 13.146, DE 6 DE JULHO DE 2015, instituiu o Estatuto da Pessoa com Deficiência (Lei Brasileira de Inclusão da Pessoa com Deficiência), destinada a assegurar e a promover, em condições de igualdade, o exercício dos direitos e das liberdades fundamentais por pessoa com deficiência, visando à sua inclusão social e cidadania. Já o DECRETO Nº 10.502, DE 30 DE SETEMBRO DE 2020, institui a Política Nacional de Educação Especial: Equitativa, Inclusiva e com Aprendizado ao Longo da Vida.

Tabela 28-3 Medicações utilizadas para tratamento de comorbidades de lesão cerebral

Sintomas alvo	Medicação	Mecanismo de ação
Vigília e atenção	Amantadina	Agonista dopaminérgico indireto
	Metilfenidato	Agonista dopaminérgico e noradrenérgico
	Carbidopa/Levodopa	Agonista dopaminérgico
	Bromocriptina	Agonista dopaminérgico indireto
Tempestade simpática	Propranolol	β-bloqueador central
	Clonidina	α-agonista
	Opioides	Agonista Mu
	Dantroleno	Reduz os mecanismos intrínsecos de excitação-contração nos músculos esqueléticos
	Bromocriptina	Agonista dopaminérgico indireto, simpaticolítico
Hipertonia	Baclofeno	Agonista receptor GABAb
	Benzodiazepínicos	Agonista do receptor GABAa
	Tizanidina	Agonista do receptor α2-adrenérgico
	Dantroleno	Redução da contração muscular do músculo esquelético
	Toxina botulínica	Antagonista da proteína SNARE intramuscular
Promotores do sono	Melatonina	Agonista do receptor de melatonina tipo 1
	Trazodona	Antagonista do transportador de serotonina tipo 2
	Clonidina	α-agonista
	Quetiapina	Antagonista da serotonina, dopamina, histamina e adrenérgico
Estabilizadores de humor	Inibidores seletivos da recaptação da serotonina	Antagonista da serotonina
	Inibidores da recaptação de serotonina-norepinefrina	Antagonista da serotonina e norepinefrina
	Antipsicóticos atípicos	Antidopaminérgico (D2), efeito antagonista misto noradrenérgico, colinérgico e histaminérgico

GABAa, ácido γ-aminobutírico A; GABAb, ácido γ-aminobutírico B.

apresentam recuperação completa com funcionalidade normal em pouco tempo. Uma pequena porcentagem desenvolve problemas persistentes como cefaleia crônica, dificuldade de foco, alteração de memória e alterações vestibulares que podem durar de semanas a meses. A diferenciação entre etiologias musculoesqueléticas ou do SNC é importante nos sintomas persistentes (como cefaleia) e pode influenciar no prognóstico e no planejamento dos cuidados do paciente. A fisioterapia pode ser bastante útil no manejo de cefaleia cervicogênica ou alterações vestibulares. Não é mais recomendado o "descanso cerebral" para crianças após traumas encefálicos. Há evidências de que o retorno e incremento sequencial de atividades escolares e esportivas é importante no processo de recuperação e não deve ser protelado após a lesão. O retorno à escola deve ocorrer antes do retorno completo às atividades esportivas, embora as atividades físicas sem contato direto possam ser muito úteis na recuperação.

Baquley IJ et al: Paroxysmal sympathetic hyperactivity after acquired brain injury: consensus on conceptual definition, nomenclature and diagnostic criteria. J Neurotrauma 2014;31(17):1515 [PMID: 24731076].

Harris CL, Shahid S: Physical therapy-driven quality improvement to promote early mobility in the intensive care unit. Proc (Bayl Univ Med Cent) 2014 Jul;27(3):203–207. doi: 10.1080/08998280.2014.11929108 [PMID: 24982559] [PMCID: PMC4059563].

Kochanek PM et al: Guidelines for the management of pediatric severe traumatic brain injury, third edition: update of the brain trauma foundation guidelines, executive summary. Pediatr Crit Care Med 2019;20(3):280–289 [PMID: 30830016].

Prins M et al: The pathophysiology of traumatic brain injury at a glance. Dis Model Mech 2013;6(6):1307 [PMID: 3820255].

LESÃO DE MEDULA ESPINAL

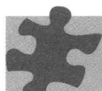

FUNDAMENTOS DO DIAGNÓSTICO E CARACTERÍSTICAS TÍPICAS

▶ A lesão de medula espinal é uma alteração da função motora, sensitiva e autonômica secundária a algum insulto espinal.

▶ As lesões podem ser completas (perda total de função) ou incompletas (preservam alguma parte da função abaixo do nível da lesão).

Os estudos epidemiológicos de lesões espinais sugerem que ocorrerão cerca de 10.000 novas lesões por ano e que 20% dessas serão em indivíduos menores de 20 anos. Os acidentes automotivos são a principal causa de lesões espinais em todas as idades. As quedas são causas comuns destas lesões em crianças menores. O fenômeno de lesão medular espinal sem alteração radiológica evidente (SCIWORA, de *spinal cord injury without obvious radiologic abnormality*) pode estar presente em 20 a 40% das crianças menores. As crianças menores de 2 anos de idade tendem a apresentar lesões em níveis mais altos na coluna cervical devido às características anatômicas de sua coluna vertebral. As facetas são mais rasas e horizontalizadas, apresentam espinha óssea mais flexível do que a medula espinal. Além disso, têm cabeças desproporcionalmente maiores e músculos cervicais frágeis.

▶ Achados clínicos

A. Classificação e avaliação da gravidade da lesão

As lesões medulares são classificadas utilizando a International Standards for Neurological Classification of Spinal Cord Injury (ISNCSCI, Escala Internacional de Classificação Neurológica de Lesão Medular), previamente conhecida como sistema de classificação da American Spinal Injury Association (ASIA, Associação Americana de Lesão Medular).

Essa classificação avalia a função sensitiva e motora, define o nível neurológico da lesão e avalia a integralidade do déficit (quanto da sinalização motora ou sensitiva está passando até os segmentos sacrais mais inferiores, conforme avaliado por exame retal e perianal). Essa avaliação pode ser utilizada como prognóstico de retorno funcional. A classificação ISNCSCI é a que segue:

1. Classe A: Lesão medular completa, sem função sensitiva ou motora abaixo do nível da lesão. Apresentam o pior prognóstico, com recuperação significativa muito improvável.
2. Classe B: São lesões medulares incompletas, com função sensitiva preservada, mas sem função motora nos segmentos sacrais.
3. Classe C: Também lesões medulares incompletas, mas em que a força de mais de 50% dos músculos mais importantes abaixo da lesão é graduada como menor de 3/5 no teste manual de força.
4. Classe D: São lesões medulares incompletas em que a força de mais de 50% dos músculos mais importantes abaixo da lesão é graduada como maior ou igual a 3/5 no teste manual de força.
5. Classe E: São as lesões com função motora e sensitiva completamente preservadas.

B. Padrões clínicos das lesões medulares

1. Lesão de Brown-Séquard – O cordão medular está hemisseccionado, causando paralisia motora, perda da propriocepção e vibração ipsilateral, e perda da dor e sensação de temperatura do lado contralateral.

2. Síndrome medular central – A lesão é na região central da medula espinal, resultando em fraqueza mais pronunciada nos membros superiores do que nos membros inferiores.

3. Síndrome medular anterior – Alterações na artéria espinal anterior causam lesão do cordão medular anterior, levando a déficits motores e à perda da percepção de temperatura e dor. A propriocepção e o tato epicrítico (fino) estão preservados.

4. Síndrome do cone medular – Lesão ou tumor no local do *conus* (parte inferior da medula em formato cônico), que causa prejuízos motores mínimos, mas alteração sensitiva significativa, além de acometimento intestinal e vesical.

5. Síndrome da cauda equina – As lesões das raízes nervosas produzem paralisia flácida bilateral nas pernas, alterações sensitivas no períneo, nos neurônios motores inferiores e disfunção intestinal e vesical.

C. Exames de imagem

O diagnóstico e a descrição anatômica das lesões medulares são realizados principalmente por meio de exames de imagem. As imagens iniciais devem incluir radiografias de toda a coluna espinal (incluindo a porção cervical). Uma RM é necessária para avaliar os componentes de tecido mole, e uma RM com contraste avalia melhor as infecções ou neoplasias medulares. Pode-se utilizar TC, incluindo reconstrução tridimensional, para melhor definição dos elementos lesionais.

▶ Tratamento

A. Manejo inicial

Os dois preceitos primordiais do tratamento da lesão medular incluem a identificação precoce e a estabilização imediata da coluna. A abordagem de escolha para estabilização da coluna dependerá do tipo de lesão, da localização e da condição medular subjacente. A estabilização espinal pode prevenir piora dos danos medulares. Frequentemente, são utilizados dispositivos de tração externa, como halo de tração ou órteses. Alguns tipos de lesão necessitam de estabilização interna. Os benefícios da administração de metilprednisolona nas lesões medulares agudas recentemente voltaram à tona. Com base na controvérsia atual em relação a eficácia e desfecho, o uso de esteroides ainda é uma opção, embora sua administração não seja considerada padrão.

B. Expectativas funcionais após lesão medular

As alterações associadas à lesão medular têm um impacto motor e sensitivo previsível. É útil entender estes conceitos ao discutir a expectativa funcional com pacientes e pais (Tabela 28-4).

Tabela 28-4 Expectativas funcionais relacionadas à lesão medular

Nível da lesão e função muscular	Habilidade funcional
C1-C4 (sem função de membros superiores)	Dependente para todas as habilidades, pode usar computadores ativados por voz e bastões para boca; pode dirigir cadeira de rodas elétrica com controle oral, pelo queixo ou movimentos cervicais.
C5 (bíceps)	Pode ajudar nas AVDs, cadeira elétrica com joy stick, cadeira manual para distâncias curtas, uso de rodas adaptadas.
C6 (extensão de punho)	Mais habilidades de AVDs; pode empurrar cadeira de rodas em ambientes fechados, consegue se transferir; função manual aumentada com equipamentos adaptados.
C7 (extensão do cotovelo)	AVDs independentes; melhora de função manual com equipamentos adaptados; consegue empurrar cadeira de rodas em ambientes internos e externos.
C8 (flexão dos dedos)	AVDs independentes; habilidade manual na cadeira de rodas independente; melhor habilidade de se transferir.
T1 (abdução do 5º dedo)	AVDs independentes; atividades motoras finas independentes (abotoar roupa ou girar a tranca de uma porta)
T2-T12 (extensores de peito, abdome e coluna)	AVDs independentes; habilidades em cadeira de rodas independente; transferência melhorada; em pé com muletas.
L1 e L2 (flexão de quadril)	Consegue ficar em pé e caminhar com tala longa, KAFO e RGO; marcha com balanço; cadeira de rodas manual como principal forma de deslocamento.
L3 (extensão de joelho)	Deambulação em casa e ambientes limitados; tala longa ou curta em pernas.
L4 (dorsiflexão de tornozelo)	Deambula no ambiente externo com talas curtas; AFO.
L5 (extensor do polegar)	Deambula no ambiente externo; pode ser mais lento que os pares e apresentar problemas de resistência.
S1 (flexão plantar)	Deambula no ambiente externo; alguma habilidade de corrida; melhor resistência.

AVDs, atividades de vida diária; AFO, órtese de tornozelo e pé; KAFO, órtese de joelho, tornozelo e pé; RGO, órtese de marcha recíproca.

C. Problemas clínicos especiais associados à lesão medular

1. Disreflexia autonômica – Essa condição ocorre nas lesões medulares acima de T6 aproximadamente 2 a 4 semanas após o insulto. Os estímulos nocivos no paciente lesionado causam vasoconstrição simpática abaixo do nível da lesão. A vasoconstrição produz hipertensão e, após, uma bradicardia vagal compensatória. Os sintomas incluem hipertensão, bradicardia, cefaleia, rubor e diaforese. Essa resposta pode ser grave o suficiente para colocar a vida do paciente em risco. Em pacientes em risco, uma pressão sistólica de 20 a 30 mmHg acima do basal deve ser considerada uma evidência de disreflexia autonômica. Para o tratamento, é necessário identificar e aliviar o estímulo nocivo subjacente. Deve-se colocar o paciente verticalizado no leito (levantar cabeceira), retirar itens restritivos, avaliar a bexiga e realizar cateterização ou lavagem com uma sonda foley para aliviar a distenção conforme indicado; deve-se avaliar o funcionamento intestinal e realizar estímulo digital para aliviar impactação se necessário; por fim, a pele deve ser revisada em busca de lesões ou unhas encravadas, eliminando todas as fontes potenciais de dor. A pressão sanguínea deve ser avaliada a cada 5 minutos até normalização. Nos casos refratários, deve-se utilizar anti-hipertensivos de ação rápida. A pasta de nitroglicerina (administrada pela pele) é utilizada, por ser fácil de aplicar e remover, tão logo obtida a normotensão.

2. Hipercalcemia – A hipercalcemia, em resposta a imobilização, ocorre frequentemente em adolescentes do sexo masculino nos primeiros 2 meses após se tornarem paraplégicos ou tetraplégicos. Os pacientes reclamam de dor abdominal e mal-estar. Podem ocorrer alterações de comportamento. O tratamento inicial é focado na hidratação e estímulo de diurese utilizando fluidos e furosemida a fim de aumentar a excreção urinária de cálcio. Nos casos graves, especialmente em crianças maiores, pode ser necessário fazer uso de calcitonina e etidronato ou alendronato.

3. Problemas de termorregulação – Esses problemas são comuns em lesões altas e geralmente resultam em um estado poiquilotérmico em que a temperatura corporal muda conforme as mudanças de temperatura do ambiente. A habilidade de vasoconstrição e vasodilatação abaixo do nível da lesão está prejudicada. Os pacientes com lesão medular acima da T6 são particularmente suscetíveis à temperatura ambiente, estando em risco de hipotermia e hipertermia.

4. Trombose venosa profunda – A trombose é uma complicação comum após lesões medulares, especialmente em crianças pós puberdade. Deve-se suspeitar de trombose venosa central em crianças com qualquer edema de extremidade unilateral, cordão palpável nas panturrilhas, febre, eritema ou dor nas pernas. O diagnóstico é confirmado por meio de ultrassonografia com Doppler, e a avaliação completa pode necessitar de TC ou até cintilografia pulmonar caso haja suspeita de tromboembolismo pulmonar. As medidas de prevenção incluem o uso de meias elásticas e dispositivos de compressão. Pode ser necessária profilaxia com anticoagulantes, como heparina de baixo peso molecular (p. ex., enoxaparina). Embora todos os pacientes devam ser avaliados individualmente quanto ao risco de trombose venosa, é recomendado que todos os adolescentes com lesão medular aguda sejam anticoagulados com heparina por pelo menos 8 semanas, em conjunto com medidas mecânicas de prevenção de tromboembolismo venoso e instituição de mobilização precoce, quando possível. As crianças menores sem outros fatores de risco devem receber somente a profilaxia com dispositivos de compressão sequenciados.

5. Ossificação heterotópica – Essa complicação ocorre tanto nas lesões medulares quanto nas lesões cerebrais traumáticas. O depósito ectópico de cálcio aparece geralmente ao redor das articulações nos primeiros 6 meses após a lesão. As calcificações podem causar edema, redução da amplitude de movimento, dor à mobilização, massas firmes palpáveis, febre, aumento da velocidade de sedimentação e alterações na cintilografia óssea de três fases. Deve-se iniciar o uso de drogas anti-inflamatórias não esteroides ou bisfosfonatos (como etidronato ou alendronato) assim que houver o diagnóstico. A remoção cirúrgica dos depósitos ectópicos é controversa e utilizada somente em casos de perda importante de amplitude, úlceras de pressão ou dores intensas.

Grant RA et al: Management of acute traumatic spinal cord injury. Curr Treat Options Neurol 2015;17(2):334 [PMID: 25630995].
Powell A, Davidson L: Pediatric spinal cord injury: a review by organ system. Phys Med Rehabil Clin N Am 2015;26(1):109 [PMID: 25479784].
Prevention of Venous Thromboembolism in Individuals with Spinal Cord Injury: Clinical Practice Guidelines for Health Care Providers, 3rd ed.: Consortium for Spinal Cord Medicine. *Top Spinal Cord Inj Rehabil* 2016;22(3):209-240. doi:10.1310/sci2203-209.

LESÃO DO PLEXO BRAQUIAL

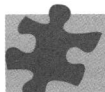

FUNDAMENTOS DO DIAGNÓSTICO E CARACTERÍSTICAS TÍPICAS

▶ O tronco superior (C5 e C6) é a área mais acometida, resultando na paralisia clássica de Erb.
▶ Lesões do tronco inferior (C7-T1) produzem paralisia de Klumpke.
▶ A lesão completa do plexo envolve todas as raízes e resulta em paralisia flácida do braço.

Patogênese

As lesões de plexo braquial associadas ao parto são relacionadas à tração aplicada a esses nervos e são frequentemente associadas à distócia de ombros. A lesão nervosa pode variar desde neuropraxia (estiramento) até avulsão completa. As lesões de plexo braquial adquiridas (por esportes, cirurgias ou acidentes) também apresentam mecanismos de estiramento ou lesão do plexo.

Prevenção

A identificação de fatores associados à distócia de ombros, como macrossomia, ou um posicionamento adequado durante procedimentos cirúrgicos para diminuir a tração do plexo braquial pode reduzir a incidência dessas lesões.

Achados clínicos

A paralisia de Erb foi descrita como a "posição de gorjeta do garçom" e é caracterizada por fraqueza do ombro com rotação interna e adução da parte superior do braço. O cotovelo é mantido em extensão e o punho fletido. Há preservação da função manual. A paralisia de Klumpke é caracterizada por boa função do ombro, mas redução de função ou paralisia da mão. As lesões de plexo braquial podem causar síndrome de Horner (miose unilateral, ptose e anidrose facial) devido à alteração dos nervos simpáticos cervicais. O exame físico deve incluir a inspeção do úmero e clavícula em neonatos em busca de fraturas. Deve-se avaliar lesões potenciais aos nervos facial e frênico. O diagnóstico de lesão do plexo braquial é baseado, primordialmente, na história clínica e no exame físico; outros testes diagnósticos podem confirmar, localizar e classificar a lesão. A eletroneuromiografia (ENMG) é útil após 3 a 4 semanas da lesão e pode ser utilizada não só no diagnóstico, mas também para monitorizar a recuperação. A ressonância magnética é utilizada para visualizar o plexo, caso haja inconsistências na apresentação clínica.

Complicações

O aparecimento de complicações reflete o grau de recuperação do nervo. Lesões graves são de risco para contraturas de ombro, atrofia muscular, deformidades ósseas, déficits funcionais, dor ou posturas desadaptativas.

Tratamento e prognóstico

O tratamento das lesões de plexo braquial depende da gravidade da lesão. Muitos casos vão apresentar melhora espontânea, sem necessidade de intervenção. No caso de lesões persistentes, fisioterapia e terapia ocupacional são os principais tratamentos e incluem alongamentos, uso de órtese, fortalecimento, estimulação elétrica e treinamento funcional. A cirurgia primária dos nervos do plexo é indicada em crianças sem recuperação espontânea da função bicipital em 6 a 9 meses. Os procedimentos secundários para maximizar a funcionalidade incluem transferência muscular e procedimentos ortopédicos.

Muitos fatores podem prever a recuperação. A localização anatômica da lesão impacta na recuperação, tendo as lesões do tronco superior melhor evolução do que as lesões do tronco inferior. Lesões com síndrome de Horner associada apresentam pior prognóstico. As crianças que recuperam a função antigravitacional dentro de 2 meses após a lesão geralmente apresentam uma boa recuperação funcional. Caso essa função não seja recuperada em até 6 meses, a recuperação provavelmente será limitada. Se, mesmo após 6 a 9 meses após a lesão, não houver recuperação de função antigravitacional, não há possibilidade de recuperação de função e deve-se considerar cirurgia.

> Chang KW et al: A systematic review of evaluation methods for neonatal brachial plexus palsy: a review. J Neurosurg Pediatr 2013;12(4):395 [PMID: 23930602].
>
> Hale HB et al: Current concepts in the management of brachial plexus birth palsy. J Hand Surg Am 2010 Feb;35(2):322 [PMID: 20141905].

PROBLEMAS COMUNS NA REABILITAÇÃO

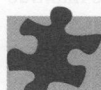

FUNDAMENTOS DO DIAGNÓSTICO E CARACTERÍSTICAS TÍPICAS

- ▶ A bexiga neurogênica pode ser causada por trauma ou doenças, afetando o SNC ou conexões nervosas periféricas, e é caracterizada por volume urinário pós-miccional excedendo 20% do volume vesical esperado.
- ▶ O intestino neurogênico pode ser causado por lesões no primeiro ou segundo neurônio motores, com perda da sensibilidade e controle esfincterianos, mantendo ou não a atividade reflexa intestinal a depender do tipo de lesão.
- ▶ A espasticidade é um aumento do tônus dependente da velocidade do movimento e perda de função muscular isolada.

1. Bexiga neurogênica

Durante o primeiro ano de vida, a bexiga é um sistema com resposta reflexa que se esvazia espontaneamente. Após o primeiro ano de vida, inicia-se o desenvolvimento do controle vesical, resultando na continência urinária em torno dos 5 anos de idade. A bexiga neurogênica ocorre quando há alteração em uma ou várias funções do sistema urinário – armazenamento a baixa pressão, esvaziamento completo voluntário e/ou prevenção do refluxo vesicoureteral – causadas por lesão neurológica central ou periférica. O diagnóstico de bexiga neurogênica necessita de história clínica completa e exame físico e muitas vezes não é constatado por falta de suspeita clínica.

O volume vesical em crianças é estimado pela fórmula de Berger: idade + 2 = capacidade vesical em onças. Para converter em mililitros, basta multiplicar por 30. Estabelecer o volume vesical é importante para contextualizar se a micção está adequada ou se a cateterização intermitente está otimizada. O volume residual pós-miccional (avaliado por ultrassonografia após a micção espontânea) é útil para detectar e caracterizar a presença de bexiga neurogênica. Caso haja resíduo de mais de 20% do volume vesical estimado, é seguro inferir que há déficits miccionais que requerem avaliação e tratamento. O trato urinário superior deve ser avaliado utilizando ultrassonografia, pielograma ou renograma (estudos com isótopos). A avaliação do trato urinário inferior inclui urinálise, resíduo pós-miccional, avaliação urodinâmica, cistografia e cistoscopia. Infecções urinárias e hidronefrose por refluxo ureteral são complicações comuns nos casos de bexiga neurogênica. Essas podem ser complicações graves, capazes de gerar insuficiência renal ou até mesmo óbito, destacando a importância do manejo de bexiga neurogênica.

▶ Tratamento

O tratamento é voltado para o tipo de disfunção vesical. O método mais simples é a micção cronometrada, em que a criança é lembrada de urinar a cada 2 a 3 horas por um dispositivo (relógio com despertador), antes que a capacidade máxima vesical seja atendida. As manobras de Credé e de Valsalva são utilizadas para auxiliar a drenagem em pacientes com bexiga flácida. Há um risco de provocar refluxo vesicoureteral ao aumentar a pressão intravesical com essas manobras em crianças com bexigas neurogênicas de alta pressão. Por isso, a cateterização uretral antes dessas manobras é essencial.

Algumas medicações são frequentemente utilizadas no tratamento de bexiga neurogênica. Os agentes anticolinérgicos são utilizados para reduzir a contração do músculo detrusor, reduzir a sensação de urgência miccional e aumentar a capacidade vesical. As opções incluem oxibutinina, tolterodina e hiosciamina. Essas medicações podem causar sonolência, náusea e constipação. Também são utilizados fraldas, forros absorvíveis, cateteres externos, sonda fixa ou sondagens intermitentes. As crianças menores com bexigas com alta pressão estão em risco para refluxo e podem necessitar cateterização intermitente ou vesicostomia a fim de prevenir dano hidrostático renal e infecções. As crianças maiores podem necessitar de cirurgias vesicais de aumento de bexiga para aumentar a capacidade vesical ou da construção de pertuito da bexiga até o exterior com tecido intestinal (procedimento de Mitrofanoff) a fim de aliviar a distensão vesical. Caso o esfíncter uretral seja incompetente, causando perda urinária, pode-se utilizar injeções, procedimentos de *slings* ou implantes para aumentar a barreira uretral. Recentemente, tem-se utilizado estimulação elétrica de raízes sacrais para iniciar a micção. As técnicas de *biofeedback* com fisioterapeuta qualificado têm mostrado melhora da continência urinária.

2. Intestino Neurogênico

O controle das funções intestinais depende de um sistema nervoso autonômico (simpático e parassimpático) e somático intactos. O alvo do tratamento de pacientes com intestino neurogênico é estabelecer um funcionamento intestinal previsível e confiável, além de prevenir a incontinência e outras complicações. Existem dois tipos de disfunção intestinal neurogênica: alterações do neurônio motor superior e do neurônio motor inferior. A lesão do neurônio motor superior resulta de danos acima do cone medular. Os pacientes afetados geralmente apresentam contrações intestinais reflexas de alta amplitude, ausência de sensibilidade e ausência do controle esfincteriano voluntário. Os pacientes com lesão do neurônio motor inferior apresentam ausência do controle voluntário esfincteriano e da contração reflexa do esfíncter anal externo (reflexo anocutâneo). Tal apresentação foi descrita como intestino flácido. De forma geral, definir um programa intestinal (sequência de práticas para induzir manualmente o movimento intestinal a fim de uma "incontinência controlada") é mais fácil nos pacientes com lesão do neurônio motor superior.

▶ Tratamento

O consumo de fibras e líquidos é crítico para a manutenção da consistência do bolo fecal, embora alguns pacientes prefiram se manter constipados para evitar "acidentes" com vazamento de fezes. Um programa intestinal planejado e previsível é essencial. Os movimentos intestinais devem ser planejados perto da alimentação, já que o reflexo gastrocólico pode precipitar a evacuação.

Os agentes laxativos e medicações emolientes do bolo fecal são utilizados em programas intestinais abrangentes. Emolientes e agentes osmóticos, como docusato e polietilenoglicol, respectivamente, retêm o líquido nas fezes. O óleo mineral é um emoliente aceitável em pacientes sem risco de aspiração pulmonar. Os agentes formadores de bolo, como as fibras de Metamucil, podem ajudar na formação do bolo fecal, limitando a incontinência de fezes mais líquidas. Os agentes estimulantes, como extratos de Senna ou bisacodil, aumentam a peristalse. Os supositórios e enemas são utilizados quando os outros métodos não foram efetivos. Nas disfunções do neurônio motor superior, o reflexo cólico pode ser ativado através do estímulo digital do reto, estimulando a peristalse e o trânsito fecal manualmente. Quando os métodos conservadores são inefetivos, pode-se realizar a implantação cirúrgica de estimuladores do nervo sacral ou outras técnicas que facilitam a descarga anterógrada do cólon. Por exemplo, enemas anterógrados para remoção das fezes do cólon (inclusive via pertuito externalizado do apêndice – procedimento de Malone – ou via implantação de tubo de cecostomia para enema anterógrado).

3. Espasticidade

A espasticidade é uma forma específica de hipertonia definida como aumento do tônus dependente da velocidade de movimento e perda da função do músculo isolado. O tônus é a resistência percebida no músculo ao movimento, e a espasticidade ocorre quando há algum dano no SNC por trauma ou lesão. Esse sintoma faz parte da síndrome do neurônio motor superior (reflexos hiperativos e exagerados, hipertonia, clônus e sinal de Babinski positivo). A espasticidade é avaliada pela Modified Ashworth Scale (MAS, Escala Modificada de Ashworth), com o valor 0 indicando sem alteração e 4 indicando contratura articular.

▶ Tratamento

O tratamento é direcionado a objetivos e influenciado pelo status funcional do paciente. As opções terapêuticas vão desde tratamentos conservadores a invasivos. A criança deve ser posicionada de maneira correta e possuir equipamentos adequados a fim de prevenir estímulos dolorosos e facilitar a reabilitação. A fisioterapia pode reduzir os efeitos a longo prazo da espasticidade utilizando alongamentos e exercícios para ganho de amplitude. O tratamento térmico com calor ou frio é útil na melhora do tônus, mas seus efeitos não são prolongados. O uso de órteses nos membros inferiores e superiores pode reduzir o tônus e aumentar a amplitude de movimento. A terapia de contenção de movimento, que envolve restrição do membro superior funcional por períodos de tempo estabelecidos, pode ser utilizada para melhorar a função do membro afetado.

O manejo farmacológico com, por exemplo, baclofeno, diazepam, dantroleno e tizanidina pode ser efetivo. O baclofeno (agonista dos receptores ácido γ-aminobutírico B) é a medicação de primeira linha, com efeitos na medula espinal. Seus efeitos adversos são sonolência e fraqueza. Há risco de redução do limiar convulsivo. O baclofeno pode ser administrado inclusive diretamente no SNC através de válvula intratecal e foi usado com sucesso em crianças com lesão cerebral, paralisia cerebral e lesão medular. O diazepam (um modulador alostérico pós-sináptico dos receptores ácido γ-aminobutírico A no SNC e na medula espinal) pode causar sonolência e dependência. A tizanidina é um novo agente que age nos receptores pré-sinápticos $α_2$-adrenérgicos, podendo causar boca seca, sedação e alteração de provas hepáticas. O dantroleno funciona diretamente no músculo, inibindo a ativação da contração, e é uma boa opção por não ocasionar sedação como efeito adverso, embora possa causar fraqueza e, raramente, hepatotoxicidade.

O alívio da espasticidade focal pode ser alcançado com técnicas de quimiodenervação. As toxinas botulínicas A e B podem ser aplicadas no músculo selecionado a fim de bloquear a liberação de acetilcolina na placa muscular e reduzir o tônus, resultando em melhora funcional, facilitação de higienização, melhora da dor e prevenção de contraturas articulares. A toxina botulínica já foi utilizada também na hipersalivação, hiperidrose e dor crônica. Seus efeitos são temporários, durando entre 3 a 6 meses, e com frequência são necessárias novas aplicações. A denervação fenólica, por intermédio da injeção de fenol, é mais tecnicamente desafiadora e age desnaturando a proteína das fibras mielinizadas e desmielinizadas, produzindo neurólise e miólise, dependendo do local de aplicação. Seus efeitos são mais duradouros que os da toxina botulínica, mas apresenta um risco maior de disestesia caso o fenol seja injetado em nervos de função mista (motora e sensitiva).

As opções cirúrgicas incluem procedimentos ortopédicos visando a melhora funcional, deambulação e alívio das deformidades causadas ao longo do tempo pela espasticidade. É comum haver encurtamento e contraturas no tendão de Aquiles, isquiotibiais e adutores. Nos membros superiores, o cotovelo, o punho e os flexores dos dedos são os locais mais afetados. A escoliose é comum, e podem ser necessários uso de colete ou cirurgia. A análise da marcha pode ser útil na avaliação da criança com espasticidade funcional como um guia para a escolha das órteses, terapias e cirurgias. Os procedimentos neurocirúrgicos como a rizotomia dorsal seletiva, em que há secção das fibras sensitivas aferentes, são utilizados em casos muito selecionados e alteram permanentemente o padrão de espasticidade a fim de melhorar a deambulação. A identificação do candidato adequado para os procedimentos cirúrgicos é importante, visto que somente pacientes com controle motor voluntário e força significativos apresentam bons desfechos funcionais após os procedimentos.

> Berger RM, Maizels M, Moran GC, Conway JJ, Firlit CF: Bladder capacity (ounces) equals age (years) plus 2 predicts normal bladder capacity and aids in diagnosis of abnormal voiding patterns. J Urol 1983 Feb;129(2):347–349. doi: 10.1016/s0022-5347(17)52091-1 [PMID: 6834505].
> Vadivelu S et al: Pediatric tone management. Phys Med Rehabil Clin N Am 2015;26(1):69 [PMID: 25479780].
> Wheeler TL et al: Translating promising strategies for bowel and bladder management in spinal cord injury. Exp Neurol 2018;306:169–176 [PMID: 29753647].

GARANTIA DE QUALIDADE/MELHORA DAS INICIATIVAS EM MEDICINA DE REABILITAÇÃO

A American Academy of Physical Medicine and Rehabilitation (AAPM&R, Academia Americana de Medicina Física e de Reabilitação), em conjunto com o Accreditation Council for Graduate Medical Education (ACGME, Conselho de Credenciamento para Pós-Graduação em Educação Médica), promove a aquisição de conhecimento sobre a garantia de qualidade/técnicas de melhoria em seus programas de treinamento. Atualmente, essa é uma das seis competências obrigatórias para certificação nacional. A AAPM&R acredita que essas habilidades concedem ao médico a capacidade de manter e melhorar a qualidade do cuidado prestado ao público.

Doenças reumáticas

Jennifer B. Soep, MD

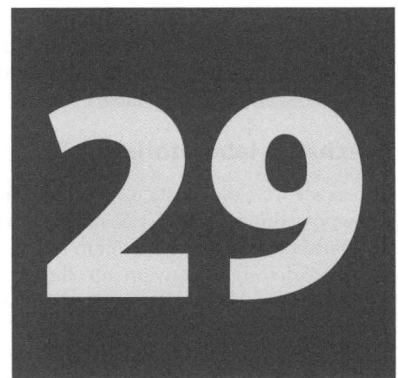

ARTRITE IDIOPÁTICA JUVENIL

FUNDAMENTOS DO DIAGNÓSTICO E CARACTERÍSTICAS TÍPICAS

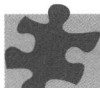

- Artrite envolvendo dor, edema, calor, sensibilidade dolorosa, rigidez matinal e/ou amplitude de movimentos diminuída de uma ou mais articulações, durante pelo menos seis semanas.
- Pode ter manifestações sistêmica, incluindo febre, erupção cutânea, uveíte, serosite, anemia e fadiga.

A artrite idiopática juvenil (AIJ) é caracterizada pela artrite crônica em uma ou mais articulações por pelo menos seis semanas. Existem quatro subtipos principais de AIJ: (1) oligoarticular; (2) poliarticular; (3) sistêmica; (4) associada à entesite; (5) psoriásica; e (6) indiferenciada. A causa exata da AIJ não é conhecida, mas existe evidência significativa de que seja um processo autoimune, com fatores de suscetibilidade genética.

▶ Achados clínicos

A. Sinais e sintomas

O tipo mais comum de AIJ é a forma oligoarticular, que inclui 40 a 60% dos pacientes, caracterizada pela artrite de quatro articulações ou menos. Esse tipo de AIJ frequentemente afeta as articulações médias a grandes. Visto que a artrite é com frequência assimétrica, as crianças podem desenvolver uma discrepância no comprimento dos membros inferiores, na qual a perna afetada cresce mais devido a fatores de crescimento e fluxo sanguíneo maior. As características sistêmicas são incomuns, com exceção da inflamação no olho. Até 20% das crianças com esse tipo de AIJ desenvolvem uveíte insidiosa e assintomática, que pode causar cegueira se não for tratada. A atividade da doença ocular não se correlaciona com a da artrite. Por isso, a triagem oftalmológica de rotina pelo exame com lâmpada de fenda deve ser feita em intervalos de três meses se o teste do fator antinuclear (FAN) for positivo, e em intervalos de 6 meses se o teste de FAN for negativo, por pelo menos quatro anos depois do início da artrite, já que é o período de maior risco.

A doença poliarticular, definida como a artrite que envolve cinco ou mais articulações, afeta 20 a 35% dos pacientes com AIJ. Tanto as grandes articulações como as pequenas estão envolvidas, geralmente em um padrão simétrico. As características sistêmicas não são proeminentes, embora febre baixa, fadiga, nódulos reumatoides e anemia possam estar presentes. Esse grupo é ainda dividido em doença com fator reumatoide (FR) positivo e com FR negativo. A primeira se assemelha à artrite reumatoide do adulto, com uma artrite mais crônica e destrutiva.

A forma sistêmica representa 10 a 15% dos pacientes com AIJ. A artrite pode envolver qualquer número de articulações e afeta tanto as articulações grandes quanto as pequenas, mas pode estar ausente no início da doença. Uma das características clássicas é a febre alta, frequentemente de até 39 a 40 °C, em geral ocorrendo uma a duas vezes ao dia. Entre picos febris, a temperatura habitualmente retorna ao normal ou subnormal. Cerca de 80 a 90% dos pacientes apresentam uma erupção cutânea macular evanescente rosa-salmão característica, que é mais proeminente nas áreas de pressão e quando a febre está presente. Outras características sistêmicas que podem estar presentes incluem hepatoesplenomegalia, linfadenopatia, leucocitose e serosite.

A artrite associada à entesite é mais comum no sexo masculino, acima dos 10 anos de idade, e costuma estar associada à artrite de grandes articulações do membro inferior. A marca registrada dessa forma de artrite é a inflamação das inserções tendíneas (entesites), como o tubérculo tibial ou do calcâneo. A dor lombar e a sacroileíte também são comumente vistas nessa forma de artrite, que é observada em 5 a 10% dos pacientes com AIJ.

Existem dois subtipos adicionais de AIJ. Crianças com artrite psoriásica podem apresentar psoríase típica, mas também podem exibir a condição antes do aparecimento das clássicas placas descamativas espessas, bem como apresentar alterações sutis como depressões puntiformes na superfície da placa ungueal da unha (*pitting nail*). Pacientes com artrite psoriásica também podem apresentar dactilite ou "dedos em salsicha", que consiste em edema doloroso nos dedos das mãos ou pés. A AIJ indiferenciada, observada em 10% dos pacientes, inclui crianças com artrite crônica que não atendem aos critérios para nenhum dos outros subgrupos nem atendem a mais de um critério e, portanto, podem ser classificadas em múltiplos subgrupos.

B. Achados laboratoriais

Não existe teste diagnóstico específico para AIJ. Uma velocidade de hemossedimentação (VHS) normal não exclui o diagnóstico de AIJ. Entretanto, os pacientes com AIJ sistêmica têm marcadores inflamatórios significativamente elevados, incluindo VHS, proteína C-reativa (PCR), leucograma e plaquetas. O FR é positivo em aproximadamente 5% dos pacientes e geralmente quando o aparecimento da doença poliarticular ocorre depois dos 8 anos de idade. Um exame mais recente, anticorpo antipeptídeo citrulinado cíclico (anti-CCP, de *anti-cyclic citrullinated peptide*), pode ser detectável antes do FR e tem uma especificidade muito alta para a artrite reumatoide. Embora não seja útil no diagnóstico de AIJ, o FAN está associado a um risco aumentado de uveíte nos pacientes com doença oligoarticular e também é bastante comum nos pacientes com a forma da doença com FR positivo de início tardio. A presença do antígeno HLA-B27 está associada a um risco aumentado de desenvolver artrite relacionada à entesite.

A **Tabela 29-1** lista as características gerais do líquido articular em várias condições. A indicação principal para a aspiração e análise do líquido articular sinovial é afastar infecção. A coloração de Gram ou cultura positiva é o único teste definitivo para infecção. Uma contagem de leucócitos acima de 2.000/μL sugere inflamação; isso pode ser devido a infecção, doenças reumatológicas, leucemia ou artrite reativa. Uma concentração de glicose muito baixa (< 40 mg/dL) ou uma contagem de leucócitos polimorfonucleares muito alta (> 60.000/μL) é altamente sugestiva de artrite bacteriana.

C. Exames de imagem

Nos estágios iniciais da doença, podem ser vistos somente o edema de tecidos moles e a osteoporose periarticular. A ressonância magnética (RM) das articulações envolvidas pode mostrar um dano articular precoce e, se realizada com gadolínio, pode confirmar a presença de sinovite. A ultrassonografia é usada para detectar sinovite, tenossinovite e erosões ósseas sem radiação e sem necessidade de sedação. Mais tardiamente no curso de evolução da doença, particularmente na doença com FR positivo, a radiografia simples pode demonstrar o adelgaçamento do espaço articular devido ao afilamento da cartilagem e alterações erosivas no osso em razão da inflamação crônica.

▶ Diagnóstico diferencial

A **Tabela 29-2** lista as causas mais comuns de dor nos membros na infância. A AIJ é um diagnóstico de exclusão; por isso, é importante afastar outras causas de sinais e sintomas clínicos antes de estabelecer o diagnóstico. O diagnóstico diferencial é frequentemente

Tabela 29-1 Análise do líquido articular

Distúrbio	Células/μL	Glicose[a]
Trauma	Mais eritrócitos de que leucócitos; habitualmente < 2.000 leucócitos	Normal
Artrite reativa	3.000-10.000 leucócitos, principalmente mononucleares	Normal
Artrite idiopática juvenil e outras artrites inflamatórias	5.000-60.000 leucócitos, principalmente neutrófilos	Geralmente normal ou ligeiramente baixa
Artrite séptica	> 60.000 leucócitos, > 90% neutrófilos	Baixa a normal

[a]Valor normal corresponde a valores ≥ 75% da glicose sérica

Tabela 29-2 Diagnóstico diferencial de dor nos membros em crianças

Ortopédicas
 Fratura por estresse
 Condromalácia patelar
 Doença de Osgood-Schlatter
 Deslizamento de epífise da cabeça femoral
 Doença de Legg-Calvé-Perthes
 Síndrome de hipermobilidade

Artrite reativa
 Púrpura de Henoch-Schönlein
 Sinovite transitória
 Febre reumática
 Artrite pós-estreptocócica

Infecções
 Bacteriana
 Artrite de Lyme
 Osteomielite
 Artrite séptica
 Discite
 Viral (incluindo parvovírus, vírus Epstein-Barr, hepatite B, dengue, chikungunya)

Reumatológicas
 Artrite idiopática juvenil
 Lúpus eritematoso sistêmico
 Dermatomiosite
 Osteomielite crônica não bacteriana

Neoplásicas/hematológicas
 Leucemia
 Linfoma
 Neuroblastoma
 Osteoma osteoide
 Tumores ósseos (benignos ou malignos)
 Hemofilia

Síndromes dolorosas
 Dores de crescimento
 Fibromialgia
 Síndrome dolorosa regional complexa

amplo, incluindo as condições ortopédicas, doenças infecciosas e neoplasias. Algumas características podem ajudar a distinguir essas diferentes patologias, incluindo o tempo de dor e sinais e sintomas associados. Nas doenças inflamatórias, os pacientes frequentemente têm mais sintomas pela manhã, com rigidez associada, enquanto pacientes com doenças ortopédicas geralmente apresentam sintomas aumentados quando estão em atividade e no final do dia. As dores de crescimento, uma causa comum de dor nos membros inferiores na infância, são caracterizadas por dores mal localizadas, à noite, que frequentemente causam despertar noturno; não há nenhum sinal objetivo de inflamação e nenhum sintoma diurno. Os pacientes com dores de crescimento frequentemente pedem para ser massageados, o que não é típico nos pacientes com artrite.

É importante determinar o diagnóstico no caso de artrite monoarticular. A artrite bacteriana é habitualmente aguda e monoarticular, com exceção da artrite associada à gonorreia, que pode estar associada a um padrão migratório e a pústulas hemorrágicas, em geral nas extremidades distais. Febre, leucocitose e VHS aumentados, com um processo agudo em uma única articulação, requerem exame e cultura de líquido sinovial para identificar o patógeno. A dor no quadril ou membro inferior é um sintoma frequente de câncer na infância, especialmente na leucemia, no neuroblastoma e no rabdomiossarcoma. A radiografia do local afetado e o exame do esfregaço sanguíneo para células incomuns e trombocitopenia são necessários. Um valor elevado de desidrogenase láctica também deve levantar a suspeita de um processo neoplásico subjacente. Em casos duvidosos, o exame de medula óssea está indicado.

A artrite reativa consiste em dor e edema articular desencadeados por infecção. A infecção não é articular e pode ser viral ou bacteriana. Uma doença precedente é identificada em cerca de metade dos casos. Os pacientes com frequência têm início agudo da artrite, podendo ocorrer um padrão migratório. A duração dos sintomas é uma distinção muito importante entre as artrites reativas e a AIJ. Os sintomas associados à artrite reativa normalmente se resolvem dentro de 4 a 6 semanas. Ao contrário, para preencher os critérios de artrite crônica, os sintomas devem estar presentes por pelo menos seis semanas.

A artrite da febre reumática é migratória, transitória e, com frequência, mais dolorosa do que a da AIJ (ver **Capítulo 20**). Nos casos suspeitos, a evidência de cardite reumática deve ser buscada com base no exame e nos achados eletrocardiográficos. Evidências de infecção estreptocócica recente são essenciais para o diagnóstico. O padrão febril na febre reumática é febre mais baixa e persistente quando comparado aos picos febris que caracterizam a forma sistêmica da AIJ. A artrite de Lyme se assemelha à AIJ oligoarticular, mas a primeira ocorre como episódios isolados e recorrentes de artrite, que duram de 2 a 6 semanas, e as crianças devem ter uma história de visita a uma área endêmica. A erupção cutânea típica em forma de "olho de touro", um eritema migratório crônico, é relatada em aproximadamente 70 a 80% dos pacientes, embora geralmente já tenha regredido no momento do aparecimento da artrite. Para crianças com suspeita de doença de Lyme, deve ser feito o teste para anticorpos contra *Borrelia burgdorferi*, com confirmação pelo teste de *Western blot*.

▶ **Tratamento**

Os objetivos da terapia são restaurar a função, aliviar a dor, manter o movimento articular e prevenir danos à cartilagem e ao osso.

A. Anti-inflamatórios não esteroides

Os fármacos anti-inflamatórios não esteroides (AINEs) são frequentemente utilizados para alívio dos sintomas. Uma grande variedade de agentes está disponível, mas somente alguns estão aprovados para o uso em crianças, incluindo naproxeno (10 mg/kg por dose, duas vezes ao dia), ibuprofeno (10 mg/kg por dose, três ou quatro vezes ao dia) e meloxicam (0,125-0,25 mg/kg, uma vez ao dia). Os AINEs são geralmente bem tolerados em crianças, desde que sejam tomados com alimentos e com hidratação adequada. O tempo médio para a melhora sintomática é de um mês, mas, em alguns pacientes, nenhuma resposta é vista por 8 a 12 semanas.

B. Agentes modificadores da doença e agentes biológicos

A maioria dos pacientes com AIJ necessitam de tratamento com uma droga modificadora da doença, mais comumente metotrexato semanal. A resposta sintomática geralmente começa em 3 a 4 semanas. As baixas doses usadas (5-10 mg/m²/semana ou até 1 mg/kg/semana como dose única com um máximo de 25 mg/semana) são geralmente bem toleradas. Os efeitos colaterais potenciais incluem náuseas, vômitos, rarefação dos cabelos, estomatite, leucopenia, imunossupressão e hepatotoxicidade. Um hemograma completo e as provas de função hepática devem ser obtidos a cada 2 a 3 meses. Há vários outros agentes modificadores da doença disponíveis para uso em pacientes com doença persistentemente ativa ou que não toleram o metotrexato. A leflunomida é um medicamento antipirimidina que é administrado por via oral. Os efeitos colaterais podem incluir diarreia e alopecia. Os medicamentos modificadores biológicos que inibem o fator de necrose tumoral – uma citocina que sabidamente desempenha um papel importante na patogenia da AIJ – incluem etanercepte, infliximabe e adalimumabe. Esses fármacos são geralmente bastante eficazes para controlar a doença e prevenir o dano à cartilagem e ao osso, e têm sido associados à resolução de alterações radiológicas. Entretanto, seu custo é alto e eles requerem a administração parenteral. Anakinra e tocilizumabe, que bloqueiam interleucina 1 e 6, respectivamente, são particularmente eficazes para AIJ sistêmica. As drogas sintéticas modificadoras da doença, como os inibidores de Janus-cinase (JAK), são aprovadas para uso na AIJ poliarticular. Outros agentes biológicos, incluindo rituximabe e abatacepte, demonstraram alguma eficácia em pacientes que não responderam a outros tratamentos.

C. Corticosteroides

As injeções articulares locais com esteroides podem ser úteis em pacientes que tenham artrite em uma ou algumas articulações. O acetonido de triancinolona é um esteroide de ação prolongada que pode ser usado para injeções e é frequentemente associado a controle da doença por vários meses. Os esteroides orais ou parenterais são reservados para crianças com envolvimento grave, principalmente pacientes com doença sistêmica.

D. Uveíte

A inflamação do trato uveal (uveíte ou iridociclite) deve ser monitorada atentamente por um oftalmologista. Em geral, o tratamento é iniciado com colírios de corticosteroides e agentes dilatadores para evitar cicatrizes entre a íris e o cristalino. Em pacientes que falham com tratamentos tópicos, pode-se usar metotrexato, ciclosporina, micofenolato de mofetila e/ou um inibidor do fator de necrose tumoral, como infliximabe ou adalimumabe.

E. Reabilitação

A fisioterapia e a terapia ocupacional são importantes para focar na amplitude de movimento, alongamento e fortalecimento. Esses exercícios, bem como outras modalidades como calor e hidroterapia, podem ajudar a controlar a dor, manter e restaurar a função, e prevenir deformidades e incapacidades. As crianças pequenas com doença oligoarticular que afeta assimetricamente os membros inferiores podem desenvolver uma discrepância no comprimento das pernas que pode exigir tratamento com uma palmilha de elevação no lado mais curto.

▶ Prognóstico

O curso e o prognóstico da AIJ são variáveis, dependendo do subtipo da doença. Crianças com AIJ oligoarticular persistente têm a maior taxa de remissão clínica, enquanto pacientes com doença FR-positiva são os menos propensos a atingir este estado e têm maior risco de artrite erosiva crônica, que pode continuar na idade adulta. As características sistêmicas associadas à artrite sistêmica tendem a regredir dentro de meses a anos. O prognóstico na doença sistêmica é pior em pacientes com doença sistêmica persistente após 6 meses, trombocitose e artrite mais extensa.

Chhabra A et al: Long-term outcomes and disease course of children with juvenile idiopathic arthritis in the ReACCh-Out cohort: a two-centre experience. *Rheumatology* Dec 2020;59(12):3727–3730 [PMID: 32402087].

Palman J et al: Update on the epidemiology, risk factors and disease outcomes of juvenile idiopathic arthritis. Best Pract Res Clin Rheumatol 2018;32(2):206–222 [PMID: 30527427].

Thatayatikom A, Modica R, De Leucio A: Juvenile Idiopathic Arthritis. [Updated 2021 Apr 26]. In: StatPearls [Internet]. Treasure Island, FL: StatPearls Publishing; 2021 Jan [PMID: 32119492]. www.arthritis.org. Accessed July 6, 2021.

LÚPUS ERITEMATOSO SISTÊMICO

 FUNDAMENTOS DO DIAGNÓSTICO E CARACTERÍSTICAS TÍPICAS

▶ Doença inflamatória multissistêmica das articulações, revestimentos serosos, pele, rins, sangue e sistema nervoso central.

▶ Patogênese

O lúpus eritematoso sistêmico (LES) é o protótipo das doenças dos imunocomplexos; sua patogenia é relacionada à formação de complexos antígeno-anticorpo que existem na circulação e se depositam nos tecidos envolvidos. O espectro dos sintomas é devido a autoanticorpos tecido-específicos, como também ao dano aos tecidos provocado por linfócitos, neutrófilos e complemento, evocados pela deposição de imunocomplexos.

▶ Achados clínicos

A. Sinais e sintomas

O início do LES pediátrico é mais comum em meninas de 9 a 15 anos. Os sinais e sintomas dependem dos órgãos afetados pela deposição de imunocomplexos. Os critérios mais recentes de classificação para LES foram estabelecidos pela European League Against Rheumatism (Liga Europeia contra o Reumatismo) e pelo American College of Rheumatology (Colégio Americano de Reumatologia) em 2019. O critério de entrada é ter FAN positivo em uma titulação maior ou igual a 1:80, e, em seguida, atribui-se um número variável de pontos para critérios adicionais; a classificação de LES requer pelo menos um critério clínico maior ou igual a 10 pontos (**Tabela 29-3**).

As esferas clínicas para os critérios adicionais e as descrições de muitas das manifestações comuns incluem:

1. Constitucional: Febre superior a 38,3 °C.
2. Hematológico: Leucopenia (< 4.000/mm3), anemia hemolítica ou trombocitopenia (< 100.000/mm3) com teste de Coombs positivo.
3. Neuropsiquiátrica: Delírio, psicose ou convulsões.
4. Mucocutâneo: Erupção cutânea discoide (erupção escamosa anelar no couro cabeludo, face e/ou extremidades), erupção cutânea malar (fotossensibilidade, "erupção em borboleta" nas bochechas e nariz), úlceras orais ou alopecia não cicatricial.
5. Seroso: Derrames pericárdicos ou pleurais, muitas vezes associados com dor no peito e dificuldade para respirar.
6. Musculoesquelético: Edema articular, sensibilidade e/ou rigidez matinal envolvendo grandes e pequenas articulações, tipicamente em distribuição simétrica.
7. Renal: Proteinúria (> 0,5 g/dia) ou uma biópsia renal com nefrite lúpica classe II, III, IV ou V.

Tabela 29-3 Critérios de classificação da European League Against Rheumatism/American College of Rheumatology para lúpus eritematoso sistêmico

Critério de entrada
Anticorpos antinucleares (FAN) em um título ≥ 1:80 em células HEp-2 ou um teste positivo equivalente (sempre)

↓

Se ausente, não se classifica como LES
Se presente, avaliar os critérios adicionais

↓

Critérios adicionais
Não conte um critério se houver uma explicação mais provável do que o LES.
A ocorrência de um critério em pelo menos uma ocasião é suficiente.
A classificação do LES requer pelo menos um critério clínico e ≥ 10 pontos.
Os critérios não precisam ocorrer simultaneamente.
Dentro de cada domínio, apenas o critério de maior peso é contado para a pontuação total.

Critérios clínicos	Pontuação	Critérios imunológicos	Pontuação
Constitucional		**Anticorpos antifosfolipídeos**	
Febre	2	Anticorpos anticardiolipinas ou Anticorpos anti-β2GP1 ou Anticoagulante lúpico	2
Hematológico		**Complementos**	
Leucopenia	3	C3 OU C4 baixo	3
Trombocitopenia	4	C3 E C4 baixos	4
Anemia hemolítica autoimune	4		
Neuropsiquiátrico		**Anticorpos específicos LES**	
Delírio	2	Anticorpo anti-dsDNA OU anti-Smith	6
Psicose	3		
Convulsão	5		
Mucocutâneo			
Alopécia não cicatricial	2		
Úlcera oral	2		
Lúpus discoide OU lesões cutâneas subagudas	4		
Lúpus agudo cutâneo	6		
Serosite			
Derrame pericárdico ou pleural	5		
Pericardite aguda	6		
Musculoesquelético			
Envolvimento articular	6		
Renal			
Proteinúria > 0,5 g/24h	4		
Biópsia renal Classe II ou V com nefrite lúpica	8		
Biópsia renal Classe III ou IV com nefrite lúpica	10		

Pontuação total

↓

Classifica-se como LES se houver pontuação maior ou igual a 10

* N. de T. LES: lúpus eritematoso sistêmico.
** N. de T. anti-dsDNA: anti-DNA de fita dupla.
Reproduzida com permissão de Aringer M, Costenbader K, Daikh D, et al: 2019 European League Against Rheumatism/American College of Rheumatology classification criteria for systemic lupus erythematosus, Ann Rheum Dis. 2019 Sep;78(9):1151-1159.

8. Anticorpos antifosfolipídeos: Anticorpo anticardiolipina, anticorpos anti-beta 2 glicoproteína I ou anticoagulante lúpico.
9. Proteínas do complemento: C3 e/ou C4 baixos.
10. Anticorpos específicos para LES: Anti-DNA de fita dupla ou anticorpo anti-Smith.

Outros sinais e sintomas comuns que não fazem parte dos critérios de classificação incluem fadiga, perda de peso, anorexia, fenômeno de Raynaud, miosite e vasculite.

B. Achados laboratoriais

As anormalidades no hemograma são comuns, incluindo leucopenia, anemia e trombocitopenia. Aproximadamente 15% dos pacientes têm teste de Coombs positivo, mas muitos pacientes desenvolvem anemia devido a outras causas, incluindo doença crônica e perda de sangue. Pacientes com envolvimento renal significativo podem ter distúrbios eletrolíticos, elevação das provas de função renal e hipoalbuminemia. A VHS é frequentemente elevada durante a doença ativa. Em contraste, muitos pacientes com LES ativo têm PCR normal. Quando a PCR é elevada, é importante investigar causas possíveis de infecção grave, principalmente infecções bacterianas. É fundamental monitorar a urina em pacientes com LES para proteinúria e hematúria, pois a doença renal pode ser clinicamente silenciosa. Nas doenças de imunocomplexos, há consumo de complemento; portanto, os níveis de C3 e C4 estão deprimidos na doença ativa.

O teste de FAN é positivo em quase 100% dos pacientes, geralmente com títulos de 1:320 ou acima. Em pacientes com suspeita de LES, é importante obter um perfil completo do FAN, incluindo anticorpos direcionados contra DNA de fita dupla, Smith, proteína ribonucleica e anticorpo específico de Sjögren A e B – para melhor caracterizar os marcadores sorológicos da doença no paciente. Aproximadamente 50 a 60% dos pacientes pediátricos com LES têm anticorpos antifosfolipídeos e, portanto, tem aumento do risco de trombose; por isso, é importante rastrear todos os pacientes com LES para esses anticorpos, verificando tempo de tromboplastina parcial, anticorpos anticardiolipina, anticorpos anti-beta 2 glicoproteína 1 e anticoagulante lúpico.

▶ Diagnóstico diferencial

Como o LES é uma doença de amplo espectro, o diagnóstico diferencial também é bastante amplo, incluindo AIJ sistêmica, doença mista do tecido conectivo (DMTC), febre reumática, vasculite, neoplasias e infecções bacterianas e virais. Um teste de FAN negativo essencialmente exclui o diagnóstico de LES. Os anticorpos anti-dsDNA e anti-Smith são muito específicos para LES. Os critérios de classificação já citados anteriormente podem ser muito úteis no estabelecimento do diagnóstico de LES e têm sensibilidade de 96% e especificidade de 93%.

▶ Tratamento

O tratamento do LES deve ser escolhido de acordo com o sistema orgânico envolvido para que as toxicidades possam ser minimizadas. A prednisona é o suporte principal do tratamento. Pacientes com doença grave, potencialmente fatal ou com potencial para causar lesão de órgãos-alvo são normalmente tratados com pulso intravenoso de metilprednisolona, 30 mg/kg por dose (máximo de 1.000 mg) diariamente por 3 dias, e após, com 2 mg/kg/dia de prednisona. A posologia deve ser ajustada de acordo com parâmetros clínicos e laboratoriais da atividade da doença, e deve ser usada uma quantidade mínima de corticosteroide para controlar a doença. Manifestações cutâneas, artrite e fadiga são muitas vezes controladas por antimaláricos, como hidroxicloroquina, 5 a 7 mg/kg/dia por via oral. Esses medicamentos também podem prevenir evolução para órgãos-alvo e reduzir as crises. A dor pleurítica ou a artrite geralmente podem ser controladas com uso de AINEs.

Na maioria dos pacientes, também se inicia o uso de um agente poupador de esteroides, como o micofenolato de mofetila, azatioprina, ciclofosfamida ou rituximabe. O belimumabe, um anticorpo monoclonal que bloqueia a atividade biológica da estimulação dos linfócitos B (BLyS), é o mais novo medicamento aprovado para tratar o lúpus, inclusive em crianças com 5 anos ou mais. Pacientes que têm anticorpos antifosfolipídeos positivos são frequentemente tratados com aspirina infantil todos os dias para ajudar a prevenir a trombose. Os eventos trombóticos devido a esses anticorpos requerem anticoagulação a longo prazo.

As toxicidades dos esquemas devem ser cuidadosamente consideradas. Inibição do crescimento, osteoporose, síndrome de Cushing, supressão adrenal, infecções e necrose óssea asséptica são efeitos colaterais graves do uso crônico de prednisona. A ciclofosfamida pode causar supressão da medula óssea, displasia epitelial, cistite hemorrágica e esterilidade. A azatioprina tem sido associada a danos hepáticos e supressão da medula óssea. O rituximabe pode estar associado a reações à infusão e podem levar a hipogamaglobulinemia. Os danos na retina causados pela hidroxicloroquina geralmente não são observados com as dosagens recomendadas, mas os pacientes devem fazer rotineiramente testes de campo visual como rastreamento para toxicidade retiniana.

▶ Prognóstico

A doença tem um ciclo natural de exacerbação e remissão; pode apresentar exacerbação a qualquer momento e raramente ocorre remissão espontânea. A taxa de sobrevida em 5 anos melhorou de 51% em 1954 para 90% nos dias atuais. Os fatores que contribuíram para melhorar o prognóstico incluem diagnóstico precoce; tratamentos mais agressivos com agentes citotóxicos/imunossupressores; pulsoterapia de esteroides em altas doses; e avanços no tratamento de hipertensão, infecções e insuficiência renal.

Aringer M et al: 2019 European League Against Rheumatism/American College of Rheumatology classification criteria for systemic lupus erythematosus. Ann Rheumat Dis 2019;78:1151–1159 [PMID: 31385462].

Charras A, Smith E, Hedrich C: Systemic lupus erythematosus in children and young people. Curr Rheumatol Rep 2021;23(20) [PMID: 33569643].

Thakral A, Klein-Gitelman MS: An update on treatment and management of pediatric systemic lupus erythematosus. Rheumatol Ther 2016;3(2):209–219 [PMID: 27747587]. www.lupus.org. Accessed July 6, 2021.

DERMATOMIOSITE

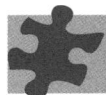

FUNDAMENTOS DO DIAGNÓSTICO E CARACTERÍSTICAS TÍPICAS

- Erupções cutâneas patognomônicas.
- Fraqueza muscular proximal e, ocasionalmente, dos grupos faríngeo e laríngeo.
- Patogenia relacionada à vasculite.

Achados clínicos

A. Sinais e sintomas

O sintoma predominante é a fraqueza muscular proximal, que afeta principalmente os músculos da cintura pélvica e escapular. Sensibilidade, rigidez e edema podem ser encontrados. O envolvimento faríngeo, manifestado como alterações na voz e dificuldade de deglutição, está associado a um risco aumentado de aspiração. A vasculite intestinal pode estar associada à ulceração e perfuração das áreas envolvidas. As contraturas de flexão e atrofia muscular podem produzir deformidades residuais significativas. A calcinose pode seguir-se à inflamação no músculo e na pele.

Várias erupções cutâneas características são observadas na dermatomiosite. Os pacientes geralmente apresentam uma erupção cutânea heliotrópica com uma coloração de tonalidade roxo-avermelhada nas pálpebras superiores, além de uma erupção malar que pode ser acompanhada de edema das pálpebras e da face. As pápulas de Gottron são placas brilhantes, eritematosas e descamativas nas superfícies extensoras das articulações dos dedos, cotovelos e joelhos. Dilatações vasculares do leito ungueal são comumente observadas na doença ativa. A trombose e o apagamento dos vasos capilares periungueais podem identificar pacientes com um curso crônico e mais grave.

B. Achados laboratoriais, exames de imagem e testes diagnósticos especiais

A determinação dos níveis de enzimas musculares, incluindo aspartato aminotransferase, alanina aminotransferase, desidrogenase láctica, creatinofosfoquinase e aldolase, é útil para confirmar o diagnóstico, avaliar a atividade da doença e acompanhar a resposta ao tratamento. Mesmo diante de extensa inflamação muscular, a VHS e a PCR podem estar normais. Uma RM do músculo quadríceps pode ser usada em casos duvidosos para confirmar a presença de miosite inflamatória. A eletromiografia é útil para distinguir miopatias de causas neuropáticas de fraqueza muscular. A biópsia muscular é indicada em casos de miosite sem erupção cutânea patognomônica.

Tratamento

O tratamento visa a supressão da resposta inflamatória e prevenção da perda da função muscular e da amplitude de movimento articular. Agudamente, é muito importante avaliar a adequação do esforço ventilatório e da deglutição e descartar vasculite intestinal. Os corticosteroides são a terapia inicial de escolha. O tratamento geralmente é iniciado com prednisona 2 mg/kg/dia e mantido até os sinais e sintomas da doença ativa serem controlados; a dosagem é então reduzida gradualmente. Em casos graves, a pulsoterapia intravenosa de metilprednisolona por 3 dias é indicada. A terapia é guiada pelos achados do exame físico e valores das enzimas musculares. Geralmente, o metotrexato é usado concomitantemente com o objetivo de alcançar um melhor controle da doença e minimizar os efeitos colaterais dos esteroides. Se os pacientes mantiverem doença ativa, deve-se adicionar ao tratamento poupadores de esteroides, como micofenolato de mofetila, ciclosporina, imunoglobulina intravenosa, e, em casos graves, pode-se considerar rituximabe ou ciclofosfamida.

A hidroxicloroquina e a imunoglobulina intravenosa são úteis para tratar as manifestações cutâneas. Como as erupções são fotossensíveis, a proteção solar é muito importante. Deve-se iniciar fisioterapia e terapia ocupacional no início do curso da doença. Inicialmente, exercícios passivos de amplitude de movimento são realizados para evitar perda de movimento. Posteriormente, uma vez que as enzimas musculares tenham normalizado, um programa gradual de alongamento e exercícios de fortalecimento é introduzido para restaurar a força e a função.

Prognóstico

Os pacientes podem ter um curso monocíclico, crônico ou recorrente da doença. Os fatores que influenciam no resultado incluem rapidez do início dos sintomas, extensão da fraqueza, presença de vasculite cutânea ou gastrointestinal, momento do diagnóstico e do início da terapia e resposta ao tratamento. A dermatomiosite em crianças não está associada ao câncer, como em adultos.

Huber A: Juvenile idiopathic inflammatory myopathies. Pediatr Clin North Am 2018;65(4):739–756 [PMID: 30031496].

Wu Q et al: Juvenile dermatomyositis: advances in clinical presentation, myositis-specific antibodies and treatment. World J Pediatr 2020;16:31–43 [PMID 31556011]. www.curejm.org. Accessed July 6, 2021.

VASCULITES

FUNDAMENTOS DO DIAGNÓSTICO E CARACTERÍSTICAS TÍPICAS

▶ Envolvimento cutâneo com lesões dolorosas, as quais não apresentam descoloração à compressão.
▶ Frequentemente acompanhada de inflamação sistêmica, em particular nos pulmões e rins.
▶ O padrão-ouro para o diagnóstico é a demonstração de vasculite por biópsia.

As vasculites são um grupo de condições que envolvem a inflamação de vasos sanguíneos. Elas são classificadas pelo tamanho dos vasos sanguíneos afetados (**Tabela 29-4**). As duas formas mais comuns de vasculite na infância – a púrpura de Henoch-Schönlein (PHS) e a doença de Kawasaki – são as formas agudas e autolimitadas de vasculite. Em contrapartida, existem formas de vasculites idiopáticas crônicas, como granulomatose com poliangeíte (GPA) e poliangeíte microscópica (PAM), que são raras na infância.

▶ Achados clínicos

A. Sinais e sintomas

Os sinais e sintomas variam de acordo com a doença, mas a maioria das crianças com vasculite crônica tem febre persistente, fadiga, perda de peso e sinais de doenças pulmonares, renais, musculoesqueléticas, gastrointestinais e/ou cutâneas.

A granulomatose com poliangeíte (anteriormente denominada granulomatose de Wegener) geralmente causa nefrite e envolve os pulmões, manifestando-se como tosse crônica, hemorragia e/ou lesões cavitadas. Frequentemente, essa forma de vasculite também afeta o trato respiratório superior, causando otite média crônica, sinusite e/ou inflamação da traqueia; pode ocorrer deformidade em sela do nariz.

Crianças com poliarterite nodosa (PAN) frequentemente apresentam lesões cutâneas como púrpura, nódulos ou úlceras, além de evidências de envolvimento de órgãos com dor abdominal, dor testicular, hipertensão, hematúria e/ou sintomas neurológicos. A PAN tipicamente se apresenta com síndrome pulmão-rim com características de hemorragia pulmonar e inflamação renal de progressão rápida.

B. Achados laboratoriais, exames de imagem e testes diagnósticos especiais

Pacientes com vasculite geralmente apresentam níveis altos de marcadores inflamatórios. Se houver envolvimento renal significativo, podem apresentar testes de função renal elevados e sedimento urinário anormal. A anemia é comum, devido a doença crônica e/ou insuficiência renal. A hemoglobina baixa também pode ser um indicador de hemorragia pulmonar em paciente com tosse, hemoptise, desconforto respiratório e/ou infiltrados no raio X do tórax.

Os anticorpos anticitoplasma de neutrófilos (ANCA) podem estar presentes em pacientes com vasculite de pequenos vasos. O ANCA citoplasmático (c-ANCA), que geralmente é dirigido contra a proteinase 3 e é bastante sensível e específico para GPA, é positivo em 80 a 95% dos pacientes. O ANCA perinuclear (p-ANCA) costuma ser dirigido contra a mieloperoxidase; está associado com a PAM; e também pode ser visto na PHS, na granulomatose eosinofílica com poliangeíte (anteriormente conhecida como síndrome Churg-Strauss) e na doença inflamatória intestinal.

O diagnóstico é realizado com base no quadro clínico típico e nos achados laboratoriais. Se o diagnóstico permanecer incerto, justifica-se tentar estabelecer o diagnóstico através de uma biópsia do tecido envolvido. Uma biópsia em pacientes com GPA tipicamente demonstra achados de vasculite granulomatosa necrosante. As biópsias das áreas envolvidas confirmam a presença de vasculite em pequenos vasos em pacientes com PAM, bem como vasculite de pequenas e médias artérias na PAN. Se uma biópsia não for viável, considerar estudos de imagem adicionais, como um angiograma, que possam demonstrar padrões característicos de inflamação em vasos sanguíneos afetados.

▶ Tratamento

O tratamento das várias formas de vasculite crônica é baseado na gravidade da doença e nos órgãos envolvidos. Normalmente, os corticosteroides são a terapia inicial. Pacientes com doença grave geralmente são tratados com pulsoterapia intravenosa de metilprednisolona, 30 mg/kg por dose (máximo de 1.000 mg) diariamente por 3 dias, e então muda-se para 2 mg/kg/dia de prednisona. A dosagem é gradualmente reduzida conforme a tolerância, com base em marcadores clínicos e laboratoriais de atividade da doença. Os pacientes geralmente são tratados com outras medicações imunossupressoras, com o objetivo de obter e manter o controle da doença, além de minimizar os efeitos colaterais dos

Tabela 29-4 Classificação das vasculites de acordo com o tamanho dos vasos envolvidos

Grandes vasos
Arterite de Takayasu
Arterite de células gigantes
Médios vasos
Doença de Kawasaki
Granulomatose com poliangeíte (anteriormente denominada granulomatose de Wegener)
Poliarterite nodosa
Granulomatose eosinofílica com poliangeíte (anteriormente denominada Síndrome de Churg-Strauss)
Pequenos vasos
Púrpura de Henoch-Schönlein
Poliarterite microscópica

esteroides. O tratamento padrão inclui ciclofosfamida na indução, seguida de metotrexato, azatioprina ou micofenolato de mofetila. Estudos mais recentes nas vasculites com ANCA positivo sugerem o uso de rituximabe como terapia de indução, com efeitos colaterais e risco potencialmente menores do que aqueles associados à ciclofosfamida.

▶ Prognóstico

Os medicamentos imunossupressores melhoraram a sobrevida e as taxas de remissão nos pacientes com vasculite crônica. Condições como a GPA quase sempre foram fatais. Depois de introduzidos os regimes que incluem esteroides em altas doses, ciclofosfamida, e/ou rituximabe, os pacientes com vasculites têm alcançado resultados significativamente melhores, com a sobrevida em 5 anos variando entre 50 a 100% dos pacientes. Visto que, com frequência, ocorrem recidivas no desmame e na interrupção da terapia, a imunossupressão costuma ser necessária.

Morishita KA et al: Consensus treatment plans for severe pediatric antineutrophil cytoplasmic antibody-associated vasculitis. Arthritis Care Res 2021 Mar 6. Epub ahead of print [PMID: 33675161].
Ozen S, Sag E: Childhood vasculitis. Rheumatology 2020;59(Suppl 3) [PMID: 32348513].

FENÔMENO DE RAYNAUD

O fenômeno de Raynaud é um distúrbio vasoespástico intermitente que ocorre nas extremidades. Até 5 a 10% da população adulta tem esse transtorno, e não é incomum um início durante a infância. A clássica apresentação trifásica inclui palidez induzida pelo frio, seguida de cianose e, depois, de hiperemia, mas as formas incompletas são frequentes. Em adultos com mais de 35 anos com FAN positivo, o fenômeno de Raynaud pode ser um prenúncio de doença reumática. Essa progressão raramente é vista na infância. A avaliação deve incluir uma história detalhada com revisão dos sistemas relevantes para a doença reumática. O exame da borda da cutícula usando um otoscópio ou um microscópio chamado capilaroscópio é importante para rastrear capilares dilatados e/ou tortuosos que podem sugerir uma doença reumática subjacente, como lúpus ou esclerodermia. Na ausência de achados positivos, o fenômeno de Raynaud é provavelmente idiopático.

O tratamento envolve educação sobre manter os membros e corpo aquecidos, bem como sobre o papel do estresse, que pode ser um fator precipitante. Em pacientes muito sintomáticos, o tratamento com vasodilatadores, como bloqueadores do canal de cálcio, pode ser efetivo.

Choi E, Henkin S: Raynaud's phenomenon and related vasospastic disorders. Vasc Med 2021 Feb;26(1):56–70 [PMID: 33566754].
Rigante D et al: Handy hints about Raynaud's phenomenon in children: a critical review. Pediatr Dermatol 2017;34(3):235–239 [PMID: 28523890].

SÍNDROMES DOLOROSAS NÃO INFLAMATÓRIAS

1. Síndrome dolorosa regional complexa

A síndrome dolorosa regional complexa, anteriormente conhecida como distrofia simpático-reflexa, é uma condição dolorosa que é frequentemente confundida com artrite. A prevalência e o reconhecimento da condição estão aumentando. A dor intensa nas extremidades levando a quase completa perda de função é a marca registrada dessa condição. As evidências da disfunção autonômica são demonstradas por palidez ou cianose, diferenças de temperatura (a extremidade afetada é mais fria do que as áreas circundantes) e edema generalizado. Ao exame, a alodinia, que é a hiperestesia cutânea acentuada ao menor toque, muitas vezes é evidente. Os resultados dos exames laboratoriais são normais, sem qualquer evidência de inflamação sistêmica. Os achados radiológicos são normais, exceto pelo desenvolvimento tardio de osteoporose. As cintilografias ósseas podem ser úteis e podem demonstrar aumento ou diminuição do fluxo sanguíneo para o membro doloroso.

A causa dessa condição permanece indefinida, embora muitas vezes surja após uma pequena lesão. O tratamento inclui fisioterapia focada na restauração da função, manutenção da amplitude de movimento e alívio da dor. Os AINEs podem ser úteis para controle da dor; em pacientes com doença mais crônica, gabapentina e pregabalina são frequentemente eficazes. A doença persistente pode responder a bloqueios nervosos locais. O aconselhamento é útil para identificar potenciais estressores psicossociais e auxiliar no manejo da dor. O prognóstico a longo prazo é bom se a recuperação for rápida; episódios recorrentes implicam um prognóstico menos favorável.

Rabin J et al: Update in the treatment of chronic pain within pediatric patients. Curr Probl Pediatr Adolesc Health Care 2017;47(7):167–172 [PMID: 28716513].
Sherry DD et al: The spectrum of pediatric amplified musculoskeletal pain syndrome. Pediatr Rheumatol 2020;18:77 [PMID: 33046102]. http://stopchildhoodpain.org/. Accessed July 6, 2021.

2. Fibromialgia

A fibromialgia é uma síndrome de dor crônica caracterizada por dor musculoesquelética difusa, fadiga, distúrbios do sono e cefaleia crônica. Alterações climáticas, falta de sono e estresse podem exacerbar os sintomas. Os pacientes têm achados normais ao exame, exceto para pontos de gatilho dolorosos característicos na inserção dos músculos, especialmente ao longo do pescoço, coluna e pelve.

O tratamento concentra-se em fisioterapia, analgésicos não narcóticos, melhora da qualidade do sono e aconselhamento. Amitriptilina ou trazodona em doses baixas podem ajudar no sono e a reduzir notavelmente a dor. A fisioterapia deve enfatizar uma abordagem de reabilitação gradual para alongamento e exercícios, e promover o exercício aeróbico regular. A pregabalina recentemente se tornou o primeiro medicamento a ser aprovado pela Food and Drug Administration para o tratamento de fibromialgia. O uso do medicamento está associado à diminuição da dor em adultos com fibromialgia, e estudos estão sendo desenvolvidos para testar a segurança e a eficácia de seu uso em crianças com fibromialgia. O prognóstico para as crianças com fibromialgia não é claro, e estratégias de longo prazo podem ser necessárias para permitir que elas lidem com essa condição.

> Coles ML, Uziel Y: Juvenile primary fibromyalgia syndrome: A review—treatment and prognosis. Pediatr Rheumatol 2021;19:74 [PMID: 34006290].
> Weiss JE, Stinson JN: Pediatric pain syndromes and noninflammatory musculoskeletal pain. Pediatr Clin North Am 2018;65(4):801–826 [PMID: 30031499]. www.myalgia.com. Accessed July 6, 2021.

3. Síndrome de hipermobilidade

A frouxidão ligamentar é uma causa comum de dor articular. Pacientes com hipermobilidade se apresentam com dor articular episódica e ocasionalmente edema que dura alguns dias após o aumento de atividade física. Dependendo da atividade, quase todas as articulações podem ser afetadas. O escore de Beighton é calculado realizando os seguintes testes em ambos os lados e atribuindo um ponto para cada manobra que o paciente consiga realizar: (1) oposição passiva do polegar à superfície flexora do antebraço, (2) hiperextensão passiva dos dedos para que fiquem paralelos à superfície extensora do antebraço, (3) hiperextensão do cotovelo, (4) hiperextensão do joelho e (5) palmas no chão com os joelhos estendidos. Uma pontuação total ≥ 5 define hipermobilidade. Os resultados dos exames laboratoriais são normais. A dor associada à síndrome é produzida pelo alinhamento articular impróprio causado pela frouxidão durante o exercício. O tratamento consiste em um programa de condicionamento gradual projetado para fornecer suporte muscular às articulações de forma a compensar a frouxidão ligamentar e treinar os pacientes para proteger suas articulações da hiperextensão.

> Revivo G et al: Interdisciplinary pain management improves pain and function in pediatric patients with chronic pain associated with joint hypermobility syndrome. PM R 2019;11(2):150–157 [PMID: 30010052].
> Yew KS et al: Hypermobile Ehlers-Danlos syndrome and hypermobility spectrum disorders. Am Fam Physician 2021;103(8):481–492 [PMID: 33856167].

Distúrbios hematológicos

Rachelle Nuss, MD
Christopher McKinney, MD
Michael Wang, MD

VALORES HEMATOLÓGICOS NORMAIS

Os valores normais para contagens no sangue periférico variam significativamente com a idade. Neonatos normais possuem hematócrito de 45 a 65%. A contagem de reticulócitos ao nascimento é relativamente alta, de 2 a 8%. Nos primeiros dias de vida a produção de eritrócitos diminui, e os valores de hemoglobina e hematócrito chegam ao nadir em cerca de 6 a 8 semanas. Durante esse período, conhecido como anemia fisiológica do lactente, crianças normais possuem valores de hemoglobina em torno de 10 g/dL e hematócrito em torno de 30%. Após, os valores normais de hemoglobina e hematócrito aumentam gradualmente até os valores adultos serem atingidos após a puberdade. Crianças prematuras podem chegar a um nadir de cerca de 7 a 8 g/dL no nível de hemoglobina com 8 a 10 semanas de idade. A anemia é definida como uma concentração de hemoglobina dois desvios-padrão abaixo da média para a população normal do mesmo gênero e idade.

Recém-nascidos possuem eritrócitos maiores do que crianças e adultos, com volume corpuscular médio (VCM) ao nascimento maior do que 94 fL. O VCM subsequentemente cai ao nadir de 70 a 84 fL por volta dos 6 meses de idade. Após, o VCM normal aumenta gradualmente até atingir valores adultos após a puberdade.

O número normal de leucócitos é maior na primeira infância do que na vida adulta. Há predominância de neutrófilos na contagem diferencial ao nascimento e nas crianças mais velhas. Os linfócitos predominam (até 80%) entre as idades de 1 mês e 6 anos.

Os valores normais de plaquetas ficam entre 150.000 e 400.000/μL e variam pouco com a idade.

FALÊNCIA DA MEDULA ÓSSEA

A falha da medula em produzir um número adequado de células hematológicas circulantes pode ser congênita ou adquirida e pode causar pancitopenia ou envolver apenas uma linhagem celular (citopenia única). Anemias aplásticas constitucionais e adquiridas serão discutidas nesta sessão, e as citopenias únicas mais comuns, em sessões posteriores. A falência da medula óssea causada por malignidade ou outras doenças infiltrativas será discutida nesse capítulo. É importante lembrar que muitas drogas e toxinas podem afetar a medula e causam citopenias únicas ou múltiplas.

A falência da medula óssea deve sempre ser suspeitada em crianças com pancitopenia e em crianças com citopenias únicas que não possuem evidências de destruição periférica de leucócitos, eritrócitos ou plaquetas. A macrocitose geralmente acompanha a falência medular. Muitos dos distúrbios constitucionais da medula óssea associam-se a uma variedade de anomalias congênitas. Nem todos serão discutidos.

ANEMIA APLÁSTICA CONSTITUCIONAL (ANEMIA DE FANCONI)

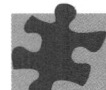 FUNDAMENTOS DO DIAGNÓSTICO E CARACTERÍSTICAS TÍPICAS

- Pancitopenia progressiva.
- Macrocitose.
- Múltiplas anomalias congênitas em dois terços dos pacientes.
- Quebras cromossômicas aumentadas em linfócitos no sangue periférico.

Considerações gerais

A anemia de Fanconi, que é a causa mais comum de síndrome de insuficiência medular hereditária, é causada por mutações das linhagens germinativas nos genes reparadores da via do *FA/BRCA*. A herança é geralmente autossômica recessiva, e a doença ocorre em todos os grupos étnicos; 75 a 90% dos indivíduos afetados desenvolvem insuficiência da medula óssea nos primeiros 10 anos de vida.

Achados clínicos

A. Sinais e sintomas

Os sintomas são categorizados pelo grau de anormalidade hematológica. A trombocitopenia pode causar púrpura, petéquias e sangramento; a neutropenia pode levar a infecções severas ou recorrentes; e a anemia pode causar fraqueza, fadiga e palidez. Anomalias congênitas estão presentes em pelo menos dois terços dos pacientes. As anomalias mais comuns incluem pigmentação anormal da pele (hiperpigmentação generalizada, manchas café-com-leite ou hipopigmentadas), baixa estatura com características delicadas, e malformações esqueléticas (hipoplasia, anomalias ou ausência de hálux e rádio). Anomalias mais sutis são hipoplasia da eminência tenar ou pulso radial fraco ou ausente. Anomalias renais associadas incluem aplasia, rim em ferradura e duplicação do sistema coletor. Outras anomalias podem ser microcefalia, microftalmia, estrabismo, anomalias auriculares e hipogonadismo.

B. Achados laboratoriais

Tipicamente, primeiro ocorre trombocitopenia ou leucopenia, seguida ao longo de meses a anos por anemia e progressão para anemia aplástica severa. A macrocitose, que está quase sempre presente, normalmente associa-se com anisocitose e elevação dos níveis de hemoglobina fetal, que constitui uma pista diagnóstica. A medula óssea revela hipoplasia ou aplasia. O diagnóstico é confirmado pela demonstração de um aumento de quebras cromossômicas e rearranjos em linfócitos do sangue periférico. O uso de diepoxibutano para estimular as quebras e rearranjos fornece um ensaio sensível que é praticamente sempre positivo em crianças com anemia de Fanconi, mesmo antes do início das alterações hematológicas.

Genes específicos para Fanconi (FANC A, B, C e outros) foram identificados, e a transmissão é geralmente autossômica recessiva, embora o FANC B seja ligado ao X.

Diagnóstico diferencial

Em função de os pacientes com anemia de Fanconi frequentemente apresentarem trombocitopenia, esse distúrbio deve ser diferenciado da púrpura trombocitopênica idiopática (PTI) e outras causas mais comuns de trombocitopenia. Em contraste com os pacientes com PTI, aqueles com anemia de Fanconi normalmente exibem uma queda gradual na contagem plaquetária. Contagens abaixo de 20.000/uL são normalmente acompanhadas por neutropenia ou anemia. A anemia de Fanconi também pode se manifestar inicialmente com pancitopenia, e deve ser diferenciada de anemia aplástica adquirida e outros distúrbios como leucemia aguda. O exame da medula óssea e estudos cromossômicos dos linfócitos do sangue periférico (quebras cromossômicas) normalmente distinguem entre tais alterações. Causas constitucionais alternativas incluem disceratose congênita, anemia de Schwachman-Diamond e trombocitopenia amegacariocítica congênita.

Complicações

As complicações são aquelas relacionadas à trombocitopenia e neutropenia. A disfunção endócrina pode incluir deficiência de hormônio do crescimento, hipotireoidismo ou metabolismo da glicose alterado. Pessoas com anemia de Fanconi possuem risco significativamente aumentado de desenvolver malignidades, especialmente leucemia não-linfocítica (800 vezes), câncer de cabeça e pescoço, câncer genital e síndromes mielodisplásicas relacionadas ao reparo defeituoso do DNA.

Tratamento

Atenção aos cuidados de suporte é essencial. Pacientes com neutropenia que desenvolvem febre requerem pronta avaliação e antibioticoterapia parenteral de amplo espectro. Transfusões são importantes, mas devem ser realizadas com critério, especialmente no manejo da trombocitopenia, que frequentemente se torna refratária à transfusão de plaquetas em função da aloimunização. Transfusões tendo familiares como doadores devem ser desencorajadas por causa do efeito deletério no desfecho do transplante de medula óssea. Ao menos 50% dos pacientes com anemia de Fanconi respondem, embora incompletamente, a oximetolona, e muitas vezes recomenda-se a instituição de terapia androgênica antes de as transfusões serem necessárias. No entanto, a oximetolona associa-se a hepatotoxicidade, adenomas hepáticos e virilização, o que é particularmente problemático em pacientes do sexo feminino.

O tratamento definitivo é o transplante de células tronco hematopoiéticas com condicionamento de de intensidade reduzida, idealmente de um doador irmão com antígeno leucocitário humano (HLA, de *human leukocyte antigen*), idêntico embora o transplante a partir de um doador não aparentado compatível possa ser considerado. Antes do transplante, um doador irmão em potencial deve ser rastreado para anemia de Fanconi.

Prognóstico

Diversos pacientes sucumbem a sangramento, infecções ou malignização na adolescência ou início da vida adulta. Os transplantes de células tronco hematopoiéticas não reduzem a elevada susceptibilidade a malignizações; 40% desenvolvem doença maligna em até 20 anos pós-transplante.

Dufour C: How I manage patients with Fanconi anaemia. Br J Haematol 2017;178:32–47 [PMID: 28474441].

Ebens CL: Comparable outcomes after HLA-matched sibling and alternative donor hematopoietic cell transplantation for children with Fanconi anemia and severe aplastic anemia. Biol Blood Marrow Transplant 2018;24:765–771 [PMID: 2920342].

Wegman-Ostrosky T, Savage SA: The genomics of inherited bone marrow failure: from mechanism to the clinic. Br J Haematol 2017;177:526–542 [PMID: 28211564].

ANEMIA APLÁSICA ADQUIRIDA

FUNDAMENTOS DO DIAGNÓSTICO E CARACTERÍSTICAS TÍPICAS

- Fraqueza e palidez.
- Petéquias, púrpura e sangramento.
- Infecções frequentes ou graves.
- Pancitopenia com medula óssea hipocelular.

Considerações gerais

A anemia aplástica adquirida é caracterizada por pancitopenia periférica sem infiltrado anormal ou reticulina aumentada e medula óssea hipocelular. Aproximadamente 70% dos casos na infância são idiopáticos. Outros casos são secundários a reações idiossincráticas a drogas como nifedipino, sulfonamidas, anti-inflamatórios não esteroides (AINEs), drogas citotóxicas e anticonvulsivantes. Causas tóxicas incluem exposição a benzeno, inseticidas e metais pesados. Causas infecciosas incluem hepatite viral, mononucleose infecciosa (vírus Epstein-Barr [EBV, de *Epstein-Barr virus*]), e o vírus da imunodeficiência humana (HIV). Em crianças com distúrbios imunes, a anemia aplástica foi associada a infecção pelo parvovírus humano B19.

Achados clínicos

A. Sinais e sintomas

Ocorre fraqueza, fadiga e palidez devido à anemia; petéquias, púrpura e sangramento devido à trombocitopenia; e febre, em função de infecções localizadas ou generalizadas, devido à neutropenia. A hepatoesplenomegalia e linfadenopatia significativa são incomuns.

B. Achados laboratoriais

A anemia é normalmente normocítica, com baixa contagem de reticulócitos. A contagem leucocitária é baixa, com neutropenia significativa. A contagem de plaquetas está tipicamente abaixo de 50.000/μL e frequentemente menor do que 20.000/μL. A biópsia da medula óssea mostra um significativo decréscimo na celularidade, tipicamente abaixo de 20% do normal em anemias aplásticas graves e abaixo de 50% nos casos moderados. Para diagnosticar anemia aplástica, ao menos dois dos seguintes devem estar presentes: contagem absoluta de neutrófilos menor do que 500/μL, plaquetas abaixo de 20.000/μL ou reticulócitos abaixo de 60.000.

Diagnóstico diferencial

O exame da medula óssea normalmente exclui pancitopenia causada por destruição periférica de células sanguíneas ou por processos infiltrativos, como leucemia aguda, doenças de depósito e mielofibrose. Muitas dessas outras condições associam-se com hepatoesplenomegalia. Condições pré-leucêmicas podem se apresentar com pancitopenia e medulas hipocelulares. A análise citogenética da medula é útil, pois uma anormalidade clonal pode predizer o desenvolvimento subsequente de leucemia. Etiologias alternativas a serem consideradas incluem hemoglobinúria paroxística noturna, mielodisplasia, linfohistiocitose hemofagocítica ou infecção pelo HIV.

Complicações

A anemia aplástica adquirida é caracteristicamente complicada por infecções e hemorragia, que constituem as principais causas de morte. Outras complicações são aquelas associadas ao tratamento.

Tratamento

Cuidado de suporte abrangente é essencial. A doença febril requer pronta avaliação e normalmente antibioticoterapia parenteral. Transfusões de hemácias irradiadas e depletadas de leucócitos tratam a anemia. Transfusões de plaquetas irradiadas e depletadas de leucócitos podem salvar vidas, mas devem ser usadas com parcimônia, pois muitos pacientes eventualmente desenvolvem aloanticorpos plaquetários e se tornam refratários às transfusões de plaquetas.

A imunomodulação, realizada normalmente com globulina antitimócito e ciclosporina, está associada a altas taxas de resposta e melhor sobrevida geral. A adição de eltrombopague, uma trombopoietina mimetizadora, é vantajosa. No entanto, pode ocorrer resposta incompleta, recaída e progressão para mielodisplasia/leucemia. O transplante de células tronco hematopoiéticas é o tratamento de escolha para anemia aplástica grave quando um doador irmão HLA-idêntico estiver disponível. Visto que a probabilidade de sucesso com transplantes é adversamente influenciada pelo recebimento de transfusões, a tipagem HLA dos familiares deve ser realizada no momento do diagnóstico. Cada vez mais, pacientes que não possuem irmãos HLA-idênticos conseguem encontrar doadores compatíveis através dos bancos de cordão umbilical ou do National Marrow Donor Program (Programa Nacional de Doação de Medula).

Prognóstico

A remissão completa e sustentada pode ser vista em 65 a 80% dos pacientes que recebem terapia imunossupressora. Crianças que recebem transplante de medula óssea precoce de um irmão HLA-idêntico possuem uma taxa de sobrevida a longo prazo acima de 90%. Transplantes de doador compatível não aparentado e haploidêntico podem ser considerados. Aqueles que sobrevivem possuem risco aumentado de síndrome mielodisplásica, leucemia aguda e outras malignidades.

Bacigalupo A: Alternative donor transplants for severe aplastic anemia. Hematology Am Soc Hematol Educ Program 2018 Nov 30;2018(1):467–473 [PMID: 30504347].

Townsley DM et al: Eltrombopag added to immune suppression for aplastic anemia. N Engl J Med 2017;20:1540–1550 [PMID: 23292240].

▼ ANEMIAS

ABORDAGEM À CRIANÇA COM ANEMIA

A anemia é um achado comum, e identificar a sua causa é importante. Embora a anemia na infância tenha diversas causas, o diagnóstico correto pode ser estabelecido com uma avaliação laboratorial focada. Frequentemente, a causa é identificada com uma história cuidadosa. Causas nutricionais devem ser averiguadas por meio de questionamentos a respeito da ingestão dietética. Uma doença subjacente pode ser identificada por avaliação do crescimento e desenvolvimento, sintomas de doença crônica ou má-absorção, ou manifestações de perdas sanguíneas. A doença hemolítica pode estar associada a história de icterícia (inclusive icterícia neonatal) ou a história familiar de anemia, icterícia, doença da vesícula biliar, esplenomegalia ou esplenectomia. A etnia da criança pode sugerir a possibilidade de hemoglobinopatias ou deficiências de enzimas das hemácias, como glicose-6-fosfato desidrogenase (G6PD). A revisão de sistemas revela pistas para uma doença sistêmica associada a anemia não suspeitada anteriormente. A idade do paciente é importante, porque muitas causas de anemia são relacionadas à idade idade. Por exemplo, é mais comum a presença de anemia por deficiência de ferro e distúrbios da β-globina em pacientes com idade entre 6 e 36 meses do que em outros momentos da vida.

O exame físico pode também revelar pistas da causa da anemia. Um crescimento comprometido pode sugerir doença crônica ou hipotireoidismo. Anomalias congênitas podem se associar com anemia aplástica constitucional (anemia de Fanconi) ou com anemia hipoplásica congênita (anemia de Diamond-Blackfan). Outros distúrbios podem ser sugeridos a partir dos achados de petéquias ou púrpura (leucemia, anemia aplástica, síndrome hemolítico-urêmica), icterícia (hemólise ou doença hepática), linfadenopatia generalizada (leucemia, artrite reumatoide juvenil, infecção pelo HIV), esplenomegalia (leucemia, síndromes de hemoglobinopatia falciformes, esferocitose hereditária, doença hepática, hiperesplenismo), ou evidência de infecções crônicas ou recorrentes.

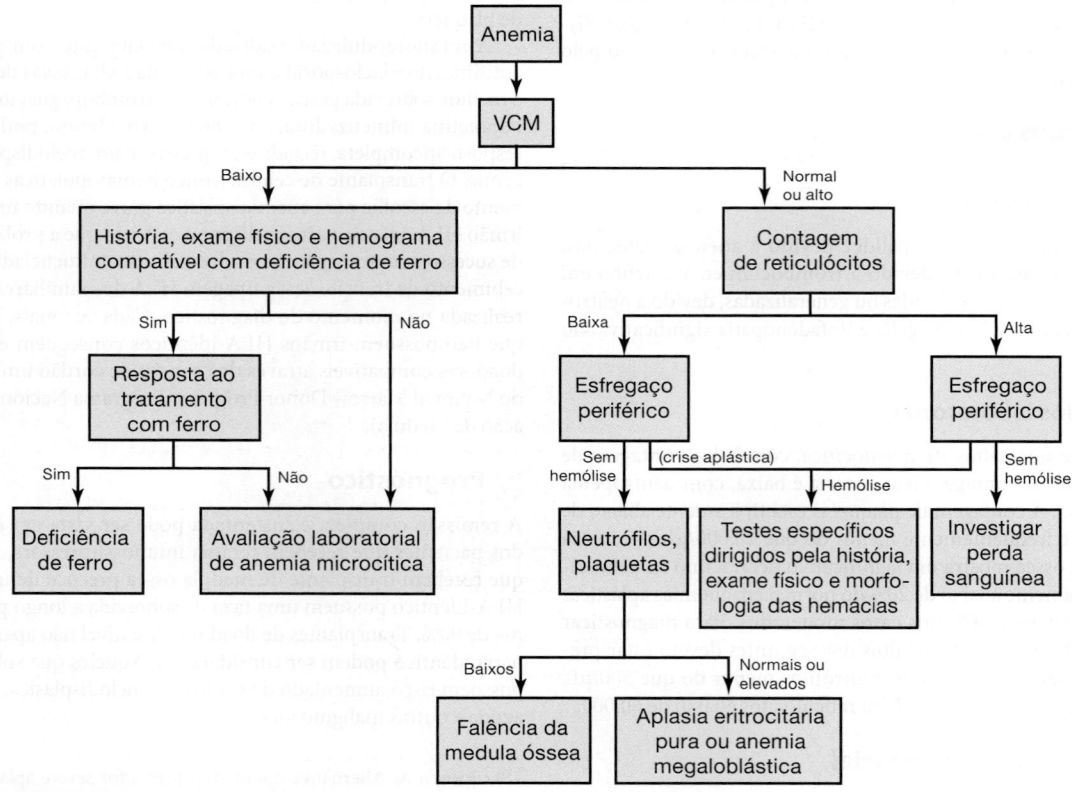

▲ **Figura 30-1** Investigação de anemia.
VCM, volume corpuscular médio.

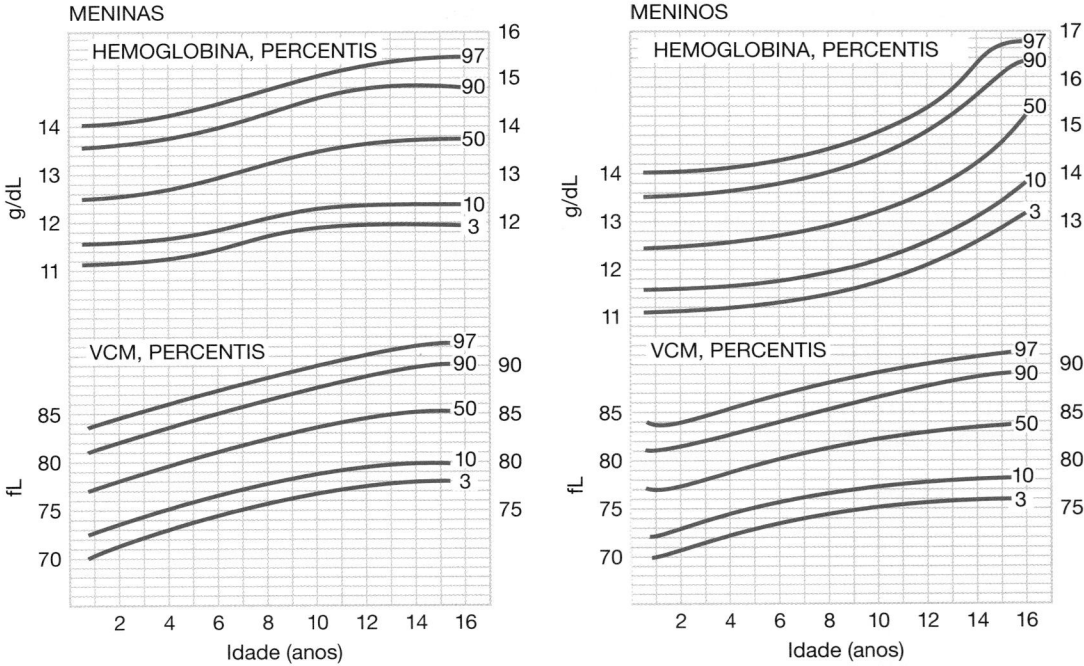

▲ **Figura 30-2** Hemoglobina e volume das hemácias na infância. VCM, volume corpuscular médio. (Reproduzida com permissão de Dallman PR, Siimes MA: Percentile curves for hemoglobin and red cell volume in infancy and childhood. J Pediatr 1979 Jan;94(1):26–31.)

A avaliação laboratorial inicial da criança anêmica consiste em hemograma completo (HC) com diferencial e contagem de plaquetas, revisão do esfregaço de sangue periférico e contagem de reticulócitos. O algoritmo da **Figura 30-1** utiliza informações laboratoriais reduzidas, juntamente com a história e exame físico, para chegar a um diagnóstico específico ou para direcionar investigações laboratoriais adicionais para determinados diagnósticos (p. ex., anemia microcítica, falência da medula óssea, aplasia eritrocitária pura ou doença hemolítica). Esse esquema diagnóstico depende principalmente do VCM para determinar se a anemia é microcítica, normocítica ou macrocítica, de acordo com as curvas de percentil de Dallman e Siimes (**Figura 30-2**).

Apesar de a incidência de anemia por deficiência de ferro nos Estados Unidos ter diminuído significativamente com as melhorias na nutrição infantil, ela permanece como uma causa importante de anemia microcítica, especialmente nas idades de 6 a 24 meses. Um teste terapêutico com ferro é apropriado nessas crianças, desde que o histórico alimentar seja compatível com a deficiência de ferro e que o exame físico ou hemograma completo não sugiram uma causa alternativa para a anemia. Se o teste terapêutico com ferro falhar em corrigir a anemia e/ou a microcitose, é necessária avaliação adicional.

Outro elemento chave da **Figura 30-1** é o uso tanto da contagem de reticulócitos quanto do esfregaço de sangue periférico para determinar se uma anemia normocítica ou macrocítica se deve à hemólise. Tipicamente, a doença hemolítica está associada a reticulocitose, mas algumas crianças com hemólise crônica inicialmente apresentam o oposto durante um período de aplasia induzida por vírus, quando a contagem de reticulócitos não é elevada. Portanto, a revisão do esfregaço de sangue periférico em busca de evidência de hemólise (p. ex., esferócitos, hemácias fragmentadas, formato falciforme) é importante na avaliação de crianças com anemias normocíticas e baixas contagens de reticulócitos. Quando há sinal de hemólise, o diagnóstico correto deve ser suspeitado a partir de anormalidades específicas da morfologia das hemácias ou por indícios a partir da história ou exame físico. A hemólise autoimune é normalmente excluída por um teste direto da antiglobulina (TDA) negativo. A revisão dos hemogramas e dos esfregaços de sangue periférico dos pais pode sugerir distúrbios genéticos, como esferocitose hereditária. Crianças com anemia normocítica ou macrocítica com contagens de reticulócitos relativamente baixas e ausência de evidência de hemólise no esfregaço normalmente possuem anemias causadas por eritropoiese inadequada na medula óssea. A presença de neutropenia ou trombocitopenia nessas crianças sugere a possibilidade de anemia aplástica, malignidade ou deficiência grave de folato ou vitamina B12, e geralmente indica avaliação da medula óssea.

A aplasia eritrocitária pura pode ser congênita (anemia de Diamond-Blackfan), adquirida, ou transitória (eritroblastopenia transitória da infância); uma manifestação de uma doença sistêmica como doença renal ou hipotireoidismo; ou associada à má--nutrição ou deficiências leves de folato ou vitamina B12.

Wood SK: Pediatric screening: development, anemia and lead. Prim Care 2019;46:69–84 [PMID: 30704661].

APLASIA ERITROCITÁRIA PURA

Em bebês e crianças com anemia normocítica ou macrocítica, baixa contagem de reticulócitos e número de neutrófilos e plaquetas normais ou elevados deve-se suspeitar de aplasia eritrocitária pura. O exame do esfregaço do sangue periférico em tais casos é importante, pois sinais de doença hemolítica sugerem hemólise crônica complicada por uma crise aplástica devida a infecção por parvovírus. A valorização desse fenômeno é importante, porque a doença hemolítica crônica pode não ser diagnosticada até que a anemia seja exacerbada por um episódio de aplasia eritrocitária e uma rápida queda nos níveis de hemoglobina subsequente. Nesses casos, comprometimento cardiovascular e insuficiência cardíaca congestiva podem se desenvolver rapidamente.

1. Anemia hipoplástica congênita (anemia de Diamond-Blackfan)

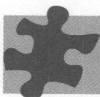

FUNDAMENTOS DO DIAGNÓSTICO E CARACTERÍSTICAS TÍPICAS

- Idade: nascimento a 1 ano.
- Anemia macrocítica com reticulocitopenia.
- Medula óssea com hipoplasia eritroide.
- Muitas vezes baixa estatura ou anomalias congênitas.

► Considerações gerais

A anemia de Diamond-Blackfan é uma causa de anemia relativamente rara que tipicamente se apresenta entre 2 e 3 meses de idade, mas, de forma geral, antes de 1 ano de idade. Até o momento, mutações nos genes que codificam proteínas ribossomais ocorrem em 70 a 80% dos indivíduos testados. O diagnóstico precoce é importante porque o tratamento com corticosteroides resulta em aumento de eritropoiese em 80% dos pacientes, evitando, assim, as dificuldades e complicações da terapia de transfusão crônica a longo prazo.

► Achados clínicos

A. Sinais e sintomas

Os sinais e sintomas são aqueles da anemia crônica, como palidez e insuficiência cardíaca congestiva. Icterícia, esplenomegalia, ou outras evidências de hemólise geralmente estão ausentes. Baixa estatura ou outras anomalias congênitas estão presentes em 50% dos pacientes. Uma ampla variedade de anomalias tem sido descrita; anomalias craniofaciais e polegares trifalângicos são as mais comuns.

B. Achados laboratoriais

A anemia de Diamond-Blackfan é caracterizada por anemia macrocítica grave e reticulocitopenia significativa. A contagem de neutrófilos geralmente é normal ou levemente diminuída. A medula óssea geralmente mostra uma diminuição significativa nos precursores eritroides. Em crianças maiores, os níveis de hemoglobina fetal geralmente estão aumentados e há evidência de eritropoiese fetal persistente, como a presença de antígeno i nos eritrócitos.

► Diagnóstico diferencial

O principal diagnóstico diferencial é a eritroblastopenia transitória da infância. Anemia de Diamond-Blackfan geralmente ocorre em crianças mais jovens, muitas vezes cursa com macrocitose e apresenta evidência de eritropoiese fetal e um nível elevado de adenosina-desaminase eritrocitária. Além disso, a eritroblastopenia transitória da infância não tem associação com baixa estatura e anomalias congênitas e geralmente se resolve dentro de 6 a 8 semanas do diagnóstico, enquanto a anemia de Diamond-Blackfan é uma condição para toda a vida. Outras desordens associadas à diminuição da produção de eritrócitos, como insuficiência renal, hipotireoidismo e a anemia de doença crônica devem ser consideradas.

► Tratamento

Corticosteroides orais devem ser iniciados no momento do diagnóstico. Oitenta por cento dos pacientes respondem à prednisona, 2mg/kg/dia, e muitos dos que respondem subsequentemente toleram significativa redução da dose. Pacientes que são irresponsivos à prednisona necessitam de terapia transfusional crônica. O transplante de medula óssea é uma alternativa de tratamento definitivo que deve ser considerada para pacientes dependentes de transfusão que têm irmãos HLA-idênticos. Remissões espontâneas imprevisíveis ocorrem em até 20% dos pacientes.

► Prognóstico

O prognóstico para os pacientes responsivos a corticosteroides geralmente é bom, particularmente se a remissão é mantida com doses baixas de prednisona em dias alternados. Pacientes dependentes de transfusão estão sob risco de complicações de hemossiderose. Há um risco aumentado para o desenvolvimento de síndrome mielodisplásica, leucemia mieloide aguda (LMA) e tumores sólidos.

Da Costa L, Narla A, Mohandas N: An update on the pathogenesis and diagnosis of Diamond-Blackfan anemia. F1000Res 2018;7:F1000 Faculty Rev-1350. https://doi.org/10.12688/f1000research.15542 [PMID: 30228860].

2. Eritroblastopenia transitória da infância

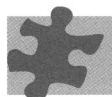

FUNDAMENTOS DO DIAGNÓSTICO E CARACTERÍSTICAS TÍPICAS

▶ Idade: 6 meses a 4 anos.
▶ Anemia normocítica com reticulocitopenia.
▶ Ausência de hepatoesplenomegalia ou linfadenopatia.
▶ Precursores eritroides inicialmente ausentes na medula óssea.

▶ Considerações gerais

A eritroblastopenia transitória da infância é uma causa relativamente comum de anemia adquirida na primeira infância. Suspeita-se do distúrbio quando uma anemia normocítica é descoberta durante avaliação de palidez ou quando um hemograma completo é obtido por outra razão. Como a anemia é devida à produção reduzida de eritrócitos e, portanto, se desenvolve lentamente, o sistema cardiovascular tem tempo para fazer a compensação. Sendo assim, crianças com níveis de hemoglobina tão baixos quanto 4 a 5 g/dL podem parecer notavelmente bem. Acredita-se que essa desordem seja autoimune na maioria dos casos, pois foi demonstrado que a imunoglobulina G (IgG) de alguns pacientes suprime a eritropoiese *in vitro*.

▶ Achados clínicos

A palidez é o sinal mais comum, e a hepatoesplenomegalia e a linfadenopatia estão ausentes. A anemia é normocítica e o esfregaço de sangue periférico não mostra evidência de hemólise. A contagem de plaquetas é normal ou elevada, e a contagem de neutrófilos é normal ou, em alguns casos, diminuída. No início da doença, não há identificação de reticulócitos. O teste de Coombs é negativo e não há evidência de doença renal crônica, hipotireoidismo ou outra desordem sistêmica. A análise da medula óssea mostra hipoplasia eritroide grave no início; subsequentemente, a hiperplasia eritroide se desenvolve com reticulocitose e há resolução da anemia.

▶ Diagnóstico diferencial

A eritroblastopenia transitória da infância deve ser diferenciada da anemia de Diamond-Blackfan, particularmente em lactentes menores de 1 ano. Em contraste com a anemia de Diamond-Blackfan, a eritroblastopenia não é associada com macrocitose, baixa estatura ou anomalias congênitas ou com evidência de eritropoiese fetal antes da fase de recuperação. Também em contraste com a anemia de Diamond-Blackfan, a eritroblastopenia transitória é associada a níveis normais de adenosina deaminase eritrocitária. A eritroblastopenia transitória da infância também deve ser diferenciada de desordens crônicas associadas com a diminuição da produção de eritrócitos, como insuficiência renal, hipotireoidismo, e outras condições infecciosas ou inflamatórias crônicas. Assim como outras citopenias isoladas, a possibilidade de malignidade (p. ex., leucemia) deve ser sempre levada em consideração, particularmente se houver febre, dor óssea, hepatoesplenomegalia ou linfadenopatia. Nesses casos, a análise da medula óssea geralmente é diagnóstica. Pode haver confusão quando a anemia da eritroblastopenia transitória é inicialmente identificada durante a fase precoce de recuperação, quando a contagem de reticulócitos é alta. Nesses casos, a condição pode ser confundida com a anemia da perda aguda de sangue ou com doença hemolítica. Diferentemente das desordens hemolíticas, a eritroblastopenia transitória da infância não é associada à icterícia ou à destruição periférica de eritrócitos.

▶ Tratamento e prognóstico

Por definição, essa é uma condição transitória. Algumas crianças requerem transfusão de hemácias no caso de comprometimento cardiovascular. A resolução da anemia é prenunciada por um aumento na contagem de reticulócitos, o que geralmente ocorre dentro de 4 a 8 semanas do diagnóstico. A eritroblastopenia transitória da infância não é tratada com corticosteroides devido a sua curta duração.

ANEMIAS NUTRICIONAIS

1. Anemia ferropriva

FUNDAMENTOS DO DIAGNÓSTICO E CARACTERÍSTICAS TÍPICAS

▶ Palidez e fadiga.
▶ Ingesta dietética pobre em ferro (principalmente entre 6 e 24 meses de idade).
▶ Perda sanguínea crônica (principalmente em meninas adolescentes).
▶ Anemia microcítica hipocrômica.

▶ Considerações gerais

A deficiência de ferro e a anemia ferropriva são uma preocupação mundial. A deficiência de ferro é definida como um estado no qual há ferro insuficiente para manter as funções fisiológicas normais, de modo que os estoques de ferro (ferritina sérica ou conteúdo de ferro da medula óssea) estão reduzidos. A anemia por deficiência de ferro é definida por uma hemoglobina abaixo do normal para idade e sexo em mais de dois desvios-padrão, o que se desenvolve como consequência da deficiência de ferro.

Crianças a termo nascem com estoques de ferro suficientes para prevenir a deficiência de ferro durante os 4 primeiros meses de vida, enquanto bebês prematuros possuem estoques reduzidos uma vez que o ferro é predominantemente adquirido no último trimestre. Portanto, bebês prematuros, bem como aqueles com baixo peso ao nascer, anemia neonatal, perda sanguínea perinatal ou hemorragia subsequente, podem possuir estoques reduzidos. O leite materno possui menos ferro do que o leite de vaca ou as fórmulas infantis, e, sem suplementação de ferro, a deficiência pode se desenvolver em crianças em aleitamento materno exclusivo. Dessa forma, tais crianças devem receber 1 mg/kg/dia de ferro suplementar até os seis meses de vida, quando mais da metade da ingesta é presumidamente de alimentos ricos em ferro.

▶ Achados clínicos

A. Sinais e sintomas

Os sinais e sintomas variam com a gravidade. A deficiência de ferro normalmente é assintomática. A anemia por deficiência de ferro pode estar associada com palidez, fadiga e irritabilidade. História de pica também é comum. É controverso se a deficiência de ferro ou a anemia decorrente dela afetam adversamente o neurodesenvolvimento e o comportamento a longo prazo. A anemia por deficiência de ferro se associa a aumento da absorção de chumbo e a neurotoxicidade subsequente.

B. Achados laboratoriais

De acordo com as diretrizes da American Academy of Pediatrics (AAP), o rastreio para anemia deve ser realizado aos 12 meses de idade, com determinação da concentração de hemoglobina e avaliação de fatores de risco para deficiência de ferro ou anemia por deficiência de ferro. Os riscos incluem baixo status socioeconômico, prematuridade ou baixo peso ao nascer, exposição ao chumbo, aleitamento materno exclusivo após os 4 meses de idade sem suplementação de ferro, desmame para leite integral ou alimentação complementar que não inclua ferro, problemas alimentares, baixo crescimento e nutrição inadequada, como excesso de ingesta de leite. Se a hemoglobina estiver abaixo de 11 mg/dL ou se houver alto risco para deficiência de ferro, uma avaliação deve ser realizada. Não há uma medida única que documente o status do ferro; testes a serem considerados incluem saturação do ferro, ferritina, proteína C-reativa (PCR) e concentração de hemoglobina nos reticulócitos.

▶ Diagnóstico diferencial

O diagnóstico diferencial deve ser feito em relação às demais anemias microcíticas hipocrômicas. A possibilidade de talassemia (α-talassemia, β-talassemia e distúrbios da hemoglobina E) deve ser considerada, especialmente em crianças de origem étnica africana, mediterrânea ou asiática. Contrastivamente com as crianças com deficiência de ferro, aquelas com talassemia geralmente possuem um número aumentado de hemácias e são menos propensas, em casos leves, a possuir uma grande amplitude na distribuição de eritrócitos (o índice de Mentzer do VCM dividido pelo número de hemácias é normalmente < 13 na talassemia). As talassemias estão associadas a níveis de ferro sérico e ferritina normais ou aumentados, e capacidade ferropéxica normal. A eletroforese de hemoglobina na β-talassemia tipicamente mostra uma elevação dos níveis de hemoglobina A_2, mas uma deficiência de ferro coexistente pode diminuir o percentual da hemoglobina A_2 até valores normais. A eletroforese de hemoglobina também identifica crianças com hemoglobina E, uma causa de microcitose comum entre pessoas do Sudeste Asiático. Em contraste, a eletroforese de hemoglobina no traço α-talassêmico é normal. O envenenamento por chumbo também já foi associado com anemia microcítica, mas a anemia com níveis de chumbo abaixo de 40 mg/dL normalmente se deve a uma deficiência de ferro coexistente.

A anemia de inflamação ou infecção crônica é normocítica, mas, em estágios tardios, pode ser microcítica. Essa anemia é normalmente suspeitada nos casos de distúrbio inflamatório sistêmico crônico evidenciado por PCR aumentada. Infecções relativamente leves, particularmente durante a infância, podem causar uma anemia transitória. Portanto, testes de rastreio para anemia não devem ser realizados dentro de 3-4 semanas do quadro infeccioso. Dentre os testes de rastreio, a hemoglobina reticulocitária é a menos afetada pela inflamação.

▶ Tratamento

A AAP publicou diretrizes para a ingestão rotineira de ferro para crianças. Se uma criança tem hemoglobina de 10 a 11mg/dL na visita de rotina do 12º mês, a criança pode ser monitorada de perto ou empiricamente tratada com suplementação de ferro com nova verificação da hemoglobina em 1 mês.

Se a criança tem deficiência de ferro ou anemia por deficiência de ferro, a dose oral recomendada de ferro elementar é de 3 mg/kg/dia por 3 meses. A ingestão oral bem-sucedida é preferida para evitar infusão intravenosa de ferro ou transfusão de hemácias. A dose para um adolescente é de 65 mg ao dia. A literatura adulta sugere que a ingestão em dias alternados pode estar associada à melhor absorção; não há dados em crianças. O ferro é administrado entre refeições sem laticínios, chá ou café. A ingestão com vitamina C aumenta a absorção. A ingesta de leite é limitada a 700 mL ao dia. A reposição de ferro resulta em um aumento da hemoglobina dos reticulócitos em 48 horas. A contagem de reticulócitos aumenta em 3 a 5 dias e atinge seu máximo em 5 a 7 dias. A taxa de aumento de hemoglobina é inversamente proporcional ao nível de hemoglobina no diagnóstico e é determinada pelo estado do ferro administrado (ferroso ou férrico). São preferidas preparações ferrosas. Um aumento na hemoglobina de 1 ou mais g/dL após 1 mês da terapia com ferro indica uma boa resposta. O tratamento é continuado por 3 meses para restabelecer as reservas de ferro. Se não houver resposta, considerar colite induzida por proteína do leite de vaca associada, doença inflamatória intestinal, menorragia ou baixa adesão. O ferro parenteral é usado como primeira linha de tratamento para crianças com doença renal crônica e estimulantes de eritrócitos e pode ser indicado para aquelas com doença celíaca ou doença inflamatória intestinal. Também pode ser considerado para crianças sem adesão ou resposta ao ferro oral, mas esse é preferível devido a menores complicações potenciais.

Powers JM: Disorders of iron metabolism. Hematol Oncol Clin North Am 2019;33:393–408. https://doi.org/10.1016/j.hoc.2019.01.006 [PMID: 31030809].

Ning S, Zeller PM: Hematology 2019. Management of iron deficiency. Hematology Am Soc Hematol Educ Program 2019 Dec 6;2019(1):315–322. doi: 10.1182/hematology.2019000034.Hematology Am Soc Hematol Educ Program 2019 [PMID: 31808874].

2. Anemias megaloblásticas

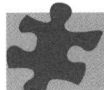

FUNDAMENTOS DO DIAGNÓSTICO E CARACTERÍSTICAS TÍPICAS

- ▶ Palidez e fadiga.
- ▶ Deficiência nutricional ou má absorção intestinal.
- ▶ Anemia macrocítica.
- ▶ Mudanças megaloblásticas na medula óssea.

▶ Considerações gerais

A anemia megaloblástica se manifesta como eritrócitos grandes com maturação nuclear reduzida. A anemia macrocítica é causada por deficiência de cobalamina (vitamina B12), ácido fólico ou ambos. A deficiência de cobalamina devida a insuficiência dietética pode ocorrer em lactentes amamentados por mães veganas ou mães com anemia perniciosa, ou em crianças alimentadas com dietas com poucos alimentos de origem animal. A má absorção intestinal costuma ser a causa da deficiência de cobalamina em crianças e ocorre na doença de Crohn, pancreatite crônica, supercrescimento bacteriano do intestino delgado, infecção por tênia do peixe (*Diphyllobotrium latum*) ou após ressecção cirúrgica do íleo terminal. Também foram descritas deficiências devidas a erros inatos do metabolismo (deficiência de transcobalamina II e acidúria metilmalônica). A má absorção da cobalamina devida a deficiência do fator intrínseco (anemia perniciosa) é rara na infância.

A deficiência de ácido fólico pode ser causada por ingestão dietética inadequada, má absorção, aumento da demanda de folato ou uma combinação dos três. A deficiência de folato devida a deficiência dietética isolada é rara, mas ocorre em crianças gravemente desnutridas e foi relatada em lactentes alimentados com leite de cabra não fortificado com ácido fólico. O ácido fólico é absorvido no jejuno, e são encontradas deficiências em síndromes disabsortivas, como doença celíaca. Medicações anticonvulsivantes (p. ex., fenitoína e fenobarbital) e drogas citotóxicas (p. ex., metotrexato) também têm sido associadas à deficiência de folato, causada por interferência com a absorção ou o metabolismo do folato. Finalmente, é mais provável que a deficiência de ácido fólico se desenvolva em bebês e crianças com aumento da demanda. Isso ocorre durante a primeira infância devido ao rápido crescimento e em crianças com anemia hemolítica crônica. Bebês prematuros são particularmente suscetíveis ao desenvolvimento da deficiência devido às baixas reservas de folato.

▶ Achados clínicos

A. Sinais e sintomas

Bebês com anemia megaloblástica podem apresentar palidez e icterícia leve como resultado da eritropoiese inefetiva. Classicamente, a língua é lisa e avermelhada. Bebês com deficiência de cobalamina podem apresentar irritabilidade e inapetência. Crianças mais velhas com deficiência de cobalamina podem se queixar de parestesias, fraqueza ou marcha instável e podem apresentar diminuição da sensibilidade vibratória e propriocepção ao exame neurológico.

B. Achados laboratoriais

Os achados laboratoriais da anemia megaloblástica incluem VCM e hemoglobina corpuscular média (HCM) aumentados. O esfregaço de sangue periférico mostra numerosos macroovalócitos com anisocitose e poiquilocitose. Os neutrófilos são grandes e têm núcleos hipersegmentados. As contagens de leucócitos e plaquetas são normais com leves deficiências, mas podem estar diminuídas em casos mais graves. A análise da medula óssea não é indicada, mas ela tipicamente mostra hiperplasia eritroide com vários precursores eritroides e mieloides. A maturação nuclear é atrasada comparada com a maturação citoplasmática, e a eritropoiese é ineficaz. A concentração de bilirrubina indireta sérica pode estar discretamente elevada.

Crianças com deficiência de cobalamina com frequência, mas não sempre, têm um nível baixo de vitamina B12 sérica. Níveis diminuídos de vitamina B12 sérica também podem ser encontrados em cerca de 30% dos pacientes com deficiência de ácido fólico. Níveis normais de vitamina B12 não devem evitar o tratamento se os sintomas estiverem presentes. O nível de ácido fólico eritrocitário é um melhor reflexo das reservas de folato do que o nível de ácido fólico sérico. Níveis séricos elevados de intermediários do metabolismo (ácido metilmalônico e homocisteína) podem ajudar a estabelecer o diagnóstico correto. Níveis elevados de ácido metilmalônico são consistentes com a deficiência de cobalamina e geralmente reduzem com o tratamento, enquanto níveis elevados de homocisteína ocorrem em ambas as deficiências de cobalamina e de folato e também no hipotireoidismo.

▶ Diagnóstico diferencial

A maioria das anemias macrocíticas em pediatria não são megaloblásticas. Outras causas de VCM aumentado incluem uso de medicamentos (p. ex., anticonvulsivantes e análogos de nucleosídeos anti-HIV), síndrome de Down, uma contagem elevada de reticulócitos (anemias hemolíticas), síndromes de falência de medula óssea (anemia de Fanconi e anemia de Diamond-Blackfan), doença hepática e hipotireoidismo.

▶ Tratamento

O tratamento para deficiência de cobalamina devido à ingestão dietética inadequada é prontamente realizado com alta dose de suplementação oral, que é tão eficaz quanto o tratamento parenteral se a absorção for normal. A deficiência de ácido fólico é tratada de forma eficaz com ácido fólico oral na maioria dos casos. As crianças em risco de desenvolvimento de deficiência de ácido fólico, como bebês prematuros e aquelas com hemólise crônica, muitas vezes recebem prescrição de ácido fólico profilático.

Obeid R, Heil SG, Verhoeven MA, van den Heuvel EGHM, de Groot LCPGM, Eussen JPM: Vitamin B12 intake from animal foods, biomarkers, and health aspects. Front Nutri 2019;6:93. https://doi.org/:10.3389/fnut.2019.00093.

ANEMIAS DE DOENÇA CRÔNICA

A anemia é uma manifestação comum de muitas doenças crônicas em crianças. Em alguns casos, as causas podem ser mistas. Por exemplo, crianças com condições crônicas envolvendo má absorção intestinal ou perda sanguínea podem ter anemia por inflamação crônica em combinação com deficiências nutricionais de ferro, folato ou cobalamina. Certas vezes, a anemia se deve à disfunção de um único órgão (p. ex., insuficiência renal, hipotireoidismo) e a correção da causa subjacente resolve a anemia.

1. Anemia por inflamação crônica

A anemia é frequentemente associada a infecções crônicas ou doenças inflamatórias. A anemia é geralmente leve a moderada em gravidade, com um nível de hemoglobina de 8 a 12 g/dL. Em geral, a gravidade da anemia corresponde à gravidade da condição subjacente, podendo haver microcitose, mas não hipocromia. A contagem de reticulócitos é baixa. Acredita-se que a anemia se deva a citocinas inflamatórias que inibem a eritropoiese, desviando o ferro para as células reticuloendoteliais e comprometendo a sua liberação das mesmas. Ainda, a meia vida dos eritrócitos e sua diferenciação é inibida. Altos níveis de hepcidina, um peptídeo produzido no fígado durante uma infecção ou inflamação, reduzem a absorção de ferro pelo duodeno e a liberação dos macrófagos. Os níveis de eritropoietina são relativamente baixos para a gravidade da anemia. A concentração de ferro sérica é baixa, mas, diferente da deficiência de ferro, a anemia da inflamação crônica não está associada à capacidade ferropéxica elevada, mas está associada a um nível elevado de ferritina sérica. O tratamento consiste na correção da condição subjacente que, se controlada, geralmente resulta em melhora no nível de hemoglobina.

2. Anemia da insuficiência renal crônica

A anemia normocítica grave ocorre na maioria das formas de doença renal que tenham evoluído para insuficiência renal. Embora a produção de leucócitos e plaquetas permaneça normal, a medula óssea mostra hipoplasia significativa da série eritroide, e a contagem de reticulócitos é baixa. O principal mecanismo é a deficiência de eritropoietina, um hormônio produzido nos rins, mas outros fatores podem contribuir para a anemia. Na presença de uremia significativa, um componente de hemólise pode estar também presente. Drogas estimuladoras da eritropoiese e ferro corrigem a anemia, eliminando a necessidade de transfusão de hemácias.

3. Anemia do hipotireoidismo

Alguns pacientes com hipotireoidismo desenvolvem anemia significativa. Ocasionalmente, a anemia é detectada antes do diagnóstico da condição subjacente. Uma diminuição da velocidade de crescimento em uma criança anêmica sugere hipotireoidismo. A anemia geralmente é normocítica ou macrocítica, mas não megaloblástica, e por isso não é devida a deficiências de cobalamina ou folato. A terapia de reposição com hormônio tireoidiano é geralmente eficaz em corrigir a anemia.

Weiss G, Ganz T, Goodnugh LT: Anemia of inflammation. Blood 2019;133:40–50 [PMID 6536698].

ANEMIAS HEMOLÍTICAS CONGÊNITAS: DEFEITOS DE MEMBRANA ERITROCITÁRIA

As anemias hemolíticas congênitas são divididas em três categorias: defeitos de membrana eritrocitária, hemoglobinopatias e desordens do metabolismo eritrocitário. Os defeitos de membrana eritrocitária são secundários a mutações em genes que codificam a membrana, as proteínas do citoesqueleto ou os transportadores e canais transmembrana. A esferocitose hereditária e a eliptocitose são os defeitos de membrana eritrocitária mais comuns. O diagnóstico é sugerido pelo esfregaço de sangue periférico, que mostra características anormais na morfologia dos eritrócitos (p. ex., esferócitos ou eliptócitos). Essas desordens frequentemente, mas não sempre, têm uma herança autossômica dominante, e o diagnóstico pode ser suspeitado pela história familiar. A hemólise ocorre devido ao efeito deletério da anormalidade da membrana na deformabilidade do eritrócito. A deformabilidade celular diminuída leva a sequestro dos eritrócitos de forma anormal no baço.

1. Esferocitose hereditária

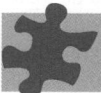

FUNDAMENTOS DO DIAGNÓSTICO E CARACTERÍSTICAS TÍPICAS

- Anemia e icterícia.
- Esplenomegalia.
- História familiar positiva para anemia, icterícia ou colelitíase em 75% dos casos.
- Esferocitose com aumento de reticulócitos.
- Ectacitometria anormal.
- Aumento da fragilidade osmótica.
- Teste de Coombs direto negativo.

Considerações gerais

A esferocitose hereditária é o defeito de membrana e a anemia hemolítica hereditária mais comum em pessoas descendentes do norte da Europa, mas ocorre em todas as populações. A condição é marcada por hemólise leve a grave e esplenomegalia potencial devido a ligações verticais inadequadas entre o citoesqueleto e a bicamada lipídica da membrana do eritrócito. Na maioria das pessoas, a desordem é leve a moderada, pois a hiperplasia eritroide compensa total ou parcialmente a hemólise. A marca registrada da esferocitose hereditária é a presença de microesferócitos no sangue periférico. A doença é herdada em um padrão autossômico dominante em cerca de dois terços dos casos; acredita-se que os casos restantes sejam autossômicos recessivos ou devido a mutações de novo.

A esferocitose hereditária é secundária à alteração de genes codificadores de espectrina, banda 3, anquirina ou proteína 4.2 da membrana eritrocitária; anormalidades da espectrina são mais frequentemente diagnosticadas em crianças, e anormalidades da banda 3, em adultos. As ligações verticais na membrana estão prejudicadas, então os esferócitos se formam. Eles são pobremente deformáveis, resultando em uma redução da vida útil, pois são sequestrados na microcirculação do baço e engolfados por macrófagos esplênicos.

Achados clínicos

A. Sinais e sintomas

A hemólise causa hiperbilirrubinemia indireta neonatal significativa. A esplenomegalia se desenvolve na maioria dos casos e está frequentemente presente aos 5 anos de idade. A icterícia é variavelmente presente e, em muitos pacientes, pode ser notada apenas durante infecções. Pacientes com anemia crônica significativa podem se queixar de palidez, fadiga ou mal-estar. Exacerbações intermitentes da anemia são causadas por aumento da hemólise, sequestro esplênico ou crises aplásticas, e podem estar associadas com grave fraqueza, fadiga, febre, dor abdominal ou até insuficiência cardíaca.

B. Achados laboratoriais

A maioria dos pacientes tem hemólise crônica leve com níveis de hemoglobina de 9 a 12 g/dL. Em alguns casos, a hemólise é totalmente compensada e o nível de hemoglobina está dentro da variação normal. Raros casos de doença grave requerem transfusões frequentes. A anemia é geralmente normocítica e hipercrômica e muitos pacientes têm uma concentração de hemoglobina corpuscular média e um índice de anisocitose elevados. O esfregaço de sangue periférico mostra numerosos microesferócitos e policromasia. A contagem de reticulócitos é elevada, frequentemente mais alta do que o esperado para o grau de anemia. As contagens de leucócitos e plaquetas geralmente se encontram normais. A bilirrubina sérica geralmente mostra uma elevação na fração indireta. O Teste de Coombs direto é negativo. A fragilidade osmótica é aumentada, particularmente após incubação a 37 °C por 24 horas,

e confirma o diagnóstico. Testes confirmatórios alternativos são o tempo de lise em glicerol acidificado e a ectacitometria de gradiente osmótico. Painéis genéticos estão disponíveis.

Diagnóstico diferencial

A esferocitose é frequentemente presente em pessoas com hemólise imune. Portanto, no recém-nascido, a esferocitose hereditária deve ser distinguida de doença hemolítica causada por incompatibilidade ABO ou outra incompatibilidade de tipo sanguíneo. Pacientes mais velhos com anemia hemolítica autoimune frequentemente apresentam icterícia, esplenomegalia e esferócitos no esfregaço de sangue periférico. O teste de Coombs direto é positivo na maioria dos casos de hemólise imune e negativo na esferocitose hereditária. Ocasionalmente, o diagnóstico é confuso em pacientes com esplenomegalia por outras causas, especialmente quando o hiperesplenismo aumenta a destruição de eritrócitos e quando alguns esferócitos são vistos no esfregaço de sangue periférico. Nesses casos, a verdadeira causa da esplenomegalia pode ser indicada pelos sinais e sintomas de hipertensão portal ou por evidência laboratorial de doença hepática crônica. Diferente das crianças com esferocitose hereditária, aquelas com hiperesplenismo tipicamente têm algum grau de trombocitopenia ou neutropenia.

Complicações

Pode ocorrer icterícia grave no período neonatal e, se não controlada por fototerapia, pode raramente requerer exsanguineotransfusão. Cálculos biliares ocorrem em 60 a 70% dos adultos que não foram submetidos a esplenectomia e podem se formar desde os 5 aos 10 anos de idade. A esplenomegalia intermitente ou persistente ocorre em 10 a 25% dos pacientes, o que pode levar à esplenectomia. O procedimento também pode ser indicado por anemia moderada a grave com necessidade de transfusões frequentes, mas infecções bacterianas graves, particularmente por pneumococos, e complicações vasculares são efeitos adversos associados.

Tratamento

Medidas de suporte incluem a administração de ácido fólico para prevenir o desenvolvimento de hipoplasia eritrocitária devido a deficiência de folato. Crises hemolíticas ou aplásticas agudas causadas por infecção, frequentemente por parvovírus humano, podem ser graves o suficiente para requerer transfusão de hemácias. Esplenectomia laparoscópica, se possível, pode ser indicada dependendo da gravidade clínica. A esplenectomia aumenta a sobrevida dos eritrócitos e resulta em correção completa da anemia hemolítica na maioria dos casos. Exceto em casos graves incomuns, o procedimento deve ser postergado até que a criança tenha pelo menos 5 anos de idade em função do risco aumentado de sepse pós-esplenectomia antes dessa idade. Todos os pacientes com esplenectomia programada devem ser imunizados, idealmente pelo menos 2 semanas antes, com vacinas pneumocócica, contra *Haemophilus influenzae* tipo b (Hib) e meningocócica. A antibioticoterapia profilática, geralmente penicilina, é recomendada por 1 a 3 semanas após a esplenectomia até pelo menos os 5 anos de idade.

Pacientes de alto risco com asplenia podem continuar com a profilaxia no decorrer da infância e na vida adulta. Pacientes com asplenia em quadro febril devem ser imediatamente examinados para a suspeita de sepse. A esplenectomia previne o consequente desenvolvimento de colelitíase e dispensa a restrição de atividades. Porém, essas vantagens devem ser contrastadas com os riscos do procedimento cirúrgico e com o risco crônico de sepse pós-esplenectomia, além do aumento no risco de trombose.

▶ Prognóstico

A esplenectomia elimina sinais e sintomas em todos os casos, à exceção dos mais graves. A morfologia anormal das hemácias e a fragilidade osmótica aumentada persistem sem consequências clínicas. A esplenectomia subtotal (80-90%) pode ser considerada para crianças com menos de 5 anos de idade, aceitando-se que 50% irão necessitar de abordagem cirúrgica subsequente.

2. Eliptocitose hereditária

A eliptocitose hereditária é um distúrbio heterogêneo que varia em gravidade desde um estado assintomático com morfologia das hemácias praticamente normal até anemia hemolítica moderada a grave em cerca de 10% dos casos. Aventa-se a hipótese de que esse distúrbio aumenta a sobrevivência à malária. A maioria das pessoas afetadas possuem numerosos eliptócitos no esfregaço de sangue periférico, mas hemólise leve ou ausente. Aquelas com hemólise possuem uma contagem elevada de reticulócitos e podem apresentar icterícia e esplenomegalia. Essa patologia é causada por ligações horizontais enfraquecidas no esqueleto da membrana das hemácias devido a uma interação dímero-dímero de espectrina defeituosa ou a um complexo juncional de proteína espectrina-actina 4.1R defeituoso. A herança é autossômica dominante. A maioria dos pacientes é assintomática, sem indicação de tratamento. Os pacientes com graus significativos de anemia hemolítica podem se beneficiar de suplementação com folato ou esplenectomia, mas algum grau de hemólise persiste após o procedimento, e o risco de sepse e trombose é elevado.

Algumas crianças com eliptocitose hereditária apresentam, no período neonatal, hemólise moderada a grave e hiperbilirrubinemia significativa. Esse distúrbio recebe o nome de picnocitose transitória infantil, pois tais crianças exibem morfologia eritrocitária bizarra, com eliptócitos, microesferócitos e fragmentos de hemácias. O VCM é normal, e a anemia pode ser grave o suficiente para necessitar de transfusões de concentrado de hemácias. Tipicamente, um dos pais possui eliptocitose hereditária, normalmente leve ou assintomática. A hemólise da criança gradualmente diminui durante o primeiro ano de vida, e a morfologia dos eritrócitos subsequentemente se torna mais típica de eliptocitose hereditária.

Lee GM: Preventing infections in children and adults with asplenia. Hematology Am Soc Hematol Educ Program 2020(1):328–335. Doi: https://doi.org/10.1182/hematology.2020000117

Risinger M, Kalfa TA: Red cell membrane disorders: structure meets function. Blood 2020;136:1250–6121. doi: https://DOI.ORG/10.1182/BLOOD.2019000946 [PMID: 32702754].

ANEMIAS HEMOLÍTICAS CONGÊNITAS: HEMOGLOBINOPATIAS

As hemoglobinopatias são um grupo extremamente heterogêneo de doenças congênitas que ocorrem em todos os grupos étnicos. A frequência relativamente alta dessas variantes genéticas se relaciona com a proteção à malária garantida aos indivíduos heterozigotos. As hemoglobinopatias são geralmente classificadas em dois grupos maiores. O primeiro grupo, das talassemias, ocorre devido ao desequilíbrio entre as cadeias de α e β-globina que compõem a hemoglobina. Defeitos na síntese da cadeia de globinas causam anemias microcíticas e hipocrômicas. O segundo grupo de hemoglobinopatias consiste naquelas causadas por anormalidades estruturais nas cadeias de globina. Dentre estas, as mais importantes, hemoglobinas S, C e E, são resultado de mutações pontuais e substituições únicas de aminoácidos da β-globina. Muitas crianças com hemoglobinopatias, mas não todas, são identificadas na triagem neonatal.

A **Figura 30-3** mostra as mudanças normais de desenvolvimento que ocorrem na produção da cadeia globina durante a gestação e o primeiro ano de vida. Ao nascimento, a hemoglobina predominante é a fetal (hemoglobina F), a qual é composta por duas cadeias de α-globina e duas cadeias de γ-globina. Subsequentemente, a produção de γ-globina diminui e a de β-globina aumenta, de modo que a hemoglobina adulta (duas cadeias α e duas cadeias β) predomina após 2 a 4 meses de vida. Em função de as cadeias de α-globina estarem presentes tanto na hemoglobina fetal como na de adultos, distúrbios na síntese da α-globina (α-talassemia) se manifestam clinicamente em neonatos e também em períodos mais tardios da vida. Em contrapartida, pacientes com distúrbios da β-globina, como β-talassemia e anemia falciforme, são geralmente assintomáticos durante os primeiros 3 a 4 meses de idade.

1. α-talassemia

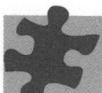

FUNDAMENTOS DO DIAGNÓSTICO E CARACTERÍSTICAS TÍPICAS

▶ Predominantemente em indivíduos com ancestralidade africana, mediterrânea, do Oriente Médio, chinesa ou do Sudeste Asiático.

▶ Anemia microcítica e hipocrômica de gravidade variável.

▶ Hemoglobina de Bart (γ_4) detectada na triagem neonatal.

▶ Considerações gerais

A maioria das síndromes de α-talassemia são o resultado de deleções de um ou mais dos quatro genes da α-globina, um par de dois genes intimamente ligados em cada cromossomo 16, embora

DISTÚRBIOS HEMATOLÓGICOS

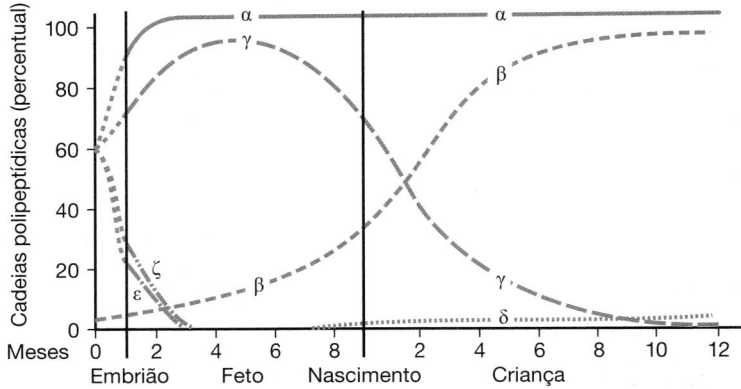

▲ **Figura 30-3** Mudanças nas cadeias polipeptídicas da hemoglobina durante o desenvolvimento humano. (Reproduzida com permissão de Miller DR, Baehner RL: *Blood Diseases of Infancy and Childhood*. 6th ed. Philadelphia, PA: Mosby; 1989.)

mutações não-delecionais também ocorrem. O excesso de cadeias não α-globina danifica a membrana dos eritrócitos, causando eritropoiese ineficaz na medula óssea e hemólise extravascular. A gravidade variável da α-talassemia geralmente está relacionada com o número de deleções gênicas (**Tabela 30-1**). A gravidade das síndromes de α-talassemia varia entre os grupos étnicos afetados, dependendo se as deleções são cis (α-talassemia-1) ou trans (α-talassemia-2). Em pessoas de ancestralidade africana, a α-talassemia-2 é encontrada; portanto, na população africana, a doença da hemoglobina H e a hidropisia fetal não ocorrem. Em contraste, pessoas asiáticas tendem a possuir mais mutações cis (α-talassemia-1) e ambas as condições podem ocorrer.

▶ Achados clínicos

Os achados clínicos dependem do número de genes α deletados. A **Tabela 30-1** resume as síndromes de α-talassemia. Pessoas com uma deleção de gene de α-globina são carreadores silenciosos, assintomáticos e sem anormalidades hematológicas. A eletroforese de hemoglobina no período neonatal pode mostrar 0 a 3% de hemoglobina de Bart, uma hemoglobina variante composta por 4 cadeias de γ-globina. A eletroforese da hemoglobina após os primeiros meses de vida é normal. Portanto, essa condição é normalmente suspeitada apenas no contexto de estudos familiares ou quando uma pequena quantidade de hemoglobina de Bart é detectada pela triagem neonatal para hemoglobinopatias.

Pessoas com duas deleções de genes de α-globina ou com traço α-talassêmico são tipicamente assintomáticas. O VCM é normalmente menor do que 100 fL ao nascimento. Estudos hematológicos em crianças mais velhas mostram uma hemoglobina normal ou levemente diminuída, com contagem de hemácias elevadas, VCM diminuído e um esfregaço de sangue periférico levemente hipocrômico, com algumas células em alvo. A eletroforese de hemoglobina ao nascimento mostra hemoglobina de Bart elevada, mas que se normaliza ao longo da vida conforme a produção de γ-globina reduz dramaticamente após o nascimento.

Tabela 30-1 As α-talassemias

Genótipos comuns[a]	Deleções α-gênicas	Apresentações clínicas	Eletroforese de hemoglobina[b]	
			Nascimento	> 6 meses
αα/αα	0	Normal	N	N
–α/αα	1	Carreador silencioso	0-3% Hb de Bart	N
–/αα ou –α/–α	2	Traço α-tal/α-tal *minor*	2-10% Hb de Bart[c]	N
–/–α	3	doença da Hb H	15-30% Hb de Bart	Hb; H presente
–/–	4	Hidropsia fetal	> 75% Hb de Bart	–

[a] α indica a presença de gene de α-globina; –α indica a deleção de gene de α-globina.
[b] N = resultados normais, Hb = hemoglobina, Hb de Bart = γ_4, Hb H = β_4
[c] O nível de Hb de Bart não se correlaciona diretamente com o número de genes α deletados.

Pessoas com três deleções de gene de α-globina possuem doença da hemoglobina H, uma anemia hemolítica microcítica leve a moderada (níveis de hemoglobina de 7-10 g/dL), e podem desenvolver hepatoesplenomegalia, hipertensão pulmonar, úlceras de membros inferiores, episódios hemolíticos e anormalidades ósseas causadas pelo espaço medular expandido. A contagem de reticulócitos é elevada, e as hemácias mostram microcitose e hipocromia marcada, com poiquilocitose significativa e algum pontilhado basofílico. A incubação de hemácias com azul cresil brilhante mostra corpúsculos de inclusão formados por hemoglobina H desnaturada (β_4). A eletroforese de hemoglobina do recém-nascido geralmente mostra > 25% de hemoglobina de Bart. A deleção das quatro cadeias de globina causa anemia intrauterina grave e, sem transfusões intrauterinas ou transplante de células tronco, resulta em hidropisia e óbito fetal ou óbito neonatal logo após o parto. Palidez intensa e hepatoesplenomegalia maciça estão presentes. Com transfusões intrauterinas e suporte pré-natal sofisticado, há alguns poucos sobreviventes dependentes de transfusão. A eletroforese de hemoglobina revela um predomínio da hemoglobina de Bart (γ_4), com ausência completa de hemoglobina fetal normal ou adulta. A análise molecular pode ser útil no diagnóstico de α-talassemias delecionais e não-delecionais.

▶ Diagnóstico diferencial

A α-talassemia característica (deleção de dois genes) deve ser diferenciada de outras anemias microcíticas leves, incluindo a anemia por deficiência de ferro e a β-talassemia (ver próxima seção). Em contraste com crianças com deficiência de ferro, as crianças com α-talassemia característica têm contagens de eritrócitos elevadas e níveis de ferritina e ferro sérico normais ou aumentados. Em comparação com crianças com β-talassemia, crianças com α-talassemia característica têm uma eletroforese de hemoglobina normal após 4 a 6 meses de idade. Finalmente, uma história de VCM baixo (96 fL) ao nascimento ou a presença de hemoglobina de Bart no teste de triagem de hemoglobinopatia neonatal sugere α-talassemia.

Crianças com doença da hemoglobina H podem ter icterícia e esplenomegalia, e a condição deve ser diferenciada de outras anemias hemolíticas. A chave para o diagnóstico é o VCM diminuído e a hipocromia marcada no esfregaço de sangue periférico. Com exceção da β-talassemia, a maioria das outras desordens hemolíticas significativas têm um VCM normal ou elevado e os eritrócitos não são hipocrômicos. Crianças com hidropisia fetal devido à α-talassemia grave devem ser distinguidas daquelas com hidropisia devido a outras causas de anemia, como aloimunização ou parvovírus.

▶ Complicações

A principal complicação do traço α-talassêmico é a administração desnecessária de ferro, realizada na crença de que a anemia microcítica leve é devida à deficiência de ferro. Pessoas com doença da hemoglobina H podem ter exacerbações intermitentes da sua anemia em resposta ao estresse oxidativo ou infecção, o que ocasionalmente requer transfusões sanguíneas. A esplenomegalia pode exacerbar a anemia. Mulheres gestantes com fetos hidrópicos por α-talassemia estão sujeitas a maiores complicações da gestação, particularmente toxemia e hemorragia pós-parto.

▶ Tratamento

Carreadores silenciosos e pessoas com α-talassemia característica não requerem tratamento. Aquelas com doença da hemoglobina H devem receber ácido fólico suplementar e evitar as mesmas drogas oxidantes que causam hemólise em pessoas com deficiência de G6PD, pois a exposição a essas drogas pode exacerbar a anemia. A anemia também pode ser exacerbada durante períodos de infecção e necessitar transfusão de hemácias. A doença da hemoglobina H herdada a partir de mutações não delecionais pode ser dependente de transfusão. Pode ocorrer sobrecarga de ferro independente de as transfusões serem administradas ou não. Hiperesplenismo pode se desenvolver mais tarde na infância. O aconselhamento genético e o diagnóstico pré-natal devem ser considerados para todas as famílias afetadas.

> Porter J: Beyond transfusion therapy: new therapies in thalassemia including drugs, alternate donor transplant, and gene therapy. Hematology Am Soc Hematol Educ Program 2018 Nov 30;2018(1):361–370 [PMID: 30504333].
> Viprakasit V et al: Clinical classification, screening and diagnosis for thalassemia. Hematol Oncol Clin North Am 2018;32: 193–211. doi: 10.1016/j.hoc.2017.11.006.

2. β-talassemia

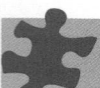

FUNDAMENTOS DO DIAGNÓSTICO E CARACTERÍSTICAS TÍPICAS

Não dependente de transfusão:
▶ Teste de triagem neonatal normal.
▶ Predominantemente em indivíduos com ancestralidade africana, mediterrânea, do Oriente Médio ou asiática.
▶ Anemia microcítica e hipocrômica leve a moderada.
▶ Geralmente mutações únicas ou compostas da β-globina que não reduzem a hemoglobina A a níveis que representam ameaças à vida.
▶ Níveis elevados de hemoglobina A_2.

Dependente de transfusão:
▶ Geralmente em indivíduos com ancestralidade mediterrânea, do Oriente Médio ou asiática.
▶ Geralmente mutações homozigóticas ou heterozigóticas compostas da β-globina que reduzem a produção de hemoglobina A a níveis que representam uma ameaça à vida ou que interferem na qualidade de vida.
▶ Anemia microcítica e hipocrômica grave.
▶ Hepatoesplenomegalia marcada, alterações ósseas e insuficiência cardíaca sem transfusão crônica.

▶ Considerações gerais

Dois genes da β-globina estão presentes, um em cada cromossomo 11. O excesso de cadeias não β-globina danifica os eritrócitos, causando hemólise e eritropoiese ineficaz. As β-talassemias são complexas já que as mutações que causam a β-talassemia são miríades e o fenótipo não é sempre previsto pelas mutações. O sistema de classificação foi revisado para não dependente de transfusão ou dependente de transfusão. A β-talassemia não dependente de transfusão abrange a previamente classificada β-talassemia minor característica e algumas talassemias intermediárias. A β-talassemia dependente de transfusão abrange a previamente classificada β-talassemia *major* e alguns fenótipos intermediários mais graves. Aqueles com talassemia dependente de transfusão requerem transfusões crônicas permanentes ou por um período de tempo para tratar e prevenir a anemia sintomática e suprimir a hematopoiese extramedular e suas complicações. Mutações no gene da β-talassemia podem também interagir com genes para variantes estruturais da β-globina, como a hemoglobina S e hemoglobina E, causando doença grave em indivíduos heterozigotos compostos. Essas desordens são discutidas mais adiante nas sessões que tratam de anemia falciforme e desordens da hemoglobina E.

Achados clínicos

A. Sinais e sintomas

Pessoas com β-talassemia não dependente de transfusão podem ser assintomáticas, com um exame físico normal ou ter anemia leve a moderada que pode ser manejada sem transfusões. Pessoas com β-talassemia dependente de transfusão são geralmente normais ao nascimento, mas desenvolvem anemia significativa durante o primeiro ano de vida. Se a desordem não é identificada e tratada com transfusões sanguíneas, as crianças afetadas têm o crescimento prejudicado, desenvolvem hepatoesplenomegalia maciça e aumento do espaço medular com afilamento do córtex do osso e podem morrer por insuficiência cardíaca devido à anemia grave. As mudanças esqueléticas (devido à eritropoiese ineficaz e à hiperplasia medular) causam deformidades faciais características (fronte e maxila proeminentes) e predispõem as crianças a fraturas patológicas. Algumas crianças podem requerer transfusões sanguíneas apenas temporariamente e alguns adultos podem se tornar dependentes de transfusões mais tarde na vida.

B. Achados laboratoriais

Crianças com β-talassemia não dependente de transfusão têm testes de triagem neonatal com resultados normais, mas subsequentemente desenvolvem um VCM diminuído com ou sem anemia de gravidade variável. O esfregaço de sangue periférico tipicamente mostra hipocromia, células-alvo e, às vezes, pontilhado basofílico. A eletroforese de hemoglobina realizada após 6 a 12 meses de idade é normalmente diagnóstica quando níveis de hemoglobina A_2, hemoglobina F, ou ambas são elevados. Suspeita-se de β-talassemia dependente de transfusão quando a hemoglobina A é ausente na triagem neonatal. Esses lactentes são hematologicamente normais ao nascimento, mas desenvolvem anemia grave após os primeiros meses de vida e se tornam dependentes de transfusão. O esfregaço de sangue periférico tipicamente mostra uma anemia hipocrômica microcítica grave com anisocitose marcada e poiquilocitose. Células-alvo são proeminentes, e eritrócitos nucleados excedem, com frequência, o número de leucócitos circulantes. O nível de hemoglobina geralmente cai para 5 a 6 g/dL ou menos, e a contagem de reticulócitos é elevada. As contagens de plaquetas e leucócitos podem estar aumentadas e o nível de bilirrubina sérica indireta é elevado. A análise de DNA dos genes da β-globina, que é útil em identificar as mutações presentes, é frequentemente preditiva de dependência de transfusão. Dos indivíduos com duas mutações de β-talassemia, 64 a 89% são dependentes de transfusão. As deleções e mutações da α-talassemia podem ocorrer com mutações de β-talassemia, levando a maiores complicações.

Diagnóstico diferencial

A β-talassemia leve não dependente de transfusão deve ser diferenciada de outras causas de anemia microcítica hipocrômica, principalmente deficiência de ferro e α-talassemia. Em contraste com os pacientes com anemia por deficiência de ferro, aqueles com β-talassemia leve não dependente de transfusão tipicamente têm um número elevado de eritrócitos, e o índice de Mentzer do VCM dividido pela contagem de eritrócitos inferior a 13. Geralmente, um nível de hemoglobina A_2 elevado é diagnóstico; eventualmente, o nível de A_2 pode ser reduzido por deficiência de ferro coexistente.

A β-talassemia dependente de transfusão é raramente confundida com outras desordens. Uma eletroforese de hemoglobina, uma análise de DNA e estudos familiares rapidamente distinguem-na da hemoglobina E/β-talassemia, que é a outra causa, cada vez mais importante, de talassemia dependente de transfusão.

Complicações

A principal complicação da β-talassemia não dependente de transfusão é o uso desnecessário de terapia com ferro em uma tentativa fútil de corrigir a anemia microcítica. Crianças com β-talassemia dependente de transfusão que são inadequadamente transfundidas experienciam crescimento insuficiente e infecções recorrentes e podem ter hepatoesplenomegalia, afilamento da camada óssea cortical e fraturas patológicas. Sem transfusão de hemácias, a maioria das crianças morre na primeira década de vida. A principal complicação da β-talassemia dependente de transfusão nas crianças transfundidas não queladas é a hemossiderose. A hemossiderose relacionada à transfusão requer terapia de quelação para minimizar disfunção cardíaca, hepática e endócrina. Uma não adesão à quelação é associada à morte por insuficiência cardíaca congestiva, arritmias cardíacas ou falência hepática. Mesmo com transfusões adequadas, muitos pacientes desenvolvem esplenomegalia e algum grau de hiperesplenismo. A esplenectomia aumenta o risco de trombose, hipertensão pulmonar e sepse fulminante.

Tratamento

Indivíduos não dependentes de transfusão podem se beneficiar da suplementação de ácido fólico. O ferro não irá melhorar a sua hemoglobina. Pessoas com β-talassemia dependente de transfusão requerem transfusões de forma transitória ou cronicamente. A transfusão de hemácias geralmente tem como alvo manter um nadir do nível de hemoglobina de 9,5 a 10,5 g/dL. Essa abordagem aumenta o bem-estar e o crescimento, e reduz as complicações subsequentes.

A manutenção de um bom estado de saúde requer quelação de ferro. Pequenas doses de ácido ascórbico suplementar podem aumentar a eficácia da quelação de ferro. Para as pessoas clinicamente estáveis que têm hemólise significativa e anemia, o acompanhamento frequente é indicado, já que elas podem se tornar dependentes de transfusão. A decisão de iniciar transfusões depende dos sintomas e especialmente dos sinais de anemia. Outras indicações são déficit de crescimento, especialmente em relação à altura, e desenvolvimento de esplenomegalia e deformidades ósseas.

O transplante de células-tronco hematopoiéticas é uma opção terapêutica curativa para crianças que são dependentes de transfusão, se houver um doador aparentado compatível. É preferível que se realize o transplante antes dos 14 anos de idade e antes do desenvolvimento de hepatomegalia e fibrose portal. O transplante proveniente de pessoa não aparentada compatível também é uma opção viável a ser considerada. A terapia gênica está em desenvolvimento.

Betts M, Flight PA, Paramore LC, Tian L, Milenkovic D, Sheth S: Systematic literature review of the burden of disease and treatment for transfusion-dependent β-thalassemia. Clin Ther. 2020;42:322–337. doi: https://doi.org/10.1016/j.clinthera.2019.12.003.

Khandros E, Kwiatkowski JL: Beta thalassemia. Monitoring and new treatment approaches. Hematol Oncol Clin N Am 2019;33: 339–353. doi: https://doi.org/10.1016/j.hoc.2019.01.003.

3. Doença falciforme

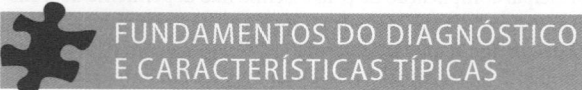

FUNDAMENTOS DO DIAGNÓSTICO E CARACTERÍSTICAS TÍPICAS

- Teste de triagem neonatal normalmente com hemoglobinas FS, FSC ou FSA (S > A).
- Ancestralidade predominantemente africana, mediterrânea, do Oriente Médio, indiana ou caribenha.
- Anemia, contagem reticulocitária elevada, icterícia frequente.
- Episódios recorrentes de dor abdominal ou musculoesquelética.
- Frequentemente hepatoesplenomegalia que se resolve.
- Risco aumentado de sepse bacteriana.

Considerações gerais

A doença falciforme abrange uma família de desordens com manifestações secundárias à propensão da hemoglobina falciforme (S) à polimerização. A hemoglobina falciforme é consequência de uma mudança na sexta cadeia da β-globina, por meio da qual a valina é substituída por ácido glutâmico. A polimerização da hemoglobina defeituosa distorce a morfologia do eritrócito, reduz a deformabilidade da hemácia, causa hemólise e uma marcada redução na vida útil do eritrócito, aumenta a viscosidade sanguínea e predispõe à inflamação, à ativação da coagulação e a episódios vaso-oclusivos. A anemia falciforme, o mais grave dos distúrbios falciformes, é causada pela homozigose para o gene falciforme e é a forma mais comum de doença falciforme. Outras doenças clinicamente importantes desse grupo são condições heterozigotas compostas, nas quais o gene falciforme interage com genes para as hemoglobinas, C, E, D_{Punjab}, O_{Arab}, C_{Harlem} ou β-talassemia.

De maneira geral, nos Estados Unidos, a doença falciforme ocorre em cerca de 1 a cada 400 lactentes negros e em 1 a cada 1.200 hispânicos. Oito por cento dos lactentes negros são carreadores heterozigotos do gene falciforme e, portanto, possuem traço falciforme.

Achados clínicos

A. Sinais e sintomas

Relacionam-se à anemia hemolítica, isquemia tecidual e disfunção orgânica causada pela vaso-oclusão. São mais graves em crianças com anemia falciforme (SS) ou HbS/$β^0$-talassemia. Ao nascimento, o exame físico é normal, e os sintomas são incomuns antes dos 3 a 4 meses de vida, uma vez que níveis altos de hemoglobina fetal inibem a falcização. Uma anemia hemolítica moderadamente grave pode estar presente ao 1 ano de idade. Isso leva a palidez, fadiga e icterícia e predispõe ao desenvolvimento de cálculos biliares durante a infância e adolescência. A intensa congestão esplênica com células falciformes pode causar esplenomegalia, porém geralmente resulta em asplenia funcional dos 3 meses de idade em diante na anemia falciforme. Isso coloca as crianças em grande risco de infecção grave por bactérias encapsuladas, particularmente pneumococos. Até 30% dos pacientes experiencia um ou mais episódios de sequestro esplênico agudo, caracterizado por aumento súbito do baço por agrupamento de hemácias, exacerbação aguda da anemia com queda da hemoglobina em ao menos 2 g/dL e, em casos graves, choque e óbito. A exacerbação aguda da anemia também ocorre com crises aplásticas, geralmente causadas por infecção com o parvovírus humano B19 e outros vírus.

Episódios recorrentes de vaso-oclusão e isquemia tecidual levam a morbidade aguda e crônica. A dactilite, ou síndrome mão-pé, o sintoma inicial mais comum da doença, ocorre em até 50% das crianças com anemia falciforme não tratadas com hidroxiureia, antes dos 3 anos. Episódios recorrentes de dor abdominal e musculoesquelética podem ocorrer durante a vida. Historicamente, acidentes vasculares cerebrais (AVC) manifestos ocorrem em cerca de 11% das crianças com anemia falciforme e, sem transfusões crônicas, tendem a ser recorrentes; a recorrência é significativamente reduzida com tal abordagem. A síndrome torácica aguda, caracterizada por sintomas respiratórios e infiltrado pulmonar agudo, é causada por infecção pulmonar, infarto pulmonar ou embolia gordurosa pulmonar de medula óssea isquêmica. Todos os tecidos são suscetíveis a danos decorrentes da vaso-oclusão. A disfunção de múltiplos órgãos é comum na vida adulta naqueles com anemia falciforme ou HbS/$β^0$-talassemia. As manifestações comuns da doença falciforme estão listadas na **Tabela 30-2**. As manifestações são geralmente menos frequentes naqueles com SC e S$β^+$-talassemia.

Tabela 30-2 Manifestações clínicas comuns da doença falciforme

	Agudas	Crônicas
Crianças	Sepse bacteriana ou meningite Sequestro esplênico Crise aplástica Eventos vaso-oclusivos Dactilite Infarto ósseo Síndrome torácica aguda Acidente vascular cerebral Priapismo	Asplenia funcional Atraso do crescimento e desenvolvimento Necrose avascular do quadril Hipostenúria Colelitíase

Adultos	Sepse bacteriana[a]
	Crise aplástica
	Eventos vaso-oclusivos
	Infarto ósseo
	Síndrome torácica aguda
	Acidente vascular cerebral
	Priapismo
	Síndrome de disfunção de múltiplos órgãos
		Úlceras de membro inferior
		Retinopatia proliferativa
		Necrose avascular do quadril
		Colecistite
		Insuficiência orgânica crônica
		  Fígado
		  Pulmão
		  Rim
		Fertilidade reduzida

[a]Associada a taxa de mortalidade significativa.

B. Achados laboratoriais

Crianças com anemia falciforme ou Sβ°-talassemia geralmente apresentam uma hemoglobina basal de 7 a 10 g/dL. A contagem de reticulócitos basal é elevada. A anemia é normalmente normocítica ou macrocítica, e o esfregaço de sangue periférico tipicamente mostra tanto as células falciformes características como numerosas células em alvo. Pacientes com Sβ-talassemia falciforme possuem VCM baixo e hipocromia. Aqueles com Sβ⁺-talassemia tendem a ter menos hemólise e anemia. Pessoas com doença da hemoglobina SC possuem menos formas falciformes e mais células em alvo, e o nível de hemoglobina pode ser normal ou apenas levemente diminuído uma vez que a taxa de hemólise é muito menor do que na anemia falciforme.

A maioria das crianças com hemoglobinopatias falciformes nascidas nos Estados Unidos são identificadas pela triagem neonatal universal. Resultados indicativos da possibilidade de doença falciforme requerem confirmação imediata. Crianças com anemia falciforme e com Sβ°-talassemia possuem apenas hemoglobina S, F e A_2. Pessoas com Sβ⁺-talassemia apresentam uma preponderância de hemoglobina S com menor quantidade de hemoglobina A e uma quantidade elevada de hemoglobina A_2. Pessoas com doença da hemoglobina SC possuem valores aproximadamente iguais de hemoglobina S e C, embora a quantidade de S seja maior do que a de C. O uso de testes de solubilidade para triar a presença de hemoglobina falciforme deve ser evitado, pois um resultado positivo não diferencia entre o traço falciforme e a doença falciforme propriamente dita. Testes de solubilidade não identificam outras variantes de hemoglobina que não sejam a S. A eletroforese de hemoglobina e cromatografia líquida de alto desempenho e/ou análise de DNA são sempre necessários para identificar especificamente a doença falciforme.

▶ Diagnóstico diferencial

A eletroforese de hemoglobina e, por vezes, estudos hematológicos dos pais são geralmente suficientes para confirmar a doença falciforme, embora a testagem de DNA esteja disponível. É crucial determinar se a criança com apenas hemoglobinas F e S na triagem neonatal possui anemia falciforme, Sβ°-talassemia ou se é um composto heterozigoto para hemoglobina falciforme e persistência pancelular hereditária de hemoglobina fetal.

▶ Complicações

A isquemia e o infarto tecidual repetitivos podem causar dano a virtualmente qualquer órgão ou sistema. A **Tabela 30-2** lista as complicações mais significativas. Pacientes que requerem transfusões de hemácias frequentes estão em risco de desenvolver hemossiderose e infecções relacionadas à transfusão, bem como anticorpos contra hemácias. Estão disponíveis diretrizes para avaliação de rotina do risco de acidente vascular cerebral (AVC) com Doppler transcraniano, e, se necessário, transfusões de hemácias e, possivelmente, hidroxiureia, que têm reduzido a incidência de AVC. O infarto cerebral silencioso é uma complicação frequente, ocorrendo em até 37% daqueles com doença grave na adolescência.

▶ Tratamento

O pilar do tratamento é a inscrição em um programa de doenças falciformes envolvendo educação familiar, atendimento ambulatorial integral, e tratamento apropriado das complicações agudas e crônicas. São importantes para o sucesso de tal programa os serviços psicossociais, o banco de sangue e a pronta disponibilidade de informações básicas do paciente no ambiente em que as doenças agudas são avaliadas e tratadas.

O manejo da anemia falciforme e da Sβ°-talassemia inclui penicilina profilática diária, que deve ser iniciada aos 2 meses de idade e continuada até os 5 anos de idade. O uso rotineiro da profilaxia com penicilina na doença da hemoglobina SC e Sβ⁺-talassemia é controverso. As vacinas pneumocócicas conjugadas e polissacarídicas devem ser administradas a todas as crianças com doença falciforme. Outras imunizações de rotina, incluindo vacinação contra *H. influenzae* e meningococos, devem ser fornecidas. Todas as doenças associadas com febre superior a 38,5 °C devem ser avaliadas prontamente, culturas bacterianas realizadas, antibióticos parenterais de amplo espectro administrados, e observação cuidadosa do paciente internado ou via ambulatorial deve ser realizada.

O tratamento de episódios vaso-oclusivos dolorosos inclui a manutenção de hidratação adequada (evitando hiperidratação), correção da acidose, se presente, administração de analgesia adequada, manutenção de saturação de oxigênio normal e tratamento de qualquer infecção associada.

As transfusões de hemácias desempenham um papel importante no tratamento. As transfusões são indicadas para melhorar a capacidade de transporte de oxigênio durante exacerbações agudas graves da anemia, como ocorre durante episódios de sequestro esplênico ou crise aplástica. As transfusões de hemácias não são indicadas para o tratamento da anemia crônica em estado estacionário ou para episódios não complicados de dor vaso-oclusiva. A transfusão de troca simples ou parcial, para reduzir a porcentagem de células falciformes circulantes, é indicada para alguns eventos agudos e pode salvar vidas. Esses eventos incluem AVC, síndrome torácica aguda moderada a grave e falência de múltiplos órgãos. Transfusões administradas antes de procedimentos ou cirurgias que requerem anestesia geral reduzem o risco de complicações secundárias. Alguns pacientes com complicações graves podem se beneficiar de terapia transfusional crônica. As indicações mais comuns para transfusões são AVC ou uma avaliação Doppler transcraniana anormal indicando um risco aumentado de AVC. Eritrócitos com depleção de leucócitos negativos para os antígenos C, E e Kell reduzem a incidência de aloimunização.

O transplante bem-sucedido de células-tronco hematopoiéticas pode curar a doença falciforme. A terapia gênica está sendo avaliada como terapia curativa. A administração diária de hidroxiureia oral aumenta os níveis de hemoglobina fetal, diminui a hemólise e reduz a frequência de síndrome torácica aguda, taxas de hospitalização e necessidade de transfusões. A principal toxicidade da hidroxiureia é a neutropenia, de forma que as contagens sanguíneas devem ser monitoradas regularmente. A hidroxiureia é recomendada para crianças e adolescentes com anemia falciforme e Sβ°-talassemia a partir dos 9 meses de idade; a eficácia em doença da hemoglobina SC e Sβ$^+$-talassemia não foi formalmente estudada. A L-glutamina também é aprovada pela Food and Drug Administration (FDA) para reduzir a frequência de eventos vaso-oclusivos. Existem duas terapias adicionais aprovadas pela FDA: crizanlizumabe e voxelotor. O crizanlizumabe reduz a frequência de eventos vaso-oclusivos. Para a maioria dos indivíduos, a hemoglobina é aumentada em pelo menos 1 g com o voxelotor.

▶ **Prognóstico**

A identificação precoce por triagem neonatal, combinada com cuidados abrangentes da doença falciforme, que incluem prescrição de penicilina profilática, instrução sobre palpação esplênica, educação sobre a necessidade de procurar atendimento urgente quando ocorre febre e triagem de rotina para risco de AVC, reduziu acentuadamente a morbidade e a mortalidade na infância. A maioria dos pacientes agora vive até a idade adulta, com sobrevida de 45 a 50 anos, mas acaba sucumbindo às complicações.

> Cisneros GS, Thein SL: Recent advances in the treatment of sickle cell disease. Front Physiol 2020;11:435. Doi: https://doi.org/10.3389/fphys.2020.00435.
> Hoppe C, Neumayr L: Sickle cell disease. Monitoring, current treatment, and therapeutics under development. Hematol Oncol Clin N Am 2019;33:355–371. doi: 10.1016/j.hoc.2019.01.014 PMID: 31030807.
> Moerdler S, Manwani D: New insights into the pathophysiology and development of novel therapies for sickle cell disease. Hematology Am Soc Hematol Educ Program 2018 Nov 30;2018(1):493–506 [PMID: 30504350].

4. Traço falciforme

Indivíduos heterozigotos para o gene falciforme têm um traço falciforme; a triagem neonatal mostra hemoglobina FAS (A > S). Adultos tipicamente têm cerca de 60% de hemoglobina A e 40% de hemoglobina S. Anemia e hemólise não estão presentes, e o exame físico é normal. Pessoas com traço falciforme geralmente são saudáveis, com uma expectativa de vida normal apesar de um discreto aumento no risco de embolia pulmonar, doença renal e rabdomiólise ao esforço.

Contudo, eritrócitos com traço falciforme são capazes de falcização, com acidemia e hipoxemia. Portanto, o rim pode ser afetado, sendo hipostenúria a manifestação mais comum de traço falciforme. A hematúria indolor transitória, geralmente microscópica, afeta cerca de 4% dos indivíduos com traço falciforme e não progride para disfunção renal significativa. O traço falciforme é um fator de risco para doença renal crônica. Apesar de o carcinoma medular renal ser raro, a maioria dos indivíduos com essa condição tem traço falciforme. A incidência de bacteriúria e pielonefrite pode ser aumentada durante a gestação, mas, no geral, as taxas de morbidade e mortalidade materna e infantil não são afetadas pelo traço falciforme.

Esforço em altitudes moderadas raramente precipita infarto esplênico. Em geral, a tolerância ao exercício parece ser normal; a incidência de traço falciforme em jogadores de futebol profissionais negros é similar àquela da população negra geral dos Estados Unidos. O risco de rabdomiólise ao esforço é aumentado em 1,5 vezes.

Não há razão para restringir atividade extenuante para indivíduos com traço falciforme. Assim como para todos os indivíduos que realizam atividade extenuante, é importante estar em bom condicionamento, vestido apropriadamente, ter acesso a fluidos, descansar periodicamente e realizar atividade com moderação no calor extremo ou umidade. O traço falciforme é mais significativo pelas suas implicações genéticas.

5. Transtornos da hemoglobina C

Hemoglobina C pode ser detectada pelo teste de triagem neonatal. Nos Estados Unidos, 2% dos negros são heterozigotos para a hemoglobina C e, portanto, têm traço de hemoglobina C. Eles não têm sintomas, anemia ou hemólise, mas o esfregaço de sangue periférico pode mostrar algumas células-alvo. A identificação de pessoas com hemoglobina C é importante para o aconselhamento genético, particularmente no que diz respeito à possibilidade de doença falciforme da hemoglobina C na prole.

Pessoas com hemoglobina C em homozigose têm uma anemia hemolítica microcítica leve e podem desenvolver esplenomegalia. O esfregaço de sangue periférico mostra células-alvo proeminentes. Assim como em outras anemias hemolíticas, complicações potenciais da homozigose da hemoglobina C incluem colelitíase e crises aplásicas.

6. Transtornos da hemoglobina E

A hemoglobina E é a segunda variante hemoglobina mais comum no mundo, com uma frequência do gene acima de 60% no nordeste da Tailândia e no Camboja. Pessoas heterozigotas para hemoglobina E mostram hemoglobina FAE na triagem neonatal e são assintomáticas e geralmente não anêmicas, mas podem ter microcitose leve. Indivíduos homozigotos para hemoglobina E também são assintomáticos, mas podem ter anemia leve; o esfregaço de sangue periférico mostra microcitose e algumas células-alvo.

Heterozigotos compostos para hemoglobina E e β^0-talassemia são normais ao nascimento e, assim como bebês com homozigose E, apresentam hemoglobina FE na triagem neonatal. Eles subsequentemente desenvolvem anemia hipocrômica microcítica leve a grave. Essas crianças podem apresentar icterícia, hepatoesplenomegalia e crescimento prejudicado se o distúrbio não for reconhecido e tratado adequadamente. Em alguns casos, a anemia torna-se grave o suficiente para exigir terapia de transfusão vitalícia. Mesmo sem transfusões regulares, pode ocorrer hemossiderose. Em certas áreas dos Estados Unidos, a hemoglobina E/β^0-talassemia tornou-se uma causa mais comum de anemia dependente de transfusão do que a β-talassemia homozigótica.

7. Outras hemoglobinopatias

Variantes de hemoglobina são comuns. Indivíduos heterozigotos, frequentemente identificados durante programas de triagem neonatal, são geralmente assintomáticos e geralmente não apresentam anemia ou hemólise. O principal significado da maioria das variantes de hemoglobina é o potencial para doença em indivíduos heterozigotos compostos, que também herdam talassemia ou hemoglobina falciforme. Por exemplo, crianças que são heterozigotas compostas para as hemoglobinas S e D_{Punjab} ($D_{Los\ Angeles}$) são sintomáticas.

Naik RP et al: Clinical outcomes associated with sickle cell trait. Ann Intern Med 2018;169:619–627. doi:10.7326/M18-1161 [PMID: 30383109].

ANEMIAS HEMOLÍTICAS CONGÊNITAS: DISTÚRBIOS DO METABOLISMO ERITROCITÁRIO

Os eritrócitos dependem do metabolismo anaeróbico da glicose para a manutenção dos níveis de trifosfato de adenosina suficientes para a homeostase. A glicólise também produz os níveis de 2,3-difosfoglicerato (2,3-DPG) necessários para modular a afinidade de oxigênio da hemoglobina. O metabolismo da glicose através do *shunt* de hexose-monofosfato é necessário para gerar fosfato de dinucleotídeo de adenina-nicotinamida (NADPH, de *nicotinamide adenine dinucleotide phosphate*) reduzido e glutationa reduzida suficientes para proteger as hemácias contra danos oxidativos. Deficiências congênitas de muitas enzimas da via glicolítica têm sido associadas a anemias hemolíticas. Em geral, as anormalidades morfológicas presentes no esfregaço de sangue periférico são inespecíficas, e a herança desses distúrbios é autossômica recessiva ou ligada ao cromossomo X. Assim, a possibilidade de um defeito enzimático das hemácias deve ser considerada durante a avaliação de um paciente com anemia hemolítica congênita nos seguintes casos: quando o esfregaço de sangue periférico não mostra a morfologia das hemácias típica de defeitos de membrana ou de hemoglobina (p. ex., esferócitos, formas falciformes, células-alvo); quando os distúrbios da hemoglobina são excluídos por resultados laboratoriais e quando os estudos familiares são inconsistentes. O diagnóstico é confirmado ao encontrar um baixo nível da enzima deficiente e/ou uma mutação de DNA consistente. Os dois distúrbios mais comuns do metabolismo eritrocitário são a deficiência de G6PD e a deficiência de piruvato-cinase.

1. Deficiência de glicose-6-fosfato desidrogenase

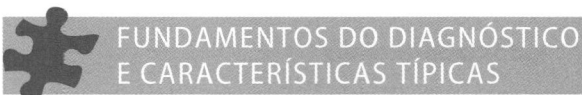

FUNDAMENTOS DO DIAGNÓSTICO E CARACTERÍSTICAS TÍPICAS

▶ Predominantemente em indivíduos com ancestralidade africana, mediterrânea ou asiática.
▶ Hiperbilirrubinemia neonatal.
▶ Hemólise geralmente esporádica associada a infecção ou com ingestão de drogas oxidantes ou feijão-fava.
▶ Herança ligada ao cromossomo X, mas 50% esporádica.
▶ Raramente anemia hemolítica não esferocítica crônica.

▶ Considerações gerais

A deficiência de glicose-6-fosfato desidrogenase (G6PD) é o defeito enzimático mais comum das hemácias que causa anemia hemolítica. O distúrbio tem herança recessiva ligada ao cromossomo X e ocorre com maior frequência entre pessoas de ascendência africana, mediterrânea e asiática, mas é esporádico em pelo menos 50% dos afetados. Meninas podem ser afetadas. Na maioria dos casos, a deficiência é devida a uma mutação missense que causa instabilidade enzimática; assim, as hemácias mais velhas são mais deficientes do que as mais jovens e são incapazes de gerar desidrogenase do dinucleotídeo de adenina-nicotinamida (NADH, de *nicotinamide adenine dinucleotide*) suficiente para manter os níveis de glutationa reduzida necessários para proteger as hemácias contra o estresse oxidativo. A maioria das pessoas com deficiência de G6PD não apresenta anemia hemolítica crônica; em vez disso, elas têm hemólise episódica em momentos de exposição ao estresse oxidativo causado pela infecção ou por certas drogas ou substâncias alimentares. A gravidade do distúrbio varia entre os grupos étnicos; a deficiência de G6PD em pessoas de ascendência africana geralmente é menos grave do que em outros grupos étnicos.

Achados clínicos

A. Sinais e sintomas

Neonatos com deficiência de G6PD podem ter hiperbilirrubinemia não conjugada significativa e necessitar de fototerapia ou transfusão de troca para prevenir kernicterus. A deficiência é uma causa importante de hiperbilirrubinemia em recém-nascidos de ascendência mediterrânea ou asiática, mas menos importante nos de ascendência africana. Os episódios hemolíticos são frequentemente desencadeados por infecção ou pela ingestão de drogas oxidantes, como compostos antimaláricos, rasburicase e antibióticos sulfonamidas (**Tabela 30-3**). A ingestão de feijão-fava pode desencadear hemólise em crianças de ascendência mediterrânea ou asiática, mas geralmente não em crianças de ascendência africana, devido aos tipos de mutação que herdam. Episódios de hemólise estão associados a palidez, icterícia, hemoglobinúria e, por vezes, comprometimento cardiovascular.

B. Achados laboratoriais

A concentração de hemoglobina, a contagem de reticulócitos e o esfregaço de sangue periférico geralmente são normais na ausência de estresse oxidativo. Os episódios de hemólise estão associados a uma queda variável da hemoglobina. Hemácias "mordidas" ou hemácias em bolha podem ser vistas, juntamente com alguns esferócitos no esfregaço de sangue periférico. A hemoglobinúria é comum e a contagem de reticulócitos aumenta em poucos dias. Os corpos de Heinz podem ser demonstrados com colorações apropriadas. O diagnóstico é confirmado pelo achado de níveis reduzidos de G6PD nos eritrócitos. Como essa enzima está presente em quantidades aumentadas nos reticulócitos, o melhor momento para realizar a testagem é quando a contagem de reticulócitos é normal ou quase normal. O teste de DNA pode ser feito a qualquer momento.

Tabela 30-3 Alguns fármacos e produtos químicos comuns que podem induzir anemia hemolítica em pessoas com deficiência de G6PD

Acetanilida	Niridazol
Doxorrubicina	Nitrofurantoína
Furazolidona	Fenazopiridina
Azul de metileno	Primaquina
Ácido nalidíxico	Sulfametoxazol

Reproduzida com permissão de Beutler E: Glucose-6-phosphate dehydrogenase deficiency. N Engl J Med 1991 Jan 17;324(3):169–174.

Complicações

O kernicterus é um risco para lactentes com hiperbilirrubinemia neonatal significativa. Episódios de hemólise aguda em crianças mais velhas podem ser fatais. Variantes raras de G6PD estão associadas à anemia hemolítica não esferocítica crônica; o curso clínico de pacientes com tais variantes pode ser complicado por esplenomegalia e pela formação de cálculos biliares.

Tratamento

A questão mais importante do tratamento é evitar medicamentos sabidamente associados à hemólise (ver **Tabela 30-3**). Para alguns pacientes de ascendência mediterrânea, do Oriente Médio ou asiática, o consumo de favas também deve ser evitado. Infecções devem ser tratadas prontamente e antibióticos administrados quando apropriado. A maioria dos episódios de hemólise é autolimitada, mas as transfusões de hemácias podem salvar vidas quando os sinais e sintomas indicam comprometimento cardiovascular.

2. Deficiência de piruvato-cinase

A deficiência de piruvato-cinase é um distúrbio autossômico recessivo observado em todos os grupos étnicos, mas é mais comum em pessoas do norte da Europa. A deficiência está associada a uma anemia hemolítica não esferocítica crônica de gravidade variável. Aproximadamente um terço dos afetados apresenta, no período neonatal, icterícia e hemólise que requerem fototerapia ou transfusão de troca. Eventualmente, o distúrbio causa hidropisia fetal e óbito neonatal. A hemólise pode ser tão grave que transfusões crônicas de hemácias são indicadas, mas pode ser leve o suficiente para passar despercebida por muitos anos. Frequentemente ocorrem icterícia e esplenomegalia nos casos mais graves. O diagnóstico de deficiência de piruvato-cinase é ocasionalmente sugerido pela presença de equinócitos no esfregaço de sangue periférico, mas esses achados podem estar ausentes antes da esplenectomia. O diagnóstico depende da demonstração de baixos níveis de atividade de piruvato-cinase em hemácias e/ou de mutações de DNA associadas.

O tratamento da deficiência de piruvato-cinase depende da gravidade da hemólise. Transfusões de sangue podem ser necessárias na anemia significativa, e a esplenectomia pode ser benéfica. Embora o procedimento não cure o distúrbio, ele melhora a anemia e seus sintomas. Caracteristicamente, após a esplenectomia, a contagem de reticulócitos aumenta e os equinócitos tornam-se mais prevalentes, apesar da diminuição da hemólise e aumento do nível de hemoglobina. Terapias modificadoras da doença estão em desenvolvimento.

Grace RF, Barcellini W: Management of pruvate kinase deficiency in children and adults. Blood 2020;136:1241–1249. doi: 10.1182/blood.2019000945. Blood 2020 [PMID: 32702739].

Luzzatto L, Ally Mwashungi, Notaro R: Glucose-6-phosphate dehydrogenase deficiency. Blood 2020;136:1225–1240. doi: 10.1182/blood.2019000944 [PMID: 32702756].

ANEMIA HEMOLÍTICA ADQUIRIDA

1. Anemia hemolítica autoimune

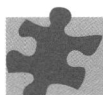

FUNDAMENTOS DO DIAGNÓSTICO E CARACTERÍSTICAS TÍPICAS

- Palidez, fadiga, icterícia e urina escura.
- Esplenomegalia.
- Teste direto da antiglobulina (TDA) positivo.
- Reticulocitose e esferocitose.

► Considerações gerais

A anemia hemolítica autoimune (AHAI) adquirida é rara durante os primeiros 4 meses de vida, mas é uma das causas mais comuns de anemia aguda após o primeiro ano. Pode surgir como um distúrbio primário ou como complicação de uma infecção (hepatite, infecções do trato respiratório superior, mononucleose por EBV ou infecção por citomegalovírus [CMV]); lúpus eritematoso sistêmico (LES) e outras síndromes autoimunes; estados de imunodeficiência, incluindo síndrome linfoproliferativa autoimune (SLPA); ou, muito raramente, malignidades. Medicamentos podem induzir anemia hemolítica associada a anticorpos e, recentemente, as cefalosporinas de terceira geração, como a ceftriaxona, tornaram-se uma causa comum desse evento adverso.

► Achados clínicos

A. Sinais e sintomas

A doença geralmente tem um início agudo manifestado por fraqueza, palidez, urina escura e fadiga. A icterícia é um achado relevante e a esplenomegalia está frequentemente presente. Alguns casos têm um início mais crônico e insidioso. Evidências clínicas de uma doença subjacente podem estar presentes.

B. Achados laboratoriais

A anemia é normocrômica e normocítica, podendo variar de leve a grave (concentração de hemoglobina < 5 g/dL). A contagem e o índice de reticulócitos geralmente estão aumentados, mas ocasionalmente são normais ou baixos. Esferócitos e hemácias nucleadas podem ser vistos no esfregaço de sangue periférico. Embora a leucocitose e a contagem elevada de plaquetas sejam comuns, algumas vezes ocorre trombocitopenia. Outros dados laboratoriais observados com hemólise são aumento de bilirrubina indireta e total, desidrogenase láctica, aspartato-aminotransferase e urobilinogênio urinário. A hemólise intravascular é indicada por hemoglobinemia, hemoglobinúria e diminuição dos níveis de haptoglobina. O exame da medula óssea mostra acentuada hiperplasia eritroide e hemofagocitose, mas raramente é necessário para o diagnóstico.

Os estudos sorológicos são úteis para definir a fisiopatologia, planejar estratégias terapêuticas e avaliar o prognóstico (**Tabela 30-4**). Em quase todos os casos, os testes direto e indireto da antiglobulina (TDA e TIA) são positivos. Raramente, pacientes com AHAI podem ter TDA negativo devido à presença de IgG ligada a hemácias com baixa afinidade ou abaixo do nível de detecção do ensaio, devido à baixa afinidade a um antígeno imaturo encontrado em reticulócitos, ou ainda devido à IgA ligada a hemácias não reconhecidas pelo reagente de Coombs.

Uma avaliação mais aprofundada permite discernir uma uma das três síndromes: a presença de IgG e um nível baixo ou nulo de C3 nas hemácias do paciente, atividade máxima de anticorpo *in vitro* a 37°C e ausência de antígeno ou especificidade de tipo Rh, que constitui AHAI por anticorpos quentes com destruição principalmente extravascular pelo sistema reticuloendotelial. Em contraste, a detecção de complemento isolado nas hemácias, reatividade ideal a 4 °C e especificidade do antígeno I ou i são diagnósticos de AHAI fria com hemólise predominantemente intravascular e extravascular leve. As aglutininas frias são relativamente comuns (~ 10%) em indivíduos normais, mas os anticorpos frios (IgM) clinicamente significativos exibem reatividade *in vitro* a 30 °C ou mais.

A hemoglobinúria paroxística fria apresenta uma terceira categoria de doença. A avaliação laboratorial é idêntica à AHAI fria, exceto pela especificidade do antígeno (P) e pela exibição de hemólise *in vitro*. A hemoglobinúria paroxística fria está quase sempre associada a infecções significativas, como *Mycoplasma*, parvovírus, adenovírus, EBV e CMV.

► Diagnóstico diferencial

A AHAI deve ser diferenciada de outras formas de anemias hemolíticas congênitas ou adquiridas. O TDA discrimina hemólise mediada por anticorpos de outras causas, como esferocitose hereditária. A presença de outras citopenias e anticorpos para plaquetas ou neutrófilos sugere uma síndrome autoimune (p. ex., lúpus), imunodeficiência (p. ex., SLPA, imunodeficiência congênita) ou síndrome de Evans (AHAI e PTI ou outras citopenias associadas a autoanticorpos). Mais da metade dos pacientes diagnosticados com síndrome de Evans podem ter SLPA ou outros distúrbios de desregulação imunológica genética.

► Complicações

A anemia pode ser muito grave e resultar em colapso cardiovascular, exigindo tratamento de emergência. Podem estar presentes complicações de uma doença subjacente, como lúpus eritematoso disseminado ou um estado de imunodeficiência.

► Tratamento

O manejo clínico da doença subjacente é importante em casos sintomáticos. Definir a síndrome clínica fornece um guia útil para o tratamento. A maioria dos pacientes (50-80%) com AHAI quente (na qual a hemólise é principalmente extravascular) responde à

Tabela 30-4 Classificação da AHAI em crianças

Síndrome	AHAI quente	AHAI fria	Hemoglobinúria paroxística fria
Teste antiglobulina específico IgG Complemento	Fortemente positivo Negativo ou fracamente positivo	Negativo Fortemente positivo	Negativo Fortemente positivo
Temperatura na reatividade máxima (*in vitro*)	37 °C	4 °C	4 °C
Especificidade do antígeno	Pode ser panaglutinina ou ter uma especificidade tipo Rh	I ou i	P
Outro		Clinicamente significativo se aglutinação ocorre ≥ 30 °C	Teste da hemolisina bifásica positivo
Fisiopatologia	Hemólise extravascular, destruição pelo SRE (p. ex., baço). Raramente um componente intravascular no início do curso.	Hemólise intravascular (pode ter um componente extravascular).	Hemólise intravascular (pode ter um componente extravascular).
Prognóstico	Pode ser mais crônica (> 3 meses) com morbidade e mortalidade significativas. Pode estar associada a um distúrbio primário (lúpus, imunodeficiência, etc.).	Geralmente aguda (< 3 meses). Bom prognóstico: frequentemente associada a infecção.	Aguda, autolimitada. Associada à infecção.
Tratamento	Responde ao bloqueio do SRE, incluindo esteroides (prednisona, 2 mg/kg/dia), IgIV (1 g/kg/dia por 2 dias), ou, com indicação específica, esplenectomia.	Pode não responder ao bloqueio do SRE. Casos graves podem se beneficiar de plasmaférese.	Geralmente autolimitada. Manejo sintomático.

AHAI, anemia hemolítica autoimune; IgG, imunoglobulina G; IgIV, imunoglobulina intravenosa; SRE, sistema reticuloendotelial.

prednisona (2 mg/kg/dia). Após o tratamento inicial, a dose de corticosteroides pode ser diminuída lentamente. Os pacientes podem responder a 1 g de imunoglobulina intravenosa (IgIV) por quilograma por dia durante 2 dias, mas menos pacientes respondem à IgIV do que à prednisona. Em casos graves, o rituximabe pode ser uma alternativa bem-sucedida; no entanto, esse medicamento deve ser evitado na AHAI associada à SLPA. Embora a remissão com esplenectomia possa atingir 50 a 60%, na AHAI quente, essa estratégia deve ser considerada apenas para pacientes com mais de 5 anos, refratários ou resistentes às terapias de primeira linha. Complicações de curto e longo prazo atualmente são reconhecidas e incluem infecção por organismos encapsulados, aumento do risco de tromboembolismo venoso e risco de hipertensão portal e arterial pulmonar. Em casos que não respondem à terapia mais convencional, agentes imunossupressores como micofenolato, sirolimo, ciclosporina, tacrolimo, ciclofosfamida, azatioprina ou metotrexato podem ser usados isoladamente ou em combinação com corticosteroides. As primeiras quatro terapias, que produzem menos mielossupressão e risco de infecção, podem ser úteis quando a hemólise está associada à síndrome de Evans ou SLPA. A plasmaférese não é indicada para doenças quentes, associadas à IgG ou para doenças por autoanticorpos. O transplante, especialmente quando a hemólise é secundária, tem sido utilizado com sucesso em um pequeno número de casos.

Pacientes com AHAI fria e hemoglobinúria paroxística fria tendem a ter menor resposta a corticosteroides ou IgIV. Como essas síndromes são mais propensas a serem associadas a infecções e têm um curso agudo e autolimitado, o tratamento de suporte de forma isolada pode ser suficiente. A plasmaférese pode ser eficaz na anemia hemolítica autoimune (IgM) fria grave porque o anticorpo desencadeante tem uma distribuição intravascular. O rituximabe ou outras terapias imunossupressoras podem ser úteis em casos raros.

A terapia de suporte é crucial. Pacientes com anticorpos que reagem ao frio, particularmente hemoglobinúria paroxística fria, devem ser mantidos em um ambiente aquecido. A transfusão pode ser necessária devido às complicações da anemia grave, mas deve ser usada somente quando não houver alternativa. Na maioria dos pacientes, o sangue compatível não será encontrado, e a unidade menos incompatível entre as poucas testadas será transfundida. A transfusão deve ser conduzida com cuidado, começando com uma dose teste (ver a seção Medicina Transfusional, mais adiante neste capítulo). A identificação do fenótipo do paciente para aloantígenos menores de hemácias pode ser útil para evitar a aloimunização ou para fornecer transfusões apropriadas se surgirem aloanticorpos após as transfusões iniciais. Pacientes com hemólise intravascular grave terão coagulação intravascular disseminada (CIVD) associada, e a terapia com heparina deve ser considerada nesses casos.

Prognóstico

A perspectiva para AHAI na infância geralmente é boa, a menos que doenças associadas estejam presentes (assim, é provável, por exemplo, ter um curso crônico). Em geral, crianças com AHAI quente (IgG) correm maior risco de doença mais grave e crônica com taxas de morbidade e mortalidade mais altas do que aquelas com AHAI fria. A hemólise e testes de antiglobulina positivos podem continuar por meses ou anos. Pacientes com AHAI fria ou hemoglobinúria paroxística fria são mais propensos a ter doença autolimitada aguda (< 3 meses). A hemoglobinúria paroxística fria está quase sempre associada à infecção (p. ex., infecção por *Mycoplasma*, CMV e EBV).

Bride KL et al: Sirolimus is effective in relapsed/refractory autoimmune cytopenias: results of a prospective multi-institutional trial. Blood 2016;127(1):17–28. doi: 10.1182/blood-2015-07-657981 [PMID: 26504182].

Hadjadj J et al; French Reference Center for Pediatric Autoimmune Cytopenia (CEREVANCE): Pediatric Evans syndrome is associated with a high frequency of potentially damaging variants in immune genes. Blood 2019;314(1):9–21. doi: 10.1182/blood-2018-11-887141 [PMID: 30940614].

Hill QA: Guidelines on the management of drug-induced immune and secondary autoimmune, hemolytic anaemia. Br J Haematol 2017;1772(2):208–220. doi: 10.1111/bjh.14654 [PMID: 28369704].

Ladogana S: Diagnosis and management of newly diagnosed childhood autoimmune haemolytic anaemia. Recommendations from the Red Cell Study Group of the Paediatric Haemato-Oncology Italian Association. Blood Transfus 2017;15(3):259–267. doi: 10.2450/2016.0072-16 [PMID: 28151390].

Petz LD, Garratty G: *Immune Hemolytic Anemias*. 2nd ed. Churchill Livingstone; Philadelphia, PA, 2004:341–344.

2. Anemia hemolítica adquirida não imune

A doença hepática pode alterar a composição lipídica da membrana das hemácias. Isso geralmente resulta na formação de células-alvo e não está associado a hemólise significativa.

Eventualmente, o dano hepatocelular está associado à formação de acantócitos e anemia hemolítica intensa. A doença renal também pode estar associada a hemólise significativa; a síndrome hemolítico-urêmica é um exemplo. Nesse distúrbio, a hemólise está associada à presença, no esfregaço de sangue periférico, de equinócitos, células em capacete, hemácias fragmentadas e esferócitos.

Uma anemia hemolítica microangiopática com hemácias fragmentadas e alguns esferócitos pode ser observada em diversas condições associadas à coagulação intravascular e deposição de fibrina nos vasos. Isso ocorre com a CIVD complicando uma infecção grave, mas também pode ocorrer quando a coagulação intravascular é localizada, como nos hemangiomas cavernosos gigantes (síndrome de Kasabach-Merritt). Eritrócitos fragmentados também podem ser observados com danos mecânicos (p. ex., associados a válvulas e dispositivos cardíacos artificiais).

POLICITEMIA E METEMOGLOBINEMIA

A policitemia em crianças é definida como uma hemoglobina ou hematócrito maior do que dois desvios padrão acima do normal para a idade e geralmente é secundária à hipoxemia crônica. A policitemia hereditária é rara. A causa mais comum de policitemia secundária em crianças é a cardiopatia congênita cianótica, mas também ocorre em doenças pulmonares crônicas, como a fibrose cística. As pessoas que vivem em altitudes extremamente elevadas, bem como algumas com metemoglobinemia, desenvolvem policitemia. A policitemia pode ocorrer no período neonatal; é particularmente exagerada em bebês prematuros ou grandes para a idade gestacional. Pode ocorrer em lactentes de mães diabéticas, em lactentes com trissomias do 13, 18 ou 21, ou como complicação de hiperplasia adrenal congênita.

O distúrbio difere da policitemia vera porque apenas as hemácias são afetadas; as contagens de leucócitos e plaquetas estão normais. Geralmente não há achados físicos, exceto pletora e esplenomegalia. Os sintomas são geralmente limitados a dor de cabeça e letargia.

A imunodeficiência pode complicar a policitemia e agravar a hiperviscosidade associada. Deve-se suspeitar dessa complicação da policitemia quando o VCM cai abaixo da faixa normal. Foram descritas anormalidades de coagulação e sangramento, incluindo trombocitopenia, coagulopatia de consumo leve e atividade fibrinolítica elevada em pacientes cardíacos gravemente policitêmicos. O sangramento durante a cirurgia pode ser grave.

O tratamento ideal da policitemia secundária é a correção do distúrbio subjacente. Quando isso não pode ser feito, a flebotomia pode ser necessária para controlar os sintomas. A suficiência de ferro deve ser mantida. Essas medidas ajudam a prevenir as complicações de trombose e hemorragia.

METEMOGLOBINEMIA

Quando o ferro heme é oxidado, ele muda do estado ferroso para o férrico, e a metemoglobina é produzida. Normalmente, a metemoglobina é enzimaticamente reduzida de volta à hemoglobina. A metemoglobina é incapaz de fornecer oxigênio aos tecidos e causa um desvio à esquerda na curva de dissociação de oxigênio. A cianose é observada com níveis de metemoglobina superiores a 15%.

1. Hemoglobina M

Essa designação é dada a várias hemoglobinas anormais associadas à metemoglobinemia devido a substituições de aminoácidos nas cadeias de globina. A hemoglobina M é transmitida como um distúrbio autossômico dominante. A eletroforese de hemoglobina no pH normal nem sempre demonstrará a hemoglobina anômala, e pode ser necessária uma focalização isoelétrica ou análise de DNA. Os indivíduos afetados são cianóticos, mas têm tolerância ao exercício e expectativa de vida normal. Nenhum tratamento é indicado.

2. Metemoglobinemias congênitas devido a deficiências enzimáticas

A metemoglobinemia congênita é causada mais frequentemente pela deficiência da enzima redutora citocromo b5 redutase e é transmitida como um traço autossômico recessivo. Os indivíduos afetados podem ter até 40% de metemoglobina mas geralmente não apresentam sintomas, embora uma policitemia compensatória leve possa estar presente. Pacientes com deficiência de diaforase-I respondem ao tratamento com ácido ascórbico e azul de metileno (ver próxima seção), mas o tratamento geralmente não é indicado.

3. Metemoglobinemia adquirida

Nitritos e nitratos, cloratos, quininos como corantes de anilina, sulfonamidas, acetanilida, fenacetina, subnitrato de bismuto e clorato de potássio geram metemoglobina. O uso recreativo de nitritos voláteis ("*poppers*") e cocaína pode precipitar metemoglobinemia. Deve-se suspeitar de envenenamento com uma droga ou produto químico contendo uma dessas substâncias se houver cianose de início súbito. Os níveis de metemoglobina nesses casos podem ser extremamente altos e podem produzir anoxia, dispneia, inconsciência, insuficiência circulatória e morte. Devido à deficiência transitória de NADH-metemoglobina-redutase, os recém-nascidos são mais suscetíveis à metemoglobinemia induzida por drogas ou produtos químicos, especialmente quando expostos a lidocaína, benzocaína ou prilocaína. Bebês com acidose metabólica também podem desenvolver metemoglobinemia.

Crianças com metemoglobinemia adquirida (exceto aquelas relacionadas à deficiência de G6PD) respondem dramaticamente a azul de metileno intravenoso. O ácido ascórbico administrado por via oral ou intravenosa também reduz a metemoglobina, mas a resposta é mais lenta.

DISTÚRBIOS DOS LEUCÓCITOS

NEUTROPENIA

FUNDAMENTOS DO DIAGNÓSTICO E CARACTERÍSTICAS TÍPICAS

► Aumento da frequência de infecções.
► Ulceração da mucosa oral e gengivite.
► Diminuição da contagem absoluta de neutrófilos; números normais de hemácias e plaquetas.

Considerações gerais

A neutropenia é uma contagem absoluta de neutrófilos (granulócitos) inferior a 1.500/μL na na idade pré-escolar e escolar ou inferior a 1.100/μL entre 1 mês e 2 anos de idade. Durante os primeiros dias de vida, uma contagem absoluta de neutrófilos inferior a 3.500/μL pode ser considerada neutropenia em bebês nascidos a termo. A neutropenia resulta de células-tronco mieloides ausentes ou defeituosas; maturação mieloide ineficaz ou suprimida; produção alterada de citocinas ou quimiocinas hematopoiéticas ou anormalidades em seus receptores; diminuição da liberação da medula; aumento da apoptose de neutrófilos; destruição ou consumo; ou, na pseudoneutropenia, de um aumento do *pool* marginal de neutrófilos (**Tabela 30-5**). Uma redução na massa de neutrófilos diminui a entrega dessas células para áreas onde o equilíbrio favorece proliferação e invasão bacteriana.

A gravidade da neutropenia pode ser caracterizada pelo nível de neutrófilos periféricos, pelo número e gravidade das infecções e pela produção de neutrófilos maduros na medula. Também é importante saber se a neutropenia é aguda (< 3 meses) ou crônica (> 3 meses). Os tipos mais graves de neutropenia crônica incluem disgenesia reticular (aleucocitose congênita), síndrome de Kostmann ou neutropenia congênita grave (NCG; uma neutropenia grave com defeito de maturação nas células progenitoras

Tabela 30-5 Classificação da neutropenia na infância

Neutropenia congênita com anormalidades de células-tronco ou células progenitoras mieloides comprometidas
Disgenesia reticular
Neutropenia crônica idiopática da infância
Neutropenia congênita grave (NCG 1-5 e ligada ao cromossomo X)
Neutropenia cíclica
Síndrome de Shwachman-Diamond
Síndrome de Whim
Glicogenose Ib
Síndrome de Chédiak-Higashi
Síndrome de Cohen
Síndrome de Barth
Síndrome de Hermansky-Pudlak
Síndrome de Griscelli
Síndrome de Charcot-Marie-Tooth
Hipoplasia cartilagem-cabelo
Disceratose congênita
Acidemias orgânicas (p. ex., propiônica, metilmalônica)
Osteopetrose
Anemia de Fanconi
Neutropenia com distúrbios de imunodeficiência (imunodeficiência combinada grave, hiper-IgM)
Neutropenias adquiridas afetando células-tronco
Malignidades (leucemia, linfoma) e distúrbios pré-leucêmicos
Drogas ou substâncias tóxicas
Radiação ionizante
Anemia aplástica
Neutropenias adquiridas afetando progenitores mieloides comprometidos ou sobrevivência de neutrófilos maduros
Mielopoiese ineficaz (deficiência de vitamina B_{12}, folato e cobre)
Infecção
Imune (neonatal aloimune ou autoimune, autoimune ou neutropenia benigna crônica da infância)
Hiperesplenismo

da medula, associada a defeitos genéticos específicos), síndrome de Shwachman (neutropenia com insuficiência pancreática), neutropenia com estados de deficiência imunológica, neutropenia cíclica e mielocatexia ou disgranulopoiese. Já foram identificadas mutações genéticas para a síndrome de Chédiak-Higashi (LYST [CHS1]), síndrome de Whim (CXCR4), NCG 1-5 (ELANE, GFl1, HAX1, G6PC3, VPS45, bem como WASP e GCSF3R), síndrome de Shwachman (SBDS) e neutropenia cíclica (ELANE). A neutropenia também pode estar associada a doenças de depósito (GSD-Ib) e metabólicas, estados de imunodeficiência e outros distúrbios. Pelo menos 17 genes foram implicados em todos esses distúrbios. Em muitos casos, a neutropenia representa a única manifestação, mas por vezes o distúrbio também está associado ao envolvimento multissistêmico.

As causas mais comuns de neutropenia aguda são as infecções virais ou as drogas, resultando em diminuição da produção de neutrófilos na medula, aumento do *turnover* periférico ou ambos. Infecções bacterianas graves podem estar associadas a neutropenia. Embora não seja comumente identificada, a neutropenia aloimune neonatal pode ser grave e estar associada a infecção. A neutropenia autoimune ocorre com neutropenia benigna crônica da infância, síndromes de imunodeficiência, distúrbios autoimunes ou, no recém-nascido, como resultado da transferência passiva de anticorpos (aloimunes) da mãe para o feto. A neutropenia étnica benigna é uma causa comum de neutropenia em pacientes de etnia africana ou do Oriente Médio e foi recentemente atribuída ao polimorfismo de nucleotídeo único no gene ACKR1/DARC. Embora as contagens de neutrófilos no sangue periférico estejam moderadamente diminuídas, os pacientes não apresentam risco aumentado de infecções devido à presença de neutrófilos em abundância nos tecidos. Malignidades, osteopetrose, síndromes de insuficiência medular e hiperesplenismo geralmente não estão associados à neutropenia isolada.

▶ Achados clínicos

A. Sinais e sintomas

A infecção bacteriana ou fúngica grave aguda é a complicação mais significativa da neutropenia. Embora o risco seja aumentado quando a contagem absoluta de neutrófilos é inferior a 500/μL, a susceptibilidade real é variável e depende da causa da neutropenia, das reservas medulares e de outros fatores. Os tipos mais comuns de infecção incluem sepse, celulite, abscessos cutâneos, pneumonia e abscessos perirretais. Além dos sinais e sintomas locais, os pacientes podem apresentar calafrios, febre e mal-estar. Sinusite, úlceras aftosas, gengivite e doença periodontal também são problemas significativos na neutropenia crônica. Na maioria dos casos, o baço e o fígado não são aumentados. *Staphylococcus aureus* e bactérias Gram-negativas são os patógenos mais comuns.

B. Achados laboratoriais

Os neutrófilos estão ausentes ou acentuadamente reduzidos no sangue periférico. Na maioria das formas de neutropenia ou agranulocitose, os monócitos e linfócitos são normais e as hemácias e plaquetas não são afetadas. A medula óssea geralmente mostra uma série eritroide normal, com megacariócitos adequados, mas pode ser observada uma redução acentuada nas células mieloides ou um atraso significativo na maturação dessa série em vários estágios da maturação. A celularidade total pode estar diminuída.

Na avaliação da neutropenia (p. ex., persistente, intermitente, cíclica), deve-se prestar atenção à duração e ao padrão da neutropenia, aos tipos de infecções e sua frequência e às anormalidades fenotípicas no exame físico. Uma história familiar cuidadosa e hemogramas dos pais podem ser úteis. Se uma causa adquirida, como infecção viral ou droga, não for óbvia como causa aguda, nenhuma outra doença primária estiver presente e a neutropenia for crônica, devem ser realizadas contagens de leucócitos, diferencial de leucócitos e contagens de plaquetas e reticulócitos duas vezes por semana por 6 semanas para determinar o padrão de neutropenia. A aspiração e a biópsia da medula óssea, incluindo análise citogenética, são mais importantes para caracterizar as características morfológicas da mielopoiese. A medição das contagens de neutrófilos em resposta à infusão de corticosteroides pode documentar as reservas de medula. Outros testes que auxiliam no diagnóstico incluem medição de anticorpos contra neutrófilos, níveis de imunoglobulina, anticorpos antinucleares e fenotipagem de linfócitos para detectar estados de imunodeficiência. A cultura da medula óssea pode definir progenitores mieloides ou a presença de fatores inibitórios. As citocinas no plasma ou produzidas por células mononucleares podem ser medidas diretamente. Alguns distúrbios de neutropenia apresentam função neutrofílica anormal, mas a neutropenia grave pode impedir a coleta de células suficientes para completar as análises. A avaliação das mutações genéticas mencionadas acima pode ajudar a confirmar o diagnóstico de uma síndrome de neutropenia grave. O aumento da apoptose em precursores da medula ou neutrófilos circulantes é uma característica geral descrita em vários distúrbios congênitos ou genéticos.

▶ Tratamento

Os distúrbios subjacentes devem ser identificados e tratados ou os agentes associados devem ser eliminados. As infecções devem ser avaliadas e tratadas agressivamente. A terapia antimicrobiana profilática não é indicada para pacientes afebris e assintomáticos, mas pode ser considerada em casos raros com infecções recorrentes. O fator estimulante de colônia de granulócitos recombinante (G-CSF, de *granulocyte colony stimulating factor*) aumentará a contagem de neutrófilos na maioria dos pacientes; o fator estimulador de colônias de granulócitos-macrófagos (GM-CSF) pode ser considerado, mas é menos usado. Para pacientes com contagens de neutrófilos de 500/μL ou menos, G-CSF (filgrastima) pode ser iniciado em 3 a 5 mcg/kg/dia por via subcutânea ou intravenosa uma vez ao dia, e a dose ajustada para manter a contagem absoluta de neutrófilos entre 500/μL e 10.000/μL. O uso de G-CSF de ação prolongada (pegfilgrastima) foi realizado em alguns pacientes com neutropenia crônica. Em um pequeno número de pacientes, a terapia com G-CSF demonstrou ser segura para as mães e não teratogênica. Alguns pacientes mantêm contagens adequadas com G-CSF administrado em dias alternados. O tratamento diminuirá as complicações infecciosas, mas pode ter pouco efeito sobre a doença periodontal. No entanto, nem todos os pacientes com síndromes de neutropenia requerem G-CSF (p. ex., neutropenia benigna crônica da infância). Os pacientes com neutropenia cíclica podem ter um curso clínico mais brando à medida que ficam mais velhos. As imunizações devem ser administradas se o sistema imune adaptativo estiver normal. O transplante de células-tronco hematopoiéticas pode ser considerado para pacientes com complicações graves, especialmente aqueles com neutropenia congênita grave refratária à administração de G-CSF.

▶ Prognóstico

O prognóstico varia muito conforme a causa e a gravidade da neutropenia. Em casos graves com agranulocitose persistente, o prognóstico é desfavorável apesar da terapia antibiótica, mas o G-CSF tem o potencial de prolongar a expectativa de vida. Em formas leves ou cíclicas da neutropenia, os sintomas podem ser mínimos e o prognóstico de expectativa de vida normal excelente. A neutropenia crônica benigna da infância se resolve espontaneamente em até 90% das crianças aos 5 anos de idade. Até 50% dos pacientes com síndrome de Shwachman podem desenvolver anemia aplástica, mielodisplasia ou leucemia durante a vida. Pacientes com outras NCGs também têm potencial para leucemia, assim como pacientes com neutropenia associada a alguns distúrbios imunológicos. O transplante de células-tronco hematopoiéticas pode ser a única terapia curativa para alguns distúrbios.

Dale D: How I manage children with neutropenia. Br J Haematol 2017;178:351–363. doi: 10.1111/bjh.14677 [PMID: 28419427].
Dale DC: An update on diagnosis and treatment of chronic idiopathic neutropenia. Curr Opin Hematol 2017;24:46 [PMID: 27841775].
Donadieu J, Beaupain B, Fenneteau O, Bellanné-Chantelot C: Congenital neutropenia in the era of genomics: classification, diagnosis, and natural history. Br J Haematol 2017;179:557–574. doi: 10.1111/bjh.14887 [PMID: 28875503].
Fioredda F: Long-term use of pegfilgrastim with severe congenital neutropenia: clinical and pharmacokinetic data. Blood 2016;128:2178 [PMID: 27621310].
Palmblad J: Ethnic benign neutropenia: a phenomenon finds an explanation. Peditar Blood Cancer 2018;65(12):e27361. doi: 10.1002/pbc.27361 [PMID: 30117263].

NEUTROFILIA

A neutrofilia é um aumento na contagem absoluta de neutrófilos no sangue periférico para mais de 7.500 a 8.500/µL em bebês, crianças e adultos. Para sustentar o aumento na contagem periférica, os neutrófilos podem ser mobilizados a partir do armazenamento da medula óssea ou *pools* marginais periféricos. A neutrofilia ocorre agudamente em associação com infecções bacterianas ou virais, doenças inflamatórias (p. ex., artrite idiopática juvenil, doença inflamatória intestinal, doença de Kawasaki), asplenia cirúrgica ou funcional, falência hepática, cetoacidose diabética, azotemia, distúrbios congênitos da função dos neutrófilos (p. ex., doença granulomatosa crônica, deficiência de adesão leucocitária) e hemólise. Drogas como corticosteroides, lítio e epinefrina aumentam a contagem de neutrófilos no sangue. Os corticosteroides causam a liberação de neutrófilos do *pool* da medula, inibem a saída dos leitos capilares e adiam a morte celular apoptótica. A epinefrina causa a liberação do *pool* marginal. Foi relatada neutrofilia aguda após estresse, como choque elétrico, trauma, queimaduras, cirurgia e perturbação emocional. Tumores envolvendo a medula óssea, como linfomas, neuroblastomas e rabdomiossarcomas, podem estar associados à leucocitose e à presença de células mieloides imaturas no sangue periférico. Bebês com síndrome de Down têm regulação defeituosa da proliferação e maturação da série mieloide e podem desenvolver neutrofilia. Às vezes, esse processo pode afetar outras linhagens celulares e mimetizar distúrbios mieloproliferativos ou leucemia aguda.

As neutrofilias devem ser diferenciadas dos distúrbios mieloproliferativos, como leucemia mieloide crônica e leucemia mielomonocitica juvenil. Em geral, anormalidades envolvendo outras linhagens celulares, o aparecimento de células imaturas no esfregaço sanguíneo e a presença de hepatoesplenomegalia são características diferenciadoras importantes.

DISTÚRBIOS DA FUNÇÃO DE NEUTRÓFILOS

Os neutrófilos desempenham um papel fundamental nas defesas do hospedeiro. Circulando no fluxo laminar dos vasos sanguíneos, eles aderem ao endotélio vascular capilar adjacente a locais de infecção e inflamação. Movendo-se entre as células endoteliais, o neutrófilo migra em direção ao agente agressor. O contato com um microrganismo adequadamente opsonizado com complemento ou anticorpos desencadeia a ingestão, um processo no qual o fluxo citoplasmático resulta na formação de pseudópodes que se fundem ao redor do invasor, encerrando-o em um fagossomo. Durante a fase de ingestão, complexo enzimático da NADPH oxidase agrega-se à membrana fagossômica e é ativado, retirando oxigênio do meio circundante e reduzindo-o para formar metabólitos tóxicos de oxigênio críticos para a atividade microbicida. Concomitantemente, os grânulos das duas classes principais (azurófilos e específicos) se fundem e liberam seu conteúdo no fagolisossomo. A concentração de metabólitos tóxicos de oxigênio (p. ex., peróxido de hidrogênio, ácido hipocloroso, radical hidroxila) e outros compostos (p. ex., proteases, proteínas catiônicas, catepsinas, defensinas) aumenta dramaticamente, resultando na morte e dissolução do microrganismo. Processos fisiológicos e bioquímicos complexos auxiliam e controlam essas funções. Defeitos em qualquer um desses processos podem levar a uma função inadequada dos neutrófilos e a um risco aumentado de infecção.

▶ Classificação

A **Tabela 30-6** resume os defeitos congênitos da função dos neutrófilos. Mais recentemente relatada foi a doença granulomatosa crônica variante com deficiência de p40phox, manifestada por

Tabela 30-6 Classificação dos defeitos congênitos da função dos neutrófilos

Distúrbio	Manifestações clínicas	Defeito funcional	Defeito bioquímico	Herança (cromossomo; gene)
Síndrome Chediak-Higashi	Albinismo oculocutâneo, fotofobia, nistagmo, ataxia. Infecções recorrentes da pele, trato respiratório e membranas mucosas com organismos Gram-positivos e Gram-negativos. Muitos pacientes morrem durante a fase linfoproliferativa com hepatomegalia e febre, que pode corresponder a síndrome hemofagocítica viral secundária à infecção pelo vírus Epstein-Barr. Pacientes mais velhos podem desenvolver doença degenerativa do SNC.	Neutropenia. Neutrófilos, monócitos, linfócitos, plaquetas e todas as células contendo grânulos possuem grânulos gigantes. O defeito mais significativo é na quimiotaxia. Também há defeitos mais leves na atividade microbicida e na degranulação.	Identificado déficit do gene (CHS1/LYST). Alterações na fusão de membranas com formação de grânulos gigantes. Outras anormalidades bioquímicas em AMPc e GMPc, montagem de microtúbulos.	Autossômica recessiva (1q42.1-.2; *CHS1*).
Deficiência de adesão leucocitária I	Infecções recorrentes dos tecidos moles, incluindo gengivite, otite, mucosite, periodontite e infecções de pele. Separação tardia do cordão no recém-nascido e problemas na cicatrização de feridas.	Neutrofilia. Aderência diminuída às superfícies, levando à redução da quimiotaxia.	Ausência ou deficiência parcial da glicoproteína adesiva da superfície celular CD11b/CD18. Defeito na expressão de CD18 (gene, TGB2).	Autossômica recessiva (12q22.3; *ITGB2*).
Deficiência de adesão leucocitária II	Infecções recorrentes, deficiência intelectual, anormalidades craniofaciais, baixa estatura.	Neutrofilia. Interações "rolantes" deficientes com as células endoteliais. Hemácias com fenótipo Bombaim.	Flucosil transferase deficiente (gene, SLC35C1) resulta em antígeno Sialyl-Lewis-X deficiente, que interage com a selectina P. A selectina P nas células endoteliais é necessária para rolamento dos neutrófilos, um pré-requisito para adesão e diapedese.	Autossômica recessiva (11p11.2; *SLC35C1*).
Deficiência de adesão leucocitária III	Infecções graves recorrentes, complicações hemorrágicas com risco de vida.	Neutrofilia. Adesão plaquetária disfuncional.	Mutações na kindlin-3 prejudicam ativação intracelular de integrinas.	Autossômica recessiva (*FERMT3*).
Doença granulomatosa crônica	Infecções purulentas recorrentes com bactérias e fungos catalase-positivos. Pode envolver pele, membranas mucosas. Os pacientes também desenvolvem infecções profundas (gânglios linfáticos, pulmão, fígado, ossos) e sepse.	Neutrofilia. Os neutrófilos demonstram atividade bactericida deficiente, mas quimiotaxia e fagocitose normais. Defeito no complexo enzimático da NADPH oxidase (Nox2), resultando na ausência ou diminuição da produção de metabólitos tóxicos de oxigênio para os microrganismos.	Vários defeitos moleculares nos componentes da NADPH oxidase. Citocromo b558 ausente com expressão diminuída de (1) ou (2): (1) gp91-phox (gene, CYBB) (2) p22-phox (gene, CYBA) Ausentes: p47-phox (gene, NCF1) ou p67-phox (gene, NCF2); ambos são componentes citosólicos. Quarto defeito do componente citosólico descrito, deficiência de p40phox (gene, NCF4).	Ligada ao X em 60-65% dos casos (Xp21.1; *CYBB*). Autossômica recessiva em < 5% dos casos (16q24; *CYBA*). Autossômica recessiva em 30% dos casos (7q11.23; *NCF1* e 1q25; *NCF2*, respectivamente).

(continua)

Tabela 30-6 Classificação dos defeitos congênitos da função dos neutrófilos *(Continuação)*

Distúrbio	Manifestações clínicas	Defeito funcional	Defeito bioquímico	Herança (cromossomo; gene)
Deficiência de mieloperoxidase	Geralmente saudável. Infecções fúngicas quando a deficiência está associada a doenças sistêmicas (p. ex., diabetes mal controlada).	Capacidade diminuída para aumentar a atividade microbicida mediada pelo peróxido de hidrogênio. Diminuição da destruição de *Candida*.	Mieloperoxidase diminuída ou ausente; defeito pós-traducional em proteína de processamento.	Autossômica recessiva (17q22-23).
Deficiência específica de grânulos	Infecções recorrentes da pele e tecidos profundos.	Neutropenia. Os neutrófilos têm núcleos em forma de banda ou bilobados. Diminuição da quimiotaxia e atividade bactericida.	Falha em produzir grânulos específicos ou seus conteúdos durante a mielopoiese. Defeito no fator de transcrição (gene, C/EBP-epsilon).	Autossômica recessiva (14q11.2; *CEBPε*).

AMPc, monofosfato de adenosina cíclico; GMPc, monofosfato de guanosina cíclico; SNC, sistema nervoso central; Nox2, NADPH oxidase 2.

doença inflamatória intestinal. Também foi descrita uma síndrome de disfunção neutrofílica grave e infecções graves associadas a uma mutação em uma molécula sinalizadora da GTPase, Rac2 (gene, RAC2). Novas síndromes de disfunção imune inata incluem defeitos nos receptores de interferona e interleucina (IL)-12 e nas vias de sinalização, levando a disfunção de monócitos e macrófagos e a vias de sinalização defeituosas do receptor *toll-like* (deficiência da cinase 4 associada ao receptor de IL-1 [IRAK-4, de *IL-1 receptor–associated kinase 4*]) associada a infecções bacterianas recorrentes. A deficiência de adesão de leucócitos (DAL) III é um distúrbio caracterizado por sangramento grave, adesão de leucócitos prejudicada e inflamação endotelial, e está associada a mutações do gene *FERMT3*, que codifica uma proteína, Kindlin-3, crítica para a função intracelular de integrinas β e talvez para outras estratégias de adesão. Outras causas congênitas ou adquiridas de disfunção neutrofílica leve a moderada incluem defeitos metabólicos (p. ex., doença de armazenamento de glicogênio Ib), deficiência de G6PC3, outras síndromes de neutropenia congênita (p. ex., síndrome de Chediak-Higashi e síndrome de Shwachman-Diamond), diabetes melito, doença renal e hipofosfatemia, infecções virais e certos medicamentos. Neutrófilos de recém-nascidos têm adesão anormal, quimiotaxia e atividade bactericida. Células de pacientes com lesão térmica, trauma e infecção grave têm defeitos na motilidade dos neutrófilos e atividade bactericida semelhante àquela observada em recém-nascidos.

▶ Achados clínicos

Infecções bacterianas ou fúngicas recorrentes são a marca registrada da disfunção dos neutrófilos. Embora os pacientes tenham períodos livres de infecção, episódios de pneumonia, sinusite, celulite, infecções cutâneas e mucosas (incluindo abscessos perianais ou peritonsilares) e linfadenite são frequentes. Assim como na neutropenia, úlceras aftosas das membranas mucosas, gengivite grave e doença periodontal também são complicações importantes. Em geral, *S. aureus* ou organismos Gram-negativos são comumente isolados de locais infectados; outros organismos podem estar particularmente associados a um defeito específico na função dos neutrófilos. Em alguns distúrbios, os fungos são responsáveis por um número crescente de infecções. Infecções profundas ou generalizadas, como osteomielite, abscessos hepáticos, pneumonite, sepse, meningite e lesões necróticas ou gangrenosas dos tecidos moles, ocorrem em síndromes específicas (p. ex., deficiência de adesão leucocitária ou doença granulomatosa crônica). Pacientes com disfunção neutrofílica grave podem morrer na infância devido a infecções graves e complicações associadas. A **Tabela 30-7** resume os achados laboratoriais pertinentes.

▶ Tratamento

A base do manejo desses distúrbios é prever as infecções e tentar arduamente identificar os focos e os agentes causadores. Os procedimentos cirúrgicos para atingir esses objetivos podem ser diagnósticos e terapêuticos. Antibióticos de amplo espectro cobrindo a gama de organismos possíveis devem ser iniciados sem demora, mudando para agentes antimicrobianos específicos quando o diagnóstico microbiológico é feito. Quando as infecções não respondem ou recorrem, as transfusões de granulócitos podem ser úteis.

O manejo crônico pode incluir antibióticos profiláticos. Sulfametoxazol-trimetoprima e alguns outros antibióticos (p. ex., rifampicina) aumentam a atividade bactericida dos neutrófilos de pacientes com doença granulomatosa crônica. Alguns pacientes com síndrome de Chediak-Higashi melhoram clinicamente quando recebem ácido ascórbico. A γ-interferona recombinante diminui o número e a gravidade das infecções em pacientes com doença granulomatosa crônica. A demonstração dessa atividade levanta a possibilidade de que citocinas, fatores de crescimento e outros modificadores da resposta biológica possam ser úteis em outras condições na prevenção de infecções recorrentes. O transplante de medula óssea foi usado de forma bem-sucedida para curar a maioria dos principais síndromes de disfunção neutrofílica congênita, e foi documentada a reconstituição com células e função celular normais. Técnicas de terapia gênica usando células-tronco hematopoiéticas autólogas corrigidas por inserção de genes lentivirais ou técnicas de edição de genes podem fornecer uma estratégia futura para a cura desses distúrbios.

▶ Prognóstico

Para defeitos leves a moderados, antever as infecções e tratamento clínico conservador garantem um prognóstico melhor. Para defeitos graves, morbidade excessiva e mortalidade significativa ainda existem. Em algumas doenças, o desenvolvimento de complicações não infecciosas, como a fase linfoproliferativa da síndrome de Chediak-Higashi ou as síndromes inflamatórias na doença granulomatosa crônica, pode influenciar o prognóstico.

Ambruso DR: Primary immunodeficiency and other diseases with immune dysregulation. In: Wilmott RW et al (eds): *Kendig's Disorders of the Respiratory Tract in Children*. 9th ed. Philadelphia, PA: Elsevier; 2019:909–922.

Bousfiha A et al: The 2017 IUIS phenotypic classification for primary immunodeficiencies. J Clin Immunol 2018;38(1):129–143. doi: 10.1007/s10875-017-0465-8 [PMID: 29226301].

De Ravin SS: CRISPR-Cas9 gene repair of hematopoietic stem cells from patients with X-linked chronic granulomatous disease. Sci Transl Med 2017;9(372). doi: 10.1126/scitranslmed.aah3480 [PMID: 28077679].

Jun HS: Molecular mechanisms of neutrophil dysfunction in glycogen storage disease type Ib. Blood 2014;123:2843 [PMID: 24565827].

Kuhns DB: Residual NADPH oxidase and survival in chronic granulomatous disease. N Engl J Med 2010;363:2600 [PMID: 21190454].

LINFOCITOSE

Da primeira semana até o quinto ano de vida, os linfócitos são os leucócitos mais numerosos no sangue humano. A proporção então se inverte gradualmente para atingir o padrão adulto de predominância de neutrófilos. Uma linfocitose absoluta na infância está associada a infecções virais agudas ou crônicas, coqueluche, sífilis, tuberculose e hipertireoidismo. Outras condições não infecciosas, medicamentos e reações de hipersensibilidade e semelhantes à doença do soro causam linfocitose.

Febre, sintomas respiratórios superiores, queixas gastrointestinais e erupções cutâneas são pistas para distinguir causas infecciosas de não infecciosas. A presença de fígado, baço ou linfonodos aumentados é crucial para o diagnóstico diferencial, que inclui leucemia aguda e linfoma. A maioria dos casos de mononucleose infecciosa está associada a hepatoesplenomegalia ou adenopatia. A ausência de anemia e trombocitopenia ajuda a diferenciar esses distúrbios. A avaliação da morfologia dos linfócitos no esfregaço de sangue periférico é crucial. As causas infecciosas, principalmente a mononucleose infecciosa, estão associadas a características atípicas nos linfócitos, como citoplasma basofílico, vacúolos, cromatina mais fina e menos densa e um núcleo dentado. Essas características são distintas da morfologia característica associada à leucemia linfoblástica. A linfocitose na infância é mais comumente associada a infecções e se resolve com a recuperação da doença primária.

EOSINOFILIA

A eosinofilia em lactentes e crianças consiste em uma contagem absoluta de eosinófilos superior a 300/μL. A produção de eosinófilos na medula é estimulada pela citocina IL-5. Alergias, especialmente aquelas associadas à asma e ao eczema, são as causas primárias mais comuns de eosinofilia em crianças. A eosinofilia também ocorre em reações a drogas, com tumores (linfomas de Hodgkin e não Hodgkin e tumores cerebrais) e com síndromes de imunodeficiência e histiocitose. Contagens aumentadas de eosinófilos são uma característica proeminente de muitas infecções parasitárias invasivas. Distúrbios gastrointestinais, como hepatite crônica, colite ulcerativa, doença de Crohn e alergia à proteína do leite de vaca, podem estar associados à eosinofilia. Aumento da contagem sérica de eosinófilos foi identificado em várias famílias sem associação com qualquer doença específica. Causas raras de eosinofilia incluem a síndrome hipereosinofílica, caracterizada por contagens superiores a 1.500/μL e envolvimento e dano de órgãos (hepatoesplenomegalia, cardiomiopatia, fibrose pulmonar e lesão do sistema nervoso central). Esse é um distúrbio de adultos de meia-idade e é raro em crianças. A leucemia eosinofílica já foi descrita, mas sua existência como entidade distinta é muito rara.

Às vezes, os eosinófilos são o último tipo de célula mieloide madura a desaparecer após a quimioterapia ablativa da medula. As contagens aumentadas de eosinófilos estão associadas à doença do enxerto *versus* hospedeiro após o transplante de medula óssea, e elevações podem ser documentadas durante episódios de rejeição em pacientes com enxertos de órgãos sólidos.

DISTÚRBIOS DA HEMOSTASIA

Os distúrbios da hemostasia podem ocorrer como resultado de (1) anormalidades quantitativas ou qualitativas das plaquetas, (2) anormalidades quantitativas ou qualitativas nos fatores pró-coagulantes plasmáticos, (3) anormalidades vasculares ou (4) fibrinólise acelerada. A cascata de coagulação e o sistema fibrinolítico são mostrados nas **Figuras 30-4** e **30-5**.

O aspecto mais crítico na avaliação do paciente com sangramento é a obtenção de históricos de sangramento pessoais e familiares detalhados, incluindo complicações hemorrágicas associadas ao parto e ao período perinatal, intervenções odontológicas, pequenos procedimentos, cirurgias e traumas. O sangramento excessivo da mucosa é sugestivo de um distúrbio plaquetário, doença de von Willebrand (DVW), disfibrinogenemia ou vasculite. O sangramento nos músculos e articulações pode estar associado a uma anormalidade do fator pró-coagulante plasmático.

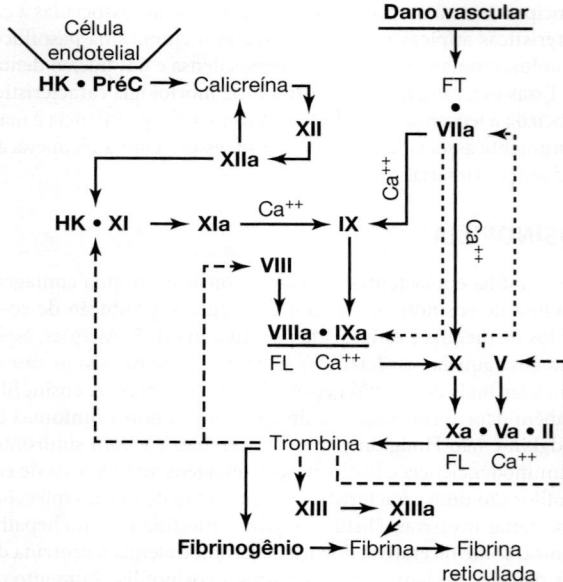

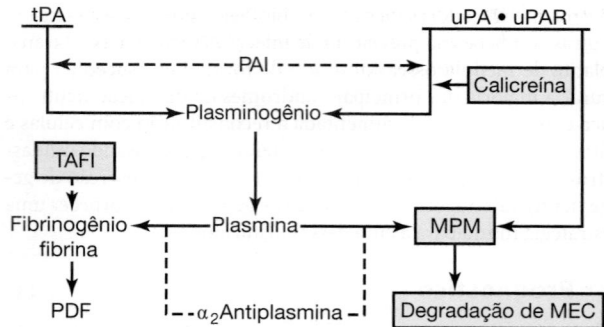

▲ **Figura 30-4** O sistema pró-coagulante e a formação de um coágulo de fibrina. A lesão vascular inicia o processo de coagulação pela exposição do fator tecidual (FT); as linhas tracejadas indicam ações da trombina além da coagulação do fibrinogênio. As linhas pontilhadas associadas a VIIa indicam a ativação por retroalimentação do complexo VII-FT por Xa e IXa. Ca^{++}, cálcio; HK, cininogênio de alto peso molecular; PréC, pré-calicreína; FL, fosfolipídeo. (Reproduzida com permissão de Goodnight SH, Hathaway WE: *Disorders of Hemostasis & Thrombosis: A Clinical Guide*. 2nd ed. New York, NY: McGraw Hill; 2001.)

▲ **Figura 30-5** O sistema fibrinolítico. As setas contínuas indicam a ativação; as setas tracejadas indicam inibição. MEC, matriz extracelular; PDF, produtos de degradação de fibrinogênio-fibrina; MPM, metaloproteinases matriciais; PAI, inibidor do ativador do plasminogênio; TAFI, inibidor de fibrinólise passível de ativação pela trombina; tPA, ativador do plasminogênio tecidual; uPA, ativador do plasminogênio do tipo uroquinase; uPAR, receptor de uroquinase celular. (Reproduzida com permissão de Goodnight SH, Hathaway WE: *Disorders of Hemostasis & Thrombosis: A Clinical Guide*. 2nd ed. New York, NY: McGraw Hill; 2001.)

Em qualquer cenário, a anormalidade pode ser congênita ou adquirida. Um exame físico completo deve ser realizado com atenção especial à pele, orofaringe e nasofaringe, fígado, baço e articulações. Informações sobre a triagem e a avaliação diagnóstica em pacientes com suspeita de distúrbios da hemostasia podem ser encontradas na **Tabela 30-7**.

Goodnight SH, Hathaway WE (eds): *Disorders of Hemostasis & Thrombosis: A Clinical Guide*. 2nd ed. New York, NY: McGraw-Hill; 2001:41–51.

ANORMALIDADES DE NÚMERO OU FUNÇÃO PLAQUETÁRIA

A trombocitopenia na faixa etária pediátrica é frequentemente imunomediada (p. ex., PTI, trombocitopenia neonatal auto ou aloimune), mas também é causada por coagulopatia de consumo (p. ex., CIVD, fenômeno de Kasabach-Merritt), leucemias agudas ou distúrbios mais raros, como Síndrome de Wiskottd-Aldrich e Doença

Tabela 30-7 Avaliação de sangramento

Teste	Avaliação
Tempo de protrombina (TP)	Função de coagulação dos fatores X, VII, V, II e do fibrinogênio
Tempo de tromboplastina parcial ativada (TTPa)	Função de coagulação de cininogênio de alto peso molecular, pré-calicreína, dos fatores XII, XI, X, IX, VIII, V, II e do fibrinogênio
Hemograma completo (HC)	Tamanho e número de plaquetas, anemia
Teste de avaliação da função plaquetária-100 (PFA-100) ou agregação plaquetária em sangue total	Avaliação da função das plaquetas
Fibrinogênio e tempo de trombina	Função de coagulação do fibrinogênio. Disfibrinogenemia. Tempo de trombina mede a geração de fibrina a partir do fibrinogênio após a conversão de protrombina em trombina, bem como os efeitos antitrombina dos produtos de degradação da fibrina e heparina.
Tempo de lise da euglobulina (TLE)	Fibrinólise. O TLE é encurtado, avaliação da hiperfibrinólise por deficiência congênita do inibidor do ativador do plasminogênio-1 e $α_2$-antiplasmina, ambos inibidores fibrinolíticos. Em pacientes doentes, a medida dos produtos de degradação da fibrina pode auxiliar no diagnóstico de coagulação intravascular disseminada.

de Von Willbrand tipo 2b, e por contagem equivocada em citômetros automatizados (p. ex., síndrome de Bernard-Soulier), onde formas gigantes podem não ser contabilizadas como plaquetas.

1. Púrpura trombocitopênica idiopática

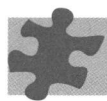
FUNDAMENTOS DO DIAGNÓSTICO E CARACTERÍSTICAS TÍPICAS

▶ Criança previamente hígida.
▶ Diminuição da contagem de plaquetas.
▶ Petéquias, equimoses.

▶ Considerações gerais

A PTI aguda é o distúrbio hemorrágico mais comum da infância. Ocorre com mais frequência em crianças de 2 a 5 anos de idade e geralmente ocorre após infecção por vírus, como rubéola, varicela, sarampo, parvovírus, influenza, EBV ou HIV. A trombocitopenia resulta da depuração das plaquetas circulantes revestidas com IgM ou IgG pelo sistema reticuloendotelial. O baço desempenha um papel predominante na PTI, sequestrando plaquetas ligadas a anticorpos. A maioria dos pacientes se recupera espontaneamente dentro de meses. A PTI crônica (> 12 meses de duração) ocorre em 10 a 20% dos pacientes afetados.

▶ Achados clínicos

A. Sinais e sintomas

O início da PTI é geralmente agudo, com o aparecimento de múltiplas petéquias e equimoses. Epistaxe e sangramento gengival são comuns, enquanto hematúria e hematoquezia são menos comuns. Nenhum outro achado físico geralmente está presente. Raramente, a infecção concomitante por EBV ou CMV pode causar hepatoesplenomegalia ou linfadenopatia.

B. Achados laboratoriais

1. Sangue – A contagem de plaquetas é marcadamente reduzida (geralmente < 50.000/μL e frequentemente < 10.000/μL), e plaquetas grandes estão presentes no esfregaço de sangue periférico, sugerindo produção acelerada de novas plaquetas. A contagem e o diferencial de leucócitos são normais, e a concentração de hemoglobina está preservada, a menos que a hemorragia tenha sido significativa.

2. Medula óssea – Hiperplasia de megacariócitos com celularidade eritroide e mieloide normais.

3. Outros testes laboratoriais – IgG e/ou IgM associados a plaquetas podem ser demonstrados nas plaquetas ou no soro. O tempo de protrombina (TP) e o tempo de tromboplastina parcial ativada (TTPa) são normais.

▶ Diagnóstico diferencial

A Tabela 30-8 lista as causas comuns de trombocitopenia. A PTI continua a ser um diagnóstico de exclusão. A história familiar ou o achado de plaquetas predominantemente gigantes no esfregaço de sangue periférico é útil para distinguir PTI de trombocitopenia hereditária. O exame da medula óssea deve ser realizado quando a história for atípica (ou seja, a criança não é saudável ou há história familiar de sangramento), se outras anormalidades além de púrpura e petéquias estiverem presentes no exame físico ou se outras linhagens celulares forem anormais no hemograma. O exame da medula óssea antes do tratamento com corticosteroides geralmente não é necessário.

▶ Complicações

Hemorragia grave e outros sangramentos são complicações temidas da PTI. A hemorragia intracraniana é a complicação mais grave, ocorrendo em menos de 1% das crianças afetadas. Os fatores de risco mais importantes para hemorragia são contagem de plaquetas inferior a 10.000/μL e volume médio de plaquetas inferior a 8 fL.

Tabela 30-8 Causas comuns de trombocitopenia

	Turnover aumentado			Produção reduzida	
Mediado por anticorpos	**Coagulopatia**	**Outros**		**Congênita**	**Adquirida**
Púrpura trombocitopênica idiopática	Coagulação intravascular disseminada	Síndrome hemolítico-urêmica		Anemia de Fanconi Trombocitopenia amegacariocítica	Anemia aplástica
Infecção	Sepse	Púrpura trombocitopênica trombótica		Síndrome de Wiskott-Aldrich	Leucemia e outras malignidades
Doenças imunológicas	Enterocolite necrosante Trombose Hemangioma cavernoso	Hiperesplenismo Síndrome do desconforto respiratório Síndrome de Wiskott-Aldrich		Trombocitopenia e ausência de rádio Distúrbios metabólicos Osteopetrose	Deficiência de vitamina B_{12} e folato Medicamentos

▶ Tratamento

A. Medidas gerais

A observação é recomendada para a maioria das crianças na ausência de sangramento, independentemente da contagem de plaquetas. AINEs como ácido acetilsalicílico, ibuprofeno e naproxeno comprometem a função plaquetária e devem ser evitados. Precauções para evitar sangramento (p. ex., restrição de atividades de contato físico e uso de capacetes) devem ser tomadas. A transfusão de plaquetas deve ser evitada, exceto em circunstâncias de sangramento com risco de vida, em que a esplenectomia emergencial pode ser considerada. Nesse cenário, também é aconselhável a administração de corticosteroides e IgIV.

B. Corticosteroides

Pacientes com sangramento clinicamente significativo, mas sem risco de vida (ou seja, epistaxe, hematúria e hematoquezia) e aqueles com contagem de plaquetas inferior a 10.000/dL podem se beneficiar do tratamento com corticosteroides. Nenhum esquema de doses tem evidências para embasar seu uso. Prednisona 2 mg/kg/dia (máximo de 60 mg/dia) por 14 a 21 dias ou, alternativamente, prednisona 4 mg/kg/dia por 7 dias com redução até o dia 14 a 21 são esquemas comumente usados. Uma dose inicial mais alta (3 a 5 mg/kg/dia) por 3 a 7 dias pode levar a uma recuperação mais rápida da contagem. O uso prolongado de corticosteroides deve ser evitado devido à toxicidade.

C. Imunoglobulina intravenosa

A imunoglobulina intravenosa (IgIV) é o tratamento de escolha para sangramento agudo grave e também pode ser usada como alternativa ou adjuvante ao tratamento com corticosteroides na PTI tanto aguda quanto crônica. A IgIV pode ser eficaz quando o paciente não responde aos corticosteroides; as respostas são imediatas e podem durar várias semanas. É recomendada uma única dose de 0,8 a 1 g/kg. As plaquetas podem ser administradas simultaneamente durante uma hemorragia com risco de vida, mas são rapidamente destruídas. Os efeitos colaterais da IgIV são comuns, incluindo complicações neurológicas transitórias em um terço dos pacientes (p. ex., cefaleia, náusea e meningite asséptica) que simulam hemorragia intracraniana e requerem exames radiológicos para avaliação. Uma diminuição transitória no número de neutrófilos também pode ser observada, e a anemia hemolítica é rara.

D. Imunoglobulina anti-Rh (D)

Essa imunoglobulina policlonal se liga ao antígeno D nas hemácias. A depuração esplênica de hemácias revestidas com anti-D interfere na remoção de plaquetas revestidas com anticorpos, resultando em melhora na contagem de plaquetas. Essa abordagem é eficaz apenas em pacientes Rh+ com baço funcional que são negativos no TDA. Aproximadamente 80% das crianças Rh+ com PTI aguda ou crônica respondem a doses de 50 a 75 mcg/kg; no entanto, não há diferença clara entre anti-D e IgIV no tempo para atingir uma contagem de plaquetas de 20×10^9/L. Hemólise significativa pode ocorrer em até 5% dos pacientes. A FDA forneceu requisitos de monitoramento específicos devido a relatos de hemólise intravascular fatal.

E. Esplenectomia

Muitas crianças com PTI crônica têm contagens de plaquetas inferiores a 30.000/μL. Corticosteroides, IgIV e imunoglobulina anti-D são geralmente tratamentos eficazes para sangramento agudo. A esplenectomia produz resposta completa em 70% e resposta parcial em 20% das crianças com PTI, mas deve ser considerada apenas após a persistência de trombocitopenia significativa por mais de 12 meses e a falha de um tratamento preferencial ou alternativo de segunda linha. O risco de infecção avassaladora com organismos encapsulados aumenta após a esplenectomia, particularmente em crianças pequenas. Recomenda-se a vacinação pré-operatória com vacina pneumocócica conjugada e polissacarídica, vacina conjugada meningocócica ACWY e do sorotipo B e vacina conjugada para *H. influenzae* b. Se possível, a esplenectomia deve ser adiada até os 5 anos de idade. Para pacientes de menos de 5 anos, a profilaxia com penicilina em 125 mg duas vezes ao dia deve ser iniciada no pós-operatório e continuada pelo menos até os 5 anos de idade. No pós-operatório, uma trombocitose reativa pode elevar a contagem de plaquetas para mais de 1 milhão/μL, mas não está associada à trombose em crianças. No entanto, a trombose é reconhecida como uma complicação pós-esplenectomia potencial a longo prazo.

F. Rituximabe (anticorpo monoclonal anti-CD20)

Não houve estudos randomizados para rituximabe em crianças. A eficácia do tratamento da PTI crônica infantil em várias séries e em estudos de caso demonstrou taxas de resposta entre 26 e 60%, mas apenas 20 a 30% permanecem em remissão. Devido a eventos adversos significativos, esse tratamento é reservado para casos refratários com sangramento significativo ou como alternativa à esplenectomia.

G. Novos agentes

Os agonistas dos receptores de trombopoietina são os únicos tratamentos de segunda linha aprovados pela FDA na PTI pediátrica. Apresentam altas taxas de resposta sem imunossupressão e respostas duradouras, às custas de um tratamento prolongado ou indefinido. Dois agonistas do receptor de trombopoietina estão agora disponíveis para crianças para o tratamento de PTI com duração > 6 meses que não responde a corticosteroides, IgIV ou esplenectomia. Estes são aprovados pela FDA para crianças de 1 ano ou mais. Ensaios clínicos de fase III avaliando o uso de eltrombopague e romiplostim demonstraram taxa de resposta plaquetária inicial de 75 e 72%, respectivamente, com contagem aumentada de plaquetas, sangramento reduzido e descontinuação de terapias concomitantes. Embora os estudos em adultos tenham mostrado perfis de segurança adequados com o uso por até 7 anos, é necessário um estudo contínuo em crianças para avaliar os efeitos adversos de longo prazo, como trombose e fibrose da medula óssea, e para confirmar a eficácia e a resposta sustentada.

Prognóstico

Dentre as crianças com PTI, 80% alcançarão uma remissão. Os preditores de desenvolvimento de PTI crônica incluem sexo feminino, idade superior a 10 anos na apresentação, aparecimento insidioso de hematomas e presença de outros autoanticorpos. O tratamento com uma combinação de IgIV e corticosteroides foi associado a melhores taxas de remissão em 12 e 24 meses após o diagnóstico do que com terapia de agente único. A PTI de início em crianças mais velhas e adolescentes está associada a um aumento da incidência de doenças autoimunes crônicas ou estados de imunodeficiência. A triagem apropriada pela história e pelos estudos laboratoriais deve ser garantida.

Bennett CM: Predictors of remission in children with newly diagnosed immune thrombocytopenia: data from the Intercontinental Cooperative ITP Study Group Registry II participants. Pediatr Blood Cancer 2018;65(1) [PMID 28792679].

Neunert CE: Evidence-based management of immune thrombocytopenia: ASH guideline update. Hematology Am Soc Hematol Educ Program 2018;2018(1):568–575 [PMID: 30504359].

Provan D: Updated international consensus report on the investigation and management of primary immune thrombocytoipenia. Blood Adv 2019;3(22):3280–3817 [PMID: 31770441].

2. Trombocitopenia no recém-nascido

A trombocitopenia é uma das causas mais comuns de hemorragia neonatal e deve ser considerada em qualquer recém-nascido com petéquias, púrpura ou outro sangramento significativo. Definida por uma contagem de plaquetas inferior a 150.000/μL, a trombocitopenia ocorre em aproximadamente 0,9% dos recém-nascidos aleatoriamente; no entanto, até 80% dos recém-nascidos em uma unidade de terapia intensiva neonatal podem apresentar trombocitopenia; a maioria desses casos é transitória. Várias entidades específicas podem ser responsáveis por trombocitopenia mais grave (ver **Tabela 30-8**). Infecção e CIVD são as causas mais comuns de trombocitopenia em recém-nascidos a termo doentes e em recém-nascidos prematuros. No recém-nascido saudável, são causas frequentes de trombocitopenia: trombocitopenia mediada por anticorpos (aloimune ou autoimune materna), síndromes virais, hiperviscosidade e trombose de vasos principais. O manejo é direcionado para a etiologia subjacente. Outros bebês são afetados por mecanismos desconhecidos em mães com pré-eclâmpsia. A maioria desses casos se resolve em vários dias a algumas semanas sem tratamento, mas alguns são graves o suficiente para justificar transfusões de plaquetas.

A. Trombocitopenia associada a aloanticorpos plaquetários (trombocitopenia aloimune fetal/neonatal [TAFN])

A TAFN é a causa mais comum de trombocitopenia em lactentes nascidos a termo, com prevalência de 0,3 a 1 em 1.000 gestações. A aloimunização ocorre quando um antígeno plaquetário do bebê, proveniente do pai, difere daquele da mãe, sendo a mãe previamente sensibilizada por plaquetas fetais que atravessam a placenta para a circulação materna. Em pessoas brancas, 80% estão associados a antígenos plaquetários humanos (HPA, de *human leukocytes antigens*) 1a e 10 a 15% a HPA5b. O sangramento pode variar de efeitos cutâneos menores a hemorragia intracraniana grave (1 em 11.000 recém-nascidos). Outros aloantígenos específicos de plaquetas podem ser etiológicos. Ao contrário da incompatibilidade Rh, 30 a 40% dos recém-nascidos afetados são primogênitos. A trombocitopenia é progressiva ao longo da gestação e piora a cada gravidez subsequente. A presença de anticorpos plaquetários maternos antenatais em mais de uma ocasião e sua persistência no terceiro trimestre é preditiva de trombocitopenia neonatal grave; um anticorpo fraco ou indetectável não exclui trombocitopenia. A hemorragia intracraniana grave ocorre em 10 a 30% dos recém-nascidos afetados a partir da 20ª semana de gestação. Petéquias ou outras manifestações hemorrágicas geralmente estão presentes logo após o nascimento. A doença é autolimitada, e a contagem de plaquetas se normaliza em 4 semanas.

Se a aloimunização estiver associada a sangramento clinicamente significativo, a transfusão de plaquetas irradiadas selecionadas por HPA é preferida, se imediatamente disponível; plaquetas não selecionadas podem ser usadas se as plaquetas selecionadas por HPA não estiverem disponíveis, e a irradiação não deve atrasar a transfusão. Se as plaquetas não estiverem disponíveis, infundir IgIV a 1 g/kg. O aumento das plaquetas ocorrerá em 24 a 72 horas. Se a trombocitopenia não for grave (> 30.000/μL) e o sangramento estiver ausente, pode ser apropriado apenas observar.

A hemorragia intracraniana em um filho anterior secundária à trombocitopenia aloimune é um forte fator de risco para trombocitopenia fetal grave e hemorragia em uma gravidez subsequente. Se o pai for heterozigoto para HPA1a, pode-se realizar amniocentese ou amostragem de vilo coriônico para obter DNA fetal para tipagem de antígenos plaquetários. Se a aloimunização ocorreu em uma gravidez anterior, independentemente da história de hemorragia intracraniana, o rastreamento por ultrassonografia craniana para hemorragia deve começar na 20ª semana de gestação e ser repetido regularmente. Além disso, se a contagem de plaquetas fetais for inferior a 100.000/μL, a mãe deve ser tratada com IgIV semanal com ou sem corticosteroides. O parto próximo ao termo por cesariana eletiva, recomendado se a contagem de plaquetas fetais for inferior a 50.000/μL, resulta em complicações menos graves.

B. Trombocitopenia associada à PTI materna (trombocitopenia neonatal autoimune)

Bebês nascidos de mães com PTI ou outras doenças autoimunes (p. ex., síndrome do anticorpo antifosfolipídeo ou lúpus eritematoso sistêmico) podem desenvolver trombocitopenia como resultado da transferência de IgG antiplaquetária da mãe. Infelizmente, a contagem de plaquetas materna e fetal e os níveis de anticorpos antiplaquetários maternos não são preditores confiáveis de risco de sangramento. A administração antenatal de corticosteroides à mãe é considerada se a contagem de plaquetas materna cair abaixo de 50.000/μL, com ou sem um curso concomitante de IgIV.

A maioria dos recém-nascidos com trombocitopenia autoimune não desenvolve sangramento clinicamente significativo e o tratamento geralmente não é necessário. O risco de hemorragia intracraniana é de 0,2 a 1,5%. Se petéquias difusas ou sangramento menor forem evidentes, um curso de 1 a 2 semanas de prednisona oral, 2 mg/kg/dia, pode ser útil. Se a contagem de plaquetas permanecer consistentemente inferior a 20.000/μL ou se ocorrer hemorragia grave, deve-se administrar IgIV (1 g/kg diariamente por 1 a 2 dias). As transfusões de plaquetas são indicadas apenas para casos de sangramento com risco de vida e talvez sejam eficazes apenas após a remoção do anticorpo por transfusão de troca. O nadir plaquetário geralmente ocorre entre o quarto e o sexto dia de vida e melhora significativamente em 1 mês; a recuperação total pode levar de 2 a 4 meses. A recuperação plaquetária pode ser retardada em lactentes amamentados devido à transferência de IgG pelo leite.

C. Trombocitopenia neonatal associada a infecções

A trombocitopenia é comumente associada a infecções generalizadas graves durante o período neonatal. Entre 50 e 75% dos neonatos com sepse bacteriana são trombocitopênicos. Infecções intrauterinas, como rubéola, sífilis, toxoplasmose, HIV, CMV, herpes simples (adquirida intra ou pós-parto), enterovírus e parvovírus, são frequentemente associadas à trombocitopenia. Além do tratamento específico para a doença de base, transfusões de plaquetas podem ser indicadas em casos graves.

D. Fenômeno de Kasabach-Merritt

Uma causa rara, mas importante, de trombocitopenia no recém-nascido é o fenômeno de Kasabach-Merritt associado a hemangioendoteliomas kaposiformes, uma neoplasia benigna com histopatologia distinta daquela dos hemangiomas infantis clássicos, ou, menos frequentemente, associado a angioma em tufos. O intenso sequestro de plaquetas na lesão resulta em trombocitopenia e raramente pode estar associada a um quadro semelhante a CIVD e anemia hemolítica. A medula óssea tipicamente mostra hiperplasia megacariocítica em resposta à trombocitopenia. Corticosteroides e vincristina ou esteroides e sirolimo são opções de tratamento se houver coagulopatia significativa, se uma estrutura vital for comprimida ou se a lesão for esteticamente inaceitável. Dependendo do local, a embolização pode ser uma opção. A cirurgia é frequentemente evitada devido ao alto risco de hemorragia.

Lieberman L: Fetal and neonatal alloimmune thrombocytopenia: recommendations for evidence-based practice, an international approach. Br J Haematol 2019;185(3):549–562 [PMID: 30828796].

Mahajan R, Margolin J, Iacobas I: Kasabach-Merritt phenomenon: classic presentation and management options. Clin Med Insights Blood Disord 2017;10:1–5 [PMID: 28579853].

3. Distúrbios da função plaquetária

Indivíduos com distúrbios da função plaquetária geralmente desenvolvem hematomas anormais e sangramento da mucosa, semelhante ao que ocorre em pessoas com trombocitopenia. O teste de avaliação da função plaquetária-100 (PFA-100, de *platelet function analyzer-100*), que pode avaliar disfunção plaquetária e DVW, substituiu o modelo de tempo de sangramento em muitas instituições, mas não é endossado por unanimidade. Embora trabalhosa, a agregação plaquetária continua sendo importante em situações clínicas selecionadas para avaliação *in vitro* da função plaquetária. Esse método utiliza ativadores plaquetários, como difosfato de adenosina, colágeno, ácido araquidônico e ristocetina. Infelizmente, nenhum desses testes de triagem da função plaquetária prediz uniformemente a gravidade do sangramento clínico.

A disfunção plaquetária pode ser herdada ou adquirida, sendo esta última a mais comum. Distúrbios adquiridos da função plaquetária podem ocorrer secundariamente a uremia, cirrose, sepse, distúrbios mieloproliferativos, cardiopatia congênita e infecções virais. Muitos agentes farmacológicos diminuem a função plaquetária. Os agentes agressores mais comuns em crianças são o ácido acetilsalicílico e outros AINEs, penicilinas sintéticas e ácido valproico. Na disfunção plaquetária adquirida, o tempo de fechamento do PFA-100 é prolongado com colágeno-epinefrina, enquanto normal com colágeno-difosfato de adenosina (ADP).

Os distúrbios hereditários são devidos a defeitos na interação plaqueta-vaso ou plaqueta-plaqueta, no conteúdo ou na liberação de grânulos plaquetários (incluindo defeitos de transdução de sinal), na via do tromboxano e ácido araquidônico e na interação plaqueta-proteína pró-coagulante. Indivíduos com disfunção plaquetária hereditária apresentam tempo de sangramento prolongado, mas podem apresentar número e morfologia plaquetária normais à microscopia de luz. O tempo de fechamento do PFA-100 é tipicamente prolongado com colágeno-ADP e colágeno-epinefrina.

Causas congênitas de interação defeituosa plaqueta-parede vascular incluem a síndrome de Bernard-Soulier, caracterizada por aumento do tamanho das plaquetas e diminuição do número de plaquetas. Esse distúrbio autossômico recessivo é uma deficiência ou disfunção do complexo glicoproteína Ib-V-IX na superfície das plaquetas, resultando em comprometimento da ligação do fator de von Willebrand (FVW) e, portanto, em adesão plaquetária prejudicada ao endotélio vascular.

A trombastenia de Glanzmann é um exemplo de disfunção plaquetária grave. Nesse distúrbio autossômico recessivo, a glicoproteína IIb-IIIa é deficiente ou disfuncional. As plaquetas não ligam o fibrinogênio de forma eficaz e exibem agregação prejudicada. Como na síndrome de Bernard-Soulier, o sangramento agudo é tratado com transfusão de plaquetas e fator VIIa recombinante.

Distúrbios que envolvem o conteúdo dos grânulos de plaquetas incluem a doença do *pool* de armazenamento e o distúrbio plaquetário de Quebec. Em indivíduos com doença do *pool* de armazenamento, os grânulos densos de plaquetas não possuem difosfato de adenosina e trifosfato de adenosina e são reduzidos em número à microscopia eletrônica. Esses grânulos também são deficientes nas síndromes de Hermansky-Pudlak, Chédiak-Higashi e Wiskott-Aldrich, enquanto a deficiência de uma segunda classe de grânulos, os grânulos α, resulta na síndrome das plaquetas cinzentas. O distúrbio plaquetário de Quebec é caracterizado por um número normal de grânulos α de plaquetas, mas com proteólise anormal de proteínas de grânulos α e deficiência de multimerina de grânulos α de plaquetas. A anormalidade do grânulo α nesse distúrbio também resulta em aumento dos níveis séricos do ativador do plasminogênio do tipo uroquinase. A agregação plaquetária induzida pela epinefrina é acentuadamente prejudicada.

A disfunção plaquetária também foi observada em outras síndromes congênitas, como as síndromes de Down e Noonan, sem uma compreensão clara do defeito molecular.

▶ Tratamento

O sangramento agudo em muitos indivíduos com defeitos congênitos ou adquiridos da função plaquetária responde à terapia com acetato de desmopressina, provavelmente devido a uma liberação induzida de FVW dos estoques endoteliais e/ou uma expressão aumentada da glicoproteína Ib-V-IX na superfície das plaquetas. Se esse tratamento for ineficaz ou se o paciente tiver síndrome de Bernard-Soulier ou síndrome de Glanzmann, a base do tratamento para episódios hemorrágicos é a transfusão de plaquetas, de preferência com plaquetas específicas do tipo HLA. O recombinante VIIa, que tem eficácia variável e pode ser útil em pacientes refratários à transfusão de plaquetas, é aprovado pela FDA para pacientes com síndrome de Glanzmann.

Sharma R: Congenital disorders of platelet funtion and number. Pediatr Clin North Am 2018;65(3):561–578 [PMID: 29803283].

DISTÚRBIOS HEMORRÁGICOS HEREDITÁRIOS

A **Tabela 30-9** lista os valores normais dos fatores de coagulação. As deficiências de fator mais comuns são discutidas nesta seção. Indivíduos com distúrbios hemorrágicos devem evitar a exposição a medicamentos que inibem a função plaquetária. A participação em esportes de contato deve ser considerada no contexto da gravidade do distúrbio hemorrágico.

1. Deficiência de fator VIII (hemofilia A)

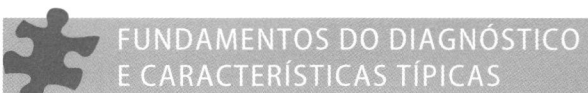

- Hematomas, sangramento dos tecidos moles, hemartrose.
- TTPa prolongado.
- Atividade do fator VIII reduzida.

▶ Considerações gerais

A atividade do fator VIII (FVIII) é representada em unidades por mililitro, com 1 U/mL igual a 100% da atividade do fator encontrada em 1 mL de plasma normal. A faixa normal de atividade do FVIII é de 0,50 a 1,50 U/mL (50-150%). A hemofilia A ocorre predominantemente no sexo masculino como um distúrbio ligado ao cromossomo X. Um terço dos casos são devidos a uma mutação espontânea. A incidência de deficiência de FVIII é de 1:5.000 nascimentos de bebês do sexo masculino.

▶ Manifestações clínicas

A. Sinais e sintomas

Pessoas com hemofilia que têm menos de 1% de atividade do FVIII têm hemofilia A grave e apresentam frequentes episódios de sangramento espontâneo envolvendo pele, membranas mucosas, articulações, músculos e vísceras. Em contraste, pacientes com hemofilia A leve (5 a 40% de atividade do FVIII) sangram principalmente em momentos de trauma ou cirurgia. Aqueles com hemofilia A moderada (1 a < 5% de atividade do FVIII) geralmente apresentam manifestações hemorrágicas intermediárias, mas seu tratamento deve ser semelhante ao de pacientes com hemofilia grave. Os aspectos mais incapacitantes da deficiência de FVIII são o desenvolvimento de hemartroses recorrentes, que incitam a destruição articular, e as sequelas de hemorragia intracraniana.

B. Achados laboratoriais

Indivíduos com hemofilia A têm TTPa prolongado, exceto em alguns casos de deficiência leve. O TP é normal. O diagnóstico é confirmado por uma diminuição da atividade do FVIII com atividade normal do FVW. Em dois terços das famílias de pessoas com hemofilia (PcH), as mulheres são portadoras e podem manifestar sangramento sintomático. Os portadores de hemofilia podem ser diagnosticados pelo sequenciamento do DNA, e a gravidade do sangramento, pela atividade do fator. Em um feto ou recém-nascido do sexo masculino com história familiar de hemofilia A, a amostragem de sangue do cordão umbilical para a atividade do FVIII é precisa.

▶ Complicações

A hemorragia intracraniana é a principal causa de morte relacionada à doença entre pessoas com hemofilia. A maioria das hemorragias intracranianas na deficiência moderada a grave é espontânea e não está associada a trauma. As hemartroses começam no início da infância e, quando recorrentes, podem resultar em destruição articular (ou seja, artropatia hemofílica). Grandes hematomas intramusculares podem levar a síndrome compartimental com comprometimento neurológico resultante ou pseudotumores. Embora essas complicações sejam mais comuns na hemofilia A grave, elas podem ocorrer em indivíduos com doença moderada ou leve. Os anticorpos neutralizantes adquiridos para o FVIII são uma complicação grave potencial após o tratamento com concentrado de FVIII. Esses anticorpos se desenvolvem em até 30% dos pacientes com hemofilia A grave e especialmente em pacientes com FVIII

Tabela 30-9 Alterações fisiológicas nos parâmetros do sistema hemostático

Parâmetro	Adultos normais	Feto (20 sem)	Pré-termo (25-32 sem)	Bebê a termo	Bebê (6 meses)	Gravidez (a termo)	Exercício (agudo)	Envelhecimento (70-80 anos)
Plaquetas								
Contagem µL/10^3	250	107-297	293	332	–	260	↑ 18-40%	225
Tamanho (fL)	9,0	8,9	8,5	9,1	–	9,6	↑	–
Agregação por ADP	N	+	→	→	–	←	↓ 15%	–
Colágeno	N	→	→	→	–	N	↓ 60%	N
Ristocetina	N	–	←	←	–	–	↓ 10%	–
TS (min)	2-9	–	3,6±2	3,4±1,8	–	9,0±1,4	–	5-6
Sistema pró-coagulante								
TTP*	1	4,0	3	1,3	1,1	1,1	↓ 15%	→
TP*	1,00	2,3	1,3	1,1	1	0,95	N	–
TCT*	1	2,4	1,3	1,1	1	0,92	N	–
Fibrinogênio, mg/dL	278 (0,61)	96 (50)	250 (100)	240 (150)	251 (160)	450 (100)	↓ 25%	↑ 15%
II, U/mL	1(0,7)	0,16 (0,10)	0,32 (0,18)	0,52 (0,25)	0,88 (0,6)	1,15 (0,68-1,9)	–	N
V, U/mL	1,0 (0,6)	0,32 (0,21)	0,80 (0,43)	1,00 (0,54)	0,91 (0,55)	0,85 (0,40-1,9)	–	–
VII, U/mL	1,0 (0,6)	0,27 (0,17)	0,37 (0,24)	0,57 (0,35)	0,87 (0,50)	1,17 (0,87-3,3)	↑ 200%	↑ 25%
VIIIc, U/mL	1,0 (0,6)	0,50 (0,23)	0,75 (0,40)	1,50 (0,55)	0,90 (0,50)	2,12 (0,8-6,0)	↑ 250%	1,50
FVW, U/mL	1,0 (0,6)	0,65 (0,40)	1,50 (0,90)	1,60 (0,84)	1,07 (0,60)	1,7	↑ 75-200%	↑
IX, U/mL	1,0 (0,5)	0,10 (0,05)	0,22 (0,17)	0,35 (0,15)	0,86 (0,36)	0,81-2,15	↑ 25%	1,0-1,40
X, U/mL	1,0 (0,6)	0,19 (0,15)	0,38 (0,20)	0,45 (0,3)	0,78 (0,38)	1,30	–	N
XI, U/mL	1,0 (0,6)	0,13 (0,08)	0,2 (0,12)	0,42 (0,20)	0,86 (0,38)	0,7	–	N
XII, U/mL	1,0 (0,6)	0,15 (0,08)	0,22 (0,09)	0,44 (0,16)	0,77 (0,39)	1,3 (0,82)	–	↑ 16%
XIII, U/mL	1,04 (0,55)	0,30	0,4	0,61 (0,36)	1,04 (0,50)	0,96	–	–
PreC, U/mL	1,12 (0,06)	0,13 (0,08)	0,26 (0,14)	0,35 (0,16)	0,86 (0,56)	1,18	–	↑ 27%
HK, U/mL	0,92 (0,48)	0,15 (0,10)	0,28 (0,20)	0,64 (0,50)	0,82 (0,36)	1,6	–	↑ 32%

(continua)

Tabela 30-9 Alterações fisiológicas nos parâmetros do sistema hemostático *(Continuação)*

Parâmetro	Adultos normais	Feto (20 sem)	Pré-termo (25-32 sem)	Bebê a termo	Bebê (6 meses)	Gravidez (a termo)	Exercício (agudo)	Envelhecimento (70-80 anos)
Sistema anticoagulante								
AT, U/mL	1,0	0,23	0,35	0,56	1,04	1,02	↑14%	N
α$_2$-MG, U/mL	1,05 (0,79)	0,18 (0,10)	–	1,39 (0,95)	1,91 (1,49)	1,53 (0,85)	–	–
C1IN, U/mL	1,01	–	–	0,72	1,41	–	–	–
PC, U/mL	1,0	0,10	0,29	0,50	0,59	0,99	N	N
PS total, U/mL	1,0 (0,6)	0,15 (0,11)	0,17 (0,14)	0,24 (0,1)	0,87 (0,55)	0,89	–	–
PS livre, U/mL	1,0 (0,5)	0,22 (0,13)	0,28 (0,19)	0,49 (0,33)	–	0,25	–	–
Heparina Cofator II, U/mL	1,01 (0,73)	0,10 (0,06)	0,25 (0,10)	0,49 (0,33)	0,97 (0,59)	–	–	↓15%
TFPI, ng/mL	73	21	20,6	38	–	–	–	–
Sistema fibrinolítico								
Plasminogênio, U/mL	1,0	0,20	0,35 (0,20)	0,37 (0,18)	0,90	1,39	↓10%	N
tPA, ng/mL	4,9	–	8,48	9,6	2,8	4,9	↑300%	N
α$_2$-AP, U/mL	1,0	1,0	0,74 (0,5)	0,83 (0,65)	1,11 (0,83)	0,95	N	N
PAI-1, U/mL	1,0	–	1,5	1,0	1,07	4,0	↓5%	N
Fibrinólise geral	N		←	→	–	→	←	→

Exceto quando indicado de outra forma, os valores são em média ± 2 desvios padrão (DP) ou os valores entre parênteses são limites inferiores (–2 DP ou faixa inferior); +, positivo ou presente; ↓, reduzido; ↑, aumentado; N, normal ou sem mudança; *, valores como proporção ou média do intervalo de referência. α2-MG, α2-macroglobulina; α2-AP, α2-antiplasmina; ADP, difosfato de adenosina; AT, antitrombina; C1IN, inibidor da C1 esterase; FvW, fator de von Willbrand; HK, cininogênio de alto peso molecular; PAI, inibidor do ativador do plasminogênio; PC, proteína C; PréC, pré-calicreína; PS, proteína S; TP, tempo de protrombina; TTP, tempo parcial de tromboplastina; TCT, tempo de coagulação da trombina; TFPI, inibidor da via do fator tecidual; tPA, ativador do plasminogênio tecidual; TS, tempo de sangramento. A fibrinólise geral é medida pelo tempo de lise da euglobulina.

Reproduzida com permissão de Goodnight SH, Hathaway WE: *Disorders of Hemostasis & Thrombosis: A Clinical Guide.* 2nd ed. New York, NY: McGraw Hill; 2001.

ausente ou com grandes deleções no gene do FVIII. Os inibidores podem ser dessensibilizados com infusão regular de FVIII (terapia de tolerância imunológica). O anticorpo monoclonal biespecífico emicizumabe é aprovado para todos os pacientes com hemofilia A e é o padrão de tratamento para profilaxia em pacientes com um inibidor do FVIII. Tratamentos que contornam o inibidor do FVIII com fator VIIa recombinante e/ou agentes de desvio do inibidor do fator oito (FEIBA, de *factor eight inhibitor bypassing agent*) são usados para tratar hemorragia aguda em pacientes com hemofilia A e inibidor em altos títulos. O FEIBA é contraindicado para pacientes com inibidor do FVIII em uso de emicizumabe.

Em décadas anteriores, as complicações relacionadas ao tratamento da hemofilia A incluíam infecções por HIV, vírus da hepatite B e vírus da hepatite C relacionadas ao fator. Por meio de seleção rigorosa de doadores, implementação de triagem sensível, uso de calor ou métodos químicos para inativação viral e desenvolvimento de produtos recombinantes, o risco dessas infecções foi efetivamente eliminado. Os métodos de inativação não erradicam vírus sem envelope lipídico; portanto, a transmissão do parvovírus e da hepatite A continua sendo uma preocupação com o uso de produtos derivados do plasma. A imunização com vacinas contra hepatite A e hepatite B é recomendada para todos os pacientes hemofílicos.

▶ **Tratamento**

O objetivo geral do manejo é aumentar a atividade do FVIII para prevenir ou parar o sangramento (ver **Tabela 30-8**). Alguns pacientes com deficiência leve de FVIII podem responder à desmopressina por meio da liberação de estoques endoteliais de FVIII e FVW no plasma; no entanto, muitos pacientes ainda necessitam da administração de FVIII exógeno para atingir a hemostasia. A meia-vida *in vivo* do FVIII infundido de meia-vida padrão é de 6 a 14 horas, mas varia entre PcH. A hemorragia sem risco de vida/comprometimento de membro é tratada com 20 a 30 U/kg de FVIII para atingir uma atividade plasmática de FVIII de 40 a 60%. Hemartrose articular e hemorragia com risco de vida ou de comprometimento de membro são tratadas com 50 U/kg de FVIII, visando 100% de atividade do FVIII. As doses subsequentes são determinadas de acordo com o local e a extensão do sangramento e a resposta clínica à infusão de FVIII. Em circunstâncias de resposta clínica ruim, mudança recente na frequência de sangramento ou presença de comorbidade, recomenda-se o monitoramento da resposta da atividade do FVIII plasmático. Para a maioria dos casos de hemorragia sem risco de vida em pessoas com hemofilia A moderada ou grave, o tratamento pode ser administrado em casa, desde que haja acesso intravenoso adequado e manejo com o centro de tratamento de hemofilia.

As infusões profiláticas de FVIII previnem o desenvolvimento de artropatia na hemofilia grave e moderada e são o padrão de tratamento na hemofilia pediátrica. Os concentrados de FVIII de meia-vida estendida aprovados pela FDA diminuíram a frequência de infusão enquanto mantiveram baixas taxas de sangramento. Além disso, estão surgindo várias estratégias de substituição de não fator (p. ex., emicizumabe [aprovado pela FDA para profilaxia na hemofilia A para todas as idades e gravidades com ou sem inibidor], fitusiran, concizumabe) que podem substituir o FVIII na profilaxia. Juntamente com a terapia genética, cujo(s) ensaio(s) clínico(s) encontram-se em fase 3, eles procuram remodelar a vida e os resultados das PcH.

▶ **Prognóstico**

O desenvolvimento de terapias inovadoras, seguras e eficazes para a hemofilia A resultou em melhor sobrevida a longo prazo nas últimas décadas. Além disso, cuidados abrangentes administrados por centros de tratamento de hemofilia melhoraram muito a qualidade de vida e o nível de função.

2. Deficiência do fator IX (hemofilia B ou doença de Christmas)

O modo de herança e as manifestações clínicas da deficiência de fator IX (FIX) são os mesmos da deficiência de FVIII. A hemofilia B é 15 a 20% tão prevalente quanto a hemofilia A. A deficiência de FIX está associada a um TTPa prolongado, mas TP e tempo de trombina normais. No entanto, o TTPa é ligeiramente menos sensível à deficiência de FIX do que à deficiência de FVIII. O diagnóstico da hemofilia B é feito pelo ensaio da atividade do FIX, e a gravidade é determinada de forma semelhante à hemofilia A.

A base do tratamento na hemofilia B é o FIX exógeno. Ao contrário do FVIII, cerca de 50% da dose administrada de FIX se distribui no espaço extravascular. Portanto, espera-se que 1 U/kg de FIX concentrado derivado de plasma ou FIX recombinante aumente a atividade plasmática de FIX em aproximadamente 1%. O FIX normalmente tem meia-vida de 18 a 22 horas *in vivo*. Em contraste com a deficiência grave de FVIII, apenas 1 a 3% das pessoas com deficiência de FIX desenvolvem um inibidor de FIX, mas os pacientes podem estar sob risco de anafilaxia quando recebem FIX exógeno. O prognóstico para pessoas com deficiência de FIX é comparável ao de pacientes com deficiência de FVIII. Os concentrados de fator de meia-vida estendida mudaram o tratamento da hemofilia B grave e moderada. Os ensaios clínicos de terapia gênica e tecnologias de substituição de não fator estão em fase 3.

> Croteau S: 2021 clinical trials update: Innovations in hemophilia therapy. Am J Hematol 2021;96(1):128–144 [PMID: 33064330].
> Srivastava A: Guidelines for the management of hemophilia. Haemophilia 2013 Jan;19(1):e1–47 [PMID: 22776238].

3. Deficiência de fator XI (hemofilia C)

A deficiência do fator XI (FXI) é uma coagulopatia genética autossômica, tipicamente de gravidade clínica leve a moderada. Os casos de deficiência de FXI representam menos de 5% de todas as pessoas que vivem com hemofilia. Indivíduos homozigotos geralmente sangram em cirurgia ou após trauma grave e em situações hiperfibrinolíticas, mas geralmente não apresentam hemartroses espontâneas. Em contraste com as deficiências de FVIII e FIX, a atividade de FXI é menos preditiva de risco de sangramento. Sangramento patológico pode ser observado em indivíduos heterozigotos com atividade de FXI de até 60%. O TTPa muitas vezes prolonga-se consideravelmente. Em indivíduos com deficiência tanto de FXI plasmático quanto associado a plaquetas, o PFA-100 também pode ser prolongado. O manejo geralmente consiste em profilaxia perioperatória e tratamento pontual para hemorragia aguda. O tratamento inclui infusão de plasma fresco congelado (PFC); a transfusão de plaquetas também pode ser útil para hemorragia aguda em pacientes com deficiência de FXI associado a plaquetas. A desmopressina tem sido usada em alguns casos, assim como o rFVIIa, e a terapia antifibrinolítica é comum.

> James P: Rare bleeding disorders—bleeding assessment tools, laboratory aspects and phenotype and therapy of FXI deficiency. Haemophilia 2014 May;20 (Suppl 4):71–75 [PMID: 24762279].

4. Outros distúrbios hemorrágicos hereditários

Outras deficiências hereditárias de um único fator de coagulação são raras e geralmente autossômicas. Indivíduos homozigotos com deficiência ou anormalidade estrutural de protrombina, fator V, fator VII ou fator X podem apresentar sangramento excessivo.

Pessoas com disfibrinogenemia (ou seja, fibrinogênio estruturalmente ou funcionalmente anormal) podem desenvolver episódios recorrentes de tromboembolismo venoso ou sangramento. O teste imunológico do fibrinogênio é normal, mas o teste de coagulação pode ser baixo e o tempo de trombina prolongado. O TP e o TTPa podem ser prolongados.

A afibrinogenemia assemelha-se clinicamente à hemofilia, mas tem herança autossômica recessiva. Os pacientes afetados apresentam uma variedade de manifestações hemorrágicas, incluindo sangramento de mucosa, equimoses, hematomas, hemartroses e hemorragia intracraniana, especialmente após trauma. Já foi relatada hemorragia fatal do cordão umbilical. O TP, TTPa e tempo de trombina são todos prolongados. Uma concentração de fibrinogênio extremamente reduzida em uma criança saudável confirma o diagnóstico. Como na disfibrinogenemia, os concentrados de fibrinogênio são usados para profilaxia cirúrgica e para hemorragia aguda.

> Menegatti M: Treatment of rare factor deficiencies other than hemophilia. Blood 2019 Jan 31;133(5):415–424 [PMID: 30559262].

DOENÇA DE VON WILLEBRAND

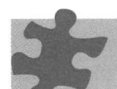

FUNDAMENTOS DO DIAGNÓSTICO E CARACTERÍSTICAS TÍPICAS

- ▶ Hematomas e epistaxe fáceis desde a primeira infância.
- ▶ Menorragia.
- ▶ PFA-100 (ou tempo de sangramento) prolongado, contagem plaquetária normal, ausência de disfunção plaquetária adquirida.
- ▶ Quantidade reduzida ou atividade anormal do FVW.

▶ Considerações gerais

A doença de von Willebrand (DVW) é o distúrbio hemorrágico hereditário mais comum entre pessoas brancas, com prevalência de até 1%. O FVW é uma proteína plasmática multimérica que se liga ao FVIII e facilita a adesão plaquetária ao endotélio danificado. Estima-se que 70 a 80% de todos os pacientes com DVW tenham DVW tipo 1, causada por uma deficiência quantitativa parcial do FVW. A DVW tipo 2 envolve uma deficiência qualitativa (ou seja, funcional) do FVW, e a DVW tipo 3 é caracterizada por uma deficiência quase completa do FVW. A DVW é mais frequentemente transmitida como um traço autossômico dominante, mas pode ser autossômica recessiva. A doença também pode ser adquirida, desenvolvendo-se em associação com hipotireoidismo, tumor de Wilms, doença cardíaca, doença renal ou lúpus eritematoso sistêmico, e em indivíduos recebendo ácido valproico. A DVW adquirida é mais frequentemente causada pelo desenvolvimento de um anticorpo contra o FVW ou pelo aumento do *turnover* do FVW.

▶ Achados clínicos

A. Sinais e sintomas

Sangramento mucocutâneo, aumento de hematomas e epistaxe excessiva estão frequentemente presentes. O sangramento prolongado ocorre com trauma ou em cirurgias. A menorragia costuma ser um achado presente nas mulheres.

B. Achados laboratoriais

O TP é normal e o TTPa é prolongado se o fator VIII estiver diminuído. O prolongamento do PFA-100 geralmente está presente. O número de plaquetas pode estar diminuído na DVW tipo 2b. Os antígenos do FVIII e do FVW estão diminuídos nos tipos 1 e 3, mas podem estar normais na DVW tipo 2. A atividade do FVW (p. ex., cofator ristocetina, ligação ao colágeno, GP1bM/R) está diminuída em todos os tipos. A classificação laboratorial completa também requer multímero de FVW ou ensaio de ligação ao colágeno e medição do pró-peptídeo de FVW para DvW 1C. O diagnóstico requer testes laboratoriais confirmatórios.

▶ Tratamento

O acetato de desmopressina pode ser administrado por via intravenosa ou subcutânea para liberar o FVW dos estoques endoteliais em muitos pacientes com DVW tipos 1 e 2 a fim de prevenir ou interromper o sangramento. Em pacientes responsivos, o aumento de FVW e FVIII no plasma pode ser de duas a cinco vezes. Como a resposta ao FVW é variável entre os pacientes, as atividades do FVIII e do FVW são normalmente medidas antes, 30 a 60 minutos após e 4 horas após a administração de desmopressina, para documentar a resposta. A desmopressina causa retenção de líquidos que pode resultar em hiponatremia; portanto, a restrição hídrica deve ser discutida. Como a liberação do FVW armazenado é limitada, a taquifilaxia geralmente ocorre após a administração de duas a três doses de desmopressina.

Se for indicado tratamento adicional, recomenda-se a terapia de substituição do FVW (derivado do plasma ou FVW recombinante); tal terapia também é usada em pacientes com DVW tipo 1 ou 2a que exibem resposta laboratorial subótima à desmopressina e para todos os indivíduos com DVW tipo 2b ou 3. Agentes antifibrinolíticos (p. ex., ácido ε-aminocaproico e ácido tranexâmico) são úteis para controlar o sangramento da mucosa. A terapia contraceptiva oral ou intrauterina pode ser útil para a menorragia.

► Prognóstico

Com a disponibilidade de tratamento eficaz e profilaxia para sangramento, a expectativa de vida na DVW é normal.

> http://practical-hemostasis.com (Excellent Practical source for Laboratory Hemostasis). Accessed June 31, 2019.
> James PD: ASH USTH NHF WFH 2021 guidelines on the diagnosis of von Willebrand disease. Blood Adv 2021;5(1):280–300 [PMID: 33570651].
> O'Brien SH: von Willebrand disease in pediatrics: evaluation and management. Hematol Oncol Clin North Am 2019 Jun; 33(3):425–438 [PMID: 31030811].

DISTÚRBIOS HEMORRÁGICOS ADQUIRIDOS

1. Coagulação intravascular disseminada

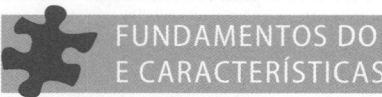

FUNDAMENTOS DO DIAGNÓSTICO E CARACTERÍSTICAS TÍPICAS

- ► Presença de distúrbio que sabidamente pode desencadear CIVD.
- ► Evidência de coagulopatia de consumo (TTPa, TP ou tempo de trombina prolongados; aumento de produtos da quebra de fibrina-fibrinogênio [PQFS]; queda de fibrinogênio ou de plaquetas).

► Considerações gerais

A coagulação intravascular disseminada (CIVD) é uma coagulopatia adquirida caracterizada pela ativação da coagulação mediada por fator tecidual no hospedeiro. A CIVD envolve a geração excessiva e desregulada de trombina, com consequente deposição intravascular de fibrina e consumo de plaquetas e fatores pró-coagulantes. Os microtrombos, compostos de fibrina e plaquetas, produzem isquemia tecidual e danos aos órgãos-alvo. O sistema fibrinolítico é frequentemente ativado na CIVD, levando à destruição de fibrina e fibrinogênio mediada pela plasmina. Esses produtos da degradação de fibrina-fibrinogênio (PDFs) exibem funções anticoagulantes e inibidoras de plaquetas. Embora a CIVD geralmente acompanhe uma infecção grave, outras condições conhecidas por desencadear a CIVD incluem dano endotelial (p. ex., endotoxina, vírus), necrose tecidual (p. ex., queimaduras), lesão isquêmica difusa (p. ex., choque, hipóxia, acidose) e liberação sistêmica de pró-coagulantes teciduais (p. ex., certos tipos de câncer, distúrbios da placenta).

► Achados clínicos

A. Sinais e sintomas

Os sinais de CIVD podem incluir (1) complicações de choque, muitas vezes incluindo disfunção de órgãos-alvo; (2) tendência difusa ao sangramento (p. ex., hematúria, melena, púrpura, petéquias, drenagem persistente de punções com agulha ou outros procedimentos invasivos); e (3) evidência de trombose (p. ex., trombose de pequenos e grandes vasos, púrpura fulminante).

B. Achados laboratoriais

Os testes que são sensíveis, mais fáceis de realizar, úteis para monitoramento e que refletem a capacidade hemostática do paciente são TP, TTPa, contagem de plaquetas, fibrinogênio e PDFs (incluindo D-dímero). O TP e o TTPa são tipicamente prolongados, e a contagem de plaquetas e a concentração de fibrinogênio podem estar diminuídas. No entanto, em crianças, o nível de fibrinogênio pode ser normal até o final do curso. Os níveis de PDFs são aumentados. Níveis elevados de D-dímero, um subproduto da degradação da fibrina reticulada, podem ser úteis no monitoramento do grau de ativação da coagulação e da fibrinólise. No entanto, o D-dímero é inespecífico e pode estar elevado no contexto de um evento desencadeante (p. ex., infecção grave) sem CIVD concomitante. Frequentemente, são consumidos inibidores fisiológicos da coagulação, especialmente antitrombina III, proteína C e proteína S, predispondo à trombose. As anormalidades laboratoriais específicas da CIVD podem variar com o evento desencadeante e o curso da doença.

► Diagnóstico diferencial

A CIVD pode ser difícil de distinguir da coagulopatia da doença hepática (ou seja, disfunção hepática sintética), especialmente quando esta última está associada a trombocitopenia secundária a hipertensão portal e hiperesplenismo. Geralmente, a atividade do fator VII está acentuadamente diminuída na doença hepática devido à síntese deficiente dessa proteína, que tem a meia-vida mais curta entre os fatores pró-coagulantes, mas apenas leve a moderadamente diminuída na CIVD (devido ao consumo). A atividade do fator VIII é frequentemente normal ou mesmo aumentada na doença hepática, mas diminuída na CIVD.

► Tratamento

A. Tratamento do distúrbio subjacente

O aspecto mais importante do manejo da CIVD é a identificação e o tratamento do evento desencadeante. Se o processo patogênico subjacente à CIVD for revertido, muitas vezes nenhuma outra terapia é necessária para a coagulopatia.

B. Terapia de reposição para a coagulopatia de consumo

A reposição de fatores pró-coagulantes consumidos através do uso de PFC, crioprecipitado, concentrados de complexo protrombínico (CCPs) inativados e de plaquetas é justificada no cenário de CIVD com complicações hemorrágicas ou como profilaxia de sangramento periprocedimento. A infusão de 10 a 15 mL/kg de PFC geralmente aumenta a atividade do fator pró-coagulante em aproximadamente 10 a 15%. O crioprecipitado também pode ser administrado como uma rica fonte de fibrinogênio, fator VIII, FVW e fator XIII; uma bolsa de crioprecipitado para cada 3 kg em lactentes ou uma bolsa de crioprecipitado para cada 6 kg em crianças mais velhas geralmente aumenta a concentração plasmática de fibrinogênio em 75 a 100 mg/dL.

C. Terapia anticoagulante para ativação da coagulação

A infusão intravenosa contínua de heparina não fracionada é algumas vezes administrada para atenuar a ativação da coagulação e a consequente coagulopatia de consumo. A justificativa para a terapia com heparina é maximizar a eficácia da reposição de pró-coagulantes e plaquetas e minimizar a necessidade desta; no entanto, faltam evidências clínicas que demonstrem o benefício da heparina na CIVD. Doses profiláticas de heparina não fracionada ou heparina de baixo peso molecular (HBPM) em pacientes críticos e sem sangramento com CIVD podem ser consideradas para prevenção de tromboembolismo venoso.

D. Concentrados de fatores específicos

Um estudo piloto não randomizado de concentrado de antitrombina em crianças com CIVD e deficiência adquirida de antitrombina associada demonstrou resultados favoráveis, sugerindo que a reposição desse pró-coagulante consumido pode ser benéfica. O concentrado de proteína C também se mostrou promissor em dois pequenos estudos piloto de CIVD associada a meningococos com púrpura fulminante.

2. Doença hepática

O fígado é o principal local sintético de protrombina, fibrinogênio, cininogênio de alto peso molecular e fatores V, VII, IX, X, XI, XII e XIII. O plasminogênio e os anticoagulantes fisiológicos (antitrombina III, proteína C e proteína S) são sintetizados no fígado, assim como a α_2-antiplasmina, um regulador da fibrinólise. A deficiência do fator V e dos fatores dependentes da vitamina K (II, VII, IX e X) é mais frequentemente resultado da diminuição da síntese hepática e é manifestada por um TP prolongado e frequentemente por um TTPa prolongado. A perda extravascular e o aumento do consumo de fatores de coagulação também podem contribuir para o prolongamento do TP e do TTPa. A produção de fibrinogênio é frequentemente reduzida, ou pode ocorrer síntese de fibrinogênio anormal (disfibrinogênio) contendo excesso de resíduos de ácido siálico, ou ambos. A hipofibrinogenemia ou disfibrinogenemia está associada ao prolongamento do tempo de trombina e do tempo de reptilase. Subprodutos de fibrina e D-dímeros podem estar presentes devido ao aumento da fibrinólise, particularmente no cenário de hepatite crônica ou cirrose. Pode ocorrer trombocitopenia secundária a hiperesplenismo. A CIVD e a coagulopatia da doença hepática também mimetizam a deficiência de vitamina K; no entanto, a deficiência de vitamina K tem atividade normal do fator V. O tratamento do sangramento agudo no cenário de coagulopatia da doença hepática consiste na reposição com PFC ou CCP e plaquetas. A desmopressina pode encurtar o tempo de sangramento e o TTPa em pacientes com doença hepática crônica, mas sua segurança não está bem estabelecida. O recombinante VIIa também é eficaz para hemorragia refratária com risco de vida.

3. Deficiência de vitamina K

O período neonatal é caracterizado pela atividade fisiologicamente deprimida dos fatores dependentes da vitamina K (II, VII, IX e X). Se a vitamina K não for administrada ao nascimento, pode ocorrer uma diátese hemorrágica anteriormente denominada doença hemorrágica do recém-nascido, agora denominada *sangramento por deficiência de vitamina K* (VKDB, de *vitamin K deficiency bleeding*). Fora do período neonatal, a deficiência de vitamina K pode ocorrer como consequência de ingestão inadequada, perda excessiva, formação inadequada de metabólitos ativos ou antagonismo competitivo.

Um dos três padrões é visto no período neonatal:

1. A VKDB precoce do recém-nascido ocorre dentro de 24 horas após o nascimento, mais frequentemente manifestada por cefalohematoma, hemorragia intracraniana ou sangramento intra-abdominal. Embora possa ser idiopática, é mais frequentemente associada à ingestão materna de medicamentos que interferem no metabolismo da vitamina K (p. ex., varfarina, fenitoína, isoniazida e rifampicina). A VKDB precoce ocorre em 6 a 12% dos neonatos nascidos de mães que tomam esses medicamentos sem receber suplementação de vitamina K. O distúrbio costuma ser fatal.

2. A VKDB clássica ocorre entre 24 horas e 7 dias de idade e geralmente se manifesta como sangramento gastrointestinal, cutâneo ou das mucosas. Pode ocorrer sangramento após a circuncisão. Embora eventualmente associado ao uso materno de drogas, ocorre com mais frequência em lactentes saudáveis que não recebem vitamina K no nascimento e são exclusivamente amamentados com leite materno.

3. A VKDB neonatal tardia ocorre a partir do oitavo dia de vida. As manifestações incluem sangramento intracraniano, gastrointestinal ou cutâneo. Esse distúrbio costuma estar associado à má absorção de gordura (p. ex., na diarreia crônica) ou a alterações na flora intestinal (p. ex., com antibioticoterapia prolongada). Como a forma clássica, a VKDB tardia ocorre quase exclusivamente em lactentes amamentados com leite materno.

Suspeita-se do diagnóstico de deficiência de vitamina K com base na história, exame físico e resultados laboratoriais. O TP é desproporcionalmente prolongado em relação ao TTPa (também prolongado). O tempo de trombina torna-se prolongado no final do curso. A contagem de plaquetas é normal. Esse perfil laboratorial é semelhante ao da coagulopatia da doença hepática aguda, porém com fibrinogênio normal e ausência de elevação das transaminases hepáticas. O diagnóstico de deficiência de vitamina K é confirmado pela demonstração de não carboxilação de fatores de coagulação específicos na ausência de vitamina K no plasma e por respostas clínicas e laboratoriais à vitamina K. O tratamento intravenoso ou subcutâneo com vitamina K deve ser administrado imediatamente e mantido enquanto se aguardam os resultados dos exames. No cenário de sangramento grave, o tratamento agudo adicional com PFC ou CCPs pode ser indicado.

4. Uremia

A uremia está frequentemente associada à disfunção plaquetária adquirida. O sangramento ocorre em aproximadamente 50% dos pacientes com insuficiência renal crônica. O risco de sangramento conferido pela disfunção plaquetária associada ao desequilíbrio metabólico pode ser agravado pela diminuição da atividade do FVW e por déficit pró-coagulante (p. ex., fator II, XII, XI e IX) devido ao aumento das perdas urinárias dessas proteínas em alguns casos de insuficiência renal. De acordo com a disfunção plaquetária, o sangramento urêmico é tipicamente caracterizado por púrpura, epistaxe, menorragia ou hemorragia gastrointestinal. O sangramento agudo pode ser controlado com infusão de acetato de desmopressina, concentrados de fator VIII contendo FVW ou crioprecipitado com ou sem coadministração de PFC. A anemia grave aumenta o potencial de sangramento; portanto, a transfusão de hemácias pode ser necessária. O recombinante VIIa pode ser útil no sangramento refratário.

Rajagopal R: Disseminated intravascular coagulation in paediatrics. Arch Dis Child 2017;102:187–193 [PMID: 27540263].

Shearer MJ: Vitamin K deficiency bleeding (VKDB) in early infancy. Blood Rev 2009;23:49–59 [PMID: 18804903].

ANORMALIDADES VASCULARES ASSOCIADAS A SANGRAMENTO

1. Vasculite por imunoglobulina A (púrpura de Henoch-Schönlein)

 FUNDAMENTOS DO DIAGNÓSTICO E CARACTERÍSTICAS TÍPICAS

▶ *Rash* cutâneo purpúrico.
▶ Poliartralgia ou poliartrite migratória.
▶ Dor abdominal intermitente.
▶ Nefrite.

▶ Considerações gerais

A vasculite por imunoglobulina A, que é o tipo mais comum de vasculite de pequenos vasos em crianças, afeta principalmente meninos de 2 a 7 anos de idade. A ocorrência é maior na primavera e no outono, e a infecção respiratória superior precede o diagnóstico em dois terços das crianças.

A vasculite leucocitoclástica na vasculite por imunoglobulina A envolve principalmente os pequenos vasos da pele, do trato gastrointestinal e dos rins, com deposição de imunocomplexos IgA. O sintoma mais comum e precoce é a púrpura palpável, que resulta do extravasamento de eritrócitos para o tecido que envolve as vênulas envolvidas. Antígenos de estreptococos β-hemolíticos do grupo A e outras bactérias, vírus, drogas, alimentos e picadas de insetos foram propostos como agentes incitadores.

▶ Achados clínicos

A. Sinais e sintomas

O envolvimento da pele pode começar com urticária; progredir para maculopápulas; e coalescer em uma erupção purpúrica simétrica e palpável distribuída nas pernas, nádegas e cotovelos. Novas lesões podem continuar a aparecer por 2 a 4 semanas e podem se estender para todo o corpo. Dois terços dos pacientes desenvolvem poliartralgia migratória ou poliartrite, principalmente dos tornozelos e joelhos. Ocorre dor abdominal intermitente e aguda em aproximadamente 50% dos pacientes, e frequentemente podem ocorrer hemorragia e edema do intestino delgado. Pode ocorrer intussuscepção. Aproximadamente 25 a 50% das crianças evoluem com envolvimento renal na segunda ou terceira semana de doença com um quadro nefrítico ou, menos comumente, nefrótico, muitas vezes com hipertensão arterial. A torção testicular também pode ocorrer. Sintomas neurológicos são possíveis devido à vasculite de pequenos vasos.

B. Achados laboratoriais

A contagem de plaquetas é normal ou elevada, e outros testes de triagem de hemostasia e função plaquetária são tipicamente normais. A urinálise frequentemente revela hematúria e, às vezes, proteinúria. As fezes podem ser positivas para sangue oculto. O título de antiestreptolisina O (ASLO) é frequentemente elevado, e a cultura da garganta é positiva para estreptococos β-hemolíticos do grupo A. A IgA sérica pode estar elevada.

▶ Diagnóstico diferencial

A erupção da septicemia (especialmente meningococcemia) pode ser semelhante ao envolvimento da pele na vasculite por imunoglobulina A, embora a distribuição tenda a ser mais generalizada. A possibilidade de trauma deve ser considerada em qualquer criança que apresente púrpura. Outras vasculites também devem ser consideradas. As lesões da púrpura trombocitopênica trombótica (PTT) não são palpáveis.

▶ Tratamento

Geralmente, o tratamento é de suporte. AINEs podem ser úteis para a artrite. A terapia com corticosteroides pode fornecer alívio sintomático para manifestações gastrointestinais ou articulares graves, mas não altera as manifestações cutâneas ou renais. Se a cultura para estreptococos β-hemolíticos do grupo A for positiva ou se o título de ASLO estiver elevado, um curso de penicilina é justificado.

Prognóstico

O prognóstico de recuperação geralmente é bom, embora os sintomas frequentemente (25-50%) reapareçam por um período de vários meses. Em pacientes que desenvolvem manifestações renais, a hematúria microscópica pode persistir por anos. A insuficiência renal progressiva ocorre em menos de 5% dos pacientes com vasculite por imunoglobulina A, com uma taxa de mortalidade geral de 3%.

Key NS: Vascular hemostasis. Haemophilia 2010 Jul;16(Suppl 5): 146 [PMID: 20590874].

Ozen S: European consensus-based recommendations for diagnosis and treatment of immunoglobulin A vasculitis—the SHARE initiative. Rheumatology (Oxford) 2019 Sep 1;58(9):1607-1616 [PMID: 30879080].

2. Distúrbios do colágeno

Ocorre sangramento leve a sangramento com risco de vida em alguns tipos de síndrome de Ehlers-Danlos, o distúrbio do colágeno hereditário mais comum. A síndrome de Ehlers-Danlos é caracterizada por hipermobilidade articular, extensibilidade da pele e hematomas fáceis. Anormalidades da coagulação podem às vezes estar presentes, incluindo disfunção plaquetária e deficiências dos fatores de coagulação VIII, IX, XI e XIII. No entanto, na maioria dos casos, sangramento e hematomas fáceis estão relacionados à fragilidade dos capilares e integridade vascular comprometida. Os tipos 4 e 6 da síndrome de Ehlers-Danlos estão associados ao risco de dissecção aórtica e ruptura espontânea de aneurismas aórticos. Procedimentos cirúrgicos devem ser evitados em pacientes com síndrome de Ehlers-Danlos, assim como medicamentos que induzem disfunção plaquetária.

Jesudas R: An update on the new classification of Ehlers-Danlos syndrome and review of the causes of bleeding in this population. Haemophilia 2019;25(4):558-566 [PMID: 31329366].

DISTÚRBIOS TROMBÓTICOS

Considerações gerais

Incomuns em crianças, os distúrbios trombóticos são reconhecidos com frequência crescente devido à maior conscientização dos médicos e à melhora da sobrevida em ambientes de terapia intensiva pediátrica.

Manifestações clínicas

A avaliação inicial da criança com trombose inclui uma avaliação de possíveis fatores desencadeantes, bem como história familiar de trombose e doença cardiovascular ou cerebrovascular precoce.

A. Fatores de risco clínicos

Fatores de risco clínicos estão presentes em mais de 90% das crianças com tromboembolismo venoso (TEV) agudo. Essas condições incluem a presença de um cateter vascular de demora, doença cardíaca, infecção, trauma, cirurgia, imobilização, doença colágeno-vascular ou inflamatória crônica, doença renal, anemia falciforme e malignidade. Achados prospectivos empregando avaliação radiológica seriada como triagem indicam que o risco de TEV é de quase 30% para cateteres venosos centrais de curta permanência colocados nas veias jugulares internas. Dados retrospectivos sugerem que aproximadamente 8% das crianças com câncer desenvolvem TEV sintomático.

1. Estados de trombofilia (hipercoagulabilidade) hereditários

A. Deficiência de proteína C: A proteína C é uma proteína dependente da vitamina K ativada pela trombina ligada à trombomodulina, que inativa os fatores V e VIII ativados. Além disso, a proteína C ativada promove a fibrinólise. Existem dois fenótipos de deficiência hereditária de proteína C. Indivíduos heterozigotos com deficiência de proteína C autossômica dominante geralmente apresentam TEV quando adultos jovens, mas o distúrbio pode se manifestar durante a infância ou na fase adulta. Na deficiência leve de proteína C, a profilaxia anticoagulante é tipicamente limitada a períodos de aumento do risco pró-trombótico. A deficiência de proteína C homozigótica ou heterozigótica composta é rara e fenotipicamente grave. As crianças afetadas geralmente apresentam púrpura fulminante nas primeiras 12 horas de vida **(Figura 30-6)** e/ou TEV.

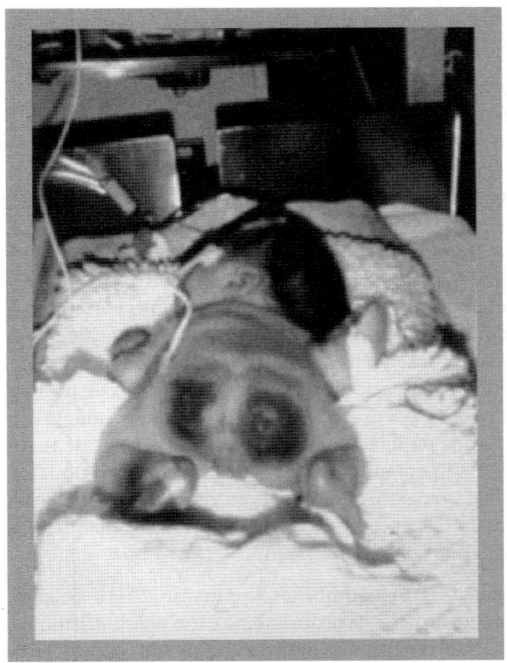

▲ **Figura 30-6** Púrpura fulminante em lactente com deficiência grave de proteína C.

Recomenda-se a reposição imediata de proteína C por infusão de concentrado de proteína C ou PFC a cada 6 a 12 horas, juntamente com a administração de heparina em dose terapêutica. O manejo subsequente requer anticoagulação crônica com doses terapêuticas, muitas vezes com infusão de concentrado de proteína C de rotina. O TEV recorrente é comum, especialmente durante períodos de anticoagulação em dose subterapêutica ou na presença de condições associadas a risco pró-trombótico aumentado.

B. Deficiência de proteína S: A proteína S é um cofator para a proteína C. Recém-nascidos com deficiência homozigótica de proteína S têm um curso semelhante àqueles com deficiência homozigótica ou heterozigótica de proteína C composta. A terapia de anticoagulação vitalícia é indicada em deficiência grave/homozigótica ou em indivíduos heterozigotos que apresentaram TEV recorrente. Esforços devem ser feitos para distinguir essas condições da deficiência adquirida, que pode ser mediada por anticorpos ou secundária a um aumento na proteína de ligação a C4b induzida por inflamação.

C. Deficiência de antitrombina: A antitrombina, que é o inibidor fisiológico mais importante da trombina, também inibe os fatores ativados IX, X, XI e XII. A deficiência de antitrombina é transmitida de forma autossômica dominante e associada a TEV, geralmente com início na adolescência ou no início da idade adulta. A terapia para TEV agudo é a anticoagulação em dose terapêutica. A eficiência da heparina pode ser significativamente diminuída no cenário de deficiência grave de antitrombina, e muitas vezes requer suplementação com concentrado de antitrombina. Pacientes com deficiência homozigótica/grave ou TEV recorrente são mantidos em anticoagulação vitalícia.

D. Mutação do Fator V de Leiden: Uma substituição de aminoácidos no gene que codifica o fator V resulta no fator V de Leiden, um polimorfismo do fator V que é resistente à inativação pela proteína C ativada. A causa mais comum de resistência à proteína C ativada em pessoas brancas, o fator V de Leiden está presente em aproximadamente 5% da população branca, 20% dos adultos brancos com trombose venosa profunda (TVP), e 40 a 60% daqueles com história familiar de TEV. O TEV ocorre tanto em indivíduos heterozigotos quanto em homozigotos. Para indivíduos heterozigotos, a trombose é tipicamente desencadeada em consequência a um fator de risco clínico (ou então se desenvolve em associação com traços adicionais de trombofilia), enquanto em pessoas homozigóticas é frequentemente espontânea. Estudos populacionais sugerem que o risco de incidência de TEV é aumentado em 2 a 7 vezes no contexto do fator V de Leiden heterozigoto, em 35 vezes entre indivíduos heterozigotos que tomam contraceptivos orais, e em 80 vezes naqueles homozigotos para o fator V de Leiden.

E. Mutação da Protrombina: A mutação 20210 de glutamina para alanina no gene da protrombina é um polimorfismo relativamente comum em pessoas brancas que aumenta sua ativação para trombina. Na forma heterozigótica, essa mutação está associada a um risco aumentado de duas a três vezes de incidência de TEV. Essa mutação também parece aumentar moderadamente o risco de TEV recorrente.

F. Outros distúrbios hereditários: As anormalidades qualitativas do fibrinogênio (disfibrinogenemias) geralmente são herdadas de maneira autossômica dominante. A maioria dos indivíduos com disfibrinogenemia é assintomática. Alguns pacientes apresentam sangramento, enquanto outros desenvolvem trombose venosa ou arterial. O diagnóstico é sugerido por um tempo de trombina prolongado com uma concentração de fibrinogênio normal. A hiper-homocisteinemia, que pode ser hereditária ou adquirida, está associada a um risco aumentado de trombose arterial e venosa. Em crianças, pode ser um fator de risco para AVC isquêmico. A hiper-homocisteinemia é incomum no cenário de suplementação dietética de folato (como nos Estados Unidos) e observada quase exclusivamente em casos de insuficiência renal ou doença metabólica (p. ex., homocistinúria). As mutações do receptor de metileno tetrahidrofolato redutase não parecem constituir um fator de risco para trombose em crianças dos EUA, a menos que a homocisteína esteja elevada.

A lipoproteína (a) é uma lipoproteína com homologia ao plasminogênio. Estudos *in vitro* sugerem que a lipoproteína (a) pode promover a aterosclerose e inibir a fibrinólise. Algumas evidências sugerem que concentrações plasmáticas elevadas de lipoproteína (a) estão associadas a um risco aumentado de TEVs e AVC arterial isquêmico recorrente em crianças.

O aumento da atividade do fator VIII é um fator de risco para TEV e é comum entre crianças com TEV agudo. A maioria das elevações do fator VIII é adquirida e pode persistir, mas também pode ser herdada.

2. Distúrbios Adquiridos

A. Anticorpos Anti-fosfolipídeo: O desenvolvimento de anticorpos antifosfolipídeos é a forma mais comum de trombofilia adquirida em crianças. Anticorpos antifosfolipídeos, que incluem, entre outros, o anticoagulante lúpico, anticorpos anticardiolipina e anticorpos β_2-glicoproteína-1, podem estar presentes no TEV infantil agudo. O anticoagulante lúpico é detectado *in vitro* por inibir a coagulação dependente de fosfolipídios (p. ex., TTPa, tempo de veneno de víbora Russell diluído, ensaio de neutralização de fosfolipídios de fase hexagonal), enquanto técnicas imunológicas (p. ex., ensaios imunoabsorventes ligados à enzima) são frequentemente usadas para detectar anticorpos anticardiolipina e β_2-glicoproteína-1. Embora comuns em pacientes com doenças autoimunes, como lúpus eritematoso sistêmico, os anticorpos antifosfolipídeos também podem se desenvolver após certas exposições a medicamentos, infecção, inflamação aguda e doenças linfoproliferativas. TEV e anticorpos antifosfolipídeos podem preceder outros sinais de lúpus. A doença viral é um precipitante comum em crianças, e, em muitos casos, a infecção inicial pode ser assintomática.

Quando um anticorpo antifosfolipídeo persiste por 12 semanas após o evento trombótico agudo, o diagnóstico de síndrome antifosfolipídeo (SAF) é confirmado. A duração ideal da anticoagulação nesse cenário não é clara. As diretrizes atuais de tratamento pediátrico recomendam um curso de 3 meses a toda a vida.

B. Deficiências de Anticoagulantes Intrínsecos: Deficiências adquiridas de proteínas C e S e antitrombina podem ser causadas por anticorpos específicos (p. ex., anticorpos de proteína S na varicela) ou por consumo excessivo, como durante sepse, CIVD, TEV de grande vaso ou extenso e síndrome de obstrução sinusoidal pós-transplante de medula óssea (anteriormente denominada *doença veno-oclusiva hepática*). Estudos piloto em crianças sugeriram um possível papel terapêutico para antitrombina ou concentrados de proteína C na CIVD associada à sepse (p. ex., meningococcemia) e na síndrome de obstrução sinusoidal grave pós-transplante.

C. Reagentes de Fase Aguda: Como parte da resposta de fase aguda, podem ocorrer elevações na concentração plasmática de fibrinogênio, no fator VIII plasmático e na contagem de plaquetas, que podem contribuir para um estado pró-trombótico adquirido. A trombocitose reativa raramente está associada a TEV em crianças quando a contagem de plaquetas for inferior a 1 milhão/μL.

B. Sinais e Sintomas

As características de apresentação da trombose variam de acordo com o local anatômico, a extensão do envolvimento vascular, o grau de vaso-oclusão e a presença de disfunção de órgãos-alvo. A apresentação clássica da trombose venosa profunda de uma extremidade superior ou inferior consiste em dor com edema agudo ou subagudo da extremidade, enquanto a embolia pulmonar comumente se apresenta como dispneia e dor torácica pleurítica, e a trombose sinovenosa cerebral (TSVC) geralmente inclui cefaleia intensa ou persistente, com ou sem déficit neurológico em crianças saudáveis. A trombose arterial da extremidade inferior (p. ex., cateter de artéria umbilical neonatal associado), bem como o vasoespasmo sem trombose identificada, muitas vezes se manifesta com pulsos distais diminuídos e descoloração escura do membro.

C. Achados Laboratoriais

Uma investigação laboratorial abrangente para trombofilia (ou seja, hipercoagulabilidade) permanece controversa com ampla variação na prática. As tendências recentes favorecem o teste de trombofilia em bebês, crianças e adolescentes com trombose não provocada e em recém-nascidos ou crianças com trombose e AVC não relacionados a cateter. Não há dados suficientes para recomendar testes de trombofilia de rotina em recém-nascidos ou crianças com trombose relacionada a cateter. Quando indicado, o teste de trombofilia pode incluir: avaliação de deficiência anticoagulante intrínseca (proteínas C e S e antitrombina), excesso de fator pró-coagulante (p. ex., fator VIII), proteínas e mutações genéticas mediando atividade pró-coagulante aumentada ou sensibilidade reduzida à inativação (anticorpos antifosfolipídeos; fator V Leiden, polimorfismos de protrombina 20210), mediadores bioquímicos de dano endotelial (homocisteína) e marcadores ou reguladores de fibrinólise (p. ex., D-dímero, inibidor do ativador de plasminogênio-1 e lipoproteína [a]). A interpretação do fator pró-coagulante e dos níveis de anticoagulante intrínseco deve reconhecer os valores normais dependentes da idade. Entre os fatores de risco de TEV, também demonstrou-se anticorpos antifosfolipídeos e níveis elevados de homocisteína e lipoproteína (a) como fatores de risco para eventos isquêmicos trombóticos arteriais.

D. Exames de imagem

Imagens radiológicas apropriadas são essenciais para a documentação objetiva da trombose e para delinear o tipo (venoso vs. arterial), o grau de oclusão e a extensão (terminais proximal e distal) da trombose. Dependendo do local, as modalidades típicas de imagem incluem ultrassom com Doppler, angiografia por tomografia computadorizada (TC), angiografia por ressonância magnética e angiografia convencional.

▶ Tratamento

As diretrizes atuais para o tratamento do primeiro episódio de TEV em crianças são amplamente baseadas na experiência com adultos e incluem anticoagulação terapêutica por pelo menos 3 meses. Durante o período de anticoagulação, precauções de sangramento devem ser seguidas, conforme descrito anteriormente (ver Tratamento em Púrpura Trombocitopênica Idiopática). A terapia inicial para TEV agudo emprega heparina não fracionada intravenosa contínua ou injeções subcutâneas de HBPM por pelo menos 7 dias, monitoradas pelo nível de atividade anti-Xa para manter níveis de anticoagulante seguros e terapêuticos de 0,3 a 0,7 ou 0,5 a 1,0 UI/mL, respectivamente. A terapia anticoagulante estendida subsequente é administrada com HBPM ou varfarina oral diária, sendo este último agente monitorado pelo paciente para manter uma razão normalizada internacional (INR) de 2,0 a 3,0. Durante o tratamento com varfarina, a INR ideal deve estar dentro da faixa terapêutica antes da descontinuação da heparina. A farmacocinética da varfarina é afetada por doença aguda, medicamentos numerosos e mudanças na dieta e pode exigir monitoramento frequente. Em crianças, a dose de varfarina é determinada por idade e peso. A HBPM oferece a vantagem da necessidade infrequente de monitoramento, mas é muito mais cara do que a varfarina. Para otimizar a resposta à anticoagulação, deve-se abordar as contribuições anatômicas para a estase venosa (p. ex., mastoidite ou fratura craniana deprimida como fatores de risco para trombose venosa do seio cerebral ou estenose congênita da veia ilíaca esquerda da TVP da extremidade inferior esquerda proximal com anomalia de May-Thurner). Em casos de TEV com risco de vida ou de membros, incluindo embolia pulmonar proximal maciça, e em casos de TEV progressivo apesar da anticoagulação terapêutica, pode-se considerar terapia trombolítica (p. ex., ativador do plasminogênio tipo tecido). Em adolescentes do sexo feminino, contraceptivos contendo estrogênio são relativamente contraindicados em pacientes com TEV prévio se não estiverem usando anticoagulação, particularmente se uma causa genética adicional para o comprometimento da via da proteína C for revelada.

Os anticoagulantes orais diretos são agora a terapia de primeira linha para TEV agudo em adultos e para anticoagulação prolongada. Os ensaios clínicos de fase 3 em bebês e crianças estão em andamento. Um anticoagulante oral direto, a rivaroxabana, é aprovado para o tratamento de TEV em crianças.

Prognóstico

Registros e estudos de coorte sugerem que o TEV recorrente ocorre em aproximadamente 10% das crianças em 2 anos. A trombose persistente é evidente após a conclusão de um curso terapêutico padrão de anticoagulação em até 30% das crianças, com importância clínica incerta. Aproximadamente uma em cada quatro crianças com TVP envolvendo as extremidades desenvolve síndrome pós-trombótica (SPT), uma condição de insuficiência venosa de gravidade variável, caracterizada por alterações cutâneas crônicas, edema e formação venosa superficial colateral dilatada. A SPT costuma ser acompanhada de limitação funcional (dor em atividades ou em repouso), úlceras de estase venosa e celulite. A veno-oclusão completa e níveis elevados de fator VIII e D-dímero no diagnóstico de TEV são fatores prognósticos para SPT em crianças com TVP afetando os membros. A presença de deficiências anticoagulantes homozigóticas, múltiplos traços de trombofilia ou anticorpos antifosfolipídeos persistentes após o diagnóstico de TEV tem sido associada ao aumento do risco de TEV recorrente, levando à consideração de anticoagulação estendida nesses casos. Na trombose venosa do seio cerebral, a falha em fornecer terapia antitrombótica tem sido associada a resultados neurológicos adversos.

3. Vacinas contra SARS-CoV-2 e trombose

Uma minoria muito pequena de pessoas que receberam uma das duas vacinas adenovirais recombinantes que codificam a proteína *spike* do SARS-CoV-2 e uma única pessoa que recebeu a vacina de mRNA Moderna desenvolveram TEV e trombose venosa do seio cerebral. Essa trombocitopenia trombótica imune induzida por vacina (TTIV) está associada a trombocitopenia e a um ensaio imunoabsorvente ligado à enzima (ELISA, de *enzyme-linked immunosorbent assay*) PL-4-heparina positivo e, como tal, assemelha-se a trombocitopenia trombótica induzida por heparina (TTIH), uma condição trombofílica fulminante. Uma consulta com hematologista urgente é necessária. A heparina deve ser evitada. A avaliação inicial deve incluir: hemograma completo **com contagem de plaquetas** e esfregaço periférico, exames de imagem para trombose com base em sinais/sintomas, PF4-ELISA (ensaio TIH *para coleta de sangue antes de qualquer terapia*), fibrinogênio e D-dímeros.

Bussell JB: Thrombosis with Thrombocytopenia Syndrome (also termed Vaccine-induced Thrombotic Thrombocytopenia). American Society of Hematology COVID-19 Resources. https://www.hematology.org/covid-19/vaccine-induced-immune-thrombotic-thrombocytopenia

Monagle P: American Society of Hematology 2018 Guidelines for management of venous thromboembolism: treatment of pediatric venous thromboembolism. Blood Adv 2018 Nov 27;2(22):3292–3316 [PMID: 30482766].

Witmer C: Treatment of venous thromboembolism in pediatric patients. Blood 2020;135(5):335–343 [PMID: 31917400].

ANORMALIDADES ESPLÊNICAS

ESPLENOMEGALIA E HIPERESPLENISMO

O diagnóstico diferencial de esplenomegalia inclui as categorias de esplenomegalia congestiva, infecções crônicas, leucemia e linfomas, anemias hemolíticas, reticuloendothelioses e doenças de depósito (Tabela 30-10).

A esplenomegalia decorrente de qualquer causa pode estar associada ao hiperesplenismo e à destruição excessiva dos glóbulos vermelhos, glóbulos brancos e plaquetas circulantes. O grau de citopenia é variável e, quando leve, não requer terapia específica. Em outros casos, a trombocitopenia pode causar sangramento com risco de vida, particularmente quando a esplenomegalia é secundária à hipertensão portal e associada a varizes esofágicas ou é consequência de uma doença de depósito. Nesses casos, pode-se justificar o tratamento com esplenectomia cirúrgica ou com embolização esplênica. Embora mais comumente associada ao aumento agudo, a ruptura de um baço aumentado pode ser observada em condições mais crônicas, como a doença de Gaucher.

Stirnemann J: A review of Gaucher disease pathophysiology, clinical presentation and treatments. Int J Mol Sci 2017;18(2) [PMID: 28218669].

ASPLENIA E ESPLENECTOMIA

Crianças que não têm função esplênica normal correm risco de sepse, meningite e pneumonia devido a bactérias encapsuladas, como pneumococos, meningococos e *H. influenzae*. Essas infecções costumam ser fulminantes e fatais devido à produção inadequada de anticorpos e à fagocitose prejudicada das bactérias circulantes.

A asplenia congênita geralmente é suspeitada quando uma criança nasce com anormalidades das vísceras abdominais e cardiopatia congênita cianótica complexa. Corpos de Howell-Jolly geralmente estão presentes no esfregaço de sangue periférico, e a ausência de tecido esplênico é confirmada por varredura com radionuclídeo de tecnécio. O prognóstico depende das lesões cardíacas subjacentes, e muitas crianças morrem durante os primeiros meses. São recomendados antibióticos profiláticos, geralmente penicilina, e, subsequentemente, as vacinas pneumocócica conjugada e polissacarídica, Hib e meningocócica conjugada.

O risco de sepse fulminante pós esplenectomia cirúrgica está relacionado à idade da criança e ao distúrbio subjacente. Como o risco é maior quando o procedimento é realizado no início da vida, a esplenectomia geralmente é adiada para depois dos 5 anos

Tabela 30-10. Causas de esplenomegalia crônica em crianças

Causas	Achados clínicos associados	Investigação diagnóstica
Esplenomegalia congestiva	História de cateter de veia umbilical ou onfalite neonatal; sinais de hipertensão portal (varizes, hemorroidas, dilatação das veias da parede abdominal); pancitopenia; história de hepatite ou icterícia	Hemograma completo, contagem de plaquetas, testes de função hepática, ultrassonografia
Infecções crônicas	História de exposição a tuberculose, histoplasmose, coccidioidomicose, outras doenças fúngicas; sepse crônica (corpo estranho na corrente sanguínea; endocardite infecciosa subaguda)	Culturas e testes cutâneos apropriados, ou seja, hemoculturas; PPD, sorologia fúngica e testes de antígeno, radiografia de tórax; sorologia HIV
Mononucleose infecciosa	Febre, fadiga, faringite, rash, adenopatia, hepatomegalia	Linfócitos atípicos no esfregaço sanguíneo, teste monospot, títulos de anticorpos anti-EBV
Leucemia, linfoma, doença de Hodgkin	Evidência de envolvimento sistêmico com febre, tendências hemorrágicas, hepatomegalia e linfadenopatia; pancitopenia	Esfregaço de sangue, exame de medula óssea, radiografia de tórax, cintilografia com gálio, LDH, ácido úrico
Anemia hemolítica	Anemia, icterícia; história familiar de anemia, icterícia e doença da vesícula biliar em adultos jovens	Contagem de reticulócitos, teste de Coombs, esfregaço de sangue, teste de fragilidade osmótica, eletroforese de hemoglobina
Reticuloendotelioses (histiocitose X)	Otite média crônica, erupções cutâneas seborreicas ou petequiais, anemia, infecções, linfadenopatia, hepatomegalia, lesões ósseas	Radiografias do esqueleto para lesões ósseas; biópsia de osso, fígado, medula óssea ou linfonodo
Doenças de depósito	História familiar de distúrbios semelhantes, envolvimento neurológico, evidência de degeneração macular, hepatomegalia	Biópsia de fígado ou medula óssea buscando células de depósito
Cisto esplênico	Evidência de outras infecções (cisto pós-infeccioso) ou anomalias congênitas; formato peculiar do baço	Cintilografia com radionuclídeos, ultrassonografia
Hemangioma esplênico	Outros hemangiomas, coagulopatia de consumo	Cintilografia com radionuclídeos, arteriografia, contagem de plaquetas, painel de coagulação

EBV, vírus Epstein-Barr; HIV, vírus da imunodeficiência humana; LDH, lactato desidrogenase; PPD, derivado proteico purificado.

de idade. O risco de sepse pós-esplenectomia também é maior em crianças com malignidades, talassemias e reticuloendotelioses do que em crianças cuja esplenectomia é realizada por PTI, esferocitose hereditária ou trauma. Antes da esplenectomia, as crianças devem ser imunizadas contra *Streptococcus pneumoniae*, *H. influenzae* e *Neisseria meningitidis*. O manejo adicional deve incluir profilaxia com penicilina e avaliação imediata para febre de 38,8 °C ou mais ou sinais de infecção grave.

Crianças com anemia falciforme desenvolvem asplenia funcional durante o primeiro ano de vida, e a sepse fulminante é a principal causa de mortes precoces nessa doença. A penicilina profilática reduz a incidência de sepse em 84%.

Robinson CL: Advisory Committee on Immunization Practices recommended immunization schedule for children and adolescents aged 18 years or younger—United States, 2020. MMWR Morb Mortal Wkly Rep 2019;69(5):130–132 [PMID: 332027628].
Rubin LG: Care of the asplenic patient. New Engl J Med 2014;371: 349–356 [PMID: 25054718].

MEDICINA TRANSFUSIONAL

TRIAGEM DE DOADORES E PROCESSAMENTO DE SANGUE: GERENCIAMENTO DE RISCOS

A minimização dos riscos da transfusão começa com a triagem de doadores voluntários com um questionário universal de doadores elaborado para proteger o receptor da transmissão de agentes infecciosos, bem como de outros riscos de transfusões. Além disso, são colhidas informações que definem grupos de alto risco cujo comportamento aumenta a possibilidade de transmissão de HIV, hepatite e outras doenças, com a solicitação de que as pessoas desses grupos não doem sangue. Essa triagem também diminui o risco de doação de sangue para o doador. Respostas positivas podem resultar em adiamento temporário ou permanente da doação.

Antes que os componentes sanguíneos possam ser liberados para transfusão, o sangue do doador é testado para o antígeno de superfície da hepatite B; anticorpos para o antígeno central da hepatite B, hepatite C, HIV-1 e 2 e vírus linfotrópico de células

Tabela 30-11 Riscos de transmissão de agentes infecciosos para os quais a triagem de hemoderivados é rotineiramente realizada

Entidade de doença	Transmissão	Procedimentos de triagem e processamento	Risco aproximado de transmissão
Sífilis	Baixo risco: sangue fresco coletado durante a espiroquetemia pode transmitir infecção. Organismo incapaz de sobreviver além de 72 h durante o armazenamento a 4 °C.	Histórico do doador. RPR ou VDRL.	< 1:100.000
Hepatite A	As unidades extraídas durante o pródromo podem transmitir vírus. Devido a breve viremia durante a fase aguda, ausência de fase portadora assintomática, e falha em detectar a transmissão em vários indivíduos transfundidos, a infecção por este agente é improvável.	Histórico do doador.	1:1.000.000
Hepatite B	A viremia prolongada durante várias fases da doença e o estado de portador assintomático conferem à infecção por HBV um risco significativo de transfusão. A incidência diminuiu acentuadamente com estratégias de triagem. Além disso, um número crescente de receptores de sangue foram vacinados.	Histórico do doador, educação e autoexclusão. HBsAg. Teste substituto para hepatite não-A, não-B (hepatite-B; anticorpo *core*) ajudou a filtrar a população em risco de transmissão do HBV.	1:500.000-1:200.000
Hepatite C	A maioria dos casos de hepatite pós-transfusional no passado foi relacionada a esse vírus.	Histórico do doador. Testes substitutos: anti-HBc, anti-HCV. Necessário teste de ácido nucleico para genoma viral.	1:2.000.000
Hepatite não A, não B, não C	Outros agentes além do HAV, HBV, HCV, EBV e CMV, que podem causar hepatite pós-transfusional.	Histórico do doador. Testes substitutos: anti-HBc.	Indefinido
Infecção por HIV (HIV-1, HIV-2)	Os retrovírus se espalham por contato sexual, parenteral (incluindo transfusão) e da mãe para o feto.	Histórico do doador, educação e autoexclusão. Anti-HIV por teste de triagem EIA. *Western blot* confirmatório. Necessário teste de ácido nucleico para genoma viral.	1:2.000.000
Infecção por HTLV-I e II	Os retrovírus se espalham por contato sexual, parenteral (incluindo transfusão) e da mãe para o feto.	Histórico do doador. Anti-HTLV-I e II por teste de triagem de imunoensaio enzimático. *Western blot* confirmatório.	1:3.000.000
Doença de Chagas	Transmissão por inseto vetor, transfusão de sangue (todos os componentes), transplante de órgãos e alimentos contaminados com parasitas e da mãe para o feto.	História (especialmente país de origem), detecção de anticorpo no soro ou plasma do doador.	< 1:25.000
Vírus do Nilo Ocidental	Transmissão sazonal por mosquito vetor. Transmitida por transfusão de sangue e transplante de órgãos.	História, teste de ácido nucleico para genoma viral.	1:350.000
Vírus Zika	Transmissão por mosquito vetor, fluidos sexuais e transfusão de sangue e da mãe para o feto.	História, teste de ácido nucleico para genoma viral.	Indefinido

Anti-HBc, anticorpo *core* da hepatite B; CMV, citomegalovírus; EBV, vírus Epstein-Barr; EIA, ensaio imunoenzimático; HAV, HBV, HCV, vírus da hepatite A, hepatite B, e hepatite C, respectivamente; HIV, vírus da imunodeficiência humana; HBsAg, antígeno de superfície da hepatite B; HTLV, vírus linfotrópico de células T humanas; RPR, reagina plasmática rápida; VDRL, estudo laboratorial de doenças venéreas.

T humanas (HTLV) I e II; e um teste sorológico para sífilis (**Tabela 30-11**). A triagem de sangue de doadores para o genoma viral (teste de amplificação de ácido nucleico [NAAT, de *nucleic acid amplification testing*]) é feita para HIV, HCV e vírus do Nilo Ocidental. O teste NAT (de *nucleic acid testing*) para o vírus Zika agora também pode ser realizado.

Testes positivos são repetidos. Se confirmados, a unidade é destruída, o doador é notificado e as futuras doações são adiadas.

Muitos dos testes de triagem usados são muito sensíveis e têm uma alta taxa de falsos positivos. Por isso, foram desenvolvidos testes confirmatórios para verificar os resultados da triagem inicial e separar os falsos positivos dos positivos verdadeiros. Isso permite que doadores com testes de triagem reativos em uma doação específica sejam reinseridos no *pool* de doadores no futuro, se atenderem às especificações de um algoritmo para testes adicionais. A cultura bacteriana de aférese ou concentrados de plaquetas em *pool* está incluída no paradigma de teste.

Com essas abordagens, o risco de transmissão de uma infecção com componentes do sangue foi minimizado (ver **Tabela 30-11**). A adição recente de técnicas de redução de patógenos aos componentes do sangue fornece uma estratégia adicional para reduzir as infecções transmitidas por transfusão e a despesa com testes adicionais para agentes infecciosos emergentes associados à transfusão de sangue. A doação autóloga é reconhecida por alguns centros como uma alternativa segura ao sangue homólogo. Questões de tamanho do doador tornam o uso de doação autóloga de difícil aplicação na população pediátrica.

As infecções primárias por CMV são complicações significativas da transfusão de sangue em receptores de transplante, recém-nascidos e indivíduos imunodeficientes. A transmissão do CMV pode ser evitada usando doadores soronegativos, concentrados de plaquetas por aférese coletados por técnicas que garantam um baixo número de glóbulos brancos residuais, ou produtos de glóbulos vermelhos ou plaquetas com depleção de leucócitos por filtração (< 5 milhões de leucócitos por unidade de glóbulos vermelhos concentrados ou o equivalente em concentrado de plaquetas por aférese).

ARMAZENAMENTO E PRESERVAÇÃO DO SANGUE E COMPONENTES DO SANGUE

O sangue total é rotineiramente fracionado em concentrado de hemácias, plaquetas e PFC ou crioprecipitado para o uso mais eficiente de todos os componentes do sangue. As condições de armazenamento e as características biológicas dos componentes estão resumidas na **Tabela 30-12**. As condições fornecem o ambiente ideal para manter a recuperação, sobrevivência e função adequadas e são diferentes para cada componente do sangue. Por exemplo, os glóbulos vermelhos sofrem mudanças metabólicas dramáticas durante seu armazenamento de 35 a 42 dias, com um desaparecimento virtual de 2,3-DPG ao 14º dia de armazenamento, uma diminuição no trifosfato de adenosina e uma perda gradual de potássio intracelular. Após a transfusão, ocorre recuperação *in vivo* de 80% ou mais de células transfundidas em hemácias mesmo com produtos mais antigos. Felizmente, essas alterações são prontamente revertidas *in vivo* dentro de horas ou dias após a transfusão de hemácias. No entanto, em certas condições clínicas, esses efeitos podem definir o tipo de componentes utilizados. Por exemplo, o sangue com menos de 5 a 7 dias seria preferido para transfusão de troca em recém-nascidos, troca de hemácias em pacientes idosos ou reposição de hemácias em pessoas com doença cardiopulmonar grave para garantir a capacidade adequada de transporte de oxigênio. O tempo de armazenamento geralmente não é um problema ao administrar transfusões para pessoas com anemia crônica.

Se o potássio extracelular em hemácias mais antigas representar um problema, as soluções incluem usar sangue com menos de 10 dias da coleta, fazer hemácias a partir de uma unidade mais antiga de sangue total ou lavar o sangue armazenado como hemácias.

As plaquetas são armazenadas a 22 °C por no máximo 5 dias; estão sendo desenvolvidos critérios para armazenamento de 7 dias. Nos extremos de armazenamento, deve haver pelo menos uma recuperação de 60%, um tempo de sobrevivência que se aproxime do *turnover* de plaquetas autólogas frescas e uma normalização do tempo de sangramento ou PFA-100 em proporção ao pico de contagem de plaquetas. Componentes congelados, hemácias, PFC e crioprecipitado se tornam desatualizados após 10 anos, 1 ano e 1 ano, respectivamente. Os glóbulos vermelhos congelados mantêm as mesmas características bioquímicas e funcionais do dia em que foram congelados. O PFC contém 80% ou mais de todos os fatores de coagulação do plasma fresco. Os fatores VIII e XIII, FVW e fibrinogênio estão concentrados no crioprecipitado.

TESTAGEM PRÉ-TRANSFUSIONAL

Sangue doado e amostras de receptores são testados para antígenos ABO e Rh(D) e rastreados para auto ou aloanticorpos no plasma. A correspondência cruzada é necessária em qualquer componente que contenha células vermelhas. Na prova cruzada principal, as hemácias lavadas do doador são incubadas com o soro do paciente, e a reatividade ou aglutinação é detectada e graduada após a centrifugação imediata. A fase de antiglobulina do teste é então realizada; o reagente de Coombs, que detectará a presença de IgG ou complemento na superfície das hemácias, é adicionado à mistura, e a reatividade é avaliada. Na presença de uma triagem de anticorpos negativa no receptor, um teste cruzado de *spin* imediato negativo confirma a compatibilidade do sangue e a fase de antiglobulina não é necessária. Testes adicionais são necessários se a triagem de anticorpos ou a prova cruzada for positiva, e o sangue não deve ser administrado até que a natureza da reatividade seja delineada. Uma prova cruzada incompatível é avaliada primeiro com um TDA ou Coombs para detectar IgG ou complemento nas superfícies dos glóbulos vermelhos do receptor. O teste indireto de antiglobulina também é usado para determinar a presença de anticorpos que irão revestir os glóbulos vermelhos ou ativar o complemento, e estudos adicionais são concluídos para definir o anticorpo.

PRÁTICA TRANSFUSIONAL

▶ Regras gerais

Várias regras devem ser observadas na administração de qualquer hemocomponente:

1. Na preparação final do componente, nenhuma solução deve ser adicionada à bolsa ou ao conjunto de tubos, exceto solução salina normal (cloreto de sódio a 0,9% para injeção, USP), plasma compatível com ABO ou outros expansores especificamente aprovados. As soluções hipotônicas causam hemólise das hemácias e, se estas forem transfundidas, ocorrerá uma reação grave. Qualquer reconstituição deve ser concluída pelo banco de sangue.

Tabela 30-12 Características do sangue e seus componentes

Componente	Condições de armazenamento	Composição e características da transfusão	Indicações	Riscos e precauções	Administração
Sangue total	4 °C por 35 dias. Características das hemácias: *Sobrevida*: A recuperação decai durante o armazenamento, mas fica sempre > 70-80%. Células circulantes têm sobrevida aproximadamente normal. *Função*: Níveis de 2,3-DPG caem a níveis indetectáveis após a segunda semana de armazenamento. Esse defeito é reparado em 12 h após a transfusão. *Eletrólitos*: Com o armazenamento, o potássio no plasma aumenta. Sobe para níveis elevados após 2 semanas de armazenamento.	Contém hemácias e muitos compostos plasmáticos do sangue total. Leucócitos e plaquetas perdem atividade ou viabilidade após 1 a 3 dias nessas condições. Os fatores de coagulação pró-coagulantes (particularmente VIII e V) deterioram-se rapidamente durante o armazenamento. Cada unidade tem cerca de 500 mL de volume e Ht 36-40%.	Capacidade de transporte de oxigênio (anemia). Reposição de volume para perda maciça de sangue ou choque grave.	Deve ser ABO-idêntico e ter compatibilidade cruzada. Infecções. Reações transfusionais febris ou hemolíticas. Aloimunização para antígenos de glóbulos vermelhos, glóbulos brancos ou plaquetas.	Durante a perda aguda de sangue, na maior rapidez tolerada. Em outros contextos, 2-4 h. 10 mL/kg aumentarão o Ht em 5% e o volume de suporte.
Concentrado de hemácias	O mesmo do que para sangue total. Soluções conservantes especiais permitem o armazenamento por 42 dias.	Contém hemácias; a maior parte do plasma é removido na preparação. Status de leucócitos, fatores de coagulação e plaquetas iguais aos para sangue total. Ht sobre 70%, volume 200–250 mL. Pode-se solicitar pacote mais compactado para proporcionar aumento do Ht em 80%-90%.	Capacidade de transporte de oxigênio. Trauma agudo ou sangramento ou situações que requerem intenso suporte cardiopulmonar (Ht < 25-30%). Anemia crônica (Ht < 21%).	O mesmo do que para sangue total.	Pode ser administrado de acordo com a tolerância do paciente, com base no estado cardiovascular ao longo de 2-4 h. Dose de 3 mL de hemácias compactadas/kg aumentará o Ht em 3%. Se o estado cardiovascular for estável, dar 10 mL/kg durante 2-4 h. Se instável, usar um volume menor ou fazer a troca de hemácias compactadas.
Eritrócitos lavados ou filtrados	Quando as células são lavadas, há uma validade de 24 horas. Até então, elas têm as mesmas características dos concentrados de hemácias.	O mesmo do que para concentrado de hemácias.	O mesmo do que concentrado de hemácias. Dependendo da técnica utilizada e da extensão da redução de glóbulos brancos, hemácias leucorreduzidas podem alcançar o seguinte: Diminuição das reações febris. Diminuição da transmissão de CMV. Diminuição da incidência de aloimunização para antígenos de glóbulos brancos.	O mesmo do que para sangue total. A remoção dos glóbulos brancos diminui o risco de reações febris. A filtração com filtros de glóbulos brancos de alta eficiência pode diminuir a taxa de aloimunização para antígenos de glóbulos brancos e a transmissão de CMV.	O mesmo do que para concentrado de hemácias.

(continua)

Tabela 30-12 Características do sangue e seus componentes (Continuação)

Componente	Condições de armazenamento	Composição e características da transfusão	Indicações	Riscos e precauções	Administração
Hemácias congeladas	Concentrado de hemácias congeladas em solução de glicerol a 40% a < –65°C. Após armazenamento por 10 anos, as células retém as mesmas características bioquímicas, função e capacidade de sobrevivência do dia em que foram congeladas; quando descongeladas, prazo de 24 horas.	O mesmo que para concentrado de hemácias.	O mesmo que para concentrado de hemácias. Útil para evitar reações febris, diminuir a transmissão do CMV, doar sangue autólogo e desenvolver um inventário de grupos sanguíneos raros de glóbulos vermelhos.	Igual ao sangue total. O risco de transmissão do CMV está no mesmo nível do que o uso de componentes soronegativos.	O mesmo que para concentrado de hemácias.
Plasma fresco congelado ou plasma congelado por 24h	Produzido por congelamento de plasma fresco a < –65 °C, depois descongelado por 18 h a 4 °C. Após a centrifugação, as proteínas do crioprecipitado são separadas. Pode ser armazenado em < –18°C por até 1 ano.	Contém > 80% de todas as proteínas plasmáticas pró-coagulantes e anticoagulantes. O plasma separado do sangue total armazenado por 24 h tem características semelhantes.	Reposição de proteínas procoagulantes e anticoagulantes plasmáticas. Pode-se fornecer "outros" fatores, como, p. ex., tratamento de PTT. Uso com deficiência de um ou mais fatores de coagulação em associação com sangramento, produção ou consumo hepático diminuído (CIVD) quando a INR > 1,5. Para deficiência de VIII, IX, VII, proteína C, AT-III ou inibidores, usar concentrados de fator, se disponíveis.	Não precisa ser cruzado; deve ser compatível com o tipo sanguíneo. Sobrecarga de volume, doenças infecciosas, reações alérgicas. Plasma tratado com solvente detergente ou unidades de plasma retestadas com doador diminuíram o risco de transmissão viral.	Na maior rapidez tolerada pelo paciente, mas não > 4 h. Dose: 10-15 mL/kg aumentar o nível de todos os fatores de coagulação em 10-20%.
Crioprecipitado		Contém fator VIII, FVW, fibrinogênio e fibronectina em concentrações maiores que as do plasma. Também contém fator XIII, VIII > 80 UI/embalagem, e fibrinogênio 100-350 mg/embalagem.	Tratamento de deficiências adquiridas ou congênitas de fibrinogênio, FXIII. Útil na fabricação de colas biológicas que contém fibrinogênio. O fator de coagulação comercial concentra o tratamento de escolha para a deficiência do fator VIII e DVW, porque os procedimentos de esterilização reduzem ainda mais o risco de transmissão viral.	O mesmo que para plasma fresco congelado. As aglutininas ABO também podem ser concentradas e podem dar um teste de aglutinação direta positivo se não forem tipo-específicas.	O crioprecipitado pode ser administrado como uma infusão rápida (30-60 min). Dose: ½ embalagem/kg de peso corporal aumentará o nível de fator VIII em 80-100% e fibrinogênio em 200-250mg/dL.

(continua)

Tabela 30-12 Características do sangue e seus componentes (Continuação)

Componente	Condições de armazenamento	Composição e características da transfusão	Indicações	Riscos e precauções	Administração
Concentrados de plaquetas de doação de sangue total	Separados do plasma rico em plaquetas e armazenados com agitação suave a 22-24 °C por 5 dias ou até 7 dias com confirmação de esterilidade. Os recipientes atualmente em uso não são de plástico e permitem a troca gasosa; a difusão de CO_2 ajuda a manter o pH > 6, fator importante para manter as plaquetas viáveis e funcionais.	Cada unidade contém cerca de 5×10^{10} plaquetas. *Sobrevida:* Embora possa haver alguma perda com o armazenamento, deve-se obter uma recuperação de 60% a 70%, com plaquetas armazenadas capazes de corrigir o teste de função plaquetária proporcionalmente aos picos de contagem atingidos.	Tratamento de trombocitopenia ou defeitos da função plaquetária.	Nenhuma correspondência cruzada é necessária. Devem ser específicos do tipo ABO. Outros riscos, como os para sangue total.	Podem ser administrados durante transfusão rápida ou conforme definido pelo estado cardiovascular, não > 4 h. Dose: 10 mL/kg devem aumentar a contagem de plaquetas em pelo menos 50.000/µL.
Concentrados de plaquetas por técnicas de aférese	O mesmo que para unidades de doadores aleatórios.	O conteúdo de plaquetas é equivalente a 6-10 unidades de concentrados de sangue total (3×10^{11} plaquetas); pode ser feito relativamente livre de leucócitos, o que é importante para evitar a aloisoimunização.	Igual aos concentrados acima, particularmente úteis no tratamento de pacientes com produção insuficiente e que também podem ter problemas com aloisoimunização.	Igual aos acima.	Igual aos acima.
Granulócitos	Embora possam ser armazenados estacionários em 22-24 °C, transfundir assim que possível após a coleta.	Contém pelo menos 1×10^{10} granulócitos, mas também plaquetas e células vermelhas. Quando doadores recebem 10 mcg/kg de G-CSF por via subcutânea e 8 mg de dexametasona por via oral 12-15 h antes da coleta, o rendimento aumenta para > 5×10^{10} granulócitos.	Indivíduos gravemente neutropênicos (< 500/µL) com reservas de medula pobres e suspeita de infecções bacterianas ou fúngicas que não respondem a 48-72 h de antibióticos parenterais. Também em pacientes com disfunção neutrofílica.	O mesmo que para plaquetas. Reações de leucostase pulmonar. Reações febris graves.	Administrado em infusão durante 2-4 h. Dose: 1 unidade por dia para recém-nascidos e lactentes, 1×10^9 granulócitos/kg.

CIVD, coagulação intravascular disseminada; CMV, citomegalovírus; DPG, difosfoglicerato; G-CSF, fator estimulador das colônias de granulócitos; Ht, hematócrito; PTT, púrpura trombocitopênica trombótica; DVW, doença de von Willebrand; FVW, fator de von Willebrand.

2. Os produtos de transfusão devem ser protegidos do contato com qualquer solução contendo cálcio (p. ex., Ringer com lactato); a recalcificação e a reversão do efeito do citrato causarão a coagulação do componente sanguíneo.
3. Os componentes sanguíneos não devem ser aquecidos a uma temperatura superior a 37 °C. Se um componente for incubado em banho-maria, ele deve ser colocado em um saco estanque para evitar a contaminação bacteriana das portas de entrada.
4. Sempre que uma bolsa de sangue é inserida, a integridade estéril do sistema é violada e essa unidade deve ser descartada em até 4 horas se deixada em temperatura ambiente ou em 24 horas se a temperatura for de 4 a 6 °C.
5. Transfusões de produtos contendo hemácias não devem exceder 4 horas. Os componentes sanguíneos em excesso do que pode ser infundido durante este período de tempo devem ser armazenados no banco de sangue até serem necessários.
6. Antes da transfusão, o hemocomponente deve ser inspecionado visualmente quanto a quaisquer características incomuns, como presença de material floculento, hemólise ou aglomeração de células, e misturado completamente.
7. A unidade e o receptor devem ser devidamente identificados.
8. O conjunto de administração inclui um filtro padrão de 170 a 260 µm. Sob certas circunstâncias clínicas, um filtro microagregado adicional pode ser usado para eliminar pequenos agregados de fibrina, glóbulos brancos e plaquetas que não serão removidos pelo filtro padrão.
9. O paciente deve ser observado durante toda a transfusão, mais de perto durante os primeiros 15 minutos. Com o aparecimento de quaisquer sintomas ou sinais adversos, a transfusão deve ser interrompida, uma avaliação iniciada imediatamente e a reação relatada imediatamente ao serviço de transfusão. Componentes não transfundidos, amostras de sangue do paciente e documentação apropriada também devem ser enviados ao serviço de transfusão.
10. Quando hemácias ou uma unidade ou mais de sangue total com prova cruzada incompatível devem ser administradas ao paciente (como na AHAI), uma dose teste de 10% do volume total (não excedendo 50 mL) deve ser administrada durante 15 a 20 minutos; a transfusão é então interrompida e o paciente observado. Se não forem observadas alterações nos sinais vitais ou nas condições do paciente, o restante do volume pode ser infundido com cuidado.
11. O sangue para transfusão de troca no período neonatal deve ser cruzado com o soro ou plasma do bebê ou da mãe. Se a troca for para hemólise, 1 unidade de sangue total armazenada por menos de 5 a 7 dias é adequada. Se a meta for a reposição dos fatores de coagulação, pode-se considerar o concentrado de hemácias reconstituído com PFC específico do tipo ABO. Com base na contagem de plaquetas pós-transfusão, a transfusão adicional de plaquetas pode ser considerada. Outros problemas a serem antecipados são distúrbios ácido-base, hiponatremia, hipercalcemia, hipocalcemia, hipoglicemia, hipotermia e hipervolemia ou hipovolemia.

Escolha do Hemocomponente

Vários princípios devem ser considerados ao decidir sobre a necessidade de transfusão de sangue. As indicações de sangue ou hemocomponentes devem ser bem definidas, e a condição médica do paciente, e não apenas os resultados laboratoriais, deve ser a base para a decisão. Deficiências específicas exibidas pelo paciente (p. ex., capacidade de transporte de oxigênio, trombocitopenia) devem ser tratadas com componentes sanguíneos apropriados e uso de sangue total minimizado. As informações sobre hemocomponentes específicos estão resumidas na **Tabela 30-11**. Em geral, muito pouco está estabelecido sobre as indicações específicas para transfusão de hemocomponentes e seus resultados. Nos últimos anos, os critérios tornaram-se mais restritivos para a transfusão de qualquer componente. Uma revisão recente avalia o que é conhecido e apresenta áreas férteis para investigação (ver Josephson et al).

A. Sangue total

Ver **Tabela 30-12**.

B. Concentrado de hemácias

Ver **Tabela 30-12**.

C. Plaquetas

A decisão de transfundir plaquetas depende da condição clínica do paciente, do estado de coagulação da fase plasmática, da contagem de plaquetas, da causa da trombocitopenia e da capacidade funcional das plaquetas do paciente. Diante de produção diminuída, sangramento clínico e contagens de plaquetas inferiores a 10.000/µL, o risco de sangramento espontâneo grave aumenta acentuadamente. Na presença desses fatores e na ausência de trombocitopenia induzida por heparina, PTT ou trombocitopenia mediada por anticorpos, a transfusão pode ser considerada. Em certas circunstâncias, especialmente com disfunção plaquetária ou tratamento que inibe o sistema pró-coagulante, podem ser necessárias transfusões com contagens de plaquetas mais altas.

As plaquetas transfundidas são sequestradas temporariamente nos pulmões e no baço antes de atingirem suas concentrações máximas 45 a 60 minutos após a transfusão. Uma proporção significativa das plaquetas transfundidas nunca circula, mas permanece sequestrada no baço. Esse fenômeno resulta em recuperação reduzida; nas melhores condições, apenas 60% a 70% das plaquetas transfundidas são contabilizadas nos incrementos de contagem de plaquetas periféricas usados para medir a resposta.

Além da cessação do sangramento, duas variáveis indicam a eficácia das transfusões de plaquetas. A primeira é a recuperação plaquetária, medida pelo número máximo de plaquetas circulando em resposta à transfusão. A medida prática é a contagem de plaquetas 1 hora após a transfusão. Na ausência de fatores imunes ou não imunes drásticos que diminuem acentuadamente a recuperação de plaquetas, seria de se esperar um incremento de 7.000/µL para cada unidade de doador aleatório e um incremento de 40.000–70.000/µL para cada unidade de aférese de doador único em uma criança grande ou adolescente. Para lactentes e crianças pequenas, 10 mL/kg de plaquetas aumenta a contagem de plaquetas em pelo menos 50.000/µL. A segunda variável é a sobrevivência das plaquetas transfundidas. Se a recuperação for superior a 50.000/µL, as plaquetas transfundidas chegarão a uma meia-vida normal na circulação. Na presença de aumento da destruição plaquetária, o tempo de vida pode ser reduzido para alguns dias ou algumas horas. Transfusões frequentes de plaquetas podem ser necessárias para manter a hemostasia adequada.

Um resultado particularmente problemático em pacientes que recebem transfusões de plaquetas a longo prazo é o desenvolvimento de um estado refratário caracterizado por recuperação precária (≤ 20%) ou nenhuma resposta à transfusão de plaquetas (medido em 1 hora). A maioria (70-90%) desses estados refratários resultam do desenvolvimento de aloanticorpos direcionados contra antígenos HLA nas plaquetas. As plaquetas possuem antígenos HLA Classe I, e os anticorpos são principalmente contra determinantes HLA A ou B. Uma proporção menor desses aloanticorpos (<10%) pode ser direcionada contra aloantígenos específicos de plaquetas. A abordagem mais eficaz para prevenir a sensibilização do HLA é usar componentes com depleção de leucócitos (< 5 milhões de leucócitos por unidade de concentrado de hemácias ou por aférese ou concentrados de 6 a 10 unidades de doadores aleatórios). Para o paciente refratário aloimunizado, a melhor abordagem é fornecer plaquetas HLA compatíveis para transfusão. Os procedimentos de compatibilidade cruzada de plaquetas usando doadores HLA compatíveis ou não compatíveis podem ser úteis na identificação de concentrados de plaquetas com maior probabilidade de fornecer uma resposta adequada.

D. Plasma fresco congelado

Ver **Tabela 30-12**.

E. Crioprecipitado

Ver **Tabela 30-12**.

F. Granulócitos

Com melhores cuidados de suporte nos últimos 20 anos, a necessidade de granulócitos em pacientes neutropênicos com infecções bacterianas graves diminuiu. As indicações permanecem para infecções bacterianas ou fúngicas graves que não respondem à terapia médica vigorosa em recém-nascidos ou crianças mais velhas com insuficiência da medula óssea ou pacientes com disfunção de neutrófilos. Esquemas de mobilização usando G-CSF e esteroides em doadores resultam em coleções de granulócitos com pelo menos 50 bilhões de neutrófilos. Isso pode fornecer um produto melhor para pacientes que necessitam de suporte de granulócitos.

G. Produtos e procedimentos de aférese

O equipamento de aférese permite coletar um ou mais hemocomponentes enquanto os demais são devolvidos ao doador. Os concentrados de plaquetas para aférese, que contêm um número de plaquetas similar ao de 6 a 10 unidades de concentrados de plaquetas provenientes de doações de sangue total, são um exemplo; os granulócitos são outro. Técnicas de aférese também podem ser usadas para coletar células-tronco hematopoiéticas que foram mobilizadas no sangue por citocinas (p. ex., G-CSF) ou células mononucleares para imunoterapia. As células-tronco são usadas para transplante alogênico ou autólogo de medula óssea. Os separadores de células sanguíneas podem ser usados para a coleta de plasma de fonte única ou para a remoção de um componente do sangue que está causando a doença. Exemplos incluem a troca de hemácias na doença falciforme e a plasmaférese na síndrome de Goodpasture, na síndrome de Guillain-Barré ou em outras doenças mediadas por anticorpos.

▶ Efeitos adversos

As complicações não infecciosas das transfusões de sangue estão descritas na **Tabela 30-13**. A maioria das complicações apresenta um risco significativo para o receptor.

Tabela 30-13 Eventos adversos após transfusões

Evento	Fisiopatologia	Sinais e sintomas	Manejo
Reação transfusional hemolítica aguda	Aloanticorpos pré-formados (a maioria comumente para ABO) e raramente autoanticorpos causam rápida hemólise intravascular das células transfundidas com ativação de coagulação (CIVD), ativação de mediadores inflamatórios, e insuficiência renal aguda.	Febre, calafrios, náusea, dor no peito, dor nas costas, dor no local da transfusão, hipotensão, dispneia, oligúria, hemoglobinúria.	O risco desse tipo de reação geral é baixo (1:70.000-1:30.000), mas a taxa de mortalidade é alta (até 40%). Parar a transfusão; manter o débito renal com fluidos intravenosos e diuréticos (furosemida ou manitol); tratar a CIVD com heparina; e instituir outras medidas de suporte apropriadas.
Reação transfusional hemolítica tardia	Formação de aloanticorpos após transfusão e destruição resultante de hemácias transfundidas, geralmente por hemólise extravascular.	Icterícia, anemia. Uma pequena porcentagem pode desenvolver hemólise crônica.	Detecção, definição e documentação (para futuras transfusões). Medidas de suporte. Risco, < 5% dos pacientes transfundidos pode desenvolver aloanticorpo; hemólise, 1:11.000-1:2500.

(continua)

Tabela 30-13 Eventos adversos após transfusões *(Continuação)*

Evento	Fisiopatologia	Sinais e sintomas	Manejo
Reações febris	Geralmente causadas por leucoaglutininas no receptor, citocinas ou outros compostos biologicamente ativos.	Febre. Também podem envolver calafrios.	Suporte. Produtos com redução de leucócitos diminuem as reações. Risco por transfusão, 1:100 transfusões.
Reações alérgicas	A maioria das causas não foi identificada. Em indivíduos IgA-deficientes, a reação ocorre como resultado de anticorpos para IgA.	Coceira, urticária e ocasionalmente calafrios e febre. Em reações graves, pode haver sinais de anafilaxia: dispneia, edema pulmonar.	Reações leves a moderadas: difenidramina. Reações mais graves: epinefrina por via subcutânea e esteroides por via intravenosa. Risco para reações alérgicas leve a moderadas, 1:100. Reações anafiláticas graves, 1:50.000-1:20.000.
Lesão pulmonar aguda relacionada à transfusão	Lesão pulmonar aguda ocorrendo dentro de 6 h após transfusão. Dois conjuntos de fatores interagem para produzir a síndrome. Fatores do paciente: infecção, cirurgia, terapia com citocinas. Fatores componentes do sangue: lipídios, anticorpos, citocinas. Os dois grupos de fatores interagem durante a transfusão resultando em lesão pulmonar indistinguível da SARA.	Taquipneia, dispneia, hipóxia. Infiltrados intersticiais difusos. Avaliação cardíaca normal.	Considerar produtos mais jovens: concentrados de hemácias ≤ 2 semanas, plaquetas ≤ 3 dias, lavar os componentes para evitar a síndrome. Manejo: medidas de suporte. Risco, 1:2.000-1:3.000 por transfusão. Procedimentos preventivos atuais incluem evitar doadores em risco de aloimunização: uso de PFC exclusivamente masculino ou PFC por aférese com glóbulos brancos anticorpos-negativos ou produtos de plaquetas.
Sobrecarga circulatória associada à transfusão	Sobrecarga de volume circulatório ocorrendo dentro de 6 h após o término da transfusão. Fatores de risco: idade, história de insuficiência cardíaca, número de unidades transfundidas.	Angústia respiratória aguda, peptídeo natriurético cerebral elevado, pressão venosa central elevada, insuficiência cardíaca esquerda, balanço hídrico positivo, edema pulmonar.	Interromper a transfusão; administrar oxigênio suplementar se necessário; diuréticos; suporte ventilatório.
Coagulopatia dilucional	Perda maciça de sangue e transfusão com reposição de fluidos ou hemocomponentes e fatores de coagulação deficientes.	Sangramento.	Reposição de fatores de coagulação ou plaquetas com hemocomponentes apropriados.
Contaminação bacteriana	A contaminação das unidades resulta em crescimento de bactérias ou produção de níveis clinicamente significativos de endotoxina.	Calafrios, febre alta, hipotensão e outros sintomas de sepse ou endotoxemia.	Interromper a transfusão; tentativas agressivas de identificar organismo; fornecer suporte vigoroso. Sepse em 1:500.000-1:75.000
Doença do enxerto *versus* hospedeiro	Linfócitos de doadores transfundidos em um hospedeiro imunoincompetente.	A síndrome pode envolver uma variedade de órgãos, geralmente pele, fígado, trato gastrointestinal e medula óssea.	Rara. Manejo preventivo: irradiação (> 1.500 cGy) de hemocomponentes celulares transfundidos para pessoas com síndromes de imunodeficiência congênita ou adquirida, transfusão intrauterina, bebês muito prematuros, e quando os doadores são parentes do receptor.
Sobrecarga de ferro	Não há mecanismo fisiológico para excretar o excesso de ferro. Órgãos-alvo incluem fígado, coração e órgãos endócrinos. Em pacientes que recebem transfusões de hemácias por longos períodos de tempo, há um aumento na carga de ferro.	Sinais e sintomas de órgãos disfuncionais afetados pelo ferro.	Risco significativo com transfusões crônicas. Tratada com administração crônica de um quelante de ferro como desferroxamina administrado por via intravenosa ou deferasirox administrado por via oral.

CIVD, coagulação intravascular disseminada; IgA, imunoglobulina A; PFC, plasma fresco congelado; SARA, síndrome da angústia respiratória aguda.

Busch MP, Bloch EM, Kleinman S: Prevention of transfusion-transmitted infections. Blood 2019;133(17):1854–1864. doi: 10.1182/blood-2018-11-833996 [PMID: 30808637].

Goodrich RP: Special considerations for the use of pathogen reduced blood components in pediatric patients: an overview. Transfusion Apher Sci 2018;57(3):374–377. doi: 10.1016/j.transci.2018.05.022 [PMID: 29773498].

Jacquot C, Mo YD, Luban NLC: New approaches and trials in pediatric transfusion medicine. Hematol Oncol Clin North Am 2019;33(3):507–520. doi: 10.1016/j.hoc.2019.01.012 [PMID: 31030816].

Schulz WL et al: Blood utilization and transfusion reactions in pediatric patients transfused with conventional or pathogen reduced platelets. J Pediatr 2019 Jun;209:220–225. doi: 10.1016/j.peds.2019.01.046 [PMID: 30885645].

REFERÊNCIAS

Fung MK et al: *Technical Manual.* 19th ed. Bethesda, MD: AABB; 2017.

Goodnight SH, Hathaway WE (eds): *Disorders of Hemostasis and Thrombosis: A Clinical Guide.* 2nd ed. New York, NY: McGraw-Hill; 2001.

Klein HG, Anstee DJ (eds): *Blood Transfusion in Clinical Medicine.* 12th ed. Hoboken, NJ: Wiley-Blackwell; 2014.

Petz L, Garratty G: *Immune Hemolytic Anemias.* 2nd ed. Philadelphia, PA: Churchill Livingstone; 2004.

Doença neoplásica

Amy K. Keating, MD
Jessica Knight-Perry, MD, MSc
Kelly Maloney, MD
Jean M. Mulcahy Levy, MD

Brian S. Greffe, MD
Anna R.K. Franklin, MD
Timothy Prince Garrington, MD

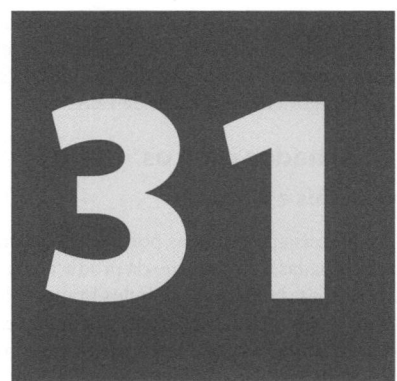

INTRODUÇÃO

A cada ano, aproximadamente 150 em 1 milhão de crianças menores de 20 anos são diagnosticadas com câncer. Para crianças entre as idades de 1 e 20 anos, o câncer é a quarta causa mais prevalente de morte, ficando atrás de acidentes não intencionais, homicídios e suicídios. Entretanto, a terapia de modalidade combinada, que inclui cirurgia, quimioterapia e radioterapia, melhorou dramaticamente a sobrevida, tanto que, de modo geral, a taxa de sobrevida em 5 anos de neoplasias pediátricas é agora maior do que 75%. Estima-se que atualmente 1 em 570 adultos será um sobrevivente de câncer infantil.

Como as malignidades pediátricas são raras, ensaios clínicos tornaram-se a base do planejamento do tratamento e avanços terapêuticos. O Children's Oncology Group (COG, Grupo de Oncologia Infantil), representando a fusão de quatro grupos cooperativos pediátricos (Children's Cancer Group [CCG, Grupo do Câncer Infantil], Pediatric Oncology Group [POG, Grupo de Oncologia Pediátrica], Intergroup Rhabdomyosarcoma Study Group [Intergrupo de Estudos do Rabdomiossarcoma], and the National Wilms Tumor Study Group [NWTSG, Grupo de Estudos Nacional do Tumor de Wilms) oferece protocolos terapêuticos atuais e se esforça para responder questões importantes sobre o tratamento. Uma criança ou adolescente recém-diagnosticado com câncer devem ser inscritos em um ensaio clínico cooperativo sempre que possível. Visto que muitos protocolos estão associados a toxicidades significativas, morbidade e potencial mortalidade, o tratamento de crianças com câncer deve ser sempre supervisionado por um oncologista pediátrico familiarizado com os perigos do tratamento, preferencialmente em um centro multidisciplinar de câncer pediátrico.

Os avanços em genética molecular, biologia celular, e imunologia tumoral têm contribuído e têm sido cruciais para o entendimento continuado das malignidades pediátricas e seus tratamentos. A pesquisa contínua da biologia dos tumores irá levar à identificação de terapias-alvo para tumores de tipos específicos com, espera-se, menos efeitos colaterais.

Pesquisas em áreas de cuidados de suporte, como prevenção e controle de infecção, dor e vômitos, melhoraram a sobrevida e a qualidade de vida de crianças com câncer em tratamento. Os estudos de longo prazo em sobreviventes de câncer infantil estão produzindo informações que fornecem fundamentos para modificar futuros protocolos de tratamento para diminuir a morbidade. Um guia de cuidados em sobreviventes de câncer infantil agora está disponível para provedores médicos, assim como para as famílias, e detalha exames sugeridos e efeitos tardios por tipo de quimioterapia realizada.

Cure Search: Children's Oncology Group. http://www.survivorshipguidelines.org.

Seehuse DA, Baird D, Bode D: Primary care of adult survivors of childhood cancer. Am Fam Physician 2010 May 15;81(10):1250–1255 [PMID: 20507049].

Signorelli C et al: The impact of long-term follow-up care for childhood cancer survivors: a systematic review. Crit Rev Oncol Hematol 2017 Jun;114 131–138 [PMID: 28477741].

PRINCIPAIS DOENÇAS NEOPLÁSICAS PEDIÁTRICAS

LEUCEMIA LINFOBLÁSTICA AGUDA

▶ **Considerações gerais**

A leucemia linfoblástica aguda (LLA) é a neoplasia maligna mais comum da infância, representando cerca de 25% de todos os diagnósticos de câncer em pacientes menores de 15 anos. A incidência global de LLA é cerca de 1:25.000 crianças por ano, incluindo 3.000 crianças por ano nos Estados Unidos. A idade mais prevalente ao diagnóstico é a de 4 anos; 85% dos pacientes são diagnosticados entre 2 e 10 anos de idade. As crianças com síndrome de Down têm uma chance de 10 a 20 vezes maior de apresentar leucemia.

A LLA resulta da proliferação descontrolada de linfócitos imaturos. Sua causa é desconhecida e fatores genéticos parecem ter alguma influência. A leucemia é definida pela presença de mais de 25% de células hematopoéticas malignas (blastos) no aspirado de medula óssea. Na maioria dos casos de LLA na infância, os blastos leucêmicos possuem um antígeno na superfície de suas células, chamado de antígeno da LLA comum (CALLA, de *common ALL antigen*). Esses blastos derivam dos precursores de células B ao início de seu desenvolvimento, a chamada leucemia linfoblástica aguda de precursor B. Menos comumente, esses linfoblastos são originados de células T ou de células B maduras. Mais de 70% das crianças que receberam combinação agressiva de quimioterapia e tratamento precoce pré sintomático do sistema nervoso central (SNC) agora estão curadas da LLA.

▶ Achados clínicos

A. Sinais e sintomas

As queixas apresentadas por pacientes com LLA incluem aquelas relacionadas à diminuição da produção da medula óssea de células vermelhas (hemácias), glóbulos brancos (leucócitos) ou plaquetas e aos sítios de infiltração extramedular (externo à medula óssea) leucêmica. As febres intermitentes são comuns como resultado da leucemia em si ou de infecções secundárias à leucopenia. Muitos pacientes apresentam hematomas ou palidez. Cerca de 25% dos pacientes podem experienciar dor óssea, especialmente na pelve, corpos vertebrais e pernas.

O exame físico no diagnóstico pode variar de virtualmente normal a altamente anormal. Os sinais relacionados à infiltração da medula óssea pela leucemia incluem palidez, petéquias e púrpuras. Ocorrem hepatomegalia e/ou esplenomegalia em mais de 60% dos pacientes. A linfadenopatia é comum, tanto localizada quanto generalizada nas regiões cervical, axilar e inguinal. Os testículos podem ocasionalmente estar aumentados unilateral ou bilateralmente, secundariamente à infiltração leucêmica. A síndrome da veia cava superior é causada pela compressão da adenopatia mediastinal em relação à veia cava superior. Um padrão venoso proeminente se desenvolve sobre a parte superior do tórax devido ao aumento das veias colaterais. O paciente pode sentir o pescoço cheio devido ao ingurgitamento venoso. A face pode apresentar-se pletórica, e a área periorbital edemaciada. Uma massa mediastinal pode causar taquipneia, ortopneia e desconforto respiratório. A infiltração leucêmica dos nervos cranianos pode causar paralisias faciais com rigidez nucal leve. O exame de fundo de olho pode demonstrar exsudato de infiltração leucêmica e hemorragia secundária à trombocitopenia. A anemia pode causar sopro cardíaco, taquicardia e raramente insuficiência cardíaca congestiva.

B. Achados laboratoriais

Um hemograma completo com contagem diferencial é o teste inicial mais útil, pois 95% dos pacientes com LLA apresentam uma diminuição em pelo menos um tipo de célula (citopenia única): neutropenia, trombocitopenia ou anemia, com a maioria dos pacientes apresentando uma diminuição em pelo menos duas linhagens de células sanguíneas. A contagem de leucócitos é baixa ou normal (= 10.000/μL) em 50% dos pacientes, mas o diferencial mostra neutropenia (contagem absoluta de neutrófilos < 1.000/μL) junto com uma pequena porcentagem de blastos em meio a linfócitos normais. Em 30% dos pacientes, a contagem de leucócitos está entre 10.000/μL e 50.000/μL; em 20% dos pacientes, é superior a 50.000/μL, podendo ocasionalmente ser superior a 300.000/μL. Geralmente, os blastos são prontamente identificáveis em esfregaços de sangue periférico de pacientes com contagens elevadas de leucócitos. O esfregaço também pode demonstrar anormalidades nas hemácias, como lágrimas (dacriócitos). A maioria dos pacientes com LLA apresenta diminuição da contagem de plaquetas (< 150.000/μL) e diminuição da hemoglobina (< 11 g/dL) no momento do diagnóstico. Em aproximadamente 1% dos pacientes diagnosticados com LLA, o hemograma e o esfregaço de sangue periférico são totalmente normais, mas os pacientes apresentam dor óssea, o que leva ao exame da medula óssea. Os exames séricos, particularmente de ácido úrico e lactato desidrogenase (LDH, de *lactate dehydrogenase*), são frequentemente elevados no diagnóstico como resultado da destruição celular.

O diagnóstico de LLA é feito pelo exame da medula óssea, que mostra uma infiltração homogênea de blastos leucêmicos substituindo elementos normais da medula. A imunofenotipagem e as colorações histoquímicas são capazes de distinguir entre a LLA, seja de células B ou T, e a leucemia mieloide aguda (LMA). Cerca de 5% dos pacientes apresentam leucemia do SNC, que é definida como uma contagem de leucócitos no líquido cerebrospinal (LCS) superior a 5/μL com blastos presentes na amostra citocentrifugada.

C. Exames de imagem

A radiografia de tórax pode mostrar alargamento mediastinal, ou uma massa mediastinal anterior, e compressão traqueal secundária a linfadenopatia ou infiltração tímica, especialmente na LLA de células T. A ultrassonografia abdominal pode mostrar aumento do rim por infiltração leucêmica ou nefropatia por ácido úrico, bem como adenopatia intra-abdominal. As radiografias simples dos ossos longos e da coluna vertebral podem mostrar desmineralização, elevação do periósteo, linhas de parada do crescimento ou compressão dos corpos vertebrais. Embora esses achados possam sugerir leucemia, eles não são diagnósticos.

▶ Diagnóstico diferencial

O diagnóstico diferencial, baseado na história e no exame físico, inclui infecções crônicas por vírus Epstein-Barr (EBV, de *Epstein-Barr virus*) e citomegalovírus (CMV), causando linfadenopatia, hepatoesplenomegalia, febre e anemia. Petéquias e púrpuras proeminentes sugerem o diagnóstico de púrpura trombocitopênica imune. Palidez significativa pode ser causada por eritroblastopenia transitória da infância, anemias hemolíticas autoimunes ou anemia aplásica. Febres e dores articulares, com ou sem hepatoesplenomegalia e linfadenopatia, podem sugerir artrite reumatoide juvenil (ARJ). O diagnóstico de leucemia geralmente torna-se direto uma vez que o hemograma revela múltiplas citopenias e blastos leucêmicos. Os níveis séricos de LDH podem ajudar a distinguir a ARJ da leucemia, pois o LDH geralmente é normal na ARJ. Uma contagem elevada de leucócitos com linfocitose é típica de coqueluche; no entanto, na coqueluche, os linfócitos são maduros e a neutropenia raramente está associada.

▶ Tratamento

A. Terapia específica

A intensidade do tratamento é determinada por características prognósticas específicas presentes no diagnóstico, pela resposta do paciente à terapia e pelas características biológicas específicas das células leucêmicas. A maioria dos pacientes com LLA está matriculada em ensaios clínicos elaborados por grupos clínicos e aprovados pelo National Cancer Institute (NCI, Instituto Nacional do Câncer); o maior grupo é o COG. O primeiro mês de terapia consiste em indução, ao final do qual mais de 95% dos pacientes apresentam remissão no aspirado de medula óssea por morfologia. As drogas mais utilizadas na indução incluem prednisona ou dexametasona oral, vincristina endovenosa, +/-daunorrubicina, asparaginase e metotrexato intratecal.

A consolidação é a segunda fase do tratamento, durante a qual a quimioterapia intratecal, juntamente com a terapia sistêmica continuada e, às vezes, a radioterapia craniana, são administradas para matar os linfoblastos "escondidos" nas meninges. Vários meses de quimioterapia intensiva seguem-se à consolidação, muitas vezes referida como intensificação. Essa intensificação levou a uma melhor sobrevida na LLA pediátrica.

A terapia de manutenção pode incluir mercaptopurina via oral diária, metotrexato via oral semanal e, muitas vezes, pulsos de vincristina via intravenosa, e prednisona ou dexametasona via oral. A quimioterapia intratecal, seja com metotrexato isolado ou combinado com citarabina e hidrocortisona, geralmente é administrada a cada 2 a 3 meses.

A quimioterapia tem efeitos colaterais potenciais significativos. Os pacientes precisam ser monitorados de perto para evitar toxicidades medicamentosas e garantir o tratamento precoce de complicações. A duração do tratamento varia entre 2 e 3 anos nos ensaios COG. O tratamento para LLA é adaptado ao prognóstico ou a grupos de risco. Uma criança com menos de 1 ano no momento do diagnóstico, por exemplo, é considerada de risco muito alto e tem indicação de realização de quimioterapia mais intensiva (Tabela 31-1). Também é importante a resposta do paciente ao tratamento determinada pelo monitoramento da doença residual mínima (DRM). Essa abordagem de tratamento adaptada ao risco aumentou significativamente a taxa de cura entre pacientes com características de prognóstico menos favoráveis por permitir a intensificação precoce enquanto minimiza as toxicidades relacionadas ao tratamento naqueles com características favoráveis. A recidiva da medula óssea geralmente é anunciada por um hemograma anormal, seja durante o tratamento ou após o término da terapia.

O SNC e os testículos são locais santuários para a leucemia, o que significa que a quimioterapia tem mais dificuldade em atingir as células leucêmicas nessas áreas. Atualmente, cerca de um terço das recaídas de LLA são isoladas nesses locais de santuário. A quimioterapia sistêmica não penetra nesses tecidos tão bem quanto em outros órgãos. Assim, a quimioterapia intratecal pré-sintomática é uma parte crítica do tratamento da LLA, sem a qual muito mais recidivas ocorreriam no SNC, com ou sem recidiva da medula óssea. A maioria das recidivas isoladas no SNC são diagnosticadas em uma criança assintomática no momento da injeção intratecal de rotina, quando a contagem de células do LCS e o diferencial mostram leucócitos elevados com blastos leucêmicos. Ocasionalmente, os sintomas de recidiva do SNC incluem cefaleia, náuseas e vômitos, irritabilidade, rigidez da nuca, fotofobia, alterações na visão e paralisia dos nervos cranianos. Atualmente, a recidiva testicular ocorre em menos de 5% dos meninos. A apresentação da recidiva testicular geralmente é um aumento testicular indolor unilateral, sem uma massa distinta. O acompanhamento de rotina dos meninos dentro e fora do tratamento inclui o exame físico dos testículos.

O transplante de células-tronco hematopoiéticas (TCTH) raramente é usado como tratamento inicial para LLA, porque a maioria dos pacientes é curada apenas com quimioterapia. Os pacientes cujos blastos contêm certas anormalidades cromossômicas e os pacientes com DRM positiva no final do segundo ou terceiro mês de terapia podem ter uma melhor taxa de cura com TCTH precoce de um doador irmão com antígeno leucocitário humano (HLA, de *human leukocyte antigen*)-DR compatível, ou um doador não familiar compatível, do que apenas com quimioterapia intensiva. O TCTH e as terapias celulares mais recentes, como as células CAR-T, serão discutidos posteriormente neste capítulo.

Vários anos atrás, o imatinibe, um inibidor de tirosina-cinase (TKI, de *tyrosine kinase inhibitor*), direcionado contra o produto proteico do cromossomo Filadélfia (Ph+), foi combinado em um esqueleto de quimioterapia intensiva para LLA Ph+ em pacientes pediátricos. Os resultados deste estudo mostraram que os pacientes tiveram uma sobrevida livre de leucemia aumentada de 78% em comparação com 50% no passado sem imatinibe. Os ensaios em andamento para COG na LLA Ph+ agora estão incorporando novos TKIs. Dois novos agentes direcionados agora são usados na LLA recidivante. O blinatumomabe é um ativador de células T biespecífico (BiTE, de *bispecific T-cell engager*) que coloca o CD19 em uma célula de leucemia em contato direto com uma célula T. Um estudo publicado recentemente foi descoberto que o blinatumomabe pode melhorar o resultado após a recaída. Outro agente alvo, o inotuzumabe é um conjugado anticorpo-droga contra o CD22, também frequentemente encontrado na superfície das células leucêmicas. Essa droga também é usada na LLA recidivante na infância. Ambos os medicamentos foram agora movidos para a terapia inicial nos estudos COG para risco padrão e LLA B de alto risco, respectivamente. À medida que se entende mais sobre a biologia da LLA, a terapia adicional provavelmente incluirá mais desses agentes direcionados, a fim de reduzir potencialmente os efeitos tardios, mantendo e melhorando a sobrevida livre de leucemia.

Tabela 31-1 Grupo de risco para LLA de células B

Risco padrão NCI	Alto risco NCI	LLA em lactentes
1-9 anos	≥ 10 anos ou > 1 ano devido a leucócitos altos	< 1 ano
Contagem de leucócitos inicial < 50.000/μL	Contagem de leucócitos inicial ≥ 50.000/μL, independentemente da idade	Qualquer contagem de leucócitos
Sem leucemia no SNC	Leucemia no SNC	Pode estar presente ou ausente

LLA, leucemia linfoblástica aguda; NCI, National Cancer Institute; SNC, sistema nervoso central.

B. Tratamento de Suporte

A síndrome da lise tumoral (que consiste em hipercalemia, hiperuricemia e hiperfosfatemia) deve ser antecipada quando o tratamento for iniciado. A manutenção de uma rápida produção de urina com terapia de fluidos intravenosos e a terapia oral com alopurinol são medidas apropriadas para manejar a síndrome de lise tumoral. A rasburicase é indicada para síndrome de lise tumoral grave com valores iniciais elevados de ácido úrico ou leucócitos elevados na sua apresentação. Os níveis séricos de potássio, fósforo, e ácido úrico devem ser monitorados. Se houver síndrome da veia cava superior ou do mediastino superior, a anestesia geral é contraindicada temporariamente até que haja alguma diminuição da massa. Se a hiperleucocitose (contagem de leucócitos > 100.000/μL) for acompanhada de hiperviscosidade com sintomas de desconforto respiratório e/ou alterações do estado mental, a leucaférese pode ser indicada para reduzir rapidamente o número de blastos circulantes e minimizar as possíveis complicações trombóticas ou hemorrágicas do SNC. Ao longo do tratamento, todos os produtos de sangue e plaquetas transfundidos devem ser irradiados para prevenir a doença do enxerto *versus* hospedeiro (DEVH) dos linfócitos transfundidos. Sempre que possível, os hemoderivados devem ser leucodepletados para minimizar a transmissão do CMV, as reações transfusionais e a sensibilização às plaquetas.

Devido ao estado imunocomprometido do paciente com LLA, as infecções bacterianas, fúngicas e virais são graves e podem ser fatais. Durante o curso do tratamento, a febre (temperatura = 38,3 °C) e a neutropenia (contagem absoluta de neutrófilos < 500/μL) requerem avaliação imediata, hemoculturas de cada lúmen de acesso central, e tratamento imediato com antibióticos empíricos de amplo espectro. Os pacientes que recebem tratamento para LLA devem receber profilaxia contra *Pneumocystis jirovecii* (anteriormente *Pneumocystis carinii*). O sulfametoxazol-trimetoprima administrado duas vezes ao dia em 2 ou 3 dias consecutivos por semana é o medicamento de escolha. Os pacientes não imunes à varicela correm risco de infecção muito grave, até mesmo fatal. Esses pacientes devem receber imunoglobulina anti-varicela zoster (VZIG, de *varicella-zoster immune globulin*) dentro de 72 horas após a exposição e tratamento com aciclovir intravenoso para infecção ativa.

▶ Prognóstico

As taxas de cura dependem das características de prognóstico específicas presentes no diagnóstico, das características biológicas do blasto leucêmico e da resposta à terapia. Duas das características mais importantes são a contagem de leucócitos e a idade. Crianças de 1 a 9 anos cuja contagem diagnóstica de leucócitos é inferior a 50.000/μL, LLA de risco padrão, têm uma sobrevida livre de leucemia superior a 90%, enquanto crianças de 10 anos ou mais têm cerca de 88% de chance de serem curadas na primeira vez por meio de terapia. As medições de DRM são usadas para determinar tanto a rapidez da resposta quanto a profundidade da remissão alcançada no final da indução (primeiras 4-6 semanas de terapia). Os pacientes com níveis muito baixos ou nulos de DRM no final da indução terão uma sobrevida livre de leucemia superior em comparação a outros pacientes com fatores de risco iniciais semelhantes, mas com nível de DRM mais alto. Por outro lado, ao identificar pacientes com aumento do risco de recaída ao final da indução, uma terapia mais intensificada pode ser realizada para superar essa característica negativa do prognóstico e aumentar a chance final do paciente de permanecer livre de leucemia.

Certas anormalidades cromossômicas presentes nos blastos leucêmicos ao diagnóstico influenciam no prognóstico. Os pacientes com t(9;22), o cromossomo Filadélfia, tinham poucas chances de cura no passado, mas, conforme discutido anteriormente neste capítulo, agora apresentam resultados melhores com a incorporação de um TKI direcionado. Da mesma forma, crianças menores de 6 meses com rearranjos 11q23 têm poucas chances de cura com a quimioterapia convencional. Por outro lado, pacientes cujos blastos são hiperdiploides (contendo 50 cromossomos em vez dos 46 normais) com trissomias dos cromossomos 4 e 10 e pacientes cujos blastos apresentam rearranjo t(12;21) e *ETV6-AML1* têm maior chance de cura, chegando a 95% a 97% de sobrevida livre de eventos (SLE), do que crianças sem essas características.

Hunger SP, Mullighan CG: Acute lymphoblastic leukemia in children. N Engl J Med 2015 Oct 15;373(16):1541–1552. doi: 10.1056/NEJMra1400972 [PMID: 26465987].

Maloney KW, Gore L: Agents in development for childhood acute lymphoblastic leukemia. Paediatr Drugs 2018 Apr;20(2):111–120 [PMID: 29143289].

Martin A, Morgan E, Hijiya N: Relapsed or refractory pediatric acute lymphoblastic leukemia: current and emerging treatments. Paediatr Drugs 2012;14(6):377 [PMID: 22880941].

Pui CH et al: Childhood acute lymphoblastic leukemia: progress through collaboration. J Clin Oncol 2015 Sep 20;33(27):2938–2948 [PMID: 26304874].

LEUCEMIA MIELOIDE AGUDA

▶ Considerações gerais

Aproximadamente 500 novos casos de leucemia mieloide aguda (LMA) ocorrem por ano em crianças e adolescentes nos Estados Unidos. Apesar de a LMA representar apenas 25% das leucemias neste grupo, ela é responsável por pelo menos um terço das mortes por leucemia em crianças e adolescentes. Algumas condições congênitas estão associadas com um risco aumentado de LMA, incluindo anemia de Diamond-Blackfan, neurofibromatose (NF), síndrome de Down, síndromes de Wiskott-Aldrich, de Kostmann e de Li-Fraumeni, e síndromes de instabilidades cromossômicas como anemia de Fanconi. Os fatores de risco adquiridos incluem exposição a radiação ionizante, agentes quimioterápicos citotóxicos e benzenos. Contudo, a grande maioria dos pacientes não apresenta um fator de risco identificável. Historicamente, o diagnóstico de LMA baseava-se quase que exclusivamente na morfologia e na coloração imuno-histoquímica das células leucêmicas. Atualmente, as análises imunofenotípicas, citogenéticas e moleculares são cada vez mais importantes para confirmar o diagnóstico de LMA e classificá-la em subtipos biologicamente distintos que têm diferentes implicações terapêuticas e prognósticas. Recentemente, a classificação da Organização Mundial da Saúde (OMS) foi publicada para descrever a LMA como LMA com anormalidades genéticas recorrentes – com uma lista de anormalidades genéticas suficientes para realizar o diagnóstico – e LMA não especificada – com descrições morfológicas da LMA, incluindo semelhantes à classificação franco-americana-britânica (FAB) **(Tabela 31-2)**. As anormalidades clonais citogenéticas ocorrem em 80% dos pacientes com LMA e muitas vezes são preditivas do prognóstico.

Classificação da OMS para a leucemia mieloide aguda (LMA) e neoplasias relacionadas.

LMA com anomalias genéticas recorrentes	LMA com t(8;21)(q22;q22), RUNX1-RUNX1T1 LMA com inv(16)(p13.1q22) ou t(16;16)(p13.1;p22); CBFB-MYH11 Leucemia promielocítica aguda com t(15;17)(q22;q12); PML-RARA LMA com t(9;11)(p22;q23)MLLT3-MLL LMA com t(6;9)(p23;q34); DEK-NUP214 LMA com inv(3)(q21q26.2) ou t(3.3)(q21;q26.2); RPN1-EVI1 LMA (megacarioblástica) com t(1:22)(p13;q13); RBM15-MKL1 LMA com NPM1 mutante LMA com CEBPA mutante
LMA com alterações relacionadas à mielodisplasia	
Neoplasias mieloides relacionadas à terapia	
LMA, não especificada de outra forma	LMA com diferenciação mínima LMA sem maturação LMA com maturação Leucemia mielomonocítica aguda Leucemia monoblástica e monocítica aguda Leucemia eritroide aguda Leucemia megacarioblástica aguda Leucemia basofílica aguda Panmielose aguda com mielofibrose
Sarcoma mieloide	
Proliferação mieloide relacionada à síndrome de Down	Mielopoiese anormal transitória Leucemia mieloide associada à síndrome de Down

Dados de Vardiman JW, Thiele J, Arber DA et al: The 2008 revision of the World Health Organization (WHO) classification of myeloid neoplasms and acute leukemia: rationale and important changes. Blood 2009 Jul 30;114(5):937–951.

A terapia de indução agressiva atualmente resulta em uma taxa de remissão completa de 75% a 85%. No entanto, a sobrevida a longo prazo melhorou apenas modestamente para aproximadamente 50%, apesar da disponibilidade de vários agentes eficazes, melhorias nos cuidados de suporte e terapias cada vez mais intensivas.

▶ **Achados clínicos**

As manifestações clínicas da LMA comumente incluem anemia (44%), trombocitopenia (33%) e neutropenia (69%). Os sintomas podem ser poucos e inocentes ou podem ser fatais. O valor médio de hemoglobina no diagnóstico é de 7 g/dL, e o número de plaquetas geralmente é inferior a 50.000/μL. Frequentemente, a contagem absoluta de neutrófilos está abaixo de 1.000/μL, embora a contagem total de leucócitos seja superior a 100.000/μL em 25% dos pacientes no momento do diagnóstico.

A hiperleucocitose pode estar associada a complicações com risco de vida. A estase venosa e a sedimentação de blastos em pequenos vasos causam hipóxia, hemorragia e infarto, principalmente no pulmão e no SNC. Esse quadro clínico é uma emergência médica que requer intervenção rápida, como a leucaférese, para diminuir a contagem de leucócitos. A leucemia do SNC está presente em 5% a 15% dos pacientes no momento do diagnóstico, uma taxa mais alta de envolvimento inicial do que na LLA. Certos subtipos, como leucemia mielomonocítica e monocítica/monoblástica, têm maior probabilidade de infiltração meníngea do que outros subtipos. Além disso, pode haver coagulopatia clinicamente significativa no momento do diagnóstico em pacientes com esses dois subtipos, bem como na leucemia promielocítica aguda (LPMA). Esse problema manifesta-se como hemorragia ou coagulação intravascular disseminada anormal em exame de rastreio e deve ser pelo menos parcialmente corrigido antes do início do tratamento, visto que pode exacerbar transitoriamente a coagulopatia.

▶ **Tratamento**

A. Terapia específica

A LMA é menos responsiva ao tratamento do que a LLA e requer quimioterapia mais intensiva. As toxicidades da terapia são comuns e possivelmente ameaçadoras à vida, portanto, o tratamento deve ser realizado apenas em um centro terciário de oncologia pediátrica.

Os protocolos atuais para LMA dependem de administração intensiva de antraciclinas, citarabina, e associação, ou não, com etoposídeo para indução da remissão. Após a obtenção da remissão, os pacientes podem ser submetidos a transplante alogênico de medula óssea, enquanto aqueles sem um doador familiar compatível são tratados com ciclos adicionais de quimioterapia agressiva em um total de cinco ciclos. Os inv16 e t(8;21) anunciam um subtipo de LMA mais responsivo à quimioterapia. Em pacientes com resposta rápida durante a fase de indução, a quimioterapia intensiva sozinha pode ser curativa naqueles pacientes cujos blastos abrigam essas anormalidades citogenéticas. Fatores de risco genéticos adicionais reconhecidos que estão associados a um pior prognóstico em crianças com LMA incluem monossomia 7, rearranjos cromossómicos em 11q23, duplicações internas em *tandem* (ITDs, de *internal tandem duplications*) de FLT3 e subtipos moleculares mais recentes. O TCTH é recomendado para todos esses pacientes, seja com um doador familiar ou não familiar. Ensaios com grupos de risco estão em andamento à medida que se entende mais sobre os vários fatores biológicos.

A heterogeneidade biológica da LMA está se tornando cada vez mais importante terapeuticamente. A LPMA associada com t(15;17), demonstrada citogeneticamente ou molecularmente, é atualmente tratada com ácido *trans*-retinoico, uma terapia de diferenciação, e trióxido de arsênico, além de quimioterapia com altas doses de citarabina e daunorrubicina quando necessário. Todo

Tabela 31-2 Subtipos FAB de leucemia mieloide aguda

Classificação FAB	Nome comum	Distribuição na infância (idade)		Associações citogenéticas	Características clínicas
		< 2anos (%)	> 2anos (%)		
M0	Leucemia mieloide aguda, minimamente diferenciada	1		inv (3q26), t (3;3)	
M1	Leucemia mieloblástica aguda sem maturação	17	23		
M2	Leucemia mieloblástica aguda com maturação	26		t(8;21), t(6;9); rara	Mieloblastomas ou cloromas
M3	Leucemia promielocítica aguda	4		t(15;17); raramente t(11;17) ou (5;17)	Coagulação intravascular disseminada
M4	Leucemia mielomonoblástica aguda	30	24	11q23, inv 3, t(3;3), t(6;9)	Hiperleucocitose, envolvimento do SNC, infiltração de pele e gengiva
M4Eo	Leucemia mielomonoblástica aguda com eosinófilos anormais			inv16, t(16;16)	
M5	Leucemia monoblástica aguda	46	15	11q23, t(9;11), t(8;16)	Hiperleucocitose, envolvimento do SNC, infiltração de pele e gengiva
M6	Eritroleucemia	2			
M7	Leucemia megacarioblástica aguda	7	5	t(1;22)	Síndrome de Down é frequente (< 2 anos de idade)

FAB, classificação franco-americana-britânica; SNC, sistema nervoso central.

ácido *trans*-retinoico leva à diferenciação das células de leucemia promielocítica e podem induzir remissão, mas a cura também requer quimioterapia convencional. Esse subtipo tem uma SLE aumentada em relação a outros subtipos de LMA.

Outro subtipo biologicamente distinto de LMA ocorre em crianças com síndrome de Down, quase exclusivamente a leucemia megacarioblástica aguda. Usando tratamento menos intensivo, a taxa de indução da remissão e a sobrevida global dessas crianças são dramaticamente superiores às crianças sem síndrome de Down com LMA. É importante que as crianças com síndrome de Down recebam tratamento adequado, especificamente elaborado para ser menos intensivo devido ao aumento da taxa de toxicidade com agentes quimioterápicos.

Assim como na LLA, agentes biológicos mais novos com alvos mais específicos estão disponíveis e estão sendo testados clinicamente. Um desses grupos de agentes, chamados inibidores de FLT3, parece ser ativo contra a LMA com ITDs de Flt3. A combinação desses agentes com a terapia de LMA tem sido útil na doença recidivante e agora está sendo estudada para pacientes pediátricos em ensaios iniciais. Além disso, o gentuzumabe ozogamicina, um conjugado anticorpo-droga direcionado contra CD33 em células de LMA, é usado para tratar a LMA tanto inicial quanto em recidiva.

B. Tratamento de suporte

A síndrome da lise tumoral ocorre com menos frequência durante o tratamento da LMA (tratamento descrito na seção LLA). A hiperleucocitose (leucócitos > 100.000/μL) é uma emergência médica e, em pacientes sintomáticos, requer intervenção imediata para diminuir rapidamente o número de blastos circulantes, diminuindo assim a hiperviscosidade. Atrasar a transfusão de concentrados de hemácias até que os leucócitos possam ser reduzidos para menos de 100.000/μL evita exacerbar a hiperviscosidade. Também é importante corrigir a coagulopatia comumente associada aos subtipos LPMA e LMA monocítica antes de iniciar a quimioterapia de indução. Outras medidas de cuidados de suporte são semelhantes a LLA.

Existe um risco aumentado de febre e neutropenia em pacientes em tratamento para LMA em comparação com LLA e um maior risco de mortalidade associada a infecções. Esses pacientes recebem antibióticos profiláticos com conversão para antibióticos de amplo espectro de início imediato quando há febre. Devido à alta incidência de infecções fúngicas invasivas, os pacientes devem receber antifúngicos profiláticos, com uma baixa tolerância para mudança de esquema para dose terapêutica se necessário. Deve-se ressaltar que os cuidados de suporte para esse grupo de pacientes são tão importantes quanto a terapia direcionada à leucemia e que esse tratamento deve ser realizado apenas em um centro oncológico pediátrico terciário.

Prognóstico

Os resultados publicados por vários centros mostram uma taxa de sobrevida de 50% a 60% em 5 anos após a primeira remissão para pacientes que não têm irmãos doadores de células-tronco hematopoiéticas compatíveis. Os pacientes com irmãos doadores compatíveis apresentam resultado ligeiramente melhor, com taxas de sobrevida em 5 anos de 60% a 70% após o TCTH alogênico.

À medida que o tratamento se torna mais sofisticado, o prognóstico está cada vez mais relacionado ao subtipo de LMA. Atualmente, a LMA em pacientes com t(8;21), t(15;17), inv 16 ou síndrome de Down tem o prognóstico mais favorável, com 70% a 75% de sobrevida usando tratamentos modernos, incluindo quimioterapia sozinha. O resultado menos favorável ocorre em pacientes com LMA com anormalidades citogenéticas de monossomia 7 ou 5, 7q, 5q– ou 11q23, ou mutações FLT3 com ITD.

Cooper TM, Ries RE, Alonzo TA et al: Revised risk stratification criteria for children with newly diagnosed acute myeloid leukemia: a report from the Children's Oncology Group. Blood 2017;130:407–407.

Eryilmaz E, Canpolat C: Novel agents for the treatment of childhood leukemia: an update. Onco Targets Ther 2017 Jul 4;10:3299–3306 [PMID: 28740405].

Getz KD, Alonzo TA, Sung L et al: Four versus five chemotherapy courses in patients with low risk acute myeloid leukemia: a Children's Oncology Group report. J Clin Oncol 2017;35:10515–10515.

Klein K, de Haas V, Kapers GJL: Clinical challenges in de novo pediatric acute myeloid leukemia. Expert Rev Anticancer Ther 2018 Mar;18(3):277–293 [PMID: 29338495].

Rubnitz JE: Current management of childhood acute myeloid leukemia. Paediatr Drugs 2017 Feb;19(1):1–10 [PMID: 27785777].

DOENÇAS MIELOPROLIFERATIVAS

As doenças mieloproliferativas em crianças são relativamente raras. Elas são caracterizadas por hematopoiese ineficaz que resulta em contagens sanguíneas periféricas excessivas. Os três tipos mais importantes são a leucemia mieloide crônica (LMC), que corresponde a menos de 5% das leucemias infantis, o distúrbio mieloproliferativo transitório em crianças com síndrome de Down e a leucemia mielomonocítica juvenil (Tabela 31-3).

1. Leucemia mieloide crônica

Considerações gerais

A leucemia mieloide crônica (LMC) com translocação dos cromossomos 9 e 22 (o cromossomo Filadélfia, Ph+) é idêntica à LMC Ph+ do adulto. A translocação 9;22 resulta na fusão do gene BCR no cromossomo 22 e o gene ABL no cromossomo 9. A proteína de uso resultante é uma tirosina cinase constitutivamente ativa que interage com uma variedade de proteínas efetoras e permite proliferação celular desregulada, diminuição da adesão das células à matriz extracelular da medula óssea e resistência à apoptose. Sem tratamento, a LMC geralmente progride em 3 anos para uma fase acelerada e depois para uma crise blástica. As células Ph+ têm uma suscetibilidade aumentada à aquisição de alterações moleculares adicionais que levam às fases acelerada e blástica da doença.

Tabela 31-3 Comparação entre LMC, DMT e LMMJ

	LMC	DMT	LMMJ
Idade ao diagnóstico	> 3 anos	< 3 meses	< 2 anos
Apresentação clínica	Queixas constitucionais inespecíficas, esplenomegalia maciça, hepatomegalia variável	Características da SD, muitas vezes nenhum ou poucos sintomas; ou hepatoesplenomegalia, sintomas respiratórios	Início abrupto; erupção cutânea eczematoide, linfadenopatia acentuada, tendência a sangramento, hepatoesplenomegalia moderada, febre
Alterações cromossômicas	t(9;22)	Trissomia constitucional 21, mas geralmente nenhuma outra anormalidade	Monossomia ou del (7q) em 20% dos pacientes
Achados laboratoriais	Leucocitose acentuada (> 100.000/μL), contagem de plaquetas normal a elevada, fosfatase alcalina leucocitária reduzida a ausente, muramidase geralmente normal	Leucocitose variável, contagem de plaquetas normal a alta, plaquetas grandes, mieloblastos	Leucocitose moderada (> 10.000/μL), trombocitopenia, monocitose (> 1.000/μL), hemoglobina fetal elevada, fosfatase alcalina leucocitária normal a diminuída, muramidase elevada

DMT, distúrbio mieloproliferativo transitório; LMC, leucemia mieloide crônica; LMMJ, leucemia mielomonocítica juvenil; SD, síndrome de Down.

Achados clínicos

Os pacientes com LMC podem apresentar queixas inespecíficas semelhantes às da leucemia aguda, incluindo dor óssea, febre, sudorese noturna e fadiga. No entanto, os pacientes também podem ser assintomáticos. Os achados físicos podem incluir febre, palidez, equimoses e hepatoesplenomegalia. Anemia, trombocitose e leucocitose são achados laboratoriais frequentes. O esfregaço periférico é geralmente diagnóstico, com predominância característica de células mieloides em todos os estágios de maturação, aumento de basófilos e relativamente poucos blastos, mas precisa ser confirmado em um centro pediátrico com experiência em hematologia/oncologia. A síndrome de lise tumoral e a leucostase secundária à hiperleucocitose são raras na LMC, diferentemente das leucemias agudas.

Tratamento e prognóstico

Os TKIs são a terapia inicial padrão para LMC e foram projetados racionalmente com base no mecanismo molecular da patogênese da LMC. A hidroxiureia pode ser adicionada no início para citorredução. Há uma variedade de TKIs de escolha para LMC, todos com diferentes perfis de efeitos colaterais. Normalmente, imatinibe e dasatinibe são opções comuns para a terapia inicial. O bosutinibe é um TKI mais recente para LMC que pode ser importante para crianças pequenas com LMC, pois não tem como alvo o receptor do fator de crescimento derivado de plaquetas (PDGFR, de *platelet-derived growth factor receptor*) e outras tirosina cinases que afetam o crescimento.

2. Distúrbio mieloproliferativo transitório

O distúrbio mieloproliferativo transitório é exclusivo de pacientes com trissomia 21 ou mosaicismo para trissomia 21. É caracterizado por proliferação descontrolada de blastos, geralmente de origem megacariocítica, durante a primeira infância com resolução espontânea. A patogênese desse processo não é bem compreendida, embora mutações no gene *GATA1* tenham sido recentemente apontadas como eventos iniciais.

Embora a verdadeira incidência seja desconhecida, estima-se que ocorra em até 10% dos pacientes com síndrome de Down. Apesar de o processo geralmente se resolver por volta dos 3 meses de idade, a infiltração de órgãos pode causar morbidade e mortalidade.

Os pacientes podem apresentar hidropisia fetal, derrame pericárdico ou pleural ou fibrose hepática. Mais frequentemente, eles são assintomáticos ou apenas minimamente doentes. Portanto, o tratamento é principalmente de suporte. Os pacientes sem sintomas não são tratados, e aqueles com disfunção orgânica recebem baixas doses de quimioterapia ou leucaférese (ou ambos) para reduzir a contagem de blastos no sangue periférico. Embora os pacientes com distúrbio mieloproliferativo transitório tenham aparente resolução do processo, aproximadamente 30% desenvolvem leucemia megacarioblástica aguda em 3 anos.

3. Leucemia mielomonocítica juvenil

A leucemia mielomonocítica juvenil (LMMJ) é responsável por aproximadamente um terço dos distúrbios mielodisplásicos e mieloproliferativos na infância. Os pacientes com diagnóstico de NF-1 estão em maior risco de LMMJ do que a população em geral. Geralmente ocorre em bebês e crianças muito pequenas e é ocasionalmente associada com monossomia ou deleção do braço longo do cromossomo 7.

Os pacientes com LMMJ apresentam-se de forma semelhante àqueles com outras malignidades hematopoiéticas: linfadenopatia, hepatoesplenomegalia, erupção cutânea ou sintomas respiratórios. Os pacientes podem ter estigmas de NF-1 com neurofibromas ou manchas café com leite. Os achados laboratoriais incluem anemia, trombocitopenia, leucocitose com monocitose e hemoglobina fetal elevada.

Os resultados da quimioterapia para crianças com LMMJ foram decepcionantes, com taxas de sobrevida estimadas em menos de 30%. Estima-se que aproximadamente 40% a 45% dos pacientes sobrevivam a longo prazo usando TCTH, embora a otimização dos protocolos de condicionamento e a seleção de doadores possam melhorar esses resultados.

> Hasle H: Myelodysplastic and myeloproliferative disorders of childhood. Hematology Am Soc Hematol Educ Program 2016 Dec 2;2016(1):598–604 [PMID: 27913534].
> Hijiya N, Millot F, Suttorp M: Chronic myeloid leukemia in children: clinical findings, management, and unanswered questions. Pediatr Clin North Am 2014 Feb;62(1):107–119 [PMID: 25435115].
> Hijiya N, Suttorp M: How I treat chronic myeloid leukemia in children and adolescents. Blood 2019 May 30;133(22):2374–2384 [PMID: 30917954].
> Niemeyer CM: JMML genomics and decisions. Hematology Am Soc Hematol Educ Program 2018 Nov 30;2018(1):307–312 [PMID: 30504325].
> Tunstall O et al: Guidelines for the investigation and management of transient leukaemia of Down syndrome. Br J Haematol 2018;182: 200–211 [PMID: 29916557].

TUMORES CEREBRAIS

Considerações gerais

Os tumores cerebrais são os tumores sólidos mais comuns da infância, respondendo por 1.500 a 2.000 novas malignidades em crianças a cada ano nos Estados Unidos e por 25% a 30% de todos os cânceres infantis. Como os tumores cerebrais pediátricos são raros, muitas vezes são mal diagnosticados ou diagnosticados tardiamente; a maioria dos pediatras não vê mais do que duas crianças com tumores cerebrais durante suas carreiras. Em geral, as crianças com tumores cerebrais têm um prognóstico melhor do que os adultos.

Os tumores cerebrais na infância são biologicamente e histologicamente heterogêneos, variando de lesões localizadas de baixo grau a tumores de alto grau com disseminação no neuroeixo. A quimioterapia sistêmica de alta dose é usada com frequência, especialmente em crianças pequenas com tumores de alto grau, em um esforço para retardar, diminuir ou evitar completamente a irradiação craniana. Esse tratamento intensivo pode ser acompanhado por TCTH autólogo ou reconstituição periférica de células-tronco.

As causas da maioria dos tumores cerebrais pediátricos são desconhecidas, embora alguns estejam associados a síndromes de predisposição genética, como astrocitomas em crianças com NF ou esclerose tuberosa. Todas as crianças com gliomas e meningiomas devem ser rastreadas para NF-1. Em crianças com meningiomas, sem os achados cutâneos de NF-1, deve-se considerar NF-2 e síndrome de von Hippel-Lindau. Mutações hereditárias da linhagem germinativa são possíveis em tumores teratoides/rabdoides atípicos (TTRA) e em carcinomas do plexo coroide. A síndrome da deficiência constitucional da reparação dos erros de emparelhamento (CMMRD, de *constitutional mismatch repair deficiency*) deve ser considerada cuidadosamente na criança que apresenta um glioma e que foi previamente diagnosticada com leucemia/linfoma. Existem implicações de tratamento ao reconhecimento de CMMRD, pois esses pacientes requerem triagem adicional ao longo da vida e podem ter uma resposta melhorada à imunoterapia. O risco de desenvolver um tumor cerebral também aumenta em crianças que receberam irradiação craniana para tratamento de leucemia meníngea. Históricos familiares detalhados devem ser obtidos nesses tipos de tumores e o aconselhamento genético deve ser considerado se isso for indicativo de CMMRD, polipose familiar ou síndrome de Li-Fraumeni (LFS).

▶ Achados clínicos

A. Sinais e sintomas

Os achados clínicos na apresentação variam dependendo da idade da criança e da localização do tumor. Crianças menores de 2 anos mais comumente têm tumores infratentoriais. Crianças com tais tumores geralmente apresentam sintomas inespecíficos, como vômitos, instabilidade, letargia e irritabilidade. Os sinais podem ser surpreendentemente poucos ou podem incluir macrocefalia, ataxia, hiper-reflexia e paralisia de nervos cranianos. Como a cabeça é capaz de se expandir em crianças pequenas, geralmente não há papiledema. É fundamental medir o perímetro cefálico e observar a marcha. Achados oculares e distúrbios visuais aparentes, como dificuldade de rastreamento, podem ocorrer em associação com tumores da via óptica. Essas alterações oculares e visuais têm algum potencial de melhora com a terapia, embora possa ocorrer perda permanente da visão. Esses pacientes devem ser acompanhados de perto por um oftalmologista para possível terapia com tapa-olhos, cirurgia muscular ocular ou óculos especiais com prismas para lidar com visão dupla e perda de visão.

As crianças mais velhas têm mais comumente tumores supratentoriais, que estão associados à cefaleia, sintomas visuais, convulsões e déficits neurológicos focais. As características de apresentação inicial geralmente são inespecíficas. Baixo desempenho escolar e mudanças de personalidade são comuns. Distúrbios visuais vagamente descritos estão frequentemente presentes. Dores de cabeça são comuns, mas muitas vezes não se apresentam predominantemente pela manhã e podem ser confundidas com enxaqueca. Se os sintomas neurológicos forem graves, persistentes ou apresentarem piora com o tempo, recomenda-se uma ressonância magnética (RM) do cérebro. Déficits neurológicos focais ou a presença de quaisquer indicações de aumento da pressão intracraniana (ou seja, papiledema) devem ser investigados por uma RM ou tomografia computadorizada (TC) se a RM não estiver prontamente disponível.

As crianças mais velhas com tumores infratentoriais caracteristicamente apresentam sinais e sintomas de hidrocefalia, que incluem piora progressiva da cefaleia matinal e vômitos, instabilidade da marcha, visão dupla e papiledema. Os astrocitomas cerebelares aumentam lentamente e os sintomas podem piorar ao longo de vários meses. O vômito matinal pode ser o único sintoma de ependimomas da fossa posterior, que se originam no assoalho do quarto ventrículo próximo ao centro do vômito. As crianças com tumores do tronco cerebral podem apresentar paralisia dos músculos faciais e extraoculares, ataxia e hemiparesia; a hidrocefalia ocorre em aproximadamente 25% desses pacientes no momento do diagnóstico.

B. Exames de imagem e estadiamento

Além da biópsia do tumor, exames de imagem do neuroeixo são obtidos para determinar se a disseminação ocorreu. É incomum que tumores cerebrais em crianças e adolescentes sejam disseminados para fora do SNC.

A RM tornou-se o exame de diagnóstico de imagem preferido para tumores cerebrais. Esse exame permite uma melhor definição do tumor e delineia gliomas indolentes que podem não ser vistos na TC. Em contraste, uma TC pode ser feita em menos de 10 minutos – em oposição aos 30 minutos ou mais necessários para uma ressonância magnética – e ainda é útil se for necessário um exame diagnóstico urgente ou ainda para detectar a calcificação de um tumor. Ambos os exames são geralmente feitos com e sem realce de contraste. O contraste aumenta as regiões onde a barreira hematoencefálica é rompida. Exames pós-operatórios para documentar a extensão da ressecção do tumor devem ser obtidos dentro de 48 horas após a cirurgia para evitar o realce pós-cirúrgico.

O exame de imagem de todo o neuroeixo e o exame citológico do LCS devem fazer parte da avaliação diagnóstica para pacientes com tumores como meduloblastoma, ependimoma e tumores da região pineal. O diagnóstico de metástases em queda no neuroeixo (tumor se espalhando ao longo do neuroeixo) pode ser realizado por uma RM realçada com gadolínio que incorpore visões sagital e axial. A RM da coluna deve ser obtida no pré-operatório em todas as crianças com tumores de linha média do quarto ventrículo ou cerebelo. Uma amostra de LCS para exame citológico deve ser obtida durante a cirurgia diagnóstica ou, se isso não for possível, de 7 a 10 dias após a cirurgia. O LCS lombar é preferível ao LCS ventricular. Os níveis de biomarcadores no sangue e no LCS, como gonadotrofina coriônica humana e α-fetoproteína, podem ser úteis no diagnóstico e acompanhamento. Tanto a gonadotrofina coriônica humana quanto a α-fetoproteína devem ser obtidas do sangue no pré-operatório para todos os tumores pineais e supra selares e, se positivo, deve-se discutir a necessidade de uma operação com um neurooncologista.

Exceto em emergências, recomenda-se que o neurocirurgião discuta o estadiamento e a coleta de amostras com um oncologista antes da cirurgia em uma criança apresentando pela primeira vez um exame sugestivo de tumor cerebral.

C. Classificação

Cerca de 50% dos tumores cerebrais pediátricos comuns ocorrem acima do tentório e 50% na fossa posterior. Em crianças muito jovens, os tumores da fossa posterior são mais comuns. A maioria dos tumores cerebrais infantis pode ser dividida em duas categorias de acordo com a célula de origem: (1) tumores gliais, como astrocitomas e ependimomas, ou (2) tumores embrionários, como meduloblastoma e tumores TTRA. Alguns tumores contêm elementos gliais e neurais (como o ganglioglioma). Um grupo de tumores menos comuns do SNC não se enquadra em nenhuma das categorias (ou seja, craniofaringiomas, tumores de células germinativas, tumores do plexo e meningiomas). Tumores de baixo e alto grau são encontrados na maioria das categorias. A **Tabela 31-4** lista as localizações e frequências dos tumores cerebrais pediátricos mais comuns.

O astrocitoma é o tumor cerebral mais comum da infância. O astrocitoma mais comum é o astrocitoma pilocítico juvenil (grau I da OMS) encontrado na fossa posterior, com morfologia celular branda e poucas ou nenhuma figura mitótica. Os astrocitomas de baixo grau, especialmente aqueles no cerebelo, podem ser curados apenas por excisão cirúrgica completa. A quimioterapia inicial é eficaz isoladamente em cerca de 40% a 50% dos astrocitomas de baixo grau, mas muitos irão necessitar de cursos de tratamento múltiplos. O recente advento da terapia direcionada para mutações comuns nesses tumores oferece potencial para melhores resultados.

Os meduloblastomas são os tumores cerebrais de alto grau mais comuns em crianças e agora são classificados molecularmente em quatro subgrupos: WNT, SHH, Grupo 3 e Grupo 4. Esses tumores geralmente ocorrem na primeira década de vida, com pico de incidência entre 5 e 10 anos de idade e relação sexo feminino-masculino de 2,1:1,3. Os tumores geralmente surgem na linha média do vermis cerebelar, com extensão variável para o quarto ventrículo. A disseminação do neuroeixo no momento do diagnóstico afeta de 10% a 46% dos pacientes. Os fatores prognósticos são descritos na **Tabela 31-5**. Até o momento, a determinação do risco tem usado amplamente a histologia, a idade e o estágio, mas as classificações moleculares estão sendo cada vez mais usadas para determinar a terapia.

Os tumores do tronco cerebral estão em terceiro em termos de frequência de ocorrência em crianças. Eles são frequentemente de origem astrocítica e muitas vezes são de alto grau. As crianças com tumores que se infiltram difusamente no tronco cerebral e envolvem principalmente a ponte (gliomas pontinos intrínsecos difusos) têm uma taxa de sobrevida a longo prazo de menos de 5%. Nos últimos anos, houve consideráveis descobertas biológicas, em grande parte a partir de amostras de autópsia, em gliomas pontinos difusos. A descoberta de que a maioria dos gliomas pontinos tem a mutação da histona *H3 K27M* e que esses gliomas difusos podem ocorrer em qualquer lugar na linha média levou a uma mudança em sua classificação, que agora distingue entre glioma difuso da linha média com ou sem *H3 K27M*. Espera-se que a compreensão das mutações *driver* nesse tumor resulte em terapia aprimorada. O resultado é um pouco melhor nos tumores do tronco cerebral que ocorrem acima ou abaixo da ponte, crescem de forma excêntrica ou cística e não têm a mutação K27M. Tumores exofíticos nesse local podem ser passíveis de cirurgia. Geralmente, os tumores do tronco cerebral são tratados sem um diagnóstico tecidual, embora a segurança aprimorada na biópsia de tumores do tronco cerebral esteja aumentando a amostragem diagnóstica destes pacientes.

Outros tumores cerebrais, como ependimomas, tumores de células germinativas, tumores do plexo coroide e craniofaringiomas, são menos comuns e cada um está associado a desafios diagnósticos e terapêuticos exclusivos.

Tabela 31-5 Fatores prognósticos em crianças com meduloblastoma

Fator	Favorável	Não-favorável
Extensão da doença	Não disseminada	Disseminada
Características histológicas	Indiferenciado, desmoplásico	De células grandes, anaplásico
Idade	≥ 4 anos	< 4 anos
Características moleculares do tumor	WNT, pacientes jovens com SHH	MYC, MYCN

Tabela 31-4 Localização e frequência de tumores cerebrais pediátricos comuns

Localização	Frequência de ocorrência (%)
Hemisférica	37
Astrocitoma de baixo grau	23
Astrocitoma de alto grau	11
Outros	3
Fossa posterior	49
Meduloblastoma	15
Astrocitoma cerebelar	15
Glioma do tronco cerebral	15
Ependimoma	4
Linha média	14
Craniofaringioma	8
Glioma quiasmático	4
Tumor de região pineal	2

▶ Tratamento

A. Tratamento de suporte

A dexametasona deve ser iniciada antes da cirurgia inicial para ajudar a aliviar os sintomas, com doses recomendadas de 4 mg a cada 6 horas nas crianças com mais de 4 anos e 2 mg a cada 6 horas nas menores de 4 anos. Os anticonvulsivantes devem ser iniciados se a criança tiver tido uma convulsão ou se a abordagem cirúrgica tiver probabilidade de induzir convulsões. O levetiracetam é agora o anticonvulsivante preferido, pois não induz as enzimas hepáticas nem interage com a quimioterapia. Como o tratamento pós-operatório de crianças pequenas com tumores cerebrais de alto grau incorpora quimioterapia sistêmica cada vez mais intensiva, deve-se considerar também o uso de profilaxia para infecção por *Pneumocystis*. A dexametasona reduz potencialmente a eficácia da quimioterapia e deve ser descontinuada o mais rápido possível após a cirurgia.

O cuidado ideal para o paciente pediátrico com tumor cerebral requer uma equipe multidisciplinar, incluindo subespecialistas em neurocirurgia pediátrica, neurooncologia, neurologia, endocrinologia, neuropsicologia, radioterapia e medicina de reabilitação, bem como enfermeiros altamente especializados, assistentes sociais e equipe de fisioterapia, terapia ocupacional e fonoaudiologia.

B. Tratamento específico

O objetivo do tratamento é erradicar o tumor com a menor morbidade a curto e longo prazo. A morbidade neuropsicológica a longo prazo torna-se uma questão especialmente importante relacionada aos déficits causados não só pelo próprio tumor mas como também pelas sequelas do tratamento. A ressecção cirúrgica com segurança máxima é geralmente a abordagem inicial preferida. Os avanços tecnológicos, como microscópio cirúrgico, tecido ultrassônico aspirador e laser de CO_2 (menos comumente usado na cirurgia de tumor cerebral pediátrico); a precisão da ressecção estereotáxica computadorizada; e a disponibilidade de técnicas de monitoramento intraoperatório, como potenciais evocados e eletrocorticografia, aumentaram a viabilidade e a segurança da ressecção cirúrgica de muitos tumores cerebrais pediátricos. A cirurgia de revisão após a quimioterapia está sendo cada vez mais usada quando os tumores não foram completamente ressecados na cirurgia inicial.

A radioterapia para tumores cerebrais pediátricos está em estado de evolução. Para tumores com alta probabilidade de disseminação (p. ex., meduloblastoma), a irradiação cranioespinal ainda é a terapia padrão em crianças com mais de 3 anos. Não foram bem-sucedidas as tentativas de eliminação da radiação cranioespinal para certos tipos de tumores de células germinativas intracranianas e de redução adicional da dosagem de radiação cranioespinal nos casos de meduloblastoma. Em outros (p. ex., ependimoma), a irradiação cranioespinal foi abandonada porque a disseminação na primeira recidiva é rara. A radiação conformacional e o uso de planejamento de tratamento tridimensional são a escolha de rotina. A radiação por feixe de prótons tornou-se rotina em alguns centros, embora faltem estudos de segurança que a comparem com a radiação de fótons na infância.

A quimioterapia é eficaz no tratamento de astrocitomas e meduloblastomas malignos e de baixo grau. Já a quimioterapia intensiva é eficaz apenas em uma minoria dos TTRA infantis. A utilidade da quimioterapia no ependimoma está sendo reexplorada em ensaios nacionais. Uma série de protocolos em tumores cerebrais para crianças menores de 3 anos envolvia quimioterapia intensiva após a ressecção do tumor e atrasar ou omitir a radioterapia. Resultados superiores parecem ter sido obtidos em pacientes muito jovens com estratégias de quimioterapia de alta dose com resgate de células-tronco frequentemente seguidas de radioterapia conformacional. As técnicas conformacionais permitem a distribuição de radiação em campos estritamente definidos e podem limitar os efeitos colaterais.

Talvez o desenvolvimento mais empolgante na neurooncologia pediátrica seja o desenvolvimento de subclassificações biologicamente e clinicamente relevantes tanto no meduloblastoma quanto no ependimoma. Esse desenvolvimento irá conduzir uma nova geração de terapias direcionadas voltadas para esses grupos biologicamente definidos. A definição consensual de quatro entidades biologicamente definidas no meduloblastoma, incluindo os grupos WNT e SHH, é o melhor exemplo disso. Novos estudos baseados nessa nova biologia definida estão em andamento.

Em crianças mais velhas com glioma maligno, a abordagem atual é a ressecção cirúrgica do tumor e o tratamento combinado com irradiação e quimioterapia intensiva. Recentemente, percebeu-se que há considerável heterogeneidade nos gliomas pediátricos de alto grau. Alguns, como os tumores congênitos, podem evoluir bem com terapia relativamente moderada. Outros, como os glioblastomas epitelioides, podem abrigar mutações *BRAF* e responder melhor à terapia direcionada com agentes específicos. Geralmente, no entanto, o prognóstico é ruim para crianças com gliomas de alto grau, e houve pouco progresso na descoberta de melhores agentes quimioterápicos e estratégias para a maioria das crianças com esses tumores devastadores.

O tratamento de astrocitomas de baixo grau com quimioterapia também mostrou apenas um progresso decepcionante. No entanto, alguns estudos em andamento, ou concluídos mas não relatados, de astrocitomas de baixo grau estão investigando agentes direcionados potencialmente empolgantes que têm o potencial de melhorar muito o prognóstico para esses pacientes.

▶ Prognóstico

Apesar das melhorias na cirurgia e na radioterapia, as perspectivas de cura permanecem ruins para crianças com tumores gliais de alto grau. Para crianças com gliomas de alto grau, um estudo inicial do CCG mostrou uma taxa de sobrevida livre de progressão de 45% para crianças que receberam radioterapia e quimioterapia, mas isso pode ter ocorrido devido à inclusão de pacientes de baixo grau. Estudos mais recentes sugerem taxa de sobrevida inferior a 10%. A principal exceção são os glioblastomas congênitos, que parecem ter um prognóstico muito mais favorável. Os fatores biológicos que podem afetar a sobrevida estão sendo cada vez mais reconhecidos. O prognóstico para gliomas pontinos difusos permanece muito ruim, com a terapia padrão de radiação isolada sendo apenas paliativa.

A taxa de sobrevida de 5 e até 10 anos para astrocitomas de baixo grau na infância é de 60% a 90%. No entanto, o prognóstico depende tanto do local quanto do grau e, como está sendo cada vez mais entendido, da biologia. Uma criança com astrocitoma pilocítico do cerebelo tem um prognóstico consideravelmente melhor do que uma criança com astrocitoma fibrilar do córtex cerebral. Para astrocitoma de baixo grau recorrente ou progressivo da infância, a quimioterapia relativamente moderada pode melhorar a probabilidade de sobrevida.

A irradiação cranioespinal convencional para crianças com meduloblastoma de estágio baixo resulta em taxas de sobrevida de 60% a 90%. As taxas de sobrevida em dez anos são mais baixas (40% a 60%). A quimioterapia permite uma redução na dose de radiação cranioespinal, enquanto melhora as taxas de sobrevida para pacientes de risco médio (86% de sobrevida em 5 anos no protocolo de risco médio COG mais recente). No entanto, mesmo a irradiação cranioespinal em dose reduzida tem um efeito adverso no intelecto, especialmente em crianças menores de 7 anos. As taxas de sobrevida em cinco anos para meduloblastoma de alto risco foram de 25% a 40%, mas isso pode ser melhorado com a introdução de mais quimioterapia durante a radiação, embora ainda aguarde o relato de estudos formais.

O prognóstico anteriormente ruim para crianças com TTRA parece melhorado pela terapia multimodal intensiva em um estudo nacional.

Grandes desafios permanecem no tratamento de tumores cerebrais em crianças menores de 3 anos e no tratamento de gliomas difusos de linha média K27M e gliomas malignos. Dados os resultados inadequados para o tratamento de tumores cerebrais infantis, a redução dos ensaios de terapia deve ser totalmente avaliada e considerada no contexto de recentes falhas de tratamento usando regimes de terapia reduzida. A ênfase crescente está na qualidade de vida dos sobreviventes, e não apenas na taxa de sobrevida.

> Buczkowicz P et al: Genomic analysis of diffuse intrinsic pontine gliomas identifies three molecular subgroups and recurrent activating ACVR1 mutations. Nat Genet 2014;46(5):451–456 [PMID: 24705254].
> Chi SN et al: Intensive multimodality treatment for children with newly diagnosed CNS atypical teratoid rhabdoid tumor. J Clin Oncol 2009;20:385 [PMID: 19064966].
> Gajjar A et al; COG Brain Tumor Committee: Children's Oncology Group's 2013 blueprint for research: central nervous system tumors. Pediatr Blood Cancer 2013 Jun;60(6):1022–1026 [PMID: 23255213].
> Khatua S, Song A, Sridhar DC, Mack SC: Childhood medulloblastoma: current therapies, emerging molecular landscape and newer therapeutic insights. Curr Neuropharmacol 2018 Aug;16(7):1045–1058 [PMCID: PMC6120114].
> Korshunov A et al: Molecular staging of intracranial ependymoma in children and adults. J Clin Oncol 2010;28:3182 [PMID: 20516456].
> Macy ME et al: Clinical and molecular characteristics of congenital glioblastoma. Neuro Oncol 2012;14:931 [PMID: 22711608].
> Northcott PA et al: Medulloblastoma comprises four distinct molecular variants. J Clin Oncol 2011;29:1408 [PMID: 20823417].

LINFOMAS E DISTÚRBIOS LINFOPROLIFERATIVOS

O termo *linfoma* refere-se a uma proliferação maligna de células linfoides, geralmente em associação e originada de tecidos linfoides (ou seja, linfonodos, timo, baço). Em contraste, o termo leucemia refere-se a uma malignidade decorrente da medula óssea, que pode incluir células linfoides. Como os linfomas também podem envolver a medula óssea, a distinção entre os dois pode ser confusa. O diagnóstico de linfoma é comum entre os cânceres infantis, correspondendo a 10% a 15% de todas as malignidades. A forma mais comum é a doença de Hodgkin, que representa quase metade de todos os casos. Os subtipos restantes, referidos coletivamente como linfoma não-Hodgkin (LNH), são divididos em quatro grupos principais: linfoma linfoblástico (LL), linfoma de pequenas células não clivadas, linfoma de grandes células B (LGCB) e linfoma anaplásico de grandes células (LAGC).

Ao contrário dos linfomas, os distúrbios linfoproliferativos (DLPs) são bastante raros na população em geral. A maioria são acúmulos de linfócitos policlonais e não malignos (embora frequentemente com risco de vida), que ocorrem quando o sistema imunológico falha em controlar os linfócitos transformados por vírus. No entanto, uma proliferação monoclonal maligna também pode surgir. Os DLPs pós-transplante surgem em pacientes imunossuprimidos para prevenir a rejeição a transplante de órgãos sólidos ou de medula óssea, particularmente pacientes com transplante de fígado e coração. Os DLPs espontâneos ocorrem em indivíduos imunodeficientes e, menos comumente, em pessoas imunocompetentes.

1. Linfoma de Hodgkin

▶ **Considerações gerais**

As crianças com linfoma de Hodgkin (LH) respondem melhor ao tratamento do que os adultos, com taxa de sobrevida global de 5 a 10 anos superior a 90% quando todos os estágios são avaliados. Embora as terapias para adultos sejam aplicáveis, o manejo de linfoma de Hodgkin em crianças menores de 18 anos frequentemente difere. Como o excelente controle da doença pode resultar de várias abordagens terapêuticas diferentes, a seleção de procedimentos de estadiamento (radiográficos, cirúrgicos ou outros procedimentos para determinar localizações adicionais da doença) e o tratamento geralmente se baseiam na potencial toxicidade a longo prazo associada à intervenção.

Embora o linfoma de Hodgkin represente 50% dos linfomas da infância, apenas 15% de todos os casos ocorrem em crianças com idade igual ou inferior a 16 anos. Crianças menores de 5 anos representam 3% dos casos na infância. Há uma predominância masculina de 4:1 na primeira década. Notavelmente, em países subdesenvolvidos, a distribuição etária é bastante diferente, com pico de incidência em crianças mais novas.

A doença de Hodgkin é subdividida em quatro grupos histológicos, e a distribuição em crianças é paralela à dos adultos: predominância linfocitária nodular (10%-20%); esclerose nodular (40%-60%) (aumenta com a idade); celularidade mista (20%-40%); e depleção de linfócitos (5%-10%). O prognóstico é independente da subclassificação, com terapia apropriada baseada no estágio (ver seção Estadiamento). Vale ressaltar que o LH com predominância linfocitária nodular é tratado de forma diferente dos outros subtipos, que compreendem o LH clássico.

▶ Achados clínicos

A. Sinais e sintomas

As crianças com linfoma de Hodgkin geralmente apresentam adenopatia cervical indolor. Os gânglios linfáticos geralmente parecem mais firmes do que os gânglios inflamatórios e têm uma textura emborrachada. Eles podem ser discretos ou emaranhados e não são fixados ao tecido circundante. A taxa de crescimento é variável e os nódulos envolvidos podem aumentar e diminuir de tamanho ao longo de semanas a meses.

Como o linfoma de Hodgkin quase sempre surge nos gânglios linfáticos e se espalha para grupos nodais contíguos, uma análise detalhada do exame de todos os sítios nodais é obrigatório. A linfadenopatia é comum em crianças, por isso a decisão de realizar a biópsia é muitas vezes difícil ou atrasada por um período prolongado. As indicações para consideração de biópsia linfonodal precoce incluem ausência de infecção identificável na região drenada pelo nódulo aumentado, nódulo maior que 2 cm de tamanho, adenopatia supraclavicular ou radiografia de tórax anormal e linfadenopatia aumentando de tamanho após 2 semanas ou falhando para resolver dentro de 4 a 8 semanas.

Os sintomas constitucionais ocorrem em cerca de um terço das crianças na apresentação. Sintomas de febre superior a 38 °C, perda de peso de 10% nos últimos 6 meses e suores noturnos abundantes são definidos como sintomas B pela classificação de Ann Arbor. A designação A refere-se à ausência desses sintomas. Os sintomas B são de valor prognóstico, e uma terapia mais agressiva é geralmente necessária para a cura. Também podem ocorrer prurido generalizado e dor com ingestão de álcool.

Metade dos pacientes tem doença mediastinal assintomática (adenopatia ou massa mediastinal anterior), embora possa haver sintomas devidos à compressão de estruturas vitais no tórax. Uma radiografia de tórax deve ser obtida quando o diagnóstico de linfoma está sendo considerado. O mediastino deve ser avaliado minuciosamente antes de qualquer procedimento cirúrgico ser realizado para evitar obstrução das vias aéreas ou colapso cardiovascular durante a anestesia e possível morte. Esplenomegalia e hepatomegalia geralmente estão associadas a doença avançada.

B. Achados laboratoriais

O hemograma geralmente é normal, embora anemia, neutrofilia, eosinofilia e trombocitose possam estar presentes. A velocidade de hemossedimentação (VHS) e outros reagentes de fase aguda estão frequentemente elevados e podem servir como marcadores de atividade da doença. Ocorrem anormalidades imunológicas, particularmente na imunidade mediada por células, e é comum haver anergia em pacientes com doença em estágio avançado no momento do diagnóstico. Foram relatados fenômenos de autoanticorpos, como anemia hemolítica e um quadro semelhante a púrpura trombocitopênica idiopática.

C. Estadiamento

O estadiamento do linfoma de Hodgkin determina o tratamento e o prognóstico. O sistema de estadiamento mais comum é a classificação de Ann Arbor, que descreve a extensão da doença de I a IV e os sintomas por um sufixo A ou B (p. ex., estágio IIIB). Uma busca sistemática de doenças inclui TC do pescoço, tórax, abdome e pelve, bem como tomografia computadorizada por emissão de pósitrons (PET, de *positron emission computed tomography*). Aspirados e biópsias de medula óssea podem não ser necessários ou realizados, mas muitas vezes o envolvimento da medula óssea pode ser determinado por PET.

D. Achados patológicos

O diagnóstico de linfoma de Hodgkin requer a presença histológica da célula de Reed-Sternberg ou suas variantes no tecido. As células de Reed-Sternberg são células B do centro germinativo que sofreram transformação maligna. Quase 20% desses tumores em países desenvolvidos são positivos para EBV. O EBV tem sido associado à doença de Hodgkin, e a grande parcela de pacientes com Hodgkin com títulos aumentados de EBV sugere que a ativação do EBV pode contribuir para o aparecimento do linfoma de Hodgkin.

▶ Tratamento e prognóstico

As decisões de tratamento são baseadas no estágio e na presença de sintomas B, na massa tumoral e no número de regiões nodais envolvidas. Para alcançar a sobrevida livre de doença a longo prazo e ao mesmo tempo minimizar a toxicidade do tratamento, a doença de Hodgkin é cada vez mais tratada apenas com quimioterapia e/ou imunoterapia – e cada vez menos com radioterapia.

Várias combinações de agentes quimioterápicos são eficazes e os tempos de tratamento são relativamente curtos em comparação com os protocolos de oncologia pediátrica para leucemia. Ensaios clínicos demonstraram que apenas 9 semanas de terapia com AV-PC (adriamicina [doxorrubicina], vincristina, prednisona e ciclofosfamida) são suficientes para induzir uma resposta completa em pacientes com linfoma de Hodgkin de baixo risco. Duas drogas adicionais, bleomicina e etoposídeo, são atualmente adicionadas ao tratamento de pacientes de risco intermediário para um total de 4 a 6 meses de terapia para pacientes com doença de risco intermediário. A remoção da irradiação do campo envolvido em pacientes com linfoma de Hodgkin de risco intermediário que respondem precocemente à quimioterapia demonstrou manter excelentes resultados. A terapia de modalidade combinada com quimioterapia e irradiação é usada na doença avançada.

O tratamento atual oferece uma sobrevida global em 5 anos de 90% a 95% para crianças com linfoma de Hodgkin nos estágios I e II. Dois terços de todas as recidivas ocorrem dentro de 2 anos após o diagnóstico, e a recidiva raramente ocorre após 4 anos. Embora os pacientes com doença avançada (estágios III e IV) tenham uma sobrevida global ligeiramente menor, mais pacientes estão se tornando sobreviventes a longo prazo da doença de Hodgkin. Como resultado, o risco de malignidades secundárias, sejam elas leucemias ou tumores sólidos, está se tornando mais aparente e é maior em pacientes que recebem radioterapia. Portanto, elucidar a estratégia de tratamento ideal que minimize esse risco deve ser o objetivo de estudos futuros.

O linfoma de Hodgkin recidivado permanece responsivo ao tratamento com quimioterapia e radioterapia. O TCTH autólogo após a remissão ser alcançada é usado como terapia de consolidação para minimizar o risco de recaída subsequente. O TCTH alogênico é reservado para uma segunda ou maior recidiva, pois acarreta riscos aumentados de complicações e pode não oferecer benefício adicional de sobrevida.

As imunoterapias direcionadas foram incorporadas em ensaios clínicos para crianças com linfoma de Hodgkin de alto risco, incluindo conjugados de anticorpo-droga e inibidores de *checkpoint*. O brentuximabe vedotina é um anticorpo monoclonal quimérico murino/humano anti-CD30 ligado à monometil auristatina E que tem como alvo o CD30, que é altamente expresso no linfoma de Hodgkin. Os inibidores de *checkpoint* pembrolizumabe e nivolumabe que bloqueiam a proteína da morte celular programada 1 (PD-1, de *programmed death*) foram recentemente aprovados para linfoma de Hodgkin recorrente, pois as células tumorais expressam consistentemente seu alvo, os ligantes da PD-1 e 2 (PDL-1 e PDL-2).

> Friedman DL et al: Dose-intensive response-based chemotherapy and radiation therapy for children and adolescents with newly diagnosed intermediate-risk Hodgkin lymphoma: a report from the Children's Oncology Group Study AHOD0031. J Clin Oncol 2014;32:3561 [PMID: 25311218].
> Kelly K: Hodgkin Lymphoma in children and adolescents: improving the therapeutic index. Blood 2015 Nov 26;126(22):2452–2458 [PMID: 26582374].
> Mauz-Körholz C et al: Pediatric Hodgkin lymphoma. J Clin Oncol 2015 Sep 20;33(27):2975–2985. doi: 10.1200/JCO.2014.59.4853. Epub 2015 Aug 24 [PMID: 26304892].
> Younes A, Ansell SM: Novel agents in the treatment of Hodgkin lymphoma: biological basis and clinical results. Semin Hematol 2016 Jul;53(3):186–189 [PMID: 27496310].

2. Linfoma não Hodgkin

▶ Considerações gerais

Os linfomas não Hodgkin (LNHs) são um grupo diverso de cânceres responsáveis por 5% a 10% das malignidades em crianças menores de 15 anos. Cerca de 500 novos casos surgem por ano nos Estados Unidos. A incidência de LNH aumenta com a idade. As crianças com 15 anos ou menos representam apenas 3% de todos os casos de LNH, e a doença é incomum antes dos 5 anos de idade. Há uma predominância masculina de aproximadamente 3:1. Na África equatorial, os LNHs causam quase 50% das malignidades pediátricas devido ao EBV e ao linfoma de Burkitt (LB) associado.

A maioria das crianças que desenvolvem LNH são imunologicamente normais. No entanto, as crianças com deficiências imunológicas congênitas ou adquiridas (p. ex., síndrome de Wiskott-Aldrich, síndrome de imunodeficiência combinada grave, síndrome linfoproliferativa ligada ao cromossomo X, infecção por vírus da imunodeficiência humana [HIV, de *human immunodeficiency virus*], terapia imunossupressora após transplante de órgão sólido ou medula) têm um aumento do risco de desenvolver LNHs. Seu risco é estimado em 100 a 10.000 vezes maior do que o de indivíduos de controle da mesma idade.

Modelos animais sugerem uma contribuição viral para a patogênese do LNH, e também há evidências de envolvimento viral no LNH humano. Na África equatorial, 95% dos LBs contêm DNA do EBV. No entanto, na América do Norte, menos de 20% dos tumores de Burkitt contêm o genoma do EBV. O papel de outros vírus (p. ex., herpes-vírus humanos 6 e 8), distúrbios nas defesas imunológicas do hospedeiro, imunoestimulação crônica e rearranjos cromossômicos específicos são gatilhos potenciais no desenvolvimento de LNH.

Ao contrário do LNH adulto, praticamente todos os LNHs infantis são malignidades difusas, de alto grau e de rápida proliferação. Esses tumores exibem comportamento agressivo, mas geralmente respondem muito bem ao tratamento. Quase todos os LNHs pediátricos são classificados histologicamente em quatro grupos principais: LL, linfoma de pequenas células não clivadas (LB e linfoma Burkitt-símile), LGCB e LAGC. A imunofenotipagem e as características citogenéticas, além da apresentação clínica, são cada vez mais importantes na classificação, patogênese e no tratamento dos LNHs. As comparações de LNHs pediátricos estão resumidas na **Tabela 31-6**.

▶ Achados clínicos

A. Sinais e sintomas

Os LNHs infantis podem surgir em qualquer local do tecido linfoide, incluindo linfonodos, timo, fígado e baço. Os locais extralinfáticos comuns incluem osso, medula óssea, SNC, pele e testículos. Os sinais e sintomas na apresentação são determinados pela localização das lesões e pelo grau de disseminação. Como os LNHs geralmente progridem muito rapidamente, a duração dos sintomas é bastante breve, de dias a algumas semanas. No entanto, as crianças apresentam um número limitado de síndromes, a maioria das quais se correlaciona com o tipo de célula.

As crianças com LL geralmente apresentam sintomas semelhantes aos de LLA. Para o LL de células T, os sintomas de compressão das vias aéreas (tosse, dispneia, ortopneia) ou obstrução da veia cava superior (edema facial, quemose, pletora, ingurgitamento venoso) são resultado de doença mediastinal. *Esses sintomas são uma verdadeira emergência que requer diagnóstico e tratamento rápidos.* Os derrames pleurais e/ou pericárdicos podem comprometer ainda mais o estado respiratório e cardiovascular do paciente. Não é comum haver envolvimento do SNC e da medula óssea no diagnóstico. Quando a medula óssea contém mais de 25% de linfoblastos, os pacientes são diagnosticados com LLA.

Tabela 31-6 Comparação dos linfomas não-Hodgkin pediátricos

	Linfoma linfoblástico	Linfoma de pequenas células não clivadas (LB e Burkitt-símile)	Linfoma difuso de grandes células B	Linfoma anaplásico de grandes células
Incidência (%)	30-40	35-50	10-15	10-15
Achados histopatológicos	Indistinguível dos linfoblastos LLA	Núcleo grande com nucléolos proeminentes circundados por citoplasma muito basofílico que contém vacúolos lipídicos	Células grandes com núcleos clivados ou não clivados	Grandes células pleomórficas
Imunofenótipo	Células T imaturas	Células B	Células B	Células T ou célula nula
Marcadores citogenéticos	Translocações envolvendo o cromossomo 14q11 e o cromossomo 7; deleções intersticiais do cromossomo 1	t(8;14), t(8;22), t(2;8)	Muitos	t(2;5)
Apresentação clínica	Tumor intratorácico, massa mediastinal (50%-70%), linfadenopatia acima do diafragma (50%-80%)	Tumor intra-abdominal (90%), envolvimento da mandíbula (10%-20% LB esporádico, 70% LB endêmico), envolvimento da medula óssea	Tumor abdominal mais comum; locais incomuns: pulmão, face, cérebro, osso, testículos, músculos	Linfadenopatia, febre, perda de peso, suores noturnos, locais extranodais, incluindo vísceras e pele
Tratamento	Semelhante à terapia LLA; duração de 24 meses	Administração intensiva de agentes alquilantes e metotrexato; profilaxia do SNC; duração de 3 a 9 meses	Semelhante à terapia para LB/Burkitt-símile	Semelhante à terapia para linfoma linfoblástico ou LB/Burkitt-símile

LLA, leucemia linfoblástica aguda; LB, linfoma de Burkitt; SNC, sistema nervoso central.

A maioria dos pacientes com LB e linfomas Burkitt-símile apresenta doença abdominal. Dor abdominal, distensão, massa no quadrante inferior direito ou intussuscepção em crianças com mais de 5 anos sugerem o diagnóstico de LB. O envolvimento da medula óssea é comum (~ 65% dos pacientes). O LB é o tumor de proliferação mais rápida conhecido e tem uma alta taxa de morte celular espontânea à medida que supera seu suprimento sanguíneo. Consequentemente, as crianças que apresentam doença abdominal maciça frequentemente apresentam síndrome de lise tumoral (hiperuricemia, hiperfosfatemia e hipercalemia). Essas anormalidades podem ser agravadas pela infiltração tumoral do rim ou obstrução urinária pelo tumor. Embora semelhantes histologicamente, existem inúmeras diferenças entre os casos de LB que ocorrem em áreas endêmicas da África equatorial e os casos esporádicos da América do Norte (Tabela 31-7).

Os linfomas de grandes células são clinicamente semelhantes aos linfomas de pequenas células não clivadas, embora locais incomuns de envolvimento sejam bastante comuns, particularmente com LAGC. Frequentemente, são observados lesões cutâneas, déficits neurológicos focais e derrames pleurais e/ou peritoneais sem uma massa óbvia associada. Com técnicas de diagnóstico aprimoradas, foram identificadas novas categorias de LGCB, incluindo linfoma mediastinal primário de células B e linfoma de zona cinzenta. A distinção é importante, pois a abordagem da terapia difere significativamente.

B. Avaliação diagnóstica

O diagnóstico é feito por biópsia do tecido envolvido com histologia, imunofenotipagem e estudos citogenéticos. Se houver doença mediastinal, a anestesia geral pode precisar ser evitada se a via aérea ou a veia cava estiverem significativamente comprometidas pelo tumor. Nesses casos, amostras de líquido pleural e/ou

Tabela 31-7 Comparação de linfoma de Burkitt endêmico e esporádico

	Endêmico	Esporádico
Incidência	10 em 100.000	0,9 em 100,000
Citogenética	Ponto de interrupção do cromossomo 8 a montante do lócus c-myc	Ponto de interrupção do cromossomo 8 no lócus c-myc
Associação com EBV	≥ 95%	≤ 20%
Locais de doença na apresentação	Mandíbula (58%), abdômen (58%), SNC (19%), órbita (11%), medula (7%).	Mandíbula (7%), abdômen (91%), SNC (14%), órbita (1%), medula (20%).

EBV, vírus Epstein-Barr; SNC, sistema nervoso central.

ascítico, medula óssea ou linfonodos periféricos obtidas sob anestesia local (na presença de um anestesiologista) podem confirmar o diagnóstico. Deve-se evitar cirurgia abdominal de grande porte e ressecção intestinal em pacientes com massa abdominal que provavelmente seja LB, pois o tumor irá regredir rapidamente com o início da quimioterapia. O rápido crescimento desses tumores e as complicações potencialmente fatais associadas exigem que mais exames sejam feitos rapidamente para que a terapia específica não seja atrasada.

Após um exame físico completo, deve-se obter um hemograma, testes de função hepática e um perfil bioquímico (eletrólitos, cálcio, fósforo, ácido úrico, função renal). Um LDH elevado reflete a carga tumoral e pode servir como um marcador da atividade da doença. Os exames de imagem devem incluir uma radiografia de tórax e TC do pescoço, tórax, abdome e pelve, e uma PET. Exames de medula óssea e LCS também são essenciais.

▶ Tratamento

A. Tratamento de suporte

A gestão de problemas com risco de vida na apresentação é crítica. As complicações mais comuns são síndrome de lise tumoral aguda, síndrome da veia cava superior, comprometimento das vias aéreas e tamponamento cardíaco. Os pacientes com comprometimento das vias aéreas requerem início imediato de terapia específica. Devido ao risco da anestesia geral nesses pacientes, ocasionalmente é necessário iniciar corticosteroides ou radioterapia de emergência em baixas doses até que a massa seja pequena o suficiente para que uma biópsia seja realizada com segurança. A resposta aos esteroides e à radioterapia geralmente é imediata (12 a 24 horas).

A síndrome de lise tumoral deve ser antecipada em todos os pacientes com LNH com grande carga tumoral. Manter uma produção de urina rápida (> 5 mL/kg/h) com fluidos intravenosos e diuréticos é a chave para o tratamento. O alopurinol reduz o ácido úrico sérico. A rasburicase é uma alternativa intravenosa eficaz ao alopurinol e é cada vez mais usada em pacientes com alto risco de lise tumoral com base na carga tumoral ou em pacientes que não apresentam uma resposta ideal ao alopurinol. A diálise renal é ocasionalmente necessária para controlar anormalidades metabólicas. Todo esforço deve ser feito para corrigir ou minimizar as anormalidades metabólicas antes de iniciar a quimioterapia; no entanto, esse período de estabilização não deve exceder 24 a 48 horas.

B. Terapia específica

A quimioterapia sistêmica é a base da terapia para LNHs. Quase todos os pacientes com LNH requerem quimioterapia intratecal intensiva para profilaxia do SNC. A ressecção cirúrgica não é indicada, a menos que todo o tumor possa ser ressecado com segurança, o que é raro. A ressecção parcial ou cirurgia de citorredução não têm papel. A radioterapia não melhora o resultado, portanto seu uso é restrito a circunstâncias excepcionais.

A terapia para LL é geralmente baseada em protocolos de tratamento projetados para LLA e envolve quimioterapia multiagente de dose intensiva. A duração da terapia é de 2 anos. O tratamento de LB, linfoma Burkitt-símile e LGCB consiste em agentes alquilantes e metotrexato em dose intermediária a alta administrados intensivamente, mas por um tempo relativamente curto, pois produz as maiores taxas de cura. A adição de rituximabe (anticorpo monoclonal anti-CD20) ao esquema da quimioterapia tem melhorado a SLE e a sobrevida global. A dose ajustada de EPOCH-R (etoposídeo, prednisona, vincristina, ciclofosfamida, doxorrubicina e rituximabe) demonstrou melhores resultados em adultos com linfoma mediastinal primário de células B e linfomas de zona cinzenta. Ensaios clínicos utilizando esse regime estão em andamento em crianças com esses raros LNHs.

Além disso, os inibidores orais de pequenas moléculas contra o oncogene *ALK* estão sendo explorados como uma nova terapia para subconjuntos específicos de pacientes com LAGC. O oncogene *ALK* é ativado por uma translocação 2;5, levando à justaposição da região NPM N-terminal com a parte intracelular de ALK, e é a lesão genética definidora do LAGC ALK-positivo. O LAGC frequentemente expressa CD30 e mais estudos estão em andamento combinando quimioterapia com brentuximabe vedotina ou inibidores de ALK.

▶ Prognóstico

Um dos principais preditores do prognóstico no LNH é a extensão da doença no momento do diagnóstico. Noventa por cento dos pacientes com doença localizada podem esperar sobrevida livre de doença a longo prazo. Os pacientes com doença extensa em ambos os lados do diafragma, envolvimento do SNC ou envolvimento da medula óssea além de um local primário têm uma taxa de sobrevida livre de falha de 70% a 80%. As recaídas ocorrem precocemente no LNH; pacientes com LL raramente apresentam recorrências após 30 meses do diagnóstico, enquanto pacientes com LB e linfoma Burkitt-símile raramente apresentam recorrências após 1 ano. A taxa de cura para pacientes com recidiva de linfoma/leucemia linfoblástica de células T é particularmente baixa (taxas de SLE em 3 anos < 20%). Os pacientes que apresentam recidiva podem ter chance de cura por TCTH autólogo ou alogênico.

> Minard Collin et al: Rituximab for high risk, mature B-cell Non-Hodgkin lymphoma in children. N Engl J Med 2020;382:2207–2219.
> Sandlund et al: Non-Hodgkin lymphoma across the pediatric and adolescent and young adult age spectrum. Hematology Am Soc Hematol Educ Program 2016 Dec 2;2016(1):589–597 [PMID: 27913533].

3. Distúrbios linfoproliferativos

Os distúrbios linfoproliferativos (DLPs) podem ser considerados como uma parte contínua dos linfomas. Enquanto os DLPs representam proliferações inapropriadas, geralmente policlonais, de linfócitos não malignos, os linfomas representam o desenvolvimento de clones malignos, às vezes surgindo de DLPs reconhecidos.

A. Distúrbios linfoproliferativos pós-transplante

Os distúrbios linfoproliferativos pós-transplante (DLPTs) surgem em pacientes que receberam medicamentos imunossupressores substanciais para transplante de órgão sólido ou medula óssea. Nesses pacientes, a reativação da infecção latente por EBV nas células B leva a uma proliferação policlonal dessas células que é fatal se não for interrompida. Ocasionalmente, desenvolve-se um linfoma verdadeiro, geralmente com uma translocação cromossômica.

Os DLPs são uma complicação cada vez mais comum e significativa do transplante. A incidência de DLPT varia de aproximadamente 2% a 15% dos receptores de transplante, dependendo do órgão transplantado e do esquema imunossupressor.

O tratamento desses distúrbios é um desafio para médicos transplantadores e oncologistas. O tratamento inicial é a redução da imunossupressão, o que permite que as próprias células imunológicas do paciente destruam os linfócitos transformados por vírus. No entanto, isso só é eficaz em cerca de metade dos pacientes. Para aqueles pacientes que não respondem à imunossupressão reduzida, a quimioterapia de vários regimes pode ser bem-sucedida. O uso de anticorpos anticélulas B, como rituximabe (anti-CD20), para o tratamento de DLPTs tem sido promissor em ensaios clínicos. Mais recentemente, terapias imunológicas baseadas em células T, como infusões de linfócitos de doadores e transferência adotiva de linfócitos T citotóxicos específicos de EBV, também foram exploradas como novas abordagens.

B. Doença linfoproliferativa espontânea

As imunodeficiências nas quais ocorrem DLPs incluem síndrome de Bloom, síndrome de Chédiak-Higashi, ataxia-telangiectasia, síndrome de Wiskott-Aldrich, síndrome linfoproliferativa ligada ao cromossomo X, imunodeficiências congênitas de células T e infecção por HIV. O tratamento depende das circunstâncias, mas ao contrário do DLPT, frequentemente estão disponíveis poucas opções terapêuticas. A doença de Castleman é um DLP que ocorre em pacientes pediátricos sem nenhuma imunodeficiência aparente. A síndrome linfoproliferativa autoimune (SLPA) é caracterizada por linfadenopatia generalizada com hepatoesplenomegalia e fenômenos autoimunes. A SLPA resulta de mutações na via do ligante Fas, que é crítico na regulação da apoptose.

Weintraub L et al: Identifying predictive factors for posttransplant lymphoproliferative disease in pediatric solid organ transplant recipients with Epstein-Barr virus viremia. J Pediatr Hematol Oncol 2014;36:e481 [PMID: 24878618].

Yang X et al: Lymphoproliferative disorders in immunocompromised individuals and therapeutic antibodies for treatment. Immunotherapy 2013;5:415 [PMID: 23557424].

NEUROBLASTOMA

▶ Considerações gerais

O neuroblastoma surge do tecido da crista neural dos gânglios simpáticos ou da medula suprarrenal. É composto por células pequenas e uniformes com citoplasma escasso e núcleos hipercromáticos que podem formar um padrão de roseta. Deve ser diferenciado de outras malignidades da infância, como sarcoma de Ewing, rabdomiossarcoma (RMS), tumor neuroectodérmico periférico (PNET, de *peripheral neuroectodermal tumor*) e LNH.

O neuroblastoma representa de 7% a 10% das neoplasias malignas pediátricas e é a neoplasia sólida mais comum fora do SNC. Cinquenta por cento dos neuroblastomas são diagnosticados antes dos 2 anos de idade e 90% antes dos 5 anos de idade. É uma doença biologicamente diversa com comportamento clínico que pode variar de regressão espontânea a progressão implacável, apesar da terapia agressiva. Historicamente, as taxas de cura para pacientes com neuroblastoma de alto risco eram muito baixas. Com avanços recentes promissores, no entanto, as taxas de cura têm melhorado constantemente, embora haja o custo da toxicidade significativa do tratamento.

▶ Achados clínicos

A. Sinais e sintomas

As manifestações clínicas variam com base na localização do tumor e na função neuroendócrina do tumor. Muitas crianças apresentam sintomas constitucionais como febre, perda de peso e irritabilidade. A dor óssea sugere doença metastática, que está presente em 60% das crianças com mais de 1 ano no momento do diagnóstico. O exame físico pode revelar uma massa abdominal firme, fixa e de formato irregular na linha média. Embora a maioria das crianças tenha um tumor primário abdominal (40% de glândula adrenal, 25% de gânglio paraespinal), o neuroblastoma pode surgir onde quer que haja tecido nervoso simpático. No mediastino posterior, o tumor geralmente é assintomático e descoberto acidentalmente em uma radiografia de tórax. Os pacientes com neuroblastoma cervical apresentam massa cervical, às vezes diagnosticada como infecção. A síndrome de Horner (ptose unilateral, miose e anidrose) ou heterocromia iridis (íris de cores diferentes) podem acompanhar o neuroblastoma cervical. Os tumores paraespinais podem se estender através do forame espinal, causando compressão medular e levando a paresia, paralisia ou disfunção intestinal/vesical.

Os locais mais comuns de metástase são osso, medula óssea, linfonodos, fígado e tecido subcutâneo. O neuroblastoma tem predileção por metástases no crânio, principalmente no osso esfenoide e no tecido retrobulbar, causando equimoses periorbitárias ("olhos de guaxinim") e proptose. A metástase hepática, particularmente no recém-nascido, pode levar a hepatomegalia maciça. As metástases cutâneas podem aparecer como nódulos subcutâneos azulados ou arroxeados ("*blueberry muffin baby*") e podem estar associadas a um rubor eritematoso seguido de branqueamento quando comprimido, provavelmente devido à liberação de catecolaminas.

O neuroblastoma pode ter manifestações paraneoplásicas, sendo o exemplo mais marcante a síndrome opsoclonus-mioclonus-ataxia (OMA) ("olhos dançantes/pés dançantes"). Esse fenômeno é caracterizado por movimentos oculares rápidos e caóticos, espasmos mioclônicos dos membros e tronco, ataxia e distúrbios comportamentais. Esse processo, que geralmente persiste após o término do tratamento do neuroblastoma, é devido à reação cruzada de autoanticorpos antineuronais. O tratamento é com imunossupressão. Pode ocorrer diarreia aquosa intratável devido à secreção de peptídeo intestinal vasoativo (VIP, de *vasoactive intestinal peptide*) pelo tumor. Curiosamente, ambas as síndromes paraneoplásicas, apesar de sua morbidade, estão associadas a um potencial curativo mais favorável para o próprio tumor.

B. Achados laboratoriais

A anemia está presente em 60% das crianças com neuroblastoma e pode ser decorrente de doença crônica ou infiltração medular. Ocasionalmente há trombocitopenia, mas a trombocitose é um achado mais comum, mesmo com doença metastática na medula. As catecolaminas urinárias (ácido vanilmandélico [VMA, de *vanillylmandelic acid*] e ácido homovanílico [HVA, de *homovanillic acid*]) estão elevadas em pelo menos 90% dos pacientes no momento do diagnóstico e devem ser medidas antes da cirurgia.

C. Exames de imagem

As radiografias do tumor primário podem mostrar calcificações pontilhadas. As metástases ósseas podem parecer irregulares e líticas. Também se pode observar reação periosteal e fraturas patológicas. A TC mostra a extensão do tumor primário, os efeitos nas estruturas circundantes e a presença de doença metastática. Classicamente, nos tumores originários da glândula adrenal, o rim é deslocado inferolateralmente, o que ajuda a diferenciar o neuroblastoma do tumor de Wilms. A RM é útil para determinar a presença de envolvimento da medula espinal em tumores que invadem os forames neurais.

O I-123-metaiodobenzilguanidina (MIBG), um composto radiomarcado que se localiza para o tecido adrenal, é usado para detectar e quantificar o grau de doença metastática no momento do diagnóstico e rastrear a resposta ao tratamento. A PET pode ser utilizada em pacientes cujos tumores são MIBG não-ávidos (8,7% dos casos). A varredura com MIBG e PET superou a varredura óssea com tecnécio-99m para avaliação de metástases ósseas no neuroblastoma.

D. Estadiamento

O estadiamento do neuroblastoma geralmente é realizado de acordo com o sistema internacional de estadiamento de neuroblastoma (INSS, de *International Neuroblastoma Staging System*) (**Tabela 31-8**), embora um sistema de estadiamento mais recente, o grupo internacional de risco de neuroblastoma (INRG, de *International Neuroblastoma Risk Group*), que incorpora fatores de risco definidos por imagem como parte do processo de estadiamento esteja sendo mais comumente usado. A biópsia do tumor é essencial para confirmar o diagnóstico e determinar as características biológicas do tumor. Além disso, aspirados e biópsias bilaterais de medula óssea devem ser realizados para avaliar o envolvimento da medula óssea.

Os tumores são classificados como favoráveis ou desfavoráveis com base nas características histológicas e na idade do paciente no momento do diagnóstico, sendo a idade mais jovem (< 18 meses) associada a um prognóstico mais favorável. A amplificação do proto-oncogene *MYCN* é um marcador confiável de comportamento clínico agressivo. O conteúdo de DNA da célula tumoral também é preditivo do resultado. A hiperdiploidia é um achado favorável, enquanto o conteúdo de DNA diploide está associado a um desfecho pior. A perda de heterozigosidade nas bandas cromossômicas 1p36 e 11q23 também configura um pior prognóstico.

▶ Tratamento e prognóstico

Os pacientes são tratados de acordo com um sistema de estratificação de risco que leva em consideração: estágio do INSS ou INRG,

Tabela 31-8 Sistema Internacional de Estadiamento de Neuroblastoma

Estágio	Descrição
1	Tumor localizado com excisão grosseira completa, com ou sem doença residual microscópica; linfonodos ipsilaterais representativos negativos para tumor microscopicamente.
2A	Tumor localizado com excisão macroscópica incompleta; linfonodos ipsilaterais não aderentes representativos negativos para tumor microscopicamente.
2B	Tumor localizado com ou sem excisão macroscópica completa, com linfonodos ipsilaterais não aderentes positivos para tumor. Os gânglios linfáticos aumentados devem ser negativos microscopicamente.
3	Tumor unilateral irressecável infiltrando através da linha média, com ou sem envolvimento de linfonodos regionais; ou tumor unilateral localizado com envolvimento do linfonodo regional contralateral; ou tumor de linha média com extensão bilateral por infiltração (irressecável) ou por comprometimento linfonodal. A linha média é definida como a coluna vertebral. Tumores originários de um lado e cruzando a linha média devem estar infiltrando o lado oposto da coluna vertebral ou para além dele.
4	Qualquer tumor primário com disseminação para linfonodos distantes, ossos, medula óssea, fígado, pele ou outros órgãos, exceto conforme definido para o estágio 4S.
4S	Tumor primário localizado, conforme definido para estágio 1, 2A ou 2B, com disseminação limitada à pele, fígado ou medula óssea e limitada a lactentes < 1 ano. O envolvimento da medula deve ser < 10% das células nucleadas.

idade do paciente, status do *MYCN*, histologia, achados citogenéticos e índice de DNA. Com base nesses fatores, os pacientes são classificados como portadores de doença de baixo, intermediário ou alto risco.

Para doenças de baixo risco (INSS estágios 1 e 2, com características biológicas favoráveis), a ressecção cirúrgica de mais de 50% do tumor costuma ser suficiente para a cura. A cirurgia agressiva para remover todo o tumor às custas das estruturas normais circundantes não é necessária e pode levar a morbidade desnecessária. Lactentes com menos de 6 meses com pequenas massas adrenais consistentes radiograficamente com neuroblastoma podem ser tratados apenas com observação cuidadosa, mesmo na ausência de uma biópsia. As taxas de sobrevida para pacientes com neuroblastoma de baixo risco são superiores a 98%. Lactentes menores de 1 ano com doença INSS estágio 4S podem precisar de pouca ou nenhuma terapia, com a doença regredindo espontaneamente, embora a quimioterapia possa ser iniciada se houver doença volumosa (geralmente hepatomegalia maciça) causando complicações mecânicas. As taxas de sobrevida com a doença 4S são superiores a 90%.

No neuroblastoma de risco intermediário (subconjuntos de pacientes com doença nos estágios 3 e 4 do INSS), a abordagem de tratamento principal é cirurgia combinada com quimioterapia. O tamanho ou localização do tumor muitas vezes torna a ressecção primária impossível. Nessas circunstâncias, apenas uma biópsia é realizada para fazer um diagnóstico definitivo e avaliar as características biológicas. O encolhimento do tumor com a quimioterapia geralmente permite uma segunda cirurgia com ressecção mais completa do tumor. Os agentes quimioterápicos tipicamente usados incluem carboplatina, etoposídeo, ciclofosfamida, vincristina e doxorrubicina. O número de ciclos usados (geralmente 2-8) depende de vários fatores, incluindo a idade do paciente, o estágio do INSS, as características biológicas do tumor e a resposta ao tratamento. A radioterapia raramente é necessária. As taxas de sobrevida para neuroblastoma de risco intermediário são de 90% a 95%.

Os pacientes de alto risco (a maioria com doença nos estágios 3 e 4 do INSS, geralmente com idade avançada e biologia tumoral desfavorável) requerem terapia multimodal intensiva, incluindo quimioterapia, cirurgia, TCTH autólogo, irradiação, terapia biológica e imunoterapia. Vários ciclos de quimioterapia intensiva são seguidos pela ressecção da maior parte possível do tumor. Após essa fase de indução, são realizados TCTHs autólogos em *tandem* (dois sequenciais) como terapia de consolidação. Após os TCTHs, o local do tumor primário e quaisquer áreas com evidência de doença ativa antes do transplante são irradiadas. Nesse ponto, os pacientes atingem um estado de DRM. Para reduzir o risco de recorrência, segue-se uma fase de manutenção. Os pacientes recebem imunoterapia com um anticorpo direcionado contra o antígeno GD2 expresso na superfície das células do neuroblastoma junto com fator estimulador das colônias de granulócitos-macrófagos (GM-CSF, de *granulocyte-macrophage colony-stimulating fator*) para aumentar a morte celular imunomediada. Esses tratamentos são alternados com tratamentos com ácido 13-*cis*-retinoico, um agente que induz a diferenciação terminal de células de neuroblastoma. Os resultados de estudos recentes que incorporam todas essas modalidades de tratamento são encorajadores, com taxas de SLE em 5 anos de 56% e taxas de sobrevida global de 73%. Um próximo estudo de tratamento do COG analisará a incorporação do I-121-MIBG radioativo terapêutico no regime de tratamento inicial. Além disso, o uso de terapias direcionadas, como a inibição de ALK em pacientes cujos tumores expressam mutações de ALK, está sendo investigado. Apesar dos avanços, o neuroblastoma de alto risco continua sendo uma doença desafiadora, e ainda há muito a ser feito para melhorar as taxas de cura e minimizar a toxicidade do tratamento.

Maris JM: Recent advances in neuroblastoma. N Engl J Med 2010;362: 2202–2211 [PMID: 20558371].

National Cancer Institute: http://www.cancer.gov/cancertopics/types/neuroblastoma.

Nuchtern JG et al: A prospective study of expectant observation as primary therapy for neuroblastoma in young infants: a Children's Oncology Group study. Ann Surg 2012;256:573–580 [PMID: 22964741].

Park J et al: Effect of tandem autologous stem cell transplant vs single transplant on event-free survival in patients with high-risk neuroblastoma: a randomized clinical trial. JAMA 2019 Aug 27;322(8): 746–755 [PMCID: PMC6714031].

Tolbert VP, Matthay KK: Neuroblastoma: clinical and biological approach to risk stratification and treatment. Cell Tissue Res 2018 May;372(2):195–209 [PMCID: PMC5918153].

TUMOR DE WILMS (NEFROBLASTOMA)

▶ Considerações gerais

Aproximadamente 460 novos casos de tumor de Wilms ocorrem anualmente nos Estados Unidos, representando 5% a 6% dos cânceres em crianças menores de 15 anos. Depois do neuroblastoma, esse é o segundo tumor abdominal mais comum em crianças. A maioria dos tumores de Wilms é de ocorrência esporádica. No entanto, em algumas crianças, o tumor de Wilms ocorre no contexto de malformações ou síndromes associadas, incluindo aniridia, hemi-hipertrofia, malformações geniturinárias (GU) (p. ex., criptorquidismo, hipospádia, disgenesia gonadal, pseudo-hermafroditismo e rim em ferradura), síndrome de Beckwith-Wiedemann, síndrome de Denys-Drash e síndrome WAGR (tumor de Wilms, aniridia, genitália ambígua e retardo mental).

A idade mediana no momento do diagnóstico está relacionada tanto ao sexo quanto à lateralidade, com tumores bilaterais apresentando-se em idade mais precoce do que tumores unilaterais, e com meninos sendo diagnosticados mais cedo do que meninas. O tumor de Wilms ocorre mais comumente entre 2 e 5 anos de idade; é incomum após os 6 anos de idade. A média de idade ao diagnóstico é de 4 anos.

▶ Achados clínicos

A. Sinais e sintomas

A maioria das crianças com tumor de Wilms apresenta aumento do tamanho do abdome ou uma massa abdominal assintomática descoberta acidentalmente por um dos pais e/ou profissional de saúde. A massa geralmente é lisa e firme, bem demarcada e raramente cruza a linha média, embora possa se estender inferiormente até a pelve. Cerca de 25% dos pacientes são hipertensos na apresentação. A hematúria macroscópica é uma apresentação incomum, embora a hematúria microscópica ocorra em aproximadamente 25% dos pacientes.

B. Achados laboratoriais

O hemograma geralmente é normal, mas alguns pacientes apresentam anemia secundária à hemorragia no tumor. A ureia e a creatinina sérica geralmente são normais. O exame de urina pode mostrar algum sangue ou leucócitos.

C. Exames de imagem e estadiamento

A ultrassonografia ou TC do abdome deve estabelecer a presença de uma massa intrarrenal. Também é essencial avaliar o rim contralateral quanto a presença e função, bem como o tumor de Wilms sincrônico. A veia cava inferior precisa ser avaliada por ultrassonografia com fluxo Doppler quanto à presença e extensão da propagação tumoral. O fígado deve ser examinado quanto à presença de doença metastática. A TC do tórax deve ser obtida para determinar se há metástases pulmonares. Aproximadamente 10% dos pacientes têm doença metastática no momento do diagnóstico. Destes, 80% têm doença pulmonar, e 15%, metástases hepáticas. Metástases ósseas e cerebrais são extremamente incomuns e geralmente associadas a tipos de tumores renais mais raros e agressivos, como sarcoma de células claras ou tumor rabdoide; portanto, varreduras ósseas e imagens cerebrais não são realizadas rotineiramente. O estágio clínico é finalmente decidido na cirurgia e confirmado pelo patologista.

▶ Tratamento e prognóstico

Nos Estados Unidos, o tratamento do tumor de Wilms começa com a exploração cirúrgica do abdome por meio de uma abordagem cirúrgica anterior para permitir a inspeção e palpação do rim contralateral. O fígado e os gânglios linfáticos são inspecionados e as áreas suspeitas submetidas a biópsia ou excisão. A ressecção em bloco do tumor é realizada. Todo esforço é feito para evitar o derramamento do tumor na cirurgia, pois isso pode aumentar o estadiamento e o tratamento. Como a terapia é adaptada ao estágio do tumor, é imperativo que um cirurgião familiarizado com os requisitos de estadiamento realize a operação.

Além do estadiamento, o tipo histológico tem implicações na terapia e no prognóstico. A histologia favorável (HF; ver discussão posterior) refere-se ao clássico tumor trifásico de Wilms e suas variantes. A histologia desfavorável (HD) refere-se à presença de anaplasia difusa (atipia nuclear extrema) e está presente em 5% dos tumores de Wilms. Apenas alguns pequenos focos de anaplasia em um tumor de Wilms apresentam um prognóstico pior para pacientes com tumores em estágio II, III ou IV. A perda de heterozigosidade dos cromossomos 1p e 16q são fatores prognósticos adversos naqueles com histologia favorável. Após a excisão e o exame patológico, o paciente recebe um estágio que define a terapia adicional.

Tabela 31-9 Tratamento do tumor de Wilms

Estágio/subtipo histológico	Tratamento
I-II HF e I HD	18 semanas (dactinomicina e vincristina)
III-IV HF e II-IV anaplasia focal	24 semanas (dactinomicina, vincristina e doxorrubicina) com radiação
II-IV HD (anaplasia difusa)	24 semanas (vincristina, doxorrubicina, etoposídeo e ciclofosfamida) com radiação

HF, histologia favorável; HD, histologia desfavorável.

A melhora no tratamento do tumor de Wilms resultou em uma taxa de cura geral de aproximadamente 90%. O quarto estudo do National Wilms Tumor Study Group (NWTS-4) demonstrou que as taxas de sobrevida foram melhoradas ao se intensificar da terapia durante a fase inicial do tratamento, enquanto se encurtava a duração geral do tratamento (24 *versus* 60 semanas de tratamento).

A **Tabela 31-9** fornece uma visão geral das recomendações de tratamento atuais no NWTS-5. Os pacientes com tumor de Wilms estágio III ou IV requerem radioterapia no leito tumoral e nos locais de doença metastática. A quimioterapia é idealmente iniciada dentro de 5 dias após a cirurgia, enquanto a radioterapia deve ser iniciada em 10 dias. O estágio V (tumor de Wilms bilateral) demanda uma abordagem diferente, consistindo em possíveis biópsias renais bilaterais seguidas de quimioterapia e cirurgia poupadora renal de revisão. Também pode ser necessária radioterapia.

Utilizando essas abordagens, as taxas de sobrevida global em 4 anos por meio do NWTS-4 são as seguintes: estágio I HF, 96%; estágios II a IV HF, 82% a 92%; HD estágios I a III (anaplasia difusa), 56% a 70%; e HD estágio IV, 17%. Os pacientes com tumor de Wilms recorrente têm uma taxa de recuperação de aproximadamente 50% com cirurgia, radioterapia e quimioterapia (isoladamente ou em combinação). O TCTH também está sendo explorado como uma forma de melhorar as chances de sobrevida após a recidiva.

▶ Considerações futuras

Embora o progresso no tratamento do tumor de Wilms tenha sido extraordinário, questões importantes ainda precisam ser respondidas. Foram levantadas questões sobre o papel da quimioterapia pré-nefrectomia no tratamento do tumor de Wilms. A quimioterapia pré-cirúrgica parece diminuir a ruptura do tumor na ressecção, mas pode afetar desfavoravelmente o resultado por alterar o estadiamento. Estudos futuros serão direcionados a minimizar toxicidades agudas e de longo prazo para aqueles com doença de baixo risco e melhorar os resultados para aqueles com doença recorrente e de alto risco.

Aldrink JH et al: Update on Wilms tumor. J Pediatr Surg 2019 Mar;54(3): 390–397 [PMID: 30270120].

Buckley KS: Pediatric genitourinary tumors. Curr Opin Oncol 2010; 23(3):297 [PMID: 21460783].

Caldwell BT, Wilcox DT, Cost NG: Current management of pediatric urologic oncology. Adv Pediatr 2017 Aug;64(1):191–223 [PMID: 28688589].

Lopes RF, Lorenza A: Recent advanced in the management of Wilms' tumor. F1000Res 2017 May 12;6:670. doi: 10.12688/f1000research. 10760.1. eCollection 2017 [PMID: 28620463].

Oostveen RM, Pritchard-Jones K: Pharmacotherapeutic management of Wilms tumor: an update. Paediatr Drugs 2019 Feb;21(1):1–13 [PMID: 30604241].

Sadak KT, Ritchey ML, Dome JS: Paediatric genitourinary cancers and late effects of treatment. Nat Rev Urol 2013 Jan;10(1):15–25 [PMID: 19657990].

Wilms Tumor and Other Childhood Kidney Tumors Treatment (PDQ®): Health Professional Version. PDQ Pediatric Treatment Editorial Board. PDQ Cancer Information Summaries [Internet]. Bethesda, MD: National Cancer Institute (US); 2002–2019 Jun 13 [PMID: 26389282].

TUMORES ÓSSEOS

Os tumores ósseos malignos primários são incomuns na infância, com apenas 650 a 700 novos casos por ano. O osteossarcoma corresponde a 60% dos casos e ocorre principalmente em adolescentes e jovens adultos. O sarcoma de Ewing é o segundo tumor maligno mais comum de origem óssea e ocorre em crianças e jovens adultos. Ambos os tumores têm predominância masculina.

Os sinais cardinais do tumor ósseo são dor no local do envolvimento, muitas vezes após trauma leve, formação de massa e fratura através de uma área de destruição óssea cortical.

1. Osteossarcoma

▶ Considerações gerais

Embora o osteossarcoma seja a sexta neoplasia maligna mais comum na infância, ocupa a terceira posição entre adolescentes e jovens adultos. Essa ocorrência de pico durante o surto de crescimento adolescente sugere uma relação causal entre o rápido crescimento ósseo e a transformação maligna. Evidências adicionais para essa relação são encontradas em dados epidemiológicos que mostram que pacientes com osteossarcoma são mais altos do que seus pares, que o osteossarcoma ocorre com mais frequência em locais onde ocorre o maior aumento no comprimento e tamanho do osso, e que ocorre mais cedo em meninas do que em meninos, correspondendo ao seu surto de crescimento anterior. As metáfises dos ossos tubulares longos são principalmente afetadas. O fêmur distal responde por mais de 40% dos casos, com a tíbia proximal, o úmero proximal e o fêmur médio e proximal seguindo como os locais mais frequentes.

▶ Achados clínicos

A. Sinais e sintomas

A dor na área envolvida é o sintoma habitual de apresentação com ou sem massa de partes moles associada. Os pacientes geralmente apresentam sintomas por vários meses antes do diagnóstico. Sintomas sistêmicos (febre, perda de peso) são raros. A avaliação laboratorial pode revelar níveis séricos elevados de fosfatase alcalina ou LDH.

B. Exames de imagem e estadiamento

Achados radiográficos mostram destruição permeativa (aparência de "comida por traça") do padrão trabecular ósseo normal com margens indistintas. Além disso, a formação de novo osso periosteal e o levantamento do córtex ósseo podem criar um triângulo de Codman. Uma massa de tecido mole mais calcificações em um padrão radial ou em *sunburst* são frequentemente observadas. A RM é mais sensível para definir a extensão do tumor primário e substituiu quase totalmente a TC. Os locais mais comuns de metástases são o pulmão (≤ 20% dos casos recém-diagnosticados) e os locais ósseos adicionais (10%). A TC do tórax e a cintilografia óssea são essenciais para a detecção de doenças metastáticas. A PET pode ser considerada no monitoramento da resposta à terapia. Aspirados e biópsias de medula óssea não são indicados.

Apesar da aparência radiográfica bastante característica, uma amostra de tecido é necessária para confirmar o diagnóstico. O posicionamento da incisão para biópsia é de importância crítica. Uma incisão mal posicionada pode impedir um procedimento de salvamento do membro e necessitar de amputação. A biópsia deve ser realizada pelo cirurgião que realizará o procedimento cirúrgico definitivo. Um sistema de estadiamento para o osteossarcoma baseado na extensão local do tumor e na presença ou ausência de metástase à distância foi proposto, mas não foi validado.

▶ Tratamento e prognóstico

Estudos históricos mostraram que mais de 50% dos pacientes submetidos apenas a cirurgia desenvolveram metástases pulmonares dentro de 6 meses após a cirurgia. Isso sugere a presença de doença micro metastática no momento do diagnóstico. Ensaios de quimioterapia adjuvante mostraram melhores taxas de sobrevida livre de doenças de 55% a 85% em pacientes acompanhados por 3 a 10 anos.

Os osteossarcomas são lesões altamente radiorresistentes; por esse motivo, a radioterapia não tem papel no tratamento primário. A quimioterapia é frequentemente administrada antes da cirurgia definitiva (quimioterapia neoadjuvante). Isso permite um ataque precoce à doença micro metastática e também pode encolher o tumor, facilitando um procedimento de salvamento do membro. A quimioterapia pré-operatória também possibilita uma avaliação histológica detalhada da resposta do tumor aos agentes quimioterápicos. Se a resposta histológica for ruim (> 10% de tecido tumoral viável), a quimioterapia pós-operatória pode ser alterada de acordo, mas um estudo do COG Group recentemente concluído mostrou toxicidade aumentada sem benefício adicional. A quimioterapia pode ser administrada por via intra-arterial ou intravenosa, embora os benefícios da quimioterapia intra-arterial (QTIA) sejam contestados. Os agentes com eficácia no tratamento do osteossarcoma incluem doxorrubicina, cisplatina, metotrexato em altas doses, ifosfamida e etoposídeo.

A cura definitiva requer ressecção cirúrgica em bloco do tumor com uma margem de tecido não envolvido. Amputação, salvamento de membros e plastia de rotação (rotação de Van Ness) são igualmente eficazes para alcançar o controle local do osteossarcoma. As contraindicações para a cirurgia de preservação do membro incluem envolvimento maior do feixe neurovascular por tumor; idade esquelética imatura, particularmente para tumores de membros inferiores; infecção na região do tumor; local de biópsia inapropriado; e extenso envolvimento muscular que resultaria em um mau resultado funcional.

A quimioterapia pós-cirúrgica geralmente é continuada até que o paciente tenha recebido 1 ano de tratamento. As recaídas são incomuns após 3 anos, mas podem ocorrer recaídas tardias. A resposta histológica à quimioterapia neoadjuvante é um excelente preditor de resultado. Os pacientes com doença localizada com 90% ou mais de necrose tumoral têm uma taxa de sobrevida livre de doença de 70% a 75% a longo prazo. Outros fatores prognósticos favoráveis incluem lesões esqueléticas distais, maior duração dos sintomas, idade superior a 20 anos, sexo feminino e índice de DNA tumoral quase diploide. Os pacientes com doença metastática ao diagnóstico ou lesões ósseas multifocais não evoluem bem, apesar dos avanços na quimioterapia e nas técnicas cirúrgicas.

2. Sarcoma de Ewing

▶ Considerações gerais

O sarcoma de Ewing representa apenas 30% dos tumores ósseos malignos primários; menos de 200 novos casos ocorrem a cada ano nos Estados Unidos. É uma doença que ocorre principalmente em homens brancos, quase nunca afeta pessoas negras e ocorre principalmente na segunda década de vida. O sarcoma de Ewing é considerado uma malignidade de "células pequenas, redondas e azuis". O diagnóstico diferencial inclui RMS, linfoma e neuroblastoma. Embora seja mais comumente um tumor ósseo, também pode ocorrer em tecidos moles (sarcoma de Ewing extra ósseo ou PNET).

▶ Achados clínicos

A. Sinais e sintomas

Dor no local do tumor primário é o sinal de apresentação mais comum, com ou sem edema e eritema. Nenhum achado laboratorial específico é característico do sarcoma de Ewing, mas um LDH elevado pode estar presente e tem significado prognóstico. Sintomas associados incluem febre e perda de peso.

B. Exames de imagem e estadiamento

A aparência radiográfica do sarcoma de Ewing se sobrepõe ao osteossarcoma, embora o sarcoma de Ewing geralmente envolva as diáfises dos ossos longos. O esqueleto axial central dá origem a 40% dos tumores de Ewing. A avaliação de um paciente com diagnóstico de sarcoma de Ewing deve incluir uma RM da lesão primária para definir a extensão da doença local com a maior precisão possível. Isso é imperativo para o planejamento de futuros procedimentos cirúrgicos ou radioterapia. A doença metastática está presente em 25% dos pacientes no momento do diagnóstico. O pulmão (38%), os ossos (particularmente a coluna) (31%) e a medula óssea (11%) são os locais mais comuns de metástase. A TC do tórax, a cintilografia óssea e os aspirados e biópsias bilaterais da medula óssea são essenciais para o estadiamento. A PET pode ser considerada para ajudar a monitorar a resposta à terapia.

A biópsia é essencial para estabelecer o diagnóstico. Histologicamente, o sarcoma de Ewing consiste em camadas de células indiferenciadas com núcleos hipercromáticos, bordas celulares bem definidas e citoplasma escasso. A necrose é comum. Podem ser necessários microscopia eletrônica, imunoquímica e citogenética para confirmar o diagnóstico. Uma generosa amostra de biópsia de tecido geralmente é necessária para o diagnóstico, mas não deve atrasar o início da quimioterapia.

Uma anormalidade citogenética consistente, t(11;22), foi identificada no sarcoma de Ewing e no PNET e está presente em 85% a 90% dos tumores. Esses tumores também expressam o protooncogene *c-myc*, que pode ser útil na diferenciação do sarcoma de Ewing do neuroblastoma, no qual o *c-myc* não é expresso.

▶ Tratamento e prognóstico

A terapia geralmente começa com a administração de quimioterapia após a biópsia e é seguida por medidas de controle local. Dependendo de muitos fatores, incluindo o local primário do tumor e a resposta à quimioterapia, o controle local pode ser alcançado por cirurgia, radioterapia ou uma combinação desses métodos. Após o controle local, a quimioterapia continua por aproximadamente 6 meses. O tratamento eficaz para o sarcoma de Ewing usa combinações de dactinomicina, vincristina, doxorrubicina, ciclofosfamida, etoposídeo e ifosfamida. Dados recentes mostraram que administrar quimioterapia a cada 2 semanas, em vez de a cada 3 semanas, melhorou o SLE para o sarcoma de Ewing localizado. O estudo COG atual do sarcoma de Ewing não metastático está analisando se a adição de topotecana ao atual regime de cinco medicamentos irá melhorar a sobrevida.

Os pacientes com pequenos tumores primários localizados têm uma taxa de sobrevida livre de doença de 70% a 75% a longo prazo. Para os pacientes com doença metastática, a sobrevida é baixa. O TCTH autólogo pode ser considerado como parte do tratamento desses pacientes de alto risco. Os pacientes com tumores pélvicos têm um prognóstico intermediário, de cerca de 50% de sobrevida livre de doença a longo prazo.

Geller DS, Gorlick R: Osteosarcoma: a review of diagnosis, management and treatment strategies. Clin Adv Hematol Oncol 2010;8(10):705 [PMID: 2137869].

Harrison DJ, Geller DS, Gill JD, Lewis VO, Gorlick R: Current and future therapeutic approaches for osteosarcoma. Expert Rev Anticancer Ther 2018 Jan;18(1):39–50 [PMID: 29210294].

Jackson TM, Bittman M, Granowetter L: Pediatric malignant bone tumors: a review and update on current challenges, and emerging drug targets. Curr Probl Pediatr Adolesc Health Care 2016 Jul;46(7):213–228 [PMID: 27265835].

Moore DD et al: Ewing sarcoma of bone. Cancer Treat Res 2014;162:93 [PMID: 25070232].

Womer R et al: Randomized controlled trial of interval-compressed chemotherapy for the treatment of localized Ewing sarcoma: a report from the Children's Oncology Group. J Clin Oncol 2012;30(33):41–48 [PMID: 23091096].

RABDOMIOSSARCOMA

▶ Considerações gerais

O rabdomiossarcoma (RMS) é o sarcoma de partes moles mais comum da infância e corresponde a 10% dos tumores sólidos infantis. O pico de incidência é na idade de 2 a 5 anos. Um segundo pico menor é observado em adolescentes com tumores de extremidades. Os meninos são afetados mais comumente do que as meninas. Das crianças com RMS, 70% são diagnosticadas antes dos 10 anos de idade.

O RMS pode ocorrer em qualquer parte do corpo. Quando imita o músculo estriado e as estrias transversais são vistas à microscopia de luz, o diagnóstico é direto. A imuno-histoquímica que procura a expressão de fatores reguladores miogênicos, como myoD e miogenina, pode apoiar o diagnóstico. A microscopia eletrônica e a análise cromossômica também são ferramentas de diagnóstico úteis. O RMS é classificado em subtipos com base nas características patológicas: o RMS embrionário, incluindo a variante botrioide (assim chamada por causa de sua aparência macroscópica semelhante a um cacho de uvas), representa aproximadamente 70% dos RMS infantis. Ela tende a ocorrer no trato GU e na cabeça e pescoço, particularmente na órbita, e é tipicamente observada em crianças pequenas. O RMS alveolar compõe a maioria dos casos restantes. Tende a ocorrer no tronco ou nas extremidades em crianças mais velhas e adolescentes e tem um prognóstico pior do que o RMS embrionário. Duas translocações cromossômicas características, t(2;13) e t(1;13), são observadas em 80% dos casos de RMS alveolar, levando à fusão do gene do fator de transcrição *FOXO1* no cromossomo 13 com o gene *PAX3* ou *PAX7* no cromossomo 2 ou 1, respectivamente. Alguns estudos sugerem que os pacientes com t(2;13) têm um desfecho pior do que os pacientes com t(1;13), particularmente quando há doença metastática no momento do diagnóstico. O RMS célula fusiforme/esclerosante é um subtipo menos comum que tende a ocorrer nas regiões paratesticulares e da cabeça e pescoço e se comporta de maneira semelhante ao RMS embrionário. O RMS pleomórfico é raro e ocorre principalmente em adultos.

Em crianças pequenas com RMS, deve-se considerar a possibilidade de que elas possam estar abrigando uma síndrome subjacente de predisposição ao câncer. A LFS é uma mutação hereditária do gene supressor de tumor *p53* que resulta em alto risco de sarcomas ósseos e de tecidos moles, incluindo RMS, na infância, bem como câncer de mama e outras neoplasias malignas, na idade adulta. O RMS em crianças com LFS geralmente exibe anaplasia. Em um paciente com RMS com anaplasia, a LFS deve ser fortemente considerada como uma causa predisponente. Os pacientes com NF-1 também estão predispostos a desenvolver RMS, tipicamente do subtipo embrionário envolvendo o trato GU.

▶ Achados clínicos

A. Sinais e sintomas

Os sinais e sintomas de apresentação de RMS resultam de distúrbios da função corporal normal devido ao crescimento do tumor (Tabela 31-10). Por exemplo, pacientes com RMS orbital apresentam proptose, enquanto pacientes com RMS da bexiga podem apresentar hematúria, obstrução urinária ou massa pélvica.

B. Estadiamento

Uma TC e/ou RM deve ser realizada para determinar a extensão do tumor primário e para avaliar os linfonodos regionais. Uma TC do tórax é usada para avaliar a metástase pulmonar, o local mais comum de doença metastática no momento do diagnóstico. Uma cintilografia óssea detecta metástases ósseas. A PET é outra modalidade de imagem útil na avaliação de doença metastática, embora seu papel no manejo de RMS ainda esteja sob estudo. Biópsias e aspirados bilaterais da medula óssea são obtidos para procurar envolvimento da medula óssea. Estudos adicionais podem ocasionalmente ser necessários. Por exemplo, para tumores primários paramenígeos, uma punção lombar é realizada para avaliar o envolvimento do SNC. Além disso, a biópsia do linfonodo sentinela no RMS alveolar de extremidade ou a biópsia de qualquer linfonodo suspeito é importante para o estadiamento e planejamento do tratamento.

▶ Tratamento

O tratamento ideal de RMS é complexo e requer terapia de modalidade combinada entregue por uma equipe multidisciplinar, incluindo oncologistas, cirurgiões e radioterapeutas. Quando possível, o tumor deve ser completamente excisado com margens livres no momento do diagnóstico, mas isso frequentemente não é possível devido ao local de origem e ao tamanho do tumor. Quando apenas a ressecção parcial do tumor é viável, o procedimento cirúrgico geralmente é limitado à biópsia e à amostragem de linfonodos. A quimioterapia muitas vezes pode converter um tumor inoperável em um ressecável. A radioterapia é eficaz para o controle local do tumor com doença residual microscópica e macroscópica. A maioria dos pacientes acaba recebendo radiação, exceto aqueles com tumor localizado que foi completamente

Tabela 31-10 Características do rabdomiossarcoma

Sítio primário	Frequência (%)	Sinais e sintomas	Subtipo patológico predominante
Cabeça e pescoço	35		Embrionário
Órbita	9	Proptose	
Parameníngeo	16	Paralisia dos nervos cranianos; obstrução auditiva ou sinusal com ou sem drenagem	
Outros	10	Massa indolor de crescimento progressivo	
Geniturinário	22		Embrionário (variante botrioide vaginal e na bexiga)
Bexiga e próstata	13	Hematúria, obstrução urinária	
Vagina e útero	2	Massa pélvica, corrimento vaginal	
Paratesticular	7	Massa indolor	
Extremidades	18	Adolescentes, inchaço da parte do corpo afetada	Alveolar (50%), indiferenciado
Outros	25	Massa	Alveolar, indiferenciado

ressecado. Todos os pacientes com RMS recebem quimioterapia, mesmo quando o tumor é totalmente ressecado no momento do diagnóstico. O regime exato e a duração da quimioterapia são determinados pelo subtipo histológico, idade ao diagnóstico, local primário, classificação de estadiamento TNM (tumor-linfonodo--metástase) e classificação de grupo (extensão da doença após a cirurgia inicial). Com base nesses fatores, os pacientes são classificados em baixo risco, com aproximadamente 90% de sobrevida livre de falha, em risco intermediário, com 60% a 70%, e alto risco, com menos de 20%.

A combinação de vincristina, dactinomicina e ciclofosfamida (VAC) mostrou a maior eficácia no tratamento do RMS. Para pacientes de baixo risco, estudos recentes do COG focaram na redução da quantidade de ciclofosfamida para minimizar os efeitos tardios, como infertilidade e cânceres secundários, mantendo altas taxas de cura. Para pacientes de risco intermediário, os estudos atuais procuram incorporar irinotecano no tratamento e adicionar uma fase de manutenção que inclui ciclofosfamida e vinorelbina. O RMS de alto risco (metastático) continua sendo um grande desafio terapêutico. Para pacientes de alto risco, foram feitas tentativas com várias estratégias de tratamento. O mais recente estudo COG de RMS de alto risco adicionou vários agentes (irinotecano, ifosfamida, etoposídeo, doxorrubicina) à terapia VAC padrão. Também reduziu-se o tempo de alguns dos ciclos de 3 em 3 semanas para de 2 em 2 semanas. Os primeiros resultados mostraram melhora na sobrevida, mas, com um acompanhamento mais longo, a maioria dos pacientes acabou recidivando e as taxas de sobrevida não foram melhores do que o que foi visto historicamente. Claramente, novas estratégias são necessárias. Um estudo recente tratando pacientes com RMS recidivante ou refratário com uma combinação de tensirolimo, vinorelbina e ciclofosfamida mostrou resultados promissores, levando à consideração dessa combinação de medicamentos para regimes de tratamento inicial. Agentes direcionados à via do fator de crescimento semelhante à insulina (IGF, de *insulin--like growth factor*) também estão sendo investigados.

El Demellawy D et al: Update on molecular findings in rhabdomyosarcoma. Pathology 2017;49(3):238–246 [PMID: 28469406].
Harrison DJ et al: The role of 18F-FDG-PET/CT in pediatric sarcoma. Semin Nucl Med 2017;47(3):229–241 [PMID: 28476026].
Hawkins DS et al: What is new in the biology and treatment of pediatric rhabdomyosarcoma? Curr Opin Pediatr 2014;26(1):50 [PMID: 24326270].
Hayes-Jordan A, Andrassy R: Rhabdomyosarcoma in children. Curr Opin Pediatr 2009;21(3):373 [PMID: 19448544].
Malempati S, Hawkins DS: Rhabdomyosarcoma: review of the Children's Oncology Group (COG) soft-tissue sarcoma committee experience and rationale for current COG studies. Pediatr Blood Cancer 2012;59(1):5–10 [PMID: 22378628].
Martins AS et al: Targeting the insulin-like growth factor pathway in rhabdomyosarcomas: rationale and future perspectives. Sarcoma 2011;2011:209736 [PMID: 21437217].
National Cancer Institute: http://www.cancer.gov/cancertopics/types/childrhabdomyosarcoma.
Rudzinski ER et al: The World Health Organization classification of skeletal muscle tumors in pediatric rhabdomyosarcoma: a report from the Children's Oncology Group. Arch Pathol Lab Med 2015;139(10):1281–1287 [PMID: 25989287].

RETINOBLASTOMA

Considerações gerais

O retinoblastoma é uma neoplasia maligna neuroectodérmica que surge a partir de células embrionárias da retina. É raro, correspondendo a 3% dos casos de câncer infantil. É o tumor intraocular mais comum em crianças e causa 5% dos casos de cegueira infantil. Nos Estados Unidos, 200 a 300 novos casos são diagnosticados anualmente. Trata-se de uma malignidade da primeira infância, com 90% dos tumores diagnosticados antes dos 5 anos de idade. O retinoblastoma é o protótipo do câncer hereditário.

Em quase todos os casos, o retinoblastoma é causado pela perda de função de *RB1*, um gene supressor de tumor localizado no braço longo do cromossomo 13 (13q14). Esse gene codifica uma proteína que regula a progressão através do ciclo celular. Quando o gene é perdido ou inativado, o crescimento celular descontrolado leva à formação de tumores. Cada célula carrega duas cópias de *RB1*, uma de cada genitor, e ambas as cópias devem ser perdidas ou inativadas para que ocorra a formação do tumor.

O retinoblastoma existe tanto na forma hereditária quanto na não hereditária. A forma hereditária (30%-40% dos casos) tende a ter múltiplos tumores, geralmente é bilateral e tende a ocorrer em uma idade mais jovem (mediana de 14 meses), enquanto a forma não hereditária é unilateral e tende a ocorrer em uma idade mediana mais avançada (23 meses). Com base nessas observações, Alfred Knudson propôs uma hipótese de "dois golpes" para o desenvolvimento do tumor retinoblastoma. Ele postulou que, para uma célula se tornar tumorigênica, teve que perder a função de ambas as cópias de um supressor de tumor (posteriormente identificado como *RB1*). Em casos hereditários, a primeira mutação é herdada de um dos pais (10% dos casos) ou ocorre muito cedo no desenvolvimento (90% dos casos), com a progênie dessa célula carregando a mesma mutação. Em alguém com perda germinativa de um alelo, a perda da função do segundo alelo *RB1* em uma célula da retina é um evento provável, ocorrendo em 90% das pessoas que carregam a mutação germinativa. A maioria terá tumores múltiplos e a maioria terá doença bilateral. Em casos não hereditários, ambas as mutações devem surgir espontaneamente na mesma célula somática, um evento muito menos provável. Portanto, os casos não hereditários são tumores únicos e unilaterais. Devido às implicações tanto para o paciente quanto para a família do paciente, o aconselhamento genético e a análise mutacional do *RB1* são essenciais para todos os pacientes diagnosticados com retinoblastoma.

Achados clínicos

A. Sinais e sintomas

Nos Estados Unidos, geralmente as crianças com retinoblastoma procuram atendimento médico enquanto o tumor ainda está confinado ao globo. Embora algumas vezes presente ao nascimento, o retinoblastoma geralmente não é detectado até que tenha chegado a um tamanho considerável. A leucocoria (reflexo pupilar branco) é o sinal mais comum, encontrado em 60% dos pacientes. Os pais podem notar uma aparência incomum do olho ou ainda assimetria dos olhos em uma fotografia. O diagnóstico diferencial de leucocoria inclui granuloma de *Toxocara canis*, hamartoma astrocítico, retinopatia da prematuridade, doença de Coats e vítreo primário hiperplásico persistente. O estrabismo (em 20% dos pacientes) é visto quando o tumor envolve a mácula e a visão central é perdida. Raramente (em 7% dos pacientes), um olho vermelho doloroso com glaucoma, hifema ou proptose se apresenta como manifestação inicial. Um único foco ou múltiplos focos de tumor podem ser vistos em um ou ambos os olhos no momento do diagnóstico.

B. Avaliação diagnóstica

A suspeita de retinoblastoma requer exame oftalmológico detalhado sob anestesia geral. Um oftalmologista faz o diagnóstico com base na aparência do tumor dentro do olho, sem confirmação patológica. Uma massa branca a rosa cremosa projetando-se na matéria vítrea sugere o diagnóstico. Calcificações intraoculares e semeadura vítrea são achados praticamente patognomônicos. Uma TC das órbitas e uma RM das órbitas e do cérebro detectam calcificação intraocular, avaliam o nervo óptico quanto à infiltração tumoral e detectam extensão extraocular do tumor ou envolvimento da glândula pineal (retinoblastoma trilateral). A doença metastática para a medula e/ou meninges pode ser detectada com aspirados bilaterais de medula óssea e biópsias e citologia do LCS, respectivamente.

Tratamento

O primeiro objetivo do tratamento é a prevenção da doença metastática. Embora as taxas de cura para o retinoblastoma confinado à órbita sejam excelentes, as taxas de sobrevida diminuem vertiginosamente quando a doença se espalha além da órbita. Um objetivo secundário importante é a preservação do olho e da visão útil, e um terceiro objetivo é a prevenção dos efeitos tardios da terapia. Cada olho é tratado de acordo com seu potencial para visão útil, e todo esforço é feito para preservar a visão. A escolha da terapia depende do tamanho, localização e do número de lesões intraoculares, bem como do caráter unilateral ou bilateral da doença.

As crianças com retinoblastoma confinado à retina (unilateral ou bilateral) têm um excelente prognóstico, com taxas de sobrevida em 5 anos superiores a 95% nos Estados Unidos. Lesões pequenas podem ser passíveis de terapias locais como crioterapia ou terapia a *laser* ou, dependendo da localização, colocação de uma placa radioativa fora do globo para fornecer terapia de radiação localizada. Tumores maiores podem exigir o uso de quimioterapia sistêmica para encolher os tumores e permitir que terapias locais sejam usadas em conjunto. Os agentes mais comumente usados são vincristina, etoposídeo e carboplatina (VEC). Para grandes tumores intraoculares, uma terapia que vem ganhando popularidade é a QTIA, onde um cateter é inserido na artéria oftálmica para que a quimioterapia possa ser injetada diretamente na irrigação sanguínea do tumor. A QTIA é geralmente feita em conjunto com outras terapias locais. A injeção intravítrea de quimioterapia, geralmente melfalana, pode ser uma terapia adjuvante particularmente útil para o tratamento de sementes de tumor vítreo. Com o uso dessas modalidades de tratamento, foi possível salvar muito mais olhos e preservar a visão útil.

Algumas vezes, a enucleação do olho é a melhor opção. Indicações absolutas para enucleação incluem visão não recuperável, glaucoma neovascular, incapacidade de examinar o olho tratado, suspeita de extensão extraocular do tumor e incapacidade de controlar o crescimento do tumor com tratamento conservador. Uma vez que o olho é removido, ele é examinado histopatologicamente para ver se há alguma característica de alto risco, como invasão posterior do tumor à lâmina crivosa do nervo óptico ou invasão extensa da coroide pelo tumor. Nessas situações, a quimioterapia sistêmica é administrada para diminuir o risco de recorrência metastática. A disseminação extraocular ao longo do nervo óptico ou dentro da órbita requer tratamento com quimioterapia sistêmica e radiação externa. Com tratamento adequado, as taxas de cura permanecem boas. Com a disseminação metastática da doença para fora da órbita, no entanto, as taxas de cura são muito mais baixas, com poucos pacientes curados de sua doença. O tratamento geralmente envolve quimioterapia intensiva seguida de TCTH autólogo. A irradiação de feixe externo era anteriormente um dos pilares da terapia, mas agora é usada apenas em casos muito selecionados ou com disseminação extraocular. A radiação leva ao risco de efeitos tardios significativos, incluindo hipoplasia da órbita e um risco muito maior de malignidades secundárias dentro do campo de radiação, particularmente em pacientes com mutação germinativa *RB*.

Os pacientes com a mutação germinativa *RB1* (forma hereditária) têm um risco significativo de desenvolver segundos tumores primários. Os osteossarcomas representam 40% desses tumores. A incidência cumulativa de 30 anos para uma segunda neoplasia é de 35% em pacientes que receberam radioterapia e 6% naqueles que não receberam radioterapia. O risco continua a aumentar ao longo do tempo. Embora a radiação contribua para o risco, é a própria presença do gene do retinoblastoma a responsável pelo desenvolvimento de tumores não oculares nesses pacientes.

Dimaras H et al: Retinoblastoma. Nat Rev Dis Primers 2015;1:1–22 [PMID: 27189421].
Dimaras H, Corson TW: Retinoblastoma, the visible CNS tumor: a review. J Neurosci Res 2019 Jan;97(1):29–44 [PMCID: PMC6034991].
Lin P, O'Brien JM: Frontiers in the management of retinoblastoma. Am J Ophthalmol 2009;148(2):192 [PMID: 19477707].
Sastre X et al: Proceedings of the consensus meetings from the International Retinoblastoma Staging Working Group on the pathology guidelines for the examination of enucleated eyes and evaluation of prognostic risk factors in retinoblastoma. Arch Pathol Lab Med 2009;133(8):1199 [PMID: 19653709].
Shields C et al: Targeted retinoblastoma management: when to use intravenous, intra-arterial, periocular, and intravitreal chemotherapy. Curr Opin Ophthalmol 2014;25(5):374–385 [PMID: 25014750].
Shinohara ET et al: Subsequent malignancies and their effect on survival in patients with retinoblastoma. Pediatr Blood Cancer 2014;61:116–119 [PMID: 23918737].

TUMORES HEPÁTICOS (VER TAMBÉM CAPÍTULO 22)

Dois terços das massas hepáticas encontradas na infância são malignas. O hepatoblastoma e o carcinoma hepatocelular constituem 90% das malignidades hepáticas. O hepatoblastoma é responsável pela grande maioria dos tumores hepáticos em crianças menores de 5 anos, e o carcinoma hepatocelular, pela maioria dos tumores em crianças de 15 a 19 anos. As características dessas malignidades hepáticas são comparadas na **Tabela 31-11**. Dos tumores benignos, 60% são hamartomas ou tumores vasculares como os hemangiomas. Há evidências crescentes de uma forte associação entre prematuridade e risco de hepatoblastoma.

As crianças com tumores hepáticos geralmente procuram atendimento médico devido ao aumento do abdômen. Aproximadamente 10% dos hepatoblastomas são descobertos pela primeira vez em exames de rotina. Anorexia, perda de peso, vômitos e dor abdominal estão associados mais comumente com carcinoma

Tabela 31-11 Comparação entre hepatoblastoma e carcinoma hepatocelular na infância

	Hepatoblastoma	Carcinoma hepatocelular
Idade média na apresentação	1 ano (0-3 anos)	12 anos (5-18 anos)
Relação sexo masculino-feminino	1,7:1	1,4:1
Condições associadas	Hemi-hipertrofia, síndrome de Beckwith-Wiedemann, prematuridade, síndrome de Gardner	Infecção pelo vírus da hepatite B, tirosinemia hereditária, cirrose biliar, deficiência de α_1-antitripsina
Achados patológicos	Células fetais ou embrionárias; componente mesenquimal (30%)	Grandes células tumorais pleomórficas e células tumorais gigantes
Lesão hepática solitária	80%	20%-50%
Características exclusivas ao diagnóstico	Osteopenia (20%-30%), precocidade isossexual (3%)	Hemoperitônio, policitemia
Achados laboratoriais		
Hiperbilirrubinemia	5%	25%
AFP elevada	> 90%	50%
Exames de função hepática alterados	15%-30%	> 30%-50%

AFP, α-fetoproteína.

hepatocelular. A α-fetoproteína sérica costuma estar elevada e é um excelente marcador de resposta ao tratamento.

Os exames de imagem devem incluir ultrassonografia abdominal, TC ou RM. Os tumores malignos têm um padrão hiperecoico difuso na ultrassonografia, enquanto os tumores benignos geralmente são pouco ecoicos. As lesões vasculares contêm áreas com vários graus de ecogenicidade. O ultrassom também é útil para obter imagens das veias hepáticas, veias portais e veia cava inferior. A tomografia computadorizada e, em particular, a ressonância magnética são importantes para definir a extensão do tumor no fígado. A tomografia computadorizada do tórax deve ser obtida para avaliar a disseminação metastática. Como o envolvimento da medula óssea é extremamente raro, aspirados e biópsias de medula óssea não são indicados.

O prognóstico para crianças com neoplasias hepáticas depende do tipo de tumor e da ressecabilidade do tumor. A ressecabilidade completa é essencial para a sobrevida. A quimioterapia pode diminuir o tamanho da maioria dos hepatoblastomas. Após a biópsia da lesão, a quimioterapia neoadjuvante é administrada antes da tentativa de ressecção cirúrgica completa. O monitoramento da taxa de declínio dos níveis de α-fetoproteína pode ajudar a indicar respostas favoráveis ou insatisfatórias à quimioterapia. A quimioterapia muitas vezes pode converter um tumor inoperável em um completamente ressecável e também pode erradicar a doença metastática. Aproximadamente 50% a 60% dos hepatoblastomas são totalmente ressecáveis após a quimioterapia pré-operatória, enquanto apenas um terço dos carcinomas hepatocelulares podem ser completamente removidos. Mesmo com ressecção completa, apenas um terço dos pacientes com carcinoma hepatocelular sobrevivem a longo prazo. Um estudo recente do CCG/POG mostrou que a combinação de cisplatina, fluoruracila e vincristina é tão eficaz quanto, mas menos tóxica, que a cisplatina e a doxorubicina no tratamento do hepatoblastoma. O ensaio aberto COG atual está usando cisplatina, fluoruracila, vincristina e doxorrubicina junto com o cardioprotetor dexrazoxano em pacientes de risco intermediário com a adição de tensirolimo em pacientes de alto risco. Outras combinações de drogas que demonstraram benefícios incluem carboplatina mais etoposídeo e doxorrubicina mais ifosfamida. O transplante de fígado tem se mostrado uma opção cirúrgica bem-sucedida em pacientes cujos tumores são considerados irressecáveis.

Allen-Rhoades W, Whittle SB, Rainusso N: Pediatric solid tumors of infancy: an overview. Pediatr Rev 2018 Feb;39(2):57–67 [PMID: 29437125].

Czauderna P, Lopez-Terrada D, Hiyama E, Häberle B, Malogolowkin MH, Meyers RL: Hepatoblastoma state of the art: pathology, genetics, risk stratification and chemotherapy. Curr Opin Pediatr 2014 Feb;26(1):19–28 [PMID: 24322718].

Khaden S et al: Role of liver transplantation in the management of hepatoblastoma in the pediatric population. World J Transplant 2014;4(4):294 [PMID: 25540737].

Khan AS et al: Liver transplantation for malignant primary hepatic tumors. J Am Coll Surg 2017 Jul;225(1):103–113 [PMID: 28232059].

Trobaugh-Lotrario AD, Katzenstein HM: Chemotherapeutic approaches for newly diagnosed hepatoblastoma: past, present, and future strategies. Pediatr Blood Cancer 2012 Nov;59(5):809–812 [PMID: 22648979].

HISTIOCITOSE DE CÉLULAS DE LANGERHANS

▶ Considerações gerais

A histiocitose de células de Langerhans (HCL) costumava ser chamada de histiocitose X, um nome que destacava sua natureza misteriosa. Foi muito debatido se a HCL era uma desregulação do sistema imunológico ou um distúrbio neoplásico. Nosso entendimento da biologia da HCL melhorou drasticamente nos últimos anos, pois aprendemos mais sobre a origem e a genética da célula HCL. A descoberta de que a maioria dos casos de HCL envolve uma mutação V600E do gene *BRAF* ou mutação de outros genes na via RAS-RAF-MEK-ERK nos levou a ver a HCL como uma doença neoplásica, embora não se comporte tipicamente de forma maligna. Estudos sobre a origem da célula HCL mostram que ela é derivada de um precursor de célula mieloide e não de uma célula de Langerhans madura, colocando-a na categoria de neoplasia mieloproliferativa. Essas descobertas nos ajudaram a entender melhor a biologia da HCL para que tratamentos direcionados possam ser desenvolvidos.

A característica patológica distintiva da HCL é a proliferação de histiócitos anormais em um fundo inflamatório de eosinófilos, neutrófilos, macrófagos e linfócitos. Na microscopia de luz, os núcleos são profundamente recortados e alongados ("em forma de grão de café"), e o citoplasma é pálido e abundante. Características adicionais de diagnóstico incluem a expressão de CD1a, S-100 e CD207 (langerina), detectada por imunocoloração, e a presença de grânulos de Birbeck, reconhecíveis por sua aparência de raquete de tênis à microscopia eletrônica.

▶ Achados clínicos

A HCL pode se apresentar como um amplo espectro de doenças, variando de uma lesão óssea isolada ou erupção cutânea crônica a uma doença multissistêmica com risco de vida. Historicamente, a HCL foi classificada em diferentes categorias descritivas, incluindo granuloma eosinofílico (lesões ósseas líticas únicas ou múltiplas, geralmente observadas em crianças mais velhas e adolescentes), doença de Hand-Schüller-Christian (lesões ósseas líticas, exoftalmia e diabetes insípido [DI], geralmente em crianças mais novas), doença de Letterer-Siwe (uma doença multissistêmica grave envolvendo fígado, baço, pulmão, pele e medula óssea, geralmente em lactentes com idade < 2 anos) e doença de Hashimoto-Pritzker (também conhecida como retículo-histiocitose congênita de autocura, uma forma cutânea de HCL em recém-nascidos que se autorresolve durante os primeiros meses de vida). Mais recentemente, essa terminologia foi deixada de lado em favor de um esquema de classificação baseado no local da doença, número de locais/

órgãos envolvidos e envolvimento de órgãos de risco (medula óssea, fígado, baço), que indica doença mais agressiva, ou lesões de risco do SNC, que indicam risco aumentado de desenvolvimento de complicações neurodegenerativas e DI.

Os locais mais comuns da doença são os ossos (80%), pele (33%) e hipófise (25%). As lesões ósseas podem ser únicas ou múltiplas e podem ocorrer em qualquer parte do esqueleto, mais comumente no crânio. As lesões costumam ser dolorosas. No filme simples, vê-se uma lesão óssea lítica bem demarcada. As lesões vertebrais podem se apresentar como vértebra plana. As lesões da mandíbula podem levar a dentes soltos ou ausentes. A erupção cutânea pode assemelhar-se à dermatite seborreica, manifestando-se como uma erupção crônica resistente ao tratamento ou como uma erupção papular dispersa. O envolvimento do canal auditivo pode levar à drenagem crônica do ouvido. O envolvimento da hipófise geralmente se manifesta como DI. Uma RM mostrará espessamento da haste hipofisária e desaparecimento do ponto brilhante da hipófise posterior na imagem ponderada em T1, o que indica perda de grânulos contendo vasopressina. Outros hormônios produzidos pela hipófise anterior, como o hormônio do crescimento, também podem ser afetados, levando a outras endocrinopatias. A HCL neurodegenerativa, manifestada como alterações neuromusculares, cognitivas e comportamentais, é uma complicação rara, mas devastadora da HCL. Envolvimentos do fígado, baço e medula óssea são menos comuns, embora indiquem doenças de maior risco. O envolvimento pulmonar pode ser observado em crianças pequenas com doença multissistêmica ou em adultos, geralmente associado ao tabagismo. A TC dos pulmões mostra um padrão reticulonodular e formação de bolhas, com risco de pneumotórax espontâneo.

O diagnóstico é confirmado por biópsia. O exame adicional inclui um hemograma completo com diferencial, VHS, estudos de coagulação (tempo de protrombina/razão normalizada internacional [TP/INR], tempo de tromboplastina parcial [TTP], fibrinogênio) e estudos de função hepática e renal para triagem de envolvimento multissistêmico. A medição da osmolaridade da urina na primeira micção da manhã é um exame útil para DI. A radiografia de tórax rastreia o envolvimento pulmonar, o levantamento esquelético avalia o envolvimento ósseo multifocal e a ultrassonografia abdominal avalia a hepatoesplenomegalia. A PET ou cintilografia óssea com tecnécio-99m podem ser usados para avaliar a extensão da doença. A PET é particularmente útil na identificação de lesões ativas de HCL e monitoramento da resposta à terapia. A RM do cérebro deve ser obtida se houver suspeita de envolvimento da hipófise ou do SNC.

▶ Tratamento e prognóstico

Como a HCL é uma doença rara com amplo espectro clínico, tem sido difícil desenvolver critérios diagnósticos e regimes de tratamento padronizados. A Histiocyte Society (Sociedade Histiocítica) foi fundada em 1985 para promover o conhecimento da doença e desenvolver tratamentos eficazes por meio da colaboração internacional. A sociedade atualmente está apoiando seu quarto estudo prospectivo, o HCL-IV. O North American Consortium for Histiocytosis (NACHO, Consórcio Norte Americano pela Histiocitose) também foi formado recentemente para promover o tratamento da HCL refratária aos tratamentos padrão.

O tratamento é baseado na localização e extensão da doença. As lesões ósseas líticas isoladas são geralmente tratadas com biópsia e curetagem, o que leva à cicatrização e resolução da lesão. A radiação em baixa dose é eficaz, embora seja evitada em crianças devido à preocupação com efeitos tardios. Um estudo está em andamento para verificar se lesões isoladas do crânio podem ser tratadas sem biópsia e apenas com observação se a lesão tiver uma aparência clássica por imagem. Erupções cutâneas isoladas podem ser observadas e resolver-se espontaneamente ou podem ser tratadas com esteroides tópicos ou mostarda nitrogenada. Os pacientes jovens com HCL cutânea isolada precisam ser acompanhados de perto, pois uma porcentagem significativa pode progredir para doença multissistêmica. A HCL pulmonar isolada em fumantes adultos geralmente se resolve com a cessação do tabagismo.

São indicações para tratamento sistêmico: doença óssea multifocal, doença multissistêmica, doença envolvendo locais de risco do SNC (ossos da base do crânio e face, ou que têm risco aumentado para desenvolvimento de DI ou HCL neurodegenerativa), doença envolvendo órgãos de risco e doença que envolve "locais especiais" (lesões que arriscam a função do órgão e não são passíveis ao tratamento cirúrgico, como lesões vertebrais com extensão intraespinal de partes moles). O tratamento de primeira linha é geralmente com vimblastina e prednisona. O estudo HCL-III mostrou que o tratamento por 1 ano levou a um risco reduzido de recorrência da doença em comparação com o tratamento por 6 meses, e, portanto, 1 ano de tratamento é atualmente o padrão. O HCL-IV está comparando 2 anos de tratamento com 1 ano. Os pacientes com doença multissistêmica com envolvimento de órgãos de risco também recebem 6-mercaptopurina. Para pacientes adolescentes e jovens adultos que podem não tolerar os efeitos colaterais desse regime, o tratamento com agente único com citarabina é eficaz e pode ser considerado.

Existem várias outras opções para doença recorrente ou resistente aos tratamentos de primeira linha. Uma combinação de vincristina e citarabina está sendo estudada como uma segunda linha de tratamento no estudo HCL-IV. A clofarabina ou a cladribina (2-Cda) usadas como agentes únicos podem ser eficazes. Outros agentes eficazes incluem metotrexato e indometacina. Uma combinação de altas doses de citarabina e cladribina está sendo estudada em pacientes com doença de alto risco que apresentam falha na terapia de primeira linha, por ser uma população de pacientes com prognóstico particularmente ruim. O transplante alogênico de medula óssea também pode ser indicado em pacientes de alto risco que falham com outras terapias.

A descoberta do papel das mutações *BRAF* e da via ERK na patogênese da HCL levou à investigação do uso de inibidores de cinase como vemurafenibe (um inibidor de BRAF cinase) e trametinibe (um inibidor de MEK cinase) no tratamento de doença refratária. Os primeiros resultados são promissores e os estudos estão em andamento.

Na maioria dos casos, o prognóstico para HCL é excelente, embora efeitos tardios possam ser problemáticos. Se o DI se desenvolver, geralmente se torna permanente, exigindo tratamento por toda a vida. Alterações neurodegenerativas tardias podem levar a incapacidade grave ou morte. Um dos principais focos da pesquisa atual é o desenvolvimento de estratégias para prevenir essas complicações.

Allen CE, Ladisch S, McClain KL: How I treat Langerhans cell histiocytosis. Blood 2015;126(1):26–35 [PMID: 25827831].

Allen CE, Merad M, McClain KL: Langerhans-cell histiocytosis. N Engl J Med 2018;379:856–868 [PMID: 30157397].

Badalian-Very G et al: Recurrent *BRAF* mutations in Langerhans cell histiocytosis. Blood 2010;116(11):1919–1923 [PMID: 20519626].

Delprat C, Arico M: Blood spotlight on Langerhans cell histiocytosis. Blood 2014;124(6):867 [PMID: 24894775].

Emil JF et al: Revised classification of histiocytoses and neoplasms of the macrophage-dendritic cell lineages. Blood 2016;127(22):2672–2681 [PMID: 26966089].

Haroche J et al: Dramatic efficacy of vemurafenib in both multisystemic and refractory Erdheim-Chester disease and Langerhans cell histiocytosis harboring the *BRAF* V600E mutation. Blood 2013;121(9):1495–1500 [PMID: 23258922].

Haupt R et al: Langerhans cell histiocytosis (LCH): guidelines for diagnosis, clinical work-up, and treatment for patients till the age of 18 years. Pediatr Blood Cancer 2013;60:175–184 [PMID: 23109216].

Minkov M et al: Histiocyte Society Evaluation and Treatment Guidelines. https://histiocytesociety.org/document.doc?id=290. April 2009.

Monsereenusorn C, Rodriguez-Galindo C: Clinical characteristics and treatment of Langerhans cell histiocytosis. Hematol Oncol Clin N Am 2015;29:853–873 [PMID: 26461147].

Simko SJ et al: Clofarabine salvage therapy in refractory multifocal histiocytic disorders, including Langerhans cell histiocytosis, juvenile xanthogranuloma and Rosai-Dorfman disease. Pediatr Blood Cancer 2014;61:479–487 [PMID: 24106153].

Vaiselbuhh SR et al: Updates on histiocytic disorders. Pediatr Blood Cancer 2014;61(7):1329 [PMID: 24610771].

TRANSPLANTE DE MEDULA ÓSSEA E TERAPIA CELULAR

CONSIDERAÇÕES GERAIS

O transplante e de medula óssea (TMO) é considerado a terapia padrão para uma variedade de distúrbios pediátricos, incluindo doenças malignas, distúrbios hematológicos (síndromes de falência da medula óssea, anemia aplásica, hemoglobinopatias), erros inatos do metabolismo e imunodeficiências graves. O transplante autólogo, muitas vezes referido como "resgate de células-tronco", é a infusão de células-tronco hematopoiéticas do próprio paciente. Isso é restrito ao tratamento de certas malignidades pediátricas, incluindo neuroblastoma, linfoma, tumores cerebrais, tumores de células germinativas e sarcoma de Ewing. Em contraste, o transplante alogênico resgata a hematopoiese com células-tronco de um membro da família compatível ou de um indivíduo não familiar de um banco de voluntários. A seleção de um doador adequado que corresponda mais ao receptor nos principais loci HLA, HLA-A, -B, -C e -DR é crítica, pois as disparidades mediam a rejeição do enxerto e a doença do enxerto versus hospedeiro (DEVH).

Cada criança expressa um conjunto de antígenos HLA paternos e um conjunto de antígenos maternos. Assim, a probabilidade de uma criança corresponder totalmente a outro irmão completo é de uma em quatro. Ao selecionar um doador, um irmão totalmente compatível é preferido, assumindo que ele não tenha a mesma doença subjacente que o receptor. Se um irmão compatível não estiver disponível, as fontes alternativas de doadores incluem um doador não familiar compatível, sangue do cordão umbilical, ou um membro da família haploidêntico (metade compatível), cada um com seu próprio perfil de risco/benefício exclusivo. Foram desenvolvidos grandes registros mundiais de doadores de medula óssea e sangue de cordão umbilical não familiares. Infelizmente, a identificação de um doador não familiar com boa compatibilidade pode ser um desafio, especialmente para minorias sub-representadas, tornando o transplante haploidêntico uma opção importante.

Na maioria dos casos, doses altas de quimioterapia e/ou radiação são administradas ao paciente com TMO para mieloablação antes da infusão de células-tronco que resgatam a função hematopoiética e linfoide. Em pacientes com condições não malignas, as células-tronco doadoras alogênicas substituem os elementos hematopoiéticos ou linfoides ausentes ou defeituosos do receptor, curando a doença subjacente. Para crianças com distúrbios oncológicos, altas doses de quimioterapia e/ou radiação são usadas para otimizar a morte das células tumorais, superando a resistência das células cancerígenas. Além disso, no TMO alogênico, as células linfoides doadoras podem reconhecer o câncer como estranho e fornecer um ataque imunológico à malignidade, um conceito conhecido como enxerto *versus* leucemia (EVL).

COMPLICAÇÕES DO TMO

Os cuidados de suporte após o TMO incluem o controle dos efeitos colaterais da quimioterapia, suporte nutricional, prevenção e tratamento de infecções e o uso de medicamentos imunossupressores para reduzir o risco de DEVH em receptores de TMO alogênico. Durante as primeiras semanas, até que as células recém-transplantadas sejam enxertadas, os pacientes geralmente são pancitopênicos e requerem suporte frequente com produtos sanguíneos. Esses produtos sanguíneos devem ser reduzidos em leucócitos para diminuir o risco de transmissão de CMV e irradiados para prevenir DEVH de linfócitos residuais que permanecem mesmo em produtos sanguíneos com redução de leucócitos.

Por muitos meses após o transplante, os pacientes ficam profundamente imunocomprometidos. Infecções por bactérias, vírus, fungos e protozoários são responsáveis por significativa morbidade e mortalidade e, portanto, profilaxia de rotina e vigilância rigorosa são necessárias. Durante períodos profundamente neutropênicos, os pacientes geralmente recebem cobertura empírica com antibióticos de amplo espectro para prevenir a bacteremia. A profilaxia com aciclovir é usada para prevenir a reativação do herpes-vírus simples que pode ocorrer precocemente em até 70% dos pacientes soropositivos, bem como a reativação da varicela zóster. Agentes antifúngicos são rotineiramente usados para prevenir infecções por *Candida* e *Aspergillus* (**Figura 31-1**). O sulfametoxazol-trimetoprima (ou equivalente) é usado para reduzir o risco de

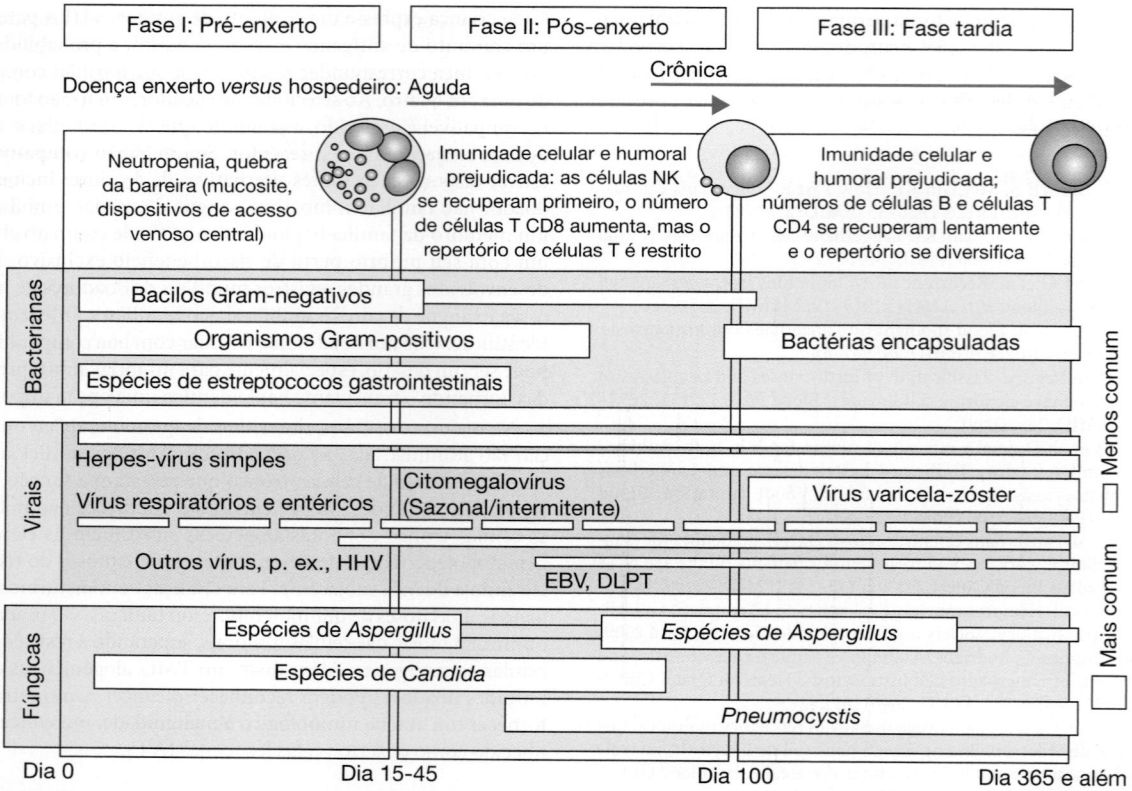

▲ **Figura 31-1** Fases de infecções oportunistas em receptores alogênicos de TCTH. EBV, vírus Epstein-Barr; HHV 6, herpes-vírus humano 6; DLPT, doença linfoproliferativa pós-transplante. (Reproduzido com autorização de Tomblyn M, Chiller T, Einsele H et al: Guidelines for preventing infectious complications among hematopoietic cell transplantation recipi- ents: a global perspective. Biol Blood Marrow Transplant 2009 Oct;15(10):1143–1238.)

pneumonia por *P. jirovecii*. Embora os pacientes transplantados frequentemente recuperem a função dos neutrófilos nas primeiras semanas, eles permanecem muito linfopênicos por muitos meses, exigindo profilaxia e prevenção infecciosa contínua, muitas vezes durante o primeiro ano ou mais após o transplante. Apesar da profilaxia, ainda ocorrem doenças avassaladoras causadas por patógenos virais. A reativação do CMV ou infecção *de novo* é relativamente comum e pode resultar em retinite, enterite e pneumonia. O tratamento geralmente é bem-sucedido se a infecção por CMV for reconhecida precocemente; portanto, a vigilância de rotina é recomendada. Vírus comuns adquiridos na comunidade também podem ser fatais, e, portanto, a prevenção é fundamental. A lavagem frequente das mãos, a restrição de contato e o tratamento precoce com terapias antivirais disponíveis, como ribavirina e oseltamivir, podem salvar vidas nessa população.

A DEVH ocorre após o TMO alogênico, quando os linfócitos do doador reconhecem os tecidos receptores como estranhos e montam um ataque imunológico. Apesar do uso de agentes imunossupressores, anticorpos anticélulas T e depleção de células T do enxerto doador, 20% a 70% dos pacientes com TMO alogênico apresentam algum grau de DEVH aguda. Os fatores que influenciam o risco de DEVH incluem o grau de compatibilidade HLA, a fonte de células-tronco, a idade do paciente e o sexo do doador. A DEVH aguda geralmente ocorre nos primeiros 100 dias após o transplante, mas, ocasionalmente, pode ocorrer mais tarde. A DEVH aguda geralmente se apresenta com erupção cutânea maculopapular, diarreia secretora e/ou icterícia colestática. Já a DEVH crônica geralmente ocorre após o dia 100 e pode envolver múltiplos sistemas de órgãos; pele esclerótica, má absorção, perda de peso, ceratoconjuntivite seca, mucosite oral, doença pulmonar crônica e icterícia colestática são manifestações comuns. A prevenção e o tratamento da DEVH envolvem o uso de agentes imunossupressores. Os pacientes em tratamento imunossupressor para DEVH têm um risco aumentado e prolongado de todos os tipos de infecções.

O acompanhamento a longo prazo de pacientes com TMO é essencial. Os pacientes correm o risco de inúmeras complicações, incluindo doença pulmonar, catarata, disfunção endócrina que afeta o crescimento e a fertilidade, disfunção cardíaca, necrose avascular do osso, atraso no desenvolvimento e segunda malignidade. Embora o TMO traga muitos desafios, representa um avanço importante no tratamento curativo para uma variedade de doenças pediátricas graves.

TERAPIA CELULAR

A terapia celular é a transfusão de células destinadas a tratar ou curar um processo de doença subjacente, como o câncer ou uma infecção viral. Até o momento, a maior parte da terapia celular foi administrada a pacientes por meio de ensaios de pesquisa clínica. No entanto, em 2017, a Food and Drug Administration (FDA, Administração Federal de Alimentos e Medicamentos) aprovou a primeira terapia celular conhecida como células CAR-T para o tratamento da LLA pediátrica. Essa terapia envolve a coleta das próprias células T do paciente, que são geneticamente modificadas para produzir receptores quiméricos de antígenos (CARs, de *chimeric antigen receptors*) expressos na superfície celular. Esses receptores permitem que as células T reconheçam um antígeno nas células tumorais. No caso da LLA pediátrica, este receptor é o CD19. Depois que as células T são modificadas para expressar o CAR, elas são expandidas no laboratório antes da infusão de volta ao paciente. Se forem bem-sucedidas, essas células T se expandem dentro do paciente e passam a erradicar todas as células que expressam o antígeno que as células CAR-T são projetadas para reconhecer. O desenvolvimento de células CAR-T contra muitos outros antígenos tumorais está em andamento. Da mesma forma, as células T com atividade contra vírus específicos, como CMV, EBV e adenovírus, também podem ser selecionadas e expandidas *ex vivo* e depois infundidas em um paciente com uma infecção conhecida. Essas células T virais específicas podem ser obtidas de bancos de doadores terceirizados ou, após o TMO, podem ser coletadas do doador de células-tronco. Atualmente, toda a administração de células T virais específicas é feita em ensaios de pesquisa clínica.

Ardura MI: Overview of infections complicating pediatric hematopoietic cell transplantation. Infect Dis Clin North Am 2018 Mar;32(1):237–252 [PMID: 29406976].

Chow EJ et al: Late effects surveillance recommendations among survivors of childhood hematopoietic cell transplantation: a Children's Oncology Group report. Biol Blood Marrow Transplant 2016 May;22(5):782–795 [PMID: 26802323].

Malhi K et al: Hematopoietic cell transplantation and cellular therapeutics in the treatment of childhood malignancies. Pediatr Clin North Am 2015 Feb;62(1):257–273 [PMID: 25435122].

Rocha V: Umbilical cord blood cells from unrelated donor as an alternative source of hematopoietic stem cells for transplantation in children and adults. Semin Hematol 2016 Oct;53(4):237–245 [PMID: 27788761].

Sermer D, Brentjens R: CAR T-cell therapy: full speed ahead. Heamtol Oncol 2019 Jun;37(S1):95–100 [PMID: 31187533].

Shenoy S, Boelens JJ: Advances in unrelated and alternative donor hematopoietic cell transplantation for nonmalignant disorders. Curr Opin Pediatr 2015 Feb;27(1):9–17 [PMID: 25565572].

Weisdorf D: Can haploidentical transplantation meet all patients' needs? Best Pract Clin Haematol 2018 Dec;31(4):410–413 [PMID: 30466758].

EFEITOS TARDIOS DA TERAPIA DO CÂNCER PEDIÁTRICO

Os efeitos tardios do tratamento por cirurgia, radiação e quimioterapia foram identificados em sobreviventes de câncer pediátrico. As estimativas atuais são de que 1 em cada 640 adultos entre 20 e 39 anos seja um sobrevivente de câncer pediátrico. Recentemente, foi relatado que a prevalência do estado de saúde precário nesse grupo é maior entre os sobreviventes adultos de câncer pediátrico do que entre os irmãos e aumenta rapidamente com a idade, principalmente entre as sobreviventes do sexo feminino. Um estudo recente descobriu que 60% dos sobreviventes de câncer pediátrico diagnosticados entre 1970 e 1986 têm pelo menos uma condição crônica. Praticamente qualquer sistema orgânico pode demonstrar sequelas relacionadas à terapia anterior contra o câncer. Isso exigiu a criação de clínicas especializadas em oncologia, cuja função é identificar e oferecer tratamento a esses pacientes.

O Childhood Cancer Survivor Study (Estudo dos Sobreviventes de Câncer na Infância), um projeto colaborativo pediátrico multi-institucional, foi concebido para investigar os vários aspectos dos efeitos tardios da terapia do câncer pediátrico em uma coorte de mais de 13.000 sobreviventes de câncer infantil.

COMPLICAÇÕES DE CRESCIMENTO

As crianças que receberam irradiação craniana correm maior risco de desenvolver complicações de crescimento. As complicações de crescimento da terapia do câncer no sobrevivente pediátrico são geralmente secundárias ao dano direto à hipófise, resultando na deficiência de hormônio do crescimento. No entanto, novas evidências em crianças tratadas para LLA sugerem que a quimioterapia sozinha pode resultar em uma atenuação do crescimento linear sem evidência de recuperação do crescimento, uma vez que a terapia é descontinuada. Até 90% dos pacientes que receberam mais de 30 Gy de radiação no SNC apresentaram evidências de deficiência de hormônio do crescimento dentro de 2 anos. Aproximadamente 50% das crianças que recebem 24 Gy desenvolveram problemas de hormônio do crescimento. Os efeitos da irradiação craniana parecem estar relacionados à idade, com crianças menores de 5 anos no momento da terapia sendo particularmente vulneráveis. Esses pacientes geralmente se beneficiam da terapia com hormônio de crescimento. Atualmente, não há evidências de que essa terapia cause recorrência do câncer.

A irradiação espinal inibe o crescimento do corpo vertebral. Em 30% das crianças tratadas, a altura em pé pode ser inferior ao quinto percentil. A exposição assimétrica da coluna à radiação pode resultar em escoliose.

O crescimento deve ser monitorado de perto, particularmente em jovens sobreviventes de câncer infantil. A obesidade pode se tornar um problema para sobreviventes selecionados que são jovens no momento do diagnóstico e receberam radiação cerebral total. Estudos de acompanhamento devem incluir altura, peso, velocidade de crescimento, exame de escoliose e, quando indicado, teste de hormônio do crescimento.

COMPLICAÇÕES ENDÓCRINAS

A disfunção tireoidiana, que se manifesta como hipotireoidismo, é comum em crianças que receberam irradiação corporal total, irradiação craniana ou radioterapia local no pescoço e/ou mediastino. Particularmente em risco estão as crianças com tumores cerebrais que receberam mais de 3.000 cGy e aquelas que receberam mais de 4.000 cGy na região do pescoço. O tempo médio para desenvolver disfunção tireoidiana é de 12 meses após a exposição, mas a variação é ampla. Portanto, os indivíduos em risco devem ser monitorados anualmente por pelo menos 7 anos a partir do término da terapia. Embora possa haver sinais e sintomas de hipotireoidismo, a maioria dos pacientes terá um nível normal de tiroxina com um nível elevado de hormônio tireoestimulante. Esses indivíduos devem receber reposição de hormônio tireoidiano porque a estimulação persistente da tireoide a partir de um nível elevado de hormônio tireoestimulante pode predispor a nódulos tireoidianos e carcinomas. Em um relatório recente do Childhood Cancer Survivor Study, o câncer de tireoide ocorreu com 18 vezes mais frequência do que a taxa esperada para a população geral em sobreviventes de câncer pediátrico que receberam radiação na região do pescoço. O hipertireoidismo, embora raro, também ocorre em pacientes que receberam irradiação.

A puberdade precoce, a puberdade tardia e a infertilidade são consequências potenciais da terapia contra o câncer. A puberdade precoce, mais comum em meninas, geralmente é resultado de irradiação craniana causando ativação prematura do eixo hipotálamo-hipófise. Isso resulta em fechamento prematuro da epífise e diminuição da altura adulta. O análogo do hormônio luteinizante (LH, de *luteinizing hormone*) e o hormônio do crescimento são usados para interromper a puberdade precoce e facilitar o crescimento contínuo.

A disfunção gonadal em homens é geralmente o resultado de radiação nos testículos. Os pacientes que recebem irradiação testicular como parte de sua terapia para LLA, irradiação abdominal para doença de Hodgkin ou irradiação corporal total para TCTH apresentam maior risco. A radiação danifica tanto o epitélio germinativo (produzindo azoospermia) quanto as células de Leydig (causando baixos níveis de testosterona e atraso na puberdade). Os agentes alquilantes como ifosfamida e ciclofosfamida também podem interferir na função gonadal masculina, resultando em oligospermia ou azoospermia, baixos níveis de testosterona e níveis anormais de hormônio folículo-estimulante (FSH, de *follicle-stimulating hormone*) e LH. A determinação do tamanho testicular, a análise do sêmen e a medição dos níveis de testosterona, de FSH e de LH, ajudarão a identificar anormalidades em pacientes de risco. Quando se espera que a terapia resulte em disfunção gonadal, bancos de esperma pré-terapia devem ser oferecidos a adolescentes do sexo masculino.

A exposição dos ovários à radiação abdominal pode resultar em atraso na puberdade com consequente aumento do FSH e LH e diminuição do estrogênio. As meninas que recebem irradiação corporal total como preparação para o TCTH e aquelas que recebem irradiação cranioespinal correm um risco particularmente alto de puberdade tardia, bem como de menopausa prematura. Em pacientes com alto risco de desenvolvimento de complicações gonadais, uma história menstrual detalhada deve ser obtida, e os níveis de LH, FSH e estrogênio devem ser monitorados, se indicado.

Nenhum estudo até o momento confirmou um risco aumentado de abortos espontâneos, natimortos, partos prematuros, malformações congênitas ou doenças genéticas na prole de sobreviventes de câncer infantil. As mulheres que receberam irradiação abdominal podem desenvolver insuficiência vascular uterina ou fibrose da musculatura abdominal e pélvica ou do útero, e suas gestações devem ser consideradas de alto risco.

COMPLICAÇÕES CARDIOPULMONARES

A disfunção pulmonar geralmente se manifesta como fibrose. Os fatores relacionados à terapia conhecidos por causar toxicidade pulmonar incluem certos agentes quimioterápicos, como bleomicina, nitrosoureias e bussulfano, bem como irradiação pulmonar ou total do corpo. A toxicidade pulmonar devida à quimioterapia está relacionada com a dose cumulativa total recebida. Testes de função pulmonar em pacientes com toxicidade induzida por terapia mostram doença pulmonar restritiva, com diminuição da difusão de monóxido de carbono e pequenos volumes pulmonares. Os indivíduos expostos a esses fatores de risco devem ser aconselhados a abster-se de fumar e a notificar adequadamente sobre seu histórico de tratamento se precisarem de anestesia geral.

As complicações cardíacas geralmente resultam da exposição a antraciclinas (daunorrubicina, doxorrubicina e mitoxantrona), que destroem os miócitos e levam a um crescimento inadequado do miocárdio à medida que a criança envelhece, resultando, por fim, em insuficiência cardíaca congestiva. A incidência de cardiomiopatia por antraciclina aumenta de forma dependente da dose. Um relatório recente indica que os sobreviventes que receberam doses cumulativas superiores a 360 mg/m^2 tiveram 40 vezes mais chances de morrer de doença cardíaca. Em um estudo recente, as complicações desses agentes apareceram de 6 a 19 anos após a administração dos medicamentos. Mulheres grávidas que receberam antraciclinas devem ser acompanhadas de perto quanto a sinais e sintomas de insuficiência cardíaca congestiva, uma vez que já foi relatada cardiomiopatia periparto.

A radioterapia para a região mediastinal, que é um componente comum da terapia para a doença de Hodgkin, tem sido associada a um risco aumentado de doença arterial coronariana; a pericardite restritiva crônica também pode ocorrer nesses pacientes.

As recomendações atuais incluem um ecocardiograma e eletrocardiograma a cada 1 a 5 anos, dependendo da idade na terapia, dose cumulativa total recebida e presença ou ausência de irradiação mediastinal. O monitoramento seletivo com várias modalidades é indicado para aqueles que foram tratados com antraciclinas quando tinham menos de 4 anos ou receberam mais de 500 mg/m^2 dessas drogas. Biomarcadores como troponinas cardíacas e peptídeos natriuréticos cerebrais podem ser úteis na avaliação da cardiotoxicidade das antraciclinas.

COMPLICAÇÕES RENAIS

Os efeitos colaterais renais de longo prazo decorrem da terapia com cisplatina, agentes alquilantes (ifosfamida e ciclofosfamida) ou irradiação pélvica. Os pacientes que receberam cisplatina podem desenvolver depuração de creatinina anormal, que pode ou não ser acompanhada por níveis anormais de creatinina sérica, bem como disfunção tubular persistente com hipomagnesemia.

Agentes alquilantes podem causar cistite hemorrágica, que pode continuar após o término da quimioterapia e tem sido associada ao desenvolvimento de carcinoma de bexiga. A ifosfamida também pode causar a síndrome de Fanconi, que pode resultar em raquitismo clínico se não for fornecida uma reposição adequada de fosfato. A irradiação pélvica pode resultar em função anormal da bexiga com gotejamento, frequência e enurese.

Os pacientes atendidos em acompanhamento de longo prazo que receberam agentes nefrotóxicos devem ser monitorados com exame de urina, perfis eletrolíticos apropriados e pressão arterial. A coleta de urina para depuração de creatinina ou ultrassonografia renal pode ser indicada em indivíduos com suspeita de toxicidade renal.

COMPLICAÇÕES NEUROPSICOLÓGICAS

Os sobreviventes de câncer pediátrico que receberam irradiação craniana para LLA ou tumores cerebrais parecem estar em maior risco de sequelas neuropsicológicas. A gravidade dos efeitos da irradiação craniana varia entre pacientes individuais e depende da dose e esquema de dosagem; tamanho e localização do campo de radiação; tempo decorrido após o tratamento; idade da criança na terapia; e sexo da criança. As crianças do sexo feminino podem ser mais suscetíveis do que as do sexo masculino à toxicidade do SNC, devido ao crescimento e desenvolvimento mais rápido do cérebro durante a infância.

As complicações auditivas podem ser observadas em sobreviventes de câncer infantil expostos à quimioterapia à base de platina e/ou radiação da fossa temporal ou posterior. Foram relatados dificuldade em ouvir sons, zumbido ou perda auditiva que requer aparelho auditivo.

Os principais efeitos da irradiação do SNC parecem estar relacionados à capacidade de atenção, habilidade com tarefas não-verbais, matemática e memória de curto prazo. Estudos recentes sustentam a associação entre tratamento com metotrexato sistêmico em altas doses, quimioterapia intratecal tripla e, mais recentemente, dexametasona e comprometimento cognitivo mais significativo.

Além disso, foi relatado que pacientes pediátricos com câncer têm mais problemas de comportamento e são menos competentes socialmente do que um grupo de controle com seus irmãos. Adolescentes sobreviventes de câncer demonstram uma maior sensação de fragilidade física e vulnerabilidade manifestada como hipocondria ou comportamentos fóbicos.

Um relatório recente do Childhood Cancer Survivor Study observou que, quando comparados às normas populacionais, os sobreviventes de câncer infantil e irmãos relatam saúde psicológica positiva, boa qualidade de vida relacionada à saúde e satisfação com a vida. Existem, no entanto, subgrupos que podem ser alvo de intervenção.

SEGUNDA MALIGNIDADE

Aproximadamente 3% a 12% das crianças que recebem tratamento contra o câncer desenvolveram um novo câncer dentro de 20 anos após o primeiro diagnóstico. Esta é uma incidência 10 vezes maior quando comparada com indivíduos de controle da mesma idade. Os fatores de risco específicos incluem exposição a agentes alquilantes, epipodofilotoxinas (etoposídeo) e radioterapia, diagnóstico primário de retinoblastoma ou doença de Hodgkin ou presença de uma síndrome de suscetibilidade genética hereditária (LFS ou NF). Em um relatório recente, a incidência cumulativa estimada de segundas neoplasias malignas para a coorte do Childhood Cancer Survivor Study foi de 3,2% em 20 anos a partir do diagnóstico.

As segundas malignidades hematopoiéticas (leucemia mieloide aguda) ocorrem como resultado da terapia com epipodofilotoxinas ou agentes alquilantes. O esquema de administração do medicamento (etoposídeo) e a dose total podem estar relacionados ao desenvolvimento dessa leucemia secundária.

As crianças que recebem radioterapia correm o risco de desenvolver segundas malignidades, como sarcomas, carcinomas ou tumores cerebrais, no campo da radiação. Um relatório recente examinando a incidência de segundas neoplasias em uma coorte de pacientes pediátricos com doença de Hodgkin mostrou o risco de uma segunda neoplasia chegar a 8% em 15 anos a partir do diagnóstico. O tumor sólido mais comum foi o câncer de mama (a maioria localizada dentro do campo de radiação) seguido de câncer de tireoide. Meninas que receberam radioterapia dos 10 aos 16 anos apresentaram maior risco e tiveram uma incidência que se aproximou de 35% aos 40 anos. O câncer gastrointestinal secundário também aumenta nos sobreviventes de câncer pediátrico e está relacionado à exposição à radiação, bem como a certos tipos de agentes quimioterápicos (procarbazina, platina).

Bates JE et al: Therapy-related cardiac risk in childhood cancer survivors: an analysis of the Childhood Cancer Survivor Study. J Clin Oncol 2019 May 1;37(13):1090–1101 [PMID: 30860946].

Fidler MM, Frobisher C, Hawkins MM, Nathan PC: Challenges and opportunities in the care of survivors of adolescent and young adult cancers. Pediatr Blood Cancer 2019 Jun;66(6):e27668 [PMID: 30815985].

Gibson TM et al: Temporal patterns in the risk of chronic health conditions in survivors of childhood cancer diagnosed 1970–99: a report from the Childhood Cancer Survivor Study cohort. Lancet Oncol 2018 Dec;19(12):1590–1601 [PMID: 30416076].

Green DM et al: Risk factors for obesity in adult survivors of childhood cancer: a report from the Childhood Cancer Survivor Study. J Clin Oncol 2012;30(3):246 [PMID: 22184380].

Henderson TO et al: Secondary gastrointestinal cancer in childhood cancer survivors: a cohort study. Ann Intern Med 2012;156(11):757 [PMID: 22665813].

Hudson MM et al: Approach for classification and severity grading of long-term and late-onset health events among childhood cancer survivors in the St. Jude lifetime cohort. Cancer Epidemiol Biomarkers Prev 2017 May;26(5):666–674 [PMID: 28035022].

Late Effects of Treatment for Childhood Cancer (PDQ): Health Professional Version. PDQ Pediatric Treatment Editorial Board. PDQ Cancer Information Summaries [Internet]. Bethesda, MD: National Cancer Institute (US); 2002–2019 Jun 12 [PMID: 26389273].

Whelan K et al: Auditory complications in childhood cancer survivors: a report from the Childhood Cancer Survivor Study. Pediatr Blood Cancer 2011;57:126 [PMID: 21328523].

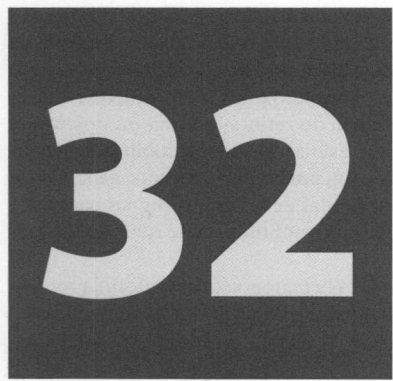

Controle da dor e cuidados pediátricos paliativos e ao fim da vida

Brian S. Greffe, MD
Sheryl J. Kent, PhD

Nancy A. King, MSN, RN, CPNP
Jeffrey L. Galinkin, MD, FAAP

INTRODUÇÃO

As crianças podem sentir dor pelo menos no mesmo nível do que os adultos. Múltiplos estudos demonstraram que neonatos e bebês percebem dor e têm memórias de experiências dolorosas. Frequentemente, as crianças estão sob prescrição de subdosagem de analgésicos opioides e não opioides devido a uma preocupação excessiva com depressão respiratória e/ou a uma compreensão insuficiente da necessidade de medicar a dor em crianças. Poucos dados estão disponíveis para orientar a dosagem de muitas medicações para dor, e a maioria dos analgésicos disponíveis no mercado hoje em dia não tem seu uso rotulado para pacientes pediátricos.

> Birnie KA et al: Hospitalized children continue to report undertreated and preventable pain. Pain Res Manag 2014 Jul–Aug;19(4):198–204. Epub 2014 May 7 [PMID: 24809068].
> Taddio A, Katz J: The effects of early pain experience in neonates on pain responses in infancy and childhood. Pediatr Drugs 2005;7:245–257 [PMID: 16118561].

AVALIAÇÃO DA DOR

A padronização das medições da dor requer o uso de ferramentas apropriadas para avaliação da dor. Tipicamente, essas ferramentas se encaixam em um destes dois tipos: observacional/comportamental (mede a reação do paciente à dor) ou autorrelato (paciente quantifica e descreve a dor). As escalas de autorrelato são o padrão mais utilizado de cuidado na avaliação da dor, a menos que o paciente seja pré-verbal, cognitivamente prejudicado ou esteja sedado. Na maioria das instituições, escalas de dor são estratificadas por idade (ver **Tabela 32-1**) e são usadas em toda a instituição, desde a sala de cirurgia até a enfermaria clínica e os ambulatórios, criando uma linguagem comum em torno da dor do paciente. A avaliação da dor através de escalas se tornou o "quinto sinal vital" em ambientes hospitalares, e é documentada pelo menos com tanta frequência quanto a pressão arterial e a frequência cardíaca em muitos centros pediátricos ao redor do mundo. Existem muitos tipos de escala disponíveis, e todas possuem suas vantagens e desvantagens (p. ex., **Figuras 32-1** e **32-2** e **Tabela 32-1**). Por exemplo, estudos mostraram que crianças mais jovens e em idade escolar preferem escalas de dor de expressão facial, já que pode ser mais difícil para os mesmos entender a ordem numérica e quantificar sua dor, enquanto crianças mais velhas e adolescentes preferem classificações numéricas. O tipo de escala usada não é tão importante, mas sim que elas sejam utilizadas de forma consistente e contínua.

POPULAÇÕES ESPECIAIS

Frequentemente, em pacientes não comunicativos, como neonatos e crianças com comprometimento cognitivo ou pacientes sob sedação, é difícil avaliar a dor. Para esses pacientes, utilizar uma ferramenta de avaliação observacional/comportamental apropriada (**Tabela 32-2**) de forma frequente (cada 1h a 2h) é essencial para assegurar o controle adequado da dor. Para essa população, o aumento crescente da pontuação da dor é muitas vezes um sinal de desconforto. Também é fundamental utilizar ferramentas validadas de avaliação da dor para minimizar qualquer preconceito racial não intencional, um fenômeno já documentado em estudos na avaliação e tratamento da dor.

> Hoffman KM, Trawalter S, Axt JR, Oliver MN: Racial bias in pain assessment and treatment recommendations, and false beliefs about biological differences between blacks and whites. Proc Natl Aca Sci USA 2016;113(16):4296–4301 [PMID: 27044069].
> Miro J, Huguet A: Evaluation of reliability, validity, and preference for a pediatric pain intensity scale: the Catalan version of the Faces Pain Scale–revised. Pain 2004;111:59–64 [PMID: 15327809].
> von Baeyer CL, Spagrud LJ: Systematic review of observational (behavioral) measures for children and adolescents aged 3–18 years. Pain 2007;127:140–150 [PMID: 16996689].
> von Baeyer CL et al: Three new datasets supporting use of the Numerical Rating Scale (NRS-11) for children's self-reports of pain intensity. Pain 2009;143:223–227 [PMID: 19359097].

CONTROLE DA DOR E CUIDADOS PEDIÁTRICOS PALIATIVOS E AO FIM DA VIDA

Tabela 32-1 Escalas de dor – descrição e uso apropriado conforme idade

Escala	Tipo	Descrição	Faixa Etária
Numérica	Autorrelato	Escala verbal 0 a 10; 0 = sem dor, 10 = pior dor que você possa imaginar	Crianças que entendem o conceito de números, posição e ordem; aproximadamente > 8 anos
Escala de Bieri e Wong-Baker	Autorrelato	Seis expressões faciais que variam de sem dor à pior dor que você possa imaginar	Crianças pequenas que têm dificuldade com escala numérica, idade cognitiva de 3 a 7 anos
FLACC	Observador comportamental	Cinco categorias: face, pernas, atividade, choro e consolabilidade; variação do escore é 0 a 10; ≤ 7 é dor forte. **Figuras 32-1 e 32-2 e Tabela 32-2**	Criança não verbal > 1 ano
CRIES, NIPS, PIPP	Observador comportamental	Classifica um conjunto de critérios padrão e atribui uma pontuação	Lactente não verbal < 1 ano

CRIES, Choro, Requer saturação de oxigênio, Sinais vitais aumentados, Expressão, Insônia.; FLACC, Face, Pernas, Aatividade, Choro, Consolabilidade; NIPS, Neonatal Infant Pain Scale Escala de Dor em Recém Nascidos; PIPP, Perfil de Dor em Lactente Prematuro.
Reproduzida com a permissão de Motoyama EK, Davis PJ: *Smith's Anesthesia for Infants and Children*, 7th ed. St. Louis, MO: Mosby/Elsevier; 2006.

DOR AGUDA

Definição etiológica

A dor aguda é causada por uma fonte identificável, v.g. uma doença específica ou um ferimento. Na maioria dos casos, é autolimitada, o tratamento reflete a gravidade e o tipo de lesão. Em crianças, a maioria dos casos de dor aguda é causada por trauma ou, quando em ambiente hospitalar, uma fonte iatrogênica, como uma cirurgia. O tratamento concentra-se em abordar a causa subjacente da dor aguda, interrompendo os sinais nociceptivos.

Tratamento

O tratamento da dor aguda depende da disposição individual do paciente. No manejo ambulatorial, o tratamento principal é realizado com anti-inflamatórios não esteroides (AINEs) **(Tabela 32-3)**. O paracetamol é o AINE mais comumente utilizado, sendo administrado via oral ou via retal. Os efeitos do paracetamol são mais previsíveis quando administrado via oral. Também foi descoberto que a administração fixa (oral 10 mg/kg a 15mg/kg, retal 20mg/kg) é mais eficaz do que a administração conforme a necessidade, tanto para dores leves quanto como coadjuvante em dores severas. A toxicidade do paracetamol é baixa em doses ambulatoriais. Entretanto, o uso de paracetamol, combinado com muitos medicamentos de venda livre e prescritos em formulação combinada, tem sido uma causa frequente de toxicidade. Danos ao fígado ou insuficiência podem ocorrer com doses excedentes a 200 mg/kg/dia. Outros analgésicos disponíveis em suspensão são ibuprofeno (10 mg/kg a 15 mg/kg) e naproxeno (10 mg/kg a 20 mg/kg).

> Motoyama EK, Davis PJ: Smith's Anesthesia for Infants and Children. 9th ed. St. Louis, MO: Mosby Elsevier; 2016.

Os opioides orais podem ser utilizados por um curto período de tempo **(Tabela 32-4)** e são recomendados pela Organização Mundial da Saúde (OMS) em combinação com analgésicos não opioides para o tratamento de dor moderada a forte. Muitos desses opioides vêm formulados com AINEs, sendo esses oxicodona/paracetamol e hidrocodona/paracetamol. Quando essas combinações são utilizadas, a dose deve ser baseada sempre no componente opioide. Outros AINEs similares administrados concomitantemente devem ser descontinuados. Os opioides orais mais comumente utilizados são oxicodona, hidrocodona, morfina e codeína. O uso da codeína é menos recomendado devido ao seu metabolismo. A codeína é metabolizada em morfina pelas isoenzimas do citocromo P450 2D4. Cerca de 1% a 10% das pessoas

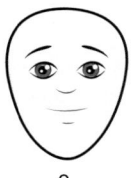 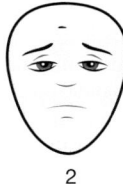 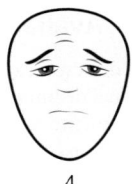 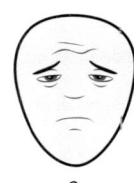 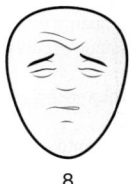 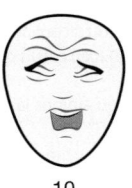

0   2   4   6   8   10

▲ **Figura 32-1** Escala de Dor de Faces de Bieri, revisada. (Reproduzida com permissão de Hicks CL, von Baeyer CL, Spafford PA et al: The Faces Pain Scale–Revised: toward a common metric in pediatric pain measurement. Pain 2001 Aug;93(2):173–183.)

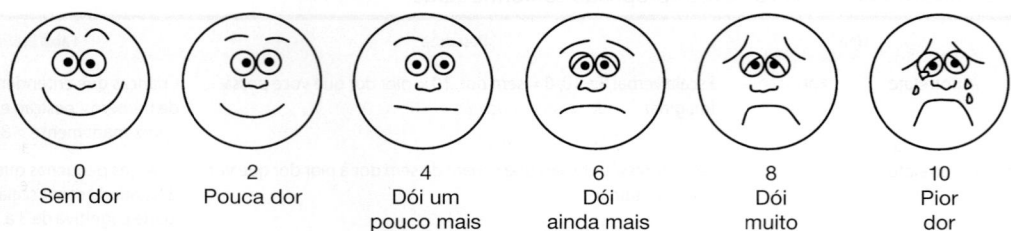

▲ **Figura 32-2** Escala de dor de Wong-Baker. Fundação Wong-Baker FACES (2019). Wong-Baker FACES® Pain Rating Scale. (© 1983 Wong-Baker FACES Foundation. www.WongBakerFACES.org. Utilizada com permissão. Originalmente publicada em Whaley & Wong's Nursing Care of Infants and Children. © Elsevier Inc.)

são não a metabolizam bem (asiáticos, 1% a 2%, negros, 1% a 3%, brancos, 5% a 10%), como resultado de um polimorfismo genético. Os pacientes com esse defeito não apresentam benefícios com a administração desse medicamento. Uma pequena porcentagem de pacientes (principalmente da África Oriental) são metabolizadores ultrarrápidos. Esses pacientes convertem 10 a 15 vezes a quantidade do fármaco original para o seu composto ativo, o que pode resultar em toxicidade. A morfina, a oxicodona e a hidrocodona estão disponíveis em forma de suspensão, são ativadas quando administradas e são metabolizadas por múltiplas vias.

As preparações de ação longa e liberação estendida são disponíveis para morfina e oxicodona. Porém, essas drogas não são recomendadas para manejo de dor aguda em crianças. Elas devem ser prescritas com extrema cautela e apenas sob monitoração contínua. Devido à grande incidência de desvios e adulterações destas drogas para uso abusivo, a Food and Drug Administration e os fabricantes dessas medicações têm trabalhado juntos para desenvolver formulações de dissuasão de abuso dos produtos com liberação estendida. Quando opioides de liberação estendida são prescritos, é prudente administrar uma ferramenta de avaliação de risco, como o CRAFFT, para avaliar o risco de potencial uso indevido de opioides **(Tabela 32-1)**. Para dor intensa que não se consegue manejar com analgésicos orais, um opioide intravenoso pode ser titulado para obter o efeito; as opções para alívio da dor dependem da severidade e localização da dor, além da idade.

Opioides intravenosos usados como dose em bolus, infusão contínua, e como parte de uma infusão de analgesia controlada pelo paciente (ACP) têm um longo histórico de uso seguro e eficaz em crianças. Muitas vezes o AINE cetorolaco 0,5mg/kg a 1mg/kg é utilizado como coadjuvante para dor intensa. Seus efeitos colaterais são os mesmos que para adultos: insuficiência renal, irritabilidade gástrica, e tempo de sangramento prolongado devido à diminuição da adesividade plaquetária. Pacientes com problemas de sangramento não devem receber cetorolaco.

Bombas de ACP podem ser utilizadas em crianças de no mínimo 6 anos de idade com instruções apropriadas, lembretes frequentes e treinamento **(Tabela 32-5)**. Morfina e hidromorfona são as drogas mais comuns utilizadas no manejo ACP nos Estados Unidos. Sempre que a ACP é utilizada, é imperativo avaliar o paciente frequentemente (pelo menos de 1 em 1 hora) para garantir controle adequado da dor.

> Andersson T et al: Drug-metabolizing enzymes: evidence for clinical utility of pharmacogenomic tests. Clin Pharmacol Ther 2005;78:559–581 [PMID: 16338273].
> Berde CB, Sethna N: Analgesics for the treatment of pain in children. N Engl J Med 2002 Oct 3;347(14):1094–1103 [PMID: 12362012].
> McCabe SE, West BT, Teter CJ, Cranford JA, Ross-Durow PL, Boyd CJ: Adolescent nonmedical users of prescription opioids: brief screening and substance use disorders. Addict Behav 2012 May;37(5):651–656 [PMID: 22366397].

MANEJO DA DOR CRÔNICA

▶ Avaliação

A dor crônica é definida como aquela que persiste apesar do curso usual de uma doença aguda, ou além do tempo esperado para um ferimento agudo, tipicamente definido como 3 meses. É muitas vezes associada com uma incapacidade funcional significativa, desafios no desenvolvimento escolar, social e emocional, assim como dificuldades na vida familiar, apetite, sono e participação em atividades de lazer.

Quadro 32-1 Ferramenta de avaliação de risco de opioides

> A avaliação CRAAFT faz as seguintes seis perguntas de sim ou não:
> - "Você já andou em um carro dirigido por alguém (incluindo você mesmo) que estava chapado ou tinha usado álcool ou drogas?"
> - "Você já utilizou álcool ou drogas para relaxar, se sentir melhor consigo mesmo ou para enturmar?"
> - "Você já utilizou álcool ou drogas enquanto estava sozinho?"
> - "Você já esqueceu coisas que fez quando estava sob efeito de álcool ou drogas?"
> - "Sua família ou amigos já disseram que você deveria parar de beber ou utilizar drogas?"
> - "Você já se meteu em problemas enquanto estava usando álcool ou drogas?"
>
> Uma pontuação de 2 ou mais nessa escala em adolescentes é associada a um risco aumentado de uso incorreto de opioides.

Tabela 32-2 Ferramenta de avaliação da dor FLACC

Categorias	Escore 0	Escore 1	Escore 2
Face	Sorrindo ou sem expressão típica	Fácies de dor ocasional, retraído, desinteressado	Fácies de dor frequente e constante, mandíbula cerrada, queixo trêmulo
Pernas	Posição normal ou relaxada	Inquieto, agitado, tenso	Chutes ou pernas levantadas
Atividade	Deitado tranquilo, posição normal, movimenta-se facilmente	Contorcendo-se, movendo-se para frente e para trás, tenso	Arqueado, rígido ou com tremores
Choro	Sem choro (acordado ou dormindo)	Gemidos, reclamações ocasionais	Choro sem parar, gritos ou soluços, reclamações frequentes
Consolabilidade	Feliz, relaxado	Tranquilizado por toques ocasionais e abraços ou quando conversam com ele ou o distraem	Difícil de consolar ou confortar

Recentemente, a dor crônica em crianças foi reconhecida como um problema de saúde pública significativo pela OMS. É estimado que a dor crônica pode afetar cerca de um quarto a um terço da população pediátrica. Os problemas mais comuns incluem dor de cabeça, dor abdominal crônica, dor miofascial, fibromialgia, artrite reumatoide juvenil, síndrome da dor regional complexa e dor associada ao câncer. A dor crônica em crianças muitas vezes é associada a múltiplos fatores contribuidores, incluindo problemas fisiológicos, psicossociais, sociológicos, de dinâmica familiar. Por exemplo, ansiedade, depressão, estresse, estilos de *coping* passivo, e dificuldade para dormir, assim como a depressão, ansiedade e dor crônica nos pais destes jovens, foram identificados como fatores de risco para o desenvolvimento e/ou a manutenção da dor crônica pediátrica. A prevalência da dor crônica cresce entre as mulheres, com o aumento da idade e o baixo desenvolvimento socioeconômico é associado com alta prevalência de dor crônica. Associar a dor a uma única causa física pode levar o médico a investigar o paciente com repetidos testes invasivos, exames laboratoriais e procedimentos e a prescrever medicamentos em excesso. Uma abordagem multidimensional na avaliação da dor crônica por meio da estrutura biopsicossocial é a ideal e incentivada pela OMS.

King S et al: The epidemiology of chronic pain in children and adolescents revisited: a systematic review. Pain 2011 Dec;152(12) 2729–2738 [PMID: 22078064].
McGrath PA, Ruskin DA: Caring for children with chronic pain: ethical considerations. Paediatr Anaesth 2007 Jun;17(6): 505–508 [PMID: 17498011].
McKillop HN, Banez GA: A broad consideration of risk factors in pediatric chronic pain: where to go from here? Children 2016;3(4):38 [PMID: 27916884].
Weisman SJ, Rusy LM: Pain management in infants and children. In: Motoyama EK, Davis PJ (eds): *Smith's Anesthesia for Infants and Children*. 9th ed. Mosby Elsevier; 2016.
World Health Organization: Guidelines on the management of chronic pain in children. Geneva: 2020.

▶ Tratamento

Uma abordagem com a equipe multidisciplinar é o padrão de cuidado para tratamento em crianças com dor crônica. Todas as crianças com dor crônica devem ser avaliadas por todos os membros primários da equipe em sua visita inicial, para que possam assim estabelecer uma estratégia com foco na redução da dor, aumento da funcionalidade e qualidade de vida. Os membros da equipe devem incluir médico da dor, psicólogo e/ou psiquiatra pediátrico, fisioterapeuta e terapeuta ocupacional, enfermeiras

Tabela 32-3 Sugestão de doses de analgésicos não-opioides

Droga não opioide	Via de administração	Diretrizes de dosagem	Meia vida	Duração
Paracetamol	Via oral Via retal	10 a 15 mg/kg/dose cada 4 a 6 h, dose máxima de 4.000 mg/dia 40 mg/kg dose de ataque, seguida por 10 a 20 mg/kg/dose/dia a cada 6 h	Neonatos: 2 a 5 h Adultos: 2 a 3 h	4 h
Ibuprofeno	Via oral	4 a 10 mg/kg/dose cada 6 a 8 h, dose máxima de 40 mg/kg/dia, não mais que 2.400 mg/dia	Crianças 1 a 7 anos: 1 a 2 h Adultos: 2 a 4 h	6 a 8 h
Cetorolaco	Via intravenosa	0,5 mg/kg/dose a cada 6 h, máximo de 30 mg/dose, curso máximo de oito doses	Crianças: ~ 6 h Adultos: ~ 5 h	4 a 6 h

Tabela 32-4 Doses sugeridas de opioides via oral e intravenosa em bebês e crianças

Droga opioide	Via de administração	Diretrizes de dosagem	Tempo de ação	Duração
Fentanil	Via intravenosa intermitente	0,5 a 1 mcg/kg/dose (melhor para analgesia intermitente de curta duração; titule para o efeito)	1 a 3 min	30 a 60 min
Hidromorfona	Via intravenosa	Crianças: 0,015 mg/kg/dose a cada 3 a 6h Adolescentes: 1 a 4 mg a cada 3 a 6 h	15 min	4 a 5 h
Metadona	Via intravenosa	0,1 mg/kg/dose a cada 4 h por 2 a 3 doses, e depois a cada 6 a 12 h	10 a 20 min	6 a 8 h (22 a 48 h após, repetir dose)
Morfina	Via intravenosa intermitente	0,05 a 0,1 mg/kg/dose a cada 2 a 4 h	Neonatos: 7 a 8 h 1 a 3 meses: 6 h 6 meses a 2,5 anos: 3 h 3 a 19 anos: 1 a 2 h Adultos: 2 a 4 h	2 a 4 h
Codeína	Via oral	0,5 a 1 mg/kg/dose a cada 4 a 6 h, máximo de 60 mg/dose	30 a 60 min	4 a 6 h
Hidromorfona	Via oral	Crianças: 0,03-0,1 mg/kg/dose a cada 4 a 6 h Adolescentes: 1 a 4 mg a cada 3 a 4 h	15 a 30 min	4 a 5 h
Hidrocodona	Via oral	Crianças: 0,15 a 0,2 mg/kg/dose a cada 4 a 6 h Adolescentes: 1 a 2 comprimidos a cada 4 a 6 h (limitado devido ao teor de paracetamol; ver recomendações para paracetamol no texto).	10 a 20 min	3 a 6 h
Metadona	Via oral	0,1 mg/kg/dose a cada 4 a 6 h por 2 a 3 doses, e depois a cada 6 a 12h	30 a 60 min	6 a 8 h (22 a 48 h após dose repetida)
Morfina	Via oral: Liberação imediata Via oral: Liberação estendida	0,2 a 0,5 mg/kg/dose a cada 4 a 6 h 0,3 a 0,6 mg/kg/dose a cada 12 h	15 a 60 min 1 a 2 h	3 a 5 h 8 a 12 h
Oxicodona	Via oral: Liberação imediata Via oral: Liberação estendida	0,05 a 0,15 mg/kg/dose a cada 6 h 0,2 mg/kg/dose a cada 12 h[a]	10 a 30 min 1 h	3 a 6 h 12 h

[a]Aprovada para crianças de 11 anos de idade ou mais.
Dados de Perkins RM, Swift JD, Newton DA: *Pediatric Hospital Medicine*, 2nd ed. Philadelphia, PA: Lippincott Williams and Wilkins; 2008.

Tabela 32-5 Doses recomendadas na analgesia controlada pelo paciente (ACP)

	Morfina	Fentanila	Hidromorfona
Solução	1 mg/mL	10 mcg/mL	0,1 mg/mL ou 1 mg/mL
Dose inicial	15 a 20 mcg/kg (máx. 1,5 mg)	0,25 mcg/kg	3 a 4 mcg/kg (máx. 0,3 mg)
Tempo de bloqueio da dose	8 a 10 min	8 a 10 min	8 a 10 min
Infusão basal	0 a 20 mcg/kg/h	0 a 1 mcg/kg/h	0 a 4 mcg/kg/h
Dose inicial máxima (para pacientes que não toleram não-opioides)	100 mcg/kg/h	1 a 2 mcg/kg/h	20 mcg/kg/h

de práticas avançadas e assistente social para abranger completamente a estrutura biopsicossocial. A maioria dos programas de manejo de dor pediátrica nos Estados Unidos baseia sua abordagem em reabilitação intensiva combinada e psicoterapia intensiva dependendo minimamente de procedimentos invasivos e farmacoterapia.

A. Tolerância, dependência e adição

As respostas fisiológicas e psicológicas aos opioides são semelhantes entre adultos e crianças. Um documento desenvolvido em consenso pela American Academy of Pain Medicine (Academia Americana de Medicina da Dor), American Pain Society (Sociedade Americana de Dor) e American Society of Addiction Medicine (Sociedade Americana de Medicina da Adição) definiu diferenças importantes entre respostas fisiológicas normais e patológicas aos opioides. As definições de tolerância, dependência e adição estão listadas abaixo.

1. Tolerância – Um estado de adaptação no qual a exposição a uma droga induz mudanças que resultam em diminuição de um ou mais efeitos da droga ao longo do tempo. A tolerância se desenvolve em taxas diferentes para diferentes efeitos opioides, ou seja, tolerância à sonolência e depressão respiratória ocorrem mais cedo do que constipação e analgesia.

2. Dependência – Um estado de adaptação que se manifesta por uma síndrome de **abstinência** específica a uma classe de drogas que pode ser causada pela interrupção abrupta, redução rápida da dose, diminuição da droga no nível sanguíneo e/ou administração de um antagonista.

3. Adição – Uma doença neurobiológica primária e crônica com fatores genéticos, psicossociais e ambientais que influenciam seu desenvolvimento e manifestações. É caracterizada por comportamentos que incluem um ou mais dos seguintes:

- Perda de controle sobre o uso de drogas
- Desejo e uso compulsivo de drogas
- Uso apesar das consequências adversas

A adição a opioides é rara, quando estes são utilizados apropriadamente para dor aguda, tanto em pacientes em ambiente hospitalar quanto em pacientes ambulatoriais. Deve-se enfatizar que tolerância e dependência não equivalem à adição.

Heit HA: Addiction, physical dependence, and tolerance: precise definitions to help clinicians evaluate and treat chronic pain patients. J Pain Palliat Care Pharmacother 2003;17:15–29 [PMID: 14640337].

B. Abstinência

1. Reconhecimento – Os pacientes possuem risco de experienciar sintomas de abstinência após 1 semana de tratamento com opioides e, portanto, devem ser monitorados para sinais de abstinência após esse período de tratamento. Sinais de abstinência em crianças mais velhas incluem agitação, irritabilidade, disforia, taquicardia, taquipneia, congestão nasal, instabilidade da temperatura e intolerância alimentar. Em neonatos com abstinência (síndrome de abstinência neonatal) os sintomas mais comuns incluem excitação neurológica, disfunção respiratória – incluindo respiração rápida, disfunção gastrointestinal e sinais autonômicos (aumento da sudorese, congestão nasal, febre, moteamento, baixo ganho de peso).

2. Tratamento

- Faça um cronograma/plano em conjunto com o paciente e sua família.
- Considere a duração do tempo de uso dos opioides.
- Considere mudar o opioide para uma vez ao dia (consulte dosagem de metadona na **Tabela 32-4**).
- Diminua a dose em 10% a 25% a cada 1 a 2 dias.
- Procure sinais de abstinência.
- Considere adicionar lorazepam 0,05 a 0,1 mg/kg a cada 6 a 8 horas para tratar ansiedade, agitação e inquietação.
- Considere adicionar adesivo de clonidina 0,1 mg/dia (trocado a cada quinto dia) para tratar os sintomas físicos de abstinência de opioides como sudorese, diarreia e cólicas abdominais.

Richard J et al: A prospective evaluation of opioid weaning in opioid-dependent pediatric critical care patients. Anesth Analg 2006;102 1045–1050 [PMID: 16551896].

CUIDADOS PEDIÁTRICOS PALIATIVOS E AO FIM DA VIDA

INTRODUÇÃO

Estima-se que quase 55.000 crianças morrem todos os anos nos Estados Unidos. Pelo menos 50% dessas crianças morrem durante o período neonatal ou antes de completar o primeiro ano de vida. Muitas dessas crianças, principalmente as maiores de 1 ano, sofrem com doenças que limitam suas vidas. Milhares de outras crianças são diagnosticadas com doenças que limitam a vida, resultando em uma condição crônica que pode durar muitos anos, até mesmo décadas. Além disso, as crianças diagnosticadas com doenças potencialmente fatais que podem ser curáveis, como câncer, continuam a viver com uma recorrência em potencial de sua malignidade por muitos anos. As populações citadas acima são aquelas para as quais os cuidados paliativos e de fim de vida podem desempenhar um papel importante durante a doença.

Estima-se que mais de 8 milhões de crianças ao redor do mundo necessitam de cuidados paliativos especializados. Por exemplo, a necessidade estimada de cuidados paliativos pediátricos varia de 120 a cada 10.000 crianças (Zimbábue) para 20 a cada 10.000 crianças (Reino Unido). Dados iniciais em relação ao impacto dos programas de cuidados paliativos na utilização de recursos demonstram uma tendência em direção à menor duração e à diminuição das admissões e internações hospitalares, mas nenhuma mudança nos atendimentos na emergência e em ambulatórios. Muitas crianças ainda morrem em ambiente hospitalar, mas aquelas que tiveram envolvimento com cuidados paliativos pediátricos têm um cuidado de fim de vida menos agressivo.

Embora comumente usados de forma intercambiável, *cuidados paliativos* e *cuidados de fim de vida* não são termos sinônimos. Os cuidados paliativos são uma forma de cuidado contínuo que abrange a duração de uma doença. Os cuidados paliativos visam prevenir, reduzir, ou aliviar os sintomas produzidos por potenciais doenças ou seus tratamentos para manter a saúde do paciente e sua qualidade de vida ao longo de todo o tratamento. A prestação de cuidados paliativos não implica a morte iminente e também não proíbe modalidades agressivas de tratamento curativo. Em vez disso, reconhece a incerteza e o potencial para sofrimento inerente a uma condição de vida potencialmente limitante, como o câncer. Quando se torna claro que as chances de cura são baixas ou se torna presente um custo irracional para a qualidade de vida da criança, os objetivos do cuidado paliativo se redirecionam para os cuidados de fim de vida, nos quais o foco passa a ser promover qualidade de vida enquanto se prepara um fim de vida digno e confortável, com cada vez menos atenção à doença e o seu tratamento ou cura. Entender como a família define qualidade de vida e sofrimento para a criança é imperativo e proporciona uma direção para a tomada de decisão entre o prestador de cuidados e a família do paciente durante o tratamento.

Enquanto uma criança está apresentando boa resposta ao tratamento, o foco primário está em atingir a cura ou estabilização da doença. Os cuidados paliativos nesse momento focam em promover qualidade de vida na preparação para a sobrevivência diante da possibilidade de uma vida com doença limitante. Alguns desses objetivos incluem ajudar a família a chegar a um acordo com o diagnóstico, abordar questões de dor e angústia relacionadas ao tratamento, facilitar a reintegração ao ambiente social da escola e da comunidade e promover o máximo possível de normalidade na vida da criança. Os cuidados paliativos não compreendem apenas o suporte na dor e manejo dos sintomas da doença, mas também incluem igualmente as necessidades psicossociais, emocionais e espirituais do paciente e da família para uma possível vida com doença limitante.

CRIANÇAS QUE PODEM SE BENEFICIAR DE INTERVENÇÕES DE CUIDADOS PALIATIVOS

Em uma revisão realizada por Himelstein et al., as condições apropriadas para cuidados paliativos foram divididas em quatro grupos descritos abaixo:

- Condições para as quais o tratamento curativo é possível, mas pode falhar, como câncer avançado ou progressivo e cardiopatia complexa e grave, congênita ou adquirida.

- Condições que requerem tratamento intensivo a longo prazo visando a manutenção da qualidade de vida, como HIV/Aids, fibrose cística e distrofia muscular.

- Condições progressivas em que o tratamento é exclusivamente paliativo após o diagnóstico, como distúrbios e alterações metabólicas progressivas e certas anormalidades cromossômicas.

- Condições envolvendo incapacidade grave e não progressiva, causando extrema vulnerabilidade a complicações de saúde, como paralisia cerebral grave e lesão cerebral por anoxia.

O Congresso dos Estados Unidos decretou em 2010 que os cuidados paliativos serão cobertos concomitantemente com terapias curativas para crianças com condições terminais que estejam recebendo tratamento médico. Com base na Patient Protection and Affordable Care Act (Lei de Proteção e Cuidado Acessível ao Paciente), uma eleição voluntária para receber cuidados paliativos para uma criança não constitui nenhum tipo de renúncia dos direitos da criança de receber ou de ter pagos os serviços relacionados ao tratamento de sua condição. Esse marco significativo nos cuidados paliativos pediátricos deve abrir a porta para cuidados concomitantes a serem cobertos por seguradoras privadas no futuro.

MANEJO DA DOR EM CUIDADOS PALIATIVOS PEDIÁTRICOS

O manejo ideal da dor é fundamental ao fornecer cuidados paliativos pediátricos. (Ver seção anterior sobre Manejo da dor para definições e diretrizes de tratamento.) Conforme o fim da vida se aproxima, a dose de medicações para conforto pode eventualmente exceder as doses normalmente prescritas. O objetivo deve ser sempre atingir e manter o conforto do paciente. Quando o manejo de dor ao fim da vida é fornecido com este objetivo na linha de frente e em conjunto com avaliação e documentação cuidadosas e contínuas dos sintomas da criança, não deve haver razão para temer que essa atitude seja equivalente a uma eutanásia – que é uma ação consciente destinada a apressar a morte.

COMPONENTES DE QUALIDADE DE VIDA E MANEJO DE SINTOMAS EM CUIDADOS PALIATIVOS PEDIÁTRICOS

Ao oferecer tratamento a uma criança com doença limitante à vida, particularmente ao fim da vida, certos sinais e sintomas não associados a dor podem se desenvolver mais rápido em crianças quando comparados à população adulta. Uma minuciosa e completa anamnese e exame físico devem ser obtidos. É importante determinar quanto desconforto os sintomas causam na criança e quanto interferem em sua rotina e de sua família na hora de decidir sobre o tratamento. As áreas de manejo devem incluir tratamento de suporte, incluindo medicações de conforto, cuidados de enfermagem e suporte psicossocial. Os sintomas que comumente ocorrem durante a progressão da doença e ao fim da vida de crianças com doença limitante à vida estão listados na **Tabela 32-6**, com sugestões de manejo.

CONTROLE DA DOR E CUIDADOS PEDIÁTRICOS PALIATIVOS E AO FIM DA VIDA

Tabela 32-6 Manejo de sintomas em cuidados paliativos pediátricos

Sintomas	Etiologia	Manejo
Náuseas e vômitos	Quimioterapia, narcóticos, metabólica	Difenidramina, hidroxizina, antagonistas 5-HT$_3$, agentes pró-cinéticos de motilidade do trato GI
Anorexia	Câncer, dor, alterações do trato GI, mudanças metabólicas, medicamentos, fatores psicológicos	Tratar causa subjacente, exercício, nutricionista, estimuladores de apetite (dronabinol, megestrol, esteroide)
Constipação/diarreia	Narcóticos, quimioterapia, má absorção, medicamentos	Laxativos (devem ser iniciados sempre que iniciar narcóticos), loperamida para diarreia, antagonistas opioides periféricos (metilnaltrexona, alvimopan).
Dispneia	Obstrução de via aérea, diminuição da funcionalidade do tecido pulmonar devido efusão, infecção, metástases, movimentação prejudicada da parede torácica, anemia.	Tratamento da causa de base (cirurgia de alívio de obstrução, transfusão de células vermelhas, quimioterapia/radioterapia para doença metastática), tratamento não farmacológico (tranquilização, posição de conforto, melhoria da circulação de ar utilizando ventilador elétrico, oxigênio e terapias de relaxamento), manejo farmacológico com opioides administrados IV/SC em infusão contínua, nebulização com morfina em pacientes idosos, uso associado de ansiolíticos (midazolam, lorazepam) se houver agitação
Congestão respiratória terminal	Secreção oral/de vias aéreas ao fim da vida, resultando em sons de respiração ruidosa, borbulhante	Reposicionamento, anticolinérgicos como hioscina IV/SC/VO ou escopolamina transdérmica
Úlceras de pressão	Danos teciduais diretos, fragilidade tecidual, imobilidade, resposta diminuída à dor ou irritação	Prevenção (evitar trauma, aliviar pressão, boa higiene), tratamento com higiene local, debridamento, uso de curativos apropriados, antibióticos, analgésicos
Dor óssea	Metástases ósseas, infiltração leucêmica da medula óssea	Radiação paliativa, isótopos *bone-seeking*, bifosfonatos, quimioterapia, analgésicos
Agitação	Associada à dor, dispneia, fase terminal da doença	Benzodiazepínicos (midazolam), barbitúricos para atingir sedação completa em inquietação terminal
Prurido	Urticária, neuralgia pós-herpética, colestase, uremia e opioides.	Anti-histamínicos (colestase, uremia, opioides), antagonistas 5-HT$_3$ (colestase, opioides)
Hematológicas	Infiltração de células malignas na medula (leucemia), coagulopatias, sangramento de processos erosivos/ulcerosos	Transfusões (células vermelhas, plaquetas) para aliviar sintomas, hemostáticos (ácido aminocaproico) Banho com toalha escura (preta, vinho ou roxo escuro) para ajudar a absorver e camuflar o sangue
Dor intratável	Variável	Avaliação com equipe de dor crônica; considerar sedação paliativa em casos selecionados

GI, gastrintestinal; SC, subcutâneo; VO, via oral; IV, intravenosa.

MEDICINA COMPLEMENTAR E ALTERNATIVA

Não é incomum famílias procurarem modalidades complementares e alternativas para seus filhos quando o tratamento principal tenha sido falho ou indisponível. Crianças com condições crônicas como câncer, asma, anemia falciforme e epilepsia possuem uma incidência maior de uso da medicina complementar e alternativa (MCA) quando comparadas a população pediátrica em geral (Post-White, 2009). O uso da MCA em crianças é influenciado principalmente pelo uso e aceitação pelos próprios pais. Práticas e crenças culturalmente aceitas também desempenham um papel importante. Frequentemente esses tratamentos almejam melhorar a qualidade de vida física e espiritual. Por vezes, o objetivo é uma esperança desesperada de encontrar um tratamento quando outras opções falharam, ou ainda de achar algo percebido como menos tóxico que os tratamentos convencionais para induzir a remissão, apoiar a capacidade da criança de lutar contra a doença, ou prolongar a vida. Alguns pais relatam que o uso de MCA dá a eles a sensação de controle e esperança. As modalidades mais comuns documentadas na pediatria são: oração/meditação, técnicas de relaxamento, massagem, quiropraxia incluindo acupuntura e suplementos nutricionais (Post-White et al, 2009; Friedrichsdorf e Kohen, 2018).

O número de estudos sobre a efetividade do uso da MCA em crianças é pequeno e seus resultados muitas vezes conflituosos. Há uma aceitação geral da ausência de danos associados a técnicas de mente e corpo como oração, meditação, modalidades de toque e sensoriais, e relaxamento. Os provedores de cuidados paliativos frequentemente incorporam técnicas de relaxamento de mente/corpo/espírito em seus programas. A acupuntura e a acupressão vêm ganhando cada vez mais aceitação na comunidade médica ocidental e podem ser benéficas em algumas crianças para alívio de dor, náusea e outros sintomas. Técnicas toque-sensoriais como massagem, toque terapêutico e aromaterapia podem induzir uma resposta de relaxamento em algumas crianças, o que pode ser muito útil. O uso de suplementos, incluindo vitaminas e fitoterápicos, tem sido preocupante devido à falta de informações sobre dosagens pediátricas e de padronização de alguns produtos, além do potencial de interação medicamentosa grave e toxicidade. Tratamentos denominados como "curas" alternativas geralmente não são benéficos e podem ter sérias consequências. Um número crescente de pais está considerando o uso de canabinoides devido ao aumento da disponibilidade e dos relatos de sintomas de alívio (náuseas, dor, ansiedade) e até mesmo como uma cura para a doença do filho. Atualmente, há poucos dados sobre a dosagem e eficácia em crianças. Os canabinoides são conhecidos por ter um potencial de interação com muitas drogas; portanto, todos os medicamentos utilizados pelas crianças, assim como os riscos, devem ser avaliados. Os custos da MCA, principalmente fitoterápicos e tratamentos alternativos, podem ser proibitivos, sendo muito raramente cobertos pelo seguro.

É importante que o prestador de cuidados de saúde pergunte aos pais e adolescentes sobre o uso de MCA e que esteja aberto a conversar com a família sobre as modalidades que utilizam ou que podem querer considerar. Os pais relataram consistentemente em estudos seu desejo de se informar e discutir a MCA com seu provedor de cuidados, mas sua possível relutância em fazê-lo se não tiverem certeza qual resposta eles receberão do provedor. É fundamental fornecer às famílias informações claras sobre o tratamento que estão usando ou considerando e sobre quaisquer contraindicações. Em alguns casos, a recomendação de técnicas complementares como massagem, modalidades de mente/corpo e acupuntura/acupressão pode ser apropriada.

ASPECTOS PSICOSSOCIAIS DOS CUIDADOS PALIATIVOS PEDIÁTRICOS

Os cuidados paliativos pediátricos são únicos, pois os cuidadores devem estar familiarizados com o desenvolvimento espiritual e emocional normal das crianças. Trabalhar com uma criança no seu nível de desenvolvimento através do uso de técnicas de comunicação de linguagem oral e expressiva permitirá que a criança seja mais aberta em relação a suas esperanças, sonhos e medos. A compreensão de uma criança sobre a morte dependerá de seu estágio de desenvolvimento. As crianças entendem a morte como uma mudança de estado aos 3 anos de idade, como universal (a morte acontece a todos os seres vivos) dos 5 aos 6 anos de idade e como pessoal dos 8 aos 9 anos de idade. A **Tabela 32-7** fornece uma visão geral ampla dos conceitos de morte das crianças e oferece algumas intervenções úteis.

CONCEITO INFANTIL DE MORTE

Conforme o final da vida se aproxima, o suporte psicossocial é inestimável para a criança e sua família. Crianças podem precisar de alguém que não seja da família para conversar e que possa responder abertamente e com honestidade seus questionamentos e preocupações. Já os pais podem precisar de orientação e suporte para iniciar discussões e responder os questionamentos de seus filhos sobre a morte e o morrer. Crianças e adolescentes podem ter tarefas específicas que desejam completar antes de sua partida. Alguns desejam participar dos planos de seu funeral e velório, e também da disposição de seu corpo. Frequentemente os pais necessitam de suporte para realizar arranjos funerários, lidar com preocupações financeiras, conversar com irmãos e outros membros da família e lidar com sua própria dor e luto.

É importante reconhecer que o luto não é uma doença, mas um processo normal, multidimensional, único e dinâmico que se apresenta como uma angústia generalizada devido à percepção de uma perda. Uma vez que os pais tenham aceitado a realidade da perda de seu filho, eles devem então completar outras tarefas do luto, como experienciar a dor de sua perda e se ajustar a um ambiente sem seu filho para seguir em frente com suas vidas. Pais que perdem um filho têm alto risco de ter reações de luto complicadas, como ausência do luto, atraso do luto e luto prolongado ou não-resolvido. Os irmãos também estão sob maior risco de luto complicado e requerem atenção especial. (Morris, Fletcher, Goldstein 2019).

SUPORTE CULTURAL E ESPIRITUAL

As decisões em cuidados de saúde estão frequentemente associadas com a cultura e o sistema de crença da família. Compreender a influência das crenças e da cultura da família permite que o profissional forneça cuidados sensíveis e apropriados, principalmente ao final da vida. A interação com membros das comunidades religiosas e culturais da família pode ser fundamental para ajudar tanto a equipe de cuidados quanto o apoio comunitário da família. A permissão para orações, rituais ou outras atividades específicas pode ajudar a facilitar procedimentos e discussões.

Provavelmente, as famílias que mais sofrem de apoio inadequado são aquelas que falam línguas estrangeiras. Todo esforço deve ser realizado para encontrar e utilizar um tradutor qualificado, principalmente para discussões que envolvem entregar notícias sobre o estado do paciente ou tomar decisões críticas. Muitas vezes, o papel de um tradutor é imposto a um amigo ou familiar bilíngue que pode não entender suficientemente os termos médicos para traduzir claramente ou até mesmo traduzir as informações de forma incorreta deliberadamente para proteger a família.

A American Academy of Pediatrics (Academia Americana de Pediatria) tem muitos recursos listados em seu *site* que podem ajudar as crianças, e seus irmãos e pais em www.aap.org.

CONTROLE DA DOR E CUIDADOS PEDIÁTRICOS PALIATIVOS E AO FIM DA VIDA

Tabela 32-7 Conceitos de morte da criança

Faixa etária e desenvolvimento cognitivo	Entendimento cognitivo da morte	Resposta ao estresse	Intervenções úteis
Infância: o senso de si mesmo é diretamente relacionado a ter suas necessidades atendidas	Nenhum	Letargia, irritabilidade, déficit de crescimento	Manter rotina Resposta imediata às necessidades de cuidados físicos e emocionais Abraço, colo, atenção
Criança pequena: pensamento concreto e egocêntrico; vê objetos e eventos em relação à utilidade para si mesmo	Nenhum, mas começando a perceber as implicações da separação	Irritabilidade, mudanças no padrão do sono, carência, regressões, birras	Manter rotina Manter pessoas e objetos familiares à mão Resposta imediata às necessidades de cuidados físicos e emocionais Aceitar a necessidade de aumentar o conforto físico e emocional, mas continuar a incentivar a aquisição de habilidades de desenvolvimento
Pré-escolar: começando a entender o conceito de tempo, mas tem senso limitado de permanência no tempo; curioso, ainda bastante concreto no pensamento	Vê a morte como uma causa intencional Pensamento mágico sobre causa de doenças e morte Acha que morte não é um estado permanente	Comportamentos opositores, regressões, mudanças no sono/vigília, pesadelos, queixas somáticas Começando a identificar o significado e contexto das emoções	Explicações simples e concretas para questionamentos – descobrir o que querem saber Reassegurar que doença e morte não são resultados de seus pensamentos ou desejos Manter pessoas e objetos familiares à mão A brincadeira é uma ferramenta poderosa para ajudar a criança a processar eventos e emoções e também como distração de situações estressoras
Idade escolar: começando a ser capaz de aplicar lógica; aceita pontos de vista além do seu próprio	A morte é vista no contexto da experiência (animais de estimação, avós, o que se vê na televisão ou em filmes) Consegue entender que a morte é permanente	Comportamentos opositores, pesadelos, interrupção do sono, afastamento, tristeza Consegue identificar verbalmente os próprios sentimentos de medo, tristeza, felicidade	Verificar como eles percebem e entendem o que está acontecendo e responder de acordo com suas perguntas Reconhecer que os sentimentos de tristeza, medo e raiva são normais Permitir controle apropriado à idade sempre que possível Manter o máximo possível de normalidade na rotina Brincar é muito importante para a expressão de emoções e liberação de estresse, receptivo para brincadeiras dirigidas
Pré-adolescência e adolescência: ganhar domínio sobre si mesmo como indivíduo, explorando suas próprias crenças morais, éticas e espirituais; maior dependência dos colegas para apoio emocional e informações	Consciência adulta da morte, mas a compreensão ainda pode depender altamente da experiência	Raiva, retraimento, tristeza, depressão, queixas somáticas Pode ter dificuldade para pedir apoio emocional	Definir o tom para uma comunicação aberta e honesta Permitir que o jovem tenha o máximo de controle possível das decisões sobre seus próprios cuidados de saúde Estar disposto a discutir e respeitar desejos e vontades na disposição de pertences, planejamento funerário, o que acontece com seu corpo Ajudar o jovem a realizar importantes tarefas de vida e atividades que dão sentido a sua existência ou a deixar um legado

RETIRADA DO SUPORTE DE VIDA MÉDICO

A tecnologia médica permitiu que muitas crianças com graves problemas de saúde desfrutassem de uma boa qualidade de vida. Quando o suporte tecnológico não permite mais a qualidade e o prazer de vida de uma criança ou quando não há opções viáveis para restaurar a qualidade de vida da criança, pode ser apropriado interrompê-lo. Tubos de alimentação, ventiladores, diálise, nutrição parenteral e marca-passos cardíacos implantados são exemplos de modalidades médicas que podem precisar ser reavaliadas quando a condição de uma criança se deteriorar ou no caso de uma lesão catastrófica.

Existem cinco circunstâncias em que a retirada de suporte médico e tecnologia podem ser considerados em crianças (Tournay, 2000). (Ver a tabela a seguir.)

Morte cerebral	Todas as causas reversíveis estão excluídas, e a criança atende aos critérios estabelecidos para determinação de morte cerebral.
Estado vegetativo persistente (EVP)	Criança totalmente dependente para todos os cuidados, não tem capacidade de interagir significativamente com seu ambiente. A falta de picos corticais no potencial evocado somatossensorial pode ser útil no prognóstico da SVP.
O tratamento atrasará a morte sem aliviar significativamente o sofrimento causado pela doença	Sem chance de cura, a invasividade do tratamento pode prolongar a vida, mas não diminui ou aumenta o sofrimento.
A vida da criança pode ser salva, mas ao custo de deficiência física e mental que torna a vida intolerável para a criança	Importante entender como criança e família definem "vida intolerável".
Tratamento adicional com benefício potencial causará mais sofrimento	O fardo do sofrimento supera o potencial de benefício.

É importante ajudar as famílias a identificar e definir o que significa qualidade de vida para a criança e para a família, e o que seria uma vida intolerável para a criança. É fundamental apresentar de forma clara e compreensível a condição médica, resultados de testes e tratamentos que foram tentados, quais são as expectativas para a capacidade da criança de sobreviver ou de ser funcional e interagir com seu ambiente e porque se acredita que as intervenções atuais ou adicionais serão inúteis ou induzirão mais sofrimento. Essas discussões devem ser realizadas com sensibilidade e sem necessidade de uma resposta imediata dos pais. Muitas vezes são necessárias várias dessas discussões para que as famílias cheguem a uma decisão com a qual elas próprias possam conviver, portanto não devem ser apressadas a tomar decisões. A família pode solicitar testes adicionais ou retestes para garantir que está tomando a decisão certa para seu filho. Quando viável, esses pedidos devem ser atendidos. O apoio espiritual pode ser muito útil para as famílias durante esse processo e deve ser oferecido.

Uma vez que a família tenha tomado a decisão de retirar o suporte à vida, é útil explicar qual será o curso previsto após a retirada, como será a provável aparência da criança durante esse período e qual será o plano de cuidados para garantir conforto. É importante criar um plano com a família para a hora e o local de retirada, quem eles gostariam que estivesse com eles, alguma solicitação específica de ambiente, como uma música tocando, um filme favorito passando na televisão ou um livro sendo lido, e quem eles gostariam que realizasse a retirada. Oferecer a oportunidade de rituais, orações ou momentos privados antes ou durante a retirada é apropriado. Se a morte for prevista para acontecer rapidamente após a retirada, quaisquer requisitos religiosos específicos para o corpo após a morte devem ser organizados com antecedência. Em todos os casos de retirada de suporte, deve-se oferecer apoio à família durante o processo e após a ocorrência do óbito.

PLANEJAMENTO ANTECIPADO DE CUIDADOS

O planejamento antecipado de cuidados permite que os pacientes e seus familiares conheçam seus desejos sobre o que fazer em caso de situações que apresentem risco à vida. Himelstein et al. descrevem o planejamento antecipado de cuidados como um processo de quatro etapas. Primeiro, os indivíduos considerados responsáveis pelas decisões são identificados e incluídos no processo. Em segundo lugar, é feita uma avaliação da capacidade de compreensão do paciente e da família sobre a doença e seu prognóstico, e a morte iminente é descrita em termos que a criança e a família possam entender. Em terceiro, com base na compreensão da doença e do prognóstico, os objetivos do cuidado são determinados em relação a intervenções atuais e futuras – curativas, incertas ou principalmente focadas em proporcionar conforto. Finalmente, em quarto lugar, são tomadas decisões compartilhadas sobre o uso ou o abandono, atualmente e no futuro, de técnicas de manutenção da vida e intervenções médicas agressivas. Em caso de desacordo entre os pais ou entre o paciente e seus pais em relação a essas técnicas ou intervenções, pode ser prudente envolver o comitê de ética do hospital para ajudar a resolver essas questões.

Nos Estados Unidos, alguns estados já permitem que os pais assinem uma diretiva antecipada que afirma sua decisão de não realizar tentativas de ressuscitação em caso de parada cardíaca ou respiratória fora do hospital. Quando uma diretiva antecipada está em vigor, os socorristas não são obrigados a fornecer ressuscitação cardiopulmonar (RCP) se chamados ao local. Alguns distritos escolares respeitam a diretiva antecipada dentro da propriedade escolar, porém muitos ainda não aceitam. Portanto, se uma criança com uma diretiva antecipada em vigor desejar ir à escola, uma discussão entre a equipe médica e os funcionários da escola deve ser organizada para determinar o melhor plano de ação caso a criança tenha uma parada cardíaca ou respiratória em ambiente escolar.

Os pais e, ocasionalmente, a criança podem trazer à tona a possibilidade de doar órgãos ou tecidos corporais após a morte. Embora os tecidos que podem ser doados por uma criança possam ser limitados pelo tipo de doença, em alguns casos (p. ex., câncer), alguns pais encontram imenso conforto em saber que seu filho foi capaz de beneficiar outra criança. Se os pais não discutirem a doação com o médico no momento da morte e a doação é possível, o médico deve oferecer essa oportunidade à família.

A autópsia é outro assunto que muitos médicos têm dificuldade em abordar com a família, mas é uma opção importante a ser discutida. Nos casos de morte antecipada por causas naturais, as autópsias geralmente não são obrigatórias; no entanto, as informações obtidas em uma autópsia podem ser úteis para a paz de espírito dos pais ou ainda para a pesquisa médica. Se a morte ocorrer em casa, e houver o desejo de realizar uma autópsia, será necessário tomar providências especiais com o necrotério ou com o legista para transportar e receber o corpo.

REFERÊNCIAS

Amano K et al: Association between early palliative care referrals, inpatient hospice utilization, and aggressiveness of care at the end of life. J Palliat Med 2015 Mar;18(3):270-273 [PMID: 25210851].

Becker G, Blum HE: Novel opioid antagonists for opioid-induced bowel dysfunction and postoperative ileus. Lancet 2009;373:1198 [PMID: 19217656].

Conner SC: Estimating the global need for palliative care for children: a cross-sectional analysis. J Pain Symptom Manage 2017 Feb;53(2):171 [PMID: 27765706].

Friedrichsdorf SJ, Kohen DP: Integration of hypnosis into pediatric palliative care. Ann Palliat Med 2018 Jan;7(1):136-150. doi:10.21037/apm.2017.05.02 [PMID: 28866891].

Goldman A et al (eds): *Oxford Textbook of Palliative Care for Children*. Oxford University Press; 2006.

Hanny C: Complementary and alternative medicine use in pediatric hematology/oncology patients at the University of Mississippi Medical Center. J Altern Complement Med 2015 Nov 11;21:660-666.

Himelstein B et al: Pediatric palliative care. N Engl J Med 2004;350:1752 [PMID: 15103002].

Kang T, Munson D, Klick J (eds): Pediatric palliative care. Pediatr Clin North Am 2007;54(5).

Kemppainen LM, Kemppainen TT, Reippainen JA, Salmennien ST, Vuolanto PH: Use of complementary and alternative medicine in Europe: health—related and sociodemographic determinants. Scand J Public Health 2018 Jun;46(4):448-455 [PMID: 28975853].

Knapp C, Thompson L: Factors associated with perceived barriers to pediatric palliative care: a survey of pediatricians in Florida and California. Palliat Med 2012;26(3);268-274 [PMID: 21680751].

Lindenfelser KJ, Hense C, McFerran K: Music therapy in pediatric palliative care: family-centered care to enhance quality of life. Am J Hosp Palliat Care 2012;29(3):219-226 [PMID: 22144660].

Morris S, Fletcher K, Goldstein R: The grief of parents after the death of a young child. J Clin Psychol Med Settings 2019 Sep;26(3):321-338 [PMID: 30488260].

October T et al: The parent perspective: "Being a good parent" when making critical decisions in the PICU. Pediatr Crit Care Med 2014;15:291-298 [PMID: 24583502].

O'Shea ER, Kanarek RB: Understanding pediatric palliative care: what it is and what it should be. J Pediatr Oncol Nurs 2013;(30)1:34-44 [PMID: 23372039].

Ott M: Mind-body therapies for the pediatric oncology patient: matching the right therapy with the right patient. J Pediatr Oncol Nurs 2006;223(5):254-257 [PMID: 16902078].

Pirie A: Pediatric palliative care communication: resources for the clinical nurse specialist. Clin Nurse Spec 2012;26(4):212-215 [PMID: 22678187].

Post-White J, Fitzgerald M, Hageness S, Sencer S: Complementary and alternative medicine use in children with cancer and general and specialty pediatrics. J Pediatr Oncol Nurs 2009;26(1):715 [PMID: 18936292].

Thompson LA et al: Pediatricians' perceptions of and preferred timing for pediatric palliative care. Pediatrics 2009;123:e777 [PMID: 19403469].

Tomlinson D et al: Chemotherapy versus supportive care alone in pediatric palliative care for cancer: comparing the preferences of parents and health care professionals. CMAJ 2011;183(17):E1252-E1258 [PMID: 22007121].

Tournay AE: Withdrawal of medical treatment in children. West J Med 2000;173:407-411 [PMID: 11112760].

Weaver MS et al: Establishing psychosocial palliative care standards for children and adolescents with cancer and their families: an integrative review. Palliat Med 2016 Mar;30(3):212-223 [PMID: 25921709].

Weigand D: In their own time: the family experience during the process of withdrawal of life-sustaining therapy. J Palliat Med 2008 Nov 8;11:1115-1121 [PMID: 18980452].

Widger K, Picot C: Parents' perceptions of the quality of pediatric and perinatal end-of-life care. Pediatr Nurs 2008;34(1):53-58 [PMID: 18361087].

Woodruff R (ed): *Palliative Medicine*. Oxford University Press; 2005.

Youngblut JM, Brooten D: Perinatal and pediatric issues in palliative and end-of-life care from the 2011 Summit on the Science of Compassion. Nurs Outlook 2012;60(6):343-350.

Recursos *online*

Education on Palliative and End of Life Care (EPEC; adult focused): www.epec.net.

End of Life Nursing Education Consortium (ELNEC): http://www.aacn.nche.edu/elnec.

Initiative for Pediatric Palliative Care (IPPC): www.ippcweb.org.

National Hospice and Palliative Care Organization (NHPCO)—Children's Project on Palliative/Hospice Services (ChiPPs): www.nhpco.org.

WHO Global Report on Traditional and Complementary Medicine, World Health Organization 2019 ISBN978-92-4-15.

Imunodeficiência

Jordan K. Abbott, MD, MA
Cullen M. Dutmer, MD
Pia J. Hauk, MD

INTRODUÇÃO

A imunodeficiência é um estado fisiológico no qual o sistema imunológico sucumbe a exposições microbiológicas tipicamente controladas por membros da população imunocompetente. Esse estado pode ser transitório ou persistente, congênito ou adquirido, e pode resultar de disfunção de um ou vários componentes do sistema imunológico. As manifestações infecciosas da imunodeficiência surgem de uma falha em prevenir, eliminar, limitar a propagação ou suprimir um microrganismo que normalmente seria controlado em um dos modos de defesa. As manifestações clínicas, portanto, incluem infecção por um microrganismo incomum, maior extensão da disseminação de uma infecção, infecção persistente, infecção recorrente e consequências inflamatórias associadas a esses cenários. Uma vez que as infecções na imunodeficiência são dependentes de uma exposição microbiológica relevante, é possível que a imunodeficiência possa permanecer não diagnosticada; no entanto, uma consideração cuidadosa de características associadas, histórico familiar, medicamentos imunossupressores e achados laboratoriais pode acelerar o diagnóstico e possibilitar a prevenção de infecção grave e outras complicações. Como resultado, é importante que os médicos estejam atentos às pistas que podem levar a um rápido diagnóstico.

O sistema imune humano consiste filogeneticamente do sistema imune inato primitivo e do sistema imune adaptativo (**Figura 33-1**). Para efeitos de classificação clínica, as imunodeficiências primárias (IDPs) são geralmente divididas em quatro grupos principais: deficiências de anticorpos, imunodeficiências combinadas de células T e B, disfunção de células fagocíticas e outras deficiências da imunidade inata, que incluem deficiências do complemento. O entendimento do papel que cada parte do sistema imunológico desempenha na defesa do hospedeiro permite realizar uma avaliação crítica da presença de uma possível imunodeficiência como a causa de infecções recorrentes e desregulação imunológica, o que pode levar à autoimunidade associada e inflamação crônica.

AVALIAÇÃO DAS IMUNODEFICIÊNCIAS: CONSIDERAÇÕES PRINCIPAIS

Ao avaliar uma possível IDP, outras condições que aumentam a suscetibilidade a infecções devem ser consideradas, como rinite alérgica, asma, fibrose cística, discinesia ciliar primária, aspiração de corpo estranho e condições que interferem na função de barreira da pele. Causas comuns de imunodeficiência secundária ou adquirida são desnutrição; envelhecimento; perda proteica por gastroenteropatia, doença renal ou malformações linfáticas; certos medicamentos (glicocorticoides, medicamentos imunossupressores, agentes biológicos modificadores da doença, quimioterápicos); e outras doenças associadas à imunidade comprometida (aplasia medular, neoplasia maligna hematológica e certas infecções crônicas, incluindo síndrome da imunodeficiência adquirida [AIDS, de *acquired immunodeficiency syndrome*]). Se um único local estiver envolvido, defeitos anatômicos e corpos estranhos podem estar presentes. A **Figura 33-2** descreve quando IDPs devem ser consideradas.

Os padrões clínicos podem indicar a presença de uma IDP e a categoria de comprometimento imunológico. Deve-se considerar IDP em pacientes com infecções frequentes, graves ou incomuns. Quando o histórico de infecção sugere IDP, o tipo de infecção pode ajudar a orientar a investigação inicial. Defeitos de anticorpos, complemento e células fagocíticas predispõem principalmente a infecções bacterianas, mas diarreia, candidíase superficial, infecções oportunistas e infecções graves por herpes-vírus são mais características da imunodeficiência de linfócitos T. O local da infecção pode fornecer pistas importantes. Aspectos adicionais como a presença de características sindrômicas, má cicatrização de feridas, desregulação imunológica, incluindo autoimunidade ou doença linfoproliferativa, idade de início da doença e atraso de crescimento podem ajudar a categorizar a IDP. A **Tabela 33-1** classifica as IDPs em quatro categorias com base na idade de início, infecções com patógenos específicos, órgãos afetados e outras condições especiais.

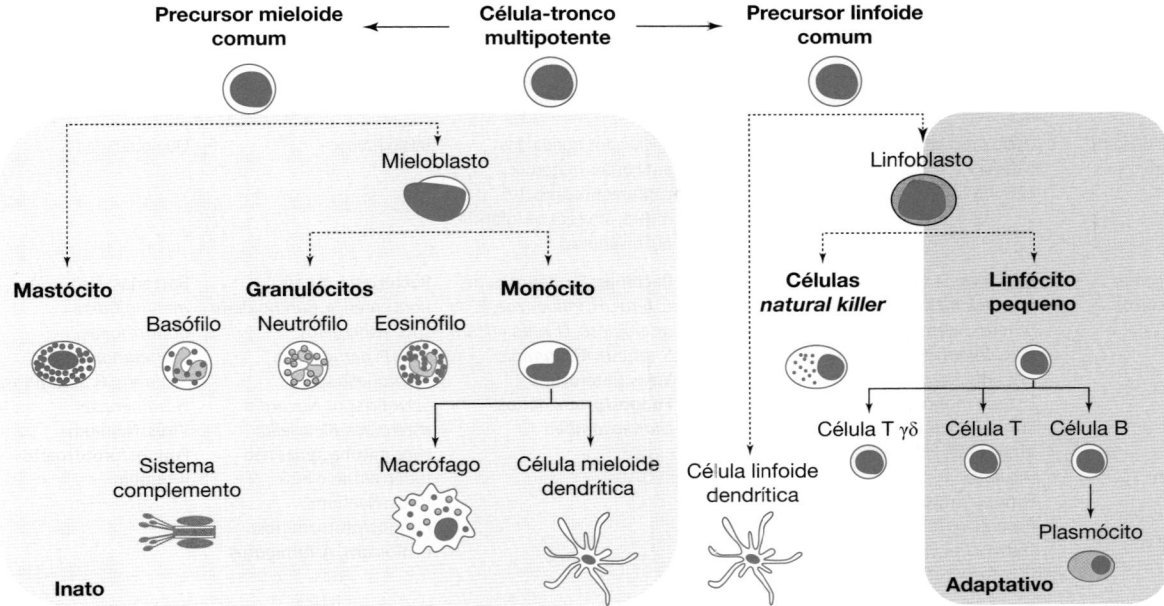

▲ **Figura 33-1** Componentes do sistema imune humano.

A investigação laboratorial inicial deve ser dirigida à apresentação clínica e à categoria suspeita de comprometimento imunológico. Se houver suspeita de deficiência de anticorpos, o hemograma completo (HC) com diferencial celular e a quantificação de imunoglobulinas (Igs) identifica a maioria dos pacientes. Se houver suspeita de deficiência de células T, deve ser realizada a fenotipagem hematológica de linfócitos para quantificar células T, células B, e células *natural killer* (NK). Para defeitos de células fagocíticas, o teste de explosão oxidativa em granulócitos estimulados deve ser feito. Para deficiência de complemento, o teste de função da via clássica e alternativa deve ser executado. A **Tabela 33-2** resume a abordagem laboratorial da avaliação da IDP.

▶ Anticorpos e imunoglobulinas

A triagem laboratorial inicial para deficiência de anticorpos inclui a avaliação de imunoglobulinas séricas: IgG, IgM e IgA, que têm faixas normais dependentes da idade **(Tabela 33-3)**. Por

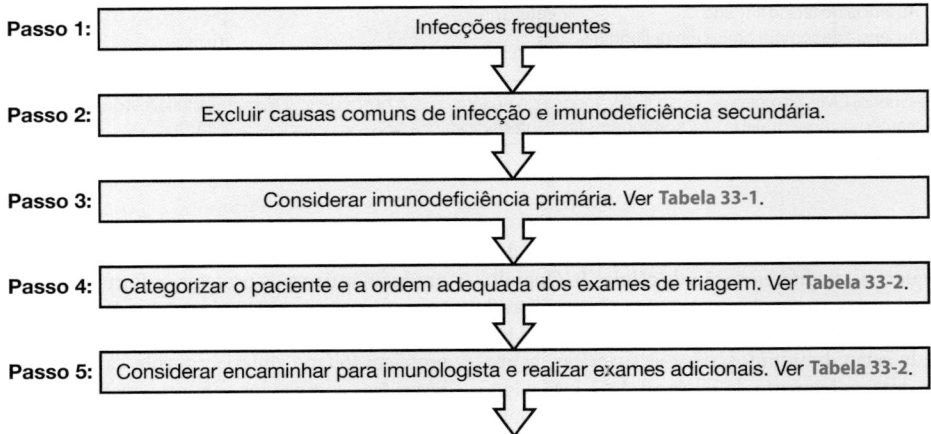

▲ **Figura 33-2** Abordagem geral para imunodeficiências primárias.

Tabela 33-1 Manifestação clínica de imunodeficiências primárias

Características	Deficiência combinada (defeitos de linfócitos T e B)	Deficiência de anticorpos (defeitos de linfócitos B)	Defeitos de fagócitos	Defeitos do complemento
Idade de início das infecções	Início precoce, comumente antes de 6 meses	Início após queda dos anticorpos maternos, comumente após 3-6 meses; às vezes na infância ou em adultos	Início precoce	Qualquer idade
Patógenos específicos	**Bactérias:** *Streptococcus pneumoniae, Campylobacter fetus, Staphylococcus aureus, Haemophilus influenzae, Pseudomonas aeruginosa, Mycoplasma hominis, Ureaplasma urealyticum, Listeria monocytogenes, Salmonella* spp., flora entérica, micobactérias atípicas e BCG **Vírus:** CMV, EBV, varicela, VSR, enterovírus, rotavírus **Fungos/protozoários:** *Candida albicans, Aspergillus fumigatus, Toxoplasma gondii* **Outros:** *Pneumocystis carinii, Cryptosporidium*	**Bactérias:** *S. pneumoniae, C. fetus, H. influenzae, P. aeruginosa, U. urealyticum S. aureus, M. hominis* **Vírus:** Enterovírus **Fungos/protozoários:** *Giardia lamblia*	**Bactérias:** *S aureus*, flora entérica, *Burkholderia* spp., *Aspergillus* spp., *P. aeruginosa, Salmonella* spp., *Serratia* spp., *Nocardia asteroides, Klebsiella* spp., micobactérias não tuberculosas e BCG **Vírus:** Nenhum **Fungos/protozoários:** *C. albicans, A. fumigatus*	**Bactérias:** *Neisseria meningitidis* e *gonorrhoeae, S. pneumoniae, S. aureus, P. aeruginosa, H. influenzae* **Vírus:** Nenhum **Fungos/protozoários:** Incomum
Órgãos afetados e infecções	**Geral:** Déficit de crescimento **Infecções:** Infecções graves (meningite, sepse, sinopulmonar), candidíase recorrente e diarreia crônica	**Infecções:** Sinopulmonar, pneumonia e meningite recorrentes. **GI:** Síndrome de má absorção crônica, sintomas semelhantes a DII **Outros:** Artrite	**Pele:** Dermatites, abscessos e celulites **Linfonodos:** Adenite supurada **Cavidade oral:** Periodontite e úlceras **Pulmões:** Pneumonia e abscessos **Outros:** Abscessos hepáticos e cerebrais, osteomielite	**Infecções:** Meningite, infecção gonocócica disseminada, sepse, pneumonia
Manifestações especiais	DEVH por células T maternas ou transfusão sanguínea Infecção disseminada após BCG ou vacina viva contra pólio Ausência de tecido linfoide Ausência de sombra tímica em radiografia de tórax	Autoimunidade Neoplasia linforreticular Poliomielite pós-vacinação Encefalite crônica por enterovírus	Má cicatrização de feridas Estenose pilórica e uretral, DII	**Doenças autoimunes:** LES, vasculites, dermatomiosite, esclerodermia, glomerulonefrite **Outros:** Angioedema hereditário, SHUa

BCG, bacilo Calmette-Guérin; CMV, citomegalovírus; DEVH, doença do enxerto *versus* hospedeiro; DII, doença inflamatória intestinal; EBV, vírus Epstein-Barr; LES, lúpus eritematoso sistêmico; SHUa, síndrome hemolítico-urêmica atípica; VSR, vírus sincicial respiratório.

definição, as células B virgens produzem IgM, e a produção dos outros isotipos requer maior diferenciação de células B. Quando apenas a IgM, e nenhum outro isotipo, está presente, é provável que haja um defeito de diferenciação das células B. Quando todos os isotipos de Ig estão diminuídos, deve-se suspeitar de um defeito anterior no desenvolvimento de células B. IgG, IgM e IgA normais e níveis aumentados de IgE geralmente indicam atopia. Níveis elevados de imunoglobulina são frequentemente vistos na autoimunidade.

Alguns pacientes podem ter níveis normais de Ig, mas não produzir anticorpos protetores. Portanto, a avaliação da resposta imunológica à vacinação é recomendada. Após a imunização de rotina, pode-se medir os anticorpos IgG específicos contra antígenos proteicos (tétano, difteria, rubéola, caxumba) e antígenos de polissacarídeos conjugados com proteínas (*Streptococcus pneumoniae, Haemophilus influenzae*). Para testar a resposta à vacina polissacarídica pura, pode-se administrar Pneumovax®23 ou Typhim Vi®. A resposta ao antígeno polissacarídico se desenvolve durante o

IMUNODEFICIÊNCIA

Tabela 33-2 Avaliação laboratorial de imunodeficiência primária

Defeito suspeito	Exames de triagem	Avaliação especializada
Linfócitos B	HC com diferencial Quantitativo de imunoglobulinas	Quantitativo de células T, células B e células NK Fenotipagem estendida de células B Níveis de IgG para antígenos imunizados por vacina Análise de DNA para mutações genéticas específicas
Linfócitos T	HC com diferencial Quantitativo de imunoglobulinas Quantitativo de células T, células B e células NK	Fenotipagem estendida de células T Proliferação linfocítica para mitógenos e antígenos Teste cutâneo de hipersensibilidade tardia Estudos de citotoxicidade Níveis de ADA ou PNP em hemácias Análise de DNA para mutações genéticas específicas
Fagócitos	HC com diferencial	Teste de DHR por citometria de fluxo Teste do tetrazólio nitroazul Testes bactericidas Análises de CD11/18 Teste quimiotáxico
Complemento	CH50 AH50	Nível dos componentes do complemento Função dos componentes do complemento Anticorpos do complemento

ADA, adenosina deaminase; CD, grupo de diferenciação; DHR, di-hidrorrodamina; HC, hemograma completo; NK, *natural killer*; PNP, fosforilase de nucleosídeos purina.
Adaptada com autorização de Cunningham-Rundles C: *Immune deficiency: office evaluation and treatment*. Allergy Asthma Proc 2003 Nov-Dec;24(6):409–415.

segundo ano de vida, mas as vacinas conjugadas com proteínas provocam uma resposta mais precoce em crianças imunocompetentes. O padrão-ouro é a comparação dos títulos pré e pós-imunização.

Tabela 33-3 Valores normais de imunoglobulinas por idade

Idade	IgG (mg/dL)	IgM (mg/dL)	IgA (mg/dL)
Recém-nascido	1.031 ± 200	11 ± 7	2 ± 3
1-3 meses	430 ± 119	30 ± 11	21 ± 13
4-6 meses	427 ± 186	43 ± 17	28 ± 18
7-12 meses	661 ± 219	55 ± 23	37 ± 18
13-24 meses	762 ± 209	58 ± 23	50 ± 24
25-36 meses	892 ± 183	61 ± 19	71 ± 34
3-5 anos	929 ± 228	56 ± 18	93 ± 27
6-8 anos	923 ± 256	65 ± 25	124 ± 45
9-11 anos	1.124 ± 235	79 ± 33	131 ± 60
12-16 anos	946 ± 124	59 ± 20	148 ± 63
Adultos	1.158 ± 305	99 ± 27	200 ± 61

Adaptada com autorização de Stiehm ER, Ochs HD, Winklestein JA et al: *Immunologic Disorders of Infants and Children*. 5th ed. St. Louis, MO: Elsevier; 2004.

Se uma triagem inicial revelar concentrações muito baixas de isotipos de Ig, novos estudos objetivam identificar a causa da deficiência de imunoglobulina. Certos tipos de hipogamaglobulinemia são caracterizados por níveis baixos ou ausentes de linfócitos B, como a agamaglobulinemia ligada ao cromossomo X (doença de Bruton). A albumina sérica deve ser medida em pacientes com hipogamaglobulinemia para excluir deficiências secundárias devido à perda de proteína por meio do intestino ou dos rins. A quantificação da subclasse IgG ou IgA pode ser anormal em pacientes com variadas síndromes de imunodeficiência e malignidades, mas raramente é útil em uma avaliação inicial.

▶ Linfócitos T

A triagem laboratorial inicial para deficiência de linfócitos T inclui um HC com diferencial celular para avaliar uma diminuição da contagem absoluta de linfócitos (< 1.000/μL) e enumeração de números absolutos de células T e seus subconjuntos, células B e células NK (ver **Tabela 33-2**). A função das células T pode ser analisada por proliferação de linfócitos *in vitro*. A função limítrofe deve ser interpretada com base na correlação clínica. A função dos linfócitos T também é frequentemente estudada *in vivo* por testes cutâneos de hipersensibilidade tardia a antígenos específicos, incluindo *Candida albicans*, tétano ou caxumba; contudo, um resultado negativo não é útil, pois pode ser devido à idade jovem, doença crônica, deficiência de vitamina D ou técnica de teste inadequada. As deficiências de linfócitos T frequentemente não se manifestam com teste cutâneo anérgico até que a deficiência seja grave, como na Aids, por exemplo. É importante avaliar a produção de anticorpo específico do paciente porque a função adequada dos linfócitos B e a produção de anticorpos são dependentes da função adequada dos linfócitos. Portanto, a maioria das deficiências de linfócitos T se manifesta como deficiências combinadas de linfócitos T e B.

▶ Imunidade de células fagocíticas

Defeitos de células fagocíticas normalmente envolvem redução do número de fagócitos ou defeito na função fagocitária. A triagem laboratorial inicial para defeito fagocítico, principalmente função neutrofílica, deve incluir HC e diferencial celular para evidenciar neutropenia. O esfregaço de sangue periférico pode detectar corpúsculos de Howell-Jolly em eritrócitos, indicativos de asplenia, e anormalidades nos grânulos lisossômicos em neutrófilos. Uma anormalidade da explosão oxidativa dos neutrófilos, que levaria ao comprometimento da atividade bactericida dos neutrófilos, pode ser testada por análise de citometria de fluxo de neutrófilos estimulados precedida de di-hidrorrodamina (DHR). As moléculas de adesão leucocitária podem ser estudadas por citometria de fluxo. Ensaios para estudar a fagocitose de neutrófilos de bactérias e a atividade microbicida fagocítica estão disponíveis em laboratórios especializados. O padrão de sintomas clínicos que sugere um possível defeito da função das células fagocíticas deve ditar quais testes serão usados.

▶ Vias do complemento (Figura 33-3)

Testar a atividade hemolítica total do complemento com o teste CH50 detecta a maioria das doenças do sistema complemento que aumenta a suscetibilidade à infecção. Títulos normais de CH50 dependem da capacidade de todos os 11 componentes da via clássica e do complexo de ataque à membrana de interagirem e depois lisarem eritrócitos de ovelha revestidos com anticorpo. Deficiências da via alternativa do complemento são identificadas por lise subnormal de eritrócitos de coelho no ensaio AH50. Para ambos os ensaios, o soro do paciente deve ser separado e congelado a –70 °C por 30 a 60 minutos após a coleta para evitar a perda de atividade. Não é necessária a mensuração de níveis de cada componente individualmente quando CH50 e AH50 são normais. Se CH50 e AH50 estiverem baixos, uma deficiência na via terminal compartilhada (C3, C5, C6, C7, C8 ou C9) seria a explicação mais comum. Se o CH50 estiver baixo e o AH50 estiver normal, a deficiência deve afetar C1, C4 ou C2. Se o AH50 estiver baixo mas o CH50 estiver normal, deve-se suspeitar de uma deficiência de fator D ou B ou de properdina. A maioria das deficiências quantitativas dos componentes do complemento resultam da ativação da via e do consumo resultante. Portanto, é essencial que a ativação do complemento seja descartada antes de diagnosticar uma deficiência de complemento hereditária.

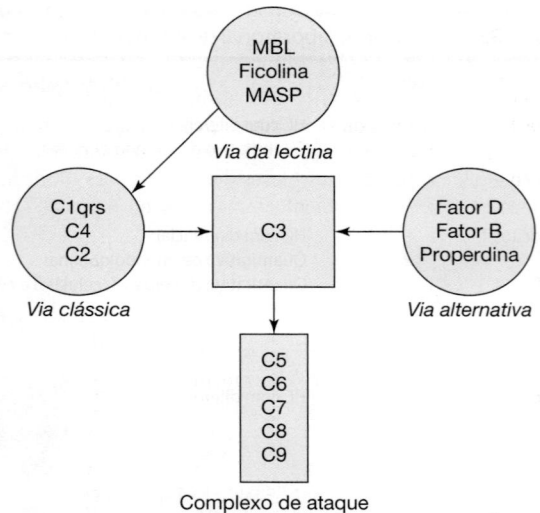

▲ **Figura 33-3** Vias de ativação do complemento e papel funcional central do C3. MASP, serina-protease associada à MBL; MBL, lectina de ligação da manose.

IMUNODEFICIÊNCIA COMBINADA GRAVE

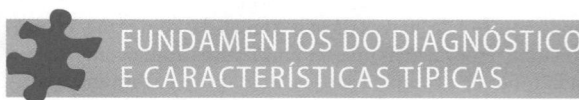

▶ Início no primeiro ano de vida.
▶ Infecções recorrentes causadas por bactérias, vírus, fungos e patógenos oportunistas.
▶ Diarreia crônica e déficit de crescimento.
▶ Tecido linfoide ausente.

▶ Considerações gerais

A imunodeficiência combinada grave (IDCG, de SCID, *severe combined immunodeficiency disease*) é um grupo de doenças imunológicas raras com a característica definidora de deficiência grave da função e/ou do número de células T. Devido à centralidade das células T no sistema imunológico, a gravidade da deficiência de células T resulta em disfunção imunológica e ampla suscetibilidade à infecção. Se não for tratada, a SCID resulta em morte antes do primeiro ano de vida. A abordagem terapêutica varia dependendo do defeito molecular subjacente, mas, para a maioria dos pacientes com SCID, o tratamento ideal é o transplante de células-tronco hematopoiéticas (TCTH). Os resultados do transplante são favoráveis se realizados nos primeiros 3 meses de vida ou antes do início da SCID associada a infecções crônicas. A triagem neonatal realizada a partir de sangue seco colhido em papel-filtro para identificar deficiência de células T ocorre universalmente no Estados Unidos e internacionalmente pela quantificação de círculos de excisão de receptores de células T (TRECs, de *T-cell receptor excision circles*) que ocorrem durante o desenvolvimento normal das células T. O achado de TRECs ausentes ou reduzidos identifica e ajuda a tratar pacientes com SCID logo após o nascimento. A suspeita de SCID é uma emergência médica, e os passos necessários para confirmar o diagnóstico e iniciar o tratamento devem ser seguidos rapidamente.

Achados clínicos

A. Sinais e sintomas

A SCID frequentemente apresenta infecções oportunistas, atípicas e persistentes. Organismos comuns incluem, mas não se limitam exclusivamente a *Pneumocystis jirovecii*, candidíase e citomegalovírus. Na ausência de um microrganismo identificado, a SCID pode se apresentar com qualquer combinação dos seguintes: déficit de crescimento, diarreia crônica ou doença respiratória crônica inexplicável. O exame físico é notável pela falta do tecido linfoide, incluindo amígdalas e gânglios linfáticos. A radiografia de tórax geralmente demonstra ausência de sombra tímica.

B. Achados laboratoriais

O padrão característico da SCID é a deficiência na produção de células T pelo hospedeiro. A produção endógena de células T pode ser verificada pela quantificação de TRECs no sangue ou medindo a expressão de CD31 nas células T do sangue periférico. A presença de números normais de linfócitos no HC ou mesmo números normais de células T CD3 não descarta SCID devido à possibilidade de populações de células T derivadas maternalmente ou populações de células T endógenas anormalmente expandidas com diversidade severamente limitada. Achados laboratoriais associados podem incluir redução no número de células NK e células B, proliferação diminuída de linfócitos em resposta a mitógenos, e baixos níveis de imunoglobulina. Testes genéticos devem ser realizados para confirmar o diagnóstico, embora o tratamento não deva ser adiado enquanto se aguarda resultados de testes genéticos. Etiologias genéticas conhecidas de SCID estão listadas na **Tabela 33-4**.

Diagnóstico diferencial

O diagnóstico diferencial de SCID deve ser cuidadosamente considerado, pois o diagnóstico errado pode potencialmente resultar em TCTH injustificado. Recém-nascidos com idade gestacional (IG) inferior a 33 semanas e/ou um peso ao nascer inferior a 800 g podem apresentar uma triagem neonatal para SCID alterada relacionada à linfopenia transitória de células T, que normalmente se normaliza quando a IG somada à idade cronológica se aproxima do termo completo. Distúrbios que resultam em perda anormal ou compartimentalização do líquido linfático, como quilotórax, linfangiectasia, gastrosquise e onfalocele, podem resultar na aparente ausência de células T geradas endogenamente, mesmo que estejam sendo produzidos normalmente. A Aids pode resultar em deficiência grave de células T CD4 e nas mesmas infecções vistas na SCID.

Tratamento

Uma variedade de terapias é usada no tratamento de SCID. Essas terapias incluem TCTH, terapia gênica, transplante de timo e reposição enzimática. A escolha terapêutica depende de defeito genético específico, idade à época do diagnóstico, acesso a um doador de TCTH apropriado e comorbidades. Para otimizar o resultado de qualquer terapia definitiva escolhida, deve ser feito um esforço conjunto para evitar a deterioração clínica no período de espera. A profilaxia antimicrobiana deve ser iniciada com o objetivo de prevenir a infecção pulmonar por *Pneumocystis*, assim como outros patógenos fúngicos. A profilaxia antiviral pode ser considerada também. A terapia de reposição de Ig deve ser iniciada. Pacientes com suspeita de SCID só devem ser transfundidos com produtos sanguíneos irradiados negativos para citomegalovírus (CMV), e eles não devem receber nenhuma vacina atenuada. Se o paciente recebeu a vacina do bacilo Calmette-Guérin (BCG), deve-se considerar terapia específica. Precauções de isolamento devem ser instituídas. Até que se entenda mais sobre a transmissão do vírus em mães CMV positivas, a amamentação deve ser desencorajada. Precauções adicionais podem ser adaptadas com base no fator de risco do paciente.

Currier R, Puck JM: SCID newborn screening: what we've learned. J Allergy Clin Immunol 2021 Feb;147(2):417–426. doi: 10.1016/j.jaci.2020.10.020 [PMID: 33551023].

CLASSIFICAÇÃO SCID

Desenvolvimento defeituoso de células T

As células T se desenvolvem em um processo de múltiplos estágios promovidos por células de suporte e citocinas diretivas. Problemas com a produção ou a detecção desses sinais de desenvolvimento podem resultar em um déficit grave do número de células T.

A deficiência na formação de um rearranjo funcional do receptor de células T e nos mecanismos de reparo do DNA resultam na ausência de células T, sendo essa última também associada à sensibilidade de radiação. A ausência primária do timo impede o desenvolvimento de células T maduras em apresentações graves da síndrome de deleção 22q11, (Síndrome de DiGeorge) da síndrome CHARGE e da deficiência de *FOXN1*.

Sobrevivência prejudicada de células T

A sobrevivência prejudicada das células T é observada na deficiência de adenosina deaminase (ADA) e purina nucleosídeo fosforilase (PNP, de *purine nucleoside phosphorylase*), bem como disgenesia reticular e disceratose congênita. A ADA e a PNP são componentes do resgate de purinas em linfócitos, e a perda dessas enzimas resulta no acúmulo de subprodutos tóxicos da purina. A disceratose congênita ocorre por conta da manutenção anormal dos telômeros e resulta em defeitos de sobrevivência em células hematológicas. A disgenesia reticular é possivelmente a forma mais grave de imunodeficiência combinada como resultado do aumento

Tabela 33-4 Classificação da imunodeficiência combinada grave

	Genes com defeito	Etiologia provável	Características típicas
Defeitos do desenvolvimento das células T			
Defeito de sinalização de IL7R	IL2RG, IL7RA, JAK3	A sinalização de IL-7 é essencial para o desenvolvimento de células T	A deficiência de IL2RG e JAK3 está associada à ausência de células NK e a disfunção de células B
Defeito de sinalização do receptor de células T (TCR)	ZAP70, PTPRC, CD3D, CD3G, CD3E	A sinalização do TCR é essencial para o desenvolvimento de células T	O ZAP70 tem aparente deficiência apenas de células CD8, mas células T CD4 também são disfuncionais. Células B não são afetadas
Defeito de RAG	RAG1, RAG2	O TCR funcional não é formado	As células B e T são ambas deficientes. As células NK não são afetadas
Defeito de recombinação NHEJ	LIG4, NHEJ1, DCLRE1C, PRKDC	O TCR funcional não é formado	As células B e T são deficientes. As células NK não são afetadas. Sensibilidade, em todo o corpo, à toxicidade por radiação. Podem estar associadas à microcefalia e outras características sindrômicas
Ausência de função tímica	Deleção de 22q11, síndrome CHARGE, FOXN1	O timo é essencial para desenvolvimento de células T	A contagem de células B geralmente não é afetada. A deficiência de FOXN1 é associada à displasia ungueal
Prejuízo na sobrevivência de células T			
Distúrbio de salvamento de purina	ADA, PNP	Metabólitos tóxicos	Deficiência de células B, T e NK
Disceratose congênita (Síndrome de Hoyeraal-Hreidarsson)	DKC1, ACD (TPP1), TINF2, TERT, RTEL1	A manutenção de telômeros é gravemente defeituosa	Associada à restrição de crescimento intrauterino (RCIU) e hipoplasia cerebral
Disgenesia reticular	AK2	Possível desequilíbrio energético celular	Associada à agranulocitose e deficiência de todos os linfócitos, mas eritrócitos e plaquetas normais
Via do carbono único	TCN2, MTHFD1	Desconhecida	Associada ao distúrbio neurodegenerativo. Anemia megaloblástica. Pacientes melhoram com suplementação adequada
Defeito ribossomal	RMRP	Desconhecida	Associada à acondroplasia de membros curtos
Prejuízo de função das células T			
Defeito de sinalização do Ca^{2+}	STIM1, ORAI1	Sinalização de IL-7 é essencial para desenvolvimento de células T	A deficiência de IL2RG e JAK3 está associada à ausência de células NK e disfunção de células B
Antígenos para células	CD3G, CD3E	Prejuízo no desenvolvimento de células T e de transdução de sinais	Células B não são afetadas

da apoptose de precursores mieloides e linfoides, e está associada à surdez neurossensorial. Defeitos na via de um carbono também podem resultar em deficiência grave de células hematopoiéticas.

▶ Função prejudicada das células T

Foram identificadas poucas síndromes em que há amadurecimento normal de células T apesar de uma deficiência residual na sinalização do receptor de células T (TCR, de *T-cell receptor*) que resulta em suscetibilidade a infecções normalmente vista em síndromes de deficiência de células T. Na deficiência de *STIM1* e de *ORAI1*, a mobilização defeituosa de canais de cálcio resulta em ativação inadequada de células T, apesar da quantidade ser normal. Na deficiência de complexo de histocompatibilidade principal (MHC, de *major histocompatibility complex*) classe II, as células T normais são incapazes de responder ao antígeno porque ele não é apresentado por células apresentadoras de antígenos.

SÍNDROME DE OMENN

A síndrome de Omenn é uma apresentação de SCID causada por células T autorreativas residuais na ausência de células T imunes competentes. A síndrome pode incluir erupção cutânea grave, déficit de crescimento, esplenomegalia, diarreia, eosinofilia e IgE elevada em associação a infecções típicas observadas em SCID. Os números de células T são elevados, mas a fenotipagem detalhada revela que a maioria das células T tem um fenótipo de memória (CD45RO-positivo). A síndrome de Omenn foi ligada a mutações em genes conhecidos por causar SCID convencional, surgindo em parte devido a fatores específicos de mutação e em parte à suscetibilidade individual do paciente. Uma apresentação clínica semelhante ocorre em pacientes com SCID que têm células T maternas enxertadas.

OUTRAS IMUNODEFICIÊNCIAS COMBINADAS

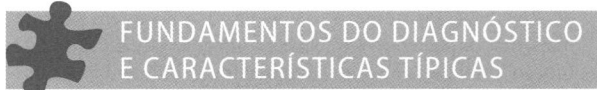

FUNDAMENTOS DO DIAGNÓSTICO E CARACTERÍSTICAS TÍPICAS

▶ Gravidade variável da imunodeficiência.
▶ O início dos sinais e sintomas de imunodeficiência pode estar atrasado.
▶ Frequentemente associada a síndromes genéticas definidas.

Considerações gerais

As imunodeficiências combinadas (IDC) incluem todos os defeitos que prejudicam diretamente os linfócitos T e B. Enquanto pacientes com SCID apresentam diferenciação prejudicada de células T, com números de células T ausentes ou muito baixos (< 300/μL), em pacientes com IDC menos grave, as células T se desenvolvem e circulam. A função anormal dessas células T afeta a função das células B e a produção de anticorpos por falta da coestimulação de células T e/ou do uso compartilhado de moléculas de sinalização e fatores de transcrição. O número de IDCs definidas geneticamente cresce de forma constante, e uma compreensão básica das vias de sinalização ativadas por meio de receptores de células T e B, citocinas e receptores de fator de crescimento e onde elas se cruzam pode ajudar a vencer os desafios diagnósticos. Testes genéticos usando painéis de genes associados a IDP ou testes mais amplos por sequenciamento de exoma ou genoma são frequentemente necessários para o diagnóstico. Fenótipos clínicos e imunológicos de IDC são variáveis e influenciados pelo tipo e pela localização da mutação. As principais características das IDCs não incluem apenas infecções recorrentes típicas de pacientes com comprometimento da imunidade celular e da produção de anticorpos, mas também desregulação e autoimunidade. A IDC ocorre como imunodeficiência isolada ou associada a características sindrômicas. Deficiências em vias e genes que podem levar à IDC estão listadas na **Tabela 33-5**.

Exemplos selecionados de síndromes associadas à IDC são descritos a seguir.

1. A **síndrome de DiGeorge ou síndrome de deleção 22q11.2** é uma síndrome de herança autossômica dominante (AD), resultando em desenvolvimento defeituoso de terceira e quarta bolsas faríngeas. Há considerável variabilidade no fenótipo com base na localização e extensão da exclusão, mas exclusões

Tabela 33-5 Classificação de imunodeficiência combinada

Vias afetadas	Genes com defeito
Prejuízo na função tímica	Deleção do cromossomo 22q11 (síndrome de DiGeorge parcial), *FOXN1*
Defeito na função e sobrevivência de células T	
Sinalização do receptor de células T (TCR)	*CD3G, LCK, ZAP70, MST1, RHOH, ITK, PIK3CD*
Agrupamento do citoesqueleto de actina	*DOCK2, DOCK8, COROA1, MST1, WASP*
Sinalização intracelular de Ca^{2+} e Mg^{2+}	*ORAI1, STIM1, MAG1*
Sinalização NF-κB	*CARD11, BCL10, MALT, IKBKG, NFKB1A, IKBKB*
Proliferação de células T	*CTPS1, CD27*
Reparação do DNA	*ATM, NBS1, BLM*
Prejuízo na apresentação de antígenos para células T	
Deficiência de MHC classe I	*TAP1, TAP2, TAPBP*
Deficiência de MHC classe II	*CIITA, RFX5, RFXAP, RFXANK*

MHC, complexo de histocompatibilidade principal.

que incluem o gene *TBX1* parecem relevantes. A incidência é de cerca 1:4.000 nascimentos, e o cromossomo anormal é geralmente herdado da mãe. A imunodeficiência associada é secundária ao timo aplásico ou hipoplásico, onde ocorre a maturação dos linfócitos T. Surpreendentemente, a maioria dos pacientes não tem imunodeficiência ou tem apenas imunodeficiência leve. O termo *síndrome de DiGeorge parcial* é comumente aplicado a esses pacientes com timo comprometido em vez de função tímica ausente. As características clínicas incluem defeitos cardíacos congênitos, que muitas vezes levam a diagnóstico pré-natal, hipocalcemia por hipoparatireoidismo, características craniofaciais distintivas, anomalias renais e hipoplasia tímica. As infecções geralmente se apresentam como infecções otorrinolaringológicas recorrentes. Outras manifestações importantes incluem atraso na fala, deficiência cognitiva, problemas de comportamento e risco aumentado de desenvolver esquizofrenia e distúrbios autoimunes. A avaliação laboratorial normalmente revela número normal ou diminuído de linfócitos T, com função de células T preservada e função de células B normal. O diagnóstico é confirmado por hibridização por fluorescência *in situ* (FISH, de *fluorescence in situ hybridization*), análise cromossômica para a microdeleção no cromossomo 22, ou hibridização genômica comparativa baseada em microarranjo. O tratamento da síndrome de deleção 22q11.2 pode exigir cirurgia para defeitos cardíacos; reposição de vitamina D, cálcio ou paratormônio para correção de hipocalcemia e tratamento de crises epilépticas. Produtos de transfusão devem ser irradiados e livres de CMV. Enxertos tímicos e TCTH foram usados com sucesso em pacientes com ausência de imunidade por linfócitos T. Antes de administrar vacinas vivas, o número de células T e a função devem ser avaliados para prevenir efeitos colaterais relacionados à vacina.

2. A **ataxia telangiectasia (AT)** é uma doença hereditária autossômica recessiva (AR) rara e neurodegenerativa causada por mutações no gene ataxia-telangiectasia (*ATM*, de *ataxia-telangiectasia-mutated gene*), localizado no cromossomo 11q22-23 que codifica a proteína ATM, uma proteína cinase envolvida no reparo do DNA de cadeia dupla e na regulação do ciclo celular. A AT é caracterizada por ataxia cerebelar progressiva, telangiectasia e imunodeficiência variável. As crianças geralmente se apresentam como bebês com fala arrastada, desequilíbrio, sinusite e infecções pulmonares. Telangiectasias da conjuntiva e de áreas expostas (p. ex., nariz, orelhas e ombros) surgem mais tardiamente durante a infância. Infecções do trato respiratório promovidas por fraqueza dos músculos respiratórios, disfunção da deglutição e aspirações recorrentes, e doenças malignas, incluindo carcinomas e linfomas, são as principais causas de morte entre a segunda e a quarta década de vida. Achados anormais na AT incluem níveis séricos elevados de α-fetoproteína que aumentam ao longo tempo; deficiências de imunoglobulina, incluindo níveis baixos de IgA, IgE ou IgG; e capacidade defeituosa de reparar fragmentação de DNA induzida por radiação. Não há tratamento definitivo, embora tenham sido usados reposição de Ig e antibióticos agressivos com sucesso limitado. De forma semelhante, a **síndrome de quebras de Nijmegen** é um distúrbio associado com reparo de DNA prejudicado e mutações no gene *NBS1*, que mostra características clínicas mais graves, incluindo microcefalia, dismorfismos faciais, baixa estatura, imunodeficiência e aumento do risco de linfoma.

3. A **imunodeficiência devido a mutações no gene modulador essencial do fator nuclear-κB (NF-κB) (NEMO; gene *IKBKG*)** é uma síndrome ligada ao cromossomo X (LX) na qual pacientes do sexo masculino manifestam displasia ectodérmica (dentes cônicos anormais, cabelos finos e esparsos, glândulas sudoríparas anormais ou ausentes) e defeitos de linfócitos T e B. Homens sobreviventes apresentam infecções precoces graves, incluindo infecções oportunistas com *P. jirovecii* e micobactérias atípicas. A avaliação laboratorial revela hipogamaglobulinemia que pode se apresentar como síndrome de hiper-IgM (HIGM) e baixa produção de anticorpos específicos, mas números normais de linfócitos T e B. A avaliação funcional de linfócitos demonstra uma resposta variável. Como tratamento, têm sido usados terapia antibiótica agressiva em combinação com reposição de Ig, bem como TCTH. O prognóstico depende da gravidade da imunodeficiência, com a maioria das mortes por infecção. Mutações no gene *NFKBIA* que codifica IκBα (gene fator nuclear do polipeptídeo potencializador *kappa* em inibidor de células-B alfa) resultam em um defeito de herança AD com apresentação clínica semelhante.

4. A **deficiência do complexo de histocompatibilidade principal classes I e II (MHC I, MHC II) ou síndrome de linfócitos desnudos** são imunodeficiências combinadas AR. Os pacientes com deficiência de MHC I têm expressão anormal do transportador associado ao processamento de antígenos (TAP) e falta de expressão de MHC I nas superfícies celulares. As células T CD8 são geralmente baixas. Os pacientes apresentam sinusite e infecções de pulmão e pele recorrentes. Na deficiência de MHC II, há ausência da expressão de MHC II nas células devido a mutações nos genes *CIITA*, *RFX-5*, *RFXAP* ou *RFXANK*. Os números de células T e B podem ser normais, mas os pacientes têm baixas contagens de células T CD4, função linfocitária anormal e hipogamaglobulinemia. A apresentação clínica inclui infecções virais, bacterianas e fúngicas, com alta incidência de colangite esclerosante. Casos graves são fatais sem TCTH, mas fenótipos mais leves podem ser tratados com reposição de Ig e uso agressivo de antibióticos.

5. A **hipoplasia de cartilagem-cabelo** é uma forma AR de condrodisplasia, que se manifesta com baixa estatura e membros curtos, cabelo hipoplásico, imunodeficiência defeituosa e baixa eritrogênese. O defeito imunológico é caracterizado por linfopenia leve a moderada e imunodeficiência variável. Os pacientes afetados têm maior suscetibilidade a infecções e risco aumentado de linfoma. O distúrbio resulta da mutação no gene *RMRP* que codifica o componente de RNA de um complexo RNase MRP. O TCTH pode restaurar a imunidade mediada por células, mas não corrige as anormalidades da cartilagem ou do cabelo.

6. A **síndrome de Bloom** é caracterizada por déficit de crescimento, microcefalia, erupções cutâneas sensíveis ao sol e telangiectasias no rosto. A síndrome resulta de mutações no gene *BLM*, que codifica uma RecQ-helicase envolvida no reparo de DNA.

7. A **síndrome de imunodeficiência com anormalidades centroméricas e faciais (ICF)** é uma condição rara AR causada por DNA-metiltransferase anormal. Na metade dos pacientes, uma mutação pode ser detectada no gene *DNMT3B*. Os pacientes afetados têm problemas respiratórios, gastrointestinais, e infecções de pele devido a imunoglobulinas baixas ou ausentes e número e função anormais de linfócitos T.

8. A **trissomia 21 ou síndrome de Down** está associada ao aumento da suscetibilidade a infecções respiratórias. A imunodeficiência é variável, e são relatados número e função anormais de linfócitos T e B. Além disso, os pacientes têm uma incidência aumentada de doenças autoimunes.

9. A **síndrome de Turner** (ausência parcial ou completa de um cromossomo X) está associada ao risco aumentado de otite média, infecções respiratórias e neoplasias. Os defeitos imunológicos são variáveis, mas podem incluir número e função de linfócitos T e hipogamaglobulinemia.

10. Caracterizada por albinismo parcial, neutropenia, trombocitopenia e linfo-histiocitose, a **síndrome de Griscelli** é uma rara síndrome AR resultante de mutações no gene da miosina *VA*. Os pacientes afetados apresentam infecções graves e recorrentes por fungos, vírus e bactérias. A avaliação imunológica demonstra níveis de imunoglobulina e função de anticorpos variáveis com função dos linfócitos T prejudicada. O TCTH pode corrigir a imunodeficiência.

11. A **síndrome de hiper-IgE (HIES, de *hyper-IgE syndrome*)**, também conhecida como *síndrome de Job*, é uma IDP rara caracterizada por níveis elevados de IgE (2.000 UI/mL), exantema eczematoide neonatal, infecções por *Staphylococcus aureus* recorrentes, pneumonia com formação de pneumatocele recorrente e fácies sindrômica. As formas esporádicas e AD de HIES são relacionadas a mutações em um fator de transcrição específico, o transdutor de sinal e ativador de transcrição 3 (STAT3, de *signal transducer and activator of transcription 3*). Achados clínicos adicionais de HIES incluem dentes decíduos retidos, escoliose, hiperextensibilidade, palato ogival e osteoporose. Os pacientes afetados também têm maior incidência de infecções por *Streptococcus spp*, *Pseudomonas spp*, *C. albicans* e até infecções oportunistas por *P. jirovecii*. A HIES-AR está associada a mutações nos genes dedicador de citocinese 8 (*DOCK8*, de *dedicator of cytokinesis 8*) e tirosinaquinase 2 (*TYK2*). Os pacientes com HIES-AR têm uma suscetibilidade aumentada a infecções virais, incluindo molusco contagioso recorrente, verrugas e infecções por herpes simples. O aumento da suscetibilidade a infecções micobacterianas é encontrado em pacientes com mutações *TYK2*. A avaliação laboratorial revela níveis normais a profundamente elevados de IgE e ocasionalmente eosinofilia. No entanto, dermatite atópica e infecção por parasitas são causas mais comuns de IgE elevada. O diagnóstico pode ser difícil devido à apresentação variável, que pode tornar-se progressivamente grave com o aumento da idade, mas testes genéticos para mutações *STAT3*, *DOCK8* e *TYK2* ajudam a confirmar o diagnóstico de HIES, particularmente em uma idade jovem. Todos os pacientes com HIES apresentam disfunção das células T_H17, e a quantificação de células T_H17+ no sangue periférico pode ser usada como teste de triagem se houver suspeita de HIES. A base do tratamento é o uso de antibióticos de forma profilática e sintomática, em combinação com cuidados com a pele. A terapia de reposição de Ig tem sido usada com algum sucesso para diminuir as infecções e possivelmente modificar os níveis de IgE. TCTHs bem-sucedidos foram realizados para deficiência de *DOCK8*.

Abolhassani H et al: Clinical, immunologic, and genetic spectrum of 696 patients with combined immunodeficiency. J Allergy Clin Immunol 2018;141(4):1450–1458 [PMID: 28916186].

Bousfiha A et al: Human inborn errors of immunity: 2019 Update of the IUIS Phenotypical Classification. J Clin Immunol 2020;40(1):66–81 [PMID: 32048120].

SÍNDROMES DE DEFICIÊNCIA DE ANTICORPOS

FUNDAMENTOS DO DIAGNÓSTICO E CARACTERÍSTICAS TÍPICAS

▶ Infecções bacterianas recorrentes, geralmente devido a bactérias piogênicas
▶ Baixos níveis de imunoglobulina.
▶ Incapacidade de produzir anticorpos específicos para antígenos vacinais ou infecções.

▶ Considerações gerais

O defeito de imunidade baseada em anticorpos pode ser congênito ou adquirido por infecção ou medicação. Este capítulo enfoca erros congênitos na produção de anticorpos, visto que as formas adquiridas geralmente se encaixam no mesmo esquema de classificação. As deficiências predominantemente de anticorpos (DPA) podem ser divididas em (1) defeitos de desenvolvimento de células B, (2) defeitos na troca de classe Ig e (3) deficiência funcional de células B. A **Tabela 33-6** descreve as principais síndromes de deficiência de anticorpos, os achados laboratoriais e a herança genética nesses distúrbios.

▶ Achados clínicos

A. Sinais e sintomas

A gama de manifestações infecciosas e inflamatórias das DPAs depende do defeito subjacente, alguns dos quais são bastante limitados à função/desenvolvimento das células B e outros que também prejudicam outras células imunes. Como resultado, algumas DPAs podem envolver infecções principalmente atribuíveis a defeitos de células B; todas as DPAs compartilham, no entanto, uma suscetibilidade à infecção bacteriana encapsulada como resultado de defeito na imunidade baseada em anticorpos. A infecção pulmonar pode ser grave e crônica, resultando em bronquiectasias ou outros danos pulmonares permanentes. Infecções pulmonares graves são geralmente precedidas por infecções crônicas e recorrentes de orelha média e sinusite. Infecções adicionais podem incluir bacteremia, meningite bacterianas, infecção de pele e infecção articular.

B. Achados laboratoriais

A investigação de DPA segue o esquema de classificação descrito na **Tabela 33-6**. A enumeração por citometria de fluxo de células B e subconjuntos de células B no sangue periférico revela defeitos no desenvolvimento de células B. A mensuração de imunoglobulina sérica revela anormalidades significativas na produção de um ou vários isotipos de imunoglobulina, como pode ser visto em defeitos de comutação de classe ou na imunodeficiência comum variável (IDCV). A quantificação de anticorpos específicos em resposta à vacinação revela deficiência de anticorpos específicos,

Tabela 33-6 Doenças por deficiência de anticorpos

	Genes com defeito	Etiologia provável	Características típicas
Defeitos no desenvolvimento de células B			
Defeito no desenvolvimento de sinal	TCF3, IKZF1, LRRC8A	Acometimento do compromisso com a linhagem das células B	Células B periféricas < 2% da contagem de linfócitos
Defeito do receptor pré-célula B (BCR)	IGHM, IGLL1, CD79A, CD79B	O desenvolvimento das células B requer pré-BCR funcionante	Células B periféricas < 2% da contagem de linfócitos
Defeito na sinalização a jusante do pré-BCR	BLNK, BTK	Sinalização inadequada do pré-BCR para o desenvolvimento	Células B periféricas < 2% da contagem de linfócitos
Outros	CARD11	Desconhecida	Desenvolvimento variável. Número reduzido de células T reguladoras
Defeitos de comutação de classe			
Defeito na interação CD40L-CD40	CD40L, CD40	O sinal CD40L inicia a comutação de classe	Níveis tipicamente altos de IgM. Ausência de centro germinativo. Suscetibilidade a infecções tipicamente associadas à deficiência de células T, como *Pneumocystis jirovecii* e *Cryptosporidium*. Associado à neoplasia maligna biliar possivelmente decorrente de infecção crônica
Defeitos no rearranjo genômico	AICDA, UNG, INO80	Rearranjo de região constante de IgH é defeituoso	Número normal de células B. Associada à autoimunidade significativa. Reações extensas do centro germinativo por causa da sinalização proliferativa permanece intacta
Variados	IKBKG, IKBA	Desconhecida	Normalmente associada a normalidades de predomínio de células T
Deficiências funcionais de anticorpos			
Imunodeficiência comum variável (IDCV)	Desconhecidos	Heterogênea	IgM normal ou baixo, IgG baixo, IgA baixo, produção específica de anticorpos escassa
Síndromes monogenéticas anteriormente caracterizadas com IDCV	ICOS, CD19, TNFRSF13B, TNFRSF13C, CD20, CD81, CD225, NFKB1, NFKB2, IRF2BP2, MOGS, IKZF1	Sinalização por correceptores de células B prejudicada	IgM normal ou baixo, IgG baixo, IgA baixo, produção específica de anticorpos escassa
Síndromes de imunodeficiência combinada	CD21, CD27, PIK3R1, PIK3CD, LRBA	Prejuízo da sinalização por meio de moléculas presentes em células B e T	IgM normal ou baixo, IgG baixo, IgA baixo, produção específica de anticorpos escassa. Disfunção de células T
Deficiências de imunoglobulinas específicas			
Deficiência da subclasse IgG	IGHG1, IGHG2, IGHG3, IGHG4	Defeitos da diferenciação de isotipos	Queda de um ou mais isotipos de IgG
Deficiência de IgA	IGAD1	Defeito de produção de IgA	Queda ou ausência de IgA
Deficiência de anticorpos específicos	Desconhecidos	Desconhecida	Deficiência na resposta de anticorpos a antígenos polissacarídeos

geralmente quando aplicada a vacina polissacarídica *S. pneumoniae* não conjugada. Finalmente, a medição dos níveis séricos da subclasse IgG detecta deficiência de subclasse. O papel dos testes genéticos depende em parte do padrão de achados clínicos e laboratoriais. Quando realizado, o teste de painel genético, exoma ou genoma pode ajudar a revelar o diagnóstico.

▶ Diagnóstico diferencial

O diagnóstico diferencial da deficiência de anticorpos inclui causas secundárias de uma quantidade diminuída de imunoglobulina no sangue periférico. Vários medicamentos são conhecidos por diminuir especificamente os níveis de imunoglobulina no sangue. Para alguns desses medicamentos, o mecanismo é idiossincrático. Para outros, os baixos níveis de imunoglobulina resultam da inibição dos processos normais de desenvolvimento de células B, como uso crônico de prednisona, ou resultam de efeitos diretos nas células B, como na terapia com rituximabe. Causas secundárias adicionais de hipoimunoglobulinemia incluem estado de perda proteica, desnutrição e condições autoimunes.

▶ Tratamento

A intervenção primária para prevenir infecções associadas à deficiência de anticorpos é substituir a IgG deficiente, seja por infusão IV ou via subcutânea. Não há formulações com IgM ou IgA isoladas usadas na prática clínica. Alguns centros de tratamento defendem o uso de antibioticoterapia profilática. Em síndromes de imunodeficiência combinada ou deficiência de anticorpos com autoimunidade associada, pode ser necessária terapia imunossupressora ou até mesmo TCTH.

▼ CLASSIFICAÇÃO DA DEFICIÊNCIA DE ANTICORPOS

DESENVOLVIMENTO DEFEITUOSO DE CÉLULAS B

As células B se desenvolvem a partir de precursores na medula óssea em um processo que é dependente da geração do funcionamento rearranjado do receptor de célula B (**Figura 33-4**). Na ausência da capacidade de transmitir sinais através de um receptor de células B, as células B não continuam o desenvolvimento. De forma consistente com esse modelo de desenvolvimento de células B, foram identificados defeitos congênitos em várias das proteínas essenciais para a formação e sinalização do receptor de células B como causas de deficiência grave de células B. Foram identificados bloqueios adicionais ao desenvolvimento de células B antes da expressão do receptor de células B e mais tarde no desenvolvimento, conforme as células entram no estágio de células B virgens.

Os pacientes com defeitos no desenvolvimento de células B são geralmente imunologicamente normais, exceto por uma redução severa de células B no sangue e infecções que resultam de sua ausência. Pacientes com defeitos precoces têm pouco tecido linfoide, e, ao exame físico, pode-se encontrar uma ausência de amígdalas ou linfonodos palpáveis. Pacientes com defeitos posteriores podem ter tecido linfoide palpável. Em ambos os grupos, o baço geralmente é de tamanho normal.

▶ Defeitos de troca de classe

A troca normal de classe de isotipo de imunoglobulina ocorre em centros germinativos em resposta a sinais antigênicos e coestimuladores de células T, e os defeitos de comutação de classe envolvem disfunção grave desse processo. Defeitos de CD40L na superfície das células T ou de CD40 na superfície das células B prejudicam a etapa inicial da cascata de troca de classe e, como resultado, nenhuma troca de classe ocorre. A jusante, defeitos na citidina desaminase induzida por ativação (AICDA, de *activation induced cytidine deaminase*) ou na uracila N-glicosilase (UNG, de *uracyl N-glycosylase*) prejudicam a troca de classe, impedindo a formação de quebras de fita dupla que são essenciais para o rearranjo genômico necessário para mudar os isotipos. Defeitos adicionais na mudança de classe podem ser vistos em anormalidades genéticas em NF-κB e fosfatidilinositol 3-cinase (PI3K, de *phosphatidylinositol-3'-kinase*), mas, em ambos os casos, o fenótipo de mudança de classe pode ser variável. A consulta de um imunologista ajuda a determinar onde está localizado o defeito de troca de classe e a direcionar o acompanhamento clínico.

A comutação de classe apresenta vários recursos associados dependendo da causa genética. Os defeitos em CD40L e CD40 podem carregar risco de infecção oportunista associada com

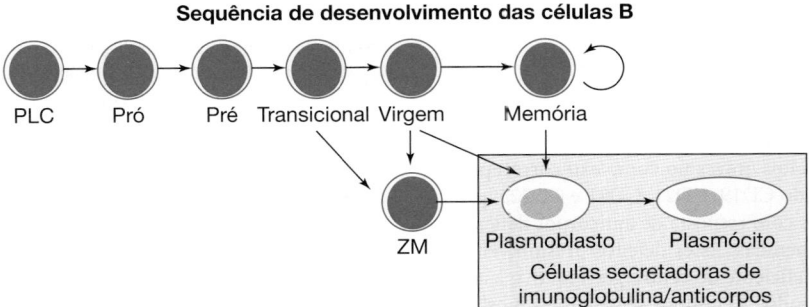

▲ **Figura 33-4** Desenvolvimento de células B. PLC, precursor linfoide comum; ZM, zona marginal.

Pneumocystis e *Cryptosporidium*, esse último aumentando o risco para colangite esclerosante. Os pacientes com AICDA defeituoso podem ter autoimunidade associada, incluindo PTI, anemia hemolítica, hepatite autoimune, doença inflamatória intestinal, artrite e doença pulmonar intersticial. Os pacientes com deficiência concomitante de AICDA e UNG sofrem de hiperplasia linfoide.

▶ Deficiência funcional de anticorpos

1. IDCV

A IDCV é definida pela combinação de uma resposta vacinal insatisfatória e uma diminuição nos níveis sanguíneos de IgG em conjunto com uma diminuição grave nos níveis de IgM ou IgA, ou de ambas (ver Tabela 33-6). As anomalias celulares associadas podem incluir números reduzidos de subconjuntos de células B de memória, bem como linfopenia leve de células T. Os pacientes têm infecções recorrentes, na maioria das vezes dos seios da face e do trato respiratório, mas infecções gastrointestinais crônicas podem se manifestar com diarreia recorrente. Pacientes com IDCV correm risco de desenvolver bronquiectasias, doenças autoimunes (púrpura trombocitopênica idiopática, anemia hemolítica autoimune, artrite reumatoide e doença inflamatória intestinal) e malignidades (especialmente carcinoma gástrico e linfoma).

2. Hipogamaglobulinemia transitória

A hipogamaglobulinemia transitória representa um atraso no início normal da síntese de imunoglobulinas no lactente. O diagnóstico é suspeitado em lactentes e crianças pequenas com níveis baixos de IgG e IgA (geralmente dois desvios padrão abaixo do normal para a idade), mas níveis normais de IgM e números normais de linfócitos B circulantes. A maioria das crianças têm respostas de anticorpos específicos e função de linfócitos T normais. A recuperação ocorre entre 18 e 30 meses de idade, e o prognóstico para crianças afetadas é excelente, desde que as infecções sejam tratadas prontamente e adequadamente. Lactentes acometidos geralmente não apresentam infecções graves, e a reposição de Ig raramente é utilizada; o encaminhamento a um imunologista clínico é, no entanto, essencial, pois as DPAs congênitas podem se apresentar de forma semelhante e requerer uma abordagem mais agressiva.

3. Causas monogenéticas de deficiência funcional de anticorpos

Várias causas monogenéticas de deficiência funcional de anticorpos foram identificadas em indivíduos que tinham anteriormente o diagnóstico de IDCV. Essas síndromes abrangem a gama de fenótipos convencionalmente incluídos na ampla categoria de IDCV. Foram identificados defeitos graves no complexo correceptor da célula B clássica, incluindo CD19, CD21, CD81 e CD225, principalmente, em indivíduos com resposta de anticorpos deficiente e infecções que seriam esperadas. Esses defeitos presumivelmente surgem de uma reação deficiente do centro germinativo a antígenos estranhos nos linfonodos. Fenótipos semelhantes mostraram resultar não só de defeitos em outros correceptores de células B, como BAFFR ou TACI, mas também de defeitos em moléculas que sinalizam por meio desses receptores, como ICOS. Foram identificadas síndromes adicionais, incluindo envolvimento de disfunção de células T e deficiência funcional de anticorpos, em moléculas que funcionam em ambos os tipos de células. Essas síndromes incluem, mas não estão limitadas a, deficiência de CD27, ganho de função de PIK3D e deficiência de interleucina (IL)-21. Anteriormente no capítulo, foram discutidas as síndromes adicionais de imunodeficiência combinada tanto com deficiência de anticorpos, quanto com características predominantes fora da deficiência de anticorpos.

▶ Deficiências seletivas de imunoglobulinas

A deficiência da subclasse IgA ou IgG pode estar associada a infecções recorrentes e outras anormalidades imunológicas; essas deficiências são, contudo, frequentemente encontradas na ausência de qualquer outra anormalidade imunológica identificável. Com uma incidência de 1:700, a deficiência isolada de IgA é um achado laboratorial comum. A maioria dos pacientes com deficiência isolada de IgA é assintomática, mas existem associações com doença inflamatória intestinal, doença alérgica, asma e doenças autoimunes (tireoidite, artrite, vitiligo, trombocitopenia e diabetes). A deficiência das subclasses 2 a 4 de IgG pode ser identificada na ausência de outras anormalidades imunológicas laboratoriais, ao passo que a deficiência grave de IgG1 apresenta-se universalmente com uma diminuição nos níveis totais de IgG porque compõe a maior parte da IgG detectável no sangue. A deficiência de IgG2 pode ser vista em associação com a diminuição de IgA e, nesse contexto, é sugestiva de uma deficiência de anticorpo funcional subjacente com uma causa genética possivelmente identificável. A IgG3 e a IgG4 compõem a menor fração do *pool* total de IgG e, na ausência de qualquer outra anormalidade imunológica, a deficiência de qualquer uma dessas subclasses de IgG geralmente não é considerada como causa de uma maior suscetibilidade a infecções. A reposição de IgG não é indicada na deficiência de IgA ou na deficiência de subclasse de IgG nos casos em que nenhuma outra anormalidade imune quantitativa ou funcional for identificada. Quando outra anormalidade imune for observada, as síndromes de deficiência de anticorpos listadas em outras partes deste capítulo devem ser consideradas.

Smith T, Cunningham-Rundles C: Primary B-cell immunodeficiencies. Hum Immunol 2019 Jun;80(6):351–362. doi: 10.1016/j.humimm.2018.10.015. Epub 2018 Oct 22 [PMID: 30359632; PMCID: PMC7395616].

DEFEITOS DE FAGÓCITOS

Os defeitos de fagócitos incluem anormalidades de número (neutropenia) e de função dos neutrófilos polimorfonucleares. Os defeitos funcionais consistem em deficiências na adesão, quimiotaxia, morte bacteriana ou, menos frequentemente, na combinação desses.

NEUTROPENIA

A presença de neutropenia deve ser considerada na avaliação de infecções recorrentes. O diagnóstico e o tratamento da neutropenia são discutidos no Capítulo 30. Além disso, algumas síndromes de IDP estão associadas à neutropenia (p. ex., agamaglobulinemia ligada ao X).

DOENÇA GRANULOMATOSA CRÔNICA

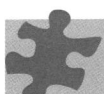

FUNDAMENTOS DO DIAGNÓSTICO E CARACTERÍSTICAS TÍPICAS

▶ Infecções recorrentes com bactérias catalase-positivas e fungos.
▶ Formas LX e AR.
▶ Causada por formação anormal de metabólitos oxidativos microbicidas (explosão oxidativa) associados à fagocitose por neutrófilos, monócitos e macrófagos.

▶ Considerações gerais

A doença granulomatosa crônica (DGC) é causada por um defeito em qualquer um dos vários genes que codificam as proteínas no complexo enzimático fosfato de dinucleotídeo de adenina-nicotinamida (NADPH, de *complex nicotinamide adenine dinucleotide phosphate*) oxidase, que resulta em superóxido defeituoso e geração de peróxido de hidrogênio durante a ingestão de microrganismos. A maioria dos casos nos Estados Unidos e na Europa (provavelmente 75%) são herdados como um traço recessivo LX; em regiões com relações consanguíneas difundidas, a herança AR é, no entanto, vista com igual frequência.

▶ Achados clínicos

A. Sinais e sintomas

A apresentação clínica típica é caracterizada por formação de abscessos em tecido subcutâneo, linfonodos, pulmões e fígado, e por pneumonia, eczema e erupções cutâneas purulentas. Organismos infectantes são tipicamente bactérias catalase-positivas, que podem quebrar suas próprias moléculas de peróxido de hidrogênio e, assim, evitar a morte celular quando capturadas por vacúolo fagocítico. A aspergilose também é comum e uma causa frequente de morte. A inflamação granulomatosa pode estreitar a saída gástrica ou vesical nesses pacientes, levando a vômitos ou obstrução urinária.

B. Achados laboratoriais

Os pacientes geralmente apresentam infecção grave, culturas microbianas positivas e neutrofilia. Os agentes mais comuns são *S. aureus*, *Aspergillus* sp., *Burkholderia cepacia* e *Serratia marcescens* (a cultura de qualquer dos dois últimos deve sugerir este diagnóstico). Os pacientes também apresentam granulomas de linfonodos, pele, fígado e trato geniturinário. O diagnóstico é confirmado pela demonstração da falta de produção de peróxido de hidrogênio utilizando o teste de DHR por citometria de fluxo, ou da falta de produção de superóxido usando o teste do tetrazólio nitroazul (NBT, de *nitroblue tetrazolium*). Ambos os testes podem demonstrar o *status* de portador de uma mutação LX.

▶ Diagnóstico diferencial

O diagnóstico diferencial inclui outras doenças fagocitárias ou deficiências descritas nesta seção, bem como a rara deficiência de grânulos de neutrófilos. Outros estados de imunodeficiência que levam a infecções bacterianas ou fúngicas graves também devem ser considerados.

▶ Tratamento

O tratamento diário com antibiótico, como sulfametoxazol-trimetoprima, é indicado para todos os pacientes; um antifúngico oral, como itraconazol, e a administração de interferona-γ (IFN-γ) via subcutânea podem reduzir significativamente o risco de infecções graves. O transplante de medula óssea foi bem-sucedido em alguns casos, mas o risco de óbito é alto, a menos que a condição do paciente seja estável. A corticoterapia por um curto período pode melhorar a obstrução gástrica ou geniturinária.

DEFEITOS DE ADESÃO LEUCOCITÁRIA TIPOS I E II

FUNDAMENTOS DO DIAGNÓSTICO E CARACTERÍSTICAS TÍPICAS

▶ Infecções graves recorrentes.
▶ Abscessos "frios" (sem formação de pus).
▶ Má cicatrização de feridas.
▶ Doença gengival ou periodontal.

▶ Considerações gerais

A capacidade das células fagocíticas de entrar em locais periféricos de infecção é crítica para a defesa efetiva do hospedeiro. No defeito de adesão de leucócitos (DAL), defeitos em proteínas necessárias para a aderência e a migração de leucócitos através da parede dos vasos sanguíneos impedem que essas células cheguem aos locais de infecção. O DAL I é uma doença AR causada por mutações na cadeia comum da família das integrinas β_2 (CD18), localizadas no cromossomo 21q22.3. Essas mutações resultam em deficiência na adesão e migração de neutrófilos e fagocitose dependente de anticorpos. O DAL II é uma doença rara AR causada por um erro inato no metabolismo da fucose, que resulta na expressão anormal dos leucócitos Sialyl-Lewis X (CD15s), que se ligam às selectinas no endotélio do vaso. O fenótipo resultante é semelhante a DAL I, com infecções recorrentes, ausência de pus, má cicatrização de feridas e doença periodontal. Os pacientes DAL II também apresentam atraso no desenvolvimento, baixa estatura, fácies dismórficas e o grupo sanguíneo de Bombaim (hh).

▶ Achados clínicos

A. Sinais e sintomas

Os pacientes apresentam fenótipos graves variáveis, incluindo infecções graves recorrentes, ausência de formação de pus, má cicatrização de feridas e doença gengival e periodontal. As principais características são pouca inflamação e neutrófilos ausentes no exame histopatológico de locais infectados (ou seja, abscessos "frios"), especialmente em concomitância com neutrofilia, e expressão de má aderência às paredes dos vasos. O fenótipo mais grave se manifesta com infecções no período neonatal, incluindo separação do cordão umbilical com onfalite associada.

B. Achados laboratoriais

A avaliação laboratorial frequentemente demonstra uma neutrofilia notável. O diagnóstico de casos suspeitos é confirmado por análise de citometria de fluxo para CD18 (DAL I) ou CD15s (DAL II).

▶ Tratamento

O tratamento inclui antibioticoterapia agressiva. Foi relatada suplementação de fucose na DAL II com algum sucesso.

Marciano BE et al: Common severe infections in chronic granulomatous disease. Clin Infect Dis 2015;60:1176–1183 [PMID: 25537876].

DEFICIÊNCIAS DO SISTUME IMUNE INATO

▶ Considerações gerais

As deficiências na resposta imune inata abrangem defeitos que não são o resultado de uma resposta adaptativa defeituosa de células B e T. Além do comprometimento da função dos neutrófilos, revisado em outra parte do livro, elas incluem deficiências na função de complemento, reconhecimento defeituoso e consequente resposta para o reconhecimento de padrões moleculares microbianos, deficiência funcional de monócitos/macrófagos e deficiência de células inatas, incluindo deficiência de células NK.

1. Deficiências de complemento

O sistema do complemento inclui três vias interativas de reações enzimáticas: clássica, alternativa e da lectina (ver **Figura 33-2**). As vias diferem em como são ativadas, mas todos os três caminhos convergem clivando grandes quantidades de C3 e seguindo pela via terminal comum, que termina na formação do complexo de ataque à membrana (MAC, de *membrane-attack complex*).

O MAC perfura a parede celular microbiana, e os C3 clivados são direcionados aos microrganismos, facilitando sua remoção e aumentando sua imunogenicidade.

▶ Deficiências de componentes complementares

As deficiências de componentes individuais do complemento (C1-C9) podem ser agrupadas de acordo com a via inativa. Deficiências de proteínas da via clássica (C1, C2 ou C4) predispõem ao aumento de infecções, mas estão particularmente associadas a distúrbios autoimunes, como lúpus eritematoso sistêmico. A deficiência de componentes da via alternativa (fator D, fator B ou properdina) aumenta a suscetibilidade à infecção bacteriana, mas não predispõe à autoimunidade. A deficiência da via da lectina resulta em infecções pulmonares. A deficiência primária de C3 cursa com infecções piogênicas graves e autoimunidade, uma vez que o C3 é crítico para a opsonização nas vias clássica e alternativa. A deficiência de um componente terminal do complexo de ataque à membrana (C5, C6, C7, C8 e C9) ou de properdina (uma proteína de controle da via alternativa ligada ao X) resulta em infecção gonocócica disseminada ou por *Neisseria meningitidis*, mas sem autoimunidade. Os pacientes com suspeita de deficiência de complemento devem ser testados para a função de via clássica (CH50), via alternativa (AH50) e, se possível, da via da lectina. A combinação desses resultados auxilia na localização do defeito, se houver.

2. Defeitos do receptor de reconhecimento de padrões

Os defeitos do receptor de reconhecimento de padrões (RRP) incluem sinalização do receptor semelhante ao Toll (TLR, de *Toll-like receptor*), sinalização intracelular defeituosa de ácidos nucleicos virais e defeitos de outros receptores. O TLR e membros do receptor de IL-1 (IL-1R) são sinalizados através de cinases associadas a IL-1R (IRAK, de *IL-1R–associated kinases*) 1 e 4 ao usar a molécula adaptadora MyD88, levando à ativação de NF-κB e à produção de citocinas inflamatórias. Os pacientes com deficiências AR em MyD88 e IRAK-4 estão predispostos a infecções bacterianas graves que não estão associadas com febre alta ou aumento significativo da proteína C-reativa no início da infecção. Defeitos na detecção de vírus intracelulares foram atribuídos a defeitos em TLR3, MDA5, DBR1, POLR3A, POLR3C, SAMD9 e SAMD9L. Eles resultam em suscetibilidade variável a vírus, incluindo herpes simples 1, rinovírus, influenza e varicela. As infecções resultantes são muitas vezes limitadas apenas ao sistema nervoso central, onde não há defesa redundante contra esses vírus. A suscetibilidade a infecções virais também está relacionada à propagação (IRF7) e amplificação (IFNAR1, IFNAR2, STAT2 e IRF9) de sinais de detecção do vírus. A deficiência de IFNAR2 e STAT2 foi associada à infecção disseminada por sarampo após vacinação com vírus vivo, enquanto os outros foram associados a infecções virais variadas.

3. Deficiência funcional de monócito/macrófago (suscetibilidade mendeliana a doenças por micobactérias)

A IFN-γ é crítica para a ativação de macrófagos e a resistência a infecções micobacterianas. As mutações que causam deficiência ou função reduzida de proteínas que participam da sinalização da IFN-γ resultam em suscetibilidade mendeliana a doenças por micobactérias (SMDM). Atualmente, 12 genes são conhecidos por abrigar tais mutações em indivíduos afetados: *JAK1, IL12B, IL12RB1, ISG15, TYK2, IRF8, SPPL2A, CYBB, IFNGR1, IFNGR2, STAT1* e *NEMO*. A suscetibilidade à infecção observada em pacientes com essas mutações inclui infecção por micobactérias tipicamente não patogênicas, como as do complexo *Mycobacterium avium* ou do BCG, com alguns pacientes também demonstrando suscetibilidade à salmonelose e infecção por cândida. O tratamento com reposição de IFN-γ é eficaz, a menos que o receptor de IFN-γ não seja funcional. A profilaxia micobacteriana a longo prazo deve ser considerada nesses indivíduos.

4. Deficiência de células inatas

A infecção disseminada por vírus (por exemplo, HPV), fungos e micobactérias não tuberculosas é associada a mutações *GATA2* ou MonoMAC (monocitopenia esporádica e infecção micobacteriana). Os pacientes geralmente se tornam sintomáticos em idade adulta, mas pacientes jovens também podem ser acometidos. Os pacientes têm deficiência de número de linfócitos B e células NK e monocitopenia em sangue periférico, mas presença de macrófagos em locais de infecções. Essa é uma doença hereditária autossômica dominante com um risco aumentado de malignidades, especialmente mielodisplasia e leucemia. Foram identificadas síndromes adicionais com predominância de deficiência de células NK em pacientes com deficiência de *MCM4* e *GINS1*.

Romano R, Giardino G, Cirillo E, Prencipe R, Pignata C: Complement system network in cell physiology and in human diseases. Int Rev Immunol 2020;1–12 [PMID: 33063546].

Bucciol G et al: Lessons learned from the study of human inborn errors of innate immunity. J Allergy Clin Immun 2019;143:507–527 [PMID: 30075154].

DOENÇAS DE IMUNODEFICIÊNCIA QUE SE APRESENTAM COM AUTOIMUNIDADE

▶ Considerações gerais

Um sistema imunológico aberrante pode predispor não apenas a suscetibilidade à infecção, mas também à autoimunidade, autoinflamação e atopia. Os mecanismos que contribuem para a autoimunidade incluem prejuízo no desenvolvimento e na função de células B, células T e B regulatórias, produção de autoanticorpos frequentemente vistos com defeitos de células B que afetam a comutação de classes de imunoglobulina, além de eliminação de células apoptóticas. Os estados de desregulação da imunidade podem estar associados à linfoproliferação e inflamação aumentada.

1. Síndrome de desregulação imune, poliendocrinopatia e enteropatia ligada ao cromossomo X

A síndrome de desregulação imune, poliendocrinopatia e enteropatia ligada ao cromossomo X (IPEX, de *immunodysregulation, polyendocrinopathy, enteropathy X-linked*) é uma doença rara que geralmente se manifesta com diarreia crônica e diabetes melito tipo 1 nos primeiros meses de vida. Os indivíduos do sexo masculino afetados também apresentam eczema, alergia alimentar, citopenias autoimunes, linfadenopatia, esplenomegalia e infecções recorrentes. Sem tratamento definitivo, a maioria dos indivíduos afetados morre antes de 2 anos de idade por desnutrição ou sepse. A síndrome IPEX resulta de mutações no gene *FOXP3*, que codifica uma proteína essencial para o desenvolvimento de linfócitos T reguladores. A contagem de leucócitos é geralmente normal e os níveis de imunoglobulinas A e E podem estar elevados. A imunossupressão e a suplementação nutricional propiciam melhorias temporárias, mas o prognóstico é ruim, com a maioria dos casos resultando em morte precoce se não tratados de forma agressiva. A imunossupressão crônica/TCTH é a base do tratamento. As síndromes semelhantes à IPEX são um campo crescente de distúrbios e incluem defeitos de células T regulatórias associados a mutações de *CD25 (IL2RA), IL2RB, CTLA4, LRBA, DEF6, STAT1, STAT3* e *STAT5B*. Se houver suspeita de IPEX ou síndrome semelhante à IPEX, deve ser avaliada a presença de células T regulatórias FOXP3$^+$CD25$^+$, mas a quantidade por si só não é suficiente para o diagnóstico. O teste genético para *FOXP3* ou outras mutações suspeitas será útil para identificar pacientes afetados e portadores da mutação genética. Além da síndrome IPEX, tem sido descrita doença inflamatória intestinal de início muito precoce como consequência de mutações de perda de função em IL-10 e no receptor de IL-10 (codificados por *IL10RA* e *IL10RB*).

2. Síndrome de poliendocrinopatia autoimune, candidíase displasia ectodérmica

A síndrome de poliendocrinopatia autoimune, candidíase e displasia ectodérmica (APECED, do inglês *autoimmune polyendocrinopathy-candidiasis-ectodermal dystrophy*) é caracterizada por endocrinopatias autoimunes, distrofias ectodérmicas e infecções recorrentes por *Candida*. A APECED é causada por mutações AR no gene *AIRE* que codifica uma proteína reguladora de transcrição chamada de *reguladora autoimune*, crítica para o desenvolvimento normal dos timócitos. Na APECED, os autoanticorpos contra IL17A e IL17F prejudicam a resposta de T$_H$17 e contribuem para a candidíase mucocutânea crônica (CMC). Vários outros defeitos genéticos foram associados ao CMC, um distúrbio caracterizado por infecções por *Candida* de pele, unhas e membranas mucosas. A doença sistêmica não é característica. O tratamento da CMC inclui terapia com antifúngicos em combinação com terapia específica para as doenças associadas.

3. Síndrome linfoproliferativa autoimune

A síndrome linfoproliferativa autoimune (SLPA) resulta de mutações de genes importantes para a regulação da morte programada dos linfócitos (apoptose). Mais comumente, o defeito está no Fas ou na proteína ligante Fas, mas outros defeitos na via Fas também foram descritos (p. ex., caspase 10 e caspase 8). A apresentação clínica inclui linfadenopatia, esplenomegalia e distúrbios autoimunes (anemia hemolítica autoimune, neutropenia, trombocitopenia e, às vezes, artrite). Ocasionalmente, os pacientes têm infecções frequentes. Suspeita-se do diagnóstico quando subconjuntos de linfócitos T por citometria de fluxo demonstram números elevados de linfócitos T $CD3^+CD4^-CD8^-$ (duplo negativo). Os diversos tipos de SLPA são distinguidos pela resposta dos linfócitos à apoptose induzida por Fas. Os defeitos genéticos que resultam em SLPA incluem aqueles com herança AD e AR. As infecções devem ser tratadas adequadamente. Frequentemente, a imunossupressão crônica é necessária, e o TCTH pode ser curativo dependendo da etiologia genética subjacente. Os pacientes afetados também correm o risco de linfoma.

4. Outras síndromes linfoproliferativas

A síndrome linfoproliferativa ligada ao X (PLX, de *X-linked proliferative syndrome*) é uma imunodeficiência que geralmente se desenvolve após infecção por vírus Epstein-Barr (EBV, de *Epstein-Barr virus*). Os homens afetados desenvolvem mononucleose infecciosa fulminante com síndrome hematofagocítica, falência de múltiplos órgãos e aplasia da medula óssea. Existem duas formas de PLX, a PLX1 e a PLX2, resultantes de mutações em *SH2D1A* e *XIAP*, respectivamente. Os meninos afetados são imunologicamente normais antes da infecção por EBV e, durante a infecção aguda, produzem anticorpos para EBV. Na maioria dos casos, a infecção por EBV é fatal. Os pacientes que sobrevivem ao episódio inicial ou que nunca foram infectados por EBV na infância desenvolvem linfoma, vasculite, hipogamaglobulinemia (com elevação IgM) ou IDCV mais tarde na vida. Estão disponíveis análises genéticas para mutações nos genes *SH2D1A* e *XIAP* e testes de expressão de proteínas SAP e XIAP. Síndromes do tipo PLX também existem e podem exigir testes genéticos mais amplos para o diagnóstico.

5. Respostas anormais a detritos celulares

Um grande número de células sofre morte celular programada (apoptose), e essas precisam ser continuamente eliminadas. As células apoptóticas são reconhecidas por fagócitos seja diretamente, por receptores *scavenger*, seja após opsonização por componentes do complemento por meio da ligação aos receptores do complemento. A depuração defeituosa de células apoptóticas leva ao acúmulo de detritos celulares, que podem, de forma semelhante aos detritos de patógenos, desencadear inflamação com aumento da produção de IFNs tipo I e uma mudança para padrão de autoimunidade. Isso tem sido associado à alta incidência de lúpus eritematoso sistêmico em pacientes com deficiência C1q, C1r, C1s, C2 e C4 e de lúpus discoide em mulheres portadoras de DGC. O acúmulo de detritos de ácido nucleico causado por mutações de perda de função de endonucleases, como DNAse I e TREX1, e mutações do tipo ganho de função em sensores de ácido nucleico intracelulares, como IFIH1 e STING, também contribuem para um aumento da produção de IFN I visto em uma variedade de manifestações autoimunes.

Allenspach E, Torgerson T: Autoimmunity and primary immunodeficiency disorders. J Clin Immunol 2016;36:S57–S67 [PMID: 27210535].

Azizi G et al: Cellular and molecular mechanisms of immune dysregulation and autoimmunity. Cell Immunol 2016;310:14–26 [PMID: 27614846].

Chan AY, Torgerson TR: Primary immune regulatory disorders: a growing universe of immune dysregulation. Curr Opin Allergy Clin Immunol 2020 Dec;20(6):582–590. doi: 10.1097/ACI.0000000000000689 [PMID: 32941318; PMCID: PMC7769114].

Puel A: Human inborn errors of immunity underlying superficial or invasive candidiasis. Hum Genet 2020 Jun;139(6-7):1011–1022. doi: 10.1007/s00439-020-02141-7. Epub 2020 Mar 2 [PMID: 32124012; PMCID: PMC7275885].

DOENÇAS DE IMUNODEFICIÊNCIA SOBREPOSTA À ALERGIA

FUNDAMENTOS DO DIAGNÓSTICO E CARACTERÍSTICAS TÍPICAS

▶ Manifestações graves.
▶ Características não imunes associadas.
▶ Manifestações atípicas.

▶ Considerações gerais

Já se assumiu incorretamente que o estado de imunodeficiência não é compatível com a alergia porque essa requer uma resposta imune coordenada específica do alérgeno. Pelo contrário, várias deficiências imunológicas geneticamente definidas são conhecidas por se associarem a doenças alérgicas que variam desde rinite alérgica até alergia alimentar e eczema. Assim, imunodeficiências têm alta probabilidade de se manifestar clinicamente com sintomas que não são necessariamente resultado de uma alergia específica, mas, ainda assim, estão no espectro de alergias, como urticária e erupção cutânea tipo eczema. Algumas dessas doenças serão revistas adiante.

Tabela 33-7 Exemplos de doenças com alergia e imunodeficiência sobrepostas

	Genes com defeito	Etiologia provável	Características típicas
Síndrome de Job	STAT3	IgE elevada	Abscesso cutâneo, fácies típica, pulmonar, vascular
Síndrome de Netherton	SPINK5	Eczema grave	Abscesso cutâneo, infecção respiratória, anormalidades capilares
Deficiência de DOCK8	DOCK8	Eczema, alergia alimentar, eosinofilia	Vasculopatia
Síndrome de Wiskott-Aldrich	WAS	Eczema, alergia alimentar	Trombocitopenia, autoimunidade, neutropenia
IPEX	FOXP3	Eczema, alergia alimentar	Autoimunidade, enteropatia
Deficiência de fosfoglicomutase 3	PGM3	Eczema, alergia alimentar	Dismorfismo, anormalidade esquelética, deficiência cognitiva, neutropenia e infecção recorrente
Síndrome de dermatite grave, alergia e degradação metabólica (deficiência de desmogleína 1)	DSG1	Eczema, ictiose e alergia alimentar	Ceratodermia palmoplantar, anormalidade ungueal, déficit de crescimento
Desregulação imune e deficiência de anticorpos associada a PLCγ2 (PLAID)	PLCG2	Urticária induzida pelo frio	Granuloma cutâneo, imunoglobulinas baixas, infecção recorrente
FCAS, MWS, NOMID	NLRP3	Urticária induzida pelo frio	Febre, artralgia e conjuntivite

DOCK8, dedicador de citocinese 8; FCAS, síndrome autoinflamatória fria familiar; FOXP3, proteína Forkhad box P3; IPEX, poliendocrinopatia imune ligada ao X; MWS, síndrome de Muckle-Wells; NLRP3, domínios NACHT, LRR, e PYD contendo proteína 3; NOMID, doença inflamatória multissistêmica de início neonatal; SPINK5, inibidor da serino protease Kazal-type 5.

▶ Achados clínicos

A. Sinais e sintomas

As imunodeficiências associadas a doenças alérgicas apresentam manifestações clínicas variadas. Em alguns casos, como na deficiência de DOCK8, os pacientes têm doença alérgica grave e infecção recorrente, sem qualquer outra manifestação não imune associada. Em outras síndromes, os pacientes desenvolvem alergia, além de outros problemas relacionados ao sistema imunológico. Na síndrome IPEX, os pacientes desenvolvem doenças autoimunes, além de eczema e alergia. Em outras doenças, os pacientes apresentam características não imunes. Por exemplo, na síndrome de Wiskott-Aldrich, os pacientes apresentam eczema e sangramento secundário a anormalidades plaquetárias. Na deficiência de PGM3, os pacientes apresentam comprometimento motor e cognitivo. Os pacientes com síndrome de Comel-Netherton têm anormalidades estruturais distintas da haste capilar. Como pode ser visto nesses exemplos, a associação entre doença alérgica e imunodeficiência não é incomum e resulta de várias formas de dano genético.

B. Achados laboratoriais

Muitas vezes é difícil usar testes laboratoriais para distinguir entre uma imunodeficiência que se associa a alergia e uma alergia grave sem imunodeficiência. Embora a descoberta de trombocitopenia e plaquetas pequenas no HC auxilie no diagnóstico da síndrome de Wiskott-Aldrich, as demais imunodeficiências sobrepostas à alergia carecem de achados laboratoriais específicos. Diante da escassez de alterações características em exames que indiquem se a alergia de um paciente está relacionada a uma deficiência imunológica específica, os autores recomendam que qualquer anormalidade hematológica grave em exames de rotina de pacientes alérgicos seja considerada como suspeita. Por exemplo, uma eosinofilia persistentemente acima 1.500/μL deve aumentar a preocupação com processos imunológicos adicionais. Da mesma forma, o achado de níveis baixos de imunoglobulinas séricas pode ser a primeira pista para um processo imunológico subjacente.

▶ Diagnóstico diferencial

Se houver suspeita de imunodeficiência em um paciente alérgico, devem ser consideradas causas secundárias de disfunção imune. A hipogamaglobulinemia pode resultar da perda de proteínas por meio do trato GI ou rins ou como resultado de desnutrição. Considerações adicionais devem ser feitas sobre o ambiente doméstico do paciente. As sequelas alérgicas graves são muitas vezes o resultado da exposição crônica a um alérgeno ofensivo, como um animal de estimação em casa.

▶ Tratamento

O tratamento de sintomas alérgicos em pacientes para os quais existe uma suspeita de imunodeficiência é semelhante ao tratamento para pacientes imunocompetentes com alergia, exceto pelo uso de imunossupressores sistêmicos. Para pacientes com imunodeficiência celular que apresentam alergia, o uso de corticosteroides e talvez outros imunossupressores sistêmicos pode aumentar o risco de reativação de vírus latentes de infecções ou vacinações prévias. Quando uma imunodeficiência grave é identificada em um paciente alérgico, o tratamento depende do diagnóstico subjacente. As mutações genéticas que podem resultar em atopia estão listadas na **Tabela 33-7**.

Doenças endocrinológicas

Sarah Bartz, MD
Christine M. Chan, MD
Melanie Cree-Green, MD, PhD
Shanlee Davis, MD, PhD
Stephanie Hsu, MD, PhD

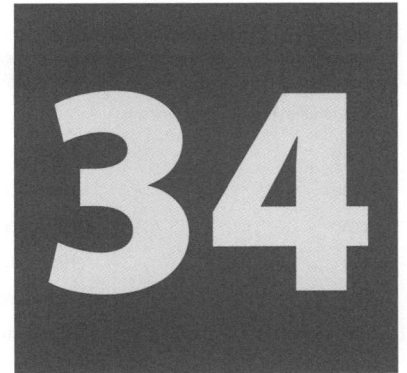

CONCEITOS GERAIS

O conceito clássico de que efeitos *endócrinos* são o resultado de substâncias secretadas no sangue que atuam sobre células-alvo distantes tem sido reestruturado para abranger também outras formas de ocorrência dos efeitos hormonais. Especificamente, sistemas *parácrinos* envolvem a estimulação ou a inibição de processos metabólicos em células circunvizinhas (p. ex., nas ilhotas pancreáticas ou na cartilagem). Os efeitos hormonais *autócrinos* refletem a ação de hormônios nas mesmas células que os produziram. A descoberta da produção local de grelina, somatostatina, colecistocinina, incretina e de vários outros hormônios no cérebro e no intestino dá embasamento ao conceito de processos parácrinos e autócrinos nesses tecidos.

Outra descoberta importante na fisiologia endócrina foi o reconhecimento do papel dos receptores hormonais específicos nos tecidos-alvo, sem os quais os efeitos hormonais não ocorreriam. Por exemplo, no diabetes insípido (DI) nefrogênico, as crianças afetadas apresentam defeitos na vasopressina ou na função do receptor, manifestando alterações metabólicas do DI apesar da secreção de vasopressina mais do que adequada. Por sua vez, uma ativação anormal dos receptores hormonais causa efeitos do hormônio mesmo sem sua secreção anormal. Exemplos desse fenômeno incluem síndrome de McCune-Albright (puberdade precoce e hipertireoidismo), testotoxicose (puberdade precoce masculina familiar) e a hipocalcemia hipercalciúrica.

TIPOS DE HORMÔNIOS

Os hormônios podem ser de três tipos químicos principais: peptídeos e proteínas, esteroides e aminas. Os hormônios peptídeos compreendem os fatores de liberação secretados pelo hipotálamo; os hormônios da hipófise anterior e posterior; as células das ilhotas pancreáticas; as glândulas paratireoides, o pulmão (angiotensina II), o coração e o cérebro (peptídeo natriuretico atrial e peptídeo natriurético cerebral); e os fatores locais de crescimento, como, por exemplo, o fator de crescimento semelhante à insulina 1 (IGF-1, de *insulin-like growth factor 1*). Os hormônios esteroides são secretados principalmente pelo córtex da adrenal, pelas gônadas e pelo rim (vitamina D ativa [1,25(OH)$_2$ D3]). Os hormônios amínicos são secretados pela medula adrenal (adrenalina) e pela glândula tireoide (tri-iodotironina [T3] e tiroxina [T4]).

Os hormônios peptídeos e a adrenalina atuam por meio de receptores da superfície celular. Os efeitos metabólicos desses hormônios são, em geral, a estimulação ou a inibição da atividade de enzimas preexistentes ou de proteínas transportadoras (efeitos pós-translação). Os hormônios esteroides, o hormônio tireoidiano e a vitamina D ativa, em contrapartida, atuam mais lentamente e se ligam a receptores citoplasmáticos presentes no interior da célula-alvo e posteriormente a regiões específicas do DNA nuclear. Seus efeitos metabólicos são geralmente ocasionados pela estimulação ou inibição da síntese de novas enzimas ou de proteínas transportadoras (efeitos transcricionais).

Os processos metabólicos que requerem resposta rápida, como a homeostasia da glicemia ou do cálcio, são geralmente controlados por hormônios peptídeos e pela adrenalina, ao passo que os processos que respondem mais lentamente, como o desenvolvimento puberal e a taxa metabólica, são controlados por hormônios esteroides e pelo hormônio tireoidiano. O controle da homeostasia eletrolítica é intermediário e regulado por uma combinação de hormônios peptídeos e esteroides (**Tabela 34-1**).

CONTROLE DA SECREÇÃO HORMONAL POR RETROALIMENTAÇÃO

A secreção hormonal é regulada, em sua maior parte, por retroalimentação (*feedback*) em resposta a alterações do meio interno. Quando o desequilíbrio metabólico é corrigido, a estimulação da secreção hormonal é interrompida e pode ser até mesmo inibida. A hipercorreção do desequilíbrio estimula a secreção de hormônio(s) de contrabalanço, para que a homeostasia seja mantida dentro de limites relativamente estreitos.

O controle hipotalâmico-hipofisário da secreção hormonal também é regulado por retroalimentação. A falência terminal dos órgãos (insuficiência da glândula endócrina) leva à redução das concentrações circulantes dos hormônios produzidos pela glândula

Tabela 34–1 Regulação hormonal dos processos metabólicos

Resposta rápida, mais direta			
Metabólito ou outros parâmetros	Estímulo	Glândula endócrina	Hormônio
Glicose	Hiperglicemia	Célula β pancreática	Insulina
Glicose	Hipoglicemia	Célula α pancreática	Glucagon
Glicose	Hipoglicemia	Medula adrenal	Adrenalina
Cálcio	Hipercalcemia	Célula C tireoidiana	Calcitonina
Cálcio	Hipocalcemia	Paratireoide	PTH
Sódio / osmolalidade plasmática	Hipernatremia / hiperosmolalidade	Hipotálamo com hipófise posterior como reservatório	ADH
Volume plasmático	Hipervolemia	Coração	ANP
Resposta Intermediária, múltiplos Intermediários			
Metabólito ou outros parâmetros	Anormalidade	Glândula endócrina	Hormônio
Sódio/potássio	Hiponatremia	Rim	Renina (uma enzima)
	Hipercalemia	Fígado e outros	Angiotensina I
	Hipovolemia	Pulmão	Angiotensina II
		Córtex adrenal	Aldosterona
Resposta lenta, processos de ação mais longa			
Hormônio de liberação hipotalâmico	Hormônio trófico (hipófise)	Tecido endócrino-alvo	Hormônio da glândula endócrina
CRH	ACTH	Córtex adrenal	Cortisol
GHRH	GH	Fígado e outros tecidos	IGF-1
GnRH	LH	Testículo	Testosterona
GnRH	FSH/LH	Ovário	Estradiol/progesterona
TRH	TSH	Tireoide	T4 e T3

ACTH, hormônio adrenocorticotrófico; ADH, hormônio antidiurético; ANP, peptídeo natriurético atrial; CRH, hormônio liberador de corticotrofina; FSH, hormônio folículo-estimulante; GH, hormônio do crescimento; GHRH, hormônio liberador de hormônio do crescimento; GnRH, hormônio liberador de gonadotrofina; IGF-1, fator de crescimento semelhante à insulina 1; LH, hormônio luteinizante; PTH, paratormônio; T3, tri-iodotironina; T4, tiroxina; TRH, hormônio liberador de tireotrofina; TSH, hormônio estimulante da tireoide.

endócrina e, assim, ao aumento da secreção de hormônios hipotalâmicos de liberação e de hormônios hipofisários (ver Tabela 34-1; Figura 34-1). Se houver restabelecimento da concentração circulante normal dos hormônios, a inibição por retroalimentação da hipófise e do hipotálamo resulta na interrupção da secreção previamente estimulada dos hormônios do hipotálamo e da hipófise e na restauração de suas concentrações circulantes normais.

Do mesmo modo, na presença de hiperfunção autônoma da glândula endócrina (p. ex., síndrome de McCune-Albright, doença de Graves ou tumor da glândula adrenal), os hormônios hipotalâmicos de liberação e os hormônios hipofisários específicos são suprimidos (ver Figura 34-1).

Bethin K, Fuqua JS: General concepts and physiology. In: Kappy MS, Allen DB, Geffner ME (eds): *Pediatric Practice-Endocrinology*. McGraw Hill; 2010:1–22.

▼ DISTÚRBIOS DO CRESCIMENTO

Os distúrbios do crescimento e desenvolvimento são os problemas mais comuns avaliados pelos endocrinologistas pediátricos. Enquanto a maioria dos casos representa variantes normais do desenvolvimento, é essencial a identificação de padrões anormais de crescimento. Desvios do padrão podem ser a primeira ou única manifestação de muitos distúrbios endócrinos. A velocidade de ganho estatural é o parâmetro mais crítico na avaliação do crescimento da criança. Os percentis de altura representam comparações com uma população e assumem uma velocidade de crescimento típica. Portanto, um aumento ou uma redução persistente dos percentis de altura entre os 2 anos de idade e o início da puberdade indica crescimento anormal e sempre requer avaliação. Da mesma forma, desvios substanciais da altura alvo (média parental) pode indicar distúrbios endócrinos ou esqueléticos

DOENÇAS ENDOCRINOLÓGICAS

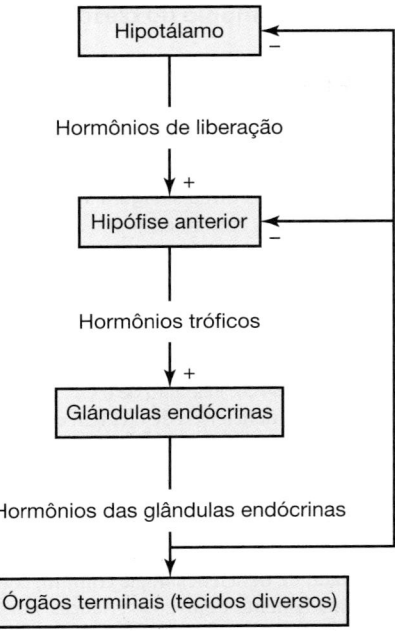

▲ **Figura 34-1** Esquema geral do eixo hipotálamo-hipófise-glândula endócrina. Os hormônios liberadores sintetizados no hipotálamo são secretados na circulação porta-hipofisária. Os hormônios tróficos são secretados pela hipófise em resposta e, por sua vez, agem em glândulas endócrinas específicas para estimular a secreção de seus respectivos hormônios. Os hormônios das glândulas endócrinas exercem seus respectivos efeitos em vários tecidos-alvo (órgãos terminais) e exercem um *feedback* negativo (inibição do *feedback*) sobre sua própria secreção, atuando no nível da hipófise e do hipotálamo. Esse sistema é característico dos hormônios listados na Tabela 34-1 (terceiro nível).

subjacentes. É mais difícil distinguir crescimento normal de anormal nos primeiros 2 anos de vida, pelo fato de que os bebês podem apresentar aceleração (*catch-up*) ou desaceleração (*catch-down*) do crescimento nesse período. Além disso, as variações do crescimento durante a fase final da infância e o início da adolescência requerem consideração minuciosa devido à variabilidade em relação ao momento do início da puberdade.

Devem-se usar padrões adequados na avaliação do crescimento. O National Center for Health Statistics (Centro Nacional de Estatísticas de Saúde) oferece gráficos de crescimento padrão para crianças norte-americanas (ver **Capítulo 9**) e os gráficos da Organização Mundial da Saúde (OMS) oferecem uma amostra etnicamente mais diversa. Os padrões de crescimento normal podem variar segundo o país de origem. Estão disponíveis gráficos de crescimento para alguns grupos étnicos da América do Norte e para algumas síndromes com distúrbios específicos do crescimento, como a síndrome de Turner ou de Down. As práticas de tratamento atual para pacientes com síndrome de Turner e síndrome de Down (incluindo o uso de hormônio do crescimento na síndrome de Turner) podem fazer com que as crianças cresçam de forma diferente do refletido em seus gráficos de crescimento específicos.

ALTURA-ALVO E MATURAÇÃO ESQUELÉTICA

O potencial de crescimento e altura da criança é determinado em grande parte por fatores genéticos. A altura-alvo de uma criança é calculada por meio da altura média dos pais somada a 6,5 cm, para meninos, ou subtraindo-se 6,5 cm, para meninas. Este cálculo ajuda na identificação do potencial genético de crescimento da criança. A maioria das crianças alcança a altura de adulto dentro de 10 cm da altura-alvo. Outro parâmetro que determina o potencial de crescimento é a maturação esquelética ou a idade óssea. Após o período neonatal, a idade óssea é avaliada comparando-se a radiografia da mão e do punho esquerdos da criança com os padrões de Greulich e Pyle. A presença de idade óssea atrasada ou avançada não é diagnóstica de nenhuma doença específica, mas o grau de maturação esquelética permite a determinação do potencial de crescimento remanescente em porcentagem da altura total e é usado na previsão da altura final. No entanto, é importante lembrar que a idade óssea é um retrato de um ponto no tempo, e o atraso ou avanço da idade óssea pode mudar ao longo do tempo. Por exemplo, crianças que anteriormente apresentavam um atraso na idade óssea podem desenvolver uma idade óssea mais próxima de sua idade cronológica à medida que se aproximam da puberdade.

BAIXA ESTATURA

É importante diferenciar variantes normais de crescimento (baixa estatura familiar e atraso constitucional do crescimento) de condições patológicas **(Tabela 34-2)**. A baixa estatura patológica é mais provável em crianças cuja velocidade de crescimento é anormal (cruzando os principais percentis de altura na curva de crescimento, < 4 cm/ano) ou naquelas que são significativamente baixas em relação a suas famílias. As crianças com doenças crônicas ou deficiências nutricionais podem apresentar um crescimento linear ruim, que normalmente está relacionado a ganho de peso inadequado e baixo índice de massa corporal (IMC). Em contrapartida, causas endócrinas de baixa estatura estão geralmente associadas a manutenção ou aumento nos percentis de IMC. Os subtipos de baixa estatura serão discutidos a seguir.

1. Baixa estatura familiar e atraso constitucional do crescimento

As crianças com baixa estatura familiar normalmente apresentam peso e comprimento normais ao nascimento. Nos primeiros 2 anos de vida, a velocidade de crescimento linear desacelera, até que elas se aproximam do percentil geneticamente determinado. Uma vez alcançado o percentil-alvo, a criança retoma o crescimento linear normal paralelo à curva de crescimento, geralmente entre 2 a 3 anos de idade. A maturação esquelética e o andamento da puberdade são compatíveis com a idade cronológica. A criança cresce acompanhando seu próprio percentil de crescimento, e a altura final é baixa, mas adequada para a família **(Figura 34-2)**.

Tabela 34–2 Causas de baixa estatura

Normal
A. Baixa estatura genético-familiar
B. Atraso constitucional do crescimento

PATOLÓGICO
C. Distúrbios endócrinos
  1. Deficiência de hormônio do crescimento (GH)
     a. Hereditária
     b. Idiopática – com ou sem associação a anormalidades de estruturas da linha média do sistema nervoso central
     c. Adquirida
     d. Transitória – p. ex., baixa estatura psicossocial
     e. Orgânica – tumor, irradiação do sistema nervoso central, infecção ou trauma
  2. Resistência ao GH/deficiência do fator de crescimento semelhante à insulina 1 (IGF-1)
  3. Hipotireoidismo
  4. Excesso de cortisol – doença de Cushing e síndrome de Cushing
  5. Diabetes melito (mal controlada)
  6. Pseudo-hipoparatireoidismo
  7. Raquitismo
D. Crescimento intrauterino restrito
  1. Anormalidades fetais intrínsecas – distúrbios cromossômicos
  2. Síndromes (p. ex., Russell-Silver, Noonan, Bloom, de Lange, Cockayne)
  3. Infecções congênitas
  4. Anomalias placentárias
  5. Anomalias maternas durante a gravidez
E. Erros inatos do metabolismo
F. Doenças intrínsecas do osso
  1. Defeitos de crescimento de ossos tubulares ou coluna vertebral (displasias esqueléticas)
  2. Desenvolvimento desorganizado da cartilagem e dos componentes fibrosos do esqueleto
G. Baixa estatura associada a defeitos cromossômicos
  1. Autossômica (p. ex., síndrome de Down, síndrome de Prader-Willi)
  2. Cromossômica sexual (p. ex., síndrome de Turner-XO)
H. Doenças sistêmicas crônicas, defeitos congênitos e neoplasias
I. Baixa estatura psicossocial (nanismo de privação)

As crianças com atraso constitucional do crescimento (ACC), às vezes chamadas de *"late bloomers"*, têm um padrão de crescimento semelhante àquelas com baixa estatura familiar com declínio na velocidade de crescimento linear entre as idades de 2 e 3 anos e depois uma velocidade de crescimento normal antes da puberdade. A diferença é que as crianças com ACC seguem um percentil de crescimento que está abaixo do esperado com base na altura dos pais, apresentam um atraso na maturação esquelética em comparação com a idade cronológica e exibem um atraso no início da puberdade. A puberdade tardia muitas vezes se manifesta como baixa estatura exagerada durante o período típico da puberdade. Nessas crianças, o crescimento continua além do tempo em que a criança média para de crescer, e a altura final é apropriada para a altura-alvo (**Figura 34-3**).

2. Deficiência de hormônio do crescimento

O hormônio do crescimento (GH, de *growth hormone*) humano é produzido pela hipófise anterior. A secreção é estimulada pelo hormônio liberador de hormônio do crescimento (GHRH, de *growth hormone-releasing hormone*) e inibido pela somatostatina. O GH é secretado de forma pulsátil e tem efeitos promotores de crescimento e metabólicos diretos (**Figura 34-4**). O GH também promove indiretamente o crescimento por meio da estimulação dos fatores de crescimento semelhante à insulina, principalmente o IGF-1.

A deficiência de hormônio do crescimento (GHD, de *growth hormone deficiency*) é caracterizada por redução da velocidade de crescimento e atraso da maturação esquelética, na ausência de outras explicações (**Figura 34-5**). Pelo fato de o GH promover a lipólise, muitas crianças com deficiência de GH têm excesso de adiposidade troncular. A GHD pode ocorrer isoladamente ou associada a deficiências de outros hormônios hipofisários, podendo ser congênita (displasia septo-óptica ou hipófise posterior ectópica), genética (mutação dos genes GH ou GHRH), ou adquirida (craniofaringioma, germinoma, histiocitose ou irradiação craniana). A GHD idiopática é o estado de deficiência mais comum, com uma incidência de aproximadamente 1 em 4.000 crianças. Foram descritos pacientes com síndrome congênita de resistência ao GH. A apresentação da resistência ao GH é semelhante à do GHD, mas a baixa estatura é frequentemente grave, com pouca ou nenhuma resposta à terapia com GH, e pode estar acompanhada de dismorfias.

As características da deficiência de GH em lactentes incluem peso de nascimento normal e comprimento levemente reduzido, hipoglicemia (se acompanhada de insuficiência adrenal), micropênis (se acompanhada de deficiência de gonadotrofinas) e hiperbilirrubinemia conjugada (se estiverem presentes outras deficiências de hormônios hipofisários). Na GHD isolada e no hipopituitarismo, as anormalidades do crescimento podem não estar presentes até o final da primeira ou segunda infância.

Os exames laboratoriais para avaliar o estado do GH podem ser de difícil interpretação, porque há uma significativa sobreposição entre a criança com deficiência de GH e a criança normal. A secreção de GH é pulsátil, então amostras aleatórias para a medida do GH sérico não têm valor no diagnóstico de GHD após a primeira semana de vida. A concentração sérica de IGF-1 oferece estimativas razoáveis da secreção e da ação do GH na criança com nutrição adequada (ver **Figura 34-4**), sendo frequentemente usada como passo inicial na avaliação da GHD. A proteína 3 de ligação do IGF (IGFBP-3, de *IGF-binding protein 3*) é um marcador menos sensível de deficiência de GH, mas pode ser útil na criança com baixo peso ou em crianças menores de 4 anos, já que é menos afetado pela idade ou estado nutricional. Tradicionalmente, testes provocativos com uso de insulina, arginina, levodopa, clonidina ou glucagon são realizados para elucidar a secreção de GH, mas não são fisiológicos e geralmente são de difícil reprodução, limitando seu valor na elucidação da secreção de GH. O diagnóstico de GHD é muitas vezes uma compilação de evidências clínicas e laboratoriais e deve ser abordado com cuidado. Antes de iniciar a terapia, todos os pacientes diagnosticados com GHD devem obter

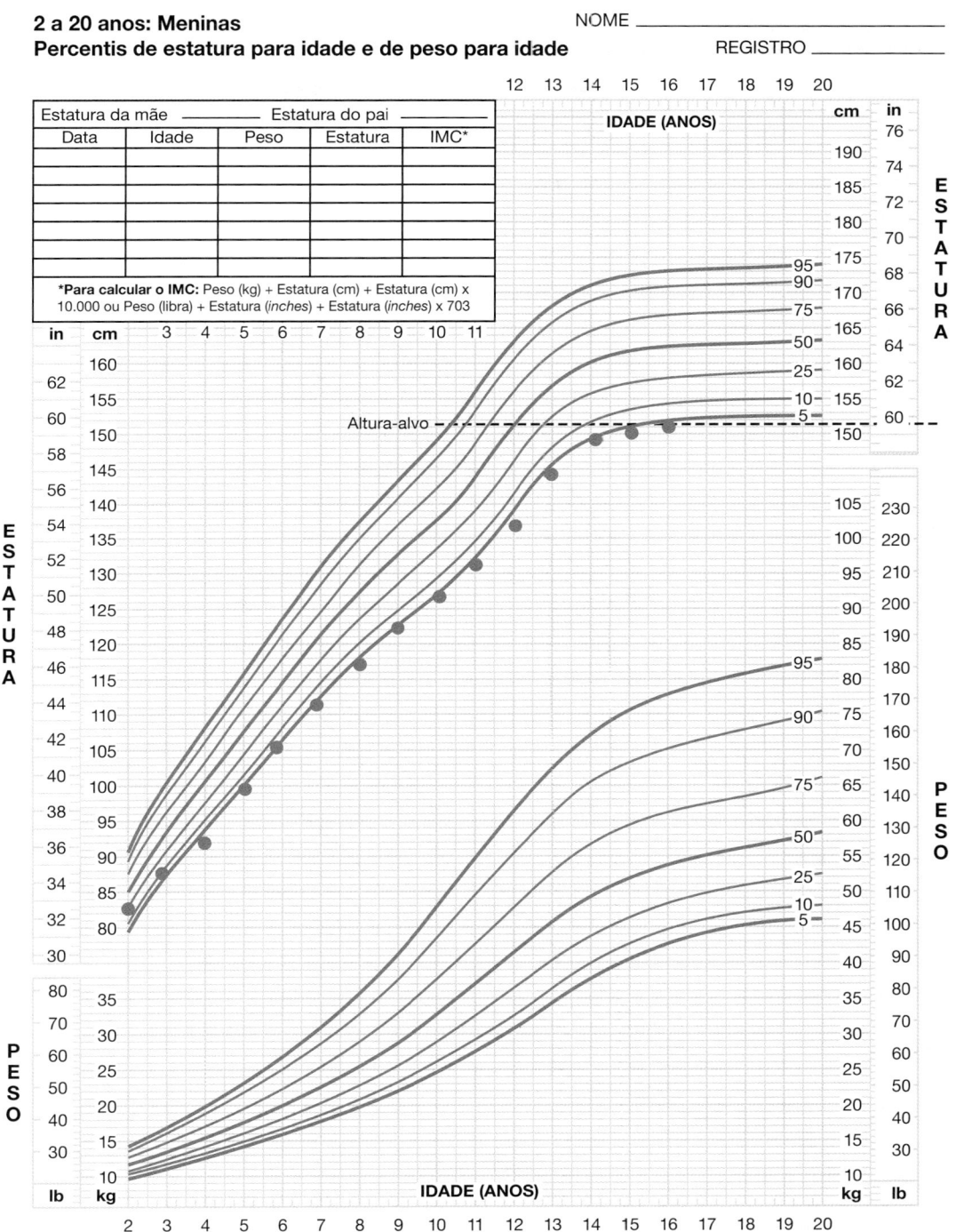

▲ **Figura 34-2** Padrão típico de crescimento em uma criança com baixa estatura familiar. Após atingir um percentil adequado durante os primeiros 2 anos de vida, a criança terá um crescimento linear normal paralelo à curva de crescimento. A maturação esquelética e o momento da puberdade são consistentes com a idade cronológica. O percentil de altura que a criança vem seguindo é mantido, e a altura final é baixa, mas adequada para a família.

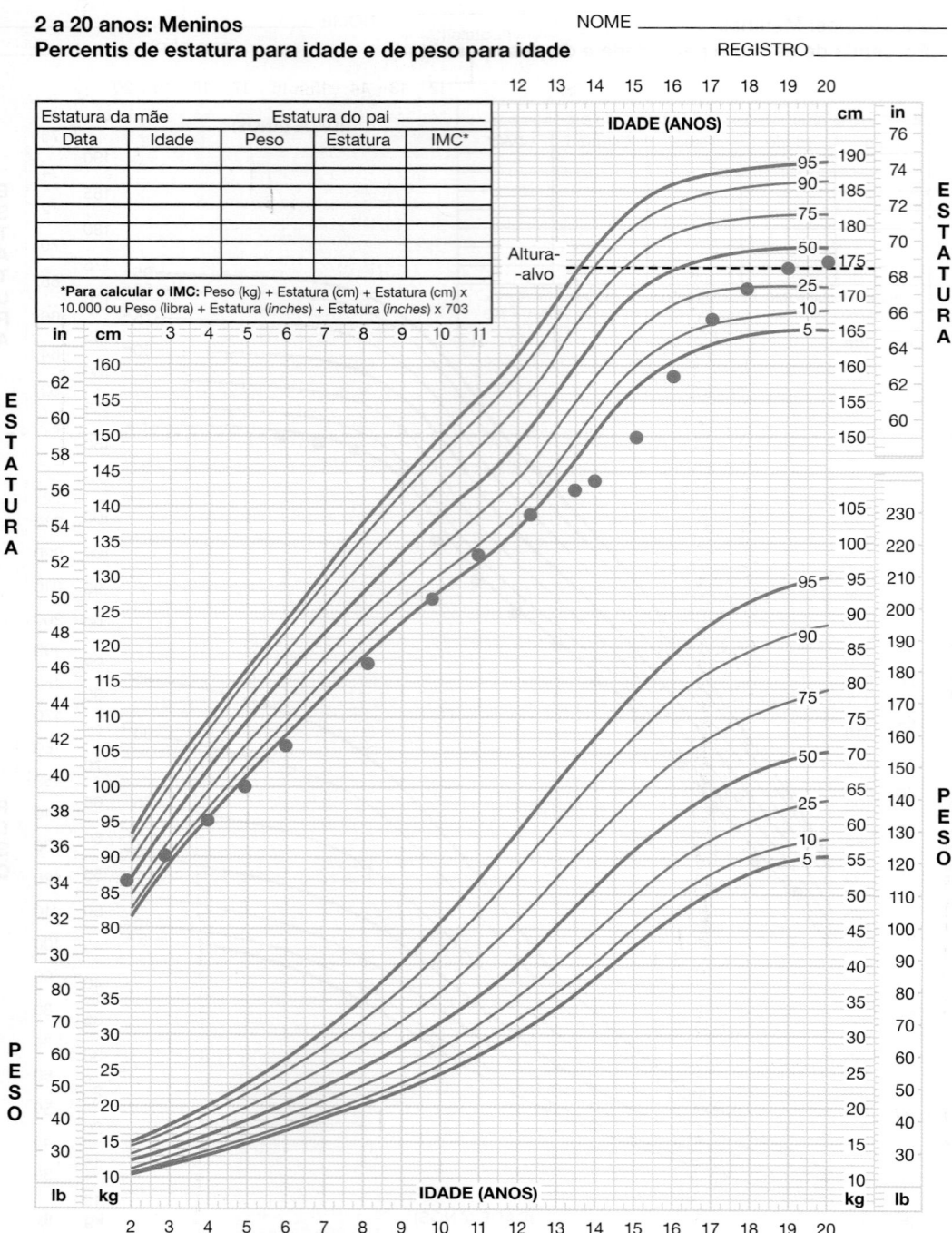

▲ **Figura 34-3** Padrão típico de crescimento em uma criança com atraso constitucional do crescimento. O crescimento desacelera durante os primeiros 2 anos de vida, de forma semelhante às crianças com baixa estatura familiar. Posteriormente, a criança terá um crescimento linear normal paralelo à curva de crescimento. No entanto, a maturação esquelética e o início da puberdade são atrasados. O crescimento continua além do momento em que as crianças, em média, param de crescer, e a altura final é apropriada para a altura-alvo.

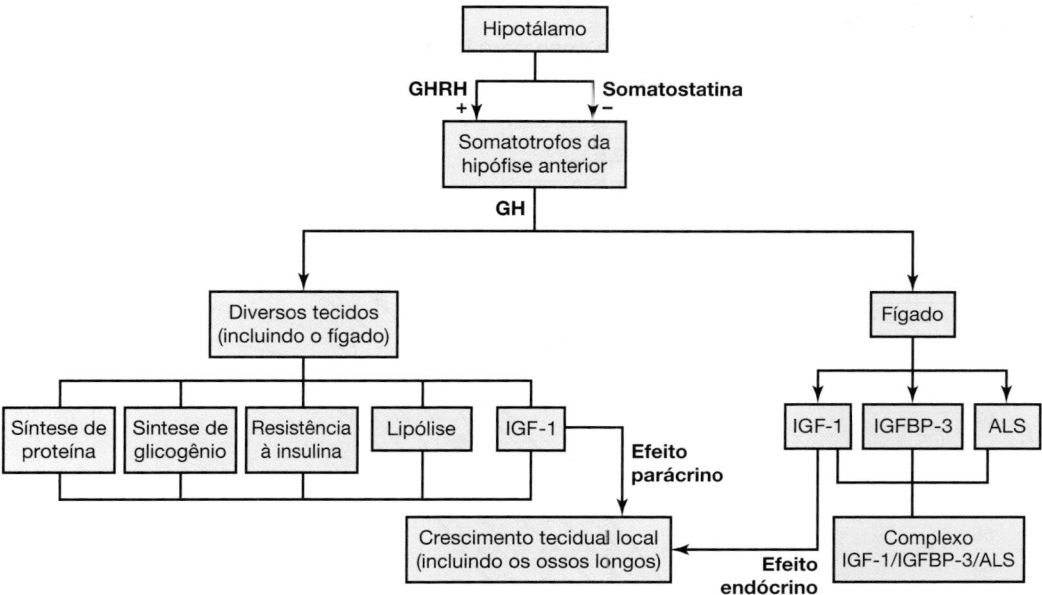

▲ Figura 34-4 O sistema GHRH/GH/IGF-1. Os efeitos do hormônio do crescimento (GH) sobre o crescimento devem-se em parte aos seus efeitos anabólicos diretos nos músculos, fígado e ossos. Além disso, o GH estimula muitos tecidos a produzir localmente o fator de crescimento semelhante à insulina 1 (IGF-1), que estimula o crescimento do próprio tecido (efeito parácrino do IGF-1). A ação do GH no fígado resulta na secreção de IGF-1 (IGF-1 circulante), que estimula o crescimento em outros tecidos (efeito endócrino do IGF-1). A ação do GH no fígado também aumenta a secreção da proteína 3 de ligação ao IGF (IGFBP-3) e da subunidade ácido-lábil (ALS), que formam um complexo de alto peso molecular com o IGF-1. A função desse complexo é transportar o IGF-1 para seus tecidos-alvo, mas o complexo também serve como reservatório e possível inibidor da ação do IGF-1. Em várias doenças crônicas, os efeitos metabólicos diretos do GH são inibidos; a secreção de IGF-1 em resposta ao GH é atenuada e, em alguns casos, a síntese de IGFBP-3 é aumentada, resultando em inibição marcante no crescimento da criança. GHRH, hormônio liberador do hormônio do crescimento.

uma ressonância magnética (RM) do hipotálamo e da hipófise para avaliação de tumor.

3. Pequeno para a idade gestacional/crescimento intrauterino restrito

Lactentes pequenos para a idade gestacional (PIG) têm peso e/ou comprimento ao nascimento abaixo do percentil 3 para a relação peso ao nascimento-idade gestacional da população. Lactentes PIG incluem lactentes constitucionalmente pequenos crescendo segundo suas capacidades e lactentes com crescimento intrauterino restrito (CIUR). Muitas crianças com PIG/CIUR leve e sem anormalidades fetais intrínsecas apresentam *catch-up* de crescimento durante os primeiros 3 anos, mas 15% a 20% permanecem pequenos ao longo da vida. O *catch-up* de crescimento também pode ser inadequado em lactentes PIG/CIUR pré-termo com nutrição pós-natal deficiente. As crianças que não apresentam *catch-up* de crescimento têm velocidade de crescimento normal, mas seguem um percentil de altura inferior ao esperado para a família. Diferentemente das crianças com ACC, as crianças com PIG/CIUR têm maturação esquelética correspondente à idade cronológica ou apenas levemente atrasada. A terapia com GH para crianças PIG/CIUR com atraso do crescimento é aprovada pela Food and Drug Administration (FDA, Administração de Alimentos e Medicamentos) e parece ser eficaz no aumento da velocidade de crescimento e da altura adulta final.

4. Baixa estatura desproporcional

Existem mais de 200 displasias esqueléticas esporádicas e genéticas que podem causar baixa estatura desproporcional. A medida da envergadura e da razão entre o segmento corporal superior e inferior é útil para determinar se a criança tem proporções corporais normais. Caso seja encontrada baixa estatura desproporcional, pode-se buscar achados radiográficos específicos característicos de determinados distúrbios. O efeito do GH sobre a maioria desses distúrbios raros é desconhecido.

5. Baixa estatura associada a síndromes

A baixa estatura está associada a várias síndromes, incluindo de Turner, Down, Noonan e Prader-Willi. Meninas com síndrome de Turner frequentemente apresentam características reconhecíveis, como micrognatia, pescoço curto e alado, implantação baixa posterior dos

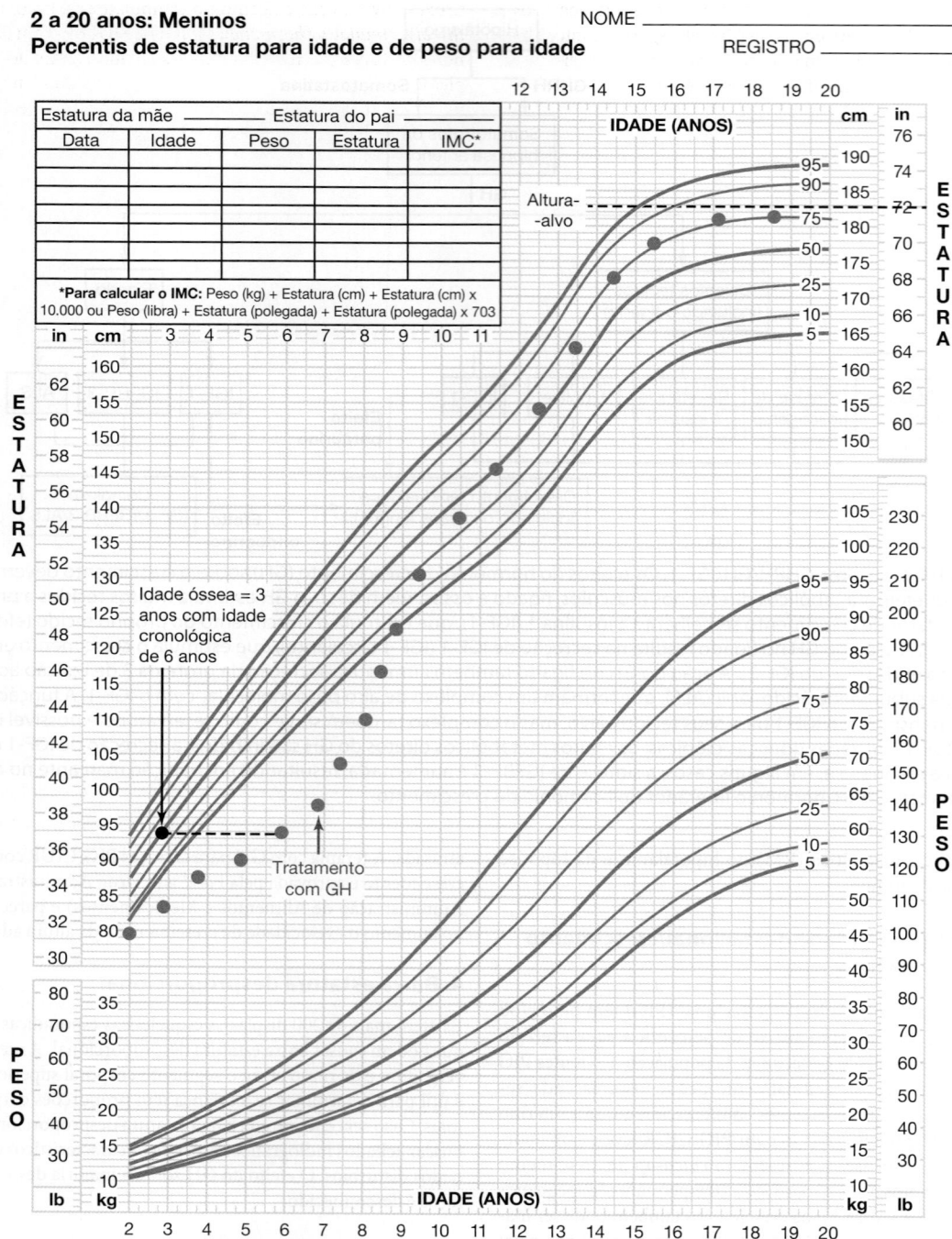

▲ **Figura 34-5** Padrão típico de crescimento em uma criança com deficiência de hormônio do crescimento (GHD) adquirida. As crianças com GHD adquirida têm uma velocidade de crescimento anormal e falham em manter o percentil de altura durante a infância. Podem estar presentes outras características fenotípicas (adiposidade central e imaturidade da face). As crianças com GHD congênito cruzarão os percentis durante os primeiros 2 anos de vida, semelhante ao padrão observado na baixa estatura familiar e no atraso constitucional, mas falharão em atingir um percentil de altura constante posteriormente.

cabelos, edema das mãos e dos pés, múltiplos nevos pigmentados e aumento do ângulo do antebraço (*cubitus valgus*). Entretanto, a baixa estatura pode ser a única manifestação evidente da síndrome de Turner. Assim, qualquer menina com baixa estatura sem causa aparente deve ser submetida à avaliação cromossômica. Embora as meninas com síndrome de Turner geralmente não tenham deficiência de GH, a terapia com GH pode melhorar a altura final em cerca de 6 cm. A duração da terapia com GH é um preditor significativo de ganho de estatura a longo prazo; por isso, é importante que a síndrome de Turner seja diagnosticada precocemente e o GH seja iniciado assim que possível se a família desejar maximizar a altura.

O GH é aprovado para o tratamento do déficit de crescimento na síndrome de Prader-Willi. O GH melhora o crescimento, a composição corporal e a atividade física. Há relatos de algumas mortes de crianças com Prader-Willi em tratamento com GH. Essas mortes ocorreram em crianças muito obesas, crianças com disfunções respiratórias ou possivelmente infecções respiratórias não identificadas. O papel do GH nestas mortes é desconhecido, mas se recomenda que todos os pacientes com Prader-Willi sejam avaliados quanto à obstrução das vias respiratórias superiores e apneia do sono antes de se iniciar terapia com GH.

As crianças com síndrome de Down devem ser avaliadas quanto a GHD apenas se o crescimento linear for anormal quando comparado ao gráfico de crescimento da síndrome de Down. Dado o seu risco aumentado de malignidade, algumas famílias podem ter receio de iniciar terapia com GH.

6. Baixa estatura psicossocial (nanismo psicossocial)

A baixa estatura psicossocial refere-se ao atraso do crescimento associado à privação emocional. A subnutrição provavelmente contribui para o atraso do crescimento em algumas dessas crianças. Outros sintomas consistem em hábitos alimentares atípicos, incontinência intestinal e vesical, isolamento social e atraso na aquisição e no desenvolvimento da fala. A secreção de GH em crianças com baixa estatura psicossocial se encontra diminuída, mas a terapia com GH em geral não traz benefícios. Mudanças no ambiente psicológico em casa geralmente resultam em melhora do crescimento e normalização da secreção de GH, da personalidade e dos hábitos alimentares.

▶ Avaliação clínica

A investigação laboratorial deve ser guiada pela anamnese e pelo exame físico, incluindo história de doença crônica e medicamentos, peso e altura ao nascer, padrão de crescimento desde o nascimento, padrões de crescimento familiar, estágio puberal, características dismórficas, proporção entre os segmentos do corpo e saúde mental. Em crianças em que o principal distúrbio é a deficiência no ganho de peso, uma avaliação nutricional é indicada. Os exames laboratoriais a seguir podem ser úteis quando direcionados pela anamnese e pelo raciocínio clínico: (1) radiografia da mão e do punho esquerdos para determinação da idade óssea; (2) cariótipo (em meninas) e/ou exame para síndrome de Noonan; (3) testes de função tireoidiana: tiroxina livre (T4L) e hormônio estimulante da tireoide (TSH, de *thyroid stimulating hormone*); (4) IGF-1 e IGFBP-3 em crianças menores de 4 anos ou em indivíduos desnutridos; (5) hemograma completo (para detectar anemia crônica ou marcadores leucocitários de infecção); (6) velocidade de hemossedimentação (frequentemente elevada em doenças vasculares e do colágeno, câncer, infecção crônica e doença inflamatória intestinal); (7) exame de urina, ureia e creatinina séricas (doença renal oculta); (8) níveis séricos de eletrólitos, cálcio e fósforo (doença renal tubular e doença metabólica óssea); e (9) exame de gordura nas fezes, transglutaminase tecidual sérica ou anticorpo endomisial (doença disabsortiva ou celíaca).

▶ Terapia com hormônio do crescimento

A terapia com GH é aprovada pela FDA em crianças com GHD; restrição de crescimento associada a insuficiência renal crônica; síndromes de Turner, Prader-Willi e Noonan; em crianças PIG que não demonstram *catch-up* do crescimento aos 2 anos de idade; e em crianças com mutações no *short stature homeobox containing gene* (SHOX). A terapia com GH também foi aprovada para crianças com baixa estatura idiopática cuja altura atual está mais de 2,25 desvios padrão abaixo da faixa normal para a idade. Com o tratamento com GH, a altura final pode ser 5 a 7 cm mais alta nesta população. O papel do GH para baixa estatura idiopática ainda não está claro, especialmente devido ao custo, longa duração do tratamento e consequências psicológicas incertas. Efeitos colaterais do GH recombinante são incomuns, mas incluem hipertensão intracraniana e epifisiólise da cabeça do fêmur. Com diagnóstico e tratamento precoces, as crianças com deficiência de GH atingem uma altura adulta quase normal. Pode-se utilizar injeção de IGF-1 recombinante para tratar crianças com resistência ao GH ou com deficiência de IGF-1, a melhora no crescimento pode não ser tão substancial quanto a vista na terapia com GH na deficiência deste. Atualmente, o esquema recomendado para terapia com GH é o GH recombinante subcutâneo administrado por via subcutânea 6 ou 7 dias por semana, com dose semanal total de 0,15 a 0,47 mg/kg.

Altzoglou KS et al: Isolated growth hormone deficiency (GHD) in childhood and adolescence: recent advances. Endocr Rev 2014;35:376–432 [PMID: 24450934].

Cohen LE: Idiopathic short stature: a clinical review. JAMA 2014;311:1787–1796 [PMID: 24794372].

Loche S et al: Growth hormone treatment in non-growth hormone-deficiency children. Ann Pediatr Endocrinol Metab 2014;19:1–7 [PMID: 24926456].

Rogol AD, Hayden GF: Etiologies and early diagnosis of short stature and growth failure in children and adolescents. J Pediatr 2014 May;164(5 Suppl):S1–14.e6 [PMID: 24731744].

ALTA ESTATURA

Embora os distúrbios do crescimento estejam geralmente associados à baixa estatura, condições patológicas potencialmente graves podem estar associadas à alta estatura e ao excesso de crescimento (**Tabela 34-3**). A secreção em excesso do GH é rara, particularmente em crianças, e é geralmente associada ao adenoma hipofisário

Tabela 34-3 Causas de alta estatura

A. Constitucional (familiar)
B. Causas endócrinas
  1. Excesso de hormônio do crescimento (gigantismo hipofisário)
  2. Puberdade precoce
  3. Hipogonadismo
C. Causas não endócrinas
  1. Síndrome de Klinefelter
  2. Homens XYY
  3. Síndrome de Marfan
  4. Gigantismo cerebral (síndrome de Sotos)
  5. Homocistinúria

funcionante. O excesso de GH causa gigantismo, se as epífises estiverem abertas, ou acromegalia, se as epífises estiverem fechadas. O diagnóstico é confirmado com o achado de níveis aleatórios elevados de GH e de IGF-1 e falha na supressão de GH durante o teste oral de tolerância à glicose. A puberdade precoce também pode causar alta estatura para a idade ou crescimento rápido, mas nesse caso estaria associada a sinais precoces de puberdade e a uma idade óssea avançada. Jovens obesos também costumam ser altos para a idade, mas não atingem uma altura final mais alta.

Davies JH, Cheetham T: Investigation and management of tall stature. Arch Dis Child 2014;99:772–777 [PMID: 24833789].

DISTÚRBIOS DA HIPÓFISE POSTERIOR

A hipófise posterior (neuro-hipófise) é uma extensão do hipotálamo ventral. Seus dois hormônios principais – ocitocina e arginina-vasopressina – são sintetizados nos núcleos supraóptico e paraventricular do hipotálamo ventral. Esses hormônios peptídicos são acondicionados em grânulos com neurofisinas específicas e transportados via axônios para seus sítios de armazenamento na hipófise posterior. A vasopressina é essencial para o equilíbrio hídrico, atuando primariamente sobre os rins para promover a reabsorção tubular de água. A ocitocina é mais ativa durante o parto e o aleitamento materno e não será abordada aqui de forma detalhada.

FISIOLOGIA DA ARGININA-VASOPRESSINA (HORMÔNIO ANTIDIURÉTICO)

A liberação de vasopressina é controlada principalmente pela osmolalidade sérica e pelo volume intravascular. A liberação é estimulada por mínimos aumentos da osmolalidade plasmática (detectados por osmorreceptores presentes no hipotálamo anterolateral) e grandes reduções do volume intravascular (detectados por barorreceptores presentes nos átrios cardíacos). Os distúrbios de liberação e ação da vasopressina consistem em (1) diabetes insípido central (neurogênico); (2) diabetes insípido nefrogênico (ver **Capítulo 24**); e (3) síndrome da secreção inapropriada de hormônio antidiurético (SIADH, de *syndrome of inappropriate secretion of antidiuretic hormone*).

DIABETES INSÍPIDO CENTRAL

FUNDAMENTOS DO DIAGNÓSTICO E CARACTERÍSTICAS TÍPICAS

▶ Polidipsia, poliúria (> 2 L/m²/dia), noctúria, desidratação e hipernatremia.
▶ Incapacidade de concentrar urina após a restrição de líquidos (densidade da urina < 1,010; osmolalidade < 300 mOsm/kg).
▶ Osmolalidade plasmática > 300 mOsm/kg com osmolalidade da urina < 600 mOsm/kg.
▶ Vasopressina plasmática baixa com resposta antidiurética à vasopressina exógena.

Considerações gerais

Os pacientes com diabetes insípido (DI) central são incapazes de sintetizar e liberar vasopressina. Sem vasopressina, os rins não conseguem concentrar a urina, e há perda urinária excessiva de água. As causas genéticas de DI central são raras e incluem mutações do gene da vasopressina (principalmente na porção neurofisina do precursor da vasopressina) e do gene *WFS1* que causa DI, diabetes melito, atrofia óptica e surdez (síndrome de Wolfram ou DIDMOAD). As causas mais comuns de DI central em pediatria são defeitos da linha média (displasia septo-óptica, holoprosencefalia); trauma (cirurgia, lesão); doença infiltrativa/neoplásica (tumores como craniofaringioma, germinoma, histiocitose de células de Langerhans, sarcoidose); causas infecciosas (meningite); e idiopáticas.

O DI traumático em geral tem três fases. Inicialmente, o DI transitório é causado por edema no hipotálamo ou na hipófise. Em 2 a 5 dias, a liberação desregulada de vasopressina por neurônios em processo de morte causa SIADH. Por fim, o DI permanente ocorre quando há destruição de um número suficiente de neurônios produtores de vasopressina.

Achados clínicos

O início do DI é frequentemente súbito, caracterizado por poliúria, noctúria, enurese e sede intensa, geralmente com preferência por água gelada. Ocorrem hipernatremia, hiperosmolalidade e desidratação quando a ingestão hídrica não acompanha as perdas urinárias. Em lactentes, os sintomas também podem incluir déficit de crescimento, vômitos, constipação e febre sem causa aparente. Alguns lactentes apresentam desidratação grave, colapso circulatório e convulsões. A deficiência de vasopressina pode estar oculta em pacientes com pan-hipopituitarismo por conta da diminuição da excreção de água livre associada à insuficiência de hormônio adrenocorticotrófico (ACTH, de *adrenocorticotropic hormone*); o tratamento desses pacientes com glicocorticoides pode revelar o DI.

O DI é confirmado quando a hiperosmolalidade sérica está associada à hipo-osmolalidade urinária. Caso a criança com suspeita de DI consiga passar a noite confortavelmente sem ingerir líquidos, a avaliação ambulatorial é indicada. A ingestão hídrica oral é proibida após a meia-noite. A osmolalidade, o sódio e a densidade da primeira micção da manhã são obtidos. Se os sintomas sugerirem que a criança não consegue, com segurança, passar a noite sem ingerir líquidos ou se os resultados dos testes ambulatoriais não forem claros, deve-se realizar um teste de privação de água no hospital. Ver o quadro "Fundamentos" para os critérios diagnósticos. As crianças com DI central devem ser submetidas a uma RM de crânio com contraste para investigar tumores ou processos infiltrativos.

A polidipsia primária deve ser diferenciada do DI. As crianças com polidipsia primária tendem a apresentar níveis séricos de sódio mais baixos e geralmente são capazes de concentrar a urina com privação noturna de líquido. Alguns podem ter DI nefrogênico secundário por conta da diluição do interstício medular renal e da redução na capacidade renal de concentração, mas ele regride com a restrição da ingestão de líquidos.

▶ Tratamento

O DI central é tratado com acetato de desmopressina (DDAVP) oral ou intranasal. O objetivo do tratamento é fornecer antidiurese que permita sono sem interrupções. Uma micção deve ocorrer antes da próxima dose. É importante observar que o DI pós-cirúrgico pode estar associado à interrupção do mecanismo de sede, e, para esses pacientes, pode ser necessário um volume prescrito de ingestão de líquidos. As crianças hospitalizadas com DI de início agudo podem ser tratadas com vasopressina intravenosa ou subcutânea. Por conta da antidiurese significativa, os eletrólitos devem ser monitorados rigorosamente para evitar intoxicação hídrica. Os lactentes com DI não devem ser tratados com DDAVP, pois a associação ao volume de fórmula ou leite materno necessário para assegurar uma quota calórica adequada poderia causar intoxicação hídrica. Por essa razão, os lactentes são tratados com água livre suplementar, em vez de DDAVP, para manter a hidratação normal. Uma fórmula com baixa carga de soluto renal e diuréticos tiazídicos pode ser útil no tratamento de lactentes com DI central.

Di Iorgi N et al: Diabetes insipidus—diagnosis and management. Horm Res Paediatr 2012;77:69 [PMID: 22433947].
Rivkees SA et al: The management of central diabetes insipidus in infancy: desmopressin, low renal solute load formula, thiazide diuretics. J Pediatr Endocrinol Metab 2007;20:459 [PMID: 17550208].
Wise-Faberowski L et al: Perioperative management of diabetes insipidus in children. J Neurosurg Anesthesiol 2004;16:14 [PMID: 14676564].

▼ GLÂNDULA TIREOIDE

DESENVOLVIMENTO FETAL DA TIREOIDE

Já na 10ª semana de gestação, a tireoide fetal sintetiza os hormônios tireoidianos, que aparecem no soro fetal pela 11ª semana de gestação e aumentam progressivamente durante toda a gestação. Em grande parte, o eixo hipófise-tireoide fetal funciona de forma independente do eixo hipófise-tireoide materno, porque o TSH materno não atravessa a placenta. Entretanto, o hormônio tireoidiano materno pode atravessar a placenta em quantidades limitadas.

Ao nascimento, há um pico de TSH de aproximadamente 70 mU/L dentro de 30 minutos. O nível sérico dos hormônios tireoidianos aumenta rapidamente durante os primeiros dias de vida em resposta ao pico de TSH. O nível de TSH diminui para os níveis característicos da infância dentro de poucas semanas. O pico neonatal fisiológico de TSH pode gerar uma triagem neonatal falso-positiva para hipotireoidismo (ou seja, TSH elevado) caso a amostra de sangue para triagem seja coletada no primeiro dia de vida.

FISIOLOGIA

O hormônio liberador de tireotrofina (TRH, de *thyrotropin-releasing hormone*) hipotalâmico estimula a hipófise anterior a liberar TSH. Por sua vez, o TSH estimula a glândula tireoide a captar o iodo e a sintetizar e liberar os hormônios ativos, tiroxina (T4) e tri-iodotironina (T3). Esse processo é regulado por retroalimentação negativa envolvendo o hipotálamo, a hipófise e a tireoide (ver **Figura 34-1**).

O T4 é o hormônio tireoidiano predominante secretado pela glândula tireoide. A maioria dos T3 e T4 circulantes está ligada à globulina de ligação da tiroxina (TBG, de *thyroxine-binding globulin*), albumina e pré-albumina. Menos de 1% dos hormônios da tireoide existem na forma livre. Nos tecidos, o T4 é desiodado para T3, que se liga a receptores nucleares dos hormônios tireoidianos no citoplasma e é translocado para o núcleo, exercendo seus efeitos biológicos por meio da modificação da expressão gênica. As causas de T4 baixo são hipotireoidismo (central ou primário), prematuridade, desnutrição, doença grave e terapia subsequente com T3.

O T4 total também está baixo em situações que afetam a TBG, como na deficiência familiar de TBG, cirrose ou insuficiência renal e em pacientes recebendo glicocorticoides e androgênios. Contudo, uma vez que essas condições afetam essencialmente os níveis de TBG, os níveis de TSH e T4L permanecem normais. Por outro lado, os níveis de T3 e T4 podem estar elevados em condições associadas ao aumento dos níveis de TBG (excesso congênito de TBG, gravidez, terapia estrogênica) e ao aumento da ligação dos hormônios tireoidianos às proteínas de transporte. Novamente, os pacientes são clinicamente eutireoideos nessa circunstância. A captação de T3 por resina (T3RU, de *T3 resin uptake*) pode ajudar a diferenciar entre problemas com proteínas e verdadeiro hipo ou hipertireoidismo.

HIPOTIREOIDISMO (CONGÊNITO E ADQUIRIDO)

FUNDAMENTOS DO DIAGNÓSTICO E CARACTERÍSTICAS TÍPICAS

▶ Atraso do crescimento, hipoatividade física, ganho de peso, constipação, pele seca, intolerância ao frio e puberdade tardia.

▶ Hipotireoidismo congênito não tratado: apresentam língua espessa, fontanelas grandes, tônus muscular baixo, rouquidão, hérnia umbilical, icterícia e deficiência intelectual.

▶ T4, T4L e captação de T3 por resina estão baixos; os níveis de TSH estão elevados no hipotireoidismo primário.

Considerações gerais

A deficiência de hormônios tireoidianos pode ser congênita ou adquirida (Tabela 34-4). Ela pode ser consequência de defeitos na glândula tireoide (hipotireoidismo primário) ou no hipotálamo ou hipófise (hipotireoidismo central).

O hipotireoidismo congênito ocorre em aproximadamente 1 em 3.000 a 1 em 4.000 lactentes. Se não tratado, ele pode causar dano neurocognitivo grave. A maioria dos casos é esporádica, resultante de hipoplasia ou aplasia da glândula tireoide ou falha da glândula em migrar para sua localização anatômica normal (ou seja, glândula tireoide lingual ou sublingual). Outras causas estão listadas na Tabela 34-4. Na deficiência materna grave de iodo, tanto o feto quanto a mãe têm deficiência de T4, sendo o feto acometido com dano cerebral irreversível. O hipotireoidismo adquirido, principalmente na presença de bócio, é geralmente resultado da tireoidite linfocítica crônica (de Hashimoto).

Achados clínicos

A. Sinais e sintomas

Até mesmo quando a glândula tireoide está completamente ausente, a maioria dos recém-nascidos com hipotireoidismo congênito parece normal ao nascimento. Uma vez que o hipotireoidismo congênito está associado a deficiência intelectual, o teste de tireoide está incluso na triagem neonatal e deve-se iniciar o tratamento o mais cedo possível. A icterícia associada à hiperbilirrubinemia não conjugada pode estar presente em recém-nascidos com hipotireoidismo congênito.

As características do hipotireoidismo juvenil incluem prejuízo no crescimento linear; atraso na idade óssea e atraso na erupção dentária; mudanças na pele (seca, espessa, escamosa, áspera, pálida, fria ou amarelada); alterações no cabelo (secos, ásperos ou quebradiços) e queda de cabelo; afinamento lateral das sobrancelhas; achados neurológicos (hipotonia e componente de relaxamento lento dos reflexos tendinosos profundos); lentidão física e mental; mixedema não depressível; constipação; intolerância à temperatura fria; bradicardia; atraso na puberdade; e pseudopuberdade ocasional (secundária à fraca atividade do hormônio folículo-estimulante [FSH, de *follicle stimulating hormone*] por interferência de níveis elevados do de TSH).

No hipotireoidismo causado por defeitos enzimáticos, ingestão de bociogênicos ou tireoidite linfocítica crônica, a glândula tireoide pode estar aumentada. O aumento da tireoide em crianças é em geral simétrico, e a glândula encontra-se moderadamente firme, e não nodular. Contudo, na tireoidite linfocítica crônica, a tireoide normalmente apresenta uma superfície irregular (ver texto a seguir).

B. Achados laboratoriais

No hipotireoidismo primário, o T4 total e o T4L podem ser normais ou diminuídos e o TSH sérico está elevado. Pode haver autoanticorpos circulantes contra a peroxidase tireoidiana e/ou tireoglobulina. No hipotireoidismo central, o TSH é geralmente inapropriadamente normal frente a um T4 total e T4L baixos. Outras deficiências hipofisárias podem estar presentes, como o hipotireoidismo central, que pode estar associado a doenças congênitas ou a distúrbios adquiridos do hipotálamo ou da hipófise.

C. Exames de imagem

A análise radiológica da tireoide, útil no estabelecimento da causa do hipotireoidismo congênito, não interfere no plano terapêutico e não é necessária. Há uma atraso na idade óssea. É comum haver cardiomegalia. O hipotireoidismo primário de longa duração pode estar associado à hiperplasia tireotrófica caracterizada por aumento selar ou hipofisário.

D. Programas de triagem para o hipotireoidismo neonatal

Todos os recém-nascidos devem ser triados para o hipotireoidismo congênito logo após o nascimento. Dependendo do estado, a triagem neonatal avalia o nível de T4 total ou de TSH. Resultados anormais da triagem neonatal devem ser confirmados imediatamente com o nível de T4 e TSH. O tratamento deve ser iniciado o mais rápido possível. Nos casos de início de tratamento no primeiro mês de vida acompanhado de boa adesão terapêutica durante a infância, observa-se, geralmente, um prognóstico neurocognitivo normal.

Tratamento

A levotiroxina (75-100 mcg/m^2/dia) é o fármaco de escolha para o hipotireoidismo adquirido. Em neonatos com hipotireoidismo

---

Tabela 34-4 Causas de hipotireoidismo

A. Congênito
1. Aplasia, hipoplasia ou descida incompleta da tireoide
2. Erros inatos da síntese, secreção ou reciclagem do hormônio tireoidiano
3. Mediada por anticorpo materno (inibe a ligação do TSH ao receptor)
4. Defeito do receptor de TSH
5. Defeito no receptor do hormônio tireoidiano
6. Exposições intraútero
    a. Radioiodoterapia
    b. Goitrogênicos (propiltiouracil, metimazol)
    c. Excesso de iodo
7. Deficiência de iodo

B. Adquirido (hipotireoidismo juvenil)
1. Tireoidite autoimune (linfocítica)
2. Tireoidectomia ou radioiodoterapia
3. Irradiação para a tireoide
4. Deficiência de tireotrofina
5. Deficiência de TRH devido a lesão ou doença hipotalâmica
6. Medicamentos
    a. Iodetos
        (1) Excesso (p. ex., amiodarona)
        (2) Deficiência
    b. Lítio
    c. Cobalto
7. Grandes hemangiomas
8. Idiopático

TRH, hormônio liberador de tireotrofina; TSH, hormônio estimulante da tireoide.

congênito, a dose inicial é de 10 a 15 mcg/kg/dia. As concentrações séricas de T4 total ou de T4L são usadas para monitorar a adequação da terapia inicial, porque o TSH neonatal fisiologicamente alto pode não normalizar mesmo após semanas. Posteriormente, o T4 e o TSH são monitorados em associação.

> Kaplowitz, P: Neonatal thyroid disease: testing and management. Pediatr Clin North Am 2019;66(2):343–352 [PMID: 30819341].
> Léger J et al: European Society for Paediatric Endocrinology consensus guidelines on screening, diagnosis, and management of congenital hypothyroidism. J Clin Endocrinol Metab 2014;99(2):363–384 [PMID: 24446653].
> van der Sluijs Veer L et al: Evaluation of cognitive and motor development in toddlers with congenital hypothyroidism diagnosed by neonatal screening. J Dev Behav Pediatr 2012;33:633–640 [PMID: 23027136].

TIREOIDITE

1. Tireoidite linfocítica crônica (tireoidite autoimune crônica, tireoidite de Hashimoto)

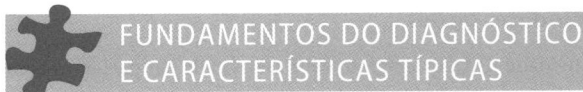
FUNDAMENTOS DO DIAGNÓSTICO E CARACTERÍSTICAS TÍPICAS

- Glândula tireoide firme, livremente móvel, indolor e difusamente aumentada.
- A função tireoidiana geralmente está normal, mas pode estar elevada ou diminuída, dependendo do estágio da doença.

▶ Considerações gerais

A tireoidite linfocítica crônica é a causa mais comum de bócio e hipotireoidismo adquirido na infância. É mais comum em meninas, e sua incidência alcança o pico durante a puberdade. A doença é causada pelo ataque autoimune da tireoide. O maior risco de autoimunidade tireoidiana (e outros distúrbios endócrinos autoimunes) está associado a certos alelos de histocompatibilidade. As seguintes condições estão associadas com um risco aumentado de tireoidite autoimune (Hashimoto): síndrome de Down, síndrome de Turner, doença celíaca, vitiligo, alopecia e diabetes tipo 1.

▶ Achados clínicos

A. Sinais e sintomas

A tireoide encontra-se caracteristicamente aumentada, firme, livremente móvel, indolor e simétrica, podendo ser nodular. O início é insidioso. Algumas vezes, os pacientes percebem uma sensação de compressão ou volume traqueal, rouquidão e disfagia. Não há sinais locais de inflamação ou infecção sistêmica. A maioria dos pacientes é eutireoidiana. Alguns pacientes são sintomaticamente hipotireoidianos, e poucos são sintomaticamente hipertireoidianos.

Uma história familiar detalhada pode revelar a presença de múltiplas doenças autoimunes em membros da família. Indivíduos de alto risco com base em um distúrbio cromossômico ou outra doença autoimune se beneficiam de monitoramento cuidadoso do crescimento e do desenvolvimento, triagem de rotina (no caso de síndrome de Down, síndrome de Turner, diabetes tipo 1 e doença celíaca), e medição da função da tireoide mais liberal.

B. Achados laboratoriais

Os achados laboratoriais variam. As concentrações séricas de TSH, T4, T4L e T3RU são em geral normais. Alguns pacientes são hipotireoideos com níveis elevados de TSH e baixos de hormônios tireoidianos. Poucos pacientes são hipertireoideos no início do curso da doença (hashitoxicose) com supressão do TSH e níveis elevados dos hormônios tireoidianos. Os anticorpos contra a tireoide (antitireoglobulina, antitireoperoxidase) estão frequentemente elevados.

C. Exames de imagem

A ultrassonografia de rotina da tireoide não é indicada, a menos que um foco de nodulação ou massa seja palpado. A varredura de captação da tireoide acrescenta pouco ao diagnóstico. A biópsia cirúrgica ou com agulha é diagnóstica, mas raramente necessária.

▶ Tratamento

Há controvérsias quanto à necessidade de se tratar a tireoidite linfocítica crônica com função tireoidiana normal. A reposição total dos hormônios tireoidianos pode diminuir o tamanho da tireoide, mas também pode causar hipertireoidismo. O hipotireoidismo geralmente se desenvolve com o tempo. Em razão disso, os pacientes necessitam de vigilância durante toda a vida. As crianças com hipotireoidismo confirmado devem receber reposição de hormônios tireoidianos.

2. Tireoidite aguda (supurativa)

A tireoidite aguda é rara. As causas mais comuns são estreptococos do grupo A, pneumococos, *Staphylococcus aureus* e anaeróbios. Os abscessos da tireoide podem se formar e geralmente estão localizados à esquerda devido a fístula do seio piriforme. O paciente apresenta-se com febre, e a glândula tireoide encontra-se aumentada e dolorosa, com eritema, rouquidão e disfagia associadas. No geral, os testes de função tireoidiana são normais. Os pacientes apresentam leucocitose, desvio à esquerda e aumento da velocidade de hemossedimentação. Deve-se administrar antibioticoterapia específica.

3. Tireoidite subaguda (não supurativa)

A tireoidite subaguda (tireoidite de Quervain) é rara. Acredita-se que seja consequência de infecção viral por caxumba, influenza, ecovírus, vírus Coxsackie, vírus Epstein-Barr ou adenovírus.

Os sintomas de apresentação são semelhantes aos da tireoidite aguda – febre, astenia, garganta inflamada, disfagia e dor na tireoide, que pode irradiar para a orelha. A tireoide encontra-se firme e aumentada. A velocidade de hemossedimentação está elevada. Diferentemente da tireoidite aguda, o início costuma ser insidioso, e as concentrações séricas dos hormônios tireoidianos podem estar elevadas.

HIPERTIREOIDISMO

FUNDAMENTOS DO DIAGNÓSTICO E CARACTERÍSTICAS TÍPICAS

- Palpitações, nervosismo, hiperatividade, excesso de apetite, tremores, perda de peso, fadiga e intolerância ao calor.
- Bócio, taquicardia, exoftalmia, hipertensão sistólica, pressão de pulso alargada, fraqueza e pele úmida e quente.
- O TSH está suprimido. Os níveis dos hormônios tireoidianos (T4, T4L, T3) e da T3RU estão elevados.

▶ Considerações gerais

Em crianças, a maioria dos casos de hipertireoidismo é causada pela doença de Graves, na qual anticorpos direcionados ao receptor de TSH estimulam a produção de hormônios tireoidianos. O hipertireoidismo também pode ser causado por tireoidite aguda, subaguda ou crônica; nódulos tireoidianos funcionantes autônomos; tumores produtores de TSH; síndrome de McCune-Albright; excesso de hormônios tireoidianos exógenos e exposição aguda ao iodo.

▶ Achados clínicos

A. Sinais e sintomas

O hipertireoidismo é mais comum em mulheres do que em homens. Em crianças, ocorre mais frequentemente durante a adolescência. O curso do hipertireoidismo pode ser cíclico, com remissões e exacerbações espontâneas. Os sintomas incluem falta de concentração, hiperatividade, fadiga, labilidade emocional, distúrbio de personalidade/psicose subjacente, insônia, perda de peso (apesar do aumento do apetite), palpitações, intolerância ao calor, aumento da frequência respiratória, aumento da frequência de evacuações, poliúria e menstruações irregulares. Os sinais incluem taquicardia, hipertensão sistólica, aumento da pressão de pulso, tremores, fraqueza muscular e pele úmida e quente. Também podem ocorrer crescimento e desenvolvimento acelerados. A tempestade tireoidiana é uma condição rara caracterizada por febre, insuficiência cardíaca e *delirium*, que pode resultar em coma ou morte. A maioria dos casos da doença de Graves estão associados a um bócio firme e difuso. Pode haver sopro e frêmito da tireoide. Muitos casos estão associados à exoftalmia.

B. Achados laboratoriais

O TSH está suprimido. Os níveis de T4, T4L, T3 e T3L estão elevados, exceto em casos raros em que apenas o T3 sérico está elevado (tireotoxicose por T3). A presença de imunoglobulina estimuladora da tireoide (TSI, de *thyroid-stimulating immunoglobulin*) ou de doença ocular da tireoide confirma o diagnóstico da doença de Graves. O anticorpo antirreceptor de TSH (TRAb, de *TSH receptor antibody*) geralmente está elevado.

C. Exames de imagem

Na doença de Graves, a captação de iodo radioativo pela tireoide está aumentada, enquanto na doença subaguda e crônica, está reduzida. Um nódulo hiperfuncionante autônomo absorve iodo e aparece como um "nódulo quente", enquanto o tecido circundante diminui a absorção de iodo. Em crianças com hipertireoidismo, a idade óssea pode estar avançada. Em bebês, a maturação esquelética acelerada pode estar associada ao fechamento prematuro das suturas cranianas. O hipertireoidismo pode causar osteoporose.

▶ Tratamento

A. Medidas gerais

A atividade física extenuante deve ser evitada em pacientes com hipertireoidismo grave não tratado devido à preocupação com problemas cardiovasculares.

B. Tratamento Medicamentoso

1. Bloqueadores β-adrenérgicos – São complementares ao tratamento. Eles podem melhorar rapidamente os sintomas e são indicados na doença de Graves com taquicardia e hipertensão. Agentes específicos $β_1$, como o atenolol, são preferidos porque são mais cardiosseletivos. O propranolol também diminui a conversão de T4 em T3 ativo, por isso é preferido em casos de Graves/tireotoxicose.

2. Agentes antitireoidianos (metimazol) – Os agentes antitireoidianos são frequentemente usados no tratamento inicial de hipertireoidismo na infância. Esses medicamentos interferem na síntese hormonal da tireoide, e geralmente levam algumas semanas para produzir uma resposta clínica. O controle adequado geralmente é obtido dentro de alguns meses. Se o tratamento clínico não for bem-sucedido uma terapia mais definitiva, como tireoidectomia ou radioablação deve ser considerada. O propiltiouracil (PTU) raramente é utilizado devido a relatos de hepatotoxicidade grave.

Dosagem inicial: O metimazol é iniciado na dose de 10 a 60 mg/dia (0,5-1 mg/kg/dia) administrado uma vez ao dia. A dosagem é continuada até o T4L ou o T4 normalizarem e os sinais e sintomas diminuírem.

Dosagem de manutenção: A dose ideal de agente antitireoidiano para o tratamento de manutenção permanece incerto. Estudos recentes sugerem que 10 a 15 mg/dia de metimazol fornece controle adequado a longo prazo na maioria dos pacientes com um mínimo de efeitos colaterais. O tratamento geralmente continua por 2 anos com o objetivo de induzir a remissão. Se os níveis de hormônio tireoidiano estiverem bem controlados nesse ponto uma tentativa de retirada da medicação pode ser considerada.

TOXICIDADE: Se ocorrer vasculite, artralgia, artrite, agranulocitose ou hepatite, o medicamento deve ser descontinuado. Erupção urticariforme pode, eventualmente, ser tratada sintomaticamente.

3. Iodo – Grandes doses de iodo geralmente produzem um bloqueio rápido, porém de curta duração, da síntese e liberação do hormônio tireoidiano. Essa abordagem é recomendada apenas para tratamento agudo de pacientes gravemente tireotóxicos ou em preparação para tireoidectomia.

C. Radioterapia com iodo radioativo

A ablação da tireoide com iodo radioativo é geralmente reservada para crianças com doença de Graves que não respondem aos agentes antitireoidianos, desenvolvem efeitos adversos com o uso destes, não alcançam remissão após vários anos de tratamento clínico ou apresentam pouca adesão terapêutica. Os agentes antitireoidianos devem ser interrompidos 4 a 7 dias antes da radioablação para permitir a captação de iodo radioativo pela tireoide. O I131 é administrado via oral, concentra-se na tireoide e causa ablação gradual da glândula. Nas primeiras 2 semanas após a radioablação, o hipertireoidismo pode piorar com a destruição do tecido tireoidiano e a liberação de hormônios tireoidianos, e pode ser necessário um tratamento temporário com agonistas β-adrenérgicos ou metimazol. Na maioria dos casos, a criança desenvolve hipotireoidismo, sendo necessária a reposição dos hormônios tireoidianos. Estudos de acompanhamento a longo prazo não evidenciam aumento da incidência de câncer de tireoide, leucemia, infertilidade ou efeitos teratogênicos quando doses ablativas do I131 são utilizadas.

D. Tratamento cirúrgico

A tireoidectomia subtotal e total também podem ser consideradas em crianças com doença de Graves. A cirurgia está indicada para casos de bócio extremamente grande, bócio com nódulo suspeito, pacientes muitos jovens ou gestantes ou pacientes que recusam a ablação com iodo radioativo. Antes da cirurgia, são administrados agentes bloqueadores β-adrenérgicos para tratar os sintomas, e os agentes antitireoidianos são dados por várias semanas para minimizar os riscos cirúrgicos associados ao hipertireoidismo. Administra-se iodeto (p. ex., solução de Lugol, 1 gota a cada 8 h, ou solução saturada de iodeto de potássio, 1-2 gotas três vezes ao dia) por 1 a 2 semanas antes da cirurgia para reduzir a vascularização da tireoide e inibir a liberação de hormônio tireoidiano. As complicações cirúrgicas incluem hipocalcemia devido a um hipoparatireoidismo e lesão do nervo laríngeo recorrente. Um cirurgião com experiência em tireoide é crucial para que se alcance um bom resultado cirúrgico. Após a tireoidectomia, os pacientes tornam-se hipotireoidianos e necessitam de reposição dos hormônios tireoidianos.

▶ Evolução e prognóstico

As remissões e exacerbações parciais podem ocorrer por vários anos. O tratamento com agente antitireoidiano resulta em prolongamento das remissões em um a dois terços das crianças.

Bauer AJ: Approach to the pediatric patient with Graves' disease: when is definitive therapy warranted? J Clin Endocrinol Metab 2011;96:580–588 [PMID: 21378220].

Rivkees SA: Pediatric Graves' disease: management in the post-propylthiouracil. Era Int J Pediatrc Endocrinol 2014;2014(1):10 [PMID: 25089127].

Yuan L, Yang J: Radioiodine treatment in pediatric Graves' disease and thyroid carcinoma. J Pediatr Endocrinol Metab 2011;24:877–883 [PMID: 22308835].

▶ Doença de Graves neonatal

O hipertireoidismo congênito transitório (doença de Graves neonatal) ocorre em cerca de 1% dos lactentes nascidos de mães com doença de Graves. Ele acontece quando os TRAbs maternos atravessam a placenta e estimulam a produção em excesso dos hormônios tireoidianos no feto e no recém-nascido. A doença de Graves neonatal pode estar associada a irritabilidade, CIUR, baixo ganho de peso, rubor, icterícia, hepatoesplenomegalia e trombocitopenia. Casos graves podem causar insuficiência cardíaca e morte. O hipertireoidismo pode se desenvolver vários dias após o nascimento. Em neonatos de alto risco, deve-se obter o nível de TRAb ao nascimento, e de T4L e TSH entre o terceiro e quinto dias de vida. A conduta imediata deve focar nas manifestações cardíacas. Pode ser necessário o tratamento temporário com iodeto, agentes antitireoidianos, antagonistas β-adrenérgicos ou corticosteroides. O hipertireoidismo regride gradualmente em 1 a 3 meses com o declínio das imunoglobulinas maternas. Uma vez que os TRAbs ainda podem estar presentes no soro de mães hipertireoidianas tratadas com tireoidectomia ou radioablação, a doença de Graves neonatal deve ser considerada em todos os lactentes de mães com história de hipertireoidismo.

Léger J, Carel JC: Hyperthyroidism in childhood: causes, when, and how to treat. J Clin Res Pediatr Endocrinol 2013;5(Suppl 1):50–56 [PMID: 23154161].

Lewis KA et al: Neonatal Graves disease associated with severe metabolic abnormalities. Pediatrics 2011;128(1):e232–e236 [PMID: 21646263].

van der Kaay et al: Management of neonates born to mothers with Graves' disease. Pediatrics 2016;137(4):e20151878 [PMID: 26980880].

CÂNCER DE TIREOIDE

O câncer de tireoide é raro na infância. As crianças acometidas geralmente apresentam nódulo tireoidiano ou massa assimétrica e assintomática no pescoço. Disfagia e rouquidão são sintomas incomuns. Os testes de função tireoidiana costumam ser normais. Observa-se, com frequência, um nódulo "frio" na cintilografia da tireoide com tecnécio ou iodo radioativo. A biópsia com punção aspirativa por agulha fina do nódulo ajuda no diagnóstico.

O câncer de tireoide mais comum é o carcinoma papilífero – um carcinoma bem diferenciado originado a partir da célula folicular da tireoide. O câncer folicular da tireoide é outro tipo de câncer diferenciado da tireoide. As crianças com câncer de tireoide são mais propensas do que os adultos a ter metástases nos linfonodos cervicais e nos pulmões. Apesar de sua apresentação agressiva, as crianças com câncer de tireoide diferenciado têm um prognóstico excelente, com taxa de sobrevida em 20 anos maior do que 95%. O tratamento consiste na tireoidectomia total e na remoção de todos os linfonodos acometidos, geralmente seguidas de ablação com iodo radioativo para destruir os vestígios tireoidianos residuais e o tecido metastástico não abordado na cirurgia. A reposição dos hormônios tireoidianos é iniciada para suprimir a secreção de TSH do tecido tireoidiano remanescente e para tratar o hipotireoidismo resultante da retirada da glândula tireoide. Deve-se realizar um acompanhamento regular, visto que o câncer de tireoide em crianças está associado a altas taxas de recidiva.

Os carcinomas folicular, medular, anaplásico e o linfoma são neoplasias malignas tireoidianas menos comuns. O carcinoma medular origina-se das células C da tireoide, as quais secretam calcitonina, e está associado a níveis elevados de calcitonina sérica. Em crianças, o câncer medular de tireoide geralmente é familiar devido a uma mutação hereditária no proto-oncogene RET, como por exemplo na neoplasia endócrina múltipla (NEM) tipo 2. Nas famílias acometidas, a mutação deve ser rastreada em todos os membros, e aqueles identificados com a mutação devem ser tratados com tireoidectomia profilática no início da infância.

Chan et al: Pediatric thyroid cancer. Adv Pediatr 2017;64(1):171–190 [PMID: 28688588].
Francis GL et al: Management guidelines for children with thyroid nodules and differentiated thyroid cancer. Thyroid 2015;25(7):716–759 [PMID: 25900731].
Waguespack SG et al: Management of medullary thyroid carcinoma and MEN2 syndromes in childhood. Nat Rev Endocrinol 2011;23(7):596–607 [PMID: 21862994].
Wells SA Jr et al: Revised American Thyroid Association guidelines for the management of medullary thyroid carcinoma. Thyroid 2015;25(6):567–610 [PMID: 25810047].

DISTÚRBIOS DO METABOLISMO DO CÁLCIO E DO FÓSFORO

O cálcio desempenha um papel importante em praticamente todas as células. É necessário para a função muscular, neurotransmissão, metabolismo de trifosfato de adenosina (ATP) e muitas outras funções. A concentração de cálcio sérico é rigorosamente regulada por ações coordenadas das glândulas paratireoides, do rim, do fígado e do intestino delgado. Baixas concentrações de cálcio sérico, detectadas pelos receptores sensíveis ao cálcio presentes na superfície das células da paratireoide, estimulam a liberação de paratormônio (PTH). O PTH, por sua vez, promove liberação de cálcio e fósforo do osso, reabsorção de cálcio do túbulo renal, excreção de fósforo na urina e conversão de vitamina D da forma inativa para a forma ativa. O primeiro passo na produção desta forma ativa da vitamina D, 1-25-di-hidroxivitamina D (calcitriol), ocorre no fígado, onde a vitamina D proveniente da dieta é hidroxilada à 25-hidroxivitamina D. O passo final na formação do calcitriol é a 1α-hidroxilação, que acontece nos rins, sob controle do PTH.

DISTÚRBIOS HIPOCALCÊMICOS

A concentração normal de cálcio sérico varia com a idade. É de aproximadamente 8,8 a 10,2 mg/dL em crianças e adultos jovens. Em prematuros, pode chegar a 7 mg/dL. Entre 50 e 60% do cálcio no soro encontra-se ligado à proteína e é inativo metabolicamente. Assim, a mensuração do cálcio sérico ionizado, sua forma metabolicamente ativa, é útil em casos em que o nível de proteínas séricas está baixo ou em condições que causam ligação anormal do cálcio às proteínas, como, por exemplo, estados de acidose.

FUNDAMENTOS DO DIAGNÓSTICO E CARACTERÍSTICAS TÍPICAS

Tetania com dormência e formigamento da face e membros, cãibras, contrações musculares espontâneas, espasmo carpopedal, sinais de Trousseau e Chvostek positivos, perda de consciência e convulsões.

▶ Diarreia, prolongamento da sístole elétrica (intervalo QT) e laringoespasmo.

▶ No hipoparatireoidismo ou pseudo-hipoparatireoidismo (PHP): unhas e dentes defeituosos, catarata e calcificação ectópica no tecido subcutâneo e nos gânglios da base.

▶ Considerações gerais

A hipocalcemia resulta de um desequilíbrio na absorção, excreção e distribuição de cálcio. Pode estar associado a raquitismo em pacientes cujas epífises ainda não fusionaram. As causas de hipocalcemia incluem:

- Deficiência nutricional de cálcio
- Hipoparatireoidismo
- Deficiência de vitamina D
- Hiperfosfatemia (p. ex., rabdomiólise, síndrome de lise tumoral)
- Mutação ativadora do receptor sensível ao cálcio (hipocalcemia hipercalciúrica)
- Hipomagnesemia
- Hipoalbuminemia (p. ex., síndrome nefrótica)
- Drogas (p. ex., diuréticos, quimioterapia, produtos de transfusão)

O raquitismo é uma doença que resulta da diminuição da mineralização da massa óssea devido a deficiências de cálcio e/ou fosfato. É caracterizado por geno varo, junções costocondrais proeminentes (rosário raquítico), pulsos aumentados, saliência na fronte, craniotabes e fechamento tardio das fontanelas. A deficiência de vitamina D, ocasionada pela falta de exposição à luz solar ou pela deficiência na dieta, é a causa mais comum de raquitismo. Altas taxas de deficiência oculta de vitamina D serviram de base para a recomendação da American Academy of Pediatrics (AAP, Academia Americana de Pediatria) que, em 2008, preconizou que lactentes em aleitamento materno recebessem suplementação de vitamina D na dose de 400 UI/dia. Outra forma de raquitismo, o raquitismo hipofosfatêmico familiar, acontece devido à perda anormal de fosfato renal relacionada à regulação anormal do fator de crescimento de fibroblastos 23 (FGF23). Causas e características das formas de raquitismo são descritas na **Tabela 34-5**.

Os defeitos na *secreção* de PTH podem ocorrer como consequência de defeitos no tecido paratireoidiano (síndrome de DiGeorge), autoimunidade ou, às vezes, deficiência de magnésio. A redução na ação do PTH pode ser devida à deficiência de magnésio, à deficiência de vitamina D ou a defeitos no receptor do PTH (p. ex., PHP). Ocasionalmente, a deficiência de PTH é idiopática. A **Tabela 34-6** resume as características clínicas e laboratoriais dos distúrbios de secreção e ação do PTH.

A destruição autoimune da paratireoide com subsequente hipoparatireoidismo pode acontecer isoladamente ou associada a outros distúrbios autoimunes na síndrome de poliendocrinopatia autoimune-candidíase-distrofia ectodérmica (APECED, de *autoimmune polyendocrinopathy-candidiasis-ectodermal dystrophy*, ou síndrome poliglandular autoimune tipo 1 [SPA-1]). O hipoparatireoidismo também pode ser secundário à manipulação do suprimento sanguíneo das glândulas paratireoides ou à remoção das glândulas paratireoides durante a tiroidectomia. A hipocalcemia autossômica dominante, também chamada de hipocalcemia hipercalciúrica familiar, está associada a uma mutação com ganho de função no receptor do cálcio, mutação esta que causa PTH sérico baixo, mesmo com hipocalcemia, e perda excessiva de cálcio na urina. A presença de história familiar de hipocalcemia pode ser o indício que diferencia essa condição de outras causas de hipocalcemia.

O hipoparatireoidismo neonatal transitório é causado pela deficiência parcial de secreção e ação do PTH (ver **Tabela 34-6**). A forma tardia do hipoparatireoidismo neonatal (após 2 semanas de vida) ocorre em lactentes que tomam fórmulas com altas taxas

Tabela 34-5 Hipocalcemia associada ao raquitismo

Condição	Patogênese	Estados de doença/hereditariedade	Características clínicas	Achados bioquímicos iniciais			
				Cálcio sérico	Fósforo sérico	Fosfatase alcalina sérica	Outros
Raquitismo por deficiência de vitamina D	Dieta deficiente em vitamina D, má absorção de vitamina D; outros fatores de risco incluem pele escura e falta de exposição à luz solar	Pode se agrupar em famílias devido a fatores de risco compartilhados	Alterações esqueléticas características aparecem precocemente, crescimento deficiente, hipocalcemia sintomática é um achado tardio	Normal até a fase terminal	Baixo ou normal	Elevada	Níveis elevados de PTH, 25-OH vitamina D baixa
Deficiência de vitamina D 1α-hidroxilase	Mutação na enzima 1-hidroxilase necessária para a síntese da 1,25-OH vitamina D totalmente ativa	Herança autossômica recessiva	Alterações esqueléticas de raquitismo, hipocalcemia sintomática	Baixo	Baixo ou normal	Elevada	PTH elevado, 1,25-OH vitamina D baixa
Resistência à vitamina D	Mutação no receptor da 1,25-OH vitamina D	Herança autossômica recessiva	Alterações esqueléticas graves de raquitismo, alopecia total, hipocalcemia sintomática	Baixo	Baixo ou normal	Elevada	PTH elevado, 1,25-OH vitamina D elevada
Raquitismo hipofosfatêmico	Perda excessiva de fosfato na urina; diminuição da atividade do FGF23	Dominante ligado ao X devido à ativação de PHEX ou dominante autossômico devido a mutações no FGF23	Alterações esqueléticas principalmente nas extremidades inferiores – geno varo ou valgo, baixa estatura	Normal ou baixo	Muito baixo	Geralmente alta	Níveis normais de PTH inicialmente, excreção urinária de fosfato anormalmente alta

FGF23, fator de crescimento de fibroblastos 23; PHEX, gene regulador do fosfato com homologias para as endopeptidases no cromossomo X; PTH, paratormônio.

Tabela 34-6 Hipocalcemia associada a distúrbios da secreção ou da ação do paratormônio

Condição	Patogênese	Hereditariedade	Características clínicas	Cálcio sérico	Fósforo sérico	Fosfatase alcalina sérica	PTH sérico
Hipoparatireoidismo isolado adquirido	Trauma, destruição cirúrgica, sobrecarga de ferro, destruição autoimune isolada	Desconhecida	Sintomas de hipocalcemia	Baixo	Elevado	Normal ou baixa	Baixo, 1,25-OH vitamina D baixa
Hipoparatireoidismo isolado familiar	Mutações nos genes GCMB, PTH e preproPHT	Autossômica recessiva genes GCMB, PTH ou autossômica dominante (gene preproPTH)	Sintomas de hipocalcemia	Baixo	Elevado	Normal ou baixa	Baixo, 1,25-OH vitamina D baixa
Síndrome de DiGeorge	Deleção do cromossomo 22	A maioria representa novas mutações	Sintomas de hipocalcemia, anomalias cardíacas, distúrbio imunológico	Baixo	Elevado	Normal ou baixa	Baixo, 1,25-OH vitamina D baixa
SPA tipo 1	Destruição autoimune	Autossômica recessiva	Candidíase mucocutânea, doença de Addison; potencial para destruição autoimune em outras glândulas endócrinas	Baixo	Elevado	Normal ou baixa	Baixo, 1,25-OH vitamina D baixa
PHP tipo Ia	Mutação na proteína G estimulatória; resistência à ação do PTH	Autossômica dominante	Fenótipo OHA, baixa estatura, hipocalcemia variável, pode ter resistência a outros hormônios que usam a sinalização da proteína G	Baixo ou normal	Elevado ou normal	Variável	Muito elevado, 1,25-OH vitamina D baixa
PPHP	Mutação na proteína G estimulatória	Autossômica dominante – encontrado frequentemente dentro da mesma família com PHP tipo Ia	Fenótipo OHA, parâmetros bioquímicos normais	Normal	Normal	Normal	Normal
Hipoparatireoidismo transitório do recém-nascido – início precoce	Deficiência na secreção ou ação do PTH	Esporádica – associada à asfixia no nascimento, bebês de mães diabéticas ou hiperparatireoidismo materno	Início dos sintomas de hipocalcemia dentro de 2 semanas após o nascimento	Baixo	Normal ou baixo	Normal ou baixa	Normal ou baixo, 1,25-OH vitamina D baixa
Hipoparatireoidismo transitório do recém-nascido – início tardio	Deficiência na secreção ou ação do PTH	Esporádica – associado a fórmulas infantis com alto teor de fosfato	Início dos sintomas de hipocalcemia depois de 2 semanas de vida	Baixo	Normal ou baixo	Normal ou baixa	Normal ou baixo, 1,25-OH vitamina D baixa
Hipocalcemia hipercalciúrica familiar	Mutação de ganho-de-função do receptor sensível ao cálcio	Autossômica dominante	Sintomas de hipocalcemia, história familiar	Baixo	Elevado	Normal ou baixa	Baixo, 1,25-OH vitamina D baixa

OHA, osteodistrofia hereditária de Albright; PHP, pseudo-hipoparatireoidismo; PPHP, pseudo-pseudo-hipoparatireoidismo; PTH, paratormônio; SPA, síndrome poliglandular autoimune.
[a] A excreção urinária de cálcio (relação cálcio-creatinina) é baixa em todos, exceto na hipocalcemia hipercalciúrica familiar.

de fosfato (o leite de vaca integral é um exemplo bem conhecido), devido à ligação do fosfato com o cálcio, resultando na diminuição de absorção intestinal do cálcio.

▶ Achados clínicos

A. Sinais e sintomas

A hipocalcemia prolongada, seja qual for a causa, está associada à tetania, à fotofobia, ao blefaroespasmo e à diarreia. Os sintomas de tetania consistem em dormência, cãibra muscular, espasmo dos membros, espasmo carpopedal e laringoespasmo. Bater com a ponta dos dedos na região em frente à orelha causam espasmos faciais (sinal de Chvostek), e a inflação de um esfigmomanômetro acima da pressão arterial sistólica causa um espasmo carpal (sinal de Trousseau). Alguns pacientes com hipocalcemia apresentam comportamentos bizarros, irritabilidade, perda da consciência e convulsões. O eletrocardiograma pode demonstrar prolongamento de QTc. Podem ocorrer cefaleia, vômitos, aumento da pressão intracraniana e papiledema. No início da infância, o sintoma de apresentação pode ser dificuldade respiratória.

B. Achados laboratoriais

As **Tabelas 34-5 e 34-6** descrevem os achados laboratoriais específicos em várias causas de hipocalcemia (Shaw, 2015). É importante obter as amostras no momento da hipocalcemia. As amostras diagnósticas críticas geralmente incluem análises séricas de cálcio, fosfato, magnésio, paratormônio intacto, 25-hidroxivitamina D, e 1,25-dihidroxivitamina D. A avaliação da excreção urinária de cálcio (razão cálcio-creatinina) também pode auxiliar no diagnóstico de distúrbios do cálcio.

C. Exames de imagem

Podem ocorrer calcificações dos tecidos moles e dos gânglios da base no hipoparatireoidismo idiopático e no PHP. Várias alterações esqueléticas estão associadas ao raquitismo, incluindo encurvamento e irregularidades das metáfises de ossos longos. As deformidades em torção podem resultar em geno varo (perna arqueada). A acentuação da junção costocondral dá a aparência de rosário raquítico presente na parede torácica.

▶ Diagnóstico diferencial

As **Tabelas 34-5 e 34-6** resumem as características das doenças associadas à hipocalcemia. Em indivíduos com hipoalbuminemia, mesmo com cálcio sérico total baixo, o cálcio iônico sérico funcional está normal. O cálcio iônico é o exame de escolha para a detecção de hipocalcemia em pacientes com baixo nível de albumina sérica.

▶ Tratamento

A. Tetania aguda ou grave

Os pacientes sintomáticos são tratados agudamente com uma administração de infusão de gluconato de cálcio a 10% na dose de 1 a 2 mL/kg (9 mg de cálcio elementar/mL) durante 5 a 10 minutos. O gluconato de cálcio é preferível ao cloreto de cálcio, uma vez que é menos suscetível a causar necrose tecidual se extravasado. As infusões de cálcio intravenosas não devem exceder 50 mg/min devido a uma possível arritmia cardíaca. O monitoramento cardíaco deve ser realizado durante a infusão de cálcio. O aumento do cálcio sérico é limitado a cerca de 2 a 3 horas após uma administração de infusão intravenosa em bolus de cálcio; portanto, o bolus precisará ser seguido por infusões orais ou contínuas de cálcio se a hipocalcemia persistir. Dados esses riscos e limitações da terapia intravenosa, recomenda-se a transição para um tratamento com suplementação oral de cálcio assim que o paciente deixar de ser sintomático.

B. Tratamento de manutenção do hipoparatireoidismo ou da hipocalcemia crônica

O objetivo do tratamento é manter o cálcio e o fosfato sérico em níveis próximos ao normal sem excesso de excreção de cálcio na urina.

1. Dieta – A suplementação de cálcio deve começar com uma dose de 50 a 75 mg/kg/dia de cálcio elementar dividido em três a quatro doses. A suplementação de cálcio pode muitas vezes ser descontinuada em pacientes com raquitismo após a estabilização da terapia com vitamina D.

2. Suplementação de vitamina D – O ergocalciferol (vitamina D2) e o colecalciferol (vitamina D3) são as preparações orais de vitamina D mais usadas. O colecalciferol é ligeiramente mais ativo que o ergocalciferol. A suplementação com calcitriol (1,25-di-hidroxivitamina D3) é recomendada apenas se houver um comprometimento da metabolização da vitamina D proveniente da dieta em vitamina D 25-OH, como visto na disfunção hepática, comprometimento da metabolização para seu produto final ativo, 1,25-di-hidroxivitamina D, ou disfunção do PTH. A seleção e dosagem de suplementos de vitamina D varia de acordo com a condição subjacente e a resposta à terapia.

3. Monitorização – A dosagem de cálcio e de vitamina D deve ser individualizada para cada paciente. A monitorização dos níveis de cálcio sérico, cálcio urinário e fosfatase alcalina sérica no intervalo de 1 a 3 meses é necessária para se garantir um tratamento adequado e para prevenir hipercalcemia, hipercalciúria/nefrocalcinose e toxicidade por vitamina D.

Os principais objetivos da monitorização na deficiência de vitamina D são assegurar (1) a manutenção das concentrações séricas de cálcio e fósforo nos níveis normais, (2) a normalização da atividade da fosfatase alcalina para a idade, (3) a regressão das alterações esqueléticas e (4) a manutenção da razão cálcio-creatinina na urina adequada para a idade. Em recém-nascidos, a razão deve ser menor do que 0,8, em crianças, 0,3 a 0,6, e em adolescentes, menor do que 0,2 (quando a creatinina e o cálcio forem medidos em mg/dL).

Os objetivos da monitorização são relativamente diferentes no raquitismo hipofosfatêmico. O cálcio sérico, a fosfatase alcalina sérica e cálcio urinário devem ser mantidos dentro dos limites da normalidade. A monitorização do PTH sérico é necessária para assegurar que não ocorra hiperparatireoidismo secundário como consequência do tratamento com fosfato em excesso ou da reposição inadequada com calcitriol.

PSEUDO-HIPOPARATIREOIDISMO (RESISTÊNCIA À AÇÃO DO PARATORMÔNIO)

No PHP, a produção de PTH está adequada, mas os órgãos-alvo (túbulo renal, osso ou ambos) não respondem em razão da resistência do receptor. A resistência à ação do PTH é consequência de uma mutação heterozigótica de inativação na subunidade estimulatória da proteína G relacionada ao receptor de PTH, o que causa prejuízo da sinalização. Também pode haver resistência a outros hormônios dependentes da proteína G, como TSH, GHRH, FSH e hormônio luteinizante (LH).

Há vários tipos de PHP com características bioquímicas e fenotípicas variáveis (ver **Tabela 34-6**). As anormalidades bioquímicas no PHP (hipocalcemia e hiperfosfatemia) são semelhantes àquelas observadas no hipoparatireoidismo, mas os níveis de PTH estão elevados. O PHP pode ser acompanhado de um fenótipo característico conhecido como osteodistrofia hereditária de Albright (OHA), que consiste em baixa estatura; fácies arredondada e em lua cheia; quarto metacarpo irregularmente encurtado; corpo curto e atarracado; atraso ou defeito na dentição; e deficiência mental moderada. Podem estar presentes opacidades da córnea e do cristalino, bem como calcificação ectópica dos gânglios da base e tecido subcutâneo (osteoma cutis) com ou sem níveis anormais de cálcio sérico. O tratamento inclui suplementação com cálcio e calcitriol.

Clarke B et al: Epidemiology and diagnosis of hypoparathyroidism. J Clin Endocrinol Metab 2016 Jun;101(6):2284–2299 [PMID: 26943720].

Elder CJ, Bishop NJ: Rickets [Review]. Lancet 2014;383:1665–1676 [PMID: 24412049].

Shaw N: A practical approach to hypocalcaemia in children [Review]. Endocr Dev 2015;28:84–100 [PMID: 26138837].

ESTADOS HIPERCALCÊMICOS

A hipercalcemia é definida como níveis de cálcio sérico > 11 mg/dL. A hipercalcemia grave ocorre quando o nível se encontra > 13,5 mg/dL.

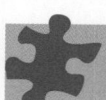

FUNDAMENTOS DO DIAGNÓSTICO E CARACTERÍSTICAS TÍPICAS

▶ Dor abdominal, poliúria, polidipsia, hipertensão, nefrocalcinose, déficit de crescimento, litíase renal, úlcera péptica intratável, constipação, uremia e pancreatite.

▶ Dor óssea e fraturas patológicas, reabsorção óssea subperiosteal, calcificação e litíase do parênquima renal e osteíte fibrosa cística.

▶ Déficit de concentração, alteração do estado mental, humor lábil e coma.

▶ Considerações gerais

A hipercalcemia é menos comum em crianças do que em adultos e a etiologia varia de acordo com a idade. A **Tabela 34-7** resume o diagnóstico diferencial de hipercalcemia infantil.

O hiperparatireoidismo é raro na infância e pode ser primário ou secundário. A causa mais comum de hiperparatireoidismo primário é o adenoma da paratireoide. O hiperparatireoidismo familiar pode ser uma doença isolada ou estar associado à NEM tipo 1, ou raramente à tipo 2A. A hipercalcemia de doenças malignas está associada a neoplasias sólidas ou hematológicas e é consequência da destruição local do osso ou da secreção ectópica de proteína relacionada ao PTH (PTHrP, de *PTH-related protein*). Quando a proteína relacionada ao PTH está presente, o cálcio está elevado, o PTH sérico está suprimido e a PTHrP sérica está elevada. A doença renal crônica com prejuízo da excreção de fosfato é a causa secundária mais comum de hiperparatireoidismo.

Tabela 34-7 Estados hipercalcêmicos

A. Hiperparatireoidismo primário
 1. Hiperplasia da paratireoide
 2. Adenoma de paratireoide
 3. Familiar, incluindo NEM tipos 1 e 2
 4. Secreção ectópica de PTH
 5. Hipoparatireoidismo materno

B. Outros estados hipercalcêmicos resultantes do aumento da absorção intestinal ou renal de cálcio
 1. Hipervitaminose D (incluindo hipercalcemia idiopática da infância)
 2. Hipercalcemia hipocalciúrica familiar
 3. Terapia com lítio
 4. Sarcoidose
 5. Depleção de fosfato
 6. Intoxicação por alumínio
 7. Necrose da gordura subcutânea (devido à ativação da vitamina D)
 8. Bebê prematuro em aleitamento materno ou fórmula padrão

C. Outros estados hipercalcêmicos
 1. Hipertireoidismo
 2. Imobilização
 3. Lítio e tiazidas
 4. Intoxicação por vitamina A
 5. Insuficiência adrenal
 6. Hipofosfatasia
 7. Síndromes genéticas
  a. Síndrome de William
  b. Síndrome IMAGe
  c. Síndrome da fralda azul
  d. Condrodisplasia metafisária de Jansen
 8. Neoplasias malignas
  a. Secreção ectópica de PTH ou de proteína relacionada ao PTH (PTHRP)
  b. Tumores secretores de prostaglandina
  c. Tumores metastáticos para osso
  d. Mieloma

NEM, neoplasia endócrina múltipla; PTH, paratormônio.

Achados clínicos

A. Sinais e sintomas

1. Devidos à hipercalcemia – As manifestações consistem em hipotonia e fraqueza muscular; apatia, mudanças de humor e comportamento bizarro; náusea, vômitos, dor abdominal, constipação e perda de peso; hiperextensividade das articulações; e hipertensão, irregularidades cardíacas, bradicardia e encurtamento do intervalo QT. O coma ocorre raramente. Há depósitos de cálcio na córnea ou na conjuntiva (ceratopatia em faixa) que são detectados pelo exame com lâmpada de fenda. Podem ocorrer úlcera péptica intratável e pancreatite em adultos, mas raramente em crianças.

2. Devidos ao aumento da excreção de cálcio e fosfato – A perda da capacidade renal de concentração da urina causa poliúria, polidipsia e deposição de fosfato de cálcio no parênquima renal ou na forma de cálculos urinários com lesão renal progressiva.

3. Devidos a alterações esqueléticas – Os achados iniciais incluem dor óssea, osteíte fibrosa cística, absorção óssea subperiosteal nas clavículas e falanges distais, ausência de lâmina dura ao redor dos dentes, fraturas espontâneas e padrão "roído por traça" do crânio na radiografia. Posteriormente, ocorre desmineralização generalizada.

B. Exames de imagem

As alterações ósseas podem ser sutis em crianças. É preferível o uso da cintilografia com tecnécio sestamibi, em vez dos procedimentos convencionais (ultrassonografia, tomografia computadorizada [TC] e RM) para a localização de tumores da paratireoide.

Tratamento

A. Sintomático

O manejo inicial é a hidratação vigorosa com solução salina normal para reidratar o paciente, diluir a concentração sérica de cálcio e promover a excreção urinária de cálcio. O diurético de alça pode aumentar a excreção urinária de cálcio, mas pode exacerbar a contração do volume vascular e, portanto, deve ser usado com cautela. Se a resposta for inadequada, glicocorticoides ou calcitonina podem ser usados. Os bisfosfonatos, agentes-padrão para o tratamento da hipercalcemia aguda em adultos, estão sendo usados mais frequentemente na hipercalcemia pediátrica refratária.

B. Crônico

As opções terapêuticas variam segundo a causa subjacente. A ressecção do adenoma paratireoidiano ou a remoção subtotal das glândulas paratireoides hiperplásicas é o método preferível. No período pós-operatório, pode haver hipocalcemia por conta da rápida remineralização dos ossos com privação crônica de cálcio (síndrome do osso faminto). Imediatamente após a cirurgia, recomenda-se uma dieta rica em cálcio e vitamina D, a qual deve ser mantida até que as concentrações séricas de cálcio estejam normais ou estáveis. O tratamento do hiperparatireoidismo secundário por doença renal crônica é direcionado primariamente ao controle dos níveis séricos de fósforo com quelantes de fosfato e doses farmacológicas de calcitriol são usadas para suprimir a secreção de PTH. A terapia a longo prazo da hipercalcemia por neoplasia maligna consiste em tratar o distúrbio subjacente.

HIPERCALCEMIA HIPOCALCIÚRICA FAMILIAR (HIPERCALCEMIA BENIGNA FAMILIAR)

A hipercalcemia hipocalciúrica familiar é caracterizada por cálcio sérico ligeiramente elevado, cálcio urinário baixo e PTH normal (ou ligeiramente elevado). Na maioria dos casos, o defeito genético é uma mutação inativadora no receptor sensor de cálcio ligado à membrana, expressada nas células paratireoidanas e dos túbulos renais. É herdada como um traço autossômico dominante com alta penetrância. Há uma baixa taxa de novas mutações. A maioria dos pacientes é assintomática e não é necessário tratamento. Entretanto, em lactentes homozigotos para a mutação do receptor, uma forma grave do hiperparatireoidismo neonatal sintomático pode estar presente.

HIPERVITAMINOSE D

A intoxicação com vitamina D é quase sempre o resultado da ingestão de quantidades excessivas de vitamina D. Os sinais, os sintomas e o tratamento da hipercalcemia induzida por vitamina D são os mesmos que os das outras doenças hipercalcêmicas. O tratamento depende da gravidade da hipercalcemia e o tratamento inicial é semelhante a outros estados hipercalcêmicos. Entretanto, por conta da reserva de vitamina D no tecido adiposo, podem ser necessários vários meses de dieta pobre em cálcio e vitamina D.

SÍNDROME DE WILLIAMS

A síndrome de Williams é um distúrbio incomum da primeira infância caracterizado por fácies de duende e hipercalcemia na primeira infância. Outras características consistem em atraso do crescimento, déficit intelectual e motor, anormalidades cardiovasculares (principalmente estenose aórtica supravalvar), irritabilidade, movimentos desproposados, constipação, hipotonia, poliúria, polidipsia e hipertensão. A presença de uma personalidade gregária e afetuosa é frequente em crianças com essa síndrome. A hipercalcemia pode não aparecer por vários meses após o nascimento. O tratamento consiste em restrição de cálcio e vitamina D na dieta e, em casos graves, doses moderadas de glicocorticoides ou até bisfosfonatos.

Um defeito no metabolismo da vitamina D ou um aumento da resposta a ela é postulado como a causa da síndrome de Williams. O risco de hipercalcemia geralmente se resolve aos 4 anos de idade.

HIPERCALCEMIA POR IMOBILIZAÇÃO

A imobilização súbita, particularmente no adolescente com crescimento acelerado, pode causar hipercalcemia e hipercalciúria. As anormalidades geralmente aparecem 1 a 3 semanas após a imobilização. O mecanismo não é totalmente compreendido, mas acredita-se resultar do aumento da atividade osteoclástica e redução da atividade osteoblástica. Em casos graves, podem ser necessárias intervenções medicamentosas ou na dieta.

HIPOFOSFATASIA

A hipofosfatasia é um distúrbio autossômico recessivo raro, caracterizado por deficiência da atividade da fosfatase alcalina no soro, nos ossos e nos tecidos, decorrente de mutações no gene para a isoenzima tecidual não específica da fosfatase alcalina (TNSALP, de *tissue-nonspecific isozyme of alkaline phosphatase*). A deficiência enzimática leva à redução da mineralização esquelética caracterizada por manifestações clínicas e radiográficas semelhantes ao raquitismo. A gravidade varia de deformidade esquelética grave e morte perinatal a achados esqueléticos mais leves (incluindo craniossinostose), densidade mineral óssea reduzida e atraso motor. Os níveis séricos de cálcio podem estar elevados. O diagnóstico de hipofosfatasia é feito pela demonstração de fosfoetanolamina urinária aumentada associada à fosfatase alcalina sérica baixa. A terapia de reposição enzimática foi recentemente aprovada e traz uma promessa de melhoria do prognóstico.

> Belcher R et al: Characterization of hyperparathyroidism in youth and adolescents: a literature review. Int J Pediatr Otorhinolaryngol 2013 Mar;77(3):318–322 [PMID: 23313432].
> Stokes V et al: Hypercalcemic disorders in children. J Bone Miner Res 2017 Nov;32(11):2157–2170 [PMID: 28914984].

▼ GÔNADAS (OVÁRIOS E TESTÍCULOS)

DESENVOLVIMENTO

O desenvolvimento sexual é um processo complexo que começa com a diferenciação da gônada bipotencial em testículo ou ovário. Em uma criança com um cromossomo Y, a expressão do fator de transcrição *SRY* inicia uma cascata de expressão gênica que direciona a formação dos testículos. Sem a expressão do *SRY*, os ovários se desenvolvem; no entanto, a presença de cromossomos 46, XX, além de vários genes únicos, é necessário para o desenvolvimento de ovários normais. A secreção da testosterona e do hormônio antimulleriano (AMH, de *antimüllerian hormone*) pelos testículos resulta no desenvolvimento de ductos internos masculinos (epidídimo, vesícula seminal e vasos deferentes) e regressão dos ductos müllerianos, que são os precursores das estruturas genitais femininas internas (tubas uterinas, útero e vagina) **(Figura 34-6)**.

A genitália externa desenvolve-se a partir de estruturas sexualmente indiferenciadas, denominadas tubérculo genital, intumescências labioescrotais e pregas uretrais **(Figura 34-7)**. O desenvolvimento normal da genitália externa masculina depende da concentração circulante adequada de testosterona e seu metabólito, a di-hidrotestosterona (DHT). A diferenciação sexual da genitália externa está completa por volta da 12ª semana de gestação.

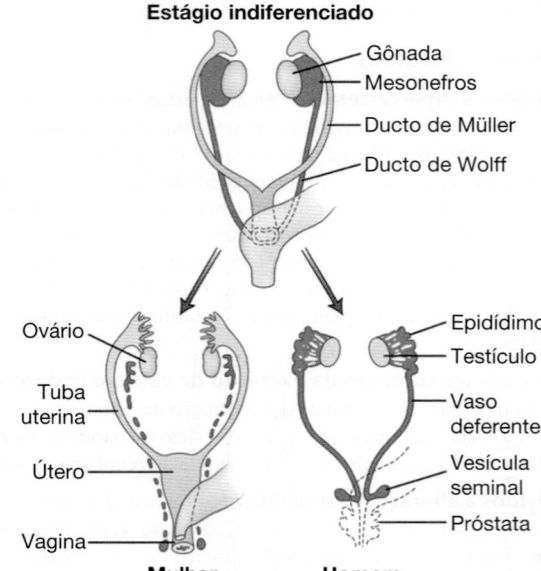

▲ **Figura 34-6** Diferenciação dos ductos reprodutivos internos. (Reproduzida com permissão de Kronenberg H: *Williams Textbook of Endocrinology*, 11th ed. Philadelphia, PA: Saunders/Elsevier; 2008.)

DISTÚRBIOS DO DESENVOLVIMENTO SEXUAL

Os distúrbios do desenvolvimento sexual (DDS) podem surgir de alterações em três processos principais: diferenciação gonadal, esteroidogênese ou ação androgênica. Muitos DDSs serão evidentes no período neonatal, mas alguns não se manifestarão até mais tarde, com o desenvolvimento puberal anormal. Nos distúrbios da diferenciação gonadal, os testículos ou ovários não se desenvolvem normalmente, o que resulta em genitália atípica ou incongruente. Por exemplo, indivíduos com disgenesia gonadal completa 46, XY não desenvolvem tecido gonadal normal (ou seja, têm gônadas disgenéticas), e isso resulta em estruturas reprodutivas femininas internas e externas típicas. A disgenesia gonadal parcial XY está associada ao desenvolvimento incompleto dos testículos e geralmente resulta em um fenótipo de genitália atípica. Mutações em genes importantes para a diferenciação gonadal foram demonstradas em muitos pacientes com disgenesia gonadal completa e parcial. A disgenesia gonadal mista geralmente ocorre devido à presença de ambos 45, XO e linhagens celulares 46, XY no mesmo indivíduo. Normalmente, há um testículo de um lado e uma gônada disgenética no lado contralateral. O DDS ovotesticular ocorre quando há tecido ovariano e testicular. A esteroidogênese refere-se à biossíntese de hormônios esteroides e depende da função de múltiplas enzimas **(Figura 34-8)**. Os defeitos enzimáticos nesta via podem resultar em síntese diminuída ou ausente de testosterona e, em indivíduos XY afetados, haverá redução ou ausência de efeitos androgênicos, resultando em genitália atípica.

DOENÇAS ENDOCRINOLÓGICAS

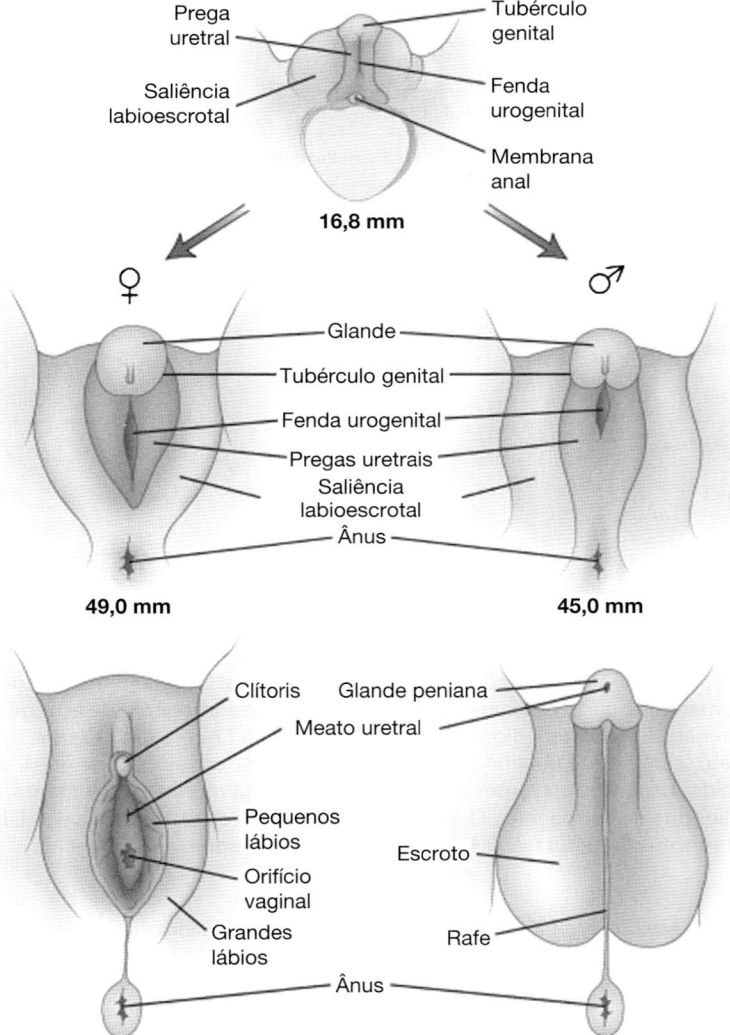

▲ **Figura 34-7** Diferenciação dos ductos da genitália externa. (Adaptada com permissão de Spaulding MH: The development of the external genitalia in the human embryo. Contrib Embryol 1921;13:69–88.)

Uma vez que a gônada e a glândula adrenal compartilham enzimas comuns de produção de hormônios esteroides, alguns dos defeitos enzimáticos associados à subvirilização masculina também podem afetar a produção de cortisol e aldosterona, levando à deficiência de cortisol e perda de sal. A deficiência de 21-hidroxilase, uma enzima das rotas do cortisol e da aldosterona, leva à hiperprodução de androgênios adrenais e à forma mais comum de hiperplasia adrenal congênita. Na forma clássica de perda de sal desse distúrbio, os bebês 46, XX apresentam virilização genital devido ao excesso de produção de androgênio adrenal, mas têm útero e ovários normais.

Dentre os distúrbios da ação androgênica, está o diagnóstico de síndrome de insensibilidade androgênica (SIA), causada por uma mutação inativadora no gene do receptor androgênico localizado no braço longo proximal do cromossomo X. Na SIA completa (SIAC), não há ação androgênica; assim, os indivíduos afetados 46, XY têm genitália externa feminina de aparência normal com uma vagina curta, ausência de estruturas müllerianas e estruturas wolffianas rudimentares ou ausentes. As gônadas estão localizadas intra-abdominalmente ou no canal inguinal. Muitos destes casos são descobertos quando cirurgias de hérnia inguinal revelam um testículo no saco herniário. Com a SIA parcial (SIAP), o grau de

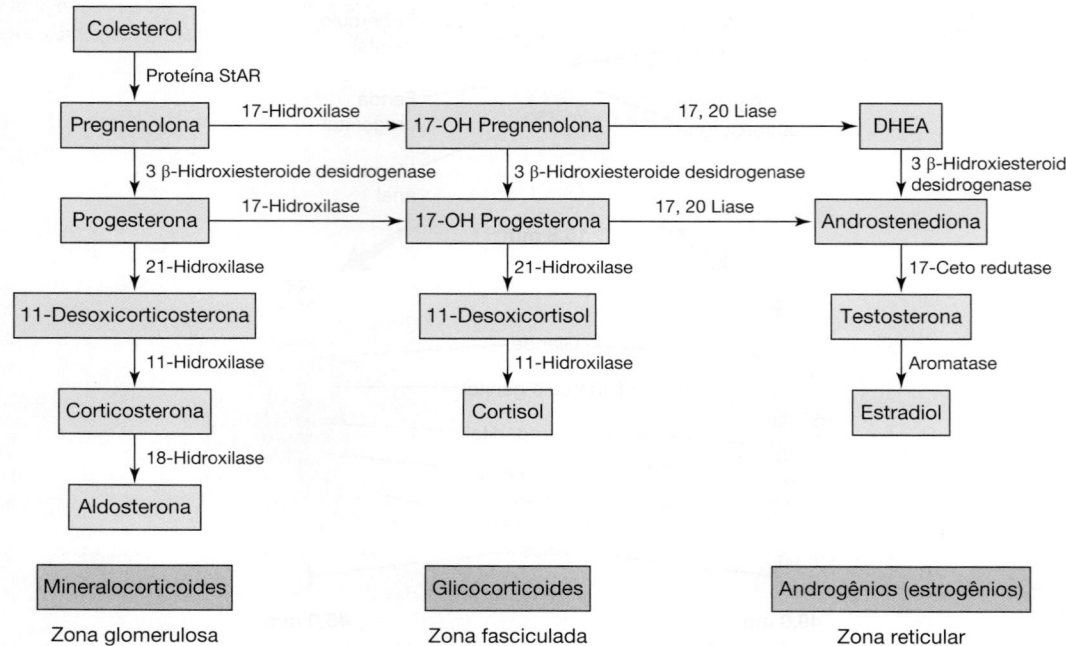

▲ **Figura 34-8** A via de síntese do hormônio corticosteroide. As vias ilustradas estão presentes em diferentes quantidades nos tecidos produtores de esteroides: glândulas adrenais, ovários e testículos. Nas glândulas adrenais, são produzidos mineralocorticoides da zona glomerulosa, glicocorticoides da zona fasciculada e androgênios (e estrogênios) da zona reticular. O principal androgênio adrenal é a androstenediona, porque a atividade da 17-ceto redutase é relativamente baixa. No entanto, a glândula adrenal de fato secreta certa quantidade de testosterona e estrogênio. As vias que levam à síntese de mineralocorticoides e glicocorticoides não estão presentes em grau significativo nas gônadas; no entanto, os testículos e os ovários produzem tanto androgênios quanto estrogênios. O metabolismo posterior da testosterona em di-hidrotestosterona ocorre nos tecidos-alvo da ação da enzima 5α-redutase. DHEA, dehidroepiandrosterona.

virilização e de atipia depende do grau de anormalidade na ligação androgênica.

▶ Avaliação

No exame físico, devem ser observadas características dismórficas e outras anomalias congênitas. O exame da genitália deve incluir a medição da largura e do comprimento do falo esticado e observar a posição do meato uretral, bem como o grau de fusão labioescrotal. O comprimento normal do pênis esticado é superior a 2,0 cm em bebês do sexo masculino a termo. As regiões labioescrotal e inguinal devem ser palpadas para avaliar a presença de gônadas. Como os ovários e as gônadas disgenéticas normalmente não descem, a presença de uma gônada palpável sugere um cariótipo 46, XY ou 45, X / 46, XY. Em todas essas crianças, devem ser realizados estudos laboratoriais nas primeiras 24 horas de vida, com inclusão de hibridização por fluorescência *in situ* para SRY/X-centrômero, análise cromossômica ou de microarranjo, eletrólitos, LH, FSH, testosterona e 17-hidroxiprogesterona. A avaliação laboratorial adicional geralmente é baseada nesses resultados. Uma ultrassonografia pélvica pode ser útil para avaliar a presença de útero; no entanto, os achados ultrassonográficos podem não ser confiáveis e, portanto, devem ser realizados em uma instituição especializada em imagens pediátricas. Muitas vezes, é necessário um exame laparoscópico para delinear estruturas internas. É importante que a atribuição de gênero seja evitada até que seja realizada avaliação especializada por uma equipe multidisciplinar. Idealmente, essa equipe inclui especialistas pediátricos de endocrinologia, urologia, ginecologia, genética, psicologia e enfermagem. A equipe deve desenvolver um plano para diagnóstico, atribuição de gênero e opções de tratamento antes de fazer qualquer recomendação. A comunicação aberta com os pais é essencial, e sua participação na tomada de decisões é incentivada.

Arboleda VA, Sandberg DE, Vilain E: DSDs: genetics, underlying pathologies and psychosocial differentiation. Nat Rev Endocrinol 2014:10(10):603–615 [PMID: 25091731].

Lambert SM, Vilain EJ, Kolon TF: A practical approach to ambiguous genitalia in the newborn period. Urol Clin N Am 2010;37(2):195–205 [PMID: 20569798].

Ostrer H: Disorders of sex development (DSDs): an update. J Clin Endocrinol Metab 2014;99:1503–1509 [PMID: 24758178].

ANORMALIDADES DO DESENVOLVIMENTO PUBERAL FEMININO E DA FUNÇÃO OVARIANA

PUBERDADE PRECOCE EM MENINAS

A puberdade precoce é definida como um desenvolvimento puberal que ocorre antes do limite de idade estabelecido como início normal de puberdade. A puberdade é considerada precoce em meninas se o aparecimento das características sexuais secundárias ocorre antes dos 8 anos em meninas caucasianas e 7 anos em meninas negras e hispânicas. A puberdade precoce é mais comum em meninas do que em meninos. Muitas meninas podem apresentar sinais de puberdade entre 6 e 8 anos de idade, mas pode ser uma forma benigna de progressão lenta que não requer intervenção. A idade do início da puberdade pode ser antecipada por obesidade.

A puberdade precoce central (PPC), que é dependente de hormônio liberador de gonadotrofina (GnRH, de *gonadotropin-releasing hormone*), envolve a ativação do gerador hipotalâmico de pulso de GnRH, o aumento da secreção de gonadotrofina e, como resultado, o aumento na produção de esteroides sexuais (**Tabela 34-8**). A sequência dos eventos hormonais e físicos na puberdade precoce central é idêntica à sequência da puberdade normal. A puberdade precoce central em meninas é geralmente idiopática, mas pode ser secundária a anormalidades do sistema nervoso central (SNC) que interrompem a restrição pré-puberal sobre o gerador de pulso de GnRH. Essas anormalidades do SNC incluem, mas não estão limitadas a, hamartomas hipotalâmicos, tumores do SNC, irradiação craniana, hidrocefalia e trauma. A puberdade precoce periférica (independente de GnRH) ocorre independentemente da secreção de gonadotrofina. Em meninas, a puberdade precoce periférica pode ser causada por tumores ovarianos ou das adrenais, cistos ovarianos, hiperplasia adrenal congênita, síndrome de McCune-Albright ou exposição a estrogênio exógeno.

Achados clínicos

A. Sinais e sintomas

A puberdade precoce central feminina geralmente começa com o desenvolvimento das mamas, seguido de crescimento dos pelos pubianos e menarca. No entanto, a ordem pode variar, e meninas com menos de 5 anos de idade podem não ter desenvolvimento de pelos pubianos. As meninas com cistos ou tumores ovarianos geralmente apresentam sinais de hiperestrogenismo, como desenvolvimento das mamas, corrimento vaginal e possivelmente sangramento vaginal. Os tumores das adrenais e a hiperplasia adrenal congênita (HAC) produzem sinais de excesso de androgênio, que incluem pelos pubianos, pelos axilares, acne e, às vezes, aumento do odor corporal. As crianças com puberdade precoce em geral têm crescimento e maturação esquelética acelerados e podem ser temporariamente altas para a idade. Contudo, considerando que a maturação esquelética avança mais rápido do que o crescimento linear, a estatura adulta final pode ser comprometida.

B. Achados laboratoriais

Caso a idade óssea esteja avançada, uma avaliação laboratorial adicional é necessária. Na PPC, as concentrações séricas aleatórias de FSH e LH podem confirmar o diagnóstico. No entanto, no início da puberdade central, as gonadotrofinas são secretadas durante a noite e podem cair para níveis pré-púberes durante o dia. Se as gonadotrofinas aleatórias estiverem em nível pré-púbere, mas a suspeita clínica permanecer alta para PPC, um teste de estimulação de GnRH é necessário com uma resposta puberal de LH indicativo de puberdade precoce central. Na puberdade precoce periférica, a resposta do LH à estimulação de GnRH é suprimida pelos esteroides gonadais secretados de forma autônoma (ver **Figura 34-1**). Em meninas com um cisto ou tumor ovariano, os níveis de estradiol serão marcadamente elevados. Em meninas que apresentam pelos pubianos e/ou axilares, mas não desenvolvimento da mama, é necessário medir os níveis de androgênios (testosterona, androstenediona, sulfato de dehidroepiandrosterona) e 17-hidroxiprogesterona.

C. Exames de imagem

Um dos primeiros passos na avaliação de uma criança com puberdade precoce é obter uma radiografia da mão e do punho esquerdos para determinar a maturidade esquelética (idade óssea). Quando um diagnóstico de puberdade precoce central é feito, uma RM do crânio deve ser realizada para avaliar lesões do SNC. Em meninas cujos exames laboratoriais sugerem puberdade precoce periférica, um exame de imagem dos ovários e/ou glândula adrenal pode ser indicado.

Tratamento

Meninas com PPC podem ser tratadas com análogos de GnRH que dessensibilizam os receptores de GnRH na hipófise, reduzindo,

Tabela 34-8 Causas do desenvolvimento puberal precoce

A. Puberdade precoce central (dependente de GnRH)
1. Idiopática
2. Anormalidades do sistema nervoso central
a. Adquirida – abscesso, quimioterapia, radiação, trauma cirúrgico
b. Congênito – cisto aracnoide, hidrocefalia, hamartoma hipotalâmico, displasia septo-óptica, cisto suprasselar
c. Tumores – astrocitoma, craniofaringioma, glioma
B. Puberdade precoce periférica (independente de GnRH)
1. Hiperplasia adrenal congênita
2. Tumores adrenais
3. Síndrome de McCune-Albright
4. Puberdade precoce familiar independente de gonadotrofinas limitada ao sexo masculino
5. Tumores gonadais
6. Estrogênio exógeno – oral (pílulas anticoncepcionais) ou tópico
7. Cistos ovarianos (mulheres)
8. Tumores secretores de hCG (p. ex., hepatoblastomas, coriocarcinomas) (homens)

GnRH, hormônio liberador de gonadotrofinas; hCG, gonadotrofina coriônica humana.

assim, a secreção de gonadotrofinas. Atualmente, os dois análogos de GnRH mais usados são (1) leuprolida, administrada na forma de injeção intramuscular com intervalo de 1, 3 ou 6 meses, ou (2) implante subdérmico de histrelina, que é reposto anualmente. Com o tratamento, as alterações físicas da puberdade regridem ou param de progredir, e a velocidade do crescimento linear é reduzida a taxas pré-puberais. A altura final projetada em geral aumenta em consequência da redução da velocidade de maturação esquelética. Após a interrupção do tratamento, a progressão puberal é retomada, e há relatos de ovulação e gravidez.

O tratamento da puberdade precoce periférica depende da causa subjacente. Em meninas com cisto ovariano, a intervenção em geral não é necessária, uma vez que os cistos tendem a regredir espontaneamente. Recomenda-se obter ultrassonografias seriadas para documentar esta regressão. A ressecção cirúrgica e possivelmente a quimioterapia são indicadas para os raros casos de tumores ovarianos ou adrenais. Independentemente da causa da puberdade precoce ou da terapia médica selecionada, atenção às necessidades psicológicas do paciente e da família é essencial.

VARIANTES BENIGNAS DA PUBERDADE PRECOCE

A telarca prematura benigna (desenvolvimento das mamas) ocorre mais comumente em meninas com menos de 2 anos de idade. Elas apresentam desenvolvimento mamário isolado sem outros sinais de puberdade, como aceleração do crescimento linear ou desenvolvimento de pelos pubianos. O desenvolvimento das mamas normalmente está presente desde o nascimento e em geral varia de tamanho. Pode ser uni ou bilateral. O tratamento consiste na tranquilização dos pais acerca da natureza autolimitada da condição. Recomenda-se também observação da criança por alguns meses. O início da telarca após os 36 meses de idade ou em associação com outros sinais de puberdade requer avaliação.

A adrenarca prematura benigna (maturação adrenal) manifesta-se com o desenvolvimento precoce dos pelos pubianos e axilares, acne e/ou odor corporal. A adrenarca prematura benigna é caracterizada por crescimento linear normal e avanço nulo ou mínimo da idade óssea. Os testes laboratoriais (ver discussão anterior) diferenciam a adrenarca prematura benigna de HAC de início tardio e tumores adrenais. Reconhece-se que aproximadamente 15% das meninas com adrenarca prematura benigna desenvolverá síndrome dos ovários policísticos.

> Fuqua J: Treatment and outcomes of precocious puberty: an update. J Clin Endocrinol Metab 2013;98(6):2198–2207 [PMID: 23515450].
> Latronico AC et al: Causes, diagnosis, and treatment of central precocious puberty. Lancet Diabetes Endocrinol 2016;4(3):265–274 [PMID: 26852255].
> Utriainen P et al: Premature adrenarche—a common condition with variable presentation. Horm Res Paediatr 2015;83(4):221–231 [PMID: 25676474].

PUBERDADE TARDIA

A puberdade tardia em meninas deve ser avaliada quando não há sinais puberais até os 13 anos de idade ou menarca até os 16 anos.

Tabela 34-9 Causas de puberdade tardia ou amenorreia

A. Atraso de crescimento constitucional
B. Hipogonadismo
1. Insuficiência ovariana primária
   a. Disgenesia gonadal (síndrome de Turner, disgenesia gonadal verdadeira)
   b. Falência ovariana prematura
      (1) Doença autoimune
      (2) Cirurgia, radioterapia, quimioterapia
   c. Galactosemia
2. Hipogonadismo central
   a. Tumor hipotalâmico ou hipofisário, infecção, irradiação
   b. Hipopituitarismo congênito
   c. Síndrome de Kallmann (hipogonadismo mais anosmia)
   d. Hiperprolactinemia, síndrome de Cushing, hipotireoidismo
   e. Funcional (doença crônica, desnutrição, exercício, hiperprolactinemia)
C. Anatômicas
1. Agenesia mülleriana (síndrome de Mayer-Rokitansky-Küster-Hauser)
2. Resistência completa ao androgênio

A amenorreia primária refere-se à ausência de menarca, e a amenorreia secundária refere-se à interrupção do ciclo menstrual já estabelecido por pelo menos seis meses. A causa mais comum de puberdade tardia é o atraso constitucional do crescimento (Tabela 34-9). Esse padrão de crescimento, caracterizado por baixa estatura, velocidade de crescimento normal e atraso na maturação óssea, já foi descrito em detalhes neste capítulo. O início da puberdade em crianças com atraso de crescimento constitucional é proporcional à idade óssea, e não à idade cronológica. As meninas também podem apresentar puberdade tardia em qualquer condição que atrase o crescimento e a maturação óssea, como o hipotireoidismo e a GHD.

O hipogonadismo primário em meninas trata-se de uma anormalidade primária dos ovários. O diagnóstico mais comum nesta categoria é a síndrome de Turner, em que a ausência do segundo cromossomo X ou a presença de um cromossomo X anormal leva à perda precoce de oócitos e fibrose acelerada do estroma. Outros tipos de insuficiência ovariana primária são menos comuns, incluindo disgenesia gonadal 46, XY, disgenesia gonadal 46, XX, galactosemia, insuficiência ovariana autoimune, radiação e quimioterapia. As portadoras da pré-mutação para a síndrome do X frágil também correm maior risco de insuficiência ovariana prematura.

O hipogonadismo central refere-se à deficiência hipotalâmica ou hipofisária de GnRH ou FSH/LH, respectivamente. O hipogonadismo central pode ser funcional (reversível), causado por estresse, subnutrição, prolactinemia, excesso de exercício ou doença crônica. O hipogonadismo central permanente está, em geral, associado a condições que causam múltiplas deficiências hormonais hipofisárias, como hipopituitarismo congênito, tumores do SNC ou radiação craniana. A deficiência de gonadotrofina isolada é rara, mas pode ocorrer na síndrome de Kallmann, que também é caracterizada por hiposmia ou anosmia. Existem muitos genes implicados tanto na deficiência isolada de gonadotrofina quanto na síndrome de Kallmann. Em ambos os hipogonadismos primário e central, os sinais de adrenarca estão geralmente ainda presentes.

A menarca tardia e a amenorreia secundária podem resultar da insuficiência ovariana primária ou do hipogonadismo central, como também podem ser consequência do hiperandrogenismo, obstrução anatômica impedindo o fluxo menstrual ou agenesia mülleriana.

▶ Avaliação clínica

A história deve determinar se e quando a puberdade iniciou, o nível de exercício, a ingestão nutricional, os estressores, a sensibilidade olfatória, os sintomas de doença crônica e a história familiar de puberdade tardia. Os registros anteriores de crescimento devem ser avaliados para determinar se a velocidade de ganho de peso e altura está adequada. O exame físico deve incluir análise das proporções corporais, desenvolvimento mamário e genital e estigmas da síndrome de Turner. O exame ou a ultrassonografia pélvicos devem ser considerados, especialmente em meninas com amenorreia primária.

Inicialmente, deve-se obter uma radiografia para avaliação da idade óssea. Caso seja menor do que a esperada no início da puberdade (< 12 anos em meninas), a avaliação deve se concentrar em encontrar a causa do atraso da idade óssea. Na presença de baixa estatura e velocidade normal de crescimento, é provável que se trate de um atraso constitucional do crescimento. Se a taxa de crescimento for anormal, justifica-se uma avaliação das causas do atraso do crescimento. A medição de FSH e LH pode não ser útil no caso de atraso da idade óssea, uma vez que os níveis pré-puberais estão normalmente baixos.

Se o paciente tiver atingido uma idade óssea superior a 12 anos e houver sinais mínimos ou inexistentes de puberdade no exame físico, os níveis de FSH e LH podem diferenciar entre insuficiência ovariana primária (FSH/LH elevado) e hipogonadismo central (FSH/LH baixo). Caso as gonadotrofinas estejam elevadas, o próximo passo é a determinação do cariótipo a fim de investigar síndrome de Turner. O hipogonadismo central é caracterizado por baixos níveis de gonadotrofinas, e uma investigação visa determinar se o hipogonadismo é funcional ou permanente. Os exames laboratoriais devem ser realizados para a identificação de uma possível doença crônica ou de hiperprolactinemia. A RM de crânio pode ser útil.

Em meninas com desenvolvimento mamário adequado e amenorreia, o teste da progesterona pode ser útil para determinar se uma quantidade de estrogênios suficiente está sendo produzida. Meninas que estão produzindo estrogênios apresentam sangramento de escape após 5 a 10 dias de progesterona oral, ao passo que aquelas que têm deficiência de estrogênios apresentam pouco ou nenhum sangramento. A causa mais comum de amenorreia em meninas com estrogênio suficiente é a síndrome dos ovários policísticos. As meninas com deficiência de estrogênios devem ser avaliadas de forma semelhante àquelas que têm puberdade tardia.

▶ Tratamento

A terapia de reposição em meninas hipogonadais começa com estrogênio isolado na dosagem mais baixa disponível. São usadas preparações orais, como de estradiol, ou adesivos tópicos. As doses de estrogênio são gradualmente aumentadas a cada 6 meses e, 18 a 24 meses depois, adiciona-se progesterona de forma cíclica ou contínua. Com o passar do tempo, a paciente pode mudar para comprimido ou adesivo combinado de estrogênio-progestagênio, se desejar. A terapia com progesterona é necessária para neutralizar os efeitos do estrogênio no útero, pois o estrogênio sem oposição promove hiperplasia endometrial. A reposição de estrogênio estimula as taxas de crescimento, mas fecha as placas de crescimento, e também é necessária para promover a mineralização óssea e prevenir a osteoporose.

Nelson LM: Clinical practice: primary ovarian insufficiency. N Engl J Med 2009;360:606 [PMID: 19196677].

Silvereira LF, Latronico AC: Approach to the patient with hypogonadotropic hypogonadism. J Clin Endocrinol Metab 2013;98:1781–1788 [PMID: 23650335].

Villanueva C, Argente J: Pathology or normal variant: what constitutes a delay in puberty? Horm Res Paediatr 2014;82:213–221 [PMID: 25011467].

AMENORREIA SECUNDÁRIA

Ver discussão sobre amenorreia no **Capítulo 4**.

▼ SÍNDROME DOS OVÁRIOS POLICÍSTICOS

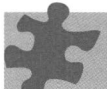

FUNDAMENTOS DO DIAGNÓSTICO E CARACTERÍSTICAS TÍPICAS

- ▶ Oligomenorreia ou amenorreia e sinais clínicos ou laboratoriais de hiperandrogenismo.
- ▶ O diagnóstico de exclusão e outras causas de disfunção menstrual ou androgênios elevados precisam ser descartados.
- ▶ Aumento do risco de muitas comorbidades, incluindo diabetes tipo 2, doença hepática gordurosa, hipertensão, depressão e apneia obstrutiva do sono.

▶ Considerações gerais

A síndrome dos ovários policísticos (SOP) é um dos distúrbios menstruais mais comuns em mulheres, estimando-se que afete de 10 a 15% de todas as mulheres em idade reprodutiva. A patologia subjacente da SOP não é bem compreendida. Muitas meninas com SOP terão um histórico de adrenarca precoce. O diagnóstico formal não pode ser feito até pelo menos 1 ano pós-menarca ou com amenorreia primária, devido à duração normal do tempo necessário para que as meninas estabeleçam ciclos menstruais regulares. Muitas meninas com SOP são obesas, o que contribui para uma prevalência aumentada da doença, mas a SOP também está presente em meninas sem obesidade. As adolescentes com SOP geralmente apresentam problemas estéticos, como acne cística ou irregularidades menstruais. No entanto, a SOP está associada a muitas comorbidades e é importante fornecer triagem e cuidados abrangentes.

Achados clínicos

A SOP deve ser considerada em adolescentes com (1) anormalidades menstruais, incluindo: (a) oligomenorreia de menos de 8 menstruações por ano 2 anos após a menarca, (b) oligomenorreia grave: mais de 90 dias entre os ciclos pelo menos um ano após a menarca, (c) amenorreia primária com 15 anos ou mais, ou (d) amenorreia primária maior ou igual a 2 anos após o desenvolvimento das mamas; e (2) sinais e sintomas clínicos de hiperandrogenismo, como hirsutismo, acne cística, alopecia androgênica e/ou hiperandrogenismo bioquímico. A SOP é um diagnóstico de exclusão, e outras causas de menstruação irregular devem ser excluídas. Estas incluem insuficiência ovariana primária, prolactinoma, disfunção da tireoide, hipogonadismo hipogonadotrófico hipotalâmico, como observado em pessoas com baixo peso ou obesidade extrema, tumor ovariano ou massa hipofisária. As causas de hiperandrogenismo, como tumores adrenais, tumores ovarianos ou hiperplasia adrenal congênita, devem ser descartadas com exames laboratoriais. O exame físico deve ser abrangente e deve avaliar a gravidade da acne, hirsutismo conforme pontuado pela escala de Ferriman-Gallwey, alopecia, acantose nigricans, acrocórdons, cistos pilonidais, hidradenite, tamanho da tireoide, tamanho das vias aéreas e das amígdalas, tamanho do fígado, edema periférico, tamanho de estrias, cor e aumento do clitóris. A ultrassonografia ovariana não é recomendada para o diagnóstico de SOP até 8 anos após a menarca devido à grande variabilidade dos ovários normais em meninas adolescentes. A ultrassonografia uterina pode ser usada para determinar anormalidades estruturais que causam amenorreia, espessura do endométrio em casos de falha em iniciar um sangramento menstrual após um curto período de medroxiprogesterona, ou para monitorar cistos grandes que causam dor ovariana.

Uma vez estabelecido o diagnóstico de SOP, as meninas também precisam ser rastreadas para comorbidades associadas. As adolescentes com SOP têm um risco aumentado de desenvolver resistência à insulina e diabetes tipo 2, e uma tolerância à glicose oral de 75 g por 2 horas deve ser realizada ou, alternativamente, um teste de hemoglobina glicada no momento do diagnóstico e depois a cada 1 a 2 anos. Os lipídios em jejum devem ser medidos no momento do diagnóstico e, em seguida, de acordo com as diretrizes da AAP. Até 50% das meninas obesas com SOP apresentam doença hepática gordurosa não alcoólica, e é necessário verificar as transaminases no diagnóstico e avaliar o tamanho do fígado por exame. O risco de hipertensão aumenta e a pressão arterial deve ser verificada em todas as consultas com um manguito de tamanho adequado. Se houver sintomas de apneia obstrutiva do sono, a polissonografia noturna deve ser realizada. Todas as meninas devem ser rastreadas para ansiedade e depressão de forma rotineira.

Tratamento

O tratamento para SOP deve ser abrangente, personalizado para cada indivíduo e, idealmente, administrado por meio de uma abordagem multidisciplinar coordenada. Todas as meninas, mesmo aquelas com peso normal, são incentivadas a manter um estilo de vida saudável, com atividade moderada a vigorosa 3 a 5 dias por semana e uma dieta saudável. Para induzir a perda de peso, é possível que as dietas precisem ser muito baixas em calorias (1.200-1.500 kcal/dia) e o exercício precise ser diário. Anticoncepcionais orais combinados monofásicos, com 30 a 35 mcg de estradiol e progestagênios não androgênicos de terceira ou quarta geração, são usados para regular a menstruação, diminuir acne, hirsutismo e alopecia. Outros métodos contraceptivos, incluindo adesivos combinados de estradiol e progesterona ou anéis vaginais, também podem ser usados, embora sejam menos confiáveis para contracepção em indivíduos com mais de 90 quilogramas. Pode-se utilizar progestagênios implantáveis e uterinos de ação prolongada para prevenir a hiperplasia endometrial, embora devido ao risco de ganho de peso, deva-se evitar múltiplas doses de progesterona injetável. A progesterona oral cíclica, na dose de 10 mg ao dia por 10 dias, pode ser utilizada para iniciar a menstruação a cada 3 meses naquelas que não desejam tomar anticoncepcionais orais. A metformina, na dose de 1.000 mg duas vezes ao dia, pode ser usada para tratar a resistência à insulina e a hiperglicemia e pode induzir melhoras modestas na regularidade menstrual. A forma de liberação prolongada pode ser prescrita na dose de 2.000 mg uma vez ao dia para aqueles com intolerância gástrica à formulação regular. Os tratamentos típicos para acne devem ser utilizados e, para o hirsutismo, os tratamentos incluem espironolactona até 200 mg por dia, creme de eflornitina, eletrólise e tratamento capilar a *laser*. O minoxidil tópico pode reduzir a alopecia androgênica, e a loção de alfa-hidroxiácido pode ser usada para acantose. As terapias padrão para apneia obstrutiva do sono, hiperlipidemia, hipertensão e distúrbios psicológicos devem ser utilizadas conforme necessário. Em adolescentes obesas mais velhas, deve-se considerar o uso de medicamentos para perda de peso, como topiramato, fentermina ou agonista do receptor 1 semelhante ao glucagon, em conjunto com terapias de estilo de vida. As pacientes devem ser vistas a cada 3 a 6 meses, dependendo da complexidade de suas necessidades médicas.

Legro RS et al: Diagnosis and treatment of polycystic ovary syndrome: an endocrine society clinical practice guideline. J Clin Endocrinol Metab 2013;98:4565–4592 [PMID: 24151290].

Teede HJ et al: Recommendations from the international evidence-based guideline for the assessment and management of polycystic ovary syndrome. Hum Reprod 2018;33:1602–1618 [PMID: 30052961].

Witchel SF et al: The diagnosis of polycystic ovary syndrome during adolescence. Horm Res Paediatr 2015;83:376–389 [PMID: 25833060].

ANORMALIDADES DO DESENVOLVIMENTO PUBERAL MASCULINO E DA FUNÇÃO TESTICULAR

PUBERDADE PRECOCE EM MENINOS

A puberdade é considerada precoce em meninos se as características aparecem antes dos 9 anos de idade e, como nas meninas, pode ser central (dependente de gonadotrofina) ou periférica (independente de gonadotrofina). Enquanto a frequência da PPC é muito menor em meninos do que em meninas, meninos são muito mais propensos a ter uma anormalidade do SNC associada (ver **Tabela 34-8**) e a requerer avaliação médica. Além disso, vários tipos de puberdade precoce independente de gonadotrofina (periférica) ocorre em meninos (ver **Tabela 34-8**).

Achados clínicos

A. Sinais e sintomas

O aparecimento de pelos pubianos é o sinal de apresentação mais comum da puberdade em meninos, seguido pelo alargamento do falo, maturação escrotal, pelos axilares, engrossamento da voz e aumento da velocidade de crescimento. O tamanho testicular possibilita diferenciar entre precocidade central, na qual os testículos aumentam (> 2 cm no eixo longitudinal ou > 4 mL utilizando as esferas de Prader), e as causas independentes de gonadotrofinas, nas quais os testículos geralmente permanecem muito menores do que o esperado para o grau de virilização. Os tumores do testículo estão associados ao aumento testicular assimétrico ou unilateral.

B. Achados laboratoriais

As concentrações de testosterona geralmente estão elevadas na puberdade precoce. As concentrações séricas basais de LH e FSH de alta sensibilidade estarão na faixa puberal em meninos com puberdade precoce central, mas suprimidas na puberdade precoce periférica. O teste de estimulação com análogo de GnRH (leuprolida) também pode distinguir puberdade central de puberdade independente de gonadotrofina, mas muitas vezes não é necessário em meninos porque o aumento do volume testicular geralmente é um sinal físico confiável de puberdade central. Em meninos com puberdade precoce periférica causada por HAC, os androgênios adrenais plasmáticos e a 17-hidroxiprogesterona estarão elevados. As concentrações séricas de gonadotrofina coriônica humana β (β-hCG, de *β-human chorionic gonadotropin*) significam a presença de um tumor produtor de hCG (p. ex., disgerminoma ou hepatoma do SNC) em meninos que apresentam puberdade precoce e aumento testicular, mas gonadotrofinas suprimidas. O teste genético pode ser útil no diagnóstico de HAC ou puberdade precoce masculina familiar (devido a mutações no receptor de LH).

C. Exames de imagem

Uma radiografia da mão esquerda para avaliar a maturação esquelética (idade óssea) é útil na avaliação da puberdade precoce. Em todos os meninos com puberdade precoce central, deve ser obtida RM de crânio para avaliar se há anormalidades do SNC. Se os testes sugerirem puberdade precoce periférica e os estudos laboratoriais não forem consistentes com HAC, os exames de imagem podem ser úteis para detectar tumores hepáticos, adrenais e testiculares.

Tratamento

O tratamento da PPC em meninos envolve o tratamento da causa subjacente e o uso de análogos do GnRH. Os meninos com síndrome de McCune-Albright ou puberdade precoce masculina familiar são tratados com agentes que bloqueiam a síntese de esteroides (p. ex., cetoconazol) ou com uma combinação de antiandrogênios (p. ex., espironolactona) e inibidores da aromatase (p. ex., anastrozol e letrozol) que bloqueiam a conversão de testosterona em estrogênio.

PUBERDADE TARDIA

Os meninos devem ser avaliados quanto à puberdade tardia se não apresentarem características sexuais secundárias aos 14 anos de idade ou se mais de 5 anos tiverem decorrido desde os primeiros sinais de puberdade sem a conclusão do crescimento genital.

De longe, a causa mais comum de puberdade tardia em meninos é o atraso constitucional do crescimento, uma variante normal do crescimento descrita em detalhes anteriormente neste capítulo. O hipogonadismo verdadeiro em meninos pode ser primário ou central. O hipogonadismo primário refere-se à insuficiência testicular e pode ser decorrente de anorquia; síndrome de Klinefelter (47, XXY) ou outras anomalias dos cromossomos sexuais; defeitos enzimáticos na síntese de testosterona; ou inflamação ou destruição dos testículos após infecção (p. ex., caxumba), distúrbios autoimunes, radiação, trauma ou tumor. O hipogonadismo central refere-se a deficiências na função hipofisária e/ou hipotalâmica e pode ser isolado (somente deficiência de gonadotrofina) ou acompanhar deficiências múltiplas de hormônios hipofisários. As etiologias do hipogonadismo central em meninos são as mesmas das meninas (ver **Tabela 34-9**).

Avaliação clínica

A história deve focar em quando os sinais da puberdade começaram e na história de malformações geniturinárias que poderiam ser sugestivas de testosterona intrauterina insuficiente, no padrão de crescimento, em sintomas de doença crônica, na sensibilidade olfatória e na história familiar de puberdade tardia. O exame físico deve incluir parâmetros de crescimento, estágio puberal e localização, tamanho e consistência testicular. Os testículos com menos de 2 cm de comprimento, ou menos de 4 mL usando esferas de Prader, são pré-púberes; os testículos simétricos com mais de 2,5 cm ou mais de 4 mL normalmente indicam o início da puberdade central.

A radiografia da mão e do punho esquerdos para avaliar a idade óssea deve ser o primeiro passo na avaliação de meninos com puberdade tardia. Caso a idade óssea esteja atrasada em relação à idade cronológica e a velocidade de crescimento esteja normal para um menino pré-púbere, o atraso constitucional do crescimento é o diagnóstico mais provável.

A avaliação laboratorial pode incluir a medição dos níveis de LH e FSH (se a idade óssea for > 12 anos) com gonadotrofinas elevadas indicando hipogonadismo primário ou insuficiência testicular. As gonadotrofinas baixas não são específicas, mas podem sugerir a possibilidade de hipogonadismo central e justificam avaliação adicional para avaliar deficiências hormonais hipofisárias, doença crônica, desnutrição, hiperprolactinemia ou anormalidades do SNC. A inibina B, um hormônio produzido pelas células de Sertoli nos testículos, pode ajudar a diferenciar entre atraso constitucional (concentrações normais) e hipogonadismo hipogonadotrófico idiopático (concentrações mais baixas), embora, nessas condições, possa haver sobreposição significativa nos níveis.

▶ **Tratamento**

Os meninos com puberdade atrasada que se sentem incomodados com sua estatura e/ou aparência pré-púbere podem receber um curso de 4 a 6 meses de baixa dose de testosterona de depósito (50-100 mg/mês administrados por via intramuscular) para promover a virilização e possivelmente "intensificar" seu desenvolvimento endógeno. Em meninos adolescentes com hipogonadismo permanente, o tratamento com testosterona precisará ser aumentado gradualmente ao longo de 3 a 4 anos para a dosagem adulta. O gel tópico de testosterona aplicado diariamente é uma alternativa às injeções, mas muitas vezes é muito potente em concentrações comercialmente disponíveis para uso no início da puberdade. Outras formulações de testosterona não são amplamente utilizadas em adolescentes.

CRIPTORQUIDISMO

O criptorquidismo (não descida dos testículos) afeta 2 a 4% dos recém-nascidos do sexo masculino a termo e até 30% dos prematuros. O criptorquidismo pode ocorrer de forma isolada ou associado a outros achados. Frequentemente, a causa é desconhecida; no entanto, anormalidades no eixo hipotálamo-hipófise-gonadal, defeitos intrínsecos do desenvolvimento testicular e defeitos na biossíntese ou no receptor de androgênios podem resultar em criptorquidismo.

Infertilidade e malignidade testicular são os principais riscos de criptorquidia não tratada. As alterações histológicas ocorrem a partir dos 6 meses de idade em crianças com testículos que não desceram. A fertilidade é prejudicada em aproximadamente 33% e 66% dos casos após criptorquidismo unilateral e bilateral, respectivamente. O risco de câncer em adultos após criptorquidismo na infância é relatado como 5 a 10 vezes maior do que o normal. Após os 6 meses de idade, a descida espontânea ocorre muito raramente. Consequentemente, após esse período normalmente considera-se intervenção.

▶ **Achados clínicos**

O exame deve ter como foco verificar se os testículos podem ser palpados na bolsa escrotal ou no canal inguinal e averiguar a aparência da genitália e quaisquer defeitos da linha média. Para evitar a retração do testículo durante o exame, são necessárias as duas mãos. Uma mão ordenha os testículos desde o anel inguinal profundo até a bolsa escrotal. A segunda mão fica sobre a bolsa escrotal para segurar o testículo. O exame na posição de cócoras para crianças mais velhas ou em um banho morno pode ser útil.

Ultrassonografia, TC e RM podem detectar testículos na região inguinal, mas esses estudos não são totalmente confiáveis e geralmente não são indicados.

Durante o período de mini-puberdade da primeira infância entre 1 e 4 meses de idade, a medição de LH, FSH e testosterona pode avaliar o eixo hipotálamo-hipófise-gonadal. Após esse período, pode-se fazer um teste de estimulação com inibina B e/ou hCG para confirmar a presença ou ausência de testículos funcionais.

▶ **Diagnóstico diferencial**

Várias diferenças/distúrbios do desenvolvimento sexual podem se apresentar com criptorquidia. Um exame do cariótipo pode identificar um indivíduo 46, XX virilizado (HAC), disgenesia gonadal mista (45, X / 46, XY) e síndrome 47, XXY / Klinefelter, todos os quais podem estar associados a criptorquidismo unilateral ou bilateral. O diagnóstico de criptorquidismo bilateral em um recém-nascido do sexo masculino aparentemente normal nunca deve ser feito até que a possibilidade de que se trate de uma criança do sexo feminino totalmente virilizada com HAC perdedora de sal potencialmente fatal tenha sido considerada.

▶ **Tratamento**

A orquidopexia cirúrgica deve ser realizada se a descida não ocorrer até os 6 a 12 meses de idade. O momento recomendado da intervenção cirúrgica é baseado na suposição de que a cirurgia precoce permitirá o desenvolvimento normal das células germinativas e diminuirá o risco de infertilidade e câncer no futuro. No entanto, em alguns casos, uma anormalidade primária do testículo pode ser responsável tanto pela falta de descida quanto por riscos futuros. A terapia com hCG de 250 a 1.000 UI duas vezes por semana durante 5 semanas tem sido usada para induzir a descida do testículo, mas tem uma taxa de sucesso baixa.

GINECOMASTIA

A ginecomastia é uma condição comum e autolimitada que ocorre em até 75% dos meninos puberais normais. A ginecomastia do adolescente geralmente se resolve em 2 anos, mas pode não se resolver completamente se o grau de ginecomastia for extremo (> 2 cm de tecido). A ginecomastia é mais comum em meninos obesos, possivelmente devido à aromatização adiposa da testosterona em estrogênio. A ginecomastia também pode ocorrer no hipogonadismo masculino não tratado e como efeito colateral de alguns medicamentos. A terapia médica com antiestrogênios e/ou inibidores de aromatase pode ser benéfica se iniciada precocemente, quando há estimulação ativa das glândulas mamárias, mas, como a maioria das ginecomastias puberais se autorresolve, o tratamento farmacológico raramente é realizado. A intervenção cirúrgica deve ser considerada para casos prolongados e/ou graves (ver **Capítulo 4**).

> Hutson JM, Thorup J: Evaluation and management of the infant with cryptorchidism. Curr Opin Pediatr 2015 Aug;27(4):520–524 [PMID: 26087417].

Latronico AC et al: Causes, diagnosis, and treatment of central precocious puberty. Lancet Diabetes Endocrinol 2016 Mar;4(3):265–274. [PMID: 26852255].

Wei C, Crowne EC: Recent advances in the understanding and management of delayed puberty. Arch Dis Child 2016 May;101(5):481–488 [PMID: 26353794].

▼ CÓRTEX ADRENAL

O córtex adrenal adulto consiste em três zonas responsáveis pela síntese de esteroides distintos a partir do precursor, o colesterol (ver **Figura 34-8**):

- Zona glomerulosa mais externa – mineralocorticoides (principalmente aldosterona).
- Zona fasciculada média – glicocorticoides (principalmente cortisol).
- Zona reticular mais interna – androgênios

O regulador predominante da produção e secreção de mineralocorticoides é o sistema renina-angiotensina-aldosterona sensível ao volume e ao sódio. Os mineralocorticoides promovem a retenção de sódio e estimulam a excreção de potássio no túbulo renal distal.

A produção de glicocorticoides está sob o controle do hormônio adrenocorticotrófico (ACTH; ver **Fig. 34-1** e **Tabela 34-1**) da hipófise, que, por sua vez, é regulado pelo hormônio hipotalâmico de liberação da corticotrofina (CRH). A concentração de ACTH é máxima nas primeiras horas da manhã, com menor pico no final da tarde e mínimo à noite. O padrão da concentração sérica de cortisol acompanha esse padrão, com um atraso de algumas horas. Na ausência de retroalimentação do cortisol, ocorre hipersecreção acentuada de CRH e de ACTH.

Os glicocorticoides são críticos para a expressão gênica em muitos tipos de células. Os glicocorticoides também ajudam a manter a pressão arterial, promovendo o tônus vascular periférico e a retenção de sódio e de água. Em excesso, os glicocorticoides são catabólicos e antianabólicos; eles promovem a liberação de aminoácidos do músculo e aumentam a gliconeogênese enquanto diminuem a incorporação de aminoácidos na proteína muscular. Eles também antagonizam a atividade da insulina e facilitam a lipólise.

No início da puberdade, a produção de androgênios (dehidroepiandrosterona e androstenediona) aumenta e é um importante contribuinte para o desenvolvimento puberal em ambos os sexos. A glândula adrenal é a principal fonte de androgênios nas mulheres.

INSUFICIÊNCIA ADRENOCORTICAL

A insuficiência adrenal pode ser primária – devida a distúrbios da própria glândula adrenal –, ou central/secundária – devida a distúrbios da secreção de CRH e/ou ACTH. A insuficiência adrenal primária prejudica a produção de todos os esteroides adrenais, enquanto a insuficiência adrenal secundária não deve afetar a produção de mineralocorticoides ou de androgênios, pois estes não são regulados pelo ACTH. As causas da insuficiência adrenal primária e da secundária estão listadas na **Tabela 34-10**.

Tabela 34-10 Causas de insuficiência adrenal

A. Insuficiência adrenal primária
  a. Hiperplasia adrenal congênita (defeito enzimático)
  b. Doença de Addison (autoimune)
  c. Hemorragia (síndrome de Waterhouse-Friderichsen)
  d. Tumor, calcificação ou infecção na glândula
  e. Hipoplasia adrenal congênita ligada ao cromossomo X (mutação ou deleção DAX1)
  f. Adrenoleucodistrofia
B. Insuficiência adrenal secundária
  a. Hipopituitarismo congênito secundário a mutações do fator de transcrição ou defeitos estruturais do hipotálamo ou hipófise; algumas vezes associado a outros defeitos da linha média ou sequência de hipoplasia do nervo óptico
  b. Ausência congênita de fatores de transcrição
  c. Tumor intracraniano
  d. Cirurgia ou radiação do hipotálamo ou da hipófise

▶ Achados clínicos

A. Sinais e sintomas

1. Forma aguda (crise adrenal) – Náusea, vômito, dor abdominal; desidratação; febre (às vezes seguida de hipotermia); fraqueza; hipoglicemia; hipotensão e colapso circulatório; confusão e coma. São observadas hiponatremia e hipercalemia na insuficiência adrenal primária. Doença aguda, cirurgia, trauma ou hipertermia podem precipitar uma crise adrenal em pacientes com insuficiência adrenal.

2. Forma crônica – Fadiga, hipotensão, fraqueza, perda de peso ou falha em ganhar peso, vômitos e desidratação e hipoglicemia recorrente. Na insuficiência adrenal primária, pode-se observar desejo de sal e hiponatremia e/ou hipercalemia, bem como hiperpigmentação, particularmente sobre pontos de pressão, cicatrizes e membranas mucosas.

B. Achados laboratoriais

1. Exames laboratoriais básicos:

- O ACTH e a renina séricos estão elevados na insuficiência adrenal primária, mas não são úteis no diagnóstico de insuficiência adrenal central.
- Cortisol matinal em jejum < 3 mcg/dL é altamente sugestivo de insuficiência adrenal, enquanto > 10 mcg/dL é tranquilizador em relação à insuficiência adrenal.
- A hipoglicemia é um achado inespecífico que pode ser observado tanto na insuficiência adrenal primária quanto na central.
- Hiponatremia, hipercalemia e aumento do sódio urinário podem ser vistos na insuficiência adrenal primária.
- O cortisol livre urinário é baixo tanto na insuficiência adrenal primária quanto na central, mas isso não é amplamente utilizado no diagnóstico.

2. Teste de estimulação com ACTH (cosintropina) – A cosintropina intravenosa deve estimular as glândulas adrenais funcionais a produzir cortisol, que pode ser medido no plasma em 1 hora. Se houver suspeita de insuficiência adrenal primária, deve ser administrada uma dose alta (250 mcg) de cosintropina, enquanto uma dose baixa (1-5 mcg) de cosintropina é usada para avaliar a insuficiência adrenal central. Um cortisol inferior a 18 mcg/dL 30 e 60 minutos após dose alta ou baixa de cosintropina intravenosa é consistente com insuficiência adrenal.

3. Teste de estimulação com glucagon – O glucagon 0,05 mg/kg ou 1 mg administrado por via subcutânea ou intravenosa deve estimular as glândulas adrenais funcionais secundárias a mecanismos contrarregulatórios. O cortisol inferior a 10 mcg/dL em 120 e 150 minutos é consistente com insuficiência adrenal.

▶ Diagnóstico diferencial

A insuficiência adrenal aguda deve ser diferenciada de sepse, coma diabético, distúrbios do SNC, desidratação e envenenamento agudo. No período neonatal, a insuficiência adrenal pode ser clinicamente indistinguível de dificuldade respiratória, hemorragia intracraniana ou sepse. A insuficiência adrenocortical crônica deve ser diferenciada de anorexia nervosa, depressão, distúrbios neuromusculares, nefropatia perdedora de sal, malignidade e infecções crônicas debilitantes.

▶ Tratamento

A. Insuficiência aguda (crise adrenal)

1. Succinato sódico de hidrocortisona – O succinato sódico de hidrocortisona (50 mg/m^2 via EV durante 2-5 min ou IM) é administrado inicialmente, seguido por 12,5 mg/m^2 EV ou VO a cada 4 a 6 horas até 24 horas após a estabilização e resolução do quadro agudo da doença. Os pacientes com insuficiência adrenal conhecida devem receber hidrocortisona intramuscular 50 ou 100 mg para uso doméstico em caso de emergência ou incapacidade de tolerar a dosagem de estresse enteral.

2. Líquidos e eletrólitos – Na insuficiência adrenal primária, glicose 5 a 10% em solução salina normal, 10 a 20 mL/kg EV, é administrada durante a primeira hora e repetida, se necessário, para restabelecer o volume vascular. A solução salina normal é continuada posteriormente em 1,5 a 2 vezes as necessidades de manutenção até que o volume e os eletrólitos tenham normalizado. Na insuficiência adrenal central, a administração hídrica de rotina geralmente é adequada após a restauração inicial do volume vascular e a instituição da reposição de cortisol.

3. Fludrocortisona – Doses de estresse de hidrocortisona fornecem atividade mineralocorticoide adequada no cenário agudo. Quando a ingestão oral for tolerada, a fludrocortisona deve ser iniciada para insuficiência adrenal primária.

B. Tratamento de manutenção

1. Glicocorticoides – Uma dose de manutenção de 6 a 10 mg/m^2/dia de hidrocortisona (ou equivalente) é administrada por via oral dividida em duas ou três doses. Para prevenir crises adrenais agudas, a dose de hidrocortisona é aumentada para 30 a 50 mg/m^2/dia durante doenças intercorrentes ou outros momentos de estresse (febre, trauma, cirurgia ou doença sistêmica), e também deve ser aumentada durante diarreia significativa devido à redução da absorção. Deve-se encorajar as famílias a administrar doses de estresse de hidrocortisona se tiverem preocupações, pois uma breve exposição a doses de estresse de hidrocortisona não terá efeitos adversos. Raramente, as famílias ficam excessivamente ansiosas e administram doses de estresse com frequência. Isso deve ser evitado, pois pode contribuir para a obesidade, comprometimento do crescimento linear e outras características cushingoides.

2. Mineralocorticoides – Na insuficiência adrenal primária, administra-se fludrocortisona oral 0,05 a 0,15 mg diariamente em dose única ou divididas em duas doses. O monitoramento periódico da pressão arterial é recomendado para evitar superdosagem. As crianças devem ter acesso imediato ao sal de cozinha. Em lactentes, geralmente é necessária a suplementação de leite materno ou fórmula com 3 a 5 mEq Na$^+$/kg/dia até que os alimentos sejam introduzidos.

▶ Evolução e prognóstico

Se a crise adrenal não for reconhecida e prontamente tratada com glicocorticoides farmacológicos, o curso da insuficiência adrenal aguda é rápido e pode ocorrer morte em poucas horas, principalmente em lactentes. Se tratado adequadamente, o prognóstico da insuficiência adrenal é bom; no entanto, a recuperação espontânea é improvável, a menos que a etiologia seja transitória (p. ex., exposição exógena a glicocorticoides). Acompanhamento regular com um endocrinologista é necessário para avaliar o manejo e ajustar a dose para garantir a reposição adequada, evitando uma superdosagem que possa levar ao comprometimento do crescimento, hipertensão e características cushingoides.

Kirkgoz T, Guran T: Primary adrenal insufficiency in children: diagnosis and management. Best Pract Res Clin Endocrinol Metab 2018 Aug;32(4):397–424 [PMID: 30086866].

Patti G et al: Central adrenal insufficiency in children and adolescents. Best Pract Res Clin Endocrinol Metab 2018 Aug;32(4):425–444 [PMID: 30086867].

HIPERPLASIA ADRENAL CONGÊNITA

FUNDAMENTOS DO DIAGNÓSTICO E CARACTERÍSTICAS TÍPICAS

▶ Insuficiência adrenal primária.

▶ Virilização genital em mulheres, com fusão labial, seio urogenital, aumento do clitóris ou outra evidência de ação androgênica na forma mais comum.

▶ Crescimento linear aumentado e maturação esquelética avançada.

► Elevação das concentrações plasmáticas de 17-hidroxiprogesterona na forma mais comum; pode estar associada a hiponatremia, hipercalemia e acidose metabólica se houver deficiência de mineralocorticoides.

Considerações gerais

Mutações autossômicas recessivas nas enzimas da esteroidogênese adrenal causam biossíntese de cortisol prejudicada com secreção aumentada de ACTH. O excesso de ACTH subsequentemente resulta em hiperplasia adrenal com aumento da produção de precursores de hormônios adrenais que são metabolizados pela via androgênica desbloqueada. O aumento da pigmentação, especialmente do escroto, grandes lábios e mamilos, é comum devido à secreção excessiva de ACTH. A hiperplasia adrenal congênita (HAC) é mais comumente (> 90% dos pacientes) o resultado de mutações homozigóticas ou heterozigóticas compostas no gene do citocromo P-450 C21 (*CYP21A2*), que causam deficiência de 21-hidroxilase (ver **Figura 34-8**). O gene defeituoso está presente em 1 em cada 250 a 1 em cada 100 pessoas, e a incidência mundial do distúrbio é de 1 em cada 15.000, com incidência aumentada em certos grupos étnicos. Em sua forma grave, o excesso de produção de androgênio adrenal a partir do primeiro trimestre do desenvolvimento fetal causa virilização do feto feminino e choque hipovolêmico e hiponatrêmico (crise adrenal) com risco de vida ao recém-nascido se não for tratado. Existem outros defeitos enzimáticos que resultam menos comumente em HAC. As síndromes clínicas associadas a esses defeitos são mostradas na **Figura 34-8** e na **Tabela 34-11**.

O diagnóstico pré-natal agora é possível, e a triagem neonatal pela medição de 17-hidroxiprogesterona sérica (17-OHP) está estabelecida em todos os 50 estados dos EUA e em diversos países.*

Achados clínicos na deficiência de 21-hidroxilase

A. Sinais e sintomas

1. HAC clássica no sexo feminino – A anormalidade da genitália externa varia de leve aumento do clitóris até a fusão completa das saliências labioescrotais, formando uma bolsa escrotal vazia, uma uretra peniana, uma haste peniana e um aumento do clitóris suficiente para formar uma glande de tamanho normal (ver **Figura 34-7**). Os sinais de insuficiência adrenal (perda de sal) geralmente aparecem 5 a 14 dias após o nascimento. Sem tratamento adequado, a virilização progride com crescimento acelerado, pelos pubianos, acne, engrossamento da voz e maturação esquelética avançada com fusão epifisária prematura, resultando em comprometimento da estatura adulta. A puberdade precoce central pode ocorrer se o tratamento não for iniciado antes que a idade óssea esteja significativamente avançada. Outros sinais de insuficiência adrenal primária, incluindo hiperpigmentação e crises adrenais, também podem ocorrer.

---

*N. de R.T. a triagem neonatal da HAC está já bem estabelecida no Brasil no teste do pezinho.

Tabelas 34-11 Achados clínicos e laboratoriais dos defeitos enzimáticos suprarrenais que resultam em hiperplasia adrenal congênita

Deficiência enzimática[a]	Metabólito plasmático elevado	Androgênios plasmáticos	Aldosterona	Hipertensão	Perda de sal	Genitália externa
Proteína StAR	–	↓↓↓	↓↓↓	–	+	Sexo masculino: atípica Sexo feminino: normal
3β-Hidroxiesteroide desidrogenase	17-OH pregnenolona (DHEA)	↑ (DHEA)	↓↓↓	–	+	Masculino: atípica Feminino: possivelmente virilizada
17α-Hidroxilase/17,20 liase	Progesterona	↓↓	(↑ DOC)	+	–	Masculino: atípica Feminino: normal, ausência de puberdade
21-Hidroxilase[a]	17-OHP	↑↑	↓↓	–	+	Masculino: normal Feminino: virilizada
11β-hidroxilase	11-Desoxicortisol, DOC	↑↑	(↑ DOC)	+	–	Masculino: normal Feminino: virilizada
P450 oxidorredutase	17-OHP (leve elevação)	↓↓	Normal ou levemente elevado	+	–	Masculino: atípica Feminino: atípica

DHEA, dehidroepiandrosterona; DOC, desoxicorticosterona; 17-OHP, 17-hidroxiprogesterona. [a]Crianças com formas "virilizantes simples (sem perda de sal)" de hiperplasia adrenal congênita (HAC) por deficiência de 21-hidroxilase podem ter produção de aldosterona e eletrólitos séricos normais, mas algumas crianças têm produção de aldosterona e eletrólitos séricos normais às custas de elevação da atividade da renina plasmática e são, por definição, perdedores de sal compensados. Essas crianças geralmente recebem tratamento com mineralocorticoides e glicocorticoides. As crianças com HAC por deficiência de 21-hidroxilase devem, portanto, ter atividade plasmática de renina documentada normal, além de eletrólitos séricos normais, antes de serem consideradas não perdedoras de sal.

2. HAC clássica no sexo masculino – O bebê do sexo masculino geralmente parece normal ao nascer e apresenta crise de perda de sal nas primeiras semanas de vida se o tratamento não for iniciado. Assim como no sexo masculino, a virilização progressiva e a maturação esquelética ocorrem no contexto de tratamento inadequado, às vezes levando à puberdade precoce central. Os tumores de restos adrenais testiculares se desenvolvem em muitos homens com HAC. Estes são frequentemente benignos e assintomáticos, mas podem resultar em espermatogênese prejudicada e hipogonadismo. Assim como no sexo feminino, todos os outros sintomas de insuficiência adrenal primária podem ocorrer. Em alguns defeitos enzimáticos raros, pode haver genitália atípica devido à produção prejudicada de androgênios (ver **Tabela 34-11**).

3. HAC não clássica – Com deficiência leve de 21-hidroxilase, os indivíduos afetados têm um fenótipo normal ao nascimento, mas desenvolvem virilização durante a infância, adolescência ou início da idade adulta. Inclui-se esses casos entre as causas de puberdade precoce independente de gonadotrofina, hirsutismo e/ou oligomenorreia. A HAC não clássica normalmente não se apresenta com crise adrenal.

B. Achados laboratoriais

1. Sangue – Os estudos hormonais são essenciais para um diagnóstico preciso. Os achados característicos das deficiências enzimáticas são mostrados na **Tabela 34-11**.

2. Estudos genéticos – Deve-se obter rapidamente uma avaliação dos cromossomos sexuais em qualquer recém-nascido com genitália atípica, uma vez que a deficiência de 21-hidroxilase é a causa mais comum de atipia no sexo feminino.

C. Exames de imagem

Um exame de imagem geralmente não é necessário para fazer o diagnóstico de HAC. Ultrassonografia, TC e RM podem ser úteis para definir a anatomia pélvica ou para excluir um tumor adrenal.

▶ Tratamento

A. Tratamento clínico

A reposição de mineralocorticoides mantém a homeostase eletrolítica normal, mas o excesso de mineralocorticoides causa hipertensão e hipocalemia.

1. Glicocorticoides – Frequentemente são necessárias doses suprafisiológicas de hidrocortisona para suprimir o excesso de androgênios na HAC clássica. São administradas doses de manutenção de hidrocortisona 10 a 15 mg/m^2/dia divididas em três doses com as dosagens ajustadas para manter a taxa de crescimento normal e a maturação esquelética. A 17-hidroxiprogesterona sérica e os androgênios geralmente são medidos para monitorar a terapia; no entanto, a normalização desses valores laboratoriais geralmente resulta em tratamento excessivo. O objetivo é usar a menor dose de glicocorticoide possível capaz de prevenir a crise adrenal e a virilização, permitindo um crescimento e um desenvolvimento normais. O excesso de glicocorticoides causa os efeitos colaterais indesejáveis da síndrome de Cushing. A HAC não clássica também pode se beneficiar do tratamento com glicocorticoides se sintomática; se não, o tratamento sintomático pode não ser necessário.

2. Mineralocorticoides: Na HAC clássica, a fludrocortisona, 0,05 a 0,15 mg/dia, é administrada por via oral uma vez ao dia ou dividida em duas doses. O monitoramento periódico da pressão arterial, dos eletrólitos e da atividade da renina plasmática são recomendados para evitar uma superdosagem. Frequentemente são necessários suplementos de sal para bebês. A HAC não clássica não requer tratamento com mineralocorticoide.

B. Tratamento cirúrgico

Embora a cirurgia precoce para mulheres virilizadas fosse rotineiramente recomendada no passado, as diretrizes evoluíram nos últimos anos. Uma consulta com equipe multidisciplinar, especialista em DDS, é necessária para informação sobre as opções cirúrgicas e melhores momentos para a sua realização, sempre respeitando a opção da família no caso de menores de idade.

▶ Evolução e prognóstico

O objetivo do tratamento é prevenir as crises adrenais e permitir o crescimento, o desenvolvimento e a maturação sexual normais. Se não for adequadamente controlada, a HAC resulta em precocidade sexual e masculinização ao longo da infância. Se o tratamento for atrasado ou inadequado, os androgênios se convertem em estrogênio, resultando em rápida maturação esquelética, e pode ocorrer PPC verdadeira. Essas crianças geralmente exibem alta estatura e aumento da velocidade de crescimento na infância, mas sua altura adulta é prejudicada devido à fusão epifisária prematura. A educação do paciente enfatizando a terapia ao longo da vida é importante para garantir a adesão. A avaliação e o apoio psicológicos contínuos são um componente crítico do cuidado.

Speiser PW et al: Congenital adrenal hyperplasia due to steroid 21-hydroxylase deficiency: an endocrine society clinical practice guideline. J Clin Endocrinol Metab 2018;103(11):4043–4088 [PMID: 30272171].

HIPERFUNÇÃO ADRENOCORTICAL

FUNDAMENTOS DO DIAGNÓSTICO E CARACTERÍSTICAS TÍPICAS

▶ Adiposidade troncular, extremidades finas, fácies em lua cheia, perda de massa muscular, fraqueza, pletora, equimoses, estrias violáceas, taxa de crescimento diminuída e maturação esquelética atrasada.

▶ Hipertensão, osteoporose e glicosúria.

▶ Cortisol urinário de 24 horas elevado, cortisol salivar elevado à meia-noite, falha no teste de supressão de dexametasona em dose baixa.

Considerações gerais

A síndrome de Cushing pode resultar da secreção autônoma excessiva de esteroides adrenais (adenoma ou carcinoma adrenal), secreção excessiva de ACTH hipofisário (doença de Cushing), secreção ectópica de ACTH ou CRH ou exposição crônica a glicocorticoides exógenos (iatrogênica). Em crianças menores de 12 anos, a síndrome de Cushing geralmente é iatrogênica. É menos comum devido a tumor adrenal, hiperplasia adrenal, adenoma hipofisário ou tumor extra-hipofisário produtor de ACTH.

Achados clínicos

A. Sinais e sintomas

1. Excesso de glicocorticoides – Adiposidade, mais acentuada na face, pescoço e tronco – uma almofada de gordura (corcunda de búfalo) na área interescapular é característica, mas não diagnóstica; fadiga; fácies pletórica; estrias violáceas; hematomas de fácil aparecimento; osteoporose e dor nas costas; hipertensão e intolerância à glicose; atrofia e fraqueza muscular proximal; e comprometimento do crescimento e da maturação esquelética.

2. Excesso de mineralocorticoide – Hipocalemia e hipernatremia leve, aumento do volume sanguíneo, edema e hipertensão.

3. Excesso de androgênio – Hirsutismo, acne, virilização e irregularidades menstruais.

B. Diagnóstico da síndrome de Cushing

1. Cortisol salivar – O cortisol salivar elevado obtido à meia noite é um teste não invasivo, específico e sensível para hipercortisolismo.

2. Excreção urinária de cortisol livre em 24 horas – Níveis elevados de cortisol/creatinina livre na urina em 24 horas sugerem Síndrome de Cushing.

3. Teste de supressão com dexametasona em dose baixa (15 mcg/kg) – A dexametasona (15 mcg/kg, máx. 1 mg) é administrada à meia-noite, seguida pela medição em jejum do cortisol plasmático e ACTH às 8 h da manhã seguinte. A falha em suprimir o cortisol abaixo de 1,8 ug/dL sugere síndrome de Cushing.

C. Estabelecendo a causa da síndrome de Cushing

1. Concentração de ACTH – Valores diminuídos de ACTH (< 5 pg/mL) sugerem uma causa adrenal. Os valores intermediários de ACTH (5-29 pg/mL) são indeterminados e requerem uma investigação mais aprofundada. Valores elevados de ACTH (> 29 pg/mL) sugerem uma causa dependente de ACTH (hipofisária ou ectópica).

2. Teste com dexametasona em dose alta (8 mg) – O teste com dexametasona em dose alta pode ajudar a diferenciar a síndrome de Cushing dependente de ACTH da síndrome de Cushing independente de ACTH.

D. Exames de imagem

A imagem da hipófise pode mostrar um adenoma hipofisário. A imagem adrenal por TC pode mostrar adenoma ou hiperplasia bilateral. Exames de RM e medicina nuclear das adrenais podem ser úteis em casos complexos.

Diagnóstico diferencial

Frequentemente se suspeita de síndrome de Cushing em crianças com obesidade exógena acompanhada de estrias e hipertensão. No entanto, as crianças com síndrome de Cushing têm velocidade de crescimento baixa, estatura relativamente baixa e maturação esquelética atrasada, enquanto aquelas com obesidade exógena geralmente têm velocidade de crescimento normal ou ligeiramente aumentada, estatura normal a alta e maturação esquelética avançada. A cor das estrias (violáceas na síndrome de Cushing, rosa na obesidade) e a distribuição da obesidade podem auxiliar na diferenciação. A excreção de cortisol livre na urina pode ser levemente elevada na obesidade, mas o cortisol salivar noturno é normal e a secreção de cortisol é suprimida pelo teste de supressão com dexametasona em dose baixa.

Tratamento

Nos casos de hiperfunção adrenal primária devido a tumor, a remoção cirúrgica está indicada. Os glicocorticoides devem ser administrados por via parenteral em doses farmacológicas durante e após a cirurgia até que o paciente esteja estável. Pode ser necessário administrar glicocorticoides orais suplementares, potássio, sal e mineralocorticoides até que a glândula adrenal contralateral suprimida se recupere, às vezes durante um período de vários meses. Da mesma forma, adenomas hipofisários e fontes ectópicas de ACTH ou CRH são geralmente tratados cirurgicamente. Adenomas recorrentes podem responder à irradiação.

Lodish et al: Cushing's syndrome in pediatrics. Endocrinol Metab Clin North Am 2018 Jun;47(2):451–462 [PMID 29754644].

HIPERALDOSTERONISMO PRIMÁRIO

O hiperaldosteronismo primário pode ser causado por adenoma adrenal ou por hiperplasia adrenal. É caracterizado por parestesias, tetania, fraqueza, paralisia periódica; enurese noturna; hipocalemia, hipernatremia, alcalose metabólica; hipertensão; intolerância à glicose; níveis elevados de aldosterona plasmática e urinária; e atividade da renina plasmática suprimida. O hiperaldosteronismo primário é raro em pediatria, mas pode ocorrer devido a um tumor adrenal ou a causas genéticas autossômicas dominantes. Exames de imagem e genéticos são necessários para avaliar a etiologia e determinar o manejo clínico ou cirúrgico apropriado.

Funder JW et al: The management of primary aldosteronism: case detection, diagnosis, and treatment: an Endocrine Society Clinical Practice Guideline. J Clin Endocrinol Metab 2016 May;101(5):1889–1916 [PMID: 26934393].

USO DE GLICOCORTICOIDES E DE HORMÔNIO ADRENOCORTICOTRÓFICO NO TRATAMENTO DE DOENÇAS NÃO ENDÓCRINAS

Os glicocorticoides são usados por suas propriedades anti-inflamatórias e imunossupressoras em uma variedade de condições. Doses farmacológicas são necessárias para alcançar esses efeitos, e é comum haver efeitos colaterais. Estão disponíveis várias preparações sintéticas que possuem proporções variáveis de atividade de glicocorticoide a mineralocorticoide (**Tabela 34-12**).

Quando o uso prolongado de doses suprafisiológicas de glicocorticoides é necessário, é comum haver manifestações clínicas da síndrome de Cushing. Efeitos colaterais podem ocorrer com o uso de agentes exógenos sintéticos por qualquer via, incluindo inalação e administração tópica, ou com o uso de ACTH. O uso da menor dose eficaz e/ou terapia em dias alternados reduz a incidência e a gravidade de alguns dos efeitos colaterais (**Tabela 34-13**).

▶ Redução das doses farmacológicas de esteroides

O uso prolongado de doses farmacológicas de glicocorticoides causa supressão da secreção de ACTH e consequente atrofia adrenal; por outro lado, a descontinuação abrupta de glicocorticoides pode resultar em insuficiência adrenal. A secreção de ACTH geralmente não recomeça até que o esteroide tenha sido administrado em doses subfisiológicas (< 6 mg/m^2/dia por via oral) por várias semanas.

Se a terapia farmacológica com glicocorticoide for administrada por menos de cerca de 2 semanas, o medicamento pode ser interrompido abruptamente porque a supressão adrenal será de curta duração. No entanto, é aconselhável educar o paciente e a família sobre os sinais e sintomas de insuficiência adrenal, caso surjam problemas.

Em tratamentos mais prolongados, doses de estresse devem ser fornecidas por precaução quando a dosagem terapêutica é reduzida para menos de cerca do equivalente a 30 mg/m^2/dia de hidrocortisona. Embora não seja perigoso, do ponto de vista da insuficiência adrenal, diminuir rapidamente a dosagem de glicocorticoides para a faixa fisiológica (8-10 mg/m^2/dia de hidrocortisona ou equivalente) sem redução gradual, alguns pacientes podem apresentar uma síndrome de abstinência de esteroides, caracterizada por mal-estar, insônia, fadiga e perda de apetite. Esses sintomas podem exigir uma redução em duas ou três etapas na dose para a faixa fisiológica. A função adrenal endógena não será retomada até que a dosagem de glicocorticoides esteja abaixo da dose fisiológica e pode levar meses para que ocorra a recuperação completa (fortemente correlacionada com a duração da supressão). Não há evidências para embasar qualquer regime específico de redução gradual de glicocorticoides.

As precauções com doses de estresse devem ser continuadas até que a recuperação adrenal endógena tenha sido documentada. Após o retorno da função adrenal fisiológica basal, a reserva adrenal ou a capacidade de responder ao estresse e à infecção pode ser estimada pelo teste de estimulação com baixa dose de ACTH (ver acima detalhes sobre o teste de estimulação com cosintropina). Mesmo que os resultados dos testes sejam normais, o monitoramento cuidadoso e o uso de doses de estresse de glicocorticoides devem ser considerados durante doenças graves e cirurgias.

Wildi-Runge S et al: A search for variables predicting cortisol response to low-dose corticotropin stimulation following supraphysiological doses of glucocorticoids. J Pediatr 2013 Aug;163(2):484–488 [PMID: 23414662].

FEOCROMOCITOMA DA MEDULA ADRENAL

O feocromocitoma e os paragangliomas são tumores incomuns, mas até 20% dos casos relatados ocorrem em pacientes pediátricos. Esses tumores neuroendócrinos podem estar localizados onde quer que haja células cromafim (medula adrenal, gânglios

Tabela 34-12 Valores equivalentes de potência para os adrenocorticosteroides

Adrenocorticosteroides	Nome comercial	Potência/mg em comparação ao cortisol (efeito glicocorticoide)	Potência/mg em comparação ao cortisol (efeito de retenção de sódio)
Glicocorticoides			
Hidrocortisona (cortisol)	Solu-Cortef	1	1
Cortisona	–	0,8	1
Prednisona	Meticorten, outros	4-5	0,8
Metilprednisolona	Solu-Medrol, Advantan	5-6	Mínima
Triancinolona	Oncileg-A, Triancil, Nasacort	5-6	Mínima
Dexametasona	Decadron, outros	25-40	Mínima
Betametasona	Celestone	25	Mínima
Mineralocorticoide			
Fludrocortisona	Florinefe	15-20	300-400

Tabela 34-13 Efeitos colaterais do uso de glicocorticoides

A. Efeitos endócrinos e metabólicos
  1. Hiperglicemia e glicosúria (diabetes químico)
  2. Síndrome de Cushing
  3. Supressão persistente da resposta hipófise-adrenal ao estresse com hipoadrenocorticismo resultante

B. Efeitos sobre eletrólitos e minerais
  1. Retenção acentuada de sódio e água, produzindo edema, aumento do volume sanguíneo e hipertensão (mais comum em estados hiperadrenais endógenos)
  2. Perda de potássio com sintomas de hipocalemia
  3. Hipocalcemia, tetania

C. Efeitos no metabolismo de proteínas e maturação esquelética
  1. Balanço de nitrogênio negativo, com perda de proteína corporal e proteína óssea, resultando em osteoporose, fraturas patológicas e necrose óssea asséptica
  2. Supressão do crescimento, maturação esquelética atrasada
  3. Fraqueza e atrofia muscular
  4. Osteoporose
  5. Necrose avascular

D. Efeitos no trato gastrintestinal
  1. Apetite excessivo e ingestão de alimentos
  2. Ativação ou produção de úlcera péptica
  3. Sangramento gastrintestinal por ulceração ou causa desconhecida (particularmente em crianças com doença hepática)
  4. Fígado gorduroso com embolia, pancreatite, paniculite nodular

E. Redução da resistência a agentes infecciosos; infecção silenciosa; diminuição da reação inflamatória
  1. Suscetibilidade a infecções bacterianas, virais, fúngicas e parasitárias
  2. Ativação da tuberculose; reação tuberculínica falso-negativa
  3. Reativação e má contenção de herpes-vírus

F. Efeitos neuropsiquiátricos
  1. Euforia, excitabilidade, comportamento psicótico e estado de mal epiléptico com alterações eletrencefalográficas
  2. Aumento da pressão intracraniana com síndrome de pseudotumor cerebral

G. Efeitos hematológicos e vasculares
  1. Sangramento cutâneo como resultado do aumento da fragilidade capilar
  2. Trombose, tromboflebite, hemorragia cerebral

H. Efeitos diversos
  1. Miocardite, pleurite e arterite após interrupção abrupta da terapia
  2. Cardiomegalia
  3. Nefrosclerose, proteinúria
  4. Acne (em crianças mais velhas), hirsutismo, amenorreia, menstruação irregular
  5. Catarata subcapsular posterior; glaucoma

simpáticos ou corpo carotídeo); se surgir na glândula adrenal, é chamado de feocromocitoma, enquanto locais extra-adrenais são chamados de paragangliomas. O feocromocitoma pode ser múltiplo, recorrente e, às vezes, maligno. O teste genético é indicado em casos pediátricos, incluindo neurofibromatose 1, NEM 2 e síndromes de von Hippel-Lindau, bem como mutações dos genes da succinato desidrogenase.

Os sintomas do feocromocitoma são causados pela secreção excessiva de catecolaminas (adrenalina e/ou noradrenalina) que podem ser episódicas: cefaleia; sudorese; palpitações, taquicardia, hipertensão com hipotensão postural; ansiedade; tremor; tontura; fraqueza, náuseas, vômitos, diarreia, perda de peso; pupilas dilatadas, visão turva; dor abdominal e precordial. No entanto, 10 a 15% dos pacientes com feocromocitoma são assintomáticos. Não reconhecido e não tratado, o feocromocitoma pode levar a complicações cardiovasculares fatais e acidente vascular cerebral.

O teste bioquímico é indicado para indivíduos com sintomas de excesso de catecolaminas, massas adrenais encontradas incidentalmente em exames de imagem realizados por motivos não relacionados e mutações genéticas conhecidas associadas ao feocromocitoma. O teste de metanefrinas livres no plasma é o mais sensível e específico; um resultado três vezes acima do intervalo normal é fortemente sugestivo de tumor hormonalmente ativo, enquanto valores dentro do intervalo normal excluem feocromocitoma com alta precisão. Valores intermediários requerem testes adicionais, pois medicamentos e técnicas de coleta podem levar a falsas elevações. A cromogranina A plasmática também pode ser medida para auxiliar no diagnóstico de feocromocitoma. Depois que os testes bioquímicos confirmam o excesso de catecolaminas, a RM é utilizada para localizar o tumor, e a imagem funcional é usada para avaliar a extensão e a presença de metástases. A remoção cirúrgica é a base do tratamento; no entanto, a liberação maciça de catecolaminas no intraoperatório ocorre se o pré-tratamento com bloqueio α seguido de bloqueio β for inadequado. A pressão arterial intraoperatória pode flutuar, e o monitoramento contínuo com medicamentos de ação rápida é essencial. No pós-operatório, podem ocorrer hipotensão, hipertensão e/ou hipoglicemia e, portanto, é necessário monitoramento em terapia intensiva. O prognóstico de longo prazo após ressecção cirúrgica sem complicações de um feocromocitoma isolado geralmente é bom para doença não metastática; no entanto, existe um risco de recorrência que requer vigilância contínua.

Jain A et al: Pheochromocytoma and paraganglioma—an update on diagnosis, evaluation, and management. Pediatr Nephrol 2020;35: 481–594 [PMID: 30603807]

Waguespack SG et al: A current review of the etiology, diagnosis, and treatment of pediatric pheochromocytoma and paraganglioma. J Clin Endocrinol Metab 2010;95(5):2023–2037 [PMID: 20215394].

Diabetes melito

Brigitte I. Frohnert, MD, PhD
H. Peter Chase, MD
Marian Rewers, MD, PhD

FUNDAMENTOS DO DIAGNÓSTICO E CARACTERÍSTICAS TÍPICAS

- Poliúria (fraldas pesadas em bebês), polidipsia, perda de peso, infecções por *Candida*.
- Hiperglicemia e glicosúria, muitas vezes com desidratação e cetonemia/cetonúria na apresentação.
- A cetoacidose diabética (CAD) pode se apresentar como desconforto respiratório e/ou náuseas e vômitos graves.

▶ Epidemiologia e descrição

O diabetes melito é definido como hiperglicemia crônica causada por defeito na secreção de insulina, na ação da insulina ou uma combinação das duas condições.

A. Diabetes tipo 1

O diabetes melito do tipo 1 (DM1) é caracterizado principalmente por deficiência de insulina e é o tipo mais comum de diabetes melito em pessoas menores de 20 anos. Pode se desenvolver a qualquer idade, sendo que a maioria dos casos são diagnosticados após os 20 anos. A apresentação clássica inclui aumento da sede (polidipsia), aumento da diurese (poliúria), e perda de peso; entretanto, o paciente pode estar acima do peso ou até mesmo ter obesidade. O DM1 é ainda dividido em diabetes do tipo T1a (autoimune) (~ 95% dos casos) e T1b (idiopático). O T1b é mais comum em indivíduos de ascendência africana ou asiática. Nos Estados Unidos, o DM1 afeta cerca de 1,6 milhão de pessoas, incluindo cerca de 190.000 pacientes com menos de 20 anos (~ 18.000 diagnosticados anualmente).

A incidência de DM1 é a mais alta em crianças de ascendência europeia, seguida por pessoas de ascendência afro-americana e hispânica; as taxas são baixas em asiáticos e indígenas. Cerca de 6% dos irmãos ou descendentes de pessoas com DM1 também desenvolvem diabetes (em comparação com a prevalência na população geral de 0,2% a 0,3%). No entanto, menos de 10% das crianças recém-diagnosticadas com DM1 têm pais ou irmãos com a doença.

B. Diabetes tipo 2

O diabetes do tipo 2 (DM2) é caracterizado pela resistência à ação da insulina. A produção de insulina pode ser alta inicialmente, mas gradualmente diminui, levando à hiperglicemia. O DM2 possui um fenótipo heterogêneo e é mais frequentemente diagnosticado em pessoas com mais de 40 anos, que são geralmente obesos e, inicialmente, não dependentes de insulina. O DM2 é raro antes dos 10 anos de idade, entretanto, a puberdade é um momento de maior risco para o desenvolvimento dele em indivíduos suscetíveis. Devido à prevalência aumentada de obesidade infantil, a frequência de DM2 tem aumentado em crianças mais velhas. O DM2 é mais comum em jovens de minorias étnicas e raciais, particularmente na população indígena dos EUA. Outros fatores de risco incluem sexo feminino, má alimentação, baixa qualidade de sono e baixo nível socioeconômico. A grande maioria dos 34 milhões de pacientes com diabetes nos Estados Unidos têm DM2, mas apenas cerca de 20.000 pacientes têm menos de 20 anos (~ 5.800 diagnosticados anualmente).

C. Formas monogênicas de diabetes

As formas monogênicas de diabetes podem ser diagnosticadas em qualquer idade e são causadas por defeitos de um único gene que afetam a sinalização e a secreção de insulina. As duas principais categorias de diabetes monogênica são diabetes de início na maturidade do jovem (MODY, de *maturity-onset diabetes of the young*) e diabetes neonatal. Elas representam 1% a 2% do diabetes infantil, mas constituem a maioria dos casos diagnosticados antes do nono mês de vida. O diabetes neonatal é transitório em cerca de metade dos casos. Quando persistente, apresenta um desafio clínico significativo e requer cuidados de subespecialidade. O MODY apresenta-se como um diabetes não cetótico e geralmente não dependente de insulina, na ausência de obesidade ou anticorpos anti-ilhotas. Uma forte história familiar de diabetes de início precoce é comum, pois a herança é autossômica dominante. As formas mais frequentes são devidas as mutações nos genes da glucocinase ou do fator nuclear hepático 1 ou 4. As mutações da glucocinase raramente requerem terapia; outras formas respondem a agentes hipoglicemiantes orais ou insulina. Serviços de genotipagem comerciais e orientados para pesquisa estão disponíveis para auxiliar no diagnóstico correto.

D. Diabetes relacionado à fibrose cística

O diabetes melito relacionado à fibrose cística (DMFC) ocorre em cerca de 20% dos adolescentes com fibrose cística (FC) e é a comorbidade mais comum da doença (para mais informações, ver **Capítulo 19**). O defeito primário é a insuficiência de insulina, exacerbada pela resistência à insulina, especialmente em períodos de maior enfermidade ou com terapia com glicocorticoides. A presença de DMFC está associado ao pior estado nutricional, doença pulmonar mais grave e maior mortalidade. Os pacientes com FC devem ser rastreados anualmente a partir dos 10 anos de idade, e o tratamento demonstrou melhorar os resultados.

▶ Patogênese

A. Diabetes tipo 1

O DM1 é causado por uma combinação de fatores genéticos e fatores ambientais desconhecidos. A destruição autoimune das células β das ilhotas pancreáticas produtoras de insulina começa meses ou anos antes do início dos sintomas clínicos e é marcada pela presença de anticorpos para autoantígenos das células ilhotas (insulina, GAD65, IA-2 e ZnT8) que podem ser medidos no sangue. A persistência de dois ou mais anticorpos anti-ilhotas é altamente preditiva do desenvolvimento de diabetes sintomático. Assim, em 2015, uma nova definição de estadiamento de DM1 foi adotada com a autoimunidade de múltiplas ilhotas sendo definida como estágio 1 do DM1 (**Figura 35-1**). A destruição contínua das células β ocorre ao longo de meses ou anos, levando primeiro à disglicemia assintomática (estágio 2) e posteriormente ao DM1 sintomático (estágio 3), quando a maioria das células β pancreáticas foi destruída. A produção de insulina, medida pelos níveis de peptídeo C em jejum ou estimulado, geralmente é baixa no diagnóstico, mas pode aumentar após o início da terapia com insulina ("período de lua de mel") e persistir por semanas ou meses até a perda total ou quase completa da função das células β.

Mais de 90% das crianças com DM1 carregam pelo menos um dos dois haplótipos HLA de alto risco – DR4/DQ8 ou DR3/DQ2 – e 40% das crianças americanas diagnosticadas antes dos 10 anos de idade têm ambos (um de cada pai), em comparação com apenas 2,5% da população geral. Mais de 60 variantes genéticas não HLA também foram descobertas.

B. Diabetes tipo 2

O DM2 tem um forte componente genético, embora os defeitos hereditários da secreção de insulina apresentem variações em diferentes famílias. O DM2 progride de maneira diferente na juventude em comparação com os adultos, com declínio mais rápido da função das células β e maior risco de desenvolvimento precoce de complicações. A obesidade, particularmente central, e a falta de exercício contribuem para o risco, mas raramente são suficientes para, sozinhas, causar diabetes na juventude. O DM2 e a resistência à insulina associada afetam adversamente a saúde cardiovascular a longo prazo.

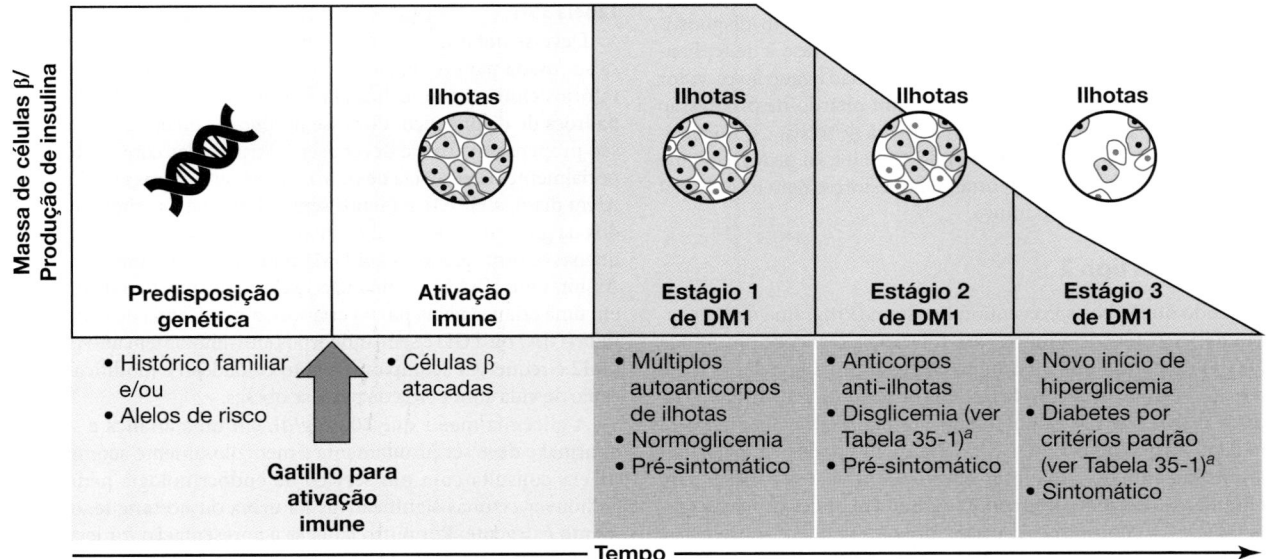

▲ **Figura 35-1** Patogênese do diabetes melito tipo 1 (DM1), incluindo estadiamento.

▶ Prevenção

A. Diabetes tipo 1

Desde a década de 1950, a incidência de DM1 aumentou em todo o mundo, dobrando a cada 20 anos. Apesar de muita pesquisa sobre infecções na primeira infância e dieta, ainda não se definiu bem o(s) fator(es) ambiental(is) responsável(is) por essa epidemia.

Os anticorpos anti-ilhotas não medeiam a destruição das células β, mas oferecem uma ferramenta de triagem útil, pois geralmente estão presentes anos antes do diagnóstico. O acompanhamento intensivo de pessoas com múltiplos anticorpos anti-ilhotas (DM1 estágio 1) reduz a gravidade da apresentação após a progressão para DM1 estágio 3 (ver **Figura 35-1**). A triagem de anticorpos ainda não é o padrão de atendimento, mas está disponível no ambiente de pesquisa para crianças com parentes de primeiro ou segundo grau com DM1 (www.trialnet.org) ou na população geral de crianças que vivem no Colorado (www.askhealth.org), Dakota do Sul (https://research.sanfordhealth.org/fields-of-research/diabetes/pledge), Washington (https://cascadekids.org/) ou na Baviera, Alemanha (www.typ1diabetes-frueherkennung.de). Amostras de sangue de indivíduos com 1 ano de idade ou mais podem ser enviadas para um programa de triagem nacional dos EUA patrocinado pela Juvenile Diabetes Research Foundation (JDRF, Fundação de Pesquisa em Diabetes Juvenil) com a opção de confirmar e acompanhar os resultados localmente (https://www.jdrf.org/t1d-resources/t1detect/).

Como o dano às células β é mediado por linfócitos T, a imunossupressão em diferentes pontos de verificação do processo autoimune pode retardar a perda de células β. A imunomodulação, incluindo a indução de tolerância aos autoantígenos das ilhotas, com ou sem imunossupressão, é uma área de intensa pesquisa. Várias imunoterapias mostraram efeitos promissores no prolongamento da função das células β em indivíduos recém-diagnosticados (estágio 3 de DM1). Ensaios recentes de fase 2 de teplizumabe, um anticorpo monoclonal anti-CD3 não ligado ao receptor Fc, demonstraram, pela primeira vez, um retardo na progressão do estágio 2 para 3 do DM1 em uma média de três anos. A identificação de indivíduos com DM1 em estágio inicial provavelmente desempenhará um papel importante nos esforços para modificar a progressão da doença no futuro.

B. Diabetes tipo 2

O estudo do Diabetes Prevention Program (Programa de Prevenção de Diabetes) de adultos com tolerância à glicose diminuída (TGD) descobriu que 30 minutos de exercícios por dia (5 dias/semana) e uma dieta com baixo teor de gordura reduziram o risco de diabetes em 58%. Em adultos, tomar metformina também reduziu o risco de DM2 em 31%. Há menos dados em pacientes jovens; no entanto, uma intervenção intensiva de 12 meses para modificação do comportamento resultou em índice de massa corporal (IMC), concentrações plasmáticas de lipídios e resistência à insulina reduzidos em jovens obesos e melhor perfil glicêmico em jovens com pré-diabetes.

▶ Achados clínicos

A. Sinais e sintomas

Uma combinação de poliúria, polidipsia e perda de peso em uma criança é exclusiva do diabetes. Infelizmente, os pais e prestadores de cuidados primários muitas vezes não percebem esses sintomas. Nos EUA, a frequência de CAD em crianças com diagnóstico recente de DM1 não diminuiu nos últimos 20 anos e é de aproximadamente 40% a 50%, um sinal de falta de conscientização do provedor e da comunidade. Mais da metade dos pacientes com CAD foram atendidos por um profissional de saúde nos dias anteriores ao diagnóstico, e sinais e sintomas óbvios foram perdidos. A apresentação clínica de CAD inclui dor abdominal, náuseas e vômitos que podem simular gripe, gastrenterite ou abdome agudo. Os pacientes apresentam desidratação leve a moderada (5% a 10%), podem apresentar respiração de Kussmaul e tornam-se progressivamente sonolentos e obnubilados. Embora a maioria dos diagnósticos ocorra em crianças mais velhas, a distribuição mudou para incluir mais bebês, crianças pequenas e crianças em idade pré-escolar. Uma fralda pesada em uma criança desidratada sem diarreia deve sempre causar alarme. O diagnóstico correto pode ser melhorado com uma melhor anamnese e uso mais frequente de análises de sangue ou urina no local de atendimento. O diagnóstico inicial pode ser facilmente confirmado por medições de glicose e cetona no sangue usando medidores amplamente disponíveis e de baixo custo. A identificação de crianças em estágio inicial de DM1 usando triagem de anticorpos anti-ilhotas tem potencial significativo para reduzir a incidência de CAD no momento do diagnóstico.

B. Achados laboratoriais

Os achados laboratoriais diagnósticos do diabetes estão na **Tabela 35-1**.

Deve-se notar que, embora a hemoglobina A1c (HbA1c) possa ser usada para o diagnóstico de diabetes, a maioria dos laboratórios clínicos não realiza ensaios de HbA1c que atendam aos padrões de diagnóstico. Por esse motivo, as medições de HbA1c são propensas a erros e devem ser interpretadas com cautela, especialmente na ausência de outros sinais ou sintomas de diabetes. Além disso, a HbA1c é menos sensível do que os critérios baseados na glicemia e pode subestimar a disglicemia em crianças pequenas cuja progressão para DM1 pode ser especialmente rápida. Assim, uma HbA1c normal não exclui o diagnóstico de diabetes em uma criança pequena. As crianças com glicemia de jejum alterada (GJA) ou TGD e sem anticorpos anti-ilhotas têm alto risco de DM2 e requerem acompanhamento cuidadoso e modificação do estilo de vida com perda de peso, se obesas.

A glicemia maior que 200 mg/dL em uma criança é sempre anormal e deve ser prontamente e meticulosamente acompanhada em consulta com um serviço de endocrinologia pediátrica. Se houver cetonas significativas na urina ou no sangue, o tratamento é urgente. Por outro lado, se a apresentação for leve e um serviço ambulatorial de educação em diabetes estiver disponível, a hospitalização geralmente não é necessária.

DIABETES MELITO

Tabela 35-1 Valores laboratoriais que definem disglicemia/pré-diabetes e critérios diagnósticos para diabetes

	Parâmetro	Normal	Disglicemia/pré-diabetes	Diabetes
A.	Glicemia plasmática em jejum (sem ingestão por pelo menos 8 h)	< 100 mg/dL (5,6 mmol/L)	GJA: 100 a 125 mg/dL (5,6 a 6,9 mmol/L)	≥ 126 mg/dL (7,0 mmol/L)
B.	Glicose plasmática de 2 h durante TOTG	< 140 mg/dL (7,8 mmol/L)	TGD: 140 a 199 mg/dL (7,8 a 11,0 mmol/L)	≥ 200 mg/dL (11,1 mmol/L)
C.	Hemoglobina A1c[a]	< 5,7% (39 mmol/mol)	5,7 a 6,4% (39 a 47 mmol/mol) ou aumento ≥ 10% da HbA1c	≥ 6,5 (48 mmol/mol)
D.	Glicose plasmática aleatória (em paciente com crise hiperglicêmica ou sintomas clássicos de hiperglicemia):			≥ 200 mg/dL (11,1 mmol/L)

Nota: Para o diagnóstico de diabetes, qualquer critério A a D pode ser usado; entretanto, na ausência de sintomas, as medidas A a C devem ser repetidas. GJA, glicemia de jejum alterada; TGD, tolerância à glicose diminuída; TOTG, teste oral de tolerância à glicose (realizado conforme descrito pela Organização Mundial da Saúde [1,75 g glicose/kg até no máx. 75 g]).

[a]Com método laboratorial certificado pelo National Glycohemoglobin Standartization Program (NGSP, Programa Nacional de Padronização da Hemoglobina Glicada) e padronizado para o ensaio Diabetes Control and Complications Trial (DCCT).

▶ Diagnóstico diferencial

A combinação de poliúria, polidipsia e perda de peso em uma criança é exclusiva do diabetes. É importante notar que nem toda hiperglicemia em crianças é diabetes; pode ocorrer, por doença ou trauma, hiperglicemia transitória induzida por "estresse" ou esteroides. Numa criança saudável assintomática, o diagnóstico não deve ser baseado em um único teste de glicose no sangue ou em um resultado limítrofe obtido usando um medidor de glicose.

A diferenciação entre os tipos de diabetes pode ter implicações importantes para o manejo e a educação. Testar crianças para anticorpos anti-ilhotas pode ser útil para estabelecer autoimunidade de ilhotas (DM1) em andamento. A ausência dos três autoanticorpos mais disponíveis (insulina, GAD, e IA-2) fornece 80% de valor preditivo negativo, e outras causas de diabetes devem ser avaliadas. O diabetes monogênico deve ser considerado em uma criança com história familiar autossômica dominante de diabetes, apresentação antes dos 12 meses de idade, hiperglicemia de jejum leve, período prolongado de produção persistente de insulina ("lua de mel") após o diagnóstico ou condições associadas, como características sindrômicas, surdez ou atrofia óptica. Todas as crianças diagnosticadas com diabetes nos primeiros 6 meses de vida devem fazer triagem genética para diabetes neonatal.

Se o valor de HbA1c for normal, o monitoramento domiciliar da glicemia por vários dias, incluindo medições em jejum e pós-prandial de 2 horas, pode ser útil para estabelecer o perfil glicêmico. Em crianças que progridem para diabetes evidente, a hiperglicemia após as refeições geralmente é a anormalidade inicial, enquanto a hiperglicemia em jejum se desenvolve mais tarde.

Em uma era de prevalência crescente de obesidade infantil, é importante observar que o DM1 ainda é muito mais comum do que o DM2 em crianças, principalmente naquelas com menos de 10 anos ou pré-púberes, independentemente do *status* de peso. Fatores que dão credibilidade ao diagnóstico de DM2 incluem uma forte história familiar, *status* de minoria étnica/racial, obesidade central e *status* puberal. A acantose nigricans, um espessamento e escurecimento da pele na parte posterior do pescoço, axilas ou cotovelos, é um sinal de resistência à insulina e pode aumentar a suspeita de DM2. Deve-se notar, no entanto, que está presente em muitas crianças obesas e não é específico para o diagnóstico de DM2.

Embora o CAD seja mais comum na apresentação do DM1, aproximadamente 6% das crianças com DM2 também apresentam CAD.

▶ Tratamento

O tratamento do DM1 e DM2 deve ter uma abordagem holística para a criança no contexto da família e do ambiente maior. Existem muitos temas comuns no manejo do diabetes no paciente pediátrico, independentemente da patogênese. O controle eficaz do diabetes requer acesso a cuidados individualizados, culturalmente sensíveis e adequados ao desenvolvimento, por uma equipe multidisciplinar de diabetes, incluindo médico, educador em diabetes, nutricionista registrado e psicólogo ou assistente social.

A. Princípios gerais para o controle do diabetes

1. Objetivos do tratamento – Os objetivos abrangentes da terapia no diabetes incluem a prevenção de complicações agudas e de longo prazo por meio da redução da hiperglicemia crônica concomitante a uma melhora da qualidade de vida. No DM1, esses objetivos devem ser moderados pela prevenção de hipoglicemia frequente ou prolongada e morbidades associadas. O nível de HbA1c reflete as concentrações médias de glicose no sangue nos últimos 3 meses. Por exemplo, uma HbA1c de 7,0% representa uma glicose média estimada em torno de 154 mg/dL (8,6 mmol/L), enquanto uma HbA1c de 5,0% representa uma glicose média estimada em torno de 97 mg/dL (5,4 mmol/L). Deve-se notar que a HbA1c demonstrou ser maior em afro-americanos do que em coortes brancas não hispânicas para uma determinada concentração média de glicose. O tempo dentro do alvo indica o tempo em que a glicose no sangue permaneceu entre 70 e 180 mg/dL, conforme determinado pelos dados de monitoramento contínuo da glicose

Tabela 35-2 Metas de glicose no sangue e MCG

	Maior risco de hipoglicemia[a] HbA1c < 7,5%	Maioria das crianças HbA1c < 7,0%
Metas para o automonitoramento da glicemia		
Pré-refeição (≥ 2 h jejum)	90 a 130 mg/dL	70 a 130 mg/dL
Pós-refeição		90 a 180 mg/dL
Pré-cama/durante a noite	90 a 150 mg/dL	80 a 140 mg/dL
Antes do exercício	90 a 250 mg/dL	90 a 250 mg/dL
Metas para MCG (dos últimos 14 dias) Para ser usado em conjunto com HbA1c quando possível		
Tempo no alvo glicêmico 70 a 180 mg/dL	> 60%	> 70%

HbA1c, hemoglobina A1c; MCG, monitorização contínua da glicose. As metas são apenas para referência geral. As diretrizes da ADA recomendam que todos os alvos sejam individualizados para o paciente.
[a]Alto risco de hipoglicemia inclui crianças sem acesso a tratamento ideal para diabetes (insulina analógica, MCG, bombas), incapacidade de reconhecer e comunicar sintomas de hipoglicemia ou história de eventos hipoglicêmicos graves.

(MCG). O tempo dentro do alvo se correlaciona bem com HbA1c e está ganhando força para uso no controle do diabetes. Cada criança deve ter metas determinadas individualmente para atingir uma HbA1c mais baixa que possa ser mantida sem hipoglicemia grave ou hipoglicemia moderada frequente (ver **Tabela 35-2**). Para as crianças com acesso a dispositivos de MCG, o tempo dentro do alvo deve ser otimizado, enquanto a glicose abaixo da faixa (< 70 mg/dL) deve ser inferior a 4%.

Abordar a obesidade e as comorbidades associadas, quando presentes, também é um foco importante na maximização dos resultados de saúde (ver **Capítulos 4 e 11**).

2. Educação do paciente e da família – Todos os cuidadores precisam aprender sobre o diabetes e a administrar insulina por meio de injeções ou bomba de insulina, realizar monitoramento de glicose no sangue em casa e lidar com complicações agudas. Embora os adolescentes possam ser ensinados a realizar muitas das tarefas de controle do diabetes, eles se saem melhor quando os pais dão apoio, sem serem autoritários, e continuam envolvidos no controle de sua doença. O uso de livros didáticos (ver referência) pode ser muito útil para a família.

3. Cuidado psicossocial – O diagnóstico de diabetes muda a vida das famílias afetadas e traz desafios implacáveis. É impossível tirar "férias" do diabetes sem algumas consequências desagradáveis. O estresse imposto à família no momento do diagnóstico inicial pode levar a sentimentos de choque, negação, tristeza, raiva, medo e culpa. Encontrar-se com um conselheiro para expressar esses sentimentos no momento do diagnóstico ajuda na adaptação a longo prazo. Problemas persistentes de ajustamento podem indicar disfunção subjacente da família ou psicopatologia da criança ou cuidador. Os jovens com DM1 são diagnosticados e tratados para distúrbios psiquiátricos, distúrbios alimentares, problemas de aprendizagem neurocognitivos e habilidades de enfrentamento ruins com mais frequência do que a população em geral. No DM2, o *status* socioeconômico e a obesidade são fatores de risco para a doença, bem como para estresse psicológico, depressão e outras doenças mentais.

A avaliação de rotina deve ser feita para ajuste e compreensão do controle do diabetes de acordo com o desenvolvimento, incluindo conhecimento relacionado ao diabetes, habilidades de ajuste de insulina, estabelecimento de metas, habilidades de resolução de problemas, adesão ao regime, e autonomia e competência no autocuidado. Isso é especialmente importante durante o final da infância e antes da adolescência. Deve-se avaliar o funcionamento familiar geral e relacionado ao diabetes, como comunicação, envolvimento e apoio dos pais, e papéis e responsabilidades para comportamentos de autocuidado. Ensinar aos pais habilidades eficazes de gerenciamento comportamental, especialmente no diagnóstico e antes da adolescência, enfatiza o envolvimento e o apoio, a solução eficaz de problemas, as habilidades de autogerenciamento e as expectativas realistas. Os adolescentes devem ser encorajados a assumir maior responsabilidade pelo controle do diabetes, mas com envolvimento e apoio contínuos e mutuamente acordados dos pais. A transição para o cuidado adulto do diabetes deve ser negociada e planejada entre os adolescentes, seus pais e a equipe de diabetes bem antes da transferência propriamente dita ocorrer.

4. Dieta e exercício – Uma história alimentar completa deve ser obtida, incluindo os hábitos e tradições alimentares da família, os horários típicos das refeições da criança e os padrões de ingestão alimentar. Pelo menos 60 minutos de exercícios aeróbicos diários são recomendados para crianças com diabetes, além de treinamento de força óssea e muscular pelo menos 3 dias/semana. O exercício promove uma sensação de bem-estar; ajuda a aumentar a sensibilidade à insulina (uma queda na glicemia em resposta à insulina); e ajuda a manter o peso, a pressão arterial e os níveis adequados de colesterol de lipoproteína de alta densidade (HDL, de *high-density lipoprotein*).

Chase HP, Frohnert BI: A First Book for Understanding Diabetes https://www.childrensdiabetesfoundation.org/books/.

B. Tratamento do diabetes tipo 1

1. Monitoramento doméstico de glicose no sangue – Todas as famílias devem ser capazes de monitorar os níveis de glicose no sangue pelo menos 4 vezes ao dia; no entanto, normalmente são necessárias 7 a 10 verificações por dia para o controle ideal do diabetes (para detalhes, ver A.1 Objetivos do tratamento). Uma maior frequência de automonitoramento da glicemia e/ou uso de monitoramento contínuo da glicose têm sido associados a níveis mais baixos de HbA1c.

O monitoramento contínuo da glicose agora está disponível rotineiramente e pode melhorar significativamente o controle do diabetes se usado na maior parte do tempo. Os níveis de glicose subcutânea são medidos a cada 1 a 5 minutos a partir de um sensor colocado sob a pele. O sensor deve ser substituído a cada 6 a 10 dias. Um transmissor envia os níveis de glicose do sensor para um receptor que pode estar dentro de uma bomba de insulina, *smartphone* ou dispositivo receptor separado. Podem ser definidos alarmes de glicose baixa ou alta no sangue. Tal como acontece com a terapia com bomba de insulina (ver abaixo), educação intensiva e acompanhamento são necessários, geralmente em um centro especializado em diabetes. O usuário é treinado sobre como manter os níveis sanguíneos exibidos em tempo real na faixa-alvo (70 a 180 mg/dL).

A Food and Drug Administration (FDA, Administração de Alimentos e Medicamentos) aprovou agora a dosagem de insulina com base nos valores da MCG dos dispositivos Dexcom G6 e Abbott Freestyle Libre e Libre 2, o que reduz a necessidade de picadas nos dedos, principalmente no ambiente escolar. Como os níveis de glicose subcutânea podem ficar abaixo dos níveis de glicose no sangue em momentos de mudança rápida, os testes de glicose no sangue por picada no dedo ainda são recomendados para tratamento e monitoramento da recuperação de eventos hipoglicêmicos.

Em alguns sistemas, os dados do monitoramento contínuo da glicose podem ser usados para alterar automaticamente as taxas de administração da bomba de insulina (ver seção Sistemas automatizados de administração de insulina ["pâncreas artificial"]).

Algumas famílias são capazes de fazer alterações de insulina de forma independente, enquanto outras precisam de ajuda do profissional de saúde para otimizar a dose de insulina entre as consultas. As crianças com diabetes devem ser avaliadas por um profissional especialista a cada 3 meses para verificar a adesão ao plano, ajustar a dose de insulina de acordo com o crescimento, medir HbA1c e revisar os padrões de glicose no sangue.

2. Manejo nutricional – O manejo nutricional em crianças com DM1 não requer uma dieta restritiva, apenas um regime alimentar saudável do qual tanto as crianças quanto suas famílias possam se beneficiar. Monitorar a ingestão de carboidratos é um componente-chave do gerenciamento ideal. A terapia com bomba de insulina e múltiplas injeções diárias (MID) geralmente utiliza a contagem de carboidratos na qual os gramas de carboidratos a serem ingeridos são contados, e uma dose correspondente de insulina é administrada. Este plano permite maior liberdade e flexibilidade nas escolhas alimentares, mas requer comprometimento e educação especializada. A contagem de carboidratos pode não ser adequada para algumas famílias ou situações. Como alternativa à contagem precisa de carboidratos, "trocas" ou "escolhas" podem ser ensinadas para estimar quantidades de diferentes alimentos que equivalem a uma porção de 15 g de carboidrato. As refeições podem então ser construídas para atingir as metas de carboidratos para uma dose fixa de insulina por refeição. Por exemplo, uma meta de refeição de 45 g de carboidratos consistiria em três trocas de carboidratos (ver **Figura 35-2** para exemplos de porções de 15 g de carboidratos).

3. Insulina – A insulina tem três funções principais: (1) permite que a glicose passe para a célula para utilização oxidativa; (2) diminui a produção fisiológica de glicose, particularmente no fígado; e (3) inibe a lipólise e a produção de cetona.

TRATAMENTO COM INSULINA DO DIABETES TIPO 1 DE INÍCIO RECENTE: Em crianças que se apresentam sem CAD e com ingestão oral adequada, a dose inicial de insulina pode ser administrada por via subcutânea. Normalmente, pode-se administrar 0,2 a 0,3 U/kg de um análogo de insulina de ação prolongada – glargina

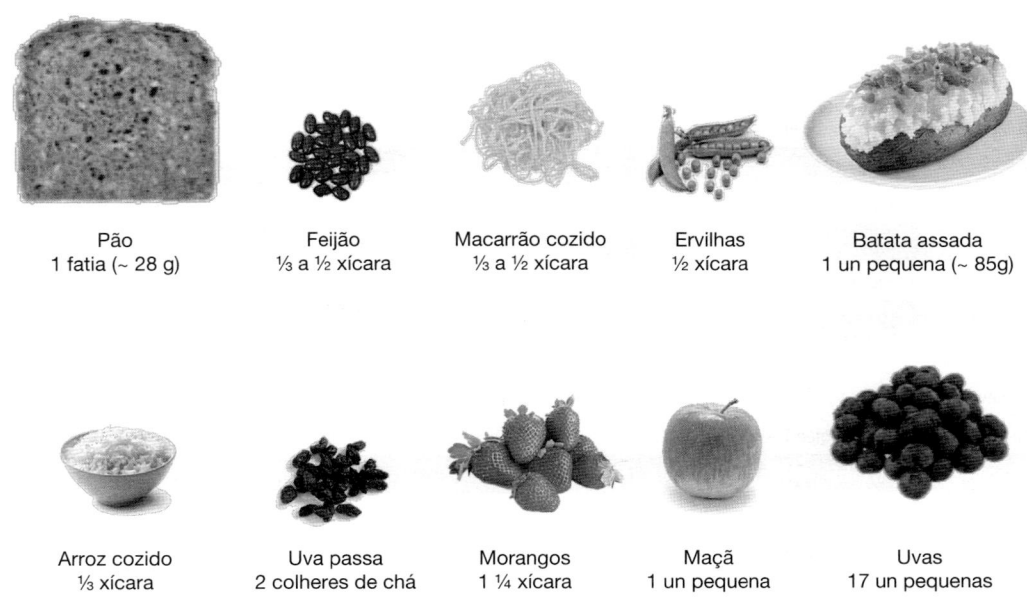

▲ **Figura 35-2** Exemplos de "trocas" ou "escolhas" de carboidratos equivalentes a cerca de 15 g de carboidratos.

(Lantus ou Basaglar), detemir (Levemir) ou degludeca (Tresiba) – por via subcutânea para fornecer o nível "basal" de insulina. Além disso, pode-se usar uma pequena quantidade de análogo de ação rápida – lispro (Humalog), asparte (NovoLog) ou glulisina (Apidra) – para correção e dosagem na hora das refeições. Isso geralmente é suficiente para as primeiras 12 a 24 horas que precedem a educação sistemática sobre o diabetes.

Tipicamente, a dose é ajustada frequentemente durante a primeira semana. A regra geral é iniciar a insulina no limite inferior da necessidade diária estimada e titulá-la com base no monitoramento frequente da glicose no sangue ou nos níveis do MCG. A dose diária inicial de insulina é maior na presença de cetose, infecção, obesidade ou tratamento com esteroides. Também varia com a idade, estado puberal e gravidade do início. Uma dose diária subcutânea total de 0,3 a 0,7 U/kg/dia pode ser suficiente em crianças pré-púberes, enquanto crianças púberes ou com sobrepeso e aquelas com HbA1c inicial superior a 12% geralmente requerem 1,0 a 1,5 U/kg/dia de insulina durante a semana inicial de tratamento. Crianças menores de 12 anos não podem administrar insulina de forma confiável sem a supervisão de um adulto porque podem não ter controle motor fino e/ou não entender a importância da dosagem precisa.

A dose de insulina atinge o pico cerca de 1 semana após o diagnóstico e diminui ligeiramente com o declínio da glicotoxicidade e do apetite voraz. Aproximadamente 3 a 6 semanas após o diagnóstico, a maioria das crianças e adolescentes em idade escolar experimenta uma remissão parcial ou "período de lua de mel". A diminuição temporária da dose de insulina durante esse período é necessária para evitar hipoglicemia grave. A remissão tende a durar mais em crianças mais velhas, mas raramente é completa e nunca permanente. Outros tipos de diabetes devem ser considerados em pacientes com necessidades de insulina anormalmente baixas.

DOSAGEM DE INSULINA A LONGO PRAZO: As crianças, geralmente, recebem uma insulina de ação rápida para cobrir a ingestão de alimentos ou corrigir a glicemia alta e uma insulina de ação prolongada para suprimir a produção endógena de glicose hepática. Isso é possível através da combinação de insulinas com as propriedades desejadas. Compreender o início, o pico e a duração da atividade da insulina é essencial **(Tabela 35-3)**.

O tratamento preferencial para crianças e adolescentes com DM1 é um regime intensivo de insulina usando uma bomba de insulina ou MID basal-bolus. Esse último regime geralmente consiste em três a quatro injeções (bolus) de análogo de ação rápida antes das refeições e uma a duas injeções de insulina análoga de ação prolongada por dia. A dose de insulina de ação rápida pré-prandial é calculada com base no conteúdo previsto de carboidrato da refeição e insulina adicional para corrigir a glicemia alta, se necessário. Escalas variáveis para dosagem de insulina de ação

Tabela 35-3 Tipos de insulina e mecanismo de ação[a]

Tipo de insulina	Início do efeito	Pico de ação	Duração
Ação rápida			
Insulina asparte (Fiasp)	< 5 min	60 a 70 min	5 a 7 h
Insulina asparte (NovoLog)	10 a 15 min	60 a 90 min	3 a 5 h
Insulina glulisina (Apidra)	10 a 15 min	40 a 90 min	3 a 5 h
Insulina lispro (Humalog, Admelog, Lyumjev)	10 a 15 min	60 a 90 min	3 a 5 h
Insulina inalatória (Afrezza) (NÃO aprovada em < 18 anos de idade)	8 a 12 min	30 a 45 min	1,5 a 3 h
Ação curta			
Regular (Humulin R, Novolin R, Myxredlin)	30 a 60 min	2 a 4 h	6 a 10 h
Ação intermediária			
NPH (protamina neutra de Hagedorn) (Humulin N, Novolin N)	1 a 2 h	4 a 12 h	8 a 18 h (geralmente ~ 12 h)
Ação lenta			
Insulina degludeca (Tresiba)	1 a 2 h	Sem pico	24 a 42 h
Insulina detemir (Levemir)	1 a 2 h	Sem pico	12 a 24 h
Insulina glargina (Lantus, Basaglar, Semglee Toujeo)	1 a 2 h	Sem pico	18 a 26 h
Pré-misturadas (disponíveis em várias combinações)			
Humulin 70/30 ou Novolin 70/30 (70% NPH + 30% regular)	30 min	Duplo pico	10 a 18 h
NovoLog Mix 70/30 (70% NPH + 30% asparte) ou Humalog Mix 75/25 (75% NPH + 25% lispro)	15 min	Duplo pico	10 a 18 h

[a]A ação da insulina pode variar para cada indivíduo e até para o mesmo indivíduo.

rápida (com base apenas no nível atual de glicose no sangue) são úteis inicialmente, enquanto as famílias aprendem a contagem de carboidratos. Esse atalho assume que o conteúdo de carboidratos, por exemplo, no jantar, não varia de dia para dia; portanto, isso pode levar a sub e hiperdosagem significativas naqueles com ingestão altamente variável. As famílias que não conseguem ou não querem contar carboidratos podem ser ensinadas a estimar a ingestão de carboidratos para corresponder às metas de horário das refeições para planos de escala contínua em andamento.

As crianças menores de 4 anos geralmente precisam de 0,5 a 2 unidades de insulina de ação rápida para cobrir a ingestão de carboidratos. As crianças de 4 a 10 anos podem precisar de até 4 unidades de insulina de ação rápida para cobrir o café da manhã e o jantar, enquanto 4 a 10 unidades de insulina de ação rápida são usadas em crianças mais velhas. Estas estimativas não incluem correção para glicose alta no sangue.

A insulina análoga de ação rápida é administrada 10 a 20 minutos antes das refeições para compensar o atraso no início da ação da insulina. Se for usada insulina regular humana mais lenta, as injeções devem ser administradas 30 a 60 minutos antes das refeições – raramente uma opção prática. Em crianças pequenas que comem de forma imprevisível, pode ser necessário esperar até depois da refeição para decidir sobre a dose apropriada de insulina de ação rápida, que é um meio-termo entre evitar a hipoglicemia e tolerar a hiperglicemia após as refeições.

Um análogo de ação prolongada, a insulina glargina (Lantus ou Basaglar) ou detemir (Levemir), é administrado uma ou duas vezes ao dia para manter os níveis basais de insulina entre as refeições. A degludeca (Tresiba) é administrada uma vez ao dia, sempre que conveniente. Ajustes diários na dose de insulina de ação prolongada geralmente não são necessários. No entanto, devem ser feitas reduções para atividades pesadas (p. ex., torneios esportivos, caminhadas) ou eventos noturnos.

No passado, a maioria das crianças recebia duas injeções por dia de insulina de ação rápida e uma insulina de ação intermediária (NPH), muitas vezes misturadas logo antes da injeção. Cerca de dois terços da dosagem total seriam administrados antes do café da manhã e o restante antes do jantar. Esse regime demonstrou ser inferior em atingir os níveis recomendados de HbA1c e evitar a hipoglicemia em comparação com o regime basal-bolus descrito acima.

Tratamento com bomba de insulina: A terapia de infusão subcutânea contínua de insulina (bomba de insulina) é, atualmente, a melhor maneira de restaurar o perfil fisiológico de insulina do corpo. A bomba de insulina padrão fornece uma taxa basal variável programada que corresponde à variação diurna nas necessidades de insulina. As crianças pré-púberes geralmente requerem uma taxa basal mais alta no início da noite, enquanto os pacientes pós-púberes podem exigir taxas basais mais altas no início da manhã devido ao aumento dos valores de glicose matinal relacionados à variação hormonal diurna, conhecida como "fenômeno do amanhecer". Taxas mais baixas são definidas para períodos de atividade vigorosa. O usuário inicia doses em bolus antes das refeições e para corrigir a hiperglicemia. A maioria das bombas pode receber transmissão sem fio de resultados de testes de medidores de glicose ou de MCG, mas o paciente ou cuidador ainda deve inserir manualmente a quantidade de carboidratos consumidos. A bomba calcula a quantidade de insulina necessária para uma refeição ou correção com base em parâmetros previamente inseridos que incluem proporções de insulina para carboidratos, fator de sensibilidade à insulina (ou de correção), meta glicêmica e duração da ação da insulina (definida em 2 a 3 horas para evitar o acúmulo de muita insulina). O usuário pode pressionar um botão para iniciar o bolus sugerido ou anular a sugestão.

A maioria dos ensaios clínicos demonstrou níveis mais baixos de HbA1c e hipoglicemia menos grave com a terapia com bomba em comparação com a MID. A terapia com bomba pode melhorar a qualidade de vida em crianças que têm medo de injeções ou que desejam maior flexibilidade em seu estilo de vida, como com horários de sono irregulares, esportes ou alimentação irregular. As bombas de insulina podem ser particularmente úteis em crianças pequenas ou bebês que fazem várias refeições e lanches e requerem pequenas doses de insulina de ação rápida. A geração mais recente de bombas de insulina pode fornecer apenas 0,025 U/h, mas podem ser necessárias taxas mais altas usando insulina diluída para um fluxo ininterrupto.

Os problemas de manejo incluem testes de glicemia pouco frequentes, não realização da troca dos conjuntos de infusão da bomba em tempo hábil, não reação à glicemia elevada, contagem incorreta de carboidratos ou perda total do bolus na hora da refeição. Complicações potenciais da terapia com bomba de insulina incluem falha na administração de insulina devido a um conjunto de infusão deslocado ou obstruído. Se não reconhecida prontamente, pode levar ao início da cetoacidose. O tratamento com bomba de insulina é significativamente mais caro do que os regimes baseados em injeções. Para alguns pacientes, as bombas podem ser muito difíceis de operar; alguns não podem cumprir os requisitos de testes múltiplos e contagem de carboidratos, ou a bomba pode ser inaceitável devido a problemas de imagem corporal ou atividade física extrema (natação, esportes de contato).

Sistemas automatizados de administração de insulina ("pâncreas artificial"): A mais nova geração de bombas de insulina usa a entrada do sensor de MCG para ajustar a infusão de insulina usando algoritmos de controle. O sistema mais simples disponível é capaz de realizar a suspensão automática da administração de insulina iniciada por sensor em um nível predeterminado de baixa glicose e a retomada automática da administração após o aumento dos níveis de glicose. Outros sistemas reagem a níveis previstos de glicose no sangue baixos ou altos, em vez de níveis atuais. O primeiro sistema híbrido de malha fechada, o Medtronic 670G, foi disponibilizado em 2017. Este será substituído em breve pelo Medtronic 780G. O sistema Tandem Control-IQ foi aprovado em 2019 e há mais sistemas em desenvolvimento ativo. O sistema híbrido de circuito fechado substitui uma taxa basal programada por uma dosagem basal variável determinada automaticamente em resposta à entrada do monitoramento contínuo de glicose. A geração mais recente de sistemas atualmente permite bolus de correção automatizados, e alguns permitem a personalização de alvos glicêmicos. Todos os sistemas híbridos de circuito fechado atuais ainda exigem que o usuário administre bolus antes das refeições com base no consumo de carboidratos.

4. Exercício – A hipoglicemia durante o exercício ou nas 2 a 12 horas após o exercício pode ser evitada usando as seguintes estratégias:

1. Monitoramento cuidadoso da glicemia antes, durante e após o exercício.
2. Redução da quantidade de insulina ativa durante e após o exercício. Isso pode incluir a redução da dose de refeição antes do exercício, interromper temporariamente a infusão de insulina basal em uma bomba de insulina ou aumentar as metas glicêmicas para sistemas de bomba de "pâncreas artificial".
3. Fornecimento de carboidratos extras na forma de lanches. Uma porção de 15 g de glicose geralmente cobre cerca de 30 a 60 minutos de exercício. O uso de bebidas contendo 5% a 10% de dextrose, como Gatorade, durante o período de exercício também costuma ser benéfico.

5. Controle em dias doentes – As famílias devem ser educadas para verificar os níveis de cetona no sangue ou na urina durante qualquer doença, quando o nível de glicose no sangue/monitoramento contínuo de glicose em jejum estiver acima de 240 mg/dL (13,3 mmol/L), ou o nível de glicose medido aleatoriamente estiver acima de 300 mg/dL (16,6 mmol/L). O médico deve ser chamado na presença de cetonúria e/ou cetonemia moderada ou significativa (β-hidroxibutirato no sangue > 1,0 mmol/L, pelo medidor Precision Xtra). Geralmente, um adicional de 10% a 20% da dose diária total de insulina é administrado por via subcutânea como análogo de ação rápida ou insulina regular a cada 2 a 3 horas até que a glicemia se normalize. Isso evita a progressão para cetoacidose e permite que a maioria dos pacientes receba tratamento em casa. A água é o fluido oral de escolha se a glicose no sangue/MCG for superior a 250 mg/dL; com níveis mais baixos de glicemia, Gatorade/PowerAde ou outras bebidas contendo glicose podem ser usadas.

> Chase HP et al: Understanding Insulin Pumps, Continuous Glucose Monitors and the Artificial Pancreas. https://www.childrensdiabetesfoundation.org/books/.

C. Tratamento do diabetes tipo 2

O tratamento do DM2 em crianças varia de acordo com a gravidade da doença.

1. Controle do estilo de vida – Se a HbA1c ainda estiver próxima do normal, a modificação do estilo de vida centrada na família é a primeira linha de terapia. As intervenções no estilo de vida têm resultados mistos na população pediátrica em comparação com adultos, possivelmente refletindo o contexto familiar e ambiental complexo para DM2 na juventude. As intervenções devem enfatizar uma dieta balanceada, o estabelecimento e manutenção de um peso saudável e exercícios regulares. A intervenção dietética deve ser culturalmente apropriada e reconhecer as limitações dos recursos familiares.

2. Medicamentos – A terapia farmacológica tem sido historicamente limitada a dois medicamentos aprovados: metformina e insulina; no entanto, em 2019, a liraglutida (Victoza) foi aprovada pela FDA para jovens com DM2 de 10 anos ou mais.

Com uma HbA1c inferior a 8,5% e sem sintomas ou cetose, a metformina geralmente é iniciada com uma dose de 500 mg por dia, com aumento da dose semanalmente até uma dose máxima de 1.000 mg duas vezes ao dia. Se a apresentação for mais grave, com cetose, HbA1c 8,5% ou mais, níveis aleatórios de glicose no sangue 250 mg/dL ou mais, ou incerteza quanto à distinção entre DM1 e DM2, o tratamento inicial deve sempre incluir a insulina. Uma dose inicial de insulina basal de 0,25 a 0,5 U/kg é tipicamente eficaz. A metformina pode ser iniciada após a resolução da cetose. Uma tentativa de desmamar a insulina pode ser iniciada após 2 a 6 semanas, uma vez que os níveis de glicose em jejum e pós-prandial tenham atingido níveis normais ou quase normais. Se a meta de HbA1c inferior a 7% (47,5 mmol/mol) não for alcançada em 4 meses apenas com metformina, a insulina basal deve ser considerada até 1,5 U/kg/dia. Se o alvo não for alcançado com a combinação de metformina e insulina basal, deve-se iniciar insulina prandial (MID ou bomba de insulina).

Se os alvos glicêmicos não forem alcançados com metformina (com ou sem insulina basal), a liraglutida deve ser considerada naqueles com 10 anos de idade ou mais. História pessoal ou familiar de carcinoma medular de tireoide ou neoplasia endócrina múltipla tipo 2 são contraindicações. A liraglutida é administrada por injeção uma vez ao dia e resulta em níveis mais altos de peptídeo-1 relacionado com o glucagon (GLP-1, de *glucagon-related peptide-1*), que aumenta a produção de insulina, reduz os níveis de glucagon, retarda o esvaziamento gástrico e diminui o apetite. Quando combinado com metformina sozinha ou metformina e insulina, a liraglutida reduziu a HbA1c em 0,64%. Semelhante aos adultos, os jovens experimentaram efeitos colaterais gastrintestinais (náuseas, vômitos e diarreia); isso pode ser minimizado com dose inicial baixa e aumento gradual. É digno de nota que os jovens em uso de liraglutida melhoraram a perda de peso em relação ao placebo em 1 ano de tratamento. Outros ensaios clínicos estão em andamento examinando a segurança e eficácia de terapias farmacológicas adicionais.

3. Monitoramento domiciliar de glicose – O monitoramento domiciliar de glicose no sangue é tipicamente menos frequente em jovens tratados apenas com metformina ou mudanças no estilo de vida (p. ex., primeiro teste matinal e pós-prandial de 2 horas em 3 dias/semana); no entanto, aqueles que tomam insulina podem exigir testes mais frequentes, dependendo da dose e do tipo de insulina usada.

> Arslanian S et al: Evaluation and management of youth-onset type 2 diabetes: a position statement by the American Diabetes Association. Diabetes Care 2018;41:2648–2668 [PMID: 30425094].
> Copeland KC et al: Management of newly diagnosed type 2-diabetes mellitus (T2DM) in children and adolescents. Pediatrics 2013 Feb 1;131(2):364–382 [PMID: 23359574].
> Nadeau KJ et al: Youth-onset type 2 diabetes consensus report: current status, challenges, and priorities. Diabetes Care 2016;39:1635–1642 [PMID: 27486237].
> Springer SC et al: Management of type 2 diabetes mellitus in children and adolescents. Pediatrics 2013 Feb 1;131(2):e648–e664 [PMID: 23359584].

AVALIAÇÃO DE QUALIDADE E MÉTRICAS DE RESULTADOS

As recomendações para o atendimento médico de crianças e adolescentes com diabetes e a avaliação dos resultados são resumidas anualmente em publicações da American Diabetes Association (ADA, Associação Americana de Diabetes), Standards of Medical Care in Diabetes (Padrões de Cuidados Médicos em Diabetes), bem como nas Clinical Practice Consensus Guidelines (Diretrizes de Consenso de Prática Clínica) da International Society for Pediatric and Adolescent Diabetes (ISPAD, Sociedade Internacional de Diabetes para Pediatria e Adolescência) (referências disponíveis *online* no texto a seguir).

No estudo seminal Diabetes Control and Complications Trial (DCCT, Ensaio de Controle e Complicações do Diabetes), os valores de HbA1c de 7%, em comparação com 9%, resultaram em reduções superiores a 50% nas complicações oculares, renais, cardiovasculares e neurológicas do DM1. Infelizmente, menos de 30% das crianças e jovens americanos com DM1 têm HbA1c inferior a 7,5%. Atualmente, a ADA e a ISPAD recomendam metas individualizadas para crianças e adolescentes com diabetes. Em pacientes com acesso a tratamento abrangente do diabetes com insulinas analógicas, tecnologia de bomba de insulina e a capacidade de monitorar de perto a glicose por meio de picadas frequentes no dedo ou uso de MCG, a ISPAD recomenda uma meta de HbA1c inferior a 7,0%. Uma meta de HbA1c inferior a 7,5% pode ser mais apropriada para aqueles com recursos ambientes limitados, história de hipoglicemia grave, incapacidade de falar sobre os sintomas de hipoglicemia (p. ex., crianças pequenas) ou desconhecimento da hipoglicemia. Uma meta mais rigorosa de menos de 6,5% (48 mmol/mol) pode ser apropriada em pacientes selecionados, particularmente aqueles com função residual de células β, se isso puder ser obtido sem hipoglicemia significativa. O tempo no alvo no MCG (tempo com valores do sensor entre 70 e 180 mg/dL [3,9 a 10,0 mmol/L]) está se tornando uma medida útil do controle do diabetes naqueles que usam esses dispositivos. As metas recomendadas para os valores de glicose no sangue e MCG para atingir as metas de HbA1c são mostradas na **Tabela 35-2**.

International Society for Pediatric and Adolescent Diabetes (ISPAD) Clinical Practice Consensus Guidelines 2018. Pediatric Diabetes 2018;19(S27):5–338. https://www.ispad.org/page/ISPADGuidelines2018

Standards of Medical Care in Diabetes—2022. Diabetes Care 2022 Jan;45(Suppl 1):S1–S255 [PMID: 33298409]. https://diabetesjournals.org/care/issue/45/Supplement_1.

▶ Complicações

A. Cetoacidose diabética

A cetoacidose (pH no sangue venoso < 7,30 ou bicarbonato < 15 mEq/L e β-hidroxibutirato no sangue ≥ 3 mmol/L ou cetonúria moderada a alta) infelizmente ainda é uma complicação aguda frequente em pacientes com DM1 recém-diagnosticado **(Tabela 35-4)**.

No DM1 estabelecido, a CAD pode ocorrer naqueles que se esquecem de aplicar as injeções de insulina, não verificam os níveis de cetona no sangue ou na urina, ou não procuram ajuda quando as cetonas estão elevadas. Episódios repetidos de CAD significam que o aconselhamento pode ser indicado, e que um adulto responsável deve assumir o controle do diabetes. Se, por qualquer motivo, isso não for possível, pode ser necessária uma mudança na situação de vida da criança.

O tratamento da CAD baseia-se em quatro princípios fisiológicos: (1) restauração do volume de fluidos; (2) insulina intravenosa para inibir a lipólise e retornar à utilização da glicose; (3) reposição de eletrólitos; e (4) correção da acidose. A CAD leve é definida como pH do sangue venoso de 7,2 a 7,29 ou bicarbonato sérico de 10 a 14 mEq/L; a CAD moderada, como pH de 7,10 a 7,19 ou bicarbonato de 5 a 9 mEq/L; e a CAD grave, pH abaixo de 7,10 ou bicarbonato abaixo de 5 mEq/L. Os pacientes com CAD grave devem ser internados em unidade de terapia intensiva pediátrica, se disponível. Os exames laboratoriais no início do tratamento devem incluir pH do sangue venoso, glicose e um painel de eletrólitos. Casos mais graves podem se beneficiar da determinação dos níveis de osmolaridade sanguínea, cálcio, magnésio, fósforo e nitrogênio ureico. A glicose sérica deve ser medida a cada hora durante o gotejamento de insulina. Eletrólitos e níveis de pH venoso devem ser avaliados a cada duas horas. Uma vez que o pH venoso esteja acima de 7,15, a frequência da gasometria venosa pode ser diminuída. Pode ser útil monitorar β-hidroxibutirato no sangue ou cetonas na urina até a resolução da cetose.

1. Restauração do volume de líquidos – A desidratação é avaliada pela perda estimada de peso corporal, ressecamento das membranas mucosas orais, pressão arterial baixa e taquicardia. O tratamento inicial é com 10 a 20 mL/kg de solução salina normal (0,9%) durante a primeira hora (pode ser repetido em pacientes gravemente desidratados durante a segunda hora). O volume total de fluido nas primeiras 4 horas de tratamento não deve exceder 20 a 40 mL/kg devido ao perigo de edema cerebral. Após a expansão inicial, administra-se uma solução salina de 0,45% a 0,9% em 1,5 vezes a dose de manutenção para repor as perdas em 24 a 36 horas. Quando o nível de glicose no sangue cai abaixo de 300 mg/dL (16,7 mmol/L), 5% de dextrose é adicionado aos fluidos intravenosos para permitir a administração contínua de insulina e corrigir a acidose enquanto se reduz o risco de hipoglicemia. Se o nível de glicose no sangue estiver abaixo de 150 mg/dL (8,3 mmol/L), pode-se adicionar 10% de dextrose.

2. Inibição da lipólise e retorno à utilização de glicose – A insulina inibe a quebra de gordura e a formação de cetona. Após o bolus inicial de fluidos, a insulina regular é administrada em gotejamento contínuo a uma taxa de 0,05 a 0,1 U/kg/h para obter uma queda na glicose sanguínea de aproximadamente 100 mg/dL/h. Um bolus de insulina IV não é recomendado, pois pode aumentar o risco de edema cerebral. A insulina deve ser adiada até a reposição de potássio se o paciente está hipocalêmico (ver abaixo). Se necessário, para tratar a queda rápida da glicose ou hipocalemia, a dosagem de insulina pode ser reduzida, mas não deve ser descontinuada antes que o pH do sangue venoso atinja 7,30. Para evitar cetose rebote, a insulina intravenosa deve ser continuada por pelo menos 30 minutos após a injeção subcutânea inicial de insulina tanto de ação longa quanto curta.

Tabela 35-4 Comparação entre cetoacidose diabética (CAD) e estado hiperglicêmico hiperosmolar (EHH)

	CAD	EEH
Epidemiologia	DM1, comum • Diagnóstico recente de DM1 ou • DM1 conhecido com uso inadequado de insulina DM2, menos comum	DM2, rara
Defeito primário	Deficiência absoluta de insulina	Resistência à insulina e deficiência relativa de insulina
Tempo de Início	< 1 dia	> 1 dia
Sinais e sintomas	Poliúria/polidipsia Confusão, sonolência Desidratação: moderada a grave Dor abdominal Náusea/vômito Respiração de Kussmaul Hálito cheira a acetona	Poliúria, +/− polidipsia Confusão, letargia, convulsão Desidratação: grave a profunda[a]
Achados laboratoriais		
Glicose	200 a 600 mg/dL (11,1 a 33,3 mmol/L)	> 600 mg/dL (33,3 mmol/L)
Cetose	Significativa[b]	Ausente ou leve[c]
Acidose	Significativa[d]	Ausente ou leve[e]
Osmolalidade	Moderada a severa (300 a 320 mOsm/kg)	Severa (> 320 mOsm/kg)
Ânion *gap*	Elevado	Normal a levemente elevado
Potássio	Normal a elevado	Normal
Tratamento primário	Insulina	Reidratação controlada

[a]A desidratação pode ser menos evidente devido ao volume intravascular preservado.
[b]Sangue: β-hidroxibutirato ≥ 3 mmol/L OU urina: cetonas moderadas a grandes.
[c]Sangue: β-hidroxibutirato < 0,6 mmol/L OU urina: negativo para traços de cetonas.
[d]pH < 7,3 e bicarbonato sérico < 15 mEq/L.
[e]pH > 7,25 e bicarbonato sérico > 15 mEq/L, pode apresentar acidose leve por hipoperfusão, lactato elevado.

3. Reposição de eletrólitos – Em pacientes com CAD, tanto o sódio quanto o potássio estão reduzidos. As concentrações séricas de sódio podem ser corrigidas para hiperglicemia. O sódio geralmente é reposto adequadamente pelo uso de soro fisiológico 0,45% a 0,9% nos fluidos de reidratação.

Embora o potássio corporal total esteja frequentemente reduzido, os níveis séricos de potássio podem estar inicialmente elevados devido à incapacidade do potássio de permanecer na célula na presença de acidose. O potássio não deve ser adicionado aos fluidos IV até que o nível sérico dele seja inferior a 5,5 mEq/L e a produção de urina se estabeleça. Em seguida, ele é geralmente administrado como fluido de reposição em uma concentração de 40 mEq/L, com metade do potássio (20 mEq/L) como acetato de potássio ou cloreto de potássio e a outra metade como fosfato de potássio (20 mEq/L). Pode ocorrer hipocalcemia se todo o potássio for administrado como sal de fosfato; pode ocorrer hipofosfatemia se nenhum dos sais de potássio for o sal de fosfato.

Se o potássio inicial estiver baixo (< 3,0 mEq/L), a reposição de potássio deve ser iniciada no momento do bolus inicial de fluidos e *antes* do início da insulina. A falha em repor adequadamente o potássio (> 3,0 mEq/L) antes de iniciar a insulina pode levar a complicações cardíacas com risco de vida. Os pacientes com níveis de potássio menores do que 3,0 mEq/L ou maiores do que 6,0 mEq/L devem fazer um eletrocardiograma para avaliar arritmias.

4. Correção da acidose – A acidose corrige-se espontaneamente à medida que o volume de líquido é restaurado e a insulina facilita a glicólise aeróbica e inibe a cetogênese. O bicarbonato geralmente não é recomendado, pois pode aumentar o risco de edema cerebral.

5. Manejo do edema cerebral – Algum grau de edema cerebral foi demonstrado pela tomografia computadorizada como consequência comum, na CAD. Os sintomas clínicos associados são raros, imprevisíveis e podem estar associados a um risco aumentado de morte. O edema cerebral pode estar relacionado ao grau de desidratação, hipoperfusão cerebral, acidose e hiperventilação no momento da apresentação. Em geral, recomenda-se que não sejam administrados mais de 40 mL/kg de fluidos nas primeiras 4 horas de tratamento e que a reposição subsequente de fluidos não exceda 1,5 vezes a manutenção. O edema cerebral é mais comum quando se nota que o sódio sérico está caindo em vez de subir. O monitoramento neurológico deve ocorrer pelo menos a cada hora durante o tratamento da CAD. Os primeiros sinais neurológicos podem incluir dor de cabeça, sonolência excessiva e pupilas dilatadas. O início imediato da terapia deve incluir elevação da cabeceira da cama, manitol (1 g/kg em 30 minutos) e restrição de fluidos. Pode-se usar solução salina hipertônica (3%) a 2,5 a 5 mL/kg durante 10 a 15 minutos como alternativa ao manitol ou em adição ao manitol se não houver resposta ao bolus inicial. Se o edema cerebral não for reconhecido e tratado precocemente, mais de 50% dos pacientes morrerão ou terão danos cerebrais permanentes.

Wolfsdorf JI et al; ISPAD Clinical Practice Consensus Guidelines 2018: Diabetic ketoacidosis and the hyperglycemic hyperosmolar state. Pediatr Diabetes 2018 Oct;19 Suppl 27:155–177 [PMID: 29900641].

B. Estado hiperglicêmico hiperosmolar/síndrome hiperglicêmica hiperosmolar não cetótica

O estado hiperglicêmico hiperosmolar (EHH), também conhecido como síndrome hiperglicêmica hiperosmolar não cetótica, é uma descompensação metabólica rara, porém grave, em um indivíduo com algum nível de produção de insulina (**Tabela 35-4**). Está associada à hiperglicemia (glicose plasmática > 600 mg/dL/33,3 mmol/L) e hiperosmolaridade acima de 320 mOsm/kg. Normalmente, há pouca ou nenhuma cetose (tira reagente de urina negativa ou com "traços") e nenhuma acidose (bicarbonato > 15 mEq/L, pH venoso > 7,25). O EHH muitas vezes pode passar despercebido até que ocorra um nível profundo de desidratação, até o dobro da perda de fluido observada na CAD. A apresentação frequentemente inclui alterações profundas do estado mental, variando de combatividade a coma, e são observadas convulsões em cerca de 50% dos casos. As complicações do EHH geralmente estão relacionadas a eventos tromboembólicos. Também pode ocorrer rabdomiólise, com edema muscular, insuficiência renal e distúrbios eletrolíticos, incluindo hipocalemia e hipocalcemia com arritmia ou parada cardíaca levando à síndrome compartimental. Existem vários relatos de uma síndrome semelhante à hipertermia maligna de causa incerta e o tratamento com dantroleno deve ser iniciado precocemente em crianças com febre associada a um aumento da creatina cinase. Embora se suspeite que o EHH tenha um risco de edema cerebral semelhante à CAD, essa complicação foi relatada muito raramente. Semelhante aos relatos em adultos, o EHH na população pediátrica é mais comum em afro-americanos do sexo masculino e obesos. A literatura adulta descreve o EHH como uma complicação do DM2; no entanto, na população pediátrica, foi relatado em indivíduos com DM1 e DM2.

As crianças com EHH devem ser tratadas em uma unidade de terapia intensiva com monitoramento cardíaco e avaliação de hora em hora de glicose sérica, sinais vitais e estado de hidratação, bem como monitoramento rigoroso de eletrólitos, função renal, osmolaridade e creatina cinase (para avaliar a evolução de rabdomiólise). Os pilares do cuidado incluem restaurar o volume de líquidos, evitar o declínio excessivamente rápido da glicemia e repor eletrólitos.

Zeitler P et al: Hyperglycemic hyperosmolar syndrome in children: pathophysiologic considerations and suggested guidelines for treatment. J Pediatr 2011 Jan;158(1):9–14 [PMID: 21035820].

C. Hipoglicemia

A hipoglicemia (ou "reação à insulina") é a complicação aguda mais comum do DM1 e é definida como um nível de glicose no sangue abaixo de 70 mg/dL (3,9 mmol/L). A hipoglicemia clinicamente importante ou grave é definida como um nível de glicose no sangue abaixo de 54 mg/dL (3,0 mmol/L). Os sintomas comuns de hipoglicemia são fome, fraqueza, tremores, taquicardia, sudorese, sonolência (em um momento incomum), dor de cabeça, irritabilidade e confusão. Se a hipoglicemia não for tratada imediatamente com açúcar simples, pode resultar em perda de consciência e convulsões; podem ocorrer danos cerebrais ou morte por hipoglicemia prolongada. Episódios graves de hipoglicemia (perda de consciência ou convulsões) ocorrem em uma taxa de cerca de 3 a 7 eventos por 100 pacientes ao ano.

As crianças aprendem a reconhecer a hipoglicemia em diferentes idades, mas muitas vezes podem relatar "sentir-se estranhas" a partir dos 4 a 5 anos de idade. Funcionários da escola, treinadores esportivos e babás devem ser educados para reconhecer e tratar a hipoglicemia. Consistência na rotina diária, dosagem correta de insulina, monitoramento regular da glicemia, lanches controlados, adesão ao plano de cuidados com o diabetes e boa educação são todos fatores importantes na prevenção da hipoglicemia grave. O uso de análogos de insulina, bem como tecnologias, incluindo bombas de insulina, MCG e sistemas de "pâncreas artificial" que usam informações do MCG para controlar a produção de insulina (ver Tratamento) ajudaram a reduzir a ocorrência de hipoglicemia.

O tratamento da hipoglicemia leve envolve a administração de 10 a 15 g de glicose de absorção rápida (120 mL de suco; refrigerante ou leite com açúcar) e espera de 10 a 15 minutos. Se o nível de glicose no sangue ainda estiver abaixo de 70 mg/dL (3,9 mmol/L), o tratamento é repetido. Se o nível de glicose estiver acima de 70 mg/dL (3,9 mmol/L), alimentos sólidos contendo 10 a 15 g de carboidratos podem ser administrados para evitar mais hipoglicemia. A hipoglicemia moderada, na qual a pessoa está consciente, mas incoerente, pode ser tratada apertando meio tubo de glicose concentrada (p. ex., Insta-Glucose [dextrose] ou cobertura de bolo) entre as gengivas e os lábios e massageando a garganta para estimular a deglutição.

As famílias devem ter glucagon em casa e em seu *kit* de viagem para tratar a hipoglicemia grave, administrando injeções subcutâneas ou intramusculares de 0,5 mL para crianças pesando menos de 25 kg e 1 mL àquelas pesando 25 kg ou mais. Doses menores de glucagon (2 unidades + número de unidades igual à idade da criança, p. ex., 2 + 10 = 12 unidades em uma criança de 10 anos) até um máximo de 15 unidades podem ser usadas para prevenir hipoglicemia grave durante doença não diabética (gastrenterite, infecções respiratórias). Uma única dose de glucagon nasal (Baqsimi) é tão eficaz quanto o glucagon injetado para a resolução da hipoglicemia.

Alguns pacientes não conseguem reconhecer os sintomas de hipoglicemia (falta de consciência da hipoglicemia), muitas vezes, mesmo após uma história de pelo menos 10 anos de diabetes ou eventos hipoglicêmicos frequentes. Para esses indivíduos, deve-se considerar o uso de MCG com alarmes de hipoglicemia ou tecnologias de pâncreas artificial.

D. Complicações a longo prazo

A **Tabela 35-5** resume as diretrizes de triagem para complicações de DM1 e DM2, incluindo detalhes de tempo e métodos de avaliação.

1. Hipertensão – A pressão arterial elevada é prevalente entre os jovens com diabetes e prediz fortemente complicações micro e macrovasculares. A pressão arterial deve ser avaliada em cada visita clínica. Se for confirmada hipertensão ou pressão arterial normal a alta, as causas não diabéticas devem primeiro ser excluídas (ver **Capítulo 20**). A pressão arterial normal a alta pode ser tratada primeiro com modificação da dieta e exercícios visando o controle do peso, se adequado, por 3 a 6 meses antes da consideração da intervenção farmacológica. Para hipertensão confirmada, os inibidores da enzima conversora de angiotensina são os agentes de primeira linha; se não forem bem tolerados, podem ser usados bloqueadores dos receptores da angiotensina II com aconselhamento apropriado para mulheres em relação aos potenciais efeitos teratogênicos. O objetivo da terapia é a pressão arterial consistentemente abaixo do percentil 90 para idade, sexo e altura. (American Academy of Pediatrics Clinical Practice Guideline for Screening and Management of High Blood Pressure in Children and

Tabela 35-5 Lista de verificação do bom controle do diabetes em crianças e adolescentes

	Avaliação	Frequência	Avaliação/medida
Controle glicêmico	Hemoglobina A1c Glicose	Trimestral	Ver **Tabela 35-2**
	Glicose (*download* do glicômetro ou MCG)	Trimestral	Ver **Tabela 35-2**
Risco cardiovascular	Pressão arterial	Trimestral *Se normal a alto ou hipertensão, confirmar em 3 dias separados	Alvo: < percentil 90 para idade, sexo e altura ou < 130/80 mmHg, o que for menor Normal a alto*: ≥ percentil 90 para idade, sexo e altura Hipertensão*: ≥ percentil 95 para idade, sexo e altura
	Painel lipídico (sem jejum)	DM1: Logo após o diagnóstico em crianças ≥ 2 anos se LDL ≤ 100 mg/dL, rastrear novamente dos 9 aos 11 anos de idade e a cada 3 anos a partir de então DM2: No diagnóstico; se normal repetir a cada 5 anos	LDL (alvo: < 100 mg/dL [2,6 mmol/L]) HDL (alvo: > 35 mg/dL [0,91 mmol/L]) Triglicerídeos (alvo: < 150 mg/dL [1,7 mmol/L])
	Tabagismo	Triagem ao diagnóstico e nas visitas de acompanhamento	
Complicações microvasculares	Nefropatia (microalbuminúria urinária)	DM1: Anualmente após 2 a 5 anos de diabetes (Idade inicial > 10 anos ou puberdade se antes) DM2: No início, depois anualmente	RAC urinário (vr: < 30 mg/g) Preferencialmente, primeira amostra de urina da manhã Necessário 2 de 3 amostras anormais para confirmar microalbuminúria
	Retinopatia	DM1: Anualmente após 2 a 5 anos de diabetes (idade ≥ 10 anos) DM2: No início, depois anualmente	Encaminhamento oftalmológico para exame de fundo de olho ou oftalmoscopia dilatada
	Neuropatia	DM1: Anualmente após 2 a 5 anos de diabetes (idade ≥ 10 anos ou puberdade se antes) DM2: No início, depois anualmente	Exame abrangente do pé: sensação, pulsos, vibração e reflexos

(continua)

Tabela 35-5 Lista de verificação do bom controle do diabetes em crianças e adolescentes *(Continuação)*

	Avaliação	Frequência	Avaliação/medida
Psicossocial	Comorbidades psicossociais	No diagnóstico e rotineiramente a partir de então	Avalie se há depressão, ansiedade, mau ajuste ao diabetes e distúrbios alimentares
Condições autoimunes (apenas para DM1)	Doença autoimune da tireoide	Triagem no momento do diagnóstico (TSH, TPO e anticorpos antitireoglobulina) Verificar novamente TSH a cada 1 a 2 anos; verificar mais cedo se houver sinais ou sintomas sugestivos, tireomegalia, preocupações com o crescimento ou variabilidade glicêmica inexplicável	TSH (vr: 0,5 a 5,0 UI/mL) T4 (vr: 4,5 a 10 mcg/dL) TPO Ab antitireoglobulina Ac TRAb (TSI)
	Doença celíaca	Triagem no momento do diagnóstico (tTG IgA, IgA total) Repetir dentro de 2 anos após o diagnóstico e novamente após 5 anos Considerar triagem mais frequente se houver parente de primeiro grau com doença celíaca ou sinais/sintomas sugestivos	tTG IgA Ac Se deficiência de IgA: tTG IgG ou IgG-peptídeo gliadina desamidado Ac
	Doença de Addison	Trimestralmente: Avalie sinais e sintomas de insuficiência adrenal. Considere a avaliação do laboratório em caso de preocupação	Anticorpo 21-hidroxilase, ACTH, cortisol AM em jejum, eletrólitos, renina plasmática
Comorbidades associadas à obesidade (normalmente DM2)	Esteatose hepática não alcoólica	Ao diagnóstico de DM2 e anualmente a partir de então	AST ALT
	Apneia do sono	Ao diagnóstico de DM2 e rotineiramente a partir de então	Avalie ronco, apneia, má qualidade do sono, sonolência diurna, dores de cabeça matinais e enurese
	SOP	Para mulheres, ao diagnóstico de DM2 e rotineiramente a partir de então	Avaliar irregularidades menstruais e sinais/sintomas de hiperandrogenismo

Ac, anticorpo; ACTH, hormônio adrenocorticotrófico; ALT, alanina aminotransferase; AST, aspartato aminotransferase; DM1, diabetes tipo 1; DM2, diabetes tipo 2; HDL, lipoproteína de alta densidade; IgA, imunoglobulina A; IgG, imunoglobulina G; LDL, lipoproteína de baixa densidade; MCG, monitoramento contínuo de glicose; RAC, relação albumina/creatinina; SOP, síndrome dos ovários policísticos; T4, tiroxina; TPO, peroxidase tireoidiana; TRAb, anticorpo antirreceptor de TSH; TSH, hormônio estimulante da tireoide; TSI, imunoglobulinas estimulantes da tireoide; tTG, transglutaminase tecidual; vr, valor de referência.

Adolescents [*Diretrizes de prática clínica da academia americana de pediatria para triagem e manejo de pressão sanguínea alta em crianças e adolescentes*] https://doi.org/10.1542/peds.2017-1904.)

2. Anormalidades lipídicas – Os perfis lipídicos são geralmente favoráveis em crianças com DM1, mas a dislipidemia é mais comum em crianças com DM2. Um bom controle glicêmico deve ser estabelecido em pacientes recém-diagnosticados antes da triagem, mas a triagem não deve ser adiada por mais de 1 ano após o diagnóstico. Resultados anormais de um painel lipídico aleatório devem ser confirmados com um painel lipídico em jejum. A terapia inicial inclui a otimização do controle glicêmico, diminuição da quantidade de gordura saturada na dieta e aumento da atividade física, conforme a dieta do passo 2 da American Heart Association (Associação Americana do Coração). Se as mudanças no estilo de vida e o melhor controle do diabetes falharem após 6 meses, a terapia com estatina deve ser considerada. Os critérios para considerar a terapia com estatina no DM1 são: idade superior a 10 anos com níveis persistentes de lipoproteína de baixa densidade (LDL, de *low-density lipoprotein*) superiores a 130 mg/dL (4,1 mmol/L) após 6 meses. O critério para terapia com estatina em jovens com DM2 é LDL persistente superior a 130 mg/dL (3,4 mmol/L). Os objetivos do tratamento são LDL abaixo de 100 mg/dL (2,6 mmol/L). As estatinas são teratogênicas; portanto, a prevenção de gestações não planejadas é extremamente importante em meninas pós-púberes.

Para jovens com DM2 e hipertrigliceridemia (triglicerídeos em jejum > 400 mg/dL [5,6 mmol/L] ou sem jejum > 1.000 mg/dL [11,3 mmol/L]), além de modificações no estilo de vida e promoção da perda de peso, alguns estudos mostraram eficácia de suplementação de ácidos graxos ômega-3 na dose de 2 a 4 g/dia.

3. Nefropatia – O declínio rápido da taxa de filtração glomerular (TFG) é a primeira manifestação clínica da doença renal diabética e pode ser reversível com controle diligente da glicemia e da pressão arterial. A microalbuminúria é um fator de risco estabelecido, definido como taxa de excreção urinária de albumina entre 20 e 200 mcg/min ou razão albumina/creatinina urinária de 2,5 a 25 mg/mmol em homens e 3,5 a 25 mg/mmol em mulheres ou 30 a 300 mg/g (spot urina). O diagnóstico de microalbuminúria requer a documentação de duas de três amostras anormais durante um período de 3 a 6 meses. Uma vez confirmada a microalbuminúria persistente, as causas não diabéticas de doença renal devem ser excluídas. Após essa avaliação, deve-se iniciar o tratamento com um inibidor da enzima conversora de angiotensina (ECA), mesmo que a pressão arterial esteja normal. Os pacientes devem ser orientados sobre a importância do controle glicêmico e da pressão arterial e da cessação do tabagismo, se aplicável.

4. Retinopatia – Embora rara em crianças, a retinopatia proliferativa ocorre em adolescentes com diabetes de longa duração e mal controlada. O tratamento a *laser* para coagular os capilares em proliferação evita o sangramento e o vazamento de sangue no fluido vítreo ou atrás da retina. Este tratamento preserva a visão útil.

5. Neuropatia – Um exame abrangente anual dos pés deve incluir inspeção; palpação dos pulsos pedioso e tibial posterior; avaliação dos reflexos patelar e aquileu; e determinação da propriocepção, vibração e sensação ao uso do monofilamento.

DOENÇAS AUTOIMUNES ASSOCIADAS AO DIABETES TIPO 1

A **Tabela 35-5** resume a triagem recomendada para doenças autoimunes em DM1, incluindo frequência e métodos.

Embora a tireoidite de Hashimoto seja o distúrbio tireoidiano autoimune mais comum em indivíduos com DM1 (17% a 30%), a doença de Graves também pode ocorrer (~ 0,5%). O autoanticorpo da peroxidase tireoidiana (TPO, de *thyroid peroxidase*) geralmente é o primeiro teste a se tornar anormal na tireoidite autoimune. Se a TPO for positiva, recomenda-se o rastreamento com hormônio estimulante da tireoide (TSH, de *thyroid stimulating hormone*) a cada 6 a 12 meses (para tratamento de doenças da tireoide, ver **Capítulo 34**).

Os autoanticorpos da transglutaminase oferecem um teste de triagem sensível e específico para a doença celíaca que afeta até 10% das crianças com DM1, sendo o maior risco naqueles diagnosticados com DM1 antes dos 5 anos. O risco de doença celíaca nesses está mais fortemente associado ao haplótipo HLA-DR3-DQ2. Os sinais e sintomas sugestivos de doença celíaca incluem baixo crescimento ou baixo ganho de peso, dor abdominal, sinais de má absorção, hipoglicemia inexplicável frequente ou deterioração do controle glicêmico. Cerca de metade dos casos de doença celíaca se desenvolve vários anos após o diagnóstico de DM1. A maioria dos casos confirmados por biópsia em crianças são "assintomáticos", mas relatam melhora do estado de saúde após o início da dieta sem glúten. A doença celíaca não tratada pode levar a hipoglicemia grave, aumento da remodelação e diminuição da mineralização óssea, entre muitas outras complicações de longo prazo (ver **Capítulo 21**).

O autoanticorpo 21-hidroxilase, um marcador de risco aumentado de doença de Addison, está presente em aproximadamente 1% dos pacientes com DM1, embora a doença de Addison se desenvolva (geralmente lentamente) em apenas cerca de um terço desses indivíduos positivos para anticorpos (ver **Capítulo 34** para mais informações). Outros distúrbios autoimunes menos comuns, que ocorrem mais correntemente naqueles com DM1 do que na população em geral, incluem artrite reumatoide, lúpus, psoríase, esclerodermia, vitiligo, dermatomiosite, hepatite autoimune, gastrite imune, anemia perniciosa e miastenia gravis.

CONDIÇÕES ASSOCIADAS AO DIABETES TIPO 2

No momento do diagnóstico de DM2, comorbidades como hipertensão, dislipidemia, nefropatia e retinopatia podem já estar presentes e, portanto, devem ser avaliadas nas visitas iniciais seguidas de triagem contínua (ver **Tabela 35-5**). Como o DM2 na juventude ocorre frequentemente no cenário de obesidade, as comorbidades associadas devem ser avaliadas, incluindo esteatose hepática, apneia do sono e complicações ortopédicas (ver **Capítulos 4** e **11** para discussão). Em adolescentes do sexo feminino com DM2, a avaliação da síndrome dos ovários policísticos (SOP) também deve ser considerada (ver **Capítulo 4**).

Nadeau KJ et al: Youth-Onset Type 2 Diabetes Consensus Report: current status, challenges, and priorities. Diabetes Care 2016 Sep 1;39(9):1635–1642 [PMID: 27486237].

Zeitler P, Haqq A, Rosenbloom A, Glaser N; Drugs and Therapeutics Committee of the Lawson Wilkins Pediatric Endocrine Society: Hyperglycemic hyperosmolar syndrome in children: pathophysiological considerations and suggested guidelines for treatment. J Pediatr 2011 Jan;158(1):9–14, 14.e–2 [PMID: 21035820].

▶ Prognóstico

O prognóstico a longo prazo de crianças diagnosticadas com DM1 melhorou significativamente nos últimos 20 anos, principalmente devido ao melhor controle da glicemia e da pressão arterial. Embora a expectativa de vida seja apenas ligeiramente menor nesses pacientes em comparação com a população em geral, o risco de doença cardiovascular na idade adulta ainda é 4 a 10 vezes maior, especialmente em mulheres com diabetes. A observação de adolescentes e adultos jovens diagnosticados com diabetes durante a infância ou adolescência mostrou que os jovens com DM2 tiveram uma prevalência significativamente maior de complicações em comparação com aqueles com DM1.

O tratamento moderno do diabetes geralmente leva a excelentes resultados de saúde. O tremendo progresso na biotecnologia – análogos de insulina, bombas de insulina, detecção contínua de glicose, bem como o pâncreas artificial – reduziu o risco de complicações agudas e a longo prazo. No entanto, a educação abrangente e continuada dos pacientes e suas famílias continua sendo a base de uma vida saudável e de qualidade com diabetes.

Erros inatos do metabolismo

Janet A. Thomas, MD
Johan L.K. Van Hove, MD, PhD, MBA
Austin A. Larson, MD
Peter R. Backer II, MD

▼ INTRODUÇÃO

As doenças nas quais um único defeito genético pode ocasionar bloqueios significativos em rotas metabólicas são chamadas de *erros inatos do metabolismo*. No passado considerados raros, o número de erros inatos passíveis de diagnóstico aumentou dramaticamente e, hoje em dia, se reconhece que afetam cerca de 1:1.500 crianças. Muitas dessas doenças podem ser tratadas efetivamente. Mesmo quando o tratamento não está disponível, um diagnóstico correto permite aos pais um aconselhamento genético para seus futuros filhos.

A patologia dos distúrbios metabólicos geralmente resulta do acúmulo de um substrato enzimático que antecede um bloqueio metabólico ou da deficiência do produto de uma reação. Em alguns casos, o substrato enzimático acumulado é de fácil difusão e tem efeitos adversos em órgãos distantes; em outros casos, como nas doenças de acúmulo lisossomal, o substrato acumula-se primordialmente de maneira local. As manifestações clínicas dos erros inatos variam amplamente desde sintomas leves até formas graves em praticamente todos os distúrbios metabólicos. Os fenótipos variam das apresentações mais clássicas às mais raras tendo como base a atividade enzimática residual, que em grande parte é determinada por mutações específicas em um gene em comum.

Uma primeira estratégia de tratamento é aumentar a atividade enzimática residual. A terapia gênica é um objetivo a longo prazo. Problemas anteriores como a dificuldade de um determinado gene alcançar o órgão-alvo e o controle da ação do gene tornaram esse tratamento indisponível. No entanto, numerosos testes clínicos de pesquisa foram recentemente disponibilizados e ofereceram uma esperança de sucesso. As terapias de reposição enzimática utilizando enzimas recombinantes via endovenosa, intratecal ou intraventricular foram desenvolvidas como estratégias efetivas para muitas doenças de depósito lisossomal, e muitas outras continuam sendo desenvolvidas. As terapias de reposição enzimática subcutânea também estão em desenvolvimento. A terapia de substituição enzimática via injeção subcutânea com uma enzima bacteriana modificada também está disponível para ao menos uma doença. O transplante de órgão (fígado, rim, coração ou medula óssea) pode prover uma fonte enzimática em algumas situações. Doses farmacológicas de um cofator, como uma vitamina, podem algumas vezes ser efetivas em restaurar a atividade enzimática. A atividade residual pode ser aumentada farmacologicamente ao se promover a regulação positiva da transcrição ou ao se estabilizar o produto proteico por meio de terapia com chaperonas. Alternativamente, algumas estratégias são elaboradas para lidar com a deficiência enzimática. As estratégias utilizadas para evitar a acumulação de substrato incluem a restrição do precursor por meio de dieta (p. ex., dieta com baixa fenilalanina na fenilcetanúria), evitação do catabolismo (jejum ou doenças associadas a vômitos), inibição de uma enzima na síntese do precursor (p. ex., terapia com 2-[2-nitro-4-trifluormetilbenzoil]-1,3-ciclohexadieno [NTBC] na tirosinemia tipo 1) (ver seção Tirosinemia hereditária) e remoção de um substrato acumulado farmacologicamente (p. ex., terapia com glicina para acidemia isovalérica) ou mesmo a diálise. Um produto metabólico inadequado também pode ser suplementado (p. ex., administração de glicose para doença de armazenamento do glicogênio tipo I).

Os erros inatos do metabolismo podem se manifestar em qualquer idade, afetar qualquer sistema de órgãos e mimetizar muitos problemas pediátricos comuns. Este capítulo foca em quando considerar um distúrbio metabólico no diagnóstico diferencial em problemas pediátricos comuns. Alguns dos distúrbios metabólicos mais importantes são discutidos em detalhes.

▼ DIAGNÓSTICO

SUSPEITANDO DE ERROS INATOS

Os erros inatos devem ser considerados no diagnóstico diferencial dos neonatos criticamente doentes, crianças com convulsões, neurodegeneração, vômitos recorrentes, síndrome de Reye, doenças parenquimatosas do fígado, cardiomiopatia, rabdomiólise, insuficiência renal, acidose metabólica inexplicada, hiperamonemia e hipoglicemia. Deficiência intelectual, atraso do desenvolvimento e déficit de crescimento frequentemente estão presentes, mas têm pouca especificidade. Deve-se suspeitar de erros inatos quando (1) o grau de doença é desproporcional em relação à história, (2) os sintomas acompanham mudanças na dieta, (3) o desenvolvimento da criança regride, (4) a criança apresenta preferências ou aversões alimentares específicas, (5) a família tem um histórico de consanguinidade parental ou problemas sugestivos de erros inatos, como deficiência intelectual ou mortes inexplicadas em parentes de primeiro ou segundo grau.

Os achados físicos associados aos erros inatos do metabolismo incluem alopecia ou anormalidades capilares, retinite pigmentosa ou manchas vermelho-cereja na retina, atrofia óptica, opacidade da córnea ou catarata, hepatomegalia ou esplenomegalia, traços faciais grosseiros, alterações esqueléticas (incluindo giba), regressão neurológica, leucodistrofia e ataxia ou distonia progressivas. Outras características que podem ser importantes no contexto de uma história suspeita incluem déficit de crescimento, microcefalia, erupção cutânea, icterícia, hipotonia e hipertonia. Finalmente, apresentações clínicas comuns que se pareçam com trauma não acidental ou ingestão de substância tóxica podem na realidade ser erros inatos do metabolismo como acidúria glutárica tipo I ou acidemia metilmalônica, respectivamente.

EXAMES LABORATORIAIS

Quase sempre, são necessários exames laboratoriais para o diagnóstico de erros inatos do metabolismo. Eletrólitos séricos e pH devem ser utilizados para estimar o *anion gap* e o status ácido-base. Cetonas na urina e glicose sérica podem ser obtidas à beira do leito. Níveis séricos de lactato, piruvato e amônia estão disponíveis na maioria dos hospitais, mas é necessário cuidado para se obter as amostras apropriadamente. Testes de aminoácidos, acetilcarnitina e ácidos orgânicos devem ser realizados em locais especializados para assegurar a análise e interpretação acuradas. Um número crescente de erros inatos do metabolismo é diagnosticado por meio de sequenciamento do DNA, mas a interpretação de mutações isoladas, ou seja, mutações vistas apenas em uma única família, pode ser problemática. Saber a mutação causal na família permite que o diagnóstico pré-natal seja feito pela análise molecular. Isso pode ser feito com qualquer material que contenha DNA fetal como vilosidade coriônica, células amnióticas ou sangue fetal obtido por meio da coleta de sangue do cordão umbilical. O sequenciamento em larga escala de última geração, como o sequenciamento de exoma ou genoma completo, tem sido muito útil em identificar distúrbios com sintomas inespecíficos que não são prontamente identificados pelo rastreamento metabólico de rotina. Os testes para metabólitos ou enzimas específicas são, então, utilizados para confirmação.

O médico deve conhecer quais condições um teste pode detectar e quando ele as pode detectar. Por exemplo, os ácidos orgânicos da urina podem estar normais em pacientes com deficiência de Acil-coenzima A (CoA) desidrogenase de cadeia média (MCAD, de *medium-chain acyl-CoA dehydrogenase*) ou com deficiência de biotinidase; a glicina pode estar elevada apenas no líquido cerebrospinal (LCS) em pacientes com hiperglicinemia não cetótica. Um resultado que é normal em um estado fisiológico pode ser anormal em outro. Por exemplo, é esperada uma produção de cetonas (facilmente identificada na urina) em uma criança que está hipoglicêmica. A ausência de cetonas nessa criança pode sugerir um defeito na oxidação de ácidos graxos. Por outro lado, um neonato não tem a capacidade de produzir cetonas. Portanto, uma cetose neonatal sugere uma acidemia orgânica.

As amostras utilizadas para diagnosticar doenças metabólicas podem ser obtidas por autópsia. Elas devem ser retiradas em um momento oportuno e devem ser analisadas imediatamente e mantidas congeladas até que uma análise particular seja justificada pelo resultado de um exame *post mortem*, pelas novas informações clínicas ou avanços recentes nessa área. Estudos de outros membros da família podem auxiliar no diagnóstico de um familiar doente. Pode ser possível demonstrar que os parentes são portadores heterozigotos de um distúrbio específico ou que um dos irmãos tem essa mesma condição.

▶ Situações clínicas comuns

1. Deficiência intelectual

Alguns erros inatos do metabolismo podem causar deficiência intelectual sem outras características marcantes. Deve-se obter as medidas dos aminoácidos séricos, ácidos orgânicos urinários e ácido úrico sérico em todos os pacientes com deficiência intelectual não especificada. É útil realizar testes urinários para mucopolissacaridoses, succinilpurinas e testagem sérica para glicoproteínas deficientes em carboidrato, pois esses distúrbios não necessariamente apresentam achados físicos específicos. A ausência de fala pode apontar para distúrbios do metabolismo e transporte da creatina. Anormalidades do cérebro detectadas por ressonância magnética (RM) podem sugerir um grupo específico de distúrbios (p. ex., anormalidades de migração cortical presentes em distúrbios da biogênese peroxissomal).

2. Apresentação aguda no neonato

As doenças metabólicas agudas no neonato são, frequentemente, um resultado de distúrbios do metabolismo energético e podem ser clinicamente indistinguíveis da sepse. Os sintomas proeminentes incluem má alimentação, vômitos, estado mental ou tônus muscular alterado, tremores, convulsões e icterícia. Acidose, alcalose ou estado mental alterado fora de proporção em relação aos sintomas sistêmicos devem aumentar a suspeição para um distúrbio metabólico. As medidas laboratoriais devem incluir eletrólitos, amônia, lactato, glicose, pH sanguíneo, cetona urinária e análise de carboidrato urinário. Os aminoácidos no LCS devem ser medidos caso se suspeite de hiperglicinemia não cetótica. Deve-se obter, com urgência, medidas dos aminoácidos plasmáticos e urinários, do ácido orgânico urinário e análise da acetilcarnitina sérica. As cardiomiopatias, ou arritmias ventriculares, no período neonatal, devem ser investigadas com análise de acetilcarnitina sérica e níveis de carnitina.

3. Vômitos ou encefalopatia no lactente ou na criança mais velha

Devem ser mensurados eletrólitos, amônia, glicose, pH urinário, análise de carboidratos e cetonas urinárias em todos os pacientes com vômitos e encefalopatia, antes que qualquer tratamento venha afetar os resultados. Prontamente, devem ser obtidas amostras para os aminoácidos séricos, perfil da acetilcarnitina sérica e análise de ácidos orgânicos urinários. Em uma apresentação semelhante a síndrome de Reye (ou seja, vômitos, encefalopatia e hepatomegalia), os níveis de aminoácidos, acetilcarnitina, carnitina e ácidos orgânicos devem ser avaliados imediatamente. Os casos de hipoglicemias com cetonas séricas e urinárias baixas sugerem o diagnóstico de defeitos da oxidação de ácidos graxos ou defeitos da cetogênese.

4. Hipoglicemia

A duração do jejum, a presença ou ausência de hepatomegalia e a respiração de Kussmaul fornecem pistas para o diagnóstico diferencial da hipoglicemia. A insulina sérica, cortisol e hormônio do crescimento devem ser obtidos na apresentação. Deve-se mensurar as cetonas urinárias, ácidos orgânicos urinários, lactato plasmático, perfil de acetilcarnitina sérico, níveis de carnitina, amônia, triglicerídeos e ácido úrico. A produção corporal de cetonas nos neonatos geralmente não é eficiente, e cetonúria associada a um neonato com hipoglicemia ou com acidose sugere uma acidose orgânica. Nas crianças mais velhas, níveis inapropriadamente baixos de cetonas urinárias sugerem um erro inato do metabolismo ou defeito na oxidação de ácidos graxos. A avaliação da produção das cetonas requer simultaneamente uma avaliação do 3-hidroxibutirato sérico, do acetoacetato e dos ácidos graxos livres em relação a um tempo de jejum suficiente e à idade. Os metabólitos obtidos durante um episódio agudo podem ser de grande auxílio e evitar a necessidade de um teste formal em jejum.

5. Hiperamonemia

Os sintomas de hiperamonemia podem aparecer e progredir rapidamente ou, por outro lado, surgir de forma insidiosa. Diminuição do apetite, irritabilidade e mudanças comportamentais surgem em primeiro lugar, e vômitos, ataxia, letargia, convulsões e coma aparecem com a elevação dos níveis de amônia. A taquipneia induzindo alcalose respiratória devido a um efeito direto no drive respiratório é característica. A alcalose respiratória está normalmente presente em defeitos do ciclo da ureia e na hiperamonemia transitória do recém-nascido, enquanto a acidose é característica da hiperamonemia devido às acidemias orgânicas. O exame físico não pode excluir a presença de hiperamonemia e, por isso, a amônia sérica deve ser medida todas as vezes em que for possível a presença de um quadro de hiperamonemia. Pode ocorrer hiperamonemia grave devido a distúrbios no ciclo da ureia, acidemias orgânicas ou distúrbios na oxidação dos ácidos graxos (como a deficiência da carnitina-acilcarnitina translocase). A hiperamonemia também pode estar presente como uma hiperamonemia transitória do recém-nascido em um prematuro ou como intoxicação por valproato em crianças maiores. As etiologias genéticas geralmente podem ser elencadas ao se mensurar quantitativamente aminoácidos plasmáticos (p. ex., citrulina), carnitina plasmática e ésteres de acilcarnitina, ácidos orgânicos urinários e ácidos oróticos.

6. Acidose

Os erros inatos do metabolismo podem causar acidose crônica ou aguda em qualquer idade, com ou sem um *anion gap* elevado. Os erros inatos devem ser considerados quando a acidose ocorre com vômitos recorrentes ou hiperamonemia, e também quando a acidose ocorre de modo desproporcional em relação ao estado clínico. A acidose devido a um erro inato do metabolismo pode ser difícil de corrigir, ao passo que a cetoacidose fisiológica devida ao jejum está em concordância com o estado clínico e é corrigida prontamente. As principais causas de acidose metabólica com *anion gap* elevado são acidose lática, cetoacidose (incluindo a produção corporal anormal de cetona como na deficiência de β-cetotiolase), acidemia metilmalônica ou outras acidoses orgânicas, intoxicação (etanol, metanol, etilenoglicol e salicilato) e uremia. As causas de acidose metabólica com *anion gap* não elevado incluem a perda de base pela diarreia ou na acidose tubular renal (acidose tubular renal isolada ou síndrome de Fanconi). Se há perda de bicarbonato renal, uma distinção deve ser feita entre uma acidose tubular renal isolada e uma acidose tubular renal mais generalizada ou síndrome renal de Fanconi ao se testar as perdas renais de fósforo e aminoácidos. Os erros inatos do metabolismo associados à acidose tubular ou síndrome de Fanconi incluem cistinose, tirosinemia tipo I, carnitina palmitoil transferase I, galactosemia, intolerância hereditária à frutose, síndrome de Lowe, intolerância à proteína lisinúrica e doenças mitocondriais. Os testes indicados para acidose metabólica com *anion gap* incluem ácidos orgânicos urinários, lactato e piruvato sérico, 3-hidroxibutirato e acetoacetato séricos, aminoácidos plasmáticos, além de rastreios toxicológicos.

MANEJO DE EMERGÊNCIAS METABÓLICAS

Os pacientes com acidose grave, hipoglicemia e hiperamonemia podem vir a ficar muito doentes; inicialmente, sintomas leves podem piorar rapidamente, sendo que coma e morte podem vir na sequência em questão de horas. Entretanto, com prontidão e tratamento vigoroso, esses pacientes podem se recuperar completamente, mesmo após coma profundo. Nesses casos toda ingesta via oral deve ser suspensa. Em um paciente com diagnóstico de erro inato do metabolismo que está em risco de crise, deve ser fornecida glicose suficiente por via intravenosa para minimizar o catabolismo. A maioria das condições responde favoravelmente à administração de glicose, muito embora algumas não (p. ex., acidose lática primária devido à deficiência de piruvato desidrogenase). Após a exclusão de distúrbios da oxidação de ácidos graxos, deve-se iniciar a infusão intravenosa de emulsões gordurosas (p. ex., emulsão

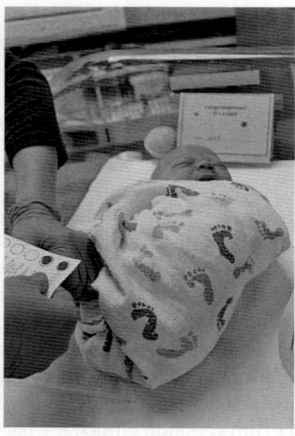

Analito primário	Doença primária	Se não for tratada	Tratamento
Leu	MSUD	CV, AD/DI	Terapia anabólica, dieta restrita em leucina
Fen	PKU	CV, AD/DI	Dieta restrita em fenilalanina, sapropterina, pegvaliase
SA	HT1	IHA	NTBC, dieta restrita em tirosina, transplante hepático
C0	DC	IHA, MC	Carnitina
C3	AMM, AP	↑NH3, acidose, AD/DI	Terapia anabólica, carnitina, transplante hepático
C5	AIV	↑NH3, acidose, AD/DI	Terapia anabólica, carnitina, glicina
C5OH	Múltiplas	Acidose	Terapia anabólica
C5DC	GA1	Hemorragia nos núcleos da base	Terapia anabólica, carnitina, arginina
C8	MCADD	↑NH3, IHA, encef	Terapia anabólica
C14:1	VLCADD	↑NH3, IHA, MC	Terapia anabólica
C16:1OH	LCHADD	IHA, MC	Terapia anabólica
C16, C18	CPT2, CACT	↑NH3, MC	Terapia anabólica
GALT	Galactosemia	IHA, sepse	Dieta restrita em lactose/galactose
Biotinidase	Deficiência de biotinidase	CV, AD/DI	Biotina

▲ **Figura 36-1** Analito primário, doença primária, consequências do não-tratamento e terapias básicas envolvendo os erros inatos do metabolismo mais comuns nas triagens neonatais. Abreviações: leucina (Leu), fenilalanina (Fen), succinilacetona (SA), galactose-1-fosfato uridiltransferase (GALT), galactose-1-fosfato (Gal-1-P), doença da urina do xarope de bordo (MSUD, de *maple syrup urine disease*), fenilcetonúria (PKU, de *phenylketonuria*), tirosinemia hereditária tipo 1 (HT1), deficiência de carnitina (DC), acidemia metilmalônica (AMM), acidemia propiônica (AP), acidemia isovalérica (AIV), acidemia glutárica tipo 1 (AG1), deficiências de 3-hidroxiacil-CoA desidrogenase de cadeia média/cadeia muito longa/cadeia longa (MCADD, VLCADD, LCHADD), deficiência de carnitina palmitoil transferase tipo 2 (CPT2), deficiência de carnitina acetilcarnitina translocase (CACT), convulsão (CV), atraso do desenvolvimento (AD), deficiência intelectual (DI), insuficiência hepática aguda (IHA), miocardiopatia (MC), hiperamonemia (↑NH3), encefalopatia (Encef), 2-(2-nitro-4-trifluormetilbenzoil)-1,3-ciclohexadieno (NTBC). Nota: a terapia anabólica inclui a evitação do jejum e o fornecimento de calorias (de forma oral e intravenosa) durante a doença.

lipídica) para fornecimento energético essencial. A hiperamonemia grave ou crescente deve ser tratada farmacologicamente ou com diálise (ver seção Distúrbios do ciclo da ureia), e a acidose grave deve ser tratada com bicarbonato. Medidas mais específicas podem ser instituídas quando um diagnóstico é estabelecido.

▼ TRIAGEM NEONATAL

Os critérios para triagem para uma doença em recém-nascidos incluem a sua frequência, suas consequências caso não tratada, a disponibilidade de terapia para diminuir as consequências, o custo da testagem e o custo do tratamento. Com a disponibilidade de espectrometria de massa em tandem, a triagem neonatal aumentou de maneira significativa, incluindo 35 condições principais e múltiplas condições secundárias testadas na maioria dos estados. A **Figura 36-1** fornece um resumo dos erros inatos mais comuns e sensíveis em termos de tempo. Em geral, aminoacidopatias, acidúrias orgânicas e distúrbios da oxidação de ácidos graxos são as condições para as quais é possível fazer rastreamento atualmente. A maioria dos estados americanos também realiza rastreamento para hipotireoidismo, hiperplasia adrenal congênita, hemoglobinopatias, deficiência de biotinidase, galactosemia, fibrose cística e diversas deficiências imunes combinadas graves. Ocorrem triagens à beira do leito para perda de audição e doenças congênitas cardíacas. Um número crescente de estados começou a realizar rastreamentos para alguns dos distúrbios lisossomais e peroxissomais, e alguns estados começaram a realizar rastreamento para atrofia muscular espinal (AME). O Recommmended Uniform Screening Panel (RUSP, Painel de Rastreamento Uniforme Recomendado) da Secretary of the Department of Health and Human Services (Secretaria do Departamento de Saúde e Serviços Humanos) fornece orientações para a adição de novas doenças para os atuais painéis de rastreamento neonatais. O rastreamento deve ocorrer em todos os recém-nascidos entre 24 e 72 horas de vida ou antes da alta hospitalar.*

Alguns testes de triagem avaliam os metabólitos (p. ex., fenilalanina) que se tornam anormais com o tempo e a exposição à

---

*N. de R.T. No Brasil O Programa nacional de triagem neonatal do Ministério da Saúde disponibiliza a todos os recém-nascidos o teste de triagem ("Teste do Pezinho") para fenilcetonúria, hipotireoidismo congênito, anemia falciforme e outras hemoglobinopatias, fibrose cística, hiperplasia adrenal congênita e deficiência de biotinidase. Recentemente o Senado aprovou a inclusão de mais doenças, incluindo outras aminoacidopatias, mas a implementação está em espera. Alguns estados da federação já estão triando para Toxoplasmose Congênita. Na rede privada, a realização de cromatografia de aminoácidos no papel filtro permite a triagem de outras aminoacidopatias. Além disso, os testes ampliados da rede privada costumam triar galactosemia e infecções congênitas. Ademais, no nosso país se preconiza a coleta entre o terceiro e o quinto dia, para minimizar falsos resultados e implementação precoce dos tratamentos quando confirmado o diagnóstico.

dieta. Em tais circunstâncias, a doença não pode ser detectada com segurança até que a ingestão do substrato seja estabelecida. Outros testes medem a atividade enzimática e podem ser aplicados a qualquer momento (p. ex., deficiência de biotinidase). Nesses casos, as transfusões podem causar resultados falso-negativos, e a exposição da amostra ao calor pode ocasionar resultados falso-positivos. Os resultados falso-positivos também podem ocorrer pela prematuridade, nutrição parenteral, hiperbilirrubinemia e na doença renal ou hepática. Os avanços tecnológicos aumentaram o poder dos rastreamentos neonatais, mas também trouxeram desafios adicionais. Por exemplo, apesar da espectrometria de massa em tandem possibilitar a detecção no período neonatal, um consenso do diagnóstico e tratamento para algumas condições ainda não está bem estabelecido.

Os testes de rastreamento não são diagnósticos e, por isso, quando um teste de rastreamento apresenta-se alterado, devem ser realizados testes diagnósticos. Uma vez que ocorrem testes falso-negativos, um resultado normal em um teste de triagem neonatal não elimina a possibilidade dessa condição. Além disso, alguns distúrbios comuns (p. ex., deficiência de ornitina transcarbamilase) não são detectáveis nos testes de triagem realizados nos estados.

A resposta apropriada para um teste de rastreamento anormal depende da condição em questão e do valor preditivo do teste. Por exemplo, ao realizar a triagem para galactosemia por ensaio enzimático, a ausência completa de atividade enzimática é altamente preditiva de galactosemia clássica. A ausência de tratamento pode levar à morte rapidamente. Nesse caso, o tratamento deve ser iniciado imediatamente, enquanto se aguarda o resultado dos testes diagnósticos. Entretanto, na fenilcetonúria, uma dieta restrita sem fenilalanina é prejudicial para o bebê cujo teste de rastreamento é falso-positivo, ao passo que a dietoterapia produz um excelente resultado nos neonatos realmente afetados pela condição, caso o tratamento seja iniciado nas primeiras semanas de vida. Portanto, o tratamento para fenilcetonúria deve apenas ser instituído quando o diagnóstico estiver confirmado. Os médicos devem rever as recomendações do American College of Medical Genetics and Genomics (Colégio Americano de Genética e Genômica Médica), das leis e regulações estatais, e consultar seus centros locais de doenças metabólicas para estabelecer estratégias apropriadas para cada serviço de saúde e hospital.

Agana M, Frueh J, Kamboj M, Patel DR, Kanungo S: Common metabolic disorder (inborn errors of metabolism) concerns in primary care pediatrics. Ann Transl Med 2018;6(24):469–476 [PMID: 30740400].

Kripps KA et al: Practical strategies to maintain anabolism by intravenous nutritional management in children with inborn metabolic diseases. Mol Genet Metab 2021 May 7;S1096-7192(21)00700-9. [PMID: 33985889].

MacNeill EC, Walker CP: Inborn errors of metabolism in the emergency department (undiagnosed and management of the known). Emerg Med Clin North Am 2018;36(2):369–385 [PMID: 29622328].

Rajabi F: Updates in newborn screening. Pediatr Ann 2018;47(5):e187–e190 [PMID: 29750285].

Saudubray JM, Garcia-Cazorla A: Inborn errors of metabolism overview: pathophysiology, manifestations, evaluation, and management. Pediatr Clin North Am 2018;65(2):179–208 [PMID: 29502909].

DOENÇAS DO METABOLISMO DOS CARBOIDRATOS

DOENÇAS DO DEPÓSITO DE GLICOGÊNIO

FUNDAMENTOS DO DIAGNÓSTICO E CARACTERÍSTICAS TÍPICAS

▶ Tipos 0, I, III, VI e IX manifestam-se com hipoglicemia em bebês.
▶ Tipos II, V e VII manifestam-se com rabdomiólise ou fraqueza muscular.
▶ Tipos IV e IX manifestam-se com cirrose hepática.

O glicogênio é um polímero altamente ramificado de glicose que é estocado no fígado e nos músculos. Diferentes efeitos enzimáticos afetam a sua biossíntese e degradação. As formas hepáticas das glicogenoses causam déficit de crescimento, hepatomegalia e hipoglicemia em situações de jejum prolongado. As doenças hepáticas de depósito do glicogênio (DDGs) incluem a deficiência de glicose-6-fosfatase (tipo I; doença de von Gierke), deficiência de enzima de desramificação (tipo III), deficiência de fosforilase hepática (tipo VI) e deficiência de fosforilase cinase (tipo IX), que normalmente regula a atividade da fosforilase hepática. A deficiência de glicogênio sintase (tipo 0) causa hipoglicemia, geralmente após cerca de 12 horas de jejum, e pode causar hiperglicemia pós-prandial leve, além de hiperlactatemia. Há duas formas de deficiência de glicose-6-fosfatase: no tipo Ia, há deficiência da enzima catalítica glicose-6-fosfato e pronunciada acidose lática, hiperuricemia, hiperlipidemia, além de hipoglicemia, e, no tipo Ib, há deficiência do transportador de glicose-6-fosfato e ocorre neutropenia. A glicogenose tipo IV, com deficiência da enzima de ramificação, geralmente apresenta-se com cirrose hepática progressiva, assim como ocorre em algumas formas raras de deficiência de fosforilase-cinase. A doença da gliconeogênese pela deficiência de frutose-1,6-bifosfatase apresenta-se com acidose lática importante e hipoglicemia tardia após o jejum.

As DDGs miopáticas afetam o músculo esquelético. A miopatia esquelética com fraqueza ou a rabdomiólise podem ser encontradas na deficiência de fosforilase muscular (tipo V), deficiência de fosfofrutocinase (tipo VII) e deficiência de ácido maltase (tipo II, doença de Pompe). A forma infantil da doença de Pompe também apresenta cardiomiopatia hipertrófica e macroglossia.

▶ **Diagnóstico**

Os exames iniciais incluem glicose, lactato, triglicerídeos, colesterol, ácido úrico, transaminases e creatina cinase. Os testes funcionais incluem os testes de resposta da glicose e do lactato sérico ao jejum; nas formas miopáticas, um teste de exercício isquêmico e não isquêmico é útil. A maioria das glicogenoses pode ser diagnosticada por uma análise molecular, incluindo painéis de última geração. Outros estudos diagnósticos incluem ensaios enzimáticos de leucócitos, fibroblastos, fígado ou músculos. Os distúrbios diagnosticáveis a partir da análise de células vermelhas sanguíneas incluem deficiência de fosforilase cinase (tipo IX) na metade dos casos. A doença de Pompe normalmente pode ser diagnosticada por ensaios de ácido maltase em amostra de sangue com confirmação nos fibroblastos.

▶ Tratamento

O tratamento é designado para prevenir hipoglicemia e evitar acumulação de metabólitos secundários como lactato elevado na glicogenose tipo I. Nas DDGs tipo I, a dieta especial precisa ser monitorada rigorosamente com restrição de açúcares livres e quantidades limitadas de maisena não cozido, que lentamente libera glicose no lúmen intestinal. Bons resultados foram reportados seguindo-se alimentação contínua com carboidratos à noite ou terapia com maizena não cozido. As complicações tardias, mesmo após anos de tratamento, incluem glomeruloesclerose segmentar e focal, adenoma ou carcinoma hepático e gota. A terapia de reposição enzimática na doença de Pompe corrige a cardiomiopatia, mas a resposta na miopatia esquelética é variável com melhores resultados vistos em pacientes tratados precocemente e que apresentam mutações que permitam a formação de alguma proteína residual que possa ser detectada como material de reação cruzada pela técnica de *western blot*. A imunomodulação é usada em pacientes cujas respostas ao tratamento diminuem devido aos anticorpos contra a enzima recombinante. Nas DDGs com gliconeogênese intacta (DDGs III, VI, IX), uma dieta altamente proteica melhora o controle glicêmico e reduz as complicações tardias.

Kishnani PS et al: Diagnosis and management of glycogen storage disease type 1: a practice guideline of the American College of Medical Genetics and Genomics. Genet Med 2014;Nov 6. doi: 10.1038/gim.2014.128 [PMID: 25356975].

Patient and parent support group website with useful information for families: http://www.agsdus.org.

Tarnopolsky M et al: Pompe disease: diagnosis and management. Evidence-based guidelines from a Canadian expert panel. Can J Neurol Sci 2016;43(4):472–485 [PMID: 27055517].

Weinstein DA, Steuerwald U, De Souza CFM, Derks TGJ: Inborn errors of metabolism with hypoglycemia: glycogen storage diseases and inherited disorders of gluconeogenesis. Pediatr Clinic North Am 2018;65(2):247–265 [PMID: 29502912].

GALACTOSEMIA

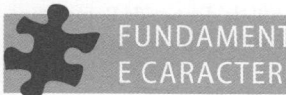

FUNDAMENTOS DO DIAGNÓSTICO E CARACTERÍSTICAS TÍPICAS

▶ Os neonatos gravemente deficientes apresentam-se com vômitos, icterícia e hepatomegalia ao serem iniciados alimentos contendo lactose.

▶ Em crianças não tratadas, ocorrem síndrome renal de Fanconi, catarata, cirrose hepática e sepse.

▶ A fala atrasada, a apraxia e a falência ovariana ocorrem frequentemente, mesmo com o tratamento. Atrasos no desenvolvimento, tremores e ataxia ocorrem menos frequentemente.

A galactosemia clássica é causada pela deficiência quase total da galactose-1-fosfato uridiltransferase. A acumulação de galactose-1-fosfato causa doença hepática parenquimatosa e síndrome renal de Fanconi. O início da doença grave no neonato é marcado por vômitos, icterícia (tanto direta como indireta), hepatomegalia e rápida progressão de insuficiência hepática após início de alimentação com leite. A cirrose hepática é progressiva. Sem tratamento, geralmente ocorre morte em um mês, frequentemente por sepse devida a *Escherichia coli*. Em casos não tratados, geralmente se desenvolve catarata dentro de 2 meses, mas ela costuma se reverter após o tratamento. Com o início rápido da dieta livre de galactose, o prognóstico de sobrevivência sem doença hepática é excelente. Mesmo quando a restrição alimentar é instituída precocemente, os pacientes com galactosemia estão sob risco aumentado para alterações na fala e na linguagem, além de falência ovariana. Alguns pacientes desenvolvem deficiência intelectual progressiva, tremores e ataxia. Apesar disso, variantes mais leves da galactosemia com melhor prognóstico também existem.

Esse distúrbio é de transmissão autossômica recessiva com uma incidência de aproximadamente 1:40.000 nascidos vivos.

▶ Diagnóstico

Em bebês recebendo galactose, os achados laboratoriais incluem disfunção hepática, tempo de protrombina (TP) particularmente prolongado, juntamente com proteinúria e aminoacidúria. A galactose-1-fosfato está elevada nas células vermelhas sanguíneas. Quando o diagnóstico está sob suspeita, a galactose-1-fosfato uridiltransferase deve ser medida nos eritrócitos ou deve-se realizar a pesquisa com sequenciamento do gene *GALT*. As transfusões sanguíneas geram resultados falso-negativos e a deterioração das amostras pode gerar resultados falso-positivos.

A triagem neonatal por meio da demonstração de deficiência enzimática nas células vermelhas ou de uma galactose sérica elevada permite um início do tratamento em tempo. Alguns pacientes identificados na triagem neonatal têm um genótipo que resulta em uma atividade enzimática residual suficiente (galactosemia de Duarte) e o tratamento nem sempre será necessário.

▶ Tratamento

Uma dieta livre de galactose deve ser instituída assim que o diagnóstico é feito ou suspeitado. A adesão da dieta pode ser monitorizada ao se avaliar os níveis de galactose-1-fosfato nas células vermelhas sanguíneas ou pelos níveis de galactitol urinário. Um manejo adequado da dieta requer não apenas a exclusão do leite, mas também um entendimento do conteúdo de galactose nos alimentos. A suspensão do consumo de galactose deve ocorrer por toda a vida com reposição apropriada de vitamina D e cálcio, uma vez que a ingesta desses tende a ser baixa pela restrição de produtos lácteos. A densitometria de dupla energia baseada em raio X (DEXA, de *dual-energy X-ray absorptiometry*) é recomendada para monitorar a saúde óssea. Todas as crianças devem ser monitoradas em relação ao seu desenvolvimento apropriado, com especial atenção para o desenvolvimento da fala e linguagem, e as meninas devem ser rotineiramente rastreadas para hipogonadismo hipogonadotrófico durante a adolescência.

Carlock G et al: Developmental outcomes in Duarte galactosemia. Pediatrics 2019;143(1):e20182516 [PMID: 30593450].
Demirbas D, Brucker WJ, Berry GT: Inborn errors of metabolism with hepatopathy: metabolism defects of galactose, fructose, and tyrosine. Pediatr Clin North Am 2018;65(2):337–352 [PMID: 29502917].
Demirbas D, Coelho AI, Rubio-Gozalbo ME, Berry GT: Hereditary galactosemia. Metabolism 2018;83:188–196 [PMID: 29409891].
Patient and parent support group website with useful information for families: http://www.galactosemia.org.
Welling L et al: International clinical guideline for the management of classical galactosemia: diagnosis, treatment, and follow-up. J Inherit Metab Dis 2017;40:171–176 [PMID: 27858262].

INTOLERÂNCIA HEREDITÁRIA À FRUTOSE

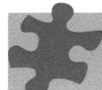

FUNDAMENTOS DO DIAGNÓSTICO E CARACTERÍSTICAS TÍPICAS

▶ Deve-se considerar o diagnóstico no contexto de hipoglicemia pós-prandial e autorrestrição ou aversão à doces.

▶ A apresentação primária fora da infância inclui baixo crescimento e doença hepática e renal combinadas com acidose lática.

A intolerância hereditária à frutose (IHF) é uma doença autossômica recessiva na qual uma deficiência da atividade da frutose-1-fosfato aldolase (aldolase B) causa hipoglicemia e acúmulo de frutose-1-fosfato nos tecidos com a ingestão de frutose. Isso é geneticamente e clinicamente diferente da má absorção de frutose ou "intolerância dietética à frutose", que é similar, em termos de mecanismo, à intolerância à lactose. O início da IHF ocorre tipicamente na infância, quando os alimentos sólidos são introduzidos na alimentação, mas essa condição pode ficar sem um diagnóstico por anos, apesar dos sintomas associados a vômitos recorrentes. Outras anormalidades incluem: déficit de crescimento, vômitos, icterícia, hepatomegalia, falência hepática aguda, proteinúria, síndrome renal de Fanconi e falência renal aguda. Ocorre hipoglicemia diretamente após a ingestão de frutose, sendo que a acidose hepática, hipofosfatemia e hiperuricemia podem ser significativas. Caso a condição mantenha-se sem tratamento, é possível uma progressão para a morte por falência hepática. A infusão aguda de frutose também pode resultar em morte. Doenças hepáticas crônicas e, mais raramente, doença renal crônica podem ocorrer mesmo após o tratamento ser implementado e seguido de maneira estrita.

▶ Diagnóstico

O diagnóstico é sugerido ao se encontrar fructosúria ou uma transferrina glicoforma anormal em um paciente sem tratamento. Muito embora existam testes específicos disponíveis, o diagnóstico é feito de melhor forma com o sequenciamento do *ALDOB*. De maneira alternativa, já estão disponíveis análises enzimáticas do tecido hepático.

▶ Tratamento

O tratamento consiste na evitação dietética estrita da frutose, sucrose, sorbitol e açúcares relacionados. Geralmente é necessária suplementação vitamínica. Fármacos e vitaminas formulados com uma base de sucrose devem ser evitados. A monitorização do tratamento pode ser realizada com a análise da transferrina glicoforma. Se a adesão a dieta é ruim, pode ocorrer um atraso do crescimento físico. O crescimento deve ser retomado quando a adesão for muito boa. Se o distúrbio é reconhecido precocemente, o prospecto de um desenvolvimento e expectativa de vida normais são bons. À medida que os indivíduos crescem, a evitação intencional de alimentos contendo frutose, é comum além de uma ótima saúde bucal.

Gaughan S et al (eds): Hereditary fructose intolerance. In: *GeneReviews* [Internet]. Seattle, WA: University of Washington; 1993–2021. 2015 Dec 17 [updated 2021 Feb 18] [PMID: 26677512].
Patient and parent support group website with useful information for families: http://www.bu.edu/aldolase.

DOENÇAS DO METABOLISMO ENERGÉTICO

FUNDAMENTOS DO DIAGNÓSTICO E CARACTERÍSTICAS TÍPICAS

▶ Deve-se considerar o diagnóstico em um contexto de acidose lática, envolvimento de órgãos multissistêmicos (particularmente cérebro, fígado, olhos e/ou músculos) ou doença de Leigh.

▶ A melhor maneira de fazer o diagnóstico é por meio da testagem genômica ampla (p. ex., sequenciamento de genoma completo) combinada com análise de DNA mitocondrial.

As doenças mitocondriais compõem um conjunto de centenas de condições genéticas com diferentes idades de início, taxas de progressão e traços fenotípicos característicos.

Os distúrbios mais comuns são a deficiência de piruvato desidrogenase e as deficiências dos componentes da cadeia respiratória. Distúrbios do ciclo de Krebs incluem deficiências na fumarase, 2-cetoglutarato desidrogenase, malato desidrogenase, aconitase e succinil-CoA ligase.

Os pacientes com defeitos no complexo piruvato desidrogenase podem ter agenesia do corpo caloso ou síndrome de Leigh (caracterizada por dano dos gânglios basais, núcleo denteado ou massa cinzenta periaquedutal). Frequentemente, estado mental alterado, ataxia e acidose lática recorrentes estão presentes em muitas perturbações do metabolismo do piruvato. O defeito genético mais comum na deficiência de piruvato desidrogenase está presente no componente $E_1\alpha$ ligado ao X, com os homens sendo os portadores de mutações leves e apresentando a síndrome de Leigh e as mulheres carregando as mutações graves que levam a lesões cerebrais císticas periventriculares e apresentando epilepsia. A heterogeneidade molecular é ampla, uma vez que são descritos defeitos em cada uma das subunidades, na síntese dos cofatores lipoato e tiamina e nos transportadores de tiamina e piruvato.

Os distúrbios da cadeia respiratória são frequentes (1:5.000) e envolvem um grupo heterogêneo de defeitos genéticos que produzem uma variedade de síndromes clínicas (atualmente > 50) de apresentação e gravidade variadas. Os distúrbios podem afetar múltiplos órgãos. A seguinte lista de sintomas (não pretendida como uma listagem detalhada) pode indicar um distúrbio na cadeia respiratória:

1. Geral: déficit de crescimento, fadiga.
2. Cérebro: neurodegeneração progressiva, síndrome de Leigh, convulsões mioclônicas, atrofia cerebral, distúrbios do movimento, atrofia cerebral, episódios semelhantes a acidente vascular cerebral (AVC), leucodistrofia.
3. Olhos: neuropatia óptica, retinite pigmentosa, oftalmoplegia progressiva externa.
4. Ouvidos: perda auditiva neurossensorial.
5. Músculos: miopatia com resistência diminuída ou rabdomiólise.
6. Rins: síndrome renal de Fanconi, proteinúria (na deficiência de coenzima Q).
7. Endócrino: diabetes melito, hipoparatireoidismo.
8. Intestino: insuficiência hepática ou pancreática, pseudo-obstrução intestinal.
9. Coração: cardiomiopatia, defeitos de condução, arritmias.

Os distúrbios da cadeia respiratória estão entre as causas mais comuns de problemas progressivos do neurodesenvolvimento em crianças. A fadiga é o sintoma mais comum e os pacientes podem também apresentar achados não específicos, como hipotonia, déficit de crescimento ou acidose tubular renal, ou apresentações mais específicas, como oftalmoplegia ou cardiomiopatia. Os sintomas frequentemente encontram-se combinados em síndromes clínicas identificáveis associadas a causas genéticas específicas **(Tabela 36-1)**. Dos mais de 100 genes que impactam na função da cadeia respiratória, 13 são parte do genoma mitocondrial. Portanto, a herança dos defeitos da cadeia respiratória pode ser estritamente matrilinear (se codificado pelo DNA mitocondrial) ou pode ter um padrão de herança mais tipicamente mendeliana (se codificada pelo DNA nuclear).

As causas genéticas das doenças mitocondriais são extremamente heterogêneas, e mais de 300 genes responsáveis pelas doenças já foram descritos. A biologia mitocondrial é um sistema complexo envolvendo a manutenção do DNA mitocondrial (mtDNA), sua maquinaria de transcrição e tradução, o conjunto de complexos incluindo cofatores, a importação e processamento de componentes nucleares codificados e a manutenção da membrana mitocondrial e do ambiente estrutural – existindo defeitos descritos em cada um desses passos. Enquanto algumas apresentações clínicas ou biomarcadores são específicos de um gene, muitas outras apresentações clínicas (como a doença de Leigh) têm diversas etiologias genéticas, tornando os processos diagnósticos mais complexos. É importante identificar uma etiologia específica genética de uma doença mitocondrial, uma vez que algumas doenças têm terapias modificadoras de doença já disponíveis.

Tabela 36-1 Síndromes clínicas de doenças mitocondriais que se apresentam na infância

Síndrome de Leigh
Acidose láctica infantil fatal e miocardiopatia; miocardiopatia isolada
Episódios de encefalopatia mitocondrial, acidose láctica e acidente vascular cerebral (MELAS) (*MT-TL* M.3243A>g)
Epilepsia mioclônica com fibras vermelhas anfractuosas (MERRF) (*MT-TK* m.8344A>g)
Oftalmoplegia externa progressiva (OEP) ou síndrome de Kearns-Sayre (deleção de mtDNA, POLG, TWNKLE, RRM2B)
Síndrome de Alpers ou síndrome hepatocerebral (*POLG, DGUOK*)
Neuropatia óptica hereditária de Leber (LHON) (M.11778T>g, M.14484T>c, M.3460G>A, OPA1)
Síndrome mioneurogastrintestinal (MNGIE) (*TYMP*)
Neuropatia, ataxia e retinite pigmentar (NARP) (*MT-ATP6/8* m. 8993T>C e M.8993T>g)
Síndrome de Barth (TAZ)
Neuropatia atáxica sensorial e oftalmoparesia (SANDO) (*POLG, TWNKL*)
Miopatia, encefalomiopatia, miopatia infantil reversível
Leucoencefalopatia
Diabetes e surdez (*MT-TL* m.3243A>g)
Síndrome de Pearson (insuficiência pancreática exócrina e da medula óssea) (deleção do mtDNA)
Apresentação multissistêmica

Diagnóstico

Inúmeros biomarcadores podem auxiliar no diagnóstico dos distúrbios mitocondriais. Em muitas doenças mitocondriais, mas não todas, o lactato está elevado no sangue ou no LCS. Na deficiência de lactato desidrogenase, a razão lactato-piruvato está normal, ao passo que, nas alterações da cadeia respiratória, a razão está frequentemente aumentada. É importante notar que o lactato é um biomarcador não específico e pode estar elevado no contexto de hipoxia, isquemia, doença cardíaca congênita (incluindo coarctação da aorta), infecção, esforço físico intenso ou até mesmo nos erros de coleta. Uma consideração minuciosa dessas causas mais comuns de acidose lática é encorajada antes da avaliação diagnóstica para doenças mitocondriais. Aumentos do lactato no LCS ou na espectroscopia cerebral por RM são mais específicas para a doença mitocondrial do que elevações no sangue periférico. Grandes aumentos de ácido 3-metilglutacônico direcionam o diagnóstico para um subconjunto de distúrbios mitocondriais que afetam a membrana mitocondrial, e a elevação da timidina, especificamente, indica encefalopatia mitocondrial neurogastrintestinal (MGNIE, de *mitochondrial neurogastrointestinal encephalopathy*).

Os marcadores proteicos como o fator 15 de diferenciação do crescimento (GDF15, de *growth differentiation factor 15*) e o fator 21 de crescimento dos fibroblastos (FGF21, de *fibroblast growth factor 21*) são biomarcadores mitocondriais recentes, mas não são específicos o suficiente para doenças mitocondriais a ponto de excluir outras possíveis condições.

Atualmente a testagem genética é a avaliação de primeira linha preferida para doenças mitocondriais. Algumas vezes uma apresentação clínica é específica o suficiente para permitir uma testagem genética direcionada (p. ex., síndrome de Alpers, causada pela mutação em *POLG*). Entretanto, devido a uma grande heterogeneidade genética, a testagem genética ampla utilizando exomas completos ou sequenciamento genômico completo é recomendada na maioria das circunstâncias. Tipicamente, o sequenciamento do DNA mitocondrial deve ser obtido com um teste separado. Várias anormalidades no DNA mitocondrial diminuem no sangue com a idade, por isso são necessárias biópsias teciduais (em particular no músculo) para detectar diagnósticos genéticos.

No caso de resultados sem um diagnóstico ou com resultados genéticos incertos e com uma alta suspeição clínica para doença mitocondrial, recomenda-se uma avaliação patológica e estudos da função mitocondrial do tecido do paciente. Apresentações patológicas clássicas dos distúrbios mitocondriais são a acumulação de mitocôndrias, que produz um padrão de "fibras vermelhas rompidas" na biópsia do músculo esquelético e resulta em formas mitocondriais anormais, além de inclusões mitocondriais perceptíveis na microscopia eletrônica. Enquanto nos adultos com doença mitocondrial esses achados são comumente vistos, eles estão presentes numa minoria de crianças afetadas. A deficiência de piruvato desidrogenase pode ser diagnosticada por análise enzimática nos fibroblastos. Continua sendo importante realizar testagem funcional para defeitos da cadeia respiratória, incluindo estudos enzimáticos, análises em gel azul nativo não desnaturante, níveis proteicos por *western blot* e uma análise do conjunto de complexos multiproteicos em tecidos importantes como músculo e fígado.

O diagnóstico de doenças mitocondriais é baseado na convergência de informações clínicas, bioquímicas, morfológicas, enzimáticas e genéticas. A distinção de doenças mitocondriais primárias de distúrbios com disfunção mitocondrial secundária é importante e a correlação com a testagem genética é essencial. O processo diagnóstico de um paciente com doença mitocondrial pode ser demorado; embora muitos pacientes necessitem de um alto grau de expertise e múltiplos estudos para se chegar a um diagnóstico etiológico acurado, isso é alcançável na maioria dos pacientes com as tecnologias atuais.

▶ Tratamento

Foi publicada uma declaração de consenso sobre o tratamento de doenças mitocondriais da Mitochondrial Medicine Society (Sociedade de Medicina Mitocondrial). De maneira geral, os pacientes devem primeiramente evitar situações que comprometam mais a função mitocondrial. Se possível, deve-se evitar medicações que interferem na tradução mitocondrial (p. ex., determinados antibióticos), na replicação mitocondrial (p. ex., zidovudina) ou que demonstram toxicidade mitocondrial (p. ex., valproato e propofol). O catabolismo devido ao jejum prolongado deve ser evitado pelo fornecimento de calorias suficientes, inclusive utilizando-se acesso intravenoso (IV). Um regime de exercício regular (p. ex., pelo menos 20 minutos diários) possui as melhores evidências em relação à melhora da função mitocondrial em pacientes afetados.

Estão disponíveis terapias modificadoras de doença para algumas doenças mitocondriais específicas. Uma dieta cetogênica é efetiva para alguns pacientes com deficiência de piruvato desidrogenase. Altas doses de suplementação com coenzima Q são efetivas para pacientes com defeitos na síntese de coenzima Q. Algumas condições são responsivas à riboflavina (*ACAD9*) ou tiamina (*TPK, SLC19A3*). Episódios semelhantes a AVCs na síndrome de encefalomiopatia mitocondrial, acidose lática e episódios semelhantes a AVCs na síndrome de MELAS (de *mitochondrial encephalomyopathy, lactic acidosis, and stroke-like episodes*) devem ser tratados emergencialmente com arginina IV, e podem ser utilizadas arginina oral ou citrulina para a prevenção de episódios semelhantes a AVCs. O tratamento com taurina também demonstrou redução dos episódios semelhantes a AVCs em casos de MELAS. O transplante hepático pode tratar algumas doenças mitocondriais que resultam da acumulação sistêmica de níveis de toxinas dos metabólitos que interferem na função mitocondrial, como nas doenças relacionadas ao ETHF1 e ao MNGIE. Há alguns poucos estudos controlados que demonstram a eficácia clínica da suplementação dietética, muito embora muitos tratamentos com coenzima Q, vitaminas do complexo B, ácido alfa lipoico, ribosídeo de nicotinamida e outras sejam frequentemente oferecidos para pacientes com doença mitocondrial. Múltiplos testes clínicos que avaliam novas medicações estão em andamento, como a nova geração de antioxidantes, reguladores da biogênese mitocondrial e protetores moleculares. Um encaminhamento para um centro de tratamento de doenças mitocondriais pode auxiliar os pacientes a obter em um diagnóstico acurado em tempo, acesso a estudos clínicos e terapias efetivas para as poucas doenças mitocondriais que são passíveis de tratamento com terapias modificadoras de doença.

Lake NJ, Compton AG, Rahman S, Thorburn DR: Leigh syndrome: one disorder, more than 75 monogenic causes. Ann Neurol 2016 Feb; 79(2):190–203 [PMID: 26506407].

Mitochondrial Medicine Society: Website with useful information for clinicians: http://www.mitosoc.org.

Parikh S et al: Diagnosis and management of mitochondrial disease: a consensus statement from the Mitochondrial Medicine Society. Genet Med 2015;17(9):689–701 [PMID: 25503498].

Patient and parent support group website with useful information for families: http://www.umdf.org.

Rahman J, Rahman S: Mitochondrial medicine in the omics era. Lancet 2017;81(1):9–16.

Pitceathly R D S, Keshavan N, Rahman J, Rahman S: Moving towards clinical trials for mitochondrial diseases. J Inherit Metab Dis 2021; 44(1):22–41.

DOENÇAS DO METABOLISMO DOS AMINOÁCIDOS

DISTÚRBIOS DO CICLO DA UREIA

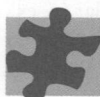

FUNDAMENTOS DO DIAGNÓSTICO E CARACTERÍSTICAS TÍPICAS

▶ A encefalopatia infantil é a apresentação típica; apresentações de início tardio são comuns com vômitos cíclicos ou encefalopatia com doença ou carga proteica.

▶ Há uma suspeita diagnóstica provável quando há um achado de hiperamonemia associada frequentemente com outros achados laboratoriais mínimos.

A amônia é derivada do catabolismo dos aminoácidos e é convertida a um grupo amino na forma de ureia por enzimas do ciclo da ureia. Pacientes com alterações graves (frequentemente aquelas enzimas mais precoces no ciclo da ureia como a ornitina trans-carbamilase [OTC] ou a deficiência de ácido arginino-succínico sintetase [citrulinemia]), geralmente se apresentam na infância com hiperamonemia grave, vômitos e encefalopatia, que pode ser rapidamente fatal. Pacientes com defeitos genéticos mais moderados podem apresentar-se com vômitos, encefalopatia, falência hepática após a ingestão aumentada de proteína ou infecção. Embora defeitos tardios como a deficiência de ácido arginino-succínico liase (acidúria arginino-succínica) ou arginase possam causar hiperamonemia grave na infância, o curso clínico usual é crônico com deficiência intelectual sem hiperamonemia. A deficiência de OTC tem herança ligada ao X, sendo as demais autossômicas recessivas. A idade de início dos sintomas varia de acordo com a atividade enzimática residual, ingesta proteica, crescimento e estressores, como infecção. Mesmo dentro de uma família, pacientes com deficiência de OTC podem ter diferenças de décadas em relação à idade de início da doença. Muitas mulheres portadoras da deficiência de OTC têm intolerância a proteínas. Algumas desenvolvem sintomas similares à enxaqueca após a ingesta proteica, enquanto outras desenvolvem episódios potencialmente fatais de vômitos e encefalopatia após ingesta proteica, infecções ou no período pós-parto. A tricorrexe nodosa é comum em pacientes com acidúria arginino-succínica. A deficiência de arginase geralmente se apresenta com diplegia espástica em vez de hiperamonemia.

▶ Diagnóstico

A amônia no sangue deve ser mensurada em qualquer neonato que se apresente agudamente doente e cuja causa não seja óbvia ou em qualquer criança cuja encefalopatia seja inexplicada. Nos defeitos do ciclo da ureia, a hiperamonemia precoce é associada com hiperventilação e alcalose respiratória. A citrulina plasmática é baixa ou indetectável na carbamoil-fosfato sintase e na deficiência de OTC, alta na acidúria arginino-succínica e muito alta na citrulinemia. Grandes quantidades de ácido arginino-succínico são encontrados na urina de pacientes com acidúria arginino-succínica.

O ácido orótico urinário é aumentado em crianças com deficiência de OTC. O diagnóstico pré-natal é mais comumente obtido com sequenciamento genético. Outras causas de hiperamonemia neonatal grave apresentam diferentes prognósticos e tratamentos e incluem falência hepática, *shunt* sanguíneo por *bypass* hepático, como visto na hiperamonemia transitória do neonato; também incluem distúrbios metabólicos da deficiência do piruvato carboxilase e deficiência mitocondrial da anidrase carbônica.

▶ Tratamento

Durante o tratamento da crise de hiperamonemia, a ingesta proteica deve ser suspensa, e devem ser fornecidos glicose e lipídios para reduzir a quebra proteica endógena pelo catabolismo. A administração cuidadosa de aminoácidos essenciais facilita o anabolismo proteico. A arginina é fornecida de maneira intravenosa (exceto na deficiência de arginase). É um aminoácido essencial para pacientes com defeitos no ciclo da ureia e aumenta a excreção de perdas nitrogenadas na citrulinemia e na acidúria arginino-succínica. O benzoato de sódio e o fenilacetato são administrados por via IV para aumentar a excreção de nitrogênio como hipurato e fenilacetilglutamina. Adicionalmente, a hemodiálise ou a hemofiltração é indicada para hiperamonemia grave ou persistente, como é usualmente o caso nos neonatos. A diálise peritoneal e a troca por transfusão são inefetivas. O tratamento de longo prazo inclui dieta pobre em proteínas, administração oral de arginina ou citrulina, benzoato de sódio ou fenilbutirato de sódio (uma pré-medicação de fenilacetato de sódio). Mulheres sintomáticas portadoras heterozigotas da deficiência de OTC também devem receber tratamento. O transplante hepático pode ser curativo e é indicado para pacientes com distúrbios graves. Para a deficiência de arginase, a terapia de reposição enzimática está sendo desenvolvida para normalizar os níveis de arginina sérica. O tratamento com carbamilglutamato é efetivo para a deficiência de *N*-acetilglutamato e, até certo ponto, para a deficiência mitocondrial de anidrase carbônica.

O prognóstico dos distúrbios do ciclo da ureia depende da gravidade genética da condição (atividade residual enzimática) e da gravidade e prontidão com que recebe o tratamento nos episódios de hiperamonemia. O dano cerebral depende da duração e do grau de elevação da amônia e glutamina. A hiperamonemia prolongada causa dano neurológico e intelectual permanentes, com atrofia cortical e dilatação ventricular vistas nas imagens cerebrais. A rápida identificação e tratamento dos episódios de hiperamonemia inicial é crítica para um melhor prognóstico, e a hiperamonemia constitui uma emergência metabólica.

Ah Mew N, Simpson KL, Gropman AL, Lanpher BC, Chapman KA, Summar ML: Urea Cycle Disorders Overview. In: Adam MP et al (eds): *GeneReviews®* [Internet]. Seattle, WA: University of Washington; 1993–2021. 2003 Apr 29 [updated 2017 Jun 22] [PMID: 20301396].

Patient and parent support group website with useful information for families: http://www.nucdf.org.

Summar ML, Mew NA: Inborn errors of metabolism with hyperammonemia: urea cycle defects and related disorders. Pediatr Clin North Am 2018;65(2):231–246 [PMID: 29502911].

Urea Cycle Disorders Consortium: http://rarediseasesnetwork.epi.usf.edu/ucdc/about/index.htm.

FENILCETONÚRIA E AS HIPERFENILALANINEMIAS

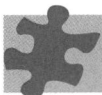

FUNDAMENTOS DO DIAGNÓSTICO E CARACTERÍSTICAS TÍPICAS

- ▶ Deficiência intelectual, hiperatividade, convulsões, pele e cabelos claros e eczema caracterizam os pacientes sem tratamento.
- ▶ A triagem de neonatos com fenilalanina plasmática elevada identifica a maioria dos bebês.
- ▶ Os distúrbios do metabolismo do cofator também produzem níveis elevados de fenilalanina plasmática.
- ▶ Diagnóstico precoce e tratamento com dieta restritiva de fenilalanina previnem a deficiência intelectual.

Provavelmente o distúrbio do metabolismo dos aminoácidos mais conhecido é a forma clássica da fenilcetonúria causada pela diminuição da atividade da fenilalanina hidroxilase, a enzima que converte fenilalanina em tirosina. Na fenilcetonúria clássica, há pouca ou nenhuma atividade da fenilalanina hidroxilase. Nas formas de hiperfenilalaninemia menos graves, pode haver atividade residual significativa. Podem existir variantes raras devidas a deficiência de diidropteridina redutase, defeitos na síntese de biopterina e mutações em *DNAJC12*.

A fenilcetonúria tem herança autossômica recessiva, com uma incidência em caucasianos de aproximadamente 1:10.000 nascidos vivos. Em uma dieta neonatal normal, os pacientes afetados desenvolvem níveis elevados de fenilalanina (hiperfenilalaninemia). Pacientes com fenilcetonúria não tratada desenvolvem deficiência intelectual grave, hiperatividade, convulsões, uma pele mais clara e eczema.

O sucesso em prevenir deficiência intelectual grave em crianças com fenilcetonúria ao restringir a fenilalanina precocemente na infância levou a programas de triagem capazes de diagnosticar cedo esse distúrbio. Uma vez que o prognóstico é melhor quando o tratamento é iniciado dentro do primeiro mês de vida, os bebês precisam ser triados em seus primeiros dias de vida. Uma segunda testagem é necessária quando a triagem neonatal é feita antes das primeiras 24 horas de vida e deve então ser realizada na segunda semana de vida.

▶ Diagnóstico e tratamento

O diagnóstico de fenilcetonúria é baseado nos achados de fenilalanina elevada no plasma e por uma razão elevada de fenilalanina/tirosina em uma criança com dieta normal. A condição deve ser diferenciada de outras causas de hiperfenilalaninemia ao se examinar as pterinas na urina e a atividade de diidropteridina redutase no sangue. O diagnóstico de hiperfenilalaninemia secundária às mutações em *DNAJC12* pode ser feito apenas com análise molecular. A determinação do status de portador e o diagnóstico pré-natal de fenilcetonúria ou de defeitos da pteridina é possível por meio de métodos moleculares.

A. Deficiência de fenilalanina hidroxilase: fenilcetonúria clássica e hiperfenilalaninemia

Na fenilcetonúria, os níveis plasmáticos de fenilalanina estão persistentemente elevados acima de 1.200 μM (20 mg/dL) em uma dieta normal, com níveis plasmáticos de tirosina normais ou baixos e pterinas normais. A baixa tolerância à fenilalanina persiste ao longo da vida. O tratamento para diminuir os níveis de fenilalanina é sempre indicado. A hiperfenilalaninemia é diagnosticada em bebês cuja fenilalanina plasmática está usualmente entre 240-1.200 μM (4-20 mg/dL) e as pterinas são normais enquanto se recebe uma ingesta normal de proteínas. O tratamento para reduzir os níveis de fenilalanina é indicado se os níveis de fenilalanina se mantêm consistentemente acima de 360 μM (6 mg/dL). Em contraste, nos raros casos de hiperfenilalaninemia transitória, os níveis plasmáticos de fenilalanina estão elevados precocemente, mas progressivamente declinam até a normalidade. A restrição dietética é apenas temporária, se é que será necessária.

O tratamento de todas as formas de fenilcetonúria tem como objetivo a manutenção dos níveis de fenilalanina menor que 360 μM (6 mg/dL). O tratamento pode consistir em restrição dietética de fenilalanina, aumento da atividade enzimática com doses farmacológicas de *R*-tetraidrobiopterina, novos métodos para interferir na absorção de fenilalanina ou para quebrar a fenilalanina.

A restrição dietética da ingesta de fenilalanina em quantidades que permitam um crescimento e desenvolvimento normais é a terapia mais comum e apresenta bons resultados se instituída nas primeiras semanas de vida e mantida cuidadosamente. Fórmulas metabólicas deficientes em fenilalanina estão disponíveis, mas devem ser complementadas com leite normal e outros alimentos que forneçam fenilalanina suficiente para permitir o crescimento e desenvolvimento normais. As concentrações plasmáticas de fenilalanina devem ser monitoradas frequentemente para assegurar o crescimento, desenvolvimento e nutrição adequados. A melhor forma de fazer esse monitoramento é em ambientes clínicos experientes. Crianças com fenilcetonúria clássica que recebem tratamento precocemente após o nascimento e atingem a homeostase de fenilalanina e tirosina irão se desenvolver bem fisicamente, e pode-se esperar um desenvolvimento intelectual normal ou próximo do normal. Porém, mudanças sutis na função executiva podem ser aparentes.

A restrição de fenilalanina deve continuar durante toda a vida. Após muitos anos de tratamento, os pacientes com uma dieta irregular desenvolvem mudanças sutis no intelecto e comportamento, uma vez que existe o risco de dano neurológico. Deve-se fornecer aconselhamento durante a adolescência, particularmente às garotas, sobre o risco da fenilcetonúria materna (ver a seguir), de forma que a dieta das mulheres deve ser monitorada restritamente antes da concepção e durante a gravidez. Um tratamento tardio pode ainda trazer benefícios ao reverter certos comportamentos como hiperatividade, irritabilidade e distratibilidade, mas ele não reverte a deficiência intelectual já instaurada.

O tratamento com *R*-tetraidrobiopterina resulta em uma maior tolerância à fenilalanina em mais de 50% dos pacientes com deficiência de fenilalanina hidroxilase. Os melhores resultados e a maior taxa de responsividade são vistos em pacientes com hiperfenilalaninemia. O fornecimento de altas doses de muitos aminoácidos neutros resulta na diminuição moderada de fenilalanina e é usado como tratamento adjunto em alguns adultos com fenilcetonúria. Recentemente, foi aprovado o tratamento com administração subcutânea de fenilalanina amônia-liase peguilada para diminuir os níveis de fenilalanina em adultos com fenilcetonúria.

B. Defeitos da biopterina: deficiência de diidropterina redutase e defeitos na biossíntese de biopterina

Nestes pacientes, os níveis de fenilalanina plasmática variam. O padrão de metabólitos da pterina é anormal. Os achados clínicos incluem mioclônus, tetraplegia, distonia, crises oculogíricas e outros distúrbios do movimento. Ocorrem convulsões e regressão psicomotora mesmo com dietoterapia, provavelmente porque o defeito enzimático também causa deficiência neuronal de serotonina e dopamina.

Essas deficiências requerem tratamento com levodopa, carbidopa, 5-hidroxitriptofano e ácido fólico. Pode-se adicionar tetraidrobiopterina ao tratamento para alguns defeitos da biopterina.

C. Tirosinemia do recém-nascido

Os níveis de fenilalanina estão mais baixos do que naqueles associados a fenilcetonúria e estão acompanhados por uma hipertirosinemia marcada. A tirosinemia do recém-nascido geralmente se evidencia nos prematuros e ocorre devido a uma imaturidade da ácido 4-hidroxifenilpirúvico oxidase, resultando em um aumento da tirosina e o seu precursor fenilalanina. A condição se resolve espontaneamente em 3 meses e quase sempre sem sequelas.

D. Fenilcetonúria materna

Os filhos de mães com fenilcetonúria podem ter hiperfenilalaninemia transitória ao nascimento. A fenilalanina materna elevada ao nascimento causa déficit intelectual, microcefalia, retardo do crescimento e, frequentemente, doença cardíaca congênita ou outras malformações nos filhos. O risco ao feto é diminuído consideravelmente pela restrição materna à fenilalanina com manutenção dos níveis de fenilalanina abaixo de 360 μM (6 mg/dL) ao longo da gravidez e iniciada antes da concepção.

E. Hiperfenilalaninemia devido a mutações no *DNAJC12*

A hiperfenilalaninemia leve e não deficiente em tetraidrobiopterina, que ocorre devido às mutações no *DNAJC12*, foi recentemente descrita como um distúrbio autossômico recessivo dos neurotransmissores. O *DNAJC12* funciona como uma co-chaperona que previne o mal dobramento das proteínas e interage com fenilalanina, tirosina e triptofano hidroxilase neuronais. O fenótipo clínico ainda é incerto, mas aparenta ser heterogêneo e varia de normal a deficiência intelectual, transtorno do espectro autista, hiperatividade, distonia e parkinsonismo. Estudos laboratoriais tipicamente revelam uma leve hiperfenilalaninemia (600 mmol/L) responsiva a BH_4 e níveis baixos de ácido homovanílico e ácido 5-hidoxiindolacético no LCS. O perfil da pterina urinária e a atividade da diidropterina redutase são normais. Alguns pacientes, mas nem todos, podem apresentar uma triagem neonatal sugestiva para fenilcetonúria. O tratamento consiste em dicloridrato de sapropterina com L-dopa/carbidopa, com ou sem 5-hidroxitriptofano, e deve ser iniciado o mais cedo possível para melhores resultados. Foram notadas melhoras subjetivas na função motora e cognitiva mesmo com terapia tardia. Todas as crianças com leve hiperfenilalaninemia e atraso do desenvolvimento global justificam uma testagem direcionada a mutações do *DNAJC12*.

> Blau N, Martinez A, Hoffmann GF, Thony B: DNAJC12 deficiency: a new strategy in the diagnosis of hyperphenylalaninemia. Mol Genet Metab 2018;123(1):1–5 [PMID: 29174366].
> Debra S Regier et al (eds). Phenylalanine Hydroxylase Deficiency. In: *GeneReviews®* [Internet]. Seattle, WA: University of Washington; 1993–2020. 2000 Jan 10 [updated 2017 Jan 5] [PMID: 20301677].
> Kure S, Shintaku H: Tetrahydrobiopterin-responsive phenylalanine hydroxylase deficiency. J Hum Genet 2019;64(2):67–71 [PMID: 30504912].
> Levy HL, Sarkissian CN, Scriver CR: Phenylalanine ammonia lyase (PAL): from discovery to enzyme substitution therapy for phenylketonuria. Mol Genet Metab 2018;124(4):223–229 [PMID: 29941359].
> Patient and parent support group websites with useful information for families: http://www.pkunews.org, www.pkunetwork.org, and www.npkua.org.

TIROSINEMIA HEREDITÁRIA

FUNDAMENTOS DO DIAGNÓSTICO E CARACTERÍSTICAS TÍPICAS

► Considerar o diagnóstico em uma criança apresentando doença hepática com ou sem doença renal ou óssea associada.

► Uma succinilacetona urinária elevada é diagnóstica de tirosinemia tipo1.

A tirosinemia hereditária tipo 1 é uma condição autossômica recessiva causada por deficiência da fumarilacetoacetase (*FAH*). Ela apresenta-se com dano hepático parenquimatoso agudo ou progressivo com α-fetoproteína elevada, disfunção tubular renal com aminoacidúria generalizada, raquitismo hipofosfatêmico ou crises neuropáticas. Os pacientes também podem ter uma cognição prejudicada. A tirosina e metionina estão aumentadas no sangue e os metabólitos da tirosina e ácido δ-aminolevulínico estão aumentados na urina. A falência hepática pode ser rapidamente fatal na infância ou mais crônica, com uma alta incidência de carcinoma de células hepáticas nos sobreviventes a longo prazo. A tirosinemia tipo II (*TAT*) apresenta-se com úlceras corneais, ceratose palmoplantar, disfunção neurológica e níveis muito altos de tirosina (> 600 μM). Pacientes com tirosinemia tipo III (HPD) também podem apresentar atraso do desenvolvimento e ataxia.

Diagnóstico

Achados clínicos e bioquímicos similares podem ocorrer em outras doenças hepáticas como a galactosemia e IHF. A succinilacetona elevada ocorre apenas na deficiência de fumarilacetoacetase. Um nível elevado é diagnóstico e é detectado na triagem neonatal. O diagnóstico é confirmado pela análise de mutação ou pelo ensaio do tecido hepático. O diagnóstico pré-natal é possível. A tirosinemia tipos II e III é diagnosticada por sequenciamento genético.

Tratamento

Uma dieta com baixa fenilalanina e tirosina melhora a doença hepática. A terapia farmacológica para inibir a enzima 4-hidroxifenilpiruvato desidrogenase utilizando 2-(2-nitro-4-trifluormetilbenzoil)-1,3-ciclohexadieno (NTBC) diminui a produção de metabólitos tóxicos, o maleilacetoacetato e o fumarilacetoacetato. Ela melhora a doença hepática e renal, previne os ataques neuropáticos agudos e diminui fortemente os riscos de carcinoma hepatocelular. O transplante hepático é uma terapia eficiente. O tratamento seguindo o diagnóstico do recém-nascido tem um excelente desfecho, mas tem-se reconhecido cada vez mais a disfunção cognitiva. A tirosinemia tipo II e III respondem bem à restrição dietética à tirosina.

Chinsky JM et al: Diagnosis and treatment of tyrosinemia type 1: a US and Canadian consensus group review and recommendations. Genet Med 2017;19(12): Epub 2017 Aug 3 [PMID: 28771246].

King LS (eds): In: *GeneReviews*® [Internet]. Seattle, WA: University of Washington; 1993–2020. 2006 Jul 24 [updated 2017 May 25]. [PMID: 2030168].

DOENÇA DO XAROPE DE BORDO (CETOACIDÚRIA DE CADEIA RAMIFICADA)

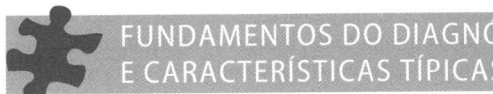

FUNDAMENTOS DO DIAGNÓSTICO E CARACTERÍSTICAS TÍPICAS

▶ A apresentação típica é a encefalopatia infantil.

▶ Suspeita-se do diagnóstico quando há aminoácidos de cadeia ramificada aumentados no plasma mais aloisoleucina.

A doença do xarope de bordo ocorre devido a uma deficiência do complexo de enzimas que catalisam a descarboxilação oxidativa dos cetoácidos da cadeia ramificada derivados da leucina, isoleucina e valina. O complexo é formado por três subunidades genéticas distintas. Os cetoácidos acumulados da leucina e isoleucina são convertidos ao composto sotolona e causam o odor doce característico que pode ser percebido no cerúmen muito cedo, mesmo no primeiro dia de vida. Apenas a leucina e o seu cetoácido correspondente estão implicados em causar disfunção no sistema nervoso central (SNC). Muitas variantes deste distúrbio foram descritas, incluindo formas dependentes de tiamina, leves e intermitentes. Todas as formas são autossômicas recessivas.

Pacientes com a clássica doença do xarope do bordo são normais ao nascimento, mas rapidamente, entre os dias 2 e 3 de vida, desenvolvem irritabilidade e problemas relacionados à alimentação e, dentro de uma semana, progridem para convulsões e coma. A não ser que se faça o diagnóstico e se inicie uma restrição dietética de aminoácidos de cadeia ramificada, a maioria morrerá no primeiro mês de vida. Um crescimento e desenvolvimento perto da normalidade pode ser logrado caso o tratamento comece antes de 10 dias de vida, o que é facilitado pela triagem neonatal.

Diagnóstico

A análise de aminoácidos demonstra uma marcada elevação dos aminoácidos de cadeia ramificada incluindo isoleucina, um produto diagnóstico da transaminação do cetoácido leucina. Os ácidos orgânicos urinários demonstram os cetoácidos característicos. A magnitude e a consistência das mudanças metabólicas estão alteradas nas formas leves e intermitentes. Um painel de testagem genética que inclua os genes das múltiplas subunidades pode confirmar o diagnóstico, além de permitir o diagnóstico pré-natal por análise molecular uma vez que a mutação familiar seja conhecida.

Tratamento

A restrição dietética à leucina e a evitação do catabolismo são as pedras fundamentais do tratamento. As fórmulas infantis isentas de aminoácidos de cadeia ramificada devem ser suplementadas com comidas normais para fornecer aminoácidos de cadeia ramificada que permitam o crescimento normal. Os níveis plasmáticos de aminoácidos de cadeia ramificada devem ser monitorados frequentemente para estarem de acordo com as alterações nas necessidades de proteínas. Episódios agudos de descompensação metabólica devem ser tratados agressivamente para prevenir o catabolismo e o balanço negativo do nitrogênio. Níveis muito altos de leucina podem levar à necessidade de hemodiálise. O transplante hepático corrige o distúrbio, e o fígado alterado pela doença do xarope do bordo pode então ser utilizado com segurança em um receptor não afetado em um transplante "dominó", uma vez que o receptor tem atividade enzimática corporal total residual suficiente para metabolizar os aminoácidos de cadeia ramificada.

Kevin A Strauss, Erik G Puffenberger, Vincent J Carson: Maple syrup urine disease. In: Margaret P Adam (eds): *GeneReviews*® [Internet]. Seattle, WA: University of Washington; 1993–2020. 2006 Jan 30 [updated 2020 Apr 23] [PMID: 20301495].

Mohan N, Karkra S, Rastogi A, Vohra V, Soin AS: Living donor liver transplantation in maple syrup urine disease–case series and world's youngest domino liver donor and recipient. Pediatr Transplant 2016;20:395–400 [PMID: 26869348].

Patient and parent support group website with useful information for families: http://www.msud-support.org.

HOMOCISTINÚRIA

FUNDAMENTOS DO DIAGNÓSTICO E CARACTERÍSTICAS TÍPICAS

▶ Considerar em uma criança de qualquer idade com aspecto marfanoide, luxação do cristalino ou trombose.
▶ O diagnóstico é sugestivo quando há homocisteína e metionina totais elevadas.
▶ A triagem neonatal permite o diagnóstico e tratamento precoces, resultando em um melhor prognóstico.

A homocistinúria é mais frequentemente ocasionada por deficiência de cistationina β-sintase (CBS) mas também pode ocorrer por defeitos da remetilação, como a deficiência de metiltetraidratofolato redutase (MTHFR) ou defeitos na biossíntese da metilcobalamina (vitamina B12), a coenzima para a metionina sintase. A homocistinúria clássica e a maioria das formas de deficiência de metil-B12 são autossômicas recessivas. Cerca de 50% dos pacientes com deficiência de CBS não tratados têm deficiência intelectual e a maioria tem aracnodactilia, osteoporose e uma tendência para desenvolver luxação do cristalino e fenômenos tromboembólicos. As variantes leves de deficiência de CBS apresentam-se com eventos tromboembólicos. Pacientes com defeitos da remetilação geralmente cursam com déficit de crescimento e uma variedade de sintomas neurológicos, incluindo atrofia cerebral, microcefalia, hidrocefalia e convulsões na primeira infância.

▶ Diagnóstico

O diagnóstico é realizado com a demonstração de uma homocisteína total sérica elevada ou com a identificação de homocistinúria em um paciente que não está gravemente deficiente de vitamina B12. Os níveis plasmáticos de metionina são geralmente altos em pacientes com deficiência de CBS e geralmente baixos em pacientes com deficiência hereditária de metil-B12. Os níveis de cistationina estão baixos na deficiência de CBS. Por outro lado, na deficiência congênita de metil-B12 pode haver anemia megaloblástica ou síndrome hemolítico urêmica, e além disso, na associação de uma deficiência de adenosil-B12, pode haver acidúria metilmalônica. A análise de mutações ou estudos de cultura de fibroblastos podem fornecer um diagnóstico específico.

▶ Tratamento

Em torno de 50% dos pacientes com deficiência de CBS respondem a uma dose oral elevada de piridoxina. Os que não respondem são tratados com restrição dietética à metionina e administração oral de betaína, a qual aumenta a metilação de homocisteína para metionina e melhora a função neurológica. O tratamento precoce previne a deficiência intelectual, a luxação do cristalino e as manifestações tromboembólicas, o que justifica a triagem neonatal dos bebês. Altas doses de vitamina B12 (p. ex., 1-5 mg de hidroxicobalamina administrada diariamente via intramuscular ou subcutânea) estão indicadas em alguns pacientes com defeitos no metabolismo da cobalamina. Nos defeitos da remetilação, a metionina pode estar baixa, necessitando de suplementação oral.

> Huemer M et al: Guidelines for diagnosis and management of the cobalamin-related remethylation disorders cblC, cblD, cblE, cblF, cblG, cblJ and MTHFR deficiency. J Inherit Metab Dis 2017;40(1):21–48 [PMID: 27905001].
> Morris AA et al: Guidelines for the diagnosis and management of cystathionine beta-synthase deficiency. J Inherit Metab Dis 2017;40(1): 49–74 [PMID: 27778219].

HIPERGLICINEMIA NÃO-CETÓTICA

FUNDAMENTOS DO DIAGNÓSTICO E CARACTERÍSTICAS TÍPICAS

▶ Recém-nascidos gravemente afetados apresentam-se com apneia, hipotonia, letargia, convulsões mioclônicas e soluço, além de desenvolverem deficiência intelectual e motora graves.
▶ Crianças levemente afetadas têm atraso no desenvolvimento, hiperatividade, coreia leve e convulsões.
▶ A glicina está elevada no LCS.

A deficiência congênita das subunidades proteicas das enzimas de clivagem da glicina causa a hiperglicinemia não cetótica (NKH, de *nonketotic hyperglycinemia*), e a deficiência do cofator lipoato causa NKH variante. Esses defeitos e o defeito no transportador da glicina *GLYT1* constituem as encefalopatias da glicina. A fisiopatologia desses distúrbios é pobremente entendida, mas a acumulação de glicina no cérebro pode causar um distúrbio dos neurotransmissores nos receptores glicinérgicos e no tipo de receptor do glutamato *N*-metil-D-aspartato. A forma grave da NKH clássica apresenta-se no recém-nascido com hipotonia, letargia precedendo coma, convulsões mioclônicas e soluços com um padrão de surto-supressão no EEG. A depressão respiratória pode requerer assistência ventilatória nas primeiras duas semanas, seguida por uma melhora espontânea. Os pacientes desenvolvem deficiência intelectual grave e convulsões recidivantes. Alguns pacientes têm um corpo caloso pequeno ou podem desenvolver hidrocefalia. Todos os pacientes apresentam difusão diminuída na RM nos tratos longos já mielinizados ao nascimento. Pacientes com uma forma atenuada apresentam-se com convulsões tratáveis, diferentes graus de atraso do desenvolvimento e coreia, e a metade desses pacientes pode apresentar sintomas mais tarde enquanto bebês ou crianças pequenas. Todas as formas dessa condição são autossômicas recessivas.

▶ Diagnóstico

Deve-se suspeitar de NKH em qualquer recém-nascido ou bebê com convulsões e particularmente naqueles com padrão de surto-supressão no EEG. O diagnóstico é confirmado ao se demonstrar um grande aumento da glicina no LCS não sanguinolento, com uma taxa anormalmente alta da glicina no LCS em relação à glicina plasmática. O sequenciamento combinado e a análise da cópia numérica dos éxons da *GLDC* e *AMT* são diagnósticos para essa condição em mais de 98% dos casos. Os defeitos na biossíntese dos cofatores lipoato e fosfato piridoxal também se apresentam com encefalopatia epilética com glicina elevada no LCS. O diagnóstico pré-natal é possível pela análise molecular.

▶ Tratamento

Nos pacientes com doença leve, o tratamento com benzoato de sódio (para normalizar os níveis de glicina plasmática) e dextrometorfano ou cetamina (para bloquear os receptores tipo glutamato como o *N*-metil-D-aspartato) controla as convulsões e melhora os resultados em relação ao neurodesenvolvimento. O tratamento dos pacientes gravemente afetados geralmente não tem sucesso. A terapia com altas doses de benzoato pode auxiliar no controle das convulsões, mas não previne deficiência intelectual grave. A dieta cetogênica reduz os níveis de glicina, mas o impacto no prognóstico é muito limitado.

Johan LK Van Hove, Curtis Coughlin II, Michael Swanson, Julia B Hennermann: Nonketotic hyperglycinemia. In: Margaret P Adam (eds): *GeneReviews®* [Internet]. Seattle, WA: University of Washington; 1993–2021. 2002 Nov 14 [updated 2019 May 23] [PMID: 20301531]. Patient and parent support group website with useful information for families: http://www.nkh-network.org.

ACIDEMIAS ORGÂNICAS

FUNDAMENTOS DO DIAGNÓSTICO E CARACTERÍSTICAS TÍPICAS

▶ Considerar em qualquer criança que apresenta acidose metabólica e cetose precocemente na infância.
▶ A análise dos ácidos orgânicos urinários geralmente é diagnóstica.

As acidemias orgânicas são distúrbios do metabolismo dos aminoácidos e dos ácidos graxos nos quais os ácidos orgânicos não amino acumulam-se no plasma e na urina. Geralmente essas condições são diagnosticadas examinando-se os ácidos orgânicos na urina, um exame normalmente realizado apenas em laboratórios especializados. A **Tabela 36-2** lista as apresentações clínicas das acidemias orgânicas, juntamente com os padrões de ácidos orgânicos urinários de cada uma. Os detalhes adicionais sobre algumas das acidemias orgânicas mais importantes são identificados na seção a seguir.

ACIDEMIA PROPRIÔNICA E METILMALÔNICA (HIPERGLICEMIAS CETÓTICAS)

A oxidação de valina, ácidos graxos de cadeia ímpar, metionina, isoleucina e treonina resultam em propionil-CoA, que por sua vez é convertida em L-metilmalonil-CoA pela propionil-CoA carboxilase e depois metabolizada em succinil-CoA via metilmalonil-CoA mutase para entrar no ciclo do ácido tricarboxílico (Krebs). As bactérias do intestino também contribuem substancialmente para a produção de propionil-CoA. A acidemia propiônica ocorre devido a um defeito na enzima propionil-CoA carboxilase, que contém biotina, e a acidose metilmalônica ocorre por um defeito na metilmalonil-CoA mutase, seja na apoenzima mutase, seja nos defeitos da síntese de seu cofator, adenosil-B12. Alguns distúrbios do metabolismo da vitamina B12 afetam apenas a síntese de adenosil-B12 (Cbl A ou B), ao passo que em outros (Cbl C, D, F, J, X) a síntese de metil-B12 também está bloqueada, levando a uma homocisteína elevada em adição ao ácido metilmalônico (ver Homocistinúria).

Os sintomas clínicos variam de acordo com o local e a severidade do bloqueio enzimático. Crianças com bloqueios graves apresentam-se com cetoacidose metabólica grave e ameaçadora à vida, hiperamonemia, coma, supressão da medula óssea precocemente na infância ou com acidose metabólica, vômito e déficit de crescimento durante os primeiros meses de vida. A maioria dos pacientes com doença grave apresentam déficit intelectual leve ou moderado. Outras complicações incluem pancreatite, AVC de gânglios da base, cardiomiopatia (mais presente na acidemia propiônica) e nefrite intersticial, além de doença renal crônica (mais presente na metilmalônica).

Todas as formas de acidemia propiônica e metilmalônica apresentam herança autossômica recessiva (exceto pelo Cbl X, que apresenta herança ligada ao X) e podem ser diagnosticadas intraútero.

▶ Diagnóstico

Os achados laboratoriais baseiam-se em ácidos orgânicos elevados na urina derivados do propionil-CoA ou ácido metilmalônico (ver **Tabela 36-2**), além de propionilcarnitina elevada (facilmente detectada na triagem neonatal). Pode haver hiperglicemia e cetoacidose, especialmente na doença aguda. Em algumas formas de metabolismo da vitamina B12 anormal, a homocisteína pode estar elevada. A confirmação diagnóstica ocorre pela análise molecular e/ou pelas análises dos fibroblastos ou linfócitos (apenas no caso da acidemia propiônica).

▶ Tratamento

Pacientes com bloqueios enzimáticos no metabolismo da B12 geralmente respondem a doses farmacológicas de vitamina B12 (hidroxicobalamina) aplicadas de maneira subcutânea ou intramuscular. A acidemia metilmalônica e propiônica não responsiva à vitamina B12 necessita de restrição de aminoácidos, prevenção rigorosa do catabolismo e suplementação com carnitina para melhorar a excreção de pionilcarnitina. O uso do metronidazol de maneira intermitente pode ajudar a reduzir as cargas de propionato do intestino. Em contextos agudos, a hemodiálise e a hemofiltração podem se fazer necessárias. O transplante hepático ou transplante combinado, hepático e renal, são opções nas formas agudas destes distúrbios.

Tabela 36-2 Apresentações clínicas e laboratoriais das acidemias orgânicas

Distúrbio	Defeito enzimático	Apresentações clínicas e laboratoriais
Acidemia isovalérica	Isovaleril-CoA Desidrogenase	Acidose e odor de pés suados na infância, atraso do crescimento, episódios de vômitos, letargia e acidose. Algumas formas são leves. Há persistência de isovalerilglicina e ácido 3-hidroxiisovalérico intermitente na urina.
Deficiência de 3-metilcrotonil-CoA carboxilase	3-metilcrotonil-CoA carboxilase	Geralmente uma acidose assintomática. Acidose e problemas de alimentação na infância, episódios semelhantes a síndrome de Reye em crianças mais velhas. Ácido 3-metilcrotonilglicina e 3-hidroxiisovalérico na urina.
Deficiência combinada de carboxilase	Holocarboxilase sintase	Hipotonia e acidose lática na infância. Ácido 3-hidroxiisovalérico na urina, frequentemente com pequenas quantidades de ácidos 3-hidroxipropiônico e metilcítrico. Frequentemente respondem à biotina.
Deficiência de biotinidase	Biotinidase	Alopecia, erupção seborreica, convulsões e ataxia na infância. Ácidos orgânicos urinários como acima. Sempre responsivos à biotina.
Acidemia 3-hidroxi-3-metilglutárica	3-hidroxi-3-metilglutaril-CoA liase	Hipoglicemia e acidose na infância. Episódios semelhantes a síndrome de Reye com hipoglicemia não cetótica ou leucodistrofia em crianças mais velhas. Ácidos 3-hidroxi-3-metilglutárico, 3-metilglutacônico e 3-hidroxiisovalérico na urina.
Deficiência de 3-cetotiolase	3-cetotiolase	Episódios de vômitos, acidose metabólica grave (hipercetose) e encefalopatia. Ácidos 2-metil-3-hidroxibutírico e 2-metilacetoacético e tigliglicina na urina, especialmente após uma dose de isoleucina.
Acidemia propiônica	Propionil-CoA carboxilase	Hiperamonemia e acidose metabólica na infância. Síndrome da hiperglicemia cetótica tardia. Ácidos 3-hidroxipropiônico e metilcítrico na urina, com ácidos 3-hidroxi- e 3-cetovalérico durante os episódios cetóticos.
Acidemia metilmalônica	Metilmalonil-CoA mutase	As apresentações clínicas são as mesmas que na acidemia propiônica. Há ácido metilmalônico na urina, frequentemente com ácidos 3-hidroxipropiônico e metilcítrico.
	Defeitos na biossíntese da vitamina B12	As apresentações clínicas são as mesmas descritas acima, quando a síntese de adenosil-B12 está diminuída. As apresentações neurológicas precoces são proeminentes quando acompanhadas pela síntese diminuída de metil-B12. Em última instância, a hipometioninemia e a homocistinúria acompanham a acidúria metilmalônica.
Acidúria piroglutâmica	Glutationa sintetase	A acidose e a anemia hemolítica estão presentes na infância, e a acidose crônica, mais tardiamente. Ácido piroglutâmico na urina.
Acidemia glutárica tipo 1	Glutaril-CoA desidrogenase	Distúrbios dos movimentos extrapiramidais progressivos infantis, com episódios de acidose, vômitos e encefalopatia. Janela de risco abrange desde o nascimento até os 6 anos. Ácido glutárico e 3-hidroxiglutárico no sangue e na urina.
Acidemia glutárica tipo II	ETF:ubiquinona oxirredutase (ETF desidrogenase) e ETF	Hipoglicemia, acidose, hiperamonemia, odor de pés suados na infância, frequentemente com rins policísticos e displásicos. O início neonatal grave é limitador à vida devido às complicações cardíacas. Pode ocorrer aparecimento tardio com episódios de hipoglicemia hipocetótica, disfunção hepática, miopatia esquelética lentamente progressiva. Ácido glutárico, etilmalônico, 3-hidroxiisovalérico, isovalerilglicina e 2-hidroxiglutárico na urina, frequentemente com sarcosina no sangue.
Acidúria 4-hidroxibutírica	Semialdeído succínico desidrogenase	Convulsões, ataxia e retardo do desenvolvimento. Ácido 4-hidroxibutírico na urina.

CoA, coenzima A; ETF, flavoproteína transportadora de elétrons.

Critelli K et al: Liver transplantation for propionic acidemia and methylmalonic acidemia: perioperative management and clinical outcomes. Liver Transpl 2018;24(9):1260–1270 [PMID: 30080956].

Fraser JL, Venditti CP: Methylmalonic and propionic acidemias: clinical management update. Curr Opin Pediatr 2016 Dec;28(6):682–693 [PMID: 27653704].

Manoli I, Sloan JL, Venditti CP: Isolated methylmalonic acidemia. In: Pagon RA et al (eds): *GeneReviews*. Seattle, WA: University of Washington; 2016 [PMID: 20301409].

Patient and parent support group websites with useful information for families: www.oaanews.org and www.pafoundation.com.

Schillaci LP et al: Inborn errors of metabolism with acidosis: organic acidemias and defects of pyruvate and ketone body metabolism. Pediatr Clin North Am 2018;65(2):209–230 [PMID: 29502910].

DEFICIÊNCIA DE CARBOXILASE

A deficiência da piruvato carboxilase isolada apresenta-se com acidose lática e hiperamonemia precocemente na infância. Mesmo se o paciente for bioquimicamente estabilizado, o prognóstico neurológico é ruim. A deficiência de 3-metilcrotonil-CoA carboxilase é frequentemente reconhecida na triagem neonatal utilizando-se análise da acetilcarnitina. Geralmente é uma condição benigna que algumas vezes pode causar sintomas de acidose e depressão neurológica. Todas as carboxilases necessitam da biotina como um cofator. A holocarboxilase sintetase liga covalentemente a biotina às apocarboxilases do piruvato, 3-metilcrotonil-CoA e propionil-CoA; a biotinidase libera a biotina dessas proteínas e das proteínas da dieta. A deficiência autossômica recessiva de qualquer das enzimas causa deficiência de todas as três carboxilases (ou seja, deficiência múltipla de carboxilase). Os pacientes com deficiência de holocarboxilase sintetase geralmente se apresentam, enquanto neonatos, com hipotonia, problemas de pele e acidose grave. Aqueles com deficiência de biotinidase apresentam mais tardiamente uma síndrome com ataxia, convulsões, dermatite seborreica e alopecia. Os pacientes não tratados podem desenvolver deficiência intelectual, perda auditiva e atrofia do nervo óptico. Em muitos pacientes, as sequelas do distúrbio são preveníveis caso tratadas precocemente.

▶ Diagnóstico

Este diagnóstico deve ser considerado em pacientes com sintomas típicos ou naqueles com acidose lática primária. Os ácidos orgânicos urinários estão geralmente anormais, mas nem sempre (ver **Tabela 36-2**). O diagnóstico é realizado por análises enzimáticas da atividade da carboxilase nos fibroblastos ou leucócitos. A biotinidase pode ser analisada no plasma e a holocarboxilase sintetase nos leucócitos e fibroblastos. Hoje em dia, aproximadamente todas as crianças com essa condição são diagnosticadas na triagem neonatal.

▶ Tratamento

As deficiências de carboxilase isoladas frequentemente não respondem à suplementação de biotina. Na deficiência de biotinidase e nas deficiências de carboxilase, a administração de doses farmacológicas de biotina reverte a acidúria orgânica em questão de dias, e os sintomas clínicos em dias a semanas. Pode ocorrer perda auditiva em pacientes com deficiência de biotinidase grave apesar do tratamento.

Donti TR, Blackburn PR, Atwal PS: Holocarboxylase synthetase deficiency pre and post newborn screening. Mol Genet Metab Rep 2016;7:40–44 [PMID: 27114915].

Wolf B: Biotinidase deficiency. In: Pagon RA et al (eds): *GeneReviews*®. Seattle, WA: University of Washington; 2016 [PMID: 20301497].

ACIDEMIA GLUTÁRICA TIPO 1

FUNDAMENTOS DO DIAGNÓSTICO E CARACTERÍSTICAS TÍPICAS

▶ Suspeita-se em crianças com necrose aguda dos gânglios basais, macrocefalia com sangramento subdural e distonia aguda ou progressiva.

▶ O diagnóstico pré-sintomático pela triagem neonatal e o tratamento reduzem a incidência de crises de encefalopatia aguda.

A acidemia glutárica tipo 1 ocorre devido a uma deficiência da glutaril-CoA desidrogenase. Os pacientes apresentam atrofia frontotemporal com sulcos silvianos aumentados e macrocefalia. A necrose aguda dos gânglios basais ou a degeneração neuronal crônica no caudado e no putâmen causa distúrbios de movimentos extrapiramidais na infância associados à distonia e atetose. Crianças com acidemia glutária tipo 1 podem apresentar-se com hemorragias retinianas e sangramento intracraniano, e, por isso, essas crianças podem ser falsamente consideradas como vítimas de abuso. Esse é um distúrbio que afeta primariamente o SNC e não se apresenta com acidose sistêmica, hipoglicemia ou danos primários em algum outro órgão-alvo. Os sintomas iniciais só foram relatados nos primeiros 6 anos de vida, o que representa o período vulnerável. A condição é autossômica recessiva e o diagnóstico pré-natal é possível.

▶ Diagnóstico

A acidemia glutárica tipo 1 deve ser suspeitada em pacientes com distonia aguda ou progressiva nos primeiros 6 anos de idade. A RM de cérebro é altamente sugestiva. O diagnóstico é embasado pelos achados de ácido glutárico, 3-hidroxiglutárico, e glutarilcarnitina na urina ou plasma, ou pelo achado de duas mutações no gene *GCDH*. A demonstração da deficiência de glutaril-CoA desidrogenase nos fibroblastos pode confirmar o diagnóstico. O diagnóstico pré-natal é feito pela análise da mutação, análise enzimática ou análise quantitativa dos metabólitos no líquido amniótico. Essa condição é detectada na triagem neonatal.

▶ Tratamento

A prevenção rigorosa do catabolismo no jejum ou na doença é criticamente importante. A suplementação com carnitina e o fornecimento de uma dieta restrita em relação à lisina e ao triptofano reduz o risco de degeneração dos gânglios basais. Os benefícios da suplementação com arginina são controversos. O diagnóstico precoce não previne a doença neurológica em todos os pacientes, mas reduz o risco, validando o uso da triagem neonatal. Apesar do tratamento, os indivíduos afetados podem apresentar deficiências na fala e nas habilidades motoras finas. Os sintomas neurológicos, uma vez presentes, normalmente não desaparecem. O tratamento sintomático da distonia grave é importante para os pacientes afetados.

Austin L, Steve G: Glutaric acidemia type 1. In: Margaret P Adam et al (eds): *GeneReviews*® [Internet]. Seattle, WA: University of Washington; 1993–2021. 2019 Sep 19 [PMID: 31536184].

Boy N et al: Proposed recommendations for diagnosing and managing individuals with glutaric aciduria type I: second revision. J Inherit Metab Dis 2017;40:75–101 [PMID: 27853989].

Zielonka M, Braun K, Bengel A, Seitz A, Kolker S, Boy N: Severe acute subdural hemorrhage in a patient with glutaric aciduria type I after minor head trauma: a case report. J Child Neurol 2015;30:1065–1069 [PMID: 25038128].

DISTÚRBIOS DA OXIDAÇÃO DOS ÁCIDOS GRAXOS E CARNITINA

DISTÚRBIOS DA OXIDAÇÃO DOS ÁCIDOS GRAXOS

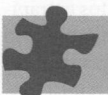

FUNDAMENTOS DO DIAGNÓSTICO E CARACTERÍSTICAS TÍPICAS

▶ Obtenha um perfil da acetilcarnitina em crianças com hipoglicemia, rabdomiólise, encefalopatia hepática ou cardiomiopatia para avaliar possíveis defeitos de oxidação de ácidos graxos.

▶ O diagnóstico e o tratamento precoces podem prevenir a morbidade e a mortalidade nas crianças afetadas, e evitar jejum prolongado é de extrema importância para o manejo de longo prazo.

Os distúrbios de oxidação de ácidos graxos são distúrbios do transporte e catabolismo dos ácidos graxos nas mitocôndrias. Em geral, os defeitos da oxidação dos ácidos graxos apresentam-se com hipoglicemia hipocetótica e, a depender do defeito específico, podem incluir hiperamonemia leve, hepatopatia, encefalopatia e/ou miopatia esquelética ou cardiomiopatia. Os defeitos de cadeia longa, os quais incluem acetil-CoA desidrogenase de cadeia muito longa (VLCAD, de *very-long-chain acyl-CoA dehydrogenase*), 3-hidroxiacil-CoA desidrogenase de cadeia longa (LCHAD, de *long-chain 3-hydroxyacyl-CoA dehydrogenase*), deficiência de carnitina palmitoiltransferase I e II, deficiência de carnitina palmitoiltransferase e deficiência de carnitina-acilcarnitina translocase, causam rabdomiólise episódica, cardiomiopatia e arritmia ventricular. As deficiências de VLCAD e LCHAD causam episódios de encefalopatia hepática semelhantes a síndrome de Reye. A síndrome da morte súbita do lactente (SMSL) é uma apresentação menos comum. Os sintomas específicos da deficiência de LCHAD incluem cirrose hepática progressiva, neuropatia periférica, retinite pigmentosa e uma incidência de esteatose hepática aguda da gravidez (EHAG) maior do que a esperada; durante a gravidez, também pode ocorrer síndrome de hemólise, enzimas hepáticas elevadas e plaquetas baixas (HELLP, de *hemolysis, elevated liver enzymes, and low platelets*) nas mães portadoras de crianças afetadas.

A deficiência de MCAD é o distúrbio mais comum da oxidação de ácidos graxos, ocorrendo em torno de 1:9.000 nascidos vivos.

Episódios semelhantes a síndrome de Reye, que historicamente têm sido em boa parte causados por deficiência de MCAD, podem ser fatais ou causar dano neurológico permanente. Similarmente, hoje em dia a ocorrência de SMSL é atribuída, em parte, aos casos de deficiência de MCAD não diagnosticados e jejum. Episódios de hipoglicemia hipocetótica tendem a se tornar menos frequentes e graves com o tempo. Após realizado o diagnóstico, tipicamente pela triagem neonatal, e instituído o tratamento, a morbidade reduz e a mortalidade é evitada na deficiência de MCAD.

A deficiência de acetil-CoA desidrogenase de cadeia curta (SCAD, de *short-chain acyl-CoA dehydrogenase*) é caracterizada pela presença de ácido etilmalônico na urina. Os pacientes geralmente são assintomáticos; hoje em dia, tem-se reconsiderado se essa deficiência é realmente uma doença clínica verdadeira. A acidemia glutárica tipo II (ou deficiência múltipla de acetil-CoA desidrogenase) resulta de defeitos no transporte de elétrons, mediado pela flavina, provenientes da oxidação de ácidos graxos e da oxidação de alguns aminoácidos dentro da cadeia respiratória mediada pela flavina. Alguns pacientes com acidemia glutárica tipo II têm uma apresentação clínica que se assemelha à deficiência de MCAD. Pacientes com uma apresentação neonatal grave podem também apresentar doença renal cística, apresentações dismórficas e uma cardiomiopatia grave. Os pacientes menos afetados podem apresentar-se com miopatia de início tardio e serem responsivos à riboflavina. Alguns desenvolvem cardiomiopatia e leucodistrofia. A deficiência das enzimas cetogênicas 3-hidroximetilglutaril-CoA sintetase e liase apresenta-se com hipoglicemia hipocetótica. Essas condições são autossômicas recessivas. Os distúrbios citoplasmáticos do metabolismo dos ácidos graxos estão sendo recentemente reconhecidos. A deficiência de lipina 1, uma lipase citoplasmática de triglicerídeos, causa episódios graves de rabdomiólise com início em idade muito precoce.

▶ Diagnóstico

Todos os distúrbios da oxidação dos ácidos graxos apresentam cetogênese reduzida em resposta ao jejum. A análise dos ésteres da acetilcarnitina (via um perfil de acetilcarnitina) é um teste diagnóstico de primeira linha utilizado na triagem neonatal, uma vez que ele revela um diagnóstico metabólico independentemente da apresentação clínica. Um padrão típico pode ser reconhecido para cada distúrbio; por exemplo, a deficiência de MCAD é caracterizada por octanoilcarnitina elevada. Alguns distúrbios apresentam ésteres de acetilglicina elevados, o que pode ser identificado na análise de ácidos orgânicos urinários ou em uma análise quantitativa específica de acetilglicina. Uma maior confirmação pode ser obtida pelo sequenciamento de genes-alvo ou pela análise da oxidação de ácidos graxos nos fibroblastos. Apenas raramente estão disponíveis análises enzimáticas.

▶ Tratamento

O manejo de todos os distúrbios da oxidação de ácidos graxos envolve a prevenção da hipoglicemia por meio da evitação do jejum prolongado (> 8-12 horas). Isso inclui o tratamento vigoroso do jejum associado a doenças utilizando-se glicose. Os pacientes jovens com deficiência de MCAD geralmente recebem carnitina via oral quando os níveis de carnitina estão baixos, uma vez que a oxidação de ácidos graxos pode ser comprometida caso esteja associada a uma deficiência de carnitina. A restrição dietética de gorduras de cadeia longa não é necessária na deficiência de MCAD, mas é necessária nas deficiências VLCAD e LCHAD graves. Os triglicerídeos de cadeia média estão contraindicados na deficiência de MCAD, mas são uma potencial fonte de energia para pacientes com deficiências VLCAD e LCHAD graves ou com deficiência de acetilcarnitina translocase. Outras fontes alternativas de combustível incluem as proteínas e a tri-heptanoína. A riboflavina pode ser benéfica em alguns pacientes com acidemia glutária tipo II. O prognóstico na deficiência de MCAD é excelente, mas é mais reservado aos pacientes com algum dos outros distúrbios.

Merritt JL, 2nd, Chang IJ: Medium-chain acyl-coenzyme A dehydrogenase deficiency. In: Adam MP et al (eds): *GeneReviews*® [Internet]. Seattle, WA: University of Washington; 1993–2021, 2000 Apr 20 [updated 2019 Jun 27] [PMID: 20301597].

Patient and parent support group website with useful information for families: http://www.fodsupport.org.

Wieser T: Carnitine palmitoyl transferase type 2 deficiency. In: Adam MP et al (eds): *GeneReviews*®[Internet]. Seattle, WA: University of Washington; 1993–2021. 2007 Aug 27 [updated 2019 Jan 3] [PMID: 20301431].

CARNITINA

FUNDAMENTOS DO DIAGNÓSTICO E CARACTERÍSTICAS TÍPICAS

▶ A deficiência primária da carnitina se manifesta como doença cardíaca, incluindo cardiomiopatia e morte súbita, como hipoglicemia hipocetótica ou como intolerância ao exercício.

▶ O tratamento da deficiência primária da carnitina com carnitina melhora os resultados e o prognóstico da doença.

▶ Há muitas causas para a deficiência secundária de carnitina.

A carnitina é um nutriente essencial encontrado em maiores concentrações na carne vermelha. A sua função primária é transportar ácidos graxos de cadeia longa para dentro da mitocôndria para oxidação. A deficiência primária da captação da carnitina pode manifestar-se como encefalopatia hepática (semelhante a síndrome de Reye), cardiomiopatia ou miopatia esquelética com hipotonia. Esses distúrbios são raros comparados com a deficiência secundária da carnitina, que pode ocorrer pela dieta (dieta vegana, alimentação intravenosa ou dieta cetogênica), pelas perdas renais, pelos medicamentos (especialmente o ácido valproico) e por outros distúrbios metabólicos (especialmente acidemias orgânicas). O prognóstico depende da causa da anormalidade da carnitina. A deficiência da carnitina primária é uma das maiores causas tratáveis de cardiomiopatia dilatada em crianças.

A carnitina livre e a esterificada podem ser medidas no sangue. Se há suspeita de insuficiência de carnitina, o paciente deve ser avaliado para descartar distúrbios que possam causar deficiência de carnitina secundária.

A L-carnitina oral ou intravenosa é utilizada na deficiência ou insuficiência em doses de 25 a 100 mg/kg/dia ou mais. O tratamento objetiva manter os níveis de carnitina normais. A suplementação de carnitina em pacientes com alguns distúrbios da oxidação dos ácidos graxos e acidúrias orgânicas também pode aumentar a excreção de metabólitos acumulados, muito embora a suplementação possa não prevenir crises metabólicas em tais pacientes.

Longo N: Primary carnitine deficiency and newborn screening for disorders of the carnitine cycle. Ann Nutr Metab 2016;68 Suppl 3:5–9 [PMID: 27931018].

Longo N, Frigeni M, Pasquali M: Carnitine transport and fatty acid oxidation. Biochim Biophys Acta 2016;1863:2422–2435 [PMID: 26828774].

DISTÚRBIOS DO METABOLISMO DA PURINA

FUNDAMENTOS DO DIAGNÓSTICO E CARACTERÍSTICAS TÍPICAS

▶ A síndrome de Lesch-Nyhan é classicamente descrita em meninos com espasticidade, distonia e comportamentos automutilantes.

▶ A proporção entre ácido úrico e creatinina ou succinilpurinas na urina são testes de triagem úteis.

A hipoxantina-guanina fosforibosiltransferase é uma enzima que recicla as bases de purina hipoxantina e guanina em monofosfato de inosina e monofosfato de guanosina, respectivamente. A deficiência de hipoxantina-guanina fosforibosiltransferase (síndrome de Lesch-Nyhan) é um distúrbio recessivo ligado ao X. A deficiência completa é caracterizada pela disfunção do SNC, com gasto de purina e aumento na síntese de purina compensatória, além da superprodução de xantina e hipoxantina, resultando em hiperuricemia e hiperuricosúria. A depender da atividade residual da enzima mutante, os indivíduos masculinos hemizigóticos podem ser gravemente debilitados por coreoatetose, distonia e automutilação (mordeduras de lábios e dedos) ou podem ter apenas artrite por gota e urolitíase por urato. A deficiência de adenilosuccinase liase envolve um defeito na síntese de purinas. Os pacientes apresentam-se com deficiência intelectual permanente, hipotonia e convulsões.

▶ Diagnóstico

O diagnóstico da síndrome de Lesch-Nyhan é feito demonstrando-se uma relação ácido úrico: creatinina elevada na urina, seguida pela demonstração da deficiência enzimática nas células vermelhas do sangue ou fibroblastos, ou por análise molecular. A triagem da deficiência de adenilosuccinato liase é pela mensuração das succinilpurinas, com confirmação por outros metabólitos e ensaios moleculares.

Tratamento

A hiper-hidratação e a alcalinização são essenciais para prevenir cálculos renais e a nefropatia por urato. O alopurinol e o probenecida podem ser administrados para reduzir a hiperuricemia e prevenir gota, mas não afetam a situação neurológica. As restrições físicas são frequentemente mais efetivas do que as medicações neurológicas para a automutilação. Não existe tratamento efetivo para a deficiência de adenilosuccinato liase.

Jinnah HA: *HPRT1* disorders. In: Adam MP et al (eds): *GeneReviews®* [Internet]. Seattle, WA: University of Washington; 1993–2020. 2000 Sept 25 [updated 2020 Aug 6] [PMID: 20301328].
Jurecka A, Zikanova M, Kmoch S, Tylki-Szymanska A: Adenylosuccinate lyase deficiency. J Inherit Metab Dis 2015;38:231–242 [PMID: 25112391].
Nyhan WL, O'Neill JP, Jinnah HA, Harris JC: Lesch-Nyhan syndrome. In: Pagon RA et al (eds): *GeneReviews*. Seattle, WA: University of Washington; 2014 [PMID: 20301328].
Patient and parent support group websites with useful information for families: http://lndnet.ning.com and http://www.lesch-nyhan.org.

DOENÇAS LISOSSÔMICAS

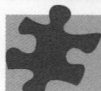

FUNDAMENTOS DO DIAGNÓSTICO E CARACTERÍSTICAS TÍPICAS

- ► As doenças de depósito lisossomal podem apresentar-se clinicamente com envolvimento multissistêmico, incluindo hepatoesplenomegalia, doença cardíaca e alterações esqueléticas, com ou sem envolvimento neurológico.
- ► Exames de imagem cerebral, avaliação esquelética e análise de glicosaminoglicanos ou oligossacarídeos na urina podem auxiliar nos estudos da triagem inicial. A maioria dos diagnósticos é realizada por análise enzimática.
- ► Há terapias disponíveis para muitos dos distúrbios previamente intratáveis.

Os lisossomos são organelas celulares nas quais macromoléculas complexas são degradadas por hidrolases ácidas específicas. A deficiência de enzimas lisossomais faz com que o substrato se acumule nos lisossomos, resultando em imagens clínicas características. Esses distúrbios de acúmulo lisossomal são classificados como mucopolissacaridoses, lipidoses ou oligossacaridoses, a depender da natureza do material armazenado. Dois distúrbios adicionais são causados por defeitos nas proteínas lisossomais, que normalmente transportam material do lisossomo para o citoplasma: a cistinose e a doença de Salla. A **Tabela 36-3** lista as características clínicas e laboratoriais dessas condições. A maioria é herdada como apresentações autossômicas recessivas e todas podem ser diagnosticadas intraútero.

Diagnóstico

O diagnóstico de mucopolissacaridose é sugerido por alguns achados clínicos e radiológicos (disostose múltipla, que inclui sela túrcica aumentada, escafocefalia, costelas largas, vértebras em formato de gancho [L1 e L2 são as mais afetadas], pontas proeminentes dos metacarpos e falanges alargadas). Os testes de triagem urinários podem detectar glicosaminoglicanos e oligossacarídeos e, posteriormente, identificar quais espécies específicas estão presentes. O diagnóstico deve ser confirmado pela análise enzimática utilizando-se leucócitos ou cultura de fibroblastos. As lipidoses apresentam-se com sintomas viscerais ou neurodegeneração. O padrão de leucodistrofia associado com muitas lipidoses pode indicar uma condição específica. O diagnóstico é realizado por análises enzimáticas adequadas de leucócitos periféricos ou culturas apropriadas de fibroblastos da pele. A análise molecular também está disponível para a maioria das condições.

Tratamento

A maioria das condições não pode ser tratada efetivamente, mas novas possibilidades têm trazido esperança em muitas situações. O transplante de células tronco hematopoiéticas pode melhorar significativamente o curso de algumas das doenças lisossomais e é o tratamento de primeira linha para muitas, como é o caso da síndrome de Hurler infantil. Muitos distúrbios são tratados com infusões de enzimas modificadas recombinantes. As infusões são tipicamente aplicadas de forma intravenosa; no entanto, o uso de infusão intratecal permite um tratamento dos sintomas neurológicos de maneira mais efetiva. O tratamento da doença de Gaucher é muito efetivo, e dados de longo prazo sugerem um excelente resultado. Tratamentos similares foram desenvolvidos para doença de Fabry, diversas mucopolissacaridoses, doença de Wolman e de Pompe. Foram reportadas melhorias substanciais nessas condições, mas com limitações. Estão sendo desenvolvidas novas possibilidades de tratamento por meio da inibição de substratos e terapia com chaperonas. O tratamento da cistinose com cisteamina resulta em depleção da cistina acumulada e prevenção das complicações, incluindo doença renal. A doença de Niemann-Pick C está sendo tratada mais efetivamente com ciclodextrina.

Elmonem MA, Veys KR, Soliman NA, van Dyck M, van den Heuvel LP, Levtchenko E: Cystinosis: a review. Orphanet J Rare Dis 2016;11:47 [PMID: 27102039].
Hoffman EP, Barr ML, Giovanni MA, Murray MF: Lysosomal acid lipase deficiency. In: Pagon RA et al (eds): *GeneReviews®*. Seattle, WA: University of Washington; 2016 [PMID: 26225414].
James RA, Singh-Grewal D, Lee SJ, McGill J, Adib N; Australian Paediatric Rheumatology G: Lysosomal storage disorders: a review of the musculoskeletal features. J Paediatr Child Health 2016;52:262–271 [PMID: 27124840].
Khan S et al: Mucopolysaccharidosis IVA and glycosaminoglycans. Mol Genet Metab 2017;120:78–95 [PMID: 27979613].
Mole SE, Cotman SL: Genetics of the neuronal ceroid lipofuscinoses (Batten disease). Biochim Biophys Acta 2015;1852:2237–2241 [PMID: 26026925].
Nalysnyk L, Rotella P, Simeone JC, Hamed A, Weinreb N: Gaucher disease epidemiology and natural history: a comprehensive review of the literature. Hematology 2017;22:65–73 [PMID: 27762169].
Patient and parent support group websites with useful information for families: http://www.mpssociety.org, www.ulf.org, www.lysosomallearning.com, www.fabry.org, www.gaucherdisease.org www.ntsad.org.

ERROS INATOS DO METABOLISMO

Tabela 36-3 Apresentações clínicas e laboratoriais das doenças de depósito lisossômicas

Doença	Defeito enzimático	Apresentação clínica e laboratorial	Terapias disponíveis
I. Mucopolissacaridoses			
Síndrome de Hurler	α-iduronidase	Autossômica recessiva. Deficiência intelectual, hepatomegalia, hérnia umbilical, fácies grosseira, córnea opaca, giba dorsolombar, doença cardíaca grave. Sulfato de heparano e sulfato de dermatano na urina.	TCTH TRE
Síndrome de Scheie	α-iduronidase (incompleta)	Autossômica recessiva. Córnea opaca, rigidez articular, intelecto normal. Tipos clínicos intermediários entre Hurler e Scheie são comuns. Sulfato de heparano e sulfato de dermatano na urina.	TRE
Síndrome de Hunter	Sulforonidase sulfatase	Doença recessiva ligada ao X. Fácies grosseira, hepatomegalia, deficiência intelectual variável. Córnea opaca e giba não estão presentes. Sulfato de heparano e sulfato de dermatano na urina.	TCTH TRE
Síndrome de Sanfilippo: Tipo A Tipo B Tipo C Tipo D	Acetil CoA-α-N-acetilglucosaminidase Sulfomidase: N-acetiltransferase-α-glucosamina α-N-acetilglucosamina-6-sulfatase	Autossômica recessiva. Deficiência intelectual grave e hiperatividade com visceromegalias, fácies grosseira e alterações esqueléticas comparativamente leves. Os subtipos não podem ser diferenciados clinicamente. Sulfato de heparano presente na urina.	
Síndrome de Morquio	N-acetilgalactosamina-6-sulfatase	Autossômica recessiva. Diversas alterações esqueléticas, platispondilia, córnea opaca. Sulfato de ceratano na urina.	TRE
Síndrome Maroteaux-Lamy	N-acetilgalactosamina-4-sulfatase	Autossômica recessiva. Fácies grosseira, atraso do crescimento, giba dorsolombar, córnea opaca, hepatoesplenomegalia, intelecto normal. Sulfato de dermatano na urina.	TCTH TRE
Deficiência de β-glucoronidase	β-glucuronidase	Autossômica recessiva. Deficiência intelectual variável, giba dorsolombar, córnea opaca, hepatoesplenomegalia a fácies levemente grosseira, retardo, hipermobilidade articular. Perda auditiva é comum. Sulfato de heparano e sulfato de dermatano na urina.	TCTH
II. Oligossacaridoses			
Manosidose	α-manosidase	Autossômica recessiva. Deficiência intelectual variável, fácies grosseira, estatura pequena, alterações esqueléticas, hepatoesplenomegalia a leves alterações faciais e hipermobilidade articular. Perda auditiva é comum. Oligossacarídeos anormais na urina.	TCTH
Fucosidose	α-fucosidase	Autossômica recessiva. Deficiência intelectual variável, fácies grosseira, alterações ósseas, hepatoesplenomegalia e angioceratomas ocasionais. Oligossacarídeos anormais na urina.	TCTH
Doença I-cell (mucolipidose II)	N-acetilglucosaminilfosfotransferase	Autossômica recessiva; formas leves a graves conhecidas. Estatura muito baixa, deficiência intelectual, fácies grosseira precoce, córnea clara e rigidez articular. Enzimas lisossomais aumentadas no sangue. Sialil-oligossacarídeos anormais na urina.	TCTH
Sialidose	Neuraminidase (sialidase)	Autossômica recessiva. Deficiência intelectual, fácies grosseira, displasia esquelética, convulsões mioclônicas, manchas maculares vermelho-cereja. Sialil-oligossacarídeos anormais na urina.	
III. Lipidoses			
Doença de Niemann-Pick	Esfingomielinase	Autossômica recessiva. Formas agudas e crônicas conhecidas. Forma aguda neuropática comum em descendentes dos judeus da Europa Oriental. Há acúmulo de esfingomielina nos lisossomos do sistema RE e SNC. Hepatoesplenomegalia, atraso do desenvolvimento, manchas maculares vermelho-cereja. Morte em 1 a 4 anos no tipo A grave; o tipo B leve desenvolve insuficiência respiratória geralmente na idade adulta.	TCTH[a]

(continua)

Tabela 36-3 Apresentações clínicas e laboratoriais das doenças de depósito lisossômicas   *(Continuação)*

Doença	Defeito enzimático	Apresentação clínica e laboratorial	Terapias disponíveis
Leucodistrofia metacromática	Arilsulfatase A	Autossômica recessiva. A forma infantil tardia é a mais comum, com início entre 1 e 4 anos. Há acúmulo de sulfatida na substância branca cerebral com leucodistrofia central e neuropatia periférica. Distúrbios de marcha (ataxia), incoordenação motora, ausência de reflexos profundos nos tendões e demência. Morte geralmente na primeira década de vida.	TCTH[a]
Doença de Krabbe (leucodistrofia de células globosas)	Galactocerebrosídeo α-galactosidase	Autossômica recessiva. Células globoides na substância branca cerebral. Surgimento entre 3 e 6 meses com convulsões, irritabilidade, retardo e leucodistrofia. Morte em torno de 1 a 2 anos. Formas adultas e juvenis são raras.	TCTH[a]
Doença de Fabry	α-galactosidase A	Recessivo ligado ao X. Armazenamento de trihexosilceramida nas células endoteliais. Dor nas extremidades, angioceratoma e, após, perda visual, hipertensão e falência renal.	TRE, CT
Doença de Farber	Ceramidase	Autossômica recessiva. Armazenamento de ceramida nos tecidos. Nódulos subcutâneos, artropatia com articulações deformadas e dolorosas, crescimento e desenvolvimento ruins. Morte no primeiro ano de vida.	TCTH[a]
Doença de Gaucher	Galactocerebrosídeo β-galactosidase	Autossômica recessiva. Acúmulo de glucocerebrosídeo nos lisossomos do sistema RE e SNC. Forma neuropática aguda: deficiência intelectual, hepatoesplenomegalia, manchas maculares vermelho-cereja e células de Gaucher na medula óssea. Morte entre 1 e 2 anos. Forma crônica comum em descendentes de judeus da Europa Oriental. Hepatoesplenomegalia e lesões ósseas osteolíticas "em frasco". Consistente com expectativa de vida normal.	TRE SIT
GM1 gangliosidose	GM1 β-galactosidase-gangliosídeo	Autossômica recessiva. Acúmulo de GM1 gangliosídeos nos lisossomos do sistema RE e SNC. Formas infantis: anormalidades ao nascimento com disostose múltipla, hepatoesplenomegalia, manchas vermelho-cereja e morte aos 2 anos. Forma jovem: desenvolvimento normal até 1 ano de idade, depois ataxia, fraqueza, demência, e morte entre 4 e 5 anos. Achatamento do corpo vertebral inferior em L1 e L2.	TCTH[a]
G_{M2} gangliosidoses doença de Tay-Sachs e doença de Sandhoff	β-N-acetilhexosaminidase A β-N-acetilhexosaminidase A e B	Autossômica recessiva. A doença de Tay-Sachs é comum em descendentes de judeus da Europa Oriental, a doença de Sandhoff é pan-étnica. Os fenótipos clínicos são idênticos, com acúmulo de GM2 gangliosídeos nos lisossomos do SNC. Surgimento na idade de 3 a 6 meses com hipotonia, hiperacusia, deficiência intelectual e manchas maculares vermelho-cereja. A morte ocorre entre 2 e 3 anos. As formas juvenis e adultas da doença de Tay-Sachs são raras.	
Doença de Wolman	Lipase ácida	Autossômica recessiva. Acúmulo de ésteres de colesterol e triglicerídeos nos lisossomos do sistema RE. Surgimento na infância com sintomas gastrintestinais e hepatoesplenomegalia, com morte no primeiro ano de vida. As adrenais frequentemente estão aumentadas e calcificadas.	TCTH TRE
Doença de Niemann-Pick tipo C	Gene *NPC1* (95%), gene *NPC2* (5%)	Autossômica recessiva. O transporte de lipídios e colesterol está bloqueado dos endossomos para os lisossomos. A doença hepática colestática infantil ou a neurodegeneração tardia com paralisia do olhar supranuclear vertical, ataxia, cataplexia gelástica, convulsões, espasticidade e perda da fala. Alguns apresentam esplenomegalia.	SIT

CT, terapia com chaperonas; RE, reticuloendotelial; SIT, terapia de inibição do substrato; SNC, sistema nervoso central; TCTH, transplante de células-tronco hematopoiéticas; TRE, terapia de reposição enzimática
[a]Pode ser útil em pacientes selecionados.

DOENÇAS PEROXISSÔMICAS

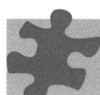

FUNDAMENTOS DO DIAGNÓSTICO E CARACTERÍSTICAS TÍPICAS

▶ Apresentações dismórficas, hipotonia, perda auditiva, convulsões, catarata, retinopatia, doença hepática e doença renal são achados característicos da doença peroxissomal grave.

▶ Mudança comportamental ou dificuldades escolares em um paciente jovem do sexo masculino pode sugerir adrenoleucodistrofia ligada ao X (X-ALD) e leva à necessidade de uma RM com contraste.

▶ A análise de ácidos graxos de cadeia muito longa (VLCFA) é um teste de triagem para a maioria dos, mas não todos, distúrbios peroxissômicos.

Os peroxissomos são organelas intracelulares que contêm um grande número de enzimas (> 70). Os sistemas enzimáticos no peroxissomo participam no metabolismo dos ácidos graxos de cadeia muito longa (VLCFAs, de *very-long-chain fatty acids*), ácidos graxos de cadeia ramificada (ácido fitânico e pristânico), ácidos biliares, alguns aminoácidos, oxalato e plasmalogênios.

Nos distúrbios da biogênese peroxissomal, múltiplas enzimas estão deficientes devido a uma disfunção peroxissomal global. As apresentações clínicas são chamadas de doenças do espectro de Zellweger. Os pacientes apresentam-se enquanto neonatos ou lactentes com convulsões, hipotonia, fácies típica com testa e fontanelas proeminentes, hepatopatia, dificuldades alimentares, distrofia de retina e perda auditiva. Na autópsia, podem ser encontrados cistos renais, anormalidades da migração neuronal cerebral e ausência ou peroxissomos vazios. Pacientes com um fenótipo clínico e bioquímico mais leve apresentam ataxia, atraso do desenvolvimento, retinopatia e perda auditiva.

Em outras doenças peroxissômicas, apenas uma única enzima está deficiente. Pacientes com deficiência de proteína D-bifuncional ou deficiência de acetil-CoA oxidase têm um fenótipo semelhante a Zellweger. A hiperoxalúria primária (deficiência de alanina-glioxilato aminotransferase) causa litíase renal e nefropatia. Mutações nos genes transportadores de VLCFA ligados ao X, *ABCD1*, causam uma leucodistrofia rapidamente progressiva e fatal (adrenoleucodistrofia ligada ao X [X-ALD, de *X-linked adrenoleukodystrophy*]) ou uma espasticidade progressiva e neuropatia (adrenomieloneuropatia). A insuficiência adrenal geralmente acompanha ambas as apresentações neurológicas. A oxidação defeituosa do ácido fitânico causa a doença de Refsum em adultos, com sintomas de ataxia, leucodistrofia, cardiomiopatia, neuropatia e distrofia de retina. Os defeitos da síntese de plasmalogênio causam condrodisplasia punctata rizomélica, com sintomas de displasia esquelética e doença neurológica. Exceto pela X-ALD, todas as doenças peroxissomais apresentam herança recessiva.

▶ Diagnóstico

O melhor teste inicial para as doenças do espectro de Zellweger e a X-ALD é a avaliação dos níveis de VLCFA no plasma. As medidas de ácido fitânico, ácido pristânico, ácido pipecólico, intermediários dos ácidos biliares e plasmalogênios também são apropriadas para avaliação de alguns distúrbios peroxissômicos. Essas doenças estão, cada vez mais, sendo identificadas com testagem genética. Diversos estados realizam testagem para a X-ALD na triagem neonatal.

▶ Tratamento

O tratamento para a maioria das doenças peroxissômicas é sintomático e de suporte. O transplante de células tronco hematopoiéticas (TCTH) pode ser um tratamento efetivo nos estágios iniciais de X-ALD, e é necessário monitoramento rígido dos pacientes do sexo masculino afetados para determinar o tempo ótimo para a realização do TCTH. É necessário tratamento com corticosteroides para qualquer paciente com insuficiência adrenal. O tratamento dietético para evitação do ácido fitânico (predominantemente presente nas carnes e produtos lácteos) é efetivo para a doença adulta de Refsum. O transplante hepático é um tratamento efetivo para a hiperoxalúria primária.

Braverman NE et al: Peroxisome biogenesis disorders in the Zellweger spectrum: an overview of current diagnosis, clinical manifestations, and treatment guidelines. Mol Genet Metab 2016;117(3):313–321 [PMID: 26750748].

Patient and parent support group website with useful information for families: http://www.thegfpd.org.

Raymond GV, Moser AB, Fatemi A: X-linked adrenoleukodystrophy. *GeneReviews* [Internet]. Seattle, WA: University of Washington; 2018. https://www.ncbi.nlm.nih.gov/books/NBK1315/.

DOENÇAS CONGÊNITAS DA GLICOSILAÇÃO

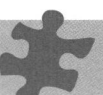

FUNDAMENTOS DO DIAGNÓSTICO E CARACTERÍSTICAS TÍPICAS

▶ A análise dos padrões de glicosilação dos marcadores de glicoproteínas, como a transferrina (glicosilação ligada ao N) e apolipoproteína C (glicosilação ligada ao O), é um teste de triagem inicial para essas doenças de amplo espectro e multissistêmicas.

Muitas proteínas, especialmente as proteínas extracelulares e lisossômicas, requerem glicosilação para seu funcionamento normal. Os distúrbios congênitos da glicosilação (CDGs, de *congenital disorders of glycosylation*) são uma família de mais de 100 distúrbios diferentes que resultam de defeitos na síntese de glicanos ou no ligamento de glicanos (polissacarídeos) às proteínas como uma modificação pós-translacional. O CDG mais comum é a deficiência de fosfomanomutase-2 (PMM2-CDG, de *phosphomannomutase-2*).

Crianças com PMM2-CDG podem apresentar-se com diarreia, atraso do desenvolvimento, distribuição de gordura subcutânea anormal, mamilos invertidos, estrabismo, hipoplasia cerebelar, hepatopatia, cardiomiopatia e efusões pericárdicas, anormalidades endócrinas e neuropatia periférica. Pacientes com deficiência de fosfomanose isomerase (PMI-CDG, de *phosphomannose isomerase*) apresentam uma combinação de hepatopatia, enteropatia perdedora de proteínas e hipoglicemia hiperinsulinêmica. Os defeitos de glicosilação também foram encontrados subjacentes em síndromes como a síndrome de exostoses múltiplas, síndrome de Walker-Warburg, doença músculo-olhos-cérebro e distrofias musculares relacionadas aos distroglicanos.

Os defeitos no sistema de ancoragem do glicosilfosfatidilinositol causam sintomas neurológicos como epilepsia, hipotonia, anormalidades cerebrais e outras disfunções orgânicas com fosfatase alcalina caracteristicamente elevada devido à falta de ancoragem da enzima à parede celular endotelial. As deficiências combinadas estão presentes nos distúrbios de Golgi, como as anormalidades no complexo COG que move as glicoproteínas; essas apresentam-se com combinações variáveis de hepatopatia, sintomas neurológicos, infecções recorrentes e hipertermia, defeitos cardíacos e cútis laxa. A deficiência de fosfoglicoisomerase (PGM1-CDG, de *phosphoglucoisomerase*) causa tanto doença de armazenamento do glicogênio (tipo XIV) com hipoglicemia, quanto malformações como fenda palatina e anormalidades hepáticas, cardíacas e endócrinas. Finalmente, a *N*-glicanase-1 (NGLY1) é o primeiro distúrbio descrito como um distúrbio de glicosilação e apresenta-se com atrasos do desenvolvimento, transaminases elevadas, coreia e alacrimia.

▶ **Diagnóstico**

Pode-se suspeitar do diagnóstico no contexto de níveis alterados de proteínas glicosiladas como transferrina, globulina ligadora de tiroxina, enzimas lisossômicas e fatores de coagulação (IX, XI, antitrombina III e proteínas C e S). O diagnóstico é confirmado pelo achado de padrões de glicosilação anormais nas proteínas selecionadas. A maioria dos laboratórios examinam a transferrina sérica para triar CDGs ligados ao N e apoCIII para CDGs ligados ao O. Em alguns casos, a biópsia muscular com imuno-histoquímica pode ser um teste diagnóstico. Em alguns casos, o diagnóstico de CDG pode ser ratificado pela análise da atividade enzimática. A testagem genética ampla é, cada vez mais, a modalidade diagnóstica inicial para sugerir um CDG.

▶ **Tratamento**

O tratamento é de suporte, incluindo a monitorização e provisão de tratamento precoce para apresentações clínicas esperadas. O tratamento com manose é curativo para pacientes com PMI-CDG e o tratamento com galactose é importante para pacientes com PGM1-CDG, tornando importante a identificação desses distúrbios a tempo.

> Ng BG, Freeze HH: Perspectives on glycosylation and its congenital disorders. Trends Genet 2018;34(6):466–476 [PMID: 29606283].

> Sparks SE, Krasnewich DM: Congenital disorders of N-linked glycosylation and multiple pathway overview. *GeneReviews*® [Internet]. Seattle, WA: University of Washington; 2017. https://www.ncbi.nlm.nih.gov/books/NBK1332/.

SÍNDROME SMITH-LEMLI-OPITZ E DOENÇAS DA SÍNTESE DO COLESTEROL

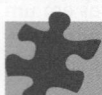

FUNDAMENTOS DO DIAGNÓSTICO E CARACTERÍSTICAS TÍPICAS

▶ A presença de 7- e 8-deidrocolesterol elevados no sangue é diagnóstica na síndrome de Smith-Lemli-Opitz (SLO), que se apresenta com atraso do desenvolvimento e malformações.

▶ A xantomatose cerebrotendínea (XCT) apresenta-se com catarata e sintomas neurológicos progressivos. O tratamento com ácido quenodesoxicólico melhora a progressão da doença.

Inúmeros defeitos da síntese do colesterol estão associados com malformações e alterações do neurodesenvolvimento. A síndrome de Smith-Lemli-Opitz (SLO) é uma síndrome autossômica recessiva causada pela deficiência da enzima 7-deidrocolesterol-Δ7-redutase. Ela é caracterizada por microcefalia, baixo crescimento, deficiência intelectual, apresentações dismórficas típicas na face e extremidades (particularmente a sindactilia dos artelhos 2 e 3) e, frequentemente, malformações do coração e do aparelho geniturinário. Essa síndrome é melhor descrita no Capítulo 37. A síndrome de Conradi-Hunermann é caracterizada por condrodisplasia punctata e pele atrófica. Os defeitos do metabolismo do colesterol até os ácidos biliares geralmente causam doença hepática colestática e déficit de crescimento. A xantomatose cerebrotendinosa (XCT) manifesta-se com ataxia progressiva, paraparesia espástica, catarata, declínio cognitivo e, posteriormente, erupções xantomatosas na pele. Alguns pacientes com XCT podem inicialmente apresentar-se com doença hepática colestática ou diarreia crônica enquanto lactentes.

▶ **Diagnóstico**

Na SLO, níveis elevados de 7 e 8-desidrocolesterol no soro ou no líquido amniótico são diagnósticos. Os níveis séricos de colesterol podem estar baixos ou dentro da faixa normal. Enzimas de síntese de colesterol podem ser testadas em cultura de fibroblastos ou amniócitos, e a análise de mutações é possível. A XCT é diagnosticada pela detecção de anormalidades características dos ácidos biliares no sangue e na urina, bem como níveis elevados de colestanol.

▶ **Tratamento**

Muito embora o tratamento pós-natal não resolva o dano pré--natal, a suplementação com colesterol na SLO pode melhorar o crescimento e o comportamento. O papel dos ácidos biliares suplementares é controverso. A XCT responde ao tratamento com ácido quenodesoxicólico, que inibe a formação de álcoois biliares ao suprimir o primeiro passo da colesterol-7α-hidroxilase, com melhora funcional substancial.

> Bianconi SE et al: Pathogenesis, epidemiology, diagnosis and clinical aspects of Smith–Lemli–Opitz syndrome. Expert Opin Orphan Drugs 2015;3(3):267–280 [PMID: 25734025].
>
> Federico A, Dotti MT, Gallus GN: Cerebrotendinous xanthomatosis. 2003 Jul 16 [Updated 2016 Apr 14]. In: Adam MP et al (eds): *GeneReviews* [Internet]. Seattle, WA: University of Washington; 1993–2019. https://www.ncbi.nlm.nih.gov/books/NBK1409/.
>
> Patient and parent support group website with useful information for families: http://www.smithlemliopitz.org.

DISTÚRBIOS ESPECÍFICOS DO METABOLISMO CEREBRAL: NEUROTRANSMISSORES, SÍNTESE DE AMINOÁCIDOS E TRANSPORTE DE GLICOSE

FUNDAMENTOS DO DIAGNÓSTICO E CARACTERÍSTICAS TÍPICAS

▶ Considerar em crianças com distúrbios do movimento, especialmente distonia e crises oculogíricas.

▶ Convulsões graves, tônus anormal, ataxia, deficiência intelectual e instabilidade autonômica ocorrem em bebês gravemente afetados.

▶ Pacientes levemente afetados apresentam distonia responsiva à dopamina com variabilidade diurna.

▶ Uma deficiência na síntese de serina causa microcefalia, convulsões e falha na mielinização dos neonatos, ao passo que uma deficiência de glutamina ou na síntese de asparaginato causa microcefalia grave, epilepsia refratária e malformações cerebrais.

▶ Uma deficiência no transportador de glicose causa convulsões e distúrbio do movimento. Pode ser identificada na análise do LCS e tratada com dieta cetogênica.

▶ A epilepsia dependente de piridoxina causa convulsões neonatais e atrasos do desenvolvimento e deve ser sempre avaliada bioquimicamente, uma vez que essa condição pode ser tratada efetivamente com piridoxina e uma dieta restrita de lisina.

As anormalidades do metabolismo dos neurotransmissores são cada vez mais reconhecidas como causas significativas para deficiências no neurodesenvolvimento. Esses distúrbios impactam na síntese dos neurotransmissores dopamina e serotonina. Os pacientes afetados podem apresentar distúrbios do movimento (especialmente distonia e crises oculogíricas), convulsões, tônus anormal ou deficiência intelectual e podem, inicialmente, ser diagnosticados com paralisia infantil. Os pacientes podem ser levemente afetados (p. ex., distonia responsiva à dopamina com variação diurna) ou gravemente afetados (p. ex., convulsões intratáveis com deficiência intelectual grave).

A epilepsia dependente de piridoxina manifesta-se como um distúrbio no período neonatal ou no início da primeira infância, que responde a altas doses de piridoxina. O distúrbio é causado pela deficiência na atividade da enzima α-aminoadípicosemialdeído desidrogenase, resultado de mutações no gene da antiquitina (*ALDH7A1*). A enzima está envolvida no catabolismo da lisina, e restrições dietéticas da lisina auxiliam no tratamento. A encefalopatia responsiva a piridoxal-fosfato manifesta-se como convulsões graves na infância que respondem à suplementação de piridoxal-fosfato. Essa doença é causada por mutações no gene *PNPO* codificador da piridox(am)ina oxidase, que é necessária para ativação da piridoxina.

A síntese deficiente de serina leva à microcefalia congênita, convulsões infantis e falhas na mielinização. O distúrbio mais grave da síntese de serina é a síndrome de Neu-Laxova, caracterizada por nascimento prematuro com microcefalia, anormalidades esqueléticas e letalidade precoce. A deficiência de serina clássica apresenta-se com microcefalia, epilepsia refratária e hipomielinização. Nos padrões autossômicos recessivos, ocorrem defeitos nos quatro genes envolvidos na síntese e no transporte de serina (*PHGDH, PSAT1, PSPH, SLC4A1*). Defeitos na asparagina sintase e glutamina sintase resultam em microcefalia grave, subdesenvolvimento cerebral com simplificação giral e epilepsia refratária.

A síndrome de deficiência de Glut1 resulta da mutação no *SLC2A1*, que atua de maneira dominante. A deficiência de glicose no LCS causa convulsões, assim como distonia e outros distúrbios do movimento.

Diagnóstico

Muito embora alguns distúrbios possam ser diagnosticados pela análise dos aminoácidos séricos ou ácidos orgânicos urinários (p. ex., acidúria 4-hidroxibutírica), na maioria dos casos, o diagnóstico requer a análise do LCS. Obter amostras do líquido espinal para a análise dos neurotransmissores requer coleta e manuseio especiais, uma vez que os níveis de neurotransmissores são graduados ao longo do eixo do SNC. Um teste com carga de fenilalanina pode ser diagnóstico para defeitos leves na deficiência de GTP-cicloidrolase, na qual a análise dos neurotransmissores pode ser insuficientemente sensível. A análise do LCS demonstra treonina elevada e piridoxal-fosfato diminuído na doença responsiva a piridoxal fosfato, e também ocorre diminuição da serina e da glicina nos defeitos da biossíntese da serina. O ácido α-aminoadípico urinário ou plasmático e a piperidina-6-carboxilato identificam melhor os lactentes com convulsões dependentes de piridoxina. A análise da serina, asparagina ou glutamina no LCS detecta mais efetivamente as deficiências desses aminoácidos. A síndrome de deficiência de Glut1 pode ser diagnosticada através do achado de glicose e lactato baixos no LCS.

▶ **Tratamento**

Os defeitos da biossíntese de dopamina e serotonina geralmente são tratados com uma combinação de levodopa, 5-hidroxitriptofano e carbidopa. A epilepsia dependente de piridoxina é tratada com altas doses de piridoxina e uma dieta com restrição de lisina, enquanto a encefalopatia responsiva a piridoxal-fosfato requer a suplementação de piridoxal-fosfato. A suplementação com serina e glicina pode melhorar os resultados na deficiência de glicina. A síndrome de deficiência de Glut1 é tratável com uma dieta cetogênica. Para diversas condições, como convulsões responsivas à piridoxina, encefalopatia responsiva a piridoxal-fosfato ou distonia responsiva à dopamina, a resposta ao tratamento é dramática.

Coughlin CR II et al: Triple therapy with pyridoxine, arginine supplementation and dietary lysine restriction in pyridoxine-dependent epilepsy: neurodevelopmental outcome. Mol Genet Metab 2015;116:35–43 [PMID: 26026794].
El-Hattab AW: Serine biosynthesis and transport defects. Mol Genet Metab 2016;118(3):153–159 [PMID: 27161889].
Furukawa Y: GTP cyclohydrolase 1-deficient dopa-responsive dystonia. 2002 Feb 21 [Updated 2019 Jan 24]. In: Adam MP et al (eds): *GeneReviews*® [Internet]. Seattle, WA: University of Washington; 1993–2019.
Ng J, Papandreou A, Heales SJ, Kurian MA: Monoamine neurotransmitter disorders—clinical advances and future perspectives. Nat Rev Neurol 2015;11(10):567–584 [PMID: 26392380].
Patient and parent support group websites with useful information for families: http://www.pndassoc.org.
Wang D, Pascual JM, De Vivo D: Glucose transporter type 1 deficiency syndrome. *GeneReviews* [Internet]. Seattle, WA: University of Washington; 2018. https://www.ncbi.nlm.nih.gov/books/NBK1430/.

DISTÚRBIOS DA SÍNTESE DA CREATINA

FUNDAMENTOS DO DIAGNÓSTICO E CARACTERÍSTICAS TÍPICAS

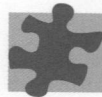

▶ Considerar em crianças com convulsões, distúrbios do movimento, características autistas e atraso do desenvolvimento, especialmente nas com atraso grave da linguagem expressiva.

▶ O reconhecimento e o tratamento precoces da deficiência de guanidinoacetato metiltransferase levam a um prognóstico dentro da normalidade.

A creatina é essencial para o armazenamento e transmissão da energia fosforilada no músculo e cérebro. Os distúrbios da deficiência de arginina:glicina amidinotransferase (AGAT) e da deficiência de guanidinoacetato metiltransferase (GAMT) são autossômicos recessivos, ao passo que a deficiência do transportador de creatina (CrT1) é uma herança genética ligada ao X. Os pacientes apresentam atraso do desenvolvimento, convulsões e um atraso de linguagem expressiva grave (particularmente na deficiência de CrT1). Além disso, também demonstram regressão comportamental e atrofia cerebral. Pacientes com deficiência de GAMT têm mais convulsões graves e distúrbios de movimentos extrapiramidais. As apresentações convulsivas são mais leves em pacientes do sexo masculino com deficiência de CrT1. Algumas pacientes do sexo feminino heterozigotas podem apresentar dificuldades de aprendizado.

▶ **Diagnóstico**

Os níveis de creatina e guanidinoacetato podem ser mensurados no sangue e na urina e são tipicamente os exames iniciais. A deficiência de transporte da creatina é detectada utilizando-se a razão creatinina urinária:creatinina sérica. A RM por espectroscopia pode demonstrar concentrações diminuídas de creatina no cérebro. O sequenciamento de *SLC6A8*, *GAMT* e *AGAT*, como parte de uma testagem genética ampla, pode ser o exame diagnóstico inicial para pacientes com apresentações não específicas. Estudos pilotos de triagem neonatal para algumas síndromes de deficiência de creatina estão em andamento.

▶ **Tratamento**

O tratamento com suplementação de creatina oral tem sucesso parcial nas deficiências de GAMT e AGAT. O tratamento com restrição combinada de arginina e suplementação de ornitina na deficiência de GAMT pode diminuir as concentrações de guanidinoacetato e melhorar o curso clínico da doença. O tratamento precoce desde a infância melhora muito os resultados na GAMT. A terapia combinada utilizando arginina, glicina e suplementação de creatina na deficiência de CrT1 já foi testada, apresentando resultados com eficácia variada.

Fons C, Campistol J: Creatine defects and central nervous system. Semin Pediatr Neurol 2016;23(4):285–289 [PMID: 28284390].
Miller JS et al: Early indicators of creatine transporter deficiency. J Pediatr 2019;206:283–285 [PMID: 30579583].
Stockler-Ipsiroglu S et al: Guanidinoacetate methyltransferase (GAMT) deficiency: outcomes in 48 individuals and recommendations for diagnosis, treatment and monitoring. Mol Genet Metab 2014;111(1):16 [PMID: 24268530].

INICIATIVAS DE QUALIFICAÇÃO NO CAMPO DAS DOENÇAS METABÓLICAS

A triagem neonatal ampliada teve um grande impacto no campo das doenças metabólicas. Os pacientes estão sendo diagnosticados mais cedo, e, para alguns pacientes, isso reduziu dramaticamente o peso da doença. A triagem neonatal ampliada também revelou consequências inesperadas. Por exemplo, o espectro clínico de muitas doenças está sendo expandido para incluir pacientes levemente afetados ou assintomáticos. Gradualmente, uma abordagem terapêutica mais refinada está sendo desenvolvida para os pacientes mais levemente afetados para alguns pacientes situados no extremo leve do espectro da doença, que nunca teriam se tornado sintomáticos, a terapia não é necessária.

Além disso, a triagem do recém-nascido para diversas condições detecta doenças maternas, como a deficiência materna de vitamina B12 e a deficiência de captação da carnitina; isso estabelece novas questões sobre o manejo e o risco dessa abordagem para grande parte da população que é assintomática ou pré-sintomática. Ademais, as limitações nas testagens diagnósticas criam dificuldades em distinguir entre carreadores e pacientes realmente afetados pela doença, porém com manifestações leves e que ainda apresentam riscos de saúde (p. ex., deficiência de VLCAD e acidúria glutárica tipo I); além disso, essas testagens podem detectar a presença de uma pseudodeficiência de alelos, uma vez que revelam deficiências bioquímicas, mas não deficiências enzimáticas com repercussões clínicas (p. ex., doença de Hurler e Pompe). Esses desafios diagnósticos não apenas aumentam a ansiedade dos pais, mas o tratamento de uma criança não afetada pode criar riscos para a criança ou para a dinâmica familiar.

As melhorias contínuas na triagem neonatal resultaram na adição de testagens para diversas novas condições, como as imunodeficiências combinadas graves (IDCG) e as doenças de depósito peroxissômico e lisossômico. Muitas outras doenças serão consideradas candidatas para a triagem neonatal no futuro próximo. Informação cuidadosa deverá ser sempre fornecida sobre os riscos e benefícios da triagem para tais condições. O Advisory Comittee on Heritable Disorders in Newborns and Children (Comitê Consultivo de Distúrbios Hereditários em Neonatos e Crianças) da U.S. Secretary for Health and Human Services (Secretaria de Saúde e Serviços Humanos dos EUA) estabeleceu um processo rigoroso de revisão antes de elencar uma doença para ser rastreada pela triagem neonatal nacional. Apesar da aprovação das testagens depender desse processo rigoroso, muitos estados estão batalhando pela implementação de novos testes de triagem neonatal.

Kelly N, Makaram DC, Wasserstein MP: Screening of newborns for disorders with high benefit-risk ratios should be mandatory. J Law Med Ethics 2016;44(2):231–240 [PMID: 27338599].

Kemper AR et al: Decision-making process for conditions nominated to the recommended uniform screening panel: statement of the US Department of Health and Human Services Secretary's Advisory Committee on Heritable Disorders in Newborns and Children. Genet Med 2014;16(2):183–187 [PMID: 23907646].

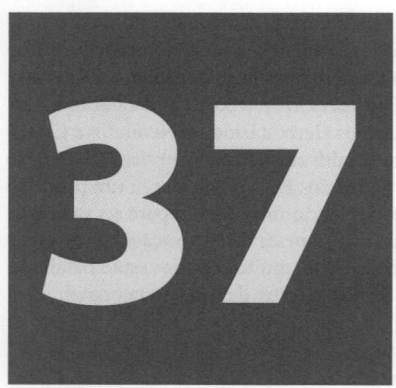

Genética e dismorfologia

Naomi J. L. Meeks, MD
Aaina Kochhar, MD
Jessica Duis, MD
Margarita Saenz, MD

▼ FUNDAMENTOS DO DIAGNÓSTICO GENÉTICO

CITOGENÉTICA

A citogenética é o estudo da genética ao nível dos cromossomos. As anomalias cromossômicas ocorrem em 0,4% de todos os nascidos vivos e são uma causa comum de deficiência intelectual e anormalidades congênitas. A prevalência de anomalias cromossômicas é muito maior entre abortos espontâneos e natimortos.

▶ Cromossomos

Os cromossomos humanos consistem em DNA e proteínas específicas (histonas) formando a espinha dorsal do cromossomo, e outras proteínas estruturais e interativas da cromatina. Os cromossomos contêm a maior parte da informação genética necessária para crescimento e diferenciação. Os núcleos de todas as células humanas normais, com exceção dos gametas, contêm 46 cromossomos, consistindo de 23 pares (**Figura 37-1**). Destes, 22 pares são chamados de autossomos. Eles são numerados de acordo com seu tamanho; o cromossomo 1 é o maior e o cromossomo 22 o menor. Além disso, existem dois cromossomos sexuais: dois cromossomos X no sexo feminino e um cromossomo X e um Y no sexo masculino. Os dois membros de um par de cromossomos são chamados de cromossomos homólogos. Um homólogo de cada par cromossômico é de origem materna; o outro é paterno. O óvulo e o espermatozoide contêm, cada um, 23 cromossomos (células haploides). Durante a formação do zigoto, eles se fundem em uma célula com 46 cromossomos (célula diploide).

▶ Cariótipo

Um cariótipo é o arranjo de pares de cromossomos homólogos em ordem numérica. Existe um padrão característico reprodutível para cada cromossomo, permitindo a identificação dos cromossomos. A análise cromossômica de alta resolução é o estudo dos cromossomos alongados e pode detectar desequilíbrios menores que a análise cromossômica de rotina (ver **Figura 37-1**). Embora as bandas possam ser visualizadas em maior detalhe, rearranjos cromossômicos menores que 5 milhões de pares de base (5 Mb) ainda podem ser perdidos.

A **hibridização *in situ* por fluorescência** (FISH, de *fluorescence in situ hybridization*) é uma técnica que marca com corantes fluorescentes uma sequência conhecida de DNA de cromossomos, permitindo assim a visualização de regiões específicas dos cromossomos por microscopia fluorescente. A FISH pode detectar rearranjos estruturais submicroscópicos indetectáveis por técnicas citogenéticas clássicas e pode identificar marcadores cromossômicos.

A FISH interfásica permite que células não cultivadas (linfócitos, amniócitos) sejam rapidamente rastreadas quanto a anormalidades numéricas, como trissomias do 13, 18 ou 21, e a anomalias do cromossomo sexual. No entanto, devido a antecedentes ou contaminação do sinal, a anormalidade deve ser confirmada pela análise cromossômica convencional. A FISH com contagem ampliada em 200 células pode ser usada para detectar mosaicismo.

▶ Análise cromossômica de microarranjo ou hibridização genômica comparativa por microarranjo

Os avanços da tecnologia e da bioinformática levaram ao desenvolvimento de testes genéticos usando hibridização genômica comparativa com técnica de microarranjo (aCGH, de *array comparative genomic hybridization*). Essa técnica permite a detecção de pequenos desequilíbrios genéticos no genoma. É usada para detectar desequilíbrios intersticiais e submicroscópicos, para caracterizar seu tamanho a nível molecular, e definir os pontos de interrupção das translocações. Esse teste substituiu a análise cromossômica de alta resolução como o teste de primeira linha na avaliação de crianças com atrasos no desenvolvimento e anomalias congênitas múltiplas. O princípio por trás do aCGH é a comparação do genoma de um paciente com um genoma de referência em centenas de milhares de locais. Os aCGHs atuais são projetados para rastrear todo o genoma usando polimorfismos de nucleotídeo único (SNP, de *single-nucleotide polymorphisms*), e estes são particularmente direcionados a regiões causadoras de doenças conhecidas. Em alguns casos, a determinação de genes relacionados a doenças pode variar

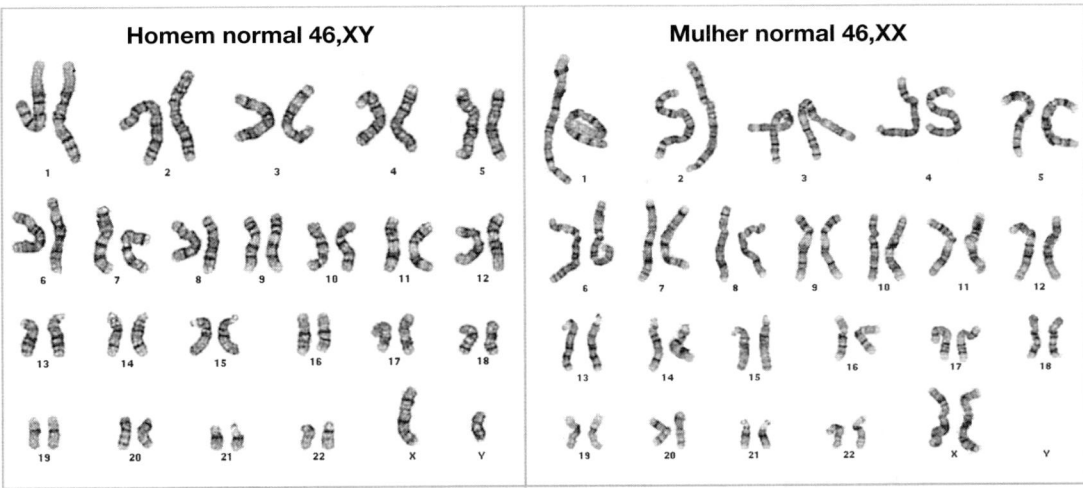

▲ **Figura 37-1** Cariótipos humanos feminino e masculino normais (Reproduzida com permissão de Colorado Genetics Laboratory.)

entre muito pequena e centenas de pares de bases. No entanto, essa tecnologia não é capaz de detectar deleções muito pequenas, duplicações ou mudanças de fragmentos de nucleotídeo único. Essa tecnologia também pode identificar casos de dissomia uniparental (DUP) ou perda da heterozigose.

> Wiszneiwska J et al: Combined array CGH plus SNP genome analyses in a single assay for optimized clinical testing. Eur J Hum Genet 2014 Jan;22(1):79–87 [PMID: 23695279].

▶ Nomenclatura cromossômica

O local de constrição no cromossomo visível ao microscópio é chamado de centrômero, que separa o cromossomo em dois braços: p, de *petite*, refere-se ao braço curto, e q, a letra após p, refere-se ao braço longo. Cada braço é subdividido em bandas numeradas visíveis usando diferentes técnicas de coloração. O uso dos termos braços e bandas cromossômicas fornecem um método universal de descrição cromossômica. Símbolos comuns incluem *del* (deleção), *dup* (duplicação), *inv* (inversão), *ish* (hibridização *in situ*), *i* (isocromossomo), *pat* (origem paterna), *mat* (origem materna) e *r* (cromossomo em anel [*ring*]).

▶ Anormalidades cromossômicas

Existem dois tipos de anomalias cromossômicas: numérica e estrutural.

A. Anormalidades do número cromossômico

Quando uma célula humana tem 23 cromossomos, como óvulos ou espermatozoides, está no estado haploide (n). Após a concepção, 46 cromossomos estão presentes no estado diploide (2n) nas outras células que não as células reprodutivas. As células que desviam dos múltiplos do número haploide são chamadas de aneuploides, indicando um número anormal de cromossomos. A trissomia, um exemplo de aneuploidia, é a presença de três de um determinado cromossomo em vez de dois. É o resultado da divisão desigual, chamada não-disjunção, dos cromossomos nas células-filhas. As trissomias são as cromossomopatias numéricas mais comuns encontradas em humanos (p. ex., trissomia 21 [síndrome de Down], trissomia 18 e trissomia 13). As monossomias, ou seja, a presença de apenas um membro de um par de cromossomos, pode ser completas ou parciais. Todas as monossomias autossômicas completas parecem ser letais no início do desenvolvimento e só sobrevivem em formas de mosaico. A monossomia cromossômica ligada ao sexo, no entanto, pode ser viável (Síndrome de Turner).

B. Anormalidades da estrutura cromossômica

Existem muitos tipos diferentes de anomalias cromossômicas estruturais. A **Figura 37-2** exibe a nomenclatura formal e o ideograma demonstrando as anomalias cromossômicas. Dentro do contexto clínico, o sinal (+) ou (−) precedendo o cromossomo indica número aumentado ou diminuído, respectivamente, de um cromossomo inteiro específico da célula. Por exemplo, 47, XY+21 designa um homem com três cópias do cromossomo 21. O sinal (+) ou (−) após o número do cromossomo significa material extra ou material em falta, respectivamente, em um dos braços do cromossomo. Por exemplo, 46, XX, 8q− denota uma deleção no braço longo do cromossomo 8. Uma nomenclatura detalhada, como 8q11, é necessária para denominar uma região faltante ainda mais específica para que o aconselhamento genético seja fornecido.

1. Deleção (del) (ver Figura 37-2A) – Refere-se à ausência de material cromossômico normal. Pode ser terminal (no final do cromossomo) ou intersticial (no interior do cromossomo). A parte que falta é descrita usando o código "del", seguido do número do cromossomo envolvido entre parênteses, e a descrição da região

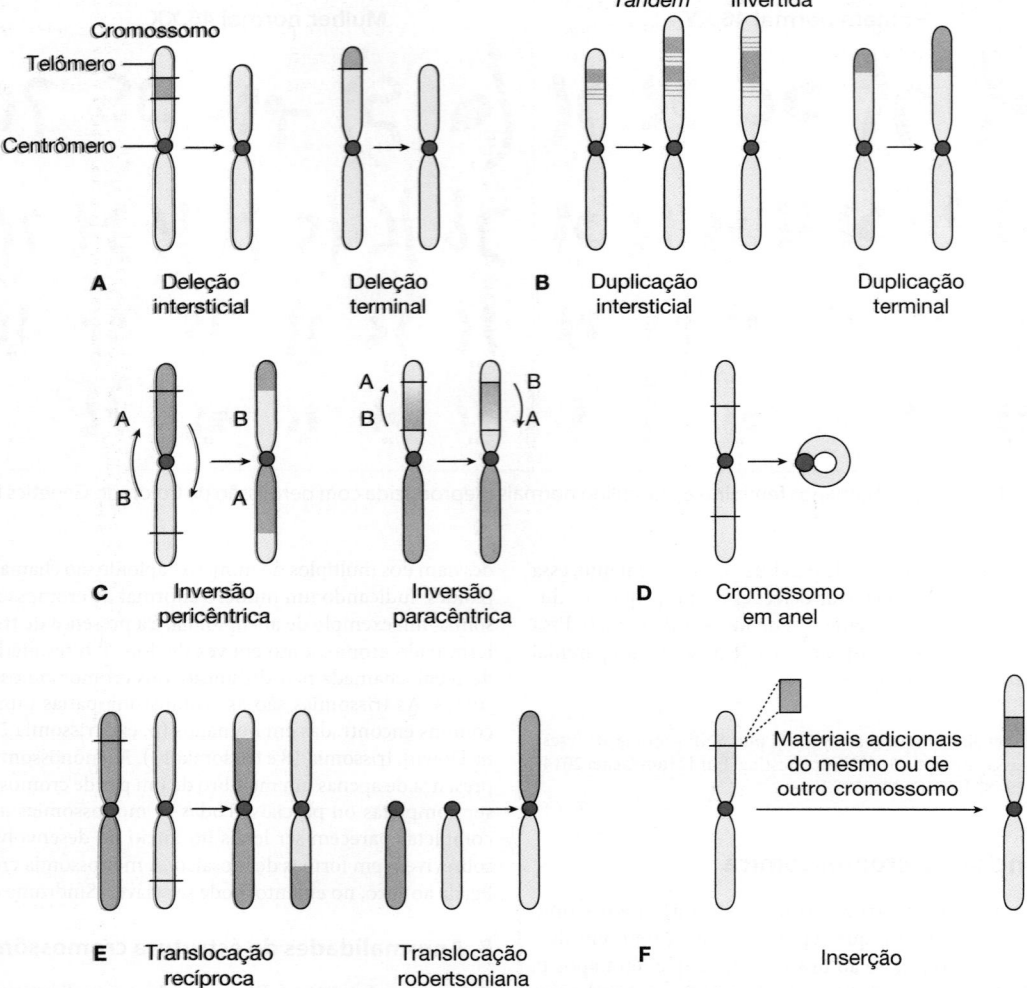

▲ Figura 37-2 Exemplos de alterações cromossômicas estruturais: deleção, duplicação, inversão, cromossomo em anel, translocação e inserção.

que falta desse cromossomo, também entre parênteses, por exemplo, 46, XX, del(1) (p36.3). Essa nomenclatura cromossômica descreve a perda de material genético da banda 36.3 do braço curto do cromossomo 1, que resulta na síndrome de deleção 1p36.3.

2. Duplicação (dup) (ver Figura 37-2B) – Uma cópia extra de um segmento cromossômico pode estar em *tandem* (material genético presente na direção original) ou invertida (material genético presente na direção oposta). Um exemplo bem descrito é a duplicação do cromossomo 22q11 que causa a síndrome do olho de gato, resultando em coloboma de íris e anomalias anais ou auriculares.

3. Inversão (inv) (ver Figura 37-2C) – Nesta anomalia, uma seção rearranjada de um cromossomo é invertida. Pode ser paracêntrico (não envolvendo o centrômero) ou pericêntrico (envolvendo o centrômero).

4. Cromossomo em anel (r) (ver Figura 37-2D) – A deleção dos telômeros normais (e possivelmente de subtelômeros sequenciais) leva à fusão subsequente de ambas as extremidades para formar um cromossomo circular. As anomalias cromossômicas em anel frequentemente causam atrasos no crescimento e deficiência intelectual.

5. Translocação (trans) (ver Figura 37-2E) – Este rearranjo do material genético pode ser equilibrado (a célula tem um conteúdo normal de material genético disposto de forma estruturalmente anormal) ou desequilibrado (a célula ganha ou perde material genético como resultado de intercâmbio de cromossomos).

As translocações equilibradas podem ser descritas como recíprocas, ou seja, uma troca de material genético entre dois cromossomos não homólogos, ou Robertsonianas, ou seja, uma fusão de dois cromossomos acrocêntricos.

6. Inserção (ins) (ver Figura 37-2F) – A ruptura dentro de um cromossomo em dois pontos e incorporação de outro pedaço de material cromossômico é chamada de inserção. Pode ocorrer entre dois cromossomos ou dentro do mesmo cromossomo. A apresentação clínica ou o fenótipo depende da origem dos materiais inseridos, bem como do material que é rompido.

C. Anomalias cromossômicas sexuais

Anormalidades envolvendo cromossomos sexuais, incluindo aneuploidia e mosaicismo, são relativamente comuns na população geral. As anomalias cromossômicas sexuais mais comuns incluem 45,X (síndrome de Turner), 47,XXX, 47,XXY (síndrome de Klinefelter) e 47,XYY.

D. Mosaicismo

O mosaicismo é a presença de duas ou mais composições cromossômicas em diferentes células do mesmo indivíduo. Por exemplo, um paciente pode ter algumas células com 47 cromossomos e outras com 46 cromossomos (46,XX/47,XX,+21 indica mosaicismo para trissomia 21; da mesma forma, 45,X/46,XX/47,XXX indica mosaicismo para uma monossomia e uma trissomia X). Deve-se suspeitar de mosaicismo se os sinais clínicos forem mais leves do que o esperado em um paciente não mosaico com a mesma anormalidade cromossômica, ou se a pele do paciente apresentar pigmentação incomum. O prognóstico pode ser melhor para um paciente com mosaicismo do que para um com uma anormalidade cromossômica correspondente sem mosaicismo. Em geral, quanto menor a proporção da linha celular anormal, melhor o prognóstico. No mesmo paciente, entretanto, a proporção de células anormais em vários tecidos, como pele, cérebro, órgãos internos e sangue periférico, pode ser significativamente diferente. Portanto, o prognóstico para um paciente com cromossomopatia com mosaicismo raramente pode ser avaliado de forma confiável com base no cariótipo apenas nas células sanguíneas periféricas.

E. Dissomia Uniparental

Em circunstâncias normais, um membro de cada par de cromossomos homólogos é de origem materna do óvulo e o outro é de origem paterna do esperma (**Figura 37-3A**). Na DUP, ambas as cópias de um determinado par de cromossomos são da mesma origem. Se a DUP for causada por um erro na primeira divisão meiótica, ambos os cromossomos homólogos dessa origem estarão presentes no gameta – um fenômeno chamado heterodissomia (**Figura 37-3B**). Se a dissomia for causada por um erro na segunda divisão meiótica, duas cópias do mesmo cromossomo estarão presentes através do mecanismo de resgate, duplicação e complementação (**Figura 37-3C a 37-3E**) – um fenômeno chamado isodissomia. A isodissomia também pode ocorrer como um erro pós-fertilização (**Figura 37-3F**).

Possíveis mecanismos para os efeitos adversos da DUP incluem a homozigose para genes recessivos deletérios e as consequências do *imprinting*.

A DUP pode causar um fenótipo clínico quando ocorre em determinados cromossomos humanos, incluindo os cromossomos 6, 7, 11, 14, 15 e X. Foi encontrada em pacientes com síndromes de Prader-Willi, Angelman e Beckwith-Wiedemann (SBW). Em outros cromossomos, por si só, não produz manifestações clínicas. Surgem problemas se ela deflagrar uma doença autossômica recessiva subjacente no caso de isodissomia.

F. Síndromes de Microdeleção e Microduplicação

As síndromes de microdeleção e microduplicação, também conhecidas como variação do número de cópias (CNV, de *copy number variants*), resultam de perda ou ganho de pequenas regiões de um cromossomo. Podem incluir um gene, múltiplos genes ou regiões não codificantes do genoma. Embora a análise cromossômica de alta resolução possa detectar alguns CNV, a maioria é detectada por FISH ou análise cromossômica por microarranjo (ACM). Essas CNV podem ser familiares (transmitidas por um dos pais) ou podem ocorrer *de novo*. Muitas CNV são agora conhecidas por estarem associadas a síndromes específicas. Geralmente, as CNV maiores que 5 a 10 megabases (Mb) têm algum tipo de impacto clínico. Algumas CNV não são totalmente compreendidas e podem ser classificadas como uma variante de significado incerto (VUS, de *variant of uncertain significance*), ou podem gerar alterações benignas. Portanto, muitas vezes são necessários cuidados especiais e estudos parentais na interpretação dos resultados dos testes genéticos.

H. Anormalidades cromossômicas no câncer

As anormalidades cromossômicas numéricas e estruturais são frequentemente identificadas em neoplasias hematopoiéticas e tumores sólidos em indivíduos com cromossomos normais. Essas anormalidades citogenéticas foram categorizadas entre primárias e secundárias. Nas primárias, sua presença é necessária para o início do câncer; um exemplo é a deleção 13q– no retinoblastoma. As anormalidades secundárias aparecem *de novo* em células somáticas somente após o desenvolvimento do câncer, como por exemplo, o cromossomo Filadélfia, t(9;22)(q34;q11), na leucemia mieloide aguda e crônica. As anormalidades cromossômicas primária e secundária são específicas para determinadas neoplasias e podem ser utilizadas para diagnóstico ou prognóstico. Por exemplo, a presença do cromossomo Filadélfia é um bom sinal prognóstico na leucemia mieloide crônica, mas indica um mau prognóstico na leucemia linfoblástica aguda. Os locais das quebras cromossômicas coincidem com os *loci* de oncogenes e genes supressores de tumor.

GENÉTICA MOLECULAR

Os avanços na biologia molecular revolucionaram a genética, pois permitem a localização, o isolamento e a caracterização de genes que codificam sequências de proteínas. A genética molecular pode ajudar a explicar a biologia complexa envolvida em muitas doenças humanas.

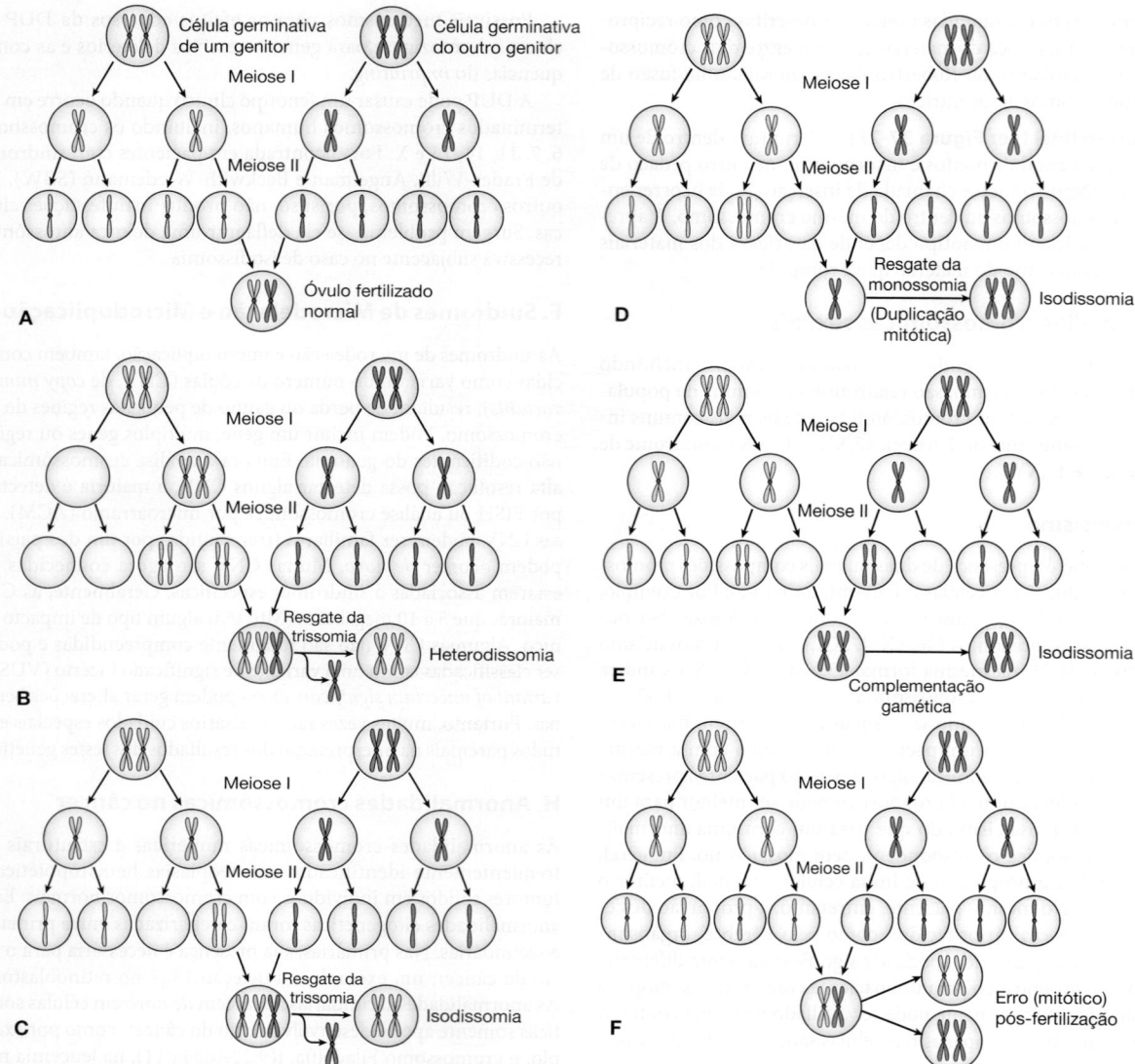

▲ **Figura 37-3** A distribuição dos cromossomos homólogos durante a gametogênese normal e a dissomia uniparental. A: Fertilização de gametas normais. B: Heterodissomia por resgate da trissomia. C: Isodissomia por resgate da trissomia. D: Isodissomia por resgate da monossomia (duplicação mitótica). E: Complementação gamética. F: Erro pós-fertilização.

O diagnóstico molecular na prática clínica pode ser alcançado usando muitas tecnologias. A **reação em cadeia da polimerase** (PCR, de *polymerase chain reaction*) replica fragmentos de DNA entre *primers* pré-determinados para que seja obtido DNA suficiente para caracterização ou sequenciamento em algumas horas. O **sequenciamento do DNA** é o processo de determinação da ordem dos nucleotídeos de um determinado fragmento de DNA. O **microarranjo cromossômico** também pode ser usado para procurar pequenas deleções ou duplicações (tão pequenas quanto um éxon) a nível de gene. A análise de **metilação** pode identificar DUP ou defeitos de impressão. O **sequenciamento de última geração** (NextGen ou NGS, de *next-generation sequencing*) ou sequenciamento massivo em paralelo permite o sequenciamento de muitos genes de forma rápida e precisa e um custo menor por gene do que o sequenciamento de DNA tradicional. Esta tecnologia permitiu a triagem de centenas ou milhares de genes de uma só vez com testes de painel direcionados. Também está sendo usada para realizar **sequenciamento total do exoma** (WES, de *whole exome sequencing*) ou sequenciamento total do genoma (WGS, de *whole genome sequencing*).

O WES permite o sequenciamento de todos os genes conhecidos no genoma humano, enquanto o WGS possibilita o sequenciamento de todas as sequências codificantes e não codificantes. Dificuldades tanto no WES quanto no WGS envolvem limitações na capacidade de interpretar os resultados. Apenas cerca de 25% dos genes contidos no genoma humano têm uma função conhecida. Da mesma forma, variações identificadas fora das regiões codificantes do genoma (íntrons, regiões regulatórias) muitas vezes têm significado incerto. Apesar dessas limitações, o WES ou WGS executado em laboratórios comerciais tem um diagnóstico significativo em até 40% dos casos. O NGS mudou o paradigma da genética clínica. Em vez de realizar vários testes de um único gene, muitos geneticistas estão realizando um ou dois testes de triagem e, se o teste é negativo, realiza-se WES ou WGS para economizar tempo e reduzir os custos. Com a tecnologia aprimorada, o WES e o WGS estão atualmente permitindo a detecção de variantes de sequência, CNV, e informações sobre repetições de trinucleotídeos.

Apesar dos avanços tecnológicos, há variabilidade na capacidade dos laboratórios de detectar alterações genéticas, bem como na sua metodologia de interpretação dos resultados. Os laboratórios clínicos devem manter programas de gestão de qualidade rigorosa e passar por inspeção de rotina por órgãos reguladores (Clinical Laboratory Improvement Amendments [CLIA, Emendas para Melhoria dos Laboratórios Clínicos], College of American Pathologists [CAP, Colégio Americano de Patologistas]) para garantir a geração de dados e resultados. O American College of Medical Genetics and Genomics (Colégio Americano de Medicina Genética e Genômica), em parceria com a Association of Molecular Pathology (Associação de Patologia Molecular), desenvolveu um conjunto de diretrizes para padronizar práticas de interpretação de laboratório. As variantes podem ser classificadas como Patogênica ou Provavelmente Patogênica, Benigna ou Provavelmente Benigna ou de Significado Incerto. As variantes Patogênicas ou Provavelmente Patogênicas são interpretadas como causadoras de doença, enquanto as Benignas e Provavelmente Benignas não. As variantes de Significado Incerto são variantes para as quais não há informações suficientes publicadas na literatura científica para interpretar o significado. O teste parental ou reavaliação de variantes ao longo do tempo podem resultar em reclassificação.

▶ Genética e suas aplicações clínicas

Existem várias razões pelas quais um paciente pode ser submetido a testes genéticos. É importante que as famílias tenham aconselhamento genético antes do exame para entender como os resultados do teste genético podem afetar o paciente e outros membros da família.

Os pacientes são frequentemente encaminhados para testes genéticos se apresentam características específicas de uma condição conhecida, se têm características clínicas, mas com causa desconhecida para aquelas características ou por causa de uma história familiar de determinada condição genética. Os testes genéticos podem confirmar ou identificar um diagnóstico específico, que pode então ser usado para direcionar tratamentos ou intervenções. Muitas famílias também sentem necessidade premente de saber "por que" uma criança tem certa condição; em alguns casos, isso pode ajudar a aliviar o sentimento de culpa experienciado por pais preocupados com a possibilidade de terem feito algo para causar uma condição em seu filho. Mesmo em casos em que um diagnóstico genético não implica em tratamentos e intervenções, alguns pacientes ou familiares buscam informações sobre riscos de recorrência ou informações para permitir o diagnóstico genético pré-natal ou pré-implantacional.

Em alguns diagnósticos genéticos, a confirmação de um diagnóstico específico resulta em recomendações adicionais para triagem (estudos laboratoriais e/ou de imagem) adicional para complicações. Isso pode ser visto na síndrome de deleção 22q11.2, em que as crianças acometidas têm risco de atraso de desenvolvimento, distúrbio de linguagem, alterações no palato, malformações cardíacas, disfunção imunológica, desequilíbrios hormonais e atraso de crescimento/baixa estatura, entre outros. Em outros diagnósticos, são indicados tratamentos médicos específicos que não afetam o próprio gene, mas são projetados para minimizar as complicações da doença. Um exemplo disso é a síndrome de Marfan (SMF), onde o diagnóstico indica tratamento com β-bloqueadores ou bloqueador do receptor de angiotensina para prevenir complicações relacionados à dilatação aórtica. Em alguns erros inatos do metabolismo, o transplante de órgãos pode tratar a doença se o gene afetado for expresso principalmente em um órgão (ou seja, transplante de fígado para deficiência de ornitina transcarbamilase). Por fim, em diagnósticos genéticos raros, ensaios estão em andamento para realmente alterar a própria expressão gênica para melhorar os efeitos da doença. Um exemplo disso é a atrofia muscular espinal (AME), na qual tratamento para preservar um éxon ignorado no gene recebeu a aprovação da Food and Drug Administration (FDA, Administração Federal de Alimentos e Medicamentos).

Na vanguarda da medicina clínica, estão os WES ou WGS rápidos, para os quais a nova tecnologia permite uma velocidade incrível de resultado (3 a 14 dias). Devido ao custo, isso está sendo implementado principalmente em ambientes de cuidados intensivos, como unidades de terapia intensiva neonatal (UTIN) para identificar rapidamente diagnósticos com necessidade de pronta intervenção, mas provavelmente se disseminará para mais ambientes em um futuro próximo à medida que os custos diminuírem.

Os testes genéticos permitem que os médicos testem os pacientes para uma grande variedade de condições genéticas. Avanços nesta área da medicina incluíram o advento da avaliação dos pais para doença com início na idade adulta, *status* de portador e suscetibilidade a doenças em seus filhos. Existem importantes princípios éticos e questões jurídicas que envolvem este tema. O American College of Medical Genetics and Genomics (Colégio Americano de Genética Médica e Genômica) e a American Society of Human Genetics (Sociedade Americana de Genética Humana) elaboraram uma declaração de consenso sobre o tema para educar famílias e profissionais de saúde sobre os potenciais impactos negativos de tais testes. Diante de WES ou WGS, análise de gene único e análise de microarranjo, pode ocorrer a revelação do *status* de portador e isso requer aconselhamento genético detalhado. A capacidade de decisão da criança também deve ser levada em consideração quando aplicável.

A medicina personalizada (medicina de precisão) é um avanço do campo da medicina que oferece maior precisão e eficácia do que a medicina tradicional. Ao contrário do paradigma atual onde o teste genético é realizado devido à presença de sinais clínicos específicos ou para diagnosticar doenças raras, testes genéticos de precisão podem ser solicitados preventivamente para entender melhor os riscos à saúde ou a resposta a intervenções em um indivíduo.

Anderson JA et al: Predictive genetic testing for adult-onset disorders in minors: a critical analysis of the arguments for and against the 2013 ACMG guidelines. Clin Genet 2015 Apr;87(4):301–310 [PMID: 25046648].

Dickmann LJ, Ware JA: Pharmacogenomics in the age of personalized medicine. Drug Discov Today Technol 2016 Sep–Dec;21–22:11–16 [PMID: 27978982].

Hammond SM et al: Systemic peptide-mediated oligonucleotide therapy improves long-term survival in spinal muscular atrophy. Proc Natl Acad Sci USA 2016 Sept 27;113(39):10962–10967 [PMID: 27621445].

Lionel AC et al: Improved diagnostic yield compared with targeted gene sequencing panels suggests a role for whole-genome sequencing as a first-tier genetic test. Genet Med 2018 Apr;20(4):435–443 [PMID: 28771251].

Richards S et al: Standards and guidelines for the interpretation of sequence variants: a joint consensus recommendation of the American College of Medical Genetics and Genomics and the Association for Molecular Pathology. Genet Med 2015 May;17(5):405–424 [PMID: 25741868].

Trujillano D et al: Clinical exome sequencing: results from 2819 samples reflecting 1000 families. Eur J Hum Genet 2017;25:176–182 [PMID: 27848944].

PRINCÍPIOS DAS DOENÇAS HUMANAS HEREDITÁRIAS

HERANÇA MENDELIANA

Tradicionalmente, as doenças monogênicas autossômicas seguem princípios explicados pelas observações de Gregor Mendel. A herança de características genéticas através das gerações depende de segregação e seleção independente. A **segregação** é o processo através do qual os pares de genes são separados durante a formação do gameta. A **seleção independente** refere-se à segregação de diferentes alelos independentemente.

O catálogo de Victor McKusick, entitulado *Mendelian Inheritance in Man*, lista mais de 10.000 verbetes em que o modo de herança presumido seja autossômico dominante, autossômico recessivo, dominante ligado ao X, recessivo ligado ao X, e ligado ao Y. Genes únicos em *loci* específicos em um cromossomo ou par de cromossomos causam esses distúrbios. Um entendimento da terminologia da herança é útil na abordagem das doenças mendelianas. A análise da genealogia e do padrão de transmissão na família, a identificação de uma condição específica e o conhecimento do modo de herança dessa condição geralmente permitem a explicação do padrão de herança.

▶ Terminologia

Os seguintes termos são importantes para entender o padrão de hereditariedade:

1. Dominante e recessivo – Os conceitos de dominante e recessivo referem-se à expressão fenotípica de alelos e não são características intrínsecas dos *loci* gênicos.

2. Genótipo – O genótipo é o *status* genético, isto é, os alelos que um indivíduo possui.

3. Fenótipo – O fenótipo é a expressão do genótipo do indivíduo, incluindo aspectos físicos externos e internos, composição bioquímica e expressão fisiológica. Fatores fenotípicos podem ser modificados pelo ambiente.

4. Pleiotropia – A pleiotropia refere-se ao fenômeno em que um único alelo mutante pode ter efeitos generalizados ou expressão em diferentes tecidos ou sistemas. Em outras palavras, um alelo pode produzir mais de um efeito/impacto sobre o fenótipo. Um exemplo deste último é a conhecida condição genética da SMF. A SMF tem múltiplas manifestações em diferentes sistemas (esquelético, cardíaco, oftalmológico, etc.) devido a uma única mutação no gene da *fibrilina* (*FBN1*).

5. Penetrância – A penetrância refere-se à proporção de indivíduos com um determinado genótipo que expressam o mesmo fenótipo. A penetrância é uma proporção que varia entre 0 e 1 (ou 0% e 100%). Quando 100% dos indivíduos com a mutação expressam o fenótipo, a penetrância é completa. Se indivíduos com a mutação não expressam o fenótipo, a penetrância é considerada incompleta ou reduzida. Condições dominantes com penetrância incompleta são muitas vezes interpretadas por pacientes e cuidadores como tendo "pulado" gerações com portadores obrigatórios de genes em uma família biológica.

6. Expressividade – A expressividade refere-se à variabilidade em grau de expressão fenotípica (gravidade) visto em diferentes indivíduos com o mesmo genótipo mutante. A expressividade pode ser extremamente variável ou consistente, tanto dentro quanto entre famílias. A variabilidade intrafamiliar da expressão pode ser devida a fatores como epistasia, ambiente, antecipação genética, presença de fenocópias, mosaicismo e acaso (fatores estocásticos). A heterogeneidade genética alélica ou de lócus também pode contribuir para a variabilidade interfamiliar de expressão. Síndromes de microdeleção e microduplicação frequentemente demonstram expressividade variável.

7. Heterogeneidade genética – Diferentes mutações genéticas podem produzir fenótipos idênticos ou semelhantes o suficiente para serem tradicionalmente considerados como um único diagnóstico, como "anemia" ou "deficiência intelectual". Há dois tipos de heterogeneidade genética, a heterogeneidade de lócus e a heterogeneidade alélica.

A. Heterogeneidade de lócus: A heterogeneidade de lócus descreve um fenótipo causado por mutações em mais de um local no gene; ou seja, mutações em *loci* diferentes causam o mesmo fenótipo ou um grupo de fenótipos que parecem semelhantes o suficiente para terem sido previamente classificados como uma única doença, "entidade" clínica ou espectro diagnóstico. Um exemplo seria a síndrome de Sanfilippo (mucopolissacaridose tipos IIIA, B, C e D), em que o mesmo fenótipo é produzido por quatro deficiências enzimáticas diferentes.

B. HETEROGENEIDADE ALÉLICA: Um fenótipo decorrente de diferentes mutações em um lócus de um único gene. Por exemplo, a fibrose cística pode ser causada por muitas alterações genéticas diferentes, como homozigose comum para a mutação ΔF508, ou mutação ΔF508 e R117H. O último exemplo representa **heterozigose composta**.

8. Heterogeneidade fenotípica ou "heterogeneidade clínica" – Esse termo descreve a situação em que mais de um fenótipo é causado por diferentes mutações alélicas em um único lócus. Por exemplo, diferentes mutações no gene *FGFR2* podem causar diferentes distúrbios de craniossinostose, incluindo as síndromes de Crouzon, Jackson-Weiss, Pfeiffer e Apert. Essas síndromes são clinicamente distinguíveis e ocorrem pela presença de uma variedade de mutações genéticas em um único gene.

9. Homozigoto – Um organismo ou célula que tem alelos idênticos em um mesmo lócus é considerado homozigoto. Um paciente com fibrose cística com uma mutação ΔF508 em ambos os alelos seria chamado de homozigoto para essa mutação.

10. Heterozigoto – Um organismo ou célula que tem dois alelos não idênticos em um lócus genético correspondente em cromossomos homólogos é considerado heterozigoto.

▶ **Padrões hereditários**

A. Herança autossômica dominante

A herança autossômica dominante tem as seguintes características:

1. Se um dos pais for afetado, o risco de cada filho herdar o gene dominante anormal é de 50%, ou 1:2. Isto é verdadeiro independentemente de o gene ser ou não penetrante no genitor.
2. Tanto homens quanto mulheres podem transmitir o gene anormal para crianças de ambos os sexos, embora as manifestações possam variar de acordo com o sexo.
3. Normalmente, diz-se que a herança dominante é vertical; ou seja, a condição passa de uma geração para outra em uma forma vertical (**Figura 37-4**).
4. As explicações para um histórico familiar negativo incluem:
   a. Não paternidade/não maternidade.
   b. Penetrância diminuída ou manifestações leves em um dos os pais.
   c. Mosaicismo germinativo (ou seja, mosaicismo na célula germinativa de qualquer linha parental). O mosaicismo germinativo pode simular a herança autossômica recessiva, porque leva a situações em que duas crianças de pais completamente normais são afetadas com uma doença genética. O risco de recorrência está entre 1% a 3%.

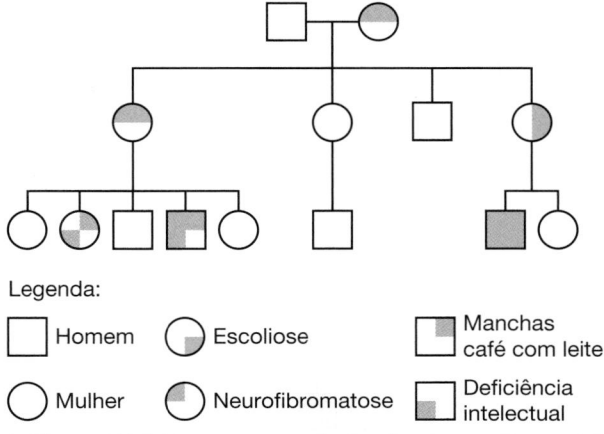

▲ **Figura 37-4** Herança autossômica dominante. Expressividade variável da neurofibromatose tipo 1.

   d. A anormalidade presente no paciente pode ser uma fenocópia, ou pode ser semelhante, mas uma anormalidade geneticamente diferente com um modo de herança distinto.
   e. Mutação *de novo*.

B. Herança autossômica recessiva

A herança autossômica recessiva também tem algumas características específicas:

1. O risco de recorrência para os pais de uma criança afetada é de 25%, ou 1:4 para cada gravidez. A frequência dos portadores dos genes na população geral é usada para avaliar o risco de ter um filho afetado com um novo parceiro, de irmãos não afetados e do próprio indivíduo afetado.
2. Os pais são, na maioria das vezes, portadores obrigatórios e clinicamente não afetados.
3. Homens e mulheres são afetados igualmente.
4. A herança é horizontal; irmãos podem ser afetados (**Figura 37-5**).
5. A história familiar costuma ser negativa, exceto irmãos.
6. Em casos raros, uma criança com um distúrbio recessivo pode herdar ambas as cópias do gene anormal de um dos pais e nenhum do outro (DUP).

C. Herança ligada ao X

Quando um gene para uma doença específica está no cromossomo X, diz-se que a condição está ligada ao X. Os indivíduos do sexo feminino podem ser homozigóticos ou heterozigóticos, porque têm dois cromossomos X. Os indivíduos do sexo masculino têm apenas um cromossomo X e são hemizigóticos para qualquer gene em seu cromossomo X. A gravidade dos distúrbios ligados ao X é geralmente maior em homens do que em mulheres. Pela hipótese de Lyon, um dos dois cromossomos X em cada célula é inativado e a inativação é aleatória. O quadro clínico nas mulheres

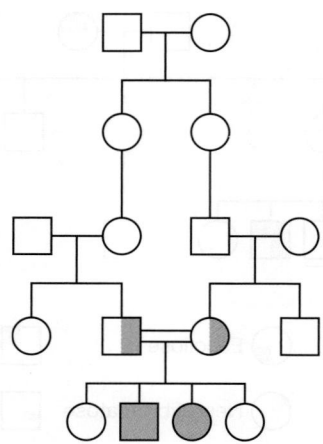

Legenda:
- ■ Afetado (fibrose cística)
- ◐ Heterozigoto(a) ou portador(a)
- □—○ Casamento consanguíneo

▲ **Figura 37-5** Herança autossômica recessiva: fibrose cística.

depende da porcentagem de inativação de alelos geneticamente alterados *versus* alelos normais. O cromossomo X só é inativado aproximadamente aos 14 dias de gestação, e partes do braço curto permanecem ativas durante a vida.

1. Herança recessiva ligada ao X – Os seguintes aspectos são característicos da herança recessiva ligada ao X:

a. As pessoas do sexo masculino são afetadas, e as do sexo feminino heterozigotas não são afetadas ou têm manifestações leves.
b. A herança é diagonal no lado materno da família (**Figura 37-6A**).
c. Uma portadora do sexo feminino tem 50% de chance de cada filha ser portadora e 50% de chance de cada filho ser afetado.
d. Todas as filhas de um homem afetado são portadoras e nenhum de seus filhos é afetado.
e. Ocasionalmente, uma mulher pode ser totalmente afetada através dos seguintes mecanismos: (aa.) inativação X enviesada; (bb.) cariótipo 45,X; (cc.) homozigose para o gene anormal; (dd.) translocação do X autossômico, ou outra alteração estrutural do cromossomo X, na qual o cromossomo X de estrutura normal é preferencialmente inativado; (ee.) DUP; e (ff.) inativação não aleatória, que pode ser controlada por um gene autossômico.

2. Herança dominante ligada ao X – O padrão de herança dominante ligada ao X é menos comum do que o padrão recessivo ligado ao X. Exemplos incluem incontinência pigmentar e raquitismo hipofosfatêmico ou resistente à vitamina D. Os seguintes aspectos são característicos da herança dominante ligada ao X.

a. A portadora do sexo feminino heterozigota é sintomática, e a doença é duas vezes mais comum no sexo feminino por conta da presença de dois cromossomos X que podem ter a mutação.
b. As manifestações clínicas são mais variáveis no sexo feminino do que no masculino.
c. O risco de filhos de mulheres heterozigotas serem afetados é de 50%, independentemente do sexo.
d. Todas as filhas, mas nenhum dos filhos de homens afetados têm o distúrbio (**Figura 37-6B**).
e. Embora uma pessoa do sexo feminino homozigótica seja possível (particularmente em populações consanguíneas), ela seria gravemente envolvida. Toda a prole também seria afetada, mas de forma mais branda.
f. Alguns distúrbios (p. ex., incontinência pigmentar) são letais em mulheres homozigotas e em homens. Mulheres afetadas têm duas vezes mais filhas do que filhos, e ocorre aumento na incidência de abortos, porque os bebês do sexo masculino afetados serão abortados espontaneamente. Um cariótipo 47,XXY possibilita a sobrevivência de homens afetados.

D. Herança ligada a Y

Na herança ligada ao Y, também conhecida como herança "holandesa", um distúrbio é causado por genes localizados no cromossomo Y. Essas condições são relativamente raras. A transmissão masculino-para-masculino é vista nesta categoria, com todos os filhos de homens afetados sendo acometidos, porém nenhuma filha sendo afetada.

HERANÇA MULTIFATORIAL

Muitos atributos comuns, como altura, são familiares e são o resultado das ações de múltiplos genes. A herança dessas características é descrita como **poligênica** ou **multifatorial**. O último termo reconhece que fatores do ambiente, como a dieta, também contribuem para essas características. Os testes genéticos para essas condições não estão disponíveis.

Muitos distúrbios e anomalias congênitas que são claramente familiares, mas não segregam como traços mendelianos (p. ex., autossômica dominante ou recessiva) mostram herança poligênica. De um modo geral, essas condições se manifestam quando limiares de ações gênicas aditivas ou fatores ambientais contribuintes são excedidos. Muitos distúrbios comuns que variam de hipertensão, a acidente vascular cerebral e até alcoolismo demonstram herança multifatorial (poligênica). Algumas doenças congênitas, incluindo cardiopatia congênita isolada, fenda labial ou palatina, e defeitos do tubo neural, também demonstram herança poligênica. Herança poligênica ou multifatorial tem várias características distintivas:

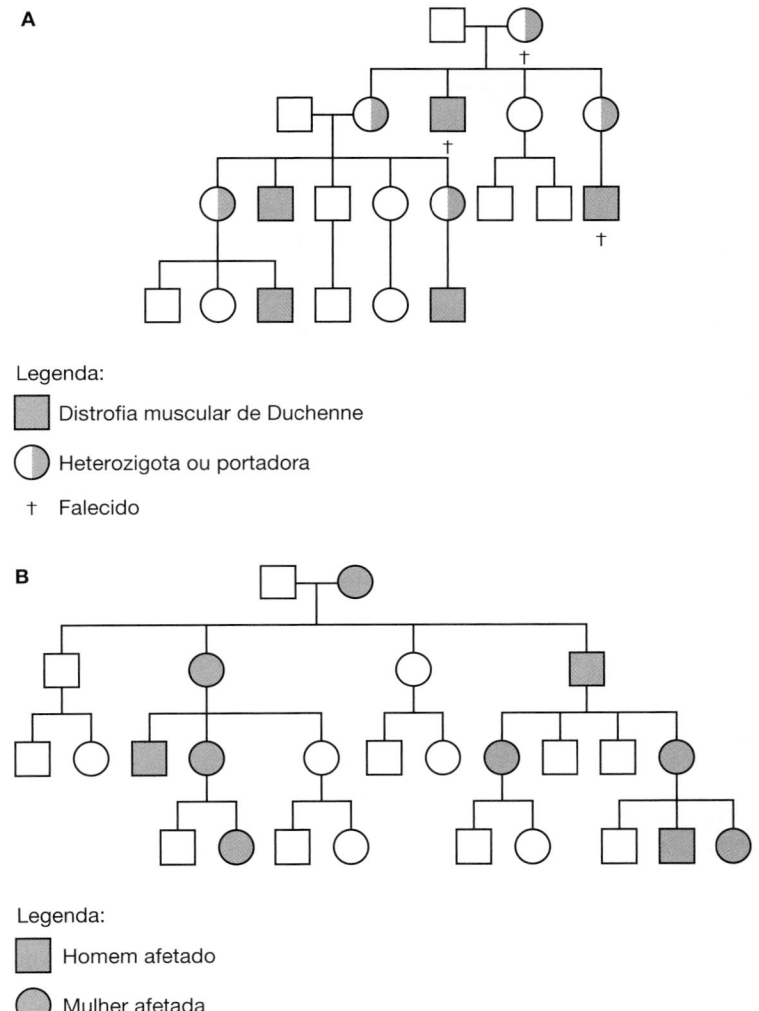

▲ **Figura 37-6** A: Herança recessiva ligada ao X. B: Herança dominante ligada ao X.

1. O risco para familiares de pessoas afetadas é maior. O risco é maior para parentes de primeiro grau (aqueles que têm 50% de seus genes em comum) e menor para os mais distantes, embora o risco para estes últimos seja maior do que para a população em geral **(Tabela 37-1)**.
2. O risco é maior se o defeito for mais grave. Na doença de Hirschsprung, quanto mais longo o segmento aganglionar, maior é o risco de recorrência.
3. As proporções entre os sexos podem não ser iguais. Se existe uma discrepância marcada, o risco de recorrência é maior se a criança de sexo menos comumente afetado tem a doença. Isso sugere que mais fatores genéticos são necessários para elevar o sexo resistente acima do limiar. Um exemplo é a estenose pilórica, pois é mais comum em homens.
4. O risco para a prole de uma pessoa afetada é aproximadamente o mesmo do que o risco para irmãos, se o cônjuge da pessoa afetada tiver um histórico familiar negativo.

HERANÇA NÃO MENDELIANA

REGULAÇÃO EPIGENÉTICA

O desenvolvimento é regulado por genes, mas é iniciado e sustentado por processos não genéticos. Eventos epigenéticos são mudanças funcionalmente relevantes no genoma, independentes de

Tabela 37-1 Riscos empíricos para alguns distúrbios congênitos

Anencefalia e espinha bífida: incidência (média) 1:1.000
Uma criança afetada: 2% a 3%
Duas crianças afetadas: 10% a 12%
Um genitor afetado: 4% a 5%
Hidrocefalia: incidência 1:2.000 em recém-nascidos
Ocasional herança recessiva ligada ao X
Frequentemente associada a defeito do tubo neural
Algumas etiologias ambientais (p. ex., toxoplasmose)
Risco de recorrência, uma criança afetada
Hidrocefalia: 1%
Alguma anormalidade do sistema nervoso central: 3%
Fenda labial e/ou palatina não sindrômica: incidência (média) 1:1.000
Uma criança afetada: 2% a 4%
Um genitor afetado: 2% a 4%
Duas crianças afetadas: 10%
Um genitor afetado, uma criança afetada: 10% a 20%
Fenda palatina não sindrômica: incidência 1:2.000
Uma criança afetada: 2%
Duas crianças afetadas: 6% a 8%
Um genitor afetado: 4% a 6%
Um genitor afetado, uma criança afetada: 15% a 20%
Doença cardíaca congênita: incidência 8:1.000
Uma criança afetada: 2% a 3%
Um genitor afetado, uma criança afetada: 10%
Pé torto: incidência 1:1.000 (sexo masculino:feminino = 2:1)
Uma criança afetada: 2% a 3%
Luxação congênita do quadril: incidência 1:1.000
(sexo feminino > masculino) com notável variação regional
Uma criança afetada: 2% a 14%
Estenose pilórica: incidência, homens 1:200, mulheres 1:1.000

Caso-índice masculino	
Irmãos	3,2%
Filhos	6,8%
Irmãs	3,0%
Filhas	1,2%
Caso-índice feminino	
Irmãos	13,2%
Filhos	20,5%
Irmãs	2,5%
Filhas	11,1%

alterações na sequência primária de DNA. O *imprinting* genômico e a metilação do DNA são exemplos de processos epigenéticos que afetam a expressão dos genes. Certos genes importantes na regulação do crescimento e da diferenciação são, eles próprios, regulados por modificações químicas que ocorrem em padrões específicos nos gametas. Certas técnicas desenvolvidas para auxiliar casais inférteis (tecnologia reprodutiva avançada) afetam marcas epigenéticas no feto e na placenta e podem contribuir para o aumento do risco de resultados adversos na prole concebida através destes métodos. Não está claro se essas características epigenéticas e esses resultados adversos terão efeitos a longo prazo na saúde e na doença.

Mani S: Epigenetic changes and assisted reproductive technologies. Epigenetics 2020;15(1–2):12–25 [PMID: 31328632].

IMPRINTING

A origem parental dos pares de cromossomos afeta quais genes são transcritos e quais são inativados. O termo *imprinting* refere-se ao processo pelo qual ocorre a transcrição preferencial de certos genes. Vários cromossomos, particularmente os cromossomos X, 15, 14, 11, 7 e 6, imprimem regiões onde alguns genes são lidos apenas de um homólogo (ou seja, o alelo materno ou paterno). Em circunstâncias típicas, o gene no outro homólogo parental é tipicamente inativado. Erros na impressão podem surgir devido a DUP (em que falta uma cópia de um dos pais), deleção cromossômica causando perda do gene normalmente transcrito, mutações nos genes de *imprinting* que normalmente codificam a transcrição, ou inativação de outros genes a jusante. Um bom exemplo de como o *imprinting* pode afetar doenças humanas é a SBW; o lócus está localizado na banda cromossômica 11p15.

Cohen JL et al: Diagnosis and management of the phenotypic spectrum of twins with Beckwith-Wiedemann syndrome. Am J Med Genet A 2019 Jul;179(7):1139–1147 [PMID: 31067005].

ANTECIPAÇÃO GENÉTICA

A antecipação é um padrão de herança no qual os sintomas manifestam-se em idades mais precoces e com gravidade crescente com características que são passadas para as gerações subsequentes. As sequências de DNA repetidas associadas nos *loci* da doença não estão estáveis durante a meiose. As sequências de DNA repetidas, em particular de trinucleotídeos (p. ex., CGG e CAG), tendem a aumentar o número de cópias. À medida que essas séries de trinucleotídeos se expandem, elas eventualmente afetam a expressão de genes e produzem sintomas. Os distúrbios causados por expansão de repetição de trinucleotídeos detectados até o momento atual produzem principalmente sintomas neurológicos. A maioria das condições são progressivas. O tamanho da expansão dos trinucleotídeos é correlacionado com o surgimento e a gravidade dos sintomas.

Os exemplos autossômicos dominantes incluem ataxia espinocerebelar, doença de Huntington e distrofia miotônica. A expansão de repetição dos trinucleotídeos instáveis contribui para

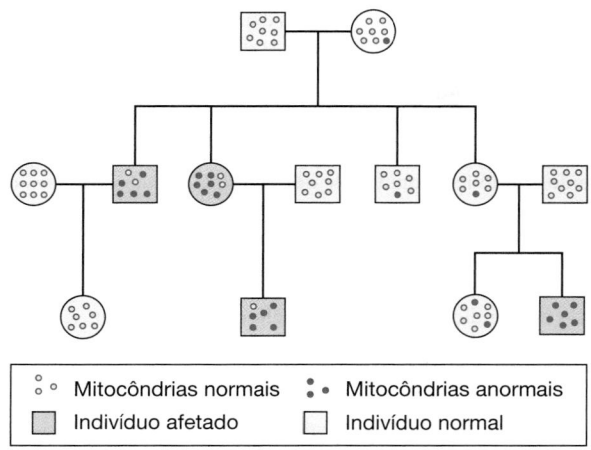

▲ **Figura 37-7** Herança mitocondrial. As mutações são transmitidas através da linhagem materna.

o distúrbio autossômico recessivo, a ataxia de Friedreich (AF). Dentre os distúrbios ligados ao X demonstrando instabilidade de expansão e repetição de trinucleotídeos, o mais comum é a síndrome do X frágil.

HERANÇA MITOCONDRIAL

Os distúrbios mitocondriais podem ser causados por genes nucleares e mitocondriais. O DNA mitocondrial (mtDNA) é de fita-dupla, com 16.569 pares de bases no comprimento, circular, menor do que o DNA nuclear, e é herdado maternamente. O mtDNA codifica 13 produtos gênicos envolvidos na fosforilação oxidativa e no transporte de elétrons.

O mtDNA pode conter mutações pontuais patogênicas, deleções ou duplicações. No entanto, há um efeito de limiar dependendo da heteroplasmia (células contendo tanto mtDNA normal quanto anormal, **Figura 37-7**). Pela dificuldade no diagnóstico de distúrbios do mtDNA e a variabilidade do quadro clínico, muitas vezes é difícil calcular o risco de recorrência específica. Mais detalhes são encontrados no **Capítulo 36**.

Dimmock DP, Lawlor MW: Presentation and diagnostic evaluation of mitochondrial disease. Pediatr Clin North Am 2017 Feb;64(1):161–171 doi: 10.1016/j.pcl.2016.08.011, Review [PMID: 27894442].
Rahman J: Mitochondrial medicine in the omics era. Lancet 2018 Jun 23;391(10139):2560–2574 [PMID: 29903433].

HISTÓRIA FAMILIAR E GENEALOGIA

É fundamental, na avaliação de uma condição genética potencial, a construção de uma árvore genealógica. Subutilizada pela maioria dos médicos, a genealogia é um valioso registro de informações genéticas e médicas e é muito mais útil na forma visual do que na forma de lista. As sugestões para a preparação de uma árvore genealógica incluem as seguintes:

- Começar com o probando – os irmãos e os genitores do paciente – e, se possível, obter uma história de três gerações, no mínimo.
- Sempre perguntar sobre consanguinidade e etnia.
- Perguntar sobre abortos espontâneos, natimortos, infertilidade, filhos entregues para a adoção e indivíduos falecidos.

Durante a obtenção da história familiar, podem ser encontradas informações que não são relevantes para elucidar a causa do problema do paciente, mas que podem indicar um risco para outros importantes problemas de saúde. As condições não relacionadas à queixa principal devem ser direcionadas para cuidados de acompanhamento. Exemplos do último cenário incluem uma história familiar de câncer de mama e ovário de início precoce, ou perdas gestacionais múltiplas que necessitem de avaliação genética pediátrica.

Bennett RL: Family health history: the first genetic test in precision medicine. Med Clin North Am 2019 Nov;103(6):957–966 [PMID: 31582006].
Bennett RL et al: Standardized human pedigree nomenclature: update and assessment of the recommendations of the National Society of genetic counselors. J Genet Couns 2008;17:424–433 [PMID: 18792771].
He D et al: IPED2X: a robust pedigree reconstruction algorithm for complicated pedigrees. J Bioinform Comput Biol 2014 Dec;12(6):1442007 [PMID: 25553812].

▼ DISMORFOLOGIA & EMBRIOLOGIA HUMANA

O estudo da dismorfologia refere-se a desvios da morfologia habitual observada na população. Os defeitos congênitos afetam um em cada 33 bebês (3%) e são a principal causa de mortalidade, representando 20% de todas as mortes infantis. Eles podem ser causados por muitos fatores que afetam a morfologia e o crescimento, incluindo fatores ambientais e/ou genéticos que influenciam a herdabilidade. O diagnóstico pré-natal é atualmente o modelo de programa de prevenção primária.

MECANISMOS

▶ Biologia do desenvolvimento

Proliferação celular, diferenciação, migração e programação da morte celular (apoptose) contribuem para a formação estrutural embrionária. Esses processos são parte integrante de processos típicos de crescimento e morfogênese. Os produtos de outros genes estabelecem vias regulatórias nas quais alças de sinalização positiva e negativa iniciam e mantêm a diferenciação celular com precisa harmonia. Uma maior compreensão desses mecanismos pode levar a intervenções que podem prevenir defeitos congênitos ou potencialmente fornecer tratamento pré-natal. Uma intervenção atual é a cirurgia fetal para o tratamento de defeitos de tubo neural.

Interações celulares

Há uma hierarquia de expressão gênica durante o desenvolvimento. A morfogênese começa com a expressão de genes que codificam fatores de transcrição. Essas proteínas se ligam ao DNA de células embrionárias indiferenciadas e as recrutam para campos de desenvolvimento. A partir do estágio de blastocisto, fatores únicos secretados pelas células circundantes estabelecem uma polaridade que, em última análise, permite a diferenciação da massa celular interna e dos tecidos embrionários. Durante a gastrulação, as células se reorganizam em três camadas germinativas chamadas de ectoderma, mesoderma e endoderma. O endoderma se torna o núcleo visceral central; o mesoderma se torna os rins, coração, vasos, ossos e músculos; e o ectoderma se torna pele e sistema nervoso central e periférico. As proteínas de sinalização celular dirigem a formação dos segmentos anteroposterior, dorsal-ventral, e eixos esquerda-direita.

As proteínas de sinalização incluem fatores de crescimento e seus receptores, moléculas de adesão celular e proteínas da matriz extracelular, que proporcionam sustentação e sinais de posicionamento para o desenvolvimento de tecidos. Mutações genéticas que alteram essas vias estão associadas a disfunções e deformidades graves.

Fatores ambientais

Os efeitos de agentes exógenos durante o desenvolvimento também são mediados por vias reguladas geneticamente. No nível celular, os xenobióticos (compostos estranhos à natureza) causam defeitos congênitos, seja porque perturbam a sinalização celular e, desse modo, orientam mal a morfogênese, seja porque são citotóxicos e levam à morte celular excessiva.

Em geral, os receptores de fármacos expressos em embriões e fetos são as mesmas moléculas que mediam os efeitos farmacológicos em adultos. Medicações das listas I e II e inalantes de venda livre ou sob prescrição que estão farmacologicamente ativos nas mães, estão também ativos através da placenta no embrião e no feto. A exposição a agentes que atingem níveis citotóxicos em adultos é provavelmente teratogênica. Substâncias de abuso, como álcool, que são tóxicas para adultos são previsivelmente tóxicas para embriões e fetos.

Os efeitos farmacológicos transplacentários podem ser terapêuticos. O potencial para terapias medicamentosas embrionárias e fetais durante a gravidez está aumentando. A suplementação com ácido fólico pode minimizar os riscos de defeitos congênitos, como espinha bífida, e a administração materna de corticosteroides pode induzir a síntese fetal e a secreção de surfactante pulmonar antes do parto.

Fatores mecânicos

Grande parte do desenvolvimento embrionário e todo o crescimento fetal ocorre normalmente dentro do líquido amniótico. A perda ou a produção inadequada de líquido amniótico, bem como a ruptura das membranas placentárias, pode ter consequências desastrosas.

O desenvolvimento de pulmões e rins é particularmente sensível às forças mecânicas. A sequência de Potter ocorre quando há oligoidramnia resultando em características faciais distintas (nariz achatado, queixo retraído, pregas epicânticas proeminentes e orelhas em posição anormalmente baixa) e hipoplasia pulmonar. A constrição torácica por malformação das costelas, a falta de líquido amniótico circundante devido a malformações renais, ou a falta de movimento (respiração fetal) leva a graus variados de hipoplasia pulmonar, em que os pulmões são menores do que o tamanho normal e desenvolvem menos alvéolos. A apresentação ao nascer é a dificuldade respiratória e pode ser letal. Isso pode ser visto em condições que causam malformações ou agenesia renal, como síndrome de Kallmann.

A obstrução da junção ureteropélvica (JUP) causa obstrução dos ureteres ou do fluxo de saída da bexiga. Como a pressão dentro dos sistemas coletores renais obstruídos aumenta, há interações celulares distorcidas e alteração da histogênese. Em algum momento, rins em desenvolvimento acabam se tornando não funcionais se expostos a pressões internas aumentadas por longos períodos.

DISMORFOLOGIA CLÍNICA

Uma tarefa importante para o clínico que se depara com um bebê com um defeito congênito é determinar se o problema é isolado ou faz parte de uma embriopatia maior (sindrômica).

Terminologia

A classificação dos aspectos dismórficos tenta refletir os mecanismos do desenvolvimento anormal. Os defeitos congênitos são referidos como **malformações** quando resultam de alterações intrínsecas em processos genéticos, como a malformação de Dandy Walker. As **deformações** são principalmente defeitos estruturais causados por uma força mecânica, como pés tortos posicionais. O termo **displasia** é usado para denotar desenvolvimento ou crescimento anormal de um grupo de tecidos, órgãos ou células, como a displasia esquelética. Quando as forças físicas interrompem ou distorcem o tecido fetal, seus efeitos são denominados **disrupções**, como visto na banda amniótica. Os aspectos dismórficos cuja ordem cronológica de mau desenvolvimento é conhecida podem ser referidos como **sequências**, como a sequência de Pierre Robin, que descreve o subdesenvolvimento mandibular (retrognatia) resultando em deslocamento de língua e obstrução das vias aéreas superiores. No entanto, nem todos os defeitos congênitos e características dismórficas resultam de um único mecanismo; a síndrome de Prune-Belly é causada por malformações do trato urinário que resultam em extensão excessiva da musculatura abdominal.

As malformações classificadas por padrão incluem síndrome e associação. As **síndromes** são definidas como um conjunto de malformações que ocorrem em um padrão reconhecível com uma causa genética. Já as malformações que conhecidamente ocorrem de forma conjunta, mas sem causa genética conhecida, são classificadas como **associações**, como a **associação VACTERL**. Associações devem ser usadas como diagnósticos de exclusão. Quando uma causa unificada pode ser identificada, como uma anomalia cromossômica ou uma mutação patogênica de um único gene, um diagnóstico mais preciso deve substituir "associação".

▶ Avaliação do lactente dismórfico

A história e o exame físico fornecem a maioria das pistas ao diagnóstico. Os principais aspectos abordados na genética são descritos nas seções seguintes. A extensão das anormalidades de um lactente pode não ser imediatamente aparente, e muitas vezes o papel da genética é definir com mais profundidade a extensão do envolvimento e oferecer aconselhamento e apoio à família.

A. História

A história gestacional é uma parte crítica da anamnese. É importante revisar idade gestacional, perdas gestacionais, exposição intrauterina a drogas, complicações pré-natais e exames pré-natais. A história familiar pode fornecer informações para identificar um diagnóstico específico e não deve ser negligenciada. A história ambiental deve incluir descrição de hábitos parentais e ambientes de trabalho. Histórias direcionadas, baseadas na queixa principal, devem ser obtidas com histórias médicas e cirúrgicas prévias, história do desenvolvimento e revisão de sistemas.

B. Exame físico

O exame físico meticuloso é crucial para um diagnóstico preciso em bebês e crianças dismórficas. O exame físico neonatal com medidas físicas, em particular parâmetros de crescimento, podem oferecer informações sobre um diagnóstico específico. As fotografias são úteis e devem incluir um método consistente de medição para referência.

C. Estudos de imagem e laboratório

Uma série de nove radiografias simples, chamada de mapeamento esquelético, é útil na avaliação de pacientes com suspeita de displasia esquelética. A ressonância magnética (RM), com ou sem angiograma, venograma ou espectroscopia, contribui para avaliação diagnóstica em indivíduos com sintomas neurológicos. A tomografia computadorizada (TC) é útil para a avaliação de estrutura óssea, como a avaliação das suturas do crânio em casos suspeitos de craniossinostose, mas menos útil para avaliar tecidos profundos em comparação com a ressonância magnética. A ultrassonografia oferece uma janela para observar o cérebro e a coluna vertebral em recém-nascidos e fornece imagens dos órgãos abdominais quando existe preocupação com malformações múltiplas.

Benachi A, Sarnacki S: Prenatal counseling and the role of the paediatric surgeon. Semin Pediatr Surg 2014 Oct;23(5):240–243 [PMID: 25459006].

Centers for Disease Control & Prevention: Data & Statistics on Birth Defects. https://www.cdc.gov/ncbddd/birthdefects/data.html.

Posey JE, Rosenfeld JA: Molecular diagnostic experience of whole-exome sequencing in adult patients. Genet Med 2016 Jul;18(7):678–685 [PMID: 26633545].

▼ DISTÚRBIOS CROMOSSÔMICOS: NÚMERO ANORMAL

TRISSOMIAS

FUNDAMENTOS DO DIAGNÓSTICO E CARACTERÍSTICAS TÍPICAS

▶ A trissomia é a presença de três cópias de um cromossomo ao invés das duas cópias normais.
▶ Os pacientes têm padrões reconhecíveis de traços faciais, anomalias congênitas, e um aumento na mortalidade neonatal e infantil.
▶ As crianças mais velhas que sobrevivem têm deficiências cognitivas e físicas.
▶ A maioria dos embriões trissômicos é perdida no início da gravidez.

1. Trissomia do 21 (Síndrome de Down)

A síndrome de Down ocorre em cerca de 1:700 recém-nascidos e é caracterizada por traços faciais distintivos e hipotonia generalizada. O recém-nascido afetado pode ter problemas de alimentação, constipação, icterícia fisiológica prolongada e alterações transitórias no hemograma. Problemas que podem se desenvolver durante a infância incluem tireoidopatia, problemas visuais, perda auditiva, apneia obstrutiva do sono, doença celíaca e instabilidade atlanto-occipital. O grau de deficiência cognitiva é variável, de leve a grave. Há um aumento da incidência de doença mieloproliferativa transitória e leucemia.

▶ Achados clínicos

Os principais aspectos físicos incluem fácies típica (fissuras palpebrais oblíquas para cima, ponte nasal plana, pregas epicânticas, hipoplasia da porção média da face, osso occipital achatado), anormalidades menores de membros e hipotonia generalizada. Até 50% das crianças com síndrome de Down têm doença cardíaca congênita, mais frequentemente defeitos do coxim endocárdico ou outros defeitos septais. Em 15% dos casos são vistas anomalias do trato gastrointestinal, incluindo atresias esofágicas e duodenais.

Diretrizes de supervisão de saúde para crianças com síndrome de Down foram publicadas pela American Academy of Pediatrics (AAP, Academia Americana de Pediatria).

Marilyn Bull and the Committee on Genetics: Clinical report: health supervision for children with Down syndrome. Pediatrics 2011;128: 393–406 [PMID: 21788214].

2. Trissomia do 18

A incidência da síndrome da trissomia do 18 (Síndrome de Edwards) é de aproximadamente 1:3.500 nascidos vivos. A incidência na concepção, no entanto, é muito maior, com a maioria das gestações com trissomia 18 resultando em aborto espontâneo. A trissomia 18 é caracterizada por restrição de crescimento grave pré-natal e pós-natal, cardiopatia congênita e altas taxas de mortalidade neonatal e infantil. Aqueles que sobrevivem são afetados por deficiência intelectual profunda, distúrbio alimentar e déficit de crescimento.

▶ Achados clínicos

Os bebês com trissomia 18 são pequenos para a idade gestacional e têm fácies característica (microcefalia, osso occipital proeminente, orelhas pequenas e malformadas, dedos das mãos superpostos e em garra e pés em formato de mata-borrão). Eles podem ter doença cardíaca congênita, frequentemente defeito do septo ventricular ou ducto arterioso persistente, e criptorquidia no sexo masculino.

3. Síndrome da Trissomia do 13

A incidência de recém-nascidos com trissomia do 13 (Síndrome de Patau) é de aproximadamente de 1:5.000, embora a maioria dos fetos com trissomia do 13 abortem espontaneamente no primeiro trimestre de gestação. A mortalidade é alta em recém-nascidos e lactentes com a trissomia devido a anomalias congênitas múltiplas e complexas. Aqueles que sobrevivem geralmente têm dificuldade alimentar, déficit de crescimento e deficiência intelectual grave.

▶ Achados clínicos

Recém-nascidos com trissomia do 13 têm características faciais dismórficas, aplasia cutânea do couro cabeludo, microcefalia, microftalmia, malformações cerebrais, cardiopatia congênita (mais frequentemente defeito do septo ventricular e ducto arterioso persistente), fenda labial e palatina, onfalocele e polidactilia pós-axial.

▶ Tratamento

A. Terapia clínica

Trissomia do 21: Recomenda-se intervenção cirúrgica para anomalias cardíacas e gastrointestinais; suporte para o desenvolvimento, como terapia de alimentação, terapias físicas, ocupacionais e fonoaudiológicas; triagem para perda auditiva; e triagem para distúrbios autoimunes, como hipotireoidismo e doença celíaca. O objetivo do tratamento é ajudar as crianças afetadas a se desenvolverem em seu potencial total. A participação dos pais em grupos de apoio, como a sede local da National Down Syndrome Society (Sociedade Nacional da Síndrome de Down) deve ser encorajada. Ver o seguinte *website*: http://www.ndss.org/.

Trissomias do 18 e do 13: Devido à gravidade médica da evolução natural, a abordagem tradicional é de suspender intervenções tecnológicas e cirúrgicas no período neonatal e na infância. No entanto, na última década, o paradigma de cuidado mudou para incluir a tomada de decisão compartilhada entre a família e os profissionais de saúde como princípio fundamental.

A extensão das intervenções cirúrgicas, clínicas e de cuidados paliativos é definida a cada caso.

Um grupo de apoio para famílias de crianças com trissomias do 13 e do 18 que sobrevivem além da infância é chamado de Support Organization for Trisomy (SOFT, Organização de Apoio à Trissomia). Ver o seguinte *website*: http://www.trisomy.org/.

Carey JC, Kosho T: Perspectives on the care and advances in the management of children with trisomy 13 and 18. Am J Med Genet Part C Semin Med Genet 2016 Sep;172(3):249–250 [PMID: 27643592].

B. Aconselhamento genético

A trissomia surge de erros de não disjunção. A maioria dos pais das crianças trissômicas têm cromossomos normais. O risco de ter uma criança com uma trissomia aumenta com a idade materna. O risco de recorrência de trissomia em gestações futuras é igual a 1:100, acrescido do risco materno específico da idade.

Se a criança tiver uma trissomia resultante de uma translocação, e o genitor tiver um cariótipo anormal, os riscos serão aumentados dependendo do tipo de translocação.

ANORMALIDADES DO CROMOSSOMO SEXUAL

1. Síndrome de Turner (monossomia do X)

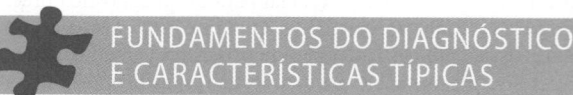

FUNDAMENTOS DO DIAGNÓSTICO E CARACTERÍSTICAS TÍPICAS

▶ Baixa estatura, amenorreia primária.
▶ Associada à coarctação de aorta e malformações geniturinárias.
▶ O QI geralmente é normal, mas são comuns deficiências de aprendizagem.

A incidência da síndrome de Turner é de 1 em 2.500 mulheres. No entanto, estima-se que 95% dos conceptos com síndrome de Turner são abortados e apenas 5% são nascidos vivos. O distúrbio é causado pela falta de um cromossomo X ou por uma anomalia estrutural do X, levando a uma única cópia funcional do cromossomo X, ao invés das duas cópias normais em mulheres.

▶ Achados clínicos

Os recém-nascidos com síndrome de Turner podem ter pescoço curto e alado, edema de mãos e pés e fácies triangular característica. Outros sintomas tardios incluem baixa estatura, tórax em escudo, hipertelorismo mamário, perda auditiva mista condutiva e neurossensorial, rins em ferradura, ovários em fita, amenorreia, ausência do desenvolvimento de características sexuais secundárias e infertilidade. Algumas meninas afetadas, particularmente aquelas com mosaicismo, têm apenas baixa estatura e amenorreia, sem características dismórficas. As anomalias cardiovasculares, incluindo coarctação da aorta, valva aórtica bicúspide no período neonatal, e dilatação da raiz aórtica podem ser identificadas em meninas mais velhas e mulheres adultas. Transtorno de aprendizagem são comuns, secundários a dificuldades na integração perceptivo-motora.

▶ Tratamento

Os tratamentos hormonais incluem terapia com hormônio de crescimento para baixa estatura e terapia de reposição de estrogênio e progesterona para ajudar na puberdade e na prevenção de osteoporose de início precoce. É recomendada intervenção cirúrgica para coarctação de aorta com acompanhamento contínuo a longo prazo com cardiologista. Fonoterapia e apoio acadêmico são indicados conforme necessidade. O tratamento da infertilidade em mulheres com síndrome de Turner é complexo e realizado em centros especializados. As opções para o tratamento da infertilidade incluem a doação de ovócitos, recuperação e criopreservação de ovócitos, adoção e portadoras gestacionais. Existem diretrizes de prática clínica para o cuidado de meninas e mulheres com síndrome de Turner a partir das deliberações da 2016 Cincinnati International Turner Syndrome Meeting (Encontro Internacional da Síndrome de Turner Cincinnati 2016).

2. Síndrome de Klinefelter (XXY)

FUNDAMENTOS DO DIAGNÓSTICO E CARACTERÍSTICAS TÍPICAS

- ▶ Alta estatura com hábito eunucoide, testículos pequenos pré-púberes e infertilidade masculina.
- ▶ Grau variável de transtorno de aprendizagem e deficiência cognitiva.
- ▶ O diagnóstico raramente é feito antes da puberdade.

A incidência da síndrome de Klinefelter na população neonatal é de aproximadamente 1:1.000, mas corresponde a 1% entre os pacientes homens com deficiência intelectual e cerca de 3% entre os homens com diagnóstico de infertilidade. Ao contrário da síndrome de Turner, a de Klinefelter raramente é a causa de abortos espontâneos. Meninos pré-púberes geralmente têm um fenótipo normal, exceto pela dificuldade leve de aprendizagem.

▶ Achados clínicos

Os achados característicos após a puberdade incluem testículos pequenos com genitália externa normal, ginecomastia, diminuição de pelos faciais e corporais, alta estatura, constituição eunucoide e diminuição da massa muscular. O QI é de limítrofe baixo a normal. O cromossomo X extra afeta o crescimento testicular, e os homens têm baixa produção de testosterona causando puberdade atrasada, ausente ou incompleta, azoospermia e infertilidade.

▶ Tratamento

Os homens com síndrome de Klinefelter requerem terapia de reposição de testosterona. O manejo da infertilidade em homens com síndrome de Klinefelter perpassa técnicas de reprodução assistida e/ou adoção. A presença do cromossomo X extra pode permitir a expressão do que normalmente seria uma doença letal ligada ao cromossomo X.

3. Síndrome XYY

Recém-nascidos com síndrome XYY em geral são normais. Os indivíduos afetados podem ocasionalmente exibir um padrão comportamental anormal desde a primeira infância e podem manifestar deficiência intelectual leve. A fertilidade pode ser normal. Muitos homens adultos com cariótipo XYY são normais. Não há tratamento.

4. Síndrome XXX

A incidência de mulheres com cariótipo XXX é de aproximadamente 1:1.000. Essas mulheres são fenotipicamente normais. No entanto, podem ser mais altas do que o habitual e ter QIs inferiores aos de seus irmãos típicos. Problemas de aprendizagem e comportamento são relativamente comuns. Esse aspecto as diferencia de indivíduos XXXX, uma condição muito mais rara que causa problemas de desenvolvimento mais graves, e um fenótipo dismórfico que remete à síndrome de Down.

Jones KL: Smith's *Recognizable Patterns of Human Malformation*. 7th ed. Philadelphia, PA: Elsevier; 2013.

▼ ANORMALIDADES CROMOSSÔMICAS: ESTRUTURA ANORMAL

As anormalidades cromossômicas se apresentam com mais frequência em recém-nascidos como anomalias congênitas múltiplas, que podem incluir tamanho pequeno ao nascimento e história de restrição de crescimento intrauterino (RCIU). O cariótipo ou a análise cromossômica de alta resolução detectam aneuploidias conforme descrito, mas, dependendo do tamanho e do padrão das bandas, podem perder microdeleções menores e microduplicações. A tecnologia atual, chamada de análise cromossômica por microarranjo, é o padrão-ouro na avaliação de uma criança com suspeita de anomalia cromossômica. Os indivíduos com aberrações cromossômicas em mosaico podem ser detectados no microarranjo cromossômico se o nível de mosaicismo for maior que 10%; no entanto, se houver essa suspeita, métodos mais específicos, incluindo FISH em mais de 200 células, podem ser indicados para detectar indivíduos com trissomias em mosaico.

Moeschler JB, Shevell M; Committee on Genetics: Comprehensive evaluation of the child with intellectual disability or global developmental delays. Pediatrics 2014 Sep;134(3):e903–e918 [PMID: 25157020].

DISTÚRBIOS DE DELEÇÃO CROMOSSÔMICA

O microarranjo cromossômico é atualmente o padrão-ouro para detecção de microdeleções e microduplicações, incluindo a síndrome 1p36–, a síndrome de Wolf-Hirschhorn (4p–), a síndrome do cri-du-chat (5p–)* e a síndrome DiGeorge (deleção do 22q11.2).

1. Síndrome de Deleção 1p36

As características típicas da síndrome de deleção 1p36 incluem uma fontanela grande anterior de fechamento tardio, microbraquicefalia, pregas epicânticas, baixa implantação de orelhas com rotação posterior, atraso do desenvolvimento, deficiência intelectual e hipotonia. São relatados malformações cerebrais, defeitos cardíacos congênitos, problemas de visão e audição e anormalidades geniturinárias. A obesidade é frequentemente observada.

2. Síndrome de Wolf-Hirschhorn

Também conhecida como 4p– (deleção de 4p16), esta síndrome é caracterizada por aspecto craniofacial típico, RCIU, restrição de crescimento pós-natal, hipotonia, microcefalia, e desenvolvimento incomum de nariz e órbitas que produz uma aparência sugestiva do elmo de um antigo guerreiro grego. Outras anomalias comumente observadas incluem convulsões (90%), anomalias esqueléticas, defeitos cardíacos congênitos, perda auditiva, malformações do trato urinário, e malformações cerebrais.

3. Síndrome do Cri du Chat

Também conhecido como 5p– (deleção do cromossomo terminal 5p), este distúrbio é caracterizado por aspectos faciais singulares, como ponte nasal larga, pregas epicânticas, atraso de desenvolvimento, deficiência intelectual e microcefalia. Os pacientes têm um choro incomum, semelhante ao choro de gato. Podem ocorrer malformações cardíacas, geniturinárias, além de anormalidades neurológicas.

Em adultos, ocorrem hipertensão e osteoartrite em coluna vertebral. A maioria dos pacientes apresenta déficit intelectual leve a moderado.

DISTÚRBIOS GENÉTICOS CONTÍGUOS

Os distúrbios genéticos contíguos são condições causadas por deleção ou duplicação de material genético envolvendo múltiplos genes. Os exemplos incluem síndrome de Williams, síndrome de Smith-Magenis e síndrome de deleção 22q11.2.

1. Síndrome de Williams

A síndrome de Williams é um distúrbio genético contíguo que deleta o gene para elastina e outros genes vizinhos em 7q11.2.

*N. de R.T. Síndrome do miado de gato.

É caracterizada por baixa estatura; cardiopatia congênita (estenose aórtica ou pulmonar supravalvar); fácies grosseira, semelhante à de um gnomo, com lábios proeminentes; hipercalcemia ou hipercalciúria na infância; atraso no desenvolvimento; e irritabilidade neonatal, evoluindo para uma personalidade excessivamente amigável. Pode ser necessário restringir cálcio na primeira infância para prevenir a nefrocalcinose. A hipercalcemia frequentemente se resolve durante o primeiro ano de vida. A história natural inclui progressão da doença cardíaca e predisposição à hipertensão e osteoartrite de coluna em adultos. A maioria dos pacientes apresenta deficiência intelectual leve a moderada. A duplicação do cromossomo 7q11.2 resulta em uma síndrome que inclui atraso na fala e características do transtorno do espectro autista.

2. Síndrome de Smith-Magenis

Esta síndrome está associada a uma microdeleção de 17p11 e é caracterizada por fronte proeminente, olhos de localização funda, lábio superior em arco de cupido, comportamento automutilante, distúrbios do sono e deficiência intelectual. Alguns pacientes também têm epilepsia, perda auditiva, tireoidopatia e anormalidades imunológicas e lipídicas. A duplicação de 17p11 produz a síndrome de Potocki-Lupski, caracterizada por déficit de crescimento, deficiências cognitivas, autismo e anomalias cardíacas congênitas.

> Neira-Fresneda J, Potocki L: Neurodevelopmental disorders associated with abnormal gene dosage: Smith-Magenis and Potocki-Lupski syndromes. J Pediatr Genet 2015 Sep;4(3):159–167 [PMID: 27617127].

3. Síndrome de deleção 22q11.2 (Síndrome velocardiofacial ou Síndrome de DiGeorge)

Esta condição foi originalmente descrita em recém-nascidos apresentando cardiopatia congênita cianótica, geralmente envolvendo anormalidades dos grandes vasos; hipoplasia tímica levando a imunodeficiência; e hipocalcemia devido à ausência de glândulas paratireoides. Este fenótipo é altamente variável. Outras características também foram descritas, incluindo microcefalia leve, hipotireoidismo, malformação renal e de coluna cervical, fenda palatina, insuficiência velofaríngea, atrasos na fala e linguagem, cardiopatia congênita (transposição de grandes vasos, tetralogia de Fallot e uma variedade de outras anormalidades cardíacas), diagnósticos psiquiátricos como transtorno de déficit de atenção e hiperatividade, ansiedade e psicoses, incluindo esquizofrenia em cerca de 25% dos casos. A duplicação da região 22q11 produz um fenótipo leve e altamente variável, que varia de atrasos no desenvolvimento a funcionamento normal.

> Chen CP et al: Chromosome 22q11.2 deletion syndrome: prenatal diagnosis, array comparative genomic hybridization characterization using uncultured amniocytes and literature review. Gene 2013 Sep 15;527(1):405–409 [PMID: 23791650].

DISTÚRBIOS MENDELIANOS

DISTÚRBIOS AUTOSSÔMICOS DOMINANTES

Neurofibromatose, SMF, acondroplasia, Osteogênese Imperfeita (OI) e craniossinostoses estão entre os distúrbios autossômicos dominantes mais conhecidos. Há outros distúrbios comuns com esse tipo de herança, incluindo síndrome de Treacher Collins, associada a um fenótipo craniofacial distinto com hipoplasia malar e mandibular, e síndrome de Noonan, que apresenta um fenótipo semelhante à síndrome de Turner caracterizada por baixa estatura e redundância nucal. A síndrome CHARGE e a síndrome Cornelia de Lange (CdLS, de *Cornelia de Lange syndrome*) são frequentemente identificadas e geralmente têm apresentações clássicas consistentes.

1. Neurofibromatose tipo 1

A neurofibromatose tipo 1 (NF-1) é um dos mais comuns distúrbios autossômicos dominantes, ocorrendo em 1:3.000 nascimentos, e é visto em todas as raças e grupos étnicos. Em geral, o distúrbio é progressivo, com novas manifestações aparecendo ao longo do tempo. A neurofibromatose tipo 2 (NF-2), caracterizada por neuromas acústicos bilaterais com manifestações cutâneas mínimas ou inexistentes, é uma doença diferente causada por um gene distinto.

O gene para NF-1 localiza-se no braço longo do cromossomo 17 e parece codificar uma proteína semelhante a um fator supressor de tumor. A NF resulta de muitas mutações diferentes desse gene. Aproximadamente metade de todos os casos de NF são causados por mutações novas. A avaliação cuidadosa dos pais é necessária para fornecer aconselhamento genético preciso. Evidências recentes sugerem penetrância próxima a 100% nos portadores de um gene variante, se os indivíduos forem examinados cuidadosamente.

As manchas café com leite (hiperpigmentadas) – máculas de coloração marrom claro – podem estar presentes ao nascimento, e a maioria dos indivíduos com NF-1 terá mais de seis manchas ao primeiro ano de idade. Os achados neurocutâneos são evidentes aos 8 anos de idade. Os neurofibromas são tumores benignos constituídos por células de Schwann, fibras nervosas e fibroblastos; eles podem ser individuais ou plexiformes. A incidência de nódulos de Lisch, que podem ser vistos com uma lâmpada de fenda, também aumenta com a idade. Os indivíduos afetados geralmente têm cabeça grande, anormalidades ósseas em estudos radiográficos, escoliose e um amplo espectro de problemas de desenvolvimento. Metade dos pacientes com NF-1 experienciará algum tipo de atraso intelectual. (Para mais detalhes sobre avaliação médica e tratamento, ver "Critérios diagnósticos para neurofibromatose tipo 1 e síndrome de Legius: uma recomendação de consenso internacional por E. Legius et al). Informações úteis são fornecidas no seguinte site: http://www.nfinc.org.

As máculas hiperpigmentadas podem ocorrer em outras condições, como nas síndromes de McCune-Albright, Noonan, Leopard e Bannayan-Riley-Ruvalcaba (BRR), que refletem o amplo diagnóstico diferencial para uma única característica física. Os genes para NF-1 e para as síndromes Noonan e Leopard são moléculas que controlam o ciclo celular por meio das vias de transdução de sinal RAS-MAPK; portanto, não é surpreendente que alguns aspectos podem ser compartilhados.

2. Síndrome de Marfan

FUNDAMENTOS DO DIAGNÓSTICO E CARACTERÍSTICAS TÍPICAS

▶ Anormalidades esqueléticas (critérios de Ghent).
▶ Deslocamento do cristalino (ectopia lentis).
▶ Dilatação da raiz da aorta.
▶ Ectasia dural.
▶ História familiar positiva em alguns casos.

▶ Aspectos clínicos

O teste genético está disponível para mutações que causam síndrome de Marfan (SMF), mas o diagnóstico permanece amplamente clínico e é baseado nos critérios de Ghent (disponíveis em: https://www.marfan.org/dx/rules). As crianças podem apresentar história familiar positiva, achados esqueléticos suspeitos ou complicações oftalmológicas. Com frequência, os marcos motores são atrasados devido à frouxidão articular. Os adolescentes são propensos a pneumotórax espontâneo. Disritmias podem estar presentes. As complicações aórticas e valvares não são comuns em crianças, mas são mais prováveis em casos esporádicos. A fácies característica é alongada e estreita, com fissuras palpebrais oblíquas para baixo, achatamento malar e retrognatismo. O palato é ogival, e a dentição é frequentemente apinhada. Mutações no gene da fibrilina 1 (*FBN1*), uma proteína da matriz extracelular, são causadoras da síndrome.

▶ Diagnóstico diferencial

A homocistinúria deve ser excluída por meio de testes metabólicos em todos os indivíduos com características esqueléticas marfanoides. A síndrome de Lujan, um distúrbio recessivo ligado ao cromossomo X, combina hábito marfanoide com deficiência cognitiva. Outros distúrbios do tecido conectivo, incluindo mas não limitados a **síndrome de Ehlers-Danlos** e **síndrome de Loeys-Dietz**, podem ser considerados.

As mutações no gene da fibrilina-2 (*FBN2*) e na via do fator de crescimento transformador β (TGF-β, de *transformating growth factor* β) também podem produzir fenótipos que se encaixam nos critérios para o diagnóstico clínico de SMF. As síndromes de Beals (*FBN2*), de Shprintzen-Goldberg (*SKI1*), de aneurisma-osteoartrite, de aneurismas aórticos torácicos e de Loeys-Dietz (via do TGF-β) são distúrbios distintos do tecido conjuntivo com implicações para o tratamento médico e para o prognóstico diferentes.

Complicações

Os problemas esqueléticos, incluindo escoliose, são progressivos. Astigmatismo e miopia são muito comuns, e é necessária a vigilância para deslocamento de cristalino. Os problemas clínicos mais graves envolvem o sistema cardiovascular. Embora muitos pacientes com SMF tenham prolapso de valva mitral, a complicação mais séria é a dilatação progressiva da raiz aórtica, que pode levar à ruptura do aneurisma e morte, e insuficiência valvar progressiva ou aguda (mais frequentemente valva aórtica do que mitral). Famílias e profissionais que procuram informações adicionais sobre o SMF podem ser encaminhados à National Marfan Foundation (Fundação Nacional da Marfan) (http://www.marfan.org).

Tratamento

A. Terapia médica

O tratamento médico para pacientes com SMF inclui vigilância e manejo adequado das alterações oftalmológicas, ortopédicas e cardíacas. São indicados ecocardiogramas seriados para diagnosticar e acompanhar o grau de dilatação da raiz da aorta, que pode ser tratado clinicamente ou cirurgicamente em casos mais graves. O bloqueio β-adrenérgico profilático ou o uso de antagonistas dos receptores da angiotensina II podem desacelerar a velocidade de dilatação e reduzir o desenvolvimento de complicações aórticas.

B. Aconselhamento genético

Devem ser considerados testes genéticos para mutações em genes associados à aortopatia em pacientes com dilatação arterial para todos os indivíduos com SMF, uma vez que a penetrância é variável e membros da família aparentemente não afetados podem ser portadores e transmitir a mutação.

Kumar A, Agarwal S: Marfan syndrome: an eyesight of syndrome. Meta Gene 2014 Jan 14;2:96–105 [PMID: 25606393].

3. Acondroplasia

A acondroplasia é a forma mais comum de baixa estatura desproporcional e é causada por uma mutação no *FGFR3*.

Achados clínicos

Os indivíduos afetados têm nanismo de membros curtos, mãos em forma de tridente, macrocefalia relativa e hipoplasia do terço médio da face. Esse fenótipo é aparente ao nascer. Há hipotonia e atraso dos marcos motores na primeira infância, mas a inteligência é normal. Complicações adicionais incluem apneia do sono obstrutiva, cifose e estenose espinhal.

Tratamento

A. Terapia médica

O perímetro cefálico, durante a infância, deve ser rigorosamente monitorado e registrado em curvas de perímetro cefálico específicas para o diagnóstico. O supercrescimento ósseo no nível do forame magno pode levar a hidrocefalia progressiva e compressão do tronco encefálico, podendo justificar intervenção neurocirúrgica. A intervenção ortopédica é necessária para problemas de coluna, incluindo lordose lombar grave e deformidade de giba. São necessárias modificações adaptativas na vida diária devido à baixa estatura. O peptídeo natriurético tipo C conjugado é atualmente estudado em ensaios clínicos para promover o crescimento. Os primeiros resultados têm demonstrado que este medicamento é bem tolerado e resulta em aumento da velocidade de crescimento em comparação com a linha de base em crianças com acondroplasia.

B. Aconselhamento genético

A maioria dos casos (~ 90%) representa uma mutação nova. Dois pais heterozigotos com acondroplasia têm um risco de 25% de ter um filho homozigoto para mutações *FGFR3*, que é uma doença letal.

4. Osteogênese imperfeita

A osteogênese imperfeita (OI), ou doença dos ossos frágeis, é uma doença relativamente comum. Mais de 85% dos casos são causados por mutações dominantes que afetam COL1A1 e COL1A2. Formas mais raras de OI são causadas por mutações em outros genes e podem ser herdadas de forma autossômica recessiva.

Achados clínicos

A principal característica da OI são as fraturas com trauma mínimo ou ausente. Os pacientes têm baixa estatura, fraturas frequentes, arqueamento das extremidades e escoliose. Podem apresentar também esclera azulada, dentição anormal (marrom, aparecimento de dentes translúcidos que quebram facilmente) e perda auditiva com início na idade adulta. Os indivíduos afetados na extremidade leve do espectro são relativamente assintomáticos, e, no extremo grave, a OI é muitas vezes letal no período perinatal.

As quatro formas mais comuns de OI são as seguintes:

1. OI clássica não deformante com esclera azul (anteriormente OI tipo I)
2. OI letal perinatal (anteriormente OI tipo II)
3. OI progressivamente deformante (anteriormente OI tipo III)
4. OI variável comum com esclera normal (anteriormente OI tipo IV)

Tratamento

A. Terapia médica

O tratamento inclui cuidados ortopédicos e odontológicos, fisioterapia e terapia ocupacional. Avaliações de audição e aparelhos auditivos podem ser necessários. Os bisfosfonatos são usados no tratamento de formas moderadas a graves de OI. A medicação ajuda a melhorar a densidade óssea e reduzir a incidência de fraturas.

B. Aconselhamento genético

As formas mais brandas de OI são frequentemente herdadas de forma autossômica dominante de um pai afetado, enquanto as formas mais graves de OI geralmente resultam de mutações novas.

5. Síndromes de craniossinostose

As craniossinostoses são um grupo de distúrbios associados à fusão prematura das suturas cranianas e ao formato anormal do crânio. Esta classe de doenças autossômicas dominantes geralmente é causada por mutações nos genes *FGFR*.

A síndrome de Crouzon é a mais comum desses distúrbios e está associada à fusão prematura de múltiplas suturas. Outras craniossinostoses apresentam anomalias de membros e craniofaciais, incluindo as síndromes de Pfeiffer, Apert, Jackson-Weiss e Saethre-Chotzen.

Os pacientes têm formato anormal do crânio, órbitas rasas, hipertelorismo ocular e adelgaçamento do terço médio da face. As crianças com craniossinostose podem precisar de procedimentos neurocirúrgicos e craniofaciais em múltiplos estágios, mas geralmente têm inteligência normal.

6. Síndrome CHARGE

A síndrome CHARGE é uma doença autossômica dominante associada a múltiplas malformações congênitas. É causada por mutações no gene *CHD7*. O acrônimo CHARGE serve como um mnemônico para anormalidades associadas que incluem **c**olobomas, cardiopatia (**h**eart disease) congênita, **a**tresia de coanas, atraso (**r**etardation) do crescimento, anormalidades **g**enitais (hipogenitalismo) e anormalidades auditivas (**e**ar) com surdez. A assimetria facial é um achado comum.

7. Síndrome de Cornelia de Lange

A síndrome de Cornelia de Lange (CdLS) é caracterizada por grave restrição de crescimento pré e pós-natal; defeitos de redução dos membros (50%); cardiopatia congênita (25%); e fácies estereotípica com hirsutismo, fusão medial das sobrancelhas (sinofris) e lábios finos com extremidades voltadas para baixo. O curso e a gravidade da síndrome são variáveis, e apresentações mais leves podem ser herdadas como um traço dominante. As mutações heterozigóticas no regulador de coesina, *NIPBL*, ou os componentes estruturais de coesina, *SMC1A* e *SMC3*, foram identificados em aproximadamente 65% dos indivíduos com CdLS.

> Huisman et al: High rate of mosaicism in individuals with Cornelia de Lange syndrome. J Med Genet 2013;50:299–344 [PMID: 23505322].
> Jones KL: *Recognizable Patterns of Human Malformation*. 6th ed. Philadelphia, PA: Elsevier; 2013.

8. Síndrome de Noonan

A síndrome de Noonan é uma condição autossômica dominante comum caracterizada por baixa estatura, cardiopatia congênita e características levemente dismórficas. O peso ao nascer é normal, mas distúrbios alimentares resultam em baixo ganho ponderal e déficit de crescimento. A cardiopatia congênita inclui estenose pulmonar e cardiomiopatia hipertrófica. Atraso da motricidade grosseira e da fala são frequentemente presentes. Cerca de 25% dos pacientes com síndrome de Noonan tem dificuldade de aprendizagem.

A síndrome de Noonan e os distúrbios semelhantes a Noonan são causados por mutações na proteína cinase ativada por mitógeno (MAPK, de *mitogen-activated protein kinase*) RAS e, portanto, são frequentemente chamadas de "RASopatias". A síndrome de Noonan é a mais comum dessas alterações, geralmente causada por mutações em *PTPN11*. Outros distúrbios relacionados incluem a síndrome cardiofaciocutânea e a síndrome de Costello, que têm características faciais mais marcadas e atraso do desenvolvimento mais grave. O painel genético que rastreia múltiplos genes nessa via pode ajudar a confirmar o diagnóstico.

> Roberts et al: Noonan syndrome. Lancet 2013;381(9863):333–342 [PMID: 23312968].

DISTÚRBIOS AUTOSSÔMICOS RECESSIVOS

1. Fibrose cística

O gene da fibrose cística, *CFTR*, se localiza no braço longo do cromossomo 7. Aproximadamente 1 em 22 pessoas são portadoras. Muitas mutações diferentes foram identificadas; a maioria das mutações comuns na população caucasiana é conhecida como $\Delta F508$.

(Para mais detalhes sobre as características clínicas e a abordagem médica da fibrose cística, consulte os **Capítulos 19 e 22**.)

2. Síndrome de Smith-Lemli-Opitz

A síndrome de Smith-Lemli-Opitz é um distúrbio metabólico hereditário da etapa final da via biossintética do colesterol, resultando em níveis baixos de colesterol e acúmulo do precursor 7-desidrocolesterol (7-DHC, de 7-dehydrocholesterol). O colesterol é um precursor necessário para hormônios esteroides e mielina, e é um importante componente das membranas celulares. A deficiência de colesterol e o acúmulo de 7-DHC resultam em efeitos multissistêmicos.

▶ Achados clínicos

Os pacientes com síndrome de Smith-Lemli-Opitz apresentam fenótipo característico, incluindo características faciais dismórficas (**Figura 37-8**), múltiplas anomalias congênitas, hipotonia, déficit de crescimento e deficiência intelectual. Casos leves podem apresentar autismo e sindactilia de 2 a 3 dedos. O diagnóstico pode ser confirmado através de um exame de sangue procurando a presença do precursor, 7-DHC. O sequenciamento de DNA do gene *DHCR7* também está disponível.

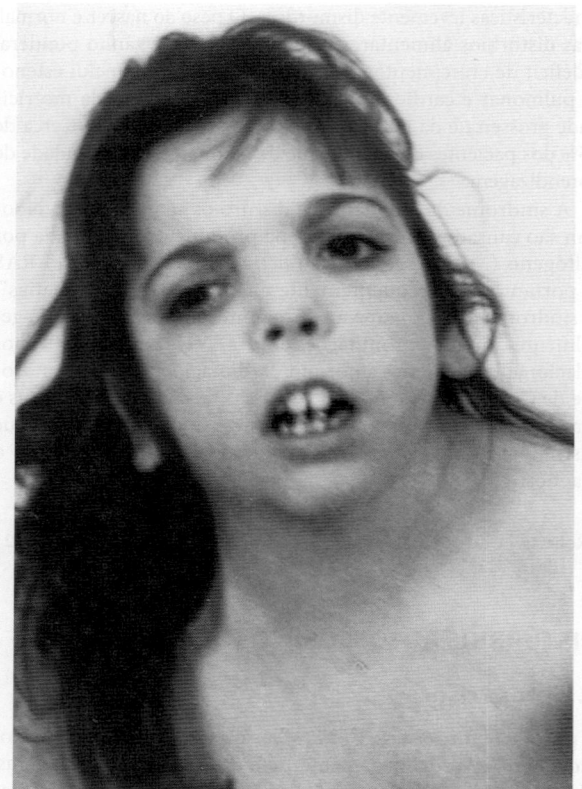

▲ **Figura 37-8** Criança com a síndrome de Smith-Lemli--Opitz, apresentando estreitamento bitemporal, narinas voltadas para cima, ptose palpebral e queixo pequeno.

▶ **Tratamento**

O tratamento com colesterol não é curativo, mas pode melhorar o déficit de crescimento e propiciar melhora clínica.

3. Perda auditiva neurossensorial

Apesar de existir uma marcante heterogeneidade genética nas causas de perda auditiva neurossensorial, incluindo padrões de herança dominante, recessiva, e padrões ligados ao X, a surdez não sindrômica, de herança recessiva, é a forma predominante de surdez hereditária grave em crianças. São conhecidas várias centenas de genes que causam perda auditiva hereditária. A perda auditiva pode ser condutiva, neurossensorial, ou uma combinação de ambos; sindrômica ou não sindrômica; e pré-lingual ou pós-lingual. As formas genéticas de perda auditiva são diagnosticadas por exames otológicos, audiológicos, e exame físico; história de família; teste auxiliar (como RM do cérebro petroso para examinar orelha interna e osso temporal); e testes genético-moleculares. Estão disponíveis painéis de triagem para mais de 100 formas genéticas de perda auditiva para muitos tipos de surdez sindrômica e não sindrômica.

Sartorato EL, Friderici K, Del Castillo I: Genetics of deafness. Genet Res Int 2012;2012:562848. doi: 10.1155/2012/562848 [PMID: 22567392].

4. Atrofia muscular espinhal

A atrofia muscular espinhal (AME) é um distúrbio neuromuscular autossômico recessivo em que as células do corno anterior da medula espinhal se degeneram. O mecanismo para a perda de células parece envolver a apoptose de neurônios na ausência do produto do gene *SMN1* (neurônio motor sobrevivente), localizado no cromossomo 5q. A perda dessas células leva à atrofia progressiva dos músculos esqueléticos. Esse distúrbio tem incidência de aproximadamente 1 em 12.000, com a maioria dos casos se apresentando na primeira infância. As frequências de portadores aproximam-se de 1:40 em populações com ancestralidade europeia.

▶ **Achados clínicos**

São conhecidos cinco subtipos clínicos, com base na idade de início e na taxa de progressão. A AME 0, que tem início pré-natal, é a mais devastadora, com hipotonia profunda e insuficiência respiratória ao nascer. A AME I apresenta-se com leve fraqueza ao nascer, mas é claramente visível aos 3 meses, sendo acompanhada de perda de reflexos e fasciculações nos músculos afetados. A progressão da doença conduz à eventual insuficiência respiratória, geralmente com 1 ano de idade. Os sintomas da AME II começam mais tarde, com fraqueza e reflexos diminuídos, em geral aparentes aos 2 anos. As crianças afetadas pela AME III começam a apresentar fraqueza à medida que se aproximam da adolescência. A AME IV apresenta início da fraqueza muscular na segunda ou terceira décadas de vida, mas com um tempo de vida normal.

Uma deleção homozigótica do éxon 7 do gene *SMN1* é detectável em aproximadamente 95% a 98% dos casos de todos os tipos de AME e confirma o diagnóstico. A região *SMN1*, no cromossomo 5q, é complexa e de apresentação variável, com expressão da doença envolvendo três cópias do gene *SMN2* adjacente. Os fenótipos mais graves têm menos cópias de *SMN2*. Aproximadamente 2% a 5% dos pacientes afetados com AME são heterozigotos compostos, nos quais há uma cópia do gene *SMN1* com deleção do éxon 7 e uma segunda cópia com uma mutação pontual.

O diagnóstico pré-natal está disponível mediante testes genéticos, mas é recomendada uma cuidadosa análise molecular do probando e uma demonstração do estado do portador nos seus genitores, uma vez que, além da questão da heterozigose composta, 2% dos casos ocorrem em consequência de uma mutação em um alelo *SMN1*. Nesse caso, um dos genitores não é portador, e os riscos de recorrência são baixos. A testagem dos portadores é complicada adicionalmente por conta de uma duplicação do *SMN1* presente em 4% da população que resulta na existência de dois genes *SMN1* em um de seus cromossomos. Por isso, a avaliação do risco reprodutivo, a testagem de portadores e o diagnóstico pré-natal de AME são melhor realizados no contexto de um aconselhamento genético cuidadoso. Nos últimos anos, duas terapias genéticas diferentes obtiveram a aprovação do FDA para o tratamento da AME. Ambos requerem tratamento imediato em indivíduos afetados, aumentando o potencial benefício para recém-nascidos com triagem para AME.

DISTÚRBIOS LIGADOS AO X

1. Distrofias musculares de Duchenne e Becker

A distrofia muscular de Duchenne (DMD) resulta de insuficiência da síntese da distrofina, uma proteína do citoesqueleto muscular. O gene está localizado no cromossomo X, na posição Xp12. Os dados de prevalência não estão disponíveis, mas a incidência na Nova Escócia, no Canadá, pode chegar a 1:4.700 nascidos vivos do sexo masculino. O diagnóstico deve ser suspeitado se for observado um nível sérico elevado de creatinina cinase. As mutações no mesmo gene que resultam na expressão parcial da produção de proteína distrofina produzem um fenótipo menos grave, a distrofia muscular de Becker (DMB). Tanto na DMD quanto na DMB, ocorre degeneração progressiva dos músculos cardíaco e esquelético. Os meninos com DMD apresentam fraqueza dos músculos proximais e pseudo-hipertrofia dos músculos da panturrilha dos 5 aos 6 anos de idade. Sem intervenção, os pacientes tornam-se não deambulatórios no início da adolescência. Os meninos com DMD frequentemente morrem aos vinte anos por insuficiência respiratória e disfunção cardíaca. O prognóstico para DMB é mais variável. Embora os corticosteroides sejam úteis para manutenção da força, a terapia não desacelera a progressão da doença. A evolução da história natural das distrofinopatias em mulheres demonstra um aumento na incidência de doenças cardiovasculares graves, incluindo cardiomiopatia e arritmias.

O gene da distrofina é muito extenso e um alvo comum para mutações. Grandes deleções ou duplicações podem ser detectadas no gene da distrofina em 65% dos casos. A análise molecular substituiu em grande parte a biópsia muscular para o diagnóstico.

Um terço dos casos de DMD que se apresenta com história familiar negativa resulta provavelmente de mutações novas. Ocorre mosaicismo da linhagem germinativa para mutações no gene da distrofina em aproximadamente 15% a 20% das famílias, uma das taxas mais altas para este fenômeno raro. É recomendado aconselhamento genético para as famílias. Atualmente, a maioria das mutações são detectadas nos casos de DMD, de forma que agora estão disponíveis estimativas mais acuradas sobre o risco de recorrência e tratamentos para tipos específicos de alterações genéticas. Existem diversas opções terapêuticas em estudo, incluindo terapias utilizando a tecnologia CRISPR, terapia antissenso de oligonucleotídeo e salto de éxon.

Echevarria L et al: Exon-skipping advances for Duchenne muscular dystrophy. Human Mol Genet 2019 Aug 1;27(R2):R163–R172 [PMID: 29771317].

2. Hemofilia

A hemofilia A é um distúrbio hemorrágico recessivo ligado ao cromossomo X e causado por uma deficiência na atividade do fator VIII da coagulação. (Ver **Capítulo 30** para discussão adicional.)

DISTÚRBIOS NÃO MENDELIANOS

DISTÚRBIOS DE IMPRESSÃO

1. Síndrome de Beckwith-Wiedemann

O diagnóstico da síndrome de Beckwith-Wiedemann (SBW) pode ser suspeitado em indivíduos com macrossomia, macroglossia, supercrescimento lateralizado, onfalocele, tumores embrionários como tumor de Wilms, visceromegalia, hiperplasia adrenal congênita, sulcos no lobo anterior da orelha e/ou fossas helicoidais auriculares. Outros achados associados incluem hipertelorismo, hipoglicemia infantil devido à hiperinsulinemia transitória e múltiplas anomalias congênitas (fenda palatina e anomalias geniturinárias).

Os testes moleculares podem revelar um dos vários mecanismos impactando a expressão dos genes localizados no cromossomo 11p15; por exemplo, DUP paterna dessa região. As mutações na cópia materna do gene *CDKN1C* estão associadas com SBW e podem ser um caso raro de risco de recorrência em indivíduos com SBW por este mecanismo. A maioria dos pacientes têm erros de metilação de DMR1 (região diferencialmente metilada 1, *H19*, 5%) e DMR2 (LIT1, 50%). O H19 é um RNA longo não codificante com um papel na regulação negativa na proliferação celular. A macroglossia ou a hemi-hiperplasia isoladas podem ser uma forma leve de SBW não identificadas por diagnóstico molecular devido ao mosaicismo. As crianças afetadas ou suspeitas de terem SBW devem passar por protocolos de vigilância tumoral, incluindo níveis séricos de α-fetoproteína (AFP) a cada 2 a 3 meses até atingirem 4 anos de idade e um ultrassom abdominal a cada 3 meses até 8 anos de idade para rastrear hepatoblastoma e tumor de Wilms. A literatura atual confirma correlação de subtipos moleculares ao risco geral de tumor, mas as diretrizes de triagem não foram modificadas. Uma ultrassonografia renal anual deve ser realizada entre 8 anos e início da adolescência para identificar aqueles com rim esponjoso medular.

2. Síndrome de Prader-Willi

A síndrome de Prader-Willi (SPW) resulta da falta de expressão de vários genes impressos, incluindo *SNRPN*, localizado no cromossomo 15q11. As características clínicas incluem hipotonia grave na infância e distúrbio alimentar que progride por vários estágios nutricionais. No estágio 3 (idade média de 8 anos), os pacientes desenvolvem hiperfagia ou incapacidade de atingir a saciedade. Os traços característicos incluem olhos amendoados, estreitamento bitemporal, mãos e pés pequenos. A apneia obstrutiva do sono é comum, assim como o hipogonadismo hipogonadotrófico e alterações comportamentais, como comportamento inflexível, insistência na manutenção de padrões e características obsessivo-compulsivas. A terapia com hormônio do crescimento é o único tratamento aprovado pela FDA para SPW e pode oferecer benefícios além do crescimento linear. Obesidade é a regra na ausência de modificações ambientais. O teste genético para SPW inclui análise de metilação de DNA, que pode detectar 99% dos casos que incluem deleções herdadas do pai (~ 70%), DUP materno (20% a 30%), defeitos de impressão, deleções do centro de impressão e rearranjo cromossomal não equilibrado.

3. Síndrome de Angelman

A síndrome de Angelman (SA) resulta da ausência de expressão do gene da ligase da proteína ubiquitina E3A, *UBE3A*, localizado em 15q11.2q13, na região crítica para SPW. O fenótipo clássico inclui atraso do desenvolvimento com impactos expressivos na linguagem, deficiência intelectual, convulsões, distúrbios do movimento, distúrbios do sono, problemas gastrointestinais e comportamentos estereotípicos, como comportamento excitável e feliz característico.

A análise de metilação do DNA detecta 80% dos indivíduos com SA, incluindo aquelas causadas por uma deleção do alelo materno em 15q11 (~ 65% a 75%), DUP do alelo paterno (3% a 7%), e defeitos de impressão (3%). As mutações em *UBE3A* causam a doença em cerca de 11% dos casos e requerem sequenciamento do gene *UBE3A*.

> Dagli AI, Mueller J, Williams CA: Angelman syndrome. 1998 Sep 15 [Updated 2015 May 14]. In: Pagon RA et al (eds): GeneReviewsâ [Internet]. Seattle, WA: University of Washington; 1993–2017. https://www.ncbi.nlm.nih.gov/books/NBK1144/ [PMID: 20301323].
> Driscoll DJ et al: Prader-Willi syndrome. 1998 Oct 6 [updated 2017 Dec 14]. In: Adam MP et al (eds): GeneReviewsâ [Internet]. Seattle (WA): University of Washington, Seattle; 1993–2017. https://www.ncbi.nlm.nih.gov/books/NBK1330/.

DISTÚRBIOS ASSOCIADOS A ANTECIPAÇÃO

A antecipação é o fenômeno no qual uma condição genética se desenvolve em uma idade de início mais precoce conforme é passada para as gerações subsequentes. Molecularmente, a antecipação é causada por uma expansão do tamanho de uma repetição tri (ou tetra) nucleotídica (p. ex., CTG) da linhagem (materna ou paterna) em que é mais instável e propensa a se expandir.

1. Distrofia miotônica (autossômica dominante)

A distrofia miotônica (DM) é uma condição autossômica dominante caracterizada por fraqueza muscular e espasmos musculares tônicos (miotonia). As características adicionais incluem hipogonadismo, alopecia frontal, anormalidades da condução cardíaca e catarata. Esse distúrbio ocorre quando uma repetição CTG no gene *DMPK*, localizado no cromossomo 19, expande-se para 50 ou mais cópias. Os indivíduos normais têm de 5 a 35 cópias de repetição CTG. Os indivíduos que têm de 35 a 49 repetições são geralmente assintomáticos, mas as cópias de repetição maiores que 35 são meioticamente instáveis e tendem a se expandir ainda mais quando passadas para as gerações subsequentes. Os indivíduos com 50 a 100 cópias podem ser apenas levemente afetados (p. ex., catarata). A maioria dos indivíduos com cópias repetidas superiores a 100 apresenta sintomas ou miotonia elétrica quando adultos.

Os indivíduos com cópias de repetição CTG na faixa de 100 a 1.000 geralmente desenvolvem DM1 clássico com fraqueza e atrofia muscular, miotonia, catarata e, muitas vezes, anormalidades da condução cardíaca. A expansão de mais de 1.000 cópias geralmente se apresenta como DM congênito: hipotonia infantil, déficits respiratórios e deficiência intelectual. Isso ocorre com mais frequência quando as repetições instáveis são transmitidas por uma mãe afetada. Portanto, um componente importante na investigação do lactente hipotônico é uma avaliação neurológica cuidadosa de ambos os pais quanto à evidência de fraqueza ou miotonia. Os testes moleculares que mensuram o número de repetições CTG são o diagnóstico clínico e pré-natal. (Ver **Capítulo 25** para discussão adicional.) A taxa de detecção de uma expansão CCTG do gene *CNBP* causando DM tipo 2 é mais de 99%. A antecipação é menos proeminente na DM tipo 2 e a apresentação clínica geralmente é mais branda.

2. Ataxia de Friedreich (autossômica recessiva)

Os sintomas da ataxia de Friedreich (AF) incluem disartria, fraqueza muscular, espasticidade dos membros inferiores, disfunção vesical e arreflexia de membros inferiores. Os achados motores e sensoriais começam na pré-adolescência e tipicamente progridem ao longo da adolescência. A apresentação pode ser variável. A AF resulta de uma repetição GAA anormalmente expandida no íntron 1 do *FXN*. Os indivíduos não afetados normalmente carregam 7 a 33 repetições GAA neste lócus. Quase 96% dos pacientes afetados são homozigotos para expansões repetidas que excedam 66 cópias. Também ocorrem mutações pontuais no gene. No entanto, a antecipação não é observada porque a doença normalmente não é observada em mais de uma geração. Os testes diagnósticos moleculares requerem uma interpretação cuidadosa com relação ao prognóstico e aos riscos reprodutivos. (Ver **Capítulo 25** para discussão adicional.)

3. Síndrome do X frágil (ligado ao cromossomo X)

A síndrome do X frágil, presente em aproximadamente 1 em 1.000 homens, tem sido considerada a causa mais comum de deficiência intelectual no sexo masculino. O gene responsável é o *FMR1*, que tem repetições CGG instáveis na extremidade 5'. Indivíduos normais tem até 50 repetições CGG. Indivíduos com 51 a 200 repetições CGG têm uma pré-mutação e podem manifestar sintomas, incluindo atraso do desenvolvimento leve e traços comportamentais; falência ovariana prematura em um subgrupo de mulheres; e uma deterioração neurológica progressiva em homens mais velhos chamada síndrome da ataxia-tremor associada ao X frágil (FXTAS, *fragile X-associated tremor-ataxia syndrome*). Indivíduos afetados pela síndrome do X frágil (mutação completa) têm mais de 200 repetições CGG e também hipermetilação das expansões CGG e de uma ilha CpG adjacente. Essa metilação desliga o gene *FMR1*. Os testes moleculares para determinar o número de repetições de trinucleotídeos CGG com mais de 200 cópias confirmam o diagnóstico de síndrome do X frágil.

Achados clínicos

A maioria dos homens com síndrome do X Frágil apresenta deficiência intelectual, fácies oblonga com orelhas grandes e testículos grandes após puberdade. Outros sinais físicos incluem articulações hiperextensíveis e prolapso da válvula mitral ou dilatação da raiz aórtica. Muitos dos pacientes são hiperativos e preenchem os critérios para o diagnóstico de transtornos do espectro autista. Outras características podem incluir hipotonia, convulsões, problemas gastrointestinais, distúrbios do sono e escoliose.

Ao contrário de outros distúrbios ligados ao cromossomo X, em que indivíduos heterozigotos femininos são assintomáticos, mulheres com uma mutação completa podem exibir um fenótipo que varia de QI normal a deficiência intelectual e podem apresentar comportamento do espectro autista.

A expressão clínica da síndrome do X frágil difere na prole masculina e feminina, dependendo de qual genitor é o transmissor do gene. A pré-mutação pode se transformar na mutação completa apenas por transmissão materna. O teste pré-natal está disponível para gestação com risco aumentado, uma vez que um alelo *FMR1* expandido é identificado. (Considerações do manejo para pacientes com síndrome do X frágil são descritas no **Capítulo 3**).

Hersh JH, Saul RA; Committee on Genetics: Health supervision for children with Fragile X syndrome. Pediatrics 2011 May;127(5):994–1006 [PMID: 21518720].

DISTÚRBIOS DE HERANÇA MULTIFATORIAL

A herança multifatorial é um tipo de padrão hereditário visto quando há mais de um fator genético envolvido e, às vezes, quando também há fatores ambientais e eventos estocásticos que participam da etiologia e da apresentação de uma condição. Os exemplos incluem os seguintes:

FENDA LABIAL E FENDA PALATINA

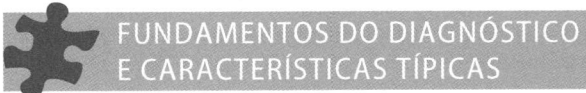

FUNDAMENTOS DO DIAGNÓSTICO E CARACTERÍSTICAS TÍPICAS

- A fenda labial é mais comum em homens, e a fenda palatina, em mulheres.
- As fendas labial e palatina podem ser defeitos isolados (não sindrômicos) ou associados a outras anomalias como parte de um distúrbio genético (sindrômica).

Considerações gerais

Sob o ponto de vista genético, a fenda labial com ou sem fenda palatina é diferente da fenda palatina isolada. Embora ambos os tipos possam ocorrer em uma única família, particularmente em associação com certas síndromes, esse padrão é incomum.

O contexto racial é um fator a considerar na incidência de fendas faciais. A prevalência de fissura facial por 10.000 nascimentos é de 10,2 nos Estados Unidos; 12,1 na Europa Ocidental; e 20,0 no Japão. Algumas exposições intraútero podem causar fendas labial e palatina, como medicamentos anticonvulsivantes, medicamentos antiacneicos contento tretinoína, e metotrexato.

Achados clínicos

Uma fenda labial pode ser unilateral ou bilateral e completa ou incompleta. Pode ocorrer com uma fenda de todo o palato, apenas do palato primário (anterior e rebordo gengival) ou do palato secundário (posterior). Uma fenda palatina isolada pode envolver apenas o palato mole ou os palatos mole e duro. Pode ser uma fenda em forma de V ou em forma de U. Quando a fenda palatina está associada a micrognatia e glossoptose (uma língua que cai para trás na hipofaringe e causa problemas respiratórios ou de alimentação), é chamada de sequência de Pierre Robin. Dentre os indivíduos com fendas faciais centrais – mais comumente aqueles com fenda palatina isolada –, a incidência de outros defeitos congênitos é aumentada, com até 60% de associação com outras anomalias ou síndromes.

Diagnóstico diferencial

Uma fenda facial pode ocorrer em muitas circunstâncias diferentes. Pode ser uma anormalidade isolada ou parte de uma síndrome mais generalizada. O prognóstico, o manejo e a determinação acurada dos riscos de recorrência dependem do diagnóstico preciso e da definição se a fenda é sindrômica ou não sindrômica.

A. Não sindrômica

No passado, a fenda labial ou palatina não sindrômica era considerada um exemplo clássico de herança poligênica ou multifatorial. Vários estudos recentes têm sugerido que um ou mais lócus autossômicos principais, recessivos e dominantes, podem estar envolvidos. Empiricamente, no entanto, o risco de recorrência ainda está na amplitude de 2% a 3% devido à não penetrância ou à presença de outros genes contribuintes.

B. Sindrômica

A fenda labial com ou sem fenda palatina e a fenda palatina isolada podem ocorrer em uma variedade de síndromes que podem ser ambientais, cromossômicas, monogênicas ou de origem desconhecida (**Tabela 37-2**). O prognóstico e os riscos de recorrência dependem do diagnóstico correto.

Complicações

Os problemas associados às fendas faciais incluem dificuldades alimentares precoces, que podem ser graves; obstrução das vias aéreas que requer traqueostomia; otites médias serosas recorrentes e associadas a audição flutuante e atrasos de linguagem; problemas de fala, incluindo atraso da linguagem, hipernasalização e erros de articulação; e complicações dentárias e ortodônticas.

Tabela 37–2 Fissura palatina isolada sindrômica (FP) e fissura labial com ou sem fissura palatina (FL/FP)

Ambiental
Convulsão materna, uso de anticonvulsivantes (FL/FP ou FP)
Síndrome alcoólica fetal (FP)
Síndrome da brida amniótica (FL/FP)

Cromossômica
Trissomias do 13 e do 18 (FL/FP)
Síndrome de Wolf-Hirschhorn ou 4p– (FL/FP)
Síndrome de Shprintzen ou deleção do 22q11.2 (FP)

Distúrbios monogênicos
Síndrome de Treacher-Collins, AD (FP)
Síndrome de Stickler, AD (FP—particularmente Pierre-Robin)
Síndrome de Smith-Lemli-Opitz, AR (FP)

Causa desconhecida
Síndrome de Moebius (FP)

AD, autossômica dominante; AR, autossômica recessiva.

A. Terapia clínica

Idealmente, o manejo a longo prazo deve ser fornecido por meio de abordagem multidisciplinar de fenda palatina com otorrinolaringologistas, fonoaudiólogos, assistentes sociais, dentistas e geneticistas.

B. Aconselhamento genético

O aconselhamento acurado depende do diagnóstico preciso e da diferenciação entre fendas sindrômicas e não sindrômicas. Uma história familiar completa deve ser obtida. A escolha dos estudos laboratoriais é orientada pela história e exame físico, e podem incluir testes moleculares e/ou citogenéticos. As fendas labiais e palatinas podem ser detectadas na ultrassonografia pré-natal detalhada.

Basha M: Whole exome sequencing identifies mutation in 10% of patients with familial non-syndromic cleft lip and/or palate in genes mutated in well-known syndromes. J Med Genet 2018 Jul;55(7): 449–458 [PMID: 29500247].

DEFEITOS DO TUBO NEURAL

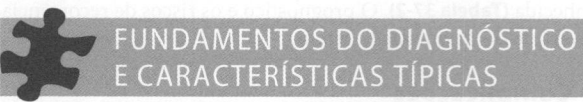

FUNDAMENTOS DO DIAGNÓSTICO E CARACTERÍSTICAS TÍPICAS

▶ Diversos defeitos, variando de anencefalia a lesões da medula espinhal recobertas por pele, podem ocorrer isoladamente ou fazendo parte de outras síndromes congênitas.
▶ A mielomeningocele geralmente está associada a hidrocefalia, malformação de Arnold-Chiari tipo II, bexiga e intestino neurogênicos e paralisia congênita nas extremidades inferiores.
▶ Anomalias de sistema nervoso central (SNC), coração e rins também podem ser vistas.
▶ A RM ajuda a determinar a extensão do defeito anatômico em lesões recobertas por pele.

Considerações gerais

Os defeitos do tubo neural compreendem uma variedade de malformações, incluindo anencefalia, encefalocele, espinha bífida (mielomeningocele), agenesia sacral e outros disrafismos espinhais. Os defeitos do tubo neural resultam de falha no fechamento do tubo neural, que normalmente ocorre 18 a 28 dias após a concepção. A hidrocefalia associada à malformação de Arnold-Chiari tipo II comumente ocorre com mielomeningocele. A agenesia sacral, também chamada de síndrome de regressão caudal, ocorre mais frequentemente em neonatos de mães diabéticas.

Achados clínicos

Ao nascimento, os defeitos do tubo neural podem se apresentar como raquísquises óbvias (lesões abertas) ou como uma lesão mais sutil, recoberta por pele. No último caso, a RM deve ser realizada para definir melhor o defeito anatômico. A extensão dos déficits neurológicos depende do nível da lesão e pode incluir pés tortos, luxação dos quadris, bexiga e intestino neurogênicos, e paralisia flácida total abaixo do nível da lesão. A hidrocefalia pode ser evidenciada no pré-natal ou pode se desenvolver após o nascimento.

Diagnóstico diferencial

Os defeitos do tubo neural (DTNs) podem ocorrer isoladamente ou associados a outras anomalias congênitas. A deficiência de ácido fólico materno é o fator de risco mais importante para o desenvolvimento de DTN. Outros fatores de risco incluem história de diabetes materno durante a gravidez, obesidade pré-gestacional, ou exposição no primeiro trimestre de gestação a antagonistas do ácido fólico, como valproato.

Qualquer criança com características dismórficas ou outras anomalias além do defeito do tubo neural deve ser avaliada por um geneticista.

Tratamento

A. Medidas neurocirúrgicas

As intervenções pré-natais, incluindo cirurgia fetal para corrigir um defeito aberto do tubo neural, são agora muito mais comuns. Após o nascimento, os neonatos com defeito aberto do tubo neural devem ser posicionados em decúbito ventral e a lesão mantida úmida com curativo estéril. O fechamento neurocirúrgico deve ocorrer em 24 a 48 horas após o nascimento para reduzir o risco de infecção. Em cerca de 85% dos casos de mielomeningocele, são necessários *shunts* (derivações), que estão associados a possíveis complicações, como disfunção e infecção. Os sintomas da malformação de Arnold-Chiari tipo II incluem disfunção alimentar, paralisia do nervo abducente, paralisia das pregas vocais com estridor, e apneia. O mau funcionamento da derivação pode causar a piora aguda dos sintomas de Arnold-Chiari, o que coloca em risco a vida do paciente.

B. Medidas ortopédicas

As crianças com lesões lombares baixas e sacrais caminham com apoio mínimo, enquanto aquelas com lesões lombares altas e torácicas raramente são deambuladoras funcionais. A abordagem ortopédica é necessária para tratamento de deformidades do pé e escoliose. São indicados serviços de fisioterapia.

C. Medidas urológicas

As bexigas neurogênicas requerem consultas urológicas. A continência urinária pode ser alcançada pelo uso de medicamentos, cateterismo vesical intermitente e uma variedade de procedimentos urológicos. A função renal deve ser monitorada regularmente, e o ultrassom deve ser repetido periodicamente. As infecções sintomáticas devem ser tratadas.

O intestino neurogênico é tratado com uma combinação de medicamentos e modificações dietéticas. Um procedimento cirúrgico chamado enema de continência anterógrada pode ser recomendado para pacientes com constipação severa.

D. Aconselhamento genético

A maioria dos defeitos isolados do tubo neural são poligênicos, com risco de recorrência de 2% a 3% em gestações futuras e de 1% a 2% em irmãos. Um paciente com espinha bífida tem 5% de chance de ter um filho afetado. O diagnóstico pré-natal é possível, incluindo por triagem de soro materno e por ultrassom pré-natal.

O ácido fólico profilático pode reduzir significativamente a incidência e a taxa de recorrência de defeitos do tubo neural se sua ingestão começar pelo menos 3 meses antes da concepção e continuar durante o primeiro mês de gravidez.

▶ Problemas especiais e prognóstico

Todas as crianças que necessitam de múltiplos procedimentos cirúrgicos (ou seja, pacientes com espinha bífida ou anomalias do trato urinário) têm um risco significativo de desenvolver reações alérgicas ao látex por hipersensibilidade tipo I (IgE mediada). Por essa razão, os produtos médicos sem látex são usados rotineiramente durante os cuidados de pacientes com defeitos do tubo neural.

A maioria dos indivíduos com mielomeningocele são cognitivamente normais, mas as dificuldades de aprendizagem são comuns. Os indivíduos com encefalocele ou outras malformações do SNC têm um prognóstico intelectual pior. Os indivíduos com defeitos do tubo neural têm problemas clínicos ao longo da vida, necessitando de assistência por equipe multidisciplinar. Um bom apoio para as famílias é o da Spina Bifida Association (Associação da Espinha Bífida), no seguinte *website*: https://www.spinabifidaassociation.org/.

▼ DISTÚRBIOS RECONHECIDOS COMUNS COM CAUSAS VARIÁVEIS OU DESCONHECIDAS

Existem várias síndromes de malformação humanas importantes e comuns. As ilustrações dessas síndromes são encontradas no Recognizable Patterns of Human Malformation de Smith.

1. Artrogripose múltipla

O termo *artrogripose* descreve múltiplas contraturas congênitas que afetam duas ou mais áreas diferentes do corpo. A artrogripose não é um diagnóstico específico, mas sim um achado clínico, e é uma característica de mais de 300 transtornos. A acinesia fetal e a artrogripose são geneticamente heterogêneas, frequentemente envolvendo crescimento intraútero restrito, malformação ou lesão do SNC e distúrbios neuromusculares. A polidramnia está frequentemente presente como resultado da falta de deglutição fetal. A hipoplasia pulmonar também pode estar presente, refletindo a falta de respiração fetal. A avaliação inicial inclui neuroimagem, consideração cuidadosa de doença metabólica, consulta neurológica e, em alguns casos, estudos eletrofisiológicos e/ou biópsia muscular. A análise molecular rápida pode ser mais econômica e menos invasiva. A avaliação dos pais é importante para determinar se eles também têm sintomas que demonstrem uma causa hereditária.

É importante uma revisão da história familiar para achados como fraqueza muscular ou câimbras, catarata e doença cardíaca de início precoce, sugerindo distrofia miotônica. A artrogripose distal é principalmente uma condição autossômica dominante.

2. Síndrome de Goldenhar

A síndrome de Goldenhar, também conhecida como síndrome óculo-aurículo-vertebral (OAV) ou microssomia craniofacial, é uma associação de múltiplas anomalias envolvendo cabeça e pescoço. O fenótipo clássico inclui microssomia hemifacial (um lado do rosto menor que o outro) e, do mesmo lado, anormalidades do pavilhão auricular com surdez associada. As anomalias auriculares podem ser muito graves e incluem anotia e/ou microtia. Frequentemente, está presente no lado externo do olho um tumor lipídico benigno característico, chamado de dermoide epibulbar, bem como apêndices pré-auriculares. Anomalias vertebrais são comuns, particularmente de vértebras cervicais. A malformação de Arnold-Chiari tipo I é uma anomalia comumente associada. Anomalias cardíacas e hidrocefalia são observadas nos casos mais graves. A maioria dos pacientes com a síndrome de Goldenhar têm inteligência normal. A causa é desconhecida, e alguns acreditam que seja um defeito no desenvolvimento do blastocisto. A síndrome de Goldenhar ocorre com mais frequência em filhos de mães diabéticas. (Ver Visão geral da microssomia craniofacial, GeneReviews, em www.genereviews.org para uma excelente discussão e diagnóstico diferencial.)

3. Sequência de oligodrâmnios (sequência de Potter)

Esta condição apresenta-se em recém-nascidos como uma insuficiência respiratória grave devida à hipoplasia pulmonar, associada a deformidades posicionais das extremidades, geralmente pé torto bilateral, e fácies típica, que consiste em pregas suborbitárias, ponte nasal achatada, baixa implantação de orelhas e retrognatia. Essa sequência pode ser secundária à falta prolongada de líquido amniótico. Mais comumente, é decorrente de vazamento de líquido amniótico, agenesia renal, ou uropatia obstrutiva grave.

4. Síndromes de hipercrescimento

As síndromes de hipercrescimento geralmente se apresentam ao nascimento e são caracterizadas por macrocefalia, atrasos motores (hipotonia) e assimetria ocasional de extremidades. A idade óssea pode ser avançada e diagnosticada na criança mais velha. A síndrome mais comum de hipercrescimento é a síndrome de Sotos. Os pacientes com síndrome de Sotos têm fácies típica com fronte proeminente, ponte nasal alongada, macrocefalia acentuada e fissura palpebral inclinada para baixo. Essa síndrome é causada por mutações no gene *NSD1*. Os pacientes têm um risco pequeno, mas aumentado, de câncer.

A síndromes de Simpson-Golabi-Behmel, BRR, Weaver e Sotos muitas vezes são confundidas umas com as outras devido a sobreposições e semelhanças fenotípicas significativas. Uma causa comum da síndrome de Weaver é mutação no gene *EZH2* no cromossomo 7q36. O gene *EZH2* é a segunda histona metiltransferase associada ao hipercrescimento humano. Os pacientes com a síndrome de Simpson-Golabi-Behmel apresentam polidactilia, dismorfismo facial grosseiro e comprometimento cognitivo. Essa síndrome é de herança ligada ao X.

Algumas síndromes de hipercrescimento podem apresentar alterações somáticas e mosaicismo, como a síndrome de megalencefalia-malformação capilar (MCAP), causada por mutações em *PIK3CA*, e a síndrome de Proteus, causada por mutações do AKT-1 em mosaico; ambas fazem parte do espectro de síndrome de hipercrescimento relacionado ao *PIK3CA*. A via PI3K/AKT/mTOR é crítica na regulação da proliferação celular e do desenvolvimento muscular e, portanto, da mobilidade e sobrevivência. A variação nos genes dessa via pode resultar em vários distúrbios caracterizados por uma ampla gama de fenótipos, incluindo MCAP. A MCAP é definida pelas seguintes características: megalencefalia ou hemimegalencefalia, hipotonia, convulsões, deficiência intelectual e malformações capilares, com hipercrescimento somático focal ou generalizado. Malformações corticais são vistas. A análise molecular é mais bem-sucedida em amostras de tecidos afetados, comparado a *swab* bucal ou amostras de sangue.

> Hughes M: PIK3CA vascular overgrowth syndromes: an update. Curr Opin Pediatr 2020 Aug;32(4):539–546 [PMID: 3269205].

5. Baixa estatura sindrômica

A baixa estatura é um componente importante de várias síndromes, mas pode ser um achado isolado. Na ausência de deficiências nutricionais, anormalidades endócrinas, evidências de displasia esquelética (crescimento desproporcional com camadas esqueléticas anormais), ou uma história familiar positiva, a baixa estatura intrínseca pode ser devida à dissomia uniparental (DUP). O fenótipo da síndrome Russell-Silver – baixa estatura com crescimento normal da cabeça, desenvolvimento normal e características dismórficas menores (especialmente clinodactilia do quinto dedo) – tem sido associado, em alguns casos, a DUP7 materna e hipometilação de *H19*, que é o mecanismo molecular oposto visto na SBW. O diagnóstico para essa condição é RCIU de início pré-natal com perímetro cefálico preservado. A baixa estatura em meninas também pode ser causada pela síndrome de Turner ou uma deleção SHOX.

6. Associação VACTERL

A associação VACTERL é esporádica e alguns de seus defeitos podem ser fatais. O prognóstico para o desenvolvimento normal é bom. A causa é desconhecida, mas a alta associação com gemelaridade monozigótica sugere um mecanismo que remonta a eventos tão precoces quanto a blastogênese.

Exames e acompanhamento cuidadosos são importantes, porque outras síndromes apresentam sobreposição de características. Recomendam-se estudos de microarranjo e consultas genéticas. A VACTERL é um diagnóstico de exclusão.

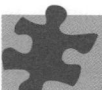
FUNDAMENTOS DO DIAGNÓSTICO E CARACTERÍSTICAS TÍPICAS

A associação VACTERL é descrita por um acrônimo que denota a associação das seguintes características:
- Defeitos **v**ertebrais (anomalias de segmentação).
- **A**nus imperfurado.
- Malformação **c**ardíaca (mais frequentemente defeito de septo ventricular).
- Fístula **t**raqueo**e**sofágica.
- Anomalias **r**enais.
- Anomalias dos membros (*limbs*; em geral, do eixo radial).

7. Síndrome de Kabuki

A síndrome de Kabuki (SK) é caracterizada por traços faciais típicos (fissuras palpebrais alongadas com eversão do terço lateral da pálpebra inferior; sobrancelhas arqueadas e largas; columela curta com ponta nasal deprimida; orelhas grandes, proeminentes ou em concha), anomalias esqueléticas menores, persistência de almofadas de dedos fetais, deficiência intelectual leve a moderada, e déficit de crescimento pós-natal. Outros achados podem incluir defeitos cardíacos congênitos, anomalias geniturinárias, fenda labial e/ou palatina, anomalias gastrointestinais incluindo atresia anal, ptose palpebral, estrabismo, e dentes amplamente espaçados com hipodontia. As diferenças funcionais podem incluir aumento da suscetibilidade a infecções, distúrbios autoimunes, convulsões, anormalidades endocrinológicas, incluindo telarca precoce isolada em mulheres, distúrbios alimentares e perda auditiva. O teste genético molecular para *KDM6A* e *KMT2D*, os únicos genes nos quais as mutações são conhecidamente causadoras de SK, está disponível em base clínica.

AVALIAÇÃO GENÉTICA DA CRIANÇA COM DEFICIÊNCIAS DE DESENVOLVIMENTO

As deficiências cognitivas ou atrasos no desenvolvimento afetam 8% da população. Recomenda-se uma consulta genética para a avaliação de qualquer criança com atraso no desenvolvimento. A **Tabela 37-3** lista as principais características do atraso no desenvolvimento, enfatizando as principais considerações clínicas e genéticas. (Ver **Capítulo 3** para informações adicionais sobre atraso no desenvolvimento e deficiência intelectual.)

HISTÓRIA CLÍNICA: PONTOS CHAVE

- História detalhada da gestação (exposições, anormalidades ultrassonográficas, restrição de crescimento) e de aspectos perinatais.
- Uma história completa do desenvolvimento com idade de início e forma de apresentação.
- Sexo da criança: no sexo feminino, considerar síndrome de Rett. No sexo masculino, considerar distúrbios ligados ao cromossomo X.
- Histórico de alimentação e velocidade de crescimento. Muitos distúrbios genéticos apresentam distúrbio alimentar e falha no crescimento.
- Perda de aquisições ou regressão do desenvolvimento podem indicar uma desordem metabólica.
- Envolvimento de outros sistemas de órgãos, como perda auditiva, anormalidades da visão e organomegalia, que podem fornecer pistas diagnósticas.
- Etnia: certos distúrbios neurometabólicos são mais comuns em grupos específicos, como a doença de Tay-Sachs em populações judaicas ashkenazi.
- Uma história familiar de três gerações pode fornecer pistas para possíveis etiologias genéticas, particularmente se houver história de consanguinidade, o que sugere herança recessiva ou um padrão familiar de outros indivíduos afetados.

Avaliação: pontos chave

- Medidas antropométricas, incluindo altura, peso e perímetro cefálico.
- Atenção às características faciais e exame esquelético. O encaminhamento para um geneticista clínico é indicado sempre que características incomuns são encontradas.

Tabela 37-3 Avaliação da criança com atraso do desenvolvimento

História
História gestacional
Parâmetros do crescimento ao nascer
Complicações neonatais
História alimentar
História do crescimento somático
Marcos motores, linguísticos e psicossociais importantes
Convulsões
Perda de habilidades
Movimentos anormais
Resultados de testes e exames anteriores

História familiar
Histórias do desenvolvimento e da educação
Distúrbios psiquiátricos
Resultados gestacionais
História clínica
Consanguinidade

Exame físico
Exame pediátrico geral, incluindo parâmetros de crescimento
Avaliação dismorfológica focal, incluindo medidas de aspectos faciais e dos membros
Exame neurológico completo
Parâmetros de crescimento (especialmente perímetro cefálico) e aspectos dismórficos parentais também devem ser avaliados

Estudos de imagem
Ver texto

Avaliação laboratorial
Análise de microarranjo (tem substituído análise cromossômica e exame FISH na maioria dos casos)
Teste para X frágil (análise do gene *FMR1* para repetições de trincas)
Outras análises sanguíneas: painel metabólico abrangente, perfil de acilcarnitina, creatinina cinase (CK), lactato, piruvato (estes testes auxiliam em casos de hipotonia)
Outros testes metabólicos podem auxiliar como exames secundários, incluindo:
    Análise de aminoácidos séricos
    Análise de ácidos orgânicos e aminoácidos na urina
    Análise de mucopolissacarídeos na urina (se houver aspectos grosseiros e organomegalia)

FISH, hibridização *in situ* por fluorescência.

- Exame físico detalhado, com atenção a qualquer hepatoesplenomegalia, tônus muscular anormal e alterações cutâneas, como manchas hipo ou hiperpigmentadas.
- Devem ser realizadas consultas neurológica, oftalmológica e audiológica quando indicado. A neuroimagem (RM) deve ser solicitada em casos envolvendo perímetro cefálico anormal, convulsões ou regressão do desenvolvimento.
- A avaliação esquelética pode ser indicada em caso de baixa estatura e proporções corporais anormais.
- Exames genéticos e metabólicos listados na **Tabela 37-3** são indicados.

▶ Interpretação e acompanhamento

A experiência clínica indica que diagnósticos específicos podem ser realizados em aproximadamente metade dos pacientes avaliados segundo o protocolo aqui apresentado. Com o diagnóstico específico, define-se o prognóstico, o manejo e maior clareza quanto aos riscos de recorrência.

O acompanhamento é importante tanto para os pacientes nos quais o diagnóstico foi feito e para aqueles pacientes inicialmente sem um diagnóstico. Os testes genéticos estão avançando rapidamente e podem ser traduzidos em novos diagnósticos e em melhor entendimento com revisão periódica de casos clínicos.

> Malinowski J et al: Systematic evidence-based review: outcomes from exome and genome sequencing for pediatric patients with congenital anomalies or intellectual disability. Gen Med 2020;22:986–1004 [PMID: 32203227].
> Moeschler JB, Scevell M; Committee on Genetics: Comprehensive evaluation of the child with intellectual disability or global developmental delay. Pediatrics 2014;134:e903 [PMID: 25157020].
> Schaefer GB, Mendelsohn NJ; Professional Practice and Guidelines Committee: Clinical genetics evaluation in identifying the etiology of autism spectrum disorders: 2013 guideline revisions. Genet Med 2013 May;15(5):399–407 [PMID: 23519317].

▶ Autismo

O autismo é um transtorno do desenvolvimento que compreende funcionamento anormal em três domínios: desenvolvimento da linguagem, desenvolvimento social e comportamento. Muitos pacientes com autismo também apresentam deficiências cognitivas e podem ser apropriadamente avaliados de acordo com as recomendações acima. No entanto, dado o aumento na prevalência de autismo na última década (1 em 68 crianças de acordo com o último relatório dos Centers for Disease Control and Prevention [Centros de Controle e Prevenção de Doenças]), vale a pena discutir a avaliação genética do autismo separadamente.

Existem mais de 2.000 genes associados ao autismo. Avanços no diagnóstico molecular, na compreensão dos distúrbios metabólicos e nas tecnologias como microarranjo e NGS estão proporcionando a identificação de doenças genéticas específicas em mais pacientes com autismo. Isso permite mais precisão no aconselhamento genético sobre risco de recorrência, bem como intervenções específicas para o diagnóstico, o que pode melhorar o prognóstico.

Recomendações para a avaliação genética de uma criança com autismo incluem o seguinte:

1. Encaminhamento para um geneticista se houver características dismórficas ou anormalidades cutâneas (ou seja, manchas hipopigmentadas, como aquelas observadas em pacientes com **esclerose tuberosa**).
2. Exames laboratoriais podem incluir:
    a. Microarranjo cromossômico.
    b. Testes moleculares para a **síndrome do X frágil**.
    c. Teste de metilação para DUP15 se o fenótipo for sugestivo de **síndrome de Angelman**.
    d. Medição de colesterol e 7-DHC se houver sindactilia entre segundo e terceiro dedos do pé para descartar uma forma leve da **síndrome de Smith-Lemli-Opitz**.
    e. Teste de *MECP2* se o curso clínico for sugestivo de **síndrome de Rett** (ou seja, evolução neurodegenerativa, microcefalia progressiva e convulsões em pacientes do sexo feminino).
    f. Teste molecular *PTEN* se o perímetro cefálico for superior a dois desvios padrão acima da média, além de evidências de sardas penianas, lesões lipomatosas, ou uma forte história familiar de certas malignidades.
    g. Painéis de neurodesenvolvimento expandidos se houver autismo não verbal, história familiar de autismo, autismo associado a características faciais dismórficas e anomalias congênitas.

Os transtornos do espectro autista são discutidos mais detalhadamente no **Capítulo 3**.

> Christensen DL; CDC: Prevalence of autism spectrum disorder among children aged 8 years—autism and developmental disabilities monitoring network, 11 Sites, United States, 2010. MMWR Surveill Summ 2016 Apr 1;65(3):1–23. http://www.cdc.gov/mmwr [PMID: 27031587].

▼ GENÉTICA PERINATAL

TERATÓGENOS

1. Abuso de drogas e síndrome alcoólica fetal

A síndrome alcoólica fetal (SAF) resulta da exposição excessiva ao álcool durante a gestação e afeta 30% a 40% da prole de mães cuja ingestão diária de álcool é superior a 90 mL. As características da síndrome incluem baixa estatura, crescimento cefálico insatisfatório (pode ser de início pós-natal), atraso do desenvolvimento e hipoplasia da porção média da face, caracterizada por um filtro labial longo mal desenvolvido, lábio superior fino, fissuras palpebrais estreitas e nariz pequeno com narinas antevertidas. Os aspectos faciais podem ser sutis, mas medidas e comparações cuidadosas com as medidas padrão são úteis. Ocorrem anormalidades estruturais em 50% das crianças afetadas. Anomalias cardíacas, anomalias do trato geniturinário e defeitos do tubo neural são comumente vistos.

A exposição ao álcool nem sempre resulta na SAF clássica. Na verdade, as características faciais e físicas estão mais relacionadas com o tempo de exposição durante o desenvolvimento fetal e não se correlacionam necessariamente com o prognóstico neurológico. O distúrbio neurológico relacionado ao álcool (DNRA) descreve deficiências cognitivas relacionadas à exposição pré-natal ao álcool, incluindo déficits neurológicos, como habilidades motoras e de coordenação olho-mão prejudicadas. Os indivíduos com DNRA também têm um padrão complexo de problemas comportamentais e de aprendizagem, incluindo dificuldades de memória, atenção e julgamento. Um dos aspectos mais desafiadores na avaliação dessas crianças é a falta de um exame laboratorial para confirmar ou descartar o diagnóstico; a avaliação é baseada estritamente na história materna e nos achados clínicos.

O abuso materno de substâncias psicoativas também está associado a riscos aumentados de resultados perinatais adversos, incluindo aborto espontâneo, parto prematuro, restrição de crescimento e aumento do risco de lesão do SNC em desenvolvimento. A exposição à metanfetamina também é sugerida em estudos limitados como causa de prejuízo na função executiva. Abuso materno de inalantes, como cola, parece estar associado a achados semelhantes aos da SAF.

A avaliação cuidadosa para outras síndromes e cromossomopatias deve ser incluída na investigação de bebês com exposição intraútero. Alterações comportamentais em crianças mais velhas podem ser resultado de abuso materno de substância e circunstâncias sociais precoces adversas, mas também podem refletir a evolução de transtornos psiquiátricos. Os transtornos psiquiátricos, muitos reconhecidos como hereditários, afetam um grande número de homens e mulheres com problemas de abuso de substâncias. Os distúrbios do espectro alcoólico fetal são discutidos com mais detalhes no **Capítulo 3**.

2. Efeitos de anticonvulsivantes maternos

A exposição a anticonvulsivantes durante a gravidez está associada a consequências adversas em aproximadamente 10% das crianças nascidas de mulheres tratadas com esses agentes. Uma síndrome caracterizada por pequeno perímetro cefálico, narinas antevertidas, fenda labial e palatina e hipoplasia digital distal foi descrita, pela primeira vez, em associação com o uso materno de fenitoína, mas também ocorre com outros anticonvulsivantes. Os riscos para espinha bífida são aumentados especialmente em gestações expostas ao ácido valproico.

3. Embriopatia do ácido retinoico

A vitamina A e seus análogos têm potencial teratogênico considerável. A toxicidade no desenvolvimento ocorre em aproximadamente um terço das gestações expostas no primeiro trimestre a retinoide sintético, ou isotretinoína, comumente prescrito para tratamento de acne. A exposição produz malformação do SNC, especialmente da fossa posterior; anomalias da orelha (muitas vezes ausência do pavilhão auricular); doença cardíaca congênita (anomalias dos grandes vasos); e fístula traqueoesofágica. Atualmente se reconhece que a própria vitamina A, quando administrada como ácido retinoico em doses superiores a 25.000 UI/dia durante a gestação, pode produzir anormalidades fetais semelhantes. Entretanto, a ingesta materna de vitamina A na forma de retinol durante a gestação geralmente não aumenta o risco, pois a conversão deste precursor em ácido retinoico ativo é regulada internamente.

REPRODUÇÃO ASSISTIDA

As tecnologias de reprodução assistida, incluindo fertilização *in vitro*, atualmente são utilizadas em uma quantidade significativa de gestações. Embora os nascidos vivos saudáveis sejam aceitos como produtos comuns resultantes da aplicação bem-sucedida desses procedimentos, o número real de embriões viáveis é limitado, e continuam a ser levantadas questões sobre os riscos de efeitos adversos. As taxas aumentadas de gemelaridade monozigótica e dizigótica são bem reconhecidas, enquanto a possibilidade do aumento das taxas de defeitos congênitos permanece controversa. A impressão genômica anormal parece estar associada à fertilização *in vitro*. Evidências apoiam o aumento da prevalência das síndromes de Beckwith-Wiedemann e Angelman entre descendentes de gestações *in vitro*.

DIAGNÓSTICO PRÉ-NATAL

Atualmente, a triagem pré-natal para defeitos congênitos é oferecida rotineiramente às gestantes de todas as faixas etárias. O diagnóstico pré-natal introduz opções de manejo.

A avaliação pré-natal do feto inclui técnicas de varredura do sangue materno, estudos de imagem do feto e produção de amostras dos tecidos fetal e placentário.

▶ Análise de sangue materno

Atualmente existem várias opções para avaliar o feto e a gravidez por uma amostra de sangue materno. No primeiro trimestre, as medições de proteína A do plasma associada à gravidez (PAPA, de *pregnancy-associated plasma protein A*) e a subunidade β livre da gonadotrofina coriônica humana (hCG, de *human chorionic gonadotropin*) fazem parte da triagem para trissomias do 21 e do 18. No segundo trimestre, a AFP materna, a hCG, o estradiol não conjugado e a inibina ("triagem quádrupla") são combinados para estimar os riscos das trissomias mencionadas. Níveis baixos de estradiol também podem indicar casos da síndrome de Smith-Lemli-Opitz. O exame pré-natal não invasivo usando NGS por amostra de sangue materno (também conhecido como DNA fetal livre), pode detectar cromossomopatias específicas e normalmente testa a presença de cromossomos sexuais e das trissomias 13, 18 e 21. Está se tornando mais comum procurar a identificação de síndromes por microdeleção e microduplicação através dessa metodologia. É importante observar que esse exame é um teste de triagem e o diagnóstico definitivo sempre precisa ser confirmado por um método diagnóstico como descrito na próxima seção.

▶ Análise de amostras fetais

A. Amniocentese

A amniocentese coleta amostras de fluido ao redor do feto e é realizada no início do segundo trimestre (~ 15 a 16 semanas de gestação). As células obtidas são cultivadas para citogenética, análises moleculares ou metabólicas. A AFP e outros marcadores químicos também podem ser medidos. Esse é um procedimento seguro com uma taxa de complicação (principalmente para aborto) de menos de 0,01% em mãos experientes.

B. Amostra de vilosidades coriônicas (placentária)

A amostra de vilosidades coriônicas geralmente é realizada com 11 a 12 semanas de gestação. O tecido obtido por meio desse procedimento fornece DNA para a análise molecular e contém células em divisão (citotrofoblastos) que podem ser rapidamente avaliadas por FISH. No entanto, as preparações citogenéticas diretas podem ser de má qualidade, e os fibroblastos placentários devem ser cultivados e analisados rotineiramente. Além disso, as normalidades cromossômicas detectadas por essa técnica podem ser confinadas à placenta (mosaicismo placentário confinado), sendo menos informativas do que a amniocentese. O aborto também é um risco e tem ocorrência relatada em aproximadamente 1,5% das gestações submetidas a esse procedimento.

C. Sangue e tecido fetal

O sangue fetal pode ser amostrado diretamente no final da gestação por meio da coleta percutânea de amostras de sangue umbilical (CPASU) orientada por ultrassom. Pode ser aplicado um amplo espectro de testes diagnósticos, que variam de exames bioquímicos a hibridização genômica comparativa. A urina fetal, amostrada da bexiga ou de estruturas proximais dilatadas, pode fornecer importantes informações sobre a função renal do feto.

Ocasionalmente, é necessário obter material de biópsia de tecidos fetais, como fígado ou músculo, para o diagnóstico pré-natal preciso. Esses procedimentos estão disponíveis somente em alguns centros perinatais.

D. Diagnóstico genético pré-implantação

Com o advento das técnicas de PCR de célula única, bem como de FISH em interfase, atualmente é possível obter diagnósticos genéticos em embriões humanos pré-implantados, mediante remoção e análise de blastocistos.

▶ Exames de imagem do feto

A ultrassonografia fetal e a RM estão amplamente disponíveis durante a gravidez. A ultrassonografia uniu-se à amostra de sangue materno como uma técnica de triagem para aneuploidias cromossômicas comuns, defeitos do tubo neural e outras anomalias estruturais. As gestações com riscos aumentados para malformações requerem exames ultrassonográficos cuidadosos e frequentes.

Beta J, Zhang W, Geris S, Kostiv V, Akolekar R: Procedure-related risk of miscarriage following chorionic villus sampling and amniocentesis. Ultrasound Obstet Gynecol 2019 Oct;54(4):452–457. Epub 2019 Sep 6 [PMID: 30977213].

Iwarsson E, Jacobsson B: Analysis of cell-free fetal DNA in maternal blood for detection of trisomy 21, 18 and 13 in a general pregnant population and in a high-risk population—a systematic review and meta-analysis. Acta Obstet Gynecol Scand 2017 Jan;96(1):7–18 [PMID: 27779757].

Liao GJ, Gronowski AM, Zhao Z: Non-invasive prenatal testing using cell-free fetal DNA in maternal circulation. Clin Chim Acta 2014 Jan 20;428:44–50 [PMID: 24482806].

Doenças alérgicas

Ronina A. Covar, MD
David M. Fleischer, MD
Christine Cho, MD
Mark Boguniewicz, MD

INTRODUÇÃO

As doenças alérgicas estão entre as queixas mais frequentes nos atendimentos de pediatras e médicos da atenção primária, afetando mais de 25% da população em países desenvolvidos. Na National Health and Nutrition Survey (Pesquisa Nacional de Saúde e Nutrição) mais recente, realizada nos Estados Unidos, 54% da população apresentou teste positivo para reação a um ou mais alérgenos. De acordo com uma pesquisa recente realizada pelo National Center for Health Statistics (Centro Nacional de Estatística em Saúde) dos Estados Unidos, a prevalência de alergias tanto alimentares quanto cutâneas apresentou aumento ao longo da última década, sendo em 2015 de 5,7% e 12%, respectivamente. Embora a prevalência de alergias do trato respiratório tenha se mantido estável, ainda é a mais alta entre as crianças (10,1%). Na população infantil, asma, rinite alérgica e dermatite atópica se mostraram relacionadas a morbidade e absenteísmo escolar significativos, com consequências adversas para o desempenho escolar e qualidade de vida, além de um ônus econômico medido em bilhões de dólares. Nesse capítulo, atopia refere-se à predisposição genética para desenvolver anticorpos IgE, encontrada em pacientes com asma, rinite alérgica e dermatite atópica.

ASMA

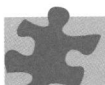 **FUNDAMENTOS DO DIAGNÓSTICO E CARACTERÍSTICAS TÍPICAS**

- ▶ O diagnóstico de asma é baseado em episódios recorrentes de tosse, sibilos, dispneia ou sensação de aperto no peito, com vários fatores desencadeantes, mais comumente infecções respiratórias, exercícios, aeroalérgenos, ar frio e irritantes. Pelo menos 80% das crianças com asma têm predisposição alérgica.
- ▶ Inflamação crônica da via aérea, limitação variável do fluxo expiratório e reatividade brônquica caracterizam a doença, mas a apresentação é heterogênea e o curso da doença ao longo do tempo, especialmente em crianças, também é variável. O curso clínico pode ser brando para alguns pacientes, mas há um risco de evento grave relacionado ao quadro asmático, até mesmo com risco à vida.
- ▶ A avaliação da gravidade pode ser desafiadora, principalmente se houver comorbidades e efeitos adversos de doenças crônicas e medicamentos. Portanto, a avaliação do controle é útil quando mudanças no tratamento estão sendo feitas.
- ▶ A base do manejo da asma envolve combater a resposta inflamatória e a broncoconstrição, evitar contato com fatores desencadeantes conhecidos, identificar precocemente os sinais de alarme e criar um plano de ação apropriado. A avaliação regular da resposta e do controle é necessária para prevenir as consequências do mau controle da doença ou dos efeitos colaterais dos medicamentos.
- ▶ São agora recomendadas as estratégias recentes com uso intermitente de corticosteroide inalatório (CI) associado a β_2-agonista de curta ação (BAAC) no início da doença respiratória ou uso intermitente de CI-formoterol para resgate.
- ▶ A terapia biológica com modulação da resposta imune T2 pode ser útil na redução da morbidade em um subgrupo de crianças com asma.

O relatório da Global Strategy for Asthma Management and Prevention (Estratégia Global para Manejo e Prevenção da Asma, www.ginasthma.org.br) define a asma como "uma doença heterogênea, geralmente caracterizada por inflamação crônica da via aérea. Ela é definida pelo relato de sintomas respiratórios, como sibilos, falta de ar, aperto no peito e tosse, que podem variar ao longo do tempo e em intensidade, acompanhados por limitação expiratória variável."

A asma é a doença crônica mais comum da infância, afetando 6,2 milhões de crianças nos Estados Unidos. Embora as taxas atuais de prevalência de asma tenham aumentado na última década, há uma indicação de uma diminuição na prevalência desde 2011 (a estimativa mais recente em crianças < 18 anos é de 8,4%). Pelo menos metade das pessoas com asma atual relatou ter tido um ataque de asma no ano passado. Existem disparidades socioeconômicas e de gênero e raça na prevalência de asma: (1) mais meninos do que meninas são afetados na infância; (2) há um percentual maior de afetados entre crianças negras em relação a crianças brancas hispânicas e não hispânicas; e (3) crianças de famílias mais pobres são mais propensas a serem afetadas.

Ainda existe uma utilização desproporcionalmente maior do sistema de saúde por crianças asmáticas em comparação a adultos afetados pela doença. As hospitalizações e a busca por atendimento em serviços de emergência, urgência ou ambulatórios, todos indicativos de gravidade na asma, impõem custos significativos para o sistema de saúde e para as famílias, cuidadores, escolas e empregadores dos pais do paciente. Cerca de metade das crianças com asma relata um ou mais dias de aula perdidos relacionados à doença. A asma continua a ser uma doença potencialmente fatal para crianças; entre elas, a taxa populacional de mortes por asma por milhão foi de 2,8 em 2009, e a taxa baseada em risco de morte por asma foi de 0,3 em 10.000 crianças com asma. De modo similar às disparidades na prevalência, as taxas de morbidade e mortalidade por asma são maiores entre as populações minoritárias e urbanas. As razões para isso não são claras, mas podem estar relacionadas a uma combinação entre doença mais severa, baixo acesso à rede de saúde, ausência de educação sobre asma, atraso no uso de terapia de controle apropriada e fatores ambientais (p. ex., partículas irritantes, como fumaça e poluentes do ar, e exposição a alérgenos perenes).

Até 80% das crianças com asma desenvolvem sintomas antes do quinto ano de vida. A atopia (pessoal ou familiar) é o fator predisponente identificável mais importante. A sensibilização aos alérgenos inalantes aumenta com o tempo e é encontrada na maioria das crianças asmáticas. Os principais alérgenos associados com a asma são os aeroalérgenos perenes, como ácaros, pelagem de animais, baratas e *Alternaria* (um tipo de bolor do solo). Raramente, alimentos podem provocar sintomas isolados de asma.

Aproximadamente 40% dos bebês e crianças pequenas que apresentam sibilos com infecções virais nos primeiros anos de vida terão asma contínua durante a infância. As infecções virais (p. ex., vírus sincicial respiratório [VSR], rinovírus, vírus parainfluenza e influenza, metapneumovírus) estão associadas a episódios de sibilância em crianças pequenas. O VSR pode ser o patógeno predominante em lactentes sibilantes no pronto-socorro, mas o rinovírus pode ser detectado na maioria das crianças maiores com sibilância. É incerto se esses vírus contribuem para o desenvolvimento da asma crônica, independentemente da presença de atopia. A bronquiolite grave por VSR na infância tem sido associada à asma e à alergia na infância. Uma hipótese especulativa é a de que indivíduos com vulnerabilidade das vias aéreas inferiores a patógenos virais respiratórios comuns podem estar em risco de asma persistente.

A exposição à fumaça do tabaco também é um fator de risco e um gatilho para a asma. Outros gatilhos incluem exercícios, ar frio, poluentes, odores químicos fortes e mudanças rápidas na pressão atmosférica. A sensibilidade à aspirina é incomum em crianças. Existem dados que sugerem que o microbioma humano também pode desempenhar um papel no desenvolvimento de asma e alergia. Além disso, fatores psicológicos podem precipitar exacerbações da asma e colocar o paciente em alto risco da doença.

As características patológicas da asma incluem descamação do epitélio das vias aéreas, edema, formação de tampão mucoso, ativação de mastócitos e deposição de colágeno abaixo da membrana basal. O infiltrado inflamatório inclui eosinófilos, linfócitos e neutrófilos, especialmente em exacerbações fatais da asma. A inflamação da via aérea contribui para hiper-responsividade brônquica, limitação do fluxo de ar e cronicidade da doença. Uma inflamação persistente da via aérea pode levar à remodelação de sua parede e a alterações irreversíveis.

▶ **Achados clínicos**

A. Sinais e sintomas

O diagnóstico de asma em crianças, principalmente em idade pré-escolar, é baseado principalmente no julgamento clínico e na avaliação dos sintomas, da limitação das atividades e da qualidade de vida. Por exemplo, se uma criança com asma evita participar de atividades físicas para não desencadear sintomas da asma, a doença dela seria considerada inadequadamente controlada, mas não seria detectada pelas perguntas padrão.

A sibilância é o sinal mais característico de asma, embora algumas crianças possam apresentar tosse recorrente e falta de ar. As queixas podem incluir "congestão no peito", tosse prolongada, intolerância ao exercício, dispneia e bronquite ou pneumonia recorrentes. A ausculta pulmonar durante a expiração forçada pode revelar prolongamento da fase expiratória e sibilância. Conforme a obstrução se torna mais grave, os sibilos se tornam mais agudos e os sons respiratórios ficam reduzidos. Com obstrução grave, os sibilos podem não ser auscultados devido ao baixo fluxo de ar. Batimento de asa nasal, retrações intercostais e supraesternais e uso de musculatura respiratória acessória são sinais de obstrução grave. A cianose dos lábios e dos leitos ungueais podem ser vistos com hipóxia subjacente. Podem também ocorrer taquicardia e pulso paradoxal. Agitação e letargia podem ser sinais de falência respiratória iminente.

B. Achados laboratoriais

Os achados principais da asma são limitação variável do fluxo expiratório, hiperresponsividade brônquica e inflamação da via aérea. A documentação de todos esses componentes não é sempre necessária, a menos que a apresentação seja bastante atípica.

A avaliação da limitação do fluxo aéreo na asma pode ser feita por meio de espirometria. O volume expiratório forçado em 1 segundo (VEF_1) e o VEF_1/capacidade vital forçada (CVF) podem ser medidos e os valores obtidos comparados aos valores de referência ou preditos. As medidas únicas, especialmente se normais, podem não ser adequadas para estabelecer o diagnóstico, mas em série podem ser um parâmetro importante para monitorar a atividade da asma e a resposta ao tratamento. Em crianças, o VEF_1 pode ser normal, apesar dos sintomas frequentes. As medidas espirométricas de limitação do fluxo aéreo podem estar associadas à gravidade dos sintomas, probabilidade de exacerbação, hospitalização

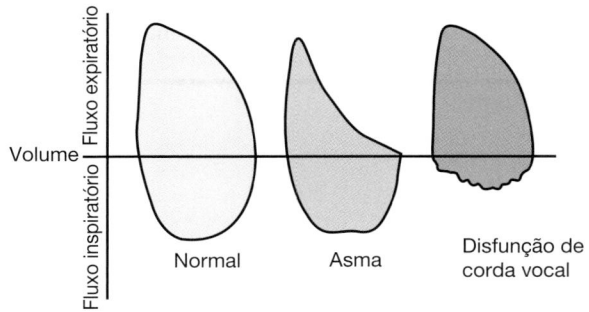

▲ **Figura 38-1** Representação das curvas fluxo-volume em pacientes com função pulmonar normal, asma e obstrução laríngea induzível.

ou comprometimento respiratório. O monitoramento regular do VEF_1 pré-broncodilatador (e idealmente pós-broncodilatador) pode ser usado para rastrear os padrões de crescimento pulmonar ao longo do tempo. Durante as exacerbações agudas da asma, o VEF_1 está diminuído e a curva fluxo-volume mostra um "escavamento" na parte distal da porção expiratória da alça (**Figura 38-1**).

Além da importância da documentação da limitação do fluxo aéreo em qualquer momento do processo diagnóstico, a estratégia global da Global Initiative for Asthma (GINA, Iniciativa Global pela Asma) enfatiza a documentação da variabilidade excessiva da função pulmonar. Isso pode ser obtido a partir de qualquer um dos seguintes:

- Reversibilidade ao broncodilatador: aumento do VEF_1 superior a 12% do previsto.
- Variabilidade excessiva nas leituras de pico de fluxo duas vezes ao dia ao longo de 2 semanas: média ao longo de uma semana das variabilidades médias diárias do pico de fluxo expiratório (PFE) diurno superior a 13% ([o maior PFE do dia menos o PFE mais baixo do dia]/média do maior e do menor do dia).
- Aumento significativo da função pulmonar após 4 semanas de tratamento anti-inflamatório (VEF_1 > 12% e 200 mL ou PFE > 20%).
- Teste de exercício positivo: queda do VEF_1 maior que 12% do previsto ou PFE maior que 15%.
- Teste de broncoprovocação positivo.
- Variação excessiva na função pulmonar entre as consultas: variação do VEF_1 de 12% ou PFE maior que 15%.

O monitoramento do PFE pode ser uma ferramenta simples e reprodutível para avaliar a atividade da asma em crianças com doença moderada ou grave, com história de exacerbações graves ou com pouca percepção da limitação do fluxo aéreo ou de piora da condição. Mudanças significativas no PFE podem ocorrer antes que os sintomas se tornem evidentes. Em casos mais graves, o monitoramento do PFE permite o reconhecimento precoce do controle inadequado da asma.

A avaliação da função pulmonar usando a pletismografia corporal para determinar medidas de volume pulmonar também pode ser informativa. O volume residual, a capacidade residual funcional e a capacidade pulmonar total geralmente estão aumentados na asma (e podem conferir evidência de aprisionamento aéreo ou hiperinsuflação), enquanto a capacidade vital está diminuída. Pode ser observada reversão ou melhora significativa dessas anormalidades em resposta à terapia broncodilatadora inalatória ou à terapia anti-inflamatória.

A função pulmonar infantil pode ser medida em crianças sedadas usando técnicas de compressão. A técnica de oscilação forçada pode ser usada para medir a resistência das vias aéreas periféricas mesmo em crianças menores.

A hiperresponsividade brônquica a diversos estímulos é uma característica da asma. Esses estímulos incluem agentes farmacológicos inalados, como histamina, metacolina e manitol, bem como estímulos físicos, como exercícios e ar frio. A broncoprovocação com manitol (Aridol) foi aprovada pela Food and Drug Administration (FDA, Administração Federal de Alimentos e Medicamentos) dos EUA e é mais simples e fácil de realizar no consultório. Está disponível como um kit de inalação de pó seco e leva menos tempo para ser concluída. Ao contrário dos testes com metacolina ou histamina e semelhante ao teste de exercício, é considerada um teste de provocação indireto; ou seja, criando um efeito osmótico dentro das vias aéreas que posteriormente leva a uma resposta inflamatória e, assim, simula as respostas das vias aéreas a situações fisiológicas específicas. As vias aéreas podem apresentar hiperresponsividade ou pequenas contrações, mesmo quando os testes de função pulmonar basais são normais. Administrar concentrações crescentes de um agente broncoconstritor para induzir uma diminuição da função pulmonar (geralmente uma queda de 20% no VEF_1 para histamina e metacolina e de 15% para manitol) e fazer um teste de exercício são maneiras de determinar a capacidade de resposta das vias aéreas. A hiperresponsividade em crianças normais menores que 5 anos é maior do que em crianças mais velhas. Os testes de broncoprovocação nem sempre estão disponíveis em um ambiente clínico, mas ajudam a estabelecer um diagnóstico de asma quando a história, o exame e os testes de função pulmonar não são definitivos.

A hipoxemia aparece precocemente com um nível de PCO_2 normal ou baixo e alcalose respiratória. A hipoxemia pode ser agravada durante o tratamento com β_2-agonista devido ao desequilíbrio entre ventilação-perfusão. A saturação de oxigênio menor que 91% indica obstrução significativa. A acidose respiratória e o aumento da pressão de CO_2 podem ocorrer com maior obstrução do fluxo aéreo e sinalizar insuficiência respiratória iminente. Geralmente não é observada hipercapnia até que o VEF_1 caia abaixo de 20% do valor previsto. A acidose metabólica também foi observada em combinação com acidose respiratória em crianças com asma grave e indica insuficiência respiratória iminente. Uma PaO_2 inferior a 60 mmHg apesar da oxigenoterapia e uma $PaCO_2$ superior a 60 mmHg e aumentando a uma taxa acima de 5 mmHg/h são indicações relativas para ventilação mecânica em uma criança em estado de mal asmático.

O pulso paradoxal pode estar presente com exacerbação moderada ou grave da asma. Na exacerbação moderada da doença em uma criança, pode estar entre 10 e 25 mmHg e, na exacerbação grave, entre 20 e 40 mm Hg. A ausência de pulso paradoxal em uma criança com exacerbação grave de asma pode sinalizar fadiga muscular respiratória.

Em um subgrupo de crianças com asma, podem ser observados aglomerados de eosinófilos no esfregaço de escarro e eosinofilia no sangue. Sua presença tende a refletir um fenótipo específico e não significa necessariamente que fatores alérgicos estejam envolvidos. A leucocitose é comum na asma grave aguda sem evidência de infecção bacteriana associada e pode ser mais pronunciada após a administração de epinefrina. O hematócrito pode estar elevado por desidratação durante exacerbações prolongadas ou na doença crônica grave. Medidas não invasivas de inflamação das vias aéreas incluem concentrações de óxido nítrico exalado, níveis séricos de proteína catiônica eosinofílica, IgE sérica total (e específica) e escarro induzido. O Relatório do Painel de Especialistas do Programa Nacional de Educação e Prevenção da Asma (NAEPP-EPR) divulgou recentemente atualizações focadas nas diretrizes de manejo da asma, recomendando o teste de fração exalada de óxido nítrico como adjuvante no processo de avaliação para diagnosticar a asma quando o diagnóstico é incerto usando história, exame físico e outros exames (p. ex., espirometria com broncodilatador). Além disso, o teste de óxido nítrico exalado pode ser usado como parte da estratégia contínua de monitoramento e manejo da asma para pacientes com asma alérgica persistente quando houver incerteza para escolher, monitorar ou ajustar a terapia usando avaliação clínica. Não deve ser usado isoladamente para avaliar o controle da asma, prever exacerbações futuras, avaliar a gravidade da exacerbação da asma ou prever o desenvolvimento futuro da asma em crianças pré-escolares.

C. Exames de imagem

A avaliação da asma geralmente não necessita de radiografias de tórax (incidências posteroanterior e lateral), pois elas frequentemente se mostram normais, embora achados sutis e inespecíficos de hiperinsuflação (achatamento dos diafragmas), espessamento peribrônquico, proeminência das artérias pulmonares e áreas de atelectasia possam estar presentes. As atelectasias podem ser mal interpretadas como infiltrados de pneumonia. Algumas anormalidades pulmonares, como bronquiectasias, podem indicar o diagnóstico de outras doenças que possuem apresentação clínica similar à da asma, como fibrose cística, micoses broncopulmonares alérgicas (aspergilose), discinesias ciliares, deficiências imunológicas ou mesmo aspiração, e são melhor avaliadas com tomografia computadorizada de alta resolução (TCAR) de tórax. Ela é clinicamente útil principalmente para descartar certos diagnósticos em pacientes com asma de difícil manejo, mas a exposição à radiação deve ser considerada ao solicitar TCAR, especialmente se feita em série. No entanto, os algoritmos usados em *scanners* mais recentes permitem uma exposição à radiação muito reduzida.

Testes de alergia são discutidos na seção Asma Crônica, Tratamento, em Medidas Gerais.

Tabela 38-1 Diagnóstico diferencial de asma em lactentes e crianças

Bronquiolite viral
Aspiração
Laringotraqueomalácia
Anéis vasculares
Estenose de via aérea
Linfonodomegalia
Massa mediastinal
Corpo estranho
Displasia broncopulmonar
Bronquiolite obliterante
Fibrose cística
Disfunção das cordas vocais/obstrução laríngea induzível
Doença cardiovascular

▶ Diagnóstico diferencial

As doenças que podem ser confundidas com asma geralmente estão relacionadas à idade do paciente (Tabela 38-1). As anormalidades congênitas devem ser excluídas em bebês e crianças pequenas. A asma pode ser confundida com crupe, bronquiolite aguda, pneumonia e coqueluche. A imunodeficiência pode estar associada a tosse e sibilos. Corpos estranhos nas vias aéreas podem causar dispneia ou sibilos de início súbito e, a ausculta, os sibilos podem ser unilaterais. A assimetria dos pulmões secundária ao aprisionamento aéreo pode ser observada na radiografia de tórax, principalmente com expiração forçada. A fibrose cística pode estar associada ou ser confundida com asma.

A obstrução laríngea induzível (anteriormente conhecida como disfunção das cordas vocais) é um importante diagnóstico diferencial da asma, embora as duas possam coexistir. Caracteriza-se pelo fechamento paradoxal das pregas vocais que pode resultar em dificuldade respiratória comumente na inspiração, aperto na garganta e até sibilos. Em indivíduos normais, as cordas vocais abduzem durante a inspiração e podem aduzir levemente durante a expiração. Pacientes asmáticos podem apresentar estreitamento da glote durante a expiração como uma adaptação fisiológica à obstrução das vias aéreas. Em contraste, pacientes com obstrução laríngea induzível isolada geralmente apresentam adução dos dois terços anteriores de suas pregas vocais durante a inspiração, com uma pequena abertura em forma de diamante posteriormente. Como esse padrão anormal das cordas vocais pode estar presente de forma intermitente, um exame normal não exclui o diagnóstico. Os testes de broncoprovocação, de preferência o exercício, podem precipitar sintomas de obstrução laríngea induzível. A alça fluxo-volume pode fornecer pistas adicionais para o diagnóstico de obstrução laríngea induzível. O truncamento da porção inspiratória pode ser demonstrado na maioria dos pacientes durante um episódio agudo, e alguns pacientes continuam a apresentar esse padrão mesmo quando estão assintomáticos (ver **Figura 38-1**). Crianças e adolescentes com obstrução laríngea induzível tendem a ser excessivamente competitivos, principalmente no atletismo e no meio acadêmico. Uma consulta psiquiátrica pode ajudar a definir problemas psicológicos subjacentes e fornecer terapia apropriada. O tratamento da obstrução laríngea induzível isolada inclui educação sobre a condição, exercícios respiratórios apropriados e laringoscopia contínua terapêutica. *Biofeedback*, psicoterapia e até hipnose foram eficazes para alguns pacientes.

▶ Condições que podem aumentar a gravidade da asma

A sinusite hiperplásica crônica é frequentemente encontrada em associação com asma. Demonstrou-se que a inflamação das vias aéreas superiores contribui para a patogênese da asma, e a asma pode melhorar após o tratamento da sinusite. No entanto, a cirurgia sinusal geralmente não é indicada para o tratamento inicial da doença crônica da mucosa associada à alergia. Em crianças mais velhas, sinusite, polipose hiperplásica e asma refratária grave podem raramente estar associadas à sensibilidade ao ácido acetilsalicílico, conhecida como doença respiratória exacerbada por ácido acetilsalicílico (DREA).

Uma correlação significativa foi observada entre asma noturna e refluxo gastresofágico. Os pacientes podem não se queixar de dor epigástrica em queimação ou ter outros sintomas de refluxo – a tosse pode ser o único sinal. Para pacientes com asma não bem controlada, particularmente com componente noturno, a investigação de refluxo gastresofágico pode ser justificada mesmo na ausência de sintomas sugestivos.

Estudos populacionais demonstraram associações entre obesidade e asma. A obesidade tem sido associada não apenas ao desenvolvimento da asma, mas também ao controle e gravidade da asma. Está menos estabelecido quais fatores contribuem para essas associações ou até que ponto a inflamação ou o comprometimento fisiológico se relaciona com a obesidade e a asma. Torna-se difícil determinar se a dificuldade respiratória de uma criança é resultado da própria obesidade, de suas comorbidades (p. ex., refluxo gastresofágico ou apneia obstrutiva do sono) e/ou da asma. Uma abordagem de manejo visando a redução de peso em crianças obesas é encorajada para melhorar o controle da asma ou sua avaliação.

Os fatores de risco para morte por asma incluem fatores psicológicos e sociológicos. Provavelmente estão relacionados com as consequências da negação da doença, pouca capacidade de *doping* ou de autogestão, bem como não adesão à terapia prescrita. Estudos recentes mostraram que menos de 50% dos medicamentos inalatórios para asma são tomados conforme prescrito e que a adesão não melhora com o aumento da gravidade da doença. Além disso, as crianças que necessitam de hospitalização por asma, ou seus cuidadores, frequentemente falharam em instituir tratamento domiciliar adequado.

▶ Complicações

Na asma aguda, as complicações estão principalmente relacionadas à hipoxemia e acidose e podem incluir convulsões generalizadas. Pneumomediastino ou pneumotórax podem ser uma complicação no estado de mal asmático. Na asma crônica, estudos recentes apontam para remodelamento da parede das vias aéreas e perda da função pulmonar como consequências da inflamação persistente das vias aéreas. A asma infantil independente de qualquer terapia com corticosteroides mostrou estar associada ao atraso da maturação e à desaceleração da velocidade de crescimento pré-púbere.

▶ Tratamento

A. Asma crônica

1. Medidas gerais – O NAEPP EPR e a estratégia global da GINA oferecem abordagens de gestão ligeiramente diferentes. O NAEPP EPR lançou suas atualizações focadas nas diretrizes de gerenciamento da asma em dezembro de 2020. As recomendações foram baseadas na abordagem Grading of Recomendations Assessment, Development and Evaluation (GRADE, Classificação de Recomendações, Avaliação, Desenvolvimento e Análises), que determinou a direção da recomendação e a força com base na certeza das evidências, com revisão de estudos relevantes disponíveis até outubro de 2018. Em 2015 foram identificadas seis áreas temáticas após um processo de avaliação de necessidades a partir da solicitação de comentários públicos, e essas áreas são abordadas nas atualizações: uso intermitente de corticosteroides inalatórios, uso de antagonistas muscarínicos de longa ação (LAMA, de *long acting muscarinic antagonists*), teste fração exalada de óxido nítrico, mitigação de alérgenos domiciliares, imunoterapia para aeroalérgenos e termoplastia brônquica. A classificação da gravidade e controle da asma ainda é adotada a partir do relatório NAEPP EPR 3 (**Tabelas 38-2 e 38-3**), mas a tabela de tratamento foi atualizada (**Tabela 38-4**).

A GINA é atualizada a cada 1 a 2 anos com base em novos estudos, sendo a mais recente de 2021. Sua estratégia destina-se a uma aplicação mais ampla em uma base internacional. Ambas as abordagens de diretrizes incluem avaliação e monitoramento regular da atividade da doença, educação e parceria para melhorar o conhecimento e as habilidades da criança e de sua família para o autogerenciamento, identificação e manejo de fatores desencadeantes e condições que podem agravar a asma e adequação de medicamentos selecionados para atender às necessidades do paciente. O objetivo do manejo da asma é obter o melhor controle possível da asma.

2. Avaliação da gravidade e controle – A abordagem gradual do NAEPP EPR3 é baseada em uma avaliação da gravidade e controle. Uma avaliação da gravidade da asma (ou seja, a intensidade intrínseca da doença) geralmente é mais precisa em pacientes que não recebem terapia de controle. Assim, a avaliação da gravidade da asma direciona o nível de terapia inicial. Para aqueles já em tratamento, a gravidade da asma pode ser classificada de acordo com o nível de necessidade de medicação para manter o controle adequado. As duas categorias gerais são asma intermitente e persistente; a última é subdividida em leve, moderada e grave (**Tabela 38-2**). Em contraste, o controle da asma refere-se ao grau em que sintomas, deficiências funcionais contínuas e risco de

Tabela 38-2 Avaliação da gravidade e início de tratamento em pacientes que não estão tomando medicamentos de controle a longo prazo

			Classificação da gravidade da asma		
				Persistente	
Componentes da gravidade		Intermitente	Leve	Moderada	Severa
Comprometimento	Sintomas diurnos	≤ 2 dias/sem	> 2 dias/sem mas não diários	Diários	Ao longo do dia
	Despertares noturnos				
	Idade 0 a 4 anos	0	1 a 2 ×/mês	3 a 4 ×/mês	> 1 ×/sem
	Idade ≥ 5 anos	≤ 2 ×/mês	3 a 4 ×/mês	> 1 ×/sem, mas não todas as noites	Frequentemente 7 ×/sem
	Uso de BACA para sintomas (não prevenção de BIE)	≤ 2 dias/sem	> 2 dias/sem, mas não diário, e não mais 1 × em qualquer dia	Diário	Muitas vezes ao dia
	Interferência da atividade normal	Nenhuma	Pouca limitação	Alguma limitação	Muita limitação
	Função Pulmonar				
	VEF_1 % predita	VEF_1 normal entre exacerbações			
	Idade ≥ 5 anos	> 80% do predito	≥ 80% do predito	60 % a 80% do predito	< 60% do predito
	Relação VEF_1/CVF				
VEF_1/CVF normal: 8 a 19 anos	Idade 5 a 11 anos	> 85%	> 80%	75% a 80%	< 75%
85% 20 a 39 anos, 80%	Idade ≥ 12 anos	Normal	Normal	Reduzido 5%	Reduzido 5%
Risco	Exacerbações requerendo corticoide sistêmico				
	Idade 0 a 4 anos	0 a 1/ano (ver *Notas*)	≥ 2 exacerbações em 6 meses necessitando de corticosteroides sistêmicos OU ≥ 4 episódios de sibilância/ano durante > 1 dia e fatores de risco para asma persistente		
	Idade ≥ 5 anos	0 a 1/ano (ver *Notas*)	≥ 2/ ano (ver *Notas*)		
		Considerar a gravidade e o intervalo desde a última exacerbação. A frequência e a gravidade podem flutuar ao longo do tempo para pacientes em qualquer categoria de gravidade. O risco anual relativo de exacerbações pode estar relacionado ao VEF_1.			
Etapa recomendada para iniciar tratamento		Etapa 1	Etapa 2	Idade 0 a 4 anos	
				Etapa 3	Etapa 3
				Idade 5 a 11 anos	
				Etapa 3, opção de dose média de CI	Etapa 3, opção de dose média de CI OU etapa 4
				Idade ≥ 12 anos	
				Etapa 3	Etapa 4 ou 5
				Considerar um curso curto de corticosteroides sistêmicos	

(continua)

DOENÇAS ALÉRGICAS

Tabela 38-2 Avaliação da gravidade e início de tratamento em pacientes que não estão tomando medicamentos de controle a longo prazo *(Continuação)*

	Classificação da gravidade da asma			
		Persistente		
Componentes da gravidade	Intermitente	Leve	Moderada	Severa
	Em 2 a 6 semanas, reavaliar o nível de controle da asma que foi atingido e ajustar a terapia de acordo. Se nenhum benefício claro for observado em 4 a 6 semanas, considerar ajuste do tratamento ou diagnósticos alternativos.			

BACA, β_2-agonista de ação curta; BIE, broncoespasmo induzido por exercício; CI, corticostero de inalatório; CVF, capacidade vital forçada; VEF_1, volume expiratório forçado em 1 segundo.

Notas:
- A abordagem gradual destina-se a auxiliar, e não substituir, a tomada de decisão clínica necessária para atender às necessidades individuais do paciente.
- O nível de gravidade é determinado tanto pelo comprometimento quanto pelo risco. Avaliar o domínio do comprometimento pela recordação do paciente/cuidador das 2 a 4 semanas anteriores. A avaliação dos sintomas por períodos mais longos deve refletir uma avaliação global, como perguntar se a asma do paciente melhorou ou piorou desde a última consulta. Atribuir gravidade à categoria mais grave em que qualquer característica ocorre.
- Atualmente, existem dados inadequados para corresponder as frequências de exacerbações aos diferentes níveis de gravidade da asma. Para fins de tratamento, os pacientes que tiveram ≥ 2 exacerbações com necessidade de corticosteroides sistêmicos orais nos últimos 6 meses, ou ≥ 4 episódios de sibilância no último ano e que apresentam fatores de risco para asma persistente podem ser considerados como pacientes com asma persistente, mesmo na ausência de níveis de comprometimento consistentes com asma persistente.

Adaptado com permissão do National Asthma Education and Prevention Program: Expert panel report 3 (EPR-3): guidelines for the diagnosis and management of asthma-summary report 2007. J Allergy Clin Immunol 2007 Nov;120(5 Suppl):S94–S138.

Tabela 38-3 Avaliação do controle da asma e ajuste terapêutico em crianças

		Classificação do controle da asma		
	Componentes de controle	Bem controlada	Não tão bem controlada	Muito mal controlada
Comprometimento	Sintomas	≤ 2 dias/semana mas > 1 × no dia	> 2 dias/semana ou múltiplas vezes ao dia em ≤ 2 dias/semana	Ao longo do dia
	Despertares noturnos			
	Idade 0 a 4 anos	≤ 1 ×/mês	> 1 ×/mês	> 1 ×/semana
	Idade 5 a 11 anos	≤ 1 ×/mês	≥ 2 ×/mês	≥ 2 ×/semana
	Idade ≥ 12 anos	≤ 2 ×/mês	1 a 3 ×/semana	≥ 4 ×/semana
	Resgate com BACA (excluindo pré-tratamento de BIE)	≤ 2 dias/semana	> 2 dias/semana	Muitas vezes ao dia
	Interferência nas atividades diárias	Nenhuma	Alguma limitação	Extremamente limitadas
	Função pulmonar			
	Idade 5 a 11 anos			
	VEF_1% predito ou pico de fluxo	> 80% do predito ou do valor máximo pessoal	60% a 80% do predito ou do valor máximo pessoal	< 60% do predito ou do valor máximo pessoal
	VEF_1/CVF	> 80%	75% a 80%	< 75%
	Idade ≥ 12 anos			
	VEF_1% predito ou pico de fluxo	> 80% do predito ou do valor máximo pessoal	60% a 80% do predito ou do valor máximo pessoal	< 60% do predito ou do valor máximo pessoal

(continua)

Tabela 38-3 Avaliação do controle da asma e ajuste terapêutico em crianças *(Continuação)*

Componentes de controle		Classificação do controle da asma		
		Bem controlada	**Não tão bem controlada**	**Muito mal controlada**
	Questionários validados Idade ≥ 12 anos			
	ATAQ	0	1 a 2	3 a 4
	ACQ	≤ 0,75[a]	≥ 1,5	N/A
	ACT	≥ 20	16 a 19	≤ 15
Riscos	Exacerbações necessitando corticosteroides			
	Idade 0 a 4 anos	0 a 1/ ano	2 a 3/ ano	> 3/ano
	Idade ≥ 5 anos	0 a 1/ ano	≥ 2/ano (olhar Notas)	
	Considerar severidade e intervalo desde a última exacerbação			
	Efeitos adversos relacionados ao tratamento	Os efeitos colaterais da medicação podem variar em intensidade de nenhum a muito problemáticos e preocupantes. O nível de intensidade não se correlaciona com níveis específicos de controle, mas deve ser considerado na avaliação geral do risco.		
	Redução no crescimento pulmonar ou perda progressiva de função pulmonar	A avaliação requer cuidados de acompanhamento a longo prazo.		
Ação recomendada para o tratamento		• Manter etapa atual • Acompanhamento regular a cada 1 a 6 meses para manutenção do controle • Considerar reduzir de etapa se bem controlada por ao menos 3 meses	• Progredir uma etapa • Reavaliar em 2 a 6 semanas • Se não houver benefício claro em 4 a 6 semanas, considerar diagnóstico alternativo ou ajuste terapêutico • Se houver efeitos adversos, considerar opções alternativas	• Considerar curso curto de corticosteroide oral • Progredir uma ou duas etapas • Reavaliar em 2 semanas • Se não houver benefício claro em 4 a 6 semanas, considerar diagnóstico alternativo ou ajuste terapêutico • Se houver efeitos adversos, considerar opções alternativas

BACA, β_2-agonista de ação curta; BIE, broncoespasmo induzido por exercício; CVF, capacidade vital forçada; VEF_1, volume expiratório forçado em 1 segundo.

Notas:
- A abordagem gradual destina-se a auxiliar, e não substituir, a tomada de decisão clínica necessária para atender às necessidades individuais do paciente.
- O nível de controle é baseado na categoria de risco ou comprometimento mais grave. Avaliar o domínio do comprometimento pela recordação do cuidador das 2 a 4 semanas anteriores. A avaliação dos sintomas por períodos mais longos deve refletir uma avaliação global, como perguntar se a asma do paciente melhorou ou piorou desde a última consulta.
- Atualmente, existem dados inadequados para corresponder as frequências de exacerbações aos diferentes níveis de controle da asma. Em geral, mais exacerbações frequentes e intensas (p. ex., requerendo cuidados urgentes e não programados, hospitalização ou internação em UTI) indicam pior controle da doença. Para fins de tratamento, os pacientes que tiveram ≥ 2 exacerbações com necessidade de corticosteroides sistêmicos orais no último ano podem ser considerados como pacientes com asma não bem controlada, mesmo na ausência de níveis de comprometimento consistentes com asma não bem controlada.
- Questionários validados para o domínio de comprometimento (os questionários não avaliam a função pulmonar nem o domínio de risco):
  a. ATAQ = Asthma Therapy Assessment Questionnaire (Questionário de Avaliação Terapêutica da Asma)
  b. ACQ = Asthma Control Questionnaire (Questionário de Controle da Asma)
  c. ACT = Asthma Control Test (Teste de Controle da Asma)
  d. Diferença Mínima Importante: 1,0 para ATAQ; 0,5 para o ACQ; não determinado para ACT; valores de ACQ de 0,76 a 1,40 são indeterminados em relação à asma bem controlada.
- Antes de progredir uma etapa na terapia:
  a. Revisar adesão aos medicamentos, técnica de inalação e controle ambiental.
  b. Se uma opção de tratamento alternativo foi usada em uma etapa, interrompa-a e use o tratamento de preferência para essa etapa.

Adaptada com permissão do National Asthma Education and Prevention Program: Expert panel report 3 (EPR-3): guidelines for the diagnosis and management of asthma-summary report 2007. J Allergy Clin Immunol. 2007 Nov;120(5 Suppl):S94–S138.

Tabela 38-4 Opções de tratamento inicial recomendado para asma em crianças e adolescentes

Sintomas apresentados	Tratamento inicial de preferência
Sintomas de asma infrequentes, p. ex., menos de duas vezes no mês Para crianças de 0 a 5 anos com sibilância viral pouco frequente e com poucos ou nenhum sintoma entre episódios	Etapa 1; faixa 2 da etapa 1*
Sintomas de asma duas vezes ou mais ao mês, porém menos que 4 a 5 dias na semana Para 0 a 5 anos com: • Padrão de sintomas não consistente com asma, mas episódios de sibilância necessitando de BACA ocorrendo frequentemente, p. ex., ≥ 3 vezes no ano. • Padrão de sintomas consistente com asma e sintomas não bem controlados ou ≥ 3 exacerbações no ano	Etapa 2; faixa 1 da etapa 1-2*; faixa 2 da etapa 2
Sintomas de asma na maioria dos dias; despertar devido a asma ≥ 1 vez na semana Para 0 a 5 anos com diagnóstico de asma e asma sem controle apropriado apesar do uso de CI em dose baixa.	Etapa 3
Sintomas diários; ou despertar devido a asma uma vez ou mais na semana e função pulmonar reduzida Para 0 a 5 anos com asma não bem controlada apesar do uso de CI em dose dobrada	Etapa 4 Curso curto de CO *pode ser necessário em pacientes apresentando asma gravemente descompensada*
Antes de começar o tratamento inicial para controle de doença, avaliar:	
• Confirmação do diagnóstico de asma, se possível • Controle de sintomas e fatores modificáveis, incluindo função pulmonar • Comorbidades • Técnica inalatória e adesão ao tratamento • Preferências e objetivos do paciente e dos pais	

BACA: β_2-agonistas de ação curta; CI, corticosteroides inalatórios; CO, corticosteroides orais.
*Faixas apenas se aplicam a adolescentes e adultos

eventos adversos são minimizados e os objetivos da terapia são atendidos. A avaliação do controle da asma deve ser feita em todas as consultas, pois isso é importante para ajustar a terapia. As categorias são "bem controlada", "não bem controlada" e "muito mal controlada" (Tabela 38-3). A responsividade à terapia é a facilidade com que o controle da asma é alcançado pelo tratamento. Também pode abranger o monitoramento de efeitos adversos relacionados ao uso de medicamentos.

A classificação NAEPP EPR3 de gravidade ou controle da asma é baseada nos domínios de comprometimento e risco atuais, reconhecendo que esses domínios podem responder de forma diferente ao tratamento. O nível de gravidade ou controle da asma é estabelecido com base no componente mais grave de comprometimento ou risco. Geralmente, a avaliação do comprometimento é baseada em sintomas, exceto pelo uso da função pulmonar para crianças e jovens em idade escolar. O comprometimento inclui uma avaliação da frequência e intensidade dos sintomas e limitações funcionais recentes do paciente (ou seja, sintomas diurnos, despertares noturnos, necessidade de β_2-agonistas de ação curta [BACA] para alívio rápido, dias perdidos no trabalho ou na escola, capacidade de se envolver em atividades normais ou desejadas e avaliações de qualidade de vida) e comprometimento do fluxo aéreo preferencialmente por espirometria. Inúmeros instrumentos e questionários validados para avaliação da qualidade de vida relacionada à saúde e controle da asma foram desenvolvidos. O Asthma Control Test (ACT, Teste de Controle da Asma, www.asmacontrol.com), o Asthma Control Questionnaire (ACQ, Questionário de Controle da Asma, www.qoltech.co.uk/Asthma1.htm) e o Asthma Therapy Assessment Questionnaire (ATAQ, Questionário de Avaliação da Terapia para Asma, www.ataqinstrument.com) para crianças de 12 anos ou mais e o Childhood ACT (ACT da Infância) para crianças de 4 a 11 anos são exemplos de questionários autoaplicáveis que foram desenvolvidos com o objetivo de abordar múltiplos aspectos do controle da asma, como frequência de sintomas noturnos e diurnos, uso de medicamentos de alívio, estado funcional e faltas à escola ou ao trabalho. Um instrumento de cinco itens administrado pelo cuidador, o Test for Respiratory and Asthma Control in Kids (TRACK, Teste para Controle Respiratório e da Asma em Crianças), foi validado como uma ferramenta para avaliar tanto o comprometimento quanto o risco apresentado nas diretrizes do NAEPP EPR 3 em crianças pequenas com sibilos ou sintomas respiratórios recorrentes consistentes com asma.

A GINA usa uma avaliação mais direta baseada principalmente nos sintomas apresentados, sobre os quais as opções iniciais de recomendação de tratamento são propostas (Tabela 38-4): presença de sintomas infrequentes de asma, por exemplo, menos de duas vezes por mês (elegível para etapa 1); sintomas de asma duas vezes por mês ou mais, mas menos de 4 a 5 dias por semana (elegível para etapa 2); sintomas de asma na maioria dos dias, ou despertar devido a asma uma vez por semana ou mais (elegível para etapa 3); e sintomas diários, ou acordar com asma uma vez por semana ou mais, e função pulmonar baixa (elegível para etapa 4). Para crianças pré-escolares, as recomendações de tratamento são feitas com base em: presença de sibilos virais infrequentes e nenhum ou poucos sintomas de intervalo (etapa 1: nenhum controlador, mas BACA conforme necessário); padrão de sintomas não consistente com asma, mas episódios de sibilos que requerem BACA ocorrem com frequência, por exemplo, ≥ 3 por ano ou padrão de sintomas consistente com asma, e sintomas de asma não bem controlados ou ≥ 3 exacerbações por ano (elegível para etapa 2); asma não bem controlada com CI de baixa dose (elegível para etapa 3); e para asma não bem controlada com CI duplo (elegível para etapa 4).

3. Avaliação de risco – "Risco" refere-se à avaliação da probabilidade de o paciente desenvolver exacerbações de asma, crescimento pulmonar reduzido em crianças (ou declínio progressivo da função pulmonar em adultos) ou risco de efeitos adversos de medicamentos. A estratégia GINA também cita fatores de risco para desfechos ruins da asma (ou seja, exacerbações, limitação persistente do fluxo aéreo e efeitos colaterais de medicamentos). Ter sintomas de asma não controlados é um fator de risco para exacerbações. Naqueles com sintomas infrequentes, são considerados fatores de risco modificáveis para crises: uso excessivo de BACA (> 1 frasco com 200 doses/mês); corticosteroide inalatório (CI) inadequado (por falta de prescrição, má adesão ou técnica inalatória incorreta); VEF_1 baixo, principalmente se inferior a 60% do previsto; problemas psicológicos ou socioeconômicos importantes; presença de tabagismo ou exposição a alérgenos (se sensibilizado); ter comorbidades (obesidade, rinossinusite, alergia alimentar confirmada); eosinofilia no escarro ou no sangue; óxido nítrico exalado elevado (em asmáticos alérgicos em uso de CI) e gravidez. Fatores de risco independentes para crises considerados de grande importância são história de intubação ou internação em unidade de terapia intensiva (UTI) por asma e uma ou mais exacerbações graves nos últimos 12 meses. Os fatores de risco para o desenvolvimento de limitação persistente do fluxo aéreo são parto prematuro (ou baixo peso ao nascer e maior ganho de peso infantil), falta de tratamento com CI; exposições à fumaça do tabaco, produtos químicos nocivos, exposições ocupacionais; baixo VEF_1 inicial; e eosinofilia em hipersecreção crônica de muco, escarro ou sangue. O uso frequente de corticosteroides orais, de CI potentes e/ou em altas doses a longo prazo e a ingestão de inibidores de P450 são fatores de risco para efeitos colaterais sistêmicos de medicamentos, enquanto os CI potentes ou em altas doses e a técnica inalatória inadequada também são fatores de risco para efeitos colaterais locais.

4. Educação – A educação é importante e a parceria com a família da criança é um componente chave na gestão para melhorar a adesão e os resultados. O paciente e a família devem entender o papel dos desencadeadores da asma, a importância da atividade da doença mesmo sem sintomas óbvios, como usar medidas objetivas para avaliar a atividade da doença e a importância da inflamação das vias aéreas – e devem aprender a reconhecer os sinais de alerta de piora da asma, permitindo a intervenção precoce. Um plano de cuidados com passo a passo deve ser desenvolvido para todos os pacientes com asma. Fornecer planos de ação para a asma é atualmente um requisito que é monitorado por muitos hospitais para documentar que foram dadas instruções educacionais para o manejo de doenças crônicas. Planos de ação para a asma devem ser fornecidos à equipe da escola e a todos aqueles que cuidam de crianças com asma.

Como o grau de limitação do fluxo aéreo é mal percebido por muitos pacientes, os medidores de pico de fluxo podem auxiliar na avaliação da obstrução do fluxo aéreo e da atividade diária da doença se usados corretamente e regularmente, e as taxas de fluxo de pico podem fornecer um alerta precoce de piora da asma. Eles também são úteis para monitorar os efeitos das mudanças na medicação. Dispositivos espaçadores otimizam a entrega de medicamentos dos inaladores dosimetrados (IDM) aos pulmões e, nos esteroides inalados, minimizam os efeitos colaterais. Espaçadores de grande volume são os preferidos. A má compreensão por parte dos pacientes e familiares do uso adequado do dispositivo pode levar a entrega e tratamento inadequados de medicamentos inalatórios, especialmente dos medicamentos inalados para controle da doença. Vídeos instrutivos curtos sobre como usar o dispositivo podem ser fornecidos para educar as famílias e outros cuidadores (http://www.thechildrenshospital.org/conditions/lung/asthmavideos.aspx).

5. Exposições – Os pacientes devem evitar a exposição à fumaça do tabaco e a alérgenos aos quais estão sensibilizados, exercícios ao ar livre quando os níveis de poluição do ar são altos, medicamentos β-bloqueadores e alimentos contendo sulfito. Os pacientes com asma persistente devem receber a vacina inativada contra influenza anualmente, a menos que tenham contraindicação.

Para pacientes com asma persistente, o médico deve usar o histórico do paciente para avaliar a sensibilidade a alérgenos sazonais e mofo *Alternaria*, e testes *in vitro* (por teste cutâneo ou de sangue) para avaliar a sensibilidade a alérgenos perenes domiciliares, para analisar a significância de testes positivos no contexto da história do paciente e para identificar exposições relevantes a alérgenos. De acordo com as diretrizes de asma, as estratégias de mitigação de alérgenos domiciliares devem ser implementadas apenas em indivíduos com histórico de exposição *com* sensibilização *ou* sintomas após a exposição. Para aqueles com asma que estão expostos e são alérgicos a um aeroalérgeno domiciliar específico, recomenda-se o uso de várias estratégias para reduzir o alérgeno – o uso de apenas uma estratégia geralmente não melhora os resultados da asma.

Para crianças alérgicas a ácaros, o uso de capas de travesseiros/colchões impermeáveis a alérgenos é recomendado apenas como parte da intervenção multicomponente que também deve incluir a lavagem semanal dos lençóis e cobertores da cama do paciente em água quente, manutenção da umidade interna abaixo de 50%, redução do número de brinquedos de pelúcia e lavagem destes semanalmente em água quente. As crianças alérgicas a animais peludos ou penas devem evitar a exposição doméstica a animais de estimação, especialmente por períodos prolongados. Se a remoção do animal não for possível, o animal deve ser mantido fora do quarto com a porta fechada. Tapetes e móveis estofados devem ser removidos. Embora uma unidade de filtro de retenção de partículas de alta eficiência no quarto possa reduzir os níveis de alérgenos, os sintomas podem persistir se o animal permanecer dentro de casa. O NAEPP 2020 também destaca que o manejo integrado de pragas no domicílio é recomendado para indivíduos com asma que apresentam sintomas relacionados à exposição a pragas (baratas e roedores) e são alérgicos. Para crianças alérgicas a baratas, as medidas de controle precisam ser instituídas quando a infestação está presente em casa. Iscas venenosas, ácido bórico e armadilhas são preferíveis aos agentes químicos, que podem causar irritação se inalados por indivíduos asmáticos. Os bolores dentro de casa são especialmente proeminentes em ambientes úmidos ou molhados. Medidas para controlar a umidade ou o crescimento de fungos em casa podem ser benéficas. Os pacientes podem reduzir a exposição a alérgenos externos permanecendo em um ambiente com ar condicionado. A imunoterapia para alérgenos pode ser útil para aeroalérgenos implicados que não podem ser evitados. No entanto, deve ser administrada apenas em instalações equipadas com material e equipe capazes de tratar reações potencialmente fatais.

Os pacientes devem ser tratados para rinite, sinusite ou refluxo gastroesofágico, se presente. O tratamento dos sintomas do trato respiratório superior é parte integrante do manejo da asma. Os corticosteroides intranasais são recomendados para tratar a rinossinusite crônica em pacientes com asma persistente porque reduzem a hiperresponsividade das vias aéreas inferiores e os sintomas de asma. O cromoglicato intranasal reduz os sintomas de asma durante a temporada de ambrósia, mas menos do que os corticosteroides intranasais. O tratamento da rinossinusite inclui medidas médicas para promover a drenagem da secreção e o uso de antibióticos para infecções bacterianas agudas (ver **Capítulo 18**). O manejo médico do refluxo gastroesofágico inclui evitar comer ou beber 2 horas antes de dormir, elevar a cabeceira da cama com blocos de 15 a 20 cm e usar terapia farmacológica apropriada.

6. Terapia farmacológica – Uma abordagem revisada passo a passo para a terapia farmacológica, dividida por categorias de idade, é recomendada nas atualizações do NAEPP EPR para as Diretrizes de Manejo da Asma (**Tabela 38-5**).

A escolha da terapia inicial é baseada na avaliação da gravidade da asma. Para pacientes que já estão em terapia de controle, o tratamento pode ser ajustado com base na avaliação do controle da asma e da resposta à terapia. Os objetivos da terapia são reduzir os componentes tanto de comprometimento (p. ex., prevenção sintomas crônicos ou incômodos, tornar rara a necessidade de medicamentos de alívio rápido, manter a função pulmonar "normal", manter os níveis normais de atividade, incluindo atividade física e frequência escolar, proporcionar satisfação e atender às expectativas das famílias em relação aos cuidados com a asma) e risco (p. ex., prevenção de exacerbações recorrentes, redução do crescimento pulmonar e de efeitos adversos de medicamentos).

1. A terapia da etapa 1 do NAEPP 2020 indica o BACA *conforme necessário* como a recomendação preferencial, exceto para crianças de 0 a 4 anos, nas quais um curso curto de alta dose diária de CI inalado com salbutamol pode ser prescrito no início de uma doença do trato respiratório.

2. A terapia da etapa 2 do NAEPP 2020 consiste em CI de baixa dose diária e BACA conforme necessário; para adolescentes e adultos, CI e BACA *conforme necessário* também são a opção preferida.

3. A terapia da etapa 3 do NAEPP 2020 é uma combinação de dose baixa de CI-formoterol como terapia simples de manutenção e de alívio (SMART, de *single maintenance and reliever therapy*) para crianças mais velhas e adolescentes. Para crianças mais novas, ambos recomendam a manutenção diária de CI-β_2-agonistas de longa ação (BALA) *de dose baixa* e BACA *conforme necessário* como tratamento preferido. Para crianças mais novas, o NAEPP 2020 também menciona o uso preferencial de CI de baixa dose diária e montelucaste ou CI de dose média diária.

4. A terapia da etapa 4 do NAEPP 2020 para crianças mais velhas e adolescentes inclui CI-formoterol *de dose média* como terapia de manutenção e alívio; e dose *média* diária de CI-BALA e BACA conforme necessário para crianças menores.

5. A terapia da etapa 5 do NAEPP 2020 consiste em doses altas diárias de CI-BALA (e para adolescentes, o tiotrópio pode ser adicionado a doses médias a altas de CI-BALA) e BACA conforme necessário.

6. A terapia da etapa 6 do NAEPP 2020 consiste em doses altas diárias de CI-BALA mais corticosteroide sistêmico oral e BACA conforme necessário.

7. A terapia biológica (p. ex., omalizumabe) pode ser considerada para as etapas 5 e 6 do NAEPP para crianças com pelo menos 6 anos de idade que atendam a critérios específicos da terapia que serão discutidos em uma seção posterior.

Etapa 6 da NAEPP *versus* etapa 5 da GINA

A GINA 2021 oferece opções de terapia de cinco etapas para crianças de 6 anos ou mais e opções de quatro etapas para crianças mais novas (0 a 5 anos), usando diferentes ferramentas de avaliação de sintomas para cada faixa etária. Não faz distinção entre certos grupos de gravidade da asma reconhecidos nas diretrizes da NAEPP, pois o risco de exacerbações graves ocorre em qualquer uma das categorias de gravidade. Infelizmente, não há um padrão consistente para escalonar o tratamento entre as faixas etárias e até mesmo entre as etapas dentro de uma faixa etária, o que a torna difícil de aplicar. A abordagem passo a passo visa auxiliar, não substituir, a tomada de decisão clínica necessária para atender às necessidades individuais do paciente. Existem preocupações de segurança levantadas com o uso regular ou frequente de BACA relacionadas à ocorrência de desfechos clínicos graves, como exacerbações

Tabela 38-5 Abordagem passo a passo para o manejo da asma em crianças e adolescentes

		Etapa 1	Etapa 2	Etapa 3	Etapa 4	Etapa 5	Etapa 6
Idade 0 a 4 anos	PREFERENCIAL	BACA s/n e No início de IVAS/IVAI: Adicionar curso curto de CI diário	CI em dose baixa diário e BACA s/n	CI-BALA em dose baixa diário e BACA s/n ou CI em dose baixa diário + ARLT, ou CI em dose média diário e BACA s/n	CI-BALA em dose média diário e BACA s/n	CI-BALA em dose alta diário e BACA s/n	CI-BALA em dose alta + corticosteroide sistêmico oral diários e BACA s/n
	ALTERNATIVO		ARLT ou cromoglicato diários e BACA s/n		CI em dose média + montelucaste diários e BACA s/n	CI em dose alta + montelucaste diários e BACA s/n	CI em dose alta + montelucaste + corticoide sistêmico oral diários e BACA s/n
Idade 5 a 11 anos	PREFERENCIAL	BACA s/n	CI em dose baixa diário e BACA s/n	CI-formoterol em dose baixa como medicamento diário e s/n (SMART)	CI-formoterol em dose média como medicamento diário e s/n (SMART)	CI-BALA em dose alta diário e BACA s/n	CI-BALA em dose alta + corticosteroide sistêmico oral diários e BACA s/n
	ALTERNATIVO		ARLT ou cromoglicato ou nedocromila ou teofilina diários e BACA s/n	CI em dose média diário e BACA s/n ou CI-BALA em dose baixa diária, ou CI em dose baixa + ARLT diários, ou CI em dose baixa + teofilina diários, e BACA s/n	CI-BALA em dose média diário e BACA s/n, ou CI em dose média + ARLT diários ou CI em dose média + teofilina diários, e BACA s/n	CI em dose alta + ARLT diários ou CI em dose alta + teofilina diários, e BACA s/n	CI em dose alta + ARLT + corticosteroide sistêmico oral diários ou CI em dose alta + teofilina + corticosteroide sistêmico oral diários, e BACA s/n
			Etapas 2 a 4: Recomendar condicionalmente o uso de imunoterapia subcutânea como tratamento adjuvante à farmacoterapia padrão			Considerar omalizumabe	
Idade ≥ 12 anos	PREFERENCIAL	BACA s/n	CI em dose baixa diário e BACA s/n ou CI e BACA s/n concomitantes	CI-formoterol em dose baixa como medicamento diário e s/n (SMART)	CI-formoterol em dose média como medicamento diário e s/n (SMART)	CI-BALA em dose média/alta + LAMA diário e BACA s/n	CI-BALA em dose alta + corticosteroide sistêmico oral diários e BACA s/n
	ALTERNATIVO		ARLT e BACA s/n ou cromoglicato, ou nedocromila, ou zileutona, ou teofilina, diários e BACA s/n	CI em dose média diário e BACA s/n ou CI-BALA em dose baixa diário ou CI em dose baixa + LAMA diários, ou CI em dose baixa + ARLT diários e BACA s/n ou CI em dose baixa + teofilina ou zileutona diários e BACA s/n	CI-BALA em dose média diário ou CI em dose média + LAMA diários e BACA s/n ou CI em dose média + ARLT, ou CI em dose média + teofilina diários, ou CI em dose média + zileutona diários, e BACA s/n	CI-BALA em dose média/alta diário ou CI em dose alta + ARLT e BACA s/n	

ARLT, antagonista do receptor de leucotrienos; BACA, β_2-agonista de ação curta; BALA, β_2-agonista de longa ação, CI, corticosteroide inalatório; IVAI, infecção de vias aéreas inferiores; IVAS, infecção de vias aéreas superiores; LAMA, antagonista muscarínico de longa ação; SMART, terapia simples de manutenção e alívio; s/n, se necessário.

graves e até morte. Além disso, o uso regular de BACA mesmo por 1 a 2 semanas está associado à diminuição da broncoproteção, regulação negativa do receptor beta, hiperresponsividade rebote, diminuição da resposta broncodilatadora, aumento da resposta alérgica e aumento da inflamação eosinofílica das vias aéreas. Os CI, por outro lado, reduzem o risco de morte por asma, hospitalização e exacerbações; mas a adesão à terapia diária com CI, especialmente em pacientes com sintomas infrequentes, está abaixo do ideal. Por esse motivo, a GINA não recomenda mais o tratamento apenas com BACA para a etapa 1 em adolescentes e adultos. Para adolescentes com asma, é recomendado um tratamento de alívio contendo CI. Existem duas possibilidades especificadas nessa abordagem passo a passo para adolescentes e adultos com base na **terapia de alívio**: a primeira usa doses baixas de CI-formoterol *conforme necessário* e a segunda usa BACA *conforme necessário*.

1. Etapa 1 da GINA 2021: para crianças de 0 a 5 anos, recomenda-se BACA *conforme necessário*; de 6 a 11 anos, doses baixas de CI com BACA *conforme necessário*; para adolescentes na primeira opção, CI-formoterol em dose baixa *conforme necessário*, enquanto aqueles na segunda opção, devem usar CI sempre que fizerem uso de BACA. Na atualização mais recente, o uso estendido recomendado de CI-formoterol *conforme necessário* na etapa 1 em adolescentes e adultos é apoiado por evidências de segurança e eficácia do CI-formoterol como medicamento de resgate e a observação de que pacientes com sintomas infrequentes ainda podem ter exacerbações graves.

2. A etapa 2 da GINA 2021 recomenda doses baixas diárias de CI e BACA conforme necessário para todas as crianças e adolescentes na segunda opção. Recomenda-se aos adolescentes na primeira opção que usem CI-formoterol *conforme necessário*, mesmo como terapia de etapa 2 (semelhante à etapa 1).

3. A etapa 3 da GINA 2021 recomenda o uso do dobro do equivalente à dose baixa de CI (ver **Tabela 38-7b**) para crianças menores de 6 anos; para crianças de 6 a 11 anos, CI-BALA de dose baixa ou CI de dose média ou combinação de CI-formoterol *de dose muito baixa* como terapia de manutenção e de alívio (MART, *maintenance and reliever therapy*), e terapia de manutenção e de alívio de baixa dose para adolescentes na primeira opção. Para adolescentes na segunda opção, a manutenção diária de baixa dose de CI-BALA é a terapia preferida.

4. A etapa 4 da GINA 2021 recomenda encaminhamento especializado nesse momento para crianças de 0 a 5 e 6 a 11 anos; e uso de CI-BALA de dose média *ou* MART de baixa dose como terapia preferencial para crianças de 6 a 11 anos. De interesse, a adição de tiotrópio ou antagonista do receptor de leucotrieno (ARLT) à terapia preferida da etapa 4 também é uma opção. Para adolescentes na primeira opção, a MART *de dose média* é a recomendação. Para adolescentes na segunda opção, o CI-BALA de dose média é o controlador recomendado.

5. A etapa 5 da GINA é inexistente para crianças pré-escolares, pois elas já devem estar sob os cuidados de um especialista. Para crianças de 6 a 11 anos de idade, as opções são a avaliação fenotípica, o uso de altas doses de CI-BALA ou terapia biológica, como omalizumabe, ou adição de corticosteroides orais. Para adolescentes na primeira ou segunda opção, recomenda-se adicionar LAMA, juntamente com um encaminhamento para avaliação fenotípica (uso prospectivo de terapia biológica) e consideração de altas doses de CI-formoterol. Opções adicionais incluem azitromicina (para adultos após encaminhamento para especialista), ARLT e corticosteroides orais de baixa dose **(Tabela 38-6)**.

Os medicamentos para asma são classificados como medicamentos de controle de longo prazo e medicamentos de alívio rápido. Os primeiros incluem agentes anti-inflamatórios (CI e modificadores de leucotrienos), broncodilatadores de ação prolongada (BALAs e LAMAs) e biológicos (omalizumabe, mepolizumabe, benralizumabe, reslizumabe e dupilumabe). Os BALAs (salmeterol, formoterol e vilanterol) são β-agonistas e foram considerados medicamentos de controle diário. A GINA e o NAEPP 2020 recomendam o uso de combinação de CI com formoterol como medicação de resgate, também na abordagem MART e SMART, respectivamente. A termoplastia brônquica tem sido uma opção para alguns pacientes adultos com asma grave, mas as atualizações focadas do NAEPP 2020 desencorajam, em geral, essa intervenção (exceto para alguns indivíduos que podem estar dispostos a aceitar os riscos após uma tomada de decisão compartilhada) porque os benefícios são pequenos, os riscos são moderados e os resultados a longo prazo são incertos.

1. Corticosteroides inalatórios (CI) – Os CI são os agentes anti-inflamatórios inalatórios mais potentes atualmente disponíveis. Embora recomendado como terapia controladora diária, estudos têm demonstrado sua eficácia até mesmo para uso **intermitente** de 2 formas distintas. O NAEPP 2020 agora recomenda um curso curto de CI e salbutamol no início de uma doença do trato respiratório em crianças de 0 a 4 anos. Como parte da abordagem SMART (NAEPP 2020) ou MART (GINA 2021), o CI-formoterol pode ser usado em dose baixa ou média conforme necessário em crianças como parte das etapas 3 ou 4 da terapia, respectivamente. Diferentes CIs não são equivalentes em termos de inalações ou microgramas **(Tabela 38-7a e b)**. Para a maioria dos pacientes, doses baixas de CI podem fornecer controle adequado, embora alguns pacientes possam precisar de doses mais altas devido à resposta variável ao CI. Doses altas estão associadas a aumento do risco de efeitos adversos locais e sistêmicos. A intervenção precoce com CI pode melhorar o controle da asma e prevenir exacerbações durante o tratamento, mas não previne o desenvolvimento de asma persistente nem altera sua história natural. O uso de CI a longo prazo pode estar associado à desaceleração precoce da velocidade de crescimento em crianças e, embora isso possa afetar a altura final do adulto em um grau mínimo, não é um efeito cumulativo. Possíveis riscos relacionados ao uso de CI precisam ser pesados contra os riscos relacionados à asma subtratada. Os efeitos adversos dos CI são geralmente dependentes da dose e da duração, de modo que riscos maiores de efeitos adversos sistêmicos são esperados com altas doses. Os vários CI são disponibilizados por meio de diferentes dispositivos, como IDM (beclometasona, ciclesonida, propionato de fluticasona, flunisolida, mometasona e triancinolona),

Tabela 38-6 Opções medicamentosas para asma (adaptado da GINA 2021)

		Etapa 1	Etapa 2	Etapa 3	Etapa 4	Etapa 5
Idade 0 a 5 anos	CONTROLE PREFERENCIAL *Resgate BACA conforme necessário*		CI de dose baixa diário	Dobrar a dose do CI de dose baixa diário	Continuar o tratamento de controle e encaminhar ao especialista	NA
	Outras opções de controle		ARLT diário, ou cursos curtos intermitentes de CI no início da doença respiratória	Baixa dose de CI + ARLT *Considerar encaminhamento a um especialista*	Adicionar ARLT ou aumentar a frequência do CI ou adicionar CI intermitente	NA
Idade 6 a 11 anos	CONTROLE PREFERENCIAL *Resgate BACA conforme necessário (ou resgate CI-formoterol para as etapas 3 e 4 MART)*	CI de dose baixa sempre que BACA for usado	CI de dose baixa diário	CI-BALA de dose baixa OU CI de dose média OU CI-formoterol de dose muito baixa como MART	CI-BALA de dose média OU CI-formoterol de dose baixa como MART *Encaminhe ao especialista para aconselhamento*	Encaminhar para avaliação fenotípica ± dose mais alta de CI-BALA ou terapia complementar, p. ex., anti-IgE
	Outras opções de controle	Considerar CI de dose baixa diário	ARLT diário ou CI de dose baixa sempre que BACA for usado	CI de dose baixa + ARLT	Adicionar LAMA ou ARLT	Adicionar anti-IL-5 ou corticosteroide oral sistêmico em dose baixa, mas considerar efeitos adversos
Idade ≥ 12 anos	PRIMEIRA OPÇÃO CONTROLE PREFERENCIAL *Resgate: CI-formoterol dose baixa conforme necessário*	CI-formoterol dose baixa conforme necessário		CI-formoterol dose baixa (MART)	CI-formoterol dose média (MART)	Adicionar LAMA Encaminhar para avaliação fenotípica ± anti-IgE, anti-IL-5/5R, anti-IL-4R Considerar CI-formoterol dose alta
	SEGUNDA OPÇÃO CONTROLE PREFERENCIAL *Resgate: BACA conforme necessário*	CI sempre que BACA for usado	CI de dose baixa diário	CI-BALA de dose baixa	CI-BALA de dose média	Adicionar LAMA Encaminhar para avaliação fenotípica ± anti-IgE, anti-IL-5/5R, anti-IL-4R Considerar CI-formoterol dose alta
	Outras opções de controle para ambas as opções		CI de dose baixa sempre que BACA for usado ou ARLT diário ou adicionar ITSL (imunoterapia para ácaros)	CI de dose média ou adicionar ARLT diário ou adicionar ITSL (imunoterapia para ácaros)	Adicionar LAMA ou ARLT ou ITSL (imunoterapia para ácaros) ou mudar para CI dose alta	Adicionar azitromicina (adultos) ou ARLT; adicionar corticosteroide oral sistêmico em dose baixa, mas considerar efeitos adversos

ARLT, antagonista do receptor de leucotrienos; BACA, β_2-agonista de ação curta; CI, corticosteroide inalatório; MART, terapia de manutenção e alívio; NA, não aprovado e sem dados disponíveis para esta faixa etária; ITSL, imunoterapia sublingual.

inaladores de pó seco (DPI, de *dry powder inhaler*) (propionato de fluticasona [Diskus], furoato de fluticasona [Ellipta], budesonida [Flexhaler], e mometasona [Twisthaler]) e suspensões de aerossóis nebulizados (budesonida). Os medicamentos inalados disponibilizados por IDM agora usam o propulsor hidrofluoralcano (HFA), mais amigável ao ozônio, que substituiu os clorofluorocarbonos (CFC). Consulte as instruções para diferentes usos de dispositivos no *site* https://www.nationaljewish.org/conditions/medications/inaled-medication-asthma-inhaler-copd-inhaler/instructional-videos.

DOENÇAS ALÉRGICAS

Tabela 38-7a Doses comparativas estimadas de corticosteroides inalatórios de acordo com o NAEPP EPR 3

Medicamento	Dose baixa diária			Dose média diária			Dose alta diária		
	0 a 4 anos	5 a 11 anos	≥ 12 anos	0 a 4 anos	5 a 11 anos	≥ 12 anos	0 a 4 anos	5 a 11 anos	≥ 12 anos
Beclometasona HFA/IDM, 40 ou 80 mcg/jato	NA	80 a 160 mcg	80 a 240 mcg	NA	> 160 a 320 mcg	> 240 a 480 mcg	NA	> 320 mcg	> 480 mcg
Budesonida DPI 90, 80 ou 200 mcg/inalação	NA	180 a 400 mcg	180 a 600 mcg	NA	> 400 a 800 mcg	> 600 a 1200 mcg	NA	> 800 mcg	> 1200 mcg
Budesonida suspensão inalatória para nebulização, 0,25, 0,5 ou 1 mg/dose	0,25 a 0,5 mg	0,5 mg	NA	> 0,5-1,0 mg	1,0 mg	NA	> 1,0 mg	2,0 mg	NA
Flunisolida IDM, 250 mcg/jato	NA	500 a 750 mcg	500 a 1000 mcg	NA	1000 a 1250 mcg	> 1000 a 2000 mcg	NA	> 1250 mcg	> 2000 mcg
Flunisolida HFA/IDM, 80 mcg/jato	NA	160 mcg	320 mcg	NA	320 mcg	> 320 a 640 mcg	NA	≥ 640 mcg	> 640 mcg
Fluticasona HFA/IDM, 44, 110 ou 220 mcg/jato	176 mcg	88 a 176 mcg	88 a 264 mcg	> 176 a 352 mcg	> 176 a 352 mcg	> 264 a 440 mcg	> 352 mcg	> 352 mcg	> 440 mcg
Fluticasona DPI, 50, 100, 250 mcg/inalação	NA	100 a 200 mcg	100 a 300 mcg	NA	> 200 a 400 mcg	> 300 a 500 mcg	NA	> 400 mcg	> 500 mcg
Mometasona DPI, 220 mcg/inalação	NA	NA	220 mcg	NA	NA	440 mcg	NA	NA	> 440 mcg
Triancinolona acetonida IDM, 75 mcg/jato	NA	300 a 600 mcg	300 a 750 mcg	NA	> 600 a 900 mcg	> 750 a 1500 mcg	NA	> 900 mcg	> 1500 mcg

DPI, inalador de pó seco; HFA, hidrofluoralcano; IDM, inalador dosimetrado; NA, não aprovado e sem dados disponíveis para esta faixa etária.

Adaptada com permissão do National Asthma Education and Prevention Program: Expert panel report 3 (EPR-3): guidelines for the diagnosis and management of asthma summary report 2007. J Allergy Clin Immunol. 2007 Nov;120(5 Suppl):S94–S138.

Tabela 38-7b Doses comparativas estimadas de corticosteroides inalatórios de acordo com GINA 2021

Medicamento	Dose baixa diária*			Dose média diária*			Dose alta diária*		
	0 a 5 anos (faixa etária com dados adequados de segurança e eficácia)	6 a 11 anos	≥ 12 anos	0 a 5 anos	6 a 11 anos	≥ 12 anos	0 a 5 anos	6 a 11 anos	≥ 12 anos
Dipropionato de beclometasona (IDM pressurizado, partícula padrão, HFA)	100 (idades ≥ 5 anos)	100 a 200	200 a 500		> 200 a 400	> 500 a 1000		> 400	> 1000
Dipropionato de beclometasona (DPI ou IDM pressurizado, partícula extrafina, HFA)	50 (idades ≥ 5 anos)	50 a 100	100 a 200		> 100 a 200	> 200 a 400		> 200	> 400
Budesonida (DPI ou IDM pressurizado, partícula padrão, HFA)		100 a 200	200 a 400		> 200 a 400	> 400 a 800		> 400	> 800
Ampolas de budesonida	500 (idade ≥ 1 ano)	250-500			> 500 a 1000			> 1000	
Ciclesonida (IDM pressurizado, partícula extrafina, HFA)	Não suficientemente estudado em crianças ≤ 5 anos	80	80 a 160		> 80 a 160	> 160 a 320		> 160	> 320
Furoato de fluticasona (DPI)	Não suficientemente estudado em crianças ≤ 5 anos	50	100		50	100		NA	200
Propionato de fluticasona (DPI ou IDM pressurizado, partícula padrão, HFA)	50 (idade ≥ 4 anos)	50 a 100	100 a 250		> 100 a 200	> 250 a 500		> 200	> 500
Furoato de mometasona (DPI)			Depende do dispositivo de DPI			Depende do dispositivo de DPI			Depende do dispositivo de DPI
Furoato de mometasona (IDM pressurizado, partícula padrão, HFA)	100 (idade ≥ 5 anos)	100	200-400		100	200-400		200	> 400

DPI, inalador de pó seco; HFA, hidrofluoralcano; IDM, inalador dosimetrado; NA, não aprovado e sem dados disponíveis para esta faixa etária. * em mcg. Dados do GINA 2021.

Apenas o CI demonstrou ser eficaz em estudos clínicos de longo prazo para bebês. A budesonida nebulizada é aprovada para crianças a partir dos 12 meses. A suspensão (disponível em quantidades de 0,25 mg/2 mL, 0,5 mg/2 mL e 1,0 mg/2 mL) geralmente é administrada uma ou duas vezes ao dia em doses divididas. Para uma administração eficaz do medicamento, é fundamental que a criança tenha uma máscara fixada no rosto durante todo o tratamento, do contrário não é eficaz embora ainda seja uma prática comum pelos pais. É importante destacar que esse medicamento não deve ser administrado por nebulizador ultrassônico. Dados limitados sugerem que o CI pode ser eficaz mesmo em crianças muito pequenas quando administrado por IDM com espaçador e máscara. Uma dose diária baixa em mcg (definida como uma dose que não foi associada a efeitos adversos em estudos que avaliaram medidas de segurança) para vários CI para crianças de 5 anos ou menos é a seguinte: dipropionato de beclometasona (HFA) 100 mcg; budesonida por IDM + espaçador 200 mcg; budesonida nebulizada 500 mcg; propionato de fluticasona (HFA) 100 mcg; e ciclesonida 160 mcg.

2. Combinação de esteroide inalatório e broncodilatador de ação prolongada – No caso de crianças em idade escolar cuja asma não é controlada com doses baixas de CI (ou seja, que necessitam de terapia com as diretrizes da etapa 3), a maioria provavelmente responderá a uma terapia combinada intensificada com um broncodilatador BALA (p. ex., salmeterol e formoterol), embora alguns respondam melhor a uma dose aumentada de CI ou à adição de um ARLT. O salmeterol está disponível na forma de pó para inalação (uma inalação duas vezes ao dia). Também está disponível combinado com fluticasona (50 mcg de salmeterol com 100, 250 ou 500 mcg de fluticasona ou 14 mcg de salmeterol com 55, 113 e 232 mcg de fluticasona em um DPI e 21 mcg de salmeterol com 45, 115 ou 230 mcg de fluticasona em um IDM). Para crianças com 12 anos ou mais, uma inalação DPI ou duas inalações IDM podem ser tomadas duas vezes ao dia. (*Nota:* A combinação de fluticasona/salmeterol 100/50 é aprovada para crianças com 4 anos ou mais.) O salmeterol também pode ser usado 30 minutos antes do exercício (mas não deve ser associado a BALAs usados regularmente). O formoterol tem um início de ação mais rápido e está disponível isoladamente como um DPI (Aerolizer, 12 mcg) ou uma solução nebulizada aprovada apenas para doença pulmonar obstrutiva crônica (Perforomist); ou combinado com um esteroide inalado (fumarato de formoterol, 4,5 mcg com budesonida [80 ou 160 mcg] ou 5 mcg com mometasona [100 ou 200 mcg], em um IDM). O produto combinado é aprovado para crianças de 6 anos ou mais, duas inalações duas vezes ao dia. Para controle a longo prazo, o formoterol deve ser usado em combinação com um agente anti-inflamatório. Pode ser usado para broncoespasmo induzido por exercício em pacientes com 5 anos ou mais, uma inalação pelo menos 15 minutos antes do exercício (mas não além dos BALAs usados regularmente). Um BALA de ação ainda mais longa, vilanterol, com atividade de 24 horas, combinado com furoato de fluticasona (Breo) foi aprovado para asma em pacientes com 18 anos ou mais. Um estudo, focado na segurança dos BALAs em crianças de 4 a 11 anos de idade, descobriu que não havia risco adicional de evento relacionado à asma grave associado à combinação de propionato de fluticasona-salmeterol em comparação com a fluticasona isolada. Achados semelhantes foram encontrados em dois outros estudos que envolveram adultos e adolescentes, que mostraram que BALAs em dose fixa associados com um CI não apresentavam mais risco de evento grave relacionado à asma em comparação ao risco relacionado ao uso de CI sozinho. O NAEPP 2020 e a GINA preferem CI-BALA como terapia de manutenção pelo menos até a etapa 3. Além disso, a abordagem SMART de acordo com o NAEPP 2020 (ou MART de acordo com a GINA 2021), usando doses baixas ou médias de CI-formoterol como tratamento de manutenção e de alívio, agora é recomendada como terapia preferida das etapas 3 e 4. O NAEPP 2020 limita o uso de CI-formoterol até um total de 8 jatos (36 mcg formoterol) por dia para crianças e 12 jatos totais (54 mcg formoterol) por dia para adolescentes e adultos. Ensaios clínicos randomizados controlados encontraram uma redução de risco relativo de 35% a 51% em exacerbações favorecendo SMART em vez de CI diário com BACA de alívio rápido. O CI-formoterol não deve ser usado nessa terapia de alívio rápido em indivíduos que tomam CI-salmeterol como terapia de manutenção. Como terapia de controle preferencial para asma leve nas etapas 1 e 2, a GINA também recomenda o uso de formoterol de baixa dose conforme os sintomas (se necessário) ou antes do exercício para adultos e adolescentes, em vez do BACA sozinho. Verificou-se que essa opção usando CI-formoterol como medicamento de resgate reduz significativamente as exacerbações e fornece controle ao mesmo passo que requer uma dose de CI de manutenção relativamente baixa.

3. Antagonistas de leucotrienos – O montelucaste e o zafirlucaste são ARLT disponíveis em formulações orais. O montelucaste é administrado uma vez ao dia e foi aprovado para o tratamento da asma crônica em crianças com 1 ano de idade ou mais, como monoterapia alternativa na etapa 2 e terapia complementar para as etapas 3 a 6. Também é indicado para rinite alérgica sazonal em pacientes com 2 anos ou mais e para rinite alérgica perene em pacientes com 6 meses ou mais. Até o momento, nenhuma interação medicamentosa foi observada. A dosagem é de 4 mg para crianças de 1 a 5 anos (grânulos orais estão disponíveis para crianças de 12 a 23 meses), 5 mg para crianças de 6 a 14 anos e 10 mg para crianças de 15 anos ou mais. O medicamento é administrado independentemente das refeições, de preferência à noite. O zafirlucaste é aprovado para pacientes com 5 anos ou mais. A dose é de 10 mg duas vezes ao dia para aqueles de 5 a 11 anos e 20 mg duas vezes ao dia para aqueles com 12 anos ou mais. Deve ser tomado 1 hora antes ou 2 horas após as refeições. A zileutona é um inibidor da 5-lipoxigenase indicado para tratamento crônico em crianças com idade igual ou superior a 12 anos, disponível em comprimido regular de 600 mg, 4 vezes ao dia, ou comprimido de liberação prolongada de 600 mg, dois comprimidos 2 vezes ao dia. Os pacientes precisam ter os níveis de transaminase hepática avaliados no início da terapia, depois uma vez por mês durante os primeiros 3 meses, a cada 2 a 3 meses durante o restante do primeiro ano e periodicamente a partir de então se estiverem recebendo terapia de longo prazo com zileutona. Foram relatados casos raros de síndrome de Churg-Strauss em pacientes adultos com asma grave cuja dosagem de esteroides estava sendo reduzida durante o tratamento concomitante com ARLTs (além de CI), mas nenhuma relação causal foi estabelecida. Tanto o zafirlucaste quanto a zileutona são inibidores microssomais da enzima P-450 que podem inibir o metabolismo de drogas como a varfarina e a teofilina. A FDA solicitou que os fabricantes incluam uma precaução nas informações de prescrição de medicamentos (rotulação do medicamento) em relação a eventos neuropsiquiátricos (agitação, agressão, ansiedade, anormalidades e alucinações em sonhos, depressão, insônia, irritabilidade, inquietação, pensamentos e comportamentos suicidas e tremores) com base em relatórios pós-comercialização de pacientes em uso de agentes modificadores de leucotrienos. É importante ressaltar que, em um estudo com crianças com asma persistente leve a moderada que analisou se as respostas a CI e ARLT eram concordantes para os indivíduos ou se os pacientes asmáticos que não responderam a um medicamento responderam ou não ao outro medicamento, as respostas à fluticasona e ao montelucaste variaram consideravelmente. As crianças com função pulmonar baixa ou níveis elevados de marcadores associados à inflamação alérgica responderam melhor ao CI.

As crianças com asma persistente que permanece descontrolada com monoterapia com CI são mais propensas a responder a um tratamento combinado de CI e BALA; entretanto, há crianças que podem responder melhor a uma dose mais alta de CI, ou mesmo a uma dose baixa de CI mais montelucaste. Ainda não foi determinado quais características clínicas seriam úteis na seleção do medicamento mais apropriado para qualquer paciente.

4. Antagonistas muscarínicos de ação prolongada – O LAMA tiotrópio (Spiriva Respimat [1,25 mcg]) foi aprovado como tratamento de manutenção para asma uma vez ao dia em pacientes com 6 anos ou mais, como terapia complementar ao CI-BALA. O NA-EPP 2020 recomenda adicionar LAMA para pacientes com pelo menos 12 anos de idade cuja asma não é controlada com CI-BALA (etapa 5). Um LAMA pode ser adicionado a um CI (como adjuvante alternativo nas etapas 3 e 4) somente se um BALA não puder ser usado, como em casos de indivíduos que são incapazes de tolerar ou usar o medicamento/dispositivo ou têm contraindicação ao BALA. A GINA recomenda o tiotrópio como opção "alternativa" de controlador para a etapa 4 e "preferencial" como opção de tratamento de controle para a etapa 5 para crianças de 6 anos ou mais. O tiotrópio por inalador (particularmente em uma dose diária de 5 mcg) melhora a função pulmonar e o tempo até uma exacerbação grave.

5. Outras opções de tratamento – Biológicos: O anti-IgE (omalizumabe) é um anticorpo monoclonal IgG$_1$ humanizado e derivado de DNA recombinante que se liga seletivamente à IgE humana. Ele inibe a ligação de IgE ao receptor de IgE de alta afinidade (FcεRI) na superfície dos mastócitos e basófilos. A redução de IgE de superfície em células portadoras de FcεRI limita o grau de liberação de mediadores da resposta alérgica. O tratamento com omalizumabe também reduz o número de receptores FcεRI nos basófilos em pacientes atópicos. Atualmente, o omalizumabe é indicado para crianças a partir de 6 anos com asma persistente moderada a grave que apresentaram teste cutâneo positivo ou reatividade *in vitro* a um aeroalérgeno perene com IgE sérica total de 30 a 1.300 UI/mL para crianças de 6 a 11 anos (30 a 700 UI/mL para adolescentes) cujos sintomas são inadequadamente controlados com doses médias a altas de CI. O omalizumabe demonstrou diminuir a incidência de exacerbações e melhorar o controle da asma. A dosagem é baseada no peso do paciente e no nível sérico de IgE e é administrada por via subcutânea a cada 2 a 4 semanas. A FDA solicitou a colocação de tarja preta devido a novos relatos de reações anafiláticas graves e com risco de vida (broncoespasmo, hipotensão, síncope, urticária e angioedema de garganta ou língua) em pacientes após tratamento com omalizumabe (Xolair®). Com base em ensaios clínicos pré-comercialização em pacientes com asma, a anafilaxia ocorreu em 0,1% dos pacientes; em relatos espontâneos pós-comercialização com base em uma exposição estimada de cerca de 57.300 pacientes de junho de 2003 a dezembro de 2006, a frequência de anafilaxia atribuída ao uso de Xolair® foi estimada em pelo menos 0,2% dos pacientes. A partir de um estudo caso-controle, os pacientes com história de anafilaxia de qualquer causa foram considerados com risco aumentado de anafilaxia com Xolair®, em comparação com aqueles sem história prévia de anafilaxia. Embora essas reações tenham ocorrido dentro de 2 horas após o recebimento de uma injeção subcutânea de omalizumabe, elas também incluíram relatos de reações graves tardias de 2 a 24 horas ou até mais após o recebimento das injeções. Ocorreu anafilaxia após qualquer dose de omalizumabe (incluindo a primeira dose), mesmo em pacientes sem reação alérgica a doses anteriores. Os pacientes tratados com omalizumabe devem ser observados na unidade de saúde por um período prolongado após a administração do medicamento, e os profissionais de saúde que administram a injeção devem estar preparados para lidar com reações anafiláticas com risco de vida. Os pacientes que recebem omalizumabe devem ser totalmente informados sobre os sinais e sintomas de anafilaxia, sua chance de desenvolver anafilaxia tardia após cada injeção, e instruídos sobre como tratá-la, o que inclui o uso de epinefrina autoinjetável. Foi observada malignidade (p. ex., mama, pele não melanoma, próstata, melanoma e parótida) em 20 de 4.127 (0,5%) pacientes tratados com Xolair® em comparação com 5 de 2.236 (0,2%) pacientes para controle em estudos clínicos de adultos e adolescentes com asma e outras alergias. Um estudo observacional mais recente de 5.007 pacientes tratados com Xolair® e 2.829 pacientes não tratados com Xolair® com asma alérgica persistente moderada a grave, acompanhados por até 5 anos, mostrou taxas de incidência semelhantes (por 1.000 pacientes-ano) de malignidades primárias entre tratados com Xolair® (12,3) e não tratados (13,0).

Além do omalizumabe, novos biológicos ou imunomoduladores direcionados contra a inflamação específica das vias aéreas T2 têm sido estudados para atingir o componente inflamatório da asma. A FDA dos EUA recomendou a aprovação do mepolizumabe para crianças com 6 anos ou mais (Nucala, anticorpo monoclonal IgG1K, 100 mg, administrado por via subcutânea a cada 4 semanas para pacientes com 12 anos ou mais e 40 mg por via subcutânea a cada 4 semanas para crianças de 6 a 11 anos); do reslizumabe (Cinqair™, anticorpo monoclonal IgG4K, administrado 3 mg/kg por via intravenosa mensalmente) para pacientes adultos com 18 anos ou mais; e do benralizumabe (Fasenra™, anticorpo monoclonal humanizado direcionado contra a subunidade alfa do receptor de interleucina IL-5, injeção subcutânea 30 mg a cada 4 semanas nas 3 primeiras doses, depois 30 mg a cada 8 semanas), para maiores de 12 anos, como tratamento de manutenção complementar de pacientes com asma grave e com fenótipo eosinofílico. O dupilumabe, (Dupixent®) um anticorpo monoclonal dirigido contra o receptor de IL-4 alfa, é o primeiro biológico aprovado pela FDA para asma que pode ser autoadministrado por via subcutânea a cada 2 semanas, para pacientes com 6 anos ou mais com asma eosinofílica moderada a grave ou asma dependente do uso de corticoide oral. Esses medicamentos têm se mostrado eficazes na redução das exacerbações, na melhora da função pulmonar e do controle dos sintomas e na diminuição do uso de corticosteroides orais. Um algoritmo simples para direcionar especialistas para terapia biológica usando biomarcadores disponíveis é proposto, conforme mostrado na **Figura 38-2**.

A imunoterapia (discutida com mais detalhes na seção Imunoterapia) pode ser considerada para crianças de 5 anos ou mais com asma alérgica. O NAEPP 2020 recomenda imunoterapia subcutânea (em vez de sublingual) como tratamento adjuvante à farmacoterapia padrão para indivíduos com asma alérgica leve a moderada que demonstraram sensibilização alérgica e evidência de piora dos sintomas da asma após exposição ao(s) antígeno(s) relevante(s). A GINA recomenda adicionar imunoterapia sublingual para ácaros da poeira doméstica para adultos e adolescentes nas etapas 2, 3 ou 4 que são sensibilizados com rinite alérgica e que apresentam VEF_1 acima de 70% do previsto.

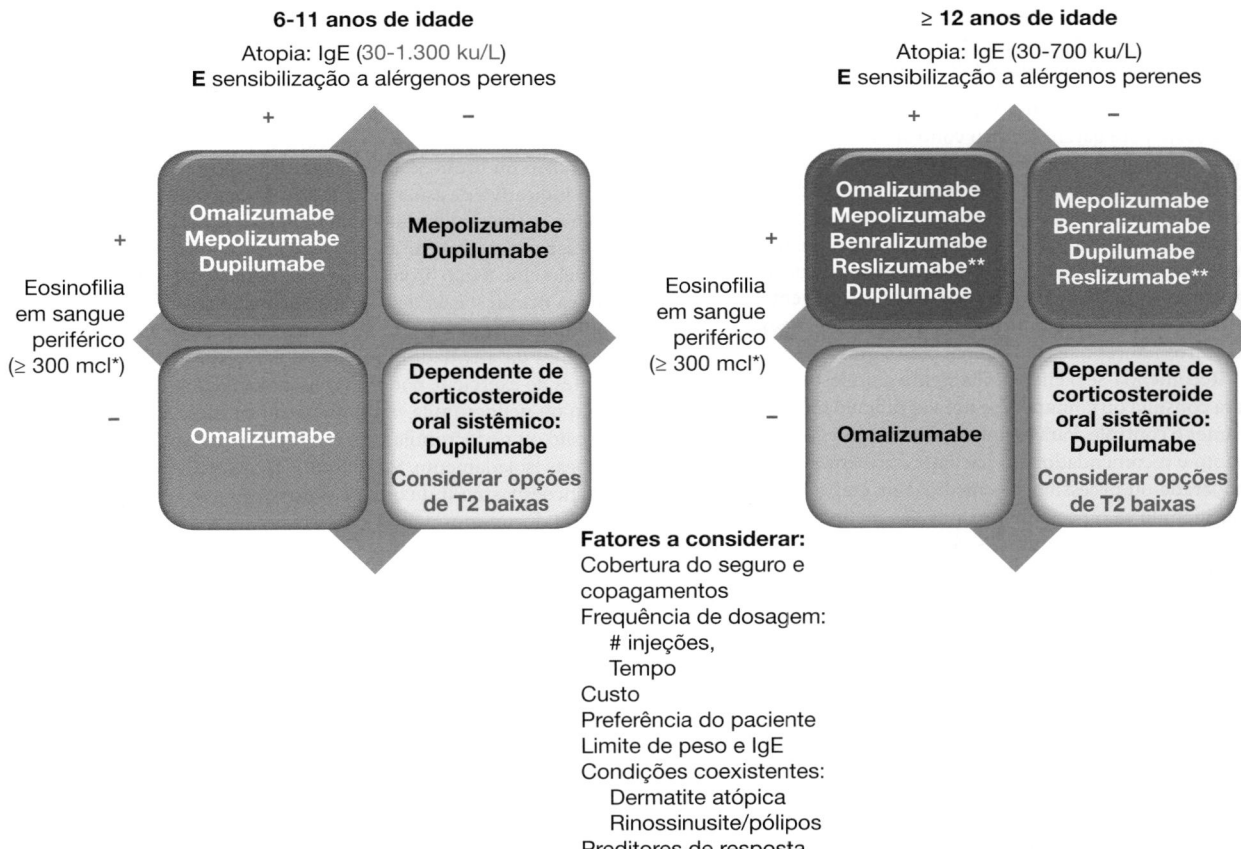

* Ponto de corte de eosinófilos no sangue ≥ 150/mcl para mepolizumabe e ≥ 400/mcl para reslizumabe.
** O reslizumabe é aprovado para maiores de 18 anos.

▲ **Figura 38-2** Opções de terapia biológica para crianças e adolescentes.

A terapia crônica com azitromicina três vezes por semana é apresentada como opção na etapa 5 da GINA 2021 para pacientes adultos após encaminhamento a um especialista. A recomendação é baseada na redução significativa das exacerbações em pacientes fazendo uso de altas doses de CI-BALA e em pacientes com asma eosinofílica ou não eosinofílica. Os requisitos de implementação incluem a verificação de evidências de micobactérias atípicas, eletrocardiograma para QTc prolongado (antes e após um mês de tratamento) e consideração do potencial de desenvolvimento de resistência antimicrobiana.

A teofilina é raramente usada e não é mais mencionada nas diretrizes da GINA. A teofilina de liberação longa, um medicamento alternativo de controle de longo prazo para crianças mais velhas, pode apresentar riscos de efeitos adversos em bebês, que frequentemente apresentam doenças febris que aumentam as concentrações de teofilina. Portanto, se a teofilina for usada, ela requer monitoramento da concentração sérica para prevenir inúmeras toxicidades agudas relacionadas à dose.

Os corticosteroides orais (em dose baixa) são recomendados apenas como opção "alternativa" de terapia de controle na etapa 5 das diretrizes da GINA, devido aos efeitos adversos. Eles são recomendados na etapa 6 do NAEPP EPR.

6. Monitoramento e manejo – O monitoramento contínuo é necessário para garantir que o controle da asma seja alcançado e mantido. Uma vez estabelecido o controle, a redução gradual da terapia é recomendada e pode ajudar a determinar a quantidade mínima de medicação necessária para manter o controle. Consultas regulares de acompanhamento com o médico clínico são importantes para avaliar o grau de controle e considerar ajustes apropriados na terapia. Em cada etapa, os pacientes devem ser instruídos a evitar ou controlar a exposição a alérgenos, irritantes ou outros fatores que contribuem para a gravidade da asma.

Recomenda-se o encaminhamento a um especialista em asma para consulta ou comanejo se houver dificuldades em alcançar ou manter o controle. Para crianças menores de 5 anos, o encaminhamento é recomendado se o paciente apresentar asma persistente moderada ou necessitar das medidas da etapa 3 ou 4, e deve ser considerado se o paciente precisar das medidas da etapa 2. Para crianças com 5 anos ou mais, a consulta com um especialista é recomendada se o paciente necessitar de medidas da etapa 4 ou superior, e deve ser considerada na etapa 3. O encaminhamento também é recomendado se estiverem sendo considerados imunoterapia para alérgenos ou uso de biológico.

Os medicamentos de alívio rápido incluem BACA inalados, como salbutamol, levossalbutamol, pirbuterol ou terbutalina. O salbutamol pode ser administrado por nebulizador, 0,05 mg/kg (com dose mínima de 0,63 mg e máxima de 5 mg) em 2 a 3 mL de solução salina (embora também esteja disponível em frasco único de 2,5 mg/3 mL ou 5 mg/mL de solução concentrada) ou por IDM (90 mcg/atuação) ou por DPI acionado pela respiração (Respiclick). É melhor usar BACA conforme necessário em vez de usar regularmente. O aumento do uso, incluindo mais de um recipiente por mês, pode significar um controle inadequado da asma e a necessidade de intensificar ou revisar a terapia de controle. O levossalbutamol, que é um (R)-enantiômero do salbutamol racêmico, está disponível em solução para nebulização em pacientes de 6 a 11 anos, 0,31 mg a cada 8 horas, e em pacientes com 12 anos ou mais, 0,63 a 1,25 mg a cada 8 horas. Recentemente o levossalbutamol tornou-se disponível em uma formulação de HFA para crianças de 4 anos ou mais, duas inalações (90 mcg) a cada 4 a 6 horas, conforme necessário. Agentes anticolinérgicos como ipratrópio, um a três jatos, ou 0,25 a 0,5 mg por meio de nebulizador a cada 6 horas podem fornecer benefícios adicionais quando usados em conjunto com um BACA inalado. Os corticosteroides sistêmicos, como prednisona, prednisolona e metilprednisolona, podem ser administrados em uma dosagem de 1 a 2 mg/kg, geralmente até 60 mg/dia em doses únicas ou divididas por 3 a 10 dias. Não há evidências de que a redução gradual da dose após um pulso da medicação evite a recaída.

7. Broncoespasmo induzido por exercício – O broncoespasmo induzido por exercício deve ser antecipado em todos os pacientes com asma. Geralmente ocorre durante ou minutos após uma atividade vigorosa, atinge seu pico 5 a 10 minutos após a interrupção da atividade e geralmente desaparece nos próximos 20 a 30 minutos. A participação em atividade física deve ser incentivada em crianças com asma, embora a escolha da atividade possa precisar ser modificada com base na gravidade da doença, presença de outros fatores desencadeantes, como ar frio, e, raramente, fatores de confusão, como osteoporose. Uma baixa tolerância ao exercício ou broncoespasmo induzido pelo exercício podem ser um indicativo de asma persistente não bem controlada. Se os sintomas ocorrerem durante as atividades lúdicas usuais, é necessário iniciar ou intensificar a terapia de longo prazo. No entanto, para aqueles que têm o broncoespasmo induzido por exercício como a única manifestação de uma asma considerada "bem controlada" nos outros aspectos, a administração de tratamento imediatamente antes da atividade vigorosa ou exercício geralmente é eficaz. Antes do exercício, podem ser usados BACAs, ARLTs, cromoglicato ou nedocromila. A combinação de um BACA com cromoglicato ou nedocromila é mais eficaz do que qualquer uma dessas drogas isoladamente. Salmeterol e formoterol podem bloquear o broncoespasmo induzido pelo exercício por até 12 horas (como discutido anteriormente). No entanto, pode-se esperar uma diminuição da duração da proteção contra o broncoespasmo induzido pelo exercício com o uso regular. O montelucaste pode ser eficaz por até 24 horas. Um período prolongado de aquecimento pode induzir um estado refratário, permitindo que os pacientes se exercitem sem a necessidade de repetir os medicamentos.

B. Asma aguda

1. Medidas gerais – A estratégia mais eficaz no manejo das exacerbações da asma envolve o reconhecimento precoce dos sinais de alerta e o tratamento precoce. Para pacientes com asma persistente moderada ou grave ou história de exacerbações graves, isso deve incluir um plano de ação por escrito. Este geralmente define as zonas verde, amarela e vermelha do paciente com base nos sintomas (e na taxa do PFE para pacientes com má percepção dos sintomas) com medidas correspondentes a serem tomadas de acordo com o estado em que o paciente se encontra. Os valores de corte do PFE são convencionalmente definidos como mais de 80% (verde), 50% a 80% (amarelo) e menos de 50% (vermelho) do PFE máximo pessoal da criança.

A comunicação imediata com o médico é indicada se houver sintomas graves, queda no pico de fluxo ou resposta diminuída aos BACA. Nesses momentos, a intensificação da terapia pode incluir um curso curto de corticosteroides orais. A criança deve ser afastada da exposição a quaisquer irritantes ou alérgenos que possam estar contribuindo para a exacerbação.

2. Manejo em casa – O tratamento precoce das exacerbações da asma pode prevenir a hospitalização e os eventos de risco à vida. O tratamento inicial deve ser com um BACA como salbutamol ou levossalbutamol; duas a seis inalações por IDM podem ser administradas a cada 20 minutos até três vezes, ou um único tratamento pode ser administrado por nebulizador (0,05 mg/kg [dose mínima, 1,25 mg; máxima, 2,5 mg] de solução a 0,5% de salbutamol em 2 a 3 mL de solução salina; ou 0,075 mg/kg [dose mínima, 1,25 mg; máxima, 5 mg] de levossalbutamol). Se a resposta for boa, avaliada pelo alívio sustentado dos sintomas ou melhora na taxa de PFE para mais de 80% do PFE máximo pessoal do paciente, o BACA pode ser continuado a cada 3 a 4 horas por 24 a 48 horas. Os pacientes devem ser aconselhados a procurar atendimento médico assim que a terapia broncodilatadora for usada em doses excessivas ou por períodos prolongados (p. ex., > 12 inalações/dia por > 24 h). Dobrar a dose de CI não é comprovadamente suficiente para prevenir o agravamento das exacerbações; e um estudo recente em crianças com asma persistente leve também não demonstrou benefício em quintuplicar doses baixas de CI como um plano de ação para a zona amarela. Se o paciente não melhorar completamente com a terapia inicial ou o PFE cair entre 50% e 80% do previsto ou do melhor pessoal do paciente, o BACA deve ser continuado, um corticosteroide oral deve ser adicionado e o paciente deve entrar em contato com o médico com urgência. Se a criança apresentar sofrimento acentuado ou se a taxa de PFE continuar em 50% ou menos, o paciente deve repetir o BACA imediatamente e ir ao pronto-socorro ou ligar para o 911 ou outro número de emergência para obter assistência.

3. Manejo no consultório ou departamento de emergência – A avaliação funcional do paciente inclui a obtenção de medidas objetivas de limitação do fluxo aéreo como taxa de PFE ou VEF_1 e monitoramento da resposta do paciente ao tratamento; entretanto, exacerbações muito graves e desconforto respiratório podem impedir a execução de medidas de função pulmonar usando a manobra expiratória máxima. Sempre que possível, deve-se obter alças de fluxo-volume para diferenciar entre obstrução das vias aéreas superiores e inferiores, especialmente em pacientes com apresentação atípica. Outros testes devem incluir saturação de oxigênio e, se houver, gasometria. As radiografias de tórax não são recomendadas rotineiramente, mas devem ser consideradas para descartar pneumotórax, pneumomediastino, pneumonia ou atelectasia lobar. Se o VEF_1 ou PFE inicial for superior a 40%, o tratamento inicial pode ser com BACA por inalador (salbutamol, quatro a oito inalações) ou nebulizador (0,15 mg/kg de solução de salbutamol 0,5%; dose mínima, 2,5 mg), até três doses na primeira hora. Deve-se administrar oxigênio para manter a saturação de oxigênio acima de 90%. Corticosteroides orais (1 a 2 mg/kg/dia em doses divididas; máximo de 60 mg/dia para crianças com idade ≤ 12 anos e 80 mg/dia para > 12 anos) devem ser instituídos se o paciente responder mal à terapia ou se o paciente esteve recentemente em uso de corticosteroides orais. A sensibilidade às drogas adrenérgicas pode melhorar após o início dos corticosteroides. Para exacerbações graves ou se o VEF_1 ou PFE inicial estiverem abaixo de 40%, o tratamento inicial deve ser com uma dose alta de BACA mais brometo de ipratrópio, 1,5 a 3 mL a cada 20 minutos por três doses (cada frasco de 3 mL contém 0,5 mg de brometo de ipratrópio e 2,5 mg de salbutamol), por nebulização e, depois, conforme necessário. Tratamentos contínuos com nebulização de salbutamol (0,5 mg/kg/h para crianças pequenas e 10 a 15 mg/h para crianças mais velhas) podem ser administrados se houver evidência de obstrução persistente. Deve-se administrar oxigênio para manter a saturação de oxigênio acima de 90% e corticosteroides sistêmicos. Para pacientes com exacerbação grave sem resposta à terapia inicial com aerossol, ou para aqueles que não podem cooperar ou que resistem à terapia inalatória, deve-se considerar terapias adjuvantes, como sulfato de magnésio intravenoso (25 a 75 mg/kg até 2 g em crianças) e nebulização de salbutamol com heliox como veículo de administração. Há um estudo em andamento avaliando a eficácia da nebulização de magnésio na sala de emergência para a prevenção de internação de crianças por asma. Pode-se administrar epinefrina 1:1.000 ou terbutalina 1 mg/mL (ambos 0,01 mg/kg até 0,3 a 0,5 mg) por via subcutânea a cada 20 minutos por três doses, embora o uso de β_2-agonistas intravenosos ainda não tenha sido comprovado. Para parada respiratória iminente ou em andamento, os pacientes devem ser intubados e ventilados com oxigênio a 100%, receber corticosteroides intravenosos e ser internados em uma UTI. As indicações potenciais para admissão na UTI também incluem qualquer VEF_1 ou taxa de PFE inferior a 25% do previsto que melhore menos de 10% após o tratamento ou valores que flutuem amplamente. (Ver asma [com risco de vida] no **Capítulo 14**.) O tratamento subsequente é baseado na resposta clínica e nos achados laboratoriais objetivos. A hospitalização deve ser fortemente considerada para qualquer paciente com histórico de insuficiência respiratória.

4. Gestão hospitalar – Para pacientes que não respondem ao tratamento ambulatorial e de emergência, a admissão no hospital torna-se necessária para cuidados e suporte mais agressivos. A decisão de hospitalização também deve ser baseada na presença de fatores de risco para mortalidade por asma, duração e gravidade dos sintomas, gravidade da limitação do fluxo aéreo, curso e gravidade das exacerbações anteriores, uso de medicamentos no momento da exacerbação, acesso a cuidados médicos e condições domiciliares e psicossociais. A administração de líquidos deve ser limitada às necessidades de manutenção, a menos que o paciente tenha ingestão oral insuficiente secundária a desconforto respiratório ou vômito, pois a hiper-hidratação pode contribuir para edema pulmonar associado a altas pressões intrapleurais geradas na asma grave. A necessidade de reposição de potássio deve ser considerada porque tanto os corticosteroides quanto os β_2-agonistas podem causar perda de potássio. O oxigênio umidificado deve ser titulado de acordo com a oximetria para manter a saturação de oxigênio acima de 90%. O β_2-agonista inalatório deve ser continuado por nebulização em doses únicas conforme necessário ou por terapia contínua, juntamente com corticosteroides sistêmicos (como discutido anteriormente). O ipratrópio não é mais recomendado durante a hospitalização. Além disso, o papel das metilxantinas em crianças hospitalizadas permanece controverso. Os antibióticos podem ser necessários para tratar infecções bacterianas coexistentes. Os sedativos e agentes ansiolíticos são contraindicados em pacientes graves devido aos seus efeitos depressores sobre a respiração. A fisioterapia respiratória geralmente não é recomendada para exacerbações agudas.

5. Alta do paciente – Os critérios para alta do paciente do consultório ou do pronto-socorro devem incluir: uma resposta sustentada de pelo menos 1 hora à terapia broncodilatadora com VEF_1 ou PFE superior a 70% do previsto ou do valor máximo pessoal e saturação de oxigênio superior a 90% em ar ambiente. Antes da alta precisa ser levado em conta, a capacidade do paciente ou do cuidador em continuar a terapia e avaliar os sintomas de forma adequada. Os pacientes devem receber um plano de ação para o manejo de sintomas recorrentes ou exacerbações, e instruções sobre os medicamentos devem ser revisadas. O BACA inalado conforme necessário e os corticosteroides orais devem ser continuados, estes últimos por 3 a 10 dias. Por fim, o paciente ou cuidador deve ser instruído sobre a consulta de acompanhamento, recomendada para ocorrer em até 2 dias após a alta de um atendimento no pronto-socorro ou internação. Os pacientes hospitalizados devem receber educação mais intensiva antes da alta. O encaminhamento para um especialista em asma deve ser considerado para todas as crianças com exacerbações graves, múltiplas idas ao pronto-socorro ou hospitalizações.

▶ Prognóstico

Desde a década de 1970, as taxas de morbidade por asma aumentaram, mas as taxas de mortalidade parecem ter se estabilizado. As estatísticas de mortalidade indicam que uma alta porcentagem de óbitos foram resultado da falta de reconhecimento da gravidade da asma e do subtratamento, particularmente em pacientes asmáticos lábeis e em pacientes asmáticos cuja percepção da obstrução pulmonar é ruim. Estudos de resultados a longo prazo sugerem que crianças com sintomas leves geralmente superam sua asma, enquanto pacientes com sintomas mais graves, hiperresponsividade acentuada das vias aéreas e um maior grau de atopia tendem a ter doença persistente. Dados de uma coorte de nascimentos não selecionados da Nova Zelândia mostraram que mais de uma em cada quatro crianças apresentou sibilância que persistiu desde a infância até a idade adulta ou que apresentou recidiva após a remissão. Evidências recentes sugerem que a intervenção precoce com terapia anti-inflamatória não altera o desenvolvimento da asma persistente, e também não está claro se tal intervenção ou medidas de controle ambiental influenciam a história natural da asma infantil. No entanto, o pediatra ou prestador de cuidados primários, juntamente com o especialista em asma, tem a responsabilidade de otimizar o controle e, espera-se, reduzir a gravidade da asma em crianças. Intervenções que possam ter efeitos a longo prazo, como interromper a progressão ou induzir a remissão, são necessárias para diminuir o ônus para a saúde pública ocasionado por essa condição comum.

Os recursos para profissionais de saúde, pacientes e famílias incluem os seguintes:

- Asthma and Allergy Foundation of America (Fundação de Asma e Alergia dos Estados Unidos)
- 1233 20th St NW, Suite 402
- Washington, DC 20036; (800) 7-ASMA
- http://www.aafa.org/
- Asthma and Allergy Network/Mothers of Asthmatics (Rede de Asma e Alergia/Mães de Asmáticos)
- 2751 Prosperity Avenue, Suite 150
- Fairfax, VA 22031; (800) 878-4403
- http://www.aanma.org/
- Treinamento sobre dispositivos para asma: http://www.thechildrenshospital.org/conditions/lung/asthmavideos.aspx
- Global Initiative for Asthma 2019 (Iniciativa Global para a Asma 2019) (www.ginasthma.org)

Akinbami LJ, Simon AE, Rossen LM: Changing trends in asthma prevalence among children. Pediatrics 2016;137:2015–2354 [PMID: 26712860].

Centers for Disease Control and Prevention: National Center for Health Statistics. Health Data Interactive. Summary Health Statistics for U.S. Children: National Health Interview Survey, 2015. https://www.cdc.gov/nchs/fastats/asthma.htm. Accessed January 16, 2018.

Expert Panel Working Group of the National Heart, Lung, and Blood Institute (NHLBI) et al: 2020 Focused Updates to the Asthma Management Guidelines: A Report from the National Asthma Education and Prevention Program Coordinating Committee Expert Panel Working Group. J Allergy Clin Immunol 2020 Dec;146(6):1217–1270. doi: 10.1016/j.jaci.2020.10.003. Erratum in: J Allergy Clin Immunol 2021 Apr;147(4):1528–1530 [PMID: 33280709] [PMCID: PMC7924476].

Global Initiative for Asthma: http://www.nhlbi.nih.gov/guidelines/asthma/asthgdln.htm.

Global strategy for asthma management and prevention: Updated 2021. http://https://ginasthma.org/gina-reports/. Accessed June 4, 2021.

National Asthma Education and Prevention Program: Expert Panel Report 3 (EPR 3): Guidelines for the Diagnosis and Management of Asthma—Summary Report 2007. J Allergy Clin Immunol 2007;120(5 Suppl):S94 [PMID: 17983880].

RINOCONJUNTIVITE ALÉRGICA

FUNDAMENTOS DO DIAGNÓSTICO E CARACTERÍSTICAS TÍPICAS

▶ A exposição a alérgenos ambientais pode afetar principalmente o nariz e os olhos, pois são os principais pontos de entrada, causando prurido, secreção ou corrimento mucoso, espirros, irritação e inchaço.

- Embora haja menos ameaça de um evento agudo maior, como visto com asma e reações relacionadas a alimentos ou medicamentos, as consequências da rinoconjuntivite alérgica certamente não são triviais, especialmente quando os sintomas ocorrem cronicamente: distúrbios do sono, baixo desempenho escolar, asma não controlada, sinusite e qualidade de vida prejudicada.
- Semelhante a qualquer condição alérgica, é fundamental evitar desencadeantes conhecidos (determinados a partir de testes cutâneos de alergia ou testes específicos de anticorpos IgE). O manejo farmacológico crônico pode incluir anti-histamínicos sistêmicos e tópicos, estabilizadores de mastócitos, corticosteroides tópicos e ARLT.
- A imunoterapia, subcutânea ou oral, é recomendada para doenças mais difíceis de controlar.

A rinoconjuntivite alérgica é a doença alérgica mais comum e afeta significativamente a qualidade de vida, bem como o desempenho e a frequência escolar. Frequentemente coexiste com a asma, pode afetar o controle da doença e é um fator de risco para o desenvolvimento subsequente de asma. Mais de 80% dos pacientes com asma têm rinite e 10% a 14% dos pacientes com rinite têm asma. Cerca de 80% dos indivíduos com rinite alérgica desenvolvem seus sintomas antes dos 20 anos. Estima-se que 13% das crianças tenham diagnóstico médico de rinite alérgica. A prevalência desta doença aumenta durante a infância, atingindo um pico de 15% após a adolescência. Embora a rinoconjuntivite alérgica seja mais comum em meninos durante a primeira infância, há pouca diferença na incidência entre os sexos após a adolescência. Raça e status socioeconômico não são considerados fatores importantes.

As alterações patológicas na rinoconjuntivite alérgica são principalmente hiperemia, edema e aumento das secreções serosas e mucoides causadas pela liberação de mediadores, todas as quais levam a graus variáveis de obstrução nasal e injeção conjuntival, prurido ou secreção nasal e ocular. As alergias oculares podem ocorrer isoladamente, mas, mais comumente, estão associadas a sintomas nasais. Esse processo pode envolver outras estruturas, incluindo os seios da face e possivelmente a orelha média. Os alérgenos inalantes são os principais responsáveis pelos sintomas, mas os alérgenos alimentares também podem causar sintomas. As crianças com rinite alérgica parecem ser mais suscetíveis a infecções respiratórias superiores – ou pelo menos podem apresentar mais sintomas –, que, por sua vez, podem agravar a rinite alérgica.

A rinoconjuntivite alérgica foi classificada de acordo com padrões temporais, frequência de sintomas e gravidade. Com base no padrão temporal, pode ser classificada como perene (geralmente causada por alérgenos internos e exposição a ácaros, mofo, baratas e pelos de animais) ou sazonal (febre do feno mais frequentemente causada por alérgenos externos, como pólens e bolores) ou episódica (de exposição a alérgenos normalmente não encontrados na casa do paciente ou no ambiente, como visitar uma casa com animais de estimação que não estão presentes na casa da criança). A limitação clínica dessa classificação entre rinite alérgica sazonal ou perene ocorre quando os pacientes polissensibilizados apresentam padrões tanto sazonais quanto perenes. A classificação da rinite alérgica foi revisada pela Allergic Rhinitis and its Impact on Asthma (ARIA, Rinite Alérgica e seu Impacto na Asma) em 2001, com base na frequência dos sintomas. Uma grande mudança foi a introdução dos termos "intermitente" (ou seja, sintomas presentes < 4 dias por semana ou por < 4 semanas) e "persistente" (ou seja, sintomas presentes > 4 dias por semana e por > 4 semanas). No entanto, essa classificação tem limitações, pois alguns pacientes podem apresentar sintomas persistentes com rinite alérgica sazonal ou sintomas intermitentes com rinite alérgica perene. A classificação de gravidade é a seguinte: *leve* (sem comprometimento ou distúrbio do sono, atividades diárias, lazer, esporte, escola ou trabalho, ou sem sintomas incômodos) ou *moderada-grave* (presença de um ou mais dos sintomas anteriormente mencionados). Os principais grupos de pólen nas zonas temperadas incluem árvores (final do inverno ao início da primavera), gramíneas (final da primavera ao início do verão) e ervas daninhas (final do verão ao início do outono), mas as estações podem variar significativamente em diferentes partes do país. Os esporos de mofo também causam rinite alérgica sazonal, principalmente no verão e no outono. Os sintomas sazonais de alergia podem ser agravados pela exposição coincidente a alérgenos perenes.

Achados clínicos

A. Sinais e sintomas

Os pacientes podem queixar-se de coceira no nariz, olhos, palato ou faringe e perda de olfato ou paladar. A coceira nasal pode causar espirros paroxísticos e epistaxe. A fricção repetida do nariz (chamada saudação alérgica) pode levar a um vinco horizontal no terço inferior do nariz. A obstrução nasal está associada à respiração oral, fala nasal, saudação alérgica e ronco. Os cornetos nasais podem ter aparência azul pálida e estar inchados com ondulações ou injetados com edema mínimo. Tipicamente, as secreções nasais claras e fluidas estão aumentadas, com rinorreia anterior, coriza, gotejamento pós-nasal e tosse produtiva. As secreções nasais geralmente causam falta de apetite, fadiga e irritação faríngea. Hiperemia conjuntival, lacrimejamento, edema periorbitário e cianose infraorbitária (os chamados olhos alérgicos) são frequentemente observados. O tecido linfoide faríngeo aumentado ("*cobblestone*") por drenagem crônica e tecido amigdaliano e adenoide aumentados podem estar presentes.

B. Achados laboratoriais

Muitas vezes pode ser encontrada eosinofilia em esfregaços de secreções nasais ou sangue. Esse é um achado frequente, mas inespecífico e pode ocorrer em condições não alérgicas. Embora a IgE sérica possa estar elevada, a medição da IgE total é uma ferramenta de triagem ruim devido à ampla sobreposição entre indivíduos atópicos e não atópicos. O teste cutâneo para identificar

IgE específica para alérgenos é o teste mais sensível e específico para alergias inalantes; alternativamente, o ensaio ImmunoCAP Phadia, teste de radioalergoadsorção (RAST, de *radioallergosorbent test*) ou outros testes *in vitro* podem ser feitos para alérgenos suspeitos.

▶ Diagnóstico diferencial

Os distúrbios que precisam ser diferenciados da rinite alérgica incluem a rinossinusite infecciosa. Corpos estranhos e anormalidades estruturais como atresia de coanas, desvio de septo acentuado, pólipos nasais e hipertrofia de adenoide podem causar sintomas crônicos. O uso excessivo de descongestionantes nasais tópicos pode resultar em rinite medicamentosa (congestão rebote). O uso de medicamentos como propranolol, clonidina e alguns psicoativos podem causar congestão nasal. Drogas ilícitas como a cocaína podem causar rinorreia. Alimentos picantes ou quentes podem causar rinite gustativa. A rinite não alérgica com síndrome de eosinofilia geralmente não é observada em crianças pequenas. A rinite vasomotora está associada a sintomas persistentes, mas sem exposição a alérgenos. Causas menos comuns de sintomas que podem ser confundidos com rinite alérgica incluem gravidez, sífilis congênita, hipotireoidismo, tumores e rinorreia do líquido cerebrospinal.

Assim como nos diagnósticos diferenciais da rinite alérgica, a conjuntivite infecciosa (secundária à etiologia viral, bacteriana ou clamídia) pode mimetizar distúrbios oculares alérgicos. Nesse caso, geralmente se desenvolve primeiro em um olho e os sintomas incluem sensação de ardor ou queimação (em vez de prurido) com sensação de corpo estranho e secreção ocular (aquosa, mucoide ou purulenta). Obstrução do ducto nasolacrimal, corpo estranho, blefaroconjuntivite, olho seco, uveíte e trauma são outros sintomas de alergia ocular que podem causar confusão.

As outras condições que compreendem doenças oculares alérgicas, apresentando-se com conjuntivite bilateral, incluem ceratoconjuntivite atópica, conjuntivite primaveril e conjuntivite papilar gigante. Com exceção da conjuntivite papilar gigante, as três (conjuntivite alérgica, ceratoconjuntivite atópica e conjuntivite primaveril) estão associadas à sensibilização alérgica. A ceratoconjuntivite atópica e a conjuntivite primaveril podem causar deficiência visual devido a danos na córnea, incluindo achados de conjuntivalização. A ceratoconjuntivite atópica raramente é observada antes do final da adolescência e mais comumente envolve a conjuntiva tarsal inferior. Os sintomas oculares (coceira, ardor e lacrimejamento) são mais graves do que na conjuntivite alérgica e persistem durante todo o ano, acompanhados de eczema palpebral com eritema e pele espessa e seca com descamação, que pode se estender à pele periorbitária e bochechas. A conjuntivite vernal é caracterizada por papilas gigantes, descritas como paralelepípedos, vistas na conjuntiva tarsal superior. Afeta mais meninos do que meninas, e pacientes de ascendência asiática e africana são mais predispostos. Acomete indivíduos em áreas temperadas, com exacerbações nos meses de primavera e verão. Além de prurido intenso que pode ser exacerbado pela exposição a irritantes, luz ou transpiração, outros sinais e sintomas que acompanham incluem fotofobia, sensação de corpo estranho, lacrimejamento e presença de secreção fibrosa ou espessa, pontos amarelo-esbranquiçados transitórios no limbo (pontos de Trantas) e conjuntiva (pontos de Horner), úlceras de "escudo" da córnea, linhas de Dennie-Morgan (dobras cutâneas proeminentes que se estendem em forma de arco do canto interno abaixo e paralelas à margem da pálpebra inferior) e cílios proeminentemente longos. A conjuntivite papilar gigante está associada à exposição a corpos estranhos como lentes de contato, próteses oculares e suturas. É caracterizada por prurido ocular leve, lacrimejamento e secreção mucoide, especialmente ao acordar. Pontos de Trantas, infiltração límbica, injeção bulbar e edema também podem ser encontrados. Uma condição ocular, a alergia de contato, geralmente afeta as pálpebras e também pode envolver a conjuntiva, especialmente quando associada ao uso de medicamentos tópicos, soluções para lentes de contato e conservantes.

▶ Complicações

A sinusite pode acompanhar a rinite alérgica. O edema alérgico da mucosa dos óstios sinusais pode obstruir a drenagem sinusal, interferindo na função sinusal normal e predispondo à doença crônica da mucosa. Pólipos nasais devido a alergia são incomuns em crianças, e outras condições como fibrose cística ou imunodeficiência devem ser consideradas se estiverem presentes. Diferentemente das complicações que ameaçam a visão associadas à ceratoconjuntivite atópica e conjuntivite primaveril, a conjuntivite alérgica se manifesta principalmente com prurido e desconforto significativos que afetam a qualidade de vida dos pacientes.

▶ Tratamento

A. Medidas gerais

Nunca é demais destacar a importância da identificação e da prevenção de alérgenos causadores. A redução de alérgenos internos por meio de medidas de controle ambiental, conforme discutido na seção sobre asma, pode ser muito eficaz. A irrigação com solução salina nasal pode ser útil. Para alergias oculares, compressas frias e lubrificação também são importantes.

B. Terapia farmacológica

Foram desenvolvidas diretrizes de prática clínica baseadas em evidências, como a ARIA, que incluem o manejo farmacológico da rinite alérgica. A iniciativa ARIA foi iniciada durante um *workshop* da Organização Mundial da Saúde em 1999 e atualizada em 2008. A revisão da ARIA 2010 foi a primeira diretriz baseada em evidências em alergia a seguir a abordagem da GRADE. A atualização da ARIA 2016 também utilizou a metodologia GRADE, mas focou apenas em três recomendações sugeridas pelos membros do painel ARIA. Uma atualização focada na rinite alérgica sazonal usando a GRADE foi lançada em 2017. A ARIA desenvolveu uma nova estratégia de implementação usando tecnologia móvel e um sistema de apoio à decisão clínica implantado em vários países. A revisão da ARIA 2016 está incorporada no sistema de suporte à decisão clínica para estratificação de pacientes em tempo real usando tecnologia móvel. As diretrizes da ARIA sobre o tratamento da rinite alérgica não pretendem impor um padrão de atendimento para países de forma individual. Eles fornecem a base para decisões racionais e esclarecidas para pacientes, pais, médicos e outros profissionais de saúde.

O tratamento da rinite intermitente leve inclui anti-histamínicos H1 orais ou intranasais e descongestionantes intranasais (por < 10 dias e não devem ser repetidos mais de duas vezes por mês). Os descongestionantes orais geralmente não são recomendados em crianças. As opções para rinite intermitente moderada a grave são anti-histamínicos orais ou intranasais, anti-histamínicos H1 orais e descongestionantes, corticosteroides intranasais e cromonas. As mesmas opções de medicação estão disponíveis para a rinite persistente, mas uma abordagem gradual é proposta para o tratamento da rinite persistente leve e moderada a grave. Para rinite persistente leve, recomenda-se reavaliação após 2 a 4 semanas e continuação do tratamento, com possível redução dos corticosteroides intranasais, mesmo que os sintomas tenham diminuído. Se, no entanto, o paciente apresentar sintomas leves persistentes durante o uso de anti-histamínicos H1 ou cromonas, um corticosteroide intranasal é indicado. Para doença persistente moderada a grave, recomenda-se o uso de corticosteroides intranasais como terapia de primeira linha. Para congestão nasal grave, pode ser adicionado um curso curto de 1 a 2 semanas de um corticosteroide oral ou um descongestionante intranasal por menos de 10 dias. Se o paciente melhorar, o tratamento deve durar pelo menos 3 meses ou até que a temporada de pólen termine. Se o paciente não melhorar dentro de 2 a 4 semanas, apesar da adesão adequada e uso de medicamentos, deve-se considerar comorbidades como pólipos nasais, sinusite e exposição significativa a alérgenos, bem como a possibilidade de erro de diagnóstico. Uma vez descartadas, as opções incluem aumentar a dose do corticosteroide intranasal, terapia combinada com um anti-histamínico H1 (principalmente se os principais sintomas forem espirros, coceira ou rinorreia), brometo de ipratrópio (se o principal sintoma for rinorreia) ou um anti-histamínico H1 oral e descongestionante. O encaminhamento para um especialista pode ser considerado se o tratamento não for suficiente.

A atualização da ARIA de 2016 e a atualização do tratamento de rinite alérgica sazonal (RAS) de 2017 abordaram várias questões sobre tratamentos comparativos para rinite alérgica, com base em uma revisão de novas evidências, embora obtidas principalmente de pacientes adultos. As recomendações sobre essas questões são, em sua maioria, consideradas condicionais, baseadas em dados de evidência baixa a moderada. Uma questão é se é melhor usar a combinação de anti-histamínico oral e *spray* nasal de corticoide ou *spray* nasal de corticoide sozinho para o tratamento da rinite alérgica. Qualquer uma das opções é apropriada para a rinite alérgica sazonal, enquanto o *spray* nasal de corticoide sozinho pode ser adequado para rinite alérgica perene. No entanto, a atualização do tratamento da RAS de 2017 concluiu que, em pacientes adolescentes e adultos, não há benefício clínico do uso de uma combinação de anti-histamínico oral e corticosteroide nasal em comparação com a monoterapia com CI. Com relação ao uso de corticoide nasal com ou sem anti-histamínico intranasal, também é recomendada qualquer opção para rinite alérgica sazonal e perene. No entanto, a combinação de *spray* nasal de corticoide e anti-histamínico intranasal é favorecida em comparação com anti-histamínico intranasal isolado para rinite sazonal. Além disso, parece haver um benefício clínico do uso da combinação de um anti-histamínico intranasal e corticosteroide nasal em comparação com a monoterapia com corticosteroide nasal com base na melhora dos sintomas da rinite alérgica sazonal. O uso de um *spray* nasal de corticoide é preferível a um anti-histamínico intranasal para rinite alérgica sazonal e perene.

A preferência de um ARLT *versus* um anti-histamínico oral ou um corticosteroide intranasal também foi avaliada. Com base na atualização focada do ARIA de 2016, qualquer uma das opções é recomendada para rinite alérgica sazonal, enquanto um anti-histamínico oral é sugerido para rinite alérgica perene. De acordo com a atualização do tratamento da RAS de 2017, em pacientes com 15 anos ou mais, os corticosteroides intranasais apresentam maior benefício clínico em relação ao montelucaste. Por último, pode-se usar anti-histamínico intranasal ou oral para pacientes com rinite alérgica sazonal ou perene.

Com base na atualização da RAS de 2017, quando uma monoterapia está sendo considerada, os corticosteroides nasais são uma escolha melhor do que o montelucaste. Quando um paciente já está em uso de corticosteroide nasal e ainda é sintomático, é preferível a adição de um anti-histamínico intranasal, e não um anti-histamínico oral, embora a taxa de efeitos adversos com essa combinação seja maior do que com um corticosteroide nasal isolado. Com a maioria deles, as preferências do paciente, o custo e a disponibilidade local são determinantes na escolha dos medicamentos. Essa revisão sistemática com relatório de análise não faz nenhuma declaração sobre o uso de anti-histamínicos orais isolados como tratamento inicial para RAS ou sobre o tratamento de rinite alérgica perene ou da sazonal leve. Há claramente uma demanda por estudos de farmacoterapia bem desenhados, não tendenciosos e com poder adequado, ainda mais em pediatria, que incluam diferenças clínicas minimamente importantes ao avaliar a eficácia e os eventos adversos.

Para a rinoconjuntivite alérgica, os corticosteroides tópicos nasais também reduzem os sintomas oculares, presumivelmente através de um reflexo naso-ocular. Para alergias oculares que persistem ou ocorrem independentemente da rinite, o tratamento farmacológico inclui o uso de anti-histamínicos orais ou tópicos, descongestionantes tópicos, estabilizadores de mastócitos e agentes anti-inflamatórios. Em geral, colírios oftálmicos tópicos não devem ser usados com lentes de contato. Os descongestionantes tópicos aliviam o eritema, a congestão e o edema, mas não afetam a resposta alérgica. A terapia combinada com um anti-histamínico e um agente vasoconstritor é mais eficaz do que qualquer um dos agentes isoladamente. Os medicamentos tópicos com propriedades tanto anti-histamínicas quanto bloqueadoras de mastócitos fornecem o maior benefício, com alívio de sintomas de ação rápida e ação anti-inflamatória. Refrigerar gotas oftálmicas antes do uso também pode proporcionar um alívio calmante. No entanto, as crianças podem desconfiar dos colírios e preferir preparações orais. É importante evitar a contaminação evitando que a ponta do aplicador toque no olho ou na pálpebra. A alergia ocular grave pode ser tratada com corticosteroides tópicos ou, raramente, orais. Nesse caso, justifica-se o encaminhamento a um oftalmologista, pois esses tratamentos podem estar associados à elevação da pressão intraocular, infecções virais e formação de catarata.

A imunoterapia com alérgenos pode ser muito eficaz na rinoconjuntivite alérgica e pode diminuir a necessidade de medicamentos para controlar os sintomas a longo prazo.

1. Anti-histamínicos – Os anti-histamínicos ajudam a controlar a coceira, os espirros e a rinorreia. Os anti-histamínicos sedativos incluem difenidramina, clorfeniramina, hidroxizina e clemastina. Os anti-histamínicos sedativos podem causar sonolência diurna e afetar negativamente o desempenho escolar e outras atividades, especialmente dirigir. Os anti-histamínicos de segunda geração incluem loratadina, desloratadina, cetirizina e fexofenadina. A cetirizina está aprovada para uso em crianças de 6 a 23 meses (2,5 mg/dia), 2 a 5 anos (2,5 a 5,0 mg/dia ou 2,5 mg 2 vezes ao dia) e 6 anos ou mais (5 a 10 mg/dia). Agora, está disponível sem receita médica. A loratadina está aprovada para uso em crianças de 2 a 5 anos (5 mg/dia) e 6 anos ou mais (10 mg/dia), e está disponível sem prescrição em comprimidos, comprimidos de desintegração rápida e formulações líquidas. A desloratadina é aprovada para uso em crianças de 6 a 11 meses (1 mg/dia), 1 a 5 anos (1,25 mg/dia) e para crianças de 12 anos ou mais (5 mg/dia). A fexofenadina está aprovada para crianças de 6 a 23 meses (15 mg, 2 vezes ao dia), 2 a 11 anos (30 mg, 2 vezes ao dia) e 12 anos ou mais (60 mg 2 vezes ao dia ou 180 mg 1 vez ao dia), e agora também está disponível sem receita médica. A levocetirizina (5 mg/dia) é aprovada para crianças com 6 anos ou mais. Loratadina, fexofenadina e cetirizina estão disponíveis em combinação com pseudoefedrina para pacientes com 12 anos ou mais, embora o uso regular desses produtos combinados não seja recomendado. A azelastina está disponível em formulações nasais e oftálmicas. A levocabastina e a emedastina estão disponíveis como preparações oftálmicas. Elas não devem ser usadas para o tratamento de irritação relacionada a lentes de contato, e deve-se ter cuidado com o uso concomitante de lentes de contato gelatinosas.

2. Estabilizadores de mastócitos – O ipratrópio intranasal pode ser usado como terapia adjuvante para rinorreia. A cromolina intranasal pode ser usada isoladamente ou em conjunto com anti-histamínicos e descongestionantes orais. É mais eficaz quando usada profilaticamente, uma a duas pulverizações por narina, quatro vezes ao dia. Essa dose pode ser reduzida se o controle dos sintomas for alcançado. Raramente, os pacientes se queixam de irritação ou queimação nasal. A maioria dos pacientes acha difícil cumprir a dosagem de quatro vezes ao dia. O cromoglicato também está disponível em uma solução oftálmica. Pode ser usado para tratar conjuntivite papilar gigante e vernal.

Outros estabilizadores de mastócitos oftálmicos incluem solução de lodoxamida a 0,1% (também pode ser usada para ceratoconjuntivite primaveril), uma a duas gotas quatro vezes ao dia; nedocromila sódica 2%, uma a duas gotas duas vezes ao dia; e pemirolaste potássio 0,1%, uma a duas gotas quatro vezes ao dia.

3. Descongestionantes e agentes vasoconstritores – Os agentes α-adrenérgicos nasais ajudam a aliviar a congestão nasal e os vasoconstritores oftálmicos aliviam o eritema, o edema e a congestão ocular. Os descongestionantes nasais tópicos, como a fenilefrina e a oximetazolina, não devem ser usados por mais de 4 dias para episódios graves, pois o uso prolongado pode estar associado à rinite medicamentosa, uma condição de congestão nasal de rebote. Assim como acontece com os descongestionantes nasais, um fenômeno de rebote (ou seja, conjuntivite medicamentosa com hiperemia e ardência/queimação) pode ocorrer com o uso crônico de agentes vasoconstritores oftálmicos, como a nafazolina e a tetraidrozolina. Os descongestionantes orais, incluindo a pseudoefedrina, a fenilefrina e a fenilpropanolamina, são frequentemente combinados com anti-histamínicos ou expectorantes e supressores de tosse em medicamentos para resfriado vendidos sem prescrição médica (de venda livre), mas não há dados convincentes para apoiar o uso de descongestionantes orais para doenças das vias aéreas superiores em crianças nem para uso regular em pacientes com rinite alérgica. Podem causar insônia, agitação, taquicardia e, raramente, arritmias cardíacas. É importante notar que a FDA recomendou a remoção da fenilpropanolamina de todos os medicamentos devido a um alerta de saúde pública sobre o risco de acidente vascular cerebral hemorrágico associado ao seu uso.

4. Corticosteroides – Os *sprays* intranasais de corticosteroides são eficazes no controle da rinite alérgica se usados cronicamente. São minimamente absorvidos em doses usuais e estão disponíveis em inaladores nasais pressurizados e *sprays* aquosos. Os *sprays* nasais de mometasona e furoato de fluticasona foram aprovados para uso em crianças a partir dos 2 anos de idade (1 pulverização/narina 1 vez ao dia) e em crianças com 12 anos ou mais (2 pulverizações/narina 1 vez ao dia). O *spray* nasal de propionato de fluticasona é aprovado para crianças de 4 anos ou mais, e os *sprays* nasais de budesonida e triancinolona são aprovados para crianças de 6 anos ou mais (1 a 2 pulverizações/narina uma vez ao dia). A flunisolida é aprovada para as idades de 6 a 14 anos (1 pulverização/narina 3 vezes ao dia ou 2 pulverizações/narina 2 vezes ao dia). A ciclesonida é aprovada para rinite alérgica sazonal em crianças de 6 anos ou mais e para rinite alérgica perene em crianças de 12 anos ou mais, duas pulverizações em cada narina uma vez ao dia. Os efeitos colaterais incluem irritação nasal, dor e sangramento, embora a ocorrência de sangramento seja comum em pacientes com causa alérgica, se os corticosteroides forem usados cronicamente. Raramente, esses medicamentos podem causar perfuração septal. Doses excessivas podem produzir efeitos sistêmicos, especialmente se usadas em conjunto com esteroides inalados por via oral para asma. O início da ação ocorre em poucas horas, embora o benefício clínico geralmente não seja observado por uma semana ou mais. Eles podem ser eficazes sozinhos ou em conjunto com anti-histamínicos. Verificou-se que uma formulação de *spray* nasal de corticosteroide-anti-histamínico é melhor do que qualquer agente sozinho no alívio dos sintomas de rinite alérgica sazonal moderada a grave.

O uso de corticosteroides orais ou tópicos (p. ex., etabonato de loteprednol) para o tratamento de alergia ocular deve ser feito em conjunto com um oftalmologista devido às possíveis complicações mencionadas na seção anterior.

5. Outros agentes farmacológicos – O montelucaste está aprovado para rinite alérgica perene em crianças de 6 meses ou mais (4 mg/dia para 6 a 23 meses) e rinite alérgica sazonal em crianças de 2 anos ou mais em doses conforme discutido na seção Terapia Farmacológica em Asma Crônica, Tratamento. Os anti-histamínicos orais também estão disponíveis em combinação com um descongestionante. O cetorolaco, um anti-inflamatório não esteroide (AINE), está disponível como solução oftálmica, mas deve ser evitado em pacientes com sensibilidade à aspirina ou AINE e deve ser usado com cautela em pacientes com cirurgias oculares complicadas, denervação da córnea ou defeitos epiteliais, doenças da superfície ocular, diabetes melito ou artrite reumatoide. Preparações oftálmicas combinadas estão disponíveis. Tanto a antazolina quanto a feniramina são formulações anti-histamínicas/vasoconstritoras. As soluções oftálmicas de olopatadina 0,1%, epinastina 0,05% e cetotifeno 0,025% têm ação anti-histamínica e estabilizadora de mastócitos e podem ser administradas a crianças com mais de 3 anos como uma gota duas vezes ao dia (8 horas de intervalo) para olopatadina e a cada 8 a 12 horas para cetotifeno, respectivamente. O fumarato de cetotifeno 0,025% está agora disponível como medicamento oftálmico de venda livre. A olopatadina 0,2% é o primeiro medicamento oftálmico de uso único diário disponível para o tratamento do prurido ocular associado à conjuntivite alérgica.

C. Terapia cirúrgica

Procedimentos cirúrgicos, incluindo turbinectomia, polipectomia e cirurgia endoscópica funcional dos seios nasais, raramente são indicados na rinite alérgica ou sinusite hiperplásica crônica.

D. Imunoterapia

A imunoterapia com alérgenos deve ser considerada quando os sintomas são graves ou há exposição inevitável a alérgenos inalantes, especialmente se as medidas sintomáticas falharem. A imunoterapia é a única forma de terapia que pode alterar o curso da doença. Não deve ser prescrita enviando o soro do paciente para um laboratório onde são preparados extratos baseados em testes *in vitro* para o paciente (ou seja, a prática remota de alergia). A imunoterapia subcutânea deve ser feita em uma instalação onde um médico preparado para tratar a anafilaxia esteja presente. Os pacientes com asma concomitante não devem receber uma injeção se a asma não estiver sob bom controle (ou seja, pico de fluxo pré-injeção abaixo de 80% do melhor pessoal do paciente), e o paciente deve esperar 25 a 30 minutos após a injeção antes de sair da unidade. Os resultados da imunoterapia com um único alérgeno mostram taxas de sucesso de aproximadamente 80%. A duração ideal da terapia é desconhecida, mas os dados sugerem que a imunoterapia por 3 a 5 anos pode ter benefícios duradouros.

A imunoterapia sublingual (ITSL) foi desenvolvida para o tratamento da rinite alérgica causada por pólens em adultos e crianças e para a rinite alérgica causada por ácaros apenas em adultos (em outros países). Uma diretriz específica recente sobre a prática de ITSL enfatizou que esse modo de imunoterapia pode não ser apropriado para pacientes com certas condições médicas, como esofagite eosinofílica ou aquelas que podem prejudicar a capacidade do paciente de lidar com uma reação sistêmica ou dificultar o tratamento da reação grave.

Não há estudos aprovados pela FDA que indiquem o uso de ITSL para síndrome de alergia oral, alimentar, ao látex, a veneno ou dermatite atópica. Esse modo de imunoterapia é atraente para pacientes pediátricos devido à conveniência e à facilidade. Embora existam preparações de ITSL *off label* (p. ex., extrato líquido de imunoterapia subcutânea administrado por via sublingual, gotas sublinguais), existem apenas três comprimidos de imunoterapia sublingual aprovados pela FDA, todos usando um único alérgeno na ITSL, pois ainda não há estudos mostrando a eficácia de vários alérgenos em uma mistura: grastek, ragwitek e oralair. O grastek pode ser prescrito para crianças (a partir de 5 anos) e adultos que são alérgicos a capim timóteo e pólens de reação cruzada, enquanto o ragwitek pode ser prescrito para pessoas de 18 a 65 anos de idade que são alérgicas ao pólen de ambrósia. O oralair é indicado para o tratamento de rinite alérgica induzida por pólen de gramíneas com ou sem conjuntivite em pacientes de 10 a 65 anos, para qualquer uma das cinco espécies de gramíneas: vernal doce, grama de pomar, centeio perene, capim timóteo e erva-de-febra. Eles são recomendados para serem tomados diariamente por cerca de 12 semanas antes e durante a temporada de pólen de grama ou ambrósia, respectivamente, por um período de pelo menos 3 anos para efeitos sustentados. Tanto a ITSL de capim timóteo quanto os comprimidos direcionados as 5 gramíneas mostraram benefícios a partir do primeiro ano de tratamento.

A primeira dose de ITSL deve ser administrada em um ambiente médico supervisionado com muita experiência no diagnóstico e tratamento de anafilaxia, onde os pacientes possam ser observados de perto por 30 minutos após a administração da dose. A maioria das reações alérgicas sistêmicas ocorreu com a primeira dose. No entanto, a epinefrina ainda deve ser prescrita para pacientes que recebem ITSL, e eles devem ser treinados sobre quando e como usar o dispositivo. Os pacientes em ITSL devem consultar um especialista em alergia regularmente para monitoramento.

▶ Prognóstico

A rinoconjuntivite alérgica associada à sensibilização a alérgenos domiciliares tende a ser prolongada, a menos que alérgenos específicos possam ser identificados e eliminados do ambiente. Na rinoconjuntivite alérgica sazonal, os sintomas geralmente são mais graves da adolescência até a metade da vida adulta. Depois de se mudar para uma região sem alérgenos problemáticos, os pacientes podem ficar sem sintomas por vários anos, mas podem desenvolver novas sensibilidades aos aeroalérgenos locais.

Brozek JL et al: Allergic Rhinitis and its Impact on Asthma (ARIA) guidelines—2016 revision. J Allergy Clin Immunol 2017 Oct; 140:950–958 [PMID: 28602936].
Cox L et al: Allergen immunotherapy: a practice parameter third update. J Allergy Clin Immunol 2011;127:S1 [PMID: 21122901].
Dykewicz MS et al: Treatment of seasonal allergic rhinitis: An evidence-based focused 2017 guideline update. Ann Allergy Asthma Immunol 2017 Dec;119(6):489–511.e41. doi: 10.1016/j.anai.2017.08.012 [Epub 2017 Nov 2] [PMID: 29103802].
Greenhawt M et al: Sublingual immunotherapy: a focused allergen immunotherapy practice parameter update. Ann Allergy Asthma Immunol 2017;118:276–282 [PMID: 28284533].

DERMATITE ATÓPICA

FUNDAMENTOS DO DIAGNÓSTICO E CARACTERÍSTICAS TÍPICAS

- ▶ O diagnóstico da dermatite atópica é baseado nas características clínicas, incluindo prurido grave, curso cronicamente recorrente, e morfologia e distribuição típicas das lesões cutâneas.
- ▶ Os pacientes com dermatite atópica têm maior suscetibilidade à infecção ou colonização por uma variedade de organismos microbianos, incluindo *Staphylococcus aureus* e herpes-vírus simples.
- ▶ Noções básicas de cuidados com a pele incluem evitar irritantes e alérgenos comprovados, juntamente com hidratação adequada da pele e uso de um hidratante de boa qualidade.
- ▶ Os corticosteroides tópicos são usados como terapia de primeira linha em pacientes que necessitam de mais do que hidratante; os tratamentos não esteroides incluem inibidor tópico de fosfodiesterase 4 aprovado em pacientes com dermatite atópica leve a moderada com 3 meses ou mais e inibidores tópicos de calcineurina aprovados em pacientes com 2 anos ou mais para tratamento não contínuo.
- ▶ O dupilumabe, uma terapia sistêmica biológica, foi aprovada para pacientes com dermatite atópica moderada a grave com 6 anos de idade ou mais.

A dermatite atópica é uma doença inflamatória crônica da pele que se manifesta tipicamente na primeira infância. Mais de um terço dos pacientes com dermatite atópica posteriormente desenvolve asma e/ou rinite alérgica. Um subgrupo de pacientes com dermatite atópica demonstrou ter mutações no gene que codifica a filagrina, uma proteína essencial para a função normal da barreira epidérmica. Esses pacientes apresentam a doença de início precoce, mais grave e persistente. As mutações na filagrina também foram associadas à sensibilização alérgica, bem como ao aumento do risco de asma, mas apenas em pacientes com dermatite atópica. A dermatite atópica pode resultar em morbidade significativa, levando ao absenteísmo escolar, incapacidade ocupacional e estresse emocional.

▶ Achados clínicos

A. Sinais e sintomas

A dermatite atópica não apresenta lesões cutâneas patognomônicas ou parâmetros laboratoriais. O diagnóstico é baseado nas características clínicas, incluindo prurido intenso, curso cronicamente recidivante, morfologia e distribuição típicas das lesões cutâneas **(Figura 38-3)**. A dermatite atópica aguda é caracterizada por pápulas eritematosas intensamente pruriginosas associadas a escoriações, vesiculações e exsudato seroso; a dermatite atópica subaguda, por pápulas eritematosas, escoriadas e escamosas; e, por fim, a dermatite atópica crônica, por espessamento da pele com marcas cutâneas acentuadas (liquenificação) e pápulas fibróticas. Os pacientes com dermatite atópica crônica podem apresentar todos os três tipos de lesões concomitantemente. Em pacientes de pele mais escura, pode ser difícil observar o eritema e a inflamação associada. Os pacientes geralmente têm pele seca e xerótica. Durante a infância, a dermatite atópica envolve principalmente a face, o couro cabeludo e as superfícies extensoras das extremidades. A área da fralda geralmente é poupada. Em pacientes mais velhos com doença de longa duração, as pregas flexurais das extremidades são o local predominante das lesões, embora essa distribuição possa ser observada mesmo em lactentes.

B. Achados laboratoriais

Em pacientes com doença persistente apesar do tratamento adequado, deve-se considerar os desencadeantes irritantes, alérgicos ou infecciosos. Níveis séricos elevados de IgE podem ser demonstrados em 80% a 85% dos pacientes com dermatite atópica, mas têm pouca utilidade clínica, embora possam ser úteis na interpretação de testes específicos de IgE. A identificação de alérgenos envolve uma anamnese cuidadosa e a realização de testes cutâneos seletivos de hipersensibilidade imediata ou testes *in vitro*, quando apropriado. Testes cutâneos negativos com controles adequados têm um alto valor preditivo para descartar um alérgeno suspeito. Já os testes cutâneos positivos têm menor correlação com sintomas clínicos na suspeita de dermatite atópica induzida por alergia alimentar e devem ser confirmados com testes alimentares, a menos que haja história coincidente de anafilaxia ao alimento suspeito. Níveis específicos de IgE determinam a probabilidade de reação, mas não o tipo ou a gravidade da reação. Os médicos devem evitar testes extensos, pois os resultados podem refletir IgE sérica total elevada sem significado clínico.

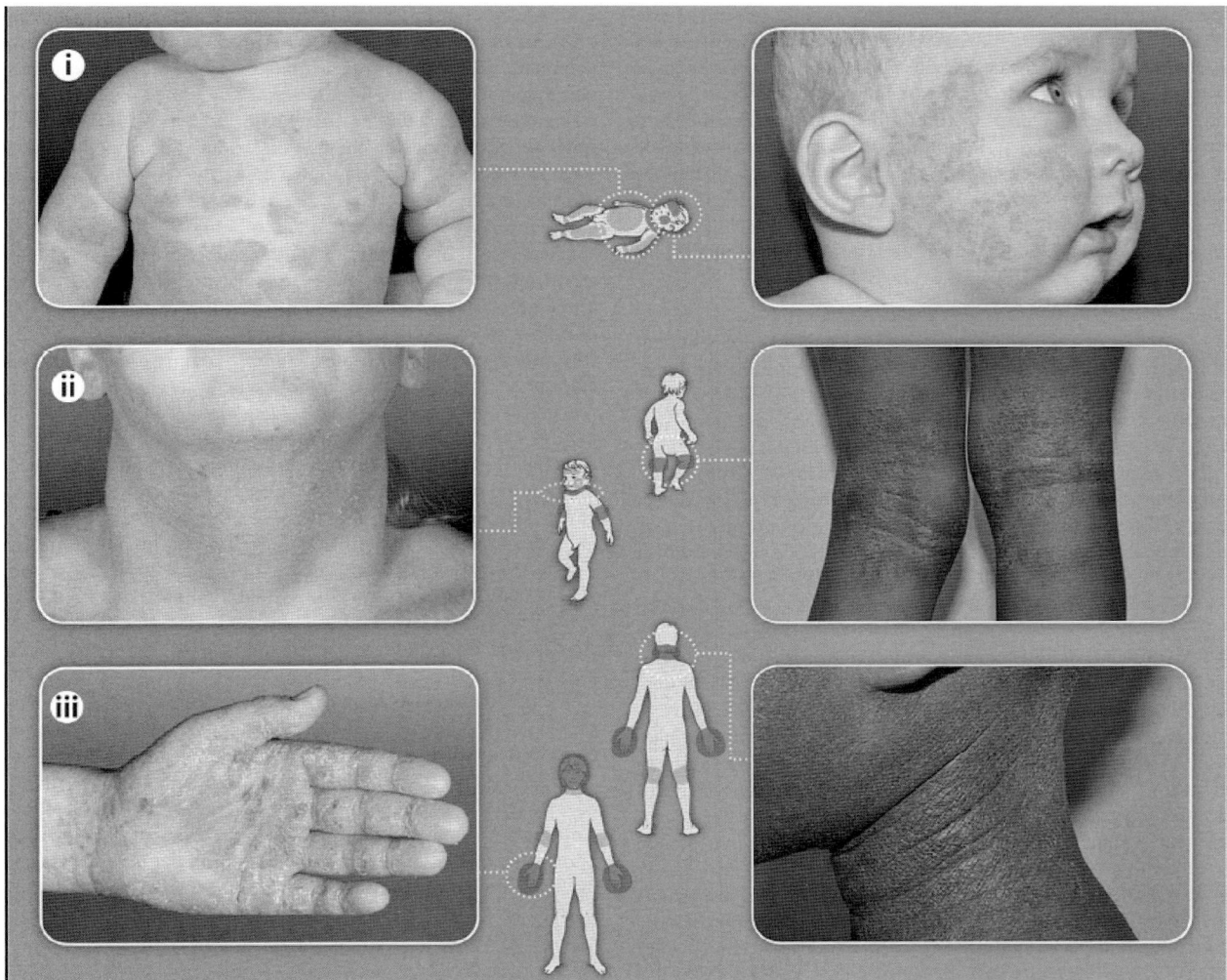

▲ **Figura 38-3** Apresentação clínica da dermatite atópica em lactentes e crianças. (Reproduzida com permissão de Langan SM, Irvine AD, Weidinger S. Atopic dermatitis, Lancet. 2020 Aug 1;396(10247):345–360.)

A exacerbação da dermatite atópica pode ocorrer com a exposição a aeroalérgenos, como ácaros da poeira doméstica, e medidas de controle ambiental demonstraram resultar em melhora clínica. Os pacientes podem fazer um teste de IgE específica direcionada às toxinas de *S. aureus* secretadas na pele. A eosinofilia no sangue periférico é um achado comum. A biópsia cutânea de rotina não diferencia a dermatite atópica de outros processos eczematosos, mas pode ser útil em casos atípicos. Os testes para as mutações mais comuns do gene da filagrina podem identificar pacientes que estariam em maior risco de dermatite atópica mais grave e persistente e seriam mais propensos a desenvolver sensibilizações alérgicas e asma. No entanto, mutações no gene da filagrina podem ocorrer também em indivíduos sem dermatite atópica.

▶ Diagnóstico diferencial

A sarna pode se apresentar como uma doença de pele pruriginosa. No entanto, a distribuição nas áreas genital e axilar e a presença de lesões lineares e raspagens cutâneas podem ajudar a diferenciá-la da dermatite atópica. A dermatite seborreica pode ser distinguida pela ausência de prurido significativo, sua predileção pelo couro cabeludo (chamada crosta láctea) e suas escamas ásperas e amareladas. A dermatite de contato alérgica pode ser sugerida pela distribuição das lesões com maior demarcação do que na dermatite atópica. A dermatite de contato alérgica sobreposta à dermatite atópica pode aparecer como um surto agudo da doença subjacente. O eczema numular é caracterizado por placas em forma de moeda. Embora incomum em crianças, a micose fungoide ou linfoma cutâneo de células T já foi descrita e diagnosticada por biópsia de pele. Foi relatada erupção cutânea eczematosa em pacientes com infecção pelo vírus da imunodeficiência humana (HIV, de *human immunodeficiency virus*). Outros distúrbios que podem se assemelhar à dermatite atópica incluem síndrome de Wiskott-Aldrich, doença de imunodeficiência combinada grave, síndrome de hiper-IgE, imunodeficiência com mutações DOCK8, síndrome IPEX (desregulação imune, poliendocrinopatia, enteropatia ligada ao X), deficiência de zinco, fenilcetonúria e doença de Letterer-Siwe (ver **Capítulo 33**).

▶ Complicações

As complicações oculares associadas à dermatite atópica podem levar a uma morbidade significativa. A ceratoconjuntivite atópica é sempre bilateral e os sintomas incluem prurido, ardor, lacrimejamento e secreção mucoide abundante. Frequentemente está associada a dermatite palpebral e blefarite crônica e pode resultar em deficiência visual por cicatrização da córnea (ver **Capítulo 16**). Acredita-se que o ceratocone na dermatite atópica resulta da fricção persistente dos olhos em pacientes com dermatite atópica e rinite alérgica. A catarata subcapsular anterior pode se desenvolver durante a adolescência ou início da vida adulta.

Os pacientes com dermatite atópica têm maior suscetibilidade à infecção ou colonização por uma variedade de organismos. Estes incluem infecções virais com herpes-vírus simples, molusco contagioso e papilomavírus humano. É importante notar que mesmo uma história pregressa de dermatite atópica é considerada uma contraindicação para receber a vacina atual contra a varíola (vírus vaccinia). A dermatofitose sobreposta pode causar exacerbação da dermatite atópica. O *S. aureus* pode ser encontrado na cultura da pele de mais de 90% dos pacientes com dermatite atópica, em comparação com apenas 5% dos indivíduos normais. As toxinas *S. aureus* podem atuar como superantígenos, contribuindo para a inflamação persistente ou exacerbação da dermatite atópica. O *S. aureus* resistente à meticilina (MRSA, de *methicillin-resistant S. aureus*) adquirido na comunidade tornou-se um problema crescente, especialmente em pacientes tratados com antibióticos frequentes. Embora a pustulose estafilocócica recorrente possa ser um problema significativo na dermatite atópica, as infecções invasivas por *S. aureus* ocorrem raramente e devem levantar a possibilidade de uma imunodeficiência.

Os pacientes com dermatite atópica geralmente apresentam dermatite inespecífica nas mãos. Ela é frequentemente de natureza irritante e agravada por molhar as mãos repetidamente.

Restrições alimentares extensas e injustificadas impostas por profissionais ou pais podem resultar em distúrbios nutricionais.

Baixo desempenho acadêmico e distúrbios comportamentais podem estar associados a coceira descontrolada, perda de sono e autoimagem prejudicada. A doença grave pode levar a problemas com interações sociais e autoestima.

▶ Tratamento

A. Medidas gerais

Evitar substâncias irritantes, como detergentes, produtos químicos e materiais abrasivos, bem como temperaturas extremas e umidade é importante. Roupas novas devem ser lavadas para reduzir o teor de formaldeído e outros produtos químicos. Como o detergente residual nas roupas pode ser irritante, pode ser benéfico usar um detergente líquido em vez de um detergente em pó e adicionar um ciclo de enxágue extra. Roupas oclusivas devem ser evitadas e tecidos de algodão ou misturas de algodão devem ser favorecidos. A temperatura em casa deve ser controlada para minimizar a transpiração. A natação é geralmente bem tolerada; no entanto, os pacientes devem tomar banho e usar um sabonete suave para remover produtos químicos como o cloro e, em seguida, aplicar um hidratante. A luz solar pode ser benéfica com moderação, mas devem ser usados protetores solares não sensibilizantes para evitar queimaduras solares.

Evitar alimentos implicados em testes de provocação controlados pode levar à melhora clínica. As dietas de eliminação extensiva quase nunca são justificadas. Além disso, a eliminação de alimentos que uma criança está tolerando pode resultar em reações alérgicas do tipo imediato quando feita a reintrodução futura. Medidas de controle ambiental (p. ex., capas à prova de ácaros) em pacientes sensibilizados podem melhorar a dermatite atópica.

A avaliação por um profissional de saúde mental pode ser benéfica ao lidar com uma doença pruriginosa e recorrente. Relaxamento, modificação comportamental ou treinamento em *biofeedback* podem ajudar pacientes com coçar habitual. Os pacientes com doença grave ou desfigurante podem necessitar de psicoterapia.

Os médicos devem fornecer ao paciente e à família informações gerais e recomendações específicas por escrito sobre cuidados com a pele. O paciente ou os pais devem demonstrar um nível adequado de compreensão para ajudar a garantir um bom resultado. É possível acessar panfletos educativos e um vídeo sobre dermatite atópica na National Eczema Association (Associação Nacional do Eczema), uma organização nacional sem fins lucrativos e orientada para o paciente, em http://www.nationaleczema.org.

B. Hidratação

Os pacientes com dermatite atópica têm perdas por evaporação devido a uma barreira cutânea defeituosa, portanto, a imersão da área afetada ou banho por aproximadamente 10 minutos em água morna e a aplicação posterior de um agente oclusivo para reter a água absorvida é um componente essencial da terapia. Adicionar aveia ou bicarbonato de sódio pode ser calmante para certos pacientes, mas não melhora a absorção de água. A dermatite atópica do rosto ou pescoço pode ser tratada aplicando uma toalha de rosto ou de banho molhada na área envolvida. A toalhinha pode ser mais facilmente aceita por uma criança se for transformada em máscara e também permite que o paciente mais velho permaneça funcional (p. ex., para ler durante o banho). Lesões limitadas às mãos ou aos pés podem ser tratadas por imersão em uma bacia. Banhos diários com imersão podem ser necessários e aumentados para várias vezes ao dia durante crises de dermatite atópica, enquanto banhos de chuveiro podem ser adequados para pacientes com doença leve. É importante aplicar um hidratante tópico ou medicação alguns minutos depois de molhar a pele para evitar a evaporação, que seca a pele e a deixa irritada.

C. Hidratantes e oclusivos

Um hidratante eficaz combinado com terapia de hidratação ajudará na cicatrização da pele e pode reduzir a necessidade de medicamentos tópicos. Os hidratantes estão disponíveis como loções, cremes e pomadas. As loções podem secar devido ao seu efeito evaporativo, especialmente em climas não úmidos. Conservantes e fragrâncias em loções e cremes podem causar irritação na pele. Os hidratantes geralmente precisam ser aplicados várias vezes ao dia a longo prazo e devem ser obtidos no maior tamanho disponível. Nos EUA, a gordura em lata Crisco é indicada como uma alternativa barata. A vaselina (vaselina) é um agente de barreira eficaz quando usada para selar a água após o banho. Existem vários cremes tópicos não esteroides (p. ex., EpiCeram) aprovados como produtos médicos (portanto, atualmente exigindo prescrições) para alívio e tratamento de sinais e sintomas de dermatoses. Seus benefícios potenciais precisam ser pesados em relação ao seu custo.

D. Corticosteroides

Os corticosteroides reduzem a inflamação e o prurido na dermatite atópica. Os corticosteroides tópicos podem diminuir a colonização por S. aureus. Os corticosteroides sistêmicos, incluindo a prednisona oral, devem ser evitados no manejo desta doença crônica recidivante, pois a rápida melhora clínica pode estar associada a uma exacerbação igualmente dramática da doença após a descontinuação. Os corticosteroides tópicos estão disponíveis em uma variedade de formulações e variam em potência, desde preparações de potência extremamente alta a baixa (ver Tabela 15-2). A escolha de um determinado produto depende da gravidade e distribuição das lesões cutâneas. Os pacientes precisam ser aconselhados sobre a potência de sua preparação de corticosteroides e seus potenciais efeitos colaterais. Em geral, deve ser usado um agente eficaz que seja o menos potente. No entanto, a escolha de uma preparação muito fraca pode resultar na persistência ou agravamento da dermatite atópica. Os efeitos colaterais incluem afinamento da pele, telangiectasias, hematomas, hipopigmentação, acne e estrias, embora ocorram com pouca frequência quando corticosteroides tópicos de baixa a média potência são usados adequadamente. Em contraste, o uso de corticosteroides tópicos potentes por períodos prolongados – especialmente com cremes oclusivos – pode resultar em alterações atróficas ou raramente efeitos colaterais sistêmicos. A face (especialmente as pálpebras) e as áreas intertriginosas são especialmente sensíveis aos efeitos colaterais dos corticosteroides, e apenas preparações de baixa potência devem ser usadas rotineiramente nessas áreas. A dermatite perioral pode ocasionalmente ser agravada pelo uso de esteroides tópicos. Como os corticosteroides tópicos estão comercialmente disponíveis em uma variedade de bases, incluindo pomadas, cremes, loções, óleos, soluções, géis, espumas e até fitas adesivas, não há necessidade de combiná-los. As pomadas são mais oclusivas e, em geral, proporcionam melhor liberação do medicamento, evitando perdas por evaporação. No entanto, em ambiente úmido, os cremes podem ser mais bem tolerados do que as pomadas, pois o aumento da oclusão pode causar coceira ou mesmo foliculite. As loções, embora mais fáceis de espalhar, podem contribuir para que a pele fique seca e irritada. As soluções podem ser usadas no couro cabeludo e nas áreas com pelos, embora possam arder ou causar irritação, especialmente em lesões abertas, de modo que uma base de óleo ou espuma pode ser preferida. Com a melhora clínica, deve-se prescrever um corticosteroide menos potente e diminuir a frequência de uso. Os corticosteroides tópicos podem ser descontinuados quando a inflamação desaparece, mas a hidratação e os hidratantes precisam ser continuados. Em pacientes com curso recidivante, o tratamento realizado duas vezes por semana na pele previamente envolvida, curada ou quase curada pode ser feito como terapia proativa (*off-label*). Vários esteroides tópicos, incluindo alclometasona 0,05%, desonida 0,05% em hidrogel e fluticasona 0,05% em creme, foram aprovados em bebês a partir de 3 meses de idade por até 28 dias. O subtratamento continua sendo um problema comum devido às preocupações de cuidadores sobre os possíveis efeitos colaterais dos corticosteroides tópicos, juntamente com o tamanho inadequado da prescrição.

E. Inibidores tópicos de calcineurina

O tacrolimo e o pimecrolimo são agentes imunomoduladores não esteroides disponíveis em formulações tópicas. A pomada de tacrolimo – 0,03% para crianças de 2 a 15 anos de idade e 0,1% para pacientes mais velhos – está aprovada para uso duas vezes ao dia a curto prazo e para uso intermitente a longo prazo na dermatite atópica moderada a grave. O pimecrolimo 1% creme é aprovado para pacientes com 2 anos de idade ou mais que têm dermatite atópica leve a moderada. A queimação no local da aplicação, que ocorre com mais frequência com a pomada de tacrolimo, tem sido o efeito colateral mais comum, embora geralmente seja um problema transitório. Como precaução, os pacientes devem usar protetor solar com esses medicamentos. Na Europa, a pomada de tacrolimo é aprovada como terapia de manutenção duas vezes por semana para pacientes com 2 anos ou mais com curso recorrente após a resolução do eczema, e a necessidade de continuação da terapia é reavaliada após 12 meses.

Embora não haja evidência de uma relação causal entre o uso de inibidores de calcineurina tópicos e malignidade, em 2006 a FDA emitiu um aviso em caixa para esses medicamentos devido à falta de dados de segurança de longo prazo (consulte as bulas dos EUA para Elidel [Valeant] e Protopic [Leo]). A bula afirma que esses medicamentos são recomendados como tratamento de segunda linha para tratamento crônico de curto prazo e não contínuo e que seu uso em crianças menores de 2 anos atualmente não é recomendado. Registros de vigilância a longo prazo foram estabelecidos para pacientes pediátricos que foram tratados com tacrolimo e pimecrolimo tópicos.

F. Inibidores de fosfodiesterase 4

O crisaborol 2% em pomada foi aprovado em pacientes com 3 meses ou mais para dermatite atópica leve a moderada.

G. Biológico sistêmico

O dupilumabe é um anticorpo monoclonal totalmente humano que bloqueia o receptor alfa da IL-4 através do qual tanto a IL-4 quanto a IL-13, duas citocinas chave do tipo 2, sinalizam. É aprovado para pacientes com 6 anos ou mais com dermatite atópica moderada a grave não controlada adequadamente com medicamentos tópicos ou nos casos em que estes não são apropriados. Em pacientes de 6 a 17 anos, a dosagem é baseada no peso por injeção subcutânea, sendo que em pacientes com 60 kg ou mais, a dose inicial é de 600 mg, depois 300 mg a cada 2 semanas; em pacientes de 30 kg a menos de 60 kg, dose inicial 400 mg e depois 200 mg a cada 2 semanas; e pacientes de 15 kg a menos de 30 kg, dose inicial 600 mg, depois 300 mg a cada 4 semanas. As injeções podem ser autoadministradas em casa e de forma recorrente, e não há necessidade de qualquer monitoramento laboratorial. Reações no local da injeção e conjuntivite foram os eventos adversos mais relatados.

H. Terapia anti-infecciosa

A antibioticoterapia sistêmica pode ser importante no tratamento da dermatite atópica secundariamente infectada por *S. aureus*. Para áreas limitadas de envolvimento, um antibiótico tópico como mupirocina ou pomada de retapamulina pode ser eficaz. Uma cefalosporina de primeira ou segunda geração ou penicilina semissintética é geralmente a primeira escolha para terapia oral, uma vez que organismos resistentes à eritromicina são comuns. O uso excessivo pode resultar em colonização por MRSA. Banhos de água sanitária diluídos (hipoclorito de sódio a 6%, ½ xícara em uma banheira cheia de água) duas vezes por semana podem ser úteis para pacientes com dermatite atópica, especialmente aqueles com infecções recorrentes da pele, embora alguns pacientes considerem esse tratamento irritante.

O eczema herpético disseminado geralmente requer tratamento com antiviral sistêmico. Os pacientes com lesões herpéticas cutâneas recorrentes podem receber aciclovir oral profilático ou valaciclovir. A dermatofitose superficial e a infecção por *Malassezia sympodialis* podem ser tratadas com agentes antifúngicos tópicos ou (raramente) sistêmicos.

I. Agentes antipruriginosos

O prurido é geralmente o sintoma menos tolerado da dermatite atópica. Os anti-histamínicos e ansiolíticos orais podem ser eficazes devido aos seus efeitos tranquilizantes e sedativos e podem ser tomados principalmente ao deitar para evitar sonolência diurna. Os anti-histamínicos não sedativos podem ser úteis para sintomas alérgicos associados, mas geralmente não são eficazes no tratamento do prurido. O uso de anti-histamínicos tópicos e anestésicos locais deve ser evitado devido à potencial sensibilização.

J. Doença recalcitrante

Os pacientes com eritrodermia podem precisar ser hospitalizados. A hospitalização também pode ser apropriada para aqueles com doença grave que falham no tratamento ambulatorial. A melhora clínica acentuada geralmente ocorre quando o paciente é afastado do contato com alérgenos ou estressores ambientais. No hospital, a adesão à terapia pode ser monitorada, o paciente e a família podem receber educação prática detalhada e testes de provocação controlados podem ser conduzidos para ajudar a identificar os fatores desencadeantes.

A terapia de envoltório úmido mostrou ser benéfica na dermatite atópica grave. Pode servir como uma barreira eficaz contra a coceira persistente que muitas vezes prejudica a terapia. Sobre o corticosteroide tópico, pode ser usada uma camada de roupa molhada (p. ex., pijama, roupa interior comprida, meias tubulares) com uma camada seca por cima (pijama ou conjunto de moletom, meias tubulares) nas áreas gravemente afetadas. Alternativamente, gaze molhada com uma camada de gaze seca por cima pode ser usada e presa no lugar com uma bandagem elástica. Os envoltórios molhados podem ser removidos depois de secos, geralmente após várias horas, e geralmente são mais bem tolerados na hora de dormir. Eles devem ser considerados como uma intervenção aguda, não crônica, pois o uso excessivo pode resultar em calafrios, maceração da pele ou infecção secundária.

Têm-se usado drogas imunossupressoras sistêmicas, incluindo ciclosporina, metotrexato, micofenolato e azatioprina, na doença recalcitrante, mas elas não são aprovadas para o tratamento de crianças com dermatite atópica. Dados publicados limitados estão disponíveis sobre o uso de ciclosporina em crianças tratadas com terapia contínua e intermitente (5 mg/kg diariamente) por até 1 ano. Os pacientes tratados com esse agente devem ter sua dose titulada para a menor dose eficaz possível após o controle da doença com monitoramento adequado, sob os cuidados de um especialista familiarizado com o medicamento. A terapia com luz ultravioleta aprovada para pacientes com 12 anos ou mais pode ser útil em um subconjunto de pacientes sob a supervisão de um dermatologista.

K. Terapias experimentais e não comprovadas

Demonstrou-se que a dessensibilização subcutânea ao alérgeno de ácaros melhora a dermatite atópica em pacientes adultos e que a dessensibilização sublingual em crianças alérgicas a ácaros tem benefício na dermatite atópica leve a moderada; no entanto, são necessários mais ensaios controlados antes que essa forma de terapia possa ser recomendada para a dermatite atópica em crianças. O tratamento da dermatite atópica com omalizumabe e imunoglobulina intravenosa em altas doses não mostrou benefício consistente. Embora distúrbios no metabolismo de ácidos graxos essenciais tenham sido relatados em pacientes com dermatite atópica, estudos controlados com óleo de peixe e prímula não mostraram nenhum benefício clínico.

L. Prevenção

Estudos de diferentes fórmulas hidrolisadas, probióticos e prebióticos produziram resultados inconsistentes. Enquanto estudos preliminares sugeriram um efeito benéfico com a aplicação de um hidratante em bebês de alto risco desde o nascimento, estudos recentes em larga escala não mostraram esse benefício.

Prognóstico

Embora muitas crianças, especialmente aquelas com doença leve, superem sua dermatite atópica, os pacientes com mutações no gene da filagrina são mais propensos a ter uma doença mais persistente e grave. Além disso, esses pacientes parecem ser os de maior risco para desenvolver asma e sensibilizações alérgicas.

Boguniewicz M et al: Atopic dermatitis yardstick: practical recommendations for an evolving therapeutic landscape. Ann Allergy Asthma Immunol 2018;120:10.e2 [PMID: 29273118].

Brar KK et al: Strategies for successful management of severe atopic dermatitis. J Allergy Clin Immunol Pract 2019;7:1 [PMID: 30598172].

URTICÁRIA E ANGIOEDEMA

FUNDAMENTOS DO DIAGNÓSTICO E CARACTERÍSTICAS TÍPICAS

- ▶ A urticária e o angioedema são causados pela degranulação dos mastócitos na pele.
- ▶ A forma aguda (duração < 6 semanas) é geralmente causada por infecções virais em crianças. Alergias a alimentos ou medicamentos são outras causas possíveis.
- ▶ Os tipos de urticária crônica (> 6 semanas de duração) incluem urticária crônica espontânea, urticária física/induzível e urticária autoimune.
- ▶ Testes de alergia ou testes para desencadeadores físicos podem ser realizados se guiados pela história.
- ▶ O tratamento de primeira linha é o uso de anti-histamínicos H1 de segunda geração, administrados em até quatro vezes a dose padrão.
- ▶ O omalizumabe tem sido eficaz para urticária refratária a anti-histamínicos.

Tabela 38-8 Causas de urticária/angioedema

Urticária aguda
Infecções
Virais (picornavírus e muitos outros vírus comuns, hepatite A/B)
Bacterianas (*Mycoplasma*, *Helicobacter*, ITU)
Parasitárias (associadas com eosinofilia)
Alergias
Alimentos, drogas, látex, veneno
Urticária crônica
Espontânea recorrente
Física/induzível
Fricção, radiação (solar), pressão, frio, calor, suor (colinérgica), água ou vibração
Autoimunidade
ITU, infecção do trato urinário.

A urticária e o angioedema são condições dermatológicas comuns, com incidência de 3% a 6% em crianças. As lesões urticariformes são arbitrariamente designadas como agudas, com duração inferior a 6 semanas, ou crônicas, com duração superior a 6 semanas. Também são classificadas de acordo com o desencadeador: alérgico, físico/induzível, infeccioso, autoimune ou espontâneo/idiopático. Observe que o angioedema hereditário mediado por bradicinina é discutido no capítulo sobre imunodeficiência (ver **Capítulo 33**).

A fisiopatologia da urticária e angioedema envolve a liberação de mediadores vasoativos pelos mastócitos dérmicos e basófilos. A ativação e a degranulação de mastócitos podem ser desencadeadas por diferentes estímulos, alérgicos e não alérgicos, como a reticulação de IgE ligada ao receptor Fc por alérgenos ou anticorpos anti-FcεRI, anafilatoxinas do complemento (C3a, C5a), corantes de radiocontraste e estímulos físicos.

As causas são identificadas com mais frequência na urticária aguda. As infecções causam urticária aguda na maioria dos pacientes pediátricos, enquanto na urticária crônica, as infecções são consideradas um fator de exacerbação (**Tabela 38-8**). Etiologias alérgicas podem ser consideradas se o alérgeno causar urticária minutos após a exposição e desencadear sintomas consistentemente. A causa da urticária crônica espontânea não se deve a alergias e normalmente não pode ser determinada. No entanto, as exacerbações dessa condição crônica podem ser desencadeadas por infecções, AINEs, álcool, calor e estresse. O dermatografismo é a forma mais comum de urticária física/induzível, afetando até 4% da população e ocorrendo em locais da pele submetidos a estímulos mecânicos. A urticária ou o angioedema induzidos pelo frio podem ocorrer minutos após a exposição a uma temperatura ambiente diminuída ou quando a pele é aquecida após contato direto com o frio. A urticária colinérgica ocorre após aumentos nas temperaturas centrais do corpo e da pele e geralmente se desenvolve após um banho quente ou chuveiro, exercícios ou episódios de febre. A erupção aparece como pequenas pápulas puntiformes cercadas por extensas áreas de eritema. Na urticária ou angioedema de pressão, o inchaço vermelho, profundo e doloroso ocorre imediatamente ou 4 a 6 horas após a pele ter sido exposta à pressão. A forma imediata é frequentemente associada a dermatografismo. A forma tardia, que pode estar associada a febre, calafrios e artralgias, pode vir acompanhada de elevação da velocidade de hemossedimentação e leucocitose. As lesões são frequentemente difusas, sensíveis e dolorosas, em vez de pruriginosas. Eles geralmente se resolvem em 48 horas. A urticária crônica pode estar associada à presença de autoanticorpos IgG ativadores de basófilos direcionados ao IgE ou ao receptor de alta afinidade para IgE.

▶ Achados clínicos

A. Sinais e sintomas

A urticária se manifesta como pápulas com eritema reflexo que são pruriginosas e transitórias. Elas se resolvem após algumas horas sem qualquer alteração na pele. O angioedema é um inchaço rápido eritematoso ou da cor da pele que está mais associado a queimação ou dor do que a prurido. As etiologias alérgicas podem estar associadas à anafilaxia, bem como à urticária colinérgica e induzida pelo frio.

B. Achados laboratoriais

Os exames laboratoriais são selecionados com base na história e nos achados físicos. Se a história for sugestiva de uma etiologia alérgica, o teste de alergia pode ser realizado. Podem ser realizados testes específicos para urticárias induzíveis, como teste do cubo de gelo, teste de pressão ou injeção intradérmica de metacolina. Na urticária crônica espontânea, a avaliação raramente tem sido útil no manejo; portanto, os testes diagnósticos devem ser limitados e guiados pela história. A avaliação para doença de base pode ser indicada, incluindo hemograma completo, velocidade de hemossedimentação, painel bioquímico ou anticorpos antitireoidianos. Se a história ou a aparência das lesões urticariformes sugerirem vasculite, uma biópsia de pele para imunofluorescência é indicada.

▶ Diagnóstico diferencial

As lesões urticariformes geralmente são facilmente reconhecidas – o grande dilema é o diagnóstico etiológico. As lesões de vasculite urticariforme geralmente duram mais de 24 horas. "Urticária papular" é um termo utilizado para caracterizar pápulas múltiplas de picadas de insetos, encontradas principalmente nas extremidades, e não constitui urticária verdadeira. O angioedema pode ser diferenciado de outras formas de edema porque é transitório, assimétrico e sem depressões e não ocorre predominantemente em áreas dependentes. O angioedema hereditário é um distúrbio autossômico dominante raro causado por uma deficiência quantitativa ou funcional do inibidor de C1-esterase e caracterizado por angioedema episódico, frequentemente grave, não pruriginoso da pele, do trato gastrintestinal ou do trato respiratório superior (discutido no **Capítulo 33**). Distúrbios autoinflamatórios raros com urticária ou lesões urticária-vasculíticas incluem síndrome autoinflamatória induzida pelo frio, síndrome de Muckle-Wells e síndrome de Schnitzler.

▶ Tratamento

A. Medidas gerais

O tratamento mais eficaz é a identificação e prevenção dos fatores de exacerbação ou desencadeantes, se identificados. No cenário de urticária crônica espontânea, os pacientes devem ser orientados de que o tratamento é direcionado ao controle dos sintomas, pois não há "cura". Os pacientes com urticárias induzíveis devem evitar o estímulo físico relevante. Já os pacientes com urticária ao frio devem ser aconselhados a evitar nadar em água fria e a não nadar sozinhos, e deve ser prescrita epinefrina autoinjetável em caso de degranulação de mastócitos generalizada após imersão em água fria ou outras exposições generalizadas ao frio. Os autoinjetores de epinefrina também devem ser considerados para aqueles com urticária colinérgica grave devido ao risco de anafilaxia.

B. Manejo farmacológico de primeira linha

Para a maioria dos pacientes, os anti-histamínicos H1 orais são a base da terapia. Os anti-histamínicos são mais eficazes quando administrados profilaticamente do que após o aparecimento das lesões. Os anti-histamínicos H1 de segunda geração (discutidos anteriormente na seção Rinoconjuntivite Alérgica) têm ação prolongada, apresentam bons níveis teciduais, não são sedativos ou são minimamente sedativos em níveis de dosagem usuais e não têm efeitos anticolinérgicos. Eles são o tratamento de primeira linha preferido para a urticária. Se ela for refratária na dose recomendada, o tratamento de segunda linha é aumentar a dose em até quatro vezes. Os anti-histamínicos sedativos de primeira geração podem ser adicionados à noite, se necessário. Há evidências conflitantes sobre a eficácia da adição de anti-histamínicos H2 ou montelucaste.

Para uma exacerbação aguda e refratária, particularmente dominante em angioedema, pode-se considerar um curso curto de corticosteroide oral.

C. Outros agentes farmacológicos

O tratamento de terceira linha para a urticária crônica espontânea é a adição de omalizumabe. O omalizumabe demonstrou ser eficaz para a urticária resistente a anti-histamínicos em um estudo duplo-cego controlado por placebo e em séries de casos em pacientes com menos de 12 anos. Obteve a aprovação da FDA para urticária crônica em pacientes com 12 anos ou mais em 2014. A dosagem é de 150 mg ou 300 mg por via subcutânea a cada 4 semanas. No caso de falha do omalizumabe, o tratamento da urticária crônica espontânea com ciclosporina, hidroxicloroquina, azatioprina, tacrolimo, sulfassalazina, dapsona e vitamina D pode ser considerado.

▶ Prognóstico

A remissão espontânea da urticária e angioedema é típica, mas alguns pacientes têm um curso prolongado, especialmente aqueles com urticária induzível ou autoimune. A tranquilidade é importante porque esse distúrbio pode causar frustração significativa. O acompanhamento periódico é indicado, principalmente para pacientes com desenvolvimento de sintomas não cutâneos, para monitoramento de possível causa subjacente.

Johal KJ, Saini SS: Current and emerging treatments for chronic spontaneous urticaria. Ann Allergy Asthma Immunol 2020;125(4):380–387 [PMID: 31494233].

Saini S et al: Urticaria and angioedema across the ages. J Allergy Clin Immunol Pract 2020;8(6):1866–1874 [PMID: 32298850].

ANAFILAXIA

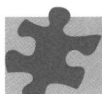

FUNDAMENTOS DO DIAGNÓSTICO E CARACTERÍSTICAS TÍPICAS

- Uma história clínica de início rápido de sintomas envolvendo tecido cutaneomucoso (urticária, angioedema), comprometimento respiratório, hipotensão e/ou sintomas gastrintestinais após exposição a um gatilho comum é a chave para o diagnóstico adequado.
- A epinefrina é o tratamento de escolha para anafilaxia, juntamente com outras medidas secundárias de suporte à vida.
- A prevenção de episódios futuros de anafilaxia por meio da evitação estrita de desencadeantes conhecidos, juntamente com a educação sobre o porte e o uso adequado de um autoinjetor de epinefrina, é essencial para o manejo do paciente.

Considerações

A anafilaxia é uma síndrome clínica aguda com risco de vida que ocorre quando grandes quantidades de mediadores inflamatórios são rapidamente liberadas de mastócitos e basófilos após exposição a um alérgeno em um paciente previamente sensibilizado. As reações anafilactoides imitam a anafilaxia, mas não são mediadas por anticorpos IgE. Elas podem ser mediadas por anafilatoxinas como C3a ou C5a ou por agentes degranuladores de mastócitos não imunes. Algumas das causas comuns de anafilaxia ou reações anafilactoides estão listadas na **Tabela 38-8**. A anafilaxia idiopática não tem causa externa reconhecida. A história clínica é a ferramenta mais importante no diagnóstico da anafilaxia.

Achados clínicos

A. Sinais e sintomas

A história é a ferramenta mais importante para determinar se um paciente teve anafilaxia. Os sinais e sintomas dependem dos órgãos afetados. O início geralmente ocorre minutos após a exposição ao agente agressor e pode ser de curta duração, prolongado ou bifásico, com recorrência após várias horas, apesar do tratamento.

A anafilaxia é altamente provável quando qualquer um dos três critérios a seguir é preenchido:

1. Doença de início agudo (minutos a várias horas) com envolvimento da pele, tecido mucoso ou ambos (p. ex., urticária generalizada, prurido ou rubor, inchaço dos lábios-língua-úvula) *e pelo menos um dos seguintes*:
   a. Comprometimento respiratório (p. ex., dispneia, sibilos, broncoespasmo, estridor, pico de fluxo expiratório reduzido, hipoxemia)
   b. Pressão arterial reduzida ou sintomas associados de disfunção de órgãos-alvo (p. ex., hipotonia [colapso], síncope, incontinência)

2. Dois ou mais dos seguintes ocorrendo rapidamente após a exposição a um provável alérgeno para aquele paciente (minutos a várias horas):
   a. Envolvimento do tecido cutaneomucoso (p. ex., urticária generalizada, prurido e rubor, lábios-língua-úvula inchados).
   b. Comprometimento respiratório (p. ex., dispneia, sibilos, broncoespasmo, estridor, taxa de PFE reduzida, hipoxemia).
   c. Pressão arterial reduzida ou sintomas associados (p. ex., hipotonia [colapso], síncope, incontinência).
   d. Sintomas gastrintestinais persistentes (p. ex., dor abdominal em cólica, vômitos).

3. Pressão arterial reduzida após exposição a um alérgeno *conhecido* para aquele paciente (minutos a várias horas):
   a. Lactentes e crianças: pressão arterial sistólica baixa (específica da idade) ou queda acima de 30% na pressão sistólica.
   b. Pressão arterial sistólica baixa em crianças, definida como abaixo de 70 mmHg naquelas de 1 mês a 1 ano de idade, abaixo de (70 mmHg + [2 × idade]) naquelas de 1 a 10 anos e abaixo de 90 mmHg naqueles de 11 a 17 anos.

B. Achados laboratoriais

A ausência de achados laboratoriais não exclui anafilaxia. A triptase liberada pelos mastócitos pode ser medida no soro dentro de 3 horas após o início da reação e pode ser útil quando o diagnóstico de anafilaxia está em questão. No entanto, os níveis de triptase geralmente são normais, principalmente em indivíduos com anafilaxia induzida por alimentos. As anormalidades eletrocardiográficas podem incluir depressão da onda ST, bloqueio de ramo e várias arritmias. A gasometria arterial pode mostrar hipoxemia, hipercapnia e acidose. A radiografia de tórax pode mostrar hiperinsuflação.

Diagnóstico diferencial

Embora o choque possa ser o único sinal de anafilaxia, outros diagnósticos devem ser considerados, especialmente no cenário de colapso sem achados alérgicos típicos. Outras causas de choque juntamente com arritmias cardíacas devem ser descartadas (ver **Capítulos 12 e 14**). A insuficiência respiratória associada à asma pode ser confundida com anafilaxia. Sintomas similares aos de anafilaxia podem ser causados por mastocitose, angioedema hereditário, envenenamento por toxina escombroide de peixe, reações vasovagais, obstrução laríngea induzível e crises de ansiedade.

Complicações

Dependendo dos órgãos envolvidos e da gravidade da reação, as complicações podem variar de nenhuma até pneumonia aspirativa, necrose tubular aguda, diátese hemorrágica ou descamação da mucosa intestinal. Com choque irreversível, danos ao coração e ao cérebro podem ser terminais. Os fatores de risco para anafilaxia fatal ou quase fatal incluem idade (adolescentes e jovens adultos), reações ao amendoim ou outras oleaginosas, asma associada, exercício extenuante e uso de medicamentos como β-bloqueadores.

▸ Prevenção

Evitar rigorosamente o agente causador é extremamente importante, e devem ser feitos esforços para determinar sua causa, começando com uma história completa. Tipicamente, há uma forte relação temporal entre a exposição e o início dos sintomas. Na anafilaxia induzida por exercício, os pacientes devem ser instruídos a se exercitar com outra pessoa e a parar de se exercitar ao primeiro sinal de sintomas. Se a ingestão prévia de alimentos estiver relacionada, comer dentro de 4 horas – talvez até 12 horas – antes do exercício deve ser evitado. Os pacientes com histórico de anafilaxia devem portar epinefrina para autoadministração, preferencialmente na forma de autoinjetor (p. ex., Auvi-Q ou EpiPen em doses de 0,15 e 0,30 mg), e eles e todos os cuidadores devem ser orientados sobre seu uso. Também devem portar um anti-histamínico oral, como difenidramina ou cetirizina, preferencialmente em preparação líquida ou mastigável para acelerar a absorção, mas a epinefrina deve ser considerada como o tratamento de primeira linha da anafilaxia. Os pacientes com anafilaxia idiopática podem necessitar de tratamento prolongado com corticosteroides orais. Nas próximas seções, são discutidas medidas específicas para lidar com alergias a alimentos, drogas, látex e venenos de insetos, bem como reações ao meio de radiocontraste.

▸ Tratamento

A. Medidas gerais

A anafilaxia é uma emergência médica que requer avaliação e tratamento rápidos. A exposição ao agente desencadeante deve ser descontinuada. A permeabilidade das vias aéreas deve ser mantida e a pressão arterial e o pulso monitorados. Simultaneamente e prontamente, devem ser realizados procedimentos médicos de emergência ou uma chamada de ajuda para uma equipe de reanimação. O paciente deve ser colocado em decúbito dorsal com as pernas elevadas, a menos que seja impedido por falta de ar ou vômito. Deve ser fornecido oxigênio por máscara ou cânula nasal com monitoramento de oximetria de pulso. Se a reação for secundária a uma picada ou injeção em uma extremidade, um torniquete pode ser aplicado próximo ao local, liberando-o brevemente a cada 10 a 15 minutos.

B. Epinefrina

A epinefrina é o tratamento de escolha para anafilaxia. A epinefrina 1:1.000, 0,01 mg/kg até um máximo de 0,5 mg em adultos e 0,3 mg em crianças, deve ser injetada por via intramuscular na região anterolateral do terço médio da coxa sem demora. Essa dose pode ser repetida em intervalos de 5 a 15 minutos conforme necessário para controlar os sintomas e manter a pressão arterial. Não existe um regime de dosagem precisamente estabelecido para epinefrina intravenosa na anafilaxia, mas a dose de 5 a 10 mcg em bólus intravenoso para hipotensão e 0,1 a 0,5 mg por via intravenosa para colapso cardiovascular foram sugeridos.

C. Anti-histamínicos

A difenidramina, um bloqueador H1, na dose de 1 a 2 mg/kg até 50 mg, pode ser administrada por via oral, intramuscular ou intravenosa. Os anti-histamínicos intravenosos devem ser infundidos por um período de 5 a 10 minutos para evitar a indução de hipotensão. Alternativamente, em pacientes jovens, a cetirizina 0,25 mg/kg até uma dose máxima de 10 mg pode ser administrada por via oral, pois demonstrou ter maior duração de ação e perfil de sedação reduzido. A adição de ranitidina, um bloqueador H2, na dose de 1 mg/kg até 50 mg por via intravenosa, pode ser mais eficaz do que um bloqueador H1 isolado, especialmente para hipotensão, mas os bloqueadores de histamina devem ser considerados como tratamento de segunda linha para anafilaxia.

D. Fluidos

O tratamento da hipotensão persistente apesar da epinefrina requer a restauração do volume intravascular por reposição hídrica, inicialmente com solução cristaloide de 20 a 30 mL/kg na primeira hora.

E. Broncodilatadores

Os β_2-agonistas nebulizados, como solução de salbutamol a 0,5%, 2,5 mg (0,5 mL) diluído em 2 a 3 mL de solução salina, ou levossalbutamol, 0,63 mg ou 1,25 mg, podem ser úteis para reverter o broncoespasmo. As metilxantinas intravenosas geralmente não são recomendadas porque oferecem pouco benefício sobre os β_2-agonistas inalatórios e podem contribuir para a toxicidade.

F. Corticosteroides

Embora os corticosteroides não proporcionem benefícios imediatos, quando administrados precocemente podem prevenir a anafilaxia prolongada ou bifásica, embora os dados a respeito sejam limitados. Pode-se administrar metilprednisolona intravenosa, 50 a 100 mg (em adultos) ou 1 mg/kg, máximo 50 mg (em crianças), a cada 4 a 6 horas. A prednisona oral, 1 mg/kg até 50 mg, pode ser suficiente para episódios menos graves.

G. Vasopressores

A hipotensão refratária à epinefrina e aos líquidos deve ser tratada com vasopressores intravenosos, como noradrenalina, vasopressina ou dopamina (ver **Capítulo 14**).

H. Observação

O paciente deve ser monitorado após o desaparecimento dos sintomas iniciais, pois pode ocorrer anafilaxia bifásica ou prolongada apesar da terapia em andamento. As reações bifásicas ocorrem em

1% a 20% das reações anafiláticas, mas não foram identificados preditores clínicos confiáveis. Os períodos de observação devem ser individualizados com base na gravidade da reação inicial, mas um tempo razoável para observação é de 4 a 6 horas na maioria dos pacientes, com observação prolongada ou internação por sintomas graves ou refratários.

▶ Prognóstico

A anafilaxia pode ser fatal. O prognóstico, porém, é bom quando os sinais e sintomas são reconhecidos prontamente e tratados de forma agressiva, evitando-se posteriormente o agente agressor. A anafilaxia idiopática e induzida pelo exercício pode ser recorrente. Como pode ocorrer exposição acidental ao agente causador, os pacientes, pais e cuidadores devem estar preparados para reconhecer e tratar a anafilaxia (ter um plano de ação para anafilaxia e epinefrina prontamente disponíveis). Recursos para anafilaxia podem ser encontrados digitando o termo anafilaxia nas caixas de pesquisa nos sites das sociedades acadêmicas nacionais de alergia e imunologia: https://www.aaaai.org e https://acaai.org.

▶ Considerações especiais: anafilaxia infantil

O reconhecimento, diagnóstico e manejo da anafilaxia em bebês/crianças estão associados a desafios únicos devido à sua natureza não verbal. A alergia alimentar é a causa mais comum de anafilaxia nesse grupo. Orientações para o diagnóstico e tratamento da anafilaxia em lactentes foi recentemente publicada (ver referência abaixo). A FDA também aprovou um autoinjetor de epinefrina para bebês e crianças com peso entre 7,5 e 15 kg (Auvi-Q 0,1 mg).

Cardona et al: World Allergy Organization anaphylaxis guidance 2020. World Allergy Organ J 2020;13:1–23 [PMID: 33204386].

Greenhawt et al: Guiding principles for the recognition, diagnosis, and management of infants with anaphylaxis: an expert panel consensus. J Allergy Clin Immunol Pract 2019;7:1148–1156 [PMID: 30737191].

Shaker et al: Anaphylaxis—a 2020 practice parameter update, systematic review, and Grading of Recommendations, Assessment, Development and Evaluation (GRADE) analysis. J Allergy ClinImmunol 2020 Apr;145(4):1082–1123 [PMID: 32001253].

REAÇÕES ADVERSAS A FÁRMACOS E AGENTES BIOLÓGICOS

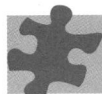

FUNDAMENTOS DO DIAGNÓSTICO E CARACTERÍSTICAS TÍPICAS

- ▶ Reações medicamentosas alérgicas ou de hipersensibilidade são reações adversas envolvendo mecanismos imunológicos, representando apenas 5% a 10% de todas as reações adversas medicamentosas.
- ▶ Menos de 5% das crianças diagnosticadas ou rotuladas com alergia a medicamentos são realmente alérgicas.
- ▶ As alergias a antibióticos estão associadas ao uso de antibióticos menos eficazes, mais tóxicos e mais caros.
- ▶ O teste cutâneo para reações imediatas à penicilina é a forma mais validada de teste de drogas disponível.
- ▶ As provocações medicamentosas podem ser realizadas para avaliação adicional das reações medicamentosas. A dessensibilização causa tolerância temporária ao medicamento.
- ▶ As dessensibilizações são absolutamente contraindicadas se houver história de reações graves do tipo tardias, como doença do soro, reações cutâneas graves (necrólise epidérmica tóxica/síndrome de Stevens-Johnson) ou síndrome de reação medicamentosa com eosinofilia e sintomas sistêmicos (DRESS, de *drug reaction with eosinophilia and systemic symptoms*).

As reações adversas a medicamentos são qualquer resposta indesejável e não intencional provocada por um medicamento. As reações medicamentosas alérgicas ou de hipersensibilidade são reações adversas envolvendo mecanismos imunológicos. Embora as reações de hipersensibilidade representem apenas 5% a 10% de todas as reações adversas a medicamentos, elas são as mais graves, com 1:10.000 resultando em morte. Outras causas de reações adversas a medicamentos incluem reações idiossincráticas, hiperdosagem, efeitos colaterais farmacológicos, liberação inespecífica de moléculas efetoras farmacológicas e interações medicamentosas. Os médicos podem relatar reações adversas a medicamentos e obter informações atualizadas sobre medicamentos, vacinas e produtos biológicos no *site* MedWatch da FDA.

1. Antibióticos

Os antibióticos constituem a causa mais frequente de reações alérgicas a medicamentos. Amoxicilina, trimetoprima-sulfametoxazol e ampicilina são as causas mais comuns de reações medicamentosas cutâneas. É importante, mas desafiador, ajudar as famílias a entender que alguns antibióticos podem causar erupções cutâneas em quadros de infecção, mas isso não é necessariamente uma verdadeira alergia ao medicamento.

As penicilinas e outros antibióticos β-lactâmicos, incluindo cefalosporinas, carbacefemos, carbapenêmicos e monobactâmicos, compartilham uma estrutura de anel β-lactâmico comum e uma propensão marcada para se acoplar a proteínas transportadoras. O peniciloil é o metabólito alergênico predominante da penicilina e é chamado de determinante principal. Os outros metabólitos da penicilina estão presentes em baixas concentrações e são chamados de determinantes menores. Em relação à reatividade cruzada entre penicilinas e cefalosporinas, as cadeias laterais (R) têm sido implicadas na maioria das reações alérgicas a ambos os medicamentos.

As reações às sulfonamidas são mediadas presumivelmente por um metabólito reativo (hidroxilamina) produzido pelo metabolismo oxidativo do citocromo P-450. Os acetiladores lentos parecem estar em risco aumentado. Outros fatores de risco para reações medicamentosas incluem exposição anterior, reação anterior, idade

(20 a 49 anos), via (parenteral) e dose de administração (alta, intermitente). A atopia não predispõe ao desenvolvimento de uma reação, mas os indivíduos atópicos têm reações mais graves.

As reações imunopatológicas aos antibióticos incluem reações do tipo I (mediadas por IgE), reações do tipo II (citotóxicas), como anemia hemolítica induzida por drogas ou trombocitopenia, reações do tipo III (complexo imunológico), como doença do soro, e tipo IV (mediadas por células T), como dermatite alérgica de contato. As reações imunopatológicas que não se enquadram na classificação dos tipos I a IV incluem nefrite intersticial, pneumonite, hepatite, eosinofilia, erupção fixa por droga, pustulose exantemática generalizada aguda (PEGA), síndrome de Stevens-Johnson, dermatite esfoliativa e exantemas maculopapulares. As reações semelhantes à doença do soro assemelham-se às reações do tipo III, embora os complexos imunes não sejam documentados; os β-lactâmicos, especialmente o cefaclor, e as sulfonamidas têm sido os mais relacionados. Foi relatada incidência de reações cutâneas "alérgicas" ao trimetoprima-sulfametoxazol em pacientes com síndrome da imunodeficiência adquirida (Aids, de *acquired immunodeficiency syndrome*) chegando a atingir 70%. Acredita-se que o mecanismo esteja relacionado à desregulação imunológica grave, embora possa ser devido à deficiência de glutationa, que resulta em metabólitos tóxicos.

2. Alergia ao látex

A alergia a látex e produtos de borracha era comum entre profissionais de saúde e crianças com espinha bífida, mas houve redução com a diminuição do uso de equipamentos e luvas de látex. A combinação de atopia e exposição frequente parece aumentar sinergicamente o risco de hipersensibilidade ao látex.

3. Vacinas

As vacinas contra caxumba-sarampo-rubéola (MMR, de *mumps-measles-rubella*) e contra a gripe demonstraram ser seguras em pacientes alérgicos ao ovo (embora possam ocorrer reações raras à gelatina ou neomicina). Grandes reações locais não estão associadas a uma maior taxa de reações alérgicas sistêmicas. Se houver suspeita de alergia à vacina mediada por IgE, podem ser realizados testes cutâneos e provocação vacinal. Embora reações imediatas em adultos tenham sido relatadas às vacinas SARS-CoV2, a maioria dessas reações não foi alérgica e as doses de reforço foram toleradas.

4. Fármacos antiepilépticos

Os fármacos antiepilépticos (FAEs) aromáticos têm sido os mais implicados em reações de hipersensibilidade relacionados a FAEs, que podem ser graves. Essa classe de medicamentos é uma das causas mais comuns de erupção cutânea com eosinofilia e sintomas sistêmicos (DRESS) em crianças. Isso causa febre alta, edema facial, erupção cutânea morbiliforme/confluente, eosinofilia, linfadenopatia e, mais comumente, envolvimento hepático de 2 a 8 semanas após o início da droga. A reação pode progredir mesmo com a retirada do medicamento agressor e pode durar meses.

5. Meios de radiocontraste

Reações anafilactoides não mediadas por IgE podem ocorrer com meios de radiocontraste com uma taxa de reação de até 30% na reexposição. O manejo envolve o uso de um agente de baixa molaridade e pré-medicação com prednisona, difenidramina e, possivelmente, um anti-histamínico H2.

6. Insulina

Aproximadamente 50% dos pacientes que recebem insulina têm testes cutâneos positivos, mas as reações mediadas por IgE são raras. A resistência à insulina é mediada por IgG. O teste cutâneo pode ser realizado para sintomas do tipo mediados por IgE.

7. Anestésicos locais

Menos de 1% das reações a anestésicos locais são mediadas por IgE; a maioria das reações são de efeitos tóxicos da medicação. O manejo envolve a seleção de um anestésico local de outra classe. Ésteres de ácido benzoico incluem benzocaína e procaína; amidas incluem lidocaína e mepivacaína. Alternativamente, o paciente pode ser testado na pele com o agente suspeito, seguido de um teste de provocação.

8. Aspirina e outros anti-inflamatórios não esteroides

As reações adversas a aspirina e AINEs incluem urticária e angioedema; rinossinusite, pólipos nasais e asma (DREA); reações anafilactoides; e pneumonite de hipersensibilidade relacionada a AINEs. Todos os AINEs que inibem a ciclo-oxigenase (COX) reagem de forma cruzada com a aspirina; os pacientes com DREA e urticária/angioedema apresentarão reação a todos, exceto aos inibidores seletivos de COX-2. Raramente, os pacientes terão reação a apenas um AINE. A reatividade cruzada entre aspirina e tartrazina (corante amarelo nº 5) não foi comprovada em estudos controlados. Nenhum teste cutâneo ou teste *in vitro* está disponível para diagnosticar a sensibilidade à aspirina; o padrão-ouro é um teste de provocação oral. A dessensibilização da aspirina pode ser realizada para diagnosticar e tratar a DREA.

9. Agentes biológicos

Nos últimos anos, um número crescente de agentes biológicos tornou-se disponível para o tratamento de doenças autoimunes, neoplásicas, cardiovasculares, infecciosas, alérgicas, entre outras. Seu uso pode estar associado a uma variedade de reações adversas, incluindo aumento do risco de infecções, defeitos neurológicos, síndromes autoimunes, efeitos cardiovasculares, reações inflamatórias/infusionais e reações de hipersensibilidade. A dessensibilização pode ser possível se não houver outra boa alternativa naqueles pacientes que desenvolveram alergia a esses medicamentos.

10. Hipersensibilidade a agentes retrovirais

Cada vez mais frequentemente, estão sendo relatadas reações adversas a agentes antirretrovirais, incluindo inibidores da transcriptase reversa, inibidores de protease e inibidores de fusão. A hipersensibilidade ao abacavir é uma reação bem descrita, multiorgânica e potencialmente fatal que ocorre em crianças infectadas por HIV. A suscetibilidade parece ser conferida pelo alelo HLA-B*5701 em caucasianos.

11. Reações adversas a agentes quimioterápicos

Vários agentes quimioterápicos, incluindo anticorpos monoclonais, têm sido implicados em reações de hipersensibilidade. Testes cutâneos podem ser realizados para agentes de platina. Foi relatada dessensibilização rápida a agentes não relacionados, incluindo carboplatina, paclitaxel, peg-asparaginase e rituximabe.

▶ Achados clínicos

A. Sinais e sintomas

A erupção cutânea é o sintoma mais comum de uma reação medicamentosa de hipersensibilidade em crianças. As reações mediadas por IgE causam prurido, eritema, urticária, angioedema, broncoespasmo ou anafilaxia dentro de 1 hora após a dose. Reações tardias podem ocorrer horas a semanas após o início do uso de um medicamento. A doença do soro é caracterizada por febre, erupção cutânea, linfadenopatia, mialgias e artralgias. As reações medicamentosas citotóxicas podem resultar em sinais e sintomas associados à anemia ou trombocitopenia subjacente. A hipersensibilidade de tipo retardado pode causar dermatite de contato que aparece 24 a 72 horas após o contato.

B. Achados laboratoriais

Se houver suspeita de anafilaxia, uma triptase sérica pode ser obtida dentro de 2 horas do início da reação. O teste cutâneo é útil para avaliação de alergias medicamentosas mediadas por IgE, particularmente de antibióticos β-lactâmicos, o qual foi mais validado. O uso de ambos os determinantes principais, Pré-Pen® (peniciloil-polilisina) e penicilina G ou penicilina suspeita, aumenta a sensibilidade para cerca de 95%. Não usar a mistura de determinantes menores, que está comercialmente indisponível, em testes cutâneos pode resultar em falha na previsão de potenciais reações anafiláticas em até 20% daqueles que testaram negativo para ambos. Imunoensaios *in vitro* de fase sólida para penicilinas estão disponíveis para identificação de IgE para peniciloil, mas são consideravelmente menos sensíveis do que os testes cutâneos e os valores preditivos não são conhecidos. Se o teste cutâneo for negativo, o teste de provocação com drogas deve ser realizado para o diagnóstico final.

O teste cutâneo para antibióticos não-β-lactâmicos é menos confiável, porque os produtos de degradação relevantes são em sua maioria desconhecidos ou reagentes multivalentes estão indisponíveis.

Para reações cutâneas tardias e benignas a medicamentos, particularmente antibióticos, as crianças provavelmente não são alérgicas e devem ser capazes de tolerar a medicação no futuro ou devem ser encaminhadas para testes de provocação oral para avaliação adicional.

O teste de contato epicutâneo de uso rápido de camada fina padronizado (T.R.U.E., de *thin-layer rapid use epicutaneous patch test*) ou outras fontes de antígenos pode ser realizado quando houver suspeita de dermatite de contato alérgica.

▶ Diagnóstico diferencial

O diagnóstico diferencial para alergia a medicamentos inclui outros tipos de reações adversas a medicamentos relacionadas a toxicidade dos medicamentos, interações medicamentosas, reações idiossincráticas ou reações pseudoalérgicas. Como as infecções geralmente causam exantemas ou urticária, muitas vezes são confundidas com reações medicamentosas quando o paciente recebe antibióticos.

▶ Tratamento

A. Medidas gerais

A retirada do medicamento implicado é geralmente um componente central do manejo. As reações agudas mediadas por IgE, como anafilaxia, urticária e angioedema, são tratadas de forma aguda (ver anteriormente na seção Anafilaxia). As citopenias imunes induzidas por antibióticos podem ser controladas pela retirada do agente agressor ou redução da dose. A doença do soro induzida por drogas pode ser suprimida pela retirada da droga, por anti-histamínicos e por corticosteroides. A alergia de contato pode ser controlada evitando o causador e tratando com anti-histamínicos e corticosteroides tópicos. Reações como necrólise epidérmica tóxica e síndrome de Stevens-Johnson requerem a retirada imediata do medicamento e cuidados de suporte.

B. Terapia alternativa

Se possível, terapias subsequentes devem ser realizadas com um fármaco alternativo que tenha ações terapêuticas semelhantes ao fármaco em questão, mas sem reatividade cruzada imunológica.

C. Dessensibilização

A administração de doses gradualmente crescentes da droga por via oral ou parenteral durante um período de horas a dias pode ser considerada se a terapia alternativa não for aceitável. Isso deve ser feito apenas por um médico familiarizado com a dessensibilização, normalmente em um ambiente de terapia intensiva. É importante notar que a dessensibilização só é eficaz para o curso da terapia para a qual o paciente foi dessensibilizado, a menos que seja mantido em uma dose profilática crônica do medicamento, pois os pacientes revertem de um estado dessensibilizado para alérgico após a descontinuação do medicamento. Além disso, a dessensibilização não reduz ou previne reações não mediadas por IgE. Os pacientes com síndrome de Stevens-Johnson, DRESS ou doença do soro não devem ser dessensibilizados devido à alta taxa de morbidade e mortalidade.

▶ Prognóstico

O prognóstico é bom quando os alérgenos medicamentosos são identificados precocemente e evitados. A síndrome de Stevens-Johnson, a necrólise epidérmica tóxica e a síndrome DRESS podem estar associadas a uma alta taxa de mortalidade.

Broyles AD et al: Practical guidance for the evaluation and management of drug hypersensitivity: Specific drugs. J Allergy Clin Immunol Pract 2020;8(9S):S16–S116 [PMID: 30558872].
Diaferio L et al: Protocols for drug allergy desensitization in children. Expert Rev Clin Immunol 2020;16(1):91-100 [PMID: 31771366].
FDA MedWatch: http://www.fda.gov/medwatch/index.html. Accessed June 10, 2019.

ALERGIA ALIMENTAR

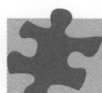

FUNDAMENTOS DO DIAGNÓSTICO E CARACTERÍSTICAS TÍPICAS

▶ O diagnóstico de alergia alimentar é feito por uma história clínica consistente com uma reação imunomediada a um alimento, mediada ou não por IgE.

▶ O tratamento para alergia alimentar inclui evitar o alimento e fornecer educação sobre como tratar uma reação alérgica após uma exposição acidental; recomenda-se consultar um alergista e um nutricionista.

▶ O tratamento da alergia alimentar usando imunoterapia oral já está disponível, e a introdução de alimentos altamente alergênicos (p. ex., amendoim, ovo, leite) precocemente na dieta do bebê pode prevenir o desenvolvimento de alergia a esses alimentos.

▶ Considerações gerais

A alergia alimentar é definida como um efeito adverso à saúde decorrente de uma resposta imune específica que ocorre de forma reprodutível na exposição a um determinado alimento. A alergia alimentar afeta aproximadamente 8% das crianças pequenas e 3% a 4% dos adultos. Em crianças, os alérgenos alimentares mais comuns associados à IgE são ovo, leite, soja, trigo, amendoim e outras oleaginosas, peixe e marisco. Em pacientes mais velhos, peixes, mariscos, amendoim e nozes são mais frequentemente envolvidos em reações alérgicas e geralmente são alergias ao longo da vida. A alergia alimentar pode ser causada por mecanismos não mediados por IgE, em condições como a síndrome de enterocolite induzida por proteína alimentar (SEIPA) ou a proctocolite. Também pode ser causada por mecanismos mistos mediados por IgE e não IgE, como na esofagite eosinofílica e na gastrenterite (**Tabela 38-9**).

Tabela 38-9 Manifestações de alergias alimentares

IgE-mediadas
Gastrintestinal: Síndrome de alergia oral (SAO) ao pólen-alimento, anafilaxia gastrintestinal imediata
Cutânea: Urticária, angioedema, erupção cutânea morbiliforme e rubor
Respiratória: Rinoconjuntivite aguda, sibilância aguda
Generalizada: Choque anafilático
Mistas IgE e não IgE-mediadas
Gastrintestinal: Esofagite eosinofílica/gastrenterite/colite
Cutânea: Dermatite atópica
Respiratória: Asma
Não IgE-mediadas
Gastrintestinal: Enterocolite induzida por proteína alimentar, proctocolite e síndromes enteropáticas, doença celíaca
Cutânea: Dermatite de contato, dermatite herpetiforme
Respiratória: Hemossiderose pulmonar induzida por alimento (síndrome de Heiner)

Algumas reações adversas diagnosticadas por pacientes ou médicos como alergia alimentar envolvem mecanismos não imunomediados, como mecanismos farmacológicos e metabólicos, reações a toxinas alimentares ou intolerâncias (p. ex., intolerância à lactose). Estes não serão abordados neste capítulo.

▶ Achados clínicos

A. Sinais e sintomas

Uma história médica completa é crucial para identificar os sintomas associados a uma potencial alergia alimentar; uma história da relação temporal entre a ingestão de um alimento suspeito e o início de uma reação – bem como a natureza e duração dos sintomas observados – é importante para estabelecer o diagnóstico. Para todas as reações mediadas por IgE, as reações aos alimentos ocorrem dentro de alguns minutos ou até 2 horas após a ingestão. Urticária, rubor, angioedema facial e coceira na boca ou garganta são comuns. Em casos graves, pode ocorrer angioedema da língua, úvula, faringe ou vias aéreas superiores. Os sintomas gastrintestinais incluem desconforto ou dor abdominal, náuseas, vômitos e diarreia. As crianças com alergia alimentar podem ocasionalmente apresentar rinoconjuntivite isolada ou sibilos. Raramente, a anafilaxia alimentar pode envolver apenas colapso cardiovascular.

Em pacientes com anticorpos IgE para galactose-α-1,3-galactose (α-Gal), sintomas como anafilaxia tardia, urticária e angioedema podem ocorrer até 4 a 6 horas após a ingestão de carnes de mamíferos. Para distúrbios mistos e não mediados por IgE, as reações podem ser retardadas no início por várias horas, como na SEIPA, até possivelmente dias após exposição a alimentos, com início de vômito ou surto de eczema devido a esofagite eosinofílica ou dermatite atópica, respectivamente.

B. Achados laboratoriais

Normalmente, menos de 50% das histórias de reações adversas a alimentos são confirmadas como alergia alimentar por teste de provocação oral cego (embora essa porcentagem seja muito maior na anafilaxia induzida por alimentos). O teste cutâneo por picada (*prick test*) é útil para descartar uma suspeita de alérgeno alimentar porque o valor preditivo é alto para um teste negativo realizado adequadamente com um extrato de boa qualidade (precisão preditiva negativa > 95%). Em contraste, o valor preditivo para um teste cutâneo positivo é de aproximadamente 50%. Os testes séricos de IgE específicos para alimentos apresentam menor especificidade e valores preditivos positivos; portanto, não é recomendado fazer painéis de alimentos com IgE sérica, sendo preferível o encaminhamento para um alergista a fim de obter uma história clínica detalhada e testes seletivos, se necessário. Uma lista de procedimentos não padronizados e não comprovados para o diagnóstico de alergia alimentar inclui a medição de IgG específica para alérgenos, estimulação de linfócitos, ensaios citotóxicos, cinesiologia aplicada e neutralização de provocação, para citar alguns.

O teste de provocação oral duplo-cego controlado por placebo é considerado o padrão-ouro para o diagnóstico de alergia alimentar, exceto em reações graves. Se houver alta suspeita de possível reatividade alérgica a um alimento com teste cutâneo negativo ou nível sérico de IgE indetectável (ou ambos), um teste alimentar pode ser necessário para confirmar a presença ou ausência de alergia. Mesmo quando há suspeita de múltiplas alergias alimentares, a maioria dos pacientes testará positivo para apenas três ou menos alimentos no teste cego. Portanto, dietas de eliminação extensiva quase nunca são indicadas, e uma avaliação por um alergista é preferível antes que vários alimentos sejam eliminados da dieta desnecessariamente. As dietas de eliminação e os testes de provocação oral podem ser as únicas ferramentas para avaliação de suspeitas de reações alimentares não mediadas por IgE.

▶ Diagnóstico diferencial

Vômitos repetidos na infância podem ser decorrentes de estenose pilórica ou refluxo gastresofágico. Com sintomas gastrintestinais crônicos, deve-se considerar deficiência enzimática (p. ex., lactase), fibrose cística, doença celíaca, infecções intestinais crônicas, malformações gastrintestinais e síndrome do intestino irritável.

▶ Tratamento

O tratamento consiste em eliminar e evitar alimentos que tenham sido documentados como causadores de reações alérgicas. Isso envolve educar o paciente, pais/cuidadores e sistemas como creches e escolas sobre alérgenos alimentares ocultos, a necessidade de ler os rótulos e os sinais e sintomas de alergia alimentar e seu manejo adequado (plano de ação para anafilaxia; uma cópia desse plano pode ser obtida nas referências). A consulta com um nutricionista familiarizado com alergia alimentar pode ser útil, especialmente quando alimentos comuns como leite, ovo, amendoim, soja ou trigo estão envolvidos. Todos os pacientes com histórico de alergia alimentar mediada por IgE devem portar epinefrina autoinjetável (p. ex., Auvi-Q ou Epipen) e um anti-histamínico de ação rápida, ter um plano de ação para anafilaxia e considerar o uso de joias de identificação médica. Os ensaios clínicos de imunoterapia oral e epicutânea estão sob investigação como potenciais futuros tratamentos de alergia alimentar, com a recente aprovação da FDA de um produto de imunoterapia oral para o amendoim sob o nome de medicamento Palforzia. No entanto, dietas contendo leite e ovo extensivamente aquecidos (como ingredientes de alimentos assados) são abordagens alternativas potenciais para a imunoterapia oral de alimentos e estão mudando o padrão anterior de dietas de prevenção estrita para pacientes com alergia a esses alimentos.

▶ Prognóstico

O prognóstico é bom se o alimento agressor puder ser identificado e evitado. Infelizmente, a exposição acidental a alérgenos alimentares em pacientes gravemente alérgicos pode resultar em morte. A maioria das crianças supera as alergias alimentares a leite, ovo, trigo e soja, mas não a amendoim ou outras oleaginosas (apenas 20% e 10% das crianças podem superar a alergia a amendoim e outras oleaginosas, respectivamente). A história natural da alergia alimentar pode ser acompanhada pela medição dos níveis de IgE específicos dos alimentos e pela realização de testes de provocação oral quando indicado. Aproximadamente 3% a 4% das crianças terão alergia alimentar quando adultos. Os recursos para pacientes alérgicos a alimentos incluem a Food Allergy Research & Education (Educação e Pesquisa em Alergias Alimentares): www.food-allergy.org; a Food Allergy & Anaphylaxis Connection Team (Equipe de Conexão de Alergia Alimentar e Anafilaxia): www.foodallergyawareness.org; e o Consortium of Food Allergy Research (Consórcio de Pesquisa em Alergia Alimentar): www.cofargroup.org.

▶ Prevenção

Recentemente, vários ensaios clínicos randomizados e uma metanálise mostraram que retardar a introdução de qualquer alérgeno alimentar importante na dieta de uma criança parece não ter nenhum benefício em relação à prevenção de alergia alimentar. Recentemente foram publicadas orientações e recomendações específicas para a prevenção da alergia alimentar por meios nutricionais.

Boyce JA et al: Guidelines for the diagnosis and management of food allergy in the United States: report of the NIAID-sponsored expert panel. J Allergy Clin Immunol 2010;126(Suppl 1):158 [PMID: 21134576].

Fleischer DM et al: A consensus approach to the primary prevention of food allergy through nutrition: guidance from the American Academy of Allergy, Asthma, and Immunology; American College of Allergy, Asthma, and Immunology; and the Canadian Society for Allergy and Clinical Immunology. J Allergy Clin Immunol Pract 2021 Jan;9(1):22–43.e4. doi: 10.1016/j.jaip.2020.11.002. Epub 2020 Nov 26 [PMID: 33250376].

Fleischer DM et al: Effect of epicutaneous immunotherapy vs placebo on reaction to peanut protein ingestion among children with peanut allergy: the PEPITES randomized clinical trial. JAMA 2019;321(10):946–955 [PMID: 30794314].

Sampson HA et al: Food allergy: a practice parameter update—2014. J Allergy Clin Immunol 2014;134:1016–1025 [PMID: 25174862].

Vickery BP et al: AR101 oral immunotherapy for peanut allergy. N Engl J Med 2018;379:1991–2001 [PMID: 30449234].

ALERGIA A INSETOS

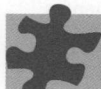

FUNDAMENTOS DO DIAGNÓSTICO E CARACTERÍSTICAS TÍPICAS

- Picadas de insetos podem causar reações locais ou sistêmicas que podem variar de leves a fatais em indivíduos suscetíveis.
- O teste cutâneo é indicado para crianças com reações sistêmicas a picadas de insetos.
- Crianças que tiveram reações anafiláticas a picadas de himenópteros devem portar epinefrina autoinjetável e usar uma pulseira de alerta médico.
- Os pacientes que apresentam reações sistêmicas graves e têm um teste cutâneo positivo devem receber imunoterapia com veneno.

As reações alérgicas a insetos incluem sintomas de alergia respiratória como resultado da inalação de partículas originadas do inseto, reações cutâneas locais a mordidas de insetos e reações anafiláticas a picadas. Estas são causadas quase exclusivamente por himenópteros, o que inclui abelhas, vespas jaqueta amarela, vespas amarelas, vespas careca, vespas comuns e formigas-de-fogo. As abelhas africanizadas, também conhecidas como abelhas assassinas, são uma preocupação por causa de seu comportamento agressivo e enxame excessivo, não porque seu veneno é mais tóxico. Raramente, os pacientes sensibilizados a insetos reduviídeos (também conhecidos como percevejos) podem ter episódios de anafilaxia noturna. O termo lepidopterismo refere-se a efeitos adversos secundários ao contato com borboletas e mariposas, tanto larvas como adultas. Os antígenos das glândulas salivares são responsáveis por reações cutâneas imediatas e tardias em pacientes sensíveis a mosquitos.

► Achados clínicos

A. Sinais e sintomas

As mordidas ou picadas de insetos podem causar reações locais ou sistêmicas que variam de respostas leves a fatais em pessoas suscetíveis. As reações cutâneas locais incluem urticária, erupções papulovesiculares e lesões que se assemelham a reações de hipersensibilidade tardia. A urticária papular é quase sempre o resultado de picadas de insetos, especialmente de mosquitos, pulgas e percevejos. Após múltiplas picadas, podem ocorrer reações sistêmicas tóxicas que consistem em sintomas gastrintestinais, dor de cabeça, vertigem, síncope, convulsões ou febre. Essas reações resultam de substâncias semelhantes à histamina no veneno. Em crianças com hipersensibilidade ao veneno da formiga-de-fogo, pústulas estéreis ocorrem nos locais das picadas de forma não imunológica devido à toxicidade inerente dos alcaloides piperidínicos no veneno. As reações sistêmicas leves incluem prurido, rubor e urticária. Já as reações sistêmicas graves podem incluir dispneia, sibilos, aperto no peito, rouquidão, plenitude na garganta, hipotensão, perda de consciência, incontinência, náusea, vômito e dor abdominal. As reações sistêmicas tardias ocorrem de 2 horas a 3 semanas após a picada e incluem doença do soro, neurite periférica, vasculite alérgica e defeitos de coagulação.

B. Achados laboratoriais

O teste cutâneo é indicado para crianças com reações sistêmicas a picadas de insetos. Os venenos de abelha, vespa jaqueta amarela, vespa amarela, vespa careca e vespa comum estão disponíveis para testes e tratamentos cutâneos. O veneno ainda não está comercialmente disponível, mas um extrato feito de corpos de formigas-de-fogo parece adequado para estabelecer a presença de anticorpos IgE para o veneno da formiga-de-fogo. É importante ressaltar que os testes cutâneos de veneno podem ser negativos em pacientes com reações alérgicas sistêmicas, especialmente nas primeiras semanas após uma picada, e os testes podem precisar ser repetidos. A presença de um teste cutâneo positivo denota sensibilização prévia, mas não prediz se uma reação ocorrerá na próxima picada do paciente, nem diferencia entre reações locais e sistêmicas. É comum que crianças que tiveram uma reação alérgica tenham testes cutâneos positivos para mais de um veneno. Isso pode refletir a sensibilização de picadas anteriores que não resultaram em uma reação alérgica ou reatividade cruzada entre venenos intimamente relacionados. Os testes *in vitro* (comparados aos testes cutâneos) não melhoraram substancialmente a capacidade de prever anafilaxia. Com testes *in vitro*, há uma incidência de 15% a 20% de resultados falso-positivos e falso-negativos. A IgE para antígeno de saliva de mosquito pode ser medido por ensaio *in vitro*.

► Complicações

A infecção secundária pode complicar as reações alérgicas a picadas ou picadas de insetos. A doença do soro, síndrome nefrótica, vasculite, neurite e encefalopatia podem ser vistas como sequelas tardias de reações a picada de insetos.

► Tratamento

Para reações cutâneas causadas por picadas de insetos, a terapia sintomática inclui compressas frias, antipruriginosos (incluindo anti-histamínicos) e, ocasionalmente, corticosteroides tópicos potentes. O tratamento de picadas inclui a remoção cuidadosa do ferrão, se presente, afastando-o da ferida com um peteleco, evitando segurá-lo nos dedos, para evitar mais envenenamento. A aplicação tópica de glutamato monossódico, bicarbonato de sódio ou compressas de vinagre tem eficácia questionável. As reações locais podem ser tratadas com gelo, elevação da extremidade afetada, anti-histamínicos orais e AINEs, bem como corticosteroides tópicos potentes. Grandes reações locais podem exigir um curso curto de corticosteroides orais. As reações anafiláticas após picadas de himenópteros devem ser tratadas como discutido acima (ver seção Anafilaxia). As crianças que tiveram reações graves ou anafiláticas a picadas de himenópteros – ou seus pais e cuidadores – devem ser instruídas sobre o uso de epinefrina autoinjetável. Os pacientes em risco de anafilaxia por picada de inseto também devem usar uma pulseira de alerta médico indicando sua alergia. As crianças em risco de levar picadas de inseto devem evitar usar roupas de cores vivas e perfumes ao ar livre e devem usar calças compridas e sapatos ao caminhar na grama. Os pacientes que apresentam reações sistêmicas graves e têm teste cutâneo positivo devem receber imunoterapia com veneno. A imunoterapia com veneno não é indicada para crianças com reações locais ou apenas de urticária.

Prognóstico

As crianças geralmente têm reações mais leves do que os adultos após picadas de insetos, e reações fatais são extremamente raras. Os pacientes de 3 a 16 anos com reações limitadas à pele, como urticária e angioedema, parecem ter baixo risco de reações mais graves com picadas subsequentes.

Albuhairi S et al: A twenty-two-year experience with Hymenoptera venom immunotherapy in a US pediatric tertiary care center 1996–2018. Ann Allergy Asthma Immunol 2018;121:722.e1 [PMID: 30102964].

Golden DB et al: Stinging insect hypersensitivity: a practice parameter update 2016. Ann Allergy Asthma Immunol 2017;118:28 [PMID: 28007086].

Terapia antimicrobiana

Andrew S. Haynes, MD
Christine E. MacBrayne, PharmD, MSCS
Jason Child, PharmD
Sarah K. Parker, MD

PRINCÍPIOS DA TERAPIA ANTIMICROBIANA

A descoberta e o rápido desenvolvimento dos agentes antimicrobianos direcionados, a partir da década de 1930, estão entre os mais importantes desenvolvimentos científicos da medicina do século XX. Esses medicamentos mudaram para sempre a prática da medicina, e os antimicrobianos continuam sendo uma das intervenções médicas mais efetivas e amplamente utilizadas. No entanto, a escolha de um antimicrobiano apropriado pode ser uma tarefa complexa e difícil. O uso ideal de antimicrobianos requer a apreciação da composição de interações complicadas entre hospedeiro, organismo e fármaco. Esse processo de tomada de decisão, resumido na **Tabela 39-1**, começa com um diagnóstico preciso, baseado em história clínica do paciente, exame físico, história de exposição e exames laboratoriais iniciais. A partir dessa base, o médico deve considerar o(s) organismo(s) mais provável(is) e qual o padrão provável de suscetibilidade antimicrobiana do organismo. Essa informação é considerada no contexto de vários fatores específicos do paciente, incluindo idade, estado imunológico, comorbidades evidentes, local de infecção, exposição antimicrobiana prévia e microbiologia das infecções anteriores do paciente. Diferentes exposições, com base em ambiente, viagens, dieta, contato com animais, ou contatos próximos doentes, podem sugerir uma maior probabilidade de certos organismos. O ritmo e a gravidade das doenças também são importantes. Uma doença grave e rapidamente progressiva deve ser tratada inicialmente com antimicrobianos de amplo espectro até que um diagnóstico etiológico específico seja feito. Um paciente ambulatorial levemente doente deve receber tratamento com antimicrobianos de espectro estreito, de acordo com as diretrizes nacionais, quando disponíveis. No entanto, decisões de quando não usar antimicrobianos são igualmente importantes, pois medicamentos desnecessários ou adicionais e durações de tratamento mais longas podem prejudicar os pacientes. Um paciente improvável de ter uma infecção, ou com uma infecção improvável de se beneficiar de antimicrobianos (p. ex., infecção respiratória viral), deve ser poupado do risco adicional de uma reação adversa.

Uma vez que um antimicrobiano inicial apropriado é escolhido, o clínico deve considerar a dose adequada, via de administração, duração da terapia e se fármacos adicionais são necessários. A terapia empírica deve ser alterada para terapia definitiva à medida que o curso clínico evolui e dados laboratoriais adicionais estejam disponíveis. A obtenção de amostras microbiológicas apropriadas ajuda a facilitar essa transição. Suscetibilidade antimicrobiana, famílias antimicrobianas e recomendações sobre dosagem estão listadas nas **Tabelas 39-3 a 39-5**. A necessidade de equilibrar a eficácia de um tratamento com as toxicidades e efeitos colaterais inerentes aos medicamentos escolhidos torna esse processo ainda mais complexo. Várias siglas comumente usadas neste capítulo estão resumidas na **Tabela 39-2**.

CONCEITOS PARA USO JUDICIOSO DE ANTIMICROBIANOS

Os antimicrobianos são a classe mais comumente prescrita de medicamentos em adultos e crianças. Mais de 25% das consultas ambulatoriais pediátricas resultam em prescrição de antimicrobianos, e quase 60% dos pacientes pediátricos internados recebem antimicrobianos. Grande parte desse uso (até 40%-60%) é inapropriado. Nós não apenas prescrevemos em excesso, mas também escolhemos desnecessariamente agentes de amplo espectro, embora muitas vezes sejam menos eficazes. Por exemplo, a azitromicina e o cefdinir estão entre os antibióticos mais prescritos em pediatria ambulatorial, apesar de não serem agentes de primeira linha em diretrizes nacionais pediátricas e muitas vezes inferiores a agentes orais alternativos.

Historicamente, a prescrição excessiva era vista como uma "apólice de seguro". Essa abordagem era considerada uma intervenção barata, segura e confiável que os provedores podiam oferecer aos pais, além da tranquilidade. Essa era acabou por cinco razões. Primeiro, o uso excessivo dos antimicrobianos leva à resistência a antibióticos em nível de paciente, hospital e comunidade. Em segundo lugar, esse uso excessivo afeta a flora normal do paciente e cria um "vazio" microbiano em que organismos multirresistentes, *Clostridioides difficile* (anteriormente *Clostridium difficile*), leveduras e bolores podem entrar e tornar-se um reservatório de doenças. Nos Estados Unidos, são aproximadamente 223.900

TERAPIA ANTIMICROBIANA

Tabela 39-1 Passos na tomada de decisão para uso de agentes antimicrobianos

Passo	Ação	Exemplo
1	Determinar um diagnóstico presuntivo.	Artrite séptica e osteomielite.
2	Considerar idade, condições preexistentes e penetração do antibiótico.	Criança de 2 anos previamente hígida, penetração óssea e articular.
3	Considerar organismos comuns (por idade e local de infecção).	*Staphylococcus aureus*, *Kingella kingae*.
4	Considerar suscetibilidade do organismo.	Resistência à penicilina ou ampicilina; frequência de *S. aureus* resistente à meticilina (MRSA) na comunidade.
5	Obter culturas apropriadas e coloração de Gram se clinicamente possível, particularmente importante se organismo ou suscetibilidade forem imprevisíveis.	Hemocultura, cultura do líquido articular, biópsia óssea.
6	Iniciar terapia empírica baseada nas considerações acima e em diretrizes se disponíveis.	Cefazolina, adicionar vancomicina à cefazolina se gravemente doente ou MRSA prevalente.
7	Modificar a terapia baseada nas culturas e na resposta clínica.	*S. aureus* isolado. Escolher cefazolina ou vancomicina com base na suscetibilidade.
8	Acompanhar resposta clínica, considerar resposta laboratorial.	Avaliações clínicas intervaladas, marcadores inflamatórios.
9	Trocar para terapia oral.	Cefalexina se suscetível à cefazolina, medicamento anti-MRSA se necessário com base na suscetibilidade (p. ex., clindamicina, sulfametoxazol-trimetoprima, linezolida). Fazer troca quando afebril, clinicamente melhorando, com marcadores inflamatórios em queda, capaz de tolerar medicações orais.
10	Parar terapia.	Melhora clínica ou bem tratado, duração mínima com base no padrão de atendimento/diretrizes.

Tabela 39-2 Acrônimos relacionados aos antibióticos

LRA	Lesão renal aguda
ASP	Programa de gerenciamento de antimicrobianos
AUC	Área sob a curva
CLSI	Instituto de Padrões Clínicos e Laboratoriais
CMV	Citomegalovírus
SNC	Sistema nervoso central
CPK	Creatinina fosfocinase
LCR	Líquido cefalorraquidiano
DNA	Ácido desoxirribonucleico
DIHS	Síndrome de hipersensibilidade induzida por fármacos
DRESS	Reação medicamentosa com eosinofilia e sintomas sistêmicos
EBV	Vírus Epstein-Barr
ESBL	β-lactamases de espectro estendido
EUCAST	Comitê Europeu de Testagem de Suscetibilidade Antimicrobiana
GI	Gastrintestinal
G6PD	Glicose-6-fosfato-desidrogenase
HIV	Vírus da imunodeficiência humana
HSV	Vírus herpes simples
IBL	β-lactamase induzível
IV	Endovenosa
MAO	Monoaminoxidase
CIM	Concentração inibitória mínima
MRSA	*Staphylococcus aureus* resistente à meticilina
MSSA	*Staphylococcus aureus* sensível à meticilina
NNT	Número necessário para tratar
NNH	Número necessário para causar dano
EPA	Efeito pós-antibiótico
PBP	Proteína de ligação à penicilina
PCR	Reação em cadeia da polimerase
VO	Via oral
RNA	Ácido ribonucleico
IPTM	Infecções de pele e tecidos moles
SMX-TMP	Sulfametoxazol-trimetoprima
tRNA	Ácido ribonucleico transportador
ITU	Infecção do trato urinário
VRE	*Enterococcus* resistentes à vancomicina
VZV	Vírus varicela-zóster

casos de colite por *C. difficile* e 2,8 milhões de infecções resistentes a antimicrobianos (com pelo menos 35.000 mortes) por ano. Alterações na microbiota também estão ligadas a efeitos indesejáveis à saúde, como obesidade em crianças e doença do enxerto *versus* hospedeiro em pacientes transplantados. Terceiro, os pacientes apresentam reações adversas a medicamentos regularmente; uma reação adversa ocorre em aproximadamente 30% dos cursos de antibióticos, resultando em mais de 150.000 atendimentos pediátricos não planejados por ano. Em muitos casos de prescrição inadequada, mais pacientes vão sofrer danos de um antibiótico do que se beneficiar dele – em outras palavras, quando a probabilidade de benefício é baixa, o número necessário para tratar (NNT) para beneficiar um paciente pode ser maior que o número necessário para causar dano (NNH) em um paciente. Os eventos adversos incluem complicações relacionadas ao dispositivo – como infecções e coágulos de cateteres centrais inseridos para uso antimicrobiano e extravasamentos intravenosos – e efeitos adversos do medicamento – como febre, erupção cutânea, urticária, síndrome de Stevens-Johnson, síndrome da hipersensibilidade induzida por fármacos (DIHS [de *drug-induced hypersensitivity syndrome*], anteriormente reação medicamentosa com eosinofilia e sintomas sistêmicos [DRESS, de *drug reaction with eosinophilia and systemic symptoms*]), lúpus induzido por medicamentos, diarreia associada a antibióticos, neutropenia, trombocitopenia, anemia, toxicidade renal, prolongamento do intervalo QT e hepatite. Quarto, os fármacos e suas consequências para a saúde são caras; por exemplo, um episódio de internação pediátrica por *C. difficile* tem um custo atribuível de $ 93.000. Quinto, a percepção do médico ambulatorial de que um pai ou mãe quer um antibiótico para seu filho é muitas vezes infundada. Os dados indicam que, em vez de antibióticos, a maioria dos pais quer ter certeza de que sua preocupação com seu filho foi justificada e querem orientação sobre o que fazer se o filho ficar mais doente ou não melhorar. Esse equívoco é um dos principais impulsionadores da prescrição ambulatorial excessiva.

Para evitar complicações e efeitos colaterais, os profissionais devem usar medicamentos recomendados pelas diretrizes, pelas durações eficazes mais curtas, interromper os medicamentos quando as infecções são improváveis e culturas são negativas e optar por terapias orais quando possível. Muitos medicamentos, incluindo metronidazol, clindamicina, fluconazol, levofloxacino, rifampicina, linezolida e sulfametoxazol-trimetoprima são mais de 90% biodisponíveis oralmente (ciprofloxacino é 80%) e, portanto, podem ser usados por via oral, com eficácia semelhante à terapia IV, se o trato gastrintestinal (GI) estiver intacto. Mesmo para medicamentos menos biodisponíveis, a transição à terapia oral ainda é apropriada como terapia de redução, uma vez que o paciente tenha melhorado clinicamente (p. ex., amoxicilina para pneumonia ou cefalexina para osteomielite após terapia IV inicial do paciente internado).

Por causa dos danos documentados de uso desenfreado de antimicrobianos, programas de gerenciamento de antimicrobianos (ASPs, de *antimicrobial stewardship programs*) foram endossados pela Infectious Disease Society of America (Sociedade Americana de Doenças Infecciosas), US News and World Report (Notícias dos EUA e Relatório Mundial), Centers for Medicaid and Medicare Services (Centros de Serviços do Medicaid e Medicare) e algumas legislaturas estaduais. Os ASPs são eficazes para melhorar o uso de antimicrobianos em muitos hospitais, resultando na diminuição do uso de antimicrobianos, escolha dos antimicrobianos, diminuição de infecções resistentes a medicamentos, diminuição da colite por *C. difficile*, diminuição dos custos e melhora dos resultados clínicos. Os ASPs são tipicamente colaborativos e interdisciplinares, envolvendo médicos infectologistas, farmacêuticos, analistas de dados e várias outras partes interessadas. Os modelos ASP variam de acordo com o local, mas incluem diretrizes locais e desenvolvimento de políticas, programas de autorização prévia do uso de antibióticos (onde um prescritor deve buscar permissão para prescrever certos antimicrobianos), programas de revisão pós-prescritiva (em que os administradores revisam o uso e intervêm quando há uma questão sobre adequação, denominada "administração com aperto de mão" quando feito pessoalmente), políticas de troca de administração IV para oral, programas de *feedback* do prescritor (em que os hábitos de prescrição são comparados a outros em nível de unidade, clínica ou provedor) e várias outras intervenções.

TESTES DE SUSCETIBILIDADE E PROPRIEDADES DE DOSAGEM DE FÁRMACOS

Culturas e outros materiais de diagnóstico devem ser obtidos antes de iniciar a terapia antimicrobiana. A confirmação diagnóstica de uma infecção ajuda a adaptar a terapia, escolher a duração apropriada do tratamento e, possivelmente, interromper os antimicrobianos se não forem mais necessários. Isso é especialmente importante em situações complicadas, como quando o paciente tem uma infecção grave, está em risco para organismos resistentes, falhou no tratamento anterior, tem exposições incomuns ou a terapia empírica multiagente é antecipada.

Amostras clínicas para testes diagnósticos devem ser avaliadas em um laboratório usando procedimentos cuidadosamente definidos (como definido pelo Clinical and Laboratory Standards Institute [CLSI, Instituto de Padrões Clínicos e Laboratoriais] ou European Committee on Antimicrobial Susceptibility Testing [EUCAST, Comitê Europeu de Testagem de Susceptibilidade Antimicrobiana]). Para a maioria das bactérias, o crescimento em cultura continua sendo o padrão ouro para identificação e teste de suscetibilidade. Embora as técnicas de laboratório continuem a melhorar, a taxa de crescimento do organismo permanece um fator limitante – muitas vezes são necessários vários dias para um organismo crescer, ser identificado e ter a suscetibilidade determinada. Embora os testes bioquímicos tradicionais ainda sejam o padrão para a maioria dos organismos, agora existem métodos, como painéis de reação em cadeia da polimerase (PCR, de *polymerase chain reaction*) e identificação baseada em espectrometria de massa. Para detecção de alguns mecanismos de resistência, como a detecção de *mecA* indicando *Staphylococcus aureus* resistente à meticilina (MRSA, de *methicillin-resistant Staphylococcus aureus*), os PCRs rápidos estão disponíveis em muitos laboratórios clínicos. No entanto, a maioria dos testes de suscetibilidade antimicrobiana ainda é feita pela determinação da concentração inibitória mínima (CIM) para o par organismo-fármaco (p. ex., *Streptococcus pneumoniae* e penicilina) em um sistema baseado em cultura. A CIM representa a quantidade de antibiótico (em mcg/mL) necessária para inibir o crescimento do organismo sob condições laboratoriais específicas. O organismo é então considerado sensível, intermediário ou resistente com base nos pontos de corte publicados pelo CLSI ou EUCAST. Os pontos de corte são determinados com base em ensaios clínicos e na concentração alcançável de fármacos no soro em posologia recomendada em adultos saudáveis. Em certas circunstâncias, a concentração em outros fluidos corporais é considerada, como no líquido cefalorraquidiano (LCR, p. ex., *S. pneumoniae*) ou na urina. Em geral, no entanto, os pontos de corte não consideram penetração do fármaco em certos espaços infectados (como ossos, pulmões, parênquima renal), uma estratégia de dosagem específica ou estado imunológico de um paciente. Os provedores devem interpretar dados microbiológicos no contexto de um determinado paciente ou cenário clínico. Por exemplo, para osteomielite, doses mais altas de cefalexina são usadas (100-150 mg/kg/dia divididos em três a quatro doses) para atingir uma concentração suficientemente alta de antibiótico dentro do osso por longos períodos. Inversamente, muitos fármacos são altamente concentrados na urina e podem ser usados para tratar com sucesso alguns patógenos urinários que são classificados como "resistentes" (p. ex., um paciente pode ter uma boa resposta à cefalexina para uma infecção do trato urinário (ITU) com *Escherichia coli* relatada como resistente à cefalexina). Por esse motivo, o CLSI recomenda pontos de corte mais altos em alguns casos para infecções do trato urinário não complicadas, embora esses nem sempre sejam adotados pelos laboratórios. Em última análise, o verdadeiro teste de eficácia terapêutica é a resposta do paciente. Os pacientes que não respondem à terapia aparentemente apropriada requerem reavaliação, incluindo reconsideração do diagnóstico, culturas repetidas e consideração de citorredução cirúrgica da infecção. Assim, o teste de suscetibilidade antimicrobiana, embora seja uma parte essencial da tomada de decisão terapêutica, deve ser considerado no contexto com as concentrações de fármacos no local da infecção, estado imunológico, idade do paciente, condições comórbidas e farmacodinâmica.

CONCEITOS FARMACODINÂMICOS

Ao considerar-se a eficácia dos antibióticos, existem três modelos farmacodinâmicos/farmacocinéticos usados para prever a cura (**Figura 39-1**). Comum a todos esses conceitos é que a concentração do fármaco no local da infecção deve exceder a CIM. A eficácia de um antibiótico é então correlacionada com o tempo (o tempo em que a CIM é excedido, T > CIM), ou com a concentração (concentração de pico sobre a CIM, pico/CIM) ou com uma combinação de ambos (descrita como a "área sob a curva" [AUC, de *area under the curve*] sobre a CIM, AUC/CIM) (ver **Figura 39-1**). O padrão de eficácia T > CIM se aplica a todos os antibióticos β-lactâmicos (penicilinas, cefalosporinas, monobactâmicos e carbapenêmicos) e significa que a duração da exposição ao antibiótico é mais importante do que atingir níveis especialmente altos de antibióticos. O T > CIM é calculado como a porcentagem de um dia de 24 horas em que a concentração do fármaco excede a CIM, com metas variando de 30% a 40% a mais de 90%, dependendo da gravidade e do local da infecção e do estado imunológico do hospedeiro. Para antibióticos do tipo pico/CIM (p. ex., aminoglicosídeos, daptomicina), a morte bacteriana é mais rápida e completa com concentrações mais altas de antibióticos e a duração da exposição é menos importante. Para os aminoglicosídeos, o alvo típico é atingir um pico de 8 a 10 vezes maior que a CIM. Os fármacos dependentes da concentração entram rapidamente no germe em altas concentrações e, mesmo quando o fármaco acaba, os germes sobreviventes demoram horas para recuperar a capacidade de replicação. Esse efeito pós-antibiótico (EPA) permite a dosagem em intervalos estendidos, como uma vez ao dia. Por fim, para a maioria dos outros fármacos (clindamicina, tetraciclinas, vancomicina, azitromicina, linezolida, metronidazol, sulfametoxazol-trimetoprima, fluoroquinolonas, etc.), uma AUC sobre a CIM é o melhor preditor de morte bacteriana porque incorpora tanto esse EPA quanto o tempo necessário acima da CIM. Esses parâmetros de eficácia são afetados

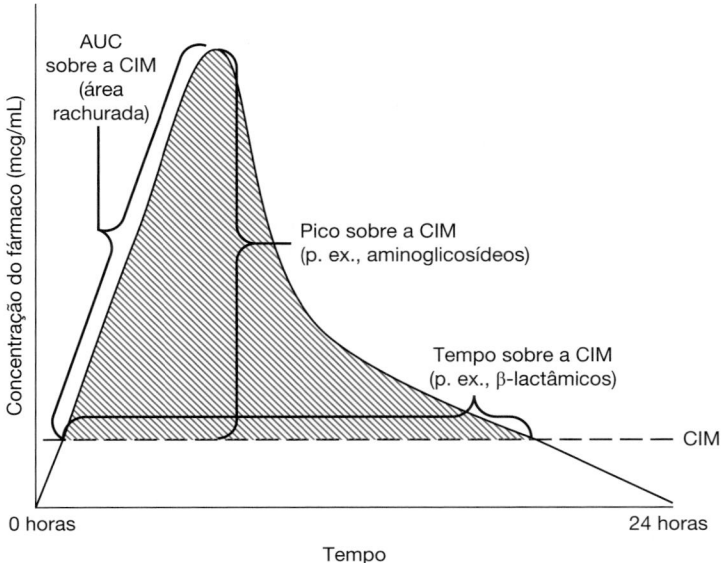

▲ **Figura 39-1** Representação de parâmetros farmacocinéticos/farmacodinâmicos para eficácia antimicrobiana. Para β-lactâmicos, a eficácia é melhor correlacionada com o tempo durante o qual as concentrações antimicrobianas excedem a CIM do organismo no local da infecção (tempo sobre a CIM). Para antibióticos dependentes da concentração (p. ex., aminoglicosídeos, daptomicina), a relação pico sobre a CIM se correlaciona melhor com a eficácia. Para a maioria dos outros antibióticos, a exposição total ao antibiótico (quantificada pela AUC sobre a CIM) se correlaciona melhor com a eficácia. AUC, área sob a curva [de concentração-tempo]; CIM, concentração inibitória mínima.

pelo alcance das concentrações do fármaco, pela ligação proteica do fármaco (fármaco ligado à proteína não é ativo) e pela meia-vida do fármaco. Esses parâmetros podem ser modificados para aumentar a eficácia, alterando a dose, a via ou o intervalo.

Outros fatores do paciente afetam a dosagem, principalmente disfunção de órgãos, medicações concomitantes, obesidade e idade. Depuração (geralmente renal ou hepática), interações e efeitos colaterais dos fármacos são abordados nas descrições dos medicamentos e tabelas neste capítulo. A obesidade afeta a distribuição de fármacos. Por exemplo, os aminoglicosídeos não se distribuem rapidamente na gordura, então um paciente obeso dosado pelo peso corporal pode ter níveis supraterapêuticos de aminoglicosídeos. A idade afeta o metabolismo e a excreção hepática de todos os fármacos e a absorção de medicamentos orais. Bebês e crianças pequenas podem não ter as proteínas necessárias para transportar o fármaco, e seus rins são relativamente imaturos, ambos são fatores que afetam a dosagem.

USO DE AGENTES ANTIMICROBIANOS PARA PREVENIR A DOENÇA

Os antimicrobianos são usados principalmente para tratar infecções ativas. No entanto, eles também são usados para prevenir novas infecções por meio da profilaxia pré-exposição (prevenção da malária em viajantes, profilaxia odontológica para prevenir endocardite em pacientes com certas condições cardíacas, profilaxia anti-*S. pneumoniae* em pacientes com doença falciforme/asplenia, profilaxia para *Pneumocystis jirovecii* em certos pacientes imunocomprometidos, etc.), profilaxia pós-exposição (exposição domiciliar a meningococos e *Haemophilus influenzae* tipo B, doença por clamídia em parceiros sexuais, exposição ao vírus da imunodeficiência humana [HIV, de *human immunodeficiency virus*] por fluidos corporais, certas feridas de mordida, etc.) e profilaxia para prevenir a conversão de doença latente em ativa (infecção latente por *Mycobacterium tuberculosis*, infecção por vírus herpes simples [HSV, de *herpes-simplex virus*], vírus Ebstein-Barr [EBV, de *Epstein-barr virus*], citomegalovírus [CMV] ou vírus varicela-zóster [VZV, de *varicella-zoster virus*] em certos pacientes imunocomprometidos). A profilaxia cirúrgica é outro uso comum de antimicrobianos, com o objetivo de alcançar altas concentrações de fármacos no tecido no momento da incisão e – juntamente com uma boa técnica cirúrgica – de minimizar a contaminação bacteriana viável da ferida. Para a maioria das cirurgias, é necessária apenas uma única dose.

ESCOLHA DE AGENTES ANTIMICROBIANOS

As recomendações para a escolha de antibióticos para condições específicas são baseadas na idade do paciente, diagnóstico, local de infecção, gravidade da doença, padrões locais de suscetibilidade antimicrobiana, suscetibilidade antimicrobiana de culturas bacterianas em pacientes específicos (históricos e atuais), história de alergia a medicamentos e potenciais interações medicamentosas e efeitos colaterais, como discutido acima. As **Tabelas 39-3 a 39-5** fornecem informações adicionais, incluindo dosagem. Consulte sempre a bula para obter informações detalhadas de prescrição. Terapias empíricas e definitivas para muitas entidades clínicas particulares são abordadas ao longo deste livro e na **Tabela 39-6**.

Tabela 39-3 Suscetibilidade de alguns microrganismos patogênicos comuns a vários fármacos antimicrobianos

Organismos	Antibióticos potencialmente úteis	
Bactérias		
	Exemplos de primeiras escolhas	Exemplos de escolhas alternativas
Bactérias anaeróbias[a]	Metronidazol, clindamicina	Penicilinas com inibidor de β-lactamase, meropenem, ertapenem, imipenem, tigeciclina
Bartonella henselae	Azitromicina	Ciprofloxacino, claritromicina, doxiciclina, eritromicina, rifampicina
Bordetella pertussis	Azitromicina	Claritromicina, eritromicina, sulfametoxazol-trimetoprima
Campylobacter spp. (não fetus)	Azitromicina	Eritromicina, fluoroquinolonas, doxiciclina
Clostridium perfringens	Clindamicina, penicilina	Metronidazol, piperacilina/tazobactam, cefalosporinas, doxiciclina
Clostridioides difficile	Vancomicina (VO), Metronidazol	Fidaxomicina, redução gradual de vancomicina, transplante de microbiota fecal
Corynebacterium diphtheriae	Eritromicina	Penicilina, clindamicina
Escherichia coli/Klebsiella spp.	Ampicilina/sulbactam, amoxicilina/clavulanato, cefalosporinas	Aminoglicosídeos, aztreonam, fluoroquinolonas
ESBL (*E. coli/Klebsiella*)	Meropenem	Ceftolozana/tazobactam, aminoglicosídeos, fluoroquinolonas, tigeciclina
KPC (*E. coli/Klebsiella*)	Ceftazidima/Avibactam	Colistina, aminoglicosídeos, tigeciclina

(continua)

Tabela 39-3 Suscetibilidade de alguns microrganismos patogênicos comuns a vários fármacos antimicrobianos *(Continuação)*

Organismos		Antibióticos potencialmente úteis
Enterococcus faecalis	Ampicilina, vancomicina, (± gentamicina)	Daptomicina, linezolida, carbapenêmicos
Enterococcus faecium	Vancomicina (± gentamicina)	Ampicilina, daptomicina, linezolida, tigeciclina
Haemophilus influenzae	Amoxicilina/clavulanato, ampicilina (se β-lactamase negativo), ceftriaxona	Fluoroquinolonas, cefuroxima (não meningite)
Kingella kingae	Cefazolina, cefalexina	Nafcilina
Listeria monocytogenes	Ampicilina	Sulfametoxazol-trimetoprima, vancomicina
Moraxella catarrhalis	Amoxicilina/clavulanato, ampicilina (se β-lactamase negativo)[b]	Cefalosporinas (exceto para 1ª geração), sulfametoxazol-trimetoprima, macrolídeos, fluoroquinolonas
Neisseria gonorrhoeae	Ceftriaxona	Azitromicina
Neisseria meningitidis	Ceftriaxona/cefotaxima	Ampicilina, penicilina
Nocardia asteroides	Sulfametoxazol-trimetoprima (+ imipenem para infecções graves)	Minociclina, linezolida+ meropenem, imipenem + amicacina (terapia de combinação em doença grave)
Pasteurella multocida	Amoxicilina/ácido clavulânico, ampicilina/sulbactam	Fluoroquinolonas, cefalosporinas, doxiciclina, sulfametoxazol-trimetoprima
Pseudomonas aeruginosa	Cefepima	Ciprofloxacino, penicilinas anti-*Pseudomonas*, ceftazidima, aminoglicosídeos, meropeném
Salmonella spp.	Azitromicina, ceftriaxona	Ampicilina, fluoroquinolonas, sulfametoxazol-trimetoprima
Shigella spp.	Fluoroquinolonas	Azitromicina, ceftriaxona, sulfametoxazol-trimetoprima
Staphylococcus aureus (MSSA)	Cefazolina, cefalexina, nafcilina, dicloxacilina	Clindamicina, sulfametoxazol-trimetoprima, cefepima, ampicilina-sulbactam, amoxicilina-clavulanato
S. aureus (MRSA)	Vancomicina	Clindamicina, daptomicina, linezolida, sulfametoxazol-trimetoprima, ceftarolina
Staphylococcus (coagulase negativo)	Vancomicina	Cefazolina (se sensível)[c], clindamicina, linezolida, sulfametoxazol-trimetoprima
Streptococcus (grupos A e B)	Penicilina, ampicilina, amoxicilina	Ceftriaxona, cefotaxima, clindamicina, levofloxacino, vancomicina
Streptococcus (*viridans* e *anginosus*)	Ceftriaxona, vancomicina	Penicilina, clindamicina, daptomicina
Streptococcus pneumoniae[d]	Ampicilina, amoxicilina, ceftriaxona	Penicilinas, cefalosporinas, vancomicina, levofloxacino, meropenem
Organismos atípicos		
Chlamydia/Chlamydophila spp.	Azitromicina, doxiciclina	Claritromicina, eritromicina, levofloxacino, ofloxacino
Mycoplasma spp.	Azitromicina	Claritromicina, eritromicina, fluoroquinolonas, tetraciclinas
Doença transmitida por carrapatos		
Francisella tularensis (tularemia)	Gentamicina (grave), ciprofloxacino (moderada/leve)	Estreptomicina, doxiciclina
Borrelia burgdorferi (doença de Lyme)	Doxiciclina, amoxicilina, ceftriaxona	Cefuroxima, azitromicina
Borrelia hermsii (febre recidivante transmitida por carrapatos)	Doxiciclina	Eritromicina, ceftriaxona
Anaplasmose/erliquiose/febre maculosa das montanhas rochosas	Doxiciclina	
Babesiose	Atovaquona + azitromicina (qualquer gravidade)	Clindamicina + quinina

(continua)

Tabela 39-3 Suscetibilidade de alguns microrganismos patogênicos comuns a vários fármacos antimicrobianos *(Continuação)*

Organismos		Antibióticos potencialmente úteis
Fungos		
Candida albicans	Fluconazol, equinocandinas	Anfotericina B lipossomal, azóis
Candida não *albicans*	Equinocandinas, fluconazol	Azóis, anfotericina B lipossomal
Aspergillus spp.	Voriconazol, isavuconazol	Posaconazol, anfotericina B lipossomal, equinocandinas
Fungos dimórficos	Anfotericina B lipossomal	Itraconazol, voriconazol, posaconazol, fluconazol
Mucormicose	Anfotericina B lipossomal (± equinocandina)	Posaconazol, isavuconazol (azol + anfotericina, terapia combinada em doença grave)
Scedosporium	Voriconazol (± equinocandina)	Posaconazol
Dermatófitos	Clotrimazol, econazol, fluconazol, griseofulvina, itraconazol, cetoconazol, miconazol, terbinafina, tolnaftato	Butenafina, ciclopirox olamina, naftifina, oxiconazol, sertaconazol, sulconazol
Pneumocystis jirovecii	Sulfametoxazol-trimetoprima	Clindamicina + primaquina, atovaquona, pentamidina
Vírus		
Herpes simples	Aciclovir, valaciclovir	Fanciclovir (para cepas resistentes pode-se usar: ganciclovir, cidofovir, foscarnete); para uso oftálmico, idoxuridina[e,] trifluridina[e]
Vírus da imunodeficiência humana	Seis classes: (1) inibidores nucleosídeos da transcriptase reversa, (2) inibidores não nucleosídeos da transcriptase reversa, (3) inibidores da protease, (4) inibidores de fusão, (5) inibidores da integrase, (6) antagonistas do correceptor CCR-5; combinações de 3 fármacos de 2 classes diferentes deve ser usado (ver o **Capítulo 41**)	Consultar o **Capítulo 41** para mais detalhes Consultar https://hivinfo.nih.gov/para obter as diretrizes atuais e informações de dosagem
Vírus influenza	Oseltamivir, baloxavir (idade ≥ 12 anos)	Peramivir, zanamivir
Vírus sincicial respiratório	Ribavirina[f]	
Vírus varicela-zóster	Aciclovir, valaciclovir	Fanciclovir (para cepas resistentes pode-se usar: ganciclovir, cidofovir, foscarnete)
Citomegalovírus	Ganciclovir, valganciclovir	Foscarnete, cidofovir
Hepatite B	Entecavir, fumarato de tenofovir desoproxila, tenofovir alafenamida e interferona-α	Interferona-α, telbivudina, lamivudina e adefovir
Hepatite C	Esquemas antivirais de ação direta para hepatite C agora padrão de atendimento, embora regimes de tratamento estejam mudando rapidamente; por favor consultar **Capítulo 22**	

ESBL, β-lactamases de espectro estendido; KPC, *Klebsiella pneumoniae carbapenemase*; MRSA, *Staphylococcus aureus* resistente à meticilina; MSSA, *Staphylococcus aureus* sensíveis à meticilina.
[a]Dependente da espécie.
[b]Também se aplica a amoxicilina e compostos relacionados.
[c]Somente se o *Staphylococcus* coagulase negativo também for sensível à meticilina ou à oxacilina.
[d]Devido ao aumento da frequência de cepas de *S. pneumoniae* resistentes à penicilina e cefalosporinas, a terapia presuntiva para infecções graves (p. ex., meningite) deve incluir vancomicina até que estudos de suscetibilidade estejam disponíveis.
[e]Preparação oftálmica.
[f]Aprovada pela Food and Drug Administration para terapia do vírus sincicial respiratório por aerossol, mas estudos clínicos mostram eficácia variável.

Tabela 39-4 Diretrizes para o uso de agentes antimicrobianos comuns em crianças com 1 mês de idade ou mais

Agente	Categoria de tratamento	Dose (mg/kg/dia)	Dose máxima diária	Intervalo (h)	Ajuste	Outras considerações
β-lactâmicos						
Penicilina G (intravenosa e intramuscular de curta ação)	Leve, moderada Severa	100.000-150.000 UI/kg/dia 200.000-400.000 UI/kg/dia	24 mi unidades	4-6	H, R	Tromboflebite Pode usar em infusão contínua
Penicilina Vk (oral)	Leve Moderada	25-50 25-50	2.000 mg	12 6-8	H, R	Não palatável (suspensão) Efeitos GI
Ampicilina (IV)	Leve, moderada Grave	100-200 200-400	12.000 mg	4-6	R	Estabilidade curta
Amoxicilina (oral)	Leve, moderada Grave	40-50 80-100	4.000 mg	8-12 8	R	Efeitos GI
Ampicilina-sulbactam (IV)	Leve, moderada Grave	100-200 (ampicilina) 200-400 (ampicilina)	12.000 mg	4-6	R	Estabilidade curta
Amoxicilina-clavulanato (oral)	Leve, moderada Grave	40-50 80-100	Com base na formulação e no componente amoxicilina, suspensão de 600-42,9 mg/5 mL: 1.000 mg 875-125 mg comprimidos: 875 mg	8-12 8	R	Efeitos GI
Piperacilina-tazobactam (IV)	Leve, moderada Grave	240 (piperacilina) 300 (piperacilina)	16.000 mg	4-6	R	Toxicidade renal Neutropenia
Nafcilina (IV)	Moderada Grave	150 200	12.000 mg	4-6	H	Toxicidade renal, irritação venosa (infundir através de acesso central) Pode usar em infusão contínua
Oxacilina (IV)	Moderada Grave	100 150-200	12.000 mg	4-6	R	Efeitos GI Neutropenia
Dicloxacilina (oral)	Leve, moderada Grave	25-50 50-100	2.000 mg	6	R	Efeitos GI
Cefazolina	Leve, moderada Grave	50 100-150	8.000 mg	8 6-8	R	Neutropenia
Cefalexina (oral)	Leve, moderada Grave	25-50 100-150	4.000 mg	6	R	Efeito GI

(continua)

Tabela 39-4 Diretrizes para o uso de agentes antimicrobianos comuns em crianças com 1 mês de idade ou mais *(Continuação)*

Agente	Categoria de tratamento	Dose (mg/kg/dia)	Dose máxima diária	Intervalo (h)	Ajuste	Outras considerações
Cefadroxila (oral)	Leve, moderada Grave	30 150	1.000 mg 2.000 mg	12 8	R	Efeitos GI
Cefoxitina (IV)	Leve, moderada	80-160	12.000 mg	4-6	R	Neutropenia
Cefuroxima (IV)	Leve, moderada	100-150	6.000 mg	8	R	Neutropenia
Axetilcefuroxima (oral)	Leve Grave	30-40 100	1.000 mg	12	R	Efeitos GI Não palatável (suspensão)
Cefprozila (oral)	Leve	30	1.000 mg	12	R	Efeitos GI
Cefpodoxima (oral)	Leve	10	400 mg	12	R	Efeitos GI
Ceftibuteno (oral)	Leve	9	400 mg	24	R	Efeitos GI
Cefdinir (oral)	Leve	14-25	600 mg	12-24	R	Efeitos GI
Cefotaxima (IV)	Leve, moderada Grave	100-150 200-300	12.000 mg	6-8	R	Não está prontamente disponível nos EUA
Ceftazidima (IV)	Leve, moderada, grave	100-150	6.000 mg	8	R	Não cobre *Streptococcus pneumoniae*
Ceftazidima-avibactam (IV)	Moderada, grave	150	6.000 mg (ceftazidima)	8	R	Infusão em 2 h
Ceftriaxona (IV)	Leve, moderada Grave	50-75 100	4.000 mg/dia (máx. 2.000 mg em dose única)	12-24	R	Lama biliar, deslocamento da bilirrubina, quelante de cálcio Neutropenia
Cefepima (IV)	Leve, moderada Grave	100 150	6.000 mg	8-12	R	Dosagem de Q12h para ITU, para infecções sistêmicas dosagem Q8h preferida
Ceftolozana-tazobactam (IV)	Moderada Grave	60 120	6.000 mg (ceftolozana)	8 8	R	Infusão em 60 min Anemia
Ceftarolina (IV)	Leve Moderada, grave	24-36 30-45	1.800 mg	8-12	R	Infundir por 2 h, Coombs positivo c/ou s/anemia hemolítica, dosagem Q8h recomendada para pediatria
Aztreonam (IV)	Moderada, grave Fibrose cística	90-120 150-300	8.000 mg 12.000 mg	6-8	R	Neutropenia
Meropenem (IV)	Moderada Grave	60 120	6.000 mg	8	R	Neutropenia
Fluoroquinolonas						
Ciprofloxacino (IV e oral)	Moderada Grave	20 30	1.200 mg IV 1.500 mg VO	8-12	R	Neuropatia periférica Artralgias Tendinite/ruptura Prolongamento do QT

(continua)

Tabela 39-4 Diretrizes para o uso de agentes antimicrobianos comuns em crianças com 1 mês de idade ou mais *(Continuação)*

Agente	Categoria de tratamento	Dose (mg/kg/dia)	Dose máxima diária	Intervalo (h)	Ajuste	Outras considerações
Levofloxacino (IV e oral)	Moderada, grave Moderada, grave Moderada, grave	< 5a: 20 5-10a: 14-16 >10a: 10	750 mg (IV ou VO)	12 12 24	R	Neuropatia periférica Artralgias Tendinite/ruptura Prolongamento do QT
Aminoglicosídeos						
Gentamicina (IV)	Todas as infecções	3-7,5	Não aplicável – ajustar com base em concentrações	8	R	Ajustar com base nas concentrações (pico desejado 8-12 mcg/mL para dosagem Q8h e 20-30 para dosagem Q24h e níveis mínimos < 2 mcg/mL) Toxicidade renal Ototoxicidade
Tobramicina (IV)	Todas as infecções	3-7,5	Não aplicável – ajustar com base em concentrações	8	R	Ajustar com base nas concentrações (pico desejado 8-12 mcg/mL para dosagem Q8h e 20-30 para dosagem Q24h e níveis mínimos < 2 mcg/mL) Toxicidade renal Ototoxicidade
Amicacina (IV)	Todas as infecções	15-22,5	Não aplicável – ajustar com base em concentrações	8	R	Ajuste com base nas concentrações (pico desejado 20-35 mcg/mL para dosagem Q8h e níveis mínimos < 10 mcg/mL) Toxicidade renal Ototoxicidade
Macrolídeos						
Eritromicina (oral)	Leve, moderada	20-50	4.000 mg	6-12		Efeitos GI Prolongamento do QT
Azitromicina (IV e oral)	Leve, moderada	10 × 1 dia, então 5 12	1.000 mg	24		Efeitos GI Prolongamento do QT
Claritromicina (oral)	Leve, moderada	15	1.000 mg	12		Efeitos GI Prolongamento do QT
Outros						
Metronidazol (IV e oral)	Giardíase *Clostridioides difficile, Bacteroides fragilis* Amebíase	15 30 30-50	750 mg 1.500 mg 2.250 mg	8	H	Pode ser administrado uma vez ao dia para apendicite Neurotoxicidade, sabor metálico
Clindamicina (IV e oral)	Leve, moderada Grave	20-30 30-40	(IV) 2.700 mg (VO) 1.800 mg	6-8	H	Efeitos GI Formulação dos comprimidos pode causar esofagite

(continua)

Tabela 39-4 Diretrizes para o uso de agentes antimicrobianos comuns em crianças com 1 mês de idade ou mais *(Continuação)*

Agente	Categoria de tratamento	Dose (mg/kg/dia)	Dose máxima diária	Intervalo (h)	Ajuste	Outras considerações
Vancomicina (IV, oral apenas para *C. difficile*)	Leve, moderada Grave	Dose inicial IV recomendada 40-80 80 40-55 (como infusão contínua em 24h)	IV 4.000 mg	IV 6-8	R	Ajuste com base nas concentrações Toxicidade renal
	C. difficile	VO 40	VO 2.000 mg	VO 6		VO Recomendados 500 mg/dia, mas pode-se usar dose mais alta para doença complicada
Dalbavancina (IV)	Regime de uma dose	18-22,5	1.500 mg	Uma vez	R	Longa ação
	Regime de 2 doses	12-15 seguido por 6-7,5	1.000 mg (dia 1) seguida por 500 mg (no dia 8)	Duas doses (sete dias de diferença)		
Linezolida (IV e oral)	Moderada, grave Moderada, grave	< 12a: 30 ≥ 12a: 20	1.200-1.800 mg 1.200 mg	8 12	R	Trombocitopenia Neutropenia
Sulfametoxazol-trimetoprima (IV e oral)	Leve, moderada Grave	8-12 (TMP) 15-20 (TMP)	320 mg (TMP) 640 mg (TMP)	6-12	R	Reações de hipersensibilidade Fotossensibilidade Síndrome de Stevens-Johnson Sem máximo para PCP tx
Rifampicina (IV e oral)	Moderada, grave	10-20	600 mg	12-24	H	Coloração vermelha das secreções
Doxiciclina (IV e oral)	Moderada, grave	2-4	200 mg	12	Sem dados	Manchas nos dentes < 8 anos (limitar a <21 dias de terapia) Fotossensibilidade Laticínios prejudicam a absorção
Tetraciclina (oral)	Leve, grave	25-50	2.000 mg	6	R	Manchas nos dentes < 8 anos (mais comum do que com doxiciclina) Laticínios prejudicam a absorção Fotossensibilidade
Tigeciclina (IV)	Moderada, grave	2,4	100 mg	12	H	Manchas nos dentes < 8 anos Fotossensibilidade, pancreatite
Nitrofurantoína (oral)	Apenas cistite	5-7	400 mg	6		Descoloração da urina
Nitazoxanida (oral)	Giardíase *C. difficile*	1-3a: 200 mg/dia 4-11a: 400 mg/dia ≥ 12a: 1.000 mg/dia	200 mg 400 mg 1.000 mg	12		3 dias de tratamento

(continua)

Tabela 39-4   Diretrizes para o uso de agentes antimicrobianos comuns em crianças com 1 mês de idade ou mais   *(Continuação)*

Agente	Categoria de tratamento	Dose (mg/kg/dia)	Dose máxima diária	Intervalo (h)	Ajuste	Outras considerações
Albendazol (oral)	Tênias Ancilostomídeos Nematelmintos Nematelminto do guaxinim	15 ≤ 2a 200 mg/dia × 1 > 2a 400 mg/dia × 1 25-50	800 mg 200 mg 400 mg 800 mg	12 1× 1× 12-24		Máx. 800 mg/dia
Mebendazol (oral)	Ancilostomídeos, nematelmintos	200 mg/dia	200 mg	12	H	3 dias de tratamento Pode esmagar ou mastigar Hepatotoxicidade
Praziquantel (oral)	Tênia de peixe, tênia da pulga Esquistossomose Verme do fígado	5-10 60 75	Sem máx.	1× 8 8		Engolir comprimido inteiro, sabor amargo
Antivirais						
Aciclovir (IV e oral)	Tratamento IV HSV VZV Tratamento oral HSV, VZV Supressão HSV	1m-3m: 60 > 3m: 30 Todas as idades: 30 (ou) Todas as idades 1500 mg/m²/dia ≥ 2a: 80 ≥ 12a: 80 1-7m: 900 mg/m²/dia 1-11a: 60 ≥ 12a: 60	 3.200 mg 4.000 mg N/A 1.200 mg 800 mg	8 8 8 8 6-8 5 × dia 8 8 12	R	Toxicidade renal, neutropenia Dose de acordo com PCI
Valaciclovir (oral)	Tratamento VZV HSV Supressão HSV	> 3m: 60 mg/kg/dia > 3m: 40-60 mg/kg/dia ≥ 3m: 40-60 ≥ 12a: 40-60	3.000 mg 2.000-3.000 mg (máx.1.000 mg em dose única) 1.000 mg 1000 mg	8 8-12 8-12 12-24	R	Toxicidade renal é uma complicação rara, neutropenia
Ganciclovir (IV)	Tratamento CMV Supressão CMV	10 5	Não se aplica	12 24	R	Toxicidade renal, neutropenia
Valganciclovir (oral)	Tratamento CMV Supressão CMV	30-36 15-18	1.800 mg 900 mg	12 24	R	Toxicidade renal, neutropenia
Oseltamivir (oral)	Tratamento da influenza Profilaxia de influenza	6 3	150 mg 75 mg	12 24	R	Eventos neuropsiquiátricos
Baloxavir (oral)	Tratamento da influenza	≥ 12 a e ≥ 40 kg ≥ 80 kg	40 mg 1 dose 80 mg 1 dose	Dose 1×	R	Diarreia

(continua)

Tabela 39-4 Diretrizes para o uso de agentes antimicrobianos comuns em crianças com 1 mês de idade ou mais *(Continuação)*

Agente	Categoria de tratamento	Dose (mg/kg/dia)	Dose máxima diária	Intervalo (h)	Ajuste	Outras considerações
Peramivir (IV)	Tratamento de influenza	≤ 30d: 6 ≤ 90d: 8 ≤ 180d: 10 ≤ 5a: 12 > 5a: 10	600 mg	24	R	Náuseas, vômitos, diarreia, neutropenia
Zanamivir (inalatório)	Tratamento da influenza Profilaxia de influenza	≥ 7 anos ≥ 5 anos	2 inalações 2 inalações	12 24		Broncoespasmo
Rendesivir (IV)	Tratamento SARS-CoV-2	> 3,5kg Ataque: 5 mg/kg Manutenção: 2,5 mg/kg	200 mg 100 mg	24	R H	Aprovado pela FDA para ≥ 12a e ≥ 40 kg, Aprovação dos EUA para menores de 12a, mas 3,5-40 kg
Antifúngicos						
Nistatina (oral)	Candidíase oral	Bebês: 400.000-800.000 U/dia Crianças: 2.000.000-4.000.000 U/dia		6		
Fluconazol (IV e VO)	Candidíase: Oral Esofágica Sistêmica	 3 3-12 6-12	 200 mg 400 mg 800 mg	24	R	Prolongamento do QT Hepatotoxicidade
Voriconazol (IV e VO)	Todas as infecções Ajustes de dose indicados com base nos níveis de fármacos e CIMs do organismo	Pediátrica: 18 Adulta: 12 × 1 dia, depois 8 Pediátrica: 18 Adulta: 400 mg/dia	 VO 700 mg	12 12 12 12	H	Dosado conforme PCI Monitorar concentrações mínimas Dosagem maior e mais frequente tem sido usada para obter valores mínimos alvo Oral é 40-60% biodisponível em pediatria
Posaconazol (IV e oral)	Todas as infecções Ajustes de dose indicados com base nos níveis de fármacos e CIMs do organismo	IV 7-10 Comprimidos 7-10 Suspensão 12-20	300 mg Comprimidos 300 mg Suspensão 800 mg	24 24 6-12	H	Monitorar concentrações mínimas Dosagem maior e mais frequente tem sido usada para obter valores mínimos alvo para IV e comprimidos A absorção da suspensão limita a dosagem Hepatotoxicidade Baixa penetração no SNC

(continua)

Tabela 39-4 Diretrizes para o uso de agentes antimicrobianos comuns em crianças com 1 mês de idade ou mais *(Continuação)*

Agente	Categoria de tratamento	Dose (mg/kg/dia)	Dose máxima diária	Intervalo (h)	Ajuste	Outras considerações
Sulfato de isavuconazônio (IV e oral)	Todas as infecções	Pediátrico: 6 meses a < 1a: 6	Varia com base no dia de terapia (carga vs. manutenção)	Carga Q8h × 6 doses seguido pela manutenção Q24h	H	Dose baseada em sulfato de isavuconazônio (sulfato de isavuconazônio 372 mg = 200 mg de isavuconazol)
	Ajustes de dose indicados com base nos níveis de fármacos e CIMs do organismo	1-18 a: 10 Adulto: 372 mg/dose				Monitorar as concentrações mínimas Menos eventos adversos QTc a medicamentos
Micafungina (IV)	Profilaxia Tratamento	1-2 < 6m: 8-10 6m-6a: 4 6-16a: 2-3	Profilaxia 50 mg Tratamento 150 mg	24	H	Doses maiores têm sido usadas em pacientes obesos Hepatotoxicidade Baixa penetração no SNC e baixas concentrações urinárias
Caspofungina (IV)	Todas as infecções	Dose de ataque 70 mg/m²/dia Dose de manutenção 50 mg/m²/dia	Dose de ataque 70 mg Dose de manutenção 50 mg	24	H	Baixa penetração no SNC e baixa concentração urinaria
Anidulafungina (IV)	Todas as infecções	1,5-3	200	24	H	Menos hepatotoxicidade
Anfotericina (IV)	Todas as infecções	1,5-3	N/A	24	R	Toxicidade renal e hepática
Anfotericina lipossomal (AmBisome) (IV)	Todas as infecções	3-7,5	N/A	24	R	Toxicidade renal e hepática Doses de até 10 mg/kg/dose têm sido usadas para infecções de SNC
Anfotericina lipossomal (Abelcet) (IV)	Todas as infecções	3-5	N/A	24	R	Toxicidade renal e hepática Foram relatados edema pulmonar e problemas respiratórios com as infusões

CMV, citomegalovírus; GI, gastrintestinal; HSV, vírus herpes simples; ITU, infecção do trato urinário; IV, intravenoso; N/A, não se aplica; PCI, peso corporal ideal; Q8h, a cada 8 horas; Q12h, a cada 12 horas; Q24h, a cada 24 horas; SARS-CoV-2, coronavírus 2 associado à síndrome respiratória aguda grave; SNC, sistema nervoso central; TMP, trimetoprima; VO, via oral; VZV, vírus varicela-zóster.

Tabela 39-5 Diretrizes para o uso de agentes antimicrobianos selecionados em recém-nascidos

			Dose (mg/kg/dia)				
	Rota	Peso corporal	< 7 dias	Intervalo (h)	8-30 dias	Intervalo (h)	Outras considerações
β-lactâmicos							
Penicilina G[a]	IV	≤ 2 > 2	100.000 150.000	12 8	150.000 200.000	8 6	Pode-se usar em infusão contínua
Ampicilina	IV, IM	≤ 2 > 2	50-200 75-300	12 8	75-400 100-400	6-8 6	Estabilidade curta
Ampicilina-sulbactam	IV, IM	≤ 2 > 2	100 150	12 8	100 150	12 8	Estabilidade curta

(continua)

Tabela 39-5 Diretrizes para o uso de agentes antimicrobianos selecionados em recém-nascidos *(Continuação)*

	Rota	Peso corporal	Dose (mg/kg/dia) < 7 dias	Intervalo (h)	8-30 dias	Intervalo (h)	Outras considerações
Piperacilina-tazobactam	IV, IM	≤ 2	300	8	320	6	Toxicidade renal
		> 2	320	6	320	6	
Nafcilina	IV	≤ 2	50	12	75	8	Toxicidade renal, irritante venoso, infundir por acesso central. Pode-se usar em infusão contínua
		> 2	75	8	100	6	
Cefotaxima	IV, IM	≤ 2	100	12	150	8	
		> 2	100	12	150	8	
Ceftazidima	IV, IM	≤ 2	100	12	150	8	
		> 2	150	8	150	8	
Metronidazol	IV	≤ 2	15	12	15	12	
		> 2	22,5	8	30	8	
Outros							
Eritromicina	VO	≤ 2	20	12	30	8	Prolongamento do QTc
		> 2	20	12	30	8	
Azitromicina	IV, VO		10	24	10	24	Prolongamento do QTc
Clindamicina	IV, IM	≤ 2	15	8	15	8	
		> 2	21	8	30	8	
Vancomicina[b]	IV	≤ 2	15	18	30	12	Toxicidade renal
		> 2	30	12	45	8	
Antifúngicos							
Nistatina	VO		400.000-800.000 U/dia	6	400.000-800.000 U/dia	6	
Fluconazol	IV, VO		3-12	24-72	3-12	24-72	
Antivirais							
Aciclovir	IV	≤ 2	40	12	60	8	Toxicidade renal, neutropenia
		> 2	60	8	60	8	
Ganciclovir	IV		10	12	10	12	Toxicidade renal, neutropenia
Valganciclovir	VO	> 1,8	32	12	32	12	Toxicidade renal, neutropenia

Aminoglicosídeos	Rota	Idade gestacional/idade pós natal	Dose (mg/kg/dia)	Intervalo (h)	Outras considerações
Amicacina[c]	IV, IM	IG: < 30 sem			Toxicidade renal, ototoxicidade
		≤ 14 dias	15	48	
		>14 dias	15	24	
		IG: 30-34 sem	15	24	
		IG: ≥ 35 sem			
		≤ 7 dias	15	24	
		> 7 dias	17,5	24	
Gentamicina[c]	IV, IM	IG: < 30 sem	3	24	Toxicidade renal, ototoxicidade
		IG: 30-34 sem	2,5	18	
		IG: ≥ 35 sem			
		≤ 7 dias	4	24	
		> 7 dias	2,5	12	

(continua)

Tabela 39-5 Diretrizes para o uso de agentes antimicrobianos selecionados em recém-nascidos *(Continuação)*

			Dose (mg/kg/dia)				
	Rota	Peso corporal	< 7 dias	Intervalo (h)	8-30 dias	Intervalo (h)	Outras considerações
Tobramicina[c]	IV, IM	IG: < 30 sem					Toxicidade renal, ototoxicidade
		≤ 14 dias			5	48	
		> 14 dias			5	36	
		IG: 30-34 sem					
		≤ 10 dias			4,5	36	
		> 10 dias			5	36	
		IG: ≥ 35 sem					
		≤ 7 dias			4	24	
		> 7 dias			5	24	

IM, intramuscular; IV, intravenoso; VO, via oral.
[a]As dosagens de penicilina são em U/kg/dia. Ver doenças específicas para dosagem.
[b]A dosagem de vancomicina depende da idade gestacional e da creatinina sérica com monitoramento dos níveis.
[c]A dosagem de aminoglicosídeos em recém-nascidos requer atenção cuidadosa para alterações na função renal e alterações no volume de distribuição. Para lactentes menores que 1.200 g, podem ser necessárias doses menores.

Os mecanismos de ação e parâmetros de eficácia são anotados posteriormente e indicados na **Figura 39-2**.

AGENTES ANTIMICROBIANOS ESPECÍFICOS

ANTIBIÓTICOS β-LACTÂMICOS (ETAPA 1, FIGURA 39-2)

Os antimicrobianos β-lactâmicos incluem penicilinas, cefalosporinas, carbapenêmicos, monobactâmicos (etapa 1, **Figura 39-2**) e certos inibidores de β-lactamase (etapa 8, **Figura 39-2**). Eles são caracterizados por um anel β-lactâmico de quatro membros, mas, fora isso, são estruturalmente distintos, com diferenças em sua capacidade para se ligar ao seu alvo, as proteínas de ligação à penicilina (PBPs, de *penicillin-binding protein*). As PBPs, originalmente nomeadas por sua capacidade de ligar a penicilina experimentalmente, são enzimas funcionalmente transpeptidase que são essenciais para a síntese da parede celular bacteriana. As bactérias têm uma grande variedade e número de PBPs, de modo que o espectro de atividade dos β-lactâmicos está relacionado à afinidade de ligação às PBPs-chave em um determinado isolado bacteriano. A ligação de PBPs por β-lactâmicos previne a reticulação da camada de peptidoglicano da parede celular, resultando em morte bacteriana. As bactérias se protegem dos β-lactâmicos principalmente (1) produzindo β-lactamases que hidrolisam o anel β-lactâmico, (2) alterando as PBPs para alterar a afinidade de ligação β-lactâmicos-PBPs ou (3) criando mudanças nas porinas ou bombas de efluxo (etapa 9, **Figura 39-2**) para diminuir a concentração intracelular do fármaco. Existem muitos tipos diferentes de β-lactamases, que variam de penicilina (como a produzida rotineiramente por *S. aureus*) a tipos mais sofisticados e amplos produzidos por Gram-negativos, dos quais existem milhares. Entre eles estão as β-lactamases induzíveis (IBL, de *inducible β-lactamases*) que se tornam clinicamente aparentes somente após uso de β-lactâmicos. As IBLs são comuns em algumas espécies de *Serratia, Pseudomonas, Proteus, Citrobacter, Enterobacter, Morganella* e *Aeromonas*. As listas em nível de espécies podem ser encontradas na literatura. Existem também as β-lactamases de espectro estendido (ESBLs, de *extended spectrum β-lactamases*), que são produzidas principalmente por *Klebsiella* spp. e *E. coli*. Estas são particularmente preocupantes, porque os plasmídeos (ver **Figura 39-2**) que as codificam são transmissíveis entre organismos e muitas vezes abrigam outros tipos de resistência. Uma preocupação crescente são os plasmídeos que codificam resistência de carbapenêmicos, porque muitas vezes eles contêm outros tipos de mutações de resistência e têm o potencial de levar a infecções que são intratáveis com os medicamentos atuais.

Embora a alergia a antimicrobianos β-lactâmicos seja relatada comumente pelos pais, essa história não é altamente preditiva de uma reação alérgica. A alergia à penicilina é relatada em até 10% da população geral, mas mais de 90% desses pacientes toleram o desafio de penicilina sem reação (sugerindo ou que a alergia foi resolvida ou que nunca esteve presente). Visto que os pacientes rotulados como alérgicos à penicilina podem receber estratégias inferiores de tratamento, é importante confirmar os detalhes da história. Os pacientes com pouca probabilidade de ter uma alergia verdadeira (p. ex., história isolada, início tardio [> 24 h após a primeira dose] ou início de sintomas isolados e não progressivos [como sintomas gastrointestinais ou erupção cutânea/urticária isolada]) devem ser "desrotulados" e aqueles com uma história consistente, com uma reação imediata, devem ser encaminhados para teste de alergia.

β-LACTÂMICOS: PENICILINAS

▶ **Penicilinas e aminopenicilinas**

Penicilinas, amoxicilina e ampicilina são os fármacos de escolha para tratar infecções com a maioria dos estreptococos (incluindo

Tabela 39-6 Terapia empírica para síndromes clínicas comuns[a]

Síndrome	Organismos comuns (menos comuns a considerar)	Exemplos de antimicrobianos empíricos potencialmente úteis (para bactérias específicas, ver Tabela 39-3)	Comentários (capítulos relevantes/diretriz dos EUA)
Febre no recém-nascido normal	Streptococcus do grupo B Escherichia coli Enterococcus (ITU) Outros vírus (enterovírus, parecovírus, VSR, rinovírus) [Meningococcus] [HSV] [Streptococcus pneumoniae] [Listeria spp.]	IV: Idade < 1 mês: • Ampicilina e gentamicina Idade > 1 mês: • Ceftriaxona e vancomicina	Substituir a cefotaxima (ou cefalosporinas alternativas) por gentamicina se a coloração inicial de Gram (LCR, urina) for preocupante para infecção Gram-negativa. Considerar cobertura de HSV (aciclovir) se houver preocupação clínica. [ver o capítulo Recém-nascidos e Infecções: Bacterianas e de Espiroquetas]
Sepse em crianças previamente hígidas	Neisseria meningitidis Staphylococcus aureus (MRSA ou MSSA) EGA S. pneumoniae [Haemophilus influenzae B]	IV: • Ceftriaxona ou cefotaxima, e vancomicina	Considerar inibidor da síntese proteica se choque tóxico (clindamicina). Considerar adicionar cefazolina se houver probabilidade de S. aureus (melhores resultados para MSSA do que vancomicina). Em muitas áreas geográficas, a resistência à clindamicina entre isolados de MSSA e MRSA é alta. [ver o capítulo Infecções: Bacterianas e de Espiroquetas]
Febre em paciente com acesso venoso central, não neutropênico	Staphylococcus, coagulase negativa S. aureus (MRSA ou MSSA) Gram-negativos entéricos (particularmente comprometimento GI) Enterococcus spp. (particularmente se comprometimento GI) [Pseudomonas aeruginosa] [Levedura]	IV: • Ceftriaxona ou cefotaxima e vancomicina	Se história recente de organismo resistente, adicionar cobertura específica. Pacientes GI/intestino curto têm maior risco de Gram-negativos. Se neutropênico, substituir ceftriaxona/cefotaxima por cefepima. Se for de alto risco ou não responder aos antibióticos, considerar cobertura para levedura (fluconazol, micafungina). [ver o capítulo Infecções: Bacterianas e de Espiroquetas]
Sepse em criança neutropênica	P. aeruginosa Streptococcus viridans Staphylococcus, coagulase negativo S. aureus (MRSA ou MSSA) Gram-negativos entéricos [Enterococcus spp.] [Levedura]	IV: • Cefepima e vancomicina	Se história recente de organismo resistente, adicionar cobertura. Se for de alto risco ou não responder aos antibióticos, considerar cobertura para levedura (micafungina). Considerar adicionar ampicilina para Enterococcus gallinarum e Enterococcus casseliflavus ou daptomicina para VRE, dependendo da epidemiologia local. [ver o capítulo Infecções: Bacterianas e de Espiroquetas]
Infecção do trato urinário/pielonefrite	E. coli Klebsiella spp. Enterococcus spp. Outros Gram-negativos entéricos	Oral: • Cefalexina • Sulfametoxazol-trimetoprima IV • Ceftriaxona	Substituir amoxicilina/ampicilina para enterococos. [ver capítulos Rim e Trato Urinário e Infecções: Bacterianas e de Espiroquetas, e a diretriz nacional dos EUA]

(continua)

Tabela 39-6 Terapia empírica para síndromes clínicas comuns[a] *(Continuação)*

Síndrome	Organismos comuns (menos comuns a considerar)	Exemplos de antimicrobianos empíricos potencialmente úteis (para bactérias específicas, ver Tabela 39-3)	Comentários (capítulos relevantes/diretriz dos EUA)
Otite média aguda supurativa	Vírus S. pneumoniae H. influenzae M. catarrhalis	Oral: • Amoxicilina (alta dose) • Amoxicilina/ácido clavulânico (se amoxicilina falhar)	A terapia antimicrobiana deve ser direcionada para S. pneumoniae. Como grande parte da OM é viral, nem todos os casos requerem tratamento. [ver capítulos Ouvido, Nariz e Garganta e Infecções: Bacterianas e de Espiroquetas, e a diretriz nacional dos EUA]
Faringite devido a estreptococos do grupo A	EGA	Oral: • Penicilina • Amoxicilina	Embora outros agentes orais sejam ativos, eles são mais amplos do que o necessário e levam à resistência. [ver capítulos Ouvido, Nariz e Garganta e Infecções: Bacterianas e de Espiroquetas, e a diretriz nacional dos EUA]
Pneumonia adquirida na comunidade	Vírus S. pneumoniae Mycoplasma [S. aureus (MRSA ou MSSA)] [EGA] [H. influenzae (B ou não tipável)] [Moraxella catarrhalis]	Oral: • Amoxicilina (alta dose) IV: • Ampicilina	A terapia antimicrobiana deve ser direcionada para S. pneumoniae. Para pacientes internados mais doentes, considere cobertura para S. aureus. Cobertura de Gram-negativos resistentes à penicilina (H. influenzae, M. catarrhalis) raramente necessário. Embora o micoplasma seja comum, não está claro que a terapia dirigida melhora os resultados; se cobertura desejada, azitromicina é o fármaco de escolha, mas não fornece cobertura suficiente para S. pneumoniae. Em muitas áreas geográficas, a resistência à clindamicina entre ambos MSSA e MRSA é alta. [ver capítulos Trato Respiratório e Mediastino e Infecções: Bacterianas e de Espiroquetas, e a diretriz nacional dos EUA]
Infecções de pele e tecidos moles	S. aureus (MRSA ou MSSA) EGA	Oral: • Cefalexina • Clindamicina • Sulfametoxazol-trimetoprima	Pode exigir drenagem. Considerar outros organismos se história de mordida ou trauma. Em muitas áreas geográficas, a resistência à clindamicina entre isolados de MSSA e MRSA é alta. Em muitas áreas geográficas, a resistência ao sulfametoxazol-trimetoprima entre isolados de EGA é alto. [ver capítulos Pele e Infecções: Bacterianas e de Espiroquetas]
Adenite aguda supurativa	S. aureus (MRSA ou MSSA) EGA	Oral: • Cefalexina • Clindamicina IV: • Cefazolina • Clindamicina	Pode exigir drenagem. Em muitas áreas geográficas, a resistência à clindamicina entre isolados de MSSA e MRSA é alta. [ver capítulos Ouvido, Nariz e Garganta e Infecções: Bacterianas e de Espiroquetas]

(continua)

Tabela 39-6 Terapia empírica para síndromes clínicas comuns[a] *(Continuação)*

Síndrome	Organismos comuns (menos comuns a considerar)	Exemplos de antimicrobianos empíricos potencialmente úteis (para bactérias específicas, ver Tabela 39-3)	Comentários (capítulos relevantes/diretriz dos EUA)
Sinusite bacteriana aguda	*S. pneumoniae* *H. influenzae* (B ou não tipificável) *M. catarrhalis* *S. aureus* (MRSA ou MSSA) Bactérias anaeróbicas	Oral: • Amoxicilina (alta dose) • Amoxicilina/ácido clavulânico (dose alta)	A terapia deve ser direcionada contra *S. pneumoniae* (amoxicilina); na sinusite grave, expansão para outros organismos razoáveis. [ver capítulos Ouvido, Nariz e Garganta e Infecções: Bacterianas e de Espiroquetas, e a diretriz nacional dos EUA]
Celulite orbitária (com sinusite associada)	*S. pneumoniae* *Streptococcus anginosus/viridans* *H. influenzae* (B ou não tipificável) *M. catarrhalis* *S. aureus* (MRSA ou MSSA) Bactérias anaeróbicas	IV: • Ampicilina-sulbactam • Ceftriaxona + clindamicina	Considerar a adição de cobertura de MRSA (vancomicina). Pode exigir drenagem. Em muitas áreas geográficas, a resistência à clindamicina entre isolados de MSSA e MRSA é alta. [ver capítulos Ouvido, Nariz e Garganta e Infecções: Bacterianas e de Espiroquetas, e a diretriz nacional dos EUA]
Mastoidite supurativa aguda	*S. pneumoniae* EGA *S. aureus* (MRSA ou MSSA) [*H. influenzae* (B ou não tipável)] [*Pseudomonas* spp.]	IV: • Ampicilina/sulbactam • Ceftriaxona + clindamicina	Pode exigir drenagem. Em muitas áreas geográficas, a resistência à clindamicina entre isolados de MSSA e MRSA é alta. [ver capítulos Ouvido, Nariz e Garganta e Infecções: Bacterianas e de Espiroquetas]
Abscesso cerebral (sinusite associada)	*S. anginosus/viridans* *S. pneumoniae* *H. influenzae* (B ou não tipificável) *M. catarrhalis* *S. aureus* (MRSA ou MSSA) Bactérias anaeróbicas	IV: • Vancomicina, ceftriaxona e metronidazol	Pode exigir drenagem. [ver capítulos Ouvido, Nariz e Garganta e Infecções: Bacterianas e de Espiroquetas]
Abscesso dentário	Flora polimicrobiana da boca	Oral: • Penicilina • Clindamicina • Amoxicilina/ácido clavulânico IV: • Ampicilina/sulbactam • Clindamicina	Pode exigir extração dentária. [ver capítulos Medicina Oral e Odontologia e Infecções: Bacterianas e de Espiroquetas]
Abscesso peritonsilar ou retrofaríngeo	EGA *S. aureus* (MRSA ou MSSA) *S. anginosus/viridans* Outra flora oral	IV: • Ampicilina-sulbactam • Ceftriaxona + clindamicina	Pode exigir drenagem. Em muitas áreas geográficas, a resistência à clindamicina entre isolados de MSSA e MRSA é alta. [ver capítulos Ouvido, Nariz e Garganta e Infecções: Bacterianas e de Espiroquetas]
Infecções em mordeduras de cães ou gatos	*Pasteurella* spp. *S. aureus* (MRSA ou MSSA) EGA [*Capnocytophaga canimorsus*]	Oral: • Amoxicilina/ácido clavulânico (dose alta) • Clindamicina + fluoroquinolona IV: • Ampicilina-sulbactam • Ceftriaxona + clindamicina	Considerar a profilaxia da raiva e do tétano. Pode exigir remoção de sutura e/ou drenagem. Em muitas áreas geográficas, a resistência à clindamicina entre isolados de MSSA e MRSA é alta. [ver capítulos Emergências e Lesões e Infecções: Bacterianas e de Espiroquetas, e a diretriz nacional dos EUA]

(continua)

Tabela 39-6 Terapia empírica para síndromes clínicas comuns[a] *(Continuação)*

Síndrome	Organismos comuns (menos comuns a considerar)	Exemplos de antimicrobianos empíricos potencialmente úteis (para bactérias específicas, ver Tabela 39-3)	Comentários (capítulos relevantes/diretriz dos EUA)
Infecção musculoesquelética hematogênica aguda	*S. aureus* (MRSA ou MSSA) *Kingella kingae* EGA [*S. pneumoniae*] [*N. meningitidis*] [*Salmonella* spp.]	Oral: • Cefalexina • Clindamicina IV: • Cefazolina • Clindamicina • Vancomicina	Em muitas áreas geográficas, a resistência à clindamicina entre MSSA e MRSA é alta. [ver capítulos Ortopedia e Infecções: Bacterianas e de Espiroquetas]
Endocardite aguda	*S. viridans* *S. aureus* (MRSA ou MSSA) Organismos HACEK	IV: • Ceftriaxona + vancomicina + gentamicina	Assegure múltiplas hemoculturas antes de antibióticos. Alterar cobertura empírica baseada em fatores de risco.
Diarreia aguda do viajante	*E. coli* *Campylobacter* *Salmonella* spp. *Shigella* spp. Outros	Oral: • Azitromicina • Rifaximina • Ciprofloxacino • Cefixima	Escolha do agente adaptado à resistência na área de viagem (consultar *site* de viagens do CDC).
Apendicite aguda	*E. coli* *Bacteroides fragilis*	IV: • Ceftriaxona + metronidazol	Ceftriaxona e metronidazol podem ser administrados uma vez ao dia para apendicite.
Abscesso hepático	*S. anginosus* *E. coli* *B. fragilis* Outra flora gastrintestinal [*Entamoeba histolytica*]	IV: • Ceftriaxona + metronidazol	Pode exigir drenagem. Considerar *E. histolytica* se drenagem com poucos PMNs, aparência de "pasta de anchova", apoio epidemiológico. [ver os capítulos Infecções: Bacterianas e de Espiroquetas]

CDC, Centros de Controle e Prevenção de Doenças; EGA, estreptococos do grupo A; GI, gastrintestinal; HSV, vírus herpes simples; ITU, infecção urinária; IV, intravenoso; LCS, líquido cerebrospinal; MRSA, *S. aureus* resistente à meticilina; MSSA, *S. aureus* sensível à meticilina; PMN, neutrófilos polimorfonucleares; VRE, *Enterococcus* resistentes à vancomicina; VSR, vírus sincicial respiratório.

Organismos [entre colchetes] são menos prováveis, mas precisam ser considerados na escolha empírica de antimicrobianos.

[a] A terapia empírica deve sempre ser adaptada para fatores de risco específicos e indícios clínicos caso a caso. Escolhas antimicrobianas preenchidas à direita da tabela não cobrem necessariamente todos os micróbios listados à esquerda, mas são opções potenciais para cobertura empírica. Os padrões de suscetibilidade local devem sempre ser considerados na escolha da terapia empírica. Os antimicrobianos devem ser ajustados ao organismo e sua suscetibilidade uma vez conhecidos.

estreptococos do grupo A, estreptococos do grupo B e pneumococos), maioria dos enterococos, *Treponema pallidum*, *Neisseria meningitidis*, *Leptospira*, *Streptobacillus moniliformis* (febre por mordida de rato), *Actinomyces*, muitos anaeróbios orais e a maioria dos *Clostridium* e espécies de *Bacillus*. Eles também são usados para profilaxia em pacientes com febre reumática ou asplenia. Amoxicilina e ampicilina são consideradas de primeira linha para pneumonia e otite média adquiridas na comunidade. Elas penetram em todos os tecidos relativamente bem, e a amoxicilina oferece biodisponibilidade oral adequada (tem a melhor biodisponibilidade entre os β-lactâmicos que, como uma classe, são geralmente mal absorvidos). Mais tempo acima da CIM é alcançado com doses mais altas e mais frequentes; por exemplo, a amoxicilina na dose de 90 mg/kg dividida três vezes diariamente para *S. pneumoniae* (com CIM de 1-2 mcg/mL) atinge 7 a 8 horas de tempo sobre a CIM, enquanto, se dividida apenas duas vezes ao dia, excede a CIM por apenas 5 a 6 horas.

Os inibidores comuns de β-lactamase são eles próprios β-lactâmicos em estrutura (incluindo sulbactam, ácido clavulânico e tazobactam, mas não avibactam ou vaborbactam), mas eles normalmente não têm atividade antibacteriana. Em vez disso, eles agem como "iscas", ligando-se a β-lactamases bacterianas de modo que seu fármaco companheiro esteja livre para se ligar à PBP-alvo. Estão disponíveis em combinação com aminopenicilinas na amoxicilina/ácido clavulânico (oral) e ampicilina/sulbactam (IV), oferecendo atividade expandida para *S. aureus* sensível à meticilina (MSSA, de *methicillin-sensitive S. aureus*), *Moraxella catarrhalis*, *Klebsiella* spp. e Gram-negativos produtores de β-lactamase (como alguns *H. influenzae*, *E. coli*) e anaeróbios (como *Bacteroides fragilis* e *Fusobacteria* spp.). Isso os

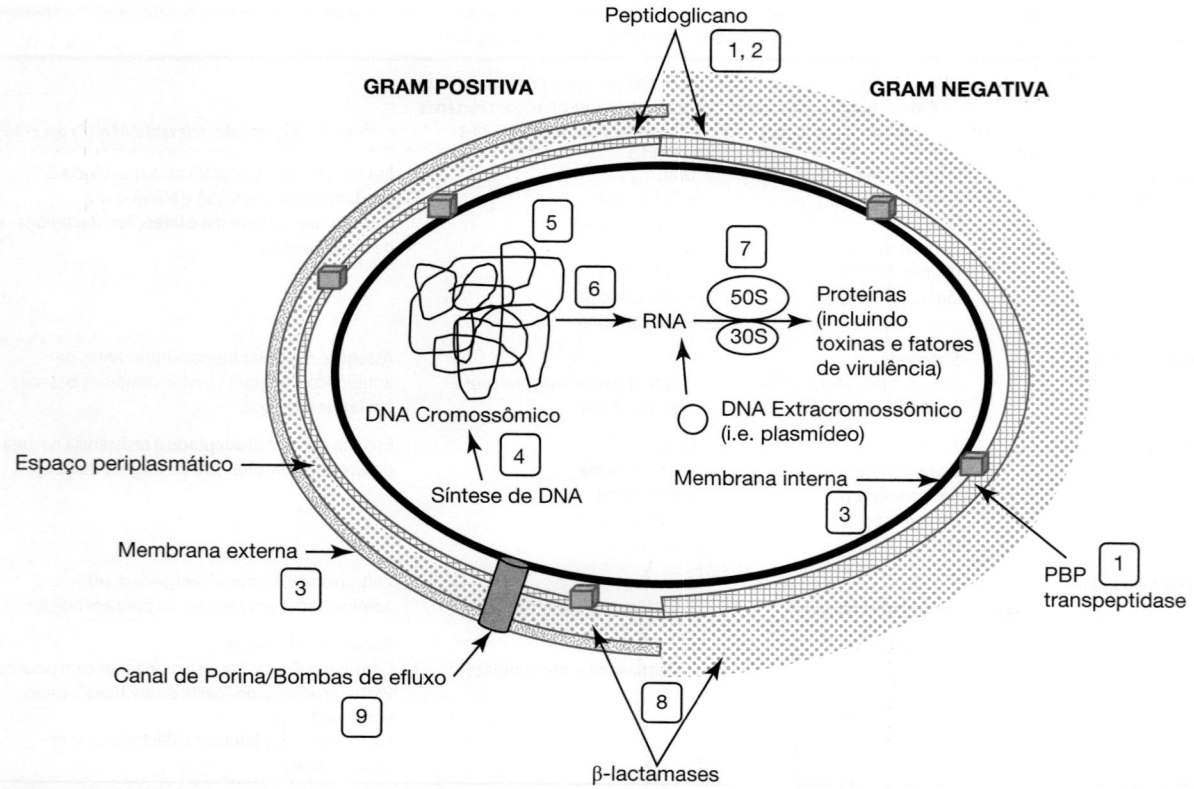

▲ **Figura 39-2** Esquema simples de célula bacteriana com alvos de antibióticos e mecanismos de resistência. Os mecanismos de ação dos antibióticos incluem afetar a parede celular e a síntese/função da membrana (1, 2, 3), a síntese/função do ácido nucleico (4, 5, 6) ou a síntese de proteínas (7).

(1) Todos os antibióticos β-lactâmicos se ligam à PBP bacteriana, impedindo a reticulação enzimática necessária para a manutenção da parede celular.

(2) Os glicopeptídeos (p. ex., vancomicina) inibem a síntese de peptidoglicano impedindo a reticulação nos aminoácidos terminais. A fosfomicina inibe uma etapa inicial na síntese de peptidoglicano.

(3) A daptomicina se insere na membrana interna, rica em lipídios, de bactérias Gram-positivas, levando-a à despolarização e morte celular. As polimixinas causam danos tanto à membrana interna quanto à externa.

(4) O sulfametoxazol-trimetoprima (SMX-TMP) inibe duas etapas na via de síntese de folato, que então inibe a biossíntese de DNA.

(5) As fluoroquinolonas têm como alvo as topoisomerases bacterianas, inibindo a replicação e o reparo do DNA. O metronidazol e a nitrofurantoína, após ativação intracelular, produzem metabólitos ativos e radicais livres que, em parte, desestabilizam o DNA bacteriano.

(6) As rifamicinas inibem a RNA polimerase bacteriana, impedindo a síntese de RNA.

(7) Múltiplos antibióticos inibem a síntese de proteínas. Na subunidade ribossômica 50S, as oxazolidinonas (p. ex., linezolida) previnem a iniciação da síntese proteica, enquanto tanto os macrolídeos (p. ex., azitromicina) quanto as lincosamidas (p. ex., clindamicina) inibem o alongamento da cadeia peptídica. Na subunidade ribossômica 30S, as tetraciclinas inibem o alongamento do peptídeo bloqueando a ligação do RNA transportador (tRNA) e os aminoglicosídeos interrompem a precisão da tradução para impedir o alongamento do peptídeo.

(8) As β-lactamases são enzimas que se ligam e degradam antibióticos β-lactâmicos com eficiência variável dependendo da β-lactamase. As bactérias Gram-positivas secretam β-lactamases no espaço extracelular, enquanto as bactérias Gram-negativas secretam β-lactamases no espaço periplasmático.

(9) As porinas são canais de proteínas transmembrana que permitem a difusão de antibióticos através da membrana bacteriana, e mutações em genes relacionados à porina podem prejudicar o influxo de antibióticos e aumentar a resistência. Bombas de efluxo, também proteínas transmembrana, podem exportar ativamente antibióticos da célula, levando também ao aumento da resistência.

torna úteis para o tratamento de infecções mistas, por exemplo, mordidas de cachorro ou abscessos tonsilares e parafaríngeos, celulite orbitária, terapia redutora para apendicite rompida e sinusite e otite média refratárias. Notavelmente, eles não oferecem nenhuma vantagem no tratamento de *S. pneumoniae* ou outros estreptococos, uma vez que estes organismos não produzem β-lactamases. A piperacilina/tazobactam também expande a cobertura, às vezes incluindo cobertura para *Pseudomonas aeruginosa*. Esse fármaco tem seu nicho em infecções abdominais complexas e pneumonia associada ao hospital, mas deve ser usado com moderação devido ao seu amplo espectro e risco de lesão renal aguda (LRA), particularmente se usado com vancomicina. Enquanto a penetração das penicilinas e aminopenicilinas é boa para a maioria dos tecidos do corpo, a penetração dos inibidores de β-lactamase é pouco compreendida. Combinações de β-lactâmicos com inibidores de β-lactamase são notórios por causarem diarreia, particularmente amoxicilina/ácido clavulânico, e é recomendada cautela com a dosagem de diferentes formulações contendo ácido clavulânico.

▶ Penicilinas resistentes à penicilinase

As penicilinas resistentes à penicilinase foram desenvolvidas como antibióticos anti-MSSA para combater a β-lactamase de espectro estreito (penicilinase) produzida por quase todos os MSSA. Esses medicamentos, que incluem nafcilina, oxacilina, meticilina e dicloxacilina, oferecem proteção estrutural ao anel dos β-lactâmicos, de modo que ele fica indisponível para as penicilinases. Estão associados com toxicidade renal e hepática, o que limita seus usos. Febre medicamentosa, erupções cutâneas e neutropenia também são comuns. Oxacilina e a meticilina são excretadas por via renal, enquanto a nafcilina é excretada pelas vias biliares. A nafcilina causa irritação venosa, dificultando a manutenção dos acessos venosos periféricos; também causa danos após o extravasamento, por isso é melhor usada em acessos grandes ou centrais. Em função dos seus custos e efeitos colaterais, esses medicamentos foram amplamente suplantados pela cefazolina (IV) e cefalexina (oral), mas as formas IV mantêm um nicho no tratamento da endocardite e infecções do sistema nervoso central (SNC) causadas por MSSA. A dicloxacilina é usada como terapia oral redutora quando apropriado e para tratamento ambulatorial de infecções de pele e tecidos moles (IPTM) em adultos.

β-LACTÂMICOS: CEFALOSPORINAS

As cefalosporinas são frequentemente categorizadas em "gerações", que não é uma relação química, mas representa similaridade nos espectros antimicrobianos com base na ligação a várias PBPs. Todos os mecanismos de resistência mencionados acima para β-lactâmicos também se aplicam às cefalosporinas. Organismos Gram-negativos têm uma variedade cada vez maior de β-lactamases, dentre as quais as mais problemáticas na prática rotineira são as β-lactamases de espectro induzível e estendido (IBLs e ESBLs). Nenhuma cefalosporina aprovada para uso nos Estados Unidos tem atividade contra enterococos.

As cefalosporinas de primeira geração incluem cefazolina (IV) e cefalexina (oral), que são usadas principalmente para tratar infecções com MSSA ou como terapia empírica para ITUs. Elas são tratamentos altamente eficazes para SSTI, pois também têm atividade contra estreptococos do grupo A, pneumonia por MSSA e no tratamento inicial e oral de infecções musculoesqueléticas em crianças. Por causa de sua alta concentração na urina, a cefalexina é considerada de primeira linha para ITUs e frequentemente atinge a erradicação adequada em organismos considerados "resistentes".

As cefalosporinas de segunda geração incluem cefuroxima IV e cefprozila e cefuroxima orais. Estas têm atividade um tanto reduzida, mas aceitável, contra cocos Gram-positivos e maior atividade contra alguns bastonetes Gram-negativos em comparação com cefalosporinas de primeira geração, mas não tanto quanto as cefalosporinas de terceira geração descritas abaixo. São ativas contra *H. influenzae* e *M. catarrhalis*, incluindo cepas que produzem β-lactamases capazes de inativação da ampicilina. A cefoxitina e a cefotetana, que são consideradas cefamicinas de segunda geração, oferecem atividade contra anaeróbios, tornando-as potencialmente úteis no tratamento de apendicite não perfurada, colangite e doença inflamatória pélvica; porém resistência aumentada e meia-vida curta (cefoxitina) são limitações.

As cefalosporinas de terceira geração têm substancialmente menos atividade contra MSSA do que as cefalosporinas de primeira geração, embora tenham atividade notavelmente aumentada contra *S. pneumoniae*. Elas também têm atividade aumentada contra bactérias Gram-negativas aeróbicas que abrigam β-lactamases de espectro restrito. As formas intravenosas mais comuns são ceftriaxona e cefotaxima; devido a problemas de produção, a disponibilidade de cefotaxima atualmente é limitada. A ceftazidima fornece cobertura semelhante (embora com cobertura inadequada de *S. pneumoniae*), mas apresenta alguma atividade contra *P. aeruginosa*, embora a resistência possa ser induzida. Essas formulações IV têm boa penetração no SNC. As opções orais de terceira geração, incluindo cefpodoxima, cefixima e cefdinir, são limitadas pelas baixas concentrações e não podem ser consideradas equivalentes a formulações IV – por exemplo, o CLSI recomenda que a cefazolina, não a ceftriaxona, seja usada como fármaco substituto para prever a sensibilidade de *E. coli*, *Klebsiella pneumoniae* e *Proteus mirabilis* a cefalosporinas orais de terceira geração.

A cefepima é considerada uma cefalosporina de quarta geração. Ela retém atividade considerável contra MSSA enquanto também é efetiva contra *P. aeruginosa* e alguns outros produtores de IBLs, como *Enterobacter* spp. É um zwitteríon e, dessa forma, penetra eficientemente na membrana externa da célula Gram-negativa. Apesar de sua eficácia contra organismos produtores de IBL, a cefepima é hidrolisada por ESBLs, então geralmente confere pouca vantagem contra as bactérias que contêm essas enzimas.

A ceftarolina é a única cefalosporina capaz de tratar MRSA com base em sua capacidade de ligar a PBP (PBP2a) de MRSA (codificado por *mecA*); no entanto, ela não tem atividade contra *P. aeruginosa*. A ceftarolina é aprovada em crianças, e talvez tenha um papel no tratamento de crianças com infecções invasivas por MRSA, particularmente em pacientes com lesão renal. A penetração no SNC pode não ser ideal.

Existem agora duas cefalosporinas combinadas com inibidores de β-lactamase, ceftazidima/avibactam (aprovadas em pediatria) e ceftolozana/tazobactam. Estes têm atividade contra *P. aeruginosa* e cobertura variável contra muitos outros Gram-negativos altamente resistentes.

Com exceção da cefalexina, que possui alta biodisponibilidade via oral, outras cefalosporinas orais têm baixas concentrações séricas e atingem um tempo adequado sobre a CIM para morte bacteriana suficiente em cenários clínicos limitados. Em geral, são mal absorvidas, altamente ligadas a proteínas e muitas vezes são administradas em intervalos ineficazmente longos. Embora não devam ser amplamente usadas, alcançam um tempo maior acima da CIM no meio ouvido e na urina em comparação com outros locais, melhorando a probabilidade de cura nesses locais. Para organismos suscetíveis à amoxicilina, as cefalosporinas orais são inferiores em termos de farmacocinética e devem ser usadas apenas para pacientes com alergia a penicilinas. Por exemplo, a amoxicilina em altas doses é mais eficaz do que o cefdinir para infecções onde *S. pneumoniae* é o patógeno mais provável.

β-LACTÂMICOS: MONOBACTÂMICOS

O aztreonam é o único monobactâmico aprovado para uso nos Estados Unidos. O aztreonam é ativo contra bastonetes aeróbios Gram-negativos, incluindo *P. aeruginosa*. Tem atividade contra *H. influenzae* e *M. catarrhalis*, incluindo aqueles que são produtores de β-lactamase. Os usos mais comuns de aztreonam são como aerossol, para tratamento de infecções por *P. aeruginosa* em pacientes com fibrose cística, e como terapia alternativa para pacientes gravemente alérgicos a β-lactâmicos, visto que há pouca reatividade cruzada entre o aztreonam e outros β-lactâmicos, exceto a ceftazidima, que compartilha uma cadeia lateral em comum. O aztreonam também desempenha um papel no tratamento de certos organismos resistentes aos carbapenêmicos, particularmente em combinação com avibactam, uma vez que é inerentemente estável contra certas carbapenemases.

β-LACTAM: CARBAPENÊMICOS

Meropenem, ertapenem, doripenem e imipenem constituem os carbapenêmicos, que são antimicrobianos amplamente eficazes contra aeróbios Gram-negativos, a maioria dos anaeróbios e muitos organismos Gram-positivos. Eles têm alguma atividade contra MSSA (mas não MRSA), *S. pneumoniae*, *E. faecalis* (mas não *E. faecium*) e vários outros Gram-positivos. Com exceção do ertapeném, apresentam boa atividade contra *P. aeruginosa* e retêm atividade contra muitos Gram-negativos resistentes a múltiplas substâncias, incluindo aqueles com IBLs e ESBLs. O imipeném está disponível em combinação com cilastatina, que inibe o metabolismo do imipeném nos rins, resultando em altas concentrações séricas e urinárias. Há um aumento da frequência de convulsões quando infecções do SNC são tratadas com carbapenêmicos, particularmente imipeném; os carbapenêmicos também diminuem os níveis de ácido valproico. Uma vez que carbapenêmicos são ativos contra tantas espécies de bactérias, há uma forte tentação de usá-los em monoterapia empírica. No entanto, o uso excessivo está ligado ao desenvolvimento da multirresistência. Os hospitais que usam carbapenêmicos encontram forte resistência em muitas espécies diferentes de bastonetes Gram-negativos. Essa resistência pode se desenvolver em poucos dias devido às bactérias que desenvolvem um mecanismo de resistência relacionado a porinas/efluxo (etapa 9, **Figura 39-2**). O uso de carbapenêmicos deve ser reservado apenas para pacientes com confirmação (ou em alto risco) de infecção devido a organismos altamente resistentes. As bactérias com β-lactamases capazes de atacar os carbapenêmicos agora existem e estão se espalhando pelo mundo; organismos que abrigam esses plasmídeos geralmente têm muitos mecanismos de resistência e são suscetíveis a poucas (se houver) opções de tratamento restantes. Para abordar alguns desses mecanismos de resistência, o meropeném está agora disponível com um inibidor de β-lactamase, vaborbactam, embora essa combinação ainda não seja aprovada em crianças.

AGENTES GLICOPEPTÍDEOS (ETAPA 2, FIGURA 39-2)

Os glicopeptídeos incluem vancomicina, telavancina, oritavancina e dalbavancina. Eles são caracterizados por seu grande tamanho molecular, o que os impede de penetrar na membrana externa de organismos Gram-negativos. Assim como os β-lactâmicos, eles também são ativos na parede celular, inibindo a síntese de peptidoglicano por meio do impedimento da reticulação nos aminoácidos terminais (D-alanina). É debatido se sua eficácia está mais relacionada ao tempo sobre a CIM ou AUC sobre a CIM, embora atingir uma razão AUC/CIM de ≥ 400 seja atualmente o alvo de eficácia mais amplamente aceito. As bactérias se protegem principalmente (1) alterando o aminoácido terminal ao D-lactato para que a vancomicina não possa ligar-se ou (2) engrossando a parede celular (*S. aureus* intermediário e resistente à vancomicina), de tal forma que o glicopeptídeo não consegue ligar-se a alvos suficientes para evitar a reticulação. Eles têm nefrotoxicidade notável, e a vancomicina é uma causa comum de LRA relacionada a fármacos. A síndrome do rubor da vancomicina (rubor e prurido com infusão), que não é uma resposta alérgica, pode ser amenizada com infusões mais lentas (> 2 h) e pré-medicação com difenidramina (com ou sem hidrocortisona). Todos os glicopeptídeos têm espectros de atividade semelhantes, incluindo MRSA, estafilococos coagulase-negativos, enterococos resistentes a ampicilina e *S. pneumoniae* resistente. A vancomicina oral não é absorvida de maneira sistêmica, mas mata *C. difficile* no trato GI com eficácia e é provavelmente mais eficaz do que metronidazol. Os glicopeptídeos diferem nas estratégias de dosagem, com telavancina administrada uma vez ao dia e tanto dalbavancina quanto oritavancina administradas uma vez por semana. Destes, a dalbavancina foi aprovada para uso em crianças.

A eficácia da vancomicina requer exposição suficiente ao fármaco, e monitoramento e ajuste de dose são necessários dada a estreita janela terapêutica da vancomicina e o risco de LRA induzida por fármacos. A exposição à vancomicina pode ser monitorada e ajustada com dosagem direcionada ou guiada por AUC/CIM. As diretrizes atuais favorecem a dosagem guiada por AUC/CIM (objetivo 400-600 mg*h/L) em grande parte devido a evidências de que a dosagem guiada por AUC/CIM resulta em menos toxicidade renal sem uma aparente perda de eficácia. No entanto, medir a AUC da vancomicina na prática clínica é difícil em termos práticos, exigindo múltiplas coletas de sangue e/ou programas especializados em farmacocinética. Por causa disso, a dosagem direcionada ainda é amplamente utilizada como substituta para a AUC, com metas mínimas padrão sendo 15-20 mcg/mL para infecções do SNC, endocardite, pneumonia e infecções ósseas, e 10-15 mcg/mL para outras infecções. As concentrações mínimas são geralmente obtidas antes da quarta dose, mas devem ser obtidas mais cedo se o paciente estiver em risco de LRA. A infusão contínua pode ser usada se uma concentração suficiente não for alcançável a cada dosagem de 6 horas. Além do monitoramento da concentração, a creatinina sérica deve ser monitorada em todos os pacientes que receberam vancomicina para monitorar a LRA.

O uso empírico de vancomicina aumentou significativamente na última década. Assim, os *Enterococcus* resistentes à vancomicina (VRE, de *vancomycin-resistant enterococci*) são agora problemáticos, particularmente em unidades de internação, unidades de terapia intensiva e enfermarias de oncologia. Também existem *S. aureus* intermediários e resistentes à vancomicina, o que é preocupante por causa da virulência inerente a muitas cepas de *S. aureus*. O uso de vancomicina deve ser monitorado cuidadosamente em hospitais e unidades de terapia intensiva. A vancomicina não deve ser usada empiricamente quando a infecção é leve ou quando outros agentes antimicrobianos são susceptíveis de serem eficazes e deve ser interrompida imediatamente se a infecção for causada por organismos suscetíveis a outros antimicrobianos. A obtenção de culturas antes do início da vancomicina é necessária porque não há terapia oral direta de redução e não é possível prever susceptibilidades a alternativas orais.

DAPTOMICINA (ETAPA 3, FIGURA 39-2)

A daptomicina tem uma característica única, sendo um lipopeptídeo que se insere na membrana celular interna rica em lipídios de bactérias Gram-positivas. Isso resulta em despolarização e morte celular. Não está claro se a eficácia se correlaciona com o tempo que os níveis intracelulares excedem a CIM ou se a AUC sobre a CIM é mais importante. Os micróbios protegem-se alterando a carga de suas membranas celulares, de modo que a daptomicina não consegue penetrar na membrana interna. Como a daptomicina não pode penetrar na membrana externa da célula Gram-negativa (envelope), só é ativa contra organismos Gram-positivos e tem um nicho clínico contra MRSA e *E. faecium* resistente à vancomicina. A daptomicina pode se inserir nas camadas lipídicas das células humanas, particularmente o músculo, causando elevação da creatinina fosfocinase (CPK). Devido à possibilidade de rabdomiólise, recomenda-se a monitorização da CPK. A daptomicina é uma molécula semelhante a lipídios que é envolvida por surfactante pulmonar, tornando-a inativa e não útil para infecções pulmonares.

SULFAMETOXAZOL-TRIMETOPRIMA (ETAPA 4, FIGURA 39-2)

As sulfonamidas – a classe mais antiga de antimicrobianos – são geralmente usadas em combinação fixa com trimetoprima (SMX-TMP) para maior eficácia para inibir duas etapas na via de síntese do folato (que então inibe a biossíntese de DNA, passo 8, **Figura 39-2**). A AUC sobre a CIM está correlacionada com a eficácia. A resistência geralmente está relacionada a alterações nos alvos de ligação ou à redução das concentrações do fármaco devido ao efluxo ou entrada diminuída. O SMX-TMP está particularmente associado a reações de hipersensibilidade a medicamentos e, mais raramente, reações cutâneas graves, como a síndrome de Stevens-Johnson. Também pode causar anormalidades hematológicas que podem ser graves. Não deve ser usado em pacientes com deficiência de G6PD. O SMX-TMP é mais frequentemente usado clinicamente para tratar IPTMs causadas por MRSA, ITUs e cepas suscetíveis de *Haemophilus* spp., *Shigella* spp., ou *Salmonella* spp.. O SMX-TMP é um pilar na profilaxia e no tratamento da infecção por *P. jirovecii*, assim como no tratamento de *Nocardia* spp. e *Stenotrophomonas maltophilia*. Como formulação IV, requer grande infusão de volume durante 2 horas a cada 6 a 12 horas, então raramente é administrado por essa via (especialmente devido à sua alta biodisponibilidade oral). Patógenos com resistência significativa incluem estreptococos do grupo A, *S. pneumoniae* e vários Gram-negativos.

METRONIDAZOL (ETAPA 5, FIGURA 39-2)

O metronidazol é um pró-fármaco que só é convertido em sua forma ativa por organismos anaeróbicos, amebianos e outros protozoários. Não está claro se esses intermediários ativos se ligam ao DNA, RNA ou proteínas essenciais para causar a morte celular microbiana. A erradicação efetiva está relacionada com a AUC sobre CIM. Tem um EPA e uma meia-vida longa e, portanto, pode ser dosado com menos frequência do que a atual recomendação de três a quatro vezes ao dia. Quando usado IV para apendicite pediátrica, geralmente é administrado uma vez ao dia, embora ainda seja administrado três vezes ao dia por via oral para melhorar a tolerância GI. Os mecanismos de resistência não são bem investigados, mas provavelmente estão relacionados à falta de conversão ao fármaco ativo. É mais ativo contra bastonetes anaeróbios Gram-negativos e Gram-positivos, como *Bacteroides*, *Fusobacterium*, *Clostridium*, *Prevotella* e *Porphyromonas*. Cocos anaeróbios Gram-positivos como *Peptostreptococcus* são frequentemente mais suscetíveis à penicilina ou à clindamicina. O metronidazol é o fármaco de escolha para vaginose bacteriana e está entre as opções para enterocolite por *C. difficile*. É ativo contra muitos parasitas, incluindo *Giardia lamblia* e *Entamoeba histolytica*. O metronidazol é altamente biodisponível e tem excelente penetração tecidual, inclusive para o SNC.

MACROLÍDEOS (ETAPA 7, FIGURA 39-2)

Os antimicrobianos macrolídeos de uso comum incluem eritromicina, azitromicina e claritromicina. Eles inibem a síntese de proteínas bloqueando a tradução e montagem do RNA da subunidade ribossomal 50S. A eficácia está relacionada com a AUC sobre CIM. Os micróbios se protegem alterando o local de ligação do macrolídeo com metilação ou por efluxo do fármaco. Devido à facilidade de dosagem e tolerabilidade, a azitromicina é o macrolídeo mais prescrito em todo o mundo e é um dos antimicrobianos mais comumente prescritos nos Estados Unidos. Isso provavelmente indica uso excessivo, pois os macrolídeos raramente são considerados agentes de primeira linha nas diretrizes nacionais de tratamento, e existem altas taxas de resistência entre *S. pneumoniae*, para o qual a azitromicina é comumente prescrita. Efeitos adversos gastrintestinais são comuns com os macrolídeos, particularmente com eritromicina, que às vezes é usada como agente pró-motilidade. A exposição a macrolídeos no início da vida está associada a estenose hipertrófica do piloro infantil, embora acredite-se que a azitromicina represente um risco menor do que a eritromicina. Todos prolongam o intervalo QTc, uma consideração que deve ser feita em pacientes de risco.

A azitromicina tem um grande volume de distribuição e uma meia-vida longa; após um curso de tratamento de 5 dias, o fármaco intracelular persiste por aproximadamente 10 dias. A azitromicina é usada para tratar infecções por *Campylobacter*, *Shigella* e *Salmonella*, incluindo febre tifoide resistente à ampicilina e ao SMX-TMP, e, portanto, é um antibiótico confiável para diarreia do viajante. Todos os macrolídeos são ativos contra muitas bactérias que são intrinsecamente resistentes a antimicrobianos que atuam sobre a parede celular e são os fármacos de escolha para infecções por *Bordetella pertussis*, *Legionella pneumophila*, *Chlamydophila pneumoniae*, *Mycoplasma pneumoniae* e *Chlamydia trachomatis*. A azitromicina e a claritromicina também têm atividade contra algumas micobactérias. A resistência entre outros patógenos comuns, como *S. pneumoniae*, estreptococos do grupo A, *S. aureus* e *Haemophilus* spp., limita a eficácia da azitromicina para otite média, sinusite e pneumonia adquirida (exceto *Mycoplasma*).

LINCOSAMIDAS (ETAPA 7, FIGURA 39-2)

A clindamicina tem como alvo a síntese de proteínas pela inibição da peptidil transferase na subunidade ribossomal 50S. Sua eficácia está relacionada com a AUC sobre CIM. A resistência, que é mediada pela metilação do sítio de ligação, pode ser constitutiva ou pode ser induzida. Se a resistência induzível à clindamicina está presente – detectada usando o teste D, um teste baseado em difusão em disco que usa eritromicina para induzir e identificar a resistência à clindamicina – um isolado é relatado como resistente à clindamicina. O efluxo do fármaco é outro mecanismo de resistência. A clindamicina é altamente biodisponível e penetra na maioria dos tecidos do corpo, embora não deva ser usada para tratar infecções do SNC ou do trato urinário devido à má penetração nesses espaços. Embora a clindamicina não seja usada para tratar infecções bacterianas do SNC, pode atingir os níveis do SNC para tratar a toxoplasmose do SNC (dada a baixa concentração de parasitas), embora não seja considerada um agente de primeira linha. É ativa contra muitos organismos anaeróbios e aeróbios Gram-positivos, incluindo *S. pneumoniae*, *S. pyogenes* e MRSA, embora a resistência esteja se tornando mais prevalente.

Não é ativa contra enterococos. Devido ao seu espectro único de atividade, muitas vezes é usada para tratar aeróbios mistos Gram-positivos e infecções anaeróbicas, como sinusite, abscessos dentais, orais e do pescoço; doença inflamatória pélvica; e infecções profundas de úlceras de pressão. Por inibir a síntese de proteínas (e, portanto, a produção de toxinas), é frequentemente usada como adjuvante para tratar doenças graves mediadas por toxinas, como síndrome do choque tóxico. Também é considerada mais ativa do que β-lactâmicos contra bactérias não replicantes que podem estar presentes em abscessos não drenados. A clindamicina está associada à colite pseudomembranosa relacionada ao *C. difficile* em adultos, mas essa relação é incomum em crianças, embora a diarreia seja um efeito colateral frequente. Embora a clindamicina seja um medicamento antigo, muitas vezes é mais cara do que as outras alternativas e tem questões de palatabilidade.

OXAZOLIDINONAS (ETAPA 7, FIGURA 39-2)

A linezolida, que foi a primeira oxazolidinona em uso, tem como alvo a subunidade de RNA ribossômico 50S para prevenir o início da síntese de proteínas. A resistência cruzada com outros antimicrobianos ativos nos ribossomos é incomum, embora uma mutação única do sítio de ligação tenha tornado a resistência cada vez mais comum. A eficácia está relacionada com a AUC sobre CIM. A linezolida tem ampla atividade Gram-positiva, incluindo alguns anaeróbios, mas é tipicamente reservada para determinados organismos resistentes a medicamentos (p. ex., VRE) quando os agentes de primeira linha são contraindicados (p. ex., para MRSA quando a vancomicina é evitada devido a insuficiência renal) ou quando a terapia oral é desejada e outras opções orais não estão disponíveis. Tem um mínimo de atividade Gram-negativa. A linezolida vem em uma formulação IV, mas é altamente biodisponível e geralmente é usada por via oral. É segura e bem tolerada em crianças, mas é comum haver neutropenia e trombocitopenia e estas frequentemente limitam as dosagens. Um hemograma completo deve ser monitorado em pacientes em risco aumentado para esses problemas e em pacientes que receberam terapia por 2 semanas ou mais. A linezolida é um inibidor de monoaminoxidase (MAO) e não deve ser usado em pacientes em uso de inibidores da MAO. A tedizolida, um agente mais recente nessa classe, tem um espectro de atividade semelhante, com menos neutropenia, e é aprovada para adolescentes e adultos.

TETRACICLINAS (ETAPA 7, FIGURA 39-2)

As tetraciclinas, incluindo doxiciclina, minociclina e tigeciclina, interagem com o tRNA na subunidade ribossomal 30S para impedir a síntese de proteínas. A resistência ocorre quando o micróbio desenvolve proteínas que protegem o tRNA alvo ou quando codifica bombas de efluxo para diminuir concentrações intracelulares do fármaco. A eficácia está relacionada com a AUC sobre CIM. As tetraciclinas são amplamente eficazes, mas são mais comumente usadas contra *B. pertussis*, muitas espécies de *Rickettsia*, *Chlamydia/Chlamydophila* e *Mycoplasma*. A doxiciclina é também uma opção de tratamento de primeira linha para *C. trachomatis* na doença inflamatória pélvica e uretrite não gonocócica. Dentre as tetraciclinas, a doxiciclina é frequentemente preferida porque é melhor tolerada do que a tetraciclina; sua administração, duas vezes ao dia, é conveniente e ela pode ser tomada com alimentos. Um efeito colateral notável das tetraciclinas é a coloração dos dentes permanentes, então, cursos longos (mais de 21 dias) para doxiciclina geralmente não são administrados a crianças menores de 8 anos, se houver uma alternativa. No entanto, um único curso de doxiciclina, que causa menos descoloração dos dentes do que a tetraciclina, pode ser usado em todas as faixas etárias. O aumento da fotossensibilidade é efeito colateral notável, e a minociclina (comumente usada para acne) tem uma associação particular com DIHS.

A doxiciclina é usada para terapia de febre Q, infecções por riquétsias (febre maculosa das Montanhas Rochosas, erliquiose, anaplasmose, varicela rickettsiana) e tifo endêmico e murino. Também é primeira linha para o tratamento de *Borrelia* spp. (doença de Lyme, febre recorrente). A doxiciclina também pode ser usada como alternativa aos macrolídeos para infecções por *M. pneumoniae* e *C. pneumoniae* e para o tratamento de psitacose, brucelose e infecção por *Pasteurella multocida*. A doxiciclina também retém boa atividade contra MRSA. Embora a doxiciclina possa ser usada para tratar doença neurológica de Lyme, em parte porque a *Borrelia* spp. tem CIMs baixas, ela não atinge concentrações suficientes no SNC para tratar a maioria das outras infecções bacterianas do SNC (p. ex., *S. aureus*).

A tigeciclina é um análogo da glicilciclina da tetraciclina que é ativo contra muitos aeróbios Gram-negativos, anaeróbios e cocos Gram-positivos, incluindo MRSA e enterococos. A tigeciclina não é ativa contra *P. aeruginosa*, mas é útil contra VRE e Gram-negativos resistentes, exceto *P. aeruginosa*. É inferior a outros agentes para a bacteremia quando o organismo é suscetível a antibióticos alternativos. Está aprovada para crianças acima de 8 anos.

AMINOGLICOSÍDEOS (ETAPA 7, FIGURA 39-2)

Os aminoglicosídeos incluem gentamicina, tobramicina, amicacina e estreptomicina. Eles se ligam à subunidade 30S de RNA ribossomal para inibir a síntese de proteínas. Um pico alto acima da CIM é necessário para eficácia. Uma vez que os germes não se replicam por muito tempo após a exposição ao aminoglicosídeo (EPA), os aminoglicosídeos podem ser administrados uma vez ao dia. No entanto, a dose única diária ainda é controversa em pediatria devido à depuração mais rápida em crianças. Por falta de consenso, as estratégias de dosagem variam. Embora a eficácia esteja associada com uma relação adequada de pico sobre a CIM (com um pico de meta de pelo menos 8-10 vezes a CIM para alcançar um EPA mais longa), sua toxicidade está associada a um alto vale. A toxicidade renal é mais comum, seguida de ototoxicidade. As bactérias ganham resistência pela modificação enzimática bacteriana do aminoglicosídeo para limitar a vinculação ao seu alvo ou pelas mudanças na entrada de fármacos devido a alterações nos canais de porinas. Os aminoglicosídeos são ativos contra bactérias Gram-negativas. Quando usados juntamente com β-lactâmicos e vancomicina, que danificam as paredes celulares contra alguns Gram-positivos, há um efeito sinérgico, de forma que os aminoglicosídeos entram nas bactérias de forma mais eficiente. A sinergia é descrita para estreptococos do grupo B, enterococos, estafilococos e *Listeria monocytogenes* com doses baixas de aminoglicosídeos. Todos os aminoglicosídeos são ativos contra as *Pseudomonas*, mas principalmente a tobramicina. Amicacina é menos suscetível à modificação microbiana; portanto, os organismos resistentes a outros aminoglicosídeos podem permanecer suscetíveis à amicacina. A adição de um aminoglicosídeo a outro agente ativo, como *P. aeruginosa*, é geralmente considerada como uma estratégia que adiciona mais toxicidade do que benefício. No entanto, ela permanece uma estratégia apropriada para terapia empírica em pacientes com risco de bactérias Gram-negativas resistentes enquanto se aguarda especiação e suscetibilidades. A tobramicina e a amicacina estão disponíveis como fórmulas inalatórias, e embora a penetração relativa nos alvéolos não seja clara, são usadas em pacientes com fibrose cística. A estreptomicina ainda é usada para tuberculose em áreas endêmicas do mundo, mas a ototoxicidade limita sua utilidade. Como um grupo, os aminoglicosídeos não penetram bem no LCR; assim, o tratamento com uma cefalosporina de terceira geração é preferível para a maioria das infecções do SNC. Os aminoglicosídeos também não são ativos em ambientes ácidos, tornando-os menos ativos em abscessos e ossos.

Por conta de sua toxicidade renal e ototoxicidade, aferição de creatinina e monitoramento de dosagem sérica são necessários. As concentrações do medicamento são geralmente verificadas entre a terceira e a quarta dose, mas mais cedo em crianças de alto risco para insuficiência renal. Para terapia de longo prazo, a concentração de fármacos e a creatinina devem ser checadas semanalmente e deve-se considerar triagem auditiva, especialmente para aqueles com concentrações elevadas.

RIFAMICINAS (ETAPA 7, FIGURA 39-2)

As rifamicinas incluem rifampicina, rifabutina, rifaximina e rifamicina B. Elas são os únicos inibidores antimicrobianos de RNA polimerase. São ativas contra uma ampla variedade de microrganismos, incluindo muitas micobactérias. A resistência se desenvolve rapidamente (geralmente por meio de uma mutação na RNA polimerase), por isso não devem ser usadas como monoterapia, exceto em circunstâncias restritas. A monoterapia com rifampicina é usada como profilaxia contra a doença após exposição a *H. influenzae* ou *N. meningites*, bem como para tratar infecção latente por *M. tuberculosis*. Também é usada como terapia combinada para penetrar biofilmes bacterianos em pacientes com material prostético colocado. A rifampicina e a rifabutina são usadas em terapia combinada para tuberculose ativa; a rifabutina é frequentemente preferida em pacientes coinfectados com HIV, uma vez que a rifampicina diminui os níveis de alguns medicamentos contra HIV. A maioria das rifamicinas, em particular a rifampicina, induzem as enzimas P450, diminuindo as concentrações de muitos outros fármacos, incluindo contraceptivos, opiáceos (particularmente metadona), agentes imunossupressores anti-HIV, alguns agentes quimioterápicos e alguns anestésicos e, portanto, seu possível benefício deve ser pesado contra essas interações medicamentosas. As rifamicinas penetram em muitos espaços teciduais e deixam fluidos corporais, como lágrimas, urina e fezes, da cor laranja. Este é um efeito colateral importante e inquietante sobre o qual os pacientes devem ser alertados, e aqueles com lentes de contato devem ser aconselhados a usar óculos durante o tratamento para evitar manchas nas lentes. As preparações orais de rifamicinas são altamente biodisponíveis. A rifaximina, por não ser absorvível, evita interações medicamentosas ou efeitos colaterais e é usada para o tratamento e a prevenção da diarreia do viajante em pessoas maiores de 12 anos, embora isso predisponha à aquisição de organismos resistentes a medicamentos (assim como todos os antibióticos usados para essas indicações).

FLUOROQUINOLONAS (ETAPA 5, FIGURA 39-2)

As fluoroquinolonas incluem norfloxacino, ofloxacino, ciprofloxacino, levofloxacino, moxifloxacino e gotas de gatifloxacino. Eles têm como alvo as topoisomerases bacterianas, inibindo a replicação e o reparo do DNA. A eficácia é baseada na AUC sobre CIM. O levofloxacino e o ciprofloxacino são ativos contra *P. aeruginosa*, com moxifloxacino tendo menos atividade sistêmica contra *P. aeruginosa*. Além da atividade Gram-negativa, o levofloxacino tem atividade contra algumas cepas de MRSA, *S. pneumoniae* e *E. faecalis* (não *E. faecium*). As fluoroquinolonas também são ativas contra muitos patógenos atípicos, como *Mycoplasma*, *Chlamydophila* e *Legionella*. O ofloxacino e o levofloxacino são usados para o tratamento de alguns casos de *M. tuberculosis* e algumas infecções por micobactérias atípicas. Devido à atividade contra *N. meningites* e *Yersinia pestis*, o ciprofloxacino é uma opção para profilaxia de pessoas expostas. As fluoroquinolonas são frequentemente ativas contra *N. gonorrhoeae* (embora o aumento da resistência esteja descrito) e *C. trachomatis*. Elas geralmente são ativas contra causadores comuns da diarreia do viajante, embora o aumento da resistência as tenha removido como agentes de primeira linha (em favor da azitromicina) em muitas áreas geográficas. As bactérias se tornam resistentes mutando as topoisomerases direcionadas para evitar a ligação ou por efluxo do fármaco. Essa classe de medicamentos está altamente associada com resistência bacteriana e infecção secundária por *C. difficile*. Quando os organismos adquirem genes de resistência às fluoroquinolonas por plasmídeo, esses plasmídeos muitas vezes também contêm genes que codificam resistência a outras classes de antimicrobianos. As fluoroquinolonas também selecionam cepas hipervirulentas e superdisseminantes de *C. difficile* que colocam em risco não só o paciente que recebe a fluoroquinolona, mas outros pacientes na mesma unidade para quem a cepa pode se espalhar. Quando um surto de *C. difficile* está presente em ambiente hospitalar, interromper o uso de fluoroquinolonas é uma intervenção apropriada. Elas também estão associadas à ruptura do tendão em adultos, à artropatia em crianças, ao prolongamento do intervalo QTc e a vários outros efeitos colaterais, que incitaram a advertências de uso nos seus rótulos. Esses medicamentos são altamente biodisponíveis e geralmente devem ser usados por via oral. Uma ressalva é que eles são inativados por cátions bivalentes e por isso não podem ser administrados com multivitaminas, produtos lácteos ou fórmulas infantis, tornando-os difíceis de administrar em lactentes e crianças. Devido às questões mencionadas acima, as fluoroquinolonas devem ser usadas com moderação em pediatria (e em adultos). No entanto, elas de fato desempenham um papel no tratamento de organismos resistentes a outras classes de fármacos.

OUTROS ANTIBIÓTICOS

Enquanto as classes de antibióticos acima abrangem os fármacos mais comumente usados, agentes adicionais são usados quando a resistência antimicrobiana limita a utilidade das classes tradicionais de fármacos. Isso ocorre mais comumente entre bactérias Gram-negativas, particularmente *Enterobacteriaceae* produtoras de ESBL e resistentes a carbapenêmicos, que podem abrigar altos níveis de resistência a várias classes de antibióticos. As polimixinas (colistina e polimixina B) são antibióticos lipofílicos que rompem a membrana externa da célula Gram-negativa, bem como a membrana interna de Gram-positivos (etapa 3, **Figura 39-2**). Administradas por via intravenosa, são utilizadas no tratamento de infecções por *P. aeruginosa* e *Acinetobacter* spp. altamente resistentes, embora altas taxas de toxicidade (particularmente nefrotoxicidade) limitem sua utilidade. A polimixina B é geralmente favorecida em relação à colistina devido a toxicidades ligeiramente menores. A fosfomicina, que prejudica a síntese da parede celular por meio de um mecanismo diferente dos β-lactâmicos (etapa 2, **Figura 39-2**), também retém atividade sobre as mais altamente resistentes *E. coli* e *P. aeruginosa*. A fosfomicina oral é altamente eficaz (e comumente usada em adultos) para ITU não complicada, embora as formulações IV sejam necessárias para infecções sistêmicas. Estudos pediátricos estão em andamento, mas a fosfomicina não está aprovada para qualquer faixa etária pediátrica. A nitrofurantoína, que, assim como a fosfomicina oral, não pode ser usada para infecções sistêmicas, está entre os agentes de primeira linha para cistite simples, mas também podem ter atividade contra organismos produtores de ESBL. Enquanto as polimixinas e a fosfomicina desempenham um papel no tratamento de infecções por organismos Gram-negativos, a mais nova combinação de agentes β-lactâmico-β-lactamase discutidos acima (p. ex., ceftazidima-avibactam, ceftolozana-tazobactam, meropeném-vaborbactam, etc.) é frequentemente preferida devido à eficácia semelhante ou melhor com menos toxicidade. O aztreonam usado em conjunto com avibactam (atualmente disponível apenas em combinação com ceftazidima, embora o aztreonam-avibactam esteja em desenvolvimento clínico) é outra opção altamente eficaz para infecções por bactérias Gram-negativas resistentes, incluindo a maioria dos isolados resistentes aos carbapenêmicos.

ANTIFÚNGICOS

Os princípios da terapia antifúngica são semelhantes aos de antibacterianos, embora existam menos classes de agentes. A anfotericina B é um polieno que interage com o ergosterol para romper a membrana da célula fúngica; o ergosterol não é um componente das membranas celulares de mamíferos. A anfotericina B também inibe a adenosina-trifosfatase (ATPase) fúngica. Está disponível em desoxicolato ou formulações de complexos lipossomais/lipídicos;

este último reduziu efeitos colaterais, incluindo menor toxicidade renal. A anfotericina convencional e a anfotericina à base de lipídios não são intercambiáveis para fins de dosagem. Seu parâmetro de eficácia é pico sobre CIM. A anfotericina é ativa contra uma ampla gama de leveduras e bolores, com algumas raras mas importantes exceções. É também o principal pilar do tratamento para algumas infecções por protozoários, por exemplo *Leishmania* spp.

Os azólicos, que são outra classe importante de antifúngicos, incluem cetoconazol, fluconazol, itraconazol, voriconazol, posaconazol e isavuconazol. O parâmetro de eficácia dos azólicos é AUC sobre CIM. Os azólicos funcionam por intermédio da inibição das enzimas que convertem o lanosterol em ergosterol. Seus espectros de atividade, penetração tecidual, efeitos colaterais, interações medicamentosas e a biodisponibilidade variam, e todos devem ser considerados na escolha de um agente e rota de administração. Para alguns medicamentos, o monitoramento dos níveis séricos de concentrações é indicado.

As equinocandinas (micafungina, caspofungina, anidulafungina) são uma terceira classe de antifúngicos para uso sistêmico. Esses fármacos, que se tornaram um pilar para o tratamento de leveduras, trabalham por meio da inibição de enzimas importantes para a integridade da membrana celular (β-[1-3]-D-glicano). Eles geralmente fornecem um abate mais rápido e confiável de leveduras (p. ex., *Candida* spp.) do que de bolores (p. ex., *Aspergillus* spp.), e têm atividade mínima contra a maioria dos fungos, exceto *Aspergillus*. As equinocandinas não podem ser usadas de forma confiável para tratamento de infecções do SNC ou do trato urinário devido à penetração insuficiente do fármaco no LCR e na urina. Seus espectros de atividade e perfis de efeitos colaterais são similares.

A flucitosina é um antifúngico menos comumente usado que inibe a síntese de proteínas fúngicas. Seu nicho é apenas como um adjuvante para algumas infecções fúngicas do SNC. A flucitosina atinge alta penetração no SNC, mas desenvolve resistência facilmente se usada sozinha. Seu uso é severamente limitado devido ao custo e à ocorrência comum de neutropenia. A terapia combinada permanece controversa, embora possa ser considerada em caso de suscetibilidades desconhecidas/imprevisíveis ou penetração tecidual ambígua. Detalhes adicionais sobre antifúngicos e alguns antiparasitários estão disponíveis no **Capítulo 43**, e informações limitadas estão incluídas nas **Tabelas 39-3** a **39-5**.

ANTIVIRAIS

Os antivirais são um grupo complexo de agentes que têm como alvo várias fases do ciclo de vida viral. Esse ciclo ocorre apenas dentro de uma célula hospedeira eucariótica, uma vez que a replicação viral depende do maquinário da célula hospedeira. Os medicamentos antivirais individuais podem ter como alvo a entrada do vírus nas células hospedeiras, descamação viral intracelular, integração, replicação de ácido nucleico, montagem/embalagem e liberação da célula hospedeira. Os ciclos de vida virais também variam, às vezes exigindo infecção de tipos celulares específicos, presença de certas proteínas do hospedeiro e/ou incorporação no DNA do hospedeiro. Por último, muitos vírus, especialmente vírus de RNA, desenvolvem mutantes resistentes rapidamente, tornando o desenvolvimento de antivirais desafiador. Os agentes anti-HIV são discutidos no **Capítulo 41**; agentes anti-influenza e anti-herpes (HSV, CMV, EBV) no **Capítulo 40**; e agentes anti-vírus da hepatite no **Capítulo 22**. As informações citadas estão incluídas nas **Tabelas 39-3** a **39-5**.

American Academy of Pediatrics. Committee on Infectious D, American Academy of Pediatrics. Committee on the Control of Infectious D. *Red book online*. 2021.

Barlam TF et al: Implementing an Antibiotic Stewardship Program: guidelines by the Infectious Diseases Society of America and the Society for Healthcare Epidemiology of America. Clin Infect Dis 2016;62(10):e51–e77.

Berrios-Torres SI et al: Centers for Disease Control and Prevention guideline for the prevention of surgical site infection, 2017. JAMA Surg 2017;152(8):784–791 [PMID: 28467526].

Bradley JS: *2019 Nelson's Pediatric Antimicrobial Therapy*. American Academy of Pediatrics; 2019.

King LM, Bartoces M, Fleming-Dutra KE, Roberts RM, Hicks LA: Changes in US outpatient antibiotic prescriptions from 2011–2016. Clin Infect Dis 2019 Mar 16. pii: ciz225 [PMID: 30882145].

Rybak MJ et al: Therapeutic monitoring of vancomycin for serious methicillin-resistant Staphylococcus aureus infections: a revised consensus guideline and review by the American Society of Health-System Pharmacists, the Infectious Diseases Society of America, the Pediatric Infectious Diseases Society, and the Society of Infectious Diseases Pharmacists. Am J Health Syst Pharm 2020;77:835.

The Sanford Guide to Antimicrobial Therapy. 50th ed. Sperryville, VA: Antimicrobial Therapy; 2019.

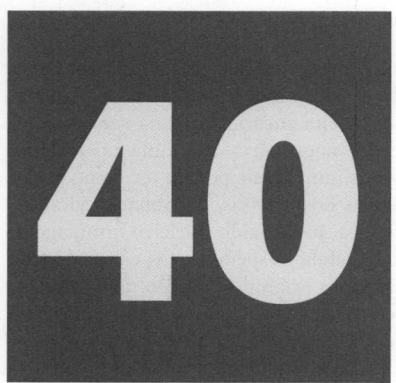

Infecções virais e rickettsiais

Daniel Olson, MD
Edwin J. Asturias, MD

▼ INFECÇÕES VIRAIS

Os vírus causam a maioria das infecções pediátricas. Coinfecções virais ou sobreposição de infecção viral e bacteriana dos tratos respiratório e intestinal são comuns, assim como a disseminação prolongada, na infância, de diversos vírus por indivíduos assintomáticos, especialmente por crianças pequenas. Assim, a detecção de um vírus pode ser indicativa de *infecção*, mas nem sempre é a causa do *adoecimento* ou da *doença*. Os vírus são frequentemente um fator predisponente para infecções bacterianas respiratórias (p. ex., otite, sinusite e pneumonia). Ver a **Tabela 40-1** para um resumo das doenças virais descritas neste capítulo.

A epidemiologia dos vírus respiratórios está frequentemente mudando, como é evidenciado pelo recente surgimento do SARS--CoV-2 e pelo impacto que as medidas de distanciamento social tiveram não apenas na COVID-19, mas em vários outros vírus respiratórios como *influenza*, vírus sincicial respiratório (VSR) e outros. À medida que o mundo continua seu combate à pandemia da COVID-19 e finalmente estabelece um "novo normal" de comportamento e carga de doença, padrões existentes de sazonalidade, transmissão, diagnóstico e até mesmo tratamento e prevenção podem mudar significativamente.

Muitos vírus respiratórios e herpes-vírus agora podem ser detectados dentro de 24 horas por meio de técnicas de detecção de antígenos ou de ácidos nucleicos. A amplificação de genes virais pela reação em cadeia da polimerase (PCR, de *polymerase chain reaction*) tem levado à detecção de infecções previamente desconhecidas. Atualmente é possível detectar múltiplos organismos causadores da mesma síndrome (p. ex., respiratória, gastrointestinal, encefalite/meningite) com um único sistema de teste (ensaio multiplex). Os testes disponíveis variam em formato e tempo de execução e podem incluir ambas etiologias, virais e bacterianas. Novos testes diagnósticos têm modificado alguns conceitos básicos sobre doenças virais e tornado o diagnóstico das infecções virais tanto mais acurados quanto mais complexos. Somente laboratórios com excelentes procedimentos de controle de qualidade devem ser usados. A disponibilidade de agentes antivirais específicos aumenta a relevância do diagnóstico precoce de algumas infecções virais graves. A **Tabela 40-2** lista os testes diagnósticos. O laboratório de diagnósticos virais deve ser contatado para detalhes envolvendo a coleta, o manuseio e o envio de espécimes. A **Tabela 40-2** lista causas comuns de *rash* eritematoso em crianças que devem ser consideradas no diagnóstico diferencial de determinadas doenças virais.

▼ INFECÇÕES RESPIRATÓRIAS

Muitas infecções virais podem causar sinais e sintomas tanto do trato respiratório superior quanto do inferior, algumas vezes ambos no mesmo paciente. Muitos dos chamados vírus respiratórios podem também produzir doenças não-respiratórias distintas (p. ex., enterite, cistite ou miocardite causadas por adenovírus; parotidite causada por parainfluenza). Vírus respiratórios podem causar doença em qualquer parte da árvore respiratória, mas certos vírus tendem a estar mais associados com uma determinada área anatômica (p. ex., parainfluenza com crupe, VSR com bronquiolite) ou com uma sazonalidade específica (p. ex., *influenza*, VSR, parainfluenza). Dessa forma, é geralmente impossível, com base apenas na clínica, ter certeza da causa viral específica de uma infecção em uma determinada criança. A informação fornecida pelo virologista do laboratório é frequentemente importante por razões epidemiológicas, terapêuticas e preventivas. Entretanto, a capacidade de testar um repertório cada vez maior de vírus precisa levar em conta os crescentes custos desses testes. Em geral, a testagem deve ser limitada a situações em que provavelmente irá alterar o manejo clínico. Nos pacientes imunocomprometidos, vírus considerados benignos em outras circunstâncias podem causar pneumonia grave.

VÍRUS QUE CAUSAM RESFRIADO COMUM

A síndrome do resfriado comum (também chamada de infecção de via aérea superior) é caracterizada pela combinação de

INFECÇÕES VIRAIS E RICKETTSIAIS

Tabela 40-1 Organização do Capítulo 40
Tópico
Infecções respiratórias
• Vírus que causam resfriado comum
• Adenovírus
• *Influenza*
• Parainfluenza
• Vírus sincicial respiratório (VSR)
• Metapneumovírus humano (hMPV)
• Coronavírus humanos (HCoVs)
Infecções devido a enterovírus e parechovírus
• Doença febril aguda
• Doença do trato respiratório
• *Rashes* (incluindo mão-pé-boca)
• Doença do SNC
Infecções devido a herpes-vírus
• Infecção por herpes simples
• Varicela e herpes-zóster
• Herpes-vírus humano tipo 6 (HHV-6, Roseola infantum)
• Citomegalovírus (CMV)
• Vírus Epstein-Barr (EBV, mononucleose infecciosa)
Infecções virais transmitidas por insetos vetores
• Encefalite
• Dengue
• Chikungunya
• Zika
• Febre do Colorado transmitida por carrapatos
• Outros vírus importantes na infância
• Parvovírus B19 (eritema infeccioso)
• Sarampo
• Rubéola
• Caxumba
• Hantavírus
• Raiva
• Infecções por *Rickettsia* e febre Q
• Erliquiose humana e anaplasmose
• Febre maculosa das Montanhas Rochosas
• Tifo endêmico (tifo murino)
• Febre Q

coriza, congestão nasal, dor na garganta, conjuntivite, tosse e espirros. Febre baixa pode estar presente. Os rinovírus, que são a causa mais comum (30%-40%), estão presentes durante o ano todo, mas são mais prevalentes nos meses mais frios em climas temperados. Os adenovírus também causam resfriados em todas as estações e epidemias são comuns. VSR, parainfluenza, metapneumovírus humano (hMPV) e os vírus *influenza* causam a síndrome do resfriado durante epidemias que ocorrem do final do outono ao inverno. Múltiplas cepas de coronavírus contabilizam 5% a 10% dos resfriados no inverno. Frequentemente (25-50%) é detectado mais de um vírus durante um resfriado comum. O papel exato dos vírus respiratórios recentemente identificados, como o bocavírus humano (um parvovírus) e vários poliomavírus, está em estudo. Enterovírus causam o "resfriado de verão". O desfecho usual do resfriado comum é 5 a 7 dias de moléstia. Entretanto, mudanças no epitélio respiratório, edema da mucosa local e alteração da imunidade local podem agir como precursoras de doenças bacterianas mais graves como otite média, pneumonia e sinusite. Durante e logo após um resfriado, a flora bacteriana muda e bactérias são encontradas em áreas normalmente estéreis da via aérea superior. Crises de asma são frequentemente provocadas por qualquer um dos vírus que causam o resfriado comum. Esses "vírus de resfriado" também são causa comum de infecção do trato respiratório inferior em crianças menores.

Em 5 a 10% das crianças, os sintomas dessas infecções virais persistem por mais de 10 dias. A sobreposição com sintomas de sinusite bacteriana representa um problema difícil para os médicos, especialmente porque os resfriados podem produzir anormalidades nos seios da face na tomografia computadorizada (TC). Alguns vírus, como os rinovírus, *influenza*, VSR e MPV podem causar doenças graves da via respiratória inferior em crianças comprometidas imunológica ou anatomicamente.

Não há evidência de que antibióticos previnam complicações do resfriado comum, e eles não limitam a duração da rinite purulenta. Em vez disso, é recomendado o tratamento sintomático e de suporte, se necessário, o que pode incluir hidratação apropriada, aspiração/irrigação nasal, mel (se tosse e > 1 ano de idade) e analgésicos/antipiréticos. Os medicamentos de venda livre para resfriado geralmente não se mostram efetivos e alguns podem estar associados a risco elevado de efeitos colaterais ou toxicidade, especialmente em crianças mais novas.

CDC: Common Cold Information for Parents: https://www.cdc.gov/antibiotic-use/community/for-patients/common-illnesses/colds.html.

Deckx L et al: Nasal decongestants in monotherapy for the common cold. Cochrane Database Syst Rev 2016;CD0096 [PMID: 27748955].

Tran DN et al: Human rhinovirus infection in hospitalized children: clinical, epidemiological and virological features. Epidemiol Infect 2016;144:346 [PMID: 26112743].

Tabela 40-2 Testes diagnósticos para infecções virais

Agente	Detecção rápida de antígeno (espécimes)	Média de dias para positivar a cultura tecidual (variação)	Sorologia aguda	Sorologia pareada	PCR	Comentários
Adenovírus	+ (respiratórias, oculares e entéricas)	10 (1-21)	–	+	+	PCR respiratório (mais comum) e sérico. Cepas "entéricas" detectadas por cultura em linhagem celular especial, detecção de antígeno.
Arbovírus (geral)	–	–	+	+	+	A sorologia aguda (IgM) pode diagnosticar muitas formas; estas podem ser negativas em torno do dia 7. Pode reagir de forma cruzada com outras infecções prévias por arbovírus; confirmar por neutralização.
Astrovírus	+ LP	–	–	–	+ LP	Diagnóstico por microscopia eletrônica.
Calicivírus (norovírus)	+	–	–	–	+	PCR geralmente disponível para norovírus; presente em LP para outros.
Vírus chikungunya	–	–	+	+	+	
Vírus do carrapato do Colorado	Em hemácias	–	LP, CDC	+	+	IgM pode tornar-se positiva em até 2-3 semanas.
Coronavírus	+	LP	+	+	+	Muda rapidamente para SARS-Cov-2.
Citomegalovírus	+	2 (2-28)	+	+	+	Diagnóstico pela presença de anticorpo IgM; cultura rápida ou PCR; anticorpo com baixa avidez indica infecção recente.
Vírus da dengue	+ (dias 1-6)	5 (LP)	+	+	+ (dias 1-5)	Testes sorológicos podem apresentar reação cruzada com outros flavivírus (Zika), então é preferível PCR ou antígeno NS1 durante a doença aguda.
Enterovírus	–	3 (2-8) Coxsackie A; difícil de cultivar	–	+	+	PCR mais sensível que cultura; poliovírus também é isolado em culturas e detectado por PCR.
Vírus Epstein-Barr	–	–	+	+	+	Um painel sorológico único define estado de infecção; anticorpos heterófilos (monoteste) menos sensíveis. PCR usado principalmente em imunocomprometidos.
Hantavirus	–	–	+	+	LP (sangue, não lavado broncoalveolar)	Diagnóstico pela presença de anticorpo IgM.
Vírus herpes simples	+	1 (1-5)	+	+	+	Sorologia raramente usada para herpes simples; anticorpo IgM usado em casos selecionados.
Herpes-vírus humano 6 e 7	–	2 (LP)	+	+	+	Agente da roseola; disponibilidade de sorologia específica ao tipo; PCR e sorologia podem ter sensibilidade baixa.
Metapneumovírus humano	+ (secreções respiratórias)	2	–	+	+	

(continua)

INFECÇÕES VIRAIS E RICKETTSIAIS

Tabela 40-2 Testes diagnósticos para infecções virais *(Continuação)*

Agente	Detecção rápida de antígeno (espécimes)	Média de dias para positivar a cultura tecidual (variação)	Sorologia aguda	Sorologia pareada	PCR	Comentários
Vírus influenza	+ (secreções respiratórias)	2 (2-4)	–	+	+	Detecção de antígeno tem 40%-90% de sensibilidade (varia com a cepa do vírus); PCR preferível.
Vírus do sarampo	+ (secreções respiratórias)	–	+	+	+	Difícil de cultivar; sorologia IgM ou PCR diagnóstico.
Vírus da caxumba	–	> 5	+	+	+	O anticorpo IgM detectado por ELISA pode possibilitar diagnóstico em um único espécime.
Parvovírus B19	–	–	+	NR	+	Agente do eritema infeccioso; a sorologia IgM é frequentemente diagnóstica, mas pode ser positiva por um período prolongado.
Poliovírus	+ LP				+	
Vírus parainfluenza	+ (secreções respiratórias)	5 (4-7)	–	+	+	A sorologia raramente é útil.
Vírus da raiva	+ (pele, conjuntiva, animal suspeito de ser fonte)	raramente usado	+		CDC	Geralmente diagnosticado por detecção de antígeno.
Vírus sincicial respiratório	+ (respiratórias)	2 (1-5)	–	+ (raramente usado)	+	Detecção rápida de antígenos; 90% sensível; PCR tem excelente sensibilidade.
Rinovírus	–	4 (2-7)	–	+	+	Muitas cepas para tipificar sorologicamente.
Rotavírus	+ (fezes)	–	–	+	+	Os métodos de ensaio rápido são geralmente confiáveis; pode ser positivo em pessoas vacinadas recentemente.
Vírus da rubéola	–	> 10	+	+	+	Notifique o laboratório antes da cultura; é recomendado que os soros pareados sejam testados simultaneamente.
Vírus varicela-zóster	+ (pele [vesícula], sangue, LCS)	3 (3-21)	+	+	+	
Vírus do oeste do Nilo	–	LP	+	+	+	Anticorpo IgM geralmente detectado por 1 semana; PCR é útil apenas no LCR.
Zika vírus	+	–	+	+	+	Testes sorológicos podem apresentar reação cruzada com vírus da dengue, então PCR ou antígeno NS1 durante a doença aguda é preferível.

ELISA, ensaio imunoabsorvente ligado à enzima; LCR, líquido cefaloraquídeo; PCR, reação em cadeia da polimerase. Sinais de adição significam comercialmente ou amplamente disponíveis; sinais de subtração significam não disponíveis comercialmente.

Nota: Os resultados de alguns laboratórios comerciais não são confiáveis. LP indica somente laboratório de pesquisa; CDC: títulos de anticorpos específicos ou PCR disponível mediante acordo com laboratórios de pesquisa individuais ou com os Centers for Disease Control and Prevention. NR: Não realizado.

Tabela 40-3 Alguns *rashes* eritematosos em crianças

Condição	Período de incubação (dia)	Pródromo	Rash	Testes laboratoriais	Comentários, Outras Características Diagnósticas
Adenovirus	4-5	IVAS; tosse; febre	Morbiliforme (pode ser petequial).	Normal; pode ter leucopenia ou linfocitose.	Sintomas respiratórios superiores ou inferiores são proeminentes. Não há manchas de Koplik. Sem descamação. Conjuntivite hemorrágica.
Vírus da dengue	4-7	Geralmente nenhum	Eritema precoce; maculopapular ou urticariforme em fase febril.	Leucopenia, trombocitopenia, transaminases elevadas; PCR.	O *rash* foi descrito como "ilhas brancas em um mar vermelho".
Alergia medicamentosa	Qualquer momento pós exposição	Nenhum, apenas febre ou com mialgia, prurido	Macular, maculopapular, urticariforme ou eritrodermia, lesões em alvo.	Leucopenia, eosinofilia.	*Rash* variável. Reações graves podem assemelhar-se ao sarampo, escarlatina; doença de Kawasaki; toxicidade marcada possível.
Enterovirus	2-7	Febre variável, calafrios, mialgia, dor de garganta	Variável; geralmente macular, maculopapular no tronco ou palmas das mãos, solas; vesículas ou petéquias também são vistas.	PCR.	*Rashes* variados podem se assemelhar às de muitas outras infecções. Vesículas faríngeas ou em mão-pé-boca podem ocorrer.
Erliquiose (monocítica)	5-21	Febre; cefaleia; semelhante à gripe; mialgia; sintomas gastrointestinais	Variável; maculopapular, petequial, escarlatiniforme, vasculítico.	Leucopenia, trombocitopenia, função hepática anormal. Sorologia para diagnóstico; mórulas em Monócitos.	A distribuição geográfica é uma pista; sazonal; exposição a carrapatos; *rash* presente em apenas 45%.
Eritema multiforme	–	Geralmente nenhum ou relacionado à causa subjacente	Lesões maculopapulares discretas e vermelhas; simétricas, distais, nas palmas e plantas; lesões em alvo clássicas.	Normal ou eosinofilia.	Reação a drogas (especialmente sulfonamidas) ou agentes infecciosos (*Mycoplasma*; vírus herpes simples). Urticária e artralgia também observadas.
Mononucleose infecciosa (infecção por EBV)	30-60	Febre, mal-estar	Macular, escarlatiniforme ou urticariforme em 5% a quase 100% dos que estão em uso de penicilinas e medicamentos relacionados (não é uma alergia à penicilina).	Linfocitose atípica; anticorpos heterófilos; anticorpos específicos para EBV em padrão agudo; testes de função hepática anormais.	Faringite, linfadenopatia, hepatoesplenomegalia.
Artrite reumatoide juvenil (sistêmica; doença de Still)	–	Febre alta, mal-estar	Máculas rosa-salmão evanescentes, especialmente em áreas de pressão (proeminente quando a febre está presente).	Aumento de marcadores inflamatórios; leucocitose; trombocitose.	Artrite oligo ou poliarticular; uveíte anterior assintomática.

(continua)

INFECÇÕES VIRAIS E RICKETTSIAIS

Tabela 40-3 Alguns *rashes* eritematosos em crianças (*Continuação*)

Condição	Período de incubação (dia)	Pródromo	Rash	Testes laboratoriais	Comentários, Outras Características Diagnósticas
Doença de Kawasaki	Desconhecido	Febre, adenopatia cervical, irritabilidade	Polimorfo (pode ser eritrodermia) no tronco e extremidades; palmas, solas, conjuntiva, lábios, língua e faringe vermelhas. A descamação tardia é comum. Alguns desses achados podem estar ausentes na doença atípica.	Leucocitose, trombocitose, VHS ou proteína C-reativa elevados; piúria; albumina diminuída; culturas e sorologia estreptocócicas negativas; taquicardia em repouso.	Mãos e pés inchados; doença prolongada; uveíte; meningite asséptica; sem resposta aos antibióticos. Ocorrem vasculites e aneurismas de coronárias e outras artérias (ultrassom cardíaco).
Leptospirose	4-19	Febre (bifásica), mialgia, calafrios	Eritrodermia variável.	Leucocitose; hematúria, proteinúria; hiperbilirrubinemia.	Conjuntivite; hepatite, meningite asséptica pode ser observada. Contato com cão ou roedor.
Sarampo	9-14	Tosse, rinite, conjuntivite	Maculopapular; face ao tronco; dura 7-10 dias; manchas de Koplik na boca por 1-2 dias.	Leucopenia; IgM antissarampo.	Tóxico. *Rash* vermelho brilhante torna-se confluente, pode descamar. A febre cai após o *rash* aparecer. Vacinação inadequada contra o sarampo.
Parvovírus (eritema infeccioso)	10-17 (*rash*)	Leve (semelhante à gripe)	Maculopapular nas bochechas ("face esbofeteada"), testa, queixo; então se espalha para os membros, tronco, nádegas; pode desaparecer e reaparecer por várias semanas.	IgM-ELISA; PCR.	*Rash* purpúrico em "luva e meia" é raro, mas característico; crise aplástica em pacientes com anemia hemolítica. Pode causar artrite ou artralgia.
Febre maculosa das Montanhas Rochosas	3-12	Cefaleia (retro-orbital); tóxico; sintomas gastrointestinais; febre alta; semelhante à gripe	Início 2-6 dias após a febre; maculopapular palpável nas palmas das mãos, plantas dos pés, extremidades, com disseminação central; petequial.	Leucopenia; trombocitopenia; hepatite; pleocitose do LCR; sorologia positiva em 7-10 dias de erupção cutânea; biópsia dará diagnóstico mais precoce.	Sudeste e costa leste dos Estados Unidos; abril-setembro; exposição ao carrapato.
Roséola (HHV-6)	10-14	Febre (média de 4 dias; 15 ≥ 6 dias)	Erupção macular rosada ocorre no final do período febril; transitório (apenas 20% têm *rash*).	Normal; RT-PCR.	Febre muitas vezes alta; desaparece quando o *rash* se desenvolve; criança parece bem. Geralmente ocorre em crianças de 6 meses a 3 anos de idade. As convulsões podem complicar.
Rubéola	14-21	Geralmente nenhum	Maculopapular suave; rápida propagação do rosto às extremidades; desaparece pelo dia 4.	Normal ou leucopenia.	Adenopatia pós-auricular, occipital é comum. Poliartralgia em algumas meninas mais velhas. Doença clínica leve. Vacinação inadequada contra rubéola.

(*continua*)

Tabela 40-3 Alguns rashes eritematosos em crianças *(Continuação)*

Condição	Período de incubação (dia)	Pródromo	Rash	Testes laboratoriais	Comentários, Outras Características Diagnósticas
Pele escaldada estafilocócica	Variável	Irritabilidade, febre baixa a ausente	Eritrodermia dolorosa, seguida em 1-2 dias por rachaduras ao redor dos olhos, boca; bolhas com a fricção (sinal de Nikolsky).	Normal se apenas colonizado por estafilococos; leucocitose e às vezes bacteremia se infectado.	Faringe normal. Procurar foco de infecção estafilocócica. Geralmente ocorre em bebês.
Escarlatina estafilocócica	1-7	Febre variável	Eritrodermia difusa; se assemelha à escarlatina estreptocócica, exceto os olhos que podem estar hiperêmicos e não há língua "em morango"; faringe poupada.	A leucocitose é comum devido ao foco infectado.	Infecção focal geralmente presente.
Síndrome de Stevens-Johnson	–	Faringite, conjuntivite, febre, mal-estar	Eritema multiforme bolhoso; pode haver descolamento extenso da epiderme; lábios hemorrágicos; conjuntivite purulenta.	Leucocitose.	Precipitantes clássicos são medicamentos (especialmente sulfonamidas); *Mycoplasma pneumoniae* e infecções por herpes simples. Pneumonite e uretrite também são vistas.
Escarlatina estreptocócica	1-7	Febre, dor abdominal, cefaleia, dor de garganta	Eritema difuso, textura de "lixa"; pescoço, axilas, áreas inguinais; se espalha para o resto do corpo; descamação em 7-14 dias; sem olhos vermelhos.	Leucocitose; cultura da garganta ou do ferimento positiva para estreptococos do grupo A; teste de antígeno estreptocócico positivo na faringe.	Língua "em morango", faringe vermelha +/– exsudato. Olhos e áreas periorbital e perioral, palmas das mãos e plantas dos pés poupados. Linhas de Pastia. Adenopatia cervical. Geralmente ocorre em crianças de 2-10 anos de idade.
Síndrome do choque tóxico	Variável	Febre, mialgia, cefaleia, diarreia, vômito	Eritrodermia indolor; olhos, palmas, solas dos pés, faringe e lábios vermelhos.	Leucocitose; enzimas hepáticas e testes de coagulação anormais; proteinúria.	Infecção por *Staphylococcus aureus*; envolvimento multiorgânico mediado por toxina. Mãos e pés inchados. Hipotensão ou choque.
Zika vírus	3-7	Variável	Comum; eritema, macular ou maculopapular; conjuntivite.	Leucocitose, trombocitopenia, transaminases elevadas; PCR.	O rash é comum e variável; frequentemente pruriginoso; petéquias são raras; conjuntivite é comum.

ELISA, ensaio imunoabsorvente ligado à enzima; HHV-6, herpes-vírus humano 6; IVAS, infecção de via aérea superior; LCR, líquido cefalo-raquídeo; PCR, reação em cadeia da polimerase; VHS, velocidade de hemossedimentação.

ADENOVÍRUS

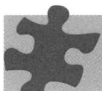
FUNDAMENTOS DO DIAGNÓSTICO E CARACTERÍSTICAS TÍPICAS

- ▶ Circulação durante o ano todo; surtos em lugares fechados (creches, quartéis).
- ▶ Múltiplas síndromes, dependendo do tipo de adenovírus e do hospedeiro.
- ▶ Infecção do trato respiratório superior com faringite grave, conjuntivite, tonsilite e adenopatia cervical.
- ▶ Pneumonia.
- ▶ Adenovírus entéricos causam doença diarreica leve.
- ▶ Diagnóstico definitivo por meio de detecção do antígeno, PCR ou cultura.

Existem mais de 50 tipos de adenovírus, que contabilizam 5% a 15% de todas as doenças respiratórias na infância: geralmente faringites ou traqueítes, mas também incluindo 5% das infecções do trato respiratório inferior. As infecções adenovirais, que são comuns cedo na infância (maioria < 2 anos de idade), ocorrem 3 a 10 dias depois da exposição a gotículas respiratórias ou fômites. Adenovírus entéricos são uma causa importante de diarreia na infância, mais frequentemente em crianças menores de 4 anos. Epidemias de doenças respiratórias causadas por adenovírus ocorrem no inverno e na primavera, especialmente em ambientes fechados como creches. É comum a eliminação de vírus do trato respiratório ou intestinal por indivíduos assintomáticos.

▶ Síndromes adenovirais específicas

A. Faringite

A faringite é a doença adenoviral mais comum e a apresentação mais comum do adenovírus. Febre e adenopatia são comuns. A tonsilite pode ser exsudativa. Rinite e uma doença sistêmica similar à *influenza* podem estar presentes. Laringotraqueíte ou bronquite podem acompanhar a faringite.

B. Febre faringoconjuntival

A conjuntivite pode ocorrer isolada e ser prolongada, porém frequentemente é associada com adenopatia pré-auricular, febre, faringite e adenopatia cervical. Sensação de corpo estranho no olho e outros sintomas duram menos que uma semana. Sintomas do trato respiratório inferior são incomuns. A ceratoconjuntivite epidêmica é causada por certas cepas de adenovírus e pode resultar em conjuntivite bilateral grave, opacidades da córnea e ocasionalmente deficiência visual. São características da febre faringoconjuntival uma sensação de corpo estranho, fotofobia e inchaço da conjuntiva e pálpebras. Adenopatia pré-auricular e hemorragia subconjuntival são comuns.

C. Pneumonia

A pneumonia grave pode ocorrer em qualquer idade. É especialmente comum em crianças pequenas (< 3 anos). Radiografias de tórax mostram infiltrado intersticial peribrônquico bilateral, em vidro fosco, nos lobos inferiores. Os sintomas persistem por 2 a 4 semanas. A pneumonia adenoviral pode ser necrosante e causar danos pulmonares permanentes, como bronquiectasias e bronquiolite obliterante. Uma síndrome semelhante à coqueluche, com tosse típica e linfocitose, pode ocorrer com a infecção do trato respiratório inferior. Uma nova variante do adenovírus sorotipo 14 pode causar pneumonia excepcionalmente grave, e às vezes fatal, em crianças e adultos.

D. Doenças gastrointestinais

Os adenovírus entéricos (tipos 40 e 41) causam 3% a 5% dos casos de diarreia de curta duração em crianças afebris, especialmente naquelas menores de 4 anos. A linfadenite mesentérica e a dor abdominal podem mimetizar apendicite. A faringite está frequentemente associada. A adenopatia induzida por adenovírus pode ser um fator na apendicite e na intussuscepção.

E. Outras síndromes

Podem estar presentes otite média aguda (em crianças mais novas) e *rash* morbiliforme difuso (raramente petequial) em várias apresentações clínicas do adenovírus. Pacientes imunossuprimidos, incluindo neonatos, podem desenvolver infecções pulmonares ou gastrointestinais graves ou fatais, ou doença multissistêmica. A cistite hemorrágica pode ser um problema grave em crianças imunocomprometidas. Outras complicações raras que podem ocorrer na criança imunocompetente incluem encefalite, hepatite e miocardite. Os adenovírus têm sido implicados na síndrome de miocardiopatia idiopática.

▶ Testes laboratoriais e diagnósticos

A PCR de amostras respiratórias, conjuntivais ou fecais é rápida e sensível e constitui o método diagnóstico preferido para infecções por adenovírus. O diagnóstico também pode ser feito por cultura convencional, coloração direta de amostras respiratórias ou diarreicas e sorologia na fase aguda (durante a doença) e na fase de convalescença (pós-doença), embora estas sejam menos comumente usadas.

▶ Tratamento

Existem algumas evidências de sucesso no tratamento de pacientes imunocomprometidos com cidofovir, embora o risco de nefrotoxicidade seja alto. Brincidofovir, um derivado do cidofovir com boa biodisponibilidade oral e menor nefrotoxicidade, está sob estudo. Pode-se tentar a imunoglobulina intravenosa (IgIV) em pacientes imunocomprometidos com pneumonia grave. A transferência de células T adotivas tem mostrado resultados promissores em receptores de transplante de células-tronco hematopoiéticas.

Lion T: Adenovirus infections in immune competent and immunocompromised patients. Clin Microbiol Rev 2014;27:441 [PMID: 24982316].

INFLUENZA

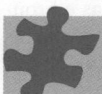 **FUNDAMENTOS DO DIAGNÓSTICO E CARACTERÍSTICAS TÍPICAS**

- Sazonal: final do outono até meados da primavera.
- Febre, tosse, faringite, mal-estar, congestão.
- Pneumonia.
- Encefalite.
- Detecção de vírus, antígeno viral ou ácido nucleico na secreção respiratória.

Infecções sintomáticas são comuns em crianças porque elas não têm experiência imunológica com os vírus *influenza*. As taxas de infecção em crianças são maiores que em adultos e são fundamentais para iniciar surtos na comunidade. As epidemias tipicamente ocorrem no outono e no inverno. Os três principais tipos de vírus *influenza* (A/H1N1, A/H3N2, B) causam a maioria das epidemias humanas, com a deriva antigênica assegurando a oferta de hospedeiros suscetíveis de todas as idades. Nos últimos anos, a *influenza* aviária A/H5N1 e A/H7N9 causaram surtos isolados na Ásia que foram associados com altas taxas de hospitalização e morte. O vírus *influenza* A/H1N1 de origem suína causou uma pandemia em 2009 e 2010 e, desde então, tem circulado com periodicidade sazonal. As medidas de distanciamento social resultantes da pandemia da COVID-19 resultaram em uma redução dramática na incidência de *influenza*.

▶ Achados clínicos

A disseminação da *influenza* ocorre pelo transporte de secreções respiratórias pelo ar. O período de incubação é de 2 a 7 dias.

A. Sinais e sintomas

A infecção por *influenza* em crianças mais velhas e adultos produz uma síndrome característica de febre alta de início abrupto, mialgia intensa, cefaleia e calafrios. Esses sintomas ofuscam a coriza, a faringite e a tosse associadas. Geralmente estão ausentes *rash*, conjuntivite acentuada, adenopatia, faringite exsudativa e enterite causadora de desidratação. Febre, diarreia, vômito e dor abdominal são comuns em crianças pequenas. Lactentes podem desenvolver apneia e uma doença semelhante à sepse. No exame do tórax, geralmente não há nada digno de nota. Achados clínicos menos frequentes incluem crupe, exacerbação asmática, miosite (especialmente músculos da panturrilha), miocardite, parotidite, encefalopatia, nefrite e *rash* maculopapular transitório. A doença aguda dura 2 a 5 dias. A tosse e a fadiga podem durar várias semanas. A disseminação viral pode persistir por várias semanas em crianças pequenas.

B. Achados laboratoriais

A contagem de leucócitos é normal a baixa, com desvio variável. Dada a dificuldade em diferenciar a *influenza* de outras infecções respiratórias comuns entre crianças, são recomendados testes laboratoriais ou tratamento empírico (se houver alta circulação comunitária). O vírus pode ser encontrado em secreções respiratórias por coloração de anticorpos fluorescentes diretos (AFD) de células epiteliais nasofaríngeas, ensaio imunoabsorvente ligado à enzima (ELISA, de *enzyme-linked immunosorbent assay*), imunoensaio óptico e PCR. A PCR tem a maior sensibilidade e especificidade (próxima a 100%) e tornou-se o teste preferido, pois os resultados podem estar disponíveis em algumas horas. O vírus da gripe pode ser cultivado de amostras faríngeas dentro de 3 a 7 dias, e alguns laboratórios empregam uma técnica de cultura rápida seguida de teste de antígeno viral após 48 horas. O diagnóstico tardio pode ser feito com sorologia aguda e de convalescença, usando ensaios de inibição de hemaglutinação.

C. Exames de imagem

A radiografia de tórax é inespecífica; pode apresentar hiperaeração, espessamento peribrônquico, infiltrados intersticiais difusos ou broncopneumonia em casos graves. Os linfonodos peri-hilares não estão aumentados. O derrame pleural é raro na *influenza* não complicada.

▶ Complicações e sequelas

Os sintomas do trato respiratório inferior são mais comuns em crianças menores de 5 anos. As taxas de hospitalização são mais altas em crianças menores de 2 anos. A *influenza* pode causar crupe nessas crianças. Infecções bacterianas secundárias (classicamente estafilocócicas) do ouvido médio, seios da face ou pulmões são comuns. A *influenza* também pode causar encefalite viral ou pós-viral, com sintomas cerebrais muito mais proeminentes do que os da infecção respiratória que os acompanha. Embora a miosite seja geralmente leve e se resolva rapidamente, tem-se relatado rabdomiólise grave e insuficiência renal. Crianças com obesidade ou doenças cardiopulmonares, metabólicas, neuromusculares ou imunossupressoras subjacentes estão em risco de doença grave.

▶ Prevenção

As vacinas trivalente e quadrivalente contra *influenza*, licenciadas como inativadas ou vivas atenuadas, são moderadamente protetoras (ver **Capítulo 10**) e são recomendadas anualmente para todos os indivíduos com mais de 6 meses (primeira imunização requer duas doses se ≤ 8 anos). A vacinação contra a gripe deve ocorrer antes do início da circulação da *influenza* na comunidade, embora a imunidade possa diminuir durante uma única temporada. Para crianças alérgicas a ovo, o risco de anafilaxia geralmente não é superior às taxas de base, embora estejam disponíveis vacinas da gripe recombinantes e baseadas em células.

A profilaxia com oseltamivir pode ser usada em casos selecionados para crianças com mais de 3 meses (crianças < 15 kg, 30 mg ao dia; de 15-23 kg, 45 mg ao dia; de 23-40 kg, 60 mg ao dia; e > 40 kg, 75 mg ao dia). O zanamivir inalado pode também ser usado em crianças com mais de 5 anos, mas evite o uso em crianças com asma ou doença pulmonar crônica. A quimioprofilaxia pode ser considerada durante uma epidemia para crianças de alto risco que não podem ser imunizadas ou que ainda não desenvolveram imunidade (cerca de 6 semanas após a vacinação primária ou 2 semanas após uma dose de reforço). Para profilaxia de surtos, a terapia deve ser mantida por 2 semanas ou mais e durante 1 semana após o diagnóstico do último caso de gripe.

▶ Tratamento e prognóstico

O tratamento consiste em suporte geral e manejo das complicações pulmonares, especialmente superinfecção bacteriana. Os antivirais são benéficos contra a gripe sazonal em hospedeiros imunocompetentes se iniciados dentro de 48 horas após o início dos sintomas, podendo ser iniciados mais tardiamente em casos graves (hospitalizados). Em crianças hospitalizadas, o tratamento antiviral precoce diminui a duração da hospitalização. A duração do tratamento é de 5 dias, e as doses são o dobro daquelas usadas para profilaxia. O peramivir, um inibidor da neuraminidase disponível para administração IV, foi aprovado para tratamento.

A recuperação geralmente é completa, a menos que tenha ocorrido dano cardiopulmonar ou neurológico grave. Casos fatais ocorrem em lactentes muito jovens, crianças imunodeficientes e anatomicamente comprometidas, mulheres grávidas, incluindo as primeiras 2 semanas pós-parto, e indivíduos obesos. O tratamento eficaz ou a profilaxia da *influenza* em crianças reduz notavelmente a incidência de otite média aguda e o uso de antibiótico durante a temporada da gripe.

CDC: Recommendations of Influenza Antivirals for Treatment and Prevention. 2020/21 Influenza Season: https://www.cdc.gov/flu/professionals/antivirals/index.htm.

Grohskopf LA et al: Prevention and control of seasonal influenza with vaccines: recommendations of the Advisory Committee on Immunization Practices—United States, 2020-21 Influenza Season. MMWR 2020 Aug 21;69(8):1–24 [PMID: 32820746].

PARAINFLUENZA

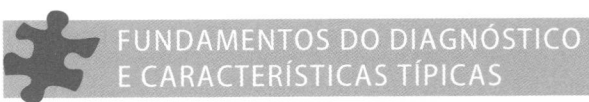

FUNDAMENTOS DO DIAGNÓSTICO E CARACTERÍSTICAS TÍPICAS

▶ Sazonalidade: outono e início do inverno.
▶ Febre, congestão nasal, dor de garganta, tosse.
▶ Crupe e bronquiolite.
▶ Detecção de vírus vivos, antígenos ou ácido nucleico nas secreções respiratórias.

Os vírus parainfluenza humanos (HPIV, de *human parainfluenza viruses*) são a causa mais importante de crupe em crianças. Quatro tipos de HPIV (1-4) são conhecidos. Os HPIV 1 e 2 causam a maioria dos casos de crupe, e as infecções ocorrem durante os primeiros 5 anos de vida, geralmente durante surtos no outono. A maioria das crianças é infectada pelo tipo 3 nos primeiros 3 anos de vida, mais frequentemente no primeiro ano. O HPIV 4 tem circulação durante todo o ano e pode ser menos patogênico do que outros tipos.

▶ Achados clínicos

A. Sinais e sintomas

O período de incubação é de 2 a 7 dias. A doença clínica tem um início agudo que inclui infecção febril do trato respiratório superior (especialmente em crianças mais velhas com reexposição), laringite, traqueobronquite, crupe e bronquiolite (segunda causa mais comum depois do VSR). A incidência relativa dessas manifestações é tipo-específica. Os HPIVs (especialmente o tipo 1) causam 65% dos casos de crupe, 25% de traqueobronquite e 50% de laringite em crianças pequenas. A crupe é caracterizada por tosse ladrante, estridor inspiratório e rouquidão. O HPIV pode causar pneumonia em bebês e crianças imunodeficientes e causa mortalidade particularmente alta entre os receptores de células-tronco.

As síndromes respiratórias induzidas por HPIV são difíceis de distinguir daquelas causadas por outros vírus respiratórios. O crupe viral deve ser diferenciado de epiglotite causada por *Haemophilus influenzae* tipo B (se não imunizado) ou outras infecções bacterianas que causam obstrução das vias aéreas superiores (p. ex., abscesso peritonsilar).

B. Achados laboratoriais

O diagnóstico é muitas vezes baseado em achados clínicos, e testes não são recomendados. Esses vírus podem ser identificados por PCR (< 24 horas), cultura rápida (48 horas) ou imunofluorescência direta nas secreções respiratórias (< 3 horas).

▶ Tratamento

Não há terapia ou vacina específicas disponíveis. O manejo do crupe é discutido no **Capítulo 19**. A ribavirina é ativa *in vitro* e tem sido usada em crianças imunocomprometidas, mas sua eficácia não foi comprovada.

Frost HM et al: Epidemiology and clinical presentation of parainfluenza type 4 in children: a 3-year comparative study to parainfluenza types 1-3. J Clin Infect Dis 2014;209:695 [PMID: 24133181].

VÍRUS SINCICIAL RESPIRATÓRIO (VSR)

FUNDAMENTOS DO DIAGNÓSTICO E CARACTERÍSTICAS TÍPICAS

▶ Sazonalidade: final do outono ao início da primavera (pico em junho-julho no hemisfério sul).
▶ Sibilância difusa e taquipneia após sintomas respiratórios superiores em um lactente (bronquiolite).
▶ Hiperinsuflação na radiografia de tórax.
▶ Detecção de antígeno ou ácido nucleico de VSR em secreções nasais.

▶ Considerações gerais

O vírus sincicial respiratório (VSR) é a causa mais importante de doença do trato respiratório inferior em crianças pequenas, sendo responsável por mais de 70% dos casos de bronquiolite e 40% dos casos de pneumonia. O VSR é muito comum na primeira infância. Quase todas as crianças desenvolvem sintomas respiratórios superiores, e 20% a 30% manifestam infecção respiratória inferior. Os surtos ocorrem anualmente e as taxas de ataque são altas; 60% das crianças são infectadas no primeiro ano de vida e 90%, até os 2 anos de idade. Durante a temporada de pico (tempo frio em clima temperado), o diagnóstico clínico da infecção por VSR em lactentes com bronquiolite é tão preciso quanto a maioria dos exames laboratoriais. Assim como aconteceu com a *influenza*, as práticas de distanciamento social resultantes da pandemia da COVID-19 reduziram significativamente a transmissão do VSR.

Apesar da presença de anticorpos séricos, a reinfecção é comum. Dois genótipos distintos podem cocircular ou um pode predominar em uma comunidade. A mudança anual na prevalência desses genótipos é uma explicação parcial para a reinfecção. No entanto, a reinfecção geralmente causa apenas sintomas respiratórios superiores em crianças anatomicamente normais. Pacientes imunossuprimidos podem desenvolver pneumonia progressivamente grave. Crianças com cardiopatia congênita com hiperfluxo pulmonar, crianças com doença pulmonar crônica (p. ex., fibrose cística) e bebês prematuros menores de 6 meses (especialmente os que têm doença pulmonar crônica da prematuridade) também têm alto risco de doença grave. Nenhuma vacina está disponível.

▶ Achados clínicos

A. Sinais e sintomas

Os sintomas iniciais são os de infecção respiratória superior. Pode haver febre baixa. A doença clássica é a bronquiolite, caracterizada por sibilos difusos, febre variável, tosse, taquipneia, dificuldade para se alimentar e, em casos graves, cianose. Pode haver hiperinsuflação, crepitação, expiração prolongada, sibilância, hipóxia e retrações. O fígado e o baço podem ser palpáveis devido à hiperinsuflação pulmonar, mas não são aumentados. A doença geralmente dura de 3 a 7 dias em crianças previamente saudáveis. A febre está presente por 2 a 4 dias; ela não se correlaciona com sintomas pulmonares e pode ser ausente durante o auge do envolvimento pulmonar.

Apneia, dificuldade para se alimentar e letargia podem ser manifestações iniciais nos primeiros meses de vida, principalmente em bebês prematuros. A apneia geralmente desaparece após alguns dias, muitas vezes sendo substituída por sinais óbvios de bronquiolite.

A infecção por VSR em crianças mais velhas tem maior probabilidade de causar traqueobronquite ou infecção do trato respiratório superior. As exceções são crianças imunocomprometidas e com doença pulmonar ou cardíaca crônica grave, que podem ter infecções especialmente graves ou prolongadas/primárias e estão sujeitas a crises adicionais de pneumonite grave.

Embora quase todos os casos de bronquiolite sejam devidos ao VSR durante uma epidemia, outros patógenos respiratórios, como parainfluenza, rinovírus, *Mycoplasma/Chlamydia pneumoniae* e especialmente hMPV não podem ser excluídos. Podem ocorrer infecções mistas com outros vírus ou bactérias. A sibilância pode ser causada por asma, corpo estranho ou outra obstrução da via aérea. A coqueluche também deve ser considerada nessa faixa etária, especialmente se a tosse for proeminente e o lactente menor de 6 meses. Uma contagem leucocitária marcadamente elevada deve sugerir superinfecção bacteriana (neutrofilia) ou coqueluche (linfocitose).

B. Achados laboratoriais

A testagem diagnóstica geralmente não é necessária durante a temporada de VSR. O teste de PCR em tempo real, que pode incluir painéis multiplex de patógenos respiratórios, melhorou a sensibilidade, embora também seja mais caro do que as abordagens tradicionais, como o teste de antígeno/ELISA (várias horas) ou a cultura rápida de tecidos (< 48 horas).

C. Exames de imagem

A hiperinsuflação difusa e o espessamento peribrônquico são mais comuns; atelectasias e infiltrados irregulares também ocorrem em infecção não complicada, mas a efusão pleural é rara. A consolidação (geralmente subsegmentar) ocorre em 25% das crianças com doença do trato respiratório inferior.

▶ Complicações

O VSR geralmente infecta o ouvido médio. A otite média sintomática é a complicação mais comum (10-20%) e é mais provável com infecção bacteriana secundária (geralmente por pneumococo ou *H. influenzae* não tipável). A pneumonia bacteriana complica apenas 0,5% a 1% dos pacientes hospitalizados. Exacerbações súbitas de febre e leucocitose devem sugerir infecção bacteriana. Insuficiência respiratória ou apneia podem exigir ventilação mecânica, mas ocorrem em menos de 2% dos recém-nascidos a termo previamente saudáveis e hospitalizados. A insuficiência cardíaca pode ocorrer como uma complicação da doença ou de miocardite. O VSR comumente causa exacerbações de asma. A infecção hospitalar por VSR é comum e programas hospitalares bem desenhados para prevenir a disseminação nosocomial são imperativos (ver a próxima seção).

▶ Prevenção e tratamento

A oxigenoterapia é indicada apenas para lactentes e crianças com saturação de oxi-hemoglobina inferior a 90%. Crianças que estão muito hipoxêmicas ou que não conseguem se alimentar por causa do desconforto respiratório devem ser hospitalizadas e receber oxigênio umidificado guiado pela saturação e alimentação por sonda ou intravenosa. Antibióticos, descongestionantes e expectorantes não têm nenhum valor em infecções rotineiras. As crianças infectadas pelo VSR devem ser mantidas em isolamento respiratório. Manter grupos de lactentes doentes em isolamento respiratório durante a alta temporada (com ou sem tentativas de diagnóstico) e enfatizar a boa lavagem das mãos deve diminuir a transmissão nosocomial.

Os médicos não devem administrar salbutamol ou epinefrina a lactentes e crianças pequenas com diagnóstico de bronquiolite, uma vez que isso não afeta a resolução da doença, a necessidade de hospitalização ou o tempo de internação. O uso de corticosteroides sistêmicos também é desencorajado na bronquiolite por VSR, a menos que haja características complicadas, como asma e doença pulmonar crônica da prematuridade.

A ribavirina é a única terapia antiviral licenciada usada para infecção por VSR. É administrada por aerossolização contínua. Raramente é usada em lactentes sem alterações anatômicas ou defeitos imunológicos. Na melhor das hipóteses, há um efeito muito modesto sobre a gravidade da doença em crianças imunocompetentes sem anormalidade anatômica subjacente. Mesmo em bebês de alto risco, não foi demonstrada uma resposta clínica favorável à terapia com ribavirina em vários estudos, embora alguns dados sugiram que ela possa ser mais eficaz se iniciada no início da doença. Assim, a ribavirina só é usada em crianças gravemente doentes que são imunologica ou anatomicamente comprometidas e naquelas com doença cardíaca grave.

A administração intramuscular mensal de anticorpo monoclonal humanizado específico contra o VSR agora é recomendada para prevenir doenças severas em pacientes de alto risco selecionados durante períodos epidêmicos. A administração mensal deve ser considerada durante a temporada do VSR para crianças de alto risco (descrito no **Capítulo 10**). Anticorpos monoclonais de ação prolongada também estão em desenvolvimento. O uso de imunização passiva para crianças imunocomprometidas é lógico, mas não está estabelecido. O anticorpo contra o VSR não é eficaz para o tratamento de infecção estabelecida. As vacinas de VSR estão atualmente em estágios avançados de desenvolvimento.

▶ Prognóstico

Embora a bronquiolite leve não produza problemas a longo prazo, 30% a 40% dos pacientes hospitalizados com essa infecção apresentarão sibilos mais tarde na infância, e a infecção por VSR na infância pode ser um importante precursor da asma. A doença pulmonar restritiva crônica e a bronquiolite obliterante são sequelas raras.

AAP Practice Guideline: Updated guidance for palivizumab prophylaxis among infants and young children at increased risk of hospitalization for respiratory syncytial virus infection. Pediatrics 2014 Aug;134(2):e620–38 [PMID: 25070304].

Hall CB et al: The burden of respiratory syncytial virus infection in young children. N Engl J Med 2009 Feb 5;360(6):588–598 [PMID: 19196675].

Ralston SL et al; American Academy of Pediatrics: Clinical practice guidelines: the diagnosis, management, and prevention of bronchiolitis. Pediatrics 2014 Nov;134(5):e1474–e1502 [PMID: 25349312].

METAPNEUMOVÍRUS HUMANO (HMPV)

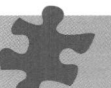

FUNDAMENTOS DO DIAGNÓSTICO E CARACTERÍSTICAS TÍPICAS

▶ Sazonalidade: final do outono ao início da primavera.
▶ Tosse, coriza, dor de garganta.
▶ Bronquiolite.
▶ Detecção de antígenos ou ácidos nucleicos virais em secreções de vias respiratórias.

▶ Considerações gerais

O metapneumovírus humano (hMPV) é um agente comum de infecções do trato respiratório que é muito semelhante ao VSR nas características epidemiológicas e clínicas. Assim como os vírus VSR, parainfluenza, da caxumba e do sarampo, o hMPV pertence à família dos paramixovírus. Os humanos são seu único reservatório conhecido. Pesquisas soroepidemiológicas indicam que esse vírus tem distribuição mundial. Mais de 90% das crianças contraem infecção por hMPV até os 5 anos de idade, geralmente durante o final do outono até surtos no início da primavera. O hMPV é responsável por 15% a 25% dos casos de bronquiolite e pneumonia em crianças menores de 2 anos. Crianças mais velhas e adultos também podem desenvolver uma infecção sintomática.

▶ Achados clínicos

A. Sinais e sintomas

Os sintomas mais comuns são febre, tosse, rinorreia e dor de garganta. Bronquiolite e pneumonia ocorrem em 40% a 70% das crianças que adquirem hMPV antes dos 2 anos de idade. A infecção assintomática é incomum. Outras manifestações incluem otite, conjuntivite, diarreia e mialgia. A sibilância aguda tem sido associada ao hMPV em crianças de todas as idades, levantando a possibilidade de que esse vírus, assim como o VSR, possa desencadear doença reativa das vias aéreas.

B. Achados laboratoriais

A testagem diagnóstica geralmente não é necessária. O método de diagnóstico preferido é a PCR realizada em amostras respiratórias. A cultura rápida de *shell vial* é aceitável, mas menos sensível. Os testes de anticorpos são usados mais apropriadamente para estudos epidemiológicos.

C. Exames de imagem

A infecção do trato respiratório inferior frequentemente mostra hiperinsuflação e pneumonite irregular nas radiografias de tórax.

▶ Tratamento e prognóstico

Não há terapia antiviral disponível para tratar o hMPV. A ribavirina tem atividade *in vitro* contra o hMPV, mas não há dados para apoiar o seu valor terapêutico. Crianças com doença do trato respiratório inferior podem necessitar de hospitalização e ventilação de suporte, mas com menos frequência do que na bronquiolite associada ao VSR. A duração da hospitalização no hMPV é tipicamente mais curta do que no VSR. A infecção em crianças imunocomprometidas pode levar a doenças graves ou fatais.

Esposito S, Masstrolia MV: Metapneumovirus infections and respiratory complications. Semin Respir Crit Care Med 2016;37:512 [PMID: 27486733].

Taylor S, Lopez P, Boria-Tabora C: Respiratory viruses and influenza-like illness: epidemiology and outcomes in children aged 6 months to 10 years in a multi-country population sample. J Infect 2017;29:74 [PMID: 27667752].

CORONAVÍRUS HUMANOS (HCOVS)

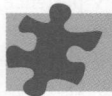

FUNDAMENTOS DO DIAGNÓSTICO E CARACTERÍSTICAS TÍPICAS

- ▶ Resfriado comum limitado a sinais e sintomas respiratórios superiores.
- ▶ Doença do trato respiratório inferior e síndromes respiratórias agudas graves.
- ▶ Pneumonia em crianças imunocomprometidas.
- ▶ Múltiplas apresentações e sequelas associadas à COVID-19.
- ▶ Diagnóstico definitivo por PCR.

Os coronavírus humanos (HCoVs) são vírus de RNA que podem infectar humanos e vários animais. Eles são transmitidos via inoculação do trato respiratório por gotículas do trato respiratório de indivíduos infectados. O período de incubação é de 2 a 5 dias para infecções não graves e provavelmente mais longo para síndromes respiratórias agudas graves. Infecções por HCoVs, incluindo cepas OC43, NL63, HKU1 e 229E, manifestam-se todos os anos como resfriado comum e doença do trato respiratório inferior (TRI). No entanto, a doença do TRI é mais frequente e grave em crianças imunocomprometidas. Coinfecções com outros vírus ocorrem em 10% a 40% das infecções por HCoV.

▶ Síndromes clínicas por HCoV

A. Infecção do trato respiratório superior e inferior

Os HCoVs 229E, OC43, NL63 e HKU1 são a segunda causa mais frequente de resfriado comum depois dos rinovírus e se manifestam com rinorreia, dor de garganta, tosse e, ocasionalmente, febre. Os HCoVs também podem se apresentar como otite média aguda ou desencadear exacerbações de asma. O HCoV NL63 é a segunda causa mais comum de crupe após o parainfluenza 1. O HCoV HKU1 também pode apresentar-se como gastroenterite aguda.

B. Síndrome respiratória aguda grave (SARS)

Os três novos HCoVs que têm causado sintomas graves são o SARS-CoV, MERS-CoV-2 e SARS-CoV-2. O SARS-CoV implicou infecciosidade moderada, causou epidemias em vários países e teve uma taxa de letalidade de cerca de 10%. A síndrome respiratória do Oriente Médio (MERS)-CoV apareceu em 2012 na Arábia Saudita, foi menos infecciosa, mas clinicamente mais grave com uma taxa de letalidade de cerca de 30%. É endêmica no Oriente Médio e adquirida por contato próximo com camelos, embora também ocorra disseminação de humano para humano. Os HCoVs que causam doença grave afetam desproporcionalmente adultos e idosos imunologica ou anatomicamente comprometidos. As crianças infectadas são assintomáticas ou têm sintomas tipicamente mais leves, que incluem febre, tosse, mialgia, diarreia leve e dor abdominal.

O SARS-CoV-2 de 2019 resultou em disseminação mundial com o surgimento subsequente de várias novas variantes associadas a aumento da transmissibilidade e gravidade da doença e, potencialmente, evasão imune. Esse vírus pode espalhar-se de forma assintomática e antes do início dos sintomas, expandindo muito sua transmissibilidade. As populações de alto risco são semelhantes àquelas para outros HCoVs.

Complicações, incluindo disfunção de múltiplos órgãos e morte, podem ocorrer em crianças com comorbidades. A infecção por SARS-CoV-2 está associada à síndrome inflamatória multissistêmica pediátrica (SIM-P), uma complicação imunomediada pouco compreendida que ocorre semanas a meses após a infecção primária por SARS-CoV-2 e que inclui inflamação sistêmica, disfunção miocárdica e disfunção de múltiplos órgãos.

▶ Estudos laboratoriais e diagnósticos

Os HCoVs, incluindo os HCoVs sazonais comuns (229E, OC43, NL54 e HKU1), podem ser detectados por PCR, incluindo painéis multiplex de patógenos respiratórios. Laboratórios de saúde pública adicionaram a capacidade de diagnosticar novos coronavírus que causam doenças graves, incluindo o atual SARS-CoV-2 pandêmico, por PCR.

Vários ensaios diagnósticos, incluindo ácido nucleico (PCR) e antígeno, bem como anticorpos resultantes de infecção natural ou vacinação, continuam a ser desenvolvidos para detecção de SARS-CoV-2 usando uma variedade de tipos de amostras. O diagnóstico preferido para infecção aguda por SARS-CoV-2 inclui PCR de uma amostra nasofaríngea. Outras fontes de espécimes, como *swab* nasal ou saliva, podem ter sensibilidade diminuída, embora a sensibilidade seja geralmente maior em pacientes sintomáticos (vs. pacientes assintomáticos/expostos). Os testes de antígenos têm a vantagem de serem menos dispendiosos e mais rápidos, mas podem ter a sensibilidade diminuída.

A infecção pós-aguda por SARS-CoV-2 pode ser diagnosticada por sorologia. O teste sorológico padrão-ouro, inclui a medição dos títulos de anticorpos neutralizantes do hospedeiro contra o SARS-CoV-2 a pesar de ser um teste muito demandante de tempo e recursos. Os ensaios ELISA fornecem resultados mais imediatos e menos dispendiosos, mas podem ter um desempenho inferior. Para recomendações atualizadas sobre testes diagnósticos para SARS-CoV-2, consulte as diretrizes dos Centers for Disease Control and Prevention (CDC, Centros de Controle e Prevenção de Doenças) (ver Referências).

Tratamento e prevenção

Os HCoVs mais comuns causam doença leve e autolimitada, e o tratamento é de suporte.

O manejo do COVID-19 em crianças é complicado e deve ser gerenciado caso a caso, em virtude das rápidas mudanças nos dados sobre a patogênese e as complicações da doença. As principais considerações nas decisões de tratamento incluem gravidade da doença (hospitalização, necessidade de oxigênio), fatores de risco (comorbidades, imunossupressão) e trajetória clínica. Os CDC, os National Institutes of Health (NIH, Institutos Nacionais de Saúde e a Pediatric Infectious Disease Society (PIDS, Sociedade Pediátrica de Doenças Infecciosas fornecem diretrizes atualizadas regularmente (ver Referências).

Atualmente, o antiviral mais promissor para o tratamento de COVID-19 é o remdesivir, em razão da segurança e dos dados que mostram redução do tempo de recuperação clínica entre adultos hospitalizados, particularmente aqueles em uso de oxigênio suplementar, mas sem ventilação mecânica. Assim, o remdesivir pode ser considerado (5 dias) para casos de COVID-19 grave (hospitalizados, em oxigênio suplementar). Os glicocorticoides também têm demonstrado eficácia entre adultos com doença grave e podem ser considerados em crianças. O plasma convalescente e os anticorpos monoclonais mostraram algum benefício em estudos iniciais e estão passando por mais estudos para tratamento e profilaxia.

Desde 2021, estão em uso vacinas para prevenir a infecção por SARS-CoV-2 e COVID-19, e pelo menos uma vacina de mRNA está aprovada para uso em adolescentes de 11 a 17 anos de idade, mostrando alta eficácia e segurança.

CDC: Overview of Testing for SARS-CoV-2 (COVID-19): https://www.cdc.gov/coronavirus/2019-ncov/hcp/testing-overview.html.
CDC: COVID-19 Vaccination: https://www.cdc.gov/vaccines/covid-19/index.html.
Chiotos et al: Multicenter interim guidance on use of antivirals for children with coronavirus disease 2019/severe acute respiratory syndrome coronavirus 2. J Pediatric Infect Dis Soc 2021 Jan;10(1): 34–48.
NIH: Coronavirus Disease 19 (COVID-19) Treatment Guidelines: https://www.covid19treatmentguidelines.nih.gov/.

INFECÇÕES POR ENTEROVÍRUS E PARECHOVIRUS

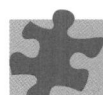

FUNDAMENTOS DO DIAGNÓSTICO E CARACTERÍSTICAS TÍPICAS

- ▶ Doença febril aguda com cefaleia e dor de garganta.
- ▶ Epidemias de verão-outono.
- ▶ Outras características comuns: *rash*, faringite não-exsudativa.
- ▶ Causa comum de meningite asséptica e viral.
- ▶ Complicações: miocardite, dano neurológico, doença com risco de vida em recém-nascidos.

Os enterovírus (EV) são uma das principais causas de doença febril aguda em crianças pequenas. Da família dos picornavírus ("pequenos"), eles são antigenicamente divididos em quatro grupos: poliovírus (PV), vírus Coxsackie A e B e echovírus. Seus antígenos de grupo e sequências de RNA comuns são a base para testes diagnósticos de ácidos nucleicos e proteínas enterovírus-específicos. A pesquisa de PCR está disponível em muitos centros médicos como um teste de uma única etapa com resultados em poucas horas. A reatividade cruzada com rinovírus é comum no painel respiratório por PCR. As culturas virais são mais específicas, mas levam de 2 a 5 dias. A PCR é agora o método diagnóstico de escolha para meningoencefalite e doença grave inexplicável em recém-nascidos.

Os parechovírus humanos (HPeVs), também picornavírus, são responsáveis por infecções graves em crianças pequenas, incluindo sepse e meningite. Alguns dos 15 tipos de parechovírus infectam quase todas as crianças antes dos 2 anos de idade; outros, antes dos 5 anos.

A transmissão de EV e HPeV é fecal-oral ou por secreções respiratórias superiores. Vários enterovírus circulam na comunidade a todo momento; surtos de verão-outono são comuns em climas temperados, mas as infecções são vistas durante todo o ano. Depois do poliovírus, o vírus Coxsackie B é o mais virulento, seguido do echovírus. As infecções neurológicas, cardíacas e neonatais devastadoras são as formas mais graves da doença.

DOENÇA FEBRIL AGUDA

Acompanhado de alterações respiratórias superiores ou sintomas entéricos inespecíficos, o início súbito de febre e irritabilidade em lactentes ou crianças pequenas é frequentemente enteroviral, especialmente no final do verão e outono. Mais de 90% das infecções enterovirais não são distintivas. Ocasionalmente, observa-se uma erupção petequial; mais frequentemente, uma erupção maculopapular ou morbiliforme difusa (muitas vezes proeminente nas palmas das mãos e plantas dos pés) ocorre no segundo ao quarto dia de febre. A recuperação rápida é a regra. Pode ocorrer mais de uma doença enteroviral febril em um mesmo paciente em uma mesma temporada. A contagem de leucócitos geralmente é normal. Por causa da febre e da irritabilidade, os lactentes podem passar por uma avaliação para sepse ou meningite e serem hospitalizados. Aproximadamente metade desses lactentes tem meningite asséptica. A duração da doença é de 4 a 5 dias.

Abedi GR et al: Picornavirus etiology of acute infections among hospitalized infants. J Clin Virol 2019;116:39–43. doi: 10.1016/j.jcv.2019.04.005 [PMID: 31100674].

DOENÇAS RESPIRATÓRIAS

1. Faringite febril aguda

Dor de garganta, dor de cabeça, mialgia e desconforto abdominal com duração de 3 a 4 dias são comuns em crianças mais velhas. Vesículas ou pápulas podem ser vistas na faringe sem exsudato. Ocasionalmente, os enterovírus são a causa de crupe, bronquite ou pneumonia. Eles também podem exacerbar a asma como visto com os recentes surtos de EV68.

2. Herpangina

A herpangina manifesta-se como febre de início agudo e vesículas brancas acinzentadas na faringe posterior que rapidamente formam úlceras (< 20 em número), linearmente ao longo do palato posterior, da úvula e dos pilares tonsilares. Úlceras faciais bilaterais também podem ser observadas. Disfagia, salivação, vômitos, dor abdominal e anorexia também ocorrem e, raramente, parotidite ou úlceras vaginais. Os sintomas desaparecem em 4 a 5 dias. O vírus Coxsackie A10 tem sido associado a uma faringite febril esporádica, chamada faringite linfonodular aguda, que é caracterizada por pápulas faríngeas posteriores amarelo-esbranquiçadas na mesma distribuição da herpangina. A duração é de 1 a 2 semanas. A terapia é de suporte.

Devem constar no diagnóstico diferencial: gengivoestomatite primária por herpes simples (úlceras são mais proeminentes anteriormente, e gengivite está presente), estomatite aftosa (febre ausente, episódios recorrentes, lesões anteriores), trauma, doença mão-pé-boca (ver discussão na seção Erupções cutâneas [incluindo doença mão-pé-boca]) e angina de Vincent (gengivite dolorosa que se espalha da linha da gengiva; criança mais velha; doença dentária subjacente).

3. Pleurodinia (doença de Bornholm, mialgia epidêmica)

Causada pelo vírus Coxsackie B (forma epidêmica) ou por muitos enterovírus não pólio (forma esporádica), a pleurodinia está associada a um início abrupto de sintomas espasmódicos uni ou bilaterais, dor nas costelas inferiores ou no abdome superior. Sintomas associados incluem dor de cabeça, febre, vômitos, mialgias e dores abdominais e no pescoço. Os achados físicos incluem febre, sensibilidade dos músculos do tórax, diminuição da excursão torácica e ocasionalmente um atrito pleural. A radiografia de tórax é normal. Os exames hematológicos não são diagnósticos. A doença geralmente dura menos de 1 semana.

Essa é uma doença dos músculos, mas o diagnóstico diferencial inclui pneumonia bacteriana, efusão pleural bacteriana e tuberculosa, infecções fúngicas endêmicas (todas excluídas radiograficamente e por ausculta), costocondrite (sem febre ou outros sintomas) e uma variedade de problemas abdominais, especialmente aqueles que causam irritação diafragmática. Epidemias de mialgia aguda também foram relatadas devido ao HPeV tipo 3 no Japão em crianças e adultos. Agentes analgésicos potentes e talas no peito aliviam a dor.

Lugo D, Krogstad P: Enteroviruses in the early 21st century: new manifestations and challenges. Curr Opin Pediatr 2016 Feb;28(1): 107–113. doi: 10.1097/MOP.0000000000000303 [PMID: 26709690].

RASHES CUTÂNEOS (INCLUINDO A DOENÇA MÃO-PÉ-BOCA)

O *rash* do EV pode ser macular, maculopapular, urticariforme, escarlatiniforme, petequial ou vesico-pustuloso. Um dos mais característicos é o da doença mão-pé-boca (causado pelo vírus Coxsackie, especialmente tipos A5, A10 e A16), em que se encontram vesículas ou pápulas vermelhas nos pilares faríngeos, língua, mucosa oral, mãos e pés. Muitas vezes, aparecem perto das unhas e nos calcanhares e podem durar de 1 a 2 semanas. Febre, dor de garganta e mal-estar associados são leves. O *rash* pode aparecer quando a febre diminui, simulando roséola.

▶ Envolvimento cardíaco

A miocardite e a pericardite podem ser causadas por vários enterovírus não pólio, particularmente os vírus Coxsackie tipo B. Mais comumente, os sintomas respiratórios superiores são seguidos por dor subesternal, dispneia e intolerância ao exercício. Um ruído de fricção ou galope podem ser detectados. O ecocardiograma definirá disfunção ventricular ou derrame pericárdico, e o eletrocardiograma pode mostrar pericardite ou irritabilidade ventricular. A creatina-fosfocinase pode estar elevada, e a troponina (hs-TnT, de *troponin T, high sensitivity*) é altamente sensível para miocardite aguda. A doença pode ser leve ou fatal; a maioria das crianças se recupera completamente.

Em bebês, outros órgãos podem estar envolvidos ao mesmo tempo; dentre pacientes idosos, a doença cardíaca é geralmente a única manifestação (ver **Capítulo 20** para terapia). O RNA enteroviral está presente no tecido cardíaco em alguns casos de cardiomiopatia dilatada ou miocardite; o significado desse achado é desconhecido. Epidemias de EV71 na Ásia, bem como casos esporádicos no Estados Unidos, estão associados a disfunção ventricular esquerda grave e edema pulmonar após manifestações mucocutâneas típicas de infecção por enterovírus. O enterovírus 71 também pode causar doença neurológica grave isolada ou doença neurológica em combinação com doença miocárdica.

Esposito S, Principi N: Hand, foot and mouth disease: current knowledge on clinical manifestations, epidemiology, aetiology and prevention. Eur J Clin Microbiol Infect Dis 2018 Mar; 37(3):391–398 [PMID: 29411190].

Gonzalez G, Carr MJ, Kobayashi M, Hanaoka N, Fujimoto T: Enterovirus-associated hand-foot and mouth disease and neurological complications in Japan and the rest of the world. Int J Mol Sci 2019 Oct 20;20(20):5201 [PMID: 31635198].

▶ Infecção neonatal grave

A infecção enteroviral neonatal é geralmente sistêmica e grave em recém-nascidos normais. Manifestações clínicas incluem febre, *rash*, pneumonite, meningoencefalite, hepatite, gastroenterite, miocardite, pancreatite e miosite. Infecções transplacentárias se apresentam dentro de 1 semana após o nascimento como sepse com cianose, dispneia e convulsões. Surtos nosocomiais são menos comuns. O diagnóstico diferencial inclui infecções bacterianas e por vírus herpes simples, enterocolite necrosante, outras causas de insuficiência cardíaca ou hepática e doenças metabólicas. O diagnóstico é sugerido pelo achado de pleocitose mononuclear no líquido cefalo-raquideo (LCR) e detecção de RNA EV nas fezes ou na faringe, e confirmado por PCR no LCR, sangue ou urina. Frequentemente administra-se imunoglobulina intravenosa, mas seu valor é ainda incerto. Alguns antivirais em investigação (p. ex., pleconarila, pocapavir) mostraram-se promissores. Anticorpos maternos adquiridos passivamente podem proteger os recém-nascidos de doenças graves. A infecção por parechovírus em recém-nascidos é semelhante à por EV, mas ocorre em recém-nascidos mais velhos, com quase metade dos recém-nascidos infectados necessitando de manejo em unidade de terapia intensiva (UTI).

▼ DOENÇAS DO SISTEMA NERVOSO CENTRAL

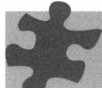

FUNDAMENTOS DO DIAGNÓSTICO E CARACTERÍSTICAS TÍPICAS

▶ Meningoencefalite aguda: cefaleia, febre, meningismo.
▶ Paralisia flácida assimétrica; sensibilidade muscular e hiperestesia; sensação intacta; atrofia tardia.

POLIOMIELITE, MIELITE FLÁCIDA AGUDA E PARALISIA FLÁCIDA AGUDA

▶ Considerações gerais

A infecção pelo poliovírus é assintomática em 90% a 95% dos casos; apresenta-se como doença febril aguda em cerca de 5% dos casos ou como meningite asséptica, com ou sem paralisia, em 1% a 3%. A pólio foi eliminada de mais de 99% da população mundial, e as únicas áreas endêmicas agora estão no Paquistão e no Afeganistão. A maioria das crianças mais velhas e adultos agora está protegida devido à vacinação ou infecção silenciosa anterior. A paralisia associada a vacina da poliomielite (VAPP, de *vaccine-associated paralytic poliomyelitis*) e os vírus da poliomielite derivados da vacina (VDPV, de *vaccine-derived polio viruses*) são uma consequência da vacina oral contra a poliomielite (VOP) que sofreu mutação e se reverteu para neurovirulenta. Esta causou surtos de paralisia flácida aguda, como a poliomielite do tipo selvagem. Desde 2000, a vacina inativada contra o poliovírus (VIP) é a única vacina contra a poliomielite em uso nos Estados Unidos e, desde 2016, pelo menos uma dose de VIP junto com a VOP bivalente (tipos 1 e 3) e agora a nova VOP2 (nVOP2) está sendo administrada a crianças em todo o mundo para prevenir VDPV circulante (ver **Capítulo 10**). Outros EV não pólio podem se apresentar como paralisia flácida aguda, incluindo o EV71 na Ásia e, desde 2014, o EV68 na Europa e nos Estados Unidos como mielite flácida aguda (MFA).

▶ Achados clínicos

A. Sinais e sintomas

Os sintomas iniciais dos poliovírus, bem como de outros enterovírus neurotrópicos (EV71 e EV68) são febre, mialgia, dor de garganta e cefaleia por 2 a 6 dias. Em menos de 5% das crianças infectadas, dias assintomáticos são seguidos por febre recorrente e sinais de meningite asséptica: dor de cabeça, rigidez nucal e náuseas. Casos leves resolvem-se completamente. Em 1% a 2% dos infectados, febre alta, mialgia grave e ansiedade anunciam progressão para perda de reflexos e paralisia assimétrica flácida aguda. Os músculos proximais dos membros são mais frequentemente envolvidos do que os distais, e o envolvimento do membro inferior é mais comum do que o superior. A sensação permanece intacta, embora a hiperestesia da pele sobrejacente aos músculos paralisados seja comum e patognomônica.

O envolvimento bulbar afeta a deglutição, a fala e a função cardiorrespiratória e é responsável pela maioria das mortes. Caracteristicamente, distensão da bexiga e constipação marcada acompanham a paralisia dos membros inferiores. A paralisia geralmente está completa quando a temperatura normaliza. A atrofia é geralmente aparente após 4 a 8 semanas. A melhora mais significativa da paralisia muscular ocorre dentro de 6 meses.

B. Achados laboratoriais

Em pacientes com sintomas meníngeos, o LCR mostra uma pleocitose linfocítica e glicose normal com concentração proteica levemente elevada. O poliovírus cresce facilmente em cultura de células e pode ser facilmente diferenciado de outros enterovírus. É raramente isolado no fluido espinal mas está frequentemente presente na garganta e nas fezes por diversas semanas após a infecção. A PCR é o método de escolha para a detecção de poliovírus assim como de outros enterovírus neurotrópicos.

Diagnóstico diferencial

A meningite asséptica por poliovírus é indistinguível daquelas causadas por outros vírus. A doença paralítica nos Estados Unidos geralmente se deve a enterovírus não pólio (recentemente, EV68). Poliomielite e EVs neurotrópicos podem se assemelhar à síndrome de Guillain-Barré (perda sensorial mínima, perda de função simétrica ascendente; pleocitose mínima, alta concentração de proteína no líquido cefalo-raquideo), à polineurite (perda sensorial), à pseudoparalisia devido a problemas ósseos ou articulares (p. ex., trauma, infecção) e ao botulismo ou paralisia do carrapato. A infecção pelo vírus do Nilo Ocidental pode apresentar-se como paralisia flácida aguda em crianças.

Complicações

As complicações são resultado da destruição permanente de células do corno anterior e da paralisia. Maus funcionamentos respiratório, faríngeo, vesical e intestinal são os mais críticos. A morte é geralmente consequência da disfunção respiratória. Membros feridos próximo ao momento da infecção (por injeções intramusculares, ou trauma) tendem a ser mais gravemente envolvidos e têm o pior prognóstico para a recuperação (paralisia de provocação).

Tratamento e prognóstico

A terapia é de suporte. Antivirais em investigação, como o pocapavir, demonstraram ser seguros e acelerar o *clearance* do poliovírus, mas ainda não estão licenciados para o tratamento da poliomielite ou outras infecções por enterovírus. Vários antivirais potentes estão disponíveis para inibir outros vírus de RNA de fita positiva com uma estratégia de replicação semelhante. Repouso no leito, controle da febre e da dor (calor local é útil) e atenção cuidadosa à progressão da fraqueza (particularmente dos músculos respiratórios) são importantes. O tratamento precoce ou tardio com corticosteroides tem sido associado ao aumento da mortalidade em crianças infectadas com EV71 e, portanto, não é recomendado. Nenhuma injeção intramuscular deve ser administrada durante a fase aguda, pois elas podem levar ao aumento da paralisia. Podem ser necessárias intubação ou traqueostomia para controle de secreção e ventilação, alimentação enteral e drenagem da bexiga por cateter. A doença é pior em adultos e mulheres grávidas. A atrofia muscular pós-pólio ocorre em 30% a 40% dos membros paralisados 20 a 30 anos depois e é caracterizada por fraqueza e fasciculações crescentes em membros previamente afetados e parcialmente recuperados.

MENINGITE VIRAL NÃO PÓLIO

Os enterovírus não pólio causam mais de 80% dos casos de meningite asséptica em todas as idades, especialmente no verão e outono. Surtos nosocomiais também ocorrem.

Achados clínicos

O período normal de incubação do EV é de 4 a 6 dias. A maioria das infecções por EV são subclínicas ou não associadas a sintomas do sistema nervoso central (SNC); portanto, uma história de contato doente é incomum. Os recém-nascidos podem adquirir a infecção a partir do sangue materno, secreções vaginais ou fezes ao nascimento; ocasionalmente, a mãe teve uma doença febril pouco antes do parto.

A. Sinais e sintomas

A incidência é muito maior em crianças menores de 1 ano, e a pleocitose no LCR é mais frequente em crianças muito pequenas submetidas a uma investigação de sepse durante o verão e o outono. O início é geralmente agudo com febre, irritabilidade acentuada e letargia em bebês. As crianças mais velhas também descrevem cefaleia, fotofobia e mialgia. Dor abdominal, diarreia e vômitos em jato podem ocorrer. A incidência de *rash* varia com a cepa infectante. Se ocorre *rash*, geralmente é observado após vários dias de doença e é difuso, macular ou maculopapular, ocasionalmente petequial, mas não purpúrico. Vesículas orofaríngeas e *rash* nas palmas das mãos e plantas dos pés sugerem enterovírus. A fontanela anterior pode estar cheia e meningismo presente. A doença pode ser bifásica, com sinais e sintomas inespecíficos que precedem aqueles relacionados ao SNC. Em crianças maiores, os sinais meníngeos são mais frequentes, mas as convulsões são incomuns. Achados neurológicos focais, que são raros, devem levar à busca de uma causa alternativa. A encefalite franca, que é incomum em qualquer idade, ocorre mais frequentemente em neonatos. Devido à frequência geral de doença enteroviral em crianças, 5% a 10% de todos os casos de encefalite de origem viral comprovada são causadas por enterovírus. Os enterovírus tendem a causar encefalite menos grave do que outros vírus. No entanto, os parechovírus, que recentemente demonstraram ser uma causa significativa de meningite asséptica, às vezes causam alterações na substância branca.

Infecções por EV71 que começam com manifestações mucocutâneas típicas de enterovírus podem ser complicadas por encefalite grave do tronco cerebral. Surtos de doenças respiratórias com meningite e paralisia aguda devido a EV68 ocorreram no oeste dos Estados Unidos e Europa. Surtos de enterovírus 70 são caracterizados por conjuntivite hemorrágica em associação com poliomielite paralítica.

B. Achados laboratoriais

As contagens de leucócitos no sangue geralmente são normais. No líquido cefalo-raquideo, a contagem de leucócitos é de 100 a 1.000/µL com células polimorfonucleares predominando precocemente e mudando para células mononucleares dentro de 8 a 36 horas. Em cerca de 95% dos casos, os parâmetros do líquido cefalo-raquideo incluem uma contagem total de leucócitos inferior a 3.000/µL, proteína inferior a 80 mg/dL e glicose superior a 60% do soro. Desvios marcados de qualquer um desses achados devem levar à consideração imediata de outro diagnóstico (ver seção a seguir).

A cultura do LCR pode produzir um enterovírus em poucos dias (< 70%), mas a PCR de EV é o método diagnóstico mais útil em muitos centros (sensibilidade > 90%) e pode dar uma resposta em poucas horas. Os parechovírus serão detectados pela maioria dos métodos de PCR, mas serão identificados como "enterovírus". Vírus podem ser detectados mesmo sem pleocitose no LCR. A detecção de um enterovírus na garganta ou nas fezes sugere, mas não prova, meningite enteroviral. O poliovírus derivado de vacina presente nas fezes de lactentes sendo avaliados para meningite asséptica podem confundir o diagnóstico, mas a história de viagem ou exposição à VOP deve ajudar.

C. Exames de imagem

Imagens cerebrais não são frequentemente indicadas; se feitas, geralmente são normais. Derrames subdurais, infartos, edema ou anormalidades focais, observados na meningite bacteriana, estão ausentes, exceto em casos raros de encefalite focal.

Diagnóstico diferencial

As infecções por enterovírus são responsáveis por até 90% dos casos de meningite asséptica em que um agente etiológico é identificado, especialmente no verão e outono. Outros vírus causadores são transmitidos por mosquitos (flavivírus, bunyavírus) e fazem parte da investigação da encefalite, mas muitos deles são mais propensos a causar meningite isolada. A infecção primária por vírus herpes simples pode causar meningite asséptica em adolescentes que têm uma infecção por herpes genital. Em recém-nascidos, a meningoencefalite precoce por herpes-vírus simples pode mimetizar doença enteroviral (ver seção Infecções causadas por vírus herpes) e, se houver suspeita, é recomendada terapia antiviral urgente. O vírus da coriomeningite linfocítica causa meningite em crianças em contato com roedores (animais de estimação ou exposição ambiental). A meningite ocorre em alguns pacientes no momento da infecção por vírus da imunodeficiência humana (HIV, de *human immunodeficiency vírus*).

Outras causas de meningite asséptica que podem se assemelhar à infecção enteroviral incluem meningite bacteriana parcialmente tratada (tratamento antibiótico recente, parâmetros do LCR semelhantes aos observados na doença bacteriana e antígeno bacteriano às vezes presente); focos bacterianos paramenínegos, como abscesso cerebral, empiema subdural, mastoidite (fatores predisponentes, nível mais baixo de glicose no LCR, sinais neurológicos focais e imagem característica); tumores ou cistos (células malignas no exame citológico, proteína mais alta ou níveis de glicose mais baixos no LCR); trauma (presença, sem exceção, de hemácias crenadas e que não clareiam); meningite tuberculosa ou fúngica (ver **Capítulos 42** e **43**); cisticercose; encefalopatias para e pós-infecciosas (*M. pneumoniae*, doença da arranhadura do gato, *influenza*); leptospirose; doenças rickettsiais incluindo Lyme; e encefalomielite desmielinizante aguda.

Prevenção e tratamento

Não existe terapia antiviral específica. Os bebês geralmente são hospitalizados, isolados e tratados com fluidos e antipiréticos. Lactentes moderadamente a gravemente doentes recebem antibióticos empíricos para patógenos bacterianos até que as culturas, ou PCR, sejam negativos. Em crianças e lactentes com baixo risco de infecção bacteriana grave, os antibióticos podem ser suspensos e a criança observada até que os resultados da PCR estejam disponíveis. A doença geralmente dura menos de 1 semana. Analgésicos fortes podem ser necessários. Com deterioração clínica, deve-se considerar repetição da punção lombar, exames de imagem, consulta neurológica e testes diagnósticos mais agressivos. Encefalite por herpes-vírus é uma consideração importante nesses casos, especialmente em lactentes com menos de 1 mês, e muitas vezes justifica aciclovir até que a infecção por HSV possa ser descartada.

Prognóstico

Em geral, a meningite enteroviral não tem sequelas neurológicas ou de desenvolvimento significativas de curto prazo. Um atraso no desenvolvimento pode-se seguir a infecções neonatais graves. Ao contrário da caxumba, infecções por enterovírus raramente causam perda auditiva.

de Crom SC, Rossen JW, van Furth AM, Obihara CC: Enterovirus and parechovirus infection in children: a brief overview. Eur J Pediatr 2016;175(8):1023–1029 [PMID: 27156106].

Messacar K et al: Enterovirus D68 and acute flaccid myelitis-evaluating the evidence for causality. Lancet Infect Dis 2018 Aug;18(8):e239–e247 [PMID: 29482893].

Murphy OC et al; AFM working group: Acute flaccid myelitis: cause, diagnosis, and management. Lancet 2021 Jan 23; 397(10271):334–346 [PMID: 33357469].

INFECÇÕES POR HERPES-VÍRUS

INFECÇÕES POR HERPES SIMPLEX

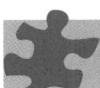

FUNDAMENTOS DO DIAGNÓSTICO E CARACTERÍSTICAS TÍPICAS

- ▶ Vesículas agrupadas em uma base eritematosa, tipicamente dentro ou ao redor da boca ou dos genitais.
- ▶ Febre, mal-estar e adenopatia regional dolorosa são comuns na infecção primária.
- ▶ Episódios recorrentes.

Considerações gerais

Existem dois tipos de vírus herpes simples (HSV, de *herpes simplex vírus*). O tipo 1 (HSV-1) causa a maioria dos casos de doenças orais, periorais, cutâneas e cerebrais em crianças, enquanto o tipo 2 (HSV-2) é agora igualmente tão comum quanto o HSV-1 como causa de HSV genital e infecções congênitas. A infecção latente é rotineiramente estabelecida nos gânglios sensoriais durante a infecção primária. Recorrências por reativação do HSV latente podem ser espontâneas ou induzidas por eventos externos (p. ex., febre, menstruação ou luz solar) ou imunossupressão. A transmissão é feita por contato direto com secreções infectadas.

A infecção primária pelo HSV-1 geralmente ocorre no início da infância pelo contato com secreções orais infectadas de companheiros de brincadeira ou cuidadores, com um segundo pico de infecção mais tarde na vida como doença sexualmente transmissível. A infecção primária por HSV-1 é subclínica em 80% dos casos e causa gengivoestomatite ou doença genital no restante. O HSV-2, que é transmitido sexualmente, também é subclínico (65%) ou produz sintomas leves e inespecíficos. A fonte de infecção primária é geralmente um excretor assintomático. A maioria dos indivíduos previamente infectados elimina o HSV em intervalos irregulares. A qualquer momento (ponto prevalência), mais de 5% dos adultos soropositivos excretam HSV-1 na saliva; a porcentagem é maior em crianças recentemente infectadas, e a detecção de DNA viral excede 12%. A eliminação do HSV-2 nas secreções genitais ocorre com uma prevalência pontual similar ou superior, excedendo 15%, dependendo do método de detecção (isolamento viral vs. PCR) e do intervalo desde a infecção inicial. Uma história de contato com lesões clinicamente aparentes de HSV é incomum. A infecção com um tipo de HSV pode prevenir ou atenuar a infecção clinicamente aparente com o outro tipo, mas os indivíduos podem ser infectados em momentos diferentes com ambos HSV-1 e HSV-2.

▶ Achados clínicos

A. Sinais e sintomas

1. Gengivoestomatite – Febre alta, irritabilidade e sialorreia ocorrem em bebês. Múltiplas úlceras orais são vistas na língua e na mucosa bucal e gengival, estendendo-se ocasionalmente para a faringe. As úlceras faríngeas podem predominar em idosos, crianças e adolescentes. Gengivas vermelhas difusamente inchadas que são friáveis e sangram facilmente são típicas. Os gânglios cervicais apresentam-se inchados e dolorosos. A duração é de 7 a 14 dias. Deve-se excluir herpangina, estomatite aftosa, candidíase e angina de Vincent.

2. Vulvovaginite ou uretrite (ver Capítulo 44) – Herpes genital (especialmente HSV-2) em uma criança pré-púbere deve sugerir abuso sexual. Em adolescentes sexualmente ativos, vesículas ou úlceras dolorosas na vulva, vagina ou pênis e adenopatias dolorosas são típicas. Sintomas sistêmicos (febre, doença similar à gripe, mialgia) são comuns com o episódio inicial. A micção dolorosa é frequente, especialmente em mulheres. A infecção primária dura de 10 a 14 dias antes da cicatrização. As lesões podem assemelhar-se a trauma, sífilis (úlceras são indolores) ou cancroide (úlceras dolorosas e gânglios eritematosos e flutuantes) em adolescentes e impetigo bolhoso ou irritação química grave em crianças menores.

3. Infecções cutâneas – A inoculação direta em cortes ou abrasões pode produzir vesículas ou úlceras localizadas. Uma infecção profunda por HSV no dedo (banda herpética) pode ser confundida com panarício ou paroníquia; a drenagem cirúrgica não tem valor e é contraindicada. A infecção por HSV em pele eczematosa pode resultar em infecção viral disseminada caracterizada por febre e aglomerados de bolhas pruriginosas, vesículas e úlceras superficiais (eczema herpético), os quais podem ser confundidos com impetigo ou varicela.

4. Infecção mucocutânea recorrente – A disseminação oral recorrente é assintomática. Lesões periorais recorrentes (às vezes perinasais) geralmente começam com um pródromo de formigamento ou queimação limitada à borda de vermelhão, seguido de vesículas, cascas e crostas ao redor dos lábios por 3 a 5 dias. Lesões intraorais recorrentes são raras. Febre, adenopatia e outros sintomas estão ausentes. O herpes cutâneo recorrente mais se assemelha ao impetigo, mas este frequentemente ocorre fora da região perinasal e perioral, recorre com pouca frequência na mesma área da pele, responde a antibióticos, produz um resultado positivo na coloração de Gram e *Streptococcus pyogenes* ou *Staphylococcus aureus* podem ser isolados. A doença genital recorrente é comum após a infecção inicial com HSV-2. A infecção recorrente é mais curta (5-7 dias) e mais suave (em média, quatro lesões) do que a infecção primária e não está associada a sintomas sistêmicos. A doença genital recorrente, que também pode recorrer nas coxas e nádegas, também é precedida por um pródromo de sensibilidade cutânea. A recorrência do HSV-1 na região genital é muito menos frequente do que as recorrências do HSV-2.

5. Ceratoconjuntivite – A ceratoconjuntivite pode ser parte de uma infecção primária devido à disseminação da saliva infectada. A maioria dos casos é causada pela reativação do vírus latente no gânglio ciliar. A ceratoconjuntivite produz fotofobia, dor e irritação conjuntival. Úlceras dendríticas da córnea podem ser demonstráveis com coloração de fluoresceína. Pode ocorrer invasão estromal. Os corticosteroides nunca devem ser usados para ceratite unilateral sem consulta oftalmológica. Outras causas desses sintomas incluem trauma, infecções bacterianas e outras infecções virais (especialmente adenovírus se houver faringite; envolvimento bilateral torna HSV improvável) (ver **Capítulo 16**).

6. Encefalite – Embora incomum em bebês fora do período neonatal, a encefalite pode ocorrer em qualquer idade, geralmente sem lesões cutâneas de herpes. Em crianças mais velhas, a encefalite por HSV (HSE, de *herpes simplex encephalitis*) pode se seguir a uma infecção primária, mas geralmente representa a reativação do vírus latente. A HSE é a causa mais comum de encefalite focal não epidêmica em crianças maiores de 6 meses. O diagnóstico de HSE é muito importante porque ela pode ser tratada com terapia antiviral específica. O início agudo está associado a febre, cefaleia, alterações comportamentais e déficits neurológicos focais e/ou convulsões focais. A pleocitose mononuclear geralmente está presente juntamente com uma alta concentração de proteínas. Em crianças maiores, áreas hipodensas com predileção pelo lobo temporal medial e inferior são vistas na TC, especialmente após 3 a 5 dias, mas os achados em lactentes podem ser mais difusos. A ressonância magnética (RM) é mais sensível e às vezes pode identificar pacientes com HSE nos quais a PCR é inicialmente negativa. A maioria apresenta achados de imagem nos lobos temporais inferomediais. Descargas epileptiformes focais periódicas são vistas em eletroencefalogramas, mas não são diagnósticos de infecção por HSV. As culturas virais do LCR raramente são positivas. O ensaio de PCR para detectar o DNA do HSV no LCR é um teste rápido sensível e específico. Sem terapia antiviral precoce, o prognóstico é desfavorável. O diagnóstico diferencial inclui doenças transmitidas por mosquitos, outras encefalites virais, encefalopatias para-infecciosas e pós-infecciosas, abscesso cerebral, síndromes de desmielinização aguda e meningoencefalite bacteriana.

7. Infecções neonatais – A infecção é ocasionalmente adquirida por propagação ascendente antes do parto (< 5% dos casos), mas ocorre mais frequentemente no momento do parto vaginal de uma mãe com infecção genital. Oito a quinze por cento das gestantes soropositivas para HSV-2 no parto tem HSV-2 detectado por PCR no trato genital. Na maioria dos casos, isso resulta da reativação de infecção adquirida em um passado distante. A incidência de herpes neonatal é de 1 em 1.500 a 3.000 nascimentos. O HSV-1 agora se tornou uma causa comum de infecção neonatal por HSV. A infecção neonatal raramente é adquirida das mães com doença de reativação, ao passo que é frequentemente adquirida durante o parto de mães com infecção primária atual ou recente. Isso ocorre porque o anticorpo adquirido por via transplacentária geralmente é protetor. A maioria dos casos de infecção neonatal por HSV são adquiridos de mães com herpes genital não diagnosticada, a maioria das quais adquiriu a infecção durante a gravidez – especialmente a curto prazo. Ocasionalmente, a infecção é adquirida no período pós-parto por meio de secreções orais de familiares ou funcionários do hospital. Uma história de herpes genital na mãe muitas vezes está ausente. Dentro de alguns dias a 6 semanas (mais frequentemente dentro de 2 a 4 semanas), aparecem vesículas na pele (especialmente em locais de trauma, como nos locais em que os monitores de couro cabeludo foram colocados). Alguns lactentes (45%) têm infecção limitada à pele, aos olhos ou à boca. Outros lactentes ficam gravemente doentes, apresentando icterícia, choque, sangramento ou dificuldade respiratória (25%). Alguns lactentes parecem bem inicialmente, mas a disseminação da infecção no cérebro ou em outros órgãos torna-se evidente durante a semana seguinte. A infecção por HSV (e terapia empírica) deve ser fortemente considerada em recém-nascidos com síndrome de sepse que não respondem à antibioticoterapia e têm culturas bacterianas negativas. Uma pleocitose mononuclear no LCR e lesões cutâneas sugestivas sustentam isso, embora lesões cutâneas possam estar ausentes no momento da apresentação ou mesmo nunca se desenvolver. Alguns lactentes infectados apresentam sintomas neurológicos apenas 2 a 3 semanas após o parto: apneia, letargia, febre, má aceitação da dieta ou convulsões persistentes. A infecção cerebral nessas crianças é frequentemente difusa e é melhor diagnosticada por ressonância magnética. Em contraste com a HSE observada em crianças mais velhas, a herpes neonatal raramente é hemorrágica, e os lobos temporais mediais e frontais inferiores são geralmente poupados. As lesões cutâneas podem assemelhar-se a impetigo, abscessos bacterianos no couro cabeludo ou miliária e podem recorrer semanas ou meses após a recuperação da doença aguda. Pneumonite progressiva com cultura negativa é outra manifestação do HSV neonatal.

B. Achados laboratoriais

Anormalidades nas plaquetas, fatores de coagulação e testes de função hepática estão frequentemente presentes em lactentes com doença multissistêmica. Pleocitose linfocítica e proteína do LCR elevada indicam meningite viral ou encefalite. O vírus pode ser cultivado a partir de locais epiteliais infectados (vesículas, úlceras ou raspados conjuntivais). As culturas virais de LCR produzem resultados positivos em cerca de 50% dos casos neonatais, mas são incomuns em crianças mais velhas. O HSV será detectado dentro de 2 dias por métodos rápidos de cultura de tecidos, mas a PCR é o método de diagnóstico preferido para todas as amostras. Um teste positivo da pele, garganta, olhos ou fezes de um recém-nascido traz diagnóstico. A cultura vaginal da mãe pode oferecer evidências circunstanciais para o diagnóstico, mas pode ser negativa.

Testes diagnósticos rápidos incluem corantes imunofluorescentes ou ELISA para detectar antígeno viral em raspados de pele ou mucosa. A técnica da PCR para a detecção de DNA de HSV é positiva (> 95%) no LCR quando há envolvimento cerebral. O DNA do HSV está frequentemente presente no sangue de pacientes com doença multissistêmica. A tipificação do HSV genital isolado de adolescentes tem valor prognóstico, uma vez que a infecção genital por HSV-1 se repete com muito menos frequência do que a infecção genital por HSV-2.

▶ Complicações, sequelas e prognóstico

A gengivoestomatite pode resultar em desidratação devido à disfagia; podem ocorrer doença oral crônica grave e envolvimento esofágico em pacientes imunossuprimidos. A vulvovaginite primária pode estar associada à meningite asséptica, parestesia, disfunção autonômica devido à neurite (retenção urinária, constipação) e infecção secundária por *Candida*. A transmissão do HIV é facilitada por indivíduos que são também soropositivos para infecção por HSV, e a aquisição do HIV é aumentada em contatos infectados por HSV. A doença cutânea extensa (como no eczema) pode estar associada à disseminação e superinfecção bacteriana. A ceratite pode resultar em opacificação da córnea. A encefalite não tratada é fatal em 70% dos pacientes e causa danos graves na maioria dos restantes. Mesmo com tratamento precoce com aciclovir, 20% dos pacientes morrem e 40% são neurologicamente comprometidos.

A infecção neonatal disseminada é fatal em 30% dos recém-nascidos apesar da terapia, e 20% dos sobreviventes são frequentemente comprometidos. Lactentes com infecção do SNC tratados (30% dos casos) têm uma mortalidade de 5%, e 70% dos sobreviventes são comprometidos; recém-nascidos tratados com infecção limitada à pele, olhos e boca sobrevivem sem sequelas.

▶ Tratamento

A. Medidas específicas

O HSV é sensível à terapia antiviral.

1. Antivirais tópicos – Os agentes antivirais são eficazes para doenças da córnea e incluem 1% de trifluridina e 0,15% de ganciclovir (1-2 gotas, cinco vezes ao dia). Esses agentes devem ser usados com a orientação de um oftalmologista e concomitantemente com a terapia antiviral oral.

2. Infecções mucocutâneas por HSV – Essas infecções respondem à administração de análogos de nucleosídeos orais (aciclovir, valaciclovir ou fanciclovir). As principais indicações são infecção genital grave por HSV em adolescentes (ver **Capítulo 44**; aciclovir, 400 mg três vezes ao dia por 7 a 10 dias) e gengivoestomatite em crianças pequenas. A terapia antiviral é benéfica para a doença primária quando iniciada precocemente. A doença recorrente raramente requer terapia. Recorrências genitais frequentes podem ser suprimidas pela administração oral de nucleosídeos análogos (aciclovir, 400 mg duas vezes ao dia), mas essa abordagem deve ser usada com moderação. Outras formas de doença cutânea grave, como eczema herpético, devem ser tratadas imediatamente com aciclovir sistêmico ou valaciclovir para minimizar complicações e prevenir progressão para doença grave. O aciclovir intravenoso pode ser necessário quando a doença é extensa em crianças imunocomprometidas (10-15 mg/kg ou 500 mg/m^2 a cada 8 horas por 14-21 dias). Aciclovir oral, que está disponível em suspensão, também é usado dentro de 72 a 96 horas para gengivoestomatite primária grave em crianças imunocompetentes (20 mg/kg por dose [máx. 400 mg por dose] quatro vezes por dia durante 7 dias). A terapia antiviral não altera a incidência ou a gravidade das recorrências subsequentes de infecções orais ou genitais. Desenvolvimento de resistência aos antivirais, que é muito raro após o tratamento de pacientes imunocompetentes, ocorre em pacientes imunocomprometidos que recebem terapia prolongada.

3. Encefalite – O tratamento consiste em aciclovir intravenoso, 20 mg/kg (500 mg/m^2) a cada 8 horas durante 21 dias.

4. Infecção neonatal – Os recém-nascidos recebem aciclovir intravenoso, 20 mg/kg a cada 8 horas por 21 dias (14 dias se a infecção for limitada à pele, olhos ou boca). A terapia não deve ser descontinuada, a menos que um ensaio repetido de PCR para HSV no LCR seja negativo próximo ao final do tratamento. O desfecho em 1 ano é melhor em lactentes que receberam terapia de supressão com aciclovir oral (300 mg/m^2/dose, três vezes ao dia) por 6 meses após a conclusão da terapia IV.

B. Medidas gerais

1. Gengivoestomatite – A gengivoestomatite é tratada com medidas de alívio da dor e controle de temperatura. Manter a hidratação é importante devido à longa duração da doença (7-14 dias). Agentes anestésicos tópicos (p. ex., lidocaína viscosa ou uma mistura igual de caulim-atapulgita, difenidramina e lidocaína viscosa) podem ser usados como enxaguante bucal para crianças mais velhas que não os engolirão; a lidocaína ingerida pode ser tóxica para bebês ou pode levar à aspiração. A terapia antiviral é indicada em hospedeiros normais com doença grave.

2. Infecções genitais – As infecções genitais podem exigir alívio da dor, assistência miccional (banhos quentes, anestésicos, raramente cateterismo) e apoio psicológico. As lesões devem ser mantidas limpas; a secagem pode encurtar a duração dos sintomas. O contato sexual deve ser evitado durante o intervalo entre os estágios de pródromo e de crostas. Por causa da frequência da excreção assintomática, a única forma de prevenir a transmissão sexual é o uso de preservativos. A superinfecção por *Candida* ocorre em 10% das mulheres com infecções genitais primárias.

3. Lesões cutâneas – As lesões cutâneas devem ser mantidas limpas, secas e cobertas, se possível, para evitar a propagação. Analgésicos sistêmicos podem ser úteis. A infecção bacteriana secundária é incomum em pacientes com lesões na mucosa ou envolvendo pequenas áreas e com recidivas. A infecção secundária deve ser considerada e tratada, se necessário, em pacientes com lesões mais extensas.

4. Doença cutânea recorrente – A doença recorrente é geralmente a causa das lesões. Um bálsamo labial com protetor solar ajuda a prevenir recidivas labiais que se seguem à exposição solar intensa. Não há evidência de que as várias e muito populares terapias tópicas ou vitamínicas sejam eficazes.

5. Ceratoconjuntivite – Um oftalmologista deve ser consultado sobre o uso de cicloplégicos, agentes anti-inflamatórios, desbridamento local e outras terapias.

6. Encefalite – Pacientes obnubilados ou comatosos necessitarão de amplo apoio. Muitas vezes, são necessários reabilitação e apoio psicológico para os sobreviventes.

7. Infecção neonatal – Bebês infectados devem ser isolados e receber aciclovir. A cesariana é indicada se a mãe tem lesões cervicais ou vaginais óbvias, especialmente se estas representarem infecção primária (taxa de transmissão de 35%-50%). Com bebês nascidos por via vaginal de mães que tenham lesões ativas de herpes genital recorrente, culturas apropriadas e PCR devem ser obtidas 24 horas após o nascimento, e a criança deve ser avaliada cuidadosamente para possível infecção por HSV. Se os resultados forem positivos ou a criança apresentar sinais ou sintomas, deve ser iniciada terapia preventiva. O tratamento é administrado em bebês cujos resultados de cultura são positivos ou que pareçam doentes. Bebês nascidos de mães com herpes genital primário também devem ser avaliados, mas devem receber a terapia antes que os resultados da cultura ou PCR sejam conhecidos. Para mulheres com história de infecção por herpes genital, mas sem lesões genitais, o parto vaginal com culturas periparto do colo do útero materno é o padrão. É recomendado acompanhamento clínico do recém-nascido quando a cultura materna for positiva. Culturas cervicais repetidas durante a gravidez não são úteis.

Um problema desafiador é o recém-nascido que apresenta febre (ou hipotermia) e quadro semelhante à sepse, especialmente nas primeiras 3 semanas de vida. Isso é ainda mais confuso no final do verão pela existência de enterovírus circulantes. Esses lactentes devem ser considerados para terapia empírica com aciclovir enquanto aguardam resultados de estudos de PCR, dado o mau desfecho do herpes disseminado no recém-nascido. O índice de suspeita aumenta quando há pleocitose no LCR, elevação dos níveis de transaminases hepáticas, uma criança com aparência muito doente, *rash* cutâneo ou desconforto respiratório.

> Pinninti SG, Kimberlin DW. Neonatal herpes simplex virus infections. Semin Perinatol 2018 Apr;42(3):168–175 [PMID: 29544668].

VARICELA E HERPES-ZÓSTER

FUNDAMENTOS DO DIAGNÓSTICO E CARACTERÍSTICAS TÍPICAS

▶ Varicela (catapora):
- Segue-se à exposição à varicela ou ao herpes-zóster 10 a 21 dias antes, sem história prévia de varicela.
- Máculas e pápulas vermelhas amplamente espalhadas concentradas na face e tronco, progredindo rapidamente para vesículas claras em base eritematosa, pústulas e depois crostas, durante 5 a 6 dias.
- Febre variável e sintomas sistêmicos inespecíficos.

▶ Herpes-zóster (cobreiro):
- História de varicela.
- Parestesia restrita ao dermátomo e dor antes da erupção (mais comum em crianças mais velhas).
- Distribuição restrita ao dermátomo de vesículas agrupadas em uma base eritematosa; muitas vezes acompanhada de dor.

Considerações gerais

A infecção primária pelo vírus varicela-zóster resulta em varicela, o que geralmente confere imunidade vitalícia, mas o vírus permanece latente ao longo da vida nos gânglios sensoriais. O herpes-zóster, que representa a reativação desse vírus latente, ocorre em 30% dos indivíduos em algum momento de sua vida. A incidência de herpes-zóster é maior em indivíduos idosos e em pacientes imunossuprimidos, mas o herpes-zóster também ocorre em crianças imunocompetentes. A disseminação da varicela a partir de um contato próximo se dá principalmente por gotículas respiratórias ou aerossóis (ocasionalmente, por contato direto) de vesículas ou pústulas, com uma taxa de infecção de 85% em pessoas suscetíveis. Mais de 95% dos jovens adultos com história de varicela são imunes, assim como 90% dos indígenas dos Estados Unidos que desconhecem ter tido varicela. Muitos indivíduos de regiões tropicais ou subtropicais não desenvolvem varicela na infância e permanecem suscetíveis até o início da idade adulta. Humanos são o único reservatório.

Achados clínicos

A exposição à varicela ou ao herpes-zóster geralmente ocorre 14 a 16 dias antes do início dos sintomas (numa faixa de 10-21 dias).

O contato pode não ser reconhecido, uma vez que o caso índice de varicela se torna infeccioso 1 a 2 dias antes do aparecimento do exantema. Um pródromo de 1 a 3 dias de febre, mal-estar, sintomas respiratórios e cefaleia pode ocorrer, especialmente em crianças mais velhas. O *rash* vesicular e a dor do herpes-zóster em distribuição unilateral e restrita ao dermátomo são muito características. A dor antes da erupção do *rash* do herpes zoster pode durar vários dias e ser confundida com outras doenças.

A. Sinais e sintomas

1. Varicela – O caso típico se apresenta com sintomas sistêmicos leves seguidos por agrupamento de máculas vermelhas que rapidamente se tornam pequenas vesículas com eritema circundante (descrito como uma "gota de orvalho sobre uma pétala de rosa"), formam pústulas, criam casca e, em seguida, crostas. O prurido é frequentemente intenso; a cicatriz ocorre, mas não é comum. O *rash* aparece predominantemente no tronco e na face. As lesões ocorrem no couro cabeludo e, às vezes, no nariz, na boca (onde são úlceras inespecíficas), na conjuntiva e na vagina. A magnitude dos sintomas sistêmicos geralmente acompanha o envolvimento da pele. Até cinco levas de lesões podem ser vistos. Uma nova leva para de se formar após 5 a 7 dias. Se a varicela ocorrer nos primeiros meses de vida (exceto no período pós-parto precoce), muitas vezes é leve por causa de anticorpos maternos adquiridos por via transplacentária. Uma vez que a crosta começa, o paciente não é mais contagioso. Uma forma modificada de varicela ocorre em cerca de 15% das crianças vacinadas expostas à varicela, apesar de receberem uma única dose da vacina contra varicela. Essa forma geralmente é muito mais leve do que a varicela típica, com menos lesões que cicatrizam rapidamente. Casos de varicela modificada são contagiosos.

2. Herpes-zóster (cobreiro) – Esse *rash* envolve um único dermátomo (portanto é unilateral e não cruza a linha média), geralmente truncal ou cranial; ocasionalmente, um dermátomo contíguo está envolvido. Especialmente em crianças mais velhas, é precedido por dor neuropática ou coceira na mesma área (designado o "pródromo"). O zóster oftálmico pode ser associado ao envolvimento da córnea. As vesículas proximamente agrupadas, que se assemelham a uma versão localizada de varicela ou de herpes simples, muitas vezes coalescem. A crosta ocorre em 7 a 10 dias. A neuralgia pós-herpética é rara em crianças. O herpes-zóster é um problema comum em crianças infectadas pelo HIV ou outras crianças imunocomprometidas e em crianças que tiveram varicela no início da infância (< 1-2 anos) ou cujas mães tiveram varicela durante a gravidez. O herpes-zóster pode ocorrer com pouca frequência em crianças que receberam a vacina contra varicela.

B. Achados laboratoriais

As contagens de leucócitos são normais ou baixas. A leucocitose sugere infecção bacteriana secundária. O líquido vesicular ou uma crosta podem ser utilizados para identificar o vírus usando a PCR como método de escolha. O ensaio AFD é menos sensível. Níveis séricos de aminotransferase podem ser modestamente elevados durante a varicela típica.

C. Exames de imagem

A pneumonia por varicela classicamente produz numerosas densidades nodulares bilaterais e hiperinsuflação. Isso é muito raro em crianças imunocompetentes, mas é visto com mais frequência em adultos e crianças imunocomprometidas.

▶ Diagnóstico diferencial

A varicela é geralmente característica. *Rashes* semelhantes incluem aqueles de infecção por vírus Coxsackie (menos lesões, ausência de crostas), impetigo (menos lesões, área menor, sem vesículas clássicas, coloração de Gram positiva, lesões periorais ou periféricas), urticária papular (história de picada de inseto, erupção cutânea não vesicular), escabiose (túneis, sem vesículas típicas, falha de resolução), parapsoríase (rara em crianças < 10 anos, crônica ou recorrente, muitas vezes uma história de varicela anterior), varíola por *Rickettsia* (escara onde os ácaros picam, lesões menores, sem crostas), dermatite herpetiforme (crônica, urticária, pigmentação residual) e foliculite. O herpes-zóster às vezes é confundido com uma erupção linear de herpes simples ou com dermatite de contato.

▶ Complicações e sequelas

A. Varicela

Uma infecção bacteriana secundária por estafilococos ou estreptococos do grupo A é o mais comum, apresentando-se como impetigo, celulite ou fasceíte necrosante, abscessos, escarlatina ou sepse. A superinfecção bacteriana ocorre em 2% a 3% das crianças com varicela. Antes de uma vacina estar disponível, as taxas de hospitalização associadas à varicela foram de 1:750 a 1:1.000 casos em crianças e 10 vezes maiores em adultos.

Vômitos prolongados ou alteração no sensório sugerem síndrome de Reye ou encefalite. Como a síndrome de Reye geralmente ocorre em pacientes que também estão recebendo salicilatos, esses devem ser evitados em pacientes com varicela. Ocorre encefalite em menos de 0,1% dos casos, geralmente na primeira semana de doença, e geralmente se limita à cerebelite com ataxia, que se resolve completamente. A encefalite difusa pode ser grave.

A pneumonia por varicela geralmente afeta crianças imunocomprometidas (especialmente aquelas que recebem altas doses de corticosteroides ou quimioterapia) e adultos. Tosse, dispneia, taquipneia, estertores e cianose ocorrem vários dias após o início do exantema. Novas lesões podem irromper por um período prolongado, e a varicela pode ser fatal em pacientes imunossuprimidos. Além da pneumonite, a doença nesses pacientes pode ser complicada por hepatite e encefalite. A doença aguda nessas crianças começa frequentemente com dor abdominal intensa inexplicável. A exposição à varicela em crianças gravemente imunocomprometidas que nunca tiveram varicela deve ser avaliada imediatamente para profilaxia pós-exposição (ver **Capítulo 10**).

Lesões hemorrágicas de varicela podem ser vistas sem outras complicações. Isso é mais frequentemente causado por doenças autoimunes trombocitopênicas, mas lesões hemorrágicas podem ocasionalmente representar coagulação intravascular disseminada idiopática (púrpura fulminante).

A síndrome da varicela congênita ocorre em 1% a 2% das infecções maternas por varicela-zóster, ocorrendo nas primeiras 20 semanas de gravidez, e se apresenta como lesões fetais na pele, hipoplasia de membros, anormalidades neurológicas e distúrbios oculares. Recém-nascidos cujas mães desenvolveram varicela 5 dias antes a 2 dias após o parto estão em alto risco de doença grave ou fatal (5%) e devem receber imunoglobulina antivaricela-zóster (VZIG, de *varicella-zoster immunoglobulin*) e ser acompanhados de perto (ver **Capítulo 10**).

Complicações incomuns da varicela incluem neurite óptica, miocardite, mielite transversa, orquite e artrite.

B. Herpes-zóster

As complicações do herpes-zóster incluem infecção bacteriana secundária, paralisia de nervos motores ou cranianos, meningite, encefalite, ceratite e outras complicações oculares, e disseminação em pacientes imunossuprimidos. Essas complicações são raras em crianças imunocompetentes. A neuralgia pós-herpética ocorre em crianças imunocomprometidas, mas é rara em crianças imunocompetentes.

▶ Prevenção

A hiperimunoglobulina específica para varicela está disponível para prevenção pós-exposição à varicela em pacientes suscetíveis de alto risco e deve ser administrada dentro de 10 dias após a exposição (ver **Capítulo 10**). Em crianças imunocompetentes, a profilaxia pós-exposição com aciclovir é eficaz quando iniciada em 7 a 9 dias após a exposição e continuada por 7 dias, assim como a vacina contra varicela quando administrada dentro de 3 a 5 dias após a exposição.

Duas doses da vacina viva atenuada contra varicela fornecem cerca de 92% de proteção e agora fazem parte da rotina de imunização infantil. A imunização de recuperação é recomendada para todas as outras crianças e adultos suscetíveis.

▶ Tratamento

A. Medidas gerais

As medidas de suporte incluem manutenção da hidratação, administração de paracetamol para desconforto, compressas frias ou antipruriginosas para prurido (difenidramina, 1,25 mg/kg a cada 6 horas, ou hidroxizina, 0,5 mg/kg a cada 6 horas) e observância das medidas gerais de higiene (manter as unhas aparadas e a pele limpa). Deve-se tomar cuidado para evitar hiperdosagem com agentes anti-histamínicos. Antibióticos tópicos ou sistêmicos podem ser necessários para a superinfecção bacteriana.

B. Medidas específicas

O aciclovir é a droga preferida para infecções por varicela e herpes-zóster. A posologia parenteral recomendada de aciclovir para doença grave é de 10 mg/kg (500 mg/m^2) por via intravenosa a cada 8 horas, cada dose sendo infundida durante 1 hora, por 7 a 10 dias. A terapia parenteral deve ser iniciada precocemente em pacientes imunocomprometidos ou recém-nascidos infectados de alto risco. A hiperimunoglobulina não tem valor para doença estabelecida. O efeito do aciclovir oral (80 mg/kg/dia, dividido em quatro doses) sobre a varicela em crianças imunocompetentes é modestamente benéfico e não tóxico, mas somente quando administrado dentro de 24 horas após o início da varicela. O valaciclovir (20 mg/kg [máx. 1 g] PO três vezes ao dia) pode ser preferível (≥ 2 anos). O aciclovir oral deve ser usado seletivamente em crianças imunocompetentes. Por exemplo, quando uma doença concomitante ou subjacente significativa está presente, ou quando o caso índice é possivelmente um irmão ou o paciente é adolescente, ambos os quais estão associados a doenças mais graves, e em crianças com uma doença crônica subjacente significativa. O valaciclovir e o fanciclovir são agentes antivirais superiores devido à melhor absorção; apenas o aciclovir está disponível como suspensão pediátrica. O herpes-zóster em uma criança imunocomprometida deve ser tratado com aciclovir intravenoso quando é grave, mas valaciclovir oral ou fanciclovir podem ser usados em crianças imunocomprometidas quando a natureza da doença subjacente e o estado imunológico apoiam essa decisão.

▶ Prognóstico

Exceto por infecções bacterianas secundárias, complicações graves são raras e a recuperação é completa em hospedeiros imunocompetentes. As complicações são comuns em crianças gravemente imunocomprometidas, a menos que sejam tratadas prontamente.

Blumental S, Lepage P: Management of varicella in neonates and infants. BMJ Paediatr Open 2019 MAY 30;3(1):E000433 [PMID: 31263790].

Leung J, Harpaz R: Impact of the maturing varicella vaccination program on varicella and related outcomes in the United States: 1994–2012. J Ped Infect Dis Soc 2016;5:395 [PMID: 26407276].

HERPES-VÍRUS HUMANO 6 (HHV-6, ROSEOLA INFANTUM)

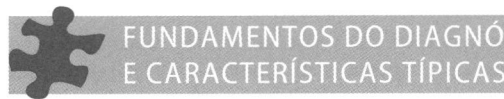

- Febre alta em uma criança de 6 a 36 meses.
- Toxicidade mínima.
- *Rash* maculopapular rosado aparece quando a febre diminui.

▶ Considerações gerais

A roseola *infantum* (também chamada de exantema súbito) é uma doença benigna causada pelo herpes-vírus humano 6 (HHV-6) e raramente pelo HHV-7. O HHV-6 é uma importante causa de doença febril aguda em crianças pequenas. Sua significância reside na sua confusão comum com causas mais sérias de febre alta e seu papel na incitação de convulsões febris.

▶ Achados clínicos

A característica histórica mais proeminente é o início abrupto de febre, muitas vezes superior a 39,5 °C, e duração de 3 a 7 dias (média, 4 dias: 15% ≥ 6 dias) em uma criança não criticamente doente. A febre então cessa abruptamente e um *rash* característico pode aparecer. A roséola ocorre predominantemente em crianças de 6 meses a 3 anos, com 90% dos casos ocorrendo antes do segundo ano. A infecção pelo HHV-7 tende a ocorrer um pouco mais tarde na infância. Esses vírus são a causa mais comum reconhecida de febre e *rash* cutâneo nessa faixa etária e são responsáveis por 20% das visitas ao departamento de emergência por crianças de 6 a 12 meses.

A. Sinais e sintomas

Podem estar presentes leve letargia e irritabilidade, mas geralmente há dissociação entre outros sintomas sistêmicos e o curso febril. Faringe, amígdalas e membranas timpânicas podem ser hiperemiadas. Conjuntivite e exsudato faríngeo estão ausentes. Ocorrem diarreia e vômito em um terço dos pacientes. Adenopatias na cabeça (especialmente retro-occipital) e no pescoço ocorrem frequentemente. A fontanela anterior está saliente em um quarto dos bebês infectados pelo HHV-6. Se aparece *rash* (incidência 20%-30%), ele coincide com a lise da febre, começa no tronco e se espalha para a face, pescoço e extremidades. As máculas rosadas ou maculopápulas, de 2 a 3 mm de diâmetro, não são pruriginosas, tendem a coalescer e desaparecem em 1 a 2 dias sem pigmentação ou descamação. O *rash* pode ocorrer sem febre.

B. Achados laboratoriais

Leucopenia e linfocitopenia estão presentes precocemente. A evidência laboratorial de hepatite ocorre em alguns pacientes, especialmente em adultos. A detecção de HHV-6 e HHV-7 por PCR está disponível, mas raramente influencia o manejo clínico, exceto em crianças imunocomprometidas. Alguns testes de PCR multiplex do LCR recentemente disponíveis incluem HHV-6, mas dada a integração cromossômica do vírus, um resultado positivo deve ser interpretado com cautela na presença de pleocitose.

▶ Diagnóstico diferencial

A febre alta inicial pode exigir a exclusão de infecção bacteriana grave. O relativo bem-estar da maioria das crianças, o curso típico e o *rash* logo esclarecem o diagnóstico. Esses fatores distinguem a roséola de sarampo, rubéola, adenovírus, enterovírus, reações a medicamentos e escarlatina. Em uma criança com convulsões febris, a exclusão de meningite bacteriana é importante. O LCR é normal em crianças com roséola. Em crianças que recebem antibióticos ou outros medicamentos no início da febre, o *rash* pode ser atribuído incorretamente à alergia medicamentosa.

▶ Complicações e sequelas

Convulsões febris ocorrem em até 10% dos pacientes (ainda maiores porcentagens naqueles com infecção por HHV-7); especialmente se menores de 24 meses de idade. Há evidências de que o HHV-6 pode infectar diretamente o SNC, causando meningoencefalite. Pode ocorrer doença de múltiplos órgãos (pneumonia, hepatite, supressão da medula óssea, encefalite) em pacientes imunocomprometidos.

▶ Tratamento e prognóstico

A febre é controlada prontamente com paracetamol e banhos de esponja. O controle da febre deve ser uma consideração importante em crianças com história de convulsões febris. Fora isso, a roséola infantil é totalmente benigna. A infecção sistêmica em crianças imunocomprometidas é tratada com agentes antivirais.

Green DA, Pereira M, Miko B, Radmard S, Whittier S, Thakur K: Clinical significance of human herpesvirus 6 positivity on the FILMARRAY meningitis/encephalitis panel. Clin Infect Dis 2018; 67:1125–1128.

Mohammadpour Touserkani F, Gaínza-Lein M, Jafarpour S, Brinegar K, Kapur K, Loddenkemper T: HHV-6 and seizure: a systematic review and meta-analysis. J Med Virol 2017;89(1):161–169 [PMID: 27272972].

CITOMEGALOVÍRUS (CMV)

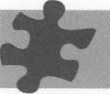

FUNDAMENTOS DO DIAGNÓSTICO E CARACTERÍSTICAS TÍPICAS

▶ Infecção primária:
- Doença assintomática ou leve em crianças pequenas.
- Síndrome semelhante à mononucleose sem faringite em adolescentes.

▶ Infecção congênita:
- Principal causa de perda auditiva neurossensorial em crianças.
- A PCR da saliva é o método preferido para o diagnóstico de CMV congênito.
- A maioria dos lactentes com CMV congênito é assintomática. O estado sintomático inclui: déficit de crescimento intrauterino, microcefalia com calcificações intracerebrais e convulsões, retinite e encefalite, hepatoesplenomegalia com trombocitopenia, pequenas manchas purpúricas em *"muffin de mirtilo"*.

▶ Hospedeiros imunocomprometidos:
- Retinite e encefalite.
- Pneumonite, enterite e hepatite.
- Supressão da medula óssea.

▶ Considerações gerais

O citomegalovírus (CMV) é um herpes-vírus ubíquo e a principal causa de infecções congênitas em todo o mundo, ocorrendo em aproximadamente 6 em 1.000 nascidos vivos. Pode ser adquirido *in utero* após viremia materna ou pós-parto por meio de secreções do canal de parto ou leite materno. Crianças pequenas são infectadas pela saliva dos companheiros de brincadeiras; indivíduos mais velhos são infectados por parceiros sexuais (p. ex., por saliva, secreções vaginais ou sêmen). Produtos sanguíneos transfundidos e órgãos transplantados podem ser uma fonte de infecção por CMV. A doença clínica é determinada em grande parte pela competência imunológica do paciente. Indivíduos imunocompetentes geralmente desenvolvem uma doença leve autolimitada, enquanto crianças imunocomprometidas podem desenvolver doença grave, progressiva, muitas vezes multiorgânica. A infecção intrauterina pode ser teratogênica.

INFECÇÃO *IN UTERO* POR CITOMEGALOVÍRUS

Aproximadamente 0,5% a 1,5% das crianças nascem com infecção por CMV adquirida durante a viremia materna. A infecção por CMV é assintomática em mais de 90% dessas crianças, cujas mães geralmente sofreram reativação de infecção latente por CMV durante a gravidez. Lactentes com perda auditiva neurossensorial isolada, mas sem anormalidades aparentes, podem ser considerados para doença congênita por CMV; se confirmada, são considerados assintomáticos. A infecção sintomática ocorre predominantemente em bebês cujas mães têm infecção primária por CMV, mas também pode resultar de reinfecção durante a gravidez. Mesmo quando expostos a uma infecção materna primária, menos de 50% dos fetos são infectados, e em apenas 10% dessas crianças a infecção é sintomática ao nascimento. A infecção primária na primeira metade da gravidez representa o maior risco para danos fetais graves.

▶ Achados clínicos

A. Sinais e sintomas

Os bebês gravemente afetados nascem doentes; muitas vezes são pequenos para a idade gestacional, hipotônicos e letárgicos. Eles se alimentam mal e têm controle de temperatura precário. Hepatoesplenomegalia, icterícia, petéquias, convulsões e microcefalia são comuns. Os sinais característicos são uma coriorretinite distinta e calcificação periventricular. Um *rash* purpúrico (chamado "*muffin* de mirtilo") como aquele visto com a rubéola congênita pode estar presente, secundário à hematopoiese extramedular.

A taxa de mortalidade é de 10% a 20%. Os sobreviventes costumam ter sequelas significativas, especialmente deficiência intelectual, déficits neurológicos, retinopatia e perda auditiva. Hepatoesplenomegalia isolada ou trombocitopenia podem ocorrer. Até crianças levemente afetadas podem subsequentemente manifestar deficiência intelectual e atraso psicomotor. Na maioria dos bebês infectados (90%), as mães têm imunidade preexistente e experienciaram uma reativação de CMV latente ou reinfecção durante a gravidez. Essas crianças não apresentam manifestações clínicas ao nascimento. Destes, 10% a 15% desenvolvem perda auditiva neurossensorial, que muitas vezes é bilateral e pode aparecer vários anos após o nascimento.

B. Achados laboratoriais

O diagnóstico de CMV congênito requer a detecção do vírus nas primeiras três semanas de vida, uma vez que testes posteriores não diferenciam infecção intrauterina de infecção perinatal ou pós-natal. O diagnóstico é prontamente confirmado por PCR ou isolamento de CMV da urina ou saliva ou por meio de métodos de cultura rápidos combinados com imunoensaio. A presença de anticorpos IgM específicos para CMV na criança sugere o diagnóstico. Em lactentes gravemente doentes, anemia, trombocitopenia, hiperbilirrubinemia e níveis elevados de aminotransferase são comuns. A linfocitose ocorre ocasionalmente. Pleocitose e uma concentração elevada de proteína são encontradas no LCR. Alguns *kits* comerciais de ELISA são 90% sensíveis e específicos para esses anticorpos. A triagem universal de crianças assintomáticas usando PCR de sangue ou saliva para CMV durante as primeiras semanas de vida é útil para a detecção precoce de crianças com alto risco de desenvolver perda auditiva. O diagnóstico retrospectivo de CMV congênito após perda auditiva identificada mais tarde na infância é difícil.

C. Exames de imagem

Os exames radiológicos da cabeça podem mostrar microcefalia, calcificações periventriculares e dilatação ventricular. Esses achados correlacionam-se fortemente com sequelas neurológicas e deficiência intelectual. Radiografias de ossos longos podem mostrar o "talo de aipo" característico de infecções virais congênitas. Pode haver pneumonia intersticial.

▶ **Diagnóstico diferencial**

A infecção congênita por CMV deve ser considerada em qualquer recém-nascido gravemente doente logo após o nascimento, especialmente uma vez que sepse bacteriana, doença metabólica, sangramento intracraniano e doença cardíaca foram excluídas. Outras infecções congênitas a serem consideradas no diagnóstico diferencial incluem toxoplasmose (calcificação mais difusa do SNC, tipo específico de retinite, macrocefalia, sorologia), rubéola (tipo específico de retinite, lesões cardíacas, anormalidades oculares, sorologia), infecções por enterovírus (época do ano, doença materna, hepatite grave, PCR), herpes simples (lesões de pele, culturas, hepatite grave, PCR), vírus Zika (exposição, microcefalia, PCR, sorologia) e sífilis (lesões de pele, envolvimento ósseo, sorologia do bebê e da mãe).

▶ **Prevenção e tratamento**

Raramente é necessário suporte para anemia e trombocitopenia. A maioria das crianças com sintomas ao nascer tem deficiência neurológica, intelectual, visual ou auditiva. Tem-se recomendado ganciclovir (6 mg/kg a cada 12 horas, por 6 semanas) para crianças com doença grave com risco de vida ou que ameace a visão, ou se a doença do órgão-alvo recorrer ou progredir. Uma série de estudos mostrou um benefício modesto em tratar recém-nascidos com doença sintomática por CMV com 6 meses de valganciclovir oral. A resistência antiviral raramente é um problema. A terapia deve ser iniciada no primeiro mês de vida, pois nenhum benefício comprovado foi demonstrado após essa idade ou em recém-nascidos com infecção assintomática pelo CMV. Ensaios de tratamento com valganciclovir estão em andamento para crianças com infecção assintomática e perda auditiva ao nascimento. Pacientes em tratamento devem ser monitorados para neutropenia.

O diagnóstico de infecção congênita por CMV antes do nascimento se tornou possível graças ao desenvolvimento recente no diagnóstico de infecção primária de CMV durante a gravidez usando anti-CMV IgM e ensaios de IgG de baixa avidez seguidos por testes quantitativos de PCR do líquido amniótico para CMV nas semanas 20 a 24 de gestação. Muitas mulheres grávidas optam por interromper a gestação sob essas circunstâncias. A imunoprofilaxia passiva hiperimunoglobulina G para CMV não preveniu o desenvolvimento de doença congênita em um estudo randomizado controlado por placebo.

INFECÇÃO PERINATAL POR CITOMEGALOVÍRUS

A infecção por CMV pode ser adquirida a partir de secreções do canal de parto ou logo após o nascimento por intermédio do leite materno. Em alguns grupos socioeconômicos, 10% a 20% dos bebês são infectados ao nascer e excretam CMV por muitos meses. A infecção também pode ser adquirida no período pós-natal por transfusão de derivados sanguíneos não triados.

▶ **Achados clínicos**

A. Sinais e sintomas

Noventa por cento das crianças imunocompetentes infectadas por suas mães ao nascer desenvolvem doença subclínica (ou seja, apenas excreção viral) ou doença leve dentro de 1 a 3 meses. O restante desenvolve uma doença com duração de várias semanas caracterizada por hepatoesplenomegalia, linfadenopatia e pneumonite intersticial em várias combinações. Bebês prematuros e de muito baixo peso ao nascer estão sob maior risco de doença grave. Se os bebês nascerem de mães CMV-negativas e subsequentemente receberem sangue ou leite materno contendo CMV, eles podem desenvolver infecção grave e pneumonia após um período de incubação de 2 a 6 semanas.

B. Achados laboratoriais

Linfocitose, linfócitos atípicos, anemia e trombocitopenia podem estar presentes, especialmente em prematuros. A função hepática é anormal. O CMV é facilmente isolado da urina e saliva. As secreções obtidas na broncoscopia contêm CMV e células epiteliais com antígenos de CMV. Os níveis séricos de anticorpos CMV aumentam significativamente.

C. Exames de imagem

As radiografias de tórax podem mostrar uma pneumonite intersticial difusa em crianças gravemente afetadas.

▶ Diagnóstico diferencial

A infecção por CMV deve ser considerada como causa de qualquer doença prolongada na primeira infância, especialmente se houver hepatoesplenomegalia, linfadenopatia ou linfocitose atípica presente. Isso deve ser diferenciado de doença maligna ou granulomatosa e de infecções congênitas (sífilis, toxoplasmose, hepatite B, HIV) sem diagnóstico prévio. Outros vírus (vírus Epstein-Barr, HIV, adenovírus) podem causar essa síndrome. O CMV é uma causa reconhecida de pneumonia viral nesta faixa etária. Visto que a excreção assintomática do CMV é comum na primeira infância, deve-se tomar cuidado para estabelecer o diagnóstico e descartar patógenos concomitantes, como *Chlamydia* e VSR. Uma infecção grave por CMV na primeira infância pode indicar que a criança tem uma doença congênita ou imunodeficiência adquirida.

▶ Prevenção e tratamento

A doença autolimitada de bebês normais não requer terapia. A pneumonite grave em prematuros requer administração de oxigênio e muitas vezes intubação. Bebês muito doentes devem receber ganciclovir (6 mg/kg a cada 12 horas). A infecção por CMV adquirida por transfusão pode ser prevenida excluindo-se doadores de sangue soropositivos para CMV. Doadoras de leite também devem ser rastreadas para infecção prévia por CMV. Demonstrou-se falta de eficácia preventiva na prática comum de congelar o leite antes da administração. É provável que bebês de alto risco recebendo grandes doses de IgIV por outros motivos estejam protegidos contra a doença grave por CMV.

INFECÇÃO POR CITOMEGALOVÍRUS ADQUIRIDA NA INFÂNCIA E ADOLESCÊNCIA

As crianças pequenas são facilmente infectadas por companheiros de brincadeiras, especialmente porque o CMV continua a ser eliminado na saliva e na urina por muitos meses após a infecção. A incidência anual cumulativa de excreção de CMV por crianças em creches ultrapassa 75%. Na verdade, as crianças pequenas de uma família são muitas vezes a fonte de infecção primária por CMV de suas mães durante gestações subsequentes. Um pico adicional de infecção por CMV ocorre quando os adolescentes se tornam sexualmente ativos. A aquisição esporádica do CMV ocorre após transfusões de sangue e transplantes.

▶ Achados clínicos

A. Sinais e sintomas

A maioria das crianças pequenas que adquirem CMV são assintomáticas ou têm uma doença febril leve, ocasionalmente com adenopatia. Elas fornecem um importante reservatório de disseminadores de vírus que facilita a propagação do CMV. Ocasionalmente, crianças podem ter febre prolongada com hepatoesplenomegalia e adenopatia. Crianças mais velhas e adultos, muitos dos quais são infectados durante a atividade sexual, são mais propensos a ser sintomáticos e podem apresentar uma síndrome que mimetiza a síndrome da mononucleose infecciosa que se segue à infecção por vírus Epstein-Barr (EBV, de *Epstein-Barr virus*) (1-2 semanas de febre, mal-estar, anorexia, esplenomegalia, hepatite leve e alguma adenopatia; ver a próxima seção). Essa síndrome também pode ocorrer 2 a 4 semanas após a transfusão de sangue infectado por CMV.

B. Achados laboratoriais

Na síndrome da mononucleose por CMV, linfocitose e linfócitos atípicos são comuns, assim como um leve aumento nos níveis de aminotransferase. O CMV está presente na saliva e na urina. O DNA do CMV pode ser detectado uniformemente no plasma ou no sangue.

▶ Diagnóstico diferencial

Em crianças mais velhas, a infecção por CMV deve ser incluída como possível causa de febre de origem desconhecida, especialmente quando linfocitose e linfócitos atípicos estão presentes. A infecção por CMV é diferenciada da infecção por EBV pela ausência de faringite, adenopatia relativamente menor e ausência de evidência sorológica de infecção aguda por EBV. As síndromes de mononucleose também são causadas por *Toxoplasma gondii*, vírus da rubéola, adenovírus, vírus da hepatite A e HIV.

▶ Prevenção

A triagem de sangue transfundido ou o uso de sangue filtrado (assim removendo glóbulos brancos contendo CMV) previnem casos relacionados a essa fonte.

INFECÇÃO POR CITOMEGALOVÍRUS EM CRIANÇAS IMUNOCOMPROMETIDAS

Além dos sintomas experienciados durante a infecção primária, hospedeiros imunocomprometidos desenvolvem sintomas com reinfecção ou reativação de CMV latente. Isso é claramente visto em crianças com síndrome da imunodeficiência adquirida (AIDS, de *acquired immunodeficiency syndrome*), após transplante, ou com imunodeficiências congênitas. No entanto, na maioria dos pacientes imunocomprometidos, a probabilidade de a infecção primária causar sintomas é maior do que na reativação ou reinfecção. A gravidade da doença resultante é geralmente proporcional ao grau de imunossupressão.

Achados clínicos

A. Sinais e sintomas

Uma doença febril leve com mialgia, mal-estar e artralgia pode ocorrer, especialmente com doença de reativação. A doença grave geralmente inclui início subagudo de dispneia e cianose como manifestações de pneumonite intersticial. A ausculta revela apenas sons respiratórios grosseiros e estertores difusos. Uma frequência respiratória rápida pode preceder evidência clínica ou radiológica de pneumonia. Hepatite sem icterícia e hepatomegalia são comuns. A diarreia, que pode ser grave, ocorre com colite por CMV, e o CMV pode causar esofagite com sintomas de odinofagia ou disfagia. Essas enteropatias são mais comuns na AIDS, assim como a presença de uma retinite que geralmente progride para cegueira, encefalite e polirradiculite.

B. Achados laboratoriais

Neutropenia e trombocitopenia são comuns. A linfocitose atípica é rara. Níveis séricos de aminotransferase são frequentemente elevados. As fezes podem conter sangue oculto se enteropatia estiver presente. O CMV é facilmente isolado da saliva, urina, camada leucoplaquetária e secreções brônquicas. Os resultados ficam disponíveis em 48 horas. A interpretação de culturas positivas é dificultada pela eliminação assintomática de CMV na saliva e urina em muitos pacientes imunocomprometidos. A doença por CMV correlaciona-se mais estreitamente à presença de CMV no sangue ou no lavado brônquico. O monitoramento do aparecimento do DNA de CMV no plasma ou antígeno de CMV em células mononucleares do sangue é usado como um guia para a terapia antiviral precoce.

C. Exames de imagem

Pneumonite intersticial bilateral pode estar presente nas radiografias de tórax.

Diagnóstico diferencial

A doença febril inicial deve ser diferenciada de infecção bacteriana ou fúngica tratável. Da mesma forma, a doença pulmonar deve ser distinguida da hemorragia intrapulmonar; pneumonite induzida por drogas ou por radiação; edema pulmonar; e bactérias, fungos, parasitas ou outras infecções virais. A infecção por CMV causa anormalidades bilaterais e intersticiais nas radiografias de tórax, a tosse é não produtiva, a dor torácica está ausente e o paciente geralmente não é toxêmico. A infecção por *Pneumocystis jiroveci* pode ter uma apresentação semelhante. Esses pacientes podem ter doença polimicrobiana. Suspeita-se que infecções bacterianas e fúngicas sejam potencializadas pela neutropenia que pode acompanhar a infecção por CMV. A infecção do trato gastrointestinal é diagnosticada por endoscopia. Isso exclui infecções por *Candida*, adenovírus e vírus herpes simples e permite a confirmação tecidual de ulcerações da mucosa induzidas por CMV.

Prevenção e tratamento

Os doadores de sangue devem ser rastreados para excluir aqueles com infecção por CMV ou o sangue deve ser filtrado. Idealmente, os receptores de transplante soronegativos devem receber órgãos de doadores soronegativos. Sintomas graves, mais comumente pneumonite, geralmente respondem à terapia precoce com ganciclovir intravenoso (5 mg/kg a cada 12 horas por 14 a 21 dias). A neutropenia é um efeito colateral frequente dessa terapia. Foscarnete e cidofovir são agentes terapêuticos alternativos recomendados para pacientes com vírus resistente ao ganciclovir. O uso profilático de ganciclovir oral ou intravenoso ou foscarnete pode prevenir infecções por CMV em receptores de transplante de órgãos. A terapia preventiva pode ser usada em receptores de transplante por meio de monitoramento do CMV no sangue por PCR e início de terapia quando os resultados atingem um determinado limiar, independentemente dos sinais ou sintomas clínicos.

Ross SA, Kimberlin D: Clinical outcome and the role of antivirals in congenital cytomegalovirus infection. Antiviral Res. 2021;5:105083 [PMID: 33964331].

Vora SB et al: Congenital cytomegalovirus infection: update on diagnosis and treatment. Microorganisms 2020;8(10):1516 [PMID: 33019752].

VÍRUS EPSTEIN-BARR (EBV)

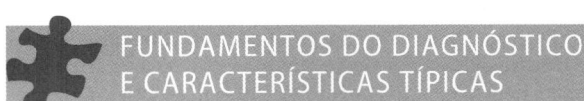

FUNDAMENTOS DO DIAGNÓSTICO E CARACTERÍSTICAS TÍPICAS

- ► Febre glandular (febre prolongada, faringite exsudativa, linfonodos aumentados).
- ► Hepatoesplenomegalia.
- ► Linfocitose atípica.
- ► Anticorpos heterófilos.

Considerações gerais

O vírus Epstein-Barr é o mais ubíquo dos vírus humanos, infectando pelo menos 90% dos adultos em todo o mundo. A mononucleose é a síndrome mais característica produzida na infecção pelo EBV. Crianças pequenas infectadas não apresentam sintomas ou têm uma doença febril inespecífica leve. Conforme a idade do hospedeiro aumenta, a infecção por EBV tem maior probabilidade de produzir a síndrome de mononucleose típica, atingindo 20% a 25% dos adolescentes infectados e 70% dos universitários. O EBV é adquirido por contato próximo com portadores assintomáticos (15%-20% dos que excretam o vírus na saliva em um determinado dia) e com pacientes recentemente doentes, que excretam vírus por muitos meses. Crianças pequenas são infectadas pela saliva de companheiros de brincadeira e familiares. Adolescentes contraem a infecção principalmente por beijo. O EBV também pode ser transmitido por transfusão de sangue e transplante de órgãos.

▶ Achados clínicos

A. Sinais e sintomas

Após um período de incubação de 32 a 49 dias, um período de 2 a 3 dias de pródromo de mal-estar e anorexia cede de forma abrupta ou insidiosa e dá lugar a uma doença febril com temperaturas superiores a 39 °C. A queixa principal é a faringite, que muitas vezes é (50%) exsudativa com petéquias transitórias. Os linfonodos estão aumentados, firmes e levemente doloridos. Qualquer área pode ser afetada, mas os linfonodos cervicais posteriores e anteriores estão quase sempre aumentados. A esplenomegalia está presente em 50% a 75% dos pacientes. A hepatomegalia é comum (30%), e o fígado é frequentemente doloroso. Cinco por cento dos pacientes têm *rash*, que pode ser macular, escarlatiniforme ou urticariforme. O *rash* é quase universal em pacientes que tomam penicilina ou ampicilina. Petéquias de palato mole e edema palpebral também são observados. A média de duração da doença aguda é de 18 dias (numa faixa de 3-54 dias).

B. Achados laboratoriais

1. Sangue periférico – A leucopenia pode ocorrer precocemente, mas a linfocitose atípica (compreendendo mais de 10% do total de leucócitos em algum momento da doença) é mais notável. A contagem de linfócitos inferior a 4.000 mm^3 tem um valor preditivo negativo de 99% para mononucleose infecciosa. Alterações hematológicas podem não ser vistas até a terceira semana de doença e podem estar totalmente ausentes em algumas síndromes de EBV (p. ex., neurológicas).

2. Anticorpos heterófilos – Esses anticorpos não específicos aparecem em mais de 90% dos pacientes mais velhos com mononucleose, mas em menos de 50% das crianças com menos de 5 anos de idade. Eles podem não ser detectáveis até a segunda semana de doença e podem persistir por até 12 meses após a recuperação. Testes rápidos de triagem (aglutinação em lâmina) geralmente são positivos se o título é significativo; um resultado positivo sugere fortemente, mas não comprova, a infecção pelo EBV.

3. Anticorpos anti-EBV – Títulos de anticorpos específicos têm 97% de sensibilidade e 94% de especificidade para o diagnóstico e são especialmente úteis em crianças menores de 5 anos. A infecção aguda por EBV é estabelecida pela detecção de anticorpos IgM para o antígeno do capsídeo viral (VCA, de *viral capsid antigen*) ou de uma mudança de quatro vezes ou mais de títulos de IgG anti-VCA (em hospedeiros normais, o pico de anticorpos IgG ocorre no momento em que os sintomas aparecem; em hospedeiros imunocomprometidos, o ritmo de produção de anticorpos pode ser atrasado). A ausência de anticorpos do antígeno nuclear anti-EBV (EBNA, de *anti-EBV nuclear antigen*), tipicamente detectados pela primeira vez pelo menos 4 semanas após o início dos sintomas, também pode ser usada para diagnosticar infecção em hospedeiros imunocompetentes. No entanto, hospedeiros imunocomprometidos podem não desenvolver anticorpos anti-EBNA.

4. PCR de EBV – A detecção de DNA de EBV no local específico é o método de escolha para o diagnóstico de infecção ocular e de SNC. Uma PCR quantitativa de EBV em células mononucleares no sangue periférico tem sido usada para diagnosticar doenças linfoproliferativas relacionadas ao EBV em pacientes transplantados. A PCR de EBV é menos útil que a sorologia para o diagnóstico de infecção aguda pelo EBV em hospedeiros imunocompetentes.

▶ Diagnóstico diferencial

Uma faringite grave pode sugerir infecção estreptocócica do grupo A. Aumento apenas dos linfonodos cervicais anteriores, leucocitose neutrofílica e ausência de esplenomegalia sugerem infecção bacteriana. Embora uma criança com um resultado de cultura de orofaringe positiva para *Streptococcus* geralmente requeira tratamento, até 10% das crianças com mononucleose são portadoras assintomáticas de estreptococos. Nesse grupo, o tratamento com penicilina é desnecessário e muitas vezes causa um *rash*. A faringite primária grave por herpes simples, que ocorre na adolescência, pode também mimetizar a mononucleose infecciosa. Com a faringite por herpes simples, algumas ulcerações na parte anterior da boca devem sugerir o diagnóstico correto. Os adenovírus são outra causa de faringite grave, muitas vezes exsudativa. A infecção por EBV deve ser considerada no diagnóstico diferencial de qualquer doença febril prolongada impactante. Doenças semelhantes que produzem linfocitose atípica incluem rubéola (faringite não proeminente, doença mais curta, menos adenopatia e esplenomegalia), adenovírus (sintomas respiratórios superiores e tosse, conjuntivite, menos adenopatia, menos linfócitos atípicos), hepatite A ou B (anormalidades mais graves da função hepática, sem faringite, sem linfadenopatia) e toxoplasmose (teste heterófilo negativo, menos faringite). Reações medicamentosas tipo doença do soro e leucemia (a morfologia do esfregaço é importante) podem ser confundidas com mononucleose infecciosa. A mononucleose por CMV é uma imitação próxima, exceto por faringite mínima e menos adenopatia, e é muito menos comum. Testes sorológicos para EBV e CMV devem esclarecer o diagnóstico correto. A manifestação inicial aguda da infecção pelo HIV pode ser uma síndrome semelhante à mononucleose.

▶ Complicações

Complicações graves durante a infecção primária aguda por EBV ocorrem em pelo menos 1% dos casos. As complicações incluem obstrução de vias aéreas por inflamação orofaríngea, meningoencefalite, anemia hemolítica e trombocitopenia. A ruptura esplênica é rara e geralmente segue trauma importante. O envolvimento neurológico pode incluir meningite asséptica, encefalite, neuropatia isolada, como paralisia de Bell, e síndrome de Guillain-Barré. Qualquer um destes pode aparecer antes ou na ausência dos sinais e sintomas mais típicos de mononucleose infecciosa. Complicações raras incluem miocardite, pericardite e pneumonia atípica.

A recorrência ou persistência de sintomas agudos associados ao EBV por 6 meses ou mais caracteriza EBV crônico ativo. Essa apresentação incomum é devida à replicação viral contínua e justifica terapia antiviral específica. A infecção por EBV raramente pode se tornar uma doença linfoproliferativa progressiva caracterizada por febre persistente, envolvimento de múltiplos órgãos, neutropenia ou pancitopenia e agamaglobulinemia. Hemofagocitose está frequentemente presente na medula óssea. Um defeito genético ligado ao X na resposta imune foi inferido para alguns pacientes (síndrome de Duncan, doença linfoproliferativa ligada ao X). Crianças com outras imunodeficiências congênitas ou imunossupressão induzida por quimioterapia também podem desenvolver infecção progressiva por EBV, doença linfoproliferativa associada ao EBV, linfoma e outras malignidades.

▶ Tratamento e prognóstico

O repouso no leito pode ser necessário em casos graves. O paracetamol controla a febre alta. A potencial obstrução das vias aéreas devido ao tecido linfoide faríngeo edemaciado responde rapidamente ao tratamento sistêmico com corticosteroides. Os corticosteroides também podem ser administrados para complicações hematológicas e neurológicas, embora nenhum ensaio controlado tenha provado a sua eficácia nessas condições. Febre e faringite desaparecem espontaneamente em 10 a 14 dias. A adenopatia e a esplenomegalia podem persistir por várias semanas. Alguns pacientes queixam-se de fadiga, mal-estar ou falta de bem-estar durante vários meses. Embora os corticosteroides possam encurtar a duração da doença em 12 horas, não há evidência de que seu uso diminui o curso ou a gravidade da doença. Os pacientes podem retornar aos esportes de contato após 4 semanas se tiverem resolução dos sintomas e nenhuma esplenomegalia. Aciclovir, valaciclovir, penciclovir, ganciclovir e foscarnete são ativos contra o EBV e são indicados no tratamento de EBV crônico ativo. A terapia antiviral na criança imunocompetente não se mostrou eficaz.

O manejo dos distúrbios linfoproliferativos relacionados ao EBV depende principalmente da diminuição da imunossupressão quando possível. A terapia adjuvante com aciclovir, ganciclovir ou outro antiviral ativo contra EBV, bem como γ-globulina, tem sido usada sem evidência científica de eficácia.

Dunmire SK, Verghese PS, Balfour HH Jr: Primary Epstein-Barr virus infection. J Clin Virol. 2018;102:84–92 [PMID: 29525635].
Marshall-Andon T, Heinz P: How to use … the Monospot and other heterophile antibody tests. Arch Dis Child Educ Pract Ed 2017;102(4):188–193 [PMID: 28130396].

INFECÇÕES VIRAIS PROPAGADAS POR INSETOS VETORES

Nos Estados Unidos, os mosquitos são os insetos vetores que espalham infecções virais mais comuns (**Tabela 40-4**). Como consequência, essas infecções – e outras que são disseminadas por carrapatos – tendem a ocorrer como epidemias de verão-outono que coincidem com os hábitos sazonais de reprodução e alimentação do vetor, e o agente etiológico varia de acordo com a região (ver as referências do CDC para mapas). Outras infecções virais transmitidas por insetos são vistas em viajantes internacionais. Assim, uma história cuidadosa de viagens e exposições é fundamental para a correta investigação diagnóstica.

ENCEFALITE

FUNDAMENTOS DO DIAGNÓSTICO E CARACTERÍSTICAS TÍPICAS

- ▶ Sazonalidade: verão e outono.
- ▶ Febre e dor de cabeça.
- ▶ Mudança no estado mental e/ou comportamento, com ou sem déficits neurológicos focais.
- ▶ Pleocitose de células mononucleares, níveis de proteína elevados e níveis de glicose normais.

A encefalite é uma manifestação grave comum de muitas infecções transmitidas por insetos (ver **Tabela 40-4**). Com muitos patógenos virais, a infecção é muitas vezes subclínica ou inclui doença leve do SNC, como meningite. Essas infecções têm algumas características distintivas em termos de taxa de infecção subclínica, síndromes neurológicas únicas, sintomas sistêmicos associados e prognóstico. O diagnóstico geralmente é feito clinicamente durante surtos reconhecidos e é confirmado por sorologia específica para vírus ou por PCR. A prevenção consiste no controle de mosquitos vetores e precauções com roupas adequadas e repelentes de insetos para minimizar mordidas de mosquitos e carrapatos. Antes de fazer o diagnóstico de encefalite arboviral, que não é tratável, é essencial excluir encefalite por herpes, que justifica terapia antiviral específica. Um atraso na administração dessa terapia pode ter consequências terríveis.

▶ Encefalite do vírus do Nilo Ocidental

Este flavivírus, transmitido principalmente por mosquitos *Culex*, é a mais importante infecção por arbovírus nos Estados Unidos. Em 2003, houve mais de 10.000 infecções clinicamente aparentes, mais de 2.900 infecções do sistema nervoso e 265 mortes em 47 estados. Em 2012, houve um ressurgimento de mais de 5.000 casos notificados, dos quais aproximadamente metade foram neuroinvasivos; 240 foram fatais. Outros anos normalmente têm 1.500 a 3.000 casos notificados. O reservatório do vírus do Nilo Ocidental inclui mais de 160 espécies de aves cuja migração explica a extensão da doença endêmica. Ocorrem epidemias no verão-outono. Cerca de 20% dos indivíduos infectados desenvolvem a febre do Nilo Ocidental, caracterizada por febre, cefaleia, dor retro-orbital, náuseas, vômitos, linfadenopatia e *rash* maculopapular (20%-50%). Menos de 1% dos pacientes infectados desenvolvem

Tabela 40-4 Algumas doenças virais transmitidas por insetos que ocorrem nos Estados Unidos ou em viajantes que retornam aos EUA

Doença	Reservatório natural (vetor)	Distribuição geográfica	Período de incubação	Apresentação clínica	Achados laboratoriais	Complicações, sequelas	Diagnóstico, terapia, comentários
Flavivírus							
Encefalite de St. Louis	Pássaros (mosquitos *Culex*)	Sul do Canadá, centro e sul dos Estados Unidos, Texas, Caribe, América do Sul	2-5 dias (variação: 1-14 dias)	Febre de início abrupto, calafrios, cefaleia, náuseas, vômitos; pode desenvolver fraqueza generalizada, convulsões, coma, ataxia, paralisias de nervos cranianos. A meningite asséptica é comum em crianças.	Leucocitose modesta, neutrofilia, enzimas hepáticas elevadas. LCR: 100-200 leucócitos/μL; PMNs predominam no início.	Taxa de mortalidade 2%-5% em idades < 5 ou > 50 anos. Sequelas neurológicas em 1%-20%.	~ 15 casos/ano, < 2% sintomáticos (pior em idosos). Terapia: suporte. Diagnóstico: sorologia. Anticorpo específico frequentemente presente dentro de 5 dias.
Dengue	Humanos (mosquitos *Aedes*) e primatas não-humanos	Ásia, África, América do Sul e Central, Caribe; observado no Texas/fronteira do México e Flórida	4-7 dias (variação: 3-14 dias)	Apenas 25% sintomáticos. Febre, cefaleia, mialgia, dor articular e óssea, dor retro-orbitária, náusea e vômito; *rash* maculopapular ou petequial em 50%, poupando palmas e solas. Encefalite em 5%-10% das crianças.	Leucopenia, trombocitopenia. LCR: 100-500 células mononucleares/μL se os sinais neurológicos forem presentes.	Febre hemorrágica, síndrome do choque, fraqueza prolongada, encefalite.	Alta taxa de infecção em áreas endêmicas. Terapia: suporte. Diagnóstico: RT-PCR ou antígeno NS1 nos primeiros 5 dias ou IgM-EIA anticorpo no dia 5. IgM e IgG podem reagir de forma cruzada com outros flavivírus (Zika), então deve ser confirmado com teste de neutralização. Vacinas disponíveis em situações endêmicas.
Nilo Ocidental	Pássaros (mosquitos *Culex*); pequenos mamíferos	Norte da África, Oriente Médio, partes da Ásia, Europa, Estados Unidos continental	2-14 dias	Febre de início abrupto, cefaleia, dor de garganta, mialgia, dor retro-orbitária, conjuntivite; 20%-50% com *rash*; adenopatia. Meningite isolada é mais comum em crianças. Encefalite pode ser acompanhada por fraqueza muscular, paralisia flácida ou distúrbios do movimento.	Leucocitose leve; 10%-15% linfopênico ou trombocitopênico; LCR com pleocitose com < 500 células; pode ter neutrófilos precocemente.	Taxa de mortalidade 10% daqueles com sintomas do SNC, mas raro em crianças; fraqueza e mialgia podem persistir por um período prolongado.	A mais importante encefalite transmitida por mosquitos no Estados Unidos. (~ 150 casos reportados a cada ano.) Diagnóstico: sorologia IgM-EIA; reação cruzada com encefalite de St. Louis; positiva em 5-6 dias após início dos sintomas do SNC. O diagnóstico por PCR é menos sensível. Terapia: suporte.
Encefalite japonesa	Pássaros, grandes mamíferos; répteis (mosquitos *Culex*)	Sudeste Asiático; Austrália	5-14 dias	Início com febre, tosse, coriza, cefaleia. A meningite asséptica é comum em crianças.	LCR: 10-100 linfócitos/μL; linfócitos atípicos podem estar presentes; proteína pode atingir 200 mg/dL.	As convulsões são comuns em crianças; quando ocorre encefalite, pode resultar em anormalidades motoras, de aprendizagem, e comportamentais duradouras.	A vacinação é uma consideração importante para crianças visitando ou residindo em áreas endêmicas. IgM e IgG podem reagir de forma cruzada com outros flavivírus (dengue, Zika), assim deve confirmar-se com neutralização.

(continua)

Tabela 40-4 Algumas doenças virais transmitidas por insetos que ocorrem no Estados Unidos ou em viajantes que retornam aos EUA *(Continuação)*

Doença	Reservatório natural (vetor)	Distribuição geográfica	Período de incubação	Apresentação clínica	Achados laboratoriais	Complicações, sequelas	Diagnóstico, terapia, comentários
Zika	Humanos (mosquitos *Aedes*)	Ásia, África, América Central e do Sul, Caribe; casos na área de fronteira do Texas e na Flórida.	3-7 dias	Apenas 25% sintomáticos. *Rash* maculopapular, febre, conjuntivite, artralgia. Síndrome da Zika congênita com transmissão vertical durante a gestação.	Leucopenia, trombocitopenia e transaminases hepáticas elevadas.	Síndrome da Zika congênita com muitas sequelas (p. ex., microcefalia, convulsões, artrogripose, problemas de audição e visão). Risco aumentado de síndrome de Guillain-Barré.	Altas taxas de infecção durante epidemias. Terapia: suporte. Diagnóstico: RT-PCR ou antígeno NS1 nos primeiros 14 dias e/ou anticorpos IgM-EIA a partir do dia 5. IgM e IgG podem apresentar reação cruzada com outros flavivírus (dengue, encefalite japonesa), então deve ser confirmado com neutralização.
Powassan	Carrapatos, roedores	Nordeste e parte superior do centro-oeste dos Estados Unidos; Rússia, Canadá	1-4 semanas	Febre, cefaleia, fraqueza, vômitos. Doença grave pode incluir confusão, disfasia, convulsões, dificuldade para caminhar.	LCR: pleocitose linfocítica, proteína normal ou elevada, glicose normal.	Doença grave: taxa de mortalidade de 10%; 50% com sequelas neurológicas (hemiparalisia, problemas de memória, cefaleia).	IgM e anticorpos neutralizantes no soro e no LCR. PCR ou testagem antigênica do soro, do LCR, ou do tecido se no início do curso da doença.
Togavírus							
Chikungunya	Humanos (mosquitos *Aedes*)	Ásia, África, América Central e do Sul, Caribe	3-7 dias (variação: 1-14 dias)	Sintomático em > 50%. Febre, cefaleia, mialgia, conjuntivite, artralgia e/ou artrite em múltiplas articulações, simétrica, principalmente em mãos e pés; *rash* maculopapular em 30%-60%.	Leucopenia, trombocitopenia e creatinina e transaminases hepáticas elevadas.	Artralgia grave e persistente em adolescentes e adultos. Encefalite, convulsões e sangramento em lactentes com risco de sequelas no neurodesenvolvimento.	Terapia: suporte. Uso de AINEs para artrites depois de dengue descartado. Diagnóstico: RT-PCR nos primeiros 7 dias ou anticorpos IgM-EIA após o dia 5, no CDC.
Encefalite equina oriental	Pássaros (mosquitos *Aedes*, *Coquillettidia* e *Culex*)	Costa leste dos Estados Unidos, Caribe, América do Sul	2-5 dias	Semelhante à da encefalite de St. Louis, mas mais grave. Progride rapidamente em um terço para coma e óbito.	Leucocitose com neutrofilia. LCR: 500-2.000 leucócitos/μL; PMNs predominam no início.	Taxa de mortalidade 20%-50%; neurológica em 50% das crianças.	Usualmente < 10 casos/ano (38 em 2019). Apenas 3%-10% dos casos são sintomáticos, mas sequelas são comuns em crianças pequenas sintomáticas. Terapia: suporte. Diagnóstico: sorologia frequentemente é positiva na primeira semana. Morte de equinos pode sinalizar surtos.

(continua)

Tabela 40-4 Algumas doenças virais transmitidas por insetos que ocorrem no Estados Unidos ou em viajantes que retornam aos EUA   *(Continuação)*

Doença	Reservatório natural (vetor)	Distribuição geográfica	Período de incubação	Apresentação clínica	Achados laboratoriais	Complicações, sequelas	Diagnóstico, terapia, comentários
Encefalite equina ocidental	Pássaros (principalmente mosquitos *Culex*)	Canadá, México e Estados Unidos a oeste do rio Mississippi	2-5 dias	Semelhante à da encefalite de St. Louis. A maioria das infecções é subclínica.	Contagem variável de leucócitos. LCR: 10-300 leucócitos/μL.	Danos cerebrais permanentes, 10% no geral; mais grave em adultos mais velhos.	Nenhum caso reportado nos Estados Unidos nos últimos anos. Caso/infecção é 1:1.000 para adultos mais velhos e 1:1 para lactentes. A doença equina precede os surtos em humanos. Diagnóstico: anticorpo IgM na primeira semana. Terapia: suporte.
Encefalite equina venezuelana	Cavalos (10 espécies de mosquitos)	América do Sul e Central, Texas	1-6 dias	Semelhante à da encefalite de St. Louis.	Linfopenia, trombocitopenia leve, testes de função hepática anormais. LCR: 50-200 células mononucleares/μL.	Doença grave mais comum em lactentes; 20% de taxa de fatalidade para encefalite.	A maioria das infecções não causa encefalite. Nenhum caso nos Estados Unidos nos últimos anos. Vacinação de cavalos interrompe a epidemia. Terapia: suporte. Diagnóstico: anticorpo IgM-EIA.
Bunyavírus							
Subgrupo das encefalites da Califórnia (LaCrosse, Jamestown, Canyon, California)	Tâmias e outros pequenos mamíferos (mosquitos *Aedes*)	Norte e centro dos Estados Unidos, sul do Canadá.	3-7 dias	Sintomas são semelhantes aos da encefalite de St. Louis; dor de garganta e sintomas respiratórios são comuns; sinais neurológicos focais em até 25%. Convulsões são proeminentes. Crianças pré-púberes são mais propensas a terem doença grave. Pode mimetizar encefalite por herpes simples.	Contagem variável de leucócitos. LCR: 30-200 até 600 leucócitos/μL; PMNs variáveis; proteína frequentemente normal.	Taxa de mortalidade < 2%. Convulsões podem ocorrer durante a doença aguda.	~ 75 casos/ano nos Estados Unidos, 5% sintomáticos. > 10% com sequelas. Terapia: suporte. Diagnóstico: sorologia. Até 90% tem anticorpo IgM-específico na primeira semana; 25% da população em certas regiões tem anticorpo IgG.
Coltivirus							
Febre do carrapato do Colorado	Mamíferos pequenos (*Dermacentor andersoni* ou carrapato da madeira)	Região das Montanhas Rochosas dos Estados Unidos e Canadá	3-4 dias (variação: 2-14 dias)	Febre, calafrios, mialgia, conjuntivite, cefaleia, dor retro-orbitária, *rash* em < 10%. Sem sintomas respiratórios. Febre bifásica em 50%.	Leucopenia (máximo nos dias 4-6) trombocitopenia leve.	Encefalite rara, coagulopatia.	Pacientes podem não ter nenhuma mordida de carrapato conhecida. Doença aguda dura 7-10 dias; fadiga prolongada em adultos. Terapia: suporte. Diagnóstico: sorologia, marcação direta de AF para antígeno viral em hemácias, PCR.

AF, anticorpo fluorescente; AINEs, anti-inflamatórios não esteroides; EIA, imunoensaio enzimático; LCR, líquido cefalorraquídeo; PCR, reação em cadeia da polimerase; PMN, neutrófilos polimorfonucleares; SNC, sistema nervoso central.

meningite ou encefalite, mas 10% desses casos são fatais. Os principais fatores de risco para doença grave são idade superior a 50 anos e comprometimento imunológico. Crianças sintomáticas geralmente manifestam febre do Nilo Ocidental e menos de um terço desenvolve doença neuroinvasiva, provavelmente limitada à meningite. As manifestações neurológicas são mais frequentemente aquelas encontradas em outras meningoencefalites, mas algumas características distintivas incluem paralisia flácida aguda semelhante a poliomielite, distúrbios do movimento (parkinsonismo, tremor e mioclonia), sintomas do tronco cerebral, polineuropatia e neurite óptica. Fraqueza muscular, paralisia facial e hiporreflexia são comuns (20%). A recuperação é lenta e sequelas significativas podem persistir em alguns pacientes gravemente afetados. O melhor diagnóstico é feito pela detecção de anticorpos IgM (imunoensaio enzimático) para o vírus no LCR. O vírus estará presente em 5 a 6 dias (95%) após o início. A PCR é uma ferramenta diagnóstica específica, mas é menos sensível do que a detecção do anticorpo. O aumento de anticorpos no soro também pode ser usado para o diagnóstico.

O tratamento é de suporte, embora vários antivirais e imunoglobulinas específicas estejam sendo estudadas. A infecção não se espalha entre os contatos, mas pode ser transmitida por órgãos doados, sangue, leite materno e via transplacentária.

CDC: West Nile Virus Resources: https://www.cdc.gov/westnile/index.html.

Colpitts TM, Conway MJ, Montgomery RR, Fikrig E: West Nile virus: biology, transmission, and human infection. Clin Micro Rev 2012;25(4):635 [PMID: 20121004].

Gaensbauer JT, Lindsey NP, Messacar K, Staples JE, Fischer M: Neuroinvasive arboviral disease in the United States: 2003 to 2012. Pediatrics 2014;134(3):e642–e650 [PMID: 25113294].

DENGUE

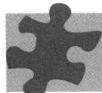

FUNDAMENTOS DO DIAGNÓSTICO E CARACTERÍSTICAS TÍPICAS

▶ Viagem ou residência em área endêmica.
▶ A primeira infecção (primeiro episódio) é assintomática ou pode resultar em febre, *rash*, dor retro-orbital, artralgia e/ou mialgia grave.
▶ A segunda infecção com um sorotipo diferente da dengue tem maior probabilidade de resultar em dengue grave, que inclui sintomas de extravasamento de plasma e pode progredir para dengue hemorrágica (trombocitopenia, sangramento) e síndrome do choque da dengue.

A dengue é uma das causas mais comuns de febre em pessoas que retornaram de viagem e ocorre em toda a América Latina, Caribe, Sudeste Asiático, Oceania e África; surtos esporádicos ocorrem ocasionalmente no sul dos Estados Unidos, e a dengue é hiperendêmica (≥ 2 sorotipos) em Porto Rico. A propagação da dengue requer o mosquito *Aedes* (presente no sul dos Estados Unidos), que transmite o vírus de um reservatório de humanos virêmicos em áreas endêmicas. A maioria dos pacientes sintomáticos apresenta doença leve, especialmente crianças pequenas, que podem apresentar febre inespecífica e *rash*. A gravidade é uma função da idade, e infecção prévia com outros sorotipos do vírus da dengue aumenta significativamente o risco de complicações.

▶ **Achados clínicos**

A. Sinais e sintomas

A dengue começa abruptamente 4 a 7 dias após a transmissão (variação: 3-14 dias) com febre, calafrios, dor retro-orbitária e muscular intensas, artralgia ("febre quebra-ossos"), náusea e vômito. Pode ocorrer eritema da face e do tronco precocemente. Após 3 a 4 dias, um *rash* maculopapular centrífugo aparece em metade dos pacientes, descrito como "ilhas brancas em um mar vermelho." O *rash* pode tornar-se petequial, e sinais hemorrágicos leves (epistaxe, sangramento gengival, sangue microscópico nas fezes ou na urina) podem ser observados. A doença dura de 3 a 7 dias, embora raramente a febre possa reaparecer por vários dias adicionais. A febre pode tornar-se relativamente menor no terceiro dia, apenas para aumentar ainda mais até a defervescência. Como existem quatro sorotipos do vírus da dengue, múltiplas infecções sequenciais podem ocorrer.

B. Achados laboratoriais

Na maioria dos casos sintomáticos, leucopenia e trombocitopenia leves são comuns. As transaminases hepáticas geralmente estão normais. O diagnóstico durante a infecção aguda (≤ 5 dias de sintomas) geralmente é feito pela detecção de antigenemia viral (antígeno NS1) ou PCR com transcriptase reversa (RT-PCR, de *reverse transcriptase polymerase chain reaction*) (80%-90% sensível, 95% específico). Depois de 5 dias, a dengue pode ser diagnosticada pela detecção de anticorpos IgM-específicos (70%-80% sensível no dia 6 e aumenta depois) ou de um aumento no anticorpo tipo-específico durante a testagem na convalescência (10-14 dias depois). Anticorpos neutralizantes contra o vírus da dengue são o método sorológico mais preciso, mas consomem muitos recursos e tempo e podem reagir de forma cruzada com outros flavivírus (p. ex., Zika), especialmente com múltiplas infecções anteriores por dengue. Portanto, a testagem inicial por RT-PCR ou antígeno NS1 é preferível.

▶ **Diagnóstico diferencial**

Esse diagnóstico deve ser considerado para qualquer viajante proveniente de uma área endêmica que apresenta sintomas sugestivos de doença sistêmica viral, porém menos de 1 em 1.000 viajantes para essas áreas desenvolve dengue. Muitas vezes, as áreas visitadas têm outros patógenos endógenos circulantes (p. ex., malária, febre tifoide, leptospirose, doenças por *Rickettsia*, outros

Alphavirus e flavivírus endêmicos e sarampo). A chikungunya tem distribuição geográfica semelhante e apresenta febre e *rash*, mas está mais fortemente associada à artralgia/artrite, que podem persistir por semanas a meses. O Zika também é clinicamente indistinguível da dengue, embora a conjuntivite possa ser mais comum com Zika. Uma doença semelhante pode ser produzida por EBV, *influenza*, enterovírus e infecção aguda pelo HIV. A dengue não está associada à dor de garganta ou à tosse. Uma doença que começa 2 semanas após o término da viagem ou que dura mais de 2 semanas provavelmente não é dengue.

▶ **Complicações**

Mais comum em áreas endêmicas é o aparecimento de dengue grave, que normalmente ocorre no momento da defervescência (dia 3-7) e pode incluir desconforto respiratório, choque circulatório (choque séptico da dengue), sangramento grave (febre hemorrágica da dengue) e lesão de órgãos-alvo. A dengue grave geralmente ocorre durante um segundo episódio de dengue como consequência de anticorpos preexistentes não neutralizantes que aumentam a captação do vírus nas células e levam ao aumento da viremia e resposta de citocinas (aumento dependente de anticorpo). Sinais de alerta para dengue grave que podem ser vistos durante a fase febril aguda da doença incluem dor abdominal, vômitos persistentes, acúmulo clínico de líquido (p. ex., derrame pleural, ascite), sangramento de mucosa, estado mental alterado, hepatomegalia e hemoconcentração (hematócrito > 20% superior à linha de base) com trombocitopenia concomitante (< 100.000 células/μL).

▶ **Prevenção**

A prevenção da dengue envolve evitar áreas de alto risco e usar medidas convencionais de proteção contra mosquitos. O mosquito vetor *Aedes* tem hábito alimentar diurno. Várias vacinas da dengue estão em desenvolvimento, e uma vacina licenciada demonstrou 60% de eficácia em ensaios clínicos, embora tenha sido associada ao aumento do risco de dengue grave subsequente em crianças sem imunidade prévia. Não há vacinas atualmente recomendadas para viajantes, e outras vacinas estão atualmente em ensaios clínicos.

▶ **Tratamento**

A dengue é tratada com reidratação oral e antipiréticos, evitando agentes anti-inflamatórios não esteroides que afetam a função plaquetária. A recuperação é completa, sem sequelas. A síndrome hemorrágica e o choque requerem fluidoterapia imediata com expansores plasmáticos e solução salina isotônica juntamente com monitoramento rigoroso em UTI.

Guzman MG, Harris E: Dengue. Lancet 2015;385(9966):453-465 [PMID: 25230594].
Simmons CP, Farrar JJ, van Vinh Chau N, Wills B: Dengue. N Engl J Med 2012;366(15):14-23 [PMID: 22494122].

CHIKUNGUNYA

 FUNDAMENTOS DO DIAGNÓSTICO E CARACTERÍSTICAS TÍPICAS

▶ Mesmo mosquito vetor e distribuição geográfica do que os vírus da dengue e Zika.
▶ Os sintomas agudos são semelhantes aos da dengue e do Zika (febre, *rash*, cefaleia), mas artralgia e artrite podem ser mais graves e persistentes.
▶ No período perinatal, pode ser grave e incluir sangramento e/ou doença neurológica, resultando em sequelas no neurodesenvolvimento.

A chikungunya é endêmica na África e na Ásia há décadas, mas surgiu nas Américas pela primeira vez em 2013 a 2014, levando a uma epidemia generalizada que incluiu a transmissão dentro do sul dos Estados Unidos. A chikungunya é transmitida pelo mosquito *Aedes* e tem uma distribuição geográfica e apresentação clínica aguda semelhantes às da dengue e do Zika. O nome "chikungunya" significa "aquilo que se dobra" na língua Makonde, falada onde o vírus foi descrito pela primeira vez na Tanzânia e refere-se aos sintomas musculoesqueléticos debilitantes (p. ex., artralgia, artrite) associados à doença.

▶ **Achados clínicos**

A. Sinais e sintomas

Após um período de incubação de 3 a 7 dias (máximo de 14 dias), febre de alto grau aparece subitamente e dura de 3 a 5 dias. Os sintomas podem incluir cefaleia (15%) e *rash* maculopapular difuso (30%-60%). Mialgia, artralgia e artrite são mais comuns em adultos (87%-99%) do que em crianças (30%-50%) e podem ser debilitantes. Crianças pequenas e lactentes, especialmente aqueles infectados perinatalmente, são mais propensos a ter sintomas neurológicos (convulsão, encefalite), sangramento e falência de múltiplos órgãos.

B. Achados laboratoriais

Leucopenia, trombocitopenia e transaminases elevadas podem ser observadas, especialmente em crianças pequenas. Também se observa creatinina elevada. Nos primeiros 5 a 7 dias de infecção, a RT-PCR é o teste diagnóstico preferido. Os anticorpos IgM contra chikungunya aparecem por volta do dia 5 e duram de 1 a 3 meses, e às vezes mais tempo, em indivíduos com doença articular persistente; os anticorpos IgG aparecem em 2 semanas e persistem por anos. Eles não apresentam reação cruzada com flavivírus.

▶ **Diagnóstico diferencial**

A chikungunya é clinicamente indistinguível da dengue e do Zika, e todas demonstram distribuição geográfica semelhante.

A chikungunya tem uma probabilidade menor, em relação à dengue, de resultar em sangramento e choque (exceto em bebês pequenos), e o Zika pode ter uma maior probabilidade de produzir conjuntivite. Outras infecções com apresentações clínicas similares incluem parvovírus, rubéola, sarampo, leptospirose, malária, febre tifoide, *Rickettsia* e *influenza*. Uma doença febril que começa 2 semanas após o término da viagem ou que dura mais de 2 semanas provavelmente não é chikungunya.

▶ Complicações

Sintomas musculoesqueléticos crônicos (artrite, artralgia e tenossinovite), embora menos comuns em crianças, podem persistir ou recidivar por meses ou mesmo anos após a infecção e podem ser gravemente debilitantes. Indivíduos afetados, especialmente lactentes jovens, podem ter sequelas do neurodesenvolvimento a longo prazo incluindo deficiência auditiva e visual e transtornos cerebrais (p. ex., transtorno de déficit de atenção e hiperatividade).

▶ Prevenção e tratamento

A prevenção inclui evitar áreas de alto risco e usar medidas convencionais para evitar mosquitos. O tratamento envolve cuidados de suporte, incluindo fluidos e paracetamol ou anti-inflamatórios não esteroides (AINEs) para febre e dor, embora os AINEs devam ser evitados se houver possibilidade de dengue ou se o paciente apresentar trombocitopenia ou sangramento. Os sintomas crônicos podem ser tratados com AINEs, fisioterapia e outros moduladores imunológicos, se graves. Vacinas estão em desenvolvimento.

Ritz N et al: Chikungunya in children. Pediatr Infect Dis J 2015; 34(7):789–791 [PMID: 26069950].

Weaver SC, Lecuit M: Chikungunya virus and the global spread of a mosquito-borne disease. N Engl J Med 2015;372(13):1231–1239 [PMID: 25806915].

ZIKA

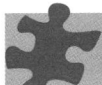 FUNDAMENTOS DO DIAGNÓSTICO E CARACTERÍSTICAS TÍPICAS

▶ Transmitida por mosquitos *Aedes* (mesmo vetor da dengue e chikungunya), relação sexual e verticalmente (de mãe para filho) durante a gravidez.
▶ Os sintomas agudos geralmente são leves e semelhantes aos da dengue e da chikungunya (*rash*, febre, conjuntivite).
▶ A transmissão vertical durante a gravidez pode resultar em síndrome congênita do Zika.

O vírus Zika é endêmico na África e na Ásia há décadas, mas surgiu recentemente nas Américas entre 2015 e 2016 e resultou em uma epidemia generalizada, incluindo casos endêmicos no sul dos Estados Unidos. O Zika pode ser transmitida por mosquitos *Aedes* e sexualmente. Embora a maioria das infecções por Zika sejam assintomáticas ou benignas, a infecção durante a gravidez pode resultar em transmissão vertical e levar a graves sequelas do neurodesenvolvimento do lactente, conhecidas como síndrome congênita do Zika. O diagnóstico é dificultado por distribuição geográfica e apresentação clínica similares às da dengue e da chikungunya, assim como reatividade cruzada de testes sorológicos com outros flavivírus, como a dengue.

▶ Achados clínicos

A. Sinais e sintomas

Após um período de incubação de 3 a 7 dias, a maioria das infecções agudas por Zika são assintomáticas (até 75%) ou leves. Os sintomas são semelhantes aos da dengue e chikungunya e incluem *rash* maculopapular, febre baixa, conjuntivite não purulenta e artralgia. A maioria das infecções se resolve dentro de 2 a 7 dias.

A infecção materna durante a gravidez, que pode ser sintomática ou subclínica, pode resultar em transmissão vertical e levar à síndrome congênita do Zika (ver Complicações).

B. Achados laboratoriais

Pode-se observar leucopenia, trombocitopenia e transaminases hepáticas elevadas durante a infecção aguda. Nos primeiros 14 dias de infecção, uma RT-PCR de sangue ou urina geralmente é obtida primeiro, mas um resultado negativo não exclui infecção. Anticorpos IgM contra o Zika aparecem por volta do dia 4 e geralmente duram cerca de 3 meses. O teste precoce por RT-PCR é preferível, pois os anticorpos contra o Zika podem reagir de forma cruzada com outros flavivírus (p. ex., dengue), dificultando o diagnóstico sorológico. De acordo com as últimas diretrizes, bebês expostos *in utero* devem ser submetidos a extensa avaliação diagnóstica para infecção, que pode incluir avaliação do tecido placentário e do cordão umbilical por RT-PCR. Os bebês expostos congenitamente também devem passar por avaliação do neurodesenvolvimento, oftalmológica e audiométrica.

C. Achados radiológicos

Imagens radiológicas do feto ou do neonato com síndrome congênita do Zika podem demonstrar restrição de crescimento, calcificações intracranianas, ventriculomegalia, redução do volume cerebral e outras anormalidades.

▶ Diagnóstico diferencial

O Zika é clinicamente indistinguível da dengue e da chikungunya, ambas transmitidas pelo mesmo mosquito vetor *Aedes*. Ao contrário da dengue, o Zika não causa hemorragia ou choque. Ao contrário da chikungunya, o Zika não leva a sintomas musculoesqueléticos graves ou persistentes. Outras infecções com apresentações agudas semelhantes incluem parvovírus, rubéola, sarampo, leptospirose, malária, febre tifoide, *Rickettsia*, e *influenza*. Rubéola, citomegalovírus, toxoplasmose e outras infecções congênitas devem ser consideradas em bebês em avaliação para síndrome congênita do Zika. Uma doença febril que começa 2 semanas após o término da viagem ou que dura mais de 2 semanas provavelmente não é Zika.

► Complicações

Os bebês afetados pela síndrome congênita do Zika podem ser pequenos para a idade gestacional e demonstram sequelas do neurodesenvolvimento, incluindo microcefalia, convulsões, irritabilidade, espasticidade, dificuldade de alimentação, artrogripose, achados oculares e perda auditiva neurossensorial. Sequelas adicionais podem ser descritas à medida que mais dados se tornam disponíveis e bebês afetados são seguidos na infância, mas dados preliminares sugerem que 1% a 13% das infecções congênitas resultam em síndrome congênita do Zika, com maior risco no primeiro trimestre (mas o risco persiste no terceiro trimestre). Existe um risco aumentado de síndrome de Guillain-Barré após infecção por Zika.

Prevenção e tratamento

A prevenção, particularmente importante para mulheres grávidas ou que pretendem conceber, envolve evitar áreas de alto risco, usar medidas convencionais de proteção contra mosquitos e usar um método de barreira para sexo com indivíduos infectados (o vírus Zika persiste no trato genital por semanas). A doença aguda é tratada com cuidados de suporte. Várias vacinas estão sendo testadas em ensaios clínicos.

Adebanjo T: Update: Interim guidance for the diagnosis, evaluation, and management of infants with possible congenital Zika virus infection—United States, October 2017. MMWR Morb Mortal Wkly Rep 2017;66:1089–1099 [PMID: 29049277].

Muss D et al: Zika virus. Clin Microbial Rev 2016;29(3):487–524 [PMID: 27029595].

Read JS et al: Symptomatic Zika virus infection in infants, children, and adolescents living in Puerto Rico. JAMA Pediatr 2018 Jul 1;172(7):686–693 [PMID: 29813148].

FEBRE DO CARRAPATO DO COLORADO

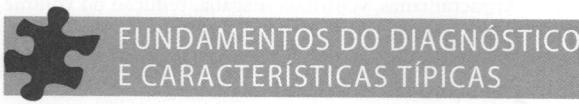

FUNDAMENTOS DO DIAGNÓSTICO E CARACTERÍSTICAS TÍPICAS

► Sazonalidade de verão.
► Viagens em área endêmica; mordida de carrapato.
► Febre, calafrios, cefaleia, dor retro-orbitária, mialgia.
► Curva de febre bifásica.
► Leucopenia no início da doença.

A febre do carrapato do Colorado é endêmica nos Estados Unidos, nas planícies altas e montanhas do centro e norte das Montanhas Rochosas e na costa norte do Pacífico. O reservatório do vírus consiste em esquilos e tâmias. Muitas centenas de casos de febre do carrapato do Colorado ocorrem a cada ano em visitantes ou trabalhadores que entram nessa região, principalmente a partir de maio até julho.

► Achados clínicos

A. Sinais e sintomas

Após um período de incubação de 3 a 4 dias (máx., 14 dias), a febre começa repentinamente junto com calafrios, letargia, cefaleia, dor ocular, mialgia, dor abdominal, náusea e vômito. A conjuntivite pode estar presente. Um *rash* maculopapular indistinto ocorre em 5% a 10% dos pacientes. A doença dura de 7 a 10 dias, e metade dos pacientes apresenta uma curva térmica bifásica, com vários dias afebris no meio da doença.

B. Achados laboratoriais

A leucopenia é característica no início da doença. As plaquetas estão modestamente diminuídas. O teste ELISA específico está disponível, mas 2 a 3 semanas podem decorrer antes da soroconversão. A coloração fluorescente de anticorpos detectará eritrócitos infectados por vírus durante a doença e por semanas após a recuperação. A RT-PCR está disponível em algumas áreas e será positiva na primeira semana de doença.

► Diagnóstico diferencial

Achados precoces, especialmente se houver *rash*, podem sugerir infecção por enterovírus, sarampo ou rubéola. A febre entérica pode ser considerada precocemente devido à presença de leucopenia e trombocitopenia. Uma história de picada de carrapato, informações sobre o risco local e o padrão de febre bifásica ajudarão no diagnóstico. Por causa da exposição à vida selvagem, doenças como leptospirose, borreliose, tularemia, erliquiose e a febre maculosa das Montanhas Rochosas devem ser consideradas.

► Complicações

A meningoencefalite ocorre em 3% a 7% dos pacientes. Complicações cardíacas e pulmonares são raras.

► Prevenção e tratamento

A prevenção envolve evitar áreas endêmicas e usar meios convencionais para evitar a picada do carrapato. A terapia é de suporte. Não se deve usar analgésicos que modifiquem a função plaquetária.

CDC: Colorado Tick Fever. https://www.cdc.gov/coloradotickfever/index.html.

Yendell SJ et al: Colorado tick fever in the United States, 2002–2012. Vector Borne Zoonotic Dis 2015 May;15(5):311–316 [PMID: 25988440].

OUTRAS INFECÇÕES VIRAIS IMPORTANTES NA INFÂNCIA

Ver seção Infecções por herpes-vírus para uma discussão sobre varicela e roséola, os outros dois principais exantemas da infância.

ERITEMA INFECCIOSO

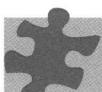

FUNDAMENTOS DO DIAGNÓSTICO E CARACTERÍSTICAS TÍPICAS

- Febre e *rash* com aspecto de "face esbofeteada", seguidos por *rash* simétrico, reticular e maculopapular de corpo inteiro.
- Artrite em crianças mais velhas.
- Anemia profunda em pacientes com insuficiência de produção eritrocitária.
- Hidropsia fetal não imune após infecção em mulheres grávidas.

Considerações gerais

Os parvovírus B19 são pequenos vírus de DNA que causam eritema infeccioso, uma doença exantemática benigna de crianças em idade escolar, também conhecida como "a quinta doença". A propagação é respiratória, ocorrendo em epidemias no período de inverno-primavera. Uma doença leve e inespecífica semelhante à gripe pode ocorrer durante a viremia em 7 a 10 dias; o *rash* característico que ocorre em 10 a 17 dias representa uma resposta imune. O paciente é virêmico e contagioso antes – mas não depois – do início do *rash*.

Aproximadamente metade dos indivíduos infectados apresentam doença clínica. A maioria dos casos (60%) ocorre em crianças entre 5 e 15 anos de idade, com os 40% adicionais ocorrendo mais tarde na vida. Quarenta por cento dos adultos são soronegativos. A taxa de ataque secundária em uma escola ou ambiente doméstico é de 50% entre crianças suscetíveis e 20% a 30% entre adultos suscetíveis.

Achados clínicos

Devido à natureza inespecífica do exantema e dos muitos casos subclínicos, uma história de contato com um indivíduo infectado é muitas vezes ausente ou não confiável. O reconhecimento da doença é mais fácil durante surtos.

A. Sinais e sintomas

Normalmente, o primeiro sinal da doença é o *rash* cutâneo, que começa com lesões maculopapulares elevadas e vermelhas nas bochechas que coalescem até apresentarem uma aparência de "face esbofeteada". As lesões são quentes, indolores e às vezes pruriginosas. Elas podem se espalhar pela testa, queixo e áreas retroauriculares, mas a região perioral é poupada. Dentro de 1 a 2 dias, lesões similares aparecem nas superfícies extensoras proximais das extremidades e se espalham distalmente de forma simétrica. Palmas e solas geralmente são poupadas. O tronco, pescoço e nádegas também estão comumente envolvidos. O clareamento central de lesões confluentes produz um padrão característico em rendilhado. O *rash* desaparece em dias a várias semanas, mas frequentemente reaparece em resposta à irritação local, calor (banho), luz solar e estresse. Quase 50% das crianças infectadas têm algum *rash* restante (ou recorrente) por 10 dias. A descamação fina pode estar presente. Febre baixa, mal-estar, mialgia, dor de garganta e coriza ocorrem em até 50% das crianças. Esses sintomas surgem por 2 a 3 dias e são seguidos por uma fase assintomática de uma semana, antes que o *rash* apareça.

Também foram descritos, em associação com o parvovírus B19, *rash* purpúrico em "luvas e meias", doença neurológica e distúrbios graves semelhantes à síndrome hemolítico-urêmica.

B. Achados laboratoriais

Uma leve leucopenia ocorre precocemente em alguns pacientes, seguida de leucocitose e linfocitose. Testes de anticorpos séricos IgM e IgG específicos estão disponíveis, mas deve-se ter cuidado em escolher um laboratório confiável. O anticorpo IgM está presente em 90% dos pacientes no momento do *rash*. Testes de detecção de ácido nucleico são muitas vezes definitivos, mas o DNA do parvovírus pode ser detectável no sangue por períodos prolongados. A doença não é diagnosticada por cultura viral de rotina.

Diagnóstico diferencial

Em crianças imunizadas contra o sarampo e a rubéola, o parvovírus B19 é o agente mais frequente de *rash* morbiliforme e rubeoliforme. O *rash* característico e a natureza leve da doença distinguem o eritema infeccioso de outros exantemas da infância. Ele não apresenta os sintomas prodrômicos do sarampo e a linfadenopatia da rubéola. Sintomas sistêmicos e faringite são mais proeminentes nas infecções enterovirais e escarlatina.

Complicações e sequelas

A. Artrite

A artrite é mais comum em pacientes mais velhos, em meninas mais do que em meninos e começa no final da adolescência. Aproximadamente 10% das crianças mais velhas apresentam sintomas articulares graves. Dor e rigidez ocorrem simetricamente nas articulações periféricas. A artrite geralmente segue o *rash* e pode persistir por 2 a 6 semanas, mas se resolve sem danos permanentes.

B. Crise aplástica e outras anormalidades hematológicas

O parvovírus B19 pode causar reticulocitopenia por aproximadamente 1 semana durante a doença. Isso passa despercebido em indivíduos com meia-vida eritrocitária normal, mas resulta em anemia grave em pacientes com anemia hemolítica crônica.

Foram descritas aplasia eritrocitária pura, leucopenia, pancitopenia, púrpura trombocitopênica idiopática e síndrome hemofagocítica. Pacientes com infecção pelo HIV e outras doenças imunossupressoras podem desenvolver anemia ou pancitopenia prolongadas. Pacientes com anemia hemolítica e crise aplástica ou com imunossupressão podem ser contagiosos e devem ser isolados enquanto estiverem no hospital. Uma em cada três crianças com doença falciforme é positiva para parvovírus B19, e a soroprevalência aumenta com a idade. As infecções por parvovírus em crianças com doença falciforme caracterizam-se por IgM positivo persistente por até um ano e têm um volume maior de transfusão de hemácias significativamente maior durante a infecção.

C. Outras infecções de órgãos-alvo

O parvovírus tem sido associado a síndromes neurológicas, hepatite e supressão de linhagens da medula óssea. Ele também está implicado com a causa de miocardite.

D. Infecções *in utero*

A infecção de mulheres grávidas suscetíveis pode produzir infecção fetal com hidropisia fetal. A morte fetal ocorre em cerca de 6% dos casos, mais frequentemente nas primeiras 20 semanas. Essa taxa de perda fetal é maior do que a esperada em gestações típicas. Anomalias congênitas não foram associadas à infecção pelo parvovírus B19 durante a gravidez.

▶ Tratamento e prognóstico

O eritema infeccioso é uma doença benigna para indivíduos imunocompetentes. Pacientes com crise aplástica podem necessitar de transfusões de sangue. Essa complicação raramente pode ser prevenida por medidas de quarentena porque a infecção aguda por parvovírus nos contatos geralmente não é reconhecida e é mais contagiosa antes do *rash*. Não é recomendada triagem de rotina para imunidade à parvovirose em gestantes de baixo risco. As mulheres grávidas que estão expostas a infecção por parvovírus B19, com maior risco de exposição (cuidadoras de creche) ou que desenvolvem sintomas devem ser testadas com sorologia (IgM e IgG) para suscetibilidade (não imune) ou evidência de infecção atual. As mulheres grávidas suscetíveis devem ser acompanhadas já que até 1,5% das mulheres em idade fértil são infectadas durante a gravidez. Se ocorrer infecção materna, ultrassonografias seriadas devem ser realizadas a cada 1 a 2 semanas até 12 semanas após a infecção para evidência de hidropsia e sofrimento fetal. A transfusão intrauterina ou o parto precoce podem salvar alguns fetos. O risco de óbito fetal entre gestantes expostas de status sorológico desconhecido é inferior a 2,5%.

A IgIV em altas doses interrompeu a viremia e levou à recuperação da medula em alguns casos de aplasia prolongada. Seu papel em pacientes imunocompetentes e gestantes é desconhecido. A transfusão intrauterina é o tratamento padrão para anemia fetal grave e está associada a uma melhora na sobrevida.

Ganaie SS, Qiu J: Recent advances in replication and infection of human parvovirus B19. Front Cell Infect Microbiol 2018 Jun 5; 8:166 [PMID: 29922597].

Qiu J, Soderland-Venemo M, Young NS: Human parvoviruses. Clin Microbiol Rev 2017;30:43 [PMID: 27806994].

SARAMPO

 FUNDAMENTOS DO DIAGNÓSTICO E CARACTERÍSTICAS TÍPICAS

▶ Exposição ao sarampo 9 a 14 dias antes.
▶ Pródromo (2-3 dias) de febre, tosse, conjuntivite e coriza.
▶ Manchas de Koplik (poucas a muitas pequenas pápulas brancas em uma base difusamente vermelha na mucosa bucal) 1 a 2 dias antes e após o início do *rash*.
▶ *Rash* maculopapular se espalhando da face e da linha do cabelo ao tronco ao longo de 3 dias e depois tornando-se confluente.
▶ Leucopenia.

▶ Considerações gerais

O sarampo é uma das doenças infecciosas mais contagiosas da infância que se apresenta como um exantema febril. A taxa de ataque em indivíduos suscetíveis é extremamente alta; a disseminação se dá por gotículas respiratórias. Considerados erradicados dos Estados Unidos em 2000, surtos frequentes ocorreram recentemente (incluindo 1.000 casos no primeiro semestre de 2019), principalmente devido ao acúmulo de indivíduos suscetíveis, à baixa cobertura vacinal, a um aumento da hesitação em vacinar e à importação. Recomenda-se que todas as crianças recebam duas doses da vacina contra o sarampo antes da entrada na escola primária ou secundária (ver **Capítulo 10**). As taxas de morbidade e mortalidade no mundo em desenvolvimento são substanciais por causa da desnutrição e das infecções subjacentes. Como os humanos são o único reservatório do sarampo, há potencial para eliminar essa doença em todo o mundo.

▶ Achados clínicos

Uma história de contato com um caso suspeito pode estar ausente porque a propagação aérea é eficiente e os pacientes são contagiosos durante o pródromo. O contato com um caso importado pode não ser reconhecido. Em climas temperados, o sarampo epidêmico é uma doença de inverno-primavera. Como o sarampo é incomum nos Estados Unidos, um alto índice de suspeita é necessário durante os surtos.

A. Sinais e sintomas

Após 2 a 3 dias de um pródromo de espirros, edema palpebral, lacrimejamento, coriza abundante, fotofobia e tosse forte, tornam-se proeminentes uma febre alta e letargia. As manchas de Koplik são lesões brancas maculares na mucosa bucal, tipicamente opostas aos molares inferiores, que aparecem nos primeiros 2 a 4 dias da doença. Um *rash* maculopapular discreto começa quando os sintomas respiratórios e a febre são máximos e se espalha rapidamente do rosto para o tronco, coalescendo para um vermelho brilhante. À medida que se espalha para as extremidades, o *rash* desaparece, tornando-se acobreado a partir do rosto e desaparece completamente em 6 dias; pode ocorrer descamação fina. A diarreia pode ocorrer em crianças pequenas e levar à hospitalização; febre e tosse persistentes podem sinalizar pneumonia. O sarampo deve ser considerado em qualquer criança com doença exantemática febril, especialmente se houver história de viagem recente para o exterior ou se exposta a uma pessoa com doença exantemática febril. Casos suspeitos de sarampo devem ser notificados ao departamento de saúde local dentro de 24 horas.

B. Achados laboratoriais

A linfopenia é característica. O diagnóstico geralmente é feito por teste de PCR de secreções orofaríngeas (ou urina), que é extremamente sensível e específico e pode detectar infecções até 5 dias antes dos sintomas. O sarampo pode ser diagnosticado sorologicamente pela detecção de IgM no soro em ≥ 3 dias após o aparecimento do *rash* (um resultado falso negativo pode ocorrer no início da infecção) ou por um aumento significativo de anticorpos IgG entre amostras agudas e convalescentes.

C. Exames de imagem

As radiografias de tórax geralmente mostram hiperinsuflação, infiltrados peri-hilares ou densidades parenquimatosas irregulares e algodonosas. Consolidação secundária ou derrame pleural podem ser visíveis.

▶ Diagnóstico diferencial

A **Tabela 40-2** lista outras doenças que podem se assemelhar ao sarampo.

▶ Complicações e sequelas

A. Complicações respiratórias

Estas ocorrem em até 15% dos pacientes. A superinfecção bacteriana de pulmões, ouvido médio, seios nasais e linfonodos cervicais são mais comuns. Uma febre que persiste após o terceiro ou quarto dia do *rash* e/ou leucocitose sugere tal complicação. Broncoespasmo, crupe grave e pneumonia viral progressiva ou bronquiolite (em lactentes) também ocorrem. Pacientes imunossuprimidos correm um risco muito maior de pneumonia fatal do que os pacientes imunocompetentes.

B. Complicações cerebrais

A encefalite ocorre em 1 a cada 2.000 casos. O início se dá geralmente dentro de uma semana após o aparecimento do *rash*.

Os sintomas incluem combatividade, ataxia, vômitos, convulsões e coma. Pleocitose linfocítica e uma concentração proteica levemente elevada são achados usuais do LCR, mas o líquido pode ser normal. Quarenta por cento dos pacientes assim afetados morrem ou têm sequelas neurológicas graves.

A panencefalite esclerosante subaguda (PEES) é uma infecção lenta do cérebro pelo vírus do sarampo que se torna sintomática anos mais tarde em cerca de 1 a cada 100.000 crianças previamente infectadas. Essa deterioração cerebral progressiva está associada a abalos mioclônicos e um quadro eletroencefalográfico de padrão típico. É fatal em 6 a 12 meses. Altos títulos de anticorpos contra o sarampo estão presentes no soro e no LCR.

C. Outras complicações

Estas incluem sarampo hemorrágico (doença grave com sangramento multiorgânico, febre e sintomas cerebrais), trombocitopenia, apendicite, ceratite, miocardite e parto prematuro ou natimorto. A elevação leve dos testes de função hepática é detectada em até 50% dos casos em adultos jovens; pode também ocorrer icterícia. O sarampo causa imunossupressão transitória; assim, a reativação ou progressão da tuberculose (incluindo anergia cutânea transitória) pode ocorrer em crianças.

▶ Prevenção

A atual estratégia de vacinação ativa de duas doses fornece mais de 97% de proteção. A vacina não deve ser retida para doença aguda leve concomitante, tuberculose ou teste tuberculínico positivo, amamentação ou exposição a um contato imunodeficiente. A vacina é recomendada para crianças infectadas pelo HIV sem complicações graves do HIV, com células CD4 maiores ou iguais a 15% e preferencialmente recebendo terapia antirretroviral.

▶ Tratamento e prognóstico

A vacinação previne a doença em indivíduos suscetíveis expostos se administrada dentro de 72 horas (ver **Capítulo 10**). A imunoglobulina (0,25 mL/kg por via intramuscular; 0,5 mL/kg se imunocomprometido) previne ou modifica o sarampo se administrada dentro de 6 dias. Casos suspeitos devem ser diagnosticados prontamente e relatados ao departamento de saúde local.

A recuperação geralmente ocorre dentro de 7 a 10 dias após o início dos sintomas. A terapia é de suporte: cuidados com os olhos, o alívio da tosse (evitar supressores de opioides em lactentes) e a redução da febre (paracetamol, banhos mornos; evitando salicilatos). Infecções bacterianas secundárias devem ser tratadas prontamente; a profilaxia antimicrobiana não é indicada. A ribavirina é ativa *in vitro* e pode ser útil em crianças imunocomprometidas infectadas. Em crianças desnutridas, a suplementação de vitamina A deve ser administrada para evitar a cegueira e diminuir a mortalidade.

Moss WJ: Measles. Lancet 2017 Dec 2;390(10111):2490–2502 [PMID: 28673424].

RUBÉOLA

FUNDAMENTOS DO DIAGNÓSTICO E CARACTERÍSTICAS TÍPICAS

- Sem vacinação anterior contra rubéola.
- Febre com adenopatia pós-auricular e occipital.
- *Rash* maculopapular da face para o resto do corpo.
- Infecção congênita: retardo do crescimento; catarata, retinopatia; erupção purpúrica ("*muffin* de mirtilo") ao nascimento; icterícia, trombocitopenia; surdez, defeitos cardíacos congênitos.

▶ Considerações gerais

A rubéola é um togavírus que causa um exantema leve e autolimitado (> 80% das infecções são subclínicas), mas a infecção durante a gravidez leva à teratogenicidade e ao aborto. A rubéola é transmitida por secreções respiratórias aerossolizadas. Os pacientes são infecciosos desde 5 dias antes até 5 dias após o *rash*. A rubéola endêmica está ausente nos Estados Unidos e nas Américas, e a rubéola congênita em bebês nascidos de mulheres não imunizadas e mulheres que ocasionalmente são reinfectadas na gravidez atualmente é muito rara. Casos esporádicos ocorrem em migrantes da Ásia e da África para os Estados Unidos.

▶ Achados clínicos

O período de incubação é de 14 a 21 dias. Os sinais inespecíficos podem tornar o histórico de exposição não confiável. Uma história de imunização torna a rubéola improvável, mas ainda possível. A rubéola congênita geralmente segue a infecção materna no primeiro trimestre.

A. Sinais e sintomas

1. Infecção em crianças – As crianças pequenas podem ter apenas *rash*. Pacientes mais velhos geralmente têm um pródromo inespecífico de febre baixa, dor ocular, dor de garganta e mialgia. A adenopatia pós-auricular e suboccipital (às vezes generalizada) é característica. O *rash* consiste em maculopápulas eritematosas discretas que começam na face e se espalham ao tronco e extremidades em 24 horas. Pode ocorrer *rash* escarlatiniforme, morbiliforme e semelhante ao eritema infeccioso. O *rash* desaparece desde a face até as extremidades ao terceiro dia. O enantema geralmente está ausente.

2. Síndrome da rubéola congênita (SRC) – Mais de 80% de mulheres infectadas nos primeiros 4 meses de gravidez (25% perto do final do segundo trimestre) dão à luz um bebê afetado; a doença congênita ocorre em menos de 5% das mulheres infectadas mais tardiamente na gravidez. Infecções posteriores podem resultar em defeitos isolados, como surdez. As principais manifestações incluem as seguintes: retardo de crescimento (50%-85%), anomalias cardíacas (estenose da artéria pulmonar, persistência do ducto arterioso, defeitos do septo ventricular), anomalias oculares (catarata, microftalmia, glaucoma, retinite), perda auditiva neurossensorial (> 50%), distúrbios cerebrais (encefalite crônica, atraso no desenvolvimento), distúrbios hematológicos (trombocitopenia, "*muffin* de mirtilo", hematopoiese extramedular, linfopenia) e outros (hepatite, osteomielite, distúrbios imunológicos, má absorção, diabetes).

B. Achados laboratoriais

A leucopenia é comum e a contagem de plaquetas pode ser baixa. A infecção congênita está associada à baixa contagem de plaquetas, a testes de função hepática anormais, à anemia hemolítica e à pleocitose no LCR no período neonatal. O vírus pode ser isolado de secreções orais ou urina desde 1 semana antes até 2 semanas após o início do *rash*. Crianças com infecção congênita permanecem infecciosas por meses. A PCR é muito sensível. O imunoensaio sorológico diagnóstico é melhor feito demonstrando um aumento de quatro vezes no título de anticorpos entre amostras retiradas com 1 a 2 semanas de intervalo. A primeira deve ser coletada prontamente, pois os títulos aumentam rapidamente após o início do *rash*; ambos os espécimes devem ser testados simultaneamente por um mesmo laboratório. A IgM contra rubéola está presente em 50% dos pacientes no início do *rash* e em quase todos até o quinto dia. Tendo em vista que a decisão de interromper uma gravidez é geralmente baseada em resultados sorológicos, a testagem deve ser feita com cuidado.

C. Exames de imagem

Podem estar presentes pneumonite e lucências longitudinais ósseas metafisárias em radiografias de crianças com infecção congênita.

▶ Diagnóstico diferencial

A rubéola pode assemelhar-se a infecções por sarampo, enterovírus, adenovírus, EBV, roséola, parvovírus e *T. gondii*. Reações medicamentosas também podem mimetizar a rubéola. Já que as implicações em saúde pública são grandes, casos suspeitos esporádicos devem ser confirmados sorologicamente ou virologicamente. A rubéola congênita deve ser diferenciada de infecção congênita por CMV, toxoplasmose, Zika e sífilis.

▶ Complicações e sequelas

A. Artralgia e artrite

Ambos ocorrem mais frequentemente em mulheres adultas. O envolvimento poliarticular (dedos, joelhos, punhos) com duração de alguns dias a semanas é típico. A artrite franca ocorre em uma pequena porcentagem de pacientes e pode assemelhar-se à artrite reumatoide aguda.

B. Encefalite e outras sequelas neurológicas

Com uma incidência de cerca de 1:6.000, trata-se de uma encefalite parainfecciosa associada a uma baixa taxa de mortalidade. Uma síndrome semelhante à PEES (ver Sarampo) também já foi descrita na rubéola congênita. Durante a epidemia de rubéola da década de 1960, 8% a 13% das crianças com SRC desenvolveram autismo, em comparação com a taxa de base de cerca de 1 novo caso em 5.000 crianças.

C. Rubéola na gravidez

A infecção na mãe, assim como nas crianças mais velhas, é autolimitada e não grave.

▶ Prevenção

A rubéola é uma das infecções que podem ser erradicadas pela vacinação (ver **Capítulo 10**). O cuidado pré-natal padrão deve incluir teste de anticorpos para rubéola. As mães soropositivas não correm risco; mães soronegativas são vacinadas após o parto.

Uma mulher grávida possivelmente exposta à rubéola deve ser testada imediatamente; se soropositiva, ela é considerada protegida e sem risco para o feto. Se ela for soronegativa, uma segunda amostra deve ser coletada em 4 semanas, e ambas as amostras devem ser testadas simultaneamente. A soroconversão no primeiro trimestre está associada a alto risco; tais mulheres necessitam de aconselhamento sobre aborto terapêutico.

Quando a interrupção da gravidez não é uma opção, alguns especialistas recomendam a administração intramuscular de imunoglobulina (até 0,55 mL/kg IM) dentro de 72 horas após exposição, na tentativa de prevenir a infecção. Apenas frações muito pequenas de IgG são transferidas para o feto no início da gravidez e a eficácia dessa prática é desconhecida.

▶ Tratamento e prognóstico

A terapia sintomática é suficiente. A artrite pode melhorar com a administração de agentes anti-inflamatórios. O prognóstico é ruim em lactentes infectados congenitamente, nos quais a maioria dos defeitos são irreversíveis ou progressivos. Os defeitos cognitivos graves nesses bebês parecem correlacionar-se estreitamente com o grau de falha de crescimento.

Gordon-Lipkin E, Hoon A, Pardo CA: Prenatal cytomegalovirus, rubella, and Zika virus infections associated with developmental disabilities: past, present, and future. Dev Med Child Neurol 2021;63(2):135–143 [PMID: 33084055].

Lambert N, Strebel P, Orensterin W, Icenogle J, Poland GA: Rubella. Lancet 2015 Jun 6;385(9984):2297–2307 [PMID: 25576992].

INFECÇÕES POR OUTROS VÍRUS

SÍNDROME CARDIOPULMONAR POR HANTAVIRUS

FUNDAMENTOS DO DIAGNÓSTICO E CARACTERÍSTICAS TÍPICAS

▶ Pródromo semelhante ao da gripe por 3 a 7 dias (febre, mialgia, dor de cabeça, tosse).
▶ Início rápido de edema pulmonar e miocardiopatia inexplicáveis.
▶ Residência ou viagem em área endêmica; exposição a aerossóis de excrementos ou secreções de camundongos.

▶ Considerações gerais

A síndrome cardiopulmonar por hantavírus é a primeira infecção por bunyavírus endêmica nos Estados Unidos. Essa síndrome difere fortemente de outras doenças por bunyavírus no modo de disseminação (sem artrópode vetor) e no quadro clínico.

▶ Achados clínicos

A síndrome cardiopulmonar por hantavírus foi confirmada em mais de 34 estados e no Canadá, onde há reservatórios apropriados para roedores. As epidemias ocorrem quando as condições do ambiente favorecem grandes aumentos na população de roedores e aumento da prevalência do vírus.

A. Sinais e sintomas

Após um período de incubação de 1 a 3 semanas, o início é súbito, com um pródromo viral inespecífico: febre; dor nas costas, quadril e pernas; calafrios; dor de cabeça; náuseas e vômitos. Dor abdominal pode estar presente. Dor de garganta, conjuntivite, *rash* e adenopatia estão ausentes, e sintomas respiratórios estão ausentes ou limitados a uma tosse seca. Após 3 a 7 dias, dispneia, taquipneia e evidência de síndrome de extravasamento capilar podem aparecer. Isso geralmente progride rapidamente ao longo de horas. A hipotensão é comum, não apenas por hipoxemia, mas também por disfunção miocárdica, que é diferente de choque séptico. É comum uma secreção copiosa, de cor âmbar e não purulenta. Débito cardíaco diminuído devido à miocardiopatia e resistência vascular sistêmica elevada distinguem essa doença da sepse bacteriana precoce.

B. Achados laboratoriais

O hemograma mostra leucocitose com desvio à esquerda e imunoblastos, trombocitopenia e hemoconcentração. A lactato desidrogenase (LDH) é elevada, assim como os testes de função hepática; a albumina sérica é baixa. A creatinina está elevada em alguns pacientes, e a proteinúria é comum. A acidose láctica e o baixo bicarbonato venoso são sinais de mau prognóstico. Um IgM sérico por ELISA é positivo precocemente no início da doença. Caso contrário, o diagnóstico é feito por PCR ou coloração específica do tecido na autópsia.

C. Exames de imagem

As radiografias de tórax iniciais são normais. Radiografias subsequentes mostram infiltrados intersticiais bilaterais com o típico padrão em borboleta de edema agudo de pulmão, doença do espaço aéreo bibasilar ou ambos. Derrames pleurais significativos estão frequentemente presentes. Esses achados contrastam com os de outras causas de síndrome do desconforto respiratório agudo.

D. Diagnóstico diferencial

Em algumas áreas geográficas, peste e tularemia podem ser possibilidades. Infecções por patógenos respiratórios virais e *Mycoplasma* têm uma progressão mais lenta, não elevam a LDH e não causam as alterações hematológicas observadas nesta síndrome. Febre Q, psitacose, exposição a toxinas, legionelose e infecções fúngicas são possibilidades, mas história, tempo da doença e achados no sangue, bem como histórico de exposição, tendem a ser características distintivas. A síndrome cardiopulmonar por hantavírus é uma possibilidade em pessoas previamente saudáveis de uma área rural ou com exposição potencial a roedores selvagens, as quais têm uma doença febril associada a edema pulmonar inexplicável.

E. Tratamento e prognóstico

Não há terapia antiviral estabelecida. O manejo deve concentrar-se na oxigenoterapia e ventilação mecânica, conforme necessário. Por causa do vazamento capilar, deve ser usado cateterismo de Swan-Ganz para monitoração do débito cardíaco e do suporte inotrópico – em vez de fluidoterapia – para manter a perfusão. A oxigenação por membrana extracorpórea venoarterial pode fornecer suporte a curto prazo para pacientes selecionados. As cepas de vírus presentes na América do Norte não se espalham pelo contato de pessoa para pessoa. Não é necessário isolamento. A taxa de letalidade é de 30% a 40%. Estão disponíveis diretrizes para a redução da exposição ao agente infeccioso.

Avsic T, Saksida A, Korva M: Hantavirus infection. Clin Microbiol Infect 2015 June; 21S:e6–e16 [PMID: 24750436].

Sargianou M et al: Hantavirus infections for the clinician: from case presentation to diagnosis and treatment. Crit Rev Microbiol 2012;38(4):317 [PMID: 22553984].

CAXUMBA

FUNDAMENTOS DO DIAGNÓSTICO E CARACTERÍSTICAS TÍPICAS

▶ Sem imunização prévia para caxumba ou imunidade da vacina em declínio.
▶ Edema da glândula parótida.
▶ Meningite asséptica com ou sem parotidite.

▶ Considerações gerais

O vírus da caxumba, um paramixovírus, é transmitido pelas vias respiratórias e ataca quase todas as crianças não protegidas (assintomáticas em 30%-40% dos casos). Como resultado de imunização infantil ou infecção prévia subclínica ou clínica, 95% dos adultos são imunes, embora a imunidade possa diminuir no final da adolescência. Quando o número de desprotegidos aumenta, epidemias (5.833 casos em 2016 e 3.176 em meados de 2017) podem ocorrer, que são abortadas pela reimunização da população em risco, especialmente estudantes universitários. Pacientes infectados são infectantes de 2 dias antes a 5 dias após o início da parotidite. O período de incubação é de 14 a 21 dias. Em um indivíduo adequadamente imunizado, a parotidite geralmente é devida a outra causa. Duas doses da vacina são 88% (variação: 66%-95%) eficazes na proteção contra caxumba; uma dose é 78% eficaz (variação: 49%-92%). No entanto, um surto em Guam ocorreu mesmo quando a maioria das crianças tinha duas doses de vacina, provavelmente espalhado por aglomeração.

▶ Achados clínicos

A. Sinais e sintomas

1. Doença das glândulas salivares – Após um pródromo de febre, cefaleia intensa, artralgia e anorexia, ocorre edema doloroso de glândulas parótidas (70%-80% bilateral). A orelha é deslocada para cima e para fora; o ângulo mandibular é obliterado. A estimulação das parótidas com alimentos ácidos pode ser bastante dolorosa. O orifício do ducto de Stensen pode estar vermelho e inchado; secreções amarelas podem ser expressas, mas o pus está ausente. O inchaço da parótida se dissipa após 1 semana.

2. Meningoencefalite – Uma vez a causa mais comum de meningite asséptica, a meningite por caxumba se manifesta por cefaleia intensa, vômitos e/ou pleocitose mononuclear assintomática. Menos de 10% dos pacientes apresentavam quadro clínico de meningite ou encefalite. A parotidite está presente em apenas metade dos casos de meningoencefalite por caxumba. Embora rigidez de nuca, náuseas e vômitos possam ocorrer, sintomas encefálicos são raros (1:4.000 casos de caxumba); a recuperação em 3 a 10 dias é a regra.

3. Pancreatite – Dor abdominal epigástrica pode representar pancreatite transitória. Como a doença das glândulas salivares pode elevar a amilase sérica, marcadores específicos da função pancreática (lipase, isoenzimas da amilase) são necessários para avaliar envolvimento pancreático.

4. Orquite, ooforite – O envolvimento das gônadas está associado a febre, sensibilidade local e edema e é a segunda apresentação mais comum da caxumba em adolescentes depois da parotidite. A epididimite geralmente está presente. Na maioria das vezes unilateral, resolve-se em 1 a 2 semanas. Embora um terço dos testículos infectados atrofie, envolvimento bilateral e esterilidade são raros.

5. Outros – Tireoidite, mastite (especialmente em mulheres adolescentes), artrite e edema pré-esternal (ocasionalmente com disfagia ou rouquidão) podem ser observadas.

B. Achados laboratoriais

A contagem de leucócitos no sangue periférico geralmente é normal. O LCR pode conter um número modesto de células (~ 250 células/μL, predominantemente linfócitos), com proteína levemente elevada e glicose normal a levemente diminuída. A PCR viral ou cultura de saliva, garganta, urina ou líquido espinal podem ser positivos por pelo menos 1 semana após o início. Sorologias pareadas testadas por ELISA ou um único teste de anticorpos IgM positivo pode ser usado para o diagnóstico.

▶ Diagnóstico diferencial

Uma história de contato com uma criança com parotidite não é prova de exposição à caxumba. A parotidite da caxumba pode assemelhar-se à adenite cervical (o ângulo da mandíbula pode ser obliterado, mas a orelha geralmente não se projeta; o orifício do ducto de Stensen é normal; leucocitose e neutrofilia são observadas), à parotidite bacteriana (pus no ducto de Stensen, toxicidade, sensibilidade intensa), à parotidite recorrente (idiopática ou associada a cálculos), a tumores ou leucemia e a infecções dentárias. Muitos vírus, incluindo parainfluenza, enterovírus, EBV, CMV e *influenza*, podem causar parotidite. O inchaço da parótida na infecção pelo HIV é menos doloroso e tende a ser bilateral e crônico, mas pode ocorrer.

A menos que a parotidite esteja presente, a meningite por caxumba se assemelha àquela causada por enterovírus ou infecção bacteriana precoce. Um nível elevado de amilase pode ser uma pista útil nesta situação. A pancreatite isolada não é distinguível de muitas outras causas de dor epigástrica e vômitos. A caxumba é uma clássica causa de orquite, mas também devem ser considerados torção, epididimite bacteriana ou clamídia, infecção por *Mycoplasma*, outras infecções virais, hematomas, hérnias e tumores.

▶ Complicações

A principal complicação neurológica é a surdez nervosa (geralmente unilateral), que pode resultar na incapacidade de ouvir sons agudos. Embora rara, ocorrendo em menos de 0,1% dos casos da caxumba, pode ocorrer sem meningite. Estenose aquedutal e hidrocefalia (especialmente após infecção congênita), miocardite, mielite transversa e paralisia facial são outras complicações raras.

▶ Tratamento e prognóstico

O tratamento é de suporte e inclui fornecimento de fluidos, analgésicos e suporte escrotal para orquite. Corticosteroides sistêmicos têm sido usados para orquite, mas seu valor é anedótico.

Su SB, Chang HL, Chen AK: Current status of mumps virus infection: epidemiology, pathogenesis, and vaccine. Int J Environ Res Public Health 2020;17(5):1686 [PMID: 32150969].

RAIVA

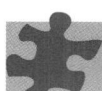

FUNDAMENTOS DO DIAGNÓSTICO E CARACTERÍSTICAS TÍPICAS

▶ História de mordida de animal entre 10 dias a 1 ano (geralmente < 90 dias) antes.

▶ Parestesias ou hiperestesia na área da mordida.

▶ Fraqueza progressiva dos membros e da face em alguns pacientes (raiva muda; 30%).

▶ Irritabilidade seguida de febre, confusão, combatividade e espasmos musculares (especialmente faríngeos com deglutição) em todos os pacientes (raiva furiosa).

▶ Ácido nucleico da raiva (RT-PCR) ou antígeno detectado em raspados de córnea ou tecido obtido por biópsia do cérebro ou da pele; corpos de Negri vistos no tecido cerebral.

▶ Considerações gerais

A raiva é uma infecção zoonótica viral aguda progressiva do SNC. Continua a ser um grave problema de saúde pública onde quer que a imunização animal não seja amplamente praticada ou quando os humanos brincam ou trabalham em áreas com raiva silvestre. A infecção é quase invariavelmente fatal e ocorre em 40% das vezes após mordidas de animais raivosos. Qualquer animal de sangue quente pode estar infectado, mas a suscetibilidade e transmissibilidade variam com as diferentes espécies. Os morcegos geralmente carregam e excretam o vírus na saliva ou nas fezes por períodos prolongados; eles são a principal causa de raiva nos Estados Unidos. Cães e gatos, responsáveis pela maior parte da raiva no mundo, geralmente se tornam clinicamente doentes dentro de 10 dias após se tornarem contagiosos (o período de quarentena padrão para animais suspeitos). Os períodos ideais de quarentena ou os sinais de doença não são totalmente conhecidos para muitas espécies. Os roedores raramente transmitem infecção. As vacinas animais são muito eficazes quando administradas adequadamente, mas uma única inoculação pode não produzir imunidade em até 20% dos cães.

O risco é avaliado de acordo com o tipo de animal (animais de alto risco incluem morcegos, guaxinins, gambás e raposas), extensão e localização da ferida (infecção mais comum após mordidas na cabeça ou nas mãos ou se as feridas tiverem extensa contaminação salivar e não forem rápida e completamente limpas), área geográfica (a raiva urbana é rara ou inexistente no Estados Unidos; a raiva rural é possível, especialmente fora da Estados Unidos) e histórico de vacinação animal (risco baixo se documentado). A maior parte da raiva nos Estados Unidos é causada por genótipos de morcego, mas uma história de mordida de morcego muitas vezes não é obtida, especialmente em crianças pequenas. Vírus aerossolizados em cavernas habitadas por morcegos já causaram infecção.

► Achados clínicos

A. Sinais e sintomas

A maioria dos casos ocorre dentro de 3 a 12 semanas da exposição e pode apresentar sintomas vagos. A parestesia no local da picada é geralmente o primeiro sintoma. Segue-se ansiedade inespecífica, excitabilidade ou depressão, depois espasmos musculares, sialorreia, hidrofobia, delírio e letargia. A deglutição ou mesmo a sensação de ar soprado no rosto pode causar espasmos faríngeos. Convulsões, febre, paralisia de nervos cranianos, coma e morte seguem dentro de 7 a 14 dias após o início. Em uma minoria dos pacientes, o componente espástico está inicialmente ausente, e os sintomas são principalmente paralisia flácida e déficit de nervos cranianos. Os componentes furiosos aparecem posteriormente.

B. Achados laboratoriais

A leucocitose é comum. O LCR geralmente é normal, mas pode mostrar elevação de proteínas e pleocitose de células mononucleares. A imagem cerebral e o eletrencefalograma não são diagnósticas. A infecção em um animal pode ser determinada por PCR ou teste de anticorpo fluorescente para examinar o tecido cerebral em busca de antígeno. O vírus da raiva é excretado na saliva de humanos infectados, mas o diagnóstico geralmente é feito por ácido nucleico (RT-PCR) ou detecção de antígenos em raspados ou amostras de tecidos de epitélio inervado, como a córnea ou a linha do cabelo no pescoço. Os clássicos corpos de inclusão citoplasmáticos de Negri no tecido cerebral nem sempre estão presentes. A soroconversão medida por anticorpo neutralizante ocorre após 7 a 10 dias. A recuperação clínica tem sido associada à detecção de anticorpos neutralizantes e eliminação do vírus infeccioso da raiva no SNC.

► Diagnóstico diferencial

Falha em obter o histórico de mordidas em áreas onde a raiva é rara pode atrasar o diagnóstico. Outros distúrbios a serem considerados incluem encefalopatia parainfecciosa; encefalite por vírus herpes simples, vírus transmitidos por mosquitos ou outras causas de encefalite viral ou paralisia aguda. No entanto, a raiva furiosa clássica não é prontamente confundida com esses diagnósticos alternativos.

► Prevenção

Ver o **Capítulo 10** para informações sobre vacinação e profilaxia pós-exposição. A imunoglobulina da raiva e a vacina de células diploides tornaram a profilaxia mais eficaz e minimamente tóxica. Como a raiva é quase sempre fatal, as exposições presumidas devem ser manejadas com cuidado.

► Tratamento e prognóstico

A sobrevivência é muito rara, mas foi relatada em um número muito pequeno de pacientes recebendo cuidados intensivos meticulosos e protocolos que se concentram no estado metabólico alterado do SNC (p. ex., protocolo de Milwaukee). O diagnóstico precoce é importante para a proteção e profilaxia pós-exposição de contatos de pacientes.

Liu C, Cahill JD: Epidemiology of rabies and current US vaccine guidelines. R I Med J (2013), 2020;103(6):51–53 [PMID: 32752569].

▼ RIQUETSIOSES E FEBRE Q

As riquétsias são cocobacilos Gram-negativos pleomórficos que são parasitas intracelulares obrigatórios. As doenças rickettsiais são frequentemente incluídas no diagnóstico diferencial de exantemas febris. Forte cefaleia, mialgia e sintomas pulmonares são manifestações proeminentes. O endotélio é o tecido-alvo primário, e a vasculite resultante é responsável pela doença grave.

Todas as riquetsioses são transmitidas por contato com artrópodes (carrapatos, pulgas, piolhos – dependendo da doença), seja por picada ou pela contaminação de feridas cutâneas com fezes do vetor. Exceto pela febre maculosa das Montanhas Rochosas e pelo tifo murino, todas as outras doenças rickettsiais têm uma marca característica no local da picada, chamado de *tache noire*. Pode faltar evidência de contato com artrópodes na história ou no exame físico, especialmente em crianças pequenas. A distribuição geográfica do vetor costuma ser o principal determinante para a suspeita dessas infecções. A terapia muitas vezes deve ser empírica. Muitos novos antimicrobianos de amplo espectro são inativos contra esses organismos deficientes de parede celular; as tetraciclinas são geralmente eficazes.

A febre Q, que não é uma rickettsiose, está incluída aqui porque foi por muito tempo classificada como tal e, como as rickettsioses, é causada por uma bactéria intracelular obrigatória. Não é transmitida por um inseto vetor e não é caracterizada por *rash*.

ERLIQUIOSE E ANAPLASMOSE HUMANA

FUNDAMENTOS DO DIAGNÓSTICO E CARACTERÍSTICAS TÍPICAS

- ► Residir ou viajar em área endêmica quando os carrapatos estão ativos.
- ► Picada de carrapato observada (~ 75%).
- ► Febre, cefaleia, *rash* (~ 67%), sintomas gastrointestinais.
- ► Leucopenia, trombocitopenia, transaminases séricas elevadas, hipoalbuminemia.
- ► Diagnóstico definitivo por sorologia específica.

Em crianças, o principal agente da erliquiose humana norte-americana é a *Ehrlichia chaffeensis*. Os reservatórios são provavelmente roedores selvagens, veados e ovelhas; os carrapatos são os vetores. A maioria dos casos causados por esse agente é relatada nos estados do centro-sul, sudeste e centro do Atlântico (Arkansas, Missouri, Oklahoma, Kentucky, Tennessee e Carolina do Norte são áreas de alta prevalência). Quase todos os casos ocorrem entre março e outubro, quando os carrapatos estão ativos.

Uma segunda síndrome de erliquiose, observada na parte superior do meio-oeste superior e nordeste (Rhode Island, Connecticut, Wisconsin, Minnesota e Nova York são áreas de alta prevalência), é causada por *Anaplasma phagocytophilum* e *Ehrlichia ewingii*. A anaplasmose também ocorre no oeste dos Estados Unidos.

A *E. chaffeensis* tem predileção por células mononucleares, enquanto a *A. phagocytophilum* e a *E. ewingii* infectam e produzem inclusões intracitoplasmáticas em granulócitos. Por isso, doenças causadas por esses agentes são referidas como erliquiose monocítica humana ou erliquiose granulocítica humana, respectivamente. A erliquiose, a doença de Lyme e a babesiose compartilham alguns vetores de carrapatos; assim, infecções duplas podem ocorrer e devem ser consideradas em pacientes que não respondem à terapia.

▶ Achados clínicos

Em aproximadamente 75% dos pacientes, uma história de picada de carrapato pode ser encontrada. A maioria dos pacientes restantes relata ter estado em uma área infestada por carrapatos. O período de incubação usual é de 5 a 21 dias.

A. Sinais e sintomas

A febre está universalmente presente e a cefaleia é comum (menos comum em crianças). Sintomas gastrointestinais (dor abdominal, anorexia, náuseas e vômitos) são relatados na maioria dos pacientes. Um edema distal do membro pode ocorrer. Calafrios, fotofobia, conjuntivite e mialgia ocorrem em mais da metade dos pacientes. Ocorre *rash* em cerca de 50% das crianças com erliquiose monocítica e é muito menos comum na erliquiose granulocítica. O *rash* pode ser eritematoso, macular, papular, petequial, escarlatiniforme ou vasculítico. Ocorre meningite e a alteração do estado mental é comum. Em casos graves, ocorrem pneumonite intersticial, síndrome do desconforto respiratório agudo e insuficiência renal. O exame físico revela *rash* (geralmente nas palmas das mãos e solas dos pés), adenopatia leve e hepatomegalia. Em crianças sem *rash*, a infecção pode apresentar-se como febre de origem desconhecida.

B. Achados laboratoriais

As anormalidades laboratoriais incluem leucopenia com desvio à esquerda, linfopenia, trombocitopenia, níveis elevados de aminotransferase e de LDH. Hipoalbuminemia e hiponatremia são comuns. A coagulação intravascular disseminada pode ocorrer. A anemia ocorre em um terço dos pacientes. A pleocitose do LCR (células mononucleares e aumento de proteínas) é comum. O diagnóstico definitivo pode ser feito por PCR ou sorologicamente, seja por um único título alto, seja por um aumento de quatro vezes no título durante amostras agudas e convalescentes. O CDC usa um teste de anticorpos imunofluorescentes para distinguir entre os agentes etiológicos. Inclusões intracitoplasmáticas (mórulas) podem ocasionalmente ser observadas em células mononucleares na erliquiose monocítica e são geralmente observadas em células polimorfonucleares do sangue periférico ou da medula óssea na erliquiose granulocítica. A PCR pode ser negativa após 48 horas se o paciente estiver tomando antibióticos apropriados.

▶ Diagnóstico diferencial

Nas regiões onde existem essas infecções, a erliquiose deve ser incluída no diagnóstico diferencial de crianças que se apresentam durante a estação do carrapato com febre, leucopenia ou trombocitopenia (ou ambos), aumento dos níveis de transaminases séricas e *rash*. O diagnóstico diferencial inclui choque séptico ou tóxico, outras infecções por rickettsias (especialmente febre maculosa das Montanhas Rochosas), febre do carrapato do Colorado, leptospirose, borreliose de Lyme, febre recidivante, EBV, CMV, hepatite viral e outras infecções virais, doença de Kawasaki, lúpus eritematoso sistêmico e leucemia.

▶ Tratamento e prognóstico

Infecções assintomáticas ou clinicamente leves e não diagnosticadas são comuns em algumas áreas endêmicas. A doença pode durar várias semanas se não for tratada. Um quarto das crianças hospitalizadas requer cuidados intensivos. Meningoencefalite e déficits neurológicos persistentes ocorrem em 5% a 10% dos pacientes. A doxiciclina por 7 a 10 dias é o tratamento de escolha. Pacientes com doença suspeita devem ser tratados preventivamente concomitantemente com tentativas de estabelecer o diagnóstico. Resposta à terapia deve ser evidente em 24 a 48 horas. Mortes são incomuns em crianças. O comprometimento imunológico e a asplenia são fatores de risco para doença grave.

Sanchez E, Vannier E, Wormser GP: Diagnosis, treatment and prevention of Lyme disease, human granulocytic anaplasmosis and babesiosis. JAMA 2016;315:1767 [PMID: 27115378].

Schultz GE, Buckingham SC, Marshall GS: Human monocytic ehrlichiosis in children. Pediatr Infect Dis J 2007;26:475 [PMID: 17529862].

FEBRE MACULOSA DAS MONTANHAS ROCHOSAS

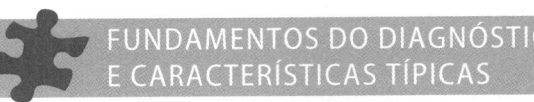

FUNDAMENTOS DO DIAGNÓSTICO E CARACTERÍSTICAS TÍPICAS

- ▶ Residir ou viajar em área endêmica com carrapatos; mordida de carrapato relatada em apenas 50% dos casos.
- ▶ Febre, erupção cutânea (palmas e plantas dos pés), sintomas gastrointestinais, dor de cabeça.
- ▶ Trombocitopenia, hiponatremia, hipoalbuminemia.
- ▶ Inicie o tratamento com doxiciclina com base na suspeita.

A *Rickettsia rickettsii* causa uma das muitas infecções semelhantes transmitidas por carrapatos caracterizadas por febre e *rash* que ocorrem em todo o mundo. A maioria tem o nome de sua área geográfica. Cães e roedores, assim como grandes mamíferos, são reservatórios de *R. rickettsii*.

A febre maculosa das Montanhas Rochosas (FMMR) é a infecção rickettsial mais grave e o número de casos aumentou nas últimas duas décadas (~ 2.000 casos por ano) nos Estados Unidos. Ocorre predominantemente ao longo da costa leste; nos estados do sudeste; e no Arkansas, Missouri e Oklahoma. Ela é muito menos comum no ocidente. A maioria dos casos ocorre em crianças expostas em áreas rurais de abril a setembro (no hemisfério norte). A infecção pode ser adquirida de carrapatos de cães.

Achados clínicos

A. Sinais e sintomas

A FMMR pode ser difícil de diagnosticar devido aos sinais e sintomas inespecíficos. Uma história de picadas de carrapatos, viagem para uma área endêmica e exposições é útil. Após o período de incubação de 3 a 12 dias (média de 7 dias), há febre alta (> 40 °C), geralmente de início abrupto, mialgia e cefaleia persistente e grave (retro-orbitária), toxicidade, fotofobia, vômitos, dor abdominal e diarreia. Um *rash* ocorre em mais de 95% dos pacientes e aparece 2 a 6 dias após o início da febre, sob a forma de máculas e pápulas; o mais característico (65%) é o envolvimento das palmas das mãos, plantas dos pés e extremidades; o rosto é poupado. O *rash* torna-se petequial e se espalha centralmente a partir das extremidades. O *rash* reflete uma infecção de células endoteliais, que também causa extravasamento vascular e consequente edema, hipovolemia e hipotensão. Podem ocorrer conjuntivite, esplenomegalia, pneumonite, meningismo e confusão.

B. Achados laboratoriais

Os achados laboratoriais refletem vasculite difusa: trombocitopenia, hiponatremia, leucopenia leve precoce, proteinúria, testes de função hepática levemente anormais, hipoalbuminemia e hematúria. A pleocitose do LCR é comum. O diagnóstico sorológico é obtido com métodos de aglutinação de anticorpos em látex ou fluorescência indireta, mas geralmente é informativo apenas 7 a 10 dias após o início da doença. A amplificação da PCR pode ser feita a partir de sangue total e biópsias de pele durante a primeira semana da doença. Um resultado negativo não exclui o diagnóstico, não devendo o tratamento ser descartado devido a um teste negativo.

Diagnóstico diferencial

O diagnóstico diferencial inclui meningococcemia, sarampo, meningite meningocócica, sepse estafilocócica, infecção por EBV, infecção por enterovírus, leptospirose, febre do carrapato do Colorado, escarlatina, tifo murino, doença de Kawasaki e erliquiose.

Tratamento e prognóstico

Para ser eficaz, a terapia para a febre maculosa das Montanhas Rochosas deve ser iniciada precocemente, frequentemente com base em uma alta suspeita clínica antes do início do exantema em áreas endêmicas. Apresentações atípicas, como ausência de *rash* patognomônico, podem levar a atrasos no início da terapia apropriada. O *rash* raramente está presente durante o primeiro dia de diagnóstico e ocorre em 50% dos casos dentro de 3 dias após o início de febre. A doxiciclina é o tratamento de escolha para crianças, independentemente da idade, e deve ser continuada por 10 dias e ao menos 2 a 3 dias após a resolução da febre por um dia inteiro.

Complicações e morte resultam de vasculite grave, especialmente no cérebro, no coração e nos pulmões. A taxa atual de letalidade é de 0,5%, mas revisões clínicas relatam taxas de mortalidade de 5% a 7%. Crianças menores de 10 anos representam o maior número de mortes notificadas. Déficits neurológicos persistentes ocorrem em 10% a 15% das crianças que se recuperam. O atraso na terapia é um importante determinante de sequelas e mortalidade.

Tendo em vista que a fixação do carrapato por 6 horas ou mais está associada à transmissão do patógeno, a remoção frequente dos carrapatos é uma medida preventiva.

Mukkada S, Buckingham SC: Recognition and prompt treatment for tick-born infection in children. Infect Dis Clin North Am 2015;29:539 [PMID: 26188606].

Pace EJ, O'Reilly M: Tickborne diseases: diagnosis and management. Am Fam Physician 2020;101(9):530–540 [PMID: 32352736].

TIFO ENDÊMICO (TIFO MURINO)

FUNDAMENTOS DO DIAGNÓSTICO E CARACTERÍSTICAS TÍPICAS

- Residir em área endêmica.
- Febre por 10 a 14 dias.
- Cefaleia, calafrios, mialgia.
- *Rash* maculopapular se espalhando do tronco para as extremidades (poupando as palmas das mãos e plantas dos pés) 3 a 7 dias após o início da febre.
- Diagnóstico definitivo por sorologia.

O tifo endêmico (tifo murino) é causado pela bactéria *Rickettsia typhi* no sul dos Estados Unidos, principalmente no sul do Texas, sul da Califórnia e Havaí. A doença é transmitida por pulgas de roedores infectados ou pela inalação de fezes de roedores. Gatos domésticos, cães e gambás podem desempenhar um papel na transmissão de casos suburbanos. O período de incubação é de 6 a 14 dias. Cefaleia, mialgia, artralgia e calafrios pioram lentamente. A febre pode durar de 10 a 14 dias. Após 3 a 7 dias, aparece um *rash*. Máculas e pápulas tronculares espalham-se para as extremidades; o *rash* raramente é petequial e resolve-se em < 5 dias. A localização do *rash* no tifo, poupando as palmas das mãos e plantas dos pés, ajuda a distinguir a doença da febre maculosa das Montanhas Rochosas. O *rash* pode estar ausente em 20% a 40% dos pacientes. Hepatomegalia pode estar presente. Podem ocorrer sintomas intestinais e respiratórios. Uma trombocitopenia leve e enzimas hepáticas elevadas podem estar presentes. Podem ocorrer sintomas neurológicos prolongados. Médicos em áreas endêmicas devem considerar o tratamento precoce quando se deparam com uma criança com febre prolongada, *rash* e dor de cabeça. A PCR é mais sensível em amostras de sangue, plasma ou tecido colhidas durante a primeira semana da doença, mas antes do início de terapia. Testes de anticorpo fluorescente e ELISA também são acessíveis. A doxiciclina é a droga de escolha, que deve ser continuada por 3 dias após evidência de melhora clínica.

Liddel PW, Sparks MJ: Murine typhus: endemic *Rickettsia* in southwest Texas. Clin Lab Sci 2012;25(2):81 [PMID: 20120614].

Tsioutis C: Clinical and laboratory characteristics, epidemiology, and outcomes of murine typhus: a systematic review. Acta Trop 2017 Feb;166:16–24 [PMID: 27983969].

FEBRE Q

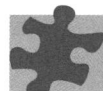

FUNDAMENTOS DO DIAGNÓSTICO E CARACTERÍSTICAS TÍPICAS

- Exposição a animais de fazenda (ovinos, caprinos, bovinos) e animais domésticos.
- Doença semelhante à gripe (febre, cefaleia intensa, mialgia).
- Tosse; pneumonia atípica.
- Hepatomegalia e hepatite.
- Diagnóstico por sorologia.

A *Coxiella burnetii* é transmitida por inalação e não por uma picada de artrópode. A febre Q também se distingue das doenças rickettsiais pela ocorrência infrequente de manifestações cutâneas e pela proeminência da doença pulmonar. Os tecidos do nascimento e excrementos de animais domésticos e de alguns roedores são as principais fontes infecciosas. Os organismos podem ser transportados por longas distâncias por aerossóis. O leite não pasteurizado de animais infectados também pode transmitir doença.

▶ Achados clínicos

A. Sinais e sintomas

A maioria dos pacientes tem uma síndrome gripal autolimitada caracterizada por calafrios, febre, cefaleia intensa e mialgia de início abrupto ocorrendo 10 a 25 dias após a exposição. Dor abdominal, vômitos, dor torácica e tosse seca são proeminentes em crianças. Um exame do tórax pode produzir poucos achados, como em outras pneumonias atípicas. A hepatoesplenomegalia é comum. A doença dura de 1 a 4 semanas e frequentemente está associada à perda de peso. Apenas cerca de 50% dos pacientes infectados desenvolvem sintomas significativos.

B. Achados laboratoriais

A leucopenia com desvio à esquerda é característica. A trombocitopenia é incomum, o que é outra distinção das doenças rickettsiais. Os níveis de aminotransferase e γ-glutamil transferase são elevados, mas a elevação significativa da bilirrubina é incomum. O diagnóstico é feito por PCR positivo no sangue durante a primeira semana de doença, mas antes do início da terapia, ou por resposta sorológica (aumento de quatro vezes ou um único título alto em ELISA; teste de anticorpo de fluorescência indireta; ou teste de fixação do complemento em anticorpo) para o organismo de fase II. A infecção crônica é indicada por anticorpos contra o organismo de fase I. Os testes IgM ELISA estão disponíveis.

C. Exames de imagem

A pneumonite ocorre em 50% dos pacientes. Múltiplos segmentos infiltrados são comuns, mas a aparência radiográfica não é patognomônica. A consolidação e o derrame pleural são raros.

▶ Diagnóstico diferencial

No cenário epidemiológico apropriado, a febre Q deve ser considerada na avaliação de causas de pneumonias atípicas, como *M. pneumoniae*, vírus, *Legionella* e *C. pneumoniae*. Ela também deve ser incluída entre as causas de hepatite leve a moderada sem *rash* ou adenopatia em crianças com exposição a animais de fazenda.

▶ Tratamento e prognóstico

Normalmente, a doença dura de 1 a 2 semanas sem terapia. O curso da doença não complicada é encurtado com doxiciclina. A terapia é mantida por vários dias após o paciente tornar-se afebril (geralmente 10-14 dias). Quinolonas também são eficazes. A febre Q crônica ocorre em menos de 5% dos pacientes agudamente infectados. Pode apresentar-se semanas após uma infecção aguda ou pode manifestar-se muitos anos depois como miocardite ou hepatite granulomatosa. A meningoencefalite é uma complicação rara. A *C. burnetii* também é uma das causas de endocardite "cultura negativa". A endocardite por *Coxiella* frequentemente ocorre no cenário de anormalidades valvares e é de difícil tratamento; a mortalidade aproxima-se de 50%.

Eldin C, Melenotte C, Mediannikov O: From Q fever to *Coxiella burnetii* infection: a paradigm change. Clin Micro Rev 2017; 30:115 [PMID: 27856520].

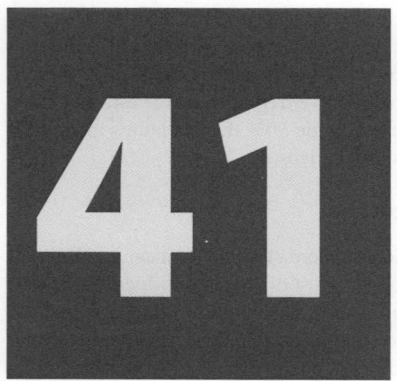

Infecção pelo vírus da imunodeficiência humana

Christiana Smith, MD, MSc
Elizabeth J. McFarland, MD

PATOGÊNESE E EPIDEMIOLOGIA

FUNDAMENTOS DO DIAGNÓSTICO E CARACTERÍSTICAS TÍPICAS

▶ A infecção pelo vírus da imunodeficiência humana (HIV) causa uma destruição progressiva dos linfócitos T CD4, levando, no fim, à síndrome da imunodeficiência adquirida (AIDS).

▶ A transmissão perinatal do HIV está diminuindo no mundo todo devido à terapia antirretroviral (TARV) e outras intervenções.

▶ Nos Estados Unidos, adolescentes e jovens adultos estão em risco contínuo de adquirir HIV, principalmente homens jovens não brancos que têm relações sexuais com outros homens.

PATOGÊNESE E TRANSMISSÃO

O vírus da imunodeficiência humana (HIV, de *human immunodeficiency virus*) é um retrovírus que pode ser encontrado no sangue, no sêmen, no líquido pré-ejaculatório, nas secreções retais, nas secreções vaginais e no leite materno de pessoas com HIV, com a transmissão ocorrendo por contato sexual, compartilhamento de agulhas contaminadas e várias vias perinatais (exposição intraútero, periparto, aleitamento materno). Podem ocorrer infecções decorrentes de picadas acidentais por agulha ou, raramente, exposição da mucosa ao sangue, principalmente em serviços de saúde.

No momento da infecção inicial, o HIV migra para linfonodos locais, replica-se e se espalha pelo tecido linfático de todo o corpo. Baseado no modelo de primatas não humanos, a replicação do vírus se dissemina 48 horas após a infecção. Aproximadamente duas semanas após a exposição, um alto nível de vírus é detectado na corrente sanguínea (**Figura 41-1**). Nos adultos sem terapia, o nível de viremia diminui simultaneamente ao surgimento de uma resposta imune do hospedeiro específica para HIV, e a viremia no plasma geralmente atinge um nível constante 6 meses após a infecção primária. Geralmente se segue um período assintomático, com duração de 1 ano a mais de 12 anos. Entretanto, a viremia progressiva e a ativação imune causam lesões no sistema imunológico e em outros órgãos.

Os lactentes com infecção periparto ou intraútero apresentam uma viremia que aumenta significativamente após o nascimento, atingindo o pico com 1 a 2 meses de idade. Ao contrário dos adultos, as crianças têm um declínio gradual da viremia no plasma até os 4 a 5 anos. Sem tratamento, até 50% das crianças terão rápida progressão da doença para AIDS ou óbito com 2 anos de idade.

O HIV integra seu ácido nucleico no DNA de células do sistema imunológico, incluindo linfócitos T auxiliares (linfócitos T CD4), monócitos e macrófagos. A infecção por HIV, na ausência de tratamento, causa uma progressiva deficiência imunológica com típica perda do número de linfócitos T CD4, levando a condições que atendem à definição da síndrome da imunodeficiência adquirida (AIDS, de *acquired immunodeficiency syndrome*) e, por fim, à morte. A AIDS é diagnosticada quando um indivíduo com HIV desenvolve qualquer uma das doenças oportunistas de estágio 3 ou outras condições listadas na **Tabela 41-1** ou quando a contagem de leucócitos T CD4 está abaixo do estágio 3 da **Tabela 41-2**.

A terapia antirretroviral (TARV) inibe a replicação viral e permite a reconstituição imune. As células com infecção latente por HIV persistem e a replicação viral se repete se a TARV é interrompida; desta forma, o tratamento deve ser por toda a vida. Mesmo com uma supressão viral eficaz, a ativação imune contínua pode resultar em danos em órgãos alvo (p. ex., sistema cardiovascular e sistema nervoso central) consistente com envelhecimento precoce. Apesar disso, a infecção por HIV, antes considerada uma doença terminal, atualmente é uma condição crônica para as pessoas com acesso ao tratamento.

▶ Epidemiologia

O Joint United Nations Programme on HIV/AIDS (UNAIDS, de Programa Conjunto das Nações Unidas sobre HIV/AIDS) estima

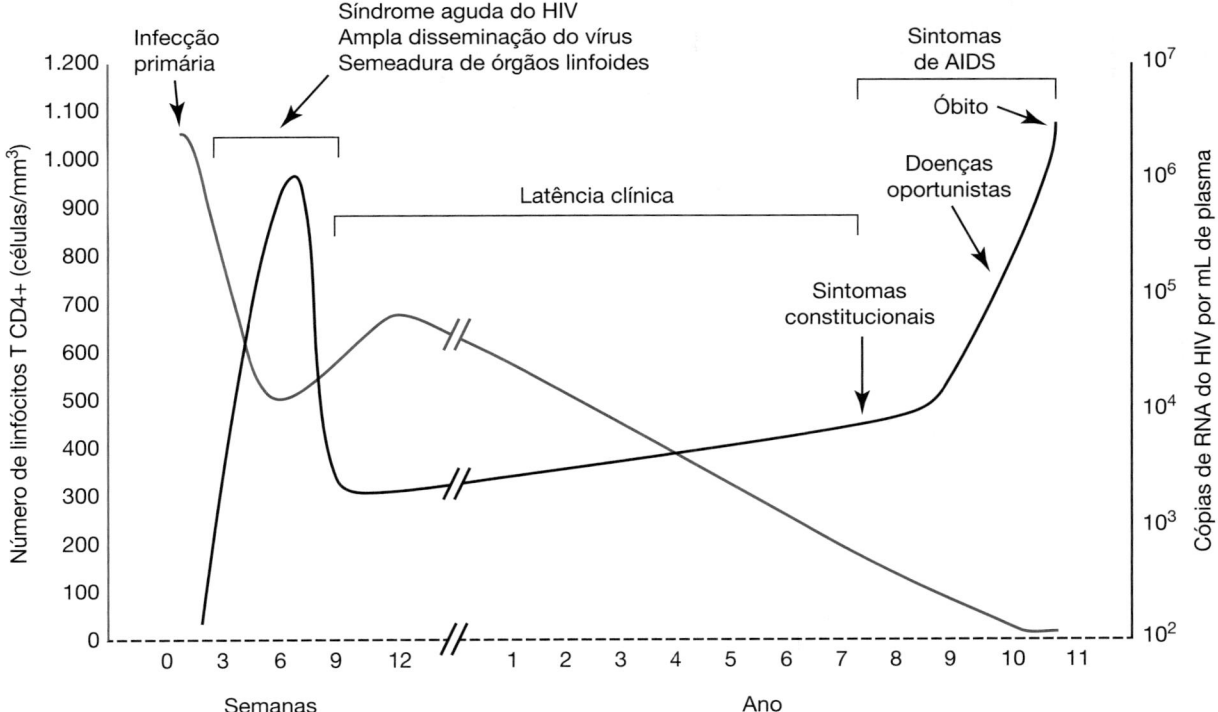

▲ **Figura 41-1** Evolução típica da infecção por HIV. Logo após a infecção aguda, há um rápido aumento da carga viral e declínio do número de linfócitos T CD4 no sangue periférico. À medida que uma resposta imune ao HIV se desenvolve, a carga viral diminui e ocorre um período de latência clínica. A contagem de linfócitos T CD4 continua a diminuir até que a pessoa com HIV desenvolva risco de adquirir infecções oportunistas ou síndrome da imunodeficiência adquirida. (Reproduzida com permissão do Wikimedia Commons/Sigve https://commons.wikimedia.org/w/index.php?curid=15383502.)

que, em 2020, 38 milhões de pessoas viviam com HIV em todo o mundo, sendo 2,8 milhões crianças de 0 a 19 anos (https:/data.unicef.org/topic/hivaids/global-regional-trends/). Aproximadamente 90% dessas crianças vivem em países de baixa e média renda, principalmente na África Subsaariana. Infecções perinatais continuam ocorrendo em locais com recursos limitados (150.000 novas infecções pediátricas em 2020), mesmo que o acesso a medidas de prevenção esteja melhorando; aproximadamente 85% de todas as mulheres grávidas com HIV receberam o tratamento recomendado em 2019 (https://www.who.int/news-room/factsheets/detail/hiv-aids). Em todo o mundo, o número anual de novas infecções por HIV diminuiu 52% de 2010 a 2019 entre as crianças de 0 a 9 anos, mas somente 34% entre os adolescentes de 10 a 19 anos, que têm maior probabilidade de adquirirem HIV devido aos comportamentos de risco. Estima-se que 120.000 crianças e adolescentes morreram de causas relacionadas à AIDS em 2020.

Nos Estados Unidos, havia 1.918 crianças menores de 13 anos com HIV em 2018 (https://www.cdc.gov/hiv/library/reports/hiv-surveillance.html). A aquisição perinatal de HIV é rara nos Estados Unidos, com somente 65 infecções relatadas em 2018 (https://www.cdc.gov/hiv/group/gender/pregnantwomen/index.html). Nesse ano, crianças negras/afro-americanas representavam aproximadamente 14% da população americana de crianças menores de 13 anos, mas representavam 61% dos novos diagnósticos de HIV entre as crianças dessa faixa etária. Em 2018, adolescentes e jovens adultos entre 13 e 24 anos representavam 21% (7.891) dos 37.968 novos casos de infecção por HIV. O principal tipo de exposição ao HIV foi o contato sexual entre homens, predominantemente entre homens jovens afro-americanos e hispânicos. (https://www.cdc.gov/hiv/group/age/youth/index.html)

Moir S, Chun TW, Fauci AS: Pathogenic mechanisms of HIV disease. Annu Rev Pathol 2011;6:223–248 [PMID: 21034222].

Nesheim SR, FitzHarris LF, Mahle Gray K, Lampe MA: Epidemiology of perinatal HIV transmission in the United States in the era of its elimination. Pediatr Infect Dis J 2019;38(6):611–616 [PMID: 30724833].

Tabela 41-1 Sintomas relacionados ao HIV em crianças

Sintomas leves	Doenças oportunistas graves (estágio 3) e outras condições
Duas ou mais das seguintes condições:	Infecções bacterianas, múltiplas ou recorrentes[a]
Linfadenopatia	Candidíase nos brônquios, traqueia ou pulmões
Hepatomegalia	Candidíase esofágica
Esplenomegalia	Câncer cervical, invasivo[b]
Dermatite	Coccidioidomicose, disseminada ou extrapulmonar
Parotidite	Criptococose, extrapulmonar
Infecção respiratória de via aérea superior recorrente ou persistente, sinusite, ou otite média	Criptosporidiose, intestinal crônica (> 1 mês de duração)
	Infecção por citomegalovírus (exceto no fígado, no baço ou nos linfonodos) com início após 1 mês de idade
Sintomas moderados	Retinite por citomegalovírus (com perda de visão)
Anemia, neutropenia, trombocitopenia	Encefalopatia atribuída ao HIV
Meningite bacteriana, pneumonia, sepse (episódio único)	Vírus herpes simples: lesões orais crônicas (> 1 mês de duração) ou bronquite, pneumonite ou esofagite (início após 1 mês de idade)
Candidíase orofaríngea, persistente por > 2 meses, em criança com > 6 meses de idade	Histoplasmose, disseminada ou extrapulmonar
Cardiomiopatia	Isosporíase intestinal crônica (> 1 mês de duração)
Infecção por citomegalovírus com início antes de 1 mês de idade	Sarcoma de Kaposi
Diarreia, recorrente ou crônica	Linfoma: Burkitt, imunoblástico ou lesão primária no cérebro
Hepatite	Complexo *Mycobacterium avium* ou *Mycobacterium kansasii*, disseminado ou extrapulmonar
Estomatite por vírus herpes simples (> 2 episódios em 1 ano), bronquite, pneumonite, esofagite < 1 mês de idade	*Mycobacterium tuberculosis* de qualquer localização, pulmonar[b], disseminado ou extrapulmonar
Herpes-zóster, dois ou mais episódios ou em mais de um dermátomo	*Mycobacterium*, de outras espécies ou não identificadas, disseminado ou extrapulmonar
Leiomiossarcoma	Pneumonia por *Pneumocystis jiroveci*
Pneumonia intersticial linfocítica	Pneumonia, recorrente[b]
Nefropatia	Leucoencefalopatia multifocal progressiva
Nocardiose	Sepse por *Salmonella*, recorrente
Febre persistente (mais de um mês de duração)	Neurotoxoplasmose com início após 1 mês de idade
Toxoplasmose com início antes de 1 mês de idade	Síndrome consumptiva
Varicela complicada	

[a]Somente entre crianças menores de 6 anos.
[b]Apenas entre adultos, adolescentes e crianças de 6 anos ou mais.
Adaptada com permissão do Centers for Disease Control and Prevention (CDC): Revised surveillance case definition for HIV infection—United States, 2014, MMWR Recomm Rep 2014 Apr 11;63(RR-03):1–10

Tabela 41-2 Estágio da infecção pelo HIV baseado na contagem de linfócitos T CD4 específicos para a idade e nas porcentagens de linfócitos totais

Estágio	Idade da criança					
	< 1 ano		1-5 anos		≥ 6 anos	
	Células/μL	%	Células/μL	%	Células/μL	%
1	≥ 1.500	≥ 34	≥ 1.000	≥ 30	≥ 500	≥ 26
2	750-1.499	26-33	500-999	22-29	200-499	14-25
3	< 750	< 26	< 500	< 22	< 200	< 14

Reproduzida com autorização de Terms, Definitions, and Calculations Used in CDC HIV Surveillance Publications. Centers for Disease Control and Prevention. National Center for HIV/AIDS, Viral Hepatitis, STD and TB Prevention.

PREVENÇÃO

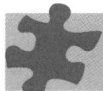

FUNDAMENTOS DO DIAGNÓSTICO E CARACTERÍSTICAS TÍPICAS

▶ A prevenção da transmissão perinatal é altamente bem-sucedida com o uso de medicamentos antirretrovirais (ARV) no período correto durante a gravidez e a amamentação.

▶ A prevenção da transmissão sexual pode ser realizada por meio de intervenções biomédicas e comportamentais integradas, incluindo o uso de medicamentos ARV na profilaxia pré e pós-exposição (PrEP e PEP, respectivamente) e o uso de preservativo.

▶ A utilização de precauções padrão (considerar que todo sangue ou secreções com sangue são potencialmente transmissíveis) previne a transmissão horizontal no ambiente.

▶ Prevenção da transmissão perinatal do HIV

Medidas preventivas podem reduzir a taxa de transmissão perinatal de 40% para menos de 1%. A identificação da gestante com HIV é a chave para a aplicação das técnicas de prevenção no momento correto. Os cuidados de rotina na gravidez devem incluir a realização do teste de HIV no início da gestação para todas as mulheres grávidas (e seus parceiros) e a repetição do teste no terceiro trimestre se houver fatores de risco para aquisição do HIV ou se ocorrer uma doença condizente com infecção aguda pelo HIV ou se a soroprevalência do HIV for alta (≥ 1/1.000) entre as mulheres que dão à luz na unidade. Para a mulher em trabalho de parto sem registro de teste prévio de HIV, deve-se realizar um teste cujo resultado fique pronto em 60 minutos ou menos, permitindo que os ARVs sejam iniciados na mãe durante o trabalho de parto e/ou no bebê imediatamente pós-parto.

A TARV materna iniciada antes ou no início da gravidez, em combinação com a profilaxia ARV infantil por 4 a 6 semanas após o parto, reduz o risco de transmissão de 25% a 40% para menos de 1% com uma melhor supressão viral materna. A escolha da TARV durante a gravidez é complexa e as diretrizes são atualizadas frequentemente pelo U.S. Department of Health and Human Services (Departamento de Saúde e Serviços Humanos dos EUA) (https://clinicalinfo.hiv.gov/pt/diretrizes/perinatal/). Além disso, uma linha de consulta está disponível 24 horas por dia, 7 dias por semana, para perguntas sobre a prevenção da transmissão perinatal de HIV (http://nccc.ucsf.edu/clinician-consultation/perinatal--hiv-aids/, 888-448-8765). A cesárea eletiva prévia ao trabalho de parto reduzirá o risco de transmissão para mulheres com carga viral plasmática maior ou igual a 1.000 cópias/mL. Mesmo se o diagnóstico de HIV for tardio, os medicamentos ARV administrados em mulheres em trabalho de parto e/ou em bebês até 48 horas após o parto reduzem a transmissão em até 50%.

Em ambientes com recursos limitados, a amamentação aumenta a sobrevivência e, portanto, geralmente se prefere a amamentação à alimentação com fórmula. A TARV materna com supressão viral ou a profilaxia ARV para o bebê durante a amamentação reduz a transmissão do HIV durante a amamentação para menos de 1%. A amamentação não é recomendada nos Estados Unidos, o que garante completamente a prevenção da aquisição do HIV por essa via, desde que haja acesso imediato à fórmula segura. No entanto, algumas mulheres com HIV em países de alta renda optam por amamentar. Nesse cenário, é recomendada a atenção à adesão materna à TARV e o frequente monitoramento da mãe e da criança para carga viral plasmática detectável. Diversos casos de transmissão do HIV resultaram de cuidadores com HIV alimentando crianças com alimentos pré-mastigados; portanto, as famílias devem ser desaconselhadas a realizarem essa prática.

▶ Prevenção da transmissão sexual

Para pessoas em risco de contrair o HIV por contato sexual, as intervenções de prevenção incluem ARV na profilaxia pré-exposição (PrEP, de *pre-exposure prophylaxis*), uso de barreira de proteção (preservativos masculino e feminino) e redução do comportamento de risco, discutido com mais detalhes no **Capítulo 44**. A PrEP com ARV diária, de dose fixa e comprimido único reduz o risco de aquisição de HIV em 99% (https://www.cdc.gov/hiv/pdf/risk/prep/cdc-hiv-prep-guidelines-2017.pdf), embora a adesão inadequada seja frequente, o que está associado à eficácia reduzida. Intervenções alternativas de PrEP aprovadas para uso em outros países além dos Estados Unidos incluem dosagem intermitente de ARV (uso antes e depois da exposição sexual) e anéis vaginais que liberam ARV. O primeiro ARV de ação prolongada por injeção foi aprovado pela Food and Drug Administration (FDA, Administração de Alimentos e Medicamentos) para PrEP; outros estão em investigação. Profilaxia pós exposição (PEP) usando combinação de ARV com início o mais rápido possível e pelo menos dentro de 72 horas após a exposição é parcialmente eficaz e é recomendado após uma exposição não planejada de alto risco ao HIV, como agressão sexual (https://www.cdc.gov/hiv/pdf/programresources/cdc-hiv npep-guidelines.pdf). O *site* do Centers for Disease Control and Prevention (CDC, Centro de Controle de Doenças e Prevenção) tem uma extensa orientação de prevenção de HIV para médicos (https://www.cdc.gov/hiv/clinicians/prevenção/index.html) e para o público em geral (https://www.cdc.gov/hiv/risk/index.html) e publica um compêndio de intervenções comportamentais baseadas em evidências para promover práticas sexuais mais seguras (https://www.cdc.gov/hiv/research/interventionresearch/compendium/index.html).

Uma importante prioridade para a prevenção do HIV é melhorar as taxas de diagnóstico e de tratamento de pessoas com HIV, uma vez que o tratamento leva à supressão viral e previne a transmissão para outros. Grandes estudos de parceiros discordantes para o HIV demonstram que efetivamente não há risco de transmissão sexual do HIV quando o parceiro com HIV usa a TARV e tem supressão viral durável, levando ao conceito de indetectável = intransmissível (U=U, de *undetectable = untransmittable*) (https://www.niaid.nih.gov/diseases-conditions/treatment--prevention; https://www.cdc.gov/hiv/risk/art/index.html).

Prevenção por intermédio de precauções universais

A transmissão horizontal (na ausência de contato sexual ou uso de drogas injetáveis) do HIV é extremamente rara e está associada à exposição da pele não intacta ou de membranas mucosas ao sangue ou a secreções sanguinolentas contendo HIV. Saliva, lágrimas, urina e fezes não são infecciosas se não contiverem sangue bruto. Deve-se usar barreiras de proteção (p. ex., luvas de látex ou de borracha ou coxins grossos de tecido ou de papel) quando houver possibilidade de ocorrer contato com sangue ou fluidos corporais com sangue. Objetos que possam estar contaminados com sangue, como lâminas de barbear ou escovas de dente, não devem ser compartilhados. As superfícies contaminadas podem ser desinfetadas facilmente com uma variedade de agentes, incluindo alvejante doméstico (diluição de 1:10), alguns desinfetantes comerciais (p. ex., Lysol) ou álcool isopropílico a 70%.

O bebê ou a criança com HIV que estiver bem o suficiente para frequentar creche ou escola não deve ser tratada de forma diferente das outras crianças. A exceção pode ser uma criança com um comportamento incontrolável de morder ou de causar lesões sangrantes que não possam ser cobertas adequadamente; nessas situações, a criança pode ser afastada das atividades em grupo da creche. Não há exigência legal de que qualquer pessoa da escola ou da creche seja informada do diagnóstico de HIV. Visto que bebês e crianças com HIV não diagnosticadas podem ser matriculadas, todas as escolas e creches devem ter políticas com diretrizes simples para o uso de precauções universais para prevenir a transmissão da infecção pelo HIV nesses locais.

Blanche S: Mini review: prevention of mother-child transmission of HIV: 25 years of continuous progress toward the eradication of pediatric AIDS? Virulence 2020;11(1):14–22 [PMID: 31885324].
National Clinicians Consultation Center PrEPline: http://nccc.ucsf.edu/clinician-consultation/prep-pre-exposure-prophylaxis/.
Straub DM, Mullins TLK: Nonoccupational postexposure prophylaxis and preexposure prophylaxis for human immunodeficiency virus prevention in adolescents and young adults. Adv Pediatr 2019;66:245–261 [PMID: 31230697].

DIAGNÓSTICO LABORATORIAL DE HIV

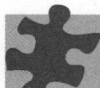

FUNDAMENTOS DO DIAGNÓSTICO E CARACTERÍSTICAS TÍPICAS

- ▶ O teste de anticorpo/antígeno do HIV é o teste primário usado para diagnóstico de infecção estabelecida após a perda do anticorpo materno adquirido pela via perinatal.
- ▶ O teste de ácido nucleico do HIV é um teste importante para o diagnóstico durante a infecção aguda.
- ▶ Em bebês expostos ao HIV no período perinatal, a infecção pelo HIV pode ser diagnosticada ou excluída com teste de ácido nucleico do HIV com 3 a 4 meses de idade.
- ▶ O diagnóstico e o tratamento precoces dentro de algumas semanas após o nascimento reduzem a mortalidade.

Diagnóstico laboratorial após os 18 meses de idade

Os testes para o diagnóstico da infecção pelo HIV incluem a combinação de testes de antígeno/anticorpo, testes de anticorpo e testes de ácido nucleico (NAT, de *nucleid acid testing*) que detectam o RNA e/ou o DNA do HIV. O atual algoritmo de triagem laboratorial usa testes que detectam anticorpos de HIV-1 e HIV-2 e o antígeno p24 de HIV-1. Esses testes são mais sensíveis para infecção aguda/precoce do que os testes de anticorpos de gerações anteriores porque o antígeno é detectado com antecedência em relação aos anticorpos (**Figura 41-2**). Após um teste de rastreio positivo, um segundo teste de anticorpos com a mesma amostra, usando metodologia diferente, é realizado para confirmar a presença de anticorpos, porque raros indivíduos apresentam reação cruzada com anticorpos, o que resulta em um teste de anticorpo falso-positivo. Se o teste inicial, que detecta o antígeno do HIV e o anticorpo anti-HIV, é reativo e o teste confirmatório, que detecta apenas o anticorpo, não é reativo, o NAT HIV é indicado para diferenciar a detecção de antígeno precedendo a formação de anticorpos na infecção aguda de um teste de triagem falso positivo. Uma vez que mesmo que os testes de antígeno do HIV possam ser negativos muito precocemente após a infecção aguda, se há suspeita de infecção aguda por HIV (dentro das últimas 2 semanas), o NAT HIV deve ser enviado simultaneamente com o teste de anticorpo/antígeno. O diagnóstico definitivo da infecção por HIV requer um resultado positivo em uma segunda amostra obtida em outro momento. A maioria dos pacientes terá anticorpos anti-HIV detectados em 6 semanas após a exposição, porém ocasionalmente a soroconversão não ocorre por 3 a 6 meses. Informações adicionais sobre o uso de testes de diagnóstico de HIV disponíveis para uma variedade de locais (clínicas, serviços generalistas ou de especialidades, testes domiciliares) podem ser encontradas em https://www.cdc.gov/hiv/testing/index.html.

O CDC recomenda que a triagem de HIV seja realizada para pacientes de 13 a 64 anos na assistência médica de rotina com conhecimento do paciente e direito de recusa e que todos os adultos sejam testados pelo menos uma vez para HIV durante suas vidas (https://www.cdc.gov/hiv/guidelines/testing.html). A American Academy of Pediatrics (Academia Americana de Pediatria) recomenda pelo menos um teste para adolescentes de 16 a 18 anos que vivem em áreas de soroprevalência alta (≥ 0,1%) ou desconhecida, independentemente dos fatores de risco individuais (https://pediatrics.aappublications.org/content/128/5/1023). Em áreas de menor soroprevalência, o teste é indicado para todos os adolescentes sexualmente ativos e para aqueles com outros fatores de risco para infecção pelo HIV. O teste de anticorpo HIV *point-of-care* realizado na comunidade e *kits* de teste de HIV realizados em domicílio são estratégias para aumentar o acesso a testes para aqueles em risco.

Diagnóstico laboratorial do bebê exposto ao HIV durante o período perinatal

Bebês nascidos de mães com HIV retêm anticorpos maternos para o HIV pela via transplacentária independentemente do estágio de infecção dos bebês. O tempo médio para a sororeversão com os ensaios atuais de anticorpos em bebês não infectados é de 13,9 meses,

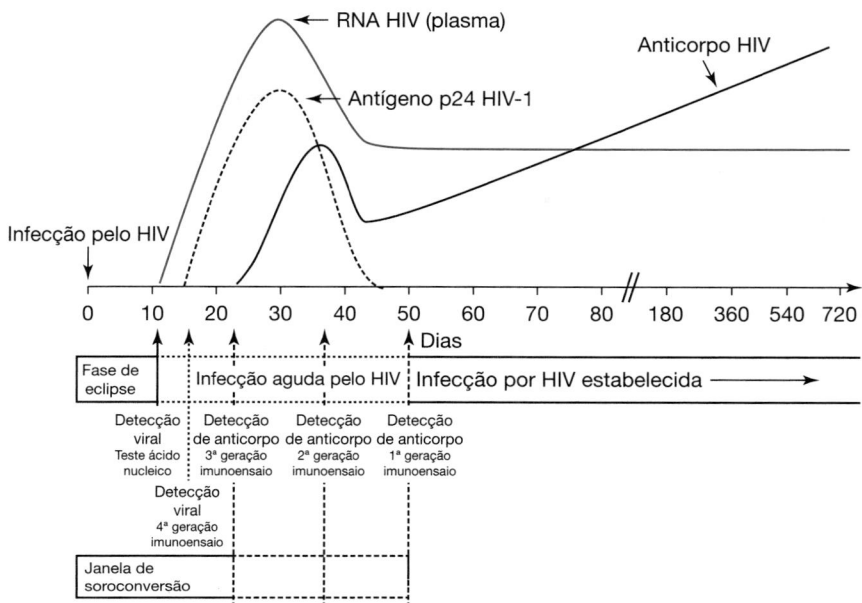

▲ **Figura 41-2** Sequência de aparecimento de marcadores laboratoriais da infecção pelo HIV. Os marcadores laboratoriais detectados durante a infecção aguda pelo HIV são mostrados pelo tempo de aparecimento. As unidades não estão anotadas no eixo vertical porque diferem entre os vários marcadores laboratoriais. (Reproduzida com permissão de Branson BM, Owen SM, Wesolowski LG, et al: Laboratory Testing for the Diagnosis of HIV Infection Updated Recommendations. Centers for Disease Control and Prevention. National Center for HIV/AIDS, Viral Hepatitis, STD and TB Prevention.)

e a maioria dos lactentes não infectados apresenta anticorpos negativos aos 18 meses. Portanto, as crianças com HIV são diagnosticadas pela detecção direta de ácido nucleico viral, DNA ou RNA, no sangue. Um cronograma recomendado de NAT HIV e do teste de anticorpo para crianças é descrito na **Tabela 41-3**.

O NAT HIV é positivo no sangue ao nascimento nos bebês que adquirem o HIV no útero, mas negativo nos bebês que adquirem HIV no período periparto. A maioria das crianças com aquisição de HIV no útero ou no período de periparto apresenta um teste NAT HIV detectável com 2 semanas de vida. Mais de 95% terão vírus detectáveis com 4 semanas e praticamente todos, com 4 meses. Logo, a infecção pode ser "presumivelmente" excluída por dois NATs HIV negativos com 2 ou mais e 4 ou mais semanas de vida ou por um NAT HIV negativo com 8 semanas ou mais de vida. A evidência definitiva de ausência de infecção, se sem amamentação, é definida por dois NATs HIV negativos com 1 mês ou mais e 4 meses ou mais de vida. Nas crianças com alto risco de aquisição de HIV perinatal, NATs adicionais são indicados para permitir o reconhecimento imediato de crianças com HIV (ver **Tabela 41-3**). Bebês amamentados podem adquirir o HIV a qualquer momento até que estejam totalmente desmamados e o vírus pode não ser detectado por várias semanas ou meses após a exposição. Portanto, bebês expostos ao leite materno devem ser testados com 6 semanas, 3 meses e 6 meses após sua última exposição. O diagnóstico precoce no lactente permite o início precoce da TARV, o que reduz a alta taxa de mortalidade precoce entre bebês com infecção perinatal por HIV.

Centers for Disease Control and Prevention; Association of Public Health Laboratories: Laboratory testing for the diagnosis of HIV infection: updated recommendations. Published June 27, 2014. http://dx.doi.org/10.15620/cdc.23447. Accessed May 30, 2021.

Centers for Disease Control. 2018 Quick Reference Guide: recommended laboratory HIV testing algorithm for serum or plasma specimens. https://stacks.cdc.gov/view/cdc/50872. Accessed May 30, 2021.

Panel on Antiretroviral Therapy and Medical Management of Children Living With HIV: Guidelines for the use of antiretroviral agents in pediatric HIV infection. https://clinicalinfo.hiv.gov/sites/default/files/inline-files/pediatricguidelines.pdf. Accessed May 30, 2021, Diagnosis of HIV Infection in Infants and Children, pp. C1–C8.

MANEJO DE CRIANÇAS EXPOSTAS AO HIV NO PERÍODO PERINATAL

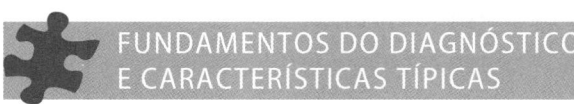

FUNDAMENTOS DO DIAGNÓSTICO E CARACTERÍSTICAS TÍPICAS

► A profilaxia com medicamentos pode prevenir a transmissão por HIV e o desenvolvimento da infecção por *Pneumocystis jiroveci*.
► Lactentes com HIV normalmente são assintomáticos ao nascer.

Tabela 41-3 Cronograma de diagnóstico laboratorial específico por idade para infecção por HIV no período perinatal[a]

Idade	Bebê de baixo risco (ARV com medicação única para profilaxia)	Bebê de maior risco (ARV com combinação de medicamentos para profilaxia)
Nascimento	Teste de ácido nucleico opcional[b]	NAT[c]
2-3 semanas	Teste de ácido nucleico	NAT[c]
4-8 semanas	Teste de ácido nucleico	NAT[c]
8-12 semanas		NAT[d]
4-6 meses	Teste de ácido nucleico	NAT
12-24 meses	Anticorpo HIV[e]	Anticorpo HIV[e]
Acima dos 24 meses	Anticorpo HIV[f]	

ARV, antirretroviral; HIV, vírus da imunodeficiência humana; NAT, teste de ácido nucleico.

[a]A infecção definitiva requer dois resultados positivos em duas amostras obtidas em datas diferentes.

[b]Alguns médicos não solicitam testes de nascimento em bebês de baixo risco, uma vez que a transmissão intraútero é improvável e, portanto, o teste de nascimento tem pouco retorno e não contribui para excluir a infecção pelo HIV.

[c]Para bebês com alto risco em adquirir HIV, tanto o teste de RNA HIV no plasma quanto NATs de DNA associados a células podem ser usados, embora a sensibilidade do teste NAT RNA HIV no plasma ou NAT RNA/DNA HIV no plasma pode ser reduzida pelo uso da profilaxia ARV combinada. Por outro lado, o DNA pró-viral do NAT HIV do sangue total detecta células associadas ao vírus e é menos atingido pela profilaxia ARV.

[d]O NAT em 2 a 6 semanas após a interrupção da combinação de ARV permite a detecção precoce do HIV em bebês com alto risco de infecção, considerando particularmente a preocupação de que a profilaxia ARV combinada possa reduzir a sensibilidade dos testes diagnósticos.

[e]Embora a maioria dos lactentes expostos tenham anticorpos negativos por volta dos 18 meses de idade, em alguns estudos, até 14% das crianças expostas têm anticorpos anti-HIV detectáveis até os 24 meses de idade. Se necessário, o teste NAT HIV positivo diferencia a infecção de anticorpos maternos persistentes.

[f]Nas crianças com idade igual ou superior a 24 meses consideradas com risco de HIV, se a triagem de anticorpo HIV ou teste de antígeno/anticorpo for positivo, segue-se a investigação com um teste confirmatório da mesma amostra usando um princípio de teste diferente (geralmente um teste de diferenciação de anticorpos HIV-1/2), a fim de determinar ou excluir a infecção.

▶ Profilaxia contra o HIV e o *Pneumocystis jiroveci*

Bebês com exposição perinatal ao HIV geralmente recebem profilaxia com ARV por 4 a 6 semanas. Para crianças nascidas de mulheres em uso de TARV com supressão viral durante a gravidez, a monoterapia com zidovudina ou nevirapina é suficiente; para lactentes com maior risco de transmissão, recomenda-se profilaxia com dois ARVs ou o tratamento empírico com três ARVs (detalhes das terapias podem ser encontrados em https://clinicalinfo.hiv.gov/en/guidelines/pediatric-arv/antiretroviral-managementnewborns-perinatal-hiv-exposure-or-hiv-infection). Durante o período de profilaxia ARV, alguns lactentes apresentam anemia ou neutropenia reversíveis que geralmente não são clinicamente significativas.

Bebês com HIV têm alto risco de terem pneumonia por *P. jiroveci* (PCP, de *Pneumocystis jiroveci pneumonia*), com pico de incidência na idade de 2 a 6 meses. Assim, a profilaxia para PCP é administrada em lactentes nascidos de mães com HIV, com início com 4 a 6 semanas de idade e mantida até que a infecção por HIV tenha sido excluída ou até os 12 meses de idade para crianças infectadas pelo HIV. A profilaxia PCP pode não ser realizada nos lactentes com NAT HIV negativo às 2 a 4 semanas de idade.

▶ Achados clínicos

Recém-nascidos com HIV raramente apresentam sintomas ou achados no exame ao nascimento ou nos primeiros meses de vida. No entanto, 30% a 80% das crianças com HIV desenvolvem sintomas ou sinais no primeiro ano de vida. Hepatomegalia, esplenomegalia, linfadenopatia, parotidite e infecções recorrentes do trato respiratório são sinais associados à progressão lenta. Bebês com evolução rápida podem apresentar déficit de crescimento, atraso no neurodesenvolvimento, infecções bacterianas graves e/ou recorrentes, doença neurológica progressiva, anemia e febre. As infecções oportunistas, incluindo PCP, doença de órgão-alvo por citomegalovírus (CMV) e infecções por *Candida* podem ser observadas no primeiro ano de vida nos bebês com HIV.

Os bebês expostos ao HIV mas não infectados (HNI) geralmente são saudáveis, mas vários estudos demonstraram maior morbidade e mortalidade em comparação com bebês não expostos ao HIV. Em particular, os bebês HNI apresentam um maior risco de terem infecções nos primeiros 2 anos de vida, principalmente infecções virais respiratórias. Nos países de baixa e média renda, os bebês HNI têm maior probabilidade de morrer dessas infecções, ao passo que, nos Estados Unidos, os bebês HNI são hospitalizados mais frequentemente, mas têm mortalidade semelhante aos bebês não expostos ao HIV. Também foram relatadas alterações no crescimento, no desenvolvimento neurocognitivo, na função imunológica e nos parâmetros de órgãos-alvo nesta população. Muitos ARVs usados em mulheres grávidas podem atravessar a placenta, o que pode fornecer PrEP ao feto, mas isso também levanta preocupações sobre a potencial teratogenicidade. Até o momento, nenhum risco aumentado de defeitos congênitos foi identificado entre os bebês expostos a ARV no útero; uma possível exceção é um risco aumentado, mas muito pequeno, de defeitos do tubo neural em bebês expostos ao dolutegravir. O benefício do uso do tratamento pré-natal e pós-natal para prevenir a transmissão do HIV supera o risco potencial, mas estudos em andamento são importantes para elucidar os efeitos da exposição intra útero e perinatal ao HIV e ao ARV, com o objetivo de identificar as terapias mais seguras.

Chadwick EG, Ezeanolue EE; the Committee on Pediatric AIDS: Evaluation and management of the infant exposed to HIV in the United States. Pediatrics 2020;146(5):e2020029058. doi: 10.1542/peds.2020-029058 [PMID: 33077537].

Evans C, Jones CE, Prendergast AJ: HIV-exposed, uninfected infants: new global challenges in the era of paediatric HIV elimination. Lancet Infect Dis 2016;16(6):e92–e107 [PMID: 33077537].

INFECÇÃO AGUDA POR HIV EM ADOLESCENTES

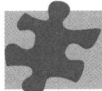

FUNDAMENTOS DO DIAGNÓSTICO E CARACTERÍSTICAS TÍPICAS

▶ A transmissão na adolescência ocorre principalmente pelo contato sexual e menos comumente por intermédio de agulhas contaminadas.

▶ Sintomas comuns da infecção aguda por HIV, como febre, faringite, cefaleia, diarreia, úlceras orais e erupções cutâneas, assemelham-se a outras síndromes virais agudas.

▶ Pessoas com HIV podem ser assintomáticas por anos, mas têm replicação viral ativa e contínua e potencial para transmitir o HIV.

Entre adolescentes e adultos com infecção aguda por HIV, sintomas como febre, faringite, dor de cabeça, diarreia, úlceras orais e erupções cutâneas surgem de 2 a 4 semanas após a exposição, o que ocorre entre 30% e 90% dos casos. É apropriado avaliar o risco de exposição ao HIV e considerar a realização do teste de HIV em adolescentes que apresentam esses sintomas, embora nem todos com infecção aguda por HIV procurem atendimento médico. Essa *síndrome retroviral aguda* é descrita com mais detalhes no Capítulo 44. Os adolescentes podem ser assintomáticos por vários anos após adquirirem HIV, mas durante esse tempo ocorrerá progressão da doença e eles terão o potencial de transmissão do HIV para seus parceiros sexuais; por esse motivo, existe a recomendação do CDC de testar todos os adolescentes sexualmente ativos.

Chang JJ, Ashcraft AM: Human immunodeficiency virus in adolescents: risk, prevention, screening, and treatment. Prim Care 2020 Jun;47(2):351–365 [PMID: 32423719]. https://www-clinicalkey-com.proxy.hsl.ucdenver.edu/nursing/#!/content/playContent/1-s2.0-S00 95454320300130?returnurl=null&referrer=null.

Crowell TA et al; RV254/SEARCH010 Study Group: Acute retroviral syndrome is associated with high viral burden, CD4 depletion, and immune activation in systemic and tissue compartments. Clin Infect Dis 15 May 2018;66(10):1540–1549 [PMID: 29228130]. https://doi.org/10.1093/cid/cix1063.

DOENÇA PROGRESSIVA POR HIV

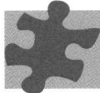

FUNDAMENTOS DO DIAGNÓSTICO E CARACTERÍSTICAS TÍPICAS

▶ A replicação viral em andamento leva à imunodeficiência celular e humoral e à doença em órgão-alvo.

▶ A contagem de linfócitos T CD4 e os eventos clínicos determinam o estágio da doença e a indicação para profilaxia de infecções oportunistas.

▶ À medida que a imunodeficiência progride, os pacientes correm o risco de bacteremia, de infecções por patógenos como herpes-zóster, *Mycobacterium tuberculosis* e de infecções oportunistas, como infecção por *P. jiroveci*, CMV e complexo *Mycobacterium avium* (MAC).

▶ Pacientes com doença progressiva por HIV também correm risco de encefalopatia, nefropatia, hepatite, cardiomiopatia, diarreia crônica e doença pulmonar.

▶ Pessoas com HIV têm taxas mais altas de linfoma não Hodgkin e de neoplasia cervical e anal.

▶ Achados clínicos

1. Estadiamento da doença – A progressão do HIV é avaliada pela contagem absoluta, pela porcentagem de linfócitos T CD4 e pelos eventos clínicos. As contagens de linfócitos T CD4 são usadas para direcionar o início da profilaxia para infecções oportunistas e, quando avaliadas em conjunto com a carga viral, predizem o risco de progressão da doença e de mortalidade na ausência de TARV ((https://clinicalinfo.hiv.gov/en/guidelines/pediatric-arv/appendix-c-supplemental-information?view=full). A classificação do CDC dos três estágios da supressão de imunidade progressivamente grave em adultos, adolescentes e crianças é encontrada nas **Tabelas 41-1 e 41-2** (http://www.cdc.gov/mmwr/pre view/mmwrhtml/rr6303a1.htm). A AIDS é definida como estágio 3 baseando-se nos parâmetros de linfócitos T CD4 ajustados à idade (ver **Tabela 41-2**) e/ou em uma ou mais das condições graves listadas na **Tabela 41-1**. O sistema de quatro estágios da Organização Mundial da Saúde (OMS) baseado em eventos clínicos é amplamente utilizado fora dos Estados Unidos (Orientações consolidadas da OMS sobre medicamentos antirretrovirais para tratamento e prevenção do HIV, Anexo 10, disponível em https://www.who.int/hiv/pub/arv/arv-2016/en/).

2. Infecções relacionadas à imunodeficiência – Antes da imunossupressão grave, em comparação com pessoas sem HIV da mesma idade, as pessoas com HIV têm taxas mais altas de infecções bacterianas invasivas, particularmente devido a *Streptococcus pneumoniae*, *Haemophilus influenzae* tipo b (Hib) e *Neisseria meningitidis*. Após o início da TARV, as taxas são mais baixas, mas ainda elevadas. As infecções por *M. tuberculosis* são uma das principais causas de morbidade em países com altas taxas de endemia de tuberculose (TB). Devido à frequência de coinfecção, o diagnóstico de *M. tuberculosis* em uma criança é uma indicação para a realização do teste de HIV. Da mesma forma, as crianças com HIV e seus familiares devem fazer testes anuais de TB se houver potencial para exposição ao *M. tuberculosis*. A herpes-zóster (cobreiro) ocorre 10 vezes mais frequentemente entre as crianças não tratadas com HIV em comparação com crianças saudáveis da mesma idade.

A imunodeficiência em estágio avançado é acompanhada pela suscetibilidade a uma variedade de patógenos oportunistas. A pneumonia causada por *P. jiroveci* é um diagnóstico definidor de AIDS, comum em crianças com HIV não identificado e que, portanto, não estão recebendo profilaxia PCP (ver **Capítulo 43**).

As infecções mucocutâneas persistentes por *Candida* (oral, cutânea e vaginal) são comuns. A esofagite por *Candida* ocorre na doença mais avançada. As infecções por CMV podem resultar em doença disseminada, hepatite, gastrenterite, retinite e encefalite. A infecção disseminada pelo complexo *Mycobacterium avium* (MAC, de *Mycobacterium avium complex*) apresenta-se com febre, sudorese noturna, perda de peso, diarreia, fadiga, linfadenopatia, hepatomegalia, anemia e granulocitopenia e pode ocorrer em pessoas com contagem de linfócitos T CD4 abaixo de 50 a 100/μL. Uma variedade de patógenos causadores de diarreia e que causam sintomas leves e autolimitados em pessoas saudáveis podem resultar em diarreia grave e crônica em pessoas com HIV. Esses patógenos incluem *Cryptosporidium parvum*, *Microsporidia*, *Cyclospora*, *Isospora belli*, *Giardia lamblia* e patógenos bacterianos. Pode ocorrer infecção crônica por parvovírus manifestada com anemia. Na doença em estágio avançado, são recomendadas medidas profiláticas para prevenir determinadas infecções oportunistas (https://clinicalinfo.hiv.gov/en/guidelines/pediatric-opportunistic-infection/summary?view=full).

3. Doença de órgãos e sistemas – O HIV afeta diretamente múltiplos sistemas de órgãos e produz manifestações de doenças que incluem encefalopatia, pneumonite, hepatite, diarreia, supressão hematológica, nefropatia e cardiomiopatia. A maioria dessas manifestações é mais grave nas crianças que apresentam a progressão rápida da doença por HIV. Por outro lado, a pneumonite intersticial linfoide (PIL) ocorre nas crianças não tratadas com progressão lenta. Pode ser assintomática ou associada à tosse seca, hipoxemia, dispneia e sibilância aos esforços e baqueteamento digital. As crianças com essas alterações frequentemente têm aumento das glândulas parótidas e linfadenopatia generalizada.

A TARV reduz a severidade da patologia de órgãos e sistemas, porém não reverte completamente os efeitos do HIV mesmo quando o tratamento é iniciado cedo. Crianças com HIV possuem, em média, funcionamento neuropsicológico menor do que o normal que, após o início da TARV, não volta a níveis normais. Estudos estão avaliando como a inflamação em andamento e a ativação imune em pessoas com HIV pode contribuir para a patologia de órgãos corrente e envelhecimento prematuro, especialmente relacionado a complicações cardiovasculares e neurológicas.

4. Malignidade – Crianças com HIV apresentam maior risco de malignidade. Os tumores mais comuns são linfomas não-Hodgkin, que podem ocorrer em locais extranodais incomuns (sistema nervoso central, ossos, trato gastrintestinal, fígado ou pulmões). A infecção do colo do útero pelo vírus do papiloma humano tem maior probabilidade de progredir para neoplasia. O carcinoma anal devido ao vírus do papiloma humano também é uma preocupação. O sarcoma de Kaposi, uma doença maligna da pele e membrana mucosa, comum em homens com HIV que fazem sexo com homens, é observado entre crianças africanas com HIV, mas é raro em crianças nos Estados Unidos.

▶ **Achados laboratoriais**

A marca registrada da progressão da doença pelo HIV é o declínio no número absoluto e na porcentagem de linfócitos T CD4 e o aumento da porcentagem de linfócitos T CD8. Os valores de linfócitos T CD4 são preditivos do risco de infecções oportunistas na criança. Bebês e crianças saudáveis têm número de linfócitos T CD4 muito mais alto do que adultos; esses diminuem gradualmente para os níveis de adultos por volta dos 5 a 6 anos de idade. Então, ao se avaliar a contagem absoluta de linfócitos T CD4 de uma criança, devem ser utilizados valores ajustados à idade (ver **Tabela 41-2**). A porcentagem de linfócitos T CD4, que é menos variável com a idade, é usada quando a contagem de linfócitos T CD4 não está disponível.

A hipergamaglobulinemia de IgG, IgA e IgM é característica do HIV não tratado. Com o avanço da doença, alguns indivíduos podem se tornar hipogamaglobulinêmicos. Podem ocorrer anormalidades hematológicas (anemia, neutropenia e trombocitopenia) devido aos efeitos da doença pelo HIV ou ao uso da TARV. O líquido cerebrospinal (LCS) pode ser normal ou pode estar associado à proteína elevada e à pleocitose mononuclear; o teste NAT HIV pode ser positivo no LCS.

▶ **Diagnóstico diferencial**

A infecção por HIV deve ser diagnóstico diferencial para crianças avaliadas para imunodeficiência. Conforme o grau de imunossupressão, a apresentação da infecção por HIV pode ser semelhante à das células B (p. ex., hipogamaglobulinemia), células T ou imunodeficiências combinadas (p. ex., imunodeficiência combinada grave) (ver Capítulo 33). A infecção por HIV também deve ser considerada na avaliação de crianças com déficit de crescimento, atraso no desenvolvimento, doença pulmonar crônica e infecção por *M. tuberculosis*. A infecção por HIV que se apresenta com linfadenopatia generalizada ou hepatoesplenomegalia pode se assemelhar a infecções virais (p. ex., vírus Epstein-Barr ou CMV) ou a malignidade. A infecção aguda por HIV é um diagnóstico diferencial da síndrome viral aguda (p. ex., mononucleose, doença semelhante à gripe) em adolescentes.

Flynn PM, Abrams EJ: Growing up with perinatal HIV. AIDS 2019, 15 March;33(4):597–603 [PMID: 30531318]. doi: 10.1097/QAD.0000000000002092. https://journals.lww.com/aidsonline/fulltext/2019/03150/growing_up_with_perinatal_hiv.2.aspx.

Githinji L, Zar HJ: Respiratory complications in children and adolescents with human immunodeficiency virus. Pediatr Clin North Am 2021;68(1):131–145 [PMID: 33228928]. https://www-clinicalkey-com.proxy.hsl.ucdenver.edu/nursing/#!/content/playContent/1-s2.0-S0031395520301383?returnurl=null&referrer=null.

Panel on Opportunistic Infections in HIV-Exposed and HIV-Infected Children: Guidelines for the Prevention and Treatment of Opportunistic Infections in HIV-Exposed and HIV-Infected Children. Department of Health and Human Services. https://clinicalinfo.hiv.gov/sites/default/files/guidelines/documents/OI_Guidelines_Pediatrics.pdf. Accessed June 6, 2021.

TRATAMENTO

TERAPIA ANTIRRETROVIRAL

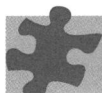

FUNDAMENTOS DO DIAGNÓSTICO E CARACTERÍSTICAS TÍPICAS

- A TARV suprime a replicação viral e previne a imunodeficiência.
- O início precoce da TARV é recomendado para todas as pessoas com HIV.
- As combinações de medicamentos ARV são necessárias para evitar a indução da resistência viral aos medicamentos.
- A TARV é de uso vitalício devido à incapacidade de erradicar o vírus latente.
- O suporte de adesão é fundamental para a supressão viral durável.
- As complicações da TARV podem incluir síndrome metabólica, diminuição da mineralização óssea, disfunção renal, lipodistrofia e acidose láctica.

1. Princípios do tratamento para HIV – Estudos em lactentes, crianças e adultos apoiam o início da TARV logo após o diagnóstico para prevenir a progressão do HIV. As diretrizes atuais dos EUA e da OMS recomendam o início rápido da TARV para todos os indivíduos com HIV, independentemente do estado clínico, imunológico ou virológico. O objetivo da TARV é a supressão da replicação viral (plasma vírus < 20-75 cópias/mL), resultando em aumento na contagem de linfócitos T CD4 e reconstituição da função imune (ou manutenção, se os parâmetros basais estiverem dentro dos limites normais). O HIV tem uma alta taxa de mutação espontânea, permitindo o surgimento de resistência a medicamentos com tratamento único e medicamentoso; portanto, terapias de combinação, incluindo pelo menos dois medicamentos com diferentes mecanismos de ação, são o padrão. Idealmente, as crianças que iniciam a TARV terão monitoramento laboratorial em 2 a 4 semanas e depois a cada 3 a 4 meses para confirmar a supressão viral. Se o vírus no plasma se tornar consistentemente detectável (> 200 cópias/mL), a causa subjacente deve ser determinada (p. ex., baixa adesão ou resistência viral) e, se necessário, uma mudança na combinação de medicamentos deve ser feita. O HIV latente persiste em células de repouso por toda a vida, o chamado reservatório viral, e a interrupção da TARV resulta na retomada da viremia. Portanto, o tratamento para o HIV com as modalidades disponíveis no momento deve ser por toda a vida.

A adesão rigorosa ao tratamento prescrito é fundamental. Um amplo conjunto de fatores pode afetar a adesão, incluindo quantidade de pílulas, frequência do uso e tolerabilidade, bem como fatores psicossociais, como estágio de desenvolvimento, saúde mental da criança e do cuidador, conhecimento sobre o HIV e crenças sobre o tratamento. Os programas e serviços que aumentam a adesão são adjuvantes essenciais de qualquer regime de tratamento do HIV.

2. Medicamentos antirretrovirais – Existem vários medicamentos ARVs aprovados pela FDA dos EUA que são categorizados em cinco classes diferentes de medicamentos. Muitos dos fármacos têm indicações para crianças mais velhas, porém os dados farmacocinéticos e as formas de administração apropriadas para lactentes e crianças pequenas são mais limitados. As classes de fármacos e o mecanismo de ação de cada classe são descritos na **Tabela 41-4**. Os regimes recomendados variam de acordo com a idade, mas geralmente incluem dois inibidores nucleosídeos/

Tabela 41-4 Classe de medicamentos antirretrovirais e mecanismo de ação

Classe da medicação	Medicamento antirretroviral selecionado	Mecanismo de ação
Inibidores nucleosídeos/nucleotídeos da transcriptase reversa (INTRs)	Abacavir[a], entricitabina[a], lamivudina[a], tenofovir alafenamida[a], tenofovir desoproxila fumarato[a], zidovudina[a]	Interrupção da cadeia durante a transcrição reversa do DNA do HIV
Inibidores não nucleosídeos da transcriptase reversa (INNTRs)	Doravirina, efavirenz[a], etravirina[a], nevirapina[a], rilpivirina[b]	Inibição da transcriptase reversa viral para impedir a transcrição do RNA do HIV para o DNA
Inibidor de integrase (ITCIs, IIs)	Bictegravir[a], cabotegravir[b], dolutegravir[a], elvitegravir[a,c], raltegravir[a]	Prevenção da integração do DNA do HIV no genoma do hospedeiro
Inibidor de protease (IPs)	Atazanavir[a,c], darunavir[a,c], lopinavir[a,c]	Inibição da protease viral decorrente da produção de vírions não infecciosos
Inibidores de entrada viral	Fostensavir	Inibição da fixação do envelope viral
	Ibalizumabe[b]	Inibição da pós-fixação de CD4
	Maraviroque[a]	Bloqueio do correceptor CCR5

[a]Dosagem pediátrica estabelecida; o uso inicial para idade menor e menor peso varia de acordo com a medicação, conforme recomendado em https://clini-calinfo.hiv.gov/en/guidelines/pediatric-arv/overview-0?view=full.
[b]Formulação de ação prolongada disponível.
[c]Administrado em conjunto com um potenciador farmacocinético, seja cobicistate, seja ritonavir.

inibidores da transcriptase reversa (INTRs) e um fármaco de outra classe. Formulações de dose fixa com dois ou três medicamentos em dosagens para adultos em um único comprimido vêm se tornando comuns e oferecem tratamentos simplificados, geralmente de um comprimido diário, para crianças mais velhas e adolescentes. As diretrizes dos EUA para o tratamento do HIV desenvolvidas por um grupo de especialistas em HIV pediátrico são publicadas e atualizadas com frequência em https://clinicalinfo.hiv.gov/en/guidelines/pediatric-arv/regimensrecommended-initial-therapy-antiretroviral-naive-children e as recomendações da OMS são encontradas em https://apps.who.int/iris/bitstream/handle/10665/325892/WHO-CDS-HIV-19.15-eng.pdf?ua=1.

3. Complicações dos medicamentos antirretrovirais –

A TARV pode resultar em uma variedade de efeitos adversos. Cada medicamento tem toxicidades específicas que são descritas em detalhes nas diretrizes para o uso de ARV na infecção pediátrica por HIV, Tabelas 15a-15l (encontradas em https://clinicalinfo.hiv.gov/en/guidelines/pediatric-arv/whats-new). Os eventos adversos comuns são distúrbios gastrintestinais, toxicidade hematológica (anemia, neutropenia), elevação de enzimas hepáticas, e dislipidemia (colesterol lipoproteína de baixa densidade [LDL, de *low-density lipoprotein*] e triglicerídeos elevados). Menos comuns são intolerância à glicose e distribuição anormal de gordura (lipodistrofia). O conteúdo mineral ósseo reduzido e a disfunção renal podem resultar tanto dos efeitos do fármaco, como também dos efeitos diretos do HIV. Diversos medicamentos (p. ex., nevirapina, abacavir) foram associados a hepatite grave, principalmente nas primeiras 6 semanas de tratamento, que pode estar associada a uma reação de hipersensibilidade sistêmica. Esses eventos podem ser fatais se não forem identificados precocemente ou após a reintrodução do mesmo medicamento. Os análogos de nucleosídeos e nucleotídeos têm baixo nível de afinidade para a polimerase do DNA mitocondrial humano. Portanto, esses análogos podem ser incorporados ao DNA mitocondrial, que é um mecanismo que pode levar a efeitos adversos. A toxicidade mitocondrial pode resultar em acidose láctica, uma complicação rara, mas potencialmente fatal. Durante as primeiras semanas de tratamento, a restauração imune pode levar ao agravamento ou à identificação da infecção subjacente com outros organismos, como *M. tuberculosis*, um evento denominado síndrome inflamatória de reconstituição imune (SIRI).

OUTRAS CONSIDERAÇÕES DO TRATAMENTO

FUNDAMENTOS DO DIAGNÓSTICO E CARACTERÍSTICAS TÍPICAS

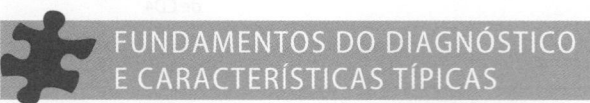

► Vacinas inativadas são recomendadas, e algumas requerem doses adicionais.
► Vacinas vivas atenuadas (LAVs) selecionadas são recomendadas na ausência de imunossupressão grave.
► Taxas mais altas de transtornos de saúde mental indicam a necessidade de apoio psicossocial.

1. Vacinas –

Vacinas inativadas são recomendadas, pois são seguras e geralmente imunogênicas em crianças com HIV. O uso de vacinas vivas atenuadas (LAVs, de *live attenuated vaccines*) depende do estágio imunológico da criança e da vacina específica. Geralmente, LAVs não são recomendadas para crianças com imunossupressão grave, definida como uma porcentagem de linfócitos T CD4 inferior a 15% em qualquer idade e/ou contagem de linfócitos T CD4 inferior a 200 células/μL em idade maior ou igual a 5 anos. No entanto, para crianças com parâmetros de linfócitos T CD4 que ultrapassam esses valores por, pelo menos, os 6 meses anteriores, são recomendadas LAVs contra rotavírus, sarampo-caxumba-rubéola e vírus da varicela-zóster. A vacina contra a febre amarela pode ser administrada em indivíduos no estágio 1 e pode ser considerada para crianças no estágio 2. A vacina bacilo de Calmette-Guérin (BCG) e vacinas orais contra poliomielite, varíola e febre tifoide viva não devem ser administradas a pessoas com HIV, independentemente do estágio.

Com base em estudos que demonstram a diminuição da magnitude ou da durabilidade da resposta imune induzida por vacinas, doses adicionais são recomendadas para vacinas específicas. As respostas à vacina são mais significativas com contagens mais altas de linfócitos T CD4 e com vírus plasmático suprimido. Entretanto, para crianças que foram imunizadas antes do estabelecimento da TARV efetiva, a reimunização deve ser considerada e é especificamente recomendada para a vacina contra sarampo-caxumba-rubéola. Crianças com HIV têm taxas mais altas de doença por pneumococos, Hib e meningococos; portanto, indica-se recomendações para grupos de alto risco sobre essas vacinas. As recomendações sobre vacinação específicas para crianças com HIV são fornecidas na **Tabela 41-5** (orientação do CDC para vacinas indicadas para crianças com base em indicações médicas https://www.cdc.gov/vaccines/schedules/hcp/imz/child-indications.html).

2. Apoio psicossocial e saúde mental –

É imperativo avaliar e apoiar as necessidades psicossociais das famílias afetadas pelo HIV. Como acontece com outras doenças crônicas, viver com HIV afeta todos os membros da família, e o HIV também carrega um estigma social significativo. As preocupações emocionais e as necessidades financeiras, que são mais proeminentes do que as necessidades médicas em muitos estágios do processo da doença, influenciam a capacidade da família de aderir ao tratamento médico. Adolescentes e crianças com HIV perinatal muitas vezes (mais de 60% em alguns estudos) têm condições de saúde mental como comorbidades, incluindo transtorno de déficit de atenção/hiperatividade, depressão e outros distúrbios de comportamento. Em adolescentes, a depressão é um fator de risco para a contaminação por HIV e para a baixa supressão viral na TARV. Recomenda-se que o cuidado seja coordenado por uma equipe interdisciplinar ambientada com a doença do HIV e com suas comorbidades, com as terapias mais atualizadas e com recursos da comunidade.

Benton TD, Kee Ng WY, Leung D, Canetti A, Karnik N: Depression among youth living with HIV/AIDS. Child Adolesc Psychiatr Clin N Am 2019;28(3):447–459 [PMID: 31076119]. https://www-clinicalkey--com.proxy.hsl.ucdenver.edu/nursing/#!/content/playContent/1-s2.0-S1056499319300355?returnurl=null&referrer=null.

Tabela 41-5 Recomendações especiais para vacinação de rotina em crianças com HIV[a,b]

Vacina	Recomendação
Hepatite B	• Teste para anticorpo de superfície de hepatite B sérico (anti-HBsAg) após a série inicial usual; se < 10 mIU/mL, repita a série de três doses e teste novamente para anti-HBsAg 1-2 meses após a 3ª dose. Se ainda < 10 mIU/mL, a criança é considerada de risco para aquisição de hepatite B. • Uma dose de reforço pode ser considerada para aqueles com exposição contínua à hepatite B se o teste anual identificar anti-HBsAg < 10 mIU/mL.
Rotavírus	• Esquema habitual se não houver imunossupressão grave. Não recomendado em caso de imunossupressão grave[c].
Haemophilus influenzae tipo B conjugada (Hib)	• Aplicar doses adicionais se a série inicial não for recebida antes de 12 meses. • Regime de recuperação em e após 12 meses: 12-59 meses de idade com ≤ 1 dose antes dos 12 meses de idade, administrar 2 doses adicionais, com 8 semanas de intervalo; se ≤ 2 doses antes de 12 meses, administrar 1 dose adicional. • Idade > 5-18 anos e sem vacina Hib anterior, administrar 1 dose.
Pneumocócica conjugada (PCV13)	• Esquema habitual para série inicial e recuperação antes dos 2 anos de idade. • Regime de recuperação: Idade 2-5 anos, administrar 1 dose se houver esquema incompleto de 3 doses; administrar 2 doses separadas por 8 semanas se < 3 doses anteriormente. Idade 6-18 anos, administrar 1 dose se não houver doses anteriores.
Pneumocócica polissacarídica 23 valente (PPSV23)	• Recomendada em ≥ 8 semanas após a última dose da vacina pneumocócica conjugada e idade ≥ 2 anos. • Segunda dose, uma vez, 5 anos após a primeira dose.
Influenza	• Esquema habitual, vacina influenza inativada; vacina viva atenuada contra influenza não é recomendada.
Sarampo, caxumba e rubéola	• Esquema habitual é recomendado se não houver imunossupressão grave. Não recomendado em caso de imunossupressão grave[c]. • Se imunizado antes da TARV, repetir a série de duas doses após o início da TARV quando o percentual de CD4 for ≥ 15% e, para crianças ≥ 5 anos, quando CD4 ≥ 15% e ≥ 200 linfócitos/μL, por ≥ 6 meses.
Varicela-zóster	• Esquema habitual se não houver imunossupressão grave. Não recomendado em caso de imunossupressão grave[c].
Sarampo, caxumba, rubéola, varicela (MMRV)	• Não recomendado; sem dados de segurança ou eficácia.
Meningocócica conjugada	• Série inicial com começo na infância. • Recuperação Idade > 2 anos sem dose anterior, série de 2 doses com pelo menos 8 semanas de intervalo. Idade ≥ 2 anos com 1 dose anterior de ACWY deve receber uma segunda se pelo menos 8 semanas de intervalo e, em seguida, doses de reforço em intervalos com base na idade. • Dose de reforço de ACWY-CRM ou ACWY-D[e]. Idade < 7 anos na dose anterior, dose de reforço 3 anos após a última dose. Idade ≥ 7 anos na dose anterior, dose de reforço 5 anos após a última dose. Para todas as idades após a primeira dose de reforço, repetir as doses de reforço a cada 5 anos a partir de então.
Vacina contra o vírus papiloma humano (HPV)	• O esquema de três doses é recomendado independentemente da idade da primeira dose.

[a]Limitadas às vacinas que não sejam realizadas para viagens, para as quais as recomendações diferem para crianças com HIV. As recomendações de vacinas para tétano, difteria, coqueluche, poliomielite, hepatite A e meningococo B não diferem das diretrizes de rotina.
[b]Recomendações de: Wodi AP, Ault K, Hunter P, McNally V, Szilagyi PG, Bernstein H; Advisory Committee on Immunization Practices recommended immunization schedule for children and adolescents aged 18 years or younger—United States, 2021. MMWR Morb Moral Wkly Rep 2021:70-189-192. doi: http://dx.doi.org/10.15585/mmwr.mm7006a1; Recommended Child and Adolescent Immunization Schedule by Medical Indication, United States, 2021, Tabela 3, https://www.cdc.gov/vaccines/schedules/hcp/imz/child-indications.html; Panel on Opportunistic Infections in HIV-Exposed and HIV Infected Children. Guidelines for the Prevention and Treatment of Opportunistic Infections in HIV-Exposed and HIV-Infected Children. Department of Health and Human Services. Disponível em https://clinicalinfo.hiv.gov/en/guidelines/pediatric-opportunistic-infection/figure-1-recommended-immunization-schedule-children?view=full. Acessado (01 de maio de 2021) [C1-C4, Figura 1, JJ1-JJ6]; Mbaeyi SA et al: Meningococcal vaccination: recommendations of the Advisory Committee on Immunization Practices, United States, 2020. MMWR Recomm Rep 2020:69(Nov RR-9):1–41. doi: http://dx.doi.org/10.15585/mmwr.rr6909a1, disponível em https://www.cdc.gov/mmwr/volumes/69/rr/rr6909a1.htm#T3_down; Schillie S et al: Prevention of hepatitis B virus infection in the United States: recommendations of the Advisory Committee on Immunization Practices. MMWR Recomm Rep 2018;67(No. RR-1):1–31. doi: http://dx.doi.org/10.15585/mmwr.rr6701a1, disponível em https://www.cdc.gov/mmwr/volumes/67/rr/rr6701a1.htm.
[c]A imunossupressão grave é definida como porcentagem de linfócitos T CD4 < 15% para qualquer idade ou contagem de linfócitos T CD4 < 200/μL para indivíduos maior ou igual a 5 anos.
[d]Para recomendações detalhadas, ver https://www.cdc.gov/mmwr/volumes/69/rr/rr6909a1.htm#T3_down.
[e]A MenACWY-D deve ser administrada após todas as doses de PCV13 concluídas e antes ou concomitantemente com DTaP. Doses de reforço administradas em crianças < 15 anos, doses de reforço repetidas e doses de reforço administradas em um intervalo < 4 anos não são licenciadas nos Estados Unidos e são consideradas *off-label*.

GARANTIA DE QUALIDADE E MÉTRICAS DE RESULTADO

As diretrizes de cuidados baseadas em evidências são publicadas pelo Departamento de Saúde e Serviços Humanos dos EUA e são atualizadas com frequência (https://clinicalinfo.hiv.gov/en/guidelines). As diretrizes estabelecem as melhores práticas para prevenção, início do tratamento, escolha do ARV, frequência do monitoramento e profilaxia para infecções oportunistas. O Programa de HIV/AIDS Ryan White da Human Resources and Services Administration (HRSA, Administração de Recursos e Serviços Humanos) traduz as referências médicas juntamente com as metas de engajamento nos cuidados em métricas de desempenho de qualidade (https://hab.hrsa.gov/clinical-quality-management/performance-measure-portfolio). Os programas podem comparar seus desempenhos com referências usando o Módulo de Avaliação de Qualidade para HIV em um banco de dados centralizado (https://targethiv.org/library/how-complete-hiv-qualitymeasureshivqm-module). O plano estratégico nacional de HIV dos EUA estabelece o roteiro para a iniciativa Ending the HIV Epidemic (EHE, Acabando com a Epidemia de HIV), com o objetivo de reduzir o número anual de novas infecções por HIV em 90% até 2030 (https://www.hiv.gov/federal-response/hiv-national-strategic-plan/hiv-plan-2021-2025). A iniciativa EHE rastreia seis indicadores: incidência de novas aquisições de HIV, conhecimento do estágio de HIV, número diagnosticado com HIV, porcentagem vinculada a cuidados médicos em 1 mês, porcentagem com supressão viral < 200 cp/mL e porcentagem de indivíduos prescritos aptos a PrEP. Os dados do indicador são rastreados ao longo do tempo por região geográfica disponível em https://ahead.hiv.gov/data. As metas do UNAIDS 2030 são que 95% das pessoas com HIV conheçam seu diagnóstico, 95% das pessoas diagnosticadas estejam em TARV e 95% das pessoas em TARV tenham supressão viral. O plano do UNAIDS enfatiza a remoção de impedimentos sociais e legais à prestação de serviços e a integração da prestação de serviços de HIV com outros serviços de apoio necessários para que pessoas com HIV e comunidades em risco se mantenham saudáveis e construam modos de vida duradouros (site interativo em https://aidstargets2025.unaids.org/).

UNAIDS. End Inequalities. End AIDS. Global AIDS Strategy 2021–2026. https://www.unaids.org/en/resources/documents/2021/2021-2026--global-AIDS-strategy. Accessed May 22, 2021.

U.S. Department of Health and Human Services. 2021: HIV National Strategic Plan for the United States: a roadmap to end the epidemic 2021–2025. Washington, DC. https://hivgov-prod-v3.s3.amazonaws.com/s3fs-public/HIV-National-Strategic-Plan-2021-2025.pdf. https://hivgov-prod-v3.s3.amazonaws.com/s3fs-public/HIV-National-Strategic-Plan-2021-2025.pdf. Accessed May 22, 2021.

Infecções bacterianas e de espiroquetas

James Gaensbauer, MD, MScPH
Yosuke Nomura, MD

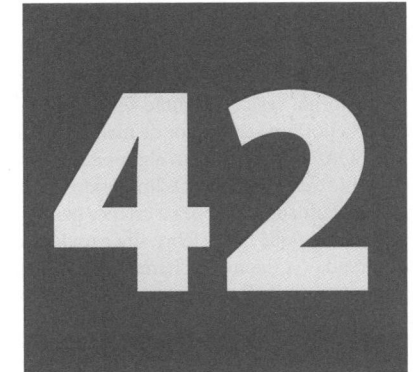

INFECÇÕES BACTERIANAS

INFECÇÕES POR ESTREPTOCOCOS DO GRUPO A

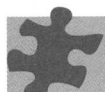 **FUNDAMENTOS DO DIAGNÓSTICO E CARACTERÍSTICAS TÍPICAS**

▶ Faringite estreptocócica:
- Dor de garganta, amigdalite purulenta, adenopatias cervicais dolorosas, febre e ausência de sintomas respiratórios virais.
- Resultado positivo de cultura da orofaringe ou teste de detecção de antígeno rápido positivo para estreptococos do grupo A (EGA).

▶ Impetigo:
- *Rash* cutâneo altamente contagioso de disseminação rápida.
- Crostas cor de mel e áreas eritematosas expostas.
- Na maioria dos casos (não em todos), os EGAs são cultivado em meio de cultura.

Considerações gerais

Os estreptococos do grupo A (EGA) são bactérias Gram-positivas comuns que produzem uma ampla variedade de doenças clínicas, incluindo a faringite aguda, impetigo, celulite e escarlatina. Os EGAs também podem causar pneumonia, artrite séptica, osteomielite, meningite e outras infecções menos comuns. Infecções por EGA também podem produzir sequelas pós-infecciosas (febre reumática e glomerulonefrite pós-estreptocócica [GNPE]).

Quase todo EGA é β-hemolítico. Esses organismos podem ser transportados de forma assintomática na pele e na faringe, reto e vagina. Todo EGA é sensível à penicilina. A resistência à eritromicina é comum em alguns países e tem aumentado nos Estados Unidos.

Prevenção

A faringite estreptocócica geralmente ocorre após o contato com secreções respiratórias de uma pessoa infectada com EGA. Lugares com aglomeração de pessoas facilitam a propagação de EGA, e ocorrem surtos de faringite e impetigo. O reconhecimento imediato e a instituição de antibióticos pode diminuir a propagação. O tratamento com antibióticos evita febre reumática aguda.

Achados clínicos

A. Sinais e sintomas

1. Infecções na orelha/nariz/garganta

Primeira infância (idade < 3 anos): O início é insidioso, com sintomas leves (febre baixa, coriza serosa e palidez). A otite média é comum. A faringite exsudativa e adenite cervical são incomuns nesta faixa etária.

Segunda e terceira infância: A faringite por EGA clássica apresenta-se com o início repentino de febre, dor de garganta, dor de cabeça, mal-estar, dor abdominal e frequentemente vômito. Ao exame, exsudato tonsilar e adenopatia cervical anterior são geralmente observados. Petéquias são vistas frequentemente no palato mole.

2. Febre escarlatina – Na febre escarlatina, a pele é difusamente eritematosa, aparenta estar queimada pelo sol e é áspera (erupção cutânea semelhante a lixa), de forma mais intensa nas axilas, virilha, abdômen e tronco. Isso clareia a pele, exceto nas dobras da pele, que não clareiam e são pigmentadas (sinal de Pastia). A erupção cutânea geralmente aparece 24 horas após o início da febre e se espalha rapidamente nos dias seguintes (no primeiro ou segundo dia). A descamação começa pelo rosto no final da primeira semana e torna-se generalizada na terceira semana. No início da infecção, existe palidez perioral, e a superfície da língua fica revestida de branco, com as papilas aumentadas e de tonalidade vermelho brilhante (língua em morango-branco). Posteriormente, ocorre descamação, e a língua têm uma cor vermelha viva (língua de morango). Podem ser vistas petéquias em qualquer superfície mucosa.

3. Impetigo – O impetigo estreptocócico começa como uma pápula que forma vesícula e então se rompe, restando uma área exposta coberta por uma crosta cor de mel. Ambos os *Staphylococcus aureus* e os EGAs são isolados em alguns casos. As lesões se espalham rapidamente e difusamente. Os linfonodos locais podem ficar edemaciados e inflamados. Embora a criança geralmente não tenha sintomas sistêmicos, pode haver febre alta e toxicidade. Se bolhas flácidas são observadas, a doença é chamada de impetigo bolhosa e é causada por uma cepa de *S. aureus* produtora de toxina epidermolítica.

4. Celulite – A porta de entrada é frequentemente uma mordida de inseto ou uma abrasão superficial. Uma celulite difusa, espalhada rapidamente, ocorre quando há envolvimento dos tecidos subcutâneos e se estende ao longo das vias linfáticas com apenas uma supuração local mínima. Ocorre linfadenite aguda local. A criança geralmente está gravemente doente, com febre e mal-estar. Em casos de erisipela clássica, a área envolvida é vermelha brilhante, edemaciada, quente e muito sensível. A infecção pode se estender rapidamente dos vasos linfáticos para a corrente sanguínea.

A celulite perianal estreptocócica é uma entidade peculiar para crianças jovens. A dor com a defecação geralmente leva à constipação, o que pode ser a queixa de apresentação. A criança está afebril e, normalmente, bem. O eritema perianal, a sensibilidade aumentada e o exame retal doloroso são os únicos achados físicos anormais. Pode ocorrer sangramento retal mínimo associado à defecação. Uma cultura de *swab* perianal geralmente produz um rápido crescimento de EGA. Uma variante dessa síndrome é a vaginite estreptocócica em meninas pré-púberes. Os sintomas são disúria e dor. São vistos eritemas marcados, maior sensibilidade no introito e perda de sangue.

5. Fasciíte necrotizante da pele e tecidos moles – Essa doença perigosa é relatada esporadicamente e pode ocorrer como uma complicação da infecção por varicela. O EGA é o causador mais comum de infecção necrotizante da pele e de tecidos moles em crianças, seguido pelo *S. aureus*. A doença é caracterizada por necrose extensa de fáscias superficiais, minando o tecido circundante e geralmente com toxicidade sistêmica. Inicialmente a pele sobrejacente à infecção é mais sensível e de coloração vermelha pálida sem distinção das bordas, semelhantes à celulite. Vesículas ou bolhas podem aparecer. A cor se aprofunda para um roxo distinto ou em alguns casos fica mais pálida. Sensibilidade da pele desproporcional à aparência clínica, anestesia da pele (devido ao infarto de nervos superficiais), ou induração "lenhosa" sugerem fasciíte necrosante. As áreas envolvidas podem desenvolver edema leve a volumoso.

6. Infecções estreptocócicas do grupo A em recém-nascido – Epidemias de EGA ocorrem ocasionalmente em enfermarias neonatais. O organismo pode ser introduzido no berçário pelo trato vaginal de uma mãe ou pela garganta ou nariz de uma mãe ou membro da equipe de assistência. O organismo então se espalha de bebê para bebê. O coto umbilical é colonizado enquanto a criança está no berçário. Na maioria das vezes, uma criança colonizada desenvolve uma onfalite crônica iniciando dias depois. O organismo pode se espalhar do bebê para outros membros da família. Infecções graves e até fatais podem se desenvolver, incluindo sepse, meningite, empiema, artrite séptica e peritonite.

7. Sepse estreptocócica – A sepse ocorre frequentemente em conjunto com uma fonte focal de infecção, mas também pode se manifestar como bacteremia isolada. Uma erupção cutânea escarlatiniforme pode ou não estar presente. A prostração e o choque resultam em altas taxas de mortalidade. A faringite é incomum como uma doença antecedente. A doença subjacente é um fator predisponente.

8. Síndrome de choque tóxico estreptocócico (SCTE) – A síndrome do choque tóxico estreptocócico (SCTE) pode ser causada por EGA e geralmente é mais grave do que o choque tóxico associado a *S. aureus*. O envolvimento de vários órgãos é uma parte proeminente da doença. Os critérios de diagnóstico incluem (1) isolamento de EGA de um local normalmente estéril, (2) hipotensão ou choque, e (3) pelo menos dois dos seguintes: comprometimento renal (creatinina maior que duas vezes o limite superior da faixa normal para a idade), trombocitopenia (< 100.000/mm^3) ou coagulopatia, envolvimento hepático (transaminases ou bilirrubinas ≥ duas vezes o normal), síndrome do desconforto respiratório agudo, erupção macular eritematosa, ou necrose de tecido mole (miosite, fasciíte necrosante, gangrena). Nos casos que atendem aos critérios clínicos, o isolamento de EGA de um local não-estéril (garganta, ferida ou vagina) é indicativo de um "caso provável".

B. Achados laboratoriais

A leucocitose com um desvio acentuado para a esquerda é percebida cedo. Os estreptococos β-hemolíticos são cultivados a partir da garganta ou local de infecção. Para suspeita de faringite por EGA, deve-se realizar *swab* na garganta e a amostra enviada para teste de EGA (testes de detecção rápida de antígeno e/ou cultura para EGA), porque as características clínicas de algumas infecções virais podem se sobrepor às características clínicas de EGA. Em crianças e adolescentes, testes rápidos de antígeno negativos devem ser confirmados por uma cultura. Os pacientes com testes de antígeno rapidamente positivos não precisam de uma confirmação por cultura da garganta, uma vez que as especificidades dos testes de antígeno são altas. A Food and Drug Administration (FDA, Administração de Alimentos e Medicamentos) aprovou testes de amplificação de ácido nucleico (NAATs) para a detecção de EGA nas amostras de *swab* da garganta. Os NAATs têm sensibilidade e especificidade semelhantes à cultura e oferecem a vantagem de termos os resultados rapidamente disponíveis. O organismo pode ser colonizado a partir da pele e por aspiração por agulha de tecidos subcutâneos e outros locais envolvidos, como linfonodos infectados. Ocasionalmente, as culturas séricas são positivas.

Os títulos do anticorpo antiestreptolisina O (ASLO) aumentam cerca de 150 unidades nas 2 semanas seguintes à infecção aguda. Um ASLO elevado e títulos de anti-DNase B (ADB) podem ser úteis para documentar infecções prévias na garganta em casos de febre reumática aguda e GNPE, embora possam permanecer elevados por vários meses e até anos após a infecção original.

Proteinúria, cilindrúria e hematúria mínima podem ser vistas no início do quadro em crianças com infecção estreptocócica. A verdadeira GNPE é vista 1 a 4 semanas após a infecção de pele ou a infecção respiratória.

▶ Diagnóstico diferencial

A infecção estreptocócica na primeira infância deve ser diferenciada de adenovírus e de outras infecções virais respiratórias. A faringite na herpangina (por Coxsackievírus A) é vesicular ou ulcerativa. O herpes-vírus simples também causa lesões ulcerativas, que geralmente envolvem a faringe anterior, a língua e as gengivas. Na mononucleose infecciosa, a faringite também é exsudativa, mas a esplenomegalia e a adenopatia generalizada são típicas, e os achados laboratoriais geralmente são diagnósticos (linfócitos atípicos, anticorpo heterófilo positivo ou outro teste sorológico para mononucleose). A faringite estreptocócica não complicada melhora em 24 a 48 horas se a penicilina for aplicada e por 72 a 96 horas sem antimicrobianos.

O *Arcanobacterium hemolyticum* pode causar faringite com erupção maculopapular ou do tipo escarlatina no tronco. Na difteria, sintomas sistêmicos, vômitos e febre são menos acentuados; a pseudomembrana faríngea é confluente e aderente; a garganta é menos vermelha; e a adenopatia cervical é proeminente. A tularemia faríngea causa exsudato branco em vez de amarelado; há pouco eritema; e culturas para os estreptococos β-hemolíticos são negativas. Uma história de exposição a coelhos e uma falha em responder a antimicrobianos podem sugerir o diagnóstico. A infecção gonocócica oral também pode causar faringite com exsudato tonsilar. Leucemia e agranulocitose podem manifestar-se com faringite e são diagnosticadas por exame da medula óssea.

A febre escarlatina deve ser diferenciada de outras doenças exantemáticas, eritema devido a queimaduras solares, reações de drogas, doença de Kawasaki, SCTE e síndrome da pele escaldada estafilocócica (ver também **Tabela 40-3**).

▶ Complicações

As complicações supurativas de infecções por EGA incluem sinusite, otite, mastoidite, linfadenite cervical, pneumonia, empiema, artrite séptica, sepse e meningite. A disseminação da infecção estreptocócica da garganta para outros locais – principalmente a pele (impetigo) e a vagina – é comum e deve ser considerada em todos os casos de secreção vaginal crônica ou infecção crônica da pele, como o eczema da infância. Febre reumática aguda e GNPE são complicações não supurativas de infecções por EGA.

A. Febre reumática aguda (Ver Capítulo 20)

B. Glomerulonefrite aguda

A glomerulonefrite pós-estreptocócica pode seguir infecções estreptocócicas da faringe ou da pele – em contraste à febre reumática, que segue a infecção faríngea (ver **Capítulo 20**). A GNPE pode ocorrer em qualquer idade. O risco é mais alto em crianças em idade escolar e membros de populações indígenas. Na maioria dos relatos de GNPE, o sexo masculino predomina por uma proporção de 2:1. A febre reumática aguda ocorre com a mesma frequência em ambos os sexos. Certas cepas de EGA estão associadas ao GNPE (cepas nefritogênicas).

O período mediano entre a infecção e o desenvolvimento da glomerulonefrite é de 10 dias. Por outro lado, a febre reumática aguda ocorre após uma mediana de 18 dias.

C. Artrite reacional pós-estreptocócica

Após um episódio de faringite por EGA, a artrite reativa se desenvolve em alguns pacientes. Acredita-se que a artrite reativa seja devida à deposição de complexo imune e é vista de 1 a 2 semanas após a infecção aguda. Os pacientes com artrite reativa pós-estreptocócica não têm a totalidade de critérios clínicos e laboratoriais necessários para cumprir os critérios de Jones para um diagnóstico de febre reumática aguda.

▶ Tratamento

A. Medidas específicas

O tratamento é direcionado para a erradicação da infecção aguda e a prevenção da febre reumática. Em pacientes com faringite, antibióticos devem ser iniciados cedo para aliviar sintomas e devem ser continuados por 10 dias para prevenir a febre reumática. Embora não se tenha demonstrado que a terapia precoce é preventiva para evitar GNPE, parece aconselhável tratar o impetigo prontamente em contatos entre irmãos de pacientes com GNPE. Embora a terapia tópica para impetigo com pomadas antimicrobianas (especialmente mupirocina) sejam tão eficazes quanto a terapia sistêmica, ela não erradica a carga bacteriana faríngea e é menos prática para doenças extensas.

1. Penicilina – Para faringite por EGA, os seguintes regimes podem ser usados. Exceto para pacientes alérgicos a penicilina, a penicilina V (fenoximetilpenicilina) é a droga de escolha. A resistência à penicilina nunca foi documentada. Para crianças com menos de 27 kg, o regime é de 250 mg, administrado por via oral duas ou três vezes ao dia durante 10 dias. Para crianças ou adultos que pesam mais de 27 kg, recomenda-se 500 mg duas ou três vezes ao dia. Administrar penicilina V duas vezes ao dia é tão eficaz quanto a administração oral mais frequente. Alternativamente, pode-se administrar amoxicilina 50 mg/kg/dia em uma única dose diária (máx. 1.000 mg). Outra alternativa para o tratamento da faringite e impetigo é uma dose única de penicilina G benzatina administrada intramuscularmente (600.000 unidades para crianças pesando ≤ 27 kg e 1,2 milhão de unidades para crianças pesando > 27 kg). A aplicação intramuscular garante a distribuição medicamentosa, mas é dolorosa. A terapia parenteral é indicada se houver vômito. Uma celulite leve devido a EGA pode ser tratada por via oral ou intramuscular. Para infecções por EGA graves ou invasivas, são indicados antibióticos intravenosos.

A celulite por EGA que requer hospitalização pode ser tratada com penicilina cristalina G (150.000 U/kg/dia, administrada por via intravenosa [IV] em quatro doses divididas) ou cefazolina (100 mg/kg/dia IV em três doses divididas) até haver uma melhoria acentuada. A penicilina V (50 mg/kg/dia em quatro doses divididas) ou cefalexina (50 a 75 mg/kg/dia em quatro doses divididas) pode então ser administrada por via oral (VO) para concluir um curso total de 10 dias.

2. Outros antibióticos – A cefalexina e a azitromicina são outros antimicrobianos orais eficazes. A clindamicina também é eficaz, mas ocasionalmente ocorre resistência (os laboratórios podem verificar a suscetibilidade à clindamicina). Para pacientes alérgicos à penicilina com faringite ou impetigo, são utilizados os seguintes regimes alternativos: azitromicina (12 mg/kg/dia no dia 1, seguido de 6 mg/kg/dia nos dias 2 a 5; máx. 500 mg/dia) ou clindamicina (20-30 mg/kg/dia em três doses divididas; máx. 600 mg por dose) por 10 dias. Os pacientes com hipersensibilidade anafilática imediata à penicilina não devem receber cefalosporinas, porque até 15% também serão alérgicos às cefalosporinas. As taxas de resistência a macrolídeos variam e podem ser altas em algumas áreas do mundo. Em geral, as taxas de resistência a macrolídeos na maioria das áreas dos Estados Unidos estão entre 5% e 8%. Na maioria dos estudos, as falhas bacteriológicas após a terapia com cefalosporina são menos frequentes do que as falhas após a penicilina. No entanto, existem poucos dados conclusivos sobre a capacidade desses agentes de prevenir febre reumática. Portanto, a penicilina continua sendo o agente de escolha para pacientes não alérgicos. Muitas cepas são resistentes a tetraciclinas. Nem sulfonamidas nem sulfametoxazol-trimetoprima (SMX-TMP) são eficazes no tratamento de infecções estreptocócicas.

Para infecções graves que requerem terapia intravenosa, a penicilina cristalina G (250.000 U/kg em seis doses divididas) IV geralmente é a droga de escolha. A cefazolina (100 mg/kg/dia IV ou IM em três doses divididas), clindamicina (30-40 mg/kg/dia IV em quatro doses divididas) e vancomicina (40 mg/kg/dia IV em quatro doses divididas) são alternativas em pacientes pediátricos alérgicos à penicilina. A clindamicina não deve ser usada sozinha empiricamente para suspeitas de infecções graves por EGA porque, nos Estados Unidos, há uma pequena porcentagem de resistência quando usados isoladamente.

3. Doença grave por EGA – As infecções por EGA, como pneumonia, osteomielite, artrite séptica, sepse, endocardite, meningite e SCTE, requerem terapia com antimicrobiano parenteral. A penicilina G é a droga de escolha para essas infecções invasivas. Muitos especialistas defendem o uso de clindamicina, um inibidor de síntese de proteínas, para SCTE ou fasciíte necrosante como um segundo agente, juntamente com a penicilina G para inibir a produção de toxinas. A fasciíte necrosante e a infecção de tecidos moles requerem desbridamento cirúrgico imediato. Na SCTE, deve-se monitorar volemia e pressão arterial, e os pacientes devem ser avaliados para um foco de infecção, se não for prontamente aparente. Em casos graves, tem-se usado imunoglobulina A intravenosa (concomitante ao uso de antibióticos).

4. Falha no tratamento – Mesmo quando a adesão é perfeita, organismos serão encontrados em culturas em 5% a 35% das crianças após o término da terapia. A recultura é indicada apenas em pacientes com recaída ou recrudescência de faringite ou naqueles com histórico pessoal ou familiar de febre reumática. É indicado tratamento de repetição pelo menos uma vez com uma cefalosporina oral ou clindamicina em pacientes com faringite cultural recorrente.

5. Prevenção de recorrências em pacientes com febre reumática prévia – A profilaxia preferida para indivíduos reumáticos é a penicilina G benzatina intramuscular, 1,2 milhão de unidades (600.000 unidades para pacientes com peso < 27 kg) a cada 4 semanas. Se o risco de exposição estreptocócica for alto, uma aplicação a cada 3 semanas é preferida. Um dos seguintes regimes profiláticos orais alternativos pode ser usado: penicilina V, 250 mg duas vezes ao dia; ou sulfadiazina, 0,5 g uma vez por dia (se < 27 kg) ou 1 g uma vez por dia (se > 27 kg). Em pacientes alérgicos a penicilina e a sulfonamida, pode-se usar eritromicina 250 mg duas vezes ao dia por via oral. Se não houver cardite, a profilaxia contínua é recomendada por pelo menos 5 anos após o último episódio da febre reumática aguda ou até 21 anos da idade (o que for mais longo). A profilaxia deve ser continuada por mais tempo se o risco de contato com pessoas com EGA for alto (p. ex., pais de crianças em idade escolar, enfermeiras pediátricas, e professores). Na presença de cardite sem doença cardíaca ou valvular residual, a duração mínima é de no mínimo 10 anos após o último episódio de febre reumática aguda ou até 21 anos (o que for mais longo). Se o paciente tem doença cardíaca valvular residual, muitos recomendam ao longo da vida profilaxia. Esses pacientes devem ter pelo menos 40 anos de idade e devem ter se passado pelo menos 10 anos desde seu último episódio de doença reumática antes de considerar a descontinuação da profilaxia. Aqueles com doença cardíaca valvular grave ou com risco de exposição contínua ao gás podem se beneficiar da profilaxia ao longo da vida.

6. Artrite reativa pós-estreptocócica – Em contraste com febre reumática, é possível que os agentes não esteroides não melhorem dramaticamente os sintomas articulares. No entanto, assim como em pacientes com febre reumática, alguns pacientes com artrite reativa pós-estreptocócica desenvolveram cardite várias semanas a meses após o início dos sintomas da artrite. Os pacientes devem ser monitorados para o desenvolvimento de cardite para os próximos 1 a 2 anos. Alguns especialistas recomendam profilaxia antibiótica desses pacientes (mesmos regimes de profilaxia do que na prevenção de recorrências da febre reumática aguda) por 1 a 2 anos e monitoramento para sinais de cardite (ver recomendações para prevenção de recorrências da febre reumática acima). Se a cardite não se desenvolver, a profilaxia poderá ser descontinuada. Se a cardite se desenvolver, o paciente deve ser considerado com febre reumática aguda e a profilaxia continuada, como descrito acima.

B. Medidas gerais

Paracetamol ou ibuprofeno são úteis para dor ou febre. O tratamento local do impetigo pode promover a cura mais cedo. As crostas devem primeiro ser umedecidas em água com posterior remoção. Áreas sob as crostas devem então ser lavadas com sabão diariamente.

C. Tratamento de complicações

A linfadenite cervical aguda pode exigir incisão e drenagem. O tratamento da fascite necrosante requer desbridamento cirúrgico de emergência, seguido de antibióticos parenterais em altas doses apropriadas aos organismos nas culturas.

D. Tratamento de portadores

A identificação e o tratamento de portadores de EGA são difíceis. Não há critérios clínicos ou sorológicos estabelecidos para diferenciar os colonizados dos verdadeiramente infectados. Até 20% das crianças em idade escolar em alguns estudos são portadoras faríngeas assintomáticas de EGA. Portadores de estreptococos são indivíduos que não têm uma resposta imune ao organismo e, portanto, acredita-se que estão em baixo risco de sequelas não supurativas.

Algumas crianças recebem vários cursos de antimicrobianos, com persistência de EGA na garganta, levando a uma "neurose estreptocócica" por parte das famílias.

Em certas circunstâncias, a erradicação da colonização pode ser desejável: (1) quando um membro da família tem um histórico de febre reumática; (2) quando um episódio de SCTE ou fasciíte necrosante tiver ocorrido em um contato doméstico; (3) houver episódios múltiplos, recorrentes e documentados de EGA em membros da família, apesar da terapia adequada; e (4) durante um surto de febre reumática ou glomerulonefrite associada a EGA. Para tentar erradicação da colonização, foram usadas clindamicina (20-30 mg/kg/dia, VO em três doses divididas; dose máxima de 300 mg) ou uma combinação de rifampicina (20 mg/kg/dia, VO por 4 dias) e penicilina na dosagem padrão por via oral.

▶ Tratamento

A morte é rara, exceto em bebês ou crianças pequenas com sepse, infecção necrosante ou pneumonia. O curso febril é reduzido, e as complicações são eliminadas com tratamento adequado e precoce com penicilina.

Centers for Disease Control and Prevention: https://www.cdc.gov/groupastrep/diseases-hcp/index.html. Accessed April 24, 2021.
Shulman ST et al: Clinical practice guideline for the diagnosis and management of group A streptococcal pharyngitis: 2012 update by the Infectious Diseases Society of America. Clin Infect Dis 2012;55(10):1279–1282. http://cid.oxfordjournals.org/content/early/2012/09/06/cid.cis629.full [PMID: 22965026].

INFECÇÕES POR ESTREPTOCOCOS DO GRUPO B

FUNDAMENTOS DO DIAGNÓSTICO E CARACTERÍSTICAS TÍPICAS

▶ Doença de início precoce:
- Recém-nascidos com menos de 7 dias com sepse avassaladora rapidamente progressiva, com ou sem meningite.
- A pneumonia com insuficiência respiratória é frequente; a radiografia de tórax se assemelha à observada na doença da membrana hialina.
- Culturas séricas ou do líquido cerebrospinal (LCS) crescendo estreptococos do grupo B (EGB).

▶ Doença de início tardio:
- Meningite, sepse ou outra infecção focal em uma criança de 7 a 89 dias com culturas séricas ou LCS crescendo EGB.

▶ Prevenção

Muitas mulheres em idade fértil possuem anticorpos circulantes tipo-específicos contra os antígenos polissacarídicos de EGB. Esses anticorpos são transferidos para o recém-nascido através da circulação placentária. As mães colonizadas por EGB que dão à luz bebês saudáveis têm níveis séricos significativos de anticorpo IgG para este antígeno. Em contraste, mulheres que têm bebês que desenvolvem doença precoce ou tardia por EGB raramente têm anticorpos detectáveis em seus soros. Não há vacina licenciada para a prevenção da doença por EGB. Foram estudadas vacinas em mulheres grávidas, e as pesquisas estão em andamento.

▶ Recomendações para a prevenção perinatal de doença por EGB

1. Cuidados para mulheres grávidas são mencionados nas Diretrizes do American College of Obstetricians and Gynecologists (ACOG, Colégio Americano de Obstetrícia e Ginecologia) para a triagem de EGB em mulheres grávidas e o uso de profilaxia antibiótica intraparto – ver https://www.acog.org/clinical/clinical-guidance/committee-opinion/articles/2020/02/prevention-of-group-b-streptococcal-early-onset-diseasein-newborns.

2. Indicações e não indicações para profilaxia antibiótica intraparto para impedir a doença por EGB de início precoce são apresentadas na **Tabela 42-1**.

3. Avaliação de riscos para doença precoce por infecção do EGB para bebês nascidos com ≥ 35 semanas de gestação são apresentadas na **Figura 42-1**.

4. Avaliação de riscos para doença precoce por infecção do EGB para bebês nascidos com ≤ 34 semanas de gestação são apresentadas na **Figura 42-2**.

Tabela 42-1. Indicações para profilaxia antibiótica intraparto para prevenção da doença por EGB de início precoce neonatal

Profilaxia Intraparto indicada para EGB	Profilaxia não indicada intraparto para EGB
História materna • Neonato anterior com doença invasiva por EGB	• Colonização por EGB em gestação prévia (a não ser que o status da colonização na gestação atual seja desconhecido no trabalho de parto a termo)
Gravidez atual • Cultura positiva de EGB obtida em 36 0/7 semanas de gestação ou mais durante a gravidez atual (a menos que uma cesariana seja realizada antes do início do trabalho de parto para uma mulher com membranas amnióticas intactas) • Bacteriúria por EGB durante qualquer trimestre da gravidez atual	• Cultura vaginal-retal para EGB negativa obtida em 36 0/7 semanas de gestação ou mais durante a gravidez atual • Nascimento cesariano realizado antes do início do trabalho em uma mulher com membranas amnióticas intactas, independentemente do status de colonização do EGB ou idade gestacional

Intraparto
• Status desconhecido do EGB no início do trabalho (cultura não realizada ou resultados desconhecidos) e qualquer um dos seguintes:
  – Nascimento com menos de 37 0/7 semanas de gestação
  – Ruptura da membrana amniótica por 18 horas ou mais
  – Temperatura materna intraparto igual a 38 °C (100,4 °F) ou mais[a]
  – NAAT intraparto com resultado positivo para EGB
  – NAAT intraparto com resultado negativo, mas presença de fatores de risco (ou seja, menos de 37 0/7 semanas de gestação, ruptura da membrana amniótica por 18 horas ou mais, ou temperatura materna igual a 38 °C [100,4 °F] ou mais)
  – Status conhecido de EGB positivo em uma gravidez anterior
	• Cultura vaginal-retal para EGB negativa obtida em 36 0/7 semanas de gestação ou mais durante a gravidez atual, independentemente de fatores de risco intraparto
	• Status desconhecido do EGB no início do trabalho, NAAT negativo e nenhum fator de risco intraparto presente (ou seja, menos de 37 0/7 semanas de gestação, ruptura da membrana amniótica por 18 h ou mais, ou temperatura materna igual a 38 °C [100,4 °F] ou mais)

Abreviações: EGB, estreptococos do grupo B; NAAT, teste de amplificação de ácidos nucleicos.
[a]Se houver suspeita de infecção intra-amniótica, deve-se substituir a profilaxia para EGB com antibioticoterapia de amplo espectro que inclua um agente conhecido por combater o EGB.
Modificada com permissão de Verani JR, McGee L, Schrag SJ, et al: Prevention of perinatal group B streptococcal disease–revised guidelines from CDC, 2010. MMWR Recomm Rep. 2010 Nov 19;59(RR-10):1–36.)

▶ Achados clínicos

A incidência de doença perinatal por EGB diminuiu dramaticamente desde a triagem de mães grávidas e o início do fornecimento da profilaxia antibiótica intraparto. Embora a maioria dos pacientes com doença por EGB seja de lactentes com idade inferior a 3 meses, são vistos casos em lactentes com idade de 4 a 5 meses. A infecção grave por EGB também ocorre em mulheres com sepse puerperal, pacientes imunocomprometidos, pacientes com cirrose e peritonite espontânea e pacientes diabéticos com celulite. Em lactentes, ocorrem duas síndromes clínicas distintas que se diferem por eventos perinatais e idade na apresentação do quadro.

A. Doença de início precoce

A doença de "início precoce" é observada em recém-nascidos mais jovens do que 7 dias. Os fatores de risco para doença de início precoce incluem colonização materna por EGB, idade gestacional inferior a 37 semanas, ruptura de membranas mais de 18 horas antes da apresentação, idade materna jovem, história anterior de um bebê com doença invasiva por EGB, etnia afro-americana ou hispânica e anticorpos anticapsulares maternos contra EGB baixos ou ausentes. O início dos sintomas na maioria desses bebês está nas primeiras 48 horas de vida e a maioria fica doente nas primeiras 6 horas. As anormalidades respiratórias, irritabilidade, letargia, instabilidade térmica ou má perfusão podem ser sinais de início. Sepse, choque, meningite e pneumonia são as apresentações clínicas mais comuns. Embora bebês prematuros estejam em risco aumentado para a doença, a maioria dos bebês com infecção de início precoce são a termo. Recém-nascidos com infecção de início precoce adquirem EGB no útero como uma infecção ascendente ou durante passagem pelo canal de nascimento.

B. Doença de início tardio

A doença de "início tardio" ocorre em bebês entre 7 e 89 dias (a idade média de início é de cerca de 4 semanas). As complicações obstétricas geralmente não estão associadas à doença de início tardio. No entanto, idade materna jovem e prematuridade permanecerem com fatores de risco. A doença de início tardio não é evitada pela profilaxia intraparto. A apresentação mais comum da doença de início tardio é bacteremia sem foco e, comparada à doença de início precoce, uma proporção mais alta apresenta meningite. Também foram descritos pneumonia, artrite séptica e osteomielite, otite média, etmoidite, conjuntivite, celulite (particularmente da face ou da área submandibular), linfadenite, abscesso

INFECÇÕES BACTERIANAS E DE ESPIROQUETAS

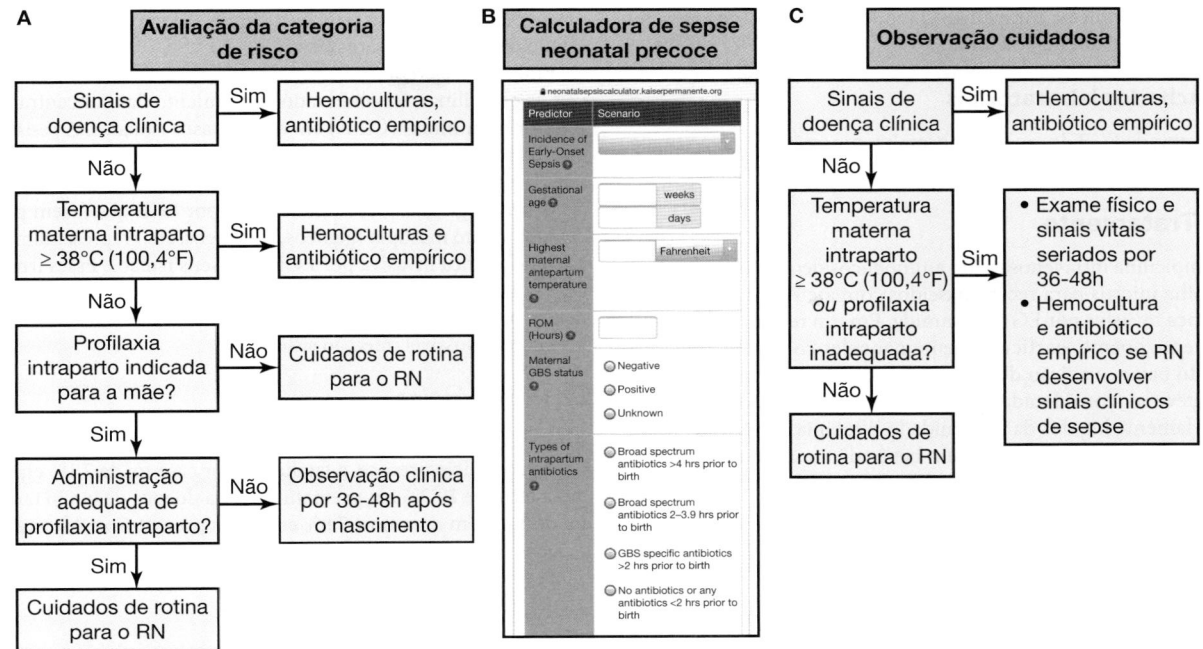

▲ **Figura 42-1** Opções para avaliação de risco de doença de início precoce entre bebês nascidos com ≥ 35 semanas de gestação. (Reproduzido com permissão de Puopolo KM, Lynfield R, Cummings JJ, et al: Management of Infants at Risk for Group B Streptococcal Disease, Pediatrics. 2019 Aug;144(2):e20191881.)

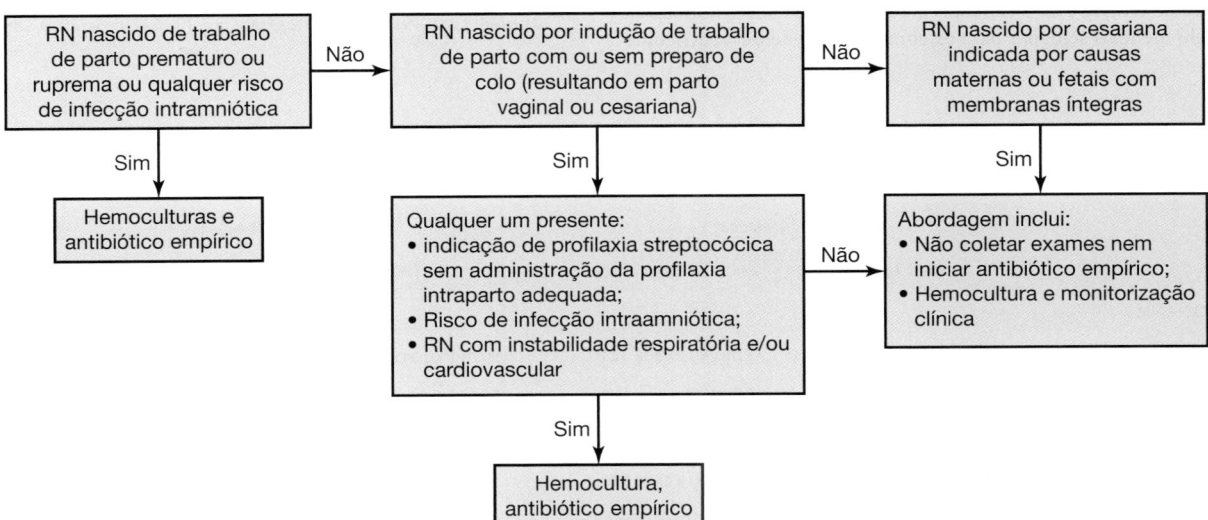

▲ **Figura 42-2** Avaliação de risco de doença de início precoce entre bebês nascidos com < 34 semanas de gestação. (Reproduzido com permissão de Puopolo KM, Lynfield R, Cummings JJ, et al: Management of Infants at Risk for Group B Streptococcal Disease, Pediatrics. 2019 Aug;144(2):e20191881.)

da mama, empiema e impetigo. O modo de transmissão exato dos organismos não é bem definido.

C. Achados laboratoriais

Culturas de EGB de um local normalmente estéril como o sangue, o fluido pleural ou LCS fornecem provas diagnósticas.

▶ Tratamento

A ampicilina intravenosa e um aminoglicosídeo são os regimes de escolha iniciais para recém-nascidos com até 7 dias de vida com doença invasiva por EGB presumida. Em um recém-nascido gravemente doente, particularmente naqueles com peso ao nascer muito baixo, a adição de terapia empírica de espectro mais ampla deve ser considerada. Para doença de início tardio em bebês previamente hígidos da comunidade, a terapia empírica consiste em ampicilina e ceftazidima em bebês de 8 a 28 dias de idade e ceftriaxona em bebês de 29 a 90 dias de idade, desde que a criança não esteja gravemente doente e não haja evidências de meningite. A vancomicina deve ser adicionada à cobertura empírica se houver evidência de meningite, ou se o bebê estiver gravemente doente.

A penicilina G pode ser usada isoladamente quando o EGB for identificado e já houver resposta clínica e microbiológica. A ampicilina é uma terapia alternativa aceitável. O EGB é menos suscetível do que outros estreptococos para antibióticos β-lactâmicos, e o uso de altas doses é recomendado, especialmente para meningite. Ver **Tabela 42-2** para recomendações de dosagem.

Uma segunda punção lombar após 24 a 48 horas de terapia é recomendada por alguns especialistas para avaliar a eficácia. A duração da terapia é de 2 semanas para meningite não complicada; e pelo menos 4 semanas para osteomielite, cerebelite, ventriculite ou endocardite e 10 dias para bacteremia. A terapia não erradica o estado de portador do organismo.

Embora os estreptococos tenham sido universalmente suscetíveis às penicilinas, foi observado um aumento das concentrações inibitórias mínimas (CIMs) em alguns casos isolados. A resistência à clindamicina e eritromicina aumentou significativamente em todo o mundo.

Bebês diagnosticados com infecção por EGB que fazem parte de nascimento múltiplo (gêmeos, trigêmeos, etc.) representam um risco de doença invasiva por EGB para seus irmãos. Esses irmãos devem ser monitorados de perto e, se ocorrerem sinais de doença, devem prontamente ser avaliados e antibióticos devem ser instituídos contra possível infecção sistêmica.

▶ Prognóstico

A mortalidade está correlacionada com a idade gestacional – na doença de início precoce, a fatalidade por caso foi de 2,1% em bebês a termo e 19,2% em prematuros e, na doença de início tardio, foi de 3,4% em a termo e 7,8% em bebês prematuros. As taxas de recorrência da doença do EGB variam de 0,5% a 3%, e os pais devem ser aconselhados sobre essa possibilidade, mesmo após tratamento eficaz.

https://www.acog.org/clinical/clinical-guidance/committee-opinion/articles/2020/02/prevention-of-group-b-streptococcal-early-onset-disease-in-newborns

Prevention of group B streptococcal early-onset disease in newborns. ACOG Committee Opinion No. 797. American College of Obstetricians and Gynecologists. Obstet Gynecol 2020;135:e51–72.

Puopolo KM, Lynfield R, Cummings JJ; Committee on Fetus and Newborn and Committee on Infectious Diseases: Management of infants at risk for group B streptococcal disease. Pediatrics August 2019;144(2):e20191881. doi: https://doi.org/10.1542/peds. 2019-1881.

Tabela 42-2 Regimes de tratamento de antibióticos intravenosos recomendados para bacteremia e meningite por EGB de início precoce e tardio confirmadas

	IG ≤ 34 semanas		IG > 34 semanas	
	IPN ≤ 7 dias	IPN > 7 dias	IPN ≤ 7 dias	IPN > 7 dias
Bacteremia				
Ampicilina	50 mg/kg a cada 12 h	75 mg/kg a cada 12 h	50 mg/kg a cada 8 h	50 mg/kg a cada 8 h
Penicilina G	50.000 U/kg a cada 12 h	50.000 U/kg a cada 8 h	50.000 U/kg a cada 12 h	50.000 U/kg a cada 8 h
Meningite				
Ampicilina	100 mg/kg a cada 12 h	75 mg/kg a cada 6 h	100 mg/kg a cada 8 h	75 mg/kg a cada 6 h
Penicilina G	150.000 U/kg a cada 12 h	125.000 U/kg a cada 6 h	150.000 U/kg a cada 8 h	125.000 U/kg a cada 6 h

IG, idade gestacional; IPN, idade pós-natal.

Dados de Kimberlin DW, Barnett ED, Lynfield R, et al: Red Book: 2021 Report of the Committee on Infectious Diseases. Itasca, IL: American Academy of Pediatrics; 2021.

OUTRAS INFECÇÕES ESTREPTOCÓCICAS E ENTEROCÓCICAS

▶ Considerações gerais

Os estreptococos de grupos não A e B fazem parte da flora normal de seres humanos e ocasionalmente podem causar doenças. Os organismos do grupo C ou G ocasionalmente produzem faringite, mas sem risco de febre reumática subsequente. Pode ocasionalmente ocorrer glomerulonefrite aguda. As espécies de estreptococos do grupo D e enterococos são habitantes normais do trato gastrintestinal e podem produzir infecções do trato urinário, meningite e sepse no recém-nascido, bem como endocardite.

As infecções nosocomiais causadas por *Enterococcus* são frequentes em unidades neonatais e oncológicas e em pacientes com cateteres venosos centrais. Os estreptococos aeróbios não hemolíticos e os estreptococos β-hemolíticos são normais na flora oral. Eles estão envolvidos na produção de placa dental e provavelmente cárie dentária e são a causa mais comum de endocardite infecciosa subaguda. Finalmente, existem numerosos estreptococos anaeróbios e microaerofílicos da flora normal oral, da pele e do trato gastrintestinal, que sozinhos ou em combinação com outras bactérias podem causar sinusite, abscessos dentários, abscessos cerebrais e abscessos intra-abdominais ou pulmonares.

▶ Prevenção

Os estreptococos (excluindo-se os do grupo A ou B) são organismos comuns na flora humana. Algumas doenças causadas por esses organismos podem ser evitadas mantendo uma boa higiene bucal. A propagação das cepas enterocócicas resistentes à vancomicina podem ser limitadas por boas práticas de controle de infecções em ambientes de saúde. O desenvolvimento de cepas resistentes também pode ser limitado pela gestão antimicrobiana. Não há vacinas que evitem infecções por esses organismos.

▶ Tratamento

A. Infecções enterocócicas

O *Enterococcus faecalis* e o *Enterococcus faecium* são as duas cepas mais comuns e mais importantes que causam infecções humanas. Em geral, o *E. faecalis* é mais suscetível a antibióticos do que o *E. faecium*, mas a resistência a antibióticos é comumente vista em ambas as espécies. As infecções enterocócicas invasivas devem ser tratadas com ampicilina, se o germe for suscetível, ou com vancomicina em combinação com gentamicina. A gentamicina deve ser descontinuada se o teste de suscetibilidade demonstrar resistência de alto nível à gentamicina. Os germes isolados resistentes à ampicilina e à vancomicina exigem outras opções terapêuticas.

1. Infecções com enterococos suscetíveis à ampicilina – As infecções do trato urinário inferior podem ser tratadas com amoxicilina oral. A pielonefrite deve ser tratada por via intravenosa com ampicilina. Sepse ou meningite no recém-nascido devem ser tratadas IV com uma combinação de ampicilina e gentamicina.

Níveis de pico de gentamicina sérica de 3 a 5 mcg/ml são adequados dado que a gentamicina está funcionando como um agente sinérgico. Consulte as diretrizes da American Heart Association (AHA, Associação Americana do Coração) para recomendações de tratamento para endocardite infecciosa.

2. Infecções com enterococos resistentes à ampicilina ou resistentes à vancomicina – Os enterococos resistentes à ampicilina são frequentemente suscetíveis à vancomicina. Os enterococos resistentes à vancomicina geralmente também são resistentes à ampicilina. A linezolida é o único agente aprovado para uso em crianças para infecções por *E. faecium* resistente à vancomicina. Daptomicina e tigeciclina foram usadas *off-label* para enterococos resistentes à vancomicina; a quinupristina-dalfopristina tem sido usada para tratar o *E. faecium* resistente à vancomicina, mas não é eficaz contra o *E. faecalis*. Os germes isolados resistentes à linezolida, daptomicina e quinupristina-dalfopristina foram relatados. Uma consulta para doenças infecciosas é recomendada quando o uso desses medicamentos é realizado ou quando infecções enterocócicas resistentes à vancomicina são identificadas.

B. Infecções por *Streptococcus viridans* (endocardite infecciosa subaguda)

É importante determinar a sensibilidade à penicilina da cepa infecciosa o mais cedo possível no tratamento da endocardite por *Streptococcus viridans*. Organismos resistentes são mais comumente vistos em pacientes que recebem profilaxia com penicilina para doença cardíaca reumática. O tratamento da endocardite varia dependendo se o paciente tem válvulas nativas ou material prostético ou válvulas protéticas e se o organismo é suscetível à penicilina. Consulte as diretrizes da AHA sobre Endocardite Infecciosa para uma discussão completa e recomendações.

C. Outras infecções relacionadas ao *Streptococcus viridans*

O *S. viridans* é parte da flora normal do trato gastrintestinal, trato respiratório e boca. Em muitos casos, o isolamento de *Streptococcus viridans* em uma cultura de sangue é considerado um "contaminante" na ausência de sinais ou sintomas de endocardite ou outra doença invasiva. No entanto, em crianças que são imunocomprometidas, que têm cardiopatias congênitas ou doenças cardíacas valvulares adquiridas, ou que têm acessos de longa permanência, o *S. viridans* pode ser uma causa de morbidade grave. Cerca de um terço das bacteremias em pacientes com neoplasias pode ser devido a bactérias estreptocócicas do grupo *S. viridans*. A mucosite e a toxicidade gastrintestinal por quimioterapia são fatores de risco para o desenvolvimento de doenças. Mesmo em crianças com sistemas imunológicos normais, o *S. viridans* às vezes causa infecções graves. Por exemplo, *S. viridans* isolados de um abscesso abdominal após a ruptura do apêndice representam um verdadeiro patógeno. O *Streptococcus anginosus*, um membro do grupo *S. viridans*, pode causar abscesso intracraniano (geralmente como uma complicação da sinusite) e abscessos abdominais.

Em pacientes com fatores de risco ou sinais/sintomas para endocardite subaguda, o isolamento de um dos membros do grupo S. *viridans* deveria imediatamente considerar e avaliar uma possível endocardite (ver seção anterior).

Uma crescente prevalência da resistência à penicilina foi vista em germes do grupo S. *viridans*. A resistência à penicilina varia com a região geográfica, a instituição e as populações testadas, mas varia de 30% a 70% em pacientes oncológicos. A resistência à cefalosporina também é relativamente comum. Portanto, é importante obter o perfil de sensibilidade a antibióticos do organismo para selecionar uma terapia eficaz. Vancomicina, linezolida e quinupristina-dalfopristina permanecem eficazes contra a maioria dos germes isolados.

> Baltimore RS et al: Infective endocarditis in childhood: 2015 update: a scientific statement from the American Heart Association. Circulation 2015;132(15):1487–1515 [PMID: 26373317]. http://circ.ahajournals.org/content/132/15/1487.
> Centers for Disease Control and Prevention: http://www.cdc.gov/hai/organisms/vre/vre.html. Accessed April 24, 2021.

INFECÇÕES PNEUMOCÓCICAS

FUNDAMENTOS DO DIAGNÓSTICO E CARACTERÍSTICAS TÍPICAS

▶ Bacteremia:
- Febre alta (> 39,4 °C).
- Leucocitose (> 15.000/μL).

▶ Pneumonia:
- Febre, leucocitose e taquipneia.
- Dor localizada no peito.
- Estertores difusos ou localizados. Rx de tórax pode apresentar infiltrado lobar (com efusão).

▶ Meningite:
- Febre, leucocitose.
- Fontanela tensa, rigidez cervical.
- Irritabilidade e letargia.

▶ Todos os tipos:
- Diagnóstico confirmado por culturas séricas, de LCS, pleurais ou de outros líquidos corporais.

▶ Considerações gerais

Sepse, sinusite, otite média, pneumonite, meningite, osteomielite, celulite, artrite, vaginite e peritonite são parte do espectro da infecção pneumocócica.

A incidência de todos os fenótipos de doença pneumocócica, incluindo as condições invasivas da sepse, pneumonia e meningite, diminuiu desde a incorporação da vacina conjugada pneumocócica no cronograma da vacinação infantil; no entanto, ainda ocorrem casos esporádicos. A meningite pneumocócica, às vezes recorrente, pode complicar um trauma craniano grave, principalmente se houver vazamento persistente do LCS.

As crianças com doença falciforme, outras hemoglobinopatias, asplenia congênita ou adquirida, e algumas deficiências de imunoglobulina e de complemento, e os pacientes recebendo modificadores biológicos que inibem a função de células B e a função do sistema complemento não são comumente suscetíveis à sepse pneumocócica e meningite. Eles geralmente têm uma doença catastrófica com choque e coagulação intravascular disseminada (CIVD). O baço é importante no controle da infecção pneumocócica. A autoesplenectomia pode explicar por que crianças com anemia falciforme têm risco aumentado de desenvolver infecções pneumocócicas graves. As crianças com implantes cocleares apresentam maior risco de meningite pneumocócica.

O *Streptococcus pneumoniae* raramente causa doenças graves no neonato. No entanto, ocasionalmente podem ocorrer pneumonia, sepse ou meningite e são clinicamente semelhantes à infecção por EGB.

Historicamente, a penicilina era o agente de escolha para infecções pneumocócicas, e algumas cepas ainda são altamente suscetíveis à penicilina. No entanto, são encontrados pneumococos com aumento moderado de resistência à penicilina na maioria das comunidades. As taxas de pneumococos resistentes a antibióticos estão em declínio porque os sorotipos não cobertos por vacinas têm menos probabilidade de serem resistentes. De qualquer forma, a cobertura de antibióticos empíricos para suspeita de doença pneumocócica invasiva deve sempre considerar a possibilidade de resistência.

▶ Prevenção

Duas vacinas pneumocócicas são licenciadas para uso em crianças nos Estados Unidos: a vacina pneumocócica conjugada 13-valente (PCV-13, de *pneumococcal conjugate vaccine 13*) e a vacina polissacarídeo pneumocócica 23-valente (PPSV-23, de *pneumococcal polysaccharide vaccine 23*). A PCV-13 foi licenciada em 2010 (substituindo a vacina pneumocócica 7-valente). Ela contém antígenos de 13 sorotipos pneumocócicos e atualmente é recomendada para uso de rotina no cronograma de imunização infantil. Essas vacinas e as indicações para uso (incluindo o uso de vacinas pneumocócicas em crianças com alto risco de doença pneumocócica invasiva) são discutidas em detalhes no **Capítulo 10**.

▶ Achados clínicos

A. Sinais e sintomas

Na sepse pneumocócica, a febre geralmente aparece abruptamente, muitas vezes acompanhada por calafrios. Pode não haver sintomas respiratórios. Em bebês e crianças pequenas com pneumonia, febre e taquipneia sem mudanças auscultatórias são sinais comuns na apresentação. O desconforto respiratório é manifestado por batimento de asa nasal, retrações no peito e taquipneia.

Dor abdominal é comum. O *S. pneumoniae* é uma causa comum de otite média aguda purulenta e é o organismo responsável pela maioria dos casos de pneumonia bacteriana aguda em crianças. Nas crianças mais velhas, o perfil adulto de pneumonia pneumocócica com sinais de consolidação lobar pode ocorrer, mas o escarro raramente é sanguinolento. Efusões são comuns, embora empiema franco seja menos comum. Ocasionalmente também ocorrem abscessos. Às vezes há dor inspiratória (do envolvimento pleural), mas é menos comum em crianças. Com o envolvimento do hemidiafragma direito, a dor pode ser referida no quadrante direito inferior do abdome, sugerindo apendicite. O vômito é comum no início, mas raramente persiste. Em bebês, convulsões são relativamente comuns no início.

A meningite é caracterizada por febre, irritabilidade ou letargia grave, convulsões e rigidez cervical. O sinal mais importante em bebês muito jovens é uma fontanela anterior tensa e abaulada. Em crianças mais velhas, febre, calafrios, dor de cabeça e vômitos são comuns. Os sinais clássicos são rigidez nucal associada a sinais positivos de Brudzinski e Kernig. Com a progressão de doenças não tratadas, a criança pode desenvolver opistótono, estupor e coma.

B. Achados laboratoriais

Com doença invasiva, a leucocitose é frequentemente pronunciada (20.000-45.000/μL), com 80% a 90% de neutrófilos polimorfonucleares e níveis de proteína C reativa e pró-calcitonina tipicamente muito elevados. Pode-se observar neutropenia no início de infecções muito graves. A presença de pneumococos na nasofaringe não é uma descoberta útil, porque até 40% das crianças saudáveis carregam pneumococos no trato respiratório superior. Um grande número de organismos é visto em esfregaços de aspirados endotraqueais de pacientes com pneumonia. Uma cultura de sangue positiva ou teste de antígeno na urina no cenário de uma pneumonia lobar pode ser considerado diagnóstico. Na meningite, o LCS geralmente mostra uma contagem elevada de milhares de glóbulos brancos (leucócitos), principalmente neutrófilos polimorfonucleares, com diminuição da glicose e níveis elevados de proteína. Diplococos Gram-positivos podem ser vistos em algumas (mas não todas) as pesquisas de Gram de sedimentos do LCS. O isolamento do *S. pneumoniae* de um local normalmente estéril (p. ex., sangue, LCS, fluido articular, líquido da orelha média) ou de um foco supurativo confirma o diagnóstico. O diagnóstico também pode ser confirmado com reação em cadeia da polimerase (PCR, de *polymerase chain reaction*) – geralmente no contexto de ensaios de PCR multiplex de amostras positivas de cultura sanguínea ou no LCS. As radiografias de tórax frequentemente revelam consolidação lobar e também podem demonstrar complicações como derrames pleurais ou empiema; um padrão bilateral ou "doença de vias aéreas" geralmente reflete a infecção viral.

▶ Diagnóstico diferencial

Existem muitas causas de febre alta e leucocitose em crianças pequenas além da doença pneumocócica invasiva. Os diagnósticos diferenciais incluem infecção viral, infecção do trato urinário, infecção focal não reconhecida em outras partes do corpo.

Embora os pneumococos sejam a causa mais comum de pneumonia grave, outras etiologias como *S. aureus* ou *Klebsiella pneumoniae* devem ser consideradas até que haja confirmação microbiológica. Casos mais suaves de pneumonia são frequentemente causados por vírus, particularmente na ausência de consolidação lobar. A pneumonia causada por *Mycoplasma pneumoniae* pode resultar em uma doença semelhante à doença pneumocócica, embora o início seja tipicamente mais insidioso, com calafrios pouco frequentes, febre de baixa qualidade, dor de cabeça proeminente e mal-estar, tosse e, muitas vezes, mudanças radiográficas impressionantes. A leucocitose acentuada (> 18.000/μL) é incomum.

Na tuberculose (TB) pulmonar primária, as crianças não têm uma aparência doente, e as radiografias mostram um foco inicial associado à adenopatia hilar e frequentemente ao envolvimento pleural. A TB miliária apresenta uma aparência radiográfica clássica.

A meningite pneumocócica é diagnosticada por punção lombar. Sem pesquisa de Gram, PCR ou confirmação de cultura do LCS, a meningite pneumocócica não é distinguível de outros tipos de meningite bacteriana aguda.

▶ Complicações

As complicações da sepse incluem meningite e osteomielite; as complicações da pneumonia incluem empiema, derrame parapneumônico e, raramente, abscesso pulmonar. Mastoidite, empiema subdural e abscesso cerebral podem decorrer de uma otite média pneumocócica não tratada. Tanto a meningite pneumocócica quanto a peritonite são mais prováveis de ocorrer de forma independente, sem pneumonia coexistente. Choque, CIVD e síndrome de Waterhouse-Friderichsen semelhante a meningococcemia são ocasionalmente vistos em sepse pneumocócica, particularmente em pacientes asplênicos. A síndrome hemolítica-urêmica (SHU) pode ocorrer como uma complicação da pneumonia pneumocócica.

▶ Tratamento

A. Medidas específicas

Todos os *S. pneumoniae* isolados de locais normalmente estéreis devem ser testados quanto à suscetibilidade antimicrobiana. O termo "não-suscetível" é usado para descrever germes intermediários e resistentes. A suspensão conforme suscetibilidade antimicrobiana à ceftriaxona e à penicilina para *S. pneumoniae* tem como base a presença ou não de meningite e a rota das drogas (oral ou intravenosa; **Tabela 42-3**). O tratamento de meningite, empiema, osteomielite e endocardite secundárias a *S. pneumoniae* não-suscetível é um desafio, porque a penetração de antimicrobianos a esses locais é limitada. Para terapia empírica de infecções graves ou com risco de vida com teste de sensibilidade pendente, é recomendado o uso de vancomicina e ceftriaxona.

1. Bacteremia – Antes da imunização de rotina na infância com vacina pneumocócica conjugada, 3% a 5% das culturas

Tabela 42-3 "Breakpoints" da penicilina (concentração inibitória mínima [CIM]) para *Streptococcus pneumoniae* por categoria de suscetibilidade – Clinical and Laboratory Standards Institute, 2008

Medicação	Síndrome clínica e via de aplicação	Categoria de suscetibilidade da CIM (mcg/mL)		
		Suscetível	Intermediário	Resistente
Penicilina	Meningite, penicilina IV	≤ 0,06	Nenhum[a]	≥ 0,12
	Não-meningite, penicilina IV	≤ 2	4	≥ 8
	Não-meningite, penicilina VO	≤ 0,06	0,12 a 1	≥ 2
Cefotaxima ou ceftriaxona	Meningite, cefotaxima ou ceftriaxona IV	≤ 0,5	1	≥ 2
	Não-meningite, cefotaxima ou ceftriaxona IV	≤ 1	2	≥ 4

IV, intravenoso; VO, via oral.
[a]Não há categoria intermediária para meningite.
Reproduzida com permissão do Centers for Disease Control and Prevention (CDC): Effects of new penicillin susceptibility breakpoints for *Streptococcus pneumoniae*—United States, 2006–2007. MMWR Morb Mortal Wkly Rep 2008 Dec 19;57(50):1353–1355.

sanguíneas em pacientes com idade superior a 2 anos apresentavam *S. pneumoniae*. Algumas crianças com hemoculturas positivas apresentavam-se em bom estado geral; tais "bacteremias ocultas" eram frequentemente gerenciadas com antibióticos orais. Este cenário clínico desapareceu amplamente com a vacinação pneumocócica conjugada. Todas as crianças com hemoculturas onde crescem pneumococos devem ser reexaminadas o mais breve possível. Uma criança com infecção focal, como meningite, ou que parece séptica deve ser admitida no hospital para receber antimicrobianos parenterais. Se a criança está afebril e em bom estado geral ou levemente doente, o tratamento ambulatorial é apropriado. As crianças gravemente doentes ou imunocomprometidas, em que se suspeita uma infecção invasiva por *S. pneumoniae*, devem ser tratadas empiricamente com a vancomicina (além de outros antibióticos apropriados para cobrir outros patógenos suspeitos). Se a meningite também for suspeitada, usa-se ceftriaxona além de vancomicina até ser conhecido o perfil de sensibilidade do organismo.

2. Pneumonia – Para bebês (≥ 1 mês de idade) com organismos sensíveis, os regimes apropriados incluem ampicilina (150 a 200 mg/kg/dia IV em quatro doses divididas) ou ceftriaxona (50 mg/kg IV a cada 24 h). Se o perfil de sensibilidade é desconhecido e o paciente está gravemente enfermo ou é imunossuprimido, a vancomicina deve ser usada como parte do regime para fornecer cobertura a pneumococos resistentes a cefalosporinas e a penicilinas.

Uma vez que os resultados do teste de suscetibilidade estejam disponíveis, o regime pode ser adaptado. Uma pneumonia leve pode ser tratada com amoxicilina (80 a 90 mg/kg/dia) por 7 a 10 dias. As cefalosporinas orais são alternativas para pacientes alérgicos à penicilina, mas muitas delas (p. ex., cefdinir) têm farmacocinética desfavorável para infecções graves. Os regimes alternativos para alérgicos a penicilina e cefalosporina incluem fluoroquinolonas.

3. Otite média – As diretrizes da American Academy of Pediatrics (AAP, Academia Americana de Pediatria) recomendam amoxicilina oral (80 a 90 mg/kg/dia, dividido em duas doses) como terapia de primeira linha. As crianças abaixo de 6 meses, as de 6 meses a 23 meses com doença bilateral ou as com doença grave requerem tratamento. Crianças pequenas e aquelas com doença grave requerem 10 dias de tratamento; cursos mais curtos (5 a 7 dias) podem ser adequados para crianças mais velhas com otite leve ou moderada. Pode ser necessária administração intramuscular de ceftriaxona para casos recorrentes de otite média aguda (OMA) pneumocócica presumida.

4. Meningite – Até a conclusão da confirmação bacteriológica e da suscetibilidade, os pacientes devem receber vancomicina (60 mg/kg/dia, IV dividida em quatro doses) e ceftriaxona (100 mg/kg/dia IV dividida em duas doses). Os pacientes com hipersensibilidade grave aos antibióticos β-lactâmicos (p. ex., penicilinas, cefalosporinas) podem ser tratados com uma combinação de vancomicina (ver dosagem anteriormente) e levofloxacino ou meropeném. Esses regimes fornecem cobertura Gram-negativa adicional até os resultados de suscetibilidade das culturas serem obtidos. Os corticosteroides (dexametasona, 0,6 mg/kg/dia, dividida em quatro doses por 4 dias) são recomendados por muitos especialistas como terapia adjuvante para meningite pneumocócica e deve ser considerada anterior ao início da antibioticoterapia. Uma punção lombar repetida em 24 a 48 horas deve ser considerada para garantir a esterilidade do LCS se pneumococos resistentes foram inicialmente isolados ou se o paciente não está demonstrando melhora esperada após uso de antibioticoterapia por 24 a 48 horas.

Se o germe for suscetível à penicilina, pode-se administrar penicilina cristalina (300.000 a 400.000 U/kg/dia IV dividida em quatro a seis doses por 10 a 14 dias). Alternativamente, o uso da ceftriaxona é uma terapia alternativa aceitável para germes sensíveis à penicilina e à cefalosporina. Consulte um especialista em doenças infecciosas ou o *Red Book* (AAP, 2021) para uma discussão completa sobre meningite pneumocócica e para opções terapêuticas para germes que não são suscetíveis a penicilina ou cefalosporinas.

▶ Prognóstico

Em crianças, devem ser alcançadas taxas de casos de mortalidade inferiores a 1%, exceto por meningite, onde taxas de 5% a 20% ainda prevalecem. A presença de um grande número de organismos sem uma resposta inflamatória do LCS importante ou uma meningite devido a uma cepa resistente à penicilina indica um pior prognóstico. Sequelas neurológicas graves, particularmente perda auditiva, são frequentemente seguidas de meningite pneumocócica.

Bradley JS et al: The management of community-acquired pneumonia in infants and children older than 3 months of age: clinical practice guidelines by the Pediatric Infectious Diseases Society and the Infectious Diseases Society of America. Clin Infect Dis 2011 Oct;53(7):617–630 [PMID: 21890766].

Lieberthal AS et al: Clinical practice guideline: The diagnosis and management of acute otitis media. Pediatrics March 2013;131(3):e964–e999. doi: https://doi.org/10.1542/peds.2012-3488.

Streptococcus pneumoniae (Pneumococcal) infections. In: Kimberlin DW, Brady MT, Jackson MA, Long SS (eds): *Red Book: 2021–2024 Report of the Committee on Infectious Diseases*. 32nd ed. Elk Grove Village, IL: American Academy of Pediatrics; 2021:717–727.

INFECÇÕES ESTAFILOCÓCICAS

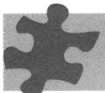

FUNDAMENTOS DO DIAGNÓSTICO E CARACTERÍSTICAS TÍPICAS

▶ Infecções purulentas de pele e de tecidos moles:
- Bolhas, furúnculos, celulite.
- Leucocitose (> 15.000/μL).

▶ Infecções musculoesqueléticas:
- Dor localizada e edema.
- Febre.
- RM anormal, possível hemocultura positiva.

▶ Infecções disseminadas ou graves:
- Febre, choque séptico, disfunção de órgãos, lesões disseminadas, hemoculturas positivas.
- Doença mediada por toxina causando síndrome de choque tóxico, fonte localizada de infecção.
- Pneumonia grave com cavitação, abscessos e empiema.
- Endocardite e infecções endovasculares, particularmente na presença de acessos venosos e corpos estranhos.

▶ Considerações gerais

As infecções estafilocócicas são comuns na infância e variam de infecções localizadas leves a infecções sistêmicas avassaladoras. As doenças causadas por estafilococos incluem, mas não se limitam a, furúnculos, carbúnculos, síndrome da pele escaldada, osteomielite, piomiosite, artrite séptica, pneumonia, bacteremia, endocardite, meningite e síndrome do choque tóxico (SCT). Os estafilococos são a principal causa de infecções na pele, tecidos moles, ósseas e articulares, e são causadores incomuns, mas importantes, de pneumonia bacteriana. Os estafilococos são colonizadores frequentes da nasofaringe e uma rota de entrada comum para o corpo é através de rupturas na pele.

O *S. aureus* é a espécie patogênica mais comum e a maioria das cepas de *S. aureus* produz coagulase. Os estafilococos que não produzem a enzima coagulase são denominados *estafilococos coagulase-negativos*. Estes últimos raramente causam doença, exceto em hospedeiros comprometidos, no recém-nascido, ou em pacientes com linhas venosas.

A maioria das cepas de *S. aureus* elabora a β-lactamase que confere resistência à penicilina. Isso pode ser superado na prática clínica pelo uso de uma cefalosporina ou uma penicilina resistente à penicilinase, como oxacilina, nafcilina, cloxacilina ou dicloxacilina. O *S. aureus* resistente à meticilina (MRSA, de *methicillin-resistant S. aureus*) é resistente *in vivo* a todas essas penicilinas e cefalosporinas resistentes à penicilinase. O MRSA aumentou dramaticamente em prevalência global tanto como um patógeno de origem hospitalar quanto comunitário. O MRSA adquirido na comunidade é comumente resistente a múltiplas drogas. O MRSA associado à comunidade é mais frequentemente suscetível à clindamicina e/ou SMX-TMP, mas as taxas de resistência a esses agentes variam amplamente geograficamente. Ocorrem cepas de MRSA com suscetibilidade intermediária à vancomicina, e já foram isoladas cepas resistentes à vancomicina.

O *S. aureus* produz uma variedade de exotoxinas que contribuem para manifestações específicas de doenças. A toxina esfoliativa é amplamente responsável por impetigo bolhoso e síndrome da pele escaldada. A enterotoxina causa intoxicação alimentar estafilocócica. A toxina da exoproteína mais comumente associada a SCT foi denominada TSCT-1 (toxina 1 da síndrome do choque tóxico). A leucocidina de Panton-Valentine (LPV) é uma exotoxina produzida por alguns germes isolados de *S. aureus* sensíveis à meticilina (MSSA, de *methicillin-sensitive S. aureus*) e de cepas de MRSA. As cepas de *S. aureus* produtoras de LPV são comumente adquiridas na comunidade e são comumente produtoras de bolhas e abscessos. No entanto, elas também foram associadas a celulite grave, osteomielite e mortes por pneumonia necrosante.

▶ Prevenção

Não há vacina disponível. Os pacientes com infecções de pele recorrentes por *S. aureus* devem praticar uma boa higiene da pele para tentar evitar recorrências. Banhos semanais com alvejante (1 colher de chá por galão ou ¼ de xícara por ½ banheira) ou clorexidina 4% podem diminuir a contaminação da pele. Os regimes de erradicação doméstica também podem incluir o tratamento do paciente e da família com antibióticos intranasais (p. ex., mupirocina) e lavagem de roupas e roupas de cama com água quente. Manter as unhas curtas, boa higiene da pele, não compartilhar toalhas ou outros itens pessoais e usar uma toalha limpa diariamente também podem ajudar a prevenir recorrências. A higiene da pele pré-operatória e a profilaxia antibiótica perioperatória são medidas importantes para prevenir infecções estafilocócicas do local cirúrgico.

Achados clínicos

A. Sinais e sintomas

1. Doenças estafilocócicas da pele – A infecção de pele com MRSA e MSSA causa pústulas, furúnculos, carbúnculos ou celulite. As lesões de pele podem ser vistas em qualquer lugar do corpo, mas são comumente vistas nas nádegas de bebês e crianças jovens. Os fatores que facilitam a transmissão de MRSA ou MSSA incluem aglomeração, pele comprometida (p. ex., eczema), participação em equipes esportivas de contato, assistência à creche, contato de pele nua com superfícies usadas por outras pessoas (tapetes de exercício, bancos de sauna) e compartilhamento de toalhas ou outros itens pessoais.

O *S. aureus* é frequentemente encontrado junto com estreptococos em impetigo. Se as cepas produzirem esfoliatina, as lesões localizadas tornam-se bolhosas (impetigo bolhoso).

A síndrome da pele escaldada é uma doença mediada por toxina causada por toxinas esfoliativas A e B produzidas por certas cepas de *S. aureus*. A infecção inicial pode começar em qualquer local, mas ocorre com mais frequência na nasofaringe, um local que é frequentemente colonizado por *S. aureus*. Um eritema de pele, geralmente começando ao redor do nariz e da boca, é acompanhado por febre e irritabilidade. A pele envolvida fica sensível ao toque. Um dia depois ou mais, a esfoliação começa, geralmente ao redor da boca. O interior da boca fica vermelho e uma erupção cutânea está presente ao redor dos lábios, geralmente em um padrão radial. Pode se seguir uma descamação generalizada e dolorosa envolvendo os membros e as nádegas, mas muitas vezes poupando os pés. Se a pele vermelha, mas sem descamação, é esfregada, as camadas epidérmicas superficiais se separam das mais profundas (sinal de Nikolsky). Geralmente, se não ocorre infecção secundária, há cura sem cicatrizes. No recém-nascido, a doença é denominada *doença de Ritter* e pode ser fulminante.

2. Osteomielite e artrite séptica – (Ver **Capítulo 26**) A doença invasiva por MRSA, incluindo osteomielite e artrite séptica, é cada vez mais comum.

3. Pneumonia estafilocócica – A pneumonia estafilocócica é frequentemente caracterizada por doença respiratória e sistêmica grave. Nos pulmões, o organismo é necrosante, produzindo destruição broncoalveolar. Frequentemente, são encontrado pneumatoceles, piopneumotórax e empiema. A progressão rápida da doença é característica. A pericardite purulenta ocorre por extensão direta em cerca de 10% dos casos, com ou sem empiema. As pneumonias por MSSA e MRSA são frequentemente encontradas no cenário de uma infecção por influenza, ou no contexto de uma infecção estafilocócica multifocal ou disseminada associada à infecção endovascular e bacteremia persistente.

A pneumonia estafilocócica também pode ocorrer em recém-nascidos. A infecção por estafilococos coagulase-negativos é mais comum, mas a infecção por *S. aureus* tem mais probabilidade de resultar em um curso fulminante. A maioria das infecções pulmonares estafilocócicas em recém-nascidos ocorrem em bebês suscetíveis com cateteres de longa permanência e tubos endotraqueais, e geralmente fazem parte de um processo infeccioso sistêmico.

4. Intoxicação alimentar estafilocócica – O envenenamento por alimentos contaminados com estafilococos é resultado da ingestão de enterotoxina pré-formada produzida por estafilococos que crescem em comidas armazenadas incorretamente ou mal cozidas. A doença é caracterizada por vômitos, prostração e diarreia que ocorrem de 2 a 6 horas depois da ingestão de alimentos contaminados.

5. Endocardite e infecção endovascular – Embora a presença de uma válvula cardíaca ou endocárdio danificado ou artificial em crianças com doenças cardíacas congênitas ou reumáticas predispõe à endocardite, o *S. aureus* também pode produzir infecção de válvulas cardíacas normais. Um fator de risco importante para endocardite estafilocócica pediátrica é a presença de corpos estranhos intravasculares, incluindo cateteres centrais de longa permanência. A infecção geralmente começa em um foco extracardíaco, geralmente a pele ou um local de inserção de cateter. O envolvimento do endocárdio deve ser considerado quando *S. aureus* crescer nas hemoculturas, principalmente quando as culturas são persistentemente positivas e/ou na presença de doenças cardíacas congênitas.

Os sintomas de apresentação na endocardite estafilocócica são febre, perda de peso, fraqueza, dor muscular ou dor esquelética difusa, baixa alimentação, palidez e descompensação cardíaca. Os sinais incluem esplenomegalia, cardiomegalia, petéquias, hematúria e um sopro novo ou em mudança. O curso da endocardite por *S. aureus* é rápido, embora ocorra doença subaguda ocasionalmente. A embolização séptica periférica e a insuficiência cardíaca incontrolável são comuns, mesmo quando antibioticoterapia ideal é administrada, e podem ser indicações para cirurgia intervencionista.

A tromboflebite séptica pode ocorrer no cenário de infecções primárias localizadas, como osteomielite. Os pacientes frequentemente progridem para choque séptico, insuficiência respiratória e disfunção de múltiplos órgãos devido à bacteremia persistente e focos embólicos disseminados. Os estudos de imagem para identificar tromboses infectadas devem ser considerados na presença de doenças graves e bacteremia persistente.

6. Síndrome de choque tóxico – A SCT ocorre mais comumente em mulheres menstruadas usando absorventes internos, mas a SCT associada à menstruação pode ocorrer sem o uso de absorvente interno e a SCT pode surgir de infecção estafilocócica focal. O local principal pode ser relativamente inócuo. A SCT é caracterizada por febre, eritrodermia esbranquiçada, diarreia, vômitos, mialgia, prostração, hipotensão e disfunção múltipla de órgãos. As características clínicas adicionais tradicionais incluem início súbito; derrame conjuntival; hiperemia da mucosa; descamação da pele na palmas das mãos, plantas dos pés, dedos das mãos e pés (durante a convalescença), CIVD em casos severos; anormalidades funcionais renais e hepáticas; e miólise. A taxa de mortalidade com tratamento precoce é agora menor do que 1%. Recorrências durante os períodos menstruais subsequentes não são incomuns e ocorrem em até 60% dos casos não tratados de mulheres que continuam usando absorventes internos.

7. Infecções estafilocócicas coagulase-negativas – Infecções por estafilococos coagulase-negativos localizadas e sistêmicas ocorrem principalmente em pacientes imunocomprometidos, recém-nascidos de alto risco (especialmente prematuros) e pacientes com corpos estranhos intravasculares. Os *Staphylococcus* coagulase-negativos são os patógenos nosocomiais mais comuns em recém-nascidos internados com baixo peso ao nascer nos Estados Unidos. Fatores de risco adicionais nestes pacientes incluem administração intravenosa de emulsões lipídicas e administração em cateteres venosos centrais. Os estafilococos coagulase-negativos são uma causa comum de bacteremia e sepse em pacientes com válvulas cardíacas artificiais, retalhos de pericardio ou dutos, *shunts* ventrículo-peritoneais ou cateteres venosos centrais, e muitas vezes é necessária remoção do material estranho e antibioticoterapia prolongada. Os estafilococos coagulase-negativos também são normais na flora da pele e são, portanto, uma causa comum de contaminação na hemocultura.

B. Achados laboratoriais

A leucocitose moderada (15.000 a 20.000/μL) com desvio para a esquerda é ocasionalmente encontrada, embora contagens normais sejam comuns, particularmente em lactentes, e possa ocorrer leucopenia (< 5.000/μL) em casos graves. Os marcadores de inflamação, incluindo proteína C-reativa, procalcitonina e taxa de sedimentação, estão frequentemente elevados, exceto em infecções leves localizadas. As hemoculturas são frequentemente positivas em doenças estafilocócicas e devem ser sempre obtidas quando há suspeita diagnóstica. Da mesma forma, o pus de locais de infecção deve sempre ser aspirado ou obtido cirurgicamente, examinado com coloração de Gram, e sua cultura deve ser obtida. Isso é particularmente importante quando o MRSA é um possível patógeno. Não há testes serológicos úteis para doença estafilocócica.

▶ Diagnóstico diferencial

A doença cutânea estafilocócica assume muitas formas; portanto, a lista de diagnósticos diferenciais é longa. O impetigo bolhoso deve ser diferenciado de queimaduras químicas ou térmicas, reações a medicamentos e, nos muito jovens, das várias doenças epidermolíticas congênitas, síndromes ou infecções por herpes simples. A síndrome da pele escaldada estafilocócica pode se assemelhar a escarlatina, doença de Kawasaki, síndrome de Stevens-Johnson, eritema multiforme, e outras reações medicamentosas. Uma biópsia de pele pode ser crítica para o estabelecimento do diagnóstico.

A pneumonia grave de progressão rápida com formação de abscessos, pneumatoceles e empiemas é típica de *S. aureus* e estreptococos do grupo A (EGA), mas ocasionalmente pode ser produzida por pneumococos, *K. pneumoniae* e *Haemophilus influenzae*.

A intoxicação alimentar estafilocócica geralmente ocorre em grupos associada a uma única fonte de alimento. É diferenciada de outras síndromes de gastrenterite de origem comum (*Salmonella*, *Clostridium perfringens* e *Vibrio parahaemolyticus*) pelo curto período de incubação (2 a 6 horas), a incidência de vômitos (em oposição à diarreia) e a ausência de febre. A intoxicação alimentar por *Bacillus cereus* pode resultar em uma doença com vômitos clinicamente indistinguível de *S. aureus*.

As infecções neonatais por *S. aureus* e estafilococos coagulase-negativos podem se assemelhar a infecções por estreptococos e uma variedade de organismos Gram-negativos. A colonização do trato respiratório e da região umbilical ocorre com muitos agentes patogênicos (EGB, *Escherichia coli* e *Klebsiella*), e ambas as infecções cutâneas e sistêmicas ocorrem com praticamente todos esses organismos.

A SCT deve ser diferenciada de febre maculosa das Montanhas Rochosas, leptospirose, doença de Kawasaki, síndrome da inflamação multissistêmica associada à doença do coronavírus de 2019 (COVID-19), reações a medicamentos, adenovírus e sarampo (ver **Tabela 40-2**).

▶ Tratamento

A. Considerações gerais

A incidência de germes MRSA adquiridos na comunidade varia geograficamente. Para uma cobertura empírica de potenciais infecções ameaçadoras com suspeita de *S. aureus* (em que suscetibilidades não são conhecidas), a terapia inicial deve incluir vancomicina em combinação com nafcilina ou oxacilina (além de antibioticoterapia apropriada para outros patógenos suspeitos). A antibioticoterapia pode então ser ajustada com base na identificação do organismo e resultados de sensibilidade.

Atualmente, a maioria das cepas de MRSA adquiridas na comunidade são suscetíveis a SMX-TMP, e muitas são suscetíveis à clindamicina. Um conhecimento do padrão local de suscetibilidade à MRSA é útil para orientar a terapia empírica. As infecções menos graves em pacientes não tóxicos podem ser inicialmente tratadas com SMX-TMP ou clindamicina, aguardando culturas e dados de sensibilidade, se a resistência da comunidade MRSA a esses agentes for baixa.

Para cepas MSSA, uma penicilina resistente a β-lactamase é a droga de escolha (oxacilina ou nafcilina) e é preferível em relação à vancomicina. Na doença sistêmica grave, na osteomielite, e no tratamento de grandes abscessos, é indicada terapia intravenosa inicialmente (cefazolina ou nafcilina, 100 a 150 mg/kg/dia em quatro doses divididas). Em doenças graves ou com risco de vida, a consulta com um médico de doenças infecciosas é recomendada.

Muitas cefalosporinas são ativas contra MSSA. A primeira geração de cefalosporinas (cefazolina, 100 a 150 mg/kg/dia, IV a cada 8 h, ou cefalexina, 50 a 100 mg/kg/dia, VO em quatro doses divididas) é preferida em relação a gerações subsequentes mais amplas.

Para infecções graves ou nosocomiais por *S. aureus*, é recomendada terapia com vancomicina (15 mg/kg/dose IV a cada 6 h) mais nafcilina ou cefazolina até que o perfil de sensibilidade esteja disponível. Novos antibióticos antiestafilocócicos com atividade contra MRSA incluem daptomicina, linezolida e ceftarolina; essas drogas podem ser usadas para infecções graves sob a orientação de especialistas de doenças infecciosas. Até o momento, existem poucos dados pediátricos para o uso de novos lipoglicopeptídeos de meia-vida longa (p. ex., oritavancina, dalbavancina). A rifampicina é usada ocasionalmente como adjuvante no tratamento de infecções estafilocócicas persistentes, particularmente na presença de material estranho, mas nunca deve ser usada como monoterapia.

1. Infecções de pele – O tratamento de infecções de pele e tecidos moles depende, em parte, da extensão da lesão, da imunocompetência do hospedeiro e da toxicidade do paciente. Pacientes afebris, com boa aparência e pequenos abscessos podem se beneficiar de incisão e drenagem (com ou sem adição de antimicrobianos). Infecções mais graves ou infecções em pacientes imunocomprometidos devem ser tratadas de forma mais agressiva. Podem ser necessários hospitalização e antibióticos intravenosos. Os testes de cultura e suscetibilidade ajudarão a orientar a terapia.

Para pacientes que não estão doentes o suficiente para necessitar de internação ou de terapia intravenosa, a seleção do melhor antimicrobiano empírico depende das taxas locais de MRSA e perfis de sensibilidade local. Não se pode mais depender de antibióticos β-lactâmicos, como penicilina e cefalosporinas, como agentes únicos para a maioria dos casos em comunidades com altas taxas de MRSA, mas eles podem ser considerados como tratamento inicial em infecções mais brandas, em que um bom acompanhamento pode ser assegurado. SMX-TMP ou clindamicina (dependendo da susceptibilidade local) podem ser usados para cobertura estafilocócica empírica. No entanto, o EGA pode ser resistente ao SMX-TMP, e nem todos os MSSA ou MRSA serão cobertos pela clindamicina. Muitos médicos usam empiricamente uma combinação de SMX-TMP e cefazolina/cefalexina para tratamento empírico da pele e tecidos moles processar infecções.

2. Osteomielite e artrite séptica – O tratamento deve ser iniciado por via intravenosa, com antibióticos selecionados para cobrir a maioria dos organismos prováveis (estafilococos na osteomielite hematogênica; meningococos, pneumococos, *Kingella kingae*, estafilococos em crianças < 3 anos com artrite séptica; estafilococos e gonococos em crianças mais velhas com artrite séptica). O conhecimento das taxas locais de MRSA ajudará a orientar a terapia empírica. Os níveis de antibioticoterapia devem ser mantidos elevados em todos os momentos.

Estudos clínicos apoiam o uso de tratamento intravenoso para osteomielite até febre e sinais e sintomas locais e marcadores inflamatórios estarem decaindo – geralmente pelo menos 3 a 5 dias – seguidos por terapia oral.

A nafcilina ou a cefazolina pode ser usada para terapia intravenosa das cepas de MSSA. A clindamicina é um agente alternativo se o organismo é suscetível e o paciente não tem infecção grave ou com risco de vida ou bacteremia em curso. Pode-se usar cefalexina 100 a 150 mg/kg/dia em quatro doses fracionadas quando o paciente está pronto para terapia oral; uma boa adesão à terapia oral é essencial.

A vancomicina pode ser usada inicialmente para osteomielite por MRSA, enquanto se aguarda o perfil de sensibilidade final. Os regimes de antibióticos para osteomielite por MRSA devem ser baseados no perfil de sensibilidade; os germes podem ser suscetíveis à clindamicina ou linezolida, mas os padrões de suscetibilidade variam geograficamente.

A proteína C-reativa (na primeira ou segunda semana após o início da terapia) e a velocidade de hemossedimentação (VHS) (geralmente medida semanalmente) são bons indicadores de resposta à terapia. A duração da terapia é tipicamente de 3 a 4 semanas para artrite séptica e de 4 a 6 semanas para osteomielite aguda. Frequentemente é necessária drenagem cirúrgica de osteomielite ou artrite séptica (ver **Capítulo 26**).

3. Pneumonia estafilocócica – Para pneumonia por MSSA, nafcilina ou cefazolina são as drogas de escolha usual. A vancomicina pode ser usada empiricamente até que os resultados das culturas os testes de sensibilidade sejam obtidos se houver altas taxas de MRSA na comunidade ou no hospital. Em pacientes mais doentes, podem ser usadas vancomicina mais nafcilina (além da cobertura de outros patógenos) até que se estabeleça o agente etiológico e as suscetibilidades. A linezolida tem sido relatada como tão eficaz quanto a vancomicina para o tratamento de pneumonia Gram-positiva resistente e infecções de tecidos moles.

Empiema e piopneumotórax requerem drenagem. A escolha de dreno torácico *versus* drenagem toracoscópica depende da prática institucional local. Se a pneumonia estafilocócica é tratada prontamente e o empiema é drenado, a resolução em crianças muitas vezes é completa.

4. Intoxicação alimentar estafilocócica – A terapia é de suporte e geralmente não é necessária, exceto em casos graves ou para lactentes com desidratação acentuada.

5. Endocardite estafilocócica – O tratamento de endocardite estafilocócica depende de o paciente ter ou não uma válvula protética ou material no coração e do perfil de sensibilidade do germe. Por favor, consulte as Diretrizes da AHA sobre Endocardite Infecciosa: Diagnóstico e Gestão, e consulte um médico de doenças infecciosas para este problema grave e por vezes complicado. O tratamento parenteral prolongado e em altas doses é indicado. A terapia dura em todos os casos por pelo menos 6 semanas.

Ocasionalmente, o tratamento médico falha. Os sinais de falha de tratamento são: (1) febre recorrente sem tratamento aparente outra causa (p. ex., tromboflebite, insuficiência respiratória ou infecção do trato urinário, febre por drogas), (2) hemoculturas persistentemente positivas, (3) insuficiência cardíaca congestiva intratável e progressiva e (4) embolização recorrente (séptica). Em tais situações, – particularmente (2), (3) e (4) – a avaliação para substituição da válvula torna-se necessária. Os antibióticos são contínuos por pelo menos mais 4 semanas após as hemoculturas serem comprovadamente negativas. Uma infecção persistente ou recorrente pode requerer um segundo procedimento cirúrgico.

6. Síndrome do choque tóxico – O tratamento consiste em vigorosa ressuscitação volêmica, mantendo a pressão de perfusão com agentes inotrópicos, drenagem imediata de um foco de infecção (ou remoção de tampões ou corpos estranhos) e antibióticos intravenosos.

Um antibiótico β-lactâmico (cefazolina ou nafcilina) é usado para terapia empírica. A vancomicina pode ser adicionada para casos graves porque pode ser desafiador diferenciar entre SCT e sepse estafilocócica. Muitos especialistas também adicionam clindamicina, que é um inibidor da síntese de proteínas que pode limitar a produção de toxinas. A clindamicina não deve ser usada empiricamente como agente único até que o perfil de sensibilidade seja conhecido. A imunoglobulina intravenosa tem sido usada como terapia adjuvante para doenças graves.

7. Infecções por *S. aureus* resistentes à vancomicina (VRSA) – Relatos de isolados de VRSA (de *vancomycin-resistant S. aureus*) são raros, mas provavelmente se tornarão mais frequentes. Esses germes às vezes são suscetíveis a clindamicina ou SMX-TMP. Se não, as opções terapêuticas incluem linezolida, ceftarolina ou daptomicina, assumindo que a cepa é suscetível a esses agentes. Recomenda-se consultar um especialista em doenças infecciosas.

8. Infecções estafilocócicas coagulase-negativas – Os estafilococos coagulase-negativos são frequentemente resistentes a penicilinas e cefalosporinas. Bacteremia e outras doenças graves causadas por infecções estafilocócicas coagulase-negativas são tratadas inicialmente com vancomicina até que os resultados de sensibilidade possam orientar terapia subsequente. Os estafilococos coagulase-negativos são raramente resistentes à vancomicina (ver **Capítulo 39** para dosagem). Muitos medicamentos usados para MRSA também são eficazes contra esses patógenos.

Baltimore RS: Infective endocarditis in childhood: 2015 update: a scientific statement from the American Heart Association. Circulation 2015 Oct 13;132(15):1487–1515. doi: 10.1161/CIR.0000000000000298 [PMID: 26373317].

DeRonde KJ et al: Management of pediatric acute hematogenous osteomyelitis, part II: a focus on methicillin-resistant *Staphylococcus aureus*, current and emerging therapies. Pharmacotherapy 2018 Oct;38(10):1021–1037. doi: 10.1002/phar.2164. Epub 2018 Sep 4 [PMID: 29989190].

INFECÇÕES MENINGOCÓCICAS

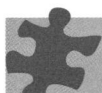

FUNDAMENTOS DO DIAGNÓSTICO E CARACTERÍSTICAS TÍPICAS

▶ Meningite:
- Febre, cefaleia, vômitos, convulsões, choque.
▶ Meningococcemia:
- Febre, choque grave, *rash* com petéquias ou púrpuras.
▶ Diagnóstico confirmado por cultura ou PCR.
▶ Alta taxa de infecção, importância da quimioprofilaxia.

▶ Considerações gerais

Os meningococos (*Neisseria meningitidis*) podem colonizar de modo assintomático e por meses no trato respiratório superior. Menos de 1% dos portadores desenvolvem doenças. Meningite e sepse são as duas formas mais comuns de doença, mas artrite séptica, pericardite, pneumonia, meningococcemia crônica, otite média, conjuntivite e vaginite também ocorrem. Casos meningocócicos nos Estados Unidos são raros; atualmente, ocorrem 300 a 400 casos anualmente. A maior taxa de meningite meningocócica é no primeiro ano de vida, com um pico secundário entre adolescentes e adultos jovens, incluindo surtos que ocorreram em dormitórios de universidades e quartéis militares.

Os meningococos são organismos Gram-negativos contendo endotoxina em suas paredes celulares que causam lesão vascular capilar e vazamento, bem como CIVD. Os meningococos são classificados sorologicamente em grupos: A, B, C, Y e W são os grupos mais comumente implicados na doença sistêmica. B, C e Y são os mais comuns nos Estados Unidos e, como resultado da vacinação generalizada contra os sorotipos ACWY, mais da metade dos casos nos Estados Unidos são causados pelo sorotipo B. Atualmente nos Estados Unidos, mais da metade dos casos em bebês, crianças, e adolescentes são causados pelo sorogrupo B, incluindo vários surtos em faculdades. O sorogrupo A causou epidemias frequentes na África subsaariana (apelidado de "cinto da meningite"), o que tem sido melhor controlado após a vacinação generalizada do sorotipo A. A *N. meningitidis* é geralmente suscetível à penicilina, mas relatórios recentes sobre cepas do sorotipo Y produtoras de β-lactamase mostram que o tratamento com uma cefalosporina de terceira geração deve ser usado até que a sensibilidade à penicilina seja demonstrada.

A deficiência de complemento, particularmente dos componentes da via tardia, aumenta a suscetibilidade à infecção meningocócica. Os pacientes com doença invasiva devem ser avaliados quanto a defeitos de complemento. A asplenia anatômica ou funcional, o tratamento com anticorpos anticomplemento monoclonais e a infecção pelo vírus da imunodeficiência humana (HIV, de *human immunodeficiency virus*) também estão associados a maior suscetibilidade.

▶ Prevenção

A. Quimioprofilaxia

Os contatos próximos correm risco aumentado de desenvolver infecção meningocócica e devem receber quimioprofilaxia dentro de 24 horas após a identificação do caso de origem. A taxa de ataque secundário entre os membros da família é cerca de 500 a 800 vezes a taxa de ataque na população em geral. Os contatos expostos devem ser notificados imediatamente. Se eles estiverem com febre, eles devem ser totalmente avaliados e tratados empiricamente. Os funcionários do hospital não correm risco aumentado, a menos que eles tenham tido contato com as secreções orais de um paciente.

Contatos de alto risco são definidos como:

- Todos os contatos domésticos (especialmente crianças < 2 anos).
- Pessoas com contato pré-escolar ou na creche com o paciente em qualquer momento nos 7 dias anteriores ao início da doença.

- Pessoas com exposição direta às secreções do paciente índice (compartilhando bebidas, canudos, cigarros, escovas de dentes, utensílios de comer, beijos) nos 7 dias anteriores ao início da doença.
- Pessoas que realizaram ressuscitação boca a boca ou realizaram intubação endotraqueal desprotegida do paciente índice durante os 7 dias anteriores ao início da doença.
- Pessoas que dormiram na mesma habitação que o paciente índice dentro de 7 dias após o início da doença.
- Passageiros que estavam sentados diretamente ao lado do paciente índice em um voo de mais de 8 horas de duração.

O agente mais usado para a quimioprofilaxia meningocócica é a rifampicina oral administrada duas vezes ao dia por 2 dias (600 mg para adultos; 15 a 20 mg/kg para crianças > 1 mês de idade [dosagem máx. 600 mg] e 5 mg/kg para bebês < 1 mês). Não se deve administrar rifampicina a mulheres grávidas. Em vez disso, a ceftriaxona intramuscular é o agente preferido: 125 mg em dose única se o paciente tem menos de 15 anos; 250 mg se o paciente tiver 15 anos ou mais. A penicilina e a maioria dos outros antibióticos (mesmo com administração parenteral) não são agentes quimioprofiláticos eficazes, porque não erradicam o estado de portador de meningococos no trato respiratório superior. O ciprofloxacino (20 mg/kg em dose única, máx. 500 mg) eficazmente erradica a colonização nasofaríngea em adultos e crianças, mas não é recomendado em mulheres grávidas ou em comunidades onde foram identificadas cepas de *N. meningitidis* resistentes à fluoroquinolona. Culturas de garganta para identificar portadores assintomáticos não são úteis.

B. Vacinas

Vários tipos de vacinas estão atualmente licenciados nos Estados Unidos para prevenção de doenças meningocócicas; vacinas conjugadas meningocócicas de 2 quadrivalentes que cobrem os sorogrupos A, C, Y e W estão disponíveis nos Estados Unidos. Duas vacinas do sorogrupo B são licenciadas para as idades de 10 a 25 anos. (Ver **Capítulo 10** para uma discussão sobre vacinas meningocócicas.)

▶ Achados clínicos

A. Sinais e sintomas

Muitas crianças com meningococcemia clínica também têm meningite e algumas têm outros focos de infecção. Todas as crianças com suspeita de meningococcemia devem realizar uma punção lombar.

1. Meningococcemia – Um pródromo de infecção respiratória superior é seguido por febre alta, cefaleia, náusea, toxicidade acentuada e hipotensão. São vistas púrpura, petéquias e ocasionalmente máculas ou pápulas rosa-brilhantes dolorosas sobre as extremidades e o tronco. A erupção cutânea geralmente progride rapidamente. Casos ocasionais não têm erupção cutânea. A meningococcemia fulminante é caracterizada por CIVD, hemorragias maciças na pele e em mucosas e choque. Essa síndrome também pode ser causada por *H. influenzae*, *S. pneumoniae* ou outras bactérias. A meningococcemia crônica é uma condição rara caracterizada por crises periódicas de febre, artralgia ou artrite e petéquias recorrentes. Geralmente, há esplenomegalia. Os pacientes podem estar assintomáticos entre os episódios. A meningococcemia crônica ocorre principalmente em adultos e imita a púrpura de Henoch-Schönlein.

2. Meningite – Em muitas crianças, a meningococcemia é seguida em poucas horas a vários dias por sinais e sintomas de meningite purulenta aguda, com dor de cabeça intensa, pescoço rígido, náusea, vômito e estupor. As crianças com meningite geralmente se saem melhor do que crianças com meningococcemia isolada, provavelmente porque sobreviveram à infecção por tempo suficiente para desenvolver sinais clínicos de meningite.

B. Achados laboratoriais

A contagem de leucócitos periféricos pode ser baixa ou elevada. Pode haver trombocitopenia com ou sem CIVD (ver **Capítulo 30**). Se lesões petequiais ou hemorrágicas estiverem presentes, eventualmente os meningococos podem ser vistos microscopicamente no fluido de tecido expresso a partir de uma lesão perfurada. O LCS é geralmente turvo e contém mais de 1.000 leucócitos/μL, com muitos neutrófilos polimorfonucleares e diplococos intracelulares Gram-negativos. Um ensaio total de complemento hemolítico pode revelar ausência de componentes tardios como uma causa subjacente; uma vez que a infecção aguda pode consumir proteínas de complemento, deve-se adiar o teste da deficiência de complemento para várias semanas após a recuperação. Ensaios de PCR com alta sensibilidade e especificidade estão disponíveis para detectar *N. meningitidis* no sangue e no LCS e podem ser úteis nos casos em que os antibióticos foram iniciados antes da obtenção das culturas.

▶ Diagnóstico diferencial

As lesões cutâneas de *H. influenzae* ou pneumococos, infecção por enterovírus, endocardite, leptospirose, febre maculosa das Montanhas Rochosas, outras doenças por *Rickettsia*, púrpura de Henoch-Schönlein e discrasias sanguíneas podem ser semelhantes à meningococcemia. Foi relatada sepse grave por *S. aureus* em alguns pacientes apresentando púrpura. Outras causas de sepse e meningite são distinguidas por pesquisa de Gram, PCR e culturas.

▶ Complicações

A meningite pode levar a danos permanentes no sistema nervoso central (SNC), com surdez, convulsões, paralisia ou prejuízo a função intelectual. O paciente pode desenvolver hidrocefalia e requerer derivação ventrículo-peritoneal. As coleções subdurais de fluido são comuns, mas geralmente se resolvem espontaneamente. Necrose extensa da pele, perda de dígitos ou extremidades, hemorragia intestinal e insuficiência adrenal tardia podem ser complicações na meningococcemia fulminante.

Tratamento

As hemoculturas devem ser obtidas para todas as crianças com febre e púrpura ou outros sinais de meningococcemia, e devem ser administrados antibióticos imediatamente como um procedimento de emergência.

As crianças com meningococcemia ou meningite meningocócica devem ser tratadas como se o choque fosse iminente mesmo que seus sinais vitais iniciais estejam estáveis. Se a hipotensão estiver presente, as medidas de suporte devem ser agressivas, porque o prognóstico é grave em tais situações. O tratamento é uma emergência e deve começar em um ambiente de terapia intensiva, mas não deve ser postergado enquanto se transporta o paciente. O choque pode piorar após terapia antimicrobiana devido à liberação de endotoxina. Para minimizar o risco de transmissão nosocomial, os pacientes devem ser colocados em isolamento respiratório nas primeiras 24 horas de tratamento com antibióticos.

A. Medidas específicas

Deve-se iniciar tratamento com antibióticos prontamente. Dado que outras bactérias, como *S. pneumoniae*, *S. aureus* ou outros organismos Gram-negativos, podem causar síndromes idênticas, a terapia inicial deve ser ampla. Vancomicina e cefotaxima ou ceftriaxona são a cobertura inicial preferida. Uma vez que a *N. meningitidis* tenha sido isolada, os medicamentos de escolha são penicilina G, cefotaxima ou ceftriaxona IV por 7 dias.

B. Medidas gerais

As hemoculturas devem ser coletadas antes do início da antibioticoterapia; no entanto, a antibioticoterapia não deve ser postergada para realizar punção lombar uma vez que o tratamento rápido pressagia melhores resultados devido à natureza agressiva desta infecção. Os cuidados de suporte incluem ressuscitação agressiva de fluidos e início de vasopressores rapidamente.

Prognóstico

Traços prognósticos desfavoráveis incluem choque, CIVD e lesões cutâneas extensas. A taxa de mortalidade na meningococcemia fulminante é superior a 30%. Na meningite meningocócica não complicada, a taxa de mortalidade é muito menor (10% a 20%). Uma infecção meningocócica invasiva pode ser a primeira indicação de uma imunodeficiência subjacente, particularmente defeitos na função final do complemento.

Centers for Disease Control and Prevention (CDC): Meningococcal Disease: Technical and Clinical Information. https://www.cdc.gov/meningococcal/clinical-info.html. Accessed June 8, 2021.

Meningococcal Infections. In: Kimberlin DW, Brady MT, Jackson MA, Long SS (eds): *Red Book: 2021–2024 Report of the Committee on Infectious Diseases*. 32nd ed. Elk Grove Village, IL: American Academy of Pediatrics; 2021:519–532.

INFECÇÕES GONOCÓCICAS

FUNDAMENTOS DO DIAGNÓSTICO E CARACTERÍSTICAS TÍPICAS

▶ Neonatal:
- Conjuntivite purulenta, edematosa, às vezes hemorrágica, com diplococos Gram-negativos intracelulares em recém-nascidos de 2 a 4 dias de vida.

▶ Infecção sexualmente transmitida:
- Corrimento uretral purulento com diplococos Gram-negativos intracelulares no esfregaço direto em pacientes masculinos (normalmente adolescentes) (ver **Capítulo 44**).
- Vulvite, vaginite, risco de infecção ascendente ao trato genital superior, doença inflamatória pélvica (DIP).

▶ Doença disseminada:
- Febre, artrite (frequentemente poliarticular) ou tenossinovite e erupção maculopapular periférica que pode ser vesiculopustular ou hemorrágica.

▶ Diagnóstico:
- Hemocultura, cultura de faringe ou de secreção genital positiva; testes de amplificação de ácido nucleico na urina ou na secreção genital.

Considerações gerais

A *Neisseria gonorrhoeae* é um diplococo Gram-negativo. A parede celular da *N. gonorrhoeae* contém endotoxina, que é liberada quando o organismo morre e estimula a produção de um exsudato celular. O período de incubação é curto, geralmente 2 a 5 dias.

Os casos relatados de gonorreia excederam 616.000 nos Estados Unidos em 2019 e continuaram a aumentar desde 2009, quando atingiram sua marca histórica mais baixa. A doença gonocócica em crianças pode ser transmitida sexualmente ou não. A infecção gonocócica pré-púbere fora do período neonatal deve ser considerada evidência presuntiva de contato sexual ou abuso infantil. Meninas pré-púberes geralmente manifestam vulvovaginites gonocócicas sem cervicite por causa do pH alcalino e neutro da vagina e da mucosa vaginal fina.

Em adolescentes ou adultos, a elaboração de todos os casos de gonorreia deve incluir uma consulta cuidadosa e precisa das práticas sexuais do paciente e devem ser coletadas culturas apropriadas, porque infecções faríngeas e/ou anorretais podem ser difíceis de erradicar. Devem ser feitos esforços para identificar e fornecer tratamento a todos os contatos sexuais. Os programas de tratamento rápido ao parceiro, em que as prescrições são fornecidas sem primeiro examinar o parceiro sexual, aumentam as taxas de sucesso do tratamento. As mulheres jovens correm risco de consequências graves à saúde, incluindo infertilidade devido à infecção por clamídia e gonococo.

Achados clínicos

A. Sinais e sintomas

1. Gonorreia assintomática – A proporção de infecções gonorreicas assintomáticas a sintomáticas em adolescentes e adultos é de aproximadamente 3-4:1 em mulheres e 0,5-1:1 em homens. As infecções assintomáticas são tão infecciosas quanto as sintomáticas.

2. Gonorreia genital não complicada
Sexo masculino com uretrite/epididimite: O corrimento uretral, muitas vezes abundante, às vezes é doloroso e sanguinolento e pode ser branco, amarelo ou esverdeado. Pode haver disúria associada. A epididimite pode apresentar edema escrotal agudo ou dor. O paciente geralmente é afebril.
Vaginite pré-puberdade no sexo feminino: Os únicos achados clínicos inicialmente podem ser disúria e neutrófilos polimorfonucleares na urina. Estes podem ser seguidos por vulvite caracterizada por eritema, edema e escoriação acompanhados por um corrimento purulento.
Cervicite pós-puberdade no sexo feminino: A doença sintomática é caracterizada por um corrimento vaginal purulento e com odor fétido, disúria e ocasionalmente dispareunia. Febre e dor abdominal estão ausentes. O colo do útero frequentemente está hiperemiado e dolorido ao toque.
Gonorreia retal: A gonorreia retal geralmente é assintomática. Pode haver corrimento purulento, edema e dor durante a evacuação.

3. Gonorreia faríngea – A infecção faríngea geralmente é assintomática. Pode haver dor de garganta e, raramente, amigdalite exsudativa aguda com linfadenopatia cervical bilateral e febre.

4. Conjuntivite neonatal (oftalmia neonatal) – O exsudato abundante e geralmente purulento é característico da conjuntivite gonocócica. Os recém-nascidos adquirem a infecção no período perinatal através da exposição ao colo do útero infectado; os casos podem ocorrer após parto vaginal e cesariana. Os bebês são sintomáticos (oftalmia neonatal) do 2º ao 4º dia de vida. As infecções gonocócicas perinatais podem ser complicadas por sepse, artrite e meningite. A conjuntivite pode também ocorrer nos adolescentes; a infecção normalmente é espalhada por dedos com secreções genitais infectadas.

5. Doença inflamatória pélvica (salpingite) – O intervalo entre o início da infecção genital e sua ascensão às tubas uterinas é variável e pode alterar de dias a meses. A menstruação frequentemente é o fator inicial. Com o início do período menstrual, os gonococos invadem o endométrio, causando endometrite transitória. Posteriormente, pode ocorrer salpingite, resultando em piossalpinge ou hidrossalpinge. Em casos raros, a infecção progride para peritonite ou peri-hepatite. A salpingite gonocócica ocorre na forma aguda, subaguda ou crônica. Todas as três formas têm em comum dor durante o movimento suave do colo do útero e sensibilidade dos órgãos anexos durante o exame pélvico.

Gonococos ou *Chlamydia trachomatis* são a causa de cerca de 50% dos casos de DIP. Uma infecção mista causada por bacilos entéricos, *Bacteroides fragilis* ou outros anaeróbios ocorrem nos outros 50%.

6. Peri-hepatite gonocócica (síndrome de Fitz-Hugh-Curtis) – Normalmente, o paciente apresenta dor no quadrante superior direito em associação com sinais de salpingite aguda ou subaguda. A dor pode ser pleurítica e referida para o ombro. O sinal de atrito hepático é um sinal valioso, mas inconstante.

7. Gonorreia disseminada – A disseminação é mais frequentemente decorrente de uma infecção genital assintomática do que de uma sintomática, frequentemente por faringite gonocócica ou por gonorreia anorretal. A forma mais comum de gonorreia disseminada é a tríade de poliartralgia, tenossinovite e dermatite (também referida como síndrome da artrite-dermatite), embora os pacientes possam não apresentar todos os três. A artrite séptica é menos comum, e a endocardite gonocócica e a meningite são raras.
Síndrome da artrite-dermatite: A doença geralmente começa com o início simultâneo de febre de baixo grau, poliartralgia e mal-estar. Depois de um dia ou mais, os sintomas articulares se tornam agudos. Edema, eritema e dor ocorrem frequentemente sobre os punhos, tornozelos e joelhos, mas também nos dedos, pés e outras articulações periféricas. A artralgia pode ser migratória. As lesões da pele podem ser observadas ao mesmo tempo. Lesões maculopapulares discretas, dolorosas e de 5 a 8 mm de diâmetro podem se tornar vesiculares, pustulares e depois hemorrágicas. Elas são poucas em número e observadas nos dedos, palmas, pés e outras superfícies distais. Em pacientes com esta forma de doença, as hemoculturas são frequentemente positivas, mas o fluido articular raramente produz organismos. As lesões da pele geralmente são positivas por esfregaço com coloração de Gram, mas raramente pela cultura. Devem ser realizadas culturas genitais, retais e faríngeas.
Artrite séptica: Nesta forma menos comum de gonorreia disseminada, a febre está muitas vezes ausente. A artrite evolui em uma ou mais articulações. A dermatite geralmente não ocorre. Os sintomas sistêmicos são mínimos. As hemoculturas são negativas, mas o líquido sinovial pode apresentar gonococos na pesquisa de Gram ou na cultura. Devem ser realizadas culturas genitais, retais e faríngeas.

B. Achados laboratoriais

A demonstração de diplococos Gram-negativos e em forma de rim em esfregaços de exsudato uretral em homens é evidência presuntiva de gonorreia. A cultura positiva confirma o diagnóstico. Os esfregaços negativos não descartam a gonorreia. Pesquisas de Gram de corrimento cervical ou vaginal em meninas são mais difíceis de interpretar por causa da flora Gram-negativa natural, mas podem ser úteis quando há uma equipe técnica com experiência. NAAT na urina ou em espécimes genitais habilitam a detecção de *N. gonorrhoeae* e *C. trachomatis*. Esses testes têm excelente sensibilidade e estão substituindo a cultura em muitos laboratórios. Todas as crianças ou adolescentes com suspeita ou com o diagnóstico estabelecido de gonorreia deve ter teste sorológico para sífilis e HIV.

Se forem obtidas culturas, o uso de um meio seletivo (p. ex., ágar Thayer-Martin) é necessário para suprimir a flora normal. Em casos de possível agressão sexual, deve-se notificar o laboratório de que é necessária uma especiação definitiva, porque *Neisseria* não-gonocócicas podem crescer no meio seletivo.

Diagnóstico diferencial

A uretrite no sexo masculino pode ser gonocócica ou não-gonocócica (UNG). A UNG é uma síndrome caracterizada por corrimento (raramente doloroso), disúria leve e um curso subagudo. O corrimento é geralmente escasso ou moderado e não purulento. A *C. trachomatis* é a causa mais comum de UNG. Foi demonstrado que a *C. trachomatis* causa epididimite em homens e salpingite em mulheres.

A vulvovaginite em uma menina pré-púbere pode ser devida à infecção causada por bactérias diversas, incluindo *Shigella*, EGA, *Candida* e herpes-vírus simples. O corrimento pode ser causado por *Trichomonas, Enterobius vermicularis* (oxiúro), candidíase ou corpos estranhos. O corrimento assintomático (leucorreia) normalmente acompanha níveis crescentes de estrogênio.

A cervicite em uma mulher pós-púbere, isolada ou em associação com uretrite e envolvimento de glândulas de Skene e Bartholin, pode ser devido à infecção causada por *C. trachomatis*, *Candida*, herpes-vírus simples, *Trichomonas* ou inflamação causada por corpos estranhos (geralmente alguma forma de dispositivo contraceptivo). A leucorreia pode estar associada a pílulas anticoncepcionais.

A salpingite pode ser devida à infecção por outros organismos. Os sintomas devem ser diferenciados dos da apendicite, infecção do trato urinário, gravidez ectópica, endometriose ou cistos ovarianos ou torção ovariana.

A gonorreia disseminada apresenta um diagnóstico diferencial que inclui meningococcemia, febre reumática aguda, púrpura de Henoch-Schönlein, artrite idiopática juvenil, lúpus eritematoso, leptospirose, sífilis secundária, certas infecções virais (particularmente rubéola, mas também enterovírus e parvovírus), doença sérica, hepatite do tipo B (na fase prodrômica), endocardite infecciosa e até leucemia aguda e outros tipos de câncer.

Prevenção

A prevenção da gonorreia é principalmente uma questão de educação ao paciente, uso de preservativos e identificação e tratamento de contatos. A equipe deve manter um limiar baixo para triagem de rotina para infecções sexualmente transmissíveis (ISTs), incluindo gonorreia, entre pacientes adolescentes na atenção primária.

A conjuntivite gonocócica em recém-nascidos é evitada pelo tratamento profilático universal com o colírio de eritromicina 0,5% após o parto.*

Tratamento

Os gonococos resistentes a antimicrobianos são um problema sério. As infecções por *N. gonorrhoeae* resistentes a tetraciclinas, penicilinas e fluoroquinolonas são comuns. Em alguns casos, os médicos terão opções muito limitadas para a terapia. Muitos laboratórios clínicos não realizam testes de sensibilidade antimicrobiana rotineiramente em *N. gonorrhoeae*, e muitas infecções são documentadas por métodos que não são culturas. A orientação de 2015 do Centers for Disease Control and Prevention (CDC, Centros de Controle e Prevenção de Doenças) recomendou uma combinação de ceftriaxona e azitromicina para infecções gonocócicas, mas preocupações com o aumento da resistência aos macrolídeos entre patógenos não-gonocócicos e evidências de que uma maior dose de monoterapia com ceftriaxona é necessária para infecções urogenitais, retais e faríngeas resultaram em uma mudança nas recomendações de tratamento para essas formas em 2020.

A. Infecções gonocócicas não-complicadas urogenitais, faríngeas ou retais

A ceftriaxona (500 mg IM dose única; 1 g para pacientes > 150 kg) é o tratamento recomendado. Se a ceftriaxona não puder ser usada, cefixima (800 mg VO em dose única) ou gentamicina 240 mg IM como dose única mais azitromicina 2 g VO em dose única. Para coinfecção com clamídia ou quando a clamídia não foi descartada, deve-se usar doxiciclina (100 mg VO duas vezes ao dia por 7 dias) além de ceftriaxona.

Um teste após tratamento não é recomendado para indivíduos assintomáticos que receberam um dos regimes recomendados para infecção urogenital ou retal gonocócica. No entanto, os pacientes tratados para infecção faríngea devem ser testados novamente 14 dias após a conclusão do tratamento. Em casos de pacientes com resposta incompleta ou recorrência rápida (3 a 5 dias) após o tratamento, deve-se obter cultura para determinar se há resistência antimicrobiana. Devido às altas taxas de reinfecção, é recomendado realizar novamente o teste após 3 meses para todos os pacientes tratados para infecção gonocócica.

B. Gonorreia disseminada

Os regimes recomendados incluem ceftriaxona (1 g IM ou IV uma vez ao dia) mais azitromicina (1 g VO em dose única). Os regimes alternativos incluem azitromicina (1 g VO em uma única dose) mais a cefotaxima (1 g IV a cada 8 h) ou ceftizoxima (1 g IV a cada 8 h). A terapia oral pode ser iniciada 24 a 48 horas após melhora com terapia parenteral. Os regimes recomendados incluem

---

*N. de T. No Brasil muitos serviços ainda utilizam o colírio de nitrato de prata, embora haja locais onde o colírio de iodopovidona também seja uma opção.

cefixima (800 mg uma vez ao dia), fechando 7 dias de terapia. Fluoroquinolonas não são recomendadas.

C. Doença inflamatória pélvica

São administradas doxiciclina (100 mg duas vezes ao dia VO ou IV) e cefoxitina (2 g IV a cada 6 h) ou cefotetana (2 g IV a cada 12 horas) até que o paciente melhore clinicamente; então, a doxiciclina é administrada por via oral para completar 14 dias de terapia. Também pode-se usar clindamicina (900 mg IV a cada 8 h) mais gentamicina (2 mg/kg dose de ataque IV ou IM, seguida por uma dose de manutenção de 1,5 mg/kg a cada 8 h) até o paciente melhorar clinicamente. Quando há abscesso tubo-ovariano, deve-se usar clindamicina (450 mg VO 4 vezes por dia) ou metronidazol (500 mg VO duas vezes ao dia), além de doxiciclina por pelo menos 14 dias, para fornecer melhor cobertura anaeróbica. Em mulheres com DIP leve a moderada, um regime oral mais intramuscular pode ser considerado – consulte as Diretrizes de Tratamento de ISTs do CDC de 2015 para mais detalhes.

D. Conjuntivite gonocócica neonatal

Bebês com oftalmia neonatal devida à gonorreia devem ser tratados com uma única dose de ceftriaxona (25 a 50 mg/kg IM, máx. 125 mg).

Gonococcal infections. In: Kimberlin DW, Brady MT, Jackson MA, Long SS (eds): *Red Book: 2021–2024 Report of the Committee on Infectious Diseases*. 32nd ed. Itasca, IL: American Academy of Pediatrics; 2021:338–344.

St. Cyr S et al: Update to CDC's Treatment Guidelines for Gonococcal Infection, 2020. MMWR Morb Mortal Wkly Rep 2020;69:1911–1916. doi: http://dx.doi.org/10.15585/mmwr.mm6950a6external icon.

Workowski KA, Berman GA; Centers for Disease Control and Prevention (CDC): Sexually transmitted diseases treatment guidelines, 2015. MMWR Recomm Rep 2015;64(RR-03):1–37 [PMID: 26042815].

BOTULISMO

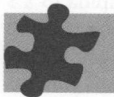

FUNDAMENTOS DO DIAGNÓSTICO E CARACTERÍSTICAS TÍPICAS

▶ Infantil:
- Hipotonia, alimentação prejudicada, constipação, choro fraco, reflexo de engasgo reduzido.
- Progressão para insuficiência respiratória.

▶ Botulismo transmitido por alimentos e feridas:
- Dificuldade em engolir e falar dentro de 12 a 36 horas após a ingestão de alimentos contaminados com a toxina.
- Feridas traumáticas contaminadas ou injeção de heroína de alcatrão preto.
- Diplopia; pupilas dilatadas e não reativas, visão embaçada.
- Paralisia descendente.
- Potencial de progressão para insuficiência respiratória.

▶ Diagnóstico por achados clínicos e identificação da toxina no sangue, fezes ou alimentos associados.

▶ Tratamento empírico antes dos testes confirmatórios para evitar atrasos.

▶ Considerações gerais

O botulismo é uma doença paralítica causada por *Clostridium botulinum*, um bacilo anaeróbio, Gram-positivo e formador de esporos normalmente encontrado no solo. O organismo produz uma neurotoxina extremamente potente que impede que as fibras colinérgicas liberem acetilcolina nas junções neuromusculares. Dos sete tipos de toxina (A-G), os tipos A, B e E causam a maioria das doenças humanas. A toxina, um polipeptídeo, é tão potente que 0,1 mg é letal para os seres humanos.

O botulismo transmitido por alimentos geralmente resulta da ingestão de comida contendo a toxina. A toxina pré-formada é absorvida pelo intestino e produz paralisia. Alimentos preparados em casa ou preservados são fontes comumente envolvidas nos casos nos Estados Unidos, mas surtos em fontes comerciais de alimentos também ocorrem. Praticamente qualquer alimento dá suporte ao crescimento de esporos de *C. botulinum* e a comida pode não aparentar contaminação ou apresentar sabor estragado. A toxina é sensível ao calor, mas os esporos são resistentes ao calor. O aquecimento inadequado durante o processamento (temperatura < 115 °C) permite a sobrevivência dos esporos que assim retomam posteriormente a produção de toxinas.

O botulismo infantil ocorre em bebês com menos de 12 meses. A toxina é produzida por esporos de *C. botulinum* ingeridos que germinam e produzem toxina no trato gastrintestinal.

Anualmente, 10 a 15 casos de botulismo em feridas são relatados. A maioria dos casos ocorre em usuários de drogas com infecção em locais de injeção intravenosa ou intramuscular.

▶ Achados clínicos

A. Sinais e sintomas

O período de incubação para o botulismo transmitido por alimentos pode variar de 2 horas a 12 dias. Os sintomas iniciais são letargia e dor de cabeça. Estes são seguidos por visão dupla, pupilas dilatadas, ptose e, dentro de algumas horas, dificuldade em deglutir e falar. As membranas mucosas geralmente estão muito ressecadas. A paralisia do descendente dos músculos esqueléticos pode ser vista. Desfechos de morte geralmente resultam de insuficiência respiratória.

Os pacientes de botulismo apresentam uma "tríade clássica": (1) ausência de febre; (2) paralisia simétrica, flácida e descendente com paralisia bulbar proeminente; e (3) sensório preservado. O reconhecimento desta tríade é importante para fazer o diagnóstico clínico. O botulismo é causado por uma toxina; assim, não há febre a menos que ocorra infecção secundária (p. ex., pneumonia aspirativa). As paralisias bulbares comuns vistas incluem disfonia, disfagia, disartria e diplopia (os quatro "Ds").

O botulismo infantil é visto em bebês com menos de 12 meses (pico de início, 2 a 8 meses). Os bebês com menos de 2 semanas raramente desenvolvem botulismo. Os sintomas iniciais são geralmente constipação e hipotonia progressiva, frequentemente grave. Os achados clínicos incluem perda de expressão facial, constipação, reflexo de sucção fraco e choro fraco, secreção oral espessa, déficits de nervo craniano, fraqueza generalizada. Dificuldades de alimentação são comuns. Apneia e insuficiência respiratória são os sintomas mais graves.

Achados laboratoriais

O diagnóstico é feito pela demonstração da toxina do *C. botulinum* em fezes, no aspirado gástrico, no vômito, ou no soro. Amostras de fezes e sorológicas podem ser enviadas para confirmação de toxinas (feita por bioensaio em camundongos de neutralização de toxinas no CDC e departamentos de saúde dos Estados Unidos). No botulismo infantil, ensaios séricos para a toxina do *C. botulinum* são geralmente negativos. Os testes levam tempo, e a terapia não deve ser postergada enquanto se aguarda os resultados dos testes. Os alimentos suspeitos de contaminação devem ser mantidos refrigerados e entregues a equipes da saúde pública para testagem. Os achados de laboratório, incluindo o exame de fatores estimuladores de colônias (CSF, de *colony-stimulating factors*), são geralmente normais. A eletromiografia sugere o diagnóstico se forem vistas as anormalidades características nos potenciais de ação breves, pequenos e abundantes (BSAPs, de *brief, small, abundant potentials*) na unidade motora. Uma eletromiografia não diagnóstica não exclui o diagnóstico.

Diagnóstico diferencial

A síndrome de Guillain-Barré é caracterizada por paralisia ascendente, déficits sensoriais e proteína elevada do LCS sem pleocitose.

Outras doenças que devem ser consideradas incluem poliomielite, mielite flácida aguda, polineurite pós-diftérica, certas intoxicações químicas, paralisia de carrapato e miastenia gravis. A história e a proteína elevada do LCS caracterizam a polineurite pós-diftérica. A paralisia por carrapato se manifesta como uma paralisia motora ascendente flácida. Um carrapato anexo deve ser procurado. A miastenia gravis geralmente ocorre em meninas adolescentes. É caracterizada por sintomas oculares e bulbares, pupilas normais, fraqueza flutuante, ausência de outros sinais neurológicos e resposta clínica aos inibidores da colinesterase.

Complicações

A dificuldade em engolir leva à pneumonia de aspiração. A paralisia respiratória grave pode ser fatal apesar da ventilação assistida e dos cuidados de suporte intensivos.

Tratamento

A. Medidas gerais

Os pacientes com suspeita de botulismo devem ser hospitalizados e monitorados de perto quanto a sinais de parada respiratória iminente e incapacidade de gerenciar secreções. A terapia geral e de suporte consiste em repouso na cama, suporte ventilatório (se necessário), soroterapia e nutrição enteral ou parenteral. Os aminoglicosídeos e a clindamicina podem exacerbar bloqueio neuromuscular e devem ser evitados.

B. Medidas específicas

O tratamento precoce do botulismo com antitoxina é benéfico. O tipo de tratamento antitoxina recomendado depende do tipo de botulismo. O tratamento deve começar assim que se suspeita do diagnóstico clínico (antes da confirmação microbiológica ou confirmação da toxina).

Recomenda-se procurar imediatamente o serviço de atendimento emergencial de 24 horas, sempre que houver suspeita de um caso de botulismo, para obter ajuda na tomada de decisões terapêuticas e obtenção de tratamento.

Para o tratamento de suspeita de botulismo infantil, a imunoglobulina humana botulínica intravenosa é aprovada pela FDA dos EUA. Ela contém anticorpos neutralizantes contra toxinas dos tipos A e B. Um estudo clínico randomizado controlado por placebo sobre o uso de imunoglobulina humana botulínica no botulismo infantil mostrou reduções substanciais na permanência hospitalar média, dias de ventilação mecânica e dias de tratamento intensivo no grupo ao qual ela foi administrada, e, portanto, custo-efetividade, apesar do alto custo de tratamento. Não é indicada para uso em nenhuma forma de botulismo (ferida, transmitido por alimentos) que não seja o botulismo infantil. Os agentes antimicrobianos não são recomendados para tratar o botulismo infantil, exceto quando ocorrem complicações bacterianas (ou seja, pneumonia, infecção de cateter, etc.).

Para outros tipos de botulismo (botulismo não-infantil), os pacientes devem ser tratados com antitoxina botulínica heptavalente (HBAT, de *heptavalent botulinum antitoxin*), licenciada pela FDA em 2013 para o tratamento de botulismo adulto e pediátrico. A HBAT é uma antitoxina derivada de equinos que contém anticorpos para todos os sete tipos de toxina botulínica (A-G). O protocolo de tratamento (disponível pelo CDC) inclui instruções detalhadas para administração intravenosa de antitoxina. Para o botulismo secundário a feridas, pode-se considerar administrar penicilina ou metronidazol, uma vez que a HBAT tenha sido aplicada. Recomenda-se o desbridamento cirúrgico do tecido envolvido.

Prevenção

O botulismo infantil é adquirido pela ingestão de esporos de botulismo que então esporulam em micro nos organismos de *C. botulinum* que formam a toxina botulínica. O mel pode conter esporos de botulismo, por isso não se recomenda que o mel seja consumido por bebês menores de 12 meses, embora uma relação causal definitiva não tenha sido comprovada.

O botulismo transmitido por alimentos é adquirido ao ingerir a toxina de botulismo em alimentos. Nos Estados Unidos, o botulismo transmitido por alimentos é mais comumente visto com a ingestão de alimentos armazenados em latas de forma caseira. Pessoas que comem alimentos enlatados caseiros deveriam considerar fervê-los por pelo menos 10 minutos ou aquecê-los até 27 °C por 30 minutos (isso pode destruir a potencial toxina). As práticas seguras de manuseio de comida incluem manter os alimentos refrigerados (< 7 °C) ou quentes (> 85 °C) descartando qualquer frasco rachado ou lata abaulada/amassada.

▶ Prognóstico

A taxa de mortalidade diminuiu substancialmente nos últimos anos e atualmente é de cerca de 3% a 5%. A perspectiva de recuperação total é boa, mas pode levar semanas a meses, dependendo da gravidade da doença inicial.

Botulism and infant botulism. In: Kimberlin DW, Brady MT, Jackson MA, Long SS, (eds): *Red Book: 2021–2024 Report of the Committee on Infectious Diseases*. 32nd ed. Itasca, IL: American Academy of Pediatrics; 2021;266–269.

Centers for Disease Control and Prevention (CDC): Botulism. https://www.cdc.gov/botulism. Accessed June 8, 2021.

Chatham-Stephens K et al: Clinical features of foodborne and wound botulism: a systematic review of the literature, 1932–2015. Clin Infect Dis 2017 Dec 27;66(Suppl_1):S11–S16 [PMID: 29293923].

Infant Botulism Diagnosis and Treatment Program. California Department of Public Health. Available at: www.https://www .infantbotulism.org. Accessed June 8, 2021.

TÉTANO

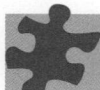

FUNDAMENTOS DO DIAGNÓSTICO E CARACTERÍSTICAS TÍPICAS

- ▶ Paciente não imunizado ou parcialmente imunizado.
- ▶ História de ferida de pele.
- ▶ Espasmos musculares de mandíbula (trismo).
- ▶ Rigidez de pescoço, costas e músculos abdominais, com hiperirritabilidade e hiperreflexia.
- ▶ Contrações musculares generalizadas e episódicas.
- ▶ O diagnóstico é baseado em achados clínicos e na história de imunização prévia.

▶ Considerações gerais

O tétano é causado pelo *Clostridium tetani*, um bacilo anaeróbio, Gram-positivo, que produz uma neurotoxina potente. Em indivíduos não imunizados ou não completamente imunizados, a infecção ocorre após contaminação de uma ferida em um solo contaminado por esporos de *Clostridium* advindos do estrume animal. A toxina chega ao SNC pelo transporte axonal retrógrado, é ligada aos gangliosídeos cerebrais, e aumenta a excitabilidade reflexa nos neurônios da coluna espinal, bloqueando a função das sinapses inibitórias. Isso resulta em intenso espasmo muscular. Dois terços dos casos nos EUA são decorrentes de pequenas lesões perfurocortantes nas mãos e nos pés. Em muitos casos, não é possível obter uma história de feridas. O uso de drogas IV e diabetes podem ser fatores de risco (em indivíduos que não são vacinados contra o tétano). No recém-nascido, normalmente em países subdesenvolvidos, a infecção generalizada resulta da contaminação do cordão umbilical. O período de incubação tipicamente é 3 a 21 dias, mas no tétano neonatal o período é tipicamente mais curto, variando de 4 a 14 dias. Nos EUA, os casos em crianças pequenas são devidos à imunização inadequada.

▶ Prevenção

A. Toxoide tetânico

A imunização ativa com toxoide tetânico previne o tétano. A imunização é quase sempre alcançada depois da terceira dose da vacina. A imunoglobulina antitetânica (TIG, de *tetanus immunoglobulin*) é um agente adicional usado na prevenção do tétano em pessoas que receberam menos de três doses do toxoide tetânico ou em pacientes imunocomprometidos que não produzem anticorpos suficientes (p. ex., na infecção por HIV; ver **Capítulo 10**). Um reforço de toxoide tetânico no momento da lesão é necessário se nenhuma dose foi realizada nos últimos 10 anos – ou nos últimos 5 anos para lesões muito contaminadas. Quase todos os casos de tétano (99%) nos Estados Unidos são em pessoas não imunizadas ou não completamente imunizadas. Muitos adolescentes e adultos não possuem anticorpos protetores.

B. Cuidados de lesão e profilaxia para lesões propensas a tétano

As lesões contaminadas com solo, detritos, fezes ou saliva são de maior risco para tétano. Lesões perfurocortantes, lesões por esmagamento, avulsões, lesões de queimadura de frio ou calor, ou outras lesões que contenham tecido desvitalizado são também de maior risco de infecção por *C. tetani*. Todas as lesões devem ser adequadamente limpas, os materiais estranhos removidos e as lesões desbridadas se houver tecido necrótico ou desvitalizado ou matéria estranha residual. A decisão do uso do toxoide de tétano – contendo vacina, TIG humana, ou ambos, depende do tipo de lesão e do *status* de imunização para tétano do paciente (ver **Capítulo 10; Tabela 10-5**). A TIG deve ser usada em crianças com menos de três imunizações do toxoide tetânico (DTP, DTPa, DT, Td, Tdap) que têm lesões propensas a tétano ou são imunocomprometidas, incluindo aquelas com HIV, com lesões propensas a tétano, independentemente do seu histórico vacinal. Quando a TIG é indicada para profilaxia da lesão, 250 unidades são administradas intramuscularmente independentemente da idade. Se a imunização para tétano está incompleta, uma vacina com dose apropriada para idade deve ser administrada. Quando ambos são indicados, o toxoide tetânico e a TIG devem ser administrados ao mesmo tempo em diferentes locais usando diferentes seringas (ver **Capítulo 10**).

Achados clínicos

A. Sinais e sintomas

O primeiro sintoma normalmente é dor leve no local da ferida, seguida por hipertonia e espasmos de músculos regionais. Caracteristicamente, a dificuldade em abrir a boca (trismo) é evidente dentro de 48 horas. Em recém-nascidos, os primeiros sinais são irritabilidade e a incapacidade de mamar. A criança pode desenvolver então rigidez da mandíbula e do pescoço, aumentando a disfagia e a hiperreflexia generalizada com rigidez e espasmos de todos os músculos do abdômen e do dorso (opistótono). A distorção facial lembra uma careta *(risus sardonicus)*. Podem ocorrer dificuldade em engolir e convulsões geradas por estímulos mínimos, como som, luz ou movimento. Espasmos individuais podem durar segundos ou minutos. Os espasmos recorrentes são vistos diversas vezes a cada hora ou podem ser quase contínuos. Na maioria dos casos, a temperatura é normal ou apenas levemente elevada. Uma temperatura alta ou subnormal é indicativa de um prognóstico pior. Os pacientes estão totalmente conscientes e lúcidos. Entre o segundo e o quarto dia, pode ocorrer um distúrbio circulatório importante associado à hiperatividade simpática (aumento de pressão arterial, taquicardia, arritmia), o que pode contribuir para a taxa de mortalidade.

B. Achados laboratoriais

O diagnóstico é baseado em achados clínicos. Pode haver uma leve leucocitose polimorfonuclear. O LCS é normal exceto por uma leve elevação da pressão de abertura. As enzimas musculares séricas podem estar elevadas. A cultura anaeróbia e o exame microscópico do pus da ferida podem ser úteis, mas o *C. tetani* é difícil de cultivar.

Diagnóstico diferencial

A poliomielite é caracterizada por paralisia flácida assimétrica em uma criança não completamente imunizada. A história de mordida de animal e a ausência de trismo podem sugerir raiva. Infecções locais de garganta e mandíbula podem ser facilmente reconhecidas. Meningite bacteriana, reações a fenotiazínicos, postura de descerebração, abstinência de narcóticos, espondilite, e tétano hipocalcêmico podem ser confundidos com tétano.

Complicações

As complicações incluem sepse, desnutrição, pneumonia, atelectasia, espasmos, úlceras de decúbito, e fraturas da coluna devido a contrações intensas. Podem ser prevenidas em parte pelos cuidados especializados de suporte.

Tratamento de tétano

A. Medidas específicas

A TIG humana em uma dose única de 3.000 a 6.000 unidades IM é administrada a crianças e adultos. Alguns especialistas sugerem que uma dose de 500 unidades seja igualmente eficaz. A infiltração de parte da dose de TIG em torno da ferida é recomendada. Se a TIG for indicada, mas não estiver disponível, pode-se infundir imunoglobulina intravenosa em uma dose de 200 a 400 mg/kg por várias horas (embora não seja licenciada para esta indicação; ver informações da embalagem para obter instruções de infusão). Em países onde a TIG ou imunoglobulinas não estão disponíveis, a antitoxina tetânica equina pode estar disponível. O desbridamento cirúrgico das feridas é indicado, mas não é necessária uma cirurgia mais extensa ou uma amputação para eliminar o local da infecção. Os antibióticos são administrados na tentativa de diminuir a carga bacteriana e a subsequente produção de toxinas: metronidazol VO ou IV (30 mg/kg/dia em quatro doses divididas; máximo 4 g/dia) por 7 a 10 dias é o agente preferido. A penicilina G parenteral (100.000 U/kg/dia em quatro a seis doses divididas; máximo de 12 milhões U/dia) é um regime alternativo. Um toxoide tetânico que contenha vacina e seja apropriado para a idade deve ser administrado em um membro diferente do local de administração da TIG.

B. Medidas gerais

O tratamento do tétano é geralmente melhor realizado em uma unidade de terapia intensiva. O paciente é mantido em uma sala silenciosa com estimulação mínima. O controle de espasmos e a prevenção de episódios hipóxicos são cruciais. Benzodiazepínicos podem ser usados para ajudar a controlar espasmos e fornecer alguma sedação. Em casos graves, são necessárias ventilação mecânica e paralisia muscular. A alimentação nasogástrica ou intravenosa deve ser usada para limitar a estimulação das alimentações e prevenir aspiração.

Prognóstico

A taxa de fatalidade em recém-nascidos, usuários de drogas injetáveis e pacientes com diabetes é alta. A taxa geral de mortalidade nos Estados Unidos é de 6%. A taxa de fatalidade depende da qualidade dos cuidados de suporte, da idade do paciente e do histórico de vacinação do paciente. Muitas mortes são devidas à pneumonia ou à parada respiratória. Se o paciente sobreviver por uma semana, a recuperação é provável. A recuperação completa pode levar meses.

Centers for Disease Control and Prevention (CDC): Clinical Information. http://www.cdc.gov/tetanus/clinicians.html. Accessed June 15, 2021.
Centers for Disease Control and Prevention (CDC): Tetanus. http://www.cdc.gov/vaccines/pubs/pinkbook/tetanus.html. Accessed June 15, 2021.

GANGRENA GASOSA

FUNDAMENTOS DO DIAGNÓSTICO E CARACTERÍSTICAS TÍPICAS

- ▶ Contaminação de uma ferida com solo ou fezes.
- ▶ Edema maciço, descoloração da pele, formação de bolhas e dor em uma área de trauma.
- ▶ Exsudato serosanguinolento oriundo da ferida.
- ▶ Crepitação do tecido subcutâneo.
- ▶ Progressão rápida de sinais e sintomas.
- ▶ Crescimento de *Clostridium* em cultura ou visto em esfregaço.

▶ Considerações gerais

A gangrena gasosa (mionecrose clostridial) é uma infecção necrosante que ocorre após trauma ou cirurgia e é causada por vários bacilos anaeróbicos, Gram-positivos e formadores de esporos do gênero *Clostridium*. Ocasionalmente a fonte é o trato gastrintestinal e músculos são afetados por disseminação hematogênica. Os esporos são encontrados no solo, nas fezes e em secreções vaginais. No tecido desvitalizado, os esporos germinam em bacilos vegetativos que proliferam e produzem toxinas, causando trombose, hemólise e necrose tecidual. O *C. perfringens*, espécie que causa aproximadamente 80% dos casos de gangrena gasosa, produz pelo menos oito toxinas. As áreas envolvidas com mais frequência são as extremidades, o abdômen e o útero. O *Clostridium septicum* pode também causar mionecrose e causa septicemia em pacientes com neutropenia. As infecções não clostridiais com formação gasosa podem imitar infecções fechadas e são mais comuns. A neutropenia é um fator de risco para essa infecção grave.

▶ Prevenção

A gangrena gasosa pode ser evitada pela limpeza adequada e pelo desbridamento de todas as feridas. É essencial que corpos estranhos e tecido morto sejam removidos. Uma ferida limpa não fornece um ambiente anaeróbico adequado para o crescimento das espécies clostridiais.

▶ Achados clínicos

A. Sinais e sintomas

O início da gangrena gasosa geralmente é repentino, muitas vezes 1 dia depois do trauma ou da cirurgia, mas pode demorar até 20 dias. A dor é intensa e pode parecer desproporcional em relação ao grau do trauma. Pode haver edema e a pele ao redor da ferida pode ficar descolorida (pálida, vermelha ou roxa), com bolhas hemorrágicas, exsudato serosanguinolento, e pode ser observada crepitação em tecidos subcutâneos. A ausência de febre ou crepitação não descarta o diagnóstico. A doença sistêmica aparece cedo e progride rapidamente para hemólise intravascular, icterícia, choque, delírio tóxico e insuficiência renal.

B. Achados laboratoriais

O isolamento do organismo requer culturas anaeróbicas. O exsudato da ferida, tecidos moles, músculo e sangue podem ser cultivados. Esfregaços com coloração de Gram podem demonstrar muitos bastões Gram-positivos e poucas células inflamatórias. Dois dispositivos aprovados pela FDA que usam ionização e dessorção a *laser* assistida por matriz – *time of flight* (MALDI-TOF, de *matrix-assisted laser desorption/ionization–time of flight*) têm uma indicação aprovada para identificar *C. perfrigens*.

C. Exames de imagem

As radiografias podem demonstrar gás nos tecidos, mas este é um achado tardio e também é visto em infecções com outros organismos formadores de gás ou pode ser devido ao ar introduzido nos tecidos durante o trauma ou cirurgia.

D. Achados operacionais

A visualização direta do músculo na cirurgia pode ser necessária para diagnosticar a gangrena gasosa. Inicialmente, o músculo é pálido e edematoso e não se contrai normalmente; mais tarde, o músculo pode ser francamente gangrenoso.

▶ Diagnóstico diferencial

Deve-se distinguir entre gangrena e celulite causadas por outros organismos e celulite clostridial (não mionecrose). A fasciite necrosante pode se assemelhar à gangrena gasosa.

▶ Tratamento

A. Medidas específicas

Deve-se administrar penicilina G (250.000 a 400.000 U/kg/dia IV dividida em seis doses). Clindamicina, metronidazol, meropeném, ertapeném e cloranfenicol são alternativas para pacientes alérgicos à penicilina. Alguns especialistas recomendam uma combinação de penicilina e clindamicina; a clindamicina é capaz de inibir a produção de toxinas.

B. Medidas cirúrgicas

A cirurgia deve ser rápida e extensa, com remoção de todo o tecido necrótico. Podem ocorrer síndromes de compartimento mesmo que existam poucos achados cutâneos. É prudente conferir as pressões do compartimento em pacientes com dor intensa e quaisquer sinais de síndrome do compartimento.

C. Oxigênio hiperbárico

A oxigenoterapia hiperbárica é controversa, mas bons resultados foram relatados em estudos não randomizados usando oxigênio hiperbárico em combinação com cirurgia e antibióticos.

Prognóstico

A mionecrose clostridial é fatal se não for tratada. Com diagnóstico precoce, antibióticos e cirurgia, a taxa de mortalidade é de 20% a 60%. Envolvimento da parede abdominal, leucopenia, hemólise intravascular, insuficiência renal e choque são sinais prognósticos ameaçadores.

> Stevens DL et al: Practice guidelines for the diagnosis and management of skin and soft tissue infections: 2014 update by the Infectious Diseases Society of America. Clin Infect Dis 2014;59:e10 [PMID: 24973422].

DIFTERIA

FUNDAMENTOS DO DIAGNÓSTICO E CARACTERÍSTICAS TÍPICAS

- Pseudomembrana cinza e aderente, na maioria das vezes na faringe, mas também na nasofaringe ou traqueia.
- Dor de garganta, corrimento nasal serosanguinolento, rouquidão e febre em uma criança não imunizada.
- Neurite periférica ou miocardite.
- Cultura positiva.
- O tratamento não deve ser postergado enquanto os resultados das culturas estiverem pendentes.

Considerações gerais

A difteria é uma infecção aguda do trato respiratório superior ou da pele causada pela toxina produzida pelo *Corynebacterium diphtheriae*. A difteria nos Estados Unidos é rara; entre 2010 e 2019, foram relatados três casos de difteria respiratória. No entanto, um número significativo de idosos, adultos e crianças não imunizadas são suscetíveis à infecção. A difteria ainda ocorre em epidemias em países onde a imunização não é universal. Pessoas não imunizadas viajando para essas áreas podem adquirir a doença.

O *Corynebacterium* é um bacilo Gram-positivo em forma de raquete, com uma aparência em aglomerados na coloração de Gram. A capacidade de produzir exotoxina é conferida por um bacteriófago lisogênico e não está presente em todas as cepas do *C. diphtheriae*. Em comunidades imunizadas, a infecção provavelmente ocorre mais através da propagação de bacteriófagos entre os portadores de *C. diphtheriae* suscetíveis do que através da própria disseminação de bactérias contendo bacteriófagos. A toxina da difteria mata células suscetíveis por inibição irreversível da síntese de proteínas.

A toxina é absorvida pelas membranas mucosas e causa a destruição do epitélio e uma resposta inflamatória superficial. O epitélio necrótico fica incorporado na fibrina exsudada com leucócitos e hemácias, formando uma pseudomembrana acinzentada sobre as amígdalas, faringe ou laringe. Qualquer tentativa de remover a membrana expõe e rasga os capilares, resultando em sangramento. Os bacilos da difteria dentro da membrana continuam a produzir a toxina, que é absorvida e pode resultar em lesão tóxica ao músculo cardíaco, fígado, rins e suprarrenais, às vezes acompanhada por hemorragia. A toxina também produz neurite, resultando em paralisia do palato mole, músculos oculares ou extremidades. A morte pode resultar de obstrução respiratória ou toxemia e colapso circulatório. O paciente pode sucumbir após um tempo um pouco mais longo como resultado de dano cardíaco. O período de incubação é de 2 a 5 dias.

Achados clínicos

A. Sinais e sintomas

1. Difteria faríngea – As manifestações precoces de uma faringite diftérica são leve dor de garganta, febre moderada e mal-estar, seguidos rapidamente por prostração e colapso circulatório. O pulso é mais rápido do que a febre parece justificar. Uma membrana faríngea se forma e pode se espalhar sobre a nasofaringe ou a traqueia, produzindo obstrução respiratória. A membrana é tenaz e cinza, e é cercada por uma zona estreita de eritema e uma zona de edema mais ampla. Os linfonodos cervicais ficam inchados, o que está associado a edema duro do pescoço (chamado pescoço de boi). A difteria laríngea apresenta estridor, que pode progredir para a obstrução das vias aéreas.

2. Outras formas – Casos de difteria cutânea, vaginal e por ferida representam até um terço dos casos e são caracterizados por lesões ulcerativas com formação de membrana.

B. Achados laboratoriais

O diagnóstico requer cultura de *C. diphtheriae* obtida do nariz, da garganta ou das lesões da pele, se presentes. Um meio de cultura especializado é necessário, portanto a equipe do laboratório deve ser notificada se há suspeita de difteria. Um teste de toxigenicidade deve ser executado para diferenciar as cepas toxigênicas de não toxigênicas de *C. diphtheriae*. Novos métodos não baseados em cultura, como PCR ou espectroscopia de massa MALDI-TOF, podem ser úteis, dado que as culturas podem ser negativas em indivíduos que receberam antibióticos. A contagem de leucócitos geralmente é normal, mas a anemia hemolítica e a trombocitopenia são frequentes.

Diagnóstico diferencial

A difteria faríngea se assemelha à faringite secundária, a estreptococos do grupo β-hemolítico, vírus Epstein-Barr, ou outros patógenos respiratórios virais. Um corpo estranho nasal ou uma sinusite purulenta pode imitar difteria nasal. Outras causas de obstrução laríngea incluem epiglotite e crupe viral. Síndrome de Guillain-Barré, poliomielite ou envenenamento agudo podem imitar a neuropatia da difteria.

▶ Complicações

A. Miocardite

A miocardite diftérica é caracterizada por um pulso rápido e filiforme; sons cardíacos indistintos, alterações de segmento ST-onda T, anormalidades de condução, disritmias ou insuficiência cardíaca; hepatomegalia; e retenção de fluidos. A disfunção miocárdica pode ocorrer de 2 a 40 dias após o início da faringite.

B. Polineurite

A neurite dos nervos palatais e faríngeos ocorre durante a primeira ou a segunda semana. São vistas fala anasalada e regurgitação da comida através do nariz. Diplopia e estrabismo ocorrem durante ou após a terceira semana. A neurite também pode envolver nervos periféricos que comandam os músculos intercostais, diafragma e outros grupos musculares. A paresia generalizada geralmente ocorre após a quarta semana.

C. Broncopneumonia

A pneumonia secundária é comum em casos fatais.

▶ Prevenção

A. Imunização

A imunização com toxoides da difteria combinada com toxoides do tétano e da pertússis acelular (DTPa) deve ser usada rotineiramente para bebês e crianças (ver **Capítulo 10**).

B. Cuidados com os expostos suscetíveis

As crianças expostas à difteria devem ser examinadas e culturas do nariz e da garganta devem ser coletados. Os indivíduos assintomáticos imunizados que não receberam um reforço de toxoide da difteria dentro de 5 anos e indivíduos inadequadamente imunizados devem todos receber uma vacina com toxoide diftérico. Independentemente do *status* de imunização, os contatos próximos devem receber eritromicina VO (40 a 50 mg/kg/dia dividido em quatro doses) por 7 a 10 dias ou uma única dose de penicilina benzatina G IM (600.000 U para crianças < 30 kg, e 1,2 milhão U para crianças ≥ 30 kg e adultos) e devem observados de perto.

▶ Tratamento

A. Medidas específicas

1. Antitoxina – A difteria suspeita deve ser relatada prontamente para os Centros de Emergência dos CDC para que a antitoxina da difteria possa ser obtida. A antitoxina da difteria não está mais disponível comercialmente. Para ser eficaz, a antitoxina da difteria deve ser administrada dentro de 48 horas (ver **Capítulo 9**).

2. Antibióticos – Os regimes aceitáveis incluem eritromicina (40 mg/kg/dia, máximo 2 g/dia) administrada parenteralmente ou oralmente, ou penicilina G procaína IM (300.000 U a cada 12 h para pacientes ≤ 10 kg e 600.000 U a cada 12 h para > 10 kg). O tratamento deve ser administrado por 14 dias.

B. Medidas gerais

Os pacientes devem receber uma vacina que contenha toxoides da difteria durante a convalescença, dado que a infecção não confere imunidade. Geralmente é necessário observar os pacientes no hospital por 10 a 14 dias. Todos os pacientes devem ser estritamente isolados por 1 a 7 dias até que as secreções respiratórias não sejam contagiosas. O isolamento pode ser interrompido quando duas culturas sucessivas da nasofaringe e faringe em intervalos de 24 horas forem negativas. Essas culturas devem ser realizadas pelo menos 24 horas após a conclusão do tratamento antibiótico.

C. Tratamento de portadores

Todos os portadores devem receber eritromicina (40 mg/kg/dia VO divididas em três ou quatro doses) por 10 a 14 dias ou uma única dose de benzatina penicilina G (600.000 U para crianças < 30 kg e 1,2 milhão U para crianças ≥ 30 kg ou adultos), e devem ser mantidos em quarentena. Para liberação dos portadores da quarentena, devem ser obtidas duas culturas negativas do nariz e da garganta em 24 horas de intervalo e pelo menos 24 horas após o término da antibioticoterapia. Se as culturas de acompanhamento permanecerem positivas, eles devem receber outro curso de eritromicina de 10 dias.

▶ Prognóstico

A mortalidade varia de 3% a 25% e é particularmente alta na presença de miocardite precoce. A neurite é reversível. A difteria é fatal se não for possível manter uma via aérea intacta e respiração adequada. Raramente ocorre dano cardíaco permanente secundário à miocardite.

Centers for Disease Control and Prevention (CDC): Diphtheria. http://www.cdc.gov/diphtheria/clinicians.html. Accessed July 11, 2021.

Santos LS et al: Diphtheria outbreak in Maranhoa, Brazil: microbiological, clinical, and epidemiological aspects. Epidmiol Infect 2015;143(4):791 [PMID: 25703400].

INFECÇÕES POR ENTEROBACTERIACEAE

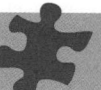

FUNDAMENTOS DO DIAGNÓSTICO E CARACTERÍSTICAS TÍPICAS

▶ Diarreia por diferentes mecanismos devido a *E. coli*.
▶ Colite hemorrágica e SHU.
▶ Sepse neonatal ou meningite.
▶ Infecção do trato urinário.

- Infecções oportunistas.
- Diagnóstico confirmado por cultura ou PCR.

Considerações gerais

A Enterobacteriaceae é uma família de bacilos Gram-negativos que são parte microbiota normal gastrintestinal de pessoas e animais que também são encontradas na água e no solo. Elas causam gastrenterite, infecções do trato urinário, sepse neonatal e meningite, além de infecções oportunistas. A *E. coli* é o organismo nesta família que mais comumente causa infecções em crianças, mas *Klebsiella*, *Morganella*, *Enterobacter*, *Serratia*, *Proteus*, e outros gêneros também são importantes, particularmente em pessoas hospitalizadas ou hospedeiros imunocomprometidos. *Shigella* e *Salmonella* são discutidas em seções separadas.

As cepas de *E. coli* capazes de causar diarreia eram originalmente denominadas *E. coli* enteropatogênicas (EPEC, de *enteropathogenic E. coli*) e foram reconhecidas pelos sorotipos. Hoje em dia sabe-se que a *E. coli* pode causar diarreia por vários mecanismos distintos. As cepas clássicas da EPEC causam uma lesão histológica característica no intestino delgado chamada aderência e apagamento. As *E. coli* enterotoxigênicas (ETEC, de *enterotoxigenic E. coli*) causam uma diarreia secretiva e aquosa. A ETEC adere aos enterócitos e secreta uma ou mais enterotoxinas codificadas por plasmídeos. Uma delas, a toxina do calor térmico, lembra a toxina da cólera em estrutura, função e mecanismo de ação. As *E. coli* enteroinvasivas (EIEC, de *enteroinvasive E. coli*) são muito semelhantes à *Shigella* em seus mecanismos patogenéticos. A *E. coli* produtora de toxina de Shigella (STEC, de *Shigella-toxin producing E. coli*) causa colite hemorrágica e SHU. O sorotipo da STEC é o O157:H7, que é particularmente virulento, embora vários outros sorotipos causem a mesma síndrome. Essas cepas elaboram uma de várias citotoxinas, intimamente relacionadas à toxina Shiga produzida pela *Shigella dysenteriae*. Surtos de SHU associados à STEC decorreram do consumo de carne moída cozida inadequadamente. O aquecimento completo a 71 °C (160 °F) é considerado preventivo. Laticínios não pasteurizados, suco de frutas, vários vegetais não cozidos, farinha e água contaminada também causaram infecções e epidemias. A fonte comum da STEC em todos esses alimentos e água são as fezes de gado ou vários outros animais. Já foi reportada propagação de pessoa a pessoa, incluindo a propagação nas creches pela rota fecal-oral. Mais de 16.000 casos de STEC foram relatados nos Estados Unidos em 2019, embora estime-se que muitos outros casos tenham ocorrido. A *E. coli* caracterizada por sua tendência de aderir na superfície das células epiteliais humanas nos tecidos de culturas é denominada de *E. coli* enteroaderente (EAEC, de *enteroaggregative E. coli*). A EAEC causa diarreia por um mecanismo distinto, mas desconhecido. Dentre as cepas de *E. coli* que levam à meningite neonatal, 80% possuem um polissacarídeo capsular específico (antígeno K1), que por si só ou em associação com antígenos somáticos específicos confere virulência.

Klebsiella, *Enterobacter*, *Serratia* e *Morganella* são normalmente encontradas no trato gastrintestinal, no solo e na água.

A *Klebsiella* pode causar broncopneumonia com cavitação. *Klebsiella*, *Enterobacter* e *Serratia* são organismos oportunistas frequentemente adquiridos no hospital associados ao uso de antibióticos, estados debilitado e condições respiratórias crônicas. Eles frequentemente causam infecção do trato urinário ou sepse. Muitas destas infecções são difíceis de tratar por causa da resistência aos antibióticos. As Enterobacteriaceae resistentes aos carbapenêmicos (CRE, de *carbapenem-resistant Enterobacteriaceae*) geram uma preocupação séria devido às opções limitadas de terapia. São necessários testes de suscetibilidade a antibióticos. As cefalosporinas de terceira geração parenterais geralmente são mais ativas do que a ampicilina, mas pode ocorrer resistência devido às β-lactamases de espectro estendido (ESBL, de *extended spectrum β-lactamases*). Os antibióticos aminoglicosídeos geralmente são eficazes, mas requerem o monitoramento dos níveis séricos para garantir níveis terapêuticos e não tóxicos.

Achados clínicos

A. Sinais e sintomas

1. Gastroenterite por *E. coli* – A *E. coli* pode causar diarreia de variados tipos e gravidades. A ETEC geralmente produz doenças leves e autolimitantes, sem febre significativa ou toxicidade sistêmica, geralmente conhecida como diarreia do viajante. No entanto, a diarreia pode ser grave em recém-nascidos e bebês, e ocasionalmente crianças mais velhas ou adultos têm uma síndrome semelhante a cólera. As cepas da EIEC, que causam uma doença semelhante a shigelose, caracterizada por febre, sintomas sistêmicos, sangue e muco nas fezes, são incomuns nos Estados Unidos. As cepas de STEC causam colite hemorrágica. A diarreia inicialmente é aquosa, e geralmente não há febre. Ocorrem dor abdominal e cólicas; a diarreia progride para raias de sangue ou fezes grosseiramente sangrentas. A SHU ocorre dentro de alguns dias da diarreia em 2% a 5% das crianças com diarreia por STEC, com uma taxa de 15% em crianças com O157:H7, e é caracterizada por anemia hemolítica microangiopática, trombocitopenia e insuficiência renal (ver **Capítulo 24**). A STEC que codifica um gene para toxina shiga 2 é mais virulenta do que aquelas que têm apenas a toxina shiga 1.

2. Sepse neonatal – Os achados incluem icterícia, hepatoesplenomegalia, febre, labilidade de temperatura, crises de apneia, irritabilidade e baixo aporte alimentar. O sofrimento respiratório se desenvolve quando ocorre pneumonia; pode parecer indistinguível da síndrome do desconforto respiratório em bebês prematuros. A meningite está associada à bacteremia em 25% a 40% dos casos. Outros focos metastáticos de infecção podem estar presentes, incluindo pneumonia e pielonefrite. A sepse pode levar a acidose metabólica grave, choque, CIVD e morte.

3. Meningite neonatal – Os achados incluem febre alta, fontanela abaulada, vômitos, coma, convulsões, paresias ou paralisias, reflexo de Moro pobre ou ausente, opistótono e, ocasionalmente, hipertonia ou hipotonia. A sepse coexiste ou precede a meningite na maioria dos casos. Assim, os sinais de sepse geralmente acompanham os da meningite. O LCS geralmente mostra uma contagem de células de mais de 1.000 leucócitos/μL, principalmente neutrófilos polimorfonucleares, e bactérias na coloração de Gram. A concentração de glicose no LCS é baixa (geralmente menos da metade da concentração no sangue), e a proteína está acima dos níveis normalmente vistos em recém-nascidos e bebês prematuros (> 150 mg/dL).

4. Infecção aguda do trato urinário – Os sintomas incluem disúria, aumento da frequência urinária e febre na criança mais velha. Sintomas inespecíficos, como anorexia, vômito, irritabilidade, dificuldade de ganho de peso e febre inexplicável, são vistos em crianças com menos de 2 anos de idade. Bebês jovens podem apresentar icterícia. Cerca de 1% a 3% das meninas escolares e 0,5% dos meninos têm bacteriúria assintomática. Não é recomendado realizar triagem e tratamento de bacteriúria assintomática.

B. Achados laboratoriais

Uma vez que a *E. coli* é parte microbiota normal das fezes, a coprocultura positiva por si só não prova que a *E. coli* nas fezes é a causa da doença. Os testes de PCR multiplex estão disponíveis para diagnosticar STEC e outros enteropatógenos rapidamente. Os ensaios imunológicos rápidos, como imunoensaios enzimáticos (EIA, de *enzyme immunoassays*) e ensaios imunocromatográficos, estão disponíveis para detectar a toxina shiga. Na sepse neonatal, as hemoculturas são positivas. Culturas do LCS e da urina também devem ser obtidas na sepse neonatal. O diagnóstico de infecções do trato urinário é discutido no **Capítulo 24**.

▶ Diagnóstico diferencial

A imagem clínica da infecção por *E. coli* pode se parecer com a de outras infecções entéricas, como salmonelose, shigelose, ou gastrenterite viral. Só é possível diferenciar a sepse neonatal e a meningite causadas por *E. coli* de outras causas de infecção neonatal por meio de hemocultura e cultura do LCS.

▶ Tratamento

A. Medidas específicas

1. Gastroenterite por *E. coli* – A gastrenterite raramente requer tratamento antimicrobiano. Pode ser necessária terapia de fluidos e eletrólitos, de preferência administrada por via oral, para evitar a desidratação. Antibióticos geralmente não são recomendados dado que há potencial de resistência microbiana, riscos e efeitos adversos dos antibióticos e pelo fato de a diarreia normalmente se resolver espontaneamente. A diarreia do viajante pode ser tratada com azitromicina em crianças e com fluoroquinolonas nos adultos, embora a resistência a esses medicamentos esteja aumentando. O risco de SHU não é comprovadamente aumentado pela terapia antimicrobiana nos casos de STEC, mas a maioria dos especialistas não recomenda tratamento antimicrobiano de casos suspeitos.

2. Sepse e Pneumonia por *E. coli* – Os medicamentos de escolha são ampicilina (150 a 200 mg/kg/dia IV ou IM em doses divididas a cada 4 a 6 horas), ceftriaxona (50 a 100 mg/kg/dia parenteralmente como dose única ou dividida em duas doses) e gentamicina (6-7,5 mg/kg/dia IM ou IV em doses divididas a cada 8 horas).

A terapia inicial geralmente inclui pelo menos dois medicamentos até que a etiologia microbiana seja estabelecida e o teste de sensibilidade seja concluído. A terceira geração de cefalosporinas é frequentemente utilizada quando a *E. coli* é identificada e requer menos monitoramento que os aminoglicosídeos. O tratamento é continuado por 10 a 14 dias.

3. Meningite por *E. coli* – As cefalosporinas de terceira geração, como ceftriaxona (100 mg/kg/dia IV), são administradas por um mínimo de 3 semanas. A ampicilina (300 a 400 mg/kg/dia IV em quatro a seis doses divididas) também é eficaz para cepas suscetíveis. O tratamento com medicamentos intratecais e intraventriculares não melhora o resultado.

4. Infecção aguda do trato urinário – (Ver **Capítulo 24**.)

▶ Prognóstico

A morte devido à gastrenterite que leva à desidratação pode ser prevenida pela terapia precoce de fluidos e eletrólitos. O tratamento eficaz reduziu a mortalidade de sepse neonatal com meningite para 10% a 20%; no entanto, muitos sobreviventes têm algum grau residual de incapacidade. A maioria das crianças com infecções do trato urinário recorrentes ficam bem se não tiverem defeitos anatômicos subjacentes. A taxa de mortalidade em infecções oportunistas geralmente depende da gravidade da infecção e da condição imunológica subjacente.

Centers for Disease Control and Prevention (CDC): Diarrheagenic *Escherichia coli*. http://www.cdc.gov/ecoli/. Accessed July 12, 2021.

Centers for Disease Control and Prevention. CDC Yellow Book 2020: Health Information for International Travel. *Chapter 2. Preparing International Travelers: Travelers Diarrhea*. New York: Oxford University Press; 2020. Available at: https://wwwnc.cdc.gov/travel/yellowbook/2020/preparing-international-travelers/travelers-diarrhea; Accessed July 12, 2021.

Doi Y: Treatment options for carbapenem-resistant gram-negative bacterial infections. Clin Infect Dis 2019 Dec 1;69(Suppl 7):S565–S575. doi: https://doi.org/10.1093/cid/ciz830.

Mody RK et al: Postdiarrheal hemolytic uremic syndrome in the United States children: clinical spectrum and predictors of in-hospital death. J Pediatr 2015 Apr;166(4):1022–1029. doi: 10.1016/j.jpeds. 2014.12.064. Epub 2015 Feb 4 [PMID: 25661408].

Shane AL et al: 2017 Infectious Diseases Society of America clinical practice guidelines for the diagnosis and management of infectious diarrhea. Clin Infect Dis 2017;65(12):1963–1973 [PMID: 29194529].

INFECÇÕES POR *PSEUDOMONAS*

FUNDAMENTOS DO DIAGNÓSTICO E CARACTERÍSTICAS TÍPICAS

▶ Infecção oportunista e nosocomial.
▶ Hospedeiros imunocomprometidos, com fibrose cística, queimados.
▶ Confirmada por culturas.

Considerações gerais

A *Pseudomonas aeruginosa* é um bacilo Gram-negativo aeróbio com necessidades metabólicas versáteis. O organismo pode crescer em água destilada e em desinfetantes comumente usados, complicando o controle de infecções em instalações médicas. A *P. aeruginosa* é invasiva e destrutiva para o tecido, bem como toxigênica devido a exotoxinas secretadas, todos fatores que contribuem para a virulência. Outros gêneros, anteriormente classificados como *Pseudomonas* frequentemente, causam infecções nosocomiais e infecções em crianças imunocomprometidas. Os mais frequentes são *Stenotrophomonas maltophilia* (anteriormente *Pseudomonas maltophilia*) e *Burkholderia cepacia* (anteriormente *Pseudomonas cepacia*).

A *P. aeruginosa* é uma causa importante de infecção em crianças com fibrose cística, doença neoplásica, neutropenia ou queimaduras extensas e naquelas que recebem antibioticoterapia. São vistas infecções do trato urinário e respiratório, ouvidos, mastoides, seios paranasais, olhos, pele, meninges e ossos. A pneumonia por *Pseudomonas* é uma infecção nosocomial comum em pacientes que recebem ventilação assistida.

A sepse por *P. aeruginosa* pode ser acompanhada por lesões periféricas características chamadas ectima gangrenoso. Este pode ocorrer por invasão direta através da pele intacta na virilha, axila ou outras dobras da pele. A *P. aeruginosa* é uma causa pouco frequente de sepse em bebês previamente saudáveis e pode ser o sinal inicial de problemas médicos subjacentes. A osteomielite do calcâneo ou outros ossos do pé, que ocorre após perfurações, como pisar em um prego, é geralmente devida à *P. aeruginosa*.

A *P. aeruginosa* é uma causa frequente de otite média externa maligna e de otite média supurativa crônica. Surtos de erupção cutânea vesículo-pustular têm sido associados à exposição à água contaminada em banhos de hidromassagem e banheiras de térmicas.

A *P. aeruginosa* infecta a árvore traqueobrônquica de quase todos os pacientes com fibrose cística. O exopolissacarídeo mucoide, uma cápsula exuberante, é caracteristicamente superproduzido pela flora de pacientes com fibrose cística. Embora raramente ocorra bacteremia, os pacientes com fibrose cística geralmente acabam por sucumbir à infecção pulmonar crônica por *P. aeruginosa*. A infecção por *B. cepacia* tem causado uma doença pulmonar rapidamente progressiva em alguns pacientes colonizados e pode ser espalhada por contato próximo.

Achados clínicos

Os achados clínicos dependem do local da infecção e a doença subjacente do paciente. A sepse com esses organismos se assemelha à sepse Gram-negativa com outros organismos, embora a presença de ectima gangrenoso sugira o diagnóstico etiológico. O diagnóstico é feito pela cultura. A infecção por *Pseudomonas* deve ser suspeitada em neonatos e em pacientes neutropênicos com sepse clínica. Uma pneumonia necrosante grave ocorre em pacientes em ventilação.

Os pacientes com fibrose cística têm uma bronquite persistente que progride para bronquiectasia e, por fim, insuficiência respiratória. Durante as exacerbações da doença, a produção de tosse e escarro aumenta junto com febre baixa, mal-estar, e energia diminuída.

A drenagem auditiva purulenta sem febre nos pacientes com otite média supurativa crônica não é distinguível a partir disso devido a outras causas.

Prevenção

A. Infecções em pacientes debilitados

A colonização de queimaduras extensas de segundo e terceiro graus por *P. aeruginosa* pode levar à septicemia fatal. Desbridamento agressivo e tratamento tópico com solução de nitrato de prata a 0,5%, creme de mafenida a 10%, ou sulfadiazina de prata inibirão bastante a contaminação das queimaduras por *P. aeruginosa*. (Ver **Capítulo 12** para uma discussão sobre infecções e prevenção de feridas e queimaduras.)

B. Infecções nosocomiais

Aeradores de torneiras, dispensadores de sabão comunitários, desinfetantes, equipamento de terapia de inalação inadequadamente limpo, incubadoras neonatais e muitas outras fontes que geralmente estão associadas a condições úmidas ou molhadas foram associadas a epidemias de *Pseudomonas*. Em algumas unidades onde a higiene das mãos é inadequada, ocorre transmissão de paciente para paciente por funcionários do hospital carregando *Pseudomonas* nas mãos. A manutenção cuidadosa dos equipamentos e a aplicação de procedimentos de controle de infecção são essenciais para minimizar a transmissão nosocomial.

C. Pacientes com fibrose cística

Ocorre infecção crônica do trato respiratório inferior em quase todos os pacientes com fibrose cística. O organismo infectado raramente é retirado do trato respiratório, mesmo com terapia antimicrobiana intensiva, e a lesão resultante no pulmão leva, por fim, à insuficiência pulmonar.

Tratamento

A *P. aeruginosa* é inerentemente resistente a muitos antimicrobianos e pode desenvolver resistência durante o tratamento. Antibióticos eficazes contra *Pseudomonas* incluem aminoglicosídeos, ureidopenicilinas (piperacilina), inibidores da β-lactamase com ureidopenicilina (piperacilina-tazobactam), cefalosporinas de espectro expandido (ceftazidima e cefepima), monobactâmicos (aztreonam), carbapenêmicos (doripeném, meropeném) e fluoroquinolonas (ciprofloxacino, levofloxacino). Aminoglicosídeos (gentamicina, tobramicina) podem ser usados em associação com os medicamentos listados acima, mas não como monoterapia, exceto em caso de infecções do trato urinário. Colistina e polimixina foram usados em crianças com extensa resistência a medicamentos. Vários tratamentos da próxima geração mostraram-se promissores com infecções por *P. aeruginosa* multirresistentes, incluindo imipeném-cilastatina-relebactam, ceftazidima-avibactam e ceftolozana-tazobactam, embora os dados pediátricos sejam limitados. Os padrões de suscetibilidade antimicrobiana variam regionalmente e dentro das instalações, impulsionados em parte pelas práticas institucionais, e a resistência tende a aparecer à medida que novos medicamentos se tornam fortemente usados. O tratamento de infecções é melhor guiado pela resposta clínica e testes de sensibilidade.

De forma geral, diversas classes de antibióticos podem ser usadas em monoterapia para a maioria das infecções por *Pseudomonas* se o germe for suscetível. A cefepima (150 mg/kg/dia em três doses) é amplamente utilizada em pacientes pediátricos, particularmente aqueles que são imunocomprometidos ou gravemente doentes. O levofloxacino ou ciprofloxacino também são escolhas comuns quando há alergia ou resistência a β-lactâmicos; as fluoroquinolonas também têm a vantagem de terem formulações orais altamente biodisponíveis. Meropeném e piperacilina com tazobactam têm a desvantagem de uma atividade muito ampla. A cobertura com dois antibióticos antipseudomonais são práticas padrão para o tratamento de exacerbações pulmonares em pacientes com fibrose cística. Antibióticos antipseudomonais aerossolizados, tobramicina e aztreonam, têm sido uma terapia adjuvante muito útil para esses pacientes.

Osteomielite por *Pseudomonas* devido a ferimentos de punção requer desbridamento cirúrgico completo e terapia antimicrobiana. Foliculite por *Pseudomonas* não requer antibioticoterapia.

A otite média supurativa crônica pode ser tratada com ofloxacino ou ciprofloxacino tópico e limpeza auditiva. A falha de tratamento com medidas conservadoras pode exigir antibioticoterapia parenteral ou oral guiada pelos resultados da cultura. A orelha do nadador (otite externa) pode ser causada por *P. aeruginosa* e responde bem a agentes de secagem tópicos (mistura de álcool com vinagre) e limpeza.

▶ Prognóstico

Uma vez que pacientes debilitados são mais frequentemente afetados, a taxa de mortalidade é alta. Essas infecções podem ter um curso prolongado, e a erradicação dos organismos pode ser difícil.

Tamma PD et al: Infectious Diseases Society of America guidance on the treatment of extended-spectrum β-lactamase producing enterobacterales (ESBL-E), carbapenem-resistant enterobacterales (CRE), and *Pseudomonas aeruginosa* with difficult-to-treat resistance (DTR-*P. aeruginosa*). Clin Infect Dis 2021 Apr 8;72(7):e169–e183. doi: 10.1093/cid/ciaa1478.

Wuyts L et al: Juvenile ecthyma gangrenosum caused by *Pseudomonas aeruginosa* revealing an underlying neutropenia: case report and review of the literature. J Eur Acad Dermatol Venereol 2019 January 11. https://doi.org/10.1111/jdv.15420.

Yahav D et al: New β-lactam-β-lactamase inhibitor combinations. Clin Microbiol Rev 2020;34:E00115-20. doi: 10.1128/CMR.00115-20.

GASTRENTERITE POR *SALMONELLA*

FUNDAMENTOS DO DIAGNÓSTICO E CARACTERÍSTICAS TÍPICAS

- ▶ Náusea, vômito e cefaleia.
- ▶ Febre, diarreia e dor abdominal.
- ▶ Cultura ou PCR do organismo nas fezes ou sangue.

▶ Considerações gerais

As salmonelas são bacilos Gram-negativos que frequentemente causam gastrenterite transmitida por alimentos e ocasionalmente bacteremia, infecção de ossos, meninges e outros focos. Aproximadamente 2.400 sorotipos de *Salmonella enterica* são reconhecidos e a nomenclatura normalmente se refere a sorotipos específicos que não são grafados em itálico, por exemplo, *Salmonella* Typhimurium. Estima-se que mais de 1 milhão de casos ocorrem anualmente nos Estados Unidos.

A salmonelas são capazes de penetrar na camada de mucina do intestino delgado e se prender a células epiteliais, penetrando nas células epiteliais e multiplicando-se na submucosa. A infecção resulta em febre, vômito e diarreia aquosa; a diarreia ocasionalmente inclui muco e neutrófilos polimorfonucleares nas fezes. Infecções de *Salmonella* na infância ocorrem de duas formas principais: (1) gastrenterite (incluindo intoxicação alimentar), que pode ser complicada por sepse e complicações de supuração focal; e (2) febre entérica (ver seção Febre Tifoide e Febre Paratifoide). Embora a incidência de febre tifoide tenha diminuído nos Estados Unidos, a gastrenterite por *Salmonella* permanece comum. As taxas de ataque mais altas ocorrem em crianças menores de 6 anos, com um pico na faixa etária de 6 meses a 2 anos.

As salmonelas são de natureza generalizada, infectando animais domésticos e selvagens. Aves e répteis têm uma taxa particularmente alta de colonização. Surtos foram associados ao acariciar animais em zoológicos, répteis de estimação e galinhas no quintal. Um grande número de alimentos, especialmente produtos de leite e ovos, estão associados a surtos.

Dado que a *Salmonella* é suscetível à acidez gástrica, pacientes idosos, bebês e aqueles que tomam antiácidos ou bloqueadores H2 correm um risco aumentado de infecção. A maioria dos casos de meningite por *Salmonella* (80%) e bacteremia ocorrem na infância. Os recém-nascidos podem adquirir a infecção de suas mães durante o parto.

▶ Achados clínicos

A. Sinais e sintomas

Há uma faixa ampla de níveis de gravidade da infecção. Bebês geralmente desenvolvem febre, vômito e diarreia. As crianças mais velhas podem reclamar de dor de cabeça, náusea e dor abdominal. As fezes geralmente são aquosas ou podem conter muco e, em alguns casos, sangue, sugerindo shigelose. Sonolência e desorientação podem ocorrer em associação com meningismo. As convulsões ocorrem com menos frequência do que na shigelose. Ocasionalmente, ocorre esplenomegalia. Nos casos usuais, a diarreia é moderada e diminui após 4 a 5 dias, mas pode ser prolongada.

B. Achados laboratoriais

O diagnóstico é feito por isolamento em cultura ou por PCR do organismo nas fezes, sangue ou, em alguns casos, na urina, no LCS, ou no pus de uma lesão supurada. A contagem de leucócitos geralmente mostra uma leucocitose polimorfonuclear com leucopenia. Casos identificados de *Salmonella* devem ser relatados às autoridades de saúde pública para fins epidemiológicos.

▶ Diagnóstico diferencial

Na intoxicação alimentar estafilocócica, o período de incubação é mais curto (2 a 4 horas) do que na intoxicação por *Salmonella* (12 a 24 horas), a febre está ausente e o vômito, em vez de diarreia, é o principal sintoma. Na shigelose, muitos leucócitos polimorfonucleares geralmente são vistos na pesquisa de leucócitos nas fezes, e a contagem periférica do leucócito tem maior probabilidade de mostrar um desvio à esquerda acentuado, embora alguns casos de salmonelose sejam indistinguíveis de shigelose. A gastrenterite por *Campylobacter* geralmente se assemelha à salmonelose. É necessário obter cultura ou PCR de fezes para distinguir as causas de gastrenterites bacterianas.

▶ Complicações

Ao contrário da maioria das causas de diarreia infecciosa, a salmonelose é frequentemente acompanhada por bacteremia, especialmente em bebês, que também são suscetíveis ao desenvolvimento de meningite. A septicemia com infecção extraintestinal é vista, mais comumente com a *Salmonella Choleraesuis*, mas também com os sorotipos da *S. enterica*, *S. typhimurium* e *S. paratyphi*. O organismo pode se espalhar para qualquer tecido e causar artrite, osteomielite, colecistite, endocardite, meningite, pericardite, pneumonia ou pielonefrite. Os pacientes com anemia falciforme ou outras hemoglobinopatias têm uma predileção para o desenvolvimento de osteomielite. Desidratação grave e choque são mais propensos a ocorrer na shigelose, mas podem ocorrer na gastrenterite por *Salmonella*.

▶ Tratamento

A. Medidas específicas

Na gastrenterite por *Salmonella* não complicada, o tratamento com antibióticos não reduz o curso da doença clínica e pode prolongar o estado de portador convalescente do organismo. Colite ou diarreia secretora, devido a *Salmonella*, podem melhorar com antibioticoterapia. Em casos mais graves, o tratamento deve ser iniciado com ceftriaxona (50 mg/kg/dose uma vez ao dia IM ou IV) seguida de uma transição para a azitromicina (10 mg/kg/dia por 3 dias).

Devido ao maior risco de sepse e doença focal, o tratamento antibiótico é recomendado em bebês com menos de 3 meses, em crianças gravemente doentes e em crianças com doença falciforme, doença hepática, cirurgia gastrintestinal recente, câncer, imunidade deprimida ou doença renal ou cardíaca crônica. Bebês com menos de 3 meses com culturas de fezes positivas ou suspeita de sepse de salmonelose devem ser admitidos ao hospital, avaliados quanto à infecção focal, incluindo culturas de sangue e LCS, e receber tratamento por via intravenosa. Uma cefalosporina de terceira geração é geralmente recomendada devido à resistência frequente a ampicilina e SMX-TMP. Os pacientes mais velhos que desenvolveram bacteremia durante o curso da gastrenterite devem receber tratamento parenteral inicialmente, e uma pesquisa cuidadosa deve ser feita para focos adicionais de infecção. Após a diminuição dos sinais e sintomas, esses pacientes devem receber medicação oral selecionada com base na sensibilidade. O tratamento parenteral e oral deve durar um total de 7 a 10 dias. O tratamento mais longo é indicado para complicações específicas. Se testes de suscetibilidade indicarem resistência à ampicilina/amoxicilina, podem ser utilizadas cefalosporinas de terceira geração, SMX-TMP, fluoroquinolonas ou azitromicina.

B. Tratamento do portador assintomático

Cerca de metade dos pacientes pode ter culturas de fezes positivas após 4 semanas. Os bebês tendem a permanecer portadores convalescentes por até 1 ano. O tratamento com antibióticos em portadores não é eficaz.

C. Medidas gerais

Deve ser dada atenção cuidadosa à manutenção do equilíbrio de fluidos e eletrólitos, especialmente em bebês.

▶ Prevenção

As medidas para a prevenção de infecções por *Salmonella* incluem boa higiene das mãos depois de manusear pássaros ou répteis, cozimento adequado de alimentos derivados de fontes contaminadas, refrigeração adequada, controle da infecção entre animais domésticos e inspeções meticulosas de carne e aves. Deve-se evitar ovos frescos crus e malcozidos ou farinha não cozida. Manipuladores de alimentos e profissionais de assistência infantil com salmonelose devem apresentar três culturas de fezes negativas antes de retornarem ao trabalho. As crianças assintomáticas que se recuperaram da infecção por *Salmonella* não precisam faltar à escola ou à creche.

▶ Prognóstico

Na gastrenterite, o prognóstico é bom. Na sepse com complicações supurativas focais, o prognóstico é mais resguardado. A taxa de mortalidade de casos de meningite por *Salmonella* é alta em bebês. Há uma tendência a recair se o tratamento não for continuado por pelo menos 4 semanas.

Centers for Disease Control and Prevention (CDC): *Salmonella* infection (salmonellosis). http://www.cdc.gov/salmonella/. Accessed June 10, 2021.

Shane AL et al: 2017 Infectious Diseases Society of America clinical practice guidelines for the diagnosis and management of infectious diarrhea. Clin Infect Dis 2017 Dec 15;65(12):e45–e80 [PMID: 29053792].

Wen SC et al: Non-typhoidal *Salmonella* infections in children: review of literature and recommendations for management. J Paediatr Child Health 2017 Oct;53(10):936–941. doi: 10.1111/jpc.13585 [PMID: 28556448].

FEBRE TIFOIDE E FEBRE PARATIFOIDE

FUNDAMENTOS DO DIAGNÓSTICO E CARACTERÍSTICAS TÍPICAS

- Início insidioso ou agudo de cefaléia, anorexia, vômito, constipação ou diarreia, íleo e febre alta.
- Meningismo, esplenomegalia e manchas rosadas.
- Leucopenia; hemocultura positiva, cultura de fezes, medula óssea e urocultura positivas.
- Febre após retorno de viagem.

▶ Considerações gerais

A febre tifoide é causada pelo bacilo Gram-negativo da S. enterica do sorotipo Typhi e Paratyphi. As crianças têm um período de incubação mais curto do que os adultos (geralmente 5 a 8 dias em vez de 8 a 14 dias). O organismo entra no corpo através das paredes do trato intestinal e, após uma bacteremia transitória, multiplica-se nas células reticuloendoteliais do fígado e baço. Em seguida, ocorrem bacteremia e sintomas persistentes. A reinfecção do intestino ocorre porque os organismos são excretados na bile. As embolias bacterianas produzem as lesões características da pele (manchas rosadas). A febre tifoide é transmitida pela rota fecal-oral e pela contaminação de alimentos ou água. Ao contrário de outras espécies de *Salmonella*, não há reservatórios animais de tifoide; cada caso é resultado de contato direto ou indireto com o organismo ou com um indivíduo infectado ativamente ou com um transportador crônico.

Aproximadamente 400 casos de febre tifoide são relatados nos Estados Unidos anualmente, embora o CDC tenha estimado que, na verdade, ocorram quase 6.000 casos. Germes do sorotipo Typhi da *S. enterica* multirresistentes a medicações e extensamente resistentes a antibióticos são um problema global; casos nos Estados Unidos também foram relatados.

▶ Achados clínicos

A. Sinais e sintomas

A febre tifoide é frequentemente encontrada como uma doença febril indiferenciada em pessoas retornando de viagens a países de renda média ou baixa. Nas crianças, o início da febre tifoide geralmente é repentino e não insidioso, com mal-estar, cefaleia, tosse, dores abdominais com cólica e distensão, e às vezes constipação seguida, dentro de 48 horas, por diarreia, febre alta e toxemia. Uma encefalopatia pode ser vista com irritabilidade, confusão, delírio e estupor. Vômito e meningismo podem ser proeminentes em bebês e crianças pequenas.

Durante o estágio prodrômico, achados físicos podem estar ausentes, mas pode haver distensão e dor abdominal, meningismo, hepatomegalia leve e esplenomegalia. A erupção tifoide típica (manchas rosadas) está presente em 10% a 15% das crianças. Aparece durante a segunda semana da doença e pode entrar em erupção em grupos pelos 10 a 14 dias seguintes. As manchas rosadas são lesões maculopapulares eritematosas de 2 a 3 mm em diâmetro que branqueiam à pressão. São encontradas principalmente nas nádegas e no peito e geralmente desaparecem dentro de 3 a 4 dias. As lesões geralmente ocorrem em um número menor que 20.

B. Achados laboratoriais

Os bacilos tifoides podem ser isolados de muitos locais, incluindo sangue, fezes, urina e medula óssea. As hemoculturas são positivas em 50% a 80% dos casos durante a primeira semana e menos frequentemente mais tarde na doença. A cultura das fezes ou a PCR é positiva em cerca de 30% dos casos após a primeira semana. As culturas de urina e medula óssea também são valiosas. A maioria dos pacientes tem culturas negativas (incluindo fezes) até o final de um período de 6 semanas. Testes sorológicos (reação Widal) não são mais recomendados. A leucopenia é comum na segunda semana da doença, mas, na primeira semana, pode-se ver leucocitose. Proteinúria, leve elevação de enzimas hepáticas, trombocitopenia e CIVD são comuns.

▶ Diagnóstico diferencial

As febres tifoide e paratifoide devem ser distinguidas de outras febres prolongadas graves, incluindo tifo, brucelose, tularemia, TB, vasculite, linfoma, mononucleose e doença de Kawasaki, ou de outras causas de febre após retorno de viagens (particularmente malária).

▶ Complicações

As complicações mais graves da febre tifoide são hemorragia gastrintestinal (2% a 10%) e perfuração (1% a 3%). Elas ocorrem no final da segunda semana ou durante a terceira semana da doença. A perfuração intestinal é uma das principais causas de morte. O local da perfuração geralmente é o íleo terminal ou o ceco. As manifestações clínicas são indistinguíveis das de apendicite aguda, com dor, sensibilidade e rigidez no quadrante inferior direito.

A pneumonia bacteriana, meningite, artrite séptica, abscessos e osteomielite são complicações incomuns, particularmente se um tratamento específico for fornecido prontamente. Choque e distúrbios eletrolíticos podem levar à morte.

Cerca de 1% a 3% dos pacientes se tornam portadores crônicos da bactéria tifoide. O estado de portador crônico é definido como a excreção de bacilos tifoides por mais de um ano, mas geralmente persiste a colonização ao longo da vida. Os adultos com doença biliar ou urinária subjacente são muito mais propensos do que as crianças a se tornarem portadores crônicos.

Tratamento

A. Medidas específicas

São usadas cefalosporinas de terceira geração, como ceftriaxona (50 mg/kg/dose a cada 24 h), azitromicina (10 mg/kg uma vez por dia), ou uma fluoroquinolona para terapia empírica. Testes de sensibilidade antimicrobiana e a experiência local são usados para direcionar a terapia subsequente. Os cursos típicos de tratamento são de pelo menos 7 dias. Os regimes alternativos para cepas suscetíveis incluem: SMX-TMP (10 mg/kg de trimetoprima e 50 mg/kg de sulfametoxazol por dia VO divididos em duas ou três doses), amoxicilina (100 mg/kg/dia VO dividida em quatro doses) e ampicilina (100 a 200 mg/kg/dia IV dividida em quatro doses). Esses regimes geralmente requerem durações mais longas (14 a 21 dias) do que os regimes à base de azitromicina ou fluoroquinolona. Os aminoglicosídeos e as cefalosporinas de primeira e segunda geração são clinicamente ineficazes, independentemente dos resultados de sensibilidade *in vitro*. Os pacientes podem permanecer febris por 3 a 5 dias, mesmo com terapia apropriada. O estado do portador assintomático pode ser tratado com um curso prolongado de uma fluoroquinolona que pode atingir altos níveis no sistema biliar.

B. Medidas gerais

O suporte geral ao paciente é extremamente importante e inclui descanso, boa nutrição e hidratação e observação cuidadosa, com particular consideração a evidências de sangramento ou perfuração intestinal. Podem ser necessárias transfusões de sangue mesmo na ausência de hemorragia franca.

Prevenção

A vacina tifoide de rotina não é recomendada nos Estados Unidos, mas deve ser considerada em caso de viagem ao exterior para áreas endêmicas. Uma vacina de polissacarídeo capsular Vi (ViCPS, de *Vi capsular polysaccharide vaccine*) requer uma injeção intramuscular e pode ser dada a crianças com 2 anos ou mais (ver **Capítulo 10**).

Uma vacina tifoide oral atenuada produzida a partir de cepas de Ty21A tem uma melhor eficácia e causa efeitos colaterais mínimos, mas não é aprovada para crianças com menos de 6 anos. A vacina é repetida após 5 anos.

Prognóstico

Com a antibioticoterapia precoce, o prognóstico é excelente e a taxa de mortalidade é inferior a 1%. A recaída ocorre após 1 a 3 semanas em 10% a 20% dos pacientes, apesar do tratamento antibiótico apropriado.

Centers for Disease Control and Prevention. CDC Health Advisory. Extensively Drug-Resistant Salmonella Typhi Infections Among U.S. Residents Without International Travel. February 12, 2021. Available at: https://emergency.cdc.gov/han/pdf/CDC-HAN-439-XDR-Salmonella-Typhi-Infections-in-U.S.-Without-Intl-Travel-02.12.2021.pdf. Accessed June 14, 2021.

François Watkins LK et al: Update on extensively drug-resistant *Salmonella* serotype Typhi infections among travelers to or from Pakistan and report of ceftriaxone-resistant *Salmonella* serotype Typhi infections among travelers to Iraq—United States, 2018–2019. MMWR Morb Mortal Wkly Rep 2020;69(20):618–622. doi: http://dx.doi.org/10.15585/mmwr.mm6920a2.

Salmonella infections. In: Kimberlin DW, Brady MT, Jackson MA, Long SS, (eds): *Red Book: 2021–2024 Report of the Committee on Infectious Diseases*. 32nd ed. Itasca, IL: American Academy of Pediatrics; 2021;655–663.

SHIGELOSE (DISENTERIA BACTERIANA)

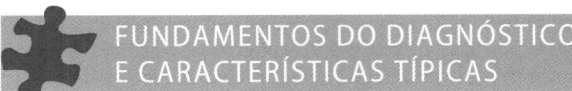

FUNDAMENTOS DO DIAGNÓSTICO E CARACTERÍSTICAS TÍPICAS

▶ Diarreia sanguinolenta e com cólicas.
▶ Febre alta, mal-estar, convulsões.
▶ Sangue e muco em fezes diarreicas examinadas microscopicamente.
▶ Diagnóstico confirmado por coprocultura.

Considerações gerais

Shigella são bacilos Gram-negativos imóveis da família Enterobacteriaceae que estão intimamente relacionados à *E. coli*. O gênero *Shigella* é dividido em quatro espécies: *S. dysenteriae*, *Shigella flexneri*, *Shigella boydii* e *Shigella sonnei*. Estima-se que 500.000 casos de diarreia por *Shigella* ocorram todos os anos nos Estados Unidos. A *S. sonnei*, seguida por *S. flexneri*, são os germes isolados mais comuns. A *S. dysenteriae*, que causa diarreia mais grave de todas as espécies e o maior número de complicações extraintestinais, é responsável por menos de 1% de todas as infecções por *Shigella* nos Estados Unidos.

A shigelose pode ser uma doença grave, principalmente em crianças pequenas e, sem tratamento de suporte, apresenta uma taxa razoável de mortalidade. Em crianças e adultos mais velhos, a doença tende a ser autolimitada e suave. A *Shigella* é geralmente transmitida pela rota fecal-oral. Os surtos com origem na comida e na água estão aumentando em ocorrência, mas são menos importantes no geral do que a transmissão de pessoa para pessoa.

A doença é muito sintomática – 200 bactérias já podem produzir doença em um voluntário adulto. As taxas de ataque secundário em famílias são altas e a shigelose é um problema sério em centros de atendimento e instituições de longa permanência. Organismos da *Shigella* produzem doenças invadindo a mucosa colônica, causando ulcerações da mucosa e microabscessos.

▶ Achados clínicos

A. Sinais e sintomas

O período de incubação de shigelose é geralmente de 1 a 3 dias. O início é abrupto, com cólicas abdominais, urgência, tenesmo, calafrios, febre, mal-estar e diarreia. Alucinações e convulsões às vezes acompanham a febre alta. Em formas graves, são vistos sangue e muco em fezes de pouco volume (disenteria). Em crianças mais velhas, a doença pode ser leve e caracterizada por diarreia aquosa sem sangue. Em crianças pequenas, uma febre de 39,4°C a 40°C é comum. Em casos raros, há prolapso retal. Os sintomas geralmente duram 3 a 7 dias.

B. Achados laboratoriais

A contagem total de leucócitos varia, mas muitas vezes há um desvio acentuado à esquerda. As fezes podem conter sangue macroscópico e muco, e muitos neutrófilos são vistos se o muco das fezes for examinado microscopicamente. As culturas das fezes são geralmente positivas; no entanto, elas podem ser negativas porque o organismo é um tanto frágil e presente em pequenos números no final da doença. Testes de PCR multiplex estão disponíveis para obter um diagnóstico rápido de *Shigella* e outros enteropatógenos.

▶ Diagnóstico diferencial

Normalmente, crianças com gastrenterite viral não são tão febris ou toxêmicas quanto aquelas com shigelose, e as fezes não contêm sangue macroscópico ou neutrófilos. As infecções intestinais causadas por *Salmonella* ou *Campylobacter* são diferenciadas por meio de cultura ou PCR. Fezes grosseiramente sanguinolentas em um paciente sem febre ou leucócitos nas fezes sugerem infecção por *E. coli* O157:H7. A disenteria amebiana é diagnosticada por PCR, detecção de antígeno ou exame microscópico de fezes frescas ou amostras de sigmoidoscopia. A intussuscepção é caracterizada por uma massa abdominal com as chamadas fezes com aspecto de geleia de groselha sem leucócitos e pela ausência de febre inicial. A shigelose leve não é distinguível clinicamente de outras formas de diarreia infecciosa.

▶ Complicações

Desidratação, acidose, choque e insuficiência renal são as principais complicações. Em alguns casos, uma forma crônica de disenteria ocorre, caracterizada por fezes mucoides e baixa nutrição. Bacteremia e infecções metastáticas são complicações raras, mas graves. Convulsões, particularmente associadas à febre alta, são comuns. Raramente ocorre disenteria fulminante fatal e SHU. A artrite reativa pode seguir a infecção por *Shigella* em pacientes com genótipo HLA-B27.

▶ Tratamento

A. Medidas específicas

As infecções mais suaves podem não exigir tratamento com antibióticos. A resistência a antibióticos na *Shigella* é um problema crescente, inclusive a SMX-TMP, ampicilina e, recentemente, a fluoroquinolonas e azitromicina. A azitromicina (12 mg/kg/dia no dia 1, depois 6 mg/kg/dia por 2 dias) geralmente é eficaz, assim como o ciprofloxacino, embora o último não deva ser usado rotineiramente em crianças. A ceftriaxona parenteral (50 mg/kg/dia) é uma opção para infecções graves. O tratamento bem-sucedido reduz a duração da febre, cólicas e diarreia e termina a excreção fecal de *Shigella*.

B. Medidas gerais

Em casos graves, a reidratação imediata é crítica. A forma leve da síndrome de má absorção crônica pode superar e requerer controle dietético prolongado. A suplementação de zinco pode ajudar na recuperação de populações em risco de deficiência. Agentes antimotilidade, como a loperamida, podem aumentar as taxas de complicação e devem ser evitados.

▶ Prognóstico

O prognóstico é excelente se o colapso vascular for impedido ou tratado prontamente por fluido adequado. A taxa de mortalidade é alta em bebês muito jovens e desnutridos que não recebem terapia de fluidos e eletrólitos. A excreção fecal convalescente de *Shigella* dura 1 a 4 semanas em pacientes que não recebem terapia antimicrobiana. Os portadores crônicos são raros.

Centers for Disease Control and Prevention (CDC): Shigellosis. www.cdc.gov/shigella/index.html. Accessed June 14, 2021.

Puzari M et al: Emergence of antibiotic resistant *Shigella* species: a matter of concern. J Infect Public Health 2018 Jul–Aug;11(4):451–454. doi: 10.1016/j.jiph.2017.09.025 [PMID: 29066021].

Shane AL et al: 2017 Infectious Diseases Society of America clinical practice guidelines for the diagnosis and management of infectious diarrhea. Clin Infect Dis 2017 Dec 15;65(12):e45–e80 [PMID: 29053792].

CÓLERA

FUNDAMENTOS DO DIAGNÓSTICO E CARACTERÍSTICAS TÍPICAS

- ▶ Início repentino de diarreia aquosa grave.
- ▶ Vômito persistente sem náusea ou febre.
- ▶ Desidratação extrema e rápida e perda de eletrólitos, com rápido desenvolvimento de colapso vascular.
- ▶ Contato com um caso de cólera ou com moluscos, ou presença de cólera na comunidade.
- ▶ Diagnóstico confirmado por cultura ou PCR nas fezes.

INFECÇÕES BACTERIANAS E DE ESPIROQUETAS

▶ Considerações gerais

A cólera é uma doença diarreica aguda causada pelo germe Gram-negativo *Vibrio cholerae*. É transmitido por água ou alimento contaminado, especialmente moluscos contaminados. Epidemias são comuns em áreas empobrecidas onde a higiene e o suprimento de água seguro são limitados. Indivíduos com doença leve e crianças pequenas podem desempenhar um papel importante na transmissão da infecção.

A infecção assintomática é muito mais comum que a doença clínica. Em áreas endêmicas, os títulos em ascensão de anticorpos vibriocidas são vistos com o aumento da idade. A infecção ocorre em indivíduos com títulos baixos. A taxa de ataque específica à idade é mais alta em crianças menores de 5 anos e diminui com os anos. A cólera é incomum na infância.

A toxina da cólera é uma enterotoxina proteica responsável pelos sintomas. Ela se liga a uma subunidade regulatória da adenililciclase nos enterócitos, causando aumento do monofosfato de adenosina cíclico e um extravasamento de NaCl e água no lúmen do intestino delgado.

O estado nutricional é um fator importante que determina a gravidade da diarreia. A duração da diarreia é prolongada em adultos e crianças com desnutrição grave.

A cólera é endêmica na Índia e no Sul e Sudeste Asiático e em partes da África. A pandemia mais recente, causada pelo biotipo *El Tor* do *V. cholerae* 01, começou em 1961 na Indonésia. A cólera epidêmica espalhou-se pela América Central e do Sul, com um total de 1 milhão de casos e 9.500 mortes relatados até 1994. Um surto de cólera grave no Haiti começou em outubro de 2010 e muitos casos continuam a ocorrer. Um surto recente no Iêmen demonstra a vulnerabilidade de populações para o surgimento da cólera em ambientes de conflito. Nos Estados Unidos, a cólera ocorre após viagens ao exterior ou raramente como resultado do consumo de frutos do mar contaminados, principalmente da costa do Golfo.

O *V. cholerae* é um habitante natural de moluscos e copépodes em ambientes estuarinos. A multiplicação sazonal do *V. cholerae* pode constituir uma fonte de surtos em áreas endêmicas. Os portadores crônicos de cólera são raros. O período de incubação é curto, geralmente de 1 a 3 dias.

▶ Achados clínicos

A. Sinais e sintomas

Muitos pacientes infectados com *V. cholerae* apresentam doença leve, com 1% a 2% desenvolvendo diarreia grave. Durante a cólera grave, há um início repentino de fezes maciças, frequentes, aquosas, geralmente de cor cinza claro e contendo algum muco (as chamadas fezes de água de arroz). O vômito pode ser em jato e não é acompanhado por náusea. Dentro de 2 a 3 horas, a grande perda de fluidos resulta em desidratação com risco de vida, acidose metabólica e desarranjo de eletrólitos, com fraqueza e colapso acentuados. Ocorre insuficiência renal e colapso vascular periférico irreversível se não for administrada terapia de fluidos.

A doença dura de 1 a 7 dias e é reduzida com a antibioticoterapia apropriada.

B. Achados laboratoriais

São observadas hemoglobina marcadamente elevada (20 g/dL) além de acidose, hipocloremia e hipocalemia acentuadas. A confirmação por cultura requer um meio específico e leva de 16 a 18 horas para um diagnóstico presuntivo e 36 a 48 horas para um diagnóstico bacteriológico definitivo. Os ensaios de PCR estão cada vez mais disponíveis em locais com muitos recursos.

▶ Prevenção

Uma vacina viva atenuada de cólera via oral foi aprovada nos Estados Unidos em 2016 para adultos que viajam para áreas endêmicas de cólera. Estima-se que forneça de 80% a 90% de proteção. Outras vacinas contra a cólera estão disponíveis fora dos Estados Unidos e fornecem 50% a 75% de eficácia. A proteção dura 3 a 6 meses. Os turistas que visitam áreas endêmicas correm pouco risco se forem cautelosos com o que comem e bebem e mantiverem a higiene das mãos. Nas áreas endêmicas, toda a água deve ser fervida, mariscos devem ser bem cozidos, alimentos e bebidas protegidos de moscas e precauções sanitárias observadas. Alimentos deveriam ser prontamente refrigerados sempre que possível após as refeições. A filtragem simples da água é altamente eficaz na redução de casos. Todos os pacientes com cólera devem ser isolados.

A quimioprofilaxia (p. ex., tetraciclina 500 mg/dia por 5 dias) pode limitar casos secundários em um ambiente doméstico ou institucional, mas atualmente não há dados suficientes para apoiar essa prática.

▶ Tratamento

A substituição e a manutenção da hidratação com fluidos e eletrólitos são os aspectos mais importantes do tratamento da cólera. Deve-se administrar solução de Ringer lactato (se disponível; solução salina normal é uma alternativa) IV em grandes quantidades para restaurar o volume sanguíneo e a perda de urina e para evitar choque irreversível. São necessários suplementos de potássio. Inicialmente, também pode ser necessário bicarbonato de sódio IV para superar a profunda acidose metabólica da perda de bicarbonato nas fezes. A desidratação moderada e a acidose podem ser corrigidas em 3 a 6 horas apenas por terapia oral, porque o sistema ativo de transporte de glicose do intestino delgado é normalmente funcional. A composição ideal da solução oral é descrita na **Tabela 45-5**.

Além da substituição de fluidos e eletrólitos, o tratamento com antibióticos também pode encurtar a duração e diminuir a gravidade do quadro e deve ser usado para casos graves. A primeira linha de tratamento para crianças nos Estados Unidos é a doxiciclina (4,4 mg/kg/dia dividido duas vezes ao dia). Azitromicina (10 mg/kg em dose única) ou ciprofloxacino (20 mg/kg em dose única) são alternativas.

Prognóstico

Com a reposição precoce e rápida de fluidos e eletrólitos, a taxa de mortalidade dentre os casos é de 1% a 2% em crianças. Se aparecerem sintomas significativos e nenhum tratamento for administrado, a taxa de mortalidade é superior a 50%.

Centers for Disease Control and Prevention: Cholera—*Vibrio cholerae* infection. www.cdc.gov/cholera/index.html. Accessed June 15, 2021.

Deen J et al: Epidemiology of Cholera. *Vaccine* 2020 February 29;38(Supplement 1):A31–A40. doi: https://doi.org/10.1016/j.vaccine.2019.07.078.

Shaikh H et al: Current and future cholera vaccines. Vaccine 2020 Feb 29;38(Suppl 1):A118–A126. doi: 10.1016/j.vaccine.2019.12.011. Epub 2019 Dec 24 [PMID: 31879125].

INFECÇÃO POR *CAMPYLOBACTER*

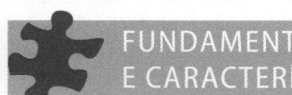

FUNDAMENTOS DO DIAGNÓSTICO E CARACTERÍSTICAS TÍPICAS

► Febre, vômitos, dor abdominal, diarreia.
► Diagnóstico definitivo por coprocultura ou PCR nas fezes.

Considerações gerais

As espécies de *Campylobacter* são pequenos bacilos espirais ou curvos, Gram-negativos, que são comensais ou patógenos em muitos animais. O *Campylobacter jejuni* frequentemente causa gastrenterite aguda em humanos. Nos Estados Unidos, o *C. jejuni* afeta um total estimado de 1,5 milhão de pessoas anualmente e é mais comum do que *Salmonella* ou *Shigella*. O *Campylobacter fetus* causa bacteremia e meningite em pacientes imunocomprometidos. O *C. fetus* pode causar febre materna, aborto, natimorto e infecção neonatal grave.

O *Campylobacter* coloniza animais domésticos e selvagens, especialmente aves. Vários casos foram associados com filhotes de cachorro doentes ou outros contatos com animais. Comida e água contaminados, aves malcozidas e contágio de pessoa a pessoa pela rota fecal-oral são rotas comuns de transmissão. Foram relatados surtos associados às creches, suprimentos de água contaminados e leite cru. Os recém-nascidos podem adquirir o organismo de suas mães no parto. O *Campylobacter* é uma das principais causas de diarreia em viagens a países de baixa e média renda.

Achados clínicos

A. Sinais e sintomas

A enterite por *C. jejuni* pode ser leve ou grave. Nos países de baixa renda, o estado de portador assintomático nas fezes é comum. O período de incubação é geralmente de 1 a 7 dias. A doença geralmente começa com início repentino de febre alta, mal-estar, dor de cabeça, cólicas abdominais, náusea e vômito. A diarreia ocorre em seguida e pode ser aquosa ou com traços de bile, muco e sangue. A doença é autolimitada, com duração de 2 a 7 dias, mas podem ocorrer recaídas. Sem tratamento antimicrobiano, o organismo permanece nas fezes por 1 a 6 semanas. Os pacientes imunocomprometidos podem sofrer doenças ou complicações prolongadas ou recorrentes devido à bacteremia.

B. Achados laboratoriais

A contagem periférica de leucócitos geralmente é elevada, com muitos bastões. O exame microscópico das fezes revela eritrócitos e leucócitos. Uma doença diarreica associada a febre ou dor abdominal intensa deve levar a testes para patógenos bacterianos e parasitários, incluindo *Campylobacter*. O isolamento de *C. jejuni* nas fezes não é difícil, mas requer condições seletivas de ágar e incubação. Os testes de PCR multiplex estão disponíveis para o diagnóstico rápido de *Campylobacter* e outros enteropatógenos.

Diagnóstico diferencial

A enterite por *Campylobacter* pode se assemelhar à gastrenterite viral, salmonelose, shigelose, amebíase ou outra diarreia infecciosa. Visto que também imita colite ulcerosa, doença de Crohn, intussuscepção e apendicite, o diagnóstico equivocado pode levar a cirurgia ou testes diagnósticos desnecessários.

Complicações

A complicação mais comum é a desidratação. Outras complicações incomuns incluem eritema nodoso, convulsões, artrite reativa, bacteremia, infecção do trato urinário e colecistite. O *Campylobacter* é a causa mais comum identificada da síndrome de Guillain-Barré (estimada que ocorra em 1 a cada 1.000 casos), que normalmente segue a infecção por *C. jejuni* por 1 a 3 semanas.

Tratamento

O tratamento de distúrbios de fluidos e eletrólitos é importante e, em casos mais suaves, é a única intervenção necessária. A terapia antimicrobiana administrada no início do curso da doença abrevia a duração dos sintomas. O tratamento com azitromicina (10 mg/kg/dia VO uma vez ao dia) por 3 dias ou ciprofloxacino elimina a excreção fecal e pode limitar a propagação em famílias. O *C. jejuni* resistente a fluoroquinolona agora é comum no mundo todo.

Prevenção

Nenhuma vacina está disponível. Lavar as mãos e aderir às práticas básicas de saneamento alimentar ajudam a prevenir doenças. É importante lavar e limpar os utensílios de cozinha após o contato com aves cruas. O cozimento adequado de aves é importante.

Prognóstico

A perspectiva é excelente se a desidratação for corrigida, e o diagnóstico incorreto não leva a procedimentos diagnósticos ou cirúrgicos inadequados.

Centers for Disease Control and Prevention (CDC): *Campylobacter* (Campylobacteriosis). Available at: https://www.cdc.gov/campylobacter/index.html. Accessed June 15, 2021.

Shane AL et al: 2017 Infectious Diseases Society of America clinical practice guidelines for the diagnosis and management of infectious diarrhea. Clin Infect Dis 2017 Dec 15;65(12):e45–e80 [PMID: 29053792].

TULAREMIA

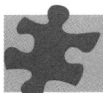

FUNDAMENTOS DO DIAGNÓSTICO E CARACTERÍSTICAS TÍPICAS

- ▶ Uma lesão cutânea ou mucosa no local de inoculação e aumento regional de linfonodos.
- ▶ Início repentino de febre, calafrios e prostração.
- ▶ História de contato com animais infectados, principalmente coelhos selvagens, ou exposição a carrapato ou mosca de veado.
- ▶ Cultura positiva, PCR ou coloração imunofluorescente de amostras de úlcera mucocutânea ou de linfonodos regionais.
- ▶ Altos títulos séricos de anticorpos.

Considerações gerais

A tularemia é causada pela *Francisella tularensis*, um organismo Gram-negativo geralmente adquirido diretamente de animais infectados (particularmente coelhos e outros grandes roedores) ou pela mordida de um carrapato infectado (carrapato de cachorro, carrapato de madeira, carrapato estrela solitária) ou pela mosca do veado. Ocasionalmente, a infecção é adquirida de cães ou gatos domésticos infectados; por contaminação da pele ou membranas mucosas com sangue ou tecidos infectados; por inalação de material aerossol infectado; ou pela ingestão de carne ou água contaminada. Aerossóis contendo *F. tularensis* em culturas em um laboratório ou como agente de bioterrorismo podem ser altamente infecciosos. O período de incubação é curto, geralmente 3 a 7 dias, mas pode variar de 2 a 25 dias. Aproximadamente 200 casos são relatados nos Estados Unidos a cada ano.

Prevenção

As crianças devem ser protegidas das picadas de insetos, especialmente de carrapatos e moscas de veados, pelo uso de roupas adequadas e repelentes. O tratamento e o manuseio de coelhos e outras espécies de caça semelhantes devem ser realizados com muito cuidado e usando luvas de borracha. Deve-se tomar cuidado para evitar cortar a grama sobre animais mortos. Se o contato ocorrer, é indicado realizar lavagem vigorosa com sabão e água. Para profilaxia pós-exposição ao *F. tularensis* (como pode ocorrer em um evento de bioterrorismo), recomenda-se um curso de 14 dias de doxiciclina. A equipe do laboratório de microbiologia deve ser notificada para tomarem as precauções apropriadas sempre que há suspeita de *F. tularensis*.

Achados clínicos

A. Sinais e sintomas

Vários tipos clínicos de tularemia ocorrem em crianças. Sessenta por cento das infecções são da forma ulceroglandular que começa como uma pápula relativamente não dolorosa e avermelhada que pode ser pruriginosa e que rapidamente transforma-se em úlcera. Logo, os linfonodos regionais se tornam grandes e dolorosos. A flutuação ocorre logo em seguida. Pode haver sintomas sistêmicos marcados, incluindo febre alta, calafrios, fraqueza e vômito. A pneumonite ocasionalmente acompanha a forma ulceroglandular ou pode ser vista como a única manifestação da infecção (forma pneumônica). Uma lesão detectável da pele pode estar ausente, e o aumento linfoide localizado pode existir sozinho (forma glandular). Também ocorrem formas oculoglandulares e orofaríngeas. Esta última é caracterizada por amigdalite, geralmente com formação de membrana, adenopatia cervical e febre alta. Na ausência de uma úlcera primária ou linfadenite localizada, uma doença febril prolongada que lembra a febre tifoide pode ocorrer (forma tifoide). A meningite é rara, mas pode ocorrer em doenças disseminadas. A esplenomegalia é comum em todas as formas.

B. Achados laboratoriais

A *F. tularensis* pode ser recuperada de úlceras, linfonodos regionais, sangue e escarro de pacientes com a forma pneumônica. No entanto, o organismo cresce apenas em um meio enriquecido (meio de agar-sangue cistina-glicose), e o manuseio de laboratório é perigoso devido ao risco de transmissão pelo ar para a equipe do laboratório. A PCR ou a coloração imunofluorescente do material de biópsia ou de aspirados de linfonodos envolvidos é diagnóstica.

A contagem de leucócitos não é notável. O diagnóstico é normalmente confirmado com testes sorológicos. Os anticorpos geralmente estão presentes durante a segunda semana de doença. Na ausência de uma cultura positiva, um título de anticorpo de aglutinação de tubo de 1:160 ou mais ou um título de microaglutinação de 1:128 ou mais é presumivelmente positivo para o diagnóstico de tularemia. A confirmação da doença também pode ser estabelecida por demonstração de um aumento de um título de anticorpo quatro vezes maior comparando amostras de soro na fase aguda e convalescente, o que é particularmente útil quando sorologias iniciais são obtidas na primeira semana de doença.

Diagnóstico diferencial

A forma tifoide da tularemia pode imitar febre tifoide, brucelose, TB miliar, febre maculosa das Montanhas Rochosas e mononucleose. A tularemia pneumônica se assemelha à pneumonia atípica. O tipo ulceroglandular de tularemia se assemelha ao pioderma causado por estafilococos ou estreptococos, peste, antraz e doença da arranhadura do gato. O tipo orofaríngeo deve ser distinguido da faringite estreptocócica ou diftérica, mononucleose, herpangina ou outras faringites virais.

▶ Tratamento

A. Medidas específicas

Historicamente, a estreptomicina era a droga de escolha. No entanto, gentamicina (5 mg/kg/dia) é eficaz, mais disponível e familiar para os médicos. Um curso de 10 dias é geralmente suficiente, embora infecções mais graves possam precisar de terapia mais longa. O ciprofloxacino também pode ser usado em pacientes com doença menos grave. A doxiciclina geralmente é eficaz, mas é um agente estático (em oposição aos bactericidas) e está associada a maiores taxas de recaída.

B. Medidas gerais

Antipiréticos e analgésicos podem ser administrados conforme necessário. Recomenda-se deixar as lesões de pele abertas. Lesões glandulares ocasionalmente requerem incisão e drenagem.

▶ Prognóstico

O prognóstico é excelente na maioria dos casos de tularemia que são identificados precocemente e tratados adequadamente.

Centers for Disease Control (CDC) and Prevention: Tularemia. http://www.cdc.gov/tularemia/clinicians/index.html. Accessed July 9, 2021.

Imbimbo C et al: Tularemia in Children and Adolescents. Pediatr Infect Dis J 2020 Dec;39(12):e435–e438. doi: 10.1097/INF.0000000000002932.

Prokšová M et al: Tularemia—zoonosis carrying a potential risk of bioterrorism. Epidemiol Mikrobiol Imunol 2019 Spring;68(2):82–89 [PMID: 31398981].

PESTE

FUNDAMENTOS DO DIAGNÓSTICO E CARACTERÍSTICAS TÍPICAS

- ▶ Início repentino de febre, calafrios e prostração.
- ▶ Linfadenite regional com supuração de linfonodos (forma bubônica).
- ▶ Hemorragia na pele e em membranas mucosas e choque (septicemia).
- ▶ Tosse, dispneia, cianose e hemoptise (pneumonia).
- ▶ História de exposição a animais infectados, picadas de pulgas.
- ▶ O diagnóstico é confirmado por cultura positiva, PCR, ou coloração de imunofluorescência do material de cultura.

▶ Considerações gerais

A peste é uma infecção aguda extremamente grave causada por um cocobacilo Gram-negativo, *Yersinia pestis*. É uma doença de roedores transmitida aos humanos por picadas de pulgas. Os bacilos da peste foram isolados de esquilos-terrestres, cães de pradaria, e outros roedores selvagens em muitos dos estados do oeste e sudoeste nos Estados Unidos. A maioria dos casos chegou do Novo México, Arizona, Colorado e Califórnia. O contato direto com roedores, coelhos ou cães e gatos domésticos fornece exposição a pulgas infectadas com bacilos de peste. O contato com um cão infectado causou um aglomerado de quatro casos em 2014. A maioria dos casos ocorre de junho a setembro. Nos Estados Unidos, a peste humana parece ocorrer em ciclos que refletem os ciclos em reservatórios de animais selvagens. Em média, sete casos por ano são relatados nos Estados Unidos.

▶ Prevenção

O descarte adequado de resíduos domésticos e comerciais e o controle de ratos e outros animais são elementos básicos para a prevenção da peste. O controle de pulgas também é importante. As crianças de férias em áreas remotas devem ser avisadas para não manusear animais mortos ou moribundos. Gatos domésticos que vagam livremente em áreas suburbanas podem entrar em contato com animais selvagens infectados e adquirir pulgas infectadas. Não há vacina comercialmente disponível para a peste.

Todas as pessoas expostas à peste nos 6 dias anteriores (via contato pessoal com uma pessoa infectada, contato com pulgas infectadas, ou exposição a tecidos infectados) devem receber profilaxia antimicrobiana ou ser instruídas a relatar febre ou outros sintomas para o médico. As pessoas que têm contato pessoal próximo (< 2 m) com uma pessoa com peste pneumônica deve receber profilaxia antimicrobiana com doxiciclina por 7 dias a partir da última exposição. Os pacientes recebendo profilaxia ainda devem procurar cuidados médicos rápidos no início da febre ou outra doença.

▶ Achados clínicos

A. Sinais e sintomas

A peste assume várias formas clínicas; as duas mais comuns são a bubônica e a septicêmica. A peste pneumônica é incomum.

1. Peste Bubônica – Após um período de incubação de 2 a 8 dias, há um início repentino de febre alta, calafrios, cefaleia, vômito e delirium marcado ou turvamento da consciência. Também existe uma forma menos grave, com um início menos precipitado, mas com progressão durante vários dias para sintomas graves. Embora a picada de pulga raramente seja vista, o linfonodo regional, geralmente inguinal e unilateral, é/são dolorosos e sensíveis, de 1 a 5 cm de diâmetro. O linfonodo geralmente apresenta supuração e drena espontaneamente após 1 semana. Os bacilos da peste produzem uma endotoxina que causa necrose vascular. Eles podem sobrecarregar os linfonodos regionais e entrar na circulação para produzir septicemia. A necrose vascular grave resulta em hemorragia amplamente disseminada na pele, membranas mucosas, fígado e baço. Miocardite e colapso circulatório podem resultar de danos pela endotoxina. Podem ocorrer meningite ou pneumonia da peste após a propagação de bactérias a partir de um linfonodo infectado.

2. Peste septicêmica – A peste pode, inicialmente, apresentar-se como septicemia sem evidência de linfadenopatia. Em algumas séries de casos, 25% dos casos são septicêmicos, inicialmente. A peste septicêmica carrega um pior prognóstico do que a peste bubônica, em grande parte porque não é reconhecida e tratada precocemente. Os pacientes podem apresentar uma doença febril inespecífica caracterizada por febre, mialgia, calafrios e anorexia. A peste septicêmica pode ser complicada pela contaminação secundária do pulmão, causando peste pneumônica. Pode ocorrer necrose de partes do corpo distal, como dedos, dedos dos pés e ponta do nariz.

3. Peste pneumônica primária – A inalação de bacilos de *Y. pestis* causa a peste pneumônica primária. Essa forma da peste é transmitida de humano para humano e de gatos ou cães com peste pneumônica para humanos e seria a forma da peste mais provavelmente vista após a liberação aerossolizada de *Y. pestis* em um incidente de bioterrorismo. Após uma incubação de 1 a 6 dias, o paciente desenvolve febre, tosse, ofegância, e escarro sangrento, aquoso ou purulento. Os sintomas gastrintestinais às vezes são proeminentes. Uma vez que o foco inicial da infecção é o pulmão, as linfonodomegalias geralmente estão ausentes; ocasionalmente, podem ser vistas linfonodomegalias cervicais.

B. Achados laboratoriais

O aspirado de um linfonodo inflamado (bubo) contém bacilos Gram-negativos de coloração bipolar. Pus, escarro e sangue resultam no crescimento do organismo. O diagnóstico rápido pode ser feito com a detecção de anticorpos fluorescentes ou PCR em espécimes clínicos. A confirmação é feita por cultura ou teste sorológico. As culturas geralmente são positivas em 48 horas. Os soros agudos em pareamento e os convalescentes podem ser testados para avaliar se houve um aumento de anticorpos quatro vezes maior. Os sistemas de identificação bacteriana automatizada são conhecidos por identificar mal a *Y. pestis* e não são confiáveis.

▶ Diagnóstico diferencial

A fase séptica da doença pode ser confundida com doenças como meningococcemia, sepse causada por outras bactérias, e rickettsiose. A forma bubônica se assemelha à tularemia, antraz, doença da arranhadura do gato, linfadenite e celulite.

▶ Tratamento

A. Medidas específicas

A orientação do CDC de 2021 recomenda terapia dupla para doença grave ou moderada, praga bubônica com grandes bubos e formas pneumônicas de bioterrorismo. As opções de tratamento incluem gentamicina, estreptomicina, ciprofloxacino ou levofloxacino. Recomenda-se tratamento de drogas em monoterapia com um desses agentes para doença mais leve; a doxiciclina também pode ser usada como monoterapia, embora seja uma escolha de segunda linha para doença pneumônica. Deve-se utilizar cloranfenicol ou uma fluoroquinolona (ciprofloxacino ou levofloxacino) para tratar meningite.

Todos os esforços devem ser feitos para efetuar a resolução de bubos sem cirurgia. O pus da drenagem linfonodal é infeccioso.

B. Medidas gerais

As autoridades estaduais de saúde devem ser notificadas imediatamente sobre casos suspeitos de peste. A peste pneumônica é altamente infecciosa, e o isolamento das gotículas é necessário até que o paciente tenha realizado terapia antimicrobiana eficaz por 48 horas. O pessoal do laboratório deve ser notificado se houver suspeita de peste para exercer precaução e impedir a aquisição ocupacional.

▶ Prognóstico

A taxa de mortalidade da peste bubônica não tratada é de cerca de 50%. A taxa de mortalidade por peste pneumônica tratada é de 50% a 60%. As taxas de mortalidade recentes no Novo México foram de 3% para peste bubônica e 71% para a forma septicêmica.

Centers for Disease Control and Prevention (CDC): Plague. http://www.cdc.gov/plague/healthcare/clinicians.html. Accessed July 9, 2021.
Kugeler KJ et al: Epidemiology of human plague in the United States, 1900–2012. Emerg Infect Dis 2015 Jan;21(1):16–22 [PMID: 25529546].
Nelson CA et al: Antimicrobial treatment of human plague: a systematic review of the literature on individual cases, 1937–2019. Clin Infect Dis 2020 May 1;70(Suppl 1):S3–S10, doi: https://doi.org/10.1093/cid/ciz1226.

INFECÇÕES INVASIVAS POR *HAEMOPHILUS INFLUENZAE*

FUNDAMENTOS DO DIAGNÓSTICO E CARACTERÍSTICAS TÍPICAS

▶ Meningite purulenta em crianças com menos de 4 anos, com pesquisa microscópica direta do LCS mostrando bacilos pleomórficos Gram-negativos.

▶ Epiglotite aguda: febre alta, sialorreia, disfagia, afonia e estridor.

▶ Artrite séptica: febre, hiperemia local, edema, calor e dor com movimento ativo ou passivo da articulação envolvida em uma criança de 4 meses a 4 anos de idade.

▶ Celulite: início repentino de febre e celulite distinta em uma criança, geralmente envolvendo a bochecha ou a área periorbital.

▶ Em todos os casos, uma cultura positiva do sangue, do LCS ou do pus aspirado confirma o diagnóstico.

Considerações gerais

O *H. influenzae* é classificado por sua cápsula de polissacarídeo em seis sorotipos diferentes (A-F) e aqueles sem cápsula de polissacarídeo são considerados não tipáveis. O *H. influenzae* tipo B (Hib) foi uma causa comum de doença invasiva, como meningite, bacteremia, epiglotite, artrite séptica, celulite periorbital e facial, pneumonia e pericardite, e tornou-se incomum por causa da imunização generalizada no início da infância. A redução de 99% na incidência vista em muitas partes dos Estados Unidos deve-se a altas taxas de cobertura da vacina e redução do estado de portador nasofaríngeo após a vacinação. Agora, os *H. influenzae* não tipo B, particularmente o tipo A, e o não tipável causam a maioria dos casos de doença invasiva. Os sorotipos não tipo B podem causar meningite, bacteremia e outras doenças previamente causadas pelo Hib.

O *H. influenzae* não encapsulado e não tipável frequentemente coloniza as membranas mucosas e causa otite média, sinusite, bronquite e pneumonia em crianças e adultos. O *H. influenzae* não encapsulado também causa doença invasiva. A sepse neonatal semelhante à sepse precoce por EGB é reconhecida e é mais comum em bebês prematuros e de baixo peso. As complicações obstétricas de corioamnionite e bacteremia são geralmente a fonte dos casos neonatais. A produção de β-lactamase, resultando na resistência à ampicilina, ocorre em 25% a 40% dos *H. influenzae* não tipáveis. O *H. influenzae* β-lactamase negativo resistente à ampicilina (BLNAR, de β-lactamase negative, ampicillin resistant) surgiu em algumas regiões do globo, embora ocorra com menos frequência nos Estados Unidos. Assim, para infecções graves, a determinação da suscetibilidade não deve se basear somente na produção de β-lactamase.

Entre crianças menores de 5 anos, crianças indígenas e nativas do Alasca têm uma taxa de doença invasiva cinco vezes maior em relação a outras raças. As crianças com doença falciforme, infecção pelo HIV e imunocomprometimento devido à quimioterapia também estão em risco aumentado.

Prevenção

Atualmente, várias vacinas de conjugado de proteínas de carboidratos contra o Hib estão disponíveis (ver **Capítulo 10**).

O risco de doença invasiva por Hib é mais alto em contatos domésticos não imunizados ou parcialmente imunizados quando o contato tem menos de 4 anos. As situações a seguir requerem quimioprofilaxia com rifampicina de todos os contatos domésticos (exceto mulheres grávidas) para erradicar a colonização nasofaríngea em potencial com Hib e limitar o risco de doença invasiva: (1) famílias em que pelo menos um contato familiar tem menos de 4 anos e não é imunizado ou é incompletamente imunizado contra o Hib; (2) lares em que reside uma criança imunocomprometida (de qualquer idade ou *status* de imunização); ou (3) lares em que reside uma criança com menos de 12 meses que não recebeu a série primária da vacina Hib. Os contatos da pré-escola e das creches podem precisar de profilaxia se mais de um caso tiver ocorrido no centro nos últimos 60 dias (discutir com autoridades estaduais de saúde). O caso-índice também precisa de quimioprofilaxia se tratado com um regime de antibióticos que não seja ceftriaxona ou cefotaxima (ambos são eficazes na erradicação de Hib da nasofaringe) e se o paciente for mais jovem que 2 anos ou residir em uma família com um contato familiar com risco de doença (como descrito acima). Contatos domésticos e casos-índice com mais de 1 mês que precisam de quimioprofilaxia devem receber rifampicina, 20 mg/kg por dose (dose adulta máxima, 600 mg) por via oral, uma vez ao dia por 4 dias sucessivos. Bebês com menos de 1 mês devem receber rifampicina VO (10 mg/kg/dose uma vez ao dia por 4 dias). Não se deve administrar rifampicina a mulheres grávidas. A quimioprofilaxia pode ser considerada para contatos domésticos de crianças com doença invasiva causada por *H. influenzae* do tipo A. Para outras cepas, incluindo *H. influenzae* não tipável, a quimioprofilaxia geralmente não é recomendada porque casos secundários são raros.

Achados clínicos

A. Sinais e sintomas de doença invasiva por Hib e por *H. influenzae* não tipo B

1. Meningite – Os bebês geralmente apresentam febre, irritabilidade, letargia, menor aporte com ou sem vômito e um choro agudo.

2. Epiglotite aguda – O achado clínico mais útil no diagnóstico precoce de epiglotite por *Haemophilus* é a evidência de disfagia, caracterizada por uma recusa em comer ou engolir saliva e salivação excessiva. Essa descoberta, mais a presença de uma febre alta em uma criança infectada – mesmo na ausência de uma epiglote vermelho-cereja no exame direto – sugere fortemente o diagnóstico e leva à intubação imediata. O estridor é um sinal tardio (ver **Capítulo 19**).

3. Artrite séptica – Na era pré-vacinas, o Hib era uma causa comum de artrite séptica em crianças não imunizadas com menos de 4 anos nos Estados Unidos. A criança é febril e se recusa a mover a articulação e o membro envolvidos. O exame revela edema, calor, hiperemia, sensibilidade e dor a palpação e dor intensa na tentativa de movimentar a articulação.

4. Celulite – A celulite por Hib ocorre quase exclusivamente em crianças entre 3 meses e 4 anos, mas atualmente é incomum devido à imunização. A bochecha ou a área periorbital (pré-septal) está frequentemente envolvida.

B. Achados laboratoriais

A contagem de leucócitos em infecções por Hib pode ser alta ou normal com um desvio para a esquerda. Uma cultura positiva de sangue, LCS, pus aspirado ou fluido do local envolvido prova o diagnóstico. Na meningite não tratada, a pesquisa do LCS pode mostrar bacilos Gram-negativos com características pleomórficas. O Hib pode ser identificado no LCS como um componente de um ensaio de PCR multiplex.

C. Exames de imagem

Uma radiografia lateral do pescoço pode sugerir o diagnóstico na suspeita de epiglotite aguda, mas a má interpretação é comum. A intubação não deve ser adiada para obter radiografias.

▶ Diagnóstico diferencial

A. Meningite

A meningite deve ser diferenciada de lesões na cabeça, abscesso cerebral, tumor, encefalopatia por chumbo e outras formas de meningoencefalite, incluindo micobacteriana, viral, fungal e agentes bacterianos.

B. Epiglotite aguda

Na crupe causada por agentes virais (parainfluenza 1, 2 e 3, vírus sincicial respiratório, influenza A, adenovírus), a criança tem sintomas respiratórios superiores mais definidos, tosse, rouquidão, progressão mais lenta de sinais obstrutivos e febre baixa. A crupe espasmódica geralmente ocorre à noite em uma criança com histórico de ataques anteriores. Um início repentino de engasgo e tosse paroxística sugere corpo estranho após aspiração. O abscesso retrofaríngeo pode precisar ser diferenciado da epiglotite.

C. Artrite séptica

O diagnóstico diferencial inclui osteomielite aguda, bursite pré-patelar, celulite, febre reumática e fraturas e entorses.

D. Celulite

Erisipelas, celulite estreptocócica, mordidas de insetos e trauma (incluindo paniculite do picolé ou outros tipos de lesão por congelamento) podem imitar a celulite por Hib. A celulite periorbital deve ser diferenciada da doença do seio paranasal sem celulite, doença inflamatória alérgica das pálpebras, conjuntivite e infecção por herpes-zóster.

▶ Complicações

A. Meningite (ver Capítulo 25)

B. Epiglotite aguda

A doença pode progredir rapidamente para a obstrução total das vias aéreas com complicações devidas à hipoxia (ver **Capítulo 25**). Podem ocorrer enfisema mediastinal e pneumotórax.

C. Artrite séptica

A artrite séptica pode resultar em uma rápida destruição da cartilagem e anquilose se o diagnóstico e o tratamento forem tardios. Mesmo com tratamento precoce, a incidência de danos residuais e incapacidade após artrite séptica nas juntas de sustentação de peso pode chegar a 25%.

D. Celulite

A bacteremia de uma fonte cutânea pode levar à meningite ou à piartrose.

▶ Tratamento

Todos os pacientes com doenças bacterêmicas ou potencialmente bacterêmicas por *H. influenzae* requerem hospitalização para tratamento. O medicamento de escolha em pacientes hospitalizados é uma cefalosporina de terceira geração (ceftriaxona) até a sensibilidade do organismo ser conhecida. O meropeném é uma escolha alternativa. As pessoas com doença invasiva por Hib devem estar em isolamento de gotículas por 24 horas após o início da antibioticoterapia parenteral.

A. Meningite

A terapia é iniciada assim que se suspeita de meningite bacteriana. A terapia intravenosa empírica recomendada para meningite (até que se identifique o organismo) é vancomicina em combinação com ceftriaxona. Uma vez que o organismo seja identificado como *H. influenzae* e as suscetibilidades sejam conhecidas, o regime antibiótico pode ser adaptado de acordo (p. ex., ampicilina). A terapia deve ser administrada por via intravenosa durante todo o tratamento. A ceftriaxona pode ser administrada por via intramuscular se o acesso venoso se tornar difícil.

A duração da terapia é de 10 dias para meningite não complicada. Um tratamento mais longo é reservado para crianças que respondem lentamente ou que têm complicações.

A dexametasona administrada imediatamente após o diagnóstico e sua continuação por até 4 dias pode reduzir a incidência de perda auditiva em crianças com meningite por Hib; a dosagem é 0,6 mg/kg/dia em quatro doses divididas por 2 a 4 dias. É improvável que haja benefícios em iniciar a dexametasona mais de 6 horas após os antibióticos terem sido iniciados.

Punções lombares repetidas geralmente não são necessárias na meningite por Hib. Elas devem ser obtidas nas seguintes circunstâncias: resposta clínica insatisfatória ou questionável, convulsão após vários dias de terapia, exame neurológico anormal ou difícil de avaliar, ou febre recorrente ou prolongada (7 dias).

B. Epiglotite aguda (ver Capítulo 19)

C. Artrite séptica

A terapia inicial deve incluir um antibiótico antiestafilocócico eficaz e cefotaxima ou ceftriaxona até que a identificação do organismo seja feita e continuada, uma vez que o germe tenha sido reconhecido como *Haemophilus* e seu perfil de sensibilidade seja conhecido (ver **Capítulo 19**). Se uma criança estiver melhor após a terapia intravenosa inicial, o paciente poderá ser transferido para terapia oral com base no perfil de sensibilidade (p. ex., amoxicilina ou amoxicilina/clavulanato; 90 a 100 mg/kg/dia de componente de amoxicilina dividido em quatro doses). Antibióticos devem ser administrados até completar um curso de 2 a 4 semanas (mais tempo se houver complicações ou se não forem resolvidos os sinais e sintomas). A drenagem de fluido articular infectado é uma parte essencial do tratamento. Nas outras articulações que não o quadril, isso geralmente pode ser realizado por uma ou mais aspirações por agulha. Em infecções no quadril – e na artrite de outras articulações quando o tratamento é atrasado ou a resposta clínica é lenta –, a drenagem cirúrgica é recomendada.

D. Celulite, incluindo celulite periorbital

A terapia inicial para celulite orbital deve ser um antibiótico de amplo espectro, e os regimes frequentemente incluem ceftriaxona. A terapia é administrada por via parenteral por pelo menos 3 a 7 dias, seguida por tratamento oral. O curso total de antibióticos variará conforme a gravidade da infecção, resposta à terapia, presença de um abscesso e realização ou não de drenagem. O curso mínimo de 21 dias é razoável em casos não complicados e sem abscesso e boa resposta terapêutica, assumindo que todos os sinais de celulite periorbital tenham se resolvido completamente. Em casos com sinusite etmoidal grave e evidência de destruição óssea, um curso de tratamento de pelo menos quatro semanas é aconselhável. Casos complicados podem exigir cursos de tratamento mais prolongados.

▶ Prognóstico

A taxa de mortalidade de casos para *H. influenzae* invasivo é de 15%, mas pode ser maior dependendo do sorotipo. Bebês pequenos e adultos mais velhos têm a maior taxa de mortalidade. Em 15% a 30% dos pacientes com meningite por Hib, perda auditiva ou outras sequelas neurológicas se desenvolvem. Os pacientes com meningite por Hib devem ter sua audição verificada durante o curso da doença ou logo após a recuperação. As crianças em que a infecção invasiva por Hib se desenvolve apesar da imunização apropriada devem ser testadas para investigar a função imunológica e descartar HIV. As mortes por epiglotite estão associadas a bacteremia e rápido desenvolvimento de obstrução das vias aéreas. O prognóstico para outras doenças que requerem hospitalização é bom com a instituição inicial de antibioticoterapia adequada.

Haemophilus influenzae infections. In: Kimberlin DW, Brady MT, Jackson MA, Long SS, (eds): *Red Book: 2021–2024 Report of the Committee on Infectious Diseases*. 32nd ed. Itasca, IL: American Academy of Pediatrics; 2021;345–354.

Soeters HM et al: Current epidemiology and trends in invasive *Haemophilus influenzae* disease—United States, 2009–2015. Clin Infect Dis 2018 Aug 31;67(6):881–889 [PMID: 29509834].

BORDETELLA PERTUSSIS (COQUELUCHE)

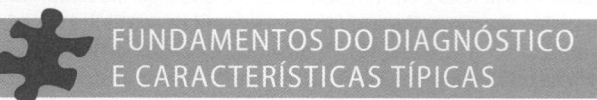

FUNDAMENTOS DO DIAGNÓSTICO E CARACTERÍSTICAS TÍPICAS

▶ Estágio prodrômico catarral (1 a 3 semanas) caracterizado por tosse leve e coriza, mas sem febre.

▶ Tosse persistente e paroxística em *staccato* terminando com um "guincho" inspiratório agudo.

▶ Fase convalescente: tosse resolvida lentamente ao longo de semanas até meses.

▶ Leucocitose com linfocitose absoluta.

▶ Diagnóstico confirmado por PCR de secreção nasofaríngea.

▶ Considerações gerais

A pertússis é uma infecção aguda e altamente transmissível do trato respiratório causado pela *Bordetella pertussis*, caracterizada por bronquite grave. As crianças geralmente adquirem a doença de contatos sintomáticos da família. Adultos e adolescentes que têm doenças respiratórias leves não reconhecidas como coqueluche frequentemente são a fonte de infecção. O estado de portador assintomático da *B. pertussis* não foi demonstrado. A infectividade é maior durante o estágio da tosse catarral e da paroxística inicial (por cerca de 4 semanas após o início).

Nos Estados Unidos, aproximadamente 18.000 a 20.000 casos por ano são relatados; muitos casos não são relatados. A coqueluche é mais grave nos mais jovens. Cinquenta por cento das crianças menores de 1 ano com um diagnóstico de coqueluche são hospitalizadas. A taxa de fatalidade em bebês com menos de 2 meses é de aproximadamente 2% e é de aproximadamente 1% para bebês em seus primeiros anos de vida.

A duração da imunidade natural após a coqueluche não é conhecida, mas não dura por toda a vida. As reinfecções geralmente são leves. A imunidade após a vacinação diminui em 5 a 10 anos; por isso, a maioria dos jovens adultos nos Estados Unidos é suscetível à infecção por coqueluche, e a doença é provavelmente comum, mas não é identificada. A eficácia diminuída de vacinas acelulares (agora padrão nos Estados Unidos) em comparação com vacinas com células inteiras e com baixas taxas de imunização devido à hesitação da vacina em algumas comunidades contribuíram significativamente para epidemias de coqueluche nos Estados Unidos.

A *Bordetella parapertussis* e a *Bordetella holmesii* causam uma síndrome semelhante, mas mais suave.

Os organismos de *B. pertussis* se aderem ao epitélio respiratório ciliado e se multiplicam neste local; não ocorre invasão mais profunda. A doença é devida a várias toxinas bacterianas, sendo a mais potente a toxina coqueluche, responsável pela linfocitose típica.

▶ Achados clínicos

A. Sinais e sintomas

O início da coqueluche é insidioso, com sintomas catarrais do trato respiratório superior (rinite, espirros e tosse irritativa). Febre acima de 38,3°C é incomum e sugere um diagnóstico alternativo. Após cerca de 2 semanas, a tosse se torna paroxística, caracterizada por tosse forçada repetida terminando com uma inspiração alta (um "guincho"). Bebês e adultos com coqueluche grave, bem como pacientes com coqueluche mais amena, podem não apresentar o ruído característico. Um paroxismo é geralmente seguido de vômito. A tosse pode ser acompanhada por cianose, sudorese, prostração e exaustão. Os acessos de tosse ocorrem com mais frequência à noite. Esse estágio dura de 2 a 4 semanas, com melhoria gradual. A tosse paroxística pode continuar por alguns meses e pode piorar com infecção respiratória viral recorrente. Os bebês com coqueluche frequentemente apresentam asfixia, apneia e bradicardia, baixo aporte e dificuldade de ganho de peso. Paroxismos e guinchos geralmente não estão presentes em bebês. Em adultos, crianças mais velhas e indivíduos parcialmente imunizados, os sintomas podem consistir somente em tosse irritante com duração de 1 a 2 semanas. A coqueluche clínica é mais suave em crianças imunizadas.

B. Achados laboratoriais

As contagens de leucócitos de 20.000 a 30.000/μL com linfócitos de 70% a 80% geralmente aparecem perto do final do estágio catarral. A hipertensão pulmonar grave e a hiperleucocitose (> 70.000/μL) estão associadas a doenças graves e morte em crianças pequenas com coqueluche. A imagem do sangue pode assemelhar-se à leucemia linfocítica ou reações leucemoides. Muitas crianças mais velhas e adultos com infecções leves nunca apresentam linfocitose.

O método preferido de diagnóstico na maioria dos centros é a identificação da *B. pertussis* por PCR da secreção da nasofaringe. O organismo pode ser encontrado no trato respiratório em números decrescentes começando no estágio catarro e terminando cerca de 2 semanas após o início do estágio paroxístico. Após várias semanas de sintomas, o teste de PCR é frequentemente negativo. A cultura requer meio especializado, atenção cuidadosa à coleta e ao transporte de amostras e atualmente não está disponível em muitos laboratórios.

A radiografia de tórax revela brônquios espessados e às vezes mostra um bordo cardíaco "apagado", mal definido.

▶ Diagnóstico diferencial

Na fase catarral, é difícil discriminar coqueluche de causas virais de infecção respiratória superior. O diagnóstico diferencial de coqueluche inclui pneumonia viral e bacteriana (particularmente *M. pneumoniae*). A ausência de febre na coqueluche diferencia esta doença da maioria das infecções bacterianas. Pode-se considerar fibrose cística e aspiração de corpo estranho se houver tosse crônica. O adenovírus e o vírus sincicial respiratório podem causar tosse paroxística com uma elevação associada de linfócitos no sangue periférico, imitando coqueluche.

▶ Complicações

A broncopneumonia devida a superinfecção é a complicação grave mais comum. É caracterizada por deterioração clínica abrupta durante o estágio paroxístico, acompanhada por febre alta e às vezes uma reação leucemoide impressionante com uma mudança de predomínio de neutrófilos polimorfonucleares. A infecção respiratória viral intercorrente também é uma complicação comum e pode provocar piora ou recorrência da tosse paroxística. Otite média é comum. A bronquiectasia crônica residual é pouco frequente, mas é uma complicação grave. Podem ocorrer apneia e morte súbita durante um paroxismo particularmente grave. Podem ocorrer fraturas de costelas devido à força da tosse. As convulsões complicam 1,5% dos casos, e ocorre encefalopatia em 0,1%. A encefalopatia frequentemente é fatal. Dano cerebral anóxico, hemorragia cerebral ou neurotoxinas de coqueluche são fatores contribuintes, mas a causa da morte é provavelmente anoxia. Epistaxe e hemorragia subconjuntival são comuns.

▶ Tratamento

A. Medidas específicas

Antibióticos podem melhorar as infecções precoces (ou seja, na fase catarral), mas não afetam os sintomas clínicos no estágio paroxístico. Assim, o tratamento deve ser iniciado o mais rápido possível e não deve aguardar testes confirmatórios nos casos em que o diagnóstico é fortemente suspeito. A azitromicina (10 mg/kg/dose, máx. 500 mg, no dia 1, seguidas por 5 mg/kg/dose, máx. 250 mg por dia, por mais 4 dias) é o medicamento de escolha porque prontamente encerra a colonização do trato respiratório da *B. pertussis*. Os bebês menores de 6 meses devem receber azitromicina a 10 mg/kg/dose pela duração completa de 5 dias. A eritromicina administrada quatro vezes ao dia por 14 dias é aceitável, mas não preferida. A resistência a macrolídeos foi relatada raramente. O SMX-TMP também pode ser usado para pacientes intolerantes à eritromicina. A eritromicina tem sido associada à estenose pilórica em bebês com menos de 1 mês, e a azitromicina é preferida nessa idade. Apesar de o risco de estenose pilórica após o tratamento com azitromicina provavelmente ser menor, ocorreram casos. Pais de bebês com menos de 1 mês que exigem tratamento com azitromicina devem ser informados sobre esse risco e orientados sobre os sinais de estenose pilórica.

B. Medidas gerais

O suporte nutricional durante a fase paroxística é importante. Podem ser necessários pequenas quantidades de alimento e frequentes, alimentação por sonda ou via parenteral e suplementação de fluidos. Minimizar estímulos que deem gatilhos para esses paroxismos é provavelmente a melhor maneira de controlar a tosse. Embora numerosos medicamentos tenham sido propostos, incluindo salbutamol, corticosteroides e difenidramina, não há ensaios clínicos adequados que identifiquem um tratamento eficaz para a tosse paroxística.

C. Tratamento de complicações

A insuficiência respiratória devido à pneumonia ou outras complicações pulmonares deve ser tratada com oxigênio e, se necessário, ventilação assistida. As convulsões são tratadas com cuidados de apoio e anticonvulsivantes adequados. Pneumonia bacteriana ou otite média podem exigir antibióticos adicionais. Os bebês com uma contagem de leucócitos extremamente alta (> 70.000/μL) estão em alto risco de morte e podem se beneficiar de oxigenação por membrana extracorpórea (ECMO, de *extracorporeal membrane oxygenation*).

Prevenção

A imunização ativa (ver **Capítulo 10**) com a vacina DTPa (difteria, tétano e pertússis acelular) deve ser administrada na primeira infância. A ocorrência e o aumento do reconhecimento da doença em adolescentes e adultos contribuem para o número crescente de casos. Uma dose de reforço de vacina DTPa para adolescentes, idealmente entre 11 e 12 anos, é recomendada. As doses subsequentes de reforço da Tdap são recomendadas para adultos de 18 a 60 anos para substituir os reforços de Td, inclusive quando administrados para profilaxia do tétano. Também é recomendada a imunização de mulheres grávidas no último trimestre antes das 36 semanas de gestação, novas mães, cuidadores de bebês com menos de 6 meses e profissionais de saúde que cuidam de crianças jovens.

A quimioprofilaxia com azitromicina deve ser fortemente considerada para contatos familiares e em creches que tenham contato dentro de 21 dias desde o início da tosse no caso-índice, mesmo que eles sejam vacinados. Pode-se considerar quimioprofilaxia em ambientes de saúde e escolas dependendo de circunstâncias específicas, conforme determinado pelo controle de infecções ou serviços de saúde pública. As crianças hospitalizadas com pertússis devem ser isoladas por causa do grande risco de transmissão para pacientes e funcionários. Foram relatados vários surtos hospitalares significativos.

Prognóstico

O prognóstico para pacientes com coqueluche melhorou nos últimos anos por causa dos excelentes cuidados de enfermagem, tratamento das complicações, atenção à nutrição e terapia intensiva moderna. No entanto, a doença ainda é muito grave em bebês com menos de 1 ano; a maioria das mortes ocorre nesta faixa etária. As crianças com encefalopatia têm um mau prognóstico.

Lumbreras AM et al: Antenatal vaccination to decrease pertussis in infants: safety, effectiveness, timing, and implementation. J Matern Fetal Neonatal Med 2019 May;32(9):1541–1546. doi: 10.1080/14767058.2017.1406475 [PMID: 29199493].

McGirr A, Fisman DN: Duration of pertussis immunity after DTaP immunization: a meta-analysis. Pediatrics 2015;135(2):331 [PMID: 25560446].

Pertussis (Whooping Cough). In: Kimberlin DW, Brady MT, Jackson MA, Long SS, (eds): *Red Book: 2021–2024 Report of the Committee on Infectious Diseases*. 32nd ed. Itasca, IL: American Academy of Pediatrics; 2021;578–589.

LISTERIOSE

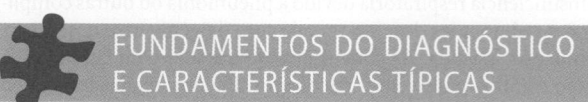

FUNDAMENTOS DO DIAGNÓSTICO E CARACTERÍSTICAS TÍPICAS

▶ Doença neonatal de início precoce:
- Sinais de sepse algumas horas após o nascimento em uma criança nascida com sofrimento fetal e hepatoesplenomegalia; febre materna.

▶ Doença neonatal de início tardio:
- Meningite, às vezes com monocitose no LCS e no sangue periférico.
- Início dos 9 a 30 dias.

▶ Pacientes imunossuprimidos:
- Febre e meningite.

Considerações gerais

A *Listeria monocytogenes* é um bacilo aeróbio Gram-positivo, não formador de esporos, distribuído amplamente em animais e em alimentos, poeira e solo. Causa infecções sistêmicas em recém-nascidos e crianças mais velhas imunossuprimidas. Em mulheres grávidas, a infecção é relativamente leve, com febre, dores e calafrios, mas é acompanhada por bacteremia e às vezes resulta em infecção intrauterina ou perinatal com graves consequências para o feto ou o recém-nascido. Mulheres grávidas são particularmente suscetíveis à listeriose e 20% das gestações afetadas terminam em natimorto ou morte neonatal. Nos Estados Unidos, as mulheres hispânicas grávidas são 24 vezes mais propensas a contrair listeriose do que a população em geral. Surtos de listeriose têm sido associados a vários alimentos, produtos lácteos particularmente não pasteurizados, incluindo queijo caseiro e carnes preparados no estilo mexicano. Apesar de os casos diminuírem desde a adoção de regulamentos rígidos para alimentos prontos para comer, os surtos continuam a ocorrer nos Estados Unidos; por exemplo, 13 casos associados com queijo caseiro no estilo mexicano foram relatados pelo CDC em quatro estados em 2021.

Achados clínicos

A. Sinais e sintomas

Na forma neonatal inicial, os sintomas da listeriose geralmente aparecem no primeiro dia de vida e sempre no terceiro dia. O sofrimento fetal é comum, e os bebês frequentemente têm sinais de doença grave ao nascer. Ocorrem desconforto respiratório, diarreia e febre. No exame, são encontradas hepatoesplenomegalia e erupção papular. Uma história de febre materna é comum. A meningite pode acompanhar o curso séptico. A forma neonatal tardia geralmente ocorre após 9 dias e chega a até 5 semanas. A meningite é comum, caracterizada por irritabilidade, febre e baixo aporte.

As infecções por *Listeria* são raras em crianças mais velhas e geralmente estão associadas a imunodeficiência, incluindo quimioterapia contra câncer e tratamento com inibidores do fator de necrose tumoral α. Os sinais e sintomas são os de meningite ou meningoencefalite, geralmente com início insidioso.

B. Achados laboratoriais

Em todos os pacientes, exceto aqueles que recebem medicações que deprimem a contagem de células brancas, a contagem de leucócitos é elevada, com monócitos de 10% a 20%. A contagem de células do LCS característica da meningite é alta (> 500/μL) com uma predominância de neutrófilos polimorfonucleares, embora os monócitos possam predominar em 30% dos casos. A *Listeria* é tipicamente um bacilo Gram-positivo, embora possa ser Gram-variável e confundida com "difteroides". A pesquisa de Gram do LCS é frequentemente negativa. A principal característica patológica na sepse neonatal grave é a granulomatose miliar com microabscessos no fígado, baço, SNC, pulmão e intestino.

Os resultados da cultura são frequentemente positivos em vários locais, incluindo sangue do bebê e da mãe. A *Listeria* pode também ser diagnosticada no sangue e no LCS por PCR, geralmente como um componente de um ensaio multiplex.

▶ Diagnóstico diferencial

A doença neonatal de início precoce se assemelha à doença hemolítica do recém-nascido, à sepse por EGB ou à infecção grave de citomegalovírus ou toxoplasmose. A doença de início tardio deve ser diferenciada da meningite devida a parechovírus, enterovírus, EGB e bactérias entéricas Gram-negativas.

▶ Tratamento

A ampicilina é a droga de escolha na maioria dos casos de listeriose. A gentamicina tem um efeito sinérgico com ampicilina e deve ser administrada em infecções graves e a pacientes com déficits imunológicos; as doses dependem da idade e do peso ao nascer. Se a ampicilina não puder ser usada, o SMX-TMP e as fluoroquinolonas são eficazes e alcançam níveis adequados no SNC. Meropeném e linezolida também são ativos e podem ser usados em certos cenários. A vancomicina pode ser substituída por ampicilina ao tratar empiricamente a meningite, mas não é mais preferida do que a ampicilina. As cefalosporinas não são recomendadas. O tratamento da doença grave deve continuar por pelo menos 2 semanas; a meningite é tratada por 21 dias.

Há controvérsias sobre a necessidade de cobertura empírica para *Listeria* para um recém-nascido febril. Deve-se considerar fatores de risco para *Listeria*, como doença grave, doença materna, fatores de risco materno (p. ex., exposição ao queijo não pasteurizado ou início precoce [no primeiro dia de vida] da infecção ou suspeita de meningite), ao tomar decisões quando uma cefalosporina pode ser usada como um medicamento único.

▶ Prevenção

Pacientes imunossuprimidos, grávidas e idosos podem diminuir o risco de infecção por *Listeria* evitando queijos suaves não pasteurizados, aquecendo bem ou evitando alimentos prontos para comer ou de delicatéssens, evitando carne e leite crus e lavando bem os legumes frescos.

▶ Prognóstico

Em um surto recente de doença neonatal de início precoce, a taxa de mortalidade foi de 27%, apesar do gerenciamento agressivo e apropriado. A meningite em bebês mais velhos tem um bom prognóstico.

Centers for Disease Control and Prevention (CDC): Listeriosis. http://www.cdc.gov/listeria/index.html. Accessed June 9, 2021.

Charlier C et al: Clinical features and prognostic factors of listeriosis: the MONOAISA national prospective cohort study. Lancet Infect Dis 2017;17(5):510–519 [PMID: 28139432].

Outbreak Investigation of Listeria monocytogenes—Hispanic-style Fresh and Soft Cheeses (February 2021). U.S. Food and Drug Administration. Available at: https://www.fda.gov/food/outbreaks-foodborne-illness/outbreak-investigation-listeria-monocytogenes-hispanic-style-fresh-and-soft-cheeses-february-2021. Accessed June 9, 2021.

TUBERCULOSE

FUNDAMENTOS DO DIAGNÓSTICO E CARACTERÍSTICAS TÍPICAS

▶ Todos os tipos: teste positivo de tuberculina ou ensaio de liberação de γ-interferona (IGRA, de *interferon-γ release assay*) em pacientes ou membros da família, radiografia de tórax sugestiva, histórico de contato e demonstração de organismo por pesquisa de Gram e cultura.

▶ Pulmonar: fadiga, irritabilidade, perda de peso, com ou sem febre e tosse.

▶ Glandular: adenite cervical crônica.

▶ Miliar: aparência clássica na radiografia de tórax de uma tempestade de neve.

▶ Meningite: febre e manifestações de irritação meníngea e aumento da pressão intracraniana, com LCS característico.

▶ Considerações gerais

A tuberculose (TB) é uma doença granulomatosa causada pela *Mycobacterium tuberculosis* (MTB). É uma das principais causas de morte em todo o mundo. As crianças menores de 5 anos são mais suscetíveis, com um risco maior no primeiro ano de vida. A infecção primária ocorre através dos pulmões com subsequente disseminação linfo-hematogênica em locais extrapulmonares, incluindo linfonodos, cérebro e meninges, ossos e articulações, rins, intestino, laringe, olhos e pele. Uma proporção maior da doença pediátrica da TB é extrapulmonar em comparação aos adultos. Embora a TB seja rara em muitas comunidades dos EUA, ocorrem surtos em populações pediátricas, principalmente nas escolas. A exposição a um adulto infectado é o fator de risco mais importante para um paciente pediátrico. Grupos com maior risco de infecção por TB são aqueles que nasceram ou viveram em países com TB endêmica e, em menor grau, crianças nascidas nos EUA com membros da família de países endêmicos. Fatores de risco epidemiológicos adicionais podem incluir a exposição a pessoas nascidas no exterior, prisioneiros, moradores de lares de idosos, indigentes, trabalhadores migrantes e prestadores de serviços de saúde. As taxas de TB entre indígenas, asiáticos, ilhéus havaianos e do Pacífico e hispânicos são substancialmente maiores do que em caucasianos. Nos EUA, cerca de 7% dos casos têm resistência a pelo menos uma droga (TB resistente a drogas) e 1% dos casos de TB são resistentes a múltiplos fármacos (MDR, de *multidrug resistant*). A infecção pelo HIV e outras doenças imunocomprometedoras são importantes fatores de risco para o desenvolvimento e disseminação de doenças.

Uma distinção importante é a diferença entre a infecção por TB e a doença. Na infecção, não há sinais clínicos ou radiográficos de doença ativa. Esse cenário foi denominado infecção latente da tuberculose (ILTB), embora a terminologia atual deixe de lado o termo "latente" por ser biologicamente impreciso. A ILTB pode afetar até um quarto da população mundial e aproximadamente 11 a 13 milhões de pessoas nos Estados Unidos. Pode progredir (rapidamente nos muito jovens, e muitas vezes após décadas de infecção em crianças mais velhas e adultos) para doença sintomática que requer terapia agressiva com múltiplas medicações.

A infecção por *Mycobacterium bovis* é clinicamente idêntica à *M. tuberculosis*, embora doenças extrapulmonares (particularmente gastrintestinais) sejam mais comuns com *M. bovis*. O *M. bovis* pode ser adquirido de laticínios não pasteurizados obtidos fora dos Estados Unidos.

▶ **Achados clínicos**

A. Sinais e sintomas

1. Infecção latente de tuberculose – Por definição, não há sintomas ou sinais de infecção da TB, e o diagnóstico ocorre no contexto de um exame de pele ou sangue positivo na triagem da TB.

2. Pulmonar – (Ver **Capítulo 19**).

3. Miliar – Esta manifestação de doença disseminada é comum em crianças pequenas e pode ser rapidamente progressiva. As crianças afetadas têm febre, perda de peso ou déficit de crescimento e podem ficar sistemicamente doentes. O diagnóstico é sugerido pela aparência clássica de "sementes de milho" dos campos pulmonares na radiografia, embora no início do curso a radiografia de tórax possa mostrar apenas anormalidades sutis. Outros tecidos podem ser infectados, resultando em osteomielite, artrite, meningite, tuberculomas do cérebro, enterite ou infecção dos rins e fígado.

4. Meningite – Os sintomas incluem febre, vômito, cefaleia, letargia e irritabilidade, com sinais de irritação meníngea e aumento da pressão intracraniana, paralisias de nervos cranianos, convulsões e coma.

5. Linfática – Linfonodos cervicais aumentados geralmente apresentam-se de maneira subaguda. Os linfonodos envolvidos podem se tornar fixos sobre a pele sobrejacente, supurar e drenar.

B. Achados laboratoriais

Há décadas, o teste cutâneo com tuberculina (TCT, também conhecido como prova tuberculínica ou Mantoux) tem sido a ferramenta de diagnóstico padrão para TB. No entanto, o teste cutâneo tem um número de desvantagens: a colocação do TCT pode ser difícil, a medição do endurecimento pode ser subjetiva, o teste requer duas visitas de saúde a serem concluídas, a quantidade de endurecimento que indica uma reação positiva varia com o risco epidemiológico e o *status* imune do paciente, e ocorrem tanto resultados falso-positivos quanto falso-negativos. As reações falso-positivas são as mais comuns em crianças previamente vacinadas com o bacilo de Calmette-Guerin (BCG), embora a exposição a micobactérias não tuberculosas (MNT) também possa levar a positividade no TCT. Aproximadamente 75% dos TCTs positivos nos indivíduos vacinados com BCG (crianças e adultos) podem ser devidos à BCG em vez de TB latente. Isso tem implicações significativas para a triagem de populações de países endêmicos da TB onde a maioria das crianças recebe BCG. As reações falso-negativas também são uma preocupação, ocorrendo em pacientes desnutridos, aqueles com doença avassaladora e em 10% das crianças com doença pulmonar isolada. A supressão temporária da reatividade da tuberculina pode ser vista com infecções virais (p. ex., sarampo, influenza, varicela e caxumba), após imunização de vírus vivo e durante terapia com corticosteroide ou outra terapia medicamentosa imunossupressora. Por esses motivos, um TCT negativo não exclui o diagnóstico de TB.

Os IGRAs medem a liberação *in vitro* de γ-interferona de linfócitos sanguíneos em resposta a antígenos específicos de TB. Esses ensaios, que têm especificidade muito maior para o MTB, não são afetados por antígenos da BCG e a maioria das MNT. Os IGRAs são feitos no sangue obtido por punção venosa e requerem apenas uma única visita. Esses testes são preferidos em adultos e em crianças imunizadas com BCG e com mais de 2 anos. Os IGRAs são relatados como positivos, negativos ou indeterminados.

O diagnóstico definitivo da doença da TB requer identificação microbiológica ou molecular da *M. tuberculosis*. No entanto, as crianças têm doença paucibacilar e, em idade jovem, são menos capazes de produzir escarro, mesmo com indução. As culturas de aspirados gástricos de coleta pela manhã em 3 dias sucessivos produzem *M. tuberculosis* em cerca de 40% dos casos, mas as pesquisas de Gram em amostras gástricas geralmente são negativas. Pode ser necessária uma biópsia para estabelecer o diagnóstico, mas pode ser difícil justificar testes invasivos em crianças levemente doentes ou assintomáticas. A terapia não deve ser adiada em casos suspeitos. O LCS na meningite tuberculosa mostra pleocitose leve a moderada (50 a 300 leucócitos/μL, predominantemente linfócitos), diminuição da glicose e aumento da proteína.

Os bacilos ácidos podem ser demonstrados na microscopia de amostras de pacientes. A cultura para identificação definitiva e perfil de sensibilidade continua sendo um dos pilares do diagnóstico de laboratório, embora os NAATs, incluindo o Xpert

MTB/RIF, estejam cada vez mais disponíveis e sejam capazes de identificar rapidamente os genes *Mtb* associados a sensibilidade antimicrobiana diretamente de amostras de pacientes. As diretrizes da Organização Mundial de Saúde (OMS) recomendam a utilização de testes Xpert em todos os escarros testados para TB. Os NAATs estão cada vez mais disponíveis para o teste de amostras não de escarro, incluindo líquido cerebrospinal, tecido, líquido pleural e até mesmo fezes, embora a menor sensibilidade para essas amostras signifique que não se pode confiar em testes negativos para descartar a infecção.

C. Exames de imagem

Deve-se obter radiografia de tórax (1 incidência em crianças com mais de 5 anos, 2 incidências em crianças mais novas) em todas as crianças com suspeita de TB em qualquer local ou com um teste positivo de TB. Consolidação segmentar com alguma perda de volume e adenopatia hilar são achados comuns em crianças. A adenopatia paratraqueal é uma apresentação clássica. A efusão pleural também ocorre com infecção primária. A doença apical e cavitária é incomum em crianças, mas é comum em adolescentes e adultos. A tomografia computadorizada (TC) digitaliza mais claramente e demonstra a patologia em casos questionáveis, mas é desnecessária na maioria dos casos.

▶ Diagnóstico diferencial

A TB pulmonar deve ser diferenciada de pneumonias fúngicas, parasitárias, micoplasmais e bacterianas; abscesso pulmonar; aspiração de corpo estranho; pneumonia lipoide; sarcoidose; e câncer mediastinal. A linfadenite cervical é provavelmente majoritariamente devida a infecções estreptocócicas e estafilocócicas. A febre da arranhadura de gato e a infecção por micobactérias atípicas podem precisar ser distinguidas da linfadenite tuberculosa. Meningoencefalite viral, trauma de crânio (abuso infantil), envenenamento por chumbo, abscesso cerebral, meningite bacteriana aguda, tumor cerebral e infecções fúngicas disseminadas devem ser excluídas na meningite tuberculosa. Um TCT ou IGRA positivo nos contatos do paciente ou da família é frequentemente valioso para sugerir o diagnóstico de TB. Um TCT ou IGRA negativo não exclui TB.

▶ Prevenção

A. Vacina da BCG

A vacina BCG consiste em cepas de *M. bovis* atenuadas. Embora a administração neonatal e infantil da BCG seja realizada em países com alta prevalência de TB, a eficácia protetora varia muito com a potência da vacina e o método de administração. A BCG protege bebês e crianças pequenas contra a TB disseminada e meningite, mas não protege contra a TB pulmonar mais tardia na infância ou adolescência. Nos Estados Unidos, onde as taxas de TB são baixas entre crianças nascidas nos EUA, a vacinação BCG não é recomendada, em parte por causa dos desafios colocados por potenciais reações de TCT falso-positivo em crianças vacinadas com BCG.

B. Tratamento de ILTB e janela de profilaxia

As crianças com ILTB devem ser tratadas para evitar o futuro desenvolvimento da doença da TB. Tradicionalmente, utiliza-se o tratamento com 9 meses de isoniazida (9H), mas atualmente regimes mais curtos de rifampicina diária (15 a 20 mg/kg/dia; máx. 600 mg) por 4 meses ou isoniazida/rifapentina uma vez por semana (faixas de dosagem baseadas em peso) são preferidos por muitos especialistas. Esses regimes têm igual eficácia e melhores taxas de conclusão em comparação com o 9H. Uma vez que pode levar até 8 semanas para o IGRA ou o TCT converter após a infecção e que a doença pode progredir rapidamente em crianças pequenas, as crianças assintomáticas expostas com menos de 5 anos devem receber tratamento para o ILTB até que testes repetidos possam ser realizados pelo menos 8 semanas após a última exposição (janela de profilaxia). Se o teste de acompanhamento for positivo, elas podem simplesmente completar o tratamento de ILTB.

C. Outras medidas

A prevenção da TB em crianças requer a identificação e o tratamento de casos infecciosos de adultos em uma comunidade ou dentro de uma família. Uma vez que as crianças geralmente não são contagiosas, um caso pediátrico indica um caso de adulto ativo, geralmente um membro da família. O rastreamento de contato através de agentes públicos de saúde e a triagem de TB em indivíduos de alto risco são as maneiras mais eficazes de prevenir casos de TB pediátrica. O teste de TB rotineiro não é recomendado para crianças sem fatores de risco que residem em comunidades com baixa incidência de TB. As crianças que voltaram de viagem ou imigraram de um país com um alta incidência de infecção devem ser testadas na entrada aos Estados Unidos ou mediante apresentação a prestadores de serviços de saúde.

▶ Tratamento

A. Medidas específicas

A maioria das crianças com suspeita de TB ativa não exige hospitalização. Se o organismo infectado não foi isolado da fonte presumida (e, portanto, perfis de sensibilidade não estão disponíveis), devem ser feitas tentativas razoáveis para obtê-lo da criança usando aspirado gástrico matinal, escarro, broncoscopia, toracocentese e biópsia quando apropriado. Infelizmente, as culturas são frequentemente negativas em crianças, e os riscos destes procedimentos devem ser pesados contra o benefício.

Para garantir a adesão à terapia, é essencial a administração diretamente observada de todas as doses de terapia antituberculose por um profissional de saúde treinado.

A maioria dos regimes para a infecção ativa da TB começa com quatro medicamentos nos primeiros 2 meses. Por exemplo, as crianças com doença pulmonar ativa recebem isoniazida (10 mg/kg/dia), rifampicina (20 mg/kg/dia), pirazinamida (35 mg/kg/dia) e etambutol (20 mg/kg/dia) em doses orais diárias únicas por 2 meses, seguidas por isoniazida mais rifampicina (seja em um regime diário ou três vezes por semana) por 4 meses. Em casos de doença mais grave, como infecção miliar ou de SNC, doses maiores de medicação são usadas e fase de duração dos dois medicamentos é aumentada para 10 meses ou mais. A duração da terapia é prolongada em imunocomprometidos e se a resistência a drogas exigir regimes alternativos. Esses pacientes devem ser gerenciados em consultas com um especialista em TB. A meningite de TB é frequentemente tratada com medicamentos IV adicionais para obter uma melhor penetração no LCS, incluindo levofloxacino, linezolida e amicacina.

Os medicamentos para tratar a TB são geralmente melhor tolerados em crianças do que adultos. A hepatotoxicidade clinicamente significativa é rara, e geralmente não é necessário monitoramento de rotina dos testes de função hepática em crianças previamente saudáveis. A neuropatia periférica associada a deficiência de piridoxina é rara em crianças; portanto, não é necessário adicionar piridoxina, a menos que a desnutrição significativa coexista ou se a criança for estritamente amamentada. A rifampicina causa uma cor laranja da urina e secreções, que é benigna, mas pode manchar roupas ou lentes de contato. A rifampicina altera a cinética de muitos medicamentos, incluindo alguns anticonvulsivantes e contraceptivos orais.

A neurite óptica é o principal efeito colateral do etambutol em adultos; assim, tem havido preocupação com seu uso em crianças muito jovens para rastrear a discriminação de cores. No entanto, a neurite óptica é rara e geralmente ocorre em adultos que recebem uma dosagem maior que a recomendada de 25 mg/kg/dia. Como a documentação da neurite óptica em crianças não é suficiente, apesar da experiência mundial considerável, muitos regimes de quatro drogas para crianças atualmente incluem etambutol.

B. Quimioterapia para tuberculose resistente a drogas

A incidência de resistência a medicamentos está aumentando e alcança 10% a 20% em algumas áreas dos Estados Unidos. Em algumas epidemias, ocorreu transmissão de MDR e de cepas extensivamente resistentes a drogas para contactantes. A terapia deve continuar por 18 meses ou mais. Tradicionalmente, são necessários quatro a seis medicamentos de segunda linha, incluindo formulações parenterais. No entanto, avanços recentes nos tratamentos orais de MDR para adultos e crianças, como bedaquilina e delamanide, provavelmente reduzirão os cursos de MDR e poderão evitar drogas parenterais. Recomenda-se consultar um especialista em TB para todos os casos de TB, mas particularmente para TB multirresistente a drogas.

C. Medidas gerais

Os corticosteroides podem ser usados para suprimir reações inflamatórias na TB meníngea, pleural e pericárdica e para o alívio da obstrução brônquica devido à adenopatia hilar. A prednisona é administrada por via oral, 1 mg/kg/dia por 2 semanas, com retirada gradual nas 4 a 6 semanas seguintes. O uso de corticosteroides pode mascarar a progressão da doença. Consequentemente, o clínico precisa ter certeza de que um regime eficaz está sendo usado.

▶ Prognóstico

Se as bactérias forem sensíveis e se o tratamento for concluído, a maioria das crianças são curadas com sequelas mínimas. Repetir o tratamento é mais difícil e menos bem-sucedido. Sem tratamento, a taxa de mortalidade na TB miliar e na meningite tuberculosa é de quase 100%. Na última forma, cerca de dois terços dos pacientes que recebem tratamento sobrevivem, mas pode haver uma alta incidência de anormalidades neurológicas entre sobreviventes se o tratamento for iniciado tardiamente.

> Borisov AS et al: Update of recommendations for use of once-weekly isoniazid-rifapentine regimen to treat latent *Mycobacterium tuberculosis* infection. MMWR Morb Mortal Wkly Rep 2018;67:723–726. doi: http://dx.doi .org/10.15585/mmwr.mm6725a5.
> Lewinsohn DM et al: Official ATS/CDC/IDSA clinical practice guidelines: diagnosis of tuberculosis in adults and children. Clin Infect Dis 2017;64(2):e1–e33 [PMID: 27932390].
> Nahid P et al: Official ATS/CDC/IDSA clinical practice guidelines: treatment of drug susceptible tuberculosis. Clin Infect Dis 2016:6 3(1 Oct):e147 [PMID: 31729908].
> Sterling TR et al: Guidelines for the treatment of latent tuberculosis infection: recommendations from the National Tuberculosis Controllers Association and CDC, 2020. MMWR Recomm Rep 2020;69(No. RR-1):1–11. doi: http://dx.doi.org/10.15585/mmwr.rr6901a1.

INFECÇÕES POR MICOBACTÉRIAS NÃO-TUBERCULOSAS

FUNDAMENTOS DO DIAGNÓSTICO E CARACTERÍSTICAS TÍPICAS

▶ Linfadenite cervical unilateral crônica.
▶ Granulomas da pele.
▶ Lesão óssea crônica com drenagem (osteomielite crônica).
▶ TCT de 5 a 8 mm, ensaio de liberação de γ-interferona negativa, radiografia de tórax e histórico negativo de contato com a TB.
▶ Diagnóstico por cultura positiva.
▶ Infecção disseminada em imunocomprometidos, particularmente em pessoas com Aids.

▶ Considerações gerais

Além da *M. tuberculosis*, mais de 130 espécies de micobactérias bacilos álcool-ácidorresistentes (BAAR) podem causar infecções subclínicas e, ocasionalmente, doenças clínicas semelhantes à TB. As cepas de MNT são comuns no solo, alimento e água. Os organismos entram no hospedeiro por pequenas abrasões na pele, mucosa oral ou mucosa gastrintestinal. Uma MNT pode ser a causa de infecção adquirida no hospital, e surtos foram associados a instalações de saúde, salões de tatuagens e spas.

O complexo *Mycobacterium avium* (MAC, de *Mycobacterium avium complex*), a *Mycobacterium kansasii*, *Mycobacterium fortuitum*, *Mycobacterium abscessus*, *Mycobacterium marinum* e a *Mycobacterium chelonae* são as mais comumente encontradas. A *M. fortuitum*, *M. abscessus* e *M. chelonae* são "produtoras rápidas" que exigem de 3 a 7 dias para recuperação na cultura, enquanto outras micobactérias exigem até várias semanas. Após a inoculação, elas formam colônias parecidas morfologicamente com a *M. tuberculosis*.

▶ **Achados clínicos**

A. Sinais e sintomas

1. Linfadenite – Em crianças, a forma mais comum de infecção devida a MNT é a linfadenite cervical. Nos Estados Unidos, MAC é o organismo mais comum. Um linfonodo submandibular ou cervical incha lentamente, e é firme e, inicialmente, um tanto sensível. Um tom arroxeado na pele sobreposta é comumente observado. Pode ocorrer febre baixa. Ao longo do tempo, o linfonodo pode supurar e drenar cronicamente. Linfonodos em outras áreas da cabeça e pescoço e em outros lugares as vezes são envolvidos. A drenagem intermitente crônica é comum, mas em muitos casos a cicatrização espontânea ocorre após 4 a 12 meses.

2. Doença pulmonar – No oeste dos Estados Unidos, a doença pulmonar é geralmente devida a *M. kansasii* ou MAC. No leste dos Estados Unidos e em outros países, a doença geralmente é causada pelo MAC. Em adultos, geralmente há doença pulmonar crônica subjacente. É comum haver deficiência imunológica, particularmente deficiência de imunidade celular. A apresentação é clinicamente indistinguível da TB. Os adolescentes com fibrose cística podem ser infectados com MNT, resultando em febre e declínio da função pulmonar.

3. Granuloma das piscinas – Comumente, é uma infecção por *M. marinum*. Uma lesão granulomatosa crônica solitária com lesões satélites se desenvolve após um pequeno trauma em piscinas infectadas ou outras fontes aquáticas. Um trauma menor durante a exposição a aquários domésticos ou outros ambientes aquáticos também pode levar à infecção.

4. Osteomielite crônica – A osteomielite é causada por MAC, *M. kansasii*, *M. fortuitum* ou outros produtores rápidos. Os resultados incluem inchaço e dor em uma extremidade distal, defeitos ósseos radiolucentes, febre e evidência clínica e radiográfica de broncopneumonia. Tais casos são raros.

5. Infecção disseminada – A infecção disseminada ocorre na maioria das vezes, embora não exclusivamente, em crianças com imunodeficiência. As crianças ficam doentes, com febre e hepatoesplenomegalia, e os organismos são demonstrados em lesões ósseas, hemocultura, linfonodos ou fígado. As radiografias de tórax são geralmente normais. Antes da terapia antirretroviral, 60% a 80% dos pacientes com síndrome da imunodeficiência adquirida (Aids, de *acquired immunodeficiency syndrome*) adquiriam infecção disseminada por MAC, caracterizada por febre, suores noturnos, perda de peso e diarreia. A infecção geralmente indica disfunção imune grave e está associada a contagens de linfócitos CD4 de menos de 50/µL.

B. Achados laboratoriais

Na maioria dos casos, há uma reação negativa ou pequena ao TCT (< 10 mm); reações maiores podem ser vistas particularmente com a infecção por *M. marinum*. Os testes de IGRA são geralmente negativos, embora *M. marinum*, *M. kansasii* e *Mycobacterium szulgai* possam causar reações cruzadas. A radiografia torácica é negativa e não há histórico de contato com um caso de TB. A aspiração por agulha de um linfonodo exclui a infecção bacteriana e pode produzir bacilo ácido-álcool resistente na pesquisa de Gram ou cultura. A fistulização não deve ser um problema porque a excisão total é geralmente recomendada para infecção devido a micobactérias atípicas. As culturas de qualquer local do corpo normalmente estéril podem apresentar MAC em pacientes imunocomprometidos com doença disseminada. As hemoculturas são frequentemente positivas. Os NAATs e a MALDI-TOF são cada vez mais úteis para a categorização e a especiação de MNTs.

▶ **Diagnóstico diferencial**

Consulte a seção sobre diagnóstico diferencial na discussão anterior de TB e no **Capítulo 19**.

▶ **Tratamento**

A. Medidas específicas

A terapia médica para MNTs pode ser complexa e é prudente obter a opinião de um especialista para infecções graves, complicadas ou refratárias. O tratamento usual da linfadenite é uma excisão cirúrgica completa após a qual terapia antimicrobiana pode ser desnecessária. Por outro lado, muitos casos podem ser tratados com sucesso sem cirurgia. Um regime típico para a adenopatia cervical envolve vários meses de azitromicina, etambutol e/ou rifampicina. O perfil de sensibilidade é útil para otimizar a terapia. A doença mais localmente invasiva ou disseminada geralmente requer uma combinação de três ou mais drogas ativas. Um macrolídeo é tipicamente a base do tratamento, com adição de SMX-TMP, uma rifamicina (p. ex., rifampicina), etambutol, um aminoglicosídeo (p. ex., amicacina), doxiciclina, uma fluoroquinolona (p. ex., ciprofloxacino), linezolida ou um carbapenêmico (p. ex., meropeném), dependendo das espécies infectadas e dos padrões de sensibilidade da cultura. Quando *M. tuberculosis* não pode ser excluída, às vezes é necessário adicionar um macrolídeo aos regimes típicos de quatro drogas do tratamento de MTB.

B. Medidas gerais

O isolamento do paciente geralmente não é necessário. Em geral, os cuidados de suporte são indicados para a criança com doença disseminada.

Prognóstico

O prognóstico é bom para pacientes com doença localizada, embora as fatalidades ocorram em pacientes imunocomprometidos com doença disseminada.

> Centers for Disease Control and Prevention. Hospital Acquired Infections: Non-tuberculous Mycobacteria. Available at: https://www.cdc.gov/hai/organisms/nontuberculous-mycobacteria.html. Accessed June 10, 2021.
> Gallois Y et al: Nontuberculous mycobacterial lymphadenitis in children: what management strategy? Int J Pediatr Otorhinolaryngol 2019 Jul;122:196–202. doi: 10.1016/j.ijporl.2019.04.012 [PMID: 31039497].

INFECÇÃO POR LEGIONELLA

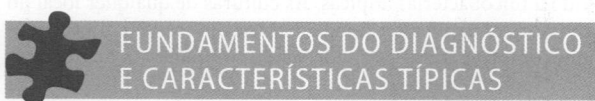
FUNDAMENTOS DO DIAGNÓSTICO E CARACTERÍSTICAS TÍPICAS

- ▶ Pneumonia gravemente progressiva em uma criança imunocomprometida.
- ▶ A infecção adquirida no hospital pode ser devida ao aporte contaminado de água.
- ▶ Antígeno urinário e cultura em pacientes suspeitos.

Considerações gerais

A *Legionella pneumophila* é um bacilo Gram-negativo onipresente que causa duas síndromes clínicas distintas: doença do legionário e febre de Pontiac. A *L. pneumophila* causa a maioria das infecções, embora muitas outras espécies de *Legionella* possam ser patogênicas. A *Legionella* está presente em muitas fontes naturais de água, bem como suprimentos domésticos de água e fontes. Na água, a *Legionella* pode residir dentro de amebas, que podem proteger o organismo do cloro. Acredita-se que a infecção seja adquirida pela inalação de um aerossol contaminado. Torres de resfriamento e aquecedores contaminados foram associados aos diversos grandes surtos institucionais, incluindo instalações de saúde. A transmissão de pessoa para pessoa é extremamente rara.

A *Legionella* é rara em crianças, exceto em crianças com imunidade comprometida e neonatos, particularmente bebês prematuros. Em adultos, fatores de risco incluem: tabagismo, doença cardiopulmonar ou renal subjacente, alcoolismo e diabetes. Os fatores de risco epidemiológicos significativos incluem viagens (especialmente em cruzeiros) ou estadias em um centro de saúde.

As bactérias são fagocitadas, mas proliferam-se dentro de macrófagos. A imunidade mediada por células é necessária para ativar macrófagos para matar as bactérias intracelulares.

Achados clínicos

A. Sinais e sintomas

A *Legionella* pode causar pneumonia adquirida na comunidade e no hospital, frequentemente caracterizada pelo início abrupto da febre, calafrios, anorexia e dor de cabeça. Os sintomas pulmonares aparecem dentro de 2 a 3 dias e progridem rapidamente. A tosse é inicialmente seca. O escarro purulento ocorre tardiamente. São vistos hemoptise, diarreia e sinais neurológicos (incluindo letargia, irritabilidade, tremores e delirium). A febre de Pontiac é uma doença mais suave e autolimitada similar ao resfriado não associada à pneumonia. Em neonatos, a infecção pode causar sepse e insuficiência cardiorrespiratória.

B. Achados laboratoriais

A contagem de leucócitos geralmente é elevada com neutrofilia na doença do legionário. As radiografias de tórax mostram consolidação irregular rapidamente progressiva. Cavitação e grandes derrames pleurais são incomuns. A *Legionella* não aparece bem na pesquisa de Gram e pode não ser observada durante o exame microscópico inicial de amostras respiratórias. Culturas de escarro, aspirado traqueal, ou espécimes broncoscópicos, quando cultivados em meio especializado, são positivos em 70% a 80% dos pacientes, mas podem levar até 5 dias para crescer. A coloração de anticorpo fluorescente direto do escarro ou de outras amostras respiratórias tem especificidade de 95%, mas apenas 25% a 75% é sensível. Um teste falso-positivo pode ser visto em pacientes com tularemia. A detecção por PCR de secreções respiratórias para *Legionella* está disponível em alguns centros e é altamente sensível e específica. Os testes de antígeno de urina para o antígeno da *Legionella* são rápidos e altamente específicos, mas apenas detectam a *L. pneumophila* de sorotipo 1, que é a infecção por *L. pneumophilia* mais comum adquirida na comunidade. Um antígeno de urina positivo em um paciente com pneumonia é forte evidência do diagnóstico.

Diagnóstico diferencial

Geralmente, a doença do legionário consiste em uma pneumonia rapidamente progressiva em um paciente que parece muito doente com febres incessantes, particularmente aqueles que foram hospitalizados ou que são imunodeficientes. Outros patógenos bacterianos, virais e fúngicos devem ser considerados.

Complicações

Em casos esporádicos não tratados, as taxas de mortalidade são de 5% a 25%. A taxa de mortalidade é inferior a 5% em hospedeiros normais com terapia apropriada e precoce. Em pacientes imunocomprometidos com doenças não tratadas, a mortalidade se aproxima a 80%. A disseminação hematogênica pode resultar em focos extrapulmonares de infecção, incluindo pericárdio, miocárdio e rins. A *Legionella* pode causar endocardite com culturas negativas.

▶ Tratamento

As crianças com infecção por *Legionella* devem ser tratadas com levofloxacino (10 mg/kg/dose diariamente ou duas vezes ao dia, dependendo da idade, até 750 mg) ou azitromicina (10 mg/kg/dia, uma dose por dia, máx. 500 mg). As crianças imunocomprometidas devem receber levofloxacino. Doxiciclina e SMX-TMP são agentes alternativos. A duração da terapia é de 5 a 10 dias se for usada azitromicina; para outros antibióticos, é necessário um curso de 14 a 21 dias. A terapia oral pode ser substituída por terapia intravenosa quando a condição do paciente melhorar. A febre de Pontiac não requer tratamento antibiótico.

▶ Prevenção

Garantir um desinfetante adequado (p. ex., monocloramina em vez de cloro) e a manutenção da temperatura da água em sistemas de água municipais e de prédios é essencial. A limpeza regular, atenção ao pH e desinfetantes adequados em banheiras de hidromassagem são importantes. Qualquer caso único de *Legionella* adquirido em um local de cuidados com a saúde deve solicitar uma investigação completa para identificar uma fonte potencial.

▶ Prognóstico

A taxa de mortalidade é alta se o tratamento for postergado. Mal-estar, problemas com memória e fadiga são comuns após a recuperação.

Centers for Disease Control and Prevention: *Legionella*. http://www.cdc.gov/legionella/clinicians.html. Accessed June 10, 2021.

Herwaldt LA et al: *Legionella*: a reemerging pathogen. Curr Opin Infect Dis 2018 Aug;31(4):325–333.

INFECÇÕES POR *CHLAMYDOPHILA* E *CHLAMYDIA* (PSITACOSE, *C. PNEUMONIAE* E *C. TRACHOMATIS*)

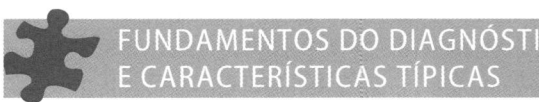
FUNDAMENTOS DO DIAGNÓSTICO E CARACTERÍSTICAS TÍPICAS

- ▶ Psitacose:
  - Febre, tosse, mal-estar, calafrios, dor de cabeça.
  - Estertores difusos; sem consolidação.
  - Achados radiográficos de broncopneumonia de longa duração.
  - Exposição a aves infectadas (ornitose).
- ▶ Conjuntivite neonatal por *Chlamydia*:
  - Corrimento aquoso, mucopurulento a sanguinolento e secreção conjuntival apresentando-se a partir de alguns dias de vida até 16 semanas de idade.
  - Pode estar associado à pneumonia por *Chlamydia*.
  - Identificação de conjuntivite por *Chlamydia* ou pneumonia no neonato deveria avaliar e tratar rapidamente a mãe da criança e seu parceiro sexual.

▶ Considerações gerais

Novos estudos taxonômicos distinguem os gêneros *Chlamydophila* (*C. psittaci*, *C. pneumoniae*) e *Chlamydia* (*C. trachomatis*) dentro da família Chlamydiaceae.

A psitacose é uma infecção pulmonar rara, mas potencialmente grave causada por *Chlamydophila psittaci*, transmitida a humanos pelos pássaros psitacídeos (papagaios, periquitos, cacatuas e periquitos-australianos), assim como outras espécies aviárias (p. ex., perus). Infecções são raras em crianças, e raramente ocorre contaminação de humano-para-humano. O período de incubação é de 5 a 14 dias. O pássaro a partir do qual a doença foi transmitida pode não estar doente.

A *C. pneumoniae* (anteriormente *Chlamydia pneumoniae*) pode causar pneumonia atípica semelhante àquela devido à *M. pneumoniae*. A transmissão é por propagação respiratória. A infecção do trato respiratório inferior devido a *C. pneumoniae* é incomum em bebês e crianças pequenas e é mais comum na segunda década. A *C. pneumoniae* tem sido associada à síndrome torácica aguda em crianças com doença falciforme.

A *C. trachomatis* causa infecções urogenitais em adultos, incluindo infecções assintomáticas, linfogranuloma venéreo, uretrite não-gonocócica, epididimite, cervicites e DIP. Os sorotipos D-K (e L1, L2, L3 no linfogranuloma venéreo) são responsáveis pela maioria destas infecções. As infecções urogenitais sexualmente transmissíveis causadas por *C. trachomatis* são discutidas no **Capítulo 44**. Em bebês nascidos de mães infectadas, a infecção por *C. trachomatis* pode ser adquirida através da exposição no canal de parto, causando conjuntivite neonatal e/ou pneumonia. O risco de aquisição para um bebê nascido por via vaginal para uma mãe infectada chega a até 30%.

O tracoma é uma doença rara nos Estados Unidos, mas é uma grande causa de incapacidade em países de baixa renda. É causado por certos sorotipos de *C. trachomatis* (A-C) que causam ceratoconjuntivite crônica que resulta em inflamação e neovascularização da córnea, levando a cicatrizes da córnea e cegueira. Altas taxas de tracoma em uma comunidade são uma indicação para profilaxia antibiótica comunitária.

▶ Achados clínicos

A. Sinais e sintomas

1. Pneumonia por *C. psittaci* – A doença é extremamente variável, mas tende a ser suave em crianças. O início é rápido ou insidioso, com febre, calafrios, dor de cabeça, dor nas costas, mal-estar, mialgia e tosse seca. Os sinais incluem pneumonite, sons de percussão e ruídos respiratórios alterados e estertores crepitantes. Os achados pulmonares podem estar ausentes no início. A dispneia e a cianose podem ocorrer posteriormente. Ocasionalmente, são vistos esplenomegalia, epistaxe, prostração e meningismo. Podem ocorrer delírio, constipação ou diarreia e sofrimento abdominal.

2. Pneumonia por *C. pneumoniae* – Clinicamente, a infecção por *C. pneumoniae* é semelhante à infecção por *M. pneumoniae*. A maioria dos pacientes apresentam sintomas respiratórios superiores leves. A infecção do trato respiratório inferior é caracterizada por febre, dor de garganta, tosse e infiltrados pulmonares bilaterais. Muitas infecções são leves e autolimitadas.

3. Conjuntivite neonatal e pneumonia por *C. trachomatis* – A conjuntivite neonatal causada por *C. trachomatis* pode ocorrer de alguns dias a 12 a 16 semanas após o nascimento, mas é mais comum de 5 a 10 dias (em contraste com a oftalmia gonocócica neonatal, que normalmente ocorre antes de 5 dias) (ver **Capítulo 16**). Pode haver edema leve a moderado das pálpebras e secreção aquosa ou mucopurulenta. Pode haver pseudomembrana, as conjuntivas podem estar friáveis, e pode haver alguma secreção sangrenta. Pode ocorrer pneumonia em bebês com ou sem conjuntivite neonatal. A pneumonia é mais comum entre 2 e 12 semanas de idade. A maioria dos bebês apresenta-se afebril, taquipneico e com tosse em staccato.

4. Tracoma por *C. trachomatis* – O tracoma é observado nos países em desenvolvimento onde existem condições higiênicas ruins. É a causa mais comum de cegueira adquirida em todo o mundo. O pico de incidência de tracoma é visto dos 4 aos 6 anos de idade, com cicatrizes e cegueira eventuais ocorrendo na idade adulta. As infecções ocorrem a partir do contato direto com secreções infectadas (olho, nariz, garganta) ou com objetos contaminados (secreções em toalhas, panos, lenços).

B. Achados laboratoriais

1. *C. psittaci* – Na psitacose, a contagem de leucócitos é normal ou diminuída, geralmente com desvio à esquerda. A proteinúria é comum. A hepatite é comum em infecções graves. A *C. psittaci* está presente no sangue e no escarro durante as primeiras 2 semanas de doença, mas o envio de culturas pode representar um perigo para os trabalhadores do laboratório e geralmente deve ser evitado. O teste sorológico é desafiador e pode ser afetado pelo tratamento antimicrobiano e apresentar reação cruzada com outras espécies de clamídia. Títulos agudos e convalescentes podem ajudar a confirmar a infecção, mas são impraticáveis para decisões terapêuticas; o tratamento empírico em situações de exposição local ou conhecida é comum.

2. *C. pneumoniae* – A eosinofilia às vezes está presente. O diagnóstico baseado em PCR de amostras respiratórias, que está cada vez mais disponível como parte de uma plataforma de PCR multiplex, está substituindo rapidamente os métodos de cultura e diagnóstico sorológico.

3. *C. trachomatis* – Os NAATs substituíram amplamente os métodos de imunocoloração direta para o diagnóstico de infecções por clamídia em crianças. Nos países onde ocorre tracoma, o diagnóstico é frequentemente feito clinicamente.

C. Exames de imagem

Os achados radiográficos na psitacose são de pneumonia central que mais tarde se torna generalizada ou migratória. A psitacose é indistinguível de pneumonias virais por radiografia. Sinais de pneumonite podem aparecer na radiografia na ausência de suspeita clínica de envolvimento pulmonar. A pneumonia por *C. pneumoniae* produz achados radiográficos variáveis, incluindo infiltrado intersticial bilateral ou um infiltrado subsegmentar unilateral. Na pneumonia neonatal devida a *C. trachomatis*, são vistos infiltrados e, com frequência, hiperinsuflação.

▶ Diagnóstico diferencial

A psitacose pode ser diferenciada das pneumonias viral ou micoplasmal apenas pela história do contato com aves potencialmente infectadas. Em casos graves ou prolongados com envolvimento extrapulmonar, o diagnóstico diferencial é amplo, incluindo febre tifoide, brucelose e febre reumática.

A pneumonia por *C. pneumoniae* não é distinguível clinicamente de pneumonia viral ou por *Mycoplasma*.

A conjuntivite por *C. trachomatis* deve ser diferenciada da conjuntivite gonocócica, química ou viral. A conjuntivite gonocócica é frequentemente grave, com drenagem purulenta. A PCR e a cultura da secreção conjuntival podem ajudar no diagnóstico de conjuntivite gonocócica.

▶ Complicações

As complicações da psitacose incluem miocardite, endocardite, hepatite, pancreatite e pneumonia bacteriana secundária. A infecção por *C. pneumoniae* pode ser prolongada ou recorrente.

▶ Tratamento

1. Psitacose – A doxiciclina é o tratamento preferido e deve ser usada para todas as crianças gravemente doentes, independentemente da idade. Alternativamente, podem ser usadas eritromicina ou azitromicina, embora tenham sido descritas falhas de tratamento com macrolídeos.

2. Pneumonia por *Chlamydophila* – Muitas pneumonias que se suspeita serem atípicas são tratadas empiricamente. A *C. pneumoniae* responde a macrolídeos (azitromicina, 10 mg/kg/dia no dia 1, seguida por 5 mg/kg/dia nos dias 2 a 5). A doxiciclina por 10 a 14 dias é uma alternativa.

3. Conjuntivite neonatal ou pneumonia – A antibioticoterapia sistêmica é necessária para infecções neonatais de clamídia, mesmo quando a única manifestação é conjuntivite. Embora a recomendação atual em consenso seja um curso de 10 dias baseado em eritromicina ou etilsuccinato (50 mg/kg/dia em quatro doses divididas), o tratamento com azitromicina (20 mg/kg/dia uma vez por dia por 3 dias) parece eficaz e pode aumentar a adesão ao tratamento. As falhas de tratamento não são incomuns e pode ser necessário repetir cursos de tratamento. Tanto a eritromicina quanto a azitromicina estão associadas a um risco aumentado de estenose pilórica em bebês, e os pais devem ser aconselhados a reconhecer os sintomas dessa condição. O diagnóstico de uma criança com conjuntivite por clamídia e/ou pneumonia deve levar à avaliação e ao tratamento da mãe e seu parceiro sexual para *Chlamydia* e outras doenças sexualmente transmissíveis (ver **Capítulo 44**).

4. Tracoma – É tratado com uma dose única de azitromicina oral (20 mg/kg/dose).

▶ Prevenção

Deve-se tomar cuidado para evitar a exposição a *C. psittaci* aerossolizada ao manusear pássaros e limpar gaiolas, principalmente quando o pássaro está doente. A *C. psittaci* é suscetível a uma diluição 1:100 do alvejante doméstico. Pássaros doentes devem ser avaliados por um veterinário e tratados com antimicrobianos. A *C. pneumoniae* é transmitida de pessoa a pessoa por secreções infectadas do trato respiratório. A prevenção envolve evitar pessoas sabidamente infectadas, usar boa higiene das mãos, e incentivar uma boa higiene respiratória (cobrir a boca ao tossir, descartar tecidos contaminados com secreções respiratórias).

O diagnóstico e o tratamento de infecções por *Chlamydophila* (clamídia) genital em mulheres grávidas e seus parceiros sexuais é a maneira mais eficaz de prevenir conjuntivite e pneumonia neonatais (ver **Capítulo 44**). A aplicação de antibiótico profilático ocular após o nascimento reduz a infecção gonocócica, mas não é eficaz em prevenir a infecção por *C. trachomatis*. Como o tracoma é altamente contagioso, a OMS recomenda o tratamento em massa à comunidade ou região quando a prevalência de tracoma entre crianças exceder 10%.

Centers for Disease Control and Prevention: Psittacosis. http://www.cdc.gov/pneumonia/atypical/psittacosis.html. Accessed June 10, 2021.
Pickering LK: American Academy of Pediatrics: Chlamydial infections. *Red Book: 2021–2024 Report of the Committee on Infectious Diseases.* 32nd ed. Elk Grove Village, IL: American Academy of Pediatrics; 2021:256–266.
Zikic A et al: Treatment of neonatal chlamydial conjunctivitis: a systematic review and meta-analysis. J Pediatric Infect Dis Soc 2018 Aug 17;7(3):e107–e115 [PMID: 30007329].

DOENÇA DA ARRANHADURA DO GATO

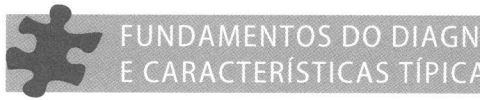
FUNDAMENTOS DO DIAGNÓSTICO E CARACTERÍSTICAS TÍPICAS

- ▶ História de arranhadura do gato ou contato com gato.
- ▶ Lesão primária (pápula, pústula ou conjuntivite) no local de inoculação.
- ▶ Linfadenopatia regional aguda ou subaguda.
- ▶ Biópsia do linfonodo ou pápula mostrando achados histopatológicos consistentes com doença da arranhadura do gato e ocasionalmente bacilos característicos na coloração de Warthin-Starry.
- ▶ Sorologia positiva para arranhadura do gato (anticorpo para *Bartonella henselae*).

▶ Considerações gerais

O agente causador da doença da arranhadura do gato é a *B. henselae*, um bacilo Gram-negativo que também causa angiomatose bacilar. Estima-se que mais de 20.000 casos por ano ocorrem nos Estados Unidos, a maioria no sudeste do país. A maior incidência é em crianças de 5 a 9 anos. A doença da arranhadura do gato é geralmente uma forma benigna e autolimitada de linfadenite. Os pacientes geralmente relatam um arranhão de gato (67%), mordida (menos comum) ou contato com um gato ou filhote (90%). O organismo é transmitido entre gatos por pulgas e os filhotes são mais propensos a serem bacteriêmicos. Ocasionalmente, cães podem ser infectados e transmitir a doença.

▶ Achados clínicos

A. Sinais e sintomas

Cerca de 50% dos pacientes com doença da arranhadura do gato desenvolvem uma lesão primária no local da ferida. A lesão geralmente é uma pápula ou pústula que aparece 7 a 10 dias após a lesão e é localizada com mais frequência no braço ou na mão (50%), cabeça ou perna (30%), ou tronco ou pescoço (10%). A lesão pode ser conjuntival (10%). A linfadenopatia regional aparece após 10 a 50 dias e pode ser acompanhada por mal-estar, prostração, dor de cabeça e febre. Vários locais são acometidos em cerca de 10% de casos. Os linfonodos envolvidos podem estar endurecidos ou macios e medir 1 a 6 cm de diâmetro. Eles geralmente são sensíveis, quentes e eritematosos, e 10% a 20% supuram. A linfadenopatia geralmente se resolve em cerca de 2 meses, mas pode persistir por até 8 meses.

As manifestações incomuns incluem eritema nodoso, púrpura trombocitopênica, conjuntivite (síndrome de Parinaud oculoglandular), edema parotídeo, pneumonia, lesões osteolíticas, adenite mesentérica e mediastinal, neuroretinite, neurite periférica, hepatite, granuloma em fígado e baço, e encefalopatia. A *Bartonella* pode causar uma endocardite subaguda.

Incomumente, os pacientes imunocompetentes podem desenvolver uma forma sistêmica da doença da arranhadura do gato. Esses pacientes têm febre prolongada, fadiga e mal-estar. Pode haver linfadenopatia. A hepatoesplenomegalia ou lesões hepáticas ou esplênicas de baixa densidade visualizadas por ultrassom ou TC são vistas em alguns pacientes.

A infecção em indivíduos imunocomprometidos pode levar à forma de angiomatose bacilar, apresentando-se como tumores vasculares da pele e tecidos subcutâneos. Os pacientes imunocomprometidos também podem ter bacteremia ou infecção no fígado (peliose hepática).

B. Achados laboratoriais

A evidência sorológica de infecção por *Bartonella* por meio de anticorpo imunofluorescente indireto com titulação de IgG maior que 1:256 é fortemente sugestiva de infecção recente. Às vezes, o anticorpo IgM está positivo. Amostras aspiradas de linfonodos infectados podem ser testadas para *Bartonella* por PCR. A *Bartonella* raramente é isolada em cultura. Os ensaios de PCR estão cada vez mais disponíveis e geralmente são positivos em espécimes de tecido.

O exame histopatológico do tecido envolvido pode mostrar granulomas piogênicos ou formas bacilares demonstradas por coloração de prata de Warthin-Starry (formas bacilares não são específicas para a doença da arranhadura do gato). Mais tarde no curso da doença, podem ser vistos granulomas necrosantes. Em pacientes com envolvimento de SNC, o LCS geralmente está normal, mas pode mostrar uma pleocitose leve e uma elevação modesta de proteína.

▶ Diagnóstico diferencial

A doença da arranhadura do gato deve ser distinguida da adenite piogênica, TB (típica e atípica), tularemia, brucelose, linfoma, toxoplasmose primária, mononucleose infecciosa, linfogranuloma venéreo e infecções fúngicas.

▶ Tratamento

Nem sempre é necessário tratamento da adenopatia na doença da arranhadura do gato porque a doença normalmente se resolve sem tratamento. Em um estudo randomizado controlado por placebo, o volume dos linfonodos diminuiu mais rapidamente com um curso de 5 dias de azitromicina do que placebo por 1 mês, mas não havia diferença na resolução a longo prazo. Nos casos de supuração nodal, a aspiração por agulha sob anestesia local alivia a dor. A excisão do linfonodo envolvido é indicada em casos de adenite crônica. Os pacientes imunocomprometidos com evidência de infecção devem ser tratados com antibióticos: frequentemente é necessária terapia de longo prazo (meses) desses pacientes com azitromicina ou doxiciclina para evitar recidivas. Os pacientes imunocompetentes com doença mais grave ou evidência de infecção sistêmica (p. ex., lesões hepáticas ou esplênicas) também devem ser tratados com antibióticos.

▶ Prevenção

A doença da arranhadura do gato pode ser amplamente evitada evitando arranhões ou mordidas de gato, especialmente de filhotes. O controle de pulgas dos animais reduz a transmissão de gato para gato.

▶ Prognóstico

O prognóstico é bom se não houver complicações.

Bartonella henselae (Cat-Scratch Disease). In: Kimberlin DW, Brady MT, Jackson MA, Long SS (eds): *Red Book: 2021–2024 Report of the Committee on Infectious Diseases*. 32nd ed. Elk Grove Village, IL: American Academy of Pediatrics; 2021:226–229.

Centers for Disease Control and Prevention: Bartonella. http://www.cdc.gov/bartonella/clinicians/index.html. Accessed June 10, 2021.

INFECÇÕES POR ESPIROQUETAS

SÍFILIS

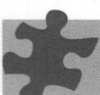

FUNDAMENTOS DO DIAGNÓSTICO E CARACTERÍSTICAS TÍPICAS

▶ Congênita:
- Sífilis materna não diagnosticada ou subtratada.
- Recém-nascido: hepatoesplenomegalia, alterações radiográficas características, anemia, aumento de eritrócitos nucleados, trombocitopenia, LCS anormal, icterícia, edema.
- Lactentes jovens (3 a 12 semanas): obstrução nasal, erupção cutânea maculopapular, lesões mucocutâneas, pseudoparalisia (além das mudanças radiográficas nos ossos).
- Crianças: estigmas da sífilis congênita precoce, dentes de Hutchinson, perda auditiva neurossensorial, ceratite intersticial, tíbia em lâmina de sabre, gomas (tipo granuloma) no nariz e palato.

▶ Adquirida:
- Cancro em genitais, lábios ou ânus na criança ou adolescente.
- Erupção cutânea pleomórfica, adenopatia, sintomas sistêmicos.
- História do contato sexual e teste sorológico positivo.

▶ Considerações gerais

A sífilis é uma doença infecciosa crônica e generalizada causada por uma espiroqueta, o *Treponema pallidum*. Na forma adquirida, a doença é transmitida por contato sexual. A sífilis primária é caracterizada pela presença de um cancro endurado e indolor, que cura em 7 a 10 dias. Uma erupção secundária envolvendo a pele e as membranas mucosas aparece em 4 a 6 semanas. Após um longo período de latência, as lesões tardias da sífilis terciária envolvem os olhos, pele, ossos, vísceras, SNC e sistema cardiovascular.

A sífilis congênita resulta da infecção transplacentária. A infecção pode resultar em natimorto ou produzir doenças em recém-nascidos, crianças pequenas, ou crianças mais velhas. A sífilis no recém-nascido e jovem é comparável à doença secundária no adulto, mas é mais grave e pode ser fatal. A sífilis congênita tardia (desenvolvendo-se na infância) é comparável à doença terciária.

A incidência de todas as formas de sífilis aumentou durante a última década nos Estados Unidos, particularmente entre homens que fazem sexo com homens. Em 2019, havia mais de 1.800 casos de sífilis congênita e aproximadamente 130.000 casos relatados no total.

Prevenção

Um teste sorológico para sífilis deve ser realizado no início dos cuidados pré-natais e deve ser repetido no momento do parto em mulheres com maior risco de sífilis.* O tratamento adequado de mães com sífilis secundária antes do último mês de gravidez reduz a incidência de sífilis congênita de 90% para menos de 2%. Uma redução no número de parceiros sexuais e o uso de preservativos podem reduzir a transmissão de sífilis, principalmente entre homens que fazem sexo com homens.

Achados clínicos

A. Sinais e sintomas

1. Sífilis congênita

Recém-nascidos: A maioria dos recém-nascidos com sífilis congênita é assintomática. Se a infecção não for detectada e tratada, os sintomas se desenvolvem dentro de semanas a meses. Quando há sinais clínicos presentes, estes normalmente consistem em icterícia, anemia com ou sem trombocitopenia, aumento de eritrócitos nucleados, hepatoesplenomegalia e edema. Podem estar presentes sinais evidentes de meningite (fontanela abaulada ou opistótono), mas a infecção subclínica com anormalidades do LCS é mais comum.

Bebês jovens (3 a 12 semanas): O bebê pode estar normal durante as primeiras semanas de vida mas posteriormente desenvolver lesões mucocutâneas e pseudoparalisia dos braços ou pernas. A linfadenopatia tipo "bala de chumbo" ("*shotty*") pode ser sentida. A hepatomegalia é universal, com esplenomegalia em 50% dos pacientes. Pode haver outros sinais de doenças semelhantes às observadas no recém-nascido. A anemia foi relatada como a única manifestação da sífilis congênita nessa faixa etária. A rinite sifilítica (conhecida como "*snuffles*"), caracterizada por uma descarga mucopurulenta profusa, está presente em 15% a 25% dos pacientes. Uma erupção cutânea sifilítica é comum nas palmas das mãos e nas solas, mas pode ocorrer em qualquer lugar do corpo. A erupção cutânea consiste em lesões maculopapulares vermelho-vivas e elevadas que desaparecem gradualmente. Ocasionalmente, a erupção cutânea é vesicular ou bolhosa. Lesões úmidas ocorrem nas junções mucocutâneas (nariz, boca, ânus e genitais) e levam à fissura e sangramento.

Crianças: A sífilis na infância tardia pode se apresentar com características faciais características, como rágades (cicatrizes) ao redor da boca ou nariz, uma ponte deprimida do nariz (nariz de sela) e uma testa alta (secundária a leve hidrocefalia associada à meningite de baixo grau e periostite frontal). Os incisivos centrais superiores permanentes podem ser em forma de "chave de fenda" com um entalhe central (dentes de Hutchinson) e as cúspides dos sextos molares podem ter uma aparência de amora lobulada (molares de Mulberry). A ceratite intersticial bilateral (dos 6 aos 12 anos) é caracterizada por fotofobia, maior lacrimejamento e vascularização da córnea associada com exsudação. Perda auditiva neurossensorial (dos 8 aos 10 anos), ceratite intersticial e dentes de Hutchinson compreendem a tríade de Hutchinson. Coriorretinite e atrofia óptica também podem ser vistas. A sífilis meningovascular (dos 2 aos 10 anos) é geralmente lentamente progressiva, com deficiência intelectual, espasticidade, resposta pupilar anormal, defeitos de fala e LCS anormal. O espessamento do periósteo das tíbias anteriores produz canelas de sabre. Um derrame bilateral nas articulações do joelho pode ocorrer, mas não está associado a sequelas. Crescimentos inflamatórios leves chamados gomas podem se desenvolver no septo nasal, palato, ossos longos e tecidos subcutâneos.

2. Sífilis adquirida

Pode ocorrer cancro primário dos órgãos genitais, boca ou ânus por contato sexual genital, anal ou oral. Se o cancro não for notado, a primeira manifestação pode ser sífilis secundária envolvendo uma erupção pleomórfica disseminada, proeminente em palmas e plantas, febre, adenopatia, dor de cabeça, mal-estar e hepatite. A sífilis latente, por definição, carece de manifestações clínicas. A sífilis terciária pode se manifestar com múltiplas gomas, aortite ou doença do SNC.

B. Achados laboratoriais

1. Microscopia de campo escuro – Treponemas podem ser vistos em raspados de um cancro e de lesões úmidas, mas a microscopia de campo escuro não está frequentemente disponível.

2. Testes sorológicos para sífilis – Há dois tipos de testes sorológicos gerais para sífilis: treponêmico e não-treponêmico. Os dois testes não-treponêmicos, a Venereal Disease Research Laboratory (VDRL, pesquisa de laboratório de doença venérea) e a reagina plasmática rápida (RPR), são úteis para triagem e podem ser quantificados para avaliar a atividade da doença e a adequação da terapia. Podem ocorrer testes não-treponêmicos falso-positivos em pacientes com sarampo, hepatite, mononucleose, linfoma, TB, endocardite, gravidez, doenças autoimunes e abuso intravenoso de drogas. Ao avaliar um recém-nascido para sífilis em potencial, espécimes sanguíneas do cordão umbilical não devem ser usadas para testes não-treponêmicos: um teste falso-positivo pode resultar da contaminação da geleia de Wharton da amostra. Por outro lado, um teste falso-negativo pode ser visto no cenário em que ocorreu infecção materna tardia na gravidez.

Testes não-treponêmicos positivos devem ser confirmados com um teste treponêmico mais específico, como o teste de anticorpo treponêmico fluorescente, absorvido (FTA-ABS, de *fluorescent treponemal antibody absorbed*) ou o teste de aglutinação de partículas de T. pallidum (TP-PA, de *T. pallidum particle agglutination*). Testes de FTA-ABS falso-positivos são incomuns, exceto com outras doenças por espiroquetas como leptospirose, febre de mordedura do rato e doença de Lyme.

Uma ou duas semanas após o início da sífilis primária (cancro), o teste FTA-ABS se torna positivo. Os testes não-treponêmicos geralmente se tornam positivos alguns dias depois. No momento em que o estágio secundário foi atingido, praticamente todos os pacientes apresentam FTA-ABS positivo e testes não-treponêmicos positivos. Durante a sífilis latente e terciária, o VDRL pode se tornar negativo, mas o FTA-ABS normalmente permanece positivo.

---

*N. de T. No Brasil, a triagem de sífilis ocorre rotineiramente no pré-natal e inclusive na admissão hospitalar para o parto, devido ao caráter epidêmico da doença no nosso país.

O VDRL quantitativo ou o RPR deve ser usado para acompanhar os casos tratados (ver discussão a seguir).

Os testes de EIA específicos para *T. pallidum* estão disponíveis em muitos laboratórios e estão substituindo os testes de FTA-ABS e TP-PA. Como estes testes são rápidos e baratos e têm maior especificidade, uma estratégia de triagem "reversa" é usada por alguns laboratórios. A triagem inicial é feita com o teste de EIA; se positivo, é seguido por RPR ou VDRL. Se os resultados forem discordantes, um terceiro teste treponêmico como o FTA-ABS ou o TP-PA pode servir como um desempate.

Para avaliação de possíveis neurossífilis, o LCS deve ser examinado para contagem de células, glicose, proteína e um VDRL do LCS. Um VDRL do LCS negativo não descarta neurossífilis.

C. Exames de imagem

As anormalidades radiográficas estão presentes em 90% dos lactentes com sintomas de sífilis congênita e em 20% dos lactentes assintomáticos. Pode haver bandas lucentes metafisárias, periostite e uma zona ampliada de calcificação provisória. Uma osteomielite simétrica bilateral com fraturas patológicas das metáfises mediais da tíbia (sinal de Wimberger) é quase patognomônica.

▶ Diagnóstico diferencial

A. Sífilis congênita

1. Recém-nascidos – Deve-se diferenciar entre sepse, insuficiência cardíaca congestiva, rubéola congênita, toxoplasmose, herpes simples disseminada, infecção por citomegalovírus e doença hemolítica do recém-nascido.

2. Bebês jovens – Lesão do plexo braquial, poliomielite, osteomielite aguda e artrite séptica devem ser diferenciados de pseudoparalisia. A coriza devida à infecção viral geralmente responde ao tratamento sintomático.

3. Crianças – Ceratite intersticial e lesões ósseas da TB são distinguidas pela reação positiva da tuberculina e pela radiografia de tórax. A artrite associada à sífilis não é acompanhada por sinais sistêmicos, e as articulações não são dolorosas. A deficiência intelectual, a espasticidade e a hiperatividade mostram-se de origem sifilítica por testes sorológicos fortemente positivos.

B. Sífilis adquirida

Herpes genitalis, lesões traumáticas e outras doenças venéreas devem ser diferenciadas de cancros primários.

▶ Tratamento

A. Medidas específicas

A penicilina é a droga de escolha para a infecção por *T. pallidum*. Se o paciente for alérgico à penicilina, deve-se tentar a dessensibilização especialmente em neurossífilis, sífilis congênita, sífilis durante a gravidez e com infecção pelo HIV. Agentes alternativos incluem azitromicina, ceftriaxona ou uma das tetraciclinas, mas o monitoramento rigoroso para demonstrar melhora clínica e laboratorial é essencial para regimes sem penicilina.

1. Sífilis congênita

Avaliação inicial e tratamento: Recém-nascidos não devem receber alta do hospital até que se tenha determinado o estado sorológico da mãe para sífilis. Os bebês nascidos de mães soropositivas requerem exame cuidadoso e teste quantitativo de sífilis não treponêmica. O mesmo teste não treponêmico quantitativo usado na avaliação da mãe deve ser usado no lactente para que os títulos possam ser comparados. Deve-se rever os registros maternos sobre qualquer diagnóstico prévio de sífilis, tratamento e títulos de acompanhamento. Os bebês devem ser avaliados para sífilis congênita em qualquer uma das seguintes circunstâncias:

- O título da criança é pelo menos quatro vezes maior que a titulação materna.
- Sinais de sífilis são encontrados no exame.
- A sífilis materna não foi tratada ou foi tratada inadequadamente, ou o tratamento foi concluído menos de 4 semanas antes do parto, ou foi tratada com um regime não penicilina durante a gravidez, ou foi tratada adequadamente, mas sem a diminuição apropriada nos títulos não treponêmicos maternos após o tratamento.

A avaliação completa de uma criança para possível sífilis congênita inclui hemograma completo, função hepática, radiografias de ossos longos, exame do LCS (contagem de células, glicose e proteína), VDRL no LCS e testes de sorologia quantitativa. Além disso, a placenta e o cordão umbilical, se disponíveis, devem ser examinados patologicamente usando anticorpo treponêmico fluorescente. Se clinicamente indicado, também podem ser realizados exame oftalmológico, resposta auditiva do tronco encefálico, radiografia de tórax e ultrassonografia craniana.

O tratamento para sífilis congênita é indicado para lactentes com sinais físicos consistentes, cordão umbilical ou placenta positiva por coloração por anticorpo fluorescente direto *T. pallidum* ou exame de microscopia de campo escuro, radiografias anormais, proteínas ou células do líquido cerebrospinal elevadas, VDRL de LCS reativo ou título não treponêmico quantitativo sérico quatro vezes maior do que o valor materno (usando o mesmo teste). Recém-nascidos com doença comprovada ou altamente provável de sífilis congênita devem receber (1) penicilina G cristalina, 50.000 U/kg por dose por via intravenosa a cada 12 horas (se < 1 semana de idade) ou (2) a cada 8 horas (se 1 a 4 semanas de idade) por 10 dias. A penicilina G procaína, 50.000 U/kg em dose única diária IM por 10 dias é uma alternativa se a adesão for garantida. Todos os lactentes diagnosticados após 4 semanas de idade devem receber 50.000 U/kg por dose de penicilina aquosa cristalina IV a cada 4 a 6 horas por 10 dias.

Além disso, o tratamento deve ser administrado a lactentes cujas mães com sífilis foram tratadas inadequadamente, cujas mães receberam tratamento menos de 1 mês antes do parto, cujas mães têm testes sorológicos indocumentados ou resposta inadequada à terapia e cujas mães receberam drogas diferentes de penicilina para tratar a sífilis. Nesses casos, se o bebê for assintomático, tiver exame físico normal, parâmetros do LCS normais, VDRL do LCS não reagente, radiografias ósseas normais, título não treponêmico quantitativo inferior quatro vezes menor que a titulação da mãe, e um bom acompanhamento futuro for garantido, a maioria dos especialistas fornecem uma dose única de penicilina G benzatina, 50.000 U/kg IM. Se houver alguma anormalidade nas avaliações anteriores ou se o teste do LCS não for interpretável, devem ser administrados 10 dias de penicilina IV. É necessário um acompanhamento clínico e sorológico mensal próximo.

Os lactentes soropositivos assintomáticos com exame físico normal nascidos de mães que receberam tratamento para sífilis (concluído > 4 semanas antes do parto) e cujas mães tenham uma resposta sorológica apropriada (diminuição de quatro vezes ou mais no título) ao tratamento podem estar sob menor risco de sífilis congênita. Alguns especialistas acreditam que não é necessária avaliação laboratorial e radiográfica completa nesses bebês (LCS e radiografias de ossos longos). Os bebês que preenchem os critérios anteriores, que têm títulos não treponêmicos quatro vezes menores que os títulos maternos, e para quem os acompanhamentos são garantidos no futuro podem receber penicilina G benzatina, 50.000 U/kg IM em dose única. Os bebês devem ser seguidos com testes sorológicos quantitativos e exames físicos até que o teste sorológico não treponêmico seja negativo (ver discussão sobre acompanhamento a seguir). Os títulos crescentes ou sinais clínicos requerem uma avaliação completa (incluindo estudos do LCS e radiografias de ossos longos) e instituição de terapia com penicilina IV, mesmo que previamente tratada.

Acompanhamento da sífilis congênita: As crianças tratadas para sífilis congênita precisam de exames físicos e testes quantitativos VDRL ou RPR a cada 2 a 3 meses até que os testes se tornem não reagentes. Repetir o exame de LCS, incluindo um teste de LCS VDRL a cada 6 meses até normalizar, é indicado para lactentes com teste de VDRL inicial positivo no LCS ou com contagens anormais de células ou proteínas no LCS. Um teste de VDRL no LCS reagente ou índices anormais no LCS no intervalo de 6 meses é uma indicação para retratamento. Os títulos séricos diminuem com o tratamento e geralmente são negativos em 6 meses. A repetição do tratamento é indicada para crianças com títulos crescentes ou títulos séricos estáveis que não declinam.

2. Sífilis adquirida com menos de 1 ano de duração – Administra-se penicilina G benzatina (50.000 U/kg IM, máx. 2,4 milhões U) a adolescentes com doença primária, secundária ou latente com menos de 1 ano de duração. Todas as crianças com diagnóstico recente ou suspeita de sífilis devem ter um exame de LCS (com LCS VDRL) antes de iniciar a terapia, para excluir neurossífilis. Adolescentes e adultos precisam de um exame do LCS se houver sinais ou sintomas que sugiram envolvimento neurológico ou se estiverem infectados por HIV.

3. Sífilis com mais de 1 ano de duração (doença latente tardia) – A sífilis com mais de 1 ano de duração (sem evidência de neurossífilis) requer administração IM semanal de penicilina G benzatina por 3 semanas. O exame do LCS e o teste VDRL devem ser feitos em todas as crianças e pacientes com infecção por HIV coexistente, ou doenças neurológicas ou sintomas oftalmológicos ou evidência de sífilis terciária ativa. Além disso, para os pacientes que falharam no tratamento ou que foram previamente tratados com um agente diferente da penicilina são necessários exame do LCS e VDRL do LCS.

4. Neurossífilis – A penicilina G cristalina aquosa é recomendada na dose de 50.000 U/kg/dose a cada 4 a 6 horas IV por 10 a 14 dias. A dose máxima para adultos é 4 milhões de unidades por dose. Alguns especialistas recomendam seguir este regime com um curso IM de penicilina G benzatina, 50.000 U/kg uma vez por semana por 3 semanas, até uma dose máxima de 2,4 milhões U.

B. Medidas gerais

O tratamento com penicilina de sífilis congênita, primária ou secundária pode resultar em uma doença febril sistêmica dramática denominada reação de Jarisch-Herxheimer. O tratamento é sintomático com acompanhamento cuidadoso.

Prognóstico

A doença grave, se não diagnosticada, pode ser fatal no recém-nascido. A cura completa pode ser esperada se o jovem receber penicilina. A reversão sorológica geralmente ocorre dentro de 1 ano. O tratamento da sífilis primária com penicilina é curativo. Podem ocorrer sequelas neurológicas permanentes na sífilis meningovascular.

Centers for Disease Control and Prevention: Sexually Transmitted Diseases: Syphilis https://www.cdc.gov/std/syphilis/default.htm. Accessed July 20, 2021.

Syphilis. In: Kimberlin DW, Brady MT, Jackson MA, Long SS (eds): *Red Book: 2021–2024 Report of the Committee on Infectious Diseases*. 32nd ed. Itasca, IL: American Academy of Pediatrics; 2021: 729–744.

FEBRE RECORRENTE

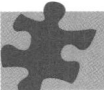

FUNDAMENTOS DO DIAGNÓSTICO E CARACTERÍSTICAS TÍPICAS

▶ Episódios de febre recorrente, calafrios, mal-estar.
▶ Erupção cutânea ocasional, artrite, tosse, hepatoesplenomegalia, conjuntivite.
▶ Diagnóstico confirmado pela identificação microscópica direta de espiroquetas em esfregaço de sangue periférico.

Considerações gerais

A febre recorrente é uma doença transmitida por vetores gerados por espiroquetas do gênero *Borrelia*. Existem duas formas: a febre recorrente epidêmica é transmitida aos seres humanos por piolhos (*Pediculus humanus*) e a febre recorrente endêmica por carrapatos-mouro (gênero *Ornithodoros*). A febre recorrente endêmica por carrapatos, mais comumente devida a *Borrelia hermsii*, é endêmica no oeste dos Estados Unidos, e a infecção é comumente associada à exposição a carrapatos em cabanas nas montanhas. A transmissão geralmente ocorre durante os meses quentes, embora os casos de inverno ocorrem em climas mais quentes e em locais que tenham sido aquecidos. Os carrapatos *Ornithodoros* (de corpo macio) se alimentam durante a noite e permanecem aderidos ao hospedeiro por apenas 5 a 20 minutos. Consequentemente, o paciente raramente se lembra de uma picada de carrapato. Como o sistema imunológico começa a produzir anticorpos, o *B. hermsii* se utiliza de recombinação genética para modificar seus antígenos de superfície, resultando em recorrência. A febre recidivante transmitida por piolho foi uma causa significativa de mortalidade no início do século XX e na Primeira Guerra Mundial. Continua a ser um importante problema de saúde entre as populações refugiadas. Uma espécie recentemente descrita, a *Borrelia miyamotoi*, encontrada em uma distribuição geográfica semelhante à doença de Lyme, causa uma doença febril que pode ser recidivante em alguns pacientes.

Achados clínicos

A. Sinais e sintomas

O período de incubação é de 2 a 18 dias. O ataque é repentino, com febre alta, calafrios, suores, taquicardia, náuseas e vômitos, cefaleia, mialgia e artralgia. Os episódios febris classicamente duram 3 dias e terminam de forma abrupta e dramática (fase de resfriamento). Se não tratadas, as recaídas geralmente ocorrem em intervalos de 1 semana. As recaídas duplicam o ataque inicial, mas tornam-se progressivamente menos graves. Na febre recorrente por piolhos, geralmente há uma única recaída. Em infecções por carrapatos ocorrem 2 a 10 recaídas.

Mais tarde no curso da doença, podem aparecer hepatomegalia, esplenomegalia, pneumonite, meningite e miocardite. Uma erupção eritematosa pode ser observada no tronco e nas extremidades, e pode haver petéquias. Ocorrem icterícia, irite, conjuntivite e paralisias de nervos cranianos mais comumente durante as recidivas.

Na infecção por *B. miyamotoi*, febre, dor de cabeça, mal-estar e artralgias são comuns. A erupção cutânea raramente é vista. Foram descritas recaídas em alguns casos, mas isso não parece ser uma observação tão consistente como com a *B. hermsii*.

B. Achados laboratoriais

Durante os episódios febris, a urina do paciente contém proteínas, cilindros e ocasionalmente eritrócitos; uma leucocitose polimorfonuclear acentuada está presente; cerca de 25% dos pacientes têm um teste sorológico falso-positivo para sífilis. Espiroquetas podem ser encontradas no sangue periférico por microscopia direta em aproximadamente 70% dos casos por exame de microscopia de campo escuro ou por Wright, Giemsa ou coloração com laranja de acridina. Durante os períodos afebris, não são encontradas espiroquetas. O teste de anticorpos imunofluorescentes (ou o ensaio imunoabsorvente ligado à enzima [ELISA, de *enzyme-linked immunosorbent assay*] confirmado por *Western-blot*) podem ajudar a estabelecer o diagnóstico sorologicamente. No entanto, títulos altos de *B. hermsii* podem reagir com *Borrelia burgdorferi* (agente da doença de Lyme) ou *Leptospira*. O teste sorológico está disponível em laboratórios em muitos departamentos de saúde no oeste dos EUA e pelo CDC.

Diagnóstico diferencial

A febre recorrente pode ser confundida com malária, leptospirose, dengue, tifo, febre por mordedura do rato, febre do carrapato do Colorado, febre maculosa das Montanhas Rochosas e doença vascular do colágeno.

Complicações

As complicações incluem paralisia facial, iridociclite, atrofia óptica, anemia hipocrômica, pneumonia, nefrite, miocardite, endocardite e convulsões. Ocorre envolvimento do SNC em 10% a 30% dos pacientes.

Tratamento

A doxiciclina é o tratamento de escolha para crianças com febre recorrente por carrapatos, independentemente da idade. A doença grave tem sido tratada com sucesso com o uso inicial de ceftriaxona IV ou penicilina G IV. A febre recorrente transmitida por piolho é majoritariamente tratada com tetraciclina ou eritromicina.

Os pacientes gravemente doentes devem ser hospitalizados. Os pacientes podem experienciar a reação de Jarisch-Herxheimer (geralmente observada nas primeiras horas após o início dos antibióticos). Não são necessárias precauções de isolamento para a febre recorrente.

Prevenção

Medidas que diminuem as exposições a carrapatos-mouro e a piolhos corporais impedem a maioria dos casos. Os carrapatos-mouro geralmente são encontrados em tocas ou ninhos de roedores e, portanto, é importante o controle de roedores (os hospedeiros reservatórios dos carrapatos), particularmente em casas nas montanhas.

A taxa de mortalidade em casos tratados de febre recidivante é muito baixa, exceto em crianças debilitadas ou muito pequenas. Com tratamento, o ataque inicial é encurtado e as recaídas são prevenidas.

Centers for Disease Control: Relapsing fever. http://www.cdc.gov/relapsing-fever/. Accessed June 11, 2021.
Cutler S et al: A new Borrelia on the block: Borrelia miyamotoi—a human health risk? Euro Surveill 2019 May 2;24(18):1800170. doi: 10.2807/1560-7917.ES.2019.24.18.1800170.
Warrell DA: Louse-borne relapsing fever (*Borrelia* recurrentis infection). Epidemiol Infect 2019 Jan;147:e106 [PMID: 30869050].

LEPTOSPIROSE

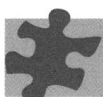
FUNDAMENTOS DO DIAGNÓSTICO E CARACTERÍSTICAS TÍPICAS

- O curso clássico é bifásico com duração de 2 a 3 semanas.
- Fase inicial: febre alta, dor de cabeça, mialgia e conjuntivite.
- Recuperação aparente por 2 a 3 dias.
- Retorno da febre associada à meningite.
- Icterícia, hemorragias e insuficiência renal (nos casos graves).
- Títulos em ascensão, ensaio positivo de aglutinação de *Lepstopira*.

Considerações gerais

A leptospirose é uma zoonose causada por muitas espiroquetas antigenicamente distintas, mas morfologicamente semelhantes. O organismo adentra a pele lesionada, o olho ou o trato respiratório após exposição à urina animal infecciosa ou água ou solo contaminados. Uma variedade de animais (p. ex., cães, ratos e gado) podem servir como reservatórios para a *Leptospira* patogênica e a doença grave pode ser causada por muitos sorogrupos diferentes.

Nos Estados Unidos, a leptospirose geralmente ocorre depois do contato com cães infectados. Gado, suínos ou roedores podem transmitir o organismo. Trabalhadores de esgoto, agricultores, trabalhadores de matadouros, manipuladores de animais e soldados correm risco de exposição profissional. Os surtos ocorreram ao nadarem em riachos contaminados e em colheitas do campo. Inundações e furacões podem aumentar o risco nas populações afetadas. Nos Estados Unidos, cerca de 100 casos são relatados anualmente, cerca de um terço deles em crianças. As taxas mais altas nos EUA de infecção por leptospirose ocorrem no Havaí. A leptospirose ocorre em todo o mundo em desenvolvimento, particularmente em países nos trópicos. A leptospirose deve ser fortemente considerada em viajantes retornando com doença febril, principalmente se houver uma história de exposição à água doce.

Achados clínicos

A. Sinais e sintomas

A leptospirose é classicamente definida por uma doença bifásica com as manifestações iniciais associadas à infecção disseminada ativa por espiroquetas e a segunda fase devida à patologia imunomediada.

1. Fase séptica inicial – O período de incubação é de 4 a 19 dias (média de 10 dias). Geralmente ocorrem calafrios, febre, cefaleia, mialgia (especialmente na área lombar e nas panturrilhas), conjuntivite sem exsudato, fotofobia, linfadenopatia cervical e faringite. A fase da leptospirose inicial dura de 3 a 7 dias.

2. Fase de recuperação aparente – Os sintomas normalmente (mas nem sempre) diminuem por 2 a 3 dias.

3. A fase imunomediada – A febre reaparece e é associada a cefaleia, dor muscular, sensibilidade no abdômen e costas, náusea e vômito. Conjuntivite e uveíte são comuns. Ocasionalmente ocorrem envolvimentos pulmonares, cardíacos e articulares. Essas manifestações são devidas à extensa vasculite.

Envolvimento do SNC: O SNC está envolvido em 50% a 90% dos casos na forma de uma meningite asséptica. Cefaleia severa e rigidez nucal leve é comum, mas podem ser vistos *delirium*, coma e sinais neurológicos focais.

Envolvimento renal e hepático (síndrome de Weil): Em cerca de 50% dos casos, os rins ou o fígado são afetados. Às vezes são vistas hematúria franca e oligúria ou anúria. A icterícia pode estar associada a um fígado aumentado e doloroso à palpação.

Envolvimento da vesícula biliar: A leptospirose pode causar colecistite acalculosa em crianças, demonstrável no ultrassom abdominal como uma vesícula biliar dilatada e não funcional. A pancreatite é incomum.

Hemorragia: Petéquias, equimoses e sangramento gastrintestinal podem ser graves.

Erupção cutânea: Uma erupção cutânea é vista em 10% a 30% dos casos. Pode ser maculopapular e generalizada ou pode ser petequial ou purpúrica. Ocasionalmente, o eritema nodoso é visto. Pode ocorrer descamação periférica da erupção cutânea. Áreas gangrenadas são às vezes observadas sobre as extremidades distais. Em tais casos, a biópsia da pele demonstra a presença de vasculite grave envolvendo as circulações arteriais e venosas.

B. Achados laboratoriais

As leptospiras estão presentes no sangue e no LCS apenas durante os 10 primeiros dias de doença. Elas aparecem na urina durante a segunda semana, onde podem persistir por 30 dias ou mais. A cultura é difícil e requer meios e condições especializadas, mas os organismos podem ser identificados por PCR sérico, do LCS ou de tecido. A contagem de leucócitos geralmente é elevada, especialmente quando há envolvimento do fígado. Os testes de função hepática podem ser anormais; geralmente a aspartato aminotransferase está apenas ligeiramente elevada. Frequentemente uma creatina cinase sérica elevada é encontrada. O LCS mostra pleocitose moderada (< 500/μL), predominantemente de células mononucleares, aumento da proteína (50 a 100 mg/dL) e glicose normal. A urina geralmente mostra piúria microscópica, hematúria e, com menos frequência, proteinúria moderada (ou mais). O VHS está acentuadamente elevado. A radiografia torácica pode mostrar pneumonia.

Os anticorpos séricos medidos por imunoensaio enzimático podem ser demonstrados durante ou após a segunda semana de doença. O teste confirmatório é um teste de aglutinação microscópica. As aglutininas leptospirais geralmente atingem níveis máximos na terceira a quarta semana. Um aumento de quatro vezes ou mais do título em amostras agudas em comparação com as convalescentes é diagnóstico.

Diagnóstico diferencial

Durante o pródromo, pode haver suspeita de malária, febre tifoide, tifo murino, artrite reumatoide, brucelose e gripe. Mais tarde, dependendo dos sistemas de órgãos envolvidos, uma série de outras doenças precisam ser descartadas, incluindo encefalite, meningite viral ou tuberculosa, hepatite viral, glomerulonefrite, pneumonia viral ou bacteriana, febre reumática, endocardite infecciosa subaguda, abdome cirúrgico agudo, síndrome inflamatória multissistêmica pediátrica e doença de Kawasaki (ver Tabela 40-3).

Tratamento

A. Medidas específicas

Deve-se administrar penicilina G aquosa (150.000 U/kg/dia dividida em quatro a seis doses IV por 7 a 10 dias) quando há suspeita do diagnóstico. Os agentes alternativos incluem ceftriaxona parenteral ou doxiciclina. Pode ocorrer uma reação de Jarisch-Herxheimer. A doxiciclina oral pode ser usada para pacientes levemente doentes.

B. Medidas gerais

Cuidados sintomáticos e de suporte, além de antibióticos, são indicados. A insuficiência renal pode exigir diálise.

Prevenção

As medidas preventivas com exposição endêmica incluem evitar água e solos contaminados – particularmente com membranas mucosas ou pele não intacta, controle de roedores, imunização de cães e outros animais domésticos e evitação do contato com a urina do animal.

Prognóstico

Geralmente não há sequelas permanentes associadas a infecção do SNC, embora a cefaleia possa persistir. A taxa de mortalidade nos Estados Unidos é de 5%, geralmente por insuficiência renal. A taxa de mortalidade pode chegar a 20% ou mais em pacientes idosos que têm envolvimento renal e hepático grave.

Centers for Disease Control and Prevention: Leptospirosis. http://www.cdc.gov/leptospirosis/infection/index.html. Accessed June 11, 2021.

Haake DA et al: Leptospirosis in humans. Curr Top Microbiol Immunol 2015;387:65–97 [PMID: 25388133].

Leptospirosis. In: Kimberlin DW, Brady MT, Jackson MA, Long SS (eds): *Red Book: 2021–2024 Report of the Committee on Infectious Diseases*. 32nd ed. Elk Grove Village, IL: American Academy of Pediatrics; 2021;475–477.

DOENÇA DE LYME

FUNDAMENTOS DO DIAGNÓSTICO E CARACTERÍSTICAS TÍPICAS

- ▶ Doença localizada inicial: lesão da pele característica (eritema crônico migratório [ECM]) 3 a 30 dias após a mordida do carrapato.
- ▶ Doença disseminada inicial: múltiplos EM, sintomas constitucionais, paralisias de nervo craniano, meningite.
- ▶ Doença tardia: artrite, geralmente pauciarticular, ocorrendo cerca de 4 semanas após o aparecimento de lesão da pele.
- ▶ Residência ou viagem para uma área endêmica durante o final da primavera até o início do outono.
- ▶ Teste de triagem sorológica positiva com confirmação por *immunoblot*.

Considerações gerais

A doença de Lyme é uma infecção por espiroquetas subaguda ou crônica causada por *B. burgdorferi* e é transmitida por carrapatos de veados infectados (espécie *Ixodes*). As áreas endêmicas mais proeminentes nos Estados Unidos incluem o nordeste e o centro-oeste. Estima-se que mais de 300.000 casos por ano ocorram nos Estados Unidos. É importante ter conhecimento da epidemiologia local, pois a doença de Lyme é comum em certas áreas dos Estados Unidos, mas muito rara em outras. A maioria dos casos com erupção cutânea são reconhecidos na primavera e no verão, quando a maioria das mordidas dos carrapatos ocorrem; no entanto, uma vez que o período de incubação para doença articular e neurológica pode ser de meses, casos podem surgir a qualquer momento. Os carrapatos *Ixodes* são muito pequenos, e sua mordida frequentemente não é reconhecida.

Achados clínicos

A. Sinais e sintomas

Doença localizada precoce: O eritema migratório crônico (EMC), a lesão mais característica da doença de Lyme, é reconhecido em 60% a 80% dos pacientes. Entre 3 e 30 dias após a mordida, um anel eritematoso se desenvolve no local e se espalha ao longo dos dias. Pode atingir um diâmetro de 20 cm. O centro da lesão pode ser claro (parecido com *Tinea corporis*), permanecer vermelho ou se tornar elevado (sugerindo celulite infecciosa). Pode ocorrer leve sensibilidade. A maioria dos pacientes é assintomática, mas podem ocorrer sintomas constitucionais leves. A erupção cutânea não tratada dura de dias a 3 semanas.

Doença disseminada precoce: Podem ocorrer múltiplas lesões de EMC em satélite, urticária, ou eritema difuso. Febre, dor de cabeça, mialgias e sintomas constitucionais são mais comuns do que na doença localizada. As manifestações neurológicas, que se desenvolvem em até 20% dos pacientes não tratados, geralmente incluem paralisia de Bell, meningite asséptica ou polirradiculite, sozinhas ou em várias combinações. Neurite periférica, síndrome de Guillain-Barré, encefalite, ataxia, coreia e outras neuropatias cranianas são menos comuns. Convulsões sugerem outro diagnóstico. Não tratados, os sintomas neurológicos são geralmente autolimitados, mas podem ser crônicos ou permanentes. Ocorre bloqueio cardíaco autolimitado ou disfunção miocárdica em menos de 5% dos pacientes.

Doença tardia: em até 50% dos pacientes não tratados, a artrite se desenvolve várias semanas a meses após a mordida. Ocorrem crises recorrentes de artrite migratória, monoarticular ou pauciarticular envolvendo os joelhos (90%) e outras articulações grandes. A dor geralmente é menos pronunciada do que o edema. Cada crise dura de dias a algumas semanas. A febre é comum e pode ser alta. Tipicamente ocorre resolução completa das crises. A artrite crônica se desenvolve em menos de 10% dos pacientes, mais frequentemente naqueles com o haplótipo DR4. Manifestações neurológicas na doença tardia são incomuns.

Embora fadiga e sintomas neurológicos inespecíficos possam ser prolongados em alguns pacientes, a doença de Lyme não é uma causa da síndrome da fadiga crônica. A persistência de sintomas de fadiga, mialgia e artralgia por mais de 6 meses é denominada síndrome da doença de Lyme pós-tratamento, mas não há evidências de que a infecção crônica da doença de Lyme exista, nem quaisquer evidências de benefício da antibioticoterapia em pacientes já tratados adequadamente para a doença de Lyme.

B. Achados laboratoriais

A maioria dos pacientes com apenas erupção cutânea possui testes de laboratório normais. As crianças com artrite podem ter VHS e contagens de leucócitos moderadamente elevadas; os anticorpos antinucleares e os testes de fator reumatoide são negativos ou inespecíficos; os anticorpos estreptocócicos não estão elevados. O fluido articular pode aparecer com até 100.000 células com predominância polimorfonuclear, glicose normal e complexos proteicos e imunes elevados; a coloração de Gram e a cultura são negativas. Em pacientes com envolvimento do SNC, o LCS pode mostrar pleocitose linfocítica e proteína elevada; a glicose e todas as culturas e pesquisas de Gram são negativas. Pode haver papiledema no exame de fundoscopia. Pode haver condução nervosa anormal com neuropatia periférica. Um eletrocardiograma pode mostrar cardite na doença disseminada precoce.

C. Diagnóstico

É importante considerar a epidemiologia local, a história de viagem para áreas endêmicas, o exame físico e as características laboratoriais. O diagnóstico sorológico da doença de Lyme é baseado em uma abordagem de dois testes: uma triagem de anticorpos (IgM e/ou IgG) com um *immunoblot* para confirmar um teste de triagem positivo ou indeterminado. Os anticorpos podem não ser detectáveis por até várias semanas após a infecção; portanto, não são recomendados testes sorológicos em crianças com uma erupção cutânea aguda típica de EMC; o tratamento é recomendado com base no diagnóstico clínico. A terapia no início da doença pode reduzir os títulos de anticorpos. Teste sorológico de pacientes com queixas inespecíficas de áreas com baixa prevalência da doença resulta em testes falsamente positivos. Soros de pacientes com sífilis, HIV e leptospirose podem apresentar resultados falso-positivos. O diagnóstico de doença do SNC requer anormalidades objetivas do exame neurológico, laboratorial ou radiográfico, com sorologias consistentemente positivas.

▶ Diagnóstico diferencial

A erupção cutânea com EMC pode assemelhar-se a pitiríase, eritema multiforme, uma erupção medicamentosa ou eritema nodoso. A doença exantemática associada ao carrapato do sul é uma condição incomum associada a uma picada do carrapato-estrela-solitária (*Amblyomma americanum*), o que pode resultar em erupção cutânea e síndrome clínica indistinguível da infecção aguda de Lyme. Os casos de Lyme com manifestações mais graves (especialmente anormalidades hematológicas ou hepáticas) ou que persistem após o tratamento adequado podem representar coinfecção com *Anaplasma*, *Babesia* ou *B. miyamotoi*. A artrite pode assemelhar-se a artrite reumatoide juvenil, artrite reativa, artrite séptica, febre reumática, artrite pós-estreptocócica/febre reumática aguda, lúpus eritematoso sistêmico e púrpura de Henoch-Schönlein. Os sinais neurológicos podem sugerir paralisia de Bell idiopática, meningite viral ou parainfecciosa ou meningoencefalite, envenenamento por chumbo e doenças psicossomáticas.

▶ Tratamento

A terapia antimicrobiana é benéfica na maioria dos casos de doença de Lyme. É mais eficaz se iniciado precocemente. O tratamento prolongado é importante para todas as formas. Ocorrem recaídas em alguns pacientes em todos os regimes.

A. Erupção cutânea, infecções iniciais

Os tratamentos atualmente recomendados são doxiciclina (2,2 mg/kg/dose, máx. 100 mg, VO duas vezes por dia) por 10 dias ou amoxicilina (50 mg/kg/dia VO dividido em duas doses, máx. 2 g/dia) por 14 dias. A azitromicina ou a cefuroxima VO dividida em duas doses são usadas em crianças que não toleram doxiciclina ou amoxicilina.

B. Artrite

O regime de amoxicilina ou doxiciclina (na mesma dose da erupção) deve ser aplicado, mas o tratamento deve continuar por 4 semanas. A ceftriaxona parenteral (50 a 75 mg/kg/dia) é usada para artrite recorrente.

C. Paralisia de Bell

A doxiciclina por 2 semanas é preferida.

D. Outra doença neurológica ou cardíaca

A terapia parenteral com 14 dias de ceftriaxona era tradicionalmente usada para meningite, mas evidências recentes demonstram que a doxiciclina via oral pelo mesmo período é igualmente eficaz. Tanto a ceftriaxona quanto a doxiciclina oral são eficazes para cardite pela doença de Lyme.

▶ Prevenção

A prevenção consiste em evitar áreas endêmicas ou, se estiver nessas áreas, fazer uso de mangas e calças longas, checar frequentemente se há carrapatos e aplicar repelentes contra carrapatos. Os carrapatos ficam aderidos por, no mínimo, 36 a 48 horas antes da transmissão da doença de Lyme. Os carrapatos devem ser removidos com uma pinça puxando suavemente sem torcer ou espremer excessivamente o carrapato. A permetrina pulverizada em roupas diminui a aderência do carrapato. Os repelentes contendo altas concentrações de *N,N*-dietiloluamida (DEET) também são eficazes. Antibióticos profiláticos podem ser eficazes contra picadas de carrapatos em áreas de alta endemicidade nos casos em que o carrapato puder ser identificado como *Ixodes scapularis*, ficar aderido por mais de 36 horas (com base na exposição ou no tamanho do carrapato), e a profilaxia pode ser iniciada dentro de 72 horas após a remoção do carrapato. Atualmente, não há vacina para a doença de Lyme.

Centers for Disease Control and Prevention (CDC): Lyme disease. http://www.cdc.gov/lyme/. Accessed June 10, 2021.

Halperin JJ: Chronic Lyme disease: misconceptions and challenges for patient management. Infect Drug Resist 2015 May 15;8:119–128 [PMID: 26028977].

Lopez SMC, Campfield BT, Nowalk AJ: Oral management for pediatric Lyme meningitis. J Pediatric Infect Dis Soc 2019 Jul 1;8(3):272–275 [PMID: 30169816].

Lyme Disease (Lyme Borreliosis, Borrelia burgdorferi sensu lato Infection). In: Kimberlin DW, Brady MT, Jackson MA, Long SS (eds): *Red Book: 2021–2024 Report of the Committee on Infectious Diseases*. 32nd ed. Elk Grove Village, IL: American Academy of Pediatrics; 2021;482–489.

Infecções parasitárias e micóticas

James Gaensbauer, MD, MScPH

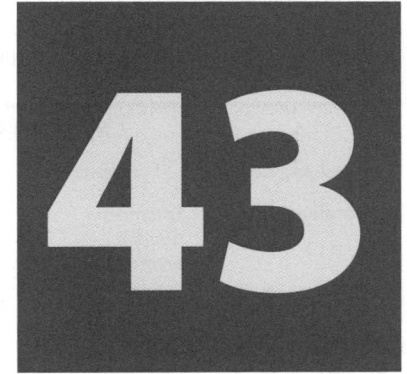

INFECÇÕES PARASITÁRIAS

Os parasitas que causam doenças humanas representam um grupo de organismos diverso, desenvolvido, e complexo. As doenças parasitárias são a maior causa mundial de morbidade e mortalidade pediátrica, e a carga de doença mais grave recai sobre países de baixa e média renda. Apesar de serem menos comuns em países industrializados e desenvolvidos, os parasitas representam uma importante classe de patógenos, já que casos endêmicos e importados são frequentemente encontrados na prática pediátrica. Dada a complexidade dessa categoria de patógenos, pode ser útil um esquema que organize os parasitas humanos de acordo com a sua classificação biológica principal e o local predominante de acometimento (intestinal *vs.* sangue/tecido) **(Tabela 43-1)**. Além disso, entender quais organismos estão associados com os quadros clínicos de doenças parasitárias pode ajudar no estabelecimento do diagnóstico **(Tabela 43-2)**.

SELEÇÃO DE PACIENTES PARA AVALIAÇÃO

A incidência de doenças parasitárias varia de acordo com a área geográfica. As crianças que viajaram ou residiram em áreas em que infecções parasitárias são endêmicas apresentam risco de infecção por uma variedade de parasitas intestinais e teciduais. As crianças que moraram apenas em países desenvolvidos geralmente são livres de parasitas teciduais (com poucas exceções, p. ex., *Toxocara* e *Toxoplasma*). A pesquisa de parasitas intestinais é cara, custa tempo para o laboratório, e mais de 90% dos exames parasitológicos de fezes (EPF) realizados nos Estados Unidos são negativos. Diferente da crença de que os helmintos intestinais são importantes causas de diarreia, apesar das raras exceções (p. ex., síndrome de disenteria por *Trichuris*), eles não são os principais agentes. A diarreia parasitária é quase exclusivamente causada por protozoários (*Giardia, Cryptosporidium, Entamoeba*), agentes facilmente identificados por diagnóstico molecular. Por isso, o EPF raramente é o teste adequado para pacientes com diarreia. Além disso, parece ser custo-efetivo tratar empiricamente pacientes sintomáticos para os parasitas intestinais mais comuns com albendazol e realizar investigação apenas para aqueles com sintomas persistentes.

As crianças imunodeficientes são suscetíveis a infecções intestinais por protozoários e vários microrganismos oportunistas são identificados nesses casos. Assim, o limiar para investigação adicional deve ser baixo para essas crianças.

PROCESSAMENTO DE ESPÉCIMES

Muitos laboratórios utilizam métodos diagnósticos baseados em reação em cadeia da polimerase (PCR, de *polymerase chain reaction*) para patógenos fecais, o que é menos desafiador do ponto de vista de manuseio da amostra. Os médicos devem entrar em contato com o laboratório para orientações sobre os métodos de coleta adequados para os testes que requerem microscopia e/ou uma amostra fresca para a visualização de parasitas viáveis, como trofozoítos de *Giardia*. Muitos laboratórios rejeitam amostras de fezes bem formadas enviadas para a detecção de parasitas como causa de doenças diarreicas. Os Centers for Disease Control and Prevention (CDC, Centros de Controle e Prevenção de Doenças) fornecem um documento online (http://dpd.cdc.gov/dpdx) para auxílio no diagnóstico laboratorial das doenças parasitárias mais comuns, incluindo orientações de coleta e análise do material.

EOSINOFILIA E INFECÇÕES PARASITÁRIAS

Apesar de vários parasitas comumente causarem eosinofilia, em países de alta renda outras causas são muito mais comuns. Isso inclui alergias, uso de medicamentos, e outras infecções. Ainda, nem todas as infecções parasitárias resultam em eosinofilia. A eosinofilia por doença parasitária é mais comum quando organismos multicelulares migram pelos tecidos do hospedeiro (p. ex., filariose linfática, ancilostomose). Ainda, os protozoários unicelulares (p. ex., malária, leishmaniose) raramente causam eosinofilia, mesmo quando provocam infecção grave ou invasiva (p. ex., abscesso hepático amebiano). Ademais, ela é incomum em parasitas exclusivos do lúmen do trato intestinal.

Tabela 43-1 Esquema de classificação de infecções parasitárias humanas e exemplos de organismos representativos

Classe parasitária	Sítio principal de acometimento	
	Intestino	Tecido/Sangue
Protozoários	Entamoeba Giardia Cryptosporidium	Malária Leishmania Naegleria Toxoplasma
Platelmintos (vermes achatados) Cestódeos	Taenia (ingestão da larva) Diphyllobothrium	Taenia/cisticercose (ingestão do ovo) Echinococcus
Trematódeos (vermes)		Schistosoma Fasciola Clonorchis
Nematódeos (vermes arredondados)	Ascaris Ancilóstomos Strongyloides Trichuris	Trichinella Dracunculus Angiostrongylus Filaria

A infecção parasitária mais comum nos Estados Unidos que provoca eosinofilia significativa com parasitológico de fezes negativo é a toxocaríase. A triquinose, uma rara infecção parasítica dos Estados Unidos, causa eosinofilia significativa. A estrongiloidíase é também uma causa de eosinofilia, mas de difícil diagnóstico por análise fecal. O diagnóstico diferencial é amplo para pacientes de países em desenvolvimento (ver **Tabela 43-2**).

> Centers for Disease Control and Prevention. DPDx—Laboratory Identification of Parasites of Public Health Concern. Available at: https://www.cdc.gov/dpdx/index.html. Accessed June 23, 2021.
> Pisarki K: The global burden of disease of zoonotic parasitic diseases: top 5 contenders for priority consideration. Trop Med Infect Dis 2019 Mar;4(1):44. doi: 10.3390/tropicalmed4010044.

PROTOZOOSES

INFECÇÕES SISTÊMICAS

1. Malária

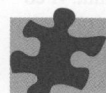

FUNDAMENTOS DO DIAGNÓSTICO E CARACTERÍSTICAS TÍPICAS

▶ Residência ou viagem para áreas endêmicas (febre no viajante após o retorno).
▶ Febre ou paroxismos, calafrios, e sudorese profusa.
▶ Cefaleia, dor lombar, tosse, dor abdominal, náusea, vômitos, diarreia.
▶ Esplenomegalia, anemia.
▶ Pode ter progressão para convulsões, coma.
▶ Parasitas de malária na cultura de sangue periférico.

▶ Considerações gerais

A malária provoca mais de 400.000 óbitos por ano, cerca de 80% deles ocorrem em crianças menores de 5 anos de idade em regiões da África Subsaariana e Índia. Esforços globais com o objetivo de prevenir e tratar a doença têm reduzido a morbidade e mortalidade. Aproximadamente 2.000 casos anuais importados são diagnosticados nos Estados Unidos. A malária humana é causada por cinco espécies de *Plasmodium* – *Plasmodium vivax* (mais comum), *Plasmodium falciparum* (mais virulenta), *Plasmodium ovale* (similar à *P. vivax*), *Plasmodium malariae*, e *Plasmodium knowlesi* (um parasita primata agora reconhecido como causa de malária semelhante à por *P. falciparum* em humanos).

A fêmea do mosquito *Anopheles* é quem transmite o parasita. Os mosquitos infectados inoculam esporozoítos na corrente sanguínea do hospedeiro suscetível, chegando ao fígado e resultando na infecção dos hepatócitos. Assim, na fase hepática, os parasitas amadurecem em esquizontes, que rompem e liberam merozoítos na circulação. Na circulação e na fase eritrocitária, os merozoítos infectam e provocam a ruptura dos eritrócitos, conforme amadurecem e se transformam em trofozoítos e, após a maturação, em esquizontes, liberando novos merozoítos na circulação. Nas fases iniciais da infecção, os ciclos assíncronos de hemólise eritrocitária comumente causam febre diária. Posteriormente, se não houver tratamento, os ciclos síncronos da hemólise passam a ocorrer quando os parasitas provocam a ruptura dos eritrócitos infectados a cada 48 ou 72 horas, a depender da espécie. Uma pequena porcentagem de trofozoítas amadurece em uma forma sexuada (gametócitos), que é absorvida quando um mosquito suga o sangue humano, completando o ciclo do parasita. Duas espécies, *P. vivax* e *P. ovale*, podem permanecer dormentes nas células hepáticas (hipnozoítos) levando à recrudescência, meses ou até anos depois da infecção aguda.

A gravidade da malária está intimamente relacionada com a imunidade prévia. Assim, em áreas em que a transmissão é estável e frequente, crianças maiores e adultos geralmente irão desenvolver uma doença mais branda, embora a imunidade protetora completa raramente ocorra. Por outro lado, crianças menores e pessoas sem exposição prévia (p. ex., turistas estrangeiros) ou pessoas vivendo em áreas em que a transmissão é intermitente estão em risco maior de uma doença grave. Além disso, crianças pequenas, gestantes e pessoas com imunodeficiências (p. ex., asplenia) têm um risco maior de doença grave independente da exposição prévia.

Evidências de que a malária desempenhou um papel central na história da humanidade podem ser explicadas na frequência das mutações genéticas levando aos diferentes fenótipos das linhagens

INFECÇÕES PARASITÁRIAS E MICÓTICAS

Tabela 43-2 Sinais e sintomas de infecções parasitárias

Sinal/sintoma	Agente	Características[a]
Dor abdominal	Anisakis	Logo após a ingestão de peixe cru.
	Ascaris	Infecção grave pode levar a obstrução intestinal e de trato biliar.
	Clonorchis	Infecção grave e precoce. Hepatomegalia tardia.
	Entamoeba histolytica	Hematoquezia, febre variável, diarreia.
	Fasciola hepatica	Diarreia, vômitos.
	Ancilóstomos	Anemia por deficiência de ferro com infecção grave.
	Strongyloides	Eosinofilia, prurido. Pode parecer com doença péptica.
	Trichinella	Mialgia, edema periorbital, eosinofilia.
	Trichuris	Diarreia, disenteria com infecção grave.
Tosse	Ascaris	Chiado, eosinofilia durante a fase de migração.
	Paragonimus westermani	Hemoptise crônica. Pode mimetizar tuberculose.
	Strongyloides	Sibilância, prurido, eosinofilia durante a migração ou disseminação.
	Toxocara	Acomete pacientes de 1 a 5 anos de idade; hepatoesplenomegalia; eosinofilia.
	Eosinofilia tropical	Infiltrado pulmonar, eosinofilia.
Diarreia	Blastocystis	Significado pouco claro, porque a imunodeficiência de um patógeno diarreico pode ser um fator de risco.
	Cyclospora	Aquosa; grave em imunossuprimidos.
	Cryptosporidium	Aquosa; crônica em imunossuprimidos.
	Dientamoeba fragilis	Apenas em infecções graves.
	E. histolytica	Hematoquezia, febre variável; sem eosinofilia.
	Giardia	Afebril, crônica; anorexia.
	Schistosoma	Crônica; hepatoesplenomegalia (em alguns tipos).
	Strongyloides	Dor abdominal; eosinofilia.
	Trichinella	Mialgia, edema periorbital, eosinofilia.
	Trichuris	Com infecções graves.
Disenteria	Balantidium coli	Contato com suínos.
	E. histolytica	Poucos leucócitos, ou nenhum, nas fezes; febre; hematoquezia.
	Schistosoma	Durante a infecção aguda.
	Trichuris	Com infecções graves.
Disúria	Enterobius	Geralmente em meninas com vermes na uretra e bexiga; prurido noturno e perianal.
	Schistosoma (S. haematobium)	Hematúria. Excluir bacteriúria e cálculos (alguns tipos).
Cefaleia (e outros sintomas neurológicos)	Angiostrongylus	Meningite eosinofílica.
	Baylisascaris procyonis	Meningite eosinofílica.
	Gnathostoma	Meningite eosinofílica.
	Naegleria	Mergulho em água doce; progressão rápida para meningoencefalite.
	Plasmodium	Febre, calafrios, icterícia, esplenomegalia. Isquemia cerebral (com *P. falciparum*).
	Taenia solium	Cisticercose. Convulsões focais, déficits; hidrocefalia, meningite asséptica.
	Toxoplasma	Meningoencefalite (especialmente em crianças e em imunossuprimidos); lesões focais em imunossuprimidos; hidrocefalia em crianças.
	Trypanosoma	Agente africano. Letargia crônica (doença do sono).
Prurido	Ancylostoma braziliense	Erupção migratória; lesões cutâneas serpiginosas (pela migração das larvas na pele).
	Enterobius	Perianal e noturno.
	Filaria	Variável; visto em várias doenças filarioides; eosinofilia.
	Ancilóstomos	No sítio de penetração em exposições graves.
	Strongyloides	Difuso com a migração; pode ser recorrente.
	Trypanosoma	Formas africanas; um dos vários sintomas inespecíficos.

(continua)

Tabela 43-2 Sinais e sintomas de infecções parasitárias *(Continuação)*

Sinal/sintoma	Agente	Características[a]
Erupção cutânea	Ancilóstomos	Erupção pruriginosa e papulovesicular no sítio de penetração.
	Schistosoma	Erupção maculopapular no sítio de penetração.
	Strongyloides	Erupção pruriginosa no sítio de penetração.
	Toxoplasma	Erupção maculopapular vista nas infecções congênitas e, às vezes, nas adquiridas.
Anemia	Diphyllobothrium	Megaloblástica secundária à deficiência de vitamina B12; rara.
	Ancilóstomos	Deficiência de ferro.
	Leishmania donovani	Febre, hepatoesplenomegalia, leucopenia (calazar).
	Plasmodium	Hemólise.
	Tichuris	Infecção grave; secundária à perda de ferro.
Eosinofilia	Angiostrongylus	Meningite eosinofílica.
	Baylisascaris procyonis	Meningite eosinofílica.
	Fasciola	Dor abdominal.
	Gnathostoma	Meningite eosinofílica.
	Filaria	Microfilárias no sangue; linfadenopatia.
	Onchocerca	Nódulos na pele; ceratite.
	Schistosoma	Crônica; sintomas intestinais ou geniturinários.
	Strongyloides	Dor abdominal; diarreia.
	Toxocara	Hepatoesplenomegalia, tosse; acomete pacientes de 1 a 5 anos de idade.
	Trichinella	Mialgia, edema periorbital.
	Eosinofilia pulmonar tropical	Tosse; infiltrado pulmonar.
	T. solium (cisticercose)	Eosinofilia no líquido cerebrospinal.
Hematúria	Schistosoma	S. haematobium. Granulomas uretrais e de bexiga. Excluir cálculos.
Hemoptise	P westermani	Verme pulmonar. Dor torácica variável; crônica.
Hepatomegalia	Clonorchis	Infecção grave. Sensibilidade precoce; cirrose tardia.
	Echinococcus	Crônica; cistos.
	E. histolytica	Hepatite tóxica ou abscesso. Sem eosinofilia.
	L. donovani	Esplenomegalia, febre, pancitopenia.
	Schistosoma (não haematobium)	Crônica; fibrose hepática, esplenomegalia (em alguns tipos).
	Toxocara	Esplenomegalia, eosinofilia, tosse; sem adenopatia.
Esplenomegalia	L. donovani	Hepatomegalia, febre, anemia.
	Plasmodium	Febre, calafrios, icterícia, cefaleia.
	Schistosoma (não haematobium)	Hepatomegalia.
	Toxocara	Eosinofilia, hepatomegalia.
	Toxoplasma	Linfadenopatia, outros sintomas.
Linfadenopatia	Filaria	Tipicamente inguinal; crônica.
	L. donovani	Hepatoesplenomegalia, pancitopenia, febre.
	Schistosoma	Infecção aguda; febre, erupção cutânea, artralgia, hepatoesplenomegalia.
	Toxoplasma	Comumente cervical; pode envolver pequenos grupos de linfonodos; esplenomegalia.
	Trypanosoma	Próximo ao local de mordedura ou generalizada; hepatoesplenomegalia (doença de Chagas); generalizada (especialmente na cadeia cervical posterior) nas formas africanas.

[a] Sintomas geralmente relacionados ao grau da disseminação. A infecção com números pequenos de patógenos geralmente é assintomática.

de células vermelhas, incluindo hemoglobina S, hemoglobina F, as talassemias, possivelmente a deficiência de glicose-6-fosfato-desidrogenase (G6PD, de *glucose-6-phosphate dehydrogenase*), e a ausência de antígeno Duffy nas células vermelhas (o que confere proteção contra *P. vivax*), todos os quais conferem proteção parcial contra malária e provavelmente evoluíram entre as populações residentes em áreas endêmicas.

▶ Achados clínicos

A. Sinais e sintomas

A manifestação clínica varia de acordo com as espécies dos patógenos e com a imunidade do hospedeiro. A apresentação mais comum da malária aguda em crianças inclui febre, calafrios, mal-estar, dor no corpo e cefaleia. Náuseas, vômitos e dor abdominal também são comuns. Ademais, as crianças geralmente apresentam febre recorrente, irritabilidade, diminuição na ingesta alimentar, vômitos, icterícia e esplenomegalia. Erupções cutâneas são incomuns, o que ajuda a diferenciar a malária de outras infecções virais em pacientes com sintomas semelhantes. Nas descrições clássicas de malária, observou-se padrões cíclicos de febre específicos para cada espécie infectante. Esses padrões podem levar dias para se desenvolver, e dependem de inúmeros fatores, incluindo imunidade prévia, infecções múltiplas e tratamentos, assim, raramente são úteis para o diagnóstico na prática clínica.

O médico deve estar atento, ao monitorar pacientes com malária, para sinais e sintomas de quadro grave ou complicado, incluindo anemia grave e malária cerebral, descritos a seguir.

A doença durante a gestação geralmente causa restrição de crescimento intrauterino fetal ou parto prematuro, mas raramente provoca infecção do feto.

O exame físico de pacientes com doença sem complicações pode mostrar apenas esplenomegalia leve ou palidez discreta.

B. Achados laboratoriais

Já que as manifestações da malária se sobrepõem a várias outras doenças comuns, o diagnóstico sempre deve ser confirmado por exames laboratoriais. O diagnóstico é baseado na detecção de um ou mais dos cinco plasmódios humanos nos esfregaços de sangue grosso e fino (teste de gota espessa e teste de gota fina). Três conjuntos distintos de esfregaços grossos e finos, separados por 12 a 24 horas em um período de 72 horas, são recomendados para descartar a infecção por malária. O teste da gota espessa é mais sensível para detectar um pequeno número de parasitas; ainda, o teste de gota fina permite a identificação das espécies, bem como a determinação semiquantitativa do percentual de parasitemia.

A maioria das infecções agudas são causadas por *P. vivax*, *P. ovale*, ou *P. falciparum*, embora 5% a 7% dos quadros sejam por várias espécies. A identificação das espécies de *Plasmodium* se dá por critérios morfológicos e requer uma observação cuidadosa. Para auxílio na identificação das espécies, há um banco de dados disponível no endereço https://www.cdc.gov/dpdx/Malaria/index.htm. A U.S. Food and Drug Administration (FDA, Administração Federal de Alimentos e Medicamentos) aprovou e disponibilizou um teste rápido de detecção de antígeno para malária. Esse teste deve ser utilizado juntamente com o exame microscópico para confirmação diagnóstica, além de avaliar a possibilidade de infecção mista e o quantificar o grau de parasitemia. O teste rápido de antígeno tem pouca sensibilidade para baixos graus de parasitemia. Informações atualizadas sobre o teste rápido da malária podem ser encontradas em www.cdc.gov/malaria/diagnosis_treatment/index.html. Outras técnicas diagnósticas com acurácia similar ou superior para *P. falciparum* incluem hibridização de DNA e PCR, que estão disponíveis apenas em laboratórios de referência e pesquisa, bem como no CDC e em alguns departamentos de saúde.

A definição do grau de parasitemia (porcentagem de eritrócitos infectados visualizados) por meio do esfregaço fino é importante porque níveis altos (5%), geralmente encontrados na malária por *P. falciparum*, estão associados a maior morbidade e mortalidade e requerem internação hospitalar. As concentrações ao longo do tempo (12-24 h) também podem ser avaliadas para monitorar o grau de resposta ao tratamento; a quantidade de parasitas deve reduzir nas primeiras 24 a 48 horas de terapia.

A anemia hemolítica e a trombocitose são achados comuns; a incidência de leucocitose é variável. Em casos graves, podem ocorrer acidose metabólica, hipoglicemia, e azotemia. A patogênese da malária cerebral é por obstrução microvascular. A análise do líquido cerebrospinal (LCS) geralmente é normal.

▶ Diagnósticos diferenciais

Os achados clínicos, muitas vezes, não são úteis para diferenciar a malária de outras infecções em crianças; portanto, é necessário um alto grau de suspeita clínica em pacientes com exposição prévia à áreas endêmicas. O diagnóstico diferencial de febre em um viajante que retorna deve se basear nas doenças endêmicas da região visitada e deve incluir febre tifoide, tuberculose, doenças por riquétsias, brucelose, leptospirose, febre amarela, dengue, chikungunya e borreliose. Entretanto, devem ser consideradas outras causas não tropicais de febre, como influenza ou COVID-19. Apesar de o LCS ser tipicamente normal na malária cerebral, qualquer criança com suspeita desse quadro deve ser submetida a punção lombar para excluir meningite bacteriana. A malária ainda pode coexistir com outras doenças.

▶ Complicações e sequelas

As complicações graves, que normalmente ocorrem em infecções por *P. falciparum* e *P. knowlesi*, são resultados da hemólise, obstrução microvascular, e isquemia tecidual. As complicações mais comuns da malária em crianças são: doença cerebral, estresse respiratório, anemia grave e/ou hipoglicemia. A malária cerebral, complicação mais grave e ameaçadora à vida em crianças, pode progredir para convulsões, coma e morte. Aproximadamente 20% das crianças com esse quadro morrem e 10% apresentam sequelas neurológicas a longo prazo. Sinais de malária grave em crianças incluem alteração de estado mental, convulsões, estresse respiratório, hipoglicemia, acidose, falha de funcionamento de órgãos, palidez extrema, e parasitemia maior que 5%.

Prevenção

Existem várias estratégias para prevenir a transmissão da malária na comunidade. A medida mais efetiva para evitar a transmissão é o uso de mosquiteiros impregnados com inseticida de longa ação, já que a maioria das picadas do mosquito *Anopheles* se dá durante o entardecer ou noite. O controle das larvas do mosquito e a pulverização interna dos inseticidas também são medidas comuns.

Medidas para proteção pessoal contra malária (particularmente para viajantes de áreas endêmicas) incluem o uso de mosquiteiros na cama, roupas adequadas, repelentes inseticidas, e quimioprofilaxia para malária. As medicações quimioprofiláticas mais comuns para a malária em viajantes são mefloquina, atovaquona--proguanil, tafenoquina, e doxiciclina (ver **Capítulo 45**). A cloroquina é reservada apenas para casos de resistência generalizada. Os fatores que influenciam a escolha dos medicamentos incluem custo, efeitos colaterais, interações medicamentosas, história de deficiência de G6PD, espécies predominantes e padrões de resistência nas regiões da viagem. Os requisitos específicos para iniciar a medicação antes da viagem e continuar por um certo período depois dependem de cada medicação.

Nenhum regime medicamentoso garante a proteção contra a malária. Se a febre se desenvolve dentro de 1 ano (particularmente em 2 meses) depois da viagem para uma região endêmica, a possibilidade de malária deve ser considerada.

Nos últimos anos, houve um progresso considerável no desenvolvimento de uma vacina eficaz para a doença, embora ainda não exista nenhuma vacina em uso fora dos ensaios clínicos.

Tratamento

A escolha do tratamento antimalárico depende da imunidade do hospedeiro, da espécie do plasmódio, do grau de parasitemia e dos padrões de resistência da região geográfica onde a doença foi adquirida. Uma descrição das drogas disponíveis e recomendadas nos Estados Unidos, juntamente com diretrizes de tratamento, se encontra disponível em https://www.cdc.gov/malaria/diagnosis_treatment/treatment.html. A atovaquona-proguanil e a combinação entre artemisinina e artemeter/lumefantrina são os tratamentos de primeira linha para a malária não complicada. Para quadros graves, o artesunato endovenoso é o tratamento de preferência, mas deve ser sempre seguido por uma combinação de drogas orais assim que o paciente melhorar a fim de evitar a resistência medicamentosa; a quinidina foi retirada do mercado nos Estados Unidos. O artesunato endovenoso (EV) está disponível sob um protocolo de investigação de novo medicamento através do CDC. Tratamentos comuns para infecções por *P. vivax* e *P. ovale* incluem cloroquina mais primaquina ou tafenoquina, que podem erradicar a malária ainda no ciclo hepático apenas com uma dose. O CDC fornece um linha telefônica disponível 24 horas para consultas em (770) 488-7788. Em casos em que a entrega do artesunato EV possa demorar mais que algumas horas, os médicos devem considerar iniciar o tratamento com alguma medicação oral (p. ex., artemeter-lumefantrina) caso o paciente tolere.

O tratamento da malária inclui uma série de estratégias além das medicações antimaláricas. Nos Estados Unidos, é mais comum que se hospitalize pacientes pediátricos não imunes e infectados por *P. falciparum* e *P. knowlesi* até que se demonstre uma queda na parasitemia, indicando efetividade terapêutica e pouca chance de desenvolvimento de complicações graves. Os pacientes com sinais de malária grave (parasitemia 5%, malária cerebral, acidose, hipoglicemia, choque) requerem cuidados intensivos e tratamento parenteral. A hidratação e a correção da hipoglicemia são medidas de grande importância. Anemia, convulsões, edema pulmonar e falência renal requerem manejo e suporte convencionais. Os corticosteroides são contraindicados para a malária cerebral por aumento de mortalidade. A exsanguineotransfusão não é mais recomendada para o tratamento de malária grave.

Os pacientes parcialmente imunizados com infecção não complicada por *P. falciparum* e *P. knowlesi* e os não imunizados infectados por *P. vivax*, *P. ovale*, ou *P. malariae* podem receber tratamento extra hospitalar ambulatorial se houver garantia de seguimento.

Centers for Disease Control and Prevention: *CDC Yellow Book 2020: Health Information for International Travel.* New York: Oxford University Press; 2020. Available at: wwwnc.cdc.gov/ travel/page/yellowbook-home; Accessed Jun 23, 2021.
http://www.cdc.gov/malaria/. Accessed June 23, 2021.
https://www.cdc.gov/dpdx/malaria/index.html. Accessed June 23, 2021
https://www.cdc.gov/malaria/diagnosis_treatment/treatment .html. Accessed June 23, 2021.
Datoo MS et al. High Efficacy of a Low Dose Candidate Malaria Vaccine, R21 in 1 Adjuvant Matrix-M^{TM}, with Seasonal Administration to Children in Burkina Faso. (April 20, 2021). Preprint available at http://dx.doi.org/10.2139/ssrn.3830681.
Rodrigo C et al: Tafenoquine for primary and terminal prophylaxis of malaria in apparently healthy people: a systematic review. Trans R Soc Trop Med Hyg 2019 Oct 11;113(10):579–586. doi: 10.1093/trstmh/trz052 [PMID: 31225623].

2. Babesiose

O *Babesia microti* (mais comum nos Estados Unidos), o *B. divergens* e o *B. duncani* são protozoários semelhantes aos da malária que infectam seres humanos por meio da mordedura de carrapatos *Ixodes scapularis* em fase de ninfa infectados (carrapato de veado). Após a inoculação, o protozoário penetra nos eritrócitos e dá início ao ciclo assíncrono que causa a hemólise. Nos Estados Unidos, a maioria dos casos ocorre nas regiões Nordeste e Centro Oeste superior de maio a outubro. A babesiose também é uma doença transmissível por meio de transfusões.

Achados clínicos

A. Sinais e sintomas

O período de incubação é de 1 a 4 semanas após mordida de carrapato ou 1 a 9 semanas após transfusão sanguínea. A mordedura do carrapato pode passar despercebida já que as ninfas *Ixodes* têm o tamanho de uma semente de papoula. Aproximadamente metade das crianças infectadas são assintomáticas. Os sintomas são inespecíficos e comumente incluem febre sustentada ou cíclica, rigidez e sudorese. Outros sintomas associados e não específicos são mal-estar, fadiga, anorexia, artralgia, mialgias, cefaleia, e urina escura. Os achados do exame físico são normalmente mínimos, mas podem incluir hepatoesplenomegalia e icterícia. A doença tende a ser autolimitada, causando sintomas por 1 a 2 semanas, com fadiga podendo persistir por meses. Casos graves têm sido descritos em pacientes com asplenia, imunocomprometidos, e pacientes idosos com comorbidades. Já que *Babesia*, *Borrelia burgdorferi* e *Anaplasma phagocytophilum* compartilham o mesmo vetor, os médicos devem considerar a possibilidade de coinfecção em pacientes diagnosticados com qualquer um desses patógenos. Até cerca de 50% dos casos de babesiose tem coinfecção com *B. burgdorferi* (doença de Lyme).

B. Achados laboratoriais

Podem ser encontradas anemia, trombocitopenia e evidência de insuficiência renal. O diagnóstico definitivo é feito por meio da identificação de parasitas no sangue por avaliação microscópica de esfregaço de sangue fino ou espesso ou por amplificação do DNA por PCR em amostras de sangue. Os parasitas *Babesia* são organismos intraeritrocitários com formas em anel semelhantes ao *P. falciparum*. A forma de tétrade, se visualizada, é patognomônica. Testes sorológicos específicos também estão disponíveis pelo CDC, apesar de uma única sorologia não conseguir diferenciar infecção aguda de infecção prévia.

▶ Tratamento

O tratamento de escolha para doenças leves a moderadas é azitromicina (10 mg/kg, até 500 mg no primeiro dia, seguido por 5 mg/kg, até 250 mg/dia) em combinação com atovaquona (20 mg/kg, até 750 mg, 2 vezes ao dia) por 7 a 10 dias. Para pacientes com doença grave, o tratamento padrão é clindamicina (10 mg/kg, até 600 mg, a cada 8 h) em combinação com quinina (8mg/kg, até 650mg, a cada 8 h). Cursos mais longos de terapia podem ser necessários em pacientes imunossuprimidos. A transfusão de hemácias parcial ou completa é indicada para pessoas com babesiose grave; pacientes com alto grau de parasitemia (10%); hemólise significativa; ou comprometimento renal, hepático ou pulmonar.

http://www.cdc.gov/parasites/babesiosis/index.html. Accessed June 23, 2021.
https://www.cdc.gov/dpdx/babesiosis/index.html. Accessed June 23, 2021.
Krause PJ, Auwaerter PG, Bannuru RR, et al: Clinical practice guidelines by the Infectious Diseases Society of America (IDSA): 2020 Guideline on diagnosis and management of babesiosis. *Clin Infect Dis* 2020;72(2):e49–e64. doi: 10.1093/cid/ciaa1216..

3. Toxoplasmose

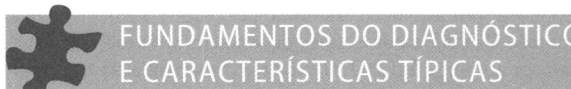

FUNDAMENTOS DO DIAGNÓSTICO E CARACTERÍSTICAS TÍPICAS

▶ *Toxoplasmose congênita*: coriorretinite, microftalmia, estrabismo, microcefalia, hidrocefalia, convulsões, atraso psicomotor, calcificações intracranianas, icterícia, hepatoesplenomegalia, contagem anormal de células sanguíneas.
▶ *Toxoplasmose adquirida em paciente imunocompetente*: linfadenopatia, hepatoesplenomegalia, erupção cutânea.
▶ *Toxoplasmose adquirida ou reativada em paciente imunocomprometido*: encefalite, coriorretinite, miocardite e pneumonite.
▶ *Toxoplasmose ocular*: coriorretinite.
▶ Evidência sorológica de infecção com *Toxoplasma gondii* ou evidência do agente no tecido ou fluidos do corpo.

▶ Considerações gerais

O *T. gondii* é um parasita mundial de animais e pássaros. Os felinos, hospedeiros definitivos, excretam oócitos nas fezes. A ingestão de oócitos maduros ou de cistos teciduais levam à invasão por taquizoítos das células intestinais. A replicação intracelular dos taquizoítos provoca lise celular e disseminação da infecção para células adjacentes ou para outros tecidos via corrente sanguínea. Na infecção crônica, o *T. gondii* aparece como bradizoíto dentro de cistos teciduais que não desencadeiam uma reação inflamatória. Em pacientes imunocomprometidos, os taquizoítos são liberados dos cistos e começam um novo ciclo de infecção.

As duas principais formas de transmissão do *Toxoplasma* para os humanos são as vias oral e congênita. A infecção por via oral ocorre após a ingestão de cistos pela comida, água, ou solo contaminado com fezes de gato ou por ingestão de carne malpassada ou outros alimentos que contenham cistos. Os oócitos sobrevivem por até 18 meses em solo úmido, mas a sobrevivência é limitada em condições secas, de muito frio ou muito calor, e em altas altitudes, o que provavelmente justifica a menor incidência de toxoplasmose nessas regiões climáticas. Nos Estados Unidos, menos de 1% do gado e 25% das ovelhas e porcos estão infectados por toxoplasmose. Em humanos, dependendo da área geográfica, a soropositividade aumenta com a idade, de 0% para 10% em crianças de menos de 10 anos para 3% a 70% em adultos.

A transmissão congênita acontece durante uma infecção aguda em gestantes. Raramente, a infecção fetal é documentada em mães imunocomprometidas com toxoplasmose crônica. O tratamento durante a gestação reduz a transmissibilidade em 60%.

▶ Achados clínicos

A toxoplasmose clínica pode ser dividida em quatro grupos: (1) infecção congênita, (2) infecção adquirida em hospedeiro imunocompetente, (3) infecção adquirida ou reativada em hospedeiro imunocomprometido, e (4) doença ocular.

A. Toxoplasmose congênita

A toxoplasmose congênita, que é resultado de uma infecção aguda durante a gestação, ocorre em 1 em 3.000 a 10.000 nascidos vivos nos Estados Unidos. A taxa de transmissão e a gravidade da doença no bebê dependem do momento da gestação em que a infecção foi adquirida. As infecções de primeiro trimestre levam a infecções congênitas em 10% a 20% dos casos. A doença clínica que ocorre nessa etapa pode ser grave, com microcefalia ou hidrocefalia, coriorretinite grave, perda auditiva, convulsões, alterações no LCS (xantocromia e pleocitose mononuclear), calcificações cerebrais e alterações intelectuais. Outros achados incluem estrabismo, erupção maculopapular, pneumonite, miocardite, hepatoesplenomegalia, icterícia, trombocitopenia, linfocitose e monocitose, e síndrome semelhante a eritroblastose. A infecção materna no terceiro trimestre resulta em uma taxa de 70% a 90% de infecção congênita, mas a maioria das crianças é assintomática ao nascimento, embora elas permaneçam com o risco de doença ocular subsequente e déficit neurológico sutil.

B. Infecção por *Toxoplasma* adquirida em hospedeiro imunocompetente

Tipicamente, uma infecção adquirida em um hospedeiro imunocompetente é assintomática. Cerca de 10% a 20% dos pacientes desenvolvem uma síndrome infecciosa semelhante a mononucleose com linfadenopatia e/ou uma doença semelhante a gripe. Os linfonodos acometidos são discretos, com sensibilidade variável, e não supuram. Os linfonodos cervicais são comumente acometidos, mas qualquer linfonodo pode ser afetado. Achados menos comuns incluem febre, mal-estar, mialgias, fadiga, hepatoesplenomegalia, linfopenia (geralmente < 10%) e elevação de enzimas hepáticas. Pode ocorrer coriorretinite unilateral. A recuperação tipicamente se dá sem nenhum tratamento antiparasitário específico, embora o aumento de tamanho dos linfonodos possa persistir ou aumentar e diminuir por alguns meses ou até por 1 ou mais anos. Estudos epidemiológicos em animais sugerem uma associação entre a infecção por toxoplasmose e mudanças comportamentais ou doenças mentais (particularmente esquizofrenia), mas essas associações permanecem sem comprovação.

C. Toxoplasmose aguda em hospedeiro imunocomprometido

Os pacientes infectados com o vírus da imunodeficiência humana (HIV, de *human immunodeficiency virus*) e aqueles com linfoma, leucemia, ou transplante possuem um alto risco de desenvolvimento de doença grave (mais comumente doença de sistema nervoso central [SNC], mas também coriorretinite, miocardite, ou pneumonite) a partir de uma infecção aguda ou reativação. A encefalite por toxoplasma é uma causa comum de lesões de massa cerebral em pacientes com HIV/síndrome da imunodeficiência adquirida (Aids, de *acquired immunodeficiency syndrome*).

D. Toxoplasmose ocular

A toxoplasmose ocular é uma causa importante de coriorretinite nos Estados Unidos. Em crianças, é resultado, mais frequentemente, de uma reativação de doença congênita, mas também pode ser consequente a uma infecção adquirida. Os pacientes com infecção congênita são geralmente assintomáticos até a segunda ou terceira década de vida, quando a doença ocular sintomática aparece devido à ruptura de cistos teciduais e liberação de bradizoítos e taquizoítos na retina. Tipicamente, a toxoplasmose ocular se apresenta como uma retinocoroidite necrotizante focal frequentemente associada a uma cicatriz coriorretiniana pré-existente e um acometimento variável do vítreo, dos vasos sanguíneos retinianos, do nervo óptico e do segmento ocular anterior.

E. Achados diagnósticos

A toxoplasmose é diagnosticada mais comumente por testes sorológicos, mas os resultados devem ser cuidadosamente interpretados, particularmente na avaliação da toxoplasmose congênita. A infecção ativa pode também ser diagnosticada por PCR do sangue ou fluidos corpóreos; pela visualização de taquizoítos em cortes histológicos ou preparações citológicas ou de cistos em tecidos fetais ou placentários; ou por características histológicas de linfonodos. Os anticorpos IgG se tornam detectáveis a partir de 1 a 2 semanas de infecção e assim persistem por toda a vida. Os anticorpos IgM aparecem antes e tem queda mais rápida do que os anticorpos IgG, mas podem durar por 12 a 18 meses após a infecção aguda; eles são utilizados para ajudar a diferenciar uma infecção antiga de outra potencialmente mais recente. Os anticorpos IgM isolados com IgG negativos podem representar um resultado falso positivo. Uma única titulação positiva não fecha diagnóstico; a soroconversão de IgG ou um aumento de 4 vezes no título de amostras pareadas com pelo menos 3 semanas de intervalo são diagnósticos com um quadro clínico compatível. A ausência tanto de IgG como de IgM séricos em um paciente imunocompetente geralmente descarta o diagnóstico de toxoplasmose. Em pacientes imunocomprometidos, os testes sorológicos não são sensíveis, e a infecção aguda é documentada por PCR ou identificação de taquizoítos por exame histológico.

O diagnóstico de toxoplasmose em pacientes mais velhos com queixas visuais geralmente se dá por anticorpos séricos IgM ou IgG de *T. gondii* na presença de lesão ocular típica. O diagnóstico pode ser confirmado por meio da detecção do DNA de *T. gondii* por PCR no humor aquoso, apesar de esse exame ser raramente realizado.

A infecção congênita se confirma pela identificação histológica ou molecular de trofozoítos no líquido amniótico, na placenta, ou no tecido do paciente. Amostras de sangue, LCS, e líquido amniótico podem ser avaliadas por PCR. Mais comumente, o diagnóstico é estabelecido por meio da combinação de testes sorológicos da mãe e do bebê e de achados clínicos. A avaliação do recém-nascido inclui IgG, IgM, IgA e IgE específicos para *Toxoplasma* no bebê e na mãe por meio da análise de um laboratório experiente e de referência. Uma infecção congênita é confirmada sorologicamente pela detecção de níveis de anticorpos IgG persistentes ou crescentes no recém-nascido anticorpos IgG persistentemente positivos após o primeiro ano de vida, e/ou anticorpos IgM ou IgA específicos de *T. gondii* positivos no lactente. Além disso, as crianças devem passar por avaliação oftalmológica, auditiva e neurológica; por punção lombar; e por exames de imagem cerebral – ultrassonografia ou tomografia (TC) de encéfalo (para avaliação de calcificações de SNC e hidrocefalia. Diante da presença de alterações no SNC ou no fundo de olho, mesmo se IgM negativo, é recomendado iniciar o tratamento tríplice. Ainda, se houver DNA positivo para toxoplasmose na amniocentese na vida fetal, o RN também deve iniciar tratamento quando nascer.).

▶ Diagnósticos diferenciais

A toxoplasmose congênita deve ser diferenciada de infecções como citomegalovírus, rubéola, herpes simples, e sífilis. As infecções adquiridas em hospedeiros imunocompetentes podem mimetizar mononucleose infecciosa, bem como outros quadros virais ou bacterianos, incluindo HIV agudo, tularemia e doença da arranhadura do gato. As doenças linfoproliferativas podem ter uma apresentação clínica parecida.

▶ Prevenção

A profilaxia primária da toxoplasmose em mulheres grávidas (e em pacientes imunocomprometidos) é uma meta essencial de saúde pública. As estratégias efetivas para a prevenção da transmissão alimentar incluem o cozimento adequado ou refrigeração prolongada das carnes; lavagem de frutas e vegetais e superfícies da cozinha; e evitar o consumo de leite de vaca não pasteurizado e crustáceos crus (ostras, mariscos, mexilhões), particularmente durante a gestação. A exposição a potenciais fontes ambientais pode ser minimizada pelo uso de luvas durante a jardinagem/manuseio de solo que possa estar contaminado por fezes de gatos, manter caixas de areia cobertas, e boa higiene. Mulheres grávidas não devem adotar ou comprar um novo gato e devem evitar a troca da areia do gato; se inevitável, o uso de luvas e a higiene das mãos são medidas essenciais, e a troca da areia deve ser feita regularmente, já que os oócitos levam 48 a 72 horas para se tornarem infecciosos. Apesar do tratamento materno prevenir a infecção congênita, o rastreio sorológico de gestantes é desafiador. Alguns países com altos índices de prevalência (p. ex., França) desenvolveram programas de rastreio. O rastreio e a profilaxia, para evitar a reativação, são medidas importantes para pacientes soropositivos que estejam passando por uma imunossupressão, como, por exemplo, transplante de células tronco.

▶ Tratamento

As medicações mais comuns para o tratamento da toxoplasmose são pirimetamina (administrada com ácido folínico para evitar a toxicidade da medula óssea) e sulfadiazina. A toxoplasmose aguda em pacientes imunocompetentes não requer tratamento específico, a menos que a infecção ocorra durante a gravidez. Na infecção materna primária durante as primeiras 18 semanas de gestação, a espiramicina é recomendada a fim de prevenir infecção fetal. A espiramicina não atravessa a barreira placentária, então não trata a infecção fetal caso essa se estabeleça. Se for documentada a infecção fetal durante a contaminação materna primária, após as primeiras 18 semanas de gestação, é recomendado administrar pirimetamina, sulfadiazina e ácido folínico. A pirimetamina é teratogênica e não deve ser utilizada antes de 18 semanas de gestação.

O tratamento da coriorretinite por toxoplasmose é feito com pirimetamina oral (2 mg/kg, máximo 200 mg de dose de ataque, seguido por 1 mg/kg/dia, máximo 75 mg) e sulfadiazina (100 mg/kg/dia, máximo 1.500 mg), administrados juntamente com ácido folínico (10 a 20mg três vezes por semana). Ademais, corticosteroides (prednisona 1 mg/kg/dia) são administrados quando as lesões ameaçam a visão. A duração da terapia adicional deve ser direcionada a partir de exames oftalmológicos frequentes. A pirimetamina pode causar desconforto gastrintestinal, leucopenia, trombocitopenia, e, raramente, agranulocitose; deve ser realizada uma contagem celular sanguínea semanal durante o tratamento.

As infecções congênitas devem ser tratadas durante um ano. As crianças tratadas com pirimetamina (dose de ataque 2 mg/kg/dia por 2 dias, seguida de 1 mg/kg/dia por 6 meses, com 1 mg/kg toda segunda, quarta e sexta por 6 meses), sulfadiazina (100 mg/kg dividida em duas doses ao dia por 12 meses) e ácido folínico (10 mg três vezes na semana) possuem melhores desfechos visuais e de neurodesenvolvimento do que os controles prévios. Além disso, durante o tratamento, as crianças devem ser monitoradas para toxicidade de medula óssea.*

---

http://www.cdc.gov/parasites/toxoplasmosis/. Accessed June 23, 2021.
Maldonado YA, Read JS; AAP Committee on Infectious Diseases: Diagnosis, treatment, and prevention of congenital toxoplasmosis in the United States. Pediatrics 2017;139(2):e20163860 [PMID: 28138010].
Robert-Gangneux F: It is not only the cat that did it: how to prevent and treat congenital toxoplasmosis. J Infect 2014 Jan;68 (Suppl 1):S125–S133. doi: 10.1016/j.jinf.2013.09.023 [PMID: 24119928].
Schwenk HT et al: Toxoplasmosis in pediatric hematopoietic stem cell transplantation patients. Transplant Cell Ther 2021 Apr;27(4):292-300. doi: 10.1016/j.jtct.2020.11.003.

INFECÇÕES GASTROINTESTINAIS

1. Amebíase

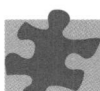 **FUNDAMENTOS DO DIAGNÓSTICO E CARACTERÍSTICAS TÍPICAS**

▶ Disenteria aguda: diarreia com sangue e muco, dor abdominal, tenesmo.
▶ Diarreia crônica não disentérica.
▶ Abscesso hepático.
▶ Amebas ou cistos nas fezes ou abscessos.
▶ PCR para ameba positivo nas fezes.
▶ Evidência sorológica de infecção amebiana.

N. de R.T. O protocolo da Secretaria de Saúde do Estado do RS sugere outro esquema, a seguir: pirimetamina 1 mg/kg/dia em 1 dose diária VO, por 2 ou 6 meses; após, mesma dose 3 vezes por semana. *Indicações para manter a dose de pirimetamina diária por 6 meses: hidrocefalia, mais de 3 calcificações, retinocoroidite macular. Na ausência destas manter a pirimetamina diariamente por 2 meses. A dose de sulfadiazina seria a mesma, mas o ácido folínico é sugerida a dose de 15 mg em 1 dose VO, 3 vezes por semana. Se ocorrer neutropenia ou outro efeito colateral da pirimetamina, aumentar para 15 mg de ácido folínico diariamente. Conforme os controles de hemograma e plaquetas, aumentar o ácido folínico até 30 mg diários, se necessário.

Considerações gerais

Infecções por *Entamoeba histolytica* ocorre no mundo todo, mas têm uma prevalência aumentada, especialmente, em áreas de saneamento e condições socioeconômicas precárias. Nos Estados Unidos, a maioria das infecções são vistas em pessoas que viajam e emigram de áreas endêmicas, mas podem ocorrer sem exposição por viagens. A maioria das infecções são assintomáticas (90%), mas a invasão tecidual pode resultar em colite amebiana, abscesso hepático e disseminação hematogênica para outros órgãos. A transmissão geralmente é fecal-oral. Duas espécies de *Entamoeba*, *E. dispar* e *E. moshkovskii*, são morfologicamente indistinguíveis da *E. histolytica* e são mais facilmente encontradas em amostras de fezes. As infecções por essas espécies causam doença humana mínima (*E. moshkovskii*) ou nenhuma (*E. dispar*).

Achados clínicos

A. Sinais e sintomas

Os pacientes com amebíase intestinal podem apresentar quadro assintomático na fase de cisto (90%), ou sintomático com proctocolite amebiana aguda, colite crônica não disentérica, ou ameboma. Os pacientes com colite amebiana aguda, tipicamente, apresentam história de 1 a 2 semanas de fezes com sangue e muco, dor abdominal e tenesmo. Uma minoria dos pacientes tem febre ou desidratação. O exame abdominal pode demonstrar dor em abdômen inferior.

A colite fulminante é uma complicação incomum de disenteria amebiana que está associada com prognóstico grave (50% de mortalidade), é caracterizada por diarreia sanguinolenta grave, febre e dor abdominal difusa. Crianças menores de 2 anos de idade apresentam maior risco para essa condição. A colite amebiana crônica causa episódios recorrentes de diarreia sanguinolenta por um período de anos que pode mimetizar doença inflamatória intestinal. A infecção amebiana localizada, o ameboma, geralmente se dá no ceco ou cólon ascendente e se apresenta como uma massa abdominal dolorosa.

As complicações mais comuns da amebíase intestinal são: perfuração de intestino, megacólon tóxico e peritonite. As úlceras perianais, uma complicação menos comum, são lesões perfuradas dolorosas que geralmente respondem à terapia medicamentosa. Menos comumente, as estenoses colônicas podem se apresentar após um quadro de colite.

Os pacientes com abscesso hepático amebiano, a forma extraintestinal de amebíase mais comum, tipicamente se apresentam com febre aguda e dor no quadrante superior direito abdominal. A dor pode ser fraca, pleurítica, ou referida ao ombro direito. O exame físico demonstra aumento hepático em menos de 50% dos pacientes acometidos. Alguns pacientes se apresentam de forma subaguda, com duração de 2 semanas a 6 meses de quadro. Nesses casos, hepatomegalia, anemia, e perda de peso são achados comuns, e a febre é menos comum. Icterícia e diarreia são raramente associados com abscesso hepático amebiano. Em crianças com febre de origem desconhecida e que residem ou viajam para áreas endêmicas, o abscesso hepático deve ser considerado dentre os diagnósticos diferenciais.

A complicação mais comum do abscesso hepático amebiano é a amebíase pleuropulmonar devida à ruptura de um abscesso de lobo hepático direito. Ainda, abscessos pulmonares podem acontecer por disseminação hematogênica secundária. Tosse, dispneia e dor pleurítica podem ser causadas pelo derrame pleural seroso e pelas atelectasias que frequentemente acompanham o abscesso hepático amebiano. A ruptura de abscessos pode levar à peritonite e, mais raramente, à pericardite. Ademais, abscessos amebianos cerebrais ou de medula espinal são manifestações infrequentes.

B. Achados diagnósticos

Os diagnósticos diferenciais de colite amebiana aguda incluem bactérias (p. ex., espécies de *Salmonella*, *Shigella*, *E. coli*, *Campylobacter*), parasitas (p. ex., *Balantidium coli*), e causas não infecciosas de disenteria (p. ex., doença inflamatória intestinal, diverticulite, colite isquêmica). A colite amebiana crônica deve ser diferenciada de doença inflamatória intestinal e de *Cyclospora*. Os abscessos hepáticos amebianos devem ser diferenciados de cistos de hidatidose equinocócica e abscessos causados por bactérias entéricas. O sangue oculto é positivo em todos os casos de colite amebiana e pode ser usado como teste de triagem de baixo custo. A leucocitose fecal é incomum.

A amebíase intestinal tem sido tradicionalmente diagnosticada por meio da detecção do parasita no exame das fezes ou da biópsia de mucosa. Entretanto, a *E. histolytica* é morfologicamente igual à *E. dispar* e à *E. moshkovskii* não patogênicas, e a maioria das amebas diagnosticadas por microscopia não são *E. histolytica* e não podem ser facilmente diferenciadas. O diagnóstico é confirmado utilizando PCR, geralmente no contexto de um painel multiplex de patógenos fecais, que em grande parte substituiu a detecção por antígeno. Apesar desses testes apresentarem sensibilidade e especificidade para *E. histolytica*, a identificação de múltiplos patógenos em uma amostra fecal pode levar a dificuldades na determinação da causa da diarreia. Colonoscopia e biópsia podem ser úteis quando os exames fecais não auxiliam no diagnóstico ou quando outra patologia intestinal (p. ex., doença de Crohn) é possível. Os estudos com bário são contraindicados para pacientes com suspeita de colite aguda amebiana devido ao risco de perfuração.

Já que as manifestações extraintestinais da infecção por *E. histolytica* geralmente ocorrem em pacientes com teste de fezes negativo, o diagnóstico nesses casos se dá pela detecção de anticorpos séricos específicos. Os ensaios imunoabsorventes ligados à enzima (ELISA, de *enzyme-linked immunosorbent assay*) são positivos em cerca de 95% dos pacientes com amebíase extraintestinal, 70% com doença por *E. histolytica* intestinal, e 10% de pacientes assintomáticos eliminando cistos de *E. histolytica*. Entretanto, esses anticorpos persistem positivos por anos, e um resultado positivo não diferencia infecção aguda ou prévia. Exames ultrassonográficos e TC, que são técnicas sensíveis para detecção de abscessos hepáticos, podem ser utilizados para guiar aspiração por agulha fina a fim de obter amostras para o diagnóstico definitivo. A aparência clássica do material drenado de um abscesso amebiano hepático é descrita como "pasta de anchova".

▶ Prevenção e tratamento

Os viajantes para áreas endêmicas devem consumir água engarrafada ou fervida, bem como vegetais e frutas descascados a fim de evitar infecção entérica.

O tratamento da infecção amebiana é complexo devido aos diferentes agentes necessários para erradicar o parasita do intestino ou tecido. A indicação de tratamento de portadores de cistos assintomáticos é controversa, embora normalmente haja indicação de tratamento em áreas não endêmicas. Os pacientes assintomáticos e que eliminam cistos de *E. histolytica* devem ser tratados com paromomicina, um amebicida intraluminal não absorvível. O metronidazol não é efetivo contra cistos.

Os pacientes com amebíase intestinal sintomática ou doença extraintestinal requerem tratamento com agentes absorvíveis, a exemplo do metronidazol ou tinidazol, seguido por um agente intraluminal, ainda que o exame das fezes seja negativo. A terapia com tinidazol é mais eficaz do que com metronidazol, além de ser melhor tolerada em crianças. O metronidazol e a paromomicina não devem ser administradas simultaneamente, porque a diarreia, um efeito adverso comum da paromomicina, pode dificultar a avaliação de resposta terapêutica. Na maioria dos pacientes com abscesso hepático amebiano, a aspiração não é necessária e não acelera a recuperação. Os pacientes com abscessos grandes e de paredes finas podem precisar de aspiração terapêutica a fim de evitar a ruptura do abscesso. A drenagem também pode ser considerada quando a resposta à terapia medicamentosa é inadequada.

> Amebiasis. In: Kimberlin DW et al (eds): *Red Book: 2021 Report of the Committee on Infectious Diseases*. 32nd ed. Elk Grove Village, IL: American Academy of Pediatrics; 2021;190–193.
>
> Gonzales MLM et al: Antiamoebic drugs for treating amoebic colitis. Cochrane Database Syst Rev 2019 Jan 9;1:CD006085. doi: 10.1002/14651858.CD006085.pub3 [PMID: 30624763].

2. Giardíase

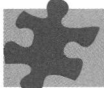

FUNDAMENTOS DO DIAGNÓSTICO E CARACTERÍSTICAS TÍPICAS

- ▶ Diarreia recidivante crônica, flatulência, inchaço, anorexia, baixo ganho de peso.
- ▶ Ausência de febre ou hematoquezia.
- ▶ Detecção de trofozoítos, cistos ou antígenos de *Giardia* nas fezes, ou PCR fecal positivo.

▶ Considerações gerais

A giardíase, causada pelo *Giardia duodenalis*, é a infecção protozoótica intestinal mais comum em crianças nos Estados Unidos e na maioria do mundo. A infecção está classicamente associada à ingestão de água contaminada, seja em áreas rurais ou em regiões com sistemas de saneamento e purificação deficitários. Mesmo em áreas urbanas, com sistemas de água extremamente limpos e riachos de montanhas preservados, pode haver contaminação de forma intermitente. Ainda, a infecção pode ser adquirida em piscinas de natação. A contaminação fecal-oral leva à disseminação de pessoa para pessoa. Dessa forma, as creches são importantes locais de infecção. Além da água, também podem ocorrer surtos de origem alimentar. A giardíase pode acontecer em qualquer idade, embora seja rara em neonatos. Ocorrem altos riscos de transmissão entre homens que têm relação sexual com outros homens. Além disso, animais domésticos são raras fontes de infecção devido às diferentes cepas entre humanos e animais.

▶ Achados clínicos

A. Sinais e sintomas

A infecção por *Giardia* se apresenta tanto como passagem de cistos assintomática, diarreia aguda e autolimitada, ou síndrome com diarreia crônica, má absorção e perda de peso. A diarreia aguda se dá 1 a 2 semanas após a infecção e se caracteriza por início abrupto de diarreia com fezes gordurosas e mau cheirosas, mal-estar, flatulência, inchaço, e náuseas. Febre e vômitos são sintomas incomuns. A doença tem um curso arrastado (1 semana) e frequentemente leva à perda de peso. Os pacientes que desenvolvem diarreia crônica se queixam de mal-estar significativo, fadiga, cefaleia e dor abdominal difusa em associação com as crises de diarreia – tipicamente com fezes mau cheirosas e gordurosas – que aparecem intercaladas com períodos de constipação ou hábito intestinal normal. Essa síndrome pode persistir durante meses até que o tratamento específico seja realizado ou que o quadro se resolva espontaneamente. A diarreia crônica geralmente leva à má absorção, esteatorreia, deficiência de micronutrientes, e depleção de dissacaridase. A intolerância a lactose, que se desenvolve em 20% a 40% dos pacientes, pode persistir por várias semanas após o tratamento, e deve ser diferenciada da recaída ou reinfecção de giardíase.

B. Achados Laboratoriais

O diagnóstico de giardíase nos Estados Unidos tem sido cada vez mais realizado por PCR fecal, geralmente no contexto de um painel multiplex de patógenos fecais. Apesar desses recursos terem sensibilidade e especificidade para *Giardia*, a identificação de vários patógenos em uma amostra de fezes pode dificultar a determinação do fator etiológico da diarreia, particularmente em pacientes que vivem em países de baixa renda, em que a contaminação por *Giardia* é muito comum. Métodos alternativos para diagnóstico incluem a detecção do antígeno da *Giardia* por ELISA, ensaios não imunoenzimáticos e estudos de anticorpos por imunofluorescência direta. Em áreas sem acesso a testes por PCR ou antígenos, o diagnóstico de giardíase pode ser feito pela pesquisa do parasita nas fezes. Para o diagnóstico por EPF, uma amostra nova de fezes produz os melhores resultados. As fezes líquidas apresentam maior rendimento de trofozoítos móveis, que são mais facilmente identificados em amostras úmidas. Em fezes semiformadas ou naquelas que não podem ser prontamente avaliadas, o examinador deve procurar por cistos em amostras frescas ou fixadas, de preferência por meio de uma técnica de concentração do material.

▶ Prevenção

A prevenção da giardíase requer saneamento adequado de água e interrupção da transmissão interpessoal. Em locais em que a água possa estar contaminada, turistas, campistas e caminhantes devem utilizar medidas que tornem a água segura para ingestão. O método mais confiável é o de ferver a água; o tempo necessário de fervura (1-3 min ao nível do mar) vai depender da altitude. A desinfecção química com iodo ou cloro e a filtração são métodos alternativos para o tratamento da água.

A lavagem das mãos é importante para interromper o ciclo de transmissão fecal-oral. Entretanto, surtos de diarreia em creches podem ser difíceis de erradicar. Assim, pode ser necessário reforçar a lavagem das mãos e o tratamento da doença tanto em sintomáticos como em portadores assintomáticos.

▶ Tratamento

Os medicamentos tradicionalmente utilizados para o tratamento da giardíase são metronidazol, tinidazol e nitazoxanida. Uma metanálise recente concluiu que uma dose única de tinidazol (50 mg/kg; máximo 2 g) pode ser preferida tanto pela melhor eficácia como pela posologia em comparação às outras drogas. Porém, existem poucos estudos sobre o uso de tinidazol em crianças abaixo dos 3 anos de idade. Assim, o metronidazol, quando utilizado na dose de 5 mg/kg (até 250 mg) três vezes ao dia, por 5 a 7 dias, é uma alternativa que tem de 80% a 95% de eficácia. A nitazoxanida (100 mg [5 mL] a cada 12 h em crianças de 12 a 47 meses; ou 200 mg a cada 12 h para crianças de 4 a 11 anos; e 500 mg a cada 12 h em crianças ≥ 12 anos) está disponível na forma líquida e requer apenas 3 dias de tratamento. Para pacientes que não respondem à terapia ou se reinfectam, é indicado o tratamento com uma medicação diferente da anterior. Em casos de repetidas falhas de resposta, paromomicina ou albendazol podem ser efetivos.

---

http://www.cdc.gov/parasites/giardia/. Accessed June 23, 2021.

Ordóñez-Mena JM et al: Comparative efficacy of drugs for treating giardiasis: a systematic update of the literature and network meta-analysis of randomized clinical trials. J Antimicrob Chemother 2018;73(3):596 [PMID: 29186570].

---

3. Criptosporidiose

O protozoário intracelular *Cryptosporidia* é o principal agente responsável pelo surto de diarreia relacionada à água de recreação nos Estados Unidos. O *Cryptosporidia* também pode provocar diarreia grave e debilitante em pacientes com Aids não tratada e em outros pacientes imunodeficientes. Esse parasita onipresente infecta e se reproduz nas linhagens de células dos tratos digestivo e respiratório de humanos e outros animais vertebrados. Os humanos adquirem a infecção por meio da ingestão de água contaminada, fontes de água recreativa (incluindo piscinas, fontes e lagos), ou por meio do contato com humanos ou outros animais infectados. Zoológicos e creches têm sido outros locais de surto de *Cryptosporidia*. A maioria das infecções em humanos se dá pelo *C. parvum* ou pelo *C. hominis*.

▶ Achados clínicos

A. Sinais e sintomas

As pessoas imunocompetentes infectadas com *Cryptosporidium* geralmente se apresentam com um quadro autolimitado de diarreia (2 a 26 dias) com ou sem cólicas abdominais. A diarreia pode ser moderada e intermitente ou contínua, aquosa e volumosa. Febre baixa, náuseas, vômitos, perda de apetite e mal-estar podem acompanhar a diarreia. As crianças menores do que 2 anos de idade são mais suscetíveis à infecção do que aquelas mais velhas. Os pacientes imunocomprometidos (seja deficiência celular ou humoral) tendem a desenvolver diarreia crônica, grave e prolongada que, apesar do tratamento, pode resultar em desnutrição grave e que melhora apenas após a resolução da imunodeficiência. Outras manifestações clínicas associadas à criptosporidiose em hospedeiros imunocomprometidos são: colecistite, pancreatite, hepatite, acometimento de trato biliar, e sintomas respiratórios.

B. Achados Laboratoriais

Apesar de a identificação de ovócitos de *Cryptosporidia* em amostras fecais ser diagnóstica, o PCR – muitas vezes no contexto de um painel multiplex de patógenos fecais – está substituindo a microscopia e é um método altamente sensível e específico. Outros testes disponíveis incluem a identificação de anticorpos por fluorescência direta (AFD) nas fezes.

▶ Prevenção e Tratamento

A prevenção da infecção por *Cryptosporidium* é limitada pela resistência dos ovócitos a alguns métodos de purificação de água (incluindo o cloro) e desinfetantes comuns. Assim, precauções entéricas são recomendadas para pessoas infectadas. Ainda, a água engarrafada ou fervida deve ser considerada para pacientes com alto risco de desenvolvimento de infecção crônica (p. ex., pacientes com Aids inadequadamente tratada). Os pacientes infectados por *Cryptosporidium* devem evitar frequentar piscinas públicas/de natação.

Muitas infecções em pacientes imunocompetentes são autolimitadas; assim, o tratamento é de suporte e direcionado a prevenir a desidratação. Casos graves ou prolongados em pacientes imunocompetentes e em alguns imunocomprometidos podem responder ao tratamento com nitazoxanida por 3 dias, agentes antidiarreicos e hidratação. Os pacientes imunocomprometidos geralmente requerem suporte terapêutico mais intensivo, incluindo nutrição parenteral e hidratação, bem como agentes antidiarreicos de amplo espectro. A dose recomendada de nitazoxanida é de 100 mg (5 mL) a cada 12 horas para crianças de 12 a 47 meses de idade; 200 mg a cada 12 horas para crianças entre 4 a 11 anos, e 500 mg a cada 12 horas para crianças de 12 anos ou mais. Para os pacientes com Aids avançada, a terapia antiparasitária isolada não se mostrou eficaz. Nesses casos, a terapia antirretroviral eficaz acaba erradicando a criptosporidiose sintomática.

Gharpure R et al: Cryptosporidium outbreaks—United States 2009–2017. *MMWR Morb Mortal Wkly Rep* 2019;68(25):568–572. http://www.cdc.gov/parasites/crypto/. Accessed June 24, 2021.

La Hoz RM et al: Intestinal parasites including Cryptosporidium, Cyclospora, Giardia, and Microsporidia, Entamoeba histolytica, Strongyloides, Schistosomiasis, and Echinococcus: Guidelines from the American Society of Transplantation Infectious Diseases Community of Practice. *Clin Transplant* 2019;33(9):e13618. Epub 2019 Jun 23.

4. Ciclosporíase

As espécies de *Cyclospora* são parasitas onipresentes, e o *Cyclospora cayetanensis* é a única espécie conhecida por infectar humanos. A ciclosporíase é classificada em três principais grupos epidemiológicos: casos esporádicos em áreas endêmicas; viajantes para áreas endêmicas; e em surtos transmitidos por alimentos ou água em áreas não endêmicas, particularmente relacionados com a importação de produtos frescos. O período de incubação é de aproximadamente 7 dias (variando de 2 a 14 dias). A infecção pode ser assintomática, provocar diarreia autolimitada leve a moderada, ou causar diarreia grave e prolongada. Nos pacientes imunocompetentes, a diarreia tende a durar 10 a 25 dias, mas muitas vezes se prolonga com um padrão recidivante que pode durar meses. A diarreia é, frequente, aquosa, algumas vezes explosiva, e pode estar acompanhada por náuseas, vômitos, cólicas e distensões abdominais. Ainda, fadiga significativa, anorexia e mialgia são também sintomas relatados. O quadro infeccioso pode ser muito grave em pacientes imunocomprometidos, especialmente naqueles com HIV/Aids inadequadamente tratada. Apesar de autolimitada, a doença pode se prolongar por várias semanas na ausência de tratamento. O diagnóstico se baseia na identificação de ovócitos nas fezes ou em fragmentos de biópsia corados com substâncias ácido resistentes. O PCR das fezes está disponível no CDC e faz parte de um ensaio multiplex. O tratamento se dá com sulfametoxazol-trimetoprima por 7 dias; e não há outra medicação comprovadamente eficaz.

Casillas S et al: Notes from the field: multiple cyclosporiasis outbreaks—United States, 2018. *MMWR* 2018 Oct 5;67(39):1101–1102 [PMID: 30286055].

https://www.cdc.gov/parasites/cyclosporiasis/index.html. Accessed June 24, 2021.

5. Amebas de vida livre

FUNDAMENTOS DO DIAGNÓSTICO E CARACTERÍSTICAS TÍPICAS

▶ Meningoencefalite aguda: febre, cefaleia, torcicolo, deterioração mental aguda, infecção fatal.
▶ Natação em água fresca e quente de áreas endêmicas.
▶ Encefalite granulomatosa crônica: déficit neurológico focal de início insidioso.
▶ Ceratite: dor, fotofobia, conjuntivite, visão borrada.

▶ Considerações gerais

As infecções com amebas de vida livre são incomuns. Espécies de amebas *Naegleria*, *Acanthamoeba* e *Balamuthia* têm sido associadas com doenças em humanos, primariamente infecções de SNC.

A meningoencefalite aguda, causada pelo *Naegleria fowleri*, se dá principalmente em crianças e jovens adultos. Os pacientes se apresentam com febre abrupta, cefaleia, náusea, vômitos, distúrbios do olfato e paladar, sinais de irritação meníngea, e deterioração de estado mental dentro de poucos dias até 2 semanas após a exposição. A infecção normalmente se associa com nado em lagos de água quente e fresca e uso de água de torneira para lavagem nasal. A invasão do SNC ocorre após a inoculação nasal do *N. fowleri*, que se desloca pelo nervo olfatório por meio da lâmina cribriforme até o cérebro. A doença é rapidamente progressiva e geralmente fatal em uma semana após o início dos sintomas.

A encefalite granulomatosa crônica, causada pela *Acanthamoeba* ou *Balamuthia* pode ocorrer em pacientes imunocompetentes, mas atinge principalmente os imunocomprometidos. Não há correlação entre a doença e o nado em água fresca. A doença tem um início insidioso de déficits neurológicos focais, e aproximadamente 50% dos pacientes se apresentam com cefaleia. Infecções de pele, seios nasais, ou pulmão com *Acanthamoeba* precedem a maioria das infecções do SNC e podem ainda estar presentes quando começam os sintomas neurológicos. A encefalite granulomatosa progride para um desfecho fatal dentro de semanas a meses (cerca de 6 semanas).

A ceratite por *Acanthamoeba* é uma infecção da córnea associada a trauma menor ou uso de lentes de contato em pessoas saudáveis. Os achados dessa ceratite incluem ceratoneurite radial e infiltração do anel estromal. A ceratite amebiana geralmente tem um curso indolente e inicialmente pode ser confundida com herpes simples ou ceratite bacteriana; o atraso no diagnóstico está associado com piores desfechos.

Achados clínicos e diagnósticos diferenciais

A encefalite amebiana deve ser considerada no diagnóstico diferencial da meningoencefalite aguda em crianças com história recente de nado em água fresca. O LCS é normalmente hemorrágico, com a contagem de leucócitos podendo estar normal na doença precoce, mas depois chegando de 400 a 2.600 leucócitos/mL com predominância de neutrófilos; glicose normal a baixa; e proteína elevada. O diagnóstico etiológico se dá pelo achado de trofozoítos em uma amostra de LCS. Ensaios diagnósticos por imunofluorescência e PCR também estão disponíveis pelo CDC.

A encefalite granulomatosa é diagnosticada por meio de biópsia cerebral de áreas sem realce, identificadas por meio da TC. O LCS dos pacientes geralmente tem pleocitose linfocítica, elevação de proteínas moderada a grave (1.000 mg/dL), e glicose normal a baixa. As amebas *Acanthamoeba* e *Balamuthia* são raramente encontradas no LCS; entretanto, elas podem ser visualizadas em biópsias cerebrais ou cultivadas a partir do cérebro ou de outros tecidos infectados. Ensaios diagnósticos por PCR ou imunofluorescência também estão disponíveis pelo CDC.

A ceratite por *Acanthamoeba* é diagnosticada pelo achado de trofozoítos na raspagem da córnea ou pelo isolamento do parasita em fragmentos dela ou pela cultura das lentes de contato.

Prevenção

Já que a meningite amebiana primária é incomum, a vigilância ativa de lagos para *N. fowleri* não é garantida. Entretanto, na presença de um caso documentado, é recomendável fechar o lago suspeito para atividades de natação. A lavagem nasal deve ser feita com água filtrada ou fervida. Ainda, a ceratite por *Acanthamoeba* pode ser prevenida por meio de desinfecção térmica de lentes de contato, armazenamento das lentes em soluções estéreis, uso de lentes diárias descartáveis, e de não uso de lentes durante o banho ou mergulhos em água fresca.

Tratamento

O tratamento da encefalite amebiana é complexo e geralmente ineficaz. Uma consulta urgente com o CDC é recomendada em todos os casos (Centro de Operações de Emergências do CDC em 770-488-7100). Apesar dos números de tratamento serem pequenos, esquemas com miltefosina (um antiparasitário utilizado no tratamento da leishmaniose) podem aumentar os índices de sobrevivência nas infecções por *Acanthamoeba* e *Balamuthia mandrillaris*, em combinação com várias outras drogas. Uma linha de tratamento efetivo da meningoencefalite por *Naegleria* em crianças tem sido relatada pelo uso de miltefosina em combinação com anfotericina B, fluconazol, rifampicina, azitromicina, dexametasona e resfriamento do corpo para 34 °C.

A ceratite por *Acanthamoeba* tem boa resposta ao debridamento cirúrgico seguido de 3 a 4 semanas de tratamento tópico. Uma combinação comum de terapia utiliza polihexametileno biguanida (PHMB), propamidina, e neomicina.

Cope J et al: Primary amebic meningoencephalitis: what have we learned in the last 5 years? Curr Infect Dis Rep 2016;18:31. doi: 10.1007/s11908-016-0539-4 [PMID: 27614893].
https://www.cdc.gov/parasites/naegleria/index.html, Accessed June 24, 2021.
https://www.cdc.gov/parasites/acanthamoeba/index.html. Accessed June 24, 2021.

TRICOMONÍASE

A infecção por *Trichomonas vaginalis* é descrita no **Capítulo 44**.

INFECÇÕES POR METAZOÁRIOS

INFECÇÕES NEMATOIDES

1. Enterobíase (oxiúros)

FUNDAMENTOS DO DIAGNÓSTICO E CARACTERÍSTICAS TÍPICAS

▶ Prurido anal.
▶ Vermes nas fezes ou ovos na pele da região perianal.

Considerações gerais

A infecção, que existe no mundo todo, é causada pelo *Enterobius vermicularis*. Os vermes adultos têm cerca de 5 a 10 mm e vivem no cólon; as fêmeas depositam ovos na região perianal, primariamente durante a noite, o que provoca prurido intenso. A coceira acaba contaminando as unhas e os dedos, o que permite a transmissão de volta ao hospedeiro (autoinfecção), ou para contatos por meio da disseminação fecal-oral.

Achados clínicos

A. Sinais e sintomas

Os vermes da enterobíase estão associados com prurido localizado e intenso no ânus e na vulva. Vermes adultos podem migrar dentro do cólon ou até a uretra e a vagina em meninas. Eles podem ser encontrados nas paredes intestinais, no lúmen do apêndice (geralmente um achado incidental por um patologista), na bexiga, e até na cavidade peritoneal feminina.

B. Achados laboratoriais

O diagnóstico geralmente se obtém pressionando uma fita transparente na região anal de crianças antes do primeiro banho da manhã e, em seguida, colocando essa fita em uma lâmina com uma gota de xileno; vários testes nos dias subsequentes melhoram a sensibilidade do exame. Ainda, a análise microscópica sob baixa luz pode identificar os ovos. Além disso, raspagens da área embaixo das unhas podem ser positivas. Os pais podem identificar vermes adultos na região perianal, especialmente à noite e enquanto a criança está dormindo. Apesar do teste fecal para oxiúros geralmente ser negativo, a identificação incidental do parasita flagelado *Dientamoeba fragilis* no EPF pode sugerir a presença do *Enterobius*, apesar de não se compreender completamente por que esses dois microrganismos geralmente coexistem.

▶ Diagnóstico diferencial

A vaginite ou irritação inespecífica, bem como celulite perianal estreptocócica (geralmente dolorosa e com eritema importante), e infecções bacterianas vaginais ou urinárias podem lembrar a enterobíase, embora os sintomas da verminose sejam tão sugestivos que uma terapia empírica se justifica mesmo sem o diagnóstico confirmado.

▶ Tratamento

A. Tratamento específico

O tratamento de todos os moradores da casa ao mesmo tempo, a fim de prevenir reinfecção, é recomendado. Já que as drogas não são ativas contra os ovos, a terapia deve ser repetida após 2 semanas para erradicar os vermes adultos recém-eclodidos. A constipação intestinal é um efeito colateral esperado da terapia.

O pamoato de pirantel, disponível sem prescrição médica, é dado em dose única (11 mg/kg; máximo 1 g); é seguro, barato, e muito efetivo. O albendazol (400 ou 200 mg em crianças de 1 a 2 anos de idade) em dose única também é altamente eficaz para todas as idades (embora não seja aprovado pela FDA). Ainda, a ivermectina também é uma opção eficaz contra os vermes.

B. Medidas gerais

A higiene pessoal deve ser enfatizada. As unhas devem ser mantidas limpas e curtas. As crianças devem utilizar roupas íntimas durante o sono para diminuir a contaminação dos dedos; as roupas de cama devem ser lavadas com frequência; pessoas infectadas devem tomar banho pela manhã, removendo assim grande parte dos ovos.

https://www.cdc.gov/parasites/pinworm. Accessed June 24, 2021.

2. Ascaridíase

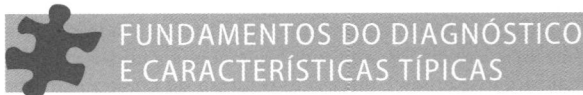

FUNDAMENTOS DO DIAGNÓSTICO E CARACTERÍSTICAS TÍPICAS

- ▶ Geralmente assintomática mas interfere na absorção de micronutrientes.
- ▶ Cólicas e desconforto abdominal.
- ▶ Vermes grandes, redondos e brancos ou avermelhados, ou ovos encontrados nas fezes.

▶ Considerações gerais

Os tricurídeos, ancilóstomos (ver adiante) e *Ascaris* correspondem ao grupo de helmintos transmitidos por meio do solo. Esses parasitas provocam infecção em humanos por meio do contato com ovos ou larvas que se reproduzem e crescem em solos úmidos de regiões tropicais e subtropicais. No mundo todo, mais de um bilhão de pessoas são infectadas ao menos uma vez por esses parasitas, e, especialmente nos países menos desenvolvidos, não é incomum que as crianças sejam crônica e repetidamente infectadas por múltiplos vermes. Esses parasitas estão fortemente relacionados com pobreza, falta de água limpa e de saneamento. As crianças que contraem essas infecções normalmente apresentam alto risco de desnutrição, dificuldades de crescimento, deficiência intelectual, e déficits de cognição e educação. Juntos, os helmintos transmitidos por meio de solo úmido são uma das principais causas mundiais de dano físico e intelectual.

O *Ascaris lumbricoides* é um parasita humano presente em todo o mundo e considerado endêmico em várias partes rurais do Sudeste dos Estados Unidos. Os ovos transmitidos pelos hospedeiros podem permanecer viáveis durante meses sob as condições de solo adequadas. Esses ovos contaminam tanto os alimentos como as mãos e dedos, e assim acabam sendo ingeridos por um novo hospedeiro. As larvas eclodem a partir dos ovos, penetram na parede intestinal, atingem o sistema venoso, alcançam os alvéolos e, impulsionadas pela tosse, chegam na traqueia, onde são engolidas e voltam para o intestino, local onde amadurecem.

▶ Achados clínicos

A. Sinais e sintomas

A maioria das infecções com *Ascaris lumbricoides* são assintomáticas, mas quadros moderados a graves estão associados com dor abdominal, perda de peso, anorexia, diarreia e vômitos, o que pode levar a desnutrição. Durante a fase migratória das larvas, pode acontecer uma pneumonite eosinofílica aguda e transitória (síndrome de Loffler). Ainda, em infecções graves, pode haver obstrução intestinal como complicação, mais comum em crianças por conta do diâmetro intestinal menor e, consequentemente, maior carga de vermes. Ademais, a migração dos vermes pode provocar apendicite, obstrução de ducto biliar comum (resultando em cólica biliar, colangite ou pancreatite), ou peritonite.

B. Achados laboratoriais

O diagnóstico é feito por meio da identificação das lombrigas (15 a 40 cm) nas fezes ou por meio de detecção microscópica dos ovos em uma amostra fecal.

▶ Tratamento

A ascaridíase é tratada com albendazol (400 mg em dose única, ou 200 mg em crianças de 1 a 2 anos), mebendazol (100 mg, 2 vezes ao dia por 3 dias, ou 500 mg em dose única), e ivermectina (150 a

200 mcg/kg dose única oral). A nitazoxanida também é uma opção efetiva. Em casos de obstrução intestinal ou biliar, piperazina (150 mg/kg dose inicial; seguida por 6 doses de 65 mg/kg a cada 12 h por sonda nasogástrica) pode ser utilizada com o objetivo de paralisar os vermes e auxiliar no alívio da obstrução. Entretanto, a remoção cirúrgica pode ser necessária em alguns casos. Já que a reinfecção é comum em regiões de grandes quantidades de vermes, programas de desverminação frequentes são empregados afim de atenuar os impactos crônicos no desenvolvimento e nutrição infantis, embora os resultados sejam decepcionantes no contexto de rápidas reinfecções.

https://www.cdc.gov/parasites/hookworm/index.html. Accessed June 24, 2021.
https://www.who.int/news-room/fact-sheets/detail/soil-transmitted-helminth-infections. Accessed June 24, 2021.
Pullan RL et al: Effects, equity, and cost of school-based and community-wide treatment strategies for soil-transmitted helminths in Kenya: a cluster-randomised controlled trial. Lancet 2019; http://dx.doi.org/10.1016/S0140-6736(18)32591-1.

3. Tricuríase

O *Trichuris trichiura* é um parasita humano e animal e comum em crianças que vivem no calor e em áreas úmidas, ambiente favorável para a sobrevivência dos ovos, e é um dos parasitas transmitidos pelo solo de maior relevância para a saúde pública mundial. Os ovos dos vermes ingeridos eclodem no intestino delgado do hospedeiro. Os vermes adultos, então liberados dos ovos, vivem no ceco e no cólon, produzindo novos ovos; os ovos eliminados e que atingem o solo se tornam infecciosos após várias semanas. Diferente do *Ascaris*, o *Trichuris* não passa por uma fase migratória tecidual. Não há sintomas a menos que a doença seja grave; nesses casos, estão presentes dor, diarreia, anemia por deficiência de ferro, e leve distensão abdominal. Além disso, infecções maciças podem provocar prolapso retal e disenteria. A confirmação diagnóstica se dá pela identificação dos ovos em formato de barril nas fezes. Os vermes adultos podem ser vistos no prolapso retal ou por meio da retoscopia: a cabeça, que é fina, normalmente está introduzida na mucosa retal, e a parte posterior, mais grossa, protrui. Pode haver eosinofilia leve a moderada.

O tratamento com mebendazol (100 mg via oral 2 vezes ao dia durante 3 dias) ou albendazol (400 mg, uma vez ao dia, por 3 dias; ou 200 mg em crianças de 1 a 2 anos) tende a melhorar os sintomas de trato gastrointestinal quando presentes. A combinação de mais de uma medicação pode ser uma opção terapêutica mais efetiva do que a monoterapia em casos refratários.

Else KJ et al: Whipworm and roundworm infections. Nat Rev Dis Primers 2020 May 28;6(1):44. doi: 10.1038/s41572-020-0171-3.
https://www.cdc.gov/parasites/whipworm. Accessed June 24, 2021.

4. Ancilostomose

FUNDAMENTOS DO DIAGNÓSTICO E CARACTERÍSTICAS TÍPICAS

▶ Anemia por deficiência de ferro.
▶ Desconforto abdominal, perda de peso, erupção cutânea pruriginosa.
▶ Ovos nas fezes.

▶ Considerações gerais

Os ancilóstomos humanos mais comuns são *Ancylostoma duodenale* e *Necator americanus*. Ambos são mais comuns em regiões tropicais e subtropicais, com cerca de 600 a 700 milhões de pessoas infectadas ao redor do mundo. O verme *A. duodenale* é considerado mais patogênico porque consome maior quantidade de sangue do hospedeiro: cerca de 0,5 mL por verme diariamente.

O ancilóstomo adulto vive no jejuno. Os ovos desse verme são então liberados juntos das fezes do hospedeiro, e se desenvolvem e eclodem em larvas infecciosas no solo quente e úmido em um intervalo de aproximadamente duas semanas. A larva infecciosa, em contato com o humano, penetra a pele, chega no sangue, atinge os alvéolos, e então é tossida e engolida até o intestino, local aonde se desenvolve e se torna um verme adulto. Os vermes adultos se aderem à mucosa intestinal, de onde sugam sangue. A perda de sangue é a maior sequela da infecção; também podem ocorrer perda de proteínas pelo sangramento e ruptura da superfície da mucosa. As taxas de infecção podem chegar a 90% em regiões sem saneamento básico.

Os vermes *Ancylostoma braziliense* e *Ancylostoma caninum* (vermes do gato e do cachorro) provocam a larva migrans cutânea, uma erupção cutânea serpiginosa em crianças e outras pessoas que entram em contato com solo contaminado por fezes de cães e gatos. Nos Estados Unidos, a doença é mais prevalente no Sudeste, mas a maioria dos casos é importada de viajantes que retornam de regiões tropicais e subtropicais.

▶ Achados clínicos

A. Sinais e sintomas

Os pacientes com ancilostomose geralmente são assintomáticos. A infecção crônica por ancilóstomos pode levar à perda de sangue e consequente anemia por deficiência de ferro; quadros graves podem estar associados com hipoproteinemia e edema. Ainda, a ancilostomose crônica pode causar atraso do crescimento em crianças, déficit cognitivo e atraso de desenvolvimento. A larva geralmente penetra a pele do pé e provoca sensação de aperto e queimação, seguida por prurido local importante e erupção cutânea papulovesicular que pode persistir por até 1 a 2 semanas. Além disso, ainda que incomum e geralmente moderada, a pneumonite associada à migração da larva pode ocorrer em quadros graves. Cólicas abdominais, náuseas, diarreia e eosinofilia importante podem ser encontradas.

Nos casos de larva migrans cutânea, as larvas produzem pápulas eritematosas e pruriginosas na região de penetração na pele, e um trajeto pruriginoso e serpiginoso, ou até mesmo bolhas, surgem à medida em que a larva migra pela pele. Esses achados são patognomônicos da doença. Ainda, a larva pode se mover alguns centímetros por dia, e a atividade pode permanecer durante semanas, mas geralmente a erupção cutânea é autolimitada.

B. Achados Laboratoriais

Os ovos das espécies de ambas as larvas são encontrados nas fezes e são indistinguíveis entre si. Ainda, anemia microcítica, hipoalbuminemia, eosinofilia e hematoquezia podem ocorrer em quadros graves.

▶ Prevenção

Recomenda-se evitar a contaminação fecal do solo e evitar o contato de pés descalços com solo potencialmente contaminado.

▶ Tratamento

A. Medidas específicas

O albendazol (400 mg via oral em dose única, ou 200 mg em crianças de 1 a 2 anos) é significativamente mais eficaz do que o mebendazol ou o pamoato de pirantel e é considerada a droga de escolha para o tratamento de infecções por ancilóstomos.

B. Medidas gerais

Medidas de suplementação de vitamina A e reposição de ferro, juntamente com programas de desverminação, podem ajudar a reduzir alguns dos efeitos negativos nutricionais e de micronutrientes da infecção por ancilóstomos e outros helmintos transmitidos pelo solo, em regiões em que a reinfecção ocorre rapidamente.

> https://www.cdc.gov/parasites/hookworm//. Accessed June 24, 2021.
> World Health Organization. Preventive chemotherapy to control soil-transmitted helminth infections in at-risk population groups; 2017. ISBN: 978 92 4 155011 6.

5. Estrongiloidíase

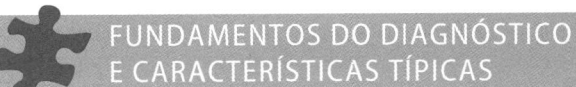

FUNDAMENTOS DO DIAGNÓSTICO E CARACTERÍSTICAS TÍPICAS

▶ Dor abdominal, diarreia.
▶ Eosinofilia.
▶ Larvas nas fezes e no aspirado duodenal.
▶ Anticorpos séricos.

▶ Considerações gerais

O *Strongyloides stercoralis* é um verme único por apresentar tanto a forma de vida parasitária como a de vida livre; sendo que essa forma livre pode sobreviver no solo por períodos prolongados. O parasita é encontrado principalmente em regiões tropicais e subtropicais do mundo, incluindo algumas áreas do Sudeste dos Estados Unidos. As larvas adultas vivem no tecido submucoso do duodeno e ocasionalmente em outros locais do intestino. Os ovos depositados na mucosa eclodem rapidamente e, assim, as larvas no primeiro estágio de vida (rabditiforme) são a principal forma encontrada nos aspirados duodenais e nas fezes, em vez dos ovos. As larvas amadurecem rapidamente para o estágio filariforme de penetração tecidual e iniciam a autoinfecção no intestino ou na área perianal. As larvas filariformes passam para o meio ambiente por meio das fezes, permanecendo no solo, e podem infectar outro hospedeiro por meio da penetração da pele, subsequentemente migrando para veias e alvéolos pulmonares, atingindo o intestino quando tossidos e engolidos. A autoinfecção pode resultar em infecção persistente por décadas.

▶ Achados clínicos

A. Sinais e sintomas

As infecções crônicas por *S. stercoralis* podem ser assintomáticas ou causar sintomas gastrointestinais, cutâneos e/ou pulmonares. Ainda, a região do sítio de penetração cutânea pode se apresentar com uma erupção cutânea pruriginosa (larva currens). A autoinfecção por larvas presentes nas fezes pode provocar prurido perianal grave e a erupção de rápida migração. A migração da larva pelos pulmões pode causar espirros, tosse, falta de ar, e hemoptise. Apesar de as infecções intestinais normalmente serem assintomáticas, os achados clínicos principais da estrongiloidíase incluem dor abdominal, distensão, diarreia, vômitos e ocasionalmente má absorção.

Os pacientes (principalmente adultos) com imunodeficiências celulares, bem como aqueles em uso crônico de corticosteroides ou quimioterapia, podem desenvolver quadro de infecção disseminada, conhecida como síndrome da hiperinfecção por estrongiloides, algumas vezes se manifestando anos após a última infecção envolvendo intestinos, pulmões e meninges. Ainda, sepse por bactérias Gram-negativas pode ser um fator de complicação em casos de estrongiloidíase disseminada.

B. Achados laboratoriais

A eosinofilia significativa é um achado comum na estrongiloidíase. O diagnóstico definitivo pode ser difícil devido à baixa carga parasitária e à produção irregular de larvas nas fezes; ao menos três amostras de exame parasitológico de fezes devem ser examinadas. A identificação de larvas (não de ovos) nas fezes, aspirado duodenal ou escarro é diagnóstica. A pesquisa de anticorpos IgG pelos métodos ELISA ou Immunoblot é relativamente sensível (83% a 93%). A presença de anticorpos específicos não diferencia infecções prévias de atuais. Porém, já que infecções minimamente sintomáticas acontecem com frequência, um paciente com teste IgG positivo e sem história de tratamento para a doença deve ser considerado infectado. Ainda, a pesquisa de anticorpos para *Strongyloides* pode ter reação cruzada com outras infecções helmínticas. Os pacientes com sintomas respiratórios e suspeita de infecção por *Strongyloides* devem ter amostras de escarro avaliadas para *S. stercoralis* além da pesquisa de anticorpos.

▶ Diagnóstico diferencial

A estrongiloidíase deve ser diferenciada de doença péptica, doença celíaca, enterite tuberculosa ou regional, e infecções por ancilostomose. A fase pulmonar da doença pode mimetizar asma ou broncopneumonia. Ainda, pacientes com infecção grave podem se apresentar com abdômen agudo.

▶ Prevenção e tratamento

A ivermectina (duas doses de 0,2 mg/kg administradas com intervalo de 1 a 14 dias) é a droga de escolha. O albendazol é opção (utilizado quando há infecção por *Loa loa* concomitante, casos em que o uso de ivermectina pode causar uma encefalopatia fatal) mas parece ter menor eficácia. As recaídas são comuns. No caso da síndrome por hiperinfecção, pode ser necessário um tratamento por 1 a 3 semanas com ivermectina, bem como análises das fezes por 2 semanas após a terapia, a fim de confirmar a eliminação das larvas. Os pacientes de áreas endêmicas devem ser sorotestados e tratados no momento da imigração ou antes de serem submetidos à imunossupressão, incluindo com cursos rápidos de corticosteroides para quadros como asma.

> http://www.cdc.gov/parasites/strongyloides/. Accessed June 24, 2021.
> Requena-Méndez A et al: Evidence-based guidelines for screening and management of strongyloidiasis in non-endemic countries. Am J Trop Med Hyg 2017 Sep 7;97(3):645–652 [PMID: 28749768].

6. Larva migrans visceral (toxocaríase)

FUNDAMENTOS DO DIAGNÓSTICO E CARACTERÍSTICAS TÍPICAS

- ▶ Acometimento visceral, incluindo hepatomegalia, eosinofilia importante, e anemia.
- ▶ Massa ocular inflamatória posterior ou periférica.
- ▶ Títulos de anticorpos séricos ou no fluido aquoso elevados; identificação da larva do *Toxocara* em biópsia.

▶ Considerações gerais

A larva migrans visceral é uma doença de acometimento mundial, incluindo todas as áreas dos Estados Unidos. O agente etiológico é o ascarídeo intestinal de cachorros e gatos, *Toxocara canis* ou *Toxocara cati*. Os ovos transmitidos por animais infectados contaminam parques e outras áreas frequentadas por crianças pequenas. As crianças com pica têm maior risco de contaminação. Os ovos contaminados eclodem e penetram a parede intestinal e migram até o fígado. A maioria das larvas ficam retidas no fígado, mas algumas passam através desse órgão e chegam até os pulmões, olhos, músculos e/ou SNC, onde morrem e provocam uma reação inflamatória granulomatosa.

▶ Achados clínicos

A. Larva migrans visceral

A toxocaríase normalmente é assintomática, mas crianças mais novas (1 a 5 anos) podem se apresentar com anorexia, febre, fadiga, palidez, dor e distensão abdominal, náusea, vômito e tosse. A hepatomegalia é comum, a esplenomegalia é incomum, e a adenopatia é ausente. O envolvimento pulmonar, geralmente assintomático, pode ser demonstrado por exame radiológico. Além disso, as convulsões são comuns, embora outras alterações neurológicas mais graves sejam infrequentes. A detecção de anticorpos IgG por ELISA é um método sensível, específico, e útil na confirmação do diagnóstico clínico. A maioria dos pacientes se recupera de forma espontânea, mas a doença pode durar até 6 meses.

B. Larva migrans ocular

Essa condição geralmente acomete crianças mais velhas e adultos que se apresentam com uma massa inflamatória ocular e unilateral, em região posterior ou periférica. Ademais, geralmente não há história prévia de larva migrans visceral ou de eosinofilia. Os anticorpos anti-*Toxocara* estão normalmente em baixos títulos séricos mas podem estar elevados nos fluidos aquoso e vítreo oculares.

C. Achados diagnósticos

Os achados típicos incluem leucocitose com eosinofilia marcada, anemia, e provas de função hepática elevadas. Ainda, pode haver hipergamaglobulinemia. O diagnóstico pode ser confirmado pela identificação de larvas nas lesões granulomatosas. Mais comumente, uma sorologia positiva e a exclusão de outras causas de hipereosinofilia fornecem um diagnóstico presuntivo em casos típicos.

▶ Diagnóstico diferencial

As doenças associadas com hipereosinofilia devem ser consideradas. Outras infecções parasitárias incluem triquinose (hepatomegalia não é comum; sensibilidade muscular é comum), *Baylisascaris* (lombriga guaxinim, também encontrada em crianças dos EUA), *Ascaris* e *Strongyloides*. Outras causas não infecciosas para eosinofilia significativa em crianças incluem: alergias, síndrome de hipersensibilidade a drogas e, mais raramente, leucemia eosinofílica e colagenoses.

▶ Prevenção e tratamento

A. Medidas específicas

O tratamento com albendazol (400 mg, 2 vezes ao dia, por 5 dias) ou mebendazol (100 a 200 mg, 2 vezes ao dia, por 5 dias) é recomendado para a infecção visceral. Em casos de larva migrans ocular, um tratamento anti-inflamatório agressivo com corticosteroides sistêmicos deve ser realizado além da terapia antiparasitária.

B. Medidas gerais

É importante tratar qualquer causa de pica como deficiência de ferro. Os corticosteroides são utilizados para o tratamento de inflamação marcada nos pulmões, olhos, e outros órgãos. Os animais devem ser desverminados rotineiramente.

> Bradbury RS, Hobbs CV: Toxocara seroprevalence in the USA and its impact for individuals and society. Adv Parasitol 2020;109:317–339. https://www.cdc.gov/parasites/toxocariasis/health_professionals/index.html. Accessed June 24, 2021.

7. Triquinose

FUNDAMENTOS DO DIAGNÓSTICO E CARACTERÍSTICAS TÍPICAS

▶ Vômitos, diarreia e dor abdominal dentro de 1 semana após ingestão de carne contaminada.
▶ Febre, edema periorbital, mialgia e eosinofilia significativa.

Considerações gerais

As *Trichinella* são consideradas um grupo de pequenas lombrigas que infestam porcos e vários outros animais carnívoros. Atualmente, existem oito espécies de *Trichinella* reconhecidas, sendo a *Trichinella spiralis* a que mais comumente infecta humanos, e também a mais adaptada em suínos nativos e domésticos. A fonte mais importante de infecção humana no mundo todo é o porco doméstico. Casos e surtos têm sido associados a vários animais de caça, principalmente javalis e ursos, mas também a felinos selvagens, raposas, cavalos, focas e morsas. O ciclo humano começa com a ingestão de larvas viáveis por meio de carne malpassada. No intestino delgado, as larvas se desenvolvem em vermes adultos que acasalam e produzem larvas, as quais atingem a corrente sanguínea e migram para a musculatura estriada, onde continuam a crescer e eventualmente encistam. Os sintomas são causados pela resposta inflamatória muscular e intestinal.

Achados clínicos

A. Sinais e sintomas

A maioria das infecções é assintomática. A gravidade do quadro clínico está fortemente relacionada com o número de larvas ingeridas. A infecção pode ser dividida em duas fases: uma fase intestinal (tipicamente nos primeiros 1 a 2 dias da ingestão do cisto), e uma fase muscular ou sistêmica (geralmente 2 semanas após a infecção). A penetração intestinal inicial pode causar febre, cefaleia, calafrios e dor abdominal, náuseas, vômitos e diarreia cerca de uma semana após a ingestão de carne contaminada. Essa clínica pode evoluir para a fase clássica miopática, que consiste em febre, edema facial ou palpebral, mialgia e fraqueza. Outros sinais podem incluir exantema maculopapular, sangramento subungueal, hemorragias conjuntivais e subconjuntivais, cefaleia, tosse seca, e movimentos dolorosos da musculatura ocular. Complicações raras incluem miocardite, doença tromboembólica e encefalite. O envolvimento cerebral grave ou a miocardite podem ser fatais. Os sintomas normalmente atingem o pico dentro de 2 a 3 semanas, mas podem durar por meses. As crianças tipicamente apresentam quadro clínico e achados laboratoriais mais brandos se comparadas aos adultos.

B. Diagnóstico

O diagnóstico da triquinose é sugerido pela variedade de achados clínicos característicos (febre, mialgia, edema palpebral e/ou facial, sintomas gastrointestinais e hemorragia subungueal, subconjuntival e retiniana), história de provável exposição (particularmente carne de caça selvagem ou de porco mal cozida), e achados laboratoriais inespecíficos (particularmente eosinofilia marcada e elevação de enzimas musculares). A confirmação pode ser desafiadora e depende primariamente da identificação de anticorpos IgG específicos de *Trichinella*. A sensibilidade e a especificidade dos testes sorológicos podem ser potencializadas por meio de testes seriados, evidenciando uma elevação nos títulos. Ainda, a biópsia muscular pode demonstrar larvas encistadas, que são diagnósticas.

Diagnóstico diferencial

As manifestações da fase intestinal da triquinose são semelhantes a várias infecções gastrointestinais; é essencial uma história de exposição dietética recente a uma potencial fonte de *Trichinella* para que o diagnóstico na fase intestinal seja considerado. A fase sistêmica pode mimetizar a febre e a mialgia da influenza. Os sintomas clássicos são patognomônicos caso o paciente esteja ciente da doença. Ainda, o edema facial pode lembrar a sinusite complicada. A eosinofilia marcada é vista na toxocaríase, estrongiloidíase e esquistossomose.

Prevenção

Como uma avaliação microscópica deve ser realizada, a carne nos Estados Unidos não é inspecionada para triquinose. Apesar de todos os estados exigirem o cozimento das rações para os porcos, os ciclos de contaminação de porco para porco ou porco para rato podem continuar. Todas as carnes de porco e de animais silvestres (p. ex., urso ou morsa) devem ser cozidas a 70 °C ou mais, seguido de três minutos de descanso. O congelamento da carne a pelo menos −15 °C por 3 semanas também pode prevenir a transmissão, apesar de que as espécies de *Trichinella* que infectam animais silvestres podem ser mais resistentes ao congelamento. Os animais criados para servir de alimento para humanos não devem ser alimentados com carne crua ou ter acesso a ela. A limpeza e a desinfecção cuidadosa dos equipamentos de moagem de carne são essenciais, principalmente após o processamento da carne de caça selvagem.

Tratamento

O albendazol (400 mg, 2 vezes ao dia, por 8 a 14 dias) é a droga de escolha para a triquinose. O uso concomitante de corticosteroides (prednisona 30 a 60 mg/dia por 10 a 15 dias) pode ser aplicado no tratamento de sintomas graves. A administração de analgésicos pode ser necessária. Recaídas podem acontecer, principalmente quando o tratamento ocorre na fase miopática tardia.

Prognóstico

Em casos graves e que tenham complicações cardíacas e cerebrais, o prognóstico é reservado, com um índice de mortalidade de cerca de 5%. Em casos mais leves, o prognóstico é bom, e a maioria dos sintomas desaparece dentro de 2 a 6 meses.

http://www.cdc.gov/parasites/trichinellosis/. Accessed June 24, 2021.
Knoeckler K et al: International Commission on Trichinellosis: recommendations on post-harvest control of *Trichinella* in food animals. Food Waterborne Parasitol 2019 Feb 21;14:e00041. doi: 10.1016/j.fawpar.2019.e00041.
Springer YP et al: Two outbreaks of trichinellosis linked to consumption of walrus meat—Alaska, 2016–2017. MMWR Morb Mortal Wkly Rep 2017;66:692–696. doi: http://dx.doi.org/10.15585/mmwr.mm6626a3.

8. Baylisascaríase

FUNDAMENTOS DO DIAGNÓSTICO E CARACTERÍSTICAS TÍPICAS

▶ Encefalopatia ou meningoencefalite eosinofílica.
▶ Larva migrans ocular.
▶ Contato com guaxinim ou fezes de guaxinim.

Considerações gerais

As infecções em humanos com o *Baylisascaris procyonis*, a lagarta do guaxinim, apesar de raras, podem resultar em uma doença grave e potencialmente fatal. Os humanos que ingerem os ovos excretados nas fezes do guaxinim se tornam hospedeiros acidentais, já que a larva penetra o intestino e se dissemina para o cérebro, olhos, vísceras e músculos. A pica e a exposição às latrinas (locais comuns de defecação de guaxinim) são os principais fatores de risco. A maioria das infecções é assintomática, mas casos de encefalite grave (larva migrans neural), endoftalmite (larva migrans ocular), e larva migrans visceral podem ocorrer. Os sintomas tipicamente iniciam 2 a 4 semanas após a inoculação. Infecções do SNC se apresentam com encefalite aguda, progressiva e rápida, pleocitose eosinofílica no LCS (com variação de 4% a 68% de eosinófilos na pleocitose leve). Sequelas neurológicas e morte são comuns. Tanto as infecções oculares como as de SNC lembram outros quadros por larva migrans, como toxocaríase; portanto,

o *B. procyonis* deve ser considerado no diagnóstico diferencial dessas infecções quando a sorologia para *Toxocara* é negativa. O diagnóstico do *B. procyonis* é estabelecido pela identificação das larvas nas biópsias teciduais ou por meio de sorologia (sérica ou do LCS), e deve ser considerado como diagnóstico diferencial de qualquer eosinofilia no LCS. As medicações anti-helmínticas não parecem ter benefício no tratamento da baylisascaríase, já que não têm nenhum efeito larvicida no tecido humano. Apesar disso, o albendazol (20-40 mg/kg/dia, por 1-2 semanas) tem sido utilizado na maioria dos casos, junto com drogas anti-inflamatórias. A tentativa de obter a completa resolução dos sintomas não tem sido bem-sucedida. O tratamento profilático com albendazol (25 mg/kg/dia por 20 dias) pode ser considerado para aqueles com ingestão de fezes de guaxinim conhecida.

http://www.cdc.gov/parasites/baylisascaris/. Accessed June 24, 2021.
Sircar AD et al: Raccoon roundworm infection associated with central nervous system disease and ocular disease—six states, 2013–2015. MMWR 2016 Sep 9;65(35):930–933. doi: 10.15585/mmwr.mm6535a2 [PMID: 27608169].

INFECÇÕES POR CESTOIDES (VERMES)

1. Teníase e cisticercose

FUNDAMENTOS DO DIAGNÓSTICO E CARACTERÍSTICAS TÍPICAS

▶ Dor abdominal leve; eliminação de pedaços do verme (teníase).
▶ Convulsões focais, cefaleia (neurocisticercose).
▶ Cisticerco presente em fragmentos de biópsia, em radiografia simples (na forma de massas calcificadas), ou em TC ou ressonância magnética (RM).
▶ Proglotes e ovos nas fezes; anticorpos específicos no sangue ou LCS.

Considerações gerais

A cisticercose afeta cerca de 100 milhões de pessoas ao redor do mundo, e a neurocisticercose é uma das principais causas de convulsão em vários países em desenvolvimento. Nos Estados Unidos, os casos são mais frequentemente identificados em pessoas que já residiram na América Latina. Os porcos geralmente são os hospedeiros intermediários da tênia *Taenia solium*. É importante notar que a cisticercose não pode ser adquirida por meio da ingestão da carne de porco; por outro lado, o consumo de carne de porco pode resultar em infecção por tênia adulta (teníase) já que a carne de porco infectada contém os cistos das larvas que se tornam tênias adultas, mas não contém os ovos que levam à cisticercose. A cisticercose humana ocorre quando os ovos, que são eliminados nas fezes humanas de um paciente infectado com o parasita, são ingeridos. Ainda, é possível que um indivíduo com teníase acabe desenvolvendo cisticercose por meio da autoingestão de ovos da tênia presente no próprio intestino.

As larvas liberadas a partir da ingestão de ovos atingem a circulação e se abrigam em uma grande variedade de tecidos, especialmente nos músculos e no cérebro (neurocisticercose). A maturação completa das larvas se dá em cerca de dois meses, mas os cistos provocam pouca inflamação até que a larva morra cerca de meses a anos depois. Ainda, ocorre edema inflamatório seguido de calcificação ou desaparecimento do cisto. Pode haver uma massa de cistos estéreis em expansão lenta na base do cérebro que pode causar hidrocefalia obstrutiva (cisticercose racemosa).

A *T. solium* e a tênia bovina (*Taenia saginata*), que podem causar teníase mas não cisticercose, são encontradas em todo o mundo. A contaminação alimentar por meio dos ovos contidos em fezes humanas contaminadas permite a disseminação de pessoa para pessoa sem que ocorra uma viagem para áreas endêmicas da doença.

▶ Achados clínicos

A. Sinais e sintomas

1. Teníase Na maioria das infecções por tênias, a única manifestação clínica é a eliminação de proglótides fecais, que são segmentos brancos e móveis de tênia de 1 a 2 cm de tamanho. Em contraste com os helmintos transmitidos pelo solo (ancilostomídeos, *Ascaris*), as tênias não estão associadas a deficiências nutricionais significativas. As crianças podem abrigar o verme adulto durante anos e queixarem-se de dor abdominal, anorexia e diarreia. Já que a *T. saginata* costuma ser um verme mais comprido (até 9 m) do que a *T. solium*, a primeira pode causar um quadro mais sintomático do que a segunda.

2. Neurocisticercose Na forma parenquimatosa da doença (verme localizado no cérebro ou tecido da medula espinal), o parasita se aloja na forma de cistos simples ou múltiplos. A formação de granulomas resulta em inflamação pericística, o que provoca convulsões na maioria dos pacientes. Durante o estágio inicial da doença o cisto é viável, com um escólex dentro desse cisto e mínimo ou nenhum realce em exames de imagem devido a uma resposta imune limitada do hospedeiro. À medida que o escólex morre, seja devido à resposta imune do hospedeiro ou ao tratamento cisticida, há uma resposta imune significativa, caracterizada por aumento do realce identificado na TC ou RM. À medida que o cisto se degenera, ele se calcifica, levando a calcificações pontuadas na TC. Os cistos cerebrais podem permanecer silenciosos ou provocar convulsões, cefaleia, hidrocefalia, e meningite basilar. Raramente, a medula espinal é acometida. A neurocisticercose se manifesta com pico dentro de 5 anos após a exposição, mas pode provocar sintomas no primeiro ano de vida. Na região dos olhos, os cistos podem provocar sangramento, descolamento de retina e uveíte. O diagnóstico definitivo requer a demonstração histológica da larva ou cisto. O diagnóstico presuntivo geralmente se dá pelas características dos cistos vistos na TC ou RM. A presença de ovos da *T. solium* nas fezes é incomum na cisticercose (ver anteriormente), mas pode corroborar com o diagnóstico.

B. Achados Laboratoriais

Os exames de neuroimagem são o padrão-ouro no diagnóstico da neurocisticercose. O diagnóstico deve ser considerado em qualquer paciente que residiu em áreas endêmicas e que apresenta tanto um quadro clínico compatível como lesões sugestivas na neuroimagem. Em regiões endêmicas, não é incomum que as lesões de cisticercose sejam achados acidentais de neuroimagens obtidas por outras razões (p. ex., trauma).

Os ovos ou proglótides podem ser encontrados nas fezes ou na pele da região perianal (utilizando o método da fita utilizado para a oxiuríase). Os ovos de todas as espécies de *Taenia* são idênticos. As espécies são diferenciadas por meio do exame das proglótides.

A eosinofilia sérica é mínima ou ausente. Ainda, a eosinofilia no LCS é um achado de 10% a 75% dos casos de neurocisticercose; esse achado contribui para a suspeita em casos de diagnóstico presuntivo.

Os testes de anticorpos séricos e no LCS podem contribuir para a confirmação diagnóstica em casos de neuroimagem alterada. Os títulos são geralmente positivos em até 98% dos exames séricos e acima de 75% dos exames de LCS de pacientes com neurocisticercose. Os cistos isolados estão menos associados com soropositividade do que os cistos múltiplos. Os títulos de LCS são maiores quando os cistos se localizam próximos às meninges.

O diagnóstico diferencial da neurocisticercose inclui granuloma tuberculoso, microabscessos, cistos aracnoides, neoplasias e lesões vasculares.

▶ Tratamento

A. Teníase

Os medicamentos praziquantel (5-10 mg/kg em dose única) ou niclosamida (50 mg/kg em dose única, máximo de 2 g) podem ser utilizados para o tratamento dos portadores de tênia.

B. Cisticercose

As opções de tratamento para a neurocisticercose incluem agentes cisticidas (para matar as larvas), corticosteroides (para reduzir ou prevenir a reação inflamatória), drogas anticonvulsivantes (para controlar convulsões caso presentes), e cirurgia (para remover os cistos ou para estabelecer uma derivação em casos de hidrocefalia). O tratamento deve ser orientado de acordo com a localização, número, e estágio dos cistos identificados. A terapia com agentes cisticidas é indicada na maioria dos casos de neurocisticercose, exceto em pacientes com lesões inativas e calcificadas. Em pacientes com cistos de parênquima viáveis, a terapia cisticida reduz a carga de parasitas e o número de crises convulsivas. De forma semelhante, a terapia cisticida é associada com uma resolução mais rápida e completa em pacientes com lesão única e de pequeno realce, demonstrada tanto nos achados de exames de imagem como no menor número de convulsões. O exame oftalmológico deve ser realizado antes da terapia cisticida para descartar cistos intraoculares; a presença desses pode requerer remoção cirúrgica e/ou uso de corticosteroides para prevenir respostas inflamatórias ao tratamento antiparasitário.

O tratamento de escolha é albendazol, 15 mg/kg/dia (máximo de 800 mg) dividido em 2 doses ao dia durante 8 a 15 dias. A morte da larva pode cursar com piora clínica devido ao edema inflamatório associado. Nesses casos, um curso de dexametasona (0,1 mg/kg/dia, máximo de 6 mg/dia) ou prednisolona (1 mg/kg/dia, máximo de 40 a 60 mg/dia) é recomendado para reduzir esses sintomas. Os pacientes com mais de duas lesões intraparenquimatosas podem se beneficiar da coadministração de albendazol ou praziquantel (50 mg/kg/dia) junto dos corticosteroides. Os corticosteroides são mandatórios no tratamento de cistos intraventriculares grandes e encefalites (dexametasona 0,1 mg/kg/dia ou prednisolona 1 mg/kg/dia pelo tempo necessário). Cistos subaracnoides gigantes podem necessitar de mais de um ciclo de terapia ou até de cirurgia (ou ambos). A neurocirurgia minimamente invasiva (extração endoscópica) é recomendada para o manejo de cistos intraventriculares. Realizar exames de imagem de seguimento a cada mês por vários meses pode auxiliar na avaliação da resposta terapêutica.

▶ Prevenção

A prevenção da teníase requer o adequado cozimento da carne; o congelamento das carnes também inativa cistos viáveis. A neurocisticercose é prevenida realizando uma lavagem cuidadosa dos vegetais e das frutas, tratando os portadores intestinais, evitando o uso de fezes humanas como fertilizantes e fornecendo instalações sanitárias adequadas.

▶ Prognóstico

O prognóstico é bom na teníase intestinal. Os sintomas associados com alguns cistos cerebrais tendem a desaparecer em poucos meses; infecções cerebrais graves podem causar morte ou sequelas cerebrais crônicas. As convulsões podem persistir mesmo naqueles pacientes que tenham somente lesões cerebrais calcificadas, e pode ser necessário um tratamento com anticonvulsivantes por tempo indefinido.

http://www.cdc.gov/parasites/cysticercosis/. Accessed June 24, 2021.
Spallone A et al: The burden of neurocysticercosis at a single New York hospital. J Pathog 2020;2020:8174240. doi: 10.1155/2020/8174240.
White AC Jr et al: Diagnosis and treatment of neurocysticercosis: 2017 clinical practice guidelines by the Infectious Diseases Society of America (IDSA) and the American Society of Tropical Medicine and Hygiene (ASTMH). Clin Infect Dis 2018;66(8):1159–1163.

2. Himenolepíase

A *Hymenolepis nana*, ou tênia anã, é um parasita comum em crianças; a *Hymenolepis diminuta*, a tênia do rato, é rara. A primeira forma pode provocar autoinfecção. As larvas que eclodem a partir de ovos ingeridos penetram nas paredes intestinais e se alojam no lúmen, onde amadurecem e se tornam adultas. Os ovos por elas produzidos são infecciosos para o mesmo ou um novo hospedeiro. A forma adulta da larva tem poucos centímetros de comprimento. A confirmação diagnóstica da doença se dá pela identificação dos ovos característicos nas fezes.

A *H. diminuta* tem um estágio intermediário nas pulgas dos ratos e em outros insetos; as crianças são infectadas quando ingerem esses insetos.

Infecções mais leves com qualquer um desses vermes geralmente são assintomáticas; porém, infecções mais graves podem provocar diarreia e dor abdominal. O tratamento é feito com praziquantel (25 mg/kg, dose única).

http://www.cdc.gov/parasites/hymenolepis/. Accessed June 24, 2021.

3. Equinococose

FUNDAMENTOS DO DIAGNÓSTICO E CARACTERÍSTICAS TÍPICAS

▶ Tumores císticos no fígado e pulmões e raramente nos rins, ossos, cérebro e outros órgãos.
▶ Eosinofilia.
▶ Urticária e prurido se os cistos se romperem.
▶ Protoscoleces ou cistos filhos no cisto primário.
▶ Sorologia positiva.
▶ Evidência epidemiológica de exposição.

▶ Considerações gerais

Duas espécies de *Echinococcus*, *E. granulosus* e *E. multilocularis*, podem causar a doença em humanos. As duas formas de equinococose, cística e alveolar, podem provocar morbidade e mortalidade significativas no mundo todo. Os cistos de equinococos são endêmicos em várias regiões em desenvolvimento do mundo, e a equinococose alveolar é tipicamente encontrada em latitudes altas ao norte. Os cachorros e outros canídeos são os hospedeiros definitivos do *E. granulosis* e se tornam infectados por meio da ingestão de órgãos infectados de animais herbívoros (especialmente ovelhas, mas também cabras, suínos, cavalos, gados e camelos), os quais são os hospedeiros intermediários. Em relação ao *E. multilocularis*, as raposas são os principais hospedeiros definitivos, e os roedores, os intermediários. A infecção humana se dá pela ingestão acidental de ovos presentes nas fezes canídeas. Quando ingeridos por humanos, os ovos eclodem e as larvas penetram a mucosa intestinal, disseminando-se via corrente sanguínea para produção de cistos em múltiplos órgãos. Os sítios primários de envolvimento são o fígado (60% a 70%) e os pulmões (20% a 25%). A apresentação com cisto unilocular é mais comum. Os cistos têm crescimento lento ao longo de vários anos e podem atingir 25 cm de diâmetro, apesar de a maioria se apresentar com tamanhos bem menores. Os cistos do *Echinococcus multilocularis* são multiloculares e apresentam um crescimento mais rápido.

Achados clínicos

A. Sinais e sintomas

As manifestações clínicas da equinococose são variáveis e dependem primariamente do sítio, tamanho e condição dos cistos. Os índices de crescimento dos cistos são variáveis e podem variar de 1 a 5 cm de diâmetro por ano. Na equinococose cística, um cisto único de crescimento lento geralmente passa despercebido até que provoque disfunção ou alterações clínicas devido ao seu tamanho. Assim, pode ocorrer hepatomegalia, dor no quadrante superior direito, náuseas e vômitos. Os cistos podem causar obstrução biliar. A maioria dos cistos hepáticos se apresentam no lobo direito. Ainda, a equinococose alveolar geralmente se apresenta inicialmente no fígado, mas é caracterizada por uma lesão semelhante a tumor que pode invadir, necrosar e metastatizar. Em caso de ruptura do cisto, a súbita liberação do conteúdo cístico pode provocar reação alérgica grave.

A ruptura de cistos pulmonares pode provocar tosse, dispneia, chiado, urticária, dor no peito, e hemoptise; os remanescentes de cistos e vermes podem ser encontrados no exame de escarro. Ainda, cistos cerebrais podem provocar sinais neurológicos e convulsões; cistos renais podem causar dor e hematúria; e cistos ósseos podem causar dor.

B. Achados laboratoriais

Os ensaios de anticorpos são úteis para suporte diagnóstico após a identificação de uma lesão cística nos exames de imagem, e os testes ELISA disponíveis têm alta sensibilidade. Ensaios de Immunoblot e exame parasitológico direto podem confirmar a presença de equinococo em amostras aspiradas ou ressecadas. A eosinofilia está presente em cerca de 25% dos pacientes. Ademais, enzimas hepáticas alteradas podem sugerir obstrução biliar.

C. Exames de imagem

A presença de uma massa semelhante a um cisto em um paciente com exposição epidemiológica sugestiva corrobora o diagnóstico. A identificação de "cistos filhos" (cistos dentro de um cisto maior) é altamente sugestiva de equinococose. TC, RM e ultrassonografia são úteis para o diagnóstico de lesões profundas. A ultrassonografia abdominal é a ferramenta diagnóstica mais utilizada em todo o mundo. Ainda, cistos pulmonares ou ósseos podem ser visualizados em radiografias.

Diagnóstico diferencial

Deve-se considerar tumores, abscessos bacterianos ou amebianos, tuberculose cavitária pulmonar, micoses, e cistos benignos.

Complicações

A ruptura súbita do cisto com anafilaxia e morte é a pior complicação. Se o paciente sobreviver, infecções secundárias por semeadura de cistos filhos podem ocorrer. Outras complicações potenciais incluem colapso de segmentos pulmonares, infecções bacterianas secundárias, sintomas de aumento de pressão intracraniana, dano renal ou hepático grave devido aos cistos.

Tratamento

Não há uma opção terapêutica "melhor" para os cistos de equinococose, e nenhum ensaio clínico comparou as modalidades terapêuticas existentes. A terapia definitiva para o *E. multilocularis* requer retirada cirúrgica cuidadosa dos cistos. Nesses casos, um cirurgião familiarizado com essa doença deve ser consultado. A quimioterapia com albendazol deve ser iniciada vários dias antes da cirurgia. Essa terapia sozinha cura cerca de um terço dos pacientes. O regime de escolha é albendazol (15 mg/kg/dia dividido em 2 doses por 3 meses, máximo de 400 mg 2 vezes ao dia), algumas vezes com adição de praziquantel. Uma terceira opção terapêutica é um procedimento de quatro passos (PAIR: punção, aspiração, injeção e reaspiração). Esse procedimento consiste em (1) punção percutânea guiada por ultrassom, (2) aspiração do conteúdo líquido, (3) injeção de agentes protoscolicidas (etanol a 95% ou salina hipertônica por pelo menos 15 minutos), e (4) aspirar novamente. A PAIR é indicada para quadros não complicados ou para aqueles sem indicação cirúrgica. Se o cisto vaza ou se rompe durante a drenagem cirúrgica ou percutânea, uma reação alérgica grave e potencialmente ameaçadora de vida pode acontecer. Para a equinococose alveolar, o objetivo é a ressecção completa do cisto por meio de uma cirurgia radical. Em alguns pacientes (particularmente naqueles em que a ressecção completa não é possível), pode ser necessária quimioterapia vitalícia.

Prognóstico

Os pacientes com cistos hepáticos grandes podem ser assintomáticos durante anos. A cirurgia geralmente é curativa para cistos de pulmão e fígado, mas nem sempre para os cistos em outras localizações.

Houston S et al: Epidemiological and clinical characteristics of alveolar echinococcosis: an emerging infectious disease in Alberta, Canada. Am J Trop Med Hyg 2021 Mar 22;104(5):1863–1869. doi: 10.4269/ajtmh.20-1577.
http://www.cdc.gov/parasites/echinococcosis/. Accessed June 24, 2021.
Velasco-Tirado V et al: Medical treatment of cystic echinococcosis: systematic review and meta-analysis. BMC Infect Dis 2018;18:306. https://doi.org/10.1186/s12879-018-3201-y.

INFECÇÃO POR TREMATÓDEOS

Esquistossomose

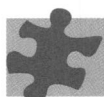

FUNDAMENTOS DO DIAGNÓSTICO E CARACTERÍSTICAS TÍPICAS

- ▶ Erupção pruriginosa transitória após exposição a água doce.
- ▶ Febre, urticária, artralgia, tosse, linfadenite e eosinofilia.
- ▶ Perda de peso, anorexia, hepatoesplenomegalia ou hematúria.
- ▶ Ovos nas fezes, urina ou em fragmentos de biópsia retal.

Considerações gerais

Uma das doenças parasitárias graves mais comuns, a esquistossomose, é causada por várias espécies de vermes de *Schistosoma*. O *Schistosoma japonicum*, o *Schistosoma mekongi* e o *Schistosoma mansoni* acometem os intestinos, e o *Schistosoma haematobium* acomete o trato urinário. As duas primeiras espécies são encontradas no Leste e Sudeste Asiáticos; o *S. mansoni* na África tropical, Caribe e partes da América do Sul; e o *S. haematobium* na África. Locais importantes de transmissão incluem o Lago Malawi e o Lago Vitória na África, Lagos Poyang e Dongting na China, e ao longo do rio Mecom em Laos.

A infecção é causada por larvas de nado livre (cercárias), que emergem dos hospedeiros intermediários que costumam ser algumas espécies de caracóis de água doce. As cercárias penetram na pele humana, migram para o fígado e amadurecem até suas formas adultas, que então migram através da veia porta para se alojar nas veias vesicais (*S. haematobium*), mesentéricas superiores (*S. mekongi* e *S. japonicum*), ou mesentéricas inferiores (*S. mansoni*). A doença clínica resulta principalmente da inflamação primária causada pelos vários ovos que são depositados nos tecidos perivasculares ou que embolizam até o fígado. O escape de ovos para o intestino ou para o lúmen da bexiga permite a visualização microscópica e o diagnóstico a partir de amostras de fezes ou urina, bem como uma contaminação de água doce e infecção dos caramujos hospedeiros que os ingerem.

Achados clínicos

A maioria da população de regiões endêmicas é infectada, mas com quadro assintomático. Apenas infecções graves apresentam sintomas.

A. Sinais e sintomas

A esquistossomose é caracterizada tanto por doença aguda como crônica. A penetração da cercária pode causar uma erupção maculopapular e pruriginosa, compreendendo lesões discretas, eritematosas e elevadas que variam em tamanho de 1 a 3 cm. Os sintomas da esquistossomose aguda (síndrome de Katayama) podem durar dias a semanas, e podem incluir febre, mal-estar, tosse, diarreia, hematúria, e dor abdominal no quadrante superior direito. Os estágios crônicos da doença gastrointestinal se caracterizam por fibrose hepática, hipertensão portal, esplenomegalia, ascite, e sangramento por meio de varizes esofágicas. Os estágios crônicos da doença no trato geniturinário podem resultar em uropatia obstrutiva, cálculos, infecção, câncer de bexiga, fístulas, e anemia secundária à hematúria crônica. A hematúria terminal em crianças de áreas endêmicas é um sinal de alerta para esquistossomose urinária. Foram relatados granulomas de medula espinal e paraplegia devidos à embolização dos ovos no plexo de Batson. Estudos epidemiológicos demonstraram um impacto negativo da esquistossomose no desenvolvimento educacional e cognitivo em crianças em idade escolar.

B. Achados Laboratoriais

O diagnóstico se dá por meio da identificação de ovos das espécies nas fezes (*S. japonicum*, *S. mekongi*, *S. mansoni*, e ocasionalmente *S. haematobium*) ou na urina (*S. haematobium* e ocasionalmente *S. mansoni*). Se não há identificação de ovos, métodos de concentração devem ser utilizados. Já que a eliminação dos ovos pode variar, devem ser coletadas três amostras. As amostras de urina devem ser coletadas entre as 10 horas da manhã e as 14 horas da tarde a fim de coincidir com o período de maior secreção de ovos. Os testes pós-exposição em pacientes assintomáticos devem esperar até 2 meses após o último contato conhecido com água doce, já que esse é o tempo necessário para que os vermes comecem a produção de ovos após a infecção. Os testes sorológicos também são úteis, especialmente para a confirmação diagnóstica de pacientes que não excretam ovos. A eosinofilia periférica também é comum, e podem ser identificados eosinófilos na urina.

Prevenção

A melhor forma de prevenção é evitar o contato com água doce contaminada em regiões endêmicas. Medidas para destruir os caramujos hospedeiros têm sido eficazes em regiões de desenvolvimento econômico acelerado.

Tratamento

A. Medidas específicas

O praziquantel é o tratamento de escolha para a esquistossomose. A dosagem de 40 mg/kg/dia dividida em duas doses (*S. mansoni* ou *S. haematobium*) por 1 dia ou de 60 mg/kg/dia dividida em três doses (*S. japonicum* ou *S. mekongi*) por 1 dia são muito efetivas e não tóxicas. O praziquantel tem efeito limitado nos ovos e nos vermes imaturos, sendo indicado em alguns casos repetir a dose 4 a 6 semanas depois.

B. Medidas gerais

O trato urinário do paciente deve ser avaliado cuidadosamente no caso de infecções por *S. haematobium*; cirurgias reconstrutivas podem ser necessárias. A fibrose hepática requer avaliação cuidadosa do sistema venoso portal e manejo cirúrgico da hipertensão portal quando apropriado.

Prognóstico

O tratamento reduz a carga de vermes e o tamanho do fígado, apesar da exposição contínua em áreas endêmicas. A doença precoce responde bem à terapia, mas, uma vez que tenha ocorrido uma inflamação grave ou cicatriz significativa, a erradicação dos parasitas é de benefício reduzido.

Ezeamama AE et al: Cognitive deficits and educational loss in children with schistosome infection—a systematic re-view and meta-analysis. PLoS Negl Trop Dis 2018 Jan 12;12(1):e0005524. doi: 10.1371/journal.pntd.0005524.

http://www.cdc.gov/parasites/schistosomiasis/. Accessed June 24, 2021.
Kramer CV et al: Drugs for treating urinary schistosomiasis. Cochrane Database Syst Rev 2014;8:CD000053. doi: 10.1002/14651858. CD000053.pub3 [PMID: 25099517].

INFECÇÕES MICÓTICAS

Os fungos podem ser classificados como leveduras, que são unicelulares e se reproduzem por brotamento; bolores, que são multicelulares, consistem em estruturas tubulares (hifas) e crescem por alongamento e ramificação; ou fungos dimórficos, que podem existir tanto como leveduras ou bolores, dependendo das condições ambientais. A classificação de acordo com os recursos anatômicos e epidemiológicos é mostrada na **Tabela 43-3**. As células fúngicas são taxonomicamente distintas das células vegetais e animais. Essas diferenças, especialmente nos componentes da parede e da membrana celulares, são utilizadas para o diagnóstico e são a base para o tratamento específico.

Nos Estados Unidos, a doença fúngica sistêmica em hospedeiros saudáveis é comumente causada por três organismos endêmicos – *Coccidioides*, *Histoplasma* e *Blastomyces* – que são restritos a determinadas regiões geográficas. Os pacientes com residência anterior ou viagem para essas áreas, ainda que por um curto período, devem ter essa alternativa considerada dentre os diagnósticos diferenciais. Desses três, o *Histoplasma* é o que mais recidiva anos mais tarde em pacientes imunossuprimidos.

São considerados fatores de risco maiores para infecções fúngicas (denominadas como "infecções fúngicas oportunistas"): imunossupressão (especialmente supressão da imunidade mediada por células T), corpos estranhos (p. ex., cateteres centrais e urinários para *Candida*), ulceração de mucosa gastrintestinal e respiratória, queimaduras graves, terapia antimicrobiana de amplo espectro, desnutrição, infecção por HIV, e neutropenia ou defeitos de neutrófilos. Os fungos, particularmente *Candida*, são causas frequentes de infecção nosocomial; a *Candida auris* é uma infecção hospitalar altamente resistente que representa uma ameaça à saúde global.

O diagnóstico laboratorial pode ser dificultado devido ao pequeno número de fungos presentes em algumas lesões, ao crescimento lento de alguns organismos, e à dificuldade em diferenciar a colonização normal de superfícies mucosas de quadros infecciosos. Os melhores métodos diagnósticos para algumas doenças sistêmicas fúngicas são as biópsias teciduais contendo fragmentos fúngicos e as culturas. As culturas sanguíneas repetidas podem ser negativas mesmo na presença de infecções intravasculares. Os testes sorológicos são úteis para o diagnóstico de coccidioidomicose e histoplasmose, e a detecção de antígenos na urina e no sangue é útil para o diagnóstico de blastomicose, histoplasmose, criptococose e aspergilose.

As infecções fúngicas de cabelos e pele são discutidas no **Capítulo 15**.

Tabela 43-3 Infecções fúngicas pediátricas

Tipo	Agentes	Incidência	Diagnóstico	Testes diagnósticos	Tratamento	Prognóstico
Superficial	Candida[a] Dermatófitos Malassezia	Muito comum	Simples	Preparação de KOH	Tópico/oral	Bom
Subcutâneo	Sporothrix[a]	Incomum	Simples[b]	Cultura	Oral	Bom
Sistêmico: hospedeiro saudável (endêmico)	Coccidioides Histoplasma Blastomyces	Comum: regional	Geralmente presuntivo	Radiografia de tórax, detecção de antígeno; biópsia tecidual, cultura	Nenhum[c] ou sistêmico	Bom
Sistêmico: infecção oportunista	Candida[a] Pneumocystis[d] Aspergillus Mucorales Malassezia Pseudodallescheria Cryptococcus[c]	Incomum	Difícil[e]	Biópsia tecidual, cultura, detecção de DNA/produto fúngico/antígeno e RMN para Candida	Sistêmico, prolongado	Ruim, se a terapia for atrasada e o paciente for gravemente imunocomprometido

KOH, hidróxido de potássio; RMN, ressonância magnética nuclear.
[a]Candida e Sporothrix no paciente imunocomprometido pode causar doença grave e rapidamente progressiva, exigindo tratamento sistêmico.
[b]Esporotricose pode exigir biópsia para o diagnóstico.
[c]Pode ser auto-limitada no hospedeiro imunocompetente.
[d]Infecta de maneira assintomática muitos hospedeiros normais.
[e]Exceto o criptococo, que é usualmente diagnosticado por detecção de antígeno.

Casadevall A: Fungal Diseases in the 21st Century: The Near and Far Horizons. Pathog Immun 2018;3(2):183–196. doi: 10.20411/pai.v3i2.249.

Centers for Disease Control and Prevention. Fungal diseases. Available at https://www.cdc.gov/fungal/index.html. Accessed June 25, 2021.

BLASTOMICOSE

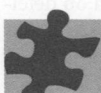

FUNDAMENTOS DO DIAGNÓSTICO E CARACTERÍSTICAS TÍPICAS

▶ Viagem ou residência para regiões endêmicas.
▶ Em pacientes imunocompetentes, mais comumente é uma doença autolimitada semelhante a gripe; em uma minoria de casos, ocorre pneumonia aguda.
▶ Complicações incluem pneumonia progressiva e doença disseminada (SNC, pele, ossos e articulações, trato geniturinário).
▶ Diagnóstico por cultura de espécimes de broncoscopia, pele, ou outro tecido, ou detecção de antígeno.

▶ Considerações gerais

O fungo etiológico, *Blastomyces dermatitidis*, é encontrado no solo, principalmente nos vales dos rios Mississippi e Ohio, além de outros estados do sudeste e centro sul e dos estados margeando os Grandes Lagos. A transmissão se dá por inalação de esporos. A doença subclínica é comum. As taxas de infecção são semelhantes em ambos os sexos em crianças, mas a doença grave é muito mais comum em adultos e no sexo masculino.

▶ Achados clínicos

A. Sinais e sintomas

A infecção primária geralmente se resolve sem ser diagnosticada (50%). A doença clínica tipicamente inclui tosse com expectoração purulenta, dor no peito, cefaleia, perda de peso, sudorese noturna, e febre; alguns pacientes podem progredir para síndrome da angústia respiratória aguda (SARA). Os sintomas ocorrem várias semanas a meses após a inoculação. A infecção é geralmente autolimitada em pacientes imunocompetentes, mas em alguns pacientes pode ocorrer uma doença pulmonar progressiva e indolente, acompanhada de doença extrapulmonar em aproximadamente 25% dos pacientes. As lesões cutâneas são as manifestações extrapulmonares mais comuns. Elas são lentamente progressivas e se tornam úlceras agudas de bordos elevados ou desenvolvem aparência verrucosa. A doença óssea lembra outras formas de osteomielite crônica. As lesões ósseas típicas em crianças são lesões líticas de crânio, mas ossos longos, vértebras, e pelve podem estar envolvidos. Uma radiografia de corpo todo é recomendada quando há diagnóstico de blastomicose na pele ou em outro sítio extrapulmonar. Os sistemas nervoso central e geniturinário representam outros sítios extrapulmonares de doença disseminada.

B. Achados laboratoriais

Uma resposta supurativa inicial é seguida por um aumento das contagens celulares mononucleares e subsequente formação de granulomas não caseosos. O diagnóstico definitivo requer isolamento ou visualização de fungos ou um teste molecular positivo. Os testes pulmonares (escarro, aspirados traqueais ou biópsia pulmonar) podem ser positivos se utilizados esfregaços de parede celular convencional ou fúngica. As leveduras possuem paredes espessas e retráteis e são grandes e distintas (aparência em oito). Os fungos podem ser facilmente isolados na maioria dos laboratórios, mas geralmente demoram uma semana para o resultado. As amostras de escarro são positivas em mais de 80% dos casos e na maioria dos lavados brônquicos, e as lesões cutâneas são positivas em 80% a 100% dos casos. Os testes com anticorpos não costumam ser úteis para o diagnóstico, mas um método de detecção de antígeno ELISA, semelhante ao usado para histoplasmose, detecta facilmente o antígeno de *Blastomyces* no soro, urina e fluidos pulmonares. Nesses métodos, costuma haver reatividade cruzada com histoplasmose. Os métodos baseados na detecção de DNA de *Blastomyces* estão disponíveis atualmente para vários tipos de espécies.

C. Exames de imagem

Achados radiográficos com consolidação lobar e infiltrados alveolares irregulares e intersticiais fibronodulares são típicos em casos de pneumonia progressiva; já derrames, nódulos hilares e cavidades são menos comuns. A escassez de cavitação e a ausência de adenopatia hilar distinguem a blastomicose aguda da histoplasmose e da tuberculose. Padrões miliares também ocorrem com infecção aguda. A doença crônica pode se desenvolver nos lobos superiores, com cavidades e infiltrações fibronodulares semelhantes àquelas observadas na tuberculose. No entanto, ao contrário da tuberculose ou histoplasmose, essas lesões raramente se tornam caseosas ou calcificadas.

▶ Diagnóstico diferencial

A infecção pulmonar primária assemelha-se a infecções agudas virais, bacterianas ou por micoplasma e geralmente é confundida com pneumonia atípica adquirida na comunidade. A blastomicose deve ser considerada quando uma lesão pulmonar significativa em uma área endêmica não responde à antibioticoterapia. As infecções subagudas mimetizam tuberculose, histoplasmose e coccidioidomicose. As doenças crônicas pulmonares ou disseminadas devem ser diferenciadas de câncer, tuberculose ou outras infecções fúngicas.

▶ Tratamento

Uma das linhas de tratamento indica o uso de antifúngico em todas as crianças com infecção por *Blastomyces* comprovada a fim de reduzir a doença disseminada; certamente, qualquer paciente que esteja sintomático no momento do diagnóstico com blastomicose moderadamente grave ou com ameaça à vida (especialmente se imunocomprometido), ou que tenha infecção de SNC, deve receber tratamento. Para doença grave ou de SNC, o tratamento deve ser iniciado com anfotericina B de formulação lipídica (3 a 5 mg/kg EV) até melhora clínica. Esse tratamento é seguido por azóis por via oral. Na maioria das infecções, a droga de preferência é o itraconazol (5 a 10 mg/kg/dia; dividido em 2 doses [máx. 400 mg]), mas, em caso de infecção do SNC, o voriconazol deve ser a droga de escolha devido à sua melhor penetração. Os níveis séricos dos azóis podem ser avaliados e as doses das medicações ajustadas conforme necessidade. A blastomicose leve a moderada é tratada por 6 a 12 meses. Já as doenças ósseas geralmente são tratadas por 12 meses. O desbridamento cirúrgico é necessário em caso de ossos desvitalizados, para drenagem de grandes abscessos, e para lesões pulmonares não responsivas à terapia medicamentosa.

Prognóstico

O tratamento com itraconazol apresenta um índice de cura de mais de 90%. Os pacientes com imunossupressão crônica podem apresentar recidivas da doença durante ou após o tratamento, e, nesses casos, pode ser necessário um tratamento com antifúngicos por tempo indeterminado ou por toda a vida.

Frost HM, Anderson J, Ivacic L, Meece J: Blastomycosis in children: analysis of clinical, epidemiologic, and genetic features. J Ped Infect Dis Soc 2017;6:49 [PMID: 26703241].

Madigan T et al: Central nervous system blastomycosis in children: a case report and review of the literature. Pediatr Infect Dis J 2017 Jul;36(7):679–684. doi: 10.1097/INF.0000000000001523.

CANDIDÍASE

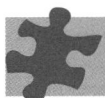

FUNDAMENTOS DO DIAGNÓSTICO E CARACTERÍSTICAS TÍPICAS

- Em indivíduos normais ou imunossuprimidos: infecções superficiais (candidíase oral ou ulcerações, vulvovaginite, erupção cutânea intertriginosa e eritematosa com lesões satélites); candidemia relacionada a dispositivos intravasculares.
- Em indivíduos imunossuprimidos: infecções sistêmicas (candidemia com abscessos renais, hepáticos, esplênicos, pulmonares ou cerebrais); coriorretinite; nódulos cutâneos.
- Em qualquer perfil populacional: semeados de leveduras e pseudo-hifas são vistas em fragmentos de biópsias, fluidos corporais ou raspados de lesões; cultura positiva e métodos de PCR são usados para diagnosticar *Candida* em fluidos corporais.

Considerações gerais

As doenças por *Candida* são causadas pela *Candida albicans* em mais de 50% dos casos em crianças; a infecção sistêmica grave pode também ser causada por *Candida tropicalis*, *Candida parapsilosis*, *Candida glabrata*, *Candida krusei*, e algumas outras espécies de *Candida*. Já as infecções por *C. auris* vem se tornando mais frequentes e um problema maior de saúde global. A *C. auris* com frequência tem grande resistência às drogas e tem sido associada a vários surtos em centros de saúde. O conhecimento da espécie é importante por causa das diferenças na patogenicidade e suscetibilidade à terapia antifúngica.

A *C. albicans* costuma ser um agente onipresente, geralmente em pequeno número, na pele, membranas mucosas, ou trato intestinal. Uma flora bacteriana normal, barreira epitelial intacta, neutrófilos e macrófagos, em conjunto com anticorpos, complementos e função linfocítica normal, são fatores protetores contra a invasão. A infecção disseminada geralmente é precedida por antibioticoterapia de amplo espectro prolongada, manipulação (incluindo cateteres intravasculares), e/ou imunossupressão. Os pacientes com diabetes melito são propensos à infecção superficial por *Candida*; a candidíase oral e a vaginite são as infecções mais comuns. A *Candida* é o quarto microrganismo mais comumente isolado do sangue nos Estados Unidos e é uma causa comum de infecção de trato urinário relacionada à cateter.

Achados clínicos

A. Sinais e sintomas

1. Candidíase oral – Placas brancas cremosas e aderentes à mucosa bucal, gengival, ou lingual são comuns. Elas podem ser dolorosas. As lesões podem ser em pequeno número e assintomáticas ou extensas, se prolongando até o esôfago. A candidíase oral é muito comum em lactentes com imunidade normal nas primeiras semanas de vida e podem durar semanas, apesar do tratamento tópico. A candidíase oral espontânea em crianças mais velhas é incomum, a menos que tenham realizado tratamento com antimicrobianos recentemente. O uso de corticosteroides inalatórios para asma predispõe à candidíase oral. Deve ser considerada infecção por HIV ou outra imunodeficiência se não houver outra causa para a candidíase oral, especialmente quando essa é persistente ou recorrente. Além disso, pode ocorrer também a quielite angular – nome dado para fissuras eritematosas e dolorosas causadas pela *Candida* nos cantos da boca – que ocasionalmente ocorre em associação com deficiências vitamínicas ou de ferro.

2. Infecção vaginal – As vulvovaginites ocorrem em meninas sexualmente ativas, em pacientes diabéticos, e em meninas em uso de antibióticos. A contracepção oral e a gestação também são fatores de risco. A descarga vaginal típica é espessa, inodora e muito pruriginosa. A vagina e os lábios vulvares geralmente se encontram edemaciados e eritematosos. Os surtos são mais frequentes pré-menstruação.

3. Infecção de pele

Dermatite: A dermatite das fraldas geralmente é causada total ou parcialmente pela *Candida*. Um eritema significativo com margens bem definidas e lesões satélites são típicos desse quadro. Podem ser observadas pústulas, vesículas, pápulas ou escamas. São comuns lesões exsudativas e erosivas com borda recortada. Qualquer área úmida, como axilas, região abaixo dos seios e dobras inguinais ou do pescoço, pode estar envolvida.

Pápulas ou nódulos vermelhos dispersos: Tais achados em pacientes imunocomprometidos podem representar disseminação cutânea.

Paroníquia e Onicomicose: Essas condições ocorrem em crianças imunocompetentes, mas são mais comuns nas que têm um quadro de imunossupressão, hipoparatireoidismo ou insuficiência adrenal (síndrome de endocrinopatia por *Candida*). A ausência de resposta imune inata específica e de células T à *Candida* pode levar a infecções crônicas de pele e de unha chamada de *candidíase mucocutânea crônica*.

Otite crônica supurativa: A *Candida* pode contribuir para a otorreia crônica em pacientes com tubos de timpanostomia e otite externa, particularmente após múltiplos cursos de antibioticoterapia.

4. Infecção enteral – O acometimento esofágico em pacientes imunocomprometidos é a manifestação entérica mais comum, que resulta em dor subesternal, disfagia e deglutição dolorosa. Náuseas e vômitos são comuns em crianças pequenas. A maioria dos pacientes não se apresenta com candidíase oral. Ainda, podem ocorrer úlceras gástricas ou intestinais. A peritonite por *Candida* pode ocorrer após um quadro de perfuração intestinal, particularmente do duodeno.

5. Infecção pulmonar – Já que a *Candida* geralmente coloniza o trato respiratório superior, ela é comumente isolada em secreções respiratórias. Porém, a demonstração da invasão tecidual é necessária para o diagnóstico de pneumonia ou traqueíte por *Candida*. O quadro é raro, geralmente ocorrendo em pacientes imunossuprimidos ou intubados por longos períodos, frequentemente durante um curso de antibióticos. A infecção pode causar abscessos, infiltrado nodular e efusões.

6. Infecção renal – A candidúria pode ser a única manifestação de doença disseminada. Mais comumente, essa condição está associada à instrumentação, cateter vesical de demora ou anormalidade anatômica do trato urinário. Pode haver sintomas de cistite. Massas de *Candida* podem obstruir os ureteres e causar nefropatia obstrutiva. Ainda, cilindros de *Candida* na urina sugerem infecção de parênquima renal.

7. Outras infecções – Meningite e osteomielite geralmente ocorrem apenas em pacientes imunocomprometidos ou neonatos, geralmente naqueles com alto grau de candidemia. A endocardite pode ocorrer em pacientes com valvas cardíacas anormais ou artificiais, especialmente quando há um cateter intravascular presente.

8. Candidíase disseminada – A colonização da pele e da mucosa precede, mas não prediz a disseminação. A candidíase disseminada pode se assemelhar à sepse bacteriana. Pacientes extremamente prematuros ou de muito baixo peso ao nascer são particularmente suscetíveis. Os lactentes acometidos se apresentam com intolerância alimentar, instabilidade cardiovascular, apneia, insuficiência respiratória nova ou em piora, intolerância a glicose, trombocitopenia, ou hiperbilirrubinemia. Além da prematuridade, outros fatores de risco importantes para a doença invasiva são o uso de cateteres venosos de demora, antibióticos de amplo espectro, infusões parenterais de lipídios, e imunocomprometimento. Uma pesquisa cuidadosa em pacientes imunocomprometidos deve ser realizada para lesões sugestivas de *Candida* disseminada (manchas algodonosas retinianas ou coriorretinite; abscessos dérmicos nodulares).

A candidíase hepatoesplênica e renal ocorre em pacientes imunossuprimidos. O quadro típico é de neutropenia grave em pacientes que desenvolvem febre crônica, dor abdominal variável e testes de função hepática anormais. Não há identificação de patógeno bacteriano causador e nem resposta a antibióticos. Exames como ultrassom ou TC demonstram várias lesões arredondadas no fígado, baço e rins, que revelam *Candida* na biópsia.

B. Achados Laboratoriais

As células de levedura em brotamento são facilmente visualizadas em raspagens ou outras amostras. Uma preparação úmida das secreções vaginais tem sensibilidade entre 40% e 50%; se adicionado hidróxido de potássio 10% à amostra, a sensibilidade aumenta para 50% a 70%. O uso de um esfregaço com coloração de Gram tem sensibilidade de 70% a 100%. Ainda, colorações para paredes celulares fúngicas aumentam a sensibilidade dos exames. A presença de pseudo-hifas sugere invasão tecidual. Ademais, culturas positivas a partir de sítios não estéreis podem refletir colonização e, por isso, devem ser cuidadosamente avaliadas, mas a *Candida* nunca deve ser considerada um contaminante em culturas de locais normalmente estéreis. Meios líquidos padrões de cultura de sangue irão favorecer o crescimento de espécies de *Candida*; meios de cultura fúngica não são necessários. Ainda, a *Candida* cresce mais lentamente do que a maioria das bactérias; o crescimento geralmente é evidente no ágar após 2 a 3 dias e na hemocultura em 3 dias, mas as culturas podem permanecer negativas (10% a 40%) mesmo com doença disseminada ou endocardite. A capacidade da levedura de formar tubos germinativos quando incubada em soro humano fornece uma especiação presumível para *C. albicans*. No entanto, os métodos de ressonância magnética nuclear (RMN) e PCR recentemente disponíveis reduzem muito o atraso no diagnóstico e na especiação. *Candida* em qualquer número em uma amostra de urina coletada de forma adequada sugere infecção verdadeira.

▶ Diagnóstico diferencial

A candidíase oral pode lembrar a aparência residual de leite ou fórmula láctea na mucosa oral (que podem ser facilmente removidos com uma espátula de língua ou cotonete, revelando mucosa subjacente normal e sem eritema ou erosão), outros tipos de úlceras (incluindo herpes) ou alterações orais induzidas por quimioterapia. As lesões cutâneas podem se assemelhar a dermatite de contato, alérgica, química ou bacteriana; miliária; foliculite; ou eczema. A vulvovaginite deve ser diferenciada de outras causas de corrimento e desconforto vaginais. Deve-se considerar candidemia e infecção sistêmica em qualquer paciente gravemente enfermo com os fatores de risco previamente mencionados.

Complicações

Artrite e meningite ocorrem com maior frequência em recém-nascidos do que em crianças mais velhas, e os abscessos podem ocorrer em qualquer órgão. Quanto maior a duração ou extensão da imunossupressão e quanto maior o atraso para iniciar o tratamento, maior a probabilidade de complicações.

Tratamento

A. Candidíase oral

Em lactentes, a suspensão oral de nistatina (100.000 unidades 4 a 6 vezes ao dia nos cantos da boca, após a alimentação, por 2 a 3 dias após a resolução) geralmente é suficiente. A nistatina precisa entrar em contato com as lesões porque não é absorvida sistemicamente. As crianças mais velhas podem usar a medicação como enxaguante bucal (200.000 500.000 unidades, 5 vezes ao dia), embora seja mal tolerado devido ao seu sabor. As pastilhas de clotrimazol (10 mg) 4 vezes ao dia são uma alternativa para crianças mais velhas. Em alguns casos, pode ser necessária terapia mais prolongada com uma das medicações ou em doses mais frequentes. Pintar as lesões com um cotonete embebido em violeta genciana (0,5% a 1%) pode ser visualmente dramático, mas ajudar em casos refratários. Pode ser útil erradicar a *Candida* de chupetas, bicos de mamadeira, brinquedos ou do seio materno (se o bebê estiver amamentando e houver infecção por *Candida* nos mamilos).

Os azóis orais, como o fluconazol (6 mg/kg/dia), são eficazes em crianças mais velhas com infecção por *Candida* refratária à nistatina. A descontinuação de antibióticos ou corticosteroides é aconselhada assim que possível. Ainda, a candidíase esofágica deve ser tratada com terapia sistêmica, conforme descrito posteriormente.

B. Infecção de pele

A infecção cutânea geralmente responde a um creme ou loção contendo nistatina, anfotericina B ou um imidazol (miconazol, clotrimazol, naftaleno e outros). A inflamação associada, como na dermatite das fraldas grave, pode melhorar com o uso concomitante de um creme tópico de corticosteroide de baixa concentração, como hidrocortisona a 1%. Manter a área afetada seca pode ajudar no tratamento. A supressão da *Candida* intestinal com nistatina e a erradicação da candidíase oral pode acelerar a recuperação e prevenir a recorrência da dermatite das fraldas.

C. Infecções vaginais

A candidíase vulvovaginal (ver **Capítulo 44**) é tratada com clotrimazol, miconazol, fluconazol ou nistatina (mais barata em caso de medicamentos genéricos) na forma de supositórios ou cremes, geralmente aplicados uma vez por dia à noite durante 3 a 7 dias. Uma dose maior de clotrimazol tópico pode ser utilizada durante uma única noite. Os azóis orais são terapias igualmente eficazes. O fluconazol em dose de 150 mg via oral é efetivo para a vaginite em crianças mais velhas. Casos de infecções recorrentes (geralmente por *C. glabrata*) podem requerer eliminação dos fatores de risco, tratamento por via oral, ou alguma terapia antifúngica profilática, como uma dose única de fluconazol 1 vez por semana durante 6 meses.

D. Infecção renal

A candidúria em hospedeiros imunocompetentes com cateter urinário pode melhorar com a retirada do cateter. A candidúria tem indicação de tratamento em todos os pacientes de alto risco, geralmente em um curso de 7 a 14 dias de fluconazol (3 a 6 mg/kg/dia), que se concentra na urina. A anfotericina B é indicada para pacientes com organismos resistentes ao fluconazol. Ainda, abscessos renais ou bolas fúngicas ureterais requerem terapia antifúngica endovenosa. A remoção de cateteres permanentes é imperativa.

E. Infecções sistêmicas

1. Infecção disseminada por *Candida* – A infecção sistêmica é perigosa e resistente ao tratamento. A drenagem cirúrgica dos abscessos e a remoção de todo o tecido infectado (p. ex., valva cardíaca) são medidas necessárias para a cura. É essencial estar ciente de que as diferentes espécies de *Candida* também possuem diferentes padrões de suscetibilidade, e, mesmo entre as espécies mais suscetíveis, a exposição prévia a antifúngicos pode aumentar o risco de resistência; é recomendado consultar um especialista. Para a maioria das infecções fúngicas disseminadas, as equinocandinas são a terapia inicial de preferência. A micafungina e a caspofungina são atualmente aprovadas pela FDA para uso em pacientes pediátricos. As doses iniciais e de manutenção variam de acordo com a medicação de escolha. O fluconazol pode ser substituído após 5 a 7 dias se a resposta ao tratamento é satisfatória. O fluconazol como terapia inicial é uma alternativa para pacientes que não estão gravemente doentes e que provavelmente têm um patógeno sensível ao medicamento. As formulações lipídicas de anfotericina são alternativas em casos de intolerância a outras drogas ou quando o organismo isolado tem um padrão de resistência desfavorável.

O teste de suscetibilidade para espécies de *Candida* está disponível para orientar decisões antifúngicas, e alguns padrões de suscetibilidade podem ser inferidos por meio da identificação da espécie. A *C. glabrata* e a *C. krusei* são organismos comumente isolados e que podem ser resistentes ao fluconazol; porém, são comumente responsivos aos azóis mais recentes e às equinocandinas. A *Candida lusitaniae* geralmente é resistente à anfotericina. Muitos isolados de *C. auris* são resistentes aos azóis e à anfotericina; nos Estados Unidos, a maioria dos isolados permanece sensível às equinocandinas.

Para prevenir a recorrência, a candidíase hepatoesplênica deve ser tratada até que todas as lesões tenham desaparecido ou calcificado. Pacientes selecionados com imunossupressão prolongada (p. ex., após transplante de células-tronco hematopoiéticas) devem receber profilaxia com azóis ou equinocandina.

2. Candidemia – Em caso de cateter venoso central infectado, esse deve ser removido assim que possível. Se a infecção for considerada limitada ao cateter e arredores, é recomendado um curso de 14 dias (após a última cultura positiva) de um antifúngico sistêmico após a retirada do cateter para pacientes não neutropênicos.

Nesses casos, a equinocandina é a medicação de escolha, com possibilidade de transição e término de tratamento com fluconazol quando o perfil de sensibilidade for estabelecido. Isso se dá devido a ocorrência tardia de infecção focal por *Candida*, especialmente na retina em alguns casos. Ainda, quadros de febre persistente e candidemia sugerem trombo infectado, endocardite ou infecção tecidual. Por isso, todos os pacientes com candidemia devem passar por avaliação oftalmológica.

3. Recém-nascidos de muito baixo peso – Os índices de infecção grave por *Candida* podem ultrapassar 5% a 10% em muitas enfermarias. As crianças infectadas devem realizar tratamento endovenoso com anfotericina B (1 mg/kg/dia) ou fluconazol (12 mg/kg EV ou VO) caso o organismo isolado seja suscetível. O tratamento deve ser continuado por até 2 semanas após a última cultura positiva. Ainda, é necessário realizar punção lombar e exame oftalmológico. A profilaxia nesses casos é indicada com fluconazol (3 mg/kg 2 vezes na semana) por 6 semanas ou até que o tratamento endovenoso não seja mais necessário.

▶ **Prognóstico**

A doença leve em hospedeiros hígidos tem bom prognóstico; em hospedeiros não hígidos pode haver refratariedade à terapia. O tratamento precoce em doença sistêmica geralmente é curativo se a resposta imune for adequada. O desfecho é ruim caso a terapia inicie tardiamente ou quando a resposta do hospedeiro é inadequada. A candidemia em prematuros extremos tem maiores chances de morte e desfecho neurológico e de desenvolvimento ruim.

Candidiasis. In: Kimberlin DW et al (eds): Red Book: 2021 Report of the Committee on Infectious Diseases. 32nd ed. Elk Grove Village, IL: American Academy of Pediatrics; 2021;246–252.
Forsberg K et al: Candida auris: the recent emergence of a multidrug-resistant fungal pathogen. Med Mycol 2019 Jan;57(1):1–12 [PMID: 30715430].
Pappas PG, Kauffman CA, Andes DR: Executive summary: clinical practice guideline for the management of candidiasis: 2016 update by the Infectious Diseases Society of America. Clin Infect Dis 2016 Feb 15;62(4):409–417 [PMID: 26810419].

COCCIDIOIDOMICOSE

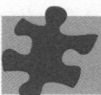

FUNDAMENTOS DO DIAGNÓSTICO E CARACTERÍSTICAS TÍPICAS

▶ Viagem ou residência para região endêmica.
▶ Forma pulmonar primária: febre, dor no peito, tosse, cefaleia, anorexia; erupção macular frequente; eritema nodoso ou eritema multiforme durante a fase aguda.
▶ Disseminação para ossos, articulações, e SNC em alguns pacientes.
▶ Esferas (endosporos no tecido) visualizadas no pus, escarro, LCS e fluido articular; cultura positiva.
▶ Aparecimento de anticorpos precipitantes (precoces) e de fixação de complemento (tardia).

▶ **Considerações gerais**

A coccidioidomicose é causada por fungos dismórficos *Coccidioides* (*immitis* ou *posadasii*), que são endêmicos no deserto de Sonora no oeste do Texas, sul do Novo México e Arizona, sul da Califórnia, norte do México e América do Sul. A maioria dos casos relatados nos Estados Unidos procedem do Arizona e da Califórnia. As infecções resultam da inalação ou inoculação de artrósporos (altamente contagiosos e facilmente disseminados pelo ar no clima seco). Mesmo viagens breves em áreas endêmicas, especialmente durante estações ventosas, podem resultar em infecções. A transmissão entre humanos não costuma ocorrer. Mais de 60% das infecções são assintomáticas e menos de 5% estão associadas com doença pulmonar significativa. A doença pulmonar crônica ou a disseminação ocorrem em menos de 1% dos casos. A maioria deles ocorre entre pacientes idosos; em crianças costuma ser mais rara.

▶ **Achados clínicos**

A. Sinais e sintomas

1. Doença primária – O período de incubação é de 10 a 16 dias (variação, 7 a 28 dias). Os sintomas variam de uma febre leve e artralgia até doença semelhante a influenza com febre alta, tosse não produtiva, dor torácica pleurítica, artralgia, cefaleia, e sudorese noturna. Sinais do trato respiratório superior são incomuns. A maioria das infecções são autolimitadas ou de gravidade mínima. Os sinais variam de nenhum a erupção cutânea, estertores, atrito pleural, e sinais de consolidação pulmonar. Pode ocorrer perda de peso.

2. Doença de pele – Até 10% das crianças evoluem com eritema nodoso ou eritema multiforme. Essas manifestações resultam de uma resposta imune favorável do hospedeiro. Ainda, outras erupções maculopapulares menos específicas ocorrem em um número maior de crianças. As lesões cutâneas podem ocorrer após a fungemia. Os locais primários de inoculação na pele evoluem com úlceras endurecidas e adenopatia local. Ainda, a pele pode ser acometida por contiguidade após infecção profunda em linfonodos ou ossos. Por isso, sempre que houver lesão cutânea, deve-se buscar por focos internos de infecção.

3. Doença pulmonar crônica – É incomum em crianças. Casos de doença crônica se manifestam com tosse crônica (ocasionalmente com hemoptise), perda de peso, e alterações radiológicas.

4. Doença disseminada – É menos comum em crianças do que em adultos, e é mais comum em lactentes, recém-nascidos, gestantes (especialmente durante o terceiro trimestre), pessoas negras, filipinos, indígenas, e pacientes com HIV ou outra deficiência imunomediada por células T. Mais de um órgão pode estar envolvido. Os sítios extrapulmonares mais comumente acometidos são os ossos ou articulações (geralmente apenas uma articulação ou osso com edema subagudo ou crônico, dor, vermelhidão), linfonodos, meninges (sinais meníngeos lentamente progressivos, ataxia, vômitos, cefaleia, e neuropatia craniana), e rins (disúria e polaciúria). Assim como a maioria das doenças fúngicas, a evolução da doença normalmente é lenta.

B. Achados Laboratoriais

O exame direto da secreção respiratória, pus, LCS, ou do tecido pode demonstrar grandes esferas (30 a 60 μm) contendo endosporos germinantes no tecido. As colônias características crescem em 2 a 5 dias em meios de rotina para fungos e muitos outros. Os coccidioides são um risco biológico, e, portanto, o laboratório deve ser informado antes do envio das amostras para cultura. As culturas do LCS são frequentemente negativas. O diagnóstico por PCR, que está disponível para várias amostras, incluindo as respiratórias, é o método de escolha.

A taxa de sedimentação geralmente é elevada. Pode ocorrer eosinofilia, geralmente antes da disseminação, e é mais comum na coccidioidomicose do que na maioria das outras condições com sintomas semelhantes. A meningite causa uma pleocitose mononuclear (70% contendo eosinófilos) com proteína elevada e hipoglicorraquia leve.

O diagnóstico é frequentemente baseado em dosagens de anticorpos; os anticorpos podem ser detectados por vários métodos, incluindo imunoensaio enzimático (EIA, de *enzyme immunoassay*), imunodifusão e fixação de complemento. Foi sugerida uma abordagem sequencial com EIA (mais sensível) seguida de imunodifusão confirmatória (mais específica). Os anticorpos IgM surgem nas primeiras 1 a 3 semanas, mas devem ser confirmados com IgG devido à baixa especificidade. A presença de anticorpo no LCS indica infecção do SNC; os títulos de anticorpos séricos e no LCS correlacionam-se com a progressão da doença e a resposta à terapia.

O antígeno galactomanana dos *Coccidioides* pode ser detectado na urina e no soro dos pacientes. Isso ocorre mais frequentemente na doença grave em comparação à doença moderada e pode ser mais útil em pacientes imunocomprometidos, que podem não apresentar respostas de anticorpos.

C. Exames de imagem

Aproximadamente metade das infecções sintomáticas estão associadas com achados radiográficos alterados – geralmente infiltrados com adenopatia hilar. Ainda, podem ser encontradas consolidações pulmonares, efusões e cavidades de paredes finas. Cerca de 5% dos pacientes infectados apresentam nódulos ou cistos assintomáticos após a recuperação clínica. Ao contrário da reativação da tuberculose, a doença apical não é proeminente. A infecção óssea causa osteólise que impregna com tecnécio. Exames de imagem cerebral podem revelar hidrocefalia e meningite; porém, abscessos intracranianos e calcificações são incomuns. A evolução radiográfica das lesões é lenta.

▶ Diagnóstico diferencial

A infecção pulmonar primária se assemelha a infecções virais agudas, bacterianas ou de micoplasma; a apresentação subaguda lembra tuberculose, histoplasmose, e blastomicose. A doença pulmonar crônica ou doença disseminada pode ser diferenciada de câncer, tuberculose ou outras infecções fúngicas.

▶ Complicações

A disseminação da doença pulmonar primária está associada a imunossupressão, origens étnicas de alto risco, febre prolongada (1 mês), altos títulos de anticorpos de fixação de complemento e adenopatia hilar significativa. As complicações pulmonares incluem efusões, empiemas e pneumotórax. Por fim, uma infecção cerebral pode resultar em hidrocefalia não comunicante secundária à meningite basilar.

▶ Tratamento

A. Medidas específicas

Na maioria dos pacientes imunocompetentes, as infecções pulmonares leves não requerem tratamento, apesar de alguns autores sugerirem tratamento para todas as infecções. Os pacientes não tratados devem ser acompanhados por 1 a 2 anos a fim de garantir a resolução e a identificação precoce de qualquer complicação. A terapia antifúngica é indicada para febre prolongada, perda de peso (10%), sudorese noturna prolongada, pneumonite grave (especialmente se persiste por 4 a 6 semanas), ou qualquer manifestação de doença disseminada. O tratamento também é indicado para neonatos, gestantes e pacientes de etnias de alto risco ou com altos títulos de anticorpos.

A anfotericina B de formulação lipídica é utilizada no tratamento de doença pulmonar grave ou disseminada ou doença em pacientes imunossuprimidos (2 a 5 mg/kg/dia). Em geral, quanto mais rápida a progressão da infecção, maior é a indicação de tratamento com anfotericina B. Para quadros menos graves e em doença meníngea, a preferência é por fluconazol ou itraconazol (a duração do tratamento costuma ser de 3 a 6 meses, mas pode ser mais longa em infecções prolongadas ou até por toda a vida em casos de doença meníngea). Ainda, é indicado obter o nível sérico da medicação para monitorar a resposta terapêutica. Os pacientes com infecção refratária podem responder ao voriconazol com caspofungina, e os casos de meningite refratária podem necessitar de terapia com anfotericina B intratecal ou intraventricular.

B. Medidas gerais

A maioria das infecções pulmonares requer apenas tratamento sintomático, atividades autolimitadas e bom aporte nutricional. Os pacientes não transmitem a doença.

C. Medidas cirúrgicas

A excisão cirúrgica de cavidades pulmonares crônicas ou abscessos pode ser necessária. Nódulos infectados, trato sinusal, e ossos são outros sítios de lesões operáveis. O tratamento com azóis pode ser administrado previamente à cirurgia para prevenir a disseminação e deve ser continuado por até 4 semanas arbitrariamente ou até que os critérios de cura sejam atingidos.

Prognóstico

A maioria dos pacientes se recupera, mas a doença disseminada ou de SNC pode ser fatal, especialmente naqueles com predisposição racial (negros, filipinos). Um título crescente de anticorpos de fixação de complemento é um sinal de gravidade. Os pacientes que mais tarde na vida passam por imunossupressão ou infecção por HIV podem ter reativação da doença latente. Por isso, alguns programas de transplante, reumatologia e oncologia determinam detecção de infecção prévia por meio de sorologia e prescrevem profilaxia ou vigilância clínica dos pacientes durante os períodos de imunossupressão intensa.

> Galgiani JN et al: 2016 Infectious Diseases Society of America (IDSA) Clinical Practice Guideline for the treatment of coccidioidomycosis. Clin Infect Dis 2016 Sept 15;63(6):e112–e146, https://doi.org/10.1093/cid/ciw360.
> Maza-Morales M et al: Coccidioidomycosis in children and adolescents: an update. Curr Fungal Infect Rep 2020;14:106–114. https://doi.org/10.1007/s12281-020-00381-8.

CRIPTOCOCOSE

FUNDAMENTOS DO DIAGNÓSTICO E CARACTERÍSTICAS TÍPICAS

- Pneumonite aguda em pacientes imunocompetentes.
- Pacientes imunossuprimidos são especialmente vulneráveis a infecções de SNC (cefaleia, vômitos, paralisia de nervos cranianos, sinais meníngeos; pleocitose mononuclear)
- Antígenos criptocócicos detectados no LCS; também séricos e de urina em alguns pacientes.
- O *Cryptococcus* é rapidamente isolado em meios de rotina.

Considerações gerais

O *Cryptococcus neoformans* é uma levedura de solo onipresente. Sobrevive melhor em solo contaminado com fezes de pássaros. Entretanto, a maioria das infecções em humanos não está associada a uma história de contato significativo com aves. A inalação é a via presumida de inoculação. As infecções em crianças são raras, mesmo em pacientes gravemente imunocomprometidos, como aqueles com HIV ou que transplantaram medula óssea ou órgãos sólidos. Os indivíduos imunocompetentes também podem ser infectados, especialmente pelo *Cryptococcus gattii*, que é um patógeno emergente no Canadá e no noroeste do Pacífico. A transmissão não ocorre entre pacientes assintomáticos.

Achados clínicos

A. Sinais e sintomas

1. Doença pulmonar – A infecção pulmonar precede a disseminação para outros órgãos. Ela é geralmente assintomática (muitas crianças mais velhas e adultos podem ter evidência sorológica de infecção prévia) e geralmente sem clínica aparente. A pneumonia é a manifestação primária em um terço dos pacientes. A pneumonia criptocócica pode coexistir com o envolvimento de SNC. Os sintomas costumam ser inespecíficos e subagudos – tosse, perda de peso e fadiga.

2. Meningite – A manifestação clínica mais comum é a meningite, que resulta da disseminação hematogênica a partir de um foco pulmonar. A doença de SNC é a manifestação de infecção primária em 50% dos pacientes. A taxa de ocorrência é maior em pacientes imunossuprimidos (especialmente com HIV). Os sintomas de cefaleia, vômitos e febre se prolongam por dias a meses. Os sinais meníngeos e papiledema são comuns. Além disso, podem ocorrer disfunção de nervos cranianos e convulsões.

3. Outras formas – A doença de pele é geralmente secundária à disseminação. Pápulas, pústulas e nódulos ulcerados são achados típicos. Os ossos (raramente articulações) podem estar infectados; e podem ser encontradas lesões osteolíticas, e o processo pode lembrar o osteossarcoma. Muitos outros órgãos, em especial os olhos, podem ser acometidos secundariamente à disseminação da doença.

B. Achados laboratoriais

O LCS geralmente apresenta pleocitose linfocítica; isso pode ser completamente normal nos pacientes imunossuprimidos com infecção meníngea. A microscopia direta pode identificar microrganismos no pus, no LCS, ou em outras amostras. O antígeno capsular pode ser detectado por aglutinação de látex ou por ELISA, ambos métodos sensíveis (90%) e específicos. Testes de LCS falsos negativos são raros. Sempre que houver suspeita de criptococose, devem ser realizados exames séricos, de LCS e de urina. A análise sérica pode ser negativa se o pulmão for o único órgão infectado. Os organismos crescem depois de muitos dias nas amostras de rotina. Para uma cultura otimizada, a coleta e a concentração de um grande volume de LCS (10 mL) é indicada, já que o número de microrganismos pode ser baixo a depender da amostra. O *Cryptococcus* se encontra presente no painel viral de vários tipos de meningite.

C. Exames de imagem

Os achados radiográficos geralmente são de infiltrados em lobos inferiores ou densidades nodulares; menos comumente efusões; e raramente cavitações, adenopatia hilar, ou calcificações. Ainda, lesões em massas únicas ou múltiplas (criptococomas) podem ser detectadas no SNC por meio da TC ou RM.

Diagnóstico diferencial

A meningite criptocócica pode mimetizar tuberculose, meningoencefalite viral, meningite por outros fungos, ou lesão expansiva ocupando o SNC. A infecção pulmonar na criptococose é difícil de diferenciar de outras várias causas de pneumonia.

▶ Complicações

A meningite basilar crônica pode resultar em hidrocefalia. É comum ocorrer hipertensão intracraniana sintomática e recalcitrante. Ainda, doença pulmonar significativa ou doença óssea podem acompanhar a infecção primária ou a disseminação da doença.

▶ Tratamento

Os pacientes com doença pulmonar sintomática devem receber fluconazol por 3 a 6 meses. Todos os pacientes imunocomprometidos e com doença pulmonar criptocócica devem realizar uma punção lombar para descartar infecção do SNC; esse exame também deve ser feito em pacientes imunocompetentes que tenham antígeno criptocócico sérico positivo. Os pacientes gravemente doentes devem receber anfotericina B desoxicolato (1 mg/kg/dia); formulações lipossomais ou lipídicas de anfotericina B podem ser igualmente eficazes e com menos efeitos colaterais. Casos complicados com meningite são tratados com anfotericina B lipossomal (3 mg/kg/dia) ou anfotericina B complexo lipídico (5 mg/kg/dia) e flucitosina (100 mg/kg/dia dividida em quatro doses). O fluconazol pode ser substituído por flucitosina. A terapia de indução é realizada por um período mínimo de 2 semanas em casos de infecção de SNC. A transição para a terapia de consolidação depende da resposta clínica e da medição seriada do antígeno criptocócico no LCS. As consolidações podem ser tratadas com fluconazol em monoterapia (5 mg/kg, 2 doses diárias) por 8 semanas, seguido de uma dose reduzida (terapia de manutenção) durante 6 a 12 meses. Algumas evidências sugerem que o voriconazol ou posaconazol possam ter uma maior eficácia anticriptocócica, mas faltam dados confirmatórios na pediatria. Ademais, o fluconazol continua sendo a terapia de manutenção preferida para prevenir recaídas em pacientes de alto risco (p. ex., HIV-positivos). A hipertensão intracraniana é tratada por meio de punções lombares frequentes ou por meio da colocação de um dreno para derivação lombar.

▶ Prognóstico

Falhas de tratamento, incluindo a morte, são comuns em pacientes imunossuprimidos, especialmente naqueles com Aids. A terapia de manutenção prolongada pode ser necessária nesses pacientes. Os sinais de prognóstico desfavorável são a presença de doença extrameníngea, menos de 20 células/μL no LCS inicial e antígeno positivo no LCS com títulos iniciais superiores a 1:32.

> *Cryptococcus neoformans* and *Cryptococcus gattii* Infections (Cryptococcosis). In: Kimberlin DW et al (eds): *Red Book: 2021 Report of the Committee on Infectious Diseases*. 32nd ed. Elk Grove Village, IL: American Academy of Pediatrics; 2021;285–288.
> Perfect JR: Clinical practice guidelines for the management of cryptococcal disease: 2010 update by the infectious diseases society of America. Clin Infect Dis 2010;50(3):291–322 [PMID: 20047480].
> World Health Organization. Guidelines for the diagnosis, prevention and management of cryptococcal disease in HIV-infected adults, adolescents and children, March, 2018. Available at: www.who.int/hiv/pub/guidelines/cryptococcal-disease/en/.

HISTOPLASMOSE

FUNDAMENTOS DO DIAGNÓSTICO E CARACTERÍSTICAS TÍPICAS

▶ Viagem ou residência para regiões endêmicas.
▶ Pneumonia com doença semelhante a gripe.
▶ Se disseminada, pode haver hepatoesplenomegalia, anemia e leucopenia.
▶ Antígeno de *Histoplasma* na urina, sangue, lavado broncoalveolar no LCS.
▶ A detecção é feita por coloração do organismo em esfregaços ou tecido ou por cultura.

▶ Considerações gerais

O fungo dimórfico *Histoplasma capsulatum* é encontrado no centro e leste dos Estados Unidos (Ohio, Mississippi e vales do rio Missouri), México e na maior parte da América do Sul. A contaminação do solo é intensificada pela presença de morcegos ou fezes de pássaros. A infecção é adquirida por meio da inalação de esporos que se transformam nas formas de leveduras patogênicas nos tecidos infectados, especialmente nos macrófagos. As infecções em áreas endêmicas são muito comuns em todas as idades e geralmente são assintomáticas. Mais de dois terços das crianças são infectadas nessas regiões. A reativação é rara em crianças, mas geralmente ocorre após o tratamento com agentes imunossupressores, assim como após resposta biológica a modificadores e quimioterapia, mesmo anos após a infecção primária. Também pode ocorrer reinfecção. A progressão dos sintomas em infecção primária ou reinfecção é influenciada pelo tamanho do inóculo infectante.

▶ Achados clínicos

A transmissão de pessoa para pessoa não ocorre. A infecção se dá pela exposição ambiental em áreas endêmicas – geralmente nas semanas ou meses anteriores ao quadro. Não ocorre infecção congênita.

A. Sinais e sintomas

1. Infecção Assintomática (90% das infecções) – A histoplasmose assintomática geralmente é diagnosticada por meio da presença de calcificações disseminadas nos pulmões ou baço e um teste de pele ou sorológico positivo. A calcificação pode lembrar aquela causada por tuberculose, mas pode ser mais extensa do que o complexo de Gohn típico.

2. Pneumonia – Aproximadamente 5% dos pacientes se apresentam com doença leve a moderada. A causa da doença geralmente não é reconhecida como sendo histoplasmose. A doença aguda pulmonar pode lembrar influenza: febre, mal-estar, mialgia, artralgia, e tosse não produtiva ocorrendo 1 a 3 semanas após a exposição grave (pode ser prolongado se a exposição for menos intensa). A forma subaguda se assemelha a infecções como a tuberculose – com tosse, perda de peso, sudorese noturna e pleurisia. A doença crônica é incomum em crianças. O exame físico pode ser normal, ou estertores podem ser auscultados. Um pequeno número de pacientes pode ter alterações clínicas imunomediadas como artrite, pericardite, e eritema nodoso. A duração comum da doença é de menos de 2 semanas, seguida por resolução completa, mas, sem tratamento adequado, os sintomas podem se prolongar por vários meses.

3. Infecção disseminada (5% das infecções) – A fungemia durante a infecção primária geralmente ocorre nas primeiras 2 semanas em todas as infecções, incluindo aquelas com sintomas mínimos. A hepatoesplenomegalia transitória pode ocorrer, mas é esperada uma resolução completa nos pacientes imunocompetentes. Exposição grave, doença pulmonar grave concomitante, e imunossupressão são fatores de risco para infecção progressiva, caracterizada por anemia, febre, perda de peso, organomegalia, envolvimento medular ou do SNC, e morte. A disseminação pode acontecer em algumas crianças imunocompetentes; geralmente essas são menores de 2 anos.

4. Outras formas – O envolvimento ocular consiste em coroidite multifocal. Geralmente, ela ocorre em adultos imunocompetentes com outras evidências de doença disseminada. Outros sítios que podem estar envolvidos são cérebro, pericárdio, intestino e pele (úlceras orais e nódulos). O envolvimento da glândula adrenal é comum na doença sistêmica.

B. Achados laboratoriais

Os testes de rotina são normais ou inespecíficos nas formas benignas. A pancitopenia está presente em vários pacientes com doença disseminada. O diagnóstico pode ser feito por meio da identificação do microrganismo por histologia ou cultura. As leveduras teciduais costumam ser pequenas e podem ser confundidas com artefatos, e são encontradas nos macrófagos, ocasionalmente em leucócitos de sangue periférico na doença grave, e mais raramente no escarro, urina ou LCS. As culturas de tecidos ou fluidos infectados podem identificar o organismo após 1 a 4 semanas de incubação em meios fúngicos, mas, mesmo em pacientes imunocomprometidos, as culturas de lavado broncoalveolar e biópsia transbrônquica podem ser negativas (15%). Assim, são necessárias amostras de medula óssea e de tecido. A detecção dos antígenos de histoplasma no sangue, urina, LCS e lavado broncoalveolar é a técnica diagnóstica mais sensível (90% de positividade na urina com doença disseminada, 75% de positividade na pneumonia aguda), mas podem ocorrer resultados falso negativos. Também podem ocorrer reações cruzadas com outras infecções fúngicas. É recomendado testar tanto a urina como o sangue a fim de otimizar os resultados. Os níveis de antígenos têm relação com a extensão da infecção, e esses podem ser utilizados para monitorar a resposta terapêutica e para indicar infecção persistente mesmo após o término do tratamento (p. ex., em crianças com infecção pelo HIV).

Os anticorpos podem ser detectados por imunodifusão e ensaio imunoenzimático; este aumenta nas primeiras 2 a 6 semanas de doença e tem queda posterior, a menos que ocorra disseminação. Ocorrem reações cruzadas com alguns outros fungos endêmicos. Em casos de um único título alto ou crescente, há alta probabilidade de doença, embora a detecção de antígenos tenha substituído a sorologia como método rápido de diagnóstico.

C. Exames de imagem

As calcificações pulmonares dispersas em crianças saudáveis são típicas de infecção prévia. A broncopneumonia (infiltrados pulmonares focais leves) ocorre na doença aguda, muitas vezes com adenopatia hilar e mediastinal, e, em alguns casos, com nódulos, mas raramente com efusão. Ocorrem infiltrados localizados ou irregulares na doença subaguda. A cavitação apical se dá com a infecção crônica, muitas vezes no contexto de uma doença pulmonar preexistente.

▶ Diagnóstico diferencial

A doença pulmonar se assemelha à infecção viral, outras causas de pneumonia adquirida na comunidade, tuberculose, coccidioidomicose e blastomicose. Ainda, a doença sistêmica lembra infecção fúngica ou por micobactéria disseminada, leucemia, histiocitose ou câncer.

▶ Tratamento

A maioria dos pacientes com doença pulmonar aguda podem se beneficiar do itraconazol oral. Aqueles com quadro subagudo geralmente estão melhores clinicamente ao diagnóstico, mas devem receber tratamento via oral caso continuem sintomáticos. O tratamento com anfotericina B de formulação lipídica (2 a 5 mg/kg/dia) é indicado para doença pulmonar grave (envolvimento radiológico difuso); doença disseminada; quando há doença endovascular, de SNC, ou pulmonar crônica; e também para crianças menores de 1 ano de idade. A doença disseminada em lactentes pode responder em até 10 dias de anfotericina B, embora geralmente se recomendem 4 a 6 semanas de tratamento. Os pacientes com doença grave (especialmente pulmonar) podem se beneficiar de um curso rápido de terapia com corticosteroides. A excisão cirúrgica de lesões pulmonares crônicas raramente é necessária. O itraconazol (3 a 5 mg/kg/dia por 6 a 12 semanas; nível sérico 1 mcg/mL) parece ser equivalente à anfotericina B em casos de doença leve, e pode ser prescrito em doença grave após uma fase inicial (2 semanas) de resposta favorável à anfotericina B. A doença pulmonar crônica, de SNC, ou disseminada deve ser tratada por pelo menos um ano após a mudança para o tratamento por via oral.

A quantificação do antígeno fúngico é útil para o direcionamento da terapia, e deve ser monitorada por 1 ano após um tratamento eficaz para doença grave. Pode ocorrer recaída em até 15%

dos pacientes com doença crônica tratada. A histoplasmose pode ser reativada em pacientes previamente infectados que se tornaram imunossuprimidos. Já os pacientes cronicamente imunossuprimidos podem necessitar de terapia de manutenção por toda a vida com itraconazol.

▶ Prognóstico

Os pacientes com infecção leve a moderada costumam ter um bom prognóstico. Em casos de diagnóstico e tratamento precoces, os lactentes, mesmo com doença disseminada, geralmente se recuperam; o prognóstico piora se a resposta imune for fraca.

Hage CA: Histoplasmosis: up-to-date evidence-based approach to diagnosis and management. Semin Respir Crit Care Med 2015;36(5):729–745 [PMID: 26398539].

Oulette CP et al: Pediatric histoplasmosis in an area of endemicity: a contemporary analysis. J Pediatric Infect Dis Soc 2019 Nov 6;8(5):400–407. doi: 10.1093/jpids/piy073.

Richer SM: Improved diagnosis of acute pulmonary histoplasmosis by combining antigen and antibody detection. Clin Infect Dis 2016;62(7):896–902 [PMID: 26797210].

ESPOROTRICOSE

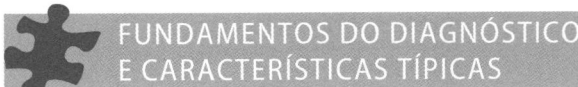

FUNDAMENTOS DO DIAGNÓSTICO E CARACTERÍSTICAS TÍPICAS

▶ Úlceras cutâneas subagudas.
▶ Novas lesões que aparecem próximas a lesões já existentes ao longo de um vaso linfático de drenagem.
▶ Ausência de sintomas sistêmicos.
▶ Isolamento de *Sporothrix schenckii* da drenagem de feridas ou de biópsias.

▶ Considerações gerais

A esporotricose é causada pelo *S. schenckii*, um fungo dimórfico presente como um bolor no solo, plantas, e produtos vegetais da maioria das regiões da América do Norte e do Sul. Os esporos do fungo podem causar infecção quando atravessam a pele em áreas de pequenos traumas. A esporotricose pode ser transmitida por meio de lesões cutâneas de animais domésticos. O *Sporothrix brasiliensis* é uma espécie que tem sido associada a doenças epidêmicas transmitidas de gatos para os humanos (através de mordidas e arranhões) no Brasil. Por esse motivo, cuidados devem ser tomados no contato e manuseio de gatos nesse país.

▶ Achados clínicos

A doença cutânea é de longe a manifestação mais comum. Tipicamente, em locais de lesão de pele inaparente, há uma dor inicial com lesões papulares que lentamente se tornam nodulares e ulceradas. Novas lesões subsequentes podem se desenvolver de maneira semelhante, próximas ao longo do trajeto linfático de drenagem da primeira lesão. Essa sequência de desenvolvimento de úlceras crônicas e indolores de forma linear é altamente sugestiva do diagnóstico. Pode haver lesões isoladas, e algumas podem apresentar um aspecto verrucoso. Os sintomas sistêmicos estão ausentes e os exames laboratoriais são normais, exceto para exames de fase aguda alterados. Os fungos raramente se disseminam em hospedeiros imunocompetentes. A pneumonia cavitária é uma manifestação incomum de pacientes que inalam os esporos. Os pacientes imunocomprometidos, principalmente aqueles com infecção pelo HIV, podem desenvolver lesões cutâneas disseminadas e doença multiorgânica com pneumonia extensa.

▶ Diagnóstico diferencial

O diagnóstico diferencial de linfangite nodular (infecção esporotricoide) inclui outros fungos endêmicos e algumas bactérias, especialmente micobactérias atípicas e nocardiose, leishmaniose dérmica, pioderma gangrenoso e sífilis. O diagnóstico é feito por meio de cultura. A biópsia das lesões demonstra uma resposta supurativa com granulomas e fornece uma boa amostra para o isolamento laboratorial. Em alguns casos, a levedura característica pode ser identificada a partir da biópsia.

▶ Tratamento e Prognóstico

O tratamento é realizado com itraconazol (200 mg/dia ou 5 mg/kg/dia divididas em 2 doses) por 2 a 4 semanas após a cura da lesão, geralmente de 3 a 6 meses. O prognóstico é excelente na doença linfocutânea em crianças imunocompetentes. A doença pulmonar ou osteoarticular, especialmente em indivíduos imunocomprometidos, requer tratamento prolongado. A anfotericina B pode ser necessária para doenças disseminada, de SNC, e pulmonar grave. Ainda, pode ser necessário debridamento cirúrgico.

Gremião IDF et al: Zoonotic epidemic of sporotrichosis: cat to human transmission. PLoS Pathog 2017 Jan 19;13:1 e1006077. doi:10.1371/journal.ppat.1006077.

Sporotrichosis. In: Kimberlin DW et al (eds): *Red Book: 2021 Report of the Committee on Infectious Diseases*. 32nd ed. Elk Grove Village, IL: American Academy of Pediatrics; 2021;676–677.

PNEUMOCYSTIS E OUTRAS INFECÇÕES FÚNGICAS OPORTUNISTAS

O título desta seção indica que os fungos, que normalmente não são patogênicos, ou que não causam doença grave, podem causar doença quando há *oportunidade* por conta de alterações nas defesas do hospedeiro. Isso ocorre mais comumente quando os pacientes são tratados com corticosteroides, drogas antineoplásicas, imunobiológicos, ou radiação, reduzindo assim o número e a função de neutrófilos e células B e T. Erros inatos no sistema imune (como imunodeficiência combinada ou doença granulomatosa crônica) também podem ser agravados por essas infecções fúngicas. As infecções oportunistas são facilitadas pela alteração da flora normal por meio do uso de antibióticos e pela quebra na barreira da membrana mucosa ou da pele com terapia antineoplásica ou procedimentos como acessos venosos e tubos.

A **Tabela 43-4** indica que os fungos filamentosos são causas importantes de doença fúngica sistêmica grave em pacientes imunocomprometidos. As espécies de *Aspergillus* (geralmente *fumigatus*) e os Zygomycetes (geralmente Mucorales) causam pneumonia subaguda e sinusite e devem ser consideradas quando essas condições

Tabela 43-4 Infecções fúngicas incomuns em crianças

Organismo	Fatores predisponentes	Rota de infecção	Quadro clínico	Testes diagnósticos	Tratamento e comentários
Espécies de *Aspergillus*	Nenhum	Inalação de esporos	Aspergilose broncopulmonar alérgica; chiado, tosse, infiltrado migratório, eosinofilia.	Microrganismos no escarro; teste cutâneo positivo; anticorpos IgE específicos; níveis elevados de IgE.	Hipersensibilidade aos antígenos fúngicos. Uso de esteroides. Antifúngicos podem não ser necessários.
	Imunossupressão	Inalação de esporos	Doença pulmonar progressiva: consolidação, nódulos, abscessos. Sinusite.	Doença disseminada: geralmente pulmão, cérebro; ocasionalmente intestino, rins, coração, ossos. Invasão de vasos sanguíneos. Fungos identificados nos tecidos por coloração ou culturas; hifas septadas ramificando-se em ângulo de até 45 graus; detecção de antígeno/componentes fúngicos no sangue ou amostras respiratórias podem ser úteis; PCR disponível em alguns sítios.	Anfotericina B, voriconazol, e caspofungina oral são igualmente eficazes; podem ser utilizados em combinação.
Malassezia furfur, *M. pachydermatis*	Cateter venoso central, geralmente com infusão lipídica (pode ocorrer na ausência de lipídios)	Infecção de cateter por colonização da pele	Sepse; pneumonite, trombocitopenia.	Cultura do cateter no sangue e meio enriquecido por lipídios (para *M. furfur*; a *M. pachydermatis* não precisa de lipídios). Fungos podem ser visualizados na camada leucoplaquetária do sangue.	Interrupção do uso de lipídios pode ser suficiente. Remoção do cateter. Pode ser necessário uso de anfotericina B por curto período. O organismo é onipresente na pele normal; requer ácidos graxos de cadeia longa para o crescimento.
Mucorales (*Mucor*, *Rhizopus*, *Absidia*)	Imunossupressão, acidose diabética, sobrecarga de ferro	Inalação, colonização de mucosa	Rinocerebral: seios, nariz, vasculite necrotizante; disseminação pelo sistema nervoso central. Pulmonar. Disseminada: qualquer órgão.	Identificação de ampla ramificação de hifas asseptadas em ângulos de 90 graus em tecidos por coloração. Cultura: fungo macio e de crescimento rápido. A detecção de antígenos/componentes fúngicos no sangue ou em amostras respiratórias pode ser útil.	Anfotericina B, debridamento cirúrgico; voriconazol e posaconazol também podem ser eficazes ou podem ser utilizados como um segundo agente na terapia combinada. Prognóstico ruim.
Espécies de *Scedosporium*	Imunossupressão	Inalação	Disseminação de abscesso (pulmão, cérebro, fígado, baço, outro).	Cultura de pus ou de tecido.	Drenagem cirúrgica; voriconazol ou caspofungina. Cirurgia agressiva.
	Trauma pequeno	Cutânea	Micetoma (mais comum).	Grânulos brancos ou amarelos no pus. Cultura.	
Candida e *Cryptococcus*	Ver anteriormente no capítulo				

PCR, reação em cadeia da polimerase.

não respondem aos antibióticos em pacientes imunocomprometidos. Ainda, as espécies de *Aspergillus* também causam doença invasiva em pacientes com doença granulomatosa crônica. A mucormicose pode provocar sinusite grave em diabete mal controlada com acidose. Os fungos podem invadir a órbita e causar infecção cerebral. Ainda, a mucormicose pode ocorrer em pacientes recebendo quelantes de ferro ou quimioterapia intensiva. Essas infecções fúngicas podem se disseminar amplamente. Exames de imagem podem sugerir a etiologia, mas a doença é melhor diagnosticada por aspiração ou biópsia de tecidos infectados. Um dos achados característicos da TC é o "sinal do halo", que é uma opacidade com aparência de vidro fosco ao redor do nódulo ou massa pulmonar. O "sinal do halo invertido" é uma opacidade em vidro fosco arredondada e focal circundada por uma crescente ou um anel completo de consolidação. A detecção de galactomanana e β-glucano no sangue e fluido alveolar pode ser útil para o diagnóstico ou presunção de aspergilose ou outros patógenos fúngicos oportunistas.

Embora o *Cryptococcus* possa causar doença em hospedeiros imunocompetentes, ele acomete e tem clínica mais evidente e grave em pacientes imunocomprometidos. Esse fungo causa pneumonia e é uma causa importante de meningite fúngica (ver seção anterior deste capítulo). As espécies de *Candida* nesses pacientes provocam fungemia e doença de múltiplos órgãos, com pulmões, esôfago, fígado e baço afetados com frequência (ver seção anterior sobre infecção disseminada por *Candida*).

As infecções fúngicas oportunistas devem ser sempre consideradas no diagnóstico diferencial de febre inexplicada ou infiltrado pulmonar em pacientes imunocomprometidos. Esses patógenos devem ser pesquisados de forma agressiva com exames de imagem e amostras teciduais quando disponíveis. Os fungos *Cryptococcus* e *Aspergillus* podem ser identificados por meio de testes de antígenos específicos. Pode-se suspeitar de *Aspergillus* e Mucorales pela detecção de componentes da parede celular fúngica ou por PCR. A interpretação desses resultados pode ser difícil, com maior incerteza em pacientes pediátricos. As infecções oportunistas são difíceis de tratar devido as deficiências na resposta imune do hospedeiro. O tratamento deve ser realizado com profissionais com experiência no manejo dessas infecções. O voriconazol é o medicamento de escolha para muitas infecções fúngicas, mas tanto as equinocandinas quanto a anfotericina B são boas alternativas em determinados cenários. Os níveis séricos de voriconazol devem ser determinados para orientar a resposta terapêutica. Estão sendo testadas combinações de antifúngicos para melhorar os resultados. Muitas crianças com função fagocítica e imunológica mediada por células T deprimidas por longos períodos (p. ex., após transplante de células-tronco hematopoiéticas) devem receber profilaxia antifúngica durante o período de imunossupressão grave, mais frequentemente com fluconazol ou itraconazol. Da mesma forma, lactentes com muito baixo peso ao nascer, os quais apresentam alto risco de infecção sistêmica por *Candida*, frequentemente recebem profilaxia semelhante por períodos prolongados.

A *Malassezia furfur* é uma levedura que normalmente causa infecção de pele superficial conhecida como tínea versicolor (ver **Capítulo 15**). Esse organismo é considerado oportunista quando a fungemia está associada a períodos de terapia endovenosa prolongada, especialmente cateter venoso utilizado para hiperalimentação. O fungo, que depende de lipídios da pele para seu crescimento, pode infectar cateteres quando há lipídios na infusão endovenosa. Algumas espécies crescem mesmo na ausência de lipídios. Febre inexplicada e trombocitopenia são outros achados comuns. Pode haver infiltrado pulmonar. O diagnóstico é facilitado pelo uso de meios específicos ou pela sobreposição de meios tradicionais com azeite de oliva. A infecção normalmente responde à retirada do cateter ou do suplemento lipídico. Além disso, a anfotericina B pode ajudar na resolução do quadro.

King J et al: Recognition and clinical presentation of invasive fungal disease in neonates and children. J Pediatric Infect Dis Soc 2017 Sept 1;6(Suppl 1):S12–S21. doi: https://doi.org/10.1093/jpids/pix053.

Lehrnbecher T: Galactomannan, β-D-glucan, and polymerase chain reaction-based assays for the diagnosis of invasive fungal disease in pediatric cancer and hematopoietic stem cell transplantation: a systematic review and meta-analysis. Clin Infect Dis 2016;63(10):1340–1348 [PMID: 27567122].

Panel on Opportunistic Infections in HIV-Exposed and HIV-Infected Children. Guidelines for the Prevention and Treatment of Opportunistic Infections in HIV-Exposed and HIV-Infected Children. Department of Health and Human Services. Available at http://aidsinfo.nih.gov/contentfiles/lvguidelines/oi_guidelines_pediatrics.pdf. Accessed July 8, 2021.

Patterson TF: Practice guidelines for the diagnosis and management of aspergillosis: 2016 update by the Infectious Diseases Society of America. Clin Infect Dis 2016;63:e1–e60 [PMID: 27365388].

INFECÇÃO POR *PNEUMOCYSTIS JIROVECI*

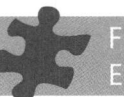

FUNDAMENTOS DO DIAGNÓSTICO E CARACTERÍSTICAS TÍPICAS

- Imunossupressão significativa.
- Febre, taquipneia, tosse, dispneia.
- Hipoxemia; infiltrado intersticial difuso.
- Detecção do organismo em espécimes de origem pulmonar.

▶ Considerações gerais

Embora classificado como um fungo com base em características estruturais e de ácido nucleico, o *Pneumocystis* costuma ter boa resposta a drogas antiprotozoárias e antifolatos. Além disso, é considerado um patógeno onipresente. A infecção inicial ocorre de forma assintomática por meio da inalação, geralmente durante a primeira infância, e se torna um problema clínico após a reativação associada à supressão imune. A transmissão de pessoa para pessoa pode contribuir para a doença sintomática em indivíduos imunocomprometidos. É raro ocorrer doença clínica no hospedeiro normal. Ademais, foi descrita uma síndrome de pneumonia afebril, semelhante à causada pela *Chlamydia trachomatis*, em lactentes normais, mas com etiologia raramente confirmada. Seja pela reativação ou nova exposição, os sinais e sintomas de infecção grave ocorrem principalmente em pacientes com alteração de células T, como em transplantes de órgãos ou em doenças hematológicas. O *Pneumocytis* também causa pneumonia grave em pacientes com deficiência de γ-globulina e é uma das doenças definidoras da Aids em crianças com infecção avançada por HIV. A profilaxia geralmente evita essa infecção (ver **Capítulo 41**).

Uma terapia com corticosteroides prolongada e de altas doses para qualquer condição é um fator de risco, com pneumonite típica começando quando os esteroides têm suas doses reduzidas.

Lactentes gravemente desnutridos e sem doença subjacente também podem desenvolver essa infecção, assim como aqueles com imunodeficiência congênita. O período de incubação é geralmente de 1 mês após o início da terapia imunossupressora.

▶ **Achados clínicos**

A. Sinais e sintomas

Na maioria dos pacientes, um início gradual com febre, taquipneia, dispneia e tosse leve e não produtiva ocorre ao longo de 1 a 4 semanas. Inicialmente, o tórax está limpo, embora estejam presentes retrações pulmonares e batimentos de asa nasal. A doença é inespecífica nessa fase. A hipoxemia, desproporcional aos achados clínicos e radiológicos, é um achado precoce; entretanto, mesmo valores minimamente diminuídos de pressão arterial de oxigênio devem sugerir esse diagnóstico em crianças imunossuprimidas. Ainda, taquipneia, tosse não produtiva e dispneia podem progredir. Ocorrem insuficiência ventilatória e morte nos casos sem tratamento. Em algumas crianças com Aids ou imunossupressão grave por quimioterapia ou transplante de órgãos, o início pode ser abrupto e a progressão mais rápida. A dispneia aguda com dor pleurítica pode indicar uma complicação com pneumotórax.

O exame físico é normal, exceto por taquipneia e taquicardia; é possível não haver estertores. Não há alterações do trato respiratório superior, conjuntivite, organomegalia, enantema ou erupção cutânea.

B. Achados laboratoriais

Os achados laboratoriais têm correlação com a doença de base das crianças e não são específicos. Os níveis séricos de lactato podem ser mais elevados como resultado do dano pulmonar. Em casos de gravidade moderada, a pressão arterial de oxigênio é inferior a 70 mmHg, ou o gradiente alvéolo arterial é inferior a 35 mmHg.

C. Exames de imagem

As primeiras radiografias de tórax costumam ser normais. O padrão clássico em imagens posteriores é de doença alveolar dos lobos inferiores bilaterais e intersticiais começando nas regiões peri-hilares, sem efusão, consolidação ou adenopatia hilar. A TC de alta resolução pode revelar extensa atenuação em vidro fosco ou lesões císticas. Os pacientes mais velhos infectados por HIV se apresentam com outros achados, incluindo infiltrados nodulares, pneumonia lobar, cavidades, e infiltrados de lobo superior.

D. Achados diagnósticos

O diagnóstico se dá pelo achado de cistos arredondados característicos (6 a 8 mm) em uma amostra de biópsia pulmonar, escovados brônquicos, lavagens alveolares, escarro induzido ou aspirados traqueais. Os aspirados traqueais são menos sensíveis, mas são obtidos de forma mais rápida e fácil. Ainda, são mais comumente negativos em crianças com leucemia se comparados com aquelas com infecção pelo HIV; presumivelmente, uma maior imunossupressão permite a replicação de um número maior de organismos. Já que a pneumonia em pacientes imunossuprimidos pode ter muitas causas, resultados negativos de secreções traqueais em casos suspeitos devem motivar a realização de outros métodos diagnósticos mais agressivos. A lavagem brônquica com fibrobroncoscopia costuma ser bem tolerada e realizada de forma rápida.

Vários métodos de coloração – assim como a coloração padrão de metenamina com prata – são úteis. O método de imunofluorescência indireta é mais sensível. Esses métodos requerem avaliação laboratorial competente, já que poucos organismos podem estar presentes e muitos artefatos podem ser encontrados. Os métodos de PCR são alternativas importantes.

▶ **Diagnóstico diferencial**

Em lactentes imunocompetentes, a pneumonia por *C. trachomatis* é a causa mais comum da síndrome de pneumonia afebril descrita inicialmente para *Pneumocystis*. Em crianças mais velhas imunocomprometidas, o diagnóstico diferencial inclui influenza, vírus sincicial respiratório, citomegalovírus, adenovírus e outras infecções virais; pneumonia bacteriana e fúngica; embolia pulmonar ou hemorragia; insuficiência cardíaca congestiva; e infecções por *Chlamydophila pneumoniae* e *Mycoplasma pneumoniae*. A pneumonite linfoide intersticial, que ocorre em lactentes mais velhos e com infecção por HIV não tratada, é mais indolente e o nível de lactato desidrogenase é normal (ver **Capítulo 41**). A pneumonia por *Pneumocystis* é rara em crianças que realizam esquemas de profilaxia.

▶ **Prevenção**

As crianças com alto risco de desenvolver infecção por *Pneumocystis* devem receber terapia profilática. As crianças consideradas de risco incluem aquelas que recebem quimioterapia para doenças malignas ou corticosteroides em altas doses, assim como aquelas com transplante de órgãos ou células-tronco hematopoiéticas ou com infecção avançada por HIV. Todas as crianças nascidas de mães infectadas pelo HIV devem receber profilaxia contra *Pneumocystis* a partir de 6 semanas de vida, a menos que a infecção pelo HIV tenha sido descartada por testes de HIV séricos ou que a criança seja considerada de baixo risco para infecção congênita por HIV. Ainda, bebês infectados pelo HIV devem receber terapia durante o primeiro ano de vida (ver **Capítulo 41**). A profilaxia de escolha é com sulfametoxazol-trimetoprima (150 mg/m^2/dia de trimetoprima e 750 mg/m^2/dia de sulfametoxazol) por três dias consecutivos a cada semana. As alternativas a esse esquema de profilaxia para crianças que não toleram sulfametoxazol-trimetoprima incluem atovaquona, dapsona ou pentamidina aerossol.

Tratamento

A. Medidas gerais

A suplementação de oxigênio e a terapia nutricional de suporte podem ser necessárias. O paciente deve permanecer em isolamento respiratório.

B. Medidas específicas

O tratamento de escolha é sulfametoxazol-trimetoprima (20 mg/kg/dia de trimetoprima e 100 mg/kg/dia de sulfametoxazol) em quatro doses fracionadas. O tratamento endovenoso é indicado em quadros moderados a graves, com transição para via oral após melhora clínica, o que pode demorar de 3 a 5 dias. A duração do tratamento é de 3 semanas em crianças infectadas pelo HIV. Ainda, metilprednisolona (2 a 4 mg/kg/dia em 4 doses EV) também deve ser administrada a pacientes com infecção moderada a grave (pressão parcial de oxigênio < 70 mmHg ou gradiente alvéolo arterial > 35) nos primeiros 5 dias de tratamento. A dose da medicação é reduzida em 50% nos próximos 5 dias e depois em mais 50% até o término do tratamento. Se o sulfametoxazol-trimetoprima não for tolerado ou não houver resposta clínica em 5 dias de terapia, deve-se administrar isetionato de pentamidina (4 mg/kg 1 vez ao dia por infusão EV lenta). A eficácia clínica é semelhante com a pentamidina, mas as reações adversas são mais comuns. Essas reações incluem desregulação do controle glicêmico, pancreatite, nefrotoxicidade e leucopenia. Outras alternativas eficazes utilizadas em adultos incluem atovaquona, trimetoprima com dapsona, e primaquina com clindamicina.

Prognóstico

O índice de mortalidade é maior em pacientes imunossuprimidos que recebem tratamento com a doença tardia.

Inagaki K et al: Pneumocystis infection in children, national trends and characteristics in the United States, 1997–2012. Pediatr Infect Dis J March 2019;38(3):241–247. doi:10.1097/INF.0000000000002119.

Panel on Opportunistic Infections in HIV-Exposed and HIV-Infected Children. Guidelines for the Prevention and Treatment of Opportunistic Infections in HIV-Exposed and HIV-Infected Children. Department of Health and Human Services. Available at http://aidsinfo.nih.gov/contentfiles/lvguidelines/oi_guidelines_pediatrics.pdf. Accessed July 8, 2021.

44 Infecções sexualmente transmissíveis

Christiana Smith, MD, MSc
Daniel H. Reirden, MD
Ann-Christine Nyquist, MD, MSPH

INTRODUÇÃO

A taxa de infecções sexualmente transmissíveis (ISTs) adquiridas durante a adolescência permanece elevada, apesar de programas educacionais e maior acesso aos cuidados de saúde. No último ano do ensino médio, até metade dos jovens já tiveram relações sexuais. As taxas específicas à idade mais altas para infecção por gonorreia, clamídia e papilomavírus humano (HPV, de *human papilloma virus*) ocorrem em adolescentes e jovens adultos (15-24 anos de idade). Embora essa faixa etária represente apenas 25% da população sexualmente ativa, ela é responsável por quase metade da incidência de ISTs. Os adolescentes contraem ISTs em uma taxa mais alta do que os adultos devido a comportamento de maior risco, fatores biológicos relacionados à idade (p. ex., ectopia cervical, amadurecimento do sistema imunológico) e barreiras para o acesso aos cuidados de saúde. Nos EUA, em todos os estados e no Distrito de Columbia, os adolescentes podem consentir ao diagnóstico e tratamento de ISTs sem o consentimento dos pais; 18 estados permitem, mas não exigem, divulgação a um dos pais. Em muitos estados, os adolescentes também podem consentir ao aconselhamento e à testagem para o vírus da imunodeficiência humana (HIV, de *human immunodeficiency virus*). Como as leis variam para cada estado, os profissionais de saúde devem estar bem informados sobre as definições legais acerca da idade de consentimento e requisitos de confidencialidade em seu estado.*

Os profissionais devem rastrear adolescentes sexualmente ativos para ISTs e aproveitar esta oportunidade para discutir a redução de riscos. Como nem todos os adolescentes recebem orientações preventivas regulares, estes profissionais devem usar consultas de saúde para oferecer triagem e educação. O aconselhamento de educação em saúde deve ser sem julgamentos e apropriado para o nível de desenvolvimento, mas suficientemente completo para identificar comportamentos de risco, visto que muitos adolescentes podem não reconhecer prontamente seu envolvimento nesses comportamentos.

---
*N. de R.T. No Brasil, o Código de ética Médica veda a revelação de segredo profissional referente a paciente menor de idade, inclusive a seus responsáveis legais, desde que o menor tenha capacidade de avaliar seu problema e conduzir-se por seus próprios meios para solucioná-lo, salvo quando a não revelação possa acarretar danos ao paciente.

A SEXUALIDADE NA ADOLESCÊNCIA

O espectro do comportamento sexual inclui dar as mãos e trocar beijos, toques, masturbação mútua, contato oral-genital e sexo vaginal e anal. Cada um tem seus riscos associados. Nos últimos 10 anos, os alunos do ensino médio se envolveram menos em atividade sexual, foram menos propensos a ter tido quatro ou mais parceiros sexuais e a ser sexualmente ativos. A Youth Risk Behavior Survey (Pesquisa de Comportamento de Risco Juvenil) mais recente (2019) relata que 38% dos alunos do ensino médio tiveram relação sexual; 3% dos adolescentes iniciaram as relações sexuais aos 13 anos. Vinte e nove por cento dos alunos tiveram relação sexual nos 3 meses anteriores à pesquisa – 44% dos alunos do 12º ano e 13% dos alunos do 9º ano. Nove por cento dos alunos relataram ter tido quatro ou mais parceiros sexuais. Entre os jovens atualmente sexualmente ativos, 54% relataram que eles ou seus parceiros haviam usado preservativo na última relação sexual. Paradoxalmente, o uso de preservativo diminui com a idade – 61% dos alunos do 9º ano relataram uso de preservativo na última relação sexual em comparação com 50% dos alunos do 12º ano. O uso de substâncias contribui para o aumento em atividade sexual de risco; 21% dos jovens sexualmente ativos relatam que eles usaram álcool ou drogas antes de sua última relação sexual.

O sexo anal e o oral são práticas sexuais comuns que se tornam mais prevalentes com a idade. O sexo oral é relativamente comum em adolescentes, com aproximadamente dois terços dos jovens de 15 a 24 anos relatando atividade sexual oral. Adolescentes podem praticar sexo oral em vez de sexo vaginal acreditando ser menos arriscado para transmissão de doenças sexualmente transmissíveis e gravidez. Aproximadamente 11% dos adolescentes entre 15 a 19 anos já praticaram sexo anal. Ademais, o uso de preservativo é relativamente incomum durante o sexo oral e o sexo anal, aumentando assim o risco de aquisição de uma IST. Os jovens de minorias sexuais (JMS) são definidos como aqueles que se identificam como lésbicas, gays ou bissexuais; que não têm certeza de sua identidade sexual; ou que tiveram contato sexual com pessoas do mesmo sexo. Adolescentes em conflito com sua sexualidade emergente, encarando questões quanto a sua orientação sexual e o estigma associado, podem se envolver em relações sexuais com parceiros de ambos os sexos e usar substâncias na tentativa de lidar melhor com tal situação, prejudicando assim suas habilidades de tomada de decisão. Estigma, discriminação e outros fatores colocam esses jovens em situação de maior risco de suicídio, depressão e transtorno por uso de substâncias do que seus pares não pertencentes a minorias sexuais.

> Breuner CC, Mattson G; Committee on Adolescence; Committee on Psychosocial Aspects of Child and Family Health: Sexuality education for children and adolescents. Pediatrics 2016;138(2):e20161348 [PMID: 27432849].
> Guttmacher Institute: https://www.guttmacher.org/state-policy/explore/overview-minors-consent-law. Accessed July 18, 2021.
> Marcell AV, Burstein GR; AAP Committee on Adolescence: Sexual and reproductive health care services in the pediatric setting. Pediatrics 2017;140(5):e20172858 [PMID: 29061870].
> Underwood JM et al: Youth risk behavior surveillance—United States, 2019. MMWR Suppl 2020;69(1):1–83 [PMID: 32817611].

FATORES DE RISCO

Certos comportamentos e experiências são fatores de risco para um adolescente vir a desenvolver ISTs. Estes incluem idade precoce na iniciação sexual, falta de uso de preservativo, múltiplos parceiros, IST anterior, história de IST em um parceiro e sexo com um parceiro que seja 3 ou mais anos mais velho. O tipo de sexo também afeta o risco, sendo que a relação sexual vaginal ou anal é mais arriscada do que o sexo oral. Outros fatores de risco associados a ISTs em adolescentes são tabagismo, uso de álcool, uso de drogas, abandono escolar, gravidez e depressão.

A adolescente está especialmente predisposta à infecção por clamídia, gonorreia e HPV porque o colo do útero durante a adolescência tem uma junção escamocolunar exposta. As células que se dividem rapidamente nesta área são especialmente suscetíveis à fixação e infecção de microrganismos. Do início ao meio da puberdade, esta junção invagina lentamente conforme o útero e o colo do útero amadurecem, e, ao final da adolescência até o início dos 20 anos, a junção escamocolunar passa a estar localizada dentro do colo do útero.

PREVENÇÃO DE INFECÇÕES SEXUALMENTE TRANSMISSÍVEIS

Os esforços para reduzir o comportamento de risco para ISTs devem começar antes do início da experimentação sexual: primeiro ajudando os jovens a individualizar seu risco para ISTs e encorajando atitudes positivas e comportamentos que minimizem esses riscos, e, em seguida, melhorando habilidades de comunicação com os parceiros sexuais sobre prevenção de ISTs, abstinência e uso de preservativo.

A *prevenção primária* se concentra principalmente na educação e em técnicas de redução de riscos. É essencial reconhecer que uma tarefa-chave da adolescência é desenvolver uma identidade sexual. Os adolescentes são seres sexuais que decidirão se, quando e como iniciarão o envolvimento sexual. Os profissionais de saúde devem abordar rotineiramente a sexualidade como parte dos exames de saúde do adolescente. Ser aberto e franco sobre os riscos e benefícios de cada tipo específico de atividade sexual ajudará os jovens a pensar sobre sua decisão e as possíveis consequências. Embora mais de 90% dos estudantes aprendam sobre a infecção por HIV e outras ISTs na escola, os adolescentes ainda têm dificuldade em individualizar o risco. Discutir prevalência, sintomas, e sequelas de ISTs pode conscientizar e ajudar os adolescentes a tomar decisões bem informadas sobre o início da atividade sexual e o uso de técnicas para uma relação sexual mais segura. A abstinência é teoricamente um método eficaz de prevenção de ISTs. No entanto, muitos estudos falharam em demonstrar proteção sustentada. A disponibilização de preservativos reitera a mensagem de que o sexo seguro é vital para a saúde. Discutir o uso de preservativos, *dental dams* e o uso adequado de lubrificantes também facilita práticas sexuais mais seguras. Preservativos previnem infecções por HIV, HPV, gonorreia, clamídia e herpes-vírus simples (HSV, de *herpes simplex virus*) e também provavelmente são eficazes na prevenção de outras ISTs.

A *prevenção secundária* requer identificar e tratar ISTs (ver a próxima seção Triagem para infecções sexualmente transmissíveis) antes que os indivíduos infectados transmitam a infecção para outros. O acesso a cuidados médicos confidenciais é fundamental para esse objetivo. Identificar e tratar ISTs em parceiros é essencial para limitar a propagação dessas infecções. A cooperação com os departamentos de saúde estaduais ou municipais é valiosa porque esses agentes assumem a responsabilidade de localizar os contatos de pessoas infectadas e garantir o tratamento adequado.

A *prevenção terciária* tem como foco as complicações de uma doença específica. Exemplos de prevenção terciária seriam o tratamento da doença inflamatória pélvica (DIP) antes que se desenvolva infertilidade, o acompanhamento da resposta sorológica à sífilis a fim de prevenir a sífilis em estágio avançado, o tratamento da cervicite para prevenir a DIP, ou o próprio tratamento de uma infecção por clamídia antes que ocorra epididimite.

Por fim, a vacinação pré-exposição contra a hepatite B, hepatite A e o HPV reduz o risco de adquirir essas ISTs evitáveis. Todos os adolescentes devem ter imunização anterior ou atual contra a hepatite B (ver **Capítulo 10**). No entanto, como a infecção por hepatite B é, com frequência, transmitida sexualmente, esta vacina é especialmente crítica para todos os pacientes não vacinados sendo avaliados para uma IST. A vacinação para hepatite A é recomendada para todos os indivíduos. A vacinação pré-exposição para o HPV diminui o risco de displasia e câncer cervical em mulheres e diminui o risco de ocorrência de verrugas genitais e cânceres anal e orofaríngeo em homens e mulheres, que normalmente ocorrem décadas mais tarde (ver **Capítulo 10**).

TRIAGEM PARA INFECÇÕES SEXUALMENTE TRANSMISSÍVEIS

A capacidade do profissional de saúde de obter uma história sexual precisa é crucial nos esforços de prevenção e controle. Os adolescentes devem responder a perguntas abertas sobre suas experiências sexuais para que se possa avaliar seu risco de contrair ISTs. As perguntas devem ser claras para os jovens, então deve-se usar uma linguagem que o adolescente entenda. Se o adolescente

Tabela 44-1 Sinais e sintomas de infecções sexualmente transmissíveis

Sinais e sintomas comuns em homens
Corrimento peniano
Hematúria
Dor testicular, eritema, edema
Prurido na uretra ou região pubiana
Sinais e sintomas comuns em mulheres
Corrimento vaginal
Prurido vaginal
Menstruação irregular/sangramento de escape
Sangramento pós-coito
Dor pélvica
Dor abdominal
Dispareunia
Vômito
Sinais e sintomas comuns em ambos os sexos
Disúria
Ulcerações genitais
Adenopatia inguinal
Verrugas genitais
Dor anorretal
Secreção retal
Faringite
Febre
Erupção cutânea

já iniciou sua vida sexual, o profissional precisa determinar que tipo de atividade sexual (masturbação mútua ou sexo oral, anal ou vaginal); se foi com o sexo oposto, mesmo sexo ou ambos; se foram usados anticoncepcionais e preservativos; e se foi consensual ou forçado. Durante a entrevista, o médico deve aproveitar a oportunidade para discutir técnicas de redução de risco, independentemente do histórico obtido do jovem.

É necessário um processo de triagem laboratorial de rotina se o paciente teve relações sexuais, apresenta sintomas de IST (**Tabela 44-1**) ou relata ter um parceiro com IST. A disponibilidade de testes de amplificação de ácidos nucleicos (NAATs, de *nucleic acid amplification tests*), principalmente para *Chlamydia* e *Neisseria gonorrhoeae*, tem mudado a natureza da triagem para ISTs e de possíveis intervenções. Os NAATs são mais de 95% sensíveis e mais de 99% específicos, usando urina ou *swabs* cervical/uretral ou vaginal. Recomenda-se a triagem anual para *Chlamydia trachomatis* e *N. gonorrhoeae* de todas as mulheres sexualmente ativas com idade de 25 anos ou menos. O teste rotineiro de clamídia também deve ser considerado para todos os adolescentes do sexo masculino, especialmente para homens que fazem sexo com homens (HSH), têm parceiros novos ou múltiplos, ou estão em estabelecimentos prisionais. Para HSH, deve-se considerar o teste na região orofaríngea e retal, uma vez que infecções assintomáticas são comuns. Para coletas de amostras nessas regiões, recomenda-se uso de NAAT. Alguns testes são atualmente aprovados pela Food and Drug Administration (FDA, Administração de Alimentos e Medicamentos), mas os profissionais de saúde envolvidos na testagem devem certificar-se de encontrar um laboratório que tenha realizado os estudos de validação necessários.

A triagem inicial para uretrite em homens começa com o exame físico. Idealmente, uma primeira coleta de amostra de urina (os primeiros 10-20 mL de urina eliminada coletados após 2 horas sem micção) deve ser enviada para o teste de *Chlamydia* e *N. gonorrhoeae* se não houver sinais (corrimento ou lesões uretrais) ou sintomas. Com sinais ou sintomas de uretrite, um *swab* uretral deve ser enviado para testar ambos os patógenos – *N. gonorrhoeae* e *Chlamydia*. Um esfregaço montado a fresco para microscopia deve então ser feito em uma amostra de urina centrifugada ou de corrimento uretral, avaliando a presença de *Trichomonas vaginalis*. Imunoensaios enzimáticos (EIA, de *enzyme immunoassays*) e NAATs permitem maior sensibilidade e especificidade na realização do diagnóstico de *T. vaginalis* em homens e mulheres.

A triagem de mulheres assintomáticas é mais complicada por causa da variedade de abordagens disponíveis. Geralmente, uma amostra de urina (idealmente de primeira micção) ou um *swab* cervical ou vaginal é usado para triagem de *Chlamydia* e *N. gonorrhoeae* por NAAT. Qualquer corrimento vaginal deve ser avaliado com um exame a fresco para verificar se há vaginose bacteriana e tricomoníase, e com uma preparação de hidróxido de potássio (KOH) para triagem de infecções fúngicas. Os rastreios de câncer de colo do útero têm uma recomendação preferencial para um teste de ácido nucleico do HPV isolado a cada 5 anos dos 25 aos 65 anos. Se o NAAT para HPV não está disponível, as mulheres podem ser rastreadas com um co-teste de HPV/Papanicolaou a cada 5 anos ou um exame de Papanicolaou para avaliar o colo do útero quanto à presença de displasia a cada 3 anos.*

Em áreas urbanas que tenham uma taxa relativamente alta de sífilis e em HSH, deve-se realizar um teste de triagem anualmente ou a cada 3 a 6 meses se houver múltiplos parceiros ou outros comportamentos de alto risco. Testes de anticorpos com reagina plasmática rápida (RPR) devem ser feitos em todos os indivíduos nos quais uma IST concomitante está presente. O teste de anticorpos do HIV é recomendado pelo menos uma vez para todos os pacientes e deve-se repetir o teste realizado quando uma IST está presente ou quando o histórico incluir vários parceiros e comportamentos de alto risco.

American Academy of Pediatrics Adolescent Health Care Campaign Toolkit: https://services.aap.org/en/news-room/campaigns-and--toolkits/adolescent-health-care/. Accessed July 19, 2021.

---

*N. de R.T. No Brasil, o MS orienta que se faça o exame a cada 3 anos no caso de 2 exames negativos (com intervalo anual) até os 64 anos.

INFECÇÕES BACTERIANAS SEXUALMENTE TRANSMISSÍVEIS MAIS COMUNS

INFECÇÃO POR CHLAMYDIA TRACHOMATIS

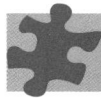

FUNDAMENTOS DO DIAGNÓSTICO E CARACTERÍSTICAS TÍPICAS

▶ A clamídia é a IST bacteriana mais comum nos Estados Unidos; adolescentes assintomáticos são o reservatório primário.
▶ Os NAATs são a forma mais sensível de diagnosticar a clamídia e podem ser realizados em vários tipos de amostras, incluindo urina e esfregaços do colo do útero, vagina, uretra, reto e orofaringe.
▶ É necessário realizar tratamento imediato para evitar sequelas, incluindo DIP, gravidez ectópica e infertilidade em mulheres.

▶ Considerações gerais

A *C. trachomatis* é a causa bacteriana mais comum de ISTs nos Estados Unidos, onde mais de 1,8 milhões de casos foram relatados em 2019. Quase dois terços (61%) de todos os casos relatados de clamídia ocorreram entre adolescentes e jovens adultos com idade entre 15 e 24 anos. A *C. trachomatis* é uma bactéria intracelular obrigatória com pelo menos 15 variantes sorológicas diferentes: as variantes A-K causam doença oculogenital e as variantes L1, L2 e L3 causam linfogranuloma venéreo (LGV).

▶ Achados clínicos

A. Sinais e sintomas

A infecção clínica em mulheres manifesta-se como disúria, uretrite, corrimento vaginal, cervicite, sangramento vaginal irregular ou DIP. A presença de mucopus no orifício cervical (cervicite mucopurulenta) pode ser um sinal de infecção por clamídia ou gonorreia. A infecção por clamídia é assintomática em 75% das mulheres.

A infecção por clamídia pode ser assintomática em 70% dos homens ou se manifestar com disúria, uretrite ou epididimite. Alguns pacientes se queixam de secreção uretral. No exame clínico, uma secreção branca clara pode ser encontrada após ordenhar o pênis. Pode ocorrer proctite ou proctocolite por clamídia em adolescentes que praticam relação anal.

B. Achados laboratoriais

Os NAATs são a forma mais sensível (92-99%) de detectar clamídia. O ensaio imunoabsorvente ligado à enzima (ELISA, de *enzyme-linked immunosorbent assay*) ou os testes de anticorpo fluorescente direto (AFD) são menos sensíveis, mas podem ser a única opção de teste em alguns centros.

Um *swab* cervical ou vaginal em mulheres, um *swab* uretral nos homens, ou amostra de urina da primeira micção em ambos os sexos são os tipos ideais de amostra para NAAT. Para triagem de urina, a sensibilidade é aprimorada com maiores volumes de urina e maior duração de tempo desde a micção anterior. O NAAT deve ser realizado em todos os locais anatômicos de exposição, incluindo o reto e a orofaringe. Muitos NAATs disponíveis comercialmente são liberados pela FDA para uso em *swabs* retais e orofaríngeos. O desempenho dos NAATs em autocoleta de *swabs* vaginais e retais é comparável a *swabs* coletados por médicos, e esta abordagem pode ser mais aceitável para alguns pacientes. Frequentemente, um único *swab* pode ser testado para *C. trachomatis* e *N. gonorrhoeae*.

A triagem de pacientes assintomáticos é recomendada anualmente em todas as mulheres com menos de 25 anos, mulheres mais velhas com maior risco de infecção (ou seja, novo parceiro sexual, mais de um parceiro sexual), e certas populações masculinas com alta carga de infecção (ou seja, HSH).

▶ Complicações

Podem ocorrer algumas sequelas reprodutivas graves em mulheres, incluindo DIP, gravidez ectópica e infertilidade. Mulheres grávidas com infecções por clamídia podem transmitir *C. trachomatis* para o recém-nascido no parto, resultando em conjuntivite por clamídia e também pneumonia. A epididimite é uma complicação possível em homens. A síndrome de Reiter ocorre em associação com uretrite por clamídia. Isso deve ser suspeitado em pacientes do sexo masculino que são sexualmente ativos e apresentam dor lombar (sacroileíte), artrite (poliarticular), lesões mucocutâneas características e conjuntivite.

▶ Tratamento

Os pacientes infectados e seus contatos, independentemente da extensão dos sinais ou sintomas, requerem tratamento (**Tabela 44-2**). Em 2021, o Centers for Disease Control and Prevention (CDC, Centro de Controle e Prevenção de Doenças) passou a recomendar um curso de 7 dias da doxiciclina como tratamento de primeira linha para clamídia anogenital não complicada, em vez de uma dose única de azitromicina. A principal razão para esta mudança é a maior eficácia da doxiciclina para clamídia retal, que pode ocorrer em homens e mulheres e não pode ser prevista de forma confiável por relatos de atividade sexual. Quando a não adesão ao tratamento com doxiciclina é uma preocupação significativa, pode-se administrar alternativamente azitromicina como tratamento diretamente observado, mas esses pacientes podem exigir avaliação pós-tratamento e teste, especialmente naqueles com infecção retal conhecida. É comum a reinfecção dentro de vários meses após a primeira infecção, e esta é causada por falha de tratamento dos contatos ou por início de atividade sexual com um novo parceiro infectado. Por causa desse risco aumentado, todas as mulheres e os homens infectados devem ser testados novamente cerca de 3 meses após o tratamento.

Wiesenfeld HC: Screening for *Chlamydia trachomatis* infections in women. N Engl J Med 2017;376(8):765–773 [PMID: 282225683].

Tabela 44-2 Esquemas de tratamento para infecções sexualmente transmissíveis

Síndrome	Organismo/diagnóstico	Esquemas recomendados	Gravidez [Categoria][a]
Uretrite e cervicite: Inflamação da uretra e/ou colo do útero com eritema e/ou secreção mucoide, mucopurulenta ou purulenta	Neisseria gonorrhoeae	45-150 kg: ceftriaxona, 500 mg, IM, em dose única[b]	Seguro [B]
		> 150 kg: ceftriaxona, 1 g, IM, em dose única[b]	
		Se a infecção por clamídia não tiver sido excluída, trate também para *Chlamydia trachomatis* (ver próxima linha)	
	Chlamydia trachomatis	Doxiciclina, 100 mg, VO, 2 vezes ao dia, por 7 dias (recomendado)	Contraindicado [D]
		OU	
		Azitromicina, 1 g, VO, em dose única (alternativa)	Seguro [B]
		OU	
		Levofloxacino, 500 mg, VO, uma vez ao dia por 7 dias (alternativa)	Contraindicado [D]
	Uretrite não gonocócica[c] ou cervicite	Doxiciclina, 100 mg, VO, 2 vezes ao dia, por 7 dias (recomendado)	Contraindicado [D]
		OU	
		Azitromicina, 1 g, VO, em dose única (alternativa)	Seguro [B]
	Mycoplasma genitalium	**Abordagem recomendada em dois estágios:**	Contraindicado [D]
		Doxiciclina, 100 mg, VO, 2 vezes ao dia, por 7 dias	Seguro [B]
		Seguida por:	
		Azitromicina, 1 g, VO, em dose única, seguida de 500 mg, VO, diariamente por 3 dias adicionais (se o antibiograma estiver disponível e for suscetível a macrolídeos)	Contraindicado [D]
		De outra forma:	
		Moxifloxacino, 400 mg, VO, diariamente por 7 dias (se o antibiograma não estiver disponível ou mostrar resistência a macrolídeos)	Contraindicado [D]
	Trichomonas vaginalis (em homens que fazem sexo com mulheres)	Metronidazol, 2 g, VO, em dose única[d,e]	Seguro [B]
		OU	
		Tinidazol, 2 g, VO, em dose única[d,e]	Contraindicado [D]
Vulvovaginites	*T. vaginalis*	Metronidazol, 500 mg, VO, 2 vezes ao dia, por 7 dias[d,e]	Seguro [B]
		OU	
		Tinidazol, 2 g, VO, em dose única[d,e]	Contraindicado [D]
	Vaginose bacteriana	Metronidazol, 500 mg, VO, duas vezes ao dia por 7 dias[d,e]	Seguro [B]
		OU	
		Metronidazol gel 0,75%, 1 aplicador completo (5 g), por via intravaginal, uma vez ao dia por 5 dias[d,e]	Seguro [B]
		OU	
		Clindamicina creme 2%, 1 aplicador cheio (5 g), por via intravaginal ao deitar, durante 7 dias	Seguro [B]
	Candida albicans (e ocasionalmente outras espécies de *Candida* ou infecções fúngicas)	**Agentes intravaginais de venda livre[b]**	Seguro [B]
		Clotrimazol 1% creme, 5 g, intravaginal, por 7 a 14 dias	
		OU	
		Clotrimazol 2% creme, 5 g, intravaginal, por 3 dias	
		OU	
		Miconazol 2% creme, 5 g, intravaginal, por 7 dias	
		OU	

(continua)

INFECÇÕES SEXUALMENTE TRANSMISSÍVEIS

Tabela 44-2 Esquemas de tratamento para infecções sexualmente transmissíveis *(Continuação)*

Síndrome	Organismo/diagnóstico	Esquemas recomendados	Gravidez [categoria][a]
		Miconazol 4% creme, 5 g, intravaginal, por 3 dias	
		OU	
		Miconazol, supositório vaginal de 100 mg, 1 supositório por 7 dias	
		OU	
		Miconazol, supositório vaginal de 200 mg, 1 supositório por 3 dias	
		OU	
		Miconazol, supositório vaginal de 1.200 mg, 1 supositório por 1 dia	
		OU	
		Tioconazol, 6,5% pomada, 5 g, intravaginal, em uma única aplicação	
		Prescrição de agentes intravaginais[b]	
		Creme de butoconazol 2% (bioadesivo de dose única), 5 g por via intravaginal em uma única aplicação	
		OU	
		Terconazol 0,4% creme, 5 g, intravaginal, diariamente por 7 dias	
		OU	
		Terconazol 0,8% creme, 5 g, intravaginal, por 3 dias	
		OU	
		Terconazol, supositório vaginal de 80 mg, 1 supositório por 3 dias	
		Agente oral	Contraindicado [D]
		Fluconazol, comprimido oral de 150 mg, 1 comprimido em dose única	
DIP[f]		**Esquemas parenterais recomendados:**	
		Ceftriaxona, 1 g, IV, a cada 24 h	Seguro [B]
		MAIS	
		Doxiciclina, 100 mg, VO ou IV, a cada 12 h	Contraindicado [D]
		MAIS	
		Metronidazol, 500 mg, VO ou IV, a cada 12 h	Seguro [B]
		OU	
		Cefotetana, 2 g, IV, a cada 12 h **OU** cefoxitina, 2 g, IV, a cada 6 h	Seguro [B]
		MAIS	
		Doxiciclina, 100 mg, VO ou IV, a cada 12 h	Contraindicado [D]
		Regimes intramusculares/orais recomendados[g,h]**:**	
		Um dos seguintes:	
		Ceftriaxona, 500 mg, IM, uma vez	Seguro [B], Seguro [B], Seguro [B]
		OU Cefoxitina, 2 g, IM, **e** Probenecida, 1 g, VO, em dose única concomitantemente	
		OU Outras cefalosporinas parenterais de terceira geração (p. ex., ceftizoxima, cefotaxima)	Seguro [B]
		MAIS	
		Doxiciclina, 100 mg, VO, duas vezes ao dia por 14 dias	
		COM	Contraindicado [D]
		Metronidazol, 500 mg, VO, 2 vezes ao dia, por 14 dias[d]	
			Seguro [B]

(continua)

Tabela 44-2 Esquemas de tratamento para infecções sexualmente transmissíveis *(Continuação)*

Síndrome	Organismo/diagnóstico	Esquemas recomendados	Gravidez [categoria][a]
Úlceras genitais	*Treponema pallidum* (sífilis primária ou secundária)	Penicilina G benzatina, 2,4 milhões UI, IM, em dose única	Seguro [B]
	HSV genital – 1° episódio[i]	Aciclovir, 400 mg, VO, três vezes ao dia por 7–10 dias	Seguro [B]
		OU	
		Valaciclovir, 1 g, VO, duas vezes ao dia por 10 dias	Seguro [B]
		OU	
		Fanciclovir, 250 mg, VO, três vezes ao dia por 7–10 dias	Seguro [B]
	HSV genital – tratamento episódico de recorrências[i]	Aciclovir, 800 mg, VO, duas vezes ao dia por 5 dias	Seguro [B]
		OU	
		Aciclovir, 800 mg, VO, 3 vezes ao dia por 2 dias	Seguro [B]
		OU	
		Fanciclovir, 1 g, VO, 2 vezes ao dia por 1 dia	Seguro [B]
		OU	
		Fanciclovir, 500 mg, VO, uma vez, seguido de 250 mg, VO, duas vezes ao dia por 2 dias	Seguro [B]
		OU	
		Fanciclovir, 125 mg, VO, duas vezes ao dia por 5 dias	Seguro [B]
		OU	
		Valaciclovir, 500 mg, VO, duas vezes ao dia, por 3 dias	Seguro [B]
		OU	
		Valaciclovir, 1 g, VO, uma vez ao dia por 5 dias	Seguro [B]
	HSV genital – terapia supressora	Aciclovir, 400 mg, VO, duas vezes ao dia	Seguro [B]
		OU	
		Valaciclovir, 500 mg, VO, uma vez ao dia	Seguro [B]
		OU	
		Valaciclovir, 1 g, VO, uma vez ao dia	Seguro [B]
		OU	
		Fanciclovir, 250 mg, VO, duas vezes ao dia	Seguro [B]
	Haemophilus ducreyi (cancro mole)	Azitromicina, 1 g, VO, em dose única	Seguro [B]
		OU	
		Ceftriaxona, 250 mg, IM, em dose única	Seguro [B]
		OU	
		Ciprofloxacino, 500 mg, VO, duas vezes ao dia por 3 dias	Contraindicado [D]
		OU	
		Eritromicina base, 500 mg, VO, 3 vezes ao dia por 7 dias	Seguro [B]
	Klebsiella granulomatis (granuloma inguinal [donovanose])	Azitromicina, 1 g, VO, 1 vez por semana ou 500 mg, VO, diariamente, por pelo menos 3 semanas e até que todas as lesões tenham cicatrizado completamente	Seguro [B]
	C. trachomatis variantes L1, L2 ou L3 (linfogranuloma venéreo [LGV])	Doxiciclina, 100 mg, VO, duas vezes ao dia, por 21 dias	Contraindicado [D]

(continua)

Tabela 44-2 Esquemas de tratamento para infecções sexualmente transmissíveis *(Continuação)*

Síndrome	Organismo/diagnóstico	Esquemas recomendados	Gravidez [categoria]a
Epididimite	C. trachomatis, N. gonorrhoeae	Ceftriaxona, 500 mg, IM, em dose única **MAIS** Doxiciclina, 100 mg, VO, duas vezes ao dia por 10 dias	
	Organismos entéricos (p. ex., Escherichia coli), C. trachomatis, N. gonorrhoeae entre homens que praticam sexo anal	Ceftriaxona, 500 mg, IM, em dose única **MAIS** Levofloxacino, 500 mg, VO, uma vez ao dia por 10 dias	
Proctite	C. trachomatis, N. gonorrhoeae, HSV	Ceftriaxona, 500 mg, IM, em dose única **MAIS** Doxiciclina, 100 mg, VO, duas vezes ao dia por 7 dias; estender para 21 dias na presença de secreção sanguinolenta, úlceras perianais ou mucosas, ou tenesmo e um teste retal positivo para C. trachomatis **MAIS** na presença de úlceras retais Valaciclovir, 1 g, VO, duas vezes ao dia **OU** aciclovir, 400 mg, VO, três vezes ao dia **OU** fanciclovir, 250 mg, VO, três vezes ao dia por 7-10 dias	Seguro [B] Contraindicado [D] Seguro [B] Seguro [B] Seguro [B]
Verrugas anogenitais (ou seja, pênis, região inguinal, escroto, vulva, períneo, ânus e região perianal)	Papilomavírus humano	*Aplicado pelo paciente:* Imiquimode 3,75% ou 5% creme[j] **OU** Podofilox 0,5% solução ou gel **OU** Sinecatequinas 15% pomada *Administrado pelo médico:* Crioterapia com nitrogênio líquido ou criossonda **OU** Remoção cirúrgica por excisão com tesoura tangencial, excisão de raspagem tangencial, curetagem, *laser* ou eletrocirurgia **OU** Ácido tricloroacético ou ácido bicloroacético solução de 80-90%	Contraindicado [C] Contraindicado [C] Segurança incerta Seguro Seguro Seguro
Escabiose[k]		Permetrina creme 5%: aplicar em todo o corpo, do pescoço para baixo, remover com água após 8-14 h **OU** Ivermectina, 200 mcg/kg VO, repetir em 7-14 dias (tomar com comida)	Seguro [B] Contraindicado [C]
Pediculose pubiana[k]		Permetrina 1% loção capilar: enxaguar após 10 min **OU** Piretrinas com butóxido de piperonila: aplicar, enxaguar após 10 minutos	Seguro [B] Seguro [B]

(continua)

Tabela 44-2 Esquemas de tratamento para infecções sexualmente transmissíveis *(Continuação)*

DIP, doença inflamatória pélvica; HSV, herpes-vírus simples; IM, intramuscular; IST, infecção sexualmente transmissível; VO, via oral.

[a]Classificação de risco na gravidez, de acordo com a FDA: [A] *Estudos controlados não mostram nenhum risco*. Estudos adequados e bem controlados em mulheres grávidas falharam em demonstrar um risco para o feto em qualquer trimestre da gravidez. [B] *Nenhuma evidência de risco em humano**s***. Estudos adequados e bem controlados em mulheres grávidas não mostraram risco aumentado de anormalidades fetais, apesar dos achados adversos em animais; na ausência de estudos adequados em humanos, estudos em animais não mostram risco fetal. A chance de dano fetal é remota, mas permanece uma possibilidade. [C] *O risco não pode ser descartado*. Faltam estudos adequados e bem controlados, e estudos em animais mostraram um risco para o feto ou também há falta de estudos. Existe a possibilidade de dano fetal se o medicamento for administrado durante a gravidez; mas os benefícios potenciais superam o risco potencial. [D] *Evidência positiva de risco*. Estudos em humanos, ou investigação ou dados pós-comercialização, demonstraram risco fetal. No entanto, os benefícios potenciais do uso da droga podem superar o risco potencial. Por exemplo, o medicamento pode ser aceitável em uma situação de risco de vida ou doença grave para a qual medicamentos mais seguros não podem ser usados ou são ineficazes. [X] *Contraindicado na gravidez*. Estudos em animais ou humanos, ou apesar dos achados adversos em animais, ou relatórios de investigação ou pós-comercialização demonstraram evidências positivas de anormalidades fetais ou risco que superam claramente qualquer possível benefício para o paciente.

[b]Se a ceftriaxona não for viável, pode-se substituir por cefixima, 800 mg, VO, em dose única.

[c]A uretrite não gonocócica é diagnosticada quando a microscopia indica inflamação sem diplococos intracelulares Gram-negativos (na coloração de Gram) ou diplococos intracelulares roxos (na coloração com azul de metileno ou violeta de genciana) no esfregaço uretral.

[d]Em áreas onde o *T. vaginalis* é prevalente, homens que fazem sexo com mulheres e têm uretrite persistente ou recorrente devem ser tratados para *T. vaginalis*.

[e]O consumo de álcool deve ser evitado durante o tratamento com metronidazol ou tinidazol; a amamentação deve ser postergada por 72 horas após a mãe ter recebido uma dose de 2 g de tinidazol.

[f]Recomenda-se hospitalização e tratamento parenteral se a paciente tiver doença grave, como abscesso tubo-ovariano, estiver grávida ou incapaz de tolerar ou seguir regimes ambulatoriais.

[g]Os pacientes com resposta inadequada à terapia ambulatorial após 72 horas devem ser reavaliados para possíveis erros de diagnóstico e podem exigir tratamento parenteral.

[h]As cefalosporinas de terceira geração recomendadas são limitadas na cobertura de anaeróbios. Portanto, deve-se considerar a adição de metronidazol aos regimes de tratamento com cefalosporinas de terceira geração.

[i]O tratamento pode ser estendido se a cicatrização for incompleta após 10 dias.

[j]Lavar a área em tratamento com água e sabão 6 a 10 horas após a aplicação.

[k]A roupa de cama e as roupas devem ser descontaminadas por lavagem em água quente ou por lavagem a seco. O esquema pode ser repetido em 1 semana se a resposta completa não for alcançada na gravidez.

Dados de Workowski KA, Bachmann LH, Chan PA, et al: Sexually Transmitted Infections Treatment Guidelines, 2021. MMWR Recomm Rep. 2021 Jul 23;70(4):1–187.

INFECÇÃO POR *NEISSERIA GONORRHOEAE*

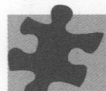

FUNDAMENTOS DO DIAGNÓSTICO E CARACTERÍSTICAS TÍPICAS

- ▶ A gonorreia é a segunda IST bacteriana mais comum nos Estados Unidos; grande parte dos casos ocorre entre HSH.
- ▶ Os NAATs são a forma mais sensível de diagnóstico da gonorreia e podem ser realizados em muitos tipos de amostras; no entanto, a cultura permite analisar a suscetibilidade do antimicrobiano.
- ▶ É necessário tratamento imediato para evitar sequelas, incluindo DIP, gravidez ectópica e infertilidade em mulheres.

▶ Considerações gerais

A gonorreia é a segunda IST bacteriana mais comum nos Estados Unidos, onde foram relatadas mais de 616.000 novas infecções por *N. gonorrhoeae* em 2019. A taxa estimada de casos relatados de gonorreia entre HSH é 42 vezes maior do que entre mulheres e homens que fazem sexo apenas com mulheres.

Os locais de infecção incluem colo do útero, uretra, reto e faringe. Os seres humanos são o reservatório natural. Os gonococos estão presentes no exsudato e nas secreções das membranas mucosas infectadas.

▶ Achados clínicos

A. Sinais e sintomas

Na cervicite gonocócica não complicada, as mulheres são sintomáticas em 23 a 57% das vezes, apresentando corrimento vaginal e disúria. Também pode haver uretrite e piúria. Uma cervicite mucopurulenta com secreção amarelada pode ser encontrada, e o colo do útero pode estar edemaciado e friável. Outros sintomas podem incluir períodos menstruais anormais e dispareunia. Aproximadamente 15% das mulheres com gonorreia endocervical têm sinais de envolvimento na parte superior do aparelho genital. Em comparação com a infecção por clamídia, a inflamação pélvica por gonorreia tem uma duração mais curta, mas uma intensidade maior dos sintomas, e está mais frequentemente associada à febre. Homens sintomáticos geralmente apresentam secreção uretral verde-amarelada e disúria, mas a maioria (55-67%) é assintomática. Homens e mulheres podem desenvolver proctite gonocócica e faringite após exposição predisponente.

B. Achados laboratoriais

Cultura e NAATs estão disponíveis para a detecção de *N. gonorrhoeae*. A sensibilidade do NAAT é superior à cultura, mas a cultura permite o teste de suscetibilidade antimicrobiana de organismos com suspeita de resistência a antibióticos. A coloração de Gram de secreção uretral mostrando diplococos intracelulares Gram-negativos é diagnóstica de gonorreia em homens sintomáticos. Além disso, a coloração de Gram de exsudato conjuntival, líquido sinovial e líquido cefalorraquidiano (LCR) pode ser igualmente útil. As culturas podem ser realizadas em amostras de locais estéreis (sangue, líquido sinovial, LCR) e não estéreis (colo do útero, vagina, reto, uretra, faringe); amostras de locais não estéreis requerem meios seletivos que inibam o crescimento da flora normal. Os NAATs são aprovados pela FDA para uso em esfregaços cervicais e vaginais em mulheres, *swabs* uretrais em homens ou amostras de urina em ambos os sexos. Entretanto, muitos NAATs disponíveis comercialmente são aprovados pela FDA para uso também em *swabs* retais e orofaríngeos. O desempenho dos NAATs em esfregaços vaginais e retais autocoletados é comparável aos esfregaços coletados pelo médico, e esta abordagem pode ser mais aceitável para alguns pacientes. Em casos de falha no tratamento, deve-se realizar NAAT e cultura com teste de suscetibilidade nos locais afetados.

Recomenda-se triagem anual de pacientes assintomáticos em todas as mulheres com menos de 25 anos, mulheres mais velhas com maior risco de infecção (ou seja, novo parceiro sexual, mais de um parceiro sexual), e certas populações masculinas com alta carga de infecção (ou seja, HSH). Os pacientes com teste positivo para gonorreia devem ser rastreados para outras ISTs, incluindo clamídia, sífilis e HIV.

▶ Diagnóstico diferencial

As infecções por clamídia podem ter apresentação muito semelhantes às infecções gonocócicas em homens e mulheres. É essencial diferenciar a faringite gonocócica da faringite causada por infecção por estreptococo, herpes simples, adenovírus, mononucleose infecciosa (vírus Epstein-Barr) e síndrome retroviral aguda causada pelo HIV.

▶ Complicações

A infecção gonocócica disseminada ocorre em uma minoria (0,5-3%) dos pacientes com gonorreia não tratada. A disseminação hematogênica causa mais artrite e dermatite. As articulações mais frequentemente envolvidas são o punho, as articulações metacarpofalangeanas, os joelhos e os tornozelos. As lesões cutâneas são tipicamente sensíveis, com pústulas hemorrágicas ou necróticas e bolhas com base eritematosa ocorrendo nas extremidades distais. A doença na forma disseminada ocorre mais frequentemente em mulheres do que em homens. Os fatores de risco incluem gravidez e faringite gonocócica. A gonorreia é complicada muito raramente por peri-hepatite, endocardite e/ou meningite.

Podem ocorrer sequelas reprodutivas graves em mulheres com infecção gonocócica, incluindo DIP, gravidez ectópica e infertilidade. As mulheres grávidas podem transmitir *N. gonorrhoeae* para o recém-nascido durante o nascimento, resultando em conjuntivite gonocócica, sepse neonatal, artrite séptica, meningite ou abscesso cutâneo localizado (por exemplo, no local onde um eletrodo de escalpe fetal tenha sido colocado).

▶ Tratamento (ver Tabela 44-2)

Em 2020, o CDC fez mudanças significativas nas recomendações de tratamento da gonorreia para incluir uma dose mais alta de ceftriaxona intramuscular (IM), independentemente do local anatômico envolvido, e retirar a recomendação de tratamento duplo com azitromicina. Essas mudanças refletem os recentes modelos farmacocinéticos/farmacodinâmicos que vêm demonstrando que doses mais altas de ceftriaxona são necessárias para a erradicação da gonorreia, especialmente da faringe, e aumentando a preocupação com o controle antimicrobiano no cenário de baixa incidência de resistência à ceftriaxona, mas aumento da incidência de resistência à azitromicina. Nos casos em que a infecção por clamídia não foi excluída, é recomendada a adição de doxiciclina por 7 dias. As quinolonas não devem ser usadas para tratar a gonorreia devido aos altos níveis de resistência às quinolonas nos Estados Unidos, e a cefixima oral não deve ser usada, exceto nos casos em que a ceftriaxona IM não está disponível ou para tratamento do parceiro. É importante observar que a cefixima oral tem eficácia limitada para gonorreia faríngea.

A gonorreia urogenital ou retal não complicada não requer um teste de controle de cura quando tratados com medicamentos de primeira linha a menos que o paciente permaneça sintomático. No entanto, é recomendado um teste de controle de 7 a 14 dias após o tratamento da gonorreia faríngea, independentemente do esquema de tratamento. Além disso, é indicado um reteste 3 meses após o tratamento para infecção gonocócica em qualquer local devido às altas taxas de reinfecção, mesmo entre os pacientes que acreditam que seus parceiros sexuais foram tratados. Os pacientes devem ser aconselhados a se abster de relações sexuais por 7 dias depois que eles e seus parceiros concluírem um curso de tratamento. Em casos de suspeita de falha terapêutica após ceftriaxona, os médicos devem obter uma cultura para avaliar a resistência a antibióticos e relatar o caso ao CDC através das autoridades locais de saúde pública dentro de 24 horas.

St Cyr S et al: Update to CDC's Treatment Guidelines for Gonococcal Infection, 2020. MMWR Morb Mortal Wkly Rep 2020;69(50):1911–1916 [PMID: 33332296].

▼ APRESENTAÇÕES SINDRÔMICAS DE INFECÇÕES SEXUALMENTE TRANSMISSÍVEIS

O paciente que apresenta uma IST geralmente tem um ou mais dos sinais ou sintomas descritos nesta seção. As considerações de manejo para ISTs incluem a avaliação da adesão do paciente à terapia e garantia de acompanhamento, tratamento de ISTs em parceiros e determinação do risco de gravidez. O tratamento de cada IST é detalhado na **Tabela 44-2**.

CERVICITE

> **FUNDAMENTOS DO DIAGNÓSTICO E CARACTERÍSTICAS TÍPICAS**
>
> ▶ A cervicite é caracterizada por exsudatos endocervicais e friabilidade ou sangramento do colo do útero.
> ▶ O tratamento para cervicite geralmente tem como alvo *C. trachomatis* e *N. gonorrhoeae*, mas muitas vezes nenhum organismo causador é identificado.

▶ Considerações gerais

Na maioria dos casos de cervicite, nenhum organismo é isolado. As causas mais comuns incluem *C. trachomatis* ou *N. gonorrhoeae*. HSV, *T. vaginalis* e *Mycoplasma genitalium* são causas menos comuns de cervicite. A vaginose bacteriana também é reconhecida como uma das causas. A cervicite também pode ser causada por irritantes químicos (ou seja, ducha higiênica) ou inflamação idiopática.

▶ Achados clínicos

A. Sinais e sintomas

Dois sinais diagnósticos principais caracterizam a cervicite: (1) exsudato endocervical purulento ou mucopurulento visível no canal endocervical ou em um *swab* endocervical e (2) sangramento facilmente induzido com a passagem de um cotonete através do orifício cervical. A cervicite costuma ser assintomática, mas muitas pacientes apresentam corrimento vaginal anormal ou sangramento pós-coito.

B. Achados laboratoriais

Embora a coloração de Gram endocervical possa mostrar um aumento no número de leucócitos polimorfonucleares, esse achado tem baixo valor preditivo positivo e não é recomendado para o diagnóstico. As pacientes com cervicite devem ser testadas para *C. trachomatis*, *N. gonorrhoeae*, tricomoníase e vaginose bacteriana usando os testes mais sensíveis e específicos disponíveis no local.

▶ Complicações

A cervicite persistente é difícil de manejar e requer reavaliação do diagnóstico inicial e avaliação para possível reexposição a uma IST. A cervicite pode persistir apesar de cursos repetidos de terapia antimicrobiana. A presença de um grande ectrópio cervical pode contribuir para a cervicite persistente.

▶ Tratamento

O tratamento empírico para *C. trachomatis* e *N. gonorrhoeae* é recomendado em mulheres com risco aumentado de ISTs (ou seja, aquelas com idade < 25 anos e aquelas com um novo parceiro sexual). Se a paciente é assintomática, exceto pelos sintomas de cervicite, e possui risco menor de ISTs, o tratamento pode ser iniciado após os resultados dos testes diagnósticos estarem disponíveis (ver **Tabela 44-2**). O acompanhamento é recomendado se os sintomas persistirem. As pacientes devem ser instruídas a se abster de relações sexuais até que elas e seus parceiros sexuais concluam o tratamento.

DOENÇA INFLAMATÓRIA PÉLVICA

> **FUNDAMENTOS DO DIAGNÓSTICO E CARACTERÍSTICAS TÍPICAS**
>
> ▶ A DIP pode se apresentar com uma ampla variedade de sinais e sintomas; os profissionais de saúde devem levantar sempre essa possibilidade e tratar ao menor sintoma.
> ▶ A prevenção de sequelas graves, incluindo infertilidade, depende da administração precoce de antibióticos.

▶ Considerações gerais

A DIP é definida como inflamação do trato genital feminino superior e pode incluir qualquer combinação de endometrite, salpingite, abscesso tubo-ovariano e peritonite pélvica. É o distúrbio ginecológico que mais comumente requer hospitalização em mulheres em idade reprodutiva nos Estados Unidos. Nota-se que a incidência é maior em meninas adolescentes. Os fatores de risco predisponentes incluem múltiplos parceiros sexuais, idade mais jovem de início da vida sexual, história prévia de DIP e falta de uso de preservativo. A falta de um anticorpo protetor proveniente de exposição anterior a organismos sexualmente transmissíveis e ectopia cervical também contribuem para o desenvolvimento de DIP. Muitas adolescentes com DIP subaguda ou assintomáticas nunca são identificadas.

A DIP é uma infecção polimicrobiana. Os agentes causadores incluem *N. gonorrhoeae*, *C. trachomatis*, bactérias anaeróbias, incluindo *G. vaginalis*, e micoplasmas genitais. Duchas vaginais e outros fatores mecânicos, como dispositivos intrauterinos ou cirurgia ginecológica prévia, aumentam o risco de DIP, fornecendo acesso de organismos do trato genital inferior para órgãos pélvicos. Menstruação recente e vaginose bacteriana também foram associadas ao desenvolvimento de DIP.

▶ Achados clínicos

A. Sinais e sintomas

A DIP é desafiadora de diagnosticar devido à ampla variedade em sua apresentação clínica. Nenhum dado da anamnese ou achado,

Tabela 44-3 Critérios diagnósticos para DIP

Critérios mínimos

O tratamento empírico da DIP deve ser iniciado em mulheres jovens sexualmente ativas e outras pessoas em risco de infecções sexualmente transmissíveis se ambos os seguintes critérios mínimos estão presentes:
- Dor pélvica ou abdominal inferior sem outra(s) causa(s) identificável(eis) para a doença, E
- Sensibilidade à mobilização cervical ou sensibilidade uterina ou sensibilidade anexial ao exame pélvico

Critérios adicionais

Temperatura oral > 38,3 °C (101 °F)

Secreção cervical anormal ou secreção vaginal mucopurulenta ou friabilidade cervical

Presença de leucócitos abundantes na avaliação microscópica de secreções vaginais diluídas em solução salina

Velocidade de hemossedimentação elevada ou proteína C reativa elevada

Evidência laboratorial da infecção por *Neisseria gonorrhoeae* ou *Chlamydia trachomatis*

Critérios definitivos (casos especiais)

Evidência histopatológica de endometrite na biópsia endometrial

Abscesso tubo-ovariano, tubas preenchidas com líquido ou hiperemia tubária em ultrassonografia ou outros testes radiológicos

Anormalidades laparoscópicas consistentes com DIP

Dados de Workowski KA, Bachmann LH, Chan PA, et al: Sexually Transmitted Infections Treatment Guidelines, 2021. MMWR Recomm Rep. 2021 Jul 23;70(4):1–187.

---

clínico ou laboratorial isoladamente tem tanto alta sensibilidade quanto especificidade para o diagnóstico. O diagnóstico de DIP geralmente é feito clinicamente **(Tabela 44-3)**. Os pacientes com quadro típico apresentam dor abdominal inferior, dor pélvica ou dispareunia. Sintomas sistêmicos como febre, náuseas ou vômitos podem estar presentes. O corrimento vaginal é variável. Sensibilidade na mobilização cervical, sensibilidade uterina ou anexial ou sinais de peritonite estão frequentemente presentes. A cervicite mucopurulenta está presente em 50% dos pacientes. Os abscessos tubo-ovarianos podem muitas vezes ser detectados por um exame físico cuidadoso (sensação de massa ou plenitude nos anexos).

B. Achados laboratoriais

Os achados laboratoriais podem incluir leucocitose com desvio à esquerda no sangue periférico e provas inflamatórias de fase aguda elevadas (velocidade de hemossedimentação ou proteína C-reativa). A secreção vaginal pode apresentar leucócitos. Um teste geniturinário positivo para *N. gonorrhoeae* ou *C. trachomatis* é favorável ao diagnóstico de DIP, embora 25% das vezes nenhuma dessas bactérias seja detectada. A gravidez precisa ser descartada, tanto porque o diagnóstico diferencial de dor abdominal em uma mulher inclui gravidez ectópica, quanto porque mulheres grávidas com DIP correm alto risco de complicações. Todas as mulheres com DIP aguda devem ser rastreadas para outras ISTs, incluindo HIV.

C. Exames diagnósticos

A laparoscopia é o padrão ouro para detectar salpingite. Ela é realizada se há dúvida quanto ao diagnóstico ou para ajudar a diferenciar DIP de gravidez ectópica, cistos ovarianos ou torção de anexos. A biópsia endometrial deve ser realizada em mulheres submetidas à laparoscopia sem evidência visual de salpingite porque algumas mulheres podem ter endometrite isolada. O diagnóstico clínico de DIP tem um valor preditivo positivo para salpingite de 65 a 90% em comparação com a laparoscopia. A ultrassonografia pélvica também é útil para detectar abscessos tubo-ovarianos, encontrados em quase 20% das adolescentes com DIP. A ultrassonografia transvaginal é mais sensível em comparação com a ultrassonografia abdominal.

▶ Diagnóstico diferencial

O diagnóstico diferencial inclui outras doenças ginecológicas (gravidez ectópica, ameaça de aborto ou aborto séptico, torção anexial, cistos ovarianos rotos ou hemorrágicos, dismenorreia, endometriose ou síndrome de Mittelschmerz), doenças gastrintestinais (apendicite, colecistite, hepatite, gastrenterite ou doença inflamatória intestinal) e doenças do trato urinário (cistite, pielonefrite ou cálculos urinários).

▶ Complicações

A cicatrização das tubas uterinas com perda das células epiteliais ciliadas é uma das principais sequelas da DIP. Depois de um episódio de DIP, 17% das pacientes tornam-se inférteis, 17% desenvolvem dor pélvica crônica e 10% terão gravidez ectópica. As taxas de infertilidade aumentam a cada episódio de DIP; três episódios de DIP resultam em uma taxa de infertilidade de 73%. A duração dos sintomas parece ser o maior determinante da infertilidade. A disseminação hematogênica ou linfática de organismos a partir das tubas uterinas pode raramente causar inflamação da cápsula hepática (peri-hepatite) resultando em sintomas de dor intensa no quadrante superior direito do abdome e elevação dos testes de função hepática.

▶ Tratamento

Os objetivos do tratamento são tanto alcançar a cura clínica quanto prevenir sequelas a longo prazo. O tratamento deve ser iniciado rapidamente porque a prevenção de sequelas é dependente da administração precoce de antibióticos. Entre as mulheres com DIP de gravidade clínica leve a moderada, não há diferenças nas taxas de resposta clínica e microbiológica de curto e longo prazo resultantes de tratamento parenteral *versus* tratamento oral. A DIP é frequentemente tratada em nível ambulatorial, embora alguns médicos argumentem que todos os adolescentes com DIP devem ser hospitalizados devido à frequência de complicações. Sintomas sistêmicos graves e toxicidade, sinais de peritonite, incapacidade de tolerar administração de fluidos orais, gravidez, ausência de resposta ou intolerância à terapia antimicrobiana oral e abscesso tubo-ovariano indicam hospitalização. Além disso, se o profissional de saúde acredita que o paciente não irá aderir ao tratamento, a hospitalização é justificada. Mulheres grávidas com DIP devem ser internadas e tratadas com antibióticos parenterais para reduzir o risco de aumento da morbidade. Pode ser necessária drenagem cirúrgica para tratamento adequado de abscessos tubo-ovarianos.

Os esquemas antibióticos de amplo espectro descritos na **Tabela 44-2** cobrem os numerosos microrganismos associados com DIP. Todos os esquemas de tratamento devem ser eficazes contra *N. gonorrhoeae* e *C. trachomatis* porque testes de triagem endocervical negativos não descartam infecção do trato reprodutivo superior com esses organismos. O uso de esquemas de tratamento com atividade anaeróbica é recomendado rotineiramente pelo CDC. As pacientes com DIP que recebem tratamento ambulatorial devem ser reexaminadas dentro de 24 a 48 horas, com contato telefônico nesse ínterim, para avaliar doença persistente ou falha no tratamento proposto. As pacientes devem ter melhora substancial dentro de 48 a 72 horas. As adolescentes devem ser reexaminadas 7 a 10 dias após o término do tratamento para garantir a resolução dos sintomas. As pacientes diagnosticadas com DIP por clamídia ou gonococo devem ser retestadas para estes patógenos 3 meses após o tratamento.

Brunham RC, Gottlieb SL, Paavonen J: Pelvic inflammatory disease. N Engl J Med 2015;372(21):2039–2048 [PMID: 25992748].

URETRITE

FUNDAMENTOS DO DIAGNÓSTICO E CARACTERÍSTICAS TÍPICAS

- ► Disúria e corrimento uretral são comuns em mais da metade dos pacientes.
- ► O tratamento para uretrite geralmente visa *C. trachomatis* e *N. gonorrhoeae*.

► Considerações gerais

As causas bacterianas mais comuns de uretrite em homens são *N. gonorrhoeae* e *C. trachomatis*. Além disso, *T. vaginalis*, HSV, *Ureaplasma urealyticum* e *M. genitalium* também causam uretrite. Aproximadamente 15 a 25% das uretrites que não são causadas por gonococo nem por clamídia podem ser atribuídas a *M. genitalium* ou *U. urealyticum*. Os coliformes podem causar uretrite em homens praticando sexo anal ativo. Manipulação mecânica ou contato com irritantes também podem causar uretrite transitória. É importante reconhecer que a uretrite em homens e mulheres é frequentemente assintomática.

As mulheres geralmente apresentam sintomas de infecção do trato urinário e "piúria estéril" (sem patógenos bacterianos entéricos isolados), o que reflete uma uretrite causada pelos organismos descrito acima.

► Achados clínicos

A. Sinais e sintomas

Caso sejam sintomáticos, os homens apresentam mais comumente uma secreção clara ou purulenta da uretra, disúria ou prurido. Também podem ocorrer hematúria e adenopatia inguinal. A maioria das infecções causadas por *C. trachomatis* e *T. vaginalis* são assintomáticas, enquanto 70% dos homens com *M. genitalium* e 23 a 90% com uretrite gonocócica são sintomáticos.

B. Achados laboratoriais

Em homens sintomáticos, um teste positivo de esterase leucocitária na urina ou um exame microscópico de urina (ambos na primeira micção) demonstrando mais de 10 leucócitos por campo é sugestivo de uretrite. A coloração de Gram de secreções uretrais demonstrando mais de 2 leucócitos por campo de alta potência também é sugestivo. A uretrite gonocócica é estabelecida pela presença documentada de leucócitos contendo diplococos Gram-negativos intracelulares. O *swab* uretral ou a coleta de urina na primeira micção para NAAT devem ser enviados ao laboratório para detectar *N. gonorrhoeae* e *C. trachomatis*. A avaliação para *T. vaginalis* deve ser considerada à medida que novas tecnologias aumentam a sensibilidade e especificidade de detecção de *T. vaginalis* em exame a fresco. O exame microscópico da secreção uretral não é um teste sensível. O NAAT específico de urina está disponível para *Mycoplasma* e *Ureaplasma*, embora não seja frequentemente utilizado.

► Complicações

As complicações incluem uretrite recorrente ou persistente, epididimite, prostatite ou síndrome de Reiter.

► Tratamento (ver Tabela 44-2)

Pacientes com evidência objetiva de uretrite devem receber tratamento empírico para gonorreia e infecção por clamídia, idealmente observadas diretamente no consultório. Devido ao aumento da resistência entre isolados de *M. genitalium*, as recomendações atuais incluem terapia em dois estágios com tratamento com doxiciclina seguido de moxifloxacino ou azitromicina (se for sabidamente suscetível). Se a infecção não responder ao tratamento inicial e for negativa no NAAT, deve-se descartar tricomoníase e suspeitar de uretrite por outro patógeno que não gonococo e clamídia e tratá-la de acordo. Os pacientes devem ser instruídos a retornar para avaliação se os sintomas persistirem ou se apresentarem sintomas recorrentes após a conclusão da terapia empírica inicial. Os sintomas isolados, sem sinais documentados ou evidências laboratoriais de inflamação uretral, não são suficientes para o retratamento. Parceiros sexuais devem ser avaliados ou tratados para gonorreia e infecção por clamídia.

EPIDIDIMITE

FUNDAMENTOS DO DIAGNÓSTICO E CARACTERÍSTICAS TÍPICAS

- ▶ O início gradual da dor escrotal pode ser acompanhado por disúria e frequência urinária.
- ▶ O tratamento para epididimite geralmente visa *C. trachomatis* e *N. gonorrhoeae*.

▶ Considerações gerais

A epididimite em homens sexualmente ativos é mais frequentemente causada por *C. trachomatis* ou *N. gonorrhoeae*. A epididimite causada por *Escherichia coli* e outros organismos entéricos ocorre entre homens que são os parceiros ativos durante a relação sexual anal e em homens que apresentam anormalidades do trato urinário.

▶ Achados clínicos

A. Sinais e sintomas

A epididimite se apresenta por uma combinação de dor, edema, e inflamação do epidídimo. Em muitos casos, o testículo também está envolvido.

B. Métodos diagnósticos e laboratoriais

O diagnóstico geralmente é clínico. A ultrassonografia com Doppler colorido pode ajudar no diagnóstico. A avaliação laboratorial é a mesma utilizada para a suspeita de uretrite e deve incluir cultura em amostra de urina se o NAAT for negativo.

▶ Diagnóstico diferencial

A epididimite aguda deve ser diferenciada da orquite por infarto, torção testicular ou infecção viral. Doenças menos comuns e mais crônicas incluem câncer testicular, tuberculose ou infecção fúngica.

▶ Complicações

A infertilidade é rara, e a dor local crônica é incomum.

▶ Tratamento

A terapia empírica (ver **Tabela 44-2**) é indicada antes dos resultados culturais estarem disponíveis. De forma adjuvante, indica-se repouso no leito e elevação escrotal; além disso, são recomendados analgésicos até que a febre recrudesça e a inflamação local diminua. A ausência de melhora do edema e da sensibilidade dentro de 3 dias requer uma reavaliação do diagnóstico, bem como do tratamento. Os parceiros sexuais devem ser avaliados e tratados para gonorreia e infecções por clamídia.

PROCTITE, PROCTOCOLITE E ENTERITE

FUNDAMENTOS DO DIAGNÓSTICO E CARACTERÍSTICAS TÍPICAS

- ▶ Prurido anorretal, dor e secreção mucopurulenta ao redor do canal anal são sintomas comuns.
- ▶ A maioria das infecções retais por clamídia e gonococos são assintomáticas.

▶ Considerações gerais

A proctite ocorre predominantemente entre pessoas que praticam sexo anal. A enterite ocorre entre aqueles cujas práticas sexuais incluem contato oral-fecal. A proctocolite pode ser adquirida por qualquer dessas vias, dependendo do patógeno. Os patógenos sexualmente transmissíveis que costumam causar proctite ou proctocolite incluem *C. trachomatis* (incluindo a variante que causa LGV), *Treponema pallidum*, HSV, *N. gonorrhoeae*, *Giardia lamblia* e organismos entéricos. Até 85% das infecções retais por *N. gonorrhoeae* e *C. trachomatis* são assintomáticas. A presença de proctite sintomática ou assintomática pode facilitar a transmissão da infecção pelo HIV.

▶ Achados clínicos

A. Sinais e sintomas

A proctite, definida como inflamação limitada à porção que dista 10 a 12 cm do reto, está associada a dor anorretal, tenesmo e secreção retal. A proctite aguda entre pessoas que recentemente praticaram sexo anal passivo é mais frequentemente transmitida pela via sexual. Os sintomas de proctocolite combinam os de proctite com diarreia ou cólicas abdominais (ou ambas), por causa da mucosa colônica inflamada a mais de 12 cm do ânus. A enterite geralmente resulta em diarreia e cólicas abdominais sem sinais de proctite ou proctocolite.

B. Métodos diagnósticos e laboratoriais

A avaliação pode incluir anuscopia ou sigmoidoscopia, exame de fezes, cultura ou NAAT para os organismos apropriados, além de sorologia para sífilis.

▶ Tratamento

O manejo será determinado pelo agente etiológico (ver **Tabela 44-2** e **Capítulo 42**). A reinfecção pode ser difícil de distinguir da falha de tratamento.

CORRIMENTO VAGINAL

FUNDAMENTOS DO DIAGNÓSTICO E CARACTERÍSTICAS TÍPICAS

▶ Irritação vaginal, prurido, desconforto durante a relação sexual e corrimento estão associados à vaginite.
▶ O tratamento apropriado depende da etiologia da vaginite.

▶ Considerações gerais

As adolescentes podem ter uma leucorreia fisiológica normal, secundária à renovação do epitélio vaginal. Causas infecciosas de corrimento incluem *T. vaginalis*, *C. trachomatis*, *N. gonorrhoeae* e patógenos que causam vaginose bacteriana. A candidíase é uma infecção por fungos que produz corrimento vaginal mas geralmente não é transmitida sexualmente. A vaginite em geral pode causar corrimento vaginal, prurido vulvar e irritação. A secreção pode ser branca, cinza ou amarela. A leucorreia fisiológica é geralmente branca, homogênea e não associada com prurido, irritação ou mau cheiro. Agentes irritantes mecânicos, químicos, alérgicos ou outros irritantes não infecciosos da vagina também podem causar corrimento vaginal.

VAGINOSE BACTERIANA

▶ Considerações gerais

A vaginose bacteriana é uma infecção polimicrobiana da vagina causada por um desequilíbrio da flora bacteriana vaginal normal. A flora alterada apresenta escassez de lactobacilos produtores de peróxido de hidrogênio e concentrações aumentadas de bactérias anaeróbicas (*Prevotella* spp. e *Mobiluncus* spp.), *Gardnerella vaginalis*, *Ureaplasma* e *Mycoplasma*. Não está claro se a vaginose bacteriana é sexualmente transmissível, mas está associada com múltiplos parceiros sexuais, e mulheres com vaginose bacteriana correm maior risco de contrair outras ISTs.

▶ Achados clínicos

A. Sinais e sintomas

O sintoma mais comum é uma secreção abundante, malcheirosa, de coloração branco-acinzentada, fina e homogênea. As pacientes podem relatar prurido vaginal ou disúria. Um odor similar ao de peixe pode ser mais perceptível após a relação sexual ou durante a menstruação, quando o alto pH do sangue ou do sêmen volatiliza as aminas.

B. Achados laboratoriais

A vaginose bacteriana é mais frequentemente diagnosticada através de critérios clínicos, que incluem: (1) presença de secreção fina e branca que reveste suavemente as paredes vaginais; (2) odor de peixe (amina) antes ou depois da adição de KOH a 10% à secreção (*whiff test*); (3) pH do fluido vaginal maior que 4,5 determinado com fita de pH; e (4) presença de "*clue cells*" no exame microscópico. As *clue cells* são células epiteliais escamosas que têm várias bactérias aderidas a elas, o que torna suas bordas irregulares e lhes confere uma aparência salpicada. Um guia de microscopia publicado pelo CDC está disponível *online* e inclui imagens de *clue cells* em exames a fresco de secreções vaginais (https://www.cdc.gov/clia/docs/15_258020-A_Stang_PPMP_Booklet_FINAL.pdf). O diagnóstico requer três dos quatro critérios, embora muitas pacientes que preenchem esses critérios não apresentem corrimento ou outros sintomas.

▶ Complicações

A vaginose bacteriana durante a gravidez está associada a resultados adversos, como trabalho de parto prematuro, prematuridade, corioamnionite e endometrite pós-parto. Em pacientes não grávidas, pode estar associada a DIP e infecções do trato urinário.

▶ Tratamento

Todas as pacientes com doença sintomática devem receber tratamento para aliviar os sintomas vaginais e eliminar sinais de infecção (ver **Tabela 44-2**). As pacientes grávidas devem receber tratamento para evitar desfechos adversos. Não há consenso sobre o tratamento para pacientes que não se queixam de corrimento vaginal ou prurido, mas que demonstram vaginose bacteriana em exame pélvico de rotina. Devido ao fato de alguns estudos associarem vaginose bacteriana e DIP, a recomendação é, preferencialmente, tratar a vaginose bacteriana assintomática. As consultas de acompanhamento são desnecessárias se os sintomas desaparecerem. Todavia, a recorrência da vaginose bacteriana é comum. Recomenda-se realizar consulta e exame de acompanhamento um mês após o tratamento para pacientes gestantes de alto risco.

Os homens não desenvolvem infecção equivalente à vaginose bacteriana e muitas vezes são assintomáticos. O tratamento dos parceiros homens não tem efeito sobre o curso da infecção em mulheres, mas é recomendado para mulheres que fazem sexo com mulheres.

Bradshaw CS, Sobel JD: Current treatment of bacterial vaginosis-limitations and need for innovation. J Infect Dis 2016;214 Suppl 1:S14–S20 [PMID: 27449869].

CDC Provider-Performed Microscopy Procedures: A Focus on Quality Practices Appendix K1, K2. https://www.cdc.gov/labquality/docs/PMP_Booklet_7252019.pdf, Accessed July 18, 2021.

TRICOMONÍASE

▶ Considerações gerais

A tricomoníase é causada pelo *T. vaginalis*, um protozoário flagelado que infecta 3,7 milhões de pessoas anualmente nos Estados Unidos.

Achados clínicos

A. Sinais e sintomas

Cinquenta por cento das mulheres com tricomoníase desenvolvem vaginite sintomática com prurido vaginal, corrimento verde-acinzentado, espumoso e fétido e disúria. Eventualmente, pode haver sangramento pós-coito e dispareunia. A vulva pode estar eritematosa e o colo do útero friável.

B. Achados laboratoriais

Misturar a secreção vaginal com solução salina facilita a detecção do protozoário flagelado no exame microscópico (exame a fresco). Porém, mesmo com avaliação imediata da lâmina, a sensibilidade é de apenas 60 a 70%. A cultura e o NAAT estão disponíveis quando o diagnóstico não é claro. Os testes NAAT são altamente sensíveis, mas alguns não são liberados para uso em mulheres (vaginal, endocervical, urina) e homens (urina). Estão disponíveis testes de detecção baseados em antígeno aprovados pela FDA para *T. vaginalis* com sensibilidades e especificidades aumentadas em comparação com o exame a fresco. Os testes rápidos não são liberados para uso em homens. A uretrite por *Trichomonas* frequentemente causa um teste positivo de esterase leucocitária na urina e também apresenta leucócitos no esfregaço uretral.

Complicações

A infecção por *Trichomonas* em mulheres tem sido associada a desfechos adversos na gestação. Os parceiros masculinos de mulheres diagnosticadas com tricomoníase têm 22% de chance de também ter a doença. Metade dos homens com tricomoníase terá uretrite. Os parceiros homens devem receber terapia empírica para tricomoníase. Para mulheres, uma nova triagem para *T. vaginalis* três meses após a infecção inicial é indicada devido à alta taxa de reinfecção.

Tratamento

Consulte a **Tabela 44-2** para recomendações de tratamento.

> Meites E et al: A review of evidence-based care of symptomatic trichomoniasis and asymptomatic *Trichomonas vaginalis* infections. Clin Infect Dis 2015;61 Suppl 8:S837–S848 [PMID: 26602621].

CANDIDÍASE VULVOVAGINAL

Considerações gerais

A candidíase vulvovaginal é causada pela *Candida albicans* em 85 a 90% dos casos. A maioria das mulheres terá pelo menos um episódio de candidíase vulvovaginal em sua vida, e quase metade terá dois ou mais episódios. A maior incidência é entre 16 e 30 anos. Os fatores predisponentes incluem uso recente de antibióticos, diabetes, gravidez e HIV. Os fatores de risco incluem coito vaginal, especialmente com um novo parceiro sexual, uso de contraceptivos orais e uso de espermicidas. Esta doença é geralmente causada pelo crescimento desenfreado da *Candida*, que normalmente coloniza a vagina de forma assintomática, ou por infecção secundária pela *Candida* presente no trato gastrintestinal. As recorrências refletem a reativação da colonização.

Achados Clínicos

A. Sinais e sintomas

Os sintomas típicos incluem prurido e corrimento vaginal branco (tipo queijo cottage) e não apresenta odor. O prurido é mais comum no meio do ciclo e logo após a menstruação. Outros sintomas incluem dor vaginal, queimação, edema e eritema vulvar, dispareunia e disúria (principalmente após a relação sexual).

B. Achados laboratoriais

O diagnóstico geralmente é feito pela visualização de leveduras ou pseudo-hifas com KOH 10% (sensibilidade de 90%) ou coloração de Gram (sensibilidade de 77%) do corrimento vaginal. A cultura fúngica pode ser usada se os sintomas e a microscopia não forem definitivos ou se a doença não responder ao tratamento ou for recorrente. No entanto, a cultura não é específica, pois a colonização é comum em mulheres assintomáticas. O pH vaginal é normal em infecções fúngicas.

Complicações

A única complicação da candidíase vulvovaginal é a infecção recorrente. A maioria das mulheres com infecção recorrente não tem predisposição aparente ou condições subjacentes.

Tratamento

As formulações tópicas de curta duração tratam de forma eficaz as infecções fúngicas vaginais não complicadas (ver **Tabela 44-2**). Os fármacos do tipo azóis administrados topicamente são mais eficazes do que a nistatina. O tratamento com azóis resulta em alívio dos sintomas e culturas negativas em 80 a 90% das pacientes que completam o tratamento. O fluconazol via oral em dose única é um tratamento eficaz. As pacientes devem ser instruídas a retornar para consultas de acompanhamento somente se os sintomas persistirem ou recorrerem. Os esquemas de profilaxia de seis meses têm sido eficazes em muitas pacientes com infecção fúngica persistente ou recorrente. A doença recorrente é geralmente devida a *C. albicans* que permanece suscetível a azóis e deve ser tratada por 14 dias com azóis orais. Algumas *Candida* não *albicans* respondem ao itraconazol ou às cápsulas de gelatina de ácido bórico (600 mg por dia durante 14 dias) por via intravaginal. O tratamento de parceiros sexuais não é recomendado.

ÚLCERAS GENITAIS

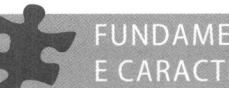
FUNDAMENTOS DO DIAGNÓSTICO E CARACTERÍSTICAS TÍPICAS

► As ISTs ulcerativas geralmente podem ser distinguidas por sua aparência clínica, sensibilidade das úlceras e linfadenopatia.

- As ISTs ulcerativas mais comuns nos Estados Unidos incluem HSV e sífilis.
- A sífilis geralmente é diagnosticada por meio de testes sorológicos.

Nos Estados Unidos, pacientes jovens e sexualmente ativos que têm úlceras genitais geralmente têm herpes genital ou sífilis. A frequência relativa de cada doença difere por área geográfica e população de pacientes. Mais de uma dessas doenças podem estar presentes simultaneamente. Todas as doenças ulcerativas são associadas a um risco aumentado de infecção pelo HIV. Além disso, a infecção primária pelo HIV (síndrome retroviral aguda) pode apresentar úlceras orais e genitais.

As úlceras podem estar presentes na vagina, vulva, colo do útero, pênis, reto ou cavidade oral, dependendo do tipo de comportamento sexual. Podem ocorrer lesões orais concomitantemente com ulcerações genitais. Cada agente etiológico tem características específicas que são descritas nas seções a seguir e na **Tabela 44-4**. Pode haver dor na lesão, linfadenopatia inguinal e uretrite em associação com as úlceras.

INFECÇÃO PELO VÍRUS HERPES SIMPLES (VER TAMBÉM CAPÍTULO 40)

► Considerações gerais

O HSV é a causa mais comum de úlceras genitais visíveis. Ambos HSV-1 e HSV-2 são transmitidos sexualmente; ambos os sorotipos são igualmente capazes de causar infecções nas regiões orofaríngea e anogenital. As infecções por HSV-1 são frequentemente contraídas por crianças até os 5 anos de idade por via oral; sendo que grupos socioeconômicos mais vulneráveis têm taxas de infecção mais altas. De 2015 a 2016, a soroprevalência entre adultos nos EUA foi de 47,8% para HSV-1 e 11,9% para HSV-2. As infecções por HSV duram toda a vida como resultado da infecção latente dos gânglios sensitivos, embora muitos indivíduos infectados com qualquer tipo de HSV possam não estar cientes de sua infecção por terem apresentado somente sintomas leves ou inespecíficos quando foram infectados. No entanto, esses indivíduos ainda podem disseminar o vírus de forma assintomática e, assim, transmitir a infecção sem saber, além de também serem capazes de reativar o vírus e causar infecção clínica em si mesmos.

► Achados clínicos

A. Sinais e sintomas

A infecção genital inicial sintomática por HSV começa com vesículas na vulva, vagina, colo do útero, pênis, reto ou uretra, que progridem rapidamente para ulcerações rasas e dolorosas. Uma apresentação atípica da infecção por HSV inclui eritema vulvar e fissuras. Também pode ocorrer uretrite. A infecção inicial pode ser grave, durando até 3 semanas, e estar associada a febre e mal-estar, bem como adenopatia dolorosa localizada. A dor e a disúria podem ser extremamente desconfortáveis, exigindo banhos de assento, anestésicos tópicos e, eventualmente, sondagem devido a retenção urinária.

Os sintomas tendem a ser mais graves nas mulheres. A recorrência na área genital com HSV-2 é provável (65-90%). Aproximadamente 40% dos indivíduos infectados com HSV-2 experienciam pelo menos seis recorrências por ano nos primeiros anos após a infecção inicial. É comum a presença de dor prodrômica nos genitais, nádegas, ou região pélvica antes das recorrências. A recorrência pelo HSV genital é de duração mais curta (5-7 dias), com menos lesões e geralmente sem sintomas sistêmicos. Comumente, a frequência de recorrências diminui com o tempo, embora aproximadamente um terço dos indivíduos não demonstrem esse padrão. O primeiro episódio de infecção por herpes genital causado pelo HSV-1 geralmente é consequência do sexo oral-genital. A infecção primária por HSV-1 pode ser tão grave quanto a infecção por HSV-2 e o tratamento é o mesmo para ambos. A recorrência do HSV-1 genital é muito menos frequente do que o HSV-2 genital.

Tabela 44-4 Causas sexualmente transmissíveis de ulcerações genitais

	Organismo causador	Descrição das úlceras	Sensibilidade das úlceras	Linfadenopatia local
Vírus herpes simples	HSV-1 ou HSV-2	Múltiplas, pequenas, rasas	Dolorosa	Ocasionalmente presente, sensível, não supurativa
Sífilis	*Treponema pallidum*	Cancro único, endurecido, não purulento, com base limpa	Não dolorosa	Adenopatia firme e indolor
Cancro mole	*Haemophilus ducreyi*	Uma ou mais, nitidamente demarcadas, bordas irregulares, base purulenta	Dolorosa	Sensível e supurativa
Granuloma inguinal (donovanose)	*Klebsiella granulomatis*	Única, lentamente progressiva, aparência vascular e vermelho-vivo	Não dolorosa	Ausente
Linfogranuloma venéreo	*Chlamydia trachomatis* variantes L1, L2, L3	Pápula ou úlcera pequena e única que muitas vezes resolve antes da apresentação	Não dolorosa	Gânglios inguinais ou femorais unilaterais, dolorosos, supurativos

B. Achados laboratoriais

O diagnóstico de infecção genital por HSV geralmente é feito de forma presuntiva, mas em uma grande série de casos este diagnóstico foi incorreto em 20% das vezes. A cultura celular e o teste de reação em cadeia da polimerase [PCR, de *polymerase chain reaction*]) são os métodos de teste preferidos do CDC quando as lesões estão presentes. O NAAT é mais sensível e rápido do que a cultura. Os ensaios de imunofluorescência direta estão disponíveis, mas carecem de sensibilidade. Podem ser usados testes sorológicos específicos para triagem de infecção por HSV em pacientes assintomáticos; essa possibilidade deve ser levada em consideração em pessoas com múltiplos parceiros sexuais, pessoas com infecção por HIV, HSH com risco aumentado de contrair HIV e antes de algum comprometimento imunológico ou transplante.

▶ Diagnóstico diferencial

As infecções genitais por HSV devem ser diferenciadas de outras lesões ulcerativas causadas por IST (ver **Tabela 44-4**). As causas de úlceras genitais que não são causadas por ISTs podem incluir herpes-zóster, síndrome de Behçet ou líquen escleroso.

▶ Complicações

As complicações, que quase sempre ocorrem com o primeiro episódio de infecção genital por HSV, incluem retenção urinária, meningite viral e transmissão para recém-nascidos. Uma infecção anterior por HSV genital, seja com lesões ativas presentes ou não, aumenta muito a probabilidade de transmitir ou adquirir infecção por HIV em casais soro discordantes para HIV.

▶ Prevenção

Todos os pacientes com lesões ativas devem ser aconselhados a se abster do contato sexual. Quase todos os pacientes têm excreções assintomáticas periódicas muito frequentes de HSV, e a maioria dos casos de infecção genital por HSV são transmitidas por pessoas que não sabem que têm a infecção ou são assintomáticos quando ocorre a transmissão. Deve-se incentivar o uso de preservativo nos indivíduos com episódio prévio de infecção sintomática por HSV para proteger os parceiros que sejam suscetíveis. A profilaxia antiviral de indivíduos infectados reduz a contaminação e diminui significativamente a transmissão aos parceiros sexuais.

▶ Tratamento

A administração de drogas antivirais nos primeiros 5 dias de infecção diminui a duração e a gravidade da doença primária pelo HSV (ver **Tabela 44-2**). Quando usada para a doença recorrente, a terapia antiviral deve ser iniciada durante os pródromos ou no primeiro dia de início das lesões para melhores resultados. Os pacientes devem ter uma receita em casa para iniciar o tratamento. O tratamento episódico da primeira crise ou das crises subsequentes não previne infecções futuras. Se as recorrências forem frequentes e causarem desconforto físico ou emocional significativo, os pacientes podem optar por tomar profilaxia antiviral diariamente para reduzir a frequência (redução de 70-80%) e a duração das recorrências.

SÍFILIS

▶ Considerações gerais

A sífilis é uma IST aguda e crônica causada pela infecção por *T. pallidum*. A incidência anual de sífilis vem aumentando constantemente desde que atingiu um mínimo histórico em 2000. Em 2019, 83% dos casos de sífilis primária e secundária nos Estados Unidos ocorreu entre homens, mais da metade dos quais (56,7%) eram HSH. HSH jovens e não brancos são desproporcionalmente afetados. Entre mulheres, os casos de sífilis primária e secundária também aumentaram em 30% durante 2018 e 2019, com aumento também na taxa de sífilis congênita.

▶ Achados clínicos

A. Sinais e sintomas

Lesões de pele e mucosas caracterizam a fase aguda da sífilis primária e secundária. A sífilis primária geralmente se apresenta como um cancro solitário indolor no ponto de inoculação, na genitália, ânus ou orofaringe (ver **Tabela 44-4**). O cancro aparece em média 21 dias (intervalo: 3-90 dias) após a exposição e apresenta resolução espontânea 4 a 8 semanas depois. Por ser indolor, pode passar despercebido, especialmente se a lesão estiver dentro da vagina, orofaringe, uretra ou reto. A sífilis secundária ocorre de 4 a 10 semanas após o cancro aparecer, com mal-estar generalizado, adenopatia indolor e uma erupção maculopapular não pruriginosa que frequentemente inclui as palmas das mãos e plantas dos pés. A sífilis secundária resolve-se em 1 a 3 meses, mas pode recorrer. Podem se desenvolver lesões verrucosas conhecidas como condilomas planos na genitália. Estes devem ser diferenciados das verrugas genitais. As lesões dos ossos, vísceras, aorta e sistema nervoso central predominam na fase crônica (sífilis terciária) (ver **Capítulo 42**). O *T. pallidum* pode infectar o sistema nervoso central e resultar em neurossífilis, que pode ocorrer em qualquer fase. As manifestações da neurossífilis podem incluir alteração do estado mental, disfunção de nervos cranianos, meningite ou acidente vascular cerebral. A sífilis latente não apresenta manifestações clínicas e é diagnosticada por meio de testes sorológicos.

B. Achados laboratoriais

O *T. pallidum* não pode ser detectado em cultura, e a detecção direta na lesão exsudativa ou no tecido (ou seja, por exame microscópico de campo escuro ou PCR não está prontamente disponível na maioria dos laboratórios. Então, o diagnóstico presuntivo de sífilis requer dois testes sorológicos, um teste não treponêmico (ou seja, RPR ou teste de lâmina do *Venereal Disease Research Laboratory* [VDRL, Laboratório de Pesquisa de Doenças Venéreas]), e um teste treponêmico (ou seja, aglutinação de partículas de *T. pallidum* [TP-PA], absorção de anticorpos treponêmicos fluorescentes [FTA-ABS], imunoensaio enzimático *T. pallidum* [TP-EIA] ou ensaio de quimioluminescência *T. pallidum* [TP-CIA]). Os títulos de anticorpos não treponêmicos geralmente se correlacionam com a atividade da doença e são usados para acompanhar a resposta ao tratamento. Uma alteração de quatro vezes nos títulos de anticorpos não treponêmicos indica uma diferença clinicamente significativa. Os títulos de anticorpo treponêmico normalmente permanecem reativos por toda a vida e não podem ser usados para determinar a resposta ao tratamento. O CDC e a Força-Tarefa de Serviços Preventivos dos EUA recomendam triagem sorológica com um teste não treponêmico, seguido de confirmação com teste treponêmico. No entanto, alguns laboratórios têm adotado uma abordagem de "sequência reversa" (**Figura 44-1**).

Se um paciente está envolvido em comportamento sexual de alto risco ou está morando em uma área em que a sífilis é endêmica, os RPRs devem ser obtidos anualmente para triagem de infecção assintomática. Os testes de RPR realizados anualmente entre grupos de alto risco são essenciais para distinguir entre sífilis latente precoce (1 ano ou menos pós-infecção) e sífilis latente tardia (> 1 ano pós-infecção), já que as recomendações de tratamento variam. A sífilis é uma doença de notificação compulsória ao departamento de saúde do estado, e todos os contatos sexuais precisam ser avaliados. Os pacientes com sífilis precisam ser avaliados para outras ISTs, especialmente HIV.

A testagem do LCR, incluindo contagem de células, proteínas e VDRL, é indicada em pacientes com sinais neurológicos e sintomas que podem ser associados a neurossífilis, pacientes com manifestações oculares como uveíte, irite, neurorretinite ou neurite óptica e pacientes que apresentam falha no tratamento. A avaliação de acompanhamento do LCR é indicada a cada 6 meses em pacientes com neurossífilis até que a contagem de células do LCR esteja normalizada.

▶ **Complicações**

A sífilis não tratada pode levar a complicações terciárias com envolvimento grave de múltiplos órgãos, incluindo aortite e neurossífilis. Pode ocorrer transmissão para o feto em gestantes não tratadas (ver **Capítulos 2** e **42**). As lesões sifilíticas nas mucosas podem facilitar a transmissão de HIV. Além disso, pessoas com HIV que contraem sífilis podem ter respostas sorológicas incomuns

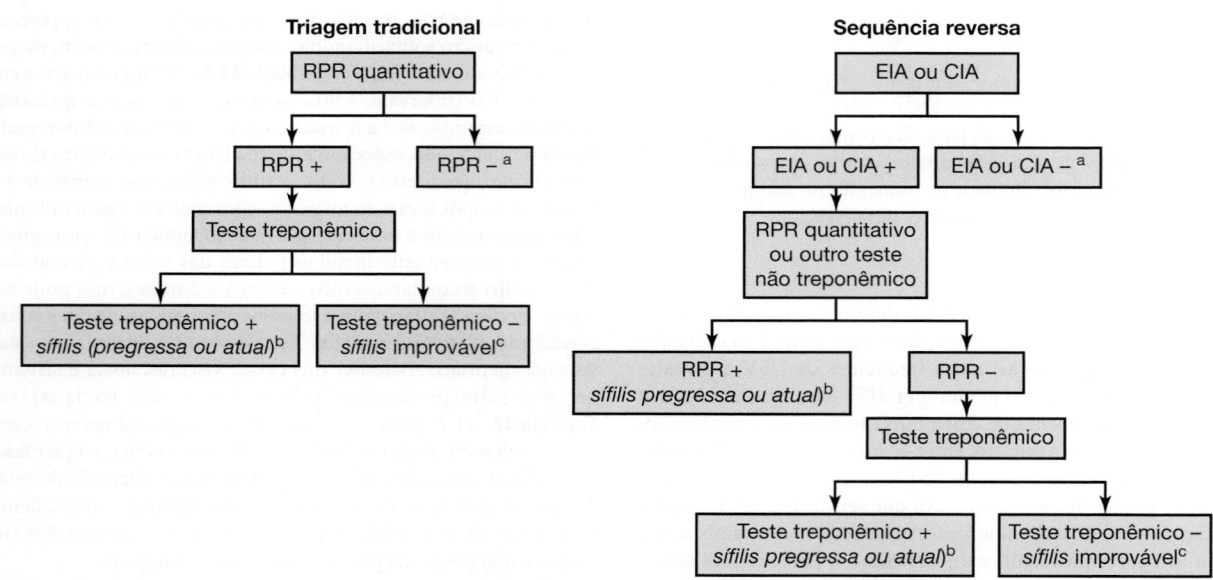

▲ **Figura 44-1** Abordagens para triagem de sífilis. O CDC recomenda o algoritmo de triagem tradicional. Caso a sequência reversa seja usada, recomenda-se que uma amostra com resultados EIA/CIA positivos seja testada com um teste quantitativo não treponêmico (RPR ou VDRL). Se os resultados do teste forem discordantes, a amostra deve ser testada usando um teste treponêmico para confirmação. CDC, Centro de Controle e Prevenção de Doenças; CIA, imunoensaio de quimioluminescência; EIA, imunoensaio enzimático; RPR, teste de reagina plasmática rápida; VDRL, *Venereal Disease Research Laboratory*.
[a]Se houver suspeita de sífilis latente ou primária, tratar com penicilina G benzatina 2,4 milhões de unidades por via intramuscular em dose única.
[b]Avaliar clinicamente, determinar se ocorreu tratamento de sífilis no passado, avaliar o risco de infecção e administrar tratamento se indicado, com base no estágio da infecção.
[c]Se houver risco de sífilis, repetir a RPR em algumas semanas.
Modificada com permissão do Centro de Controle e Prevenção de Doenças (CDC). Discordant results from reverse sequence syphilis screening–five laboratories, United States, 2006-2010. MMWR Morb Mortal Wkly Rep. 2011 Feb 11;60(5):133–137.

(ou seja, resultados falso-negativos, sororreatividade retardada), podem estar em risco aumentado de complicações neurológicas e podem ter taxas aumentadas de falha no tratamento.

▶ Tratamento

Consulte a **Tabela 44-2** para recomendações de tratamento. A penicilina G parenteral é a droga de escolha para todos os estágios da sífilis, embora a preparação, dose e duração do tratamento variem de acordo com as manifestações clínicas. Embora haja alternativas para o uso em pacientes alérgicos à penicilina, os dados sobre suas eficácias são limitados e, em alguns cenários (ou seja, gravidez), a dessensibilização e o tratamento com penicilina são recomendados. Os pacientes devem ser reexaminados e sorologicamente avaliados com testes não treponêmicos aos 6 e 12 meses após tratamento. Se os sinais ou sintomas persistirem ou recorrerem, ou se os pacientes não têm uma diminuição de quatro vezes em seus títulos no teste não treponêmico, deve-se considerá-los pacientes com falha no tratamento ou reinfectados e que precisam de novo tratamento.

CANCRO MOLE

▶ Considerações gerais

O cancro mole é causado pelo *Haemophilus ducreyi*. Essa infecção é relativamente rara fora dos trópicos e subtrópicos, mas é endêmico em algumas áreas urbanas nos Estados Unidos, e tem sido associado com infecção pelo HIV, uso de drogas e prostituição. Ocorre coinfecção com sífilis ou HSV em até 17% dos pacientes. A história detalhada, incluindo viagens, pode ser importante na identificação desta infecção.

▶ Achados clínicos

A. Sinais e sintomas

A lesão típica começa como uma pápula que erode após 24 a 48 horas em uma úlcera. A úlcera é dolorosa e tem bordas irregulares e nitidamente demarcadas e uma base purulenta (ao contrário da sífilis). A úlcera é tipicamente única e um pouco mais profunda do que a infecção por HSV. As lesões podem ocorrer em qualquer parte dos genitais e são mais comuns em homens do que em mulheres. Adenopatia inguinal sensível e flutuante (ao contrário da sífilis e HSV) está presente em 50% dos pacientes. Uma úlcera dolorosa em combinação com adenopatia inguinal supurativa é muito frequentemente cancro mole.

B. Achados laboratoriais

A coloração de Gram mostra cocos Gram-positivos dispostos em formação linear. A cultura, que tem uma sensibilidade de menos de 80%, pode ser realizada em um meio especial que está disponível em centros acadêmicos. O teste de NAAT pode melhorar o diagnóstico em áreas onde tais testes estão disponíveis. Em um paciente com teste negativo para sífilis e HSV, com úlceras genitais dolorosas e adenopatia regional, o diagnóstico presuntivo de cancro mole deve ser levado em consideração.

▶ Tratamento

Os sintomas melhoram dentro de 3 dias após o tratamento (ver **Tabela 44-2**). A maioria das úlceras desaparece em 7 dias, embora úlceras maiores possam levar 2 semanas para cicatrizar. A adenopatia flutuante pode requerer aspiração por agulha ou incisão e drenagem. Todos os contatos sexuais precisam ser examinados e receber tratamento, mesmo que sejam assintomáticos. Os indivíduos com coinfecção pelo HIV podem ter taxas de cura mais lentas ou falhas de tratamento.

LINFOGRANULOMA VENÉREO

▶ Considerações gerais

O LGV, que é causado pelas variantes da *C. trachomatis* L1, L2 ou L3, é raro nos Estados Unidos. A doença é endêmica no Sudeste Asiático, Caribe, América Latina e áreas da África. Desde 2003, um aumento no número de casos nos Estados Unidos, Europa Ocidental e Canadá ocorreram principalmente entre HSH e tem sido associado à coinfecção pelo HIV.

▶ Achados clínicos

A. Sinais e sintomas

Os pacientes com LGV apresentam pápula ou úlcera indolor que cura espontaneamente, seguido pelo desenvolvimento de adenopatia sensível que é tipicamente unilateral. Um achado clássico é o sinal do sulco – um vinco inguinal criado por envolvimento concomitante de gânglios inguinais e femorais. Esses nódulos tornam-se emaranhados e flutuantes e podem se romper. O LGV pode causar proctocolite com ulceração retal, secreção anal purulenta, febre, tenesmo e dor, principalmente em HSH.

B. Achados laboratoriais

O diagnóstico de LGV pode ser difícil. Geralmente requer uma suspeita clínica com base nos achados do exame físico. *Swabs* de lesões e aspirados de linfonodos podem ser testados para *Chlamydia* por cultura, AFD ou NAAT. É necessária genotipagem adicional para diferenciar LGV de variantes não-LGV de *Chlamydia*. Na ausência de testes laboratoriais para confirmar o diagnóstico, deve-se tratar para LGV se houver forte suspeita clínica.

▶ Diagnóstico diferencial

O diagnóstico diferencial durante a fase de adenopatia inclui adenite bacteriana, linfoma e doença da arranhadura do gato. O diagnóstico diferencial durante a fase ulcerativa abrange todas as causas de úlceras genitais (ver **Tabela 44-4**).

▶ Tratamento

Consulte a **Tabela 44-2** para as recomendações de tratamento. Apesar da eficácia da azitromicina para infecções por clamídia não-LGV, não foram realizados estudos de tratamento controlados para recomendar o seu uso em LGV. Os indivíduos infectados por HIV são tratados da mesma forma que os indivíduos não infectados por HIV, mas devem ser monitorados de perto para avaliar a resposta ao tratamento.

> Stoner BP, Cohen SE: Lymphogranuloma venereum 2015: clinical presentation, diagnosis, and treatment. Clin Infect Dis 2015 Dec 15;61 Suppl 8:S865–S873. doi: 10.1093/cid/civ756 [PMID: 26602624].

GRANULOMA INGUINAL

O granuloma inguinal, ou donovanose, é causado pela *Klebsiella granulomatis*, um bacilo Gram-negativo raro nos Estados Unidos, mas endêmico na Índia, no Caribe, e no sul da África. Um nódulo subcutâneo endurecido erode e forma uma úlcera indolor e friável com tecido de granulação. O diagnóstico é baseado na suspeita clínica e corroborado pela coloração de Wright ou coloração Giemsa do tecido de granulação que revela bastonetes intracitoplasmáticos (corpúsculos de Donovan) em células mononucleares. Consulte a **Tabela 44-2** para recomendações de tratamento. Pode ocorrer recidiva em 6 a 18 meses após tratamento aparentemente eficaz.

VERRUGAS GENITAIS E PAPILOMAVÍRUS HUMANO

FUNDAMENTOS DO DIAGNÓSTICO E CARACTERÍSTICAS TÍPICAS

- ▶ Noventa por cento das verrugas anogenitais são causadas pelo HPV e geralmente são diagnosticadas por inspeção visual.
- ▶ O teste de ácido nucleico do HPV está disponível para detectar tipos oncogênicos de infecção por HPV que causam câncer cervical.

▶ Considerações gerais

Os condilomas acuminados, ou verrugas genitais, são causados pelo HPV, que também pode causar displasia cervical e câncer cervical, além de cânceres orofaríngeo e anal. O HPV é transmitido sexualmente. Estima-se que 20 milhões de pessoas nos Estados Unidos sejam infectadas anualmente, incluindo mais de 9 milhões, aproximadamente, de adolescentes e jovens adultos sexualmente ativos de 15 a 24 anos de idade. A maioria (74%) das novas infecções por HPV ocorre entre os 15 e 24 anos de idade; em mulheres com menos de 25 anos, a prevalência varia entre 28 e 46%. Estima-se que 32 a 50% das adolescentes tendo relações sexuais nos Estados Unidos têm infecções por HPV, embora apenas 1% possa apresentar lesões visíveis. Trinta a 60% dos homens cujas parceiras têm HPV têm evidência de verrugas genitais no exame. Estima-se que ocorram 1 milhão de novos casos de verrugas genitais todos os anos nos Estados Unidos.

Embora existam quase 100 sorotipos de HPV, os tipos 6 e 11 causam aproximadamente 90% das verrugas genitais, e os tipos 16 e 18 causam mais de 70% dos casos de displasia e câncer cervical.

A infecção é mais comum em pessoas com múltiplos parceiros e naqueles que iniciam relações sexuais mais cedo. Consulte o **Capítulo 10** para vacinação contra o HPV.

O teste NAAT para HPV deve ser realizado a cada 5 anos a partir dos 25 anos, se disponível. Como alternativa, podem ser realizados os co-testes HPV/Papanicolaou. Avaliações mais frequentes e precoces são recomendadas se houver fatores de risco adicionais, como coinfecção com HIV.

▶ Achados clínicos

A. Sinais e sintomas

Nos homens, as lesões verrucosas são encontradas no corpo ou na glande do pênis. As lesões também podem se desenvolver na uretra ou no reto. A princípio, as lesões não produzem desconforto. Podem ser únicas ou encontradas em aglomerados. As mulheres desenvolvem lesões verrucosas em qualquer superfície da mucosa genital, interna ou externamente, e muitas vezes desenvolvem lesões perianais.

B. Achados laboratoriais

As lesões externas visíveis têm características únicas que tornam o diagnóstico direto. O condiloma acuminado pode ser distinguido do condiloma plano (sífilis), do molusco contagioso e de outras marcas na pele com a aplicação de solução de ácido acético a 5%. O branqueamento da pele ou das mucosas após a aplicação de solução de ácido acético a 3 a 5%, denominado acetobranqueamento, é usado para indicar a extensão da infecção cervical.

O exame de Papanicolaou detecta anormalidades cervicais, sendo a infecção por HPV a causa mais frequente de um exame anormal. Os achados do Papanicolaou são classificados pela natureza atípica das células cervicais. Essas alterações variam de células escamosas atípicas de significado indeterminado (ASCUS, de *atypical squamous cells of undetermined significance*) a lesões intraepiteliais escamosas de baixo grau (LSIL, de *low-grade squamous intraepithelial lesions*) e lesões intraepiteliais escamosas de alto grau (HSIL, de *high-grade squamous intraepithelial lesion*). As LSIL abrangem alterações celulares associadas ao HPV e displasia leve. As HSIL incluem displasia moderada, displasia grave e carcinoma in situ.

O seguimento para ASCUS é controverso, pois apenas 25% progridem para displasia, e o restante é estável ou regride. As recomendações mais atualizadas orientam repetir a citologia em 12 meses sem teste de DNA do HPV. Se um teste de DNA do HPV for realizado e tiver resultado positivo, é recomendado repetir a citologia em 12 meses. Se o grau de atipia das células escamosas permanece incerto ou se houver HSIL, recomenda-se colposcopia. Se forem detectadas LSIL, não é necessária colposcopia, mas um exame de Papanicolaou deve ser feito em 1 ano, e, se LSIL ou HSIL forem posteriormente detectadas, a paciente deve ser encaminhada para colposcopia para visualização direta ou biópsia do colo do útero (ou ambos). Se um exame de Papanicolaou mostrar apenas sinais de inflamação, e uma infecção concomitante como vaginite ou cervicite estiver presente, o esfregaço deve ser repetido após a inflamação ser eliminada.

Diagnóstico diferencial

O diagnóstico diferencial inclui estruturas anatômicas normais (pápulas penianas peroladas, papilas vestibulares e glândulas sebáceas), molusco contagioso, ceratose seborreica e sífilis.

Complicações

Uma vez que as verrugas genitais podem proliferar-se e tornar-se friáveis durante a gravidez, muitos especialistas defendem a sua remoção nesse período. Os tipos 6 e 11 do HPV podem causar papilomatose laríngea em lactentes e crianças. As complicações do tratamento incluem cicatrizes com alterações na pigmentação da pele ou dor no local do tratamento. Um Papanicolaou com displasia persistente ou de alto grau requer biópsia e/ou ressecção, que pode resultar em anormalidades cervicais que, por consequência, podem causar complicações na gestação. O câncer do colo do útero é a sequela mais comum e importante do HPV e da displasia.

Prevenção

O uso de preservativos reduz significativamente, mas não elimina totalmente o risco de transmissão a parceiros não infectados. A vacina 9-valente contra o HPV é 96 a 100% eficaz na prevenção de verrugas genitais relacionadas ao HPV-6 e 11 e de displasia cervical relacionada aos HPV-16 e 18 e também previne muitas das lesões causadas por sorotipos menos comuns. É recomendada para mulheres e homens de 9 a 26 anos. Confere proteção aos homens contra verrugas genitais e câncer anal, que tem uma incidência significativamente aumentada em homens que praticam sexo anal (ver **Capítulo 10**).

Tratamento

As lesões penianas e vaginais ou vulvares externas podem ser tratadas topicamente. Pode ser necessário realizar o tratamento semanalmente por 4 a 6 semanas. Um profissional experiente deve tratar lesões internas e cervicais (ver **Tabela 44-2**). O tratamento pode limpar as lesões visíveis, mas não reduz a presença de vírus, e ainda não é claro se a transmissão do HPV é reduzida pelo tratamento.

Se não forem tratadas, as verrugas podem desaparecer ou permanecer inalteradas ou podem aumentar em tamanho ou número. O tratamento pode induzir períodos sem verrugas na maioria dos pacientes. A maioria das recorrências ocorrem dentro de 3 meses após a conclusão de um regime de tratamento. O acompanhamento adequado de um exame de Papanicolaou alterado é essencial para detectar qualquer progressão para malignidade.

> ASCCP Consensus Guidelines for Management of Abnormal Cervical Cytology: http://www.asccp.org/management-guidelines. Accessed July 18, 2021.
> Sawaya GF, Smith-McCune K, Kupperman M: Cervical cancer screening: more choices in 2019. JAMA 2019;321(20):2018–2019 [PMID: 31135834].

OUTRAS INFECÇÕES VIRAIS

FUNDAMENTOS DO DIAGNÓSTICO E CARACTERÍSTICAS TÍPICAS

- ▶ As hepatites A, B e C podem ser transmitidas sexualmente, embora existam vacinas disponíveis para prevenir infecções por vírus da hepatite A e B.
- ▶ A infecção aguda por HIV geralmente se apresenta com uma síndrome retroviral aguda, que mimetiza outras infecções virais.
- ▶ Medicamentos antirretrovirais podem ser utilizados para prevenir a infecção pelo HIV quando administrados antes (como profilaxia pré-exposição [PrEP]) ou após (como profilaxia pós-exposição [PEP]) a exposição ao HIV.

HEPATITE (VER TAMBÉM CAPÍTULO 22)

Considerações gerais

Nos Estados Unidos, a hepatite viral é causada principalmente por três vírus: o vírus da hepatite A (HAV, de *hepatitis A virus*), da hepatite B (HBV) e da hepatite C (HCV). Cada vírus tem o potencial de se disseminar através do contato sexual. O HAV se dissemina por transmissão fecal-oral e contato oral-anal. Tanto o HBV quanto o HCV se disseminam através do contato com sangue ou fluidos corporais. Acredita-se que a transmissão sexual do HBV seja muito mais eficiente do que do HCV, embora alguns dados sugiram aumento da transmissão do HCV em HSH.

As recomendações de imunização universal para HAV e HBV têm contribuído para o declínio da prevalência dessas doenças. Indivíduos nascidos antes da implementação da vacinação de rotina, especialmente aqueles em grupos de alto risco (múltiplos parceiros sexuais, HSH ou usuários de drogas intravenosas) devem receber a vacinação. É recomendada triagem sorológica para HCV para todos os adultos com mais de 18 anos, para todas as mulheres durante cada gravidez, para pessoas com infecção por HIV ou HBV recém-diagnosticada e anualmente para pessoas com fatores de risco contínuos (ou seja, envolvimento em práticas sexuais de alto risco ou uso de drogas injetáveis).

VÍRUS DA IMUNODEFICIÊNCIA HUMANA (VER TAMBÉM CAPÍTULO 41)

Considerações gerais

Em 2018, havia 47.800 jovens de 13 a 24 anos vivendo com HIV nos Estados Unidos, dos quais apenas 55% estavam cientes de seu diagnóstico, em comparação com 86% dos adultos. Jovens HSH continuam a ser o grupo com maior risco de contrair HIV nos Estados Unidos, particularmente homens não brancos. Os fatores de risco para contrair o vírus incluem IST anterior (especialmente sífilis e gonorreia retal), uso pouco frequente de preservativo, prática de sexo anal (tanto com homens quanto com mulheres), ISTs ulcerativas genitais prévias, práticas que envolvem trocar sexo por dinheiro ou drogas, uso de drogas intravenosas ou crack, uso de cocaína ou metanfetamina, falta de moradia e ser vítima de abuso sexual.

Todos os adolescentes sendo rastreados para outras ISTs devem ser rastreados para infecção por HIV independentemente do gênero dos seus parceiros sexuais (homens, mulheres ou ambos). O CDC e a US Preventative Services Task Force (Força-Tarefa de Serviços Preventivos dos EUA) recomendam que todos os adultos com mais de 13 anos façam o teste de HIV pelo menos uma vez, com exames anuais ou triagem mais frequente recomendada para aqueles com maior risco de contrair o HIV. O rastreio do HIV pode ser realizado em associação com triagem de IST, teste de gravidez e avaliações de saúde de rotina. Recomenda-se realizar triagem de *opt-out*, ou seja, a sinalização para o paciente de que o teste de HIV será realizado, a menos que o paciente decline. Não é necessário consentimento específico para teste de HIV. A maioria dos estados permite que menores de idade participem de testagem e tratamento de HIV sem notificação dos pais, mas os provedores devem estar cientes das leis de seu estado.

▶ Achados clínicos

A. Sinais e sintomas

Após uma infecção recente pelo HIV, os adolescentes podem ficar assintomáticos ou apresentar síndrome retroviral aguda, que ocorre de 2 a 6 semanas após a exposição. Esta síndrome clínica aguda, que ocorre em cerca de 50% dos pacientes, é frequentemente indistinguível de outras doenças virais **(Tabela 44-5)**. Após a resolução da doença aguda, os sinais e sintomas de HIV ficam tipicamente ausentes por muitos anos, até que se desenvolva imunodeficiência com risco de vida.

B. Achados laboratoriais

O teste laboratorial para HIV é descrito em detalhes no **Capítulo 41**. O algoritmo de teste atual para soro ou plasma recomenda o uso de um imunoensaio com combinação de antígeno/anticorpo HIV 1/2, que é capaz de detectar tanto infecções recentes, apenas 2 a 3 semanas após a exposição, quanto estabelecidas. Se há suspeita de infecção aguda por HIV, também devem ser realizados PCR de RNA ou de DNA do HIV.

▶ Tratamento

O tratamento para o HIV é descrito em detalhes no **Capítulo 41**. O aspecto mais importante na identificação de adolescentes e jovens adultos com infecção por HIV está em estabelecer vínculo entre o profissional de saúde e o paciente. Dados sugerem que o tratamento de jovens com infecção por HIV seja realizado em ambientes que ofereçam cuidados abrangentes e multidisciplinares. Esses estabelecimentos estarão mais bem equipados para fornecer apoio emocional, cuidados preventivos, redução de risco para os contatos, acesso à pesquisa e orientação sobre os momentos adequados para receber terapias antirretrovirais.

Tabela 44-5 Sintomas da síndrome aguda retroviral após infecção por HIV

Sintomas comuns (> 50% dos pacientes)
Febre
Fadiga
Faringite
Cefaleia
Mialgia
Anorexia
Sintomas menos comuns (< 50%)
Perda de peso
Diarreia
Erupção cutânea
Artralgia
Ulcerações orais
Náusea/vômito
Adenopatia
Sintomas incomuns (< 10%) mas específicos
Odinofagia
Úlcera genital
Candidíase oral ou vaginal
Sintomas neurológicos (ou seja, meningite asséptica)

Centers for Disease Control and Prevention: HIV and Youth. https://www.cdc.gov/hiv/group/age/youth/index.html. Accessed May 28, 2021.

PROFILAXIA DE PÓS EXPOSIÇÃO SEXUAL AO HIV

Os adolescentes podem apresentar-se aos profissionais de saúde em busca de profilaxia pós-exposição não ocupacional ao HIV (nPEP, de *nonoccupational postexposure prophylaxis*) após uma agressão ou um encontro sexual de alto risco. O risco de transmissão do HIV depende da probabilidade de a fonte estar infectada com HIV, da carga viral do infectado fonte e do tipo de exposição. O risco de transmissão de uma fonte infectada por HIV por episódio de exposição sexual passiva peniano-anal é estimada em 0,5 a 3%; o risco por episódio de exposição vaginal é estimado em menos de 0,1 a 0,2%. As taxas de transmissão são mais altas em cenários de agressão ou abuso sexual associados a traumas, sangramento ou lesão tecidual do que com contato sexual consensual. A presença de uma IST, particularmente lesões ulcerativas genitais, em qualquer um dos parceiros também aumenta o risco de transmissão. A transmissão do HIV por exposição oral receptiva é rara, mas a presença de feridas orais ou lesões na mucosa aumenta o risco. A transmissão do HIV é bastante reduzida se a fonte estiver recebendo terapia antirretroviral e é essencialmente zero se a fonte tiver uma carga viral indetectável.

Os profissionais de saúde que consideram oferecer nPEP devem considerar a probabilidade de ocorrência da exposição ao HIV, os potenciais benefícios e riscos de tal terapia, e o intervalo entre a exposição e o início da terapia. Se possível, é útil saber o status do contato sexual quanto ao HIV. Não há dados que mostrem que o nPEP é eficaz quando mais de 72 horas se passaram desde a exposição. Se o paciente decidir por tomar o nPEP, o manejo clínico deve ser implementado de acordo com as diretrizes publicadas pelo CDC. Os profissionais de saúde devem estar cientes de que existem barreiras estruturais para obter nPEP, e que adolescentes vítimas de agressão têm um alto índice de abandono devido aos efeitos adversos da medicação.

Centers for Disease Control and Prevention: Updated Guidelines for Antiretroviral Postexposure Prophylaxis After Sexual, Injection Drug Use, or Other Nonoccupational Exposure to HIV—United States, 2016. https://www.cdc.gov/hiv/pdf/programresources/cdc-hiv-npep-guidelines.pdf. Accessed July 18, 2021.

PROFILAXIA PRÉ-EXPOSIÇÃO AO HIV

A profilaxia pré-exposição (PrEP, de *pre-exposure prophylaxis*) envolve o uso de antirretrovirais por pessoas com alto risco de contrair o HIV a fim de prevenir uma infecção. As diretrizes do CDC quanto ao PrEP contêm indicações para o uso em HSH, homens e mulheres heterossexuais e usuários de drogas injetáveis. Atualmente existem duas combinações formuladas de medicamentos antirretrovirais aprovados pela FDA para uso como PrEP em indivíduos de qualquer idade com peso maior ou igual a 35 kg: fumarato de tenofovir desoproxila + entricitabina e tenofovir alafenamida + entricitabina. Quando tomada diariamente, a PrEP reduz o risco de transmissão do HIV através do sexo em 99%. Estudos iniciais para determinar a segurança e aceitabilidade em indivíduos mais jovens com alto risco de contrair o HIV revelou altas taxas de aceitabilidade, mas a adesão caiu à medida que aumentaram os intervalos entre as visitas do estudo, sugerindo que pode ser necessário um maior apoio à adesão para os adolescentes. Os profissionais de saúde considerando o uso de PrEP em um paciente menor de idade em risco de contrair HIV devem consultar um médico experiente e entender as leis de seu estado a respeito do fornecimento de medicamentos preventivos para o HIV sem consentimento dos pais.

Centers for Disease Control and Prevention: US Public Health Service: preexposure prophylaxis for the prevention of HIV infection in the United States—2017 update: a Clinical practice guideline. https://www.cdc.gov/hiv/pdf/risk/prep/cdc-hiv-prep-guidelines-2017.pdf. Published March 2018. Accessed July 20, 2019.
Hosek S, Pettifor A: HIV Prevention interventions for adolescents. Curr HIV/AIDS Rep 2019;16(1):120–128 [PMID: 30707399].
Hosek SG et al: An HIV Preexposure prophylaxis demonstration project and safety study for young MSM. J Acquir Immune Defic Syndr 2017;74(1):21–29 [PMID: 27632233].

INFECÇÕES ECTOPARASITÁRIAS

FUNDAMENTOS DO DIAGNÓSTICO E CARACTERÍSTICAS TÍPICAS

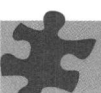

- Os piolhos púbicos são transmitidos por contato próximo. O prurido é comum.
- A escabiose é transmitida pelo contato próximo pele a pele. A infecção começa com prurido intenso que piora a noite. Deve-se tratar todos os membros da família e contatos próximos.

PEDICULOSE PUBIANA

Pthirus pubis, o piolho, vive nos pelos pubianos. O piolho ou as lêndeas podem ser transmitidas por contato próximo de pessoa para pessoa. Os pacientes queixam-se de coceira e podem relatar ter visto o inseto. O exame dos pelos pubianos pode revelar piolho rastejando ou preso ao pelo. Uma inspeção mais detalhada pode revelar uma lêndea ou saco de ovos, que é uma massa gelatinosa (1-2 mm) presa à haste do pelo. Consulte a **Tabela 44-2** para recomendações de tratamento.

ESCABIOSE

Sarcoptes scabiei, o organismo causador da sarna, é menor do que o piolho. Pode ser identificado pela clássica toca, que é criada quando o organismo põe ovos e viaja logo abaixo da superfície da pele. A sarna pode ser transmitida sexualmente pelo contato pele a pele e pode ser encontrada em diversos locais do corpo: região púbica, região inguinal, parte inferior do abdome ou parte superior das coxas. A erupção cutânea é intensamente pruriginosa, especialmente à noite, eritematosa e escamosa. Consulte a **Tabela 44-2** para opções de tratamento. A ivermectina é uma opção terapêutica oral para a sarna que consiste no tratamento de infestações mais graves ou em situações epidêmicas. Ao tratar com loção ou xampu, toda a área precisa ser coberta pelo tempo especificado pelo fabricante. Podem ser necessárias duas (ou mais) aplicações, com uma semana de intervalo, para eliminar todos os ácaros. Os lençóis, toalhas de banho e roupas devem ser lavados em água quente. Todos os contatos sexuais, pessoais ou domésticos no mês anterior devem ser examinados, tratados e considerados para terapia profilática.

Currie BJ, McCarthy JS: Permethrin and ivermectin for scabies. N Engl J Med 2010;362:717 [PMID: 20181973].
Leone PA: Scabies and pediculosis pubis: an update of treatment regimens and general review. Clin Infect Dis 2007;44:S153 [PMID: 17342668].

REFERÊNCIAS

Centers for Disease Control and Prevention: National Overview—Sexually Transmitted Disease Surveillance, 2019. https://www.cdc.gov/std/statistics/2019/overview.htm. Accessed June 24, 2021.

Centers for Disease Control and Prevention: *Sexually Transmitted Disease Surveillance 2017*. Atlanta, GA: U.S. Department of Health and Human Services; 2018. https://www.cdc.gov/std/statistics/2019/default.htm. Accessed July 18, 2021.

Centers for Disease Control and Prevention. Sexually Transmitted Infections Treatment Guidelines, 2021. MMWR 2021;70:4. https://www.cdc.gov/std/treatment-guidelines/STI-Guidelines-2021.pdf [PMID: 34292926].

Snook ML et al: Adolescent gynecology: special considerations for special patients. Clin Obstet Gynecol 2012;55:651 [PMID: 22828097].

Medicina de viagem

Suchitra Rao, MBBS, MSCS

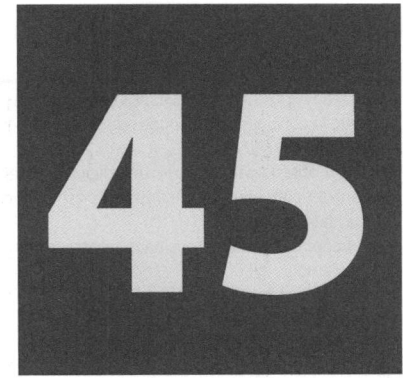

INTRODUÇÃO

Nos Estados Unidos, vinte e sete milhões de pessoas realizam viagens internacionais por ano; um terço delas viaja para países em desenvolvimento. Aproximadamente 50 a 70% dos turistas adoecem nas viagens ao exterior. O número de crianças que viajam com a família continua aumentando. As crianças em viagem são especialmente mais suscetíveis às doenças infecciosas, ao trauma e a outros problemas de saúde, que variam de acordo com o destino. A preparação de bebês e crianças, neste caso, inclui considerar os riscos específicos de cada destino, os problemas médicos subjacentes e a administração tanto de vacinas de rotina quanto relacionadas à viagem. O aconselhamento pré-viagem deve ocorrer pelo menos um mês antes, dada a necessidade de desenvolver resposta imune eficaz a qualquer vacina administrada. O médico envolvido no aconselhamento pré-viagem deve focar os assuntos listados na **Tabela 45-1**. Desde que a COVID-19 foi declarada uma emergência de saúde pública de interesse internacional em 30 de janeiro de 2020, as viagens aéreas e o turismo foram reduzidos drasticamente em todo o mundo em um esforço para conter a propagação do SARS-CoV-2, portanto, as taxas de transmissão local e o risco em nível individual também precisam ser considerados durante esse aconselhamento.

PREPARANDO CRIANÇAS E BEBÊS PARA A VIAGEM

Planos de viagem

Os pais e cuidadores devem ser informados de que viajar com crianças e bebês é muito mais agradável quando for limitado o número de trajetos em uma única viagem, quando o tempo de viagem for mantido relativamente curto e quando os possíveis atrasos são incorporados ao planejamento. O planejamento para atrasos e outros problemas deve incluir brinquedos, jogos novos ou favoritos para a distração e provisão extra de alimentos e bebidas, mudas de roupa e medicamentos para febre.

Cuidados médicos durante a viagem

É útil obter nomes e endereços dos locais de cuidados de saúde no destino da família. A informação pode ser obtida com especialistas em medicina de viagem ou no diretório de membros da International Society of Travel Medicine (Sociedade Internacional de Medicina de Viagem). O *site* da International Association for Medical Assistance to Travelers (Associação Internacional de Assistência Médica para Viajantes; www.iamat.org) é outro recurso útil, com um diretório mundial de prestadores com proficiência em Inglês. O seguro de viagem, que é altamente recomendado, não deve cobrir apenas cuidados médicos no destino, mas também oferecer contato de 24 horas com informações relativas a médicos e hospitais onde o idioma preferencial é falado, organizando e arcando com os custos de transporte até uma instituição médica que forneça o tratamento necessário, se não estiver localmente disponível. Em casos de emergência, os pais ou cuidadores devem levar a criança para a maior instituição médica na área, que tenha a maior probabilidade de ter uma unidade pediátrica e serviço de trauma.

Trauma

O trauma é uma causa comum de morbidade e mortalidade infantil em viagens. Os pais devem alugar veículos grandes e seguros e usar os assentos para crianças sempre que possível. Entretanto, em muitos países em desenvolvimento, os assentos para crianças não estão disponíveis, e os cuidadores podem precisar usar os seus próprios dispositivos de segurança da criança. Os táxis frequentemente não têm cintos de segurança, podendo ser necessário solicitar com antecedência táxis que possuem esse equipamento.*

Viagem aérea

À medida que a altitude aumenta, a pressão parcial de oxigênio na atmosfera diminui, resultando em passageiros de viagens aéreas

---

*N. de R.T. no Brasil, há disponibilidade de locação de assentos para crianças em veículos de aluguel, mas a legislação permite que as crianças se desloquem sem esses dispositivos em veículos de taxi oficiais. Carros por aplicativo geralmente não aceitam levar crianças sem seu dispositivo próprio, mediante o risco de serem multados.

Tabela 45-1 Preparação para viajar – tópicos específicos para viagem

- Vacinações (indicações, segurança e tolerabilidade)
- Precaução contra insetos (roupas de proteção, repelentes, mosquiteiros, inseticidas)
- Quimioprofilaxia para malária (benefício vs. potenciais reações adversas)
- Precauções com alimentos e água e os riscos ambientais de doenças adquiridas pela água
- Precauções e medicamentos para autotratamento de diarreia do viajante
- Seguro saúde
- Prevenção de traumas e assentos de carro
- Acesso a cuidados médicos durante a viagem
- Doenças de altitude
- Clima
- *Jet lag* (adaptação ao fuso horário)
- Exposição a animais ou ferimentos com animais
- Saúde geral e enfermidades comuns
- Cópias de prescrições e carteira de vacinação, liberação do médico e lista de medicamentos
- Medicamentos específicos para viagens
- Aconselhamento sobre sexo seguro
- *Kit* de primeiros socorros
- Criminalidade e segurança

respirando o equivalente a 15 a 16% de fração de oxigênio inspirado (FiO_2) ao nível do mar. Essa quantidade inferior de oxigênio provoca pouco ou nenhum efeito clinicamente relevante em lactentes e crianças saudáveis a termo, que podem viajar em avião comercial pressurizado. No entanto, crianças com maior risco de complicações por hipóxia durante viagens aéreas, como bebês prematuros, crianças com doenças cardíacas, pulmonares e doença falciforme crônica, têm indicação de fazer aconselhamento com seu médico especialista. Muitos pais solicitam aconselhamento relativo à sedação dos filhos durante a viagem. Embora não seja recomendada, a difenidramina é o agente mais amplamente utilizado. É aconselhável testar uma dose antes da viagem, pois podem ocorrer reações idiossincráticas e hiperdosagem, que levam a uma síndrome anticolinérgica ou a um efeito estimulante paradoxal.

▶ Dor no ouvido

As crianças e bebês frequentemente têm dor durante a subida e descida dos aviões comerciais, devido às alterações na pressão da orelha média, causando retração ou protrusão da membrana timpânica. Os métodos utilizados para aliviar ou minimizar essa dor incluem a mastigação, a deglutição ou oferecer o seio ou mamadeira.

▶ Enjoo pelo movimento (cinetose)

Quase 60% das crianças apresentam o enjoo do movimento durante a viagem. Embora crianças maiores tenham sintomas semelhantes aos adultos (como náuseas, desconforto epigástrico, cefaleia, mal-estar geral), as crianças abaixo de 5 anos de idade podem ter alterações na marcha como sintoma predominante. Estratégias não farmacológicas preventivas incluem comer refeição leve 3 horas antes de viajar; evitar laticínios e alimentos ricos em calorias, proteínas e sódio antes de viajar; sentar-se no meio do banco traseiro ou no assento dianteiro se apropriado para a idade; focar-se em um objeto estável ou no horizonte; evitar leitura ou estímulos visuais; fechar os olhos; respirar ar fresco; e limitar o movimento excessivo da cabeça. A intervenção farmacológica não foi bem estudada em crianças, mas, se necessário, os anti-histamínicos como a difenidramina são recomendados em crianças abaixo dos 12 anos de idade, a escopolamina é aceitável para as crianças com mais de 12 anos de idade. Tais medidas, contudo, não se baseiam em evidência.

▶ Grandes altitudes

A doença das grandes altitudes, ou altitudes de montanha, são comuns em crianças e adultos, mas pode não ser reconhecida devido a sua apresentação sutil, como agitação inexplicável ou alterações no apetite ou sono. O edema pulmonar de grande altitude (EPGA) é visto em crianças que viajam para grandes altitudes e também ocorre em crianças que vivem em grandes altitudes, passam um período extenso em local mais baixo e retornam à altitude. Os sintomas leves podem ser tratados com repouso e hidratação ou com analgésicos, como ibuprofeno ou paracetamol. A doença das grandes altitudes é mais branda e se resolve mais rápido nas crianças do que nos adultos, por isso a profilaxia costuma ser desnecessária. A acetazolamida não foi estudada em crianças para esta doença, mas é segura nesse grupo etário, sendo usada tanto para profilaxia quanto para tratamento. A dose recomendada é 5 mg/kg/dia (até 125 mg) dividida em duas vezes ao dia, começando um dia antes da viagem para o local de grande altitude e mantida por 2 dias após a chegada.

▶ Medicamentos/*kit* de primeiros socorros

Um pequeno *kit* médico é útil durante a viagem. Devem ser incluídos nesse *kit*: os medicamentos para enfermidades que a criança poderia apresentar em casa, os itens específicos de viagem e os itens habituais de um *kit* de primeiros socorros (**Tabela 45-2**). As medicações devem ser adquiridas antes da viagem, pois aquelas obtidas em alguns destinos podem ter qualidade precária ou conter substâncias tóxicas.

Feja KN, Tolan RW Jr: Infections related to international travel and adoption. Adv Pediatr 2013;60(1):107–139 [PMID: 24007842].

Fhogartaigh CN, Sanford C, Behrens RH: Preparing young travelers for low resource destinations. BMJ 2012;345:e7179 [PMID: 23131670].

Leung DT, LaRocque RC, Ryan ET: Travel medicine. Ann Intern Med 2018 Jan 2;168(1):ITC1–ITC16 [PMID: 29297035].

Neumann K: Pediatric travel medicine: where we are and where we hope to go. J Travel Med 2012;19(3):137–139 [PMID: 22530818].

Stauffer W, Christenson JC, Fischer PR: Preparing children for international travel. Travel Med Infect Dis 2008;6(3):101–113 [PMID: 18486064].

Tabela 45-2 *Kit* de primeiros socorros para viagem internacional

Medicamentos
  Profilaxia para malária
  Paracetamol e ibuprofeno
  Antibióticos
  Anti-histamínicos
Medicamentos tópicos
  Pomada de hidrocortisona
  Pomada antibiótica ou antifúngica
  Repelentes de insetos
  Fator de proteção solar
  Sabonete antibacteriano/álcool-gel para higiene das mãos
  Toalhas antissépticas
Outros
  Mosquiteiros
  Termômetro
  Colher e copo de medicamento
  Sais de reidratação oral em pó
  Algodão estéril, aplicadores de ponta de algodão
  Pinças, tesouras, alfinetes de segurança
  Pastilhas purificadoras de água
  Esparadrapos hipoalergênicos à prova d'água
  Tala triangular/tipoia/imobilizador
  Abaixador de língua
  Curativos adesivos
  Lanterna
  Livro de primeiros socorros
  Cópias de prescrições, lista de medicamentos e cópia da cobertura do seguro saúde

VACINAÇÃO – VACINAS DE ROTINA DA INFÂNCIA MODIFICADAS PARA VIAGEM

Muitas doenças evitáveis com vacinação permaneceram prevalentes nos países em desenvolvimento, e ainda ocorrem epidemias em áreas onde essas doenças são consideradas raras. Viajantes internacionais que vão para países com altas taxas de prevalência ou surtos de doenças evitáveis por vacinas correm o risco de contrair infecções e importar doenças para seu país de origem. O calendário para algumas vacinas pode ser acelerado para a viagem e algumas delas podem ser administradas mais cedo do que a idade recomendada. A vacinação para viagem em crianças segue o calendário de vacinação de rotina, como mostrado no **Capítulo 10**. Os intervalos recomendados são indicados para equilibrar a idade de alto risco para doença com a resposta imunológica da criança. O intervalo mínimo recomendado entre as doses está listado na **Tabela 45-3**. As barreiras para algumas imunizações precoces são os anticorpos das mães que interferem na capacidade do bebê em gerar uma resposta de anticorpos, particularmente para vacinas de vírus vivos, e a falta de uma resposta imune dependente de linfócitos T em crianças abaixo de 2 anos de idade. Doenças febris menores não são uma contraindicação para vacinas de rotina ou de viagem, não devendo levar

Tabela 45-3 Calendário acelerado para imunizações

Vacina	Idade mínima para primeira dose	Idade mínima para segunda dose (semanas)	Idade mínima para terceira dose (semanas)	Idade mínima para quarta dose (semanas)
MMR	12 meses[a]	4	–	–
Hepatite B	Nascimento	4	8[b]	–
DTPa	6 semanas	4	4	6 meses
Hib	6 semanas	4	4	8[c]
VPI	6 semanas	4	4	6 meses[d]
MCV	6 semanas[e]	8	[e]	[e]
MPS4	2 anos[e]	5 anos	[e]	[e]
PCV	4 semanas	4	4	8
Varicela	12 meses	4	–	–
Rotavírus	4 semanas[f]	4	4[g]	–
Hepatite A	1 ano	6 meses	–	–

DTPa, difteria-tétano-pertússis acelular; Hib, *Haemophilus influenzae* tipo b; MCV, vacina conjugada meningocócica; MMR, vacina contra sarampo, caxumba e rubéola; MPS4, polissacarídeo meningocócico; PCV, vacina conjugada pneumocócica; VPI, vacina de pólio inativada.

[a]Crianças que viajarão ao exterior podem ser vacinadas a partir dos 6 meses de idade. Antes da partida, crianças com 6 a 11 meses de idade devem receber a primeira dose da vacina MMR. Essa dose não conta para a série de imunizações obrigatórias, de modo que as crianças ainda terão que tomar duas doses após completarem 12 meses de idade.
[b]A terceira dose deve ser administrada pelo menos 4 meses depois da primeira dose e com um mínimo de 6 meses de idade.
[c]Se a terceira dose for administrada depois dos 4 anos de idade, a quarta dose não é necessária.
[d]Recomendada dos 6 aos 18 meses de idade, idade mínima de 4 anos de idade para a dose final.
[e]Mínimo de 6 semanas para HiB-MenCY; 9 meses para a Menactra (MCV4-D); 2 anos para Menveo (MCV4-CRM). Repetir a vacinação depende da condição do hospedeiro e dos fatores de risco em curso.
[f]Isso difere do conteúdo da bula, mas é validado pelos dados sustentados pelo fabricante.
[g]Não é necessária terceira dose se a Rotarix foi administrada.

ao seu atraso. As vacinas de vírus vivos devem ser administradas juntas ou separadas por um intervalo de 30 dias ou mais.

▶ Vacina contra COVID-19

A vacina da COVID-19 é recomendada antes de viagens internacionais para crianças a partir dos 5 anos de idade e provavelmente será aprovada para crianças mais novas dentro de 6 meses.* Via-

---
*N. de R.T. No Brasil a vacina já está liberada desde os 6 meses de idade e deve ser recomendada.

jantes totalmente vacinados têm menor probabilidade de adquirir e espalhar o SARS-CoV-2. No entanto, as viagens internacionais representam riscos adicionais e mesmo os turistas vacinados podem estar sob risco aumentado de adquirir e de ser potencial transmissor das variantes da COVID-19. Dada a situação em rápida evolução, todos os viajantes devem revisar as exigências para testagem, as restrições de viagem e as condições de seu destino antes da viagem em https://www.cdc.gov/coronavirus/2019-ncov/travelers/international-travel-during-covid19.html.

▶ Vacina contra difteria-tétano-pertússis acelular

A imunização é recomendada antes de viajar para países em desenvolvimento, onde há maior risco de adoecer por difteria, tétano e pertússis. O risco de tétano é alto em várias áreas do mundo, onde a contaminação fecal do solo é extensiva. Os bebês devem receber a primeira dose da vacina para difteria-tétano-pertússis acelular (DTPa) com 6 semanas de idade para uma resposta imune adequada, com um intervalo de 4 semanas entre as duas doses subsequentes. Uma proteção adequada é alcançada após a terceira dose. A quarta dose pode ser dada de 6 a 12 meses depois da terceira dose, desde que a criança tenha 12 meses de idade ou mais. A Tdap é licenciada para crianças com pelo menos 11 anos de idade. Adolescentes e cuidadores adultos, que são vetores proeminentes na disseminação de pertússis para crianças pequenas, devem receber um reforço único de Tdap. Se mais de 5 anos tiverem se passado desde a última dose, um reforço deve ser considerado para crianças e adolescentes com o objetivo de minimizar o risco de tétano. A Tdap é preferida a Td para crianças com mais de 11 anos de idade, caso não tenham recebido Tdap anteriormente.

▶ Vacina contra *Haemophylus influenzae* tipo B

As indicações para vacinação de *Haemophylus influenzae* tipo B (Hib) em crianças que viajam são as mesmas para as residentes nos Estados Unidos. Se não vacinadas previamente, crianças com menos de 15 meses de idade devem receber pelo menos duas doses antes de viajar. Um calendário acelerado pode começar com um mínimo de 6 semanas de idade, com um intervalo de 4 semanas entre a primeira, a segunda e a terceira dose, e pelo menos 8 semanas entre a terceira e a quarta dose.

▶ Vacina contra hepatite A

A hepatite A é uma das enfermidades mais comuns e evitáveis por vacinas globalmente, e a vacinação deve ser feita antes da viagem a países em desenvolvimento. A doença é menos comum nas crianças de países desenvolvidos e elas provavelmente estarão mais suscetíveis ao viajar para áreas de alto risco. Embora duas doses da vacina sejam recomendadas com intervalo de 6 a 12 meses, uma dose única fornecerá proteção durante a viagem se for administrada com antecedência mínima de 2 semanas em relação à data de partida. A idade mais precoce de administração é de 1 ano de idade nos Estados Unidos. Se a viagem ocorrer dentro de 2 semanas depois da consulta de viagem, a imunoglobulina (Ig) contra hepatite A (0,1 mL/Kg IM) pode ser administrada simultaneamente com a vacina contra hepatite A. Essa também é a dose para proteção de crianças menores de 1 ano de idade que irão viajar por até 1 mês; se a viagem for de mais de 2 meses, a dose é de 0,2 mL/kg IM. Doses adicionais podem ser administradas (0,2 mL/kg) a cada mês para viagens longas em um ambiente de alto risco até 1 ano de idade; após essa idade, a vacinação deve ser incentivada. A GamaS-TAN S/D é a única imunoglobulina aprovada pela Food and Drug Administration (FDA) para profilaxia do vírus da hepatite A. A imunoglobulina interfere na vacina contra sarampo-caxumba-rubéola (MMR, de *measles-mumps-rubella*) e na vacina contra varicela, e, portanto, estas devem ser administradas 2 semanas antes da imunoglobulina.

▶ Vacina contra hepatite B

Áreas de alta endemicidade para hepatite B incluem a maior parte da Ásia, do Oriente Médio, da África e da bacia Amazônica. As crianças não imunizadas apresentam risco de receber transfusão de sangue não submetido a triagem para detecção de antígeno de superfície do vírus da hepatite B (HBsAg), ou risco de exposição a equipamentos médicos ou odontológicos não esterilizados. As crianças que viajam para os países em desenvolvimento devem ser vacinadas antes da partida. Um calendário acelerado é possível, com a segunda dose administrada pelo menos dentro de 4 semanas, e a terceira dose administrada pelo menos 8 semanas depois da segunda dose. A terceira dose não deve ser administrada antes de 24 semanas de idade.

▶ Vacina contra influenza

As crianças têm alto risco de infecção respiratória durante a viagem. A vacina contra influenza é recomendada para quem viaja durante a estação da gripe, que ocorre entre setembro e março no hemisfério norte, entre abril e agosto no hemisfério sul, e o ano todo nos trópicos. A vacina contra influenza é recomendada para crianças com pelo menos 6 meses de idade; aquelas abaixo dos 9 anos de idade precisarão de duas doses de vacina, com intervalo de 4 semanas, caso nunca tenham recebido ou tenham recebido apenas uma dose da vacina. Atualmente, as vacinas disponíveis são: trivalente e quadrivalente inativada contra influenza (IIV), administradas via IM, e a tetravalente viva atenuada (LAIV, de *live attenuated influenza vaccine*), administrada via intranasal. É preferível estar vacinado pelo menos 2 semanas antes da viagem. A vacina contra influenza sazonal anual pode não estar habitualmente disponível nos Estados Unidos desde o final da primavera até o começo do outono, quando pode ser necessária para os viajantes, mas pode estar disponível em algumas clínicas de viagem. A revacinação não é recomendada àqueles que estarão viajando no período entre abril e setembro e que foram vacinados no outono precedente.

▶ Vacina contra sarampo, caxumba e rubéola

O sarampo continua endêmico em muitas partes do mundo, incluindo Europa, África e Ásia, e os surtos continuam ocorrendo no mundo todo. Os viajantes suscetíveis representam uma importante causa de surtos importados nos Estados Unidos. Recomenda-se que crianças menores de 6 meses de idade que irão viajar para fora dos Estados Unidos recebam a vacina pelo menos 2 semanas antes da partida, porém as doses administradas antes dos 12 meses de idade não contam para série adequada das duas doses, já que os anticorpos maternos podem interferir na resposta imune. Esses bebês ainda requererão uma dose de MMR dos 12 a 15 meses de idade e uma segunda dose dos 4 a 6 anos de idade. A segunda dose é destinada para proteger os indivíduos (~ 5%) que não responderam à primeira dose. Se um calendário acelerado for necessário, as duas doses devem ser separadas por, no mínimo, 4 semanas.

▶ Vacina meningocócica

O maior risco de doença meningocócica é para os viajantes que irão para o cinturão de meningite da África (região subsaariana) especialmente durante a estação seca (dezembro a junho) e viajantes em peregrinação do Hajj ou Umrah a Mecca. Notavelmente, a incidência de doença meningocócica está diminuindo nessa região devido à vacinação contra o tipo A. A vacinação é recomendada para crianças com 2 meses de idade ou mais que vivem ou viajam para essas áreas com altas taxas de meningite. A vacina deve ser administrada pelo menos 7 dias antes da viagem internacional. Para crianças menores de 9 meses, a MenACWY-CRM deve ser usada, e para aqueles com 9 meses de idade ou mais, MenACWY ou MenACWY-D pode ser usada. A vacinação a partir de 2 a 6 meses de idade requer uma série de quatro doses; crianças com idade entre 7 a 23 meses requerem uma série de duas doses com pelo menos 8 semanas de intervalo, e as pessoas de 2 a 55 anos de idade requerem uma dose. A duração da proteção é de 3 anos em crianças < 7 anos de idade e 5 anos em crianças ≥ 7 anos de idade e adultos, reforços são indicados para exposição contínua e hospedeiros em risco. A vacina meningocócica B não é recomendada rotineiramente para viajar para outras regiões do mundo, a menos que um surto de doença do sorogrupo B tenha sido identificado.

A Hib-MenCY-TT é aprovada para a vacinação de crianças de 6 semanas a 9 meses. A combinação da vacina conjugada de Hib e *Neisseria meningitidis* do sorogrupo C está aprovada para lactentes com menos de 6 semanas. Essas duas vacinas não devem ser usadas em crianças que viajam para o cinturão de meningite ou o Hajj, já que o sorogrupo A é o organismo predominante nestas regiões.

Uma criança previamente vacinada chegando à idade de 9 meses e que viajará para áreas endêmicas deve ser revacinada com MCV4. A vacinação meningocócica é exigida pelo governo da Arábia Saudita para peregrinos que realizam a peregrinação de Hajj ou Umrah a Mecca e Medina, devido a epidemia internacional de *Neisseria meningitidis* A em 1987 e de W-135 em 2000 e 2001. Informações adicionais relativas a áreas geográficas recomendadas para vacinação meningocócica podem ser obtidas em http://www.cdc.gov/travel.

▶ Vacina pneumocócica

As indicações de vacinação contra *Streptococcus pneumoniae* em crianças que irão viajar é a mesma para a vacinação de rotina. A vacina conjugada pneumocócica 13-valente (PCV13) é recomendada para crianças com até 5 anos de idade. O intervalo mínimo é de 4 semanas entre as primeiras três doses e 8 semanas entre a terceira e a quarta doses. Além disso, o polissacarídeo pneumocócico (PPSV23) é recomendado para crianças e adultos com 2 anos ou mais que têm certas condições médicas subjacentes e para todos os adultos com 65 anos ou mais.

▶ Vacina contra pólio

A transmissão do tipo selvagem da poliomielite (tipo 1) ainda ocorre no Afeganistão e Paquistão; a transmissão da poliomielite derivada da vacina é observada em outras regiões. A imunização adequada com a vacina de pólio inativada (VPI) deve ser feita antes de viajar para países em desenvolvimento. O *site* dos Centers for Disease Control and Prevention (CDC, Centros de Controle e Prevenção de Doenças) para saúde dos viajantes contém recomendações atualizadas (wwwnc.cdc.gov/travel/destinations/list). A idade mínima de administração da VPI é de 6 semanas de idade. O intervalo recomendado entre cada dose é de 4 semanas. Uma dose vitalícia adicional (uma quinta dose) da VPI deve ser administrada em cuidadores que estão viajando para áreas com poliomielite circulante.

▶ Vacina contra rotavírus

O rotavírus é a causa mais comum de gastroenterite grave em lactentes e crianças pequenas em todo o mundo, e a vacinação com a série completa é recomendada antes da viagem para crianças antes das 15 semanas de idade. As crianças devem receber todas as doses da vacina contra rotavírus antes de completarem 8 meses de idade. A idade mínima e máxima para a primeira dose é de 4 semanas e 14 semanas e 6 dias, respectivamente. O intervalo mínimo entre as doses é de 4 semanas.

Greenwood CS, Greenwood NP, Fischer PR: Immunization issues in pediatric travelers. Expert Rev Vaccines 2008 Jul;7(5): 651–661 [PMID: 18564019].
Myers AL, Christenson JC: Approach to immunization for the traveling child. Infect Dis Clin N Am 29 (2015) 745–757 [PMID: 26610424].
Rebaza A, Lee PJ: One more shot for the road: a review and update of vaccinations for pediatric international travelers. Pediatr Ann 2015 Apr;44(4):e89–e96 [PMID: 25875985].

VACINAÇÕES ESPECÍFICAS PARA VIAGEM

▶ Vacina contra cólera

A cólera é uma doença diarreica aquosa aguda causada pelo *Vibrio cholerae* (sorogrupos O1 ou O139). Pandemias globais continuam ocorrendo em países em desenvolvimento. Em 2016, a vacina oral contra a cólera foi recomendada para viajantes de 18 a 64 anos de idade para áreas afetadas pela doença. A única vacina contra cólera disponível nos Estados Unidos é a CVD 103-HgR (Vaxchora), que é uma vacina viva contra o sorogrupo O1. Essa vacina não é recomendada para crianças.

Vacina contra encefalite japonesa

A encefalite japonesa (EJ) é causada por um flavivírus transmitido pelo mosquito *Culex*, de hábitos noturnos. O risco de contrair EJ grave é considerado baixo, especialmente em viajantes que permanecem pouco tempo em áreas endêmicas, já que a taxa de infecção dos mosquitos *Culex* é de 3% ou menos e somente 1 em 200 infecções de EJ leva à doença neuroinvasiva. Os sintomas de EJ incluem convulsões, paralisia, coma e alterações do estado mental, e a lesão neurológica residual ocorre em 50% daqueles com a doença clínica (ver **Capítulo 40**). A taxa de óbitos é de 30% naqueles com doença grave. A maioria dos casos sintomáticos ocorre em crianças abaixo de 10 anos de idade e em idosos, mas a EJ associada a viagens pode ocorrer em qualquer idade. As áreas de risco estão dentro da Ásia, leste da Rússia, algumas áreas do Pacífico Ocidental e as Ilhas do Estreito de Torres, na Austrália. A estação de pico é entre abril e outubro, durante e logo após a estação de chuvas. A vacina contra EJ licenciada e disponibilizada para uso nos Estados Unidos é a Ixiaro, uma vacina inativada derivada da cultura de células Vero aprovada para uso em crianças maiores de 2 meses de idade. A série primária consiste em duas doses administradas com 28 dias de intervalo. Cada dose é de 0,5 mL para adultos e crianças com idade igual ou superior a 3 anos e 0,25 mL para crianças com 2 meses a 2 anos de idade. A série de duas doses deve ser concluída em 1 semana ou mais antes da viagem. A vacina EJ é recomendada para viajantes que planejam passar pelo menos 1 mês em áreas endêmicas em estações na qual há mais transmissão e para pessoas que fazem viagens frequentes a áreas endêmicas de EJ. A vacinação também deve ser considerada nos seguintes cenários: (1) viagens de curto prazo para áreas não urbanas e que participarão de atividades ao ar livre; (2) viagens para uma área com um surto de EJ em andamento; e (3) viagens para áreas endêmicas em que são incertos os destinos específicos, atividades ou duração de viagem. Uma dose de reforço (terceira dose) deve ser administrada em 1 ano ou mais após a conclusão da série primária se for esperada exposição contínua ou reexposição ao vírus EJ.

Vacina contra raiva

A raiva é encontrada em todo o mundo e é contraída através da mordida ou arranhadura contaminada com saliva de animais infectados. A raiva canina é altamente endêmica em partes da África, Ásia e América Central e do Sul (a RabNet – www.who.int/rabies/rabnet/en/ – fornece informações específicas de cada país sobre infecção em animais e humanos), onde 40% da raiva ocorre em crianças abaixo de 14 anos de idade. Esse risco aumentado é devido ao fato de que as crianças são atraídas por animais, estão mais propensas a serem mordidas e podem não relatar os contatos menores com animais. A maioria dos casos de raiva em viajantes ocorre através da mordida de um cão, gato ou macaco (particularmente aqueles que vivem perto de templos em partes da Ásia). Morcegos, mangustos e raposas são outros animais que podem transmitir a doença.

A vacina contra a raiva está disponível para profilaxia pré- e pós-exposição. É recomendada às pessoas em viagem para áreas em que a raiva é endêmica e para aqueles que terão exposição ocupacional ou de lazer (p. ex., exploradores de cavernas), especialmente se o acesso a cuidados médicos for limitado durante a viagem. O risco de ser mordido por um animal potencialmente raivoso é de até 2% em viagens para países em desenvolvimento. Os três tipos de vacinas com vírus inativado disponíveis são administradas antes da exposição em três doses nos dias 0, 7 e 21 ou 28. A vacinação prévia à exposição pode não ser completamente protetora; mais doses são necessárias se ocorrer uma mordida de alto risco. A idade mínima de administração é de 1 ano e a duração da proteção é de 2 anos. A quimioprofilaxia da malária com mefloquina ou cloroquina deve começar 1 mês após completar a série da vacina antirrábica para evitar interferência com a resposta imune.

É importante aconselhar os viajantes sobre como evitar contato com animais e fazer a limpeza completa de um ferimento por mordida com irrigação por pelo menos 5 minutos. No caso de uma mordida em um indivíduo não vacinado, a imunoglobulina antirrábica deve ser administrada idealmente dentro 24 a 48 horas após o contato, e quatro doses de vacina devem ser obrigatoriamente realizadas nos dias 0, 3, 7 e 14. Em uma criança com vacinação completa exposta à raiva, duas doses de reforço devem ser administradas nos dias 0 e 3 de exposição, e a imunoglobulina da raiva não é necessária.

Tuberculose

O risco de tuberculose é maior para viajantes, especialmente ao visitar a África, Ásia, América Latina e a antiga União Soviética. O risco é mais alto em viagens longas para países com alta incidência de tuberculose, sendo mais alta entre os profissionais de saúde. A vacinação com o Bacilo Calmette-Guérin (BCG) é administrada logo após o nascimento em muitos países, mas não nos Estados Unidos. Ela protege contra a tuberculose miliar e meníngea, mas não contra a doença pulmonar, com eficácia bem estabelecida apenas em crianças menores de 1 ano de idade. Pode ser considerada em crianças menores de 5 anos que estarão em áreas de alto risco por um período prolongado e que têm um teste negativo para tuberculose (teste cutâneo tuberculínico [PPD, de *purified protein derivative*] ou ensaio de liberação de interferona-γ [IGRA, de *IFN-γ-release assays*]). Não deve ser administrada em indivíduos imunossuprimidos. A BCG não está amplamente disponível nos Estados Unidos, mas pode ser administrada no país de destino. Uma alternativa preferencial é que os viajantes para áreas de alta prevalência façam um teste para tuberculose antes da viagem e 3 meses após o retorno. Deve-se notar que as vacinas com vírus vivo podem criar um estado anérgico, no qual os testes para tuberculose podem ser falsamente negativos. Portanto, o teste deve ser executado no mesmo dia que qualquer administração de vacina com organismos vivos, ou 28 ou mais dias após.

Febre tifoide

O risco de febre tifoide em viajantes é de 1 a 10:100.000, dependendo do destino. As áreas de risco incluem o sul da Ásia, oeste e norte da África e América Latina. Os viajantes ao subcontinente indiano têm o maior risco. A vacina é recomendada para viagens de longa permanência em uma área endêmica, para aqueles que fazem turismo fora das rotas habituais, em imunocomprometidos, em pessoas com ascendência sul indiana e em pessoas com colelitíase. Existem duas vacinas disponíveis: uma vacina polissacarídica capsular (ViCPS) e uma vacina viva atenuada (Ty21a). A ViCPS é administrada por via intramuscular 2 semanas antes da viagem. A idade mínima para administração dessa vacina é de 2 anos; a eficácia é de 75% em 2 anos. Febre, dor de cabeça, dor intensa e inchaço no local são relatados com a ViCPS com mais frequência do que com outras vacinas. A Ty21a é uma vacina oral em forma de cápsula administrada em quatro doses em dias intercalados. O cronograma precisa ser concluído em 1 semana ou mais antes da viagem para ser eficaz. As cápsulas devem ser refrigeradas, mas não congeladas, e não devem ser tomadas com líquidos com temperatura superior a 37 °C. Ela está autorizada para crianças com mais de 6 anos; a eficácia é de 80% em 5 anos. É contraindicada para pessoas imunodeficientes. As doses devem ser adiadas por mais de 72 horas após o recebimento de antibióticos, pois interferem com o crescimento das cepas da bactéria da vacina. Em dezembro de 2020, os fabricantes da tifoide oral interromperam temporariamente sua produção e distribuição, o que pode afetar sua disponibilidade. Mefloquina, cloroquina e doses profiláticas de atovaquona-proguanil podem ser administradas concomitantemente com a vacina contra a febre tifoide.

▶ Vacina contra a febre amarela

A febre amarela é um flavivírus transmitido por mosquitos encontrados em áreas urbanas e rurais na África Subsaariana e na América do Sul equatorial. Dentre os infectados com o vírus, 15% têm infecção moderada a grave. A vacina com a cepa viva atenuada 17D aprovada para uso é altamente efetiva. Deve ser administrada 10 dias antes da viagem para permitir a produção de anticorpos. Ela é exigida por muitos países para reentrada após viagem para uma área endêmica, e a aplicação da vacina deve ser documentada no Certificado Internacional de Vacinação que se tornou disponível em dezembro de 2007 (wwwnc.cdc.gov/travel/yellowbook fornece uma lista atualizada de países em que a vacinação contra a febre amarela é recomendada). Por essa razão, é administrada apenas em clínicas certificadas. A vacina é administrada por via subcutânea, e uma única dose confere imunidade. A partir de 1º de julho de 2016, um Certificado Internacional de Vacinação ou Profilaxia preenchido é válido para toda a vida útil das vacinas, e os países não podem exigir prova de revacinação como condição de entrada, mesmo que a última vacinação tenha ocorrido há mais de 10 anos. No entanto, uma dose de reforço pode ser considerada para viajantes que vão para destinos de alto risco, e os viajantes devem revisar os requisitos de entrada para seu destino. A idade mínima recomendada de administração é de 9 meses. A vacina não deve ser administrada em bebês de risco menores de 6 meses de idade, devido ao risco elevado de encefalite (0,5 a 4 em 1.000 vacinados). O risco de doença grave relacionada à vacina é mais alto em adultos maiores de 60 anos de idade. A decisão de imunizar bebês com 6 a 8 meses de idade deve ser ponderada com o risco de exposição do bebê à encefalite associada à vacina. A vacina é contraindicada em pessoas alérgicas a ovo ou imunossuprimidas (incluindo síndrome de imunodeficiência humana [HIV, de *human immunodeficiency virus*] com contagens de linfócitos T CD4 < 200 células/mm^3 ou uma história de distúrbio do timo ou timectomia). Uma carta de isenção médica pode ser necessária para esses viajantes. Além das limitações de idade, as precauções para a vacinação incluem infecção por HIV assintomático e contagem de linfócitos T CD4 de 200 a 499 células/mm^3, gravidez e amamentação. Os efeitos adversos incluem encefalite (15 em 1 milhão de doses para pessoas com idade > 60 anos) e doença multissistêmica (5 em 1 milhão de doses em idosos).

Angelo KM et al: The rise in travel-associated measles infections—GeoSentinel, 2015–2019. J Travel Med 2019 Jun 20 [PMID: 31218359].
CDC Traveler's Health Yellow Book: https://wwwnc.cdc.gov/travel/yellowbook/2018/international-travel-with-infants-children/traveling-safely-with-infants-children.
Clemens JD, Nair GB, Ahmed T, Qadri F, Holmgren J: Cholera. Lancet 2017 Sep 23;390(10101):1539–1549 [PMID: 28302312].
Hatz CF, Kuenzli E, Funk M: Rabies: relevance, prevention, and management in travel medicine. Infect Dis Clin North Am 2012 Sep;26(3):739–753 [PMID: 22963781].
Hill DR et al: The practice of travel medicine: guidelines by the Infectious Diseases Society of America. Clin Infect Dis 2006 Dec 15;43(12):1499–1539 [PMID: 17109284].

DIARREIA DO VIAJANTE

A diarreia é uma das enfermidades mais comuns dos viajantes em países em desenvolvimento. As crianças têm maior risco, geralmente apresentando uma doença mais grave e mais prolongada do que os adultos. A diarreia do viajante é definida em adultos como três ou mais evacuações amolecidas em um período de 24 horas, além de febre, náuseas, vômito ou cólicas abdominais. Não há uma definição rígida de diarreia do viajante para crianças, já que o padrão, a consistência e a frequência das fezes variam durante a infância. Uma definição útil para usar em crianças que viajam é a mudança recente no padrão das evacuações com aumento da frequência (pelo menos três evacuações nas últimas 24 horas) e uma diminuição na consistência para um estado sem forma. A maioria das enfermidades habitualmente se resolve em 3 a 5 dias e ocorre nas primeiras 2 semanas de viagem. A *Escherichia coli* enterotoxigênica (ETEC) é a causa mais comum, respondendo por um terço dos casos. Outros patógenos implicados estão listados na **Tabela 45-4**. O aconselhamento antes da viagem inclui a orientação e precaução com a manipulação e o consumo de comida e bebida, além da provisão de medicamentos para autotratamento em caso de enfermidade.

▶ Prevenção

Os viajantes devem ser aconselhados a buscar restaurantes com uma boa recomendação em higiene; ingerir alimentos quentes e completamente cozidos; comer frutas e legumes que possam ser

Tabela 45-4 Patógenos que causam diarreia do viajante

Bactérias
Escherichia coli enterotoxigênica (ETEC)
Escherichia coli enteroagregativa
Salmonella spp.
Shigella spp.
Campylobacter jejuni
Aeromonas spp
Plesiomonas spp
Vibrio cholera
Vibrio spp. não colérico
Bacteroides fragilis enterotoxigênico

Virais
Rotavírus
Norovírus
Sapovírus

Parasitários
Giardia lamblia
Cyclospora cayetanensis
Cryptosporidium homini
Entamoeba histolytica

Tabela 45-5 Receita para terapia de reidratação oral

- ¼ colher de chá de sal
- ¼ colher de chá de bicarbonato de sódio[a]
- 2 colheres de sopa de açúcar
- 1 litro de água

[a]Se o bicarbonato de sódio não estiver disponível, substituir por uma colher de chá adicional de sal

descascados pelo viajante; e evitar água da torneira. Eles também devem evitar cubos de gelo, sucos de frutas, saladas frescas e produtos lácteos não pasteurizados, molhos e coberturas frios, bufês abertos, alimentos crus e alimentos ou bebidas de vendedores ambulantes. Deve-se verificar a integridade das tampas antes de comprar água engarrafada para evitar garrafas cheias com água da torneira. Também é útil lembrar aos viajantes sobre lavagem das mãos após utilizar o banheiro e antes de comer. As famílias podem considerar o uso de desinfetantes contendo álcool para as mãos como uma alternativa à água e ao sabão quando o acesso for limitado na viagem. O leite pasteurizado ou fervido é considerado seguro desde que seja armazenado na temperatura apropriada. Pode ser necessário levar leite em pó para misturar com água potável e segura, se a qualidade do leite for questionável. Embora essas medidas pareçam lógicas e devam ser recomendadas, há poucas evidências de que previnam a diarreia do viajante, tanto em adultos como em crianças.

▶ Quimioprofilaxia e tratamento

Os princípios do tratamento incluem hidratação adequada e um curso curto de antibióticos quando justificado; deve-se procurar atenção médica para doença grave ou prolongada.

Para a doença leve, a hidratação pode ser a única medida necessária, sem qualquer restrição de dieta. Isso pode ser obtido com a terapia oral de reidratação que suplemente uma dieta regular. Os sachês de pó para misturar com água estão disponíveis em farmácias, antes de viajar ou no destino. Se não houver disponibilidade, os pais podem ser instruídos a fazer a solução de reidratação oral (**Tabela 45-5**) ou usar uma bebida tipo Gatorade como alternativa apropriada em bebês e crianças maiores. O bebê amamentando no peito deve continuar a amamentação em adição à terapia de reidratação oral.

A criança que está vomitando tem um risco maior de desidratação, de forma que a reidratação agressiva é crucial. Os pais devem ser assegurados de que algum líquido será absorvido, ainda que os vômitos sejam contínuos. Isso é mais adequadamente alcançado com quantidades pequenas de líquidos, dadas continuamente, para evitar vômitos adicionais.

A loperamida, um agente antimotilidade frequentemente utilizado em adultos para minimizar a duração dos sintomas, não é aconselhada para crianças devido ao risco de eventos adversos como megacolo tóxico, íleo, sinais extrapiramidais, alucinações e coma. O subsalicilato de bismuto diminui o número de evacuações diarreicas em adultos. Seu uso de rotina não é indicado em crianças, já que o ácido acetilsalicílico é contraindicado em indivíduos com menos de 18 anos de idade devido ao risco de síndrome de Reye, e a administração de bismuto não foi estabelecida em crianças.

Para crianças com sinais e sintomas de gastroenterite bacteriana, como febre ou sangue nas fezes, a antibioticoterapia deve ser considerada. A droga de escolha em crianças é a azitromicina (10 mg/kg por via oral uma vez por dia durante 3 dias). Ela está disponível na forma de pó que pode ser reconstituído e armazenado sem refrigeração. É uma escolha ideal em razão da resistência crescente de muitas bactérias causadoras de gastroenterite ao ciprofloxacino. Não há ensaios clínicos pediátricos com azitromicina empírica, de forma que as recomendações de administração se baseiam nos dados farmacocinéticos e estudos que envolvem o tratamento da diarreia na África e na Tailândia. O ciprofloxacino não é recomendado para tratamento de crianças com diarreia do viajante, embora seja usada no tratamento dos adultos.

O sulfametoxazol-trimetoprima (SMX-TMP) tem sido usado para tratar a diarreia do viajante em crianças, mas não é mais recomendado em razão da crescente resistência a esse agente. A rifaximina, um derivado inabsorvível da rifampicina, é efetiva para tratar ETEC e outros enteropatógenos não invasivos. Como não é absorvida, são alcançadas altas concentrações no lúmen intestinal e seu perfil de segurança é bom. Ela é licenciada para pacientes com idade a partir de 12 anos, em uma dose de 200 mg, três vezes ao dia, por 3 dias.

O uso profilático de antibióticos não é recomendado em crianças devido ao risco de eventos adversos para prevenir uma doença de morbidade limitada, como também o efeito da profilaxia na contribuição para o surgimento de resistência aos antibióticos. A rifaximina, contudo, está se mostrando promissora em estudos com adultos como agente quimioprofilático, mas seu custo é alto e requer estudos adicionais em pediatria. Os probióticos têm um benefício não comprovado na prevenção da diarreia do viajante, com uma metanálise recente de cinco ensaios controlados randomizados não mostrando benefícios.

Ashkenazi S, Schwartz E, O'Ryan M: Travelers' diarrhea in children: what have we learnt? Pediatr Infect Dis J 2016 Jun;35(6):698-700 [PMID: 26986771].
Giddings SL, Stevens AM, Leung DT: Traveler's diarrhea. Med Clin North Am 2016 Mar;100(2):317-330 [PMID: 26900116].
Kollaritsch H, Paulke-Korinek M, Wiedermann U: Traveler's diarrhea. Infect Dis Clin North Am 2012 Sep;26(3):691-706 [PMID: 22963778].
Steffen R, Hill DR, DuPont HL: Traveler's diarrhea: a clinical review. JAMA 2015 Jan 6;313(1):71-80 [PMID: 25562268].

PROFILAXIA E PREVENÇÃO DA MALÁRIA (VER TAMBÉM CAPÍTULO 43)

A malária é a causa infecciosa mais comum de morte prevenível entre os viajantes, sendo uma causa comum de febre persistente em pessoas que retornaram de viagem. As crianças representam 20% dos casos importados de malária. É uma doença amplamente evitável em viajantes por meio de medidas de proteção pessoal e quimioprofilaxia. Entretanto, nenhum método é 100% protetor. O risco de adquirir malária varia conforme a estação, o clima, a altitude, o número de picadas do mosquito e o destino, sendo o risco mais alto na Oceania, na África, no subcontinente indiano e na Amazônia.

▶ Prevenção de picada de mosquitos

A malária é transmitida pelo mosquito *Anopheles*, de hábito noturno. As picadas de mosquito são evitadas pela permanência em ambientes protegidos por telas nas aberturas e com ar condicionado desde o entardecer até o amanhecer, pelo uso de vestimentas que cubram os braços e pernas, e pelo não uso de sabonetes aromatizados, xampus e perfumes. Os mosquiteiros são altamente efetivos, podendo ser usados sobre leitos, berços, cercadinhos, assentos de carros e carrinhos de criança. Os repelentes que contêm 30% de N,N,-dietiltoluamida (DEET) também são recomendados, já que essa concentração confere 5 a 8 horas de proteção. Quando usado apropriadamente, o DEET é seguro em bebês e crianças maiores de 2 meses de idade. Não deve ser aplicado às mãos, à boca ou próximo aos olhos das crianças, e deve ser lavado quando se retorna ao lugar fechado. Existem relatos de casos de convulsões e encefalopatia tóxica com o uso de DEET, mas esses casos ocorreram com o uso indevido. A icaridina (antiga picaridina) é uma alternativa ao DEET disponível em muitos países. Uma concentração de 20% de icaridina é tão efetiva quanto os produtos com DEET. Não tem a corrosividade e a textura oleosa do DEET e é recomendada como segura para uso em crianças pela American Academy of Pediatrics (Academia Americana de Pediatria). Entretanto, por ser relativamente nova, não tem os mesmos dados sobre o perfil de segurança que o DEET, especialmente para o uso em crianças. O para-mentano-3,8-diol (PMD) é um repelente à base de plantas derivado do eucalipto-limão e possui a mesma eficácia que o DEET a uma concentração de 30%. Pode ser usado em crianças com mais de 6 meses de idade. É considerado seguro desde que as orientações sejam seguidas, e seu uso é defendido pelo CDC. As roupas e os mosquiteiros podem ser pulverizados com inseticidas como a permetrina, que confere proteção por 2 a 6 semanas, mesmo com lavagens regulares. A combinação de DEET a cada 8 a 12 horas e permetrina na roupa é mais de 99% efetiva na prevenção das picadas de mosquitos.

▶ Quimioprofilaxia

Os medicamentos profiláticos suprimem a malária ao matar o parasita nos estágios sanguíneos assexuados, antes de eles causarem a doença, de forma que os níveis protetores do medicamento devem estar presentes no sangue antes de os parasitas em desenvolvimento serem liberados para o fígado. Por isso é necessário iniciar a profilaxia antes da primeira possível exposição, mantendo-a por um período suficiente depois de retornar a uma área segura.

A escolha do antimalárico depende da idade da criança, dos padrões de resistência, das restrições sobre o agente de escolha, da capacidade da criança de deglutir comprimidos, da frequência da administração, do custo, da disponibilidade do medicamento e do acesso a uma farmácia de manipulação para adequada dispensação dos medicamentos. Para a maioria das crianças, a mefloquina uma vez por semana é preferível e está aprovada para o uso em crianças de qualquer idade. A atovaquona-proguanil está disponível para dosagem pediátrica, embora somente na formulação de comprimidos. Ela é atualmente aprovada na maioria dos países para crianças com peso maior que 5 kg. A doxiciclina é outra alternativa e pode ser usada em crianças de menos de 8 anos de idade por 21 dias ou menos, visto que há dados seguros sugerindo que ela provavelmente não causa manchas dentárias visíveis nessa faixa etária. A cloroquina é o fármaco de escolha nas áreas de sensibilidade à cloroquina (México, Hispaniola, América Central, oeste e norte do canal do Panamá e partes do norte da África, do Oriente Médio e da China). A tafenoquina é um novo antimalárico, mas seu uso para profilaxia está atualmente restrito aos indivíduos a partir de 18 anos. A dosagem para crianças e adultos, efeitos colaterais e outras informações sobre quimioprofilaxia da malária estão na **Tabela 45-6**.

Os medicamentos antimaláricos (com a exceção da atovaquona-proguanil) são amargos; então, pode ser necessário diluir o comprimido triturado em um alimento muito doce, como xarope de chocolate ou leite condensado adoçado. Os bebês podem necessitar do medicamento preparado em uma farmácia de manipulação, onde a dose apropriada pode ser colocada em uma cápsula gelatinosa, que pode, então, ser aberta pelo cuidador e misturada em alimentos ou líquidos.

Genton B, D'Acremont V: Malaria prevention in travelers. Infect Dis Clin North Am 2012 Sep;26(3):637-654 [PMID: 22963775].
Kafai NM, Odom John AR: Malaria in children. Infect Dis Clin North Am 2018 Mar;32(1):189-200 [PMID: 29269188].
Lüthi B, Schlagenhauf P: Risk factors associated with malaria deaths in travellers: a literature review. Travel Med Infect Dis 2015 Jan-Feb;13(1):48-60 [PMID: 25022610].
Moore SJ, Mordue Luntz AJ, Logan JG: Insect bite prevention. Infect Dis Clin North Am 2012 Sep;26(3):655-673 [PMID: 22963776].

Tabela 45-6 Profilaxia da malária

Fármaco	Uso	Dose adulta	Dose pediátrica	Instruções	Comentários
Atovaquona/ proguanil	Profilaxia em áreas com *Plasmodium falciparum* resistente à cloroquina ou à mefloquina.	Os comprimidos para adultos contém 250 mg de atovaquona e 100 mg de hidrocloreto de proguanil.	Os comprimidos pediátricos contêm 62,5 mg de atovaquona e 25 mg de hidrocloreto de proguanil.	Iniciar com antecedência de 1 a 2 dias em relação ao dia da viagem para área com malária. Tomar diariamente, sempre no mesmo horário, nas regiões afetadas e, após deixar essas áreas, continuar por 7 dias.	Contraindicada para pessoas com comprometimento renal grave (depuração de creatinina < 30 mL/min). Atovaquona/proguanil deve ser tomada com as refeições ou com uma bebida láctea.
		1 comprimido de adulto, VO, diariamente	5 a 8 Kg: ½ comprimido pediátrico por dia > 8 a 10 kg: ¾ de comprimido pediátrico por dia > 10 a 20 kg: 1 comprimido pediátrico por dia > 20 a 30 kg: 2 comprimidos pediátricos por dia > 30 a 40 kg: 3 comprimidos pediátricos por dia > 40 Kg: 1 comprimido de adulto por dia		Não recomendado para fins de profilaxia para crianças < 5 kg, gestantes, e mulheres que estejam amamentando bebês que pesem 5 kg;todavia, considerar o uso em áreas de resistência farmacológica (contatar o CDC).
					Não tomar com tetraciclina, metoclopramida, rifampicina ou rifabutina (todas diminuem a concentração da atovaquona).
Fosfato de cloroquina	Profilaxia somente em áreas com *P. falciparum* sensível à cloroquina.	Comprimidos de 150 e 300 mg de base (300 e 500 mg de sal), VO, uma vez por semana (qualquer idade ou tamanho).	5 mg de base/kg (8,3 mg de sal), VO, 1x por semana, até a dose máxima para adultos. Comprimidos não sulcados.	Iniciar 1 a 2 semanas antes da viagem para áreas de malária. Tomar semanalmente, sempre no mesmo dia da semana, e por mais 4 semanas após deixar a área.	Contraindicada para indivíduos com alterações de retina ou campo visual prévias. Pode exacerbar a psoríase. Sabor amargo. Interfere na resposta à vacina antirrábica. Sem contraindicação para a gravidez.
Doxiciclina	Profilaxia com *P. falciparum* resistente à cloroquina ou mefloquina.	100 mg/dia, VO	8 anos de idade: 2 mg/kg até a dose para adulto (100 mg/dia). Uma forma em xarope é comercializada.	Iniciar 1 a 2 dias antes da viagem para áreas de malária. Tomar semanalmente, sempre no mesmo dia da semana, enquanto estiver na área, e por mais 4 semanas após deixar a área.	Contraindicada para crianças < 8 anos e gestantes. Pode diminuir a eficácia de anticoncepcionais orais. Fotossensibilidade.
Sulfato de hidroxicloroquina	Alternativa à cloroquina em áreas com *P. falciparum* sensível à cloroquina.	310 mg de base (400 mg de sal), VO, uma vez por semana.	5 mg de base/kg (6,5 mg de sal/kg), VO, uma vez por semana, até a dose máxima para adulto. Comprimidos não sulcados.	Iniciar 1 a 2 semanas antes da viagem para áreas de malária. Tomar semanalmente, sempre no mesmo dia da semana, enquanto estiver na área. Tomar por mais 4 semanas após deixar a área.	

(continua)

Tabela 45-6 Profilaxia da malária *(Continuação)*

Fármaco	Uso	Dose adulta	Dose pediátrica	Instruções	Comentários
Mefloquina	Profilaxia em áreas com *P. Falciparum* resistente à cloroquina.	228 mg de base (250 mg sal), VO, uma vez por semana.	5 a 9 kg: 4,6 mg/kg de base (5 mg/kg de sal) VO, uma vez por semana. Comprimidos sulcados. 10 a 19 kg: ¼ de comprimido uma vez por semana 20 a 30 kg: ½ comprimido uma vez por semana 31 a 45 kg: ¾ de comprimido uma vez por semana > 46 kg: 1 comprimido uma vez por semana.	Iniciar 1 a 2 semanas antes de viajar para áreas com malária. Tomar semanalmente no mesmo dia da semana enquanto permanecer na área, e por 4 semanas depois de deixar tais áreas (iniciar 2 semanas antes, se for avaliar efeitos colaterais que possam necessitar de troca).	Contraindicado em pessoas alérgicas à mefloquina ou compostos relacionados (p. ex., quinina e quinidina) e em pessoas com depressão ativa, história recente de depressão, distúrbio de ansiedade generalizada, psicose, esquizofrenia, outros distúrbios psiquiátricos maiores ou convulsões. Usar com cautela em pessoas com distúrbios psiquiátricos. Não recomenda para pessoas com anormalidades na condução cardíaca. Não é contraindicada na gravidez. Gosto amargo.
Primaquina (profilaxia pós-viagem para exposição a longo prazo a *Plasmondium vivax* e *Plasmodium ovale*)	Usada na terapia presuntiva antirrecorrência (profilaxia terminal) para diminuir o risco de recidivas de *P. vivax* e *P. ovale*.	30 mg de base (52,6 mg sal) VO, uma vez ao dia por 14 dias depois da partida da área com malária.	0,6 mg de base/kg (1,0 mg de sal/kg) até a dose adulta VO, uma vez ao dia por 14 dias depois da partida da área com malária.	A terapia presuntiva antirrecorrência com primaquina é administrada por 14 dias depois de o viajante ter deixado uma área com malária. Quando cloroquina, doxiciclina ou mefloquina forem usadas para a profilaxia, a primaquina é habitualmente tomada durante as últimas 2 semanas de profilaxia pós-exposição, mas pode ser tomada logo depois daqueles medicamentos terem sido completados. Quando a atovaquona/proguanil for usada para profilaxia, a primaquina pode ser tomada durante os 7 dias finais de atovaquona/proguanil, ou por 14 dias depois do uso de atovaquona/proguanil ser completado.	Indicada para pessoas que tiveram exposição prolongada ao *P. vivax* e *P. ovale*, ou ambos (p. ex., missionários ou voluntários do corpo da paz). Todas as pessoas que tomam primaquina devem ter níveis normais comprovados de G6PD (glicose-6-fosfato desidrogenase) antes de iniciar esse medicamento. Contraindicada em pessoas com deficiência de G6PD1. Também contraindicada durante a gravidez e a lactação, a menos que o bebê amamentado tenha um nível normal documentado de G6PD. Também é uma opção para a profilaxia em circunstâncias especiais.
Tafenoquina	Profilaxia em áreas com *P. falciparum* resistente à cloroquina.	200 mg, VO, uma vez por semana.	Não indicada para profilaxia em crianças menores de 18 anos de idade.	Iniciar 3 dias antes da viagem para áreas com malária. Tomar semanalmente enquanto estiver na área e por mais 1 semana após deixar a área.	Útil para viagens mais curtas. É necessário testar para deficiência de G6PD antes de usar. Não usar em mulheres grávidas. Não recomendada em pessoas com transtornos psicóticos.

OUTROS TÓPICOS RELACIONADOS A VIAGENS

▶ Visitas a amigos e parentes em áreas de alto risco

Os indivíduos que retornam ao seu país de origem têm maior risco de contrair doenças infecciosas relacionadas a viagens. Sessenta por cento dos casos de malária e mais de 75% dos casos de febre tifoide ocorrem nesses viajantes, e as crianças que visitam amigos ou familiares correm maior risco de hepatite A. As razões para isso incluem estadias mais longas, viagens para áreas remotas, contato íntimo com a população local e menor probabilidade de procurar (ou seguir) conselhos pré-viagem devido à familiaridade com seu país de origem.

Assim, certas questões precisam ser enfatizadas quando se discute viagens para visitar amigos ou familiares em áreas de alto risco. Por exemplo, as famílias visitantes devem ferver água e leite se a água potável for cara, consumir apenas alimentos e bebidas muito quentes e seguir técnicas adequadas de lavagem das mãos em todos os momentos.

Feja KN, Tolan RW Jr: Infections related to international travel and adoption. Adv Pediatr 2013;60(1):107–139 [PMID: 24007842].

Hendel-Paterson B, Swanson SJ: Pediatric travelers visiting friends and relatives (VFR) abroad: illnesses, barriers and pre-travel recommendations. Travel Med Infect Dis 2011 Jul;9(4):192–203 [PMID: 21074496].

Leder K et al: Illness in travelers visiting friends and relatives: a review of the GeoSentinel Surveillance Network. Clin Infect Dis 2006;43(9):1185–1193 [PMID: 17029140].

HIV E INFECÇÕES SEXUALMENTE TRANSMISSÍVEIS

O viajante adolescente deve ser aconselhado sobre os riscos de contrair HIV e outras infecções sexualmente transmissíveis (ISTs) durante a viagem. Levar um estoque de preservativos de látex pode ser apropriado, juntamente com instruções sobre seu uso. Eles devem ser informados de que o HIV e as ISTs também podem ser contraídos via sexo oral e em atividades não sexuais, como administração intravenosa de drogas, tatuagens, *piercings*, pedicures, transfusões de sangue, injeções e atendimento odontológico durante a viagem. A profilaxia pós-exposição é recomendada se houver exposição a um contactante HIV-positivo conhecido e pode ser considerada se a fonte for desconhecida, mas pode ser difícil de acessar na maioria dos países (ver **Capítulo 41**).

Breuner CC: The adolescent traveler. Prim Care 2002 Dec;29(4):983–1006 [PMID: 12687903].

Croughs M, Van den Ende JJ: Away from home: travel and sex. Lancet Infect Dis 2013 Mar;13(3):184–185 Epub 2012 Nov 22 [PMID: 23182930].

Mariano D, Smith DS: Safe travel preparation for HIV-infected patients. Curr Infect Dis Rep 2019 Mar 20;21(4):15 [PMID: 30895392].

MMWR: https://aidsinfo.nih.gov/contentfiles/NonOccupational ExposureGL.pdf.

FEBRE NO INDIVÍDUO QUE RETORNA DE VIAGEM

Mais da metade dos viajantes a países em desenvolvimento experiencia um problema de saúde relacionado a sua viagem; 8% requerem atenção médica no retorno. A maioria desenvolverá problemas médicos comuns, como infecções do trato respiratório superior, pneumonia, infecções do trato urinário e otite média, e o restante desenvolve infecções relacionadas à viagem. As doenças mais comuns incluem a malária (21%), a diarreia aguda do viajante (15%), a dengue (6%) e a febre tifoide/entérica (2%). As crianças que viajam com cuidadores em visitas a amigos e familiares têm maior risco. Os novos patógenos e a epidemiologia variável de algumas doenças infecciosas criam novos riscos para os viajantes – como a gripe aviária, a tuberculose resistente a múltiplos fármacos, o vírus chikungunya e Zika e a leishmaniose.

Os viajantes sintomáticos que retornam devem ser avaliados com urgência e de forma completa na busca de alguma enfermidade relacionada à viagem, para prevenir a doença grave potencialmente fatal e a transmissão para contatos. A avaliação inicial deve incluir questões dirigidas ao itinerário de viagem, com datas de chegada e partida, atividades específicas, localização rural ou urbana e acomodações. A informação específica deve ser obtida em relação ao contato com a água doce (p. ex., esquistossomíase, leptospirose em algumas áreas), contato sexual, exposições a animais, atividades ou passatempos, contato com pessoas doentes e fontes de alimentos e água. Uma história medicamentosa e vacinal completa deve ser buscada. É importante notar que, apesar da quimioprofilaxia da malária e da proteção contra mosquitos, nenhum regime é 100% protetor. Um exame físico completo deve incluir exame dermatológico, exame ocular para icterícia da esclera, injeção ou petéquias conjuntivais e avaliação de hepatoesplenomegalia ou linfadenopatia. A avaliação laboratorial de rotina inclui hemograma completo, velocidade de hemossedimentação (VHS), proteína C-reativa (PCR), bioquímica sérica, perfil das enzimas hepáticas e exame qualitativo de urina (EQU). A avaliação laboratorial também deve focar as doenças que sejam potencialmente fatais, com esfregaços espessos e finos para malária (de preferência, três esfregaços obtidos em intervalos de 12 h), e hemoculturas para febre tifoide. Testes específicos devem ser feitos conforme os achados da história e do exame físico e os achados laboratoriais preliminares **(Tabela 45-7)**. Pode ser necessário buscar a opinião de indivíduos com experiência em medicina de viagem internacional, se disponível.

Tabela 45-7 Avaliação laboratorial para febre no indivíduo que retorna de viagem

Rotina
Hematológica
Hemograma completo e diferencial
Esfregaço espesso e fino (de preferência coletar três em intervalos de 12 h)
Velocidade de sedimentação eritrocitária
Proteína C-reativa
Eletrólitos
Provas de função hepática
Hemocultura

Urina
EQU (exame qualitativo de urina)
Cultura

Específica de acordo com a apresentação
Hematológica
Sorologias para patógenos específicos

Fezes
Cultura bacteriana ou reação em cadeia da polimerase
Leucócitos fecais
Teste de antígenos para *Giardia* e *Cryptospotidium*
Toxina de *Clostridium difficili* (se exposição a antibióticos)
Exame de ovos e parasitas
Exames especiais (p. ex., colorações especiais, fezes para antígeno de *Entamoeba histolytica*)

Líquido cerebrospinal
Contagem celular com diferencial, proteína, glicose, cultura; congelar amostra extra
Teste de anticorpos e reação em cadeia da polimerase, se apropriado

Exames de imagem
Radiografia torácica e ultrassonografia abdominal, se apropriado

Outros testes especializados
Teste cutâneo com PPD (derivado de proteína purificada) ou IGRA (ensaio de liberação de interferona-γ)
Aspirados gástricos matinais (cultura) ou escarro (cultura ou PCR, reação em cadeia da polimerase) e coloração de BAAR (bacilo ácido resistente)
Broncoscopia
Sigmoidoscopia, colonoscopia
Biópsia de pele
Aspirado de medula óssea
Amostras cutâneas (p. ex., para *Onchocerciasis*)

A febre é a queixa mais comum em uma criança que fica doente após uma viagem internacional. As causas infecciosas mais comuns de febre relacionadas a viagens estão resumidas na **Tabela 45-8**. Uma descrição mais detalhada dos sintomas, sinais, diagnóstico e tratamento das doenças que podem ocorrer em pessoas que retornaram de viagem é apresentada nos **Capítulos 40 ao 43**.

PONTOS-CHAVE/RESUMO

- A preparação para viajar com crianças e bebês inclui considerar os riscos específicos do destino, os problemas médicos subjacentes, a segurança geral em viagens e a administração de vacinas de rotina e relacionadas a viagens.

- Idealmente, o aconselhamento pré-viagem deve ocorrer pelo menos 1 mês antes, dada a necessidade de desenvolver uma resposta imune eficaz após a vacinação contra qualquer doença associada a viagens.

- Dada a prevalência de doenças imunopreveníveis em muitos países do mundo, as crianças devem receber todas as vacinas infantis de rotina antes da viagem, seguindo o cronograma de recuperação, conforme necessário.

- As vacinas específicas para viagens devem ser consideradas com base nas condições médicas subjacentes do viajante, no itinerário da viagem, na duração, no objetivo e nas atividades que irão determinar o risco potencial de exposição e infecção. Estas incluem as vacinas contra a raiva, EJ, febre amarela e febre tifoide.

- O aconselhamento antes da viagem inclui educação sobre o consumo de alimentos e água e autotratamento em caso de diarreia do viajante.

- A prevenção da malária para viajantes inclui repelentes para pele e roupas, mosquiteiros, e quimioprofilaxia com mefloquina, doxiciclina, atovaquona-proguanil, cloroquina ou tafenoquina.

- Os indivíduos que retornam ao seu país de origem têm maior risco de doenças infecciosas relacionadas a viagens, e certas questões precisam ser enfatizadas ao discutir viagens para esse grupo.

- A febre em um viajante que retorna requer avaliação médica imediata. As causas mais comuns de febre em uma criança que retorna de viagem são infecções do trato respiratório superior, pneumonia, infecções do trato urinário e otite média; os demais desenvolvem infecções relacionadas a viagens, como malária, diarreia aguda do viajante, dengue e febre tifoide/entérica.

Centers for Disease Control and Prevention (CDC) Yellow Book: https://wwwnc.cdc.gov/travel/page/yellowbook-home. Accessed November 30, 2017.
Chen LH, Wilson ME: Dengue and chikungunya in travelers: recent updates. Curr Opin Infect Dis 2012 Oct;25(5):523–529 [PMID: 22825287].
Feja KN1, Tolan RW Jr: Infections related to international travel and adoption. Adv Pediatr 2013;60(1):107–139 [PMID: 24007842].
Kotlyar S, Rice BT: Fever in the returning traveler. Emerg Med Clin North Am 2013 Nov;31(4):927–944 [PMID: 24176472].
Thwaites GE, Day NPJ: Approach to fever in the returning traveler. New Engl J Med 2017;376(6):548–560 [PMID: 28467877].

Tabela 45-8 Doenças comuns no indivíduo que retorna

Doença	Etiologia	Sinais e sintomas comuns na apresentação	Período de incubação	Localização geográfica	Modo de transmissão
Malária	Plasmodium falciparum	Febre Cefaleia Mialgias Calafrios Tremores	7 a 30 dias	Mais prevalente na África Subsaariana do que em outras regiões do mundo, também no Sudeste Asiático, na América do Sul, no México	Picada do mosquito Anopheles
Malária	Plasmodium vivax	Como para o P. falciparum	10 a 17 dias e até 1 ano	Sudeste Asiático, África Subsaariana, América do Sul, América Central	Como para o P. falciparum
Malária	Plasmodium ovale	Como para o P. falciparum	16 a 18 dias	África Ocidental, Filipinas, Indonésia Oriental e Papua-Nova Guiné. Foi relatada no Camboja, na Índia, na Tailândia e no Vietnã	Como para o P. falciparum
Malária	Plasmodium malariae	Como para o P. falciparum	16 a 59 dias	África Subsaariana, grande parte do Sudeste Asiático, Indonésia, em muitas das ilhas do Pacífico Ocidental e nas áreas da Bacia Amazônica, na América do Sul	Como para o P. falciparum
Malária	Plasmodium knowlesi	Como para o P. falciparum	10 a 12 dias	Sudeste Asiático	Como para o P. falciparum
Dengue	Vírus da dengue	Febre Mialgias Erupção cutânea maculopapular ou com petéquias Artralgias	2 a 7 dias	Austrália Setentrional, Sudeste Asiático, México, América Central, América do Sul, Porto Rico, Florida Keys	Picada do mosquito Aedes aegypti
Febre tifoide	Salmonella enterica sorovariante typhi	Febre Mal-estar Anorexia Dor abdominal	10 a 14 dias	Sul da Ásia, Oeste e Norte da África, América do Sul e América Latina	Ingestão de alimento/água contaminados
Febre paratifoide	S. enterica sorovariante paratyphi	Mesmo que para a febre tifoide	Mesmo que para a febre tifoide	Mesmo que para a febre tifoide	Mesmo que para a febre tifoide
Esquistossomose	Schistosoma mansoni, Schistosoma hematobium, Schistosoma japonicum	Erupção urticariforme Febre Cefaleia Mialgia Sintomas respiratórios	23 a 70 dias (média, 1 mês)	S. mansoni – América do Sul, Caribe S. hematobium – África, Oriente Médio S. japonicum – Extremo Oriente	Água contaminada contendo caracóis de água doce
Tifo do carrapato africano	Rickettsia conorii	Febre Cefaleia Mialgia Erupção maculopapular Mal-estar	5 a 7 dias	África, Oriente Médio, Índia e Bacia Mediterrânea	Picada de carrapato

(continua)

Tabela 45-8 Doenças comuns no indivíduo que retorna   (Continuação)

Doença	Etiologia	Sinais e sintomas comuns na apresentação	Período de incubação	Localização geográfica	Modo de transmissão
Tifo por ácaros	Orentia tsutsugamushi	Febre Cefaleia Mialgia Possivelmente uma erupção maculopapular	10 a 12 dias	"Triângulo de Tsusugamushi" – desde norte do Japão e Rússia Oriental (no norte) até a Austrália Setentorial (no sul), ao Paquistão e ao Afeganistão (no oeste)	Picadas de ácaros biculídeos (estágio larval)
Leptospirose	Leptospira ssp.	Febre Cefaleia Calafrios Mialgia Náuseas Diarreia Dor abdominal Uveíte Adenopatia Sufusão conjuntival	5 a 14 dias (média 10 dias)	Global	Contato com a urina de animais domésticos e selvagens contaminando água e solo
Babesiose	Babesia microti, Babesia divergens, Babesia duncani	Febres Calafrios Sintomas similares à malária	1 a 4 semanas	Europa, Estados Unidos, casos esporádicos na Ásia, no México, na África	Picada do carrapato Ixodes
Febre amarela	Vírus da febre amarela	Febre Cefaleia Calafrios Icterícia Lombalgia Mialgias Prostração Náuseas Vômitos	3 a 6 dias	África tropical e subtropical, América do Sul, Caribe (países que ficam dentro de uma faixa de 15 graus ao norte e 10 graus ao sul do Equador)	Picadas de mosquitos (Aedes aegypti e outros)
Chikungunya	Vírus chikungunya	Febre Dor articular Erupção maculopapular Cefaleia Náuseas Vômitos Mialgias	2 a 12 dias (habitualmente 2 a 4 dias)	África e Ásia tropical (Sudeste Asiático e Índia)	Picadas de mosquitos Aedes
Zika	Zika vírus (ZIKV)	Febre Hiperemia ocular Dor articular Cefaleia Erupção maculopapular	3 a 12 dias	América Central, América do Sul, África, Ásia, Pacífico Sul	Picadas de mosquitos Aedes
Amebíase	Entamoeba histolytica	Febre Diarreia Dor no quadrante superior direito	7 a 28 dias	No mundo todo, mas incidência mais alta nos países em desenvolvimento	Alimento e água contaminados

REFERÊNCIAS

Recursos *online*

CDC traveler's health: http://www.cdc.gov/travel/destinat.htm.
CDC Yellow Book: http://wwwnc.cdc.gov/travel/content/yellow-book/home-2010.aspx.
Centers for Disease Control and Prevention (CDC): http://www.cdc.gov/travel/index.htm.
GIDEON: http://www.cyinfo.com.
International Association for Medical Assistance to Travellers: http://www.iamat.org.
International Society of Travel Medicine: http://www.istm.org.
International SOS: http://www.internationalsos.com.
London School of Hygiene and Tropical Medicine: http://www.lshtm.ac.uk.
Malaria information specific to country: www.cdc.gov/malaria/risk_map.
ProMED: http://www.promedmail.org.
Rabies information specific to country: http://www.who.int/rabies/rabnet/en.
Royal Society of Tropical Medicine and Hygiene: http://www.rstmh.org.
The Malaria Foundation: http://www.malaria.org.
Travax Encompass: http://www.travax.com.
United States Department of State: http://www.travel.state.gov.
WHO for maps of vaccine preventable diseases: http://www.who.int.ith.
Yellow fever vaccine clinics: https://wwwnc.cdc.gov/travel/page/search-for-stamaril-clinics.

Referências gerais

Aung AK, Trubiano JA, Spelman DW: Travel risk assessment, advice and vaccinations in immunocompromised travellers (HIV, solid organ transplant and haematopoeitic stem cell transplant recipients): a review. Travel Med Infect Dis 2015 Jan–Feb;13(1):31–47 [PMID: 25593039].
Feja KN, Tolan RW Jr: Infections related to international travel and adoption. Adv Pediatr 2013;60(1):107–139 [PMID: 24007842].
Giddings SL, Stevens AM, Leung DT: Traveler's diarrhea. Med Clin North Am 2016 Mar;100(2):317–330 [PMID: 26900116].
Greenwood CS, Greenwood NP, Fischer PR: Immunization issues in pediatric travelers. Expert Rev Vaccines 2008 Jul;7(5):651–661 [PMID: 18564019].
House HR, Ehlers JP: Travel-related infections. Emerg Med Clin North Am 2008 May;26(2):499–516 [PMID: 18406985].
Kohl SE, Barnett ED: What do we know about travel for children with special health care needs? A review of the literature. Travel Med Infect Dis 2019 Jun 21:101438 [PMID: 31233860].
Myers AL, Christenson JC: Approach to immunization for the traveling child. Infect Dis Clin North Am 2015 Dec;29(4):745–757 [PMID: 26610424].
Pavli A, Maltezou H. Infectious complications related to medical tourism. J Travel Med 2021 Jan 6;28(1):taaa210 [PMID: 33159509].
Rebaza A, Lee PJ: One more shot for the road: a review and update of vaccinations for pediatric international travelers. Pediatr Ann 2015 Apr;44(4):e89–e96 [PMID: 25875985].
Stauffer W, Christenson JC, Fischer PR: Preparing children for international travel. Travel Med Infect Dis 2008 May;6(3):101–113 [PMID: 18486064].
Thwaites GE, Day NP: Approach to fever in the returning traveler. N Engl J Med 2017 Feb 9;376(6):548–560 [PMID: 28177860].
Trubiano JA, Johnson D, Sohail A, Torresi J: Travel vaccination recommendations and endemic infection risks in solid organ transplantation recipients. J Travel Med 2016 Sep 13;23(6):taw058 [PMID: 27625399].

Intervalos de referência em bioquímica e hematologia

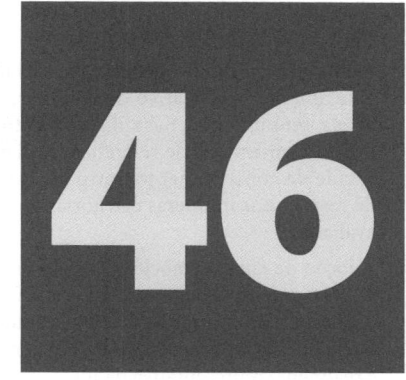

Melkon G. DomBourian, MD
Kyle Annen, DO
Aimee LeDoux, MT (ASCP)
Alice Campbell, MT (ASCP)

INTRODUÇÃO

Os exames laboratoriais fornecem informações valiosas necessárias para avaliar a condição dos pacientes e monitorar o tratamento recomendado. Os resultados dos testes bioquímicos e hematológicos são comparados com aqueles de indivíduos saudáveis ou de pacientes submetidos a tratamento terapêutico semelhante a fim de determinar o estado clínico e o progresso. No passado, o termo *intervalo normal* transmitia alguma ambiguidade porque estatisticamente o termo *normal* também sugere uma distribuição específica (gaussiana ou normal) e epidemiologicamente inferia o estado da maioria, que não é necessariamente a população desejável ou alvo. Isso é mais evidente nos níveis de colesterol, em que valores maiores do que 200 mg/dL são comuns, mas não desejáveis. O uso do termo *faixa de referência* ou *intervalo de referência* é, portanto, recomendado pela International Federation of Clinical Chemistry (IFCC, Federação Internacional de Química Clínica) e pelo Clinical and Laboratory Standards Institute (CLSI, Instituto de Padrões Clínicos e Laboratoriais) para indicar que os valores se referem a uma população e condição clínica de referência.

Os intervalos de referência são estabelecidos para uma idade, sexo e maturidade sexual específicos; eles também são definidos para um estado farmacológico, restrições dietéticas e protocolo de estimulação específicos. Da mesma forma, a variação diária é um fator, assim como o grau de obesidade. Alguns intervalos de referência são particularmente significativos quando combinados com outros resultados (p. ex., paratormônio e cálcio) ou quando um conjunto completo de analitos é avaliado.

Os testes de laboratório estão se tornando mais específicos e conseguem medir concentrações cada vez menores. Portanto, os intervalos de referência devem refletir o procedimento analítico, bem como os reagentes e a instrumentação utilizados para uma análise específica. À medida em que a metodologia de teste continua a evoluir, os intervalos de referência são modificados e atualizados.

DESAFIOS NA DETERMINAÇÃO E INTERPRETAÇÃO DOS INTERVALOS DE REFERÊNCIA PEDIÁTRICA

O ambiente pediátrico é particularmente desafiador para a determinação dos intervalos de referência, uma vez que os estágios de crescimento e desenvolvimento não possuem limitações definidas e restritas pelo qual os resultados dos testes podem ser tabulados. Além disso, os intervalos de referência para adultos nem sempre são apropriados para pacientes pediátricos. Os intervalos de referência podem se sobrepor e, em muitos casos, complicar o diagnóstico e o tratamento. A coleta e alocação dos resultados dos exames por idade com o objetivo de estabelecer um intervalo de referência é uma forma conveniente e gerenciável de relatá-los, mas é preciso cautela em sua interpretação e correlação clínica. Além disso, podem existir preocupações éticas relacionadas a coletas de sangue em bebês e crianças pequenas para estabelecer esses intervalos de referência. Apesar desses desafios, foram realizados estudos multicêntricos para melhorar as faixas de referência para exames laboratoriais em pediatria.

Uma dificuldade particular reside no estabelecimento de intervalos de referência para analitos cujos níveis são alterados sob condições de estimulação programada. O teste comum de tolerância à glicose é um exemplo, mas testes endocrinológicos mais complexos requerem habilidade e ampla experiência para serem interpretados. Os intervalos de referência para esses testes em série são estabelecidos por um longo período de tempo e não são facilmente transferíveis entre as metodologias de testagem.

> Adeli K: Special issue on laboratory reference intervals. eJIFCC. September 2008. http://www.ifcc.org/PDF/190201200801.pdf.
> C28A3: *Defining, Establishing, and Verifying Reference Intervals in the Clinical Laboratory: Approved Guideline*. 3rd ed. http://www.clsi.org/source/orders.
> Ozarda Y: Reference intervals: current status, recent developments and future considerations. Biochem Med 2016;26(1):5–16 [PMID: 26981015].

DIRETRIZES PARA USO DE DADOS EM UM ESTUDO DE INTERVALO DE REFERÊNCIA

O College of American Pathologists (Colégio Americano de Patologistas) fornece diretrizes para a adoção de intervalos de referência usados em hospitais e laboratórios clínicos comerciais. Reconhece a enorme tarefa de estabelecer faixas de referência próprias para o laboratório e recomenda alternativas ao processo.

Um laboratório pode adquirir intervalos de referência do seguinte modo:

1. Realização de estudo próprio para avaliar um número estatisticamente significativo de voluntários "saudáveis". É uma tarefa monumental para um laboratório desenvolver seus próprios intervalos de referência pediátricos devido à necessidade de consentimento dos pais, aprovação dos conselhos de revisão e às inúmeras categorias de idade que precisam ser avaliadas.
2. Adoção de faixas estabelecidas pelo fabricante de determinado instrumento analítico. O laboratório deve validar os dados analisando uma amostra de 20 indivíduos representativos daquela população específica para confirmar que a faixa adotada é realmente representativa daquele grupo.
3. Uso de dados de referência na literatura médica geral e consultar os médicos para garantir que os dados estejam de acordo com sua experiência clínica. Um estudo de validação também é recomendado.
4. Análise de dados de pacientes hospitalizados. Os resultados dos testes laboratoriais de pacientes hospitalizados são usados para calcular os intervalos de referência, desde que cumpram os critérios clínicos estabelecidos. Os registros do paciente precisam indicar que a condição médica específica do paciente não influencia o analito cujo intervalo de referência está sendo determinado. Por exemplo, espera-se que uma criança submetida a cirurgia para reparo de fratura óssea tenha eletrólitos e função tireoidiana normais, enquanto uma criança sob investigação de puberdade precoce não deve ser incluída em um estudo de intervalo de referência para hormônio luteinizante.

Estatisticamente, o tamanho da amostra de um estudo com pacientes em ambiente hospitalar deve ser consideravelmente maior do que o de um grupo saudável. Um estudo de uma população saudável pode exigir 20 indivíduos para ser estatisticamente significativo, enquanto uma população hospitalar deve avaliar um mínimo de 120 pacientes.

> Biological Variation Database Reference List: http://www.westgard.com/biological-variation-database-reference-list.htm.
> College of American Pathologists publication: http://www.cap.org/apps/docs/laboratory_accreditation/sample_checklist.pdf.
> Schnabl K, Chan MK, Gong Y, Adeli K: Closing the gap on paediatric reference intervals: the CALIPER initiative. Clin Biochem Rev 2008 Aug;29(3):89–96 [PMID: 19107221].

CÁLCULO ESTATÍSTICO DE INTERVALOS DE REFERÊNCIA

O estabelecimento de intervalos de referência é baseado em uma distribuição estatística de resultados de testes obtidos de uma população representativa. A recomendação do CLSI para a coleta de dados e análise estatística fornece diretrizes para o gerenciamento dos dados. Para os médicos, não é importante que eles possam reproduzir o cálculo. É muito mais crítico entender os benefícios e restrições fornecidos pelas abordagens estatísticas descritas e avaliar os resultados do paciente com essas limitações em mente.

O intervalo de referência inclui 95% de todos os resultados obtidos de uma população representativa. Observe que 5% dessa população terá resultados "anormais", quando na verdade eles são "saudáveis" e parte integrante do estudo do grupo de referência. Da mesma forma, um equivalente a 5% da população "doente" terá resultados laboratoriais dentro do intervalo de referência. Estas são características inerentes da avaliação estatística. Levando essa análise um passo adiante, a probabilidade de um paciente saudável ter um resultado de teste dentro de um intervalo de referência calculado é:

$$P = 0,95$$

Quando vários testes ou painéis de testes são usados, a probabilidade combinada dos resultados de todos os testes estarem dentro dos respectivos intervalos de referência cai drasticamente. Por exemplo, a probabilidade de todos os resultados de 10 testes no painel metabólico completo estarem no intervalo de referência é

$$P = (0,95)^{10} = 0,60$$

Portanto, cerca de um terço dos pacientes saudáveis terá ao menos um resultado de teste no painel fora do intervalo de referência. O julgamento clínico é necessário para determinar a significância dos resultados do teste fora do intervalo de referência.

A. Método paramétrico

O método paramétrico para o estabelecimento de intervalos de referência é simples, embora nem sempre representativo, pois parte do pressuposto de que os dados têm uma distribuição gaussiana. Uma média (x) e um desvio padrão (DP) são calculados; os resultados dos testes de 95% dessa população específica cairão dentro da média ± 1,96 DP, conforme mostrado na **Figura 46-1**.

Quando a distribuição não é gaussiana, uma manipulação matemática dos valores (p. ex., traçar o logaritmo do valor, em vez do próprio valor) pode fornecer uma distribuição gaussiana. A média e o desvio padrão são então convertidos de volta para fornecer uma faixa de referência utilizável.

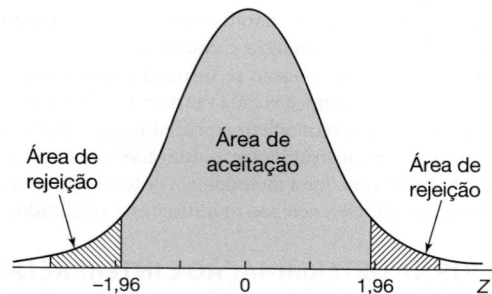

▲ **Figura 46-1** Distribuição gaussiana e cálculo paramétrico usando média ± 1,96 DP para definir o intervalo.

INTERVALOS DE REFERÊNCIA EM BIOQUÍMICA E HEMATOLOGIA

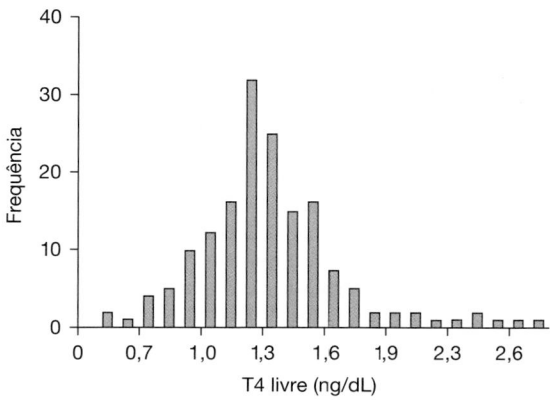

▲ **Figura 46-2** Histograma de tiroxina livre (T4 livre) usando pacientes ambulatoriais e hospitalizados no Children's Hospital Colorado.

B. Método não paramétrico

O método não paramétrico para o estabelecimento de intervalos de referência é atualmente recomendado pelo CLSI, pois define como *outliers* os valores nos 2,5 percentis extremos dos limites superior e inferior dos dados. O número de pontos de dados excluídos nos limites depende da inclinação da curva e, portanto, o cálculo acomoda uma distribuição não gaussiana. A **Figura 46-2** mostra um histograma representando a distribuição não gaussiana de dados de um estudo de intervalo de referência de tiroxina livre conduzido no Children's Hospital (Hospital Infantil) do Colorado em Aurora, Colorado.

> Ichihara K, Boyd JC; IFCC Committee on Reference Intervals and Decision Limits (C-RIDL): An appraisal of statistical procedures used in derivation of reference intervals. Clin Chem Lab Med 2010 Nov;48(11):1537–1551 [PMID: 21062226].

POR QUE OS INTERVALOS DE REFERÊNCIA VARIAM

As modificações recentes nos intervalos de referência devem-se à introdução de procedimentos analíticos novos e aprimorados, instrumentação automatizada avançada e padronização de reagentes e materiais de referência. Os intervalos de referência também são afetados por variações pré-analíticas que podem ocorrer durante a coleta, processamento e armazenamento de amostras.

As **variações pré-analíticas** de origem biológica podem ocorrer quando as amostras são colhidas pela manhã *versus* à noite, ou de pacientes recrutados no hospital *versus* pacientes ambulatoriais. As variações também podem ser causadas por fatores metabólicos e hemodinâmicos. Os fatores pré-analíticos podem ser um produto do ambiente socioeconômico ou origem étnica (p. ex., genético ou dietético).

As **variações analíticas** são causadas por diferenças nas medições analíticas e dependem das ferramentas de análise, bem como de uma variabilidade inerente na obtenção de um valor quantitativo. Além disso, novos reagentes, instrumentos e procedimentos de teste aprimorados adicionados ao laboratório clínico podem resultar em um elemento de variabilidade entre os testes.

1. As **reações antígeno-anticorpo** revolucionaram a química clínica, mas também acrescentaram um maior grau de variabilidade porque os reagentes derivados biologicamente têm especificidade e sensibilidade diferentes. Além do analito-alvo, alguns de seus metabólitos também são medidos, e estes podem ou não ser biologicamente ativos.

2. Os **materiais de referência** continuam a ser revisados e avaliados por organizações como a Organização Mundial da Saúde e o National Institute for Standards and Technology (Instituto Nacional de Padrões e Tecnologia).

3. A **instrumentação analítica** com técnicas eletrônicas e robóticas avançadas melhorou a precisão dos resultados e aumentou o rendimento. No entanto, essas técnicas adicionaram um elemento de variabilidade entre instrumentos de diferentes fabricantes.

4. Os **métodos analíticos de detecção** também fizeram grandes progressos quando se expandiram da simples espectrofotometria ultravioleta-visível para fluorescência, nefelometria, radioimunoensaio e quimioluminescência.

> Jung B, Adeli K: Clinical laboratory reference intervals in pediatrics: the CALIPER initiative. Clin Biochem 2009 Nov;42 (16–17):1589–1595. Epub 2009 Jul 7 [PMID: 19591815].

SENSIBILIDADE, ESPECIFICIDADE E VALORES PREDITIVOS

Apesar de sua derivação estatística, um intervalo de referência não fornece necessariamente uma diretriz definitiva e clara sobre se um paciente tem ou não uma condição. Sempre haverá um segmento da população com valores de teste que se enquadram no intervalo de referência, mas com manifestações clínicas que indicam a presença de doença. Da mesma forma, um segmento da população terá valores de teste fora do intervalo de referência, mas sem sinais clínicos de doença. A capacidade de um teste e intervalo de referência correspondente de detectar indivíduos com doença é definida pela sensibilidade diagnóstica do teste. Da mesma forma, a capacidade de um teste para detectar indivíduos sem doença é descrita pela especificidade diagnóstica. Essas características são regidas pela qualidade analítica do teste, bem como pelos parâmetros numéricos (intervalo de referência) que definem a presença da doença. O nível de tolerância para a sensibilidade e especificidade desejadas de um teste requer uma contribuição significativa dos médicos.

Geralmente, a especificidade aumenta à medida que a sensibilidade diminui. Uma distribuição típica dos resultados dos testes, mostrada na **Figura 46-3**, fornece informações sobre indivíduos sem a doença (linha contínua) e indivíduos com a doença (linha tracejada). Como na maioria dos testes, há uma área de sobreposição. Um paciente com um resultado de teste de 1 provavelmente é saudável e o resultado indica um verdadeiro negativo (VN) para a presença da doença. Um paciente com um resultado de teste de 9

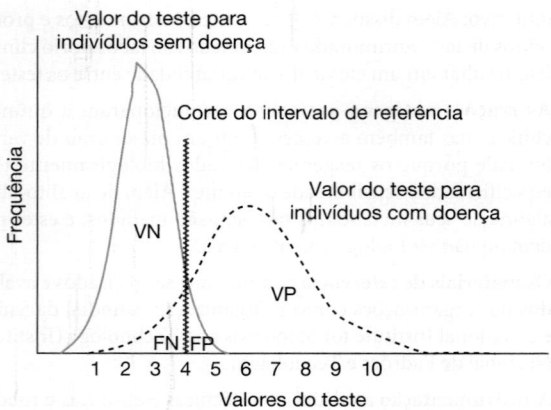

▲ **Figura 46-3** Distribuição de frequência de resultados de exames para pacientes com e sem doença. FN, falso negativo; FP, falso positivo; VN, verdadeiro negativo; VP, verdadeiro positivo.

provavelmente tem a doença e o resultado do teste é um verdadeiro positivo (VP). Existe uma população pequena, mas significativa, com um resultado de teste de 2 a 5, na qual o teste não é 100% conclusivo. Uma análise estatística pode determinar o corte mais provável para indivíduos saudáveis, mas o corte clinicamente aceitável depende do teste, bem como da correlação clínica.

Se os valores de corte para o intervalo de referência forem tais que um resultado de teste indique que um paciente saudável tem a doença, o resultado é um falso positivo (FP). Por outro lado, se o resultado de um teste indicar que um paciente está bem, quando na verdade ele tem a doença, o resultado é um falso negativo (FN). Para definir a capacidade do teste e do intervalo de referência para identificar um estado de doença, a sensibilidade e a especificidade do diagnóstico são medidas.

Sensibilidade diagnóstica = VP/(VP + FN)

Especificidade diagnóstica = VN/(VN + FP)

No exemplo mostrado na **Figura 46-3**, um intervalo de referência de 0,5 a 3 fornecerá mais resultados verdadeiros negativos e minimizará os resultados falso positivos. Alternativamente, um intervalo de referência de 0,5 a 4 aumentará a taxa de falso negativos. Assim, um aumento na sensibilidade leva a uma diminuição na especificidade. Uma condição médica que requer tratamento agressivo pode exigir um teste e um intervalo de referência correspondente com alta sensibilidade, que é uma medida da taxa de verdadeiros positivos. Isso é feito à custa de diminuir a especificidade.

Deve-se considerar também que tanto a sensibilidade quanto a especificidade diagnóstica não levam em conta a prevalência da doença. Conforme mostrado na **Figura 46-4**, a sensibilidade diagnóstica é calculada exclusivamente dentro de uma população doente e o inverso é verdadeiro para a especificidade diagnóstica. Em um ambiente clínico, rastreia-se uma população de indivíduos com e sem doença. Portanto, o valor preditivo positivo (VPP) e o valor preditivo negativo (VPN) também devem ser usados para entender melhor o desempenho da triagem do teste e são definidos da seguinte forma:

Valor preditivo positivo = VP/(VP + FP)

Valor preditivo negativo = VN/(VN + FN)

Um intervalo de referência é uma representação estatística dos resultados do teste de uma população finita, mas não inclui de forma alguma todos os membros do grupo. É apenas um componente na medida do estado de um paciente a ser visto em relação a uma série de outros fatores a serem testados.

INTERVALOS DE REFERÊNCIA PEDIÁTRICOS

O estabelecimento de intervalos de referência é um processo complexo. São feitas suposições no gerenciamento de processos de dados, independentemente da população utilizada para reunir os resultados dos testes. Os fabricantes de instrumentos analíticos realizam grandes estudos para identificar intervalos de referência para cada analito específico, e os valores pediátricos sempre foram os mais desafiadores. Alguns dos intervalos de referência recomendados pelos fabricantes estão listados na **Tabela 46-1** para bioquímica geral, na **Tabela 46-2** para endocrinologia e na **Tabela 46-3** para hematologia. A interpretação dos resultados laboratoriais de bioquímica e hematologia é igualmente complexa e constitui um desafio contínuo para os pediatras e para a comunidade médica em geral.

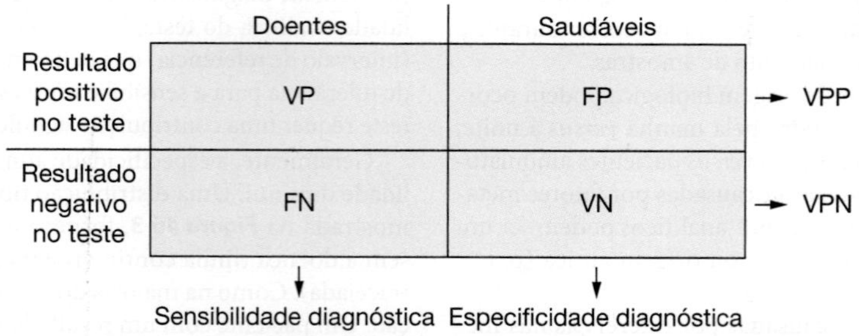

	Doentes	Saudáveis	
Resultado positivo no teste	VP	FP	→ VPP
Resultado negativo no teste	FN	VN	→ VPN
	↓	↓	
	Sensibilidade diagnóstica	Especificidade diagnóstica	

▲ **Figura 46-4** Sensibilidade, especificidade e valores preditivos de um teste. FN, falso negativo; FP, falso positivo; VPN, valor preditivo negativo; VPP, valor preditivo positivo; VN, verdadeiro negativo; VP, verdadeiro positivo.

Tabela 46-1 Bioquímica geral

Componente, unidade, tipo de amostra	Idade	Instrumento	Intervalo para o sexo masculino	Intervalo para o sexo feminino
Ácido úrico (mg/dL) S, P	0-30 dias 1-12 meses 1-9 anos 10-11 anos 12-13 anos 14-15 anos 16-17 anos ≥ 18 anos	Vitros 5600	2,0-5,2 2,5-9,0 1,8-5,0 2,3-5,4 2,7-6,7 2,4-7,8 4,0-8,6 3,5-8,5	2,0-5,2 2,5-9,0 1,8-5,0 3,0-4,7 3,0-5,9 3,0-5,9 3,0-5,9 2,5-7,5
Albumina (g/dL) S, P	0-7 dias 8-30 dias 1-2 meses 3-5 meses 6-12 meses 1-3 anos 4-6 anos 7-18 anos ≥ 19 anos	Vitros 5600	2,3-3,8 2,0-4,5 2,0-4,8 2,1-4,9 2,1-4,7 3,4-4,2 3,5-5,2 3,7-5,6 3,5-5,0	1,8-3,9 1,8-4,4 1,9-4,2 2,2-4,4 2,2-4,7 3,4-4,2 3,5-5,2 3,7-5,6 3,5-5,0
Alérgenos (KUA/L) S, P	0 dias-adulto	Phadia ImmunoCAP	0-0,34	0-0,34
α_1-Antitripsina (mg/dL) S, P	0-1 mês 1-5 meses 6 meses-2 anos 2-18 anos ≥ 19 anos	Vitros 5600	79-223 71-190 60-161 70-179 88-183	79-223 71-190 60-161 70-179 88-183
α-Fetoproteína (UI/mL) S, P	0-30 dias 1-3 meses 4 meses-17 anos ≥ 18 anos	Vitros 5600	50-100.000 40-1.000 0-12 < 7,5	50-100.000 40-1.000 0-12 < 7,5
ALT (U/L) S, P	0-3 anos 4-13 anos 14-18 anos ≥ 19 anos	Vitros 5600	12-45 10-41 11-26 < 50	14-45 11-28 10-35 5-34
Amilase (U/L) S, P	0-2 meses 3-5 meses 6-11 meses 1-18 anos ≥ 19 anos	Vitros 5600	0-30 0-50 0-80 30-100 30-110	0-30 0-50 0-80 30-100 30-110
Amônia (µmol/L) P	0-1 dia 1-13 dias 14 dias -17 anos ≥ 18 anos	Vitros 5600	64-107 56-92 21-50 9-33	64-107 56-92 21-50 9-33
Anti peptídeo de gliadina deaminado IgA	0 dias-adulto	Bio-Flash	< 20	< 20
Anti peptídeo de gliadina deaminado IgG	0 dias-adulto	Bio-Flash	< 20	< 20
Anticardiolipina IgA S	0 dias-adulto	Inova Bio-Flash	< 20	< 20
Anticardiolipina IgG S	0 dias-adulto	Inova Bio-Flash	< 20	< 20

(continua)

Tabela 46-1 Bioquímica geral *(Continuação)*

Componente, unidade, tipo de amostra	Idade	Instrumento	Intervalo para o sexo masculino	Intervalo para o sexo feminino
Anticardiolipina IgM S	0 dias-adulto	Inova Bio-Flash	< 20	< 20
Antiestreptolisina O (UI/mL) S, P	0-18 anos ≥ 19 anos	Vitros 5600	< 241 < 200	< 241 < 200
Anti-transglutaminase tecidual humana IgA	0 dias - adulto	Bio-Flash	< 20	< 20
Anti-transglutaminase tecidual humana IgG	0 dias -adulto	Bio-Flash	< 20	< 20
AST (U/L) S, P	0-7 dias 8-30 dias 1-3 meses 4-6 meses 7-12 meses 1-3 anos 4-6 anos 7-9 anos 10-11 anos 12-15 anos 16-18 anos ≥ 19 anos	Vitros 5600	30-100 20-70 22-63 13-65 25-55 20-60 15-50 15-40 10-60 15-40 15-45 17-59	24-95 24-72 20-64 20-63 22-63 20-60 15-50 15-40 10-40 10-30 5-30 14-36
β_2-Glicoproteína 1-anticorpo, IgA (SAU) S	0 dias-adulto	Inova Bio-Flash	0-20	0-20
β_2-Glicoproteína 1-anticorpo, IgG (SGU) S	0 dias-adulto	Inova Bio-Flash	0-20	0-20
β_2-Glicoproteína 1-anticorpo, IgM (SMU) S	0 dias-adulto	Inova Bio-Flash	0-20	0-20
Bicarbonato (mmol/L) S, P	0-7 dias 7-30 dias 1-6 meses 6-12 meses 1-18 anos ≥ 19 anos	Vitros 5600	17-26 17-27 17-29 18-29 20-31 22-30	17-26 17-27 17-29 18-29 20-31 22-30
Bilirrubina direta (mg/dL) S, P	0-30 dias > 1 mês	Vitros 5600	0-0,6 0-0,3	0-0,6 0-0,3
Bilirrubina indireta (mg/dL) S, P	0-30 dias > 1 mês	Vitros 5600	0-0,6 0-0,3	0-0,6 0-0,3
Bilirrubina total (mg/dL) S, P	0-1 dias 1-2 dias 3-15 dias 16-30 dias > 1 mês	Vitros 5600	0,1-5,8 0,1-8,5 0,1-11,5 < 11,5 0,2-1,2	0,1-5,8 0,1-8,5 0,1-11,5 < 11,5 0,2-1,2
BNP (ng/L) Sangue total	0 dias-adulto	I-STAT	0-99	0-99

(continua)

Tabela 46-1   Bioquímica geral   *(Continuação)*

Componente, unidade, tipo de amostra	Idade	Instrumento	Intervalo para o sexo masculino	Intervalo para o sexo feminino
BUN (mg/dL) S, P	0-7 dias 8-30 dias 1-3 meses 4-6 meses 7-12 meses 1-3 anos 4-13 anos 14-18 anos ≥ 19 anos	Vitros 5600	2-13 2-16 2-12 1-14 2-14 5-17 7-17 8-21 9-20	2-13 2-15 2-14 1-13 1-13 5-17 7-17 8-21 7-17
C3 (mg/dL) S, P	0-1 mês 1-2 meses 2-3 meses 3-4 meses 4-5 meses 5-6 meses 6-9 meses 9-11 meses 11-12 meses 1-2 anos 2-3 anos 3-5 anos 5-8 anos 8-10 anos 10-11 anos > 11 anos	Vitros 5600	55-129 61-155 67-136 64-182 67-174 77-178 78-173 76-187 87-181 84-177 80-178 89-173 92-161 93-203 86-184 88-165	55-129 61-155 67-136 64-182 67-174 77-178 78-173 76-187 87-181 84-177 80-178 89-173 92-161 93-203 86-184 88-165
C4 (mg/dL) S, P	0-1 mês 1-2 meses 2-3 meses 3-4 meses 4-5 meses 5-6 meses 6-9 meses 9-11 meses 11-12 meses 1-2 anos 2-3 anos 3-5 anos 5-8 anos 8-10 anos 10-11 anos > 11 anos	Vitros 5600	9,2-33 9,7-37 11-35 11-50 9,3-47 11-55 12-48 16-51 16-52 12-45 13-47 17-42 16-42 13-52 10-40 14-44	9,2-33 9,7-37 11-35 11-50 9,3-47 11-55 12-48 16-51 16-52 12-45 13-47 17-42 16-42 13-52 10-40 14-44
Cálcio (mg/dL) S, P	0-7 dias 8-30 dias 1-3 meses 3-6 meses 6-12 meses 1-3 anos 4-9 anos 10-11 anos 12-13 anos 14-15 anos 16-18 anos ≥ 19 anos	Vitros 5600	7,3-11,4 8,6-11,7 8,5-11,3 8,3-11,4 7,7-11,0 8,7-9,8 8,8-10,1 8,9-10,1 8,8-10,6 9,2-10,7 8,9-10,7 8,4-10,2	7,5-11,3 8,4-11,9 8,0-11,1 7,7-11,5 7,8-11,1 8,7-9,8 8,8-10,1 8,9-10,1 8,8-10,6 9,2-10,7 8,9-10,7 8,4-10,2

(continua)

Tabela 46-1   Bioquímica geral   *(Continuação)*

Componente, unidade, tipo de amostra	Idade	Instrumento	Intervalo para o sexo masculino	Intervalo para o sexo feminino
Cálcio iônico (mmol/L) ST	0-1 dias 1-3 dias 4-7 dias 8 dias-1 mês 1 mês-17 anos ≥ 18 anos	Radiometer ABL 90 flex	1,1-1,4 1,1-1,5 1,2-1,5 1,3-1,6 1,2-1,4 1,2-1,3	1,1-1,4 1,1-1,5 1,2-1,5 1,3-1,6 1,2-1,4 1,2-1,3
Capacidade ferropéxica (mcg/dL) S	0 dias-adulto	Vitros 5600	261-462	265-497
Cistatina C (mg/L) S, P	0-3 meses 4-12 meses > 1 ano	Vitros 5600	0,8-2,3 0,7-1,5 0,5-1,3	0,8-2,3 0,7-1,5 0,5-1,3
Cloreto (mmol/L) S, P	0-7 dias 8 dias-6 meses 6-12 meses 1-18 anos ≥ 19 anos	Vitros 5600	96-111 96-110 96-108 96-109 98-107	96-111 96-110 96-108 96-109 98-107
Colesterol não-HDL (mg/dL) S, P	2-19 anos > 19 anos	Vitros 5600 (calculated)	< 120 < 150	< 120 < 150
Colesterol total (mg/dL) S, P	0 dia-2 meses 2-6 meses 7-12 meses 1-2 anos 2-18 anos ≥ 19 anos	Vitros 5600	45-177 60-197 89-208 44-181 < 170 < 200	63-198 66-218 74-218 44-181 < 170 < 200
Creatina quinase (U/L) S, P	0-3 meses 3-12 meses 1-2 anos 2-11 anos 11-14 anos 15-19 anos	Vitros 5600	28-300 24-170 27-160 30-150 30-150 33-145	42-470 26-240 24-175 24-175 30-170 27-140
Creatinina (mg/dL) S, P	0-3 dias 3-10 dias 10-17 dias 17 dias-1 ano 1-11 anos 11-18 anos > 18 anos	Vitros 5600	0,33-1,08 0,15-0,90 0,15-0,61 0,15-0,52 0,23-0,61 0,42-0,90 0,71-1,18	0,33-1,08 0,15-0,90 0,15-0,61 0,15-0,52 0,23-0,61 0,42-0,90 0,52-0,99
Ferritina (ng/mL) S, P	0-6 semanas 7 semanas-1 ano 1-9 anos 10-18 anos 19-50 anos > 18 anos > 50 anos	Vitros 5600	< 400 10-95 10-60 10-300 n/a 18-444 n/a	< 400 10-95 10-60 10-70 6-137 n/a 11-264
Ferro (mcg/dL) S, P	0-7 dias 7 dias-1 ano 1-10 anos > 10 anos	Vitros 5600	100-250 40-100 50-120 49-181	100-250 40-100 50-120 37-170

(continua)

Tabela 46-1   Bioquímica geral   *(Continuação)*

Componente, unidade, tipo de amostra	Idade	Instrumento	Intervalo para o sexo masculino	Intervalo para o sexo feminino
Fosfatase alcalina (U/L) S, P	0-7 dias 8-30 dias 1-3 meses 4-6 meses 7-12 meses 1-3 anos 4-6 anos 7-9 anos 10-11 anos 12-13 anos 14-15 anos 16-18 anos ≥ 19 anos	Vitros 5600	77-265 91-375 60-360 55-325 60-300 129-291 134-346 156-386 120-488 178-455 116-483 58-237 38-126	65-270 65-365 80-425 80-345 60-330 129-291 134-346 156-386 116-515 93-386 62-209 45-116 38-126
Fósforo (mg/dL) S, P	0-15 dias 15 dias-1 ano 1-4 anos 5-12 anos 13-15 anos 16-18 anos ≥19 anos	Vitros 5600	5,85-10,9 5,05-8,76 4,52-7,09 4,37-6,25 3,78-6,47 3,19-5,29 2,5-5,0	5,85-10,9 5,05-8,76 4,52-7,09 4,37-6,25 3,41-5,82 3,19-5,29 2,5-5,0
GGT (U/L) S, P	0-7 dias 8-30 dias 1-3 meses 4-6 meses 7-12 meses 1-3 anos 4-6 anos 7-9 anos 10-11 anos 12-13 anos 14-15 anos 16-18 anos ≥ 19 anos	Vitros 5600	25-148 23-153 17-130 8-83 10-35 5-16 8-18 11-21 14-25 14-37 10-28 9-29 15-73	19-131 17-124 17-124 15-109 10-54 5-16 8-18 11-21 14-23 12-21 12-22 9-23 12-43
Glicose – LCR (mg/dL) LCR	0 dias-adulto	Vitros 5600	40-75	40-75
Glicose (mg/dL) S, P	0-30 dias > 1 meses	Vitros 5600	40-80 60-105	40-80 60-105
Glicose (teste de tolerância de 2 h) (mg/dL) S, P	0 dias-adulto	Vitros 5600	< 200	< 200
HDL (mg/dL) S, P	2 anos-adulto	Vitros 5600	45-60	45-60
Hemoglobina $A1_c$ (%) ST	0 dias-adulto	DCA Vantage	Normal: < 5,7% Pré-diabetes: 5,7%-6,5% Diabetes: > 6,5%	Normal: < 5,7% Pré-diabetes: 5,7%-6,5% Diabetes: > 6,5%

(continua)

Tabela 46-1 Bioquímica geral *(Continuação)*

Componente, unidade, tipo de amostra	Idade	Instrumento	Intervalo para o sexo masculino	Intervalo para o sexo feminino
IgA (mg/dL) S, P	0-30 dias 1-6 meses 6-12 meses 1-3 anos 4-6 anos 7-9 anos 10-12 anos 13-15 anos 16-18 anos ≥ 19 anos	Vitros 5600	0-11 0-40 1-82 9-137 44-187 58-204 46-218 29-251 68-259 70-400	0-10 0-42 6-68 15-111 33-146 28-180 55-193 62-241 69-262 70-400
IgE (kU/L) S	0-12 meses 1-2 anos 2-3 anos 3-9 anos 10 anos- adulto	Phadia ImmunoCAP	0-29 0-49 0-45 0-52 0-87	0-29 0-49 0-45 0-52 0-87
IgG (mg/dL) S, P	0-30 dias 1-6 meses 6-12 meses 1-3 anos 4-6 anos 7-9 anos 10-12 anos 13-15 anos 16-18 anos ≥ 19 anos	Vitros 5600	197-833 140-533 130-823 413-1.112 468-1.328 582-1.441 685-1.620 590-1.600 522-1.703 700-1.600	162-872 311-664 325-647 421-1.202 560-1.319 485-1.473 586-1.609 749-1.640 804-1.817 700-1.600
IgM (mg/dL) S, P	0-30 dias 1-6 meses 6-12 meses 1-3 anos 4-6 anos 7-9 anos 10-12 anos 13-15 anos 16-18 anos ≥ 19 anos	Vitros 5600	0-65 6-84 15-117 30-146 31-151 21-140 27-151 26-184 28-179 40-230	1-57 0-127 0-130 35-184 42-184 30-165 42-211 34-225 42-224 40-230
LDH (U/L) S, P	0-1 mês 1-3 meses 4-6 meses 7-12 meses 1-3 anos 4-6 anos 7-9 anos 10-11 anos 12-13 anos 14-15 anos 16-18 anos ≥ 19 anos	Vitros 5600	550-2.100 480-1.220 400-1.230 380-1.200 500-920 470-900 420-750 432-700 470-750 360-730 340-670 313-618	580-2.000 460-1.150 460-1.150 460-1.060 500-920 470-900 420-750 380-700 380-640 390-580 340-670 313-618

(continua)

Tabela 46-1   Bioquímica geral   *(Continuação)*

Componente, unidade, tipo de amostra	Idade	Instrumento	Intervalo para o sexo masculino	Intervalo para o sexo feminino
LDL medido (mg/dL) S, P	2-19 anos >19 anos	Vitros 5600	< 110 < 120	< 110 < 120
Magnésio (mg/dL) S, P	0-6 dias 7-30 dias 1 mês -1 ano 2-5 anos 6-9 anos 10-14 anos > 14 anos	Vitros 5600	1,2-2,6 1,6-2,4 1,6-2,6 1,5-2,4 1,6-2,3 1,6-2,2 1,5-2,3	1,2-2,6 1,6-2,4 1,6-2,6 1,5-2,4 1,6-2,3 1,6-2,2 1,5-2,3
Potássio (mmol/L) S, P	0-6 dias 7 dias-2 meses 3 meses -17 anos ≥ 18 anos	Vitros 5600	3,7-5,9 4,1-5,3 3,4-4,7 3,5-5,0	3,7-5,9 4,1-5,3 3,4-4,7 3,5-5,0
Pré-albumina (mg/dL) S, P	0-1 mês 1-5 meses 6 meses-3 anos 4-5 anos 6-13 anos 14-18 anos ≥ 19 anos	Vitros 5600	7-22 8-34 7-32 12-30 12-42 22-45 17-42	7-22 8-34 7-32 12-30 12-42 22-45 17-42
Pro-BNP (pg/mL) S, P	0 dias-adulto	Vitros 5600	0-125	0-125
Pró-calcitonina (ng/mL) S, P	0 dias-adulto	Abbott Alinity-i	0-0,5	0-0,5
Prolactina (ng/mL) S, P	0 dias-adulto	Vitros 5600	3,7-17,9	3,0-18,6
Proteínas totais (g/dL) S, P	0-2 meses 2-6 meses 6-12 meses 1-3 anos 4-6 anos 7-9 anos 10-18 anos ≥ 19 anos	Vitros 5600	3,9-7,6 4,1-7,9 3,9-7,9 5,9-7,0 5,9-7,8 6,2-8,1 6,3-8,6 6,2-8,2	3,4-7,0 3,9-7,6 4,5-7,8 5,9-7,0 5,9-7,8 6,2-8,1 6,3-8,6 6,2-8,2
Sódio (mmol/L) S, P	0-7 dias 8-30 dias 1-6 meses 6-12 meses 1-18 anos ≥ 19 anos	Vitros 5600	133-146 134-144 134-142 133-142 134-143 137-145	133-146 134-144 134-142 133-142 134-143 137-145
Triglicerídeos (mg/dL) S, P	0-7 dias 8-30 dias 1-3 meses 3-6 meses 6-12 meses 12-23 meses 2-9 anos 10-18 anos ≥ 19 anos	Vitros 5600	21-182 30-184 40-175 45-291 45-501 27-125 < 75 < 90 < 115	28-166 30-165 35-282 50-355 36-431 27-125 < 75 < 90 < 115

(continua)

Tabela 46-1   Bioquímica geral   *(Continuação)*

Componente, unidade, tipo de amostra	Idade	Instrumento	Intervalo para o sexo masculino	Intervalo para o sexo feminino
Troponina I (ng/mL) S, P	0 dias-adulto	Vitros 5600	< 0,12	< 0,12
Vitamina B12 (pg/mL) S, P	0 dias-adulto	Vitros 5600	163-949	163-949

ALT, alanina aminotransferase; AST, aspartato aminotransferase; BNP, peptídeo natriurético cerebral; BUN, nitrogênio ureico no sangue; LCR, líquido cefalorraquidiano; GGT, gama glutamil transferase; HDL, lipoproteína de alta densidade; IgA, imunoglobulina A; IgE, imunoglobulina E; IgG, imunoglobulina G; IgM, imunoglobulina M; LDH, desidrogenase láctica; P, plasma; S, soro; ST, sangue total; U, urina.

Dados dos Chemistry Laboratory Procedure Manuals (Manuais de Procedimentos do Laboratório de Bioquímica) do Children's Hospital Colorado.

Tabela 46-2   Bioquímica endócrina

Componente, unidade, tipo de amostra, fonte	Idade	Metodologia	Intervalo para o sexo masculino	Intervalo para o sexo feminino
Cortisol (mcg/dL) S, P	0 dias-adulto (valores matutinos) (valores vespertinos)	Vitros 5600	4,5-22,7 1,7-14,1	4,5-22,7 1,7-14,1
FSH (mUI/mL) S	4 semanas-11 meses 12 meses-8 anos Tanner 1 Tanner 2 Tanner 3 Tanner 4 Tanner 5 Adulto Fase folicular Fase ovulatória Fase lútea	Abbott Alinity-i	0,16-4,1 0,26-3,0 0,26-3,0 1,8-3,2 1,2-5,8 2,0-9,2 2,6-11,0 2,0-9,2	0,24-14,2 1,0-4,2 1,0-4,2 1,0-10,8 1,5-12,8 1,5-11,7 1,0-9,2 1,8-11,2 6,0-35,0 1,8-11,2
Hormônio do crescimento (ng/mL) S	0 dias-adulto	Siemens Immulite	0,0-3,0	0,0-8,0
LH (mUI/mL) S, P	4 semanas-11 meses 12 meses-8 anos Tanner 1 Tanner 2 Tanner 3 Tanner 4 Tanner 5 Adulto Fase folicular Fase ovulatória Fase lútea	Abbott Alinity-i	0,01-5,7 0,01-0,24 0,01-0,24 0,16-4,0 0,16-4,1 0,3-5,7 0,3-5,7 1,2-7,38	0,01-5,7 0,01-0,24 0,01-0,14 0,16-3,8 0,08-9,8 0,3-9,5 0,3-9,5 1,6-7,38 14,7-40,1 1,6-9,0

(continua)

Tabela 46-2 Bioquímica endócrina *(Continuação)*

Componente, unidade, tipo de amostra, fonte	Idade	Metodologia	Intervalo para o sexo masculino	Intervalo para o sexo feminino
T4 total (mcg/dL) S, P	0-3 dias 3-30 dias 30 dias-1 ano 1-5 anos 6-18 anos ≥ 19 anos	Abbott Alinity-i	8-20 5-15 6-14 4,5-12,5 4,5-11,5 4,5-11,5	8-20 5-15 6-14 4,5-12,5 4,5-11,5 5,5-11,5
T4 livre (ng/dL) S, P	0-3 dias 3-30 dias 1 meses-18 anos ≥ 19 anos	Abbott Alinity-i	2,0-5,0 0,9-2,2 0,8-2,0 0,78-2,19	2,0-5,0 0,9-2,2 0,8-2,0 0,78-2,19
TSH (mUI/mL) S, P	0-3 dias 3-30 dias 31 dias-5 anos 5-12 anos ≥ 13 anos	Abbott Alinity-i	0,8-16,2 0,4-5,3 0,4-4,9 0,4-4,4 0,4-4,0	0,8-16,2 0,4-5,3 0,4-4,9 0,4-4,4 0,4-4,0
Testosterona total (ng/dL) S, P	Prematuro Recém-nascido Pré-púbere Tanner 1 Tanner 2 Tanner 3 Tanner 4 Tanner 5 Adulto	Vitros 5600	37-198 75-400 1-10 1-10 18-150 100-320 200-620 350-970 132-813	5-22 20-64 1-10 1-10 7-28 15-35 13-32 20-38 5-77

FSH, hormônio folículo-estimulante; LH, hormônio luteinizante; T4, tiroxina; TSH, hormônio tireoestimulante.
Dados dos Chemistry Laboratory Procedure Manuals do Children's Hospital Colorado.

Tabela 46-3 Hematologia

Componente, unidade, tipo de amostra, fonte	Idade	Metodologia	Intervalo para o sexo masculino	Intervalo para o sexo feminino
Leucócitos (× 10^3/μL) sangue total com EDTA	0-1 mês 1-24 meses 2-12 anos 12-18 anos > 18 anos	Sysmex XN-Series	6,5-16,7 7,7-13,7 5,7-10,5 5,2-9,7 5,8-10,3	6,5-16,7 7,7-13,7 5,7-10,5 5,2-9,7 5,8-10,3
Eritrócitos (×10^6/μL) sangue total com EDTA	0-14 dias 15-30 dias 1-2 meses 2-6 meses 6 meses-6 anos 6-12 anos 12-18 anos > 18 anos	Sysmex XN-Series	3,7-5,1 3,25-4,62 3,0-4,3 3,3-4,7 3,75-4,9 3,9-5,0 4,1-5,4 4,1-5,4	3,7-5,1 3,25-4,62 3,0-4,3 3,3-4,7 3,75-4,9 3,9-5,0 3,9-5,0 3,7-4,8

(continua)

Tabela 46-3   Hematologia   *(Continuação)*

Componente, unidade, tipo de amostra, fonte	Idade	Metodologia	Intervalo para o sexo masculino	Intervalo para o sexo feminino
Hemoglobina (g/dL) sangue total com EDTA	0-3 dias 4-7 dias 8-14 dias 15-30 dias 1-6 meses 6 meses-6 anos 6-12 anos 12-18 anos > 18 anos	Sysmex XN-Series	12,8-18,1 12,5-17,0 11,9-16,3 10,5-14,8 9,5-13,3 10,3-13,8 11,1-14,5 11,8-15,8 11,8-16,4	12,8-18,1 2,5-17,0 11,9-16,3 10,5-14,8 9,5-13,3 10,3-13,8 11,1-14,5 11,3-14,7 11,2-14,3
Hematócrito (%) sangue total com EDTA	0-3 dias 4-7 dias 8-14 dias 15-30 dias 1-6 meses 6 meses-6 anos 6-12 anos 12-18 anos > 18 anos	Sysmex XN-Series	36,5-51,4 35,0-47,5 33,6-45,0 30,0-40,9 27,0-38,5 30,5-39,7 32,9-41,5 34,0-46,0 34,0-48,0	36,5-51,4 35,0-47,5 33,6-45,0 30,0-40,9 27,0-38,5 30,5-39,7 32,9-41,5 33,0-42,6 33,0-42,6
VCM (fL) sangue total com EDTA	0-3 dias 4-7 dias 8-30 dias 1-2 meses 2-6 meses 6 meses-12 anos 12-18 anos > 18 anos	Sysmex XN-Series	97,0-106,0 90,0-101,0 87,0-96,5 86,5-92,1 82,0-87,0 75,6-85,2 80,8-87,7 83,5-90,2	97,0-106,0 90,0-101,0 87,0-96,5 86,5-92,1 82,0-87,0 75,6-85,2 80,8-87,7 83,5-90,2
Neutrófilos ($\times 10^3/\mu L$) (absolutos) sangue total com EDTA	0-3 dias 4-30 dias 1 meses-2 anos 2-10 anos 10-18 anos > 18 anos	Sysmex XN-Series	4,33-9,11 3,33-9,42 1,5-6,0 1,8-5,4 2,0-5,8 2,5-6,0	4,43-11,4 3,18-9,43 1,5-6,0 1,8-5,4 2,0-5,8 2,5-6,0
Granulócitos imaturos ($\times 10^3/\mu L$) (absolutos) sangue total com EDTA	0-1 mês 1 mês-2 anos 2-12 anos 12-18 anos > 18 anos	Sysmex XN-Series	0-0,28 0-0,14 0,0-0,06 0,0-0,03 0,0-0,09	0-0,28 0-0,14 0,0-0,06 0,0-0,03 0,0-0,09
Linfócitos ($\times 10^3/\mu L$) (absolutos) sangue total com EDTA	0-15 dias 15-30 dias 1 meses-2 anos 2-6 anos 6-12 anos > 12 anos	Sysmex XN-Series	1,35-4,09 1,68-5,25 2,22-5,63 1,33-3,47 1,23-2,69 1,03-2,18	1,35-4,09 1,68-5,25 2,22-5,63 1,33-3,47 1,23-2,69 1,03-2,18
Monócitos ($\times 10^3/\mu L$) (absolutos) sangue total com EDTA	0-15 dias 16 dias-6 meses 6 meses-2 anos 2 anos-adulto	Sysmex XN-Series	0,52-1,77 0,28-1,38 0,25-1,15 0,18-0,94	0,52-1,77 0,28-1,38 0,25-1,15 0,18-0,94

(continua)

INTERVALOS DE REFERÊNCIA EM BIOQUÍMICA E HEMATOLOGIA

Tabela 46-3 Hematologia *(Continuação)*

Componente, unidade, tipo de amostra, fonte	Idade	Metodologia	Intervalo para o sexo masculino	Intervalo para o sexo feminino
Eosinófilos ($\times 10^3/\mu L$) (absolutos) sangue total com EDTA	0-1 mês 1 mês-2 anos > 2 anos	Sysmex XN-Series	0,03-0,51 0,01-0,42 0,02-0,23	0,03-0,51 0,01-0,42 0,02-0,23
Basófilos ($\times 10^3/\mu L$) (absolutos) sangue total com EDTA	0-15 dias 16 dias-adulto	Sysmex XN-Series	0,02-0,11 0,01-0,07	0,02-0,11 0,01-0,07
Plaquetas ($\times 10^3/\mu L$) sangue total com EDTA	0 dias-adulto	Sysmex XN-Series	150-500	150-500
Volume plaquetário médio (fL) sangue total com EDTA	0 dias-adulto	Sysmex XN-Series	8,9-11,3	8,9-11,3
HCM (pg) sangue total com EDTA	0-3 dias 4-60 dias 2 meses-18 anos > 18 anos	Sysmex XN-Series	31,7-36,4 29,8-33,4 26,0-30,7 28,3-31,4	31,7-36,4 29,8-33,4 26,0-30,7 28,3-31,4
CHCM (g/dL) sangue total com EDTA	0 dias-adulto	Sysmex XN-Series	33,5-36,0	33,5-36,0
RDW (%) sangue total com EDTA	0-3 dias 4-60 dias 2 meses-adulto	Sysmex XN-Series	16,3-18,2 14,6-17,5 13,0-15,5	15,8-17,8 14,2-16,7 12,8-14,8

CHCM, concentração de hemoglobina corpuscular média; EDTA, ácido etilenodiaminotetracético; HCM, hemoglobina corpuscular média; RDW, índice de anisocitose; VCM, volume corpuscular médio.
Dados do Hematology Laboratory Procedure Manual (Manual de Procedimentos do Laboratório de Hematologia) do Children's Hospital Colorado.

Índice

Nota: Os números de páginas seguidos por *f* e *t* indicam figuras e tabelas, respectivamente.

A

AAD. *Ver* Terapias antivirais de ação direta
AAO. *Ver* American Academy of Ophthalmology
AAP. *Ver* American Academy of Pediatrics
AAPD. *Ver* American Academy of Pediatric Dentistry
AAPM&R. *Ver* American Academy of Physical Medicine and Rehabilitation
AAPOS. *Ver* American Association for Pediatric Ophthalmology and Strabismus
AASM. *Ver* American Academy of Sleep Medicine
AB. Atresia biliar
Abatacepte, 867
ABCs de ressuscitação, 299-304, 300*t*, 301*f*-303*f*
    para alteração dos estados de consciência, 738
    para lesões traumáticas, 307-308
    para sangramento GI, 636
ABCs do sono, 76
Abdome
    agudo, 639, 640, 640*t*
    estenose pilórica e, 613
    exame físico cardiovascular e, 544
    exame físico do recém-nascido, 13
    no exame físico de lesão traumática, 310
    no exame físico do esporte, 830
Abetalipoproteinemia, 644
ABP. *Ver* American Board of Pediatrics
Abrasão da córnea, 411
Abscesso hepático amebiano, 684-686, 1310
Abscesso hepático piogênico, 684-685
    tumores hepáticos e, 686
Abscessos
    cerebrais, 775, 1166*t*
    da cripta anal, 625
    da mama, 107*t*, 108
    da pele, 393
    dentários, 1166*t*
    do alvéolo, 461
    dos pulmões, 525
        baqueteamento e, 544
        halitose e, 490
        pneumonia por imunodeficiência e, 526
    hepáticos, 684-686, 1167*t*
    peritonite e, 628
    peritonsilar, 487
    retrofaríngeo, 487
        neutropenia e, 899
Abstinência, 121
Abuso emocional, 204
    prevenção, 199
Abuso físico, 200-202, 201*t*
    prevenção, 199
Abuso infantil, 198-207. *Ver também* Abuso sexual
    fraturas por, 816-817
    notificação obrigatória, 206
    osteogênese imperfeita e, 809
    TEPT por, 180
Abuso médico infantil, 205
Abuso sexual, 202*t*, 202-204
    fissuras anais e, 625
    notificação obrigatória, 168
    prevenção, 199
AC. *Ver* Separação acromioclavicular (AC)
Acalasia cricofaríngea, 609
Acalasia do esôfago, 609
ACC. *Ver* Agenesia do corpo caloso
Accreditation Council on Graduate Medical Education (ACGME), 3
    de reabilitação, 864
ACEs. *Ver* Experiências adversas na infância
Acesso interósseo (IO), 304, 304*f*
Acetato de desmopressina (DDAVP)
    para DI central, 1005
    para DVW, 913
    para enurese, 69
    para hemofilia C, 913
    para uremia, 916
Acetato de medroxiprogesterona de depósito (DMPA), 125
    eficácia, 121*t*
    para dismenorreia, 116
Acetato de noretindrona, 120*t*
Acetilcisteína, 180
    para intoxicação por paracetamol, 325
Acetilcolinesterase, 623
aCGH. *Ver* Hibridização genômica comparativa por microarranjo
Aciclovir
    para herpes-vírus simples, 52
    para herpes-zóster, 1198
    para IHA, 669
    para varicela, 50, 1198
Acidemia glutárica tipo 1, 1063
Acidemia metabólica, 41
Acidemia metilmalônica, 1048, 1061
Acidemia propiônica, 1061
Acidemias orgânicas, 1061-1063, 1062*t*
    deficiência secundária de carnitina e, 1065
Acidente vascular cerebral
    hiperglicemia cetótica e, 1061
    isquêmico, 754-757, 755*t*
    neonatal, 58
    síndrome de Alagille e, 655
    SWS e, 765
Acidente vascular cerebral isquêmico (AVCI), 754-757, 755*t*
    amenorreia e, 115
Acidente vascular cerebral isquêmico completo (AVCIC), 1017
Acidente vascular cerebral isquêmico na infância, 754-757, 755*t*
Acidente vascular cerebral isquêmico parcial (AVCIP), 1017
Acidente vascular cerebral isquêmico perinatal, 756-757
Acidente vascular cerebral neonatal, 58
Ácido acetilsalicílico
    asma e, 1106
    para AVCI, 756
    para doença de Kawasaky, 582
    para febre reumática, 581
    para miocardiopatia dilatada, 586
    reações adversas, 1142
Ácido azelaico, 390
Ácido docosaexaenoico (DHA), 271
    no leite materno, 283
Ácido eicosapentaenoico, 271
Ácido fenólico, 333-334
Ácido fólico (folato)
    deficiência de, anemias megaloblásticas por, 883
    para eliptocitose hereditária, 886
Ácido graxo de cadeia muito longa (VLCFA), 1069
Ácido homovanílico (HVA), 948
Ácido metilmalônico, 883

Ácido retinoico (isotretinoína)
  embriopatia por, 1103
  para acne, 390, 391
Ácido tranexâmico, 914
Ácido *trans*-retinoico, 935
Ácido úrico
  LLA e, 932
  LNH e, 946
Ácido ursodesoxicólico (UDCA), 649
  para atresia biliar, 658
  para colangite esclerosante primária, 684
  para colelitíase, 683
  para colestase neonatal, 654
  para DHGNA, 672
  para hiperbilirrubinemia não colestática conjugada, 662
  para síndrome de Alagille, 656
Ácido vanilmandélico (VMA), 948
Ácido γ-aminobutírico (GABA)
  agonistas do, para síndrome do X frágil, 89
  baclofeno e, 863
  benzodiazepínicos e, 378
Ácido ε-aminocaproico, 914
Ácidos graxos essenciais (AGEs), 271-272
  no leite materno, 283
Acidose. *Ver também* Acidose metabólica
  acidose tubular renal, 708, 725-726
    síndrome de Alagille e, 655
  asma e, 1109
  CAD, 1034-1035, 1041-1042, 1042
    EHH e, 1043
  colestase neonatal e, 652
  diarreia alérgica e, 633
  erros inatos do metabolismo e, 1049
  hepatite neonatal e, 649
  hipertensão pulmonar persistente e, 551
  insuficiência renal crônica e, 721
  intoxicação por anestesia local e, 328
  láctica, 1051
  pancreatite aguda e, 688
  peritonite e, 628
  respiratória, 704
  TF e, 570
  TSV e, 599
Acidose metabólica, 698, 703-704
  bulimia nervosa e, 154
  diarreia aguda e, 631
  enterocolite necrosante e, 37
  insuficiência renal crônica e, 721
  insuficiência renal e, 56
  LRA e, 719
  sepse bacteriana e, 47
Acilcarnitina, perfil de, 1064
Acil-CoA-desidrogenase de cadeia média (MCAD), 1064

Acil-CoA-desidrogenase de cadeia muito longa (VLCAD), 1064, 1073
ACIP. *Ver* Advisory Committee on Immunization Practices
ACLLA. *Ver* Antígeno comum da LLA
Acne, 390-392, 391*t*
Acne neonatal, 384
Acondroplasia (condrodistrofia clássica), 809-810, 1092
Aconselhamento
  nutricional, 221-222
  para prevenção de lesões, 219
  para transtorno por uso de substâncias, 140, 140*t*
  sobre cáries dentárias, 457
  sobre exposição na mídia, 222*f*, 222-223
Aconselhamento antecipatório, 208, 210, 219-221
Aconselhamento sobre métodos para contracepção, 121-122
ACP. *Ver* Analgesia controlada pelo paciente
ACPC. *Ver* Adult Congenital Pediatric Cardiology
ACQ. *Ver* Questionário de Controle da Asma
ACT. *Ver* Água corporal total
ACTH. *Ver* Hormônio adrenocorticotrófico
Açúcar, 272
Acuidade visual (AV), 407-408, 408*t*
  apropriada para a idade, 215, 215*t*
  DHA e, 271
  exame físico do recém-nascido, 14
ADA. *Ver* Adenosina-desaminase
Adacel, 261
Adalimumabe
  para artrite idiopática juvenil, 867
  para DII, 646
Adapaleno, 390, 391
ADEM. *Ver* Encefalomielite disseminada/desmielinizante aguda
Adenite aguda supurativa, 1165*t*
Adenite cervical, 487-488
Adenocarcinoma do cólon, 645
Adenoidectomia, 489
  para rinossinusite crônica, 480-481
Adenosina, 599
Adenosina trifosfato (ATP), TCE e, 369
Adenosina-desaminase (ADA), 981
Adenotonsilectomia (AT), 536
Adenovírus
  diarreia aguda por, 632
  faringite e, 426
  hepatite neonatal e, 649, 650*t*
  pneumonia e, 48

síndromes causadas por, 1183-1184
tireoidite e, 1007
Adesivo Evra, 121*t*
Adesivo transdérmico, 125
  para anorexia nervosa, 150
ADH. *Ver* Hormônio antidiurético
Adolescentes, 92-129. *Ver também* Transtornos psiquiátricos
  artrite piogênica em, 188
  classificação de maturidade sexual para, 103-104
  com SOP, 1022
  comportamentos de alto risco dos, 93, 93*f*
    entrevista motivacional com, 97, 101, 102*t*
  confidencialidade, 95
  crescimento e desenvolvimento dos, 102-104, 104*t*
  crescimento físico dos, 103
  desenvolvimento psicossocial, 104-106
  doenças de pele em, 390-392, 391*t*
  efeitos tardios da terapia do câncer em, 963
  entrevistas com, 94-95
  exame físico, 95-96, 97*t*
  gravidez em, 93, 127-129, 129*t*
    maconha e, 135
  HIV em, 1231
  joanetes em, 798
  massas mamárias em, 107*t*, 107-108
  maturação sexual, 98*f*
  mortes de, 92
    por transtorno por uso de substâncias, 135-136
  orientação sexual, 105-106
  PTI em, 906
  suicídio, 93, 164-166
  transição para cuidados de adultos, 101-102
  transtorno por uso de substância em, 93, 130-144, 131*t*-133*t*, 137*t*-142*t*
    exames de saúde, 100*t*
  transtornos alimentares em, 145-157, 147*t*-149*t*, 151*t*
    mortes por, 150, 154
  triagem dos, 96-97, 99*t*-101*t*, 219
Adrenarca prematura benigna, 1020
Adrenoleucodistrofia ligada ao X (ALD-X), 1069
Adriamicina, 943
ADTs. *Ver* Antidepressivos tricíclicos
Adult Congenital Pediatric Cardiology (ACPC), 579
Advisory Committee on Immunization Practices (ACIP), sobre a MMR, 254
Advocacia, 226-227

AF. *Ver* Anemia ferropriva
AF. *Ver* Ataxia de Friedreich
Afasia
　lesão cerebral e, 855
　síndrome de Landau-Kleffner e, 744
Aférese, produtos de, 928
Afibrinogenemia, 913
Afluria, 253
Afogamento, 220, 318
AFP. Ver α-Fetoproteína
Agamaglobulinemia, 634
AGAT. *Ver*
　Arginina:glicina-amidinotransferase
Agency for Healthcare Research and Quality
　(AHRQ), 3
　TeamSTEPPS da, 9
Agenesia dentária, 454
Agenesia do corpo caloso (ACC), 760, 762
Agenesia pulmonar, 507
Agenesia sacral (síndrome de regressão
　caudal), 1098
Agente de desvio do inibidor do fator oito
　(FEIBA), 912
Agentes antimuscarínicos de longa ação
　(LAMAs), 1117, 1122
Agentes biológicos
　para artrite idiopática juvenil, 867
　para asma, 1122
　para dermatite atópica, 1136
　para neuroblastoma, 949
　reações adversas, 1142
Agentes cáusticos
　intoxicação por, 330-331
　queimaduras por, do esôfago, 610-611
Agentes ceratolíticos, 390
Agentes glicopeptídicos, 1170-1171
Agentes inotrópicos, 552*t*
Agentes modificadores de leucotrienos, 1114
Ages and Stages Questionnaire (ASQ), 163*t*,
　210, 213
AGEs. *Ver* Ácidos graxos essenciais
Agonistas da dopamina
　ansiedade e, 172
　transtorno de escoriação e, 180
Agonistas do receptor de trombopoetina, 906
Agonistas do receptor α-adrenérgico
　intoxicação por, 331
　para TDAH, 182
Agonistas β-adrenérgicos
　ansiedade e, 172
　para bloqueio AV total, 603
　para displasia broncopulmonar, 511
　para doença de Graves neonatal, 1009
　para emergências hipertensivas, 724
　para hipertireoidismo, 1008
　para síndrome de Marfan, 1092

Agorafobia, 176-177
Agressão, 166-168
　medicamentos para, 171*t*
Água corporal total (ACT), 695
Água. *Ver* Fluidos
AHA. *Ver* American Heart Association
AHAI. *Ver* Anemia hemolítica autoimune
AHRA. *Ver* Agency for Healthcare Research
　and Quality
AICDA, 987
Aids. *Ver* Síndrome da imunodeficiência
　adquirida
AIG. *Ver* Apropriado para a idade
　gestacional
AIJ. *Ver* Artrite idiopática juvenil
AINEs. *Ver* Anti-inflamatórios não
　esteroides
Alanina-aminotransferase (ALT)
　para CEP, 683
　para CIFP, 656
　para DHGNA, 671
　para HAI, 670
　para intoxicação por paracetamol, 325
Albendazol
　para ancilostomose, 1317
　para tricuríase, 1316
Albinismo, 430
Albumina
　DII e, 644
　glândula tireoide e, 1005
　para ascite quilosa, 628
　para enteropatia perdedora de proteína,
　　641
　para má-absorção de monossacarídeos,
　　643
　para nefrose congênita e infantil, 714
　rins e, 705
Alcalinização urinária, para intoxicação, 324
Alcalose
　estenose pilórica e, 613
　hipertensão pulmonar persistente e, 551
　hipoclorêmica, 613
　hipopotassêmica, 727
　metabólica, 696, 704
　respiratória, 704
ALCAPA. *Ver* Origem anômala da artéria
　coronária esquerda da artéria pulmonar
Alcatrão de carvão, 402
Álcool, 134, 135. *Ver também* Transtornos
　do espectro alcoólico fetal; Síndrome
　alcoólica fetal
　abuso de, pelas mães, 26-27
　adolescentes e, 93
　amenorreia e, 113
　ansiedade e, 172
　efeitos do, 132*t*

　ginecomastia e, 110*t*
　intoxicação por, 325, 327
Aldosterona, 695, 696. *Ver também*
　Hiperaldosteronismo
　córtex suprarrenal e, 1025
　potássio e, 702
ALD-X. *Ver* Adrenoleucodistrofia ligada
　ao X
Alelos de pseudodeficiência, 1073
Alergia ao látex, 1142
Alergias, 1105-1147. *Ver também* Alergias
　alimentares
　a insetos, 1146-1147
　alimentares, 1144-1145
　ao látex, 1142
　imunizações e, 242
　imunodeficiência e, 992-994, 993*t*
　manejo de doenças crônicas, 224
　na síndrome de dermatite grave, alergia e
　　degradação metabólica, 993*t*
Alergias alimentares, 284
　asma e, 1114
　doença celíaca e, 642
Alerta, voz, dor, irresponsivo (AVDI), 308,
　308*t*
α-Agonistas, 173
Alfadornase, 528
α-Fetoproteína (AFP), 1103
　tumores hepáticos e, 957
α-Talassemia, 886-888, 887*t*
　anemia ferropriva e, 882
Alglucosidase alfa, 781
Alimentação. *Ver também* Amamentação/
　leite materno; Nutrição
　de recém-nascidos, 14-15, 15*t*
　distúrbios de, 72-73
　　doença de Hirschsprung e, 623
　　DRGE e, 607
　　esofagite eosinofílica e, 608
Alimentação com leite humano, 221
Alimentum
　para atresia biliar, 658
　para hepatite neonatal idiopática, 655
Allen, S.L., 76
Allergic Rhinitis and its Impact on Asthma
　(ARIA), 1127
Alodinia, 873
Alopecia, 402-403
　erros inatos do metabolismo e, 1048
　SOP e, 1022
ALT. *Ver* Alanina-aminotransferase
Alta altitude, 1366
ALTE. *Ver* Eventos com aparentes risco à
　vida
Alterações fibrocísticas da mama, 108
Alucinógenos, efeitos dos, 133*t*

Alvéolo
  abscesso do, 461
  fratura do, 460
Alvo da rapamicina (mTOR) em mamíferos, 764
AMA. *Ver* American Medical Association
Amaciadores de fezes, 624-625
Amamentação/leite materno
  anemia ferropriva e, 882
  de recém-nascidos, 14-15, 15*t*
  deficiência de vitaminas e, 276*t*
  drogas transmitidas pela, 28
  HCV e, 666
  hepatite neonatal e, 649
  HIV e, 1227
  mastite da, 108
  nutrição a partir da, 277-284, 283*t*
  OMA e, 466
  para hepatite neonatal idiopática, 655
  por neonatos pré-termo tardios, 41
  proteína a partir da, 271
  trombocitopenia autoimune neonatal e, 908
  vitamina D com a, 1013
Amantadina, 857
Ambliopia, 215, 446-447
  astigmatismo e, 407
  hemangiomas e, 388
AMC. *Ver* Artrogripose múltipla congênita
Amebas de vida livre, 1313-1314
Amebíase, 1309-1311
Amendoim, 284
Amenorreia, 112-115, 113*t*, 114*f*
  anorexia nervosa e, 148
  gravidez e, 128
  osteoporose e, 150
  SOP e, 1021-1022
American Academy of Child and Adolescent Psychiatry, 170
American Academy of Ophthalmology (AAO), 408
American Academy of Pediatric Dentistry (AAPD), 456
American Academy of Pediatrics (AAP)
  abstinência, 121
  aconselhamento sobre TUS, 140
  anemia ferropriva, 882
  AOS, 535
  Bright Futures: Guidelines for Health Supervision of Infants, Children, and Adolescents, 96, 210
  cessação do tabagismo, 140
  cigarros eletrônicos, 141
  Cronograma de Periodicidade da, 78
  deficiência intelectual, 88
  depressão, 183
  diarreia aguda, 632
  lipídeos, 272
  maconha, 134, 135
  MMR, 255
  obesidade, 291
  OMA, 467
  PCMH de, 94
  pneumonia viral, 521
  QuINN da, 3
  rastreamento de doença cardíaca congênita, 549
  SBIRT e, 136
  SOP, 1022
  suplementos de proteínas, 135
  "Supporting the Health Care Transition From Adolescence to Adulthood in the Medical Home," 101
  teste do reflexo vermelho, 408
  TIPP, 219
American Academy of Physical Medicine and Rehabilitation (AAPM&R), 864
American Academy of Sleep Medicine (AASM), 535
American Association for Pediatric Ophthalmology and Strabismus (AAPOS), 408
American Board of Pediatrics (ABP), 3
  MOC da, 4
American Heart Association (AHA)
  AVCI, 756
  DK, 582
  EI, 584
  esportes, 829
  PVM, 566
  rastreamento de doença cardíaca congênita, 549
American Medical Association (AMA), 96
American Partnership for Eosinophilic Disorders (APFED), 609
American Psychological Association, 170
American Society for Parenteral and Enteral Nutrition (ASPEN), 293, 297
American Spinal Injury Association (ASIA), 859
AMH. *Ver* Hormônio antimülleriano
Amicacina, 1173
Amigdalectomia, 489-490
  endocardite infecciosa por, 583
Amigdalite, 489
  sangramento GI por, 635
Amigos imaginários, 67
Amiloidose, 645
Aminoácidos
  erros inatos do metabolismo e, 1055-1061, 1062*t*
  nitrogênio e, 295-296
  proteína e, 270-271
Aminoacidúria
  doença de Wilson e, 674
  má-absorção de monossacarídeos e, 643
Aminofilina
  disfunção do nó sinusal, 595
  para asma, 361-362
  para BRUEs, 539
Aminoglicosídeos
  descrição, 1173
  dosagem, 1157*t*
  para EGB, 1244
  para PAC, 523
  para perda auditiva, 477
Aminopenicilinas, 1163, 1167-1169
Aminossalicilatos (ASA), 646
Amiodarona
  para taquicardia ventricular, 601
  para TSV, 599
Amioplasia congênita. *Ver* Artrogripose múltipla congênita
Amitriptilina, para SVC, 638
Amniocentese, 1103
Amônia. *Ver também* Hiperamonemia
  ciclo da ureia, 1055, 1056
  erros inatos do metabolismo e, 1048
Amostragem de vilosidades coriônicas, 1104
Amoxicilina
  colite pseudomembranosa e, 627
  para emergências dentárias, 460
  para endocardite infecciosa, 584
  para faringite bacteriana, 486*t*
  para febre reumática, 581
  para OMA, 467-468
  para úlceras gástricas, 615
Amoxicilina-clavulanato
  para OMA, 467-468
  para rinossinusite aguda bacteriana, 480
Ampicilina
  para EGB, 1244
  para enterocolite necrosante, 37
  para PAC, 523
  para sepse bacteriana, 48
Ampicilina-sulbactam, 461
Amputações congênitas, 794-795
AMS. *Ver* Artéria mesentérica superior
AN. *Ver* Anorexia nervosa
Anacinra, 867
Anafilaxia, 1139-1141
  alergias a insetos, 335
  choque distributivo e, 305
  imunização, 242, 253
Analgesia. *Ver* Controle da dor
Analgesia controlada pelo paciente (ACP), 379, 966

Analisador de função plaquetária-100 (PFA-100), 908, 923
    para DVW, 914
Análise de modos de falha e efeitos potenciais (FMEA), 8-9
Análises de causa raiz (RCAs, análises pós-evento), 9
Anaplasmose, 1220-1221
Anasarca, 649
Anastomose de Glenn, 574
Anastomose jejunal, 659
ANCA. *Ver* Anticorpos anticitoplasma de neutrófilo
Ancilostomídeos, 1316-1317
Ancylostoma duodenale, 1316-1317
Andrógenios
    anorexia nervosa e, 145
    na puberdade, 1025
    para anemia de Fanconi, 876
Androstenediona, 1025
    puberdade precoce e, 1019
Anéis de Kayser-Fleischer, 674
Anéis e *slings* vasculares, 504-505
Anel intravaginal, 121*t*, 125
Anemia. *Ver também* tipos específicos
    abordagem à, 878*f*, 878-879
    da doença hepática crônica, 884
    da nutrição, 881-884
    deficiência de ferro e, 217-218
    do hipotireoidismo, 884
    doença de Wilson e, 674
    em lactentes prematuros, 37
    em recém-nascidos, 54
    esferocitose hereditária e, 885
    IgIV para, 268
    LLA e, 932
    LMA e, 935
    LMC e, 938
    má-absorção de monossacarídeos e, 643
    qualidade do pulso arterial e, 543
    sangramento uterino anormal e, 118
    SHU e, 717
    triagem de, em adolescentes, 99*t*
Anemia aplásica
    adquirida, 877
    constitucional, 875-876. *Ver também* Anemia de Fanconi
    DII e, 646
    LLA e, 932
Anemia de Diamond-Blackfan (anemia hipoplásica congênita), 878, 879, 880
    anemias megaloblásticas e, 883
    eritroblastopenia transitória da infância e, 881
    LMA e, 934

Anemia de Fanconi (anemia aplásica constitucional), 875-876, 878
    anemias megaloblásticas e, 883
Anemia de inflamação crônica, 884
Anemia falciforme, 890
    TEV e, 917
Anemia ferropriva (AF), 878, 879, 881-882
    crises de perda de fôlego e, 78
    doença celíaca e, 642
    úlceras gástricas e, 614
    β-talassemia e, 889
Anemia hemolítica
    adquirida, 895-897, 896*t*
    congênita
        defeitos da membrana eritrocitária, 884-886
        distúrbios do metabolismo dos eritrócitos, 893-894
        hemoglobinopatias, 886-893, 887*t*, 891*t*, 897*f*
    DII e, 646
    eliptocitose hereditária e, 886
    IgIV para, 268
    pneumonia por micoplasma e, 521
Anemia hemolítica adquirida não imune, 897
Anemia hemolítica autoimune (AHAI), 885, 895-897, 896*t*
    LLA e, 932
Anemia hipoplásica congênita. *Ver* Anemia de Diamond-Blackfan
Anemia perniciosa, 1046
Anemias megaloblásticas, 883-884
Anencefalia
    defeitos do tubo neural e, 1098
    herança multifatorial e, 1084*t*
Anestésicos locais
    intoxicação por, 327-328, 328*t*
    reações adversas, 1142
Aneuploidia, 1075
Aneurisma
    aórtico, síndrome de Marfan e, 807
    doença de Kawasaki e, 582
    dor torácica e, 591
    intracerebral
        coarctação da aorta e, 563
        DRPAD e, 710
    síndrome de Loeys-Dietz e, 568
Anfetamina
    ansiedade e, 172
    efeitos, 132*t*
    ginecomastia e, 110*t*
    intoxicação por, 327
    para TDAH, 81, 182
Anfotericina B
    descrição, 1174-1175
    para sepse fúngica, 49

Angina de Ludwig, 487
Angiocardiografia
    para ALCAPA, 569
    para AP com SVI, 572
    para atresia tricúspide, 573
    para *cor triatriatum*, 567
    para DAP, 559
    para defeito do septo ventricular, 557
    para DSAV, 558
    para estenose aórtica valvar, 565
    para estenose da valva pulmonar, 561
    para HP, 594
    para RVPAT, 577
    para TF, 570
    para TGA, 575
    para *truncus arteriosus*, 579
Angioedema, 1137-1138
Angiomas aracneiformes, 666
Angiomatose encefalofacial. *Ver* Síndrome de Sturge-Weber
Angioplastia por balão, 564
Angioplastia transcateter com balão, 562
Angiorressonância magnética (angio-RM)
    para distúrbios neurológicos, 737
    para hipertensão, 723, 723*f*
Ângulo de Cobb, 804
Anilina, intoxicação por, 339
Anion gap, 703
    erros inatos do metabolismo e, 1049
Aniridia, 429*f*, 429-430
Anisocitose
    anemia de Fanconi e, 876
    anemias megaloblásticas e, 883
    β-talassemia e, 889
Anisocoria, 409
Anlodipino, 724*t*
Anomalias congênitas
    anemia de Diamond-Blackfan e, 880
    anemia de Fanconi e, 876
    anemia e, 878
    anorretais, 625-626
    bebês de mães diabéticas e, 11
    cifose por, 805
    da cavidade oral, 491
    da orelha, 474
    da via aérea extratorácica do trato respiratório, 500
    dos pulmões, 507-510, 509*t*
    hérnia diafragmática congênita e, 615
    manejo de doenças crônicas, 224
    obstrução intratorácica das vias aéreas por, 504-505
    PAC e, 522
Anomalias congênitas do rim e do trato urinário (CAKUT), 709-711, 720
Anomalias craniofaciais, 444-445

Anomalias vertebrais, anais, cardíacas, renais e dos membros (VACTERL), 44, 1100
Anorexia
  apendicite e, 622
  complicações, 149t, 149-150
  cuidados paliativos, 971t
  diagnóstico diferencial, 148-149
  do tipo compulsão-purgação, 147
  do tipo restritiva, 147
  estimulantes e, 182
  incidência, 146
  insuficiência renal crônica e, 721
  LES e, 870
  sintomas e sinais, 147-148
  tratamento, 150-153, 151t
Anorexia nervosa (AN), 145-157
Anormalidades dos cromossomos sexuais, 1077, 1088-1089
Anosmia
  amenorreia e, 114f
  lesão cerebral e, 856
Anotia, 474
ANP. *Ver* Peptídeo natriurético atrial
Anquiloglossia (língua presa), 453, 453f, 491
Ansiedade de separação, 174
Ansiolíticos, 377, 377t
Antagonista do receptor de leucotrieno (LTRA), 1121-1122
Antagonistas do receptor de histamina 2
  para DRGE, 607
  para sangramento GI, 636-637
Antagonistas do receptor metabotrópico 5 de glutamato, 89
Antecipação genética, 1084-1085
  distúrbios de, 1096-1097
Anteversão femoral, 798-799
Antiácidos, 614
Antibióticos. *Ver também* medicamentos e tipos de antibióticos específicos
  colite pseudomembranosa e, 627
  diarreia crônica por, 632-633
  mecanismo de ação, 1168f
  para acne, 390-391
  para artrite piogênica, 819
  para bronquiectasia, 530
  para choque distributivo, 305
  para cistos de colédoco, 659
  para colangite esclerosante primária, 684
  para dermatite atópica, 1136
  para DII, 646
  para discite, 820
  para distúrbios funcionais dos neutrófilos, 902
  para doença periodontal, 459
  para emergências dentárias, 460
  para enterocolite necrosante, 37
  para fibrose cística, 528
  para hepatite neonatal, 649
  para intoxicação por agentes cáusticos, 331
  para LMA, 936
  para mastoidite, 473
  para NEMO, 984
  para obstrução intestinal, 44
  para OMA, 467-469, 468t, 469t
  para osteomielite, 817
  para otite externa, 465
  para PAC, 523
  para pancreatite aguda, 688
  para pericardite, 585
  para peritonite, 628
  para pneumonia por aspiração, 516
  para pneumonia por imunodeficiência, 526
  para pneumonia por micoplasma, 521
  para queimaduras cáusticas esofágicas, 610
  para rinossinusite aguda bacteriana, 480
  para RSC, 480
  para SHU, 717
  para síndrome de dor abdominal funcional, 640
  para síndrome do intestino curto, 619
  para sinovite transitória, 820
  para traqueíte bacteriana, 502
  para úlceras gástricas, 615
  profilaxia
    na odontologia, 462
    para atresia biliar, 658
    para distúrbios de deficiência de anticorpos, 987
    para endocardite infecciosa, 584, 584t
    para febre reumática, 581
    para ITU, 730-731
    para neutropenia, 900
    para OMA, 470
    para síndrome de hiper-IgE, 985
  reações adversas, 1141-1142
Antibióticos β-lactâmicos. *Ver também* Carbapenêmicos; Cefalosporinas; Penicilina
  alergia a, 1163
  aminopenicilinas, 1163, 1167-1169
  carbapenêmicos, 1170
  cefalosporinas, 1169-1170
  descrição, 1163
  dosagem, 1155t, 1161t-1162t
  em recém-nascidos, 1161t-1162t
  monobactâmicos, 172
  nefrite intersticial aguda por, 713
  para endocardite infecciosa, 584
  penicilinas, 1163, 1167-1169
  penicilinas resistentes à penicilinase, 1169
Anticoagulantes
  intoxicação por, 345-346
  na odontologia, 462
  para AVCI, 756
  para CIVD, 915
  para IRA, 719
  para trombose da veia renal, 716
  participação em esportes e, 832t
  sangramento uterino anormal e, 118t
Anticolinérgicos
  ansiedade e, 172
  para bexiga neurogênica, 863
Anticonvulsivantes
  anemia aplásica adquirida por, 877
  anemias megaloblásticas e, 883
  da mãe, 1103
  na gravidez, 1103
  para intoxicação por chumbo, 338
  para lesão cerebral, 857
  para síndrome dos vômitos cíclicos, 638
  para tumores cerebrais, 940-941
Anticorpo do *core* da hepatite B (HBcAb), 651
Anticorpos anticitoplasma de neutrófilos (ANCA), 709
  para vasculite, 872
  vasculite por imunoglobulina A e, 712
Anticorpos anti-EBV, 1204
Anticorpos heterófilos, 1204
Antidepressivos, 173t. *Ver também* tipos específicos
  para lesão cerebral, 857
  para TEPT, 181
  para transtorno bipolar, 187
Antidepressivos tricíclicos (ADTs)
  choque cardiogênico e, 305
  CVPs e, 596
  ginecomastia e, 110t
  intoxicação por, 332
  overdose com, 332
  para depressão, 185
  para enurese, 69
  para síndrome de dor abdominal funcional, 640
  para transtorno de ansiedade generalizada, 178
Antidiabéticos, intoxicação por, 340
Antifúngicos. *Ver também* medicamentos específicos
  descrição, 1174-1175
  dosagem, 1160t-1161t
  em recém-nascidos, 1162t
  para dermatofitose, 394
  para LMA, 937

para pneumonia com imunocomprometimento, 525
para tinea versicolor, 394
para transplante de medula óssea, 959
Antígeno da LLA comum (CALLA), 931
Antígeno de superfície da hepatite B (HBsAg), 10, 14, 52, 664
doença celíaca e, 642
doença neonatal por HBV e, 651
Antígeno leucocitário humano (HLA)
AIJ e, 866
disfunção plaquetária e, 909
DM1 e, 1033, 1046
narcolepsia e, 749
para anemia aplásica adquirida, 877
para anemia de Diamond-Blackfan, 880
para anemia de Fanconi, 876
para LLA, 933
para rejeição de transplante cardíaco, 593
transfusões e, 928
Antígeno plaquetário humano (HPA), 54
TAFN e, 907
Anti-histamínicos
intoxicação por, 328-329
overdose, 328-329
para anafilaxia, 1140
para pitiríase rósea, 401
para rinoconjuntivite alérgica, 1130
para transtornos de ansiedade, 173
para vômitos, 637
rinossinusite aguda bacteriana e, 480
Anti-inflamatórios não esteroides (AINEs)
anemia aplásica adquirida por, 877
nefrite intersticial aguda por, 713
para artrite idiopática juvenil, 867
para depressão, 184
para dismenorreia, 116
para doença de Osgood-Schlatter, 849
para doença de Sever, 853
para dor aguda, 965
para fascite plantar, 853
para HSP, 916
para LES, 870
para luxações, 814
para mastalgia, 108
para pericardite, 585
para rinoconjuntivite alérgica, 1131
para sinovite transitória, 820
para tratamento da dor, 379, 966
para úlceras gástricas, 614
PTI e, 906
reações adversas, 1142
sangramento GI por, 634
Antimaláricos, 1373, 1374*t*-1375*t*
Antineoplásicos, 27
Antiplaquetários, 756

Antipsicóticos, 193*t*, 193-194
intoxicação por, 340-341
overdose, 341
para TEPT, 181
para transtorno bipolar, 187
Antirretrovirais, para vírus da imunodeficiência humana, 1224, 1227, 1233-1234
Antitrombina III
CIVD e, 914-915
deficiência de, 918
nefrose congênita e infantil, 714
Antiveneno, 344
Antivirais
descrição, 1175
dosagem, 1159*t*-1160*t*
em recém-nascidos, 1162*t*-1163*t*
LAIV e, 253
para conjuntivite viral, 426
para herpes-zóster oftálmico, 434
para HSV, 1195-1196
Antraciclinas
efeitos tardios da terapia do câncer pelas, 962
para LMA, 935
Antralina, 402
Anúria
asfixia e, 31*t*
insuficiência renal e, 56
LRA e, 373, 720
naftaleno e, 333
Ânus
deslocamento anterior do, 625
exame físico do recém-nascido, 13
Ânus imperfurado, 626
Aorta
doenças da, 567-568
truncus arteriosus, 578
AOS. *Ver* Apneia obstrutiva do sono
AP. *Ver* Atresia pulmonar
APECED. *Ver* Síndrome de poliendocrinopatia autoimune, candidíase e displasia ectodérmica
Apego, 62
Apendicite, 622
DII e, 645
pancreatite aguda e, 688
Apendicite aguda, 622
APFED. *Ver* American Partnership for Eosinophilic Disorders
Apgar, escala de, 11, 11*t*
Aplasia eritroide pura, 880-881
Apneia
asma e, 1107
dor torácica e, 591
DRGE e, 606

obstrutiva do sono. *Ver* Apneia obstrutiva do sono
pericardite e, 585
pneumotórax e, 533
transtornos de ansiedade e, 172*t*
Apneia central do sono, 537
Apneia da prematuridade, 34*t*, 34-35
de recém-nascido pré-termo tardio, 40
Apneia obstrutiva do sono (AOS), 75, 535-536
crises de perda de fôlego e, 77
DHGNA e, 671
DM2 e, 1046
hipertensão e, 722
síndrome de Down e, 1087
SOP e, 115, 1022
Apofisite, 842-843
da patela, 849
da pelve, 847
do joelho, 849
Apofisite do epicôndilo medial (cotovelo da liga infantil), 842-843
Apofisite do tubérculo tibial (doença de Osgood-Schlatter), 848-849
Apofisite pélvica, 847
Apoptose (morte celular programada), 992
Apropriado para a idade gestacional (AIG), 11
Aracnodactilia, 806
Aranha viúva-negra, 345
Aranha-marrom-reclusa, 345
ARC. *Ver* Síndrome de artrogripose/disfunção renal/colestase
Arco aórtico, 578
Ardências, 838-839
Arformoterol, 1121
Arginina, 1055, 1056
Arginina:glicina-amidinotransferase (AGAT), 1072
ARIA. *Ver* Allergic Rhinitis and its Impact on Asthma
Aridol. *Ver* Manitol
Aripiprazol, para transtorno bipolar, 187
ARJ. *Ver* Artrite reumatoide juvenil
Arrancar os cabelos. *Ver* Tricotilomania
Arritmia sinusal, 595
Arritmias, 595-603. *Ver também* tipos específicos
afogamento e, 318
bulimia nervosa e, 153
choque cardiogênico e, 305
em recém-nascidos, 43
erros inatos do metabolismo e, 1054
intoxicação por anti-histamínicos e, 329
participação em esportes e, 832*t*

transtorno por uso de substância e, 131*t*
β-talassemia e, 889
ART. *Ver* Antirretrovirais
Artéria mesentérica superior (AMS), síndrome da, anorexia nervosa e 149, 149*t*
Artéria renal
  doença da, 716
  estenose da, 723
Artérias coronárias
  anormalidades das, 568-569
  doença de Kawasaki e, 582
  morte súbita cardíaca e, 601
  TF e, 570
Arterite de Takayasu, 716
Articulação temporomandibular (ATM), 452
Artrite idiopática juvenil (AIJ), 431-432, 432, 865-868, 866*t*
  LES e, 870
Artrite piogênica. *Ver* Artrite séptica
Artrite reativa, 867
Artrite reativa pós-estreptocócica, 1239-1240
Artrite reumatoide. *Ver também* Artrite reumatoide juvenil
  DII e, 645
  DM1 e, 1046
  úlceras gástricas e, 614
Artrite reumatoide juvenil (ARJ), 1180*t*
  anemia e, 878
  LLA e, 932
Artrite séptica
  conjuntivite e, 49
  imunização contra a raiva e, 265
  LES e, 868
Artrite séptica (artrite piogênica), 818-819, 1252, 1256, 1278-1280
  Hib e, 248
  mordeduras de cães e, 320
Artrogripose múltipla congênita (AMC, amioplasia congênita), 806, 1099
  exame físico do recém-nascido, 13
ARV. *Ver* Antirretrovirais
ASA. *Ver* Aminossalicilatos
Ascaridíase, 1315-1316
Ascaris lumbricoides, 1315
Ascite
  deficiência de α_1-antitripsina e, 672
  glomerulonefrite e, 711-712
  HCV e, 666
  insuficiência cardíaca e, 544
  quilosa, 628
Asenapina, 187
Asfixia ao nascer
  enterocolite necrosante e, 37
  reanimação para, 29*t*, 29-31

ASIA. *Ver* American Spinal Injury Association
Asma, 1105-1126, 1107*f*
  como emergência, 1106, 1125
  cuidados intensivos, 359-362
  diagnóstico diferencial, 1108*t*, 1108-1109
  DRGE e, 606
  esofagite eosinofílica e, 608
  manejo de doenças crônicas, 224, 1109-1124, 1110*t*-1113*t*, 1116*t*, 1118*t*-1120*t*, 1123*f*
  miocardiopatia dilatada e, 586
  participação em esportes e, 834*t*
  por infecções, 1106
  sinais e sintomas, 1106
  tabaco e, 136
Asma crônica, tratamento, 1109-1124, 1110*t*-1113*t*, 1116*t*, 1118*t*-1120*t*, 1123*f*
ASO. *Ver* Antiestreptolisina O
Aspartato-transaminase (AST)
  hepatite neonatal e, 649
  para colangite esclerosante primária, 683
  para colestase intra-hepática familiar, 656
  para DHGNA, 671
  para hepatite autoimune, 670
  para insuficiência hepática aguda, 668
  para intoxicação por paracetamol, 325
ASPEN. *Ver* American Society for Parenteral and Enteral Nutrition
Aspergillus, 1336, 1336*t*
Aspergilose broncopulmonar, 530
Asplenia, 920-921
  má rotação intestinal, 618
ASQ. *Ver* Ages and Stages Questionnaire
Assistolia, 78
Asthma Control Questionnaire (ACQ), 1113
Asthma Control Test (ACT), 1113
Asthma Therapy Assessment Questionnaire (ATAQ), 1113
Astigmatismo, 406*f*, 407
Astrocitoma, 940, 940*t*
Astrocitoma pilocítico juvenil, 940
AT. *Ver* Adenotonsilectomia; Ataxia-telangiectasia
ATAQ. *Ver* Asthma Therapy Assessment Questionnaire
Ataques de birra, 76-77
  como um evento paroxístico não epiléptico, 744*t*
Ataques de raiva, 744*t*
Ataxia de Friedreich (AF)
  antecipação e, 1096
  expansão de trinucleotídeos e, 1085
  miocardiopatia hipertrófica e, 586
  neuropatia periférica e, 790

Ataxia funcional. *Ver* Transtorno de conversão
Ataxias da infância agudas, 768-769
Ataxia-telangiectasia (AT), 984
  distúrbios linfoproliferativos pós-transplante e, 947
Atazanavir, 661
Atelectasia
  hiperinsuflação lobar congênita e, 508
  PAC e, 522
Atenção conjunta, 83
Atenolol, 567
Aterosclerose, 590
Atetose, acidemia glutárica tipo 1 e, 1063
Ativação do X, 1082
Ativador de plasminogênio tecidual (tPA), 756
Atletismo. *Ver* Esportes
ATM. *Ver* Articulação temporomandibular
Atomoxetina, para TDAH, 81-82
Atovaquona/proguanil, 1374*t*
ATP. *Ver* Trifosfato de adenosina
ATR. *Ver* Acidose tubular renal
Atraso de crescimento constitucional, 997-998, 1000*f*
  puberdade tardia em homens como, 1024
Atraso global de desenvolvimento (GDD), 87
Atraso no desenvolvimento, 210. *Ver também* Deficiência de crescimento
  atraso global de desenvolvimento, 87
  estenose aórtica supravalvar e, 564
  hérnia diafragmática congênita e, 616
  hiperglicemia não cetótica e, 1060
  lesão cerebral e, 856
Atresia biliar (AB), 657-659
Atresia de coanas, 13, 481
Atresia duodenal, 616
  má rotação intestinal e, 618
  obstrução intestinal e, 660
Atresia esofágica, 43-44
Atresia intestinal, 44, 617, 617*t*
  síndrome do intestino curto e, 618
Atresia laríngea, 500
Atresia pulmonar (AP)
  com defeito do septo ventricular, 571
  com SVI, 571-572
  ducto arterioso patente e, 559
Atresia tricúspide, 572-573
Atrofia muscular espinal (AME), 790-791, 1094-1095
  atresia intestinal e, 617
  má rotação intestinal e, 618
  teste genético para, 1079
  triagem para, 1050
Atrofia óptica, 443

Atropina
  diarreia aguda e, 631
  disfunção do nó sinusal, 595
  intoxicação por, 329
  para inspiração prolongada, 78
  para intoxicação por anestesia local, 328
Ausculta
  asma e, 1106
  do trato respiratório, 492
  para doenças cardiovasculares, 541-543
Autismo, 1102
  síndrome de Angelman e, 1102
  síndrome de Down e, 1087
Autoanticorpo antiperoxidase tireoidiana (TPO), 1046
Autoimagem, nas idades de 7 a 11, 67
Autoimunidade, imunodeficiência e, 992
Automutilação, 1065
Autorregulação da pressão, TCE e, 369
Autorregulação metabólica, 369
AV. *Ver* Acuidade visual
Avaliação endoscópica da deglutição por fibra óptica (FEES), 538
  para BRUE, 538
Avaliação pré-esporte, 224, 831*t*
AVCI. *Ver* Acidente vascular cerebral isquêmico
AVDI. *Ver* Alerta, Voz, Dor, Irresponsivo
Azatioprina (AZA)
  para AHAI, 896
  para DII, 646
  para hepatite autoimune, 670
  para LES, 870
  para transplante cardíaco, 592
Azitromicina
  descrição, 1172
  para bronquiolite obliterante, 515
  para clamídia, 1343
  para EGA, 1240
  para febre reumática, 581
  para fibrose cística, 528
  rinossinusite aguda bacteriana e, 480
Azóis, 177
Aztreonam, 176

B

BAAC. *Ver* β$_2$-agonistas de ação curta
Babesia microti, 1306
Babesiose, 1306-1307
Bacilo de Calmette-Guérin (BCG), 218, 267, 1285
Baclofeno, 863
Baço
  anormalidades do, 920-921, 921*t*
  exame físico do recém-nascido, 13
  histiocitose de células de Langerhans, 958

Bacteremia
  endocardite infecciosa por, 583
  síndromes de deficiência de anticorpos e, 985
Bactérias, 1152*t*
Bacterioterapia fecal, 627
Bacteriúria, 730
Baixa estatura, 997-1003, 998*t*, 999*f*-1002*f*, 1100
  deficiência de crescimento e, 229
  síndrome de Turner e, 1089
Baixa estatura desproporcional, 1001
Baixa estatura familiar, 997-998, 999*f*
Baixa estatura psicossocial, 1003
Baixo peso ao nascer
  anemia ferropriva no, 882
  asma e, 1114
  atresia intestinal e, 617
  deficiência de ferro e, 217
  imunizações para, 242
Balance Error Scoring System (BESS), 837
BALAs. *Ver* β$_2$-Agonistas de longa ação
Balsalazida, 646
Baqueteamento
  atresia biliar e, 657
  atresia tricúspide e, 573
  doenças cardiovasculares e, 544
  HCV e, 666
  RVPAT e, 577
Barbitúricos, 378
  efeitos, 133*t*
  intoxicação por, 329
Baterias redondas
  como corpos estranhos
    no esôfago, 612
    sangramento GI por, 635
  intoxicação por, 334
Batimentos juncionais prematuros, 596
Bayley Infant Neurodevelopment Screener, 213
Bayley Scales of Infant Development, 87
Baylisascaris procyonis, 1320
BCC. *Ver* Blefaroceratoconjuntivite; Bacilo Calmette-Guérin
Bebês de mães diabéticas (BMDs), 11
  hipoglicemia e, 11, 22
Benzamidas, 638
Benzoato, 1061
Benzoato de sódio, 1056
Benzocaína, 455
Benzodiazepínicos, 378
  efeitos, 133*t*
  intoxicação por, 329
  overdose com, 329
  para abstinência de opioides, 340
  para crises convulsivas, 745

  para intoxicação por anestésico local, 328
  para intoxicação por anfetaminas, 327
  para intoxicação por anti-histamínicos, 329
  para intoxicação por cocaína, 332
  para transtornos de ansiedade, 173
  para vômitos, 638
Benztropina, 193
BESS. *Ver* Balance Error Scoring System
β-Agonistas, 360-361
β$_2$-Agonistas de ação curta (BAAC), 1113-1114, 1124
β$_2$-Agonistas de longa ação (BALAs), 1117
β-Bloqueadores
  intoxicação por, 330
  para emergências hipertensivas, 724
  para hipertensão, 590, 724
  para insuficiência cardíaca, 553
  para miocardiopatia dilatada, 586
  para síncope vasovagal/ neurocardiogênica, 605
  para síndrome de Marfan, 567
  para síndrome do QT longo, 601
  para transtornos de ansiedade, 173
  para TSV, 599
β-Talassemia, 888-890
  anemia ferropriva e, 882
  doença falciforme e, 891
  α-talassemia e, 887
Bexiga
  exame físico do recém-nascido, 13
  neurogênica, 69, 862
  uropatia obstrutiva e, 710
Bezoar gástrico, 490
Bicarbonato de sódio
  para emergências, 306*t*
  para intoxicação por anestésico local, 328
  para LRA, 719
  para TF, 570
BIG. *Ver* Imunoglobulina botulínica humana intravenosa
Bilirrubina, 17. *Ver também* Hiperbilirrubinemia
  hepatite neonatal e, 649
  toxicidade, 19
Bilirrubina sérica total (BST), 17, 20, 20*t*
Bilirrubina transcutânea (TcB), 20*t*
Bilirrubinemia não conjugada, 660-661
  estenose pilórica e, 613
Bioética, em cuidados intensivos, 382
Biomarcadores urinários, 708
Biópsia endomiocárdica, 593
Biópsia pulmonar toracoscópica assistida por vídeo (VATS), 496
Bisfosfonatos
  para anorexia nervosa, 150

para hipercalcemia, 1015
para osteogênese imperfeita, 1092
para síndrome de Williams, 1015
Blastomicose, 1326-1327
Blefarite, 417
Blefaroceratoconjuntivite (BCC), 417
Bleomicina, 962
Blinatumomabe, 933
Bloqueadores dos canais de cálcio
  intoxicação por, 330
  para emergências hipertensivas, 724
  para fenômeno de Raynaud, 873
  para hipertensão, 724, 724t
  para síndrome de dor abdominal funcional, 639
Bloqueadores dos receptores da angiotensina
  para emergências hipertensivas, 724
  para síndrome de Marfan, 567, 1092
Bloqueio AV completo, 602-603
Bloqueio AV de primeiro grau, 602
Bloqueio AV de segundo grau, 602, 602f
Bloqueio AV de Wenckebach, 602, 602f
Bloqueio AV Mobitz tipo I, 602, 602f
Bloqueio AV Mobitz tipo II, 602, 602f
Bloqueio de ramo direito (BRD), 545
  malformação de Ebstein e, 562
Bloqueio de ramo esquerdo (BRE), 545
BN. *Ver* Bulimia nervosa
Boca. *Ver* Cavidade oral
Bolhas de sucção, 386
Bolsa-válvula-máscara (BVM), 300, 302-303, 303f
Bomba de insulina, 1039
Bomba exportadora de sais biliares (BSEP), 656
Bordetella pertussis, 1280-1281. *Ver também* Pertússis
Borrelia burgdorferi, 1298-1300
Bosentana, 594
Bossa serossanguinolenta, 12
Botulismo
  achados clínicos, 1258-1259
  considerações gerais, 1258
  diagnóstico diferencial, 1259
  fraqueza flácida aguda por, 777
  imunoglobulina botulínica humana intravenosa para, 1259
  prevenção, 1259-1260
  resultados laboratoriais, 1259
  sinais e sintomas, 1258-1259
  tratamento, 1259
Botulismo de origem alimentar, 1260
Bradicardia, 43
  crises de perda de fôlego e, 78
  disfunção do nó sinusal e, 595

estados alterados de consciência e, 738
hemangiomas e, 388
hipotireoidismo e, 1006
intoxicação por anestésico local e, 328
para anorexia nervosa, 152
síncope vasovagal/neurocardiogênica e, 604
Bradicardia sinusal, 595
Braquicefalia, 757
BRD. *Ver* Bloqueio de ramo direito
BRE. *Ver* Bloqueio de ramo esquerdo
Brincar
  nas idades de 2 a 4 anos, 67
  nas idades de 5 a 7 anos, 67
  nos primeiros 2 anos, 65
Brometo de pancurônio, 661
Brometo de piridostigmina, 787
Broncodilatadores
  para anafilaxia, 1140
  para bronquiolite, 520
  para bronquiolite obliterante, 515
Broncoscopia, 496
Broncospasmo induzido por exercícios, 1124
Bronquiectasia, 529-530
  halitose e, 490
  pneumonia por aspiração e, 515
  pneumonia viral e, 526
Bronquiolite, 519-521, 1186
  tabaco e, 136
Bronquiolite obliterante, 514-515
  pneumonia por micoplasma e, 521
Brotos dentários, 452, 454
BRR. *Ver* Síndrome de Bannayan-Riley-Ruvalcaba
Brucelose, hepatite e, 667
BRUEs. *Ver* Eventos inexplicados breves e resolvidos
BSEP. *Ver* Bomba exportadora de sais biliares
BST. *Ver* Bilirrubina sérica total
Budesonida, 646, 1118
Buftalmia, 431
Bulhas cardíacas, 541-542
  miocardite e, 588-589
Bulimia nervosa (BN), 145, 153-155
  complicações, 149t, 154
  diabetes e, 147
  incidência, 146
  sinais e sintomas, 153-154
  tratamento, 154-155
Bunyavírus, 1208t
Bupivacaína, 328
Bupropiona, 173t
Bussulfano, efeitos tardios da terapia para o câncer, 962

Butirofenonas, 638
BVM. *Ver* Bolsa-válvula-máscara

C

C. difficile. *Ver Clostridium difficile*
Cabeça
  exame físico, 12
  lesão cerebral e, 857
  lesões esportivas, 836-839
  lesões traumáticas, 311-313
  no exame físico de lesão traumática, 309
  tamanho anormal da, 757-760, 758t, 759t
CAE. *Ver* Canal auditivo externo
Café com leite, 1091
  anemia de Fanconi e, 876
  LMMJ e, 938
  mácula, 386-387
Cafeína
  ansiedade e, 172
  para BRUEs, 539
Cãibras por calor, 316
CAKUT. *Ver* Anomalias congênitas do rim e do trato urinário
Calázio, 418, 418f
Calcinose, 871
Cálcio. *Ver também* Hipercalcemia; Hipocalcemia
  distúrbios metabólicos do, 1010-1016
  doença de Crohn e, 645
  insuficiência renal crônica e, 721
  necessidades nutricionais de, 274t, 275t, 296
  para galactosemia, 1052
  para hipocalcemia, 59
  rins e, 705
Calcipotrieno, 402
  para vitiligo, 404
Calcitonina, 1015
Cálculos biliares. *Ver* Colelitíase
Cálculos renais
  apendicite aguda e, 622
  DRPAD e, 710
  nefrolitíase e, 728
Calorimetria indireta (CI), 376
Calprotectina
  sangramento GI e, 635
  síndrome de dor abdominal funcional e, 639
Caminhar, nos primeiros 2 anos, 65
Campylobacter spp., 645, 748, 1274-1275
CAN. *Ver* Contagem absoluta de neutrófilos
Canal auditivo externo (CAE), 464
  desenvolvimento do, 474
Câncer, 931-963. *Ver também* Tumores; *cânceres específicos*
  anormalidades cromossômicas no, 1077

CIVD e, 914
da glândula tireoide, 1009-1010
de cólon, 629-630
de esôfago, 629-630
do intestino delgado, 629-630
do trato gastrintestinal, 629-631
efeitos terapêuticos tardios no, 961-963
em ortopedia, 821-824
na odontologia, 462
queimaduras cáusticas esofágicas e, 611
Cancroide, 1356t, 1359
Candida albicans, 1327
Candidemia, 1329
Candidíase, 1327-1330
   da pele, 394
   esofagite eosinofílica e, 608
   estomatite e, 483
   na APECED, 991
   peritonite e, 628
   sepse fúngica por, 49
   uveíte posterior e, 433
   vulvovaginal, 1355
Candidíase oral, 1327-1330
CANP. *Ver* Colestase associada à nutrição parenteral
Cânula nasal aquecida de alto fluxo (HHFNC), 353
Capacidade vital forçada (CVF), 493
CAPs. *Ver* Contrações atriais prematuras
Captopril
   para hipertensão, 724t
   para insuficiência cardíaca, 553
Carbamazepina
   hiperbilirrubinemia induzida por, 661
   para transtorno bipolar, 187
Carbapenêmicos, 1170
Carbidopa, 1072
Carboidratos, 272-273
   diarreia crônica inespecífica e, 634
   erros inatos do metabolismo e, 1051-1053
   má-absorção de, 642-643
   na medicina esportiva, 828
   para DII, 646
Carboplatina, 949
Carcinoide metastático, 634
Carcinoma anaplásico, 1010
Carcinoma folicular da tireoide, 1009-1010
Carcinoma hepatocelular, 656, 685, 956t
Carcinoma medular da tireoide, 1010
Carcinoma papilar da tireoide, 1009
Cardiomegalia
   hipotireoidismo e, 1006
   malformação de Ebstein e, 562
   miocardite e, 589
   RVPAT e, 577
   truncus arteriosus e, 578

Cardiopatia congênita. *Ver também* doenças específicas
   acianótica, 554-569
   angiografia para, 550
   base genética, 554
   bloqueio AV completo e, 602
   bloqueio AV de primeiro grau e, 602
   choque cardiogênico e, 305
   cianose e, 569-579
   crítica, 16
   desnutrição e, 286
   disfunção do nó sinusal e, 595
   ecocardiografia para, 547
   enterocolite necrosante e, 37
   herança multifatorial e, 1084t
   melhora de qualidade, 579
   morte súbita cardíaca e, 601
   participação em esportes e, 832t
   retorno venoso pulmonar e, 550
   síndrome da deleção do 22q11.2 e, 1090
   síndrome de DiGeorge e, 983
   taquicardia ventricular, 600
   triagem para, 549
   TSV e, 599
Cardioversão por corrente direta
   para taquicardia ventricular, 600
   para TSV, 599
Cardioversor/desfibrilador interno, para SQTL, 601
Cardite, febre reumática e, 580, 580t
Carga corporal, 323
Cárie dentária, 456-458, 457f
   bulimia nervosa e, 154
   em crianças com necessidades especiais, 461
   fatores de risco, 451
Cárie na primeira infância (CPI), 456
Cárie na primeira infância grave (CPI-G), 456
Cariótipos, 1074, 1075f
Carnitina, 277
   erros inatos do metabolismo e, 1065
CARs. *Ver* Receptores de antígeno quimérico
Carvão ativado
   para intoxicação por cocaína, 332
   para intoxicação por nitrito/nitrato, 339
Carvão vegetal. *Ver também* Carvão ativado
   para envenenamento/intoxicação, 324
   para IHA, 669
   para intoxicação por salicilato, 342
Carvedilol
   para insuficiência cardíaca, 553
   para miocardiopatia dilatada, 586
Caspa, 400
Cataplexia, 749

Catapora. *Ver* Varicela
Catarata, 435f, 435-436
   erros inatos do metabolismo e, 1048, 1054
   síndrome de Marfan e, 807
Catárticos, 324
Catatonia, 738
Cateter urinário, 309
Cateteres arteriais, 348
Cateteres de ablação
   para taquicardia ventricular, 600
   para TSV, 600
Cateteres de artéria pulmonar, 348
Cateteres venosos centrais, 348
Cateterismo cardíaco, 549f, 549-551
   para ALCAPA, 569
   para AP com SVI, 572
   para atresia tricúspide, 573
   para coarctação da aorta, 563
   para *cor triatriatum*, 567
   para DAP, 559
   para defeito do septo atrial, 555
   para defeito do septo atrioventricular, 558
   para defeito do septo ventricular, 557
   para estenose aórtica valvar, 565
   para estenose da valva pulmonar, 561
   para estenose mitral congênita, 567
   para hipertensão pulmonar, 594
   para miocardiopatia dilatada, 586
   para miocardiopatia hipertrófica, 587
   para rejeição de transplante cardíaco, 593
   para RVPAT, 577
   para TF, 570
   para TGA, 575
Cateterismo cardíaco intervencionista, 550-551
Cavidade oral (boca), 483-489. *Ver também* Odontologia
   anomalias congênitas da, 491
   exame físico do recém-nascido, 13
Caxumba, 1218-1219
CBS. *Ver* Cistationina β-sintase
CCPs. *Ver* Concentrados de complexo de protrombina
CCs. *Ver* Cistos do colédoco
CCV. *Ver* Ceratoconjuntivite vernal
CDC. *Ver* Centers for Disease Control and Prevention
CE. *Ver* Contracepção de emergência
Cefaleia, 750t, 750-752. *Ver também* Enxaqueca
   adesivo transdérmico e, 125
   amenorreia e, 113
   ansiedade e, 172
   bulimia nervosa e, 154
   estimulantes e, 182
   ferimentos na cabeça e, 311

síndrome dos vômitos cíclicos e, 638
SWS e, 765
TDAH e, 182
tumores cerebrais e, 939
Cefaleia do tipo tensional (CTT), 750, 752
Cefalexina
  para EGA, 1240
  para faringite bacteriana, 486t
Cefalgias autonômicas do trigêmeo, 750
Céfalo-hematoma, 12
Cefalosporinas
  AHAI e, 895
  colite pseudomembranosa e, 627
  descrição, 1169-1171
  para enterocolite necrosante, 37
  para febre reumática, 581
  para febre tifoide, 1271
  para ITU, 730
  para MSSA, 1251
  para OMA, 469
  para onfalite, 48
  para queimaduras cáusticas esofágicas, 610
  para rinossinusite bacteriana aguda, 480
  para sepse bacteriana, 48
Cefazolina, para osteomielite, 818
Cefdinir
  para OMA, 468-469
  para rinossinusite bacteriana aguda, 480
Cefepima, 1169
Cefotetana, 1169
Cefoxitina, 1169
Cefpodoxima
  para OMA, 468-469
  para rinossinusite bacteriana aguda, 480
Ceftazidima, 1169
Ceftriaxona
  AHAI e, 895
  hiperbilirrubinemia induzida por, 661
Cefuroxima
  para OMA, 468-469
  para rinossinusite bacteriana aguda, 480
Célula de Reed-Sternberg, 943
Células *natural killer* (NK), 977
Celulite, 392
  com cárie dentária, 458
  distúrbios funcionais dos neutrófilos e, 902
  facial, 461
    por otite externa, 464
  Hib, 1278-1280
  Hib e, 248
  orbitária, 443-444, 1166t, 1280
  peritonsilar, 487
  por EGA, 1238, 1240
Celulite perinatal estreptocócica, 1238

Center for Epidemiologic Studies Depression Scale for Children (CES-DC), 163t
Center for Medicare and Medicaid Services (CMS), 2, 8
Centers for Disease Control and Prevention (CDC)
  Division of Violence Prevention do, 160
  programa Heads Up, 313
  sobre autismo, 1102
  sobre imunizações, 231
  sobre intoxicação por chumbo, 338
  sobre padrões de crescimento, 213-214
  sobre probióticos, 632
  US Medical Eligibility Criteria for Contraceptive Use, 123
  Youth Risk Behavior Survey do, 121, 146
Centrômeros, 1075
CEP. *Ver* Colangite esclerosante primária
Cera de ouvido. *Ver* Cerume
Ceratite por *Acanthamoeba,* 1313
Ceratite viral, 434
Ceratocone, 1134
Ceratoconjuntivite, 426-427, 1194, 1196
  rinoconjuntivite alérgica e, 1128
Ceratoconjuntivite vernal (CCV), 426, 427f
  rinoconjuntivite alérgica e, 1128
Ceratose pilar, 400
Cerume (cera de ouvido)
  impactação de, 474
  OMA e, 467
Cervicite, 1256, 1344t, 1350
CES-DC. *Ver* Center for Epidemiologic Studies Depression Scale for Children
CET. *Ver* Complexo de esclerose tuberosa
Cetamina, 378
  hiperglicemia não cetótica e, 1060
  intoxicação por, 334-335
Cetarolina, 1169, 1170
Cetirizina, 1130
Cetoacidose diabética (CAD), 1034, 1035, 1041-1043
  estado hiperglicêmico hiperosmolar e, 1043
Cetoconazol, ginecomastia e, 110t
Cetorolaco, 1131
  para tratamento da dor, 379, 966
CFC. *Ver* Clorofluorcarbonos
CFE. *Ver* Comprimento do falo esticado
Chikungunya, 1207t, 1210-1211
Child Development Inventories (CDI), 213
Child Parent Psychotherapy (CPP), 159
chILD. *Ver* Doença pulmonar intersticial e difusa infantil

Children's Oncology Group (COG), 931, 933
  sobre o sarcoma de Ewing, 1952
  sobre osteossarcoma, 952
  sobre rabdomiossarcoma, 954
  sobre tumores hepáticos, 957
Chlamydia pneumoniae, 1289-1291
Chlamydia trachomatis, 1289-1291, 1342-1343
Choque, 304f
  CIVD e, 914
  colestase neonatal e, 654
  cuidados intensivos para, 362-365, 364t
  manejo, 304-305
  peritonite e, 628
  pressão arterial e, 303-304
  sepse e, 366t, 367
Choque cardiogênico, 305
Choque compensado, 303, 363
Choque descompensado, 303
Choque distributivo, 305
Choque hipotensivo, 363
Choque hipovolêmico, 304
Choque irreversível, 363
Choque obstrutivo, 305
Choque séptico, 363, 365
  qualidade do pulso arterial e, 543
Choque séptico resistente às catecolaminas, 367
Chumbo
  intoxicação por, 337-338
  rastreamento, 2017, 2017t
CI. *Ver* Calorimetria indireta
Cianoacrilato, 637
Cianose
  baqueteamento e, 544
  cardiopatia congênita e, 569-579
  doenças cardiovasculares e, 542t, 544
  dos lábios, asma e, 1106
  em recém-nascidos, 41
    exame físico, 13
  estenose da valva pulmonar e, 561
  hipertensão pulmonar persistente e, 551
  policitemia e, 55
Ciclo da ureia, 59, 1055-1056
Ciclodextrina, 1066
Ciclofosfamida
  para AHAI, 896
  para LES, 870
  para nefropatia membranosa, 715
  para neuroblastoma, 949
  para sangramento GI, 638
  para sarcoma de Ewing, 952
  para vasculite, 873
Ciclopentolato (ciclomidril), 410
Ciclosporíase, 1313

Ciclosporina
  para AHAI, 896
  para anemia aplásica adquirida, 877
  para dermatomiosite, 871
  para DII, 646
Cifose
  acondroplasia e, 1092
  erros inatos do metabolismo e, 1048
Cifose, 804-805, 805f
CIFP. Ver Colestase intra-hepática familiar progressiva
Cigarros eletrônicos, 135, 141
Ciliopatias, 710
CIM. Ver Concentração inibitória mínima
Cimetidina, ginecomastia e, 110t
Cinetose, 1366
Ciproeptadina
  para cefaleia, 752
  para síndrome de dor abdominal funcional, 640
Ciprofloxacino
  para DII, 646
  para ITU, 730
  para pneumonia por micoplasma, 521-522
CIRCI. Ver Deficiência de corticosteroide relacionada à doença crítica
Circuncisão, 15
Circunferência occipitofrontal (COF), 11
Cirrose, 675-677
  atresia biliar e, 658
  colangite esclerosante primária e, 684
  colestase intra-hepática familiar e, 657
  deficiência de α$_1$-antitripsina e, 672
  DHGNA e, 671
  doença de Wilson e, 674
  galactosemia clássica e, 1052
  HCV e, 665
  LRA e, 718
  síndrome de Alagille e, 656
Cirurgia antirrefluxo, 607-608
Cirurgia bariátrica
  deficiência de vitaminas e, 276t
  para obesidade, 291
Cirurgia de troca arterial, 575-576
CISA. Ver Clinical Immunization Safety Assessment
Cisplatina, 952
Cistatina C, 705, 706
Cistationina β-sintase (CBS), 1060
Cisticercose, 1320-1322
Cistinose, 726-727
Cistinúria, 728-729
Cisto de Baker, 826
  dor posterior do joelho por, 849
Cisto hidático, 685

Cisto ósseo aneurismático, 826
Cistos broncogênicos, 505
  hiperinsuflação lobar congênita e, 508
Cistos da fenda branquial, 48
Cistos da lâmina dentária, 453
Cistos de colédoco (CCs), 659
  colangite esclerosante primária e, 683
Cistos de inclusão, 490
Cistos dermoides, 400
  de órbita, 445
Cistos do ducto tireoglosso, 489
Cistos epidermoides, 400
Cistos laríngeos, 500
Cistos mesentéricos, 630
Cistos ósseos unicamerais, 826
Cistos ovarianos, 120, 1019
Cistos renais, 710
Cistouretrografia miccional (CUGM), 709
Citalopram, 173t
  para transtorno disruptivo de desregulação do humor, 188
Citarabina
  para LCH, 958
  para LMA, 935
Citocinas
  diarreia crônica e, 632
  distúrbios funcionais dos neutrófilos e, 902
  icterícia neonatal com ITU e, 652
  neutropenia e, 899
Citocromo P450, 323
  asma e, 1114
  codeína e, 965
  HSRC e, 1027
Citogenética, 1074-1077, 1075f, 1076f, 1078f
Citomegalovírus (CMV), 49-50
  AHAI e, 897
  descrição, 1200-1203
  diarreia aguda por, 632
  em adolescentes, 1202
  em crianças imunocomprometidas, 1202-1203
  em TORCH, 432-433
  HAV e, 664
  hepatite neonatal e, 649, 650t
  hepatite por, 667
  IDCG e, 981
  in utero, 1200
  infecção perinatal, 1201-1202
  LLA e, 932, 934
  microcefalia e, 758
  miocardite por, 588
  na infância, 1202
  perda auditiva e, 475-476
  pneumonia e, 48
  sinais e sintomas, 1200-1203

  síndrome de Alagille e, 656
  terapêutica celular e, 961
  TMO e, 960
  transfusões e, 923
  transplante cardíaco e, 593
  trombocitopenia e, 908
  uveíte posterior e, 432-433
Citrato de cafeína, 34
Citrulina, 105
Citrulinemia, 1056
CIVD. Ver Coagulação intravascular disseminada
CK. Ver Creatina-cinase
Cladribina, para histiocitose de células de Langerhans, 958
Clamídia, 1289-1291, 1342-1343
  abuso sexual e, 203
  conjuntivite e, 49
  exame pélvico para, 112
  gravidez ectópica e, 129
  oftalmia neonatal e, 424f, 424-425, 425t
  triagem de, em adolescentes, 100t
Clampeamento tardio do cordão, 30
  policitemia e, 55
Claritromicina
  para febre reumática, 581
  para úlceras gástricas, 615
Classificação de maturidade sexual (CMS), para adolescentes, 103-104
Clemastina, 1130
Clindamicina
  para acne, 391
  para artrite piogênica, 819
  para celulite facial, 461
  para faringite bacteriana, 486t
  para febre reumática, 581
  para osteomielite, 818
  para pneumonia por aspiração, 516
  para rinossinusite bacteriana aguda, 480
Clinical Immunization Safety Assessment (CISA), 241
Clofarabina, 958
Clonidina, 331
  choque cardiogênico e, 305
  para abstinência de opioides, 340
  para dormir, 76
  para síndrome do X frágil, 89
  para TDAH, 81, 182
  para TEPT, 181
Cloranfenicol, aleitamento materno e, 282
Clorato de potássio, metemoglobinemia adquirida e, 898
Cloreto
  estenose pilórica e, 613
  necessidades nutricionais, 274t

Cloreto de cálcio
  para emergências, 306t
  para insuficiência renal, 56
  para tetania, 1013
Clorfeniramina, 1130
Clorofluorcarbonos (CFC), 1118
Clostridium botulinum, 1258
Clostridium difficile, 626-627, 627f
  diarreia crônica por, 633
Clostridium tetani, 1260. *Ver também*
  Tétano
CMA. *Ver* Microarranjo cromossômico
CMMRD. *Ver* Deficiência constitucional da reparação dos erros de emparelhamento
CMS. *Ver* Center for Medicare and Medicaid Services; Classificação de maturidade sexual
CMV. *Ver* Citomegalovírus
CNAFA. *Ver* Cânula nasal de alto fluxo aquecida
C-NE. *Ver* Crianças com necessidades especiais
CNVs. *Ver* Variantes do número de cópias
Coagulação intravascular disseminada (CIVD), 914-915
  AHAI e, 896
  anemia hemolítica adquirida não imune e, 897
  AVCI e, 755
  IHA e, 668
  lesões relacionadas ao calor e, 316
  trombocitopenia em recém-nascidos e, 907
Coagulopatia
  CIVD e, 914
  coarctação da aorta, 563
  ducto arterioso patente e, 558
  estenose pulmonar periférica e, 543
  fenômeno de Kasabach-Merritt e, 908
  hipertensão e, 722
  IHA e, 668
  melhora de qualidade, 579
  sangramento GI e, 635
  síndrome de Alagille e, 656
  síndrome de Turner e, 568
Cobalamina. *Ver* Vitamina B$_{12}$
Cobalto, 273
Cobre
  doença de Wilson e, 674-675
  necessidades nutricionais, 273, 275t, 296
Cobreiro. *Ver* Herpes-zóster
Cocaína, 134, 135
  abuso materno de, 26
  ansiedade e, 172
  efeitos, 132t
  intoxicação por, 331-332

metemoglobinemia adquirida e, 898
overdose, 331-332
transtorno de escoriação e, 180
Coccidioidomicose, 1330-1332
COCs. *Ver* Contraceptivos orais combinados
Codeína, 96
Coenzima Q, 1055
COF. *Ver* Circunferência occipitofrontal
COG. *Ver* Children's Oncology Group
Colágeno
  asma e, 1106
  distúrbios do, 917
Colagenoma, 389
Colangiocarcinoma
  CCs e, 659
  colangite esclerosante primária e, 683
Colangiopancreatografia por ressonância magnética (CPRM), 680, 689
  para colangite esclerosante primária, 683
  para pancreatite aguda, 688
Colangiopancreatografia retrógrada endoscópica (CPRE), 648
  para colangite esclerosante primária, 683
  para colelitíase, 683
  para hepatite neonatal idiopática, 655
  para pancreatite aguda, 688
Colangite
  CCs e, 659
  colelitíase e, 680
Colangite esclerosante primária (CEP), 671
Colchicina, 404
Colecalciferol
  para hipocalcemia, 1013
  para insuficiência renal crônica, 721
Colecistite
  apendicite aguda e, 622
  colelitíase e, 680
  dor torácica e, 591
  pancreatite aguda e, 688
Colecistocinina, 145
Coledocolitíase, 688
Colelitíase (cálculos biliares), 680, 683
  deficiência de G6PD e, 894
  esferocitose hereditária e, 885
  síndrome do intestino curto e, 619
Cólera, 1272-1274
  imunização, 265-266, 1369
Colestase
  deficiência de α$_1$-antitripsina e, 672
  extra-hepática, 649t, 657-659
  intra-hepática, 648-657, 649t-651t, 653t-654t
  NPT e, 293
Colestase associada à nutrição parenteral (CANP, insuficiência intestinal), 293, 654

Colestase intra-hepática familiar progressiva (CIFP, doença e síndrome de Byler), 649, 653t, 656-657
  hepatite neonatal idiopática e, 655
  síndrome de Alagille e, 656
Colestase neonatal transitória (hepatite neonatal idiopática), 655
Colesteatoma, 471, 471f
Colesterol, 590. *Ver também*
  Hipercolesterolemia
  colestase intra-hepática familiar e, 657
  erros inatos do metabolismo e, 1070-1071
  SLO e, 1093
Colestiramina, 590
  para diarreia crônica inespecífica, 634
  para síndrome de Alagille, 656
Coleta percutânea de amostras de sangue umbilical (CPASU), 1104
Cólica, 70-71
  ALCAPA e, 568
  duplicações do trato GI e, 622
Colite fulminante, 1310
Colite pseudomembranosa, 626-627
Colite ulcerativa (CU), 629, 644-647, 645f
  eosinofilia e, 903
Coloboma, 807
Coloboma da íris, 428-429, 429f
Cólon
  adenocarcinoma do, doença de Crohn e, 645
  câncer de, 629-630
  distúrbios do, 623-627
Colonoscopia
  para pólipos juvenis, 629
  para sangramento GI, 637
Coltivírus, 1208t
Coluna vertebral
  condições comuns da, 803f-805f, 803-805
  lesões esportivas, 839-840
  no exame físico de lesão traumática, 309
Coma, 737-739, 738t
  insuficiência suprarrenal e, 1026
  naftaleno e, 333
Coma diabético, 1026
Complexo de esclerose tuberosa (CET), 764
Complexo principal de histocompatibilidade (MHC), 984
Complexo QRS, 545
  batimentos prematuros juncionais e, 596
  bloqueio AV completo e, 603
  malformação de Ebstein e, 562
  pericardite e, 585
  rejeição de transplante cardíaco e, 592
  TSV e, 597, 599
Comportamento violento, 166-168

Comportamentos de alto risco
  bulimia nervosa e, 146
  de adolescentes, 93, 93f
    entrevista motivacional com, 97, 101, 102t
Comprimento do falo esticado (CFE), 1018
Comunicação
  lesão cerebral e, 855
  para segurança, 9
  sobre imunizações, 242-243
Concentração inibitória mínima, 1150
Concentrado de hemácias, 304
Concentrados de complexo de protrombina (CCPs), para CIVD, 914-915
Concizumabe, 912
Concussões
  em esportes, 224, 836-838, 837t
  por traumatismo craniano, 313
Condicionamento neuromuscular, 827
Condições adquiridas em hospitais (HACs), 2, 8
Condiloma acuminado (verrugas genitais, verrugas venéreas), 396
Condrodisplasia punctata rizomélica, 1069
Condrodistrofia clássica (acondroplasia), 809-810, 1092
Confidencialidade, com adolescentes, 95
Conjuntivite
  de recém-nascidos, 49, 1256-1257
  doença de Kawasaki e, 582
Conjuntivite alérgica, 426-427, 427t
Conjuntivite bacteriana, 425-426
Conjuntivite viral, 426
Consanguinidade, 1075, 1085
Conselhos de sociedades de especialidades, 3
Constipação, 69-70, 624t-625t, 624-625
  anorexia nervosa e, 148, 149-150
  apendicite aguda e, 622
  apendicite e, 622
  cuidados paliativos para, 971t
  doença de Hirschsprung e, 623
  fissuras anais e, 625
  hipotireoidismo e, 1006
  síndrome de Williams e, 1015
Consultas do pré-natal, 223
Consultas para cuidados agudos, 223
Contagem absoluta de neutrófilos (CAN), 462
Contracepção, 121t-124t, 121-127, 127t
  aconselhamento de métodos para, 121-122
  amenorreia e, 113
  após a gravidez, 129
  eficácia, 121t
  implantes para, 125-126
  mecanismo de ação, 122

  prescrições para, 123
  sangramento uterino anormal e, 118-119, 119t-120t
Contracepção de emergência (CE), 126-127, 127t
Contraceptivos orais combinados (COCs), 123-124, 123t, 124t, 127t
  colelitíase e, 680
  eficácia, 121t
  fármacos anticonvulsivantes e, 747
  mecanismo de ação, 122
  para acne, 391
  para dismenorreia, 116
  para mastalgia, 108
  para sangramento uterino anormal, 118, 119t
  para SOP, 1022
Contraceptivos reversíveis de ação longa (LARCs), 125
  para dismenorreia, 116
Contrações atriais prematuras (CAPs), 544, 596f
  dor torácica e, 591
Contrações ventriculares prematuras (CVPs), 544, 596
  dor torácica e, 591
Controle da dor, 964-969. Ver também Cuidados paliativos
  aguda, 965-966
  em cuidados intensivos, 378-379
  para dentição, 455
  para lesões, 321
  para OMA, 467
Contusão do quadríceps, 846-847
Convulsões, 57t, 739-749, 740t-742t. Ver também Epilepsia
  acidente vascular cerebral neonatal e, 58
  antipsicóticos, 193
  bulimia nervosa e, 153, 154
  crises de perda de fôlego e, 77
  doença urinária do xarope de bordo e, 1059
  emergências hipertensivas e, 723
  encefalopatia hipóxico-isquêmica e, 372
  enurese e, 69
  erros inatos do metabolismo e, 59, 1054
  estado de mal epiléptico e, 372-373
  febril, epilepsia e, 747-749
  hiperglicemia não cetótica e, 1060
  imunização contra influenza e, 253
  intoxicação por anestésico local e, 328
  LES e, 868
  lesão cerebral e, 855
  MDMA e, 327
  primeiros socorros para, 745
  SHU e, 717

  síncope vasovagal/neurocardiogênica e, 604
  síndrome do bebê flexível e, 793
  síndrome do QT longo e, 601
  síndrome dos vômitos cíclicos e, 638
  SWS e, 765
  TCE e, 371
  TEAs e, 83
  transtorno por uso de substância e, 131t
  tumores cerebrais e, 939
Convulsões neonatais, 57t, 57-58
Coqueluche, 1280-1281. Ver também Pertússis
Cor triatriatum, 567
Coração
  defeitos do tubo neural e, 1098
  erros inatos do metabolismo e, 1054
  exame físico do recém-nascido, 1
Cordão umbilical
  exame do, no parto, 11
  onfalite do, 48
Coreia de Sydenham, febre reumática e 580, 580t
Coreia, hiperglicemia não cetótica e, 1060
Coreoatetose, distúrbios do metabolismo da purina e, 1065
Corioamnionite, 47
Coriorretinite, 12, 1293
Córnea nebulosa, 433-434
Coronavírus, 231, 1188-1189
Corpos de Heinz, 894
Corpos de Mallory, 674
Corpos estranhos
  baterias de botão como, sangramento GI, 635
  dor torácica e, 591
  intussuscepção e, 620
  na orelha, 474
  no esôfago, 611f, 611-612
  no nariz, 482-483
  nos olhos, 405, 411-413, 412f
Corpos estranhos da junção ileocecal, 611
Córtex suprarrenal, 1025-1026
Corticosteroides
  asma e, 1109
  hepatite neonatal e, 649
  neutrofilia e, 900
  para AHAI, 896
  para anafilaxia, 1140
  para anemia de Diamond-Blackfan, 880
  para artrite idiopática juvenil, 868
  para asma, 361, 1114
  para bronquiolite, 520
  para crises convulsivas, 746
  para dermatite atópica, 1135
  para dermatomiosite, 871

para DII, 646
para doença de Graves neonatal, 1009
para doença de Kawasaki, 582
para eritroblastopenia transitória da infância, 881
para esofagite eosinofílica, 609
para febre reumática, 581
para fenômeno de Kasabach-Merritt, 908
para glomerulonefrite aguda, 712
para hepatite autoimune, 670
para IHA, 669
para intoxicação por agentes cáusticos, 331
para LES, 870
para miocardite, 589
para nefrite intersticial aguda, 713
para nefropatia membranosa, 715
para PTI, 906
para púrpura de Henoch-Schönlein, 916
para queimaduras cáusticas esofágicas, 610
para rinoconjuntivite alérgica, 1130-1131
para TB, 1286
para transplante cardíaco, 592
    rejeição de, 593
para trombocitopenia autoimune neonatal, 907-908
para vasculite por imunoglobulina A, 722
para vômitos, 638
para X-ALD, 1069
rinossinusite aguda bacteriana e, 480
Corticosteroides inalatórios (CSI), 1114, 1117-1121
Cortisol
    crise suprarrenal e, 1026
    insuficiência suprarrenal e, 1025
    síndrome de Cushing e, 1029
Corynebacterium diphtheriae. Ver Difteria
Costelas protéticas verticais expansíveis de titânio (VEPTR), 804
Costocondrite, 591
Cotovelo
    dermatomiosite e, 871
    lesões esportivas, 842-844
Cotovelo da liga infantil (apofisite do epicôndilo medial), 842-843
Covid-19
    descrição, 199, 1176
    distanciamento social na, 253, 1184
    tratamento, 1189
    vacinação, 231, 262-264, 1367-1368
    viagem afetada por, 1365
Coxins endocárdicos, DSAV e, 558
CPAP. Ver Pressão positiva contínua nas vias aéreas

CPASU. Ver Coleta percutânea de amostras de sangue umbilical
CPI. Ver Cárie na primeira infância
CPI-G. Ver Cárie da primeira infância grave
CPRE. Ver Colangiopancreatografia retrógrada endoscópica
CPRM. Ver Colangiopancreatografia por ressonância magnética
CRAFFT, 163*t*, 966
Craniofaringioma, 1004
Craniossinostose, 757-758, 1093
    exame físico do recém-nascido e, 12
Creatina
    erros inatos do metabolismo e, 1072
    transtorno por uso de substância, 135
Creatina-cinase (CK), 781, 786
    para síndrome do bebê flexível, 793
Creatinina
    anorexia nervosa e, 148
    em recém-nascidos, 55, 55*t*
    função renal e, 705
    LRA e, 718
    sangramento GI e, 635
    transtornos alimentares e, 73
Crescimento
    nutrição e, 269
    parâmetros de, 213-214
    síndrome do intestino curto e, 619
    terapias contra o câncer e, 961
CRH. Ver Hormônio liberador de corticotrofina
Criação de vínculo, 62, 65
Crianças com necessidades especiais, 461
Crioglobulinemia, 666
Crioprecipitado, 928
    para CIVD, 915
    para uremia, 916
Criptococose, 1332-1333
Criptorquidia, 1024
Criptosporidiose, 1312-1313
Crise colinérgica, 788
Crise de Dietl, 170
Crise miastênica, 787-788
Crise suprarrenal, 1026
Crises de perda de fôlego, 76-78
    como um evento paroxístico não epiléptico, 744*t*
Critérios de Kocher, 819
Cromo, 273, 296
Cromossomos, 1074, 1075*f*
    anormalidades estruturais, 1075-1077, 1076*f*, 1078*f*, 1089-1090
    câncer e, 1077
    deleção, 1075-1076, 1090
    imprinting e, 1084
    microdeleção, 1077

microduplicação, 1077
nomenclatura dos, 1075
número anormal de, 1087-1089
Cromossomos em anel, 1076
CrT1. Ver Transportador de creatina
Crupe, 500-501. Ver também Parainfluenza
Cryptococcus neoformans, 1332-1333
CSI. Ver Corticosteroides inalatórios
CTT. Ver Cefaleia do tipo tensional
CTZ. Ver Zona de gatilho quimiorreceptora
CUGM. Ver Cistouretrografia miccional
Cuidados de fim de vida, 970
    cuidados intensivos, 380-382
Cuidados intensivos, 347-383
    bioética nos, 382
    cuidados de fim de vida, 380-382
    cuidados paliativos, 382
    fluidos nos, 374-375
    for SARA, 356-359, 357*t*, 358*t*
    manejo da dor, 378-379
    melhora de qualidade, 383
    monitoramento cardiovascular, 347-348
    monitoramento neurológico, 348
    monitoramento respiratório, 347
    morte em, 380-382
    nutrição em, 375*t*, 375-376
    para asma, 359-362
    para encefalopatia hipóxico-isquêmica, 371-372
    para estado de mal asmático, 359-362
    para estado de mal epiléptico, 372-373
    para IHA, 669
    para insuficiência respiratória aguda, 351-356, 352*t*-354*t*
    para LRA, 373-374
    para síndromes miastênicas, 787
    para TCE, 368-371, 369*t*
    sedação, 377*t*, 377-380
    terapia renal substitutiva, 350-351
    ultrassom no local de atendimento, 351
    ventilação mecânica, 348
    ventilação não invasiva, 349
    ventilação oscilatória de alta frequência (VOAF), 350
Cuidados paliativos, 969-972, 971*t*
    em terapia intensiva, 382
    para TF, 570
CVD103-HgR (Vaxchora), 265-266
CVF. Ver Capacidade vital forçada
CVPs. Ver Contrações ventriculares prematuras
Cyclospora spp., 1313

D

Dacriocistite, 423*f*, 423-424
Dacriocistocele, 422-423, 423*f*

Dacriocistocele congênita, 422-423, 423f
Dactinomicina, 952
DAG. *Ver* Doença da arranhadura do gato
DAL. *Ver* Deficiência de adesão leucocitária
DAP. *Ver* Ducto arterioso patente
Daptomicina, 1171
DARE. *Ver* Drug Awareness and Resistance
Dasatinibe, 938
Data da última menstruação (DUM), 112, 128
Daunorrubicina
    efeitos tardios da terapia do câncer pela, 962
    para LMA, 935
DBP. *Ver* Displasia broncopulmonar
DC. *Ver* Doença celíaca; Doença de Crohn
DCGs. *Ver* Distúrbios congênitos da glicosilação
DCP. *Ver* Discinesia ciliar primária
DDAVP. *Ver* Acetato de desmopressina
DDG. *Ver* Doença do depósito de glicogênio
DDMC. *Ver* Doação após a determinação de morte circulatória
DDS. *Ver* Distúrbios do desenvolvimento sexual
Débito cardíaco
    cateterismo cardíaco e, 549-550
    choque e, 363
    hipertensão pulmonar e, 594
DECH. *Ver* Doença do enxerto contra o hospedeiro
Declaração de objetivo, 5
Dedo de Jersey, 845
Dedo em martelo, 844
DEET, 1373
Defeito do septo atrial (DSA), 554-556
    AP com SVI e, 572
    atresia tricúspide e, 573
    cateterismo cardíaco intervencionista para, 550
    eixo QRS e, 545t
    pericardite e, 584
    RVPAT e, 577
    síndrome de Alagille e, 656
    TF e, 569
    TGA e, 575
Defeito do septo atrioventricular (DSAV), 558-559
    bloqueio AV de primeiro grau e, 602
    retorno venoso pulmonar e, 550
Defeito do septo ventricular (DSV), 542t, 556-557
    AP com, 571
    atresia tricúspide e, 573
    cateterismo cardíaco intervencionista para, 550

    ccTGA e, 576
    estenose aórtica subvalvular e, 564
    estenose pulmonar subvalvar e, 561
    fechamento natural de, 556
    retorno venoso pulmonar e, 551
    TF e, 569, 750
    TGA e, 575
    truncus arteriosus e, 578, 579
    ventrículo direito de saída dupla e, 576
Defeito isolado da enzima pancreática exócrina, 690, 693
Defeito pupilar aferente (DPA), 409, 440
Defeitos da parede abdominal, no recém-nascido, 45-46
Defeitos de biopterina, 1057-1058
Defeitos de fosforilação oxidativa mitocondrial, 586
Defeitos do tubo neural, 1098-1099
Deficiência constitucional da reparação dos erros de emparelhamento (CMMRD), 939
Deficiência de 21-hidroxilase, 1027-1028
Deficiência de 3-metilcrotonil-CoA-carboxilase, 1063
Deficiência de adenilosuccinato-liase, 1065
Deficiência de adesão leucocitária (DAL), 902, 989-990
    distúrbios funcionais dos neutrófilos e, 901t
    doença periodontal e, 459
Deficiência de carboxilase, 1062-1063
Deficiência de corticosteroide relacionada à doença crítica (CIRCI), 367
Deficiência de crescimento, 229t, 229-230, 286-287
    anemia e, 878
    coarctação da aorta e, 563
    DDG e, 1051
    defeito do septo atrioventricular e, 558
    DII e, 645
    doença de Hirschsprung e, 623
    DRGE e, 607
    erros inatos do metabolismo e, 1048, 1054
    fibrose cística e, 527
    hepatite neonatal e, 649
    hiperfunção adrenocortical e, 1029
    hiperglicemia cetótica e, 1061
    LES e, 870
    negligência e, 204
    síndrome de Alagille e, 656
    síndrome do intestino curto e, 619
    síndromes de má-absorção e, 640
    sistema endócrino e, 996-997
Deficiência de di-hidropteridina-redutase, 1057-1058
Deficiência de dissacaridase, 642
Deficiência de fator IX (hemofilia B), 912

Deficiência de fator VII (hemofilia A), 909, 912
Deficiência de fator XI (hemofilia C), 912-913
Deficiência de ferro, 217-218, 881-882
Deficiência de fosfoglicoisomerase (PGMI-CDG), 1070
Deficiência de fosfomanomutase 2 (PMM2-CDG), 1069
Deficiência de fosfomanose-isomerase (PMI-CDG), 1070
Deficiência de FXR, 653t
Deficiência de hormônio do crescimento (GHD)
    anemia de Fanconi e, 876
    baixa estatura e, 998, 1001f, 1002f
    puberdade tardia e, 1020
Deficiência de mieloperoxidase, 902t
Deficiência de MYO5B, 653t
Deficiência de N-acetilglutamato-sintase, 1056
Deficiência de piruvato-carboxilase, 1063
Deficiência de piruvato-cinase, 894
Deficiência de piruvato-desidrogenase, 1054-1055
Deficiência de sacarase-isomaltase, 643
Deficiência de TJP2, 653t
Deficiência de vitamina K, 915-916
    em recém-nascidos, 53
Deficiência de α_1-antitripsina, 672-673, 674
    atresia biliar e, 657
    HBV e, 665
Deficiência funcional de anticorpos, 988
Deficiência intelectual (DI), 86-88
    erros inatos do metabolismo e, 1048
    galactosemia clássica e, 1052
    hiperglicemia cetótica e, 1061
    TEAs e, 82
Deficiência primária de captação de carnitina, 1065
Deficiência secundária de carnitina, 1065
Deficiências de aprendizagem
    olhos e, 450
    TDAH e, 80
    TEPT e, 181
    transtorno de conduta e, 189
Deficiências do complemento, 990
Deficiências do sistema imune inato, 990-991
Deficiências dos membros, 794-795
Déficit de crescimento, 286
Déficits cognitivos
    imunização contra influenza e, 253
    LCFS para, 855
    lesão cerebral e, 856
    sedativos e, 379

síndrome de DiGeorge e, 983
síndrome de Down e, 1087
síndrome do X frágil e, 88
Definir, medir, analisar, melhorar, controlar (DMAIC), 7
Deformidade da árvore de Natal, 617
Deformidade de Sprengel, 807
Deformidade em calcaneovalgo, 796f, 796-797
Deformidade em equinovaro. *Ver* Pé torto
Deformidades das extremidades, 795f, 795-801, 796f, 798f-801f
Degeneração hepatolenticular. *Ver* Doença de Wilson
Deleção, nos cromossomos, 1075-1076, 1090
Delirium, 379-380
    hipertireoidismo e, 1008
Dengue, 1206t, 1209-1210
Densidade mineral óssea, 642
Dentes
    endocardite infecciosa por, 583
    erupção de, 455-456
    fraturas de, 459-460
    sangramento GI por, 635
    sistema de numeração para, 454, 454f
Dentes natais, 455
Dentes permanentes
    fraturas de, 460
    sistema de numeração para, 454, 454f
Dentição, tratamento para dor da, 455
Denver II, 2013
Department of Health and Human Services (HHS). *Ver também* Center for Medicare and Medicaid Services
    AHRQ do, 3
    sobre erros inatos do metabolismo, 1073
    sobre flúor, 457
    sobre rastreamento de cardiopatia congênita, 549
Depressão, 183t, 183-186
    anorexia nervosa e, 148
    ansiedade e, 172
    bulimia nervosa e, 154
    dor torácica e, 592
    em adolescentes, 93
    epilepsia e, 739, 743
    fármacos para, 134
    lesão cerebral e, 856
    medicamentos para, 171t
    SOP e, 115, 1022
    TDAH e, 182
    TEPT e, 180, 181
    transtorno de compulsão alimentar e, 155
    transtorno por uso de substância e, 138, 138t

Dermatite (eczema), 397-400, 958
    na síndrome de dermatite grave, alergia e degradação metabólica, 993t
    sangramento GI e, 635
Dermatite atópica, 397-399, 1132-1137
Dermatite de contato, 399
Dermatite de contato alérgica, 399
Dermatite de fraldas, 399, 1327
Dermatite de pele seca, 400
Dermatite herpetiforme, 642
Dermatite seborreica, 399-400
    histiocitose de células de Langerhans, 958
Dermatomiosite, 871
    DM1 e, 1046
Dermoide epibulbar, 1099
Derrame parapneumônico, 523-524
    pneumonia por imunodeficiência e, 525
Derrame pericárdico
    anorexia nervosa e, 150
    pericardite e, 585
Derrame pleural, 532
    apendicite aguda e, 622
Descolamento de retina, 439
Desconforto respiratório. *Ver também* Síndrome da angústia respiratória aguda
    BRUE e, 538
    de recém-nascido pré-termo tardio, 40
    em recém-nascidos, 23t, 23-25
    exames de imagem, 495-496
    LLA e, 932
    pneumonia por aspiração e, 515
    policitemia e, 55
    por doença da membrana hialina, 35
    TGA e, 575
    traqueíte bacteriana e, 502
Descongestionantes
    para rinoconjuntivite alérgica, 1130
    rinossinusite aguda bacteriana e, 480
Desenvolvimento infantil, 61-91
    2-4 anos, 66-67
    5-7 anos, 67
    7-11 anos, 67
    distúrbios do, 78-90
    preocupações comuns, 70-78
    primeiros 2 anos, 61-66, 63t-65t
    variações comportamentais e de desenvolvimento, 67
Desequilíbrio V/Q, 495
Desferroxamina, 337
Desidratação, 698-700, 699t, 700t
    abuso médico infantil e, 205
    CAD e, 1041
    choque hipovolêmico e, 304
    creatina e, 135
    DI central e, 1004
    estenose pilórica e, 613

insuficiência suprarrenal e, 1026
ITU e, 730
língua revestida e, 490
opioides e, 340
rotavírus e, 245
salicilatos e, 342
transtornos alimentares e, 152
Desidratação hipernatrêmica, 700
Desidratação hiponatrêmica, 700
Desloratadina, 1130
Desmaio. *Ver* Síncope
Desnutrição, 286-288, 376t
    anorexia nervosa e, 148
    cuidados intensivos e, 375
    diarreia crônica por, 633
    doença periodontal e, 459
    glândula tireoide e, 1005
    IMC e, 270
    pancreatite crônica e, 689
    síndrome do bebê flexível e, 793
Desnutrição aguda grave (DAG), 286
Desobstrução das vias aéreas
    para bronquiolite obliterante, 515
    para discinesia ciliar primária, 529
    para doenças pulmonares, 498
    para fibrose cística, 528
Dessensibilização, 1143-1144
Detergentes
    intoxicação por, 344
    queimaduras cáusticas esofágicas por, 610
Deutetrabenazina, 193
Dexametasona
    para a síndrome de Cushing, 1029
    para crupe viral, 501
    para meningite, 1279
    para tumores cerebrais, 940-941
Dexmedetomidina, 331, 378
Dextroanfetamina, 81
Dextrocardia, 546-547
Dextrometorfano
    overdose, 328-329
    para hiperglicemia não cetótica, 1060
Dextrose, 294-295
    para hepatite neonatal, 649
    para IHA, 669
DHA. *Ver* Ácido docosaexaenoico
DHEAS. *Ver* Sulfato de desidroepiandrosterona
DHGNA. *Ver* Doença hepática gordurosa não alcoólica
DHR. *Ver* Di-hidrorrodamina
DHT. *Ver* Di-hidrotestosterona
DI. *Ver* Deficiência intelectual; Diabetes insípido
Diabetes com início na maturidade do jovem (MODY), 1032

Diabetes gestacional, 586
Diabetes insípido (DI)
    central, 1004-1005
    enurese e, 69
    hipernatremia e, 701
    histiocitose de células de Langerhans e, 957-958
    TCE e, 371
Diabetes insípido nefrótico (DIN), 727-728
Diabetes melito, 1032-1046. *Ver também* Diabetes melito tipo 1; Diabetes melito tipo 2
    achados clínicos, 1034
    achados laboratoriais, 1034, 1035*t*
    anorexia nervosa e, 149
    antipsicóticos e, 193
    bulimia nervosa e, 147
    colelitíase e, 680
    complicações, 1041-1046
    DHGNA e, 671
    distúrbios funcionais dos neutrófilos e, 902
    doença celíaca e, 641
    enurese e, 69
    erros inatos do metabolismo e, 1054
    esotropia e, 447
    esportes e, 830
    fatores de risco, 286
    pancreatite crônica e, 689
    participação em esportes e, 832*t*
    transplante cardíaco e, 592
    triagem de, em adolescentes, 99*t*
Diabetes melito tipo 1 (DM1)
    bomba de insulina para, 1039
    CAD e, 1035
    doenças autoimunes e, 1046
    epidemiologia, 1032
    obesidade e, 1035
    patogênese, 1033, 1033*f*
    prevenção, 1034
    sistemas de pâncreas artificiais para, 1039
    tratamento, 1035-1040
Diabetes melito tipo 2 (DM2)
    condições associadas, 1046
    epidemiologia, 1032
    patogênese, 1033
    prevenção, 1034
    tratamento, 1040
Diabetes neonatal, 1032
Diabetes relacionado à fibrose cística (DRFC), 1033
Diaforese
    defeito do septo atrioventricular e, 558
    defeito do septo ventricular e, 556
    miocardiopatia dilatada e, 586
Diafragma (contraceptivo), 121*t*

Diafragma, vômito e, 637
Diagnóstico genético pré-implantação, 1104
Diálise. *Ver também* Hemodiálise
    ciclo da ureia e, 1056
    para insuficiência renal crônica, 721
    para LRA, 719-720
Diálise peritoneal
    para GNA, 712
    para insuficiência renal, 56
    para peritonite, 628
Diarreia. *Ver também* Diarreia sanguinolenta
    aguda, 631-632
    alérgica, 633
    apendicite aguda e, 622
    apendicite e, 622
    bulimia nervosa e, 154
    C. difficile e, 626
    colite pseudomembranosa e, 627
    crônica, 632-634
    crônica inespecífica, 633-634
    cuidados paliativos para, 971*t*
    do viajante, 1167*t*, 1371-1372, 1372*t*
    doença celíaca e, 642
    doença de Hirschsprung e, 623
    DRGE e, 607
    duplicações do trato GI e, 622
    feocromocitoma e, 1031
    hipocalcemia e, 1013
    má rotação intestinal, 617
    má-absorção de monossacarídeos e, 643
    sangramento GI e, 635, 636*t*
    SHU e, 716, 717
    síndrome do intestino curto e, 619
    síndromes de má-absorção e, 229, 640-641
Diarreia sanguinolenta
    DII e, 644
    por intoxicação por plantas, 342*t*
    SHU e, 716
Diastematomielia, 797
Diatrizoato de meglumina, 623
Diazepam
    amamentação e, 282
    ginecomastia e, 110*t*
    para abstinência de opioides, 340
    para crises convulsivas, 745
Dieta cetogênica
    para crises convulsivas, 746
    para deficiência secundária de carnitina, 1065
    para hiperglicemia não cetótica, 1061
Dieta vegana
    amamentação e, 284
    carnitina e, 1065

Dieta vegetariana
    amamentação e, 14, 284
    transtornos alimentares e, 147
Dieta. *Ver* Nutrição
Dietilamida do ácido lisérgico (LSD), 133*t*, 134
Difenidramina, 193
    para rinoconjuntivite alérgica, 1130
    para síndrome de vômitos cíclicos, 638
Difenoxilato com atropina, 333
Difteria, 1263-1264
    imunização, 261
Difteria faríngea, 1263
Difteria, tétano e pertússis acelular (DTPa), 246-248
Digitálicos
    intoxicação por, 332-333, 554
    para IC, 554
Digoxina
    bloqueio AV de primeiro grau e, 602
    para TSV, 599
    toxicidade por, CVPs e, 596
Di-hidrorrodamina (DHR), 980
Di-hidrotestosterona (DHT), 1016
DII. *Ver* Doença inflamatória intestinal
DIN. *Ver* Diabetes insípido nefrótico
Dinitrofenol, 339
Dinucleotídeo de nicotinamida-adenina-desidrogenase (NADH), 893
    metemoglobinemia adquirida e, 898
Dinucleotídeo de nicotinamida-adenina-de-sidrogenase-fosfato (NADPH), 893
DIP. *Ver* Doença inflamatória pélvica
Disautonomia familiar, 609
Discinesia ciliar primária (DCP), 528-529
Discinesia tardia (DT), 194
Discite, 820
DISE. *Ver* Endoscopia durante o sono induzido por fármaco
Disenteria bacilar, 1271-1272
Disfagia
    acalasia esofágica e, 609
    corpos estranhos esofágicos e, 611
    esofagite eosinofílica e, 608
    sangramento GI e, 635
    tireoidite e, 1007
Disfibrinogenemia, 913, 918
Disfunção da tuba auditiva (DTA), 465
Disfunção do nó sinusal, 595
Disfunção neurológica induzida por bilirrubina, 20
Disgenesia mülleriana, 115
Dislexia, 450
Dislipidemias, 590
    DHGNA e, 671
    DM2 e, 1046

Dismenorreia, 116, 117t
Dismorfologia, embriologia e, 1085-1087
Disopiramida, 546t
  para miocardiopatia hipertrófica, 587
Dispepsia
  má rotação intestinal e, 618
  pancreatite aguda e, 688
  síndrome de dor abdominal funcional e, 638
Displasia artério-hepática. Ver Síndrome de Alagille
Displasia broncopulmonar (DBP), 493, 510-511
  hipoplasia pulmonar e, 507
Displasia do desenvolvimento do quadril (DDQ), 799-801, 800f, 801f
Displasia fibrosa, 825, 826f
Displasia renal, síndrome de Eagle-Barrett e, 710
Displasia septo-óptica, 1004
Displasias císticas, 710
Dispneia
  atresia tricúspide e, 573
  cuidados paliativos para, 971t
  defeito do septo ventricular e, 556
  hipertensão pulmonar e, 594
  LNH e, 944
  metemoglobinemia adquirida e, 898
  TF e, 569
Dispositivos de assistência ventricular, 553
Disreflexia, 860
Dissecção da aorta, 591
Dissomia uniparental (DUP), 1075
  baixa estatura e, 1100
  dissomia uniparental e, 1077
  imprinting e, 1084
  síndrome de Angelman e, 1096
Distanciamento entre pais e filhos, 145-146
Distensão dos isquiotibiais, 846
Distribuição gaussiana, 1382, 1382f
Distrofia miotônica
  antecipação e, 1096
  expansão de trinucleotídeos e, 1084
Distrofia miotônica tipo 1, 785t
Distrofia muscular, 781, 782t, 783t, 784t, 1095
Distrofia muscular de Becker (DMB), 781, 782t, 1095
Distrofia muscular de Duchenne (DMD), 781, 782t, 1095
Distrofia muscular fascioescapuloumeral, 783t
Distrofia simpática reflexa, 873
Distúrbio do tipo Wernicke, 855
Distúrbio mieloproliferativo transitório (DMPT), 937t, 938

Distúrbio plaquetário de Quebec, 908
Distúrbios congênitos da glicosilação (CdGs), 1069-1070
Distúrbios da cavidade peritoneal, 628
Distúrbios da condução atrioventricular, 602f, 602-603
Distúrbios da córnea, 433-435, 435f
Distúrbios da depuração mucociliar, 526-530
Distúrbios da íris, 428-430, 429f
Distúrbios da parede torácica, 530-531
Distúrbios da transmissão neuromuscular, 786-788
Distúrbios do cristalino, 435f, 435-436
  homocistinúria e, 1060
  síndrome de Marfan e, 1092
Distúrbios do desenvolvimento sexual (DDS), 1016-1018
Distúrbios do metabolismo da purina, 1065
Distúrbios do movimento, 768-773
  erros inatos do metabolismo e, 1054
  lesão cerebral e, 855
Distúrbios do neurônio motor, 790-791
Distúrbios do sistema nasolacrimal, 421-424, 422f-423f
Distúrbios do sistema vestibular, 769
Distúrbios do sono, 73-76, 749-750. *Ver também* Apneia obstrutiva do sono
  de TDAH, 80, 182
  ecstasy e, 136
  em TDAH, 76
  fibromialgia e, 873
  síndrome dos vômitos cíclicos e, 638
Distúrbios estomacais, 612-617
Distúrbios fagocitários, 988-990
Distúrbios genéticos contíguos, 1090
Distúrbios hemorrágicos, 903-920, 904f, 905t, 910t-911t, 917f. *Ver também* Sangramento gastrintestinal
  adquiridos, 914-916
  amigdalectomia e adenoidectomia e, 489
  anormalidades vasculares e, 916-917
  em odontologia, 462-463
  herdados, 909-913, 910t-911t
  sangramento uterino anormal, 116-119, 118t, 119t-120t
Distúrbios labiais, 489-490. *Ver também* Fenda labial
  fenda, 491
Distúrbios leucocitários, 898-903
Distúrbios linfoproliferativos (DLPs), 942, 946-947
  síndrome linfoproliferativa autoimune, 992
Distúrbios linfoproliferativos pós-transplante (DLPTs), 947

Distúrbios mitocondriais
  miocardiopatia hipertrófica e, 586
  síndrome do bebê flexível e, 793
Distúrbios musculares, 780-786, 782t-786t
Distúrbios neurocutâneos, 762-765
Distúrbios neurológicos, 732-780. *Ver também* Estados alterados de consciência; Epilepsia; Cefaleia; Convulsões; Distúrbios do sono; distúrbios específicos
  em ortopedia, 810-812, 811f
  exame físico, 732, 733t
  tumores cerebrais e, 939
Distúrbios neuromusculares, do trato respiratório, 531-532
Distúrbios neuropsiquiátricos autoimunes pediátricos associados a estreptococos (PANDAS), 484
Distúrbios respiratórios do sono (DRS), 75, 535-539
DIU. *Ver* Sistema/dispositivo intrauterino
Diuréticos
  bulimia nervosa e, 154
  para ALCAPA, 569
  para defeito do septo ventricular, 557
  para displasia broncopulmonar, 511
  para emergências hipertensivas, 724
  para enteropatia perdedora de proteína, 641
  para hipertensão, 724, 724t
  para IC, 554
  para IHA, 669
  para LRA, 374, 719, 720
  para miocardiopatia dilatada, 586
  para perda auditiva, 477
  para pericardite, 585
  transtorno por uso de substância, 134
Divertículo de Meckel, 621
  intussuscepção e, 620
Division of Violence Prevention, do CDC, 160
DK. *Ver* Doença de Kawasaki
DLPs. *Ver* Distúrbios linfoproliferativos
DLPTs. *Ver* Distúrbios linfoproliferativos pós-transplante
DM1. *Ver* Diabetes melito tipo 1
DM2. *Ver* Diabetes melito tipo 2
DMAIC. *Ver* Definir, medir, analisar, melhorar, controlar
DMB. *Ver* Distrofia muscular de Becker
DMD. *Ver* Distrofia muscular de Duchenne
DMPT. *Ver* Distúrbio mieloproliferativo transitório
DMTC. *Ver* Doença mista do tecido conectivo
Doação após a determinação de morte circulatória (DDMC), 382

ÍNDICE

Dobutamina
  para choque distributivo, 305
  para IC, 552t, 553
Doença cardiovascular, 541-605. *Ver também* Cardiopatia congênita; doenças específicas
  adquirida, 579-589
  ausculta para, 541-543
  dor torácica na, 591-592
  ECG para 544-546, 545f, 546f
  ecocardiografia para, 547
  exame físico, 541-544
  hipertensão e, 589-590
  história de, 541
  inspeção, 541
  oximetria de pulso para, 549
  palpação para, 541
  prevenção, 589-590
  radiografia para, 546f, 546t-547t, 546-547
  RM para, 548
  terapias contra o câncer e, 962
  teste de estresse cardiopulmonar para, 548
Doença celíaca (DC), 641-642
  anemia ferropriva e, 882
  anemias megaloblásticas e, 883
  anorexia nervosa e, 149
  diarreia crônica e, 634
  DII e, 645
  DM1 e 1046
  doença de Hirschsprung e, 623
  sangramento GI e, 635
  síndrome de Down e, 1087
  úlceras gástricas e, 614
Doença cística medular, 710
Doença crônica
  anemia da, 884
  manejo da, 224
  puberdade tardia e, 1023
Doença da arranhadura do gato (DAG), 320, 488, 1291-1292
Doença da cadeia respiratória
  colestase neonatal e, 654t
  erros inatos do metabolismo e, 1054
Doença da hemoglobina H, 887-888
Doença da mão-pé-boca, 484, 1190-1191
Doença da membrana hialina
  de neonatos pré-termo, 35
  hipertensão pulmonar persistente e, 42
Doença de Addison, 1046
Doença de Behçet, 483
Doença de Blount, 798
Doença de Borholm, 1190
Doença de Caroli, 684
Doença de Chagas, 922t
Doença de Charcot-Marie-Tooth, 789
Doença de Christmas. *Ver* Hemofilia B

Doença de Crohn (DC), 644-647, 645f
  anemias megaloblásticas e, 883
  colelitíase e, 680
  doença celíaca e, 642
  eosinofilia e, 903
  úlceras gástricas e, 614
Doença de Cushing, amenorreia e, 113t
Doença de Fabry, 1066
Doença de Gaucher
  colestase neonatal e, 653t
  doenças de armazenamento lisossomal e, 1066
Doença de Graves
  DM1 e, 1046
  neonatal, 1009
Doença de Hand-Schüller-Christian, 957
Doença de Hashimoto-Pritzker, 957
Doença de Hirschsprung, 44-45, 623-624
  atresia intestinal e, 617
  C. difficile e, 626
  herança multifatorial e, 1083
  síndrome do intestino curto e, 618
Doença de Huntington, 1084
Doença de Kawasaki (DK), 405, 541, 581-582, 582t, 583t, 1181t
  dor torácica e, 591
  IgIV para, 268
  vasculite e, 872
Doença de Legg-Calvé-Perthes (necrose avascular do fêmur proximal), 820-821
Doença de Lyme, 1298-1300
  AIJ e, 867
Doença de Niemann-Pick tipo C (NPC), 1066
  colestase neonatal e, 653t
  hepatite neonatal idiopática e, 655
Doença de Osgood-Schlatter (apofisite do tubérculo tibial), 848-849
Doença de Panner, 843
Doença de Pompe, 587, 781, 784t
  doenças de armazenamento lisossomal e, 1066
Doença de Refsum em adultos, 1069
Doença de Scheuermann, 805
Doença de Sever, 1853
Doença de Sinding-Larsen-Johansson, 849
Doença de von Hippel-Lindau, 765
Doença de von Willebrand (DVW), 903, 913-914
  na odontologia, 462
  sangramento uterino anormal e, 119
Doença de Wilson (degeneração hepatolenticular)
  descrição, 673-675
  DIUs e, 126
Doença de Wolman, 1066

Doença do depósito de glicogênio (DDG), 587, 1051-1052
  colestase neonatal e, 653t
  miocardiopatia hipertrófica e, 586
  neutropenia e, 899
  tumores hepáticos e, 686
Doença do enxerto contra o hospedeiro (DECH)
  com TMO, 959-960
  doença celíaca e, 642
  LLA e, 934
  na odontologia, 461
  no transplante cardíaco, 592-593
Doença do refluxo gastresofágico (DRGE), 606-608, 607f
  acalasia esofágica e, 609
  esofagite eosinofílica e, 608
  hérnia de hiato e, 613
Doença do soro, 646
Doença do trato biliar, 680-684, 681t-682t
Doença do xarope de bordo, 1059
Doença e síndrome de Byler. *Ver* Colestase intra-hepática familiar progressiva
Doença falciforme, 890-892, 891t
  diabetes insípido nefrogênico e, 728
  osteomielite e, 817
  participação em esportes e, 833t
Doença febril aguda, 1190
Doença granulomatosa
  diarreia crônica e, 634
  DII e, 645
Doença granulomatosa crônica, 989
Doença hemorrágica do recém-nascido, 649
Doença hepática associada à nutrição parenteral (PNALD), 619
Doença hepática crônica
  anemia da, 884
  IHA e, 668
Doença hepática em estágio terminal, 684
Doença hepática gordurosa não alcoólica (DHGNA), 671-672
  HBV e, 674
  SOP e, 1022
Doença inflamatória intestinal (DII), 644-647, 645f. *Ver também* Doença de Crohn; Colite ulcerativa
  anemia ferropriva e, 882
  anorexia nervosa e, 149
  ansiedade e, 172
  baqueteamento e, 544
  C. difficile e, 626
  colangite esclerosante primária e, 683
  diarreia crônica e, 634
  doença celíaca e, 642
  fissuras anais e, 625
  sangramento GI e, 635

síndrome de dor abdominal funcional e, 639
síndrome dos vômitos cíclicos e, 638
síndromes de má-absorção e, 641
uveíte anterior e, 431
Doença inflamatória pélvica (DIP), 1256
  achados clínicos, 1350-1351
  apendicite aguda e, 622
  complicações, 1351
  considerações gerais, 1350
  contracepção e, 122
  diagnóstico, 1351t
  DIUs e, 126
  gravidez ectópica e, 129
  resultados laboratoriais, 1351
  sinais e sintomas, 1350-1351
  tratamento, 1345t, 1351-1352
Doença mista do tecido conectivo (DMTC), 870
Doença obstrutiva vascular pulmonar
  defeito do septo atrioventricular e, 558
  ducto arterioso patente e, 559
Doença pelo vírus da hepatite B neonatal, 650-652
Doença periodontal, 458f, 458-459
  em crianças com necessidades especiais, 462
  neutropenia e, 899
Doença pulmonar crônica, 35-36
Doença pulmonar intersticial (DPI), pneumonia por imunodeficiência e, 526
Doença pulmonar intersticial e difusa infantil (chILD), 511-513, 525
Doença pulmonar obstrutiva crônica (DPOC), 1121
Doença reativa das vias aéreas
  dor torácica e, 591
  esportes e, 830
Doença renal associada à uromodulina, 710
Doença renal crônica (DRC)
  hiperglicemia cetótica e, 1061
  hipertensão e, 590
  TFG para, 706
Doença renal em estágio terminal (DRET), 710
  hiperoxalúria e, 729
  LRA e, 721
  SHU e, 717
  síndrome de Alport e, 713
  síndrome de Eagle-Barrett e, 710
  vasculite por imunoglobulina A e, 713
Doença renal policística, 710
Doença renal policística autossômica dominante (DRPAD), 710
Doença renal policística autossômica recessiva (DRPAR), 710

Doença residual mínima (DRM)
  LLA e, 933, 934
  neuroblastoma e, 949
Doença respiratória exacerbada por ácido acetilsalicílico (DREA), 1109
Doença tubulointestinal, 713
Doença ulcerosa genital, 1346t, 1355-1360
Doença veno-oclusiva, 686
Doença viral das pálpebras, 419-420
Doença/síndrome de Crouzon, 757, 1093
Doenças da conjuntiva, 424f, 424-428, 425t, 427f, 427t
Doenças de armazenamento lisossomal, erros inatos do metabolismo e, 1066, 1067t-1068t
Doenças do armazenamento de lipídeos, 686
Doenças estafilocócicas da pele, 1250-1252
Doenças mieloproliferativas, 937t, 937-938
Doenças peroxissomais, 1069
Doenças reumáticas, 865-874
Domicílio odontológico, 451
Dopamina
  defeitos de biossíntese de, 1072
  para choque distributivo, 305
  para IC, 552t, 553
  TDAH e, 82
Doppler colorido
  para RVPAT, 577
  para truncus arteriosus, 579
Dor. Ver também Dor abdominal; Dor torácica
  avaliação de, 964, 965f, 965t
Dor abdominal, 638-640
  abuso sexual e, 202t
  agentes cáusticos e, 330
  anfetaminas e, 132t
  bulimia nervosa e, 153
  colangite esclerosante primária e, 683
  DII e, 644
  discite e, 820
  dismenorreia e, 117t
  doença celíaca e, 642
  esferocitose hereditária e, 885
  feocromocitoma e, 1031
  obesidade e, 289t
  PAC e, 522
  pancreatite aguda e, 688
  pancreatite crônica e, 689
  SHU e, 717
  síndromes de má-absorção e, 640
Dor abdominal recorrente, 638
Dor aguda, manejo, 965-966
Dor anterior no joelho, 848
Dor crônica, manejo, 966-969
Dor de ouvido, 1366
Dor nas costas, 803

Dor no peito, 591-592
  corpos estranhos esofágicos e, 611
  hipertensão pulmonar e, 594
  TSV e, 599
Dor óssea
  cuidados paliativos para, 971t
  hipercalcemia e, 1015
Dor posterior no joelho, 849
Doxiciclina
  como antimalárico, 1374t
  indicações, 1173
  para acne, 391
  para DIP, 1258
  para doença de Lyme, 1299
  para febre recidivante transmitida por carrapatos, 1296
Doxorrubicina
  efeitos tardios da terapia do câncer pela, 962
  para linfoma de Hodgkin, 943
  para neuroblastoma, 949
  para osteossarcoma, 952
  para sarcoma de Ewing, 952
DPA. Ver Defeito pupilar aferente
DPI. Ver Doença pulmonar intersticial
DPOC. Ver Doença pulmonar obstrutiva crônica
DRC. Ver Doença renal crônica
DREA. Ver Doença respiratória exacerbada por ácido acetilsalicílico
DRET. Ver Doença renal em estágio terminal
DRFC. Ver Diabetes relacionado à fibrose cística
DRGE. Ver Doença do refluxo gastresofágico
DRM. Ver Doença residual mínima
Droperidol, 638
DRPAD. Ver Doença renal policística autossômica dominante
DRPAR. Ver Doença renal policística autossômica recessiva
DRS. Ver Distúrbios respiratórios do sono
DSA. Ver Defeito do septo atrial
DSAV. Ver Defeito do septo atrioventricular
DSM-5. Ver Manual diagnóstico e estatístico de transtornos mentais, 5ª edição
DSV. Ver Defeito do septo ventricular
DT. Ver Discinesia tardia
DTA. Ver Disfunção da tuba auditiva
DTPa. Ver Difteria, tétano e pertússis acelular
Ducto arterioso
  choque obstrutivo e, 305
  coarctação da aorta e, 563
  fechamento funcional do, 551

Ducto arterioso patente (DAP), 542t, 543, 559-560
  AP com SVI e, 572
  cateterismo cardíaco intervencionista para, 550
  coarctação da aorta e, 563
  em lactentes prematuros, 36
  SCEH e, 574
  síndrome de Loeys-Dietz e, 568
Ducto onfalomesentérico, 621
Duloxetina, 173t
DUM. Ver Data da última menstruação
Duodenoduodenostomia, 616
DUP. Ver Dissomia uniparental
Dupilumabe, 398, 1136
Duplicações
  do trato GI, 622
  em cromossomos, 1076
Duplicações em tandem internas (ITDs), 935, 936
Duto onfalomesentérico patente, 621
DVW. Ver Doença de Von Willebrand

E

E. coli enteroagregativa, 1265
E. coli enterotoxigênica, 1265, 1371
E. coli. Ver Escherichia coli
EAEC. Ver E. coli enteroagregativa
Early Language Milestone Scale, 213
Early Start Denver Model (ESDM), 85
EBV. Ver Vírus Epstein-Barr
ECA. Ver Enema de continência anterógrada
ECG. Ver Eletrocardiografia
ECMO. Ver Oxigenação por membrana extracorpórea
ECN. Ver Enterocolite necrosante; Estudo de condução nervosa
Ecocardiografia
  na avaliação pré-realização de esportes, 829
  para ALCAPA, 568
  para AP com defeito do septo ventricular, 571
  para AP com SVI, 572
  para atresia tricúspide, 573
  para bloqueio AV total, 603
  para cardiopatia congênita, 547
  para coarctação da aorta, 563
  para cor triatriatum, 567
  para defeito do septo atrial, 555
  para defeito do septo atrioventricular, 558
  para defeito do septo ventricular, 557
  para doença de Kawasaky, 582
  para doenças cardiovasculares, 547
  para dor torácica, 591

para ducto arterioso patente, 559
para estenose aórtica valvar, 565
para estenose da valva pulmonar, 561
para HP, 594
para malformação de Ebstein, 562
para miocardiopatia dilatada, 586
para miocardiopatia hipertrófica, 587
para miocardiopatia restritiva, 588
para pericardite, 585
para PVM, 566
para rejeição de transplante cardíaco, 592-593
para RVPAT, 577
para SCEH, 574
para TF, 570
para TGA, 575
para truncus arteriosus, 579
Ecocardiografia fetal, 547
Ecocardiografia transtorácica, 547
  para endocardite infecciosa, 584
Ecstasy. Ver 3,4-Metilenodióxi-N-metilanfetamina
Ectasia ductal, 108-109
Ectasia tubular renal, 655
Ectima, 392
Eculizumabe
  doença meningocócica e, 260
  para SHU, 717
Eczema. Ver Dermatite
Eczema asteatótico, 400
Eczema numular, 39
Edema, 544. Ver também Edema cerebral; Edema periférico; Edema pulmonar
  asma e, 1106
  DRGE e, 606
  GN e, 711
  insuficiência cardíaca e, 544
  LNH e, 944
  nefrite intersticial aguda e, 713
Edema cerebral, 375
  CAD e, 1043
  IHA e, 669
  intoxicação por chumbo e, 338
  TCE e, 369
Edema periférico
  má-absorção de monossacarídeos e, 643
  pH e, 594
Edema pulmonar, 518-519
  displasia broncopulmonar e, 510
  ecstasy e, 136
  insuficiência renal crônica e, 721
  LRA e, 719
  transtorno por uso de substância e, 131t
Edinburgh Postnatal Depression Scale (EPDS), 163t
EE. Ver Esofagite eosinofílica

EEG. Ver Eletrencefalografia
EEI. Ver Esfíncter esofágico inferior
EEM. Ver Exame do estado mental
Efeito pós-antibiótico, 1151
Eflornitina, 1022
Efusões quilosas, 643
EGA. Ver Estreptococo do grupo A
EGB. Ver Estreptococo do grupo B
EGD
  hérnia de hiato e, 612
  para sangramento GI, 636
EHH. Ver Estado hiperglicêmico hiperosmolar
EHI. Ver Encefalopatia hipóxico-isquêmica
EI. Ver Endocardite infecciosa
EIA. Ver Imunoensaio enzimático
Eixo da onda P, 544-545
Eixo hipotálamo-hipofisário
  amenorreia e, 113t
  síndrome da deleção do 22q11.2 e, 1090
Eixo hipotálamo-hipófise-gonadal, 1024
Eixo hipotálamo-hipófise-suprarrenal, 856
Eixo QRS, 545, 545t
  TF e, 570
EJ. Ver Encefalite japonesa
Elastase fecal, 641
Elastoma juvenil, 389
Eletrencefalografia (EEG), 732-733
  para AVCI, 755
  para epilepsia, 743
  para hiperglicemia não cetótica, 1060
  para TSC, 764
Eletrocardiografia (ECG)
  disfunção do nó sinusal, 595
  na avaliação pré-realização de esportes, 829
  pancreatite aguda e, 688
  para ALCAPA, 568
  para AP com SVI, 572
  para atresia tricúspide, 573
  para AVCI, 755
  para bloqueio AV de segundo grau, 602, 602f
  para bloqueio AV total, 603
  para coarctação da aorta, 563
  para defeito do septo atrial, 555
  para defeito do septo atrioventricular, 558
  para defeito do septo ventricular, 557
  para doenças cardiovasculares, 544-546, 545f, 545t, 546t
  para dor torácica, 591
  para ducto arterioso patente, 559
  para estenose aórtica valvar, 565
  para estenose da valva pulmonar, 561
  para estenose mitral congênita, 567
  para hipocalcemia, 1013

para HP, 594
para malformação de Ebstein, 562
para miocardiopatia dilatada, 586
para miocardiopatia hipertrófica, 587
para miocardiopatia restritiva, 588
para miocardite, 589
para pericardite, 585
para PVM, 566
para rejeição de transplante cardíaco, 592
para RVPAT, 577
para SCEH, 574
para síncope, 603, 604
para TF, 570
para TGA, 575
para *truncus arteriosus*, 579
para TSV, 597*f*, 597*t*, 598-599, 600*f*
Eletrocauterização
para granuloma piogênico, 401
para malformações vasculares, 631
para sangramento GI, 637
Eletrólitos (desequilíbrios), 695-704
afogamento e, 318
anorexia nervosa e, 149
bloqueio AV completo e, 603
BRUE e, 538
bulimia nervosa e, 154
CAD e, 1041
crise suprarrenal e, 1026
CVPs e, 596
diarreia crônica e, 632, 634
estado hiperglicêmico hiperosmolar e, 1043
estenose pilórica e, 613
IHA e, 669
insuficiência renal crônica e, 721
lesões relacionadas ao calor e, 316
LRA e, 719
nutrição e, 274*t*, 275*t*, 296, 296*t*
onda T e, 546
para corpos estranhos no esôfago, 612
para diarreia aguda, 631
para neonatos pré-termo, 32-33
para PAC, 523
rins e, 705
segmento ST e, 546
SHU e, 717
síndrome do intestino curto e, 619
síndrome dos vômitos cíclicos e, 638
taquicardia ventricular, 600
transtornos alimentares e, 73
trombose da veia renal e, 56
TSV e, 599
Eletromiografia (EMG), 734
para dermatomiosite, 871
para distúrbios musculares, 781
para fraqueza flácida aguda, 780

para lesões do plexo braquial, 861
para neuropatia periférica, 790
para queimações e ardências, 838
para síndrome do bebê flexível, 793
Eliptocitose hereditária (picnocitose infantil transitória), 886
Eltrombopague, 906
EM. *Ver* Esclerose múltipla; Entrevista motivacional
Embolia pulmonar, 517-518
choque obstrutivo e, 305
trombose da veia renal e, 716
Embriologia, dismorfologia e, 1085-1087
Embriotoxon, 655
EMDR. *Ver* Terapia de dessensibilização e reprocessamento do movimento ocular
Emergências. *Ver também* Cuidados intensivos
asma como, 1106, 1125
com lesões, 299-321
em odontologia, 459-461
fármacos para, 305, 306*t*
Emergências hipertensivas, 723-724
Êmese. *Ver também* Vômito
hipertireoidismo e, 1008
na intoxicação, 324, 331
EMG. *Ver* Eletromiografia
Emicizumabe, 912
Empiema, 523-524
abscesso hepático e, 685
EMT. *Ver* Estimulação magnética transcraniana
EN. *Ver* Enurese noturna
Enalapril, 53
Encaminhamento a ortodontista, 463
Encefalite
amebiana, 1313-1314
AVCI e, 756
granulomatosa crônica, 1313
por HSV, 196-198
por rubéola, 1217
por vírus do Nilo Ocidental, 1205-1209
vetores de insetos como causa de, 1205-1209
Encefalite de St. Louis, 1206*t*
Encefalite equina ocidental, 1208*t*
Encefalite equina oriental, 1207*t*
Encefalite equina venezuelana, 1208*t*
Encefalite japonesa (EJ), 266-267, 1206*t*, 1370
Encéfalo. *Ver também* Traumatismo craniencefálico
abscessos do, 775, 1166*t*
desenvolvimento do
ácidos graxos essenciais para, 271
anorexia nervosa e, 150

nas idades de 5 a 7 anos, 67
nicotina e, 135
erros inatos do metabolismo e, 1054
lesão no, medicina de reabilitação para, 854-858
tumores do, 938-942
classificação dos, 940
Encefalomielite disseminada/ desmielinizante aguda (ADEM), 776
AVCI e, 756
Encefalopatia
bilirrubínica aguda, 19-20
emergências hipertensivas e, 723
epiléptica, 743
erros inatos do metabolismo e, 1048-1049
hepática, IHA e, 668
hipertensiva, 564
hipóxico-isquêmica, 371-372
síndrome do bebê flexível e, 793
neonatal, 31
traumática crônica (ETC), 838
Encondroma, 822-823
Encoprese (incontinência intestinal), 69-70
doença de Hirschsprung e, 623
síncope vasovagal/neurocardiogênica e, 604
Endocardite
baqueteamento e, 544
estafilocócica, 1250, 1252
mordeduras de cães e, 320
tratamento, 1167*t*
Endocardite infecciosa (EI), 544, 583-584, 584*t*
coarctação da aorta e, 564
defeito do septo atrial e, 555
PVM e, 566
Endocardite infecciosa subaguda, 1245
Endometriose, 117*t*
Endoscopia durante o sono induzido por fármaco (DISE), 536
Enema baritado
para doença de Hirschsprung, 623
para intussuscepção, 620
para má rotação intestinal, 618
Enema de continência anterógrada (ECA), 863
Energia
erros inatos do metabolismo e, 1053-1055, 1054*t*
na medicina esportiva, 828
nutrição e, 269-270, 270*t*
nutrição parenteral para, 293-294
Enfisema, 672
ENLF. *Ver* Epilepsia noturna do lobo frontal
Ensaios de liberação de interferona gama (IGRAs), 218, 267, 1284

Entamoeba histolytica, 1310-1311. Ver também Amebíase
Entecavir, 665
Enterite bacteriana, 643
Enterite viral, 620
Enterobíase, 1314-1315
Enterobius vermicularis, 1314-1315
Enterococcus faecalis, 1245
Enterococcus faecium, 1245
Enterococos resistentes à ampicilina, 1245
Enterococos resistentes à vancomicina (VRE), 1171, 1245
Enterocolite
   colestase neonatal e, 654
   doença de Hirschsprung e, 624
   FPIES, 633
Enterocolite necrosante (ECN)
   em bebês pré-termo, 36-37
   RGE e, 47
   síndrome do intestino curto e, 618
Enteropatia do glúten. *Ver* Doença celíaca
Enteropatia perdedora de proteína, 641, 641*t*
Enteroplastia seriada transversa (STEP), 619
Enterovírus (EV), 52, 1177
   hepatite por, 667
   infecção neonatal, 1191
   infecções causadas por, 1189-1193
   trombocitopenia e, 908
Entorse, 846
Entorses do tornozelo, 851-853
Entrevista motivacional (EM)
   de adolescentes, 97, 101, 102*t*
   para obesidade, 290-291
Enurese (incontinência vesical), 68-69, 706
   medicamentos para, 171*t*
   síncope vasovagal/neurocardiogênica e, 604
Enurese monossintomática, 69
Enurese noturna (EN), 68-69
Envolvimento materno, 145
Enxaqueca, 750
   AVCI e, 756
   como um evento paroxístico não epiléptico, 744*t*
   complicações, 752
   esotropia e, 447
   síndrome de dor abdominal funcional e, 639
   síndrome dos vômitos cíclicos e, 638
   SWS e, 764
   tratamento, 752
Eosinofilia, 903
   asma e, 1114
   infecções parasitárias e, 1301-1302
   rinoconjuntivite alérgica e, 1127

Eosinófilos
   asma e, 1108
   nefrite intersticial aguda e, 713
EPDS. *Ver* Edinburgh Postnatal Depression Scale
Ependimomas, 939, 940
   subclassificação, 941
Epicondilite lateral, 844
Epidermólise bolhosa, 390
Epididimite, 1256, 1347*t*, 1353
Epifisiólise proximal do fêmur (EPF), 801*f*, 801-802
   nos esportes, 846
Epiglotite, 501-502
Epiglotite aguda, 1278-1280
Epilepsia, 739-749, 740*t*-742*t*
   cirurgia para, 746
   convulsões febris e, 747-749
   dependente de piridoxina, 1071-1072
   doença celíaca e, 642
   escolas e, 747
   manejo, 746-747
   noturna do lobo frontal, 73
   participação em esportes e, 833*t*
   primeiros socorros para, 745
Epinefrina
   neutrofilia e, 900
   para anafilaxia, 1140
   para choque distributivo, 305
   para crupe viral, 501
   para emergências, 306*t*
   para IC, 552*t*, 552-553
   para sangramento GI, 637
Epistaxe, 481-482, 635
Epoprostenol, 594
EPP. *Ver* Estenose pulmonar periférica
Equação de Heckman, 160
Equilíbrio ácido-base, 696, 696*f*
Equinocandinas, 1175
Equinocose, 1322-1323
Ergocalciferol
   para hipocalcemia, 1013
   para insuficiência renal crônica, 721
Eritema infeccioso, 1213-1214
Eritema marginado, 580, 580*t*
Eritema multiforme, 403-404, 1180*t*
Eritema tóxico, 386
Eritroblastopenia transitória da infância, 881
Eritroblastose fetal, 18
Eritrócitos (hemácias). *Ver também* Anemia
   concentrado de hemácias, 304
   DDG e, 1052
   LLA e, 932
   β-talassemia e, 889
Eritromicina, 14
   colite pseudomembranosa e, 627

   para conjuntivite, 49
   para febre reumática, 581
   para RGE, 47
Eritropoiese, 880
Erliquiose, 1180*t*
Erliquiose humana, 1220-1221
ERM. *Ver* Espectroscopia por ressonância magnética
Erros de refração, dos olhos, 406*f*, 406-407
Erros inatos do metabolismo (EIMs), 59, 1047-1073
   acidose metabólica e, 703
   aminoácidos e, 1055-1061, 1062*t*
   carboidratos e, 1051-1053
   carnitina e, 1065
   colesterol e, 1070-1071
   creatina e, 1072
   diagnóstico, 1047-1048
   distúrbios congênitos da glicosilação e, 1070
   distúrbios do metabolismo da purina e, 1065
   doenças de armazenamento lisossomal e, 1066, 1067*t*-1068*t*
   doenças peroxissomais e, 1069
   energia e, 1053-1055, 1054*t*
   miocardiopatia dilatada e, 586
   neurotransmissores e, 1071-1072
   oxidação de ácidos graxos e, 1064
   por colestase intra-hepática, 652, 653*t*-654*t*
   síndrome de Alagille e, 656
   triagem neonatal para, 1049-1051
   vômitos por, 637
Erupção cutânea e mucosite induzidas por micoplasma (MIRM), 428
Erupção ectópica, dos dentes, 455
Erupções cutâneas, por infecções virais, 1190-1191
Erupções cutâneas vermelhas, 1180*t*-1181*t*
Erupções papuloescamosas, 401*t*, 401-402
Escabiose, 396, 1347*t*, 1363
   dermatite atópica e, 1133
Escafocefalia, 757
Escala de coma de Glasgow (GCS), 307-308, 309*t*, 310-311
   para alteração dos estados de consciência, 737
   para lesão cerebral, 855, 857
   para TCE, 370
Escala de dor, 964, 965*f*, 965*t*, 966*f*
Escala de dor CRIES, 965*t*
Escala de dor de faces de Bieri, 965*f*, 965*t*
Escala de dor de Wong-Baker, 965*t*, 966*f*
Escala de dor FLACC, 965*t*, 967*f*
Escala de dor NIPS, 965*t*

Escala de dor PIPP, 965t
Escala de níveis de função cognitiva de Rancho Los Amigos (LCFS), 855
Escala numérica de dor, 965t
Escalas de avaliação Vanderbilt, 163t
Escarlatina, 1237-1238
Escarlatina estafilocócica, 1181t
Escherichia coli (*E. coli*)
 abscesso mamário por, 108
 descrição, 1265-1266
 pneumonia congênita por, 24
 sepse bacteriana por, 47
Escitalopram, 173t
Esclerodermia, 1046
Esclerose múltipla (EM), 432, 776-777
Escola
 nas idades de 5 a 7 anos, 67
 nas idades de 7 a 11 anos, 67
Escoliose, 530-531, 803-804, 804f
 exame físico do recém-nascido, 13
 síndrome de Marfan e, 807
 triagem de, em adolescentes, 99t
ESDM. *Ver* Early Start Denver Model
ESES. *Ver* Estado de mal epiléptico eletrencefalográfico do sono
Esferocitose, 878
Esferocitose hereditária, 18, 884-886
Esfíncter esofágico inferior (EEI), 609
Esfregaço de Papanicolaou, 111t, 112, 112t
Esmolol, 724
Esofagite
 dor torácica e, 591
 DRGE e, 606, 607f
 por *Candida*, 1232
 queimaduras cáusticas esofágicas e, 611
Esofagite de Barrett, 154
Esofagite de refluxo, 607
Esofagite eosinofílica (EE), 608f, 608-609
 acalasia esofágica e, 609
 DRGE e, 607
Esôfago. *Ver também* Refluxo gastresofágico; Doença do refluxo gastresofágico
 acalasia do, 609
 câncer de, 629-630
 distúrbios do, 606-612
 esofagite eosinofílica, 608f, 608-609
  acalasia esofágica e, 609
  corpo estranho no, 611f, 611-612
  DRGE e, 607
  vômito e, 637
Esofagograma baritado, 609
Esofagoscopia, 607
 para queimaduras cáusticas esofágicas, 610
Esotropia (olhos cruzados), 447-448, 448f

Espasticidade, 863-864
 ataxia de Friedreich e, 1096
 distúrbios do metabolismo da purina e, 1065
Especificidade, 1383-1384, 1384f
Específico, mensurável, alcançável, acionável, relevante e oportuno (SMAART), 5
Espectroscopia por ressonância magnética (ERM), 737
Espermicidas, 121t
Espinha bífida (mielodisplasia)
 anemia aplásica adquirida e, 877
 anemia de Fanconi e, 876
 aspectos ortopédicos, 811-812
 duplicações do trato GI e, 622
 escoliose e, 804
 herança multifatorial e, 1084t
 nefrolitíase e, 728
 participação em esportes e, 834t
Espiramicina, 50
Espironolactona
 para IC, 554
 SOP e, 1022
Esplenectomia, 920-921
 para esferocitose hereditária, 885-886
 para PTI, 906
Esplenomegalia, 544, 920, 921t
 anemia e, 878
 atresia biliar e, 657
 deficiência de G6PD e, 894
 deficiência de α_1-antitripsina e, 672
 doença da hemoglobina H e, 888
 endocardite infecciosa e, 583
 erros inatos do metabolismo e, 1048
 esferocitose hereditária e, 885
 HAV e, 663
 hepatite neonatal e, 649
 IHA e, 668
 β-talassemia e, 889
Espondilólise, 839-840
Espondilolistese, 840
Esporotricose, 1335
Esportes
 avaliação antes da realização de, 224, 831t
 concussões nos, 836-838, 837t
 exame físico para, 224, 830-831
 ferimentos na cabeça nos, 311, 313
 hipertensão e, 829
 infecções nos, 836
 lesões nos, 827
 morte súbita cardíaca em, 829
 nutrição e, 830
 prevenção de emergências odontológicas nos, 460

 recomendações para participação em, 831, 832t-834t
 SNC e, 829-830
Esqueleto. *Ver também* Fraturas; Baixa estatura
 de adolescentes, 103
 dor torácica e, 591
 erros inatos do metabolismo e, 1048
 exame físico do recém-nascido, 13
 HSRC e, 1026-1028
 puberdade precoce e, 1019
 síndrome de Marfan e, 1092
Esquemas, 62
Esquistossomose, 1323-1325
Esquizofrenia, 194
 ecstasy e, 136
 medicamentos para, 171t
 síndrome da deleção do 22q11.2 e, 1090
Estabilizadores de mastócitos, 1130
Estabilizadores do humor
 para TEPT, 181
 para transtorno bipolar, 187
Estado de mal asmático, 359-362
Estado de mal epiléptico, 747, 748t
 cuidados intensivos, 372-373
Estado de mal epiléptico eletrencefalográfico do sono (ESES), 744
Estado hiperglicêmico hiperosmolar (EHH), 1043
Estado minimamente consciente (MCS), 738
Estado vegetativo persistente (permanente) (EVP), 738, 974
Estados alterados de consciência (alteração do estado mental), 737-739, 738t
Estados de hipercoagulação, 917-918
Estados de trombofilia hereditários, 917-918
Estatinas, 590
Estatura alta, 1003-1004, 1004t
Esteatorreia, 689
Estenose anal, 625-626
Estenose aórtica, 564-565
 dor torácica e, 591
 participação em esportes e, 832t
 síndrome de Williams e, 1015
 valva aórtica bicúspide e, 567
Estenose aórtica subvalvular, 564-565
Estenose aórtica supravalvular, 564-565
Estenose aórtica valvular, 564-565
Estenose da valva pulmonar, 543, 560-561
 dor torácica e, 591
 síndrome de Alagille e, 655
Estenose da veia pulmonar
 hipertensão pulmonar e, 594
 RVPAT e, 577
Estenose duodenal, 616
Estenose intestinal, 617, 617t

Estenose mitral congênita, 566-567
Estenose pilórica, 613
   herança multifatorial e, 1083, 1084*t*
   obstrução intestinal e, 660
Estenose pulmonar periférica (EPP), 542*t*, 542-543, 562
Estenose pulmonar subvalvular, 561-562
Estenose pulmonar supravalvular, 562
Estenose pulmonar valvular, 543
Estenose subglótica, 500, 503-504
   displasia broncopulmonar e, 511
Esteroides. *Ver também* Corticosteroides; Glicocorticoides
   amenorreia e, 113*t*
   anabolizantes, 133*t*, 135
   ansiedade e, 172
   para bloqueio AV total, 603
   para colangite esclerosante primária, 684
   para fenômeno de Kasabach-Merritt, 908
   para hemangiomas, 388
   para LNH, 946
   para vitiligo, 404
Esteroidogênese, 1017*f*
   HSRC e, 1028
Estilo de vida, aconselhamento/modificação do
   para DHGNA, 672
   para dislipidemias, 590
   para DM2, 1040
   para IMC, 286
   para SOP, 1022
   para transtornos psiquiátricos, 161
Estimulação atrial transesofágica, 599
Estimulação externa do nervo trigêmeo (eTNS), 182
Estimulação magnética transcraniana (EMT), 179
Estimulador do nervo vago (ENV), 746
Estimulantes, para TDAH, 81-82, 182
Estomatite aftosa, 404, 483, 489
Estrabismo, 215, 409-410, 447
   anemia de Fanconi e, 876
   síndrome de Marfan e, 807
   traumatismo craniano abusivo e, 416
Estradiol, 1019
Estremecimento, 744*t*
Estreptococo do grupo A (EGA)
   achados clínicos, 1237-1238
   artrite reativa pós-estreptocócica, 1239-1240
   celulite por, 1238, 1240
   complicações, 1239
   diagnóstico diferencial, 1239
   em berçários neonatais, 1238
   escarlatina por, 1237-1238
   faringite bacteriana e, 484, 486
   febre reumática por, 580
   fissuras anais e, 625
   glomerulonefrite aguda causada por, 1239
   impetigo por, 1238
   infecções de orelha/nariz/garganta causadas por, 1237-1238
   infecções graves por, 1240
   penicilina para, 1239-1240
   PHS e, 916
   portadores de, 1241
   sinais e sintomas, 1237-1238
   TOC e, 179
   tratamento, 1239-1241
Estreptococo do grupo B (EGB), 16
   achados clínicos, 1242, 1244
   avaliações de risco, 1243*f*
   doença de início precoce, 1242, 1243*f*
   doença de início tardio, 1242
   doença perinatal, 1241
   exames laboratoriais, 1244
   febre reumática por, 580
   fraqueza flácida aguda por, 777
   PHS e, 916
   profilaxia antibiótica para, 1242*t*
   prognóstico, 1244
   sepse bacteriana por, 48
   tratamento, 1244, 1244*t*
Estreptomicina, 1173
Estresse
   diarreia crônica inespecífica e, 634
   doença periodontal e, 459
   fibromialgia e, 873
   galactorreia e, 109
   síncope vasovagal/neurocardiogênica e, 604
   síndrome de dor abdominal funcional e, 639
   síndrome dos vômitos cíclicos e, 638
   sonambulismo e, 75
   tóxico, 227
Estridor
   ALCAPA e, 568
   asma e, 1106
   dor torácica e, 591
Estrogênio
   ginecomastia e, 1024
   para síndrome de Turner, 1089
   puberdade tardia e, 1021
Estrongiloidíase, 1317-1318
Estudo de condução nervosa (ECN), 734
   para distúrbios musculares, 781
   para fraqueza flácida aguda, 780
   para neuropatia periférica, 790
   para síndrome do bebê flexível, 793
ETC. *Ver* Encefalopatia traumática crônica
$ETCO_2$. *Ver* Monitorização do gás carbônico expirado
ETEC. *Ver E. coli* enterotoxigênica
ETHF1, 1055
Etinilestradiol, 118
eTNS. *Ver* Estimulação externa do nervo trigêmeo
Etoposídeo
   para LMA, 935
   para neuroblastoma, 949
   para osteossarcoma, 952
   para sarcoma de Ewing, 952
EV. *Ver* Enterovírus
Eventos com aparente risco à vida (ALTEs), 537
   DRGE e, 606
Eventos graves de segurança (SSEs), 8
Eventos graves reportáveis, da NQF, 3
Eventos inexplicados breves e resolvidos (BRUEs), 537-539, 538*t*
Eventos paroxísticos não epilépticos, 743, 744*t*
EVP. *Ver* Estado vegetativo persistente (permanente)
Exacerbações pulmonares, 527
Exame do estado mental (EEM), 168, 169*t*
Exame extraoral, 452
Exame físico, 209-210
   de adolescentes, 95-96, 97*t*
   do trato respiratório, 492
   dos olhos, 407-410, 408*t*, 409*f*, 410*f*
   para abuso sexual, 203-204
   para amenorreia, 113*t*, 115
   para bulimia nervosa, 154
   para DDG, 587
   para DDS, 1018
   para distúrbios neurológicos, 732, 733*t*
   para doenças cardiovasculares, 541-544
   para duplicações do trato GI, 622
   para entorse de tornozelo, 852
   para epifisiólise proximal do fêmur, 801
   para esportes, 224, 830-831
   para hemangiomas intestinais, 631
   para lesões traumáticas, 309-311
   para obesidade, 288, 290
   para recém-nascidos, 11-13
   para RGE, 607
   para rins e trato urinário, 705
   para sangramento GI, 635
   para síncope, 603, 604
   para síndrome de dor abdominal funcional, 639
   para transtornos alimentares, 72
Exame neurológico, 732, 733*t*
Exame pélvico, 111*t*, 111-112, 112*t*
   na lesão traumática, 310

para amenorreia, 115
para contracepção, 122
Exantema polimorfo, 582
Exantema súbito. *Ver* Roséola da infância
Exaustão por calor, 316
Excreção, intoxicação e, 323
aumento da, 324
Exotropia, 448-449, 449f
Expansão de trinucleotídeos, 1084
Expansão magnética, 804
Experiências adversas na infância (ACEs), 207, 227
Exposição a mídias, 222f, 222-223
Expressividade, 1080, 1081f
Exsanguinotransfusão, 21
Exsudatos, 532
esofagite eosinofílica e, 608
pólipos juvenis e, 629f

F

Face
exame físico, 12
traumatismo na, 459-461
Fácies de choro assimétrica, 789
FACs. *Ver* Fármacos anticonvulsivantes
FAEs. *Ver* Fármacos antiepilépticos
Falência de múltiplos órgãos
ecstasy e, 136
úlceras gástricas e, 614
Falha em prosperar. *Ver* Deficiência de crescimento
FANs. *Ver* Fatores antinucleares
Fantasia
nas idades de 2 a 4 anos, 67
nas idades de 5 a 7 anos, 67
Faringite, 484-487, 485f, 486t, 1183
adenovírus e, 426
Faringite bacteriana, 483-487, 486t
Faringite febril aguda, 1190
Faringite viral, 484
Farmacogenômica, 1080
Fármacos anticonvulsivantes (FACs), 745-746
contraceptivos orais combinados e, 747
convulsões febris, 748
Fármacos antiepilépticos, 1142
Fármacos modificadores da doença, para AIJ, 867
Fascite plantar, 853
Fator de crescimento de fibroblastos 23 (FGF23), 1013
Fator de crescimento endotelial vascular (VEGF), 39
Fator de crescimento semelhante à insulina (IGF)
osteoporose e, 150
rabdomiossarcoma e, 954

Fator de crescimento semelhante à insulina 1 (IGF-1)
deficiência de GH e, 998
estatura alta e, 1004
Fator de crescimento transformador β (TGF-β)
síndrome de Loeys-Dietz e, 568, 1091
síndrome de Marfan e, 1091
Fator de necrose tumoral α (TNF-α), 646
Fator de von Willebrand (FVW), 913-914
disfunção plaquetária e, 908
para uremia, 916
Fator estimulador de colônias de granulócitos (G-CSF), 899-900
Fator estimulador de colônias de granulócitos e macrófagos (GM-CSF), neuroblastoma e, 949
Fator recombinante VIIa
para disfunção plaquetária, 909
para IHA, 669
Fator reumatoide (FR), 865
Fatores antinucleares (FANs), 709
para LES, 868, 870
FC. *Ver* Fibrose cística
Febre, 227-228, 228t
AIJ e, 865
colelitíase e, 680
colite pseudomembranosa e, 627
DII e, 644
doença de Hirschsprung e, 623
DRGE e, 607
eritroblastopenia transitória da infância e, 881
esferocitose hereditária e, 885
HAV e, 663
LES e, 870
linfocitose e, 903
LLA e, 932
LMA e, 936
nefrite intersticial aguda e, 713
neutropenia e, 899
no viajante, 1376, 1377t
pancreatite crônica e, 689
participação em esportes e, 833t
peritonite e, 628
qualidade do pulso arterial e, 543
terapia antimicrobiana para, 1164t
tireoidite e, 1007
Febre amarela, 267-268, 1371
Febre do carrapato do Colorado, 1208t, 1212
Febre escarlatina estreptocócica, 1182t
Febre familiar do Mediterrâneo, 483
Febre faringoconjuntival, 484, 1183
Febre maculosa das Montanhas Rochosas, 1181t, 1221-1222
Febre paratifoide, 1270-1271

Febre periódica, estomatite aftosa, faringite e adenopatia cervical (PFAPA), 483
amigdalectomia para, 489
Febre Q, 667, 122, 125
Febre recidivante transmitida por carrapatos, 1296
Febre recidivante transmitida por piolhos, 1296
Febre recorrente, 1295-1296
Febre reumática, 579-581, 580t
artrite da, 867
LES e, 870
recorrências de EGA, 1240
Febre tifoide, 1270-1271
imunização para, 265-266, 1370-1371
FEES. *Ver* Avaliação endoscópica da deglutição por fibra óptica
FEF_{25-75}. *Ver* Fluxo expiratório forçado no meio da capacidade vital
FEIBA. *Ver* Agente de desvio do inibidor do fator oito
Feijão fava, 894
FEMA. *Ver* Análise de modos e efeitos de falha
Fenciclidina, 133t
Fenda labial (FL), 491, 1097-1098, 1098t
herança multifatorial e, 1084t
Fenda laríngea, 500
Fenda palatina (FP), 491, 1097-1098, 1098t
exame físico do recém-nascido, 13
herança multifatorial e, 1084t
síndrome da deleção do 22q11.2 e, 1090
Fenilcetonúria, 1056-1058
Fenilefrina, 410
Fenitoína, 83
Fenobarbital, 378
anemias megaloblásticas e, 883
para cólicas, 71
para crises convulsivas, 57
para epilepsia, 744
Fenômeno de Raynaud, 873
LES e, 870
Fenômeno do pôr do sol, 759
Fenômeno Kasabach-Merritt, 908
Fenotiazinas
ginecomastia e, 110t
para vômitos, 638
Fenótipo, 1080
Feocromocitoma
ansiedade e, 172
da medula suprarrenal, 1030-1031
hipertensão e, 590, 723
Ferramentas de gatilho, 8
Ferro
DII e, 644
doença de Crohn e, 645

em fórmulas para lactentes, 221
insuficiência renal crônica e, 721
intoxicação por, 337
necessidades nutricionais, 273, 275t
Ferro elementar, 218
Fertilização *in vitro*, 1103
Fexofenadina, 1130
FGF23. *Ver* Fator de crescimento de fibroblastos 23
Fibra, 273
Fibrilação atrial
contraceptivos orais combinados e, 122t
digitálicos e, 332
TSV e, 598
Fibroadenoma, 107t, 107-108
Fibroma não ossificante, 823
Fibromialgia, 873-874
Fibrose cística (FC), 493, 526-528, 690, 691t-692t, 1093
C. difficile e, 626
chILD e, 513
colangite esclerosante primária e, 683
colestase neonatal e, 653t
diarreia crônica e, 634
DRGE e, 606
pancreatite crônica e, 689
síndrome de Alagille e, 656
síndromes de má-absorção e, 641
Fibrose pulmonar
pneumonite de hipersensibilidade e, 514
terapias contra o câncer e, 962
Fígado. *Ver também* Doença hepática crônica
abscesso do, 1167t
doença do, 648-687
anemia hemolítica adquirida não imune e, 897
distúrbios hemorrágicos adquiridos e, 915
sangramento GI e, 635
erros inatos do metabolismo e, 1054
esportes e, 830
exame físico do recém-nascido, 13
fibrose cística e, 690, 691t-692t
histiocitose de células de Langerhans, 958
linfocitose e, 903
neuroblastoma e, 947
tumores do, 685-686, 956t, 956-957
FIN. *Ver* Força inspiratória negativa
FISH. *Ver* Hibridização fluorescente *in situ*
FISH em interfase, 1074
Fisostigmina, 329
Fissuras anais, 625
sangramento GI e, 635
Fístula broncopleural, 685

Fístula traqueoesofágica
DRGE e, 606
em recém-nascidos, 43-44
pneumonia por aspiração e, 516
Flavivírus, 1205, 1206t-1207t
Flecainida, 599
Fluconazol, para sepse fúngica, 49
Fludrocortisona
crise suprarrenal e, 1026
para HSRC, 1028
para síncope vasovagal/ neurocardiogênica, 604
Fluidos, 695-704, 697t, 698t. *Ver também* Desidratação
crise suprarrenal e, 1026
em cuidados intensivos, 374-375
hidratação oral, 699-700, 700t
na medicina esportiva, 828
na nutrição parenteral, 297-298
pancreatite aguda e, 688
para choque cardiogênico, 305
para dermatite atópica, 1135
para diarreia aguda, 631
para miosite aguda benigna da infância, 786
para neonatos pré-termo, 32-33
com enterocolite necrosante, 37
para SARA, 358-359
FluLaval, 253
FluMist, 253
Flunisolida, 117
Flunitrazepam, 35
Fluoreto
na pasta de dente, 457
necessidades nutricionais, 273, 276t
para cárie dentária, 457-458
Fluoreto de diamina de prata, 458
Fluoroquinolonas
descrição, 1174
dosagem, 1156t-1157t
para OE, 465
para OMA, 469
Fluoxetina, 173t
intoxicação por, 343
para bulimia nervosa, 154
Flutamida, 110t
Fluticasona, 1121
para bronquiolite obliterante, 515
Flutter atrial
digitálicos e, 332
TSV e, 597, 597f
Fluxo expiratório forçado no meio da capacidade vital (FEF$_{25-75}$), 493
Fluxo sanguíneo pulmonar
AP com defeito do septo ventricular e, 571

atresia tricúspide e, 573
cateterismo cardíaco e, 550
doenças cardiovasculares e, 541, 542t
malformação de Ebstein e, 562
RVPAT e, 577
SCEH e, 574
truncus arteriosus e, 578
Fluzone, 253
Fobia da febre, 228
Fobias específicas, 175-176
FODMAPs. *Ver* Oligodimonossacarídeos e polióis fermentáveis
Foliculite, 392-393
Fomepizol, 703
Fonofobia, 638
Forame de Morgagni, 615
Forame oval. *Ver também* Forame oval patente
cor triatriatum e, 567
veia cava inferior e, 551
Forame oval patente (FOP)
AP com SVI e, 572
atresia tricúspide e, 573
estenose da valva pulmonar e, 560
RVPAT e, 577
TGA e, 575
Força inspiratória negativa (FIN), 780
Fórmula de Bazett, 546
Fórmulas infantis, 14-15
aditivos nas, 285
nutrição pelas, 284-285, 285t
para cólicas, 71
para neonatos pré-termo, 33
proteína de soja, 284
suplementação de ferro nas, 221
Fórmulas infantis especiais, 285
para colestase neonatal, 654
para hepatite neonatal idiopática, 655
Fórmulas infantis elementares, 284
Fórmulas infantis semielementares, 284
Fosfato de cloroquina, 1374t
Fosfato de polirribosilribitol (PRP), 248
Fosfenitoína, 75
Fosfoglicomutase 3 (PGM3), 993t
Fosfomicina, 1174
Fosforilase de nucleosídeo de purina (PNP), 981
Fosforilase-cinase, 1051, 1052
Fósforo. *Ver também* Hiperfosfatemia; Hipofosfasia
distúrbios metabólicos do, 1010-1016
insuficiência renal crônica e, 721
necessidades nutricionais, 274t, 275t, 296
reabsorção tubular de, 708
rins e, 705

Fotofobia, 405
  hipocalcemia e, 1013
  síndrome dos vômitos cíclicos e, 638
Fototerapia
  para hiperbilirrubinemia indireta, 21
  para psoríase, 402
FPIES. *Ver* Síndrome de enterocolite induzida por proteína alimentar
FR. *Ver* Fator reumatoide
Francisella tularensis, 1275
Fraqueza flácida, 777-780, 778*t*-779*t*
Fraturas
  atresia biliar e, 657
  da clavícula, em esportes, 840-841
  da mão, 845
  do alvéolo, 460
  do boxeador, 845
  do colo do fêmur, 848
  do crânio
    em recém-nascidos, 12
    por traumatismo craniano, 311, 313
  do úmero, nos esportes, 841
  doença celíaca e, 642
  em galho verde, 815
  em tórus, 185
  epifisárias, 814-815
  exame físico de lesão traumática, 310
  por abuso infantil, 205
  por avulsão do quadril, 845
  síndrome de Alagille e, 656
  supracondilares, 816, 816*f*
  β-talassemia e, 889
Freio lingual, 452-453, 453*f*
Frequência cardíaca. *Ver também* Arritmias
  distúrbios da, 595-603
  no ECG, 544
  síncope e, 603
Frequência cardíaca em repouso, 543, 543*t*
Frutose
  intolerância hereditária à frutose, 1053
  síndrome de dor abdominal funcional e, 639
FSH. *Ver* Hormônio folículo-estimulante
Fumo. *Ver* Tabaco
Fumo passivo. *Ver* Tabagismo passivo
Função executiva
  desenvolvimento infantil da, 65
  metanfetamina e, 1103
  transtorno do espectro alcoólico fetal e, 90
Fundoplicatura de Nissen, 607
Furoato de fluticasona, 118
Furosemida
  para emergências hipertensivas, 724
  para hipercalcemia, 1015
  para hipertensão, 724*t*

  para IC, 554
  para LRA, 719
FVW. *Ver* Fator de von Willebrand
FXTAS. *Ver* Síndrome de tremor-ataxia associada ao X frágil

G

G6DP. *Ver* Glicose-6-fosfato-desidrogenase
GA. *Ver* Gasometria arterial
GABA. *Ver* Ácido γ-aminobutírico
Galactase, 643
Galactorreia, 108-109, 109*t*
  amenorreia e, 113
  antipsicóticos e, 193
Galactose, 272
  para distúrbios congênitos da glicosilação, 1070
Galactosemia, 652, 653*t*, 1052
  puberdade tardia e, 1020
GAMA. *Ver* Guanidinoacetato-metiltransferase
γ-Butirolactona (GBL), 334-335
γ-Glutamil-transpeptidase (GGT), 649
  atresia biliar e, 657
  colangite esclerosante primária e, 683
  colelitíase e, 680
  colestase intra-hepática familiar e, 657
  colestase neonatal e, 652
  deficiência de $α_1$-antitripsina e, 672
  DHGNA e, 671
  síndrome de Alagille e, 655
γ-Hidroxibutirato (GHB), 334-335
  efeitos, 133*t*
Gânglio, 826
Ganglioneuroma, 634
Gangrena
  de hérnia inguinal, 620
  gasosa, 1262-1263
Garantia de qualidade/melhora da qualidade
  em ortopedia, 826
  em terapia intensiva, 383
  estratégias e modelos para, 4
  para cardiopatia congênita, 579
  para reabilitação, 864
  para recém-nascidos, 59-60
  para rins, 731
Garganta, 483-489
Gasometria arterial (GA)
  para asma, 360
  para doenças cardiovasculares, 549
  para queimaduras térmicas, 314
  valores normais na, 495*t*
Gasto energético em repouso (GER), 375, 376*t*
Gastrenterite
  apendicite aguda e, 622

  convulsões febris e, 748
  pancreatite aguda e, 688
  por *E. coli*, 1265-1266
  por *Salmonella*, 1268-1270
  vômitos por, 637
Gastrinoma, 634
Gastrite, 591
  dor abdominal e, 688
Gastrosquise, 45-46
  colestase neonatal e, 652
GBH. *Ver* γ-Hidroxibutirato
GBL. *Ver* γ-Butirolactona
GCS. *Ver* Escala de coma de Glasgow
G-CSF. *Ver* Fator estimulador de colônias de granulócitos
Gêmeos dizigóticos (fraternos), 28
Gêmeos monozigóticos (idênticos), 28
Genética molecular, 1077-1078
Gengivite
  distúrbios funcionais dos neutrófilos e, 902
  neutropenia e, 899
Gengivoestomatite, 1194, 1196
Genitália, exame físico do recém-nascido, 13
Genitália externa, 1016
Genótipo, 1080
Gentamicina, para endocardite infecciosa, 584
GER. *Ver* Gasto energético em repouso
Germinoma, 1004
GGT. *Ver* γ-Glutamil-transpeptidase
GH. *Ver* Hormônio do crescimento
GHD. *Ver* Deficiência de hormônio do crescimento
Giardia duodenalis, 1311
Giardíase, 1311-1312
GIG. *Ver* Grande para a idade gestacional
Ginecomastia, 109-110, 1024
  antipsicóticos e, 193
Glândula paratireoide, 1015
Glândula suprarrenal
  adrenarca prematura benigna, 1020
  tumores da, SOP e, 1022
Glândulas salivares
  caxumba e, 1218
  distúrbios de, 490-491
Glaucoma, 430-431
  SWS e, 765
Glaucoma congênito, 765
Glecaprevir (GLE), 667
Glicina, 1060
Glicocorticoides
  córtex suprarrenal e, 1025
  hiperfunção adrenocortical e, 1029
  insuficiência suprarrenal e, 1026
  para crupe viral, 501

para displasia broncopulmonar, 511
para doenças não endócrinas, 1030, 1030t, 1031t
para hipercalcemia, 1015
para síndrome de Williams, 1015
Gliconato de cálcio
para intoxicação por agentes cáusticos, 331
para tetania, 1013
Glicopirrolato, 595
Glicose. *Ver também* Hiperglicemia; Hipoglicemia
anemia de Fanconi e, 876
hiperfunção adrenocortical e, 1029
hipernatremia e, 701
insuficiência suprarrenal e, 1025
má-absorção de monossacarídeos e, 643
monitoramento
para DM1, 1036-1037
para DM2, 1040
para emergências, 306t
SOP e, 1022
Glicose-6-fosfato-desidrogenase (G6DP), 20t, 21
anemia e, 878
DDG e, 1051
deficiência, 18
metemoglobinemia adquirida e, 898
deficiência de, 893-894, 894t
distúrbios funcionais dos neutrófilos e, 902
α-talassemia, 888
Glicosídeos, 332-333
Glicosúria
doença de Wilson e, 674
má-absorção de monossacarídeos e, 643
Glicuronil-transferase. *Ver* Uridina difosfato-glicuroniltransferase
Glioma, 941
Global Strategy for Asthma Management and Prevention, 1105
Globulina antitimócito, 593, 877
Globulina ligadora de hormônios sexuais (SHBG), 116
Globulina ligadora de tiroxina (TBG), 1005
distúrbios congênitos da glicosilação e, 1070
Glomerulonefrite (GN)
GNA, 711-712
LRA e, 717
GNMP, 712
HBV e, 665
HCV e, 666
LRA e, 718
Glomerulonefrite aguda (GNA), 711-712, 1239
LRA e, 717

Glomerulonefrite membranoproliferativa (GNMP), 712
HCV e, 674
Glomerulonefrite pós-estreptocócica, 1239
Glomerulosclerose segmentar focal (GSSF), 714-715
Glossite migratória benigna (língua geográfica), 490
Glossoptose, 491
Glote, vômitos e, 637
Glutationa, 1106
GM-CSF. *Ver* Fator estimulador de colônias de granulócitos e macrófagos
GN. *Ver* Glomerulonefrite
GNA. *Ver* Glomerulonefrite aguda
GNMP. *Ver* Glomerulonefrite membranoproliferativa
GnRH. *Ver* Hormônio liberador de gonadotrofina
GoLYTELY, 324
Gônadas. *Ver* Ovários; Testículos
Gonadotrofina coriônica humana (hCG), 110, 111, 1019t, 1022, 1023
criptorquidia e, 1024
Gonorreia faríngea, 1256
GPA. *Ver* Granulomatose com poliangeíte
Grande para a idade gestacional (GIG), 11
policitemia e, 55
Granisetrona, 637
Granulócitos, 928
Granuloma anular, 401
Granuloma das piscinas, 1287
Granuloma inguinal, 1356t, 1360
Granuloma piogênico, 401
Granulomatose com poliangeíte (GPA), 872
Granulomatose de Wegener, 872
Gravidez
anticonvulsivantes na, 103
dismenorreia e, 117t
em adolescentes, 93, 127-129, 129t
maconha e, 135
epilepsia e, 747
HBIG e, 652
rubéola na, 1217
TAFN e, 906
α-talassemia na, 888
Gravidez ectópica, 129
Grelina, 145
Griseofulvina, 394
Grupo sanguíneo ABO, 17
para esferocitose hereditária, 885
transfusões e, 923
Guanfacina
para síndrome do X frágil, 89
para TDAH, 81, 182
para TEPT, 181

Guanidinoacetato-metiltransferase (GAMT), 1072

H

H. pylori. *Ver* Helicobacter pylori
Haemophilus influenzae tipo B (Hib)
esferocitose hereditária e, 885
febre e, 228
imunização para, 231, 248-250, 1368
HAI. *Ver* Hepatite autoimune
Halitose, 490
Haloperidol
ginecomastia e, 110t
para intoxicação por anfetaminas, 327
para vômitos, 638
Hálux valgo (joanetes), 798
Hamartomas da retina, 764
HAP. *Ver* Hipertensão arterial pulmonar
HAPI. *Ver* Hipertensão arterial pulmonar idiopática
Harm Reduction Coalition, 138
HAV. *Ver* Vírus da hepatite A
Havrix, 258
HBcAb. *Ver* Anticorpo do *core* da hepatite B
HBIG. *Ver* Imunoglobulina contra hepatite B
HBPM. *Ver* Heparina de baixo peso molecular
HBsAg. *Ver* Antígeno de superfície da hepatite B
HBV. *Ver* Vírus da hepatite B
HC. *Ver* Hemograma completo
hCG. *Ver* Gonadotrofina coriônica humana
HCL. *Ver* Histiocitose de células de Langerhans
HCoVs. *Ver* Coronavírus humanos
HCV. *Ver* Vírus da hepatite C
HDC. *Ver* Hérnia diafragmática congênita
HDCV. *Ver* Vacina de células diploides humanas
HDL. *Ver* Lipoproteína de alta densidade
HDV. *Ver* Vírus da hepatite D
HealthySteps, 159, 225
Helicobacter pylori (*H. pylori*), 614-615
dor abdominal e, 639
Helisav-B, 243
Hemangioblastoma, 765
Hemangioma, 388
de órbita, 445, 445f
do intestino, 630-631
sangramento GI e, 635
tumores hepáticos e, 686
Hemangiomas aracneiformes, 668
Hemangiomas subglóticos, 500
Hematêmese
bulimia nervosa e, 154

sangramento GI e, 636t
síndrome dos vômitos cíclicos e, 638
Hematócrito, 14
 anemia e, 37
 insuficiência renal crônica e, 721
Hematologia. *Ver também* Anemia; Distúrbios hemorrágicos; Transfusão
 distúrbios de, 875-930
 valores normais na, 875
Hematoma auricular, 474
Hematoma do músculo esternocleidomastóideo, 488
Hematoquezia
 pancreatite aguda e, 688
 sangramento GI e, 635, 636t
Hematúria, 711
 CIVD e, 914
 DRPAD e, 710
 endocardite infecciosa e, 584
 síndrome de Alagille e, 656
 síndrome de Alport e, 713
 trombose da veia renal e, 716
 urinálise para, 706-707, 707f
Hemi-hiperplasia, 1095
Hemocromatose neonatal, 653t
Hemodiálise
 para envenenamento/intoxicação, 324
 para GNA, 712
 para HBV, 665
 para IHA, 669
 para insuficiência renal, 56
 para insuficiência renal crônica, 721
 para intoxicação por ferro, 337
Hemofilia
 A (deficiência de fator VII), 909, 912, 1095
 B (deficiência de fator IX), 912
 C (deficiência de fator XI), 912-913
 participação em esportes e, 833t
Hemoglobina A
 diabetes melito e, 1034
 DM2 e, 1041
 β-talassemia e, 889
Hemoglobina C
 distúrbios de, 892-893
 doença falciforme e, 891
Hemoglobina E
 distúrbios do, 893
 β-talassemia e, 889
Hemoglobina F, 891
Hemoglobina M, 897
Hemoglobina S, doença falciforme e, 891
Hemoglobinemia, 895
Hemoglobinúria
 AHAI e, 896
 deficiência de G6PD e, 894
 SHU e, 717

Hemograma completo (HC)
 para anemia, 878
 para anorexia nervosa, 148
 para artrite idiopática juvenil, 867
 para eritroblastopenia transitória da infância, 881
 para imunodeficiência, 977
 para linfoma de Hodgkin, 943
 para LLA, 932, 933
 para LNH, 946
 para queimaduras térmicas, 314
 para sangramento GI, 635
 para síndrome de dor abdominal funcional, 639
 para transtornos alimentares, 73
Hemólise, 18
 AHAI e, 895, 897
 anemia de Diamond-Blackfan e, 880
 anemia e, 879
 deficiência de G6PD e, 894
 doença de Wilson e, 674
 doença falciforme e, 891
 eliptocitose hereditária e, 886
 esferocitose hereditária e, 885
Hemoptise, sequestro pulmonar e, 508
Hemorragia intracraniana
 em recém-nascidos, 58
 hemofilia A e, 909
 hepatite neonatal e, 649
 síndrome de Alagille e, 656
Hemorragia intraventricular, 38f, 38-39
Hemorragia periventricular-intraventricular, 38f, 38-39
Hemorragia subaracnóidea, 58
Hemorragia subdural, 58
Hemorragias subgaleais, 12
Hemorroidas, 635
Hemotórax, 307, 532
Heparina. *Ver também* Heparina de baixo peso molecular
 para AHAI, 896
 para CIVD, 915
 para trombose da veia renal, 716
Heparina de baixo peso molecular (HBPM)
 para AVCI, 756
 para CIVD, 915
 para TEV, 919
Hepatite. *Ver também* tipos específicos
 dor abdominal e, 688
 eosinofilia e, 903
Hepatite autoimune (HAI), 669-670
 colangite esclerosante primária e, 683
 DM1 e, 1046
 doença de Wilson e, 674
 HAV e, 664

 HBV e, 665
 IHA e, 668
Hepatite bacteriana neonatal, 652
Hepatite neonatal, 648-650, 650t
 colestase intra-hepática e, 648
Hepatite neonatal idiopática (colestase neonatal transitória), 655
Hepatoblastoma, 685, 956t
Hepatoesplenomegalia
 anemia aplásica adquirida e, 877
 doença de Graves neonatal e, 1009
 DRGE e, 607
 eritroblastopenia transitória da infância e, 881
 linfocitose e, 903
 LLA e, 932
 LMMJ e, 938
Hepatomegalia, 308, 544
 atresia biliar e, 657
 endocardite infecciosa e, 583
 erros inatos do metabolismo e, 1048
 galactosemia clássica e, 1052
 HAV e, 663
 HBV e, 665
 hepatite neonatal e, 649
 hipertensão pulmonar e, 594
 IHA e, 668
 miocardiopatia dilatada e, 586
 pericardite e, 585
 síndrome de Alagille e, 655
Herança autossômica dominante, 1081, 1081f
Herança autossômica recessiva, 1081, 1082f
 distúrbios de, 1093-1095
Herança ligada ao X, 1082
 distúrbios de, 1095
Herança ligada ao Y, 1082
Herança mendeliana, 1080-1082, 1081f-1083f
 distúrbios de, 1091-1095
Herança mitocondrial, 1085
Herança multifatorial, 1082-1083, 1084t
 distúrbios de, 1097-1099
Herança não mendeliana, 1083-1085
 distúrbios de, 1095-1097
Herança poligênica, 1082-1083, 1084t
Heredograma, 1085
Hérnia de disco, 840
Hérnia de hiato (HH), 612-613
 dor torácica e, 591
 DRGE e, 606
Hérnia diafragmática
 em recém-nascidos, 46
 hiperinsuflação lobar congênita e, 508
 MCVAP e, 510

Hérnia diafragmática congênita (HDC), 615-616
Hérnia inguinal, 620-621
Hérnia paraesofágica, 612-613
Hérnia umbilical, 621
Heroína, 134
Herpangina, 484, 1190
Herpes-vírus humano tipo 6 (HHV-6)
    descrição, 1199-1200
    hepatite neonatal e, 649
    hepatite por, 667
Herpes-vírus humano tipo 7 (HHV-7), convulsões febris e, 748
Herpes-vírus simples (HSV), 51-52
    achados clínicos, 1194-1195, 1356
    antivirais para, 1195-1196
    ceratite viral e, 434
    ceratoconjuntivite por, 1194, 1196
    conjuntivite viral por, 426
    considerações gerais, 1356
    da pele, 394-395
    do cérebro, 774
    em TORCH, 432
    encefalite por, 1194-1196
    estomatite e, 483
    gengivoestomatite por, 1194, 1196
    hepatite neonatal e, 650t
    hepatite por, 667
    HSV-1, 1193-1194
    HSV-2, 1193-1194
    infecções cutâneas por, 1194, 1196
    infecções mucocutâneas por, 1194, 1196
    infecções neonatais, 1195-1197
    infecções por, 1193-1197
    na odontologia, 461
    oftalmia neonatal e, 424f, 425, 425t
    pneumonia e, 48
    sinais e sintomas, 1356
    tratamento, 1195-1197, 1357
    trombocitopenia e, 908
    uretrite por, 1194
    uveíte posterior e, 432-433
    vulvovaginite por, 1194
Herpes-zóster
    complicações, 1198
    descrição, 1197-1199
    galactorreia e, 109
    sinais e sintomas, 1197
    tratamento, 1198-1199
Herpes-zóster oftálmico (HZO), 434
Heterocromia, 430
Heterodissomia, 1077
Heterogeneidade alélica, 1081
Heterogeneidade de *locus*, 1081
Heterogeneidade fenotípica (heterogeneidade clínica), 1081

Heterogeneidade genética, 1080-1081
Heteroplasmia, 1085
Heterossexismo, 105
Heterozigosidade, 1081
Heterozigosidade composta, 1081
HEV. *Ver* Vírus da hepatite E
HFA. *Ver* Hidrofluoralcano
HH. *Ver* Hérnia de hiato
HHV-6. *Ver* Herpes-vírus humano tipo 6
HHV-7. *Ver* Herpes-vírus humano tipo 7
Hib. *Ver* *Haemophilus influenzae* tipo B
Hibridização fluorescente *in situ* (FISH), 1074
    interfase, 1074
    para amostragem de vilosidades coriônicas, 1104
    para diagnóstico genético pré-implantação, 1104
    para microdeleção e microduplicação, 1077
    para síndrome de DiGeorge, 983
Hibridização genômica comparativa por microarranjo (aCGH), 1074-1075
Hidralazina
    para emergências hipertensivas, 724
    para hipertensão, 724t
Hidrocarbonetos
    herança multifatorial e, 1084t
    intoxicação por, 335
Hidrocefalia
    acondroplasia e, 1092
    craniossinostose e, 1093
    hiperglicemia não cetótica e, 1060
    macrocefalia e, 759-760
    malformação de Chiari e, 762
    malformação de Dandy-Walker e, 762
    tumores cerebrais e, 939
Hidroclorotiazida, 728
Hidrocodona, 965
Hidrocortisona, 36
Hidrofluoralcano (HFA), 118, 1124
Hidronefrose, 56
    exame físico do recém-nascido, 13
    uropatia obstrutiva e, 710
3-Hidroxiacil-CoA-desidrogenase de cadeia longa (LCHAD), 1064
Hidroxicloroquina, para LES, 870
Hidroxicobalamina, 1060
17-Hidroxiprogesterona
    DDSs e, 1018
    HSRC e, 1027, 1028
    puberdade precoce e, 1019
Hidroxiureia
    para doença falciforme, 892
    para LMC, 938
Hidroxizina, 1130

HIES. *Ver* Síndrome de hiper-IgE
Hifema, 415f, 415-416
Higiene bucal, 457
    para doença periodontal, 458
Higiene do sono, 76
HII. *Ver* Hipertensão intracraniana idiopática
Himenolepíase, 1322
Hiperaldosteronismo
    hipertensão e, 722
    primário, 1029
Hiperamonemia
    ciclo da ureia e, 1056
    erros inatos do metabolismo e, 1049
    hiperglicemia cetótica e, 1061
    IHA e, 669
Hiperandrogenemia
    amenorreia e, 113
    SOP e, 115
Hiperandrogenismo, 1022
Hiperatividade simpática paroxística (HSP), 856
Hiperbilirrubinemia
    avaliação, 20t, 20-21
    bebês de mães diabéticas e, 11
    conjugada, 655
    conjugada não colestática, 661-662
    eliptocitose hereditária e, 886
    hipotireoidismo e, 1006
    icterícia do leite materno e, 660
    indireta, 21
    induzida por fármacos, 661
    patológica não conjugada, 17-19, 18t
    policitemia e, 55
Hipercalcemia, 1014t, 1014-1015
    lesão da medula espinal e, 860
Hipercalcemia benigna familiar (hipercalcemia hipocalciúrica familiar), 1015
Hipercalcemia de imobilização, 1015-1016
Hipercalciúria
    hematúria e, 711
    nefrolitíase e, 728
Hipercapnia, 495
    acidose respiratória e, 704
    displasia broncopulmonar e, 511
Hipercifose, 805
Hipercolesterolemia, 218
    síndrome de Alagille e, 655
Hiperdontia, 454
Hiperesplenismo
    anemia e, 878
    neutropenia e, 899
Hiperfenilalaninemias, 1056-1058
Hiperfosfatemia
    insuficiência renal crônica e, 721

LRA e, 719
síndrome de lise tumoral e, 933-934, 945
Hiperfunção adrenocortical, 1028-1029
Hipergamaglobulinemia, 1232
Hiperglicemia, 58
  cetótica, 1061, 1062t
  DDG e, 1051
  dextrose e, 294
  DHGNA e, 671
  enterocolite necrosante e, 37
  erros inatos do metabolismo e, 1048
  estado hiperglicêmico hiperosmolar e, 1043
  hipernatremia e, 701
  não cetótica, 1060-1061
  pancreatite aguda e, 688
  síndrome de realimentação e, 287
  SOP e, 1022
Hiper-homocisteinemia, 918
Hiperinsuflação lobar congênita (HLC), 508
Hiperlactemia, 1051
Hiperleucocitose, 935
Hiperlipidemia, 218
  DHGNA e, 671
  doenças cardiovasculares e, 541
  SOP e, 1022
Hipermetropia, 406f, 407
Hipernatremia, 698, 701
  choque e, 364
  DI central e, 1004
Hiperosmolalidade
  dextrose e, 294
  DI central e, 1004-1005
  intoxicação e, 324
Hiperoxalúria, 729
  nefrolitíase e, 728
Hiperparatireoidismo
  hipercalcemia e, 1014-1015, 1015
  pancreatite crônica e, 689
Hiperpigmentação, 876
Hiperpirexia, 327
Hiperplasia eritroide
  eritroblastopenia transitória da infância e, 881
  esferocitose hereditária e, 885
Hiperplasia linfonodular, 634
Hiperplasia nodular focal, 686
Hiperplasia suprarrenal congênita (HSRC), 1026-1028, 1027t
  adrenarca prematura benigna e, 1020
  criptorquidia e, 1024
  puberdade precoce e, 1019, 1023
  SOP e, 1022
Hiperplasia visceral, 639
Hiperpotassemia, 702, 703t
  choque e, 364

insuficiência renal e, 56
LRA e, 719
síndrome de lise tumoral e, 933-934, 945
Hiperprolactinemia, 109
Hiper-reflexia
  autonômica, 860
  IHA e, 668
  transtorno por uso de substância e, 131t
  tumores cerebrais e, 939
Hipertelorismo, 655
Hipertensão, 213-214, 722-725, 723f, 724t. Ver também Hipertensão portal; Hipertensão pulmonar
  AHAI e, 896
  anfetamina e, 327
  bulimia nervosa e, 154
  coarctação da aorta e, 563, 564
  DHGNA e, 671
  diabetes melito e, 1044-1045
  DM2 e, 1046
  doença arterial renal e, 716
  doença cardiovascular por, 589-590
  DRPAD e, 710
  esportes e, 829, 832t
  feocromocitoma e, 1031
  GN e, 711
  hipercalcemia e, 1015
  hiperfunção adrenocortical e, 1029
  hipertensão intracraniana idiopática, 441, 753t
  insuficiência renal crônica e, 721
  insuficiência suprarrenal e, 1026
  LRA e, 719
  PHS e, 916
  por THC, 135
  SHU e, 717
  síndrome de Alport e, 713
  síndrome de Turner e, 568
  síndrome de Williams e, 1015
  SOP e, 1022
  TDAH e, 182
  transplante cardíaco e, 592
  transtorno por uso de substância e, 131t
Hipertensão arterial pulmonar (HAP), 593-594
  síncope e, 604
Hipertensão arterial pulmonar idiopática (HAPI), 593-594
Hipertensão intracraniana idiopática (HII, pseudotumor cerebral), 441-442, 753t, 753-754
Hipertensão portal, 677-680, 678t
  AHAI e, 896
  atresia biliar e, 657
  CIVD e, 914
  colangite esclerosante primária e, 684

deficiência de α_1-antitripsina e, 673
DHGNA e, 671
hepatite autoimune e, 670
sangramento GI e, 635
síndrome de Alagille e, 656
Hipertensão pulmonar (HP), 46, 593-594
  chILD e, 513
  defeito do septo atrial e, 555
  defeito do septo atrioventricular e, 559
  defeito do septo ventricular e, 556, 557
  displasia broncopulmonar e, 511
  ducto arterioso patente e, 559
  estenose mitral congênita e, 567
  hérnia diafragmática congênita e, 616
  hipoplasia pulmonar e, 507
  miocardiopatia restritiva e, 588
  no exame cardiovascular, 541
  pneumonite de hipersensibilidade e, 513
  retorno venoso pulmonar e, 550
  SARA e, 357
  síncope e, 604
Hipertensão pulmonar persistente (HPP), 551
  em recém-nascidos, 42-43
Hipertensão sustentada, 724-725
Hipertermia, 309
  insuficiência suprarrenal e, 1025
  para intoxicação por anfetaminas, 327
Hipertireoidismo, 1008-1009
  amenorreia e, 113
  anorexia nervosa e, 149
  ansiedade e, 172
  diarreia crônica e, 634
  doença de Graves neonatal e, 1009
  sangramento uterino anormal e, 118t
  TDAH e, 80
Hipertonia, 1048
Hipertrigliceridemia, 590
Hipertrofia adenotonsilar, 489
Hipertrofia miocárdica, 545
Hipertrofia ventricular direita (HVD)
  defeito do septo ventricular e, 557
  ducto arterioso patente e, 559
  estenose da valva pulmonar e, 561
  estenose mitral congênita e, 567
  hipertensão pulmonar e, 594
  miocardiopatia dilatada e, 586
  RVPAT e, 577
  TF e, 570
Hipertrofia ventricular esquerda (HVE)
  atresia tricúspide e, 573
  DDG e, 587
  defeito do septo ventricular e, 557
  ducto arterioso patente e, 559
  estenose aórtica valvular e, 565

hipertensão e, 723f
miocardiopatia dilatada e, 586
Hiperuricemia
  DDG e, 1051
  distúrbios do metabolismo da purina e, 1065
  doença renal associada à uromodulina e, 710
  síndrome de lise tumoral e, 933-934, 945
Hipervagotonia, 605
Hiperviscosidade, 55, 55t
Hipervitaminose D, 1015
Hipervolemia, 688
Hipnose, 640
Hipoalbuminemia
  doença celíaca e, 642
  enteropatia com perda de proteína e, 641
  hipocalcemia e, 1013
Hipocalcemia, 58-59, 1010-1014, 1011t, 1012t
  bebês de mães diabéticas e, 11
  bulimia nervosa e, 154
  pancreatite aguda e, 688
  síndrome de DiGeorge e, 983
Hipócrates, 1
Hipófise
  deficiência de GH e, 998
  hipotireoidismo congênito e, 660
  hipotireoidismo e, 1006
  posterior (neuro-hipófise), 1004-1005
Hipofosfatasia, 1016
  doença periodontal e, 459
Hipofosfatemia
  cistinose e, 727
  distúrbios funcionais dos neutrófilos e, 902
  síndrome de realimentação e, 287
Hipogamaglobulinemia transitória, 988
Hipogenitalismo, anemia de Fanconi e, 876
Hipoglicemia
  ansiedade e, 172
  AVCI e, 756
  bebês de mães diabéticas e, 11, 22
  colestase neonatal e, 652
  convulsões e, 57
  DDG e, 1051
  de recém-nascido pré-termo tardio, 40
  dextrose e, 295
  diabetes melito e, 1043-1044
  DM1 e, 1040
  em recém-nascidos, 21-22, 23t
  erros inatos do metabolismo e, 1048, 1049
  hemangiomas e, 388
  insuficiência suprarrenal e, 1025
  intolerância hereditária à frutose e, 1053
  intoxicação por álcool e, 327
  policitemia e, 55

Hipogonadismo
  galactosemia e, 1052
  ginecomastia e, 1024
  puberdade tardia e, 1020-1021, 1023
  síndrome de Alagille e, 656
Hipogonadismo central, 1020
Hipomagnesemia
  síndrome de realimentação e, 287
  TCE e, 369
Hiponatremia, 375, 697, 700-701
  bulimia nervosa e, 153
  displasia broncopulmonar e, 511
  insuficiência suprarrenal e, 1025
  MDMA e, 327
  SHU e, 717
  TCE e, 369
Hipoparatireoidismo
  erros inatos do metabolismo e, 1054
  hipocalcemia e, 1013
  síndrome de DiGeorge e, 983
Hipopituitarismo
  colestase neonatal e, 653t
  DII e, 645
  hipotireoidismo congênito e, 660
Hipoplasia cartilagem-cabelo, 984
Hipoplasia do nervo óptico (HNO), 429, 440-441
Hipoplasia eritroide, 881
Hipoplasia pulmonar (síndrome de Potter), 507, 709
  hérnia diafragmática congênita e, 615
Hipopotassemia, 702
  bulimia nervosa e, 153
  displasia broncopulmonar e, 511
  doença celíaca e, 642
  síndrome de realimentação e, 287
Hipoproteinemia, 649
Hiporreflexia, 131t
Hiposmia, 856
Hipotálamo
  deficiência de GH e, 998
  hipotireoidismo e, 1006
  puberdade tardia e, 1023
Hipotensão
  choque distributivo e, 305
  diarreia aguda e, 631
  diarreia alérgica e, 633
  doença celíaca e, 642
  insuficiência suprarrenal e, 1025
  intoxicação por anti-histamínicos e, 329
  intoxicação por cocaína e, 331
  lesões traumáticas e, 308
  parada cardíaca e, 299
  síncope e, 603
  transtorno por uso de substância e, 131t

Hipotensão ortostática
  anorexia nervosa e, 148, 152
  bulimia nervosa e, 154
  síncope e, 604
Hipotermia, 308, 317
  afogamento e, 318
Hipotireoidismo, 1005-1007, 1006t
  amenorreia e, 113
  anemia de Diamond-Blackfan e, 880
  anemia de Fanconi e, 876
  anemia e, 878, 885
  anemias megaloblásticas e, 883
  anorexia nervosa e, 148
  congênito, 660
  deficiência intelectual e, 88
  depressão e, 185
  eritroblastopenia transitória da infância e, 881
  galactorreia e, 109
  sangramento uterino anormal e, 118t
  terapias contra o câncer e, 961
Hipotonia
  congênita, 58
  erros inatos do metabolismo e, 1048
  hepatite neonatal e, 649
  síndrome de Williams e, 1015
  síndrome do bebê flexível e, 793
  SPW e, 1095
Hipovolemia, síncope vasovagal/neurocardiogênica e, 604
Hipoxantina-guanina-fosforribosiltransferase, 1065
Hipoxemia
  afogamento e, 318
  asma e, 1107, 1109
  baqueteamento e, 544
  causas, 549
  displasia broncopulmonar e, 511
  pancreatite aguda e, 688
  pneumonite de hipersensibilidade e, 514
  TF e, 569
Hipóxia
  ansiedade e, 172
  asma e, 1106
  bloqueio AV completo e, 603
  colestase neonatal e, 652
  CVPs e, 596
  hipertensão e, 722
  hipertensão pulmonar persistente e, 551
  lesões relacionadas ao calor e, 316
  parada cardíaca e, 299
  SCEH e, 574
  taquicardia ventricular, 600
Hirsutismo, 725
  amenorreia e, 113t
  SOP e, 115, 1022

Histamina, 1107
Histiocitose
   eosinofilia e, 903
   tumores hepáticos e, 686
Histiocitose de células de Langerhans (HCL), 957-958
   DI central e, 1004
Histoplasma capsulatum, 1333-1335
Histoplasmose, 1333-1335
História pediátrica abrangente, 208-209, 209t
Histrelina, 1019
HIV. *Ver* Vírus da imunodeficiência humana
HIV, viagens e, 1376
HLA. *Ver* Antígeno leucocitário humano
HLC. *Ver* Hiperinsuflação lobar congênita
HNO. *Ver* Hipoplasia do nervo óptico
Holoprosencefalia, 1004
Home, Education/employment, Activities, Drugs, Sexuality, and Suicide/depression (HEADSS), 95, 96t
Homens. *Ver também* Ginecomastia; Testículos
   cariótipo, 1075f
   HSRC em, 1028
   preservativos para, 121t, 123
   puberdade precoce em, 1023
   puberdade tardia em, 1023-1024
Homocisteína
   anemias megaloblásticas e, 883
   hiperglicemia cetótica e, 1061
   síndrome de Marfan e, 807
Homocistinúria, 1059-1060
Homozigosidade, 1077, 1081
Honaker, S.M., 75
Hordéolo, 418-419, 419f
Hormônio adrenocorticotrófico (ACTH)
   amenorreia e, 113t
   córtex suprarrenal e, 1025-1026
   DI central e, 1004
   hiperfunção adrenocortical e, 1029
   HSRC e, 1027
   insuficiência suprarrenal e, 1025
   para crises convulsivas, 746
   para doenças não endócrinas, 1030, 1030t
Hormônio antidiurético (ADH, vasopressina), 695-696, 1004. *Ver também* Síndrome de secreção inapropriada de hormônio antidiurético
   hipernatremia e, 701
Hormônio antimülleriano (AMH), 1016
Hormônio do crescimento (GH)
   estatura alta e, 1003-1004
   para acondroplasia, 810
   para síndrome de Turner, 1089

   síndrome de Alagille e, 656
   terapia com, 1003
   transtorno por uso de substância, 135
Hormônio estimulador da tireoide (TSH), 1005
   amenorreia e, 113, 114f
   anorexia nervosa e, 148
   câncer de tireoide e, 1010
   doença de Graves neonatal e, 1009
   galactorreia e, 109
   hipertireoidismo e, 1008
   hipotireoidismo e, 1006
Hormônio folículo-estimulante (FSH)
   amenorreia e, 113, 114f, 115
   criptorquidia e, 1024
   DDSs e, 1018
   hipotireoidismo e, 1006
   menstruação e, 111
   na puberdade, 103
   puberdade precoce e, 1019, 1023
   puberdade tardia e, 1020-1021, 1024
   terapias contra o câncer e, 962
Hormônio liberador de corticotrofina (CRH), 1025
   hiperfunção adrenocortical e, 1029
   insuficiência suprarrenal e, 1025, 1027
Hormônio liberador de gonadotrofina (GnRH), 1019, 1023
Hormônio liberador de tireotrofina (TRH), 1005
Hormônio luteinizante (LH)
   criptorquidia e, 1024
   DDSs e, 1018
   menstruação e, 111
   na puberdade, 103
   puberdade precoce e, 1019, 1023
   puberdade tardia e, 1020-1021, 1024
   terapias contra o câncer e, 962
Hormônios. *Ver também* hormônios específicos
   secreção, 995-996, 996t, 997f
   tipos, 995
HP. *Ver* Hipertensão pulmonar
HPA. *Ver* Antígeno plaquetário humano
HPIV. *Ver* Vírus parainfluenza humano
HPP. *Ver* Hipertensão pulmonar persistente
HPV. *Ver* Papilomavírus humano
HSP. *Ver* Hiperatividade simpática paroxística
HSRC. *Ver* Hiperplasia suprarrenal congênita
HSV. *Ver* Herpes-vírus simples
HTLV. *Ver* Vírus linfotrópico de células T humanas
HVA. *Ver* Ácido homovanílico

HVD. *Ver* Hipertrofia ventricular direita
HVE. *Ver* Hipertrofia ventricular esquerda

I

I-123-metaiodobenzilguanidina (MIBG), neuroblastoma e, 948
IAD. *Ver* Intervalo atlantodental
IADT. *Ver* International Association for Dental Traumatology
IBPs. *Ver* Inibidores da bomba de prótons
Ibuprofeno
   intoxicação por, 335
   para controle da dor, 379
   para dentição, 455
   para ducto arterioso patente, 36
   para mastalgia, 108
   para OMA, 467
   PTI e, 906
IC. *Ver* Insuficiência cardíaca
Icterícia
   anemia e, 878
   anemias megaloblásticas e, 883
   atresia biliar e, 657
   colangite esclerosante primária e, 683
   colelitíase e, 680
   deficiência de G6PD e, 894
   eliptocitose hereditária e, 886
   em neonatos pré-termo tardios, 41
   em recém-nascidos, 17-21
      colestática, 648
      com ITU, 652
      doença de Graves e, 1009
   erros inatos do metabolismo e, 1048
   esferocitose hereditária e, 885
   fisiológica, 17
   galactosemia clássica e, 1052
   HAV e, 663
   HBV e, 665
   HCV e, 666
   IHA e, 668
   leite materno, 19, 282, 660
Icterícia colestática neonatal, 648, 649t
Icterícia do leite materno, 19, 282, 660
Icterícia neonatal, 652
Ictiose, 389
IDCG. *Ver* Imunodeficiência combinada grave
Identidade e expressão de gênero, 105
IDI. *Ver* Inventários de desenvolvimento infantil
IDMp. *Ver* Inalador dosimetrado pressurizado
IDMs. *Ver* Inaladores dosimetrados
IDPs. *Ver* Imunodeficiências primárias
IDVC. *Ver* Imunodeficiência variável comum

IEP. *Ver* Plano de educação individualizado
IFA. *Ver* Impacto femoroacetabular
IFN. *Ver* Interferona
IFN-γ. *Ver* Interferona gama
Ifosfamida
  para osteossarcoma, 952
  para sarcoma de Ewing, 952
IFSP. *Ver* Individualized Family Service Plan
IgA. *Ver* Imunoglobulina A
IgE. *Ver* Imunoglobulina E
IGF. *Ver* Fator de crescimento semelhante à insulina
IGF-1. *Ver* Fator de crescimento semelhante à insulina 1
IgG. *Ver* Imunoglobulina G
IgIV. *Ver* Imunoglobulina intravenosa
IgM. *Ver* Imunoglobulina M
IGRAs. *Ver* Ensaios de liberação de interferona gama
IHA. *Ver* Índice de apneia-hipopneia; Insuficiência hepática aguda
IHF. *Ver* Intolerância hereditária à frutose
IHI. *Ver* Institute for Healthcare Improvement
IIV. *Ver* Vacina inativada contra o vírus influenza
ILAE. *Ver* International League Against Epilepsy
Íleo meconial, 44
  atresia intestinal e, 617
  fibrose cística e, 527
ILTB. *Ver* Infecção latente da tuberculose
Imagem bidimensional
  na ecocardiografia, 547
  para RVPAT, 577
IMAOs. *Ver* Inibidores da monoamina-oxidase
Ímãs
  como corpo estranho esofágico, 612
  intoxicação por, 338
IMC. *Ver* Índice de massa corporal
Imipramina, 69
Immunization Action Coalition, 231-232
Imobilidade das pregas vocais, 503
Imovax. *Ver* Vacina de células diploides humanas
Impactação
  de alimento, 612
  de cerume, 474
  de dentes, 455-456
Impacto femoroacetabular (IFA), 846
Impetigo bolhoso, 392
Impetigo, por EGA, 1238
Imprinting, 1084
  distúrbios de, 1095-1096
Impulso homeostático, 74

Imunidade fagocitária, 980
Imunização, 223, 231-268
  acrônimos para, 232*t*
  comunicação sobre, 242-243
  contraindicações e precauções, 241
  DTPa, 246-248, 1368
  em pacientes com HIV, 1234, 1235*t*
  IgIV para, 268
  meningocócica, 1369
  MMR, 233, 1368-1369, 254-256
  para cólera, 266, 1273, 1369
  para coqueluche (pertússis), 246-248, 261
  para Covid-19, 231, 262-264, 1367-1368
  para encefalite japonesa, 266-267
  para febre amarela, 267-268
  para febre tifoide, 265-266
  para HAV, 258-259, 1368
    para deficiência de α$_1$-antitripsina, 673
  para HBV, 243-245, 244*t*, 665, 1368
    para deficiência de α$_1$-antitripsina, 673
    para doença neonatal por HBV, 652
  para Hib, 231, 248-250
  para HPV, 261-262
  para infecções por meningococos, 259-260
  para influenza, 252-254, 1184, 1368
    para asma, 1114
  para pneumococo, 250-251, 251*t*
    para doença falciforme, 891
    para PTI, 906
  para poliomielite, 241, 252
  para raiva, 264-265, 1370
  para rotavírus, 245-246
    para diarreia aguda, 632
  para TB, 267
  para tétano, 246-248
  para VZV, 256-258
  pneumocócica, 1369
  reações adversas, 1142
  recomendações, 233, 234*t*-240*t*
  rotavírus, 1369
  segurança, 241
  Tdap, 261
Imunodeficiência combinada grave (IDCG), 980-983, 982*t*
  erros inatos do metabolismo e, 1073
Imunodeficiência comum variável (IDCV), 987, 988
Imunodeficiência/imunocomprometimento, 976-994. *Ver também* Síndrome da imunodeficiência adquirida; Vírus da imunodeficiência humana
  AHAI e, 895
  C. difficile e, 626
  CMV em, 1202-1203
  colangite esclerosante primária e, 683

criptosporidiose em, 1312
diarreia aguda e, 632
diarreia crônica e, 634
do sistema imune inato, 990-991
doença celíaca e, 642
imunizações e, 241-242
imunodeficiências primárias, 976-977, 977*f*, 978*t*-979*t*
LNH e, 944
neutropenia e, 899
OMA e, 466
pneumonia e, 525-526
toxoplasmose em, 1308
vias do complemento, 980, 980*f*
Imunodeficiências primárias (IDPs), 976-977, 977*f*, 978*t*-979*t*
Imunoensaio enzimático (EIA)
  para *C. difficile*, 627
  para diarreia aguda, 631
Imunoglobulina A (IgA)
  deficiência de, doença celíaca e, 642
  diarreia crônica e, 633, 634
  nefropatia, 712
  OMA e, 466
  síndromes de deficiência de anticorpos, 986*t*
  toxoplasmose e, 50
  valores normais, 979*t*
Imunoglobulina anti-Rh(D), 906
Imunoglobulina antirrábica (RIg), 264-265
Imunoglobulina antitetânica, 1260-1261
Imunoglobulina botulínica humana intravenosa, 1259
Imunoglobulina contra hepatite B (HBIG), 14, 52, 243
  para doença neonatal por HBV, 652
  para HBV, 665
Imunoglobulina contra varicela-zóster (VZIG, VariZIG), 258, 268, 934
Imunoglobulina E (IgE)
  alergia alimentar e, 1144
  asma e, 1122
  dermatite atópica e, 1133
  diarreia alérgica e, 633
  síndrome de hiper-IgE, 985
  toxoplasmose e, 50
Imunoglobulina G (IgG), 977-978
  AHAI e, 896, 897
  doença celíaca e, 642
  neuropatia periférica e, 790
  para colangite esclerosante primária, 684
  para eritroblastopenia transitória da infância, 881
  para trombocitopenia autoimune neonatal, 907-908
  PTI e, 905

síndromes de deficiência de anticorpos, 986t
toxoplasmose e, 50
valores normais, 979t
Imunoglobulina intravenosa (IgIV)
para AHAI, 896
para bloqueio AV total, 603
para dermatomiosite, 871
para doença de Kawasaky, 582
para eritema infeccioso, 1214
para imunização, 268
para má-absorção de monossacarídeos, 643
para miocardite, 589
para nefrose congênita, 714
para PTI, 906
para rejeição de transplante cardíaco, 593
para síndromes miastênicas, 787
para TAFN, 906
para trombocitopenia, 54
para trombocitopenia autoimune neonatal, 908
Imunoglobulina M (IgM), 977-978
PTI e, 905
toxoplasmose e, 50
valores normais, 979t
vírus Zika e, 51
Imunomoduladores, para anemia aplásica adquirida, 877
Imunossupressão
para transplante cardíaco, 592
úlceras gástricas e, 614
Imunoterapia sublingual (ITSL), 1131
Inalador dosimetrado pressurizado (IDMp), 498
Inaladores dosimetrados (IDMs), 1114, 1117, 1121
Inalantes, 133t
Incontinência intestinal. *Ver* Encoprese
Incontinência vesical. *Ver* Enurese
Indicadores de processo, 5, 5t
Indicadores de resultados, 5, 5t
Índice de apneia-hipopneia (IHA), 536t
Índice de massa corporal (IMC), 210
aconselhamento sobre estilo de vida, 286
anorexia nervosa e, 148
baixa estatura e, 997
desnutrição e, 270
DM2 e, 1034
obesidade e, 288
padrões de crescimento para o, 214
transtornos alimentares e, 157
Índice NCC MERP, 8
Indometacina
para diabetes insípido nefrogênico, 728
para ducto arterioso patente, 36, 560

Infecção do trato urinário (ITU), 729-731
aguda, 1266
apendicite aguda e, 622
diarreia crônica por, 633
em recém-nascidos, 48
hematúria e, 711
hepatite neonatal e, 649
hipertensão e, 723f
nefrolitíase e, 728
terapia antimicrobiana para, 1164t
uropatia obstrutiva e, 711
Infecção latente da tuberculose (ILTB), 218
Infecção por *Legionella*, 1286-1287
Infecção por *Loa loa*, 1318
Infecções. *Ver também* Infecções bacterianas; Infecções fúngicas; Infecções parasitárias; Infecções virais
anemia aplásica adquirida e, 877
anorexia nervosa e, 149
asma por, 1106
cárie dentária por, 456
CIVD e, 914
com SARA, 358
da orelha, 464-473, 466f, 467t, 469t, 471f
da pele
participação em esportes e, 833t
síndromes de deficiência de anticorpos e, 985
de recém-nascidos
congênitas, 49-51
perinatais, 51-53
diarreia crônica inespecífica e, 634
DII e, 645
dismenorreia e, 117t
do nariz, 482
do SNC, 773-777
do trato respiratório, 495
doença periodontal e, 459
em abscessos mamários, 108
em ortopedia, 817-820
hepatite neonatal por, 649, 650t
linfocitose e, 903
LMA e, 936
nos esportes, 830, 833t, 836
odontogênicas, 460-461
SHU por, 716
síndrome do intestino curto por, 618
TEV e, 917
transplante cardíaco e, 593
trombocitopenia por, 908
Infecções bacterianas. *Ver também* bactérias específicas
da pele, 392-393
diarreia crônica por, 633
distúrbios funcionais dos neutrófilos e, 902

em recém-nascidos, 47-49
endocardite infecciosa por, 583
esferocitose hereditária e, 885
hepatite neonatal por, 650t, 652
LES e, 870
neutropenia e, 899
OMA por, 465-467, 467t
pericardite por, 585
peritonite por, 628
Infecções enterocócicas, 1245
Infecções estafilocócicas. *Ver também S. aureus* resistente à meticilina
achados clínicos, 1250
artrite séptica, 1252
coagulase-negativas, 1251, 1253
considerações gerais, 1249
diagnóstico diferencial, 1251
endocardite, 1250, 1252
infecção endovascular, 1250
intoxicação alimentar, 1250-1252
osteomielite, 1252
pneumonia, 1250, 1252
prevenção, 1249-1250
resultados laboratoriais, 1251
síndrome do choque tóxico, 1250-1251
tratamento, 1251-1253
Infecções fúngicas
blastomicose, 1326-1327
candidíase, 1327-1330
coccidioidomicose, 1330-1332
criptococose, 1332-1333
da pele, 393-394
diarreia crônica por, 633
distúrbios funcionais dos neutrófilos e, 902
endocardite infecciosa por, 583
esporotricose, 1335
histoplasmose, 1333-1335
na odontologia, 461
neutropenia e, 899
oportunistas, 1335-1339
visão geral, 1325, 1325t
Infecções gonocócicas (gonorreia)
achados clínicos, 1348-1349
achados laboratoriais, 1256-1257
assintomáticas, 1256
considerações gerais, 1255-1256, 1348
diagnóstico diferencial, 1257
disseminadas, 1256-1257
exame pélvico para, 112
faríngeas, 1256
não complicadas, 1256
oftalmia neonatal e, 424f, 424-425, 425t
prevenção, 1257
sinais e sintomas, 1348-1349

tratamento, 1257-1258
triagem de, em adolescentes, 100*t*
Infecções meningocócicas
  achados clínicos, 1254
  complicações, 1254
  considerações gerais, 1253
  diagnóstico diferencial, 1254
  meningite, 1254-1255
  prevenção, 1253-1254
  resultados laboratoriais, 1254
  sinais e sintomas, 1254
  tratamento, 1255
  vacina para, 1254, 1369
Infecções necrosantes da pele e de tecidos moles, 1238
Infecções odontogênicas, 460-461
Infecções oportunistas, 1231, 1335-1339
Infecções parasitárias. *Ver também* Riquetsioses
  apendicite aguda e, 622
  avaliações, 1301
  diarreia crônica por, 633
  eosinofilia e, 1301-1302
  infecções por metazoários, 1314-1324
  infecções por protozoários, 1302-1314
  intussuscepção e, 620
  processamento de amostras, 1301
  sinais e sintomas, 1303*t*-1304*t*
Infecções pneumocócicas
  achados clínicos, 1246-1247
  complicações, 1247
  descrição, 1246
  diagnóstico diferencial, 1247
  meningite, 1248
  prevenção, 1246
  prognóstico, 1248-1249
  resultados laboratoriais, 1247
  sinais e sintomas, 1246-1247
  tratamento, 1247-1248
  vacina para, 1369
Infecções por cestódeos, 1320-1323
  cisticercose, 1320-1322
  equinococose, 1322-1323
  himenolepíase, 1322
  teníase, 1320-1322
Infecções por *Chlamydophila*, 1289-1291
Infecções por dermatófitos, 393-394
Infecções por ectoparasitas, 1363
Infecções por enterobactérias, 1264-1266
Infecções por espiroquetas, 1292-1300. *Ver também* Doença de Lyme; Sífilis
Infecções por estreptococos *viridans*, 1245
Infecções por *Haemophilus influenzae*, 1277-1280
Infecções por metazoários
  ascaridíase, 1315-1316

enterobíase, 1314-1315
estrongiloidíase, 1317-1318
infecções pelo ascarídeo do guaxinim, 1320
larva *migrans* visceral, 1318-1319
tricuríase, 1316
triquinose, 1319-1320
Infecções por micobactérias não tuberculosas, 1286-1288
Infecções por protozoários, 1302-1314
  amebas de vida livre, 1313-1314
  amebíase, 1309-1311
  babesiose, 1306-1307
  ciclosporíase, 1313
  criptosporidiose, 1312-1313
  gastrintestinais, 1309-1314
  giardíase, 1311-1312
  malária, 1302, 1305-1306, 1373, 1374*t*-1375*t*, 1378*t*
  toxoplasmose, 1307-1309
Infecções por *Pseudomonas*, 1266-1268
Infecções por trematódeos, 1323-1325
Infecções respiratórias
  descrição, 1176
  faringite, 1183
  febre faringoconjuntival, 1183
  por adenovírus, 1177, 1183-1184
  por coronavírus humanos, 1188-1189
  por enterovírus, 1177
  por influenza, 1184-1185
  por metapneumovírus humano, 1187-1188
  por rinovírus, 1177
  por vírus sincicial respiratório, 1186-1187
  resfriado comum, 1176-1177
Infecções respiratórias superiores (IRSs)
  asma e, 1114
  diarreia crônica por, 633
  febre reumática por, 580
  OMA e, 466
  participação em esportes e, 833*t*
Infecções sexualmente transmissíveis (ISTs), 1340-1364. *Ver também* infecções específicas
  abstinência e, 121
  abuso sexual e, 202*t*, 202-204
  cancroide, 1356*t*, 1359
  candidíase vulvovaginal, 1355
  cervicite, 1344*t*, 1350
  Chlamydia trachomatis, 1342-1343
  clamídia, 1342-1343
  contracepção e, 122, 123
  de adolescentes, 93, 219, 1340
  descrição, 1340
  dismenorreia e, 117*t*
  DIUs e, 126

doença inflamatória pélvica, 1345*t*, 1350-1352
enterite, 1353
epididimite, 1347*t*, 1353
exame pélvico para, 111*t*, 111-112, 112*t*
exames de saúde para, 100*t*-101*t*
fatores de risco, 1341
gonorreia. *Ver* Infecções gonocócicas (gonorreia)
granuloma inguinal, 1356*t*, 1360
gravidez e, 128
gravidez ectópica e, 129
herpes-vírus simples, 1356*t*, 1356-1357
linfogranuloma venéreo, 1356*t*, 1359
orientação sexual e, 106
papilomavírus humano, 1360-1361
prevenção, 1341
prevenção primária de, 1341
prevenção secundária de, 1341
prevenção terciária de, 1341
proctite, 1347*t*, 1353
proctocolite, 1353
rastreamento de, 1341-1342
sangramento uterino anormal e, 118*t*
sífilis, 1356*t*, 1357-1359, 1358*f*
sinais e sintomas, 1342*t*
testes de amplificação de ácido nucleico para, 1342
tratamento, 1344*t*-1348*t*
tricomoníase, 1354-1355
úlcera genital, 1346*t*, 1355-1360
uretrite, 1344*t*, 1352-1353
vaginose bacteriana, 1354
verrugas anogenitais, 1347*t*
verrugas genitais, 1360-1361
viagem e, 1376
vulvovaginite, 1344*t*-1345*t*
Infecções virais. *Ver também* vírus específicos
  caxumba, 120-121
  da pele, 394-395
  descrição, 1176
  diarreia aguda por, 632
  disfunção plaquetária e, 908
  eritema infeccioso, 1213-1214
  exames diagnósticos, 1178*t*-1179*t*
  LES e, 870
  miocardite por, 588
  neutropenia e, 899
  OMA, 466-467
  pericardite, 584, 585
  raiva, 120-122
  rubéola, 1216-1217
  sarampo, 1181*t*, 1214-1215
  sarampo, 1214-1215

síndrome cardiopulmonar por hantavírus, 1217-1218
tireoidite e, 1007
trombocitopenia em recém-nascidos e, 906
Infliximabe
   para DII, 646
   para doença de Kawasaky, 582
Influenza. *Ver também Haemophilus influenzae* tipo B
   descrição, 1184-1185
   esferocitose hereditária e, 885
   hepatite por, 667
   imunização para, 252-254
      para asma, 1114
   miocardite por, 588
   pericardite e, 584
   pneumonia e, 48
   pneumonia viral por, 520
   profilaxia com oseltamivir, 1185
   tireoidite e, 1007
   vacina para, 1184, 1368
Ingestões dietéticas recomendadas (RDAs), 271
Inibidores da bomba de prótons (IBPs)
   para cólicas, 71
   para DRGE, 607
   para sangramento GI, 636-637
   para úlceras gástricas, 615
Inibidores da calcineurina
   para dermatite atópica, 1135
   para nefropatia membranosa, 715
   para transplante cardíaco, 592
   SHU por, 716
Inibidores da enzima conversora de angiotensina (IECAs)
   ansiedade e, 172
   para emergências hipertensivas, 724
   para hemangiomas intestinais, 631
   para hipertensão, 590, 724, 724*t*
   para IC, 553
   para nefropatia de refluxo, 711
   para síndrome de Marfan, 567
   toxicidade dos, 27
Inibidores da fosfodiesterase 5, 594
Inibidores da monoamina-oxidase (IMAOs), 184
Inibidores da prostaglandina, 728
Inibidores da recaptação da serotonina-norepinefrina (IRSNs), 173*t*
   para depressão, 185
   para transtorno de ansiedade generalizada, 178
Inibidores da tirosina-cinase (TKI), 933
   para LMC, 938
Inibidores de entrada viral, 1233*t*

Inibidores de protease, 1233*t*
Inibidores não nucleosídeos/nucleotídeos da transcriptase reversa, 1233*t*
Inibidores nucleosídeos/nucleotídeos da transcriptase reversa, 1233*t*
Inibidores seletivos da recaptação da serotonina (ISRSs), 173*t*
   ansiedade e, 172
   intoxicação por, 343
   overdose com, 343
   para agorafobia, 177
   para anorexia nervosa, 152
   para ansiedade de separação, 174
   para bulimia nervosa, 154
   para depressão, 184
   para lesão cerebral, 857
   para síndrome do X frágil, 89
   para SPM e TDPM, 120
   para TOC, 179
   para transtorno de ansiedade social, 178
   para transtorno de escoriação, 180
   para transtorno de mutismo seletivo, 175
   para transtornos alimentares, 145
   para transtornos de ansiedade, 173
   toxicidade de, 27-28
Inibina B
   criptorquidia e, 1024
   puberdade tardia e, 1024
INR. *Ver* Razão normalizada internacional
INRG. *Ver* International Neuroblastoma Risk Group
Inserção, de cromossomos, 1077
Insetos
   alergia a, 1146-1147
   dengue por, 1209-1210
   encefalite pelo vírus do Nilo Ocidental por, 1205-1209
   infestações cutâneas, 396-397
   picadas por, 335-336
Insônia, 75
Inspeção
   do trato respiratório, 492
   para doenças cardiovasculares, 541
Instabilidade atlantoaxial, 838
Instabilidade traumática aguda do ombro anterior (luxação/subluxação anterior do ombro), 841-842
Institute for Healthcare Improvement (IHI)
   MFI do, 4, 6
   módulos Open School do, 6
Institute of Medicine (IOM)
   Crossing the Quality Chasm, 1
   To Err Is Human, 1
Insuficiência aórtica, 543
   doença de Kawasaki e, 582

Insuficiência aórtica, valva aórtica bicúspide e, 567
Insuficiência cardíaca (IC), 543, 551-554, 552*t*. *Ver também* Insuficiência cardíaca congestiva
   ALCAPA e, 568
   atresia tricúspide e, 573
   bloqueio AV completo e, 603
   ccTGA e, 576
   coarctação da aorta e, 564
   DDG e, 587
   ducto arterioso patente e, 560
   edema e, 544
   esferocitose hereditária e, 885
   estenose aórtica valvular e, 565
   febre reumática e, 581
   hepatite neonatal e, 649
   hepatomegalia e, 544
   hipertensão pulmonar e, 594
   hipertireoidismo e, 1008
   LRA e, 718
   miocardiopatia dilatada e, 586
   miocardite e, 588, 589
   pericardite e, 585
   RVPAT e, 577
   síndrome de DiGeorge e, 983
   tratamento ambulatorial, 553-554
   truncus arteriosus e, 578, 579
   TSV e, 597, 599, 600
Insuficiência cardíaca congestiva
   anemia de Diamond-Blackfan e, 880
   exame físico do recém-nascido, 13
   insuficiência renal crônica e, 721
   LLA e, 932
   LRA e, 719
Insuficiência hepática
   atresia biliar e, 658
   β-talassemia e, 889
Insuficiência hepática aguda (IHA), 668*t*, 668-669
   HAV e, 664
   HBV e, 665
Insuficiência intestinal (II). *Ver* Colestase associada à nutrição parenteral
Insuficiência ovariana
   amenorreia e, 113
   galactosemia clássica e, 1052
   puberdade tardia e, 1020
   síndrome do X frágil e, 1096
Insuficiência pancreática, 644, 690
   erros inatos do metabolismo e, 1054
   pancreatite aguda e, 688
Insuficiência pulmonar (IP)
   estenose da valva pulmonar e, 561
   hipertensão pulmonar e, 594

RM para, 548
TF e, 570
Insuficiência renal
   diabetes insípido nefrogênico e, 728
   DRPAD e, 710
   hipertensão e, 724
   LRA e, 719
Insuficiência renal, 717-722. *Ver também* Lesão renal aguda
   anemia de Diamond-Blackfan e, 880
   crônica, 720-722
      terapia com GH para, 1003
   doença renal associada à uromodulina e, 710
   em recém-nascidos, 56
   eritroblastopenia transitória da infância e, 881
   galactorreia e, 109
   IHA e, 668
   intoxicação e, 324
   lesões relacionadas ao calor e, 316
   queimaduras e, 314
   SHU e, 717
Insuficiência renal crônica, 720-722
   terapia com GH para, 1003
Insuficiência respiratória
   asma e, 360
   chILD e, 512
   cuidados intensivos para, 351-356, 352t-354t
   pneumonia viral e, 519-521
Insuficiência respiratória hipercápnica, 352
Insuficiência respiratória hipoxêmica, 352
Insuficiência suprarrenal, 1025t, 1025-1026
   anorexia nervosa e, 149
   choque e, 367
   síndrome dos vômitos cíclicos e, 638
Insuficiência suprarrenal primária, 1025, 1025t
Insuficiência suprarrenal secundária, 1025, 1025t
Insuficiência tricúspide, 572
Insulina
   CAD e, 1041
   estado hiperglicêmico hiperosmolar e, 1043
   para DM1, 1039, 1038t
   para DM2, 1040
   reações adversas, 1142
Insulina degludec, 1038t
Insulina detemir, 1038t, 1039
Interferona (IFN)
   apoptose e, 992
   para distúrbios funcionais dos neutrófilos, 902
   para hemangiomas intestinais, 631

Intermação, 316
Internação não voluntária por saúde mental, 168
International Association for Dental Traumatology (IADT), 460
International League Against Epilepsy (ILAE), 739
International Neuroblastoma Risk Group (INRG), 948, 948t
International Society for Pediatric and Adolescent Diabetes (ISPAD), 1041
International Standards for Neurological Classification of Spinal Cord Injury (ISNCSCI), 859
Internet, aconselhamento clínico pela, 225-226
Intervalo atlantodental (IAD), 838
Intervalo PR, 545
   bloqueio AV de segundo grau e, 602
   malformação de Ebstein e, 562
   pericardite e, 585
Intervalo QT, 545-546, 546t
   anorexia nervosa e, 148
   hipercalcemia e, 1015
   miocardiopatia dilatada e, 586
   síncope e, 604
Intervalos de referência, 1381-1395, 1385t-1395t
Intestino. *Ver também* Intestino delgado
   hemangiomas do, 630-631
   malformações vasculares, 630-631
Intestino delgado
   câncer do, 629-630
   distúrbios do, 617-622
   hiperplasia linfonodular, 634
   obstrução do, SIC e, 618-619
Intestino neurogênico, 862-863
Intolerância à frutose, 653t
Intolerância hereditária à frutose (IHF), 1053
Intoxicação alimentar estafilocócica, 1250-1252
Intoxicação/envenenamento, 322-346
   acidose metabólica por, 703
   carga corporal e, 323
   excreção e, 324
   insuficiência suprarrenal e, 1026
   meia-vida de eliminação e, 322
   metemoglobinemia adquirida por, 898
   por ADTs, 332
   por agentes cáusticos, 330-331
   por agonistas α-adrenérgicos, 331
   por álcool, 325, 327
   por anestésicos locais, 327-328, 328t
   por anfetamina, 327
   por anticoagulantes, 345-346

   por anti-histamínicos, 328-329
   por antipsicóticos, 340-341
   por atropina, 329
   por barbitúricos, 329
   por baterias de botão, 334
   por beladona, 329
   por benzodiazepínicos, 329
   por bloqueadores dos canais de cálcio, 330
   por *Cannabis*, 338
   por chumbo, 337-338
   por cocaína, 331-332
   por cogumelos, 338-339
   por cosméticos, 332, 332t
   por desinfetantes, 333-334
   por detergentes, 344
   por digitálicos, 332-333, 554
   por etilenoglicol, 334
   por ferro, 337
   por GHB, GBL, flunitrazepam e cetamina, 334-335
   por glicosídeos, 332-333
   por hidrocarbonetos, 335
   por ibuprofeno, 335
   por imãs, 338
   por inseticidas, 336
   por ISRSs, 343
   por MDMA, 327
   por metanfetamina, 327
   por metanol, 334
   por metformina, 340
   por monóxido de carbono, 314, 330
   por nitritos e nitratos, 339
   por opioides e opiáceos, 339-340
   por paracetamol, 325, 326f, 965
      IHA e, 669
   por plantas, 341, 342t
   por sabão, 344
   por salicilatos, 341-343
      alcalose respiratória e, 704
   por sulfonilureias, 340
   por varfarina, 345-346
   por vitaminas, 345
   por β-bloqueadores, 330
   prevenção, 323
   Vd e, 323
INTRs. *Ver* Inibidores nucleosídeos/nucleotídeos da transcriptase reversa
Intubação, 300, 307, 310
Intussuscepção, 619-620
   duplicações do trato GI e, 622
   pancreatite aguda e, 688
Inversão, em cromossomos, 1076
Iodo (iodeto)
   doença de Graves neonatal e, 1009
   hipertireoidismo e, 1009
   necessidades nutricionais, 273, 276t, 296

Iodoquinol, 685
IOM. *Ver* Institute of Medicine
IP. *Ver* Inibidor de protease; Insuficiência pulmonar
IPEX. *Ver* Síndrome de desregulação imune, poliendocrinopatia e enteropatia ligada ao X
IPOL, 252
Iridociclite, 431-432
Irite, 431-432
IRSNs. *Ver* Inibidores da recaptação de serotonina-norepinefrina
IRSs. *Ver* Infecções respiratórias superiores
ISNCSCI. *Ver* International Standards for Neurological Classification of Spinal Cord Injury
Isodissomia, 1077
Isoenzima tecido-inespecífica da fosfatase alcalina (TNSALP), 1016
Isoimunização Rh, 17-18
Isoniazida, ginecomastia e, 110*t*
Isoproterenol, 552*t*
Isotretinoína. *Ver* Ácido retinoico
ISPAD. *Ver* International Society for Pediatric and Adolescent Diabetes
ISRSs. *Ver* Inibidores seletivos da recaptação da serotonina
ISTs. *Ver* Infecções sexualmente transmissíveis
ITDs. *Ver* Duplicações em *tandem* internas
Itraconazol, 1327
  para histoplasmose, 1334
ITSL. *Ver* Imunoterapia sublingual
ITU. *Ver* Infecção do trato urinário
Ivacaftor, 528
Ivermectina, 1318

J

Joanetes (hálux valgo), 798
Joelho
  dermatomiosite e, 871
  lesões esportivas, 848-851
Joelho do saltador (tendinite patelar), 848
Joelho valgo, 798, 798*f*
Joelho varo, 798, 799*f*
Jovens de minoria sexual (JMS), 1340
Junção gastresofágica
  corpos estranhos esofágicos e, 611
  queimaduras cáusticas esofágicas e, 610
Junção GE, 611

K

Kernicterus, 17, 19-20
  de recém-nascido pré-termo tardio, 40
  deficiência de G6PD e, 894

hiperbilirrubinemia induzida por fármacos e, 661
  icterícia do leite materno e, 660
Kings Outcome Scale for Childhood Head Injury (KOSCHI), 857
Kinrix, 247
Kit de primeiros socorros, 1366, 1367*t*
KOSCHI. *Ver* Kings Outcome Scale for Childhood Head Injury
Kwashiorkor, 286-287
Kyleena, 126

L

Labetalol, 724
Lábios
  cianose dos, asma e, 1106
  doença de Kawasaki e, 582
Labirintite, 472
Laceração de Mallory-Weiss, 638
Lacerações, 318-319, 319*t*
  nos olhos, 414, 414*f*
Lactase
  deficiência de, 643
  para DII, 646
Lactato-desidrogenase (LDH), 932
  para LNH, 946
  para osteossarcoma, 951
  para sarcoma de Ewing, 952
  síndrome de Turner e, 1089
Lactoferrina, 639
Lactose, 272
  intolerância, doença celíaca e, 642
  síndrome de dor abdominal funcional e, 639
LAGC. *Ver* Linfoma anaplásico de grandes células
LAIV. *Ver* Vacina atenuada do vírus influenza
LAMAs. *Ver* Agentes antimuscarínicos de longa ação
Lamotrigina, 187
Lansoprazol, 47
Lanugo, 148
Lar médico, 224-225
LARCs. *Ver* Contraceptivos reversíveis de longa ação
Laringomalácia, 499-500
  desnutrição e, 286
Laringoscopia, 496
Laringotraqueobronquite, 520
Larva *migrans* cutânea, 1317
Larva *migrans* visceral, 1318-1319
Lavagem broncoalveolar (LBA), 495
  para pneumonia por aspiração, 516
  para pneumonia por imunodeficiência, 525

Lavagem gástrica, 636
Lavagem intestinal, para intoxicação, 324
Laxantes
  bulimia nervosa e, 153-154
  para constipação, 624
  para TAs, diarreia crônica por, 633
Laxantes de magnésio, 633
LB. *Ver* Linfoma de Burkitt
LBA. *Ver* Lavagem broncoalveolar
LCA. *Ver* Ligamento cruzado anterior
LCFS. *Ver* Escala de níveis de função cognitiva de Rancho Los Amigos
LCHAD. *Ver* 3-Hidroxiacil-CoA-desidrogenase de cadeia longa
LCL. *Ver* Ligamento colateral lateral
LCM. *Ver* Ligamento colateral medial
LCP. *Ver* Ligamento cruzado posterior
LCS. *Ver* Líquido cerebrospinal
LDH. *Ver* Lactato-desidrogenase
LDL. *Ver* Lipoproteína de baixa densidade
LEC. *Ver* Líquido extracelular
Ledipasvir, 66
Leflunomida, 867
Legionelose, 1288-1289
Leite de magnésia, 624
  diarreia crônica por, 633
Leite de vaca, 221, 283
  anemia ferropriva e 882, 883
  diarreia alérgica por, 633
  intolerância ao, 643-644
  lactose no, 272
Lentes deslocadas, 436
Leptina, 145
Leptospirose, 1181*t*, 1297-1298
LES. *Ver* Lúpus eritematoso sistêmico
Lesão cerebral primária, 854
Lesão cerebral secundária, 854
Lesão da falange distal, 844
Lesão da interfalangiana distal, 844
Lesão da medula espinal (LME), 311, 859-861, 860*t*
  choque distributivo e, 305
  imunização contra influenza e, 253
  no esporte, 834*t*
  potenciais evocados e, 734
  trauma ao nascer e, 25
Lesão de Brown-Séquard, 859
Lesão hepática induzida por fármaco (LHIF), 675
Lesão no manguito rotador, 842
Lesão pulmonar induzida por ventilação mecânica, 357
Lesão renal aguda (LRA), 350, 373-374, 708, 717-720, 718*t*
  SHU e, 717

Lésbica, homossexual, bissexual, transgênero e/ou questionadores (LGBTQ), 105-106
Lesões. *Ver* Trauma
Lesões abertas, 854
Lesões de bicicleta, 220, 311
Lesões de Janeway, 583
Lesões do menisco, no joelho, 849-850
Lesões do nervo periférico, 788-789
Lesões em veículos motorizados, 219-220
Lesões esportivas
   na cabeça, 836-839
   na coluna, 839-840
   na mão, 844-845
   no cotovelo, 842-844
   no joelho, 848-851
   no ombro, 840-842
   no pescoço, 836-839
   no punho, 845
   no quadril, 845-848
   no tornozelo, 851-853
   prevenção, 853
   reabilitação de, 834-835
Lesões fechadas, 854
Lesões labrais acetabulares, 846
Lesões no esqui, 220
Lesões no *snowboard*, 220
Lesões por incêndio, 220-221
Lesões por queimadura, 220-221, 313-316, 315*f*
Lesões por submersão, 318
Lesões relacionadas a armas de fogo, 220
Lesões relacionadas ao calor, 316-317
Leucaférese, 934
Leucemia
   anemia aplásica adquirida e, 877
   anemia de Fanconi e, 876
   anemia e, 878
   da órbita, 445
   IHA e, 668
   linfocitose e, 903
   linfoma e, 942
   LLA, 931-934
      LNH e, 944
   LMA, 934-937, 935*t*, 936*t*
      anemia de Diamond-Blackfan e, 880
      LLA e, 932
   LMC, 937*t*, 937-938
   LMMJ, 937*t*, 938
   neutrofilia e, 900
   para HBV, 665
   síndrome de Down e, 1087
Leucemia linfoblástica aguda (LLA), 931-934
   LNH e, 944
Leucemia mieloide aguda (LMA), 934-937, 935*t*, 936*t*
   anemia de Diamond-Blackfan e, 880
   LLA e, 932

Leucemia mieloide crônica (LMC), 937*t*, 937-938
Leucemia mielomonocítica juvenil (LMMJ), 937*t*, 938
Leucina, 1059
Leucocidina de Panton-Valentine, 1249
Leucócitos
   esferocitose hereditária e, 885
   LLA e, 932
   neutropenia e, 899
   níveis normais de, 875
   β-talassemia e, 889
Leucocitose, LMC e, 938
Leucocoria, 406, 406*f*
Leucodistrofia
   da infância, 765
   erros inatos do metabolismo e, 1054
Leucomalácia periventricular (LPV), 32
   hemorragia intraventricular e, 38-39
Leuprolida, 1019
Levalbuterol, 1124
Levetiracetam
   para crises convulsivas, 57
   para tumores cerebrais, 941
Levodopa, 1072
Levofloxacino, para ITU, 730
Levonorgestrel, 126
   para sangramento uterino anormal, 118
LGBTQ. *Ver* Lésbicas, gays, bissexuais, transgêneros e/ou questionadores
LGCB. *Ver* Linfoma de grandes células B
LH. *Ver* Hormônio luteinizante
LHIF. *Ver* Lesão hepática induzida por fármacos
LIC. *Ver* Líquido intracelular
Lidocaína, 328
Ligamento colateral lateral (LCL), 850
Ligamento colateral medial (LCM), 850
Ligamento cruzado anterior (LCA), 850-851
Ligamento cruzado posterior (LCP), 851
Ligamento de Treitz
   corpos estranhos esofágicos e, 611
   má rotação intestinal e, 618
Liletta, 126
Lincosamidas, 1172
Linezolida, para RSAB, 480
Linfadenite, 1287
Linfadenite cervical, 488
Linfadenopatia
   anemia aplásica adquirida e, 877
   anemia e, 878
   HAV e, 664
   hiperinsuflação lobar congênita e, 508
   LLA e, 932
   LMMJ e, 938
Linfangiectasia congênita, 519

Linfangiectasia pulmonar congênita, 519
Linfangioma, 445
Linfocitopenia, 643
Linfócitos. *Ver* Leucócitos
Linfócitos T, 979-980
   síndrome de DiGeorge e, 983
Linfocitose, 903
Linfogranuloma venéreo, 1356*t*, 1359
Linfoma, 942-947
   da tireoide, 1010
   de Hodgkin, 942-944
      eosinofilia e, 903
   DII e, 645
   intussuscepção e, 620
   LAGC, 942, 945
   LB, 944-945, 945, 945*t*
      da órbita, 445
      transplante cardíaco e, 593
   LGCB, 942, 945-946
   linfocitose e, 903
   LL, 942, 944, 946
   LNH, 942, 944-946, 945*t*
      eosinofilia e, 903
   neutrofilia e, 900
Linfoma anaplásico de grandes células (LAGC), 942, 945
Linfoma de Burkitt (LB), 944, 945, 945*t*
   de órbita, 445
   transplante cardíaco e, 593
Linfoma de grandes células B (LGCB), 942, 945-946
Linfoma de Hodgkin, 942-944
   eosinofilia e, 903
Linfoma linfoblástico (LL), 942, 944, 946
Linfoma não Hodgkin (LNH), 942, 944-946, 945*t*
   eosinofilia e, 903
Linfoma tipo Burkitt (LTB), 945
Linfonodos
   doença de Kawasaky e, 581-582
   linfocitose e, 903
   neuroblastoma e, 947
   tumores hepáticos e, 686
Língua
   distúrbios da, 490
   doença de Kawasaki e, 582
   exame extraoral da, 452
Língua fissurada (língua escrotal), 490
Língua geográfica (glossite migratória benigna), 490
Língua presa (anquiloglossia), 453, 453*f*, 491
Língua revestida (língua peluda), 490
Linguagem
   nas idades de 2 a 4 anos, 66
   nos primeiros 2 anos, 61-62, 66*t*
   OME e, 470

síndrome da deleção do 22q11.2 e, 1090
síndrome do X frágil e, 89
Lipídeos
  diabetes melito e, 1045
  necessidades nutricionais, 271-272
  nutricionais e, nutrição parenteral para, 271-272, 295
  triagem de, em adolescentes, 99t
Lipocalina associada à gelatinase de neutrófilos (NGAL), 708
Lipoma, 620
Lipoproteína de alta densidade (HDL), 124t, 289t, 590
Lipoproteína de baixa densidade (LDL), 218, 590
  COCs e, 124t
  diabetes e, 1044t
  obesidade e, 289t
Lipoproteína lipase (LPL), 295
Lipoproteína(a), 918
Líquido cerebrospinal (LCS). Ver também Punção lombar
  AVCI e, 755
  distúrbios neurológicos e, 734, 735t-736t
  erros inatos do metabolismo e, 1048
  estados alterados de consciência e, 738
  hemorragia intraventricular e, 39
  hepatite neonatal e, 649
  hiperglicemia não cetótica e, 1060
  infecções do SNC e, 774
  LLA e, 932
  sepse bacteriana e, 47
  toxoplasmose e, 50
  tumores cerebrais e, 939
Líquido extracelular (LEC), 695
Líquido intracelular (LIC), 695
  alcalose metabólica e, 704
Liraglutida, 1040
Lisdexanfetamina, 81
Lisencefalia, 761
Lisinopril
  para hipertensão, 724t
  para IC, 553
Listeria monocytogenes, 1282
Listeriose, 1282-1283
Lítio
  amamentação e, 282
  diabetes insípido nefrogênico e, 728
  neutrofilia e, 900
  para transtorno bipolar, 187
  toxicidade dos, 27
LL. *Ver* Linfoma linfoblástico
LLA. *Ver* Leucemia linfoblástica aguda
LMA. *Ver* Leucemia mieloide aguda
LMC. *Ver* Leucemia mieloide crônica

LME sem alteração radiológica evidente (SCIWORA), 859
LME. *Ver* Lesão da medula espinal
LMMJ. *Ver* Leucemia mielomonocítica juvenil
LNH. *Ver* Linfoma não Hodgkin
Lodoxamida, 1130
Loperamida
  diarreia aguda e, 631
  para diarreia crônica inespecífica, 634
Loratadina, 1130
Lorazepam
  para intoxicação por anti-histamínicos, 329
  para intoxicação por cocaína, 332
  para síndrome de vômitos cíclicos, 638
Losartana, 567
LPL. *Ver* Lipoproteína lipase
LPV. *Ver* Leucomalácia periventricular
LRA. *Ver* Lesão renal aguda
LSD. *Ver* Dietilamida do ácido lisérgico
LTB. *Ver* Linfoma tipo Burkitt
LTRA. *Ver* Antagonista do receptor de leucotrieno
Lubiprostona, 624
Lumacaftor/ivacaftor, 528
Lúpus eritematoso sistêmico (LES), 868-870
  AHAI e, 895
  da mãe, bloqueio AV completo e, 602
  DII e, 645
  DM1 e, 1046
  nefropatia membranosa e, 715
  pancreatite crônica e, 689
  trombose da veia renal e, 716
Luto, 382-383
Luxação/subluxação anterior do ombro (instabilidade traumática aguda do ombro anterior), 841-842
Luxações, 813-814
  do ombro, 841-842
  do quadril, 847

M

Má rotação intestinal, 44, 617-618
  má-absorção de monossacarídeos e, 643
  obstrução duodenal congênita e, 616
Má-absorção de monossacarídeos, 643
Maconha
  abuso materno da, 26
  abuso, pelas mães, 27
  ansiedade e, 172
  efeitos, 132t
  legalização da, 135
  síndrome dos vômitos cíclicos e, 638
Maconha medicinal, 135

Macrocefalia, 759t, 759-760
  síndromes de hipercrescimento e, 1100
  tumores cerebrais e, 939
Macrocitose, 876
Macrodontia, 454
Macrolídeos, 1171-1172
  dosagem, 1157t
  para OMA, 469
  para PAC, 523
Macrossomia, 1095
Mãe. *Ver também* Amamentação/leite materno; Gravidez
  antiácidos para a, úlceras gástricas e, 614
  anticonvulsivantes para a, 1103
  diabetes gestacional, MCH e, 586
  envolvimento da, 145
  exame de sangue, 1103
  HCV e, 666
  história de transtornos alimentares da, 150
  LES na, bloqueio AV completo e, 602
  PTI na, 907-908
  rubéola, doenças cardiovasculares e, 542t
  transtorno por uso de substância na, 25-28, 1103
  uso de drogas pela, 282
Magnésio
  má-absorção de monossacarídeos e, 643
  necessidades nutricionais de, 274t, 275t, 296
  rins e, 705
Maintenance of certificate (MOC), 3, 4
Malária, 1302, 1305-1306, 1373, 1374t-1375t, 1378t
Malassezia furfur, 1336t, 1337
Malformação adenomatoide cística congênita
  hiperinsuflação lobar congênita e, 508
  MCVAPs e, 509-510
Malformação congênita das vias aéreas pulmonares (MCVAP), 509-510
Malformação de Dandy-Walker, 762
Malformação de Ebstein, 562-563
  TSV e, 598
Malformações arteriovenosas, 543
Malformações capilares, 387-388
Malformações da orelha, 474
Malformações de Arnold-Chiari, 503
  defeitos do tubo neural e, 1098-1099
  síndrome de Goldenhar e, 1099
Malformações de Chiari, 761-762
Malformações do desenvolvimento cortical (MDC), 760-761
Malformações linfáticas, 388-389, 488
Malformações vasculares, 630-631

Mama. *Ver também* Ginecomastia
　abscessos da, 107*t*, 108
　adesivo transdérmico e, 125
　exame da, 106-107
　massas da, 107*t*, 107-108
　telarca prematura benigna, 1020
Mamilos
　secreção, 108-109
　sensibilidade no aleitamento materno, 282
　síndrome de Turner e, 1088
Manchas vinho-do-porto, 387-388
Manganês, 273, 296
Mania
　antipsicóticos e, 194
　medicamentos para, 171*t*
　TDAH e, 182
Manitol, 1107
Manobra de Sellick, 303
Manobra de Valsalva
　cefaleia e, 751*t*
　para bexiga neurogênica, 862
　para TSV, 599
Manose, 1070
Manual diagnóstico e estatístico de transtornos mentais, 5ª edição (DSM-5), 171
Manutenção de líquidos, 697
Mão
　fraturas da, 845
　lesões esportivas, 844-845
MAPCAs. *Ver* Múltiplas artérias aortopulmonares colaterais
Marasmo, 286
　na síndrome de dermatite grave, alergia e degradação metabólica, 993*t*
　síndrome cerebral perdedora de sal, 700-701, 701*t*
Marcas de nascença, 387-389
Marriott, P., 145
Máscara laríngea (ML) de via aérea, 300, 300*t*, 307*f*, 307-308
Massas mediastinais, 534-535
　hérnia de hiato e, 613
Mastalgia, 108
Mastite, 108, 282
Mastoidite, 472-473, 1166*t*
Masturbação infantil, 743, 744*t*
Matriz germinal, 38
Maturação sexual, de adolescentes, 98*f*
Mayer-Rokitansky-Küster-Hauser (MRKH), 115
MCA. *Ver* Modalidades complementares e alternativas
MCAD. *Ver* Acil-CoA-desidrogenase de cadeia média

MCD. *Ver* Miocardiopatia dilatada
MCG. *Ver* Monitoramento contínuo da glicose
MCH. *Ver* Miocardiopatia hipertrófica
MCHAT. *Ver* Modified Checklist for Autism in Toddlers
MCS. *Ver* Estado minimamente consciente
MCVAP. *Ver* Malformação congênita das vias aéreas pulmonares
MDCs. *Ver* Malformações do desenvolvimento cortical
MDMA. *Ver* 3,4-Metilenodióxi-*N*-metilanfetamina
MDR3. *Ver* Proteína de resistência a múltiplos fármacos tipo 3
Mebendazol
　para ancilostomose, 1317
　para tricuríase, 1316
Mecônio, doença de Hirschsprung e, 623
Medicaid. *Ver* Center for Medicare and Medicaid Services
Medicare. *Ver* Center for Medicare and Medicaid Services
Medicina de precisão (medicina personalizada), 1079-1080
Medicina esportiva, 827-853
　condicionamento na, 827-828
　nutrição na, 828
Medicina oral. *Ver* Odontologia
Médicos como advogados, 227
Medidas de balanceamento, 5, 5*t*
Medula espinal
　duplicações do trato GI e, 622
　hemangioblastoma da, 765
　neuroblastoma e, 947
　pé cavo e, 797
Meduloblastoma, 940, 940*t*
　subclassificação, 941
Mefloquina, 1375*t*
Megacólon aganglionar congênito. *Ver* Doença de Hirschsprung
Megalencefalia, síndromes de hipercrescimento e, 1100
Megalocórnea, 807
Meia-vida de eliminação, 322
Melanoma, 387
Melanose pustulosa neonatal transitória, 386
Melatonina
　para dormir, 76
　para síndrome de dor abdominal funcional, 640
Melena, 635, 636*t*
Melhora do desempenho, substâncias para
　para esportes, 224
　transtorno por uso de substância, 135
Meltzer, L.J., 75

Membrana timpânica (MT)
　OE, 464-465
　OEM e, 471
　OMA e, 467
　perfuração da, 469, 471
Memória
　de curto prazo, 963
　ecstasy e, 135
　THC e, 135
Menarca
　atraso da, doença celíaca e, 642
　sangramento GI por, 635
Meningite, 48
　alcalose respiratória e, 704
　asséptica, 195
　AVCI e, 756
　conjuntivite e, 49
　mastoidite e, 473
　meningocócica, 1254-1255
　neonatal, 1265-1266
　pneumocócica, 1247, 1248
　por Hib, 1278-1280
　viral não poliomielite, 1192-1193
Meningite asséptica, 1193
Meningite bacteriana, síndromes de deficiência de anticorpos e, 985
Meningite neonatal, 1265-1266
Meningite viral não poliomielite, 1192-1193
Meningococemia, 1254-1255
Meningococos, imunização para, 259-260
Meningoencefalite, 1218
Meningoencefalite aguda, 1313-1314
Menorragia
　anemia ferropriva e, 882
　DVW e, 913
Menstruação
　anorexia nervosa e, 148, 150
　antipsicóticos e, 193
　distúrbios da, 112-121, 113*t*, 114*f*, 117*t*-120*t*
　esportes e, 830
　fisiologia, 111
　SOP e, 1022
　SPM e TDPM, 119-120
　transtornos alimentares e, 147
Mepivacaína, 328
6-Mercaptopurina (6-MP)
　para DII, 646
　para hepatite autoimune, 670
Mercaptopurina, 933
Mesalamina, 646
Mesiodentes, 454
Metabolismo energético mitocondrial, 1053-1055, 1054*t*
Metacolina, 107

Metadona, 27
   amamentação e, 282
Metais pesados, anemia aplásica adquirida e, 877
Metanfetamina, 135
   abuso materno do, 26
   função executiva e, 1103
   intoxicação por, 327
   transtorno de escoriação e, 180
Metapneumovírus humano (MPVh), 1187-1188
Metatarso varo, 795
Metemoglobinemia, 455, 897-898
Metemoglobinemia adquirida, 898
Metemoglobinemia congênita, 898
Metformina
   intoxicação por, 340
   para DHGNA, 672
   para DM2, 1040
   para SOP, 1022
3,4-Metilenodióxi-*N*-metilanfetamina (MDMA, *ecstasy*), 135-136
   efeitos, 132*t*
   intoxicação por, 327
Metilenotetra-hidrofolato-redutase (MTHFR), 1060
Metilfenidato
   para síndrome do X frágil, 89
   para TDAH, 81, 182
   para TDDH, 188
Metilprednisolona
   para asma, 1124
   para LES, 870
   para queimaduras cáusticas esofágicas, 610
   para vasculite, 872
Metilxantinas, 361-362
Metimazol, 1008-1009
Metoclopramida
   ginecomastia e, 110*t*
   para RGE, 47
Método de Yuzpe, 127, 127*t*
Método francês, para pé torto, 796
Métodos de barreira, para contracepção, 123
Metolazona, 719
Metoprolol, 553
Metotrexato (MTX)
   para AHAI, 896
   para artrite idiopática juvenil, 867
   para dermatomiosite, 871
   para DII, 646
   para osteossarcoma, 952
Metoxiprogesterona, 120*t*
Metronidazol, 1171
   ginecomastia e, 110*t*
   para abscesso hepático, 685

   para colite pseudomembranosa, 636
   para DII, 646
   para giardíase, 1312
   para onfalite, 48
   para úlceras gástricas, 615
MFI. *Ver* Model for Improvement
Mialgia epidêmica, 1190
Miastenia grave
   DM1 e, 1046
   insuficiência suprarrenal e, 1026
Miastenia grave juvenil, 786
Miastenia neonatal (transitória), 786
MIBG. *Ver* I-123-Metaiodobenzilguanidina
Micofenolato de mofetila
   para AHAI, 896
   para dermatomiosite, 871
   para hepatite autoimune, 670
   para LES, 870
   para nefropatia membranosa, 715
   para síndromes miastênicas, 787
   para transplante cardíaco, 592
Micoses
   blastomicose, 1326-1327
   candidíase, 1327-1330
   coccidioidomicose, 1330-1332
   criptococose, 1332-1333
   esporotricose, 1335
   histoplasmose, 1333-1335
   visão geral, 1325, 1325*t*
Microalbuminúria, 1045
Microarranjo cromossômico (CMA), 84, 87, 1074-1075
   para microdeleção e microduplicação, 1077
Microcefalia, 758, 758*t*
   erros inatos do metabolismo e, 1048
   síndrome da deleção do 22q11.2 e, 1090
Microdeleção, de cromossomos, 1077
Microdontia, 461
Microduplicação, de cromossomos, 1077
Microftalmia, anemia de Fanconi e, 876
Micrognatia, 452, 491
Micro-hematúria
   síndrome de Alport e, 713
   vasculite por imunoglobulina A e, 712
Microssomia hemifacial, 1099
MID. *Ver* Múltiplas injeções diárias
Midazolam, 745
Mídia social, 222*f*, 222-223
Midodrina, 604
Mielite flácida aguda, 1191-1192
Mielite transversa, fraqueza flácida aguda e, 777
Mielodisplasia. *Ver* Espinha bífida
Mielomeningocele, 13
Milia, 384

Miliária, 386
Milrinona, para IC, 552
Minerais
   necessidades nutricionais, 273, 274*t*, 275*t*
   no leite materno, 284
   nutrição parenteral, 296
Mineralocorticoides
   hiperfunção adrenocortical e, 1029
   HSRC e, 1028
   insuficiência suprarrenal e, 1026
Minociclina, para acne, 391
Minoxidil, 724*t*, 724-725
Miocardiopatia, 585-588
   bebês de mães diabéticas e, 11
   bloqueio AV completo e, 603
   bulimia nervosa e, 154
   deficiência secundária de carnitina e, 1065
   eosinofilia e, 903
   erros inatos do metabolismo e, 1054
   hiperglicemia cetótica e, 1061
   IHA e, 668
   morte súbita cardíaca e, 601
   síncope e, 604
   TSV e, 599
Miocardiopatia dilatada (MCD), 585-586
   dor torácica e, 591
   miocardite e, 589
   síncope e, 604
   TSV e, 598
Miocardiopatia hipertrófica (MCH), 586-587
   esportes e, 829
   morte súbita cardíaca e, 601
   participação em esportes e, 832*t*
   síncope e, 604
   TSV e, 598
Miocardiopatia hipertrópica familiar, 586-587
Miocardiopatia restritiva, 58
Miocardite, 588-589
   CVPs e, 596
   diftérica, 126
   dor torácica e, 591
   morte súbita cardíaca e, 601
   TSV e, 599
Mioclonia do sono neonatal benigna, 749-750
Mioclonia noturna benigna, 744*t*
Mioglobinúria, 314
Mionecrose por clostrídios, 1262
Miopia, 406*f*, 406-407
Miosite infantil aguda benigna (mialgia *cruris* epidêmica), 786
Miosite ossificante, 812
Miotomia de Heller, 609

Miotomia endoscópica perioral (POEM), 609
MIRM. *Ver* Erupção cutânea e mucosite induzidas por micoplasma
Mirtazapina, 173*t*
    para depressão, 185
Mitochondrial Medicine Society, 1055
Mitomicina-C, 611
Mitoxantrona, 962
Mittelschmerz, 119
ML. *Ver* Máscara laríngea de via aérea
MMR. *Ver* Sarampo-caxumba-rubéola
MNGIE, 1055
MNT. *Ver* Micobactérias não tuberculosas
MOC. *Ver* Maintenance of certificate
Modalidades complementares e alternativas (MCA), 86
Model for Improvement (MFI), 4, 5*f*, 6
Modelo do queijo suíço, 9
Modified Checklist for Autism in Toddlers (MCHAT), 84, 163*t*, 213
Modo M, na ecocardiografia, 547
Modulador essencial do fator nuclear κB (NF-κB) (NEMO), 984
Módulos Open School (IHI), 6
MODY. *Ver* Diabetes com início na maturidade do jovem
Molibdênio, 273, 296
Molusco contagioso, 395
Mometasona, 1117
Monitor Holter
    para dor torácica, 591
    para síncope, 604
Monitoramento contínuo da glicose (MCG), 1037
    metas do, 1041
Monitoramento respiratório, 347
Monitoring the Future, 130, 134
Monitorização cardiovascular, 347-348
Monitorização do gás carbônico expirado (ETCO$_2$), 355
Monobactâmicos, 1170
Mononucleose infecciosa, 484, 1180*t*
    esportes e, 830, 833*t*
    síncope e, 603
Monossomia do X. *Ver* Síndrome de Turner
Monossomias, 1075
Montelucaste
    para asma, 1121-1122
    para bronquiolite obliterante, 515
    para rinoconjuntivite alérgica, 1131
Mordeduras de cães, 319-320, 1166*t*
Mordeduras de gatos, 320, 1166*t*
Mordeduras humanas, 320
Morfina, 965
Morte celular programada (apoptose), 992

Morte cerebral, 381, 381*t*, 738, 974
Morte, conceito infantil de, 972, 973*t*
Morte súbita cardíaca (MSC), 601
    dor torácica e, 591, 592
    MCH e, 586, 587
    miocardiopatia dilatada e, 586
    miocardiopatia restritiva e, 588
    nos esportes, 829
    síncope e, 604
    síndrome do QT longo e, 601
Morte súbita inesperada com epilepsia (SUDEP), 745
Morte súbita inesperada do lactente (MSIL), 539-540
    BRUE e, 537
Mosaicismo
    confinado à placenta, 1104
    de cromossomos, 1077
    de linhagem germinativa, 1081, 1095
Mosaicismo germinativo, 1081, 1095
Mosaicismo placentário confinado, 1104
Moteamento, 386
6-MP. *Ver* 6-Mercaptopurina
MPVh. *Ver* Metapneumovírus humano
MRKH. *Ver* Mayer-Rokitansky-Küster-Hauser
MRSA. *Ver S. aureus* resistente à meticilina
MSC. *Ver* Morte súbita cardíaca
MSIL. *Ver* Morte súbita inesperada do lactente
MSLT. *Ver* Teste de latência múltipla do sono
MSSA. *Ver S. aureus* suscetível à meticilina
MT. *Ver* Membrana timpânica
MTHFR. *Ver* Metilenotetra-hidrofolato-redutase
mTOR. *Ver* Alvo da rapamicina em mamíferos
MTX. *Ver* Metotrexato
Mucopolissacaridoses, doenças de armazenamento lisossomal e, 1066
Mudança de cor do arlequim, 384
Mulheres. *Ver também* Ovários
    cariótipo, 1075*f*
    genitália interna, 1016, 1016*f*
    HSRC em, 1027-1028
    preservativo para, 121*t*, 123
    puberdade tardia, 1020*t*, 1020-1021
    puberdade precoce, 1019*t*, 1019-1020
Múltiplas artérias aortopulmonares colaterais (MAPCAs), 571
Múltiplas injeções diárias (MID), 1037
MuSK. *Ver* Receptor de tirosina-cinase músculo-específico
Mutação da protrombina, 918
Mutação do fator V de Leiden, 918

Mutismo acinético, 738
Mutismo seletivo, 175
Mycobacterium tuberculosis. *Ver* Tuberculose

N

NAATs. *Ver* Testes de amplificação do ácido nucleico
N-acetilcisteína (NAC), 180
NACHO. *Ver* North American Consortium for Histiocytosis
Nacilina, 171
    para artrite piogênica, 819
    para onfalite, 48
    para osteomielite, 818
NACO. *Ver* Novos anticoagulantes orais
NADH. *Ver* Dinucleotídeo de nicotinamida-adenina-desidrogenase
NADPH. *Ver* Dinucleotídeo de nicotinami-da-adenina-desidrogenase-fosfato
Naegleria fowleri, 1313
NAEPP3. *Ver* National Asthma Educational and Prevention Program Expert Panel 3
Naftaleno, 333
Naloxona, 31
    para emergências, 306*t*
Naltrexona, 656
Não disjunção, 1075
    em trissomias, 1088
Não tentar reanimação (NTR), 381
NAP1. *Ver* North American Pulsed Field tipo 1
Naproxeno
    para mastalgia, 108
    PTI e, 906
NAPRTCS. *Ver* North American Pediatric Renal Trials & Collaborative Study
Narcolepsia, 73, 749
Narcóticos, 26
Nariz, 477-483
    corpo estranho no, 482-483
    exame físico, 13
    infecções do, 482
    lesões no, 482
Nascimentos múltiplos, 28-29
National Asthma Educational and Prevention Program Expert Panel 3 (NAEPP3), 1109
National Cancer Institute, 933
National Immunization Program, 223
National Institute of Allergy and Infectious Diseases (NIAID), 284
National Institute of Neurological Disorders & Stroke (NINDS), 857
National Institutes of Health Stroke Scale (NIHSS), 755

National Kidney Foundation (NKF), 731
National Marfan Foundation, 1092
National Marrow Donor Program, 877
National Patient Safety Goals (JC), 3
National Pediatric Cardiology Quality Improvement Collaborative (NPC-QIC), 579
National Quality Forum (NQF), 2-3
Necator americanus, 1316-1317
Necrose adiposa subcutânea, 386
Necrose avascular da cabeça do fêmur (doença de Legg-Calvé-Perthes), 820-821
Necrose tubular aguda
    lesões relacionadas ao calor e, 316
    LRA e, 718
Necrose tubular renal, 688
Nefrite
    DII e, 646
    enteropatia com perda de proteína e, 641
    nefropatia membranosa e, 715
Nefrite intersticial, 713, 718
    hiperglicemia cetótica e, 1061
Nefrite intersticial aguda, 713
Nefrite tubulointersticial com uveíte (TINU), 713
Nefroblastoma. *Ver* Tumor de Wilms
Nefrocalcinose, 511
Nefrolitíase, 728-729
    síndrome do intestino curto e, 619
Nefrologia de refluxo, 711
Nefronoftise, 710
Nefropatia membranosa, 715
Nefrose congênita e infantil, 713-714
Negligência, 204-207
    notificação obrigatória de, 168, 206
    TEPT por, 180
Negligência física, 204-205
Negligência no atendimento médico, 205
Neisseria gonorrhoeae, 1255, 1348-1349. *Ver também* Infecções gonocócicas (gonorreia)
Neisseria meningitidis, 1253
NEM. *Ver* Neoplasia endócrina múltipla
NEMO. *Ver* Modulador essencial do fator nuclear κB (NF-κB)
Neonato pré-termo (prematuro)
    alta hospitalar do, 40
    anemia no, 37
    anemia ferropriva no, 882
    apneia da prematuridade, 34t, 34-35
    atresia intestinal e, 617
    canal arterial patente no, 36
    de nascimentos múltiplos, 28
    deficiência de ferro e, 217
    displasia broncopulmonar e, 510
    doença da membrana hialina do, 35
    doença pulmonar crônica no, 35
    ducto arterioso patente no, 559
    eletrólitos para, 32-33
    enterocolite necrosante no, 36-37
    estenose pilórica e, 613
    fluidos para, 32-33
    fórmulas infantis para, 33
    glândula tireoide e, 1005
    hemorragia intraventricular no, 38f, 38-39
    hemorragia periventricular-intraventricular no, 38f, 38-39
    hepatite neonatal idiopática e, 655
    hiperbilirrubinemia e, 19
    hiperbilirrubinemia induzida por fármacos e, 661
    hipoglicemia e, 22
    imunizações para, 242
    NPT para, 293
    para bronquiolite, 520
    por deficiência de vitaminas, 276t
    retinopatia da prematuridade do, 39-40
    sepse bacteriana do, 48
    suporte nutricional para, 33t, 33-34
    termorregulação do, 32
    VPP, 30-31
Neonatos pré-termo tardios, 39-40, 40-41
Neoplasia endócrina múltipla (NEM), da tireoide, 1010
Neostigmina, 787
Nervo óptico
    doenças de, 440-443, 449f
    hipotireoidismo congênito e, 660
    retinoblastoma e, 956
Nervos cranianos
    distúrbios do desenvolvimento e, 79
    esotropia e, 447
    exame neurológico, 733t
    hipertensão intracraniana e, 313
    lesão cerebral e, 856
    perda auditiva neurossensorial e, 475
Neuralgia pós-herpética, 199
Neurite óptica (NO), 442-443
Neuroblastoma, 947-949, 948t
    diarreia crônica e, 634
    neutrofilia e, 900
Neurocisticercose, 1321
Neurofeedback, para TOC, 179
Neurofibromatose (NF), LMA e, 934
Neurofibromatose tipo 1 (NF-1), 762-764, 1091
    feocromocitoma e, 1031
    LMMJ e, 938
    rabdomiossarcoma e, 953
    tumores cerebrais e, 939
Neurofibromatose tipo 2 (NF-2), 764
    tumores cerebrais e, 939
Neuro-hipófise (hipófise posterior), 1004-1005
Neurônio motor de sobrevivência (SMN), 790
Neuropatia óptica, 440, 440f
Neuropatia periférica, 789-790
Neurossífilis, 1295
Neurotransmissores
    anorexia nervosa e, 152
    erros inatos do metabolismo e, 1071-1072
    síndrome dos vômitos cíclicos e, 638
Neutrofilia, 900
Neutrófilo, 1106
    asma e, 1106
    distúrbios funcionais dos, 900-903, 901t-902t
Neutropenia, 898t, 898-900, 989
    anemia aplásica adquirida e, 877
    LMA e, 935, 936
Nevo de Spitz, 387
Nevo epidérmico, 388
Nevo sebáceo, 389
Nevo simples, 387
Nevos melanocíticos, 387
Nevos melanocíticos congênitos, 387
Nexplanon, 126
    eficácia, 121t
NF. *Ver* Neurofibromatose
NF-1. *Ver* Neurofibromatose tipo 1
NF-2. *Ver* Neurofibromatose tipo 2
NGAL. *Ver* Lipocalina associada à gelatinase de neutrófilos
N-glicanase-1 (NGLY1), 1070
Niacina, para hipertrigliceridemia, 590
NIAID. *Ver* National Institute of Allergy and Infectious Diseases
Nicotina
    desenvolvimento cerebral e, 135
    efeitos, 133t
    nos *vapes*, 130
Nifedipino
    anemia aplásica adquirida por, 877
    para emergências hipertensivas, 724
    para hipertensão, 724t
NIHSS. *Ver* National Institutes of Health Stroke Scale
NINDS. *Ver* National Institute of Neurological Disorders & Stroke
Nistagmo, 445-446
    síndrome de Marfan e, 807
    transtorno por uso de substância e, 131t
Nistatina, para sepse fúngica, 49
Nitazoxanida, para giardíase, 1312
Nitratos
    intoxicação por, 339
    metemoglobinemia adquirida e, 898
    para IC, 552

Nitritos
  intoxicação por, 339
  metemoglobinemia adquirida e, 898
Nitrofurantoína, 730, 1174
Nitrogênio, 295-296
  ciclo da ureia e, 1056
  doença urinária do xarope de bordo e, 1059
  para SCEH, 574
Nitroprusseto, 52
Nitroprusseto de sódio, 724
NK. *Ver* Células *natural killer*
NKF. *Ver* National Kidney Foundation
NNT. *Ver* Número necessário para tratar
NO. *Ver* Neurite óptica
Nódulos de Bohn, 453
Nódulos de Lisch, 430, 1091
Nódulos de Osler, 583
Norepinefrina
  para choque distributivo, 305
  para IC, 552, 552*t*
  para intoxicação por cocaína, 332
  TDAH e, 82
Normalidade, 68
Norovírus, 631-632, 632
North American Consortium for Histiocytosis (NACHO), 958
North American Pediatric Renal Trials & Collaborative Study (NAPRTCS), 731
North American Pulsed Field tipo 1 (NAP1), 626
Notificação obrigatória
  de abuso infantil e negligência, 206
  de abuso sexual e negligência, 168
Novos anticoagulantes orais (NACO), 345-346
NP. *Ver* Nutrição parenteral
NPC. *Ver* Doença de Niemann-Pick tipo C
NPC-QIC. *Ver* National Pediatric Cardiology Quality Improvement Collaborative
NPH. *Ver* Protamina neutra de Hagedorn
NPT. *Ver* Nutrição parenteral total
NQF. *Ver* National Quality Forum
NREM. *Ver* Sono com movimentos oculares não rápidos
NTR. *Ver* Não tentar reanimação
Nucleosídeos, para HBV, 674
Número necessário para tratar, 1149
Nurse-Family Partnership, 159
Nusinerseno, 791
Nutrição, 269-298. *Ver também* Nutrição enteral; Desnutrição; Obesidade; Nutrição parenteral; Nutrição parenteral total
  aconselhamento para, 221-222
  anemia, 881-884
  crescimento e, 269
  de fórmulas infantis, 284-285, 285*t*
  de leite de vaca, 283*t*
  dermatite atópica e, 1134
  desnutrição, 286-288
  diarreia crônica e, 633
  eletrólitos e, 296, 296*t*
  em cuidados intensivos, 375*t*, 375-376
  energia e, 269-270, 270*t*
    nutrição parenteral para, 293-294
  esportes e, 830
  lipídeos e nutrição parenteral para, 271-272, 295
  minerais e, nutrição parenteral para, 296
  na medicina esportiva, 828
  necessidades, 269-277
  nitrogênio e, 295-296
  para bebês pré-termo, 33*t*, 33-34
  para cárie dentária, 457
  para chILD, 513
  para crianças mais velhas, 285-286
  para DII, 646
  para DM1, 1037
  para DM2, 1040
  para doença celíaca, 642
  para lesão cerebral, 857
  para LRA, 719
  para PAC, 523
  para recém-nascidos, 284-285
  para síndrome de Alagille, 656
  para síndrome de dor abdominal funcional, 639-640
  suporte para, 291-298, 292*t*, 297*t*
Nutrição enteral, 291-298, 292*t*, 376
  para colestase neonatal, 654
  para DII, 646
  para lesão cerebral, 857
  para pancreatite aguda, 688
  para síndrome do intestino curto, 619
Nutrição parenteral (NP), 292-298, 297*t*, 376. *Ver também* Nutrição parenteral total
  colelitíase e, 680
  má-absorção de monossacarídeos e, 643
  para obstrução duodenal congênita, 617
  para pancreatite aguda, 688
  para síndrome do intestino curto, 619
Nutrição parenteral periférica, 292
Nutrição parenteral total (NPT), 292-293, 294*t*
  para ascite quilosa, 628
NuvaRing, eficácia, 121*t*

O

OAV. *Ver* Síndrome ocular-aurículo-vertebral
Obesidade, 222, 288-291, 289*t*-290*t*
  asma, 1109
  DHGNA e, 671
  DM1 e, 1035
  doenças cardiovasculares e, 541
  epifisiólise proximal do fêmur e, 801
  estatura alta e, 1004
  fatores de risco, 286
  ginecomastia e, 1024
  manejo de doenças crônicas, 224
  pé chato e, 797
  SOP e, 115, 1022
  SPW e, 1095
  triagem de, em adolescentes, 99*t*
Obestatina, 145
Objetivo quádruplo, 2, 2*f*
Obstrução da via aérea intratorácica, por anomalias congênitas, 504-505
Obstrução do ducto nasolacrimal (ODNL), 421-422, 422*f*
Obstrução duodenal congênita, 616-617
Obstrução intestinal, 660
  de recém-nascidos, 44-45, 45*t*
  duplicações do trato GI e, 622
  encoprese e, 70
  intussuscepção e, 620
  sangramento GI e, 635
  síndrome dos vômitos cíclicos e, 638
Obstrução intestinal superior, 660
Oclusivos, 1135
Octreotida, para sangramento GI, 637
ODNL. *Ver* Obstrução do ducto nasolacrimal
Odontologia, 451-463
  crianças com necessidades especiais na, 461
  distúrbios hemorrágicos na, 462-463
  doença periodontal na, 458*f*, 458-459
  em crianças com necessidades especiais, 462
  emergências na, 459-461
  encaminhamento para ortodontista, 463
  para populações especiais de pacientes, 461-463
  para recém-nascidos, 451-452
    exame, 452*f*-453*f*, 452-456
  profilaxia antibiótica na, 462
  sistema de numeração dos dentes, 454, 454*f*
  variações de tecidos duros na, 454
OE. *Ver* Otite externa
Oftalmia neonatal, 424*f*, 424-425, 425*t*, 1256-1258
Oftalmite gonocócica, 49
Oftalmoplegia, 656
OI. *Ver* Osteogênese imperfeita

Olanzapina, 187
Óleo de hortelã, 639
Olhar fixo, 744t
Olhos, 405-450
  alinhamento e motilidade, 409f, 409-410, 410f
  corpo estranho nos, 405, 411-413, 412f
  dificuldades de aprendizagem e, 450
  dislexia e, 450
  doenças da conjuntiva, 424f, 424-428, 425t, 427f, 427t
  doenças da córnea, 433-435, 435f
  doenças da íris, 428-430, 429f
  doenças da retina, 436-440, 437t
  doenças do cristalino, 435f, 435-436
  doenças do nervo óptico, 429, 440f, 440-443
  doenças do sistema nasolacrimal, 421-424, 422f-423f
  erros de refração, 406f
  erros inatos do metabolismo e, 1054
  esotropia, 447-448, 448f
  exame físico, 12, 407-410, 408t, 409f, 410f
  exotropia, 448-449, 449f
  glaucoma, 430-431
  lacerações, 414, 414f
  lesões, 411-417, 412f, 414f, 415f
  participação em esportes e, 832t
  queimaduras, 414-415
  secreção purulenta, 405
  síndrome de Alagille e, 655
  uveíte, 431-433
  vermelhidão, 405
Olhos cruzados (esotropia), 447-448, 448f
Olhos de guaxinim, 311
Oligodimonossacarídeos e polióis fermentáveis (FODMAPs), 633
  para síndrome de dor abdominal funcional, 639
Oligoelementos, 273, 275t-276t, 296
Oligomeganefronia, 709-710
Oligúria
  asfixia e, 31t
  insuficiência renal e, 56
  LRA e, 719, 720
  SHU e, 717
OMA. Ver Otite média aguda; Síndrome de opsoclonia-mioclonia-ataxia
Omalizumabe
  para asma, 1122
  para urticária, 1138
Ombro
  lesões do plexo braquial e, 861
  lesões esportivas, 840-842
Ombro da liga infantil, 842
OME. Ver Otite média com efusão

Omeprazol, 110t
OMS. Ver Organização Mundial da Saúde
OMSC. Ver Otite média supurativa crônica
Onda P, 545
  bloqueio AV de segundo grau e, 602
  TF e, 570
  TSV e, 599
Onda Q
  ALCAPA e, 568
  SCEH e, 574
Onda T, 546
  ALCAPA e, 568
  hipertensão pulmonar e, 594
  miocardite e, 589
  síncope e, 604
Ondansetrona
  para síndrome de vômitos cíclicos, 638
  para vômitos, 637
Onfalite, 48-49
Onfalocele, 45
  colestase neonatal e, 652
Onicomicose, 1328
Ooforite, 121
Operações concretas, 67
Opioides/opiáceos, 135
  abstinência, 339-340
  efeitos, 132t
  nas mães
    abuso de, 25-28
    administrados a, 31
  overdose de, 339-340
  para tratamento da dor, 379, 965, 966
Órbita
  celulite de, 443-444
  doenças de, 443-447, 445f
  retinoblastoma e, 956
  trauma contuso na, 413-414
  tumores de, 445, 445f
Orelha
  anomalias congênitas da, 474
  corpo estranho na, 474
  erros inatos do metabolismo e, 1054
  exame físico do recém-nascido, 13
  infecções, 464-473, 466f, 467t, 469t, 471f
Orelha média
  lesões na, 473
  síndromes de deficiência de anticorpos e, 985
Organização Mundial da Saúde (OMS)
  Improving Access to Quality Care in Family Planning: Medical Eligibility Criteria for Contraceptive Use, 122
  sobre açúcar, 272
  sobre cáries dentárias, 457
  sobre cigarros eletrônicos, 141
  sobre HEV, 667

  sobre LMA, 934, 935t
  sobre padrões de crescimento, 213-214, 229, 269
  sobre reabilitação, 854
Orientação sexual, 105-106
Origem anômala da coronária esquerda a partir da artéria pulmonar (ALCAPA), 568-569
Ornitina transcarbamilase, 1055
Orquite, 121
Ortopedia, 794-826. *Ver também* Fraturas
  amputações congênitas em, 794-795
  câncer em, 821-824
  condições inflamatórias em, 807
  defeitos do tubo neural e, 1099
  deficiências dos membros em, 794-795
  deformidades de extremidades em, 795f, 795-801, 796f, 798f-801f
  distúrbios neurológicos em, 810-812, 811f
  infecções em, 817-820
  lesões em, 812-814
  melhora de qualidade, 826
  osteocondroses em, 820t, 820-821
  síndromes associadas, 806-810
  subluxações e luxações em, 813-814
  tumores em, 822-823
Ortopneia, 932
Oseltamivir, 1185
Ossificação heterotópica, 861
Osso. *Ver também* Fraturas
  hipercalcemia e, 1015
  puberdade tardia e, 1021
Osteíte fibrosa cística, 1015
Osteocondrite dissecante (OCD), 843-844
Osteocondroma, 821-822
Osteocondroses, 820t, 820-821
Osteogênese imperfeita (OI), 808-809, 1092-1093
Osteoma osteoide, 822
Osteomielite, 817-818
  estafilocócica, 1252
  mordeduras de cães e, 320
  sarcoma de Ewing e, 824
Osteomielite crônica, 1287
Osteopetrose, 899
Osteoporose
  anorexia nervosa e, 150
  hipertireoidismo e, 1008
  IBPs e, 607
  LES e, 870
  transplante cardíaco e, 592
Osteossarcoma, 823-824, 951-952
Otite externa (OE), 464-465
Otite média. *Ver também* Otite média aguda
  desenvolvimento infantil e, 79
  diarreia crônica e, 633

esotropia e, 447
nutrição enteral e, 292
PAC e, 522
PCD e, 529
pneumococos e, 250
tabaco e, 136
terapia antimicrobiana para, 1165t, 1248
vasculite e, 872
Otite média aguda (OMA), 465-470, 467t-469t, 468f
Otite média com efusão (OME), 465, 470-471, 471f
Otite média supurativa crônica (OMSC), 472
Ovários. *Ver também* Síndrome do ovário policístico
  DDSs de, 1016-1018
  desenvolvimento dos, 1016, 1016f
Oxacilina
  para artrite piogênica, 819
  para osteomielite, 818
Oxazolidinonas, 1172
Oxicodona, 965
Oxidação de ácidos graxos, 1064
Óxido nítrico inalado
  para hérnia diafragmática, 46
  para hérnia diafragmática congênita, 616
  para hipertensão pulmonar persistente, 43
Oxigenação por membrana extracorpórea (ECMO)
  descrição, 350
  para asma, 362
  para bebês pré-termo tardios, 40
  para hérnia diafragmática, 46
  para hipertensão pulmonar persistente, 43
  para hipotermia, 317
  para IC, 553
  para insuficiência respiratória aguda, 355
  para LRA, 719
  para recém-nascidos, 10
  para SARA, 359
Oxigênio arterial (Pao$_2$), 495
Oxigenoterapia. *Ver também* Oxigenação por membrana extracorpórea
  para asma, 1125
  para BRUE, 539
  para crupe viral, 501
  para doenças pulmonares, 497
  para intoxicação por monóxido de carbono, 330
  para PAC, 523
  para reanimação, 30
  para VSR, 1187
  SCEH e, 574
  suplementar, 353, 354t
Oximetolona, 876

Oximetria de pulso, 347, 495
  para doenças cardiovasculares, 549
Oxiúros, 1314-1315

P

PAC. *Ver* Pneumonia adquirida na comunidade
Palato alto arqueado, 491
Palivizumabe, 268
  para bronquiolite, 521
  para chILD, 513
Palpação
  do trato respiratório, 492
  estenose pilórica e, 613
  para doenças cardiovasculares, 541
Pálpebras
  distúrbios, 417-421, 419f-421f
    dermatomiosite e, 871
  ptose, 420, 420f
  tiques, 421
PALS. *Ver* Pediatric Advanced Life Support
PAM. *Ver* Poliangeíte microscópica
PAN. *Ver* Poliarterite nodosa
Pancitopenia
  anemia aplásica adquirida e, 877
  anemia de Fanconi e, 876
Pâncreas
  distúrbios de, 687-694
  tumores de, 693t, 693-694
  VIPoma de, diarreia crônica e, 634
Pâncreas anular, 616
  obstrução intestinal e, 660
Pancreatectomia total e autotransplante de células das ilhotas (TPIAT), 689
Pancreatite
  caxumba e, 121
  DII e, 646
  hipercalcemia e, 1015
  hiperglicemia cetótica e, 1061
  síndrome dos vômitos cíclicos e, 638
Pancreatite aguda, 687-688
Pancreatite autoimune, 689
Pancreatite crônica, 689
  anemias megaloblásticas e, 883
Pancreatite necrosante, 688
PANDAS. *Ver* Distúrbios neuropsiquiátricos autoimunes pediátricos associados a estreptococos
Panencefalite esclerosante subaguda (PEES), 1215
PANS. *Ver* Perda auditiva neurossensorial
Pao$_2$. *Ver* Oxigênio arterial; Pressão parcial arterial de oxigênio
PAP. *Ver* Pressão da artéria pulmonar
PAPA. *Ver* Proteína plasmática A associada à gravidez

Papiledema, 441-442
  emergências hipertensivas e, 723
  tumores cerebrais e, 939
Papilomavírus, 420
Papilomavírus humano (HPV)
  abuso sexual e, 203
  dermatite atópica e, 1134
  descrição, 1340, 1360-1361
  exame pélvico para, 111
  imunização para, 261-262
Paracetamol
  asma e, 1106
  intoxicação por, 325, 326f, 965
    IHA e, 669
  overdose de, 325, 326f
  para controle da dor, 379
  para dentição, 455
  para OMA, 467
Parada cardíaca, 299-300
  queimaduras elétricas e, 315
Parainfluenza
  asma e, 1106
  descrição, 1185
  pneumonia e, 48
Paralisia cerebral (PC), 765, 767-768
  asfixia ao nascer e, 31
  aspectos ortopédicos da, 810-811, 811f
  AVCI e, 756
  participação em esportes e, 834t
  pé cavo e, 797
Paralisia de Bell, 78
Paralisia de Erb, 861
Paralisia de Klumpke, 861
Paralisia do carrapato, 777
Paralisia do nervo facial, 472, 788
Paralisia flácida aguda, 1191-1192
Paralisia periódica hiperpotassêmica, 784t
Paraníçio herpético, 1194
Parassonias, 74-75, 750
Paratormônio (PTH)
  e cálcio, 1010
  hipercalcemia e, 1015
  hipocalcemia e, 1011, 1012t
  insuficiência renal crônica e, 721
Parechovírus humano (hPeV), 191
Parent-Child Interaction Therapy (PCIT), 159
Parents' Evaluation of Development Status (PEDS), 213
Parents, Families and Friends of Lesbians and Gays, 106
Paroníquia, 1328
Parotidite, 48, 490, 120
Parotidite recorrente juvenil (PRJ), 490
Parotidite supurativa, 490

Paroxetina
　intoxicação por, 343
　toxicidade de, 27-28
Parvovírus, 50-51, 1181t
　anemia aplásica adquirida por, 877
　doença falciforme e, 890
　eritema infeccioso por, 1213
　hepatite neonatal e, 649, 650t
　hepatite por, 667
　IgIV para, 268
　trombocitopenia e, 908
Pasta de dente, flúor na, 457
Patela
　apofisite de, 849
　luxação de, 814
Patient Health Questionnaire 9 (PHQ-9), 163t, 183
Patient Protection and Affordable Care Act (PPACA), 4
PAUMs. *Ver* Potenciais de ação da unidade motora
PC. *Ver* Paralisia cerebral
PCECV. *Ver* Vacina purificada de células embrionárias de galinha
PCIT. *Ver* Parent-Child Interaction Therapy
PCM. *Ver* Peso corporal médio
PCMH. *Ver* Primary care medical home
PCR. *Ver* Proteína C-reativa
PCR. *Ver* Reação em cadeia da polimerase
PCV13 (Prevnar13), 250
PCV7, 250
PDFs. *Ver* Produtos de degradação de fibrina-fibrinogênio
PDIA. *Ver* Polineuropatia desmielinizante inflamatória aguda
PDIC. *Ver* Polineuropatia desmielinizante inflamatória crônica
p-Diclorobenzeno, 333-334
PDSA. *Ver* Planejar-Fazer-Estudar-Agir
Pé cavo, 797
Pé chato, 797
Pé torto (*talipes equinovarus*), 795f, 795-796
　AMC, 806
　exame físico do recém-nascido, 13
Pectus carinatum, 531
　síndrome de Marfan e, 807
Pectus excavatum, 531
Pediatria comunitária, 226-227
Pediatric Advanced Life Support (PALS), 299
　para envenenamento/intoxicação, 323
Pediatric Evaluation of Developmental Status (PEDS), 78, 213
Pediatric Orthopedic Society of North America (POSNA), 826

Pediatric Symptoms Checklist (PSC), 163t, 219
Pediatrix, 243, 247
Pediculose, 396
　das pálpebras, 420
PEDS. *Ver* Parents' Evaluation of Development Status; Pediatric Evaluation of Developmental Status
PEES. *Ver* Panencefalite esclerosante subaguda
Pele, 384-404, 385t
　abscessos da, neutropenia e, 899
　de recém-nascidos
　　distúrbios, 384, 386
　　exame físico, 12
　dermatite, 397-400
　distúrbios da, em adolescentes, 390-392, 391t
　erupções papuloescamosas, 401t, 401-402
　infecções bacterianas, 392-393
　infecções da
　　participação em esportes e, 833t
　　síndromes de deficiência de anticorpos e, 985
　infecções fúngicas da, 393-394
　infecções virais, 394-395
　infestações de insetos, 396-397
　marcas de nascença na, 387-389
　no exame físico de lesão traumática, 309
　no exame físico do esporte, 830
　PHS e, 916
　reações medicamentosas, 404, 404t
　síndrome de Loeys-Dietz e, 568
　TAFN e, 907
　tumores, 400-401
　tumores virais, 395-396
Pele escaldada estafilocócica, 1181t
Penetrância, 1080, 1081
Penicilamina, para doença de Wilson, 674
Penicilina
　descrição, 1163, 1167-1169
　para doença falciforme, 891
　para EGA, 1239-1240
　para EGB, 1244
　para emergências dentárias, 460
　para faringite bacteriana, 486t
　para hepatite neonatal, 649
　para rinossinusite aguda bacteriana, 480
　para sepse bacteriana, 48
　resistente à penicilinase, 1169
Penicilina G
　para febre reumática, 581
　para sífilis congênita, 51
Penicilinas resistentes à penicilinase, 1169
Pentacel, 252
Pentaclorofenol, 39

Pentagastrina, 621
Peptídeo 1 semelhante ao glucagon (GLP-1), 1040
Peptídeo 2 semelhante ao glucagon (GLP-2), 619
Peptídeo intestinal vasoativo (VIP)
　diarreia crônica e, 634
　neuroblastoma e, 948
Peptídeo natriurético atrial (ANP), 695, 696
Pequeno para a idade gestacional (PIG), 11
　baixa estatura e, 1001
　policitemia e, 55
Peramivir, 1185
Percussão
　do trato respiratório, 492
　hiperinsuflação lobar congênita e, 508
　MCVAP e, 509
Perda auditiva, 215
　hérnia diafragmática congênita e, 615
　identificação e manejo, 474-477
　por efeitos tardios da terapia do câncer, 963
　surdez congênita
　　síncope e, 604
　　síndrome do QT longo e, 601
Perda auditiva condutiva, 474-475, 477
Perda auditiva congênita, 475
Perda auditiva neurossensorial (PANS), 474-477, 1094
Perda de cabelo, 402-403, 403t. *Ver também* Alopecia
Perda de consciência. *Ver também* Síncope
　doença cardiovascular e, 542t
　ferimentos na cabeça e, 311
Perdas de água insensíveis, 697, 697t
Perfusão (Q), 495
Perfusão renal, 718
Pericardiocentese, 585
Pericardite, 584-585
　DII e, 646
　dor torácica e, 591
　insuficiência renal crônica e, 721
Pericardite constritiva, 585
Peri-hepatite, apendicite aguda e, 622
Peri-hepatite gonocócica, 1256
Periodicity Schedule (AAP), 78
Peritonite, 628
　hepatite autoimune e, 670
　má rotação intestinal e, 618
Permanência do objeto, 62, 65
Pernas arqueadas (joelho varo), 798, 799f
Pérolas de Epstein, 453
Peróxido de benzoíla, 390, 391
Pertússis (coqueluche), 261, 1280-1281
　DTPa para, 246-248

Pesadelos, 75, 750
    como um evento paroxístico não epiléptico, 744t
Pescoço
    exame físico do recém-nascido, 13
    lesões esportivas, 836-839
Peso ao nascer, 11. Ver também Baixo peso ao nascer
    peso corporal médio, 148, 152
    tabaco e, 136
Peso ao nascer extremamente baixo, 36
Peso corporal médio (PCM), 148, 152
PESS. Ver Potenciais evocados somatossensoriais
Peste, 1276-1277
Peste bubônica, 1276-1277
Peste pneumônica primária, 1277
Peste septicêmica, 1277
PET. Ver Tomografia por emissão de pósitrons
Petéquias
    anemia e, 878
    hepatite neonatal e, 649
    sangramento GI e, 635
PFA-100. Ver Analisador de função plaquetária-100
PFAPA. Ver Febre periódica, estomatite aftosa, faringite e adenopatia cervical
PFC. Ver Plasma fresco congelado
PFE. Ver Pico de fluxo expiratório
PFHs. Ver Provas de função hepática
PFT. Ver Prova de função tireoidiana
PFTs. Ver Provas de função pulmonar
PGE_1. Ver Prostaglandina E_1
PGE_2. Ver Prostaglandina E_2
PGM3. Ver Fosfoglicomutase 3
PGMI-CDG. Ver Deficiência de fosfoglicoisomerase
PH. Ver Pneumonite de hipersensibilidade
PHQ-9. Ver Patient Health Questionnaire 9
PIC. Ver Pressão intracraniana
Pica, 78
Picada de cobra, 343-344
Picadas de aranha, 345
Picadas de escorpião, 343
Picadas de mosquito, 1373
Picnocitose infantil transitória. Ver Eliptocitose hereditária
Pico de fluxo expiratório (PFE), asma e, 1107
Pielonefrite
    diabetes insípido nefrogênico e, 728
    ITU e, 730
    terapia antimicrobiana para, 1164t
PIG. Ver Pequeno para a idade gestacional
Pilomatricomas, 401

Piloromiotomia, 613
Pílulas apenas de progestogênio (PPs), 125
    gravidez ectópica e, 129
Pimecrolimo, 398
Pintas, 387
Piolho pubiano, 1347t, 1363
Piridoxina, para convulsões, 57
Pirimetamina, 50
Pitiríase alba, 400
Pitiríase rósea, 401-402
Placa dentária
    cárie dentária e, 456
    doença periodontal e, 458
Placas de Peyer, intussuscepção e, 620
Placenta
    amostragem de vilosidades coriônicas, 1104
    CIVD e, 914
    exame da, no parto, 11
    fluxo sanguíneo na, 551
Plagiocefalia posicional, 757
Planejamento antecipado de cuidados, 974
Planejar-Fazer-Estudar-Agir (PDSA), 6, 59-60
Plano de Serviço Familiar Individualizado (IFSP), 477
Plantas, intoxicação por, 341, 342t
Plaquetas
    armazenamento das, 923
    distúrbios funcionais das, 908-909
    transfusão de, para trombocitopenia, 54
Plasma fresco congelado (PFC), 923
    para CIVD, 914-915
    para deficiência de vitamina K, 916
    para hemofilia C, 913
    para IHA, 669
    para TEV, 918
    para uremia, 916
Plasmaférese
    para AHAI, 895
    para síndromes miastênicas, 787
Plasmodium sp., 1302, 1305-1306
Pleiotropia, 83, 1080
Pleura parietal, 532
Pleura visceral, 532
Pleurite, 591
Pleurodinia, 192
Plexo braquial
    exame físico do recém-nascido, 13
    lesões do, 861-862
Plumbismo, 37
PMI-CDG. Ver Deficiência de fosfomanose-isomerase
PMM2-CDG. Ver Deficiência de fosfomanomutase 2

PNALD. Ver Doença hepática associada à nutrição parenteral
Pneumatocele, 508
Pneumatose intestinal, 37
Pneumococo
    imunização para, 250-251, 251t
        para doença falciforme, 891
        para PTI, 906
    SHU e, 717
Pneumocystis jiroveci
    achados clínicos, 1338
    considerações gerais, 1337-1338
    descrição, 1230
    diagnóstico diferencial, 1338
    prevenção, 1338-1339
    resultados laboratoriais, 1338
    sulfametoxazol-trimetoprima para, 1339
    tratamento, 1339
Pneumomediastino, 360, 1109
Pneumonia
    adquirida na comunidade, 522-523, 1165t
    apendicite aguda e, 622
    de aspiração, 515t, 515-516
        bronquiectasia e, 530
    defeito do septo atrioventricular e, 558
    distúrbios funcionais dos neutrófilos e, 902
    dor torácica e, 591
    DRGE e, 606
    em recém-nascidos, 48
    estafilocócica, 1250, 1252
    hipoplasia pulmonar e, 507
    miocardiopatia dilatada e, 586
    necrosante, 525
    pancreatite aguda e, 688
    por micoplasma, 521-522
    sequestro pulmonar e, 508
    tratamento, 1248
    varicela, 1198
    viral, 520
Pneumonite de hipersensibilidade (PH), 513-514
Pneumotórax, 307, 496, 533-534. Ver também Pneumotórax hipertensivo
    asma e, 360
    choque e, 364
    dor torácica e, 591
    hiperinsuflação lobar congênita e, 508
    hipoplasia pulmonar e, 507
    MCVAP e, 509
    participação em esportes e, 834t
Pneumotórax hipertensivo
    choque obstrutivo e, 305
    exame físico do recém-nascido, 13
Pneumovax23. Ver PPSV23

PNP. *Ver* Fosforilase de nucleosídeo de purina
Pó hemostático, 637
POEM. *Ver* Miotomia endoscópica perioral
Poiquilocitose, 89
Polegar
　anemia de Diamond-Blackfan e, 880
　ausência do, anemia de Fanconi e, 876
　lesão no, 844
Polegar do esquiador, 844
Polegar do guarda-caça, 844
Poliangeíte microscópica (PAM), 872
Poliarterite nodosa (PAN), 872
Poliartrite, 580, 580*t*
Policitemia, 55, 55*t*, 897
　bebês de mães diabéticas e, 11
　enterocolite necrosante e, 37
Polidipsia, 706
　amenorreia e, 113
　diabetes insípido nefrogênico e, 728
　diabetes melito e, 1034
　síndrome de Williams e, 1015
Polidipsia primária, 1005
Polidrâmnio, com nascimentos múltiplos, 28
Poliesplenia, 617
Polietilenoglicol, 624
Polimicrogiria, 761
Polimicrogiria perisilviana, 761
Polimixinas, 1174
Polimorfismos de nucleotídeo único (SNPs), 1075
Polineurite, 1264
Polineuropatia desmielinizante inflamatória aguda (PDIA, ataxia sensorial), 789
Polineuropatia desmielinizante inflamatória crônica (PDIC), 789-790
Poliomielite
　descrição, 1191-1192
　imunização para, 241, 252
　pé cavo e, 797
Poliomielite paralítica associada à vacina (VAPP), 1191
Poliovírus, 193
Pólipos
　fissuras anais e, 625
　intussuscepção e, 620
　juvenis, 629, 629*f*, 630*t*
Polipose adenomatosa familiar, 630*t*
Polissacarídeo capsular purificado (ViCPS), 265
Polissonografia (PSG), 495
　para AOS, 535-536
Poliúria, 706
　amenorreia e, 113
　cistinose e, 727

　diabetes insípido nefrogênico e, 728
　diabetes melito e, 1034
　síndrome de Williams e, 1015
Portadores obrigatórios, 1081
Positive Parenting Program, 159
POSNA. *Ver* Pediatric Orthopedic Society of North America
Potássio. *Ver também* Hiperpotassemia; Hipopotassemia
　distúrbios do, 702, 703*t*
　estenose pilórica e, 613
　hiperfunção adrenocortical e, 1029
　necessidades nutricionais, 274*t*
　síndrome do QT longo e, 601
Potenciais de ação da unidade motora (PAUMs), 780
Potenciais evocados, 733-734
Potenciais evocados somatossensoriais (PESS), 733
Potenciais visuais evocados (PVE), 733
POTS. *Ver* Síndrome de taquicardia postural ortostática
PPACA. *Ver* Patient Protection and Affordable Care Act
PPC. *Ver* Pneumocystis jiroveci; Pressão de perfusão cerebral
PPHP. *Ver* Pseudopseudo-hipoparatireoidismo
PPs. *Ver* Pílulas apenas de progestogênio
PPSV23 (Pneumovax23), 250
Praziquantel, 1324
Pré-albumina, 376
Prebióticos
　para DII, 646
　para síndrome de dor abdominal funcional, 639
Precauções universais, 1228
Prednisolona
　para asma, 1124
　para hemangiomas, 388
Prednisona
　distúrbios de deficiência de anticorpos e, 987
　para asma, 1124
　para LES, 870
　para linfoma de Hodgkin, 943
Pré-eclâmpsia, 907
Preensão palmar, 14
Pregabalina, 873
Pregestimil
　para atresia biliar, 658
　para hepatite neonatal idiopática, 655
Prematuro. *Ver* Neonato pré-termo (prematuro)
Preservativo, 121*t*, 123
Pré-síncope, 595

Pressão arterial pulmonar (PAP)
　ALCAPA e, 568
　cateterismo cardíaco e, 550, 555
　defeito do septo ventricular e, 556
　ducto arterioso patente e, 559
　estenose da valva pulmonar e, 561
　hipertensão pulmonar e, 594
　RVPAT e, 577
　TF e, 570
Pressão arterial. *Ver também* Hipertensão; Hipotensão
　AVCI e, 756
　cateterismo cardíaco e, 550
　choque e, 303-304
　coarctação da aorta e, 563
　doenças cardiovasculares e, 541, 544
　estados alterados de consciência e, 738
　estenose da valva pulmonar e, 561
　pericardite e, 585
　rastreamento de, 214-215
　rins e trato urinário e, 705
　SHU e, 717
　síncope e, 603
　síncope vasovagal/neurocardiogênica e, 604
Pressão de perfusão cerebral (PPC), 369
Pressão intracraniana (PIC)
　abscesso cerebral e, 775
　choque e, 305
　encefalopatia hipóxico-isquêmica e, 372
　hipocalcemia e, 1013
　IHA e, 669
　papiledema e, 441
　síndrome dos vômitos cíclicos e, 638
　TCE e, 368
　traumatismo craniano e, 313
　vômitos por, 637
Pressão parcial de oxigênio arterial (PaO$_2$), 549, 549*t*
Pressão positiva contínua nas vias aéreas (CPAP), 31
　para apneia da prematuridade, 34
　para apneia obstrutiva do sono, 537
　para doença da membrana hialina, 35
Prevenção, 208, 211*f*-212*f*
　de cárie dentária, 456-457
　de DHGNA, 671
　de DM1, 1034
　de DM2, 1034
　de doenças cardiovasculares, 589-590
　de endocardite infecciosa, 584
　de HAV, 662-663
　de HBV, 65
　de intoxicação, 323
　de lesões, aconselhamento para, 2019
　de lesões esportivas, 853

de lesões oculares, 411
de obesidade, 291
Prevenção de intoxicações, 323
Prevnar13. *Ver* PCV13
Primaquina, 1375*t*
Primary care medical home (PCMH), da AAP, 94
Princípio de Fick, 550
PRJ. *Ver* Parotidite recorrente juvenil
Probióticos
  para diarreia aguda, 632
  para DII, 646
  para síndrome de dor abdominal funcional, 639
Procaína, 172
Procalcitonina, PAC e, 522
Procedimento de Fontan, 573
  disfunção do nó sinusal e, 595
  para SCEH, 574
Procedimento de Kasai, para AB, 658
Procedimento de Ladd, 618
Procedimento de Malone, 863
Procedimento de Mitrofanoff, 862
Processamento Lean
  para qualidade do atendimento, 6-7
  para segurança, 6-7
Procopio, M., 145
Proctite, 1347*t*, 1353
Proctocolite, 1353
Produtos de degradação da fibrina-fibrinogênio (PDFs), 914
Profilaxia pré-exposição, 1363
Progesterona, SOP e, 1022
Programa de educação individualizada
  lesão cerebral e, 856
  para perda auditiva, 477
Programa Drug Awareness and Resistance Education (DARE), 143
Programa Heads Up, 313
Programas de gerenciamento de antimicrobianos, 1150
Prolactina, 115
Prolapso da valva mitral (PVM), 542*t*, 566
  bulhas cardíacas e, 542
  bulimia nervosa e, 154
  síndrome de Loeys-Dietz e, 568
  síndrome de Marfan e, 567
Prominótia, 474
Propafenona, 599
Propiltiuracila (PTU), 1008
Propionato de fluticasona, 1117-1118
Propofol, 378
Propranolol
  para hemangiomas, 388
  para hipertensão, 724*t*
  para hipertireoidismo, 1008

para PVM, 566
para síndrome de vômitos cíclicos, 638
para TEPT, 181
para TF, 570
Prostaciclina, 594
Prostaglandina E$_1$ (PGE$_1$)
  coarctação da aorta e, 563-564
  para AP
    com defeito do septo ventricular, 571
    com SVI, 572
  para atresia tricúspide, 573
  para estenose aórtica valvar, 565
  para SCEH, 574
Prostaglandina E$_2$ (PGE$_2$)
  ducto arterioso patente e, 559
  malformação de Ebstein e, 562
Prostanoides, 594
Protamina neutra de Hagedorn (NPH), 1038*t*, 1039
Proteína
  na medicina esportiva, 828
  necessidades nutricionais, 270*t*, 270-271
  no leite materno, 283
  para oxidação de ácidos graxos, 1064
  suplementos, transtorno por uso de substâncias, 135
Proteína 3 de ligação ao IGF-1 (IGFBP-3), 998
Proteína C
  CIVD e, 914
  nefrose congênita e, 714
  TEV e, 917, 919
  vitamina K e, 917
Proteína C-reativa, 376
  apendicite aguda e, 622
  AVCI e, 755
  endocardite infecciosa e, 583, 584
  PAC e, 522
  para artrite idiopática juvenil, 866
  para dermatomiosite, 871
  para DII, 644
  para LES, 870
  para osteomielite, 817
  para sangramento GI, 635
  sepse bacteriana e, 47
  síndrome das pernas inquietas e, 75
Proteína de resistência a múltiplos fármacos tipo 3 (MDR3), 656
  atresia biliar e, 657
Proteína de soja
  diarreia alérgica por, 633
  fórmulas infantis, 284
Proteína plasmática A associada à gravidez (PAPA), 1103
Proteína S
  deficiência, 918

nefrose congênita e, 714
TEV e, 919
Proteinúria
  doença renal e, 714-715
  DRPAD e, 710
  nefrite intersticial aguda e, 713
  SHU e, 717
  trombose da veia renal e, 716
  urinálise para, 706-707, 708*f*
Prova de função tireoidiana (PFT), 723*f*
Provas de função hepática (PFHs)
  para a síndrome de Crigler-Najjar, 661
  para abscesso hepático amebiano, 684
  para deficiência de α$_1$-antitripsina, 672
  para HBV, 674
  para icterícia neonatal com ITU, 652
  para tumores hepáticos, 686
  síndromes de má-absorção e, 641
Provas de função pulmonar (PFPs), 493, 494*f*
  deficiência de α$_1$-antitripsina e, 673
  para asma, 1107
  para chILD, 513
PRP. *Ver* Fosfato de polirribosilribitol
PrPE. *Ver* Profilaxia pré-exposição
PRR. *Ver* Receptores de reconhecimento de padrões
Prurido
  colangite esclerosante primária e, 684
  cuidados paliativos para, 971*t*
  hepatite neonatal e, 649
Pseudoataxia. *Ver* Transtorno de conversão
Pseudo-hipoparatireoidismo, 1014
Pseudomonas aeruginosa, 108, 392, 435, 464
Pseudopapiledema, 42
Pseudopseudo-hipoparatireoidismo (PPHP), 1014
Pseudopuberdade, 1006
Pseudotumor cerebral. *Ver* Hipertensão intracraniana idiopática
PSG. *Ver* Polissonografia
Psicose, 192-194
  depressão e, 186
  fármacos anticonvulsivantes e, 744
  LES e, 868
  síndrome da deleção do 22q11.2 e, 1090
  TEPT e, 181
Psicoterapia familiar
  para anorexia nervosa, 151
  para depressão, 184
Psicoterapia individual
  para anorexia nervosa, 151
  para depressão, 183-184
  para transtorno bipolar, 187
  para transtorno de escoriação, 180
Psitacose, 1289-1291

Psoríase, 402
PSYCH, 161-162, 162t
PTEN. *Ver* Síndrome do hamartoma-homólogo de fosfatase e tensina
PTH. *Ver* Paratormônio
Pthirus pubis, 1363
PTI. *Ver* Púrpura trombocitopênica idiopática
PTT. *Ver* Púrpura trombocitopênica trombótica
PTU. *Ver* Propiltiuracila
Puberdade, 102-103. *Ver também* Puberdade tardia; Puberdade precoce
   lesão cerebral e, 856
   terapias contra o câncer e, 962
   transtornos alimentares e, 145-146
Puberdade precoce
   em homens, 1023
   em mulheres, 1019t, 1019-1020
   estatura alta e, 1004
   terapias contra o câncer e, 962
Puberdade tardia
   amenorreia e, 114
   doença celíaca e, 642
   em homens, 1023-1024
   em mulheres, 1020t, 1020-1021
   hipotireoidismo e, 1006
   terapias contra o câncer e, 962
Pulmões
   abscessos de, 524-525
      baqueteamento e, 544
      halitose e, 490
      pneumonia por imunodeficiência e, 525
   anormalidades adquiridas
      anomalias congênitas, 507-510, 509t
      doença crônica, 35-36
   doenças dos
      depuração das vias aéreas para, 498
      inalação de medicamentos para, 497t, 497-498
      oxigenoterapia para, 497
      por riscos ambientais, 498
   exame físico do recém-nascido, 13
   hiperoxalúria e, 729
   transplante de, para HP, 594
   úlceras gástricas e, 614
Pulso paradoxal, 360
   asma e 1106-1107
   pericardite e, 585
Punção lombar
   convulsões febris, 748
   para distúrbios neurológicos, 734
Punho, lesões esportivas no, 845
Pupilas, exame das, 409

Púrpura de Henoch-Schönlein. *Ver* Vasculite por imunoglobulina A
Púrpura trombocitopênica idiopática (PTI), 905-907
   anemia de Fanconi e, 876
   nas mães, 907-908
Púrpura trombocitopênica imune
   IgIV para, 268
   LLA e, 932
Púrpura trombocitopênica trombótica (PTT), 916
PV. *Ver* Poliovírus
PVE. *Ver* Potenciais visuais evocados
PVM. *Ver* Prolapso de valva mitral

Q

QTc
   hipocalcemia e, 1013
   síndrome do QT longo e, 601
QTIA. *Ver* Quimioterapia intra-arterial
Quadril
   displasia do desenvolvimento do quadril, 799-801, 800f, 801f
   fraturas por avulsão de, 845
   lesões esportivas, 845-848
   luxações de, 847
Qualidade de ajuste, 68
Qualidade do atendimento, 1-9
   contexto atual, 1-4
   medidas para, 5t
   mudanças e ideias para, 6
   processamento Lean para, 6-7
Quality Improvement Innovation Network (QuINN), da American Academy of Pediatrics, 3
Quase-afogamento, 220, 318
Queilite, 490
Queimação/ardência, 838-839
Queimadura solar, 221
Queimaduras, nos olhos, 414-415
Queimaduras de espessura parcial, 314
Queimaduras de espessura total, 314-315
Queimaduras elétricas, 315-316
Queimaduras químicas, 324
Queimaduras subdérmicas, 315
Queimaduras superficiais, 314
Queimaduras térmicas, 313-315, 315f
Quelação
   de chumbo, 338
   de cobre, doença de Wilson e, 674-675
   para β-talassemia, 890
Queloides, 401
Questionário CAGE, 137
Quetiapina, 187
Quilotórax, 532-533

Quimioterapia
   efeitos tardios da terapia do câncer pela, 962
   para distúrbio mieloproliferativo transitório, 938
   para eosinofilia, 903
   para HBV, 665
   para linfoma de Hodgkin, 943
   para LLA, 933
   para LMA, 935, 936
   para neuroblastoma, 949
   para osteossarcoma, 951
   para rabdomiossarcoma, 953-954
   para retinoblastoma, 438, 955
   para sarcoma de Ewing, 952
   para tumores cerebrais, 941
   para tumores hepáticos, 686, 957
   puberdade tardia e, 1020
   reações adversas, 1143
   vômitos pela, 638
Quimioterapia intra-arterial (QTIA), 952
   para retinoblastoma, 955
Quinina, metemoglobinemia adquirida e, 898
QuINN. *Ver* Quality Improvement Innovation Network
Quinolonas, para RSAB, 480

R

Rabavert. *Ver* Vacina purificada de células embrionárias de galinha
Rabdomiólise
   erros inatos do metabolismo e, 1054
   estado hiperglicêmico hiperosmolar e, 1043
   lesões relacionadas ao calor e, 316
   miosite infantil aguda benigna e, 786
   queimaduras e, 314
Rabdomiomas, 764
Rabdomiossarcoma (RMS), 953-954, 954t
   da órbita, 445
   neutrofilia e, 900
Rabdomiossarcoma alveolar (RMSA), 953
Rabdomiossarcoma embrionário (RMSE), 953
Rabdomiossarcoma pleomórfico (RMSP), 953
Radiografia de tórax (RXT)
   para ALCAPA, 568
   para DDG, 587
   para defeito do septo atrial, 555
   para doenças cardiovasculares, 546f, 546t-547t, 546-547
   para dor no peito, 591
   para febre, 228t
   para hipertensão pulmonar, 594

para histiocitose de células de Langerhans, 958
para LLA, 932
para malformação de Ebstein, 562
para miocardiopatia dilatada, 586
para PVM, 566
para rejeição de transplante cardíaco, 592
para RVPAT, 577
para síndrome do coração esquerdo hipoplásico, 574
para síndromes miastênicas, 787
para TF, 570
para TGA, 575
para *truncus arteriosus*, 578
para TSV, 599

Radiografias simples
fetais, 1104
para acondroplasia, 810
para cifose, 805
para corpos estranhos no esôfago, 611
para displasia do desenvolvimento do quadril, 800
para doença de Hirschsprung, 623
para epifisiólise proximal do fêmur, 802
para escoliose, 804, 804f
para fraturas, 817
para intussuscepção, 620
para lesão de medula espinal, 859
para lesões do menisco, 849
para lesões labrais acetabulares, 846
para neuroblastomas, 948
para obstrução duodenal congênita, 616
para osteomielite, 817
para puberdade precoce, 1019
para sangramento GI, 635
para sinovite transitória, 819

Radioterapia
para hipertireoidismo, 1009
para LNH, 946
para neuroblastoma, 949
para retinoblastoma, 956
para tumores cerebrais, 941
para tumores hepáticos, 686
puberdade tardia e, 1020

RAET. *Ver* Respostas auditivas evocadas do tronco encefálico
Raiva, 1218-1220
imunização, 264-265, 1370
Ranitidina
ginecomastia e, 110t
para cólicas, 71
para RGE, 47
Rânula, 488, 491
Rapamicina, 716
Raquitismo, 1010-1011, 1011t
Rasburicase, 946

RAST. *Ver* Teste radioalergossorvente
Ravulizumabe, 260
Razão normalizada internacional (INR)
para distúrbios hemorrágicos, 462
para HAV, 663
para hipertensão pulmonar, 594
para histiocitose de células de Langerhans, 958
para IHA, 668
para TEV, 919
Razão Qp:Qs, 550
RB. *Ver* Retinoblastoma
RCAs. *Ver* Análises de causa raiz
RCIU. *Ver* Restrição de crescimento intrauterino
RCP. *Ver* Reanimação cardiopulmonar
RDAs. *Ver* Ingestões dietéticas recomendadas
Reabilitação, 854-864
melhora de qualidade, 864
para artrite idiopática juvenil, 868
para lesão cerebral, 854-858
para lesão da medula espinal, 859-861, 860t
para lesões do plexo braquial, 861-862
problemas comuns na, 862-864
Reabsorção tubular de fósforo (RTF), 708
Reação em cadeia da polimerase (PCR), 495, 1078
para *C. difficile*, 627
para diagnóstico genético pré-implantação, 1104
para EBV, 1204
para HDV, 667
para hepatite neonatal, 649
para HEV, 667
para miocardiopatia dilatada, 586
para miocardite, 589
Reações adversas a fármacos e agentes biológicos, 1141-1144
Reanimação cardiopulmonar (RCP), 299-300
para BRUEs, 539
Reanimação. *Ver também* Reanimação cardiopulmonar
ABCs da, 299-304, 300t, 301f-303f 307-308, 313-314
para alteração dos estados de consciência, 738
para sangramento GI, 636
em recém-nascidos, 29-31
para asfixia ao nascer, 29t, 29-31
Reanimação perinatal, 29-31
Reaquecimento, para hipotermia, 317
Reason, James, 9

Recém-nascido, 10-60. *Ver também* Neonato
abstinência de opioides no, 340
alimentação do, 14-15
alta precoce do, 16, 16t
anemia no, 54
angústia respiratória no, 23t, 23-25
anomalias do trato urinário do, 56
arritmias do, 43
atresia esofágica do, 43-44
avaliação do crescimento e da idade gestacional, 10-11
cianose do, 41
exame físico, 13
com doença de Hirschsprung, 623
com trombose da veia renal, 56, 716
conjuntivite do, 49, 1256-1257
creatinina no, 55, 55t
cuidado do, 14-16
defeitos da parede abdominal do, 45-46
deficiência de vitamina K no, 53
distúrbios metabólicos do, 58-59
exame físico, 11-13
exame no parto do, 11t, 11-12
fístula traqueoesofágica do, 43-44
fluxo sanguíneo do, 551
hemorragia intracraniana do, 58
hemorragias retinianas no, 436-437
hérnia diafragmática do, 46
hipertensão no, 722
hipertensão pulmonar persistente do, 42-43
hipoglicemia no, 21-22, 23t
histórico médico, 10
HIV do, 52-53
icterícia do, 17-21
infecção por enterovírus no, 1191
infecções bacterianas, 47-49
infecções do
congênitas, 49-51
perinatais, 51-53
infecções herpéticas no, 1195-1197
insuficiência renal do, 56
ITU do, 48
LRA no, 719
marcas de nascença no, 387-389
melhora de qualidade, 59-60
nascimentos múltiplos, 28-29
obstrução intestinal do, 44-45, 45t
odontologia, 451-452
exame, 452f-453f, 452-456
onfalite do, 48-49
pele do
distúrbios, 384, 386
exame físico, 12
pneumonia do, 48
rastreamento de FC no, 527

reanimação do, 29-31
RGE do, 46-47, 606
sangramento GI do, 46
sepse fúngica do, 49
tabaco e, 136
terapia intensiva neonatal, 29-31
tirosinemia do, 1058
triagem auditiva, 15-16, 476
triagem do, 216
    para doença do xarope de bordo, 1059
    para erros inatos do metabolismo, 1049-1051, 1072
    para galactosemia, 1052
    para hipotireoidismo, 1006
    para homocistinúria, 1059
trombocitopenia no, 907
Receptor de tirosina-cinase músculo-específico (MusK), 787
Receptores de antígeno quimérico (CARs), 961
Receptores de células T (TCRs), 982
Receptores de reconhecimento de padrão (PRR), 990
Recombivax B, 243
Recusa escolar, 174
Rede de engajamento hospitalar, 8
Redução da pós-carga
    para ALCAPA, 569
    para defeito do septo ventricular, 557
    para IC, 552, 553
    para miocardiopatia dilatada, 586
Redução pneumática
    neutropenia e, 899
    para intussuscepção, 620
Reflexo de mergulho, 599
Reflexo de Moro (sobressalto), 14
Reflexo de sucção
    exame físico do recém-nascido, 14
    hepatite neonatal e, 649
Reflexo inibitório retoanal (RIRA), 623
Reflexos vermelhos, 215
    anormais, 405-406, 406f
    teste para, 408
Refluxo gastresofágico (RGE), 606-608
    cólica e, 70
    como um evento paroxístico não epiléptico, 744t
    constipação e, 625
    dor torácica e, 591
    em recém-nascidos, 46-47
    estenose pilórica e, 613
    hérnia diafragmática congênita e, 615
    sangramento GI e, 635
    transtornos alimentares e, 73
Refluxo vesicoureteral (RVU)
    dos rins, 709

insuficiência renal crônica e, 720
ITU e, 730
nefropatia por refluxo e, 711
Regra de Tarasoff, 168
Regulação epigenética, 1083-1084
Regurgitação mitral (RM), 542t
    ALCAPA e, 568
    doença de Kawasaki e, 582
Reidratação oral, 700, 700t
Relação médico-paciente-pai, 208
Relações de causa e efeito
    nas idades de 2 a 4 anos, 66
    nas idades de 5 a 7 anos, 67
REM. *Ver* Sono com movimentos rápidos dos olhos
Remoção de sutura, 319, 319t
Repetições CTG, 1096
Reprodução assistida, 1103
Resfriado comum (rinite viral aguda), 477-479, 478f
    descrição, 1176-1177
    participação em esportes e, 833t
Resistência à insulina
    DHGNA e, 671
    SOP e, 1022
Resistência vascular, 550
Resistência vascular pulmonar (RVP), 550
    atresia tricúspide e, 573
    defeito do septo atrioventricular e, 558
    defeito do septo ventricular e, 556
    ducto arterioso patente e, 559
    hipertensão pulmonar e, 593, 594
    malformação de Ebstein e, 562
    truncus arteriosus e, 578
Resizumabe, 122
Respiclick, 1124
Respiração periódica, 537
Respirações de Kussmaul, 1034
Respostas auditivas evocadas do tronco encefálico (RAET), 16, 734
Ressonância magnética (RM)
    fetal, 1104
    para acidemia glutárica tipo 1, 1063
    para artrite idiopática juvenil, 866
    para artrite piogênica, 819
    para AVCI, 756
    para cefaleia, 751
    para coarctação da aorta, 563
    para criptorquidia, 1024
    para dermatomiosite, 871
    para distúrbios neurológicos, 734-737
    para doença arterial renal, 716
    para doenças cardiovasculares, 548
    para esclerose tuberosa, 764
    para hemangiomas intestinais, 631
    para hipercalcemia, 1015

    para hiperfunção adrenocortical, 1029
    para HP, 594
    para HSRC, 1028
    para infecções cerebrais, 774
    para lesão de medula espinal, 859
    para lesões do menisco, 849
    para lesões labrais acetabulares, 846
    para luxação do quadril, 847
    para macrocefalia, 759
    para malformação de Dandy-Walker, 762
    para microcefalia, 758
    para miocardiopatia hipertrófica, 587
    para miocardiopatia restritiva, 588
    para miocardite, 589
    para osteomielite, 817
    para pé cavo, 797
    para perda auditiva neurossensorial, 1094
    para puberdade precoce, 1019
    para queimações e ardências, 839
    para rabdomiossarcoma, 953
    para rins, 709
    para síncope, 604
    para síndrome do bebê flexível, 793
    para sinovite transitória, 819
    para tumores cerebrais, 939
    para tumores hepáticos, 686, 957
Ressonância magnética funcional (RMf), 737
Restrição de crescimento intrauterino (RCIU), 11
    anormalidades cromossômicas e, 1089
    baixa estatura e, 1001
    com partos múltiplos, 28
    doença de Graves neonatal e, 1009
    gastrosquise e, 45
    hepatite neonatal idiopática e, 655
    hipoglicemia e, 22
    tabaco e, 136
Retardo mental. *Ver* Deficiência intelectual
Reticulocitopenia, 80
Retina
    distúrbios da, 436-440, 437t
    reflexos vermelhos da, 12, 215
        anormais, 405-406, 406f
        teste para, 408
Retinite pigmentosa, 1048, 1054
Retinoblastoma (RB), 12, 406, 438, 954-956
Retinopatia
    diabetes melito e, 1046
    DM2 e, 1046
Retinopatia da prematuridade (RP), 39-40, 215, 437t, 437-438
Retinopatia diabética, 439-440
Retorno venoso pulmonar anômalo total (RVPAT), 576-578
Revisões pós-evento. *Ver* Análises de causa raiz

RGE. *Ver* Refluxo gastresofágico
Ribavirina, 1187
    para bronquiolite, 520
    para HCV, 666
    para HEV, 667
Riboflavina, 1064
Rifamicinas, 1173-1174
Rifampicina
    descrição, 1173-1174
    hiperbilirrubinemia induzida por, 661
    indicações, 1173-1174
    para colangite esclerosante primária, 684
    para faringite bacteriana, 486, 486*t*
    para infecções meningocócicas, 1254
    para síndrome de Alagille, 656
Rifaximina, 1174
RIg. *Ver* Imunoglobulina antirrábica
Rim, 705-731. *Ver também* Lesão renal aguda; Doença renal crônica
    defeitos do tubo neural e, 1098
    defeitos hereditários ou de desenvolvimento, 725*t*, 725-729
    distúrbios funcionais dos neutrófilos e, 902
    efeitos tardios da terapia do câncer, 962-963
    erros inatos do metabolismo e, 1054
    escoliose e, 804
    esportes e, 830
    estado hiperglicêmico hiperosmolar e, 1043
    exame físico do recém-nascido, 13
    melhora de qualidade, 731
    transplante de, para insuficiência renal crônica, 721
Rim em ferradura, 709
    anemia de Fanconi e, 876
Rim único, 655-656
Rinite alérgica, 481
Rinite não alérgica, 481
Rinite recorrente, 481
Rinite viral aguda. *Ver* Resfriado comum
Rinoconjuntivite alérgica, 1126-1132
Rinossinusite, 478*f*, 479-481
    asma e, 1114
    halitose e, 490
Rinossinusite aguda bacteriana (RSAB), 479-480, 1165*t*
Rinossinusite crônica (RSC), 480-481
    halitose e, 490
Rinossinusite recorrente, 480-481
Rinovírus, 1106, 1177
Rins displásicos
    exame físico do recém-nascido, 13
    síndrome de Alagille e, 655
Rins ectópicos, 710

Rins multicísticos, 13
Riquetsioses, 1220-1223
RIRA. *Ver* Reflexo inibitório retoanal
Riscos de asfixia, 221
Risperidona, 187
Risus sardonicus, 1261
Ritmo circadiano, 74
Ritmo idioventricular acelerado, 600
Ritmo ultradiano, 74
Rituximabe
    distúrbios de deficiência de anticorpos e, 987
    para AHAI, 896
    para artrite idiopática juvenil, 867
    para LES, 870
    para LNH, 946
    para nefropatia membranosa, 715
    para PTI, 906
Rizatriptana, 752
RM. *Ver* Regurgitação mitral; Ressonância magnética
RMf. *Ver* Ressonância magnética funcional
RMS. *Ver* Rabdomiossarcoma
RMSA. *Ver* Rabdomiossarcoma alveolar
RMSE. *Ver* Rabdomiossarcoma embrionário
RMSP. *Ver* Rabdomiossarcoma pleomórfico
RNA transportador, 1172
Rompimento do ligamento colateral ulnar, 843
Ronco, 535-537, 536*f*
Roséola, 1181*t*
Roséola infantil, 748, 1199-1200
Rotarix. *Ver* Vacina monovalente contra o rotavírus
Rotavírus, imunização para, 245-246
    para diarreia aguda, 632
RP. *Ver* Retinopatia da prematuridade
RSAB. *Ver* Rinossinusite aguda bacteriana
RSC. *Ver* Rinossinusite crônica
RTF. *Ver* Reabsorção tubular de fósforo
Rubéola, 50, 1181*t*, 1216-1217. *Ver também* Síndrome da rubéola congênita
    da mãe, doença cardiovascular e, 542*t*
    em TORCH, 432
    estenose pulmonar periférica e, 543
    hepatite neonatal e, 649, 650*t*
    MMR para, 233, 254-256
    síndrome de Alagille e, 656
    trombocitopenia e, 908
    uveíte posterior e, 432
RV1. *Ver* Vacina monovalente contra o rotavírus
RV5. *Ver* Vacina pentavalente contra o rotavírus
RVP. *Ver* Resistência vascular pulmonar

RVPAT. *Ver* Retorno venoso pulmonar anômalo total
RVU. *Ver* Refluxo vesicoureteral
RXT. *Ver* Radiografia de tórax

S

S. aureus resistente à meticilina (MRSA)
    adenite cervical por, 487
    adquirido na comunidade, 1251
    dermatite atópica e, 1134
    descrição, 1249
    doenças de pele causadas por, 1250
    osteomielite e, 818
    participação em esportes e, 836
    tratamento, 1251-1252
S. aureus resistente à vancomicina (VRSA), 1253
S. aureus suscetível à meticilina (MSSA), 1249-1250
Sabão, intoxicação por, 344
SAC. *Ver* Standardized Assessment of Concussion
Saciedade precoce
    anorexia nervosa e, 149
    bulimia nervosa e, 153
    má rotação intestinal e, 618
SAF. *Ver* Síndrome alcoólica fetal
SAF. *Ver* Síndrome antifosfolipídeo
Safety-Net Antibiotic Prescription (SNAP), 467
Sal
    hiperfunção adrenocortical e, 1029
    insuficiência suprarrenal e, 1026
Salbutamol
    para asma, 360
    para insuficiência renal, 56
Salmeterol, 121
Salmonella enterica, 1270
Salpingite, 1256, 1257
SAM. *Ver* Síndrome de dermatite grave, alergia e degradação metabólica
Sangramento esofágico, 672
Sangramento gastrintestinal (GI), 634-637, 635*t*, 636*t*, 637*f*
    deficiência de α_1-antitripsina e, 672
    DRGE e, 607
    em recém-nascidos, 46
    hemangiomas intestinais e, 630
    úlceras gástricas e, 614
Sangramento por deficiência de vitamina K (VKDB), 915
Sangramento urêmico, 719
Sangramento uterino anormal (SUA), 116-119, 118*t*-120*t*
Sangramento varicoso, 657
Sao_2. *Ver* Saturação de oxigênio

SAR. *Ver* Sistema de ativação reticular
SARA. *Ver* Síndrome da angústia respiratória aguda
Sarampo, 1181*t*, 1214-1215
Sarampo-caxumba-rubéola (MMR), 233, 254-256, 1368-1369
Sarcoidose
  DI central e, 1004
  DII e, 645
Sarcoma de Ewing, 824, 952
  da órbita, 445
Sarcoma de Kaposi, 1232
Sarcoptes scabiei, 1363
SARS-CoV-2, 146, 1176, 1188, 1367
Saturação de oxigênio (SaO$_2$), 549, 549*t*
  doenças cardiovasculares e, 541
  RVPAT e, 577
  truncus arteriosus e, 578
Saúde comportamental, 225
Saúde mental, 225
SBIRT. *Ver* Screening, Brief Intervention, and Referral to Treatment
SCAT. *Ver* Sport Concussion Assessment Tool
SCEH. *Ver* Síndrome do coração esquerdo hipoplásico
Schistosoma sp., 1324
SCOPE. *Ver* Standardized Care to Improve Outcomes in Pediatric ESRD
SCPS. *Ver* Síndrome cerebral perderora de sal
Screening, Brief Intervention, and Referral to Treatment (SBIRT), 136, 137
Screening Tool for Autism in Toddlers and Young Children (STAT), 78, 85
SCT. *Ver* Síndrome do choque tóxico
SCTE. *Ver* Síndrome do choque tóxico estreptocócica
SDAF. *Ver* Síndrome de dor abdominal funcional
SDQs. *Ver* Strengths and Difficulties Questionnaires
Secreção purulenta, dos olhos, 405
Sedação
  em cuidados intensivos, 377*t*, 377-380
  para lesões, 321
Sedativos-hipnóticos
  efeitos, 133*t*
  para IHA, 669
  síndromes de abstinência com, 380
Sede, 695
Segmento ST, 546
  miocardite e, 589
  pericardite e, 585
Segregação, 1080

Segurança, 1-9
  contexto atual, 1-4
  de imunizações, 241
  medidas para, 5*t*
  mudanças e ideias para, 6
  princípios de, 7-9
  processamento Lean para, 6-7
Seios paranasais, 477-483
Seis Sigma, 7
Seleção independente, 1080
Selênio, 273, 275*t*-276*t*, 296
Self-report for Childhood Anxiety- Related Emotional Disorders (SCARED), 163*t*
Sena, 624
Sensação de "luva de seda", na hérnia inguinal, 620
Sensibilidade, 1383-1384, 1384*f*
Separação acromioclavicular (AC), 813
  nos esportes, 841
Sepse
  atresia intestinal e, 617
  bacteriana, 47-48
  choque e, 366*t*, 367
  conjuntivite e, 49
  descrição, 366-368
  disfunção plaquetária e, 908
  estreptocócica, 1238
  fúngica, 49
  IHA e, 668
  insuficiência suprarrenal e, 1026
  mordeduras de cães e, 320
  neonatal, 1265
  pneumocócica, 1246
  terapia antimicrobiana para, 1164*t*
  tratamento, 367-368
  β-talassemia e, 889
Septicemia, PHS e, 916
Septo pelúcido, 660
Septo ventricular intacto (SVI), 571-572
Septostomia atrial, 594
Septostomia atrial com balão, 578
Septostomia atrial com balão Rashkind, 572
  para TGA, 575
Sequência de oligoidrâmnios (sequência de Potter), 1100
Sequência de Pierre Robin, 491
Sequenciamento de última geração, 1078
  para análise do sangue materno, 1103
  para autismo, 1102
Sequenciamento do DNA, 1078
Sequenciamento do exoma completo (WES), 84, 87, 1079
Sequenciamento do genoma completo (WGS), 84, 1079
Sequenciamento massivo em paralelo, 1079
Sequestro pulmonar, 507-508

Serotonina, defeitos da biossíntese de, 1072
Sertralina, 173*t*
  intoxicação por, 343
Sexualidade, adolescente, 1340
Shaddy, R. E., 586
SHBG. *Ver* Globulina ligadora de hormônios sexuais
SHC. *Ver* Síndrome da hiperêmese por canabinoides
Shigella sp., 1271-1272
Shigelose, 1271-1272
SHU. *Ver* Síndrome hemolítico-urêmica
SIADH. *Ver* Síndrome da secreção inapropriada de hormônio antidiurético
Sialadenite, 154
SIC. *Ver* Síndrome do intestino curto
Sífilis, 51, 1356*t*, 1357, 1358*f*. *Ver também* Sífilis congênita
  achados clínicos, 1293-1294
  achados laboratoriais, 1293-1294
  considerações gerais, 1292-1293
  diagnóstico diferencial, 1294
  em TORCH, 432
  exames de imagem, 1294
  hepatite neonatal e, 649
  neurossífilis, 1295
  pitiríase rósea e, 401
  prevenção, 1293
  testes para, 1293-1294
  testes sorológicos, 1293-1294
  transfusões e, 922*t*
  tratamento, 1294-1295
  triagem de, em adolescentes, 101*t*
  trombocitopenia e, 908
  uveíte posterior e, 432
Sífilis congênita, 51, 1292-1295
  nefropatia membranosa e, 715
Sinal de Babinski, espasticidade e, 863
Sinal de Barlow, 800, 800*f*
Sinal de Battle, 311
Sinal de bolha dupla, 616, 618
Sinal de Brudzinski, 774
Sinal de Chvostek, 1013
Sinal de Kernig, 774
Sinal de Ortolani, 800, 800*f*
Sinal de Trousseau, 1013
Sinal do redemoinho, 618
Síncope (desmaio), 603-605
  anorexia nervosa e, 148
  bulimia nervosa e, 154
  disfunção do nó sinusal e, 595
  doença cardiovascular e, 542*t*
  hipertensão pulmonar e, 594
  miocardiopatia hipertrófica e, 587
  participação em esportes e, 832*t*
  síndrome do QT longo e, 601

Síncope por esforço, 604
Síncope vasovagal/neurocardiogênica, 604-605
Síndrome alcoólica fetal (SAF), 27, 27t, 1102-1103
   doença cardiovascular e, 542t
   TDAH e, 80
Síndrome antifosfolipídeo (SAF), 919
Síndrome cardiopulmonar por hantavírus, 1215-1216
Síndrome cerebral perdedora de sal, 700-701, 701t
Síndrome CHARGE, 1093
Síndrome compartimental, 909
Síndrome congênita do Zika, 51
Síndrome *cri du chat*, 1090
Síndrome da angústia respiratória aguda (SARA)
   afogamento e, 318
   cuidados intensivos para, 356-359, 357t, 358t
   intoxicação por ferro e, 337
   lesões relacionadas ao calor e, 316
Síndrome da banda iliotibial (IT), 847
Síndrome da bile espessa, 654
Síndrome da cauda equina, 859
Síndrome da imunodeficiência adquirida (Aids), 1231
Síndrome da morte súbita do lactente (SMSL), 14
   BRUE e, 537
   morte súbita cardíaca e, 601
   síncope e, 604
   tabaco e, 136
Síndrome da pele escaldada, 393, 1250
Síndrome da rubéola congênita, 50, 254-255, 1216
   estenose pulmonar periférica e, 562
Síndrome da secreção inapropriada do hormônio antidiurético (SIADH), 1004
   hiponatremia e, 701, 701t
   lesão cerebral e, 856
   TCE e, 371
Síndrome da varicela congênita, 50, 1198
Síndrome das pernas inquietas (SPI), 73, 75, 750
Síndrome de Alagille, 655-656
   cardiopatia congênita e, 554
   colestase neonatal e, 654t
   estenose pulmonar periférica e, 543, 562
   hepatite neonatal e, 649
   hepatite neonatal idiopática e, 655
Síndrome de Allgrove, 609
Síndrome de Alpers, 1054
Síndrome de Alport, 713

Síndrome de Angelman, 1096
   autismo e, 1102
   TDAH e, 80
Síndrome de Apert, 757, 1093
Síndrome de artrogripose/disfunção renal/colestase (ARC), 649
   colestase neonatal e, 653t
Síndrome de Asperger, 82
Síndrome de Bannayan-Riley-Ruvalcaba (BRR), 629, 1091
Síndrome de Bartter, 727
Síndrome de Beckwith-Wiedeman, 685, 1095
Síndrome de Bernard-Soulier, 908
Síndrome de Blau, 431
Síndrome de Bloom, 984
Síndrome de Brugada, 604
Síndrome de Budd-Chiari, 668
Síndrome de Chédiak-Higashi, 899
   disfunção plaquetária e, 909
   distúrbios funcionais dos neutrófilos e, 901t, 902
   distúrbios linfoproliferativos pós-transplante e, 947
   doença periodontal e, 459
Síndrome de Cornelia de Lange, 1093
Síndrome de Costello, 586
Síndrome de Cowden, 629
Síndrome de Crigler-Najjar, 18, 670
Síndrome de Cronkhite-Canada, 630t
Síndrome de Cushing
   hiperfunção adrenocortical e, 1029
   HSRC e, 1028
   LES e, 870
Síndrome de deleção de 1p36, 1090
Síndrome de dermatite grave, alergia e degradação metabólica, 993t
Síndrome de desregulação imune, poliendocrinopatia e enteropatia ligada ao X (IPEX), 991
   dermatite atópica e, 1134
Síndrome de Dieulafoy, 635
Síndrome de DiGeorge (síndrome velocardiofacial; síndrome de deleção de 22q11.2), 983-984, 1090
Síndrome de dor abdominal funcional (SDAF), 638-640
Síndrome de dor regional complexa, 873
Síndrome de Down (trissomia do 21), 984, 1087
   anemias megaloblásticas e, 883
   baixa estatura e, 1001-1003
   deficiência de crescimento na, 1997
   doença cardiovascular e, 542t
   doença celíaca e, 641
   doença de Hirschsprung e, 623

   doença periodontal e, 459
   exame físico do recém-nascido e, 12
   LMA e, 934, 936
   neutrofilia e, 900
   para HBV, 665
   participação em esportes e, 834t
   síndrome do bebê flexível e, 793
Síndrome de Dravet, 743
Síndrome de Dubin-Johnson. *Ver* Hiperbilirrubinemia não colestática conjugada
Síndrome de *dumping*, 607
Síndrome de Eagle-Barrett, 710
Síndrome de Ehlers-Danlos, 197
   PVM e, 566
   síndrome de Marfan e, 1091
Síndrome de Eisenmenger, 556
Síndrome de enterocolite induzida por proteína alimentar (FPIES), 633
Síndrome de escassez. *Ver* Síndrome de Alagille
Síndrome de Fanconi, 726-727
   diabetes insípido nefrogênico e, 728
   erros inatos do metabolismo e, 1054
Síndrome de Fitz-Hugh-Curtis, 1256
Síndrome de Gilbert, 18-19, 660-661
   icterícia do leite materno e, 660
Síndrome de Gitelman, 727
Síndrome de Goldenhar (síndrome ocular-aurículo-vertebral, OAV), 1099
Síndrome de Gradenigo, 447
Síndrome de Griscelli, 985
Síndrome de Guillain-Barré, 261
   IgIV para, 268
Síndrome de Hermansky-Pudlak, 909
Síndrome de hiperêmese popr canabinoides (SHC), 338
   síndrome dos vômitos cíclicos e, 638
Síndrome de hiper-IgE (HIES), 985
Síndrome de hipermobilidade, 874
Síndrome de Holt-Oram, 554
Síndrome de Horner, 409, 420-421, 421f
   lesões do plexo braquial e, 861
Síndrome de Hurler, 1066
Síndrome de imunodeficiência, instabilidade centromérica, anomalias faciais (CIF), 984
Síndrome de Jackson-Weiss, 1093
Síndrome de Jervell e Lange-Nielsen, 601
Síndrome de Job, 993t
Síndrome de Johanson-Blizzard, 690
Síndrome de Kabuki (SK), 1100-1101
Síndrome de Kallmann, 1020-1021
   amenorreia e, 114f
Síndrome de Kasabach-Merritt, 897
Síndrome de Klinefelter (XXY), 1089
   ginecomastia e, 1024

puberdade tardia e, 1023
TDAH e, 80
Síndrome de Klippel-Feil, 804
deformidade de Sprengel e, 807
Síndrome de Klippel-Trenaunay-Weber, 631
Síndrome de Kostmann, 898
LMA e, 934
Síndrome de Landau-Kleffner, 744
Síndrome de Leigh, 1053
Síndrome de Lennox-Gastaut, 743
Síndrome de Leopard, 1091
miocardiopatia hipertrófica e, 586
Síndrome de Lesch-Nyhan, 1065, 1066
Síndrome de Liddle, 722
alcalose hipopotassêmica e, 727
Síndrome de Li-Fraumeni (SLF)
LMA e, 934
rabdomiossarcoma e, 953
tumores cerebrais e, 939
Síndrome de lise tumoral, 933-934, 936
linfoma de Burkitt e, 945
LNH e, 946
Síndrome de Loeys-Dietz, 567-568, 1091
doença cardiovascular e, 542*t*
PVM e, 566
RM para, 548
Síndrome de Lowe (síndrome oculocerebrorrenal), 727
Síndrome de Lujan, 1091
Síndrome de Marfan, 567-568, 806-807, 807*f*-808*f*, 1091-1092
doença cardiovascular e, 542*t*
participação em esportes e, 832*t*
PVM e, 566
RM para, 548
teste genético para, 1079
valva aórtica bicúspide e, 567
Síndrome de McCune-Albright, 763, 1091
puberdade precoce e, 1019
Síndrome de Miller-Fisher, 769
Síndrome de Munchausen, 2005
Síndrome de Munchausen por procuração
BRUE e, 538
diarreia crônica por, 633
síndrome dos vômitos cíclicos e, 638
Síndrome de Netherton, 993*t*
Síndrome de Neu-Laxova, 1071
Síndrome de Noonan, 1091, 1093
baixa estatura e, 1001-1003
cardiopatia congênita e, 554
disfunção plaquetária e, 908
doença cardiovascular e, 542*t*
miocardiopatia hipertrófica e, 586
Síndrome de Omenn, 982-983
Síndrome de opsoclonia-mioclonia-ataxia (SOMA), 769, 948

Síndrome de Osler-Rendu-Weber, 631
Síndrome de Papillon-Lefévre, 459
Síndrome de Peutz-Jeghers, 629, 630*t*
Síndrome de Pfeiffer, 1093
Síndrome de poliendocrinopatia autoimune, candidíase e displasia ectodérmica (APECED), 991-992
Síndrome de polipose juvenil (SPJ), 630*t*
câncer e, 629
sangramento GI e, 635
Síndrome de Potocki-Lupski, 1090
Síndrome de Potter. *Ver* Hipoplasia pulmonar
Síndrome de Prader-Willi (SPW), 1095-1096
baixa estatura e, 1001-1003
síndrome do bebê flexível e, 793
transtorno de escoriação e, 180
Síndrome de Proteus, 629
Síndrome de quebras de Nijmegen, 984
Síndrome de realimentação, 287
anorexia nervosa e, 150
para anorexia nervosa, 152
Síndrome de regressão caudal (agenesia sacral), 1098
Síndrome de Rett, crises de perda de fôlego e, 77
Síndrome de Reye
diarreia aguda e, 632
IHA e, 668
Síndrome de Rotor. *Ver* Hiperbilirrubinemia não colestática conjugada
Síndrome de Russell-Silver, 1100
Síndrome de Saethre-Chotzen, 1093
Síndrome de Sandifer
como um evento paroxístico não epiléptico, 744*t*
DRGE e, 606
Síndrome de Sawyer-James, 520
Síndrome de Shwachman, 89
Síndrome de Shwachman-Diamond, 690
diarreia crônica e, 634
distúrbios funcionais dos neutrófilos e, 902
Síndrome de Smith-Lemil-Opitz (SLO), 1070-1071, 1093-1094, 1094*f*
análise de sangue materno para, 1103
autismo e, 1102
Síndrome de Smith-Magenis, 1090
Síndrome de sobreposição, 670
Síndrome de Stevens-Johnson (SSJ), 405, 428, 1182*t*
bronquiolite obliterante por, 514
pneumonia por micoplasma e, 521
Síndrome de Sturge-Weber (SSW), 387, 764-765

Síndrome de taquicardia postural ortostática (POTS), 177
Síndrome de Tietze, 591
Síndrome de Tourette (tiques)
como um evento paroxístico não epiléptico, 744*t*
medicamentos para, 171*t*
transtorno de escoriação e, 180
Síndrome de transfusão feto-fetal, 28
Síndrome de tremor-ataxia associada ao X frágil (FXTAS), 1096
Síndrome de tumor de Wilms, aniridia, genitália ambígua e retardo mental (WAGR), 429
Síndrome de Turner (monossomia do X), 568, 984-985, 1088-1089
baixa estatura e, 1001-1003
coarctação da aorta e, 563
deficiência de crescimento na, 1997
doença cardiovascular e, 542*t*
doença celíaca e, 641-642
exame físico do recém-nascido, 13
puberdade tardia e, 1020
RM para, 548
Síndrome de vômitos cíclicos (SVC), 638
Síndrome de von Hippel-Lindau, feocromocitoma e, 1031
Síndrome de West, 743
Síndrome de Williams, 1015
cardiopatia congênita e, 554
como distúrbio genético contíguo, 1090
estenose aórtica supravalvar e, 564
estenose pulmonar periférica e, 543, 562
TDAH e, 80
Síndrome de Williams-Beuren, 542*t*
Síndrome de Wiskott-Aldrich, 909, 993*t*
dermatite atópica e, 1134
distúrbios linfoproliferativos pós-transplante e, 947
LMA e, 934
LNH e, 944
Síndrome de Wolff-Parkinson-White (WPW)
malformação de Ebstein e, 562
TSV e, 597-598, 600
Síndrome de Wolf-Hirschhorn, 1090
Síndrome de Wolfram, 1004
Síndrome de Zellweger, 649
colestase neonatal e, 653*t*
síndrome de Alagille e, 656
Síndrome de Zollinger-Ellison, 615
Síndrome DIDMOAD, 1004
Síndrome do bebê flexível, 791-793
Síndrome do choque tóxico (SCT)
descrição de, 1182*t*, 1250-1251
diagnóstico diferencial, 1251

estreptocócica, 1238
  IgIV para, 268
  tratamento, 1252-1253
Síndrome do cólon esquerdo pequeno, 44
Síndrome do cone medular, 859
Síndrome do coração esquerdo hipoplásico (SCEH), 573-574
  com cardiopatia acianótica, 42
  ducto arterioso patente e, 559
Síndrome do cordão central, 859
Síndrome do encarceramento, 738
Síndrome do hamartoma-homólogo de fosfatase e tensina (PTEN), 629
Síndrome do intestino curto (SIC), 618-619
  atresia intestinal e, 617
Síndrome do nevo em bolha de borracha azul, 631
Síndrome do ovário policístico (SOP), 115-116, 1021-1022
  adrenarca prematura benigna e, 1020
  amenorreia e, 113
  DM2 e, 1046
  galactorreia e, 109
  sangramento uterino anormal e, 118
Síndrome do QT longo (SQTL), 595, 601
  síncope e, 604
  SUDEP e, 745
Síndrome do QTc prolongado, 148
Síndrome do X frágil, 1096-1097
  autismo e, 1102
  deficiência intelectual e, 87, 88
  expansão de trinucleotídeos e, 1085
  puberdade tardia e, 1020
  TDAH e, 80, 89
  TEAs e, 84, 8
Síndrome hemolítico-urêmica (SHU), 716-717
  anemia e, 878
  anemia hemolítica adquirida não imune e, 897
  insuficiência renal crônica e, 720
  LRA e, 718
  sangramento GI e, 635
Síndrome hepatopulmonar, 670
Síndrome linfoproliferativa autoimune (SLPA), 992
  AHAI e, 895
  distúrbios linfoproliferativos pós-transplante e, 947
Síndrome malformativa esplênica da AB (SMEAB), 657
Síndrome medular anterior, 859
Síndrome MELAS, 1055
Síndrome metabólica, 671
Síndrome nefrótica
  enteropatia com perda de proteína e, 641

GNA e, 712
HBV e, 665
LRA e, 718
nefrite intersticial aguda e, 713
Síndrome nefrótica idiopática da infância, 714-715
Síndrome neuroléptica maligna (SNM), 184
  antipsicóticos e, 193-194
  por intoxicação por antipsicóticos, 341
Síndrome ocular-aurículo-vertebral (OAV, síndrome de Goldenhar), 1099
Síndrome oculocerebrorrenal. *Ver* Síndrome de Lowe
Síndrome PHACES, 765
Síndrome por uso excessivo patelofemoral, 848
Síndrome pós-pericardiotomia, 584
Síndrome pós-trombótica (SPT), 920
Síndrome pré-menstrual (SPM), 119-120
Síndrome retroviral aguda, 1231
Síndrome velocardiofacial (síndrome de deleção de 22q11.2, síndrome de DiGeorge), 983-984, 1090
Síndrome XXX, 1089
Síndrome XYY, 1089
Síndromes de abstinência
  com sedativos, 380
  de opioides, 339-340
Síndromes de deficiência de anticorpos, 985-988, 986t
Síndromes de desmielinização, 776t, 776-777
Síndromes de hipercrescimento, 1100
Síndromes de má-absorção, 640-644, 641t
  anemias megaloblásticas e, 883
  anorexia nervosa e, 149
  ascite quilosa e, 628
  diarreia crônica e, 633
  diarreia e, 229
  DII e, 645
  duplicações do trato GI e, 622
  má rotação intestinal e, 618
  síndrome do intestino curto e, 619
Síndromes de pólipos hamartomatosos, 629
Síndromes miastênicas, 786-788
Síndromes respiratórias agudas graves (SRAGs), 1188-1189
Síndromes *sicca*
  colangite esclerosante primária e, 683
  HCV e, 666
Sinovite transitória (tóxica), 819-820
Sinusite
  distúrbios funcionais dos neutrófilos e, 902
  neutropenia e, 899
  nutrição enteral e, 292

síndromes de deficiência de anticorpos e, 985
Sirolimo
  para AHAI, 896
  para fenômeno de Kasabach-Merritt, 908
  para transplante cardíaco, 592
Sistema biliar
  colestase intra-hepática e, 648
  fibrose cística e, 690, 691t-692t
Sistema de ativação reticular (SAR), 737
Sistema de numeração de dentes primários, 454, 454f
Sistema do complemento, GNMP e, 712
Sistema endócrino
  deficiência de crescimento e, 996-997
  distúrbios do, 995-1031
  erros inatos do metabolismo e, 1054
  hormônios do
    secreção, 995-996, 996t, 997f
    tipos, 995
Sistema fibrinolítico, 904f
Sistema nervoso
  diabetes melito e, 1046
  exame físico do recém-nascido, 14
  no exame físico do esporte, 831
  participação em esportes e, 833t
Sistema nervoso central (SNC). *Ver também* Encéfalo; Medula espinal
  afogamento e, 318
  alcalose respiratória e, 704
  amenorreia e, 113t, 114t
  anfetamina e, 327
  cocaína e, 331
  crises de perda de fôlego e, 77
  defeitos do tubo neural e, 1098
  distúrbios inflamatórios do, 776t, 776-777
  doença de Wilson e, 674
  doença urinária do xarope de bordo e, 1059
  doenças do, 1191-1193
  eosinofilia e, 903
  esportes e, 829-830
  exame físico de lesão traumática para, 310-311
    para lesões cranianas, 311
  histiocitose de células de Langerhans, 958
  infecções do, 773-777
  infecções virais do, 775-776
  insuficiência renal crônica e, 721
  insuficiência suprarrenal e, 1026
  lesão cerebral e, 858
  LLA e, 932, 933
  LNH e, 944
  nos primeiros 2 anos, 65
  puberdade precoce e, 1019, 1023
  puberdade tardia e, 1023

rabdomiossarcoma e, 953
SHU e, 717
TDAH e, 80
úlceras gástricas e, 614
Sistema pró-coagulante, 904f
Sistema/dispositivo intrauterino (SIU, DIU), 126
   eficácia, 121t
   mecanismo de ação, 122
   para dismenorreia, 116
Sistemas de notificação de incidentes, 8
Sistemas de pâncreas artificial, 1039
SIU. *Ver* Sistema/dispositivo intrauterino
SK. *Ver* Síndrome de Kabuki
SLF. *Ver* Síndrome de Li-Fraumeni
SLO. *Ver* Síndrome de Smith-Lemil-Opitz
SLPA. *Ver* Síndrome linfoproliferativa autoimune
SMDM. *Ver* Suscetibilidade mendeliana à doença micobacteriana
SMEAB. *Ver* Síndrome malformativa esplênica da AB
SMN. *Ver* Neurônio motor de sobrevivência
SMSL. *Ver* Síndrome da morte súbita do lactente
SMX/TMP. *Ver* Sulfametoxazol-trimetoprima
SNAP. *Ver* Safety-Net Antibiotic Prescription
SNC. *Ver* Sistema nervoso central
SNM. *Ver* Síndrome neuroléptica maligna
SNPs. *Ver* Polimorfismos de nucleotídeo único
Sódio. *Ver também* Hipernatremia; Hiponatremia
   hipertensão e, 724
   necessidades nutricionais, 274t
   síndrome do QT longo e, 601
Sofosbuvir, 666
Solução de reidratação oral, 1372t
Solução de Ringer lactato
   para choque hipovolêmico, 304
   para lesões traumáticas, 308
   para pancreatite aguda, 688
Sonambulismo, 74
   como um evento paroxístico não epiléptico, 744t
Sonambulismo, 75
Sonda nasogástrica (NG)
   para alimentação, 291-298
   para DII, 646
   para lesão cerebral, 857
   para queimaduras cáusticas esofágicas, 611

Sono com movimento rápido dos olhos (REM), 74
   narcolepsia e, 749
   parassonias, 750
Sono com movimentos oculares não rápidos (NREM), 74
Sons de Korotkoff, 589
SOP. *Ver* Síndrome do ovário policístico
Sopro carotídeo, 543
Sopro de ejeção pulmonar, 543
Sopro de Still, 543
Sopro inominado, 543
Sopros, 25, 542-543, 543t
   ALCAPA e, 568
   defeito do septo atrial e, 555
   defeito do septo atrioventricular e, 558
   defeito do septo ventricular e, 556-557
   ducto arterioso patente e, 559
   endocardite infecciosa e, 583
   estenose da valva pulmonar e, 561
   estenose pulmonar subvalvar e, 562
   exame físico do recém-nascido, 13
   hipertensão pulmonar e, 594
   LLA e, 932
   miocardite e, 589
   PVM e, 566
   RVPAT e, 577
   síndrome de Alagille e, 655
   TF e, 569
   TGA e, 575
Sopros inocentes, 542-543
Sotalol, 59
SPI. *Ver* Síndrome das pernas inquietas
SPJ. *Ver* Síndrome de polipose juvenil
SPM. *Ver* Síndrome pré-menstrual
Sport Concussion Assessment Tool (SCAT), 837
SPT. *Ver* Síndrome pós-trombótica
SPW. *Ver* Síndrome de Prader-Willi
SQTL. *Ver* Síndrome do QT longo
SRAG. *Ver* Síndromes respiratórias agudas graves
SSJ. *Ver* Síndrome de Stevens-Johnson
SSW. *Ver* Síndrome de Sturge-Weber
Standardized Assessment of Concussion (SAC), 837
Standardized Care to Improve Outcomes in Pediatric ESRD (SCOPE), 731
Staphylococcus aureus, 1249
Stents
   para acalasia esofágica, 609
   para estenose pulmonar periférica, 562
   para transplante cardíaco, 592, 593
STEP. *Ver* Enteroplastia seriada transversa
Strengths and Difficulties Questionnaires (SDQs), 163t

Strongyloides stercoralis, 1317-1318
SUA. *Ver* Sangramento uterino anormal
Subluxação da cabeça do rádio, 813
Subluxações, 813-814
   do ombro, 841-842
Succinato de hidrocortisona sódica, 1026
SUDEP. *Ver* Morte súbita inesperada com epilepsia
Suicídio, 93, 164-166
   depressão e, 185
Sulfadiazina
   para febre reumática, 582
   para toxoplasmose, 50
Sulfametoxazol-trimetoprima
   descrição, 1171
   para diarreia do viajante, 1372
   para distúrbios funcionais dos neutrófilos, 902
   para ITU, 730
   para *Pneumocystis jiroveci*, 1339
   rinossinusite aguda bacteriana e, 480
Sulfassalazina, 646
Sulfato de desidroepiandrosterona (DHEAS), 1025
   amenorreia e, 114, 114f
   para anorexia nervosa, 150
   puberdade precoce e, 1019
Sulfato de hidroxicloroquina, 1374t
Sulfato de magnésio
   para asma, 361
   para hemorragia intraventricular, 39
Sulfonamidas, 1171
   anemia aplásica adquirida por, 877
   hiperbilirrubinemia induzida por, 661
   metemoglobinemia adquirida e, 898
Sumatriptana, 638, 752
Suplementos, TUSs, 134-135
Supressão atrial por marca-passo (*overdrive*), 599
Supressão de ácido. *Ver também* Antiácidos
   para DRGE, 607
   para queimaduras cáusticas esofágicas, 610
   para sangramento GI, 636
   para síndrome do intestino curto, 619
Surdez congênita
   síncope e, 604
   síndrome do QT longo e, 601
Surfactante
   deficiência de, doença da membrana hialina por, 35
   hipertensão pulmonar persistente e, 551
   para displasia broncopulmonar, 511
Suscetibilidade mendeliana à doença micobacteriana (SMDM), 991
Suspensório de Pavlik, 800, 801f

ÍNDICE

SVC. *Ver* Síndrome de vômitos cíclicos
SVI. *Ver* Septo ventricular intacto

T

Tabaco (fumo), 135
   abuso de, pelas mães, 26-27
   adolescentes e, 93
      exames de saúde, 100*t*
      orientação sexual e, 106
   amenorreia e, 113
   asma e, 1106, 1114
   cessação do, 141, 141*t*
   doenças cardiovasculares e, 541
   histiocitose de células de Langerhans, 958
   peso ao nascer e, 136
   recém-nascidos e, 136
Tabagismo passivo, 219
   OMA e, 466
Tacrolimo
   ansiedade e, 172
   para AHAI, 896
   para dermatite atópica, 398
   para DII, 646
   para vitiligo, 404
Tadalafila, 594
Tafenoquina, 1375*t*
TAFN. *Ver* Trombocitopenia aloimune fetal e neonatal
TAG. *Ver* Transtorno de ansiedade generalizada
Tamponamento cardíaco
   choque obstrutivo e, 305
   lesões traumáticas e, 308
   pericardite e, 585
Taquicardia, 43
   asma e, 1106
   bulimia nervosa e, 154
   estimulantes e, 182
   feocromocitoma e, 1031
   hipertensão e, 724
   LLA e, 932
   malformação de Ebstein e, 562
   miocardiopatia dilatada e, 586
   por THC, 135
   síncope vasovagal/neurocardiogênica e, 604
   TDAH e, 182
   transtorno por uso de substância e, 131*t*
Taquicardia automática, 598-599
Taquicardia mediada por vias acessórias, 597
Taquicardia por reentrada atrioventricular (TRAV), 591
Taquicardia por reentrada no nó atrioventricular (TRNAV), 591
Taquicardia reentrante, 597
Taquicardia reentrante intra-atrial, 597
Taquicardia sinusal, 595
Taquicardia supraventricular (TSV), 43, 596-600, 597*t*, 597-598
   dor torácica e, 591
Taquicardia ventricular, 600*f*, 600-601
Taquipneia
   atresia tricúspide e, 573
   hiperinsuflação lobar congênita e, 508
   hipertensão pulmonar persistente e, 551
   hipoplasia pulmonar e, 507
   LLA e, 932
   miocardiopatia dilatada e, 586
   para bronquiolite, 520
   policitemia e, 55
   RVPAT e, 577
Taquipneia transitória, 23
TARE. *Ver* Transtorno alimentar restritivo/evitativo
TAs. *Ver* Transtornos alimentares
Taurina, 1056
Taxa de filtração glomerular (TFG)
   para diabetes insípido nefrogênico, 728
   para diabetes melito, 1045
   para função renal, 705, 706
   para insuficiência renal crônica, 721
Taxa de pico de fluxo expiratório (TPFE)
   asma e, 1124, 1126
   CVF e, 493
Tazaroteno
   para acne, 390
   para psoríase, 402
TB. *Ver* Tuberculose
TBG. *Ver* Globulina de ligação à tiroxina
TC. *Ver* Tomografia computadorizada
TCA. *Ver* Transtorno de compulsão alimentar; Traumatismo craniano abusivo; Teste de controle da asma
TCAR. *Ver* Tomografia computadorizada de alta resolução
TCC. *Ver* Terapia cognitivo-comportamental
TCC-FT. *Ver* Terapia cognitivo-comportamental focada no trauma
TCE. *Ver* Traumatismo craniencefálico
TCEi. *Ver* Traumatismo craniencefálico infligido
TCMs. *Ver* Triglicerídeos de cadeia média
TCT. *Ver* Teste cutâneo com tuberculina
TCTH. *Ver* Transplante de células-tronco hematopoiéticas
TDAH. *Ver* Transtorno de déficit de atenção e hiperatividade
Tdap. *Ver* Tétano, difteria reduzida, pertússis acelular
TDDH. *Ver* Transtorno disruptivo de desregulação do humor
TDO. *Ver* Transtorno desafiador opositor
TDPM. *Ver* Transtorno disfórico pré-menstrual
TE. *Ver* Transtorno de escoriação
TeamSTEPPS, 9
TEAs. *Ver* Transtornos do espectro autista
Tecidos moles, exame extraoral dos, 452
Técnica de Ponseti, 796, 796*f*
Teduglutida, 619
Telarca prematura benigna, 1020
Telefone
   aconselhamento clínico por, 225-226
   para relatos de intoxicação, 323
Televisão, 222*f*, 222-223
Temperamento, 68
Tempestade tireoidiana, 1008
Tempo de enchimento capilar, 304
Tempo de lise da euglobulina (TLE), 904*t*
Tempo de protrombina (TP), 904
   para AVCI, 755
   para CIVD, 914
   para deficiência de vitamina K, 915
   para DVW, 913
   para hemofilia A, 909
   para histiocitose de células de Langerhans, 958
   para IHA, 668
   para PTI, 905
   para sangramento GI, 635
Tempo de trombina, 904*t*
Tempo de tromboplastina parcial (TTP)
   para AVCI, 755
   para histiocitose de células de Langerhans, 958
   para sangramento GI, 635
Tempo de tromboplastina parcial ativada (TTPa)
   para CIVD, 914
   para deficiência de vitamina K, 915
   para DVW, 913
   para hemofilia A, 909
   para hemofilia C, 912
   para PTI, 905
Tendinite patelar (joelho do saltador), 848
Teníase, 1320-1322
Tenofovir, 65
Tensão dos adutores, 846
Teofilina, 361-362
TEPT. *Ver* Transtorno de estresse pós-traumático
Terapêutica celular, 961
Terapia antimicrobiana. *Ver também* Antibióticos; Antifúngicos; Antivirais
   acrônimos, 1149*t*

agentes glicopeptídicos, 1170-1171
aminoglicosídeos, 1173
conceitos farmacodinâmicos associados, 1151-1152
daptomicina, 1171
dosagem, 1150-1151
efeitos adversos, 1149-1150
fluoroquinolonas, 1174
lincosamidas, 1172
macrolídeos, 1171-1172
metronidazol, 1171
oxazolidinonas, 1172
prescrição excessiva, 1148-1149
princípios, 1148
rifamicinas, 1173-1174
seleção, 1152, 1152t-1163t
sulfonamidas, 1171
teste de suscetibilidade, 1150-1151, 1152t-1163t
tetraciclinas, 1172-1173
tomada de decisão na, 1149t
uso judicioso, 1148-1150
usos para prevenção de doença, 1152
usos para terapia empírica, 1164t-1167t
Terapia antiviral de ação direta (AAD), 666-667
Terapia cognitivo-comportamental (TCC)
para agorafobia, 177
para bulimia nervosa, 154
para depressão, 184
para síndrome de dor abdominal funcional, 640
para TOC, 179
para transtorno bipolar, 187
para transtorno de ansiedade social, 178
para transtorno de compulsão alimentar, 155
para transtorno de mutismo seletivo, 175
para transtorno do pânico, 176
para transtornos de ansiedade, 172-173
TCC-FT, 181
Terapia cognitivo-comportamental focada no trauma (TCC-FT), 181
Terapia de *biofeedback*
para dermatite atópica, 1134
para síndrome de dor abdominal funcional, 639
Terapia de dessensibilização e reprocessamento do movimento ocular (EMDR), 181
Terapia de reposição de nicotina, 141
Terapia de reposição enzimática (TRE), para doença de Pompe, 781
Terapia focada na família (TFF), 187
Terapia fotodinâmica, 391
Terapia intensiva neonatal, 29-31

Terapia interpessoal (TIP)
para depressão, 184
para transtorno bipolar, 187
Terapia multissistêmica (TMS), 189
Terapia quádrupla com bismuto, 615
Terapia renal substitutiva, 350-351
Terapia renal substitutiva contínua (CRRT), para IRA, 719-720
Terapias médicas de suporte vital (TMSV), 380-382
Teratógenos, 1102-1103
Terbinafina, 394
Termorregulação
de neonatos pré-termo, 32
lesão da medula espinal e, 860
"Terríveis 2 anos", 65
Terrores noturnos, 74
como um evento paroxístico não epiléptico, 744t
Test for Respiratory and Asthma Control in Kids (TRACK), 1113-1114
Teste cutâneo com tuberculina (TCT), 1284
Teste de edrofônio, 786-787
Teste de estresse cardiopulmonar
para doenças cardiovasculares, 548
para hipertensão pulmonar, 594
para miocardiopatia dilatada, 586
para miocardiopatia hipertrófica, 587
Teste de hiperóxia, 549, 549t
Teste de Kleiger, 852
Teste de latência múltipla do sono (MSLT), 749
Teste de McMurray, 849
Teste de neostigmina, 786-787
Teste de reflexo de luz da córnea, 215
Teste de Spurling, 839
Teste de Thessaly, 849
Teste de tolerância à glicose oral (TTGO), 115
Teste direto da antiglobulina (DAT)
para AHAI, 895
para anemia, 879
para esferocitose hereditária, 885
Teste FTA-ABS, 1293
Teste indireto da antiglobulina (TIA), 895
Teste radioalergossorvente (RAST), 633
Testes de amplificação de ácido nucleico (NAATs), 203
para clamídia, 1343
para EGA, 1238
para gonorreia, 1349
para infecções sexualmente transmissíveis, 1342
para transfusões, 922
Testes genéticos, 87, 1079-1080
para discinesia ciliar primária, 529

para doença de Wilson, 674
para HSRC, 1023
para IDCG, 981
para perda auditiva, 477
para síndrome de Gibert, 661
para síndrome de Marfan, 1091
Testículos
criptorquidia e, 1024
DDSs de, 1016-1018
desenvolvimento de, 1016f, 1017
na puberdade precoce, 1023
não descido, 620-621
puberdade tardia e, 1023
Testosterona
amenorreia e, 113
criptorquidia e, 1024
DDSs e, 1018
ginecomastia e, 1024
na puberdade, 103
osteoporose e, 150
puberdade precoce e, 1019, 1023
TET. *Ver* Tubo endotraqueal
Tetania, 1013
Tétano, 249t, 1260-1261
DTPa para, 246-248
Tétano, difteria reduzida, pertússis acelular (Tdap), 261
Tetraciclinas, 1172-1173
amamentação e, 282
para emergências dentárias, 460
para úlceras gástricas, 615
Tetraidrocanabinol (THC), 135, 338
Tetralogia de Fallot (TF), 41, 569-571
cardiopatia congênita e, 554
eixo QRS e, 545t
RM para, 548
síndrome de Alagille e, 655
truncus arteriosus e, 578
TEV. *Ver* Tromboembolismo venoso
Tezacaftor/ivacaftor, 528
TF. *Ver* Tetralogia de Fallot
TFF. *Ver* Terapia focada na família
TFG. *Ver* Taxa de filtração glomerular
TGA. *Ver* Transposição das grandes artérias
TGAcc *Ver* Transposição corrigida congênita das grandes artérias
TGD. *Ver* Tolerância à glicose diminuída
TGF-β. *Ver* Fator de crescimento transformador β
TGs. *Ver* Triglicerídeos
THC. *Ver* Tetraidrocanabinol
The Injury Prevention Program (TIPP), 219
The Joint Commission (TJC), 3-4
TIA. *Ver* Teste indireto da antiglobulina
Tiamina, 1054

Tiazidas
    para IC, 554
    para LRA, 719
Tice BCG, 267
Tifo endêmico, 1222-1223
Tigeciclina, 1173
Timo, 983
Timpanocentese, 469-470
Timpanoesclerose, 471
Timpanogramas, 467, 468f
Timpanometria, 467, 468f
Tinea capitis, 393-394
Tinea corporis, 393-394
Tinea cruris, 393-394
Tinea pedis, 393-394
Tinea unguium (onicomicose), 393-394
Tinea versicolor, 394
Tinidazol, para giardíases, 1312
TINU. *Ver* Nefrite tubulointersticial com uveíte
Tiopurina-metiltransferase (TPMT), 646
TIP. *Ver* Terapia interpessoal
TIPP. *Ver* The Injury Prevention Program
Tiques. *Ver* Síndrome de Tourette
Tireoide. *Ver também* Hipertireoidismo; Hipotireoidismo
    câncer de, 1009-1010
    desenvolvimento fetal e fisiologia da, 1005
    SOP e, 1022
Tireoidite aguda (supurativa), 1007
Tireoidite autoimune, 642, 1007
Tireoidite autoimune crônica, 1007
Tireoidite de Hashimoto, 1007, 1046
Tireoidite linfocítica crônica, 1007
Tireoidite subaguda (não supurativa), 1007-1008
Tirosinemia, 652, 653t
    do recém-nascido, 1058
    tumores hepáticos e, 686
Tirosinemia hereditária, 1058-1059
Títulos do anticorpo antiestreptolisina O, 1238
TJC. *Ver* The Joint Commission
TKI. *Ver* Inibidores da tirosina-cinase
TLE. *Ver* Tempo de lise da euglobulina
TMO. *Ver* Transplante de medula óssea
TMPM. *Ver* Transtorno do movimento periódico dos membros
TMS. *Ver* Terapia multissistêmica
TMSVs. *Ver* Terapias médicas de suporte vital
TNA. *Ver* Trauma não acidental
TNEP. *Ver* Tumor neuroectodérmico periférico

TN-EPA. *Ver* Transtorno neurocomportamental com exposição pré-natal ao álcool
TNF-α. *Ver* Fator de necrose tumoral α
TNRA. *Ver* Transtorno de neurodesenvolvimento relacionado ao álcool
TNSALP. *Ver* Isoenzima tecido-inespecífica da fosfatase alcalina
To Err Is Human (IOM), 1
Tobramicina, 1173
TOC. *Ver* Transtorno obsessivo-compulsivo
Tocilizumabe, 867
Tofacitinibe, 647
Togavírus alfa, 1207t
Tolerância à glicose diminuída (TGD), 1034
Tomografia computadorizada (TC)
    para abscesso hepático, 685
    para alteração dos estados de consciência, 738
    para apendicite aguda, 622
    para AVCI, 756
    para cefaleia, 751
    para coarctação da aorta, 563
    para concussões, 837
    para criptorquidia, 1024
    para distúrbios neurológicos, 734
    para doença arterial renal, 716
    para ducto onfalomesentérico patente, 621
    para duplicações do trato GI, 622
    para esclerose tuberosa, 764
    para hemangiomas intestinais, 631
    para hepatite neonatal, 649
    para hipercalcemia, 1015
    para hiperfunção adrenocortical, 1029
    para histiocitose de células de Langerhans, 958
    para HSRC, 1028
    para infecções cerebrais, 774
    para lesão da medula espinal, 859
    para LNH, 946
    para luxação do quadril, 847
    para macrocefalia, 759
    para neuroblastomas, 948
    para osteoma osteoide, 822
    para osteossarcoma, 951
    para pancreatite aguda, 688
    para pancreatite crônica, 689
    para rabdomiossarcoma, 953
    para rins, 709
    para sangramento GI, 635
    para sarcoma de Ewing, 952
    para síndromes miastênicas, 787
    para tumores cerebrais, 939
    para tumores hepáticos, 686, 957

Tomografia computadorizada de alta resolução (TCAR), 1108
Tomografia por emissão de pósitrons (PET), 737
    para LNH, 946
    para sarcoma de Ewing, 952
Tontura
    doença cardiovascular e, 542t
    feocromocitoma e, 1031
    TSV e, 599
Tônus de repouso, 14
Topiramato, para epilepsia, 744
Tórax
    exame físico do recém-nascido, 13
    no exame físico de lesão traumática, 310
Torção tibial, 798-799
TORCH. *Ver* Toxoplasmose, rubéola, CMV, HSV, sífilis
Torcicolo, 803, 803f
    escoliose e, 804
TORDIA. *Ver* Estudo do tratamento da depressão resistente em adolescentes
Torsades des pointes, 601
Torus palatini, 491
Toxina botulínica
    para acalasia do esôfago, 609
    para espasticidade, 863
Toxocaríase, 1318-1319
Toxoplasma gondii, 1307-1309
Toxoplasmose, 50, 1307-1309
    hepatite neonatal e, 649
    microcefalia e, 758
    trombocitopenia e, 908
Toxoplasmose congênita, 1308
Toxoplasmose, rubéola, CMV, HSV, sífilis (TORCH), 432
TP. *Ver* Tempo de protrombina
tPA. *Ver* Ativador de plasminogênio tecidual
TPFE. *Ver* Taxa de pico de fluxo expiratório
TPIAT. *Ver* Pancreatectomia total e autotransplante de células das ilhotas
TPMT. *Ver* Tiopurina-metiltransferase
TPO. *Ver* Autoanticorpo antiperoxidase tireoidiana
Traço falciforme, 891
Transferase uridil-difosfoglucurônica (UDPGT, glicuroniltransferase), 17
    deficiência de, 18
Transferrina, 1070
Transfusão, 921-930, 922t, 924t-926t
    ciclo da ureia e, 1056
    de duplo volume, 21
    de plaquetas, para trombocitopenia, 54
    efeitos adversos, 928, 928t-929t
    HCV e, 666

para anemia
    em lactentes prematuros, 37
    em recém-nascidos, 54
para anemia de Fanconi, 876
para deficiência de G6PD, 894
para deficiência de piruvato-cinase, 894
para doença falciforme, 891
para eritroblastopenia transitória da infância, 881
para hemofilia C, 913
para hiperbilirrubinemia indireta, 21
para intoxicação por anti-histamínicos, 329
para SHU, 717
para trombocitopenia autoimune neonatal, 916
para trombocitopenia em recém-nascidos, 906
para β-talassemia, 889-890
síndrome de transfusão feto-fetal, 28
Transglutaminase tecidual (TTG), 642
Translocação
    de cromossomos, 1077
    em trissomias, 1088
    na herança recessiva ligada ao X, 1082
Transplante cardíaco, 592-593
Transplante coração-pulmão, 594
Transplante de células-tronco hematopoiéticas (TCTH)
    para anemia aplásica adquirida, 877
    para doença falciforme, 892
    para doenças do depósito lisossomal, 1066
    para linfoma de Hodgkin, 944
    para LLA, 933
    para LMA, 935, 937
    para NEMO, 984
    para neuroblastoma, 949
    para neutropenia, 900
    para sarcoma de Ewing, 952
    para X-ALD, 1069
    para β-talassemia, 890
Transplante de fígado, 686-687, 687t
    ciclo da ureia e, 1056
    para atresia biliar, 659
    para CIFP, 657
    para colangite esclerosante primária, 684
    para doença de Wilson, 674-675
    para doença do xarope de bordo, 1059
    para HBV, 674
    para hepatite autoimune, 670
    para hiperglicemia cetótica, 1061
    para hiperoxalúria, 729
    para X-ALD, 1069
    síndrome de Gilbert após, 661
Transplante de hepatócitos, 673
Transplante de medula óssea (TMO), 959-960, 960f

Transportador de creatina (CrT1), 1072
Transposição congenitamente corrigida das grandes artérias (ccTGA), 576
    bloqueio AV de primeiro grau e, 602
    TSV e, 598
Transposição das grandes artérias (TGA), 41, 575-576
    disfunção do nó sinusal e, 595
    eixo QRS e, 545t
Transtorno alimentar purgativo, 145-157
Transtorno alimentar restritivo/evitativo (TARE), 145, 156
Transtorno bipolar, 186-188
    depressão e, 186
    medicamentos para, 171t
    TEPT e, 181
    tipos I e II, 186
    transtorno por uso de substância e, 138t
Transtorno ciclotímico, 186
Transtorno comportamental do sono REM, 750
Transtorno de ansiedade generalizada (TAG), 177-178
    medicamentos para, 171t
Transtorno de ansiedade por doença, 190, 190t
Transtorno de ansiedade social, 178
Transtorno de conduta, 189-190
    depressão e, 185
    TDAH e, 182
Transtorno de conversão, 190, 190t
    como um evento paroxístico não epiléptico, 744t
Transtorno de déficit de atenção e hiperatividade (TDAH), 80-82, 81t, 181-183
    depressão e, 185
    diagnóstico, 168, 181-182
    distúrbio respiratório do sono e, 75
    distúrbios do sono e, 76, 80
    epilepsia e, 739
    fármacos para, 134
    manejo de doenças crônicas, 224
    medicamentos para, 171t
    síndrome da deleção do 22q11.2 e, 1090
    síndrome do X frágil e, 80, 89
    TEAs e, 85
    transtorno bipolar e, 186, 187
    transtorno de conduta e, 189
    transtorno por uso de substância e, 138, 138t
Transtorno de escoriação (TE), 179-180
Transtorno de estresse pós-traumático (TEPT), 177, 180-181
    antipsicóticos e, 194

lesão cerebral e, 856
mordeduras de cães e, 320
Transtorno depressivo maior, 180
Transtorno desafiador opositivo (TDO), 188-189
    depressão e, 185
    TDAH e, 182
    TEPT e, 181
    transtorno bipolar e, 187
Transtorno disfórico pré-menstrual (TDPM), 119-120
Transtorno dismórfico corporal, TA e, 180
Transtorno disruptivo da desregulação do humor (TDDH), 188
    transtorno bipolar e, 186, 187
Transtorno do movimento periódico dos membros (TMPM), 73, 75
Transtorno do neurodesenvolvimento relacionado ao álcool (TNRA), 1102
Transtorno do pânico, 176
Transtorno factício, 190
Transtorno neurocomportamental com exposição pré-natal ao álcool (TN-EPA), 90
Transtorno obsessivo-compulsivo (TOC), 178-179
    antipsicóticos e, 194
    medicamentos para, 171t
Transtornos alimentares (TAs), 145-157, 147t-149t, 151t. Ver também Anorexia nervosa; Bulimia nervosa
    em adolescentes, mortes por, 150, 154
    fatores predisponentes, 147
    incidência, 146
    laxantes, diarreia crônica por, 633
    prognóstico, 157
Transtornos de adaptação, 191-192
Transtornos de ansiedade, 172t, 172-178, 177t
    anfetamina e, 327
    dor torácica e, 592
    epilepsia e, 739, 743
    feocromocitoma e, 1031
    lesão cerebral e, 855
    medicamentos para, 134
    síndrome da deleção do 22q11.2 e, 1090
    síndrome do X frágil e, 89
    SOP e, 115, 1022
    TDAH e, 80, 182
    transtorno disruptivo da desregulação do humor e, 188
    transtorno por uso de substância e, 138, 138t
Transtornos de sintomas somáticos, 190t, 190-191
Transtornos do espectro alcoólico fetal (TEAF), 89-90, 90t

Transtornos do espectro autista (TEAs), 82-86, 83*t*, 85*t*
  distúrbios do sono e, 76
  medicamentos para, 171*t*
  síndrome do X frágil e, 84, 88
  TOC e, 179
Transtornos do espectro de Zellweger, 1069
Transtornos do humor, 183-188. *Ver também* Transtorno bipolar; Depressão
  TDAH e, 182
  transtorno de conduta e, 189
Transtornos por uso de substâncias (TUSs). *Ver também* substâncias específicas
  aconselhamento para, 140, 140*t*
  avaliação, 136-140, 137*t*-139*t*
  AVCI e, 756
  comorbidades, 138, 138*t*
  das mães, 25-28, 1103
  de suplementos, 134-135
  depressão e, 185
  diagnóstico, 138
  efeitos, 132*t*-133*t*
  efeitos fisiológicos, 131*t*
  história familiar de, 136
  por adolescentes, 93, 130-144, 131*t*-133*t*, 137*t*-142*t*
    exames de saúde, 100*t*
    mortes por, 135-136
  prevenção, 143-144
  progressão, 137*t*
  TEPT e, 181
  teste de drogas, 139*t*, 139-140
  transtorno bipolar e, 187
  transtorno de compulsão alimentar e, 155
  tratamento, 142*t*, 142-143
Transtornos psiquiátricos, 158-197, 159-160, 225. *Ver também* transtornos específicos
  diagnóstico, 168-171, 170*t*
  internações não voluntárias por, 168
  medicamentos para, 171, 171*t*
  modelos de cuidado para, 159, 160*t*
  papel do pediatra nos, 161, 161*t*
  rastreamento de, 162, 163*t*, 164*t*
  recomendações de estilo de vida para, 161
  visitas de supervisão de saúde para, 161-162, 162*t*
Transudatos, 532
Traqueíte bacteriana, 502
Trato gastrintestinal (GI), 606-647
  anorexia nervosa e, 148
  ansiedade e, 172
  câncer de, 629-631
  duplicações do, 622
  fibrose cística e, 690, 691*t*-692*t*
  linfocitose e, 903
  sintomas e sinais, 631-647
  tumores do, 629-631
Trato geniturinário (GU)
  no exame físico do esporte, 830
  participação em esportes e, 833*t*
  rabdomiossarcoma e, 953
Trato respiratório, 492-540. *Ver também* Pulmões
  auxiliares diagnósticos para, 492-496
  crescimento e desenvolvimento do, 492, 493*t*
  distúrbios da depuração mucociliar, 526-530
  distúrbios neuromusculares, 531-532
  exame físico, 492
  infecções do, diagnóstico, 495
  obstrução intratorácica das vias aéreas, devido a anomalias congênitas, 504-505
Trato urinário, 705-731
  anomalias do, 709-711
    distal, 710-711
    em recém-nascidos, 56
    enurese e, 69
  obstrução do, hipertensão e, 723
Trauma (lesões), 306-311. *Ver também* Trauma não acidental
  afogamento e quase-afogamento, 220, 318
  controle da dor, 321
  da orelha média, 473
  do nariz, 482
  dor torácica e, 591
  dos olhos, 411-417, 412*f*, 414*f*, 415*f*
  em odontologia, 459-461
  em ortopedia, 812-814
  emergências com, 299-321
    por trauma, 306-311
  lacerações, 318-319, 319*t*
  lesão da medula espinal, 859-861, 860*t*
  mordeduras de cães, 319-320
  mordeduras de gato, 320
  mordeduras humanas, 320
  nos esportes, 827
  prevenção, aconselhamento para, 2019
  queimaduras, 220-221, 313-316, 315*f*
  relacionado ao calor, 316-317
  sedação para, 321
  trauma ao nascer, 25
Trauma ao nascimento, 25
Trauma não acidental (TNA), 371
  nos olhos, 416
  osteogênese imperfeita e, 809
  pancreatite aguda e, 688
Trauma orbital contuso, 413-414
Trauma orofacial, 459-461
Traumatismo craniano abusivo (TCA), 416
Traumatismo craniencefálico (TCE), 311-313, 312*f*
  cuidados intensivos para, 368-371, 369*t*
Traumatismo craniencefálico infligido (TCEi), 371
TRAV. *Ver* Taquicardia por reentrada atrioventricular
Trazodona, 873
TRE. *Ver* Terapia de reposição enzimática
Treatment of resistant depression study in adolescents (TORDIA), 185
Treinamento de equipe, para segurança, 9
Treinamento de força, 828
Treinamento de periodização, 828
Treinamento de resistência, 827
Treinamento integrativo, 827
Treinamento para o banheiro
  nos primeiros 2 anos, 66
  para encoprese, 70
  para enurese, 69
Trematódeos, 1321-1323
Tremor, galactosemia clássica e, 1052
Treponema pallidum, 1292. *Ver também* Sífilis
Tretinoína, 390
TRH. *Ver* Hormônio liberador de tireotrofina
Tríade de Cushing, 738
Triagem auditiva, 215-216
  para recém-nascidos, 15-16
Triagem de linha crítica, para acuidade visual, 407-408, 408*t*
Triagem de perfil lipídico, 218
Triagem visual, 215, 215*t*
  no exame físico do esporte, 830
Triancinolona, 1117
  para artrite idiopática juvenil, 868
Triângulo de Codman, 951
Trichinella sp., 1319-1320
Trichomonas vaginalis, 1354-1355
Trichuris trichiura, 1316
Tricomoníase, 1354-1355
Tricoríase, 1316
Tricotilomania, 403
  TOC e, 179
  transtorno de escoriação e, 180
Trientina, 674
Trieptanoína, 1064
Triglicerídeos (TGs), 271, 295
  ascite quilosa e, 628
  para atresia biliar, 658
  para deficiência de α_1-antitripsina, 673
Triglicerídeos de cadeia média (TCMs), 272
Triple Aim, 1
Triple P (Positive Parenting Program), 159
Triptanas, 752

Triquinose, 1319-1320
Trissomia do 13, 1088
Trissomia do 18, 1087-1088
Trissomia do 21. *Ver* Síndrome de Down
Trissomias, 1075
    análise de sangue materno para, 1103
    tratamento, 1088
TRNAV. *Ver* Taquicardia reentrante nodal atrioventricular
Trombastenia de Glanzmann, 908
Trombectomia mecânica, 756
Trombocitopenia, 53-54. *Ver também* Púrpura trombocitopênica idiopática
    amegacariocítica congênita, 876
    anemia aplásica adquirida e, 877
    anemia de Fanconi e, 876
    autoimune neonatal, 907-908
    causas de, 905*t*
    doença de Graves neonatal e, 1009
    em recém-nascidos, 907
    enterocolite necrosante e, 37
    hemangiomas intestinais e, 631
    isoimune, 54
    LMA e, 935
    por infecções, 908
    SHU e, 717
    TAFN, 906
Trombocitopenia aloimune fetal e neonatal (TAIFN), 906
Trombocitopenia autoimune neonatal, 907-908
Trombocitose, 938
Tromboembolismo venoso (TEV), 917-920
    contracepção e, 123, 123*t*
    mutação no fator V de Leiden e, 918
    proteína C e, 917-918, 919
    proteína S e, 919
Trombose, 364, 917-920. *Ver também* Trombose venosa profunda; Tromboembolismo venoso
    COCs e, 124*t*
    da veia cava superior, 298
    papiledema e, 442
Trombose da veia renal, 716
    em recém-nascidos, 56
Trombose venosa profunda (TVP), 918
    lesão da medula espinal e, 860-861
    mutação no fator V de Leiden e, 918
TrophAmine, 295-296
Tropicamida, 410
Troponina, para dor torácica, 591
TRSC. *Ver* Terapia renal substitutiva contínua
Truncus arteriosus, 578-579
TSH. *Ver* Hormônio estimulante da tireoide
TSV. *Ver* Taquicardia supraventricular

TTG. *Ver* Transglutaminase tecidual
TTGO. *Ver* Teste de tolerância à glicose oral
TTM. *Ver* Tricotilomania
TTP. *Ver* Tempo de tromboplastina parcial
TTPa. *Ver* Tempo de tromboplastina parcial ativada
TTRA. *Ver* Tumores teratoides/rabdoides atípicos
Tubérculo sugador labial, 489
Tuberculose (TB), 218-219
    achados clínicos, 1284
    achados laboratoriais, 1284-1285
    considerações gerais, 1283-1284
    corticosteroides para, 1286
    diagnóstico diferencial, 1285
    exames de imagem, 1285
    imunização, 267
    infecção latente, 1284-1285
    miliar, 1284
    participação em esportes e, 834*t*
    prevenção, 1285
    quimioterapia para, 1286
    resistente a fármacos, 1286
    sinais e sintomas, 1284
    tratamento, 1285-1286
    vacina, 1370
Tubo de gastrostomia, 292
    doença periodontal e, 462
    para lesão cerebral, 857
Tubo de Sengstaken-Blakemore, 637
Tubo endotraqueal (TET), 300, 300*t*
    para insuficiência respiratória aguda, 352-354, 353*t*
Tubo neural, fechamento anormal do, 760
Tubos de timpanostomia
    para OMA, 470
    para OME, 471
Tularemia, 1275-1276
Tumor de Wilms (nefroblastoma), 949-951, 950*t*
    neuroblastoma e, 948
Tumor neuroectodérmico periférico (TNEP), 947
Tumores
    da parótida, 490
    da pele, 400-401
    da suprarrenal, SOP e, 1022
    de órbita, 445, 445*f*
    de Wilms, 949-951, 950*t*
        neuroblastoma e, 948
    do cérebro, 938-942
        classificação dos, 940
    do fígado, 685-686, 956*t*, 956-957
    do pâncreas, 693*t*, 693-694
    do trato GI, 629-631

    em ortopedia, 822-823
    ósseos, 951-953
Tumores do tronco encefálico, 940
Tumores teratoides/rabdoides atípicos (TTRA), 939
Tumores virais, da pele, 395-396
TUSs. *Ver* Transtornos por uso de substâncias
TVP. *Ver* Trombose venosa profunda
Twinrix, 258

U

U.S. Preventive Services Task Force, 291
UDCA. *Ver* Ácido ursodesoxicólico
UDPGT. *Ver* Uridina-difosfato-glicuroniltransferase
Úlceras da córnea, 435, 435*f*
Úlceras duodenais, 614-615
    pancreatite aguda e, 688
Úlceras gástricas, 614*f*, 614-615
Úlceras orais, 484
Úlceras pépticas, 614
    DII e, 645
    dor abdominal e, 688
    hipercalcemia e, 1015
    pancreatite aguda e, 688
Ulipristal, 127, 127*t*
Ultrassonografia (US)
    dos rins, 709
    fetal, 1104
    para abscesso hepático amebiano, 684
    para atresia biliar, 657
    para colangite esclerosante primária, 683
    para criptorquidia, 1024
    para DDSs, 1018
    para displasia do desenvolvimento do quadril, 800
    para distúrbios neurológicos, 737
    para ducto onfalomesentérico patente, 621
    para estenose pilórica, 613
    para hepatite neonatal, 649
    para hérnia diafragmática congênita, 615
    para hipercalcemia, 1015
    para hipertensão, 723
    para HSRC, 1028
    para obstrução duodenal congênita, 616
    para pancreatite aguda, 688
    para pancreatite crônica, 689
    para síndrome de dor abdominal funcional, 639
    para trombose da veia renal, 716
    para tumores hepáticos, 686, 957
Ultrassonografia à beira do leito, 351
Ultrassonografia com Doppler
    na ecocardiografia, 547

para doença falciforme, 891
para hipertensão, 723
para HP, 594
para rins, 709
para trombose da veia renal, 716
Unidade de terapia intensiva pediátrica (UTIP). *Ver* Cuidados intensivos
Ureaplasma urealyticum, 1352
Ureia sanguínea
   anorexia nervosa e, 148
   hipernatremia e, 701
   para função renal, 706
   para hipertensão, 723, 723f
   para insuficiência renal crônica, 721
   para LRA, 717, 718
   para sangramento GI, 635
Uremia
   disfunção plaquetária e, 908
   distúrbios hemorrágicos e, 916
Uretrite, 1194, 1256-1257, 1344t, 1352-1353
Urinálise, 706-707, 707f, 708f
   para hipertensão, 723
   para ITU, 730
   para nefrite intersticial aguda, 713
Uropatia obstrutiva, 710-711
   síndrome dos vômitos cíclicos e, 638
Urticária, 1137-1138
Urticária papular, 396-397
US. *Ver* Ultrassonografia
Ustequinumabe, 646
Uveíte, 431-433
   AIJ e, 868
Uveíte anterior, 431-432
Uveíte intermediária, 432
Uveíte posterior, 432-433

V

V. *Ver* Ventilação
VAC. *Ver* Vincristina, dactinomicina e ciclofosfamida
Vaccine Adverse Event Reporting System (VAERS), 241
Vaccine Information Statements (VISs), 231
Vaccine Safety Datalink (VSD), 241
Vacina com vírus atenuado contra varicela (VCV), 256-258
Vacina de células diploides humanas (HDCV, Imovax), 264
Vacina inativada contra o vírus influenza (IIV), 253-254
Vacina monovalente contra o rotavírus (RV1, Rotarix), 245-246
Vacina oral contra a poliomielite (VOP), 241, 252, 1191
Vacina pentavalente contra rotavírus (RV5), 245-246

Vacina purificada de células de embrião de galinha (PCECV, RabaVert), 264
Vacina viva atenuada contra o vírus influenza (LAIV), 253-254
Vacina Vivotif Berna, 265
Vacinação. *Ver* Imunização
VACTERL. *Ver* Anomalias vertebrais, anais, cardíacas, renais e dos membros
Vaginite, 1256
Vaginose bacteriana, 1354
Valbenazina, 194
Valgo, 798f
Valproato, para transtorno bipolar, 187
Valva mitral
   ALCAPA e, 569
   cor triatriatum e, 567
   defeito do septo atrioventricular e, 58, 59
Valva tricúspide
   ccTGA e, 576
   defeito do septo atrioventricular e, 558
   malformação de Ebstein da, 562-563
      TSV e, 598
   prolapso de, 568
Válvulas bicúspides, 567
   coarctação da aorta e, 563
   síndrome de Turner e, 568
Válvulas uretrais posteriores (VUP), 710
Valvuloplastia aórtica por balão, 550
   para estenose da valva pulmonar, 561
Vancomicina
   indicações, 1170
   para artrite piogênica, 819
   para colite pseudomembranosa, 627
   para endocardite infecciosa, 584
   para onfalite, 48
Vaping, 130
Vaqta, 258
VAR. *Ver* Vacina contra varicela atenuada
Varfarina, 27, 345-346
Variantes benignas, 1079
Variantes de significado indeterminado (VUSs), 1077, 1079
Variantes do número de cópias (CNVs), 1077
Variantes patogênicas, 1079
Variantes provavelmente benignas, 1079
Variantes provavelmente patogênicas, 1079
Varicela (catapora), 50
   hepatite neonatal e, 650t
Varizes esofágicas
   hepatite autoimune e, 670
   sangramento GI e, 637, 637f
VariZIG. *Ver* Imunoglobulina contra varicela-zóster
Vasculite, 872t, 872-873
   hipertensão e, 722
   LES e, 870

Vasculite por imunoglobulina A, 712, 916-917
   intussuscepção e, 620
   sangramento GI e, 636
Vasculopatia do aloenxerto cardíaco, 593
Vasodilatadores, 724
   para ducto arterioso patente, 560
   para emergências hipertensivas, 724
   para fenômeno de Raynaud, 873
   para hipertensão, 724t
   para HP, 594
Vasopressina. *Ver* Hormônio antidiurético
Vasopressores
   para anafilaxia, 1140
   para intoxicação por anestésico local, 328
   para intoxicação por anti-histamínicos, 329
VATS. *Ver* Biópsia pulmonar toracoscópica assistida por vídeo
Vaxchora. *Ver* CVD103-HgR
Vaxelis, 244, 247, 252
VCI. *Ver* Veia cava inferior
VCM. *Ver* Volume corpuscular médio
VCS. *Ver* Veia cava superior
Vd. *Ver* Volume de distribuição
VEC. *Ver* Vincristina, etoposídeo e carboplatina
Vedolizumabe, 646
VEF_1. *Ver* Volume expiratório forçado em 1 s
VEGF. *Ver* Fator de crescimento endotelial vascular
Veia cava inferior (VCI)
   atresia tricúspide e, 573
   forame oval e, 551
   RVPAT e, 577
Veia cava superior (VCS)
   atresia tricúspide e, 573
   cateterismo cardíaco e, 549
   LNH e, 945
   RVPAT e, 577
   SCEH e, 574
   trombose da, 298
Veia mesentérica superior (VMS), 618
Velocidade de hemossedimentação (VHS)
   endocardite infecciosa e, 583
   miocardite e, 589
   para artrite idiopática juvenil, 866
   para artrite piogênica, 819
   para AVCI, 755
   para dermatomiosite, 871
   para DII, 644
   para LES, 870
   para linfoma de Hodgkin, 943
   para osteomielite, 817
   para sangramento GI, 635

para síndrome de dor abdominal funcional, 639
para sinovite transitória, 819
transtornos alimentares e, 73
Vemurafenibe, 958
Venlafaxina, 173t
Ventilação (V), 495
Ventilação assistida ajustada neuralmente (NAVA), 349
Ventilação com pressão positiva (VPP), 24, 29
Ventilação com pressão positiva intermitente nasal (VPPIN), 35
Ventilação com suporte de pressão, 349
Ventilação controlada por pressão, 349
Ventilação espontânea contínua (VEC), 349
Ventilação mandatória contínua (VMC), 349
Ventilação mandatória intermitente (VMI), 349
Ventilação mandatória intermitente sincronizada (VMIS), 349
Ventilação mecânica
　definição de, 348
　modos de, 349-350
　para asma, 362
　para displasia broncopulmonar, 511
　para doença da membrana hialina, 35
　para estado de mal epiléptico, 373
　para hérnia diafragmática, 46
　para IC, 553
　para insuficiência respiratória aguda, 355-356
　para pneumonia por imunodeficiência, 526
　para SARA, 358-359
Ventilação não invasiva (VNI), 349, 353-354
　para pneumonia por imunodeficiência, 525
Ventilação oscilatória de alta frequência (VOAF), 350, 359
Ventrículo direito com via de saída dupla, 576
VEPTR. *Ver* Próteses verticais expansíveis de titânio
Verapamil
　para miocardiopatia hipertrófica, 587
　para TSV, 599
Verrugas, 395-396
　genitais, 396, 1360-1361
Verrugas anogenitais, 1347t
Verrugas genitais, 1360-1361. *Ver também* Condiloma acuminado
Verrugas venéreas (condiloma acuminado), 396

VHS. *Ver* Velocidade de hemossedimentação
Via aérea extratorácica, anomalias congênitas da, 500
Via aérea nasofaríngea, 301-302, 302f
Via aérea orofaríngea, 301, 302f
Via de saída uterovaginal, 113t
Viagem/medicina de viagem
　aérea, 1365-1366
　assistência médica durante, 1365
　cinetose, 1366
　doenças, 1378t-1379t
　dor nas orelhas, 1366
　em alta altitude, 1366
　febre, 1376, 1377t
　HIV e, 1376
　infecções sexualmente transmissíveis, 1376
　kit de primeiros socorros, 1366, 1367t
　medicamentos, 1366
　profilaxia da malária, 1373, 1374t-1375t, 1378t
　trauma durante, 1365
　vacinação
　　cólera, 1369
　　Covid-19, 1367-1368
　　cronograma acelerado, 1367t
　　difteria-tétano-pertússis acelular, 1368
　　encefalite japonesa, 1370
　　febre amarela, 1371
　　febre tifoide, 1370-1371
　　Haemophilus influenza tipo B, 1368
　　hepatite A, 1368
　　hepatite B, 1368
　　influenza, 1368
　　meningocócica, 1369
　　pneumocócica, 1369
　　poliomielite, 1369
　　raiva, 1370
　　rotavírus, 1369
　　sarampo-caxumba-rubéola, 1368-1369
　　tuberculose, 1370
　visitas a amigos e parentes em áreas de alto risco, 1376
Vias aéreas superiores
　DRGE e, 606
　obstrução das, 499t, 499-502
Vias do complemento, para imunodeficiência, 979t, 980
Vibrio cholerae, 1273, 1369. *Ver também* Cólera
ViCPS. *Ver* Polissacarídeo capsular purificado
Victoza. *Ver* Liraglutida
Vigilância do desenvolvimento, 213

Vincristina
　para fenômeno de Kasabach-Merritt, 908
　para hemangiomas intestinais, 631
　para histiocitose de células de Langerhans, 958
　para linfoma de Hodgkin, 943
　para neuroblastoma, 949
　para sarcoma de Ewing, 952
Vincristina, dactinomicina e ciclofosfamida (VAC), 954
Vincristina, etoposídeo e carboplatina (VEC), 955
VIP, 252
VIP. *Ver* Peptídeo intestinal vasoativo
VIPoma, 634
Vírus da dengue, 1180t
Vírus da hepatite A (HAV), 662-664, 663t, 1361
　HBV e, 665
　HCV e, 666
　imunização para, 258-259
　　para deficiência de α_1-antitripsina, 673
　transfusões e, 922t
Vírus da hepatite B (HBV), 52, 663t, 665t, 1361
　doença neonatal, 650-652
　HCV e, 666
　hepatite neonatal e, 649, 650t
　imunização para, 243-245, 244t, 665
　　para deficiência de α_1-antitripsina, 673
　　para doença neonatal por HBV, 652
　nefropatia membranosa e, 715
　transfusões e, 922t
　tumores hepáticos e, 686
Vírus da hepatite C (HCV), 52, 663t, 666-667
　HBV e, 666
　hemofilia A e, 912
　hepatite neonatal e, 650t
　nefropatia membranosa e, 715
　transfusões e, 921
　tumores hepáticos e, 686
Vírus da hepatite D (HDV), 663t, 667
Vírus da hepatite E (HEV), 667
Vírus da imunodeficiência humana (HIV), 10
　abuso sexual e, 203
　adolescentes e
　　exames de saúde para, 100t, 1362
　　orientação sexual e, 106
　amamentação e, 277, 1227
　anemia aplásica adquirida e, 877
　anemia e, 878
　anorexia nervosa e, 149

câncer, 1232
CMV e, 632
da pele, 395
dermatite atópica e, 1134
diagnóstico laboratorial, 1228-1229
diarreia crônica e, 634
distúrbios linfoproliferativos
  pós-transplante e, 947
doença de sistema orgânico, 1232
doença progressiva, 1231-1232
em adolescentes, 1231
em recém-nascidos, 52-53
epidemiologia, 1224-1225, 1225f
estadiamento, 1226t, 1231
exposição perinatal
  achados clínicos, 1230
  diagnóstico laboratorial, 1228-1229, 1230t
  manejo, 1229-1230
  profilaxia, 1230
garantia de qualidade, 1236
HCV e, 666
hemofilia A e, 912
hepatite C e, 52
hepatite neonatal e, 649
infecções associadas com, 1231-1232
infecções oportunistas, 1231
infecções perinatais, 1225
LNH e, 944
métricas de desfechos para, 1236
miocardite por, 588
patogênese, 1224
pericardite e, 584
plano nacional para, 1236
pneumonia por imunodeficiência e, 526
precauções universais para, 1228
prevenção, 1227-1228
profilaxia de exposição pós-sexual, 1362-1363
profilaxia para *Pneumocystis jiroveci*, 1230
profilaxia pré-exposição, 1363
sarcoma de Kaposi, 1232
SHU e, 717
sintomas, 1226t
TB e, 218
testes de ácido nucleico para, 1228-1229
transfusões e, 921
transmissão, 1224, 1227-1228
transmissão perinatal, 1227
transmissão sexual, 1227, 1361-1362
tratamento
  antirretrovirais, 1224, 1227, 1233-1234
  apoio psicossocial, 1234
  imunizações, 1234, 1235t
  INNTRs, 1231t

INTRs, 1231t
IPs, 1231t
princípios, 1233
triagem para, 1228
trombocitopenia e, 908
uveíte posterior e, 432
Vírus da varicela-zóster (VZV)
  complicações, 1198
  conjuntivite viral por, 426
  da pele, 394-395
  imunização para, 256-258
  infecção por, 1197-1199
  tratamento, 1198-1199
  uveíte posterior e, 433
Vírus do Nilo Ocidental
  descrição, 1206t
  encefalite por, 1205-1209
  transfusões e, 922, 922t
Vírus Epstein-Barr (EBV). *Ver também* Mononucleose infecciosa
  AHAI por, 895, 897
  anemia aplásica adquirida por, 877
  complicações, 1205-1206
  descrição, 1203-1205
  diagnóstico diferencial, 1205
  distúrbios linfoproliferativos
    pós-transplante e, 947
  exames laboratoriais, 1205
  HBV e, 665
  hepatite por, 667
  linfoma de Hodgkin e, 943
  LLA e, 932
  LNH e, 944
  nefrite intersticial aguda e, 713
  pericardite e, 584
  sinais e sintomas, 1205
  terapêutica celular e, 961
  tireoidite e, 1007
  transplante cardíaco e, 593
Vírus linfotrópico de células T humanas (HTLV), 921, 922t
Vírus parainfluenza humano (HPIVs), 1185
Vírus Powassan, 1207t
Vírus sincicial respiratório (VSR)
  achados clínicos, 1186
  asma e, 1106
  bronquiolite por, 520
  BRUE e, 538
  complicações, 1186-1187
  descrição, 1186-1187
  imunização, 268
  oxigenoterapia para, 1187
  pneumonia e, 48
Vírus Zika, 51
  conjuntivite viral por, 426

descrição, 1182t, 1207t, 1211-1212
transfusões e, 922t
Visitas de supervisão de saúde, 210-225
  para transtornos psiquiátricos, 161-162, 162t
VISs. *Ver* Vaccine Information Statements
Vitamina A. *Ver também* Ácido retinoico
  ácido retinoico e, 1103
  para atresia biliar, 658
Vitamina B_{12} (cobalamina)
  deficiência de, anemias megaloblásticas por, 883
  doença de Crohn e, 645
  hiperglicemia cetótica e, 1061
  para homocistinúria, 1060
Vitamina B_6, 674
Vitamina D
  com aleitamento materno, 1013
  doença de Crohn e, 645
  e cálcio, 1010
  hipercalcemia e, 1015
  hipervitaminoses D, 1015
  hipocalcemia e, 59, 1011
  insuficiência renal crônica e, 721
  necessidades nutricionais, 273
  para atresia biliar, 658
  para galactosemia, 1052
  para hepatite neonatal, 649
  para intoxicação por chumbo, 338
  para psoríase, 402
  síndromes de má-absorção e, 641
  suplementação, 221
Vitamina E
  para atresia biliar, 658
  para DHGNA, 672
  para hepatite neonatal, 649
Vitamina K
  hiperbilirrubinemia induzida por, 661
  IHA e, 668
  para atresia biliar, 658
  para hepatite neonatal, 649
  proteína C e, 917
  síndromes de má-absorção e, 641
Vitaminas
  intoxicação por, 345
  na medicina esportiva, 828
  necessidades nutricionais, 273, 276t-282t, 276-277, 297
  para anorexia nervosa, 152
  para má-absorção de monossacarídeos, 643
  para síndrome de Alagille, 656
Vitiligo, 404
  DM1 e, 1046

VKDB. *Ver* Sangramento por deficiência de vitamina K
VLCAD. *Ver* Acil-CoA-desidrogenase de cadeia muito longa
VLCFA. *Ver* Ácidos graxos de cadeia muito longa
VMA. *Ver* Ácido vanilmandélico
VMS. *Ver* Veia mesentérica superior
VNI. *Ver* Ventilação não invasiva
VOAF. *Ver* Ventilação oscilatória de alta frequência
Volume corpuscular médio (VCM), 875
　para anemia, 879
　para anemias megaloblásticas, 883
　para doença falciforme, 891
　para eliptocitose hereditária, 886
　para α-talassemia, 887
　para β-talassemia, 889
Volume de distribuição (Vd), 323
Volume expiratório forçado em 1 s (VEF$_1$), 493
　asma e, 1106, 1126
Volvo, pancreatite aguda e, 688
Vólvulo do intestino médio, 44
　atresia intestinal e, 617
　má rotação intestinal e, 618
Vômito, 637-638
　agentes cáusticos e, 330
　apendicite e, 622
　CAD e, 1034
　cuidados paliativos para, 971t
　feocromocitoma e, 1031
　galactosemia clássica e, 1052
　hepatite neonatal e, 649
　hiperglicemia cetótica e, 1061
　IEM, 1048-1049
　IHA e, 668
　pancreatite crônica e, 689
　sangramento GI e, 635
　síndromes de má-absorção e, 640
　tumores cerebrais e, 939
VOP. *Ver* Vacina oral contra a poliomielite
VPP. *Ver* Ventilação com pressão positiva
VPPIN. *Ver* Ventilação com pressão positiva intermitente nasal
VRE. *Ver* Enterococos resistentes à vancomicina
VSR. *Ver* Vírus sincicial respiratório
Vulvovaginite, 1194, 1327, 1329, 1344t-1345t
VUP. *Ver* Válvulas uretrais posteriores
VUSs. *Ver* Variantes de significado indeterminado
VZIG. *Ver* Imunoglobulina contra varicela-zóster
VZV. *Ver* Vírus da varicela-zóster

W

WAGR. *Ver* Síndrome de tumor de Wilms, aniridia, genitália ambígua e retardo mental
WE CARE, 163t
WES. *Ver* Sequenciamento do exoma completo
WGS. *Ver* Sequenciamento do genoma completo
Women, Infants, and Children (WIC), 222
World Symposium on Pulmonary Hypertension (WSPH), 593
WPW. *Ver* Síndrome de Wolf-Parkinson-White

X

Xantogranuloma juvenil, 430
Xantoma
　hepatite neonatal e, 649
　síndrome de Alagille e, 655
Xarope de milho com alto teor de frutose, 272
Xerose, 400
Xilitol, 456, 458
XXY. *Ver* Síndrome de Klinefelter

Y

YF-VAX, 267
Youth Risk Behavior Survey (CDC), 121, 146

Z

Zafirlucaste, 1121-1122
Zero to Three, 160
Zinco
　deficiência de
　　anorexia nervosa e, 152
　　necessidades nutricionais, 273, 275t
　doença de Crohn e, 645
　necessidades nutricionais, 296
　para doença de Wilson, 674
Zolmitriptana, 752
Zona de gatilho quimiorreceptora (CTZ), 637
Zona glomerulosa, 1025
Zona proibida, para dormir, 74
Zona reticular, 1025
Zonisamida, 744
Zumbido, 963
Zumbido venoso, 543